# 主 编 简 介

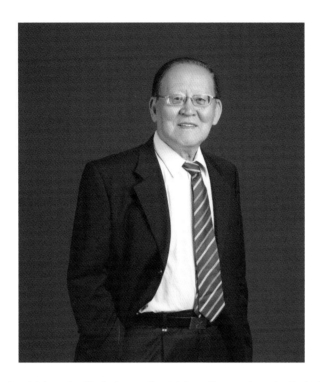

**赵连友教授** 空军军医大学唐都医院（原"第四军医大学唐都医院"）心血管科主任医师，博士（后）研究生导师，文职一级，空军军医大学专家组成员，空军军医大学科学技术委员会顾问，国之大医，享受国务院政府特殊津贴，第八届陕西省政协委员。现任中国医师协会高血压专业委员会终身名誉主任委员、国家心血管病中心高血压专病医联体名誉理事长、海峡两岸医药卫生交流协会高血压分会名誉主任委员、中国医师协会高血压专科医师考核委员会主任委员、中国整合医学分会高血压专业委员会主任委员、中国高血压教育与管理指导委员会副主任委员、中国医师协会理事会理事、国际心脏病学会会员、纽约科学会会员、中国医师协会心血管分会资深委员、中国老年医学学会心血管病分会资深委员、中国高血压联盟资深理事、陕西省保健协会高血压专业委员会主任委员。担任《中华高血压杂志》《中国循证心血管医学杂志》《中国实用内科杂志》《心脏杂志》副主编等职务。

赵连友教授为我国、我军著名心血管病专家，是我国高血压领域学术带头人之一，2004 年牵头组建中国医师协会高血压专家委员会，并被推选为主任委员。2010 年在其领导下创建中国医师协会高血压专业委员会，并担任首届主任委员。曾参加历届《中国高血压防治指南》和《中国高血压患者教育指南》的制定、修订工作，担任《高血压合理用药指南》主审，参编《中国高血压防治现状蓝皮书》，并从宏观上提出"我国高血压防治策略的思考"及"提高我国高血压控制率的对策"等建议。

赵连友教授从事心血管内科教学、科研、医疗和保健工作50余年。主攻高血压发病机制及其相关疾病的防治研究，特别是对神经肽与高血压关系的研究取得显著成果；对高血压发病机制提出了"iNOS基因表达不足"新的见解；在高血压鉴别诊断方面，提出了"血管活性物质失衡"这一新指标；在高血压治疗方面，提出了"个体化处理"这一新方法。在国内首先开展一氧化氮与高血压关系的分子生物学研究，并提出了高血压患者血管平滑肌细胞增殖肥大与其iNOS基因表达不足有关的新概念；血管加压素和一氧化氮调控心血管重构的新理论；他汀类药物可调控基质金属蛋白酶（MMP）表达从而逆转高血压左室肥厚的新机制。近年来，还开展了内质网应激和线粒体应激对高血压及心血管重构发生机制的研究，提出了内质网应激分子GRP78和CHOP呈不对称性表达与细胞凋亡有关的高血压心血管重构机制的新认识。对高血压防治的临床研究尤其重视，总结出一套"高血压联合用药治疗高血压个体化选择"新路径；提出了提高高血压控制率的新措施，以及高血压疾病的异质性和治疗的新理念。先后承担国家"十一五"和"十二五"高血压综合防治的研究项目、国家高血压防治重大专项研究、国家"973"计划研究课题及国家自然科学基金、省级自然科学基金等10余项课题。曾获军队和省部级一至三等科技成果奖12项。发表学术论文300余篇，其中200余篇被SCI、《中国内科年鉴》、IM文摘、CD-Rom数据库和 *Biological Abstracts* 收录，被引用260余次。主编《实用高血压学》《高血压防治策略》《高血压防治进展与实践》等专著12部，参编专著10部，主审专著3部。

培养硕士、博士研究生及博士后近100名，曾荣立二等功、三等功，先后荣获中国医师奖、中国高血压突出贡献奖、中华医学科技奖医学科普奖、华佗奖、军队育才银奖并获"国之大医"荣誉称号。其事迹已被《中国当代高级医师大全》《中国高血压防治追梦半世纪》《全军院校名师大典》和《陕西科技精英》等10余种书收录。

# 高血压学

## HYPERTENSIONOLOGY

赵连友 主编

科学出版社

北京

# 内 容 简 介

本书共11篇114章，全面回顾了人类对高血压认识的历史、我国高血压防治历程、高血压防治指南变迁沿革；分析了我国高血压流行病情况和防治现状及策略，客观论述了高血压学科的发展机遇与挑战；针对遗传、环境、饮食、神经内分泌、代谢等方面，从整体水平到细胞水平和因子及受体等分子水平，全面探讨了高血压的危险因素和发病机制；全面阐述了原发性高血压、各种特殊类型高血压、继发性高血压的诊断与病情评估，以及高血压诊断所涉及的各项检查项目和评价；总结高血压诊断检查项目、临床治疗措施及评价、高血压并发疾病的血压管理、高血压预防与控制及高血压防治中的热点问题。

本书重视临床实践，追踪科学前沿，强调循证医学，关注热点问题，内容丰富，结构清晰，文字严谨，可作为临床各级医师、基础医学研究人员及医学院校师生的参考书。

**图书在版编目（CIP）数据**

高血压学 / 赵连友主编. —北京：科学出版社，2019.9
ISBN 978-7-03-062037-8

Ⅰ. 高⋯ Ⅱ. 赵⋯ Ⅲ. 高血压–诊疗 Ⅳ. ①R544.1

中国版本图书馆 CIP 数据核字（2019）第 166835 号

责任编辑：马晓伟 黄 敏 / 责任校对：张小霞
责任印制：肖 兴 / 封面设计：黄华斌

科 学 出 版 社 出版
北京东黄城根北街 16 号
邮政编码：100717
http://www.sciencep.com

中国科学院印刷厂 印刷
科学出版社发行 各地新华书店经销

\*

2019 年 9 月第 一 版 开本：889×1194 1/16
2020 年 2 月第二次印刷 印张：79 1/2 彩插：1
字数：2 328 000
定价：398.00 元

（如有印装质量问题，我社负责调换）

# 《高血压学》编写委员会

主　　编　赵连友

副 主 编　孙英贤　李玉明　蔡　军　田　刚　冯颖青　苏　海　杨德业

编　　委　（以姓氏笔画为序）

| | | | | | | |
|---|---|---|---|---|---|---|
| 马长生 | 马建林 | 王　文 | 王胜煌 | 王增武 | 尹新华 | 田　刚 |
| 冯颖青 | 朱鼎良 | 米　杰 | 孙　刚 | 孙宁玲 | 孙英贤 | 孙跃民 |
| 牟建军 | 苏　海 | 杨天伦 | 杨德业 | 李　勇 | 李　悦 | 李　萍 |
| 李　雪 | 李为民 | 李玉明 | 吴兆苏 | 吴寿岭 | 吴海英 | 余　静 |
| 陈香美 | 陈晓萍 | 陈鲁原 | 武　强 | 武阳丰 | 范　利 | 郑泽琪 |
| 赵兴胜 | 赵连友 | 赵洛沙 | 姜　楞 | 姜一农 | 祝之明 | 姚崇华 |
| 袁　洪 | 徐新娟 | 高平进 | 郭子宏 | 郭艺芳 | 郭冀珍 | 唐朝枢 |
| 陶　军 | 韩清华 | 蒋雄京 | 惠汝太 | 曾正培 | 曾春雨 | 谢良地 |
| 蔡　军 | | | | | | |

主编助理　杨　宁　孙　楠　许　佳　李　敏　张志敏　王增强

# 《高血压学》编者名单

（按编写章节先后顺序排列）

苏　海（南昌大学第二附属医院）

赵连友（空军军医大学唐都医院）

王　文（中国医学科学院阜外医院）

朱鼎良（上海交通大学医学院附属瑞金医院）

高平进（上海交通大学医学院附属瑞金医院）

吴兆苏（首都医科大学附属北京安贞医院）

李　雪（空军军医大学唐都医院）

山　缨（复旦大学附属华山医院）

李　勇（复旦大学附属华山医院）

孙宁玲（北京大学人民医院）

杨晓辉（首都医科大学附属北京安贞医院）

姚崇华（北京市心肺血管疾病研究所）

解武祥（北京大学医学部）

武阳丰（北京大学医学部）

陈大方（北京大学医学部）

车前子（北京大学医学部）

林　可（重庆医科大学附属大学城医院）

王先梅（成都军区昆明总医院）

徐梦云（成都军区昆明总医院）

王增武（中国医学科学院阜外医院）

张志仁（哈尔滨医科大学附属肿瘤医院）

王伟忠（哈尔滨医科大学第二附属医院）

钟久昌（首都医科大学附属北京朝阳医院）

张振洲（上海交通大学医学院附属瑞金医院）

何燕萍（中国人民解放军第三二三医院）

蔡　军（中国医学科学院阜外医院）

李　晶（中国医学科学院阜外医院）

李　昊（西安交通大学第一附属医院）

田　刚（西安交通大学第一附属医院）

任延平（西安交通大学第一附属医院）

周　欣（中国人民武装警察部队后勤学院附属医院）

杨国红（中国人民武装警察部队后勤学院附属医院）

罗　涛（中国人民武装警察部队后勤学院附属医院）

何　江（中山大学第一附属医院）

陶　军（中山大学第一附属医院）

祝之明（陆军军医大学大坪医院）

李　强（陆军军医大学大坪医院）

陈　垦（陆军军医大学大坪医院）

曾春雨（陆军军医大学大坪医院）

杨　剑（陆军军医大学大坪医院）

郭艺芳（河北省人民医院）

张　靖（河北省人民医院）

牟建军（西安交通大学第一附属医院）

王鸿懿（北京大学人民医院）

齐永芬（北京大学医学部）

唐朝枢（北京大学医学部）

张志敏（新疆军区机关医院）

曹　丰（中国人民解放军总医院）

韩　东（中国人民解放军总医院）

秦献辉（北京大学第一附属医院）

李　萍（南昌大学第二附属医院）

李　悦（哈尔滨医科大学第一附属医院）

程友琴（中国人民解放军总医院）

邹玉宝（中国医学科学院阜外医院）

惠汝太（中国医学科学院阜外医院）

王曙霞（中国医学科学院阜外医院）

杨德业（杭州师范大学附属医院）

李卫菊（中国医学科学院阜外医院）

樊晓寒（中国医学科学院阜外医院）

张伟丽（中国医学科学院阜外医院）

吴漪皓（中国医学科学院阜外医院）

蔺亚晖（中国医学科学院阜外医院）

宋　雷（中国医学科学院阜外医院）

徐新娟（新疆医科大学第一附属医院）

孙跃民（天津医科大学总医院）

边　波（天津医科大学总医院）

陈　歆（上海交通大学医学院附属瑞金医院）

初少莉（上海交通大学医学院附属瑞金医院）

左丽君（上海交通大学医学院附属瑞金医院）

李为民（哈尔滨医科大学第一附属医院）

贾秀月（哈尔滨医科大学第一附属医院）

华　琦（首都医科大学宣武医院）

李　静（首都医科大学宣武医院）

陈晓平（四川大学华西医院）

刘　凯（四川大学华西医院）

郭子宏（云南省阜外心血管病医院）

张　雯（云南省阜外心血管病医院）

米　杰（首都医科大学附属北京儿童医院）

董虹孛（首都医科大学附属北京儿童医院）

范　利（中国人民解放军总医院）

崔　华（中国人民解放军总医院）

朱冰坡（中国人民解放军总医院）

袁　洪（中南大学湘雅三医院）
尹　霞（吉林大学第一附属医院）
郑　杨（吉林大学第一附属医院）
郭　晗（昆明医科大学第一附属医院）
陈　明（重庆医科大学第一附属医院）
王文娜（重庆医科大学第一附属医院）
敬馥宇（重庆医科大学第一附属医院）
韩清华（山西医科大学第一医院）
陈源源（北京大学人民医院）
郑泽琪（南昌大学第一附属医院）
曾俊义（南昌大学第一附属医院）
谢良地（福建医科大学第一附属医院）
林立建（福建医科大学第一附属医院）
程文立（首都医科大学附属北京安贞医院）
邢爱君（开滦总医院）
吴寿岭（开滦总医院）
曾正培（中国医学科学院北京协和医院）
王艳秀（开滦总医院）
高竞生（开滦总医院）
刘业强（开滦总医院）
侯利江（开滦总医院）
孙玉艳（开滦总医院）
刘　蔚（北京医院）
王鲁雁（北京大学人民医院）
崔光彬（空军军医大学唐都医院）
贺延莉（空军军医大学唐都医院）
南海燕（空军军医大学唐都医院）
姜　楞（美国 Tafes 大学无创心脏科）
沈学东（上海交通大学医学院附属仁济医院）
袁丽君（空军军医大学唐都医院）
邢长洋（空军军医大学唐都医院）
许建忠（上海交通大学医学院附属瑞金医院）
唐晓峰（上海交通大学医学院附属瑞金医院　）
刘　凯（中国医学科学院阜外医院）
侯　青（中国医学科学院阜外医院）
牛晓琳（空军军医大学唐都医院）
孙　刚（包头医学院第二附属医院）
王胜煌（浙江大学宁波医院）
程劲松（浙江大学宁波医院）
吴学思（首都医科大学附属北京安贞医院）
郭冀珍（上海交通大学医学院附属瑞金医院）
陆晓红（上海交通大学医学院附属瑞金医院）
陈香美（中国人民解放军总医院）
陈意志（中国人民解放军总医院）
马长生（首都医科大学附属北京安贞医院）
夏时俊（首都医科大学附属北京安贞医院）
吴海英（中国医学科学院阜外医院）
叶　平（中国人民解放军总医院）

戴秋艳（上海交通大学附属第一人民医院）
富华颖（天津医科大学第二附属医院）
张承宗（天津医科大学第二附属医院）
周　虹（天津医科大学第二附属医院）
余　静（兰州大学第二附属医院）
杨　宁（中国人民武装警察部队后勤学院附属医院）
李玉明（中国人民武装警察部队后勤学院附属医院）
张新军（四川大学华西医院）
蒋雄京（中国医学科学院阜外医院）
董　徽（中国医学科学院阜外医院）
马建林（海南省人民医院）
张慧敏（中国医学科学院阜外医院）
杨丽睿（中国医学科学院阜外医院）
胡晨恺（南昌大学第二附属医院）
陈永清（解放军联勤保障部队 940 医院）
赵　昕（吉林大学第一附属医院）
陈鲁原（广东省人民医院）
孙英贤（中国医科大学第一附属医院）
孙国哲（中国医科大学第一附属医院）
袁如玉（天津医科大学第二附属医院）
姜一农（大连医科大学第一附属医院）
杨晓蕾（大连医科大学第一附属医院）
孙　芳（陆军军医大学大坪医院）
刘朝晖（空军军医大学唐都医院）
李俭强（哈尔滨医科大学附属第一医院）
关怀敏（河南中医药大学第一附属医院）
朱翠玲（河南省中医院）
赵洛沙（郑州大学第一附属医院）
李　平（郑州大学第一附属医院）
商黔惠（遵义医科大学附属医院）
蔡晓琪（福建医科大学第一附属医院）
林志鸿（福建医科大学第一附属医院）
黄慧玲（中山大学第一附属医院）
吴云涛（开滦总医院）
周　丹（广东省人民医院）
冯颖青（广东省人民医院）
陈永跃（广东省人民医院）
于汇民（广东省心血管病研究所）
尹新华（哈尔滨医科大学第一附属医院）
周晓芳（四川省人民医院）
严晓伟（中国医学科学院北京协和医院）
卢成志（天津市第一中心医院）
王　丽（天津市第一中心医院　）
唐新华（浙江医院）
杨　丽（浙江医院）
刘　丽（秦皇岛市第一医院）
武　强（中国人民解放军总医院）

# 序　一

我国在高血压流行病学及高血压防治、研究和学术组织建设等方面，历经几代人 70 余年的艰苦努力，取得卓越成就。1959 年"全国第一次心血管会议"提出进行全国高血压普查；1969 年我国第一个高血压人群防治基地在首钢建立。1999 年第一部《中国高血压防治指南》发布，并分别在 2005 年、2010 年、2017 年 3 次更新修订。陆续开展的"全国社区高血压规范化管理"项目和"上海闵行区高血压社区防治信息化管理模式"等工作均取得了很好的效果。2012 年全国年龄≥18 岁的高血压患者知晓率、治疗率和控制率分别为 46.9%、40.7% 和 15.3%，较 2002 年的 30.3%、24.2% 和 6.1% 有了明显提高。由此说明我国高血压防治事业取得了显著成绩。

1962 年，黄宛等在国际上首先提出"缩窄性大动脉炎"概念并进行"大动脉炎与继发性高血压的研究"。之后陆续开展的上海老年高血压硝苯地平试验（STONE）、中国老年收缩期高血压试验（Syst-China）、成都市硝苯地平高血压干预试验（CNIT）、非洛地平降低心脑血管并发症的研究（FEVER）、强化血糖控制与 2 型糖尿病患者的血管转归研究（ADVANCE）、超高龄老年高血压试验（HYVET）、卒中后降压治疗随访研究（PATS）等国内、国际研究课题均取得重要科研成果。

1958 年中国首家高血压研究所在上海成立；1989 年中国高血压联盟（CHL）成立，并加入世界高血压联盟（WHL）。2004 年中国医师协会高血压专家委员会成立，2010 年由我国著名的心血管病专家赵连友教授及其团队创建了中国医师协会高血压专业委员会。我国目前已在全国 28 个省（自治区、直辖市）成立了分会组织，全国会员 5000 余名，全国高血压相关专业从业人员已发展到 200 万。由于建立了专业学术组织，从而有了专业的高血压防治队伍，这为有效防治高血压奠定了基础。

当前，我国进入新时代，步入新征程。面对心血管疾病严重威胁我国人民健康甚至生命的严峻形势，我们必须紧紧围绕"高血压"这一心血管第一危险因素，积极开展更深入的研究和更广泛的综合防治，以早日实现《中国防治慢性病中长期规划（2017—2025 年）》目标。

为了实现健康血压、健康中国的目标，亟需一本系统反映当代高血压最新研究成果和更高学术水平的专著，并作为广大医务人员的专业参考书。中国医师协会高血压专业委员会勇于担当，由其终身名誉主委赵连友教授担任主编，特邀百余名高血压领域的专家、学者，历时近两年，继《高血压》《实用高血压学》等专著之后，我国又一部以"高血压学"为书名的著作与读者见面。

这是我国高血压专业领域的一件大事，值得祝贺。

承蒙盛邀，以此为序。

世界高血压联盟前任主席

高血压联盟（中国）终身名誉主席

刘力生

2018 年 8 月 8 日于北京

# 序　二

高血压好比利箭，可直接伤害人的心、脑、肾等靶器官，进而威胁人类健康与生命。自20世纪50年代人类开始认识到高血压的危害并加强研究管控以来，高血压的防治工作卓有成效。但是，我国高血压患病率、致残率、死亡率"三高"仍不断增长，统计数据显示，我国成人高血压患病率高达23.2%，患病人数约2.45亿。此外，高血压知晓率、治疗率、控制率"三低"改善仍不明显，高血压防治已成为实现健康中国的一大重任。

因此，我们必须采取更加有效的行动，掌握我国高血压发病规律和特点，揭示高血压致病因素和机制，制订和实施科学的高血压诊断和治疗策略，从而强有力地遏制高血压，保障国民健康。面对艰巨的任务，迫切需要一部集系统性、专业性、先进性、创新性、权威性于一体的高血压学术专著来指导当前我国高血压研究与防治工作。中国医师协会高血压专业委员会勇担重任，由其终身名誉主任委员、我国著名的心血管病专家赵连友教授担任主编，力邀百余名我国高血压领域著名专家、学者，历经近两年的艰辛编撰，完成了《高血压学》一书。

该书具有5个显著特点：①从"历史"到"现实"，通过对高血压防治历程的回顾，对高血压流行趋势的分析，指出了当前我国高血压防治的方向；②从"因素"到"机制"，通过对高血压危险因素的阐述，揭示了高血压的发病机制，明确了当前高血压研究的重点；③从"一般"到"特殊"，不仅对普通高血压的检查、诊断、治疗和评估进行具体指导，而且对特殊临床类型高血压及其病情评估做出了系统论述，解答了当前高血压防治中的热点和难点问题；④从"策略"到"方法"，不但对高血压防治的策略给予指导，更是从药疗、非药疗方案和具体药物与方法的运用进行详细分析、评价，做到了宏观策略和具体方法兼顾，理论指导和临床实践相结合；⑤从"最新"到"实用"，参考了高血压领域的最新研究进展、循证医学证据及指南精神和专家共识，兼蓄并收，具有很强的实用性。

该书各篇章既独立成文又重点突出，既一脉相承又相互关联，可以说是集世界和我国当代高血压防治经验与研究成果之大成，是高血压系统理论的知识库，也是高血压防治实践的智慧库。笔者认为，该书的出版，对当前我国的高血压防治工作极具现实指导意义，能够对高血压防治领域的专业医务人员有所帮助，为推动我国高血压学科建设起到积极的促进作用。

中国医师协会会长

张雁灵

2018年8月18日于北京

# 前　　言

　　高血压是全球性的慢性非传染性疾病，也是中国人的常见病、多发病，并被认为是心血管疾病的重要危险因素。学术界公认高血压是一种心血管综合征。高血压患者往往伴有心、脑、肾、血管等不同程度的损害，并可引起冠心病、脑卒中、心力衰竭、心律失常、肾功能不全等心血管相关疾病，严重危害人们的身心健康。近半个世纪以来，人们逐步认识到高血压的内涵及其危害，并对其高度重视，展开深入研究和全民防治，并为之成立中国医师协会高血压专业委员会、中国高血压联盟等学术团体，专门设立高血压日。目前高血压研究与防治工作卓有成效：流行趋势逐渐被调查清晰；危险因素和发病机制逐渐被揭示；诊断程序和评估方法不断被完善、改进；治疗药物和防治手段不断被研发、应用；综合防治策略日趋完善；循证医学证据越来越充分；各国防治指南定期更新推出。尽管高血压防治水平有了明显提高，但我们必须清醒地认识到，我国人群高血压患病率、致残率、死亡率仍处于"三高"状态，知晓率、治疗率、控制率仍处于"三低"状态，与发达国家相比仍有较大差距。因此，我国高血压研究和防治工作面临挑战，任重道远。

　　"悟其道，而明其理；知其法，故取其效"指导我国高血压研究与防治工作的深入开展，有效遏制高血压，保障国民健康是中国医师协会高血压专业委员会的职责所在，为此我们组织我国百余名高血压领域的著名专家、学者，历经近两年的艰辛创作，完成了这部《高血压学》。本书共11篇，总计114章，分为4部分。第一部分（第一篇、第二篇），共9章，为高血压总论和流行病学概述，全面回顾了人类对高血压认识历史、我国高血压防治历程、高血压防治指南变迁延革；理性分析了我国高血压流行病情况、防治现状及策略，客观论述了高血压学科的发展机遇与挑战。第二部分即第三篇，共23章，针对遗传、环境、饮食、神经内分泌、代谢等方面，从整体水平深入到细胞水平和因子及受体等分子水平，全面探讨高血压的危险因素和发病机制，其中包含最新研究发现。第三部分（第四至第七篇），共31章，全面阐述了原发性高血压、各种特殊类型高血压、继发性高血压的诊断与病情评估，以及高血压诊断所涉及的各项检查项目及评价。第四部分（第八至第十一篇），共51章，重点为高血压临床治疗措施及评价、高血压并发疾病的血压管理、高血压预防与控制及高血压防治中的热点问题。本书集合了国内外当代高血压研究成果和防治经验，可称为高血压系统理论的知识库，指导高血压防治实践的智慧库。本书可为广大临床各级医师、基础医学研究人员、医学院校师生提供高血压系统基础理论和最新临床实践知识，对更有效地防治高血压和培养医学人才具有重要的价值。

　　本书参编者多为中国医师协会高血压专业委员会常委或委员，他们在我国高血压研究和防治领域辛勤耕耘多年，学术成果丰硕，各有所长。此外，本书承蒙我国多位著名医学家精心修改、审校，他们的意见和建议实属珍贵。世界高血压联盟前主席刘力生教授和中国医师协会会长张雁灵先生亲自作序，这是对我们最好的褒奖。在此，我代表编写委员会向各位同仁表示深深的谢意。

鉴于学科发展迅速，高血压领域涉及的学科广泛，编者知识有限，尽管做了很大的努力，但书中仍难免有疏漏之处，诚请同仁和读者批评指正。

中国医师协会高血压专业委员会终身名誉主委

2018 年 8 月 8 日于西安

# 目　　录

## 第一篇　总　　论

## 第二篇　我国高血压流行病学概述

## 第四篇　原发性高血压诊断与病情评估

## 第五篇　特殊类型高血压诊断与病情评估

## 第六篇　继发性高血压诊断与病情评估

## 第七篇　高血压诊断检查项目与评价

## 第八篇　高血压并发疾病的血压管理

# 第九篇　高血压临床治疗措施与评价

## 第十篇　高血压热点问题

# 第十一篇　高血压预防与控制

# 第一篇

## 总　论

# 第一章

# 人类对高血压的认识历程

高血压是一种古老的病症。可以说自从有了人类就有高血压，只不过人类没有及时、正确地认识它。千百年来，人们一直认为，只有身体感到不适，或有痛苦才算疾病。由于相当部分的高血压患者并未出现症状，因此高血压也就不被认为是一种疾病。认识高血压的过程是一段自然进化与人类文明相互促进和相互对抗的历史，可以说这一过程改写了医学的历史。

## 第一节　人类认识血压的初始阶段

### 一、古代对高血压的认识

古代虽无"高血压"这一疾病名称，但是，古人对高血压相关的一些病症，如眩晕、头痛已有一定程度的认知。中国古代文献中关于眩晕、头痛的记述，实际上是古人对高血压的一种认知。早在《黄帝内经》中就有"眩""掉眩""眩冒""首风""头风"等不同的名称。中医早有"中风"这一诊断名称，而中风的重要原因之一就是高血压。

古人对高血压的认知不仅仅局限于用眼看病，而且能用脉诊病。不容置疑，触摸脉搏能了解有关血压的信息。中医文献中提到了一些患者的脉象改变。《黄帝内经·素问》中指出的"五脉应象：肝脉弦"，就是说肝郁所对应的脉象是"弦脉"，一种像琴弦一样绷紧的脉象。这种脉象可能与血压增高有关[1]。

哈维（William Harvery）于1628年出版了《心血运动论》，这是一本现代医学血管系统和血流动力学领域划时代的著作，因此，1628年可以作为现代医学对血压认知的起步年[2]。

## 二、血压测量与高血压认识的深化

血压测量始于1773年。当年海耶斯（Stephen Hales）首次测量了马的颈动脉血压。1856年，法国外科医师 Faivre 分别将患者切断的肱动脉和股动脉连接到水银测压计上，首次测量到人的动脉内血压。

至于无创性血压测量，经过多年的努力，直到1896年，意大利医师里瓦罗基（Scipione Riva-Rocci）才发明了以袖带为基础的水银血压计（sphygmomanometer）。这种血压计是现在通用血压计的基本模型。1905年俄国生理学家 N. S. Korotkoff 证实了脉搏音与收缩压、舒张压之间的关系之后，真正意义上的无创性血压测量才得以问世[2]（详见第四篇第五章）。

血压测量技术开发和应用之后，现代医学了解和认识血压及高血压才真正开始。

## 第二节　不断深化的高血压认知过程

### 一、高血压一度被认为是机体代偿反应

原发性高血压（essential hypertension）是由 Eberhard Frank 于1911年命名的，因为在这类患者中没有明确的高血压病因可寻。由于一些血压明显增高的患者预后很差，1928年梅奥医学中心（Mayo Clinic）的医师使用了"恶性高血压"这一名称。虽然恶性高血压的危害被人们所认识，但是中重度血压增高的危害并未得到充分的认识，治疗是否有益也存在争议，因此有"恶性"和"良性"高血压的分类。1949年出版的 Charles Friedberg 撰写的教科

书《心脏疾病》（*Diseases of the Heart*）中，将轻度良性高血压定义为不超过 210/100mmHg，同时认为高血压不需治疗。可以说在 19 世纪 50 年代以前，人们认为血压增高是机体的一种代偿反应，至多也只是一种良性的疾病，因为相当部分的高血压患者并没有症状，而且高血压会随年龄增加而发病率增高。那时，无论是医师还是患者，对高血压都不太重视。一个典型的例子是美国时任总统罗斯福因高血压脑出血死亡，这一事件也让公众认识到了高血压的危害。

1945 年 4 月 12 日，罗斯福总统死于高血压的并发症——脑出血。美国总统府发言人称之为"晴天霹雳"。因为在此之前，医师们一直宣称罗斯福总统的健康状况良好。实际上，早在 1921 年罗斯福总统的血压就高达 186/108mmHg，自 1935 年起，他的血压快速升高，最高血压竟达 260/150mmHg，而且出现了多种高血压的并发症：心脏杂音、心电图 ST 段压低、左心室肥厚和蛋白尿。但是，当时的保健医师并没有认识到这是一种严重的状况。因为当时学术界普遍认为"高血压是机体的重要代偿机制，即使可以被控制，也不应去治疗"[2-4]。

## 二、高血压是无声"杀手"

在大规模人群中，首先证实高血压有害的不是医师，而是保险公司的精算师。精算师们发现，高血压患者的预后较差，增加了理赔的概率。

精算师们的结论对医学界的震动很大。从 20世纪 50 年代开始，医学界开始认真地进行流行病学调查和研究。著名的 Framingham 心脏研究，在 1961年发表了第一篇对医疗界具有重大影响的研究论文，文中提出即使是"良性高血压"也会增加死亡的风险，而且血压越高，死亡风险越大。高血压是最早被认识的导致心脏病的危险因素之一。20 世纪70 年代 Framingham 心脏研究证明高血压会增加患脑卒中的风险[5]。20 世纪 90 年代其再次证明高血压会增加心力衰竭发生的风险。

另外，Page 和 Fries 通过严格的饮食限制使重度高血压患者的血压得到一定程度的控制。由 Freis 牵头的协作研究（veterans administration cooperative study）和公众健康研究（public health study），发现重度或轻度高血压患者均可从降低血压中获益[6]。

由于充分的流行病学资料证实高血压是导致心脑血管疾病的重要原因，而相关的降压治疗可以使患者获益，因此证实了高血压是无声"杀手"。同时认为高血压是需要治疗，也可以治疗的一种病症。至 20 世纪 90 年代，依据循证医学的证据，人们对高血压的认识得到更新。高血压起始治疗的血压水平进一步降低，从原来的大于 200/120mmHg，逐渐降到大于 140/90mmHg。

## 三、从重视舒张压到重视收缩压

早年的研究认为，心脑血管疾病主要与舒张压升高有关。当时，误认为老年人收缩压增高是随年龄增高的一种生理性改变。

自 1977 年美国国家联合委员会（JNC）发布关于高血压预防、检测、评价与治疗第 1 次报告（JNC-1）以来，连续发表了 8 版 JNC 报告。从 JNC报告的演变历程可以发现，学术界对收缩压重视程度的变化过程。JNC-1 以舒张压为高血压的主要诊断依据，指出舒张压（DBP）≥120mmHg 时应立即进行药物治疗，此时未将收缩压列为降血压的参照标准。JNC-3 和 JNC-4 仍以舒张压为标准，将血压分为轻度（90～104mmHg）、中度（105～114mmHg）和重度（≥115mmHg）三级；将收缩压升高的患者单独分为临界单纯收缩期高血压（140～159mmHg）、单纯收缩期高血压（≥160mmHg）。JNC-5 提出了收缩压与舒张压同样重要。直到JNC-7，降低收缩压的重要性才得到充分体现。JNC-7 指出：对于 50 岁以上人群，收缩压＞140mmHg 为心血管疾病的危险因素；与舒张压相比，收缩压的作用显得更为重要；血压自115/75mmHg 开始，收缩压每增加 20mmHg 或舒张压每增加 10mmHg，心血管疾病的风险增加 1 倍。JNC-7 同时指出，55 岁时血压仍正常者，90%在以后的生命过程中会发生高血压。

认识到老年人单纯收缩期高血压不是高龄者的一种生理变化，而是引发心脑血管事件的危险因素，是人类对高血压认识的一个飞跃。2014 年发表的JNC-8 仍然肯定了这一点[7, 8]。

## 四、高血压的诊断标准

高血压的诊断标准随着人们对高血压的认识程

度改变而有所改变，总体趋势是从重视舒张压到舒张压和收缩压同等重视；同时诊断高血压的标准逐渐降低[9, 10]。

1978年世界卫生组织（WHO）提出的高血压诊断标准：收缩压/舒张压≥160/95mmHg；"临界高血压"：（141～159）/（91～94）mmHg。

1984年JNC-3提出≥140/90mmHg为高血压；仅将舒张压用于高血压分级：轻度（90～104mmHg），中度（105～114mmHg），重度（＞115mmHg）。

1999年JNC-6及WHO/国际高血压学会（ISH）提出≥140/90mmHg为高血压，（130～139）/（85～89）mmHg为"正常高限"，<130/85mmHg为"正常血压"，<120/80mmHg为"理想血压"。

收缩压和舒张压同时用于高血压的分级：轻度[（140～159）/（90～99）mmHg]，中度[（160～179）/（100～109）mmHg]，重度（≥180/110mmHg）。

2003年JNC-7提出"高血压前期"[（120～139）/（80～89）mmHg]的概念。

2017年，美国高血压新指南甚至提出血压≥130/80mmHg为高血压的新标准。

## 五、从单纯血压增高到"心血管综合征"

最初，对高血压的认识均局限于血压增高，并根据血压水平决定是否治疗和治疗的目标。那时，仅单纯强调降低血压，而对相关危险因素及并存疾病的重视不足，以致不能有效地降低各种并发症尤其是冠心病的发病率和病死率，从而不能获得完美的治疗效果。

越来越多的研究证实，血压水平增高只是高血压的一个简单的表象。高血压是伴随脂肪、糖代谢紊乱，可产生心、脑、肾等靶器官的不良重构，从而导致脑卒中、冠心病、肾功能不全的一个"综合征"，即"心血管综合征"。因此，需要对患者的伴随疾病进行总危险分层，综合评估心血管总体危险，决定治疗方案。

## 六、原发性高血压和继发性高血压之分

起初发现一些肾病患者合并高血压。后来证实许多高血压患者并没有明确的原因可寻，因而使用"原发性高血压"这一诊断名称。同时也就有了"继发性高血压"和"原发性高血压（高血压病）"之分。

随着认识水平的提高，继发性高血压的病因也越来越多，如慢性肾脏疾病、肾血管疾病、嗜铬细胞瘤、长期激素治疗和库欣综合征、原发性醛固酮增多症、甲状腺或甲状旁腺疾病、主动脉缩窄和肾动脉狭窄。随着科学技术的进步，近年又证实了一些新的继发性高血压病因，如睡眠呼吸暂停综合征、某些单基因异常、药源性等。可以预测，今后还会有一些新的高血压病因被揭示。因此，继发性高血压在高血压中的比例将会逐渐增加，而原发性高血压所占的比例会逐渐缩小[9, 11]。

# 第三节　高血压发病学说的认识

至今，高血压的病因尚不完全明了，因此存在多种学说[2, 12]。

## 一、遗传学说

高血压具有明显的种族差异和家族聚集性。研究证实高血压是遗传易感性和环境影响相互作用的结果。一般认为遗传因素约占40%，环境因素约占60%，但对这一比例仍有不同的评估。

一些类型的高血压符合典型的孟德尔单基因遗传规律，如嵌合的11-羟化酶/醛固酮单基因突变所致的高血压。现已经明确了几种单基因遗传性高血压。但是绝大多数高血压的遗传方式为多基因相关联遗传。

与高血压发病相关的环境因素众多，如地域，低钾、低钙、低动物蛋白质饮食，年龄，性别等。国际上已经确定的高血压发病的三大危险因素是体重超标、膳食高盐和中度以上的饮酒。我国的流行病学研究也证明了上述结论。

## 二、精神-交感神经系统亢进学说

中医认为情志因素与高血压的发生有关。《黄帝内经》就已经认识到情志与脏腑有着密切的联系。《素问·阴阳应象大论》提到"人有五脏化五气，以生喜怒悲忧恐"。自宋代以后有医家把情志因素作为"眩晕""头痛"的病因。现代医学证实，工作负荷过重、情绪变化等可通过交感-肾上腺髓质通路使交感神经系统活性增加和内分泌异常，进而诱发高血压。另外，焦虑、惊恐、紧张等也是促发高

血压的常见精神刺激，至少在部分高血压患者中，交感神经系统亢进是高血压发病的始动因素。

各种危险因素致使大脑皮质下神经中枢功能发生变化，各种神经递质释放异常，导致交感神经系统亢进，血浆中儿茶酚胺（包括肾上腺素和去甲肾上腺素）浓度升高，周围阻力增加，致使小动脉收缩、痉挛，总外周血管阻力增加而血压增加[13]。

## 三、肾脏中心学说

1827 年，Richard Bright 注意到肾脏疾病与高血压有关。1879 年，Paul Grawitz 和 Oscar Israel 阻断家兔的一侧肾动脉数小时后发现此操作不仅导致肾功能损害，同时也引起血压升高。Guyton 提出了肾脏中心学说。该学说的核心内容：当细胞外容量扩张时，心排血量增加，为避免组织过度灌注，全身阻力动脉收缩、血压上升。血压升高后通过肾脏的"压力–利钠"机制，增加水钠的排出，使血压恢复正常。当肾脏的水钠排泄功能出现障碍时，就可以产生高血压。

1939 年 Braun-Menendez 提出肾实质性高血压的概念。

## 四、肾素–血管紧张素–醛固酮系统激活学说

Tigerstedt 和 Bergman 于 1898 年发现了肾素，并发现将肾素注射到动物体内可以明显升高血压。1950 年，Skeggs 从患高血压犬的血液中提纯了血管紧张素（Ang），并发现恶性高血压患者血液中的 Ang 水平是正常人群的 20 倍。Page 等发现了 Ang 的两种形式——Ang Ⅰ 和 Ang Ⅱ。随后证实 Ang Ⅰ 是肾素激活血管紧张素原后的产物，无升压的作用。Ang Ⅰ 在血管紧张素转化酶（ACE）的作用下转化为 Ang Ⅱ，而 Ang Ⅱ 是非常强的升压物质。Laragh 后来证实 Ang Ⅱ 可以导致醛固酮释放。至此，肾素–血管紧张素–醛固酮系统（RAAS）的基本概念建立。学术界普遍认为 RAAS 激活在高血压发病中占有重要地位。

## 五、盐敏感学说

《黄帝内经》曰"多食咸，则脉凝泣而变色"，这句话的意思是"多吃咸味的东西，会使血液变黏稠和流动缓慢，而颜面色泽发生变化"，提示过量食盐与高血压有关。国外医学界在二十世纪五六十年代才发现过量食盐会引发高血压，比起《黄帝内经》的说法足足迟了 2000 多年。

钠盐摄入过多可导致水钠潴留。机体要排出过多的钠盐，就得启动血压–排钠机制，以升高血压为代价排出过多的钠离子。正常人群中给予高盐（200mmol/d）饮食，大多数人血压会升高，但平均动脉压升高一般不超过 8mmHg；部分病例血压可以明显上升，个别竟上升 37mmHg，从而证明个体对盐的敏感程度不同，并因此分为盐敏感和盐耐受两大类。盐敏感者容易发生高血压，一般估计在高血压患者中约 50%的人为盐敏感者[14]。

## 六、胰岛素抵抗学说

胰岛素抵抗（insulin resistance，IR）是指一定量的胰岛素的生物学效应低于预计的正常水平，即胰岛素在促进葡萄糖摄取和利用方面存在缺陷。此时机体必须代偿性分泌更多的胰岛素以控制血糖水平，结果导致高胰岛素血症。

高胰岛素血症能激活交感神经系统，使血液中去甲肾上腺素水平提高，后者作用于血管、心脏、肾脏而致高血压。此外，交感神经系统激活可导致 RAAS 激活。高胰岛素血症还可引发细胞内钙潴留，同时减少尿钠排泄，从而导致水钠潴留。

现有资料显示，在 50%的高血压患者中存在 IR，IR 已成为高血压的发病因素之一。

## 七、神经免疫学说

该学说认为：神经过度兴奋可引起免疫功能下降。免疫功能异常可导致血管和其他系统的功能紊乱，诱发高血压。已经发现，高血压患者血清免疫球蛋白（Ig）升高，尤以 IgG 升高为主。IgG 水平与血压水平呈正相关。部分高血压患者血液中可查出抗核抗体和抗平滑肌抗体，在血管改变处可见免疫复合物沉积、炎症细胞浸润。由于外来抗原物质刺激，高血压患者的 T 淋巴细胞反应性增强[15]。

但是，高血压患者中发现的免疫系统功能改变，

是因还是果？尚待进一步研究证实。

## 八、其他学说与高血压网络理论

高血压的其他发病学说还包括细胞膜离子转运异常学说。该学说的核心是由于基因缺陷，血管平滑肌细胞、内分泌细胞、神经细胞、血细胞的离子交换产生一系列的异常，最终导致高血压。

此外，子宫内的不良环境也可以造成后天性高血压；肠道菌群异常，以及血管内皮功能障碍等[16-18]也被认为是高血压的发病因素。

虽然存在各种各样的学说，但是并不能解释所有的患者，实际上高血压的发病机制十分复杂，因此有学者提出高血压发病机制的网络理论（mosaic theory）（图1-1-1）。

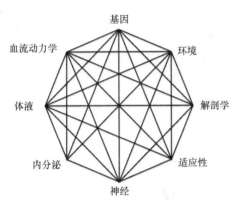

图1-1-1　高血压发病机制的网络理论
引自：Harrison DG. The mosaic theory revisited: common molecular mechanisms coordinating diverse organ and cellular events in hypertension. J Am Soc Hypertens，2013，7：68-74.

## 第四节　高血压的治疗药物

## 一、历史上曾经使用过的高血压治疗方法

在20世纪50年代初发明噻嗪类利尿剂以前，即使是对恶性高血压患者，治疗手段也非常有限。除卧床休息外，只有采用严格的饮食疗法，即禁止食肉、食盐（或氯化钾代替钠盐），限制饮水。当时已经认识到水钠潴留具有升高血压的作用。这些措施的一部分在今天看来仍然合理。

此外，还试行过交感神经清除术（sympathectomy）和发热疗法（pyrogen therapy）。发热疗法是通过注射一些致热原引起发热，间接降低血压。

## 二、高血压治疗药物简史

第一个用于治疗高血压的化学药物是硫氰酸钠，它具有扩血管作用，始用于1900年，但因副作用大而未被推广使用。

20世纪30年代：中枢镇静剂如巴比妥类用于降压治疗。

20世纪40年代：神经节阻断药物（又称$N_1$胆碱受体阻滞药）开始应用，代表药物有六甲溴铵、美卡拉明（美加明）、樟磺咪吩（米噻吩、阿方那特）。

20世纪50年代：利尿剂开始应用，并开始研究血管扩张药和利血平（reserpine）。

20世纪60年代：主要是β受体阻滞剂的发现，它是降压药物发展史上的一个里程碑。

20世纪70年代：有关血管紧张素转化酶抑制剂及钙通道阻滞剂方面的新型降压药上市，开始了降压治疗的新纪元。

20世纪80年代：血管紧张素Ⅱ受体阻滞剂（ARB）问世。

21世纪初期：肾素抑制剂——阿利吉仑上市。

目前降压药物的发展趋向是使用长效制剂。长效药物分为分子长效和制剂长效两大类。分子长效类药物半衰期长，如氨氯地平；制剂长效类药物则是利用控释技术和缓释技术，使原本半衰期短的药物实现长效降压的目的，如硝苯地平控释片[2, 19-23]。

## 三、常用五类降压药物的历史

### （一）利尿剂

1948年，美国药物学家卡尔·贝耶尔（Karl Beyer）合成了磺胺分子衍生物，即碳酸酐酶抑制剂。这种药物能减少水钠潴留，降低血容量而使血压下降。此后陆续问世的同类药物有双氢氯噻嗪、氢氯噻嗪、氯噻嗪、氯噻酮等。1957年，氯噻嗪（chlorothiazide）应用于临床。可以说，噻嗪类利尿剂是第一种安全有效的降压药。

1974年吲哒帕胺（indapamide）作为抗高血压药物首先在欧洲应用；1983年被美国批准使用。吲哒帕胺是一种磺胺类利尿剂，但具有钙拮抗作用。常规剂量下其利尿作用仅为噻嗪类的一半，钙拮抗作用仅为硝苯地平的2‰。

此外，祥利尿剂中的呋塞米和托拉塞米（1990 年上市）被用于降压治疗。醛固酮受体拮抗剂（氨苯蝶啶、螺内酯、阿米洛利等）对醛固酮增多症疗效显著。

### （二）β 受体阻滞剂

1964 年，布莱克（James W. Black）首次合成普萘洛尔。普萘洛尔能阻断肾上腺素能 β 受体，对抗异丙肾上腺素和肾上腺素的 β 肾上腺素能效应。其起初用于缓解心绞痛，但后来发现具有降低血压的作用。Black 因此获得诺贝尔生理学或医学奖。

由于人们对 β 受体阻滞剂的需求，药物化学家们研制出了 10 万余种类似化合物。现今，已有 20 多种 β 受体阻滞剂问世并作为降压药物使用。

### （三）钙通道阻滞剂

第一个钙通道阻滞剂（CCB）是维拉帕米（verapamil），起初人们认为维拉帕米也是 β 受体阻滞剂，1962 年将其作为冠状动脉扩张剂用于临床，此后用于高血压治疗。地尔硫䓬于 1974 年开发成功，也成为高血压治疗的药物。两种药物均属于非二氢吡啶类钙通道阻滞剂。

二氢吡啶类钙通道阻滞剂（dihydropyridine calcium antagonist）是 20 世纪 60 年代后期研究开发的一类新型药物，具有很强的扩张血管作用。硝苯地平（nifedipine）在 20 世纪 70 年代上市。随后尼莫地平、氨氯地平、非洛地平、拉西地平、尼索地平、巴尼地平等陆续"登上舞台"。

### （四）血管紧张素转化酶抑制剂

20 世纪 70 年代早期，科学家发现一种蛇毒能抑制血管紧张素转化酶（ACE）。随后发现一种九肽的血管紧张素转化酶抑制剂（ACEI）具有降压作用。将含巯基的片段插入这种九肽中，其 ACE 抑制效能显著提高，这种物质被命名为甲巯丙脯酸（卡托普利）。1981年，卡托普利问世，作为全球第一个口服有效的非肽类 ACEI。

在随后 30 年，新型 ACEI 不断推出，如依那普利、福辛普利、赖诺普利、贝那普利、雷米普利等，进入降压药物之列。

### （五）血管紧张素 II 受体阻滞剂

血管紧张素 II（Ang II）受体分为 AT$_1$ 和 AT$_2$ 两种。Ang II 作用于 AT$_1$ 使血管收缩，交感神经系统兴奋性增加，导致血压升高。而血管紧张素 II 受体阻滞剂（ARB）与 Ang II 竞争性争夺 AT$_1$，从而降低血压。1986 年，氯沙坦（losartan）研发成功，并于 1994 年上市，开始了 ARB 治疗高血压的历程。国内已上市多种该类药物，包括氯沙坦钾、缬沙坦、厄贝沙坦、坎地沙坦酯、依普沙坦、依贝沙坦、替米沙坦、奥美沙坦酯，阿利沙坦酯等。

## 四、其他降压药物

### （一）肾素抑制剂

RAAS 在高血压及其并发症发生、发展过程中的重要作用已被认识。其中，肾素是 RAAS 起始的蛋白酶，直接抑制肾素活性就能阻断 RAAS 的病理作用。早年开发了瑞米吉仑（remikiren）、依那吉仑（enalkiren），尽管这些制剂能够降低肾素水平，有明显的降压作用，但因口服制剂的生物利用度较低、作用维持时间短、合成费用高等缺点，最终未能成功应用于临床。

阿利吉仑（aliskiren）是第二代肾素抑制剂，于 2000 年研发成功，2007 年在美国批准上市。阿利吉仑是强效的、口服有效的新一代长效抗高血压药物，尤其是对高肾素型高血压患者。

### （二）醛固酮受体拮抗剂

醛固酮（aldosterone）是人体内主要的盐皮质激素，它是 RAAS 中的一个重要组成部分。醛固酮参与高血压的病理生理过程，原发性醛固酮增多症就是一个最好的例子。中枢醛固酮受体兴奋可能是高血压形成的神经源机制。

醛固酮受体拮抗剂在开发后的 40 余年中仅作为利尿剂使用。第一代醛固酮抑制剂——螺内酯，用于原发性醛固酮增多症的治疗已有数十年的历史，然而由于副作用（非选择性醛固酮受体拮抗）其未能成为高血压治疗的一线药物。

第二代的依普利酮（eplerenone）是选择性醛固酮抑制剂，不影响睾酮、孕酮及糖皮质激素的靶组织，20 世纪 90 年代开始用于高血压。依普利酮可有效降低收缩压及舒张压。

### （三）α$_1$ 受体阻滞剂

第一个 α$_1$ 受体阻滞剂——哌唑嗪于 1974 年在

英国上市，此后特拉唑嗪、多沙唑嗪相继问世。这类药物能选择性地阻断突触后膜 $\alpha_1$ 受体，因而拮抗去甲肾上腺素的缩血管作用而使血压下降。适用于轻、中度高血压及并发肾功能障碍者，尤其是伴有前列腺肥大者。

苯苄胺、酚妥拉明是用于静脉的 $\alpha_1$ 受体阻滞剂。

### （四）中枢 $\alpha_2$ 受体激动剂

中枢 $\alpha_2$ 受体激动剂以 20 世纪 70 年代用于高血压治疗的可乐定为代表。其降压机制：一是兴奋中枢神经的 $\alpha_2$ 受体，从而减少交感神经的传出冲动，使心率减慢，心排血量降低，外周血管阻力减小；二是抑制肾素、醛固酮分泌。目前其主要作为一些复方降压制剂的成分而应用。

### （五）交感神经阻断剂

交感神经阻断剂的代表性药物为利血平，于 1952 年从蛇根木中被分离出来。利血平主要阻断交感神经末梢儿茶酚胺的储存，干扰肾上腺素能的神经传递，导致周围血管阻力降低，同时有中枢抑制作用。这类药物还有甲基多巴、莫索尼定。

此类药物慎用于有溃疡病、精神抑郁者，不宜与单胺氧化酶抑制剂合用。

### （六）直接扩血管药物

肼屈嗪（肼苯哒嗪，hydralazine）在 20 世纪 50 年代问世。此类药物还包括双肼屈嗪、硝酸甘油、硝普钠、尼卡地尔、乌拉地尔等，一般用于恶性高血压或高血压危象的治疗[19-24]。

## 五、固定复方制剂

固定复方制剂包括传统复方制剂与现代复方制剂。

### （一）传统复方制剂

传统复方制剂出现于二十世纪六七十年代，以北京降压 0 号、复方降压片、复方罗布麻片等为代表。这类国产复方制剂以"小复方"形式出现，通常由中枢性降压药利血平、血管扩张药双肼屈嗪、利尿剂氢氯噻嗪及少量镇静剂等组合而成。这类药物降压效果明显，价格低廉，直至今日，在社区和农村还在广泛应用[19]。

### （二）现代复方制剂

20 世纪 90 年代开始研制的复方制剂以高血压一线治疗药物为基础，一般由 2～3 种降压药物组合而成，各组分间相互作用明确。因此，有学者称之为现代复方制剂。由于在循证医学的基础上，遵循疗效叠加、优势互补、降低不良反应的原则，与单药治疗相比，这类复方制剂能在提高降压达标率的同时减少不良反应的发生。

这类复方制剂有利尿剂与 ACEI/ARB、钙通道阻滞剂与 ACEI/ARB 的配伍。

## 六、其他新型降压药物

新型降压药物不断问世，如血管加压素受体拮抗剂（AVP）、中枢受体激动剂、血管多肽酶抑制剂（VPI）、内皮素转换酶抑制剂或受体拮抗剂。此外，降压疫苗也在研发之中，如血管紧张素 II 的 1 型受体（$AT_1$）疫苗。

另外，某些特殊类型高血压可采用一些非降压类药物进行治疗。对于伴有胰岛素抵抗的顽固性高血压患者，双胍类降糖药或胰岛素增敏剂可以增强原来的降压治疗方案的降压疗效；对于妇女绝经后的高血压患者，雌激素替代治疗能有效降低 24h 血压。

## 第五节　高血压的器械治疗和手术治疗

## 一、针　灸　疗　法

在我国，利用针灸治疗缓解高血压相关症状，如眩晕、头痛，已有数千年历史，可以推断针灸疗法是治疗高血压最早的器械治疗。

有关针刺治疗高血压已有一些随机双盲的研究发表，但是结果并不一致。2006 年发表于 *Hyperetension* 杂志的针刺治疗高血压研究（SHARP），纳入了 192 位未经治疗的高血压患者[（140～179）/（90～109）mmHg]，随机分为三组，即传统辨证针刺组、标准的针刺组和非侵入性的假针刺组。结果表明，针刺组与假针刺组收缩压和舒张压的降幅没有明显差异（收缩压：-3.56mmHg 比-3.84mmHg，舒张压：-4.32mmHg 比-2.81mmHg）[25]。

然而，2007 年发表于 *Circulation* 杂志，由 Flachskampf 等进行的单中心、单盲随机对照研究得到阳性结果。该研究纳入 160 例 1~2 级的高血压患者（未治疗或治疗方案固定不变）。应用动态血压作为评价指标，观察针刺和假针刺对血压的影响，时间为 6 周。结果表明，针刺组动态收缩压下降 6mmHg，而假针刺组仅降低 1mmHg。笔者认为对于不愿意服用药物者，针刺可以作为替代治疗[26]。

虽然美国一些学术团体不推荐针刺治疗高血压[27]。但现代医学研究文献显示针灸对于交感神经系统有一定干预效果。目前，国内针刺治疗高血压的研究仍在进行，所选取的主穴为人迎穴。刺激该穴位的方法与颈动脉窦处的电刺激疗法有异曲同工之处。总体认为，针刺可能起到一定的降压效果，但维持时间不长，必须连续治疗（每周 2~3 次）。

## 二、颈动脉窦神经刺激

古罗马时期，人们发现按压动物的颈动脉能起到镇静作用。9 世纪时叙利亚医师即采用颈动脉按压法治疗头痛。1865 年，Czermak 发现颈动脉按压能使血压降低。早期动物实验发现电刺激犬颈动脉窦神经能显著降低正常犬和高血压犬的血压。

Bilgutay 等研发出了第一台压力感受器刺激装置。利用这一装置治疗一位服用 4 种降压药的 40 岁男性难治性高血压患者，发现其血压从 260/195mmHg 降至 150/90mmHg。美国研制的可植入颈动脉窦压力感受器反射刺激系统（RHEOS 系统）已经被欧洲多中心研究证实，可持久降低难治性高血压患者的血压。同时大部分受试者能耐受这一设备，但有几例患者发生了不良事件，如血管神经性水肿、感染、围术期脑卒中、舌部轻瘫、肺水肿等。

压力感受器刺激疗法在未来的高血压治疗中可能具有应用价值，但目前研究仍处于探索阶段[28]。

## 三、去交感神经术

交感神经系统异常激活是高血压的发病机制之一。在有效降压药物问世之前，20 世纪 20~30 年代，尝试使用外科切除内脏交感神经（包括肾交感神经切除术）治疗高血压，虽然降压有效，中远期生存率提高，但围术期的致死率、致残率高，胃肠功能紊乱、直立性低血压等并发症多，因此未能得到推广应用。

我国学者于 2000 年通过 1 例肾绞痛患者观察到，肾门局部注射利多卡因既能缓解疼痛，又有降压效应。因此想到应用射频消融的方法，选择性地去除肾交感神经（renal denervation，RDN）可能可以治疗高血压。

2009 年，Krum 等在 *Lancet* 发表了其多中心的研究结果，开启了 RDN 的临床应用和研究的历程。此后有多项研究发表，证实 RDN 具有良好的效果。2014 年的一项在血压没有得到控制的高血压患者中开展的肾动脉去交感神经 3（SYMPLICITY HTN-3）研究表明，RDN 组患者收缩压平均降低 14.13mmHg，对照组平均降低 11.74mmHg，两者相差 2.39mmHg，但差异无统计学意义，没能证实 RDN 的确切降压效果。为此，2015 年 1 月，英国高血压学会、英国心血管病学会等多家学会在 *Heart* 杂志发布了"去肾交感神经术治疗难治性高血压的共识声明"，呼吁在英国暂停 RND 治疗难治性高血压。总体来看，RDN 确切效果目前尚难定论，有待于更多的临床试验证实。在有条件的医院，开展相关研究和观察还是必要的[29, 30]。

# 第六节　高血压治疗和管理的理念变迁

## 一、高血压起始治疗的血压水平不断下降

随着对高血压循证资料的积累，高血压治疗的起始血压水平不断降低。

1977 年，JNC-1 指南中指出舒张压（DBP）≥120mmHg 时应立即进行药物治疗，而对于血压≥160/95mmHg 者建议在 1 个月内复查血压；血压在（140~160）/（90~95）mmHg 的<50 岁的患者每隔 2~3 个月复查血压 1 次；对于>50 岁的患者则建议 6~9 个月复查血压；若 DBP<90mmHg 而仅有收缩压（SBP）升高者，建议 1 年复查血压 1 次。

1984 年，虽然认识到血压≥140/90mmHg 的患者需要治疗，然而，当时对单纯性收缩期高血压的标准仍定为≥160mmHg，因为单纯性收缩期高血压多见于老年人，这意味着相当部分的老年高血压患者，只有 SBP≥160mmHg 才需要治疗。

现今的理念为血压≥140/90mmHg 的患者就应当开始治疗。

## 二、从单纯降压到靶器官保护和逆转

早年单纯强调降低血压水平。随后的研究发现，一些药物具有降低血压的作用，但不能很好地保护或逆转左心室肥厚，如肼苯哒嗪，因为此类直接扩张血管的药物在降低血压的同时可激活交感神经，致使左心室肥厚不能顺利消除。因为靶器官损害是高血压预后不良的基础，所以对于降压药物的靶器官保护作用，甚至靶器官损害的逆转作用甚为关注。

基础及临床试验研究显示，现有的 5 类一线降压药物，即 ACEI、CCB、ARB、β受体阻滞剂和利尿剂均有靶器官保护和靶器官损害逆转功效。一些研究表明，我国研制的一些小复方降压药物也具有心、脑、肾重要靶器官的保护作用。由于现在常用的降压药物均有靶器官保护作用，因此目前强调降压是硬道理。

但是，不同类型的降压药物对靶器官损害的保护作用可能存在一定差异。一些研究强调 ACEI 和 ARB 具有对肾功能的保护作用，而β受体阻滞剂具有对缺血心脏的保护作用，CCB 更利于脑卒中的预防。因此，对伴有不同疾病的高血压患者，在选用降压药物种类时应当全面考虑。

## 三、"单一疗法""阶梯治疗"到"联合用药"

"单一疗法"主张在一种药物疗效欠佳时，先加大该药物的剂量至足量，在足量仍不达标的情况下再换用其他的药物，直到找到合适的药物为止。1977年 JNC-1 提出了以噻嗪类利尿剂为初始治疗的"阶梯治疗"方案，即在一种药物疗效不佳时，再加用另一种药物。尽管在之后的 JNC 指南中提法有所不同，但阶梯治疗的概念曾一度流行。

然而，大量的临床试验发现大部分患者需用 2 种或 2 种以上的抗高血压药物才能使血压达标。对于 2 级高血压患者，一开始就应该联用两种小剂量药物。联合治疗有助于干预多种高血压发病机制，消除个体遗传差异引起的对药物的不同反应，添加或补充药理作用、中和不同药物引起的不良反应，从而防止单药治疗时血压降低而激发的代偿性反应，将不良反应降至最小。

联合治疗能更好地保护靶器官、提高依从性、提高费用效益比。

## 四、目 标 血 压

治疗高血压的主要目的是最大限度地降低远期心血管疾病发病和致死的风险。时至今日有关血压靶标的争议却没有停息。

在 2014 年以前，不少指南提倡强化降压，即将所有高血压患者的目标血压定为 130/85mmHg，若患者能耐受，可降至更低，对于糖尿病患者和慢性病的患者应降至 130/80mmHg 以下。2014 年 JNC-8 指南建议，一般患者的血压靶标为 140/90mmHg，即使慢性肾脏病（CKD）和糖尿病患者目标血压也为 140/90mmHg（图 1-1-2）；老年患者的血压应降至 150/90mmHg。

然而，2015 年发表的收缩压干预试验（SPRINT）的研究结论认为，在没有糖尿病和脑血管病的部分高血压患者中，收缩压降低到 121mmHg 可进一步获益。实际上学术界对血压靶标的争议仍在继续。值得指出的是，SPRINT 研究使用的血压测量方法是诊室自动血压，这种方法测定的收缩压比普通的诊室人工测定的收缩压更低。一项荟萃分析发现，两者的差值约为 7mmHg。因此，在采用 SPRINT 研究提出 121mmHg 的标准时，应当将这一差异考虑进去。

## 五、早 期 达 标

人们认识到早期干预高血压对降低心脑血管并发症的重要性。早年给非药物治疗（生活干预）留出的时间较长，通常为 3～6 个月。虽然生活干预在高血压治疗中占有重要的位置，但实践证明，患者长期坚持生活干预不是一件容易的事。一些患者不能实行生活干预，因而高血压不能得到及时、有效的治疗。基于这一考虑，现有指南对生活干预留出的时间缩短为数周。

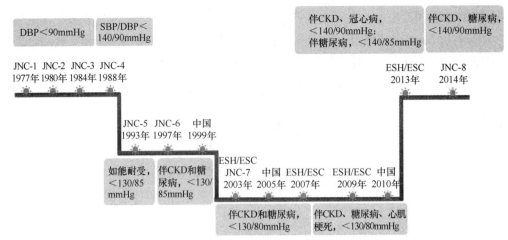

图 1-1-2　有关血压靶标的历史变迁

此处的目标血压值不包含老年患者。DBP. 舒张压；SBP. 收缩压；CKD. 慢性肾脏病；JNC. Joint National Committee，美国国家联合委员会；ESH. European Society of Hypertension，欧洲高血压学会；ESC. European Society of Cardiology，欧洲心血管病学会

另外，及时采用药物治疗，从"单一疗法"到"阶梯治疗"再到"联合治疗"的发展过程，也是"早期达标"理念的一种体现。因为大量的临床试验发现早期达标组比延迟达标组的预后更好。既往的指南指出高血压达标的时间为数周至数月，现在提倡对1～2级高血压，一般治疗后4～12周达标。

## 六、高血压的综合治疗和管理

以往，仅仅针对血压的治疗未能得到最大的获益。现今，对高血压患者的伴随情况和疾病进行综合评估，对心血管事件的总体危险进行分层，如体重、吸烟、血脂、血糖、血小板等环节，并要求综合干预和治疗，以便更好地预防心脑血管疾病的发生。

既往，医师是被动地等待高血压患者就诊，现今要求医师到社区、农村主动地筛查和发现高血压患者，对高血压患者进行有效的管理。高血压的管理，包括患者的自我管理和医疗上的规范管理。患者自我管理包括定期血压监测、高血压小组的建立、患者之间的相互帮助等；医疗上的规范管理，包括生活方式宣教、定期随访、合理用药、分级管理等[10, 19]。

现今，血压进入管理时代，社区是高血压管理的主战场，基层医师成为高血压防治的主力军。

## 第七节　我国70年来高血压防治的历程

中华人民共和国成立以来，我国的高血压防治工作，经过数代科学家的不懈努力，成效卓著。以下简要介绍半个多世纪来我国高血压防治工作的重要事件。

中华人民共和国成立70年来，一直强调的"预防为主"政策，对高血压的防治起到积极作用。

20世纪50年代末，吴英恺教授、黄宛教授、陶寿淇教授和龚兰生教授等老一辈医学工作者预见，随着国家安定、人民生活水平提高，高血压患者在我国必然会大幅度增加，于是我国学者开始重视高血压的发病状况。

1958年成立上海市高血压研究所。上海交通大学医学院附属瑞金医院高血压科于1982年成立。现今全国数十家三甲医院有高血压科和高血压病区，高血压防治的专业队伍不断发展壮大。

1959年在西安召开首届全国心血管疾病学术会议。当时会上公布了在多个省市自发开展的血压普查结果。在尚无统一诊断标准情况下，高血压患病率约为5.5%。此后，我国开始了每10年1次的全国高血压普查，为高血压防治提供了基础性参考。

20世纪60年代由上海市高血压研究所研制的"小复方"降压药成为我国特有的高血压治疗制剂。其具有降压作用温和、副作用少、方便服用的特点。小剂量固定复方制剂的概念是高血压治疗策略中的一个重要组成部分。

1962年刘力生教授、黄宛教授在国际上首次提出"缩窄性大动脉炎"的概念。

1964年在兰州召开的全国心血管病学术会议提出了统一的高血压诊断标准。

1975年中国医学科学院阜外医院在北京大学首钢医院率先开展了对卒中和心肌梗死的回顾性登记，并开始了心血管病发病与死亡登记工作。由于首钢社区队列人群"首钢模式"对全国的高血压防治工作起到了示范作用，此后各地依据自己的经济发展状态，创立了多种社区心血管病和高血压的防治模式，如"汉中社区"、浙江高血压的三化管理、上海闵行区的电子病历管理、河北开滦矿务局功能社区高血压管理和辽宁农村高血压防治研究等。

1979年签定了"中美医药卫生科技合作规划"，在北京和广州开展了为期20年的学术交流。在陶寿淇教授、蔡如教授等专家的积极推动下，我国高血压流行病学研究扩大到了舟山群岛、陕西汉中、山西盂县等10个基地。我国许多流行病学研究专家在这一时期成长起来。

从20世纪80年代中期开始，何观清教授主持的中国四川凉山地区彝族人群的高血压影响因素的研究，结果发现，凉山地区彝族极少有高血压病例主要是环境因素的作用，而非遗传因素的影响，证实了盐与高血压发病的关联。

1986年开始的成都市硝苯地平高血压干预试验（CNIT）、1987年开始的上海老年高血压硝苯地平试验（STONE）和Syst-China研究，使高血压领域进入了临床研究阶段。Syst-China研究是国际知名的、与欧美并列的三大老年收缩期高血压研究之一，是我国高血压领域的第一项随机对照研究。

我国于1989年加入世界高血压联盟，同年成立了中国高血压联盟。2005年刘力生教授当选为世界高血压联盟主席。2012年国际高血压学会（ISH）授予刘力生教授终身成就奖。

1992年1月中国高血压联盟总部开始内部发行《中国高血压联盟通讯》。1993年开始出版发行《中国高血压杂志》。

1999年首部中国高血压防治指南发布，2009年发表了《中国高血压防治指南》（2009基层版），2013年发布了《中国高血压患者教育指南》。

2004年成立中国医师协会高血压专家委员会，赵连友教授任主任委员。

2005～2012年卫生部疾病预防控制局启动全国高血压规范化管理项目，由卫生部心血管病防治研究中心（现国家心血管病中心）组织实施，体现了政府主导、专家培训指导、社区实施的高血压规范化综合管理策略。

2009年政府将高血压纳入社区公共卫生服务包，开展全国层面的基层高血压患者规范化管理。这是中国高血压防治由专家项目转变为政府主导的一个重要标志，是里程碑式变化。

2010年成立中华医学会心血管病学分会高血压学组。

从2010年开始，中国高血压联盟组织评审和颁发"中国高血压防治突出贡献奖"等奖项，以表彰对我国高血压防治事业做出重要贡献的个人。已有数十位老一辈医师和学者获得上述殊荣。

2010年成立中国医师协会高血压专业委员会，赵连友教授任主任委员。

2012年，卫生部等15个部委联合发布《中国慢性病防治工作规划》，明确了中国以高血压为重点的慢性病防治工作和任务，并提出防治工作的方针、政策及措施。到2014年，全国建立了265个国家级慢性病防治示范区，开始了以政府为主导的、全社会参与的慢性病防治工作。

2012年由中国疾病预防控制中心牵头进行了高血压调查，成人患病率达25.2%，估算全国高血压患者2.7亿，表明我国高血压防治工作任务仍然繁重和严峻。

2015年国家卫生和计划生育委员会发布了高血压防治的最新信息，2012年调查人群高血压的知晓率46.5%，治疗率41.1%，控制率13.8%，明显高于2002年的30.6%、24.7%和6.1%。同年发表的中国疾病负担研究指出：与1990年比较，2013年心血管疾病、脑血管疾病及出血性脑卒中标化死亡率明显下降，表明我国的高血压防治工作取得了一些实质性的进展[31, 32]。

近年全民健康教育活动，尤其是全民健康生活方式行动在全国范围广泛开展。限盐、戒烟、运动等知识广为传播，全民的健康意识提高，利于高血压患病率的降低和血压知晓率、治疗率、控制率的提升。

中国高血压防治水平不断提高，得到国际学术界的认可，2018年在我国召开了国际高血压学会科学会议（HIS）。

（苏 海 赵连友）

# 参 考 文 献

[1] 郑冰元，梁可，乔铁，等. 高血压的古代文献研究. 辽宁中医药大学学报，2016，18（8）：226-231.

[2] Bing RJ. Cadiology-The Second Evolution of the Science and the Art. 2nd ed. New Jersey：Rutgers University Press，1999：240-262.

[3] Esunge PM. From blood pressure to hypertension：the history of research. J R Soc Med，1991，84（10）：621.

[4] Kotchen TA. Historical trends and milestones in hypertension research：a model of the process of translational research. Hypertension，2011，58（4）：522-538.

[5] Mahmood SS，Levy D，Vasan RS，et al. The Framingham Heart Study and the epidemiology of Cardiovascular disease：a historical perspective. Lancet，2014，383（9921）：999-1008.

[6] Freis ED. The veterans administration cooperative study on antihypertensive agents. Implications for stroke prevention. Stroke，1974，5（1）：76-77.

[7] Moser M. From JNC I to JNC 7—what have we learned?. Progr Cardiovasc Dis，2006，48：303-315.

[8] Chobanian AV，Bakris GL，Black HR，et al. The seventh report of the joint national committee on prevention. Detection，evaluation，and treatment of high blood pressure. Hypertension，2003，42：1206-1252.

[9] 王文，张维忠，孙宁玲. 中国高血压测量指南. 中国高血压杂志，2011，19（12）：1101-1115.

[10] James PA，Oparil S，Carter BL，et al. 2014 evidence-based guideline for the management of high blood pressure in adults：report from the panel members appointed to the Eighth Joint National Committee（JNC-8）. JAMA，2014，311：507-520.

[11] ESH/ESC Task Force for the Management of Arterial Hypertension. 2013 practice guidelines for the management of arterial hypertension of the European Society of Hypertension（ESH）and the European Society of Cardiology（ESC）：ESH/ESC Task Force for the Management of Arterial Hypertension. J Hypertens，2013，31（10）：1925-1938.

[12] Harrison DG. The mosaic theory revisited：common molecular mechanisms coordinating diverse organ and cellular events in hypertension. J Am Soc Hypertens，2013，7（1）：68-74.

[13] Grassi G，Ram VS. Evidence for a critical role of the sympathetic nervous system in hypertension. J Am Soc Hypertens，2016，10（5）：457-466.

[14] Kurtz TW，Dominiczak AF，Dicarlo SE，et al. Molecular-based mechanisms of Mendelian forms of salt-dependent hypertension：questioning the prevailing theory. Hypertension，2015，65（5）：932-941.

[15] Solak Y，Afsar B，Vaziri ND，et al. Hypertension as an autoimmune and inflammatory disease. Hypertens Res，2016，39（8）：567-573.

[16] Mordi I，Mordi N，Delles C，et al. Endothelial dysfunction in human essential hypertension. J Hypertens，2016，34（8）：1464-1472.

[17] Manunta P，Ferrandi M，Cusi D，et al. Personalized therapy of hypertension：the past and the future. Curr Hypertens Rep，2016，18（3）：24.

[18] Millis RM. Epigenetics and hypertension. Curr Hypertens Rep，2011，13（1）：21-28.

[19] 中国高血压防治指南修订委员会. 中国高血压防治指南2010. 中华高血压杂志，2011，19（8）：701-743.

[20] 杨宝峰. 药理学. 第8版. 北京：人民卫生出版社，2013.

[21] 杨杰孚，许锋. 心脏病药物治疗学. 北京：人民卫生出版社，2014.

[22] Wexler RR，Greenlee WJ，Irvin JD，et al. Nonpeptide angiotensin II receptor antagonists：the next generation in antihypertensive therapy. J Med Chem，1996，39（3）：625-656.

[23] Jensen C，Herold P，Brunner HR. Aliskiren：the first renin inhibitor for clinical treatment. Nature Reviews Drug Discovery，2008，7（5）：399-410.

[24] Cameron AC，Lang NN，Touyz RM. Drug treatment of hypertension：focus on vascular health. Drugs，2016，76（16）：1-22.

[25] Macklin EA，Wayne PM，Kalish LA，et al. Stop Hypertension With the Acupuncture Research Program（SHARP）：results of a randomized，controlled clinical trial. Hypertension，2006，48（5）：838-845.

[26] Turnbull F，Patel A. Acupuncture for blood pressure lowering：needling the truth. Circulation，2007，115（24）：3048-3049.

[27] Brook RD，Appel LJ，Rubenfire M，et al. Beyond medications and diet：alternative approaches to lowering blood pressure：a scientific statement from the American Heart Association. Hypertension，2013，61（6）：1360-1383.

[28] 常瑛丹，赵晓峰，王舒. 颈动脉窦电刺激治疗难治性高血压的研究进展. 中华高血压杂志，2013，21（8）：728-730.

[29] Bhatt DL，Kandzari DE，O'Neill WW，et al. A controlled trial of renal denervation for resistant hypertension. N Engl J Med，2014，370（15）：1393-1401.

[30] Mahfoud F，Bakris G，Bhatt DL，et al. Reduced blood pressure-lowering effect of catheter-based renal denervation in patients with isolated systolic hypertension：data from SYMPLICITY HTN-3 and the Global SYMPLICITY Registry. Eur Heart J，2017，38（2）：93-100.

[31] 王文，隋辉，陈伟伟，等. 中国高血压防治工作的进步与展望. 中华高血压杂志，2016，24（1）：5-6.

[32] 余振球. 中国高血压防治历史. 北京：科学出版社，2010.

# 第二章

# 我国高血压防治历史进程

中华人民共和国成立以来，党和政府十分重视人民健康，日益重视高血压的防治研究工作，在政府部门、专业团体、医疗机构、基层卫生机构及其有关人员共同努力下，高血压在流行病学调查、基础研究、人群防治、临床研究、国际交流等方面均取得长足进步和可喜成绩。本章重点介绍我国 70 年来高血压事业发展的重要工作，为进一步推动我国高血压事业发展提供参考。

## 第一节 组织高血压流行病学调查，提供我国高血压防治证据

我国完成了 4 次高血压调查，为高血压流行趋势提供了宝贵数据[1]。

1958～1959 年中国医学科学院牵头协调我国 11 个省市开展了人群调查，结果显示高血压成人患病率为 5.1%，这是我国首次报道高血压患病情况。1979～1980 年，我国举行第 2 次高血压抽样调查，在中国医学科学院阜外医院（简称阜外医院）牵头组织下，在全国 29 个省市（自治区）调查 15 岁及以上城乡人口，结果显示高血压患病率为 7.73%，首次估算全国高血压患者超过 5000 万。1991 年阜外医院组织第 3 次全国高血压抽样调查，结果显示 15 岁及以上人口高血压患病率为 11.26%，估算全国高血压患者 9000 万。2002 年中国疾病预防控制中心牵头组织中国居民营养与健康状况调查（称为第 4 次高血压抽样调查），结果显示 15 岁及以上人群高血压患病率为 17.7%（18 岁以上患病率为 18.8%），估算全国高血压患者 1.6 亿。2012 年《中国心血管病报告》根据我国以往高血压患病率的增长趋势，采用几何级数法估算，我国 15 岁及以上人群高血压患病率为 24%，测算全国高血压患者 2.7 亿。

2012 年中国居民营养与健康状况调查结果显示，成人高血压患病率为 25.2%，人群知晓率、治疗率和控制率分别为 46%、41% 和 14%，较 2002 年有明显改善。国家心血管病中心组织全国高血压人群调查，结果显示成人高血压患病率为 27.6%；人群高血压知晓率为 51%，治疗率为 45%，控制率为 17%，比 2002 年均提高了 50% 以上。

以上调查结果表明，我国人群高血压患病率呈增长态势，可能与人们生活方式的变化、城镇化进程和老龄化社会等因素有关。高血压城乡患病率差距缩小；高血压患病率不同民族间有差别，藏族、哈萨克族、朝鲜族患病率较高，而居于山区的苗族和彝族患病率较低。一组 10 万人 8 年随访研究表明，我国人群高血压年发病率为 3%。2002 年调查表明，正常高值血压[（120～139）/（80～89）mmHg，1mmHg=0.133kPa]检出率为 34%，估算全国正常高值血压者 3 亿人。正常高值血压者 10 年内有 50% 可能发展为高血压，其是庞大的高血压后备军，预防高血压要从正常高值血压控制入手。高血压是心脑血管疾病发病和死亡的第一危险因素，是心脑血管疾病防治的切入点。

## 第二节 开展高血压发病机制研究，为临床实践提供理论依据

从中华人民共和国成立初期到 1966 年，有关高血压发病机制和降压药物的研究主要集中在北京和上海。1959 年中国医学科学院（以下简称医科院）将高血压研究列为重点项目。张锡均、华光、陈孟勤等建立了神经性高血压犬动物模型，提出交感神经功能亢进可能是高血压发病的主要因素。医科院药物研究所利用他们建立的多种高血压动物模型，

从萝芙木、葛根、川芎等中药材中筛查具有降压效果或心血管保护作用的有效成分。曾贵云等发现中国萝芙木总碱的降压作用确切，其降压有效成分主要为利血平，曾贵云并于1958年生产出了我国第一种降压药物——降压灵（中国萝芙木总碱）[2]。1958年上海市高血压研究所（以下简称上海高研所）成立。1964年在邝安堃领导下，"复方降压片"研制成功，其开创了降压药物小剂量固定复方制剂的先河。20世纪60年代初，邝安堃等运用现代科学方法对气功防治高血压的作用机制进行了系列研究，还建立了多种中医"阴虚"和"阳虚"高血压动物模型，以研究中医虚证与肾上腺皮质功能间的关系。1964年，赵光胜提出高血压发病的"肾脏与神经轴心平衡失调"假设。1974年起，赵光胜在国内率先开展肾素–血管紧张素系统与高血压关系的研究[3]。

1966~1976年我国高血压基础研究基本处于停顿状态。1978年我国恢复研究生招生，医科院和上海高研所等研究机构陆续恢复研究工作，我国高血压基础研究得到重视，并步入新时期。20世纪80年代初，医科院的陈孟勤、郑永芳、文允镒等对高血压的血管机制进行了系列研究，于1985年建立了国内第一个膜片钳实验室，并开展了红细胞源降压因子研究[2]。在赵光胜领导下，1978年起，陆以信等采用放射免疫测定建立了血浆肾素活性、血管紧张素Ⅱ、缓激肽、脑啡肽等检测技术，并生产了检测药盒。上海高研所还从日本引进自发性高血压大鼠（SHR）、自发性高血压大鼠易卒中株（SHR-SP）等，研制出全自动大鼠测压仪，推动了我国高血压动物实验研究[3]。1979年起，赵光胜团队开展高血压血细胞膜离子转运缺陷的系列研究，此后在重庆和西安等地也开展了此项研究。赵连友教授团队开展一氧化氮系统和内质网应激与高血压关系的研究，提出了应激因素（氧化应激、内质网应激、线粒体应激）参与高血压发生和发展并与靶器官损害有密切关系的分子生物学的机制[4, 5]。吕卓人团队进行了长达18年的内源性哇巴因的实验和临床研究。

20世纪90年代起，一批在欧洲、美国、日本等学成的中青年学者陆续回国。除北京、上海外，重庆、西安、广州、乌鲁木齐、武汉、长沙、福州等地陆续成立了高血压或心血管病研究所（中心），以开展高血压基础研究。在国家科技攻关项目、国家高技术研究发展计划、国家重点基础研究发展计划、国家科技重大专项和国家自然科学基金等支持下，我国高血压基础研究进入快速发展期，这段时期我国高血压发病机制研究主要集中在分子遗传学、血管重塑和血压调节机制等方向。

从20世纪90年代后期开始的十多年间，高血压基因研究成为一大热点。各地（包括新疆等地的多个少数民族地区）在建立高血压遗传资源库的基础上，积极开展基因多态性与高血压的关联研究。上海高研所还开展了高血压的"全基因组关联研究（GWAS）"。2011年，包括"瑞金研究"在内的8个东亚人群血压GWAS荟萃分析，发现了东亚人群中特有的5个与血压相关的基因变异新位点[6]。在高血压易感基因与环境因素交互作用研究上，顾东风团队取得重要进展[7]。上海高研所和阜外医院在国内首先开展了单基因遗传性高血压的基因诊断及继发性高血压的基因研究[8]。在高血压表观遗传学研究方面，蔡军团队报道人巨细胞病毒（HCMV）及其编码的微RNA（microRNA）可能与高血压发生有关[9]。汪道文团队报道microRNA-21通过调节线粒体编码的细胞色素b（mt-Cytb）降低SHR血压，改善高血压诱导的心肌肥厚[10]。周宏灏团队在高血压药物基因组研究方面进行了系列研究。

高血压血管重塑的细胞机制和分子机制也成为研究热点。1991年朱鼎良报道SHR血管外膜成纤维细胞增殖增快[11]，从此开始了长达20多年的、以血管外膜为特色的高血压血管生物学系统研究。1999年上海市血管生物学重点实验室成立，高平进团队进一步开展血管外膜及其周围脂肪组织研究，发现血管外周脂肪组织释放的免疫因子补体C3调节血管功能，并参与高血压血管损伤机制[12]；近期还证实补体介导的调节T细胞可能成为血压调节的新靶点。陶军团队开展了高血压血管内皮损伤机制的系列研究[13]。唐朝枢、齐永芬团队对小分子血管活性肽在血管病变中的作用及机制进行了系列研究[14]。

在高血压流行病学调查的基础上，赵光胜开创了具有中国特色的"高血压营养病因学研究"，进行了苯丙氨酸代谢异常与高血压遗传机制的系列性临床和基础研究。祝之明团队进行了代谢相关性高血压发病机制的系统研究，取得多项创新性成果。他们发现瞬时受体电位通道（TRPV1）激动剂辣椒素具有改善血管内皮功能的作用，TRPV1有望成为高血压的新干预靶点[15]。最近，他们的研究揭示 PPAR δ /adiponectin/SGLT2 轴在维持正常糖盐代谢中起重要作用，为糖尿病相关高血压的防治提供了干预靶点[16]。刘治全、牟建军团队在盐敏感性高血压的分子遗传机制研究方面，进行了系列性临床和基础研究。苏定冯团队在血压波动性（BPV）方面的研究成绩突出，他们的研究表明，BPV 能导致靶器官损伤，并对其机制和药物治疗进行了系统研究[17]。曾春雨团队对肾脏多巴胺受体在高血压发生发展中的作用进行了系列研究[18]。

廖玉华团队报道一种针对血管紧张素 II 的 1 型受体的治疗性疫苗——ATRQβ-001对高血压实验动物具有降压作用[19]。段胜仲团队的研究表明，T 细胞盐皮质激素受体有可能成为高血压治疗的新靶点[20]。在其他相关研究方面，惠汝太团队报道 VKORC1 危险等位基因是脑卒中等疾病的遗传分子生物标志物[21]。曾春雨团队报道缺血性损伤后的成年心肌细胞具备再生能力，并阐明了心肌细胞再分化的分子机制[22]。

基础研究对于进一步阐明高血压的发病机制、发现干预新靶点、开发新型降压药物具有极其重要的意义。中华人民共和国成立 70 年来，历经几代科研工作者的努力奋斗，我国高血压基础研究已经取得丰硕成果。随着我国政府对医学基础研究的重视和投入的不断增加、对人才培养的进一步加强及一些科学大平台的建设，我们相信我国高血压基础研究水平将上一个新台阶，研究成果转化有新突破，一定能为我国高血压防治做出新贡献。

## 第三节　积极开展高血压临床研究，积累丰富的诊断治疗经验

1958年中国医学科学院阜外医院成立高血压专科病房，集中诊治危重高血压患者，并在北京大学首钢医院高血压防治基地与高血压病房建立转诊通道。上海成立高血压研究所，这是我国最早建立的高血压专科研究机构。

1959 年，在西安召开第 1 次全国心血管会议，采纳中国医学科学院黄宛、高润泉教授建议，确定了我国高血压的定义及诊断标准，并将原发性高血压称为高血压病。同年中国医学科学院将高血压研究列为重点项目，由中国医学科学院阜外医院、中国医学科学院基础医学研究所和中国医学科学院药物研究所组成协作组，开展高血压研究。1960 年提出高血压综合快速疗法，该方法重视对患者的教育，发挥患者主观能动性，实际上是生物–心理–社会医学模式的早期探索。

1962 年，刘力生、黄宛教授率先在国际上提出"缩窄性大动脉炎"的概念，丰富了大动脉炎及肾血管性高血压的诊治内容。1964 年上海交通大学医学院附属瑞金医院邝安堃教授提出的小剂量多种降压药联合应用的"小复方"构想，由上海高血压研究所研制成"复方降压片"。以复方降压片为代表的单片复方制剂，在我国高血压基层防治中发挥重要作用。

以心脑血管事件为终点的大规模多中心随机对照临床试验是临床研究的"金标准"，是临床研究证据的主要来源。为了探索适合我国人群的防治方案和策略，改善高血压防控效果，降低心脑血管事件，1986 年以来，我国开展了一系列大规模降压临床试验，也为国内外高血压治疗提供了丰富证据。

中国医学科学院阜外医院刘力生教授牵头的老年收缩期高血压试验（Syst-China）、上海交通大学医学院附属瑞金医院龚兰生教授牵头的上海老年高血压硝苯地平试验（STONE）、成都张廷杰教授牵头的成都高血压干预研究是我国最早开展的循证医学研究，结果均表明以钙通道阻滞剂（CCB）为基础的降压治疗可显著降低我国高血压患者卒中及心血管事件风险[23, 24]。

1989 年，刘力生教授牵头开展中国卒中后降压治疗随访研究（PATS），证实吲哒帕胺降压治疗可减少 27%卒中再发风险[25]。中华医学会心血管病学分会牵头开展了中国心脏研究-I（CCS-I），入选急性心肌梗死住院患者 15 018 例，结果表明卡托普利（12.5mg，3 次/天，4 周）可减少心血管病死亡及心力衰竭发生风险。1995 年刘力生教授牵头开展中国阿司匹林治疗急性缺血性卒中试验（CAST），入选患者 21 106 例，结果表明阿司匹林可降低脑梗死再发风险。

1996 年，中国医学科学院阜外医院牵头国家"九五"攻关项目课题"非洛地平降低心脑血管并发症的研究"（FEVER）[26]，入选高血压患者 9711 例，表明在氢氯噻嗪治疗基础上，加非洛地平可明显降低心脑血管事件风险。2006 年中国医学科学院阜外医院王文教授牵头国家"十一五"科技支撑计

划项目"高血压综合防治研究"（CHIEF）[27]，入选高血压患者 13 542 例，随机用小剂量联合降压治疗方案，随访 4 年观察到其可使血压控制率达 85%，CCB+血管紧张素Ⅱ受体拮抗剂（ARB）组与 CCB+利尿剂组心脑血管复合事件发生率差异不明显。目前，霍勇教授牵头的中国脑卒中一级预防研究结果已发表。刘力生教授牵头的正常高值血压干预试验和卒中后降压调脂研究正在进行中。

在刘力生教授领导下，中国医学科学院阜外医院、中国高血压联盟、北京高血压联盟研究所先后参加了十几项国际多中心临床试验，包括卒中后降压试验（PROGRESS）、中国心脏研究-Ⅱ（CCS-Ⅱ）、肝素和极化液治疗急性心肌梗死试验（CREATE）、雷米普利心血管预防研究（ONTARGET）、心血管一级预防研究、心脏事件预防评价-3（HOPE-3）、强化血糖控制与 2 型糖尿病患者的血管转归研究（ADVANCE）及其长达 10 年的随访（ADVANCE-ON）、高龄老年高血压试验（HYVET）等，为国内外高血压防治提供了丰富的证据。

我国通过开展或参加国内外大规模临床试验，培养了一大批人才，使我国临床试验与国际接轨，临床试验结果为国内外高血压指南或相关疾病指南提供了证据，为我国高血压治疗提供了新的方案或参考，使中国高血压患者获益。Syst-China 荣获国家科技进步奖三等奖；CCS-Ⅰ获 1998 年卫生部科技进步奖一等奖，2000 年获国家科技进步奖二等奖。FEVER、Syst-China、STONE 等被欧洲高血压指南引用。

## 第四节　重视开展高血压人群防治，创建中国高血压防控模式

1969 年，在中国医学科学院阜外医院吴英恺院长领导支持下，刘力生教授带领小分队在首都钢铁公司建立了我国第一个以控制高血压为主的心血管病人群防治基地。在专家指导下，首钢医院心血管病防治研究所和首钢医院各保健站组成人群防治团队，开展以限盐为主的生活方式干预，合理使用廉价降压药，定期随访管理高血压患者，经过 25 年随访，卒中标化发病率从 130/10 万，干预几年后下降至（60～70）/10 万，卒中发病风险下降近 50%，"首钢经验"被 WHO 誉为发展中国家人

群防治模式[28]。

1989 年在"七五"攻关课题协作组基础上，刘力生教授和龚兰生教授组建了中国高血压联盟，开展了一系列高血压防治和健康宣传活动。经国家科学技术委员会和卫生部批准，中国加入世界高血压联盟，此后，参加了一系列国际高血压活动。1998年卫生部将每年的 10 月 8 日定为全国高血压日。此后，全国各地开展每年一度的高血压日主题活动。1999 年，在刘力生教授主持下，中国高血压联盟组织编撰了首部《中国高血压防治指南》，2005 年和 2010 年对其进行修订[29]。2010 年修订版《中国高血压防治指南》发布，充分体现了中国特点和中国证据。同时中国高血压联盟开展高血压世纪行，宣传推广指南。

2010 年中国高血压联盟成功申办了 2018 年国际高血压学术年会并于北京举行，这标志着中国高血压团队国际地位的提升。1999 年中国高血压联盟主席刘力生教授当选为世界高血压联盟副主席。2006 年和 2009 年刘力生教授连续两届当选为世界高血压联盟主席。

为探索高血压社区管理的模式与效果，2005～2012 年，在卫生部疾病预防控制局领导下，国家心血管病中心牵头开展"全国高血压社区规范化管理"项目，对全国 23 个省市（自治区）的 2000 多个社区卫生机构的 3 万余名社区医师进行规范培训，针对社区管理的 60 万名高血压患者，随访 12 个月，结果显示血压控制率从 20%提高到 60%～70%。在此经验基础上，2009 年编撰了适合社区的基层版《中国高血压防治指南》，并开展"燎原计划"，推广基层指南。基层指南对高血压社区防治起到了指导作用。2014 年修订版《中国高血压基层管理指南》发布。为了规范健康教育和提高患者认识，2013 年编撰了《中国高血压患者教育指南》，并开展"春雨计划"，推广教育指南。

## 第五节　大力开展国内外学术交流，促进我国高血压事业发展

1999 年以来，中国高血压联盟每年举行一届国际高血压及相关疾病学术研讨会。2012 年以来，中国高血压联盟与中华医学会心血管病学分会高血压学组联合召开会议。2009 年中国高血压联盟成功举

办了世界高血压大会。为了加强与国际组织间的合作，跻身国际心血管病领域，争取加入国际组织，1998 年方圻教授和刘力生教授不辞劳苦远赴巴西参加里约热内卢国际心脏病学会 [International Society and Federation of Cardiology，ISFC，现名为世界心脏病联盟（World Heart Federation，WHF）] 理事会，再次阐明我国的入会原则和表达我们的积极态度，为我国最终加入 ISFC 奠定了基础。

1989 年 5 月 12 日经国家科学技术委员会、外交部、卫生部批准，我国组建了中国高血压联盟（CHL），并成为世界高血压联盟（WHL）成员国，其宗旨是致力于改善中国人民心血管健康，积极推动全国各地的群防群治工作。1992 年 1 月中国高血压联盟开始内部发行《中国高血压联盟通讯》；在 1992 年世界高血压联盟第一届和之后的第二届、第三届高血压防治美术竞赛中获得了一等奖 2 个、二等奖 1 个、三等奖 1 个；1993 年与福建医科大学共同创办了《高血压杂志》（现改名为《中华高血压杂志》），主编为刘力生，副主编为龚兰生、陈达光，并向全国发行。2000 年，在"国际高血压及相关疾病学术研讨会"期间召开了"世界高血压联盟地区会议"，随后又陆续在中国召开过几次，许多国家的高血压或相关组织的代表参加了会议。2006 年，刘力生教授当选为世界高血压联盟主席，任期 3 年，并于 2009 年连任，这是医学专业领域当年最高任职。鉴于刘力生教授在临床研究、继续教育、高血压防治方面做出的大量工作和成绩，2008 年她获得欧洲高血压学会荣誉会员奖；2012 年 10 月 3 日在澳大利亚悉尼召开的国际高血压学会（ISH）第 24 届科学年会上，她获得国际高血压学会罗伯特·蒂格斯泰特终身成就奖（ISH Robert Tigerstedt Lifetime Achievement Award）；2016 年她获得国际高血压学会颁发的杰出贡献奖（ISH Distinguished Fellow Award）。中国高血压联盟在世界高血压联盟中发挥了积极作用。为进一步推动我国高血压事业的发展，中国医师协会上报国家卫计委和民政部批准成立二级学科的中国医师协会高血压专业委员会，并于 2010 年 12 月在厦门正式成立，赵连友教授当选为主任委员，全面开展我国高血压防控工作。

为促进国内外信息交流，学习国外的先进经验，提高我国心血管病的诊治水平，1991 年、1993 年、1994 年在北京相继召开了第一届、第二届、第三届

国际冠心病、高血压学术会议，1995 年召开了第四届国际暨第二届亚太地区 ACE 抑制剂及其它肾素-血管紧张素抑制剂国际研讨会。认识到高血压及相关疾病的关联性，1999 年至今，中国高血压联盟每年召开一次"国际高血压及相关疾病学术研讨会"，2012 年以来，中华医学会心血管病学分会高血压学组成为主办单位之一后，会议又改名为"中国高血压大会"。目前这个会议已成为亚太地区高血压学科的标志性会议。另外，2009 年 10 月，中国高血压联盟成功主办世界高血压大会（WHC 2009）暨第 11 届国际高血压及相关疾病学术研讨会及世界高血压联盟成立 25 周年、中国高血压联盟成立 20 周年庆祝大会。国外约 700 名代表及国内约 3500 名代表参加大会，学术水平和规模空前，博得国内外同行赞誉。

为加强与周边国家的相互了解，1989 年中国高血压联盟分会派代表团访问日本，1990 年在上海召开"中日心脏病学术交流会"，中国心血管病访日代表团参加 1991 年 9 月第七届日中心血管病学会会议，1992 年 10 月为配合"纪念中日建交二十周年活动"在北京举行中日医学大会——心血管病学术交流会，1994 年举办了中日韩心血管病学术会议。中国高血压联盟还分别召开了中日、中法、中意、中韩心血管病学会交流会议。中日、中韩交流会议一直坚持到现在，每年轮流在各国召开。2010 年 7 月，中国高血压联盟与国际高血压学会（ISH）、亚太高血压学会（APSH）联合举办"2010 中国高血压西部行培训活动"，至今每年举办 1 次。这些使我国与许多国家有密切的技术合作及学术交流。

此外，1995 年由中国高血压联盟分会组织了 37 人赴我国台湾与学术界同行进行学术交流。2013 年由中国医师协会高血压专业委员会和台湾高血压协会共同在台北举办了世界华人高血压大会，由赵连友教授率团参加此会议，并担任大会共同主席。

为表彰在我国高血压防治领域做出突出贡献和成就的专家，中国高血压联盟自 2009 年设立"中国高血压突出贡献奖"，至今已有傅世英、吴兆苏、郭冀珍、唐新华、赵连友、黄俊等多名专家获得此荣誉。2015 年世界高血压联盟授予刘力生、朱鼎良、霍勇、王文和李南方教授高血压杰出贡献奖。

为积极开展国际交流，争取参加国际组织，中华医学会心血管病学分会第三届委员会期间心脏电

生理与心电监测学组于 1992 年加入了国际监测学会；流行病学组开展了中美协作，1989 年、1991 年、1993 年召开了每年一次的流行病学会议，并配合卫生部完成了 90 万人的血压普查；介入心脏病学组与新加坡、美国、加拿大等国开展了合作与学术交流。

## 第六节　我国高血压防治成绩斐然，高血压发展事业任重道远

我国高血压防治取得可喜的成绩，表现在以下四方面。①2009 年起，政府已将高血压管理纳入社区公共卫生服务包中，已管理高血压患者 8500 万，加上二级医院、三级医院治疗的高血压人数，估计 1 亿高血压患者在管理中。②近期一项调查提示，我国人群高血压的知晓率、治疗率和控制率较 2002 年有较大提高，分别为 42.6%、34.1%和 9.3%。③我国城市居民脑出血发生率和死亡率均减少，城市居民脑卒中死亡率呈下降趋势。④中国疾病预防控制中心 2015 年进行的我国疾病负担研究表明，1990～2013 年我国脑卒中标化死亡率下降 21%[30]；其中出血性脑卒中标化死亡率下降 38%，高血压心脏病标化死亡率下降 41%；但缺血性心脏病标化死亡率升高 2.6%。高血压的主要并发症是脑卒中，尤其是出血性脑卒中与高血压更加密切相关。我国研究提示，71%的脑卒中死亡与高血压有关[31]。我国脑卒中标化死亡率下降，尤其出血性脑卒中标化死亡率下降，与高血压防控取得效果有直接关系。

但高血压防治方面还存在一些问题。我国高血压人群的知晓率、治疗率和控制率与发达国家相比还有差距。提高人群高血压知晓率、治疗率及控制率是高血压防治的主要任务。为此，提出以下设想或建议：①开展血压测量行动，让人人均知晓自己的血压水平；②加强对公众和患者的健康教育，倡导健康生活方式；③开展规范化管理，合理使用降压药，推荐应用联合治疗或复方制剂，积极改善高血压控制率；④培训社区和乡村医师，不断提高他们的防治技能和管理水平；⑤政府主导，社会团体、医疗机构、媒体和企业组成高血压防治统一战线，制订长远高血压防治规划。

我国高血压防治取得了可喜成就，但仍任重而

道远。我们要更加努力，争取更大的进步。

（王　文　朱鼎良　高平进　赵连友）

## 参 考 文 献

[1] 国家心血管病中心. 中国心血管病报告 2016. 北京：中国大百科全书出版社，2016.

[2] 刘力生，陈孟勤，曾贵云，等. 高血压研究 40 年. 中国医学科学院学报，2002，24：401-408.

[3] 上海市地方志编纂委员会. 上海市级专志·瑞金医院志. 上海：上海科学技术文献出版社，2017：481-488.

[4] Zhang ZM, Zhao LY, Zhou YF, et al. Taurine ameliorated homocysteine-induced H9C2 cardiomyocyte apoptosis by modulating endoplasmic reticulum stress. Apoptosis, 2017, 22（5）：647-661.

[5] Zhang ZM, Zhao LY, Zhou YF, et al. Homocysteine induces apoptosis of human umbilical vein endothelial cells via mitochondrial dysfunction and endoplasmic reticulum stress. Oxid Med Cell Longev, 2017, 2017（1）：5736506.

[6] Kato N, Takeuchi F, Tabara Y, et al. Meta-analysis of genome-wide association studies identifies common variants associated with blood pressure variation in East Asians. Nat Genet, 2011, 43：531-538.

[7] Li C, He J, Chen J, et al. Genome-wide gene-sodium interaction analyses on blood pressure. The genetic epidemiology network of salt-sensitivity study. Hypertension, 2016, 68：348-355.

[8] Zheng FF, Zhu LM, Nie AF, et al. Clinical characteristics of somatic mutation in Chinese patients with aldosterone-producing adenoma. Hypertension, 2015, 65：622-628.

[9] Li S, Zhu J, Zhang W, et al. Signature microRNA expression profile of essential hypertension and its novel link to human cytomegalovirus infection. Circulation, 2011, 124：175-184.

[10] Li H, Zhang X, Wang F, et al. MicroRNA-21 lowers blood pressure in spontaneously hypertensive Rats by upregulating mitochondrial translation. Circulation, 2016, 134：734-751.

[11] Zhu DL, Herembert T, Marche P. Increased proliferation of adventitial fibroblasts from spontaneously hypertensive rats. J Hypertens, 1991, 9：1161-1168.

[12] Chen XH, Ruan CC, Ge Q, et al. Deficiency of Complement C3a and C5a Receptors Prevents Angiotensin Ⅱ-Induced Hypertension via Regulatory T Cells. Circ Res. 2018, 122（7）：970-983.

[13] Chen L, Ding HL, Wu F, et al. Impaired endothelial repair capacity of early endothelial progenitor cells in hypertensive patients with primary hyperaldosteronemia. Role of 5, 6, 7, 8-tetrahydrobiopterin oxidation and endothelial nitric oxide synthase uncoupling. Hypertension, 2016, 67：430-439.

[14] Lu WW, Jia LX, Ni XQ, et al. Intermedin$_{1-53}$ attenuates abdominal aortic aneurysm by inhibiting oxidative stress. Arterioscler Thromb Vasc Biol, 2016, 36：2176-2190.

[15] Yang D, Luo Z, Ma S, et al. Activation of TRPV1 by dietary capsaicin improves endothelium-dependent vasorelaxation and prevents hypertension. Cell Metab, 2010, 12：130-141.

[16] Zhao Y, Gao P, Sun F, et al. Sodium intake regulates glucose

homeostasis through the PPARδ/adiponectin-mediated SGLT2 pathway. Cell Metab, 2016, 23: 699-711.

[17] Su DF, Miao CY. Reduction of blood pressure variability. A new strategy for the treatment of hypertension. Trends Pharmacol Sci, 2005, 26: 388-390.

[18] Zeng CY, Liu Y, Wang Z, et al. Activation of $D_3$ dopamine receptor expression decreases angiotensin Ⅱ type 1 receptor in rat renal proximal tubule cells. Circ Res, 2006, 99: 494-500.

[19] Chen X, Qiu Z, Yang S, et al. Effectiveness and safety of a therapeutic vaccine against angiotensin Ⅱ receptor type 1 in hypertensive animals. Hypertension, 2013, 61: 408-416.

[20] Sun XN, Li C, Liu Y, et al. T-cell mineralocorticoid receeopor controls blood pressure by regulating interferon-gamma. Circ Res, 2017, 120: 1584-1597.

[21] Wang Y, Zhang W, Zhang Y, et al. VKORC1 haplotypes are associated with arterial vascular disease (Stroke, coronary heart disease, and aortic dissection). Circulation, 2006, 113: 1615-1621.

[22] Wang WE, Li L, Xia X, et al. Dedifferentiation, proliferation, and redifferentiation of adult mammalian cardiomyocytes after ischemic injury. Circulation, 2017, 136: 834-848.

[23] Gong LS, Zhang WH, Zhu YJ, et al. Shanghai trial of nifedipine in the elderly (STONE). J Hypertens, 1996, 14: 1237-1245.

[24] Liu L, Wang JG, Gong L, et al. Comparison of active treatment and placebo in older Chinese patients with isolated systolic hypertension. Systolic hypertension in China (Syst-China) collabor Tive group. J Hypertens, 1998, 16 (12 Pt 1): 1823-1829.

[25] PATS Collaborating Group. Post-stroke antihypertensive treatment study. A preliminary result. Chin Med J (Engl), 1995, 108: 710-717.

[26] Liu LS, Zhang YQ, Liu GZ, et al. The Felodipine Event Reduction (FEVER) Study: a randomized long-term placebo-controlled trial in Chinese hypertensive patients. J Hypertens, 2005, 23(12): 2157-2172.

[27] Wang W, Ma L, Zhang Y, et al. The combination of amlodipine and angiotensin receptor blocker or diuretics in high-risk hypertensive patients: rationale, design and baseline characteristics. J Hum Hypertens, 2011, 25: 271-277.

[28] 吴锡桂, 顾东风. 首都钢铁公司人群心血管病 24 年干预效果评价. 中华预防医学杂志, 2003, 37 (2): 93-97.

[29] 中华人民共和国卫生部, 卫生部心血管病防治研究中心, 高血压联盟 (中国) 中国高血压防治指南修订委员会. 中国高血压防治指南 (2005 年修订版). 北京: 人民卫生出版社, 2006.

[30] Zhou M, Wang H, Zhu J, et al. Cause-specific mortality for 240 causes in China during 1990-2013: a systematic subnational analysis for the global burden of disease study 2013. Lancet, 2016, 387: 251-272.

[31] Wang WZ, Wang D, Liu Hm, et al. Trend of declining stroke mortality in China: reasons and analysis. Stroke and Vascular Neurology, 2017, 2 (3): 132-139.

# 第三章

# 我国高血压防治现状

## 第一节　近代中国人群疾病谱的演变

中国是世界上人口最多的发展中国家，随着改革开放和经济快速发展，人民的生活水平和医疗条件有了明显的改善，过去肆虐的传染病得到了有效控制。因此人群的疾病谱发生了很大变化，主要变化是传染病发病率和死亡率逐年下降而非传染病（主要是心血管疾病、癌症、糖尿病和阻塞性肺疾病）的发病率和死亡率逐年上升。我国人群疾病负担目前正处于从传染病向非传染病过渡的阶段，因此面临着双重挑战。

高血压是常见的非传染病。高血压本身又是心、脑、肾和周围血管病的重要危险因素。中华人民共和国成立以来我国开展了4次大规模的人群高血压普查。结果显示，近半个世纪来我国人群高血压患病率不断上升。近年比较标准的调查结果统计显示我国人群高血压平均患病粗率为27.2%，年龄标化率为25.5%。按此估算，我国现患高血压人数约3亿，每年平均新增高血压患者1000万。

高血压可引起血管壁损伤，产生一系列病理生理改变，最重要的是导致血管硬化和动脉粥样病变。前者引起血管弹性减低，变脆变硬；后者引起血管闭塞，两种作用加在一起导致一系列严重心血管事件，其中最重要的是冠心病事件和脑卒中事件。我国人群高血压所致心脑血管事件的一个显著特征是脑卒中事件多发而冠心病事件相对低发。两者的比例为5∶1。这一点与欧美国家正好相反。

近半个世纪来，我国学者针对高血压及心血管病流行规律和趋势及人群疾病谱的变化开展了大量研究。资料显示，随着人群高血压患病率和心血管病危险因素的不断上升，人群心脑血管事件发生率也不断上升。人群监测结果表明，近30年我国人群脑卒中事件和冠心病事件发病率及死亡率逐年上升。但近10年研究发现，在一些高血压防治管理工作开展较好的地区，脑卒中死亡率呈现下降趋势。这种死亡率下降究竟是由于血压得到有效控制而使脑卒中发病率下降抑或是由于脑卒中的治疗水平提高导致病死率降低目前尚无定论，也很可能是两种因素共同作用的结果。

## 第二节　我国高血压防治概况

20世纪40年代以前医学界对高血压危害的认识很肤浅，甚至有的学者认为血压升高是保护器官使其足够灌流的正常生理反应，因此是有益的，不需要治疗。但从20世纪40年代末欧美等发达国家开始进行的人群心血管病队列研究和临床随机对照研究证实了高血压的危害性及控制高血压可以有效减少心、脑、肾及周围血管的损害[1]。为此，WHO号召全球有条件的国家和地区组织开展高血压和心脑血管病的人群防治。1969年，以吴英恺教授为首的中国医学科学院阜外医院研究人员率先在北京石景山区首都钢铁公司和石景山人民公社开展以高血压防治为着力点的人群心血管病防治。以首都钢铁公司（防治人群13万）防治区为例，该项计划采用了"城市中心医院（中国医学科学院阜外医院）—地区医院（首钢医院）—基层厂区卫生站"这样一个三级防治体系。在1969～1994年的25年间，共管理高血压患者2736人。采用健康教育（减盐、减重和增加体力活动等改善生活方式的措施）和有效的药物治疗相结合的方法控制血压。结果高血压患者平均收缩压下降 10mmHg 左右，舒张压下降 8mmHg 左右。1990～1999 年与 1974～1979 年相比脑卒中发病率下降了 37%，死亡率下降了 67%；心肌梗死发病率增加了 24.4%，但死亡率下降了 30%。北京石景山地区首都钢铁公司高血压心血管病人群防治工作的经验得到了 WHO 的高度肯定。WHO 决定将首都钢铁公司防治区的经验向全球推广。在北京石景山心血管病防治区工作的带动下，全国各省市纷纷响应，高血压心血管病防治工作如雨后春笋般开展起来。成绩比较突出的防治区有陕西省汉中地区、河北省正定地区、浙江省舟山地区和广东省番禺地区等。

进入 21 世纪以来，随着国家对非传染病的重视，高血压防治工作也受到了应有的重视。特别是近十几年来，国家在构建三级医疗防治体系的同时组织开展了全国高血压社区规范化管理工作。该项工作于 2005 年启动，由当时的卫生部领导，由国家心血管病中心牵头组织，在 22 个省市 2500 个社区开展，共管理高血压患者 60 万人（以后扩大到 300 万），为社区培训基层医师 30 000 人。结果显示，经过严格管理后，高血压的控制率明显上升。在对 11 万高血压患者管理 1 年后，控制率从 22% 上升到 71.2%。2014 年国家心血管病中心在国家卫生和计划生育委员会领导下，组织全国范围内的"心血管病高危人群早期筛查与综合干预"项目。2015～2016 年其在 4 个省市试点，2016～2017 年已扩大到全国 31 个省市自治区和新疆生产建设兵团。目标人群总数为 60 万左右。该项目以高血压防控为着力点，通过全面筛查人群血压、血脂、血糖和其他危险因素，在对危险因素进行全面分析后有针对性地进行综合干预，主要是非药物治疗（改进生活方式）和药物治疗。预期在进行 3～5 年干预后能使人群心血管病发病率和死亡率有明显的下降。在职业人群高血压管理方面，除了北京首都钢铁公司防治基地的工作以外，河北开滦煤矿从 20 世纪 90 年代开始在全矿工作人员中开展以高血压防治为切入点的心血管病综合防治，取得了显著成效[2]。在城市社区心血管病综合防治工作中，上海闵行区和浙江省走在全国的前列。近 20 年中，高血压心血管病综合防治工作已在辽宁、江苏、甘肃、河南、广东和新疆等省区先后开展起来，形势十分喜人。

# 第三节 《中国高血压防治指南》的制订

随着高血压防治工作的不断扩大和进一步深入，广大防治工作人员迫切需要一本规范的能反映学科最新理论和实践经验的工具书或指导手册。于是各国的高血压防治指南应运而生。国际上最早发布的高血压防治指南是美国国家联合委员会（Joint National Committee，JNC）1977 年的报告，简称 JNC-1。该项报告在 1977～2015 年的 38 年中共修订了 7 次。WHO 和国际高血压学会（ISH）也在 20 世纪 90 年代相继推出了各自的高血压防治指南。由于各国的疾病谱和疾病危险因素不同，在一个地区人群中适用的指南并不完全适合其他地区人群使用。为此，1997 年由 WHO 和 ISH 牵头的高血压指南委员会提出各国应根据当地情况制订地区性高血压防治指南的建议[3, 4]。1998 年中国高血压联盟建议制订中国国家高血压防治指南，并组成了以刘力生和龚兰生两位教授牵头的指南起草委员会。起草组专家来自中华医学会心血管病分会高血压学组和中国高血压联盟。1999 年《中国高血压防治指南》第一版完成并发表。内容涉及高血压流行状况、诊断标准、治疗原则及特殊人群（包括继发性高血压）的防治等。该指南对我国高血压防治工作起到了重要推动作用。2005 年该指南经补充修改完成了第一次全面修订（第二版）[5]。2010 年又经第二次修订，于 2011 年发布第三版《中国高血压防治指南》。2017 年进行第三次修订，参与修订工作的近 80 名专家来自中国高血压联盟、中华医学会心血管病分会高血压学组和中国医师协会高血压专业委员会。第四版指南于 2018 年发布。与此同时，由国家心血管病中心王文教授和陈伟伟教授牵头组织编写了基层版《中国高血压防治指南》。此版本受到基层高血压防治人员的好评。《中国高血压防治指南》及其基层版发布后，国家心血管病中心领导组织了全国范围内的推广宣传工作，真正使指南落地生根，发挥了指导作用。《中国高血压防治指南》的编写和修订体现了我国高血压防治工作者齐心协力、与时俱进、努力引进国内外高血压防治最新证据和经验并付诸实践。可以说《中国高血压防治指南》的推出、不断完善和推广是转化医学的一个成功的范例。

# 第四节 我国高血压防治的特色

我国高血压防治工作的另一个显著特点是科研工作先行，科研与临床紧密结合。从 20 世纪 70 年代起，我国高血压临床科研人员打破常规、大胆创新，在钙通道阻滞剂治疗高血压方面做出了突出的贡献。20 世纪 70 年代前，钙通道阻滞剂的降压作用已明确。但以硝苯地平为代表的钙通道阻滞剂由于其半衰期短，容易引起血压波动和其他副作用，因此国际上多数学者认为钙通道阻滞剂治疗高血压弊大于利，应予以否定。我国学者在分析前人工作经验的基础上，改进了硝苯地平的使用方法（剂量和剂型），充分发挥其降压作用而减少副作用，取得了明显的效果。上海龚兰生教授领导的上海老年高血压硝苯地平试验（STONE）[6]、北京刘力生教授领导的 Syst-China 研究[7]和四川张廷杰教授领导的成都市硝苯地平高血压干预试验以充分的证据证明了钙通道阻滞剂显著的降压作用和效果。STONE 研究（1987～1990 年）为一项评估硝苯地平治疗老年高血压的单盲临床试验，共纳入 1632 名 60～79 岁的高血压患者，经 4 周导入期后交替入组到硝苯地平组和安慰剂组，随访 30 个月。其中有 74 名重度高血压患者在安慰剂导入期后重新入组到硝苯地平组。结果显示，硝苯地平治疗组和安慰剂组心血管事件发生数分别为 32 和 77，有显著差异。在剔除了 74 名重新入组的重度高血压患者资料后进行分析，所得结果类似。硝苯地平治疗组发生心血管事件的相对危险度为 0.41（95%CI：0.27～0.61）。Syst-China 研究（1988～1990 年）为一项评估以硝苯地平为主的降压药治疗老年单纯收缩期高血压效果的安慰剂对照研究。其共纳入 60 岁以上老年单纯收缩期高血压患者 2394 名，交替分配入治疗组（1253 人）和对照组（1141 人）。治疗组采用硝苯地平 10～40mg/d。如降压效果不够，则加服卡托普利 12.5～50.0mg/d，或氢氯噻嗪 12.5～50.0mg/d，或同时加服此两种药。对照组服用安慰剂。结果显示，随访 2 年后，安慰剂组坐位收缩压和舒张压分别降低 10.9mmHg 和 1.9mmHg。治疗组收缩压和舒张压分别下降 20.0mmHg 和 5.0mmHg。治疗组和安慰剂组的组间差异为收缩压 9.1mmHg，舒张压 3.2mmHg，两组间有显著差异。治疗组脑卒中事件发生人数下降 38%，全死因死亡率下降 39%，心血管病死亡率下降 39%，脑卒中死亡率下降 58%，所有致死和非致死心血管终点事件数下降 37%。治疗 1000 名高血压患者 5 年可预防 55 例死亡、39 例脑卒中或 59 例重要心血管终点事件。我国学者的上述两项研究成果为国际学术界和各国高血压指南广泛引证，可以说我国学者的研究成果奠定了钙通道阻滞剂降压治疗的基础，对世界高血压防治做出了重要贡献。目前随着新型钙通道阻滞剂的研发和缓释技术的发展，钙通道阻滞剂已成为降压首选药物之一。

我国学者还开展了多项高血压治疗临床试验，其中比较有影响的有卒中后降压治疗随访研究（PATS）[8]、非洛地平降低心脑血管并发症的研究（FEVER）[9, 10]、高血压综合防治研究（CHIEF）等[11]。近年，由霍勇教授主持的"依那普利+叶酸降低事件研究"（CSPPT）[12]也取得了阶段性成果。该项研究在采用 ACEI 依那普利降压的基础上，加用叶酸，结果显示联合用药（依那普利+叶酸）治疗的高血压患者组的脑卒中事件发生率比单用依那普利组下降了 30%。叶酸本身没有降压作用，据分析上述结果是叶酸降低同型半胱氨酸（保护血管内皮）所致。此项研究结果还需要在更大人群范围和不同地区予以进一步证实。在国际协作大型临床研究工作中[如降压治疗对脑卒中再发预防的研究（PROGRESS）、强化血糖控制与 2 型糖尿病患者的血管转归研究（ADVANCE）、超高龄老年人高血压试验（HYVET）[13]、心脏病转归的预防评估研究（HOPE）、前瞻性城市乡村流行病学（PURE）研究[14]和评估替米沙坦及其与雷米普利联合治疗的终点事件随机研究（ONTARGET）[15]等]，我国学者也做出了重要贡献。

除了以上多项临床研究外，我国学者在高血压基础研究、血压测量和继发性高血压研究方面开展了深入的研究，取得了引人瞩目的成果，表 1-3-1 列出了研究机构/团队及研究方向。

**表 1-3-1　我国学者近年进行的有关高血压的研究**

| 研究机构/团队 | 研究方向 |
| --- | --- |
| 陆军军医大学祝之明团队 | 细胞钙信号在高血压发病中的作用及瞬时受体电位通道在代谢性血管病中的作用与机制 |
| 上海高血压研究所王继光团队[16] | 动态血压监测方法、诊断标准及临床意义 |
| | 晨间高血压的机制与临床意义 |
| 西安交通大学牟建军团队 | 盐敏感性高血压发病机制 |
| | 青少年高血压易患因素识别及防治 |
| 兰州大学第二附属医院余静团队[17] | 高血压与性功能障碍 |
| 上海高血压研究所高平进团队 | 高血压相关基因及其在血管重塑中的机制 |
| | 血管外膜中细胞分化和功能探讨及与高血压的关系 |
| 首都儿科研究所米杰团队[18] | 儿童高血压诊断标准 |
| | 儿童代谢综合征的诊断和预防及重要危险因素 |
| 北京大学医学部霍勇团队[12] | 叶酸与降压药（ACEI）联合应用的随机临床对照试验 |
| 北京协和医院内分泌科曾正陪团队 | 继发性高血压（主要是嗜铬细胞瘤和原发性醛固酮增多症）的诊断和治疗 |
| 上海高血压研究所朱鼎良和初少莉团队 | 继发性高血压及肾性高血压的诊断和治疗 |
| 新疆维吾尔自治区人民医院李南方团队[19] | 继发性高血压研究，重点是睡眠呼吸暂停综合征的诊断治疗及发病机制的研究 |
| 开滦总医院吴寿岭团队[2] | 功能社区高血压及心血管病流行病研究及人群防治研究 |
| 中山大学附属第一医院陶军团队[20] | 内皮祖细胞功能与内皮修复功能的关系，重点是血管衰老的机制 |
| 华中科技大学同济医学院廖玉华团队[21] | 用免疫学方法降压，降压免疫机制探讨和制剂研发 |
| 上海高血压研究所朱鼎良团队 | 上海闵行社区居民高血压及慢性病综合防治研究 |
| 中国医学科学院阜外医院蒋雄京团队[22] | 经皮经导管射频消融去肾交感神经术治疗难治性高血压 |
| 新疆医科大学徐新娟团队[23] | 维生素缺乏与高血压的关系 |
| 空军军医大学唐都医院赵连友团队[24] | 内质网应激与高血压的关系及防治研究 |

## 第五节　我国高血压防治成绩显著，任重道远

在过去半个世纪，通过几代人的努力，我国高血压和心血管病防治研究工作取得了前所未有的成就，但就目前心血管病增长的势头和年轻化的趋势看，摆在我们面前的任务仍然十分艰巨。所幸，我国已初步建立了一套非传染病防控体系，基层卫生服务站，现已建立了有效的非传染病三级防治网。高血压防治是心血管病防治的主旋律，基层卫生机构是主战场，基层防治人员是主力军。我们必须牢牢把握住这个大方向，在政府主导下，充分发挥专家的业务指导作用，通过全体卫生防治人员的努力和群众的配合，征服高血压和心血管病的目标一定能实现。

在看到成绩的同时，我们还注意到近年我国高血压和非传染病防治工作中也出现了一些不和谐的甚至是有害的现象。近 30 年来随着人民生活水平的提高，群众对健康和保健的需求日益增长。在这种形势下，一些伪科学和非法行医者便乘虚而入。一些邪教兴风作浪，危害人民身体健康。还有一些人打着"科学"的旗号，大肆宣传"把吃出来的病吃回去"，造成了极其恶劣的影响。一些江湖骗子用巫术行骗，致使一些不明真相、缺乏医学常识的人民群众深受其害。更有一些媒体刊登虚假广告，如"3 个月根治高血压和冠心病"等，影响极坏。我们每一位高血压防治工作者一定要擦亮眼睛，及时识别各种伪科学，并与之作斗争。绝不允许几代人为千辛万苦争取得来的人民健康付出的努力毁在伪科学推崇者的手中。总之，我国高血压防治事业成绩显著，但任重道远，我们必须保持清醒的头脑，迎接这一挑战。

（吴兆苏）

### 参 考 文 献

[1] Veterans Administration Cooperative Study Group on Antihypertensive Agents. Effects of treatment on morbidity in hypertension. JAMA, 1967, 202: 116-122.

[2] 吴寿岭, 刘星, 秦天榜, 等. 工作场所高血压综合干预效果分析. 中华高血压杂志, 2011, 2011（5）：425-429.

[3] Guidelines Committee. 2003 European Society of Hypertension-European

Society of Cardiology guidelines for the management of artireal hypertension. J Hypertens，2003，21：1011-1053.

[4] Chalmers J. 1999 World Health Organization-International Society of Hypertension Guidelines for the Manegement of Hypertension. J Hypertens，1999，17：151-183.

[5] 中国高血压防治指南修订委员会. 中国高血压防治指南（2005 年修订版）. 北京：人民卫生出版社，2006.

[6] Gong LS，Zhang W，Zhu Y，et al. Shanghai trial of nefidipine in the elderly（STONE）. J Hypertens，1996，14（10）：1237-1245.

[7] Liu LS，Wang JG，Gong L，et al. Comparison of active treatment and placebo in older Chinese patients with isolated systolic hypertesion. Systolic hypertension in China（Syst-China）collaborative group. J Hypertens，1998，16：1823-1829.

[8] PATS Collaborating Group. Poststroke antihypertensive treatment study. A preliminary result. Chin Med J，1995，108：710-717.

[9] Zhang Y，Zhang X，Liu L，et al. Is a systolic blood pressre target 140mmHg indicated in all hypertensives? Subgroup analyses of findings from the rendomized FEVER trial. Eur Heart J，2011，32：1500-1508.

[10] Liu L，Zhang Y，Liu G，et al. The felodipine event rduction（FEVER）study：a randomized long-term placebo controlled trial in Chinese hyertensive patients. J Hypertens，2005，23：2157-2172.

[11] 王文，邓卿，马丽媛，等. 6 年降压治疗对脑血管病患者脑卒中再发事件的预防效果. 中华高血压杂志，2006，15：281-284.

[12] Huo Y，Li J，Qin X，et al. CSPPT Investigators. Efficacy of folic acid therapy in primary prevention of stroke among adults with hypertension in China：the CSPPT randomized clinical trial. JAMA，2015，2015：2274.

[13] Beckett NS，Peters R，Fletcher AE，et al. Treatment of hypertension in patients 80 years of age or older. N Engl J Med，2008，358：1887-1898.

[14] Yusuf S，Islam S，Chou CK，et al. Use of secondary prevention drugs for cardiovascular disease in the community in high-income，middle-income，and low-income countries（the PURE Study）：a prospective epidemiological survey. Lancet，2011，378：123-143.

[15] The ONTARGET Investigators. Telmisartan，ramipril，or both in patients at high risk for vascular events. N Engl J Med，2008，358：1547-1559.

[16] Li Y，Wang JG，Dolan E，et al. Ambulatory arterial stiffness index derived from 24h ambulatory blood pressure monitoring. Hypertension，2006，47：359-364.

[17] Ma R，Yu J，Xu D，et al. Effet of felodipine with irbesartan or metoprolol on sexual function and oxidative stress in women with essential hypertnsion. J Hypertens，2013，30：210-216.

[18] 米杰，王天有，孟玲慧，等. 中国儿童少年血压参照标准的研制. 中国循证儿科杂志，2010，5：1-14.

[19] 盛红宇，李南方，孔剑琼. 阻塞性睡眠呼吸暂停低通气综合征合并高血压的诊治进展. 中华高血压杂志，2015，23：589-593.

[20] Xia WH，Yang Z，Xu SY，et al. Age-related decline in reendothelialization capacity of human endothelial progenitor cells is restored by shear stress. Hypertension，2012，59：1225-1231.

[21] Chen X，Qiu ZH，Yang SJ，et al. Effectiveness and safety of a therapeutic vaccine against angiotensin Ⅱ receptor type 1 in hypertensive animals. Hypertension，2013，61：408-416.

[22] 蒋雄京. 经皮经导管射频消融去肾交感神经术治疗难治性高血压：挑战与机会并存，现实离期望多远. 中华高血压杂志，2013，21：401-402.

[23] 张明珠，徐新娟，刘海明，等. 新疆维吾尔族成人维生素 D 水平及其与血压的关系. 中华高血压杂志，2015，23：671-676.

[24] Zhang ZM，Zhao LY，Zhou YF，et al. Homocysteine induces apoptosis of human umbilical vein endothelial cells via mitochondrial dysfunction and endoplasmic reticulum stress. Oxid Med Cell Longev，2017，2017：13.

# 第四章

# 我国高血压防治策略的思考及展望

高血压是心脑血管疾病极高的危险因素。目前，高血压无论是患病率还是死亡率和致残率都在快速增长，其发展趋势令人十分担忧。2017年《中国心血管病报告》指出[1]，我国18岁以上人口高血压患病率高达25.2%，估计高血压患者已达2.7亿。特别值得提出的是，高血压患者呈年轻化。流行病学调查表明，25～34岁年龄段患病率已达24.4%。因此，我国高血压发展趋势很不乐观，其防治任务十分繁重，面临着巨大的挑战。认识我国高血压流行病学特点，对于制订相关对策、有效防治高血压具有重要的现实意义。

## 第一节 我国高血压流行趋势再认识

近年来，我国高血压防治工作虽然取得了显著成绩，但是与一些发达国家比较还有一定差距。特别是"十二五"国家科技支撑计划项目——中国重要心血管病患病率调查及关键技术研究，从其50万人中了解我国高血压患病基本情况，结果表明我国高血压防治现状令人不满意，形势严峻，任重道远。目前我国高血压流行趋势有以下特点。

### 一、高血压患病率呈井喷状态

我国于1958～1959年、1979～1980年、1991年、2002年进行4次全国范围内高血压抽样调查[2]，15岁以上人群患病率分别为5.11%、7.73%、13.58%和17.65%。2012年我国高血压调查结果显示其患病率为23.2%，每年高血压患者增加1000万以上。根据几何级数法估算，目前我国高血压患病人数高达2.45亿。

由此不难看出，高血压患病率逐年增长，猛增态势相当严重，且无法遏制其发展趋势，故称井喷状态实不为过。

### 二、高血压"三低"状况改善有限

我国高血压防治面临的重要问题是高血压知晓率、治疗率、控制率很低，简称"三低"。在2002年统计其分别为30.2%、24.7%、6.1%，较1991年的调查结果26%、12%、2%有所提高，但提高的幅度有限。2012年国家"十二五"高血压流行病学调查结果显示，高血压知晓率为46.9%，治疗率为40.7%，控制率为15.3%[3]，此状况与西方国家相比仍有很大差距。例如，加拿大在2009年报道指出，高血压知晓率、治疗率和控制率分别达到82.6%、79.0%和64.6%。

我国"三低"必然引起心脑血管疾病发生概率较高，最终导致心血管疾病死亡率和致残率增高，并有逐年上升趋势。加拿大由于血压控制率大幅度提高，带来了明显的临床效果，其心力衰竭和脑卒中患病率分别下降11%，急性心肌梗死死亡率平均下降12%。然而我国脑卒中患病率每年以8.7%速度增长。由此可见，提高我国高血压"三低"实属必要，迫在眉睫，这是有效防治高血压的重要标准，也是降低心血管事件的重要基础。

### 三、高血压致死率仍居高不下

我国社会经济快速发展，也带来了疾病谱的明显变化，传染性疾病发病率和死亡率明显下降，但非传染性慢性病的患病率和死亡率明显上升。2011年4月联合国在俄罗斯召开了针对慢性非传染性疾病会议，指出心脑血管疾病是导致人们过早死亡和影响健康水平的主要原因。

众所周知，高血压是冠心病的重要病因，75%冠心病患者合并高血压；高血压也是发生心力衰竭的主要原因之一，高血压患者心力衰竭发生率是非高血压患者的 6 倍；高血压还是脑卒中发生的主要病因，75%以上脑卒中患者是由高血压所致。高血压常引起肾脏损害，约 25.6%的高血压患者可发生肾功能不全。目前认为，高血压是心、脑、肾、血管损害的危险因素；高血压是加重及加速心血管疾病的发展因素；高血压是心脑血管疾病急性事件发生的致死因素。

2017 年《中国心血管病报告》指出[4]，2015 年农村、城市心血管病分别占死因的 45.01%和 42.6%，居死亡疾病谱第一位，其均高于肿瘤、呼吸系统和其他疾病。我国平均每天因心血管疾病死亡 5990 人，每小时因心血管疾病死亡约 400 人，每 10s 就有 1 人死于心血管疾病。估计我国每年约 350 万人死于心血管疾病，其中 70%脑卒中和 50%以上心肌梗死发生与高血压有关。流行病学调查结果显示，我国由高血压导致的心血管疾病死亡率有逐年上升趋势，1990 年心血管疾病死亡率约为 160/10 万，而 2010 年高达 260/10 万，10 年间死亡率增加近 1 倍。

在 50 年中，西方国家脑卒中死亡率呈显著下降趋势，由 150/10 万降至 47/10 万。而我国在 20 年间脑卒中死亡率由 1985 年 70/10 万上升至 2005 年 138/10 万。此外，我国无论农村还是城市，心脑血管疾病死亡率均呈上升态势。值得提出的是，心脑血管疾病患者不仅死亡率高，而且致残率也很高。据统计，我国目前每 22s 因心血管疾病致残 1 人，临床上出现偏瘫、失语、丧失活动能力等，有严重的智力障碍和躯体障碍。

# 第二节　我国高血压防控策略的探讨

纵观我国高血压流行病学状况，不难看出防治高血压任务十分艰巨。但是，我们必须面对困难、迎接挑战，遏制高血压发展势头。必须动员全社会人员参与这项关乎人民健康的高血压防治事业。需要做的工作是：创建立体的高血压防治体系；加强高血压防治队伍的建设；重视规范化的科学高血压治疗措施；

加强综合措施防治高血压；推广规范化的高血压管理模式。总之，我们要不断总结我国高血压防治经验，遏制高血压发展势头，给百姓带来健康。

## 一、创建立体的高血压防治体系

高血压已成为重要的社会公共卫生问题，其防治工作只靠医务人员难以完成，需要全社会共同参与。这就需要创建立体的高血压防治体系，动员全社会关注高血压防治事业，并积极投入到这项有意义的健康中国公益社会活动。立体高血压防治体系包括以下六方面。

**1. 政府领导**　高血压防治工作必须要坚持政府领导，此项工作是关系全民健康的重大问题。针对高血压防治有关问题，政府有关部门应制订相关政策，领导高血压防治工作。当前，国家十分重视百姓的健康，且发出了"健康中国"的伟大号召。政府设有专门的机构，制订《中国防治慢性病中长期规划（2017～2025 年）》。由此可见，高血压防治工作在政府的领导下一定会有所突破，如降低高血压患病率，提高高血压的控制率，降低心血管疾病的死亡率和致残率。

**2. 学会组织**　学术团体具体组织实施高血压防治工作，发挥医学界社会团体专业特长，召开学术会议，推广规范化、科学的高血压防治措施，培训医务人员使其提高防治高血压业务水平，更好地为患者服务。

**3. 医护实施**　开展高血压防治工作过程中，医务人员站在第一线，具体负责完成此项工作，落实国家关于高血压防治的方针政策，做到推广先进的学术成果，开展学术交流，提高医务人员学术水平，与患者建立密切的高血压防治医患关系，勇当高血压防治的主要角色。

**4. 企业支持**　企业是社会组成的重要一员，积极支持开展高血压防治工作是企业的责任和义务，企业是参与高血压防治活动、建立高血压立体防治体系的一支重要力量，在社会进步和全民健康方面应做出重要的贡献。

**5. 媒体宣传**　无论平面媒体或立体媒体，都要参与高血压防治活动。媒体的主要任务是宣传党的卫生方针政策，宣传科学的防病知识，特别是揭露伪科学，为患者提供正能量。在高血压防治工作中媒体是一支不可代替的力量。

**6. 患者参与**　高血压患者是高血压防治体系中的主体。高血压患者应积极参与高血压防治活动，学习高血压防病知识，学会自我管理高血压措施，积极配合医师的治疗，这是高血压患者参与高血压防治的重要环节，高血压防治措施要落实在患者身上。

总之，动员全社会力量，积极参与高血压防治工作，这对提高高血压的控制率，降低心血管疾病的死亡率和致残率具有重要意义。

## 二、加强高血压防治队伍建设

高血压防治工作需要一批具有敬业及奉献精神的医务人员。2013年中国医师协会高血压专业委员会对中国高血压行业的665家医院进行调查，结果显示从事高血压防治医师为6788人，全国开展高血压专科和高血压专科门诊的医院有182家。由此可见，目前我国从事高血压防治的医务人员相对不足，从而难以高质量为高血压患者服务。因此，当务之急应扩大高血压防治队伍，采取措施改变这种医患不平衡的状况。动员全科医护人员积极参加此项工作，特别值得提出的是，心血管内科医师要提高对高血压防治意义的认识，重视高血压防治工作，投身于高血压防治事业中。高血压控制率提高必须贯彻执行规范化科学治疗措施，因而提高广大医务人员诊治水平显得十分重要。当今，社会在发展，科学在进步，近年来在高血压学科领域，无论基础研究还是临床研究均取得了显著成果。高血压研究有了新观点、新理论、新措施，需要广大医护人员掌握科学的新知识，更好地服务人民。因此，基层医护人员培训显得十分必要。人们要认识到高血压是一种心血管综合征，其发病机制相当复杂，往往伴随多重心血管危险因素及相关疾病。值得注意的是，继发性高血压发病率也较高，需要病因筛查，进行针对性的消除病因治疗，这更有利于提高高血压控制率，降低心血管疾病死亡率和致残率。因此，高血压专科和门诊的建立，对准确诊断和精准治疗有重要意义，并对提高高血压患者治愈率有重要的价值。

## 三、重视规范化的科学高血压治疗措施

我国高血压控制率低，其重要的原因之一是缺乏规范化的科学治疗措施，随意性较强。众所周知，降压是硬道理，但必须要强调的是血压达标是硬任务。目前，《中国高血压防治指南2010》指出[5]，一般高血压患者血压降至<140/90mmHg。如高血压合并糖尿病血压应降至<130/80mmHg；高血压合并肾脏病血压应降至<130/80mmHg；高血压合并脑卒中血压应降至<130/80mmHg；老年高血压患者血压应降至<150/90mmHg。所谓高血压规范化的科学治疗是指治疗高血压要采取以下措施。

**1. 提倡联合用药治疗高血压**　大量的循证医学证实[6]，为了血压达标需要两种或两种以上的降压药物联合应用治疗。《中国高血压防治指南2010》及2017年《美国成人高血压预防、检查、评估和管理指南》指出[7, 8]，为了达到目标血压绝大部分高血压患者需要应用两种或以上的高血压药物。临床研究提供了联合用药治疗高血压优势的循证医学依据。

（1）联合用药疗效大于单药，且增强了降压效果。文献报道，联合用药降压的效果可增强30%以上。单药治疗只能控制40%～50% 1级高血压患者，而联合用药对2级或以上的高血压达标率可提高到80%以上[9, 10]。

（2）联合用药可减少不良反应，服药依从性好。现已证实，高血压患者单药治疗副作用发生率高于联合用药。临床资料显示[11]，高血压患者对钙通道阻滞剂（CCB）、血管紧张素转化酶抑制剂（ACEI）、血管紧张素Ⅱ受体拮抗剂（ARB）、β受体阻滞剂、利尿剂不良反应分别是23.3%、24.7%、15.3%、26.5%、18.4%，而联合用药（利尿剂+ARB）治疗高血压患者对药物的耐受性为14.8%，好于单药治疗用药者，与安慰剂相当（15.5%）。

众所周知，CCB的药物不良反应主要表现为部分患者踝部水肿，当CCB加用ACEI类药物，患者踝部水肿发生率由9.4%降至3.8%，降低幅度为60%。文献报道[12]，ACEI类药物可使部分高血压患者发生干咳，影响服药依从性，但加用CCB类药物后可使干咳发生率由35.5%降至16.8%，总降低幅度为53%[13]。樊朝美等研究指出[13]，贝那普利20mg单药治疗组总不良反应和干咳发生率分别为33.6%和26.5%，氨氯地平+贝那普利组发生率分别为16.2%和11.98%，两组间相比较，联合用药组无论总不良反应发生率，还是干咳发生率均比单用药

组显著降低（$P<0.001$）。

（3）联合用药可有效保护脏器，减少并发症。据报道[14]氨氯地平联合贝那普利治疗高血压合并左心室肥厚的患者，其心脏重量指数降低幅度（$-29.8g/m^2$）显著大于单用贝那普利（$-14.7g/m^2$）组或氨氯地平组（$-19.3g/m^2$）。还有研究指出，氨氯地平联合卡托普利治疗高血压左心室肥厚患者，其心脏重量指数降低值（$-22.9g/m^2$）与氨氯地平组（$-18.3g/m^2$）和卡托普利组（$-14.1g/m^2$）两者比较差异非常显著（$P<0.01$）[15]。通过以上研究，充分说明 CCB 联合 ACEI 治疗高血压不仅可有效控制 24h 血压，而且左心室重量指数也显著降低。此提示，联合用药时逆转左心室肥厚效果好于单用药物治疗效果，并起到了保护心功能的作用。

**2. 治疗高血压措施要个体化** 选择高血压治疗药物要因人而异，做到量体裁衣。有目的的选用适合自身要求的降压药物，强调有针对性的治疗，这种治疗方法称为高血压个体化治疗。应用此治疗方法不仅降压效果好，达标率高，而且能够做到高血压综合管理。所谓高血压个体化治疗就是从以下四方面入手，应用整体观念治疗高血压。根据患者病情的具体情况，采用个体化药物治疗原则。

（1）根据高血压患者升压机制选择降压药物[16]：一般来说，年轻患者高血压多为交感神经兴奋性亢进所致，呈高动力型血压，这一类高血压患者应选用 β 受体阻滞剂和 CCB 治疗。老年人高血压多为动脉硬化所致，呈心率减慢型血压，此类患者多采用 CCB、ACEI 和利尿剂治疗。临床还有部分患者为高肾素型血压，此类高血压多为交感神经过度兴奋及肾素-血管紧张素-醛固酮系统活性增强所致，多采用 β 受体阻滞剂、ACEI、ARB 治疗。如患者为低肾素型高血压或盐敏感性高血压，多为肾素水平偏低所致，有水钠潴留的表现，此类患者治疗多采用利尿剂或 CCB。

（2）根据高血压患者血压严重程度选择降压药物[16]：高血压患者一般分为 1 级高血压、2 级高血压、3 级高血压。1 级高血压一般选用一种降压药物，如 CCB、ACEI 或 β 受体阻滞剂。2 级高血压多选用两种降压药物治疗，常用 CCB+ACEI 或 RAB+CCB。3 级高血压患者多采用两种和两种以上的降压药物治疗，联合用药的方式是CCB+ACEI 或 ARB，CCB+ACEI+β 受体阻滞剂，或 CCB+ACEI+利尿剂+β 受体阻滞剂。

（3）根据患者靶器官损害临床类型选择降压药物[16]：高血压作为严重的心血管危险因素可引起靶器官损害，甚至产生相关的临床疾病。高血压伴随着临床相关疾病时选择治疗药物更要体现个体化。常见高血压并发临床疾病类型[16]：①高血压合并脑卒中型，此类患者常选用 CCB、ACEI、ARB，注意应用温和无低血压反应的降压药物；②高血压冠心病型，多应用 β 受体阻滞剂、CCB 或 ACEI，注意降压速度要慢，降压幅度要小；③高血压心力衰竭型，应用药物是 ACEI、利尿剂、$\alpha_1$ 受体阻滞剂，勿使用负性肌力药物；④高血压肾功能损害型，此类患者多应用 CCB、ARB 或利尿剂，注意不用保钾利尿剂，慎用 ACEI；⑤高血压糖尿病型，此类患者多服用 ACEI、ARB、CCB、$\alpha_1$ 受体阻滞剂，注意不宜长期大剂量应用 β 受体阻滞剂及利尿剂；⑥高血压左心室肥厚型，应用 CCB 联合 ACEI 或联合 ARB，不论降压或逆转左心室肥厚均有良好的效果。一般不用肼屈嗪和可乐定。

（4）根据存在心血管危险因素种类选择药物[17]：治疗高血压的药物，不仅要能有效降低血压，还要消除危险因素，起码不激活危险因素及增加新的危险因素。所以，在选择降压药物时要根据患者存在的危险因素不同而有所区别。根据患者存在危险因素类型有针对性地选择降压药物。①高血压合并高脂血症时应选择 ACEI、CCB 或 $\alpha_1$ 受体阻滞剂，勿用 β 受体阻滞剂、利尿剂；②高血压合并高血糖时选择 ACEI 治疗，勿用利尿剂或 β 受体阻滞剂；③高血压合并高尿酸血症时多选择 ACEI、CCB，勿用利尿剂；④高血压合并高同型半胱氨酸血症时多选用依那普利叶酸制剂治疗。

# 四、加强综合措施防治高血压

高血压是一种心血管综合征，其临床表现十分复杂，可伴有高血脂、高血糖、高尿酸、高同型半胱氨酸及肥胖等多重危险因素。因此，治疗不能采取每一个病症单独干预的单病治疗模式，而应采取整合临床问题、选准治疗靶点、一药多治、重点干预的综合措施治疗模式。应抓住治疗重点，一般要注意以下问题。

（1）控制高血压为目标：采用规范化的科学治

疗措施，血压应控制在140/90mmHg以下，如高血压合并糖尿病、脑卒中、肾功能不全、冠心病等疾病患者，血压应控制在130/80mmHg。

（2）纠正代谢障碍为重点：有些高血压患者往往合并高脂血症、高尿酸血症、高同型半胱氨酸血症、高胰岛素血症、高氮质血症等，这表明高血压患者已发生机体代谢功能紊乱，其会加重高血压患者病情，多重危险因素存在情况下更容易引起心血管事件。纠正机体代谢障碍，将有利于有效治疗高血压，改善预后。

（3）养成良好的生活习惯为防病基础[8]：要重视非药物方面的治疗作用，高血压治疗包括低盐饮食、禁烟限酒、适当运动、心理平衡，这些是有效治疗高血压的基础措施，其重要性不亚于药物治疗。文献报道[8]，健康生活方式对防治高血压有重要意义。研究表明，体重每降低10kg，血压平均下降5～20mmHg，合理膳食后血压能下降8～14mmHg。低盐饮食后，患者血压可降2～8mmHg。适当运动后血压可降4～9mmHg，禁烟限酒后血压可降2～4mmHg。由此可见，养成良好的生活习惯，对于协助药物降压有重要的作用。特别值得强调的是，我国高血压流行病学特点表现为高钠低钾，盐敏感性高血压占60%左右。因此，低盐饮食显得十分必要。

（4）采用规范化治疗措施参与综合干预：特别强调的是联合用药个体化治疗，这是综合干预重要内容。综合干预后，要达到以下目标：①血压达目标值，血压控制在140/90mmHg以下；②控制血糖达目标值，空腹血糖<5.6mmol/L；③调整血脂达目标值，低密度脂蛋白（LDL）<3.3μmmol/L，三酰甘油（TG）<1.7mmol/L；④纠正肥胖，体重指数（BMI）<24kg/m²，腰围男90cm、女85cm。

## 五、推广规范化的高血压管理模式

高血压一旦发生需要长期治疗，甚至终身治疗。有效、科学地管理高血压是降低心血管事件的重要措施。因此，正确的管理血压十分必要。高血压是一种慢性非传染性疾病，一般患者多在基层卫生医疗部门诊治。因此，推广高血压科学的管理模式，是落实高血压防治措施基础性的保障。

首先，建立防护机构。目前我国已形成了3种高血压管理模式，即农村以乡镇卫生院为中心，城市以社区卫生服务站为中心，社会团体以单位卫生机构为中心。

其次，要明确高血压防控机构的任务。高血压管理要做到：①科学化管理高血压患者，按规定建立操作程序；②信息化管理高血压患者，人群性登记、观察血压的有关数据，科学化的疗效评定。

最后，落实管理高血压项目。①所有人群做到知晓自己血压水平，通过体检了解血压的变化情况；②所有人群防治高血压要行动，有高血压的人要积极治疗，没有高血压的要预防，③所有高血压人群要血压达标，强调综合治疗，血压控制在140/90mmHg以下。

总之，高血压要控制在正常范围，必须落实高血压管理措施，高血压规范化管理到位是提高高血压控制率和降低心血管死亡率的重要手段。

## 第三节 我国高血压防治事业的展望

目前，我国高血压防治现状令人不满意，面临巨大的挑战。但是，国内外防治经验告诉我们，只要认识到位，防控措施有力，高血压是可控、可治的慢性非传染性疾病。50年前，中国医学科学院阜外医院在首都钢铁公司开展了心血管病人群防治工作，这是我国开展的第一个人群防治项目。防治结果表明，高血压是可控制的疾病，并脑卒中风险降低54.7%，死亡率下降了74.3%[18]。2007年，河北省组织开展高血压社区规范化管理的研究[19]，被管理的高血压患者41 800人。结果显示，管理的高血压患者血压水平较管理前明显下降，其收缩压下降14.8mmHg，舒张压下降8.2mmHg。特别值得提出的是，血压控制率由8.9%提高到77.3%。浙江省玉环社区开展了高血压综合防治工作，采取了规范化及信息化高血压管理，在2009～2010年调查127 672人的血压，检出高血压患者37 097人，检出率为29.1%，治疗率为45.3%，控制率由26.6%提高到63.2%[20]。这提示，只要对高血压患者进行科学规范化管理，必然会得到明显的效果。我国深圳市建立了以市慢性病防治中心为龙头、各区慢性病防治中心为骨干、各社区健康服务中心为基础的高血压防治相结合的慢性病三级防治网络，对高血压患者进行了科学化管理，取得了良好的效果。2011

年，深圳市居民人群高血压知晓率、治疗率和控制率分别为 59.1%、84.9%、43.7%。此结果均分别明显高于 2010 年 41.0%、80.7%、22.9%的全国水平[21]。目前，深圳居民中高血压得到规范化管理者已达 75%，管理人群高血压控制率已超过 50%。文献报道，加拿大在高血压防治方面取得了明显效果，在 2009 年，高血压治疗率高达 79.0%，控制率已达 64.6%。我国首都钢铁公司和深圳及加拿大高血压防治经验告诉我们，只要高血压患者得到规范化管理，科学性治疗，绝大多数高血压患者血压可达标，这充分证明高血压是可控、可治的慢性疾病，提高控制率也必将带来巨大的社会效益和经济效益。

在此特别指出的是，我国高血压防治工作是在政府领导下，认真贯彻"健康中国"伟大战略部署，同时国家制订了《中国防治慢性病中长期规划（2017—2025 年）》，提出了分阶段具体完成指标，这为有效控制高血压提供了政策性保障。因此，我们应满怀信心地迎接挑战，并动员全社会、患者和医护人员参与这场关乎人民健康的防治事业。

（赵连友　李　雪）

## 参 考 文 献

[1] 国家卫生和计划生育委员会疾病预防控制局. 中国居民营养与慢性病状况报告（2015 年）. 北京：人民卫生出版社，2015.

[2] 李立明，饶克勤，孔灵芝，等. 中国居民 2002 年营养与健康状况调查. 中华流行病学杂志，2005，7：478-484.

[3] Wang ZW, Chen Z, Zhang LF, et al. Status of hypertension in China：results from the China hypertension survey, 2012—2015.Circulation, 2018, 117：032380.

[4] 国家心脏中心. 中国心血管病报告 2017. 中国大百科全书出版社，2017，12.

[5] 刘力生. 中国高血压防治指南 2010. 中华高血压杂志，2011，3（8）：42-93.

[6] Bakris GL. The importance of blood pressure control in the patients with diabetes. Am J Med, 2004, 116（5A）：30S-38S.

[7] Whelton PK, Carey RM, Aronow WS, et al. ACC/AHA/AAPA/ABC/ACPM/AGS/APhA/ASH/ASPC/NMA/PCNA guideline for the prevention, detection, evaluation, and management of high blood pressure in adults：a report of the American college of cardiology/ American heart association task force on clinical practice guidelines. J Am Coll Cardiol, 2017, 10：S0735-1097.

[8] Chobanian AV, Bakris GL, Black HR, et al. Seventh report of the joint national committee on prevention, detection, evaluation, and treatment of high blood pressure. Hypertension, 2003, 42（6）：1206-1252.

[9] 杨天伦，倪国华. 高血压联合用药治疗方法评价. 中国循证心血管医学杂志，2009，1（3）：138-141.

[10] 王文. 优化联合降压治疗的证据——CHIEF 研究的早期结果的启示. 医学研究杂志，2010，39（1）：4-6

[11] Goldberg AI, Mary CDB, Sweet CS. Safety and tolerability of losartan potassium, an angiotensin Ⅱ receptor antagonist, compared with hydrochlorothiazide, atenolol, felodipine ER, and angiotensin-converting enzyme inhibitors for the treatment of systemic hypertension. AM J Cardiol, 1995, 75：793-795.

[12] Neutel JM, Smith DH, Weber MA, et al.Efficacy of combination therapy for systolic blood pressure in patients with severe systolic hypertension：the Systolic Evaluation of Lotrel Efficacy and Comparative Therapies（SELECT）study. J Clin Hypertens, 2005, 7（11）：641-646.

[13] 樊朝美，闫丽荣，陶永康，等. 贝那普利/氨氯地平复方制剂与贝那普利单药治疗轻中度高血压的多中心随机双盲平行对照研究. 中华心血管病杂志，2011，39（1）：57-60.

[14] Neutel JM, Smith DH, Weber MA. Effect of antihypertensive monotherapy and combination therapy on arterial distensibility and left ventricular mass. Am J Hypertens, 2004, 17（1）：37-42.

[15] 龚浩. 尼群地平和卡托普利联合治疗对高血压病左室肥厚及心功能的影响. 临床心血管病杂志，1998，14（5）：313.

[16] 余振球，赵连友，惠汝太，等. 实用高血压学. 北京：科学出版社，2007.

[17] 赵连友. 重视心血管疾病新危险因素高同型半胱氨酸血症的防治. 中国实用内科杂志，2015，35（4）：273-275.

[18] 吴锡桂，顾东风，武阳丰，等. 首都钢铁公司人群心血管病 24 年干预效果评价. 中华预防医学杂志，2003，37（2）：93-97.

[19] 孙纪新，唐丽娟，张帆，等. 河北省部分社区建档高血压患者血压与体重基线水平调查. 河北医药，2012，34（5）：759-760.

[20] 周文岳，李松涛，刘灿磊，等. 浙江省玉环县 35 岁以上人群高血压流行病学调查. 中国预防医学杂志，2011，12（15）：431-433.

[21] 刘小立，彭绩，周海滨. 深圳市慢性非传染性疾病及其相关危险因素流行病学研究. 北京：人民卫生出版社，2009.

# 第五章

# 国际高血压诊疗指南变迁

近 20 年，高血压领域的临床研究循证证据日新月异，从而不断补充和更新我们对高血压领域的认知和决策，各国为优化血压管理，均结合本国国情，定期更新高血压诊断、治疗和管理指南，本章围绕近 10 余年各国高血压指南的变迁，综述高血压诊疗、管理领域的一些理念的变化。

## 第一节　高血压诊断标准的认识进展

美国国家联合委员会于 1997 年颁布 JNC-6[1]，2003 年更新为 JNC-7[2]，2014 年推出 JNC-8[3]，2017 年 11 月又更新了最新版的美国高血压指南，前后共推出 4 版高血压诊疗和管理指南。JNC-6 将血压分为理想血压、正常血压、正常高值血压、高血压 1 级、高血压 2 级和高血压 3 级，JNC-7 更新了 JNC-6 的高血压诊断分类，将血压分为正常血压、高血压前期、高血压 1 级、高血压 2 级。JNC-7 的正常血压等同于 JNC-6 的理想血压（收缩压＜120mmHg 和舒张压＜80mmHg）；JNC-6 的正常血压（收缩压＜130mmHg 和舒张压＜85mmHg）和正常高值血压（收缩压 130～139mmHg 或舒张压 85～89mmHg）合并为 JNC-7 的"高血压前期"，即收缩压 120～139mmHg 或舒张压 80～89mmHg。之所以 JNC-7 提出"理想血压""高血压前期"的概念，是由于 Framingham 观察性研究结果提示：①过去认为属于正常或正常高值血压的 55 岁人群中，90%以上以后将发生高血压；②年龄 40～70 岁、100 万人的血压与心脑血管疾病危险关系的分析显示，心脑血管疾病危险性从 115/75mmHg 开始随着血压升高而增大，血压在（115～185）/（75～115）mmHg 范围内，收缩压每升高 20mmHg 或舒张压每升高 10mmHg，心

脑血管疾病发生的危险加倍，即使血压在过去划定属正常或正常高值范围内也是如此。因此将血压 120/80mmHg 分界为理想正常压，收缩压 120～130mmHg 和（或）舒张压 80～90mmHg 界定为高血压前期，此分期意在推动健康教育，促使人们及早预防。同时，JNC-7 认为，JNC-6 中的高血压 2 级和高血压 3 级治疗原则和方案相近，为便于管理，将其合并为高血压 2 级。JNC-8 未再对高血压和高血压前期做定义复述，但明确提出了药物降压治疗的起始标准，60 岁以上人群，收缩压≥150mmHg 或舒张压≥90mmHg 启动降压药物治疗；60 岁以下人群，收缩压≥140mmHg 或舒张压≥90mmHg 启动降压药物治疗。2017 年的美国心脏协会（AHA）大会上颁布了最新版高血压指南，引人注目的是高血压的诊断界值的改变。它将血压分为四大类：正常血压（收缩压＜120mmHg 和舒张压＜80mmHg）、正常高值血压（收缩压 120～129mmHg 和舒张压＜80mmHg）、高血压 1 级（收缩压 130～139mmHg 或舒张压 80～89mmHg）和高血压 2 级（收缩压≥140mmHg 或舒张压≥90mmHg），即高血压诊断标准由原来的≥140/90mmHg 调整到≥130/80mmHg，按照这个界值，很多高血压前期患者会被纳入高血压患者。新指南指出，诊断标准的更新是基于越来越多的临床和流调研究数据表明，血压增高状态和心血管危险性存在连续性相关。新指南推荐的 1 级高血压界值（收缩压 130～139mmHg 或舒张压 80～89mmHg）依据就是大量临床个体研究和观察性研究荟萃分析证实，心血管风险随着血压在正常范围、正常高值范围、1 级高血压和 2 级高血压而呈阶梯式上升。正常高值血压患者心血管事件和脑卒中风险是正常血压患者的 1.1 倍和 1.5 倍，高血压 1 级患者心血管风险和脑卒中风险是正常血压者的 1.5 倍

和 2.0 倍。同时，新指南要求，对 10 年动脉粥样硬化风险大于 10% 的高血压患者都要考虑药物治疗，故 2017 年最新指南的精神就是把高血压的诊断和干预窗口提前。欧洲高血压学会（ESH）和欧洲心脏病协会（ESC）一直沿用与 JNC-6 相一致的高血压诊断标准[4, 5]，将高血压定义为收缩压 ≥140mmHg 和（或）舒张压 ≥90mmHg，适用于青年、中年和老年人群。同期的加拿大、日本也都沿用 140/90mmHg 作为高血压的诊断标准至今。

# 第二节　血压的不同测量方法及评价

## 一、诊室血压检测

目前美国和中国的高血压指南仍推荐诊室检测血压作为诊断高血压的重要依据，尤其中国仍以诊室水银血压计测量作为检测方法，但欧洲许多国家和加拿大等国诊室或门诊已不用水银血压计测量血压，代之以听诊或示波的半自动血压计，仪器定期送检校准。患者可坐在隔离室内，使用仪器自动记录多次血压，提高测量结果的可重复性，使诊室血压测量结果接近动态血压监测和家庭血压监测的结果，与患者的真实情况更加符合。但中国地域广阔，医疗条件差异悬殊，故仍以诊室水银血压计检测值作为诊断高血压的标准方法，有利于不同地区的标准统一。

## 二、诊室外血压测量

### （一）诊室外血压测量的优点和类型

欧洲各国、日本和加拿大等，在 2010 年以后的高血压指南中都重点提到了诊室外血压测量的重要性，它的主要优势在于提供大量医疗环境以外的血压值，较诊室血压测量能更好地反映真实的血压情况。诊室外血压测量一般通过动态血压监测或家庭自测实现。这两种检测方法可测量 24h、日间或夜间的平均血压值，可重复性好，但短时间（24h 以内）的某时间点血压值可重复性相对较差。动态血压监测和家庭血压监测可就患者的血压状态和危险度提供不同的信息，应该说这两种方法是互补的，而不是竞争性的或二选一的关系；诊室血压通常较

动态血压和家庭测量血压高，动态血压监测和家庭血压监测的正常范围基本一致（表 1-5-1）。2017 年美国最新高血压指南中仍维持目前常用的动态血压和家庭自测血压的高血压诊断标准。

**表 1-5-1　诊室内血压和诊室外血压的高血压定义**
**（2013 年 ESC 高血压指南[6]）**

| 分类 | 收缩压（mmHg） | | 舒张压（mmHg） |
|---|---|---|---|
| 诊室血压 | ≥140 | 和（或） | ≥90 |
| 动态血压 | | | |
| 日间（清醒） | ≥135 | 和（或） | ≥85 |
| 夜间（睡眠） | ≥120 | 和（或） | ≥70 |
| 24h | ≥130 | 和（或） | ≥80 |
| 家庭测量血压 | ≥135 | 和（或） | ≥85 |

一些研究表明，高血压患者的左心室肥厚、颈动脉内膜中层增厚和其他靶器官损伤标志物与动态血压的关系较诊室血压更为紧密。此外，研究一致表明 24h 平均血压与靶器官损害和终点事件的关系也较诊室血压更为紧密。还有研究显示，准确测量的诊室血压具有与动态血压相似的预测价值。然而，通过对已发表的观察性研究分析发现，在预测如冠心病、致命事件或脑卒中等临床心血管结果风险方面，动态血压整体较诊室血压更为敏感。无论是一般群体、青年和老年、男性和女性，还是未经治疗和接受过治疗的高血压患者、高危患者、合并心血管疾病或肾病的患者，动态血压的优越性都已被证实。

### （二）动态血压监测和家庭血压监测的评价

与诊室血压测量相比，家庭血压监测需要在几天甚至更长时间，在患者熟悉的环境下多次测量血压。与动态血压监测相比，家庭血压监测提供了更长时间的数据，反映了逐日血压变异情况，而且更便宜，更容易获得和重复。但是，与动态血压监测不同的是，家庭血压监测不能反映日常活动和睡眠中的血压变化情况，也不能量化反映短时间内的血压变异。家庭测量血压较诊室血压更能预测高血压引起的器官损伤，特别是左心室肥厚，对在普通人群、一级预防和高血压患者中开展的少量前瞻性研究分析，发现家庭测量血压对心血管疾病发病和死亡的预测力较诊室血压更强。动态血压监测和家庭

血压监测均采用的研究表明，家庭测量血压与靶器官损害的相关性至少与动态血压一样，在年龄和性别调整后，家庭测量血压与动态血压的预后意义接近。

## 第三节　高血压患者心血管危险因素评估

长久以来，高血压指南都以血压值作为决定治疗与否或治疗方式的唯一或主要标准。ESC、ESH于1994年发表的冠心病预防指南中强调了总体心血管病风险防控的观点，此观点基于一个事实，即高血压患者中仅少部分患者只存在单纯的血压增高，绝大多数患者伴有更多的心血管事件风险因素，当高血压和其他心血管事件的危险因素同时存在时，它们相互之间会有协同作用，因此，高危人群的治疗策略与低危人群有所不同，在治疗高血压的同时，也应考虑总体的心血管风险，使治疗的成本效益最大化，因此，2007年《欧洲高血压指南》[5]，根据高血压患者有无亚临床器官损害、糖尿病、心血管疾病和肾病等进行危险分层，分为低危、中危、高危和极高危。高危和极高危指：①收缩压≥180mmHg和（或）舒张压≥110mmHg；②收缩压>160mmHg，但舒张压较低（<70mmHg）；③糖尿病；④代谢综合征；⑤≥3个心血管危险因素；⑥≥1个亚临床器官损害；⑦明确的心血管疾病或肾脏疾病。同时它提出增加新指标评估亚临床器官损害，如空腹血糖5.6~6.9mmol/L、心电图左心室肥厚、颈–股脉搏波速度（PWV）>12m/s、踝–臂血压指数（ABI）<0.9、肌酐清除率<60ml/min。2013年版《欧洲高血压指南》[6]，更细化了其中内容，对慢性肾脏病不同阶段及合并或不合并其他危险因素的糖尿病患者进行了区分，由于代谢综合征的定义和诊断标准一直未统一，且经常与心血管评估中其他一些因素互相重叠，因此在2013版的高血压指南中，不再提"代谢综合征"这个概念。2013年ESC高血压指南在诊断评估部分特别强调了无症状性靶器官损害（包括心脏、血管、肾脏、眼和脑等）检测的重要性，既往研究仅重视老年或有并发症的患者，而年轻高血压患者并发症发生较少，无症状性靶器官损害的发生较多（微量蛋白尿、脉搏波传导速度加快、左心室肥大、颈动脉斑块），对其忽视或有效干预不足会使可逆的靶器官损害最终发展为不可逆的并发

症，使患者进入高危状态。2013年版《欧洲高血压指南》推荐总体心血管风险系统评估采用冠心病风险系统评估模型（SCORE模型），该模型纳入了年龄、性别、吸烟史、总胆固醇和收缩压等指标，计算10年心血管事件死亡率，当然这种模型评估还需结合当地的具体情况和医师的经验进行判断。

我国2010年高血压指南也推荐了高血压患者的心血管总体风险评估，具体见表1-5-2。

**表1-5-2　我国2010年高血压指南推荐高血压患者心血管危险分层**

| 其他危险因素和病史 | 高血压 | | |
|---|---|---|---|
| | 1级 | 2级 | 3级 |
| 无 | 低危 | 中危 | 高危 |
| 1~2个其他危险因素 | 中危 | 中危 | 很高危 |
| ≥3个其他危险因素或靶器官损害 | 高危 | 高危 | 很高危 |
| 临床并发症或合并糖尿病 | 很高危 | 很高危 | 很高危 |

注：1级高血压，收缩压140~159mmHg和（或）舒张压90~99mmHg；2级高血压，收缩压160~179mmHg和（或）舒张压100~109mmHg；3级高血压，收缩压≥180mmHg和（或）舒张压≥110mmHg。

## 第四节　降压目标值的认识进展

降压目标是高血压指南内容的另一重点，均根据指南所处时代的临床支持数据进行推荐，也历经了几个阶段：JNC-6指出，虽然流行病学数据提示血压<120/80mmHg为正常理想血压，但迄今无充分证据提示，降压治疗后血压低于120mmHg肯定比低于140/90mmHg能获得更大益处，且较低的血压目标值需要耗费更巨大的医疗卫生资源，因此，大多数高血压患者的降压治疗目标值一直推荐为<140/90mmHg。但对高危的合并糖尿病或慢性肾脏疾病的患者，2007年美国JNC-7和欧洲2013年高血压指南，推荐更积极控制血压低于130/80mmHg以下。但2011年的高血压最佳治疗（HOT）研究结果提示，舒张压控制到80mmHg或85mmHg以下，并没有比90mmHg以下显著减少心脑血管事件，因此，2014年的美国JNC-8更改了JNC-7的推荐，建议60岁以下的高血压患者，降压目标应该为140/90mmHg，其理由就是大量随机试验证明老年高血压患者可以通过降压来降低心血管病的发病率，但治疗结果能达到舒张压<140mmHg目标的

患者比例不高，且日本的多项研究发现，将平均收缩压降至 136mmHg 以下较 145mmHg 以下并不能观察到明显获益，故 2014 年的 JNC-8 和 2013 年的 ESC 高血压指南推荐 60 岁以上人群，收缩压控制目标可放宽到 150mmHg 以下。

美国国家联合委员会对关于慢性肾病高血压患者和糖尿病合并高血压患者降压治疗的随机临床研究进行深入分析，有 3 项研究（AASK、MDRD、REIN-2）将降压治疗（动脉血压或舒张压水平）与肾小球滤过率变化或进展至终末期肾病（EDSR）进行相关分析，其中 1 项试验将心血管事件作为临床终点，这 3 项研究都无足够证据支持慢性肾病患者进一步降低血压（如 80mmHg 以下）较血压控制于 140/90mmHg 以下能更改善预后，因此 JNC-8 建议慢性肾病高血压患者起始药物治疗的血压值和降压目标均设为 140/90mmHg。JNC-8 分析的关于糖尿病合并高血压患者的降压目标，证据来源于 3 项中等证据强度的临床研究，即 SHEP、Syst-Eur 和 UKPDS 研究，收缩压降低至 150mmHg 以下，能显著降低糖尿病合并高血压患者心血管疾病和脑血管疾病事件及死亡率。目前还没有随机对照试验研究比较收缩压低于 140mmHg 和低于 150mmHg 对糖尿病合并高血压患者心脑血管疾病预后的影响，因此 JNC-8 委员会提出的糖尿病合并高血压患者收缩压目标 140mmHg 是专家建议，目的是与其他 60 岁以下普通人群的降压目标一致。之前认为的糖尿病合并高血压患者舒张压需要进一步控制于 80mmHg，JNC-8 认为没有足够随机对照临床试验证据支持，因为迄今没有开展过将糖尿病合并高血压患者随机分入 140mmHg 以下的靶目标治疗组研究，唯一一项比较靶目标收缩压低于 120~140mmHg 差别的随机对照试验研究是 ACCORD-BP 研究，在该研究中，两组在主要终点事件复合心血管死亡、非致死性心肌梗死、非致死性脑卒中等都无明显差别。与收缩压相似，因为没有强大证据级别的研究背景，对于糖尿病合并高血压患者舒张压目标值的确定，JNC-8 委员会也推荐了与普通人群一致的 90mmHg 为降压目标。尽管在 HOT 研究中，比较了降压目标 90mmHg 以下与 80mmHg 以下的临床终点中复合心血管事件有显著差别，但这是 HOT 研究事后分析其中一亚组的患病人群结果，而不是研究前预设计的分组，因此它的证据级别较低，尚不足以进入推荐级别。

近年来，大量的荟萃和系统分析提示，更强降压能提供更好的心脑血管保护作用，2015 年收缩期血压干预研究（SPRINT 研究）更是因为积极降压组（＜120mmHg）和标准降压组（＜140mmHg）相比较，3.26 年随访期获得了更显著的主要终点事件（复合心血管事件）和全因死亡率的下降而提早终止研究。结合之前发表的糖尿病心血管风险控制研究（ACCORD 研究），虽然强力降压组患者没有较标准降压组获得显著意义的主要终点事件下降，但其脑卒中的发生率显著下降。2016 年发表的另一项包括 19 项临床研究（未纳入 SPRINT）结果的荟萃分析同样发现，更低的降压目标（平均获得的收缩压/舒张压为 133/76mmHg）与标准降压目标患者相比，其心血管事件、心肌梗死、脑卒中风险显著降低。因此 2017 年《美国高血压指南》提出，对明确为高血压，合并已知心血管病或 10 年动脉粥样硬化事件风险大于 10%的患者，降压目标必须应该低于 130/80mmHg（Ⅰ类证据），而对没有合并增高的心血管病风险的高血压患者，血压目标定位低于 130/80mmHg 也是合理的（Ⅱb类证据）。

与美国指南相似，《欧洲高血压指南》中的降压目标设定也随着各时代的临床研究结果而变化，2013 年欧洲更新指南的重中之重是，无论是高危还是低危患者，降压目标定为收缩压＜140mmHg，与美国指南不同的是，尽管欧洲指南也指出，无临床研究证实糖尿病患者降压目标低于 130/80mmHg 有益，但 2013 年最新指南建议糖尿病患者血压控制 140/85mmHg 以下。对于无合并症的血压正常高值人群，无须应用降压药物治疗。对老年高血压患者，提出了特别的起始治疗血压值，认为收缩压≥160mmHg 时推荐药物治疗，目标为 140~150mmHg。80 岁以下能耐受的老年人，如果收缩压在 140~159mmHg，也可进行降压治疗，将收缩压控制在 140mmHg 以下。

2015 年《加拿大高血压指南》推荐[7]，无强制性适应证者，降压目标为＜140/90mmHg；≥80 岁者，降压目标为收缩压＜150mmHg；糖尿病患者降压目标仍为 130/80mmHg；有其他心血管疾病者，降压目标为＜140/90mmHg。2015 年 9 月 SPRINT 研究结果问世，强化降压（收缩压降至 120mmHg）与传统降压（140mmHg）相比，可使后者死亡及心血管风险分别降至30%和25%,以此为参考,2016年加拿大成为全球范围内第一个修改了降压目标推荐的国家,建议对部分高危高血压患者(年龄≥75岁),降压目标调整为收缩压<120mmHg。但目前,仍有较多高血压领域专家认为,尚需在更多样本人群中进一步验证此降压目标合理性。

2010年我国降压治疗指南细化了降压目标[8]:在患者能耐受的情况下,逐步降压达标。一般高血压患者,应将血压降至140/90mmHg以下;65岁以上老年人的收缩压应控制在150mmHg以下,如能耐受还可进一步降低;伴有肾脏疾病、糖尿病和稳定型心绞痛的高血压患者,可将血压降至130/80mmHg以下。

## 第五节　高血压药物治疗选择的认识变化

2007年美国JNC-7将降压治疗对象按有无存在强制性治疗指征给予不同药物推荐,无强制性适应证的1级高血压患者,推荐使用噻嗪类利尿剂,单独或与其他降压药物联合使用,也可使用β受体阻滞剂、钙通道阻滞剂(CCB)、血管紧张素转化酶抑制剂(ACEI)、血管紧张素Ⅱ受体拮抗剂(ARB)。对血压水平高于目标控制值20/10mmHg者,应两种降压药物联合起始治疗或固定剂量复方联合治疗,有利于血压在相对较短时期内达到目标值。JNC-7首次在指南中明确了长效CCB的治疗地位,改变了美国临床医师对长效CCB的观点。对有强制性适应证的高血压患者(包括冠心病、心力衰竭、糖尿病、慢性肾病等),推荐按循证医学证据原则,采用证据强度优先的药物。2014年JNC-8中,考虑到在已有比较研究中β受体阻滞剂(阿替洛尔),相比于ARB,在高血压伴左心室肥厚患者中,主要复合心血管终点(心血管死亡、心肌梗死或脑卒中)发生率增高,因此首次将β受体阻滞剂撤出一线降压药物之列。由于各降压药物的临床研究入选病例中均包含糖尿病患者,糖尿病患者亚组在这些研究中心脑血管事件发生率和其他受试者一致,故JNC-8中,一线降压药物选择不再强调根据强制性适应证选择药物。JNC-8的另一新推荐为,除黑种人以外的一般人群的一线药物为噻嗪类利尿剂、CCB、ACEI或ARB,而黑种人包括糖尿病患者,一线降压药物为利尿剂或CCB,ACEI和ARB不属

于一线用药。这一推荐来源于证据级别较高的降压调脂预防心脏事件研究(ALLHAT研究),该研究中设定了一组事先定义的黑种人亚组,噻嗪类利尿剂与ACEI相比,能更有效地降低脑血管疾病、心力衰竭和复合心血管事件发生率,尽管CCB预防心力衰竭的效果弱于噻嗪类利尿剂,但两者在其他终点事件方面(脑血管事件、冠心病和复合心血管事件、肾脏事件和全因死亡率)无显著差别,ALLHAT研究中,黑种人中CCB较ACEI能降低51%的脑卒中发生率。因此,JNC-8推荐在高血压的黑种人中,一线降压药物选择噻嗪类利尿剂和CCB。JNC-8还推荐了所有慢性肾病患者,合并或不合并蛋白尿者,初始或合并用药都应该选择ACEI或ARB。当然,JNC-8专家委员会也阐述了高血压伴慢性肾脏病黑种人,是否该以ACEI或ARB为治疗首选的问题,根据专家经验,慢性肾脏病高血压伴蛋白尿黑种人,推荐ACEI或ARB为首选,以预防快速进展至终末期肾病(ESRD),对不合并蛋白尿的高血压黑种人,初始选择不甚明了,可以选择噻嗪类利尿剂、CCB、ACEI或ARB。由于大部分慢性肾脏病伴高血压的患者都需要一种以上的降压药物才能达到降压目标,因此ACEI或ARB既可以作为初始选择,也可以作为联合用药治疗药物之一。

由于我国地域广阔、经济发展差异大,2010年我国指南将降压治疗初步规范设定为标准目标和基本目标,允许主管医师进行合适的药物选择。针对标准目标患者,指南推荐每天给药1次能控制24h血压的药物,对基本目标患者,指南推荐使用国家食品药品监督管理总局审核批准的任何安全有效的抗高血压药物,包括每天给药2~3次的短效药物、中效药物,使血压达到治疗目标。常用推荐一线降压药物包括CCB、ACEI、ARB、利尿剂和β受体阻滞剂5类,以及由上述药物组成的固定配比复方制剂。2010年我国高血压指南增加了降压药物联合应用章节,指出两药联合时,降压作用机制应具有互补性,同时有相加的降压作用,并可互相抵消或减轻不良反应。指南推荐了优化的联合治疗方案,并提出固定配比复方是治疗的新趋势。

## 第六节　高血压管理模式和目标

2014年的美国JNC-8简化了既往高血压指南,

将其从复杂冗杂的格局转换为简洁明了的9条直接推荐,它着重对降压治疗的流程和管理进行了要求,并梳理了高血压管理流程图(图1-5-1)。它强调,高血压治疗的最主要目标是血压要达标,并能持续稳定。1个月不能达标的高血压患者,需要将初始药物剂量上调或专家推荐第二种药物联合治疗,如果血压仍不能达标者,需要增加或上调第三种降压药物。但不能联合使用ACEI和ARB。对3种以上药物不能满意控制的高血压患者,必须推荐给心血管专科医师进行治疗。JNC-8的第9条,高血

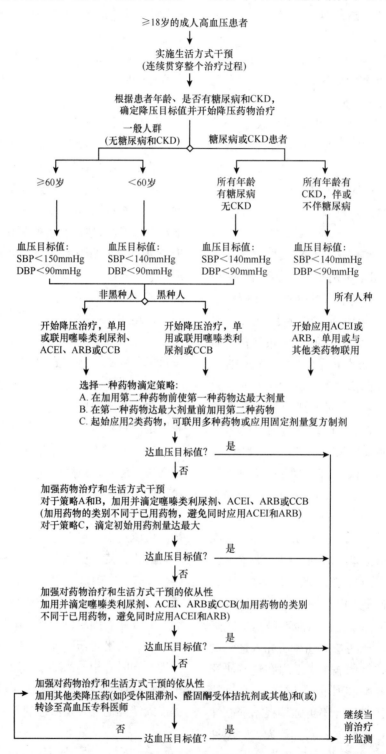

图1-5-1 高血压管理流程

CKD. 慢性肾脏病;SBP. 收缩压;DBP. 舒张压

压患者管理，就是为了帮助实施第1~8条推荐，因此，第9条管理推荐的管理模式来源于专家推荐。对药物剂量上调或联合治疗方案，目前没有很多随机对照试验研究进行互相比较，因此也来源于专家推荐。

2017年的最新美国高血压指南也同样强调采用各种措施提高高血压患者的治疗率和控制率，提高患者服药依从性、改善生活方式，可采用团队治疗模式或电子生物干预模式协助提高血压监测。

因此，JNC-8的目的在于提供一个高血压规范化诊疗流程，提高美国国内血压规范控制率，提高整体人群的血压控制率。

2010年高血压指南中强调了社区高血压管理的重要性，提出了一级预防、二级预防、三级预防相结合的综合一体化干预措施，希望将高血压治疗进一步落实到社区和群众中去，使我国高血压群防群治得到显著改善。

综上所述，高血压是一个患病率极高的慢性病，也是重要的心脑血管疾病危险因素之一，它的诸多治疗理念一直在与时俱进，每个国家都结合本国特点，努力推进高血压领域的治疗和管理手段，降低心脑血管事件。我们期待中国最新的高血压治疗指南，能随着中国人群循证医学证据的积累，结合中国地域和经济特点，更有客观依据性、科学性和可操作性，为引领未来几年的高血压群防群治，提供纲领。

（山缨　李勇）

## 参 考 文 献

[1] National High Blood Pressure Education Program. The sixth report of the Joint National Committee on Prevention, Detection, Evaluation, and Treatment of High Blood Pressure. Arch Intern Med, 1997, 157: 2413-2446.

[2] Chobanian AV, Bakris GL, Black HR, et al. The seventh report of the Joint National Committee on Prevention, Detection, Evaluation, and Treatment of High Blood Pressure: the JNC 7 report. JAMA, 2003, 289（19）: 2560-2572.

[3] James PA, Oparil S, Carter BL, et al. 2014 evidence-based guideline for the management of high blood pressure in adults: report from the panel members appointed to the Eighth Joint National Committee（JNC 8）. JAMA, 2014, 311（5）: 507-520.

[4] Guidelines Committee. 2003 European Society of Hypertension-European Society of Cardiology guidelines for the management of arterial hypertension. J Hypertens, 2003, 21: 1011-1053.

[5] Mancia G, De Backer G, Dominiczak A, et al. 2007 Guidelines for the Management of Arterial Hypertension: The Task Force for the Management of Arterial Hypertension of the European Society of Hypertension（ESH）and of the European Society of Cardiology（ESC）. J Hypertens, 2007, 25: 1105-1187.

[6] Mancia G, Fagard R, Narkiewicz K, et al. 2013 ESH/ESC practice guidelines for the management of arterial hypertension. Blood Press, 2014, 23（1）: 3-16.

[7] Leung AA, Nerenberg K, Daskalopoulou SS, et al. Hypertension Canada's 2016 canadian hypertension education program guidelines for blood pressure measurement, diagnosis, assessment of risk, prevention, and treatment of hypertension. Can J Cardiol, 2016, 32（5）: 569-588.

[8] 中国高血压防治指南修订委员会. 中国高血压防治指南 2010. 中华心血管病杂志, 2011, 39（7）: 579-616.

# 第六章

# 高血压学科发展与机遇

高血压患病率高、治疗率和控制率低，由它引发的心脑血管疾病的死亡率已排到所有疾病死亡率的第一位，是影响我国居民健康的重大公共问题之一，这种非传染性慢性疾病影响着国民的健康，同时，也给国家带来巨大的经济负担[1]。近年来，国家及政府在高血压防控方面，从政策上给予大力支持并从资金上给予大量投入，经过我国心脑血管防治战线医务人员的不懈努力，高血压所导致的心脑血管疾病死亡率有所降低，知晓率、治疗率和控制率有所改善，但是，高血压的整体防控水平与欧美国家相比还存在较大的差距[2, 3]。

高血压已经导致了 62%脑血管疾病的死亡及 49%缺血性心脏病的死亡[4]，高血压已经不仅仅是简单的公共健康问题，而成为一种必须控制的疾病。在我国高血压的诊治长期以来归属于心血管内科管理，但随着心血管疾病的亚专业发展和介入心脏病学的发展，高血压的诊断和治疗被忽略。但是高血压疾病防治事业的发展需要一批有较高水平的高血压专科医师和相应的高血压专业学科。然而高血压专业学科的发展经历波折，面临挑战，尽管如此，高血压学科仍在不断发展，如今在全国的等级医院中已建立 100 个以上高血压专业学科，有 2 万多名高血压专业医师活跃在高血压防治的领域。

## 第一节　高血压专业学科建设关键问题

### 一、建立高血压专业学科建设管理指南

根据我国临床医学的发展和患者对医疗服务需求的增加，中国医师协会向国家卫生和计划生育委员会医政医管局申请在《医疗机构诊疗科目名录》中增加"高血压专业学科"的诊疗科目。具备条件的二级以上综合医院可以设置高血压专业学科。为了指导高血压专业学科的设置，推动高血压管理的发展，根据《执业医师法》《医疗机构管理条例》《护士条例》等有关法律、法规，现制订《高血压专业学科建设管理指南》（以下简称指南[5]）。具备条件的医院要按照指南要求，不断提高专科医疗服务水平；对目前条件尚不能达到指南要求的医院，要加强对高血压专业学科的建设包括增加人员、配置设备、加强培训、健全制度，逐步建立规范的高血压专业学科。

### 二、确定高血压专业学科的临床任务

（1）对初诊的高血压患者进行诊断、鉴别诊断、危险评估及治疗。

（2）对高危和极高危高血压患者，制订综合的血压管理方案，以达到有效的血压控制，降低心血管风险。

（3）对有合并疾病的高血压患者进行诊治，并对高血压急症和亚急症患者进行有效救治。

（4）对难治性高血压及继发性高血压患者进行诊断、鉴别诊断及治疗。

（5）对基层转诊的高血压患者进行专业系统的诊断和治疗，制订长期的治疗方案。

## 第二节　高血压专业学科基本条件

高血压专业学科应具备与其功能和任务相适应的场所、设备、设施和人员基本条件。

## 一、床位、人员

高血压专业学科必须配备受过专门训练，掌握高血压专业的基本理念、基础知识和基本操作技术，具备独立工作能力的足够数量的医护人员。其中医师人数与床位数之比应为 0.8：1 以上，护士人数与床位数之比应为 1：（4～6）；可以根据需要配备适当数量的医疗辅助人员，有条件的医院还可配备相关的设备技术与维修人员。

## 二、医师、护士、医技人员结构及病房、门诊的配置

（1）高血压专业学科至少应配备 1 名具有副高职以上专业技术职务任职资格的医师担任主任，以全面负责全科医疗、护理、教学、科研和行政等方面的工作，并建立质量控制体系，使高血压专业学科有效运行。

（2）高血压专业学科的护士长应当具有中级以上专业技术职务任职资格，在高血压领域工作 3 年以上，具备一定管理能力。

（3）设立高血压专业学科病房：具有主任、副主任、护士长领导下的从事高血压专业的医师、护士和技术人员团队，并具有能够完成白昼与夜间 24h 临床诊断治疗工作的能力。住院高血压患者的诊治过程，应依据《中国高血压防治指南》，执行专业的高血压诊断、治疗临床路径。

（4）设立高血压专业门诊：各医院至少设有 2 人以上高血压门诊的专业诊位，供专科患者就诊、随访，有条件的医院应设立高血压的专家门诊和特需门诊。

## 三、高血压专业学科配置

（1）高血压专业学科的医护人员必须掌握高血压诊断和治疗的方法和技能。学科必须配置必要的诊断和治疗设备，以保证高血压的诊断、鉴别诊断和治疗工作的开展，尤其是继发性高血压的鉴别和难治性高血压的治疗；同时，必须配置必要的监测，以保证危重症患者的救治需要。

（2）专业学科的技术支持：医院相关科室应具备足够的技术支持能力，能为高血压专业学科提供

超声（心脏、血管、肾脏等）、CT、MRI（甲状腺、肾上腺、头颅等）、放射性核素检查等影像学检查，能够进行睡眠呼吸监测，可以开展血、尿钾钠氯及血生化和激素水平等高血压诊治相关的实验室检查。在有条件的医院，高血压专业学科应当有较独立的辅助检查技术（如血管功能检查及内皮功能检查等）。

（3）床位使用率和周转率：高血压专业学科病床数量应符合医院功能任务和实际收治高血压患者的需要，三级综合医院的高血压专业学科床位数应为医院病床总数的 2%～8%，床位使用率以 80% 为宜，全年床位使用率平均超过 85% 时，应该适度扩大规模。高血压专业学科应保留 1 张空床以备高血压急症患者的救治。

（4）床位使用面积及病房配置：高血压专业学科每床使用面积不少于 $10m^2$，床间距大于 0.5～1.0m；每个病房最少配备一个单间病房，使用面积不少于 $12m^2$，用于收治特殊或隔离患者。有条件的大型医院应设立高血压急症监护病房，内设 1～2 张重症病床，使用面积不少于 $15m^2$。

（5）专业机构位置：高血压专业学科可位于医院各方位，鉴于高血压专业学科与不同专业学科联系的特殊性，为了方便患者转运、检查和治疗，建议高血压学科的诊治区域（病房或门诊）可靠近心内科、肾内科、神经科、眼科或内分泌科。

## 第三节　高血压专业学科质量管理

## 一、建立健全的规章制度、岗位职责和相关技术规范、操作规程

高血压专业学科应当建立健全的各项规章制度、岗位职责和相关技术规范、操作规程，并严格遵守执行，保证医疗服务质量。高血压专业学科应当加强质量控制和管理，指定专（兼）职人员负责医疗质量和安全管理。

高血压专业学科诊治如下患者。

（1）高血压专科门诊：以血压异常为主要诊治目的的初诊和复诊患者，特别是难治性高血压和怀疑继发性高血压患者；合并有其他疾病且因血压控制不满意、需要专科处理的患者。高血压专科门诊的空间设置必须符合规范化诊治流程，包括规范化

的血压测量人员和设备条件，应该有一定的空间和专业设备以方便患者进行及时的相关检查，以减少不必要的住院检查。对于初诊和复诊患者应有不同的接诊流程和随访流程。

（2）高血压专科病房：对于门诊不能规范有效诊治，对临床怀疑继发性高血压的患者，在门诊血压控制不良的高血压患者、难治性高血压患者及高血压急症、亚急症患者，可以进入高血压病房进行诊治。住院诊治的目的是进一步明确诊断和进行针对性治疗；难治性高血压拟进行手术或介入治疗者也应收入高血压专科病房。在高血压专科病房应设立高血压急症监护病房，配备 1～2 张重症监护病床，以收治高血压急症患者。

## 二、不宜收入高血压专科病房的患者

高血压伴急性脑血管疾病、急性肾功能不全及需要透析的慢性肾病、1 型糖尿病及血糖难以控制的 2 型糖尿病患者不宜收入高血压专科病房。高血压伴急性心肌梗死、急性冠脉综合征及需要重症专科处理的高血压急症患者，待患者病情稳定后才可考虑收入高血压专科病房进行进一步诊治。合并有严重器质性疾病、控制血压并非其主要干预目的的患者也不宜收入高血压专科病房。

## 三、转诊与会诊制度

高血压专业学科医师负责本专业学科患者的管理，患者病情治疗需要时或病情变化涉及其他专业学科时需及时请其他专业学科医师提供会诊，并完成其他学科高血压患者的会诊任务，当本学科治疗不能满足其他疾病治疗时需及时转诊。

## 四、医院采取措施对医师和护士技能进行评估

高血压专科医师应当由具备心血管、肾脏、内分泌、神经科专业知识及具有高血压执业资格的专科医师担任。医院应采取措施保证高血压专业学科护士具备适宜的技术操作能力，并定期进行评估和考核。对高血压专业病房的患者应进行疾病严重程度评估，为评价高血压学科资源使用的适宜性与诊疗质量提供依据。

## 五、建立管理系统

医院应建立和完善高血压医学信息管理系统，保证专业学科及时获得医技科室检查结果。

## 第四节　高血压中心的设置

地县级区域在国家卫生健康委员会和专业协会的评估下，可以设立高血压中心。建立高血压中心的目的在于为住院和门诊的高血压患者提供较高水平的诊疗服务，包括手术、介入技术等。

## 一、建立高血压中心的条件

（1）具有沟通多学科部门的内部渠道，相关部门包括心血管内科、肾内科、内分泌科、妇科、眼科、神经内科、泌尿外科、重症监护、外科、血管外科、放射科、血管造影室（经皮腔内血管成形术合并支架术）、临床化学检验室（包括继发性高血压的专项检查）等。

（2）所属医疗机构应当具备支持高血压诊断和鉴别诊断的设备及技术及人员，拥有完成动态血压监测、超声心动图、血管超声等检查的相关人员，以及诊断继发性高血压的相关实验室检查和影像学检查（血管造影、肾和肾上腺超声、CT、MRI）的相关人员。

（3）具有擅长一定高血压相关疾病知识的医师及相关人员，包括内科、心内科、肾内科、内分泌科、血管外科、儿科、分子医学等。

## 二、高血压中心的具体任务

（1）为高血压患者提供最佳的临床治疗。

（2）为难治性高血压提供诊断、鉴别诊断的路径和方法。

（3）为基层及社区医师提供继续医学教育的机会。

（4）在同行评审的国际及国内科学期刊上，发表高血压相关的基础实验、临床试验及流行病学的研究成果。

（5）协助相关机构制订高血压的诊断及治疗标

准，共同探讨中国高血压的新防治策略。

# 第五节　高血压防控的现状及问题

## 一、高血压防治工作任重道远

虽然高血压的患病率和发病率的上升速度放缓，其所导致的死亡有所减少，高血压的知晓率、治疗率和控制率低也已经有所改善，但是高血压的患病人数仍呈上升趋势，导致的疾病负担和经济负担仍需国家高度重视。

## 二、进行针对性的高血压防治

受地域及遗传的影响，我国的营养摄入不均衡，这是导致心脑血管病重要的因素之一，我国与心脑血管疾病最相关的营养因素是高钠[6, 7]低钾摄入[8]及低叶酸饮食伴随高同型半胱氨酸（Hcy）[9, 10]，这两个因素都与高血压及脑卒中的发生有明显的相关性，我国的循证医学已证明[11]：高血压患者限盐及补充小剂量叶酸确实可以减少脑卒中的发生。因此建立我国简易盐摄入量的评估方法在有条件的情况下进行叶酸及 Hcy 的检查，有利于针对性限盐及补充叶酸措施的实施和有效地控制血压。

## 三、高血压防治要从儿童开始

目前青少年超重、肥胖是我国高血压发病前移的重要因素，在学校设定营养配餐（适盐、适脂、适糖）标准，增加适合青少年活动量的运动，有利于防止肥胖及不良生活方式的快速增长。

## 四、健全高血压的三级防控体系

高血压的三级防控体系在一些经济发达区域初步建立，并初见成效。以政府为主导、专家提供技术支持的网络数据化管理体系在血压管理及血压控制方面提供了新的模式。但是，各级医疗机构的高血压防控职责还不够明确，双向转诊还不够顺畅，分级管理路径还不够清晰。由国家卫生健康委员会颁发的高血压分级管理措施的实施有望改善这一现象。

## 五、提高难治性高血压和有合并症的高血压的诊治水平

我国难治性高血压、特殊类型高血压及有合并症的高血压比例偏高，这些患者血压控制率较低。因此，建立规范化的管理路径进行合理评估、鉴别及有效治疗极为重要。我国现有比较成熟的高血压专业学科的经验和实践，尤其医疗机构中高血压科室的血压管理相对规范，血压的控制率明显提高。因此，在等级医院（三级）建立高血压专业科室有利于血压的规范化管理和血压的有效控制，有利于指导基层医院的血压管理。建立全国性及区域性优秀高血压中心有助于指导高血压专业学科有序地、规范地管理血压，对提高血压控制率将起到积极的推动作用。

## 六、重视血压的规范测量

改善血压控制率的关键是诊室血压的规范测量。由于水银血压计中的汞危害人类健康，加之电子血压测定技术的逐渐成熟，电子血压计将替代水银血压计。然而，规范的电子血压测量同样重要。在采用电子血压计测量中，医师可采用手机血压管理 APP 将移动互联网（网络）与移动物联网（可上传血压表）纳入血压管理之中，其可作为院外血压是否达标的一种评估方法，此方法可在探索中不断推进。在有条件的医疗机构使用通过认证的医疗级电子血压计并开展规范的动态血压监测，积极促进家庭自测血压的实施，将有助于血压的管理和达标。

## 七、规范化的医师教育

提高血压控制率的重要环节之一是进行规范化的医师教育，提高医师合理治疗患者的能力。中国高血压的防治指南（包括基层指南）在指导高血压规范化诊治方面起着重要的作用。从高血压防治及规范化血压管理的需求出发，针对血压诊断、高血压及特殊人群高血压的治疗等问题，由高血压相关的专业学术机构牵头组织专家撰写与高血压相关的指南、共识和专家建议共约 30 多部，这些指南、共识和专家建议在指导医师规范化诊治高血压、提高血压达标率方面起到了积极的作用。在医师继续教

育的工作中应当遵循考核和培训并行并重，研究和临床实践并行并重；不同医疗机构（基层社区或等级医院）应有不同的要求；通过网络学习平台提高知识汲取的效率。

## 八、高血压防控的主力在基层

以全科医师为主的基层卫生医疗机构，承担着各级政府、各部门、各学会的多种慢病防控任务，任务过多、压力过大。目前，基层医务人员的力量和设备配备严重不足，需要补充；全科医师的专业知识培训需要加强。功能社区（大学、医院、机关和厂矿及企业公司）在高血压防控中的作用不容忽视。在广泛动员社会团体参与高血压防控的过程中，需要重视工会和妇联的力量，在建立机会性筛查血压场所和条件的同时，动员工会组织和妇联组织将职工查体和血压管理纳入单位日常工作管理中，并建立相应的考核制度。

（孙宁玲）

### 参 考 文 献

[1] 孙宁玲. 2016 高血压的疾病负担与经济负担//孙宁玲. 中国高血压防控蓝皮书 2015. 北京：人民卫生出版社，2016：20-25.

[2] Lewington S, Lacey B, Clarke R. et al. The burden of hypertension and associated risk for cardiovascular mortality in China. JAMA Intern med, 2016, 176（4）：524-532.

[3] Kotseva K, Bacquer DD, Backer GD, et al. Achievement of lifestyle, blood pressure, lipids and diabetes goals for primary of cardiovascular disease across Europe：results of euroaspire iv survey. Journal of the American College of Cardiology, 2016, 67（13）：1876.

[4] Robbins A. The world health report. Public Health Reports, 2002, 3（116）：268.

[5] 孙宁玲，吴海英. 2016 高血压专业学科建设管理指南//孙宁玲. 高血压专业诊治常规. 北京：中国医药出版社，2016，7：95-102.

[6] 庄妍，刘涛，李凌. 贵州省城乡居民高血压患病率及食盐量的相关分析. 微量元素与健康研究，2016，33（3）：48-49.

[7] He J, Ogden LG, Vupputuri S, et al. Risk factors for congestive heat failure in US. General population：NHANES epidemiologic follow-up study. Circulation, 1999, 282：2027-2034.

[8] Umesawa M, Iso H, Date C, et al. Relations between dietary sodium and mortality from cardiovascular disease：the Japan collaborative Cohort study for Education of Cancer Risks. Am J Clin Nutr, 2008, 88：195-202.

[9] 郝玲，郑俊龙，田熠华，等. 血清叶酸两种应用检测方法检测结果的比较. 北京大学学报（医学版），2004，36（2）：210-214.

[10] Li J, Jiang S, Zhang Y, et al. H-type hypertension and risk of stroke in Chinese adults：a prospective, nested case-control study. Journal of Translational Internal Medicine, 2015, 3：171-178.

[11] Huo Y, Li J, Qin X, et al. Efficacy of folic acid therapy in primary prevention of stroke among adults with hypertension in China：the CSPPT randomized clinical trial. JAMA, 2015, 313：1325-1335.

# 第二篇

## 我国高血压流行病学概述

# 第一章

# 我国高血压流行趋势与变迁

高血压是我国最常见的慢性非传染性疾病，也是心血管疾病（CVD）最重要的危险因素，是严重危害人们健康的疾病之一。《中国居民营养与慢性病状况报告（2015年）》资料显示，2012年中国18岁及以上成人高血压患病率为25.2%。根据2010年第6次全国人口普查数据，测算我国高血压患者为2.7亿[1]。2010年中国因高血压死亡共计204.3万例（男性115.4万，女性88.9万），占全部死亡的24.6%[2]。据专家估算，2013年中国卫生总费用为31 869亿元，其中高血压直接经济负担占6.61%[3]。提高高血压的防治成效刻不容缓，总结梳理我国高血压的流行趋势与特征，是有效开展高血压防控的重要环节。

## 第一节　我国高血压患病率的流行情况

自中华人民共和国成立以来，分别在1958～1959年、1979～1980年、1991年和2002年进行的4次全国范围内的大规模高血压抽样调查中，15岁以上人群高血压的患病率分别约为5.11%、7.73%、13.58%和17.65%[4]。从历次调查结果可以看出高血压的患病率呈明显的上升趋势（图2-1-1）。

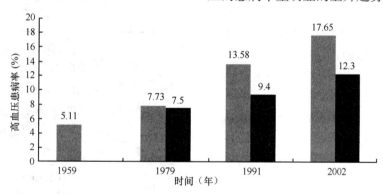

图2-1-1　中国4次高血压抽样调查15岁以上人群高血压患病率比较

各次调查高血压诊断标准不尽相同。1959年为舒张压≥90mmHg和（或）39岁以下收缩压＞140mmHg，40岁以后收缩压为年龄+10mmHg；1979年为收缩压≥141mmHg和（或）舒张压≥91mmHg，未考虑2周内服药情况；1991年为收缩压≥140mmHg和（或）舒张压≥90mmHg，或近2周内服用降压药物；2002年同1991年

▉为调查当年全国估计患病率；■为年龄标化患病率。诊断标准统一采用1979～1980年标准，标准人口统一采用1964年全国人口，对象均为15岁以上。血压单位均为毫米汞柱（mmHg）

## 一、不同时期我国高血压患病率

### （一）1979年我国高血压患病率

1959年，第一次全国心血管病学术会议时，已有北京、上海、黑龙江等13个省市的血压普查资料。经1959年和1964年两次学术会议讨论，明确了我国高血压的诊断标准，并对分期也做了详细说明。1958～1959年的全国高血压抽样性调查结果表明，当时我国15岁以上人群临界及以上高血压的患病率为5.11%[5]。

1979年开展的全国高血压抽样调查，是在全国29个省市（自治区）按照统一的抽样方法、诊断标准和测量方法对15岁及以上城乡人群进行的抽样调查，共计调查90个城市，208个农村地区，总人

数达 4 012 128 人。确诊高血压[采取当时的诊断标准，即收缩压≥160mmHg 和（或）舒张压≥100mmHg]患病率为 4.85%；临界高血压患病率为 2.88%，合计临界高血压和高血压患病率为 7.73%。首次估计出当时我国有高血压患者 5000 万以上。我国 20 岁以上成人确诊高血压患病率为 5.8%，临界高血压患病率为 3.3%，合计 20 岁以上成人血压升高的患病率为 9.1%。这是我国第一次科学、全面地掌握高血压的流行情况。该调查结果还显示了我国当时的高血压流行特点：①不同地区人群间患病率差别很大，确定的高血压标化率为 2.70%～19.13%，总体规律是北方高于南方，城市高于农村。城市人群高血压[收缩压＞140mmHg 和（或）舒张压＞90mmHg]患病粗率为 10.8%，农村为 6.2%。不同民族间也有很大差异，西藏拉萨藏族的患病率最高，达 19.14%；四川凉山彝族则最低，仅 0.34%。②临界以上高血压[收缩压≥141mmHg 和（或）舒张压≥91mmHg，未考虑 2 周内服药情况]的患病率从 1959 年的 5.11%上升到 7.73%[6, 7]。

### （二）1991 年我国高血压患病率

1991 年再次开展了全国高血压抽样调查，调查采用了在全国 30 个省市（自治区）按城乡不同类型地区分层抽样的方法选取调查人群，并加强了血压测量和其他调查项目的质量控制。结果表明，按照当时世界卫生组织的诊断标准，临界及以上高血压[收缩压≥140mmHg 和（或）舒张压≥90mmHg，以及调查前 2 周服用药降压药者]患病粗率为

13.58%。采用我国 1990 年标准人口调整计算出临界以上高血压患病率为 11.26%。高血压患病的地区差别和城乡差别依然存在。本次调查除认定了前次调查结果的总体特点外，更重要的是发现同 1979 年相比，10 年间我国 15 岁以上人口的高血压患病率上升了 25%。估计 20 世纪 90 年代初我国约有高血压患者 9000 万。结果还显示，血压水平在临界以上的患者中高血压知晓率仅 26.3%，治疗率仅 12.1%；控制率更低，仅 2.8%，充分揭示了当年高血压防治面临的巨大挑战[6-8]。

### （三）2002 年我国高血压患病率

2002年开展的中国居民营养与健康状况调查中包括高血压部分，结果显示，我国 18 岁以上人群高血压患病率为 18.8%，男性患病率高于女性，患病率随年龄的增加而呈上升趋势（表 2-1-1）[9, 10]。

**表 2-1-1　2002 年中国居民高血压患病率的性别年龄分布**（单位：%）

|  | 合计 | 城市 | 农村 |
|---|---|---|---|
| 男性 | 20.2 | 21.8 | 19.6 |
| 女性 | 18.0 | 17.9 | 18.0 |
| 合计 | 18.8 | 19.3 | 18.6 |

按 5 岁 1 个年龄段分组比较不同年龄段的患病率（图 2-1-2）。可见，无论男性、女性，随年龄增加高血压患病率均增加明显。40 岁以前，男性增加较女性明显；50 岁以后，女性的高血压患病率要高于男性。

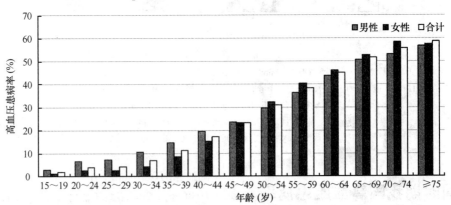

图 2-1-2　2002 年中国人群不同年龄高血压患病率
高血压的诊断标准：收缩压≥140mmHg 和（或）舒张压≥90mmHg，或近 2 周服用降压药

2002 年的定义：知晓率为可被诊断为高血压的调查对象在调查前就知道自己患有高血压者的比例；治疗率为可被诊断为高血压的调查对象中近 2 周内服降压药者的比例；控制率为可被诊断为高血压的调查对象中目前通过治疗血压在 140/90mmHg 以下者的比例（引自：李立明. 中国居民营养与健康状况调查报告之四：2002 高血压. 北京：人民卫生出版社，2008：23-36.）

（四）2010～2013年我国成人高血压患病率

根据 2010～2013 年中国居民营养与健康状况监测结果，显示 2012 年中国 18 岁及以上成人高血压患病率为 25.2%，其中男性 26.2%，女性 24.1%，男性高于女性。由于 2015 年调查血压测量采用上臂式电子血压计，而 2002 年之前调查使用水银血压计，血压数值尚未进行直接比较，但从发展趋势看，我国 18 岁及以上成年居民的高血压患病率呈上升趋势[1]。

## 二、我国高血压患病率流行特征

### （一）高血压患病率的性别、年龄差异

比较 1979～2002 年的三次全国性调查的分年龄组患病率结果，发现我国高血压的患病率均呈上升趋势（图 2-1-3）。无论男性、女性，40 岁及以上年龄组的患病率增幅明显；随着年份的推进年龄组间差异增大[6]。总体患病率男性高于女性，但 45 岁以后女性患病率高于男性。中青年人群患病率的增幅最大，提示需关注中青年人群的高血压防治。

### （二）我国高血压患病率的城乡、地区差异

**1. 我国不同时期高血压患病率的城乡、地区差异** 我国不同时期高血压患病率的调查结果均显示出明显的城乡差别、地区差别[1]。从时间变化趋势来看，1979～2002 年，高血压患病率的城乡差距逐渐缩小（表 2-1-2）。

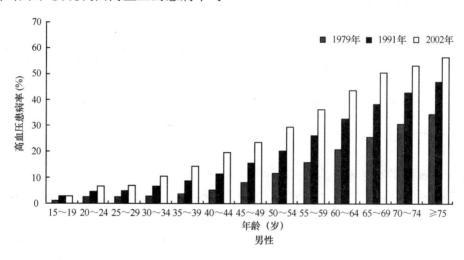

男性

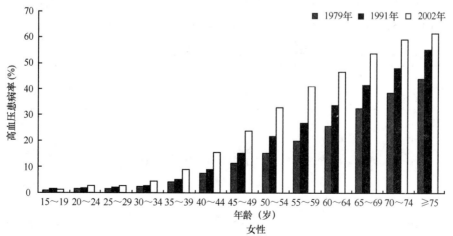

女性

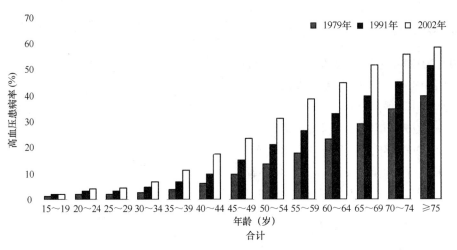

图 2-1-3　1979～2002 年不同年龄组高血压患病率的变化趋势

1979 年高血压的诊断标准为收缩压＞140mmHg 或舒张压＞90mmHg；1991 年和 2002 年高血压的诊断标准为收缩压≥140mmHg 或舒张压≥90mmHg，或近 2 周服用降压药（引自：李立明. 中国居民营养与健康状况调查报告之四：2002 高血压. 北京：人民卫生出版社，2008：23-36.）

表 2-1-2　我国不同时期城乡高血压患病率比较（单位：%）

| 地区 | 1979～1980 年<br>诊断标准：SBP＞140mmHg<br>和（或）DBP＞90mmHg | 1991 年<br>诊断标准：SBP≥140mmHg<br>和（或）DBP≥90mmHg，或 2 周内服用降压药 | 2002 年<br>诊断标准：同 1991 年 |
| --- | --- | --- | --- |
| 城市 | 10.8（粗率） | 16.3（粗率） | 19.3（标化率）* |
| 农村 | 6.2（粗率） | 11.1（粗率） | 18.6（标化率）* |

注：SBP. 收缩压；DBP. 舒张压。

*2002 年标化率采用 2000 年我国标准人口进行标化。

**2. 我国高血压患病率的地区差异**　三次全国代表性的高血压调查结果均表明，我国高血压患病率北高南低，且呈自北向南递减的趋势[4-6,7,9]。

（1）1979～1980 年和 1991 年不同地区高血压标化患病率：1979～1980 年的调查结果显示，我国华北和东北地区高血压高发（≥9%）和较高发（6%～9%）地区居多，而西南、西北和东南沿海地区则高血压低发（≤3%）和较低发（3%～6%）地区居多。

（2）1991 年调查不同省市（自治区）高血压标化患病率：1991 年的调查结果提示，我国高血压患病率最高的省市与最低的省市比较相差近 3 倍（表 2-1-3）。

表 2-1-3　1991 年全国各省市（自治区）高血压患病率（单位：%）

| 省市（自治区） | 男性<br>患病率 | 标化率* | 女性<br>患病率 | 标化率* | 合计<br>患病率 | 标化率* |
| --- | --- | --- | --- | --- | --- | --- |
| 安徽 | 14.23 | 11.95 | 13.61 | 10.87 | 13.91 | 11.43 |
| 北京 | 23.97 | 18.41 | 21.51 | 15.39 | 22.62 | 16.93 |
| 福建 | 13.63 | 11.29 | 12.98 | 9.81 | 13.30 | 10.57 |
| 甘肃 | 10.04 | 9.53 | 8.66 | 9.95 | 9.31 | 9.25 |
| 广东 | 12.76 | 10.39 | 10.90 | 8.13 | 11.74 | 9.29 |
| 广西 | 12.20 | 10.07 | 11.74 | 8.49 | 11.95 | 9.31 |
| 贵州 | 10.47 | 9.57 | 8.29 | 7.34 | 9.36 | 8.49 |
| 海南 | 8.44 | 7.63 | 6.91 | 5.80 | 7.63 | 6.75 |
| 河北 | 21.43 | 18.04 | 18.76 | 14.66 | 19.95 | 16.39 |

续表

| 省市（自治区） | 男性 | | 女性 | | 合计 | |
|---|---|---|---|---|---|---|
| | 患病率 | 标化率* | 患病率 | 标化率* | 患病率 | 标化率* |
| 河南 | 14.49 | 13.43 | 12.60 | 11.04 | 13.53 | 12.27 |
| 黑龙江 | 17.24 | 16.14 | 13.08 | 12.72 | 15.11 | 14.47 |
| 湖北 | 12.80 | 12.16 | 11.72 | 10.81 | 12.24 | 11.51 |
| 湖南 | 10.06 | 8.84 | 9.48 | 8.48 | 9.77 | 8.67 |
| 吉林 | 19.49 | 18.32 | 13.71 | 12.95 | 16.43 | 15.70 |
| 江苏 | 15.86 | 12.12 | 13.48 | 9.14 | 14.57 | 10.66 |
| 江西 | 12.51 | 10.72 | 12.65 | 9.98 | 12.58 | 10.36 |
| 辽宁 | 18.47 | 16.24 | 14.58 | 12.21 | 16.35 | 14.27 |
| 内蒙古 | 19.94 | 18.11 | 16.45 | 15.23 | 18.05 | 16.73 |
| 宁夏 | 12.67 | 12.26 | 11.92 | 12.06 | 12.29 | 12.20 |
| 青海 | 12.64 | 12.94 | 8.67 | 9.51 | 10.58 | 11.27 |
| 山东 | 16.17 | 14.38 | 13.84 | 11.20 | 14.97 | 12.82 |
| 上海 | 15.88 | 11.59 | 14.48 | 8.78 | 15.14 | 10.20 |
| 山西 | 12.50 | 10.97 | 12.53 | 11.15 | 12.52 | 11.06 |
| 陕西 | 11.72 | 9.62 | 12.68 | 9.97 | 12.23 | 9.79 |
| 四川 | 10.29 | 8.35 | 10.18 | 8.16 | 10.23 | 8.26 |
| 天津 | 21.47 | 17.03 | 20.69 | 15.14 | 21.06 | 16.10 |
| 新疆 | 15.35 | 13.60 | 12.24 | 11.67 | 13.74 | 12.66 |
| 西藏 | 22.43 | 21.30 | 19.53 | 17.81 | 20.80 | 19.54 |
| 云南 | 12.37 | 9.82 | 11.81 | 8.93 | 12.07 | 9.39 |
| 浙江 | 12.83 | 9.78 | 13.41 | 9.41 | 13.12 | 9.60 |
| 合计 | 14.38 | 12.15 | 12.85 | 10.32 | 13.58 | 11.26 |

*1990 年全国人口普查年龄构成校正的标化患病率。

（3）2002 年调查不同地区高血压患病率：2002 年调查资料提示，我国高血压患病率城乡差别依然存在，城市达到 19.3%，农村为 18.6%，而且除三类地区、四类地区外，南北方差异明显（图 2-1-4）。

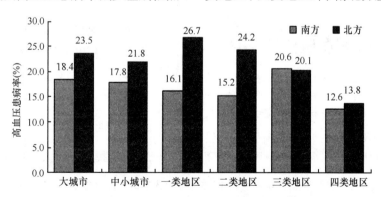

图 2-1-4　中国人群 2002 年不同地区的高血压患病率

高血压的诊断标准为收缩压≥140mmHg 和（或）舒张压≥90mmHg，或近 2 周服用降压药（引自：李立明. 中国居民营养与健康状况调查报告之四：2002 高血压. 北京：人民卫生出版社，2008：23-36.）

**3. 地区代表性的高血压患病率**　除全国代表性调查外，尚有一些地区代表性的高血压患病率调查。西北汉中地区分别于 1982 年、1998 年、2004 年和 2010 年对 35～64 岁成年人群进行了 4 次高血压患病率的横断面调查，结果显示，汉中地区的高血压患病率呈明显上升趋势（图 2-1-5）[4]。

### （三）我国高血压患病率的民族差异

1991 年我国各民族的高血压患病率数据表明，患病率最高的三个民族是朝鲜族、维吾尔族、蒙古族；最低的是彝族、哈尼族和黎族。朝鲜族的患病率是彝族的 7 倍[7,8]。利用 2002 年 15 岁以上人群的有效调查数据分析不同民族的高血压患病情况，结果显示：藏族患病率最高为 24.7%，苗族最低为 7.7%。与 1991 年相比，增长幅度最大的为满族。蒙古族高血压患病率有所下降（表 2-1-4）[7-9]。

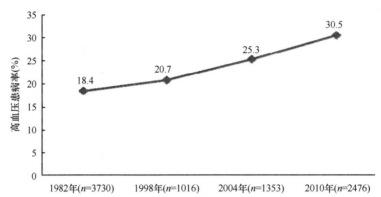

图 2-1-5　西北汉中地区 1982 年、1998 年、2004 年和 2010 年高血压患病率变化趋势

**表 2-1-4　我国不同时期不同民族高血压标化患病率的变化**（单位：%）

| 民族 | 男性 | | 女性 | | 合计 | |
| --- | --- | --- | --- | --- | --- | --- |
| | 1991 年 | 2002 年 | 1991 年 | 2002 年 | 1991 年 | 2002 年 |
| 汉族 | 11.6 | 17.7 | 10.3 | 15.3 | 11.3 | 16.2 |
| 蒙古族 | 21.1 | 18.8 | 15.6 | 17.2 | 18.2 | 17.6 |
| 回族 | 10.4 | 16.2 | 9.3 | 16.2 | 9.8 | 16.0 |
| 藏族 | 19.5 | 25.6 | 16.4 | 24.0 | 17.8 | 24.7 |
| 苗族 | 8.3 | 9.2 | 7.0 | 6.1 | 7.7 | 7.7 |
| 壮族 | 9.4 | 16.1 | 7.5 | 8.3 | 8.8 | 11.8 |
| 布依族 | 11.6 | 13.9 | 7.8 | 10.7 | 9.5 | 12.4 |
| 满族 | 13.4 | 23.1 | 11.1 | 18.7 | 12.3 | 20.5 |

# 三、中国人群血压分类

### （一）不同时期我国人群血压分类变化

与 1991 年相比，2002 年时我国 15 岁及以上人群正常血压所占比例下降，而正常高值血压和 1 级、2 级、3 级高血压所占比例均增加（表 2-1-5）[7,9]。

此外，按 1999 年 WHO/ISH 的定义分析理想血压（收缩压＜120mmHg 和舒张压＜80mmHg，不考虑是否服用降压药物），1991 年和 2002 年的理想血压率分别为 58% 和 44.5%[9]。

### （二）2002 年我国成年人群血压分类构成

2002 年我国成年人群血压分类构成见图 2-1-6。

**表 2-1-5　1991 年和 2002 年我国 15 岁及以上人群的血压分类变化**（单位：%）

| 血压分类 | 男性 | | | 女性 | | | 合计 | | |
| --- | --- | --- | --- | --- | --- | --- | --- | --- | --- |
| | 1991 年 | 2002 年 | 变化 | 1991 年 | 2002 年 | 变化 | 1991 年 | 2002 年 | 变化 |
| 正常血压 | 74.2 | 62.8 | ↓11.4 | 79.8 | 70.4 | ↓9.4 | 77.2 | 67.0 | ↓10.2 |
| 正常高值 | 11.6 | 14.3 | ↑2.7 | 7.7 | 10.4 | ↑2.7 | 9.6 | 12.2 | ↑2.6 |
| 1 级高血压 | 9.5 | 15.0 | ↑5.5 | 7.5 | 11.9 | ↑4.4 | 8.5 | 13.3 | ↑4.8 |

续表

| 血压分类 | 男性 | | | 女性 | | | 合计 | | |
|---|---|---|---|---|---|---|---|---|---|
| | 1991年 | 2002年 | 变化 | 1991年 | 2002年 | 变化 | 1991年 | 2002年 | 变化 |
| 2级高血压 | 3.0 | 5.5 | ↑2.5 | 3.2 | 4.9 | ↑1.7 | 3.1 | 5.2 | ↑2.1 |
| 3级高血压 | 1.9 | 2.4 | ↑0.5 | 1.8 | 2.3 | ↑0.5 | 1.6 | 2.4 | ↑0.8 |

注：按1999年WHO/ISH标准。正常血压：收缩压<130mmHg和（或）舒张压<85mmHg，或不服用降压药；正常高值血压：收缩压130～139mmHg和（或）舒张压85～89mmHg；高血压：收缩压≥140mmHg和（或）舒张压≥90mmHg，或近2周内服用降压药。高血压1级：收缩压140～159mmHg和（或）舒张压90～99mmHg；高血压2级：收缩压160～179mmHg和（或）舒张压100～109mmHg；高血压3级：收缩压≥180mmHg和（或）舒张压≥110mmHg。

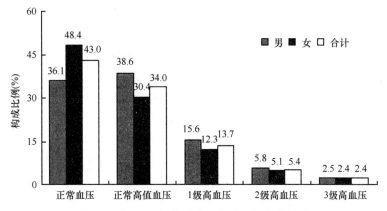

图2-1-6　2002年我国成年人群血压分类构成

根据《中国高血压防治指南（2005年修订版）》的定义进行血压分类。正常血压：收缩压<120mmHg和（或）舒张压<80mmHg，或不服用降压药；正常高值血压：收缩压120～139mmHg和（或）舒张压80～89mmHg，不服用降压药；高血压：收缩压≥140mmHg和（或）舒张压≥90mmHg，或近2周内服用降压药。高血压1级：收缩压140～159mmHg和（或）舒张压90～99mmHg；高血压2级：收缩压160～179mmHg和（或）舒张压100～109mmHg；高血压3级：收缩压≥180mmHg和（或）舒张压≥110mmHg（引自：李立明. 中国居民营养与健康状况调查报告之四：2002高血压. 北京：人民卫生出版社，2008：23-36.）

## 四、单纯收缩期高血压

### （一）1991年我国老年人群单纯收缩期高血压的流行状况

据1991年全国高血压抽样调查，我国60岁及以上老年人的单纯收缩期高血压（isolated systolic hypertension，ISH）患病率为21.5%，占老年高血压总人数的53.2%（表2-1-6）[11]。

**表2-1-6　我国60岁及以上人群ISH患病率**（单位：%）

| 年龄组（岁） | 男 | 女 | 合计 |
|---|---|---|---|
| 60～64 | 11.1 | 15.7 | 13.5 |
| 65～69 | 17.3 | 22.9 | 20.2 |
| 70～74 | 22.8 | 29.5 | 26.3 |
| 75～79 | 28.4 | 35.4 | 32.8 |
| ≥80 | 30.5 | 39.5 | 35.9 |
| 合计 | 18.0 | 24.6 | 21.5 |

### （二）2002年我国成年人群单纯收缩期高血压的流行状况

2002年的调查结果显示，我国成年人ISH的标化患病率为6.0%，男性为5.4%，女性为6.9%。据此估计我国成年人群中ISH的患病人数约为5000万[9]。

**1. 地区差异**　2002年，ISH的患病率也表现为北高南低，但与总体高血压患病率不同的是，无论南方、北方，女性均高于男性，农村高于城市（表2-1-7）。60岁以上成年高血压患者ISH标化患病率南北方的城市之间差别不大，而南方农村远高于北方农村（图2-1-7）。

**表2-1-7　2002年南北方18岁以上成年人群ISH标化患病率**（单位：%）

| | 城市 | | 农村 | |
|---|---|---|---|---|
| | 南方 | 北方 | 南方 | 北方 |
| 男性 | 4.5 | 5.4 | 5.1 | 5.9 |
| 女性 | 6.6 | 6.8 | 6.5 | 7.5 |
| 合计 | 5.6 | 6.0 | 5.7 | 6.7 |

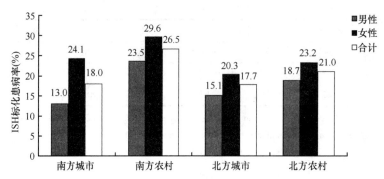

图 2-1-7 南北方 60 岁以上成年高血压患者 ISH 标化患病率

各年龄组患病率均调整地区构成（引自：李立明. 中国居民营养与健康状况调查报告之四：2002 高血压. 北京：人民卫生出版社，2008：37-48.）

**2. 年龄性别差异** 整体上 ISH 患病率随年龄增长而增加，尤其是 40 岁以后更为明显。在 40 岁之前，男性高于女性；40 岁之后，女性高于男性（图 2-1-8）。对于 60 岁及以上人群，ISH 的患病率为 25.1%，且表现为城市高于乡村、女性高于男性。在农村，一类地区最高，四类地区最低（表 2-1-8）。尽管大概仍表现为北方高于南方，但地区差异相对较小（表 2-1-8，表 2-1-9）。

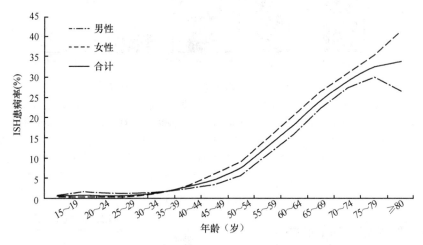

图 2-1-8 我国不同年龄性别人群的 ISH 标化患病率

各年龄组患病率均调整地区构成（引自：李立明. 中国居民营养与健康状况调查报告之四：2002 高血压. 北京：人民卫生出版社，2008：43.）

表 2-1-8 2002 年我国城乡 60 岁及以上人群 ISH 标化患病率（单位：%）

|  | 合计 | 城市 | 农村 | 大城市 | 中小城市 | 一类地区 | 二类地区 | 三类地区 | 四类地区 |
|---|---|---|---|---|---|---|---|---|---|
| 男性 | 22.2 | 22.4 | 22.1 | 23.6 | 21.8 | 26.1 | 22.8 | 20.0 | 16.1 |
| 女性 | 28.3 | 29.5 | 27.8 | 31.2 | 28.8 | 32.6 | 27.7 | 29.5 | 20.4 |
| 合计 | 25.1 | 26.0 | 24.8 | 27.7 | 25.3 | 29.3 | 24.9 | 24.6 | 18.3 |

表 2-1-9 2002 年我国南北方 60 岁及以上人群 ISH 标化患病率（单位：%）

|  | 城市 | | 农村 | |
|---|---|---|---|---|
|  | 南方 | 北方 | 南方 | 北方 |
| 男性 | 22.5 | 22.3 | 21.1 | 22.5 |
| 女性 | 29.1 | 29.7 | 26.8 | 29.1 |
| 合计 | 25.8 | 26.1 | 24.0 | 25.6 |

**3. 新疆35岁及以上人群ISH的流行状况** 2007～ 2010 年新疆 14 618 名 35 岁及以上人群的调查结果

显示，ISH 的患病率为 11.95%，女性高于男性
（12.92%和10.84%）；随着年龄的增高，ISH 的患
病率也呈明显的上升趋势[12]。

2010 年采用随机整群抽样的方法对新疆乌
鲁木齐不同民族 60 岁以上的 3416 名老年人进
行的 ISH 的患病率调查，结果显示维吾尔族和
哈萨克族人群的高血压患病率分别约为 25%和
20%（表 2-1-10）[13]。

表 2-1-10　我国不同民族、性别老年（60 岁以上）人群 ISH 患
病率[单位：例（%）]

|  | 汉族<br>（n=1435） | 维吾尔族<br>（n=1040） | 哈萨克族<br>（n=482） |
|---|---|---|---|
| 男性 | 165（23.11） | 137（24.16） | 54（19.71） |
| 女性 | 232（32.18） | 123（26.00） | 43（20.67） |
| 合计 | 397（27.67） | 260（25.00） | 97（20.12） |

# 五、正常高值血压患病率

## （一）不同时期正常高值血压的患病率

1991～2009 年中国营养与健康研究（CHNS）
在全国 9 个省份分别于 1991 年、1993 年、1997 年、
2000 年、2004 年、2006 年和 2009 年对 18 岁及以
上成人进行了 7 次横断面调查，结果显示正常高值
血压的患病率从 1991 年的 29.4%增加到 2009 年的
38.7%，呈现明显的上升趋势（表 2-1-11）[14]。

2002 年与 1991 年比较，正常高值血压患病
率升高了 16.6%，其中 18～45 岁中青年男性的正
常高值血压检出率最高，提示需对这一群体予以
早期干预。18～45 岁男性的正常高值血压患病率
明显高于女性，45 岁以后男女性别差距逐渐缩小
（表 2-1-12）[9]。

表 2-1-11　1991～2009 年期间 7 次横断面调查中国成人正常高值血压患病率的变化

| 年龄<br>（岁） | 1991 年 | | 1993 年 | | 1997 年 | | 2000 年 | | 2004 年 | | 2006 年 | | 2009 年 | |
|---|---|---|---|---|---|---|---|---|---|---|---|---|---|---|
| | n | 患病率<br>（%） | n | 患病率<br>（%） | n | 患病率<br>（%） | n | 患病率<br>（%） | n | 患病率<br>（%） | n | 患病率<br>（%） | n | 患病率<br>（%） |
| 18～39 | 4517 | 26.8 | 3953 | 31.2 | 3788 | 36.2 | 3869 | 37.3 | 2841 | 41.7 | 2551 | 41.4 | 2202 | 37.8 |
| 40～59 | 2657 | 33.6 | 2712 | 37.4 | 3192 | 39.0 | 3796 | 41.5 | 3962 | 42.6 | 4175 | 43.7 | 3868 | 42.8 |
| ≥60 | 1252 | 30.3 | 1240 | 32.4 | 1529 | 33.0 | 1804 | 34.1 | 2044 | 32.0 | 2254 | 33.8 | 2433 | 33.5 |

表 2-1-12　中国不同时期成年人正常高值血压检出率（单位：%）

| 年龄组 | 男性 | | 女性 | | 合计 | |
|---|---|---|---|---|---|---|
| | 2002 年 | 1991 年 | 2002 年 | 1991 年 | 2002 年 | 1991 年 |
| 18～24 | 37.0 | 34.8 | 23.4 | 16.8 | 28.5 | 25.4 |
| 25～34 | 40.3 | 36.0 | 25.1 | 17.4 | 30.9 | 26.0 |
| 35～44 | 41.7 | 36.5 | 32.8 | 24.7 | 36.7 | 30.2 |
| 45～54 | 40.3 | 35.9 | 36.1 | 30.2 | 38.0 | 32.9 |
| 55～64 | 36.7 | 33.8 | 33.2 | 31.7 | 34.9 | 32.7 |
| 65～74 | 31.6 | 32.3 | 28.9 | 30.1 | 30.3 | 31.2 |
| ≥75 | 29.3 | 30.5 | 27.0 | 27.4 | 28.1 | 28.7 |
| 合计 | 38.6 | 35.2 | 30.4 | 23.5 | 34.0 | 29.0 |
| 标化率 | 39.4* | 35.3** | 30.0* | 23.6** | 33.8* | 29.0** |

*经年龄调整（按 2000 年标准人口调整的患病率）；**按 2000 年标准人口调整的患病率。

## （二）中国不同地区人群正常高值血压的患病率

近年来，各地也陆续开展了一些地区性正

常高值血压患病率的调查。不同地区的结果有较大
的差别，部分调查结果汇总见表 2-1-13[15-18]。

表 2-1-13　中国不同地区人群正常高值血压患病率

| 地区 | 调查时间（年） | 年龄（岁） | 样本数 | 患病率（%） | 男/女患病率（%） |
|---|---|---|---|---|---|
| 浙江省[15] | 2010 | ≥18 | 17 437 | 34.39 | 38.57/30.70 |
| 山东省[16] | 2011 | 18～69 | 15 350 | 37.1 | — |
| 广东省佛山市顺德区[17] | 2011～2013 | ≥35 | 5 362 | 38.6 | 43.5/32.2 |
| 东北农村地区[18] | 2013 | ≥35 | 11 576 | 33.7 | 35.1/32.5 |

# 第二节　我国人群血压水平流行特征

血压水平与心血管病发病危险的关系是连续性的。1979 年，我国人群血压水平也和患病率一样北高南低，中部居中[7]。

## 一、2002 年我国人群平均血压水平分布特征

### （一）不同年龄人群血压水平

2002 年中国居民营养与健康状况调查结果显示，我国人群的平均血压水平随年龄的增加而增加。在 45 岁前，男性的收缩压高于女性，之后，则女性收缩压高于男性。尽管女性的舒张压水平在各年龄段均低于男性，但 45 岁以后这种差距在缩小（表 2-1-14）。

表 2-1-14　2002 年中国 15～74 岁人群平均血压水平

| 年龄（岁） | 收缩压（mmHg） | | 舒张压（mmHg） | |
|---|---|---|---|---|
| | 男 | 女 | 男 | 女 |
| 15～24 | 112.4 | 107.6 | 71.9 | 69.8 |
| 25～34 | 115.7 | 109.4 | 75.6 | 71.5 |
| 35～44 | 118.4 | 114.8 | 78.1 | 74.9 |
| 45～54 | 122.9 | 123.1 | 80.0 | 78.3 |
| 55～64 | 129.3 | 130.4 | 80.7 | 79.1 |
| 65～74 | 135.2 | 136.8 | 79.8 | 78.7 |

### （二）不同民族人群血压水平

分析 2002 年调查不同民族的高血压数据显示，在可用于分析的 15 岁以上人群 152 683 份资料中，满族男性、女性的平均收缩压水平最高，分别为 126.2mmHg 和 125.7mmHg；而藏族男性、女性的平均舒张压水平最高，分别为 85.7mmHg 和 81.6mmHg（表 2-1-15）[9]。

2007 年云南省 8 州县 5000 余名不同民族 15～

69 岁慢性病检测对象的血压水平见表 2-1-16[19]。

表 2-1-15　2002 年中国不同民族 15 岁及以上人群平均血压水平

| 民族 | 收缩压（mmHg） | | 舒张压（mmHg） | |
|---|---|---|---|---|
| | 男 | 女 | 男 | 女 |
| 汉族 | 123.3 | 120.3 | 78.6 | 75.9 |
| 蒙古族 | 123.3 | 123.3 | 78.2 | 77.1 |
| 回族 | 120.4 | 118.3 | 78.2 | 75.3 |
| 藏族 | 124.8 | 117.0 | 85.7 | 81.6 |
| 苗族 | 116.2 | 111.0 | 73.0 | 69.7 |
| 壮族 | 123.8 | 116.7 | 77.4 | 72.7 |
| 布依族 | 119.7 | 117.3 | 77.1 | 73.5 |
| 满族 | 126.2 | 125.7 | 79.4 | 77.7 |
| 土家族 | 122.6 | 121.0 | 74.4 | 73.1 |
| 其他民族 | 118.2 | 114.3 | 76.9 | 74.6 |
| 合计 | 123.1 | 120.0 | 78.5 | 75.7 |

## 二、我国不同地区血压水平

### （一）北京市居民血压水平

2010 年北京市 18～79 岁常住人口收缩压平均值为 130mmHg，舒张压平均值为 82mmHg。

2014 年北京市常住居民血压调查结果表明，收缩压随着年龄的增长而升高，且各年龄组男性收缩压均高于女性；舒张压随着年龄的增长先升高后下降，且各年龄组男性舒张压均高于女性（表 2-1-17）[20]。

### （二）天津农村居民的血压变化趋势

2004 年天津市 239 万名农村居民的血压调查结果显示，天津 15 岁以上农村人群收缩压平均值为（125.9±18.99）mmHg，男性为（127.17±17.84）mmHg，女性为（124.75±19.92）mmHg。舒张压的平均值为（80.44±10.77）mmHg，男性为（81.28±10.4）mmHg，女性为（79.65±11.01）mmHg。不同年龄血压均值见图 2-1-9[21]。

表 2-1-16　云南省不同民族 15～69 岁慢性病检测对象的血压水平（$\bar{x}\pm s$，mmHg）

| 民族 | 男性 | | | 女性 | | |
|---|---|---|---|---|---|---|
| | 样本数 | 收缩压 | 舒张压 | 样本数 | 收缩压 | 舒张压 |
| 汉族 | 1237 | 127.8±18.0 | 80.1±10.5 | 1363 | 127.0±21.0 | 78.9±11.0 |
| 傣族 | 276 | 131.1±19.0 | 78.5±14.2 | 288 | 128.0±22.5 | 77.3±13.1 |
| 傈僳族 | 236 | 126.3±15.7 | 79.3±11.1 | 192 | 120.8±14.4 | 76.0±9.9 |
| 白族 | 190 | 133.2±21.1 | 81.9±11.7 | 173 | 127.8±21.0 | 78.6±11.8 |
| 壮族 | 181 | 127.3±19.4 | 78.7±12.6 | 174 | 125.8±22.4 | 76.0±12.2 |
| 彝族 | 98 | 127.8±18.2 | 78.8±11.6 | 100 | 128.5±24.9 | 79.6±13.3 |
| 回族 | 74 | 128.2±19.3 | 80.9±12.2 | 98 | 132.3±27.0 | 81.5±13.1 |
| 苗族 | 77 | 126.1±15.1 | 78.4±11.1 | 71 | 123.8±13.0 | 75.5±9.0 |
| 哈尼族 | 63 | 125.3±15.8 | 77.4±11.4 | 63 | 118.7±16.7 | 73.0±11.0 |
| 其他 | 73 | 125.6±14.0 | 80.4±9.0 | 72 | 126.6±21.7 | 79.5±12.5 |
| 合计 | 2505 | 128.2±18.2 | 79.8±11.4 | 2594 | 126.6±21.2 | 78.2±11.6 |

表 2-1-17　2014 年北京市常住居民平均收缩压和舒张压水平（单位：mmHg）

| 年龄（岁） | 男性 | | 女性 | | 合计 | |
|---|---|---|---|---|---|---|
| | 收缩压 | 舒张压 | 收缩压 | 舒张压 | 收缩压 | 舒张压 |
| 18～44 | 127.0 | 80.6 | 117.6 | 76.3 | 122.0 | 78.3 |
| 45～59 | 136.0 | 85.7 | 130.3 | 80.5 | 133.0 | 82.9 |
| 60～79 | 141.5 | 81.5 | 140.2 | 77.9 | 140.8 | 79.4 |
| 合计 | 132.3 | 87.1 | 125.8 | 78.1 | 128.8 | 80.3 |

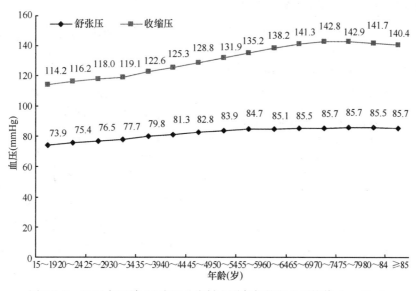

图 2-1-9　2004 年天津 15 岁以上农村人群各年龄段血压均值（mmHg）

# 第三节　我国人群高血压发病率

## 一、我国 10 组人群高血压发病率

1982～1985 年，用统一设计、统一表格和统一标准化的调查方法，并按照国际规定方法测量血压，对北京、河北迁安、哈尔滨、山西盂县、陕西汉中、江苏金坛、广西武鸣不同地区、不同职业的 10 组年

龄在 35～64 岁中年人群进行基线调查；并于 1988～1989 年，在相同季节对上述人群中的 20 641 人进行复查。结果发现：经过对 10 组人群中基线血压正常的中年男女进行平均 5 年的随访，临界及以上高血压[收缩压≥140mmHg 和（或）舒张压≥90mmHg；或在复查前 2 周服用降压药物]发病率男性为 3.27%，女性为 2.68%。发病率呈北方高、南方低的趋势。北方农民人群无论是男性还是女性，发病率

均高于南方，如表 2-1-18 所示。年均发病率最低为处于我国南方的广西武鸣农民（0.76%）；最高为北方哈尔滨农民（5.62%）[22]。

有研究对 10 525 名 40 岁以上非高血压患者于 1991～2000 年进行了平均 8.2 年的随访，其中 28.9% 的男性和 26.9%的女性发展为高血压（图 2-1-10）[23]。

**表 2-1-18　北方、南方农民高血压标化发病率**

| 组别 | 标化发病率 | |
| --- | --- | --- |
| | 男性（%） | 女性（%） |
| 北方农民 | 4.58 | 4.00 |
| 南方农民 | 1.50 | 1.34 |

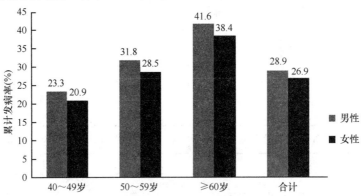

图 2-1-10　不同性别年龄人群 8.2 年高血压累计发病率

## 二、辽宁省农村地区高血压发病率

2004～2006 年对辽宁农村 24 360 名 35 岁以上非高血压者进行了平均 28 个月的随访，结果显示：29.6% 的男性和 23.4%的女性发展为高血压。经年龄调整后，男性的发病率高于女性（12.75/100 人·年和 10.04/100 人·年）（表 2-1-19）[24]。

**表 2-1-19　辽宁省农村地区不同性别年龄别高血压发病率（1/100 人·年）**

| 年龄（岁） | 男性（95% CI） | 女性（95% CI） |
| --- | --- | --- |
| 35～44 | 9.52（9.01～10.04） | 6.78（6.36～7.23） |
| 45～54 | 13.80（13.08～14.54） | 10.74（10.09～11.42） |
| 55～64 | 16.27（15.23～17.35） | 14.45（13.41～15.53） |
| ≥65 | 18.57（17.05～20.17） | 17.95（16.37～19.61） |

# 第四节　我国高血压的治疗控制情况

## 一、不同时期我国高血压的治疗控制状况

根据 1991 年全国性抽样调查结果，我国相应时期的高血压治疗控制状况见表 2-1-20[7]。

利用 1991～2009 年全国 9 个省 18～74 岁成年人群的中国居民健康与营养调查（CHNS）的 7 次横断面调查数据，分析人群高血压知晓率、治疗率和控制率的变化。结果整体来看，高血压的知晓率、治疗率、控制率呈上升趋势，但依旧处于较低水平。2009 年高血压的知晓率、治疗率和控制率分别为 26.1%、22.8%和 6.1%[6, 7]（图 2-1-11）。

**表 2-1-20　1991 年我国人群高血压知晓率、治疗率和控制率（单位：%）**

| | | 知晓率 | 治疗率 | 控制率 |
| --- | --- | --- | --- | --- |
| 城市 | 男性 | 32.1 | 14.7 | 3.3 |
| | 女性 | 39.4 | 19.7 | 4.9 |
| | 合计 | 35.6 | 17.1 | 4.1 |
| 农村 | 男性 | 11.7 | 4.4 | 1.0 |
| | 女性 | 15.9 | 6.4 | 1.4 |
| | 合计 | 13.9 | 5.4 | 1.2 |
| 总计 | | 26.3 | 12.1 | 2.8 |

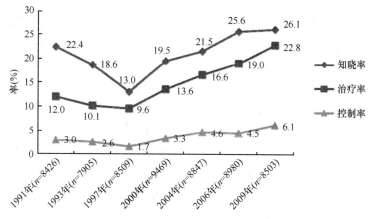

图 2-1-11　1991～2009 年我国 9 个省人群的高血压知晓率、治疗率和控制率

2002 年我国人群高血压知晓率为 30.2%，治疗率为 24.7%，控制率为 6.1%；对于接受治疗的患者，控制率为 25%。随着年龄的增加，知晓率、治疗率和控制率均升高，而且城市高于农村[24]（表 2-1-21）。

表 2-1-21　2002 年我国城乡不同年龄组高血压患者的知晓率、治疗率和控制率

|  | 年龄（岁） | 城市（%） | 乡村（%） | 合计（%） |
|---|---|---|---|---|
| 知晓率 | 18～44 | 17.8 | 11.6 | 13.6 |
|  | 45～59 | 40.8 | 25.1 | 31.0 |
|  | ≥60 | 48.5 | 26.8 | 37.6 |
|  | 合计 | 41.1 | 22.5 | 30.2 |
| 治疗率 | 18～44 | 11.8 | 7.9 | 9.1 |
|  | 45～59 | 34.1 | 19.4 | 25.0 |
|  | ≥60 | 43.1 | 21.3 | 32.2 |
|  | 合计 | 35.1 | 17.4 | 24.7 |
| 控制率 | 18～44 | 4.2 | 2.1 | 2.7 |
|  | 45～59 | 10.0 | 3.8 | 6.2 |
|  | ≥60 | 11.3 | 3.9 | 7.6 |
|  | 合计 | 9.7 | 3.5 | 6.1 |
| 治疗控制率 | 18～44 | 36.3 | 26.8 | 30.7 |
|  | 45～59 | 29.7 | 20.2 | 25.2 |
|  | ≥60 | 26.6 | 19.1 | 24.1 |
|  | 合计 | 28.2 | 20.4 | 25.0 |

2012 年我国人群高血压知晓率为 46.5%，治疗率为 41.1%，控制率为 13.8%；对于接受治疗的患者，控制率达到 33.6%[1]。2002 年与 2012 年我国城乡 15 岁以上人群高血压的知晓率、治疗率、控制率及治疗控制率比较见表 2-1-22[1, 9]。

表 2-1-22　2002 年与 2012 年我国 15 岁以上人群高血压的知晓率、治疗率和控制率（单位：%）

续表

|  | 2002 年 | | | 2012 年 | | |
|---|---|---|---|---|---|---|
|  | 全国 | 城市 | 乡村 | 全国 | 城市 | 乡村 |
| 知晓率 | 30.2 | 41.1 | 22.5 | 46.5 | 52.7 | 39.5 |
| 治疗率 | 24.7 | 35.1 | 17.4 | 41.1 | 47.9 | 33.4 |
| 控制率 | 6.1 | 9.7 | 3.5 | 13.8 | 17.9 | 9.2 |
| 治疗控制率 | 25.0 | 28.2 | 20.4 | 33.6 | 37.3 | 27.6 |

## 二、我国部分地区的高血压控制状况

2005～2007 年对辽宁省 45 925 名 35 岁以上农村居民的调查显示，在高血压患者中，知晓率为

29.5%，治疗率仅为 20.2%，控制率更是仅 0.9%。在知道自己患有高血压的患者中，治疗率不足 70%（仅 68.6%）；在服用降压药的患者中，控制率只有 4.5%[23]。2007～2008 年对河南省新安县 18 岁及以上常住居民 20 194 人的调查显示，该农村人群高血压知晓率为 65.0%，治疗率为 62.2%，控制率为 19.4%，接受治疗者的控制率为 31.3%[26]。2007 年对重庆市中梁山地区 7 个社区 12 301 名居民进行调查，知晓率、治疗率、控制率分别为 46.5%、29.3%、7.2%，治疗控制率为 23.1%[27]。2008 年徐州市共调查 20～75 岁常住人口 17 500 人，在高血压患者中，42.19%知道自己患有高血压，34.1%的患者服用降压药，9.3%的患者血压得到控制[28]。2008 年对山东农村 16 364 名年龄≥25 岁常住居民的调查显示，26.2%知道自己患有高血压，22.1%正在服用降压药，3.9%血压得到了控制（＜140/90mmHg）。年龄越大，高血压的知晓率、治疗率和控制率情况越好，但是接受治疗的高血压患者的血压控制率随年龄的增长逐渐下降[29]（表 2-1-23）。

北京市行为危险因素监测调查结果显示，与 2008 年比较，2014 年北京市 18～79 岁常住居民的高血压患病率增加，同时，高血压的知晓率、治疗率和控制率均有所上升（图 2-1-12）[30, 31]。

表 2-1-23 我国部分地区的高血压知晓率、治疗率和控制率

| 年份 | 地区 | 调查人数（人） | 年龄（岁） | 知晓率（%） | 治疗率（%） | 控制率（%） | 治疗控制率（%） |
|---|---|---|---|---|---|---|---|
| 2005～2007 | 辽宁省 | 45 925 | ≥35 | 29.5 | 20.2 | 0.9 | 4.5 |
| 2007～2008 | 河南省新安县 | 20 194 | ≥18 | 65.0 | 62.2 | 19.4 | 31.3 |
| 2007 | 重庆中梁山地区 | 12 301 | | 46.5 | 29.3 | 7.2 | 23.1 |
| 2008 | 山东农村 | 16 364 | ≥25 | 26.2 | 22.1 | 3.9 | — |
| 2008 | 徐州市 | 17 500 | 20～75 | 42.2 | 34.1 | 9.3 | — |

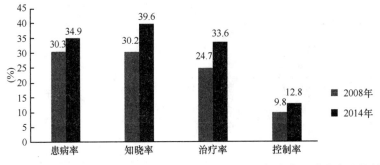

图 2-1-12 2008 年、2014 年北京市 18～79 岁人群高血压的知晓率、治疗率和控制率比较

## 第五节 高血压危险因素及其流行特征

除遗传因素外，高血压的发病危险因素包括高钠低钾膳食、超重和肥胖、过量饮酒、精神紧张、高血压家族史、缺乏体力活动、年龄、三酰甘油（TG）和总胆固醇（TC）偏高、高密度脂蛋白胆固醇（HDL-C）偏低等。随着高血压危险因素聚集数目的增加，高血压的患病风险增加。

对 2002 年的调查资料深入分析显示：有高血压家族史者患病风险是没有家族史者的 2 倍，饮酒量越高风险越高。相对于正常体重者来说，超重、肥胖者患病风险增高。无论三酰甘油、胆固醇，还是 HDL-C，只要异常其患病风险就高于正常者（表 2-1-24）[9]。

表 2-1-24 中国人群不同危险因素高血压的患病风险

| 危险因素 | 危险因素水平 | 患病率（%） | OR（95% CI） |
|---|---|---|---|
| 高血压家族史 | 无 | 18.22 | 1 |
| | 有 | 30.38 | 1.96（1.90，2.20） |
| 酒精摄入量（g/d） | ＜4.8 | 24.04 | 1 |

续表

| 危险因素 | 危险因素水平 | 患病率（%） | OR（95% CI） |
|---|---|---|---|
| | ≥4.80，<10.51 | 23.65 | 0.98（0.86，1.12） |
| | ≥10.51，<19.94 | 26.25 | 1.13（0.99，1.28） |
| | ≥19.94，<40.03 | 30.2 | 1.37（1.2，1.55） |
| | ≥40.03 | 35.22 | 1.72（1.52，1.94） |
| 超重肥胖* | 消瘦 | 13.7 | 0.8（0.8，0.9） |
| | 正常 | 16.5 | 1.0 |
| | 超重 | 33.3 | 2.5（2.5，2.6） |
| | 肥胖 | 51.2 | 5.3（5.1，5.5） |
| 三酰甘油 | 正常 | 20.69 | 1 |
| | 偏高 | 37.2 | 2，27（2.15，2.4） |
| 胆固醇 | 正常 | 21.29 | 1 |
| | 偏高 | 43.26 | 2.82（2.56，3.11） |
| 高密度脂蛋白 | 正常 | 22.68 | 1 |
| | 偏低 | 25.47 | 1.17（1.08，1.260） |

* 超重，$BMI \geq 24kg/m^2$；肥胖，$BMI \geq 28kg/m^2$。

## 一、血压水平与高血压的关系

1996 年中美心血管病和心肺疾病流行病学合作研究报道，对 3804 名血压正常的 35～54 岁中年男性随访 4 年中，基线收缩压每增高 1 个标准差（11.2mmHg），发生高血压的危险增加 3.17 倍（2.73～3.68 倍）。1996 年我国 10 组人群研究报告，对 17 097 名血压正常（<140/90mmHg）的队列人群随访 5 年，基线收缩压每增高 10mmHg，确定高血压的发病危险增高 71.5%，舒张压每升高 10mmHg，确定高血压的发病风险增高 102.4%。可见血压正常偏高本身就是高血压的发病危险因素之一[22]。

## 二、性别和年龄对高血压患病及平均血压水平的影响

年龄是高血压不可改变的危险因素，世界大部分地区人群高血压患病率及平均血压水平无论男性、女性，均随年龄的增长而增高。女性 50 岁以后这种增高尤为明显。收缩压一般随年龄持续增高，而舒张压则上升至 55～60 岁后渐趋平缓。年幼时血压偏高者其血压随年龄增高的趋势更为显著，即在低年龄时血压在相同年龄的人群中偏高者，年龄稍长后血压仍保持在同年龄组人群中血压偏高的水平，此现象称为"轨迹现象"。我国城乡人群血压及高血压患病率随年龄增高的现象也很明显。1979 年全国抽样调查结果显示，高血压患病率在 40 岁开始明显增高，城市人群在 35 岁以后即显著上升，农村人群则多在 40 岁以后，且上升缓慢。根据我国 10 组人群对比研究结果，工人及渔民平均收缩压水平多在 45 岁以后显著上升，农民则常在 50 岁以上才明显上升；舒张压水平则在 35～60 岁逐步缓慢上升，似无明显突增阶段[6]。

1991 年的调查结果显示：我国人群高血压患病率随着年龄的增长而增加，≥75 岁者患病率高达 51%。60 岁以后女性患病率高于男性（表 2-1-25）[7]。

表 2-1-25 1991 年全国不同年龄人群高血压患病率（单位：%）

| 年龄（岁） | 男性 | 女性 | 合计 |
|---|---|---|---|
| 15～19 | 3.00 | 1.33 | 2.17 |
| 20～24 | 4.85 | 1.62 | 3.16 |
| 25～29 | 5.07 | 1.92 | 3.38 |
| 30～34 | 6.90 | 2.69 | 4.64 |
| 35～39 | 8.74 | 4.87 | 6.68 |
| 40～44 | 11.56 | 8.77 | 10.08 |
| 45～49 | 15.51 | 15.02 | 15.25 |
| 50～54 | 20.52 | 21.35 | 20.96 |
| 55～59 | 26.39 | 26.56 | 26.48 |
| 60～64 | 32.67 | 33.26 | 32.97 |
| 65～69 | 38.28 | 40.87 | 39.62 |
| 70～74 | 42.68 | 47.23 | 45.07 |
| ≥75 | 46.90 | 54.48 | 51.19 |
| 合计 | 14.39 | 12.84 | 13.57 |

注：收缩压≥140mmHg 和（或）舒张压≥90mmHg。

我国人群流行病学调查结果显示：随着年龄增长，高血压患病率成倍上升。利用 2002 年全国抽样调查资料分析发现，与男性 15～24 岁年龄组相比，65～74 岁组的患病率要高 14～15 倍。对于女性而言，相同年龄组比较，患病率高 27～30 倍。就不同年龄组性别间的相对风险看，45 岁前男性患病风险高于女性；45 岁之后，女性高于男性[9]。

## 三、体重与高血压

中国成人正常体重指数（BMI）为 19～24kg/m²，BMI≥24kg/m² 为超重，≥28kg/m² 为肥胖。我国人群血压水平和高血压患病率北方高于南方，与人群 BMI 差异相平行。我国 1990 年后的 24 万成人（＞20 岁）数据的汇总分析表明，BMI≥24kg/m² 者患高血压的危险是在 24kg/m² 以下者的 2.5 倍，BMI≥28kg/m² 的肥胖者中患高血压危险是 24kg/m² 以下者的 3.3 倍。向心性肥胖（男性腰围≥85cm、女性腰围≥80cm）者发生高血压的危险为腰围低于此界限者的 3.5 倍[32]。利用 1991 年第三次全国高血压抽样调查的 18 岁及以上 8.8 万余成年人的资料，分析不同 BMI 人群的心血管病患病率。发现随 BMI 的升高，高血压、心肌梗死和脑卒中的患病率呈增加趋势。多因素 Logistic 回归模型分析显示，调整年龄、吸烟和饮酒量后，以 BMI＜25kg/m² 为基线组，BMI≥25～28kg/m²（不包括 28kg/m²）组人群高血压、心肌梗死和脑卒中的患病危险分别是基线组的 2.8 倍、3.1 倍和 2.6 倍（表 2-1-26，表 2-1-27）。

表 2-1-26 不同 BMI 人群高血压、心肌梗死和脑卒中患病率
（单位：%）

| BMI（kg/m²） | 高血压 | 心肌梗死 | 脑卒中 |
|---|---|---|---|
| ＜18 | 10.67 | 0.11 | 0.45 |
| 18～19 | 8.23 | 0.09 | 0.28 |
| 19～20 | 8.41 | 0.09 | 0.26 |
| 20～21 | 9.01 | 0.10 | 0.28 |
| 21～22 | 10.55 | 0.12 | 0.33 |
| 22～23 | 13.29 | 0.16 | 0.44 |
| 23～24 | 16.72 | 0.20 | 0.63 |
| 24～25 | 21.03 | 0.29 | 0.72 |
| 25～26 | 26.12 | 0.45 | 1.13 |
| 26～27 | 30.46 | 0.52 | 1.13 |
| 27～28 | 35.52 | 0.61 | 1.54 |
| 28～29 | 40.46 | 0.63 | 1.40 |
| 29～30 | 44.53 | 0.73 | 1.62 |
| ≥30 | 47.86 | 0.90 | 1.94 |
| 合计 | 14.3 | 0.19 | 0.51 |

注：卡方检验，$P<0.01$。

中美心血管病和心肺疾病流行病学合作研究在中国首次用队列人群前瞻性研究证实，高血压的发病危险因素有体重超重、体重增幅大和经常饮酒。BMI 每增加 1 个标准差（3kg/m²），4 年内发生高血压的相对危险在男性和女性分别增加 50% 和 57%；4 年内体重每增高 3.7kg，发生高血压的相对危险分别增加 35% 和 38%。以上说明控制超重肥胖、控制体重过快增长是预防高血压的重要措施[33]。一项前瞻性研究从 1992～2002 年随访了 10 年，共收集基线无高血压者 2115 例的完整数据，结果显示，10 年高血压累积发病率为 34.8%，调整了年龄、吸烟史、饮酒史和体育锻炼后，10 年高血压累积发病率随基线 BMI 水平的增高而上升（表 2-1-28）[34]。

表 2-1-27 多因素 Logistic 回归分析不同 BMI 人群患高血压、心肌梗死、脑卒中的危险性

| 心血管病种类 | OR（95% CI） | | |
|---|---|---|---|
| | BMI＜25kg/m² | BMI≥25kg/m² | BMI≥28kg/m² |
| 高血压 | 1 | 2.75（2.70～2.80） | 4.79（4.67～4.92） |
| 心肌梗死 | 1 | 3.11（2.77～3.49） | 4.01（3.46～4.62） |
| 脑卒中 | 1 | 2.56（2.38～2.75） | 2.92（2.65～3.21） |

表 2-1-28 基线 BMI 水平与 10 年高血压发病风险的关系

| BMI（kg/m²） | 男性 | 女性 | 合计 |
|---|---|---|---|
| | OR（95% CI） | OR（95% CI） | OR（95% CI） |
| ＜24 | — | — | — |
| 24～28（不包括 28） | 1.605（1.193～2.159） | 2.043（1.561～2.673） | 1.849（1.516～2.256） |
| ≥28 | 3.632（2.058～6.408） | 3.664（2.419～5.549） | 3.569（2.559～4.977） |

20 多年来，在中国九省市人群进行的中国居民营养与健康状况调查显示，人群超重、肥胖患病率呈

持续的上升趋势，超重加肥胖率由 1991 年的 24.7% 上升到 2011 年的 44.0%。根据《中国居民营养与慢性病状况报告》数据，2012 年中国 18 岁及以上成人超重率、肥胖率和向心性肥胖率分别达到 30.1%、11.9% 和 40.7%，与 2002 年相比，2012 年超重率和肥胖率分别上升 7.3 个百分点和 4.8 个百分点，均为城市高于农村[1,4]。

2002 年高血压调查资料分析发现，超重或肥胖人群的高血压患病率（男性为 38.46%，女性为 35.36%）明显高于无超重或肥胖人群（男性为 15.54%，女性为 11.88%），高血压患病风险是后者的 3 倍以上，且全身性肥胖伴向心性肥胖人群的患病率最高（表 2-1-29）[9]。

表 2-1-29　不同性别人群超重或肥胖对人群高血压患病率及患病风险的影响

| 超重或肥胖类型 | 男性 | | 女性 | |
|---|---|---|---|---|
| | 患病率（%） | OR（95%CI） | 患病率（%） | OR（95%CI） |
| 无超重或肥胖 | 15.54 | 1.00（参照） | 11.88 | 1.00（参照） |
| 有超重或肥胖 | 38.64 | 3.42（3.30，3.55） | 35.36 | 4.06（3.91，4.21） |
| 类型 Ⅰ | 31.15 | 2.46（2.26，2.67） | 29.07 | 3.04（2.83，3.27） |
| 类型 Ⅱ | 26.88 | 2.00（1.87，2.14） | 19.76 | 1.83（1.71，1.95） |
| 类型 Ⅲ | 39.67 | 3.57（3.41，3.74） | 37.38 | 4.43（4.23，4.64） |
| 类型 Ⅳ | 34.78 | 2.90（2.09，4.01） | 25.58 | 2.55（1.97，3.31） |
| 类型 Ⅴ | 54.15 | 6.42（6.02，6.84） | 51.18 | 7.78（7.36，8.21） |

注：各类型超重或肥胖的划分标准[参考中国肥胖问题工作组（WGOC）标准]如下。无超重或肥胖：$BMI < 24 kg/m^2$，腰围 < 85cm（男）或 < 80cm（女）；超重或肥胖：$BMI \geqslant 24 kg/m^2$，腰围 ≥ 85cm（男）或 ≥ 80cm（女）；类型 Ⅰ（单纯向心性肥胖）：$BMI < 24 kg/m^2$，腰围 ≥ 85cm（男）或 ≥ 80cm（女）；类型 Ⅱ（单纯超重）：$24 kg/m^2 \leqslant BMI < 28 kg/m^2$，腰围 < 85cm（男）或 < 80cm（女）；类型 Ⅲ（超重和向心性肥胖）：$24 kg/m^2 \leqslant BMI < 28 kg/m^2$，腰围 ≥ 85cm（男）或 ≥ 80cm（女）；类型 Ⅳ（单纯全身性肥胖）：$BMI \geqslant 28 kg/m^2$，腰围 < 85cm（男）或 < 80cm（女）；类型 Ⅴ（全身性肥胖伴向心性肥胖）：$BMI \geqslant 28 kg/m^2$，腰围 ≥ 85cm（男）或 ≥ 80cm（女）。

## 四、饮酒对高血压发病的影响

2000 年之前我国没有标准的人群饮酒的计算方法。1991 年第三次全国高血压抽样调查 90 余万人的结果显示：饮酒量和高血压患病率及收缩压和舒张压水平在不同年龄组、男性和女性人群均呈正相关。饮白酒每月 50～500ml 者的血压水平低于不饮酒及每月饮白酒 1500～3000ml 者（每月饮 1500ml 白酒，平均每天 50ml 白酒，约折合酒精 24g，即 2 标准杯），结果与西方人群研究的结果相似（多数研究表明，每天饮酒超过 3 标准杯，收缩压比不饮酒者高 3～4mmHg，舒张压比不饮酒者高 1～2mmHg；每天饮酒 5～6 标准杯，收缩压比不饮酒者高 5～6mmHg，舒张压比不饮酒者高 2～4mmHg。每天饮酒 6～7 标准杯，高血压患病率约高 100%）。

中美心血管病和心肺疾病流行病学合作研究在中国首次用队列人群前瞻性研究证实，经常饮酒者比不饮酒者，高血压发病的相对危险分别增高 40% 和 50%[33]。我国 10 组人群前瞻性队列研究也显示饮酒量与高血压发病呈正相关，饮白酒每增加

100g，高血压发病危险增高 19%～26%[22]。可见在我国人群中，饮酒也是高血压的发病危险因素[35]。

开滦研究从 2006 年 6 月开始，对 32 389 名男性煤矿工人经过 4 年的随访，发现每天的饮酒量为 0、1～24g、25～49g、50～99g、100～149g 和 ≥150g 者高血压累计发生率分别为 25.03%、28.82%、30.10%、37.07%、40.14% 和 42.49%。调整了年龄、体力活动、吸烟情况、工作类型、食盐摄入量、BMI、高胆固醇家族史和糖尿病后，随着饮酒量的增加，高血压的发生风险仍逐渐增加[36]。

## 五、膳食对高血压发病的影响

1983～1984 年在北京、广州 4 组人群进行心血管危险因素和膳食调查，1993～1994 年再次采用同样方法对上述人群进行除膳食外的全部项目复查。结果发现，蛋白质摄入量和高血压发病之间存在显著的负相关，钠摄入量与高血压发病存在显著的正相关，说明膳食蛋白质和钠可能是我国人群高血压发病的重要膳食因素[37]。

我国人群食盐摄入量高于西方国家。北方人群

食盐摄入量每人每天为 12~18g, 南方为 7~8g。膳食钠摄入量与血压水平呈显著相关性[38]。2008 年 1~6 月对上海长宁区 35~91 岁 19 519 名研究对象的调查结果显示,以摄盐量 6~12g/d 为参照,<6g/d 组和 >12g/d 组发生高血压的风险分别为 0.888 (95% CI 0.832~0.947)和 1.117 (95% CI 1.1016~1.227)[39]。2002 年中国居民营养与健康状况调查分析结果表明,食盐量越高,人群收缩压、舒张压水平越高(图 2-1-13)。与每天食盐摄入量 <6g 者相比,每天食盐摄入量 ≥12g 者患高血压的风险增加 14%,每天食盐摄入量 ≥18g 者患高血压的风险增加 27%[40]。

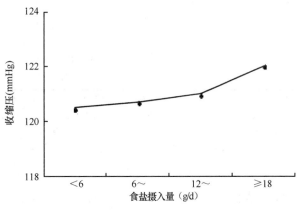

图 2-1-13 食盐摄入量与收缩压的关系

## 六、精神紧张与高血压

一项荟萃分析收集了截至 2014 年的 13 项符合要求的横断面研究,共 151 389 名研究对象;另有 8 项前瞻性研究的 80 146 名研究对象,分析结果显示,精神紧张者患高血压的风险分别是正常人群的 1.18 倍(95% CI:1.02~1.37)和 1.55 倍(95% CI:1.24~1.94)[41]。

## 七、身体活动不足与高血压的关系

业余静态生活时间(用于看电视、阅读、使用计算机和玩电子游戏的时间)越长,其 BMI 越大,血压越高,血糖、血脂均显著升高;与之相应的人群中超重/肥胖、高血压、糖尿病和血脂异常患病率也显著增加。与每天静态生活时间不足 1h 的人相比,静态生活时间超过 4h 者高血压患病风险增加 18%(表 2-1-30)。其中,看电视时间与上述慢性病的关系最为密切。每天看电视 4h 以上者高血压的患病风险比每天看电视不足 1h 者增加 19%。

## 八、多重危险因素聚集与高血压

上海市一项研究收集了 2008~2011 年 15 158 名 35~74 岁居民的数据,分析结果显示:随着危险因素(超重与向心性肥胖、家族遗传史、不适量饮酒、吸烟、血脂异常和高血糖)聚集数目的增加,年龄调整的高血压患病风险增加(表 2-1-31)[42]。

表 2-1-30 静态生活时间与相关慢性病患病相对风险的关系*

| 相关慢性病患病相对风险 (OR) | 每天平均(业余)静态生活时间(h/d) | | | | | 趋势检验 P |
| --- | --- | --- | --- | --- | --- | --- |
| | <1 | ≥1 且<2 | ≥2 且<3 | ≥3 且<4 | ≥4 | |
| | n=3 745 | n=7 699 | n=8 396 | n=12 093 | n=8 020 | |
| 超重/肥胖 | 1.00 | 1.41 | 1.55 | 1.76 | 1.99 | <0.0001 |
| 高血压 | 1.00 | 1.07 | 1.15 | 1.16 | 1.18 | 0.0016 |
| 糖尿病 | 1.00 | 1.25 | 1.35 | 1.55 | 1.50 | 0.0008 |
| 高胆固醇 | 1.00 | 1.21 | 1.36 | 1.59 | 1.81 | <0.0001 |
| 高三酰甘油 | 1.00 | 1.20 | 1.28 | 1.37 | 1.68 | <0.0001 |

*调整年龄、性别和地区。

表 2-1-31 危险因素聚集数目与高血压患病的关联

| 危险因素聚集个数 | 男性 | | | 女性 | | |
| --- | --- | --- | --- | --- | --- | --- |
| | 患病率(%) | OR(95% CI) | P | 患病率(%) | OR(95% CI) | P |
| 0 | 9.2 (35/380) | 1.000 | — | 10.7 (128/1196) | 1.000 | — |
| 1 | 24.8 (294/1185) | 3.157 (2.152~4.630) | <0.001 | 26.9 (784/2915) | 2.917 (2.374~3.585) | <0.001 |

| 危险因素聚集个数 | 男性 | | | 女性 | | |
|---|---|---|---|---|---|---|
| | 患病率（%） | OR（95% CI） | $P$ | 患病率（%） | OR（95% CI） | $P$ |
| 2 | 39.2（707/1804） | 6.428（4.435~9.319） | <0.001 | 47.4（1375/2900） | 6.499（5.307~7.959） | <0.001 |
| 3 | 52.5（922/1755） | 11.797（8.135~17.105） | <0.001 | 69.9（1029/1473） | 15.717（12.609~19.591） | <0.001 |
| 4 | 63.4（581/916） | 19.723（13.414~29.000） | <0.001 | 83.1（222/267） | 31.719（21.744~46.270） | <0.001 |
| ≥5 | 73.3（269/367） | 33.051（21.449~50.930） | <0.001 | — | — | — |

# 第六节 继发性高血压

继发性高血压占高血压人群的 5%～10%（3.7%～11%），中青年常见。继发性高血压的病因至少有 50 多种，以肾实质性损伤最为多见，其次为肾血管性疾病、原发性醛固酮增多症、嗜铬细胞瘤、皮质醇增多症等内分泌系统疾病及阻塞性睡眠呼吸暂停低通气综合征（OSAHS）等[43, 44]。

继发性高血压的患病率缺乏大样本资料。有研究报道，在 4 年间的 2274 例年龄在 14～92 岁的住院高血压患者中，继发性高血压占 14%[45]。新疆维吾尔自治区人民医院 1997～2005 年住院的 4642 例高血压患者的资料显示，继发性高血压占 14.76%；在青年中这一比例最大，为 21.9%；老年人中所占的比例最小，为 9.85%[46]。

分析 1999～2008 年新疆维吾尔自治区人民医院高血压专科住院患者病因构成发现，7809 例住院患者中继发性高血压占 24.9%。10 年间继发性高血压所占的比例逐年升高，从 1999 年 9.5%上升到 2008 年 39.3%（$P<0.001$）。病因构成中，睡眠呼吸暂停综合征（OSAS）和原发性醛固酮增多症（PA）所占的比例最高，OSAS 2008 年占 20.3%，1999 年占 0.6%；PA 2008 年占 5.3%，1999 年占 2.9%[47]。

1979 年在北京大学首钢医院 1076 例高血压患者中，筛查出继发性高血压 12 例（1.1%）；肾血管性高血压检出率约为 0.38%，病因以大动脉炎为主，其次为动脉粥样硬化。在中国医学科学院阜外医院 1021 例住院高血压患者中，筛查出继发性高血压 314 例（30.8%），其中肾实质性高血压为 6.6%，肾血管性高血压为 16.4%，内分泌性高血压为 5.7%[48]。广西大学附属柳州市人民医院 2007 年 1 月至 2010 年 12 月住院的 3207 例高血压患者中，继发性高血压患者 351 例，男性 111 例，女性 240 例，

男女比例为 0.46∶1。其中首位原因为肾性高血压，其次为 OSAHS，之后依次为原发性醛固酮增多症、甲状腺功能亢进、嗜铬细胞瘤、皮质醇增多症和主动脉狭窄[49]。

# 第七节 血压升高对脑卒中和冠心病发病的影响

高血压是中国人群最重要的心血管危险因素，与正常血压相比，高血压导致心血管病的相对危险高达 3～4 倍。研究表明，高血压是我国≥40 岁人群总死亡的第一危险因素，人群归因危险为 11.7%[50, 51]。

高血压是我国脑卒中发病的最重要危险因素，与正常血压比较，高血压患者脑卒中发生率增加 3～4 倍。我国 10 组人群研究表明，血压水平与脑卒中发病危险呈对数线性关系，基线收缩压每升高 10mmHg，脑卒中发生相对危险增加 49%（缺血性脑卒中增加 47%，出血性脑卒中增加 54%）；舒张压每升高 5mmHg，脑卒中危险增加 46%。东亚人群分析显示，中国和日本人群中，血压升高对脑卒中的发病作用强度为西方人群的 1.5 倍[52]。中国 11 个省市 26 787 名 35～64 岁人群研究提示，与血压正常人群比较，高血压患者的脑卒中事件发生相对危险为 4.1，即脑卒中发病危险增加 3 倍。我国 18 个省 36 家医院 18～45 岁脑卒中患者 6305 例的调查提示，脑卒中危险因素依次为高血压、吸烟、饮酒、心脏病及血脂异常。我国脑卒中发生危险的 40%～50%归因于高血压。控制高血压、高胆固醇、吸烟和糖尿病，缺血性心血管病发病危险可降低 80%，重点防治高血压和戒烟，缺血性心血管病的发病危险可降低 2/3[53]。

血压升高对于心血管病发病的相对危险是连续的，根据国家"六五"科技攻关队列研究结果，从

收缩压 110～119mmHg 开始，随收缩压水平每增高 10mmHg，与收缩压＜110mmHg 相比，冠心病和脑卒中事件的发病调整相对危险持续升高[55]。

我国 14 组人群生态学分析显示，人群的血压均值与脑卒中及冠心病发病率呈显著正相关，人群的舒张压每相差 5mmHg，冠心病发病率相差 15.6/10 万，脑卒中发病率相差 47/10 万。舒张压、血清胆固醇、高密度脂蛋白胆固醇（HDL-C）及 BMI 可共同解释冠心病发病率地区变异的 77%，舒张压均值、BMI 均值可共同解释脑卒中发病率地区变异的 65%。我国 10 组人群前瞻性研究，COX 分析结果表明，收缩压每增加 10mmHg，冠心病发病的相对危险增高 28%；舒张压每增加 5mmHg，冠心病发病的相对危险增高 24%，说明高血压是中国人群冠心病发病的独立危险因素。同样，该研究也发现，收缩压每增加 10mmHg，出血性脑卒中相对危险增加 54%，缺血性脑卒中相对危险增加 47%[54]。

另外有两项研究结果也显示，收缩压每增加 20mmHg 和舒张压每增加 10mmHg，心肌梗死危险增加 40%[56]。

我国人群血压水平升高与心血管病发生呈连续性正相关。我国人群血压从 110/75mmHg 开始，随

着血压水平的升高，心血管疾病发生危险逐渐增加。与＜110/75mmHg 比较，血压（120～129）/（80～84）mmHg 时，心血管发病相对危险增加 1 倍；血压（140～149）/（90～94）mmHg 时，心血管发病危险增加 2 倍；血压＞180/110mmHg 时，心血管发病危险增加 10 倍。从血压（120～129）/（80～84）mmHg 开始，随着血压水平的增加，急性冠心病事件发病危险持续上升，血压水平越高发病危险增加的幅度越大。在总的心血管病事件中，23.7%的急性冠心病事件可归因于高血压[53]。

对首都钢铁公司男性工人的前瞻性研究显示，人群的冠心病发病率随血压水平的上升而增高，收缩压在 120～139mmHg、140～159mmHg、≥160mmHg 水平者，其冠心病发病率分别是收缩压＜120mmHg 者的 1.6 倍、2.3 倍和 2.8 倍[57]。

有研究对 1520 例脑血管病病史患者随访 4 年，结果显示，血压升高也是脑卒中再次发生的重要危险因素（图 2-1-14）。脑血管病后降压治疗研究（PRO-China）表明基础血压和治疗 4 年平均血压水平与脑卒中再发有关，治疗后平均收缩压＞150mmHg 者脑卒中再发危险是＜110mmHg 的 8 倍；舒张压＞90mmHg 者是＜70mmHg 者的 5 倍[58]。

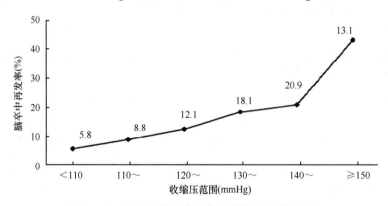

图 2-1-14　平均收缩压水平与脑卒中再发率的关系

（杨晓辉　姚崇华）

## 参 考 文 献

[1] 国家卫生和计划生育委员会疾病预防控制局. 中国居民营养与慢性病状况报告（2015 年）. 北京：人民卫生出版社，2015.

[2] 刘明波，李镒冲，刘世炜，等. 2010 年中国人群高血压疾病负担. 中华流行病学杂志，2014，35（6）：65-68.

[3] 《中国卫生和计划生育统计年鉴》编辑委员会. 中国卫生和计划生育统计年鉴 2015. 北京：中国协和医科大学出版社，2015：4.

[4] 李立明，饶克勤，孔灵芝，等. 中国居民 2002 年营养与健康状况调查. 中华流行病学杂志，2005，25（7）：478-484.

[5] 刘力生，陈孟勤，曾贵云，等. 高血压研究四十年. 中国医学科学院学报，2002，24（4）：401-408.

[6] 刘国仗，陈孟勤，周北凡，等. 我国高血压病研究的主要成就. 中华心血管病杂志，1999，27（8）：248-254.

[7] 全国高血压抽样调查协作组. 中国高血压的患病率、知晓率及治疗和控制状况：1991 年抽样调查结果. 中华高血压杂志，1995，3（增刊）：14-18.

[8] Wu YK, Lu CQ, Gao RC, et al. Nation-wide hypertension screening in China during 1979-1980. Chinese Medical Journal, 1982, 95（2）：

101-108.

[9] 李立明. 中国居民营养与健康状况调查报告之四：2002 高血压. 北京：人民卫生出版社，2008：49-90，150-171.

[10] 胡以松，姚崇华，王文志，等.2002 年中国部分民族高血压患病情况. 卫生研究，2006，35（5）：573-575.

[11] 吴锡桂，段秀芳，黄广勇，等. 我国老年人群单纯性收缩期高血压患病率及影响因素. 中华心血管病杂志，2003，31（6）：456-459.

[12] Liu F, Ma YT, Yang YN, et al. The prevalence of isolated systolic hypertension in adult populations from the Han, Uygur and Kazakh ethnic groups in Xinjiang, China. Blood Pressure, 2014, 23（3）：154-159.

[13] 依力米努尔·阿合买提江，米黑热古丽·艾尼瓦尔. 乌鲁木齐市不同民族老年 ISH 患病率及危险因素分析. 中国循证心血管医学杂志，2013，5（5）：500-502.

[14] Xi B, Liang Y, Reilly KH, et al. Trends in prevalence, awareness, treatment, and control of hypertension among Chinese adults 1991-2009. International Journal of Cardiology, 2012, 158（2）：326-329.

[15] 费方荣，叶真，丛黎明，等. 浙江省成年居民高血压前期患病率及其危险因素的研究. 中华流行病学杂志，2013，34（4）：311-315.

[16] 楚洁，王临虹，徐爱强. 山东省成年人高血压与高血压前期流行情况及影响因素分析. 预防医学杂志，2014，48（1）：12-17.

[17] Huang Y, Qiu W, Liu C, et al. Prevalence and risk factors associated with prehypertension in Shunde District, southern China. BMJ Open, 2014, 4（11）：e006551.

[18] Li Z, Guo X, Zheng L, et al. Prehypertension in rural northeastern China: results from the northeast China rural cardiovascular health study. Journal of Clinical Hypertension（Greenwich, Conn）, 2014, 16（9）：664-670.

[19] 肖义泽，陈杨，许雯，等. 云南省不同民族高血压患病率及血压平均水平分布特征分析. 心脑血管病防治，2010，10（1）：26-27，51.

[20] 北京市人民政府. 北京市 2015 年度卫生与人群健康状况报告. 北京：人民卫生出版社，2016：41-42.

[21] 解鸿翔，张宏，田惠光.2004 年天津市 15 岁以上农村居民血压现况分析. 中国慢性病预防与控制，2007，15：97-100.

[22] 吴锡桂，武阳丰，周北凡，等. 我国十组人群高血压发病率及影响因素. 中华医学杂志，1996，76（1）：24-29.

[23] Gu D, Wildman RP, Wu X, et al. Incidence and predictors of hypertension over 8 years among Chinese men and women. Journal of Hypertension, 2007, 25（3）：517-523.

[24] Dong GH, Sun ZQ, Zhang XZ, et al. Prevalence, awareness, treatment & control of hypertension in rural Liaoning province, China. The Indian Journal of Medical Research, 2008, 128（2）：122-127.

[25] 马玉霞，张兵，姜微波，等. 社会经济地位对中国 9 省（区）成年居民高血压患病率影响的研究. 中华流行病学杂志，2013，34（11）：1051-1054.

[26] 韩冰，余大海，王重建，等. 河南某农村人群高血压患病率、知晓率、治疗率和控制率调查. 郑州大学学报（医学版），2009，44（2）：337-339.

[27] 靖康宁，刘佳，罗世坤，等. 重庆市中梁山地区社区高血压病患病情况及危险因素研究. 重庆医学，2009，38（12）：1510-1511，1514.

[28] 陈培培，娄珍安，余加席，等. 徐州市居民高血压患病率、知晓率、治疗率及控制情况调查. 中华保健医学杂志，2010，12（1）：9-11.

[29] 李慧，孟庆跃，涂诗意，等. 山东农村居民高血压患病与控制状况. 中国卫生事业管理，2009，249（3）：185-186，187.

[30] 北京市人民政府. 北京市 2009 年度卫生与人群健康状况报告. 北京：人民卫生出版社，2010，10-11.

[31] 北京市人民政府. 北京市 2014 年度卫生与人群健康状况报告. 北京：人民卫生出版社，2015，13-14.

[32] 中国肥胖问题工作组. 我国成人体重指数和腰围对相关疾病危险因素异常的预测价值：适宜体重指数和腰围切点的研究. 中华流行病学杂志，2002，23（1）：5-10.

[33] 顾东风，黄广勇，吴锡桂. 中国人群体重指数及其与心脑血管病的关系. 中华医学杂志，2002，82（15）：1018-1021.

[34] 孙佳艺，赵冬，王薇，等. 体重指数对 10 年累积高血压发病危险的预测作用. 中华流行病学杂志，2009，30（5）：435-438.

[35] 刘力生. 高血压. 北京：人民卫生出版社，2001：33-36.

[36] Peng M, Wu S, Jiang X, et al. Long-term alcohol consumption is an independent risk factor of hypertension development in northern China: evidence from Kailuan study. Journal of Hypertension, 2013, 31（12）：2342-2347.

[37] 张林峰，赵连成，周北凡，等. 我国中年人群的营养素摄入状况与高血压发病关系的前瞻性研究. 中华心血管杂志，2005，33（9）：848-852.

[38] 中国高血压防治指南修订委员会. 中国高血压防治指南（2005 修订版）.高血压杂志，2005，134（增刊）：2-41.

[39] 张煜，张维，王姣锋，等. 上海市长宁区社区人群原发性高血压患病现况及危险因素的调查. 老年医学与保健，2012，18（1）：19-22.

[40] 王陇德，齐小秋，陈传宏，等. 中国居民营养与健康状况调查报告：2002 综合报告. 北京：人民卫生出版社，2005：68-70.

[41] Pan Y, Cai W, Cheng Q, et al. Association between anxiety and hypertension: a systematic review and meta-analysis of epidemiological studies. Neuropsychiatric Disease and Treatment, 2015, 11：1121-1130.

[42] 王耕，李立明，胡永华，等. 上海市社区人群高血压危险因素聚集与患病关系的研究. 中华流行病学杂志，2013，34（4）：307-310.

[43] 王继光，李利华. 高血压（3）继发性高血压的鉴别诊断和治疗（续2）. 中国循环杂志，2012，27（2）：85-86.

[44] 郑德裕. 再论鉴别高血压病因的重要意义. 中国循环杂志，2006，21（2）：81-82.

[45] 王志华，初少莉，陈绍行，等. 高血压住院患者病因及危险因素分析. 高血压杂志，2005，13：504-509.

[46] 李南方，王磊，周克明，等. 新疆维吾尔自治区人民医院住院高血压患者病因构成特点. 中华心血管病杂志，2007，35（9）：865-868.

[47] 李南方，林丽，王磊，等.1999～2008 年高血压专科住院患者病因构成的分析. 中华心血管病杂志，2010，38（10）：939-942.

[48] 谢晋湘，王淑玉，章湘谷，等. 首钢 1925 名高血压病人防治效果分析. 中国医学科学院学报，1980，2（2）：238-240.

[49] 易秋艳，张林潮. 柳州市高血压病因流行病学调查. 中华临床医师杂志（电子版），2011，5（20）：6102-6105.

[50] He J, Gu D, Wu X, et al. Major causes of death among men and women in China. The New England Journal of Medicine, 2005, 353（11）：1124-1134.

[51] He J, Gu D, Chen J, et al. Premature deaths attributable to blood pressure in China: a prospective cohort study. Lancet（London, England）, 2009, 374（9703）：1765-1772.

[52] 张红叶，杨军，周北凡，等. 我国十组人群脑卒中危险因素的前瞻性研究. 中国慢性病预防与控制，1996，4：150-152，72.

[53] 王薇，赵冬，刘静. 中国 35～64 岁人群血压水平与 10 年心血管病发病危险的前瞻性研究. 中华内科杂志，2004，43：730-734.

[54] Woodward M，Huxley H，Lam TH，et al. A comparison of the associations between risk factors and cardiovascular disease in Asia and Australasia. European Journal of Cardiovascular Prevention and Rehabilitation，2005，12（5）：484-491.

[55] 陶寿淇，吴锡桂，周北凡，等. 中国人群心血管病危险因素作用特点的前瞻性研究. 中华流行病学杂志，2005，26（1）：58-61.

[56] 岳寒，顾东风，吴锡桂，等. 首都钢铁公司 5137 名男工心肌梗死发病危险因素的研究. 中华预防医学杂，2004，38：43-46.

[57] 吴锡桂，郝建生，王家明，等. 北京首都钢铁公司男工冠心病发病危险因素前瞻性研究-血压，血清的胆固醇及吸烟与冠心病的关系. 中国循环杂志，1991，24：127-130.

[58] 王文，刘力生. 血压水平与脑卒中再发的关系——1520 例脑血管病患者随访 4 年. 高血压杂志，2003，11（2）：106-108.

# 我国高血压流行病学特征

在过去一个世纪，随着社会经济的发展和工业化程度的进步，人类生活方式发生了巨大改变，冠状动脉粥样硬化性心脏病（冠心病）和脑卒中所导致的死亡已替代传染病所导致的死亡，占据全球死因的首位。已有数据表明，目前全世界 30.9% 的死亡和 10.3% 的伤残调整寿命年数损失来自于心血管疾病[1]，其中每年有超过 760 万人死于高血压相关的心血管疾病，占全球全死因死亡 13.5%[2]。高血压是我国心血管疾病最主要的危险因素，也是我国心血管疾病死亡的主要原因[3, 4]。积极预防和控制高血压可以降低心血管疾病的发病率和死亡率[5]，是心血管疾病一级预防的关键环节。高血压发病率和患病率是反映疾病负担的指标，而知晓率、治疗率和控制率则是反映高血压防治情况的过程指标和效果指标。本章将系统综述我国具有全国代表性的大型流行病学队列研究和横断面研究证据，介绍我国高血压的发病率、患病率、知晓率、治疗率和控制率情况。

## 第一节 高血压现状及流行趋势

### 一、发病率及其变化趋势

由于缺乏大规模长期的队列研究，目前我国高血压发病率的数据仍然比较少，表 2-2-1 总结了我国有限的高血压发病率数据，这 4 项研究中高血压的定义均为：在基线血压正常的基础上，新发现收缩压 ≥140mmHg 和（或）舒张压 ≥90mmHg，和（或）2 周内服用降压药。中国心血管疾病流行病学多中心协作研究曾对我国部分地区 10 组人群进行了前瞻性研究，该研究的基线在 1982～1985 年，对北京、河北、黑龙江、山西、陕西、江苏、广西和浙江居民进行血压测量，共纳入了 25 656 名年龄为 35～59 岁的当地居民。该研究在 1988～1989 年对该人群进行血压复查，共 20 641 人参加了血压复查，将其中基线无高血压的 17 097 人作为高血压发病率的研究对象。该研究发现男性高血压年发病率约为 3.3%，女性发病率低于男性，约为 2.7%[6]。中国多省市心血管疾病危险因素前瞻性队列研究同样也报道了我国高血压发病率，该研究在 1992 年纳入 11 省市（包括北京、天津、内蒙古、辽宁、黑龙江、河南、宁夏、上海、浙江、广东及四川）年龄为 35～64 岁无心血管疾病的汉族人群，共 3899 名居民在 1992 年接受了血压检查且未患高血压，并在 2007 年接受了再次血压检查。该研究同样发现男性高血压年发病率高于女性，分别约为 3.2% 和 2.9%[7]。

表 2-2-1 4 项研究中我国居民高血压发病率数据

| 研究 | 年份 | | 地区 | 年龄（岁） | 性别 | 基线人数（名） | 年发病率（%） |
|---|---|---|---|---|---|---|---|
| | 基线 | 复查 | | | | | |
| 中国心血管疾病流行病学多中心协作研究[6] | 1982～1985 | 1988～1989 | 8 省 | 35～59 | 男 | 8758 | 3.27 |
| | | | | | 女 | 8339 | 2.68 |
| 中国多省市心血管疾病危险因素前瞻性队列研究[7] | 1992 | 2007 | 11 省市 | 35～64 | 男 | 1794 | 3.18 |
| | | | | | 女 | 2105 | 2.92 |
| 全国高血压调查流行病学随访研究[9] | 1991 | 1999～2000 | 9 省 | ≥40 | 男 | 5280 | 3.61 |
| | | | | | 女 | 5245 | 3.36 |

续表

| 研究 | 年份 | | 地区 | 年龄（岁） | 性别 | 基线人数（名） | 年发病率（%） |
| --- | --- | --- | --- | --- | --- | --- | --- |
| | 基线 | 复查 | | | | | |
| 中国健康与营养调查研究[8] | 1991 | 1997 | 9省 | ≥18 | 男 | 1908 | 3.4 |
| | | | | | 女 | 2199 | 2.6 |
| | 1993 | 2000 | | | 男 | 1858 | 3.2 |
| | | | | | 女 | 2210 | 2.6 |
| | 1997 | 2004 | | | 男 | 1910 | 3.5 |
| | | | | | 女 | 2231 | 2.7 |
| | 2000 | 2006 | | | 男 | 2101 | 3.8 |
| | | | | | 女 | 2594 | 2.8 |
| | 2004 | 2009 | | | 男 | 2017 | 6.0 |
| | | | | | 女 | 2506 | 4.7 |

另外一项我国居民高血压发病率的长期队列研究是中国健康与营养调查研究，该研究采用多阶段整群抽样设计，主要从我国辽宁、黑龙江、江苏、山东、河南、湖北、湖南、广西和贵州9省招募研究对象，目的是调查我国居民健康与营养状况及其变化趋势。迄今为止，该研究共进行了10次调查，分别在1989年、1991年、1993年、1997年、2000年、2004年、2006年、2009年和2011年[8]和2015年。从表2-2-1中我们可以看到，1991～1997年中国健康与营养调查研究中成年男性（≥18岁）高血压年发病率为3.4%，女性为2.6%；1997～2004年，男性年发病率为3.5%，女性为2.7%；2004～2009年，男性年发病率为6.0%，女性为4.7%。各阶段研究中，男性发病率均高于女性，与已有研究结果相吻合。

上述研究之外，全国高血压调查流行病学随访研究是在1991年全国高血压抽样调查数据的基础上进行的一项前瞻性队列研究，其目的是探索我国40岁以上居民高血压发病率和危险因素[9]。该研究的人群是1991年全国高血压抽样调查数据的部分样本，包括9省的10 525名未患高血压居民，其中男性5280人，女性5245人。基线血压测量在1991年进行，复查在1999～2000年进行。8年间，男性高血压累积发病率为28.9%，年发病率约为3.6%，女性8年累积发病率为26.9%，年发病率约为3.4%[9]。

利用中国健康与营养调查研究数据，Liang等分析了我国居民高血压发病率的变化趋势，在调整了基线年龄、性别、地区、吸烟、饮酒、体力活动和

BMI之后，该研究发现，在1991～2009年，我国居民高血压发病率呈现上升趋势（P=0.024）[8]。其中，上升趋势在18～39岁年龄组、女性、农村地区、BMI正常的亚组人群中更为显著。从表2-2-1中我们可以发现，我国成年男性高血压年发病率在2005年前一直保持在3.2%～3.8%，女性则基本保持在2.6%～2.8%。而在2005年后，我国居民高血压发病率出现显著增长，男性年发病率达到6%，女性达到4.7%。

## 二、患病率及其变化趋势

高血压的患病率是反映我国高血压公共卫生负担的重要指标，同时也是政府出台高血压和心血管疾病防治政策的重要依据。高血压患病率通过单次的横断面调查就能够得出，不需要后期随访，相对发病率的获得要简单许多，通过系统文献检索，我们发现大量关于我国居民高血压患病率的文章。由于版面有限，我们在这里仅向读者介绍具有全国代表性的大规模横断面调查研究，表2-2-2总结了这些大规模横断面调查研究的高血压患病率数据。我国分别于1958年、1979年和1991年开展了3次全国15岁以上人群的高血压抽样调查[10, 11]，第4次全国高血压抽样调查纳入了中国居民营养与健康调查[12]。从表2-2-2中我们可以看到，尽管4次调查的方法和诊断标准均不尽相同，但1958～2002年我国高血压患病率和患病人数迅速上升是明确无误的。通过文献检索，在2002年中国居民营养与健康

表 2-2-2　我国居民高血压患病率数据

| 研究 | 高血压定义 | 年份 | 地区 | 年龄（岁） | 调查人数（名） | 患病率（%） |
|---|---|---|---|---|---|---|
| 第 1 次全国高血压抽样调查[10] | 不统一 | 1958～1959 | 13 个省、自治区、直辖市 | ≥15 | 739 204 | 5.11 |
| 第 2 次全国高血压抽样调查[10] | ≥160/95mmHg 为确诊高血压，（140～159）/（90～95）mmHg 为临界高血压 | 1979～1980 | 29 个省、自治区、直辖市 | ≥15 | 4 012 128 | 7.73 |
| 第 3 次全国高血压抽样调查[11] | ≥140/90mmHg 或近 2 周服降压药 | 1991 | 30 个省、自治区、直辖市 | ≥15 | 950 356 | 13.58 |
| 2002 年中国居民营养与健康状况调查[12] | ≥140/90mmHg 或近 2 周服降压药 | 2002 | 31 个省、自治区、直辖市 | ≥18 | 141 892 | 18.00 |
| 中国慢性病前瞻性研究[13] | ≥140/90mmHg 或已确诊或近 2 天服降压药 | 2004～2008 | 10 个省、自治区、直辖市 | 30～79 | 512 891 | 35.20 |
| 中国糖尿病和代谢紊乱研究[14] | ≥140/90mmHg 或现在正服用降压药 | 2007～2008 | 14 个省、自治区、直辖市 | ≥20 | 46 239 | 26.60 |
| 中国慢性肾病流行病学调查[15] | ≥140/90mmHg 或近 2 周服降压药 | 2009～2010 | 13 个省、自治区、直辖市 | ≥18 | 50 171 | 29.60 |
| 中国慢性病及其危险因素监测调查[16] | ≥140/90mmHg 或近 2 周服降压药 | 2013～2014 | 31 个省、自治区、直辖市 | >18 | 174 621 | 27.80 |

调查数据发布后，又有 4 项具有全国代表性的大规模横断面研究数据发布，分别是 2004～2008 年的中国慢性病前瞻性研究[13]、2007～2008 年的中国糖尿病和代谢紊乱研究[14]、2009～2010 年的中国慢性肾病流行病学调查[15]、2013～2014 年的中国慢性病及其危险因素监测调查[16]。这 4 项研究的血压测量方法和高血压定义与 2002 年中国居民营养与健康调查具有可比性。其中，中国慢性病前瞻性研究的调查对象年龄为 30～79 岁，中国糖尿病和代谢紊乱研究的调查对象为 20 岁及以上成年人，另外 2 项研究的调查对象均为 18 岁以上成年人，与 2002 年营养与健康调查一致。从表 2-2-2 中我们可以发现，在进入 21 世纪之后，我国的高血压患病率和患病人数依然处于快速增长的阶段，根据最新的高血压患病率估算，2013～2014 年我国高血压患者约为 2.92 亿，比 2002 年增加了 1.39 亿[16]。

由于前 3 次全国高血压调查数据年代相对久远，在这里我们将主要介绍 21 世纪发布的 5 项研究数据。2002 年中国居民营养与健康调查采用分层多阶段整群随机抽样设计，从我国 31 个省、自治区、直辖市招募了 243 479 名 15 岁及以上居民，其中年龄在 18 岁及以上且有血压测量数据的居民为 141 892 人[12]。分析结果显示，2002 年我国成年人高血压患病率为 18%，其中男性为 20%，女性为 17%，估计 2002 年我国有 1.53 亿成年人患有高血压[12]。中国慢性病前瞻性研究项目是中国医学科学院与英

国牛津大学联合开展的慢性病国际合作项目，该项目旨在通过建立基于血液的基础健康数据库，从遗传、环境和生活方式等多个环节深入研究危害中国人群健康的各类重大慢性病的致病因素、发病机制及流行规律和趋势，为有效地制订慢性病预防和控制对策，开发新的治疗和干预手段，提供科学依据。该项目在 2004～2008 年从 10 个项目地区共招募了 512 891 名 30～79 岁居民，这 10 个地区分别为哈尔滨市、青岛市、甘肃省、河南省、苏州市、柳州市、海口市、浙江省、四川省、湖南省。中国慢性病前瞻性研究项目的研究结果显示我国 30～79 岁居民高血压患病率为 35.2%，其中男性为 37.5%，女性为 33.6%[13]。中国糖尿病和代谢紊乱研究是由中日友好医院内分泌科牵头，主要目的是调查我国居民糖尿病的患病率及相关危险因素情况[17]。2007～2008 年，该研究采用多阶段分层整群随机抽样的方法从我国 14 个省、自治区、直辖市招募了 46 239 名 20 岁及以上成年人。中国糖尿病和代谢紊乱研究结果显示，我国 20 岁及以上成年人高血压患病率为 26.6%，其中男性为 29.2%，女性为 24.1%[14]。中国慢性肾病流行病学调查研究则是由北京大学第一医院肾内科牵头，其主要目的是评价我国成年人慢性肾脏病的流行病学情况，该研究在 2009～2010 年采用多阶段分层随机抽样的方法从我国 13 个省、自治区、直辖市招募 50 171 名 18 岁及以上成年人，这 13 个省、自治区、直辖市分别为北京、四川、内蒙

古、江苏、新疆、宁夏、浙江、广西、广东、上海、湖北、湖南、山东。中国慢性肾病流行病学调查研究分析发现我国成年人高血压患病率为 29.6%，其中男性为 31.2%，女性为 28.0%[15]。中国慢性病及其危险因素监测调查研究是由中国疾病预防控制中心慢性病研究所牵头，采用多阶段整群随机抽样的方法，从分布于我国 31 个省、自治区、直辖市的 605 个慢性病监测点中招募 174 621 名 18 岁以上成年人。该研究分析发现我国 27.8% 的成年人患有高血压，其中男性患病率为 34.5%，女性为 29.5%[16]。

## 三、知晓率、治疗率和控制率及其变化趋势

高血压患者知晓率、治疗率和控制率是反映高血压防治状况的重要指标。知晓率的定义为高血压患者中自报已被医师诊断为高血压者所占的比例；治疗率指高血压患者中正在接受降压治疗者所占的比例；控制率指高血压患者中血压控制在正常范围（<140/90mmHg）以内者所占的比例。表 2-2-3 总结了自 1991 年第 3 次全国高血压抽样调查以来，具有全国代表性研究的高血压知晓率、治疗率和控制率数据。从表 2-2-3 中可以发现，自 1991 年以来，我国居民高血压知晓率、治疗率和控制率均有显著提升，知晓率由 1991 年的 26.3% 提高到近几年的 24%～45%，治疗率由 12.1% 提高到 18.7%～36.2%，控制率由 2.8% 提高到 10% 左右。尽管如此，目前我国高血压的知晓率、治疗率和控制率仍然处于全球平均水平以下[18]。反观美国的全国健康和营养检查调查数据，显示美国 2010 年高血压知晓率为 74%、治疗率为 71.6%、控制率为 46.5%[11, 19]。这说明我国与发达国家相比，高血压患者知晓率、治疗率和控制率仍然非常低，差距非常大。对于有 2.9 亿高血压患者的中国，仍然有约 1.8 亿的患者不知道自己患有高血压，那更谈不上后续的治疗和控制，这表明我们面临的高血压防治任务仍然十分艰巨。从目前我国这几项研究的分析结果来看，在知晓自己患有高血压的人群中，治疗率高达 80% 左右[12, 13, 16]，是高血压人群整体治疗率的 2 倍多，可见提高知晓率是改善我国高血压防治的关键所在。

表 2-2-3 我国居民高血压知晓率、治疗率和控制率数据

| 研究 | 年份 | 地区 | 年龄（岁） | 调查人数（名） | 知晓率（%） | 治疗率（%） | 控制率（%） |
| --- | --- | --- | --- | --- | --- | --- | --- |
| 第 3 次全国高血压抽样调查[11] | 1991 | 30 个省、自治区、直辖市 | ≥15 | 950 356 | 26.3 | 12.1 | 2.8 |
| 2002 年中国居民营养与健康状况调查[12] | 2002 | 31 个省、自治区、直辖市 | ≥18 | 141 892 | 24.0 | 18.7 | 4.6 |
| 中国慢性病前瞻性研究[13] | 2004～2008 | 10 个省、自治区、直辖市 | 30～79 | 512 891 | 33.1 | 36.1 | 12.4 |
| 中国糖尿病和代谢紊乱研究[14] | 2007～2008 | 14 个省、自治区、直辖市 | ≥20 | 46 239 | 45.0 | 36.2 | 11.1 |
| 中国慢性肾病流行病学调查[15] | 2009～2010 | 13 个省、自治区、直辖市 | ≥18 | 50 171 | 42.6 | 34.1 | 9.3 |
| 中国慢性病及其危险因素监测调查[16] | 2013～2014 | 31 个省、自治区、直辖市 | >18 | 174 621 | 31.9 | 26.5 | 9.2 |

## 第二节 高血压患病率的分布特征

如上文所述，自 20 世纪 50 年代以来，我国组织了多次全国范围的成年人高血压患病率调查，数据显示中国人群高血压患病率呈上升趋势。然而，这些调查研究发现各地区、各人群间高血压患病率存在显著差异。高血压患病率能够直接反映各地区人群慢性病防控负担，了解高血压患病率的分布特征，有利于政府制订更有针对性、更为有效的高血压和心血管疾病防控政策和策略。因此，本节我们将主要介绍高血压患病率的地区分布和人群分布特征。

# 一、地区分布特征

## （一）北方高于南方

我国各地区高血压患病率差异显著，总体上是北方高南方低。1991年第3次全国高血压抽样调查数据显示[11, 20]，北京、天津、河北、山东、吉林、辽宁、黑龙江、内蒙古等地高血压患病率较高，均超过11%；广东、广西、上海、浙江、江苏等南方地区患病率较北方低，均低于10%。西藏患病率最高，为15.8%，这可能与西藏居民食用盐量高有关[21]；海南最低，为5.9%。2002年中国营养与健康状况调查数据同样显示了高血压患病率北方高于南方的特征，武阳丰等按照我国地理规划把全国31个省、自治区、直辖市（此数据不包括香港、澳门、台湾）划分为6个地区，分别为华北、华东、东北、西北、西南和中南。其中，华北地区成年人高血压患病率最高，达27%；其次是东北地区，患病率为25%；华东、西北、中南、西南地区成年人患病率均低于20%，分别为 19%、17%、17%、12%[12]。患病率最高的华北地区是最低的西南地区的2倍以上，这充分反映了我国高血压患病率的地区分布差异。中国慢性病前瞻性研究以秦岭–淮河为界将10个研究地区分为北方地区（哈尔滨市、青岛市、甘肃省、河南省）和南方地区（苏州市、柳州市、海口市、浙江省、四川省、湖南省），分层分析显示北方地区人群患病率为35.7%，其高于南方地区人群患病率（32.5%），差异有统计学意义（$P<0.001$）[13]。中国糖尿病和代谢紊乱研究同样以秦岭-淮河为界将14个省、自治区、直辖市划分为南方地区和北方地区，结果显示北方地区成年人高血压患病率为31.4%，要显著高于南方地区（22.7%）[14]；中国慢性肾病流行病学调查研究也发现北方地区高血压患病率（31.0%）要显著高于南方地区（28.5%），差异均有统计学意义（$P<0.001$）[15]。既往研究表明，日常饮食高盐摄入是高血压的危险因素，高血压患病率呈现北方高南方低的分布，可能与我国北方居民盐的摄入量高于南方有关[22]。

## （二）城市和农村

我国高血压患病率的另一个特点是城市高于农村，但近年全国调查的资料显示，这一特点正在发生转变。随着农村经济发展，农民生活方式和农作方式正在发生改变，而健康知识的缺乏和基础医疗保健系统相对不完善导致农村的高血压患病率迅速上升并超过城市。如表2-2-4所示，1991年第3次全国高血压抽样调查数据显示，我国城市地区高血压患病率为16.3%，要显著高于农村地区（11.12%），差异有统计学意义（$P<0.001$）[11]。接下来的2002年中国居民营养与健康状况调查数据同样得到相同的结论，城市地区高血压患病率（20.5%）显著高于农村地区患病率（17.0%）[12]。2007～2008年开展的中国糖尿病和代谢紊乱研究得到同样的结果，城市地区高血压患病率（28.1%）高于农村地区（25.2%），但是性别分层分析显示该差异仅在男性中存在，城市女性和农村女性患病率均为24.0%，即女性患病率已不存在城乡差异[14]。2004～2008年中国慢性病前瞻性研究结果显示，农村地区高血压患病率（35.1%）要显著高于城市地区（32.1%）[13]。不过需要注意的是，该研究人群的年龄为30～79岁，不能代表我国所有成年人。2013～2014年中国慢性病及其危险因素监测调查则发现城市地区患病率（32.3%）和农村地区患病率（31.6%）已无显

表 2-2-4　我国城市和农村居民高血压患病率比较

| 研究 | 年份 | 地区 | 年龄（岁） | 调查人数（名） | 高血压患病率（%）城市 | 高血压患病率（%）农村 | P |
|---|---|---|---|---|---|---|---|
| 第3次全国高血压抽样调查[11] | 1991 | 30个省、自治区、直辖市 | ≥15 | 950 356 | 16.3 | 11.12 | <0.001 |
| 2002年中国居民营养与健康状况调查[12] | 2002 | 31个省、自治区、直辖市 | ≥18 | 141 892 | 20.5 | 17.0 | <0.001 |
| 中国慢性病前瞻性研究[13] | 2004～2008 | 10个省、自治区、直辖市 | 30～79 | 512 891 | 32.1 | 35.1 | <0.001 |
| 中国糖尿病和代谢紊乱研究[14] | 2007～2008 | 14个省、自治区、直辖市 | ≥20 | 46 239 | 28.1 | 25.2 | <0.001 |
| 中国慢性肾病流行病学调查[15] | 2009～2010 | 13个省、自治区、直辖市 | ≥18 | 50 171 | 32.0 | 29.0 | <0.001 |
| 中国慢性病及其危险因素监测调查[16] | 2013～2014 | 31个省、自治区、直辖市 | >18 | 174 621 | 32.3 | 31.6 | 0.37 |

著差异。这些具有全国代表性的抽样调查结果显示，近年来，随着农村居民收入水平提高、生活方式改变，农村地区患病率已经接近甚至超过城市地区，这一变化需要政府在制订高血压防治政策和策略时重点关注。

## 二、人群分布特征

### （一）男性高于女性

我国所有大规模高血压患病率调查研究均显示，男性患病率要显著高于女性。1991年第3次全国高血压抽样调查数据显示男性高血压患病率为14.39%，显著高于女性患病率（12.84%）[11]，后续的4次具有全国代表性的大型横断面研究也均证实我国男性居民高血压患病率要显著高于女性，详细结果见表2-2-5。在这里我们需要注意的是，性别差异受到年龄和女性绝经期的影响，即在女性绝经期之前，男性高血压患病率要高于女性，在进入绝经期后，女性高血压患病率逐渐接近并最终超过男性。如第3次全国高血压调查数据显示，若按照每5岁为一组进行分层分析，44岁以前男性患病率高于女性；45~64岁，男女患病率相近；65岁及以上，女性患病率高于男性[11]。接下来的研究也同样发现这个规律，中国糖尿病和代谢紊乱研究结果显示，50岁以下年龄组中，男性高血压要显著高于女性；而50~69岁年龄组，两性之间患病率没有显著差异，男性为38.2%，女性为38.1%；在60~69岁年龄组，女性患病率反超男性（51.2%和50.9%）；≥70岁年龄组，女性患病率则要显著高于男性（58.6%和55.4%）[14]。中国慢性肾病流行病学调查得到类似结果，18~44岁年龄组，男性患病率（20.6%）显著高于女性（14.3%）；45~59岁年龄组，女性患病率（39.8%）接近男性（40.4%）；≥60岁年龄组，女性患病率（59.0%）反超男性（57.4%）[15]。

表 2-2-5　我国男性和女性居民高血压患病率比较

| 研究 | 年份 | 地区 | 年龄（岁） | 人数（名） | 高血压患病率（%） | | P |
| --- | --- | --- | --- | --- | --- | --- | --- |
| | | | | | 男性 | 女性 | |
| 第3次全国高血压抽样调查[11] | 1991 | 30个省、自治区、直辖市 | ≥15 | 950 356 | 14.39 | 12.84 | <0.001 |
| 2002年中国居民营养与健康状况调查[12] | 2002 | 31个省、自治区、直辖市 | ≥18 | 141 892 | 20 | 17 | <0.001 |
| 中国慢性病前瞻性研究[13] | 2004~2008 | 10个省、自治区、直辖市 | 30~79 | 512 891 | 37.5 | 33.6 | <0.001 |
| 中国糖尿病和代谢紊乱研究[14] | 2007~2008 | 14个省、自治区、直辖市 | ≥20 | 46 239 | 29.2 | 24.1 | <0.001 |
| 中国慢性肾病流行病学调查[15] | 2009~2010 | 13个省、自治区、直辖市 | ≥18 | 50 171 | 31.2 | 28.0 | <0.001 |
| 中国慢性病及其危险因素监测调查[16] | 2013~2014 | 31个省、自治区、直辖市 | >18 | 174 621 | 34.5 | 29.5 | <0.001 |

### （二）随年龄增长而增加

高血压患病率随着年龄增长而增加的分布特征早已得到国内外研究者一致认可。1991年第3次全国高血压抽样调查结果显示，15~34岁患病率增长较缓慢，一直保持在5%以内，35岁以后增加幅度较快，每增长10岁，患病率增加10%[11]。2002年中国居民营养与健康状况调查数据显示，18~44岁、45~59岁、≥60岁组高血压患病率分别为9%、28.5%、51%[12]；中国慢性肾病流行病学调查显示，这3个年龄组高血压患病率分别为17.5%、40.1%、58.2%[15]。中国慢性病及其危险因素监测调查结果表明，18~49岁年龄组患病率一直保持在20%以内，而50~59岁、60~69岁、≥70岁组患病率分别为33.8%、48.0%、61.1%，呈现显著增加，同时

该研究也发现患病率与年龄组之间存在正向线性趋势（趋势性检验 P<0.01）[16]。

### （三）民族差异

我国幅员辽阔，56个民族在遗传背景、生活环境和饮食习惯上具有很大差异，这些因素导致我国高血压患病率在各民族间存在显著差异。1991年第3次全国高血压抽样调查覆盖了我国56个民族，除汉族外共调查少数民族93 477人，调查人数超过1000人的民族共19个。调查结果显示这19个民族高血压患病率差异显著，患病率最高的分别为朝鲜族（22.95%）、藏族（21.04%）、蒙古族（20.22%），最低的分别为彝族（3.28%）、哈尼族（4.82%）、黎族（6.05%）[11]。朝鲜族高血压患病率比全国平

均患病率高出将近 1 倍，其是患病率最低的彝族的 7 倍。造成民族差异的原因很可能是所居住的环境不同和生活习俗的差异，此外也可能有一定的遗传因素作用。对凉山彝族男性的系列研究中，通过移民流行病学研究发现彝族农民的收缩压、舒张压显著低于彝族移民者和汉族居民，而彝族移民者和汉族居民的收缩压、舒张压无显著性差异[23]。进一步的研究发现，高山彝族农民 24h 尿钠为 73.9mmol、山腰彝族农民为 117.9mmol、彝族移民者为 159.4mmol、汉族为 186.0mmol[24]。另外，该研究分析显示饮食中的钠摄入量每增加 100mmol/d，收缩压水平增高 2.3mmHg[24]，这表明彝族居民高血压患病率最低的原因很可能是彝族居民饮食中钠的摄入量低。后续对彝族和汉族男性血管紧张素转化酶基因多态性与高血压关系的研究中并没有发现血管紧张素转化酶的 I/D 等位基因频率有显著性差异[20]。目前的研究大多认为民族之间的差距主要是生活方式等差异导致，尚无证据表明血压的民族差异来自民族间遗传背景的差异。

（四）社会经济状况

受教育程度、家庭经济收入等社会经济指标均与高血压的发生密切相关，但这些指标在社会的不同发展阶段、不同人群中，与高血压患病率的关系不尽相同。1991 年第 3 次全国高血压抽样调查并未发现我国居民高血压患病率与受教育程度和家庭经济收入之间存在显著的正向关联性[11]。2002 年中国居民营养与健康状况调查在城市女性中发现随着受教育水平的升高，高血压患病率呈显著下降趋势（$P<0.001$），然而在农村女性、城市男性、农村男性中均未发现这个规律。中国慢性肾病流行病学调查数据显示，不管是在城市还是农村，均是最高水平收入人群的高血压患病率最低，患病率与家庭经济收入呈负相关。然而，中国慢性病及其危险因素监测调查并未发现经济收入与患病率的关联性，但是发现患病率随受教育程度的上升而下降，文盲、小学、初中、高中、大学及以上受教育者的高血压患病率分别为 34.2%、31.8%、32.7%、30.3%、25.8%，趋势性检验存在统计学意义（$P<0.01$）[16]。这些研究证据表明，高血压患病率与社会经济状况存在一定关联性，这可能是由于社会经济状况与家庭和个人的高血压预防知识、饮食习惯及体力活动等存在密切关系，而这些因素又会影响高血压的发病率。

## 第三节　高血压知晓率、治疗率和控制率的分布特征

我国大规模高血压调查研究发现城市地区高血压知晓率要远高于农村地区，如中国慢性病前瞻性研究报道城市地区人群知晓率为 38.0%，而农村地区仅为 27.7%[13]。另外，2002 年中国居民营养与健康状况调查发现女性知晓率要显著高于男性[12]，这可能与女性更注重自身健康状况有关。知晓率的差异直接导致城市和农村，以及女性和男性之间的治疗率和控制率差异[12]。另外，我国研究同样发现高血压"三率"与受教育程度和家庭经济收入水平呈正向关联性，这表明我国居民目前尚缺乏足够的高血压相关知识，这就使高血压健康教育，尤其是低收入地区的高血压健康教育在未来工作中变得尤其重要。掌握这些分布特征，为进一步推动我国高血压防治工作提供证据，明确高血压的重点防治地区和防治人群，从而有效提高我国高血压知晓率、治疗率和控制率。本节我们将介绍我国高血压"三率"的城乡差异、性别差异及其与社会经济学指标的关系。

## 一、城市高于农村

表 2-2-6 总结了近年来具有全国代表性的大规模调查中，城市地区和农村地区的高血压知晓率、治疗率和控制率数据。从表 2-2-6 中，可以发现，尽管各个研究在知晓率、治疗率和控制率的数值上存在差异，但在各研究中这"三率"均呈现城市高、农村低的分布特征。

## 二、女性高于男性

表 2-2-7 主要总结了我国男性和女性高血压患者的知晓率、治疗率和控制率，从表中可以看出，女性这"三率"要明显高于男性，这可能与女性更加关注自己的身体健康状况有关。

表 2-2-6　我国城市和农村地区高血压知晓率、治疗率和控制率比较

| 研究 | 年份 | 知晓率（%） | | 治疗率（%） | | 控制率（%） | |
|---|---|---|---|---|---|---|---|
| | | 城市 | 农村 | 城市 | 农村 | 城市 | 农村 |
| 2002 年中国居民营养与健康状况调查[25] | 2002 | 41.1 | 22.5 | 35.1 | 17.4 | 9.7 | 3.5 |
| 中国慢性病前瞻性研究[13] | 2004～2008 | 38.0 | 27.7 | 40.3 | 30.9 | 15.7 | 12.8 |
| 中国慢性肾病流行病学调查[15] | 2009～2010 | 50.9 | 39.9 | 46.7 | 30.1 | 18.5 | 6.4 |
| 中国慢性病及其危险因素监测调查[16] | 2013～2014 | 32.5 | 20.1 | 26.8 | 14.9 | 10.1 | 5.5 |

表 2-2-7　我国男性和女性高血压知晓率、治疗率和控制率比较

| 研究 | 年份 | 知晓率（%） | | 治疗率（%） | | 控制率（%） | |
|---|---|---|---|---|---|---|---|
| | | 男性 | 女性 | 男性 | 女性 | 男性 | 女性 |
| 2002 年中国居民营养与健康状况调查[25] | 2002 | 27.2 | 33.1 | 21.6 | 27.7 | 5.6 | 6.5 |
| 中国慢性病前瞻性研究[13] | 2004～2008 | 29.6 | 34.9 | 未报道 | 未报道 | 未报道 | 未报道 |
| 中国糖尿病和代谢紊乱研究[14] | 2007～2008 | 42.5 | 47.9 | 32.7 | 40.2 | 10.5 | 11.8 |
| 中国慢性肾病流行病学调查[15] | 2009～2010 | 35.1 | 51.0 | 26.8 | 42.3 | 7.6 | 11.3 |
| 中国慢性病及其危险因素监测调查[16] | 2013～2014 | 24.2 | 27.5 | 18.5 | 22.0 | 7.2 | 7.9 |

## 三、受教育程度和家庭收入水平

受教育程度和家庭收入水平这两个社会经济学指标之间存在显著关联性，研究表明这两个指标均与高血压患者的知晓率、治疗率和控制率呈显著正相关。中国慢性病及其危险因素监测调查发现，文盲、小学、初中、高中、大学及以上受教育程度者的高血压知晓率分别为 21.1%、24.2%、26.5%、31.6%、33.6%，高血压知晓率随着受教育程度的上升而增高，趋势性检验具有统计学意义（$P<0.01$）；同时，治疗率和控制率也与受教育程度之间存在显著正相关[16]。另外，该研究也发现高血压"三率"与家庭年收入之间也存在显著正相关。

## 第四节　高血压的危险因素

高血压是一种由遗传多基因与环境多危险因子交互作用而形成的慢性全身性疾病，一般认为遗传因素大约占 40%，环境因素大约占 60%。这些因素中，有些已被大量研究确认为高血压的危险因素，另外一些因素则属于可能或不确定的危险因素。目前在原发性高血压危险因素的研究中运用因果推断标准，已有明确证据支持的危险因素除了不可改变的遗传因素之外，主要有基础血压偏高、超重和肥胖、食盐摄入过多、过量饮酒、缺乏体力活动和社会心理因素。而可能的影响因素包括心率、睡眠呼吸暂停综合征及口服避孕药等。本节将综述最新的观察性队列研究和临床试验证据来探讨原发性高血压的危险因素。

## 一、遗 传 因 素

遗传流行病学研究表明，高血压具有家族聚集性。儿童血压水平明显受父母血压水平的影响，父母患高血压，则其子女患高血压的概率增加[7]。目前，关于高血压具有可遗传性的观点已被大多数人所接受，但高血压的遗传方式、遗传标记及遗传因素的作用机制目前尚未完全明确。人类的血压值频率分布呈正态性，支持高血压可能属于多基因遗传疾病。在遗传因素的作用机制方面，目前较为公认的是高血压遗传基因通过其与环境因素的相互作用而导致高血压的发生，但具体的作用方式、作用机制和作用途径尚需进一步的研究以明确。目前，高血压的分子流行病学研究主要是开展高血压的基因标志物及功能研究，由于本书设有专门章节介绍高血压的分子流行病学，所以在本章节中，我们不对这部分内容展开讨论，感兴趣的读者可以阅读本篇"第三章　高血压分子流行病学研究现状"。

## 二、基线血压

多个研究均明确提示,在未患高血压的人群中,基线血压是影响未来高血压发生的重要危险因素,基线的收缩压和舒张压越高,未来发生高血压的风险越大。中国心血管疾病流行病学多中心协作研究显示,基线收缩压水平与高血压发病风险存在明显的剂量反应关系,随着基线收缩压升高,高血压发病风险迅速上升,且受年龄的影响。年龄越大,高血压发病风险的 RR 值随基线收缩压上升的幅度和速度越大[6]。基线舒张压水平对高血压发病风险的影响与收缩压相似,但对发病率的影响较收缩压弱。如在男性 55~59 岁年龄组舒张压最高水平层与最低水平层比较,高血压发病风险 RR 值为4.2,而同组人群收缩压最高水平层高血压发病风险是最低水平层的 13.2 倍[6]。中国多省市心血管疾病危险因素前瞻性队列研究 15 年随访结果也表明基线收缩压和舒张压是未来发生高血压的独立危险因素,基线收缩压每增加 1mmHg,15 年高血压发病风险增加5.8%,而基线舒张压每增加 1mmHg,高血压发病风险增加 2.0%[7]。全国高血压调查流行病学随访研究同样也发现,男性基线高血压前期组 8 年高血压发病率是血压正常组的 1.70 倍(95% CI:1.53~1.88),女性则为 1.64 倍(95% CI:1.46~1.83),进一步的归因危险度分析表明基线血压水平能够解释男性 24.9%和女性 21.4%的高血压发生,排在所有独立危险因素的首位[9]。

## 三、超重和肥胖

超重和肥胖是高血压的重要危险因素,几乎所有研究均证明肥胖人群中高血压的发病率要高于正常体重人群,而且无论在发达国家还是发展中国家,无论成年人还是青少年,结论均相同。随着我国经济高速增长,国民收入水平大幅度提高,居民膳食结构发生变化,脂肪摄入量过多,平均膳食脂肪供能比超过 30%。《中国居民营养与慢性病状况报告(2015 年)》报道,全国 18 岁及以上成人超重率为30.1%,肥胖率为 11.9%,比 2002 年分别上升了 7.3个百分点和 4.8 个百分点;6~17 岁儿童青少年超重率为 9.6%,肥胖率为 6.4%,比 2002 年分别上升了5.1 个百分点和 4.3 个百分点。既往大量研究证据表明,人群 BMI 与血压水平及高血压患病率均有统计学关联性。我国南方人群血压水平和高血压患病率均低于北方人群,这与南北方人群 BMI 的差异一致。中国肥胖问题工作组数据汇总分析结果显示,BMI>24kg/m$^2$ 的人群,其患高血压的风险是体重正常者的 3~4 倍,基线 BMI 每增加 3kg/m$^2$,男性未来 4 年发生高血压的风险增加 50%,女性则增加57%[26]。中国心血管疾病流行病学多中心协作研究结果表明,在调整了年龄、性别、饮酒等混杂因素后,BMI 仍然与高血压发病风险存在独立相关,BMI 每增加 1 kg/m$^2$,高血压发病风险增加 10.8%[6]。中国多省市心血管疾病危险因素前瞻性队列研究也得到了类似的结果,BMI 每增加 1kg/m$^2$,高血压发病风险增加8.0%(95% CI:5.5~10.6)[7]。全国高血压调查流行病学随访研究在分析时根据 BMI 三分位数将人群分为三组,即对照组(BMI≤20.69kg/m$^2$)、中水平组(20.70~23.05kg/m$^2$)、高水平组(≥23.06kg/m$^2$)。在男性中,多因素分析表明,BMI 高水平组 8 年高血压发病率是对照组的 1.28 倍(95% CI:1.12~1.46),中水平组是对照组的 1.16 倍(95% CI:1.03~1.31),BMI 能够解释 13.6%的高血压发生,排在所有独立危险因素的第二位[9]。在女性中,BMI 与高血压发病风险的关联性较男性弱,BMI 高水平组8 年高血压发病率是对照组的 1.16 倍(95% CI:1.01~1.33),而中水平组高血压发病率的差异未达到统计学意义[9]。另外,大量临床试验也证实减轻体重能够有效降低血压水平[27]。发表在 Hypertension 杂志的一项 Meta 分析纳入了 25 项随机对照试验共 4874 人,研究发现体重每减少 5.1kg,收缩压降低 4.44mmHg,舒张压降低 3.57mmHg[27]。

## 四、高盐摄入

人体摄入的钠 75%来自饮食,大量流行病学研究证明钠摄入和血压水平有显著相关性。WHO 建议每人每天盐摄入量不超过 6g,同样,我国最新发布的《中国居民膳食指南(2016)》建议每人每天食盐量不超过 6g。根据《中国居民营养与慢性病状况报告(2015 年)》,2012 年我国居民平均每天烹调用盐为 10.5g,日常生活中食盐主要来源为烹饪用盐及腌制、卤制、泡制的食品。既往在我国人群中开展的观察性研究和临床试验,均发现高盐饮食与高血压存在关联性[28-33]。刘力生等曾对来自我国南北方 16 个城市和地区的 3248 名男女居民（20～59 岁）进行血压测量并收集夜尿换算成 8h 尿量计算尿钠、钾排出量，分析结果显示北方人群钠/钾比高于南方人群，南方人群尿钾显著高于北方人群，这个结果也与北方高血压患病率显著高于南方相吻合[34]。近期 British Medical Journal 杂志发表了 School-EduSalt 研究的结果，该研究是一项随机对照试验，纳入山西省长治市 279 名小学五年级儿童，将其随机分配进入干预组和对照组，对干预组儿童和家长进行膳食限盐健康教育。经过 3.5 个月的健康教育后，结果发现干预组儿童比对照组儿童平均每天食盐摄入量降低 1.9g，收缩压降低 0.8mmHg；同样，干预组家长比对照组家长平均每天食盐摄入量降低 2.9g，收缩压降低 2.3mmHg[32]。中国代用盐研究是一项在中国北方农村进行的随机对照试验，共纳入 608 名心血管疾病高风险人群，干预组给予低钠高钾代用盐，而对照组则给予普通食盐，在经过 12 个月的干预后发现，代用盐组平均收缩压水平比对照组降低 5.4mmHg[33]。2013 年发表在 British Medical Journal 杂志的一篇 Meta 分析，纳入了 32 项临床试验共 3230 人，结果表明每天降低 4.4g 的食盐纳入，能够降低收缩压 4.18mmHg，降低舒张压 2.06mmHg[35]。这些观察性研究和试验研究证据均表明饮食高盐摄入与血压水平存在关联性，限盐将是我国未来防控高血压的重要政策干预手段之一。

## 五、过量饮酒

随着我国居民收入的提高，酒的消费量一直在持续上升，1952 年 15 岁以上人群酒精年均消费量是 0.4L，到 1978 年上升到 2.5L，2009 年则上升为 4.9L[36]。2007 年中国慢性病和危险因素监测研究显示，55.6%的男性和 15.0%的女性目前饮酒。在这些饮酒者中，62.7%的男性和 51.0%的女性为过量饮酒，而 57.3%的男性和 26.6%的女性达到了酗酒的程度[37]。1991 年全国高血压抽样调查数据表明，饮酒量与高血压患病率呈剂量反应关系。不饮酒组临界以上高血压患病率 12.9%，轻度饮酒组（每月 50～1500g 白酒）患病率为 13.7%，中度饮酒组（每月 1500～3000g）患病率为 17.8%，重度饮酒组（每月 3000g）患病率则为 26.0%[20]。既往发表的 Meta 分

析也发现饮酒量与高血压发病率之间存在剂量反应关系。2009 年发表在 Addiction 杂志的 Meta 分析显示，男性每天饮白酒 50g 组高血压发病风险是不饮酒组的 1.57 倍，女性则为 1.81 倍；男性每天饮酒 100g 组的风险则达到 2.47 倍，女性为 2.81 倍；该研究还发现亚洲男性饮酒导致的高血压发病风险要高于其他地区男性人群[38]。2012 年发表的另外一篇 Meta 分析得到了类似的结果[39]。过量饮酒不仅会增加高血压风险，同样会增加脑卒中的发病风险[40]。武阳丰等曾利用中国 10 组人群数据分析男性饮酒与缺血性脑卒中发病率之间的关系，该研究随访了 12 352 名男性，平均随访期为 15.2 年。研究发现，以不饮酒人群作为参照，每天酒精摄入量超过 60g 的人群缺血性脑卒中的发病风险增加 96%（RR=1.96，95% CI：1.30～2.93）[41]。发表在 JAMA 杂志的一篇 Meta 分析显示，以不饮酒人群作为参照，每天酒精摄入量超过 60g 的人群脑卒中发病风险增加 64%（RR=1.64，95% CI：1.39～1.93），其中缺血性脑卒中发病风险上升 69%，出血性脑卒中风险上升 118%；每天酒精摄入量低于 12g 的人群，脑卒中发病风险降低 17%（RR=0.83，95% CI：0.75～0.91），其中缺血性脑卒中发病风险降低 20%[42]。根据《中国高血压防治指南》的建议，高血压患者不应饮酒，如饮酒则建议少量饮酒，每天白酒应少于 50ml，葡萄酒应少于 100ml，啤酒少于 300ml[43]。2006 年，WHO 已把少量饮酒有利于健康的观点改为饮酒越少越好。

## 六、体力活动

随着我国工业化水平的不断提高，我国居民的劳动模式从体力劳动向脑力劳动转变，这在一定程度上减少了职业相关的能量消耗，特别是近年来，随着网络和计算机及智能电子设备的普及，久坐和缺乏锻炼成为许多脑力劳动者的通病。另外，我国在 1990～2010 年，小汽车的年产量由 3.5 万辆增长到 1830 万辆，计算机由 8.2 万台增长到 2.5 亿台，电视机由 1000 万台增长到 1.2 亿台[44]。与之形成鲜明对比的是，我国居民家庭自行车拥有率从 1992 年的 97%降低到 2007 年的 49%[44]。这就意味着，随着社会的进一步发展，我国居民日常生活中需要消耗能量的活动机会越来越少。《中国居民营养与

慢性病状况报告（2015 年）》报道我国成人经常锻炼率仅为 18.7%，既往的队列研究也表明在过去 20 年中，我国居民的每周规律锻炼时间下降 42%[45]。中国 9 省市健康和营养调查研究结果显示，缺乏运动导致我国 5 种重要慢性病（冠心病、脑卒中、高血压、癌症和 2 型糖尿病）的归因危险度为 12%～19%，其占我国慢性病医疗费用支出的比例高于 15%[46]。发表在 *Hypertension* 上的一篇 Meta 分析纳入了 13 项前瞻性队列研究共 136 846 名基线无高血压患者，结果表明体力活动水平与高血压的发病率呈反向的剂量反应关系[47]，以低水平体力活动组为对照，高水平体力活动组的高血压发病率降低了 19%（RR=0.81，95% CI：0.76～0.85），中等水平体力活动组高血压发病率则降低了 11%（RR=0.89，95% CI：0.85～0.94）[47]。另外一项 Meta 分析纳入了 33 项队列研究共 883 372 人，其分析结果发现，规律的体力活动能够显著降低 35%的心血管死亡率和 33%的全死因死亡率[48]。

## 七、社会心理因素

社会心理因素包括社会结构、经济条件、职业分工和各种社会生活事件等，心理因素和个人的性格特征也有关。长期的精神压力和抑郁是引起高血压的重要原因之一，2012 年发表在 *Journal of Hypertension* 杂志的一项 Meta 分析纳入了 9 项队列研究共 22 367 人，分析结果显示抑郁是导致高血压发生的独立危险因素（RR=1.42 95% CI：1.09～1.86）[49]。另外，精神压力和抑郁同样会导致高血压患者选择酗酒、吸烟、暴饮暴食等不良生活方式，并降低患者对降压药物的治疗依从性，从而导致血压控制率的下降[50]。

## 八、其 他 因 素

全国高血压调查流行病学随访 8 年研究发现基线心率是高血压发病风险的独立危险因素，多因素回归分析结果显示，男性心率≥84次/分组高血压发病率是心率≤75 次/分组的 1.27 倍（95% CI：1.13～1.44），而女性则为 1.19 倍（95% CI：1.04～1.35）[9]。此外，其他可能导致高血压发生的危险因素还包括阻塞性睡眠呼吸暂停综合征、口服避孕药、大气污染、高血铅水平、吸烟、高同型半胱氨酸血症等。

## 第五节 高血压在心血管疾病发病中的作用与西方人群比较

如上文所述，心血管疾病占据全球死因的首位，严重危害人类的健康和生命，"预防"是降低心血管疾病发病风险最重要也是最有效的手段之一。早期发现、早期诊断、早期治疗是二级预防的核心思想，如何准确地从人群中筛查出潜在发病的高危人群，从而积极有效地加以干预，是当前和今后心血管疾病防治能否取得成功的关键。根据大规模长期队列研究，建立心血管疾病发病风险预测模型，能够有效地筛检出心血管疾病高风险者，在国内外已发表的心血管疾病风险预测模型中高血压或血压水平都是必不可少的预测变量。

美国 Framingham 心脏研究中 D'Agostino 等首先提出了心血管事件发病风险的预测模型[51]：$P=1-S(t)^{\exp(f[x, M])}$，这里的 $f(x, M)=\beta_1(x_1-M_1)+\cdots+\beta_p(x_p-M_p)$。$\beta_1\cdots\beta_p$ 为 Cox 回归模型中危险因素的回归系数，$x_1\cdots x_p$ 则为个体危险因素的具体值，$M_1\cdots M_p$ 是队列人群危险因素的均值，而函数 $S(t)$ 则为 $t$ 时点队列人群的生存率。举个例子，为了研究某人群 10 年冠心病发病风险，我们对该人群的一个随机子集进行调查，并随访 10 年。模型中纳入的危险因素有年龄（age）、性别（sex）、吸烟状况（smoking）、总胆固醇（TC）、高密度脂蛋白胆固醇（HDL-C）、空腹血糖（FBG）、收缩压（SBP）及 BMI，通过 Cox 回归分析，得到函数 $f(x, M)$=0.04×（age−50.8）+0.05×（sex−0.57）+0.64×（smoking−0.65）+0.39×（TC−5.03）+0.67×（HDL-C−1.62）+0.56×（FBG−4.39）+0.89×（SBP−125）+0.11×（BMI−22.8），同时计算得到 $S(t=10\ \text{年})$=0.968。则该人群的未来 10 年冠心病发病风险的预测模型为 $P=1-0.968^{\exp[0.04×（age−50.8）+0.05×（sex−0.57）+0.64×（smoking−0.65）+0.39×（TC−5.03）+0.67×（HDL-C−1.62）+0.56×（FBG−4.39）+0.89×（SBP−125）+0.11×（BMI−22.8）]}$。基于该模型理论，全球许多国家都建立了适用于本国居民的心血管疾病 10 年发病风险预测模型。由于西方白种人冠心病发病风险要显著高于我国居民，而脑卒中发病风险要显著低于我国居民，因此西方国家建立的心血管疾病预测模型并不适用于我国居民。自 20 世纪 90 年代以来，我国学者同样也建立了大规模长期随访队列来探索影响我国居民心血管疾病发病风险的危险因素，并建立 10 年风险预测模型，本节将对这些模型进行简要介绍，并重点阐述高血压或血压水平在其中起到的关键作用。

## 一、冠心病 10 年发病风险预测模型

首都医科大学附属北京安贞医院刘静等利用中国多省市心血管疾病危险因素前瞻性队列研究的数据，对美国 Framingham 心脏研究队列研究开发的冠心病 10 年发病风险预测模型进行了调整，结果显示改进后的模型更适用于中国人群[52, 53]。中国多省市心血管疾病危险因素前瞻性队列建立于 1992 年，从中国 11 省市共招募 27 003 人，1996 年和 1999 年分别再次招募 2139 人和 979 人，该队列人群合计 30 121 人。入选对象均采用 WHO 的 MONICA 研究方案的方法和标准进行基线调查。之后每年年终进行随访，按照 MONICA 方案的冠心病事件诊断标准登记冠心病事件，包括急性心肌梗死、冠心病猝死和各种类型的冠心病死亡。随访截止到 2002 年底，最长随访时间为 10 年。该队列人群基线年龄范围为 35～74 岁，其中男性 16 065 人，平均年龄 47.4 岁，女性 14 056 人，平均年龄 46.3 岁。1992～2002 年共随访 179 782 人·年，发生冠心病事件 191 例，死亡 625 例，男性 10 年冠心病发病风险为 1.5%，女性为 0.6%。根据该队列 10 年随访数据，研究者分别建立了适用于我国男性和女性的冠心病 10 年发病风险预测模型[52]。

由于该模型是完全仿照美国 Framingham 心脏队列研究建立，模型中的变量与 Framingham 10 年冠心病风险模型完全一致，仅仅是对回归系数进行了校正。纳入的变量包括年龄、血压水平分级、总胆固醇水平分级、高密度脂蛋白胆固醇水平分级、吸烟、糖尿病。不论是在男性还是女性中，血压水平都是非常重要的独立预测因素。模型把血压分为 5 层，分别为理想血压（<120/80mmHg）、正常血压（<130/85mmHg）、正常高值[（130～139）/（85～89）mmHg]、1 级高血压[（140～159）/（90～99）mmHg]、2～4 级高血压（≥160/100mmHg）。该模型以正常血压组作为对照组，在男性模型中，理想血压组 10 年发病风险回归系数

为–0.51，即 HR 值为 0.60（95% CI：0.34～1.05），正常高值组 HR 值为 1.24（95% CI：0.69～2.20），1 级高血压组 HR 值为 1.39（95% CI：0.84～2.31），2～4 级高血压组 HR 值为 2.16（95% CI：1.27～3.68）[52]。可见，男性 2～4 级高血压组 10 年冠心病发病风险是血压正常组的 2.16 倍，是理想血压组的 3.60 倍。在女性中，血压的预测作用不如在男性中显著，女性 2～4 级高血压组 10 年冠心病发病风险是血压正常组的 1.60 倍，是理想血压组的 2.62 倍[52]。

## 二、缺血性心血管疾病 10 年发病风险预测模型

武阳丰等基于中美心肺疾病流行病学合作研究队列人群的数据，建立中国人群缺血性心血管疾病（ischemic cardiovascular disease，ICVD）的 10 年发病风险预测模型[3]。中美合作队列始建于 1983～1984 年，采取整群随机抽样的方法从北京市和广州市招募了 9903 名年龄为 35～59 岁且未患有心血管疾病的居民，其中男性 4890 人，平均年龄为 46 岁，女性 5013 人，平均年龄为 45 岁。该队列第 1 次随访是在 1987～1988 年，之后每 2 年随访 1 次，直到 2000 年底。随访期间共发生 ICVD 事件 371 例，其中 105 例冠心病（男性 66 例，女性 39 例），266 例缺血性脑卒中（男性 158 例，女性 108 例）。基于该队列的长期随访数据，研究者建立了适用于中国人群的 ICVD 事件 10 年发病风险预测模型[3]。研究者充分考虑到科学性和临床实用性的双重要求，在文中提出了最优模型、简易模型和简易评分系统 3 套工具。在最优模型中，收缩压作为连续型变量纳入模型，男性收缩压每增高 20mmHg，冠心病的 10 年发病风险增加 66.3%，缺血性脑卒中 10 年发病风险增加 103.4%，ICVD 事件 10 年发病风险增加 95.6%；女性收缩压每增高 20mmHg，冠心病 10 年发病风险增加 49.1%，缺血性脑卒中 10 年发病风险增加 97.9%，ICVD 事件 10 年发病风险增加 83.9%。不论在男性还是女性，收缩压都是非常重要的预测变量，与多省市队列预测模型结果类似，血压在男性中的预测能力要强于女性，特别是预测 10 年冠心病发病风险。在简易模型中，收缩压被分为 6 层，分别为<120mmHg、120～129mmHg、130～139mmHg、140～159mmHg、160～179mmHg、

≥180mmHg，以 120～129mmHg 组为对照组。男性收缩压<120mmHg 组 ICVD 事件 10 年发病风险的 HR 值为 0.58（95% CI：0.36～0.92），而 130～139mmHg、140～159mmHg、160～179mmHg、≥180mmHg 组 ICVD 事件 10 年发病风险分别是对照组的 1.49 倍（95% CI：0.93～2.41）、2.24 倍（95% CI：1.43～3.51）、5.50 倍（95% CI：3.43～8.80）、12.59 倍（95% CI：7.45～21.28）[3]。在女性中，收缩压<120mmHg 组 ICVD 事件 10 年发病风险比对照组降低 56%（HR=0.44，95% CI：0.24～0.82），而 130～139mmHg、140～159mmHg、160～179mmHg、≥180mmHg 组 ICVD 事件 10 年发病风险分别是对照组的 1.49 倍（95% CI：0.93～2.41）、2.24 倍（95% CI：1.43～3.51）、5.50 倍（95% CI：3.43～8.80）、12.59 倍（95% CI：7.45～21.28）[3]。

利用该模型，武阳丰等还研究制订了适用于临床应用的简易 ICVD 发病风险评分系统，根据该评分系统能够简易的算出个体未来 10 年 ICVD 的发病风险[3]，具体见图 2-2-1。该评分系统包含的危险因素有性别、年龄、收缩压、BMI、总胆固醇、吸烟状态和糖尿病，首先根据个体的危险因素水平对各危险因素进行评分，然后把各危险因素得分相加，从而得到个体的危险因素总分，最后再根据总分找到对应的 10 年 ICVD 发病风险[3]。从图 2-2-1 中我们可以看出，不论在男性还是女性，收缩压的评分权重都是最高的，特别是在男性，收缩压≥180mmHg 的人群危险评分

为 8 分，接近其他所有危险因素的总和。

# 三、动脉粥样硬化性心血管疾病 10 年发病风险预测模型

2013 年，美国心脏病学会和美国心脏协会共同发布了新一版适用于美国人群的动脉粥样动脉粥样硬化性心血管疾病（atherosclerotic cardiovascular disease，ASCVD）10 年发病风险预测模型[54]。美国 Framingham 心脏队列研究的研究者认为，模型中的所有原始值为连续型变量的预测变量，应该作为连续型变量纳入模型，包括年龄、收缩压、总胆固醇、高密度脂蛋白胆固醇、腰围，并且要考虑年龄（取对数后）与其他所有变量之间的交互项，只有这样才能建立最优精度的预测模型[54]。因此在新一版的模型中，连续型变量在进入模型前均要对其原始值取自然对数，并构建与年龄（取对数后）的交互项，利用 Cox 回归来判断交互项是否有意义，如果有统计学意义则纳入该交互项，如果没统计学意义则不纳入该交互项[54]。利用这种方法建立的模型比传统模型具有更高的精确度，但并不容易理解。2016 年，我国学者基于亚洲心血管疾病国际合作研究和中国心血管疾病流行病学多中心协作研究数据，建立了适用于我国人群的 10 年 ASCVD 发病风险预测模型[55]。亚洲心血管疾病国际合作研究

男性

| 第1步：对每个人的危险因素进行评分 | | | |
|---|---|---|---|
| 年龄(岁) | 得分 | 收缩压(mmHg) | 得分 |
| 35～39 | 0 | <120 | -2 |
| 40～44 | 1 | 120～129 | 0 |
| 45～49 | 2 | 130～139 | 1 |
| 50～54 | 3 | 140～159 | 2 |
| 55～59 | 4 | 160～179 | 5 |
| | | ≥180 | 8 |

| BMI(kg/m²) | 得分 | 总胆固醇(mmol/L) | 得分 |
|---|---|---|---|
| <24 | 0 | <5.17 | 0 |
| ≥24 | 0 | ≥5.17 | 1 |

| 吸烟 | 得分 | 糖尿病 | 得分 |
|---|---|---|---|
| 否 | 0 | 否 | 0 |
| 是 | 0 | 是 | 1 |

| 第2步：计算每个人的总分 | |
|---|---|
| 危险因素 | 得分 |
| 年龄 | _____ |
| 收缩压 | _____ |
| BMI | _____ |
| 总胆固醇 | _____ |
| 吸烟 | _____ |
| 糖尿病 | _____ |
| 总分 | |

| 中国男性10年ICVD发病风险参考范围 | | |
|---|---|---|
| 年龄(岁) | 平均风险 | 最低风险 |
| 35～39 | 0.9 | 0.3 |
| 40～44 | 1.2 | 0.4 |
| 45～49 | 1.6 | 0.5 |
| 50～54 | 2.3 | 0.7 |
| 55～59 | 3.1 | 1.0 |

| 第3步：找到总分对应的10年发病风险 | |
|---|---|
| 总分 | 10年风险(%) |
| -2 | 0.3 |
| -1 | 0.4 |
| 0 | 0.5 |
| 1 | 0.7 |
| 2 | 1.0 |
| 3 | 1.4 |
| 4 | 1.9 |
| 5 | 2.6 |
| 6 | 3.6 |
| 7 | 5.0 |
| 8 | 7.0 |
| 9 | 9.6 |
| 10 | 12.2 |
| 11 | 16.7 |
| 12 | 21.5 |
| 13 | 27.1 |
| 14 | 36.0 |
| 15 | 43.0 |
| ≥16 | ≥54.9 |

女性

第1步：对每个人的危险因素进行评分

| 年龄(岁) | 得分 |
| --- | --- |
| 35～39 | 0 |
| 40～44 | 1 |
| 45～49 | 2 |
| 50～54 | 3 |
| 55～59 | 4 |

| 收缩压(mmHg) | 得分 |
| --- | --- |
| <120 | −2 |
| 120～129 | 0 |
| 130～139 | 1 |
| 140～159 | 2 |
| 160～179 | 3 |
| ≥180 | 4 |

| BMI(kg/m²) | 得分 |
| --- | --- |
| <24 | 0 |
| ≥24 | 2 |

| 总胆固醇(mmol/L) | 得分 |
| --- | --- |
| <5.17 | 0 |
| ≥5.17 | 1 |

| 吸烟 | 得分 |
| --- | --- |
| 否 | 0 |
| 是 | 0 |

| 糖尿病 | 得分 |
| --- | --- |
| 否 | 0 |
| 是 | 2 |

第2步：计算每个人的总分

| 危险因素 | 得分 |
| --- | --- |
| 年龄 | _____ |
| 收缩压 | _____ |
| BMI | _____ |
| 总胆固醇 | _____ |
| 吸烟 | _____ |
| 糖尿病 | _____ |
| 总分 | _____ |

中国女性10年ICVD发病风险参考范围

| 年龄(岁) | 平均风险 | 最低风险 |
| --- | --- | --- |
| 35～39 | 0.2 | 0.1 |
| 40～44 | 0.4 | 0.1 |
| 45～49 | 0.6 | 0.2 |
| 50～54 | 0.9 | 0.3 |
| 55～59 | 1.3 | 0.5 |

第3步：找到总分对应的10年发病风险

| 总分 | 10年风险(%) |
| --- | --- |
| −2 | 0.1 |
| −1 | 0.1 |
| 0 | 0.2 |
| 1 | 0.3 |
| 2 | 0.4 |
| 3 | 0.6 |
| 4 | 1.0 |
| 5 | 1.4 |
| 6 | 2.2 |
| 7 | 3.3 |
| 8 | 5.0 |
| 9 | 7.8 |
| 10 | 12.1 |
| 11 | 18.3 |
| 12 | 27.6 |
| 13 | 40.2 |
| ≥14 | ≥49.2 |

图 2-2-1　适用于中国人群的 10 年 ICVD 发病风险简易评分系统

队列建立于 2000～2001 年，采用多阶段分层随机抽样的方法，从我国南方和北方、城市和农村招募 35～74 岁的自然人群；中国心血管疾病流行病学多中心协作研究队列始建于 1998 年，采用整群抽样的方法从我国招募 35～59 岁的自然人群。这两项研究共招募了 27 020 人，其中 24 334 人完成了平均 12.3 年的随访，再排除基线已患有心血管疾病或基线数据不全的调查对象后，该研究共纳入 21 320 人，作为建立预测模型的研究人群，其中男性 10 334 人，平均年龄为 48.8 岁，女性 10 986 人，平均年龄为 48.4 岁。在平均 12.3 年的随访过程中，新发 1048 例 ASCVD 事件（男性 645 例，女性 403 例）。在新一版的预测模型中，收缩压根据是否服用降压药拆分成两个变量进入模型，分别是治疗的收缩压和未治疗的收缩压。由于对原始值取了对数，所以不能直观地通过模型中回归系数大小来解释变量的预测能力。但我们依然能发现，不论在男性还是女性中，年龄和收缩压的交互项均被纳入模型[55]，这在一定程度上也意味着收缩压水平对我国人群 ASCVD 发病风险预测模型的重要性。

## 四、心血管疾病终生风险预测模型

如上文中所介绍，我国已有多个心血管疾病风险评估模型来综合评估个体未来 10 年发生心血管疾病的绝对危险，这些风险预测工具在确定心血管疾病高危个体的发病风险中发挥着重要作用，目前已被心血管疾病防治相关指南所采用并用于指导临床实践，对处于不同危险等级的个体分别进行不同程度的干预。然而，目前在心血管疾病预防中被广泛应用的10年发病风险预测模型可能并不适用于年轻个体。年龄是预测心血管疾病发病风险最重要的危险因素之一，对于年轻个体，尽管合并 3 种心血管疾病危险因素，10 年心血管疾病绝对风险仍然小于 10%。仅有 10 年发病风险的预测很容易使年轻个体忽略对心血管疾病的重视和生活方式的改进，不利于心血管疾病的早期预防。为解决上述问题，美国学者 Lloyd-Jones 等在 1999 年首次提出了心血管疾病终生风险概念[56]，并利用美国 Framingham 心脏研究队列人群建立了美国居民的心血管疾病终生风险模型[57]。心血管疾病终生风险评估方法可以评估被观察个体整个生命周期发生心血管疾病的风险。目前美国、日本、荷兰等国已有心血管疾病终生风险的研究报道。2013 年，国际动脉粥样硬化学会发布的《全球血脂异常管理指南》提出应用心血管疾病终生风险取代 10 年风险评估作为缺血性心血管疾病危险分层和干预的依据[58]。近年来，中国多省市心血管疾病危险因素前瞻性队列研究团队也提出了适用于我国居民的心血管疾病终生风险模型，在这里给大家做一个简要介绍，主要关注血压在终生风险模型中的关键作用。

2015 年，王瑛等基于中国多省市心血管疾病危险因素前瞻性队列研究的数据，建立了适用于我国居民的心血管疾病终生风险预测模型[59]。该研究共纳入了 21 953 名基线无心血管疾病的 35～64 岁居民，其中男性 11 366 人，平均年龄为 48.9 岁，女性 10 587 人，平均年龄为 47.3 岁。基线调查在 1992 年，一直随访至 2010 年底，共随访 263 016 人·年[59]。随访其间，新发心血管疾病 1280 例，其中 411 例冠心病，917 例脑卒中，48 例既新发冠心病也新发脑卒中，首次发生事件纳入分析。在校正死亡导致的竞争风险后，35～44 岁男性发生心血管疾病的终生风险为 24.4%，35～44 岁女性为 20.2%；45～54 岁男性心血管疾病终生风险为 23.8%，45～54 岁女性为 19.9%；55～64 岁男性心血管疾病终生风险为 21.9%，女性为 18.8%[59]。单因素分层分析发现，不论是男性还是女性，心血管疾病终生风险均随着血压水平的上升而上升。理想血压组 35～44 岁、45～54 岁、55～64 岁男性的终生风险分别为 11.5%、11.1%、10.7%；而 2～4 级高血压组这 3 组人群的心血管疾病终生风险达到 48.2%、46.4%、41.9%。女性理想血压组 35～44 岁、45～54 岁、55～64 岁人群的终生风险分别为 9.2%、9.1%、8.3%；2～4 级高血压组 3 个年龄段的终生风险分别为 36.9%、35.9%、32.9%。不论是男性还是女性，2～4 级高血压组人群是本研究中所有亚组人群（按传统危险因素分层）中终生风险最高的人群。我国的终生风险研究显示，若个体能够将所有危险因素（收缩压、舒张压、非高密度脂蛋白、高密度脂蛋白、BMI、吸烟、糖尿病）均保持在理想水平，其整个生命过程发生心血管疾病的风险就可以保持在极低水平（35～44 岁男性 4.1%，女性 1.9%），甚至很大程度上克服年龄因素导致的心血管疾病风险增加。然而，该研究数据显示，男性所有危险因素处于理想状态的比例仅为 3.7%，女性为 13.7%，而这些人中 70% 年龄<45 岁，所以如果危险因素水平处于理想状态的年轻人比例增多将有效地减轻我国未来心血管病的负担，特别是血压水平[59]。然而，如果个体的各个主要危险因素水平轻微升高，即使还处于正常范围，其心血管疾病终生风险也已经远高于所有危险因素均为理想水平者，由此产生的心血管病风险的差距用 10 年的观察时间可能还不能发现，随着时间的进一步延长，差距才逐渐加大[59]。我国的中青

年人群如果具有两种以上明显升高的危险因素，超过 50% 在余生中会发生心血管疾病[59]。

2016 年，王瑛等利用同样的数据库，建立了我国居民脑卒中终生风险预测模型。如上文所述，来自中国多省市心血管疾病危险因素前瞻性队列研究中的 21 953 名基线无心血管疾病的 35～64 岁居民，基线为 1992 年，随访到 2010 年底，共随访 263 016 人·年[60]。随访期间共新发脑卒中 917 例，分析发现 35～40 岁男性脑卒中终生风险为 18.0%，41～50 岁男性为 17.6%，51～60 岁男性为 16.3%；女性这 3 个年龄段的脑卒中终生风险为 14.7%、14.4%、13.5%。该研究发现血压水平是决定脑卒中终生风险的第一关键因素，不论是男性还是女性，心血管疾病终生风险均随着血压水平的上升而上升。理想血压组 35～40 岁、41～50 岁、51～60 岁男性的终生风险分别为 10.7%、10.6%、10.0%；而 2～4 级高血压组这 3 组人群的心血管疾病终生风险达到 38.4%、37.3%、33.6%。女性理想血压组 35～40 岁、41～50 岁、51～60 岁人群的终生风险分别为 8.0%、7.9%、7.4%；2～4 级高血压组 3 个年龄段的终生风险分别为 26.7%、26.1%、23.4%。在个体其他危险因素全部处于理想水平，但是患有高血压，其脑卒中终生风险仍然处于很高水平[60]。《中国脑卒中防治报告 2016》指出脑卒中已经成为中国人群早死的首要原因，54% 的脑卒中患者年龄低于 65 岁，中国中青年人群脑卒中早期预防应作为公共卫生的优先发展策略。合理的风险评估对于中青年脑卒中早期预防尤为重要，然而目前被心血管疾病相关防治指南所采用并用于指导临床实践的 10 年心血管疾病发病风险预测模型可能并不适用于年轻个体，很容易使年轻个体忽略对脑卒中的重视和生活方式的改进，不利于脑卒中的早期预防。疾病的终生风险评估方法可以评估被观察个体整个生命周期发生某种疾病的风险，该研究建立我国首个脑卒中终生风险预测模型，弥补了我国在该领域的空白，并证实预防脑卒中最重要的是预防高血压，这也与既往研究证据一致。

（解武祥　武阳丰）

## 参 考 文 献

[1] World Health Organisation. The World Health Report 1999-Making a

Difference. Geneva, Switzerland: World Health Organization, 1999.

[2] Lawes CM, Vander Hoorn S, Rodgers A. Global burden of blood-pressure-related disease. Lancet, 2008, 371: 1513-1518.

[3] Wu Y, Liu X, Li X, et al. Estimation of 10-year risk of fatal and nonfatal ischemic cardiovascular diseases in Chinese adults. Circulation, 2006, 114: 2217-2225.

[4] He J, Gu D, Chen J, et al. Premature deaths attributable to blood pressure in China: a prospective cohort study. Lancet, 2009, 374: 1765-1772.

[5] Ettehad D, Emdin CA, Kiran A, et al. Blood pressure lowering for prevention of cardiovascular disease and death: a systematic review and meta-analysis. Lancet, 2016, 387: 957-967.

[6] 吴锡桂, 武阳丰. 我国十组人群高血压发病率及其影响因素. 中华医学杂志, 1996, 76: 24-29.

[7] 李国奇, 刘静, 王薇, 等. 中国 35～64 岁人群 15 年高血压发生风险预测研究. 中华高血压杂志, 2014, 22: 265-268.

[8] Liang Y, Liu R, Du S, et al. Trends in incidence of hypertension in Chinese adults, 1991—2009: the China Health and Nutrition Survey. Int J Cardiol, 2014, 175: 96-101.

[9] Gu D, Wildman RP, Wu X, et al. Incidence and predictors of hypertension over 8 years among Chinese men and women. J Hypertens, 2007, 25: 517-523.

[10] 刘力生. 中国高血压防治指南 2010. 中华高血压杂志, 2011, 19: 701-708.

[11] 吴锡桂, 段秀芳, 郝建生. 中国人群高血压患病率及其变化趋势. 高血压杂志, 1995, 3: 7-13.

[12] Wu Y, Huxley R, Li L, et al. Prevalence, awareness, treatment, and control of hypertension in China: data from the China National Nutrition and Health Survey 2002. Circulation, 2008, 118: 2679-2686.

[13] 郭杰, 余灿清, 吕筠, 等. 中国 10 个地区人群高血压患病率, 知晓率, 治疗率和控制情况分析. 中华流行病学杂志, 2016, 37: 469-474.

[14] Gao Y, Chen G, Tian H, et al. Prevalence of hypertension in china: a cross-sectional study. PloS One, 2013, 8: e65938.

[15] Wang J, Zhang L, Wang F, et al. Prevalence, awareness, treatment, and control of hypertension in China: results from a national survey. American Journal of Hypertension, 2014, 27: 1355-1361.

[16] Li Y, Yang L, Wang L, et al. Burden of hypertension in China: a nationally representative survey of 174, 621 adults. Int J Cardiol, 2017, 227: 516-523.

[17] Yang W, Lu J, Weng J, et al. Prevalence of diabetes among men and women in China. The New England Journal of Medicine, 2010, 362: 1090-1101.

[18] Chow CK, Teo KK, Rangarajan S, et al. Prevalence, awareness, treatment, and control of hypertension in rural and urban communities in high-, middle-, and low-income countries. JAMA, 2013, 310: 959-968.

[19] Guo F, He D, Zhang W, et al. Trends in prevalence, awareness, management, and control of hypertension among United States adults, 1999 to 2010. J Am Coll Cardiol, 2012, 60: 599-606.

[20] 武阳丰. 我国人群高血压及其危险因素流行病学研究进展. 医学研究通讯, 2003, 32: 27-29.

[21] Zhao X, Yin X, Li X, et al. Using a low-sodium, high-potassium salt substitute to reduce blood pressure among Tibetans with high blood pressure: a patient-blinded randomized controlled trial. PloS One, 2014, 9: e110131.

[22] Liu Z. Dietary sodium and the incidence of hypertension in the Chinese population: a review of nationwide surveys. American Journal of Hypertension, 2009, 22: 929-933.

[23] He J, Tell GS, Tang YC, et al. Effect of migration on blood pressure: the Yi People Study. Epidemiology, 1991, 2: 88-97.

[24] He J, Tell GS, Tang YC, et al. Relation of electrolytes to blood pressure in men. The Yi people study. Hypertension, 1991, 17: 378-385.

[25] 李立明, 饶克勤, 孔灵芝, 等. 中国居民 2002 年营养与健康状况调查. 中华流行病学杂志, 2005, 26: 478-484.

[26] Li Z, Guo X, Zheng L, et al. Grim status of hypertension in rural China: results from Northeast China rural cardiovascular health study 2013. J Am Soc Hypertens, 2015, 9: 358-364.

[27] Neter JE, Stam BE, Kok FJ, et al. Influence of weight reduction on blood pressure: a meta-analysis of randomized controlled trials. Hypertension, 2003, 42: 878-884.

[28] Zhao L, Stamler J, Yan LL, et al. Blood pressure differences between northern and southern Chinese: role of dietary factors: the international study on macronutrients and blood pressure. Hypertension, 2004, 43: 1332-1337.

[29] Batis C, Gordon-Larsen P, Cole SR, et al. Sodium intake from various time frames and incident hypertension among Chinese adults. Epidemiology, 2013, 24: 410-418.

[30] Du S, Batis C, Wang H, et al. Understanding the patterns and trends of sodium intake, potassium intake, and sodium to potassium ratio and their effect on hypertension in China. Am J Clin Nutr, 2014, 99: 334-343.

[31] Yan L, Bi Z, Tang J, et al. Relationships between blood pressure and 24-Hour urinary excretion of sodium and potassium by body mass index status in Chinese adults. J Clin Hypertens (Greenwich), 2015, 17: 916-925.

[32] He FJ, Wu Y, Feng XX, et al. School based education programme to reduce salt intake in children and their families (School-EduSalt): cluster randomised controlled trial. BMJ Open, 2015, 350: 770.

[33] Group CSSSC. Salt substitution: a low-cost strategy for blood pressure control among rural Chinese. A randomized, controlled trial. Journal of Hypertension, 2007, 25: 2011-2018.

[34] 谢晋湘, 郝建生, 刘力生. 电介质与血压关系的研究——全国 16 个地区调查分析结果. 高血压杂志, 2002, 10: 172-175.

[35] He FJ, Li J, Macgregor GA. Effect of longer term modest salt reduction on blood pressure: cochrane systematic review and meta-analysis of randomised trials. BMJ, 2013, 346: f1325.

[36] Hao W, Chen H, Su Z. China: alcohol today. Addiction, 2005, 100: 737-741.

[37] Li Y, Jiang Y, Zhang M, et al. Drinking behaviour among men and women in China: the 2007 China Chronic Disease and Risk Factor Surveillance. Addiction, 2011, 106: 1946-1956.

[38] Taylor B, Irving HM, Baliunas D, et al. Alcohol and hypertension: gender differences in dose-response relationships determined through systematic review and meta-analysis. Addiction, 2009, 104:

1981-1990.

[39] Briasoulis A，Agarwal V，Messerli FH. Alcohol consumption and the risk of hypertension in men and women：a systematic review and meta-analysis. J Clin Hypertens（Greenwich），2012，14：792-798.

[40] Zhang LF，Zhao LC，Zhou BF，et al. Alcohol consumption and incidence of ischemic stroke in male Chinese. Zhonghua Liu Xing Bing Xue Za Zhi，2004，25：954-957.

[41] 张林峰，赵连成，周北凡，等. 男性饮酒与缺血性脑卒中发病关系的研究. 中华流行病学杂志，2004，25：954-957.

[42] Reynolds K，Lewis B，Nolen JD，et al. Alcohol consumption and risk of stroke：a meta-analysis. JAMA，2003，289：579-588.

[43] Liu LS. 2010 Chinese guidelines for the management of hypertension. Zhonghua Xin Xue Guan Bing Za Zhi，2011，39：579-615.

[44] Wu Y，Benjamin EJ，MacMahon S. Prevention and control of cardiovascular disease in the rapidly changing economy of China. Circulation，2016，133：2545-2560.

[45] Ng SW，Howard AG，Wang HJ，et al. The physical activity transition among adults in China：1991—2011. Obes Rev, 2014，15（Suppl 1）：27-36.

[46] Zhang J，Chaaban J. The economic cost of physical inactivity in China. Prev Med，2013，56：75-78.

[47] Huai P，Xun H，Reilly KH，et al. Physical activity and risk of hypertension：a meta-analysis of prospective cohort studies. Hypertension，2013，62：1021-1026.

[48] Nocon M，Hiemann T，Muller-Riemenschneider F，et al. Association of physical activity with all-cause and cardiovascular mortality：a systematic review and meta-analysis. Eur J Cardiovasc Prev Rehabil，2008，15：239-246.

[49] Meng L，Chen D，Yang Y，et al. Depression increases the risk of hypertension incidence：a meta-analysis of prospective cohort studies. Journal of Hypertension，2012，30：842-851.

[50] Chida Y，Steptoe A. Greater cardiovascular responses to laboratory mental stress are associated with poor subsequent cardiovascular risk status：a meta-analysis of prospective evidence. Hypertension，2010，55：1026-1032.

[51] D'Agostino RBS，Grundy S，Sullivan LM，et al. Validation of the Framingham coronary heart disease prediction scores：results of a multiple ethnic groups investigation. JAMA，2001，286：180-187.

[52] Liu J，Hong Y，D'Agostino RB Sr，et al. Predictive value for the Chinese population of the Framingham CHD risk assessment tool compared with the Chinese Multi-Provincial Cohort Study. JAMA，2004，291：2591-2599.

[53] 刘静，赵冬，王薇，等. 中国多省市心血管病危险因素队列研究与美国弗莱明翰心脏研究结果的比较. 中华心血管病杂志，2004，32：167-172.

[54] Goff DC Jr，Lloyd-Jones DM，Bennett G，et al. 2013 ACC/AHA guideline on the assessment of cardiovascular risk：a report of the American College of Cardiology/American Heart Association Task Force on Practice Guidelines. J Am Coll Cardiol, 2014，63：2935-2959.

[55] Yang X，Li J，Hu D，et al. Predicting the 10-Year risks of atherosclerotic cardiovascular disease in Chinese population：the China-PAR project（Prediction for ASCVD Risk in China）. Circulation，2016，134：1430-1440.

[56] Lloyd-Jones DM，Larson MG，Beiser A，et al. Lifetime risk of developing coronary heart disease. Lancet，1999，353：89-92.

[57] Berry JD，Dyer A，Cai X，et al. Lifetime risks of cardiovascular disease. The New England Journal of Medicine，2012，366：321-329.

[58] Grundy SM. An international atherosclerosis society position paper：global recommendations for the management of dyslipidemia. J Clin Lipidol，2013，7：561-565.

[59] Wang Y，Liu J，Wang W，et al. Lifetime risk for cardiovascular disease in a Chinese population：the Chinese Multi-Provincial Cohort Study. Eur J Prev Cardiol 2015；22：380-388.

[60] Wang Y，Liu J，Wang W，et al. Lifetime risk of stroke in young-aged and middle-aged Chinese population：the Chinese Multi-Provincial Cohort Study. J Hypertens 2016；34：2434-2440.

# 高血压分子流行病学研究现状

高血压是常见的慢性非传染性疾病之一，也是心脑血管疾病最重要的危险因素。尽管目前全世界关于高血压防治的研究不计其数，但高血压及其共病的患病率、死亡率仍然持续增长。《中国心血管病报告2015》显示，2012年中国18岁及以上居民高血压患病率为25.2%，2010年全国因高血压死亡共计204.3万例（男性115.4万，女性88.9万），占全部死亡的24.6%。2014年中国农村心脑血管病死亡率为295.63/10万，其中心脏病死亡率为143.72/10万，脑血管疾病死亡率为151.91/10万（脑出血74.51/10万，脑梗死45.30/10万）；城市心脑血管疾病死亡率为261.99/10万，其中心脏病死亡率为136.21/10万，脑血管疾病死亡率为125.78/10万（脑出血52.25/10万，脑梗死41.99/10万）。心脑血管疾病占居民疾病死亡构成在农村为44.60%，在城市为42.51%。高血压及心血管疾病难以控制的流行现状一方面是由于社会的持续老龄化，另一方面在于高血压的危险因素众多，致病机制复杂，需要更加个性化的预防、诊断和治疗措施。随着人类基因组学计划的完成，基因组学、表观遗传组学、转录组学、蛋白组学、代谢组学和宏基因组学等一系列组学技术的产生和发展为高血压的分子流行病学研究提供了技术支持，使医学科研工作者对高血压及并发症的发病机制、预防和控制有了更为深入的认识。在此，就高血压分子流行病学领域的主要研究现状进行回顾与介绍。

## 第一节　基因组学研究

原发性高血压（EH）是一种多基因遗传性疾病，其发生发展受遗传物质与环境因素的共同作用。遗传流行病学研究表明：临床检测的个体收缩压水平差异的15%～40%，舒张压水平差异的15%～30%归因于遗传因素，个体长期血压水平差异的50%～60%归因于遗传因素[1]。

由于EH的致病机制复杂，易感基因研究的难度远远大于单基因遗传病，目前常用的研究方法有候选基因分析和全基因组关联分析。通过研究现已发现高血压候选基因几百个，涉及脂质代谢、糖代谢、肾素-血管紧张素-醛固酮系统、G蛋白信号传导系统、交感神经系统、下丘脑-垂体轴、激肽释放酶-激肽系统、利钠肽、内皮素、类固醇激素、前列腺素、生长因子、离子通道或转运体、骨架蛋白和黏附分子、细胞内信使、载脂蛋白等多个系统或功能的基因[2]。

## 一、候选基因分析

高血压候选基因分析的基本步骤可概括为：①通过已知的血压调控机制或动物研究发现的单基因遗传性高（低）血压的致病基因确定待研究的候选基因。②将候选基因座位的DNA遗传标记与EH表型进行连锁分析，以确定该候选基因座位与EH是否连锁。③筛查该候选基因的各种多态性。④进行基因多态性与EH间的关联研究，比较基因多态性在高血压人群与正常血压人群之间的频率分布。若频率分布差别具有统计学意义，则该基因多态性可能是EH相关基因[3]。自20世纪90年代起，高血压候选基因研究先后使用限制性内切酶片段长度多态性和短串联重复序列作为分子遗传标记，获得了可观的研究成果。

### （一）肾素-血管紧张素-醛固酮系统

肾素-血管紧张素-醛固酮系统（RAAS）对维持

心血管自身稳定，尤其对血压的调节有重要意义。血管紧张素原经肾素催化生成血管紧张素 I（Ang I）。Ang I 由血管紧张素转化酶（ACE）催化生成 Ang II。Ang II 结合血管紧张素 II 的 1 型受体（AT$_1$R）调节外周循环阻力、水钠代谢，还可通过肾上腺髓质和交感神经末梢释放儿茶酚胺，升高血压。

**1. 血管紧张素原（AGT）基因** 血管紧张素原是 RAAS 的唯一底物，由 AGT 基因编码，位于人染色体的 1q42—43。1992 年，Jeunernaitre 等报道 AGT 基因第 2 外显子 M235T、T174M 位点与 EH 明显相关[4]。此后日本学者 L. Fejeiman 等研究也证实，M235T 突变增加患 EH 的危险，印度学者 Gunda 等证明 rs3789678 位点与 EH 显著相关[5]。但英国学者 Androulakis 等对 87 位新发 EH 病例和 47 名对照的研究结果显示，M235T 基因型表达在 EH 的病例对照组间差异无统计学意义[6]。因而 AGT 基因多态性与 EH 的关系还需要更深入的研究验证。

**2. 血管紧张素转化酶（ACE）基因** ACE 基因位于人染色体 17q23，包含 26 个外显子和 25 个内含子，其 16 内含子存在 Alu 重复序列的插入型（insertion，I）或缺失型（deletion，D）多态性[7]。ACE 基因 I/D 多态性中，DD 型血浆 ACE 活性最高，ID 型居中，推测 D 等位基因可能与 EH 有关。国内学者 He 等的研究与韩秀玲等的研究均发现 ACE 基因 I/D 多态性与 EH 显著相关[8, 9]。

**3. 血管紧张素转化酶 2（ACE2）基因** ACE2 基因是人类 ACE 的第一个同源基因，定位在人 X 染色体 Xp22 位点。目前的研究发现，ACE2 基因多态性与高血压相关性受性别和人种影响。于汇民等的 Meta 分析显示，G8790A 多态性是不同民族女性及汉族男性患高血压的危险因素[10]。Patel 等对患有 2 型糖尿病的高加索人种患者的研究发现，ACE2 基因的 3 个多态位点（rs2074192、rs233575、rs2158083）与高血压相关，但具有性别和种族差异[11]。一项澳大利亚人群研究表明，多态位点 rs4240157 的 G 等位基因与高血压明显相关，且结果无性别差异[12]。可见 ACE2 基因多态性与高血压的关联还需要大样本多中心联合研究的验证。

**4. 血管紧张素 II 的 1 型受体（AT$_1$R）基因** Ang II 受体有 1 型（AT$_1$R）和 2 型（AT$_2$R）两种亚型。AT$_1$R 主要分布于血管平滑肌细胞，介导血管和心肌收缩、垂体激素和醛固酮分泌、水钠重吸收及血管平滑肌增生和功能调节，对血压的调节有着重要作用，AT$_1$R 基因也因此成为了高血压研究的重要候选基因。人 ATR 基因定位于染色体 3q21—25。1994 年，A. Bonnardeau 首先发现白种人高血压患者 AT$_1$R 的 C1166 等位基因频率显著增高[13]。现已发现该基因多态性包括 T573C、A1062C、A1166C、G1517T 等，其中争议主要集中于 3′端的 A1166C 多态性，不同种族、地区的研究出现了截然相反的结果，对此一种广泛为人接受的解释是：A1166C 位于 AT$_1$R 的 3′端侧翼区 5′端，为 3′端的非翻译区，作为开放阅读框架不影响 mRNA 的剪接和加工的稳定性，因此该位点不产生功能性改变，该多态性位点与一些尚未明确的具有致病功能的基因位点存在连锁不平衡，后者可通过调节基因转录或 mRNA 的稳定性来影响 AT$_1$R 的表达，因此认为 A1166C 是后者的遗传标志，而本身并不致病[14]。

（二）水盐代谢系统

醛固酮通过调节结肠和肾脏对 Na$^+$ 和 Cl$^-$ 的吸收调控血容量，是高血压的重要调节因子。醛固酮合成酶（CYP11B2）基因多态性可影响醛固酮的合成、分泌及活性。CYP11B2 基因转录调控区的-344C/T 位点的作用存在争议。日本学者 Matsubara 等研究发现-344C/T 为 TT 基因型者较其他基因型高血压患病率更高，由此认为-344C/T 多态性是日本人群 EH 的一个独立基因危险因素[15]；Brand 和 Davies 在欧洲人种中进行的几项研究也证实该变异与 EH 相关，并得出了-344C/T 主要与女性 EH 有关的结论[16]；但一些学者得到了相反的结果，如 Tsujita 和 Kato 等的两项大规模临床研究及陈丹[17]等对大连地区人群研究结果都显示该位点多态性与 EH 没有显著关联。

原发性醛固酮增多症患者单侧或双侧肾上腺增生，肾上腺持续分泌醛酮，临床症状为高血压、低钾血症、肾素水平下降。Choi 等通过外显子序列研究发现，估计 40% 的单侧肾上腺增生（APA）患者的体细胞 G 蛋白门控内向整流钾离子通道 4（GIRK4）编码基因（KCNJ5）出现功能获得性突变，致使细胞膜去极化、醛固酮分泌增加[18]。7% 的 APA 患者会出现编码 Na$^+$-K$^+$-ATP 酶和 Ca$^{2+}$-ATP 酶的基因 ATP1A1、ATP2B3 和 CACNA1D 的变异。这些基因变异最终都会导致 Na$^+$、Ca$^{2+}$ 内流异常增加，细胞膜去极化[19, 20]。

还有一些可以减少水钠潴留的基因变异，如巴特尔综合征（SLC12A1、KCNJ1、CLCNKB、BSND、CaSR、CLCK-A）和吉尔特曼综合征（SLC12A3），都出现血压降低的症状[21]。这些基因变异的杂合子携带者中，40 岁人群的血压较一般人群低 5.7mmHg，60 岁人群血压低 9.0mmHg，且高血压发病风险下降 60%[21]。这是第一个证明罕见基因变异可以导致具有临床意义的血压下降的研究[22]。

### （三）交感神经系统

交感神经活性（sympathetic nervous activity，SNA）在高血压发生、发展和治疗中发挥重要作用。交感神经可通过 α 和 β 肾上腺素能受体调节心率、血压、肾脏水钠排泄和潴留等多种生理性及代谢性过程，从而引起心排血量、外周阻力增加及血压增高，造成心、脑、肾等靶器官的损伤。在导致高血压发病的交感神经系统候选基因中，研究较多的是肾上腺素能基因家族。对相关文献进行 Meta 分析显示，β1 肾上腺素能受体基因 Arg389Gly 和 Ser49Gly，β2 肾上腺素能受体基因 Arg16Gly 和 Gln27Gln，β3 肾上腺素能受体基因 Trp64Arg 和高血压显著相关[23]。Schlaich MP 等发现去甲肾上腺素转运蛋白基因 Gly478Ser 多态性与高血压有显著关系，其可导致突触间隙去甲肾上腺素与去甲肾上腺素转运蛋白的亲和力下降[24]。

### （四）G 蛋白信号传导系统

β 肾上腺素受体-Gs-蛋白系统参与了血管平滑肌细胞舒缩、迁移、分泌和增殖等功能，在维持血管壁完整性及调节血管张力等方面具有重要作用，与 EH 的发生发展关系密切。人 G 蛋白 β3 亚单位（GNB3）基因定位于染色体 12p13。Siffert 等发现这一位点的第 10 外显子 TT 纯合体高血压发病率较 CC 纯合体高 79%（P=0.03），TC 杂合体较 CC 纯合体高 38%（P=0.025）[25]。此后波兰、西非等地区的研究也证实 TT、CT 基因型携带者较 CC 型有更高的 EH 发病率。

### （五）糖皮质激素系统

糖皮质激素具有允许作用，可以增强血管平滑肌对儿茶酚胺的敏感性，以此提高血管的张力和维持血压。大量的临床观察和实验研究发现，糖皮质激素可以通过对不同组织器官的作用影响血压[26]。一些糖皮质激素系统相关的遗传病也会出现血压异常的症状，先天性肾上腺增生症是常染色体遗传疾病，患者肾上腺皮质激素生物合成过程中所必需的酶存在缺陷，致使皮质激素合成不正常。由于缺乏皮质激素，血浆促肾上腺皮质激素增加，连同一些异常代谢物的累积都会导致高血压。可引发高血压的酶缺陷的基因变异包括 11β-羟化酶（OMIM 202010；CYP11B1）、3β-羟基类固醇脱氢酶（OMIM 613890；HSD3B2）、17α-羟化酶（OMIM 609300；CYP17A1）、胆固醇碳链酶（OMIM 118485；CYP11A1）。

## 二、全基因组关联分析研究

2000 年以后，由于基因数据库、人类基因组单体型图计划及高通量基因分型芯片技术的产生和发展，基于单核苷酸多态性（single-nucleotide polymorphism，SNP）芯片技术的全基因组关联分析（genome-wide association studies，GWAS）应运而生。生物芯片是把大量已知序列探针集成在同一个基片上，经过处理和标记的若干靶核苷酸序列与芯片特定位点上的探针杂交，通过检测杂交信号对基因信息进行分析，高通量芯片可以一次对几十万到几百万条 DNA 分子进行序列测定，以达到对基因组细致全貌的分析。2005 年 Klein 等进行了第一个 GWAS 研究，发现退行性黄斑变性患者与正常对照相比，两个 DNA 位点，即 SNP 的等位基因频率明显不同，这一研究为人们研究复杂疾病开辟了一条新的途径。2007 年威廉信托病例对照协会（WTCCC）发表了包括高血压在内的 7 个常见病的 GWAS 结果，标志着高血压易感基因的研究进入 GWAS 的新时代。

GWAS 不同于候选基因分析，此类研究不需要事先提出研究假设，基于连锁不平衡原理，可同时选择几十万至上百万个多态位点代表基因组范围内的遗传变异，在全基因组水平上筛选疾病候选基因，研究设计多采用多阶段多中心的病例–对照研究，并应用多个独立研究进行重复验证，样本量较大，研究结果可靠且具有可重复性。

2009 年 7 月全球血压遗传学（Global Blood

Pressure Genetics，Global BPgen）和心脏和衰老基因流行队列（Cohorts for Heart and Aging Research in Genomic Epidemiology，CHARGE）两大组织公布了他们进行的大型 GWAS 和 Meta 分析的结果。Global BPgen 组织对 34 433 名欧裔受试者的 250 万个 SNP 进行了检测及基因分型，发现了 8 个达到全基因组显著水平（$P<5\times10^{-8}$）的基因位点，分别位于 CYP17A1、CYP1A2、FGF5、SH2B3、MTHFR、c10orf107、ZNF652 和 PLCD3 附近[27]。CHARGE 对 29 136 名欧裔受试者的 250 万个 SNP 进行了基因分型，并与 Global BPgen（n=34433）的结果做联合 Meta 分析，发现 CYP17A1、SH2B3/ATXN2 和 CSK/ULK3/CYP1A2 达全基因组显著水平，与 Global BPgen 进行的 Meta 分析结果相一致。另外还新发现 5 个与血压相关的基因位点（ATP2B1、PLEKHA7、CACNB2、TBX3/TBX5、ULK4）达到了全基因组显著水平[28]。

此后数个研究组对这一研究结果进行了重复验证，验证人群包括中国人、日本人和非洲裔美国人，其中 MTHFR、FGF5、CYP17A1、CSK、ATP2B1 基因均得到了验证。经过一系列 GWAS 研究，目前已知的与血压调节或高血压致病机制相关的基因变异包括至少 25 个罕见突变和 53 个 SNP，与血压存在定量关系的 SNP 中，仅有 1 个 SNP（rs5068）与利钠肽通路明确相关，其余 SNP 的作用机制还有待进一步研究明确（表 2-3-1）[29]。

## 三、基因–基因、基因–环境的交互作用

高血压的病因存在多因素复杂性，可能涉及基因–基因和基因–环境间的复杂交互作用，需要结合诸多环境因素与遗传因素综合分析。RAAS 候选基因研究发现了 ATP2B1、STK39 和 GRK4 基因都与碳酸氢钠协同转运蛋白基因 SLC4A5 有着不同程度的关联[30]。国内学者胡大春等采用基因芯片检测技术发现云南汉族 NPRCA-55C CC 基因型和 ET-2A985G G 等位基因可能与高血压易感性相关。ET-2A985G 和 NPRCA-55C 两个基因多态性之间可能存在基因–基因交互作用[31]。

盐摄入过多会引发高血压已经成为共识，据估计 51% 的高血压患者和 26% 的正常血压者具有盐敏感性[32]。候选基因研究发现 RAAS 相关基因 ATP2B1、

STK39 和 GRK4 与盐敏感性相关[33]。Freitas 等研究发现血管紧张素原基因 M235T（MT/TT 型）合并血管紧张素Ⅱ1 型受体基因 A1166C（AC/CC 型）、醛固酮合酶基因 C344T（TC/TT 型）时患顽固性高血压的风险增加，且这些易感基因与环境因素存在交互作用[34]。中国学者张晶晶等分析新疆维吾尔族人群高血压的基因–环境交互作用发现，SOCS3 基因 rs9914220（CC+CT）合并超重肥胖时可能进一步增加新疆维吾尔族人群发生高血压的风险[35]。

# 第二节　表观遗传组学研究

表观遗传修饰作用可以影响基因的表达，但并不改变基因序列，其调控方式包括 DNA 甲基化、染色质组蛋白修饰、基因组印记、隔离蛋白及非编码 RNA（包括 miRNA）等。表观遗传学主要研究这些调控方式建立和维持的机制及其如何影响细胞的表型和个体的发育。因此，表观遗传密码可以作为基因（DNA 序列）和表型（由基因表达谱式和环境因素所决定）间的桥梁。环境因素的影响短期内或许难以造成基因序列的改变，但却可以改变表观遗传密码，并将这种改变传递给下一代。已有大量研究结果证明表观遗传修饰参与高血压病的发生发展过程。

## 一、DNA 甲基化

DNA 甲基化是通过 DNA 甲基转移酶使 DNA 胞嘧啶甲基化修饰为 5-甲基胞嘧啶（5-methylcytosine，5mC），在哺乳动物体细胞主要发生在 CpG 岛中。CpG 岛甲基化不足（hypomethylation）是允许基因转录的必要条件，而超甲基化（hypermethylation）可以使基因表达沉默或表达水平下降，从而影响细胞分化、基因调控、X 染色体失活等诸多调控过程[36]。与高血压发生发展密切相关的 RAAS、交感神经系统（SNS）及肾钠潴留系统（RSRS），都发现 DNA 甲基化修饰可以影响这些生物通路中关键基因的表达。

RAAS 在动脉血压的调解中有着至关重要的作用，任何相关基因活性的改变都可能成为高血压的诱因。Pei 等研究发现，当自发性高血压大鼠在 20

表 2-3-1 高血压相关单基因和 GWAS 位点[29]

| 染色体位置 | 位点（GRCh38/hg38） | 基因/相邻基因 | 单基因综合征遗传 | GWAS SNP | 基因组和表型注释 |
|---|---|---|---|---|---|
| 1p13.2 | 112648185 | *SLC16A1*、*CAPZA1*、*ST7L*、*MOV10* | … | rs17030613<br>rs2932538 | MOV10 蛋白是一种假定解旋酶，可能涉及 mRNA 沉默，在端粒酶过程中与 60S 核糖体亚基相关 |
| 1p31.1 | 116915795-116947396 | *ATP1A1* | 偶发性醛固酮分泌性腺瘤 | … | 偶发性原发性醛固酮增多症 |
| 1p36.13 | 16043752-16057308 | *CLCNKB* | Bartter 综合征, 3 型, OMIM 607364, 常染色体隐性遗传 | … | 低血压，髓袢升支粗段氯离子重吸收受损，导致钠离子代谢碱中毒。血浆内肾素和醛固酮增多 |
| 1p36.13 | 17018730-17054170 | *SDHB* | 副神经节神经瘤, OMIM 115310, 常染色体显性遗传 | … | 头颈部副神经节瘤，嗜铬细胞瘤，分泌多种儿茶酚胺。成年人出现 |
| 1p36.22 | 10709809 | *CASZ1* | … | rs880315 | CASZ1（编码锌指同源物 1，锌指结构）细胞存活基因，控制凋亡和肿瘤形成 |
| 1p36.22 | 1845917 | *MTHFR*、*CLCN6*、*NPPA*、*NPPB* | … | rs506835<br>rs17367504 | 亚甲基四氢叶酸还原酶与血浆中同型半胱氨酸水平和先兆子痫有关。心房利尿钠和脑利尿肽基因与基因产物水平及高血压相关。CLCN6 编码氯化物的转运蛋白 6，这一转运蛋白是作为阴离子与质子反转运运体 |
| 1q23.3 | 161314376-161364745 | *SDHC* | 3 型副神经节肿瘤, OMIM 605373, 常染色体显性遗传 | … | 肿瘤或肾外副神经节瘤经相关 |
| 1q32.1 | 202795408 | *MDM4* | … | rs2169137 | 鼠双微体 4 同源物编码核蛋白质，是 p53 肿瘤抑制蛋白的关键调节物 |
| 1q42.2 | 230712956 | *AGT* | … | rs2004776 | AGT 编码血管紧张素原，其裂解产物血管紧张素 I，血管紧张素 II，血管紧张素 III 维持血压和钠的稳态 |
| 2p13.1 | 74448561-74542152 | *SLC4A5* | … | rs7571842,<br>rs1017783 | 盐敏感性 |
| 2q24.3 | 164050310 | *FIGN* | … | rs16849225 | FIGN 编码 fidgetin 蛋白，一种涉及血管切断的 ATP 酶 |
| 2q32.1 | 182359400 | *PDE1A* | … | rs16823124 | 磷酸二酯酶 1a（PDE1A）基因，钙/钙调素刺激磷酸二酯酶优先水解 cGMP 并对血管张力和平滑肌细胞扩散有重要的调节作用 |
| 2q36.2 | 224470150-224585397 | *CUL3* | II E 型假性醛固酮减少症, OMIM 603136, 常染色体显性遗传 | … | 高血压，高钾血症，高氯代谢性酸中毒 |
| 3p21.31 | 47885994 | *MAP4*、*SMARCC1* | … | rs319690 | 通过 MAP4 涂层微丝可抑制β肾上腺素能受体循环标记，心肌肥厚，心力衰竭患者可见 |
| 3p21.3 | 53830149-53846492 | *CACNA1D* | 偶发性醛固酮生成性腺瘤 | … | 偶发性形式的原发性醛固酮增多症 |

| 染色体位置 | 位点（GRCh38/hg38） | 基因/相邻基因 | GWAS SNP | 单基因综合征遗传 | 基因组和表型注释 |
|---|---|---|---|---|---|
| 3q22.1 | 41871159 | ULK4, CTNNB1 | rs9815354 | … | ULK4 编码功能未知的丝氨酸苏氨酸蛋白激酶 |
| 3q26.2 | 16938098 | MECOM | rs419076 | … | MDS1（骨髓增生异常综合征蛋白1）和 EVI1（热带病毒整合位点1亚型）都位于这个位点 |
| 4q12 | 45797228 | PDGFRA | rs871606 | … | PDGFRA 基因编码细胞表面的酪氨酸激酶受体的血小板衍生生长因子家族成员，在器官发育、伤口愈合与肿瘤的进展方面起作用 |
| 4q21.2 | 80263187 | FGF5 | rs16998073 | … | FGF5 刺激包括心肌细胞不同类型细胞的生长增殖 |
| 4q24 | 102267552 | SLC39A8 | rs13107325 | … | 锌转运蛋白、小鼠锌、镉和锰转运蛋白的同源基因 |
| 4q25 | 110460482 | ENPEP, PITX2 | rs6825911 | … | ENPEP[谷氨酰胺转肽酶（氨基肽酶A）]推测在代谢途径的肾素-血管紧张素系统中具有作用 |
| 4q31.2 | 148078764-148442520 | NR3C2 | … | 妊娠期高血压加重，OMIM 605115，常染色体显性遗传；遗传性假性醛固酮减少症 I 型，OMIM 177735，常染色体显性遗传 | 盐皮质激素受体的错义突变（S810L）。低肾素、低醛固酮血症。MR 拮抗剂孕酮和其他缺乏 21-羟基的类固醇的有效的激动剂。肾皮质反应敏感性降低。低钠血症、高钾血症、代谢性酸中毒，肾素和醛固酮增多 |
| 4q32.1 | 155724361 | GUCY1A3, GUCY1B3 | rs13139571 | … | 编码可溶性鸟苷酸环化酶的 α 亚基和 β 亚基，从而影响心血管功能，包括平滑肌张力和生长、血管通透性、血小板活性和白细胞招募 |
| 5p13.3 | 32814922 | NPR3 | rs1173771 | … | 心、肾、血管平滑肌表达的利钠肽清除受体 |
| 5p15.3 | 218241-256699 | SDHA | … | 副神经节瘤，OMIM 614165，常染色体显性遗传 | 肿瘤或肾上腺外嗜铬细胞瘤、副神经节相关嗜铬细胞瘤 |
| 5q31.2 | 137617500-137736090 | KLHL3 | … | II D 型假性醛固酮减少症，OMIM 614495，常染色体显性遗传和隐性遗传 | 高钾血症、高氯性代谢性酸中毒 |
| 5q33.2 | 158350972 | EBF1 | rs11953630 | … | （早期 B 细胞因子 1）与嗅觉信号转导相关 |
| 6p21.32 | 32660651 | HLA-DQB1 | rs2854275 | … | 编码在抗原提呈细胞中表达的 II 类分子，通过脉的胞外蛋白在免疫系统中发挥作用 |
| 6p21.33 | 31648589 | DDAH2, HSPA1L, HSPA1A, HSPA1B | rs805303 | … | 扩展单倍型区域主要 HLA 复合体 |
| 6p22.2 | 26087281-26095241 | HFE | rs1799945 | 血色素沉着症，OMIM 235200，常染色体隐性遗传 | 铁超负荷综合征 SNP，rs1799945，编码血色病基因氨基酸 63（H63D）的组氨酸-天冬氨酸突变，p.his63asp（BP 相关的变体）和 p.cys282tyr nsSNP 导致血色素沉着症的经典单倍常染色体显性遗传形式 |
| 7q21.2 | 92635096 | CDK6 | rs2282978 | | CDK6 变异与身高有关（OMIM 606255） |

| 染色体位置 | 位点（GRCh38/hg38） | 基因/相邻基因 | GWAS SNP | 单基因综合征遗传 | 基因组和表型注释 |
|---|---|---|---|---|---|
| 7p22.3—7p22.1 | 10001-7239940 | ... | ... | II 型家族性醛固酮增多症，OMIM 605635，常染色体显性遗传 | 肾上腺皮质增生引起的醛固酮增多症；地塞米松无效 |
| 7q22.3 | 106771412 | PIK3CG | rs17477177 | ... | 磷脂酰肌醇 4，5-二磷酸激酶，催化 γ 亚基（PIK3CG），细胞外信号的重要调节器，在 E-cadherin 介导的细胞-细胞黏附起着重要的作用，维持上皮细胞的结构和功能的完整性 |
| 7q36.1 | 150991056-151014599 | ABP1，KCNH2，NOS3，ACCN3 | rs3918226 | NOS3-妊娠期高血压，OMIM 163729 | 一氧化氮在维持心血管和肾脏平衡中起重要作用 |
| 8p23.1 | 119423572 | NOV，ENPP2 | rs2071518 | ... | NOV 编码肾母细胞瘤中高表达（CCN3）蛋白，与肿瘤血管生成，增殖相关。抑制血管平滑肌细胞的生长和迁移 |
| 8q24.3 | 142872357-14291843 | CYP11B1，CYP11B2 | ... | 家族性醛固酮增多症 I 型，糖皮质激素可抑制醛固酮增多症，OMIM 103900，常染色体显性遗传；皮质酮甲基氧化酶 II 缺乏症，OMIM 610600，常染色体隐性遗传，11β 类固醇羟化酶缺乏症，OMIM 202010，常染色体隐性遗传 | 嵌合基因，血浆和尿醛固酮受 ACTH 调节；地塞米松在 48h 内可抑制醛固酮增加和低肾素；CYP11B2 酶缺陷导致醛固酮降低和盐消耗，血浆肾素增多；CYP11B1 基因突变，多为新生儿发病。病毒化，身材矮小，抑制醛固酮和肾素 |
| 10p12.3 | 8419869 | CACNB2 | rs11014166 rs4373814 rs1813353 | ... | CACNB2 在心脏中表达并编码电压门控钙通道的 β₂ 亚基。CACNB2 可通过 β₂ 亚基与 α₁ 钙通道（CaV1.2）的相互作用调节血压 |
| 10q11.2 | 43077069-43130349 | RET | ... | II A 型多发性内分泌瘤，OMIM 171400，常染色体显性遗传 | 与多发性内分泌瘤相关，包括甲状腺髓样癌，嗜铬细胞瘤和甲状旁腺腺瘤 |
| 10q21.2 | 61764833 | C10orf107 | rs1530440 rs4590817 | ... | |
| 10q22.2 | 74096084 | VCL | rs4746172 | ... | Vinculin 是一种细胞骨架蛋白，位于闰盘，并通过锚定细胞丝参与心肌动力 |
| 10q23.33 | 9413618321 | PLCE1 | rs93276421 | ... | 对肾小球内正常足细胞发育很重要 |
| 10q24.3 | 102830531-102837533 | CYP17A1 | rs11191548 | 17α-羟化酶缺乏症，OMIM 202110，常染色体隐性遗传 | 高血压，低钾碱性；增加 ACTH 和 FSH，性成熟延迟 |
| 10q25.3 | 114045297 | ADRB1 | rs1801253 | ... | β₁ 肾上腺素能受体 |
| 11p15.5 | 50860 | H19 | rs217727 | ... | H19 表达非编码 RNA 并且与印记综合征如 Beck-Wiedemann 综合征（OMIM 130650）和 Silver-Russell 综合征（OMIM 180860）相关 |

续表

| 染色体位置 | 位点（GRCh38/hg38） | 基因/相邻基因 | GWAS SNP | 单基因综合征遗传 | 基因组和表型注释 |
|---|---|---|---|---|---|
| 11p15.5 | 1884062 | LSP1/TNNT3 | rs661348 | … | LSP1 编码白细胞特异性蛋白 1，一种细胞内 F-肌动蛋白结合蛋白，主要在白细胞和内皮细胞中表达。TNNT3 编码快速骨骼肌肌钙蛋白 T 蛋白，也称肌钙蛋白 T 型肌钙蛋白复合物启动肌肉收缩的过程。TNNT3 突变与 2B 型先天远端关节多发性关节炎（OMIM 601680）相关 |
| 11p15.4 | 10328991 | ADM | rs7129220 | … | 有血管扩张和血压调节功能的肾上腺髓质素 |
| 11p15.2 | 16343736 | SOX6 | rs2014408 | … | SOX6 编码中枢神经系统正常发育所需的转录因子，软骨形成和维持心脏和骨骼肌细胞 |
| 11p15.1 | 16880721 | PLEKHA7 | rs381815 | … | 含 Pleckstrin 同源结构域的家族成员 A7，与上皮细胞中的黏膜黏附，推测负责这些细胞的顶端的微管黏附 |
| 11p15.1 | 17330136 | PIK3C2A, NUCB2, NCR3LG1 | rs757081 | … | Nucleobindin 2（NUCB2 的产物），当脑内施用时诱导高血压 |
| 11q13.1 | 65641466 | MAP3K11, PCNXL3, SIPA1, RELA, KAT5, RNASEH2C, AP5B1 | rs3741378 | … | RELA（NF-κB3），其形成 NF-κB 蛋白复合物的一部分，目可以调节血管紧张素 II 诱导的高血压 |
| 11q22.1 | 11516863 | FLJ32810-TMEM133, PGR, TRPC6 | rs633185 | … | FLJ32810 编码 Rho 型 GTP 酶激活蛋白 SH3 和 pleckstrin 结合结构域。TMEM133 的 SNP>200kb 和孕酮受体（PGR）基因编码类固醇受体超家族的成员，并介导孕酮的生理作用 |
| 11q12.2 | 61430125-61446767 | SDHAF2 | … | 副神经节瘤，OMIM 601650，常染色体显性遗传 | 肿瘤或与肾上腺的副神经节相关嗜铬细胞瘤 |
| 11q23.1 | 112086847-112095794 | SDHD | … | 副神经节瘤，OMIM 168000，常染色体显性遗传 | 肿瘤或与肾上腺的副神经节相关嗜铬细胞瘤 |
| 11q24.3 | 130403335 | ADAMTS8 | rs11222084 | … | ADAMTS8 基因在人类动脉粥样硬化斑块的巨噬细胞富集区中高度表达，并可能影响细胞外基质重塑 |
| 11q24.3 | 128838020-128867373 | KCNJ1 | … | 产前 2 型 Bartter 综合征，OMIM 241200，常染色体隐性遗传 | 减少钾的再循环，导致钠的再吸收受损。升高血浆肾素和醛固酮，低钾血症，低钠血症，高前列腺素尿 |
| 11q24.3 | 128761313-128787951 | KCNJ5 | … | III 型家族性醛固酮增多症，OMIM 613677，常染色体显性遗传 | 严重高血压，双侧肾上腺增生，低钾血症，血浆肾素减少和血浆醛固酮升高 |
| 12p12.3—12p11.1 | 19847067-33147066 | … | … | 高血压与短指 Bilginturan 综合征，OMIM 112410，常染色体显性遗传 | 短指，短趾骨，短掌骨 |
| 12p12.3 | 752923-911452 | WNK1 | … | 假性醛固酮减少症，II C 交容综合征；OMIM 614492，常染色体显性遗传 | WNK1 中的功能获得性突变。高压代谢性酸中毒。低血浆肾素，正常或升高的 K+ |

| 染色体位置 | 位点（GRCh38/hg38） | 基因/相邻基因 | GWAS SNP | 单基因综合征遗传 | 基因组和表型注释 |
|---|---|---|---|---|---|
| 12q13.13 | 54049306 | HOX3C, HOXC4, HOX3D | rs7297416 | … | Homeobox 基因编码转录因子，参与形态发生 |
| 12q21.3 | 89666809 | ATP2B1 | rs17249754 | … | 编码质膜钙/钙调素处理 ATP 酶（PMCA1），与末自细胞的钙电流有关。在内皮细胞表达 |
| 12q24.1 | 111569952 | ALDH2, PTPN11, SH2B3 | rs653178 rs11066280 rs3184504 | … | ALDH2（乙醛脱氢酶 2 型）是乙醇代谢中的关键酶，曾经与血压水平相关；SH2B3 蛋白（也称淋巴细胞特异性衔接蛋白 LNK）属于含 SH2 结构域的亚家族，并涉及生长因子、细胞因子和细胞因子和免疫受体信号传导 |
| 12q24.2 | 114914926 | TBX5, TBX3 | rs2384550 rs10850411 | … | T-box 基因编码调节发育过程的转录因子 |
| 5q21.1 | 48206301-48304078 | SLC12A1 | … | I 型产前 Bartter 综合征，OMIM 601678，常染色体隐性遗传 | Na$^+$-K$^+$-Cl 共运体-2 基因的纯合或复合杂合突变 |
| 15q24.1 | 74785026 | CYP1A1, CYP1A2, CSK, ULK3, MPI | rs1378942 | … | CYP1A2 是人类肝脏中主要的 CYP 之一，参与许多药物的代谢。CSK 参与肌动蛋白细胞骨架的重组 |
| 15q26.1 | 90894158 | FES, FURIN | rs2521501 | … | FURIN，编码一种 1 型膜结合蛋白酶，激活包括受体（胰岛素和肝细胞生长因子）、血浆结合蛋白（补体 C3，血管性血友病因子）和激素（神经生长因子，甲状旁腺激素、β 型转录生长因子）的蛋白。它溶解前幼素和核调蛋、β 型转录生长因子）的蛋白。它溶解前幼素和核调蛋素、β 型转录生长因子）的蛋白。肾素受体，切割上皮钠通道的 α 亚基和 γ 亚基 |
| 16p12.2 | 23302270-23216879 | SCNN1B, SCNN1G | … | Liddle 综合征，OMIM 177200，常染色体显性遗传 | 组织激活上皮钠转运体（ENaC），低血浆肾素和醛固酮，低血钾 |
| 16p12.3 | 20354332 | UMOD | rs13333226 | … | 尿调节素只在髓样升支粗段表达，具有维持钠的平衡作用 |
| 16q13 | 56865207-56915850 | SLC12A3 | … | Gitelman 综合征，OMIM 263800，常染色体隐性遗传 | 低血压，功能丧失突变导致钠重吸收减少，血浆肾素增加，肾钾和镁消耗 |
| 16q22.1 | 67431133-67437551 | HSD11B2 | … | 表面盐皮质激素过量，OMIM 218030，常染色体隐性遗传 | 增加血浆皮质醇与皮质酮比值。增加尿皮质酮皮质醇值，低血浆肾素和醛固酮 |
| 16q22.1 | 69 606 314 | NFAT5 | rs33063 | … | NFAT5 是一种转录因子，调节血管平滑肌细胞的调制，是动脉粥样硬化病变形成的正调节物 |
| 17q21.2 | 42780631-42797066 | WNK4 | … | II B 型假性醛固酮减少症，戈容综合征，OMIM 614491，常染色体显性遗传 | WNK4 中的功能缺失突变，正常或升高的 K$^+$ |
| 17q21.32 | 46 935 905 | GOSR2 | rs17608766 | … | 高尔基 SNAP 受体复合体成员 2（GOSR2）基因编码的运输膜蛋白，其在内侧和反式高尔基体区室中转运蛋白 |
| 17q21.33 | 49 363 104 | ZNF652, NGFR | rs16948048, rs12940887 | | ZNF652 涉及肿瘤发生 |

| 染色体位置 | 位点（GRCh38/hg38） | 基因/相邻基因 | GWAS SNP | 单基因综合征遗传 | 基因组和表型注释 |
|---|---|---|---|---|---|
| 17q24.3 | 66 792 709 | PRKCA | rs16960228 | … | 丝氨酸和苏氨酸特异性蛋白激酶，调节心肌收缩性和钙调心肌细胞 |
| 18q21.31 | 58 149 559 | NEDD4L | rs4149601 | … | NEDD4L 编码泛素连接酶，靶向负调节上皮钠通道（ENaC）表达。 |
| 20p12.2 | 10 988 382 | JAG1 | rs1327235 | … | AG1（jagged 1）编码 Notch 受体的配体，并且对于测定早期发育中的细胞很重要 |
| 20q13.32 | 59 176 062 | GNAS, ZNF831, EDN3 | rs6015450 rs2273359 | … | GNAS基因编码的异三聚体 G 蛋白 α 亚基，其介导早期的信号通过 β₁ 肾上腺素能受体传递和 β₂ 肾上腺素能受体传递。内皮素 3（EDN3）参与血管张力和血压调节过程中血管和其他器官的增殖、炎症和纤维化改变 |
| Xq28 | 152801580-152848387 | ATP2B3 | … | 散发性醛固酮腺瘤 | 散发的原发性醛固酮增多症 |

周出现高血压时，血管紧张素Ⅱ1a（AT$_{1a}$）受体的 mRNA 和蛋白的表达较对照组更高，这与 AT$_{1a}$ 受体启动子的超甲基化相关[37]。Bogdarina 等发现给予妊娠期大鼠低蛋白饮食，子代出生 1 周时，肾上腺血管紧张素Ⅱ1b（AT$_{1b}$）受体的基因表达上调，肾上腺血管紧张素敏感性增加而极易出现高血压。AT$_{1b}$ 受体基因近端启动子高度去甲基化，提示与 AT$_{1b}$ 受体的过度表达高度相关[38]。雌激素可以通过抑制血管紧张素转化酶（ACE）的作用来减少 AngⅡ的生成，从而降低血压，保护心血管系统。Ying 等发现雌激素受体近端启动子 CpG 岛的异常高甲基化可以抑制雌激素受体表达，导致血管平滑肌细胞及内皮细胞上的雌激素受体数目减少[39]，雌激素与雌激素受体结合后可产生的生物学效应大大降低，从而减弱甚至消除雌激素对心血管的保护作用。Rangel 等研究证实 DNA 甲基化与 ACE 活性及收缩压之间存在负相关[40]。这些研究都表明 RAAS 相关基因的甲基化修饰可能导致高血压的发生。

交感神经功能紊乱和活性增加也可能在高血压的发病机制中起到了作用，目前已证实大部分高血压患者的去甲肾上腺素转运蛋白（NET）基因的启动子区域甲基化增加[41]，导致了交感神经系统的异常。肾功能异常可导致水钠潴留和血容量增加，引起血压升高，有研究发现肾钠潴留与 11β-羟基类固醇脱氢酶（11β-HSD2）的活性降低有关，肾脏 11β-HSD2 基因启动子及第一外显子区的 CpG 岛发生甲基化会导致基因转录活性降低，11β-HSD2 表达水平下降，引起血压升高。此外，细胞膜离子转运体的异常会导致细胞内钠离子、钙离子增多，引起血管收缩痉挛，外周循环阻力增加和血压升高。实验室检测发现高血压患者主动脉的 Na$^+$-K$^+$-Cl$^-$ 内向共转运体（NKCC1）活性增强[42]，而自发性高血压大鼠试验表明这可能与主动脉区及心脏区域的 NKCC1 基因启动子区域的甲基化不足相关[43]。

尽管针对高血压的 DNA 甲基化研究现在还处于起步阶段，但已证实高血压传统危险因素，包括性别、年龄、肥胖、吸烟、饮酒、不健康饮食等，都可以引起 DNA 甲基化的改变。对于这些传统危险因素与高血压 DNA 甲基化关系的研究将有助于深入理解基因和环境的相互作用对高血压的影响及其分子生物学机制。

# 二、组蛋白修饰

DNA 与组蛋白（H1-4）形成染色质的基本机构单位——核小体，组蛋白修饰是组蛋白游离在外的 N 端在各种酶的作用下受到各种位点特异的、可逆的修饰，包括甲基化、乙酰化、泛素化、磷酸化、ADP 核糖基化等。这些修饰会干扰核小体之间的链接或激活染色质重塑 ATP 酶，改变染色质松散或致密状态，进而调控基因表达。目前已在包括中枢神经系统在内的不同组织、器官内发现了组蛋白调节对于血压的影响[44]。

端粒沉默破坏因子（Dotl）是一种赖氨酸甲基转移酶，可以使核小体组蛋白 H3 第 79 位赖氨酸甲基化，在 DNA 修复时阻断位于染色体端粒区的基因沉默过程，维持端粒的长度。这一过程可以减少结缔组织中生长因子（CTGF）mRNA 的转录，增加细胞内 cAMP，最终改变血管对微环境中刺激的适应性，间接影响血压的调节[45]。针对白种人的研究发现，Dotl 样 HK79 甲基转移酶（DOTL）与氢氯噻嗪敏感性高血压有着显著的关联。

Dotl 还能够与位于 9 号染色体上的融合基因 Af9 相互作用。Af9 由混合细胞白血病（MLL）基因和急性淋巴细胞白血病（ALL）基因融合而成，编码一种特定序列的 DNA 结合蛋白，此蛋白可以与阿米洛利敏感的肾脏上皮细胞钠离子通道 α 亚基（ENaCα）的启动子结合，使上皮细胞钠离子通道（ENaC）的启动子区染色质 H3 组蛋白第 79 位赖氨酸甲基化，从而抑制其转录。ENaCα 的数量与血压呈正相关。激活的 RAAS 中，醛固酮可调节钠的转运，通过血清和糖皮质激素诱导的激酶 1 使 Af9 磷酸化，并抑制 Dotla 和 Af9 的表达，从而阻断 Dotla-Af9 的相互作用，导致特定 H3K79 低甲基化和 ENaCα 启动子的去抑制，肾脏上皮细胞钠通道数量增加，诱发盐敏感性高血压[46]。

同样与 ENaC 相关的还有 WNK4，WNK4 是一种丝氨酸/苏氨酸激酶，对 ENaC 和钠氯协同转运蛋白（NCC）有负向调节功能，可减少远端肾小管的钠离子重吸收。Mu 等通过抑制 WNK4 启动子的组蛋白脱乙酰基酶-8（histone deacetylase-8，HDAC8）的活性，调节 WNK4 的转录，证明了组蛋白修饰能够在盐敏感性高血压的发生发展中起到重要的作用[47]。

组蛋白去甲基化酶（lysine-specific demethylase-1，LSD-1）是诱导组蛋白去甲基化的关键物质。Pojoga等通过实验发现，高盐饮食的大鼠体内的 LSD-1 缺乏与血管收缩、NO-cGM 通路和高血压的发生密切相关[48]。

组蛋白修饰同样参与甲基化过程，Lee 等发现组蛋白去乙酰化酶参与了 sACE 的甲基化修饰，且自发性高血压大鼠的组织内 Ace1 mRNA 和蛋白的表达水平较对照组更高，Ace1 启动子区域 H3AC 与 H3K4me3 更为密集，因此得出结论组蛋白修饰作用使自发性高血压大鼠组织内 Ace1 的增多[49]。

### 三、非编码 RNA

非编码 RNA（ncRNA）也参与了很多表观修饰过程，其中小 RNA 能够通过影响胞嘧啶甲基化和组蛋白修饰参与基因表达的调控[50]。目前已发现的一些最为复杂的表观修饰过程吗，包括 X 染色体失活、亲本印记和副突变都有 RNA 直接或间接的参与[51]。小 ncRNA 包括 piRNA、转录起始 RNA 和 miRNA（miRNA）。中型 ncRNA 包括核仁小 RNA、启动子 RNA（lncRNA）、转录起始点相关 RNA 和启动子相关 RNA。lncRNA 主要功能是抑制转录和调控 miRNA 的水平。

目前研究成果最多的 miRNA 是小 ncRNA，它可以与靶 mRNA 的 3′端非编码区结合，阻止 mRNA 的翻译过程或促使 mRNA 降解，从而抑制编码蛋白质基因的表达[51]。证据显示一个 miRNA 可以调控多个 mRNA，因而可以在复杂的生化过程中起到关键的作用。已有较多研究证实 miRNA 与高血压的关系。动物实验发现血管紧张素 II、高盐饮食和运动可以改变高血压个体的 miRNA 水平，给予自发性高血压小鼠 miR-22 抑制剂，以及给予遗传性高血压小鼠（BPH/2J）miR-181a 类似物都有降低小鼠血压的效果[52]。人类高血压患者的全基因研究表明，has-miR-155、has-miR-181a、has-miR-663 都可能与高血压有关。

siRNA 可以抑制 Dotl 基因的表达，影响 Dotl 的组蛋白修饰作用，并且能够通过氧化酶亚单位 22kDa 多肽（p22phox）蛋白抑制血管平滑肌对血管紧张素 II 的收缩反应，达到降低血压的作用[53]。LncRNA 对高血压的发病也有着潜在影响，已发现 7 个高血压候选基因 ADD3、NPPA、ATP1A1、NPR2、CYP17A1、ACSM3 和 SLC14A2 与 cis-lncRNA 转录相关[54]。

除了上述几种修饰作用，端粒、染色质解旋酶 DNA 结合蛋白等其他生物分子也可能与高血压的发生有关。还需要进一步的表观遗传学研究揭示高血压的发病机制，研发新的诊疗工具，为高血压的治疗提供新靶点，并为个体化药物治疗提供证据。

## 第三节　蛋白组学研究

蛋白质组学本质上是指在大规模水平上研究蛋白质的特征，包括蛋白质相关基因的表达水平，翻译后的修饰，蛋白与蛋白间的相互作用等，提供一个从宏观和全局角度对细胞或组织在特定时间和环境下的蛋白表达谱进行研究的方法，由此可以获得蛋白质水平的关于疾病发生、细胞代谢等过程的整体而全面的认识。蛋白组学研究在心血管疾病相关的领域越来越受到关注，应用蛋白组学的研究方法，可以将基因分析和病理分析串联起来[54]。目前在器官、细胞、亚细胞器和分子水平的研究都已证明在心血管疾病发病期间，细胞内部发生了复杂、动态和细微的变化。通过比较高血压病变的组织与其起源的正常组织，或高血压发展不同阶段组织中蛋白质在表达数量、表达水平和修饰状态上的差异，寻找与病变相关的特异蛋白质，这些蛋白质不仅可以为研究疾病发病机制提供线索，还可作为疾病诊断的生物标志物和药物靶点[55]。

Ang II 作为 RAAS 的主要活性肽，根据其与肽类和非肽类的选择性亲和力可分为两个亚型，分别命名为 $AT_1R$ 和 $AT_2R$，$AT_1R$ 可被特异的非肽类拮抗剂所阻断，如沙坦类；$AT_2R$ 拮抗剂包括非肽类化合物 PD123317 和 PD123319，还有一部分 $AT_2R$ 的配体是肽类激动剂，如 CGP4221 等，这些肽类配体在炎症过程中也可以和非血管紧张素位点结合[56]。近年来的研究发现，中枢神经系统中的 $AT_2R$ 对血压调节发挥了重要作用[57]。$AT_2R$ 的表达和功能具有性别差异，雌激素可以提高 $AT_2R$ 的表达并抑制 $AT_1R$ 的表达。Denton 等经过一系列的实验发现缓慢输注低剂量血管紧张素 II，雄鼠血压升高，但雌鼠却表现出血压降低，证明了雌激素依赖的 $AT_2R$ 调节机制降低血压的作用[58]。未来 $AT_2R$ 激动剂治疗可能成为一种新的高血压治疗方法。

Rho/Rho 激酶信号通路中，Rho 激酶通过磷酸化肌球蛋白轻链磷酸酶（myosin light chain phosphase，MLCP）的肌球蛋白结合亚基（myosin binding subunit，MBS），抑制 MLCP 活性，增加肌球蛋白轻链（myosin light chain，MLC）的磷酸化水平，从而增强平滑肌的收缩力，增加外周循环阻力，在高血压的发生和发展中起到重要作用[59]。Y. Mukai 等经实验发现，激动剂诱导下自发性高血压大鼠（SHR）的 $Ca^{2+}$ 敏化作用增强，与高血压发生前相比 Rho 激酶的表达和活性都有所提高[60]。在其他一些研究中，给高血压组患者和正常血压对照组患者同时使用 Rho 激酶抑制剂法舒地尔（fasudil），可以使高血压组患者出现明显的血管舒张反应、减少血管阻力，其产生的效应与给两组患者同时使用硝普钠相似，提示 Rho 激酶可能参与了增加外周血管阻力的高血压发病机制[61]。

高血压导致的血管重建是导致各种心、脑、肾等重要靶器官损伤的重要病理基础。血管重建的主要表现为血管平滑肌细胞（vascular smooth muscle cell，VSMC）去分化、增殖、凋亡、迁移和肥大及细胞外基质分泌变化。因此了解高血压血管重建时 VSMC 蛋白表达的变化对早期诊断靶器官损伤有着很高价值。血管蛋白组学研究目前主要使用体外培养细胞，如 VSMC 和内皮细胞。2001 年，E. McGregor 等通过双向电泳技术（two dimensional electrophoresis，2DE），绘制出体外培养的人隐静脉 VSMC 的蛋白图谱[62]。随后 Bruneel 等公布了人脐动脉内皮细胞蛋白参考图谱[63]。Dupont 等发表了人主动脉 VSMC 的蛋白图谱[64]。这些参考图谱使血管细胞蛋白质组成有了具体的概念，对于后续研究有着重要参考价值。

还有一些研究通过对体外培养的 VSMC 施加一些心血管疾病的危险因子（如高糖、胆固醇、机械力等），观察细胞的蛋白表达变化，从而发现可能作为预防或治疗心血管疾病的药物靶点的蛋白质。例如，McGregor 等研究了受到血流切应力后人隐静脉血管平滑肌细胞的早期蛋白质组表达变化，发现参与肌丝组装的热休克蛋白 27（heat shock protein 27，hsp27）和 F 肌动蛋白（CapZ）等发生了改变，未来它们可能成为治疗高血压的药物靶点[65]。

## 第四节　代谢组学研究

基因组学和蛋白质组学分别从基因和蛋白质层面探索人体代谢和发病机制，但细胞和组织内很多生命活动是通过代谢物引发和调控的，如细胞信号释放、能量传递、细胞间通信等。近年来由于微量检测、鉴定和半定量分析方法的发展，研究人员得以从细胞、组织和体液中发现了大量低分子化合物。某一细胞或生物在某一特定生理时期内全部低分子量代谢产物被称为代谢组。代谢组学则是对某一细胞或生物在某一特定生理时期内全部低分子量代谢产物同时进行定性和定量分析的一门新学科。正因为代谢产物基因、mRNA，蛋白等参与的复杂细胞代谢活动的最终产物，代谢组学为研究代谢表型和疾病和环境因素引起的表型扰动提供了新的视角[66]。代谢组学的研究方法主要包括靶向和非靶向代谢组学研究。靶向研究通常使用质谱法（mass spectrometry，MS），非靶向研究则使用核磁共振（NMR）和质谱法相结合。目前高血压的代谢组学研究还处于新兴阶段，已有的研究揭示了部分代谢物在高血压发病机制和抗高血压对人体代谢的影响。

## 一、三大代谢和肠道菌群

代谢组学研究在人体三大营养物质代谢途径——糖代谢、脂代谢和氨基酸代谢及肠道菌群代谢均发现了与高血压相关的标志物（表 2-3-2）。既往研究发现高血压与糖耐量受损、胰岛素抵抗和异常的葡萄糖代谢有关。不同人种的高血压患者都出现了血糖水平升高和其他单糖、二糖和多糖的水平的变化，如乳酸盐、半乳糖、葡糖胺、甘油、4-羟基苯基乳酸、2-羟基戊酸、2-酮戊二酸、草酸、山梨糖、蔗糖、山梨醇、肌糖和肌醇上升，果糖、纤维二糖、甲基尿酸、乳糖酸、吲哚羧酸、丙三羧酸甲酸盐和葡糖苷酸下降[67-70]。由此可见碳水化合物代谢的异常可能参与高血压的发病过程。也有证据表明脂肪酸可能通过调节血管紧张度和微血管功能抑制内皮依赖性血管舒张，上升血压[71]。代谢组学研究发现高血压患者的极低密度脂蛋白、低密度脂蛋白、丙酮、1-硬脂酰甘油、1-棕榈酰甘油和游离脂肪酸（如油酸、壬酸、生育酸、己酸和庚酸）都显著高于正常人群。

　　还有一些研究描述了高血压导致的氨基酸代谢异常。高血压患者伴随丙氨酸、组氨酸、异亮氨酸、赖氨酸、高半胱氨酸、鸟氨酸、酪氨酸、对羟基苯丙氨酸、甲基组氨酸、天冬氨酸、谷氨酰胺、谷氨酸和焦谷氨酸的升高[67, 68]，以及异亮氨酸、甘氨酸、苏氨酸、苯丙氨酸、甲硫氨酸、鸟氨酸、天冬酰胺、谷氨酰胺、瓜氨酸、赖氨酸、酪氨酸、色氨酸、胱氨酸、己烯酰肉碱和三甲基-L-赖氨酸的降低。此外丙氨酸、一些支链氨基酸和性激素都和血压升高有关[68, 72, 73-77]。尿素作为蛋白质代谢的主要产物已经成为高血压的独立预测因子[74, 75]，这可能是因为尿素增多导致肾小球滤过率下降和肾功能受损所致[76, 77]。

表 2-3-2　高血压代谢组学主要研究发现[78]

| 代谢组学标志物 | | 研究技术 | 数据分析 |
|---|---|---|---|
| 升高 | 降低 | | |
| 丙氨酸 | 甲酸，马尿酸盐和 N-甲基烟酸酯 | ¹H-NMR | OPLS-DA |
| 胆碱 | 尿素，α₁酸性糖蛋白 | ¹H-NMR | OPLS，PLS-DA |
| D-葡萄糖，D-半乳糖，氨基葡萄糖，L-山梨糖，蔗糖，山梨糖醇，肌醇，庚酸1-硬脂酸甘油酯，油酸，1-棕榈酰甘油酯，壬酸，花生酸，己酸，哌啶酸，L-鸟氨酸，赖氨酸，焦谷氨酸，组氨酸，L-丙氨酸，谷氨酰胺，L-异亮氨酸，α-氨基己二酸，N-乙酰甘氨酸，L-酪氨酸，同型半胱氨酸，L-天门冬氨酸，谷氨酸，L-色氨酸，尿囊素，3-氨基-2-哌啶酮，尿素，2-酮戊二酸 | D-果糖，D-纤维二糖，乳酸糖，3-磷酸甘油 | GC-TOF-MS | 主成分分析，PLS，OPLS |
| 4-羟基丙酸酯，5α-雄甾烷-3β，17β-二醇二硫酸盐，雄甾酮硫酸盐，硫酸表雄酮 | — | GC-MS，LC-MS | 主成分分析 |
| 极低密度脂蛋白，低密度脂蛋白，乳酸，丙酮，乙酰甲酸 | 缬氨酸，丙氨酸，葡萄糖，半乳糖，对羟基苯丙氨酸，甲基组氨酸 | ¹H-NMR | PLS-DA，OPLS-DA 和 t 检验 |
| 草酸，富马酸，甘油，腺嘌呤，焦磷酸，尿酸 | L-缬氨酸，L-异亮氨酸，甘氨酸，L-苏氨酸，L-甲硫氨酸，鸟氨酸，L-天冬酰胺，L-谷氨酰胺，瓜氨酸，L-赖氨酸，L-酪氨酸，L-色氨酸，L-胱氨酸，癸酸 | GC-MS | 主成分分析，Mann-Whitney 秩和检验 |
| 3-羟基-癸二酸，2-羟基-异戊酸酯，4-羟基-苯基乳酸酯，丙三羧酸，乳酸 | 橙皮素，己烯酰肉碱，甲基鸟苷，N-乙酰基芳基胺，犬尿酸，苯基乙醛酸酯，吲哚羧酸酯葡糖苷酸，甲基尿酸，二甲基尿嘧啶，三甲基-L-赖氨酸 | GC-MS，LC-MS | 主成分分析 |
| 塔罗糖，来苏糖，葡萄糖-1-磷酸，甲基丙二酸，丙二酸，莽草酸 | 苏氨酸，烟酰甘氨酸，苯丙氨酸，天冬氨酸，甘氨酰-L-脯氨酸，半乳糖，百里酚，去甲肾上腺素，甲基-β-D 吡喃半乳糖苷，2-甲氧基雌酮，α-生育酚 | GC-MS | t 检验/Wilcoxon 秩和检验 |

　　注：H-NMR. 质子核磁共振；GC-TOF-MS. 气相色谱-飞行时间质谱；GC-MS. 气相色谱质谱；LC-MS. 液相色谱质谱；OPLS. 正交偏最小二乘法；PLS-DA. 部分最小二乘判别分析；OPLS-DA. 正交偏最小二乘判别分析；PLS. 偏最小二乘法。

　　一些学者针对高血压对肠道菌群的作用进行了研究，对血液和尿液中微生物代谢物（如甲酸盐、马尿酸盐、4-羟基马尿酸盐和来苏糖）的检测发现这些代谢物的含量变化与高血压的进程显著相关[72, 73]。

## 二、药物代谢组学

　　药物代谢组学研究方兴未艾，目前高血压药物代谢组学主要针对几类常用抗高血压药物作用的代谢途径进行作用研究（表 2-3-3）。

　　β 受体阻滞剂能够选择性地与 β 肾上腺素受体结合，拮抗神经递质和儿茶酚胺对 β 受体的激动作用。使用这类药物的患者油酸、亚油酸、棕榈油酸、棕榈酸、3-羟基丁酸、花生四烯酸水平均显著降低，而糖醇（包括苏糖醇、阿拉伯糖醇、别藻酸）和氨基酸（包括焦谷氨酸、高瓜氨酸、水杨酸盐、羟基异戊酰肉碱、2-甲基丁酰肉碱）的水平升高。脂代谢过程由儿茶酚胺类激素激活并受 β 肾上腺素受体的调控。因此 β 受体阻滞剂可能可以影响脂肪酸的合成和分解过程。但其作用大小在不同人种中也有所不同[79,80]。服用 β 受体阻滞剂还可导致血清素水平明显降低[81,82]，以往的研究发现抑郁症患者的血清素血浓度很低，因而引发抑郁症，这可能是 β 受体阻滞剂的副作用之一。

**表 2-3-3　抗高血压药物代谢组学主要研究发现[78]**

| 抗高血压药物 | 药物代谢组学标志物 | | 研究技术 | 数据分析 |
| --- | --- | --- | --- | --- |
| | 升高 | 降低 | | |
| β 受体阻滞剂 | α-酮戊二酸，苏糖醇，阿糖醇，二氢松香酸，桦木醇-β-环氧化物，异肌醇 | 油酸，亚油酸，棕榈油酸，棕榈酸，3-羟基丁酸，花生四烯酸，甲基-十六烷酸，肉豆蔻酸，苏氨酸，硬脂酸，甘油-α-磷酸 | GC-TOF-MS | Wilcoxon 秩和检验 |
| | 焦谷氨酸，高瓜氨酸，水杨酸盐，羟基异戊酰肉碱，2-甲基丁酰肉碱 | 5-羟色胺，二亚油酸亚油酸酯，3-羟基丁酸酯，10-十九酸酯，二十碳烯酸酯 | UHPLC-MS-MS 和 GC-MS | 线性回归 |
| | 6-脱氧葡萄糖醇，苏糖醇，尿嘧啶，塔罗糖，1-单油酸酯，羟基氨基甲酸酯，别藻酸，2，3，5-三羟基吡嗪 | | GC-TOF-MS | Wilcoxon 秩和检验 |
| 噻嗪类利尿剂 | 假尿苷，C 糖基色氨酸，戊二酰肉碱，高瓜氨酸，尿酸盐 | 苯丙氨酰基-苯丙氨酸 | UHPLC-MS-MS 和 GC-MS | 线性回归 |
| | 尿酸，核糖酸，1-十六烷醇，赤藓醇，犬尿氨酸，甘油磷脂，二氢枞酸，2-酮异己酸，乌头酸，山萮酸，葡萄糖-1-磷酸，甘氨酸 | 苏氨酸，氨基丙二酸，谷氨酰胺，丝氨酸，植醇，磷酸乙醇胺和甲氧基青霉素 | GC-TOF-MS | Wilcoxon 秩和检验 |
| ACEI 类 | 去 9 位精氨酸缓激肽 | 苯丙氨酰基-苯丙氨酸，天冬氨酰基-苯丙氨酸 | UHPLC-MS-MS 和 GC-MS | 线性回归 |
| 他汀类 | 1-花生四烯酸甘油磷酸酯胆碱，1-花生四烯酰甘油磷酸乙醇胺，异丁酰肉碱，1-二十二碳六烯酰甘油磷酸胆碱，α-生育酚和尿苷 | 7-α-羟基-3 氧化-4-胆甾酸盐，1-棕榈酰甘油磷酸甘油酯，乙二醇去氧胆酸脂 | | |
| 贝特类 | 2-羟基异丁酸酯，3-脱氢肉碱，核黄素，泛酸盐，吲哚乳酸盐，肉碱，哌可酸盐和尿苷 | 焦谷氨酰基 | | |

注：GC-MS. 气相色谱质谱；GC-TOF-MS. 气相色谱-飞行时间质谱法；UHPLC-MS-MS. 超高效液相色谱串联质谱法。

噻嗪类利尿剂通过抑制远端肾小管钠离子重吸收降低血压。有研究报道使用利尿剂的患者二肽和苯丙氨酰基-苯丙氨酸、苏氨酸、谷氨酰胺和丝氨酸等一些氨基酸减少[80,83]。这类药物可能损伤糖类和脂类代谢，核糖酸、1-十六烷醇、赤藓糖醇、甘油基庚糖、二氢枞酸、2-酮异己酸、乌头酸、山萮酸、葡萄糖 1-磷酸和甘氨酸的含量上升。噻嗪类利尿剂可能导致血糖升高并增加患 2 型糖尿病的风险。噻嗪类利尿剂促进色氨酸代谢物的生成，包括 C-糖基色氨酸、假尿苷、戊二酰肉碱和犬尿氨酸。既往研究已证实色氨酸与高血压存在关联，这些代谢物则可能与肝肾功能相关。此外增加尿酸和尿酸盐也是噻嗪类利尿剂的副作用之一，可能导致患者痛风。

ACEI 类药物阻断血管紧张素 I 转化为血管紧张素 II，达到降低血压、舒张血管、改善心脏血液循环的效果。服用此类药物后，患者出现了去 9 位精氨酸缓激肽合成增加。去 9 位精氨酸缓激肽是缓激肽的活性代谢物，与缓激肽同是 ACE 的选择性底物[84,85]。ACEI 类药物可以通过结合缓激肽的 β$_2$ 受体，并阻碍去 9 位精氨酸缓激肽降解，调节缓激肽的肽协同作用[86]。因此 ACEI 类药物作用机制可能是通过激活缓激肽释放途径，增加缓激肽活性，舒张血管从而降低血压[87]。另一种 ACE 的底物是胆囊收缩素-8（CCK-8），CCK-8 有刺激胰岛素分泌的作用，被认为可以阻碍糖尿病的发生。Anguliar 等由此认为 ACEI 类药物可以用来抑制糖尿病[88]，Andraws 等通过 Meta 分析证明了这一理论[89]。另外使用 ACEI 类药物会引起两种二肽——天冬氨酰基-苯丙氨酸和苯丙氨酰基-苯丙氨酸合成减少[83]，天冬氨酰基-苯丙氨酸是一种人食用大量阿斯巴甜后的代谢产物，可以抑制 ACE 的活性人体代谢物[90]。

　　他汀类和贝特类是两类降低血脂预防高血压合并症的药物，两种药物均可以导致服药者体内多种代谢物水平的变化。服用他汀类药物的患者，体内7-烯胆（甾）烷醇、鹅脱氧胆酰甘氨酸、7-α-羟基-3-氧代-4-胆甾烯酸酯和 1-棕榈酰-甘油磷酸肌醇显著降低，1-花生四烯酸甘油磷酸胆碱[LPC（20∶4）]、1-花生四烯酸甘油磷酸乙醇胺[LPE（20∶4）]水平升高[83]。服用贝特类药物的患者体内可检测出几种非诺贝特的中间代谢产物、氨基酸衍生物、维生素和辅酶。其中与贝特类药物关联最强的是焦谷氨酰胺的明显减少，但服用 β 受体阻滞剂的患者可出现焦谷酰胺增加[83]。焦谷酰胺是谷氨酰胺的环状衍生物，有研究证实与心力衰竭相关[72, 73]。因此 β 受体阻滞剂和贝特类联合使用是否会产生拮抗作用还有待进一步深入研究。

# 第五节　展　　望

　　当下日新月异的分子生物学技术给高血压的分子流行病学研究提供了广阔的前景。2016 年初美国国家标准与技术研究所（NIST）提出了一个新型快速测序概念：通过测量石墨孔洞边缘产生的电位变化，实现高速、高精度、高效率的 DNA 测序，该方法每秒可识别 660 亿个碱基，准确度为 90% 且无假阳性。复旦大学现代色谱分离分析实验室的研究人员设计出一种基于芯片的二维液相色谱系统，可在质谱分析之前去除血浆样品中的高丰度蛋白，这些新技术的应用将为从分子和蛋白水平进一步深入开展高血压研究提供有力的技术支撑。

　　科研向临床转化需要经历复杂的过程，但分子流行病学的研究成果已经开始为高血压等复杂疾病的临床治疗与预防发挥重要作用。获得 2016 年度国家科技进步奖二等奖的"中国脑卒中精准预防策略的转化应用"研究课题，通过 3.9 万人随访 6.2 年发现，高血压患者合并高同型半胱氨酸、低叶酸或MTHFR-677TT 基因型则脑卒中风险显著增加，据此制订提出了中国人群的 H 型高血压治疗指南。基因组学研究提高了高血压的治疗效果；表观遗传学修饰在不同类型或不同阶段的高血压患者中表现出不同的模式，通常与疾病亚型、预后和药物反应等临床信息相对应，在通过适当的检测和验证之后，

这种关联性可被应用于临床诊断和个性化治疗决策中；蛋白组学、代谢组学对于高血压及抗高血压药物在人体中引起的代谢产物水平变化已应用于病因与病理机制的研究，以及临床诊断的生物标记的研发、临床用药指导和临床前动物模型筛选。

（陈大方　车前子）

## 参 考 文 献

[1] Havlik RJ, Garrison RJ, Feinleib M, et al. Blood pressure aggregation in families. Am J Epidemiol, 1979, 110: 304-312.

[2] 许睿玮, 严卫丽. 原发性高血压全基因组关联研究进展. 遗传, 2012, 34（7）: 793-809.

[3] 唐敏, 戴勇, 涂植光. 原发性高血压基因机制研究进展. 国际检验医学杂志, 2006, 27（1）: 61-64.

[4] Jeunemaitre X, Soubrier F, Kotelevtsev Yu, et al. Molecular basis of human hypertension: role of angiotensinogen. Cell, 1992, 71（1）: 169-180.

[5] Gunda P, Nagalingam S, Tirunilai P. Role of tagged SNPs of the AGT gene in causing susceptibility to essential hypertension. Clin Exp Hypertens, 2016, 38（6）: 520-525.

[6] Androulakis E, Tousoulis D, Chatzitamtiou E, et al. Angioteminogen M235T gene variaRAAS affect endothelial function and arterial stiffness in patients with essential hypertension. J Am coll Cardiol, 2010, 55（10A）: 1272-1386.

[7] 战丽艳, 买霞, 张文成. 血管紧张素转换酶基因多态性与原发性高血压. 武警后勤学院学报（医学版）, 2007, 16（4）: 462-464.

[8] He Q, Fan C, Yu M, et al. Associations of ACE gene insertion/deletion polymorphism, ACE activity, and ACE mRNA expression with hypertension in a Chinese population. PLoS One, 2013, 8（10）: e75870.

[9] 韩秀玲, 沈志霞, 李宏芬, 等. 血管紧张素转换酶基因 I/D 多态性与血脂水平及原发性高血压的相关性探讨. 基础医学与临床, 2010, 30（8）: 843-846.

[10] 于汇民, 钟久昌, 何敏, 等. 血管紧张素转换酶 2 基因 GIA 多态性与 ACEI 降压疗效差异的相关性. 中国分子心脏病学杂志, 2013, 13: 584-587.

[11] Patel SK, Wai B, Ord M, et al. Association of ACE2 genetic variants with blood pressure, left ventricular mass, and cardiac function in Caucasians with type 2 diabetes. Am J Hypertens, 2012, 25（2）: 216-222.

[12] Malard L, Kakinami L, O'Laughlin J, et al. The association between the Angiotensin——Converting Enzyme-2 gene and blood pressure in a cohort study of adolescents. BMC Med Genet, 2013, 14: 11 7.

[13] Bonnardenux A, Davies E, Jeunemaitre x, et al. Angiotensin Ⅱ type 1 receptor gene polymorphism in human essential hypertension. Hypertension, 1994, 24（1）: 63-69.

[14] 樊红, 李少英, 顾维娟. 血管紧张素Ⅱ的Ⅰ型受体与原发性高血压的相关性研究. 中华医学遗传学杂志, 1998, 15（2）: 101-103.

[15] Matsubara M, Sato T, Nishimura T, et al. CYP11B2 polymorphisms and home blood pressure in a population-based cohort in Japanese: the

Ohasama study. Hypertension Research Official Journal of the Japanese Society of Hypertension, 2004, 27（1）: 1-6.

[16] Davies E, Holloway CD, Ingram MC, et al. Aldosterone excretion rate and blood pressure in essential hypertension are related to polymorphic differences in the aldosterone synthase gene CYP11B2. Hypertension, 1999, 33（2）: 703-707.

[17] 陈丹. 醛固酮合成酶 CYP11B2 基因 C-344T 多态性与原发性高血压相关性研究. 大连医科大学学报, 2006, 28（6）: 446-449.

[18] Choi M, Scholl UI, Yue P, et al. K$^+$ channel mutations in adrenal aldosterone-producing adenomas and hereditary hypertension. Science, 2011, 331（6018）: 768-772.

[19] Azizan EA, Poulsen H, Tuluc P, et al. Somatic mutations in ATP1A1 and CACNA1D underlie a common subtype of adrenal hypertension. Nat Genet, 2013, 45: 1055-1060.

[20] Beuschlein F, Boulkroun S, Osswald A, et al. Somatic mutations in ATP1A1 and ATP2B3 lead to aldosterone-producing adenomas and secondary hypertension. Nat Genet, 2013, 45: 440-444.

[21] Ji W, Foo JN, O'Roak BJ, et al. Rare independent mutations in renal salt handling genes contribute to blood pressure variation. Nat Genet, 2008, 40: 592-599.

[22] Pritchard JK. Are rare variants responsible for susceptibility to complex diseases? Am J Hum Genet, 2001, 69: 124-137.

[23] Zintzaras E. Synopsis and data synthesis of genetic association studies in hypertension for the adrenergic receptor family genes: the CUMAGAS-HYPERT database. American Journal of Hypertension, 2010, 23（3）: 305-313.

[24] Schlaich MP, Lambert E, Kaye DM, et al. Sympathetic augmentation in hypertension role of nerve firing, norepinephrine reuptake, and angitensin neuromodulation. Hypertension, 2004, 43（2）: 169-175.

[25] Siffert W. G proteins and hypertension. Kidney & Blood Pressure Research, 1998, 21（2/4）: 262-263.

[26] 石文磊, 孙海文, 蒋春雷. 糖皮质激素对血压的调节作用及其机制. 生理科学进展, 2007, 38（2）: 163-165.

[27] Newtoncheh C, Johnson T, Gateva V, et al. Genome-wide association study identifies eight loci associated with blood pressure. Nature Genetics, 2009, 41（6）: 666-676.

[28] Levy D, Ehret G B, Rice K, et al. Genome-wide association study of blood pressure and hypertension. Nature Genetics, 2009, 41（6）: 677-687.

[29] Padmanabhan S, Caulfield M, Dominiczak A F. Genetic and molecular aspects of hypertension. Circulation Research, 2015, 116（6）: 937-959.

[30] Carey RM, Schoeffel CD, Gildea JJ, et al. Salt sensitivity of blood pressure is associated with polymorphisms in the sodium-bicarbonate cotransporter. Hypertension, 2012, 60: 1359-1366.

[31] Hu DC, Zhao XL, Shao JC, et al. Interaction of six candidate genes in essential hypertension. Genetics & Molecular Research Gmr, 2014, 13（4）: 8385-8395.

[32] Weinberger MH, Miller JZ, Luft FC, et al. Definitions and characteristics of sodium sensitivity and blood pressure resistance. Hypertension, 1986, 8: Ⅱ127-Ⅱ134.

[33] Carey RM, Schoeffel CD, Gildea JJ, et al. Salt sensitivity of blood pressure is associated with polymorphisms in the sodium-bicarbonate cotransporter. Hypertension, 2012, 60: 1359-1366.

[34] Gildea J J, Lahiff D T, Van Sciver R E, et al. A linear relationship between the ex-vivo sodium mediated expression of two sodium regulatory pathways as a surrogate marker of salt sensitivity of blood pressure in exfoliated human renal proximal tubule cells: the virtual renal biopsy. Clinica Chimica Acta, 2013, 421: 236-242.

[35] 张晶晶, 姚晓光, 周玲, 等. SOCS3、STEAP4、MK2 和 ZFP36 基因间及基因-环境交互作用与新疆维吾尔族人群高血压的关联研究. 医学研究杂志, 2014, 43（2）: 22-27.

[36] Frey FJ. Methylation of CpG islands: potential relevance for hypertension and kidney diseases. Nephrol Dial Transplant, 2005, 20（5）: 868-869.

[37] Pei F, Wang X, Yue R, et al. Differential expression and DNA methylation of angiotensin type 1A receptors in vascular tissues during genetic hypertension development. Mol Cell Biochem, 2015, 402: 1-8.

[38] Bogdarina I, Welham S, King PJ, et al. Epigenetic modification of the renin-angiotensin system in the fetal programming of hypertension. Circ Res, 2007, 100: 520-526.

[39] Ying AK, Hassanain HH, Roos CM, et al. Goldschmidt-Clermont, Methylation of the estrogen receptor-alpha gene promoter is selectively increased in proliferating human aortic smooth muscle cells. Cardiovasc Res, 2000, 46（1）: 172-179.

[40] Rangel M, dos Santos JC, Ortiz PH, et al. Modification of epigenetic patterns in low birth weight children: importance of hypomethylation of the ACE gene promoter. PLoS One, 2014, 9（8）: e106138.

[41] Guo L, Schlaich M, Esler M, et al. An epigenetic mechanism for the phenotype of faulty neuronal noradrenaline reuptake in essential hypertension（abstract）. Clin Exp Pharmacol Physiol, 2005, 32: A1.

[42] Xu JC, Lytle C, Zhu TT, et al. Molecular cloning and functional expression of the bumetanide-sensitive Na-K-Cl cotransporter. Proc Natl Acad Sci USA, 1994, 91: 2201-2205.

[43] Lee HA, Baek I, Seok YM, et al. Promoter hypomethylation upregulates Na$^+$-K$^+$-2Cl$^-$ cotransporter 1 in spontaneously hypertensive rats. Biochem Biophys Res Commun, 2010, 396: 252-257.

[44] Raftopoulos L, Katsi V, Makris T, et al. Epigenetics, the missing link in hypertension. Life Sciences, 2015, 129: 22-26.

[45] Rodrigueziturbe B. Arteriolar remodeling in essential hypertension: are connective tissue growth factor and transforming growth factor involved. Kidney Int, 2006, 69: 1104-1105.

[46] Zhang D, Yu ZY, Cruz P, et al. Epigenetics and the control of epithelial sodium channel expression in collecting duct. Kidney Int, 2009, 75: 260-267.

[47] Mu S, Shimosawa T, Ogura S, et al. Epigenetic modulation of the renal β-adrenergic-WNK4 pathway in salt-sensitive hypertension. Nat Med, 2011, 17（5）: 573-580.

[48] Pojoga LH, Williams JS, Yao TM, et al. Histone demethylase LSD1 deficiency during high-salt diet is associated with enhanced vascular contraction, altered NO-cGMP relaxation pathway, and hypertension. American Journal of Physiology - Heart and Circulatory Physiology, 2011, 301（5）: H1862-H1871.

[49] Lee HA, Cho HM, Lee DY, et al. Tissue-specific upregulation of angiotensin-converting enzyme 1 in spontaneously hypertensive rats through histone code modifications. Hypertension, 2012, 59: 621-626.

[50] Costa FF. Non-coding RNAs, epigenetics and complexity. Gene, 2008, 410（1）: 9-17.

[51] Huntzinger E, Izaurralde E. Gene silencing by microRNAs: contributions of translational repression and mRNA decay. Nat Rev Genet, 2011, 12: 99-110.

[52] Marques FZ, Charchar FJ, MicroRNAs in essential hypertension and blood pressure regulation. Advances in Experimental Medicine & Biology, 2015: 215-235.

[53] Yu Z, Kong Q, Kone BC. CREB trans-activation of disruptor of telomeric silencing-1 mediates forskolin inhibition of ctgf transcription in mesangial cells. Am J Physiol Ren Physiol, 2010, 298: F617-F624.

[54] Zerkowski HR, Grussermeyer T, Matt P, et al. Proteomics strategies in cardiovascular research. J Proteome Res, 2004, 3（2）: 200-208.

[55] Kuramitsu Y, Nakamura K. Proteomic analysis of cancer tissues: shedding light on carcinogenesis and possible biomarkers. Proteomics, 2006, 6: 5650-5661.

[56] Gasparo MD, Catt KJ, Inagami T, et al. International union of phamacology: XXIII. The angiotensin II receptors. Pharmacol Rev, 2000, 52（4）: 415-472.

[57] Gao L, Zucker IH. AT2 receptor signaling and sympathetic regulation. Current Opinion in Pharmacology, 2011, 11（2）: 124-130.

[58] Sampson AK, Hilliard LM, Moritz KM, et al. The arterial depressor response to chronic low-dose angiotensin II infusion in female rats is estrogen dependent. American Journal of Physiology Regulatory Integrative and Comparative Physiology, 2012, 302（1）: R159-R165.

[59] 尚可, 袁展群, 刘勇, 等. Rho/Rho 激酶信号通路与高血压. 高血压杂志, 2006, 14（4）: 254-256.

[60] Mukai Y, Shimokawa H, Matoba T, et al. Involvement of Rho kinase in hypertensive vascular disease: a novel therapeutic target in hypertension. FASEB J, 2001, 15（6）: 1062-1064.

[61] Masumoto A, Hirooka Y, Shimokawa H, et al. Possible involvement of Rho-kinase in the pathogenesis of hypertension in humans. Hypertension, 2001, 38: 1307-1310.

[62] McGregor E, Kempster L, Wait R, et al. Identification and mapping of human saphenous vein medial smooth muscle proteins by two-dimensional polyacrylamide gel electrophoresis. Proteomics, 2001, 1（11）: 405-414.

[63] Bruneel A, Labas V, Mailloux A, et al. Proteomic study of human umbilical vein endothelial cells in culture. Proteomics, 2003, 3（5）: 714-723.

[64] Dupont A, Corseaux D, Dekeyzer O, et al. The proteome and secretome of human arterial smooth muscle cells. Proteomics, 2005, 5（2）: 585-596.

[65] McGregor E, Kempster L, Wait R, et al. F-actin capping（CapZ）and other contractile saphenous vein smooth muscle proteins are altered by hemodynamic stress: a proteonomic approach. Mol Cell Proteomics, 2004, 3（2）: 115-124.

[66] Jones GL, Sang E, Goddard C, et al. A functional analysis of mouse models of cardiac disease through metabolic profiling. J Biol Chem, 2005, 280: 7530-7539.

[67] Liu Y, Chen T, Qiu Y, et al. An ultRAASonication-assisted extraction and derivatization protocol for GC/TOFMS-based metabolite profiling. Anal Bioanal Chem, 2011, 400（5）: 1405-1417.

[68] Zhong L, Zhang JP, Nuermaimaiti AG, et al. Study on plasmatic metabolomics of Uygur patients with essential hypertension based on nuclear magnetic resonance technique. Eur Rev Med Pharmacol Sci, 2014, 18（23）: 3673-3680.

[69] Wang L, Hou E, Wang L, et al. Reconstruction and analysis of correlation networks based on GC-MS metabolomics data for young hypertensive men. Anal Chim Acta, 2015, 854: 95-105.

[70] van Deventer CA, Lindeque JZ, van Rensburg PJJ, et al. Use of metabolomics to elucidate the metabolic perturbation associated with hypertension in a black South African male cohort: the SABPA study. J Am Soc Hypertens, 2015, 9（2）: 104-114.

[71] Spijkers LJA, van den Akker RFP, Janssen BJA, et al. Hypertension is associated with marked alterations in sphingolipid biology: a potential role for ceramide. PLoS One, 2011, 6（7）: e21817.

[72] Zheng Y, Yu B, Alexander D, et al. Associations between metabolomic compounds and incident heart failure among African Americans: the ARIC Study. Am J Epidemiol, 2013a, 178: 534-542.

[73] Zheng Y, Yu B, Alexander D, et al. Metabolomics and incident hypertension among blacks the atherosclerosis risk in communities study. Hypertension, 2013b, 62（2）: 398-403.

[74] De Meyer T, Sinnaeve D, Van Gasse B, et al. NMR-based characterization of metabolic alterations in hypertension using an adaptive, intelligent binning algorithm. Anal Chem, 2008, 80（10）: 3783-3790.

[75] Liu Y, Chen T, Qiu Y, et al. An ultRAASonication-assisted extraction and derivatization protocol for GC/TOFMS-based metabolite profiling. Anal Bioanal Chem, 2011, 400（5）: 1405-1417.

[76] Martin WF, Armstrong LE, Rodriguez NR. Dietary protein intake and renal function. Nutr Metabol, 2005, 2: 25.

[77] Cirillo M, Lombardi C, Laurenzi M, et al. Relation of urinary urea to blood pressure: interaction with urinary sodium. J Hum Hypertens, 2002, 16（3）: 205-212.

[78] Au A, Cheng KK, Wei LK. Metabolomics, lipidomics and pharmacometabolomics of human hypertension. Aadvances in Experimental Medicine & Biology, 2017, 956: 599-613.

[79] Wikoff WR, Frye RF, Zhu H, et al. Pharmacometabolomics reveals racial differences in response to atenolol treatment. PLoS One, 2013, 8（3）: e57639.

[80] Rotroff DM, Shahin MH, Gurley SB, et al. Pharmacometabolomic assessments of atenolol and hydrochlorothiazide treatment reveal novel drug response phenotypes. CPT Pharm Syst Pharmacol, 2016, 4（11）: 669-679.

[81] Lacasse JR, Leo J. Serotonin and depression: a disconnect between the advertisements and the scientific literature. PLoS Med, 2005, 2（12）: e392.

[82] Bakkaloğlu B, Yabanoğlu S, Özyüksel BR, et al. Platelet and plasma serotonin levels and platelet monoamine oxidase activity in patients with major depression: effects of sertraline treatment. Turk J Biochem, 2008, 33（3）: 97-103.

[83] Altmaier E, Fobo G, Heier M, et al. Metabolomics approach reveals effects of antihypertensives and lipid-lowering drugs on the human metabolism. Eur J Epidemiol, 2014, 29（5）: 325-336.

[84] Cyr M, Lepage Y, Blais C, et al. Bradykinin and des-Arg9-bradykinin

metabolic pathways and kinetics of activation of human plasma. Am J Physiol Heart Circ Physiol, 2001, 281（1）: H275-H283.

[85] Skidgel RA, Erdös EG. The broad substrate specificity of human angiotensin I converting enzyme. Clin Exp Hypertens A, 1987, 9（2/3）: 243-259.

[86] Tom B, Dendorfer A, Rd V, et al. Bradykinin potentiation by ACE inhibitors: a matter of metabolism. Br J Pharmacol, 2002, 137（2）: 276-284.

[87] Sharma JN. Hypertension and the bradykinin system. Curr Hypertens Rep, 2009, 11（3）: 178-181.

[88] Aguilar D, Solomon SD. ACE inhibitors and angiotensin receptor antagonists and the incidence of new-onset diabetes mellitus: an emerging theme. Drugs, 2006, 66（9）: 1169-1177.

[89] Andraws R, Brown DL. Effect of inhibition of the renin-angiotensin system on development of type 2 diabetes mellitus（metaanalysis of randomized trials）. Am J Cardiol, 2007, 99（7）: 1006-1012.

[90] Grobelny D, Galardy RE. A metabolite of aspartame inhibits angiotensin converting enzyme. Biochem Biophys Res Commun, 1985, 128（2）: 960-964.

# 第三篇

## 高血压发病及调控机制

# 第一章

# 动脉血压调节与高血压

动脉血压调节与心脏和血管功能状况密切相关。因而动脉血压的高低在一定程度上反映了心血管活动的情况。人体在不同的生理状态下，各器官组织的代谢水平不同，对血流量的需求不同，动脉血压的调节也不同。当机体的活动发生改变时，机体主要通过神经和体液调节，使心血管活动发生相适应的改变，从而对动脉血压产生相匹配的影响。这些调节作用不仅能使动脉血压维持相对稳定，而且能对各组织器官的血流量进行重新分配，保证在不同情况下各个组织器官对血流量的需要，以维持新陈代谢和机体各项功能活动的正常进行。

高血压最重要的临床表现是动脉血压持续升高。由于动脉血压调节是机体的一种重要生理调节功能，因此从动脉血压调节机制的角度，研究高血压产生的原因，成为探讨高血压发病机制的一条重要途径。这方面已经积累了大量的资料，而且逐渐形成了一些较为系统的观点和理论。现从动脉血压调节的基本理论和当前进展入手，概括阐述动脉血压调节与高血压的关系。

## 第一节　正常血压形成原因及影响因素

血压即血液作用于血管壁的侧压强。一般所说的血压是指从大动脉（如肱动脉）上测得的数值。血压单位为 mmHg 或 kPa（1mmHg=0.133kPa）。目前认为，血压形成有 4 个重要的因素：循环系统平均充盈压（mean filling pressure，MFP）、心脏搏动、血管外周阻力和大动脉弹性贮器作用。

## 一、正常血压形成的原因

### （一）循环系统平均充盈压的作用

循环系统平均充盈压又称静态血压。当不存在心脏搏动时，整个身体内的血液将逐渐停止流动，血管内各点的压力达到一个相同值，该值即 MFP。它反映了整个循环系统（心脏与血管）被血液充盈的程度，并取决于血量和循环系统容量的相对大小。正常人的 MFP 约为 0.8kPa（6mmHg）。当容量血管收缩并将其储存的血液释放出来时，MFP 有所升高。

MFP 是影响血液回流右心房的重要因素。由于心房压力很低[左心房压力为 0.27～1.6kPa（2～12mmHg），右心房压力为 0～0.67kPa（0～5mmHg）]，因此，MFP 的升高会增加由静脉流入心房的血量，从而使心室的排血量也随之增加。

### （二）心脏搏动的射血作用

心脏射血进入动脉与外周血管存在阻力是形成动脉血压的原因。由于心脏射血的节律性与动脉管壁的弹性，便形成了动脉血压的搏动。当左心室收缩时，血液被射入主动脉。由于血液的惯性，这部分血液不会使整个动脉内的血流立刻加速，而只使动脉起始段内的血流加速，由于动脉的弹性牵张，一部分血液暂时储存在主动脉中，而并不会立即流向远心端。这时主动脉内压力出现一瞬时的增高。随着左心室收缩速度的减慢和血液由主动脉流向远端血管，主动脉压增加的速度放慢，最终达到一个峰值，该值即为收缩压（SBP）。此后左心室开始舒张，但主动脉瓣尚未关闭，在收缩期被射入主动脉内的血液在主动脉弹性回缩的驱使下，除继续向远心端流动外，还有一小部分会逆向流回左心室，使血压出现轻微的下降。当左心室舒张使得室内压低于主动脉压后，主动脉关闭，在脉搏曲线上表现为向下的切迹，称为降中峡。此后随着血液流向外周，主动脉

内压力逐渐下降，直到下一次心室收缩前，主动脉压降至最低点，此时即为舒张压。由于心脏是节律性收缩，因此动脉压降到一定水平[约 10.7kPa（80mmHg）]时下一次心动周期便开始了，见图 3-1-1。

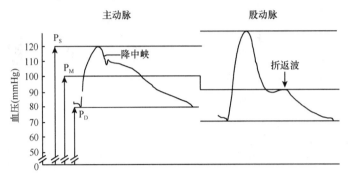

图 3-1-1　主动脉与股动脉内血压的波形

$P_S$. 收缩压；$P_M$. 平均血压；$P_D$. 舒张压

在图 3-1-1 中，收缩压与舒张压之差称为脉压，它反映了一个心动周期中血压波动的大小。如果把血压变化曲线对时间积分，求出血压在一个心动周期中的平均值，则该值即为平均压或平均动脉压。平均动脉压是血液流动的动力，它可以利用收缩压与舒张压估算出来。一般来说，主动脉由于管壁弹性大，心脏射血时可储存较多血液，故在心室收缩时压力升高得小些，但当心室舒张时主动脉的弹性回缩作用可较长时间地维持动脉压于较高水平，血压曲线低而宽。而在外周动脉（如股动脉），由于管壁弹性纤维相对减少，心室收缩时动脉压上升较为剧烈。但由于其弹性贮器的作用较弱，在心室舒张时动脉内压力便很快下降，血压曲线高而窄。由此可见，循环系统内不同部位（包括心脏）压力和搏动情况是有一定差异的。大量的临床流行病学调查资料显示，血压有增龄性改变。一般来说，人的血压随年龄的增长而增高。文献报道，人在 30～80岁时，收缩压随年龄增长而增高；在 50 岁以后其舒张压随年龄增长而降低。其原因在于随年龄增长，动脉血管壁发生退行性病变，动脉发生硬化，动脉血管弹性降低，血管顺应性下降，从而发生收缩压明显增高，舒张压增高不明显或降低。健康中青年人的收缩压在 120mmHg（16.0kPa）左右，舒张压约为 80mmHg（10.7kPa），平均压约为 100mmHg（13.3kPa）。《中国高血压防治指南》明确指出，血压分为正常血压、正常高值血压和高血压三种情况。正常血压标准为收缩压≤120mmHg，舒张压＜

80mmHg；正常高值血压标准为收缩压在 120～139mmHg，舒张压在 80～89mmHg；高血压的标准为收缩压≥140mmHg，舒张压≥90mmHg。

（三）血管外周阻力的作用

一般来说，血管外周阻力主要指全身小动脉和微动脉对血流形成的阻力。外周阻力存在可以使心脏每次射血并未全部将血液运送到远端血管，而是将 2/3 的血流量暂时储存在主动脉及全身大动脉内，这样就形成对血管壁的侧压力，达到并维持一定的血压。因此，血管外周阻力对形成血压和维持一定血压水平具有重要的作用。

（四）大动脉的弹性贮器作用

大量研究资料表明，主动脉及全身其他大动脉具有弹性贮器的功能。这些大动脉起着缓冲血压的作用，避免血压急剧波动，防止压力过高或过低。此外，这种作用还会保证血管内血流的连续性，起着稳定血压的作用。

## 二、影响动脉血压的因素

对于整个体循环，血压=心排血量×总外周阻力。因此，凡能影响上述两个参数的因素均可影响血压。

（一）心功能

心功能状态表现在心脏收缩力及心率变化情况

上，前者又影响着心脏每搏输出量。目前认为，心功能状态取决于每分钟心排血量。一般来说，心排血量为每搏输出量与心率的乘积。由此可见，影响心排血量的因素主要有以下两个。

**1. 每搏输出量** 是指一侧心室收缩时射出血量。每搏输出量增加，则主动脉内血量增多，造成血管壁的侧压力增大，结果引起收缩压升高。收缩压升高会引起血流加速。在心室舒张末期留在主动脉内的血液与每搏输出量增加之前相比，有增加但增加不十分明显。因此，舒张压升高则不明显。但当每搏输出量减少时，收缩压降低。故表明每搏输出量改变可直接影响收缩压。

**2. 心率** 心率快慢是心功能状态的重要标记。当心率在一定范围内变化时其主要影响舒张压。心率增快时，心排血量增加，主动脉内血量增多，收缩压升高。但心率增快及心动周期缩短，会使心舒张期缩短更为明显。此时血液流向外周的时间也缩短，最终导致潴留在主动脉内血量增多，从而引起舒张压升高。此外，收缩压增高的同时也促进了血流速度，使得收缩期较多的血液流向外周，血管壁的压力相对减弱，故收缩压增高的幅度不如舒张压明显，脉压变小。反之，当心率减慢时，动脉血压下降，但舒张压下降较收缩压更明显，故脉压变大。但是，如果心率过快（超过180次/分），则会使心舒张期过于缩短，以致心室充盈不足，心排血量减少，动脉血压下降。相反，心率过慢（低于40次/分），会使心舒张期延长，可此时心室充盈早已达极限，即使增加充盈的时间也不能增加每搏输出量，故心排血量仍减少，动脉血压下降。

**（二）阻力血管收缩功能**

研究表明，阻力血管收缩强弱决定了总外周血管阻力的大小。任何原因引起外周阻力增加，都会使心室舒张末期潴留在主动脉的血液明显增多，从而使舒张压升高。而收缩期的血压本来就较舒张期高，故血流速度较快，收缩期有较多血液流向外周，所以收缩压升高幅度不如舒张压显著，脉压变小。反之，外周阻力减小，舒张压降低的幅度较收缩压更明显，脉压变大。由此可见，外周阻力的改变主要影响舒张压的高低。

此外，应指出的是老年人因动脉硬化，血管壁内弹性纤维减少，血管弹性下降，所以血管的缓冲作用一定程度减弱，从而收缩压明显地升高，而舒张压不增高或者降低，脉压增大，临床将此型高血压称为低舒张压的收缩期高血压，也称两极分化型高血压，其多见老年人。

**（三）血管充盈程度**

血管充盈度明显地影响血压。一般来说，血管充盈度大，血压值增高；血管充盈度小，血压值降低。其是通过以下两个环节影响血压：①循环血量的增加提高了循环系统平均充盈压，后者使静脉回心血量增加，心排血量增多。②心排血量的增加使流经组织的血量增加。通过外周血管的自身调节机制，使血管收缩，外周阻力升高。因此循环血量相对于循环系统容量的增加具有升高血压的作用。当静脉发生收缩时，静脉储存的血液可释放出来，从而使循环血量增加。

## 第二节 动脉血压调节的类型及机制

维持动脉血压在适当水平是保证机体组织正常血液供给的前提。这主要体现在两个方面：①在静息状态时血压保持在正常范围之内；②在机体处于特殊状态（如运动）时，血压也能发生相应的改变以满足机体的需要。大量资料表明，维持正常的静息血压尤为重要。血压偏离正常范围，特别是血压升高，是脑卒中、心力衰竭等许多心脑血管疾病的重要原因。

在正常情况下，机体内有整套的血压调节机制，这包括体内神经调节、体液调节（图3-1-2）。临床上多种抗高血压药物往往是通过这些机制调节心排血量和外周阻力来调节动脉血压，使人体动脉血压保持相对稳定。

根据神经和体液因素对动脉血压的调节时程不同，可将动脉血压调节分为短期调节和长期调节两大类。动脉血压的短期调节主要指神经调节。延髓心血管中枢包括传入神经接替站、缩血管区、舒血管区和心抑制区四部分。各级血压调节中枢通过心交感神经、迷走神经和交感缩血管神经等作用于心血管系统。在各种调节反射中，以颈动脉窦、主动脉弓压力感受性反射最重要，其他还有心肺感受器引起的反射、化学感受性反射、脑缺血反应等。动脉血压的长期调节主要通过肾- 体液控制系统实现[1]。

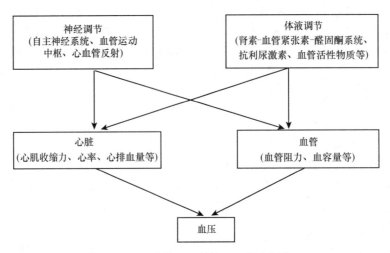

图 3-1-2 动脉血压的神经、体液调节

## 一、动脉血压短期调节的神经机制

动脉血压的短期调节主要指的是动脉血压的神经调节。神经调节的特点是快速、灵敏，但效果不能持久和广泛。这些反射活动一旦出现，参与心血管的调节，仅可在几秒、几分钟或 1h 内将血压调节维持于正常水平。动脉血压的神经调节是通过反射活动实现的，神经调节最终作用的效应器为心脏和血管，当动脉血压发生改变时机体可通过调节心肌的收缩力和血管的外周阻力，使动脉血压恢复正常，并保持相对稳定。

（一）动脉调节中枢和神经支配的作用机制

动脉血压受神经系统的紧张性活动控制。神经调节以反射的形式进行，反射弧的中枢神经元广泛分布于脊髓到大脑皮质的各级水平。其中以延髓最为重要，尤其是延髓头端外侧区，如果此区遭受破坏，动脉血压将降到脊休克水平。此外，延髓内还包括弧束核、迷走背核、疑核、中缝隐核、延髓尾端腹外侧区等重要心血管调节中枢。外周传入神经不仅到达延髓，还与中枢各级神经元有联系，脊髓、脑干与下丘脑是作为一个整体来调节心血管活动的。

中枢神经系统对心血管活动的调节有不同的整合形式。心血管中枢的正常活动有赖于中枢递质和调质系统的正常运作，脑内许多递质和调质参与了心血管活动的调节，包括乙酰胆碱、儿茶酚胺、5-

羟色胺、氨基酸类、阿片肽、血管紧张素Ⅱ、血管升压素、钠尿肽、一氧化氮等，这个"队伍"还在不断扩大。而且，许多递质和调质之间存在共存现象和相互作用，从而使中枢调节表现复杂多样[2]。

（二）调节动脉血压的反射作用机制

中枢对动脉血压的调节是通过反射来实现的。在各种心血管反射中，颈动脉窦和主动脉弓压力感受性反射（窦弓反射）是调节血压的最重要的反射。颈动脉窦、主动脉弓压力感受性反射是指颈动脉窦、主动脉弓压力感受器受到牵张刺激后所引起的心血管活动变化的过程。

**1. 颈动脉窦、主动脉弓压力感受器的作用** 在心血管系统的一些管壁上分布着许多传入神经末梢，这些神经末梢能感受管腔内压力或管壁被动扩张的刺激，导致心率减慢和血压降低。动脉系统中主要的压力感受器位于颈动脉窦和主动脉弓。这种压力感受器的主要特点如下[3]：①不直接感受血压的变化，而感受血管壁的机械牵张程度的变化，而且颈动脉窦比主动脉弓更敏感。②动脉血压在一定范围内[8.0~24.0kPa（60~180mmHg）]，颈动脉窦压力感受器传入冲动频率与管腔牵张程度成正比。窦内压低于 8.0kPa（60mmHg）时，不放电，没有传入冲动，高于 24.0kPa（180mmHg）时，传入冲动频率也不再增高。③压力感受器有效刺激是急剧波动的平均动脉血压。

**2. 传入神经的作用** 颈动脉窦、主动脉弓压力感受器的传入神经分别为窦神经和主动脉神经（统称缓冲神经）。颈动脉窦压力感受器的传入神经纤维组成颈动脉窦神经，窦神经加入舌咽神经，进入延髓，和孤束核的神经元发生突触联系。主动脉弓压力感受器传入纤维组成主动脉神经。主动脉神经走行于迷走神经干内，然后进入延髓，到达孤束核。

传入神经冲动到达孤束核后，可通过延髓内的神经通路使延髓端腹外侧部的血管运动神经元抑制，从而使交感神经紧张性活动减弱；孤束核神经元还与延髓内其他神经核团及脑干其他部位如脑桥、下丘脑等的一些神经核团发生联系，其效应也是使交感神经紧张性活动减弱。另外，传入神经冲动到达孤束核后还与迷走神经背核和疑核发生联系，使迷走神经的活动加强。

**3. 压力感受性反射中枢的作用**　压力感受性反射中枢不仅存在于延髓，还广泛分布于脊髓到大脑皮质的各级水平，尤其是下丘脑。同时缓冲神经的传入冲动可上传至下丘脑前背侧部，破坏该区会影响降压反射。由此可见，动脉血压的水平高低取决于心血管交感中枢的紧张性，压力感受器的传入冲动起到了监视和调节血压的作用。颈动脉窦和主动脉弓压力感受性反射在心排血量、外周阻力和血容量等发生突然变化的情况下，对动脉血压进行快速调节，其生理意义是缓冲动脉血压升降的突然变化，使之不至于发生大幅度的波动，以维持动脉血压的相对稳定。但该反射在动脉血压的长期调节中并不起重要作用。由于颈动脉和主动脉弓压力感受器对非波动性动脉压力变化不敏感。所以，当动脉血压缓慢升高时，则不能通过降压反射使血压回降至正常水平。因此，压力感受性反射对慢性高血压患者的血压不能进行调节[4]。

## 二、动脉血压长期调节的体液机制

在动脉血压的长期调节中起最重要作用的是肾脏。肾脏通过对体内细胞外液量的调节从而对动脉血压起着长期的调节作用，这种调节机制也称为肾-体液控制系统。

**1. 肾脏在长期动脉血压调节中的作用**　Guyton等的动物实验结果表明[5]，在给动物使用受体阻滞剂去除外来神经对心血管的控制后，向动物体内注射一定容量的体液，使动脉血压升高，经过一段时间（约2h）后，血压可以恢复到原来的水平。以上

提示长期动脉血压的调节，神经系统的作用可能已经不重要（图3-1-3）。图3-1-3表示通过尿的排出，约1h后动脉血压恢复到正常水平。

Guyton等早在20世纪60年代提出，肾脏对水和盐的调节在长期血压调节中有重要的作用。并认为动脉血压的升高和降低都会伴有肾脏的排盐和排水的升高和降低，而肾脏的这种作用又直接影响到血容量的升高和降低，通过血容量的变化再影响到动脉血压的升高和降低，从而形成一条回路：动脉血压→肾脏排水和盐→血容量→动脉血压。

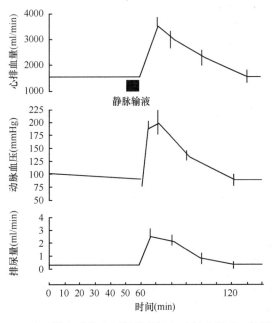

图3-1-3　阻滞犬动脉血压调节的神经反射途径后，静脉输液对心排血量、动脉血压和排尿量的影响

这一理论的核心是肾功能，即全身动脉血压的升高和降低直接影响肾脏排尿量的升高和降低。动脉血压和肾脏排尿的这种关系称为压力-利尿作用。由于肾脏的排水和排盐（NaCl）是同时进行的，因此又称为压力-钠利尿作用。

**2. 压力-利尿作用和作用的平衡点**　当动脉血压升高时，由肾脏排出的尿量也增加，它们之间形成一种十分明显的正相关的关系，即动脉血压越高，由肾排出的尿量也越多，形成一种压力-利尿作用（图3-1-4）。

图3-1-4说明了动脉血压、肾脏的排尿和水盐摄取量之间的关系；并表示动脉血压以平衡点为核心的调节（有很小量的水和盐的排出是通过非肾脏途径实现的，在图3-1-4中忽略不计）。

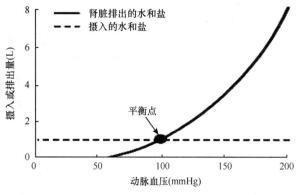

图 3-1-4　压力-利尿作用

Guyton 等提出，机体的动脉血压、肾脏的排尿量及机体水和盐摄取量三者之间有一平衡点，动脉血压在这一平衡点的上下进行调节（图 3-1-4）。并认为机体的血容量在一定条件下是稳定的，它的稳定是机体由进食和饮水的摄入量（主要是水和盐的摄入）、机体体液的排出量（主要包括由肾脏的排出）、血液和组织液之间的交换等多种途径之间的动态平衡。Guyton 等在压力-利尿作用图中，将这种稳定状态，以摄入量表示（图 3-1-4）。由于在一定时间和条件下摄入量是稳定不变的，因此以一条水平线表示。图 3-1-4 中有三个参数：动脉血压、肾脏排水或排钠量及摄入量。当动脉血压升高时，由于压力-利尿作用，肾脏排出水和钠的量增加，此时血容量将减少。由于血容量减少使心排血量减少，而血压回落。只要血压没有回落到与摄入量相匹配的水平，压力-利尿作用将一直发挥作用，血压由于血容量的减少而继续降低，直到与摄入量相匹配。如果血压继续降低，低于摄入量，此时压力-利尿作用就在相反的方向上起作用：由于肾脏排出的尿量继续减少，少于摄取量，通过血浆与组织液之间的交换，血容量得到补充而升高。由于血容量的恢复，心排血量升高，血压升高，又回到与摄取量相匹配的水平。Guyton 等将这一匹配点称为平衡点。根据这一理论，经由压力-利尿作用，动脉血压经常在平衡点上下进行小的微调，保持相对稳定。

由此可见，机体动脉血压的升高只可能在以下两个条件下发生：一是压力-利尿曲线的变化（变平坦或右移）；二是摄取量变化（增加摄取量）。从图 3-1-5 可看出，曲线变得平坦或右移表明肾脏只有在较高的血压条件下才能排出与以前相同的尿量。此时平衡点向右移动，产生高血压，机体在新的平衡点上（高血压）维持动脉血压的稳

定，这是由压力-利尿曲线的变化造成。如果由于某种原因使机体的摄取量上升，即血容量持续升高，也可以使平衡点移向右上方，产生高血压（图 3-1-5），这是由摄取量的变化造成的。

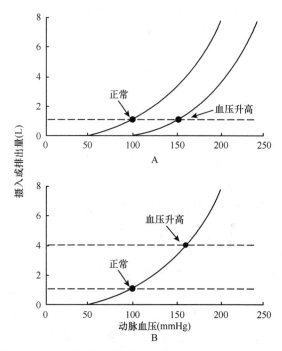

图 3-1-5　通过压力-利尿作用动脉血压升高的两种途径

A. 压力-利尿曲线向右移动；B. 提高水和盐的摄入量

**3. 压力-利尿作用在长期血压调节中的作用**
近年来的研究表明，压力-利尿作用在长期血压调节中具有主导的作用。有资料显示，只要机体的这一功能正常，单纯外周阻力或血容量的变化，不会明显影响动脉血压的稳定。Hall 等的研究[6, 7]，在清醒犬中以去甲肾上腺素[0.2μl/（kg·min）]灌流（共 7d），犬中平均动脉血压只有轻度升高（由 100mmHg 升高到 108mmHg）。但如果在实验中使用血压自动控制装置，则肾动脉血压不受全身动脉血压的影响而保持恒定。此时犬中平均动脉血压在 7d 内不断升高达 138mmHg。他们的解释是，在犬压力-利尿作用保持正常的条件下，单纯由去甲肾上腺素造成的血管收缩，外周阻力升高，血压升高，由于压力-利尿作用，促使肾脏排水和排钠的作用加强，造成机体体液减少，血容量减少，心排血量减少，血压降低，从而抵消了由外周阻力升高造成的血压升高。从调节的生理学意义上看，机体以血压轻度升高而换取水和盐的平衡。如果压力-利尿作用由于血压自动调控装置而失去作用，不能通过肾脏加强

水盐的排出，则血压将持续升高。

　　同样，如果压力–利尿作用功能正常，单纯升高血容量造成动脉血压的升高也只是短暂的。

　　例如，以醛固酮做灌流实验（犬），只是在1～2d表现有排钠减少和轻度的高血压，随后回到正常。但如果以自动调节装置使肾脏的灌流压保持恒定，消除压力–利尿作用，此时醛固酮的灌流可引起犬进行性钠潴留和细胞外液升高，动脉血压持续升高。终止肾脏灌流压的自动调控，随肾脏灌流压的升高，动脉血压则下降，如图3-1-6所示。

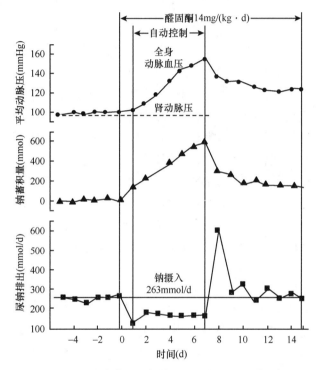

图3-1-6　在肾动脉灌流压保持不变的条件下，灌流醛固酮的影响

　　上述结果表明，只要压力–利尿作用保持正常，由于某种原因升高或降低动脉血压，从长远效果看，机体可以通过肾脏的缓冲作用，维持动脉血压基本正常。说明压力–利尿作用在长期血压调节中起重要的作用。

　　在肾动脉灌流压保持不变的条件下，连续7d醛固酮的灌流造成动脉血压升高和全身水肿。当肾动脉灌流压的自动控制停止，允许肾动脉灌流自由升高，钠平衡迅速恢复，动脉血压也降低。

　　**4. 体液调节在长期血压调节中的作用**　血液和组织液中的某些生物活性物质经内分泌或旁分泌对心肌和血管平滑肌的活动进行调节的过程称为动脉血压的体液调节。与神经调节不同，多数体液调节因子的效应潜伏期长，作用广泛，效应持续时间长，对血压的长期稳定有重要的意义。参与动脉血压调节的体液因子包括肾素–血管紧张素、肾上腺素与去甲肾上腺素、内皮依赖性舒张因子、内皮素、血管升压素、激肽释放因子、甲状旁腺激素相关蛋白及红细胞降压因子等，新的体液因子也不断被发现，并成为心血管研究的新热点。

　　总之，动脉血压的调节是复杂的过程，许多机制都参与其中。每一种机制都只在一个方面发挥调节作用，但不能完成全部的。复杂的调节过程，在高血压疾病的发生发展过程中对动脉血压的调节作用更是如此。所以，从整体水平来看，只有使动脉血压维持相对恒定，特别是在高血压发生中使机体能对其产生良好的调节，才能让各组织器官和系统的功能活动保持协调一致。如果动脉血压出现偏差，则机体通过短期和长期调节方式对偏差予以纠正，确保整体新陈代谢的顺利进行。但是动脉血压的调节是有限度的，当超出机体的调节范围后便会导致高血压的发生或高血压等疾病加重。

# 第三节　动脉血压调节失衡在高血压发病中的作用

　　人体是一个和谐统一的整体，在一定的范围内各种因素都可造成机体内环境平衡的破坏，但机体可调动相关因素做出相应的调整，通过人体自身的调节系统重建新的平衡，共同维持血压稳定。但是，机体这种自身调节能力是有一定限度的。机体神经调节、体液调节机制不健全或机体内外环境因素变化超过机体调节能力，而使血压稳定快速受到破坏，则发生高血压。目前，国内外研究表明，高血压发病与动脉血压调节失衡有关。近年来，国内外学者特别重视高血压发病与血管活性物质、环境因素和遗传因素的研究。

## 一、血管活性物质平衡失调与高血压

　　高血压的发生与缩血管物质分泌增多或活性增强、舒血管物质减少或活性减弱有着密切的关系。血压的相对稳定或变化是血管紧张素Ⅱ、内皮素及一氧化氮等血管活性物质间相互作用、相互调节的结果。大量研究资料表明[8]，肾素-血管紧张素-醛固酮系统（RAAS）、交感神经系统及一氧化氮合酶/一氧化氮（NOS/NO）、内皮素、胰岛素和血浆同型半胱氨酸等血管活性物质均能通过影响动脉血压平衡的调节，参与高血压的发生和发展。

### （一）肾素-血管紧张素-醛固酮系统活性增强

RAAS 是调节机体的钠钾平衡、血容量和血压的重要环节。起推动作用的是肾素的释放，肾素将肝脏产生的血管紧张素原水解为血管紧张素Ⅰ，再经肺循环中的血管紧张素转化酶的作用转化为血管紧张素Ⅱ（Ang Ⅱ）。Ang Ⅱ可直接使小动脉平滑肌收缩，外周阻力增加；还可使交感神经冲动发放增加；醛固酮分泌增加，体内水钠潴留；最终导致血压升高。目前对循环血中的 RAAS 与高血压的关系尚无肯定的结论，约 1/4 的高血压患者血浆中的肾素活性是低的[9]。研究证实，人体组织局部也可产生 Ang Ⅱ，从而导致血管平滑肌细胞增殖、心肌细胞肥大，引起血管壁增厚、血管阻力增加、左心室肥厚等改变，组织局部 RAAS 也在高血压的发生、发展中起十分重要的作用。

### （二）交感神经系统活性增强

某些刺激因素作用于机体引起交感神经兴奋，肾上腺素能活性增强，释放去甲肾上腺素。肾上腺素增多，从而引起外周血管阻力增高，血压上升。在这一过程中，肾上腺髓质释放肾上腺素也增多，进一步使血管阻力增加。肾脏交感神经系统活性增强，还可使尿钠排泄减少，引起机体水钠潴留，导致机体血容量增加，最终使血压升高。现已证实，肾脏排泄尿钠还可能受 Ang Ⅱ调节[10]。

### （三）一氧化氮合酶/一氧化氮活性减弱

自从确定一氧化氮（NO）为内皮衍生的血管舒张因子以来，关于 NO 的生理和病理生理作用有大量的研究。NO 是内源性气体，也是自由基，具有至关重要的生物学作用。研究资料表明，NO 是影响血压的重要因素，NO 由血管内皮细胞弥散至血管平滑肌细胞，并与可溶性鸟苷酸环化酶的亚铁血红素结合，结果亚硝酰基血红素激活可溶性鸟苷酸环化酶，使环鸟苷酸增多，引起血管平滑肌细胞舒张。同时研究还指出，高血压患者血浆中 NO 含量降低，一氧化氮合酶（NOS）活性下降，而内皮素水平增加，血管平滑肌细胞对舒张因子的反应减弱，对收缩因子的反应增强[11]。NOS 的作用是使左旋精氨酸和氧原子合成 NO。NOS 通过一个复杂的氧化还原反应将左旋精氨酸上的胍基氮催化形成 NO，这一过程中需要氧分子和还原型辅酶Ⅱ及许多辅因子（焦磷酸化酶、黄素单核苷酸、血红素和四氢蝶呤等）参与。研究表明，NOS 参与动脉血压的调节。

### （四）内皮素活性增强

在内皮素的三种异构体中，内皮素-1 由内皮细胞生成和分泌，正常情况下血液循环中内皮素-1 的浓度很低。内皮素是迄今发现的最强的血管收缩因子之一，它通过增加细胞内游离钙水平使血管平滑肌收缩，增加外周血管阻力，引起血压升高。它还可通过激活磷脂酶 C 起到有丝分裂原的作用，刺激血管平滑肌细胞内 c-fos 和 c-myc 基因表达，增加血管平滑肌细胞的 DNA 合成，促进血管平滑肌细胞增殖。NO 可减少内皮素-1 的生成，如 NO 生成不足，内皮素-1 生成增加，则产生强烈的缩血管效应，从而使外周血管阻力增加，可引起血压升高。

### （五）胰岛素抵抗

临床上发现高血压常伴有血胰岛素浓度增高，产生胰岛素抵抗[12]。临床流行病学调查结果显示[13]，糖尿病患者动脉粥样硬化发生率是非糖尿病患者的 2～3 倍，且发病早，病变进展迅速。高胰岛素血症引起高血压的机制可能是：肾小管钠重吸收增加，引起水钠潴留；交感神经系统活性增强，血中释放去甲肾上腺素增加，收缩压上升；调节离子转运的 $Na^+$-$K^+$-ATP 酶和 $Ca^{2+}$-ATP 酶活性降低等，促进小动脉血管平滑肌细胞增殖，小动脉血管平滑肌对血管活性物质如儿茶酚胺的收缩反应增强而促进高血压的形成。

### （六）血浆同型半胱氨酸水平升高

国外研究发现[14]，高血压患者及其子女同时伴有高同型半胱氨酸血症，其机制目前尚不完全清楚，一般认为，可能与以下三个方面的生化因素有关：①氧化作用。同型半胱氨酸的氧化也可产生自由基和过氧化氢，促使低密度胆固醇氧化，增加泡沫细胞的形成，致使血管内壁增厚。②通过 S-腺苷同型半胱氨酸累积作用，形成硫甲基化物，使膜蛋白损伤、内皮损伤及内皮细胞生长抑制。③通过硫内酯使蛋白酰化，使其以半胱氨酸硫内酯形式存在，它具有高反应性，可以与低密度脂蛋白的载脂蛋白 B 的游离氨基酸形成肽键半胱氨酸，从而导致细胞摄取并凝聚低密度脂蛋白与胆固醇。另外，同型半胱氨酸可以对低密度脂蛋白进行氧化修饰，低密度脂蛋白氧化修饰后可以直接损伤血管内皮，使内皮功能下降，有利于高血压的发生和发展[15]。Stamler 等将血管内皮细胞置于高同型半胱氨酸的溶液中，发现同型半胱氨酸能阻碍内皮细胞产生 NO[16]。研究还发现，同型半胱氨酸能刺激血管平滑肌细胞增殖，后者是动脉硬化形成的重要因素。

### （七）血管升压素水平升高

血管升压素为缩血管因子。研究表明，高血压时血浆血管升压素水平明显升高。血管升压素与其受体结合发挥作用。血管升压素受体属于 G-蛋白偶联的受体，其分为 $V_1$ 受体和 $V_2$ 受体，$V_1$ 受体主要分布于血管平滑肌、肝细胞和血小板，血管升压素与之结合后，激活磷脂酰肌醇系统生成三磷酸肌醇和二酰甘油，三磷酸肌醇通过激活 $Ca^{2+}$-钙调蛋白依赖性蛋白激酶，二酰甘油通过激活蛋白激酶 C 产生缩血管效应。而 $V_2$ 受体分布于肾小管，血管升压素与之结合，激活腺苷酸环化酶系统，使腺苷酸环化酶增高，腺苷酸环化酶激活蛋白激酶 A 产生生理效应。另外也有人认为，血管升压素有双相作用，它首先使外周血管强烈收缩，随后，促使内皮细胞释放大量 NO，使血管扩张。同时血管升压素还可影响其他激素的分泌。已经有报道，血管升压素与血管紧张素 Ⅱ 呈正反馈调节，而与利钠激素呈负反馈调节。血管升压素通过与 $V_1$ 受体结合使肌醇磷脂分解为三磷酸肌醇和二酰甘油，激活蛋白激酶 C，不仅引起血管收缩，还促进糖原分解及血小板聚集。血管升压素与 $V_2$ 受体结合生成腺苷酸环化酶发挥抗利尿作用。

## 二、不良环境因素与高血压

流行病学调查表明，饮食、营养、气候、地理环境、毒物、吸烟、应激、精神因素和心理因素等均对动脉血压升高或高血压发病有显著影响。通过控制环境因素，非药物治疗同样可以降低血压[17]。近年来，研究结果显示，单一环境因素在高血压发病中可能不起主要作用，高血压可能是多种环境因素在遗传基础上协同作用的结果。

### （一）高盐和高糖饮食的影响

现已证实，饮食与动脉血压调节和高血压的发病有明显的关系。其中，高盐饮食在高血压发病中起重要的作用。流行病学调查表明，饮食摄入盐量与血压呈正相关，血清钠和血压之间存在密切联系，利尿剂主要是通过减少体内钠盐而产生降压效应。动物实验研究表明[18]，当钠摄入量过多时，部分大鼠血压升高。在血压正常个体与高血压患者中也存在对盐负荷表现出不同的反应，即盐敏感性或不敏感性。目前认为，肾脏在盐敏感性高血压发病中起重要作用。盐敏感者在盐负荷后，伴随尿钠排泄量的减少及细胞内钠含量的增加、血浆去甲肾上腺素水平升高，血压明显升高。过量的盐摄入还可加速小肠对胆固醇的吸收，诱发动脉血脂沉积，促使血小板聚集，从而增加细胞内的钙动员，氧化的低密度脂蛋白可损伤内皮细胞，使 NOS、NO 与内皮素-1 系统失去平衡，引起血压增高。此外，高糖饮食可引起高脂血症、胰岛素抵抗和高血压。有研究显示[19]，给予维生素可使果糖诱发的高血压动物血压降低。临床流行病学调查表明，饮食中营养搭配均衡可降低高血压等心血管疾病的发生率。

### （二）寒冷气候的影响

冬季老年人的脑卒中和心肌梗死病死率明显高于夏季。流行病学调查发现，北方人（北京）比南方人（广西）高血压患病率要高。其原因除北方人摄盐较多外，冬天寒冷的气候可能是另一个重要因素。但是，因纽特人虽处于寒冷环境，但发病却很低，可能与其摄盐少、食鱼多有关。冷刺激使血压升高可能与交感神经系统和 RAAS 被激活有关。另外，Stout 等通过随访研究发现[20]，血浆纤维蛋白原浓度冬季比夏季上升了 23%，而血浆纤维蛋白原浓度增加可明显影响血管内皮功能。

### （三）吸烟的影响

Howard 等研究了主动吸烟和被动吸烟对动脉粥样硬化的影响[21]。受调查的人数达 10 914 人，共随访 3 年。结果发现，主动吸烟与被动吸烟动脉粥样硬化程度均加重，且对糖尿病和高血压患者的影响更明显。目前仍然吸烟与曾经吸烟但接受调查时已戒烟的患者相比，在 3 年内，其动脉粥样硬化进展的程度一致，说明吸烟的副作用具有累积性。烟草中尼古丁会刺激交感神经，可使血管收缩，血压升高。目前认为，吸烟可能与高血压发病有关。因此，国内外学者认为[22]，长期吸烟对血压影响的机制可能是：①吸烟可致脂代谢和糖代谢异常，吸烟量与其呈正相关性；②长期吸烟可导致血清 E-选择素、可溶性细胞间黏附分子水平上升及血小板 P-选择素表达增加，表明内皮细胞和血小板活化，与吸烟指数相关；③动脉血管内膜损伤，血浆内皮素水平升高。

使高血压发病增加的环境因素还有很多，它们在疾病的发生发展过程中与遗传因素协同作用。目前，人们已逐渐趋向于认为高血压是一个多基因多因素的疾病，也越来越重视这两方面的研究。

# 三、遗传因素与高血压

目前公认，高血压具有明显的家族性和种族性，有家族史者的发病率比对照组明显升高。黑种人和白种人的高血压有不同的遗传因素。遗传性高血压大鼠株，如自发性高血压大鼠的建立均证明遗传因素的存在。分子遗传研究也发现一些候选基因多态性与血压水平明显相关[23]。在 BRIGHT 研究中发现，在染色体 6q，检测限积分为 3.21[24]，在染色体 2q、5q、9q 也分别发现积分大于 1.57 的位点[25]，提示人高血压存在寡基因成分（oligogenic element）。

## （一）家族性遗传

家族研究是确定某种疾病遗传成分的第一步。Nicolaou 等通过对高血压的家族研究[26]，结果发现高血压先证者的父母高血压发生率均比配偶的父母高，并具有显著差异性。其兄弟姐妹高血压及脑卒中发生率也比配偶高，但未达到显著差异。高血压具有明显的家族性和种族性，有家族史者的发病率为 16%～37%，对照组为 6% 左右。上述研究结果均表明高血压的发生与遗传有关。一项涉及 1423 个青年人的研究表明[27]，有高血压家族史的人群 10 年后收缩压明显比对照组高，左心室质量指数也明显增加。有高血压家族史的正常血压个体对 Ang Ⅱ 的反应

与对照组也不一样，给予静脉注射 0.5ng/（min·kg）和 3.0ng/（min·kg）的 Ang Ⅱ，并且给予盐负荷，测定两组的动态血压、尿钠钾排泄量、肾血浆流量、肾小球滤过率等，发现有高血压家族史的青年人盐负荷后醛固酮分泌不足，而注射 Ang Ⅱ 后醛固酮分泌大大增加，分泌时间延长，引起水钠潴留，导致血容量增加，诱发高血压发生[28]。Cook 等研究发现，给予体位改变、模拟撞击、光盘游戏及冷刺激等刺激因素后，有高血压家族史的人收缩压、左心室质量指数/身高、左心室质量指数/体表面积、总外周阻力指数均明显升高，多元回归分析发现，总外周阻力指数与光盘游戏及冷刺激明显相关，有高血压家族史者的左心室质量指数与收缩压、总外周阻力指数部分相关。以上研究均证明有高血压家族史者发生高血压的概率明显高于无高血压家族史者，也证明了遗传因素的存在。

## （二）种族影响

如果某种疾病在不同的种族中发病率有明显的不同，则可认为该病与遗传密切相关。黑种人高血压发病率明显高于白种人，可能与盐敏感性、NO、Ang Ⅱ、胰岛素抵抗、交感神经系统调节作用及离子转运机制等密切相关。黑种人高血压患者血浆中内皮素-1 水平明显高于白种人高血压患者，内皮素-1 刺激 Ang Ⅱ 和醛固酮产生，抑制肾脏利钠激素的分泌[30]。实验研究还表明，在盐敏感动物血管过度表达内皮素-1。

## （三）盐敏感性

流行病学研究发现，血清钠和血压之间存在密切联系，51% 的高血压患者及 26% 的正常个体存在盐敏感性，并与年龄、种族、超重及糖尿病等因素有关，其中老年人对盐更敏感，黑种人盐敏感者比白种人多，肥胖或糖尿病盐敏感者比正常个体多。文献报道，盐敏感性存在遗传机制。对 Dha1 大鼠的遗传研究表明，盐敏感基因与肾素基因存在共分离（cosegregate）现象。在人群研究中发现[31]，盐敏感者中具有高血压家族史的比例是盐不敏感者的 2.5 倍，盐敏感者长期高盐饮食可导致高血压。

## （四）候选基因

基因型及其与表型的相互关系的研究揭示了高

血压与某些基因的多态性具有显著联系。目前研究较多的主要有以下几种。

**1. 与 RAAS 有关的基因** 血管紧张素转化酶基因多态性通常被认为与高血压的发生密切相关，血管紧张素转化酶基因定位在 17q23，存在 3 种基因型，即 II、ID 和 DD。血液中血管紧张素转化酶水平与血压呈正相关。但是根据目前的研究结果来看还存在不同的结论。一项在西班牙人群中的研究显示[32]，该研究选择 1204 名高血压患者和 647 名对照，发现血管紧张素转化酶基因 I/D 多态性与血管紧张素原基因 M235T 在等位基因的分布频率、基因型方面在病例组与对照组中无明显差异。因此，认为 RAAS 的这两个基因并未像其他研究中强调的那样在血压调节方面发挥重要的作用。一项在波兰人中的研究也发现[33]，血管紧张素转化酶基因 I/D 多态性与高血压没有明显的相关性，但 Ang II 1 型受体基因 C1166 多态性可能与高血压的发生有关，C1166 在高血压患者中的频率明显高于对照组。一项涉及 4013 名日本人的研究表明[34]，血管紧张素原基因 M235T 多态性在高血压家族史中 C+31（与 M235T 存在连锁不均衡性）等位基因频率明显增加，血管紧张素原基因可能还存在种族差异。还有研究显示，RAAS 基因与血压的关系可能还与性别有关。例如，台湾一项研究表明[35]，血管紧张素转化酶基因 DD 型与女性高血压明显相关，在男性高血压发病中无明显差异。Tiret 等研究结果发现血管紧张素原 T235（M→T）等位基因出现频率高血压组明显高于对照组，在女性高血压患者中血管紧张素 II 1 型受体基因 *A1166C* 突变（A→C）比对照组明显增加，而在男性，*A1166C* 突变病例组与对照组相比无显著差异。一般认为，血管紧张素原基因多态性可能与易患高血压有关。

**2. 利钠肽相关基因** 利钠肽主要有心房利钠肽、脑钠肽和 C 型利钠肽，在调节血压与液体容量方面起重要作用。文献报道[37]，高血压患者血浆利钠肽水平明显下降，有家族史的正常血压患者其血浆利钠肽水平也明显比对照组低，利钠肽受体 A 基因多态性与高血压和左心室肥厚明显相关。在利钠肽受体基因 3′-未翻译区发现一个新的插入/缺失（I/D）多态性 D15129 与高血压家族史和收缩压明显相关。人利钠肽受体 A 基因外显子 3M341I 不仅与高血压的发生有关，还与心肌梗死密切相关[38]。

**3. NOS 基因** 高血压时血管组织 eNOS 蛋白表达明显减少，eNOS 基因 Glu298Asp 及 4a/b 基因多态性可能与血压有关。携带 Asp298 的 eNOS 基因暴露在不利的环境刺激下，内皮功能更容易受损。eNOS 基因多态性与胰岛素抵抗、高血压家族史也有一定的关系。研究表明[39]，iNOS 也可能参与动脉血压的调节，包含 iNOS 基因的遗传位点与两个选种产生的 Dahl 盐敏感大鼠种群（Dahl SS X Milan 正常血压大鼠和 Dahl SS X Wistar 大鼠）的高血压表型存在遗传共分离现象，缺失 NO 的 Dahl SS 大鼠给予 NO 产生的底物精氨酸可以使血压降低，表明 Dahl SS 大鼠缺失 iNOS 基因可能与这些大鼠的高血压有关。iNOS 与盐敏感性高血压有关，饮食中食盐增加可使肾脏 iNOS 表达增加，在 Dahl/Rapp 盐抵抗大鼠，如果给予高盐饮食，肾皮质和肾髓质钙非依赖的 NO 产物均增加，但在盐敏感的大鼠则相反。在盐抵抗大鼠给予 iNOS 强抑制剂可以使这些动物产生盐敏感性高血压。随后，从盐敏感大鼠分离出 iNOS cDNA 单一的突变位点，2140 位碱基 T→C 颠换存在于黄素单核苷酸和焦磷酸化酶分子结合位点之间，T→C 错义突变使 714 位编码丝氨酸碱基由编码脯氨酸的碱基取代（S714P）[40]。有人研究表明[41]，S714P 突变使 iNOS 基因功能发生改变，应用基因转染的方法，将含有 S714P 突变的 iNOS cDNA 转染到 COS-7 细胞株，RNA 印迹法表明突变的 iNOS mRNA 与野生型 iNOS mRNA 无明显差异，但 DNA 蛋白杂交显示 S714P 突变产生的蛋白表达明显下降，表明翻译后的机制使 S714P 突变产生的蛋白表达量下降，其生物半衰期明显减少，使 NO 的产生明显减少。但也有人研究显示[42]，iNOS 基因与高血压无关，敲除 iNOS 基因的小鼠没有导致高血压，采用亲缘-配对研究也发现，iNOS A 启动子多态性与高血压发生无关。上述研究结果存在矛盾，其原因目前尚不清楚。

**4. SA 基因** 位于染色体 1，有人研究发现 SA 基因与高血压有关。最初在自发性高血压大鼠肾脏中发现 SA 基因表达明显高于 Wistar 大鼠，遗传共分离分析发现 SA 基因位点影响血压[43]。陈义汉等调查了中国汉族人 SA 基因与高血压的关系，应用 PCR-SSCP-银染方法，SA 基因微卫星信息包括 D16S3046、D16S3136 和 D16S3068，连锁分析发现汉族人 SA 基因与高血压的发生无明显相关性，

SA 基因在中国汉族人高血压发病中可能不一定起作用[44]。一项在日本人中的研究也发现，SA 基因与高血压的发生无明显关系[45]。

**5. 其他基因** 与高血压发病有关的候选基因还有很多，如 G-蛋白 $\beta_3$-亚单位基因 825T、甲基四氢叶酸还原酶基因、醛固酮合成酶基因 C-344T、低密度脂蛋白受体基因 AvaⅡ多态性、血管升压素受体 1A 基因及 Apo E 基因等。

高血压的发病机制仍未完全阐明，目前认为高血压主要由多个基因及多种环境因素共同作用引起。高血压发病存在家族和种族遗传。一般认为与高血压相关的致病基因有血管紧张素转化酶、利钠肽、血管紧张素Ⅱ受体、内皮素-1 及一氧化氮合酶等基因。

# 第四节 纠正血压调节失衡在高血压治疗中的应用

高血压是我国常见病和多发病，严重危害人们的身心健康。目前，因其发病机制尚不十分清楚，故无根治的方法，这是造成心血管疾病死亡率和致残率居高不下的重要原因。但是，大量研究资料显示有两个引起高血压的重要因素，即血管外周阻力增高和血容量增加。研究还证实，缩血管活性物质血管紧张素和醛固酮增多与血管外周阻力和血容量有着密切的关系。目前认为，血管紧张素和醛固酮是高血压形成的两个促发因素。因此，临床上治疗高血压的切入点是舒张动脉血管和减少血容量这两个方面。为了达到此目的，国内外研究了诸多抗高血压药物。《中国高血压防治指南》、《美国高血压防治指南》及《欧洲高血压防治指南》均把抗高血压药物分为五大类，即钙通道阻滞剂（CCB）、血管紧张素转化酶抑制剂（ACEI）、血管紧张素Ⅱ受体阻滞剂（ARB）、β 受体阻滞剂、利尿剂。并指出，这五大类抗高血压药物均可作为治疗高血压一线药物应用于临床。此外，α 受体阻滞剂也具有舒张动脉血管、降低外周血管阻力作用，有一定的降压效果，但因其临床副作用较大，高血压患者服药依从性差，近年来已不再作为抗高血压一线药物应用于临床。值得指出是 CCB、ACEI、ARB和 β 受体阻滞剂这 4 类药物虽然都具有舒张动脉血管降低血压作用，但其作用靶点不同，其临床疗效也有较大的差异。因此，临床应用有其相应适应证和禁忌证。

# 一、钙通道阻滞剂在纠正血压调节失衡中的应用

钙通道阻滞剂（CCB）又称钙离子拮抗剂，是一组在化学结构上有很大差异的药物，但它们均能有效地选择性阻滞电压依赖性钙通道的跨膜 $Ca^{2+}$ 内流。目前，CCB 被广泛用于治疗高血压、冠心病、心绞痛、心律失常等心血管疾病。

## （一）钙通道阻滞剂的降压作用机制

$Ca^{2+}$ 在细胞的兴奋-收缩偶联和兴奋-分泌偶联中起重要的作用。CCB 是一类对 $Ca^{2+}$ 经细胞膜上慢通道进入细胞内具有选择性阻滞作用的药物。研究证实，CCB 通过阻滞细胞外 $Ca^{2+}$ 经过钙通道跨膜内流，降低了血管平滑肌细胞内游离的 $Ca^{2+}$，使平滑肌兴奋偶联作用减弱，从而引起血管平滑肌松弛。研究还表明，CCB 不仅具有扩张动脉血管的作用，而且还能降低一些收缩血管的活性物质水平。文献报道，CCB 能减弱去甲肾上腺素和血管紧张素Ⅱ的升压作用。因此，CCB 还具有拮抗内皮素对血管平滑肌收缩反应，增强大血管的顺应性的作用。由此可见，CCB 通过多方面作用纠正血压调节失衡，达到降压目的。

## （二）钙通道阻滞剂抗高血压的临床应用

自 20 世纪 70 年代 CCB 进入临床应用以来，目前 CCB 已有 40 多个品种在临床上得到广泛应用，是常用的抗高血压一线药物。CCB 分为二氢吡啶类和非二氢吡啶类两大类，前者常用药物有尼群地平、硝苯地平、尼卡地平、非洛地平、氨氯地平、拉西地平等，后者以地尔硫草和维拉帕米为代表。

CCB 对高血压患者的收缩压和舒张压均有降低作用，在治疗重度高血压方面也有良好的降压效果。众多研究结果表明，长效 CCB 降压有效率在70%左右。这类药物突出特点是：降压过程中不减少心、脑、肾等重要靶器官的血流灌注；对血脂、血糖及电解质代谢无不良影响；副作用小，患者服药依从性好。特别值得提出是，CCB 除了降压外，还具有逆转高血压左心室肥厚，改善心脏收缩和舒

张功能的作用，对高血压伴冠心病患者心绞痛症状改善也有较好疗效。此外，CCB可与利尿剂、ACEI、ARB、β受体阻滞剂联合应用于降压治疗，降压效果更好，可提高降压有效率。且用药剂量减小，副作用更小，可更好地保护脏器。

## 二、血管紧张素转化酶抑制剂在纠正血压调节失衡中的应用

肾素-血管紧张素-醛固酮系统（RAAS）具有重要和广泛的生理和病理生理作用，对调节水和电解质平衡有重要的影响，故其在高血压发病学中占有举足轻重的作用。1965年Femira等发现一种能增强缓激肽作用的肽类物质，其对降解缓激肽的酶（激肽酶Ⅱ）有抑制作用。后来研究证实，此酶也能抑制血管紧张素转化酶（ACE）转化血管紧张素Ⅰ（AngⅠ）为AngⅡ，并证明ACE与激肽酶Ⅱ是同一物质，既能转化AngⅠ为AngⅡ，也能使缓激肽失活。卡托普利是第一个口服有效，并广泛应用于临床的ACEI，近年来，ACEI类药物发展迅速，目前上市的ACEI有20余种，现已成为治疗高血压、慢性心功能不全的重要药物。

### （一）血管紧张素转化酶抑制剂的降压作用机制

ACEI类药物主要通过抑制血管紧张素转化酶，使AngⅠ不能转换为AngⅡ，从而扩张血管，减少水钠潴留，降低交感神经兴奋性，产生降压效应。大量的研究资料表明，ACEI类药物可与循环中的ACE结合，并抑制其活性，使AngⅡ生成减少，引起血管平滑肌松弛，血管扩张，达到降压目的。此外，研究还表明，ACEI类药物长期降压作用与抑制组织中RAS有关。特别值得提出的是，ACEI药物抑制组织中RAS作用强于循环中RAS。由于ACEI减少AngⅡ生成，从而减少了AngⅡ对神经突触前AngⅡ受体刺激，则降低神经末梢释放去甲肾上腺素，这样可使血管收缩强度降低，达到降压作用。文献报道，ACEI类药物可增加缓激肽和前列环素的生成，从而扩张血管，血压下降。近年来，研究证实ACEI类药物减少醛固酮分泌，并增加肾血流量，减少钠的潴留。此外，ACEI类药物还能减少内皮素的生成，使NO水平增高，导致血压下

降。总之，ACEI类药物降压作用是通过抑制RAS活性实现的，并与抑制交感神经活性及醛固酮分泌有着密切关系。

### （二）血管紧张素转化酶抑制剂抗高血压的临床应用

ACEI类药物可用于治疗轻度、中度及重度高血压，对老年高血压也有满意的治疗效果，特别适用于肾性高血压，对于严重或急进性高血压如能与CCB联合应用可取得更好治疗效果。ACEI类药物能安全、有效地降低血压，与其他降压药物的疗效相当。多数患者用药后1～2周达到最大的降压效果。此类药物对脂代谢无明显的影响，但能提高高血压患者胰岛素的敏感性，具有改善胰岛素抵抗的作用，因此此类药物为高血压合并糖尿病患者首选抗高血压药物。

目前，临床上应用的ACEI类药物有几十种，但根据药代动力学特点其分为三大类。①药物本身以活性形式存在，但需进一步代谢、转换，代谢产物及原形经肾脏排出，常用药物有卡托普利。②药物本身为前体，需经肝脏转化为活性形式，由肾脏排出。常用药物有依那普利、培哚普利、雷米普利等。③原形经肾脏排出，常用药物是赖诺普利，是唯一水溶性，不经过肝脏代谢及有活性的ACEI类药物。

ACEI类药物副作用发生率较低，耐受性较好。目前，经大量临床观察发现，ACEI类药物主要副作用如下：①干咳，多见于妇女和老年人，发生率为10%左右，常在用药1周左右发生，轻者喉部发痒或发干。患者干咳，以夜间为重，影响休息。停药后症状消失，这多与缓激肽和前列环素的聚积作用于呼吸道有关。②血管神经性水肿，多发生在首次用药8h内，虽然发生率极低，但病情严重，应警惕其发生。③高钾血症，由于ACEI类药物可抑制醛固酮释放，从而导致高血钾，故临床应用此类药物时多并用利尿剂，以防止高血钾的发生。

## 三、血管紧张素受体阻滞剂在纠正血压调节失衡中的应用

RAAS是机体最重要的血压控制系统之一。RAAS的主要活性肽产物AngⅡ是已知内源性升压物质中作用最强的血管收缩剂，其在不同组织器官

的作用各异,但这些效应的最终结果均是血管收缩,循环血容量增加,导致高血压发生。研究证实,目前 Ang II 受体有 4 种亚型,即 $AT_1$ 受体、$AT_2$ 受体、$AT_3$ 受体、$AT_4$ 受体。其中 $AT_3$ 受体和 $AT_4$ 受体两亚型生理特性尚不清楚。$AT_1$ 受体是 Ang II 的主要作用部位,存在于血管壁、心、肾、脑、肺和肾上腺皮质。目前已知,几乎所有 Ang II 在这些组织器官中的作用均是通过 $AT_1$ 受体介导的。$AT_2$ 受体主要存在于胚胎组织,在成人脑组织、肾上腺髓质、子宫和卵巢也存在,但其作用尚不清楚,可能拮抗 $AT_1$ 受体效应。文献报道,$AT_2$ 受体具有抗组织增殖作用和调节细胞程序化凋亡的过程。

大量基础和临床研究已证实,ARB 类药物是 $AT_1$ 受体阻滞剂。1999 年其被 WHO 推荐为一线抗高血压药物。

（一）血管紧张素受体阻滞剂的降压作用机制

ARB 类药物通过与 $AT_1$ 受体结合使受体结构发生改变,或与 Ang II 竞争性和受体结合,在受体水平上阻滞 Ang II 的作用,并能激活 $AT_1$ 受体,起着双重有利作用。研究表明,ARB 选择性与 $AT_1$ 受体结合,使血压降低,这与以下因素有关:①ARB 与 Ang II 竞争受体而无内在活性,直接抑制 Ang II 的生物活性,降低缩血管作用,缓解交感神经兴奋作用,减少醛固酮释放;②ARB 与脑部 $AT_1$ 受体结合,降低脑组织 RAS 活性,增加压力感受器敏感性;③ARB 与血管平滑肌 $AT_1$ 受体结合,阻滞 Ang II 的作用,抑制血管平滑肌细胞增殖。总之,ARB 作用于 Ang II 受体水平,可抑制各种途径生成的 Ang II,比 ACEI 类药物可更完全有效抑制 RAS,故在临床防治心血管疾病中起着重要的作用。

（二）血管紧张素受体阻滞剂抗高血压的临床应用

目前,临床应用 ARB 类药物均多选择 $AT_1$ 受体阻滞剂。ARB 可分为 3 类:①以氯沙坦为代表的二苯四咪唑类;②以厄贝沙坦为代表的非二苯四咪唑类;③以缬沙坦为代表的非杂环类。

ARB 在 1995 年被批准用于临床,目前临床用于治疗高血压的药物是 $AT_1$ 受体阻滞剂,$AT_1$ 受体阻滞剂对 $AT_1$ 受体具有高度亲和力、高选择性、高

特异性的阻滞作用。大量资料表明,ARB 可阻滞心肌组织和肾脏产生 Ang II,因此其除了降压外,还能逆转左心室肥厚和保护肾脏,此作用强于 ACEI 类药物。文献报道,ARB 类药物具有保护内皮及抗氧化作用,可减少血浆脂质过氧化物,改善动脉硬化。因此,ARB 类药物有利于减少心血管事件发生。特别值得指出的是:ARB 类药物对脂代谢、糖代谢和电解质无影响,还能促进尿酸排泄,降低尿酸水平,改善患者认知功能和性功能。

鉴于 ARB 类药物的特点,临床上主要将其用于高血压合并肾脏损害、糖尿病、脑血管疾病及心力衰竭、左心室肥厚患者,其降压作用温和,作用时间长,每天服药 1 次即可达到降压效果。研究表明,单药降低血压 8~10mmHg。一般其多与利尿剂、CCB、β 受体阻滞剂合用,降压效果更为满意。

ARB 类药物副作用明显低于 ACEI 类药物,头痛和水肿也较少见,与安慰剂比较无显著性差异,故服药依从性好。

## 四、β 受体阻滞剂在血压调节失衡中的应用

β 受体阻滞剂的发现和临床应用是 20 世纪心血管药理学和临床治疗学发展的里程碑之一。应用 β 受体阻滞剂治疗高血压已有几十年历史,它也是第一个被大规模随机双盲对照临床试验证实具有心脏保护作用的药物,目前已广泛应用于心血管疾病治疗。

（一）β 受体阻滞剂的降压作用机制

β 受体阻滞剂具有抗高血压作用,大量研究已证实其降压效果明显,其降压作用机制目前认为与 β 受体阻滞的作用有关,可能通过多种作用途径产生降压作用。现已证实,与以下原因有关:①β 受体阻滞剂可降低心排血量。通过其抑制心肌收缩力,降低心率,使心排血量减少达到了降低血压作用。②β 受体阻滞剂抑制肾素的释放。研究表明,肾素释放与交感神经活性有关。通过 β 受体阻滞剂作用,降低交感神经活性强度,可间接使肾素释放减少,则阻碍 RAAS 对血压调节而发挥其抗高血压作用。③β 受体阻滞剂调控中枢对血压的调节。β 受体阻滞剂通过改变中枢性血压调节机制而产生降压作

用。④β受体阻滞剂阻滞突触前膜β受体调节血压。β受体阻滞剂通过对突触前膜β受体阻滞，使交感神经末梢减少去甲肾上腺素释放，降低外周动脉血管收缩，减少外周阻力，使血压降低。由此可见，β受体阻滞剂通过多种途径达到降压目的。

### （二）β受体阻滞剂抗高血压的临床应用

根据β受体阻滞剂药理学和临床应用研究结果，目前将β受体阻滞剂分为3代药物。第一代药物为非选择性β受体阻滞剂，作用于$\beta_1$受体和$\beta_2$受体，常用药物有普萘洛尔、纳多洛尔和索他洛尔等。第二代药物为选择性β受体阻滞剂，作用于$\beta_1$受体，对支气管作用轻微，副作用较少，可以长期使用。这类药物常用的有阿替洛尔、美托洛尔、比索洛尔等。第三代β受体阻滞剂是兼有血管扩张作用的β受体阻滞剂，常用药物有拉贝洛尔、卡维地洛等。

β受体阻滞剂对轻中度高血压有中度的降压效果。高肾素型高血压患者应用β受体阻滞剂效果最好，这可能反映此类患者存在交感神经活性增强。此外，在控制安静情况下高血压方面，β受体阻滞剂也有满意疗效。特别值得说明是，β受体阻滞剂在起效时间上占优势，一般情况下多数高血压患者充分用药1～2d见效，而停药约2周血压可恢复到基线水平。此外，临床上高血压伴有劳力性心绞痛或心肌梗死后患者也是应用β受体阻滞剂的适应证。近来，青年高血压发病率有上升趋势，而且常常伴有心动过速，并且多为高动力性高血压，应用β受体阻滞剂治疗可取得显著的疗效。

在应用β受体阻滞剂时应注意剂量问题，建议开始用量要小，这样可减少因本药降低心排血量引起的疲劳，并可减少老年人心动过缓的发生。如标准剂量达不到降压目标值时，可考虑加上其他类降压药物，如利尿剂、ACEI、ARB或CCB等。特别应指出的是，有慢性阻塞性肺疾病及哮喘患者不应选择β受体阻滞剂治疗。此外，无内在拟交感活性β受体阻滞剂可使三酰甘油及LDL-C升高、HDL-C降低，因其对血脂代谢有影响，故高血压伴脂代谢障碍者不应使用β受体阻滞剂治疗。目前，β受体阻滞剂是否应用于高血压合并糖尿病患者说法不一，尚缺少循证医学的依据。文献报道，应用此类药物后，还有少数患者发生血糖异常，故建议不用

为宜。

## 五、利尿剂在血压调节失衡中的应用

几十年来，利尿剂一直是抗高血压药物的主力军之一。但随着CCB、ACEI、ARB等新型降压药物问世及利尿剂类药物对血脂、血糖、尿酸及电解质代谢不良影响，临床医师对利尿剂类药物的应用逐渐减少。然而，近年来诸多临床研究及荟萃分析证实利尿剂具有良好的降压效果，仍能预防心血管事件发生。因此，美国预防、检测、评估与治疗高血压全国联合委员会第七次报告（JNC-7），欧洲及我国高血压防治指南均指出，利尿剂与其他类降压药一样，都可以作为一线抗高血压药物。

### （一）利尿剂的降压作用机制

利尿剂应用初期的降压机制是排钠利尿造成体内钠、水负平衡，使细胞外液和血容量减少，从而使心排血量减少，降低血压。长期应用利尿剂后，心排血量已逐渐恢复，而持久降压主要是外周血管阻力降低所致。研究证实，长期应用利尿剂体内仍轻度失钠，血容量轻度降低，小动脉平滑肌细胞内低钠，通过$Na^+$-$Ca^{2+}$交换机制使细胞内$Ca^{2+}$含量减少，血管平滑肌细胞受体对去甲肾上腺素及Ang II等收缩血管活性物质反应性降低，使血管扩张从而达到降压目的。研究表明，摄入大量的钠盐能拮抗利尿剂的降压作用，而限制钠盐的摄入能增强其降压作用。由此可知，体内低钠是利尿剂降压的主要作用机制。此外，应用噻嗪类利尿剂时能激活RAAS，使血浆肾素活性增高和醛固酮分泌增多，这可能是血容量减少所继发的，并能部分拮抗噻嗪类利尿剂药的降压作用。

### （二）利尿剂抗高血压的临床应用

用于高血压治疗的利尿剂分为4类。①噻嗪类利尿剂：代表药物有氢氯噻嗪、氯噻嗪及苄噻嗪；②保钾利尿剂：其结构和醛固酮相似，为醛固酮的竞争性抑制剂，代表药物有螺内酯、氨苯蝶啶及阿米洛利；③髓袢利尿剂：代表药物为呋塞米和布美他尼；④噻嗪类类似药：代表药物为氯噻酮及吲达帕胺。上述4类利尿剂，髓袢利尿剂作用最强，称为高效利尿剂，噻嗪类及噻嗪类类似物为中效利尿

剂，保钾利尿剂为低效利尿剂。在临床治疗高血压中，一般来说多应用中效利尿剂，除非高血压合并心力衰竭和肾功能不全时才应用高效利尿剂。

利尿剂除有利尿作用外，尚有降压作用，该药价格低廉，小剂量应用时副作用少，较为安全，对多数高血压患者有较好的疗效，且不易产生耐药性，故临床上其可作为首选抗高血压药物，一般多用噻嗪类利尿剂，无论单用还是与其他降压药物联合应用，均有明显降压效果。目前，应用小剂量噻嗪类利尿剂多治疗轻中度高血压、老年单纯收缩期高血压、肥胖性高血压、盐敏感性高血压、高血压合并心功能不全。髓袢利尿剂适用于心力衰竭、肾功能不全及高血压急症患者。保钾利尿剂常和噻嗪类药物合用，有利于机体保持血钾平衡。安体舒通常用于醛固酮增多症和合并心力衰竭患者。

应用利尿剂降压治疗要注意监测患者血脂、血糖、尿酸及电解质变化。需要指出的是：大量利尿剂应用影响脂类代谢，可升高胆固醇和三酰甘油。临床观察发现，利尿剂可以损害受体对胰岛素的敏感性，使空腹血糖升高、糖耐量降低，并增加患者胰岛素抵抗。因此，对高血压合并糖尿病或血糖增高及糖耐量降低患者，不用利尿剂为好。此外，噻嗪类利尿剂可引起低血钾、尿酸增高。故联用保钾利尿剂可减少低血钾发生。对伴有高尿酸血症及痛风患者禁用利尿剂。

（林　可　赵连友）

## 参 考 文 献

[1] 许蓓，胡申江. 正常血压的形成与调节//余振球，赵连友，惠汝太. 实用高血压学. 3 版. 北京：科学出版社，2007：91-101.

[2] 李鹏，朱大年，姚泰. 心血管的神经调节. 北京：人民卫生出版社，2001：1250-1308.

[3] 何瑞荣. 心血管系统压力感受器与高血压. 北京：人民卫生出版社，2001：120-139.

[4] 姚泰. 中枢神经系统对血压的调节. 生理科学进展，1989，20：276-283.

[5] Guyton AC, Hall JE. Textbook of Medical Physiology 10th ed. Philadelphia：Saunders，2002：195-201.

[6] Hall JE. he Kidney, Hypertension, and Obesity. Hypertension, 2003, 41（3 Pt 2）：625-633.

[7] Hall JE, Mizelle HL, Woods LL, et al. Pressure natriuresis and control of arterial pressure during chronic norepinephrine infusion. J Hypertens, 1988, 6：723-731.

[8] Rao MS. Pathogenesis and consequences of essential hypertension. J Indian Med Assoc, 2003, 101（4）：251-253.

[9] Fisher ND, Hurwitz S, Jeunemaitre X, et al. Familial aggregation of low-renin hypertension. Hypertension, 2002, 39（4）：914-918.

[10] Schneider MP, Klingbeil AU, Schlaich MP, et al. Impaired sodium excretion during mental stress in mild essential hypertension. Hypertension, 2001, 37（3）：923-927.

[11] Boegehold MA. Microvascular structure and function in salt-sensitive hypertension. Microcirculation, 2002, 9（4）：225-241.

[12] 李光伟，李春梅，孙淑湘，等. 胰岛素抵抗——遗传和环境因素致高血压的共同途径. 中华内科杂志，2003，42（1）：11-15.

[13] Ohno Y, Suzuki H, Yamakawa H, et al. Correlation of sodium-related factors with insulin sensitivity in young, lean, male offspring of hypertensive and normotensive subjects. J Hum Hypertens, 2001, 15（6）：393-399.

[14] Jain S, Ram H, Kumari S, et al. Plasma homocysteine levels in Indian patients with essential hypertension and their siblings. Ren Fail, 2003, 25（2）：195-201.

[15] Perna AF, Ingrosso D, Castaldo P, et al. Homocysteine, a new crucial element in the pathogenesis of uremic cardiovascular complications. Miner Electrolyte Metab, 1999, 25（1/2）：95-99.

[16] Stamler JS, Osborne JA, Jaraki O, et al. Adverse vascular effect of homocysteine are modulated by endothelium-derived relaxing factor and related oxides of nitrogen. J Clin Invest, 1993, 91：308-318.

[17] Staessen JA, Wang J, Bianchi G, et al. Essential hypertension. Lancet, 2003, 361（9369）：1629-1641.

[18] Weinberger MH. Salt sensitivity：does it play an important role in the pathogenesis and treatment of hypertension. Curr Opin in Nephro and Hypertens, 1996, 5：205-208.

[19] Vasdev S, Longerich L, Gill V. Prevention of fructose-induced hypertension by dietary vitamins. Clin Biochem, 2004, 37（1）：1-9.

[20] Stout RW, Crawford V. Seasonal variations in fibrinogen concentrations among elderly people. Lancet, 1991, 338（8758）：9-13.

[21] Howard G, Wagenknecht LE, Burke GL, et al. Cigarette smoking and progression of atherosclerosis：the Atherosclerosis Risk in Communities（ARIC）Study. JAMA, 1998, 279（2）：119-124.

[22] 赵连友，王先梅. 高血压发病机制的研究现状. 解放军保健医学杂志，2004，6（2）：67-70.

[23] Rubattu S, Volpe M. Genetic basis of cerebrovascular accidents associated with hypertension. Cardiologia, 1999, 44（5）：433-437.

[24] Ruppert V, Maisch B. Genetics of human hypertension. Herz, 2003, 28（8）：655-662.

[25] Caulfield M, Munroe P, Pembroke J, et al. Genome-wide mapping of human loci for essential hypertension. Lancet, 2003, 361（9375）：2118-2123.

[26] Nicolaou M, DeStefano AL, Gavras I, et al. Genetic predisposition to stroke in relatives of hypertensives. Stroke, 2000, 31（2）：487-492.

[27] Dekkers JC, Treiber FA, Kapuku G, et al. Differential influence of family history of hypertension and premature myocardial infarction on systolic blood pressure and left ventricular mass trajectories in youth. Pediatrics, 2003, 111（6 Pt 1）：1387-1393.

[28] Schlaich MP, Klingbeil AU, Jacobi J, et al. Altered aldosterone response to salt intake and angiotensin II infusion in young normotensive men with parental history of arterial hypertension. J Hypertens, 2002, 20（1）：

117-124.

[29] Cook BB, Treiber FA, Mensah G, et al. Family history of hypertension and left ventricular mass in youth: possible mediating parameters. Am J Hypertens, 2001, 14（4 Pt 1）: 351-356.

[30] Isezuo SA. Systemic hypertension in blacks: an overview of current concepts of pathogenesis and management. Niger Postgrad Med J, 2003, 10（3）: 144-153.

[31] Ergul A. Hypertension in black patients: an emerging role of the endothelin system in salt-sensitive hypertension. Hypertension, 2000, 36（1）: 62-67.

[32] Poch E, de la Sierra A, González-Núñez D, et al. Genetic polymorphisms of the renin-angiotensin system and essential hypertension. Med Clin（Barc）, 2002, 118（15）: 575-579.

[33] Dzida G, Sobstyl J, Puzniak A, et al. Polymorphisms of angiotensin-converting enzyme and angiotensin Ⅱ receptor type 1 genes in essential hypertension in a Polish population. Med Sci Monit, 2001, 7（6）: 1236-1241.

[34] Ishikawa K, Baba S, Katsuya T, et al. T+31C polymorphism of angiotensinogen gene and essential hypertension. Hypertension, 2001, 37（2）: 281-285.

[35] Gesang L, Liu G, Cen W, et al. Angiotensin-converting enzyme gene polymorphism and its association with essential hypertension in a Tibetan population. Hypertens Res, 2002, 25（3）: 481-485.

[36] Tiret L, Blanc H, Ruidavets JB, et al. Gene polymorphisms of the renin-angiotensin system in relation to hypertension and parental history of myocardial infarction and stroke: the PEGASE study. Hypertens, 1996, 28（4）: 704.

[37] Lucarelli K, Iacoviello M, Dessi-Fulgheri P, et al. Natriuretic peptides and essential arterial hypertension. Ital Heart J, 2002, 3（11 Suppl）: 1085-1091.

[38] Nakayama T, Soma M, Saito S, et al. Missense mutation of exon 3 in the type A human natriuretic peptide receptor gene is associated with myocardial infarction. Med Sci Monit, 2003, 9（12）: 505-510.

[39] Rodriguez-Esparragon FJ, Rodriguez-Perez JC, Macias-Reyes A, et al. Peroxisome proliferator-activated receptor-gamma2-Pro12Ala and endothelial nitric oxide synthase-4a/bgene polymorphisms are associated with essential hypertension. J Hypertens, 2003, 21（9）: 1649-1655.

[40] Hingorani AD. Endothelial nitric oxide synthase polymorphisms and hypertension. Curr Hypertens Rep, 2003, 5（1）: 19-25.

[41] Ying WZ, Xia H, Sanders PW. Nitric oxide synthase( NOS2 )mutation in Dahl/Rapp Rats decreases enzyme stability. Circ Res, 2001, 89: 317-322.

[42] Loscalzo J. Salt-sensitive hypertension and inducible nitric oxide synthase. Form-function dichotomy of a coding region mutation, mutatis mutandis. Circ Res, 2001, 89: 292-294.

[43] Iwai N, Inagami T, Kinoshita M. Molecular genetics of the SA gene. Clin Exp Pharmacol Physiol, 1994, 21（11）: 913-914.

[44] 陈义汉, 杨奕清, 徐文渊, 等. SA 基因与中国汉族人群高血压病的关系. 中华医学遗传学杂志, 2001, 18（5）: 366-370.

[45] Nabika T. Genetic analysis of responsible genes for essential hypertension. Rinsho Byori the Japanese Journal of Clinical Pathology, 1997, 45（2）: 107-111.

# 高血压发病机制概述

高血压是一种由遗传多基因与多环境危险因素交互作用而形成的慢性疾病。根据病因可分为原发性高血压和继发性高血压。其中，原发性高血压又称高血压病，无明显病因，以非特异性血压升高为主要表现的一类临床征象。继发性高血压是指病因明确并可通过祛除病因而治愈或缓解的高血压，多见于中青年。高血压的病因、发病机制也不断被发现，但至今仍没有定论。高血压主要与交感神经、肾脏及肾素–血管紧张素–醛固酮系统、肾性水钠潴留、胰岛素抵抗有关，其余还包括内皮细胞受损、中枢调控、炎症反应及细胞免疫等机制。

## 第一节　交感神经系统活性亢进与高血压

"高血压的神经源性机制"是高血压发生机制的重要假说之一，动物实验和临床研究证实增强的交感神经活性（sympathetic nervous activity，SNA）在高血压的发生和发展过程中发挥着重要的作用。

交感神经中枢位于下丘脑和延髓，下行过程中，在神经节内经过放大交换成节后纤维，几乎分布于所有内脏器官，其激活也是多因素、复杂的过程，可能与下列因素有关。其中之一认为其与生理性肾上腺素能兴奋的抑制功能的减退有关。Grassi[1]研究发现，动脉压力感受器、心肺感受器及化学感受器等反射发生区域的功能异常会导致交感神经过度激活。另一种观点认为，交感神经激活与高血压患者合并代谢功能紊乱有关，如高胰岛素血症、血清瘦素水平增高等。胰岛素导致的交感兴奋的机制有很多说法，如胰岛素可通过直接影响中枢神经系统特定区域的交感激活作用来产生肾上腺素能的兴奋[2]。同时也有观点认为，胰岛素交感兴奋作用是

对胰岛素引起的血管舒张作用的肾上腺能神经的补偿反应。瘦素分泌增加可通过刺激下丘脑及与黑皮素4受体的相互作用，导致血浆中去甲肾上腺素（norepinephrine，NE）和肾上腺素的聚集[3]。

血压的高低取决于心排血量和总的血管外周阻力，因此凡是使心排血量增加及血管外周阻力增加的因素均可导致血压升高。心交感神经活性增加、心率增快、心肌收缩力增强、心排血量增加均可导致血压增高。肾交感神经（renal sympathetic nerve，RSN）活性增强可增加近端小管的 $\alpha_1$ 受体介导的水钠重吸收，使肾血管收缩导致肾血流量减少，还可激活 $\beta_1$ 受体使肾素释放而致血管紧张素 II 合成，血管紧张素 II 可使血管收缩、NE 释放增多和钠盐重吸收增强，还可作用于延髓头端腹外侧核神经元引起 RSN 激活产生正反馈作用，这些因素均可增加心排血量及外周阻力而使血压升高。

对高血压人群及实验室内的高血压动物模型研究发现，交感神经系统不仅与高血压的发生及发展密切相关，而且与血压升高的幅度直接呈明显正相关；特别是对中青年高血压患者，当血压出现小范围上升时，血浆中 NE 含量已增加，提示交感神经系统活性增强；高血压诱发的靶器官损害及并发症中，也存在特征性的交感神经活性增强；交感神经可经过 $\alpha$ 与 $\beta$ 肾上腺素能受体使高血压患者出现心肌纤维化及心肌肥厚，严重损伤心肌细胞，随着炎症反应的加重间接损伤心肌细胞[4]；NE 放射性标记动物实验显示，临界和轻度的高血压患者其交感神经活性增强，尤其心脏与肾脏处的交感神经活性增强更为显著[5]。在高血压伴心室肥厚患者中，左心室或右心室肥厚程度与交感神经活性增强程度之间呈正相关关系；在高血压伴心力衰竭患者中，包括轻度或中度心力衰竭在内，交感神经活性均出现增

强，而且伴随心力衰竭程度的加重而增强；交感神经活性增强可引起心律失常，包括期前收缩、心房颤动及室性心律失常等[3]。肾交感神经活性在血压的长期调节过程中发挥十分重要的作用，肾交感神经活性被认为是产生高血压的重要因素，肾交感神经活性增强可影响肾素释放、肾小球滤过率及肾小管的重吸收，导致血压上升；有时肾脏交感神经活性增强未能使血管收缩时，但却能够提高肾素分泌及肾脏钠潴留，造成血压上升[6]。动脉血管压力反射是调节心血管活性的主要机制，可反映心脏交感神经活性状况，在高血压伴心脑血管疾病患者中，动脉压力敏感性异常，通过对动脉压力敏感性进行调节，预防高血压及其并发症已成为治疗高血压的新目标。

高血压的病因是多因素的，交感神经过度激活是其中之一，贯穿于高血压发生与发展的整个过程，与诸多心脑血管疾病和靶器官损害密切相关，并且其激活程度与高血压严重程度相平行，但目前还很难明确其仅仅是一个参与因素还是起着里程碑意义的作用。但交感神经活性对高血压患者的具体价值仍需进一步研究。

# 第二节　肾素-血管紧张素-醛固酮系统平衡失调与高血压

肾素-血管紧张素-醛固酮系统（RAAS）是人体调节血压的重要的内分泌系统，当循环血量减少、血钾增多或血钠减少时，肾脏分泌肾素，进而刺激血管紧张素Ⅰ释放[7]。血管紧张素Ⅱ是RAAS中最重要的成分，具有强烈的血管收缩作用，同时还可刺激肾上腺皮质球状带分泌醛固酮，促使水钠潴留，最终引起血压升高[8]。

在肾素-血管紧张素转化酶的作用下生成的血管紧张素Ⅱ可直接使小动脉平滑肌收缩，外周阻力增加；还可使交感神经冲动发放增加，醛固酮分泌增加，体内水钠潴留，最终导致血压升高。虽然其与高血压的发生发展机制还没明晰，但其在心脏重构中的重要意义已经受到肯定。

肾脏球囊细胞分泌的肾素可将肝脏合成的血管紧张素原转变为血管紧张素Ⅰ（AngⅠ），而后者经肺、肾等组织时在血管紧张素转化酶（ACE，又称激肽酶Ⅱ）的活化作用下转化成血管紧张素Ⅱ（Ang

Ⅱ），后者可在酶作用下脱去门冬氨酸转化成AngⅢ，ACE还可促进缓激肽的分解。AngⅡ也可经非ACE的途径合成，如胃促胰酶（chymase）等也可将AngⅠ转化成AngⅡ，而组织蛋白酶等可直接将血管紧张素转化成AngⅡ、醛固酮。此外，脑、心、肺、肾、肾上腺、动脉等多种器官组织均存在完整的RAAS，称为组织RAAS。

在RAAS中AngⅡ是最重要的活性成分，其病理生理作用主要是通过和Ⅰ型受体结合产生的，经此途径可促进血管收缩，醛固酮分泌增加，水钠潴留，增加交感神经活力，最终导致血压上升。部分作用通过Ⅱ型受体调节。AngⅡ强烈的缩血管作用造成的加压效应为肾上腺素的10～40倍，RAAS的过度激活将导致高血压的发生。AngⅡ、醛固酮等还是组织生长的刺激因素，可以说AngⅡ在高血压的发生发展、靶器官的组织重构及出现并发症等诸多环节中都有重要作用。

# 第三节　肾性水钠潴留与高血压

正常人水钠的摄入量和排出量处于动态平衡状态，故体液量维持恒定。水钠排出主要通过肾脏，所以水钠潴留基本机制是肾脏调节功能障碍。正常经肾小球滤过的水钠若为100%，最终排出只占总量的0.5%～1%，其中99%～99.5%被肾小管重吸收，近曲小管主动吸收60%～70%，远曲小管和集合管对水钠重吸收受激素调节，维持以上状态为球管平衡，肾脏调节障碍即球管失平衡。

肾小球滤过率下降，肾小管对钠的重吸收增加，肾上腺皮质激素、抗利尿激素分泌增加都是水钠潴留的原因。

## （一）肾小球滤过率下降

肾小球滤过率主要取决于有效滤过压、滤过膜的通透性和滤过面积，其中任何一方面发生障碍都可导致肾小球滤过率下降。在心力衰竭、肝硬化腹水等有效循环血量下降情况下，一方面动脉血压下降，反射性的兴奋交感神经，另一方面由于肾血管收缩、肾血流减少，激活了RAAS，进一步收缩入球小动脉，使肾小球毛细血管血压下降，有效滤过压下降；急性肾小球肾炎时，由于炎性渗出物和肾小球毛细血管内皮肿胀，肾小球滤过膜通透性降低；慢性肾小球肾炎时，大量肾单位被破坏，肾小球滤过面积减少。这些因素均导致肾小球滤过率下降，水钠潴留。

### （二）近曲小管重吸收水钠增多

目前认为在有效循环血量下降时，除了肾血流减少、交感神经兴奋、肾素-血管紧张素-醛固酮系统激活外，血管紧张素Ⅱ增多使肾小球出球小动脉收缩比入球小动脉收缩更为明显，肾小球毛细血管血压升高，其结果是肾血浆流量减少比肾小球滤过率下降更显著，即肾小球滤过率相对增高，滤过分数增加。这样从肾小球流出的血液，因在肾小球内滤出增多，其流体静压下降，而胶体渗透压升高（血液黏稠），具有以上特点的血液分布在近曲小管，使近曲小管重吸收水钠增多。

### （三）远曲小管、集合管重吸收水钠增多

远曲小管和集合管重吸收水钠的能力受抗利尿激素和醛固酮的调节，各种原因引起的有效循环血量下降，血容量减少，是抗利尿激素、醛固酮分泌增多的主要原因。醛固酮和抗利尿激素又是在肝内灭活的，当肝功能障碍时，两种激素灭活减少。抗利尿激素和醛固酮在血中含量增高，导致远曲小管、集合管重吸收水钠增多，从而使水钠潴留。

### （四）体内钠过多

体内钠过多除与摄入有关外，肾脏排钠障碍也是重要原因，正常人在血压上升时肾脏排钠排水增加，血压得以恢复正常，这称为压力-钠利尿现象（Guyton 假设）。在血压上升时肾脏不能排除体内多余的钠和水分而导致血压持续上升。除了肾本身先天和后天的结构功能异常可能影响这一过程外，许多神经体液因子如抗利尿激素、醛固酮、肾素、心房肽、前列腺素等对此也有影响。但是实验室和临床研究均发现，改变摄盐量和血钠水平，只能影响一部分而不是全部个体血压水平，饮食中盐的致病作用是有条件的，对体内有遗传性钠转运缺陷使之对摄盐敏感者才有致高血压的作用。我国人群60%为盐敏感型及存在饮食高钠低钾的特点。

水钠潴留可由多种原因引起，如交感活性亢进使肾血管阻力增加；肾小球微小结构病变；肾脏排钠激素（激肽酶、前列腺素）分泌减少；肾脏外排钠激素（心房肽、内源性洋地黄物质）分泌异常。通过全身血流自身调节使外周血管阻力和血压升高，压力-利尿钠机制再将潴留的水钠排出去。也可能通过排钠激素分泌增加，在排泄水钠的同时使外周血管阻力增高。此理论意义在于将血压升高作为维持体内水钠平衡的一种代偿方式。

## 第四节　胰岛素抵抗与高血压

胰岛素抵抗指必须以高于正常的血胰岛素释放水平来维持正常的糖耐量，机体靶组织对胰岛素生物反应性降低甚至丧失而产生一系列病理生理变化，表示机体组织处理葡萄糖的能力降低，表现为外周组织尤其是肌肉和脂肪组织对葡萄糖摄取减少和抑制肝脏葡萄糖输出减少。近年来，由于生活条件的改善，肥胖、高脂血症患者普遍增多，从而使得发生胰岛素抵抗的患者逐渐增多[9]，进一步加快了高血压的发生。其形成机制十分复杂，多由复杂的遗传背景和不良环境因素共同作用产生，其中胰岛素信号转导障碍是导致胰岛素抵抗形成的重要环节。

Coan 等[10]研究发现，胰岛素抵抗导致的高血压与基因有相关性，同样可预测由人体内特定的基因可影响胰岛素抵抗导致高血压的发病率。近阶段研究发现青少年肥胖也导致了胰岛素抵抗和高血压的发生[11]。妊娠期高血压也和胰岛素有密切联系[12]。适量活动后使胰岛素抵抗的作用减弱[13]。胰岛素合成、胰岛素与胰岛素受体结合到最终生理功能实现的一系列过程发生异常均可导致胰岛素抵抗。胰岛素抵抗可通过以下原因导致高血压的产生[14, 15]。

**1. 交感神经系统**　胰岛素可刺激下丘脑腹侧正中交感神经活性，主要作用于肾脏，促进肾上腺分泌肾上腺素和去甲肾上腺素，使心排血量和外周血管阻力增加。同时血液中儿茶酚胺水平增高，直接或间接促进血管平滑肌增厚，以致管腔狭窄，导致血压升高[16]。

**2. 血管平滑肌细胞增生**　胰岛素可通过多种生长因子增强有丝分裂因子的活性，促进血管平滑肌细胞增生、迁移，平滑肌细胞从血管中层向内膜下迁移，长期作用可刺激动脉内膜增厚，管壁僵硬度增加，阻力增大，从而使血压增高。

**3. 肾素-血管紧张素-醛固酮系统（RAAS）**　血

管紧张素转化酶抑制剂（ACEI）对血糖的良好作用及降压提示胰岛素与 RAAS 的重要关系。临床试验显示，阻断 RASS 可减少 2 型糖尿病发生，可引起心肌组织血管紧张素Ⅱ浓度增加。血管紧张素Ⅱ作为肾素−血管紧张素系统的有效成分，同时具有诱导心肌纤维化的作用，可以改变心肌结构进一步导致心脏病变，血压难以控制。

**4. 水钠潴留**　高胰岛素血症引起肾小管对钠和水的重吸收增加导致容量负荷和心排血量增加，肾动脉输注胰岛素，可使钠排出减少一半。且高胰岛素可增加肾脏钠的重吸收和细胞内 $Na^+$、$Ca^{2+}$ 浓度，使去甲肾上腺素和血管紧张素Ⅱ对血管活性增加，因此产生强大的缩血管效应。

**5. 影响扩血管物质的合成与作用**　胰岛素抵抗主要通过影响内皮素和前列腺素来影响扩血管物质发挥作用。

胰岛素能刺激主动脉内皮细胞合成和分泌内皮素（ET），且与胰岛素浓度呈正相关。胰岛素可增强人体内皮型一氧化氮合酶（eNOS）的表达，迅速增加 NO 诱导内皮性血管扩张。胰岛素抵抗状态下，eNOS 表达和活性降低，NO 介导的血管扩张受损。在高胰岛素血症状态下，胰岛素与内皮细胞膜下的受体结合，激活酪氨酸激酶，刺激 ET 的 mRNA 转录，使 ET 合成分泌增加。ET 是目前已知的最强的血管收缩剂，可引起外周阻力增加，促进肾小管对水钠重吸收，还可促进平滑肌及心肌细胞增殖，引起心血管重塑。高胰岛素血症通过激活蛋白激酶 C（PKC）抑制磷脂酰肌醇-3-羟激酶（PI3K），eNOS 受阻，从而内皮细胞合成与分泌 NO 受影响，导致血管舒张作用丧失。高胰岛素血症可引起血管平滑肌增生、迁移，纤溶酶原激活剂抑制剂（PAI-1）增加。PAI-1 是血浆中组织纤溶酶原激活物（t-PA）与尿激酶的抑制剂，使血液处于高凝状态，血流阻力增加。另有研究指出，高胰岛素血症状态下红细胞膜流动性受限，使血流阻力增加，引起高血压。反过来，高血压又可加重内皮损伤，使内皮分泌 ET 与 NO 间失去平衡，加重高血压发展，形成恶性循环[17]。

胰岛素抵抗可以影响前列腺素的生成：前列环素（$PGI_2$）和前列腺素 $E_2$（$PGE_2$）都是扩血管物质，胰岛素抵抗抑制 $PGI_2$ 和 $PGE_2$ 的生成。

**6. 对细胞膜 $Na^+$-$K^+$ 泵和 $Ca^{2+}$ 泵活性的影响**　胰岛素可直接作用于 $Na^+$-$K^+$ 泵，使其活性增强，也可通过增加细胞膜钙调蛋白含量和（或）钙调蛋白磷酸化而影响 $Ca^{2+}$ 泵[18]。高胰岛素血症时，$Na^+$-$K^+$-ATP 酶和 $Ca^{2+}$-ATP 酶活性降低，细胞内 $Na^+$ 与 $Ca^{2+}$ 增高，并刺激 $Na^+$-$K^+$ 泵活性、$Ca^{2+}$ 与 $Na^+$ 的转运，同时直接作用于血管平滑肌细胞，使细胞内 $Ca^{2+}$ 聚集，抑制血管舒张及葡萄糖摄取。高胰岛素血症状态下，ATP 酶活性降低，使细胞对生长因子更敏感，促进平滑肌细胞生长及内移，管壁肥厚及管腔狭窄，血管重塑，发生高血压。当胰岛素抵抗存在时上述两泵活性下降，血管平滑肌细胞由于这些泵活性下降而使细胞内钠和（或）钙因此含量增加，从而使血管壁紧张性及对血管收缩物质反应性都增加，导致血压升高。

Rahman 等[19]研究发现，补充褪黑素同时在运动的协助下，通过抗氧化作用可以改善胰岛素抵抗。微 RNA 也通过调节基因的表达来改善胰岛素抵抗及胰岛素抵抗导致的高血压[20]。

# 第五节　内皮细胞受损与高血压

血管内皮细胞为单层扁平上皮细胞，是血管壁和血液之间的屏障，具有调节血管通透性、分泌多种血管活性物质、调节血管平滑肌细胞的生长及增殖、介导炎症与免疫反应、参与调节抗凝系统等功能。

各种内源性或外源性损害因素，包括生理和心理的应激反应、吸烟、酗酒、高龄及多种疾病状态均可引起内皮功能障碍。血管内皮功能障碍被认为是高血压的早期病理生理学特征，内皮细胞通过增殖、凋亡、病态迁移、衰老对血管产生损伤与重构，导致高血压的发生与发展，在高血压状态，管腔内的高压会导致内皮细胞的活动，炎症和促凝介质的释放，中性粒细胞和血小板的黏附。内皮细胞存在的功能障碍与产生高血压具有互为因果的作用，使高血压病情加重并形成恶性循环。近期研究发现，胎儿在母体中天然免疫系统紊乱也可导致孕妇妊娠期高血压[21]。

高血压的主要表现就是外周血管收缩与舒张失衡，血管压力增加的直接原因与内皮细胞分泌物失衡密切相关。内皮细胞是分离平滑肌和血液的主要屏障，也是分泌血管活性物质的主要部位。

内皮功能障碍的主要表现：①屏障作用减弱，血液中所携带的脂质易渗入血管壁。当血管内皮剥脱，内皮下胶原组织暴露后，血小板黏附、聚集而造成血栓形成和炎症细胞浸润。②信息传递及分泌功能下降，对体液或神经调节因素反应迟钝或过度敏感。③自分泌舒血管物质能力下降，相反缩血管物质的释放增多，血小板聚集增强，血管的舒缩功能失衡导致高血压。研究发现，血管内皮生长因子参与增强子结合蛋白（TonEBP）/血管内皮生长因子 C（VEGF-C）信号通路，此通路加速了高血压的发展及心肌的病变[22]。

内皮细胞分泌的内皮素（ET）与 NO 是在调节血管舒缩中起主导作用的一对影响因子，也是一对血管活性物质拮抗剂，NO 可以增加内皮依赖性舒张作用，ET 通过作用于平滑肌增加血管收缩。高血压的病理表现也可能是 ET/NO 在血液中含量失衡，从而导致原发性高血压人群中血液 ET/NO 比值明显高于正常人，表明 ET/NO 比值失衡是高血压发病的重要因素。肥胖、糖尿病等患者体内，存在胰岛素抵抗的病症，有可能通过损伤内皮细胞功能，进而影响血液内 ET/NO 比值，引发高血压。通过改善 ET/NO 失衡，可改善高血压进一步的发展。

血管内皮细胞既可以分泌扩血管物质如 NO、$PGI_2$ 等，又可以分泌缩血管物质如 ET、血管紧张素 II[23]、$PGE_2$ 等，共同调节血管张力和血管平滑肌细胞增殖状态。当血管内皮损伤，ET 大量释放入血后，各脏器的组织血管平滑肌形成强烈持久的收缩作用，破坏血管收缩平衡，引起外周血管阻力增加，诱导高血压形成；与此同时，血管内皮细胞合成 NO 障碍，使 NO 的降压作用减弱，共同导致了高血压的形成和发展[24]。

NO 是内皮细胞在切应力、低氧和其他介质作用下由左旋精氨酸经一氧化氮合酶作用合成的，可以使血管平滑肌细胞松弛，血管扩张。生理状态下，血管内皮细胞不断释放 NO，使血管平滑肌维持舒张状态，从而发挥对血压调控的作用[25]。NO 不仅是有效的血管扩张剂，而且能抑制血小板聚集、血管平滑肌细胞增殖、单核细胞黏附等的表达[26]。研究发现，内皮细胞可产生 $PGI_2$，它可以激活腺苷酸环化酶，使平滑肌细胞内环腺苷酸增高，从而导致血管舒张。ET-1 是目前已知收缩血管作用最强的细胞因子，具有强大的促平滑肌增殖作用。目前认为

ET 升高是导致原发性高血压患者内皮依赖性血管舒张功能损伤的原因之一。已证明血管内皮细胞内存在 RAS，ACEI 使血管紧张素 I 转变为血管紧张素 II，后者与平滑肌细胞膜的血管紧张素 II 受体结合导致血管收缩[27]。

适量运动可以通过改善内皮细胞结构进而调节内皮细胞分泌 NO，降低高血压等心血管疾病的发生率。大强度的训练会损伤血管内皮，而只有持续的中强度训练才能对内皮起到正性改变作用。G 蛋白偶联受体激酶 2（GRK2）可通过调节 NO 改善内皮细胞导致的高血压[28]。

部分特异性微 RNA 在血管内皮细胞中利用对血管内皮细胞功能的调节实现对患者血压的有效调控，与产生高血压具有重要关系。研究高血压血管内皮损伤的发生发展，是目前高血压防治的关键，内皮细胞产生的内源性微 RNA 可调节高血压相关基因的表达[29]。Onda 等[30]研究发现，质子泵抑制剂减少可溶性 fms 样酪氨酸激酶-1（sFlt-1）和可溶性内皮糖蛋白（endoglin）分泌，减轻内皮功能障碍，扩张血管，降低血压，并具有抗氧化和抗炎作用。

## 第六节　中枢调控与高血压

中枢调控在高血压的发生发展中具有重要作用。下丘脑室旁核（hypothalamic paraventricular nucleus，PVN）是一个综合区域，主要控制交感神经传输和动脉血压。PVN 中炎性细胞因子（PIC）、活性氧簇（ROS）、肾素-血管紧张素系统（RAS）、神经递质（NT）及核因子 κB（NF-κB）等神经激素共同参与高血压的病理生理过程[31]。

### 一、下丘脑室旁核炎性细胞因子

在生理情况下，外周及中枢 PIC 均维持在一个较低水平。近年来研究显示，高血压时中枢神经系统 PIC 显著高于基础水平，如肿瘤坏死因子（TNF-α）、白细胞介素-1β（IL-1β）及白细胞介素-6（IL-6）在高血压的发生发展中起重要作用。目前，中枢 PIC 的作用机制还不完全清楚，有报道称 PVN 可调控心脏交感神经传入反射（cardiac sympathetic afferent reflex，CSAR），而 CSAR 的增强可导致血压的升高[32]。在心外膜应用缓激肽的研

究中发现其可使血压正常和自发性高血压大鼠中枢 PIC 表达增加；另外，将 PCI 通过显微镜注射至正常大鼠的 PVN 后可上调外周血液中 NE 水平，进而增强交感神经活动，导致大鼠血压升高[33]。应用 TNF-α 和 IL-1β 预处理 PVN，去除抗炎因子 IL-4 和 IL-13 后，发现血管紧张素 Ⅱ 协同增加，导致平均动脉压升高，心脏、肾交感神经的活动增加[34]。有研究表明，盐敏感性高血压大鼠 PVN 中 PIC 表达量增加，给予 PIC 抑制剂至 PVN 干预盐敏感性高血压大鼠后，发现大鼠 PVN 中的 PIC 降低[35]。结合上述研究，PIC 升高不仅可以使交感神经活动度增加，导致血压升高，还可以通过与血管紧张素 Ⅱ 的协同作用增强其作用效果。

## 二、下丘脑室旁核活性氧簇

在高血压的发生机制中，ROS 不仅可以增加神经元的活动度和交感神经的兴奋性，还影响外周器官的生理活动[36]。研究表明，在线粒体中氧的代谢可产生 ROS。ROS 作为中间产物，参与各种疾病的发生及发展；近年来研究显示，中枢 ROS 在心血管疾病发生发展中也起着重要作用。哺乳动物细胞中产生 ROS 主要有 4 种酶系统，包括线粒体电子传递链、还原型烟酰胺腺嘌呤二核苷酸磷酸（NADPH）氧化酶、黄嘌呤氧化酶和非偶联型一氧化氮合酶。普遍认为，不明原因的高血压主要与交感神经长期的过度活跃有关[37,38]，大脑抗氧化防御机制的失衡可引起 ROS 的生成，导致氧化应激及交感神经过度活跃，这可能是神经源性高血压的发病机制[39]。在分子水平，ROS 通过下调 Kv4.3 通道蛋白的表达，使神经细胞的兴奋性增加[40,41]；从而延缓钾离子通道的开放或延长 L-型钙离子门控通道的开放，导致交感神经持续兴奋[42,43]。在自发性高血压及肾血管性高血压的相关研究中发现 NAD（P）H 氧化酶介导的 ROS 生成量明显增多。另外，血管紧张素 Ⅱ 通过 AT₁ 受体介导，也可刺激 NADPH 氧化酶，进而使 ROS 的水平升高，ROS 又通过刺激核因子来激活一氧化氮和细胞因子，导致内皮功能障碍和血管炎症反应[44]。蛋白激酶 C（PKC）是一种丝氨酸/苏氨酸激酶，广泛存在于细胞内，可激活 NAD（P）H 氧化酶产生 ROS。研究表明，H₂S 是一种外周低血压物质，据报道外源的 H₂S 及前体细胞应用于高血压

的患者，发现其可以降低血压[45]；动物实验模型证明内源性或外源性的 H₂S 可以降低 PVN 的 ROS 水平，减少氧化应激与炎性细胞的产生，从而减弱交感神经的活动及高血压反应。研究发现，高盐引起的高血压促进 PVN 的 ROS 表达量增多，从而激活氧化应激反应，使中枢炎性细胞因子增多的同时激活肾素–血管紧张素系统，导致交感活动增强，引起血压升高[46]。

## 三、下丘脑室旁核肾素–血管紧张素系统

肾素–血管紧张素系统（RAS）激活与血管重构、炎症和血压异常密切相关，而且在维持水电解质平衡和高血压启动及维护方面起着至关重要的作用。RAS 相关的组分在脑神经元和胶质细胞中均有表达，其产物血管紧张素可激活非选择性阳离子通道和其他突触后通道，还可作用于 PVN 中重要的交感兴奋性神经元，如微量钙离子激活的钾离子通道或超极化激活 Ⅰ（h）通道[47]。血管紧张素 Ⅱ（Ang Ⅱ）是 RAS 分泌的强力增压产物，主要作用于两种不同类型的受体，AT₁ 受体和 AT₂ 受体。AT₁ 受体有很强的促炎作用，使炎症因子（IL-1β、IL-6、TNF-α）和 NF-κB 的表达水平增加，并且可以介导 Ang Ⅱ 的大部分反应，如血管收缩、血管生成、基质合成、醛固酮合成和释放。高血压时，AT₁ 受体可刺激 PVN 中 NAD（P）H 氧化酶产生、上调 ROS 的表达、兴奋交感神经使平均动脉压升高；相反，AT₂ 受体具有介导抗增殖、抗炎、血管舒张、对抗 AT₁ 受体产生不良反应等作用机制[48,49]。Ang Ⅱ 还可诱导多种致病机制协同发生，如导致血管收缩、内皮功能障碍、血管重建、炎症和纤维化[50]。其机制是增加血管内皮生长因子的产物来影响血管的通透性，同时增加趋化因子和细胞因子的表达，导致血管壁中白细胞的聚集，从而促使血管平滑肌增生、肥大和凋亡[51]。有研究表明，给大鼠输注 Ang Ⅱ 会使促高血压 RAS 成分（血管紧张素转化酶和 AT₁ 受体）在 PVN 中的表达增加，而抗高血压 RAS 成分（ACE2、Mas 和 AT₂ 受体）减少；通过抑制 PVN 的 TNF-α，可抑制由 Ang Ⅱ 引起的 NAD（P）H 和超氧化物的增多，减轻氧化应激反应[52]。因此，PVN 中 RAS 激活诱导 PIC、ROS 的产生，协同参与高血

压的发生发展。

## 四、下丘脑室旁核核因子κB

NF-κB 是调节基因转录的关键因子，参与血管炎性反应和机体防御功能的调控，在心血管疾病中有重要作用。NF-κB 是一种蛋白质复合物，在细胞质中可以被多种因素激活，如 TNF-α、白细胞、脂质、脂糖、低密度脂蛋白（LDL）、ROS 等。ROS 可通过抑制蛋白 IκB（inhibitor kappa B，IκB）磷酸化，进而激活 NF-κB 信号通路。NF-κB 在炎症反应中发挥着重要的作用，是炎性细胞因子和氧化应激强有力的诱导物质。NF-κB 家族的 8 个成员中，NF-κB p65 是中枢神经系统的各种细胞类型中功能最为显著的一种[53]。抑制蛋白 IκB 的磷酸化可激活 NF-κB p65 并转导至细胞核内，促进不同的炎性细胞因子的合成，如 TNF-α、IL-1、IL-6；随后激活 RAS，诱导氧化应激，从而改变 PVN 中 ROS 和一氧化氮（NO）的平衡，引起交感神经兴奋和升压反应。Ang Ⅱ 作用于 $AT_1$ 受体，可激活 TLR4→MyD88→NF-κB 信号通路；NF-κB 是其中一个最重要的下游转录 PIC 和 iNOS 的转录因子，可调控血压[54, 55]。自发性高血压大鼠的 PVN 中，促炎和抗炎因子失衡，ROS、NAD（P）H 氧化酶和 NF-κB 的活性增加导致交感神经亢奋及高血压反应；研究发现，给予其模型 PVN 替米沙坦治疗，通过降低 TLR4、MyD88 和 NF-κB 表达水平可减少炎性细胞因子，降低平均动脉压，改善心肌肥厚[56]。长期抑制 PVN 的 NF-κB 活性，可上调抗炎细胞因子表达，减少促炎性细胞因子产生，从而抑制核因子 NF-κB p65 和 NAD（P）氧化酶，抑制超氧阴离子自由基的形成，减轻交感神经亢进、炎症反应、氧化应激，延缓高血压的发生与发展和减轻心肌肥厚[57, 58]。对于心力衰竭的大鼠，可通过调节 RAS 与炎性细胞因子和神经递质之间的联系，改善心脏泵血功能[59]。由此推断，NF-κB 与高血压的发生、发展过程密切相关。

## 五、下丘脑室旁核神经递质

越来越多的证据表明，高血压与谷氨酸（Glu）及循环去肾上腺素（circulating norepinephrine，NE）等下丘脑室旁核神经递质兴奋性水平升高和 γ-氨基丁酸（γ-aminobutyric acid，GABA）系统的抑制活性降低有关[60, 61]。GABA 主要作用于 GABAA 受体，是一种抑制性神经递质。它主要抑制下丘脑 PVN 神经元的活性，进而降低血压。相反，Glu 作用于 AMPA 和 NMDA 离子通道受体，是重要的神经兴奋性递质。通过 $AT_1$ 受体的激活抑制星形胶质细胞中谷氨酸盐的浓度，增加早期 PVN 神经元细胞外空间中 Glu 的浓度，从而间接激活 PVN 神经元，进而增强 PVN 神经元的电活动，促进高血压的发生和发展[62]。NE 是去肾上腺素能神经纤维末梢释放的神经递质。相关研究表明，去肾上腺素能神经元纤维可上行到 PVN 的神经元。高血压时，上行神经元活动明显增强，末梢释放的 NE 在 PVN 水平增加，随后外周 NE 水平提高，导致外周交感神经活动增强[63]。Ang Ⅱ 可诱导高血压大鼠 PVN 兴奋性神经递质 Glu 和 NE 增多和抑制性神经递质 GABA 水平降低。通过长期静脉输注 Ang Ⅱ 发现下丘脑 PVN 的 Glu 和 NE 水平增加，但 GABA 水平降低；说明血管紧张素 Ⅱ 输注导致下丘脑 PVN 的兴奋性和抑制性神经递质之间的不平衡，诱导神经-内分泌机制的紊乱，并出现血压升高、心率加快[64]。

结合国内外相关研究发现 PIC、ROS、RAS、NF-κB 及神经递质相互联系彼此作用，最终导致外周交感神经活动增强，引起血压上升，参与高血压的发生发展。

## 第七节　炎症反应与高血压

炎症反应与高血压的发病机制有关，其中炎性细胞因子在高血压病程中起重要作用。其中，与高血压密切相关的促炎因子包括白介素-6（IL-6）、肿瘤坏死因子（TNF-α）、C 反应蛋白（CRP）、趋化因子等，共同参与高血压的病理生理机制。

## 一、白介素及肿瘤坏死因子

高血压患者中，IL-1α、IL-2、IL-8、TNF-α、血管内皮生长因子（vascular endothelial growth factor，VEGF）、干扰素-γ（interferong-γ，IFN-γ）、和表皮生长因子（epidermal growth factor，EGF）水平均升高，而 IL-10 的水平降低。虽然没有相关证据显示 IL-1α 与高血压之间明显关联，但它是影

响收缩压和舒张压的因素之一。IL-1α 浓度相比其他炎症因子，在高血压前期与早期高血压的患者中显著升高，这表明 IL-1α 可能来源于血管平滑肌且参与高血压初期的发展[65]。TNF-α 系统的激活影响收缩压及舒张压。通过缩短内皮一氧化氮合酶的半衰期，可使 TNF-α 表达减少，生物利用度降低，导致内皮功能障碍及血压升高。有研究表明，外周血单核细胞的 TNF-α 与 VEGF mRNA 表达相关。VEGF 能增加血管炎性反应和内皮细胞及血管平滑肌细胞的增殖，因此考虑 VEGF 与炎症标志物有一定的生物学联系[66]。

## 二、C 反应蛋白

C 反应蛋白（CRP）属于穿透素蛋白家族的成员，有 pCRP 和 mCRP 两种类型。当组织坏死、创伤、感染等病变发生时，CRP 能刺激平滑肌细胞增殖和诱导肝细胞产生大量的 CRP，并且调控 TNF-α 和 IL-1β 的表达，产生 IL-1、IL-2、IL-17 和 TNF-α 等炎症因子，诱导 pCRP 被解离，而 mCRP 可以促进炎症及血栓的形成[67, 68]。CRP 促进粥样硬化血管血管紧张素的活性增加，直接或间接影响动脉壁结构和功能，使血管重构、硬化，增加外周血管阻力，干扰动脉血压（ABP）调节机制，使血压升高[69]。CRP 还可诱导激活内皮细胞和巨噬细胞内的金属蛋白酶（MMP），破坏胶原蛋白的形成。这些均增加了动脉粥样硬化斑块重塑、功能紊乱和斑块破裂的概率[70]。CRP 还能刺激血管细胞快速合成活性氧自由基（ROS），诱发氧化应激反应。在粥样硬化的血管内膜下，泡沫细胞形成并包裹着炎性介质，刺激细胞因子和 CRP 的合成和产生。CRP 本身具有促炎性，可自身合成，还可刺激巨噬细胞和泡沫细胞释放各种炎症因子（IL-1、IL-2、TNF-α）[71]。

## 三、趋　化　因　子

趋化因子属于低分子量蛋白质家族的细胞因子，具有调控白细胞迁移的能力，还能参与血管壁的炎症反应。主要有四类趋化因子，即 CXC、CC、C 和 CX3C，由组织对细菌毒素和炎症因子（IL-1、TNF-α、INF）的应答所产生。主要功能为诱导白细胞迁移到受损的血管壁并使配体与受体在白细胞内

结合[72]。高血压的机制中，趋化因子可控制血管壁的炎症反应。在其作用下，单核细胞浸润组织并分化为巨噬细胞，且自身分泌的趋化因子及细胞因子加重血管壁的炎性浸润和氧化应激，使得血压升高；趋化因子不仅参与单核细胞的迁移和黏附，还对血管保护因子（NO）活性产生负面影响，加重内皮功能障碍，导致血管收缩和血压升高[73]。高血压还与动脉中单核细胞趋化蛋白-1（MCP-1）表达增加有关。MCP-1 是 CC 趋化因子（CCL2），它由氧化应激、细胞因子与生长因子诱导产生，还可在血管、心肌和肾脏的细胞内合成。研究表明 MCP-1 表达水平与舒张压和收缩压呈正相关[74]。在高血压的动物模型和临床实验中均发现 MCP-1 通过激活 CCR2 受体，使 Ang II 刺激主动脉平滑肌的细胞增殖，炎症细胞迁移至血管产生炎症反应，加剧动脉粥样硬化的发生。脑卒中或脑血管意外是高血压最严重的并发症之一，无法控制的高血压可导致大脑损伤及炎症的产生，大脑、神经炎反过来会加剧血压的升高及外周炎症反应。CCL2/CCR2 轴可以诱导炎症细胞从骨髓转移到中枢系统，研究表明在自发性高血压大鼠脑脊髓液中的 CCL2 浓度较高[75-77]。趋化因子 CXCL8（IL-8）属于 CXC 趋化因子家族，可与 CXCR1 和 CXCR2 受体相互作用。IL-8 和 MCP-1 在动脉粥样硬化中参与单核细胞黏附和迁移至血管壁产生炎症反应。在自发性高血压的机制中，Ang II 诱导平滑肌细胞中 CXCL8 的表达，促进血管内皮细胞的增殖并抑制其凋亡；在动脉粥样硬化早期阶段，CXCL8 驱使白细胞迁移进入血管壁内皮，在调节血压中起重要作用。干扰素诱导蛋白（IP-10）同样来自 CXCL 家族的趋化因子（CXCL10）。IP-10 可影响血管平滑肌细胞的迁移和内皮细胞层的通透性。趋化因子受体 CXCR3 在许多白细胞中表达，尤其在活化 T 细胞的迁移中极为重要，特别是炎性 Th1 型 T 细胞通过分泌 IFN-γ 和 TNF-α 加重炎症反应。

长期低强度的炎症反应使炎症细胞渗入血管壁，损害血管内皮的多糖–蛋白质复合物，刺激中性脂质沉积于动脉内膜，造成血管内皮的功能紊乱；且有利于巨噬细胞吞噬血浆低密度脂蛋白，形成泡沫细胞；从而使血管平滑肌增殖加快，并合成更多的细胞外基质。血管壁的炎症细胞活动增强使内环境酸化，导致平滑肌细胞凋亡增多。综上所述，炎

症促进高血压的发生，其中各种细胞炎症因子在高血压病程中均起作用[69, 78]。

# 第八节 免疫系统与高血压

持续激活的免疫系统在各种形式高血压的发展中均有重要作用。激活的天然免疫系统和获得性免疫系统可引起终末器官损伤和功能障碍，最终导致高血压及其并发症。

## 一、获得性免疫系统

T 细胞主要在主动脉周围的脂肪组织中聚集。研究表明，免疫严重缺陷的小鼠，可降低高血压风险、减少尿蛋白及肾损伤，表明 T 细胞参与高血压的发生及发展[79]。免疫系统特异性抗原引起适应性免疫应答，它在高血压中的作用包括呈递抗原、活化淋巴细胞及产生抗体。通过 B7（CD80）配体的联合刺激 T 细胞促进抗原的催化，从而激活 T 细胞。有效应的 T 细胞聚集在动脉外膜和肾脏可影响血管内皮功能和血管纤维化，其表型主要有 CD4$^+$ T 细胞、CD8$^+$ T 细胞。根据 CD4$^+$ T 细胞的活化标志物和产生的细胞因子可将其分为 4 个独立的谱系：Th1、Th2、调节性 T 细胞（Treg）和 Th17 细胞系。

### （一）CD4$^+$ T 细胞

（1）Th1 可分泌促进细胞内病原体免疫应答的 IL-2、IFN-γ。Ang II 通过 AT$_1$ 受体和 AT$_2$ 受体发挥作用，这两种物质都存在于 T 细胞表面。有研究者发现输注 Ang II 可诱导 Th1 细胞介导的特异性免疫，使 INF-γ、IL-4 在脾脏和肾脏的表达增加。随后，大量的研究表明在靶器官的 T 淋巴细胞可促进炎症反应及高血压的产生。

（2）Th2 细胞产生 IL-4、IL-5、IL-13 促进细胞外病原体的体液应答。

（3）Th17 细胞可产生 IL-17、IL-21、IL-22、IL-6、TNF-α 和粒细胞–巨噬细胞集落刺激因子。Th17 细胞可促进炎症反应、中性粒细胞聚集和周围组织的清除[80]。在野生型小鼠实验中，Ang II 诱导 T 细胞浸润主动脉，增加血管氧化应激，使内皮功能发生障碍，导致血压升高；并且给小鼠直接输注 IL-17α，同样可以使内皮功能受损，介导高血压；而

IL-17 基因敲除的小鼠模型的情况则恰恰相反[81, 82]。

（4）调节性 T 细胞（Treg）是 T 细胞中的一个亚群，由胸腺产生（天然调节性 T 细胞）。在高血压实验模型中，Treg 的作用间接表明免疫系统参与高血压的发病机制。Treg 可抑制免疫反应和炎症反应，减少血管免疫细胞浸润，改善血管内皮舒张功能，进而调节血压[83]。Treg 抑制功能有多种机制，包括分泌抑制因子（IL-10、IL-35、TGF-β）、对效应 T 细胞的直接杀伤、通过色氨酸代谢产物使代谢紊乱，并通过 CTLA-4 的表达对共刺激直接干扰[84]。

### （二）细胞毒性 T 细胞或 CD8$^+$ T 细胞

循环的促炎性细胞毒性 T 细胞（CTL）或 CD8$^+$ T 细胞存在于高血压患者体内，它可分泌不同的细胞因子，主要为 IFN、TNF、淋巴毒素，从而激活巨噬细胞产生炎症；其机制与 T 细胞炎症、衰老的相关表型（CD28）出现缺失和 CD57 被激活有关。患者表现为循环趋化因子增多[85]。

此外，临床和实验室研究发现高血压与 B 细胞产生的 IgG、IgA 或 IgM 抗体升高有关。血管紧张素 II 注入可活化 B 细胞产生抗体，B 细胞活化因子受体的遗传缺陷或使用药物清除 B 细胞可防止血压升高和终末器官损伤等后遗症，如胶原沉积和主动脉硬化[86, 87]。

## 二、天然免疫系统

天然免疫系统作为防御机制、抵御感染或组织损伤的屏障直接导致炎症的产生。天然免疫应答依赖于识别激活多聚蛋白复合物的分子模式，诱导促炎细胞因子的分泌和细胞死亡。此外，炎症细胞诱导有效的抗原呈递给幼稚 T 细胞，在随后的获得性免疫反应中起关键作用。在高血压的研究中，树突状细胞（DC）、巨噬细胞、自然杀伤 T 细胞、Toll 样受体均为天然免疫系统的组成部分[88]。

### （一）天然免疫细胞与高血压

**1. 树突状细胞（DC）** 高血压的实验模型中发现 DC 升高且渗透入血管壁及肾脏组织中，可产生许多超氧化物歧化酶和各种细胞因子（IL-1β、IL-6、IL-23）；高血压的慢性氧化应激，导致免疫性蛋白的形成并造成 DC 积聚，使 T 细胞活化，促

进 T 细胞向 CD4+ T、IL-17 分化，导致氧化应激、内皮功能紊乱，血压升高[89, 90]。

**2. 巨噬细胞** 研究表明，在高血压实验模型中，巨噬细胞浸润，浸入主动脉、中动脉，释放炎症介质，通过 NOX2-NADPH 氧化酶产生自由基，改变血管稳态；而给予 CC 趋化因子受体 2（CCR2）受体阻滞剂治疗，阻止诱导巨噬细胞浸润动脉壁的趋化因子受体，彻底扭转了巨噬细胞的大量涌入，显著降低了血压[91]。

**3. 自然杀伤（NK）细胞** NK 细胞可迅速释放 IFN-γ、TNF-α、IL-2、IL-4，它们在高血压相关的炎症反应中发挥重要作用。相关实验发现单核细胞和 NK 细胞在高血压中可相互激活；血管紧张素 II 诱导的炎症反应及血管功能障碍与主动脉壁 NK 细胞和巨噬细胞的聚集有关[92]。

**4. Toll 样受体**（toll-like receptor，TLR） 在高血压引起的炎症反应中起重要作用；TLR 在 T 细胞、B 细胞、抗原提呈细胞、内皮细胞和血管平滑肌细胞中均有表达，可激活巨噬细胞和单核细胞。随后通过呈递抗原激活 T 细胞刺激配体和释放具有趋化或调节功能的介质；同样，TLR 通过激活 NF-κB，活化细胞因子和趋化因子[93, 94]。有研究发现，成人自发性高血压 TLR4 的表达量增加，而抗 TLR4 抗体可以使 IL-6 水平下降、血管舒张，从而改善血压；在原发性高血压患者中发现 TLR4 mRNA 表达水平上调，而给予 12 周的强化降压治疗后，其 TLR4 mRNA 表达水平及外周血单核细胞均减少[95, 96]。

### （二）补体系统与高血压

补体系统是一种复杂的天然免疫监视系统，广泛参与机体防御反应及免疫调节，是具有重要生物学作用的效应系统和效应放大系统。补体成分可通过组织和迁徙的免疫细胞产生，包括 T 细胞和抗原呈递细胞。免疫细胞及其产生的补体成分和激活同源受体的裂解物是产生天然免疫与获得性免疫的桥梁。典型的补体激活主要是由 3 个途径启动，即经典途径、甘露糖结合凝集素途径、替代途径，其都参与获得性免疫反应和调节血压。补体受体 3 和补体受体 4 在补体结合和吞噬中起调节作用；在高血压病理变化中，刺激血管外膜发生迁移与分化，使血管外膜增厚，参与高血压病变中的血管结构重构[97]。补体 3（C3）可调控巨噬细胞的极化，在受到 INF-γ 和 TNF-α 刺激时，可分化为 M1 表型。C3 还可分泌促炎性趋化因子和 INF-γ 应答趋化因子，激活 Th1、细胞毒性 T 细胞和 NK 细胞，促进炎症反应的发生，诱导高血压血管损伤，进一步导致巨噬细胞浸润，加剧血管损伤及重构[98]。

## 第九节 遗传因素与高血压

高血压是环境因素和遗传因素共同影响的疾病，有明显的家族聚集性，研究发现遗传因素对高血压的影响占 20%～55%，多个遗传基因的变异可增加其患病风险[99]。

高血压的遗传因素，包括单基因和多基因遗传性致病基因。单基因遗传性高血压符合孟德尔遗传定律，又称孟德尔型高血压；其致病基因主要在肾脏及肾上腺内表达，致病基因的突变导致其特征和性状改变；从而影响蛋白的水、盐代谢[100]。目前发现的治病基因包括 CYP11B2、HSD11βII、NR3C2、SC-NN1B、SCNN1G、WNK1 和 WNK4 等。单基因高血压，如表观盐皮质类固醇激素过多综合征（apparent mineralocorticoid excess syndrome of steroid hormones）是一种常染色体的隐性遗传病，以早期中重度高血压为特征症状，由于缺失 HSD11β，使皮质醇失活，导致相同基因发生不同的突变，使患者还原酶功能减弱。Liddle 综合征（liddle syndrome），是一种常染色体显性遗传疾病，由于上皮钠离子通道（ENaC）基因编码突变为 β 亚基和 γ 亚基，降低血浆肾素活性、血浆醛固酮浓度、血钾和代谢活性；导致肾集合管中钠和水的吸收增加，从而发展为高血压。Wong 等[101]研究发现，与收缩压相关的染色体 16p12.3 之间的联动区域的基因编码，与 ENaC 的 β 亚基和 γ 亚基相似。II 型假性醛固酮减少症，又称 Gordon 综合征（Gordon syndrome）是常染色体显性遗传病，主要由于在肾脏表达的 WNK1 和 WNK4 基因突变，其突变可影响 Na+、Cl- 和 K+ 的转换与吸收，使血钾等升高，引起严重的容量型高血压。另外有研究显示，SCNN1A G2139 等位基因可增加高血压风险，SCNN1B 和 SCNN1G 与收缩压相关。

单个基因位点对个体血压水平影响较小，但多个致病基因位点共同作用，可对个体血压有显著的影响；原发性高血压就是由多基因共同作用引起。根据近年来国内外研究发现，与收缩压相关的基因及位点包括 *ATP2B1*、*MTHFR*、*CYP17A1*、*PLEKHA7* 等；与舒张压相关的基因及位点包括 *SH2B3*、*ZNF652*、*PRDM8/FRF5*、*IntronCSK* 等；与高血压相关的基因及位点包括 *CYP17A1*、*ATP2B1*、*MTHFR*、*PRDM8/FRF5*、*IntronCSK* 等[102, 103]。对于我国不同地区原发性高血压多基因的研究发现，血管紧张素原基因（AGT）的 M235T、rs3789678 和 rs2493132 位点多态性与高血压的发生相关[104-106]。血管紧张素转化酶基因（ACE），其 A-240T、I/D 及 A2350G 多态性位点与高血压易感基因有关；但部分地区（北京、山西）单纯性高血压与该基因无明显相关。内皮型一氧化氮合酶基因（eNOS），其 G894T 等位基因多态性变异与高血压的发生及冠心病易感性相关，G894T 基因的 T 等位基因可以减少内皮 NO 的释放而参与高血压的发病机制[107, 108]，但该基因与西北地区（宁夏等）高血压发生无关联；另外发现 eNOS 的 rs1800780G 等位基因是高血压的独立危险因素[109]。*DD1* 和 *CYP3A5* 基因与盐敏感性原发性高血压相关，对有高盐摄入的中国汉族人群研究显示，ACE I/D、*ADD1* 基因 Gly460Trp 多态性和 *CYP11B2*-344C/T 基因协同调节收缩压，证实这些基因共同作用导致高血压[110]。近年来，通过将全基因组的单核苷酸多态性位点进行基因分型，对高血压相关区域的基因功能及变异位点进行研究，发现多个高血压致病基因。遗传基因研究的不断发展，有助于对不同类型高血压发病机制了解，能更准确地诊断及治疗高血压。

（王先梅　徐梦云）

## 参 考 文 献

[1] Grassi G. Assessment of sympathetic cardiovascular drive in human hypertension: achievementds and perspectives. Hypertension, 2009, 54（4）: 690-697.

[2] Grassi G, Quarti-Trevano F, Seravalle G, et al. Differential sympathetic activation in muscle and skin neural districts in the metabolic syndrome. Metabolism, 2009, 58（10）: 1446-1451.

[3] Singer GM, Setaro JF. Secondary hypertension: obesity and the metabolic syndrome. J Clin Hypertens（Greenwich）, 2008, 10（7）: 567-574.

[4] Levick SP, Murray DB, Janicki JS, et al. Sympathetic nervous system modulation of inflammation and remodeling in the hypertensive heart.

Hypertension, 2010, 55（2）: 270-276.

[5] Floras JS, Hara K. Sympathoneural and hemodynamic characteristics of young subjects with mild essential hypertension. J Hypertens, 1993, 11（1）: 647-655.

[6] Grassi G, Seravalle G, Quarti-Trevano F. Theneuroadrenergic hypothesis in hypertensin: current evidence. Exp Physiol, 2010, 95（2）: 581-586.

[7] Rao M S. Pathogenesis and consequences of essential hypertension. J Indian Med Assoc, 2003, 101（4）: 251-253.

[8] Bianchi G. Genetic variations of tubular sodium reabsorption leading to "primary" hypertension: From gene polymorphism to clinical symptoms. Am J Physiol Regul Integr Comp Physiol, 2005, 289（6）: 1536-1549.

[9] Seravalle G, Grassi G. Obesity and hypertension. Giornale Di Clinica Medica, 2017, 122（11）: 1-7.

[10] Coan PM, Hummel O, Garcia DA, et al. Genetic, physiological and comparative genomic studies of hypertension and insulin resistance in the spontaneously hypertensive rat. Disease Models & Mechanisms, 2017, 10（3）: 297.

[11] Katz SL, MacLean JE, Hoey L, et al. Insulin resistance and hypertension in obese youth with sleep-disordered breathing treated with positive airway pressure: a prospective multicenter study. J Clin Sleep Med, 2017, 13（9）: 1039-1047.

[12] Chen Z, Liu W, Sun X, et al. Clinical study on the association between pregnancy-induced hypertension and insulin resistance. Experimental & Therapeutic Medicine, 2017, 13（5）: 2065.

[13] Son WM, Sung KD, Bharath LP, et al. Combined exercise training reduces blood pressure, arterial stiffness, and insulin resistance in obese prehypertensive adolescent girls. Clinical & Experimental Hypertension, 2017, 39（6）: 1.

[14] Carvalho E, Rondinone C, Smith U. Insulin resistance in fat cells from obese Zucker rats—evidence for an impaired activation and translocation of protein kinase B and glucose transporter 4. Mol Cell Biochem, 2000, 206（1/2）: 7-16.

[15] Liberman Z, Eldar-Finkelman H. Serine 332 phosphorylation of insulin receptorsubstrate-1 by glycogen synthase kinase-3 attenuates insulin signaling. J Biol Chem, 2005, 280（6）: 4422-4428.

[16] Takagi M, Tanaka Y, Yamasaki Y, et al. Responsiveness of insulin-induced cardiac sympathetic nerve activation associates with blood pressure regulation in diabetics. Am J Physiol Endocrinol Metab, 2003, 284（5）: E1022-1026.

[17] Lim K, Jackson KL, Sata Y, et al. Factors responsible for obesity-related hypertension. Current Hypertension Reports, 2017, 19（7）: 53.

[18] Salazar M R, Espeche W G, Stavile R N, et al. Nocturnal but not diurnal hypertension is associated to insulin resistance markers in subjects with normal or mildly elevated office blood pressure. American Journal of Hypertension, 2017, 30（10）: 1032-1038.

[19] Rahman MM, Kwon HS, Kim MJ, et al. Melatonin supplementation plus exercise behavior ameliorate insulin resistance, hypertension and fatigue in a rat model of type 2 diabetes mellitus. Biomed Pharmacother, 2017, 92: 606-614.

[20] Saxena S, Jain A, Rani V. MicroRNAs mediated MMP regulation: current diagnostic and therapeutic strategies for metabolic syndrome. Curr Gene Ther, 2017, 17（3）: 214-227.

[21] Balasubbramanian D, Gelston CAL, Mitchell BM, et al. Toll-like receptor activation, vascular endothelial function, and hypertensive disorders of pregnancy. Pharmacological Research, 2017, 121: 14.

[22] Yang GH, Zhou X, Ji WJ, et al. VEGF-C-mediated cardiac lymphangiogenesis in high salt intake accelerated progression of left ventricular remodeling in spontaneously hypertensive rats. Clinical & Experimental Hypertension, 2017, 28: 1-8.

[23] Chi L, Hu X, Zhang W, et al. Adipokine CTRP6 improves PPARγ activation to alleviate angiotensin Ⅱ-induced hypertension and vascular endothelial dysfunction in spontaneously hypertensive rats. Biochemical & Biophysical Research Communications, 2016, 482(4): 727-734.

[24] Sueta D, Suyama K, Sueta A, et al. Lenvatinib, an oral multi-kinases inhibitor, -associated hypertension: potential role of vascular endothelial dysfunction. Atherosclerosis, 2017, 260: 116.

[25] Le GL, Alonso F, Mazzolai L, et al. Interplay between connexin40 and nitric oxide signaling during hypertension. Hypertension, 2015, 65 (4): 910.

[26] Pinheiro LC, Tanussantos JE, Castro MM. The potential of stimulating nitric oxide formation in the treatment of hypertension. Expert Opin Ther Targets, 2017, 21 (5): 1-14.

[27] Morabito A, Maio ED, Maio MD, et al. Tyrosine kinase inhibitors of vascular endothelial growth factor receptors in clinical trials: current status and future directions. Oncologist, 2006, 11 (7): 753.

[28] Avendaño MS, Lucas E, Jurado-Pueyo M, et al. Increased nitric oxide bioavailability in adult GRK2 hemizygous mice protects against angiotensin Ⅱ-induced hypertension. Hypertension, 2014, 63 (2): 369-375.

[29] Kriegel AJ, Baker MA, Liu Y, et al. Endogenous microRNAs in human microvascular endothelial cells regulate mRNAs encoded by hypertension-related genes. Hypertension, 2015, 66 (4): 793.

[30] Onda K, Tong S, Beard S, et al. Proton pump inhibitors decrease soluble fms-like tyrosine kinase-1 and soluble endoglin secretion, decrease hypertension, and rescue endothelial dysfunction. Hypertension, 2017, 69 (3): 457-468.

[31] Carmichael CY, Wainford RD. Hypothalamic signaling mechanisms in hypertension. Curr Hypertens Rep, 2015, 17 (5): 39.

[32] Yuan N, Zhang F, Zhang LL, et al. SOD1 gene transfer into paraventricular nucleus attenuates hypertension and sympathetic activity in spontaneously hypertensive rats. P flugers Arch, 2013, 465 (2): 261-270.

[33] Shi Z, Gan XB, Fan ZD, et al. Inflammatory cytokines in paraventricular nucleus modulate sympathetic activity and cardiac sympathetic afferent reflex in rats. Acta Physiol (Oxf), 2011, 203 (2): 289-297.

[34] Shi Z, Jiang SJ, Wang GH, et al. Pro-inflammatory cytokines in paraventricular nucleus mediate the cardiac sympathetic afferent reflex in hypertension. Auton Neurosci, 2014, 186: 54-61.

[35] Kang YM, Wang Y, Yang LM, et al. TNF-α in hypothalamic paraventricular nucleus contributes to sympathoexcitation in heart failure by modulating AT₁ receptor and neurotransmitters. Tohoku J Exp Med, 2010, 222 (4): 251-263.

[36] Lob HE, Marvar PJ, Guzik TJ, et al. Induction of hypertension and peripheral inflammation by reduction of extracellular superoxide dismutase in the central nervous system. Hypertension, 2010, 55 (2): 277-283.

[37] Malpas SC. Sympathetic nervous system overactivity and its role in the development of cardiovascular disease. Physiol Rev, 2010, 90 (2): 513-557.

[38] Mancia G, Grassi G. The autonomic nervous system and hypertension. Circ Res, 2014, 114 (11): 1804-1814.

[39] Chan SHH, Chan JYH. Mitochondria and reactive oxygen species contribute to neurogenic hypertension. Physiology, 2017, 32 (4): 308-321.

[40] Wu KL, Chan SH, Chan JY. Neuroinflammation and oxidative stress in rostral ventrolateral medulla contribute to neurogenic hypertension induced by systemic inflammation. J Neuroinflammation, 2012, 7(9): 212.

[41] Gao L, Li Y, Schultz HD, et al. Downregulated Kv4.3 expression in the RVLM as a potential mechanism for sympathoexcitation in rats with chronic heart failure. Am J Physiol Heart Circ Physiol, 2010, 298 (3): H945-H955.

[42] Ostrowski TD, Dantzler HA, Polo-Parada L, et al. H₂O₂ augments cytosolic calcium in nucleus tractus solitarii neurons via multiple voltage-gated calcium channels. Am J Physiol Cell Physiol, 2017, 312 (5): C651-C662.

[43] Wang G, Coleman CG, Chan J, et al. Angiotensin Ⅱ slow-pressor hypertension enhances NMDA currents and NOX2-dependent superoxide production in hypothalamic paraventricular neurons. Am J Physiol Regul Integr Comp Physiol, 2013, 304(12): R1096-R1106.

[44] Rodriguez-Perez AI, Borrajo A, Rodriguez-Pallares J, et al. Interaction between NADPH-oxidase and Rho-kinase in angiotensin Ⅱ-induced microglial activation. Glia, 2015, 63 (3): 466-482.

[45] Ahmad FU, Sattar MA, Rathore HA, et al. Exogenous hydrogen sulfide (H2S) reduces blood pressure and prevents the progression of diabetic nephropathy in spontaneously hypertensive rats. Renal Failure, 2012, 34 (2): 203-210.

[46] Gabor A, Leenen FH. Mechanisms mediating sodium-induced pressor responses in the PVN of Dahl rats. Am JPhysiol Regul Integr Comp Physiol, 2011, 301 (5): R1338-1349.

[47] Larson RA, Gui L, Huber MJ, et al. Sympathoexcitation in ANG Ⅱ-salt hypertension involves reduced SK channel function in the hypothalamic paraventricular nucleus. Am J Physiol Heart Circ Physiol, 2015, 308 (12): H1547-H1555.

[48] Wang G, Coleman CG, Chan J, et al. Angiotensin ii slow-pressor hypertension enhances NMDA currents and COX2-dependent superoxide production in hypothalamic paraventricular neurons. Am J Physiol Regul Integr Comp Physiol, 2013, 304 (12): R1096-1106.

[49] Chaudhary M, Chaudhary S. Unravelling the lesser known facets of angiotensin Ⅱ type 1 receptor. Curr Hypertens Rep, 2017, 19 (1): 1.

[50] Montezano AC, Nguyen Dinh Cat A, Rios FJ, et al. Angiotensin Ⅱ and vascular injury. Curr Hypertens Rep, 2014, 16 (6): 431.

[51] Pacurari M, Kafoury R, Tchounwou PB, et al. The Renin-Angiotensin-aldosterone system in vascular inflammation and remodeling. Int J Inflam, 2014: 689360.

[52] Sriramula S, Cardinale JP, Francis J. Inhibition of TNF in the brain

reverses alterations in RAS components and attenuates angiotensin Ⅱ-induced hypertension. PLoS One，2013，8（5）：e63847.

[53] Wan F，Lenardo MJ. Specification of DNA binding activity of NF-κB proteins. Cold Spring Harb Perspect Biol，2009，1（4）：a000067.

[54] Zhu HT，Bian C，Yuan JC，et al. Curcumin attenuates acute inflammatory injury by inhibiting the TLR4/MyD88/NF-κB signaling pathway in experimental traumatic brain injury. J Neuroinflammation，2014，11（1）：1-17.

[55] Li HB，Qin DN，Cheng K，et al. Central blockade of salusin beta attenuates hypertension and hypothalamic inflammation in spontaneously hypertensive rats. Sci Rep，2015，5：11162.

[56] Li HB，Li X，Huo CJ，et al. YTLR4/MyD88/NF-κB signaling and PPAR-γ within the paraventricular Nucleus are involved in the effects of telmisartan in hypertension. Toxicol Appl Pharmacol，2016，305：93-102.

[57] Yu XJ，Zhang DM，Jia LL，et al. Inhibition of NF-κB activity in the hypothalamic paraventricular nucleus attenuates hypertension and cardiac hypertrophy by modulating cytokines and attenuating oxidative stress. Toxicol Appl Pharmacol，2015，284（3）：315-322.

[58] Cardinale JP，Sriramula S，Mariappan N，et al. Angiotensin Ⅱ induced hypertension is modulated by nuclear factor-κB in the paraventricular nucleus. Hypertension，2012，59（1）：113-121.

[59] Yu XJ，Suo YP，Qi J，et al，Interaction between AT1 receptor and NF-κB in hypothalamic paraventricular nucleus contributes to oxidative stress and sympathoexcitation by modulating neurotransmitters in heart failure. Cardiovasc Toxicol，2013，13（4）：381-390.

[60] Li HB，Qin DN，Suo YP，et al. Blockade of salusin-beta in hypothalamic paraventricular nucleus attenuates hypertension and cardiac hypertrophy in salt-induced hypertensive rats. J Cardiovasc Pharmacol，2015，66（4）：323-331.

[61] Kang YM，Zhang DM，Yu XJ，et al. Chronic infusion of enalaprilat into hypothalamic paraventricular nucleus attenuates angiotensin Ⅱ-induced hypertension and cardiac hypertrophy by restoring neurotransmitters and cytokines. Toxicol Appl Pharmacol，2014，274（3）：436-444.

[62] Mendelowitz D. How does angiotensin activate hypothalamic neurons essential for controlling sympathetic activity and blood pressure. Hypertension，2016，68（6）：1340-1341.

[63] Collister JP，Taylor-Smith H，Drebes D，et al. Angiotensin Ⅱ induced hypertension is attenuated by overexpressing copper/zinc superoxide dismutase in the brain organum vasculosum of the lamina terminalis. Oxid Med Cell Longev，2016：3959087.

[64] Kang YM，Zhang DM，Yu XJ，et al. Chronic infusion of enalaprilat into hypothalamic paraventricular nucleus attenuates angiotensin Ⅱ-induced hypertension and cardiac hypertrophy by restoring neurotransmitters and cytokines. Toxicol Appl Pharmacol，2014，274（3）：436-444.

[65] Mirhafez SR，Mohebati M，Feiz Disfani M，et al. An imbalance in serum concentrations of inflammatory and anti-inflammatory cytokines in hypertension. Journal of the American Society of Hypertension，2014，8（9）：614-623.

[66] Azimi-Nezhad M，Stathopoulou MG，Bonnefond A，et al. Associations of vascular endothelial growth factor（VEGF）with adhesion and inflammation molecules in a healthy population. Cytokine，2013，61（2）：602-607.

[67] Calabro P，Golia E，Yeh ETH. Role of C-reactive protein in acute myocardial infarction and stroke：possible therapeutic approaches. Curr Pharm Biotechnol，2012，13（1）：4-16.

[68] Adukauskienè D，Čiginskienè A，Adukauskaitè A，et al. Clinical relevance of high sensitivity C-reactive protein in cardiology. Medicina（Kaunas），2016，52（1）：1-10.

[69] Koenig W. High-sensitivity C-reactive protein and atherosclerotic disease：from improved risk prediction to risk-guided therapy. Int J Cardiol，2013，168（6）：5126-5134.

[70] Chan D，Ng LL. Biomarkers in acute myocardial infarction. BMC Med，2010，8：34.

[71] Cachofeiro V，Miana M，Heras N，et al. Inflammation：a link between hypertension and atherosclerosis. Curr Hypertens Rev，2009，5：40-48.

[72] Griffith JW，Sokol CL，Luster AD. Chemokines and chemokine receptors：positioning cells for host defense and immunity. Annu Rev Immunol，2014，32：659-702.

[73] Martynowicz H，Janus A，Nowacki D，et al. The role of chemokines in hypertension. Adv Clin Exp Med，2014，23（3）：319-325.

[74] Chen FQ，Wang J，Liu XB，et al. Levels of inflammatory cytokines in type 2 diabetes patients with different urinary albumin excretion rates and their correlation with clinical variables. J Diabetes Res，2013，2013：138969.

[75] Marvar PJ，Thabet SR，Guzik TJ，et al. Central and peripheral mechanisms of T-lymphocyte activation and vascular inflammation produced by angiotensin II-induced hypertension. Circ Res，2010，107（2）：263-270.

[76] Ataka K，Asakawa A，Nagaishi K，et al. Bone marrow-derived microglia infiltrate into the paraventricular nucleus of chronic psychological stress-loaded mice. PLoS One，2013，8（11）：e81744.

[77] Santisteban MM，Ahmari N，Carvajal JM，et al. Involvementof bone marrow cells and neuroinflammation in hypertension. Circ Res，2015，117（2）：178-191.

[78] Salazar J，Martinez MS，Mervin Chavez M，et al. C-reactive protein：clinical and epidemiological perspectives. Cardiol Res Pract，2014，2014：605810.

[79] Crowley SD，Song YS，Lin EE，et al. Lymphocyte responses exacerbate angiotensin Ⅱ-dependent hypertension. Am J Physiol Regul Integr Comp Physiol，2010，298（4）：R1089-R1097.

[80] O'Shea JJ，Paul WE. Mechanisms underlying lineage commitment andplasticity of helper CD4$^+$ T cells. Science，2010，327（5969）：1098-1102.

[81] Trott DW，Harrison DG. The immune system in hypertension. Adv Physiol Educ，2014，38（1）：20-24.

[82] Nguyen H，Chiasson VL，Chatterjee P，et al. Interleukin-17 causes Rho-kinase-mediated endothelial dysfunction and hypertension. Cardiovasc，2013，97（4）：696-704.

[83] Barhoumi T，Kasal DA，Li MW，et al. T Regulatory Lymphocytes prevent angiotensin Ⅱ-induced hypertension and vascular injury. Hypertension，2011，57（3）：469-476.

[84] Davidson TS，Shevach EM. Polyclonal Treg cells modulate T effector cell trafficking. Eur J Immunol，2011，41（10）：2862-2870.

[85] Youn JC，Yu HT，Lim BJ，et al. Immunosenescent CD8 T cells and C-X-C chemokine receptor type 3 chemokines are increased in human hypertension. Hypertension，2013，62（1）：126-133.

[86] Chan CT，Lieu M，Toh BH，et al. Antibodies in the pathogenesis of hypertension. Biomed Res Int，2014，2014：504045.

[87] Chan CT，Sobey CG，Lieu M，et al. Obligatory role for B cells in the development of angiotensin Ⅱ -dependent hypertension. Hypertension，2015，66（5）：1023-1033.

[88] Rodríguez-Iturbe B，Pons H，Quiroz Y，et al. The immunological basis of hypertension. American Journal of Hypertension，2014，27（11）：1327-1337.

[89] Herrada AA，Contreras FJ，Marini NP，et al. Aldosterone promotes autoimmune damage by enhancing T17-mediated immunity. J Immunol，2010，184（1）：191-202.

[90] Kirabo A，Fontana V，de Faria AP，et al. DC isoketal-modified proteins activate T cells and promote hypertension. J Clin Invest，2014，124（10）：4642-4656.

[91] Chan CT，Moore JP，Budzyn K，et al. Reversal of vascular macrophage accumulation and hypertension by a CCR2 antagonist in deoxycorticosterone/salt-treated mice. Hypertension，2012，60（5）：1207-1212.

[92] Kossmann S，Schwenk M，Hausding M，et al. Angiotensin Ⅱ -induced vascular dysfunction depends on interferon-γ-driven immune cell recruitment and mutual activation of monocytes and NK-cells. Arterioscler Tromb Vasc Biol，2013，33（6）：1313-1319.

[93] Weber C，Shantsila E，Hristov M，et al. Role and analysis of monocyte subsets in cardiovascular disease. Joint consensus document of the European Society of Cardiology（ESC）Working Groups "Athero-sclerosis & Vascular Biology" and "Thrombosis". Thromb Haemost，2016，116（4）：626-637.

[94] Singh MV，Abboud FM. Toll-like receptors and hypertension. Am J Physiol Regul Integr Comp Physiol，2014，307（5）：R501-R504.

[95] Bomfm GF，Dos Santos RA，Oliveira MA，et al. Toll-like receptor 4 contributes to blood pressure regulation and vascular contraction in spontaneously hypertensive rats. Clin Sci（Lond），2012，122（11）：535-543.

[96] Marketou ME，Kontaraki JE，Zacharis EA，et al. TLR2 and TLR4 gene expression in peripheral monocytes in nondiabetic hypertensive patients：the effect of intensive blood pressure-lowering. J Clin Hypertens（Greenwich），2012，14（5）：330-335.

[97] Ruan CC，Zhu DL，Chen QZ，et al. Perivascular adipose tissue-derived complement 3 is required for adventitial fibroblast functions and adventitial remodeling in deoxycorticosterone acetate-salt hypertensive rats. Arterioscler Thromb Vasc Biol，2010，30（12）：2568-2574.

[98] Ruan CC，Ge Q，Li Y，et al. Complement-mediated macrophage polarization in perivascular adipose tissue contributes to vascular injury in deoxycorticosterone acetate-salt mice. Arterioscler Thromb Vasc Biol，2015，35（3）：598-606.

[99] Jeanemaitre X，Gimenez-Roqueplo A，Disse-Nicodeme S，et al. Emery and Rimoin's Principles and Practice of Medical Geneticse-Dition Principles of Medical Genetics. Philadelphia：Churchill Liyingston Elsevier，2007：283-330.

[100] Sarkar T，Pal Singh N. Epidemiology and genetics of hypertension. Journal of The Association of Physicians of India，2015，63（9）：61-98.

[101] Wong ZY，Stebbing M，Ellis JA，et al. Genetic linkage of beta and gamma subunits of epithelial sodium channel to systolic blood pressure. Lancet，1999，353：1222-1225

[102] Newton-cheh C，Johnson T，Gateva V，et al. Genome-wide association study identifies eight loci associated with blood pressure. Nat Genet，2009，41：666-676.

[103] Levy D，Ehret G B，Rice K，et al. Genome-wide association study of blood pressure and hypertension. Nat Genet，2009，41：677-687.

[104] 张勇，吴恩，金水晶，等. 海南汉、黎族人群血管紧张素原基因 T174M、M235T 的多态性分布. 中国老年学杂志，2010，30（7）：886-887.

[105] 王丹. AGT 基因 M235T 多态性与原发性高血压在山西地区的相关性研究. 太原：山西医科大学，2011：1-24.

[106] 费丽娟. 血管紧张素原基因多态性与原发性高血压的关联研究. 宁波：宁波大学，2012：4-5.

[107] 王宗秋. eNOS 基因和 ET-2 基因多态性与老年高血压的关系及其对非洛地平降压疗效的影响. 青岛：青岛大学，2010：2-59.

[108] 李东杰. 原发性高血压病 eNOS 基因 G894T 变异与超重及腰臀比异常交互作用研究. 青岛：青岛大学，2009：2-49.

[109] 闫雪. eNOS 基因多态性与原发性高血压关系的研究. 天津：天津医科大学，2013：1-40.

[110] Wang JG，Liu L，Zagato L，et al. Blood pressure in relation to three candidate genes in a Chinese population. J Hypertens，2004，22：937-944.

# 第三章

# 高血压危险因素及预测因子

## 第一节　高血压危险因素

危险因素，又称危险因子，泛指能引起某特定不良结局（如疾病），或使其发生的概率增加的因子，包括个人行为、生活方式、环境和遗传等多方面因素。危险因素是疾病发生的原因或条件，也可能是疾病发生的一个环节，但是与疾病发生发展有着明显的正相关关系。国内外大量流行病学和临床研究证明，高血压是遗传易感性和环境因素相互影响的结果。高血压危险因素分为不可改变和可改变两类，前者主要包括遗传因素、年龄等，后者主要由不良生活方式引起。

流行病学研究可以帮助测量每一项危险因素导致疾病发生的相对作用大小，评估消除这些危险因素会降低疾病发生的概率。针对明确的危险因素采取措施，在疾病防控上有着重要的意义，也有利于防治措施的制订和实施。

## 一、年　　龄

年龄是高血压不可改变的危险因素之一。《2002年中国居民营养与健康状况调查报告》中相关研究结果表明[1]，与15～24岁年龄组男性的高血压患病风险相比，65～74岁年龄组男性的患病风险是其22倍；对于女性而言，65～74岁年龄组的风险高达57倍（表3-3-1）。由此可见，无论男女，随着年龄的增高，高血压的患病风险成倍上升。

表 3-3-1　中国人群不同年龄高血压患病相对风险

| 年龄组（岁） | 男性 | | 女性 | |
| --- | --- | --- | --- | --- |
| | 患病率（%） | OR（95% CI） | 患病率（%） | OR（95% CI） |
| 15～24 | 4.76 | 1.00 | 2.13 | 1.00 |
| 25～34 | 9.45 | 2.09（1.85，2.36） | 3.82 | 1.82（1.56，2.13） |
| 35～44 | 17.27 | 4.18（3.72，4.68） | 11.88 | 6.19（5.37，7.14） |
| 45～54 | 27.24 | 7.49（6.69，8.39） | 28.42 | 18.25（15.89，20.95） |
| 55～64 | 40.79 | 13.78（12.30，15.43） | 43.66 | 35.61（30.97，40.95） |
| 65～74 | 52.46 | 22.07（19.64，24.79） | 55.70 | 57.77（50.09，66.63） |

注：比值比（OR）表示疾病与暴露之间关联强度的指标，OR＞1，表示该因素是危险因素。

## 二、生活方式相关的危险因素

### （一）高钠低钾膳食

高钠低钾膳食与人群中血压水平和高血压患病率呈正相关，是高血压公认的危险因素。近年来多项研究表明[2-5]，高钠低钾膳食是中国人群高血压的重要危险因素，且中国人群普遍对钠敏感。2015年《限盐管理控制高血压中国专家指导意见》[6]指出，钠盐摄入过多和（或）钾盐摄入不足，以及钾钠摄入比值较低是我国高血压发病的重要危险因素。WHO 建议将盐（氯化钠）摄入量＜5g/d（钠摄入量＜2g/d）作为人群营养摄入的目标。

**1. 我国居民食盐摄入情况**　中国居民的平均

食盐摄入量远远高于 WHO 推荐量。《中国居民营养与慢性病状况报告（2015 年）》中指出[7]，2012 年我国 18 岁及以上居民平均烹调盐摄入量为 10.5g，虽然低于 1992 年的 12.9g 和 2002 年的 12.0g，但居民烹调盐摄入量水平依然过高。

2013 年 12 月至 2014 年 3 月，在"全国减盐行动"基线调查中[8]，共抽取江苏省 9600 名 18～69 岁居民检测其血压和 24h 尿中钠、钾含量，结果显示研究对象高血压加权患病率为 33%（95% CI：24.6%～38.1%），平均 24h 尿钠为（188.2±69.5）mmol/L，相当于每天摄入盐（11±4.1）g，远高于 WHO 建议摄入量。说明江苏省高血压患病率和居民每天盐摄入量均处于较高的水平。宏量/微量元素与血压关系的国际研究（INTERMAP）结果显示，我国居民膳食中的钠 75.8% 来自于家庭烹饪用盐，其次为高盐调味品；随着饮食模式的改变，加工食品中的钠盐也将成为重要的钠盐摄入途径[9, 10]。

**2. 危险因素研究**　钠离子一直被认为是高血压的关键环境因子，大量研究表明钠过量对动脉血压有不利影响。来自 32 个国家 52 个人群样本 10 079 名参加的钠盐与血压国际研究试验（INTERSALT）显示，平均每天尿钠排泄量为 170mmol（约每天 9.9g 氯化钠）。该研究通过 24h 尿钠量来评价食盐摄入与血压之间的关系，我国有 3 个中心（北京、天津和广西）共 600 人参与该研究。调整年龄和性别后，39 个样本的钠排泄量和收缩压呈正相关，但无统计学意义；15 个样本人群呈显著正相关。除外钠排泄量非常低、血压低、未发现血压随年龄升高的 4 个人群，其余 48 个人群样本中，尿钠与血压随年龄增高的斜率之间有显著正相关[11]。研究人群 24h 尿钠排泄量中位数增加 2.3g（100mmol/d），收缩压/舒张压中位数平均升高（5～7）/（2～4）mmHg。人群交叉分析中，INTERSALT 研究人员估计 30 年期间（如 25～55 岁）血压随年龄而升高，当钠摄入量每天增加 50mmol 则平均收缩压增加 5mmHg、舒张压增加 3mmHg。单个群体分析中，在校正大量潜在混杂因素后，也可发现钠摄入与血压呈正相关。

全球营养和慢性疾病专家组发布的全球钠消耗量和心血管原因死亡报告显示，2010 年全球平均钠消费水平为 3.95g/d。全球每年有 165 万因心血管病所致死亡可归因于钠摄入量超过推荐钠摄入水平（2g/d）。强有力的证据支持减少钠摄入量和血压之间的线性量效关系，钠摄入量每减少 2.3g/d（100mmol/d），收缩压下降 3.82mmHg[12]。

研究显示，减少钠摄入（<2.3g/d）、终止高血压膳食（DASH）饮食均能降低血压，但两者联合的降压效果优于单一降压效果[12]。《2013 年 AHA/ACC 生活方式管理降低心血管疾病风险指南》提出，相比于 24h 尿钠排泄量为 3.3g/d，2.4g/d 时血压降低 2/1mmHg，1.5g/d 时降低 7/3mmHg[13]。指南推荐每天钠摄入量不超过 2.4g，继续减少钠摄入至 1.5g/d 可进一步降低血压[14]。减少钠摄入不仅能够降低血压，而且能够降低远期心血管事件发生风险。高血压预防试验（TOHP）Ⅰ 和 TOHP Ⅱ 研究发现，调整基线钠排泄量、种族、性别及其他混杂因素后，干预组（减少钠摄入量）心血管事件发生风险降低 30%[15]。

与天然食品相比，加工食品钠含量高，钾含量低，如两片火腿（57g）中含有 2.0mmol 钠和 4.0mmol 钾；相反，富含水果蔬菜的饮食中钠含量低，而钾含量高，如一个 131g 的橘子中含 6.0mmol 钾，几乎不含钠。在某些以天然食品为主的人群中，人均每天钾摄入量超过 150mmol，而钠摄入量仅为 20～40mmol（饮食中钾钠比大于 3.0，经常接近 10）。而经常食用加工食品的人群，人均每天钾摄入量为 30～70mmol，钠摄入量多达 100～400mmol（饮食中钾钠比常低于 0.4）。

## （二）过量饮酒

**1. 饮酒的程度分类**　长期大量饮酒会显著增加高血压的发病风险。按照 WHO《国际酒精消费及危害监测指南》[16]对饮酒者平均每天纯酒精摄入量进行分级，过量饮酒为男性>25g 并且<41g，女性>15g 并且<21g；危险饮酒为男性≥41g 并且<61g，女性≥21g 并且<41g；有害饮酒为男性≥61g，女性≥41g。国内外多项研究表明，过量饮酒（包括危险饮酒和有害饮酒）是高血压重要危险因素之一。

**2. 我国居民过量饮酒现况**　《中国居民营养与慢性病状况报告（2015 年）》中指出，2012 年 18 岁及以上居民饮酒者中有害饮酒率为 9.3%；男性显著高于女性，分别为 11.1% 和 2.0%；城市和农村居民饮酒者中有害饮酒率分别为 7.5% 和 10.2%，农村高于城市；有害饮酒率最高的年龄组为 45～59 岁组（13.1%），其次为 60 岁及以上组（11.4%）。由此可见，男性、农村和 45 岁以上居民是过量饮酒率较高的人群。

**3. 危险因素研究** 2006～2010 年，一项前瞻性研究[17]选取开滦（集团）有限责任公司 32 389 名男性煤矿工人随访 4 年，根据其每天的饮酒量分为 6 组：0、1～24g、25～49g、50～99g、100～149g 和 ≥150g 组，各组高血压累计发生率分别为 25.03%、28.82%、30.10%、37.07%、40.14% 和 42.49%。调整年龄、体力活动、吸烟情况、工作类型、食盐摄入量后，分析结果显示不饮酒组的高血压发病率最低，其次是 1～24g 组，研究表明，高血压的发生风险随着饮酒量的增加而增加。进一步调整体重指数（BMI）、高胆固醇和糖尿病史后，饮酒量与高血压发生风险之间呈正相关。

Meta 分析结果显示，限制饮酒与血压水平下降显著相关。酒精摄入量平均减少 67%，收缩压下降 3.31mmHg，舒张压下降 2.04mmHg[18]。饮酒和血压水平及高血压患病率之间呈量效关系。过量饮酒不仅导致血压升高，还可诱发心脑血管事件。

一项前瞻性研究结果表明，长期大量饮酒会显著增加男女高血压发病风险[19]。关于少量饮酒有利于健康的说法证据尚不足。Meta 分析显示，即使对少量饮酒的人而言，减少酒精摄入量也能够改善心血管健康，降低冠心病风险，降低血压与 BMI[20]。一项对中国中年人群血脂水平和酒精摄入量关系的研究显示，轻中度酒精摄入有益健康的原因可能与高密度脂蛋白胆固醇（HDL-C）或载脂蛋白 $A_1$（Apo $A_1$）水平较高，以及脂蛋白（a），即 Lp（a）较低有关；然而大量酒精摄入的害处可能是由升高的总胆固醇（TC）和三酰甘油（TG）水平导致。国内外研究均显示，少量酒精摄入并不能增加健康益处。酒精摄入有未知风险，因此研究不建议不喝酒的人少量饮酒以增加健康益处[21]。

### （三）缺乏体力活动

**1. 我国居民体力活动现状** 适当的体力活动可以降低高血压及心血管疾病的发生风险，体力活动类型可以是体力劳动、有计划锻炼、体育活动或者兼而有之。近些年来随着国家经济和科技的快速发展，体力活动强度变化最明显的是农村居民，农业生产的机械化和人们生活方式的改变，使得农村居民的体力劳动强度大大降低，所以目前无论是城市居民还是农村居民，体育锻炼占体力活动比例增加。国家体育总局提供的 2013 年数据显示[7]，我国 20～69 岁居民体力活动现状不容乐观，经常锻炼率仅为 18.7%，其中男性、女性分别为 18.6% 和 18.9%，城市为 22.2%，农村为 14.3%，城市比农村高 7.9%。

**2. 危险因素研究** 适当体育运动可以改善血压水平，预防 36% 的脑卒中[22]。对中国 9 省居民膳食、体力活动与血压水平关系的纵向分析研究结果显示，中重度体力活动时间与男女收缩压和女性舒张压均呈负相关；随着个体中重度体力活动时间的增加，男女收缩压和女性舒张压会降低[23]。2016 年一项 Meta 分析研究[24]结果显示，跳舞运动疗法可以分别降低高血压患者收缩压和舒张压 12.01mmHg（95% CI：7.94～16.08）和 1.31mmHg（95% CI：0.16～2.47），降压程度均显著高于对照组（$P<$ 0.0001）。英国 2015 年的一项研究[25]指出，女性每周 2～3 次剧烈运动（可出汗或者引起心率加快）能更好地降低心血管事件风险。

在一项纳入 133 名久坐、超重、血压处于正常高值或 1～2 级高血压的男性和女性的干预性研究[26,25]中，将研究对象随机分为单纯有氧运动组、行为疗法体重管理组（结合运动）、对照组 3 组，干预 6 个月。结果表明，积极干预的两组相较于对照组血压显著下降，体重管理组降压效果更显著。体重管理组收缩压/舒张压下降 7.4/5.6mmHg，单纯有氧运动组血压下降 4.4/4.3mmHg。研究还发现，单纯有氧运动和体重管理组外周阻力降低，心排血量增加；体重管理组的外周阻力下降最明显，其空腹和餐后血糖及胰岛素水平均显著低于其他两组[26]。说明有氧运动结合体重管理的降压效果优于单一的运动。此外，运动不仅能够降低高血压患者的血压水平，对正常血压也有一定降压作用。对于所有成年男性和女性，无论是否有高血压，有氧运动平均降低收缩压 2～5mmHg，舒张压 1～4mmHg[13]。

### （四）超重和肥胖

近年来，肥胖和高血压的患病率在全球均呈现上升趋势。超重和肥胖既会增加高血压患者血压的控制难度，也会促进心血管代谢危险因素的聚集。超重和肥胖是高血压的重要危险因素，身体脂肪含量和高血压水平呈正相关。目前临床常用的肥胖诊断指标为 BMI[计算公式为体重（kg）/身高（$m^2$）]

和腰围（WC）。BMI 表示全身肥胖程度，WC 主要反映腹型肥胖或向心性肥胖的程度。中国成年人正常 BMI 为 18.5～23.9kg/m²，24.0～27.9kg/m² 为超重，≥28.0kg/m² 为肥胖；WC≥90/85cm（男/女）为腹型肥胖。中国成年人超重和肥胖与高血压发病关系研究[27]共纳入 13 739 名研究对象，平均随访 8.1 年。以正常体重组为参照，调整协变量，男性超重组和肥胖组的 RR（95% CI）分别为 1.22（1.13～1.30）和 1.28（1.16～1.42）；女性分别为 1.16（1.09～1.23）和 1.28（1.18～1.38）。研究结果表明，随着 BMI 的增加，高血压发病风险增加。

2015 年发表的另一项类似前瞻性队列研究[28]，对开滦集团 18～30 岁的 4765 名员工平均随访 5.8 年后，校正性别、年龄、吸烟、饮酒、体育锻炼、受教育程度、基线收缩压水平、高血压家族史等混杂因素后，超重组和肥胖组高血压发生风险分别为体重正常组的 1.60 倍（95% CI：1.36～1.87）和 2.88（95% CI：2.44～3.39）倍。

减重对健康的益处是巨大的。Meta 分析[29]结果显示，通过控制能量摄入和（或）增加体力活动，体重减轻 5.1kg，收缩压下降 4.44mmHg，舒张压下降 3.57mmHg；体重每减少 1kg，收缩压下降 1.05mmHg，舒张压下降 0.92mmHg。在人群中平均体重下降 5～10kg，收缩压可下降 5～20mmHg[30, 31]。《2013 年 AHA/ACC/TOS 成人超重和肥胖管理指南》中指出，在心血管疾病风险增加的超重（25.0kg/m²＜BMI≤29.9kg/m²）或肥胖（BMI≥30kg/m²）人群中，生活方式适度改变或合并使用奥利司他使体重下降 5%，收缩压和舒张压分别下降 3mmHg 和 2mmHg，体重下降越多，血压改善越明显。高血压患者体重减少 10%，则可使胰岛素抵抗、糖尿病、高脂血症和左心室肥厚改善。超重或肥胖往往伴随多种代谢紊乱，是高血压患者总胆固醇和血糖异常的危险因素。2009～2010 年，一项横断面研究整群抽取浙江省玉环县≥35 岁 125 479 人，其中高血压患者 36 560 人纳入研究，分析其 BMI 与血糖、血脂之间的关系。研究结果表明校正混杂因素（年龄、性别、职业、文化程度、吸烟、饮酒、高盐膳食、体育锻炼和高血压家族史）后，与 BMI＜18.5kg/m² 的患者相比，超重和肥胖高血压患者血糖异常的风险分别增加 0.67 倍和 1.03 倍，总胆固醇异常的风险分别增加 0.58 倍和 0.67 倍。重庆市高血压研究所对 1863 例

高血压患者进行分析，结果显示合并代谢紊乱者占 80.6%。对我国 24 万成人随访资料分析显示，超重者高血压发生风险是体重正常者的 3～4 倍，超过 2 项危险因素聚集风险增加 2～3 倍；肥胖者 90% 以上患有高血压或者糖脂代谢紊乱或者多项危险因素聚集；腹型肥胖者高血压发生风险是正常 WC 者的 4 倍以上，超过 2 项危险因素聚集风险增加 3 倍以上。

相比于全身肥胖，内脏性肥胖与高血压的关系更加密切。内脏性肥胖不仅可导致血压升高，而且可导致糖代谢、脂代谢异常，与代谢综合征密切相关。Framingham 研究证明，BMI 相同，血压随内脏脂肪量增加而增加；超重和肥胖人群中，高血压、空腹血糖异常和代谢综合征的患病率随着内脏脂肪增加而增加[32]。对 11 529 名中年人（35～64 岁）研究表明，调整年龄、吸烟、酒精摄入量等混杂因素后，体脂率（PBF）和内脏脂肪指数（VFI）均与高血压和高血压前期显著正相关（在不同模型中）；当调整为相同的多变量模型时，VFI 仍与高血压和高血压前期显著正相关，PBF 不再显著，VFI/PBF 比值也呈现显著正相关。过量的内脏脂肪与高血压和高血压前期风险增加紧密相关，测量 VFI 和 VFI/PBF 比值可更好地了解高血压和高血压前期的肥胖相关风险[33]。

（五）社会心理因素

国内外研究均认为，社会心理因素是心血管疾病的重要危险因素。目前主要认为 A 型行为中过度的敌意（愤怒）是主要的危险因子，它导致心血管高反应，容易引起高血压；此外职业紧张、心理压力可增加高血压的发生风险。

工作压力持续过大、长期精神紧张也是高血压的危险因素之一。Meta 分析结果显示，工作压力是血压波动的危险因素[34]。美国一项前瞻性研究显示，持续暴露于工作压力会显著升高男性白领收缩压，增加高血压发生风险[35]。2014 年 11 月，一项 Meta 分析[36]纳入 13 项符合要求的横断面研究共 151 389 名研究对象，结果显示精神紧张者高血压发生风险是正常人群的 1.18 倍（95% CI：1.02～1.37）；该研究同时对 8 个前瞻性研究共 80 146 名研究对象进行分析，结果显示精神紧张者高血压发生风险是正常人群的 1.55 倍（95% CI：1.24～1.94），研究

结果再次证实精神紧张是高血压的危险因素。

焦虑、抑郁是高血压的危险因素。高血压患者，尤其是老年患者常易于伴发焦虑、抑郁等现象，两者互相影响、互相作用、互相强化。研究显示，伴有抑郁、焦虑情绪的老年高血压患者血压变异显著高于无抑郁、焦虑的高血压患者[37]。压力或精神紧张等不健康的心理状态常使高血压患者更倾向于不健康的生活方式，如酗酒、吸烟等，并降低对高血压治疗的依从性，因此更难以控制血压。

## 三、环 境 因 素

近些年随着环境污染现象日益严重，大气污染对心血管事件的发生风险的影响也备受关注。有相关研究[38, 39]指出暴露于 $PM_{2.5}$、$PM_{10}$、$SO_2$ 和 $O_3$ 等污染物均会增加心血管疾病的死亡率，美国心脏协会（AHA）关于"空气污染与心血管疾病"的研究声明[40]，长期（如几年）$PM_{2.5}$ 的暴露在一定程度上会比短时间（几天内）暴露更大程度上增加心血管事件的死亡率。

2016 年，一份综述[41]分析相关大量流行病学、生物医学和临床研究，指出环境空气污染颗粒物与心血管疾病，如心肌梗死、心律失常、缺血性脑卒中、血管功能障碍、高血压和动脉粥样硬化密切相关。建议环境污染严重时应该尽量减少空气暴露的时间，做好个人防护措施。

## 四、遗 传 因 素

高血压是遗传因素和环境因素长期作用的结果，高血压家族史是高血压患病的另一项不可改变的危险因素。《中国居民营养与健康状况调查报告》（2002 年）中指出[1]，有高血压家族史的患病风险是没有家族史的 1.96（95% CI：1.90～2.20）倍。

一项针对高血压患者子代亲属高血压患病率及影响因素的调查结果显示[42]，在控制其他危险因素的影响下，有高血压家族史的人群高血压的患病率明显高于没有家族史人群，见表 3-3-2。

表 3-3-2 高血压患者子代亲属高血压患病率情况

| 危险因素 | 高血压患病率（%） | | OR（95% CI） |
| --- | --- | --- | --- |
| | 对照组 | 子代组 | |
| 超重+腹型肥胖 | 17.14 | 30.87 | 3.11（2.23，3.91） |
| 饮酒 | 13.21 | 29.23 | 2.28（1.14，3.76） |
| 吸烟 | 10.71 | 23.65 | 2.11（1.15，3.77） |
| 高盐饮食 | 31.43 | 33.33 | 3.83（2.17，4.21） |

## 五、其  他

除以上危险因素外，性别、种族也是高血压的危险因素。此外，有研究[43]显示高血脂与高血压患病率增加有关，通过阿托伐他汀钙治疗降低血脂水平可有效降低收缩压和舒张压。

## 第二节 生活方式干预措施

针对以上高血压危险因素，尤其是行为因素，生活方式干预可以预防或延迟高血压的发生，降低血压，提高高血压药物的疗效，降低心血管病风险。生活方式干预应该连续贯穿整个高血压治疗全过程，必要时要辅以药物治疗。

针对高血压的诸多危险因素，加拿大高血压教育计划（Canadian Hypertensive Education Program，CHEP）2016 版高血压指南中[44]，关于健康行为的预防和治疗建议提到：减重（BMI 降低到 18.5～24.9kg/m$^2$，女性 WC＜88cm、男性＜102cm）、限盐（每天降至 5g 盐或 87mmol 钠）、限制饮酒（健康成年人应限制每天饮酒≤27.2g 或 34.4ml 乙醇）、压力管理（可进行个人有意识的行为干预）、适当增加中等强度运动等。基于我国人群高血压危险因素的具体情况，高血压生活方式干预措施介绍如下。

## 一、限  盐

针对高钠低钾膳食危险因素，高血压患者和高危人群应该减少膳食中钠摄入量，增加钾摄入。针对中国人群，钠摄入主要来自于家庭烹饪用盐，因此限盐首先要减少烹调用盐及含盐高的调味品。同时避免或减少含钠盐量较高的加工食品（如咸菜、火腿、各类炒货和腌制品）也是重要的限盐方法。《中国高血压防治指南》建议，烹调时尽可能使用定量盐勺，以起到警示的作用。除外减少钠摄入，也可使用低钠富钾替代盐，降低钠摄入并增加钾的摄入，促进钠从肾脏排泄。肾功能不全者使用替代盐需咨询医师。增加钾摄入量的最佳方法是增加新鲜蔬菜、水果在食物中所占比例。

应该提高全民限盐意识，宣传高盐饮食的危害，倡导食品加工、餐饮行业等在生产过程中减少钠盐的用量，标明食物中钠盐的含量等。此外，限盐应该从生命早期开始，培养少年儿童健康饮食习惯。

## 二、限 制 饮 酒

针对过量饮酒的危险因素，《中国高血压防治指南 2010》[45]建议高血压患者不饮酒。如饮酒，则应少量并选择低度酒，避免饮高度烈性酒。葡萄酒、啤酒、白酒分别少于 100～150ml（相当于 100～150g）、250～500ml（250～500g）、25～50ml（25～50g）。每天酒精摄入量男性不超过 20～30g，女性不超过 10～20g；每周酒精摄入量男性不超过 140g，女性不超过 80g[46]。未成年人、孕妇、哺乳期妇女不饮酒。

## 三、增加体力活动

增加体力活动，不仅有利于控制高血压，还对整体健康有益。针对"缺乏体力活动"这项危险因素，世界各国指南中均制订相应措施。2016 年加拿大高血压指南指出对于血压正常个体或 1 级高血压患者，中等强度的抗阻或负重训练（如自由举重或握力训练）不会对血压产生不利影响[47]；指南推荐，无高血压人群（为了降低发展为高血压的可能性）或高血压患者（为了降低血压）在日常生活运动基础上进行每周 4～7d、每次 30～60min 中等强度动力性运动（如步行、慢跑、骑自行车或游泳）。2013 年 AHA/ACC 指南推荐，成年人运动量为每周 3～4 次、平均每次 40min 的中高强度的体育运动[14]。

除了有氧运动之外，高血压患者可配合抗阻和伸展等形式的锻炼[48,49]，包括步行、慢跑、太极拳、门球、拉伸、骑自行车、游泳等。需要注意的是，对于高血压患者，高强度运动并不增加获益，反而能导致血压增高，故高血压患者应避免剧烈运动。另外，高危患者在运动前要进行评估，以选择合适的运动种类、强度、频度和持续运动时间。若有不适应则立即中止运动。对于无高血压人群，锻炼和增加体力活动能够帮助他们增强体质，降低发展为高血压的风险。

典型的体力活动计划包括 3 个阶段：①5～10min 的轻度热身活动；②20～30min 的耐力活动或有氧运动；③放松阶段，约 5min，逐渐减少用力，使心脑血管系统的反应和身体产热功能逐渐稳定。运动强度须因人而异，常用运动时最大心率来评估运动强度，中等强度运动为能达到最大心率（220减去年龄）的 60%～70% 的运动。精确估计则需要用最大心率的 60%～75%作为运动时的适宜心率，高血压患者和年纪较大者需在医师指导下进行。

## 四、控 制 体 重

健康膳食与适量运动是最主要的生活干预方式。大量研究表明，减少膳食能量的摄入，如低脂、低碳水化合物、低盐、低糖指数，对体重有影响。《2013 AHA/ACC/TOS 成人超重和肥胖管理指南》中指出，生活方式改善，即使适度变化，维持体重减少 3%～5%就可以明显改善糖脂代谢，体重下降越多，血压改善越明显。控制体重对于超重和肥胖高血压患者至关重要。控制体重的方法：一方面是合理膳食，在膳食平衡基础上减少每天摄入的总热量，以减少脂肪为主，适当控制碳水化合物的摄入，增加新鲜蔬菜和水果在膳食中的比重，建议男性每天摄入总热量为 1500～1800kcal，女性每天摄入总热量为 1200～1500kcal；另一方面需增加每天的运动量，减少久坐时间（如长时间看电视或使用计算机等）。有氧活动可减少体重和血压，对高血压患者提倡采用规律的中低强度的有氧活动，如走路、骑车、慢跑、游泳、跳舞等；此外，行为疗法对控制体重有一定帮助，如建立节食意识，制订用餐计划，（自我监测）记录摄入食物种类、重量，计算每天摄入总热量及每天体力活动等。

对于生活方式干预无法减轻体重的患者，可考虑使用减肥药物。目前临床常用减肥药物包括奥利司他、西布曲明（应在医师的指导下使用）。其中一些降糖药物，如二甲双胍有一定的减重作用。国外 Meta 分析显示，二甲双胍在非糖尿病患者中显示出减肥、改善内皮功能和降低血压的作用。药物控制体重后应定期进行体重评估，体重无变化者不应继续应用药物治疗[50]。特殊人群（儿童、哺乳期妇女和老年人），应视具体情况采用个体化减重措施[51]。

此外，对于生活方式干预和药物减重治疗效果均不理想的肥胖高血压患者，手术治疗是获得长期减肥和改善心血管预后的重要手段。

## 五、减轻精神压力

WHO 指出：心理疾病已成为世界第四大疾病。我国的心理疾病发病率逐年增加。高血压合并焦虑或抑郁等会对高血压的控制和治疗产生不利影响。因此，心血管医师在处理高血压的同时应该对心理疾病或状态采取一定措施，如对高血压患者进行压力管理，指导患者进行个体化认知行为干预，指导患者减轻精神压力和改变心态，积极参加社会和集体活动等。必要时建议患者到专科医疗机构就诊，采取心理治疗联合药物治疗缓解焦虑和精神压力，避免由于精神压力导致的血压波动和血压骤然升高。临床上常用抗焦虑药有苯二氮䓬类（地西泮、氯硝西泮、阿普唑仑、劳拉西泮等）、多塞平、盐酸丁螺环酮和枸橼酸坦度螺酮等。

## 第三节 高血压预测因子

高血压的危险因素较多，且每一种高血压危险因素均对疾病的发生有着不可忽视的影响，所以高血压患病的概率预测应全面考虑危险因素的种类和数量。以最有名的 Framingham 高血压预测模型为代表，近年来，国内外学者研究的疾病预测模型为临床中高血压风险评估提供了理论依据。与此同时，多项研究表明，肥胖指数、高敏 C 反应蛋白、高尿酸血症等与危险因素相关的生理指数也对高血压有一定预测作用。

## 一、基于危险因素的预测模型

### （一）危险因素聚集数目

通常，上述危险因素并不是单独存在的，多个危险因素同时聚集称为"危险因素聚集"。国内外关于高血压危险因素聚集与患病关系的研究结果显示，随着聚集数目的增加，患病风险增加。上海市一项研究显示[52]，随着高血压危险因素（超重与向心性肥胖、家族遗传史、不适量饮酒、吸烟、血脂异常和高血糖）聚集数目的增加，高血压的患病风险 OR（按年龄调整）增大，具体内容见表 3-3-3。因此，对于高血压的防治并不是单一因素的防治，更需要多种危险因素的联合防治，因地制宜，以达到事半功倍的效果。

表 3-3-3 危险因素聚集数目与高血压患病的关联

| 危险因素聚集数目 | 男性 | | | 女性 | | |
|---|---|---|---|---|---|---|
| | 患病率（%） | OR（95% CI） | P | 患病率（%） | OR（95% CI） | P |
| 0 | 9.2（35/380） | 1.000 | — | 10.7（128/1196） | 1.000 | — |
| 1 | 24.8（294/1185） | 3.157（2.152~4.630） | <0.001 | 26.9（784/2915） | 2.917（2.374~3.585） | <0.001 |
| 2 | 39.2（707/1804） | 6.428（4.435~9.319） | <0.001 | 47.4（1375/2900） | 6.499（5.307~7.959） | <0.001 |
| 3 | 52.5（922/1755） | 11.797（8.135~17.105） | <0.001 | 69.9（1029/1473） | 15.717（12.609~19.591） | <0.001 |
| 4 | 63.4（581/916） | 19.723（13.414~29.000） | <0.001 | 83.1（222/267） | 31.719（21.744~46.270） | <0.001 |
| ≥5 | 73.3（269/367） | 33.051（21.449~50.930） | <0.001 | — | — | — |

### （二）高血压预测模型

中国台湾地区人群新发高血压预测模型研究[53]对 2506 名基线无高血压对象随访 6.15 年后，1029 名对象新发高血压。在临床模型中，纳入性别（2分）、年龄（8分）、BMI（10分）、收缩压（19分）和舒张压（7分）；在生化模型中，除了临床模型中的指标，还纳入白细胞计数（3分）、空腹血糖（1分）和尿酸（3分）。结果认为，临床模型表现出更好的预测能力，因此推荐在大规模筛查高血压风险时应用。基于积分的临床模型是识别中国高血压高危人群的第一步。见表 3-3-4。

表 3-3-4　临床模型简单积分系统及基于研究人群的
高血压风险预测

| 危险因素 | 类别 | 分数 |
| --- | --- | --- |
| 性别 | 男性 | 2 |
| | 女性 | 0 |
| 年龄（岁） | 35～39 | 0 |
| | 40～44 | 1 |
| | 45～49 | 2 |
| | 50～54 | 3 |
| | 55～59 | 4 |
| | 60～64 | 5 |
| | 65～69 | 6 |
| | 70～74 | 7 |
| | ≥75 | 8 |
| BMI（kg/m²） | <18 | 0 |
| | 18～19.9 | 2 |
| | 20～21.9 | 3 |
| | 22～23.9 | 5 |
| | 24～25.9 | 6 |
| | 26～27.9 | 8 |
| | ≥28 | 10 |
| 收缩压（mmHg） | <105 | 0 |
| | 105～109 | 3 |
| | 110～114 | 5 |
| | 115～119 | 10 |
| | 120～124 | 11 |
| | 125～129 | 14 |
| | 130～134 | 16 |
| | 135～139 | 19 |
| 舒张压（mmHg） | <65 | 0 |
| | 65～69 | 2 |
| | 70～74 | 3 |
| | 75～79 | 4 |
| | 80～84 | 5 |
| | 85～89 | 7 |

| 总分 | 1 年风险（%） | 4 年风险（%） | 5 年风险（%） | 10 年风险（%） |
| --- | --- | --- | --- | --- |
| 0 | 0.3 | 3.0 | 4.4 | 13.4 |
| 1 | 0.3 | 3.3 | 4.8 | 14.6 |
| 2 | 0.4 | 3.6 | 5.2 | 15.9 |
| 3 | 0.4 | 3.9 | 6.6 | 17.2 |
| 4 | 0.4 | 4.3 | 6.8 | 18.7 |
| 5 | 0.5 | 3.7 | 7.4 | 20.3 |
| … | … | … | … | … |

续表

| 总分 | 1 年风险（%） | 4 年风险（%） | 5 年风险（%） | 10 年风险（%） |
| --- | --- | --- | --- | --- |
| 43 | 13.4 | 77.6 | 88.7 | 99.9 |
| 44 | 14.5 | 80.5 | 90.8 | 100 |
| 45 | 15.7 | 83.3 | 92.6 | 100 |
| 46 | 17.2 | 85.9 | 94.3 | 100 |

Framingham 心脏研究队列基于对 1717 名无糖尿病和高血压的高加索人随访 3.8 年的数据提出了高血压预测模型[54]。该模型中包括了性别、年龄、BMI、收缩压、舒张压、高血压家族史及年龄和舒张压的交互作用。上述中国人高血压临床预测模型与 Framingham 模型近似，但在中国临床模型中年龄和舒张压的交互作用无显著统计学意义。

## 二、生 理 指 数

### （一）肥胖指数

**1. BMI、WC 和腰臀比**　国内外诸多研究显示，BMI、WC 和腰臀比（waist hip ratio，WHR）是预测心血管疾病（包括高血压、高血脂和糖尿病）的重要指标，但三者预测心血管疾病的能力强弱存在争议[55-57]。目前认为 BMI、WC 和 WHR 存在一定的交互作用，BMI 是高血压最佳的预测因子[58, 59]，WC 在非腹型肥胖人群中对高血压具有较好的预测作用[60]。

一项研究[58]利用我国 1995～1997 年糖尿病流行病学调查资料，探讨 BMI、WC 和 WHR 对高血压预测的实用价值。以高血压为结果变量，BMI、WC 和 WHR 为分析变量，在调整了年龄、性别、文化程度、职业性体力活动、休闲性体力活动和家族史的影响后显示：BMI、WC、WHR 是患高血压的预测因子，提示肥胖指标的重要性和高血压预测能力顺序为 BMI ＞ WC ＞ WHR，见表 3-3-5。

**2. 内脏脂肪指数和身体脂肪百分比**　除上述基本肥胖指标外，内脏脂肪指数（VIF）和身体脂肪百分比（PBF）也是高血压重要的预测因子之一。2009～2010 年，在我国 12 个地区 11 529 人进行的一项心血管病危险因素横断面研究中[33]，将 VIF 和

PBF 两指标分别放入调整混杂因素模型中，结果显示，随着 VIF、PBF 的增加，高血压、高血压前期的患病风险均增加。将 VIF 和 PBF 同时放入上述调整模型中后，只有 VIF 与高血压、高血压前期患病风险呈正相关。另外，高血压、高血压前期的患病风险随着 VIF/PBF 比值的增加而增加。详见表 3-3-6。

表 3-3-5　BMI、WC、WHR 在 Logistic 回归多因素分析中的结果

| 变量 | $\beta$ | S.E. | Wald | OR | $P$ |
|------|---------|------|------|-----|-----|
| BMI | 0.7265 | 0.1722 | 431.07 | 2.07 | 0.0001 |
| WC | 0.4871 | 0.1096 | 149.23 | 1.63 | 0.0001 |
| WHR | 0.3002 | 0.0820 | 76.48 | 1.35 | 0.0001 |

注：赋值标准中 BMI<25kg/m$^2$ 和≥25kg/m$^2$ 分别为 1、2；男性 WC<90cm 和≥90cm，女性 WC<80cm 和≥80cm 分别为 1、2 和 1、2；男性 WHR<0.9 和≥0.9，女性 WHR<0.8 和≥0.8 分别为 1、2 和 1、2。

表 3-3-6　不同模型下高血压/高血压前期与 PBF 和（或）VFI 的 OR 值

| 模型 | 预测指标 | 男性 | | 女性 | |
|------|----------|------|------|------|------|
| | | OR（95% CI） | $P$ | OR（95% CI） | $P$ |
| 模型 1 | PBF | 4.47（3.42，5.83） | <0.0001 | 7.81（5.50，11.08） | <0.0001 |
| 模型 2 | VIF | 3.80（3.28，4.40） | <0.0001 | 3.13（2.77，3.53） | <0.0001 |
| 模型 3 | PBF | 0.78（0.55，1.11） | 0.1631 | 0.41（0.25，0.69） | 0.0007 |
| | VIF | 4.15（3.42，5.03） | <0.0001 | 3.89（3.26，4.64） | <0.0001 |
| 模型 4 | VIF/PBF | 4.51（3.76，5.42） | <0.0001 | 3.73（3.24，4.30） | <0.0001 |

注：所有模型均调整了年龄、吸烟、酒精摄入、受教育程度、地理位置（北方或南方）、糖尿病和家族史等混杂因素。

### （二）血脂

一项对 1482 名成年人随访 7 年的前瞻性研究显示[61]，三酰甘油（TG）每增加 1 个标准差[110mg/dl（1.24mmol/L）]，调整年龄后高血压发生相对风险增加 42%，差异有统计学意义；HDL-C 水平每增加 1 个标准差[11mg/dl（0.28mmol/L）]，调整年龄后高血压发生相对风险降低 18%，但降低不显著。

另一研究[62]对 16 130 名过去无高胆固醇、无高血压的女性平均随访 10.8 年结果显示，研究对象高血压累计发病率为 28.5%（4593/16 130），以基线总胆固醇（TC）水平最低组为参考，从最低五分位数到最高五分位数，发生高血压的相对危险度（RR）依次为 1.00、0.96、1.02、1.09 和 1.12，呈上升趋势（$P=0.002$）；对低密度脂蛋白胆固醇（LDL-C），RR 依次为 1.00、0.97、1.00、1.02 和 1.11，趋势无统计学意义（$P=0.053$）；对高密度脂蛋白胆固醇（HDL-C），RR 依次为 1.00、0.93、0.87、0.87 和 0.81，呈下降趋势，且趋势有统计学意义（$P<0.001$）；对非高密度脂蛋白胆固醇（non-HDL-C），RR 依次为 1.00、1.06、1.11、1.12 和 1.25，趋势有统计学意义（$P<0.001$）。伴有高脂血症的女性的高血压患病风险是血脂正常女性的 1.34 倍。

San Antonio 心脏研究[63]结果显示，较高基线 TG 水平可显著增加高血压发生风险，相反，低基线 HDL-C 水平，高血压发生风险显著增加；然而，研究并未发现基线 TC 和 LDL-C 水平较高与高血压发生风险增加之间有显著联系。大量流行病学研究显示高血压与血脂水平存在关联，且高血压和血脂异常是心血管疾病的两个重要危险因素。流行病学研究证实，高血压合并血脂异常时，其心血管疾病发病风险进一步增加。

### （三）高尿酸血症

尿酸（uric acid，UA）是嘌呤的代谢产物，当体内 UA 生成增多和（或）排泄减少时，血中 UA 含量增高，形成高尿酸血症（hyperuricemia，HUA）。原发性高血压患者血尿酸水平常常高于血压正常者，有报道 20% 左右高血压患者伴有高尿酸血症[62]。近年来，多项临床和流行病学研究认为，血尿酸水平升高是高血压的一个独立危险因素[63-65]。

日本学者[66]于 2000～2010 年对 26 442 名 18～62 岁男性、非高血压患者（或其他心血管疾病）进行了一项关于血清尿酸水平与高血压患病风险的前瞻性研究。基线时将研究对象按照血清尿酸水平分为三组（0.1～5.3mg/dl、5.4～6.2mg/dl 和 6.3～

11.6mg/dl），平均随访 7.2 年，研究结果显示，三组男性高血压累计发病率依次增加，分别为 37.4%、41.0%和50.8%，Log-Rank 检验 $P<0.0001$。调整混杂因素（TC、TG、肌酐、蛋白尿、空腹血糖、吸烟和饮酒）后，高尿酸组（6.3～11.6 mg/dl）高血压发生风险是第一组的 1.15 倍（95% CI：1.10～1.21）；对于 40 岁以上的研究对象，高尿酸组发生高血压的风险更大，为 1.48 倍（95% CI：1.38～1.59）。

（四）高敏 C 反应蛋白

C 反应蛋白（CRP）是一种由肝脏产生、受血浆白细胞介素 6（IL-6）水平调控的炎症相关蛋白。研究证实 CRP 可用于预测心血管事件的发生及预后。对 2006～2007 年河北唐山开滦（集团）有限责任公司33 913名高血压前期员工进行的前瞻性研究[67]发现，基线血清高敏 C 反应蛋白（high sensitivity C-reactive protein，hsCRP）每增加 1 个单位，第二次体检时收缩压增加 0.39mmHg。按基线 hsCRP 四分位数分组，单因素 Logistic 回归分析显示，最高四分位数组发生高血压的风险是最低四分位数组的 1.39（95% CI：1.29～1.50）倍；多因素 Logistic 回归分析校正基线年龄、性别、TG、TC、LDL-D、空腹血糖、收缩压、舒张压、WC 后，hsCRP 是由高血压前期进展至高血压的独立危险因素，最高四分位数组发生高血压的风险是最低四分位数组的 1.10 倍（95% CI：1.02～1.19；$P<0.05$）。hsCRP 是高血压前期进展至高血压的独立危险因素，对高血压前期进展至高血压具有一定的预测价值。研究还发现，hsCRP 水平对第二次体检时收缩压的升高有统计学意义，而对舒张压的升高无统计学意义。CRP 水平与动脉粥样硬化程度有一定的关系，动脉粥样硬化程度越重，CRP 水平越高，而动脉硬化程度增加是收缩压升高的重要原因之一。

此外，国外也有相关研究[68]证实了基线 hsCRP 水平增加是高血压前期人群进展至高血压的独立危险因素。

（王增武）

# 参 考 文 献

[1] 李立明. 中国居民营养与健康状况调查报告之四：2002 高血压. 北京：人民卫生出版社，2002：150-171.

[2] 张煜，张维，王姣锋，等. 上海市长宁区社区人群原发性高血压患病现况及危险因素的调查. 老年医学与保健，2012，18（1）：19-22.

[3] Liu Z. Dietary sodium and the incidence of hypertension in the Chinese population：a review of nationwide surveys. Am J hypertens，2009，22（9）：929-933.

[4] Wang JG，Li Y. Characteristics of hypertension in Chinese and their relevance for the choice of antihypertensive drugs. Diabetes Metab Res Rev，2012，28（s2）：67-72.

[5] Chen J. Epidemiology of hypertension and chronic kidney disease in China. Curr Opin Nephrolo Hypertens，2010，19（3）：278-282.

[6] 中华医学会心血管病分会高血压学组. 限盐管理控制高血压中国专家指导意见. 中华高血压杂志，2015，23（11）：1028-1034.

[7] 国家卫生计生委疾病预防控制局. 中国居民营养与慢性病状况报告（2015 年）. 北京：人民卫生出版社，2016：33-50.

[8] Yongqing Z，Ming W，Jian S，et al. Prevalence，awareness，treatment and control of hypertension and sodium intake in Jiangsu Province，China：a baseline study in 2014. BMC Public Health，2016，16：56.

[9] Elliott P，Stamler J，Nichols R，et al. Intersalt revisited：further analyses of 24 hour sodium excretion and blood pressure within and across populations. Intersalt Cooperative Research Group. BMJ，1996，312（7041）：1249-1253.

[10] Anderson CA，Appel LJ，Okuda N，et al. Dietary sources of sodium in China，Japan，the United Kingdom，and the United States，women and men aged 40 to 59 years：the INTERMAP study. J Am Diet Assoc，2010，110（5）：736-745.

[11] Group ICR. Intersalt：an international study of electrolyte excretion and blood pressure. Results for 24 hour urinary sodium and potassium excretion. BMJ，1988，297（6644）：319-328.

[12] Sacks FM，Svetkey LP，Vollmer WM，et al. Effects on blood pressure of reduced dietary sodium and the Dietary Approaches to Stop Hypertension（DASH）diet. N Engl J Med，2001，344（1）：3-10.

[13] WHO Guidelines Approved by the Guidelines Review Committee. Guideline：Sodium Intake for Adults and Children. Geneva：World Health Organization，2012.

[14] Eckel RH，Jakicic JM，Ard JD，et al. 2013 AHA/ACC guideline on lifestyle management to reduce cardiovascular risk：a report of the American College of Cardiology/American Heart Association Task Force on Practice Guidelines. Journal of the American Coll-ege of Cardiology，2014，63（25）：2960-2984.

[15] Cook NR，Cutler JA，Obarzanek E，et al. Long term effects of dietary sodium reduction on cardiovascular disease outcomes：observational follow-up of the trials of hypertension prevention（TOHP）. BMJ，2007，334（7599）：885-888.

[16] Stockwell T，Chikritzhs T，Holder H，et al. International guide for monitoring alcohol consumption and related harm. Geneva：WHO，2000.

[17] Peng M，Wu S，Jiang X，et al. Long-term alcohol consumption is an independent risk factor of hypertension development in northern China：evidence from Kailuan study. J Hypertens，2013，31（12）：2342-2347.

[18] Xin X，He J，Frontini MG，et al. Effects of alcohol reduction on blood pressure：a meta-analysis of randomized controlled trials. Hypertension，2001，38（5）：1112-1117.

[19] Sesso HD，Cook NR，Buring JE，et al. Alcohol consumption and the risk of hypertension in women and men. Hypertension，2008，51（4）：1080-1087.

[20] Holmes MV，Dale CE，Zuccolo L，et al. Association between alcohol and cardiovascular disease Mendelian randomisation analysis based on individual participant data. BMJ，2014，349：g4164.

[21] Hao G，Wang Z，Zhang L，et al. Relationship between alcohol consumption and serum lipid profiles among middle-aged population in China：a multiple-center cardiovascular epidemiological study. Angiology，2015，66（8）：753-758.

[22] O'Donnell MJ，Chin SL，Rangarajan S，et al. Global and regional effects of potentially modifiable risk factors associated with acute stroke in 32 countries（INTERSTROKE）：a case-control study. Lancet，2016，388（10046）：761-775.

[23] 陈勇，吕筠，李立明，等. 中国九省居民膳食、体力活动与血压水平关系的纵向分析研究. 中华流行病学杂志，2010，31（5）：500-505.

[24] Conceição LS，Neto MG，do Amaral MA，et al. Effect of dance therapy on blood pressure and exercise capacity of individuals with hypertension：a systematic review and meta-analysis. Int J Cardiol，2016，220：553-557.

[25] Armstrong ME，Green J，Reeves GK，et al. Frequent physical activity may not reduce vascular disease risk as much as moderate activity：large prospective study of women in the United Kingdom. Circulation，2015，131（8）：721-729.

[26] Blumenthal JA，Sherwood A，Gullette EC，et al. Exercise and weight loss reduce blood pressure in men and women with mild hypertension：effects on cardiovascular，metabolic，and hemodynamic functioning. Arch Intern Med，2000，160（13）：1947-1958.

[27] 冯宝玉，陈纪春，李莹，等. 中国成年人超重和肥胖与高血压发病关系的随访研究. 中华流行病学杂志，2015，37（5）：606-611.

[28] 赵楚敏，王希柱，宋巧凤，等. 18～30岁人群体质量指数与高血压发病的关系. 中华高血压杂志，2015，23（4）：343-348.

[29] Neter JE，Stam BE，Kok FJ，et al. Influence of weight reduction on bloodpressure：a meta-analysis of randomized controlled trials. Hypertension，2003，42（5）：878-884.

[30] TToHPCR Group. Effects of weight loss and sodium reduction intervention on blood pressure and hypertension incidence in overweight people with high-normal blood pressure. Arch Intern Med，1997，157（6）：657-667.

[31] He J，Whelton PK，Appel LJ，et al. Long-term effects of weight loss and dietary sodium reduction on incidence of hypertension. Hypertension，2000，35（2）：544-549.

[32] Fox CS，Massaro JM，Hoffmann U，et al. Abdominal visceral and subcutaneous adipose tissue compartments：association with metabolic risk factors in the Framingham Heart Study. Circulation，2007，116（1）：39-48.

[33] Wang Z，Zeng X，Chen Z，et al. Association of visceral and total body fat with hypertension and prehypertension in a middle-aged Chinese population. J Hypertens，2015，33（8）：1555-1562.

[34] Landsbergis PA，Dobson M，Koutsouras G，et al. Job strain and ambulatory blood pressure：a meta-analysis and systematic review. Am J Public Health，2013，103（3）：e61-e71.

[35] Guimont C，Brisson C，Dagenais GR，et al. Effects of job strain on blood pressure：a prospective study of male and female white-collar workers. Am J Public Health，2006，96（8）：1436-1443.

[36] Yan J，Pan Y，Cai W，et al. Association between anxiety and hypertension：a systematic review and meta-analysis of epidemiological studies. Neuropsychiatr Dis Treat，2015，11：1121-1130.

[37] 王登芹. 焦虑抑郁状态对老年高血压患者动态血压影响的研究. 中华老年心脑血管病杂志，2014，16（7）：723-725.

[38] Shang Y，Sun Z，Cao J，et al. Systematic review of Chinese studies of short-term exposure to air pollution and daily mortality. Environ Int，2013，54：100-111.

[39] Dong GH，Qian ZM，Xaverius PK，et al. Association between long-term air pollution and increased blood pressure and hypertension in China. Hypertension，2013，61（3）：578-584.

[40] Brook RD，Rajagopalan S，Pope CR，et al. Particulate matter air pollution and cardiovascular disease：an update to the scientific statement from the American Heart Association. Circulation，2010，121（21）：2331-2378.

[41] Du Y，Xu X，Chu M，et al. Air particulate matter and cardiovascular disease：the epidemiological，biomedical and clinical evidence. J Thorac Dis，2016，8（1）：E8-E19.

[42] 邹川南，张新金，陈苗，等. 昆明四区高血压患者子代亲属流行病学调查. 中国临床医师杂志，2012，6（4）：1011-1013.

[43] Ferrier KE，Muhlmann MH，Baguet JP，et al. Intensive cholesterol reduction lowers blood pressure and large artery stiffness in isolated systolic hypertension. Am Coll Cardiol，2002，39：1020-1025.

[44] 王增武，董莹，亢玉婷. 2016版加拿大高血压教育计划高血压指南介绍. 中国医学前沿杂志（电子版），2016，8（5）：29-36.

[45] 中国高血压防治指南修订委员会. 中国高血压防治指南2010. 中华心血管病杂志，2011，39（7）：579-616.

[46] Mancia G，Fagard R，Narkiewicz K，et al. 2013 ESH/ESC Guidelines for the management of arterial hypertension：the Task Force for the management of arterial hypertension of the European Society of Hypertension（ESH）and of the European Society of Cardiology（ESC）. J Hypertens，2013，31（7）：1281-1357.

[47] Leung AA，Nerenberg K，Daskalopoulou SS，et al. Hypertension Canada's 2016 Canadian hypertension education program guidelines for blood pressure measurement，diagnosis，assessment of risk，prevention，and treatment of hypertension. Can J Cardiol，2016，32（5）：569-588.

[48] Kelley GA，Kelley KS. Progressive resistance exercise and resting blood pressure：a meta-analysis of randomized controlled trials. Hypertension，2000，35（3）：838-843.

[49] Whelton SP，Chin A，Xin X，et al. Effect of aerobic exercise on blood pressure：a meta-analysis of randomized，controlled trials. Ann Intern Med，2002，136（7）：493-503.

[50] Jensen MD，Ryan DH，Apovian CM，et al. 2013 AHA/ACC/TOS guideline for the management of overweight and obesity in adults：a report of the American College of Cardiology/American Heart Association Task Force on Practice Guidelines and The Obesity Society. Journal of the American College of Cardiology，2014，63（25）：2985-3023.

[51] 中华人民共和国卫生部疾病控制司.中国成人超重和肥胖症预防控制指南. 北京：人民卫生出版社，2006.

[52] 王耕，李立明，胡永华，等. 上海市社区人群高血压危险因素聚集与患病关系的研究. 中华流行病学杂志，2013，34（4）：307-310.

[53] Chien KL，Hsu HC，Su TC，et al. Prediction models for the risk of new-onset hypertension in ethnic Chinese in Taiwan. J Hum Hypertens，2011，25（5）：294-303.

[54] Parikh NI，Pencina MJ，Wang TJ，et al. A risk score for predicting near-term incidence of hypertension：the Framingham Heart Study. Ann Intern Med，2008，148（2）：102-110.

[55] Hsieh SD，Yoshinaga H. Abdominal fat distribution and coronary heart disease risk factors in men-waist/height ratio as a simple and useful predictor. Int J Obes Relat Metab Disord，1995，19（8）：585-589.

[56] Spiegelman D，Israel RG，Bouchard C，et al. Absolute fat mass，percent body fat，and body-fat distribution：which is the real determinant of blood pressure and serum glucose. Am J Clin Nutr，1992，55（6）：1033-1044.

[57] Mykkänen L，Laakso M，Pyörälä K. Association of obesity and distribution of obesity with glucose tolerance and cardiovascular risk factors in the elderly. Int J Obes Relat Metab Disord，1992，16（9）：695-704.

[58] 王文绢，王克安，李天麟，等. 体重指数、腰围和腰臀比预测高血压、高血糖的实用价值及其建议值探讨. 中华流行病学杂志，2002，23（1）：16-19.

[59] Gröber-Grätz D，Widhalm K，de Zwaan M，et al. Body mass index or waist circumference：which is the better predictor for hypertension and dyslipidemia in overweight/obese children and adolescents? Association of cardiovascular risk related to body mass index or waist circumference. Horm Res Paediatr，2013，80（3）：170-178.

[60] Mohebi R，Mohebi A，Sheikholeslami F，et al. Wrist circumference as a novel predictor of hypertension and cardiovascular disease：results of a decade follow up in a West Asian cohort. J Am Soc Hypertens，2014，8（11）：800-807.

[61] Hunt SC，Stephenson SH，Hopkins PN，et al. Predictors of an increased risk of future hypertension in Utah：a screening analysis. Hypertension，1991，17（6 Pt 2）：969-976.

[62] Sesso HD，Buring JE，Chown MJ，et al. A prospective study of plasma lipid levels and hypertension in women. Arch Intern Med，2005，165（20）：2420-2427.

[63] Haffner SM，Ferrannini E，Hazuda HP，et al. Clustering of cardiovascular risk factors in confirmed prehypertensive individuals. Hypertension，1992，20（1）：38-45.

[64] 梁秋玲. 高尿酸血症与高血压关系的研究进展. 广东医学，2009，30（6）：998-1000.

[65] Masuo K，Kawaguchi H，Mikami H，et al. Serum uric acid and plasma norepinephrine concentrations predict subsequent weight gain and blood pressure elevation. Hypertension，2003，42（4）：474-480.

[66] Sundström J，Sullivan L，D'Agostino RB，et al. Relations of serum uric acid to longitudinal blood pressure tracking and hypertension incidence. Hypertension，2005，45（1）：28-33.

[67] 吴寿岭，王娜，赵海燕，等. 高敏 C 反应蛋白对高血压前期人群进展至高血压的预测价值. 中华高血压杂志，2010，18（4）：390-394.

[68] Pitsavos C，Chrysohoou C，Panagiotakos DB，et al. Abdominal obesity and inflammation predicts hypertension among prehypertensive men and women：the ATTICA study. Heart and Vessels，2008，23（2）：96-103.

# 第四章

# 交感神经功能紊乱与高血压

高血压发病机制十分复杂。目前国内外研究证实，交感神经功能紊乱在高血压发病机制中占有重要位置，并认为交感神经功能障碍可引起血管内皮功能和结构改变，RAAS 活性增强，一氧化氮（NO）系统功能改变，可导致心血管系统一系列的病理生理的改变。现将近年来有关交感神经功能紊乱与高血压有关的问题做一概述。

## 第一节 交感神经活动在血压调节中的作用和意义

血压是血管阻力和心排血量的功能体现，主要受自主神经系统调控。因此，要明确血压的神经调节机制，首先要清楚心脏和血管的神经支配。

### 一、心脏和血管的交感神经支配

#### （一）心脏的交感神经支配

心脏受左右两侧心交感神经的紧张性调节，心交感神经兴奋可以通过增加每搏输出量和心率从而增加心排血量，升高血压。支配心脏的交感神经的胞体位于脊髓上胸段（$T_{1\sim8}$）的中间外侧柱，节前纤维的轴突末梢释放乙酰胆碱，作用于节后神经元膜上的 $N_1$ 型胆碱能受体。节后神经元胞体主要位于星状神经节和颈交感神经节，其节后纤维沿着附近大血管的外膜表面到达心底部，支配心脏的各个部分，通过末梢释放去甲肾上腺素作用于心肌细胞膜的 $\beta_1$ 受体，激活 G 蛋白-腺苷酸环化酶-环腺苷酸（cAMP）-蛋白激酶 A（PKA）途径，磷酸化胞内的功能蛋白，产生增强心脏活动的效应，如心率加快、传导加速和心肌收缩力增强，即所谓的正性变时作用、正性变传导作用和正性变力作用。当然由

于两侧交感神经在心脏分布的不对称性，其相应的效应也有所区别，如右侧交感神经对心率的影响较大，而左侧交感神经则对心室肌收缩力影响较明显。心交感神经对心脏的兴奋作用可以被 β 受体阻滞剂普萘洛尔或 $\beta_1$ 受体阻滞剂阿提洛尔所阻断。

#### （二）血管的交感神经支配

血管平滑肌受自主神经支配，因此体内含有平滑肌的血管的舒缩活动受自主神经调节。与心脏的双重支配不同，各类血管主要受单一的交感神经支配，副交感神经系统对血管的舒缩作用仅存在于少数器官。在对血管活动的支配上，交感神经节后纤维根据其释放的递质是去甲肾上腺素还是乙酰胆碱可以分为缩血管神经和舒血管神经，其中交感缩血管神经在对血压的维持方面起着重要的作用。交感缩血管神经的支配密度在循环系统的不同部位差异悬殊，主要分布在皮肤、骨骼肌和内脏的小动脉和微动脉，而在冠状动脉和脑血管中分布最少。静息状态下，交感缩血管神经纤维持续地发放低频冲动，维持着大多数血管的基础紧张性，称为交感缩血管紧张，从而使得血管维持一定程度的收缩状态。交感神经中枢发放的传出冲动增加时，其所支配的阻力血管发生收缩的改变，外周阻力增加，血压升高。当紧张性冲动的发放频率低于基础水平，会引起所支配的血管发生相对的舒张。因此，各个血管床的阻力和容量的变化主要是通过调节交感缩血管神经纤维的冲动发放频率来实现的。

### 二、血压调节的神经中枢

自主神经通过调节心率的快慢、心肌收缩力的强弱和血管的舒缩状态从而影响血压水平，因此只

要能够影响自主神经传出纤维的末梢发放冲动的状态即可影响血压。自主神经的功能状态受中枢从脊髓到大脑皮质各个水平的综合调节，其中延髓是调节自主神经功能的最基本的中枢部位。

（一）脊髓

支配心脏和血管的交感节前神经元主要位于脊髓胸腰段的中间外侧柱，而支配血管的副交感神经节前神经元主要位于脊髓骶段。脊髓的心血管神经元仅起到传出最终公路的作用，虽然具有维持一定血管张力的作用，也可以进行一些原始的心血管反射，但是缺乏对血压精细调节的能力。

（二）延髓

延髓是调控心血管活动的基本中枢，其内所含的神经元包括交感缩血管神经元、心交感神经元和心迷走神经元，同时还具备接受多条传入途径的接替站——孤束核。

**1. 心血管交感中枢**　交感缩血管神经元和心交感神经元均起源于延髓腹外侧区，后者是由可引起交感兴奋的头端延髓腹外侧区（rostral ventrolateral medulla，RVLM）和引起交感抑制的尾端延髓腹外侧区（caudal ventrolateral medulla，CVLM）构成。RVLM 位于延髓网状结构腹外侧的 1/4，位于下橄榄核上部和面神经核下部之间。

RVLM 接受孤束核、CVLM、脑桥 Kolliker-Fuse 核、下丘脑室旁核（paraventricular nucleus，PVN）、下丘脑外侧、中脑导水管周围灰质、中央杏仁核和延髓中缝核等的纤维投射。RVLM 的传出主要是向脊髓交感节前神经元单突触投射，调节外周交感神经和心血管活动，电刺激 RVLM 内神经元可引起血压升高、心率加快等效应（图 3-4-1）。因此，RVLM 对许多心血管活动的信息进行汇总和整理，并最终传递至脊髓中间外侧柱，引起外周心血管活动的变化，是中枢维持心血管紧张性的关键区域[1]。

CVLM 含有具有压力敏感性的交感抑制性神经元，接受来自孤束核的传入刺激，同时发出纤维与 RVLM 交感兴奋性神经元发生抑制性突触联系，并且末梢释放的抑制性神经递质为 γ-氨基丁酸（GABA），因此 CVLM 向 RVLM 的投射在压力感受器反射中起重要作用。

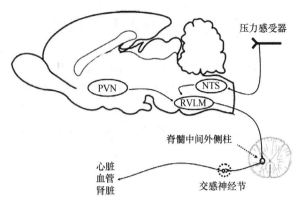

图 3-4-1　心血管交感神经调节核团

PVN. 室旁核；RVLM. 头端延髓腹外侧区；NTS. 孤束核

**2. 孤束核**（NTS）　位于延髓背侧，是包括压力感受器、化学感受器、心肺感受器等的传入神经的接替站，还可接受来自下丘脑、小脑和脑干其他核团的纤维投射。同时，孤束核发出纤维投射到心血管交感中枢和心迷走中枢。RVLM 的传入信息很多来源于孤束核，并且 NTS 对同侧 RVLM 的投射都是抑制性投射。

（三）延髓以上对心血管功能进行调控的中枢部位

**1. 下丘脑**　下丘脑的不同区域对血压的调控效应有所区别。下丘脑前部和视前区在刺激时可通过诱发迷走神经活动亢进和交感神经抑制从而引起血压降低，在压力感受器反射中起重要作用。刺激下丘脑后部则可以激活交感神经系统，升高血压。室旁核的神经元与孤束核、心迷走中枢神经元之间存在双向投射，兴奋时可以激活交感神经系统和释放抗利尿激素[2]。

**2. 大脑**　大脑皮质的运动区兴奋时，可以引起所支配的骨骼肌血管的舒张效应，以满足机体活动的需要。大脑皮质可以对来自各个中枢的心血管的传入信息进行整合，尤其在学习、记忆、情绪反应等高级功能的影响下对外周的心血管活动产生影响，因此大脑皮质是环境应激引发心血管疾病的最重要的部位。

**3. 小脑**　小脑内参与循环控制的部位主要位于蚓部皮质和深层的顶核，刺激前者可引起肾血管的收缩，而刺激后者则可引起外周交感活动的增加，血压升高。

# 三、参与血压调节的反射

血压的稳定对于机体内环境的稳态具有重要意义。但当内外环境改变引起血压变化时，机体的内外感受器将这些变化转变为其发放冲动的频率的变化，通过不同的途径不断调节相关的中枢心血管神经元的活动，从而反射地引发多种心血管效应，从而维持血压的相对恒定，以适应机体所处的状态或环境的变化。

## （一）动脉压力感受器反射

动脉压力感受器反射主要是由位于颈动脉窦和主动脉弓处血管壁上感受机械牵张刺激的压力感受器所介导的对血压的快速波动起调节作用的神经反射。颈动脉窦压力感受器位于颈内动脉起始部，对窦壁变形十分敏感，当窦内压升高时，窦壁受牵张而变形，即可兴奋感受末梢，使其发放冲动增加。动物实验中，通过将颈动脉窦与体循环隔离，但保持该区域传入神经完好，从而研究全身血压与窦内压之间的关系。主动脉弓压力感受器位于主动脉弓和锁骨下动脉及头臂干根部，但由于其血管壁较厚，不易因压力产生形变，因此与颈动脉窦压力感受器相比其敏感度略低。

颈动脉窦压力感受器的传入神经为窦神经，随舌咽神经进入延髓；主动脉弓压力感受器的传入神经为主动脉神经，走行于迷走神经干内，进入延髓后与孤束核及其附近神经元产生联系。由于刺激这两对神经可以产生降低血压的效应，因此将其称为缓冲神经或减压神经。

压力感受性反射的基本中枢位于延髓，但是其完整功能的实现需要下丘脑到延髓的相关结构共同完成。压力感受性反射的传入冲动首先到达孤束核，换元后一方面可以到达延髓尾端腹外侧区，通过 γ-氨基丁酸抑制交感中枢延髓头端腹外侧区的功能状态，同时还可发出纤维到达迷走中枢并增强其活动状态。

压力感受器反射对血压的调节具有双向性，可以缓冲血压的急剧变化，但对血压的缓慢变化的敏感度不高。同时由于交感神经和迷走神经对心脏和血管支配的差异，激活压力感受器反射对减缓心率和内脏阻力血管的舒张效应比较明显。

## （二）外周化学感受器反射

外周化学感受器主要位于颈总动脉分叉处及主动脉弓附近，对血液化学成分敏感，缺氧和缺血可以激活化学感受器，不仅可以反射性地兴奋呼吸运动，同时还可兴奋心血管中枢，引起血压升高。但由于化学感受器的激活可同时兴奋交感中枢和迷走中枢，因此该反射对血压的影响程度主要取决于心排血量反射性的降低程度和外周阻力反射性的增高程度的对比情况。外周化学感受器反射的生理意义主要在于通过引起全身血量的重分配，保证重要器官的血供，具有重要的保护意义。

## （三）心肺机械感受器反射

心肺机械感受器通过感受由心房内血容量增多或中心静脉压升高所致心房壁牵张刺激进而调节循环系统的血容量。当血容量增高时，通过该反射可以引起心率减慢、血压降低和利尿的生物学效应。心肺机械感受器冲动随迷走神经进入中枢后，可以降低交感中枢的紧张性活动，增强迷走中枢的紧张性活动，同时还可以通过神经-内分泌的机制引起抗利尿激素和醛固酮的分泌减少、心房钠尿肽的释放增多等体液机制降低血容量，最终达到保持血压相对恒定的保护作用。

# 第二节 自主神经系统在高血压发生中的作用

## 一、自主神经功能异常与高血压的关系

本章第一节中已经详细阐述了交感神经活动在血压调节中的机制，自主神经系统在血压神经调节中起关键作用。高血压作为一种由遗传与环境相互作用的疾病，同时也是一种神经系统与体液因素共同参与的病理状态。自主神经系统功能异常，与高血压的发生关系密切，其中交感神经活动增强在原发性高血压的发生发展中起关键作用。高血压在药物治疗方面取得了很多的进步，相比于比较传统的抗高血压药物利尿剂和 β 受体阻滞剂，较新的降压药物，如血管紧张素受体阻断剂、血管紧张素转化酶抑制剂、钙通道阻滞剂，在临床上广泛运用使得高血压患者升高的血压能够得到有效的控制。然而，

高血压及其并发症如脑卒中、心力衰竭等发病率仍然居高不下，严重威胁着人类健康。血压升高和交感神经活动亢进是高血压的主要特征，研究表明高血压及其并发症的发生发展与交感神经活动亢进关系密切[3]。

在大部分高血压患者中肾脏和心脏的去甲肾上腺素释放是增加的，在高血压患者中交感神经活性的程度与受试者的年龄呈负相关，20～40岁年龄段交感神经活性最高，40～60岁年龄段中度增加，而60岁以上年龄段则不再上升。通过置入细钨电极的方法测量交感神经活性，在高血压受试者、临界高血压者及高血压父母血压正常的子女中均可以观察到骨骼肌交感神经活性的增加，表明交感神经活性与血压水平及高血压易感性相关[4]。

## 二、自主神经功能异常的病理生理

自主神经功能异常在心血管疾病中发挥着重要作用，增加的交感神经活性是很多心血管急性事件和心血管器官慢性器质性改变的主要原因[5, 6]。

### （一）交感神经活动亢进的急性病理生理效应

因心血管疾病发生猝死前，交感神经系统被激活，尽管无法区别交感神经系统激活是由特异性的心脏交感神经活动亢进导致，还是由交感神经激活促进肾上腺皮质肾上腺素的释放增加所致，但是在急性心肌梗死、短暂性脑缺血发作及脑卒中等心脑血管疾病中都存在"晨峰现象"，如急性心脏性猝死在7：00到9：00的发生率占全天的70%，主要是因为体位变成直立后，交感神经系统被激活。此外，交感神经活动亢进导致血管急剧收缩，对于有动脉粥样硬化患者，这样很容易导致易损斑块破裂，发生心血管急性事件[7]。从病理解剖的数据统计来看，1/3心脏性猝死是因为冠状动脉急性栓塞。

心室颤动/室性心动过速（ventricular fibrillation/ventricular tachycardia，VF/VT）通常伴有交感神经过度兴奋。心脏交感神经在缺血后几分钟内活性明显增强。也有研究发现对于VF/VT易感的动物，在恶性心律失常发生前，心脏交感神经活性明显增强[8]，提示交感神经活动的急性增加可作为VF/VT的重要预测指标。

### （二）交感神经活动亢进的慢性病理生理效应

存在潜在疾病的情况下，交感神经活动急性增加会发挥破坏性的效应。然而，交感神经活性长期增强就可以导致组织器官的结构改变，如左心室肥大、动脉重构等，降低交感神经活动亢进可以延缓这些心血管疾病靶器官结构改变的进程。

尽管长期以来交感神经的活性增强有助于心脏通过代偿机制应对异常的血流动力学改变被人们广泛接受，但是越来越多的研究结果对此提出挑战。持续的交感神经活动亢进可导致左心室肥大，一方面是由于刺激肾上腺素能受体产生，另一方面是儿茶酚胺对AngⅡ的促进作用所致。已有大量的实验证实长期运用小剂量去甲肾上腺素或异丙肾上腺素，作用于α肾上腺素受体或β肾上腺素受体，可促进实验动物的心肌肥厚[9]。此外，交感神经活动亢进也可以通过影响血流动力学，改变血压水平和血压变异率而促进左心室肥大的发展[10]。

除了对心脏的影响外，交感神经过度激活对血管的结构和功能也有重要的影响。已有研究证实儿茶酚胺可以不依赖于血压直接作用于动脉壁发挥促肥厚效应。在动物实验和人类研究中，将交感神经紧张性进行抑制后，发现动脉的膨胀效应更加明显，提示交感神经可以直接调节动脉的力学特性[11]。此外，交感神经活动亢进对血管的间接影响是交感神经激活可以导致心动过速，从而影响动脉血管，促进动脉管壁硬化[12]。在代谢层面，儿茶酚胺类物质对脂质代谢和胆固醇合成的不利影响，提示持续的交感神经活动亢进可能促进动脉粥样硬化的产生。

## 三、交感神经活动亢进的机制

血压升高和交感神经活动亢进是高血压的主要特征，血压和交感神经活动主要受交感中枢RVLM的调控。RVLM及所含的前交感神经元不仅接受其他心血管中枢（孤束核和室旁核等）的传入，同时发出纤维投射到脊髓中间外侧柱，与交感神经节前神经元发生单突触联系，从而控制外周血管、心脏和肾脏的功能。由此可见，RVLM在血压调控中起着至关重要的作用。其功能异常与高血压发生发展具有密切的关系[1]。高血压交感神经活动亢进主要是由 RVLM 前交感神经元交感输出增强所致，其中 RVLM 肾素-血管紧张素系统异常、氧化应激、神经递质异常及炎症是导致前交感神经元功能异常的一些重要机制。

### （一）肾素-血管紧张素系统异常

肾素-血管紧张素系统（RAS）是调节血压和钠/水内环境稳定的一个重要途径。RAS 异常是高血压病理生理改变的主要机制之一。除循环系统中存在 RAS 外，局部组织如心脏、血管、脑、肾脏中都发现了 RAS 成员，说明局部组织中存在着独立的 RAS，而且局部 RAS 中的各个成员通过自分泌、旁分泌或近分泌起效应，在器官结构的病理生理改变及组织生长、纤维化和炎性反应等功能中起重要作用。中枢神经系统也存在独立的 RAS，在血管紧张素转化酶（ACE）作用下，血管紧张素 Ⅰ（Ang Ⅰ）可转换成的血管紧张素 Ⅱ（Ang Ⅱ）作用于血管紧张素 1 型受体（$AT_1R$）。在 RVLM 内 ACE-Ang Ⅱ-$AT_1R$ 轴的异常增强是导致高血压交感输出亢进的重要机制[13]。

Ang Ⅱ 作为 RAS 的最主要血管活性成员之一，在高血压等心血管疾病的发生发展中发挥着重要作用。接近 25% 的高血压患者可以在血浆中检测到高水平的 Ang Ⅱ。在几十年前，在动物实验中就已经证实循环中 Ang Ⅱ 可以引起交感神经兴奋性增加，Ang Ⅱ 受体在前脑、脑干等参与交感神经调控的区域被发现有表达，特别是在孤束核、CVLM、RVLM，向这些区域微量注射 Ang Ⅱ 或其受体阻断剂可以调节交感神经活性[14]。而且这些区域参与动脉压力反射的调节，因此，血管紧张素可以通过调节压力反射来影响交感神经活性，同时在一些情况下，压力反射可以参与交感神经的长期调节[15]。Ang Ⅱ 作用于血压调节方面比较复杂，当血浆中 Ang Ⅱ 浓度较高时，可以导致血管的快速收缩和血压升高，接下来就会因动脉压力反射的作用出现交感神经活动抑制的效应。因此，Ang Ⅱ 的中枢直接效应和血管收缩介导的动脉压力反射激活产生的效应可以通过拮抗的方式相互影响，也可能通过不依赖于动脉压力反射途径对交感神经活性调节。有研究运用 fos 相关的抗原抗体反应来检测神经元活性情况的方法探究慢性升高的 Ang Ⅱ 作用的脑区[16]，发现急性运用 Ang Ⅱ 后，脑干极后区和杏仁核内的神经元可以短暂被激活，但是 Ang Ⅱ 持续作用 3d 以上，这些区域对 Ang Ⅱ 刺激就不再有反应。孤束核、CVLM 和臂旁外侧核的神经元在 Ang Ⅱ 作用的早期都可以产生明显的效应，但是在 Ang Ⅱ 作用 14d 后，它们对 Ang Ⅱ 几乎不再做出任何反应。而属于室周器官的终板和穹隆下器官对 Ang Ⅱ 的刺激可以明显激活，并持续 14d，之后激活程度慢慢降低，这与 Ang Ⅱ 致敏性及下调 $AT_1$ 受体一致，然而，接受下丘脑室旁核、视上核、弓状核神经传入的下丘脑下游核团可以被持续激活，这些证据表明长期 Ang Ⅱ 刺激可导致室周器官脱敏，而下丘脑区域的神经元更加敏感。

Ang Ⅱ 发挥生物学效应结合的受体分为 4 种亚型，分别为 $AT_1$、$AT_2$、$AT_3$ 和 $AT_4$，其中，Ang Ⅱ 表现出的不良心血管效应主要是通过与 $AT_1$ 受体结合来实现的[17]。$AT_1$ 受体在调节心血管功能的核团均有表达，高血压时在 RVLM 内表达水平尤其高[18]。同时，表达 $AT_1$ 受体的脑区同时高表达酪氨酸羟化酶，提示 RVLM 内给予 Ang Ⅱ 可能通过儿茶酚胺能系统介导升压效应[19]。在 RVLM 内投射到脊髓中间外侧柱的谷氨酸能神经元有 $AT_1$ 受体的表达，向 RVLM 内注射 Ang Ⅱ 可以增加脊髓中间外侧柱中天冬氨酸和谷氨酸的水平，这些证据表明 RVLM 内发出神经纤维投射至脊髓中间外侧柱的谷氨酸能血管运动神经元上 $AT_1$ 受体激活介导了 Ang Ⅱ 的升压效应[20]。另外，在 RVLM 内用腺病毒转染过表达 $AT_1$ 受体可以升高血压，并维持 3～4d。在麻醉的正常血压的大鼠或兔子，微量注射选择性 $AT_1$ 受体阻滞剂阻断 RVLM 内 $AT_1$ 受体对基础血压和交感神经活性没有影响，提示在正常血压的麻醉状态，内源性 Ang Ⅱ 并不参与 RVLM 前交感神经元的紧张性神经冲动的发放。而在高血压状态的动物，如自发性高血压鼠（SHR）、盐敏感性高血压大鼠，双侧微量注射 Ang Ⅱ 阻断 $AT_1$ 受体可以降低血压和交感神经活性[21]。

近年来发现了 RAS 的新成员，特别是血管紧张素转化酶 2（ACE2）、血管紧张素 1-7（Ang1-7）及 Mas 受体，组成的 ACE2-Ang1-7-Mas 轴发挥拮抗 ACE-Ang Ⅱ-$AT_1R$ 轴的生物学效应。在 ACE2 的作用下，可以将 Ang Ⅰ 或 Ang Ⅱ 转化成 Ang1-7，Ang1-7 作用于 Mas 受体可产生与 Ang Ⅱ 相反的生物学效应。ACE2 自 2000 年首次发现以来，一度成为医药学研究领域的热点[22]。ACE2 除了主要在调节心血管功能的核团有表达外，在中枢其他核团也有表达[23]。有研究已经证实，在 SHR 的 RVLM 中 ACE2 蛋白表达水平明显下降，而过表达 ACE2 可以降低血压[24]。ACE2 发挥作用主要是通过增加内源性的 Ang1-7，向 RVLM 微量注射 Ang1-7 可引起升压效应，这种效应可以被 Mas 受体选择性拮抗剂 A-779 所消除，而 AT$_1$ 受体或 AT$_2$ 受体拮抗剂对其没有影响[25, 26]。而在 PVN 中，微量注射 A-779 可以使肾交感神经活性显著降低，提示 Ang1-7 在 PVN 这个层面发挥作用来维持肾交感神经紧张性[27]。并且在孤束核中，Ang1-7 可以对动脉压力反射功能发挥紧张性调节效应[28]。

（二）氧化应激

氧自由基是机体内氧分子的不全代谢产物，在正常情况下，机体产生的氧自由基可以被内源性氧自由基清除系统所清除，体内氧自由基生成系统和清除系统处于平衡状态，维持氧自由基动态恒定，使氧自由基发挥正常的生理学功能，又能使细胞免遭其毒性损伤。当机体处于应激状态时，体内氧自由基生成系统和清除系统的平衡被打破，当氧自由基的产生明显超过其清除能力时，就会导致氧自由基的大量聚集，发生氧化应激，引起细胞损伤（图 3-4-2）[29]。

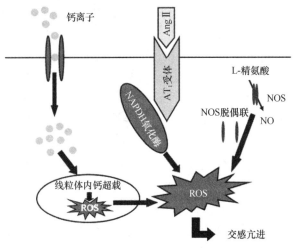

图 3-4-2　RVLM 氧化应激的产生机制

ROS. 活性氧簇；NO. 一氧化氮；NOS. 一氧化氮合酶

大量研究证据表明，氧化应激参与了高血压的发生发展，特别是在高血压时交感神经活动亢进中发挥重要作用[30]。RVLM 作为维持基础血压和交感神经紧张性的关键部位，超氧阴离子和其他氧自由基可以影响神经元 K$^+$ 通道和 Ca$^{2+}$ 通道的功能，从而导致神经元兴奋性增加，神经冲动发放增多[31]。研究发现相比于正常血压的 WKY（Wistar-Kyoto rat）大鼠，SHR 的 RVLM 内氧化应激水平明显升高，在 RVLM 内急性注射超氧化物歧化酶（superoxide dismutase，SOD）拟似物 Tempol（清除超氧阴离子）可以明显降低 SHR 血压和心率，而在 WKY 大鼠中并未观察到此效应[32]。这些研究结果表明中枢氧化应激与高血压发生发展关系密切。此外，有研究发现在肾血管性高血压大鼠（"两肾一夹模型"）中，血压升高和交感神经活动亢进与脑干 RVLM、PVN 及全身氧化应激水平相关[33]。由于"两肾一夹模型"产生的高血压大鼠属于 Ang II 依赖的高血压类型，在"两肾一夹模型"上氧化应激水平升高不足为奇，但是在中枢脑干 RVLM 及下丘脑 PVN 内氧化应激水平升高，导致交感神经活动亢进，促进高血压的发生显得尤为重要[34]。另外，在肾血管性高血压大鼠 RVLM 内还原型烟酰胺腺嘌呤二核苷酸磷酸（NADPH）氧化酶（介导超氧阴离子的产生）mRNA 水平明显升高，在这种模型的大鼠，RVLM 内微量注射 Tempol 或维生素 C 可以降低血压和交感神经活性，这些证据表明在"两肾一夹"的肾血管性高血压大鼠中 RVLM 内的氧化应激升高导致的交感神经活动亢进在高血压的发生中发挥了关键作用[29, 35-37]。

高血压发生发展中，心血管调节中枢氧化应激水平升高引起交感神经活动亢进，促进高血压的形成。那么，心血管中枢氧化应激有哪些因素参与诱导产生呢？研究的焦点主要集中在以下几个方面：NADPH 氧化酶、一氧化氮合酶（NOS）脱偶联、线粒体功能及黄嘌呤氧化酶等。有研究表明在卒中易感型自发性高血压大鼠（stroke-prone spontaneously hypertensive rat，SHRSP）中，通过 AT$_1$ 受体激活 NADPH 氧化酶可导致脑干，尤其是 RVLM 内，氧化应激水平升高。活性氧簇和 NO 可以相互影响，研究发现在 RVLM 过表达诱生型 NOS（inducible nitric oxide synthase，iNOS）可引起 WKY 大鼠血压升高和交感神经活动亢进，这一现象与 RVLM 升高的氧化应激有关，而氧化应激的产生主要是因为在 iNOS 过表达的情况下，L-精氨酸（NO 前体）和（或）四氢生物蝶呤（BH4）的相对缺乏，导致 NOS 发生脱偶联产生的电子无法呈递给 L-精氨酸，NO 形成受阻，使反应产生的电子传递给 O$_2$，从而产生大量的超氧阴离子，诱生氧化应激[30]。另外，Nozoe

等证实在 RVLM 内线粒体来源的活性氧簇介导了 Ang Ⅱ 诱导的交感活动亢进，而且清除细胞外 $Ca^{2+}$ 或阻断线粒体对 $Ca^{2+}$ 的摄取可以明显减少 Ang Ⅱ 诱发的线粒体来源的活性氧簇[38]。几乎所有文献都报道无论是在 RVLM，还是在 PVN，主要是 NADPH 氧化酶来源的超氧阴离子参与交感神经活动亢进的调控[39]。有研究证实，在 PVN 中 Ang Ⅱ 刺激产生的氧化应激导致交感神经的活性增加，这个效应不仅仅可被预处理 NADPH 氧化酶抑制剂夹竹桃麻素或氧化苯砷所阻断，还可以部分被黄嘌呤氧化酶抑制剂别嘌醇所减弱[40]，说明黄嘌呤氧化酶来源的氧化应激也参与了交感神经活性的调节。氧化应激除了上述几种主要的来源外，脂加氧酶、环加氧酶、过渡金属元素等也可能参与其中。

以上主要是活性氧簇来源异常导致氧化应激产生的主要机制，另外，内源性抗氧化系统功能障碍也是导致氧化应激的重要因素。其中超氧化物歧化酶是最主要的抗氧化物质，超氧化物歧化酶催化超氧阴离子的单价还原和氧化，转化为过氧化氢和氧分子。在中枢发挥抗氧化作用的超氧化物歧化酶主要是铜–锌超氧化物歧化酶和锰超氧化物歧化酶[41]。研究证实，超氧化物歧化酶功能或表达异常导致的氧化应激也参与了高血压交感神经亢进的发生，如高血压大鼠中枢运用阿托伐他汀可以表现出交感抑制效应，而这一效应的产生除了与 NADPH 氧化酶有关外，还与阿托伐他汀增加锰超氧化物歧化酶表达和活性，降低氧化应激有关[42]。此外，在大鼠肾脏皮质注射苯酚，通过激活肾脏交感传入通路所介导，激活交感神经活性，促进高血压发生，而且这些改变可以被侧脑室预处理超氧化物歧化酶所消除[39]。由此可见，超氧化物歧化酶异常在高血压形成的氧化应激机制也发挥了作用。此外，参与血压调节抗氧化系统除了超氧化物歧化酶外，还有过氧化氢酶、谷胱甘肽过氧化物酶、谷胱甘肽还原酶和转移酶等[43]。

### （三）神经递质异常

在中枢神经系统中，氨基酸类的神经递质在调节神经元功能上发挥了重要作用。它们可在几毫秒的时间内对刺激做出反应，通过作用于多种离子型或代谢型受体来调节神经元功能。作为最重要氨基酸类神经递质包括兴奋性神经递质谷氨酸和抑制性神经递质 γ-氨基丁酸（GABA），在生理状态下，它们在血压的神经调节中发挥着重要作用。在众多参与心血管功能调节的核团中，血压和交感神经活动的主要调节中枢 RVLM 既可以接受来自 PVN 的谷氨酸能神经传入外，也可以接受来自 CVLM 的 GABA 能神经传入[44]。

**1. 谷氨酸能神经传入**　谷氨酸能突触传递在调节 RVLM 内前交感神经元的基础活动上起重要作用，参与了基础血压和交感紧张性的维持[45, 46]。研究表明相比于正常血压的 WKY 大鼠，RVLM 谷氨酸的含量在 SHR 明显升高，RVLM 微量注射谷氨酸受体拮抗剂犬尿烯酸（kynurenic acid，KYN）可以明显降低高血压大鼠的基础血压，而对 WKY 大鼠基础血压并无影响。另外，在慢性心力衰竭大鼠中，RVLM 内增加谷氨酸能神经传入，可以明显增加 RVLM 血管运动神经元的兴奋性，导致交感输出增强。这些证据表明在高血压状态下，RVLM 中谷氨酸能神经传入明显增强。因此，降低 RVLM 内谷氨酸能神经传入成为治疗高血压的一个重要靶标。一系列研究表明，降低 RVLM 谷氨酸能神经传入可以明显减弱交感神经活动亢进，改善高血压。低强度的运动训练，可以降低高血压大鼠 RVLM 内谷氨酸含量及谷氨酸转运体 2 的表达，而且，相比于不进行运动训练的高血压大鼠，运动训练后的 SHR 微量注射 KYN 到 RVLM 引起的血压、心率和肾交感神经活性下降程度都明显减少，提示运动训练可以降低高血压大鼠 RVLM 内谷氨酸能神经传入[47]。另外，ACE2 也被报道参与了 RVLM 的内谷氨酸能神经传入的调节，ACE2 可以将 Ang Ⅰ 或 Ang Ⅱ 转化成 Ang1-7，Ang1-7 作用于 Mas 受体可产生与 Ang Ⅱ 相反的生物学效应。研究发现在高血压大鼠 RVLM 内注射慢病毒过表达 ACE2 后，与高血压大鼠过表达 GFP 相比，RVLM 内谷氨酸含量减少了近 39%，微量注射 KYN 引起的血压和肾交感神经活性降低的程度也明显减少[24]。

**2. GABA 能神经传入**　除了谷氨酸能神经元的作用，在基础血压和交感神经紧张性的调节中，GABA 能神经元发挥的作用也不容忽视。GABA 受体有 A、B、C 三种亚型，其中 A 和 C 为离子型受体，B 为代谢型受体。在肾性高血压大鼠 PVN 内微量注射 GABAA 受体拮抗剂荷包牡丹碱并不引起血压降低，而在正常大鼠 PVN 内微量注射荷包牡丹碱可以明显升高血压、心率和血浆中去甲肾上腺素和肾上腺素含量；另外，在正常大鼠 PVN 内微量注射 GABAA 受体激动剂蝇蕈醇可以明显降低肾性高血压大鼠动脉血压[48]。这些结果提示肾性高血压大鼠 PVN 内 GABA 能神经元功能减弱。在大鼠 RVLM 内微量注射蝇蕈醇可以降低基础血压，而注射荷包牡丹碱阻断 GABA 能神经传入则导致血压升高。大鼠静脉注射莫索尼定，RVLM 内 GABA 含量增加，中枢灌注莫索尼定可以上调 RVLM 内 GABAA 和 GABAB 型受体的表达，这些结果提示增强的 GABA 能神经传入介导了中枢降压药莫索尼定的降压效应，此外，在孤束核微量注射莫索尼定产生降压效应也是由增强的 GABA 能神经传入所介导[49]。

（四）炎症

在众多引起自主神经活性增加导致高血压的机制当中，炎症与高血压的关系日益受到重视。慢性低水平炎症是众多慢性退行性病变，如动脉粥样硬化、腹型肥胖及 2 型糖尿病等的早期特征。一些临床研究证实，高血压患者（甚至在经历抗高血压治疗后）血中许多已知的促炎标志物水平明显升高，如高敏 C-反应蛋白（hsCRP）、趋化因子、细胞因子和黏附分子等。而且，升高的炎症因子水平可以预测早期高血压的发生。在一项包括 508 例健康男性人群的研究中，研究者探讨了细胞间黏附分子-1（ICAM-1）和白介素-6（IL-6）这两种炎性标志物与血压之间的关系，通过多元线性回归分析发现收缩压、舒张压、脉压和平均动脉压均与血中 IL-6 水平呈正相关[50]。另一项研究结果显示，高血压前期人群中，有 31% 的研究对象血中 CRP 水平明显升高，32% 的研究对象血中肿瘤坏死因子 α（TNF-α）水平明显升高，10% 的研究对象也出现白细胞计数升高，以上结果提示高血压前期状态即可能开始了炎症过程。IL-6 水平明显升高者发展为高血压的可能性为正常对照组的 2 倍以上[51]。

同样的，在中枢神经系统中也存在着免疫炎症反应，称为神经炎症。在中枢神经系统中参与免疫炎症反应的主要是起源于血液中单核细胞系统的小胶质细胞，神经炎症因子主要由激活的小胶质细胞产生。正常情况下，小胶质细胞处于静止状态，呈分支状，一旦受到病原体等伤害性刺激后，可以被激活，变成反应性的小胶质细胞。在伤害刺激早期，

适度激活的小胶质细胞可以分泌神经营养因子等而发挥神经保护作用。如果伤害性刺激较严重或作用时间较长，会导致小胶质细胞过度激活，可产生氧自由基、促炎因子等导致神经毒性作用。研究报道在外周运用脂多糖（lipopolysaccharide，LPS）刺激，静止小胶质细胞被激活后，激活的小胶质细胞不仅形态发生了改变，同时还能合成和分泌促炎因子如 IL-1β、IL-6 和 TNF-α，这些炎症因子结合相应的受体通过直接或间接等途径作用于 RVLM 前交感神经元，从而导致交感输出亢进，血压升高。此外，除了小胶质细胞介导的神经炎症导致交感神经过度激活外，还有文献报道中枢中另外一种重要的胶质细胞——星形胶质细胞，介导神经炎症也参与了交感神经活性增加[52]。

在下丘脑中，增加的促炎细胞因子与高血压疾病关系密切。最近针对高血压发生机制的研究，其中一个重要热点问题就是中枢 RAS 与炎症之间的关系。例如，阻断脑中 NF-κB 转录因子的激活途径可以减弱 Ang II 诱导的高血压水平[53]；用促炎细胞因子 TNF-α 和 IL-1β 刺激 PVN 可以明显增加促肾上腺皮质激素的释放，增强心脏交感传入反射，增加交感神经活性，这些改变都是导致高血压发生发展的重要因素。此外，Ang II 诱导高血压的效应同样可以被 PVN 特异性阻断 TNF-α 所减弱[54]。考虑到在 PVN 中运用活性氧簇清除剂 Tempol 可以减少 Ang II 诱导的 IL-1β 表达，进而减弱交感神经活性，降低血压[54]。TNF-α 在 Ang II 诱导的炎症中的重要作用才引起研究者的注意，这些作用可能涉及炎性细胞因子和活性氧簇信号分子之间的互动。血管紧张素和肾素原都可以通过激活孤束核中 NF-κB 复合体促进炎性细胞因子的表达，如 TNF-α 和 IL-1β。进一步研究显示在阿黑皮质素原神经元中 TNF-α 可以激活 IκB 激酶（IKK）β 和 NF-κB，通过中枢机制来激活交感神经系统，升高血压[55]。

值得注意的是，在循环中的 Ang II 发出信号，刺激孤束核神经元网络导致血脑屏障通透性增加。由于这种改变将导致 Ang II 可以更加容易进入调控血压的重要脑区，如 PVN、RVLM 和孤束核等。炎性因子 IL-1β、TNF-α 和 IL-6 能够破坏细胞间黏着和紧密连接，进一步增加血脑屏障的通透性[56]。另外，炎性因子主要由星形胶质细胞和小胶质细胞合成分泌[57]，考虑到这些细胞在肥胖诱导的高血压中

导致下丘脑炎症发挥了重要作用，提示它们参与了高血压的发生发展。同时，抗炎细胞因子，如 IL-10，抑制小胶质细胞的激活可以降低血压[58]。总而言之，在下丘脑或其他心血管相关脑区，Ang Ⅱ 及其相互作用的炎症信号通路介导了高血压的形成。

# 第三节　自主神经功能调节在高血压治疗中的应用

## 一、交感神经抑制药的种类：过去、现在和将来

交感神经抑制药主要分为中枢降压药、交感神经末梢抑制药和神经节阻滞药三类[59-61]。

### （一）中枢降压药

这类药物至今已有两代，其中第一代中枢降压药的代表主要为可乐定，第二代的主要代表为莫索尼定。

可乐定既可以与中枢 $\alpha_2$ 受体结合，也可以与 $I_1$ 咪唑啉受体结合。已证实在延髓孤束核内含有高密度的去甲肾上腺素能神经元突触和 $\alpha_2$ 受体，可乐定可通过激动孤束核内抑制性神经元突触后膜的 $\alpha_2$ 受体，从而降低支配心血管系统的外周交感神经活性。可乐定除了作用于中枢 $\alpha_2$ 受体外，也可以作用于中枢 RVLM 内 $I_1$ 咪唑啉受体，降低支配心血管系统的外周交感神经活性，其下行神经冲动传导通路，可能与其激动延髓 $\alpha_2$ 受体而使血压降低的神经冲动传导通路相同。可乐定常见的不良反应包括口干、嗜睡、眩晕、便秘等。其中口干可能是由于激动胆碱能神经突触前膜 $\alpha_2$ 受体使乙酰胆碱释放减少所致。

莫索尼定属于第二代中枢降压药，可以高选择性的作用于中枢 $I_1$ 咪唑啉受体，同类药还有利美尼定，但是其与 $I_1$ 咪唑啉受体结合的选择性及作用强度均不如莫索尼定。此外，在放射性配体结合实验中，莫索尼定对 $I_1$ 咪唑啉受体的亲和力比对 $\alpha_2$ 受体的亲和力强 40～600 倍。SD 大鼠 RVLM 微量注射莫索尼定，可以通过激动 $I_1$ 咪唑啉受体降低外周交感神经活性、扩张血管和下调血压。在 SHR 的 RVLM 内微量注射莫索尼定（50pmol）可以观察到显著的降压效应，并且可被预先处理的 $I_1$ 咪唑啉受

体阻断剂 efaroxan 所拮抗，而 $\alpha_2$ 受体阻滞剂 SK&F86466 对莫索尼定降压效应的拮抗作用十分有限。对于高血压患者莫索尼定抗高血压的效能与可乐定相当，但是莫索尼定对外周和中枢的 $\alpha_2$ 受体亲和力较弱，因此可乐定的常见不良反应，如口干、嗜睡等，在服用莫索尼定时较少出现。仅有少数患者用药后，出现眩晕、消化道不适症状。

### （二）交感神经末梢抑制药

交感神经末梢抑制药主要作用部位是去甲肾上腺素能神经末梢，其主要功能是耗竭神经末梢的去甲肾上腺素，阻断去甲肾上腺素能神经对外周血管平滑肌的收缩作用，从而降低外周血压。交感神经末梢抑制类药的主要代表有利血平，它既可以耗竭中枢交感神经末梢的儿茶酚胺，也可以耗竭外周交感神经末梢的儿茶酚胺。利血平可与囊泡膜上胺泵（依赖于 $Mg^{2+}$-ATP 的一种主动转运系统）结合，使儿茶酚胺类递质不能被囊泡重摄取，而被单胺氧化酶降解，从而导致交感神经末梢囊泡内儿茶酚胺递质含量减少，直至递质耗竭。同时，囊泡摄取多巴胺合成去甲肾上腺素功能也发生障碍。但由于利血平的不良反应较多，常见的不良反应有鼻塞、乏力、体重增加、心率减慢、嗜睡、胃酸分泌增多等。临床上现在使用较少。

### （三）神经节阻滞药

交感神经节阻滞药阻滞神经冲动在神经节中的传导，阻断交感神经紧张性冲动，从而产生降压作用，由于其同时使动脉和静脉血管舒张，降低外周阻力，导致回心血量和心排血量减少。因其不良反应较多而且较为严重，现在临床上很少见到使用，仅在主动脉壁间动脉瘤及外科手术时用于急性控制性降压。例如，樟磺咪芬，静脉滴注 0.3～5mg/min，给药 5min 内即可出现降压效应，停药 15min 降压效应即消失，但常伴有视物模糊、口干、肠麻痹、排尿障碍等不良反应，大剂量使用时可引起呼吸停止。

目前，利尿剂、β 受体阻滞剂、ACEI、钙通道阻滞剂和 Ang Ⅱ 受体阻滞剂成了临床上抗高血压治疗的首选药物，交感神经抑制剂在高血压治疗上已经很少单独使用。了解其发展历程对掌握高血压治疗具有一定的指导意义。

## 二、改善环境和社会心理应激在抗高血压治疗中的前景

### （一）应激与高血压

个体精神压力和一些活动可反复刺激交感神经活性，导致血中去甲肾上腺素水和血压一过性的升高。其中体力活动是这些刺激中最为重要的一种。虽然运动可以引起血压升高，但是机体正常的生理调节可以抵消刺激导致的交感神经激活，从而降低基础和因刺激引起的交感神经激活，下调血压和降低心血管风险。除此之外，吸烟是导致交感神经激活的另一重要刺激因素，虽然吸烟对交感神经的刺激效应很短暂，仅可引起短暂的血压升高，但是反复或长期吸烟可导致每天平均血压升高。引起血压急性升高的应激还包括颅脑损伤、烧伤、外科手术、全身麻醉等，这些情况均可导致交感神经活性明显增强。暴露于寒冷环境中也可导致交感神经系统的迅速激活[62]。

以上血压一过性升高，与慢性高血压关系不大。而慢性应激对血压的影响，通过观察人类社会的发展历程与高血压发病率的关系，可以发现：当今社会人们的血压普遍高于原始社会，而且低收入经济水平的人群生活压力更大，在他们当中高血压发病率更高。然而，因为应激要实现量化较为困难，大型临床试验往往往往忽视应激作为心血管疾病，特别是高血压的危险因素。当研究者将日常事件与动态血压监测相结合进行分析时，就发现人们日常生活中遇到的应激事件与血压升高、左心室质量增加相关。在工作环境中，紧张的人际关系是引起血压升高的主要因素，特别是和直接上级之间的关系。特殊的性格亚型容易引起高血压和心血管疾病，但是人们普遍认为有焦虑倾向的A型性格是高血压的高危因素[63]。当然，压抑的敌意或愤怒、内疚、顺从性格也和高血压的发生有关。这种个性特征与血中高去甲肾上腺素水平、高肾素活性、高心血管疾病发病率和病死率相关。

因此，在应对生活应激事件时，积极调整自我认知，减少或尽量避免，如敌意、抑郁、愤怒和绝望等不良心理状态，或对这些已经存在的危险因素进行干预来降低心血管疾病风险。

### （二）抑郁症与高血压

大量研究表明，抑郁症与高血压和增加的心血管风险之间存在关系。美国健康与营养检查调查的流行病学随访研究和青年人冠状动脉风险研究均表明抑郁症与高血压的高发病率有关。在美国健康与营养检查调查的流行病学随访研究中，以2992例正常血压的人群为基础，随访7~16年，发现抑郁症作为高血压的独立危险因素，在白种人中相对危险度为1.8（95% CI：1.16~2.78）；在黑种人中相对危险度为2.99（95% CI：1.41~6.33）[64]。在青年人冠状动脉风险研究中，在年龄23~35岁的正常血压青年人随访5年后，也同样可以观察到这样的结果[65]。Everson等的研究证实处于绝望状态的男性发展成高血压患者的概率是正常人的3倍[66]。在已经有高血压的老年患者中，有更高抑郁评分的男性和女性分别表现出更强的高血压相关疾病进展和更高的卒中事件发生率。抑郁症状的出现可能预测更严重的心血管事件。抑郁在脆弱的患者身上能以生活应激的一种反应模式发展，包括心肌梗死和其他一些严重的心血管疾病相关的应激[67]。对年轻的健康女性，在语言应激源刺激期间，抑郁症状与心脏肾上腺能的紧张性增加及去甲肾上腺素分泌增加有关[68]，这些研究结果提示其可能与自主神经功能紊乱相关。一项有关抑郁症和高血压发病率的荟萃分析指出，共有满足条件的9项研究，纳入了22 367例研究对象，随访9.6年，结果证实抑郁症会增加高血压发生的风险（相对危险度为1.42，95% CI：1.09~1.86，$P=0.009$），而且高血压发生的风险与随访时间的长短（$P=0.0002$）和研究人群抑郁症的比例（$P<0.0001$）相关[69]。总之，越来越多的证据支持高血压和急性心脏事件与抑郁症有关，在抑郁症的基础上加上生活应激可加重抑郁症，发生恶性心血管事件，而抑郁症作为心血管疾病，尤其是高血压的独立危险因素，以其作为干预位点可降低高血压风险，以及高血压患者升高的血压水平。

## 三、颈动脉窦压力感受器刺激与高血压

颈动脉窦压力感受器作为维持血压平稳的重要感受器，其可以感受血管内动脉血压对管壁的牵张刺激，通过压力感受性反射，调节交感神经活性。尽管调节血管运动的中枢在延髓，但是颈动脉窦压力感受器的激活程度与交感神经输出呈负相关，具体而言，当机体血压升高时，感受器传入冲动增多，

血管运动中枢减少发放到外周的交感神经冲动，引起血压降低、心率减慢；当机体血压降低时，作用刚好相反。尽管压力感受器反射能够有效地缓冲血压的波动，但是有研究发现将实验动物去除压力感受器传入神经后并不能引起血压的持续升高；另外，当血压持续性的升高或降低时，动脉压力感受器可以重新设定"调定点"和适应这种血压的长时间变化，以上说明动脉压力反射在血压的短期调节中发挥重要作用。然而，最近新的动物实验数据表明激活压力感受器反射可以持续降低血压，因此，压力感受器激活对血压调节的长期效应成了关注焦点[70]。

在血压正常的犬中，连续 7d 激活双侧颈动脉窦压力感受器可以引起平均动脉压的降低（从93mmHg 降为 75mmHg），同时伴有明显的心率减慢，反映交感神经活性的血浆中去甲肾上腺素水平降低了将近 35%[71]。这些证据提示长期压力感受器激活能够抑制交感神经紧张性。这一结论进一步在肥胖诱导的高血压及 AngⅡ诱导的高血压犬模型中进行验证，首先，在肥胖诱导的高血压犬中，平均动脉压从 97mmHg 上升到了 110mmHg，在接下来的 1 周里持续刺激双侧压力感受器高血压犬的平均动脉压回到正常水平（87mmHg），同时可以观察到心率减慢（从 91 次/分下降到 77 次/分），血浆中去甲肾上腺素水平也由原来的 280pg/ml 降低到了 166pg/ml[72]。另外，在 AngⅡ诱导的高血压犬上，尽管 AngⅡ灌注减弱了压力感受器激活带来的有益效应，但是持续 1 周的激活双侧压力感受器激活仍可有降到约 20mmHg 的平均动脉压[73]。这是动物实验数据表明长期激活颈动脉窦压力感受器可以持续降低血压，而且颈动脉窦压力感受器激活参与血压的长期调节机制与短期调节机制不一样，长时间刺激颈动脉窦压力感受器可以显著降低交感神经活性。

2007 年，首次出现颈动脉窦压力感受器刺激对高血压患者的治疗研究，11 名高血压患者接受了选择性颈动脉外科手术，应用电刺激装置刺激患者颈动脉窦可以观察到收缩压和舒张压的明显降低，并且降压幅度呈电压依赖，当刺激电压达最大（4.4±1.2）V 时，收缩压降低了（23±24）mmHg，舒张压降低了（16±10）mmHg[74]。对于难治性高血压患者，即使服用 8 种降压药也无法有效控制血压，

置入颈动脉窦刺激装置可以显著降低 24h 血压（其中收缩压降低 22mmHg，舒张压降低 9mmHg，平均动脉压为 13mmHg），而且有研究报道长时间刺激颈动脉窦压力感受器可以持续降压，最长降压时间达 1 年[75]。这些临床数据也再次表明颈动脉压力感受器刺激在难治性高血压的治疗方面有着巨大的临床运用前景。

## 四、肾交感神经去除术与高血压

在高血压治疗中肾交感神经去除术是一个不得不提及的方法。人类许多类型的高血压与交感神经活性增加有密切关系，其中，肾脏交感神经活性增加在高血压的发生发展中也发挥着重要作用[76]。激活肾脏传出神经可以明显激活 $\alpha_1$ 肾上腺素能受体引起水钠潴留和通过作用于 $\beta_1$ 肾上腺素能受体激活 RAS，导致血压升高。肾脏传出神经纤维也负责释放血管活性肽，而通过肾脏传入纤维从而影响全身交感神经活性。因此，肾交感神经去除术成了高血压患者降低全身交感神经活性的一个治疗方案[77]。自 20 世纪出现以来，肾交感神经去除术在高血压治疗的临床运用上几经波折，随着抗高血压药物在临床的广泛使用，这种治疗方法刚开始出现时的热度逐渐减弱。然而在过去几十年里，随着高血压发病率增高带来的巨大心血管疾病负担，肾交感神经去除术又重新成为高血压治疗的研究热点，并且以导管为基础的肾交感神经干预治疗也促进了肾交感神经去除术的临床应用。随着肾交感神经去除术第一个临床试验结果的公布，将肾交感神经去除术治疗高血压，特别是难治性高血压，推到了高血压治疗研究的巅峰，然而，这种研究热度持续时间并不长，2014 年在 *The New England Journal of Medicine* 杂志上发表的大型临床对照试验（Symplicity-HTN-3 试验），其研究结果表明肾脏交感神经去除术并不能有效地降低血压。这一研究结果的发表极大地打击了研究者对肾脏交感神经去除术的信心，肾脏交感神经去除术治疗高血压的方法，再一次进入研究低谷。

在 20 世纪及过去的十几年，肾脏交感神经去除术主要作为难治性高血压的治疗手段，血压作为评估肾脏交感神经去除术治疗效果的主要指标。尽管 Symplicity-HTN-3 试验的结果让人失望，但是之前

发表的数据都证实肾脏交感神经去除术是一项很有前景的高血压治疗策略。而且肾脏交感神经去除术除了直接的降血压效应外，其可产生广泛的病理生理学效应，这些效应包括增加肾脏血流量、减少水钠潴留；减轻左心室肥厚，增加心脏射血分数；减少心房颤动发作及室性心律失常，减慢心率；减弱高血压患者炎症水平，延缓血管重构；增加胰岛素敏感性，调节糖代谢等[78, 79]。提示肾脏交感神经去除术即便不能影响血压，也可以通过广泛的病理生理学效应作为其他心血管疾病如心力衰竭、心律失常的治疗策略。

此外，一些因素可能会影响肾脏交感神经去除术的效果，这些因素有血压的基础水平、性别、年龄、血管状态、压力反射功能、肾功能等。

（张志仁　王伟忠）

## 参 考 文 献

[1] Guyenet PG. The sympathetic control of blood pressure. Nature Reviews Neuroscience, 2006, 7（5）: 335-346.

[2] Kenney MJ, Weiss ML, Haywood JR. The paraventricular nucleus: an important component of the central neurocircuitry regulating sympathetic nerve outflow. Acta Physiologica Scandinavica, 2003, 177（1）: 7-15.

[3] Malpas SC. Sympathetic nervous system overactivity and its role in the development of cardiovascular disease. Physiological Reviews, 2010, 90（2）: 513-557.

[4] Anderson EA, Sinkey CA, Lawton WJ, et al. Elevated sympathetic nerve activity in borderline hypertensive humans. Evidence from direct intraneural recordings. Hypertension, 1989, 14（2）: 177-183.

[5] 廖新学, 王礼春, 李欣. 高血压基础与临床. 北京: 人民军医出版社, 2011: 77-83.

[6] 奥帕里尔, 韦伯. 1983. 高血压病学. 2版. 吴寿岭, 宁田海, 林金秀, 译. 北京: 北京大学医学出版社, 2007: 62-73.

[7] Vanoli E, Schwartz PJ. Sympathetic—parasympathetic interaction and sudden death. Basic Research in Cardiology, 1990, 85（Suppl 1）: 305-321.

[8] Jardine DL, Charles CJ, Frampton CM, et al. Cardiac sympathetic nerve activity and ventricular fibrillation during acute myocardial infarction in a conscious sheep model. American Journal of Physiology Heart and Circulatory Physiology, 2007, 293（1）: H433-H439.

[9] Bonnefont-Rousselot D, Mahmoudi A, Mougenot N, et al. Catecholamine effects on cardiac remodelling, oxidative stress and fibrosis in experimental heart failure. Redox Report: Communications in Free Radical Research, 2002, 7（3）: 145-151.

[10] Long CS, Kariya K, Karns L, et al. Sympathetic activity: modulator of myocardial hypertrophy. Journal of Cardiovascular Pharmacology, 1991, 17（Suppl 2）: S20-S24.

[11] Noller CM, Mendez AJ, Szeto A, et al. Structural remodeling of sympathetic innervation in atherosclerotic blood vessels: role of atherosclerotic disease progression and chronic social stress. Psychosomatic Medicine, 2017, 79（1）: 59-70.

[12] Failla M, Grappiolo A, Emanuelli G, et al. Sympathetic tone restrains arterial distensibility of healthy and atherosclerotic subjects. Journal of Hypertension, 1999, 17（8）: 1117-1123.

[13] Dupont AG, Brouwers S. Brain angiotensin peptides regulate sympathetic tone and blood pressure. Journal of Hypertension, 2010, 28（8）: 1599-1610.

[14] Keim KL, Sigg EB. Activation of central sympathetic neurons by angiotensin Ⅱ. Life Sciences Pt 1: Physiology and Pharmacology, 1971, 10（10）: 565-574.

[15] Polson JW, Dampney RA, Boscan P, et al. Differential baroreflex control of sympathetic drive by angiotensin Ⅱ in the nucleus tractus solitarii. American Journal of Physiology Regulatory, Integrative and Comparative Physiology, 2007, 293（5）: R1954-R1960.

[16] Davern PJ, Head GA. Fos-related antigen immunoreactivity after acute and chronic angiotensin Ⅱ-induced hypertension in the rabbit brain. Hypertension, 2007, 49（5）: 1170-1177.

[17] Gulati K, Lall SB. Angiotensin Ⅱ-receptor subtypes characterization and pathophysiological implications. Indian Journal of Experimental Biology, 1996, 34（2）: 91-97.

[18] Gao L, Wang W, Li Y L, et al. Sympathoexcitation by central ANG Ⅱ: roles for AT1 receptor upregulation and NAD（P）H oxidase in RVLM. American Journal of Physiology Heart and Circulatory Physiology, 2005, 288（5）: H2271-H2279.

[19] Yao ST, May CN. Intra-carotid angiotensin Ⅱ activates tyrosine hydroxylase-expressing rostral ventrolateral medulla neurons following blood-brain barrier disruption in rats. Neuroscience, 2013, 245: 148-156.

[20] Mayorov DN, Head GA. AT$_1$ receptors in the RVLM mediate pressor responses to emotional stress in rabbits. Hypertension, 2003, 41（5）: 1168-1173.

[21] Kubo T, Hagiwara Y, Endo S, et al. Activation of hypothalamic angiotensin receptors produces pressor responses via cholinergic inputs to the rostral ventrolateral medulla in normotensive and hypertensive rats. Brain Research, 2002, 953（1/2）: 232-245.

[22] Donoghue M, Hsieh F, Baronas E, et al. A novel angiotensin-converting enzyme-related carboxypeptidase（ACE2）converts angiotensin Ⅰ to angiotensin 1-9. Circulation Research, 2000, 87（5）: E1-E9.

[23] Doobay MF, Talman LS, Obr TD, et al. Differential expression of neuronal ACE2 in transgenic mice with overexpression of the brain renin-angiotensin system. American Journal of Physiology Regulatory, Integrative and Comparative Physiology, 2007, 292（1）: R373-R381.

[24] Wang YK, Shen D, Hao Q, et al. Overexpression of angiotensin-converting enzyme 2 attenuates tonically active glutamatergic input to the rostral ventrolateral medulla in hypertensive rats. American Journal of Physiology Heart and Circulatory Physiology, 2014, 307（2）: H182-H190.

[25] Santos RA, Campagnole-Santos MJ. Central and peripheral actions of angiotensin-（1-7）. Brazilian Journal of Medical and Biological

Research，1994，27（4）：1033-1047.

[26] Nakagaki T，Hirooka Y，Ito K，et al. Role of angiotensin-（1-7）in rostral ventrolateral medulla in blood pressure regulation via sympathetic nerve activity in Wistar-Kyoto and spontaneous hypertensive rats. Clinical and Experimental Hypertension，2011，33（4）：223-230.

[27] Silva AQ，Santos RA，Fontes MA. Blockade of endogenous angiotensin-（1-7）in the hypothalamic paraventricular nucleus reduces renal sympathetic tone. Hypertension，2005，46（2）：341-348.

[28] Chaves GZ，Caligiorne SM，Santos RA，et al. Modulation of the tractus solitarii of normotensive and spontaneously hypertensive rats. Journal of Hypertension，2000，18（12）：1841-1848.

[29] Hirooka Y. Oxidative stress in the cardiovascular center has a pivotal role in the sympathetic activation in hypertension. Hypertension Research：Official Journal of the Japanese Society of Hypertension，2011，34（4）：407-412.

[30] Chan SH，Chan JY. Brain stem oxidative stress and its associated signaling in the regulation of sympathetic vasomotor tone. Journal of Applied Physiology，2012，113（12）：1921-1928.

[31] Konno S，Hirooka Y，Araki S，et al. Azelnidipine decreases sympathetic nerve activity via antioxidant effect in the rostral ventrolateral medulla of stroke-prone spontaneously hypertensive rats. Journal of Cardiovascular Pharmacology，2008，52（6）：555-560.

[32] Kishi T，Hirooka Y，Kimura Y，et al. Increased reactive oxygen species in rostral ventrolateral medulla contribute to neural mechanisms of hypertension in stroke-prone spontaneously hypertensive rats. Circulation，2004，109（19）：2357-2362.

[33] Oliveira-Sales EB，Nishi EE，Carillo BA，et al. Oxidative stress in the sympathetic premotor neurons contributes to sympathetic activation in renovascular hypertension. American Journal of Hypertension，2009，22（5）：484-492.

[34] Campos RR，Oliveira-Sales EB，Nishi EE，et al. The role of oxidative stress in renovascular hypertension. Clinical and Experimental Pharmacology & Physiology，2011，38（2）：144-152.

[35] Han Y，Zhang Y，Wang H J，et al. Reactive oxygen species in paraventricular nucleus modulates cardiac sympathetic afferent reflex in rats. Brain Research，2005，1058（1/2）：82-90.

[36] Kishi T，Hirooka Y，Konno S，et al. Sympathoinhibition induced by centrally administered atorvastatin is associated with alteration of NAD（P）H and Mn superoxide dismutase activity in rostral ventrolateral medulla of stroke-prone spontaneously hypertensive rats. Journal of Cardiovascular Pharmacology，2010，55（2）：184-190.

[37] Shokoji T，Nishiyama A，Fujisawa Y，et al. Renal sympathetic nerve responses to tempol in spontaneously hypertensive rats. Hypertension，2003，41（2）：266-273.

[38] Nozoe M，Hirooka Y，Koga Y，et al. Mitochondria-derived reactive oxygen species mediate sympathoexcitation induced by angiotensin Ⅱ in the rostral ventrolateral medulla. Journal of Hypertension，2008，26（11）：2176-2184.

[39] Bai Y，Jabbari B，Ye S，et al. Regional expression of NAD（P）H oxidase and superoxide dismutase in the brain of rats with neurogenic hypertension. American Journal of Nephrology，2009，29（5）：·483-492.

[40] Zhang Y，Yu Y，Zhang F，et al. NAD（P）H oxidase in paraventricular nucleus contributes to the effect of angiotensin Ⅱ on cardiac sympathetic afferent reflex. Brain Research，2006，1082（1）：132-141.

[41] Hirooka Y. Role of reactive oxygen species in brainstem in neural mechanisms of hypertension. Autonomic Neuroscience：Basic & Clinical，2008，142（1/2）：20-24.

[42] Kishi T，Sunagawa K. Combination therapy of atorvastatin and amlodipine inhibits sympathetic nervous system activation and improves cognitive function in hypertensive rats. Circulation Journal：Official Journal of the Japanese Circulation Society，2012，76（8）：1934-1941.

[43] Collister JP，Bellrichard M，Drebes D，et al. Over-expression of copper/zinc superoxide dismutase in the median preoptic nucleus attenuates chronic angiotensin Ⅱ-induced hypertension in the rat. International Journal of Molecular Sciences，2014，15（12）：22203-22213.

[44] Llewellyn-Smith IJ，Cassam AK，Krenz NR，et al. Glutamate- and GABA-immunoreactive synapses on sympathetic preganglionic neurons caudal to a spinal cord transection in rats. Neuroscience，1997，80（4）：1225-1235.

[45] Sved AF，Ito S，Madden CJ，et al. Excitatory inputs to the RVLM in the context of the baroreceptor reflex. Annals of the New York Academy of Sciences，2001，940：247-258.

[46] Llewellyn-Smith IJ. GABA in the control of sympathetic preganglionic neurons. Clinical and Experimental Pharmacology & Physiology，2002，29（5/6）：507-513.

[47] Zha YP，Wang YK，Deng Y，et al. Exercise training lowers the enhanced tonically active glutamatergic input to the rostral ventrolateral medulla in hypertensive rats. CNS Neuroscience & Therapeutics，2013，19（4）：244-251.

[48] Haywood JR，Mifflin SW，Craig T，et al. gamma-Aminobutyric acid（GABA）——A function and binding in the paraventricular nucleus of the hypothalamus in chronic renal-wrap hypertension. Hypertension，2001，37（2 Pt 2）：614-618.

[49] Alves TB，Totola LT，Takakura AC，et al. GABA mechanisms of the nucleus of the solitary tract regulates the cardiovascular and sympathetic effects of moxonidine. Autonomic Neuroscience：Basic & Clinical，2016，194：1-7.

[50] Chae CU，Lee RT，Rifai N，et al. Blood pressure and inflammation in apparently healthy men. Hypertension，2001，38（3）：399-403.

[51] 苏定冯，缪朝玉. 心血管药理学. 2 版. 北京：科学出版社，2010：295-316.

[52] Han C，Rice MW，Cai D. Neuroinflammatory and autonomic mechanisms in diabetes and hypertension. American Journal of Physiology Endocrinology and Metabolism，2016，311（1）：E32-E41.

[53] Kang YM，Ma Y，Zheng JP，et al. Brain nuclear factor-kappa B activation contributes to neurohumoral excitation in angiotensin Ⅱ -induced hypertension. Cardiovascular Research，2009，82（3）：503-512.

[54] Su Q，Qin DN，Wang FX，et al. Inhibition of reactive oxygen species in hypothalamic paraventricular nucleus attenuates the renin-angiotensin system and proinflammatory cytokines in

hypertension. Toxicology and Applied Pharmacology, 2014, 276 (2): 115-120.

[55] Zubcevic J, Jun JY, Lamont G, et al. Nucleus of the solitary tract (pro) renin receptor-mediated antihypertensive effect involves nuclear factor-κB-cytokine signaling in the spontaneously hypertensive rat. Hypertension, 2013, 61 (3): 622-627.

[56] Ahishali B, Kaya M, Kalayci R, et al. Effects of lipopolysaccharide on the blood-brain barrier permeability in prolonged nitric oxide blockade-induced hypertensive rats. The International Journal of Neuroscience, 2005, 115 (2): 151-168.

[57] Shen XZ, Li Y, Li L, et al. Microglia participate in neurogenic regulation of hypertension. Hypertension, 2015, 66 (2): 309-316.

[58] Fouda AY, Kozak A, Alhusban A, et al. Anti-inflammatory IL-10 is upregulated in both hemispheres after experimental ischemic stroke: hypertension blunts the response. Experimental & Translational Stroke Medicine, 2013, 5 (1): 12.

[59] Del Colle S, Morello F, Rabbia F, et al. Antihypertensive drugs and the sympathetic nervous system. Journal of Cardiovascular Pharmacology, 2007, 50 (5): 487-496.

[60] 郝伦伯格. 高血压图谱. 6版. 高玖鸣, 译. 北京: 人民军医出版社, 2013: 39-64.

[61] 苏定冯, 陈丰原. 心血管药理学. 4版. 北京: 人民卫生出版社, 2011: 357-362.

[62] Black PH. Stress and the inflammatory response: a review of neurogenic inflammation. Brain, Behavior, and Immunity, 2002, 16 (6): 622-653.

[63] Steca P, D'addario M, Magrin M E, et al. A type A and type D combined personality typology in essential hypertension and acute coronary syndrome patients: associations with demographic, psychological, clinical, and lifestyle indicators. PloS One, 2016, 11 (9): e0161840.

[64] Jonas BS, Franks P, Ingram DD. Are symptoms of anxiety and depression risk factors for hypertension? Longitudinal evidence from the national health and nutrition examination survey I epidemiologic follow-up study. Archives of Family Medicine, 1997, 6 (1): 43-49.

[65] Desai CS, Colangelo LA, Liu K, et al. Prevalence, prospective risk markers, and prognosis associated with the presence of left ventricular diastolic dysfunction in young adults: the coronary artery risk development in young adults study. American Journal of Epidemiology, 2013, 177 (1): 20-32.

[66] Everson SA, Kaplan GA, Goldberg DE, et al. Hypertension incidence is predicted by high levels of hopelessness in Finnish men. Hypertension, 2000, 35 (2): 561-567.

[67] Schulman-Marcus J, Shah T, Swaminathan RV, et al. Comparison of recent trends in patients with and without major depression and acute ST-Elevation myocardial infarction. The American Journal of Cardiology, 2016, 118 (6): 779-784.

[68] Light KC, Kothandapani RV, Allen MT. Enhanced cardiovascular and catecholamine responses in women with depressive symptoms. International Journal of Psychophysiology: Official Journal of the International Organization of Psychophysiology, 1998, 28 (2): 157-166.

[69] Meng L, Chen D, Yang Y, et al. Depression increases the risk of hypertension incidence: a meta-analysis of prospective cohort studies. Journal of Hypertension, 2012, 30 (5): 842-851.

[70] Doumas M, Guo D, Papademetriou V. Carotid baroreceptor stimulation as a therapeutic target in hypertension and other cardiovascular conditions. Expert Opinion on Therapeutic Targets, 2009, 13 (4): 413-425.

[71] Lohmeier TE, Irwin ED, Rossing MA, et al. Prolonged activation of the baroreflex produces sustained hypotension. Hypertension, 2004, 43 (2): 306-311.

[72] Lohmeier TE, Dwyer TM, Irwin ED, et al. Prolonged activation of the baroreflex abolishes obesity-induced hypertension. Hypertension, 2007, 49 (6): 1307-1314.

[73] Lohmeier TE, Dwyer TM, Hildebrandt DA, et al. Influence of prolonged baroreflex activation on arterial pressure in angiotensin hypertension. Hypertension, 2005, 46 (5): 1194-1200.

[74] Schmidli J, Savolainen H, Eckstein F, et al. Acute device-based blood pressure reduction: electrical activation of the carotid baroreflex in patients undergoing elective carotid surgery. Vascular, 2007, 15 (2): 63-69.

[75] Mohaupt MG, Schmidli J, Luft FC. Management of uncontrollable hypertension with a carotid sinus stimulation device. Hypertension, 2007, 50 (5): 825-828.

[76] Fengler K, Rommel KP, Okon T, et al. Renal sympathetic denervation in therapy resistant hypertension-pathophysiological aspects and predictors for treatment success. World Journal of Cardiology, 2016, 8 (8): 436-446.

[77] Bhatt DL, Kandzari DE, O'neill WW, et al. A controlled trial of renal denervation for resistant hypertension. The New England Journal of Medicine, 2014, 370 (15): 1393-1401.

[78] Schlaich MP, Esler MD, Fink GD, et al. Targeting the sympathetic nervous system: critical issues in patient selection, efficacy, and safety of renal denervation. Hypertension, 2014, 63 (3): 426-432.

[79] Bazoukis G, Korantzopoulos P, Tsioufis C. The impact of renal sympathetic denervation on cardiac electrophysiology and arrhythmias: a systematic review of the literature. International Journal of Cardiology, 2016, 220: 87-101.

# 第五章

# 肾素-血管紧张素系统活性异常与高血压

高血压是一种以血压持续性升高为主要表现且持续损害心血管系统与肾脏等多个靶器官的慢性病，是导致心肌梗死及心力衰竭等心血管事件发生的首要危险因素，是心血管疾病的第一致死原因。尽管目前抗高血压药物已逾百种，但高血压的治疗率和控制率仍然较为低下，新的降压药物仍需进一步研发。肾素系统是人体内维持血压稳态及心血管功能最重要的激素系统之一，其活性和（或）表达异常参与高血压的发生发展过程[1-3]。肾素系统在心脏、血管、肾脏、肺及中枢系统中广泛表达，可以多种分泌方式调节靶器官功能[4]。肾素系统是一个复杂的网络调节系统，除肾素外，人们还先后发现了（前）肾素原、肾素结合蛋白及其相应的受体[5, 6]。肾素系统相关酶除血管紧张素转化酶（ACE）以外，还包括ACE2、ACE3及众多的非ACE的酶[如中性肽链内切酶（NEP）、组织蛋白酶及糜蛋白酶等][1, 4, 7]。血管紧张素家族成员除Ang I和Ang II以外，还有Ang 1-9、Ang 1-7、Ang 1-5、Ang III及Ang IV等多种血管紧张素多肽，它们均可独立地发挥各种生理学作用[1, 4]。肾素是肾素系统激活的始动环节，也是该系统级联反应的限速酶。Ang II作为肾素系统的关键效应分子，是维持心血管活动和电解质平衡的主要激素，其生物学效应主要由Ang II 1型（$AT_1$）受体介导。ACE2是ACE的同源类似物，主要催化Ang II降解为Ang 1-7，后者通过Mas受体发挥其作用[4, 7, 8]。肾素系统活性异常是高血压的发生的重要机制之一，肾素系统过度激活可导致血压升高，并促使多种高血压并发症的发生[9-11]。Ang II与$AT_1$受体结合导致血管收缩、醛固酮释放、促炎性、促氧化应激、促纤维化及促心血管增殖，这些病理生理改变是促使机体血压升高的主要机制[4, 7-9]。高血压具体用药时需考虑患者的个体化原则，肾素

抑制剂等降压药物应用仍存在较多争议，尚需进行更多的有关肾素系统阻滞剂等降压药物大规模的临床研究来充实验证。目前针对肾素系统开发的药物包括肾素（原）抑制剂和阻滞剂、ACEI、新型$AT_1$受体拮抗剂、醛固酮阻滞剂、Mas受体激动剂、$AT_2$受体激动剂、新型ACE和非ACE的抑制剂等[1, 4, 11]。肾素系统相关降压药物在高血压防治中具有极为重要的地位，促使人们致力于寻找高血压靶器官保护新的途径及该系统中新的降压药物靶点。

## 第一节 肾素系统生物学特性

### 一、肾素（原）的概念

肾素（renin）又称血管紧张素原酶，是由肾脏球旁细胞产生、储存、分泌的一种相对分子质量为37 000～40 000的蛋白水解酶，因首先在肾脏中提取而得名[1, 2]。人肾素基因定位于1q32，由10个外显子和9个内含子组成，全长12.5kb。肾素最初来源于肾皮质合成的前肾素原，前肾素原经过肾球旁细胞转运加工及细胞内糖基化修饰形成肾素原，最终由球旁细胞合成、储存，同时通过N端43个氨基酸肽链的剪切，形成具有生物活性的肾素[2]。成熟的肾素以胞吐方式释放到肾小球和血液循环中。1898年Tigerstedt和Bergman将肾脏组织提取物通过静脉注入动物体内，结果引起动物缓慢而持久的血压升高，这种来自肾皮质的活性物质被称为肾素。致密斑是位于肾远曲小管附近的特殊细胞，可感知肾小管液体的容量及电解质成分，进而将信息传递给球旁细胞，调节肾素的释放。当灌注压降低时球旁细胞释放肾素增加；反之，灌注压升高时则减少

肾素释放[1, 3]。肾素是由 240 个氨基酸组成的偏酸性糖蛋白，对热不稳定，可高度特异性催化血管紧张素原（AGT）转变为 Ang I [2, 4]。正常情况下，心脏组织中肾素水平较低（心脏本身可能并不直接产生肾素，从循环血液中摄取）。然而，在病理状态下心脏中肾素水平改变明显，梗死心肌的巨噬细胞和心肌成纤维细胞中肾素表达显著升高，提示心脏可在病理状态下合成肾素。球旁细胞产生的肾素进入肾间质后使得局部肾素浓度非常高。肾近曲小管上皮细胞可以产生肾素，肾小球足细胞在应激情况下也能合成血管紧张素原，且肾的众多小血管都表达ACE，因此肾局部肾素–血管紧张素系统活性比体循环要高[3, 5]。

　　近年来研究热点关注到合成肾素的前体物质——肾素原。传统观点一度认为肾素原不具备生物活性，但是在肾以外的睾丸、卵巢及胎盘等组织中都可以检测到。肾素原的 N 端包含一个由 43 个氨基酸组成的前段，其活化方式包括水解性活化和非水解性活化。水解性活化是不可逆过程，因前段从肾素原裂解，生成含 339～341 个氨基酸的肾素。非水解性活化是可逆过程，由前段与肾素原其余部分发生位置变化，产生构象改变。肾素原转变为肾素的过程只在肾中进行，且肾素原和肾素均可作用于（前）肾素受体（prorenin receptor，PRR）[6]。PRR 是一种由 350 个氨基酸组成的跨膜区域蛋白，分布于心肌、血管、肾小球足突、肾小管等细胞表面的蛋白，可以与肾素或肾素原相结合，在生理状态下心脏中肾素含量较低，但肾素原受体却广泛表达[2, 5]。

## 二、肾素系统的合成、分布、分泌及作用

　　肾素系统是人体内维持心血管功能及血压稳态极为重要的激素系统，同时也是参与心血管系统各种生理和病理反应的主要物质[7, 8]。肾素是该系统激活的始动环节，也是其级联反应的限速酶，在血压控制和循环调节中发挥重要作用。肾素系统不仅通过内分泌途径发挥作用，还以旁分泌、自分泌及胞内分泌的方式调节局部活动。肾素系统既存在于循环系统中，也存在于心脏、血管、中枢、肺脏、肾脏及肾上腺等组织中，共同参与对靶器官的调节[9]。

肾素–血管紧张素系统过度激活可导致血压升高及靶器官损伤，高血压后微小动脉的血管重塑，不仅是造成外周阻力增加、血压增高的重要原因，而且是高血压后许多机体并发症和器官功能衰竭如高血压性心脏病、动脉粥样硬化、心力衰竭、脑卒中、脑出血及肾衰竭等的重要原因[4, 10]。血管收缩是原发性高血压发病的主要因素，研究表明，体内存在与肾动能异常有关的两种不同类型的血管收缩。一种是肾脏分泌的肾素过多，Ang II 生成增多，小动脉收缩进而外周阻力升高，这一类型称为肾素型血管收缩。另一种是血容量有关的血管收缩，其特点是肾素水平低，钠离子潴留导致血容量扩张，进而导致动脉收缩，外周阻力增加，这一类型称为 $Na^+$-血容量型血管收缩[3]。

　　血管紧张素原是一种血浆糖蛋白，在不同种属有不同的生物学结构，肾脏分泌肾素首先催化血管紧张素原生成 Ang I，后者在 ACE 的作用下生成 Ang II [11, 12]。血管紧张素原是局部紧素血管紧张素系统的主要成分之一，是合成 Ang II 的唯一前体。血管紧张素原主要在肝脏合成，血浆血管紧张素原主要来自肝脏。此外，脑、大动脉、肾脏、肾上腺和脂肪组织也能合成血管紧张素原。人 AGT 基因定位于 1q42—43 位点，AGT cDNA 由 1455 个核苷酸组成，编码含有 485 个氨基酸的蛋白质。AGT 基因由 5 个外显子和 4 个内含子构成，全长 13kb。血管紧张素原作为肾素的底物在调节血压上具有重要作用，其血浆浓度与血压有密切联系。血浆血管紧张素原水平与舒张压有明显关系，高血压患者及其后代的血浆血管紧张素原水平明显高于正常人及其后代。Ang II 作为肾素–血管紧张素系统的关键效应分子，是维持心血管活动和电解质平衡的主要激素，其生物学效应主要由 $AT_1$ 受体介导[9, 11]。Ang II 的生理作用具有双面性，应激反应中，高浓度的 Ang II 主要参与血压和水盐平衡的调节，而当血浆中 Ang II 浓度长期处于高水平时则引起高血压及心血管重塑等病理反应。Ang II 与 $AT_1$ 受体结合导致血管收缩、醛固酮释放、促氧化应激、促炎性反应、促纤维化和促心血管增殖作用，最终引起血压上升[9]。在氨基肽酶的作用下，Ang II 还可进一步水解为 Ang III。Ang II 和 Ang III 刺激肾上腺皮质球状带分泌和释放醛固酮。醛固酮作用于肾远曲小管和集合管，增加其对 $Na^+$ 的主动重吸收，提高细胞外液晶体渗透压，并通过释放抗利

尿激素以增加水的重吸收，从而维持机体血容量。

肾素–血管紧张素系统存在于几乎所有心脏结构，且在主动脉、肺动脉、冠状动脉、微血管等都可以检测到该系统不同成分表达[11, 12]。但肾素–血管紧张素系统各成分在心脏的分布存在一定差异，血管紧张素原主要集中在心房和传导系统的神经纤维；ACE 主要表达于冠状动脉血管内皮细胞和心脏成纤维细胞，在心脏瓣膜、主动脉、心外膜和心内膜中也有表达；ACE2 则主要表达于心脏中的血管内皮细胞和平滑肌细胞[11]。心脏中大部分 Ang Ⅱ 由局部组织合成，细胞外液中的 Ang Ⅰ 和 Ang Ⅱ 浓度可比血浆中高 100 倍。研究表明，心脏局部 Ang Ⅱ 合成主要依赖糜蛋白酶。局部微环境的变化对其生成也存在影响，正常血糖水平时，Ang Ⅱ 合成主要依赖于 ACE，而在高血糖情况下，其合成主要依赖于糜蛋白酶调节[13]。血管组织可局部合成肾素–血管紧张素系统家族的所有成员。血管壁中的肾素可由内皮细胞合成，也可从循环中摄取。虽然血管壁全层均有 ACE 分布，但其主要集中在内皮细胞表面。肾的 Ang Ⅱ 主要由局部生成，少部分来自于体循环。足细胞是肾滤过膜的重要细胞成分，足细胞功能和结构异常与肾脏疾病的关系甚为密切。肾足突细胞上表达 $AT_1$ 受体和 $AT_2$ 受体，同时还有肾素–血管紧张素系统家族其他成分[10, 12]。醛固酮不仅分布于肾上腺球状带，在心血管、脑、肺及肝脏等器官内均有醛固酮合成酶的表达。醛固酮的合成和分泌主要受血管紧张素、血钾和促肾上腺皮质激素的调节，且醛固酮主要通过基因和非基因途径发挥作用。基因途径依赖于醛固酮与盐皮质激素受体的结合，受体激素复合物调控基因表达，促进钠分泌；非基因途径存在于非上皮组织，该途径可提高细胞内第二信使及丝裂原活化蛋白激酶家族成员水平[14]。

# 三、血管紧张素转化酶 2 的发现与新的肾素系统

## （一）肾素系统概念拓展

自 1898 年肾素–血管紧张素系统概念的首次提出至今，人们已经认识到肾素系统是一个复杂的网络调节系统。除了肾素本身外，还发现了肾素原、肾素结合蛋白及其相应的受体[6]。肾素系统相关酶除 ACE 以外，还包括 ACE2、ACE3 及众多的非 ACE

的酶，如氨基肽酶 B（APB）、中性肽链内切酶（NEP）、氨基肽酶 N（APN）、糜蛋白酶和组织蛋白酶等[4, 15, 16]。血管紧张素系统家族成员除 Ang Ⅰ 和 Ang Ⅱ 以外，还有 Ang 1-5、Ang 1-4、Ang 1-7、Ang 1-9、Ang Ⅲ、Ang Ⅳ、Ang 2-10 和 Ang 5-8 等多种血管紧张素多肽，它们均有自身的受体和信号传递系统，可独立地发挥作用[4, 12, 17]。

## （二）ACE2 的发现

ACE2 是迄今为止发现的人类 ACE 的第一个同源基因[11, 18]。人类 ACE2 基因已被克隆并定位于 Xp22 位点上，而经研究证实在多种高血压大鼠模型 X 染色体上存在一个能影响高血压复杂表型表达的基因位点，其被认为是与高血压相关的数量性状遗传位点（quantitative trait locus，QTL）之一[4, 8, 10]。ACE2 胞外结构域为锌调节催化部位。ACE2 主要表达在心脏、肾脏、肺脏、肝脏、睾丸、胃肠道及中枢神经系统中[12]。ACE2 酶活性可通过其在细胞膜上的裂解暴露酶活性外功能区的水平来调节。其在细胞膜的裂解可受解聚素基质金属蛋白酶（ADAM）超家族成员 ADAM17，即肿瘤坏死因子 α 转化酶（TACE）的调控。在多种因子的刺激下，TACE 可切断 ACE2 胞外膜旁结构，使具有酶活性的胞外结构域从细胞膜上脱落，进入细胞外环境，水解多种底物[8, 11]。随着对 ACE2 研究的不断深入，人们对肾素系统的认识得到了极大的拓展。ACE2 是 ACE 的同源类似物，虽然在催化结构域上两者拥有 42% 的统一性，但催化作用不同。ACE2 主要催化 Ang Ⅱ 降解为 Ang 1-7（图 3-5-1）。Ang 1-7 通过 Mas 受体发挥其作用，后者为一种广泛表达于心血管系统的 G 蛋白偶联受体[7, 18]。

## （三）新的肾素系统与血压调控

新的肾素系统在血压调控中主要依赖于以下两条路径[4, 11, 17]：一条为具有促血管收缩、促炎症、促氧化及促增殖作用的 ACE/Ang Ⅱ/$AT_1$ 路径；另一条为具有促血管舒张、抗炎症、抗氧化及抗增殖作用的 ACE2/Ang 1-7/Mas 路径。肾素系统与血压调控甚为复杂，ACE2 活性过度增高情况下，ACE2/Ang 1-7/Mas 与 ACE/Ang Ⅱ/$AT_1$ 两条路径失衡，从而引发低血压（图 3-5-1）。另外，当 ACE2 基因缺失时机体内 Ang Ⅱ 生成增加，可能发展为高血压。

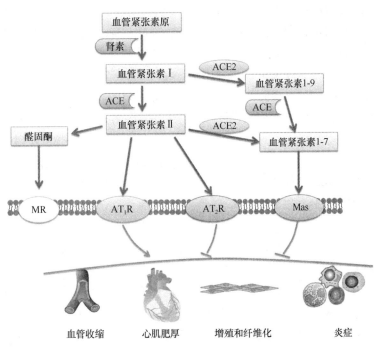

图 3-5-1　新的肾素系统与血压调控

ACE. 血管紧张素转化酶；ACE2. 血管紧张素转化酶 2；AT₁R. 血管紧张素Ⅱ 1 型受体；AT₂R. 血管紧张素Ⅱ 2 型受体；

Mas. Ang 1-7 受体；MR. 醛固酮受体

# 第二节　肾素系统在高血压发病中的作用

## 一、肾素活性异常与高血压

生理情况下，肾素是肾素系统反应的启动者和限速因素，控制着该级联反应的初始限速步骤[12]。不同病因所致的高血压，表现在血浆肾素活性（plasma renin activity，PRA）或 AngⅡ浓度水平差异。PRA 是指单位时间内 AngⅠ的生成速率，基本能反映血液循环中 AngⅡ生成的净能力。PRR 的发现揭示了肾素–血管紧张素系统新的调节机制[1, 2]。作为组织来源的肾素原激动剂，PRR 可结合并且上调肾素和肾素原的酶活性。肾素原与 PRR 结合后发生构象改变，其活性是肾素的 3～4 倍，提示肾素原主要在表达 PRR 的组织上发挥作用[6]。PRR 可上调肾脏组织中炎症因子表达如肿瘤坏死因子-α（TNF-α）和白介素-1β（IL-1β）[19]。此外，PRR 还是血管增殖重构的重要调节因子，通过转基因技术使小鼠平滑肌过表达 PRR 可导致高血压的发生。PRR 在肾内主要表达于肾小球系膜细胞和肾动脉内

膜下。PRR 在肾脏病理损伤中起重要作用，PRR 与肾素（原）相结合后可增加后者的活性，从而上调AngⅡ生成，增加促纤维因子的表达，加重肾纤维化[1, 6]。此外，AngⅡ可反馈性地抑制肾脏分泌肾素，同时刺激肾脏分泌前列腺素，使血压保持在正常水平。

高血压患者 PRA 不同，其对于不同种类降压药的疗效有明显差异。一般而言根据血浆肾素活性将高血压分为高肾素型、正常肾素型及低肾素型[1, 20]。目前有学者在研究中根据正常人基础状态 PRA 水平将原发性高血压划分为＜0.14μg/（ml·h）的低肾素型、0.14～1.15μg/（ml·h）的正常肾素型和＞1.15μg/（ml·h）的高肾素型。低肾素型原发性高血压患者的年龄往往比正常肾素型或高肾素型患者年龄大，且该型高血压患者肾上腺对血管紧张素敏感性增高，并且可能具有遗传性[1, 20]。正常肾素型和高肾素型高血压患者存在较高的肾素水平，造成该现象的原因是交感神经系统活性增高后刺激分泌或负反馈机制异常。恶性高血压和单侧肾动脉狭窄所致的高血压常有显著的高肾素活性，其血压升高与AngⅡ导致的血管收缩和外周阻力增高有关。多数原发性高血压患者的肾素水平正常，约 30% 肾素水平低于正常，称为低肾素型原发性高血压。原发性

高血压患者肾素水平的高低与遗传因素、血管紧张素系统及其他因素有关。肾素依赖型高血压可能由球旁细胞瘤引起,表现为高肾素分泌和重度低血钾,但该类病例非常罕见。临床上以 PRA 为依据将高血压分型,有利于指导临床医师合理选择降压药,从而增加高血压患者的依从性和降压达标率,还可用于高血压的鉴别诊断[1, 12]。

## 二、肾素系统的促炎症作用与高血压发病的关系

炎症反应与高血压密切相关,相互促进[4, 21]。高血压本身是炎症相关疾病,心血管炎症反应导致黏附分子、趋化因子表达增多及氧化应激增强,使血管舒张功能降低并招募 T 淋巴细胞及巨噬细胞等在心血管、肾脏等器官聚集,从而使血压升高[21]。高血压反过来促进心血管炎症及氧化应激反应,由此形成一个正反馈。炎症因子与趋化因子参与高血压心血管损伤的各个阶段,包括迁移、黏附、清除及心血管修复等,在高血压发生、发展中起极其重要的功效。高血压本身具有双重作用,一方面促进 T 淋巴细胞的激活,另一方面通过上调炎症趋化因子和黏附分子在心血管等组织中的表达而促进炎症细胞进入靶组织,由此进一步增强免疫激活及炎症反应,从而我们可以推测,炎症免疫反应与高血压密切相关,相互促进[17, 21]。辅助性 T 细胞 1(Th1)激活以后可通过产生干扰素-γ(IFN-γ)、TNF-α等细胞因子直接作用于心血管组织,最终导致血压升高。而抑制性 T 淋巴细胞(Treg)可以通过阻断 Th1介导的上述病理生理过程而抑制血压的升高[22, 23]。Th17 所产生的促炎细胞因子 IL-17 可直接引起高血压的心血管组织病理生理学改变,高血压状态下,IL-17 还可募集其他炎症细胞到血管周围组织发生作用。新近研究表明,在缺乏 T 淋巴细胞和 B 淋巴细胞的重组激活基因(RAG)敲除小鼠(Rag1−/−),Ang II 输注所引起的血压升高程度明显降低,但是给 Rag1−/− 小鼠移植 T 淋巴细胞后血压水平得到恢复,而移植 B 淋巴细胞后血压水平则无明显变化,提示是 T 淋巴细胞而非 B 淋巴细胞参与 Ang II 介导的高血压[24, 25]。而当给缺乏 T 淋巴细胞和 B 淋巴细胞的 Rag1−/− 小鼠输注 Ang II 后再进行 Treg 移植,发现 Treg 移植后可以抑制 Ang II 介导的心血管炎症

免疫反应,最终减轻心血管肥厚和纤维化及免疫细胞浸润现象,提示 T 淋巴细胞和 Treg 对 Ang II 所介导的高血压起着负性调控的效应[25]。国内钟久昌等[7, 18]研究显示,ACE2 过表达可以减少 Ang II 介导的炎症因子表达;ACE2 基因缺失可促进心血管组织中结缔组织生长因子(CTGF)和细胞外信号调节激酶 1/2(ERK1/2)磷酸化信号水平增加,同时刺激心肌组织促炎症因子 Fractalkine 和单核细胞趋化蛋白-1(MCP-1)等炎症趋化因子释放增加,从而加重高血压介导的心血管肥厚重构现象。上述研究提示肾素系统过度激活以后可通过其主要效应子 Ang II 介导炎症免疫反应,促使心血管结构发生改变而引发高血压,高血压反过来又进一步促进心血管炎症免疫反应,如此形成恶性循环,造成心血管重构和功能紊乱[21, 26]。

## 三、肾素系统的促氧化作用与高血压发病的关系

高血压的发生、发展与活性氧簇(ROS)的过度生成造成氧化应激和(或)机体内抗氧化能力降低密切相关。抗氧化系统能力降低对于高血压患者的氧化应激损伤具有重要的作用[27, 28]。高血压患者存在着抗氧化酶活性下降和含量降低的情况,如超氧化物歧化酶(SOD)、谷胱甘肽氧化酶和过氧化氢酶。ROS水平升高导致的氧化应激水平增加会诱导血压的升高,而高血压又会进一步促进 ROS 的生成增加和组织氧化损伤[27, 28]。在高血压状态下,Ang II 通过激活还原型烟酰胺腺嘌呤二核苷酸磷酸(NADPH)氧化酶等一系列酶导致心血管组织 ROS 生成增加。一方面,ROS 通过激活交感神经而引起血管收缩、水钠潴留等效应直接引起高血压;另一方面,ROS 可以通过激活促炎症转录因子 NF-κB 和增加血管内皮通透性进一步促进炎症反应的发生,引起血压升高[25, 27, 28]。此外,受损心血管组织募集的炎症细胞可以促使 ROS 释放增加,通过正反馈机制进一步促进炎症氧化应激反应及血压升高。近来发现,天然免疫反应和获得性免疫反应有助于高血压等心血管疾病中的氧化应激反应进一步发展。Ang II 激活的NADPH 氧化酶可以使天然免疫的巨噬细胞产生超氧化物,后者可以导致血管壁的重构和血压升高,而获得性免疫的不同淋巴细胞亚型及其产生的各

种炎症细胞因子参与了高血压心血管炎症和氧化损伤过程[21, 27]。在 ACE2 基因敲除小鼠中，ACE2 基因缺失促进主动脉血管组织 Ang Ⅱ 介导的 MCP-1、IL-6 及 NADPH 氧化酶表达增加，加重血管炎症与氧化损伤。在体外培养的血管平滑肌细胞中，重组 ACE2 蛋白可以通过抑制 Ang Ⅱ 介导的 JAK2/信号转导子与转录激活因子 3（STAT3）/细胞因子信号转导抑制因子 3（SOCS3）信号通路，减轻血管增殖重构及氧化应激损伤。上述提示 ACE2 基因具有一定的抗氧化功效[28]。另外，最初的研究认为，醛固酮是一种甾体类激素，其主要功能是促进肾远曲小管和集合管的钠钾泵活性升高，增加钠离子的重吸收[29]。正常生理情况下，醛固酮调节电解质和体液平衡，而当其水平过高时则引起水钠潴留，促进高血压的发生。盐皮质激素受体（MR）是醛固酮发挥作用的主要受体，MR 激活以后可增加钠离子通道的表达，提高钠离子、钾离子及水重吸收[29]。醛固酮是人体内最重要、作用最强的盐皮质激素，不仅可引起水钠潴留，还可促进氧化应激和纤维化重构，引起心、脑、血管及其他器官纤维化和结构重构，与高血压等心脑血管疾病的关系日渐引起重视。Ang Ⅱ 除通过刺激肾上腺皮质球状带分泌醛固酮，引起水钠潴留外，还可刺激交感神经节分泌去甲肾上腺素，增加交感神经递质，导致高血压及心血管氧化应激增强[12, 17]。

# 第三节　肾素系统药物应用前景

## 一、肾素系统药物研发概述

尽管目前抗高血压药物已逾百种，但高血压的治疗率和控制率仍然较为低下，新的降压药物仍需进一步研发。在降压的同时有效保护靶器官，是改善我国人群高血压治疗率和控制率的重要策略[18]。自从美国高血压预防、检测、评估与治疗高血压联合委员会第 8 次报告（JNC-8）指南公布以来[18, 30]，国内外专家学者针对降压药物的选择与高血压防治策略展开了激烈讨论与争论，其中包括降压药物起始治疗的血压阈值及降压药物使用策略与流程改变等。与 JNC-7 指南不同，JNC-8 新指南针对高血压治疗起始用药推荐作了修改，建议肾素-血管紧张素系统阻滞剂如血管紧张素转化酶抑制剂（ACEI）

和血管紧张素受体阻滞剂（ARB）、钙通道阻滞剂（CCB）及噻嗪类利尿剂作为一线降压药物，不再推荐 β 受体阻滞剂为高血压患者初始降压药物[18, 30]。上述系列高血压指南的推出对于提高高血压临床降压药物应用与诊疗效果、改善高血压患者健康具有重要意义。但国际高血压学界还未能找到一个共同认可并统一的高血压防治指南，也没有一个被普遍接受的高血压诊断标准和降压目标值及降压药物使用的最佳方案。在国内高血压临床实践中，仍应以中国现行高血压防治指南为主要参考依据开展工作[18]。高血压治疗仍存较多争议，尚需进行更多的有关肾素系统阻断剂等降压药物大规模临床研究来充实验证。

## 二、肾素抑制剂、肾素（原）受体抑制剂研发及应用

肾素的分泌是肾素-血管紧张素系统的起点。尽管使用 ACEI 和 AT$_1$ 受体阻滞剂已成为目前高血压治疗中最成功的方法之一，但这类药物使血浆中肾素浓度代偿性增高，导致肾素-血管紧张素系统难以被完全抑制[2, 12]。肾素作为肾素-血管紧张素系统的启动者和该级联反应的首个限速酶，阻断它可能是抑制该系统的最佳途径[1, 6]。早期开发的肽类肾素抑制剂，如地特吉仑、依那吉仑和瑞米吉仑等因药物生物利用度较低、疗效差和合成途径复杂等原因，一直未能用于高血压治疗领域。直到首个非肽类直接肾素抑制剂阿利吉仑问世，直接肾素抑制剂在高血压中的治疗效果才逐步显现。阿利吉仑是第一个可用于治疗高血压的口服肾素抑制剂，其选择性高、口服有效[31]，2007 年由 FDA 批准上市。多项临床试验证明阿利吉仑降压效果显著，耐受性好，不良反应低，其降压效果与 ACEI 和 AT$_1$ 受体阻滞剂相似。阿利吉仑相对分子质量较低，是一个竞争性转化状态类似物，为特异性人肾素抑制剂，其与依那普利一样能减少尿醛固酮的排泄，且具有促尿钠排泄作用[5]。与雷米普利相比，阿利吉仑可以更加有效地降低老年收缩期高血压患者的血压。动物实验显示阿利吉仑具有肾脏保护、心脏保护和抗粥样硬化作用，可以增加血管内皮细胞的稳定性，进而提高毛细血管的密度。然而，对于低肾素水平的高血压患者，肾素抑制剂的作用可能有限。肾素抑

制剂对高血压的治疗效果仍需更多研究来验证。实验表明阿利吉仑与 ARB 或 ACEI 合用可以抑制后者 PRA 代偿性升高,优于单一用药。阿利吉仑的临床研究显示,无论是单独使用还是联合其他降压药物均可有效降低血压,具有良好的安全性和耐受性。阿利吉仑对于伴有肥胖、代谢综合征、糖尿病或肾功能不全的高血压患者,也有明显的降压疗效[31]。目前观察阿利吉仑不良反应少,类似于安慰剂。最常见不良反应为乏力、胃肠道反应或头痛,增加剂量后不反应的发生率没有增加。肾素或肾素(原)与 PRR 结合可引发非依赖于 Ang I 的效应,包括活化磷脂酰肌醇 3 激酶和丝裂原活化蛋白激酶,导致蛋白质合成增加、细胞增殖及凋亡降低。PRR 抑制剂手把区域多肽(HRP)可以竞争性结合 PRR,抑制肾素(原)的活化及非依赖于肾素系统的细胞内信号传递。在糖尿病小鼠中 HRP 可降低肾脏蛋白尿和炎症细胞因子[32]。另外,HRP 可大大减轻高盐饮食的自发性高血压小鼠心肌的纤维化及肥大,最终改善左心室功能。但需要更多临床和基础研究进一步验证[19]。

## 三、血管紧张素转化酶抑制剂

ACEI 是一类通过抑制 ACE 活性而发挥作用的一线降压药,是现今治疗高血压与心力衰竭的主要有效药物。ACE 是 Ang I 水解为 Ang II 过程中最重要的限速酶,ACEI 通过竞争性抑制 ACE 而直接降低血压,同时高血压患者具有良好的靶器官保护作用和心血管终点事件预防作用。ACEI 作用明确,其对心率和糖代谢、脂代谢几乎无不良影响。ACEI 作用于循环与组织中的肾素–血管紧张素系统,通过阻断 ACE 来减少血浆及组织 Ang II 的水平,从而降低 Ang II 的升压作用,同时促使循环和组织中的 ACE2 和 Ang 1-7 水平增加,发挥扩血管、抗氧化、抗炎症及抑制血管增殖重构等功效[21, 33]。ACEI 通过抑制 Ang II 对靶器官的作用,使肾上腺皮质球状带释放醛固酮减少,促进尿钠排泄,削弱病理状态下由醛固酮增多所致的水钠潴留,进而降低血压;阻断 ACE 还可以提高循环中的缓激肽水平,刺激内皮细胞生成 NO、前列腺素等舒血管物质,并且促进肾脏尿钠排泄来减少血容量;ACEI 还可使交感神经兴奋性下降,减少去甲肾上腺素的合成和释放,

降低外周血管阻力,使血管舒张,血压下降[34]。研究发现,ACEI 不仅可阻断 ACE/Ang II 的作用,而且还可促进 ACE2/Ang1-7 的表达或活性增加。ACEI 能够上调高血压大鼠 ACE2 的表达,减少心血管炎症与氧化应激损伤并改善心血管重塑,从而实现其降压效应[33]。有研究证实,ACE2 基因通过减轻 Ang II /AT₁ 信号介导的白细胞募集作用而减轻炎症反应,上述提示 ACEI 对高血压的靶器官保护作用可能是通过调节 ACE-Ang II -AT₁ 轴与 ACE2-Ang 1-7-Mas 轴平衡而实现的,最终减少心血管炎症及氧化应激损伤[4, 21]。

## 四、血管紧张素 II 受体阻滞剂

ARB 是一类对 Ang II 受体亚型 AT₁ 受体有高亲和力的药物,是继 ACEI 之后,对高血压、心肌肥厚、心力衰竭等心血管疾病具有良好作用的新一类肾素–血管紧张素系统阻滞药物[9]。Ang II 的绝大多数生理生化作用是通过 AT₁ 受体实现的,现在临床上应用的 AT₁ 受体阻滞剂众多,广泛适用于高血压、心力衰竭和肾脏疾病的治疗。与 ACEI 相比,ARB 类药物可更直接作用于 AT₁ 受体,选择性地阻滞肾素–血管紧张素系统,且无 ACEI 引起的干咳等不良反应,具有较好的临床应用价值[9, 35]。Ang II 还可通过乳糜酶等旁路途径生成,因此 ACEI 抑制肾素–血管紧张素系统的作用不如 ARB。ARB 与 AT₁ 受体的亲和力高于 AT₂ 受体,当 AT₁ 受体被阻滞后,血浆和组织中的 Ang II 增加,可通过激活 AT₂ 受体,导致血管舒张[17]。AT₁ 受体阻滞后降低 Ang II 介导的交感张力、减少交感神经末梢去甲肾上腺素的释放及醛固酮的分泌,最终降低血压[9]。此外,ARB 可提高循环和心血管、肾脏组织中的 ACE2 和 Ang1-7 水平,后者在实现降压的同时,还可发挥抗氧化、抗炎症及抗增殖重构等功效。钟久昌课题组新近研究发现,AT₁ 受体阻滞剂厄贝沙坦治疗可增加高血压小鼠心血管组织中 ACE2 的表达和活性,并下调炎症和氧化应激水平[21]。此外,厄贝沙坦还可减轻 ACE2 基因敲除小鼠心肌组织炎症反应。AT₁ 受体阻滞剂可增加血浆中 Ang 1-7 水平,并伴有心肌组织中 ACE2 的 mRNA 表达和活性增加,提示 ARB 可能通过调控 ACE2 的表达来实现其心血管保护功效[33]。

## 五、ACE2-Ang 1-7-Mas 轴活性调节剂

高血压状态下存在心血管组织中 ACE2 表达降低。通过药物调节 ACE2 基因的活性已成为高血压等心血管疾病的重要治疗手段，可发挥高血压患者降压之外的保护效应如改善炎症及高血压性心肌损害[4, 11]。新近研究证实，重组 ACE2 蛋白治疗可减轻高血压小鼠心血管与肾脏组织的免疫反应与炎症损伤，同时下调血压水平。研究结果表明在自发性高血压大鼠（SHR）、易卒中型 SHR（SHRSP）及盐敏感性高血压大鼠（SBH/y）3 种不同的高血压大鼠中 ACE2 的 mRNA 和蛋白表达水平均明显下调，有力提示 ACE2 是位于 X 染色体上高血压数量性状遗传位点、最有可能的一个候选基因[11, 17]。给予 SHR 大鼠 ACE2 激动剂 XNT 治疗后，高血压大鼠血压水平下降的同时还伴有心血管功能的改善。此外，Ang 1-7-Mas 激动剂 AVE 0991 可以预防 SHR 大鼠的终末器官损害，增强乙酰胆碱诱导的血管舒张作用，增强缓激肽介导的降压功效及改善心血管功能[11]。研究发现 ACE2 抑制剂 MLN4760 可增加 Ang Ⅱ 依赖的 ROS 生成，同时减少 Ang 1-7 生成。而 ACE2 基因过表达则可以抑制 Ang Ⅱ 引起的心血管炎症、氧化应激及心血管功能紊乱。在体外培养的心肌成纤维细胞中，Ang Ⅱ 可促进细胞中结缔组织生长因子（CTGF）、趋化因子（FKN）表达及 ERK1/2 磷酸化水平增加，并伴有细胞炎症因子如 MCP-1 水平上升，而 Ang Ⅱ 的此效应可被重组 ACE2 和 Ang 1-7 干预所逆转，相反可被 ACE2 抑制剂 DX600 加剧，提示 ACE2 通过调节 CTGF-FKN-ERK 信号通路可减轻 Ang Ⅱ 介导的心血管炎症与氧化损伤[18, 21, 26]。此外，ACE2 可降低 Ang Ⅱ 介导的高血压状态下免疫反应与氧化损伤。以上提示 ACE2 可通过调控心血管炎症免疫反应及氧化应激水平来实现其对高血压靶器官保护功效。ACE2 激动剂 XNT、重组 ACE2 等成为目前高血压病防治策略新的研究热点，开发上述新型药物并运用到临床必定会给临床高血压的治疗带来一场新的改革[17, 18, 35]。

## 六、醛固酮阻断剂

醛固酮作为 Ang Ⅱ 下游的效应器，是高血压治疗的一个合理靶点。非选择性醛固酮受体拮抗剂螺内酯和选择性醛固酮受体拮抗剂依普利酮因结构与醛固酮相似，可与醛固酮受体结合，在远曲小管和集合管部位与醛固酮受体竞争性拮抗，抑制醛固酮引起的保钠排钾作用[12]。保钾利尿剂因降压作用较弱，通常不单独用于治疗高血压，多与噻嗪类利尿剂合用或做成单片复方制剂，以增强降压作用，减少不良反应。阻断醛固酮的合成已成为治疗高血压的新的研究方向。醛固酮合成酶（CYP11B2）是体内醛固酮合成过程中的关键酶，抑制该酶就可以减少醛固酮的合成，是对抗醛固酮的一个新途径，且此方法可避免醛固酮受体拮抗剂引起的甾体激素副作用和反应醛固酮升高。LCI699 是第一个可口服的有效醛固酮合酶抑制剂，其在原发性醛固酮患者体内能减少醛固酮的合成，同时增加血钾浓度和肾素活性[36]。一项临床试验显示，LCI699 可以有效地降低血压和醛固酮水平，其效果明显优于安慰剂，其安全性和耐受性好，与安慰剂组及依普利酮组无明显差异[37]。虽然醛固酮合成酶抑制剂的安全性和依从性令人鼓舞，但在醛固酮水平较低的情况下，醛固酮合成酶抑制剂是否有效尚待研究。且 LCI699 间接影响下丘脑–垂体–肾上腺轴，导致促肾上腺皮质激素代偿性增加，可能会影响其疗效，因而还需要大型临床研究来评估醛固酮合成酶抑制剂的疗效。

## 七、争议与展望

自 20 世纪 90 年代以来，在全球范围内进行了多项以高血压患者为研究对象进行靶器官保护评估的 ACEI/ARB 大规模临床试验[18, 38]，其中包括 ACEI 不耐受的心血管疾病患者替米沙坦疗效评估研究（TRANSCEND）、持续单独使用替米沙坦和联合使用雷米普利全球终点试验（ONTARGET）及氯沙坦干预以减少高血压终点研究（LIFE）等试验表明，应用 ARB 治疗后，高血压患者的心肌梗死发生率、心血管死亡率、脑卒中发生率分别降低 14%、35%、19%[38]。随着 ARB 崛起而出现的关于 ACEI 和 ARB 这两类药物临床应用上高下之分的讨论也应运而生。ACEI 治疗高血压或高血压伴有冠心病及心力衰竭患者均有效，证据充分，但其不良反应尤其干咳的发生率较高。而 ARB 的临床研究相对较少，但这些研究同样证实其疗效不逊于 ACEI，突出的

优点是不良反应发生率很低，且患者依从性良好，其安全性获得广泛的肯定[9]。高血压一线临床医师在具体治疗用药时仍需考虑高血压患者的个体化原则。目前和未来，高血压治疗中 ACEI、ARB 及肾素抑制剂等降压药物应用仍存在较多争议，尚需进行更多的有关肾素-血管紧张素系统阻滞剂等降压药物大规模的临床研究来充实验证[21]。

除了上述提及的肾素（原）抑制剂和阻断剂、ACEI、$AT_1$ 受体拮抗剂及醛固酮阻断剂外，现在针对肾素-血管紧张素系统开发的药物还有 Mas 受体和 AGTiv 受体激动剂、新型 $AT_1$ 受体和 $AT_2$ 受体阻滞剂和激动剂、新型 ACE 和非 ACE 的抑制剂及 ACE2 激动剂等[4, 15, 17]。上述针对肾素系统高血压药物治疗的有效性促使人们致力于寻找高血压靶器官保护新的途径及该系统中新的降压药物靶点[15]。从《2014 年美国成人高血压治疗指南》及国内外大量临床与基础研究资料表明，肾素-血管紧张素系统阻滞剂在高血压防治中具有极为重要的地位，不仅在降压方面，而且在保护靶器官和减少心血管及脑卒中事件方面具有优势，从而最终改善高血压患者的生存质量。从高血压患者心血管危险因素控制，到高血压进展不同阶段的治疗，肾素-血管紧张素系统阻滞剂的应用最为广泛、普遍。

（钟久昌　张振洲）

## 参 考 文 献

[1] 钟久昌，朱鼎良. RAAS 相关成分的测定//黄峻. 肾素-血管紧张素-醛固酮系统与心血管病. 北京：中国协和医科大学出版社，2015：93-104.

[2] Nguyen G，Delarue F，Burckle C，et al. Pivotal role of the renin/prorenin receptor in angiotensin Ⅱ production and cellular responses to renin. J Clin Invest，2002，109：1417-1427.

[3] 魏宇森，廖玉华. 肾素-血管紧张素-醛固酮系统与高血压//余振球，赵连友，惠汝太，等. 实用高血压学. 3 版. 北京：科学出版社，2007：648-736.

[4] 金海燕，宋蓓，钟久昌. ACE2 基因：高血压防治新的靶点. 中华临床医师杂志（电子版），2011，5：102-104.

[5] 张菲斐，黄振文，陈鲁原. 高血压的药物治疗//黄振文，张菲斐. 高血压. 上海：上海交通大学出版社，2010：243-376.

[6] Nabi AH，Biswas KB，Nakagawa T，et al. Prorenin has high affinity multiple binding sites for（pro）renin receptor. Biochimica Et Biophysica Acta，2009，1794：1838-1847.

[7] Zhong JC，Basu R，Guo D，et al. Angiotensin-converting enzyme 2 suppresses pathological hypertrophy，myocardial fibrosis，and cardiac dysfunction. Circulation，2010，122：717-728.

[8] Patel VB，Zhong JC，Fan D，et al. Angiotensin-converting enzyme 2 is a critical determinant of angiotensin Ⅱ-induced loss of vascular smooth muscle cells and adverse vascular remodeling. Hypertension，2014，64：157-164.

[9] Michel MC，Brunner HR，Foster C，et al. Angiotensin Ⅱ type 1 receptor antagonists in animal models of vascular，cardiac，metabolic and renal disease. Pharmacol Ther，2016，164：1-81.

[10] 陈来江，徐颖乐，金海燕，等. 重组血管紧张素转换酶 2 对高血压小鼠肾脏 Nephrin 信号及结构损伤的影响. 中华高血压杂志，2015，23：952-957.

[11] Patel VB，Zhong JC，Grant MB，et al. Role of the ACE2/Angiotensin 1-7 axis of the renin-angiotensin system in heart failure. Circ Res，2016，118：1313-1326.

[12] Zhuo JL，Ferrao FM，Zheng Y，et al. New frontiers in the intrarenal renin-angiotensin system：a critical review of classical and new paradigms. Frontiers in Endocrinology，2013，4：166.

[13] Prabhu SD，Frangogiannis NG. The biological basis for cardiac repair after myocardial infarction：from inflammation to fibrosis. Circ Res，2016，119：91-112.

[14] Grossmann C，Gekle M. New aspects of rapid aldosterone signaling. Molecular and Cellular Endocrinology，2009，308：53-62.

[15] Orsborne C，Chaggar PS，Shaw SM，et al. The renin-angiotensin-aldosterone system in heart failure for the non-specialist：the past，the present and the future. Postgrad Med J，2016，0：1-9.

[16] Schroten NF，Gaillard CA，Veldhuisen DJ，et al. New roles for renin and prorenin in heart failure and cardiorenal crosstalk. Heart Fail Rev，2012，17：191-201.

[17] 高平进，朱鼎良，钟久昌. 高血压发病机制的研究进展//葛俊波. 现代心脏病学. 上海：复旦大学出版社，2011：411-415.

[18] 钟久昌. 从 2014 年美国成人高血压治疗指南推荐看肾素-血管紧张素-醛固酮系统阻断剂在高血压病防治中的地位. 上海医学，2014，37：551-553.

[19] Matavelli LC，Huang J，Siragy HM.（Pro）renin receptor contributes to diabetic nephropathy by enhancing renal inflammation. Clinical and Experimental Pharmacology & Physiology，2010，37：277-282.

[20] Glinicki P，Jeske W，Bednarek-Papierska L，et al. The ratios of aldosterone/plasma renin activity（ARR）versus aldosterone / direct renin concentration（ADRR）. J Renin Angiotensin Aldosterone Syst，2015，16：1298-1305.

[21] 陈来江，钟久昌. 血管紧张素转换酶 2 基因与高血压心血管炎症. 上海医学，2014，37：178-181.

[22] Schiffrin EL. Immune mechanisms in hypertension and vascular injury. Clin Sci（Lond），2014，126：267-274.

[23] Schiffrin EL. The immune system：role in hypertension. Can J Cardiol，2013，29：543-548.

[24] Harrison DG，Guzik TJ，Lob HE，et al. Inflammation，immunity，and hypertension. Hypertension，2011，57：132-140.

[25] Barhoumi T，Kasal DA，Li MW，et al. T regulatory lymphocytes prevent angiotensin Ⅱ-induced hypertension and vascular injury. Hypertension，2011，57：469-476.

[26] Song B，Zhang ZZ，Zhong JC，et al. Loss of angiotensin-converting enzyme 2 exacerbates myocardial injury via activation of the CTGF-fractalkine signaling pathway. Circ J，2013，77：2997-3006.

[27] Briones AM，Touyz RM. Oxidative stress and hypertension：current concepts. Curr Hypertens Rep，2010，12：135-142.

[28] 蒋毅宏，钟久昌.血管紧张素转换酶2、氧化应激与高血压. 中华高血压杂志，2011，19：518-520.

[29] Oparil S，Schmieder RE. New approaches in the treatment of hypertension. Circ Res，2015，116：1074-1095.

[30] James PA，Oparil S，Carter BL，et al. 2014 evidence-based guideline for the management of high blood pressure in adults：report from the panel members appointed to the eighth joint national committee（JNC 8）. JAMA，2014，311：507-520.

[31] Parving HH，Brenner BM，McMurray JJ，et al. Cardiorenal end points in a trial of aliskiren for type 2 diabetes. N Engl J Med，2012，367：2204-2213.

[32] Danser AH. The role of the( Pro )renin receptor in hypertensive disease. American Journal of Hypertension，2015，28：1187-1196.

[33] Ferrario CM，Jessup J，Chappell MC，et al. Gallagher，effect of angiotensin-converting enzyme inhibition and angiotensin Ⅱ receptor blockers on cardiac angiotensin-converting enzyme 2. Circulation，2005，111：2605-2610.

[34] Zucker IH，Xiao L，Haack KK. The central renin-angiotensin system and sympathetic nerve activity in chronic heart failure. Clinical Science，2014，126：695-706.

[35] Iwai M，Nakaoka H，Senba I，et al. Possible involvement of angiotensin-converting enzyme 2 and Mas activation in inhibitory effects of angiotensin Ⅱ Type 1 receptor blockade on vascular remodeling. Hypertension，2012，60：137-144.

[36] Amar L，Azizi M，Menard J，et al. Aldosterone synthase inhibition with LCI699：a proof-of-concept study in patients with primary aldosteronism. Hypertension，2010，56：831-838.

[37] Deliyanti D，Miller AG，Tan G，et al. Neovascularization is attenuated with aldosterone synthase inhibition in rats with retinopathy. Hypertension，2012，59：607-613.

[38] Dehghan M，Mente A，Teo KK，et al. Relationship between healthy diet and risk of cardiovascular disease among patients on drug therapies for secondary prevention：a prospective cohort study of 31 546 high-risk individuals from 40 countries. Circulation，2012，126：2705-2712.

# 第六章

# 血管升压素活性异常与高血压

早在 1895 年，Oliver 和 Schafer 首次报道当给麻醉动物注射脑垂体的提取物时可引起血压升高，1898 年，Howell 证实了这种引起血压升高的物质来自垂体后叶，并命名该物质为血管升压素（vasopressin，VP）[1]。后人研究表明，VP 是由下丘脑视上核和室旁核神经元分泌、合成 VP 前体后，经下丘脑垂体束送到垂体后叶储存，在适当的刺激下释放入血液循环。早期人们对它的认识是其抗利尿效应，故又称抗利尿激素（antidiuretic hormone，ADH），并认为只有当 VP 水平明显高于生理效应量（比引起抗利尿作用的剂量约大 100 倍）时，才引起血压升高，但近年来随着蛋白质组学技术、分子生物学技术进展研究表明，生理剂量 VP 即参与了维持正常血压稳态和血管紧张性的调节，并与实验性及遗传性高血压的发生发展有关。

## 第一节　血管升压素的生物学特性

### 一、血管升压素的分子结构

VP 与另一种激素催产素（oxytocin）同是垂体后叶激素，也称垂体后叶肽。其均是含有两个半胱氨酸的九肽，结构极为相近，均在"1"位、"6"位的半胱氨酸残基以二硫键形成一个六肽的环状结构，7～9 位的氨基酸则构成该分子"尾"。

催产素结构式：

```
1    2    3    4    5    6    7    8    9
Cys—Tyr—Iie—Gln—Asn—Cys—Pro—Leu—Gly.NH2
S—S
```

VP 结构式：

```
1    2    3    4    5    6    7    8    9
Cys—Tyr—Phe—Gin—Asn—Cys—Pro—Arg—Gly.NH2
S—S
```

在人和大鼠的第 8 位氨基酸为精氨酸（Arg），故称为精氨酸升压素（arginine vasopressin，AVP），在猪第 8 位为赖氨酸（Lys），称为赖氨酸升压素（LVP）。AVP 的前体由 166 个氨基酸组成，N 端 19 个氨基酸为信号肽，第 20～28 位氨基酸为 AVP。

## 二、精氨酸升压素合成、分泌与代谢

AVP 由下丘脑视上核和室旁核的巨细胞神经元合成，沿神经元轴突到达神经垂体后叶的神经末梢，这些神经末梢与毛细血管网密切联系，受到适当的刺激，AVP 即可从末梢释放出来进入血液循环，发挥其激素样作用。此外，外周的性腺、肾上腺、胃肠道分泌腺等内分泌腺中也含有免疫活性的 AVP，研究还发现血管组织存在的免疫活性 AVP，可能来源于局部组织[2]，另有人用免疫组化方法证实血管内皮细胞存在 AVP[3-5]，提示，外周的不少局部组织也可能分泌 AVP。如心脏局部组织中含有 AVP 的多肽及其 mRNA 的表达，则应激后心脏局部组织中 AVP 含量可增高 4～7 倍，提示心血管局部组织中有 AVP 合成系统[6]，能够促进血管平滑肌细胞增殖和增生[7]、心脏成纤维细胞增殖和胶原合成[8]，参与心脏血管病理性重塑。下丘脑室上核、室旁核的 AVP 神经元与脑内和心血管调节相关的核团（迷走背核）及脊髓中间外侧角发生广泛纤维联系，这是参与心血管活动调节的解剖学依据。

AVP 的分泌受多种因素的影响。脑室内注射 AVP 可引起潜伏期很短的血压升高、心率加快。此中枢升压不伴有尿量的改变，并可被静脉注射神经节阻断剂或受体阻滞剂阻断。因此中枢 AVP 的心血管作用可能是通过激活中枢交感冲动实现的[9-14]。张露青等[15]在对自发性高血压大鼠下丘脑室上核、室旁核的研究中发现：①两组大鼠的室上核和室旁核均具有分泌 AVP 的功能，且细胞形态相似；②SD 大鼠室上核含有的 AVP 较自发性高血压大鼠少，提示 AVP 含量的异常增加可能与高血压的发病有关；③实验还从形态学的角度观察了两组大鼠的室旁核内 AVP 免疫阳性细胞数目（$P>0.1$），并认为 AVP 在两组大鼠室旁核中表达的差异有待进一步生化指标的测定来验证。中枢儿茶酚胺能神经可抑制 AVP 的分泌，血压降低时通过压力感受性反射，使儿茶酚胺能神经紧张性降低，从而引起 AVP 的分泌。已经证实，心房利钠多肽可抑制 AVP 的释放；降钙素基因相关肽和血管紧张素 II 可刺激 AVP 的分泌；此外，血浆中 AVP 浓度与 P 物质浓度呈负相关[16]。P 物质也可能为 AVP 分泌的调节因素之一。

已表明，雌激素和孕激素参与绝经后血压变化，在全身水钠调节中也起重要作用[17]。然而，短期雌激素变化不改变血浆醛固酮浓度，此外，雌激素相关的钠潴留独立于钾排泄的变化，与既往的醛固酮依赖机制研究存在争议。因此，有研究表明，对绝经后妇女使用补充雌激素可能通过调节 AVP 水平，进而影响血压和调节水电解质平衡[18]。

AVP 的生物半衰期为 2～40min，约 50%在肾脏清除，其余在肝脏灭活。

### 三、精氨酸升压素基因定位与表达

AVP 基因长约 10kb，含有 3 个外显子和 2 个内含子，定位在第 20 号染色体上。AVP 基因主要在下丘脑视上核和室旁核表达，也可在视交叉、杏仁核、海马和一些外周神经组织中表达。此外，其在性腺、肾上腺也有表达[19-22]。最近，Simon 和 Kasson[22]报道在大鼠主动脉血管组织中存在 AVP 的 mRNA，为血管局部组织可能合成免疫活性的 AVP 提供了进一步的证据。AVP 基因转录和表达受多种因素影响。脱水、高渗透压是最有效的刺激；泌乳、妊娠可促进 AVP 基因的表达；聚合酶 A（Poly A）的长短也可调节 AVP 基因的表达，Poly A 越长，表达量越多；AVP 基因的表达还与年龄有关，胚胎时表达较少，出生后逐年增加，成人时达高峰；AVP 基因的表达还有昼夜节律，夜间高，白昼少。另外，糖皮质激素可抑制 AVP 基因的表达。

## 第二节　精氨酸升压素的心血管生理效应

### 一、外周精氨酸升压素的心血管生理效应

#### （一）AVP 对心脏的作用

早在 20 世纪 50 年代人们在应用垂体后叶素和 AVP 治疗上消化道出血时就已观察到 AVP 能降低心排血量的现象。但对其产生的机制过去一直认为与 AVP 收缩血管引起的后负荷增加、减压反射和冠状动脉缺血有关。后来人们发现去除窦弓反射途径的犬和兔，虽然能够阻断低剂量 AVP 的心排血量降低作用，但对高剂量 AVP 降低心排血量的作用仅能部分阻断。而切断大鼠的窦弓反射途径则对任何剂量 AVP 的降低心排血量作用均无阻断作用。说明减压反射并不是 AVP 降低心排血量的唯一原因[22, 23, 24]。Wilson 等研究发现 AVP 对离体完整心脏收缩功能有很强的抑制作用，虽然 AVP 能够造成冠状动脉收缩，但并无心肌缺氧的证据，而且去甲肾上腺素虽然不能翻转 AVP 的冠状动脉收缩作用，但却可翻转 AVP 的心肌抑制作用。所以他们指出，AVP 可能对心肌有直接的负性肌力作用[25]。20 世纪 90 年代的实验研究证实了 AVP 对心肌的直接负性肌力作用，并认为此作用与细胞内 cAMP 和 cGMP 的含量变化有关[26-29]。随后，相继有人报道了 AVP 对离体犬心脏的直接负性肌力作用[30]和 AVP 对兔心室肌的直接负性肌力作用[31]，并提出此作用为心脏存在的 AVP $V_1$ 受体型所介导。

AVP 除直接引起心脏负性肌力作用外，在完整动物，还可通过增加压力感受器反射的敏感性，产生间接的负性肌力作用。AVP 还影响 $Ca^{2+}$心肌代谢及氧耗[32, 33]。心肌代谢能源主要来源于三酰甘油分解的脂肪酸，而 AVP 可促进心肌的三酰甘油代谢和利用，此过程具有 $Ca^{2+}$依赖性，并且是由 $V_1$ 受体所介导。可见，心脏局部血浆中 AVP 浓度升高可以增加心肌耗氧量，从而影响心排血量。此外，实验

研究还发现 AVP 可使培养的心肌细胞脂质过氧化物含量增加[34]，发生脂质过氧化损伤，从而影响心肌细胞的结构，造成心肌舒缩功能受损，而影响心功能。p27 蛋白是 AVP 促心脏成纤维细胞增殖过程的重要负性调节因子，AVP 可通过下调 p27 蛋白发挥促心脏成纤维细胞增殖作用，这可能是 AVP 致心脏纤维化的一种分子机制[35]。

### （二）AVP 对血管的作用

AVP 具有强烈的缩血管作用。研究表明，生理浓度的 AVP 就能明显影响体循环阻力血管的张力，具有直接的缩血管作用。血浆中 AVP 的正常浓度范围为 0.3～30pg/ml[36]。在 20 世纪 80 年代，Cowley 等比较研究过的各种缩血管激素的作用结果时指出，在研究过的循环激素中，AVP 是最强的缩血管激素[36]。有研究报道 AVP 收缩皮肤及骨骼肌血管，严重者可导致皮肤及肌肉坏死[37]。进一步表明了 AVP 具有强烈的缩血管作用。

AVP 的缩血管作用可因其作用的种系不同而有差异。Cowley 比较人、犬和大鼠的 AVP 心血管作用的种属差异性，显示大鼠对 AVP 的缩血管敏感性明显高于人和犬。

AVP 的缩血管作用可因其作用部位的不同而有不同反应。研究表明[38] AVP 对中脑直径为 500～700μm 的动脉产生剂量依赖性收缩反应，且在相同条件下 AVP 所产生的最大张力强于 5-羟色胺（5-HT）、血管紧张素Ⅱ和脑啡肽。但是，AVP 对犬基底动脉和猫大脑大动脉具有明显选择性舒张作用。而后来 Evora 等[39]报道不同浓度的 AVP 对犬的肺动脉作用不同，低浓度 AVP（$10^{-12}～10^{-7}$mmol/L）引起犬肺动脉舒张，高浓度 AVP（$3×10^{-7}～3×10^{-5}$mmol/L）则引起肺动脉的收缩。AVP 对血管作用的差异可能与某些病理状态机体保证重要脏器的血流供应有关，起一种移缓济急的作用。

AVP 的缩血管作用不依赖于内皮细胞而存在[38,40]，AVP 直接与血管平滑肌细胞特异性受体结合而产生了缩血管效应。但近年的研究提示内皮细胞也可能参与了 AVP 的缩血管作用。内皮素是近几年研究较多的缩血管激素，是目前已知的最强缩血管物质。Imai 等[41]研究显示 AVP 直接并剂量依赖地诱导培养的牛颈动脉内皮细胞的内皮素-1 原前体的 mRNA 表达；Bacic 等学者也报道 AVP 剂量依赖性地刺激培养的人脑毛细血管和微血管内皮细胞分泌免疫活性的内皮素-1[42]，而且也刺激分泌缩血管的前列腺类物质，在调节脑的微循环中起重要作用[43]。由此可见，虽然 AVP 的缩血管作用不依赖于内皮细胞而存在，但在内皮细胞完整的血管，AVP 刺激内皮细胞内皮素和其他缩血管因素的释放也可能参与了 AVP 对血管的收缩作用。

AVP 对部分血管的舒张作用已被证实与内皮细胞相关。最早人们发现 AVP 舒张离体的犬基底动脉作用时，在除去血管内皮之后，这种作用就不再出现，所以人们推测 AVP 对基底动脉的舒张作用是通过激活内皮细胞产生的。Schini 等[44]实验研究发现，在培养的猪的主动脉内皮细胞，AVP 显著增加了 cGMP 的含量，能灭活 NO 的还原剂和 NO 合成抑制剂 L-NMMA 均能显著降低此作用，提示 AVP 作用内皮细胞可能通过内皮源的 NO 的生成而引起血管舒张。Evora 等报道的较低浓度 AVP 对离体的犬肺动脉段的舒张作用也是内皮细胞依赖性的，并证实为内皮细胞 $V_1$ 受体介导的 NO 的生成所引起[39]。

Simon 等报道 AVP 也能促进血管内皮细胞的蛋白质合成[45]。刘利峰[46]研究还表明 AVP 有促内皮细胞脂质过氧化作用，提示 AVP 可能通过内皮细胞的脂质过氧化损伤，造成内皮细胞结构和功能的破坏而参与高血压发病。$β_1$ 整合素反义寡核苷酸具有特异性抑转 AVP 刺激心脏成纤维细胞胶原凝胶收缩的作用。说明 $β_1$ 整合素在 AVP 促心脏成纤维细胞迁移中起介导作用[47]。

近年的研究表明，AVP 对血管平滑肌细胞有促增殖和肥厚作用。Turla 等[48]研究证明，AVP 对培养的大鼠主动脉血管平滑肌细胞具有明显的促肥厚作用，且该作用与选择性地增加了血管平滑肌细胞内许多蛋白合成密切相关。血管平滑肌细胞中选择性 α-肌动蛋白含量增多，同时又伴随着 α-肌动蛋白 mRNA 合成增多，提示 AVP 可选择性增加血管平滑肌细胞中 α-肌动蛋白合成。说明 AVP 不仅可调节血管平滑肌细胞生长，促进收缩蛋白的表达，并且 AVP 还可能是血管平滑肌细胞分化期间的重要的被动调节因子。实验还证实，AVP 引起的血管平滑肌细胞蛋白含量的增多，可被特异性受体拮抗剂所阻断，故认为 AVP 通过受体介导，刺激选择性基因表达的增多很可能是细胞肥厚的重要原因。还有人研究报道，AVP 促进血管平滑肌细胞的肥厚可能是通过激活原癌基因而发挥作用[49]。王守力和赵连友[50]研究结果表明，AVP 作用于血管平滑肌细胞，使其 S 期比例增加，血管平滑肌细胞数目增多，面积增大，提示 AVP 具有促血管平滑肌细胞增殖和肥大作用；而同时，血管平滑肌细胞中 c-fos 和 c-myc mRNA 表达增强，进一步提示 AVP 可能通过激活 c-fos 和 c-myc 原癌基因超常表达而使血管平滑肌细胞增殖肥厚。另有研究发现 IL-1 不能完全纠正患者血管平滑肌细胞 NOS 活性低下的缺陷。IL-1 不能完全拮抗 AVP 的促血管平滑肌细胞的增殖肥大的作用[51]。

## 二、中枢精氨酸升压素的心血管生理效应

AVP 在神经系统中可以作为神经递质参与心血管活动的调节。给动物的脑室、鞘内或脑内某些神经核团如孤束核、下丘脑正中隆起和蓝斑等微量注射 AVP 均可产生血压升高、心率加快等作用。这与外周 AVP 的心血管作用有别：外周 AVP 的作用为心率减慢伴尿量改变，而中枢 AVP 的作用则是心率加快不伴尿量改变。脑室注射 AVP 受体拮抗剂，可以完全阻断中枢 AVP 的心血管作用，外周应用 AVP 受体拮抗剂则不能阻断此作用。静脉注射神经节阻滞药或 α 受体拮抗剂，可完全阻断 AVP 的中枢升压作用。因此中枢 AVP 的心血管作用可能是通过兴奋交感神经系统而实现的。

Berecek 等报道[52]，给清醒大鼠的蓝斑微量注射 AVP，可以增加这一区域的放电频率，并引起脑室注射 AVP 相似的心血管效应；损毁蓝斑，可减弱脑室注射 AVP 引起的血压升高，并可逆转心率加快为心率减慢。此表明中枢 AVP 可通过蓝斑神经元的兴奋增加交感神经兴奋性的传出而调节心血管活动。也有实验表明，AVP 可剂量依赖性地使起搏神经元兴奋，后者可使维持血管张力的交感神经节前神经元的兴奋性增加。提示中枢 AVP 可能通过对这些神经元的影响来调节心血管活动。

## 第三节　精氨酸升压素受体

激素对靶细胞的作用一般都需要受体介导，AVP 也不例外。它也是先与细胞膜上的受体结合，再通过第二信使产生最后效应。20 世纪 60 年代以来两次重要进展都为受体研究带来了新的转机。一是放射性配基结合分析法的建立，为受体研究提供了新的手段；二是第二信使学说的提出，为研究激素受体相互作用的信号转导机制开辟了新的途径。AVP 受体的研究也正是在此两项进展的基础上，并随着 AVP 类似物和拮抗剂的相继合成在近年才有了迅速发展。

## 一、精氨酸升压素受体的生物学特性

### （一）AVP 受体的相对分子质量

AVP 受体由于种属和表达细胞的不同，其相对分子质量大小和结构也有所不同。化学交联或光亲和标记实验证实，AVP 受体蛋白相对分子质量范围为 30 000～140 000。肾细胞、肝细胞的 AVP 受体由于发现早、研究较多，报道其相对分子质量在 30 000～62 000。有研究指出，大鼠肝细胞膜上的 $V_1$ 受体是一种相对分子质量为 60 000 的单片段蛋白质，为糖蛋白[53]，并推测同种或不同受体的蛋白相对分子质量大小差异可能与蛋白质翻译后修饰作用或受体蛋白前体结构有关。在人类血小板表面，AVP 受体蛋白的相对分子质量为 125 000。最近 Hirasawa 根据从人肠系膜动脉克隆出来的 AVP 受体的 cDNA 序列推导出人血管型 AVP 受体为 418 个氨基酸顺序的蛋白质，并发现其与大鼠的血管型受体有很强的同源性。已克隆出的 AVP 受体都有跨膜结构，属于跨膜受体一族。

### （二）AVP 受体的分型

AVP 受体根据其介导作用的第二信使不同而分型。1968 年 Chase 和 Aurbach 首先发现 AVP 受体介导作用的第二信使 cAMP，至 1979 年人们又报道了与 cAMP 无关而与磷脂酰醇-$Ca^{2+}$有关的 AVP 受体的第二信使机制，于是人们就根据 AVP 受体介导作用的第二信使不同而将其分为 $V_1$ 型（第二信使为 $Ca^{2+}$）和 $V_2$ 型（第二信使为 cAMP）。近年来的研究又将 $V_1$ 型受体根据其药理作用的差异划为 $V_{1a}$ 和 $V_{1b}$ 两种亚型[54]，中枢神经系统 AVP 受体又划分为高亲和结合位点、高催产素结合位点和低亲和结合位点三种类型[55]。

## （三）AVP 受体介导作用的机制

AVP 受体根据其介导作用的第二信使 $Ca^{2+}$ 和 cAMP 而分型，但 AVP 作用于受体后不是直接引起细胞内 $Ca^{2+}$、cAMP 的变化，而是分别有一套自己的机制：AVP 与 $V_1$ 受体结合通过核苷调节蛋白激活细胞膜内侧特异的磷脂酶 C，磷脂酶 C 水解细胞中 4，5-二磷酸磷脂酰肌醇生成 1，4，5-三磷酸肌醇和二酰甘油，三磷酸肌醇促使内质网释放 $Ca^{2+}$ 而产生生理效应，二酰甘油则激活特异性蛋白激酶 C 而发挥其信息传递作用[56]。AVP 与 $V_2$ 受体结合后，则通过兴奋型核苷酸调节蛋白活化细胞膜上的腺苷酸环化酶，腺苷酸环化酶使三磷酸腺苷生成 cAMP，cAMP 激活蛋白激酶 A，蛋白激酶 A 对相应底物进行磷酸化导致最终生理效应产生。

## （四）AVP 受体分布及生理特性

国内外大量研究证实，AVP 特异性受体存在于体内很多组织细胞中，AVP 与不同靶细胞的受体结合，发挥不同的生理作用。$V_1$ 受体分布于心肌细胞、血管平滑肌细胞和内皮细胞、肝细胞、外周血淋巴细胞、单核细胞、血小板、大脑中隔区、海马旁回、垂体前叶、下丘脑、脑干、生殖腺细胞、肾上腺球状带、肾皮质、髓质集合管、肾间质细胞、系膜细胞。$V_2$ 受体主要分布于肾脏集合小管，通过 G 蛋白与腺苷环化酶偶联，该受体兴奋使细胞内 cAMP 增加、蛋白激酶 A 激活和水通道插入肾集合小管细胞的腔膜，结果产生利尿作用[57]。近年来的研究已克隆出了两种类型的 AVP 受体，基因的表达为细胞 AVP 受体的存在提供了进一步的证据。受体基因的成功克隆为受体的分布，结构和功能的研究提供了新的认识途径。$V_1$ 受体及 $V_2$ 受体的主要分布和生理作用见表 3-6-1。

## （五）AVP 受体特性的改变及调节

一般认为在高血压状态下，血浆中 AVP 浓度增高，血管平滑肌细胞表面 AVP 受体数目增多。也有人认为在高血压状态下血管平滑肌细胞表面 AVP 受体数目减少。文献报道 Wistar 大鼠经高盐刺激 30min、60min 和 180min 后，AVP 与大脑中隔、海马、杏仁核 AVP 受体结合的密度、亲和力无明显差别，而肾脏 AVP 的最大结合力在高渗刺激 60min

**表 3-6-1　$V_1$ 受体及 $V_2$ 受体的主要分布和生理效应**

| 受体分型 | 分布 | 作用 |
|---|---|---|
| $V_1$ 受体 | 血管壁 | 收缩血管 |
| | 心脏 | 调节心肌收缩力、心肌代谢 |
| | 肝脏 | 分解糖原 |
| | 血小板 | 促进血小板凝集、释放血小板激活因子 |
| | 大脑中隔区 | 体温调节 |
| | 海马 | 学习、记忆 |
| | 垂体前叶 | 释放促肾上腺皮质激素 |
| | 下丘脑、脑干 | 调节减压反射 |
| | 生殖腺 | 调节生殖内分泌功能 |
| | 肾上腺球状带 | 肾上腺皮质激素释放 |
| | 淋巴细胞 | 干扰素产生 |
| | 肾皮质、髓质集合管 | 调节离子交换 |
| | 肾间隙细胞 | 前列腺素生成 |
| | 肾系膜细胞 | 内皮素产生 |
| $V_2$ 受体 | 肾远曲小管及集合管 | 抗利尿、促进 AVP 清除 |
| | 膀胱 | 促进排尿 |
| | 上皮细胞 | 机制不清 |

后明显减少，180min 后 AVP 受体数目恢复，但亲和力无改变，提示大脑组织因高渗刺激所致的 AVP 释放增多，不能改变 AVP 受体数目和亲和力，而在肾组织则可导致 AVP 受体特性的改变，即 AVP 受体的下行性调节现象，这种现象在肾脏对 AVP 的反应中起重要作用。最近实验证实，细胞外液 pH 改变对血管平滑肌细胞膜 AVP 受体密度有一定影响。在碱性环境下，受体密度呈上行调节，而在酸性条件下，受体密度呈下行调节，从而改变 AVP 对血管的反应性[58]。

# 二、心血管系统精氨酸升压素受体及生理功能

## （一）血管 AVP 受体与功能

**1. 血管平滑肌细胞 AVP 受体**　继肾脏和肝细胞被发现 AVP $V_1$ 受体之后，人们发现了主动脉血管平滑肌细胞上也存在 $V_1$ 受体，它通过第二信使 $Ca^{2+}$ 介导血管收缩作用，因而人们把 $V_1$ 受体也称为血管型受体。近年来的研究更不断证实血管平滑肌细胞存在 $V_1$ 受体[59]，并对其介导的缩血管机制的

研究不断深入。

已有一系列研究表明，血管平滑肌细胞的 AVP $V_1$ 受体介导三磷酸肌醇-$Ca^{2+}$ 的变化而引起血管平滑肌细胞的收缩，近年仍不断有研究证实此机制。Gopalakrishnam 等研究发现 AVP 以浓度依赖的方式引起大鼠主动脉血管平滑肌细胞磷酸肌醇的蓄积，大鼠主动脉血管平滑肌细胞的 $Ca^{2+}$ 浓度也被 AVP 提高，而应用 $V_1$ 受体拮抗剂则阻断了 AVP 引起的这些反应。用 $^3H$ 标记 AVP 及其 $V_1$ 受体拮抗剂，对培养的大鼠主动脉和大鼠肠系膜动脉血管平滑肌细胞进行放射受体分析，测得 $^3H$-AVP 与大鼠主动脉和肠系膜动脉血管平滑肌细胞结合的解离平衡常数分别为 1.42nM 和 1.23nM，最大结合力分别为 9500 sites/cell 和 29 900sites/cell。$^3H$-$V_1$ 受体拮抗剂与这两种细胞的结合都是有低的解离平衡常数和高的最大结合力值。结果进一步证实血管平滑肌细胞存在 $V_1$ 受体而介导了 AVP 的一系列作用，且血管平滑肌细胞的 AVP 受体有高、低两种亲和状态，$V_1$ 受体拮抗剂与 AVP 受体的结合为高亲和状态。

近年的研究发现蛋白激酶 C 的激活与 $V_1$ 受体介导的血管平滑肌细胞收缩有关。Murray 等用颅开窗测定麻醉大鼠基底动脉直径的方法研究 AVP 诱导大鼠基底动脉收缩的受体机制发现：蛋白激酶 C 抑制剂不影响动脉的基础直径和前列腺素 $F_{2a}$ 的缩血管效应，但抑制了 AVP 的缩血管效应，$V_1$ 受体拮抗剂显著抑制 AVP 的缩血管效应而不影响前列腺素 $F_{2a}$ 的效应，故他们提出蛋白激酶 C 可能是 $V_1$ 受体介导的 AVP 对基底动脉缩血管作用的一种介质。

最近，Itoy 等学者研究发现 AVP 在培养的大鼠主动脉血管平滑肌细胞通过百日咳毒素敏感的三磷酸鸟苷结合蛋白引起花生四烯酸的释放。AVP 引起的花生四烯酸的释放比三磷酸肌醇生成作用强，但与三磷酸肌醇生成无关，而与 AVP 介导的磷脂酶 $A_2$ 的活性有关。而花生四烯酸可以刺激内皮细胞释放缩血管因子。所以推测血管平滑肌细胞 AVP 受体介导的磷脂酶 $A_2$ 的活化导致通过百日咳毒素敏感的平均主动脉压结合蛋白引起的花生四烯酸的释放也可能参与了 AVP 缩血管作用。

大量研究认为血管平滑肌细胞存在 $V_1$ 受体，但也有人提出在离体猴的股动脉有功能性微血管的 $V_2$ 受体而非 $V_1$ 受体。其缩血管机制与 $V_1$ 受体是否不同，尚不清楚。血管平滑肌细胞表面 $V_1$ 受体还与血管平滑肌细胞肥大有关。AVP 能促使血管平滑肌细胞增殖和肥大[60]，有人认为丝裂原激活蛋白激酶与血管平滑肌细胞肥大有关，Li 等研究证实 AVP 通过 $V_1$ 受体激活丝裂原激活蛋白激酶，可见 $V_1$ 受体还介导了血管平滑肌细胞的肥大作用。还有实验研究认为血管型受体介导的血管平滑肌细胞胞核内 $Ca^{2+}$ 浓度增高为血管平滑肌细胞增殖的机制[61]。

**2. 内皮细胞 AVP 受体**　已经证实在培养的牛血管内皮细胞，AVP 通过通常的 $V_1$ 受体介导机制即受体介导的细胞 $Ca^{2+}$ 动员和蛋白激酶 C 的激活刺激内皮细胞释放内皮素-1。Bacic 等学者的研究也发现，AVP 剂量依赖地刺激培养的人脑毛细血管和微血管内皮细胞分泌免疫活性内皮素-1，并被其特异性 $V_1$ 受体拮抗阻断，这为受体介导 AVP 刺激人脑毛细血管和微血管内皮细胞分泌免疫活性内皮素-1 提供了证据。为阐明 AVP 诱导内皮素-1 生物合成的细胞机制，Imai 等从培养的牛颈动脉内皮细胞的 cDNA 文库中将牛的内皮素-1 原前体的互补 DNA（即 cDNA）全长克隆出来并排序，用克隆出的 cDNA 作为探针进行 RNA 印迹法分析，揭示 AVP 直接并剂量依赖地诱导内皮素-1 原前体的 mRNA 表达，此作用被特异性 $V_1$ 受体拮抗剂所阻滞。内皮素-1 是众所周知的缩血管物质，因此，$V_1$ 受体介导的 AVP 对内皮细胞的内皮素-1 分泌的激发可能是 AVP 缩血管作用的机制之一。

最近的研究还表明，在人脑微血管内皮细胞，受体介导的 AVP 通过磷脂酶 C 和磷脂酶 $A_2$ 不仅激发分泌免疫活性内皮素-1，而且也刺激分泌前列腺素类似物，这些均为缩血管物质，在调节脑微循环中起重要作用[62]。

很早就已经有人发现生理浓度的 AVP 能引起离体的犬基底动脉的舒张，在除去这些血管的内皮后，这种抑制效应就不再出现。因此推测 AVP 对基底动脉的抑制效应是通过激活内皮上的 AVP 受体而实现的。后来，Schini 等发现在培养的猪的主动脉内皮细胞，AVP 在没有影响 cAMP 的情况下显著地瞬间刺激 cGMP 的生成。血红蛋白和亚甲蓝（还原剂，能灭活 NO）显著降低了基础的和刺激后的 cGMP 水平，AVP 刺激的 cGMP 的生成被 NO 合成抑制剂 L-NMMA 抑制，也被 $V_1$ 受体拮抗剂所抑制，而拮抗剂不能影响给予 NO 引起的 cGMP 的生成。

因而得出结论在培养的猪主动脉内皮细胞存在
AVP $V_1$ 受体，通过内皮源性 NO 的生成而增强了可
溶性鸟苷酸环化酶的活性进而导致 cGMP 的蓄积，
cGMP 介导进一步的生理功能。而 NO 作为一种气
体的细胞内信号分子，在细胞内和细胞间可以迅速
扩散，当作用于内皮相邻的血管平滑肌细胞时，同
样通过鸟苷酸环化酶的活化产生 cGMP，从而引起
血管平滑肌舒张。

在大鼠主动脉肌条，Yamada 等发现选择性 $V_2$
受体兴奋剂 DDAVP 引起了有内皮的先用去甲肾上
腺素收缩的主动脉肌条舒张，主动脉内 cGMP 水平
升高，无内皮者无此变化。此作用被 NO 合成抑制
剂所抑制，$V_2$ 受体拮抗剂对此作用无影响，而 $V_1$ 受
体拮抗剂则引起 DDAVP 舒血管作用的浓度反应曲
线浓度依赖的非平行性右移。因此，在大鼠主动脉
内皮细胞，至少部分地被 $V_1$ 受体介导了 NO 的生成，
发生舒血管作用。Evora 等[63]在犬的肺动脉也观察到
了内皮细胞 $V_1$ 受体介导的这种血管舒张作用。

可见，在血管内皮细胞存在的 AVP $V_1$ 受体通
过介导 NO 的生成发挥舒血管作用。

在血管系统中，AVP 的 $V_1$ 受体介导着血管收
缩和舒张两种相反的作用，其原因可能是：①AVP
通过内皮 $V_1$ 受体介导的舒血管因子释放增强克服
了 AVP 的缩血管作用，而产生舒血管作用；②部分
动脉因 $V_1$ 受体缺乏或其介导的舒血管因子的有效
释放缺乏而致血管收缩。受体介导的 AVP 对不同
部位血管舒缩性的影响可能参与体内血流量重新分
配的调节。

### （二）心脏 AVP 受体与功能

早在 20 世纪 50 年代人们就已经注意到 AVP 有
降低心排血量的作用，但一直被认为是 AVP 收缩血
管引起心脏后负荷增加、减压反射、冠状动脉缺血
等原因造成的，经过不断深入研究，直至 1980 年
Wilson 等在对 AVP 与离体心脏抑制作用的关系研究
中发现 AVP 对离体完整心脏收缩功能有很强的抑制
作用，才提出了 AVP 可能对心脏有很强的负性肌力
作用。近年来的研究揭示了心脏存在 AVP 受体，受
体介导了 AVP 对心脏的直接负性肌力作用。

Furukawa 等[59]在用恒定压力和持续液流灌注
离体犬心脏标本时观察到 AVP 降低房室收缩力，
选择性 $V_2$ 受体兴奋剂去氨升压素不改变房室收缩

力，$V_1$ 受体拮抗剂 OPC-21268 和 $V_2$ 受体拮抗剂
OPC-31260 均以剂量依赖的方式抑制 AVP 的负性
肌力作用，而不影响乙酰胆碱、腺苷、去甲肾上腺
素引起的变力效应，因而指出 AVP 在犬心脏至少部
分地通过 $V_1$ 受体介导直接引起负性肌力作用。在进
一步用放射性 $^3H$ 标记心肌中肌苷的方法研究 AVP
对兔心室肌的直接负性肌力作用的实验中则发现，
AVP 引起了心室肌单磷酸肌醇的蓄积，而且在没有
影响 β 肾上腺能受体介导作用情况下减弱了通过 α
受体和内皮受体引起的正性肌力作用。$V_1$ 受体拮抗
剂抑制了单磷酸肌醇的蓄积。由此可见，在兔的心
室中 AVP 通过 $V_1$ 受体引起了磷酸肌醇的水解而抑
制心室肌收缩力和 $\alpha_1$ 受体介导的正性肌力作用。

还有研究发现，心肌 $V_1$ 受体介导了 AVP 对心
房的心房利钠肽释放的刺激作用。心房利钠肽作为
一种舒血管活性肽，其作用在很多方面与 AVP 相反，
$V_1$ 受体介导心肌作用的同时也刺激起了心房利钠肽
的释放，可能对 AVP 的作用起到代偿性保护作用。

### （三）中枢 AVP 受体与心血管功能

脑室内注射 AVP 与外调 AVP 引起的心血管作
用不同，外周 AVP 可使心率减慢并有利尿作用，脑
室 AVP 引起血压升高、心率加快，不伴尿量改变。
脑室注射 AVP 可以于外周给 α 受体阻滞剂、β 受体
阻滞剂阻断其作用，于脑室内应用 $V_1$ 受体拮抗剂也
可完全阻断其作用，而于外周应用 $V_1$ 受体拮抗剂则
无效。可见，中枢存在影响心血管功能活动的 AVP
$V_1$ 受体，它可能通过交感神经而调节心血管活动。
Berlove 等也证实脑组织中存在 $V_1$ 受体介导 AVP 参
与心血管系统活动的调节。

在扁桃体中央核，小剂量和大剂量 AVP 的作用
有显著差异。小剂量（20pg）的 AVP 通过 $V_1$ 受体
亚型（$V_{1a}$）介导引起不伴有行为改变的心动过缓，
而大剂量 AVP（2ng）则通过催产素受体介导产生
了伴有行为活动性增强的心动过速。

Stebbins 等[64]用鞘内注射的方法观察腰段脊髓
AVP 对猫心血管的肌肉收缩反应反射的影响，证实
在猫的腰段脊髓存在 AVP $V_1$ 受体，通过调节敏感
神经传导，降低了心血管系统对肌肉收缩反应的血
压和心肌收缩性的变化。

此外，研究还表明，在中枢和外周还存在 AVP
受体与减压反射有关，中枢的 $V_1$ 受体抑制减压反

射,而外周对减压反射起易化作用的 $V_2$ 受体作用更强,故总的作用是加强减压反射。

### (四)AVP 受体与高血压的关系

人们在探索 AVP 与高血压发病关系的同时,还不断地进行着 AVP 受体与其关系的研究。

文献报道,自发性高血压大鼠血管对 AVP 的加压反应性增强,而血管床与 AVP 的结合位点却明显降低。进一步研究还表明,尽管自发性高血压大鼠的 AVP 结合位点密度降低或异常,但与 AVP 受体偶联的蛋白激酶 C 活性增加而使三磷酸肌醇生成增多,最终导致了血管对 AVP 反应性的增强。当给自发性高血压大鼠静脉注射 AVP 后,其血压升高的反应也比 WKY 大鼠明显增强;静脉注射 $V_1$ 受体拮抗剂明显地降低自发性高血压大鼠的血压,而对 WKY 大鼠的血压则无影响。在自发性高血压大鼠高血压形成阶段短期应用 $V_1$ 受体拮抗剂与未用拮抗剂的对照组自发性高血压大鼠比较,也明显地降低了血压[65]。这些研究结果表明,外周 AVP $V_1$ 受体(主要是血管床)活性增高与自发性高血压大鼠的高血压发生可能有关。

有人在研究 $V_1$ 受体拮抗剂对自发性高血压大鼠的血压影响时发现,在自发性高血压大鼠的高血压形成后,$V_1$ 受体拮抗剂的降压作用不明显,而在脑卒中易患型自发性高血压大鼠高血压建立后则有明显的降压作用,尤其是在脑卒中易患型自发性高血压大鼠的恶性阶段,$V_1$ 受体拮抗剂有浓度依赖的降压效应[66]。在进行性肾动脉硬化的自发性高血压大鼠模型中 $V_1$ 受体拮抗剂也明显地降低了血压,而 $V_2$ 受体拮抗剂仅增加了尿量而对血压无影响[67]。结果进一步表明,AVP 的 $V_1$ 受体在高血压维持中,尤其是自发性高血压大鼠进行性肾动脉硬化和自发性高血压大鼠恶性阶段的高血压维持中起了重要作用,且提示 $V_1$ 受体拮抗剂至少是对部分高血压的治疗有作用。

Ired 等最近研究表明,$V_1$ 受体介导的培养的肾小球系膜细胞内皮素-1 的生成作用,自发性高血压大鼠比 WKY 大鼠明显增强,提示肾小球系膜细胞 $V_1$ 受体的活性增强也可能与自发性高血压大鼠高血压的发生有关。作为遗传性高血压模型的自发性高血压大鼠,有人研究发现,在给予 $V_2$ 受体拮抗剂后再用 AVP 则没有引起自发性高血压大鼠血压明显升高,提示自发性高血压大鼠存在 $V_1$ 受体介导作

用活性的增强[68]。另外进行的研究又表明,给予 $V_2$ 受体拮抗剂后,其利尿作用较对照鼠明显降低,而在肾动脉狭窄模型的高血压大鼠,其利尿作用却与对照大鼠相似,提示自发性高血压大鼠的 $V_2$ 受体活性低下,且此不是血压升高所继发。可见,自发性高血压大鼠可能存在 $V_1$ 受体活性的增高,并有 $V_2$ 受体活性的降低。对正常大鼠的研究显示,肾髓质灌注 $V_1$ 受体兴奋剂引起了尿量显著增加,而灌注 AVP 却没有观察到尿量的明显变化,$V_2$ 受体刺激则引起了尿量的减少[69]。此研究较为明显地提示在正常大鼠肾脏 $V_1$ 受体的利尿作用可能调节了 $V_2$ 受体的抗利尿作用而维持了正常水的平衡,并提示肾脏的两种类型可存在相互调节的作用。而给清醒 SD 大鼠以长期的肾髓质 $V_1$ 受体刺激则引起了血压明显的升高,即使静脉应用与 $V_1$ 受体刺激剂等量的 $V_1$ 受体拮抗剂也没有成功防止高血压的形成,而长期肾髓质灌注等剂量的 $V_1$ 受体拮抗剂则防止了静脉应用 $V_1$ 受体刺激剂引起的血压升高。肾髓质灌注等剂量的 AVP 没有影响血压[70]。进一步提示肾 $V_2$ 受体的活性可能调节了 $V_1$ 受体的作用,而肾 $V_1$ 受体的长期刺激可能与高血压发生有关。Brink 等在给高血压患者治疗中静脉注射 $V_2$ 受体兴奋剂,也明确地观察到了降压效应,提示了人的 $V_2$ 受体激活也有降压作用。

从以上诸研究可以看出,遗传性高血压的发生可能与体内 AVP 两种受体活性的失衡,主要是 $V_1$ 受体活性增强,$V_2$ 受体活性的降低有关。

在对 DOCA-盐高血压大鼠的研究中发现,$V_2$ 受体刺激引起了其比对照鼠更早出现且更明显的尿量降低,肾皮质集合管的 cAMP 含量也比对照鼠明显增高,提示肾 $V_2$ 受体抗利尿作用的活性增强可能与 DOCA-盐高血压的发生有关。有人研究 DOCA-盐高血压大鼠血管 AVP 受体时发现其血管 AVP 受体与对照鼠比较没有变化,但对 AVP 反应的敏感性降低,认为血管敏感性的下降与 AVP 受体的亲和力无关,而可能是血压升高的一种反应,DOCA-盐高血压的形成与血管敏感性增强无关。但也有研究认为,DOCA-盐高血压大鼠血管床的 AVP 受体密度降低,亲和力无变化,但其血管对 AVP 的升压反应性没有变化或增强,提示 $V_1$ 受体机制可能与 DOCA-盐高血压有关[71]。

Toka 等比较了中枢与外周应用 $V_1$ 受体拮抗剂对 DOCA-盐高血压大鼠压力的影响,结果表明,静脉注射 $V_1$ 受体拮抗剂对 DOCA-盐高血压大鼠没有

降压效应,而脑室内应用 $V_1$ 受体拮抗剂则显著降低了 DOCA-盐高血压大鼠的血压,故他们认为中枢 $V_1$ 受体上调可能参与 DOCA-盐高血压的维持[72]。

在 Dahl 盐敏感大鼠,有资料报道,$V_1$ 受体可能与其高血压形成部分相关,但最近更严密的实验设计下的研究表明 AVP 受体可能没有参与其高血压形成[73]。糖皮质激素诱导的高血压大鼠,对 AVP 的加压反应性比对照鼠明显增强,而对血管紧张素 Ⅱ 和去甲肾上腺素的加压反应性与对照鼠无差异。静脉应用 AVP $V_1$ 受体拮抗剂能显著地降低其血压,而对对照鼠的血压无明显降低作用,提示 $V_1$ 受体活性增强可能与其高血压发生有关。最近的研究表明,地塞米松在没有改变亲和力的情况下明显地增加了血管平滑肌细胞的 AVP 受体的密度,进一步分析表明地塞米松增加了 AVP $V_{1a}$ 受体 mRNA 的稳态值而增加了其半衰期,但没有改变 $V_{1a}$ 受体的基因翻译率。结果提示糖皮质激素高血压的形成与其增加 $V_{1a}$ 受体 mRNA 的稳定性上调 $V_{1a}$ 受体的表达有关[74]。

## （五）AVP 受体拮抗剂

AVP 受体拮抗剂和 AVP 受体激动剂是研究 AVP 生理作用的有效药理工具,对 AVP 氨基残基进行改造就可以得到受体选择性不同和作用强度不同的拮抗剂或激动剂。目前,AVP 受体拮抗剂的发展已历时 4 代。$V_1$ 受体拮抗剂:第一代将 AVP 第 1 位、第 2 位氨基残基进行替换修饰,如 β-diethyl-AVP 和 deaminopenicilla-mine-tyrosin-methyl-AVP。在此基础上进一步对第 1 位氨基残基进行修饰,导致第二代 AVP 的 $V_1$ 受体拮抗剂的发现,如 d( $CH_2$ )$_5$[Tyr（Me）$^2$]AVP 是应用最为广泛的 $V_1$ 受体拮抗剂。第三代是在第二代基础上将其碳端进行修饰,如 desGly$^9$-d（$CH_2$）$_5$[ Tyr（Me）$^2$AVP]（表 3-6-2）。1987 年,Maning 等首先报道了某些线性分子 $V_1$ 受体拮抗剂的产生,如 l-adaman-taneaceticacid-D-TYr（Et）-phe-Val-Asn-Abu-Pro-Arg-Arg-$NH_2$;其第 1、2、4、6、9 位氨基残基不同于 AVP,但对 AVP 具有高亲和力,并具有对抗 $V_1$ 受体、$V_2$ 受体活性作用,对其进一步修饰可获得作用更强、选择性更高的线性 $V_1$ 受体拮抗剂（表 3-6-3）。$V_2$ 受体拮抗剂合成与 $V_1$ 受体拮抗剂不同,是在 $V_1$ 受体拮抗剂的基础上,进一步对第 2、4、9 位氨基残基修饰所得,也经历了 4 代,目前合成的作用最强、选择性最高的 $V_2$ 受体拮抗剂是 d（$CH_2$）$_5$[D-Ile$^2$, Ile$^4$, Ala-$NH_2$ $^9$]AVP（表 3-6-4,表 3-6-5）。

### 表 3-6-2　循环中 AVP $V_1$ 受体拮抗剂（1）

| 组分 | 抗血管加压活性（$pA_2$） | 抗利尿活性（U/mg） |
| --- | --- | --- |
| dEt$_2$-AVP | 8.36 | 0.38 |
| dp[Tyr（Me）$^2$]AVP | 7.96 | 3.50 |
| d（$CH_2$）$_5$AVP | 8.35 | 0.003 |
| d（$CH_2$）$_5$[Tyr（Me）$^2$]AVP | 8.62 | 0.31 |
| desGly$^9$-d（$CH_2$）$_5$[Tyr（Me）$^2$]AVP | 8.44 | 0.10 |
| eesGly-$NH_2$ $^9$-d（$CH_2$）$_5$[Tyr（Me）$^2$]AVP | 8.46 | 0.00005 |
| d（$CH_2$）$_5$[Tyr（Me）$^2$, Ala-$NH_2$ $^9$]AVP | 8.74 | 0.002 |

### 表 3-6-3　循环中 AVP $V_1$ 受体拮抗剂（2）

| 组分 | $V_1PA_2$ | $V_2PA_2$ |
| --- | --- | --- |
| 1-Aaa-D-Tyr（Et）-Phe-Val-Asn-Abu-Pro-Arg-Arg-$NH_2$ | 7.75 | 8.11 |
| 1-Aaa-D-Tyr（Et）-Phe-Val-Asn-Arg-$NH_2$ | 7.98 | 6.20 |
| 1-Aaa-D-Tyr（Et）-Phe-Val-Asn-Arg-Arg-$NH_2$ | 8.25 | 7.53 |
| 1-Aaa-D-Tyr（Et）-Phe-Val-Asn-Arg-Tyr | 7.83 | 6.64 |
| 1-Aaa-D-Tyr（Et）-Phe-Val-Asn-Arg-Val-$NH_2$ | 8.08 | 6.64 |
| t-Baa-D-Tyr（Et）-Phe-Val-Asn-Lys-Pro-arg-$N_2$ | 8.63 | 7.00 |
| Phaa-D-Tyr（Et）-Phe-Val-Asn-Lys-Pro-Arg-$NH_2$ | 8.81 | 7.30 |

表 3-6-4　循环中 AVP $V_2$ 受体拮抗剂（3）

| 组分 | 抗利尿活性（$PA_2$） | 抗血管加压活性（$PA_2$） |
| --- | --- | --- |
| d（$CH_2$）$_5$[Tyr（$Mev^2$，$Val^4$]AVP | 7.35 | 8.32 |
| d（$CH_2$）$_5$[D-Tyr（Er）$^2$，$Val^4$]AVP | 7.81 | 8.22 |
| d（$CH_2$）$_5$[D-$Ile^2$，$Ile^4$]AVP | 8.04 | 6.42 |
| $desGly^9$-d（$CH_2$）$_5$[D-Ile，$Ile^4$]AVP | 8.26 | 6.72 |
| desGly-$NH_2^9$-d（$CH_2$）$_5$[D-$Ile^2$，$Ile^4$] | 7.88 | 5.20 |
| d（$CH_2$）$_5$[D-$Ile^2$，$Ile^4$，Ala-$NH_2^9$]AVP | 8.16 | 6.25 |
| d（$CH_2$）$_5$[D-$Ile^2$，$Il^4$，Tyr-$NH_2^9$]AVP | 7.85 | 6.43 |

表 3-6-5　循环中 AVP $V_2$ 受体拮抗剂（4）

| 组分 | $V_1PA_2$ | $V_2PA_2$ |
| --- | --- | --- |
| 1-Aaa-D-Tyr（Et）-Phe-Val-Asn-Abu-Pro-Arg-Arg-$NH_2$ | 7.75 | 8.11 |
| 1-Phaa-D-Tyr（Et）-Phe-Val-Asn-Abu-Pro-Arg-Arg-$NH_2$ | 8.42 | 7.99 |
| 1-t-Baa-D-Tyr（Et）-Phe-Val-Asn-Abu-Pro-Arg-Arg-$NH_2$ | 7.99 | 7.91 |
| 1-Iva-D-Tyr（Et）-Phe-Val-Asn-Abu-Pro-Arg-Arg-$NH_2$ | 7.55 | 7.80 |
| 1-Pa-D-Tyr（Et）-Phe-Val-Asn-Abu-Pro-Arg-Arg-$NH_2$ | 7.74 | 6.71 |

自 20 世纪 70 年代初 Pradelles 等用氚标记 AVP 以来，氚标记 AVP 和碘标记 AVP 及类似物在放射配基研究中陆续发展起来，包括非选择性、$V_1$ 选择性和 $V_2$ 选择性化合物（表 3-6-6）。在 $0.1\sim10nm$ 范围内对不同组织的特异性 AVP 受体均可表现出高亲和平衡结合位点。

表 3-6-6　放射性标记 AVP

| 无功能体 |
| --- |
| [$^3$H]AVP |
| [$^{125}$I]AVP |
| $V_1$ 活性体 |
| [$^3$H]d（$CH_2$）$_5$[Tyr（Me）$^2$]AVP |
| [$^{125}$I]d（$CH_2$）$_5$[Tyr（Me）$^2$，Tyr（$NH_2$）$^9$]AVP |
| $V_2$ 活性体 |
| [$^3$H Phe]-desGly-d（$CH_2$）$_5$，D-Tyr（Et）$^2V^4$AVP |
| [$^3$H]desamino-8-D-AVP |

由此可见，体内存在着多种 AVP 受体及其亚型，通过复杂的细胞内机制，介导着 AVP 各种病理生理过程。而 AVP 受体拮抗剂的研究，为探讨 AVP 的病理生理过程提供了有利的工具。

综上所述，心血管系统广泛存在 AVP 的 $V_1$ 受体，介导了心脏负性肌力和心率减慢作用，血管的收缩和部分血管的舒张作用；中枢存在介导升血压和加快心率作用的 $V_1$ 受体。AVP 受体活性与高血压发生密切相关，AVP 受体拮抗剂尤其近年来研究出来的口服有效的、非肽类的高特异性的受体拮抗剂将为高血压治疗提供新的有效途径。

## 三、精氨酸升压素对血压的调节

压力感受器对血压快速变化的调节起缓冲作用，在安静状态下，动脉血压已高于压力感受器的阈值水平，故在平时压力感受器即通过抑制心交感的紧张性及交感缩血管的紧张性使血压下降，所以压力感受性反射又称减压反射。AVP 和减压反射密切相关。AVP 有强烈的缩血管作用，但在完整动物静脉注射 AVP，往往引起与其缩血管作用不相称的血压变化；而对去窦弓反射途径的动物，AVP 又表现出明显的升压作用，提示 AVP 与减压反射存在一定关系。先天性缺乏升压素合成系统的 Brattleboro 大鼠，减压反射低于正常动物，而 AVP 可以完全恢复它的敏感性。进一步说明 AVP 是减压反射的生理调质，即 AVP 可增加减压反射的敏感性[75]，加强减压反射。外周 AVP 的升压作用因此而得到缓冲[76]。研究还表明，压力感受性反射的活性也影响 AVP 的分泌。当压力感受性反射的活性增高时 AVP 的分泌减少，反之则 AVP 分泌增多。

AVP 与减压反射之间相互作用的机制尚不清

楚。文献报道，在小脑后极区微量注射 AVP 加强了减压反射，损毁小脑后极区可以阻断外周 AVP 对减压反射的易化作用[77]。因此，外周 AVP 增加减压反射的敏感性可能是通过中枢的作用而实现的。

中枢 AVP 有抑制减压反射的作用。Bercek 等[78]研究表明，在孤束核内侧微量注射 AVP 可引起血压升高和心率增快，并抑制电刺激主动脉神经（主要含压力感受器传入纤维）引起的减压反射，V₁ 受体拮抗剂可反转其抑制作用。因此，AVP 的中枢升压作用可因中枢 V₁ 受体对减压反射的抑制而加强，而外周 AVP 的升压作用则因其对减压反射的加强而被缓冲。

实验研究表明，动物种属不同，减压反射在 AVP 心血管调节中的作用也有差异。大鼠的减压反射对 AVP 的升压作用的调节功能较弱，大鼠外周 AVP 的升压作用较其他种属敏感可能与此相关。

## 四、精氨酸升压素与高血压发生

国内外研究均表明，高血压患者血浆 AVP 水平明显高于正常人，动物实验提示在自发性高血压大鼠模型中，血中 AVP 含量增高，且呈血压与 AVP 的依赖性[79]。国内"两肾一夹法"实验性高血压大鼠在血压升高时，室旁核和室上核内加压素神经元的分泌增强[80]。实验结果提示 NO 与 AVP 在下丘脑的血压神经内分泌调节活动中起着重要的介导作用，以及对高血压的发生发展也可能有影响[81]。循环 AVP 和心钠素水平改变及其平衡失调可能参与高血压左心室肥厚的形成过程[82]。在 Li 等[83]进行的一项研究中肾血管紧张素转基因高血压大鼠敲除肾素原受体（PRR）后，AngⅡ1 型受体（AT₁R）和脑 AVP mRNA 及血浆 AVP 水平均表达下降，提示 PRR 影响 AVP 的病理生理机制。在 Shan 等[84]进行的另一项研究中敲除 PRR 的自发性高血压大鼠的平均动脉压、心率、血浆 AVP 水平降低。该项的进一步研究中，在 WKY 大鼠实验中 PRR 过表达，导致血浆中 AVP 增加 1 倍，尿中 AVP 增高 3 倍。此外，大鼠的尿渗透压增加，每天水的摄入量减少。虽然这篇文献未指出 PRR 调节 RAS 通路是否通过 AVP，但强调了 PRR 活化对 AVP 分泌的影响及对体液平衡的作用。此后，在人体上也发现 PRR 和 AVP 之间的关联，PRR 与 AVP 同样定位在人类大脑中的视上核和室旁核，并且，PRR 表达在垂体前叶的所有类型细胞中[85]。PRR 对 AVP 分泌的作用，从而影响水电解质的平衡，还需要在动物模型和人体数据的进一步支持。

综上所述，越来越多的关于 AVP 的研究支持高血压发病的神经内分泌学说。通过深入研究 AVP 的作用及应用 AVP 拮抗剂或受体阻滞剂将有利于缓解高血压的发生发展。

（赵连友　何燕萍　李　雪）

### 参 考 文 献

[1] Cowley AW, Switzer SJ, Guinn MM. Evidence and quantification of the vasopressin arterial pressure control system in the dog. Cir Res, 1980, 46: 58-67.

[2] Simon JS, Brody MJ, Kasson BG. Characterization of a vasopressin-like peptide in rat and bovine blood vessels. Am J Physiol, 1992, 262: H799-804.

[3] Lincoln J, Loesch A, Burnstock G. Localization of vasopressin, serotonin and angiotensin Ⅱ in endothelial cells of the renal and mesenteric arteries of the rat. Cell Tissue Res, 1990, 259: 341-344.

[4] Loesch A, Bodin P, Burnstock G. Colocalization of endothelin, vasopressin and serotonin in cultured endothelial cells of rabbit aorta. Peptides, 1991, 12（5）: 1095-1103.

[5] Loesch A, Tomlinson A, Burnstock G. Localization of arginine-vasopressin in endothelial cells of rat pulmonary artery. Anat Embryol, 1991, 183: 129-134.

[6] Hupf H, Grimm D, Riegger GA, et al. Evidence for a vasopressin system in the rat heart. Circ Res, 1999, 84: 365-370.

[7] 袁勇, 许顶立, 刘伊丽, 等. 血管平滑肌细胞增殖与 Cdk 抑制蛋白 p27 的表达. 生理学报, 1999, 51: 285-290.

[8] Marche P, Herembert T, Zhu DL. Activation mechanisms by thrombin and vasopressin of fibroblasts in spontaneously hypertensive rats. Arch Mal Coeur Vaiss, 1991, 84: 1243-1245.

[9] 于永霞. 血管加压素的研究概况. 沈阳医学院学报, 2003, 5（1）: 49-52.

[10] Lozach A, Garrel G, Lerrant Y, et al. GnRH-dependent upregulationof nitric oxide synthase level in pituitary gonadotrophs medlatea cGMP elevation during rat proestrns. Mol Cell Endoecrinol, l998, 143（1）: 43-51.

[11] Lee S, Rivier C. Interaction between corticotropin-releasing factor and nitric oxide in mediating the response of the rat hypothalamns to immune and non-immune stimuli. Brain Res Mol Brain Res, l998, 57（1）: 54-62.

[12] Abboud BF, Aylward PE, Floras JS, et al. Sensitization of aortic and cardiac baroreceptors by arginine vasopressin in mammals. J Physiol, 1986, 377: 251-253.

[13] Barazanji MW, Comhh KM. Vasopressin potentiates ventricular and arterial reflexes in the conscious nonhuman primate. Am J Physiol, 1989, 256（6Pt2）: H1546-1552.

[14] Careia-Villalon AL，Carcia JL，Femaned ZN，et al. Regional diferencesinthe arterial response to vasopressin：role of endothelial nitric oxide. BTJ Phannac l，1996，118（7）：1848-1850.

[15] 张露青，左国平，丁炯. 加压素在自发性高血压大鼠与正常大鼠下丘脑视上核、室旁核神经元内表达. 解剖科学进展，2005，11（3）：213-215.

[16] 曹世平，赵连友. 精氨酸加压素在高血压发病中的作用及其与 P 物质的关系. 中华内科学杂志，1993，32：306-309.

[17] Cifkova R，Pitha J，Lejskova M，et al. Blood pressure around the menopause：a population study. Hypertens，2008，26（10）：1976-1982.

[18] Stachenfeld NS. Hormonal changes during menopause and the impact on fluid regulation. Reprod Sci，2014，21（5）：555-561.

[19] Foo NC，Carter D，Murphy D，et al. Vasopressin and oxytocin gene expression in rat testis. Endocrinology，1991，128：2118-2128.

[20] Ivell R，Schmale H，Krisch B，et al. Expression of a muant vasopressin gene：differential polyadenylation and read though of the mRNA3'end in a frame shift mutation. EMBO J，1986，5（5）：971-977.

[21] 汤健，唐朝枢. 心肺内分泌学. 北京：北京科学技术出版社，1991：18-21.

[22] Simon J，Kasson BG. Identification of vasopressin mRNA in rat aorta. Hypertension，1995，25：1030-1033.

[23] Wedd RL，Osborn W J，Cowley AW J. Cardiovascular：actions of vasopressin：baroreflex modulation in the conscious rats. Am J Physiol，1986，251：H1244-H1251.

[24] Osborn JW J，Webb RL，Cowley AW. Hemodynamic and autonomic effects of arginine vasopressin compared to angiotensin Ⅱ in conscious rats. Am I Physiol，1987，252：H628-637.

[25] Wilson MF，Brackett DJ，Archer LT，et al. Mechanisms of impaired cardic function by vasopressin. Ann Surg，1980，191：49-50.

[26] 孙刚，王成海，王葆成，等. 垂体后叶素和加压素对心肌的直接作用. 中国应用生理学杂志，1992，8：153-155.

[27] Sun K，Gong A，Wang CH，et al. Effect of peripheral injection of arginine vasopressin and its receptor antagonist on burn shock in the rat. Neuropeptides，1990，17：17-22.

[28] Sun K，Lin BC，Wang CH，et al. Comparison of selectic arginine vasopressin Viand V2 receptor antagonists on burn shock in the rat. Cardiovasc Res，1991，25：265-269.

[29] 孙刚，王成海，朱鹤年. 加压素对离体心肌 cAMP 和 cGMP 含量的影响. 第二军医大学学报，1992，13：524-526.

[30] Furukawa Y，Takayama S，Ren LM，et al. Blocking effects of V1（OPC-21268）and V2（OPC-31260）antagonsits on the negative inotropic response to vasopressin in isolated dog heart preparations. J Pharmacol Exp Ther，1992，263：627-631.

[31] Endoh M，Takanashi M，Norota I. Effects of vasopressin on phosphoinositide hydrolysis and myocardial contractility. Eur J Pharmacol，1992，218：355-358.

[32] Colquoun EQ，Hettiarachi M，Ye JM，et al. asopressin and angiotensin IT stimulate oxygen uptake in the prefused rat hindlimb. Life Sci，1988，43：1747-1754.

[33] Palazzo AJ，Malik KU，Weis MT. Vasopressin stimulates the mobilization and metabolism of triacylglycerol in perfused rabbit hearts. Am J Phyisol，1991，20：H604-H612.

[34] 宋开梅，赵连友，林树新，等. 精氨酸加压素和降钙基因相关肽对实验性心肌细胞脂质过氧化的影响. 第四军医大学学报，1994，15：466-467.

[35] 陈永清，赵连友，彭育红，等. p27 蛋白表达对精氨酸加压素介导心脏成纤维细胞增殖的影响. 心脏杂志，2001，13（2）：122-124.

[36] Cowley AW，Quillen EW，Skelton MM. Role of vasopressin in cardiovascular regulation. Fed Proc，1983，42：3170-3176.

[37] Moreno SD，Casis B，Martin A，et al. Rhabdomyolysis and cataneous necrosis following intravenous vasopressin infusion. Gastroenterology，1991，101：529-532.

[38] De Aguilera EM，Vila JM，Iruraun A，et al. Endothelium-independent contractions of human ceredral arteries in response to vasopressin. Stroke，1990，21：1689-1693.

[39] Evora PR，Pearson PJ，Schaff HV. Arginine vasopressin induces endothelium-dependent vasodilatation of the pulmonary artery. V1-receptor-mediated production of nitric oxide. Chest，1993，103：124-125.

[40] Martin W，Furchgott RF，Villani GM，et al. Depression of contractile re-sponses in rat aorta by spontaneously released endothelium-derived re-laxing factor. J pharmacol Exp Ther，1986，237：529-538.

[41] Imai T，Hirata Y，Emori T，et al. Induction of endothelin-1 gene by angiotensin and vasopressin in endothelial cells. Hypertension，1992，19：753-757.

[42] Bacic F，Uematsu S，McCarron RM，et al. Secretion of immunoreactive endothelin-1 by capillary and microvascular endothelium of human brain. Neurochem Res，1992，17：699-702.

[43] Spatz M，Stanimirovic D，Bacic F，et al. Vasoconstrictive peptides induce endothelin-1 and prostanoids in human cerebromicrovascular endothelium. Am J Physiol，1994，266：C645-C646.

[44] Schini VB，Katusic ZS，Vanhostte PM. Neurohypohyeal peptides and tachykinins stimulate the production of cyclic GMP in cultured procine aortic endothelial cells. J Pharmacol Exp Ther，1990，255：994-1000.

[45] Simon JS，Baum JS，Moore SA，et al. Axginine vasopressin（AVP）stimu-lates protein synthesis but not cell proliferation in vascular endothelial cells. Cardiovasc Pharmacol，1995，25：368-375.

[46] 刘利峰. 加压素对内皮细胞脂质过氧化和增殖的影响与其癌基因表达的关系及其调控机制的研究. 西安：第四军医大学，1995：60-67.

[47] 彭育红，赵连友，陈永清，等. 反义 β₁ 整合素寡核苷酸对精氢酸加压素促胶原凝胶收缩的抑制作用. 心脏杂志，2001，13（2）：112-114.

[48] Turla MB，Thomson MM，Corjay MH，et al. Evidence of selevtive increase in smooth muscle isoaction expression. Circ Res，1991，68：288-292.

[49] Nambi P，Whitman M，Aiyar N，et al. Induction of c-fos protein by activation of vasopressin receptor in smooth muscle cells. FEBS Left，1989，245：61-64.

[50] 王守力，赵连友. 精氨酸加压素对培养鼠心肌和血管平滑细胞增殖肥大及癌基因表达的影响与调节肽的关系. 西安：第四军医大学，1994：50-55.

[51] 李雪，赵连友，张清. 白细胞介素 1 对加压素介导期高血压患者血管平滑肌细胞增殖肥大的调节作用. 中国临床康复，2004，8（3）：460-461.

[52] Berceck KH. Role of central vasopressin in cardiovasular regulation. Cardiovasc Pharmacol，1986，8（Suppl7）：876-880.

[53] Estrada EF，Barra V，Carlos CE，et al. Identification of the $V_2$ vasopresin receptor by chenmical cross-liniking and ligand affinity blotting. Biochemistry，1991，30：8611-8616.

[54] Howl J，Ismail T，Strain AJ，et al. Characterization of the human tiver vasopressin receptor. Biochem J，1991，276：189-195.

[55] Lebrun CJ，Gruber WG，Meister M，et al. Central vasopressin pretreatment sensitizes phosphoinositol hydrolysis in the rat septum. Brain Res，1990，531：167-172.

[56] Force T，Kyriakis JM，Avruch T，et al. Endothelin，vasopressin and angiotensin I enhance tyrosing phosphorylation by protein kinase dependent and independent pathways in glomerular mesangial cells. Biol Chem，1991，266：6656.

[57] Koshimizu TA，Nakamura K，Egashira N，et al. Vasopressin $V_{1a}$ and $V_1b$ receptors：from molecules to physiological systems. Physiol，2012，92（4）：1813-1816.

[58] Okada K，Tsai P，Briner CA，et al. Effects of extra-and in tracellular PH on rascular action of arginine vasopression. AM J Physiol，1991，260：F39-F45.

[59] Furukawa Y，Takayama S，Ren LM，et al. Blocking effets of $V_1$（OPC-2168）and $V_2$（OPC-31260）antagonists on the negative intropic response to Vasopressin in isoloted dog heart preparation. Pharmacal EXP Ther，1992，263（2）：627-631.

[60] Cheng CP，Igarashi Y，Klopfenstein HS，et al. Effect of vasopressin on left ventricular performance. Am J Physiol，1993，264：H53-H60.

[61] Xu YJ，Gopalakrishnan V. Vasopressin increases cytosolic free[$Ca^{2+}$] in theneonatal rat cardiomyocyte. Cire Res，1991，69：239-245.

[62] Ervin MG，Terry KA，Calvario GC，et al. Multiple receptor contributions to ovine fetal cardiovascular responses to Vasopressin. Ann NY Acad，1993，689：504-507.

[63] Evora PR，Pearson PJ，Schaff HV. Argentine Vasopressin induces endothelium-dependent Vasodilatation of the pulmonary artery. $V_1$-receptor-mediated Production of nitric oxide. Chest，1993，103（4）：1241-1245.

[64] Stebbins CL，Ortiz Acavedo A，Hill JM. Spinal Vasopressin modulates the reflex cardiovascular response to static contraction. Appl Physical，1992，22（2）：731-738.

[65] Barrell LM，phillips PA，Risvanis J，et al. Attenuation of genetic hypertension after short-term vasopresin $V_{1a}$ receptor antagonism. Hypertension，1995，26（5）：828-834.

[66] Yamada Y，Yamamura Y，Chihara T，et al. OPC-21268，a vasopressin $V_1$ antagonist，Produces hypertension in spontaneously hypertensive rats. Hypertension，1994，23（2）：200-204.

[67] Okada H，Suzuki H，Kanno Y，et al. Effects of novel，nonpeptide vasopressin antagonists on progressive nephoosclevosis in rats. Cardiovasc Pharmacol，1995，25（5）：847-852.

[68] Yamauchi T，Ogura T，Oisi T，et al. Chanced pressor response in spontaneously hypertensive rats induced by stimulation of vasopressin-$V_1$ receptor. Acta Med Okayama，1995，49（1）：53-59.

[69] Ledderhos C，Mattoon DL，Shelton MM，et al. In viuo diuretil actions of renal vasopressin $V_1$ receptor stimulation in rats. Am J Physic，1995，268：R796-R807.

[70] Scczepanska SE，Stepniakowck K，Skeltom MM. Prolonged stimulation of imtrarenal $V_1$ vasoressin receptors results in sustained kg penteasion. Am J physiol，1994，267（spt2）：R1217-R225.

[71] Barrell Lm，Phillps PA，Stephenson JM，et al. Blood pressure-lowering effect of an orally active vasopressin $V_1$ receptor antagonist in niuevalocorticoid hypertension in the rat. Hypertension，1994，23（6pt1）：737-743.

[72] Toka K，Oachi Y，Liang J，et al. Effect of an intracene broventricularly administered vasopressiu $V_1$ antagonist on blood pressure and heart rate in deoxycorticosterone-salt hgperteusive rat. Auto Nerv Syst，1994，50（2）：123-129.

[73] Hashimoto J，Imai Y，MinamT N，et al. Effects of uasopressin $V_1$ and $V_2$ receptor antagonists on the clevelopment of saft-induced hypertension in Dahl rats. Cardiovase Pharmacol，1995，26：548-544.

[74] Murasawa S，Matsubara H，Kisima K，et al. Glucocorticoids regulate $V_{1a}$ Vasopressin receptor expression by increasing mRNA stability in vascular smooth muscle cells. Hypertension，1995，26（4）：665-669.

[75] Salgado HC，Salgado MCO. Acute aortic coarctation hypertension：role of vasopressin and angiotensin Ⅱ. Am J Physiol，1989，257：H1480-H1484.

[76] Iriuchijima J. Further evidence for abnomal hindquarter tone in spontaeously hypertensive rats. Jpn J Physiol，1990，40：523-529.

[77] Undesser KP，Hasser EM，Haywood JR，et al. Interactions of vasopressin with the area79 postrema in arterial baroreflex function in conscious rab-bits. Circ Res，1985，56：410-417.

[78] Berceck KH. Central role for VP in cardiovascular regulation and the pathogensis of hyertension. Hypertension，1990，16：213-224.

[79] 廖圣宝，刘光伟，张雪冰，等. 高血压神经内分泌免疫调节进展. 安徽医学，2001，22（6）：71-75.

[80] 于永霞，王淑华，蔡朔，等. 实验性高血压大鼠室旁核加压素分泌的免疫细胞化学研究. 中国组织化学与细胞化学杂志，2000，9（3）：332-334.

[81] 张露青，李在坡，张枫，等. 自发性高血压大鼠下丘脑视上核一氧化氮合酶与加压素. 南京医科大学学报（自然科学版），2004，24（3）：200-204.

[82] 郝星，冼惠珍，马淑玉，等. 精氨酸加压素和心钠素与高血压病左室肥厚的关系. 遵义医学院学报，2002，25（3）：209-210.

[83] Li W，Peng H，Cao T，et al. Brain-targeted（pro）renin receptor knockdown attenuates angiotensin Ⅱ-dependent hypertension. Hypertension，2012，59（6）：1188-1194.

[84] Shan Z，Shi P，Cuadra AE，et al. Involvement of the brain（pro）renin receptor in cardiovascular homeostasis. Circ Res，2010，107（7）：934-108.

[85] Takahashi K，Hiraishi K，Hirose T，et al. Expression of（pro）renin receptor in the human brain and pituitary，and co-localisation with arginine vasopressin and oxytocin in the hypothalamus. J Neuroendocrinol，2010，22（5）：453-459.

# 第七章

# 肠道菌群与高血压

近些年，肠道微生态备受关注，已成为国际上的研究热点。2008 年，欧盟启动人类肠道宏基因组计划（Metagenomics of the Human Intestinal Tract，MetaHIT），耗资 2120 万欧元，建立了肠道菌群的宏基因组数据库[1]。2009 年，美国国立卫生研究院（NIH）启动人类微生物组计划（Human Microbiome Project，HMP），完成了人类肠道、皮肤、阴道等5 个部位的微生物组细菌多样性及功能基因分析，总经费 1.15 亿美元，并于 2014 年启动了项目第二阶段（the Integrative Human Microbiome Project，iHMP）[2, 3]。目前加拿大、澳大利亚、法国、朝鲜、爱尔兰等国家也相继启动人类微生物组与疾病的研究计划。随着肠道微生物相关研究的不断涌现，越来越多的国内外学者将很多疾病诊断的生物标志物与疾病发生的病理生理机制集中在肠道微生物上。肠道菌群业已成为心血管疾病领域最热门的研究方向，为高血压患者提供了新的治疗选择。

## 第一节 人体肠道菌群概述

从某种程度上说，我们每个人都是一个"超级生物体"。人体中的基因组是由我们自身的基因组和大量定殖在胃肠道及其他脏器中的微生物的遗传物质共同组成的。微生物是人体在后天生长过程中获得的"第二个基因组"。人体微生物数量庞大，种类繁多。据统计，人体内的微生物数量是人体自身细胞数量的 10 倍，微生物基因数目高达 1000 万个，超出人体自身基因数目的 400 倍[4]。毫不夸张地说，人体实际上是微生物繁殖的场所。

### 一、人体肠道菌群组成

成人胃肠黏膜表面积达到 300m²，为微生物提供了良好的栖居环境。微生物附着在肠道内壁表面的黏膜层上，构成了一层由肠道菌群组成的屏障系统，其也是人体和外界环境发生相互作用的最大区域。人体肠道微生物中，99%为细菌，其余为真菌、古生菌、病毒、噬菌体等。人体肠道中的细菌细胞数目高达 $10^{14}$ 个，重量约为 1271g，占人体总微生物量的 90%[5]。长久以来，肠道微生物是一个被人们遗忘的系统，却在宿主生理功能上起着非常重要的作用。可以说，肠道菌群是一个独立且不可忽视的人体"功能器官"。

人体肠道菌群是一个庞大而复杂的生态系统。肠道菌群种类的总数达 10 000～40 000 种，平均每个人的肠道内大约定殖 1000 多种细菌。而不同细菌的数量丰度差别很大，且在肠道的不同部位细菌的定殖数量与组成明显不同。此外，不同个体之间在肠道群落结构上也存在显著的差异，最多可以达到 80%～90%。肠道细菌约由 50 个门构成，80%以上分布于硬壁菌门（*Firmicutes*）和拟杆菌菌门（*Bacteroidetes*），小部分分布于变形菌门（*Proteobacteria*）、疣微菌门（*Verrucomicrobia*）、放线菌门（*Actinobacteria*）、梭杆菌门（*Fusobacteria*）和蓝藻门（*Cyanobacteria*）等[6]。根据肠道细菌所发挥的生理功能，可将其大致分为三大类，即有益菌、有害菌和中性菌。

### （一）有益菌

有益菌，即益生菌，是人体健康必不可少的要素，在成人肠道中所占比例为 25%～70%。有益菌在分解有害物质、抑制有害微生物生长的同时，能够促进肠道蠕动，保障食物的消化和吸收，参与机体免疫，保护宿主免受感染，缓解过敏等。常见的有益菌包括乳酸杆菌(嗜酸性乳杆菌、唾液乳杆菌)、双歧杆菌（长双歧杆菌、两歧双歧杆菌）等。

## （二）有害菌

有害菌，相对丰度和比例极低，一般不常驻肠道内，一旦摄入，则有可能在肠道内大量繁殖，导致数量失控，产生有害物质或毒素，影响免疫系统的正常功能，引发腹泻、便秘、感染等多种疾病。已知的有害菌包括葡萄球菌、沙门氏菌、弯曲杆菌、梭菌、弧菌、绿脓杆菌等。

## （三）中性菌

中性菌，即条件致病菌，在肠道内数量较少。在正常条件下，中性菌并不造成危害，甚至可能对健康有益。在一定条件下其可能增殖失控，或从肠道转移到身体其他部位，对机体产生不良影响。常见的中性菌包括肠杆菌、大肠杆菌、拟杆菌等。

# 二、肠道菌群的研究方法

早期传统的微生物群落结构研究多依赖于体外分离培养菌株的方法。根据微生物的生理特性，通过原位染色标记技术，如革兰氏染色法，来确定微生物群落的分类。利用菌落的形态特征、生长媒介、代谢产物等来鉴定微生物的种类。然而，由于自然环境中约 99% 的微生物在目前的条件下尚不能分离培养[7]，传统的研究方法有很大的局限性。因此，微生物的免培养技术应运而生。自 1980 年以来人们逐渐发明了核糖体 DNA 扩增片段限制性内切酶分析、变性梯度凝胶电泳、温度梯度凝胶电泳、末端限制性内切酶长度多态性分析和 16S rDNA 克隆文库等多种免培养技术。近年来，随着 454 测序法、Illumina 测序技术和 ABI-SOLiD 等高通量测序技术和生物信息学技术的迅猛发展和广泛应用，16S 高通量测序和宏基因组测序逐渐成为研究肠道微生物群落结构与功能的主要方法。这种基于无须预先培养来利用环境样品基因组资源，获得活性物质和功能基因的新技术，绕过了菌种纯培养障碍，可以从自然界获取遗传信息，极大地拓宽了微生物资源的利用空间。通过与代谢组学、无菌动物粪菌移植等新技术和新方法的系统性结合，其有助于我们更好地研究和了解肠道菌群在各种疾病中的重要作用。

## （一）16S 高通量测序

16S rDNA 位于原核细胞核糖体小亚基上，包括 10 个保守区域和 9 个高变区域，高变区域具有属或种的特异性，随着亲缘关系不同而有一定的差异。因此 16S rDNA 可以作为揭示微生物物种的特征核酸序列，被认为是最适于细菌系统发育和分类鉴定的指标。16S rDNA 扩增子测序，通常选择某个或某几个变异区域，利用保守区设计通用引物进行聚合酶链反应（PCR）扩增，对高变区进行测序分析和菌种鉴定。其中 V4 区最为常用，注释效果最接近真实。16S rDNA 扩增子的实验流程包括基因组 DNA 的提取、PCR 扩增、产物的纯化与定量、切胶回收、末端修复、接头连接、文库纯化和上级测序等。测序平台得到的下机原始数据中，存在一定的低质量数据，对下机数据进行数据拆分、拼接、过滤等一系列预处理，得到有效数据后，再基于有效数据进行微生物的物种注释和聚类分析等。然而，16S 测序的方法是基于 PCR 扩增后的测序，在扩增过程中，容易污染获得假阳性结果。并且 16S 测序最多精确到属级别，尚不能鉴定到更深的种级别，对微生物基因的功能也无法进行注释和分析。

## （二）宏基因组学

宏基因组学（metagenomics）也称元基因组学。1998 年，美国威斯康辛大学教授 Handelsman 等首次提出宏基因组学的概念，即采用非培养方法，通过对任意一个环境中微生物基因组总和的研究来揭示微生物的功能[8]。具体来讲，宏基因组学是以环境中的微生物群体基因组为研究对象，以功能基因筛选和测序分析为研究手段，以微生物多样性、种群结构、进化关系、功能活性、相互协作关系及与环境因子之间的关系为研究对象的新的微生物研究方法。宏基因组学的分析流程主要包括微生物群体总 DNA 的提取，宏基因组文库的构建，序列测定及分析，功能基因的筛选和鉴定等。相比于 16S 高通量测序来说，宏基因组学方法除了能获得群落中各种微生物的分类信息以外，更包含所有微生物的基因信息，有助于对群落潜在的功能进行深入分析。目前，基于其在综合分析复杂微生物群落的多样性和功能特性方面的优势，宏基因组学已广泛应用于探索人体肠道微生物群落与疾病表型的相关性研究。例如，有学者应用宏基因组学，研究肥胖患者与正常人群粪便中的肠道微生物，发现拟杆菌门和厚壁菌门是人体肠道菌群中的主要组分，在肥胖人群中，厚壁菌门/拟杆菌门比例升高。因此人们推测通过减少厚壁菌，增加拟杆菌，可能会对肥胖人群具有潜在的疗效[9]。

（三）代谢组学

为了明确微生物群落在生理条件下与宿主的相互作用，揭示微生物及其代谢过程同人体的生理条件和疾病发生的关系，深入鉴定哪一种特定的肠道微生物执行了某种代谢转化及相应代谢产物发挥的具体作用，需要将肠道菌群的生物多样性信息于其代谢活动相结合。代谢组学是基于磁共振和质谱技术，分析血浆、粪便、尿液等提取液中生物代谢产物，以揭示人类和肠道菌群之间共生关系的一门科学。代谢组的成分即代谢产物是基因表达产物在代谢酶的作用下生成的最终产物。代谢组学一般流程

包括生物样本的采集和制备，代谢物提取，代谢物衍生化，上机检测，原始数据过滤，代谢产物鉴定及定性定量等。代谢组学分析获得的信息最接近于生物的生理状态，因而联合应用代谢组学与宏基因组学，将更加有利于发现微生物与代谢途径之间一一对应的关系，进而揭示肠道菌群和人体疾病型之间的关系。例如，克利夫兰医学中心的研究人员发现，卵磷脂水解生成的胆碱，能够被结肠微生物裂解酶转为三甲胺（TMA）；肝脏黄素单氧化酶，如胰岛素抵抗者高表达的FMO3，将TMA转为氧化三甲胺（TMAO）；肠道微生物生成的TMAO等生物活性代谢产物，会增加血小板高反应性和血栓形成的风险，同时增快动脉粥样硬化发展，促进心血管事件发生（图3-7-1）[10]。2016年5月13日，美国

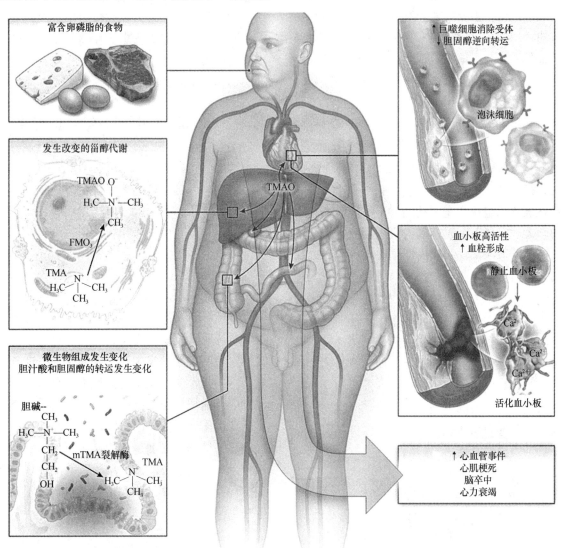

图 3-7-1　食物中的卵磷脂通过肠道菌群代谢产生的终产物氧化三甲胺（TMAO）可促进心血管事件的发生

引自：Herbert Tilg. A Gut Feeling about Thrombosis. N Engl J Med，2016，374（25）：2494-2496.

政府为国家微生物组计划（NMI）投资 1.21 亿美元，旨在更深入了解人体及环境中的微生物组，研究其在人体健康、食物安全及环境恢复等方面的应用，利用质谱与磁共振分析肠道菌群代谢组是其中的关键部分。

### （四）无菌动物技术与菌群移植

无菌动物是体内除宿主外不存在任何可检测出的生物体的动物。无菌动物体内无任何微生物，彻底排除了宿主微生物的干扰。粪菌移植，顾名思义就是将粪便或菌群从捐赠者转移到受赠者体内。近些年，由于该方法能十分有效地治疗艰难梭状芽孢杆菌引起的肠道感染，人们对粪便移植技术越发青睐。悉生动物则是在无菌动物体内，植入一种或数种已知微生物的动物。利用无菌小鼠开展菌群与各种疾病关系的研究主要有四种基本模式：有菌动物与无菌动物的差异比较；菌群移植无菌动物；有菌小鼠无菌化；无菌小鼠发育观察。各种研究模式并非孤立、矛盾，可交叉综合应用于研究，为综合研究及明确菌群在疾病发生发展中的作用提供了不可替代的独特技术途径及研究模式。将患者菌群移植到无菌小鼠体内，可直接验证菌群病因作用。目前，无菌动物是直接验证菌群病因的唯一工具。菌群研究发展大趋势凸显了无菌动物的重要作用。无菌动物技术与宏基因组技术是驱动菌群与疾病研究高速发展的两大"车轮"，是菌群与疾病研究不可替代的工具，在菌群或菌株与疾病因果关系确立、菌株体内筛选等研究中具有独特作用。无菌动物技术与宏基因组测序技术的组合技术正在成为一种通用技术服务模式而发挥越来越重要的作用。伴随研究深入，从筛选到评价、从基础到应用，无菌动物正发挥越来越重要的作用。如没有无菌动物及其菌群移植技术，则将难以清楚阐明每一种细菌或菌群与宿主及其疾病发生发展的明确关系，将难以阐明人体肠道菌群宏基因组功能，也没有现今菌群与疾病关系研究日新月异的发展。

## 第二节　高血压与肠道菌群研究现状

随着肠道菌群研究方法，尤其是宏基因组技术的发展和广泛应用，肠道中的细菌与人体疾病之间的关联性，甚至其中的因果关系及产生的分子机制也得到了突飞猛进的进展。现阶段，肠道微生物已经逐渐成为心血管疾病和多种慢性代谢性疾病的最活跃的研究领域。高血压作为脑卒中、冠心病发病和死亡的主要危险因素，以及最常见的心血管疾病之一，也引起了人们的广泛关注。高血压的致病因素主要包括遗传因素、环境因素等。近年来，采用全基因组关联分析手段，提示 MTHFR、CASZ1、FGF5、CYP11B2、CYP17A1、ADRB1、ATP2B1 和 HECTD4 等基因变异与高血压发病密切相关。但这些基因变异不具有普遍性，很难实现针对其变异的早期干预。反之，针对盐摄入、肥胖、有氧运动、精神紧张、环境因素的干预对血压控制取得了长足的进步。增加运动量及减少糖摄入量、盐摄入量，均可有效降低血压。古语云病从口入，那么糖摄入、盐摄入等是否改变了人体肠道微生态而诱发高血压尚不清楚。数项研究指出，在高血压动物模型和人类高血压疾病患者中，肠道菌群与高血压之间具有直接的相互关联性。

## 一、高血压动物与肠道菌群

早期有学者证实无菌小鼠的血压高于常规小鼠大约 20mmHg，提示肠道菌群可能具有调节血压的作用。关于肠道菌群与高血压相关性，以及肠道微生物是否直接对宿主血压起到调节作用的证据，也主要集中于多种高血压动物模型中。高血压实验动物模型主要包括三类，即自发性高血压、诱发性高血压和基因工程高血压动物模型。诱发性高血压动物模型中，诱发高血压的方法主要包括手术诱导、注射诱导和食物诱导等，其目的主要是模拟人类某些继发性高血压的发生和发展的病理生理过程。最常用的诱发性高血压动物模型主要有血管紧张素Ⅱ诱导的高血压模型和高盐饮食诱导的高血压模型。目前，关于肠道菌群的研究，在自发性高血压动物模型、血管紧张素Ⅱ诱导的高血压动物模型、高盐饮食诱导的高血压动物模型、阻塞性睡眠呼吸暂停相关性高血压动物模型和基因工程高血压动物模型中较为常见。

### （一）自发性高血压动物模型

自发性高血压动物模型，是指实验动物未经任何有意识的人工干预或处理，在自然培育的情况下产生高血压疾病的症状，并且具有一定的遗传性。最初，这种自发性高血压动物模型是由日本学者Okamoto首次培育出的突变系大鼠。其高血压的发生发展过程和病理生理状态与人类高血压疾病患者极为相似，主要表现为神经调节系统和血管系统发生病理生理的变化，且并发症有脑栓塞、脑梗死、脑出血、肾衰竭、心力衰竭等。该类动物模型目前在高血压相关的实验研究中应用最为广泛。

有研究人员提取了自发性高血压大鼠的粪便DNA，进行测序后，比对分析其肠道微生物结构组成上的特点[11]。发现与对照组大鼠相比较，自发性高血压大鼠肠道中微生物总量、丰富性、均一性和多样性显著降低，且其肠道细菌总体结构特点显著区别于对照组（图3-7-2）。肠道中有多种细菌，在门一级别主要包括厚壁菌门、拟杆菌门、放线菌门和变形菌门等。其中，厚壁菌门与拟杆菌门之间比例的改变，已经被视为肠道微生物稳态失调的生物标志。在自发性高血压大鼠中，厚壁菌门与拟杆菌门比例大约高于对照组5倍。并且，放线菌门的相对丰度显著降低甚至消失。自发性高血压大鼠肠道中微生物多样性的减少可能恰恰源于放线菌门中多种细菌的缺失。此外，在属一级别，能够通过发酵作用产生丁酸盐的肠道微生物，如粪球菌属和假丁酸弧菌属在自发性高血压大鼠中明显减少，而能够产生乳酸盐的肠道微生物，如链球菌属在自发性高

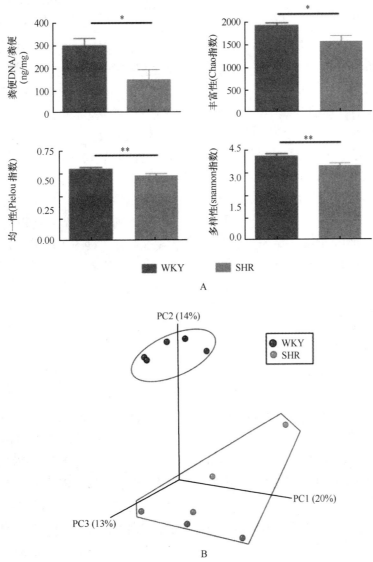

图3-7-2　自发性高血压大鼠肠道微生物特点与对照组比较

WKY. 对照大鼠；SHR. 自发性高血压大鼠

血压大鼠中的丰度显著升高。值得注意的是，放线菌门的双歧杆菌属，作为一种有利于人体免疫系统调节的益生菌，在自发性高血压大鼠的肠道中明显降低。丁酸盐是一种重要的微生物代谢产物，具有抵抗炎症反应等作用，对宿主的生理健康十分必要。一些细菌也能够利用醋酸盐作为能量来源生成丁酸盐。随后，研究人员从肠道微生物发酵生成主要代谢终产物的角度上分析发现，在自发性高血压大鼠中，能够生成醋酸盐的肠道菌减少了约3倍，而能够生成丁酸盐的肠道菌减少了约2倍。相反地，生成乳酸盐的肠道细菌丰度水平相对增加。因此，肠道菌群稳态的失调直接导致其生成不同代谢终产物能力的改变。

### （二）血管紧张素Ⅱ诱导的高血压动物模型

通过微渗透泵在体皮下灌注血管紧张素Ⅱ（AngⅡ）的方式诱导制备高血压动物模型，具有操作简单、成功率高、易复制、稳定可靠、造模时间短等特点。其是一种可靠的高血压动物模型，已广泛应用于高血压发病机制研究和抗高血压药物的筛选研究。与自发性高血压动物模型中的发现结果相似，在AngⅡ诱导的高血压模型中，研究人员发现，肠道微生物的丰度显著降低，且厚壁菌门与拟杆菌门比例大约高于对照组2倍[11]。在门一级别，厚壁菌门的丰度呈相对升高的趋势，而拟杆菌门的丰度呈相对降低的趋势。此外，能够生成醋酸盐和丁酸盐的肠道菌丰度水平也显著降低。

由于广谱抗生素能够干预肠道菌群，人们在AngⅡ诱导的高血压模型中，应用了米诺环素，尝试其能否恢复和矫正肠道菌群稳态失调的状态。在给予口服米诺环素干预后的AngⅡ大鼠模型中，拟杆菌门的丰度和数目明显回升，引起厚壁菌门与拟杆菌门比例回落。且多种其他肠道菌门，如疣微菌门重新出现，导致肠道菌群的生物多样性恢复。此外，米诺环素能够显著促进醋酸盐和丁酸盐生成菌丰度水平的增加。这些现象表明，米诺环素在降低血压的同时，重建了肠道菌群的群落结构，矫正了肠道菌群的稳态失调，提示通过干预肠道微生物的手段，可能产生调节血压的作用。

### （三）高盐饮食诱导的高血压动物模型

长期高盐饮食（含4% NaCl饲料）饲养能够引起正常动物血压显著升高，伴随循环系统心脏和血管的重构发生。该类动物模型应用的主要目的是模拟人类高盐饮食摄入所导致的高血压疾病状态。在高盐饮食诱导盐敏感性大鼠的高血压模型中，人们比较了盐敏感性与盐抵抗性大鼠肠道微生物群落结构特征之间的差异[12]。盐敏感性和盐抵抗性大鼠，在高盐饮食条件的诱导下，厚壁菌门的丰度虽高于拟杆菌门，但是整体比例在两种动物中无差异。且在盐敏感性大鼠中，拟杆菌门的丰度和数目较盐抵抗性大鼠显著增加。这与前期自发性高血压大鼠和AngⅡ诱导的高血压大鼠模型中厚壁菌门与拟杆菌门比例增加恰恰相反。此外，在科水平，拟杆菌门中的S24-7菌科的丰度和厚壁菌门中韦荣球菌科的丰度，在盐敏感性大鼠中均高于盐抵抗性大鼠。

在给予高盐饮食诱导的条件下，同时应用抗生素以消除肠道中微生物后，人们将盐敏感和盐抵抗两种动物模型的肠道内容物相互移植。研究人员意外地发现，将盐抵抗性大鼠的结肠内容物移植给盐敏感性大鼠后，伴随受体动物收缩压的显著升高，其肠道菌群中韦荣球菌科的丰度显著降低，血浆中醋酸盐和硬脂酸瘦酸酯明显增加，钠外排量减少，生存期也显著缩短。但是在低盐饮食或者抗生素的干预下，则未观察到这些现象。相反地，盐抵抗性大鼠在高盐饮食的条件诱导下，血压并不受肠道内容物移植的影响。这些现象进一步证明了肠道菌群与血压调节之间存在密切的相互关系。

### （四）阻塞性睡眠呼吸暂停相关性高血压动物模型

阻塞性睡眠呼吸暂停（obstructive sleep apnea, OSA）综合征是心血管疾病的重要危险因素。多达80%的耐药性高血压患者可能伴随OSA综合征。OSA综合征能够导致血压升高，并降低患者对降压药物的敏感性。在大鼠上通过在睡眠周期反复充气和放气气管球囊做模拟实验，以建立慢性OSA相关性的动物模型。近期一项研究发现，高脂饮食在引起肠道菌群稳态失调的同时，能够导致OSA诱发的高血压[13]。当给予大鼠正常饮食条件时，OSA模型对动物的血压并没有影响。然而，当给予高脂饮食诱导后，OSA大鼠模型的血压在7d后血压上升24mmHg，14d后增加了29mmHg。人们对这种给予高脂饮食的 OSA 大鼠模型肠道微生物进行分析后，发现其肠道菌群发生了显著的改变。其中，厚壁菌门与拟杆菌门的比例增加，微生物的丰度也显著降低，产生丁酸盐的肠道细菌数目显著减少，而产生乳酸盐的细菌数目显著增加。但是，单纯的 OSA 并未引起肠道微生物群落的改变，而引起这些变化的最主要因素似乎是高脂饮食条件。将给予高脂饮食的 OSA 大鼠模型作为粪菌移植的供体，移植给正常饮食的血压正常的 OSA 大鼠后，引起了受体大鼠血压明显升高，表现为 7d 后血压上升 14mmHg，14d 后增加了 32mmHg。说明在移植肠道菌群的同时，也向受体大鼠传递了高血压疾病的表型。然而，将对照组或 OSA 大鼠作为粪便移植的供体，均不能使受体产生高血压的症状。提示单纯的高脂饮食或 OSA 因素，并不足以诱发高血压，而是需要合并多种因素共同作用。这一研究结果表明，肠道菌群稳态失调可能是 OSA 诱发高血压的直接致病因素，并且暗示通过对肠道微生物群进行干预，可能对 OSA 相关性高血压，甚至是其他类型的高血压具有治疗潜力。

（五）基因工程高血压动物模型

基因工程高血压动物模型，主要包括相关基因转入动物或相关基因敲除动物模型。随着高血压相关遗传因素和分子水平研究的进展，高血压相关基因的基因工程动物模型，对阐述高血压的发病机制，了解其中可能的遗传因素和高血压的防治具有十分重要的意义。

短链脂肪酸（short chain fatty acid，SCFA）是肠道微生物发酵代谢产生的终产物，能够吸收进入体循环，主要包括醋酸盐、丙酸盐和丁酸盐。短链脂肪酸的两个主要受体，即嗅觉感受器受体 Olfr78 和 G 蛋白偶联受体 Gpr41，主要分布在肾小球旁器和阻力血管的平滑肌细胞上。有证据表明，这两种受体在短链脂肪酸的调控下，产生相互拮抗的作用（图 3-7-3）[14,15]。其中，肾小球旁器上表达的嗅觉感受器受体 Olfr78，介导了短链脂肪酸的调控的肾素释放。不仅如此，丙酸盐引起血管舒张，诱发小鼠急性低血压的作用，主要受嗅觉感受器受体 Olfr78 和 G 蛋白偶联受体 Gpr41 的调节。嗅觉感受器受体 Olfr78 激活后促进血压显著上升，而 G 蛋白偶联受体 Gpr41 激活后可降低血压。因此，肠道微

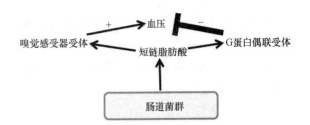

图 3-7-3　嗅觉感受器受体 Olfr78 和 G 蛋白偶联受体 Gpr41
在短链脂肪酸调控下的相互拮抗作用

引自：Jennifer L P. Renal and cardiovascular sensory receptors and blood pressure regulation. Am J Physiol Renal Physiol，2013，305（4）：F439-444.

生物终产物短链脂肪酸对血压的调控作用，是通过不同途径中的不同受体，主要包括嗅觉感受器受体 Olfr78 和 G 蛋白偶联受体 Gpr41 介导生成的。在一系列后续研究中，人们应用了嗅觉感受器受体 Olfr78 和 G 蛋白偶联受体 Gpr41 的基因敲除小鼠，进一步证实了这两种受体在血压调节中的不同作用。此外，为探索嗅觉感受器受体 Olfr78 对血压的调节作用是否依赖于肠道菌群的改变，研究人员给予嗅觉感受器受体 Olfr78 敲除小鼠口服抗生素（万古霉素、氨苄西林、新霉素）3周后，发现应用抗生素后，小鼠肠道菌群的总体生物量减少，血压也随之升高。因此，肠道菌群对与血压的影响和调节作用可能是基于遗传学的改变。

近期，有学者关注了在自发性高血压动物模型中，嗅觉感受器受体 Olfr78 和 G 蛋白偶联受体 Gpr41 这两种受体在大鼠中的同源体 Olfr59 和 Ffar3 的表达水平变化情况[16]。实验结果表明，在自发性高血压大鼠的小肠中，嗅觉感受器受体 Olfr78 同源体 Olfr59 表达增加约 2倍，而 G 蛋白偶联受体 Gpr41 同源体 Ffar3 减少约 60%。由于嗅觉感受器受体 Olfr78 和 Olfr59 具有促进血压升高的作用，而相反，G 蛋白偶联受体 Gpr41 和 Ffar3 能够显著降低血压，人们认为小肠中短链脂肪酸受体表达水平的差异与变化，在自发性高血压大鼠长期维持高水平血压状态中，可能起到非常重要的作用。当然，对于上述结论的后续验证工作，以及关于在胃肠道中这些受体表达变化的具体调控机制的研究也十分必要。

## 二、高血压患者与肠道菌群

虽然人们在多种高血压相关的动物模型中，已初步发现了肠道菌群与高血压之间的关联性，并在逐步深入探索其中的发生机制，但是动物模型并不

能完全复制和取代人类高血压患者的病理生理状态。目前，有部分研究者开展了高血压患者肠道菌群的相关研究，主要见于小队列原发性高血压患者和妊娠期高血压女性。

（一）高血压抵抗

目前中国约2.66亿高血压患者中，5%～30%属于顽固性高血压或难治性高血压，又称高血压抵抗。其定义为，在联合应用包括利尿剂在内的、足够剂量的，且搭配合理的3种或3种以上降压药物后，仍不能将血压控制在140/90mmHg以下。传统的药物治疗并不能很好地将高血压抵抗患者的血压水平控制达标，因此，人们正在探寻更加安全、有效的新的抗压药物和干预手段。

近期，有病例报告指出，对1例高血压抵抗患者，联合应用三种抗生素后，其血压水平发生了明显的改善[17]。此患者为69岁女性，高血压病史44年，同时伴有冠心病、关节炎、哮喘、阻塞性睡眠呼吸暂停综合征、高血脂、糖尿病，日常血压为140/90mmHg以上。当联合应用氨氯地平贝那普利片（每天5～20mg）、维拉帕米（每天240mg）、缬沙坦氢氯噻嗪片（每天320/12.5mg）时，其血压水平为160/90mmHg。当用药方案调整为螺内酯（每天

50mg）、维拉帕米（每天360mg）、缬沙坦氢氯噻嗪片（每天320/25mg）后，其收缩压降至150mmHg。由于慢性左膝疼痛而接受外科手术后，该患者同时接受了为期42d的抗生素治疗，包括万古霉素（静脉注射，1250mg，每12h 1次）、利福平（口服，600mg，每12h 1次）和环丙沙星（口服，750mg，每12h 1次）。在保持肼屈嗪(25mg)和维拉帕米(每天360mg)联合抗压治疗的同时，经过抗生素治疗30d后，该患者的血压降至130/60mmHg。在停止应用抗生素2d后，这例患者甚至出现了低血压症状，表现为未经服用抗压药物，血压低至70/40mmHg。在接下来的2周内，虽未进行抗压药物的干预，这例患者的血压稳定维持在110/（50～60）mmHg水平。这种降压效果在停药后，持续了6个月（图3-7-4）。抗生素治疗后，这种持续性的降低血压的反应，暗示抗生素可能启动了一种潜在的血压调节机制。抗生素对于肠道菌群的直接调控作用可能在其中扮演了十分重要的角色。万古霉素能够显著降低肠黏膜中的微生物数量，引起厚壁菌门和拟杆菌门减少，而增加变形菌门的数量。环丙沙星也能够永久改变肠道菌群的组成。因此，应用广谱抗生素可以通过调整肠道微生物，最终影响患者的血压。

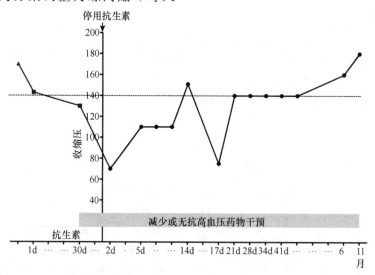

图3-7-4 应用抗生素期间及停药后12个月内患者的收缩压水平监测结果

引自：Carl J. Pepine. Impact of antibiotics on arterial blood pressure in a patient with resistant hypertension——A case report. Int J Cardiol, 2015, 201: 157-158.

（二）原发性高血压

在一小队列原发性高血压患者研究中，也有学者发现肠道菌群失调与血压升高相关[11]。此研究中，共纳入了10例健康对照和7例高血压患者。取其粪便样本进行16S测序分析后发现，高血压患者的肠道菌群的数量和生物多样性显著减低。并且通过主成分分析能够对健康对照组与高血压患者组进行区分，说明两组的肠道菌群特征具有显著的差异。肠道微生物的这种稳态失调现象与人们在自发性高

血压动物模型中的结果相吻合。

此外，在高血压患者中，炎症细胞和 Th17 细胞的数目明显增加[18]。其中，Th17 细胞是受肠道自身机制调节的一种非常重要的免疫细胞，能够释放转化生长因子 $β_1$、肿瘤坏死因子 α、白介素 1β 和白介素 6 等多种促炎症因子。因此，人们推测肠道微生物稳态失调可能通过调节 Th17 细胞介导了系统性炎症反应，进而调节宿主的血压水平。但是，由于这部分关于原发性高血压患者的研究，纳入的患者样本数目仅限于个位数，肠道菌群稳态失调的现象是否具有普遍性仍然未知，因此，在未来的研究工作中，通过更大队列的人群样本，对这一发现和结果进行验证是十分必要的。

（三）妊娠期高血压

妊娠期高血压，即孕期高血压，也称妊高症，是妊娠期妇女特有而又常见的疾病。其判断标准为血压高于 140/90mmHg。重度妊娠高血压综合征又称先兆子痫和子痫，主要表现为高血压、水肿、蛋白尿、抽搐、心肾衰竭，甚至导致孕妇和胎儿死亡。

有研究表明，妊娠早期的血压升高与肠道菌群组成及丁酸盐生成有关。我们知道肥胖女性发生妊娠期高血压和惊厥前期的概率普遍高于普通孕妇，并且肥胖还与慢性低程度的炎症反应密切相关。同时，肥胖能够直接导致人体肠道微生物组成上的改变，而肥胖人群肠道菌群的代谢产物也有可能同时导致高血压和慢性炎症的发生。研究人员纳入了 205 位妊娠 16 周的超重孕妇和肥胖孕妇[19]。其中肥胖孕妇的收缩压和舒张压均显著高于超重孕妇。通过对其肠道微生物进行 16S 测序和分析发现，患者的血压虽然与厚壁菌门、拟杆菌门的丰度，以及厚壁菌门与拟杆菌门的比例没有显著的相关性，但是收缩压和舒张压水平均与肠道菌中的臭味菌科（Odoribacteraceae）和梭菌科呈负相关。这种相关性在超重孕妇中明显强于肥胖孕妇。由于臭味菌科和梭菌科均属于丁酸盐生成菌，故人们通过对丁酸盐激酶和丁酰辅酶 A 表达水平的研究，来分析肠道菌群的丁酸盐产生能力。同样地，无论是丁酸盐激酶，或是丁酰辅酶 A，均与厚壁菌门、拟杆菌门的丰度，以及厚壁菌门与拟杆菌门的比例没有明显的相关性，但是丁酸盐的

生成能力与孕妇的体重指数（BMI）呈负相关，且肥胖孕妇肠道菌群的丁酸盐合成能力呈显著下降趋势。

人们推测肠道微生物可能通过生成短链脂肪酸，影响纤溶酶原激活物抑制剂-1，进而调控血压。于是，研究人员在该队列中，选取了 28 例超重和 42 例肥胖的孕妇进行深入研究。肥胖孕妇血浆中的纤溶酶原激活物抑制剂-1（炎症标志物）明显高于超重人群，且纤溶酶原激活物抑制剂-1 的水平与孕妇的收缩压、舒张压及体重指数均呈显著正相关，却与丁酸盐产生菌和丁酸盐激酶呈负相关。

综上，在肥胖孕妇人群中，伴随血压的升高，肠道菌群生成丁酸盐的能力显著下降，而体循环中的炎症标志物纤溶酶原激活物抑制剂-1 的浓度明显增加。孕妇的血压水平与丁酸盐生成菌呈负相关，而与纤溶酶原激活物抑制剂-1 呈正相关。然而，正常体重的妊娠期妇女人群是否也存在这种相关性还有待进一步研究。此外，这项研究中虽然没有明确其中的因果关系，但是为我们提示了丁酸盐生成菌调节血压可能的潜在机制，即通过抑制炎症标志物纤溶酶原激活物抑制剂-1 减轻炎症反应。在未来，通过补充丁酸盐生成菌 Odoribacter、益生菌或调整饮食等多种干预措施，调节肠道菌群的代谢产物，促进丁酸盐的生成，降低体循环中纤溶酶原激活物抑制剂-1 的水平，可能有助于缓解低级别炎症反应，将肥胖孕妇的血压维持在较为理想的正常水平，最终改善产妇和胎儿的健康（图 3-7-5）。

# 三、高血压与益生菌

益生菌是一类定植于人体肠道内的对宿主有益的活性微生物的总称。乳酸菌、双歧杆菌、嗜酸性乳酸菌、放线菌、酵母菌等均属于益生菌。目前，各类微生物组成的复合活性益生菌已广泛应用于基因工程、工农业、食品安全和生命健康领域。国内外也已开发出多种益生菌的保健品，如含益生菌的酸奶、酸乳酪、酸豆奶及含益生菌的口服液等。益生菌能改善宿主肠道菌群的生态平衡，进而保护宿主的健康。

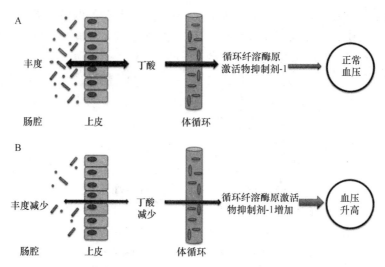

图 3-7-5　肠道微生物 *Odoribacter* 调控超重和肥胖孕妇血压的机制

引自：Marloes Dekker Nitert. Increased systolic and diastolic blood pressure is associated with altered gut microbiota composition and Butyrate production in early pregnancy. Hypertension，2016，68（4）：974-981.

关于益生菌，在调节免疫系统功能，预防腹泻方面的研究比较全面。至于其在血压调控方面的作用，也有多项报道。例如，给予自发性高血压大鼠口服发酵牛奶后，能够明显降低其血压水平。蓝莓的抗高血压作用也可能来源于肠道中的乳酸菌的作用。先兆子痫和高血压与炎症密切相关，摄取益生菌后，可显著降低其发生率。一项纳入了 14 项随机对照试验的荟萃分析指出，食用含有抑制性多肽的发酵酸奶，可以显著降低收缩压和舒张压。另一项研究表明，规律性食用益生菌有助于缓解高血压症状，甚至可能作为一种有助于降低高血压，维持正常血压范围的健康生活方式，而这些益生菌可通过日常饮用某些酸牛奶或营养品补充获得，包括酸奶、发酵乳、奶酪及含益生菌的营养品等。研究者对 9 项针对益生菌与血压升高的随机对照研究数据进行了系统性回顾分析，共涉及 543 名血压正常或高血压患者[20]。分析结果显示，与对照组相比较，食用益生菌的人群收缩压和舒张压分别降低了 3.56mmHg 和 2.38mmHg。对于基线高血压的人群（血压高于130/85mmHg），益生菌的保护效果更为显著。并且，补充多种益生菌的情况下，其收缩压降幅为 5.8mmHg，相比补充单一益生菌，降压效果更为明显。此外，由于在摄入益生菌时间少于 8 周或每天摄取益生菌数量低于 $10^{11}$ 个单位的人群中，未观察到降压效果，而对于补充益生菌超过 8 周的受试者，其收缩压降幅为 4.9mmHg，人们认为，益生菌对于血压的改善作用，其关键因素在于益生菌的剂量和保持长期规律性摄入。然而，在这些数据中，益生菌似乎仅具有轻微的降压作用，并且不同的受试者摄入益生菌的量差异较大，最重要的一点是，该研究仅提示益生菌摄取与血压水平之间的联系，并未揭示两者之间是否存在直接的因果关系。因此，尚需进行更加深入细致的工作，对上述益生菌降低血压的结论加以验证和解释。

于是，在自发性高血压动物模型上，人们探讨了长期服用益生菌对于心血管的保护作用[21]。在连续 5 周每天给予自发性高血压大鼠 $3.3 \times 10^{10}$ 个单位数量的乳酸菌后，人们发现随着大鼠肠道中乳酸菌的数目显著增多，拟杆菌和梭菌明显减少，大鼠的收缩压降低了约 14.7mmHg。并且益生菌干预后，明显逆转了心肌肥厚和肾脏肿大，内皮依赖的主动脉血管舒张作用也得到了显著的缓解。此外，通过降低还原型烟酰胺腺嘌呤二核苷酸磷酸氧化酶的活性，减少促炎症因子肿瘤坏死因子 α 和 Toll 样受体 4 的水平，摄取益生菌显著减少了血管中的活性氧，改善了氧化应激状态和炎症反应。

益生菌对高血压的缓解效果目前只有初步的实验结果，在临床上想要真正实现通过摄取益生菌来降压，尚需大量前期研究证实。所以我们不能认为完全依赖摄取酸奶来治疗高血压，在遵医嘱规律服药，并采取有益心脏健康的生活方式基础上，适当补充食用益生菌，可进一步缓解患心血管疾病的风险，也是维持血压正常和稳定的最有效方法。

## 第三节　肠道菌群参与高血压发生的机制

就目前已有研究而言，对于肠道菌群参与高血压发生的机制尚未完全清楚，肠道菌群参与高血压发生及血压调节的机制多仍处于假说阶段，需要更多、更深入的研究以进一步明确。

肠道菌群失衡有可能通过代谢产物的改变影响血压。如前所述，短链脂肪酸可以作用于嗅觉感受器受体 Olfr78 和 G 蛋白偶联受体 Gpr41。其中，嗅觉感受器受体 Olfr78 激活后促进血压显著上升，而 G 蛋白偶联受体 Gpr41 激活后可降低血压。生理状态下，其综合效应为维持血压在正常范围内[14, 15]。而在病理状态下，根据既往多项研究，包括自发性高血压大鼠、血管紧张素Ⅱ灌注大鼠、高脂饮食的睡眠呼吸暂停综合征大鼠模型及肥胖的妊娠妇女的肠道菌群研究，均提示产短链脂肪酸尤其是丁酸盐的细菌丰度显著减低，参与丁酸盐产生的丁酸激酶基因水平也显著降低，可能因此破坏生理状态下的平衡，引发血压升高[11, 13, 19]。其中的具体机制还有待于更深入的研究。

肠道菌群失衡也可能通过引发慢性低水平炎症从而影响血压。研究者推测肠道菌群紊乱，可能通过抗原介导的分子模式（pathogen-associated molecular pattern，PAMP）或损伤介导的分子模式（damage-associated molecular pattern，DAMP）识别特定受体，进而诱发机体免疫炎症反应，从而影响血压。如前所述，部分益生菌可以降低还原型烟酰胺腺嘌呤二核苷酸磷酸氧化酶的活性，减少促炎症因子肿瘤坏死因子α和 Toll 样受体 4 的水平，显著减少血管中的活性氧，从而改善氧化应激状态和炎症反应，有助于缓解炎症所引发的血压升高。

乳酸杆菌、双歧杆菌等益生菌，具有类似血管紧张素转化酶抑制剂的功能，能够产生激活肽抑制血管紧张素转换酶Ⅰ，减少其生成的血管紧张素Ⅱ，从而降低血压。益生菌也可能通过升高维生素 D 的水平参与降低血压。此外，益生菌还可能通过降低氧化三甲胺的水平，减少血清中总胆固醇和低密度脂蛋白的含量，降低血糖并缓解胰岛素抵抗，从而参与缓解代谢综合征相关的高血压。

近期有学者提出了一种"大脑–肠道–骨髓轴"假说（图 3-7-6）[16]。该假说认为大脑、骨髓（免疫系统）和肠道微生物在调控血压的过程中可能相互协调，而当这种大脑–肠道–骨髓轴的平衡与稳定性遭到破坏，即有可能导致高血压的发生。在一些致高血压的刺激因素刺激下，如血管紧张素Ⅱ、高盐、氧化应激和其他高血压危险因子，激活自主神经通

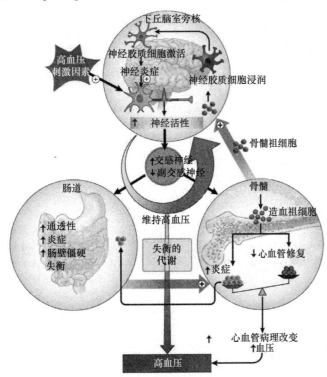

图 3-7-6　大脑–肠道–骨髓轴假说

路，导致交感神经活性增加和副交感神经活性抑制。这一结果直接作用于心血管相关的器官，如血管、心脏、肾脏等，促进血压升高。交感神经兴奋引起肠道黏膜通透性增加，促使肠道炎症反应和肠道菌群稳态失调，最终使血液循环中肠道菌群的代谢产物失衡。这些代谢产物的变化，可能通过促进骨髓祖细胞及其他促炎症细胞的产生和释放，调节骨髓细胞的活性，减少血管内皮祖细胞。骨髓祖细胞的增加会导致广泛的外周炎症和神经系统炎症反应，而血管内皮祖细胞的减少会诱导血管修复能力的损伤。神经系统炎症促进细胞因子、趋化因子和活性氧的增加，进一步加重了自主神经的活性，以及交感神经系统对肠道和骨髓的作用，进而维持了高血压状态。因此，虽然可能有众多因素导致血压升高，但是研究者认为交感神经介导的肠道菌群稳态失调、骨髓促炎症细胞激活和神经系统炎症反应在促进血压升高中，均发挥了不可或缺的重要作用。

前文讲述的这些研究，提示肠道菌群紊乱可能是高血压发病的新的环境因素。对肠道微生物进行早期干预，如摄取益生菌，可能作为防治高血压新的靶点。然而，这些研究基本上是观察动物模型微生物组，人类资料较少；且检测肠道微生物主要使用16S测序技术，仅能体现微生物种群变异，不能客观反映微生物生物多样性、基因功能、代谢途径改变等信息。在肠道菌群与高血压这一领域，尚存在诸多问题需要进一步深入探索研究。例如，肠道菌群失调与高血压的因果关系如何？哪些肠道微生物及其代谢产物可以作为高血压患者的生物标志物？以肠道微生物为直接靶点能否真正作为防治高血压的手段？通过联合应用益生菌或抗生素与传统降压药能否进一步控制血压？肠道菌群调节血压水平的分子和细胞信号机制如何？这些问题是我们未来研究工作的主要方向，对这些问题的解答将有利于为高血压的防治提供新的方案。

（蔡 军 李 晶）

## 参考文献

[1] Qin J, Li R, Raes J, et al. A human gut microbial gene catalogue established by metagenomic sequencing. Nature, 2010, 464: 59-65.

[2] Group NHW, Peterson J, Garges S, et al. The NIH human microbiome project. Genome Res, 2009, 19: 2317-2323.

[3] Integrative HMP (iHMP) Re search Network Consortium. The Integrative Human Microbiome Project: dynamic analysis of microbiome-host omics profiles during periods of human health and disease. Cell Host Microbe, 2014, 16: 276-289.

[4] Baquero F, Nombela C. The microbiome as a human organ. Clin Microbiol Infect, 2012, 18 (Suppl 4): 2-4.

[5] Ley RE, Peterson DA, Gordon JI. Ecological and evolutionary forces shaping microbial diversity in the human intestine. Cell, 2006, 124: 837-848.

[6] Eckburg PB, Bik EM, Bernstein CN, et al. Diversity of the human intestinal microbial flora. Science, 2005, 308: 1635-1638.

[7] Kellenberger E. Exploring the unknown. The silent revolution of microbiology. EMBO Rep, 2001, 2: 5-7.

[8] Handelsman J, Rondon MR, Brady SF, et al. Molecular biological access to the chemistry of unknown soil microbes: a new frontier for natural products. Chem Biol, 1998, 5: R245-R249.

[9] Ley RE, Turnbaugh PJ, Klein S, et al. Microbial ecology: human gut microbes associated with obesity. Nature, 2006, 444: 1022-1023.

[10] Zhu W, Gregory JC, Org E, et al. Gut microbial metabolite TMAO enhances platelet hyperreactivity and thrombosis risk. Cell, 2016, 165: 111-124.

[11] Yang T, Santisteban MM, Rodriguez V, et al. Gut dysbiosis is linked to hypertension. Hypertension, 2015, 65: 1331-1340.

[12] Mell B, Jala VR, Mathew AV, et al. Evidence for a link between gut microbiota and hypertension in the Dahl rat. Physiol Genomics, 2015, 47: 187-197.

[13] Durgan DJ, Ganesh BP, Cope JL, et al. Role of the gut microbiome in obstructive sleep apnea-induced hypertension. Hypertension, 2016, 67: 469-474.

[14] Pluznick JL, Protzko RJ, Gevorgyan H, et al. Olfactory receptor responding to gut microbiota-derived signals plays a role in renin secretion and blood pressure regulation. Proc Natl Acad Sci U S A, 2013, 110: 4410-4415.

[15] Pluznick J. A novel SCFA receptor, the microbiota, and blood pressure regulation. Gut Microbes, 2014, 5: 202-207.

[16] Santisteban MM, Kim S, Pepine CJ, et al. Brain-gut-bone marrow axis: implications for hypertension and related therapeutics. Circ Res, 2016, 118: 1327-1336.

[17] Qi Y, Aranda JM, Rodriguez V, et al. Impact of antibiotics on arterial blood pressure in a patient with resistant hypertension - A case report. Int J Cardiol, 2015, 201: 157-158.

[18] Kim S, Rodriguez V, Santisteban M, et al. Hypertensive patients exhibit gut microbial dysbiosis and an increase in Th17 cells. J Hypertens, 2015, 33 Suppl 1: e77-e78.

[19] Gomez-Arango LF, Barrett HL, McIntyre HD, et al. Increased systolic and diastolic blood pressure is associated with altered gut microbiota composition and butyrate production in early pregnancy. Hypertension, 2016, 68: 974-981.

[20] Khalesi S, Sun J, Buys N, et al. Effect of probiotics on blood pressure: a systematic review and meta-analysis of randomized, controlled trials. Hypertension, 2014, 64: 897-903.

[21] Gomez-Guzman M, Toral M, Romero M, et al. Antihypertensive effectsof probiotics Lactobacillus strains in spontaneously hypertensive rats. Mol Nutr Food Res, 2015, 59: 2326-2336.

# 第八章

# 血管周围脂肪组织功能紊乱与高血压

几乎机体所有的动脉均被血管周围脂肪组织（perivascular adipose tissue，VascAT）所包绕，在很长一段时间内，人们对 VascAT 的认识非常有限，认为 VascAT 仅具有机械支持的作用，然而越来越多的研究证实，VascAT 是一个活跃的内分泌和旁分泌器官，可以分泌大量脂肪因子及炎症因子，如瘦素（leptin）、脂联素（adiponectin）、抵抗素（resistin）、白介素-1（IL-1）、白介素-6（IL-6）、肿瘤坏死因子-α（TNF-α）等，参与维持能量平衡，调节血管功能[1]。随着对 VascAT 研究的深入，人们发现 VascAT 分泌的脂肪因子可以分为两类：一类是脂肪源性血管舒张因子（adipose derived relaxing factor，ADRF），又称保护性脂肪因子，以脂联素为代表，其主要功能是可以降低缩血管药物所引起的血管收缩（舒血管作用）；另一类是有害的脂肪因子，如瘦素、抵抗素等，可以刺激血管平滑肌细胞发生增殖及迁徙，促进动脉血管收缩（缩血管作用），参与血管重构、动脉粥样硬化等一系列病理生理过程[2]。当机体处于健康状态时，VascAT 分泌的脂肪因子以保护性脂肪因子为主，具有血管保护功能；而当机体处于病理状态时，如肥胖、糖尿病等情况，VascAT 可以发生功能障碍，保护性脂肪因子分泌显著减少，而有害的脂肪因子显著增加，并通过旁分泌等方式参与血管病变的发生[3]。更令人感兴趣的是，中枢神经系统还可以通过分布于 VascAT 内的交感神经末梢调节血管功能，这种大脑和血管之间的联系被称为"脑-VascAT-血管轴"[4]。本章拟通过 VascAT 结构及功能、VascAT 分泌的活性物质对血管功能的影响及"脑-VascAT-血管轴"3 个方面的介绍，从多个角度揭示 VascAT 和高血压发病的潜在联系。

## 第一节　血管周围脂肪组织的结构与功能

VascAT 是紧密包绕于动脉的一层脂肪组织，为了使读者易于理解 VascAT 和动脉血管的解剖关系，有必要简要复习一下动脉血管的结构。动脉血管一般分为 3 层：内膜层、中层及外膜层。其中内膜层主要由内弹性膜、内皮及内皮下层构成；中层主要由 10～40 层的血管平滑肌细胞构成，平滑肌细胞之间有少量胶原纤维及弹性纤维，血管平滑肌细胞的舒张和收缩控制着血管管径的大小，调节各个脏器的血流量；外膜可分为 2 层，即以成纤维细胞为主的外膜致密层和以脂肪细胞为主的外膜脂肪层，换言之外膜脂肪层即为 VascAT，值得关注的是，外膜脂肪层和外膜致密层从解剖上仍具有紧密联系[5]。除了脑血管以外，全身几乎所有的血管都被 VascAT 围绕（图 3-8-1）。

VascAT 深入体腔，和包绕在肾脏、肝脏、心脏外膜等一大类脂肪组织被统称为内脏脂肪组织，与主要由白色脂肪组织构成的皮下脂肪组织不同，内脏脂肪组成具有明显差异，特别是不同部位的 VascAT 包含不同比例的棕色脂肪组织和白色脂肪组织。在啮齿类动物，纵隔脂肪组织（冠状动脉和胸主动脉旁脂肪组织）主要由棕色脂肪构成；腹腔及盆腔脂肪组织（髂动脉及股动脉旁脂肪组织）主要由白色脂肪构成；腹膜后及肠系膜脂肪组织（腹主动脉旁脂肪组织和肠系膜血管旁脂肪组织）主要由白色脂肪组织构成[6, 7]。在人类，棕色脂肪组织主要分布于主动脉旁，继而延颈动脉、锁骨下动脉、肋间动脉及肾动脉分布。但是来自人冠状动脉 VascAT 的构成分布则令人迷惑：Sacks 等的研究显示心外膜脂肪组织以棕色脂肪细胞为主[8]，而 Chatterjee 等的研究显示心外膜脂肪组织以白色脂肪细胞为主[9]。这种差异性可能和组织取材的方法及物种的差异相关，在啮齿类动物，如大鼠和小鼠，心外膜脂肪含量非常少。

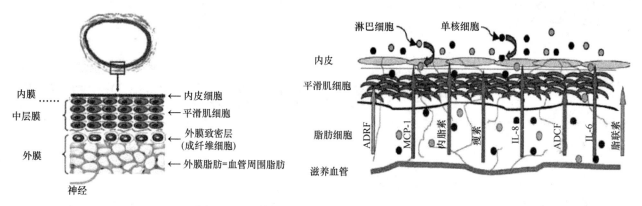

图 3-8-1　血管周围脂肪组织及血管各层次示意图

ADRF. 外膜源性舒张因子；MCP-1. 单核细胞趋化蛋白-1；ADCF. 外膜源性收缩因子[引自：Miao CY，et al. British Journal of Pharmacology，2012，165，643-58；Rajsheker S，et al. Crosstalk between perivascular adipose tissue and blood vessels. Current opinion in pharmacology，2010，10（2）：191-196.]

VascAT 属于结缔组织，除脂肪细胞外，还包含巨噬细胞、内皮细胞、成纤维细胞、胶原及弹性纤维、神经末梢及滋养血管等。这些细胞在 VascAT 的比例会随着年龄、营养状态及机体内环境改变而发生变化。其中肥胖是导致 VascAT 发生功能障碍的主要原因。在肥胖人群，心外膜脂肪组织及 VascAT 大量堆积并出现胰岛素抵抗，且心外膜脂肪组织的容积和冠心病的发生具有正相关性。研究者进一步在肥胖动物身上发现，VascAT 局部 CD8+ T 细胞激活，巨噬细胞募集，脂肪组织局部炎症反应明显，最终导致 Ang II 刺激的血管平滑肌细胞收缩反应增强[9]。上述结果显示：肥胖可以直接影响 VascAT，使之发生功能障碍和炎症反应，进而影响邻近的动脉血管功能，参与高血压、冠心病等心血管疾病的发生。但目前 VascAT 如何影响其包绕动脉血管的功能仍不清楚，有人认为从解剖学上来看，VascAT 并非由一层筋膜组织完全性地与血管外膜致密层隔离，这种解剖学上的屏障缺乏，允许 VascAT 分泌的脂肪因子及细胞因子非常容易的进入血管壁，通过旁分泌的方式参与调节血管功能。同样的，Dashwood 等研究发现，滋养血管可经

VascAT 终结于血管腔，并将 VascAT 释放的脂肪因子运送至血管腔内，滋养血管在血管壁内构成一个微血管网络，为内膜、中层及外膜的细胞信号传递提供了结构基础[10]。此外，中枢神经系统也可以通过分布于 VascAT 的交感神经末梢，释放神经递质，调节 VascAT 脂肪因子及细胞因子的释放。因此 VascAT 可能通过多种方式影响血管功能，进而参与高血压等心血管疾病的发生。

## 第二节　血管周围脂肪组织产生的活性物质对血管功能的影响

VascAT 对高血压的发生具有双向作用。一方面，在肥胖个体，VascAT 已被证实是心血管疾病发生的重要危险因素；另一方面，VascAT 又具有血管保护功能，可以分泌一系列 ADRF，缺乏 VascAT 可能导致严重的心血管疾病，如先天性脂肪萎缩小鼠（天然缺乏 VascAT）表现出自发性高血压的倾向。现将 VascAT 产生的活性物质及对血管功能的影响（表 3-8-1）阐述如下。

表 3-8-1　VascAT 分泌的主要活性物质及功能

| VascAT 分泌的活性物质 | 功能 | 分泌细胞 |
| --- | --- | --- |
| 脂联素 | ↓TNF-α，IFN-γ，IL-6，NK-κB，细胞胞吞作用，内皮黏附因子水平<br>↑IL-10，IL-1RA | 脂肪细胞 |
| 肾上腺髓质素 | ↓炎症反应<br>↑活性氧 | 脂肪细胞 |

续表

| VascAT 分泌的活性物质 | 功能 | 分泌细胞 |
| --- | --- | --- |
| 白介素-6（IL-6） | ↓脂联素分泌，脂蛋白酯酶活性<br>↑脂肪分解作用 | 巨噬细胞、炎症细胞、成纤维细胞、<br>内皮细胞、脂肪细胞 |
| 白介素-8（IL-8） | ↑中性粒细胞、单核细胞及 T 淋巴细胞的趋化作用<br>↑活性氧簇 | 脂肪细胞、炎症细胞 |
| 瘦素 | ↑TNF-α，IL-6，IL-12，激活巨噬细胞和单核细胞，平滑肌细胞增殖<br>及迁徙 | 脂肪细胞 |
| 单核细胞趋化蛋白-1（MCP-1） | ↑单核细胞的趋化及迁移 | 脂肪细胞、炎症细胞 |
| 纤溶酶原激活物抑制剂-1（PAI-1） | ↓纤溶酶原激活物 | 血小板、血管内皮、脂肪细胞 |
| 抵抗素 | ↑内皮细胞黏附分子，TNF-α，IL-6，IL-12，IL-1β，NK-κB | 巨噬细胞、脂肪细胞 |
| 内脏脂肪素 | ↑IL-6，IL-8，TNF-α，平滑肌细胞增殖和迁徙<br>↓中性粒细胞凋亡 | 脂肪细胞、巨噬细胞 |

## 一、内脏脂肪素

内脏脂肪素是一个脂肪因子，又称前 B 细胞集落刺激因子。内脏脂肪素被认为是一种烟酰胺磷酸核糖转移酶，用来催化烟酰胺合成烟酰胺单核苷酸。Wang 等研究发现主动脉 VascAT 可以合成并分泌内脏脂肪素。灵长类动物研究中也有类似的结果[10, 11]。在 VascAT 制成的条件培养基内，可以检测出内脏脂肪素，进一步证实内脏脂肪素是由 VascAT 分泌的。离体试验证实，VascAT 的抗血管平滑肌细胞收缩作用不能被内脏脂肪素特异性抗体 FK866 所抑制，提示内脏脂肪素并不参与调节血管张力[12]。另外，VascAT 来源的内脏脂肪素具有促血管平滑肌细胞增殖作用，并且这种促增殖作用可以被FK866 所抑制，证明内脏脂肪素是一个血管平滑肌细胞生长因子。进一步研究证实，内脏脂肪素对血管平滑肌细胞促生长作用具有剂量和时间依赖性，其通过激活 ERK 1/2 及 p38 MAPK 信号通路促进血管平滑肌细胞增殖。由于血管平滑肌细胞的增殖是高血压中膜肥厚的重要病理过程，因此可以推断内脏脂肪素和高血压的发生具有密切关系。上述研究结果提示：内脏脂肪素作为血管平滑肌细胞生长因子，参与高血压的发生，在不久的未来，可能会成为一个新的治疗靶点[13]。

## 二、脂　联　素

脂联素是一个保护性脂肪因子，具有抗炎、抗动脉粥样硬化作用[14]。已经有研究证实，VascAT 来源的脂联素对损伤后血管新生内膜形成具有抑制作用，从而发挥其血管保护作用[15]。将小鼠股动脉周围的脂肪组织去除后，可以使损伤后血管内膜增生更加明显；而重新在股动脉周围移植皮下脂肪后，内膜增生明显减少。但是在肥胖小鼠，其皮下脂肪对血管的保护作用明显减弱，提示在肥胖等病理状态下，脂肪组织功能发生变化，抗炎症因子脂联素分泌减少，而前炎症因子如 IL-6、MCP-1、TNF-α 等分泌明显增加。利用正常小鼠皮下脂肪制成的条件培养基培养血管平滑肌细胞，血管平滑肌细胞增殖明显减少；而利用肥胖小鼠皮下脂肪制成的条件培养基培养血管平滑肌细胞，血管平滑肌细胞增殖明显增加。进一步实验证实：外源性脂联素可以通过 AMPK 信号通路抑制血管平滑肌细胞增殖。上述研究结果提示，VascAT 来源的脂联素可以通过旁分泌作用方式抑制血管平滑肌细胞增殖和迁徙，从而对高血压血管损伤具有一定保护性作用。

另外，临床研究显示，心脏静脉血浆脂联素水平明显高于冠状动脉，提示脂联素在冠状动脉循环中起到了局部保护作用[16]。主动脉周围及冠状动脉周围脂肪脂联素水平和年龄及动脉粥样硬化呈负相关[17]。而对于代谢综合征和冠心病患者，心外膜脂肪组织脂联素表达明显下降[18]。这些研究结果均提示 VascAT 局部低脂联素水平和血管病变密切相关。

## 三、肿瘤坏死因子-α

TNF-α 是一个重要的脂肪因子，在肥胖或胰岛素抵抗等病理状态下，脂肪组织 TNF-α 表达量和血浆 TNF-α 水平明显升高。除此之外，TNF-α 又可以作为一个炎症因子，参与血管病变的发生。Takaoka 等研究发现，当大鼠髂动脉受到球囊损伤时，VascAT 内前炎症因子 IL-6、MCP-1 及 TNF-α 表达明显增加，而抗炎症因子脂联素表达明显下降；当大鼠 TNF-α 基因敲除后，可以减少 VascAT 内前炎症因子的释放[19]，提示局部 TNF-α 可以增加动脉血管周围区域前炎症脂肪因子的表达。当使用 3T3-L1 脂肪细胞和 RAW264 巨噬细胞制成条件培养基共培养血管平滑肌细胞后，血管平滑肌细胞增殖明显，而当培养基中加入 TNF-α 特异性抗体后可以抑制这种增殖效应。上述这些研究证实：血管受损可能导致 VascAT 功能改变，TNF-α 分泌增多，进而导致血管内膜增生，炎症细胞侵入血管壁，动脉血管发生局部炎症反应，最终引起血管病变的发生。炎症细胞来源的 TNF-α 可能和脂肪细胞功能改变密切相关，并且 TNF-α 可通过旁分泌作用使 VascAT 内部的炎症反应进一步加剧。除此之外，在离体试验中，已经证实 TNF-α 可以刺激血管平滑肌细胞增殖和迁徙[20]。在冠心病患者，心外膜脂肪组织和腹腔脂肪组织分泌的 TNF-α 明显升高[21]。这些研究结果证实，VascAT 来源的 TNF-α 可以参与血管损伤的病理过程，其和高血压的发病具有密切关系。

## 四、肾素-血管紧张素系统

肾素-血管紧张素系统（RAS）具有非常重要的生理作用，可通过调节水钠平衡及血管张力，维持血压。其中，血管紧张素原是 RAS 的重要组成部分，并且已经证实其可以大量被成熟脂肪细胞表达[22]。在胎儿时期，脂肪组织，而非肝脏，可能作为血管紧张素原的主要来源[23]。脂肪组织过表达血管紧张素原可以导致循环血管紧张素及血压升高，提示脂肪来源的血管紧张素对循环 RAS 有巨大影响，同时参与调节动脉血压。研究结果显示：脂肪组织可以表达所有的 RAS 相关基因，除了肾素、AT$_2$ 受体和胰岛素调节氨基肽酶（insulin-regulated aminopeptidase，IRAP）受体。另外，AT$_{1a}$ 受体在脂肪组织高表达，而其他编码血管紧张素受体的基因，如 AT$_{1b}$、AT$_2$ 和 IRAP 在脂肪细胞的表达非常低。这些研究结果提示，在脂肪组织，Ang II 通过和 AT$_{1a}$ 受体结合，完成其生理功能。不同类型的肾素受体蛋白在脂肪组织高表达，提示脂肪组织对肾素高摄取和清除，同时循环肾素可能通过特殊的肾素受体介导细胞内信号通路[24]。

大鼠主动脉 VascAT 大量表达血管紧张素原 mRNA，当 VascAT 被制成条件培养基后 2h，即可检出血管紧张素原的表达。其次，当发生急性手术应激时，心外膜脂肪组织也可以检出血管紧张素原 mRNA 的表达[25]。除此之外，在主动脉 VascAT 和肠系膜 VascAT，血管紧张素转化酶 2（ACE2）mRNA 表达增多[26]。VascAT 对肾素蛋白的摄取增多和其受体的表达增多成正比。除了 Ang II，VascAT 还可以合成 RAS 的另一个主要因子：Ang1-7。在之前的文献回顾中已经知道，PVAT 来源的 Ang II 和 Ang1-7 是重要的血管张力调节因子，Ang II 可以刺激血管收缩，而 Ang1-7 是血管舒张因子。当机体处于肥胖等病理状态时，VascAT 内的局部 RAS 中 Ang II 和 Ang1-7 的表达发生失衡，刺激血管收缩的 Ang II 表达明显上调，而血管舒张因子 Ang1-7 表达下降，上调的 Ang II 可以通过旁分泌作用刺激动脉血管发生痉挛，进而参与高血压的发生。

## 五、瘦    素

瘦素是一个由 ob 基因编码，白色脂肪合成和分泌的由 167 个氨基酸组成的肽类激素。瘦素是第一个被发现的脂肪因子，被证实具有前炎症因子作用，可以增加 TNF-α、IL-6 和 IL-12 的表达，增加巨噬细胞吞噬功能，进而促进单核细胞激活、增殖及迁徙。瘦素具有广泛的生物学效应，可作用于下丘脑的代谢调节中枢，发挥抑制食欲的功能，减少摄食，增加能量消耗，抑制脂肪组织的合成。瘦素可能参与引起血管病变的一系列疾病的发生，如高血压、糖尿病等。大量研究证实瘦素可以刺激血管平滑肌细胞发生增殖、肥大及迁徙，Oda 等最先使用不同浓度的瘦素（0～100ng/ml）干预大鼠胸主动脉血管平滑肌细胞，结果发现瘦素可以以浓度依赖的方式刺激大鼠主动脉血管平滑肌细胞增殖及迁徙[27]。此外 Oda 等还发现在血管平滑肌细胞表面可以表达长亚型和短亚型瘦素受体，提示瘦素可以通过和不同瘦素受体亚型结合，激活不同的信号通路，介导血管平滑肌细胞发生增殖、迁徙等反应。

Payne 等发现代谢综合征大鼠心外膜脂肪组织瘦素表达显著升高，心外膜脂肪组织来源性瘦素可以通过依赖蛋白激酶 C-β 的信号通路，刺激冠状动脉内皮细胞发生功能障碍，参与冠状动脉粥样硬化的发生[28]。Schroeter 等进一步研究发现，血管损伤的 C57BL/6J 野生型小鼠 VascAT 来源性瘦素可以通过旁分泌机制刺激血管新生内膜形成，参与动脉粥样硬化的发生；而瘦素基因自发突变纯合子 C57BL/6J-Lep ob 小鼠（ob/ob 小鼠）则表现出对血管损伤的保护性作用，当通过活体动物转染方法过表达 ob/ob 小鼠 VascAT 瘦素蛋白时，ob/ob 小鼠又发生瘦素依赖性血管损伤。此课题组前期的研究也发现，代谢综合征大鼠 VascAT 来源性瘦素可以刺激血管平滑肌细胞发生表型转化，进而参与高血压血管重构的发生[29]。上述研究均提示 VascAT 和高血压之间存在潜在联系，瘦素可能是联系 VascAT 功能障碍和高血压之间的关键脂肪因子。

## 六、活 性 氧 簇

肥胖小鼠 VascAT 的活性氧簇明显升高，并且伴随还原型烟酰胺腺嘌呤二核苷酸磷酸氧化酶的增加及抗氧化酶的下降。Gao 等将 Wistar 大鼠的肠系膜上动脉取出，用同样能量的电刺激动脉环，结果发现合并 VascAT 的动脉环在电刺激下出现的血管收缩明显强于未合并 VascAT 的动脉环，这种血管收缩可以被还原型烟酰胺腺嘌呤二核苷酸磷酸氧化酶所抑制，提示 VascAT 来源性的活性氧簇可以参与血管收缩[30]。进一步研究显示，新西兰肥胖小鼠（一种模拟代谢综合征的小鼠模型）VascAT 中还原型烟酰胺腺嘌呤二核苷酸磷酸氧化酶活性明显增高，伴随大量超氧化合物形成，动脉血管重构，并对血管舒张药反应下降。活性氧簇是调节血管平滑肌细胞增殖和迁徙的重要第二信使，参与高血压和动脉粥样硬化的发生。

## 七、补体成分 3

VascAT 合成的补体成分 3（C3）可以刺激血管外膜成纤维细胞迁徙和分化。在高血压大鼠模型，VascAT 来源的 C3 增加伴随外膜的增厚及成纤维细胞聚集。C3 还被证实参与平滑肌细胞发生表型转化

（由收缩型转化为分泌型）及增殖[31]。

## 八、一 氧 化 氮

一氧化氮（NO）可以被脂肪组织内的脂肪细胞和内皮细胞释放。NO 对血管平滑肌细胞的作用效果根据细胞的不同表型而不同。NO 可以抑制合成型血管平滑肌细胞的增殖和迁徙；而对于收缩型血管平滑肌细胞，NO 可以刺激细胞发生增殖和分化。因此，目前仍不清楚 VascAT 来源性的 NO 在肥胖相关的高血压和其他血管疾病的发生过程中的作用。

## 九、脂滴包被蛋白-1

脂滴包被蛋白-1（perilipin 1，Plin1）是内脂素家族的一员，其中 Plin2～Plin5 分布在不同的细胞里，并定位于脂滴，但是功能至今不清。Plin1 定位在脂肪细胞的脂滴表面。Plin1 的功能是双向调节脂肪代谢过程。Plin1 可以抑制三酰甘油溶解，从而抑制基础脂解功能，提高脂滴形成。但是在儿茶酚胺的刺激下，Plin1 发生磷酸化，从而介导激素敏感的脂肪酶从胞质进入脂滴中，并且间接刺激脂肪组织三酰甘油脂肪酶，最终导致完全脂解作用。在 Plin1 敲除小鼠，主动脉和肠系膜 VascAT 重量降低，以及 ADRF 分泌降低，小鼠出现自发性高血压；但是基础脂解、血管紧张素 II 分泌、巨噬细胞浸润及氧应激增加，最终增加主动脉及肠系膜动脉的血管收缩性。进一步研究显示，Plin1 敲除小鼠动脉管壁血管紧张素 II 1 受体的表达明显上调，MCP-1、IL-6 表达均上调，内皮和平滑肌结构损伤，伴随内皮细胞依赖的舒血管功能障碍[32]。上述结果显示，Plin1 敲除小鼠发生的高血压可能和 VascAT 功能障碍、缩血管物质分泌增多密切相关，该研究直接证实了 VascAT 功能障碍可以导致血管功能障碍和高血压的发生，尤其是在病理生理状态。

## 第三节　脑-血管周围脂肪组织-血管轴在高血压发病中的作用

VascAT 在血管功能调节中的作用最终可能与中枢神经系统（CNS）调节脂肪组织代谢和脂肪细胞因子释放有关。特别是交感神经系统末梢存在于

内脏脂肪中，但在 VascAT 中更为丰富。同时已知中枢神经系统可以通过释放神经递质在包括外膜和血管周围脂肪的血管周围组织中调节血管功能。中枢神经系统在后者中的作用已经在许多心血管疾病模型中得到证明，中枢神经系统信号的破坏可以逆转高血压或动脉粥样硬化并改善血管和内皮功能障碍。中枢神经系统和血管之间的这种通过 VascAT 的紧密联系可以用"脑-VascAT-血管轴"来描述（图3-8-2）。一旦机体发生肥胖，VascAT 释放的脂肪因子分泌失衡，导致保护性的脂肪因子分泌减少，而有害的脂肪因子分泌增加，进而通过影响中枢神经系统，导致心血管疾病的发生。

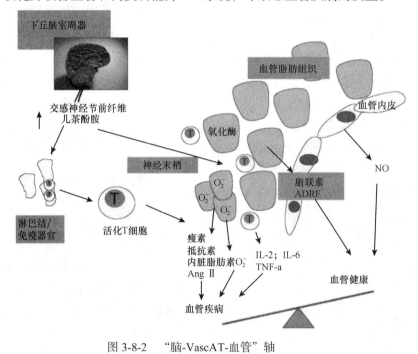

图 3-8-2    "脑-VascAT-血管"轴

引自：Guzik T J，Marvar P J，Czesnikiewiczguzik M，et al. Perivascular adipose tissue as a messenger of the brain-vessel axis: role in vascular inflammation and dysfunction. Journal of Physiology & Pharmacology An Official Journal of the Polish Physiological Society，2007，58（4）：591.

# 一、中枢神经系统在周围炎症调节中的作用

中枢神经系统是一个特殊的器官，血脑屏障可以保护其在正常生理状态下免受免疫细胞的浸润。健康状态下，中枢神经系统缺乏主要组织相容性复合体呈递抗原。但是，令人惊奇的是，中枢神经系统是重要的免疫调节系统，可以调节人体对各种应激的适应性反应。大脑的某些病变，尤其是下丘脑的损伤可以对机体的免疫调节功能产生巨大影响；而垂体切除手术可以消除因下丘脑受损而产生的上述影响。第三脑室的绝大部分区域，尤其是穹窿下器官是交感神经活性的主要调节区域，可以影响受交感神经支配的 VascAT 功能。

研究证实：淋巴细胞和巨噬细胞细胞膜表面可以表达多个神经递质、神经肽及神经激素的受体。

此外，由免疫细胞分泌的细胞因子可以通过负反馈机制影响下丘脑功能。交感神经末梢终止于胸腺及骨髓，可以影响免疫细胞的合成及功能，并且将冲动发放至次级淋巴器官，如脾脏、淋巴结及 VascAT（血管淋巴组织位于 VascAT 内）。中枢神经系统对免疫功能的调节主要是通过一些免疫调节物质，如糖皮质激素、儿茶酚胺、生长激素及催乳素来完成，需要指出的是糖皮质激素和儿茶酚胺均被认为是免疫抑制剂。下丘脑室旁核神经元合成和分泌促肾上腺皮质激素释放因子，促肾上腺皮质激素释放因子通过垂体门脉系统循环运送至垂体前叶，刺激促肾上腺皮质激素释放。促肾上腺皮质激素经外周循环运送至肾上腺皮质，合成、释放糖皮质激素。另外，由垂体分泌的生长激素和催乳素则被视为免疫增强因子。这些物质共同触发白细胞释放 IL-1、IL-6 和 TNF-α，上述这些急性期炎症因子通过刺激肝细胞合成急性期蛋白加剧局部组织炎症反应。

中枢神经系统中负责调解能量平衡的是自主神经系统，一般分为两大部分，即交感神经系统和副交感神经系统。其中交感神经系统通过直接刺激交感神经末梢或间接通过释放的儿茶酚胺类物质（肾上腺素或去甲肾上腺素）发挥其生理功能。有研究者提出交感神经通过与 $\alpha_2$ 受体结合释放 TNF-$\alpha$ 增强免疫和促进炎性反应，与 $\beta_2$ 受体结合活化 cAMP-PKA 途径增加 IL-10 分泌发挥抗炎作用。交感神经系统通过调节机体的代谢状况，影响肥胖及心血管疾病的发生。已经有研究证实，肥胖高血压患者交感神经活性增强，同时可以促进 VascAT 脂肪细胞释放更多的有害脂肪因子，进一步加重血管损伤[33]。副交感神经（迷走神经）释放的神经递质为乙酰胆碱，有烟碱（N）和毒蕈碱（M）两种受体，两者的分布除了在中枢及其支配的周围脏器外，在淋巴细胞、免疫细胞及非免疫但能合成炎性细胞因子的细胞等多种细胞中均可检测到两种受体的 RNA。近年来，提出了炎症反射中的抗炎通路——乙酰胆碱抗炎通路。炎症反射的迷走传入神经刺激中枢神经系统，经过中枢的整合、分析，最后通过炎症反射的乙酰胆碱抗炎通路进行免疫调节。当迷走神经传出纤维兴奋产生动作电位时释放乙酰胆碱，与免疫细胞上表达的乙酰胆碱烟碱受体 7 亚单位结合，抑制 NF-$\kappa$B 的磷酸化，进而抑制前炎症因子（如 TNF、IL-1、IL-6 和 IL-8）基因转录，但不会改变抗炎细胞因子 IL-10 及转化生长因子 $\beta$ 的产生。另外，有研究显示，乙酰胆碱与巨噬细胞上的受体 7 亚单位受体结合激活蛋白酪氨酸激酶 2，进而使信号转导子和转录激活因子 3 磷酸化。最后，蛋白酪氨酸激酶 2-信号转导子和转录激活因子 3 通路通过对 NF-$\kappa$B-DNA 复合物起抑制性调节作用，抑制前炎症因子基因的表达和激活细胞因子信号 3 的抑制基因。总之，乙酰胆碱与乙酰胆碱烟碱受体 7 亚单位结合导致多种与抗炎相关的细胞通路激活。

因此，中枢神经系统可以通过体液调节和神经调节来介导周围组织中的炎症，包括血管周围脂肪组织，从而影响血管舒张、收缩等功能，调节血压。

## 二、中枢神经系统与脂肪组织调节能量平衡

中枢神经系统除了调节炎症细胞，还可以影响脂肪储存、能量平衡及摄食行为[34]。其对摄食行为的调节非常复杂，涉及大脑和多个外周器官（如胃、肠道、胰腺、肝脏等）的多个神经体液信号通路。除此之外，正如我们之前描述的那样，VascAT 可以合成并分泌不同的脂肪因子和激素，其中最著名的就是瘦素，而瘦素的主要生理功能就是作为代谢信号物质，可以通过中枢神经系统调节机体的营养和代谢情况。瘦素由脂肪组织分泌后进入血液循环，透过血脑屏障，作用于下丘脑相关区域，最终调节摄食及能量平衡。瘦素通过瘦素受体 Ob-Rb 直接靶向作用于下丘脑神经元而调节食物摄取和能量稳态。在下丘脑弓状核，瘦素与多种神经环路作用而抑制摄食，促进可以抑制食欲的阿片促黑素细胞皮质素原（propiomelanocortin，POMC）和可卡因苯丙胺调节转录物，并抑制促进食欲的刺鼠基因相关蛋白和神经肽 Y，它们是瘦素作用的关键介质。

负责能量稳态的中枢神经系统的主要组成部分是自主神经系统。其由两个主要部分——交感神经和副交感神经系统组成。交感神经系统（SNS）通过直接刺激交感神经末梢或通过从肾上腺髓质释放儿茶酚胺（肾上腺素/去甲肾上腺素）间接发挥作用。已知交感神经系统在代谢调节中起重要作用，并且其活性的变化已经涉及肥胖和高血压的发展。研究表明，肥胖的高血压个体的交感神经系统活性增加，这种增加的活性可能导致高血压肥胖个体的脂肪细胞增殖及脂肪因子分泌增加。肥胖机体瘦素-交感神经激活的持续存在，导致血压升高（图3-8-3）。

另外，中枢神经系统中负责调节脂肪因子及循环代谢激素水平的器官是下丘脑，尤其是弓状核，其作为室周器官可以调节能量储存和能量利用。弓状核缺乏血脑屏障，因此瘦素和胰岛素可以通过循环进入中枢神经系统。在弓状核有两个明确的神经元集群整合外周营养及摄食信号，一组神经元是腹正中核，可以分泌阿片促黑素细胞皮质素原的前体蛋白，而阿片促黑素细胞皮质素原可以裂解成 $\alpha$-黑素细胞刺激素（alpha-melanocyte stimulating hormone，$\alpha$-MSH），$\alpha$-MSH 是一个强烈的饱食信号蛋白，当循环瘦素及胰岛素水平升高时，可以刺激 a-MSH 合成[35]。弓状核内的另一组神经元可以合成神经肽 Y（neuropeptide Y，NPY）和刺鼠相关蛋白（agouti-related protein，AgRP）。与阿片促黑素细胞皮质素原的生物活性截然相反，AgRP 和 NPY 可

以促进体重增加同时增加食物摄入;与之相同的是，当小鼠处于饥饿状态或瘦素缺乏时，AgRP 和 NPY 表达升高。总之这些弓状核神经元作为外周信号(如脂肪因子)的效应器参与体重及能量消耗的调节。

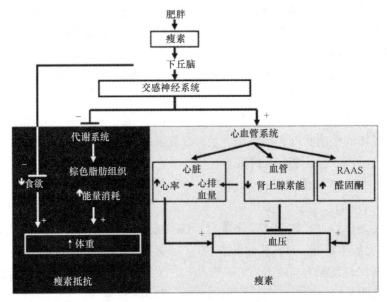

图 3-8-3 肥胖、交感神经系统与高血压

引自: Belin de Chantemele, EJ, Mintz, JD, Rainey, WE, et al. Impact of Leptin-Mediated Sympatho-Activation on Cardiovascular Function in Obese Mice. Hypertension, 2011, 58(2): 271.

当机体发生肥胖时，VascAT 脂肪因子的合成及分泌失衡，进一步导致中枢神经系统对摄食及能量消耗的调节失衡。因为肥胖患者多伴有高血压，因此推测脂肪因子水平的改变和心血管疾病的发生有密切关系[33]。例如，瘦素通过氧化应激-PI3K/Akt 信号通路及促纤维化因子 TGF-β、生长因子促进血管平滑肌细胞细胞外基质合成增加从而参与肥胖相关血管重构及动脉硬化。当机体发生肥胖时，脂肪组织分泌瘦素增加，并伴有机体发生瘦素抵抗[36]。此外，多项研究证实，瘦素的生理效应是由交感神经活性增加介导的[37]，动物实验证实瘦素可激活丝裂素活化蛋白激酶(mitogen activated protein kinase，MAPK)信号通路，激活交感神经-儿茶酚胺系统及 RAAS，脑室内注射瘦素引起的交感神经兴奋增加和全身注射瘦素的效果是一致的;但是如果下丘脑腹内侧核被破坏，这种交感系统对瘦素的反应随即消失。瘦素通过兴奋交感神经，导致肾小管对钠的重吸收增加和血管壁张力升高而影响血压。高脂饮食促进血管紧张素 II 诱导高血压由瘦素通过上调脑 RAS 和炎症反应调节。

一系列研究证实脂肪组织直接受交感神经支配,并且这种自主神经支配可以对机体代谢功能(如产热)和内分泌功能(脂类分解)产生巨大影响。除此之外，有研究证实脂肪组织的分布和堆积(如 VascAT 和皮下脂肪)可能也被交感神经系统所控制[38]。白色脂肪组织和棕色脂肪组织内不同的交感神经兴奋可能导致脂肪细胞增殖。临床研究早已证实脂肪分布位置和心血管疾病发生具有密切相关性，腹型肥胖已经被作为心血管疾病的独立危险因素。此外，沿血管分布的 VascAT 在心血管疾病和代谢综合征的发生方面也扮演了重要角色[39]。

但是中枢神经系统通过何种机制调节 VascAT 的功能仍然不清楚。在肥胖个体，皮下脂肪、内脏脂肪及 VascAT 的分布可能部分通过交感神经调节，最终这些位置脂肪组织的改变或功能失调通过"脑-VascAT-脂肪轴"进行相互影响。

综上，VascAT 和肥胖、代谢综合征相关的心血管疾病发生具有密切关系。当机体处于肥胖、代谢综合征等病理生理状态时，VascAT 发生功能障碍，VascAT 局部分泌的脂肪因子和炎症因子失衡，瘦素、TNF-α 等有害的因子合成升高，而脂联素等保护性脂肪因子下降，这些有害的脂肪因子及炎症因子可以通过旁分泌作用或通过滋养血管直接影响邻近的动脉血管功能，参与高血压的发生。此外，

VascAT 的功能失衡，又可以通过"脑-VascAT-脂肪轴"影响中枢神经系统功能，进一步加重全身的代谢紊乱。

　　VascAT 分布深入体腔，使得人们对其的研究比较困难，近几年来，随着实验技术的成熟，这方面研究才逐渐开展。2005 年 Barandier 等开始利用 VascAT 制备条件培养基以模拟局部脂肪构成的微环境，并使用该条件培养基培养细胞，观察脂肪组织来源性脂肪因子对相应细胞功能的影响，为 VascAT 功能和靶器官疾病之间的相关性研究提供了重要方法学支持[40]。相信在不久的将来，会有更多关于 VascAT 的研究问世，人们将逐步揭开 VascAT 在高血压发生发展过程中的作用及其关键致病脂肪因子。

（李　昊　田　刚）

## 参 考 文 献

[1] Gao YJ. Dual modulation of vascular function by perivascular adipose tissue and its potential correlation with adiposity/lipoatrophy-related vascular dysfunction. Current Pharmaceutical Design, 2007, 13（21）: 2185-2192.

[2] Kershaw EE, Flier JS. Adipose tissue as an endocrine organ. The Journal of Clinical Endocrinology & Metabolism, 2004, 89（6）: 2548-2556.

[3] Rajsheker S, Manka D, Blomkalns AL, et al. Crosstalk between perivascular adipose tissue and blood vessels. Current Opinion in Pharmacology, 2010, 10（2）: 191-196.

[4] Guzik TJ, Marvar PJ, Czesnikiewicz-Guzik M, et al. Perivascular adipose tissue as a messenger of the brain-vessel axis: role in vascular inflammation and dysfunction. Journal of Physiology and Pharmacology, 2007, 58（4）: 591-610.

[5] Miao CY, Li ZY. The role of perivascular adipose tissue in vascular smooth muscle cell growth. British Journal of Pharmacology, 2012, 165: 643-658.

[6] Cinti S. Between brown and white: novel aspects of adipocyte differentiation. Annals of Medicine, 2011, 43（2）: 104-115.

[7] Frontini A, Cinti S. Distribution and development of brown adipocytes in the murine and human adipose organ. Cell Metabolism, 2010, 11（4）: 253-256.

[8] Sacks HS, Fain JN. Human epicardial adipose tissue: a review. American Heart Journal, 2007, 153（6）: 907-917.

[9] Chatterjee TK, Stoll LL, Denning GM, et al. Proinflammatory phenotype of perivascular adipocytes influence of high-fat feeding. Circulation Research, 2009, 104（4）: 541-549.

[10] Dashwood MR, Dooley A, Shi-Wen X, et al. Does periadventitial fat-derived nitric oxide play a role in improved saphenous vein graft patency in patients undergoing coronary artery bypass surgery. Journal

of Vascular Research, 2007, 44（3）: 175-181.

[11] Fukuhara A, Matsuda M, Nishizawa M, et al. Visfatin: a protein secreted by visceral fat that mimics the effects of insulin. Science, 2005, 307（5708）: 426-430.

[12] Wang P, Xu TY, Guan YF, et al. Perivascular adipose tissue-derived visfatin is a vascular smooth muscle cell growth factor: role of nicotinamide mononucleotide. Cardiovascular Research, 2009, 81（2）: 370-380.

[13] Hansson GK. Inflammation, atherosclerosis, and coronary artery disease. New England Journal of Medicine, 2005, 352（16）: 1685-1695.

[14] Fésüs G, Dubrovska G, Gorzelniak K, et al. Adiponectin is a novel humoral vasodilator. Cardiovascular Research, 2007, 75（4）: 719-727.

[15] Takaoka M, Nagata D, Kihara S, et al. Periadventitial adipose tissue plays a critical role in vascular remodeling. Circulation Research, 2009, 105（9）: 906-911.

[16] Imamura T, Ideguchi T, Kawagoe J, et al. Adiponectin produced in coronary circulation regulates coronary flow reserve in nondiabetic patients with angiographically normal coronary arteries. Clinical Cardiology, 2006, 29（5）: 211-214.

[17] Spiroglou SG, Kostopoulos CG, Varakis JN, et al. Adipokines in periaortic and epicardial adipose tissue: differential expression and relation to atherosclerosis. Journal of Atherosclerosis and Thrombosis, 2010, 17（2）: 115-130.

[18] Teijeira-Fernandez E, Eiras S, Grigorian Shamagian L, et al. Lower epicardial adipose tissue adiponectin in patients with metabolic syndrome. Cytokine, 2011, 54（2）: 185-190.

[19] Takaoka M, Nagata D, Kihara S, et al. Periadventitial adipose tissue plays a critical role in vascular remodeling. Circulation Research, 2009, 105（9）: 906-911.

[20] Wang TD, Lee WJ, Shih FY, et al. Association of epicardial adipose tissue with coronary atherosclerosis is region-specific and independent of conventional risk factors and intra-abdominal adiposity. Atherosclerosis, 2010, 213（1）: 279-287.

[21] Cheng KH, Chu CS, Lee KT, et al. Adipocytokines and proinflammatory mediators from abdominal and epicardial adipose tissue in patients with coronary artery disease. International Journal of Obesity, 2008, 32（2）: 268-274.

[22] Thatcher S, Yiannikouris F, Gupte M, et al. The adipose renin-angiotensin system: role in cardiovascular disease. Molecular and Cellular Endocrinology, 2009, 302（2）: 111-117.

[23] Gomez RA, Cassis L, Lynch KR, et al. Fetal expression of the angiotensinogen gene. Endocrinology, 1988, 123（5）: 2298-2302.

[24] Nguyen G. The（pro）renin receptor: pathophysiological roles in cardiovascular and renal pathology. Current Opinion in Nephrology and Hypertension, 2007, 16（2）: 129-133.

[25] Roubíček T, Dolinková M, Bláha J, et al. Increased angiotensinogen production in epicardial adipose tissue during cardiac surgery: possible role in a postoperative insulin resistance. Physiological Research, 2008, 57（6）: 911-917.

[26] Galvez-Prieto B, Bolbrinker J, Stucchi P, et al. Comparative expression analysis of the renin-angiotensin system components between white and brown perivascular adipose tissue. Journal of Endocrinology,

2008, 197（1）: 55-64.

[27] Oda A, Taniguchi T, Yokoyama M. Leptin stimulates rat aortic smooth muscle cell proliferation and migration. Kobe Journal of Medical Sciences, 2001, 47（3）: 141-150.

[28] Bogacka I, Przala J, Siawrys G, et al. The expression of short form of leptin receptor gene during early pregnancy in the pig examined by quantitative real time RT-PCR. J Physiol Pharmacol, 2006, 57（3）: 479-489.

[29] Li H, Wang YP, Tian G, et al. Perivascular adipose tissue derived-leptin promotes vascular smooth muscle cell phenotypic switching via p38 MAPK in obesity rat. Experimental Biological Medicine, 2014, 239（8）: 954-965.

[30] Gao YJ, Takemori K, Su LY, et al. Perivascular adipose tissue promotes vasoconstriction: the role of superoxide anion. Cardiovascular Research. 2006, 71（2）: 363-373.

[31] Ruan CC, Zhu DL, Chen QZ, et al. Perivascular adipose tissue-derived complement 3 is required for adventitial fibroblast functions and adventitial remodeling in deoxycorticosterone acetate-salt hypertensive rats. Arteriosclerosis, Thrombosis, and Vascular Biology, 2010, 30（12）: 2568-2574.

[32] Chatterjee TK, Stoll LL, Denning GM, et al. Proinflammatory phenotype of perivascular adipocytes influence of high-fat feeding. Circulation Research, 2009, 104（4）: 541-549.

[33] Antic V, Dulloo A, Montani JP. Multiple mechanisms involved in obesity-induced hypertension. Heart, Lung and Circulation, 2003, 12（2）: 84-93.

[34] Konturek SJ, Konturek PC, Brzozowski T. Melatonin in gastroprotection against stress-induced acute gastric lesions and in healing of chronic gastric ulcers. Journal of Physiology and Pharmacology, 2006, 57: 51.

[35] Cota D, Proulx K, Smith KB, et al. Hypothalamic mTOR signaling regulates food intake. Science, 2006, 312（5775）: 927-930.

[36] Rahmouni K, Correia MG, Haynes WG, et al. Obesity-associated hypertension new insights into mechanisms. Hypertension, 2005, 45（1）: 9-14.

[37] Tentolouris N, Liatis S, Katsilambros N. Sympathetic system activity in obesity and metabolic syndrome. Annals of the New York Academy of Sciences, 2006, 1083（1）: 129-152.

[38] Brito MN, Brito NA, Baro DJ, et al. Differential activation of the sympathetic innervation of adipose tissues by melanocortin receptor stimulation. Endocrinology, 2007, 148（11）: 5339-5347.

[39] Krolczyk G, Laskiewicz J, Sobocki J, et al. The effects of baclofen on the feeding behavior. Journal of Physiology and Pharmacology, 2005, 56（1）: 121-131.

[40] Barandier C, Montani JP, Yang ZH. Mature adipocytes and perivascular adipose tissue stimulate vascular smooth muscle cell proliferation: effects of aging and obesity. American Journal of Physiology-Heart and Circulatory Physiology, 2005, 289（5）: H1807-H1813.

# 第九章

# 哇巴因代谢障碍与高血压

内源性哇巴因（endogenous ouabain，EO）是一种具有多种生理功能和病理意义的内源性钠泵抑制物。1991 年 Hamlyn 等通过对血浆的反复提取纯化，并运用原子轰击质谱、高效液相色谱和生物免疫学等技术证实其分子结构、理化性质、生物学特性与从植物中提取的外源性哇巴因相同，并称其为内源性哇巴因。近年来资料表明，肾上腺皮质是 EO 的主要来源，除此之外，下丘脑、脾脏、胰腺、肾脏等脏器有不同程度的 EO 存在[1]。

近年来通过大量研究发现，EO 作为一种类固醇激素，在调节水钠代谢、血管收缩等发面发挥着不同的生理和病理作用，参与包括高血压、心律失常、心力衰竭及肿瘤在内的多种疾病的发生和发展。本章将结合哇巴因代谢障碍与高血压的关系做一介绍。

## 第一节　内源性哇巴因概述

### 一、内源性哇巴因的发现

自 1775 年英国 William Withering 应用植物洋地黄提取物治疗充血性心力衰竭以来，强心苷（cardiac glycoside）成为治疗心力衰竭和心律失常的重要药物。强心苷类药物包括地高辛、哇巴因和其他类洋地黄化合物，属于强心烯羟酸内酯，既往认为其强心作用是与 $Na^+$-$K^+$-ATP 酶外侧面特异位点结合致该酶活性减低所致。在正常浓度 $10^{-8} \sim 10^{-9}$ mol/L 时，其是 $Na^+$-$K^+$-ATP 酶特异性抑制剂。基于 $Na^+$-$K^+$-ATP 酶存在专一性强心苷受体，提出了与哇巴因结构类似内源性化合物是否可能在生理上与该受体相互反应，并调节所有组织（包括心脏）$Na^+$-$K^+$-ATP 酶功能的问题。早在 1885 年 Ringer 就

提出哺乳动物体内存在类洋地黄因子（endogenous digitalis-like factor，EDLF）。1942 年 Rein 基于强心苷治疗心力衰竭的效果，提出肝脏可能产生一种能够改善衰竭的心脏收缩性的类毛地黄物质。1953 年 Szent-Gyorgyi 提出强心苷不是药物，而是心肌收缩性生理调节剂，从而推测人体和所有哺乳动物体内存在内源性调节 $Na^+$-$K^+$-ATP 酶活性的类强心苷因子。1961 年 de Wardener 等首先发现扩容的动物尿钠排泄量增加，提出该部分利钠作用由一种未知的体液物质调节。1969 年 Kramer 等观察到扩容后，细胞膜钠的转运受抑制，提出体内存在某种内源性 $Na^+$-$K^+$-ATP 酶抑制物。1980 年 Gruber 等报道，盐负荷犬血浆的提取物中含有利钠因子，能抑制钠泵，并能与地高辛抗体发生交叉反应，具有排钠利尿、强心及收缩血管等类似洋地黄的作用，故称为内源性类洋地黄物质（endogenous digitalis-like substance，EDLS）[2]。

在二十世纪七八十年代对是否存在不同于心钠素的另一种"利钠激素"尚有争议。直至 1991 年，Hamlyn 等应用原子轰击质谱法测量相对分子质量等多种方法，证明从人血浆中纯化的物质在相对分子质量、生物学特性等多方面均无法与哇巴因区分，明确指出 EDLS 实际上就是 EO，从而结束了人体内是否存在与植物中相同物质的争论，大大推动了该领域的研究[3]。

### 二、内源性哇巴因在人类组织中的定位和来源

EO 是 1888 年 Arnaud 从一种非洲箭毒树（*Acokanthera schimperi*）树皮提取物中发现和命名的，也曾从肉、鱼和贝壳类动物中检测到，故有人

推测动物血液中的哇巴因可能来源于食物，然而哇巴因很难从胃肠道吸收。为排除食物中外源性哇巴因对 EO 的影响，对人、牛和鼠用非胃肠途径给予营养 1 周（1 周前摄入的食物成分经肾脏排泄已经过了至少 7 个哇巴因半衰期），结果血浆 EO 浓度仍保持在较高水平。Ferrandi 等[4]给予正常及血压升高的 Milan 鼠喂养含哇巴因的食物，也未发现食物中的哇巴因对两组动物组织内 EO 含量产生影响，提示动物体内哇巴因是内源性的。现在越来越多的观点认为哇巴因来源于肾上腺和下丘脑。

**1. 来源于肾上腺**

（1）实验室证据：研究显示，组织内 EO 浓度以肾上腺含量最高，约为血浆的 100 倍。切除大鼠肾上腺后，血浆 EO 浓度明显下降。而且有实验证明大鼠或牛肾上腺皮质 EO 含量是髓质的 2 倍，大鼠肾上腺双侧皮质切除可使血中 EO 水平明显下降，而切除髓质不影响 EO 的分泌。1998 年 Schneider 及 Qazzaz 的研究小组分别从牛肾上腺组织中分离纯化出一种与哇巴因相似的内源性钠泵抑制物及 EO 的双氢化合物（推测这可能是 EO 合成的前体物质），分别为 EO 来源于肾上腺这一假说提供了直接证据与间接证据。应用人或牛肾上腺细胞培养的方法对 EO 的来源及其分泌特点进行研究的多数结果也显示肾上腺皮质是循环状态 EO 的主要来源。研究发现，肾上腺皮质球状带 EO 含量比束状带高 5.7 倍，将球状带与束状带细胞分别进行培养，球状带细胞的培养液中 EO 含量比束状带约高 4.1 倍，提示 EO 可能主要是在肾上腺皮质球状带细胞内合成的。吕卓人研究小组采用免疫组织化学定位研究的方法对 EO 在 SD 大鼠、恒河猴及人肾上腺中的分布研究发现：①EO 主要存在于 SD 大鼠和恒河猴的肾上腺皮质网状带，垂体后叶有较弱的免疫反应阳性物质，而下丘脑中没有发现阳性物质存在；②大鼠肾上腺皮质网状带细胞内类脂滴周边部有 EO 标志物存在，提示其与线粒体功能有关；③对人体非肾上腺疾病死亡者肾上腺的染色检测发现，EO 表达阳性细胞主要位于网状带，越近髓质表达越强，球状带可见少数弱阳性染色细胞，髓质未见着色，未见年龄、性别差异。大鼠、猴及人体肾上腺标本的研究结果高度一致，有理由推测网状带与 EO 的分泌、合成或储存有关，同时也对"肾上腺皮质网状带无分泌功能"的传统观点提出了挑战。

在体动物实验结果也支持肾上腺可能是 EO 的主要来源。用血管内插管的方法发现，清醒状态犬的肾上腺静脉血 EO 浓度比肾上腺动脉血高 5 倍，且动静脉之间 EO 存在连续性的浓度梯度，推测此浓度梯度与肾上腺分泌 EO 有关。

（2）临床证据：有报道 2 例肾上腺皮质肿瘤患者，1 例为原发性醛固酮增多症，肾上腺动静脉血浆 EO 浓度相差 100 倍，与另一侧正常肾上腺动静脉血浆浓度之比为 15∶1。切除肿瘤后，血浆 EO 浓度水平恢复正常。另 1 例为难治性高血压，确诊为肾上腺皮质肿瘤。手术前后外周静脉血浆 EO 浓度分别为 0.74nmol/L 和 0.25nmol/L；被切除肿瘤的 EO 含量高于正常肾上腺 EO 含量的 4 倍，提示肾上腺可能是 EO 的主要来源。然而，新近 Bernini 等分别采用受体放射性配体结合分析及免疫酶学等方法对 6 例肾上腺切除的患者进行研究，并未发现这些患者体内 EO 含量比正常低；有人利用高效液相色谱法（HPLC）的方法对临床患者的血样及肾上腺细胞培养液的研究也并不完全支持肾上腺是 EO 的主要来源。但这些研究结果的差异可能与所用检测方法不同有关。

**2. 来源于下丘脑**　与肾上腺相似，下丘脑内 EO 含量也明显高于血浆及其他组织。已从下丘脑纯化出一种与 $Na^+$-$K^+$-ATP 酶有较高亲和力，且呈可逆性结合的抑制物。并发现这种下丘脑抑制因子（HIF）在 HPLC 与哇巴因滞留时间一致，相对分子质量与哇巴因相同。用免疫组化技术观察到在大鼠下丘脑-垂体区域存在高密度的哇巴因结合位点，并提出 HIF 可能就是 EO。

# 第二节　哇巴因参与高血压发病的可能机制

## 一、内源性哇巴因引起血压增高的外周机制

外周机制是通过抑制外周血管平滑肌细胞膜钠泵活性，影响阻力血管功能，调节交感活性，导致血压增高。内源性哇巴因与平滑肌细胞膜钠泵 α 亚单位结合，抑制其活性，钠泵被抑制后细胞内 $Na^+$ 浓度增加，肌纤维膜 $Na^+$/$Ca^{2+}$ 交换体活性减低，$Ca^{2+}$ 外流减少，胞内 $Ca^{2+}$ 浓度增加，肌浆网对 $Ca^{2+}$ 摄取

增加，继而激活释放更多的 $Ca^{2+}$，而使平滑肌紧张度增加。同时 EO 能够增加血管对去甲肾上腺素、血管紧张素 II 及抗利尿激素等血管升压物质的反应性，增加血管肾上腺素能神经末梢对去甲肾上腺素的释放，刺激内皮血管紧张素酶活性的增加和局部血管床血管紧张素 II 的合成[4]。抑制内皮细胞 EO 合成和释放及乙酰胆碱引起的血管舒张反应。

EO 参与血压增高的另一个主要外周途径是引起肾脏排 $Na^+$ 功能障碍。EO 和肾小管重吸收呈双相关系，对于大多数血浆 EO 水平低于正常的原发性高血压患者，随着盐负荷的增加，肾钠潴留增加，但伴有高血浆 EO 的原发性高血压患者 $Na^+$ 排泄能力是增强的。EO 通过刺激肾小管基底膜的钠泵和肾血管钠钙交换体来促进肾脏钠的重吸收，即将肾小管和肾血管作用相结合。肾小管刺激的机制尚不清楚，肾血管作用主要是通过调节动脉内径，抑制血管平滑肌 $\alpha_2$ 型 $Na^+$ 泵及通过钠钙交换增加 $Ca^{2+}$ 内流。相比之下，高血浆 EO 患者 $Na^+$ 排泄分数增加[5]。随着急性盐负荷的增加，高血浆 EO 和尿钠排泄增强在这些个体之间的因果关系尚不清楚。一种可能性是，在某种程度上盐负荷允许高血浆 EO 从保钠状态转换成排钠状态。人体的排钠作用可能和肾小管的 $\alpha_1$ 型钠泵抑制剂有关。另外，有研究发现在正常人高盐饮食的前几天血浆 EO 水平大幅度上升，其值达到正常人的 5～10 倍[6]。在此期间，肾脏排泄了多余的钠，到第 3 天达到了一个新的平衡。总而言之，这两种研究表明，高循环的 EO 在某种条件下可能有其固有的利钠作用。更重要的是，急性容量负荷可能会使 EO 的肾影响从钠保护模式切换到钠排泄模式，在这方面需要进一步的研究。

慢性肾衰竭的患者循环 EO 水平增加，尽管循环 EO 水平增加经常出现于细胞外液容积增加的慢性扩张当中，但是，单用这个机制并不能解释盐负荷后盐敏感性导致的血压短期变化。在啮齿类动物中 EO 水平的慢性增高可以导致持续的血压增高。EO 的压力效应有急性和慢性的两种，急性压力机制在于 $Na^+$ 泵被抑制后通过 $Na^+/Ca^{2+}$ 交换体引发的 $Ca^{2+}$ 内流导致的血管紧张度增加，这种细胞内 $Ca^{2+}$ 浓度的增加可以触发血管收缩、短期的心血管反应及升高血压。循环 EO 长期高水平的慢性加压效应在于激活信号通路，上调动脉肌细胞中一些重要的离子转运蛋白的表达水平。这些蛋白包括 $Na^+/Ca^{2+}$

交换体 1（sodium/calcium exchanger type 1，NCX1）、内质网钙 ATP 酶（sarcoplasmic reticulum calcium ATPase，SERCA）、瞬时受体电位蛋白 6（the transient potential receptor cannical protein 6，TRPC6）。动脉壁中上调的这些蛋白可以持续占据 $Na^+$ 泵 $\alpha_2$ 亚单位上的哇巴因结合位点，与 EO 结合活化蛋白激酶 c-Src，并通过尚不清楚的途径持续上调钙转运体蛋白。

## 二、内源性哇巴因引起血压增高的中枢机制

中枢神经系统在哇巴因引起血压增高过程中也发挥了重要的作用。神经元细胞主要表达 $\alpha_3$ 亚单位，这是哇巴因最为敏感的 $\alpha$ 亚单位，所以神经元细胞对哇巴因是非常敏感的。某些中枢神经系统包括正中视前核、室旁核、延髓头端腹外侧的哇巴因急性负荷可以导致剂量依赖性的交感活性增强，血压增高、心率增快。所以推测哇巴因可能通过影响某些心血管压力中枢而起到调节交感活性和动脉压力的作用。中枢哇巴因除了增加交感活性以外，还能通过抑制交感神经抑制因子的活性和降低动脉压力反射的敏感性来升高血压[7]。哇巴因介导的交感高反应性和随之而来的血压增高与中枢 RAS 参与有关[8]，但是目前脑内哇巴因与 RAS 相互作用的部位尚不明确。有人认为大鼠下丘脑的某些区域，如第三脑室前腹侧可能是其相互作用的部位[9]。有研究发现在视前核注入 Fab 片断和 Losartan 可使高钠饮食的 SHR 大鼠血压显著下降，因此这可能是脑内哇巴因作用于 RAS 的又一个新部位[10]。有报道显示这种哇巴因引起的交感高反应性可以被 $AT_1$ 受体阻滞剂所抑制。这种急性哇巴因导致的血压增高效应在脑组织血管紧张素原缺乏的转基因鼠中是衰减的。

EO 的作用机制可总结为图 3-9-1[11-13]：图中 Plasmerosome 是一种调节血管张力和血压的重要亚细胞结构单元。在许多细胞中含有 $\alpha_2$ 或 $\alpha_3$ 亚基的钠泵多局限分布在肌浆网与内质网的结合部的细胞膜微结构区域，而含有 $\alpha_1$ 亚基的钠泵则广泛分布于上述区域以外的细胞膜上，这两部分区域之间有 12～20nm 大小的空隙，容积仅为 $10^{-19}$～$10^{-18}$L，仅允许局限的 $Na^+$ 和 $Ca^{2+}$ 扩散，同时能够维持这一区

域和细胞质 Na$^+$、Ca$^{2+}$浓度梯度。这种结构上的趋近关系使这两个区域之间构成一个有机体，称为 "Plasmerosome"。

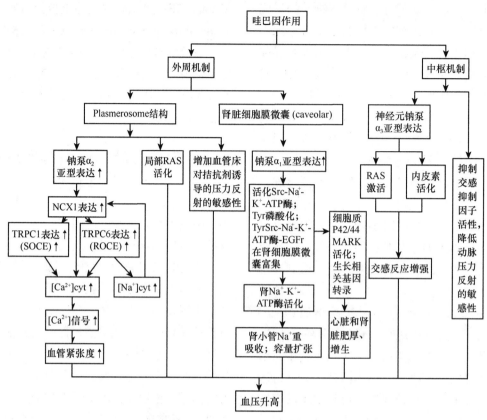

图 3-9-1　哇巴因的作用机制

ECX1. Na$^+$/Ca$^{2+}$交换体 1；SOCE. 钙库操纵性钙内流

除了上述提及的中枢神经系统影响外周哇巴因样物质的水平以外，脑组织中的哇巴因样物质对于低水平的 Ang Ⅱ 提高循环 EO 和血压是至关重要的。新近通过多维质谱研究发现作用于中枢神经系统中的低水平 Ang Ⅱ 可以上调循环 EO，通过刺激下游的血管平滑肌细胞机制提高血管紧张度，继而升高血压。同时，脑组织中的 EO 升高同样有升压作用；反之，如果中枢阻滞醛固酮合成、盐皮质激素受体、上皮 Na$^+$通道（ENaC）和 EO 都可以阻滞交感性升血压反应。这种中枢阻滞可以逆转或显著降低由高盐、低水平 Ang Ⅱ 或哇巴因诱导的高血压模型。有证据证明，Na$^+$泵 α$_2$ 亚单位上的哇巴因/EO 受体部位基因突变可以引起 Na$^+$泵哇巴因抵抗（α$_2^{R/R}$），而 α$_2^{R/R}$ 可以阻止哇巴因介导的盐敏感性高血压，而且在 α$_2^{R/R}$ 模型中由于压力过负荷导致的心肌肥大和心力衰竭也可以减轻。反之，在 Na$^+$泵 α 亚单位突变的哇巴因敏感鼠模型中这一效应是增强的。

众多证据提示低水平的 Ang Ⅱ 的慢性升压效应依赖于位于中枢神经系统的放大器，组成放大器的神经调控成分包括局部醛固酮合成、盐皮质激素受体、ENaC、脑组织中的 EO 合成增加或 EO 水平增加。这种放大器的持续激活，特别是 Na$^+$负荷和低水平 Ang Ⅱ 可以增加交感神经兴奋性。这种中枢神经系统放大器的激活，可以增加外周促肾上腺皮质激素（一种肾上腺 EO 分泌的促进剂）、血管升压素和生长激素，但是具体机制尚不清楚。

综上所述，脑组织中的 Ang Ⅱ 激活了一种新型的包括 EO 在内的神经-内分泌-血管控制轴，这一控制轴放大了 Ang Ⅱ 的长期中枢效应，通过中枢神经系统成分（醛固酮、盐皮质激素受体、ENaC 和脑 EO）和外周因素（循环 EO 和上调的动脉肌细胞 Ca$^{2+}$通道蛋白表达）参与。脑室内注射 Ang Ⅱ 同样可以提高循环 EO 水平，而循环 EO 水平持续增加可以增加包括 Ca$^{2+}$稳态和动脉肌细胞信号的表达。这种外周 EO 增加对动脉肌细胞的 Ca$^{2+}$调控可以通过载体或离体模型复制。这种中枢注射 Ang Ⅱ 的措施对循环 EO 的所有效应，包括周围血管功能重塑、血压升高等都可以通过脑室腔内注射依普利酮（一种盐皮质激素受体阻滞剂）所阻断。而且，低剂量皮下注射 Ang Ⅱ 加高盐饮食所导致的血压升高可以通过哇巴因的位点被高亲和力的 Fab 片段结合所减弱。很显然 EO 本身可以增加血管紧张度并增高血压。而且这些因素参与 Ang Ⅱ 的慢性增压效应，增强交感神经活性、增高血压并维持高血压状态。

## 三、哇巴因与盐的关系

作为哇巴因的受体钠泵在盐保护中起着重要的作用，其由醛固酮和 EO 调控。在原发性高血压和继发性高血压患者中约 45% 都伴有血浆 EO 的升高。EO 与 $Na^+$ 平衡之间的关系是复杂的[14, 15]。$Na^+$ 减少导致循环中 EO 含量增加，然而在原发性高血压患者中急性钠负荷对 EO 无影响，且 EO 含量与盐敏感性高血压无关。短期内高盐饮食可导致 EO 含量增加，在正常个体中 EO 与盐平衡关系呈"V"形曲线，而长期高盐饮食时其关系可能是"L"形的。正常人可以抑制高盐饮食所致的暂时性 EO 增加，从而避免高血压。相反，正常钠盐摄入的高 EO 患者高血压发病机制可能与 EO 的合成和清除的调控能力差有关[16]。

EO 作为一个重要的血压调节因子，其作用是尽量减少钠排泄导致的降压作用[17]。血浆 EO < 140pmol/L、尿钠排泄每天增加 50mmol，可使收缩压平均增加 2.2mmHg（95% CI：0.7~3.6mmHg；$P=0.004$），舒张压平均增加 1.4mmHg（95% CI：0.3~2.5mmHg；$P=0.01$）。这种现象在血浆 EO > 140pmol/L 或血压和尿钠排泄量之间无统计学意义的受试者中并不明显。因此，在血压正常低钠盐饮食者中，EO 在血压稳态调节中起着重要的作用。

Manunta 等在研究中发现钠平衡状态的改变对循环中的 EO 水平和肾脏 EO 清除的影响[18]。研究中给予 13 个血压正常者高盐饮食，发现在饮食的第 3 天，血浆 EO 水平增加了 13 倍。相反，氢氯噻嗪可使体重减轻，使肾素、醛固酮及血浆 EO 含量增加，尿液 EO 的排泄仍保持在正常范围内。高盐饮食引发的 EO 增加可能只是增强了其分泌能力，这种作用的机制和调节尚不清楚。然而在正常男性，短期内饮食或药物诱发的钠平衡和血浆 EO 的关系

呈"V"形。

但是在高血压患者中，急性盐负荷不能快速刺激 EO 的分泌。故在盐敏感性或盐抵抗性高血压患者中，血浆 EO 的基础水平是没有区别的[5, 19]。在原发性高血压患者单盲、随机、交叉试验中，长期控制 $Na^+$ 的摄取与消耗（170~70mmol/d，每周期 2 周），发现只有在 $Na^+$ 减少时血浆 EO 水平才升高。因此，"L"形曲线似乎比"V"形曲线能更好地解释膳食钠引起的 $Na^+$ 平衡和血浆 EO 水平之间的长期关系（图 3-9-2），这个现象有点类似醛固酮的分泌。现有的证据表明，在血压正常者和原发性高血压患者中 EO 对 $Na^+$ 减少很敏感[20, 21]。其关系如图 3-9-2 所示[22]。

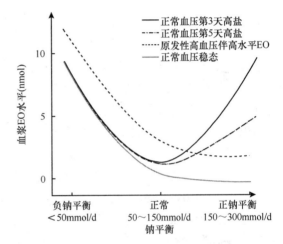

图 3-9-2 $Na^+$ 平衡和血浆 EO 水平之间的关系

## 四、哇巴因与地高辛

同样作为强心苷类物质，哇巴因与地高辛和 $Na^+$ 泵结合后的效应却是不同的。生理和药理研究均提示强心苷和进化过程中高度保守的 $Na^+$ 泵上 α 亚单位结合并阻断泵通道，这一过程通过 $α_2^{R/R}$ 鼠和 $Na^+/Ca^{2+}$ 交换体 1 缺失鼠模型研究得以证明，但后续研究进一步证实哇巴因作为一种激素可以活化信号级联机制。哇巴因激活的信号转导机制通过 $Na^+$ 泵介导但又独立于离子通道功能。近来研究提示哇巴因结合部位是一种偏倚受体，表现在信号通路系统中的现象之一是哇巴因与动脉 $Na^+$ 泵结合可以激活 c-Src，但同样具有受体结合能力的地高辛并不具备激活 c-Src 的功能。这种偏倚的信号通路状态可以解释哇巴因或 EO 可以升高血压，但地高辛不仅不具有升压效应，而且在哇巴因的高血压模型中还

具有降压效应。

Na$^+$泵 α$_1$ 亚单位和 α$_2$ 亚单位的表达在心脏和血管中的表达比例为 4:1，关于哇巴因依赖性高血压造成的靶器官损害，很大程度上在于不同组织对哇巴因的亲和性。

# 第三节　哇巴因受体阻滞剂——Rostafuroxin 在高血压治疗中的作用

## 一、Rostafuroxin（PST 2238）的作用机制

纳摩尔水平的 EO 增加了肾小管钠的重吸收并增加肌紧张和动脉阻力。这种结构和活化功能的关系提示慢性压力反射对于哇巴因及哇巴因样强心苷的重要性，慢性注射洋地黄制剂包括地高辛和洋地黄毒苷并不引起血压增高。而且，为哇巴因依赖性高血压患者注射洋地黄制剂反而会降低血压，因此强心苷的降压作用是在循环 EO 水平提高的情况下发挥[23]。这些观察结果导致了 Rostafuroxin（PST 2238）的产生。Rostafuroxin 是意大利学者 Ferrari 等从一系列洋地黄类衍生物中筛选出来的一种新型哇巴因受体阻滞剂——PST2238[17β-(3-furyl)-5β-androstane-3β，14β，17α-triol]，能够阻断哇巴因与 Na$^+$泵的结合。这是一种洋地黄起源的物质，用于替换哇巴因和 Na$^+$泵位点结合并且不与其他影响血压调节和激素抑制的受体结合。在哇巴因或 EO 依赖的高血压模型中，Rostafuroxin 呈剂量依赖性（0.1～100μg/kg，口服）降压效应及调节肾脏钠泵活性。在肾脏的胞膜窝蛋白（caveolae），纳摩尔水平以下浓度的哇巴因可以开启肾脏近曲小管细胞质膜 Na$^+$泵，激活包括 c-Src 酪氨酸磷酸化在内的信号通路，反式激活上皮生长因子受体，并且活化细胞溶质 p42/44 MAPK1。Rostafuroxin 可以在纳摩尔水平拮抗哇巴因-Na$^+$泵的相互结合并正常化上述信号事件。而且 Rostafuroxin 阻断了哇巴因活化的 cSRC-EGFr-ERK 通路并阻断哇巴因介导的心脏和肾脏肥大。Rostafuroxin 可以修正异常上调的肾脏细胞质膜 Na$^+$泵数量，而且并没有像利尿剂那样抑制肾小管的钠转运。Rostafuroxin 阻断了哇巴因对动脉

的压力反应并减轻阻力血管内皮功能异常和氧化应激，作为地高辛的衍生物，Rostafuroxin 可以拮抗中枢神经系统中 EO 强化交感活性起到的升压作用。其作用机制如图 3-9-3 所示[24]。

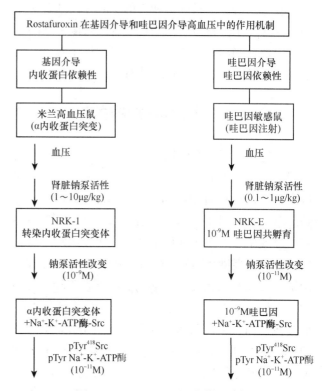

图 3-9-3　Rostafuroxin 的作用机制

## 二、Rostafuroxin 的降压作用及安全性

动物实验提示口服 Rostafuroxin 后 2 周米兰高血压鼠和哇巴因-高血压鼠的收缩压明显下降，在每天 3μg/kg 至 3mg/kg 范围内，降压作用呈剂量依赖性，第 8～10 天降压作用最为明显，而且停药后降压效应持续 24h 以上。持续给药 4 周后两组的降压效果基本一致。而对血压正常的米兰鼠和对照组的 SD 大鼠的收缩压无影响[25]。尚未发现 Rostafuroxin 对动物心率、体重有任何影响，表明 Rostafuroxin 对于体内 EO 水平升高的低肾素、容量扩张型高血压模型的降压作用是长效的、持久的。进一步研究显示 Rostafuroxin 可以降低哇巴因-高血压大鼠增高的钠泵活性，对血压正常大鼠的肾小管细胞钠泵活性无影响；给米兰高血压鼠服用 Rostafuroxin 6 周后，血管对去甲肾上腺素、肾素、Ang II 等血管活性剂的反应性降低 100 倍以上。提示 Rostafuroxin 的降压作用可以通过降低肾小管细

胞 $Na^+$ 泵酶活性及降低血管对升压物质的反应性影响血压的长期调节。研究提示米兰高血压鼠由于内收蛋白基因过低表达导致 $Na^+$ 泵活性增高，$\alpha_1$ 亚单位 mRNA 含量与对照组无差别，推测 Rostafuroxin 可能对于内收蛋白异常的遗传性高血压和具有低肾素、盐敏感等特点的高血压患者亚群具有治疗作用[26]。

超过 1/3 的原发性高血压患者，几乎所有肾衰竭患者和很大比例的心力衰竭患者循环 EO 水平增加，这些人群即为 Rostafuroxin 的治疗靶人群。但是，对于未经治疗的原发性高血压患者（约 70% 的患者无 EO 升高），Rostafuroxin 对血压无作用。Rostafuroxin 的降压效应依赖于 EO 合成和清除，以及细胞骨架多态性相关的基因变异。对 Rostafuroxin 敏感的患者，经过 4 周治疗后相对于对照组血压下降 14mmHg。研究中 196 例未经治疗的高血压患者 23% 发生基因变异。Rostafuroxin 在新近发现未经治疗的高血压患者中具有降压效应，而对于某些高血压患者，4 周的治疗未必能够充分洗脱既往的治疗效应。例如，利尿剂对 RAAS 的活化作用可以持续 6 个月。所以，不同临床研究应有不同的患者招募标准。实际上，Rostafuroxin 的最大剂量远大于临床试验中的剂量，但是，资料显示，对于心力衰竭和终末期肾衰竭的高血压患者，循环 EO 水平远远高于原发性高血压患者，所以其应用剂量并不主张。虽然 Rostafuroxin 和洋地黄制剂有相似的结构，但研究提示地高辛可以增加终末期肾衰竭患者的死亡率，而 Rostafuroxin 没有这一效应。洋地黄制剂在终末期肾衰竭患者中潜在的致死效应显而易见，但是 Rostafuroxin 在慢性肾病和终末期肾衰竭患者中还具有一定的降压作用[27, 28]。

急慢性毒性和药理安全性研究所示，Rostafuroxin 具有高度安全性。在大鼠，Rostafuroxin 的急性口服毒性的半致死剂量（$LD_{50}$）>2000mg/kg。在老鼠和猴子间进行的慢性毒理学研究表明，无明显副作用的最大剂量（NOAEL）在老鼠为 250μmol/（kg·d），猴子为 450μmol/（kg·d）。因此，至少在大鼠，药物的有效降压剂量和毒性剂量之间的比例似乎高于 1/10 000，认为口服的有效剂量为 0.25～25nmol/（kg·d）。Rostafuroxin 没有毒性作用，具有明确的药理安全特性。尽管 Rostafuroxin 的降压作用与其使肾小管钠离子运输正常化有关，但无论是急性还是慢性治疗中，它完全没有任何利尿作用，因此 Rostafuroxin 不会引起明显的利尿副作用，如激活 RAAS、低钾血症、血脂血糖异常等。

## 三、Rostafuroxin 的Ⅰ期和Ⅱ期临床试验

Ⅰ期临床试验针对健康患者应用 Rostafuroxin，以日剂量 1～10mg，最多应用 7d，无明显临床副作用发生。研究提示 Rostafuroxin 对心电图也没有明显影响，包括 R-R 间期、P-R 间期、QRS 波群、Q-T 间期和 QTc 间期。在初始给药后少数志愿者有轻度不适，主要是头疼，但部分可自行消除。因为 Rostafuroxin 中葡糖苷酸的水解，所以该药物在服用者的尿液中检测不到，但其代谢产物 PST 2490 与口服 Rostafuroxin 的剂量呈线性关系。

在一项非对照的临床Ⅱ期初始研究中，对一些从未治疗过的高血压患者给予 0.1mg/d、1mg/d、5mg/d 的序贯治疗，每一剂量组给药 1 个月，阶梯进行，相对于基线，平均动脉压在每一阶段分别下降 3mmHg、5mmHg、5mmHg。

OASIS-HT（Ouabain and Adducin for Specific Intervention on Sodium in Hypertension）是在欧洲开展的一项多中心Ⅱ期临床研究[29]。设计为随机安慰剂对照研究，旨在探讨合适的 Rostafuroxin 的降压剂量。其设计的最初目的是通过双盲研究寻找 Rostafuroxin 相对于安慰剂对轻中度高血压降压的最小剂量。OASIS-HT 包括 5 项同时进行的双盲交叉对照研究，在 4 周的洗脱期后 435 名轻中度高血压（收缩压 140～169mmHg）患者被随机分配至 Rostafuroxin 组（0.05mg/d、0.15mg/d、0.5mg/d、1.5mg/d 或 5.0mg/d）或安慰剂组，治疗持续 5 周，初级终点为诊室收缩压下降，次级终点为诊室舒张压下降，24h 动态血压，血浆 EO 浓度，肾素活性及 24h 尿钠，醛固酮分泌及用药安全性。但是试验结果提示 Rostafuroxin 在任何剂量对血压都没有降低作用，副作用发生罕见，与安慰剂组对照无差异。研究者对这一阴性结果的解释为先前研究提示给药 0.5mg/d Rostafuroxin 能够降低血压仅仅发生在 24h 尿钠排泄低于 210mmol/L 的患者中。而该研究中患者基线 24h 尿钠排泄为（152.8±55.7）mmol/24h，5 周时增至（170.2±74.4）mmol/24h，10 周时达到（174.8±73.8）mmol/24h，24h 尿钠排

泄低于 200mmol 才能进入入选标准，但该研究中
386 名被分析的患者中，仅有 199 名（51.6%）在 5～
10 周保持 24h 尿钠排泄低于这一标准。另一个解释
为 410 名被分析的患者中，195 名（50.5%）先前曾
经给予降压治疗。既往的降压治疗可以掩盖突变内
收蛋白和哇巴因对血压的影响，而 4 周的洗脱期不
足以完全消除其影响，为此研究组将设计针对特异
基因型的高血压患者以比较 Rostafuroxin 和氯沙坦
的降压作用（EudraCT Number 2010-022073-34），
期待着进一步的研究结果[30, 31]。

虽然 OASIS-HT 研究中 Rostafuroxin 5mg/d 对
于未经选择的 1 级或者 2 级高血压患者无效，但其
对 adducin 突变体的敏感患者具有降压作用并且可提
高血浆中 EO 水平。重要的是，Rostafuroxin 对钠泵
结合位点的亲和力相对于哇巴因低，前者是半数效
应浓度（$EC_{50}$）$\approx 1.4\mu mmol/L$，而后者 $EC_{50} \approx$
50nmmol/L，所以很高剂量才有可能对非选择性高
血压患者有效。这提示需要发现一种高亲和力，既
不阻断 $Na^+$ 泵，又不影响信号转导的哇巴因阻滞剂。

（任延平）

## 参 考 文 献

[1] Murrell JR，Randall JD，Rosoff J，et al. Endogenous ouabain：upregulation of steroidogenic genes in hypertensive hypothalamus but not adrenal. Circulation，2005，112（9）：1301-1308.

[2] Padilha AS，Salaices M，Vassallo DV，et al. Hypertensive effects of the iv administration of picomoles of Ouabain. Braz J Med Biol Res，2011，44（9）：933-938.

[3] Siman FDM，Stefanon I，Vassallo DV，et al. A low concentration of ouabain（0.18μg/kg）enhances hypertension in spontaneously hypertensive rats by inhibiting the $Na^+$ pump and activating the renin-angiotensin system. Braz J Med Biol Res，2010，43（8）：767-776.

[4] Ferrandi M，Molinari I，Rastaldi MP，et al. Rostafuroxin protects from podocyte injury and proteinuria induced by adducin genetic variants and ouabain. the Journal of Pharmacology and Experimental Therapeutics，2014，351（2）：278-287.

[5] Manunta P，Hamlyn JM，Simonini M，et al. Endogenous ouabain and the renin-angiotensin aldosterone system：distinct effects on Na handling and blood pressure in human hypertension. J Hypertens，2011，29（2）：349-356.

[6] Manunta P，Hamilton BP，Hamlyn JM. Salt intake and depletion increase circulating levels of endogenous ouabain in normal men. Am J Physiol Regul Integr Comp Physiol，2006，290：R553-R559.

[7] Leenen FH. The central role of the brain aldosterone-"ouabain" pathway in salt-sensitive hypertension. Biochim Biophya Acta，2010，1802（12）：1132-1139.

[8] Huang BS，Ahmadi S，Ahmad M，et al. Central neuronal activation and pressor responses induced by circulating ANG Ⅱ：role of the brain aldosterone-"ouabain" pathway. Am J Physiol Heart Circ Physiol，2010，299：H422-H430.

[9] Yamada H，I hara N，Takahashi H，et al. Distribution of the endogenous digitalis-like substances（EDLS）-contraining neurons labeled by digoxin antibody in hypothalamus and three circumventricular organ of dog and macaque. Brain Res，1992，584：237-243.

[10] Budzikowski AS，Leenen FHH. Brain "ouabain" in the median preoptic nucleus mediates sodium sensitive hypertension in SHR. Hypertension，1997，290：599-605.

[11] Pulina MV，Zulian A，Berra-Romani R，et al.Upregulation of $Na^+$ and $Ca^{2+}$ transporters in arterial rats smooth. Am J Physiol Heart Circ Physiol，2010，298：H263-H274.

[12] Padilha AS，Salaices M，Vassallo DV，et al. Hypertensive effects of the iv administration of picomoles of Ouabain. Braz J Med Biol Res，2011，44（9）：933-938.

[13] Bagrov AY，Shapiro JI，Fedorova OV. Endogenous cardiotonic steroids：physiology，pharmacology，and novel therapeutic targets. Pharmacol Rev，2009，61（1）：9-38

[14] Blaustein MP，Zhang J，Chen L，et al. The pump，the exchanger，and endogenous ouabain：signaling mechanisms that link salt retention to hypertension. Hypertension，2009，53：291-298.

[15] Blaustein MP，Leenen FHH，Chen L，et al. How NaCl raises blood pressure：a new paradigm for the pathogenesis of salt-dependent hypertension. Am J Physiol Heart Circ Physiol，2012，302：H1031-H1049.

[16] Hamlyn JM，Blaustein MP. Salt sensitivity，endogenous ouabain and hypertension. Curr Opin Nephrol Hypertens，2013，22（1）：51-58.

[17] Wang JG，Staessen JA，Messaggio E，et al. Salt，endogenous ouabain and blood pressure interactions in the general population. J Hypertens，2003，21：1475-1481.

[18] Manunta P，Hamilton BP，Hamlyn JM. Salt intake and depletion increase circulating l evels of endogenous ouabain in normal men. Am J Physiol Regul Integr Comp Physiol，2006，290：R553-R559.

[19] Manunta P，Messaggio E，Ballabeni C，et al. Salt sensitivity study group of the Italian society of hypertension：plasma ouabain-like factor during acute and chronic changes in sodium balance in essential hypertension. Hypertension，2001，38：198-203.

[20] Manunta P，Maillard M，Tantardini C，et al. Relationships among endogenous ouabain，alphaadducin polymorphisms and renal sodium handling in primary hypertension. J Hypertens，2008，26：914-920.

[21] Manunta P，Ferrandi M，Bianchi G，et al. Endogenous ouabain in cardiovascular function and disease. J Hypertens，2009，27：9-18.

[22] John M，Hamlyn PM. Endogenous ouabain：a link between sodium intake and hypertension. Curr Hypertens Rep，2011，13：14-20.

[23] Ferrari P，Torielli L，Ferrandi M，et al. PST 2238：a new antihypertensive compound that antagonizes the long-term pressor effect of ouabain J. Pharm Exp Ther，1998，285（1）：83-94.

[24] Ferrari P. Rostafuroxin：an ouabain-inhibitor counteracting specific forms of hypertension. Biochimica Et Biophysica Acta，2010，1802：1254-1258.

[25] Ferrari P，Ferrandi M，Tripodi G，et al. PST 2238：a new antihy-

pertensive compound that modulates Na$^+$-K$^+$-ATPase in genetic hypertension. J Pharm Exp Ther，1999，288（3）：1074-1083.

[26] Ferrandi M，Molinari I，Barassi P，et al. Organ hypertrophic signaling within caveolae membrane subdomains triggered by ouabain and antagonized by PST2238. J Biol Chem，2004，279（32）：33306-33314.

[27] Ferrari P，Ferrandi M，Torielli L，et al. PST 2238：a new antihypertensive compound that modulates Na$^+$-K$^+$-ATPase and antagonizes the pressor effect of OLF. Cardiovasc Drug Rev，1999，17（1）：39-57.

[28] Haas M，Askari A，Xie Z. Involvement of Src and epidermal growth factor receptor in the signal-transducing function of Na$^+$-K$^+$-ATPase. J Biol Chem，2000，275（36）：27832-27837.

[30] Ferrari P，Ferrandi M，Valentini G，et al. Rostafuroxin：an ouabain antagonist that corrects renal and vascular Na$^+$-K$^+$-ATPase alterations in ouabain and adducin-dependent hypertension. Am J Physiol Regul Integr Comp Physiol，2006，290（3）：R529-R535.

[31] Staessen JA，Kuznetsova T，Acceto R，et al. OASIS-HT：design of a pharmacogenomic dose-finding study. Pharmacogenomics，2005，6：755-775.

# 第十章

# 免疫功能失调与高血压

高血压的发生、发展和相关靶器官损伤，均有天然免疫和获得性免疫的参与[1,2]。前者是宿主抵御病原微生物入侵的第一道防线，包括树突状细胞、单核/巨噬细胞、自然杀伤细胞及粒细胞等，通过识别病毒、细菌等病原体感染，触发相关免疫与炎症反应；其主要功能通过模式识别受体（pattern recognition receptor，PRR），如 Toll 样受体（TLR）完成。以树突状细胞为主的抗原提呈细胞对抗原摄取、加工和处理后，通过主要组织相容性复合体，将抗原肽提呈给 T 细胞；随后可进一步通过共刺激分子 B7 和 CD28，辅助 T 细胞激活 B 细胞（免疫系统的组成参见图 3-10-1）[3]。除抗原提呈过程外，天然免疫和获得性免疫之间有广泛的相互作用，如天然免疫细胞产生的活性氧簇和活性氮可调节 T 细胞功能；巨噬细胞、树突状细胞产生的细胞因子可影响 T 细胞分化；免疫分子还可以调节血管黏附分子和细胞因子的表达以促进 T 细胞进入靶组织。本章将分别介绍天然免疫和获得性免疫功能异常在高血压发生、发展中的研究进展。

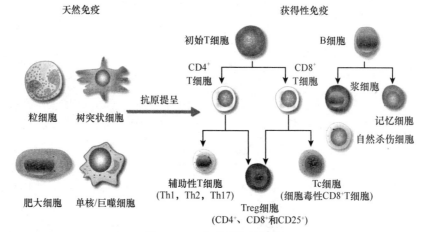

图 3-10-1　免疫系统的组成

引自：Leibowitz A. Immune mechanisms in hypertension. Curr Hypertens Rep, 2011, 13（6）：465-472.

## 第一节　天然免疫功能失调与高血压

在天然免疫的组成成员中，对高血压发生、发展关系研究的重点主要集中于单核吞噬细胞系统（mononuclear phagocyte system，MPS）。本节通过 MPS 的发生演变进程、MPS 在高血压性靶器官损伤中的作用两个方面来阐述 MPS 在高血压发生发展过程中的作用。

## 一、单核吞噬细胞系统及其分化演变

MPS 由单核细胞、巨噬细胞和树突状细胞（dendritic cell，DC）组成，在机体稳态平衡中发挥着重要作用。MPS 来源于骨髓中的总树突状细胞祖细胞（common dendritic cell precursor，CDP）和巨噬细胞/树突状细胞祖细胞（macrophage and dendritic cell precursor，MDP）。从两种祖细胞命名可以看出，这两种细胞均可在循环和组织中分化为MPS的成员，在分化潜能上具有重叠性，提示可能通过更为细化的表面标志物分型，有可能发现与具体分化亚型——对应的祖细胞类型。然而目前，单核/巨噬细胞和树突状细胞之间的关系及它们的分化演变，尚有很多不明确之处[4, 5]。

## （一）单核细胞

目前人类循环单核细胞亚群的划分主要基于CD14 和 CD16 表达的差异：前者又被称为脂多糖受体，后者也被称为IgG Fc 段受体。此外，通常还需要另一种单核细胞特异性表达的标志将总单核胞从白细胞中区分出来，可采用的标志物有HLA-DR[human leukocyte antigen（locus）DR]和CD86（表达于树突状细胞、单核细胞、T 细胞的一种膜表面分子）。依据 2010 年发表的单核细胞命名指南[6]，单核细胞分为经典型、中间型和非经典型三个亚群（表 3-10-1）。该命名法对人类和小鼠的循环单核细胞亚群已有明确的界定，但尚缺乏对大鼠循环单核细胞亚群分型的一致性意见。单核细胞亚群在一定程度上代表了不同的分化发育阶段。以人外周血单核细胞为例，$CD14^{++}CD16^-$单核细胞处于相对低分化的幼稚阶段，占外周血单核细胞总数的80%～90%，此后开始表达 CD16 并伴有 CD14 表达下调，最后呈现 CD16 高表达而 CD14 低表达的状态，即 $CD14^+CD16^{++}$ 单核细胞。因此，经典型单核细胞（$CD14^{++}CD16^-$）和非经典型单核细胞（$CD14^+CD16^{++}$）是单核细胞分化发育的两极，而中间型则是连接两极的过渡地带。所以，不同单核胞亚群实际上处于一个渐变过程的不同阶段。

表 3-10-1　循环单核细胞亚群的命名[6]

| 亚群 | 人类 | 小鼠 |
| --- | --- | --- |
| 经典型单核细胞 | $CD14^{++}CD16^-$单核细胞 | $Ly6C^{++}CD43^+$单核细胞 |
| 中间型单核细胞 | $CD14^{++}CD16^+$单核细胞 | $Ly6C^{++}CD43^{++}$单核细胞 |
| 非经典型单核细胞 | $CD14^+CD16^{++}$单核细胞 | $Ly6C^+CD43^{++}$单核细胞 |

## （二）巨噬细胞

**1. 巨噬细胞增殖与心血管疾病**　巨噬细胞是淋巴组织和非淋巴组织中的固有吞噬细胞，通过清除凋亡细胞和产生生长因子的方式参与组织稳态的自稳。巨噬细胞表达一系列的模式识别受体，具有吞噬能力并能产生很多炎症因子[7]。目前认为，除了中枢神经系统的小胶质细胞外，其他组织巨噬细胞如真皮巨噬细胞、肺巨噬细胞、心脏巨噬细胞、脾脏边缘区巨噬细胞等，均起源于胎儿期的造血干细胞[8]。巨噬细胞对心血管系统功能和结构的重塑发挥至关重要的作用，如心脏中约 10% 的非心肌细胞属于巨噬细胞[9]。传统观点认为，巨噬细胞属于终末分化细胞，不再具备自我增殖和更新能力；但近年来的研究显示，组织巨噬细胞能够自我更新[10]，与动脉粥样硬化和肥胖进展过程中的脂肪组织等以慢性炎症反应为特征病变的发生、发展有密切关系[11, 12]。此外，近期也有证据显示在慢性心力衰竭和肾衰竭的进展过程中，也发现了局部组织巨噬细胞增殖[13, 14]，因此，有理由推测巨噬细胞增殖也可能参与了高血压靶器官损伤的病理生理过程。

**2. 巨噬细胞表型的异质性**　巨噬细胞的异质性/亚群，与单核细胞亚群有密切的关系。在炎症反应过程中，单核细胞在组织局部浸润并分化的巨噬细胞至少存在两种在功能上互补的亚群（图3-10-2）。在体外研究中，采用不同的诱导剂可使处于静息状态的巨噬细胞发生极化/表型偏移（polarization/skewing）。第一种由经典型单核细胞（$CD14^{++}CD16^-$或$Ly6C^{++}CD43^+$）分化产生，表现为典型活化（classical activation，M1）状态；在体外可被脂多糖和 IFN-γ 激活，高表达 TNF-α 和 IL-1等炎性因子，主要在吞噬和细菌清除中起主要作用；第二种由非经典型单核细胞（$CD14^+CD16^{++}$或$Ly6C^+CD43^{++}$）分化而来，表现为替代活化（alternative activation，M2）状态，表达精氨酸酶、Fizz1、MR、Mg12 和 IL-4Rα，高表达 TGF-β 和 IL-10 等炎性因子，在体外可以被 IL-4 和 IL-13 激活，主要在损伤修复、组织重塑和免疫调节中起作用[15-18]。这种基于体外细胞模型的二分类方法，与我国哲学体系中"阴阳"的概念非常类似，有利于理解巨噬细胞功能的异质性及其相互转化。

随着对免疫细胞相互作用的深入研究，更多的巨噬细胞活性状态也相继被报道，如 M1a（IFN-γ/LPS 诱导）、M1b（LPS 诱导）、M2a（FcγR/LPS诱导）、M2b（IL-4 或 IL-13 诱导）和 M2c（IL-10

诱导）[19]；此外，M1/M2 的极化定义基于体外研究模型，不能完全模拟在体状态巨噬细胞的表型。因此，近期此领域的两位著名学者 Nahrendorf 和 Swirski 倡议应该放弃 M1/M2 表型这一定义[20]。笔者也同意这一观点，无论在体模型还是体外模型，

M1 和 M2 并不是两个具有明确界限的孤立细胞群，实际上只是根据特定标志物荧光强度，由人为界定阈值来区分的一个细胞群。但这一概念对免疫学的影响已超过 20 年，相信在不久的将来，M1/M2 分类会被更为准确的表型分类法所取代。

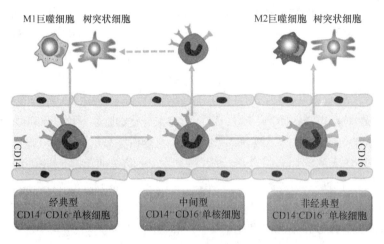

图 3-10-2　人类三个单核细胞亚群的关系及其在组织中的分化

从图 3-10-2 可知，经典型单核细胞（CD14++CD16−）是一种分化程度较低的亚群，首先由骨髓释放进入循环中；在循环过程中，一部分可浸润入组织分化为巨噬细胞和（或）树突状细胞，另一部分在循环中逐渐开始表达 CD16，进而分化为中间型单核细胞（CD14++CD16+）；中间型单核细胞可通过高表达 CD16 和低表达 CD14 进一步分化为非经典型单核细胞（CD14+CD16++），也可浸润入局部组织中。非经典型单核细胞目前认为主要在内皮-血液界面发挥"巡逻"功能。

（三）树突状细胞

树突状细胞是专职的抗原加工和提呈细胞，表达高吞噬活性和多种细胞因子。树突状细胞具有高迁移能力，可以通过输入淋巴管和高内皮微静脉（high endothelial venules）从组织向淋巴器官的 T 细胞和 B 细胞区迁移。树突状细胞可以调节稳态和感染状态下 T 细胞反应，其大部分寿命较短，但很快被血液源性的祖细胞分化所补充[21, 22]。与经典的树突状细胞不同，表皮中的树突状细胞（又被称为朗格汉斯细胞）的更新不是通过循环祖细胞的分化而补充的[23]。造血干细胞在骨髓中分化为髓系定向祖细胞（myeloid committed precursors，MP）后可分化为 MDP；MDP 则进一步分化为 CDP 和单核细胞；

单核细胞中的 Ly6C++亚群可在炎症区域中浸润，分化为 Tip 树突状细胞（tumor necrosis factor and inducible nitric oxide synthase-producing dendritic cell，TipDC）；在骨髓中 CDP 则可进一步分化为浆细胞样树突状细胞（plasmacytoid dendritic cell，PDC）和前经典型树突状细胞（pre-classical dendritic cell，Pre-cDC）；前者进入循环后可以直接定植于组织中，后者进入循环后，在组织中分化为经典型树突状细胞（classical dendritic cell，cDC）[24]。

## 二、单核吞噬细胞系统与高血压和靶器官损伤

### （一）MPS 与高血压和血管重塑

大量基础研究显示，高血压模型动物的血管壁和靶器官均有不同程度的免疫细胞浸润，而不同的免疫细胞在高血压病理生理过程中发挥的作用也不同。2011 年，Wenzel 等首次证实溶酶体 M 阳性的髓系单个核细胞的血管浸润，而非中性粒细胞，在血管紧张素 II 诱导的小鼠高血压模型中发挥了重要作用[25]：血管紧张素 II 持续泵入过程中，血管巨噬细胞和中性粒细胞浸润明显增加；选择性清除髓系单个核细胞的溶酶体 M 后，血管壁单核/巨噬细胞

浸润明显减少，而中性粒细胞无明显改变；与此同时，血管紧张素Ⅱ诱导的升压反应明显减弱。近期，国内李汇华教授课题组利用血管紧张素Ⅱ和去氧皮质酮（deoxycorticosterone，DOCA）两种小鼠高血压动物模型，发现存在于中性粒细胞和单核/巨噬细胞的趋化因子受体CXCR2（一种G蛋白偶联受体）是引发两种模型血压升高和血管重塑的重要干预靶点[26]；该研究不仅采用CXCR2的阻断剂、CXCR2−/−动物，同时构建了髓系CXCR2特异性敲除模型，从不同层面证实阻断CXCR2后，不仅可引起单核/巨噬细胞迁移能力和活性氧簇及一氧化氮合成能力的改变，同时影响了平滑肌细胞的增殖能力；而这些关键因素也是高血压发生、维持，以及进展为高血压性血管重塑的重要环节；此研究支持中性粒细胞在高血压发生早期血管炎症中的始动作用，这一始动环节对于后续单核/巨噬细胞的浸润至关重要。另外，该研究的另一重要意义在于提出了基于CXCR2阻断的高血压干预新靶点。

### （二）MPS与盐敏感性高血压

肾脏排钠能力受损在盐敏感性高血压发生中的作用，已经在大量流行病学和基础研究中得到证实[27]：高盐摄入时，当肾脏存在 $Na^+$ 排泄降低时，会引起 $Na^+$ 在细胞外液的潴留，引起细胞外容量和血容量增加，继而引起血压升高。这一观点的理论依据主要基于 $Na^+$ 在体内分布的二室模型（细胞内外）：不仅细胞内外渗透压相等，而且组织间质和血液的渗透压也无明显差别；间质 $Na^+$ 过多则会被转移到血液系统，进而经肾脏排泄。然而，德国学者Titze等近10年的系列研究发现[28-36]，体内 $Na^+$ 聚集并不一定伴随相应的水潴留以维持体液渗透压平衡，可通过与细胞外间隙中呈负电荷的糖胺多糖结合，导致细胞外间隙中的 $Na^+$ 浓度高于血浆，而呈现高渗状态；存在于细胞外基质中的组织巨噬细胞可感知 $Na^+$ 在细胞外间隙的储积，并激活转录因子张力应答增强子结合蛋白（tonicity-responsive enhancer binding protein，TonEBP）；该蛋白结合在编码血管内皮生长因子-C（vascular endothelial growth factor-C，VEGF-C）基因的启动子上，因此引起巨噬细胞分泌VEGF-C，最终导致淋巴毛细管网的密度增加和过度增生；这种淋巴管的过度增生在高盐诱导的血压升高过程的早期，可对血容量的增加产生"分流"，故可在一定程度上对血压升高起缓冲作用（图3-10-3）。这一系列工作，是近年来血压调控研究领域的里程碑，不仅揭示了新的 $Na^+$ 代谢"三室模型"（即细胞内、细胞外基质和血浆），更重要的是提出并完善了免疫系统参与体液平衡的新理论。受到这一研究的启示，笔者所在课题组近期也发现VEGF-C过表达能够改善高盐摄入加速诱导的自发性高血压大鼠左心室重塑过程[37]。值得注意的是，近年来Jens Titze课题组同时也致力于将 $Na^+$ 代谢的"三室模型"理论用于临床转化研究：他们采用 $^{23}Na$ 磁共振成像技术，发现难治性高血压和高盐饮食者都伴有组织间隙 $^{23}Na$ 磁共振信号的增强[38, 39]；因此提出 $^{23}Na$ 磁共振成像技术是一种可以定量评价细胞外 $Na^+$ 储积的新方法。笔者认为，传统基于24h尿钠排泄的 $Na^+$ 摄入评估方法容易受到饮食波动和个体依从性的影响，不仅可行性低，也不能用于评估个体的长期食盐摄入量（新近AHA发表的相关方法指南建议多次隔日测定24h尿钠用于评估长期食盐摄入[27]，虽然准确性可以提高，但很难在大样本流行病学研究中实施）。这也是关于食盐摄入与心血管疾病争议的焦点所在；而采用 $^{23}Na$ 磁共振成像技术则可有效规避其方法学局限性，更重要的是从 $Na^+$ 代谢的角度揭示体内 $Na^+$ 的"净"储积量，如能在临床研究中推广，将有望解决长久以来学术界的相关争论。

从图3-10-3可知，高盐摄入可使细胞外基质呈现高渗状态，激活细胞外间隙MPS的TonEBP；该蛋白结合在VEGF-C基因的启动子上，导致巨噬细胞分泌VEGF-C，最终引起淋巴毛细管网的密度增加和过度增生；广泛增生的淋巴系统可对高盐摄入继发的血容量增加产生分流作用，缓冲高盐的升压反应。因此，MPS-TonEBP-VEGF-C调节轴为高盐诱导的血压增高提供了缓冲机制。

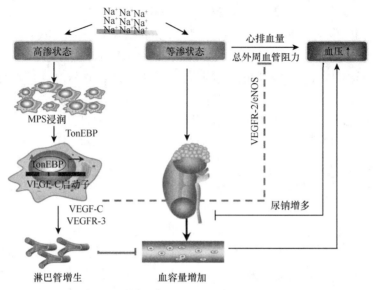

图 3-10-3　单核/巨噬细胞参与 $Na^+$ 代谢和血压调节的新证据[34]

笔者所在课题组近期观察了短期高盐饮食对健康志愿者循环单核细胞亚群的影响[40, 41]：发现短期高盐饮食（NaCl 15g/d）能够引起循环系统 $CD14^{++}CD16^+$ 单核细胞数量的明显增加，并与肾脏和脂肪的缺氧程度（采用血氧水平依赖磁共振成像技术）相关；而低盐饮食可逆转上述改变。值得注意的是，高盐饮食同时可引起单核细胞-血小板聚集体的明显增加，其增加幅度与 $CD14^{++}CD16^+$ 的增加量呈正相关。2013 年，首都医科大学附属北京安贞医院杜杰教授课题组曾发现，给予血管紧张素 II 诱导的小鼠高血压模型抗血小板治疗（$P2Y_{12}$ 受体拮抗剂氯吡格雷），可以通过减少血小板和白细胞相互作用形成聚集体，继而抑制白细胞的激活和靶器官浸润，进而改善高血压性心肌纤维化[42]。这一发现的意义并非提示高血压患者可以采用氯吡格雷抗血小板治疗，因为在临床实践中会有出血的风险；其重要意义在于揭示了高血压发生发展过程中，血小板的活化可能是一个先于炎症细胞浸润的病理生理过程；阻断血小板的活化，则可通过抑制其与白细胞形成聚集体继而抑制白细胞的活化，进而降低炎症细胞的靶器官浸润（单核细胞-血小板聚集体形成的机制参见图 3-10-4）。考虑到循环中血小板的数量及其在流动过程中与血管腔面的紧密贴敷，在高血压、高盐摄入继发的血容量和血管腔内应力改变的前提下，血小板的通过膜受体实现的机械感应能力[43]，可能使其先于免疫细胞激活。因此，血小板-白细胞相互作用可能是高血压和靶器官损伤的一个潜在干预靶点。

（三）MPS 与肾脏疾病

高血压性肾脏损伤常伴有明显的炎症反应，局部组织巨噬细胞的浸润，渐进发展的肾小球和肾间质的纤维化，最终导致肾功能不全。在临床研究和基础研究中，肾小球和肾间质巨噬细胞浸润是所有急性肾损伤和慢性进展性肾脏疾病的共同病理生理特征[44]。目前，以下两个关键问题是巨噬细胞与肾脏疾病的研究热点：①肾脏巨噬细胞对肾脏具有损伤还是修复作用？②如何区分损伤性和修复性的巨噬细胞？

肾活检免疫组化分析显示在不同的肾脏损伤中，可出现不同亚群的巨噬细胞浸润[45]。此外，巨噬细胞浸润的部位也很重要：在移植肾免疫反应和增殖性肾小球肾炎中表达趋化因子 CCR5 的巨噬细胞主要位于间质而不是在肾小球；相比之下，肾间质和肾小球浸润的巨噬细胞均表达 CX3CR1[46]。表达钙连接蛋白（calcium-binding proteins）、髓系相关蛋白-8（myeloid-related protein-8）、髓系相关蛋白-14（myeloid-related protein-14）及其复合物的形成均与炎性巨噬细胞的表型相关。上述标志物在肾小球巨噬细胞的高表达及其复合物的形成与肾炎的严重性相关；同时上述标志物在肾间质巨噬细胞低表达，提示肾小球巨噬细胞是主要的炎症细胞[47]。目前，肾脏巨噬细胞表型与功能的相关性还不是完全清楚，尚需进一步研究证实。

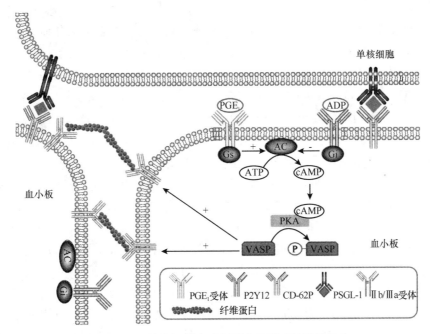

图 3-10-4　单核细胞-血小板聚集体形成的结构基础

AC. 腺苷酸环化酶；Gs. 激活型 G 蛋白；Gi. 抑制型 G 蛋白；VASP. 血管扩张剂刺激磷蛋白；PGE$_1$. 前列腺素 1；ADP. 二磷酸腺苷；ATP. 三磷酸腺苷；cAMP. 环腺苷酸；P. 磷酸；PKA. 蛋白激酶 A

近期巨噬细胞在炎症性肾脏疾病中作用的另一个焦点是巨噬细胞在肾脏炎症消退中的作用[48]。体内实验研究显示巨噬细胞可分泌抗炎因子、细胞外基质修复蛋白和血管生成因子，可吞噬凋亡细胞、免疫复合体和纤维蛋白；同样，灌注抗炎因子，包括 IL-4、IL-6、IL-10 和 TGF-β 可减少肾脏损伤，但巨噬细胞浸润数目无明显减少[49, 50]。这些证据提示巨噬细胞浸润在不同的环境中可能发挥不同的作用。可见，巨噬细胞表型和功能在肾脏损伤中的作用尚无定论，需要建立基于临床肾活检的巨噬细胞功能和检测的准确、高重复性的研究方法。

### 三、其他天然免疫细胞与高血压

肥大细胞也是天然免疫中的重要组成部分，目前的研究显示其参与了高血压靶器官损伤的过程，尤其是器官纤维化[51, 52]；尚无其在高血压发生及调控中的明确作用。近期德国学者 Chillo 等发现在血管内剪应力增加时，活化血小板 GPIB$_\alpha$ 受体介导的中性粒细胞浸润可进一步激活血管周围组织的肥大细胞；后者通过进一步募集中性粒细胞、单核细胞和 T 细胞，促进血管周围组织的血管新生，进而触发血管重塑过程[53]。因此，这一证据提示肥大细胞可能在高血压相关血管重塑中发挥作用。

## 第二节　获得性免疫功能失调与高血压

2007 年，美国学者 David Harrison 团队首次利用重组活化基因-1 敲除（recombinase-activating gene-1，Rag-1$^{-/-}$）小鼠，证实了 T 细胞在血管紧张素 Ⅱ 诱导的高血压模型中的作用[54]，由此拉开了获得性免疫与高血压研究领域的序幕。在过去的十几年间，随着对 T 细胞亚群研究的深入，这一领域已经成为心血管研究的热点之一。T 细胞群及其在高血压和靶器官损伤中的作用介绍如下：

（一）T 细胞亚群简介

**1. 自然杀伤细胞与自然杀伤 T 细胞**　自然杀伤细胞属于天然免疫细胞，表达 CD161（NK1.1），但不表达 T 细胞标志物 CD3、T 细胞受体或免疫球蛋白 B 细胞受体。自然杀伤细胞由巨噬细胞源性的细胞因子激活，在自身免疫和肿瘤排斥中发挥作用。自然杀伤 T 细胞是一类 CD1d 限制性 T 细胞，表达 T 细胞受体、CD4 或 CD8，而自然杀伤细胞相关标志物为 CD161。自然杀伤 T 细胞不应与自然杀伤细胞相混淆，它能产生干扰素-γ（IFN-γ）、白介素-2（IL-2）、白介素-4（IL-4）及肿瘤坏死因子-α（TNF-α）[55]。

**2. 效应 T 细胞亚群** 包括辅助性 Th1 细胞、Th2 细胞及 Th17 细胞亚群。IL-12 促使幼稚 T 细胞分化为 Th1 细胞。Th1 细胞特异性生成 IFN-γ 和 IL-2，主要参与病毒、细胞内细菌和真菌的免疫反应。Th2 细胞在 IL-4 作用下被激活，生成 IL-4、IL-5 和 IL-13，主要通过作用于嗜酸性粒细胞参与寄生虫免疫反应。TGF-β、IL-6 和 IL-1 或 TGF-β、IL-21 和 IL-23 共同作用驱动幼稚 T 细胞定型为 Th17 细胞。Th17 细胞生成 IL-17A、IL-21 和 IL-22。Th17 细胞主要参与防御细胞外细菌和真菌，同时也参与自身免疫性疾病过程。

**3. 调节性 T（Treg）细胞** 表达 CD4 或 CD8，同时表达 CD25，能够拮抗效应 T 细胞的作用，参与自身耐受和维持免疫稳态。CD4+T 细胞通过转录因子 Foxp3 变为 Treg 细胞。部分 Treg 细胞表达 CD8，而不表达 CD4。Treg 细胞通过 IL-10 和 TGF-β 发挥抗炎效应，其他效应如细胞间接触可能通过细胞毒性 T 细胞抗原-4 发挥作用[56]。在 TGF-β 作用下，幼稚 T 细胞表达 Foxp3，诱导幼稚 T 细胞分化为 Treg 细胞，进而生成 IL-10。IL-6 为 Treg 细胞发育强抑制剂，在 TGF-β 存在条件下其可诱导 T 细胞分化为 Th17 细胞。因此，TGF-β 作为双向调节剂，依赖于局部微环境中 IL-6 浓度，诱导 T 细胞或分化为 Treg 细胞，或分化为 Th17 细胞。因此当局部微环境 TGF-β 及 IL-6 浓度均高时，幼稚 T 细胞分化为 Th17 细胞；当 TGF-β 浓度升高而 IL-6 浓度低时，幼稚 T 细胞将分化为 Treg 细胞[57]。Treg 细胞包括 CD4+CD25+ 或 CD8+CD25+ T 细胞，两者共同表达 Foxp3。Foxp3 在大鼠中有两个亚型，即 Foxp3a 和 Foxp3b，后者是 Treg 细胞在大鼠中的主要亚型；而在小鼠中 Foxp3 只有一个亚型。一些 γ/δ T 细胞（表达 CD39）也具有 Treg 细胞功能[58]。

**（二）T 细胞在高血压发生发展和靶器官损伤中的作用**

**1. 血管紧张素 Ⅱ 介导升压反应的效应细胞** David Harrison 团队最初的研究显示 *Rag-1*−/−小鼠（T 细胞和 B 细胞缺乏），可伴有 DOCA 盐诱发的升压作用减弱，同时血管紧张素 Ⅱ 诱导的胶原沉积、主动脉和小动脉重塑及血管氧化应激程度均

减轻[54, 59]。从对照组小鼠过继转移（adoptive transfer）效应 T 细胞可使血管紧张素 Ⅱ 的升压作用恢复；而过继转移 B 细胞并无上述效应。此外，在 *Id2*−/−（inhibitor of differentiation 2 敲除；可导致朗格汉斯细胞和 CD8a+树突状细胞缺乏，以及自然杀伤细胞减少和 CD8+T 细胞功能异常）小鼠中，也可以观察到血管紧张素 Ⅱ 的升压反应减弱[60]。同样的，在 *IL-17*−/−小鼠中，血管紧张素 Ⅱ 的升压幅度也可降低，并伴有血管周围脂肪组织中 T 细胞数量减少，提示 IL-17 参与了血管紧张素 Ⅱ 介导的升压反应[61]。目前认为，效应 T 细胞部分介导血管紧张素 Ⅱ 诱导的升压反应，并主要由 CD8+T 细胞实现[62]。

**2. Th1/Th2 轴与高血压** 依据所表达的细胞因子谱的差异，辅助性 T 细胞可分为 Th1 细胞和 Th2 细胞。Th1 细胞通过细胞免疫机制对抗病毒和其他细胞内病原体，消除癌细胞，刺激延迟高敏（delayed-type hypersensitivity）皮肤反应。Th2 细胞通过体液免疫机制和调节抗体生成对抗细胞外微生物。这种分类方法有助于理解免疫反应，但也有其局限性，如不利于解释在疾病进程中不同 T 细胞亚群和表型相互之间的转化。Shao 等研究发现血管紧张素 Ⅱ 诱导的高血压模型中存在 T 细胞亚群失衡：将血管紧张素 Ⅱ 输注至大鼠体内可增加 Th1 细胞细胞因子（如 IFN-γ），但减少 Th2 细胞细胞因子（如 IL-4）；上述效应可被血管紧张素 Ⅱ 受体阻滞剂而非肼屈嗪所逆转。该研究表明血管紧张素 Ⅱ 输注可导致辅助性 T 细胞失衡（Th1 细胞增多）[63]。IFN-γ 负责启动血管炎症反应，但并不影响血压水平，*IFN-γ*−/−小鼠在血管紧张素 Ⅱ 诱导后血管功能损伤可减轻，但该效应与血压水平无关[64]。已经发现一些趋化因子受体特征性表达于 Th1 细胞表面，其中之一为 C-X-C 趋化因子受体 6（与 CXCL16 相互作用）。CXCL16 缺乏会导致血管紧张素 Ⅱ 诱导的小鼠高血压模型肾脏巨噬细胞及 CD3+T 细胞浸润明显减少[65]。

**3. 氧化应激修饰蛋白与树突状细胞介导的 T 细胞激活** 氧化应激是高血压发生发展过程中的一个关键病理生理学环节；氧化应激诱发高血压的机制，通常认为是由于引起内皮源性 NO 利用度下降和内皮功能障碍[66]。鉴于高血压的免疫学发病机制逐渐受到重视，有学者提出蛋白质的氧化应激修饰假说，认为抗原经氧化修饰后产生的表位结构变化，

可能会引起抗原提呈过程出现异常，进而引起效应T细胞功能异常，导致血管炎症和血压升高[67]。近期，David Harrison团队发现在多种高血压动物模型中，均可出现经γ-酮醛（γ-ketoaldehyde）修饰蛋白在树突状细胞中的储积；后者可以促进树突状细胞产生IL-6、IL-1β和IL-23，以及共刺激蛋白CD80和CD86表达上调；受γ-酮醛修饰蛋白的影响，树突状细胞可以刺激CD8$^+$T细胞增殖，并促进INF-γ和IL-17A产生[68]。这一发现首次证实了抗原氧化修饰假说在高血压发生中的作用，并提出了高血压治疗的新靶点——清除循环γ-酮醛。

**4. T细胞共刺激与高血压**　天然免疫反应中，专职抗原提呈细胞如树突状细胞将主要组织复合体中的抗原呈递至T细胞受体。抗原提呈细胞和T细胞之间也会通过正性共刺激或负性共刺激作用调节天然免疫反应。负性共刺激的典型例子是B7/CTLA-4通路和PD1/PDL1通路。近期，有研究发现外源性输注CTLA-4 Ig可明显减轻血管紧张素Ⅱ介导的升压反应，并抑制T细胞激活及细胞因子生成；与之类似，血管紧张素Ⅱ诱导的升压反应在*B7*$^{-/-}$小鼠中也可明显减轻；而上述结果在DOCA盐诱导的模型中也得以重现[69]；骨髓移植实验进一步证实B7表达于造血细胞而非表达于内皮细胞，这一组织学表达分布再次证实了B7介导的免疫细胞反应在此过程中的作用。因此，T细胞共刺激参与血管紧张素Ⅱ和DOCA盐诱导的升压反应[69]。

**5. Th17细胞与高血压**　Th17细胞是2005年首次发现的一种T细胞亚型[70]。Th17细胞与传统Th1细胞和Th2细胞一样均源于CD4$^+$T细胞，但特异性生成IL-17。研究显示血管紧张素Ⅱ可诱导T细胞生成IL-17；此外，体外实验证实*IL-17*$^{-/-}$小鼠血管功能良好，但对血管紧张素Ⅱ的升压反应降低；同时该研究还发现高血压患者血浆IL-17水平较血压正常者明显增高。这些结果表明Th17细胞在血管紧张素Ⅱ诱导的高血压发病过程中起重要作用[61]。2006年有报道显示血管紧张素Ⅱ诱导的升压反应在*IL-6*$^{-/-}$小鼠可明显减轻[71]。后续研究发现IL-6可能为Th17细胞的重要分化因子[72]。在另一项研究中，外源性输注IL-17至C57BL/6小鼠体内可显著增加收缩压水平并降低主动脉NO依赖性舒张反应[73]；同时，采用IL-17中和抗体则可降低DOCA

盐诱导的升压反应，减少促纤维和促炎因子表达及心脏和肾脏胶原沉积[74]。因此，上述结果提示Th17细胞可能是促进血压升高的T细胞亚群。

**6. Treg与高血压和靶器官损伤**　大鼠2号染色体中包含一部分促炎基因，如血管细胞黏附分子-1、IL-2受体、IL-6受体、成纤维细胞生长因子-2、血管紧张素AT$_1$b受体等。为证实高血压的遗传倾向是否与获得性免疫反应过度增强及免疫监督反应（主要由Treg细胞完成）减弱有关，有学者将来自于布朗挪威大鼠（正常血压品系）的2号染色体整合到Dahl盐敏感性高血压大鼠遗传背景中，构建出共染色体大鼠（SSBN2），用于评估遗传因素在高血压相关炎症反应中的作用[75, 76]。研究结果显示，SSBN2大鼠CD4$^+$CD25$^+$和CD8$^+$CD25$^+$T细胞活性增强，Foxp3表达增加；共染色体大鼠抗炎因子如IL-10和TGF-β（由Treg细胞生成）表达上调；而Dahl盐敏感大鼠血管壁的Treg细胞Foxp3b几乎不表达IL-10和TGF-β，提示Dahl盐敏感大鼠发生血管重塑及功能紊乱，炎症反应加重；此外，与共染色体大鼠相比，Dahl盐敏感大鼠血管炎细胞因子如IL-1β、IL-2、IL-6、TNF-α及IFN-γ表达上调。因此，2号染色体所介导的促炎活性及抗炎、免疫调节失衡是盐敏感性高血压大鼠血管炎症损伤的关键机制。

此外，Treg细胞过继转移可降低血管紧张素Ⅱ介导的升压反应，同时伴有小动脉僵硬度下降[77]。但也有报道显示，Treg细胞转移虽可改善血管紧张素Ⅱ介导的心脏重塑，但血压水平未见降低[78]。近期，有学者将Treg细胞过继转移至醛固酮干预小鼠体内，发现血管和肾脏血管重塑、氧化应激和免疫细胞浸润均改善，但血压也无明显改变[79]。因此，上述结果提示Treg细胞和效应T细胞共同参与高血压及相关靶器官损伤过程。针对Treg细胞改善高血压靶器官损伤的机制，目前的证据提示可能主要是通过上调IL-10进而发挥抗炎效应的；如*IL-10*$^{-/-}$小鼠颈动脉暴露于血管紧张素Ⅱ环境下，与野生型相比，其可使乙酰胆碱诱发的舒张程度下降约50%，而超氧化物产量增加1倍，提示Treg细胞源性的IL-10阻碍血管壁活性氧簇生成[80]；将*IL-10*$^{-/-}$小鼠动脉与对照组小鼠Treg细胞在体外共培养，发现NADPH氧化酶活性降低且内皮依赖性的舒张功能改善，上述效应可被IL-10抗体或受体拮抗剂所逆转[81]；而将对照组小鼠体外培养的Treg细胞过继转移至血管紧张素Ⅱ干预的 *IL-10⁻/⁻* 小鼠体内,可使收缩压及 NADPH 氧化酶活性降低,并改善血管内皮功能。外源性补充 IL-10 可降低血管紧张素Ⅱ诱导的升压反应,并降低 NADPH 氧化酶活性,改善血管内皮功能。因此,上调 Treg 数量可能对心血管系统具有保护作用。作为一种具有治疗潜能的探索,近期有报道显示,采用 IL-2 及其单克隆抗体的复合物,可以有效诱导 Treg 细胞产生,并改善主动脉缩窄模型诱导的心力衰竭[82]。

# 第三节 免疫系统在高血压发病进程中的关键机制

## 一、肾性机制

肾脏调节体液及电解质平衡的中心作用已经得到公认;此外,血管源性和神经源性高血压也伴有不同程度的肾脏排钠能力的受损,而大量基础研究也证实天然免疫系统和获得性免疫系统过度激活导致的肾脏炎症与高血压发生发展之间的重要关联。因此肾性机制在高血压发病机制中处于核心地位。

肾素-血管紧张素系统(RAS)是调节血压和肾功能的枢纽和交汇点。T 细胞在血管紧张素Ⅱ诱导升压反应中的作用已在上文中介绍:*Rag-1⁻/⁻* 小鼠对血管紧张素Ⅱ介导的升压作用敏感性降低;而过继给予 T 细胞后血压反应性恢复[54]。然而,血管紧张素Ⅱ直接调节免疫系统功能的相关机制、免疫系统激活改变肾脏血流动力学及肾小管功能进而促进高血压发生的相关机制尚未在该研究中阐明。为进一步明确 RAS 与免疫细胞的关联,有学者研究了血管紧张素Ⅱ1a 型受体(AT₁ₐR)特异性激活在血管紧张素Ⅱ依赖的高血压发生中的作用[83]:该研究发现骨髓特异性 *AT₁ₐR⁻/⁻* 小鼠对血管紧张素Ⅱ诱导的升压反应明显增强,并且蛋白尿明显增加,伴有肾脏单核细胞趋化因子-1(MCP-1)表达上调和巨噬细胞浸润增加。这一结果提示,骨髓源性免疫细胞的 AT₁ₐR 实际上对血管紧张素Ⅱ诱导的高血压和靶器官损伤具有保护作用(图 3-10-5)。因此,RAS 活性整体上调对免疫系统激活作用可能源于靶器官中(尤其是肾脏)非髓系造血干细胞 AT₁ₐR 的激活,而非作用于免疫细胞的直接结果[84]。这一结果进一步揭示了免疫细胞及非造血细胞 AT₁ₐR 激活在高血压发病进程中的复杂性。

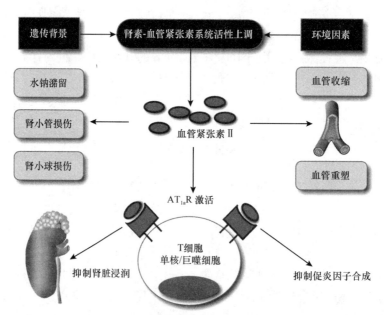

图 3-10-5 RAS 与免疫系统的相互作用在高血压和靶器官损伤发生中的作用[84]

AT₁ₐR 代表血管紧张素Ⅱ1a 型受体

在多种高血压动物模型中,免疫细胞经趋化因子,如 MCP-1,定位于肾脏组织后,进一步分泌 TNF-α、IL-6、IL-1β、IL-17 和 INFγ 等炎症因子;

TNF-α 和 IL-6 使肾功能受损的潜在机制为下游信号通路 NF-κB 的激活及活性氧簇的产生。氧化应激可以导致肾脏血流动力学异常和肾小管功能受损。继发于系统性红斑狼疮的高血压模型也显示，多种细胞因子水平与肾脏皮质中磷酸化 NF-κB 和 NADPH 生成的超氧化物相关[85]；而给予抗氧化剂后则能延缓高血压的进展。因此，肾脏炎症细胞因子、NF-κB 信号通路活化和活性氧簇与高血压发生发展关系密切[86]。总体而言，肾脏免疫细胞浸润及随后的细胞因子分泌释放可促进促炎通路激活，导致氧化应激和肾功能损伤。因此，肾脏免疫系统激活在高血压发病进程中起主导作用，但仍需进一步明确不同免疫细胞亚群和细胞因子对肾脏血流动力学和肾小管功能的具体影响。

## 二、中枢机制

中枢神经系统主要通过血管和肾脏的交感/副交感神经支配调节血压。此外，中枢神经系统还通过下丘脑激素调节口渴感和肾脏排钠能力。近期研究显示，中枢心血管调节中心与免疫系统的交互作用也参与了高血压的发生发展。下丘脑的穹窿下器（subfornical organ）存在高度血管化结构且血脑屏障不完整，因此这一结构基础是中枢神经系统和外周循环进行交互作用的理想界面。穹窿下器在血管紧张素Ⅱ诱导高血压中的作用已经被研究所证实，如靶向性敲低穹窿下器 $AT_1R$ 能够降低小鼠对 DOCA 盐的升压反应[87]；敲低脑室周围器官（尤其是穹窿下器）超氧化物歧化酶可加重血管紧张素Ⅱ诱导的升压反应，同时促进外周活化 T 细胞的浸润[88]。上述发现支持穹窿下器、免疫系统激活与高血压之间存在联系。特异性敲低穹窿下器 NADPH 氧化酶 p22 亚单位可抑制超氧化物生成，并降低小鼠对血管紧张素Ⅱ的升压反应[89]。因此，与活性氧簇参与调节肾功能类似，中枢系统氧化应激在血管紧张素Ⅱ介导的升压反应中也发挥重要作用。近期，中枢神经系统的炎症反应在高血压发生发展中的作用得到了进一步的证实：在脑室内注入米诺环素能够通过减少室旁核分泌 IL-1β、IL-6 和 TNF-α 降低血管紧张素Ⅱ诱导的高血压[90]。此外，近期发现大脑中存在淋巴循环的证据[91]，进一步支持中枢心血管调节中心与免疫系统存在紧密联系。

烟碱乙酰胆碱受体（nicotinic acetylcholine receptor，nAChR）是一类广泛分布于中枢神经系统的配体门控型离子通道。近期研究发现，由 $α_7$ 烟碱乙酰胆碱受体激活的胆碱–炎症反射弧参与了心血管功能调节[92]。脾脏交感神经活性增强可损伤胆碱–炎症反射弧，导致炎症细胞因子生成增加，表明该反射弧为中枢神经系统参与高血压发病进程的新通路机制。在自发性高血压大鼠和两肾一夹小鼠模型中，均观察到脾脏 $α_7$ 烟碱乙酰胆碱受体表达下降，同时伴有肾脏、主动脉和脾脏炎症细胞因子数量增加[93]。近期的相关研究显示，活化 $α_7$ 烟碱乙酰胆碱受体可以延缓血管紧张素Ⅱ诱导平滑肌细胞衰老，故其可能是增龄性血管重塑的潜在干预靶点[94]。

上述研究表明，中枢神经系统内特定区域为血压调节的重要媒介区域，中枢神经系统与免疫系统相互作用可从整体角度进一步理解高血压的发病机制。中枢通路调控免疫系统功能的机制及其对肾脏血管或肾小管功能的影响在高血压发生发展中的作用，尚需进一步研究证实。

## 三、血管机制

血管炎症反应是高血压发生发展过程中重要的病理生理表现，可通过影响内皮细胞功能、平滑肌细胞的迁移和增殖能力，以及外膜血管新生等功能和结构性重塑的关键环节，最终影响外周血管阻力和肾脏血流动力学自身调节能力，并损伤正常尿钠排泄对血压变化的反应。趋化因子是血管免疫细胞浸润的重要媒介，如 DOCA 盐诱导的高血压与主动脉趋化因子（如 CCR2、CCL7、CCL8 和 CCL12）的表达相关，且伴随巨噬细胞数量增加[95]。阻断 CCR2 可减轻高血压并减少主动脉巨噬细胞数量。血管紧张素Ⅱ诱导的高血压也与血管壁趋化因子（血管细胞黏附分子 1、细胞间黏附分子 1 和 MCP-1）表达增加相关[96]。与肾脏和中枢免疫系统激活相一致，大量证据表明血管 NF-κB 激活及氧化应激与高血压进展相关。有研究显示，TNF-α 和 IL-1β 可通过开放外向整流氯电流机制促进血管内皮 NF-κB 激活[97]；而 NF-κB 能够直接通过基质金属蛋白酶介导的受体剪接机制损伤 $β_2$、α 肾上腺受体中介的舒血管反应[98]。氧化应激在免疫系统激活时对血管的功能已经得到公认，但活性氧簇对血压的调节作用与其效应部位可能有关，如在中枢穹窿下器敲低过氧化物歧化酶后可加重血管紧张素Ⅱ介导的升压反应,但非选择性敲除血管过氧化物歧化酶并不能调节血压水平[99]。

淋巴循环作为脉管系统的重要组成部分,长期以来在高血压发生发展中的作用常被忽视。上文已介绍 Jens Titze 团队在此领域的开创性工作[34]:高盐摄入诱导的 VEGF-C 表达上调通过刺激淋巴管增生,对高盐摄入引起的血容量增加起缓冲作用,从而降低血压。这一机制从一个新的视角阐释了淋巴循环在血压调节中的重要意义;而高血压患者循环 VEGF-C 水平升高的现象[34],也进一步提示高血压伴高盐摄入者可能存在对 VEGF-C 的反应不良,从而通过反馈机制造成 VEGF-C 表达上调。事实上,淋巴系统处于一种天然的高钠高渗状态:肠黏膜下组织的 Na$^+$ 浓度为 200~250mmol/L,胸导管中约为 250mmol/L,高出血浆水平近 1 倍;而淋巴细胞在这样一种"严酷"的环境下,有利于通过驯化、诱导、选择后产生对病原体和应激原具有高效反应能力的成熟细胞。因此,在长期高盐摄入时,淋巴系统中的这种高钠高渗状态会进一步加强,这也有助于解释为什么高盐摄入一方面可增强真皮免疫细胞抗菌能力[100],但另一方面可诱发自身免疫性疾病(尤其是 Th17 细胞的增加)[101]。笔者近期的研究工作也显示,短期高盐摄入即可引起 Th17/Treg 的平衡失调[102]。

# 四、小　结

本章概述了近年来天然免疫和获得性免疫参与高血压发生发展及相关靶器官损伤的研究进展;虽然大多数重要研究在阐明某一具体机制和(或)途径时,会限定在一个具体的免疫体系之内,但事实上两个免疫系统的相互作用及其对中枢、肾脏和脉管系统的综合影响,是影响血压水平的关键。以高盐摄入引发的升压反应和靶器官损伤为例(图 3-10-6),高盐摄入继发的循环系统、淋巴系统和细胞外基质的高钠高渗状态,不仅会引起获得性免疫系统的失调,而且通过血小板-天然免疫细胞相互作用,可共同升高血压并加重靶器官损伤。虽然某些临床常用心血管药物可以影响免疫系统的功能,但以特定免疫过程失衡为靶向治疗高血压或相关靶器官损伤,仍需大量细致深入的基础研究和转化研究。作为临床医师,识别并纠正引起免疫功能失衡的可逆因素,如高盐摄入,对于高血压和相关心血管疾病的诊疗具有积极的意义。

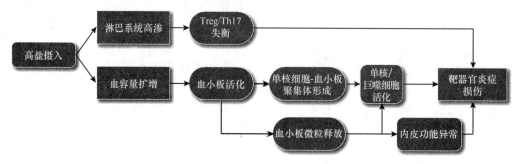

图 3-10-6　高盐摄入通过天然免疫和获得性免疫系统可加重高血压靶器官损伤

(周　欣　杨国红　罗　涛)

## 参 考 文 献

[1] McMaster WG, Kirabo A, Madhur MS, et al. Inflammation, immunity, and hypertensive end-organ damage. Circ Res, 2015, 116(6): 1022-1033.

[2] Idris-Khodja N, Mian MO, Paradis P, et al. Dual opposing roles of adaptive immunity in hypertension. Eur Heart J, 2014, 35(19): 1238-1244.

[3] Leibowitz A, Schiffrin EL. Immune mechanisms in hypertension. Curr Hypertens Rep, 2011, 13(6): 465-472.

[4] Ginhoux F, Jung S. Monocytes and macrophages: developmental pathways and tissue homeostasis. Nat Rev Immunol, 2014, 14(6): 392-404.

[5] Zhu YP, Thomas GD, Hedrick CC. 2014 jeffrey m. Hoeg award lecture: Transcriptional control of monocyte development. Arterioscler Thromb Vasc Biol, 2016, 36(9): 1722-1733.

[6] Ziegler-Heitbrock L, Ancuta P, Crowe S, et al. Nomenclature of monocytes and dendritic cells in blood. Blood, 2010, 116(16): e74-80.

[7] Gordon S, Taylor PR. Monocyte and macrophage heterogeneity. Nat Rev Immunol, 2005, 5(12): 953-964.

[8] Sheng J, Ruedl C, Karjalainen K. Most tissue-resident macrophages except microglia are derived from fetal hematopoietic stem cells.

Immunity，2015，43（2）：382-393.

[9] Heidt T，Courties G，Dutta P，et al. Differential contribution of monocytes to heart macrophages in steady-state and after myocardial infarction. Circ Res，2014，115（2）：284-295.

[10] Sieweke MH，Allen JE. Beyond stem cells：self-renewal of differentiated macrophages. Science，2013，342（6161）：1242974.

[11] Robbins CS，Hilgendorf I，Weber GF，et al. Local proliferation dominates lesional macrophage accumulation in atherosclerosis. Nat Med，2013，19（9）：1166-1172.

[12] Amano SU，Cohen JL，Vangala P，et al. Local proliferation of macrophages contributes to obesity-associated adipose tissue inflammation. Cell Metab，2014，19（1）：162-171.

[13] Sager HB，Hulsmans M，Lavine KJ，et al. Proliferation and recruitment contribute to myocardial macrophage expansion in chronic heart failure. Circ Res，2016，119（7）：853-864.

[14] Engel DR，Krause TA，Snelgrove SL，et al. Cx3cr1 reduces kidney fibrosis by inhibiting local proliferation of profibrotic macrophages. J Immunol，2015，194（4）：1628-1638.

[15] Shi C，Pamer EG. Monocyte recruitment during infection and inflammation. Nat Rev Immunol，2011，11（11）：762-774.

[16] Auffray C，Sieweke MH，Geissmann F. Blood monocytes：development，heterogeneity，and relationship with dendritic cells. Annu Rev Immunol，2009，27（1）：669-692.

[17] Chawla A. Control of macrophage activation and function by ppars. Circ Res，2010，106（10）：1559-1569.

[18] Ley K，Miller YI，Hedrick CC. Monocyte and macrophage dynamics during atherogenesis. Arterioscler Thromb Vasc Biol，2011，31（7）：1506-1516.

[19] Rees AJ. Monocyte and macrophage biology：an overview. Semin Nephrol，2010，30（3）：216-233.

[20] Nahrendorf M，Swirski FK. Abandoning m1/m2 for a network model of macrophage function. Circ Res，2016，119（3）：414-417.

[21] Merad M，Manz MG. Dendritic cell homeostasis. Blood，2009，113（15）：3418-3427.

[22] Helft J，Ginhoux F，Bogunovic M，et al. Origin and functional heterogeneity of non-lymphoid tissue dendritic cells in mice. Immunol Rev，2010，234（1）：55-75.

[23] Nagao K，Ginhoux F，Leitner WW，et al. Murine epidermal langerhans cells and langerin-expressing dermal dendritic cells are unrelated and exhibit distinct functions. Proc Natl Acad Sci U S A，2009，106（9）：3312-3317.

[24] Geissmann F，Manz MG，Jung S，et al. Development of monocytes，macrophages，and dendritic cells. Science，2010，327（5966）：656-661.

[25] Wenzel P，Knorr M，Kossmann S，et al. Lysozyme m-positive monocytes mediate angiotensin Ⅱ-induced arterial hypertension and vascular dysfunction. Circulation，2011，124（12）：1370-1381.

[26] Wang L，Zhao XC，Cui W，et al. Genetic and pharmacologic inhibition of the chemokine receptor cxcr2 prevents experimental hypertension and vascular dysfunction. Circulation，2016，134（18）：1353-1368.

[27] Elijovich F，Weinberger MH，Anderson CA，et al. Salt sensitivity of blood pressure：a scientific statement from the american heart association. Hypertension，2016，68（3）：e7-e46.

[28] Heer M，Baisch F，Kropp J，et al. High dietary sodium chloride consumption may not induce body fluid retention in humans. Am J Physiol Renal Physiol，2000，278（4）：F585-F595.

[29] Titze J，Maillet A，Lang R，et al. Long-term sodium balance in humans in a terrestrial space station simulation study. Am J Kidney Dis，2002，40（3）：508-516.

[30] Titze J，Bauer K，Schafflhuber M，et al. Internal sodium balance in doca-salt rats：a body composition study. Am J Physiol Renal Physiol，2005，289（4）：F793-F802.

[31] Ziomber A，Machnik A，Dahlmann A，et al. Sodium-，potassium-，chloride-，and bicarbonate-related effects on blood pressure and electrolyte homeostasis in deoxycorticosterone acetate-treated rats. Am J Physiol Renal Physiol，2008，295（6）：F1752-F1763.

[32] Schafflhuber M，Volpi N，Dahlmann A，et al. Mobilization of osmotically inactive $Na^+$ by growth and by dietary salt restriction in rats. Am J Physiol Renal Physiol，2007，292（5）：F1490-F1500.

[33] Titze J，Shakibaei M，Schafflhuber M，et al. Glycosaminoglycan polymerization may enable osmotically inactive $Na^+$ storage in the skin. Am J Physiol Heart Circ Physiol，2004，287（1）：H203-H208.

[34] Machnik A，Neuhofer W，Jantsch J，et al. Macrophages regulate salt-dependent volume and blood pressure by a vascular endothelial growth factor-c-dependent buffering mechanism. Nat Med，2009，15（5）：545-552.

[35] Machnik A，Dahlmann A，Kopp C，et al. Mononuclear phagocyte system depletion blocks interstitial tonicity-responsive enhancer binding protein/vascular endothelial growth factor c expression and induces salt-sensitive hypertension in rats. Hypertension，2010，55（3）：755-761.

[36] Titze J，Machnik A. Sodium sensing in the interstitium and relationship to hypertension. Curr Opin Nephrol Hypertens，2010，19（4）：385-392.

[37] Yang GH，Zhou X，Ji WJ，et al. Overexpression of vegf-c attenuates chronic high salt intake-induced left ventricular maladaptive remodeling in spontaneously hypertensive rats. Am J Physiol Heart Circ Physiol，2014，306（4）：H598-H609.

[38] Kopp C，Linz P，Dahlmann A，et al. $^{23}$Na magnetic resonance imaging-determined tissue sodium in healthy subjects and hypertensive patients. Hypertension，2013，61（3）：635-640.

[39] Kopp C，Linz P，Wachsmuth L，et al.（23）Na magnetic resonance imaging of tissue sodium. Hypertension，2012，59（1）：167-172.

[40] Zhou X，Zhang L，Ji WJ，et al. Variation in dietary salt intake induces coordinated dynamics of monocyte subsets and monocyte-platelet aggregates in humans：implications in end organ inflammation. PLoS One，2013，8（4）：e60332.

[41] Zhou X，Yuan F，Ji WJ，et al. High-salt intake induced visceral adipose tissue hypoxia and its association with circulating monocyte subsets in humans. Obesity（Silver Spring），2014，22（6）：1470-1476.

[42] Jia LX，Qi GM，Liu O，et al. Inhibition of platelet activation by clopidogrel prevents hypertension-induced cardiac inflammation and fibrosis. Cardiovasc Drugs Ther，2013，27（6）：521-530.

[43] Qiu Y，Brown AC，Myers DR，et al. Platelet mechanosensing of substrate stiffness during clot formation mediates adhesion，spreading，and activation. Proc Natl Acad Sci U S A，2014，111（40）：14430-14435.

[44] Nikolic-Paterson DJ LH，Atkins RC. Macrophages in immune renal

injury. In: Neilson EG, Couser WG. Immunologic Renal Diseases. Philadelphia: Lippincott-Raven, 1997: 575-592.

[45] Cao Q, Wang Y, Harris DC. Macrophage heterogeneity, phenotypes, and roles in renal fibrosis. Kidney Int Suppl, 2014, 4 (1): 16-19.

[46] Ricardo SD, van Goor H, Eddy AA. Macrophage diversity in renal injury and repair. J Clin Invest, 2008, 118 (11): 3522-3530.

[47] Chadban SJ, Atkins RC. Glomerulonephritis. Lancet, 2005, 365 (9473): 1797-1806.

[48] Humphreys BD, Bonventre JV. The contribution of adult stem cells to renal repair. Nephrol Ther, 2007, 3 (1): 3-10.

[49] Wang Y, Wang YP, Zheng G, et al. Ex vivo programmed macrophages ameliorate experimental chronic inflammatory renal disease. Kidney Int, 2007, 72 (3): 290-299.

[50] Schnoor M, Cullen P, Lorkowski J, et al. Production of type vi collagen by human macrophages: a new dimension in macrophage functional heterogeneity. J Immunol, 2008, 180 (8): 5707-5719.

[51] Levick SP, McLarty JL, Murray DB, et al. Cardiac mast cells mediate left ventricular fibrosis in the hypertensive rat heart. Hypertension, 2009, 53 (6): 1041-1047.

[52] Wu Y, Li Y, Zhang C, et al. S100a8/a9 released by cd11b+gr1+ neutrophils activates cardiac fibroblasts to initiate angiotensin ii-induced cardiac inflammation and injury. Hypertension, 2014, 63 (6): 1241-1250.

[53] Chillo O, Kleinert EC, Lautz T, et al. Perivascular mast cells govern shear stress-induced arteriogenesis by orchestrating leukocyte function. Cell Rep, 2016, 16 (8): 2197-2207.

[54] Guzik TJ, Hoch NE, Brown KA, et al. Role of the t cell in the genesis of angiotensin ii induced hypertension and vascular dysfunction. J Exp Med, 2007, 204 (10): 2449-2460.

[55] McKee SJ, Mattarollo SR, Leggatt GR. Immunosuppressive roles of natural killer t (nkt) cells in the skin. J Leukoc Biol, 2014, 96 (1): 49-54.

[56] Vignali DA, Collison LW, Workman CJ. How regulatory T cells work. Nat Rev Immunol, 2008, 8 (7): 523-532.

[57] Kimura A, Kishimoto T. Ⅱ-6: Regulator of treg/th17 balance. Eur J Immunol, 2010, 40 (7): 1830-1835.

[58] Otsuka A, Hanakawa S, Miyachi Y, et al. Cd39: a new surface marker of mouse regulatory gammadelta T cells. J Allergy Clin Immunol, 2013, 132 (6): 1448-1451.

[59] Wu J, Thabet SR, Kirabo A, et al. Inflammation and mechanical stretch promote aortic stiffening in hypertension through activation of p38 mitogen-activated protein kinase. Circ Res, 2014, 114 (4): 616-625.

[60] Gratze P, Dechend R, Stocker C, et al. Novel role for inhibitor of differentiation 2 in the genesis of angiotensin ii -induced hypertension. Circulation, 2008, 117 (20): 2645-2656.

[61] Madhur MS, Lob HE, McCann LA, et al. Interleukin 17 promotes angiotensin Ⅱ-induced hypertension and vascular dysfunction. Hypertension, 2010, 55 (2): 500-507.

[62] Harrison DG, Guzik TJ, Lob HE, et al. Inflammation, immunity, and hypertension. Hypertension, 2011, 57 (2): 132-140.

[63] Shao J, Nangaku M, Miyata T, et al. Imbalance of T-cell subsets in angiotensin Ⅱ-infused hypertensive rats with kidney injury. Hypertension, 2003, 42 (1): 31-38.

[64] Kossmann S, Schwenk M, Hausding M, et al. Angiotensin Ⅱ-induced vascular dysfunction depends on interferon-gamma-driven immune cell recruitment and mutual activation of monocytes and NK-cells. Arterioscler Thromb Vasc Biol, 2013, 33 (6): 1313-1319.

[65] Xia Y, Entman ML, Wang Y. Critical role of cxcl16 in hypertensive kidney injury and fibrosis. Hypertension, 2013, 62 (6): 1129-1137.

[66] Watson T, Goon PK, Lip GY. Endothelial progenitor cells, endothelial dysfunction, inflammation, and oxidative stress in hypertension. Antioxid Redox Signal, 2008, 10 (6): 1079-1088.

[67] Harrison DG, Vinh A, Lob H, et al. Role of the adaptive immune system in hypertension. Curr Opin Pharmacol, 2010, 10 (2): 203-207.

[68] Kirabo A, Fontana V, de Faria AP, et al. DC isoketal-modified proteins activate T cells and promote hypertension. J Clin Invest, 2014, 124 (10): 4642-4656.

[69] Vinh A, Chen W, Blinder Y, et al. Inhibition and genetic ablation of the B7/CD28 T-cell costimulation axis prevents experimental hypertension. Circulation, 2010, 122 (24): 2529-2537.

[70] Harrington LE, Hatton RD, Mangan PR, et al. Interleukin 17-producing CD4+ effector t cells develop via a lineage distinct from the t helper type 1 and 2 lineages. Nat Immunol, 2005, 6 (11): 1123-1132.

[71] Lee DL, Sturgis LC, Labazi H, et al. Angiotensin Ⅱ hypertension is attenuated in interleukin-6 knockout mice. Am J Physiol Heart Circ Physiol, 2006, 290 (3): H935-H940.

[72] Korn T, Mitsdoerffer M, Croxford AL, et al. IL-6 controls Th17 immunity in vivo by inhibiting the conversion of conventional T cells into Foxp3+ regulatory T cells. Proc Natl Acad Sci U S A, 2008, 105 (47): 18460-18465.

[73] Nguyen H, Chiasson VL, Chatterjee P, et al. Interleukin-17 causes rho-kinase-mediated endothelial dysfunction and hypertension. Cardiovasc Res, 2013, 97 (4): 696-704.

[74] Amador CA, Barrientos V, Pena J, et al. Spironolactone decreases doca-salt-induced organ damage by blocking the activation of T helper 17 and the downregulation of regulatory T lymphocytes. Hypertension, 2014, 63 (4): 797-803.

[75] Cowley AW, Jr., Liang M, Roman RJ, et al. Consomic rat model systems for physiological genomics. Acta Physiol Scand, 2004, 181 (4): 585-592.

[76] Viel EC, Lemarie CA, Benkirane K, et al. Immune regulation and vascular inflammation in genetic hypertension. Am J Physiol Heart Circ Physiol, 2010, 298 (3): H938-H944.

[77] Barhoumi T, Kasal DA, Li MW, et al. T regulatory lymphocytes prevent angiotensin Ⅱ-induced hypertension and vascular injury. Hypertension, 2011, 57 (3): 469-476.

[78] Kvakan H, Kleinewietfeld M, Qadri F, et al. Regulatory T cells ameliorate angiotensin Ⅱ-induced cardiac damage. Circulation, 2009, 119 (22): 2904-2912.

[79] Kasal DA, Barhoumi T, Li MW, et al. T regulatory lymphocytes prevent aldosterone-induced vascular injury. Hypertension, 2012, 59 (2): 324-330.

[80] Didion SP, Kinzenbaw DA, Schrader LI, et al. Endogenous interleukin-10 inhibits angiotensin Ⅱ-induced vascular dysfunction. Hypertension, 2009, 54 (3): 619-624.

[81] Kassan M，Galan M，Partyka M，et al. Interleukin-10 released by cd4 (＋) cd25 (＋) natural regulatory T cells improves microvascular endothelial function through inhibition of nadph oxidase activity in hypertensive mice. Arterioscler Thromb Vasc Biol，2011，31 (11)：2534-2542.

[82] Wang H，Hou L，Kwak D，et al. Increasing regulatory T cells with interleukin-2 and interleukin-2 antibody complexes attenuates lung inflammation and heart failure progression. Hypertension，2016，68 (1)：114-122.

[83] Crowley SD，Song YS，Sprung G，et al. A role for angiotensin Ⅱ type 1 receptors on bone marrow-derived cells in the pathogenesis of angiotensin Ⅱ-dependent hypertension. Hypertension，2010，55(1)：99-108.

[84] Rudemiller NP，Crowley SD. Interactions between the immune and the renin-angiotensin systems in hypertension. Hypertension，2016，68 (2)：289-296.

[85] Venegas-Pont M，Manigrasso MB，Grifoni SC，et al. Tumor necrosis factor-alpha antagonist etanercept decreases blood pressure and protects the kidney in a mouse model of systemic lupus erythematosus. Hypertension，2010，56 (4)：643-649.

[86] Mathis KW，Venegas-Pont M，Masterson CW，et al. Oxidative stress promotes hypertension and albuminuria during the autoimmune disease systemic lupus erythematosus. Hypertension，2012，59 (3)：673-679.

[87] Hilzendeger AM，Cassell MD，Davis DR，et al. Angiotensin type 1a receptors in the subfornical organ are required for deoxycorticosterone acetate-salt hypertension. Hypertension，2013，61 (3)：716-722.

[88] Lob HE，Marvar PJ，Guzik TJ，et al. Induction of hypertension and peripheral inflammation by reduction of extracellular superoxide dismutase in the central nervous system. Hypertension，2010，55(2)：277-283.

[89] Lob HE，Schultz D，Marvar PJ，et al. Role of the nadph oxidases in the subfornical organ in angiotensin Ⅱ-induced hypertension. Hypertension，2013，61 (2)：382-387.

[90] Shi P，Diez-Freire C，Jun JY，et al. Brain microglial cytokines in neurogenic hypertension. Hypertension，2010，56 (2)：297-303.

[91] Louveau A，Smirnov I，Keyes TJ，et al. Structural and functional features of central nervous system lymphatic vessels. Nature，2015，523 (7560)：337-341.

[92] Abboud FM，Harwani SC，Chapleau MW. Autonomic neural regulation of the immune system：implications for hypertension and cardiovascular disease. Hypertension，2012，59 (4)：755-762.

[93] Li DJ，Evans RG，Yang ZW，et al. Dysfunction of the cholinergic anti-inflammatory pathway mediates organ damage in hypertension. Hypertension，2011，57 (2)：298-307.

[94] Li DJ，Huang F，Ni M，et al. α7 nicotinic acetylcholine receptor relieves angiotensin Ⅱ-induced senescence in vascular smooth muscle cells by raising nicotinamide adenine dinucleotide-dependent sirt1 activity. Arterioscler Thromb Vasc Biol，2016，36 (8)：1566-1576.

[95] Chan CT，Moore JP，Budzyn K，et al. Reversal of vascular macrophage accumulation and hypertension by a CCR2 antagonist in deoxycorticosterone/salt-treated mice. Hypertension，2012，60(5)：1207-1212.

[96] Ebrahimian T，Li MW，Lemarie CA，et al. Mitogen-activated protein kinase-activated protein kinase 2 in angiotensin Ⅱ-induced inflammation and hypertension：regulation of oxidative stress. Hypertension，2011，57 (2)：245-254.

[97] Yang H，Huang LY，Zeng DY，et al. Decrease of intracellular chloride concentration promotes endothelial cell inflammation by activating nuclear factor-kappab pathway. Hypertension，2012，60 (5)：1287-1293.

[98] Wu KI，Schmid-Schonbein GW. Nuclear factor kappa B and matrix metalloproteinase induced receptor cleavage in the spontaneously hypertensive rat. Hypertension，2011，57 (2)：261-268.

[99] Lob HE，Vinh A，Li L，et al. Role of vascular extracellular superoxide dismutase in hypertension. Hypertension，2011，58 (2)：232-239.

[100] Jantsch J，Schatz V，Friedrich D，et al. Cutaneous Na+ storage strengthens the antimicrobial barrier function of the skin and boosts macrophage-driven host defense. Cell Metab，2015，21(3)：493-501.

[101] Kleinewietfeld M，Manzel A，Titze J，et al. Sodium chloride drives autoimmune disease by the induction of pathogenic Th17 cells. Nature，2013，496 (7446)：518-522.

[102] Luo T，Ji WJ，Yuan F，et al. Th17/Treg imbalance induced by dietary salt variation indicates inflammation of target organs in humans. Sci Rep，2016，6：26767.

# 第十一章

# 血管内皮功能损害与高血压

高血压作为心血管系统的高发疾病，在世界范围内都是导致心血管疾病甚至死亡的重要原因，同时高血压也是动脉粥样硬化的危险因子，是导致全身器官损害，特别是血管损害的重要因素。高血压的早期征象表现为动脉壁的结构和功能改变，血管顺应性减退，弹性降低，到后期其可以导致心、脑、肾等重要器官损害。从 1927 年 Brown 提出应积极降低血压开始，高血压的治疗进入了一个全新的时期。在很长的一段时期内，是否能够降低血压已经成了医师判断治疗是否成功的重要指标，并且随着降压药物的种类和适应证的不断扩大，降压药物使用不再局限于挽救生命，也用于长期控制和预防。然而长期的治疗中发现，虽然血压得到了控制，然而某些以高血压为主要危险因素的心血管疾病如冠心病等的发病率和死亡率并没有得到满意的降低，究其原因是高血压患者血管重构导致动脉顺应性减退几乎波及所有的组织器官，尽管治疗期间血压可以降至正常范围，但其血流储备却难恢复正常。1994 年，Schiffrin 对高血压患者臀部皮下脂肪组织的小动脉进行活检发现，血管紧张素转化酶抑制剂能减轻高血压对血管的损害，而 β 受体阻滞剂虽有降低血压的作用，但是却不能减轻高血压的血管损害。因此，在高血压的治疗上提出了抗高血压治疗必须同时兼顾保护血管的观点。2005 年美国心脏病学会（ACC）提出"VHP"的概念，将血管疾病、高血压和预防三者作为一个整体来对待。2009 年美国高血压协会（ASH）将高血压描述为一种"由多种病因相互作用所致的、复杂的、进行性的心血管综合征"[1]，而血压本身仅仅是这一综合征的表象。《中国高血压防治指南 2010》也同样关注与血管病变相关的靶器官损害指标的检测和评估，并且和 2005 年版指南相比，新增了颈股动脉脉搏波传导速度（carotid-femoral pulse wave velocity，cfPWV）和踝臂血压指数（ankle-arm blood pressure index，ABI）两个指标[2]。显然，在高血压的防治过程中，不应该仅仅着眼于血压值本身，而更应该关注其背后的血管风险，早期发现、早期干预血管损害，从而最大程度地降低心血管疾病风险。

## 第一节　血管内皮功能概述

高血压是一种多病因、多机制相互作用产生的疾病，其发病机制非常复杂，且尚未完全明确。在其发生发展过程中，交感神经兴奋、多种因子释放、基因遗传及血管内皮损伤和重构都发挥了重要的作用。多种因素之中，血管内皮损伤与高血压的发病机制密切相关，血压水平的高低只是高血压疾病的表面，而血管病变才是高血压的本质[2, 3]。

### 一、血管内皮细胞

血管内皮细胞是内衬于流动的血液与血管壁之间的单层扁平上皮细胞，为血液流动提供光滑的内表面，以维持全身血液循环的正常进行。研究发现，内皮细胞不仅仅是位于血液与血管组织间的一层半透明的屏障结构，而且还是体内最大的分泌器官，能通过膜受体途径感知血流动力学变化，并在接受物理和化学刺激后通过分泌一系列重要的生物活性物质参与调节血管功能。其包括调节血管张力、抑制血管平滑肌细胞（vascular smooth muscle cell，VSMC）增殖和炎症反应、维持凝血系统稳态等[4]。因此，内皮细胞结构和功能的完整性对维持心血管系统正常稳态具有重要的意义。

## 二、血管内皮的生理功能

**1. 屏障功能**　血管内皮作为血管壁与血流之间的屏障，具有选择性通透功能。血管内皮剥脱、内皮下胶原组织暴露，易引起血小板的黏附聚集，进而促进炎症细胞、单核细胞浸润，并引起血栓形成。

**2. 信息传递功能**　血管内皮可通过膜受体感知血流动力学的变化，合成分泌多种生物活性物质，从而传递信号在机体的表达。

（1）血管收缩因子：血栓素 $A_2$（$TXA_2$）是由血管内皮中的花生四烯酸经环氧化酶代谢途径生成前列腺素 $G_2$（$PGG_2$），再在血小板内代谢生成，具有收缩血管、促血小板聚集作用；内皮素-1（ET-1）是血管内皮细胞分泌的一种强有力的血管收缩物质，其通过激活钙通道增加钙离子内流，促进血管平滑肌细胞收缩，同时具有类似生长因子的作用，能促进平滑肌细胞增殖[5]。

（2）血管舒张因子：前列环素（$PGI_2$）是血管内皮细胞膜上磷脂中的花生四烯酸的代谢产物，可通过刺激腺苷酸环化酶升高环磷酸腺苷（cAMP）水平而产生舒张血管等作用；一氧化氮（NO）是血管内皮释放的重要血管活性物质，是由L-精氨酸在血流切应力等因素的刺激下经一氧化氮合酶（NOS）作用途径合成，起到舒张血管、抑制血小板黏附聚积、抑制血管平滑肌细胞增生的作用。

（3）血管内皮分泌内皮细胞黏附分子-1（VCAM-1）、细胞间黏附分子-1（ICAM-1）和E-选择素等黏附分子，从而促进血细胞与内皮细胞的黏附，调节炎症反应。

（4）血管内皮通过调节血液中可溶性物质，使水分子及细胞成分进入周围组织，起着选择性血管通透屏障作用，并维持血管基底膜静息时胶原及糖蛋白的稳定。

（5）血管内皮合成和分泌一些生长因子及细胞因子，调节正常的生理功能。

**3. 内皮细胞功能障碍及其影响因素**　多年前，血管内皮被认为是血液和血管壁之间单纯的选择性渗透屏障。如今，人们认识到血管内皮不仅仅是一层半透膜性屏障，更是一个调节血管张力和结构基础的自我平衡器官。而在多种心血管风险因素存在的情况下，内皮细胞的功能和结构发生改变，失去正常的内皮功能，称为内皮功能障碍。这在主要的心血管危险因素如老龄化、绝经、吸烟、糖尿病、高胆固醇血症和高血压中都可以观测到。值得注意的是，多种危险因素的存在能够使内皮功能逐渐恶化；相反，内皮功能障碍增加了高血压和糖尿病的易感性[6,7]。除了上述传统的危险因素外，血流动力学因素在内皮细胞功能障碍中发挥重要作用。众所周知，血液在血管内流动时，血管壁主要承受三种类型的机械应力刺激：沿血管长轴方向的剪切应力，即血流作用于内皮细胞表面所产生的摩擦力；由血流静水压力产生的作用于血管壁上的压力；血液的脉动流产生的轴向张力[8]。而在诸多的血流动力学因素中，剪切应力是决定血管损伤局部发生的关键因素[9]。血液流体剪切应力是指血流经过内皮时，在内皮细胞表面与血流方向一致的切线方向的作用力，人体内大血管的生理范围剪切应力平均为 $15\sim25dyn/cm^2$。研究发现，剪切应力可直接作用于内皮细胞并通过局部的力学转导机制，活化特定的反应元件，调节内皮细胞的基因表达，分泌不同的活性物质，如舒张因子一氧化氮和前列环素、血管收缩因子内皮素、血管细胞黏附分子-1 和细胞间黏附分子-1 等，从而调控血管稳态[10,11]。

临床研究表明，血管内皮损伤伴随动脉粥样硬化斑块好发于动脉血管的分叉处、弯曲处、血管狭窄处这样一些血管几何形状发生急剧变化的部位[12,13]，如冠状动脉、颈动脉、外周动脉和腹主动脉等。由此可见，血流动力学因素在此局部现象中起关键作用。而在血管分叉处、弯曲处、血管狭窄处这些血管几何形状发生急剧变化的部位，其血流动力学表现为局部低剪切应力，一方面，低剪切应力使血液中的有害成分如炎症细胞、脂质易于长时间黏附和聚集在血管壁上，损伤血管内皮；另一方面，低剪切应力本身直接作用于血管内皮细胞，导致动脉粥样硬化基因和蛋白表达增加，而抗动脉粥样硬化相关因子下调。可见，血管低剪切应力微环境在局部内皮损伤中起关键作用[14]。

# 第二节　血管内皮细胞功能障碍与高血压的关系

血压升高和血管功能受损形成一个相互影响

的恶性循环过程。文献报道,特发性高血压的大鼠在血压升高之前已经存在平滑肌和心肌细胞的肥厚性变化,这些结构的改变在血压升高后并不与血压水平明显相关,提示血管损伤性的改变并非全部继发于血压升高,其也可能参与了高血压的发病过程[15]。交感神经兴奋亢进、儿茶酚胺增加、肾素-血管紧张素-醛固酮系统活性增加、糖尿病-高血糖晚期糖基化终产物(AGE)增多及肥胖-高血脂等均可引起内皮细胞结构和功能的变化,进而导致血管结构损伤和功能紊乱。当血管内皮功能不全时,由于 NO 等舒血管因子减少,而内皮素(ET)、活性氧簇(ROS)等血管收缩因子分泌增多,使得外周血管强烈收缩,外周血管阻力明显增加;而 ET/NO 的失平衡导致 NO 的生物利用率降低,ET 等促进血管平滑肌细胞(VSMC)增殖作用增强,导致血管壁增厚,同时血管炎症作用增强,促凝因子增多,加速动脉粥样硬化,导致血管重塑,血管弹性下降,加重外周阻力,促进高血压发生发展[16-19]。而高血压本身也加重血管结构及功能损害,血管的持续痉挛收缩引起内皮细胞的缺血缺氧,内皮功能损害,血管合成的生物活性物质如一氧化氮和前列腺素 I₂ 等血管舒张因子分泌降低,而内皮素、血栓素 A₂(TXA₂)和血管紧张素 II 等血管收缩因子分泌增加,导致血管舒缩调节功能失调和内皮依赖性血管舒张功能减退,外周阻力升高,并导致血管重构。

高血压对血管损害主要影响三方面:血管结构、血管流变学及血管内皮功能。结构的变化包括血管管腔直径的减少及中膜的增厚,并导致了壁/腔比率的增加,但管腔外径和横截面积不变,这种壁/腔比率的改变可由富营养重塑或肥厚性重塑引起[20];高血压也造成血流动力学的改变,这些改变引起细胞外基质成分如胶原和整合素的表达和沉积,并促进了血管粥样硬化的进展,肾素-血管紧张素系统的高度活跃是造成这些改变的基础;此外,高血压的持续损害引起血管内皮功能不全,导致 NO 的生成和(或)灭活增加,NO 生物利用度减少,内皮依赖性收缩因子如 ET、TXA₂ 增加,血管舒缩功能异常,引起动脉弹性降低、中膜增厚并导致血管重构,而薄弱部位由于受高血流动力的冲击及自身机械抗力下降而易发生血管破裂,造成心血管不良事件的发生和发展。

# 一、高血压与血管内皮舒缩调节功能障碍

高血压引起内皮功能紊乱的最重要特征是内皮依赖性舒张功能减退,表现为血管舒缩调节功能障碍。血管舒张分为 2 种形式:①内皮依赖性舒张功能,指在药物(如乙酰胆碱)或生理性刺激(如反应性充血)的作用下释放血管活性物质,引起血管舒张,主要由 NO、PGI₂ 和 EDH 介导,与内皮结构和功能的完整性密切相关;②内皮非依赖性舒张功能,指在硝普钠等药物的作用下释放 NO,直接作用于血管平滑肌引起血管舒张,这种作用并不依赖于内皮,去掉内皮后其舒张血管作用不受影响。研究表明,高血压时存在内皮细胞损伤,此时内皮依赖性舒张功能作用减退,内皮细胞受损程度与高血压的严重程度呈正相关,而降血压治疗后随着血压下降,内皮依赖性舒张功能得到恢复,提示内皮依赖性舒张功能减退是高血压发病机制的重要环节。

剪切应力和搏动性血流是调节 NO、PGI₂ 和内皮源性超极化因子(EDHF)等血管活性物质分泌的重要生理因素,收缩压主要反映血流对血管壁的剪切应力,脉压主要反映血流对血管壁的剪切应力和搏动性血流的大小。在高血压尤其是老年收缩期高血压的情况下,收缩压和脉压水平异常升高,血管活性物质分泌的调节机制发生障碍,NO 和 PGI₂等血管舒张因子及 ET 和 TXA₂ 等血管收缩因子分泌失衡,导致血管舒缩调节功能失调,表现为以内皮依赖性反应减退为特征的内皮功能紊乱。此外,高血压状态下血管痉挛收缩引起内皮细胞缺血缺氧,导致内皮结构和功能的损伤,进一步影响血管活性物质的合成和分泌,加重内皮依赖性舒张反应减退。反之,内皮功能紊乱发生时,血管舒张因子分泌减少,而血管收缩因子分泌增加,使外周血管强烈收缩,外周阻力明显增加,并且 ET 等某些血管收缩因子还具有促进平滑肌细胞增殖的作用,导致血管壁增厚和血管结构重塑,动脉弹性下降,加重外周阻力升高,促进高血压及其并发症的发生发展。因此,高血压和内皮功能紊乱两者互为因果,相互影响和加重,形成恶性循环,加速高血压血管损伤及其并发症的发生发展。

目前认为,NO 和 ET、PGI₂、EDHF、C 型利

钠肽（CNP）、不对称二甲基精氨酸（ADMA）和 Ang Ⅱ等血管活性物质分泌异常在高血压引起的内皮依赖性舒张功能减退中起着重要作用。

## 二、高血压与血管内皮及氧化应激

氧化应激是指机体或细胞内氧自由基产生和消除失衡，或外源性氧化物质的过量摄入导致 ROS 在体内或细胞内过量蓄积，从而引起细胞毒性改变的病理过程。ROS 主要包括超氧阴离子（$\cdot O^{2-}$）、过氧化氢（$H_2O_2$）、羟基（OH—）、次氯酸（HOCl）。原本一直认为 ROS 诱导有害的细胞效应，现在认为其也有关键性的生理作用，如诱导宿主防御基因、激活转录因子和调控信号转导[21]。ROS 可以由多种细胞产生，如血管内皮细胞、平滑肌细胞、外膜成纤维细胞等。在心血管系统中，ROS 主要来源于还原型烟酰胺腺嘌呤二核苷酸磷酸（NADPH）氧化酶（NOX），其他来源包括黄嘌呤氧化酶（XO）和一氧化氮合成酶脱偶联（NOS）[22]。

在亚细胞水平，ROS 影响高血压的发展涉及氧化还原敏感的信号通路，超氧阴离子和过氧化氢作为第二信使。ROS 刺激有丝分裂原激活蛋白激酶（MAPK）、络氨酸激酶、Rho 激酶和转录因子（AP-1 和 HIF-1），使蛋白络氨酸磷酸酶（PTP）失活，增加细胞内游离 $Ca^{2+}$浓度及促炎症基因的表达和激活[23, 24]。在血管水平，这些细胞内信号的改变导致内皮功能障碍，血管舒张性降低，血管收缩增强，血管重构增加，引起外周血管阻力增加和血压升高[25, 26]。在下丘脑和室周器官，由 NADPH 氧化酶产生 ROS，部分通过交感神经流出，这涉及高血压的中央控制[27]。在肾脏中，氧化还原敏感途径的活化与肾小球损害、蛋白尿、水钠潴留及肾单位的损害相关，这些在高血压的发生发展过程中都很重要[28, 29]。

高血压的病理生理过程是十分复杂和多因素的，大量实验也都提示高血压同时伴随着活性氧的增加，并来源于血管各层。在原发性高血压、肾血管性高血压和恶性高血压的患者中都提示氧化应激和血压升高有密切的关系。但是，氧化应激到底是否是促使高血压病发展的原因，以及是否影响了血压的升高和血管的重塑始终存在争议。从临床观察的结果发现降压药在降低血压的同时也降低了血管

氧化应激，而且在动物模型中也观察到通过服用抗氧化药物或去除产生 ROS 的酶谱也能降低血压。氧化应激能直接改变血管功能和血管紧张度，如通过蛋白和核酸的氧化修饰。氧化应激影响血管紧张度的一个很重要的机制是 NO 的生物利用度和信号的降低，导致血管损伤，并且 ROS 的增高会促进血管细胞增殖和迁移、炎症反应和细胞凋亡，甚至细胞外基质的改变。这些都是促进血压升高的重要因素。超氧化物阴离子可以直接影响 NO，因此可以激活 NO 超氧化物阴离子反应而产生 $ONOO^-$，这种超氧化物可以解开内皮源性一氧化氮合酶，导致生成 NO 的生物酶转化成生成 ROS 的生物酶，因此加速了动脉硬化过程，升高的 ROS 通过可溶性鸟苷酸环化酶和环鸟甘酸依赖激酶发挥重要的作用。

## 三、高血压与内皮细胞微颗粒的关系

1990 年 Hamilton 等在体外应用补体复合物刺激人脐静脉内皮细胞诱导内皮来源的亚微米级微颗粒生成释放，从而首次提出内皮微颗粒（endothelial microparticle，EMP）的概念[30]，它来源于被激活和凋亡后损伤的内皮细胞，直径为 0.1～4μm，由脂质双分子层和内容物组成，包含蛋白、核酸等物质。这种微粒携带大量的内皮细胞表面蛋白和生物信息，通过表面受体或配体与其他细胞相结合从而引起靶细胞的生物学或者表观遗传学改变，释放后通过旁分泌或自分泌作用引起血管功能的紊乱。之后证实在多种存在内皮激活或高凝状态的疾病中（如高血压、糖尿病、冠心病等）EMP 水平升高。

近年来，研究认为 EMP 不仅是内皮损伤的标志物之一，也作为直接介质诱导并加重内皮损伤，表现为损害内皮依赖的血管舒张功能，降低毛细血管新生能力、促进凝血等，使机体陷入内皮损伤—EMP 生成释放—内皮损伤加重的恶性循环。EMP 主要通过 3 种方式损伤血管内皮细胞功能：①抑制一氧化氮的生物利用度。一方面，EMP 通过降低内皮细胞一氧化氮合酶的活性，使具有舒血管作用的一氧化氮合成减少；另一方面，EMP 通过激活 NADPH 氧化酶使具有损害作用活性氧产物合成增多，加速一氧化氮的降解[31]。②促进炎症反应的发生。EMP 与内皮细胞的相互作用可上调靶细胞的细胞间黏附分子 ICAM mRNA 和可溶性 ICAM 分子的表达从而促

进炎症反应，而这种促炎效应受刺激 EMP 产生的 C 反应蛋白、肿瘤坏死因子 α 等炎症因子的影响[32]。③促进凝血级联反应。EMP 表达磷脂酰丝氨酸和组织因子两大促凝物质，磷脂酰丝氨酸表面有 IXa、Ⅷ、Ⅴa、Ⅱa 等多个凝血因子结合位点。组织因子是体内外源性凝血途径的启动因子，磷脂酰丝氨酸和组织因子共同参与促凝血反应并形成凝血瀑布而导致动脉血栓形成[33, 34]。有文献已表明，外周血中 EMP 水平与许多严重心血管病的诊断和预后相关[35, 36]。近年研究也发现在原发性高血压的患者中，外周循环的 EMP 水平明显高于健康人[37]；相对于其他内皮细胞标志物来说，EMP 是内皮细胞损伤的最直接的产物，这也确立了 EMP 作为内皮损伤标志物的地位；研究者还发现大量的 EMP 释放会导致持续性的血管损伤[38]，这些都说明 EMP 与血管损伤密切相关，这可能是造成高血压的原因之一[39]。

## 第三节　内皮祖细胞对血压的影响

1997 年，Asahara 首次提出了血管内皮损伤修复的新机制：在人外周循环中存在一种骨髓源性血管内皮细胞的前体细胞内皮祖细胞（endothelial progenitor cell，EPC），EPC 能移动且黏附于损伤血管内壁并定向分化为成熟内皮细胞，实现血管再内皮化，是一种有效的生理性修复血管内皮损伤的整体调控手段[40, 41]。在血管内皮损伤后，EPC 能归巢至损伤血管内皮局部，加快损伤血管再内皮化，抑制病理性新生内膜形成，在血管内皮损伤修复中起着重要作用。在多种血管疾病危险因素存在和动脉粥样硬化血管疾病发生时，循环 EPC 存在数量和功能下降。而增加循环 EPC 的数量和改善其功能，能加快损伤血管再内皮化，防止血管平滑肌细胞增生和移行，抑制病理性新生内膜形成和血管重构，在血管修复和延缓动脉粥样硬化等方面具有重要意义。

高血压状态下，EPC 的数量和功能受到明显的损害，而受损程度与高血压血管损伤的严重性呈正相关，提示机体内源性修复功能的下降可能参与了高血压的发生。研究也表明，高血压时 EPC 端粒酶的缩短有可能是 EPC 数量下调的原因之一，但其机制仍待进一步研究[42]。增加循环 EPC 的数量和功能有利于改善内皮功能，预防远期心血管事件的发生。目前已证实血流剪切应力，多种细胞因子如粒细胞-巨噬细胞集落刺激因子（GM-CSF）、血管内皮生长因子（VEGF）、红细胞生成素（EPO）、基质细胞衍生因子-1（SDF-1）、一氧化氮可上调循环中的 EPC[43]，其中基质细胞趋化因子 SDF-1 对 EPC 动员和归巢起关键作用，VEGF 及一氧化氮等均通过 SDF-1 途径增加 EPC 修复血管的能力[44]。一氧化氮被证实在 EPC 的动员、迁移、增殖等过程中发挥重要作用，高血压患者一氧化氮与 EPC 同时下调，增加一氧化氮的分泌有助于 EPC 的功能和数量的恢复。近来研究表明，氧化应激作用致 EPC 凋亡也参与了高血压时 EPC 数量和功能的下调。

（何　江　陶　军）

## 参 考 文 献

[1] Giles T D, Materson B J, Cohn J N, et al. Definition and classification of hypertension: an update. The Journal of Clinical Hypertension, 2009, 11 (11): 611-614.

[2] 孔灵芝, 方圻, 王文, 等. 中国高血压防治指南. 北京: 人民卫生出版社, 2005.

[3] Arribas SM, Hinek A, González MC. Elastic fibres and vascular structure in hypertension. Pharmacology & Therapeutics, 2006, 111 (3): 771-791.

[4] Luscher TF, Barton M. Biology of the endothelium. Clin Cardiol, 1997, 20: 3-10.

[5] Thorin E, Webb DJ. Endothelium-derived endothelin-1. Pflugers Arch, 2009, 459 (6): 951-958.

[6] Wong WT, Tian XY, Huang Y. Endothelial dysfunction in diabetes and hypertension: cross talk in RAS, BMP4, and ROS-dependent COX-2-derived prostanoids. J Cardiovasc Pharmacol, 2013, 61 (3): 204-214.

[7] Kotani K, Tsuzaki K, Taniguchi N, et al. Correlation between reactive oxygen metabolites & atherosclerotic risk factors in patients with type 2 diabetes mellitus. Indian J Med Res, 2013, 137 (4): 742-748.

[8] Hsiai TK. Mechanosignal transduction coupling between endothelial and smooth muscle cells: role of hemodynamic forces. Am J Physiol Cell Physiol, 2008, 294 (3): C659-661.

[9] Tzima E, Irani-Tehrani M, Kiosses WB, et al. A mechanosensory complex that mediates the endothelial cell response to fluid shear stress. Nature, 2005, 437 (7057): 426-431.

[10] Chatzizisis YS, Coskun AU, Jonas M, et al. Role of endothelial shear stress in the natural history of coronary atherosclerosis and vascular remodeling: molecular, cellular, and vascular behavior. J Am Coll Cardiol, 2007, 49 (25): 2379-2393.

[11] Tarbell JM, Shi ZD, Dunn J, et al. Fluid mechanics, arterial disease, and gene expression. Annu Rev Fluid Mech, 2014, 46: 591-614.

[12] Cheng C, Tempel D, van Haperen R, et al. Atherosclerotic lesion size and vulnerability are determined by patterns of fluid shear stress. Circulation, 2006, 113（23）: 2744-2753.

[13] Kwak BR, Back M, Bochaton-Piallat ML, et al. Biomechanical factors in atherosclerosis: mechanisms and clinical implications. Eur Heart J, 2014, 35（43）: 3013-3020.

[14] Malek AM, Alper SL, Izumo S. Hemodynamic shear stress and its role in atherosclerosis. JAMA, 1999, 282（21）: 2035-2042.

[15] Hackam DG, Khan NA, Hemmelgarn BR, et al. The 2010 Canadian hypertension education program recommendations for the management of hypertension: part 2-therapy. Canadian Journal of Cardiology, 2010, 26（5）: 249-258.

[16] Davignon J, Ganz P. Role of endothelial dysfunction in atherosclerosis. Circulation, 2004, 109（23 Suppl 1）: III27-32.

[17] Wong WT, Wong SL, Tian XY, et al. Endothelial dysfunction: the common consequence in diabetes and hypertension. Cardiovasc Pharmacol, 2010, 55（4）: 300-307.

[18] Taddei S, Virdis A, Ghiadoni L, et al. Vitamin C improves endothelium-dependent vasodilation by restoring nitric oxide activity in essential hypertension. Circulation, 1998, 97（22）: 2222-2229.

[19] Iglarz M, Schiffrin EL. Role of endothelin-1 in hypertension. Curr Hypertens Rep, 2003, 5（2）: 144-148.

[20] Intengan HD, Thibault G, Li JS, et al. Resistance artery mechanics, structure, and extracellular components in spontaneously hypertensive rats: effects of angiotensin receptor antagonism and converting enzyme inhibition. Circulation, 1999, 100（22）: 2267-2275.

[21] Lassegue B, Griendling KK. NADPH oxidases: functions and pathologies in the vasculature. Arterioscler Thromb Vasc Biol, 2010, 30（4）: 653-661.

[22] Chen AF, Chen DD, Daiber A, et al. Free radical biology of the cardiovascular system. Clin Sci（Lond）, 2012, 123（2）: 73-91.

[23] Al GI, Khoo NK, Knaus UG, et al. Oxidases and peroxidases in cardiovascular and lung disease: new concepts in reactive oxygen species signaling. Free Radic Biol Med, 2011, 51（7）: 1271-1288.

[24] Zinkevich NS, Gutterman DD. ROS-induced ROS release in vascular biology: redox-redox signaling. Am J Physiol Heart Circ Physiol, 2011, 301（3）: H647-H653.

[25] Touyz RM, Briones AM. Reactive oxygen species and vascular biology: implications in human hypertension. Hypertens Res, 2011, 34（1）: 5-14.

[26] Montezano AC, Touyz RM. Molecular mechanisms of hypertension——reactive oxygen species and antioxidants: a basic science update for the clinician. Can J Cardiol, 2012, 28（3）: 288-295.

[27] Purushothaman S, Renuka NR, Harikrishnan VS, et al. Temporal relation of cardiac hypertrophy, oxidative stress, and fatty acid metabolism in spontaneously hypertensive rat. Mol Cell Biochem, 2011, 351（1/2）: 59-64.

[28] Wilcox CS. Oxidative stress and nitric oxide deficiency in the kidney: a critical link to hypertension? Am J Physiol Regul Integr Comp Physiol, 2005, 289（4）: R913-R935.

[29] Popolo A, Autore G, Pinto A, et al. Oxidative stress in patients with cardiovascular disease and chronic renal failure. Free Radic Res, 2013, 47（5）: 346-356.

[30] Hamilton KK, Hattori R, Esmon CT, et al. Complement proteins C5b-9 induce vesiculation of the endothelial plasma membrane and expose catalytic surface for assembly of the prothrombinase enzyme complex. J Biol Chem, 1990, 265（7）: 3809-3814.

[31] Wang JM, Wang Y, Huang JY, et al. C-reactive protein-induced endothelial microparticle generation in HUVECs is related to BH4-dependent NO formation. J Vasc Res, 2007, 44（3）: 241-248.

[32] Horstman LL, Jy W, Jimenez JJ, et al. Endothelial microparticles as markers of endothelial dysfunction. Front Biosci, 2004, 9（5/1）: 1118-1135.

[33] Berckmans RJ, Nieuwland R, Böing AN, et al. Cell-derived microparticles circulate in healthy humans and support low grade thrombin generation. Thromb Haemost, 2001, 85（4）: 639-646.

[34] Abid HM, Böing AN, Biró E, et al. Phospholipid composition of in vitro endothelial microparticles and their in vivo thrombogenic properties. Thromb Res, 2008, 121（6）: 865-871.

[35] Boulanger C M, Amabile N, Tedgui A. Circulating microparticles: a potential prognostic marker for atherosclerotic vascular disease. Hypertension, 2006, 48（2）: 180-186.

[36] Morel O, Toti F, Hugel B, et al. Procoagulant microparticles: disrupting the vascular homeostasis equation?. Arterioscler Thromb Vasc Biol, 2006, 26（12）: 2594-604.

[37] Preston R A, Jy W, Jimenez JJ, et al. Effects of severe hypertension on endothelial and platelet microparticles. Hypertension, 2003, 41（2）: 211-217.

[38] Heiss C, Amabile N, Lee AC, et al. Brief secondhand smoke exposure depresses endothelial progenitor cells activity and endothelial function: sustained vascular injury and blunted nitric oxide production. J Am Coll Cardiol, 2008, 51（18）: 1760-1771.

[39] 胡帅帅, 仉红刚. 高血压内皮微粒产生的机制和病理生理学作用. 中国病理生理学杂志, 2013, 29（8）: 1525-1529.

[40] Asahara T, Murohara T, Sullivan A, et al. Isolation of putative progenitor endothelial cells for angiogenesis. Science, 1997, 275（5302）: 964-967.

[41] Rehman J, Li J, Orschell CM, et al. Peripheral blood "endothelial progenitor cells" are derived from monocyte/macrophages and secrete angiogenic growth factors. Circulation, 2003, 107（8）: 1164-1169.

[42] Delva P, Degan M, Vallerio P, et al. Endothelial progenitor cells in patients with essential hypertension. J Hypertens, 2007, 25（1）: 127-132.

[43] Urbich C, Dimmeler S. Endothelial progenitor cells: characterization and role in vascular biology. Circ Res, 2004, 95（4）: 343-353.

[44] Sainz J, Sata M. CXCR4, a key modulator of vascular progenitor cells. Arterio Thrombo Vascu Biol, 2007, 27（2）: 263-265.

# 第十二章

# 膳食辣椒素与高血压

高血压作为重大慢性病，发病率高、危害性大，发病机制十分复杂，流行病学研究显示，肥胖、糖尿病、高同型半胱氨酸血症、高尿酸血症等已成为高血压的主要危险因素。肥胖患者中半数以上有血压升高，而代谢综合征中合并高血压者＞60%。高血压合并代谢紊乱，加重了靶器官损害，增加了心血管危险性，也使血压更难控制[1]。为此，寻找针对高血压及其相关代谢异常的有效治疗方法具有重要的临床意义[2]。

我国流行病学调查显示，南方高血压、肥胖和冠心病发病率明显较北方低，北方居民膳食较咸、摄盐量较高，而西南地区居民嗜辣，辣椒中的主要活性成分为辣椒素（capsaicin），辣椒素体内的作用靶点为辣椒素受体（TRPV1），其属于瞬时受体电位通道家族中的香草醛亚类，它是一种非选择性阳离子通道，对钙离子和钠离子通透，能被辣椒素特异性激活，在体内分布广泛。辣椒素是否作用于TRPV1以影响心血管代谢并不清楚，近十余年来笔者团队系统研究了膳食辣椒素对心血管和代谢系统的作用及其机制，证实 TRPV1 是干预代谢性高血压的新靶点，这为膳食因子防治高血压提供了科学依据。

## 第一节 辣椒素的生化代谢及生理功能

辣椒素，别名辣椒碱、辣椒辣素，是辣椒中的主要辣味成分，是一种香草基胺的酰胺衍生物，分子式为 $C_{18}H_{27}NO_3$。从辣椒果实中提取出约十几种结构类似辣椒素的同系物，统称为辣椒素类物质，其主要包括辣椒素、二氢辣椒素、降二氢辣椒素、高二氢辣椒素、高辣素等，其中最辣的辣椒素类物

质为辣椒素和二氢辣椒素，其次是高二氢辣椒素，降二氢辣椒素最低[3]。纯辣椒素是呈单斜长方形片状无色结晶，易溶于乙醇、乙醚、苯、氯仿，微溶于二硫化碳，可被水解为香草基胺和癸烯酸。

## 一、辣椒素的生化代谢过程

近年来研究结果显示，辣椒素在体内可能主要通过 4 条途径进行代谢[4]：①辣椒素侧烷基链被羟基化。在苯巴比妥预处理的大鼠肝脏中，将辣椒素（含二氢辣椒素）与 NADPH 共同孵育后，辣椒素的侧烷基链被碳羟化，提示辣椒素的侧烷基链对氧化酶相当敏感[5]。②辣椒素类物质氧化形成苯氧基，然后二聚体化或与细胞色素过氧化物酶 P450 共价结合。研究发现，肝中的细胞色素过氧化物酶 P450 可将辣椒素转变为活性苯氧基，然后苯氧基可经二聚体化或与 P450 共价结合[6]。这种辣椒素形成苯氧基所致突变作用在许多植物多酚类物质的代谢中十分常见。③辣椒素苯环分子去甲基化形成半苯醌或苯醌类衍生物。苯醌类物质被认为可能是辣椒素代谢的一种亲电子中间产物。此类物质的形成首先通过香草氨基环 3 号位脱甲基，随后被氧化为半醌和邻苯醌类衍生物。邻苯醌衍生物可以经苯氧基途径首先形成苯氧基，然后通过去甲基化脱掉甲基即得到邻苯醌类衍生物；也可以形成强活性的 $CH_3$ 基团，导致核酸和蛋白质的烷基化[7]。这类儿茶酚或半醌类衍生物通常容易产生酶促或自发氧化。④辣椒素的非氧化代谢途径，辣椒素在酰胺键处经酰胺水解酶的作用而生成香草基胺及脂肪酸。既往研究发现，老鼠不同组织的提取物都可以对辣椒素及类似物的酰胺键进行水解作用[8,9]。而在各种不同组织中，以肝脏中该类酰胺水解酶的活性最高，其次是肾、肺及小肠。酰胺键的水解断裂会生成香草基胺，而根

据侧链的不同则会生成不同的脂肪酸。研究还发现，当辣椒素类物质以口服形式进入体内后，首先被肠道吸收，主要在肝中代谢，最后才进入循环系统，其在体内其他系统或组织中，几乎都是以其降解产物形式来发挥作用[10]。

## 二、辣椒素的生理功能

研究表明，辣椒素具有多种药理生理学活性，包括镇痛、抗炎、抗氧化、抗癌、心血管保护及减肥等多种作用。研究者发现，辣椒素具有长效镇痛作用，可用于治疗疱疹等神经痛。其镇痛的机制可能为辣椒素的脱敏作用。辣椒素能抑制和消耗神经纤维中的 P 物质，阻止神经纤维对疼痛的感知和传导[11]。另外，研究者还发现辣椒素具有调节神经肽水平的作用，这提示辣椒素可能参与自身免疫机制，进而具有抗炎等作用[12]。近年来，辣椒素的抗癌作用被广泛研究。一些研究认为辣椒素可以诱导肿瘤细胞的凋亡从而达到其抗肿瘤的作用；还有一些学者认为它能抑制 NF-κB、AP1 和 STAT3 等信号通路，或者抑制细胞色素 P4502E1，或者增加细胞内的活性氧的产生，而活性氧能诱导细胞凋亡和细胞周期停滞。此外，还有研究报道辣椒素能诱导肿瘤细胞的自噬[13]。

笔者研究团队前期研究发现，辣椒素具有减肥的作用。辣椒素可以通过激活 TRPV1 介导细胞 $Ca^{2+}$ 内流，抑制细胞分化和脂肪酸合成，降低脂肪细胞数量和体积，进而防治肥胖[14]。也有人认为辣椒素能明显降低血浆和肝脏中三酰甘油的浓度，增加乙酰胆碱和去甲肾上腺素的分泌[15]，增加耗氧量和静息时能量消耗，进而促进体内脂肪氧化分解，增强能量释放，减少体内脂肪的储存，改善肥胖。

辣椒素除了上述生理作用外，还具有许多其他的生理作用，包括治疗一大类神经源性炎症关联疾病，如骨关节炎、风湿性关节炎、银屑病等，还有保护消化系统和缓解疲劳等作用。

## 第二节 辣椒素及其受体 TRPV1 调控血压的机制

辣椒素是瞬时受体电位通道香草醛亚型 1

（TRPV1）的高选择性激动剂。TRPV1 分布广泛，最早在感觉神经元中被发现，主要参与感受热、疼痛等伤害性刺激。随后发现 TRPV1 在多种非神经细胞中，如角化细胞、上皮细胞和内皮细胞也有表达。TRPV1 作为细胞膜上重要的非选择性钙离子通道，激活后导致细胞外钙离子内流。钙离子通过细胞膜上的通道进入细胞被认为是细胞内信号通路激活的标志，细胞内钙（$[Ca^{2+}]i$）浓度的改变介导了细胞兴奋、神经递质释放、细胞增殖和迁移等一系列细胞的基本活动。Yang 等研究发现[16] TRPV1 在血管内皮细胞和野生型小鼠肠系膜动脉中均有表达（图 3-12-1）。辣椒素呈浓度依赖性诱导血管内皮细胞$[Ca^{2+}]i$的升高，TRPV1 基因敲除、TRPV1 特异性抑制剂 iRTX 或 $Ca^{2+}$ 螯合剂 BAPTA 可抑制 $[Ca^{2+}]i$ 的升高。长期激活 TRPV1 或 TRPV1 过表达后可显著改善阻力血管——肠系膜动脉的内皮依赖性舒张功能，TRPV1 基因敲除后、去除内皮、应用 CGRP 受体拮抗剂 CGRP8-37 或 NOS 抑制剂 L-NAME 均可明显减弱血管的舒张反应。辣椒素刺激可显著上调野生型小鼠和自发性高血压大鼠（SHR）血管内皮细胞和肠系膜动脉 p-PKA 及 p-eNOS 蛋白的表达，增加血浆 NO 浓度。长期膳食辣椒素激活 TRPV1 后，可降低 SHR 的血压。以上结果提示激活 TRPV1 可引起$[Ca^{2+}]i$的升高，上调 p-PKA 及 p-eNOS 蛋白的表达，促进血管内皮细胞和肠系膜动脉 NO 的生成，血管内皮依赖性舒张功能增强，血管阻力下降，可导致血压降低。膳食辣椒素激活 TRPV1，通过 cAMPq1/PKA-eNOS 信号通路促进 NO 的合成、释放，是其改善血管功能、预防高血压的机制之一。

另外，在高糖环境下，培养的内皮细胞 TRPV1 和 PKA 表达下降，内皮细胞和动脉 ROS 生成增加和 NO 水平降低，血管内皮舒张功能障碍，辣椒素通过激活 TRPV1 依赖于 UCP2，可以逆转上述高糖损害。膳食辣椒素喂养糖尿病小鼠 14 周可以增加血管 p-PKA 和 UCP2 的表达，增加血管 NO 的水平并减少氧化应激，从而改善内皮依赖性舒张功能。由此可见，长期膳食辣椒素激活 TRPV1 后通过上调 PKA/UCP2 通路，改善高糖诱导的内皮功能障碍[17]。

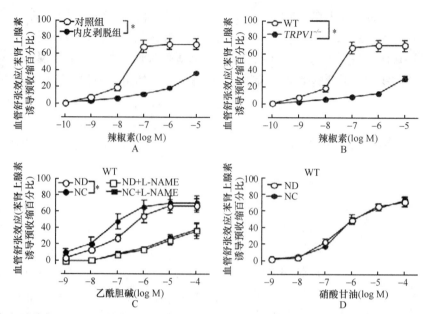

图 3-12-1　A、B. 内皮剥脱术和 TRPV1 敲除在辣椒素诱导新鲜分离的野生型小鼠肠系膜动脉舒张中的作用；C、D. L-NAME
存在或缺少时，乙酰胆碱和硝酸甘油在普食和辣椒素组野生型小鼠分离的肠系膜动脉中的作用

引自：Yang D，Luo Z，Ma S，et al. Activation of TRPV1 by dietary capsaicin improves endothelium-dependent vasorelaxation and prevents hypertension. Cell
Metab，2010，12（2）：130-141.

## 第三节　辣椒素及其受体 TRPV1 在盐敏感性高血压中的作用

高血压是遗传因素与环境因素相互作用的疾病，高钠或低钾饮食是高血压发病的环境因素中较为重要的原因，减少钠盐的摄入、增加钾盐的摄入及增加蔬菜和水果摄入可有效地降低血压，并可显著减少心血管疾病的发生。个体之间对盐的遗传易感性存在很大的差异，研究表明高盐膳食通过炎症、氧化应激等机制导致血压升高[18]。

因此除了加强限制过量盐的摄入外，寻求其他更为简易及更有效的方法降低盐对心血管系统的损害有重要意义。

既往研究提示辣椒素有抗氧化应激、促进尿钠排泄、维持水盐稳态的作用，但上述研究大多局限于急性动物实验及体外研究。我们通过长期膳食辣椒素干预野生型小鼠，发现辣椒素激活 TRPV1 能减轻高盐诱导的氧化应激，减少超氧阴离子产生，提高 NO 的生物利用度，从而改善高盐饮食喂养的野生型小鼠的阻力血管的内皮依赖性舒张功能下降和降低夜间高血压（图 3-12-2）[19]。

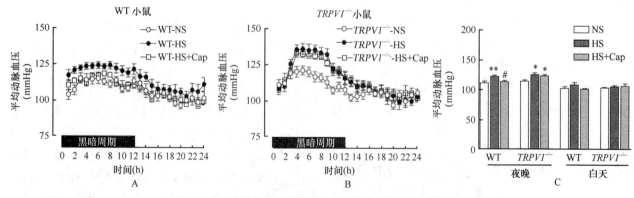

图 3-12-2　膳食辣椒素降低高盐喂养野生型小鼠夜间血压

无线电遥测技术监测野生型和 TRPV1[−/−]普食（A）、高盐（B）、高盐辣椒素（C）组小鼠 24h 平均动脉压[引自 Hao X，Chen J，Luo Z，et al. TRPV1
activation prevents high-saltdiet-induced nocturnal hypertension in mice. Pflügers Archiv-European Journal of Physiology，2011，461（3）：345-353.]

容量负荷增加是高血压患者高血压难以控制的常见病理生理改变，如高血压合并肥胖、慢性肾病患者等都具有容量依赖性的病理生理特征改变。血管内持续性液体流量和血压的维持依赖于肾脏调节尿钠排泄的能力，而利尿剂的缩小容量机制适宜于高盐摄入患者的血压控制，尤其是对于老年高血压、单纯收缩期高血压及血压控制不佳、难治性高血压患者，利尿剂是最佳选择，其对高血压的防治作用不可低估。许多肾脏钠转运体，如噻嗪敏感性 NaCl 协同转运体（NCC）和阿米洛利敏感性上皮钠通道（ENaC），都参与调节肾钠重吸收和血压。噻嗪类利尿剂则抑制远曲小管肾钠

重吸收，增加了尿钠排泄和减少细胞外液量，从而治疗高血压。肾集合管 ENaC 在尿钠重吸收中起重要作用。长期高盐负荷激活肾素-血管紧张素系统及促进 ENaC 对钠的重吸收。笔者研究证实[20]，长期膳食辣椒素激活 TRPV1 增加 M1 集合管上皮细胞内[Ca$^{2+}$]i，抑制肾皮质集合管 αENaC 及其相关 WNK1/SGK1 通路表达水平，并降低高盐饮食诱导下 αENaC 活性的增加，最终降低野生型（WT）小鼠高盐饮食引起的增高血压。结果提示长期膳食辣椒素可激活 TRPV1，通过抑制高盐负荷下 WT 小鼠肾皮质集合管上皮 WNK1/SGK1/αENaC 通路，促进尿钠排泄及降低血压（图 3-12-3）。

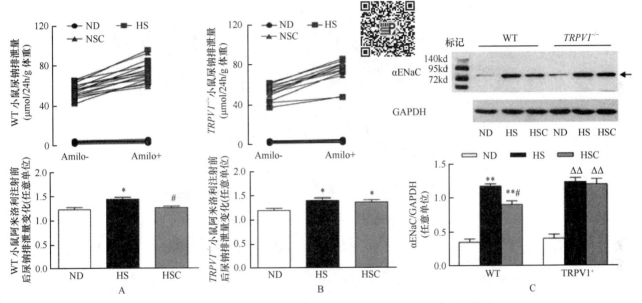

图 3-12-3　膳食辣椒素作用于肾皮质集合管 αENaC 以调节尿钠排泄

A、B. 野生型和 TRPV1$^{-/-}$普食、高盐、高盐辣椒素组小鼠注射阿米洛利（Amilo）前后 24h 尿钠排泄，柱状图显示注射阿米洛利前后 24h 尿钠排泄变化；
C. 野生型和 TRPV1$^{-/-}$小鼠肾皮质集合管 αENaC 蛋白表达[引自：Li L, Wang F, Wei X, et al. Transient receptor potential vanilloid 1 activation by dietary capsaicin promotes urinary sodium excretion by inhibiting epithelial sodium channel alpha subunit-mediated sodium reabsorption. Hypertension, 2014, 64（2）：397-404.]

# 第四节　辣椒素改善高血压并发症的作用

## 一、逆转心脏重构

高血压、肥胖、2 型糖尿病及不健康的生活方式（如高盐摄入）可升高血压而引起心肌肥厚，持续的心肌肥厚则可导致心力衰竭。因此，限制盐摄入或改善高盐对心脏的影响对预防心力衰竭的发展非常重要。心脏的离子通道，如非选择性阳离子通道、TRPC3 和 TRPC6 是血管紧张素Ⅱ诱导的肥厚

信号通路中的重要组成部分，可导致二酰甘油的产生和钙离子内流。此外，临床研究和基础研究都显示线粒体呼吸酶的损伤可导致电子传递链功能障碍，导致 ATP 生成减少，并最终损害心肌收缩能力，引起心肌肥厚。心肌线粒体产生的 ROS 可调节细胞内蛋白和信号途径的活性，因此心肌肥厚和心力衰竭时氧化应激水平增高。笔者研究发现[21]，高盐摄入可引起野生型小鼠血压升高、运动耐力下降、整体氧耗量降低、自发活动减少；左心室射血分数和缩短分数略下降，室间隔厚度和左心室后壁厚度增加；心肌线粒体呼吸链酶复合物Ⅰ（CⅠ）氧化磷酸化功能明显下降，最大呼吸控制率下降，CⅠ酶活性和沉默调

节蛋白 3（Sirt3）的表达明显降低，进而导致心肌线粒体呼吸功能减弱，心肌重塑和心肌肥厚，而膳食辣椒素可明显改善高盐摄入导致的心肌重塑和心肌肥厚。TRPV1 基因敲除后膳食辣椒素则对高盐饮食引起小鼠血压、心功能和结构的改变没有明显改善（图 3-12-4）。

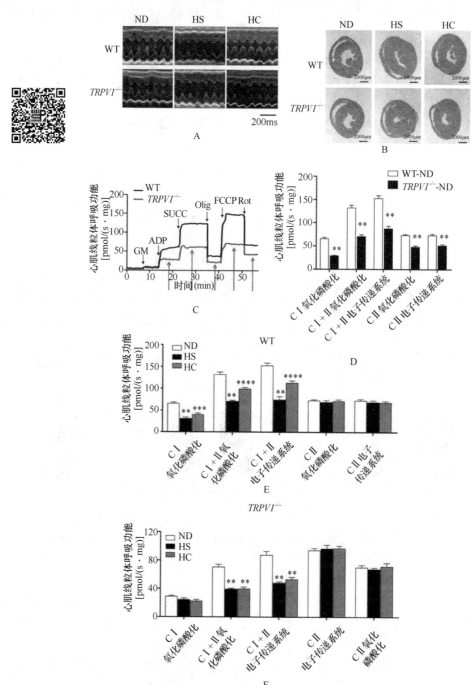

图 3-12-4　膳食辣椒素改善高盐饮食下的小鼠心脏结构、功能及心肌线粒体呼吸功能

A. 小鼠 M 型超声心动图；B. 心脏乳头肌平面 HE 染色；C. 野生型和 *TRPV1*⁻/⁻ 小鼠分离的心肌线粒体氧耗量测定；D～F. 分离的心肌线粒体呼吸率测定。GM. 谷氨酸+苹果酸；SUCC. 琥珀酸盐；Olig. 寡霉素 A；FCCP. 线粒体解偶联剂；Rot. 鱼藤酮；C Ⅰ、C Ⅱ. 线粒体复合体 Ⅰ、Ⅱ；OXPHOS. 氧化磷酸化能力；ETS. 电子传递能力[引自：Lang H, Li Q, Yu H, et al. Activation of TRPV1 attenuates high saltinduced cardiac hypertrophy through improvement of mitochondrial function. Br J Pharmacol, 2016, 172（23）: 5548-5558. Gao F, Liang Y, Wang X, et al. TRPV1 activation attenuates high-salt diet-induced cardiac hypertrophy and fibrosis through PPAR-δ Upregulation. PPAR Research, 2014, 2014: 491963.]

笔者研究还发现[22]，长期膳食辣椒素激活 TRPV1 还可以通过上调过氧化物酶体增殖物激活受体 δ（PPAR δ）、UCP2，减少 iNOS 生成和氧化/硝基酪氨酸应激，从而减轻高盐饮食引起的心肌

肥厚和纤维化，改善心脏结构和功能。由此可见，长期高盐摄入可导致心脏重塑，辣椒素可以增加氧耗量、提高心肌线粒体最大呼吸控制率和促进ATP的生成改善心肌能量代谢，改善氧化/硝基酪氨酸应激，从而减轻长期高盐摄入导致的心脏重塑。

## 二、辣椒素改善动脉粥样硬化及脑卒中

动脉粥样硬化（atherosclerosis，AS）引起的心脑血管疾病是全球引起死亡的首要原因。目前认为AS是一种与脂质代谢紊乱相关的全身血管的慢性炎症性疾病，基本的病理生理过程主要是内皮细胞的受损及血液单核/巨噬细胞、血管平滑肌细胞（VSMC）在血管壁的沉积形成泡沫细胞，而炎症反应和细胞内胆固醇动态平衡是动脉粥样硬化形成和发展的重要环节，并且受细胞钙信号的调控。

既往研究发现，辣椒素在减少炎症反应、减少体脂聚集、调节血脂及能量代谢等方面有积极的作用。笔者研究发现TRPV1特异性激动剂辣椒素和超强辣椒素可呈浓度依赖性地引起VSMC内游离钙离子的增加并减少C57小鼠VSMC内脂质聚集。激活VSMC的TRPV1可上调ATP结合盒转运体（ABCA1）的表达，而下调低密度脂蛋白相关蛋白1（LRP1）的表达，并呈钙、钙调神经磷酸酶和PKA依赖性，提示VSMC内胆固醇转出增加、胆固醇摄取减少。膳食辣椒素喂养小鼠24周激活TRPV1可增加高脂饮食喂养的$ApoE^{-/-}$小鼠主动脉ABCA1表达并降低LRP1表达，明显减少其主动脉窦脂质沉积和动脉粥样硬化斑块。但膳食辣椒素对$ApoE^{-/-}/TRPV1^{-/-}$没有作用。以上结果提示，膳食辣椒素激活TRPV1可以改善高脂饮食诱导的动脉粥样硬化（图3-12-5A~D）[23]。

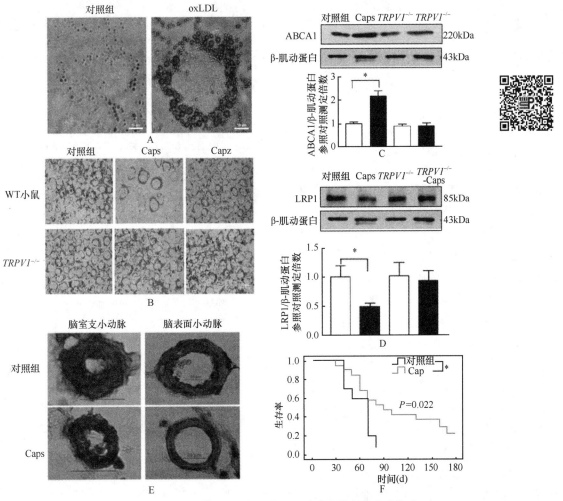

图3-12-5　膳食辣椒素改善小鼠动脉粥样硬化和脑卒中

A. 野生型小鼠原代培养平滑肌细胞油红染色显示细胞内脂质沉积；B. 野生型和$TRPV1^{-/-}$小鼠原代培养平滑肌细胞在辣椒素（Caps）和辣椒卓平（Capz）作用下油红染色；C. 野生型和$TRPV1^{-/-}$小鼠血管平滑肌细胞的ABCA1的蛋白表达；D. 野生型和$TRPV1^{-/-}$小鼠血管平滑肌细胞的LRP1的蛋白表达；E. 膳食辣椒素对脑动脉厚度的影响；F. 辣椒素对脑卒中自发性高血压大鼠（SHRsp）生存曲线的影响[引自：Xu X，Zhu ZM，Stroke，2011；Ma L，Zhu ZM，Cardiovasc Res，2011.]

目前针对脑卒中的防治措施主要是预防危险因素，而在我国高血压是脑卒中发病的最重要的危险因素，研究显示，40%～50%脑卒中的发生归因于高血压。高血压改变大脑血管内皮依赖性的舒张，引起脑血管肥厚，增加大脑缺血性损伤的易感性。各种降压药物降低血压可明显降低休克的病死率。eNOS 和血管内的 NO 在维持脑血流量和保护脑神经方面具有非常重要的作用。eNOS 敲除小鼠的大脑中动脉闭塞后会引起大面积脑梗死，小脑动脉出现肥厚。笔者研究[24]也发现大鼠和小鼠的颈动脉存在 TRPV1，且与 eNOS 共同分布在血管的内膜和外膜上。辣椒素呈浓度依赖性地舒张大鼠和小鼠的脑动脉，这种作用依赖于内皮细胞，可以被 eNOS 抑制剂 L-NAME 所阻断。膳食辣椒素可以增加小鼠脑动脉的内皮依赖性舒张反应，可以上调脑卒中自发性高血压大鼠（SHRsp）脑动脉中的 TRPV1 和 eNOS 的表达。辣椒素激活 TRPV1 可以减轻 SHRsp 脑动脉内膜-中膜的增厚程度，可以延缓 SHRsp 脑卒中的发作（图 3-12-5E～F）。

# 第五节　膳食辣椒素防治高血压的展望

血压升高是环境、遗传等因素相互作用的结果，而在众多的影响血压的环境因素中，膳食因素在血压稳态调节中发挥了重要作用。在非高血压及高血压前期人群中，膳食干预可有效预防高血压发生及降低血压升高相关并发症的风险。基于众多的研究成果，美国心脏协会（AHA）在 2006 年发表了防治高血压的膳食指导指南，而后进行了多次修订与更新[25-29]。目前较为公认的膳食干预措施主要包括减重、低盐高钾饮食、适量饮酒及特殊膳食（如DASH 饮食、地中海饮食、素食者饮食）等。这些特殊的膳食类型如 DASH 饮食、地中海饮食等，已经通过系列干预试验证明具有显著的减盐、降压及心血管保护作用[30, 31]。DASH 饮食主要建议多食全谷食物和蔬菜，其为高钾、高镁、高钙、高膳食纤维、丰富的不饱和脂肪酸的饮食，而地中海饮食建议少吃红肉，多吃蔬菜水果、橄榄油、鱼及坚果类食物，同时晚餐饮用葡萄酒。然而，上述膳食建议主要结合欧美等国日常饮食所提出，与亚洲尤其是

我国膳食结构有显著的不同。因此，其在我国推行难度大、依从性差。尤其重要的是，我国是一个烹饪大国，寻找防治高血压膳食类型有重要的临床意义[32]。辣椒素不仅是重要的食物营养成分，同时也是一种天然的生物活性因子。基础研究及临床研究均证实辣椒素通过激活不同的靶器官或组织中的TRPV1 发挥心血管保护作用，是心血管病防控的重要干预靶点，进一步明确膳食辣椒素剂量、食用方式和心血管保护效果之间的关系，明确辣味膳食是否可成为新的一类能被广泛接受及推广的抗高血压及保护心血管的健康膳食类型值得进一步探讨。

（祝之明　李　强）

## 参 考 文 献

[1] 祝之明. 代谢性高血压——新的高血压类型及其面临的挑战. 中国实用内科杂志, 2011, 31（8）：604-605.

[2] 祝之明. 代谢手术治疗高血压和 2 型糖尿病——理想抑或现实? 第三军医大学学报, 2013, 35（9）：809-810.

[3] 肖素荣, 李京东. 几种植物提取物的生理特性及其应用. 中国食物与营养, 2009,（11）：21-23.

[4] Surh YJ, Ahn SH, Kim KC, et al. Capsaicin, a double-edged sword: toxicity, metabolism, and chemopreventive potential. Life Sci, 1995, 56（22）：1845-1855.

[5] Surh YJ1, Ahn SH, Kim KC, et al. Metabolism of capsaicinoids: evidence for aliphatic hydroxylation and its pharmacological implications. Life Sci, 1995, 56（16）：305-311.

[6] Lawson T, Gannett P. The mutagenicity of capsaicin and dihydrocapsaicin in V79 cells. Cancer Lett, 1989, 48（2）：109-113.

[7] Relling MV, Nemec J, Schuetz EG, et al. O-demethylation of epipodophyllotoxins is catalyzed by human cytochrome P450 3A4. Mol Pharmacol, 1994, 45（2）：352-358.

[8] Kawada T, Suzuki T, Takahashi M, et al. Gastrointestinal absorption and metabolism of capsaicin and dihydrocapsaicin in rats. Toxicol Appl Pharmacol, 1984, 72（3）：449-456.

[9] Mans DR, Lafleur MV, Westmijze EJ, et al. Formation of different reaction products with single- and double-stranded DNA by the ortho-quinone and the semi-quinone free radical of etoposide（VP-16-213）. Biochem Pharmacol, 1991, 42（11）：2131-2149.

[10] Donnerer J, Amann R, Schuligoi R, et al. Absorption and metabolism of capsaicinoids following intragastric administration in rats. Naunyn Schmiedebergs Arch Pharmacol, 1990, 342（3）：357-361.

[11] Niv D, Maltsman-Tseikhin A. Postherpetic neuralgia: the never-ending challenge. Pain Pract, 2005, 5（4）：327-340.

[12] Zhukova EM. Role of capsaicin-sensitive neurons in the regulation of structural organization of the thymus. Bull Exp Biol Med, 2005, 140（2）：249-252.

[13] Choi CH, Jung YK, Oh SH. Autophagy induction by capsaicin in malignant human breast cells is modulated by p38 and extracellular

signal-regulated mitogen-activated protein kinases and retards cell death by suppressing endoplasmic reticulum stress-mediated apoptosis. Mol Pharmacol, 2010, 78 (1): 114-125.

[14] Zhang LL, Yan Liu D, Ma LQ, et al. Activation of transient receptor potential vanilloid type-1 channel prevents adipogenesis and obesity. Circ Res, 2007, 100 (7): 1063-1070.

[15] Inoue N, Matsunaga Y, Satoh H, et al. Enhanced energy expenditure and fat oxidation in humans with high BMI scores by the ingestion of novel and non-pungent capsaicin analogues (capsinoids). Biosci Biotechnol Biochem, 2007, 71 (2): 380-389.

[16] Yang D, Luo Z, Ma S, et al. Activation of TRPV1 by dietary capsaicin improves endothelium-dependent vasorelaxation and prevents hypertension. Cell Metab, 2010, 12 (2): 130-141.

[17] Sun J, Pu Y, Wang P, et al. TRPV1-mediated UCP2 upregulation ameliorates hyperglycemia-induced endothelial dysfunction. Cardiovasc Diabetol, 2013, 12: 69.

[18] 祝之明, 何洪波. 盐与高血压代谢风险. 中国实用内科杂志, 2014, 34 (4): 354-355.

[19] Hao X, Chen J, Luo Z, et al. TRPV1 activation prevents high-salt diet-induced nocturnal hypertension in mice. Pflügers Archiv-European Journal of Physiology, 2011, 461 (3): 345-353.

[20] Li L, Wang F, Wei X, et al. Transient receptor potential vanilloid 1 activation by dietary capsaicin promotes urinary sodium excretion by inhibiting epithelial sodium channel alpha subunit-mediated sodium reabsorption. Hypertension, 2014, 64 (2): 397-404.

[21] Lang H, Li Q, Yu H, et al. Activation of TRPV1 attenuates high salt-induced cardiac hypertrophy through improvement of mitochondrial function. Br J Pharmacol, 2015, 172 (23): 5548-5558.

[22] Gao F, Liang Y, Wang X, et al. TRPV1 activation attenuates high-salt diet-induced cardiac hypertrophy and fibrosis through PPAR-δ upregulation. Ppar Research, 2014, 2014: 491963.

[23] Ma L, Zhong J, Zhao Z, et al. Activation of TRPV1 reduces vascular lipid accumulation and attenuates atherosclerosis. Cardiovasc Res, 2011, 92 (3): 504-513.

[24] Xu X, Wang P, Zhao Z, et al. Activation of transient receptor potential vanilloid 1 by dietary capsaicin delays the onset of stroke in stroke-prone spontaneously hypertensive rats. Stroke, 2011, 42 (11): 3245-3251.

[25] Appel LJ, Brands MW, Daniels SR, et al. Dietary approaches to prevent and treat hypertension: a scientific statement from the American Heart Association. Hypertension, 2006, 47 (2): 296-308.

[26] Mozaffarian D, Afshin A, Benowitz NL, et al. Population approaches to improve diet, physical activity, and smoking habits: a scientific statement from the American Heart Association. Circulation, 2012, 126 (12): 1514-1563.

[27] Whelton PK, Appel LJ, Sacco RL, et al. Sodium, blood pressure, and cardiovascular disease further evidence supporting the American Heart Association sodium reduction recommendations. Circulation, 2012, 126 (24): 2880-2889.

[28] Eckel RH, Jakicic JM, Ard JD, et al. 2013 AHA/ACC guideline on lifestyle management to reduce cardiovascular risk: A report of the American College of Cardiology/American Heart Association task force on practice guidelines. Journal of the American College of Cardiology, 2014, 63 (25): 2960-2984.

[29] Van Horn L, Carson JA, Appel LJ, et al. Recommended dietary pattern to achieve adherence to the American heart Association/American College of Cardiology (AHA/ACC) Guidelines. A Scientific Statement from the American heart Association. Circulation, 2016, 134 (22): e505-e529.

[30] Sacks FM, Svetkey LP, Vollmer WM, et al. Effects on blood pressure of reduced dietary sodium and the Dietary Approaches to Stop Hypertension (DASH) diet. DASH-Sodium Collaborative Research Group. N Engl J Med, 2001, 344 (1): 3-10.

[31] Estruch R, Ros E, Salas-Salvadó J, et al. Primary prevention of cardiovascular disease with a Mediterranean Diet. New England Journal of Medicine, 2013, 368 (14): 1279-1290.

[32] Gay HC, Rao SG, Vaccarino V, et al. Effects of different dietary interventions on blood pressure: systematic review and meta-analysis of randomized controlled trials. Hypertension, 2016, 67 (4): 733-739.

## 第十三章

# 肌源性因子与血压调节

## 第一节 运动对血压的影响

### 一、运动对血压的调节作用

生命在于运动。常规定时的运动对于多种慢性疾病的治疗和预防具有良好的效果，同时可以广泛提高心血管系统的健康水平，延长寿命。较之药物治疗，每天规律适度的运动可引起机体一系列有益的生理变化，对多种心血管疾病都具有改善和治疗作用[1]。有研究显示，较之不运动，坚持运动可使寿命延长 7 年左右[2]。运动对于血压的调节呈双向性变化。

运动对于血压降低的作用已得到相当多研究的证实。这一控制作用在正常血压者或高血压患者均有效。一项 2013 年的 Meta 分析综合了 93 项运动临床研究[3]，此分析入组的 5223 名受试者中，3401 名受试者分为 105 个负重耐力训练组、29 个运动耐力训练组、14 个综合训练组和 5 个静态耐力训练组。研究发现，大于 4 周的运动对于血压有明显的降低作用，负重耐力训练使收缩压降低了 3.5mmHg，舒张压降低了 2.5mmHg；运动耐力训练使收缩压降低了 1.8mmHg，舒张压降低了 3.2mmHg；静态耐力训练使收缩压降低了 10.9mmHg，舒张压降低了 6.2mmHg；而综合训练仅使舒张压降低了 2.2mmHg。负重耐力训练对于高血压患者的降压作用要高于临界高血压及正常血压者；而运动耐力训练对于临界高血压者的降压作用强于高血压患者及正常血压者。有氧运动也具有降低血压的作用。一项包含了 1226 名久坐老年人的 Meta 分析发现，运动可使老年人的收缩压降低 3.9%，舒张压降低 4.5%[4]。

除了长期降压作用以外，运动具有短暂的强烈降压作用，即运动后低血压（post-exercise hypotension，PTH）。PTH 多于有氧运动 4～10h 后发生，但也有报道可持续至 22h 后。PTH 在正常血压者、高血压者中均存在，但运动对高血压者的降压作用最为强烈。有报道，高血压患者有氧运动数小时后收缩压和舒张压可平均下降 15mmHg 和 4mmHg。但这一作用在静态耐力训练后缺乏相应的证据。

美国运动医学会（American College of Sports Medicine）于 2004 年发布了运动和高血压的相关指南（Position Stand）[5]。该指南指出：有氧运动可降低正常血压者和高血压者的静息血压（A 类证据）；有氧运动的降压作用在高血压患者中强于正常血压者（B 类证据）；有氧运动同样可降低动态血压和亚极量运动负荷时测定血压（B 类证据）；不同研究得到的结果差异不能用运动计划（如频率、密度、时间和类型）的差异来解释（B 类证据）；静态耐力训练对于成年高血压者的降压作用证据不足（C 类证据）；耐力训练对老年人具有降压作用，这一作用较年轻者没有差异（B 类证据）；现有证据不支持把耐力训练和阻力训练作为儿童和少年的非药物血压干预措施（B 类证据）；耐力训练对血压的降低在男性和女性中具有相似的作用（B 类证据）；没有证据表明不同种族人群血压对长期（B 类证据）和短期（C 类证据）运动的作用具有差异。同时，《中国高血压基层管理指南（2014 年修订版）》及《中国高血压防治指南 2010》也把运动作为高血压非药物治疗的方法之一。

### 二、运动调节血压的机制

#### （一）自主神经系统

交感神经系统兴奋性增加是原发性高血压的重

要标志之一。交感神经系统兴奋诱导的去甲肾上腺素释放造成血管收缩和血管阻力增加。现有研究尚不能完全证实运动可降低交感神经兴奋性，但较多的研究均证实了运动具有降低去甲肾上腺素的作用。神经突触的去甲肾上腺素降低可能是运动后血管阻力下降的机制之一。Meredith 等[6]的研究认为，运动造成的血清去甲肾上腺素水平降低主要是肾脏的去甲肾上腺素降低造成，肾脏去甲肾上腺素的降低作用占70%左右。另外，运动可刺激迷走神经，造成短暂性的血管扩张，血压下降，脉压减小。当收缩压下降到一定程度而影响重要脏器血供时，可由于脑供血不足而造成运动性晕厥。

### （二）肾素–血管紧张素系统

血管紧张素Ⅱ是一种作用强烈的血管收缩激素，升压作用明显。因此，运动对肾素和血管紧张素Ⅱ的降低作用在血压降低中发挥了重要的作用。正常血压人群运动后的肾素和血管紧张素Ⅱ会下降，但这一现象在高血压人群并没有观察到。因此，现有证据尚不能完全说明肾素–血管紧张素系统在运动后血压改善中的作用。

### （三）血管反应性改变

血管的适应性在运动后血压降低中发挥了一定的作用。血管肾上腺素能α受体对去甲肾上腺素的反应性在运动后降低。而长期运动可降低自发性高血压大鼠肾上腺素能α受体介导的血管收缩。内皮素-1 被认为是现今发现的最强血管收缩因子，在高血压的发病中具有重要的作用。运动可降低人的内皮素-1 水平。而动物实验证实，运动可降低血管对内皮素-1 的敏感性。因此，运动可能是通过去甲肾上腺素和内皮素-1 两个因子改善血管反应性而降低血压的。

高血压损伤血管内皮功能，内皮功能受损进一步提高血管张力和降低血管舒张，加重血压的升高，从而形成恶性循环。内皮依赖的血管舒张作用依赖于一氧化氮的生成。在正常人群，运动可增加一氧化氮的生成，提高血管的舒张能力。有报道显示，在 12 周的健走运动后,高血压患者由乙酰胆碱介导的前臂肌肉血供增加，并且静息时的血压降低了。但运动后非内皮依赖的血管收缩并无变化。因此，上述研究结果表明，内皮依赖性血管舒张增强而造

成的外周血管阻力下降是运动降低高血压的一个重要机制。

### （四）基因因素

基因因素与运动的抗高血压作用相关，其相关性在静息和运动时均可观察到。这一现象在健康、危险因子、运动和基因（HERITAGE）家族研究中被观察到[7]。有研究显示，基因因素在运动后静息收缩压下降的作用中占17%。多种基因在这其中发挥了作用。一氧化氮合酶 3（NOS3）变异体 G298A 被认为与运动后的血压改变有关。尽管 NOS3 单核苷酸多态性（single nucleotide polymorphisms，SNP）位点 G/A 未发现与静息血压改变有关，但携带 NOS3 AA 等位基因的个体在亚极量运动后舒张压的降低作用低于携带 NOS3 GG 等位基因的个体。此外，血管紧张素原、血管紧张素转化酶及 TGF-1 的基因变异体均认为与运动时和运动后静息血压的改变有关。而 Apo E 等位基因变异不同的高血压人群其运动后静息血压变化也存在不同。

根据现有的证据得知，尽管基因因素在运动调节血压中存在作用，但其作用可能较小。这可能与血压调节的复杂机制有关，血压的调节受众多的基因位点和环境因素的影响，单基因的改变可能并不能完全影响血压变化。

### （五）骨骼肌的调节作用

**1. 骨骼肌血管的作用**　现有研究表明，运动后骨骼肌血管的结构会发生改变，包括血管重塑，如长度增加、供血面积增加和（或）动脉及静脉直径改变，以及血管新生、毛细血管数量增加。同时，运动后的血压正常及高血压实验动物，其后肢肌肉的毛细血管阻力下降。因此，运动诱导的血管结构改变可增加阻力血管的供血面积，降低外周血管阻力而降低静息血压。

**2. 骨骼肌神经的作用**　运动对骨骼肌组织的交感神经系统具有调节作用。这一作用改善了骨骼肌的胰岛素敏感性。运动后的血清去甲肾上腺素水平和血压下降与胰岛素敏感性升高具有密切的关系。这提示骨骼肌组织对血压存在潜在的调控作用。

**3. 骨骼肌内分泌的作用**　越来越多的研究发现，骨骼肌具有重要的内分泌功能，合成和释放了多种功能因子，从而对血压进行调节，详见后文所述。

## 第二节　肌源性因子概述

### 一、骨骼肌的内分泌功能

#### （一）骨骼肌的组成

人体全身有 600 多块肌肉，占体重的 40%～50%。骨骼肌是人体最大的器官，由肌纤维组成。在人类，肌纤维分为Ⅰ型、Ⅱ型及混合型。Ⅰ型肌纤维又称慢纤维或氧化纤维，其特点在于线粒体数目较多，具有丰富的毛细血管血供，收缩频率较慢，疲劳抵抗强。由于丰富的血管供应和较高的血红蛋白含量，这一类骨骼肌纤维呈红色。Ⅰ型肌纤维通过燃烧脂肪酸，广泛地参与了机体的代谢调控。骨骼肌中尚存在另一类呈白色的肌纤维，这类肌纤维线粒体数目较少，收缩快，力量峰值较高，但耐力差，以糖酵解为主要的供能方式，其为Ⅱ型肌纤维。Ⅱ型肌纤维会随着衰老而丢失，导致肌肉力量下降；而通过运动增加此类肌纤维的量可提高葡萄糖的代谢。

除了肌纤维以外，骨骼肌还包括多种其他类型的细胞和组织，如成纤维细胞、周细胞、脂肪细胞、运动神经元及结缔组织。在组成骨骼肌的细胞中，肌细胞（即肌纤维）、周细胞及卫星细胞均被证实与周围具有分泌功能的其他细胞存在相互联系。而肌细胞本身同样存在分泌功能。

#### （二）骨骼肌的分泌功能

骨骼肌的功能包括形成力量、维持运动和姿势。骨骼肌在能量代谢和胰岛素敏感性调节中也同样重要。食物来源的葡萄糖在胰岛素的作用下在骨骼肌转化为肌糖原并储存。运动情况下，骨骼肌发出的相应信号到达远处组织，调节了其他组织器官对能量的储存和利用。鉴于骨骼肌调节糖稳态的重要性得到长期的关注，越来越多的研究发现，骨骼肌同时可以合成大量的物质，具有自分泌、旁分泌和内分泌的功能。对于骨骼肌的分泌功能研究可以追溯到半个多世纪前。早在 1961 年，有研究者就提出假设，骨骼肌细胞在收缩时可以控制和释放一些"体液"因子以增加机体的葡萄糖需求[8]。这一假设最终得到了实验的证实。Kjaer 等[9]的研究发现，对健康青年男性行脊椎 $L_3$～$L_4$ 的硬膜外麻醉，阻断下肢肌肉与神经的联系，以电刺激激动下肢骨骼肌，实验者的肾上腺素、生长因子、促肾上腺素激素及皮质醇等水平均显著改变。此外，对于脊髓损伤后截瘫的患者进行下肢骨骼肌的电刺激，其机体的多种代谢和激素水平改变与正常人相同[10]。上述研究均提示了骨骼肌运动对机体的调节不仅仅依赖于神经，体液反馈机制在其中也发挥了重要的作用。也证实了收缩的骨骼肌能够通过某些释放进入循环的体液因子与远处的器官产生联系。这些肌肉内分泌因子可直接或间接地影响脂肪、肝脏、心血管系统及脑等组织和器官的功能。

现在，越来越多的证据发现骨骼肌的分泌功能，对远处器官存在调控作用。肝脏的葡萄糖合成增加是骨骼肌收缩的一个直接反应，以保证血糖的稳定性；同时，脂肪组织也在运动时增加了游离脂肪酸的释放。"肌肉-肝脏对话"及"肌肉-脂肪对话"的过程中均有肌源性因子的参与。此外，许多人都发现在运动后会有欢愉的感觉，这与一些神经营养因子有关，包括脑源性神经营养因子（BDNF）、脑啡肽、多巴胺、羟色胺和去甲肾上腺素等。肌肉收缩可能通过释放一种或多种因子调节神经递质的生成、活性或信号通路。在过去的几年，很多研究均证实了运动对免疫系统的影响，特别是对天然免疫的影响。运动与免疫系统之间相互关系的研究提示可能存在潜在的骨骼肌内分泌和细胞因子机制。早期的研究者发现，在运动或肌肉做功之后，机体内的大量细胞因子表达显著升高。例如，白介素（IL）-6 在运动之后可上升近 100 倍[11]。

实际上，随着肌肉的内分泌功能被逐步认识和发现，一些研究者认为可将骨骼肌作为一种人工内分泌器官，用一定的技术手段使其分泌相应的激素或细胞因子，以改善某些激素缺乏类疾病。骨骼肌作为内分泌替代器官具有其独特的优势：其一，骨骼肌是人体最大的器官；其二，骨骼肌细胞的增殖并不活跃，在有丝分裂后基本不存在转染基因的丢失。因此，骨骼肌的人工内分泌功能在 20 世纪 90 年代得到较为广泛的阐述和实验应用。研究显示，在小鼠骨骼肌中转染红细胞生成素（EPO）基因后，其血清中 EPO 的水平可显著升高，并维持数月。而肌肉的胰岛素样生长因子（IGF）基因转染被发现降低了糖尿病小鼠的进行性神经元病变。这一部分研究进一步证实了骨骼肌存在内分泌功能，并已在相关领域得到应用。

综上所述，骨骼肌已经被认为是重要的内分泌器官。随着研究的不断开展，越来越多的与肌肉有关的细胞因子、蛋白和肽类被发现，肌肉因子或肌源性因子这一概念应运而生。

## 二、肌源性因子的概念和定义

半个多世纪前，研究者即观察到骨骼肌在收缩后释放了某些降糖"激素"。而早期的研究普遍认为，骨骼肌的分泌功能往往由于肌纤维收缩做功产生。在缺乏相应更深入研究的情况下，当时的研究者们称这一类收缩后肌肉释放的物质为"工作刺激物（work stimulus）"、"工作因子（work factor）"或"运动因子（exercise factor）"。运动因子这一概念是基于早期一些研究者的假设，即收缩的骨骼肌可不依赖于神经系统介导其他器官的代谢和生理功能。早期的研究对运动因子的认识并不完全，认为运动因子为肌肉运动产生的代谢产物或电解质离子，如钾离子、乳酸及腺苷等。但其后的研究证实代谢产物并不能介导肌肉与器官之间的相互作用。

代谢产物或电解质离子并不是运动因子，研究者进一步分析其他可溶性因子在肌肉和其他器官相互关系中的作用。随着免疫系统研究的逐步深入，细胞因子的作用逐渐被发现。细胞因子是一类15～30kDa的糖蛋白，参与了神经内分泌和免疫系统之间的相互作用。在2000年，Steensberg等首先证实了在持续运动中，收缩的人类骨骼肌可释放IL-6进入循环[12]，这一部分肌肉来源的IL-6具有代谢调节功能。骨骼肌合成释放 IL-6 的发现具有重大的意义，这说明了骨骼肌来源的细胞因子在运动相关代谢变化中的巨大作用。同时，学术界提出了肌源性因子（myokines）这一概念。

肌源性因子的英文单词为myokines。这一单词由希腊词根 myo 和细胞因子的单词cytokines组成，myo 包含了"肌肉（muscle）"和"运动（motion）"的含义[13]。尽管运动因子这一概念的使用持续了许多年，但骨骼肌作为肌源性因子合成器官这一观念更加适合于现有研究的开展和总结。在过去的十年间，骨骼肌细胞逐渐被发现具有很高的分泌能力，这一作用与脂肪细胞的作用类似，因此肌源性因子这一单词也与脂肪因子（adipokines）的构词相同。

肌源性因子的定义：由肌纤维合成、表达和释放的细胞因子或其他肽类，并以旁分泌或内分泌的形式发挥生理作用。肌源性因子的特征：①肌源性因子是由肌纤维合成、表达和释放的细胞因子或肽类；②肌源性因子以自分泌、旁分泌或内分泌的形式发挥作用；③肌源性因子可平衡和拮抗脂肪因子的作用；④肌源性因子介导了运动的保护作用。

肌源性因子的释放主要受到肌肉收缩的调控，可以由肌肉急性收缩引起，也可由长期运动诱导。但现有研究也认为，非肌肉收缩刺激同样可造成肌源性因子释放，这一释放具有持续性。

## 三、主要的肌源性因子

肌肉来源的分泌组包含了数百种分泌物。近年来，利用高通量的蛋白组学平台，小鼠 C2C12 骨骼肌细胞分化期释放的蛋白因子得到了定量检测，共计635 种分泌性蛋白得到了验证，其中包含了 35 种生长因子、40 种细胞因子和36 种金属肽酶类。研究较多的肌源性因子包括肌肉生长抑制素（ myostatin）、白血病抑制因子（leukemia inhibitory factor，LIF）、肌肉炎症因子、脑源性神经营养因子（ brain-derived neurotrophic factor，BDNF）、胰岛素样生长因子-1（ IGF-1）、成纤维细胞生长因子-21（FGF-21）、卵泡抑素相关蛋白-1（ follistatin-related protein-1，FSTL-1）及鸢尾素等。

## 第三节　肌源性因子与血压调节

随着肌肉内分泌功能的逐渐认知，越来越多的肌源性因子得以发现，肌源性因子的功能也渐渐得到学术界和临床医师的关注。肌源性因子对代谢及心血管系统的功能具有重要的作用。大量的肌源性因子发挥了骨骼肌对多种组织器官的调节作用。肌源性因子普遍发挥了促进脂肪代谢、调节胰岛素敏感性、稳定机体糖稳态等作用。同时，多种肌源性因子对血压具有调节作用。

## 一、各种肌源性因子的血压调节作用及机制

### （一）炎症因子

早在 20 世纪 60 年代研究者即发现了免疫系统在高血压的发病中发挥了作用。Okuda 和 Grollman[14]

将肾脏感染动物的淋巴结移植到正常实验动物，发现正常实验动物发生了高血压。而将正常血压大鼠的胸腺移植到自发性高血压大鼠（SHR）的体内，SHR 的血压出现了下降[15]。在免疫系统对血压的调控中，炎症因子起到了重要的作用。其中，肌肉来源的炎症因子成为运动、免疫和血压调节之间的桥梁。

**1. IL-6** 是第一个被发现因肌肉收缩而释放进入血液循环的肌源性因子。研究发现，循环 IL-6 的水平在运动后与运动时间和参与运动的骨骼肌质量呈指数增加（图 3-13-1）：运动时间和循环 IL-6 水平之间呈对数线性关系，在运动1.9h（95%CI：1.6～2.9h，$P<0.0001$）后 IL-6 水平增加到运动前的 10 倍，运动持续 6h（95%CI：4.5～8.1h，$P<0.0001$）后 IL-6 水平增加到 100 倍。IL-6 水平在运动期间持续升高，在运动结束后达到峰值并短暂维持。IL-6 是一类促炎细胞因子。因此，早期的学者认为运动时 IL-6 升高可能是运动引起肌肉损伤的标志。但逐渐有证据表明引起肌肉损伤的运动强度升高的 IL-6 水平并不高于肌肉未损伤的运动强度，运动中的血浆 IL-6 变化与肌肉损伤并没有相关性。参与运动的肌肉质量同样与 IL-6 水平具有相关性。单纯上肢的肌肉运动并不足以增加血浆 IL-6 的水平。与之相反，跑步运动需动员全身大部分的骨骼肌肌群，因此跑步增加 IL-6 水平的能力最为强大。

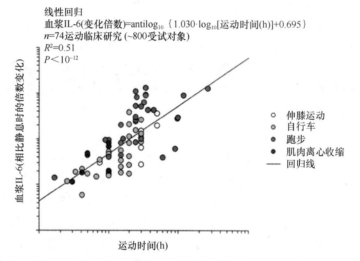

图 3-13-1　运动时间和血浆 IL-6 增加（以运动前水平的增加倍数表示）的对数线性关系（由实线表示）[16]

肌源性 IL-6 是一种运动感受因子。同时，脂多糖（LPS）、活性氧及炎症因子刺激骨骼肌细胞增加了肌源性 IL-6 的释放。但收缩肌肉释放肌源性 IL-6 并不依赖于炎症的存在。提高葡萄糖的利用率可以降低运动增加的血浆 IL-6 浓度。因此，代谢因素对肌源性 IL-6 的影响大于炎症的影响。肌内注射糖原后，IL-6 的 mRNA 表达和蛋白释放均下降，提示糖原是肌源性 IL-6 的重要调节因子。一些研究表明，运动中的葡萄糖摄入降低了运动中的肌源性 IL-6 释放，但并不影响收缩骨骼肌中的 IL-6 mRNA 的表达。

另外，IL-6 对代谢具有调节作用。在体实验和离体实验均证实 IL-6 提高了葡萄糖的合成，AMP 活化蛋白激酶（AMP-activated protein kinase，AMPK）是其中重要的中间分子。通过 AMPK，IL-6 提高葡萄糖的摄取，增加全身及骨骼肌细胞内的脂肪酸氧化。IL-6 活化骨骼肌 AMPK 的机制是，增加 cAMP 浓度及 AMP 和 ATP 比率。IL-6 信号通过 gp130 受体发挥作用，并表现了与瘦素（leptin）相似的生物学功能。IL-6 敲除小鼠可以发展为肥胖和糖耐量不良的表型，提示 IL-6 在脂肪和糖代谢中的积极作用。在正常个体 IL-6 可增加胰岛素依赖的糖摄取，当健康受试对象高胰岛素血糖钳夹后，注射人重组 IL-6 可以在不影响内源性葡萄糖生成（endogenous glucose production，EGP）的情况下增加葡萄糖输注率。健康个体注射重组 IL-6 也可增加机体的脂肪分解作用，这一作用不会引起高三酰甘油血症或引起儿茶酚胺、胰高血糖素及胰岛素的变化，也没有其他不良反应。结合其他细胞使用，这一结果提示，IL-6 对脂肪分解和脂肪氧化具有直接作用，IL-6 是重要的脂解分子，这一作用对于腹部脂肪组织没有影响。

运动对血压具有降低的作用，同时运动升高了循环中 IL-6 水平。但现有研究并不认为 IL-6 对血压具有降低的作用，IL-6 与血压升高和高血压的发病相关。越来越多的研究认为，高血压是一种程度较低的慢性炎症相关疾病。IL-6 被认为是高血压人群系统性炎症的一项生物标志物。Bautista 等[17]在 2432 名受试对象中随机选择 79 名高血压者和 117 名正常血压者进行研究，结果发现 IL-6 可影响血压，这一影响作用与其他因素无关。一项包括 20 名高血压患者和 22 名正常人的研究发现，高血压人群的循环 IL-6 水平显著高于正常人，IL-6 与高血压人群的平均动脉压呈正相关，IL-6 的改变是高血压患者血压升高的独立影响因子[18]。除了高血压人群以外，在健康人群循环 IL-6 水平和收缩压也呈线性关系。此外，不同的大量人群研究发现，IL-6 具有多个 SNP 位点。SNP 位点的差异可能是正常人群中基础 IL-6 水平存在差异的重原因之一。其中，多个 IL-6 变异体，包括启动子区域的-634 位点（C/G）和-447 位点（A/T），以及第 5 外显子第 3 非编码区的 4391 位点（G/A）等被认为与高血压的发病及高血压的并发症有关。但也有研究并不认为 IL-6 与血压有关。一项 2001 年的临床调查以老年女性为研究对象，将人群按不同 IL-6 水平分层，结果发现各分层间高血压患者人数并无显著差异[19]。但现有研究绝大部分仍认为 IL-6 有升高血压的作用，循环高 IL-6 可能是高血压发病的独立危险因素。

IL-6 通过多种机制调节血压。IL-6 可刺激纤维蛋白酶原的合成，增加了血液的黏稠度，对血管内皮细胞造成损伤。纤维蛋白酶原表达增加和血液黏度增加均与血压升高呈正相关。此外，IL-6 增加了血管紧张素原，进一步增加了血管紧张素 Ⅱ 的循环浓度，导致内皮功能异常，并加强血管紧张素 Ⅱ 介导的血管收缩。而循环血管紧张素 Ⅱ 水平升高进一步刺激血管平滑肌细胞的炎性反应，促进血管平滑肌细胞释放 IL-6，从而形成恶性循环，升高血压。同时，IL-6 增加血管壁中的胶原合成，阻止胶原的降低。因此，循环 IL-6 处于较高水平可能会影响动脉壁弹性。

**2. IL-8**　属于 CXC 趋化因子配体[chemokine (C-X-C motif) ligand，CXCL]家族，是一类小分子细胞因子家族蛋白。这一家族的结构特点是在一个氨基酸氨基端两边分别各有一个保守的半胱氨酸残基，因此命名为 CXC。IL-8 为 CXC 趋化因子的一个亚型。IL-8 的主要生物学活性是吸引和激活中性粒细胞，IL-8 作用于中性粒细胞，诱导中性粒细胞形态变化，并游走至炎性部位，释放相关的细胞活性物质。IL-8 的作用依赖于 CXC 受体（CXCR）1 和 2 发挥。CXCR2 在人微血管内皮细胞上表达，作为 IL-8 的受体诱导血管生成。同时，国内李汇华教授最近的研究显示，CXCR2 与血管功能和高血压的发生具有相关性[20]。

现有研究表明，肌肉 IL-8 的 mRNA 表达可因为运动而增加，人原代培养肌管可释放 IL-8。跑步等过度运动造成肌肉收缩可增加血浆中的 IL-8 浓度。另外，有研究发现，脚踏车运动可轻度升高 IL-8 的血浆浓度。运动后肌肉 IL-8 mRNA 的表达和血浆 IL-8 浓度呈同步升高。因此，IL-8 被认为是一类肌源性因子。IL-8 介导了粥样硬化斑块形成早期白细胞向内膜下血管壁的迁移，同时增加了其他趋化因子的水平，使冠心病的发病危险性增加。IL-8 也是血压增高的因素之一。给予高血压大鼠静脉注射 IL-8 受体抑制剂 reparixin，大鼠 CXCL-8、CCL2、12-脂氧合酶（lipoxygenase，LOX）、内皮素（ET）-1 和 $AT_1$ 受体的表达均下降，大鼠的血压也降低。reparixin 的血压降低作用与 NO 浓度升高有关。IL-8 可介导主动脉平滑肌细胞 12-LOX 的表达，这一过程 IL-8 通过活化 $AT_1$ 受体而诱导 12-LOX 的表达。IL-8、12-LOX 和花生四烯酸通路在高血压的发病机制中具有重要的作用。

### （二）鸢尾素

鸢尾素（irisin）是近年来发现的一类新型肌源性因子，是膜蛋白纤维连接蛋白Ⅲ型域包含蛋白 5（fibronectin Type Ⅲ domain-containing 5 protein，FNDC5）的胞外段剪切体。骨骼肌上鸢尾素的表达在运动后升高，运动是调节鸢尾素表达的重要因素。10 周左右的运动可使循环鸢尾素水平上升 2 倍。

鸢尾素在白色脂肪棕色化的过程中发挥了重要的作用（图 3-13-2）。棕色脂肪由 myf-5 细胞系和线粒体解偶联蛋白 1（uncoupling protein 1，UCP1）阳性细胞组成，棕色脂肪的主要作用是产热，以维持机体的正常体温，其产热作用依赖于 UCP1 的信号通路。米色脂肪是近年来从白色脂肪中分离出的一类新型脂肪组织，是一种代谢活跃的脂肪类型，其基因表达谱与白色脂肪或棕色脂肪均有差异。米色脂肪的 UCP1 表达量较低，但在 cAMP 的刺激下可高表达 UCP1，并提高线粒体呼吸效率。米色脂肪是鸢尾素重要的作用靶点。循环鸢尾素的水平升高可增加白色脂肪组织的棕色化，提高机体的能量消耗，同时适度地提高糖耐量。因此，鸢尾素对维持正常的糖稳态、胰岛素敏感性及脂肪代谢均具有重要的作用。

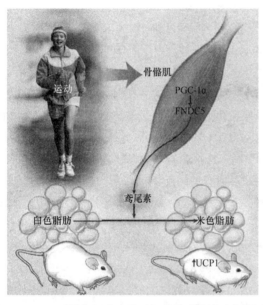

图 3-13-2　运动增加肌肉内的过氧化物酶体增殖物激活受体 γ 辅激活因子 1α（PPARγ-1α）

PPARγ-1α 刺激膜蛋白 FNDC5 表达，其胞外段剪切体为肌源性因子鸢尾素。鸢尾素诱导白色脂肪细胞 UCP1 的表达增加，使白色脂肪细胞转变为另一种类似于棕色脂肪细胞的表型。研究者同时发现，鸢尾素的血浆水平在运动后增加，使体重减轻，提高代谢水平[21][引自：Pedersen BK. A muscular twist on the fate of fat. N Engl J Med, 2012, 366: 1544-1545.]

此外，鸢尾素对血压有调控作用。在肾病患者，循环鸢尾素的浓度与收缩压水平相关[22]。动物实验发现，在大鼠第三脑室注入人重组鸢尾素，使鸢尾素作用于下丘脑室旁核，鸢尾素增加了血压和心肌收缩力。鸢尾素作用于中枢的升压效应与其升高抗利尿激素浓度有关：研究发现，中枢注射鸢尾素后3min，血浆抗利尿激素的浓度显著升高，但并没有影响血浆的去甲肾上腺素浓度。与之相反的是，在外周循环中注射鸢尾素对血压具有降低的作用，而没有影响心肌收缩力。其机制与鸢尾素对血管内皮细胞和血管平滑肌细胞的调节有关。有研究认为，鸢尾素的舒张血管作用可不依赖于血管内皮，但在血管内皮存在的情况下其舒张作用更强。这一报道指出，使用 ATP 依赖的钾通道（K_ATP）抑制剂格列苯脲降糖预处理血管环后，鸢尾素诱导的血管舒张被阻断，提示 K_ATP 与鸢尾素降低外周血压的作用相关。而 NO-cGMP 通路是鸢尾素对内皮依赖性血管舒张调节的另一机制。不同于上述研究，国内陆军军医大学（原"第三军医大学"）曾春雨教授团队的研究认为，虽然外源性鸢尾素具有急性的降压作用，但鸢尾素不具有直接的血管舒张作用，鸢尾素可通过 AMPK 通道增加 eNOS 的磷酸化水平而增加内皮的 NO 释放，增加了乙酰胆碱诱导的血管舒张。

## （三）脑源性神经营养因子

神经营养素是一类结构相似的生长因子家族。包括脑源性神经营养因子（brain-derived neurotrophic factor，BDNF）在内的神经营养素，通过 Trk 受体酪氨酸激酶对神经元发挥多种作用。BDNF 及其受体 TrkB 在脑组织中大量表达，但越来越多的实验表明骨骼肌组织也是表达 BDNF 的重要器官和组织。动物实验表明，运动或电刺激诱导的肌肉收缩均可诱导骨骼肌表达 BNDF。超微结构的研究发现，BDNF 在骨骼肌的表达可定位于肌纤维和活化的卫星细胞。更重要的是，在施万细胞或成纤维细胞上并没有观察到 BDNF 的表达，这进一步证实 BDNF 的表达是主要定位于肌纤维的。Gomez-Pinilla 等[23]的研究发现，实验动物比目鱼肌的 BDNF mRNA 和蛋白水平分别在运动后 3d 和 7d 升高。更有趣的是，比目鱼肌麻痹之后，BDNF mRNA 的水平下降，证明骨骼肌收缩是调节肌肉 BDNF 的重要因素。另外，BDNF 在成肌细胞向肌纤维分化的过程中发挥了重要的作用。在体实验和离体实验均发现，BDNF 增加了 AMPK 和乙酰辅酶 A 羧化酶（acetyl-CoA carboxylase，ACC）的磷酸化水平，提高了脂肪氧化。因此，BDNF 是一类收缩诱导的肌肉源性蛋白，通过 AMPK 通路增加脂肪氧化。此外，肌源性 BDNF 及其他神经营养素也是骨骼肌纤维生存、功能和再生的重要调节因子。

肌源性 BDNF 对于机体的脂代谢具有益处，BDNF 在运动和降脂之间建立了联系。BDNF 与多种心血管疾病有密切的关系。人粥样硬化冠状动脉组织中 BDNF 表达增加。在急性冠脉综合征、代谢综合征或 2 型糖尿病患者中血浆 BDNF 水平下降。总体来说，临床研究普遍认为 BDNF 在心血管系统稳态和（或）发病中发挥了重要的作用。此外，内皮功能损伤是循环 BDNF 水平下降相关疾病的一个共同病理生理特点，循环 BDNF 水平与内皮损伤的生物标志物呈负相关。因此，BDNF 是内皮功能和心血管健康之间的关键分子。

现有研究发现，BDNF 在血压调控中具有一定的作用。原发性高血压与内皮 BDNF 的表达下降有关，而运动在降低血压的同时也上调了内皮 BDNF 的表达。BDNF 对于血管反应性的调节可能是调节血压的重要机制。在离体血管环实验中，外源性 BDNF 具有舒张血管的功能。但研究也表明外源性 BDNF 对主动脉和冠状动脉的功能不一致。尽管 BDNF 具有舒张血管环的作用，但在离体灌注心脏实验中 BDNF 并没有提高冠状动脉的灌注。这可能与不同血管床上 TrkB 的分布有差异有关。血浆 BDNF 浓度与血压的节律具有相关性。对于反杓型血压患者，其血浆 BDNF 浓度低于杓型血压患者。BDNF 与反杓型血压相关，是反杓型血压的独立影响因素。血浆 BDNF 水平可能与夜间的血压下降呈正相关，但与晨起或睡眠时的收缩压没有相关性。

### （四）卵泡抑素样蛋白-1

卵泡抑素样蛋白-1（FSTL-1）的发现基于美国波士顿大学的 Walsh 等构建的 MyoMouse 模型。这一条件转基因小鼠可通过四环素表达调控系统改变 Akt1 信号通路的开关，调节功能性Ⅱb 型肌纤维的生长，可按研究需求促进或抑制骨骼肌纤维的增粗。对 MyoMouse 模型的芯片分析促进了 FSTL-1 的发现。FSTL-1 是属于卵泡抑素家族的一类糖蛋白。但其氨基酸序列与卵泡抑素仅有 7% 的同源性。MyoMouse 模型的芯片分析发现，FSTL-1 的基因转录因 Akt 的基因转录而上调。肌源性的 Akt 信号也可升高 FSTL-1 的基因转录。FSTL-1 是一种分泌型蛋白：FSTL-1 过表达的细胞培养基中 FSTL-1 的含量同样显著增加。在小鼠血清中可以检测到 FSTL-1 的表达，且在 MyoMouse 模型中其表达增加。肌肉缺氧也是提高循环 FSTL-1 水平的重要因素。

由于 FSTL-1 与缺氧的关系密切，研究者逐渐关注 FSTL-1 与血管再生及功能的影响。研究发现，FSTL-1 基因过表达可增加内皮细胞的分化和迁移，减少内皮细胞的凋亡。注射外源性 FSTL-1 提高了小鼠缺血肢体的血管重建，但 FSTL-1 在内皮一氧化氮合酶（eNOS）基因敲除后失去了促进血管重建的功能，这提示 FSTL-1 的作用依赖于 eNOS。进一步的研究发现，FSTL-1 可通过激活 PI3K/Akt 通路增加 eNOS 活性，增加 NO 的释放。

因此，相当数量的证据均认为 FSTL-1 是一类作用于血管内皮细胞的肌源性因子。FSTL-1 可以由骨骼肌细胞释放进入循环，直接作用于内皮细胞的信号通路，提高了内皮细胞的功能和生存。尽管没有直接证据表明 FSTL-1 对血压具有调节作用，但血管内皮细胞及 eNOS 对血压的调节具有明确的作用。eNOS 的产物 NO 是重要的舒张血管物质。血管内皮细胞合成释放的 NO 直接作用于血管平滑肌细胞，引起血管舒张，降低血压。因此，FSTL-1 可能是血压调节的一个重要靶点。

### （五）红细胞生成素

众所周知，红细胞生成素（EPO）是一类由肾脏分泌的调节血红细胞生成的激素。此外，EPO 也属于一类非免疫性的细胞因子，属于 IL-2 亚家族。近年来的研究也认为 EPO 是一类肌源性因子。有研究显示，在小鼠骨骼肌组织中过表达 EPO，小鼠血清 EPO 水平可上升近 100 倍，并同时升高了血红蛋白水平。而在肥胖小鼠上过表达 EPO 后 14 周，肥胖小鼠体重下降了 23%，脂肪组织重量也下降。同时 EPO 使肌肉体积升高了 14%，肌肉中的血管新生增加了 25%。骨骼肌中的 EPO 过表达同时也增加了高脂饮食小鼠空腹胰岛素水平和糖耐量。作为一种肌源性因子，EPO 可由骨骼肌合成和释放，并通过旁分泌和内分泌作用于其他肌肉。也有研究观察到，EPO 可由活动中的腿部肌肉释放而进入循环。进一步证实了 EPO 是一类肌源性因子。

EPO 对血压有重要的调节作用。有研究显示，EPO 与运动时平均动脉压升高有关，而与静息时的血压升高没有显著的关系。EPO 对正常人群的升压作用并不依赖于其对血红细胞的作用。依据大鼠肾动脉和肠系膜动脉离体血管研究来看，EPO 的升压作用与血管的收缩有关。这一作用也在离体人胎盘动脉和静脉上得到了验证。

EPO 对血管内皮具有重要的调节作用。内皮细胞具有 EPO 受体。EPO 刺激了内皮细胞多种产物的合成，血管紧张素 II 和凝血酶加重了这一作用。EPO 介导了内皮细胞中的 PAI-1 合成。EPO 上调了内皮细胞上的多种基因，包括编码调节血管平滑肌功能蛋白的基因，如凝血酶敏感蛋白 1 和肌球蛋白轻链；编码基因转录和翻译调节蛋白的基因，如 c-myc 嘌呤结合转录因子 PuF、S19 核糖体蛋白和色氨酸残基-tRNA 合成酶；编码能量相关的线粒体蛋白亚基的基因，如 NADH 脱氢酶第 6 亚基和细胞色素 C 氧化酶第 1 亚基；信号转导调节蛋白的基因，酪氨酸磷酸酯酶 G1。EPO 选择性地抑制了 eNOS，降低了内皮细胞上基础的和乙酰胆碱诱导 NO 合成和释放。但 EPO 又可通过升高血红蛋白而间接升高 NO 的合成。因此 EPO 降低了内皮细胞内的 NO，而升高了循环中的 NO。但现有研究并未发现 EPO 对内皮依赖的血管舒张具有作用。

对大鼠肾动脉的研究发现，EPO 的收缩血管作用在去除内皮或药物损伤内皮后存在，提示 EPO 的收缩血管作用是非内皮依赖的。基于血管平滑肌细胞的研究发现，EPO 通过刺激蛋白激酶 C 和磷脂酶 C 升高了胞内钙浓度。EPO 与去甲肾上腺素、血管紧张素 II 和 ET-1 有协同作用，提高上述激素的升钙作用。EPO 增加了血管紧张素受体 1 和血管紧张素受体 2 的 mRNA 和蛋白表达，提高了血管平滑肌细胞对血管紧张素 II 的敏感性。

### （六）成纤维细胞生长因子-21

成纤维细胞生长因子-21（FGF-21）属于 FGF 超家族成员，在葡萄糖和脂类代谢中发挥了重要的作用。动物实验发现，治疗性注射 FGF-21 增加了机体代谢，降低了饮食导致的肥胖水平，并降低了糖尿病模型动物的空腹血糖、三酰甘油、胰岛素及胰高血糖素水平。FGF-21 同时可降低低密度脂蛋白和总胆固醇水平，升高高密度脂蛋白水平。机制研究发现，FGF-21 是 PPAR-α 的下游中间分子，PPAR-α 的激活在促进 FGF-21 释放中发挥了重要的作用，如刺激脂肪组织的脂解作用而促进脂肪酸的释放，直接刺激肝细胞的生酮作用等。

与动物实验不同的是，FGF-21 在人体中的作用报道较少。在健康人群中，FGF-21 血清水平的个体差异较大，并与年龄、性别、BMI 或血糖水平没有相关性。一项中国人群的研究发现，与健康人群相比，糖尿病患者的循环 FGF-21 水平均升高，其水平与空腹胰岛素呈正相关。

骨骼肌是 FGF-12 表达的重要组织。在 Akt 过表达小鼠中，FGF-21 被发现在肌肉组织表达并释放进入循环。胰岛素刺激也可刺激 FGF-21 的释放。胰岛素刺激人体骨骼肌的 FGF-21 表达，增加了循环中 FGF-21 的水平。空腹胰岛素水平与肌肉 FGF-21 mRNA 表达和血浆 FGF-21 水平呈正相关。FGF-21 被认为是一种胰岛素刺激释放的肌源性因子。

血压与糖脂代谢关系密切。因此，FGF-21 与高血压关系密切。一项包含 774 名社区居民的研究发现，血清 FGF-21 水平与高血压具有独立的相关性，并呈正相关，一段时间的运动在降低血压的同时也降低了循环中的 FGF-21 浓度[24]。动物实验同样发现[25]，使用外源性重组 FGF-21 可以降低由过度果糖摄入引起的血压升高。注射 FGF-21 的急性作用和慢性作用具有不同的机制。急性注射 FGF-21 可通过调节 Akt-eNOS-NO 信号通路的活性，上调孤束核和结状神经节的压力反射敏感性。而慢性注射 FGF-21 减低了孤束核和结状神经节中异常增高的 PPAR-α 和 γ 活性。因此，FGF-21 通过对神经功能的调节参与了对血压的调节。

### （七）apelin

apelin 是血管紧张素转化酶 2（ACE2）的第二催化底物，是由位于人 Xq25—26.1 上的 APLN 基因产生的多肽，由 N 端含有信号肽的 77 个氨基酸的前原蛋白经内质网剪切为元蛋白，根据其最终多肽的多肽长度包含 apelin-36、apelin-17 及 apelin-13，其发挥心脏的正性肌力作用和保护作用。apelin 通过与其受体 APJ（也被称为 APLNR 或 AGTRL1）结合而发挥作用。APJ 是具有七次跨膜结构的 G 蛋白偶联受体（G protein-coupled receptor，GPCR），与 $AT_1$ 受体具有高度的同源性：APJ 和 $AT_1$ 受体的跨膜段有 54% 的同源性。此外，APJ 和 $AT_1$ 受体及配体在心血管的分布上也有重叠性。虽然血管紧张素 II 和 apelin 都被 ACE2 降解，但是 apelin 的作用并不依赖于 $AT_1$ 受体，血管紧张素 II 也不能与 APJ 相结合。

早期的研究认为，apelin 是一类脂肪因子，由脂肪细胞生成，并通过自分泌或旁分泌的作用抑制脂肪的生成。同时，运动对 apelin 的释放有重要的调节作用。运动后 apelin 的 mRNA 增高 2 倍左右，但脂肪组织中的 apelin mRNA 并没有变化[26]。原代培养的人肌管细胞中也观察到 apelin 的表达和释放，这一作用与 cAMP 和钙的作用有关。因此，apelin 也被认为是一种肌源性因子。

apelin 对血压有重要的调节作用。尽管成年的 apelin 受体敲除动物的血压并没有明显的变化，但 apelin 受体和 $AT_1$ 受体的双敲小鼠表现出了高于基础血压的表型，提示 apelin 的血压调节作用与肾素-血管紧张素-醛固酮系统（RAAS）有关。而全身性使用 apelin 具有降低血压的作用。注射外源性 apelin 可以显著降低人体的平均动脉压及外周血管阻力。在志愿者的前臂注射 apelin 可引起血管舒张，这一作用与 NO 的释放有关。人类离体血管研究发现，apelin 对血管的舒张具有 NO 依赖性，apelin 通过刺

激血管 NOS 增加 NO 的合成和释放。apelin 下游也有非 NO 依赖的信号通路，并通过前列腺素发挥作用。apelin 对血管的调节具有两面性。去除内皮之后，apelin 表现为了收缩血管的作用。apelin 完全相反的内皮依赖性和非内皮依赖性作用反映了 apelin 受体在血管内皮细胞和血管平滑肌细胞的不同功能。apelin 诱导的血管收缩依赖于对肌球蛋白轻链（myosin light chain，MLC）的磷酸化水平调节，通过对蛋白激酶 C（PKC）、$Na^+/H^+$ 交换体（NHE）和 $Na^+/Ca^{2+}$ 交换体（NCX）的调节抑制了 MLC 的磷酸化，或通过磷脂酰肌醇-3-羟基酶活性调节，抑制了大电导钙介导的钾通道。apelin 直接作用于血管平滑肌而收缩血管的作用是否是一种正常生理机制目前尚存在争议，但普遍认为 apelin 对血管平滑肌的作用与内皮损伤有关。apelin 对血管的双向作用及机制如图 3-13-3 所示。

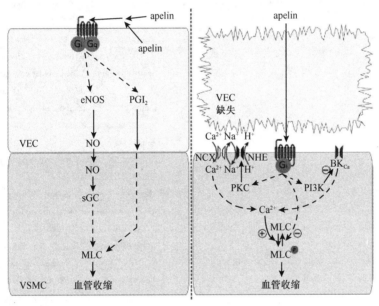

图 3-13-3　apelin 舒张血管和收缩血管的可能机制

apelin 通过激活内皮上的 apelin 受体而刺激 NO 的释放，舒张血管。在内皮缺失的情况下，apelin 激活血管平滑肌的 apelin 受体导致血管收缩。如图中跨膜图标所示，apelin 受体为细胞膜上的七次跨膜结构。虚线箭头显示尚未完全明确的胞内信号途径。"+" 和 "–" 分别表示正向调节和负向调节。$BK_{Ca}$，大电导钙介导的钾通道；eNOS，内皮一氧化氮合酶；MLC，肌球蛋白轻链；MLCP，磷酸化肌球蛋白轻链；NCX，$Na^+/Ca^{2+}$ 交换体；NHE，$Na^+/H^+$ 交换体；NO，一氧化氮；$PGI_2$，前列环素 2；PI3K，磷脂酰肌醇-3-羟基酶；PKC，蛋白激酶 C；sGC，可溶性鸟苷酸环化酶；VEC，血管内皮细胞；VSMC，血管平滑肌细胞[27]

## 二、肌源性因子在心血管疾病中的应用与展望

肌源性因子对于低度炎症、胰岛素抵抗、高脂血症等多种病理情况具有改善作用，介导了运动对

心血管疾病、2 型糖尿病及癌症的治疗效应。骨骼肌的功能异常也是心血管功能异常的重要原因之一。肌源性因子是明确骨骼肌和心血管疾病之间关系的重要线索。同时，肌源性因子也被认为是一个可以利用的药物靶点，用于心血管疾病及代谢相关疾病的治疗或辅助治疗。当前相当多的研究者尝试

将肌源性因子作为未来治疗心血管疾病的药物。鸢尾素作为一种预防心肌缺血再灌注的药物应用已经申请了专利，而将鸢尾素作为一种抗糖尿病药物的专利也在申请中。也有相关的药物公司将合成线性apelin 模拟物作为一种治疗心力衰竭的药物。相当多的研究者将重组 FGF-21 作为一种心血管疾病的治疗药物申请专利，认为 FGF-21 具有降压、降脂、降糖，以及改善动脉粥样硬化和代谢综合征等作用。

综上所述，随着肌源性因子功能的更多发现和研究结果，肌源性因子将会更多地应用于临床，这值得科研工作者、临床医师和相关产业重视。

（陈 垦 曾春雨）

## 参 考 文 献

[1] Haskell WL, Lee IM, Pate RR, et al. Physical activity and public health: updated recommendation for adults from the American College of Sports Medicine and the American Heart Association. Circulation, 2007, 116（9）: 1081-1093.

[2] Chakravarty EF, Hubert HB, Lingala VB, et al. Reduced disability and mortality among aging runners: a 21-year longitudinal study. Arch Intern Med, 2008, 168（15）: 1638-1646.

[3] Cornelissen VA, Smart NA. Exercise training for blood pressure: a systematic review and meta-analysis. J Am Heart Assoc, 2013, 2: e004473.

[4] Huang G, Shi X, Gibson CA, et al. Controlled aerobic exercise training reduces resting blood pressure in sedentary older adults. Blood Press, 2013, 22（6）: 386-394.

[5] Pescatello LS, Franklin BA, Fagard R, et al. American College of Sports Medicine position stand. Exercise and hypertension. Med Sci Sports Exerc, 2004, 36（3）: 533-553.

[6] Meredith IT, Friberg P, Jennings GL, et al. Exercise training lowers resting renal but not cardiac sympathetic activity in humans. Hypertension, 1991, 18（5）: 575-582.

[7] Wilmore JH, Stanforth PR, Gagnon J, et al. Heart rate and blood pressure changes with endurance training: the HERITAGE family study. Med Sci Sports Exerc, 2001, 33（1）: 107-116.

[8] Goldstein MS. Humoral nature of the hypoglycemic factor of muscular work. Diabetes, 1961, 10: 232-234.

[9] Kjaer M, Secher NH, Bangsbo J, et al. Hormonal and metabolic responses to electrically induced cycling during epidural anesthesia in humans. J Appl Physiol, 1985, 80（6）: 2156-2162.

[10] Mohr T, Andersen JL, Biering-Sorensen F, et al. Long-term adaptation to electrically induced cycle training in severe spinal cord injured individuals. Spinal Cord, 1997, 35（1）: 1-16.

[11] Pedersen BK, Steensberg A, Schjerling P. Exercise and interleukin-6. Curr Opin Hematol, 2001, 8: 137-141.

[12] Steensberg A, van Hall G, Osada T, et al. Production of interleukin-6 in contracting human skeletal muscles can account for the exercise-induced increase in plasma interleukin-6. J Physiol; 2000, 529（1）: 237-242.

[13] Walsh K. Adipokines, myokines and cardiovascular disease. Circ J, 2009, 73（1）: 13-18.

[14] Okuda T, Grollman A. Passive transfer of autoimmune induced hypertension in the rat by lymph node cells. Tex Rep Biol Med, 1967, 25（2）: 257-264.

[15] Ba D, Takeichi N, Kodama T, et al. Restoration of T cell depression and suppression of blood pressure in spontaneously hypertensive rats（SHR）by thymus grafts or thymus extracts. J Immunol, 1982, 128（3）: 1211-1216.

[16] Fischer CP. Interleukin-6 in acute exercise and training: what is the biological relevance? Exerc Immunol Rev, 2006, 12: 6-33.

[17] Bautista LE, Vera LM, Arenas IA, et al. Independent association between inflammatory markers（C-reactive protein, interleukin-6, and TNF-alpha）and essential hypertension. J Hum Hypertens, 2005, 19（2）: 149-154.

[18] Gibas-Dorna M, Nowak D, Piatek J, et al. Plasma ghrelin and interleukin-6 levels correlate with body mass index and arterial blood pressure in males with essential hypertension. J Physiol Pharmacol, 2015, 66（3）: 367-372.

[19] Volpato S, Guralnik JM, Ferrucci L, et al. Cardiovascular disease, interleukin-6, and risk of mortality in older women: the women's health and aging study. Circulation, 2001, 103（7）: 947-953.

[20] Wang L, Zhao XC, Cui W, et al. Genetic and pharmacologic inhibition of the chemokine receptor CXCR2 prevents experimental hypertension and vascular dysfunction. Circulation, 2016, 134（18）: 1353-1368.

[21] Pedersen BK. A muscular twist on the fate of fat. N Engl J Med, 2012, 366（16）: 1544-1545.

[22] Ebert T, Focke D, Petroff D, et al. Serum levels of the myokine irisin in relation to metabolic and renal function. Eur J Endocrinol, 2014, 170（4）: 501-506.

[23] Gomez-Pinilla F, Ying Z, Roy RR, et al. Voluntary exercise induces a BDNF-mediated mechanism that promotes neuroplasticity. J Neurophysiol, 2002, 88（5）: 2187-2195.

[24] Semba RD, Crasto C, Strait J, et al. Elevated serum fibroblast growth factor 21 is associated with hypertension in community-dwelling adults. J Hum Hypertens, 2013, 27（6）: 397-399.

[25] He JL, Zhao M, Xia JJ, et al. FGF21 ameliorates the neurocontrol of blood pressure in the high fructose-drinking rats. Sci Rep, 2016, 6: 29582.

[26] Besse-Patin A, Montastier E, Vinel C, et al. Effect of endurance training on skeletal muscle myokine expression in obese men: identification of apelin as a novel myokine. Int J Obes（Lond）, 2014, 38（5）: 707-713.

[27] Yang P, Maguire JJ, Davenport AP. Apelin, Elabela/Toddler, and biased agonists as novel therapeutic agents in the cardiovascular system. Trends Pharmacol Sci, 2015, 36（9）: 560-567.

# 第十四章

# 多巴胺受体与原发性高血压

原发性高血压（EH）及其并发症已成为影响人类健康的第一大疾病，在我国，EH 的发病率达 18.8%，EH 影响的人口超过 2 亿，循证医学表明降低高血压可明显减少心、肾、脑并发症的发生，然而到目前为止，EH 的发生机制仍不完全明了。交感神经系统在 EH 发生、发展中的作用已得到公认，儿茶酚胺是交感神经发挥作用的神经递质，其包括肾上腺素（E）、去甲肾上腺素（NE）和多巴胺。以往研究多集中在肾上腺素能受体与 EH 的关系，然而，对儿茶酚胺的主要成分——多巴胺及其受体的功能缺乏足够了解。多巴胺是重要的中枢神经递质，对 α 受体、β 受体均有激动作用，同时还能激动多巴胺受体。最初研究发现小剂量多巴胺通过激动多巴胺受体起作用，使血管扩张，降低血管外周阻力，从而使血压下降，此过程中肾血流量增加尤其明显，肾小球滤过率增加，从而产生强大的利尿作用。大剂量多巴胺以兴奋 α 受体、β 受体为主，使心率加快，心肌收缩力增强，血管总外周阻力增加，心肌耗氧量增加。过去，大部分人对多巴胺的认识仅停留在"多巴胺可以升高血压、用于休克治疗"的临床阶段。然而，从 1981 年开始，国外学者们对"多巴胺与血压"这一古老的话题产生了浓厚兴趣，不仅多巴胺受体的 5 个亚型成功得到克隆，并且建立了 5 个多巴胺受体亚型的基因敲除小鼠。研究表明多巴胺 5 个受体亚型均直接或间接地通过与其他血压调节系统交互作用，参与肾脏钠盐排泄从而降低血压。因此，多巴胺受体及其相关调节因子有望成为抗高血压治疗的新靶点。本章首先分别从介绍 5 个受体基因敲除小鼠的研究成果入手，展示不同外周多巴胺受体在血压调控中的重要作用；其次，还总结了多巴胺通过自身及其与其他血压调节系统之间的交互作用参与调节钠代谢，从而阐述其在血压调控及 EH 形成过程中发挥的作用；最后，从多巴胺、多巴胺受体及相互作用因子三方面提出了对高血压治疗的相关策略。

## 第一节　多巴胺的生成代谢与生理功能

### 一、多巴胺的合成与代谢

多巴胺不仅可以在神经系统合成，也可以在肾脏和胃肠道等非神经组织中产生。在神经系统中，儿茶酚胺、多巴胺、去甲肾上腺素和肾上腺素的合成来自同一前体：酪氨酸及其羟基化产物——左旋多巴（L-DOPA）[1]。肾脏产生多巴胺的主要部位是肾近曲小管（RPT），RPT 虽然含有芳香氨基酸脱羧酶，但由于其缺乏酪氨酸羟化酶，而不能产生左旋多巴，其所需的 L-DOPA 必须经 2 型 L-氨基酸转运蛋白从血液中摄取。当增加盐负荷后，肾小管摄取 L-DOPA 的能力明显增加，进而促进多巴胺合成。除 L-DOPA 外，3-O-甲基多巴在肾小管中也可以作为合成多巴胺的前体物质。多巴胺在 RPT 合成，但却不能在 RPT 处储存，合成的多巴胺被转运至 RPT 基底膜或管腔内，在局部发挥作用或在远曲小管与受体结合发挥作用。多巴胺可由单胺氧化酶（MAO-A，MAO-B）脱氨基转化为 3，4-二羟基苯乙酸（DOPAC），也可在肾小管细胞内在儿茶酚胺-O-甲基转移酶（COMT）的作用下转化为 3-氧甲基酪氨酸（3-MT），然后，3-MT、COMT 最终分别在 MAO、COMT 的作用下转化为高香草酸[1]。

### 二、多巴胺受体的分类、分布

多巴胺通过与其相应的膜受体发挥作用。多巴胺受体属于视紫红质类家族，根据其结构和药理学特性不同多巴胺受体可分为两类：$D_1$ 类受体（包括 $D_1$ 和 $D_5$）和 $D_2$ 类受体（包括 $D_2$、$D_3$、$D_4$）。$D_1$ 类受体（包括 $D_1$ 和 $D_5$）与激活型 G 蛋白 α 亚基 Gαs 偶联，可促进腺苷酸环化酶（cAMP）产生；$D_2$ 类受体（包括 $D_2$、$D_3$、$D_4$）与抑制型 G 蛋白 α 亚基 Gαi 偶联，抑制 cAMP 的活性。所有多巴胺受体亚型在肾脏都有表达。$D_2$ 受体、$D_3$ 受体和 $D_4$ 受体分布于肾动脉外膜、外膜中层及节前神经内，$D_1$ 受体、$D_3$ 受体和 $D_5$ 受体则在中膜内表达明显。虽然目前还没有多巴胺受体在肾动脉内皮层表达的报道，但是在大鼠肠系膜动脉内皮层却发现有丰富的 $D_3$ 受体存在。肾小球内有 $D_3$ 受体和 $D_4$ 受体存在，但无 $D_1$ 受体和 $D_5$ 受体表达；$D_1$ 类受体和 $D_2$ 类受体在 RPT 中均有表达；亨氏环的髓部升支有 $D_1$ 受体、$D_3$ 受体和 $D_5$ 受体存在；$D_1$ 受体、$D_3$ 受体、$D_4$ 受体和 $D_5$ 受体均存在于肾皮质和髓质部的集合管中；致密斑中有 $D_1$ 受体表达，而肾球旁细胞中有 $D_1$ 受体和 $D_3$ 受体存在[2]。各受体表达在不同种属之间可能存在一定差异，如 $D_1$ 受体虽然在大鼠肾球旁细胞表达明显，但在人肾旁细胞内却无阳性表达[3, 4]。

## 三、外周多巴胺受体的生理作用

### （一）激活多巴胺受体介导的利钠、利尿作用

肾脏多巴胺受体介导的主要作用是促进尿钠排泄。当体内钠负荷超载时，肾脏多巴胺 $D_1$ 受体负责超过 50% 的钠排泄。这一作用首先引起人们注意是临床患者服用多巴胺前体药物（gludopa）后可促进尿钠排泄。在 $D_1$ 类受体家族中，$D_1$ 受体促进 cAMP 生成能力明显高于 $D_5$ 受体，说明多巴胺的利尿作用主要是由 $D_1$ 受体完成的[5]。作为多巴胺受体的重要组成部分，$D_2$ 类受体的作用尚不完全明了。实验证实 $D_2$ 类受体在 $D_1$ 类受体协同作用下，可增加尿钠排泄[6]；另外，笔者也发现刺激 $D_3$ 受体可产生利尿排钠作用[7]，由于 $D_3$ 受体为 $D_2$ 类受体家族中的主要成员，因此推测 $D_1$ 类受体和 $D_2$ 类受体间的协同作用可能经 $D_1$ 受体和 $D_3$ 受体完成。进一步研究发现，多巴胺之所以能够发挥强大的排钠作用是因为其在肾脏多个位点通过抑制多个钠转运体达到抑制钠重吸收的目的，这些钠转运体包括 NHE1（$Na^+$-$H^+$

转运体 1）、NHE3（$Na^+$-$H^+$ 转运体 3）、$Na^+/Pi$、$Na^+/HCO_3^-$、$Cl^-/HCO_3^-$ 和 $Na^+$-$K^+$-ATP 酶等。多巴胺对 $Na^+$-$K^+$-ATP 酶的抑制作用受细胞内的 $Na^+$ 与 $Ca^{2+}$ 浓度的影响。当细胞内 $Na^+$ 浓度增高（> 20mmol/L）[8] 或当细胞内 $Ca^{2+}$ 浓度降低（< 150nmol/L）时[9]，多巴胺抑制 $Na^+$-$K^+$-ATP 酶的活性作用明显。多巴胺可在肾单位的多个节段抑制 $Na^+$ 转运，因此，即使多巴胺在每个肾单位节段上产生轻微的抑制钠重吸收作用，那么在整个肾脏就可表现为强大的促尿钠排泄效应。

### （二）多巴胺受体对阻力血管的影响

$D_1$ 类受体对血管的作用已达成学者共识，小剂量多巴胺可通过刺激 $D_1$ 类受体发挥舒血管作用，但对 $D_2$ 类受体的研究结果却不尽一致，既有收缩血管的结果，也有舒张血管的结果，甚至还有对阻力血管无影响的报道[7]。从以往 $D_1$ 类受体的研究结果可知，$D_1$ 类受体虽可舒张绝大多数血管床（甚至包括肾动脉），但刺激鼠尾动脉 $D_1$ 类受体却可以诱发血管收缩；刺激突触前膜 $D_2$ 类受体能够舒张血管，但刺激突触后膜 $D_2$ 类受体的结果却完全不同，在基础张力较低时收缩血管，当基础张力较高时则舒张血管[7]。

在 EH 患者或高血压动物模型[自发性高血压大鼠（SHR）、盐敏感性高血压大鼠]中，多巴胺受体介导的排尿、利钠功能受损，其发生原因可能在两大环节：一个环节为肾脏合成多巴胺能力下降，这一推测在某些低肾素型 EH 及盐敏感型 EH 人群中得到证实；另一环节为多巴胺受体表达或功能异常导致信号传导途径发生障碍。

## 第二节　多巴胺受体对高血压的影响

## 一、多巴胺受体亚型的基因敲除小鼠

### （一）$D_1$ 受体与原发性高血压

研究发现，$D_1^{-/-}$ 小鼠的收缩压/舒张压均明显高于对照野生型（WT）小鼠（$D_1^{+/+}$）；两组小鼠肾脏基础 cAMP 含量无区别，但多巴胺对 cAMP 的刺激作用在 $D_1^{-/-}$ 小鼠明显减弱。多巴胺对 cAMP 刺激能力减弱是 $D_1$ 受体基因敲除后的特异性表现，因为甲状旁腺激素对 cAMP 的刺激能力在 $D_1^{-/-}$ 小鼠和

$D_1^{+/+}$ 小鼠之间是没有区别的。$D_1^{-/-}$ 小鼠血压升高的原因可能与其在肾脏中的排钠利尿能力下降有关,因为大量离体实验和在体实验发现:高血压状态下,$D_1$ 受体介导的排钠利尿能力下降,其对肾脏钠转运泵($NHE3$、$Na^+$-$K^+$-ATP 酶等)的抑制能力下降。

为确定 $D_1$ 受体在 EH 发病机制中的作用,研究者用 $D_1$ 类受体激动剂非诺多泮对人 RPT 细胞 cAMP 产生的影响进行了研究,结果发现,非诺多泮可促进血压正常者 RPT 细胞 cAMP 的产生,但在 EH 患者 RPT 细胞中,该作用明显受损;在 SHR 和盐敏感性大鼠 RPT 和亨氏粗段升支,$D_1$ 类受体对 cAMP 和其他第二信号的异常影响同样存在。进一步分析发现这种差别不是 cAMP 的基础水平差异造成的。事实上在 EH 状态下,无论 G 蛋白、第二信号产生酶(腺苷酸环化酶、磷脂酶 C)还是钠转运泵的表达和活性均正常存在,因而 $D_1$ 类受体功能异常不能用上述蛋白的功能异常解释[10]。

在盐敏感性 Dahl、SHR 及 EH 患者,$D_1$ 类受体的功能异常是 $D_1$ 类受体与 G 蛋白失偶联所致[10-12]。这种失偶联现象具有受体特异性、肾节段选择性及组织特异性的特点,并且该现象是先于 EH 的发生而发生的。例如,在肾脏上同样表达的胆囊收缩素受体、甲状旁腺激素受体及 β 肾上腺素受体,其功能在 EH 发生时并没有出现异常;而且,$D_1$ 类受体的失偶联仅发生在肾脏和小肠,其功能在脑纹状体中是正常的;这种失偶联具有肾节段选择性,尽管 $D_1$ 类受体在 RPT 和亨氏粗段升支功能障碍,但在肾集合管功能正常[13]。因为 $D_1$ 类受体在其他部位和肾集合管功能正常,所以在临床上应用外源性 $D_1$ 类受体激动剂仍有降压、利尿作用。

EH 时,$D_1$ 类受体与 G 蛋白的失偶联过程和受体失敏过程相似。受体失敏过程的第一步往往始于受体磷酸化,该磷酸化过程受 G 蛋白受体激酶(GRK)和其他酶类控制。磷酸化的 $D_1$ 受体与视紫红质抑制蛋白/连接蛋白相结合,导致 $D_1$ 受体与 G 蛋白失偶联,进而影响 $D_1$ 受体功能[14]。磷酸化的 $D_1$ 受体与紫红质抑制蛋白一起发生受体内在化作用,进入网格蛋白包裹的小窝,再进入内涵体而发生去磷酸化[15],然后,重新回到细胞膜参与受体的再循环。在 $D_1$ 受体去磷酸化过程中,蛋白质磷酸酶 2A(PP2A)发挥重要作用[16];不能去磷酸化的 $D_1$ 受体则在溶酶体或蛋白酶体中进行降解。

EH 患者的 $D_1$ 受体过度磷酸化影响到其与 RPT 细胞膜的结合。虽然 PP2A 可使 $D_1$ 受体去磷酸化,但在 EH 患者 RPT 细胞的 PP2A 活性明显提高,因而,PP2A 不是 $D_1$ 受体功能障碍的原发原因。

证据表明 RPT 的 $D_1$ 受体过度磷酸化与 GRK 活性增加有关,因为当抑制肾脏 GRK 表达和活性后,可使 $D_1$ 受体激动剂对 cAMP 的刺激功能恢复[10]。在 GRK 亚型中,GRK4 使 $D_1$ 受体失敏的作用远强于其他亚型。GRK4 有三个变异体,即 R65L、A142V、A486V。在 RPT 细胞,GRK4 变异体能够减弱 $D_1$ 受体功能,从而导致其不能有效抑制钠转运体的活性;在 CHO 细胞株中转染 GRK4 变异体可复制人 RPT 细胞 $D_1$ 受体功能障碍的模型;在 SHR 的 RPT 细胞,抑制 GRK4 活性可使受损的 $D_1$ 受体功能恢复正常。GRK4γ A142V 转基因小鼠血压升高,伴有 $D_1$ 受体介导的排尿利钠作用障碍;GRK4γ A486V 和 R65L 转基因小鼠的血压则只有在高盐饮食的情况下才明显升高[17, 18]。以上证据显示 GRK4 变异体是 EH 状态下 $D_1$ 受体功能障碍的原因。

## (二)$D_2$ 受体与原发性高血压

研究发现,$D_2^{-/-}$ 小鼠和其对照小鼠的肾功能比较,无论基础状态下或生理盐水负荷情况下,$D_2^{-/-}$ 小鼠的尿钠排泄功能均强于 $D_2^{+/+}$ 小鼠,肾脏 $Na^+$-$K^+$-ATP 酶活性也不同程度地降低,提示 $D_2^{-/-}$ 小鼠血压升高不是钠潴留造成的,$D_2^{-/-}$ 小鼠肾功能改变是一种继发改变现象。

为研究 $D_2^{-/-}$ 小鼠血压升高的原因,研究者分别用不同的受体激动剂和拮抗剂进行静脉注射,观察它们对血压的影响,这些药物包括加压素 $V_1$ 受体拮抗剂、内皮素 A(ETA)受体拮抗剂(BQ610)、ETB 受体拮抗剂 BQ788、肾上腺素受体阻滞剂(酚妥拉明)、血管紧张素 II 受体 1(AT$_1$)受体阻滞剂(losartan)、ETB 受体激动剂、ETA 受体激动剂等。ETA 受体拮抗剂和加压素 $V_1$ 受体拮抗剂对 2 组小鼠的血压均无影响,AT$_1$ 受体拮抗剂 losartan 虽有降血压作用,但在 2 组小鼠之间无区别;肾上腺素受体阻滞剂对 $D_2^{-/-}$ 小鼠的降压作用强于 $D_2^{+/+}$ 小鼠,进一步分析发现 $D_2^{-/-}$ 小鼠尿液中肾上腺素排泄率高于 $D_2^{+/+}$ 小鼠,肾上腺切除后,$D_2^{-/-}$ 小鼠血压下降幅度也远远大于 $D_2^{+/+}$ 小鼠,说明交感神经兴奋性增强在 $D_2^{-/-}$ 小鼠血压升高机制中发挥重要作用。

注射内皮素受体拮抗剂后 $D_2^{-/-}$ 小鼠却产生了耐人寻味的结果，非选择性 ETB 受体（包括 ETB1 和 ETB2）拮抗剂 BQ788 可降低 $D_2^{-/-}$ 小鼠血压；选择性 ETB1 受体拮抗剂 RES701-1 则升高 $D_2^{-/-}$ 小鼠的血压；无论 BQ788 或者 RES701-1 均对 $D_2^{+/+}$ 小鼠的血压无影响。刺激 ETB 受体对血管的作用有不同报道，这是因为 ETB 受体又分为 ETB1 和 ETB2 两种类型，ETB1 受体主要存在于血管内皮细胞，刺激 ETB1 受体可增加一氧化氮、前列环素的合成，引起血管舒张；ETB2 受体主要存在于血管平滑肌细胞，刺激 ETB2 受体可使血管收缩。非选择性 ETB 受体既可阻断 ETB1 受体，又可阻断 ETB2 受体，但由于"BQ788 阻断内皮 ETB1 受体介导的舒血管作用"被"BQ788 阻断 ETB2 受体介导的收缩血管作用"所掩盖，因而其最终的结果表现为 BQ788 引起 $D_2^{-/-}$ 小鼠血压下降；ETB1 受体拮抗剂只阻断"内皮 ETB1 受体介导的舒血管作用"，故表现为选择性 ETB1 受体拮抗剂升高 $D_2^{-/-}$ 小鼠血压。$D_2^{-/-}$ 小鼠血浆内皮素水平与 $D_2^{+/+}$ 小鼠相似，但 $D_2^{-/-}$ 小鼠 ETB 受体的表达强于 $D_2^{+/+}$ 小鼠。此结果也可解释为何 ETB 受体拮抗剂（选择性、非选择性）对 $D_2^{-/-}$ 小鼠血压影响明显的原因。以上研究结果显示 $D_2$ 受体对交感神经兴奋的抑制减少及 ETB2 受体的活性增强可能导致 $D_2^{-/-}$ 小鼠的血压升高。

### （三）$D_3$ 受体与原发性高血压

$D_3$ 受体是 $D_2$ 类受体中最重要的亚型，与 $D_1$ 受体一样，也能抑制多个钠转运体，从而达到抑制钠重吸收的目的，这些钠转运体包括 NHE1、NHE3、$Na^+/HCO_3^-$ 和 $Na^+-K^+-ATP$ 酶[19, 20]，但不抑制 $Na^+/Pi$ 转运体、$Cl^-/HCO_3^-$ 转运体[21]。$D_3^{-/-}$ 小鼠经过定点诱变作用获得，具有 C57BL/6 的遗传背景，性别和体重相同的同胞仔小鼠作为对照（$D_3^{+/+}$）。结果显示无论收缩压或者舒张压，$D_3^{-/-}$ 小鼠明显高于野生型小鼠。在给予盐负荷后，两组小鼠血压均无明显变化，然而，在盐负荷后最后一个时间段的尿钠排泄量，$D_3^{-/-}$ 小鼠低于 $D_3^{+/+}$ 小鼠，表明肾脏的排钠利尿障碍在 $D_3^{-/-}$ 小鼠血压升高的病理生理过程中发挥重要作用。为分析其尿钠排泄障碍的原因，有研究对其肾脏去甲肾上腺素的水平、肾素活性、$AT_1$ 受体的蛋白表达进行了分析，结果发现两组小鼠肾脏中去甲肾上腺素的水平无区别。但 $D_3^{-/-}$ 小鼠无论肾

脏肾素活性、$AT_1$ 受体蛋白表达均明显高于对照 $D_3^{+/+}$ 小鼠，显示肾素-血管紧张素-醛固酮系统异常在 $D_3^{-/-}$ 小鼠血压升高中的重要地位。研究表明，高盐饮食诱导后，盐抵抗 Dahl-SS 大鼠 $D_3$ 受体介导排钠利尿作用减弱，并且原发性高血压大鼠中，$D_3$ 受体激动剂 PD128907 的排钠利尿作用减弱，该功能减弱也与 GRK4 所致的过度磷酸化有关。此外研究还发现 $D_3$ 受体与 $D_1$ 受体相互促进阻力血管的舒张效应，该作用在原发性高血压大鼠中也是减弱的。

### （四）$D_4$ 受体与原发性高血压

研究发现，$D_4^{-/-}$ 小鼠收缩压、舒张压高于野生型小鼠。分析发现其肾脏和血中肾素含量在 $D_4^{-/-}$ 小鼠和对照 $D_4^{+/+}$ 小鼠之间无区别。然而，$D_4^{-/-}$ 小鼠无论脑或肾脏 $AT_1$ 受体的蛋白表达量均明显增高，提示 $AT_1$ 受体表达异常可能在 $D_4^{-/-}$ 小鼠血压升高中发挥一定作用。进一步研究，给予两组小鼠静脉推注 $AT_1$ 受体拮抗剂（losartan），结果显示虽然两组小鼠最初血压降低程度无区别，但在 $D_4^{+/+}$ 小鼠，losartan 的降血压作用不超过 10min，但在 $D_4^{-/-}$ 小鼠中，losartan 作用时间可超过 45min。以上研究结果显示了 $D_4$ 受体在血压调控中的作用，并从另一方面提示在 $D_4$ 受体和 $AT_1$ 受体表达异常之间的关系。

### （五）$D_5$ 受体与原发性高血压

$D_5^{-/-}$ 小鼠和对照小鼠（$D_5^{+/+}$）是通过构件打靶载体，利用同源重组把新霉素抗性基因反向插入 129/SV 小鼠胚胎干细胞的 $D_5$ 受体而表达第二细胞内环基因序列，抑制 $D_5$ 受体基因的表达，然后将基因打靶后的胚胎干细胞注射到 C57BL/6 小鼠胚泡，通过繁殖培育产生纯合 $D_5$ 基因敲除小鼠。结果显示无论收缩压或舒张压，$D_5^{-/-}$ 小鼠明显高于野生型小鼠，在高盐饮食的情况下，$D_5^{-/-}$ 小鼠的血压进一步升高，说明 $D_5^{-/-}$ 小鼠肾功能障碍在其血压升高的机制中发挥一定作用。切除 $D_5^{-/-}$ 小鼠肾上腺可引起 $D_5^{-/-}$ 小鼠血压下降；静脉滴注 α 肾上腺素受体拮抗剂可使 $D_5^{-/-}$ 小鼠血压明显降低，提示交感神经系统兴奋性增强参与了 $D_5^{-/-}$ 小鼠高血压的发病过程，但 $D_5^{-/-}$ 小鼠的肾脏排钠利尿功能障碍发生的原因尚不明了，其产生原因可能与肾脏氧化应激及 $AT_1$ 受体相互作用异常等有关，具体交互作用后文将继续阐述。

## 二、多巴胺受体与其他血压调节系统的相互作用在原发性高血压发病中的意义

近年来，随着深入研究，发现所有多巴胺受体亚型均直接或间接地通过与其他血压调节系统交互作用，参与肾脏钠排泄和血压的调节。

### （一）多巴胺与肾素-血管紧张素-醛固酮系统的作用

在低盐饮食喂养大鼠中，血管紧张素Ⅱ可以增加肾 MAO 活性从而减少肾脏中多巴胺的产生。然而，血管紧张素 1-7 却可以促进大鼠纹状体和下丘脑的多巴胺释放。在阻断 $AT_1$ 受体的情况下，该作用更为明显[22]。并且，抑制血管紧张素转化酶也会增加小鼠纹状体多巴胺的含量[23]。但是，这些效应是否在肾脏中也存在还有待确定。

多巴胺和血管紧张素Ⅱ在调节肾脏水钠排泄中，彼此发挥相反的效应，多巴胺通过 $D_1$ 受体促进尿钠排泄，血管紧张素Ⅱ刺激 $AT_1$ 受体抑制尿钠排泄[1]。减少血管紧张素Ⅱ的合成或阻断 $AT_1$ 受体的作用可增强 $D_1$ 类受体介导的利钠、利尿作用，$D_1$ 类受体激动剂能够减弱血管紧张素Ⅱ的收缩肾脏血管作用。$D_1$ 受体促进肾素合成，而 $D_3$ 受体抑制肾素排泄，因而，$D_1$ 类受体通过利钠、利尿作用达到的降压效果可能被其促肾素合成作用所减弱[1]。此外，$D_1$ 类受体和 $AT_1$ 受体在对第二信使的产生上也有着截然不同的作用[24]。在 WKY 小鼠 RPT 细胞上的研究发现，多巴胺通过 $D_1$ 受体和 $D_3$ 受体减少 $AT_1$ 受体的蛋白表达、减少血管紧张素Ⅱ的结合位点[25]。

除与 $AT_1$ 受体的相互作用外，多巴胺还对醛固酮的分泌过程产生一定效应，但这一作用受机体盐负荷量的影响[26]。例如：在盐负荷过载的情况下，多巴胺对醛固酮分泌无明显影响；在盐负荷不足的情况下，多巴胺抑制机体对血管紧张素Ⅱ静脉灌注产生继发的体液反应。非选择性 $D_2$ 受体拮抗剂甲氧氯普胺可增加基础状态的醛固酮分泌量，并能增加高盐饮食情况下血管紧张素Ⅱ诱发的醛固酮分泌量[26]；非选择性 $D_2$ 受体激动剂甲磺酸二氢麦角胺可抑制 EH 患者盐负荷不足的情况下醛固酮的分泌；但在低盐或高盐饮食的大鼠中却有所不同，刺激 $D_2$ 受体增加醛固酮分泌。随后研究表明，在多巴胺调节醛固酮分泌的过程中，$D_2$ 受体抑制醛固酮分泌，$D_4$ 受体则促进醛固酮分泌[27]。多巴胺不同受体亚型对醛固酮分泌的不同影响可能对 EH 治疗具有一定帮助。

### （二）多巴胺与交感神经系统的相互作用

交感神经系统通过对血流动力学、肾脏水钠排泄、心血管重构的影响发挥对血压的影响作用。既往研究发现，刺激 $D_5$ 受体可抑制嗜铬细胞儿茶酚胺的分泌和释放[28]，推测交感神经可能在 $D_5^{-/-}$ 小鼠血压升高过程中发挥一定作用。尽管 $D_5^{-/-}$ 小鼠血中的肾上腺素和去甲肾上腺素绝对含量与 $D_5^{+/+}$ 小鼠无区别，但 $D_5^{-/-}$ 小鼠肾上腺肾上腺素/去甲肾上腺素比率增高；切除 $D_5^{-/-}$ 小鼠肾上腺可引起 $D_5^{-/-}$ 小鼠血压下降；静脉滴注 α 受体阻滞剂可使 $D_5^{-/-}$ 小鼠血压明显降低，提示交感神经系统兴奋性增强参与了 $D_5^{-/-}$ 小鼠高血压的发病过程。但由于肾上腺髓质中 $D_5$ 受体表达量很低，推测 $D_5^{-/-}$ 小鼠交感神经兴奋性增加与中枢神经系统异常有关[29]。并且研究还发现代谢型谷氨酸受体、$GABA_A$ 受体、催产素受体与 $D_5^{-/-}$ 小鼠中枢交感神经活性升高的关系密切[30-32]。

此外，$D_2^{-/-}$ 小鼠高血压的发生机制部分也与交感神经缩血管作用增强有关；$D_4^{-/-}$ 小鼠血压升高可能有中枢神经系统异常的因素参与[33]。EH 患者和 SHR 存在中枢神经系统的 $D_2$ 受体功能异常。与 $D_1$ 类受体和 $AT_1$ 受体间相互作用相似，$D_1$ 类受体和肾上腺素能受体之间也存在交互作用，从而对血管平滑肌舒缩和肾脏的钠转运发挥调节作用。α 受体阻滞剂可加强多巴胺对近段肾小管磷酸钠盐转运体的调节作用[1]。

### （三）多巴胺与氧自由基的相互作用

机体许多的生理和病理状态，如老化和高血压，均与 ROS 有关。ROS 包括单氧、过氧化物、过氧化氢、羟基和次氯酸。多巴胺对 ROS 的影响取决于多巴胺浓度。当多巴胺浓度＜500μmol/L，多巴胺减少 ROS 形成；相反，当多巴胺浓度＞1mmol/L，多巴胺可作为一种氧化剂的前体物质发挥氧化作用。低浓度多巴胺可能更能反映多巴胺在肾脏的生理功能，因为多巴胺在神经外组织中的浓度为 μmol/L 或 nmol/L 的数量级[34]。多巴胺在神经细胞中的浓度较

高，但当多巴胺被储存在突触囊泡时，其氧化作用受到限制[35]。除了多巴胺对 ROS 的直接作用外，ROS 可通过多巴胺的氧化作用而增加合成量。此外，降解多巴胺的酶也可促进 ROS 产生[36]。

既往实验结果显示，$D_5$ 受体可能有抗氧化功能。在转染 $D_5$ 受体的 HEK293 细胞中，刺激 $D_5$ 受体能抑制磷脂酶活性[37]，进而抑制磷脂酸产生；而在血管平滑肌和 RPT 细胞中，磷脂酸可激活 NAPDH 氧化酶、促进 ROS 的合成[38]。$D_5$ 受体的抗氧化作用也得到来自基因变异体和基因敲除小鼠的研究结果支持，$D_5$ 受体变异体（$D_5$F173L）不能发挥对腺苷酸环化酶的刺激作用，但却能够增加 ROS 合成[37]；$D_5^{-/-}$ 小鼠血压增高与大脑和肾脏中的磷脂酶和 NADPH 氧化酶的表达和活性增高有关。此外研究发现，刺激 $D_5$ 受体可以促进硫氧还蛋白 1（Trx1）的表达，发挥抗氧化、促尿钠排泄和降血压作用；D5F173L 基因变异体由于 Trx1 表达降低，使 ROS 系统与抗氧化系统平衡失调，增加肾脏氧化应激水平，使其排钠利尿功能降低，从而导致高血压的发生。Tempol 是一种过氧化物歧化酶衍生物，能够降低 $D_5^{-/-}$ 小鼠的血压，而对其对照小鼠则无影响[39]。$D_1$ 类受体的抗氧化作用已在 SHR 的血管平滑肌细胞上得到证实[40]。近年研究还发现用脂多糖（LPS）处理妊娠期 SD 大鼠后，其子代血压升高，尿钠排泄功能障碍。其肾功能障碍的原因与肾脏 $D_1$ 多巴胺受体有关。LPS 刺激子代小鼠肾脏 $D_1$ 受体表达量下降、磷酸化水增高。进一步研究发现 LPS 引起氧化应激升高，并导致 GRK4 表达及活性增强是 $D_1$ 受体功能受损的重要原因。通过抗氧化剂 Tempol 抑制氧化应激水平后，小鼠 $D_1$ 受体表达和功能恢复正常，尿钠排泄功能得到改善[41]。然而，也有报道表明在 SHR，ROS 活性增强可能主要来自一氧化氮合成酶，而不是来自 ROS 的作用。因此，氧化应激可能是 EH 形成前的重要发病机制，它和其他发病原因一同促进了 EH 的进一步发生和发展。

### （四）多巴胺与心房利钠肽的相互作用

心房利钠肽（ANP）与多巴胺均有促尿钠排泄的作用。有证据显示，ANP 的利尿、排钠作用需要多巴胺受体的参与；在 RPT，ANP 可加强多巴胺对 NHE3 的抑制作用，该加强作用的发生可能与 ANP 促进胞内 $D_1$ 受体向细胞膜转移有关[42]。

### （五）多巴胺与一氧化氮的相互作用

多巴胺与一氧化氮（NO）在肾脏具有某些相同作用，如它们均在 RPT 细胞中合成，均有扩张血管作用，均可抑制 $Na^+$-$K^+$-ATP 酶和 NHE3 的活性。NO 的合成和降解异常在 EH 中早有报道。刺激 NO 合成可增加 $D_1$ 受体表达量，NO 可能对肾脏多巴胺的合成具有刺激作用；对神经元的研究也显示多巴胺对 NO 合成的交互作用[23]。NO 还可增加 $D_1$ 受体表达；抑制 NO 合成，可明显促进 $D_2$ 类受体拮抗剂介导的促尿钠重吸收作用[43]。

### （六）多巴胺与 ETB 受体的相互作用

ETB 受体和多巴胺的相互作用在调节血压和肾功能方面发挥重要作用。$D_2^{-/-}$ 小鼠的血压明显高于对照小鼠，ETB 受体表达也高于对照小鼠[44]。非选择性 ETB1/ETB2 受体拮抗剂可降低 $D_2^{-/-}$ 小鼠血压，而对照组小鼠血压则无明显作用；相反，选择性 ETB1 拮抗剂可升高 $D_2^{-/-}$ 小鼠的血压，这一研究表明，ETB 受体至少部分参与 $D_2^{-/-}$ 小鼠高血压形成的病理生理过程。

### （七）多巴胺与前列腺素的相互作用

前列腺素 2 合成于肾集合管，具有利尿排钠作用，其发生作用通过抑制肾脏 $Na^+$-$K^+$-ATP 酶等钠转运体的活性而实现。在小鼠肾髓质内层集合管细胞中，多巴胺可能通过 $D_2$ 受体增加前列腺素 2 的合成，磷脂酶 $A_2$ 参与这一活动的信号转导途径[45]。

### （八）多巴胺与精氨酸升压素的相互作用

血管升压素与 EH 的发生关系密切。血管升压素促进肾集合管对水的重吸收，多巴胺则对水的重吸收发挥抑制作用；多巴胺等体液因子可部分减弱加压素的促水重吸收作用。对游离的大鼠皮质集合管的研究显示，$D_2$ 类受体（很可能为 $D_4$ 受体）能够抑制加压素介导的水钠转运和通透性利尿作用。目前已知多巴胺的抑制水重吸收作用通过抑制集合管水通道-4 的活性完成[46]。

离体研究显示，低浓度多巴胺通过 $D_1$ 类受体抑制加压素分泌[47]。由于 $D_1$ 类受体包括 $D_1$ 和 $D_5$ 两个亚型，多巴胺对 $D_5$ 受体的亲和力高于 $D_1$ 受体，因而 $D_1$ 类受体抑制加压素释放的效应很可能经 $D_5$ 受体完成。刺激脑最后区（area postrema；AP）加压素受体可引起动物的血压升高，给予中枢性加压素受体拮抗剂可使 $D_5^{-/-}$ 小鼠血压下降至正常水平，而对野生型小鼠血压无影响，提示中枢加压素受体活性增高导致 $D_5^{-/-}$ 小鼠血压升高。

**（九）胃泌素受体（CCKB）/多巴胺受体交互作用在胃-肾促尿钠排泄轴调节血压中的作用**

胃肠道不仅是一个消化器官，还是人体最大的内分泌器官。可能与胃-肾尿钠排泄相关的胃肠道分泌的激素众多，包括胃泌素（gastrin），它是一种由 17 个氨基酸组成的多肽，是消化道分泌的主要激素之一，主要由胃窦和十二指肠 G 细胞分泌释放。在饮食（特别是钠盐饮食）的情况下，G 细胞分泌大量胃泌素入血（明显多于其他胃肠道激素分泌量），其通过血液循环作用于其肾脏相应受体（胃泌素和胆囊收缩素共用胆囊收缩素受体，胃泌素/CCKB 受体），且该受体在肾脏表达量高、分布极为广泛。更重要的是，胃泌素能被 RPT 所吸收且具有排钠利尿作用，近年研究发现在阻断胃泌素/CCKB 受体的情况下，$D_1$ 类受体介导的利尿排钠作用受到抑制；同样地，在阻断 $D_1$ 类受体的情况下，胃泌素/CCKB 受体介导的利尿排钠作用也受到抑制，提示在胃泌素/CCKB 受体和 $D_1$ 类受体之间存在交互作用，该交互作用对尿钠排泄具有重要作用，但在原发性高血压动物及细胞模型中，该功能发生障碍[48]；

因此，多巴胺通过自身及与其他血压调节系统之间的相互作用，调节机体血压和尿钠的排泄。在 EH 状态下，肾脏多巴胺合成减少，其受体功能受损，并且多巴胺系统和其他系统之间的交互作用发生障碍，这些异常作用参与了 EH 的发生、发展过程。

## 三、多巴胺、多巴胺受体及相互作用因子对高血压治疗的启发

这些治疗措施总的目的是通过促进肾脏尿钠排泄从而达到降压作用，其中包括：①提高多巴胺水平，由于在许多 EH 受试者中肾脏多巴胺含量下降，因而通过增加多巴胺的合成或减少多巴胺的分解，从而增加肾脏多巴胺含量，该举措可能对肾脏多巴胺含量下降的 EH 患者有一定作用；②抑制 GRK4

活性改善肾脏 RPT 的 $D_1$ 受体功能；③直接抑制肾脏钠转运体的活性；④采用干预与 $D_1$ 受体功能有对抗作用的激素及促进与 $D_1$ 受体功能有协同作用的激素，从而间接达到提高 $D_1$ 受体功能的目的。

**（一）提高肾脏多巴胺水平**

**1. 多巴胺及其衍生物**　EH 状态下，近端 RPT 和髓质升支粗段 $D_1$ 受体功能受损，但远端肾小管对 $D_1$ 受体激动剂的反应正常，并且 $D_1$ 受体介导的血管舒张作用依然存在，因而 $D_1$ 受体激动剂仍在临床 EH 治疗中发挥一定作用[1]。

非诺多泮为高血压患者首选的 $D_1$ 类受体激动剂，它通过增加肾血流、促进水钠排泄发挥作用，静脉输注非诺多泮能够即刻引起血压下降，且在静脉给药过程中，其降压作用能够持续维持。非诺多泮不能透过血脑屏障，半衰期短，降压作用易于调控，因而其为较理想的降血压静脉用药。然而，因其口服生物利用度较低，在血液中易分解，故不适合作为 EH 长期治疗的口服用药[49]。异波帕胺为一种口服多巴胺的前体药物，在血浆中可被水解为活性代谢产物——麻黄宁，但临床试验实验显示，异波帕胺有增加死亡率的可能，其发生原因可能与其心脏正性肌力作用有关，并且它还可经 $D_1$ 受体激活 RAS[50]。

刺激 $D_2$ 类受体可增加尿钠排泄、扩张阻力血管，并可抑制交感神经末梢释放去甲肾上腺素，因而人们做了大量探索性工作，以期发现具有降压作用的 $D_2$ 类体激动剂，溴隐亭和坤匹洛尔即为具有该药理作用的药物之一。然而，$D_2$ 类受体激动剂多能透过血脑屏障，引起诸多副作用，如直立性低血压、恶心呕吐及内分泌改变等，限制了 $D_2$ 类药物在 EH 治疗中的作用[51]。

**2. 提高肾脏多巴胺水平**　部分 EH 患者伴有肾脏多巴胺能力下降，因而，对于这部分患者提高肾脏多巴胺的合成无疑对降低血压具有一定作用。多巴胺前体药物能够通过谷氨酰转肽酶转化为左旋多巴，进而提高肾脏多巴胺合成量，人体实验和动物实验均证实多巴胺前体药物有增加尿钠排泄的作用。此外，多卡巴胺（docarpamine）为另一种多巴胺前体药物，也能转化为左旋多巴，达到降压利尿的作用[52]。除左旋多巴外，甲基多巴也可在肾脏 RPT 转化为多巴胺，甲基多巴的利钠、利尿作用在

WKY 大鼠模型中已得到证实[53]。

除增加肾脏多巴胺的合成外，降低多巴胺的代谢也为提高肾脏多巴胺水平的另一种手段。抑制儿茶酚邻位甲基转移酶活性可提高肾脏多巴胺水平，并引起尿钠排泄增加，该作用在儿茶酚邻位甲基转移酶基因敲除小鼠模型中得到证实[54]。

（二）改善 $D_1$ 受体功能、预防 $D_1$ 受体失敏

EH 患者肾脏 $D_1$ 受体的功能受损是由 GRK4 过度表达及激活引起，因此，改善 EH 患者 $D_1$ 受体功能最有效的方法为抑制 GRK4 的活性。在 SHR 细胞中，GRK4 反义核苷酸能够恢复 $D_1$ 受体功能；长期持续肾动脉灌注 GRK4 反义核苷酸可提高尿钠排泄量，并可预防 SHR 的血压升高；并且，笔者还发现激活 GRK4 可使肾脏 $AT_1$ 表达增强，抑制 GRK4 活性能够缓解 EH 患者肾脏 $AT_1$ 受体功能亢进[55]。以上种种迹象表明 GRK4 抑制剂将有可能成为新型抗高血压药物。

GRK4 和 PP2A 是 $D_1$ 受体失敏及复敏过程中两个重要酶。在正常人体 RPT 段，GRK4 和 PP2A 之间在功能上保持平衡，进而调控尿钠排泄，并将血压维持在正常范围。既往研究表明，通过鱼精蛋白增加 PP2A 活性可增强 $D_1$ 受体膜表面的靶位效应及对相应激动剂作用的敏感性。尽管这一发现给我们提供了一种新的治疗思路，但仍有待进一步验证。

GRK2 和 GRK4 均参与 $D_1$ 受体失敏的发生机制，但其前 20min 的机制是不同的[2]。蔗糖，能够阻止细胞内吞作用，对全部 GRK 表达没有影响，但可预防 $D_1$ 受体失敏，并能增强其反应性[56]，因而，同时应用 GRK4 和细胞内吞抑制剂，对于改善 $D_1$ 受体失敏疗效可能更有效。

（三）针对 $D_1$ 受体/G 蛋白失偶联的治疗方法

**1. G 蛋白及其衍生物** $D_1$ 受体发挥的利钠利尿作用多通过与 G 蛋白偶联发挥作用，在 EH 状态下，$D_1$ 受体与 G 蛋白的偶联能力下降。因而，采用药物或其他手段增加体内 G 蛋白及其衍生物的水平，可能对增加 $D_1$ 受体的作用有一定帮助。

**2. 抑制肾小管钠转运体** NHE3 为肾脏中主要的钠转运体，它在体内分布范围有限，如结肠、近曲小管、亨氏袢升支等。因此，直接抑制 NHE3 用于抗高血压治疗时的副作用相对较小。目前常用的选择性 NHE3 抑制剂（I.E.S3226）即被证明可促进肾脏尿钠排泄。

另外，$Na^+$-$K^+$-ATP 酶为分布在 RPT 基底膜的另一个重要的钠转运体，它可与 NHE3 协同作用，从而促进钠的重吸收。应用 $Na^+$-$K^+$-ATP 酶抑制剂（内源性洋地黄类物质、维生素 C）将成为抗高血压药物治疗的另一可选手段[57]。

（四）干预可对抗 $D_1$ 受体功能的激素、体液因子的效应

**1. 心房利钠肽（ANP）** 可调节细胞膜上 $D_1$ 受体表达，可促进细胞质内 $D_1$ 受体向细胞膜转移，纠正 EH 状态下细胞膜上低表达量的 $D_1$ 受体。因而，刺激 ANP 等可能部分恢复 $D_1$ 受体的功能[58]。

**2. 氧化应激** 在多巴胺受体和体内氧化应激之间存在交互作用，氧化应激可损害 $D_1$ 受体功能[59]，$D_1$ 受体功能障碍可进一步增强体内氧化应激作用。因此，减轻人体的氧化应激水平不仅能够提高 $D_1$ 受体对钠转运体的抑制效应，还可提高多巴胺受体的抗氧化作用。

**3. NO** 在动脉及肾脏中，多巴胺和 NO 的功能相似，都有扩张阻力血管、促尿钠排泄的作用[2]。NO 可促进多巴胺分泌、增加多巴胺受体表达，反之亦然。因此，刺激 NO 合成、提高 NO 活性可能对减轻 EH 状态下 $D_1$ 受体功能障碍有一定帮助。

**4. 肾素-血管紧张素系统** 刺激肾小球球旁细胞 $D_1$ 受体可增加肾素分泌，继而增加血管紧张素 II 的水平，部分抵消 $D_1$ 受体介导的利钠、利尿作用[60]。动物实验证实，应用血管紧张素转化酶抑制剂或氯沙坦可使非诺多泮的利钠、利尿作用进一步加强，从另一个方面支持多巴胺受体激动剂和血管紧张素转化酶抑制剂/$AT_1$ 受体拮抗剂的联合应用对降血压有好处[61]。

**5. 其他血管活性物质** 除了上述系统，多巴胺受体还通过与交感神经系统、ETB 受体、CCKB 受体、前列腺素及血管升压素等相互作用，调节尿钠的排泄。因而，促进或抑制以上血管活性物质可能对改善多巴胺受体的功能有一定帮助，如促进肾脏前列腺素的合成，刺激 ETB 受体可使尿钠排泄增加，抑制血管升压素或交感神经系统活性可增强多巴胺介导的血管舒张、尿钠排泄作用。

综上所述，肾性多巴胺合成减少、多巴胺受体功能受损，以及与其他系统的作用异常均参与 EH 的发病机制。这些异常现象的早期发现不仅有助于高血压的临床治疗，还将有助于高血压形成的早期干预。而应用多巴胺及其相关调节因子的研究成果治疗 EH，目前虽然仍处于动物实验及临床研究阶段，一些研究结果尚待进一步探讨，但可以给未来高血压治疗提供一些新的思路。

（杨 剑 曾春雨）

## 参 考 文 献

[1] Jose PA, Eisner GM, Felder RA. Dopamine receptor-coupling defect in hypertension. Curr Hypertension Rep, 2002, 4（3）: 237-244.

[2] O'Connell DP, Botkin SJ, Ramos SI, et al. Localization of dopamine D1A receptor protein in rat kidneys. Am J Physiol Renal Fluid Electrolyte Physiol, 1995, 268（6 Pt 2）: F1185-F1197.

[3] Ozono R, O'Connell DP, Wang ZQ, et al. Localization of the dopamine D1 receptor protein in the human heart and kidney. Hypertension, 1997, 30（3 Pt 2）: 725-729.

[4] Zeng C, Sanada H, Watanabe H, et al. Functional genomics of the dopaminergic system in hypertension. Physiol Genomics, 2004, 19（3）: 233-246.

[5] Sanada H, Xu J, Watanabe H, et al. Differential expression and regulation of dopamine-1（D-1）and dopamine-5（D-5）receptor function in human kidney. Hypertension, 2000, 13: 156A.

[6] Ladines CA, Zeng C, Asico LD, et al. Impaired renal $D_1$-like and $D_2$-like dopamine receptor interation in the spontaneously hypertensive rat. Am J Physiol Regul Integr Comp Physiol, 2001, 281: R1071-R1078.

[7] Jose PA, Eisner GM, Felder RA. Renal dopamine receptors in health and hypertension. Pharmacol Ther, 1998, 80（2）: 149-182.

[8] Budu CE, Efendiev R, Cinelli AM, et al. Hormonal-dependent recruitment of $Na^+$, $K^+$-ATPase to the plasmalemma is mediated by PKC beta and modulated by $[Na^+]$i. Br J Pharmacol, 2002, 137（8）: 1380-1386.

[9] Cheng SX, Aizman O, Nairn AC, et al. $[Ca^{2+}]$i determines the effects of protein kinases A and C on activity of rat renal $Na^+$, $K^+$-ATPase. J Physiol, 1999, 518（Pt 1）: 37-46.

[10] Felder RA, Sanada H, Xu J, et al. G protein-coupled receptor kinase 4 gene variants in human essential hypertension. Proc Natl Acad Sci USA, 2002, 99（6）: 3872-3877.

[11] Pedrosa R, Gomes P, Zeng C, et al. Dopamine D3 receptor-mediated inhibition of the $Na^+/H^-$ exchanger in spontaneously hypertensive rat proximal tubular epithelial cells. Br J Pharmacol, 2004, 142（8）: 1343-1353.

[12] Pedrosa R, Jose PA, Soares-Da-Silva P. Defective D1-like receptor-mediated inhibition of $Cl^-/HCO_3^-$ exchanger in immortalized SHR proximal tubular epithelial cells. Am J Physiol Renal Physiol, 2004, 286（6）: F1120-F1126.

[13] Ohbu K, Felder RA. Nephron specificity of dopamine receptoradenylyl cyclase defect in spontaneous hypertension. Am J Physiol Renal Fluid Electrolyte Physiol, 1993, 264（2 Pt 2）: F274-F279.

[14] Kim OJ, Gardner BR, Williams DB, et al. The role of phosphorylation in D1 dopamine receptor desensitization: evidence for a novel mechanism of arrestin association. J Biol Chem, 2004, 279（9）: 7999-7810.

[15] Gardner B, Liu ZF, Jiang D, et al. The role of phosphorylation/dephosphorylation in agonist-induced desensitization of D1 dopamine receptor function: evidence for a novel pathway for receptor dephosphorylation. Mol Pharmacol, 2001, 59（2）: 310-321.

[16] Efendiev R, Yudowski GA, Zwiller J, et al. Relevance of dopamine signals anchoring dynamin-2 to the plasma membrane during $Na^+$, $K^+$-ATPase endocytosis. J Biol Chem, 2002, 277（46）: 44108-44114.

[17] Wang Z, Asico LD, Felder RA, et al. Human GRK4γA142V variant produces hypertension in transgenic mice（Abstract）. FASEB J, 2004, 18: 353.

[18] Wang Z, Asico LD, Felder RA, et al. Human GRK4γA486V polymorphism causes salt sensitive hypertension in transgenic mice （Abstract）. J Am Soc Nephrol, 2003, 14: 362.

[19] Pedrosa R, Gomes P, Hopfer U, et al. Gi-3protein-coupled dopamine D3 receptor-mediated inhibition of renal NHE3 activity in SHR proximal tubular cells is a PLC-PKC-mediated event. Am J Physiol Renal Physiol, 2004, 287: F1059-F1066.

[20] Gomes P, Soares-Da-Silva P. $D_2$-like receptor-mediated inhibition of $Na^+$-$K^+$-ATPase activity is dependent on the opening of $K^+$ channels. Am J Physiol Renal Physiol, 2002, 283（1）: F114-F123.

[21] Pedrosa R, Jose PA, Soares-da-Silva P. Defective $D_1$-like receptormediated inhibition of the $Cl^-/HCO_3^-$ exchanger in immortalized SHR proximal tubular epithelial cells. Am J Physiol Renal Physiol, 2004, 286（6）: F1120-F1126.

[22] Stragier B, Hristova I, Sarre S, et al. In vivo characterization of the angiotensin-（1-7）-induced dopamine and gamma-aminobutyric acid release in the striatum of the rat. Eur J Neurosci, 2005, 22（3）: 658-664.

[23] Jenkins TA, Wong JY, Howells DW, et al. Effect of chronic angiotensin-converting enzyme inhibition on striatal dopamine content in the MPTP-treated mouse. J Neurochem, 1999, 73（1）: 214-219.

[24] Efendiev R, Budu CE, Cinelli AR, et al. Intracellular $Na^+$ regulates dopamine and angiotensin II receptors availability at the plasma membrane and their cellar responses in renal epithelia. J Biol Chem, 2003, 278（31）: 28719-28726.

[25] Zeng C, Asico LD, Jones JE, et al. Impaired $D_3$ receptor regulation of $AT_1$ angiotensin receptor in genetic hypertension. Circulation, 2003, 108: IV-214.

[26] Missale C, Lombardi C, De Cotiis R, et al. Dopaminergic receptor mechanisms modulating the rennin-angiotensin system and aldosterone secretion: an overview. J Cardiovasc Pharmacol, 1989, 14（Suppl 8）: S29-S39.

[27] Wu KD, Chen YM, Chu TS, et al. Experssion and localization of human dopamine $D_2$ and $D_4$ receptor mRNA in the adrenal gland, aldosterone-producing adenoma, and pheochromocytoma. J Clin Endocrinol Metab, 2001, 86（9）: 4460-4467.

[28] Damphey RA, Horiuchi J, Tagawa T, et al. Medullary and

supramedullary mechanisms regulations sympathetic vasomotor tone. Acta Physiol Scand, 2003, 177（3）: 209-218.

[29] Sved AF, Ito S, Sved JC. Brainstem mechanisms of hypertension: role of the rostral ventrolateral medulla. Curr Hypertens Rep, 2003, 5(3): 262-268.

[30] Zhang J, Abdel-Rahman AA. The hypotensive action of rilmenidine is dependent on functional N-methyl-D-aspartate receptor in the rostral ventrolateral medulla of conscious spontaneous hypertensive rats.J Pharmacol Exp Ther, 2002, 303（1）: 204-210.

[31] Yang Z, Coote JH. The influence of vasopressin on tonic activity of cardiovascular neurones in the ventrolateral medulla of hypertensive rat. Auton Neurosci, 2003, 104（2）: 83-87.

[32] Freidinger RM, Pettibone DJ. Small molecule ligands for oxytocin and vasopressin receptors. Med Res Rev, 1997, 17（1）: 1-16.

[33] Li XX, Bek M, Asico LD, et al. Adrenergic and endothelin B receptor-dependent hypertension in dopamine receptor type-2 knockout mice. Hypertension, 2001, 38（3）: 303-308.

[34] Zeng C, Eisner GM, Felder RA, et al. Dopamine receptor and hypertension. Curr Med Chem, 2005, 3（1）: 69-77.

[35] Conway KA, Rochet JC, Bieganski RM, et al. Kinetic stabilization of the synuclein protofibril by a dopamine synuclein adduct. Science, 2001, 294（5545）: 1346-1349.

[36] Bianchi P, Segulas MH, Parini A, et al. Activation of pro-apoptotic cascade by dopamine in renal epithelial cells is fully dependent on hydrogen peroxide generation by monoamine oxidases. J Am Soc Nephrol, 2003, 14（4）: 855-862.

[37] Yang Z, Asico LD, Yu P, et al. $D_5$ dopamine receptor regulation of phospholipase D. Am J Physoil Heart Circ Physiol, 2005, 288（1）: H55-H61.

[38] Touyz RM. Reactive oxygen species and angiotensin II signaling in vascular cells: implications in cardiovascular disease. Braz J Med Biol Res, 2004, 37（8）: 1263-1273.

[39] Yang Z, Yu P, Asico DL, et al. $D_5$ dopamine receptor regulation of NADPH oxidase and blood pressure in mice. J Am Soc Nephrol, 2003, 14: 553A.

[40] Yasunari K, Kohno M, Kano H, et al. Dopamine as a novel antioxida-tive agent for rat vascular smooth muscle cells through dopamine $D_1$-like receptors. Circulation, 2000, 101（19）: 2302-2308.

[41] Wang X, Luo H, Chen C, et al. Prenatal lipopolysaccharide exposure results in dysfunction of the renal dopamine $D_1$ receptor in offspring. Free Radic Biol Med, 2014, 76: 242-250.

[42] Kerr S, Brosnan MJ, Mcintyre M, et al. Superoxide anion production is increased in a model of genetic hypertension: role of the endothelium. Hypertension, 1999, 33（6）: 1353-1358.

[43] Turban S, Wang XY, Knepper MA. Regulation of NHE3, NKCC2, and NCC abundance in kidney during aldosterone escape phenomenon: role of NO. Am J Physoil Renal Physiol, 2003, 285（5）: F843-F851.

[44] Li XX, Bek M, Asico LD, et al. Adrenergic and endothelin B receptor-dependent hypertension in dopamine receptor type-2 knockout mice. Hypertension, 2001, 38（3）: 303-308.

[45] Aperia AC. Intrarenal dopamine: a key signal in the interactive regulation of sodium metabolism. Annu Rev Physiol, 2000, 62: 621-647.

[46] Zelenina M, Zelenin S, Bindar AA, et al. Water permeability of aquaporin-4 is decreased by protein kinase C and dopamine. Am J Physiol Renal Physiol, 2002, 283（2）: F309-F318.

[47] Rossi NF. Dopaminergic control of angiotensin II-induced vasopressin secretion in vitro. Am J Physiol, 1998, 275（4）: E687-E693.

[48] Chen Y, Asico LD, Zheng S, et al. Gastrin and D1 dopamine receptor interact to induce natriuresis and diuresis. Hypertension, 2013, 62(5)（5）: 927-933.

[49] Oparil S, Aronson S, Deeb GM, et al. Fenoldopam: a new parenteral antihypertensive: consensus roundtable on the management of perioperative hypertension and hypertensive crises. Am J Hypertens, 1999, 12: 653-664.

[50] Hampton JR, van Veldhuisen DJ, Kleber FX, et al. Randomised study of effect of ibopamine on survival in patients with advanced severe heart failure. Second prospective randomised study of ibopamine on mortality and efficacy（PRIME II）investigators. Lancet, 1997, 349: 971-977.

[51] Hussain T, Lokhandwala MF. Renal dopamine receptor function in hypertension. Hypertension, 1998, 32: 187-197.

[52] Lee MR. Five years' experience with gamma-L-glutamyl-L-dopa: a relatively renally specific dopaminergic prodrug in man. J Auton Pharmacol, 1990, 10 Suppl（1）: s103-s108.

[53] Ibarra FR, Aguirre J, Nowicki S, et al. Demethylation of 3-O-methyldopa in the kidney: a possible source for dopamine in urine. Am J Physiol, 1996, 270: F862-F868.

[54] Guimarães JT, Soares-da-Silva P. The activity of MAO A and B in rat renal cells and tubules. Life Sci, 1998, 62: 727-737.

[55] Felder RA, Sanada H, Xu J, et al. G protein-coupled receptor kinase 4 gene variants in human essential hypertension. Proc Natl Acad Sci U S A. 2002, 99, 3872-3877.

[56] Vickery RG, von Zastrow M. Distinct dynamin-dependent and independent mechanisms target structurally homologous dopamine receptors to different endocytic membranes. J Cell Biol, 1999, 144, 31-43.

[57] Rodríguez de Lores Arnaiz G, Herbin T, Peña C. A comparative study between a brain $Na^+$, $K(+)$-ATPase inhibitor（endobain E）and ascorbic acid. Neurochem Res, 2003, 28: 903-910.

[58] Aperia AC. Intrarenal dopamine: a key signal in the interactive regulation of sodium metabolism. Annu Rev Physiol, 2000, 62: 621-647.

[59] White BH, Sidhu A. Increased oxidative stress in renal proximal tubules of the spontaneously hypertensive rat: a mechanism for defective dopamine $D_{1A}$ receptor/G-protein coupling. J Hypertens, 1998, 16: 1659-1665.

[60] Asico LD, Ladines C, Fuchs S, et al. Disruption of the dopamine $D_3$ receptor gene produces renin-dependent hypertension. J Clin Invest, 1998, 102: 493-498.

[61] Chen C, Lokhandwala MF. Potentiation by enalaprilat of fenoldopam-evoked natriuresis is due to blockade of intrarenal production of angiotensin-II in rats. Naunyn Schmiedebergs Arch Pharmacol, 1995, 352: 194-200.

# 第十五章

# 毒品与高血压

吸毒是全世界面临的最严重的公共卫生问题之一。毒品危害已成为全球广泛而严重的社会问题，给个体、家庭及社会带来灾难性影响。毒品可以损害人体的重要组织器官，对人类的身体健康产生巨大危害。近年来发现，吸毒合并高血压的人群逐年增加。众多研究结果显示，吸毒除导致多系统损伤外，会直接或间接导致血压升高，且其降压治疗存在很大难度。因此，对于吸毒者这一特殊人群，早期发现高血压并干预达标，对心血管疾病的防控有重要意义。

## 第一节　毒品的概念及其危害

毒品是指出于非医疗目的而反复连续使用并能引起成瘾或依赖，使中枢神经系统产生兴奋、抑郁、幻觉，或对动作机能、思想、行为、感觉、情绪损害的天然、半合成、合成的物质。《中华人民共和国刑法》第357条提到，毒品是指鸦片、海洛因、甲基苯丙胺（冰毒）、吗啡、大麻、可卡因及国家规定管制的其他能够使人形成瘾癖的麻醉药品和精神药品。其中，传统毒品是指海洛因、可卡因、大麻、吗啡等已在全球滥用几十年的毒品，新型毒品主要指人工化学合成的致幻剂、兴奋剂类毒品，又称合成毒品。

全球每年死于吸毒者不计其数，有大量人因此丧失劳动力。毒品损害人体重要的组织器官、干扰和破坏人体正常的新陈代谢，导致体力、智力下降，免疫力降低，精神颓废。静脉注射毒品会增加肝炎、艾滋病等严重血液传染性疾病感染风险，吸毒者间频发不安全的性接触也会导致性传播疾病发病率升高。毒品除严重危害个人的身心健康外，也会诱发其他违法犯罪、破坏社会和经济秩序。因此，毒品会影响到整个民族健康素质，直接威胁人类的生存和发展。

## 第二节　毒品对血压的影响

临床上，绝大多数高血压患者无明确诱因，称为原发性高血压。其发病机制尚未最后阐明，目前认为其受多重因素综合影响，其中遗传基因、不健康生活方式（高盐饮食、缺乏运动、超重或肥胖、精神紧张、吸烟、酗酒）、药物（口服避孕药、非甾体抗炎药）、睡眠呼吸暂停低通气综合征等均为高血压发病的重要因素。交感神经活性增加、肾素-血管紧张素-醛固酮系统（RAAS）激活、水钠潴留、血管舒缩功能失调、胰岛素抵抗等为血压升高的主要发病机制。高血压与其伴随的糖尿病、血脂异常、肥胖等其他心血管疾病危险因素共存，显著增加心脑血管疾病的发病风险。长期血压增高促使动脉粥样硬化的形成，会引起心、脑、肾等靶器官损害，最终导致这些器官功能衰竭。

目前有许多研究提示，应用毒品会对血压产生不利影响，直接或间接导致血压升高，但具体机制目前尚未完全明确。从高血压的影响因素及发病机制角度分析，其可能与以下因素有关。

### 一、交感神经兴奋

滥用毒品可导致多种神经递质浓度及活性异常（包括去甲肾上腺素、肾上腺素、多巴胺、血管升压素等），最终导致交感神经系统活性亢进，血浆儿茶酚胺浓度升高，阻力小动脉收缩增强而导致血压升高。有研究显示[1]，可卡因能够抑制周围交感神经突触间隙对去甲肾上腺素的再摄取，诱导皮肤及骨骼肌交感神经激活，使周围血管阻力增加及心率加快，进而导致血压升高。尼古丁、大麻、海洛因、可卡因等众多毒品，其急性中毒、慢性长期应用、戒断、戒毒后复吸等各种阶段，均会影响去甲肾上腺素系统活性，进而造成血压升高或血压波动[2]。右美沙芬通常作为止咳药、镇痛药应用，当大剂量使用时，其也会产生高血压、心动过速及呼吸抑制等不良反应[3]。

## 二、肾素-血管紧张素-醛固酮系统激活

短期或长期应用毒品可激活 RAAS，进而导致小动脉平滑肌收缩、醛固酮分泌增加、水钠潴留及去甲肾上腺素分泌增加，诱发血压升高。许多组织（血管、心脏、中枢神经、肾脏等）存在 RAAS 相关组分，即组织 RAAS。组织 RAAS 对心脏、血管的功能结构起作用，可能在高血压发生和维持中有重要影响。例如，海洛因可通过多种机制损害心脏，其对心钠素、肾素、血管紧张素和醛固酮等激素调节均有影响，通过改变这些心血管内分泌激素复杂的网络结构导致血压升高。

## 三、肾脏机制及水钠潴留

各种原因引起的水钠潴留，通过全身血流自身调节使外周血管阻力升高，最终致使血压升高。调查显示[4, 5]，吸毒者大多喜欢摄入甜食及腌制食品，这种高盐膳食会造成水钠潴留并引起血压升高。许多研究结果显示，可卡因及海洛因等违禁药物可导致慢性肾功能不全，进而导致水钠潴留及血压升高。其还能够损害人肾小球、肾小管、肾血管及肾间质系统，会导致急性肾损伤、慢性肾功能不全及恶性高血压[6]。

## 四、血管结构和功能改变

大动脉和小动脉结构和功能的变化在高血压发病中发挥重要作用。各种血管活性物质，如一氧化氮（NO）、前列环素（$PGI_2$）、内皮素（ET-1）、内皮依赖性血管收缩因子（EDCF）等，通过改变血管舒缩而影响血压。长期滥用毒品可对血管舒缩功能产生严重影响，并引起血管重构，促进高血压的发生发展。

2011 年有关调查显示，全球约 1700 万人在过去的 1 年内曾接触并应用过可卡因。可卡因能够导致血管张力增加、内皮功能障碍、氧化应激、血小板激活，会使血清 ET-1 浓度升高，阻碍 NO 介导的舒血管作用，降低前列环素及前列腺素 $E_2$ 水平，从而破坏血管正常的舒缩平衡，最终导致血管收缩，外周阻力增加，升高血压[7, 8]。可卡因可以导致血栓性微血管病变，诱发急进性高血压及恶性高血压的发生[9]。海洛因会影响血管阻力及容量，抑制血管紧张素分泌，减弱二氧化碳分压升高引起的血管收缩反应，使血管张力下降，通常血压不高或没有明显的症状出现，且易出现直立性低血压。而其戒断停药后，机体上述神经内分泌反馈消失，同时造成去甲肾上腺素等交感活性物质增加，最终引起血压升高。静脉注射毒品易损伤血管，引起静脉炎、血栓，若误入动脉还可引起动脉狭窄、动脉炎等。血管受损可直接引起管壁增厚、管径缩小，血管外周阻力增加，血管舒张因子减少，致血压升高；同时引起血管内皮功能失调，导致血管收缩的因子增加而舒张血管因子减少，也会使血压升高。

## 五、不健康生活方式

目前认为环境因素，包括生活节奏紊乱、高盐高脂高蛋白饮食、精神高度紧张、长期噪声干扰、吸烟酗酒等，会致使血压升高。吸毒者是一个特殊的社会群体，以无业人员、个体经营者、低收入者、低文化人员及单身者居多，他们大多具有意志薄弱、自制力差、易冲动等成瘾性格。此类人群长期生活无规律，常常合并吸烟、嗜酒、高盐饮食、运动减少、失眠、精神紧张等不良因素，缺乏对高血压的基本认识。吸毒成瘾后导致性格改变，长期焦虑、烦躁易怒、逃避、恐惧等情绪都加大了吸毒人员患高血压的概率。长期应用毒品可导致慢性疼痛，从而可能进一步导致焦虑、抑郁等并发症风险。也有研究显示[10]，长期静脉注射海洛因成瘾者与抑郁等精神症状显著相关，还可能导致焦虑、失眠、社会功能缺失。而抑郁本身会直接影响血压水平，可能与自主神经系统失衡、下丘脑功能紊乱、炎症反应增强、RAAS 激活等因素有关[11,12]。

## 六、治疗不积极、服药依从性差

吸毒成瘾者自我约束力差，其生活重心是获得并使用毒品，毒品带来的欣快感和毒品自身的药理作用掩盖了本身疾病，他们通常不能及时发现血压异常，或对其漠不关心，没有及时得到诊断和治疗会导致病情加重甚至难以控制。美国一项针对非洲裔黑种人的研究表明[13]，大部分高血压患者在接受药物治疗过程中会遇到各种障碍，涵盖经济、社会及生活习惯等多方面。阻止毒品依赖者血压控制达标最主要的障碍是吸毒、酗酒等不良生活行为，此类人群通常自制力、依从性差，没有高血压相关知识，因此，毒品会对其血压及整个血压管理控制过程产生不良影响。

## 七、代谢综合征

吸毒与心血管代谢疾病相关风险升高有关。研究显示[14]，吸毒者（包括既往接触史、间断应用及长期成瘾者）较非吸毒者低密度脂蛋白胆固醇（LDL-C）水平、三酰甘油水平、C-反应蛋白水平、胰岛素水平及腰围更高。上述危险因素的升高，势必会进一步对血压产生不利影响。

## 八、毒品戒断早期血压反跳

许多研究表明，早期或初始接触毒品，会导致血压一过性升高。且毒品成瘾者，突然终止毒品摄入会导致血压反跳升高、心率加快，严重者会诱发急性心脑血管事件[15]。在戒毒过程中，尤其是戒断早期，应重视患者血压及心率的监测，必要时加用相关药物干预。既往合并慢性高血压及其他心血管疾病者，应更为重视上述情况。

## 第三节 吸毒者合并高血压的治疗策略

吸毒合并高血压人群日益增多，此类患者血压知晓率、控制率明显低于普通人群。大多数人没有及时得到诊断和治疗，导致病情加重、并发症出现。针对此类人群，应从更多角度制订降压治疗策略。

## 一、戒 毒

毒品会导致血压升高并损害组织器官功能，长期接触并应用毒品者降压治疗效果差、难度大，因此戒毒是此类人群血压控制达标的最重要的前提。戒毒机构通过技能训练、脱敏治疗、增强心理能量等方式疏导患者，使患者加深对毒品危害的认识，营造宽松的环境，消除社会歧视，使其感受被关注的温暖，自觉改变不良生活方式，最终达到戒毒、降压作用。值得注意的是，药物滥用患者脱毒时极易发生焦虑、抑郁、烦躁不安等，易引起血压反跳升高，故在戒毒过程中应重视患者血压的监测，必要时加用相关抗焦虑、抗抑郁、镇静等药物干预。

## 二、生活方式干预

生活方式紊乱是高血压发病的重要因素之一，且改善生活方式是控制血压达标的首要环节。毒品成瘾者长期生活无规律，常合并吸烟、嗜酒、高盐饮食、运动减少、失眠、长期精神紧张等不良因素。有吸毒史的高血压患者，因长期吸毒，存在心理、行为和人格等方面的问题，在采取有效降压药物治疗的同时，还需对其进行个体化干预。

睡眠障碍是高血压的影响因素之一，而失眠是吸毒者脱毒后最常见的戒断症状之一。因此，对于吸毒合并高血压人群，给予常规降压药物治疗的同时，适当加用改善睡眠、控制焦虑紧张情绪类药物，有助于血压控制达标。通过合理饮食、体育锻炼、控制体重、规律生活、改善睡眠、心理治疗等干预措施，促使患者加深对毒品危害的认识，自觉改变既往不良生活习惯，能有效帮助有吸毒史的高血压患者解除毒瘾、降低血压。

## 三、口服降压药物

人体血压受多种因素影响，高血压有诸如交感兴奋、RAAS激活、水钠潴留等许多发病机制。不同种类降压药物的作用靶点、药效机制不同，只要合理使用，均可以达到降压目的。毒品引起高血压的各个发病机制均有作用，故不同种类降压药物均可用于毒品成瘾合并高血压人群的血压控制。

此外，针对此类特殊人群，某些非临床一线降压药物可能有额外的临床降压效果。有研究结果显示，可卡因能够抑制周围交感神经突触间隙对去甲肾上腺素的再摄取，诱导皮肤及骨骼肌交感神经激活，进而使周围血管阻力增加及心率加快。可乐定可以激活脊髓血管舒缩中枢的 $\alpha_2$ 肾上腺素能受体，减少去甲肾上腺素转化，从而抑制中枢交感神经系统活性[16, 17]。因此对于可卡因相关性高血压急症，常规药物治疗效果不良时，可考虑短时间静脉应用合适剂量的可乐定协助控制血压。长期慢性吸毒者，戒毒早期也会出现交感神经系统激活等戒断症状导致血压升高，应用交感系统抑制剂（如可乐定、哌唑嗪等），可在一定程度上减轻这一反应，有助于减少血压波动[18, 19]。

# 四、心理平衡与疏导

吸毒人员属于特殊人群，由于他们长期吸食毒品往往会出现性格变异和人格缺陷，长期焦虑、烦躁易怒、逃避、恐惧，使他们的思维异于常人，更使血压难以控制，因此心理咨询和心理疏导有助于吸毒者合并高血压人群血压控制达标。

毒品滥用是世界性问题，会对人类健康、社会安全产生巨大危害。吸毒成瘾者中合并高血压的比率日益增加，毒品在高血压的各个发病因素及发病机制中产生不良作用，会直接或间接导致血压升高。吸毒合并高血压人群，其高血压知晓率、控制达标率显著低于普通人群。因此，这一人群高血压的早期诊断及规范化治疗，有利于全社会高血压疾病的防控。

（郭艺芳 张 靖）

## 参 考 文 献

[1] Mo W，Singh AK，Arruda JA，et al. Role of nitric oxide in cocaine-induced acute hypertension. Am J Hypertens，1998，11（6 Pt 1）：708-714.

[2] Fitzgerald PJ. Elevated norepinephrine may be a unifying etiological factor in the abuse of a broad range of substances：alcohol，nicotine，marijuana，heroin，cocaine，and caffeine. Subst Abuse，2013，7：171-183.

[3] Romanelli F，Smith KM. Dextromethorphan abuse：clinical effects and management. J Am Pharm Assoc，2009，49（2）：e20-e25.

[4] Neale J，Nettleton S，Pickering L，et al. Eating patterns among heroin users：a qualitative study with implications for nutritional interventions. Addiction，2012，107（3）：635-641.

[5] Mysels DJ，Sullivan MA. The relationship between opioid and sugar intake：review of evidence and clinical applications. J Opioid Manag，2010，6（6）：445-452.

[6] Akkina SK，Ricardo AC，Patel A，et al. Illicit drug use，hypertension，and chronic kidney disease in the US adult population. Transl Res，2012，160（6）：391-398.

[7] Kelbaek H，Fløistrup S，Gjørup T，et al. Central and peripheral haemodynamic changes after alcohol ingestion. Alcohol Alcohol，1988，23（3）：211-216.

[8] Muzyk AJ，Fowler JA，Norwood DK，et al. Role of $\alpha_2$-agonists in the treatment of acute alcohol withdrawal. Ann Pharmacother，2011，45（5）：649-657.

[9] Kotlyar M，Brauer LH，Al'absi M，et al. Effect of bupropion on physiological measures of stress in smokers during nicotine withdrawal. Pharmacol Biochem Behav，2006，83（3）：370-379.

[10] Torres LR，Kaplan C，Valdez A. Health consequences of long-term injection heroin use among aging mexican American men. J Aging Health，2011，23（6）：912-932.

[11] Pickering TG. Could hypertension be a consequence of the 24/7 society？ The effects of sleep deprivation and shift work. J Clin Hypertens，2006，8（11）：819-822.

[12] Li Cavoli G，Mulè G，Rotolo U. Renal involvement in psychological eating disorders. Nephron Clin Practice，2011，119（4）：c338-341.

[13] Hill MN，Bone LR，Kim MT. Barriers to hypertension care and control in young urban black men. Am J Hypertens，1999，12（10 Pt 1）：951-958.

[14] Vidot DC，Arheart KL，Prado G. Illicit drug use and cardiometabolic disease risk：an analysis of 2005-2008 national health and nutrition examination survey data. Int J Clin Pract，2013，67（11）：1173-1181.

[15] Vandrey R，Umbricht A，Strain EC. Increased blood pressure after abrupt cessation of daily cannabis use. J Addict Med，2011，5（1）：16-20.

[16] Childs E，de Wit H. Hormonal，cardiovascular，and subjective responses to acute stress in smokers. Psychopharmacology（Berl），2009，203（1）：1-12.

[17] Brambilla F，Lampertico M，Panerai AE，et al. Effect of clonidine on the secretion of anterior pituitary hormones in heroin addicts and normal volunteers. Psychiatry Res，1984，13（4）：295-304.

[18] Gold MS，Redmond DE Jr，Kleber HD. Noradrenergic hyperactivity in opiate withdrawal supported by clonidine reversal of opiate withdrawal. Am J Psychiatry，1979，136（1）：100-102.

[19] Gold MS，Pottash AL，Extein I. Clonidine：inpatient studies from 1978 to 1981. J Clin Psychiatry，1982，43（6 Pt 2）：35-38.

# 第十六章

# 钠盐代谢障碍与高血压

生命，一开始是在钠非常丰富的海洋环境中开始的，最后则是在钠含量较低的陆地环境生活。在其进化过程中，生物从爬行到直立行走需要维持一定的血压，同时开始在湿热环境中生活，大量汗液分泌也需要钠盐的维持。钠的内环境稳定是生物界依赖生存的必备条件。钠盐作为人类生理代谢及生存需求的必要元素，其摄入与高血压的关系一直是人们关注的焦点。我国的《黄帝内经》记载"咸者，脉弦也"及"多食咸，则脉凝泣而变色"等论述，推断盐摄入与健康有关。近百年来，国内外学者围绕盐–血压关系进行了大量流行病学、动物实验与临床干预研究证明钠盐与血压的关系[1]。

## 第一节 钠盐摄入对血压的影响

国内外研究均证实钠盐与高血压有密切关系，特别是钠摄取量可显著影响特殊人群的血压变化。

### 一、钠盐摄入量与血压关系

（一）流行病学研究证实钠摄入与血压呈显著正相关

自 20 世纪初以来，国内外学者就盐摄入量与血压的关系，进行了广泛的人群流行病学研究[2, 3]。Prior 等曾在库克群岛研究发现，Roratonga 人的血压较 Pukapuka 人的血压高，此差异不能以体重来解释，而与尿钠排泄量的差异有显著正相关。Roratonga 人平均每天钠排泄量为 110mmol，而Pukapuka 人为 69mmol。有研究报道，一些食盐较多的民族，如日本北部的北海道人、巴哈马群岛黑种人，每天摄钠量在 450mmol 以上，其高血压患病率高达 30%～35% 及以上，人群血压均值也较高。

而非洲博茨瓦纳的 Kung Bushman 原住民日均尿钠排泄量仅 30mmol，其人群平均血压很低，少有高血压发生，且血压不随年龄增长而升高。在我国，传统上北方地区人民食盐量普遍高于南方，所谓"南甜北咸"。多次流行病学调查表明，北方地区高血压患病率高于南方。这些调查提示，钠摄入量低的人群平均血压低，其血压随年龄的增长幅度小；而绝大多数钠摄入量高的人群平均血压水平比较高，血压水平也随年龄而升高。

最具代表性的是 20 世纪 80 年代中期进行的 INTERSALT 研究[4]。这一研究在全球范围的 32 个国家 52 个中心进行，按统一编制的标准方案、程序和方法进行。采用集中训练研究人员，集中测定尿标本，随意调零血压计测压，定时 24h 尿收集法，每个中心收集约 200 名年龄在 20～59 岁男性和女性，共 10 079 名研究对象，将年龄、性别、体重指数、饮酒量等标准化后，进行统计分析。结果证实：①在 52 个中心之间，平均 24h 排钠量与血压随年龄上升的速度呈显著正相关；在研究人群的各中心内，个体排钠量与血压显著正相关，尿钠每增加 100mmol 血压升高（3～6）mmHg/（0～3）mmHg，而且此种联系独立于体重指数及饮酒量的影响。②在排钠量极低的 4 组研究人群，其血压中位数及高血压患病率也较低，且血压随年龄的增长而降低或仅有轻度增加。③在大于 30 岁的个体中，膳食钠每增加 100mmol 血压将增加（9～11）mmHg/（5～6）mmHg。1988 年报道的我国 16 组人群 12h 尿钠、钾、钙排出量与血压关系的研究表明膳食钠摄入与血压显著正相关，且钠对 50 岁以上人群血压影响最敏感。

（二）移民研究

移民资料能较好地反映环境因素（如饮食）与

血压的关系。大多数移民研究发现，那些生活在低钠低血压环境的人，当他们移居到高盐生活环境以后，随着其钠盐摄入量的增加，动脉血压也随之升高，高血压患者也增多。

### （三）队列随访研究

队列随访研究同样验证了钠盐摄入与血压的关系。1982 年 Strazzullo 等发表了钠盐与血压关系的5 年随访研究。多元分析证实血压与钠盐摄入的联系是独立的。本研究室对一组高血压及血压正常者进行为期 7d 的慢性盐负荷试验。每人日均摄盐量从 239mmol 增至 393mmol。结果发现，高盐饮食后不仅偶测血压升高，经动态血压监测（ABPM）显示，血压的昼夜节律发生变化，夜间谷变浅，24h 平均血压及血压负荷值均增大。

### （四）动物研究

幼鼠的血压对盐负荷或限盐、减盐的反应较大龄鼠要强。如 6 周龄的 Dahl 盐敏感性大鼠饲以 8%盐溶液后，其血压升高幅度大于 31 周龄鼠，而饲以0.2%盐溶液数周后，前者血压下降幅度也大于后者。之后 Contreras 等同样发现在大鼠新生期给予短期盐负荷对大鼠成年后血压增龄性升高有长期持续的加速作用。研究发现幼小时期，甚至短暂的接受高盐饮食也能引起成年后血压持久的升高，而无论其以后饮食情况如何。提示生命早期是盐-血压关系的关键时期，盐摄入情况对决定将来的血压发展轨迹起着至关重要的作用。

## 二、个体血压对钠盐反应敏感性的差异

### （一）血压反应与钠盐摄入量的关系因人而异

流行病学研究证明[1,5]，高血压的患病率和严重程度有着民族及地理区域性的差异。种族之间的差异在美国的黑种人及白种人间尤为突出，黑种人的高血压患病率明显高于白种人。这些美洲的非洲后裔（African-Americans）有着与盐负荷密切关联的高血压高发生率，提示这一组人群祖先过去曾经受过严峻的低钠环境，为维持电解质平衡而进行的重要而有效的自然选择。人类电解质保留机制对自然选择的相对有效性不匀称，造成人们对盐负荷的血压反应呈离散性分布，有着显著的群体性差异。一个个体的血压对于盐摄入的反应是由基因、年龄、体重指数、伴随疾病等因素决定。

在现实中人们常注意到，高盐摄入人群中仅部分个体发生高血压，而另一些则血压不高。提示盐对血压的作用存在个体差异。

### （二）盐敏感大鼠和盐敏感人群

Dahl 建立的"盐敏感"大鼠与"盐不敏感"大鼠模型在动物实验上首先揭示了个体血压对盐敏感性的差异。他发现在大鼠群体中，某些鼠的动脉血压对过量摄钠显示高度敏感性（盐敏感鼠），这些鼠迅速发展为高血压，而某些鼠则完全不发生（盐不敏感鼠）。Dahl 的试验中，盐敏感性大鼠清楚显示遗传-环境相互作用。

Dahl 根据其试验结果提出如下假说：人类原发性高血压与他培养的大鼠一样，存在两种因素，即遗传因素与环境因素，这种环境因素就是盐摄入。而个体血压对盐的敏感性为遗传因素。

原发性高血压的发病由环境因素与遗传因素共同作用引起[5-7]。一些研究表明，黑种人高血压患者的血压内分泌调控机制与血压正常的白种人个体及高血压患者不同：盐负荷及限盐的大量研究都证明，黑种人中盐敏感性的检出率不论在血压正常个体抑或高血压患者皆明显高于白种人；对盐负荷呈现加压反应的黑种人个体肾排钠延缓，血浆肾素活性低，对呋塞米诱发的血浆肾素活性反应迟钝。

早先的人群研究就注意到，盐与血压的联系似乎只见于高血压患者的亲属中。Falkner 和 Coworkers 报道，饮食中每天多加 171mmol 盐时，父母血压正常的血压正常青少年的血压不升高，而父亲或母亲患有高血压的血压正常青少年血压明显升高，显示了遗传因素与盐致性高血压间存在联系。研究发现[1,5]，这种遗传因素极可能部分与肾排钠障碍有关。如给予 2L 生理盐水静脉滴注，并测定其后 24h 尿钠排泄量，在正常血压者的亲属中排泄钠很快；而高血压患者的正常血压亲属中则出现排钠延迟。有学者对一组临界高血压的长期随访研究发现，呈盐敏感者长期高盐饮食，大多转归为确诊性高血压；而盐不敏感者即使同样高盐饮食，仅少数转归确诊性高血压。表明只有那些遗传上对盐敏感的人才表现出盐与血压的联系，盐敏感者长期高盐饮食可导

致高血压。因此，人群研究能否发现盐摄入与血压联系关键取决于所研究的人群中盐敏感者所占比例。

### （三）盐敏感性高血压

血压的盐敏感性是指相对高盐摄入所呈现的一种血压升高反应，与此相关联的高血压称为盐敏感性高血压。盐敏感性通常涉及人口、民族和社会因素、肾功能、激素和饮食习惯。人群中盐敏感者比例越大，则盐与血压的联系就越强。相反，比例越小联系越弱，甚至消失。Tobian 研究认为人群中盐敏感者的比例小于 10%时，血压与盐的联系就可能被掩盖。因此，在个体日均摄盐量差别不大的人群中，由于遗传易感性不同，很可能难以发现盐与血压的联系。当然，尽管人群存在对盐的敏感与不敏感之分，每个人终究还是有一个对盐的"耐受阈"，在高盐饮食每天 1200mmol 以上，任何人均出现升压反应。

## 第二节　钠盐代谢障碍与高血压发病机制

动脉血压的高低，取决于心脏每搏输出量，以及周围血管阻力。前者与心肌收缩力、心率有关，同时又受回心血量多少影响；后者则主要取决于血管活性物质作用、交感神经活性程度等。钠盐代谢异常在高血压的发生发展中发挥着重要的致病作用。

### 一、钠盐代谢异常与高血压

#### （一）肾脏钠盐代谢异常与高血压

尽管有多种原因可以导致高血压，但肾脏对水、钠排泄异常是形成任何一类高血压的关键。Guyton 等研究认为[8]，肾脏压力–排钠功能曲线的变化在高血压的众多发病机制中处于一个中心环节。任何影响该曲线的因素，如钠盐的摄入、血管紧张素、血管升压素、醛固酮、肾脏出入球小动脉阻力的变化及肾脏钠重吸收的异常等，均通过改变肾脏压力–排钠功能曲线的平衡而实现对血压的影响。所有实验性高血压都是通过对肾脏造成影响，从而使肾对钠排泄能力下降而致。肾功能改变可为器质性，也可为功能性。例如，肾实质减少性高血压因可以排

泄水、钠的肾单位减少使水钠潴留；DOCA 盐性高血压，则通过肾小管对钠、水重吸收过多而致；对于肾动脉狭窄性高血压，高肾素血症引起周围血管收缩是其血压上升的一个原因，但 Ang II 水平过高对肾小球毛细血管血流动力学的影响，以及通过与交感神经协同作用加剧了近端肾小管对钠的重吸收，也导致水钠的潴留。

Guyton 在 20 世纪 70 年代早期发现，肾脏对钠排泄的多少，与肾脏灌注压关系甚为密切，当肾灌注压增高时，尿中钠排泄增加，反之减少。在离体灌注肾中 Guyton 发现实验性高血压动物尿中排出等量钠盐所需的灌注压，要较正常动物为高，提示压力与尿钠排泄关系的重建（pressure-natriuresis curve reset）。高盐摄入产生高血压至少涉及两个环节：其中一个环节是钠在体内的潴留，这取决于摄入含钠盐的多少及肾排钠及重吸收钠的能力。另一环节是，体内潴留的钠引起高血压。在盐皮质激素性高血压中（获得性缺陷），钠摄入量的多少对高血压的产生有决定性影响，如同时给予低钠饮食可防止该型实验性高血压的产生。

参与肾脏异常潴钠的因素可分为两大类[9]，一类为遗传性缺陷（genetic defect），另一类为获得性缺陷（acquired defect）。但这两类缺陷可单独或并存于某一类（或某一个）高血压患者中，从而表现出高血压时生理、生化改变的异质性。无论是遗传性缺陷抑或获得性缺陷，都必须在高盐（或相对高盐）摄入下才能最终出现血压的升高。近年有人提出一种胚胎程序（fetal programming）假说，即通过一过性刺激在细胞、器官和整体水平永久改变胚胎结构和功能的胚胎程序，以解释盐敏感性发生的非遗传性基础。认为盐敏感性本身在胚胎期是被程序化了的，其来源可能与胚胎时的营养不良有关，从而使肾单位数量减少，并使压力–尿钠曲线右移。

#### （二）交感神经反应异常与肾脏钠代谢

在盐敏感性高血压患者中发现，肾脏钠潴留与交感神经活性增强及去甲肾上腺素/多巴胺比值升高有关。在盐敏感性 Dahl 大鼠及自发性高血压大鼠（SHR）中又发现交感神经活性增强可使压力–利尿曲线改变，并从而导致潴钠。新近研究又发现[1]，多巴胺除可增加肾血流量外，还可产生可逆的、剂量依赖性的 $Na^+$-$K^+$-ATP 酶活性抑制，并能增加前

列腺素（$PGI_2$）产生量。因而，盐敏感性高血压患者及 Dahl 盐敏感性大鼠肾脏局部及循环多巴胺水平下降，可导致肾脏潴钠。另据报道，高盐摄入下交感神经活性增强可增敏心肺压力感受器（cardiopulmonary baroreceptor），但盐敏感大鼠却缺乏交感神经活性也可增敏心肺压力感受器的这种反射，因而高盐摄入下也易潴钠。

临床研究发现，交感神经活性增强是盐敏感者的一个病理生理特点，如盐负荷后的血浆去甲肾上腺素水平升高，心率变异性中的夜间低频成分增多等[9]。实验和临床研究提供的证据表明，遗传或有水钠潴留倾向的获得性代谢改变有可能形成血压的盐敏感性，并使压力-尿钠曲线右移，促进血压的升高。其中交感神经系统的激活是造成这一结果的一个重要因素。长期盐的摄入过多造成交感神经中枢的抑制紊乱和相继外周交感神经张力增加，继而通过影响肾脏的血流动力学、肾小管对钠和水的处理，产生血压的盐敏感性；而高脂和高碳水化合物摄入，机体脂肪囤积则促进胰岛素抵抗和水钠潴留。

### （三）前列腺素代谢异常与肾脏钠代谢

$PGE_2$ 可抑制亨氏袢升支及集合管对钠的重吸收，故 $PGE_2$ 含量减少会导致钠潴留。此外，肾乳头血浆流量在 SHR 中比 WKY 少 25%～30%，饲以高钠饮食后，WKY 该部血浆流量明显增加，而 SHR 增加很少。由于肾乳头的血浆流量对于肾髓质的逆流倍增机制起重要作用，流量过少，可同时促使排钠减少。另外有人测定 SHR 肾乳头渗透压情况，结果其也较 WKY 为高。低 $PGE_2$ 含量、低血浆流量、高渗透状态的存在是 SHR 的异常病理生理特点，前者导致钠重吸收增加，后两者使钠排出减少，这均是导致 SHR 发生高血压的部分原因。

有研究报道，Dahl 盐敏感性鼠除肾皮质扩血管性前列腺素（$PGI_2$、$PGE_2$、$PGD_2$）减少外，还有缩血管性前列腺素 $TXA_2$ 增高，后者可使肾小管周围血管袢阻力升高，促进钠潴留。此外，据认为 $PGI_2$ 尚可减低血管平滑肌对缩血管物质的敏感性，并可通过 $PGI_2$ 对血管交感神经末梢前列腺素受体的作用，抑制去甲肾上腺素释放，降低交感张力，从而阻断高 $Na^+$→兴奋交感神经→肾素及 Ang Ⅱ 产生增加→潴 $Na^+$ 的正反馈途径。晚近，Jackson 发现，$PGI_2$ 减

弱 Ang Ⅱ 缩血管效应的能力存在种系差异，SHR 有遗传决定的肾脏选择性 $PGI_2$/Ang Ⅱ 交互作用缺陷。

有学者报道，$PGE_2$、$PGI_2$ 虽均可拮抗去甲肾上腺素及 Ang Ⅱ 对肾入球小动脉的收缩作用，但只有 $PGI_2$ 可舒张肾出球小动脉；而高盐摄入引起细胞内游离 $Ca^{2+}$ 浓度升高却只能刺激 $PGE_2$ 产生增加，也就是说，整体状态下胞内游离 $Ca^{2+}$ 的增加可使 $PGE_2$/$PGI_2$ 比率增大，从而导致肾出球小动脉张力过高 → 肾小球毛细血管压力升高，这可能是导致盐敏感性高血压患者易发生肾小球硬化的原因。

### （四）肾素-血管紧张素系统与肾脏钠代谢异常

Ang Ⅱ 除可促进醛固酮分泌引起肾动脉强烈收缩、促进醛固酮分泌外，还增加近曲小管对 $Na^+$ 的重吸收。据认为，表现为"非调节型"（non-modulating phenotype）的高血压患者均为盐敏感者，且 PRA 不被高 $Na^+$ 摄入所抑制。造成 PRA 无明显抑制的原因可能有两种：①按 Laragh 的"肾单位肾素分泌异常性学说"[10]，高血压患者的肾脏中存在两种不同功能的肾单位。一种是代偿性超滤性肾单位，$Na^+$ 排泄增多伴肾素分泌受抑；另一种则为 $Na^+$ 排泄减少而肾素分泌增多。"非调节型"盐敏感者可能就属于后一种情况。②体内促使肾素合成及释放的有效刺激主要来源于肾血流量减少及交感神经活性增强，"非调节型"患者盐负荷后肾血流量无相应增加，同时 $Na^+$ 潴留本身又可刺激交感张力增加，"非调节型"盐敏感者具备这两种因素，故 PRA 的延迟抑制不能排除肾血流量减少及交感神经功能亢进刺激体内肾素合成及释放增加的可能。

### （五）钠泵抑制因子释放异常与肾脏钠代谢

作为一种利钠因子，钠泵抑制因子（EDLS）与 ANP 不同，它可特异性的抑制 $Na^+$-$K^+$-ATP 酶（钠泵）的活性，从而使肾小管对 $Na^+$ 的重吸收减少，又可作用于小动脉平滑肌及交感神经末梢，引起胞内游离 $Ca^{2+}$ 升高，导致血管平滑肌收缩及交感神经兴奋性增强，从而升高血压。

大量研究证明，原发性高血压患者及其子女血浆内源性类洋地黄样物质（EDLS）含量明显增高。EDLS 抑制肾小管细胞侧膜及基底膜上的钠泵而利钠，这是一种对体内遗传性潴钠或获得性水钠增加

的代偿反应；但在血管平滑肌则会因细胞内 $Na^+$ 增加使细胞内外 $Na^+$ 电化学梯度下降，使依赖于 $Na^+$ 电化学梯度的 $Na^+$-$Ca^{2+}$ 交换受抑，$Ca^{2+}$ 出胞减少，从而升高胞内游离 $Ca^{2+}$ 而升压。另据报道，SHR 近端肾小管 $Na^+$-$K^+$-ATP 酶活性反而明显增高，当给予外源性去甲肾上腺素后 $Na^+$-$K^+$-ATP 酶活性在 SHR 升高较正常 WKY 鼠明显，由于该酶活性升高，肾小管重吸收钠增加，也导致潴钠和升压。

笔者研究发现高血压患者中，EDLS 升高与高血压家族史明显相关；在这些患者的血压正常子女中，EDLS 水平也明显高于无家族史的正常血压对照组，提示遗传缺陷是导致 EDLS 不适宜增高的原因。此外，笔者还发现，高血压盐敏感者中，呈"低减型"肾排 $Na^+$ 反应者有钠泵的乌本苷/哇巴因（Ouabain）抵抗现象，该型患者的细胞钠泵在高浓度 EDLS（或 Ouabain）存在时仍不受抑制，这是造成其肾排钠减少的主要原因。

（六）胰岛素抵抗与肾脏钠代谢异常

临床观察发现，盐敏感者于高盐负荷期的血浆胰岛素水平及糖负荷后的峰值血糖浓度均显著升高[11]。动物试验进一步证明，盐敏感性大鼠存在脂肪组织由胰岛素刺激的糖摄取缺陷，并伴有胰岛素抵抗现象。胰岛素对盐敏感者可能通过以下环节参与血压升高机制：①增加肾小管 $Na^+$ 重吸收，导致水钠潴留；②使交感神经张力增强；③影响细胞膜离子转运，使膜 $Na^+$-$H^+$ 交换增加，从而使细胞内 $Na^+$、$Ca^{2+}$ 及 pH 升高；$Na^+$-$Li^+$ 反转运增速而 $Na^+$-$K^+$ 协同转运减弱；④抑制 $Na^+$-$K^+$-ATP 酶活性；⑤与生长激素释放因子相互作用影响血压。这些因素中较为肯定的是胰岛素增加肾小管 $Na^+$ 重吸收和增强交感神经活性两种改变。

近年的研究还发现，高尿酸血症动物常常呈现血压的盐敏感性和高血压，且多伴有内皮功能失调、NO 产生受损和肾脏的损害。认为这种动物盐敏感性的发生与肾小球前血管的病变有关。

（七）内皮功能异常与钠代谢

研究提示，高血压大鼠及原发性高血压患者肾小球旁器合成及释放 NO 减少，从而在高盐时及基础盐量摄入下肾入球小动脉张力过高，肾小球灌注压下降，从而通过管-球反馈机制使肾素释放增多，

造成钠潴留。据认为这种改变的原因是高盐可抑制一氧化氮合成酶（NOS），从而 NO 合成减少，且这种改变只见于盐敏感者中，有显著的遗传倾向。

另有研究指出，盐敏感者 NO 合成不足可通过外源性补给左旋精氨酸（L-Arg）予以纠正。在 Dahl 盐敏感大鼠及高血压患者中进行的研究均证实，补给 L-Arg 后可使盐敏感者尿 $Na^+$ 排出增加，血压下降。测定 NO 代谢产物也证实，尿中 cGMP 水平与尿 $Na^+$ 排泄量及血压下降值之间有良好的正相关。

临床研究显示，盐敏感性高血压，包括黑种人高血压、低肾素型高血压、肥胖和胰岛素抵抗型高血压皆属于 ET-1 依赖性高血压。这类高血压常表现有儿茶酚胺刺激的内皮素水平升高，特别是肾脏内皮素异常。动物实验发现，盐敏感性大鼠与自发性高血压大鼠相比，尽管血压水平相同，但前者的主动脉壁和左心室的厚度均显著增加，尿蛋白排泄量 5 倍于后者，肾小球的损伤程度 9 倍于后者。临床观察证明，盐敏感性高血压患者 24h 尿内皮素排泄量明显低于盐不敏感者；尿内皮素排泄与血压，特别是夜间血压呈负相关关系。盐敏感性高血压患者存在 NO 介导的血管舒张受损，且先于高血压，并随着年龄的增加和血压的升高这种损伤进一步加重。

最近笔者的观察发现[12]，血压正常盐敏感者血浆中的一种 NO 合酶抑制物——非对称性二甲基精氨酸（asymmetric dimethylarginine，ADMA）于盐负荷后与血压升高相平行，也明显升高；而补充钾盐则能遏制前述作用。提示高盐负荷可能通过增加血浆 NO 合酶抑制物 ADMA 在盐敏感者产生升压作用。

## 二、钠盐代谢异常的调控基因

钠盐代谢异常调控基因的筛选多集中于与钠离子的膜转运、钠代谢异常及肾排钠障碍有关的基因[13-15]。迄今在啮齿动物模型中已发现至少 85 个基因与体内钠代谢异常及盐敏感性有关。临床上已发现一些参与盐敏感性高血压的单基因疾病[16-17]。

（一）盐敏感性高血压的单基因疾病

**1. 糖皮质激素可矫正的醛固酮增多症**（glucocorticoid-remidiable aldosteronism，GRA）是一种常染色体显性遗传病，临床上与原发性醛固

酮增多症相似。病因为第 8 号染色体上相邻的两个基因 11-羟化酶基因（*CYP11B1*）的 5′端调节序列和醛固酮合成酶基因（*CYP11B2*）的编码序列融合形成杂合基因。该杂合基因产物具有醛固酮合成酶活性，但基因表达受促肾上腺皮质激素而不受血管紧张素Ⅱ调控。主要表现为高醛固酮、低肾素和盐敏感性高血压。

**2. Liddle 综合征** 又称"假性醛固酮增多症"，是常染色体显性遗传的高血压疾病，外显率较早，并发症较多。对 Liddle 综合征患者进行外显子测序，结果显示编码肾小管上皮细胞钠离子通道（ENaC）β 亚单位或 γ 亚单位基因突变，其结果显示 ENaC 不能失活而导致 ENaC 数量增多。基因的突变导致肾小管上皮钠通道开放增加，对钠离子的重吸收增加，钾的排出增多，血容量扩张，血压升高。扩张的血容量抑制了肾素的分泌，故表现为典型的低肾素型盐敏感性高血压，伴低血钾、高醛固酮。氨苯蝶啶治疗和低钠饮食能有效降低血压。

**3. 表征性盐皮质激素增多症**（apparent mineral-ocorticoid excess, AME） 是由于 *11β-HSD Ⅱ*（11β-hydroxysteroid dehydrogenase Ⅱ, Chr 16q22.1）基因突变，使 11β-HSD Ⅱ 活性及其 mRNA 水平明显减低，体内积聚大量的皮质醇，激活盐皮质激素受体，引起低肾素、低醛固酮和盐敏感性高血压。目前发现的基因突变有：C1061T（Exon5）；CGC→CAC: R208H( Exon 3）；C1228T( Exon 5）；CGCTAT→CAT: R337H, delta Y338（Exon 5）。

**4. 类固醇 11β-羟化酶缺乏症** 也是一种常染色体显性遗传病。正常情况下 11β-羟化酶能将皮质醇转变为皮质酮，而皮质酮不能与盐皮质激素受体结合，因此，该酶可阻止血中过高浓度的皮质醇激活非选择性的盐皮质激素受体。基因突变导致 11β-羟化酶缺乏，继而激活盐皮质激素受体。

（二）其他候选基因

近年来采用候选基因策略，通过 GWAS 研究还发现多个基因遗传变异与血压的盐敏感性存在关联，这些基因主要集中于与肾脏钠、钾代谢相关的离子通道、载体及相关调控因素，如肾脏上皮钠通道、氯离子通道、钠/钙交换体、WNK 缺乏赖氨酸蛋白激酶 1、血清和糖皮质激素诱导蛋白激酶 1 及RAAS（血管紧张素Ⅰ/Ⅱ、血管紧张素受体、细胞

色素 P450 家族成员 11B1 和 11B2 等）、内皮系统组分（内皮素 1 和一氧化氮合酶 3 等）、交感神经系统组分（β₂ 肾上腺素受体和 G 蛋白偶联受体激酶 4）、APELIN-APJ 系统（Apelin 受体）、激肽释放酶–激肽系统（激肽释放酶 1）、多巴胺能系统（多巴胺受体）等。但由于研究人群不同造成的种族差异及遗传异质性，试验和统计方法差异和样本量偏小等，对上述遗传变异位点与盐敏感性的关联结果的报道并不一致。

笔者课题组对陕西 126 个家系成员行慢性盐负荷试验基础上，使用 GWAS 对 WNK1、SGK1 和脂联素等基因多态性与血压钠盐反应性的关系进行研究[18, 19]，发现 WNK1 SNPs rs880054、SNP rs2301880 和 SNPs rs12828016 分别与低盐饮食或高盐负荷血压反应性显著相关。SGK1 SNP rs93760226 与低盐饮食的血压反应性显著相关。此外，脂联素 SNP rs16861205、SNP rs822394 分别与低盐饮食的血压下降和高盐饮食的血压升高显著相关。目前尚缺乏一致公认的与人类盐敏感性高血压直接相关的致病基因证据。应扩大样本量对已有结果进行重复验证，并对人群流行病学研究中报道的阳性位点进行功能学研究进而识别与盐敏感性相关的因果变异。此外，还可通过大规模测序研究以识别功能性遗传变异并确定与盐敏感性相关的因果遗传变异。

盐敏感性高血压是环境因素（盐）与遗传因素（盐敏感性）相互作用的结果。因此，将环境因素与易感基因的相互作用结合起来，有助于揭示盐敏感高血压遗传学发病机制。

# 第三节 盐敏感性高血压的发生机制与特点

## 一、盐敏感性高血压概述

（一）盐敏感、盐不敏感和盐抵抗

人类电解质保留机制对自然选择的相对有效性不匀称，造成人们对盐负荷的血压反应呈离散性分布，有着显著的群体性差异；同样，在一个人群内个体间的血压对限盐也呈现不同的反应。这种有效潴钠机制的不均匀分布可以解释对血压盐敏感性的显著群体差异性。20 世纪 70 年代，继 Dahl 成功培育出盐敏感大鼠基础上，Luft 和 Kawasaki 分别采用

急性和慢性盐负荷试验对正常受试者进行干预后提出血压盐敏感性的概念，即相对高盐摄入所呈现的一种血压升高反应。盐负荷后血压升高明显者称为盐敏感者（SS），血压升高不明显甚至下降者称为盐不敏感者或盐抵抗者（SR）。与盐敏感者相关联的高血压称为盐敏感性高血压[5,20]。

盐敏感性属于高血压的一种中间遗传表现型，即介于基因型与表现型之间的一些参与血压调控的生化及内分泌标志，实际上是细胞和亚细胞功能表现的中间遗传表现型又受特定的候选基因调控。盐敏感性表现为盐依赖性血压调控，即与盐不敏感者相比，盐敏感者血压反应在钠盐增加或减少时更明显。盐敏感者反映了机体细胞膜对钠离子转运的能力及血管反应性的某种缺陷。

### （二）盐敏感性高血压的分类

**1. 调节型及非调节型** 目前一般将盐敏感性高血压分为调节型及非调节型。调节型盐敏感性高血压：增加盐的摄入或盐负荷可使血压升高，而限盐及缩容可使血压降低；血浆肾素活性低且对盐的负荷反应迟钝；血清游离钙水平多偏低。减少钠摄入及增加钙摄入有助于降低血压。利尿剂和钙通道阻滞剂（CCB）是这型高血压的首选药物。非调节型盐敏感性高血压：是与低肾素型高血压相反的一种高血压类型，之所以称为非调节型，是因为缺乏钠介导的靶组织对血管紧张素Ⅱ的反应。这类高血压血浆肾素活性水平增高或正常，有遗传性肾排钠缺陷。服用血管紧张素转化酶抑制剂可以纠正这类高血压患者的异常改变。

**2. 遗传性及获得性** 根据现有资料，还可将盐敏感者分为遗传性及获得性。

遗传性者有确定的遗传缺陷和基因型。获得性是机体血压调节机制紊乱时不能有效排出钠离子的一种病理生理现象，可在诱发因素去除或病理生理机制被纠正后消失或减弱。获得性盐敏感性可能由年龄增长、胰岛素抵抗及糖皮质激素过量等所致，部分人群如肥胖、糖尿病、高龄人群、嗜铬细胞瘤及肾血管性高血压患者可能为获得性盐敏感者。

盐敏感性受人口、民族和社会环境因素与饮食习惯等影响，故在不同种族和人群中检出率不同。在黑种人人群、高龄人群及高血压患者中检出率较高。盐敏感者在血压正常人群中的检出率为15%~

42%，在高血压人群为28%~74%。白种人青少年中盐敏感者占18.4%，而非洲裔美国人为37.3%。大型国际多中心流行病学调查项目GenSalt研究[21]对我国6省的1906名农村受试者进行慢性盐负荷试验，发现人群中有高达39%为盐敏感者，且女性（特别是45岁以上）盐敏感者多于男性。在陕西"少年儿童高血压研究队列"中，应用急性盐负荷法对其中的310名儿童进行盐敏感性测定，发现儿童中盐敏感性检出率为19%~24%，而高血压家族史阳性青少年中约40%为盐敏感者。对该队列进行18年随访，结果显示，盐敏感组18年后收缩压、舒张压水平及高血压患病率均显著大于盐不敏感组，提示盐敏感性是我国人群高血压发病的易患因素之一[22]。

### （三）盐敏感性可能是心血管事件的一个独立危险因子

最近，有学者分别对盐敏感者进行长达27年、18年随访调查，结果表明，盐敏感的原发性高血压患者较盐不敏感的高血压患者心血管事件发生率及死亡率显著升高。提示盐敏感性是心血管事件的一个独立危险因子。盐敏感性已被美国高血压学会（ASH）2005年的高血压新定义确立为高血压早期损害标志。

## 二、盐敏感性高血压的形成机制

盐敏感性涉及一系列血压调节的内分泌及生化代谢异常，如肾脏、中枢和血管平滑肌的钠离子转运与代谢异常，交感神经系统调节缺陷，胰岛素抗性增加及血管内皮功能失调等，长期高盐摄入导致盐敏感性高血压[13,23,24]。目前关于盐敏感性高血压的形成机制尚不十分明确，主要有以下学说。

### （一）肾脏钠代谢障碍和肾脏损伤学说

该学说的要点：①肾脏钠钾代谢障碍在盐敏感性高血压形成中处于中心地位。肾脏对钠盐的处理能力失调，在盐负荷时不能减少钠的转运和增加钠的排泄。动物和人群研究发现盐敏感者的压力-尿钠排出曲线右移，表现为斜率降低、曲线变得平坦，提示肾脏排钠功能缺陷。与肾脏压力-尿钠排出曲线偏移缺陷相关联的高血压发生机制有：涉及钠排泄的一些血管活性介质或转运分子表达或调控基因的变异；肾髓质血流减少致局部组织缺血；诸多肾内血管活性介质，如肾素血管紧张素系统、一氧化氮和髓脂素Ⅱ表达改变；由于氧化失活造成肾内一氧化氮缺失，刺激管球反馈系统，增加钠的重吸收。②先天性肾单位数目减少，限制钠的滤过，使压力–尿钠排出曲线右移，肾脏排钠功能延迟；肾脏获得性微小损伤和间质纤维化及肾血流动力学自我调控异常和遗传性肾排钠缺陷。

### （二）中枢神经机制学说

膳食盐摄入对循环系统的中枢神经调控的影响依赖于延髓头端腹外侧区（rostral ventrolateral medulla，RVLM）脊髓交感神经元，在增加膳食盐摄入同时于 RVLM 局部注射 γ-氨基丁酸（GABA），可增强交感神经抑制反应及降压反应，对 Dahl 盐敏感大鼠表现更为明显。故有研究者提出中枢 RVLM 调节作用使交感神经活性增强可能是盐敏感性高血压的发病机制之一。

### （三）血管内皮功能紊乱机制学说

大量动物和人群研究显示，盐敏感性动物和患者均存在血管内皮功能的失调，主要表现在盐负荷后内源性一氧化氮合酶（NOS）未上调所致一氧化氮适应性代偿生成不足和内皮型一氧化氮合酶（eNOS）抑制剂非对称性二甲基精氨酸（ADMA）合成过量，一氧化氮合成受抑致使内皮依赖性血管舒张功能障碍，进而参与盐敏感性高血压的形成。

### （四）皮肤下"第三间隙"缓冲功能调控缺陷学说

Titze 等提出一种新的理论，即皮肤间质存在一个新的钠盐存储区域，其形成"第三间隙"，该区域间质中含有大量的蛋白聚糖，蛋白聚糖中的糖胺聚糖是多阴离子化合物，具有结合 $Na^+$ 的作用，结合后的 $Na^+$ 不再对渗透压起作用；此外，高盐喂食可造成大鼠皮肤的间质高张、$Na^+$ 积聚，引起正常个体淋巴毛细管网络的密度增加和增生，以上特点构成第三间隙的缓冲作用。研究表明，高盐摄入可诱导皮肤间质的单核吞噬细胞系统（MPS）的张力应答增强子结合蛋白（tonicity responsive enhancer binding protein，TonEBP），引起血管内皮生长因子-C（VEGF-C）信号转导，通过激活 eNOS 生成 NO，进而使淋巴毛细管扩张增生，最终减缓高盐引起的容量扩张，血压保持正常。而该信号转导出现异常时，高盐膳食则可使血压明显升高。该理论和研究结果提示"第三间隙"缓冲功能调控缺陷可能是盐敏感性形成的另外一种肾外机制。

### （五）免疫系统损伤学说

部分学者认为，高血压是一种慢性低级别炎症反应。目前越来越多的研究证实，免疫系统，包括天然免疫及获得性免疫，均在高血压的发生发展中起到了重要作用。

多种天然免疫细胞如巨噬细胞、自然杀伤细胞在多种高血压动物模型包括盐敏感性高血压动物模型中被发现，聚集、浸润于动物的肾脏、心脏、血管外膜或管周脂肪。巨噬细胞还被发现可能与高血压靶器官损伤相关。多种细胞因子如肿瘤坏死因子（TNF）、白细胞介素（IL）、γ-干扰素、趋化因子及其受体如单核细胞趋化蛋白-1（MCP-1）、CC 趋化因子受体等，会促进炎症细胞在靶器官中的聚集及活化。这表明高血压存在天然免疫系统的激活，而激活的天然免疫系统可以通过加重炎症反应和促进炎症细胞活化而加重高血压及其靶器官损害的进展。

获得性免疫与高血压也有密切关系，其中，T细胞在其中的作用尤为突出。近期研究证实，CD8+ T 细胞可能在一些致病因素作用下，与肾脏远曲小管细胞直接接触，通过 ROS-Kir4.1 通路，增加氯离子通道（CIC-K）表达及活性，促进氯离子外流，进而增加钠氯共转运体（NCC）表达及活性，引起钠潴留，诱发盐敏感性高血压[25]。CD4+ T 细胞的一个亚群，Treg 细胞，近年来也被发现在高血压中扮演着重要角色。而其合成的 IL-10，被认为具有抗高血压及靶器官损害的作用[26]。研究表明，IL-10 干预可以明显改善 Dahl 盐敏感大鼠高盐干预后的收缩压水平及心肌肥厚程度，尿蛋白排泄率也较对照组低。进一步研究表明，IL-10 可以通过下调 NADPH 氧化酶1的表达而抑制血管重构和纤维化，也可以通过细胞外调节蛋白激酶 1/2 旁路而抑制内皮素-1 的血管收缩作用。

## 三、盐敏感性高血压病理生理特点

盐敏感性高血压具有以下病理生理特点[23, 27]。

（一）盐负荷后肾脏排钠反应延迟

与盐不敏感者相比，盐敏感者肾脏的压力-尿钠曲线右移，斜率呈下降趋势，近曲小管重新收钠增加，肾脏排钠延迟。盐敏感性高血压的肾脏压力-尿钠曲线右移，而其肾近曲小管钠的重吸收增加为这种关系改变的重要决定因素。腹部脂肪沉积能特异性地增加近段肾小管钠的重吸收。

胚胎程序认为盐敏感性本身在胚胎期是被程序化了的，其来源可能与胚胎时的营养不良有关，从而使肾单位数量减少，并使压力-尿钠曲线右移。

（二）胰岛素抵抗

临床观察发现，盐敏感者于高盐负荷期的血浆胰岛素水平及糖负荷后的峰值血糖浓度均显著升高。动物实验进一步证明，盐敏感性大鼠存在脂肪组织由胰岛素刺激的糖摄取缺陷，并伴有胰岛素抵抗现象。研究发现，盐敏感性大鼠存在明显的高胰岛素血症、高三酰甘油血症，存在胰岛素抵抗，而胰岛素抵抗、高胰岛素血症、肾脏近端钠的重吸收增加是构成盐敏感性者血压升高的重要机制之一。

（三）交感神经系统活性增强，血压的应激反应性增强

盐敏感者在盐负荷时血浆去甲肾上腺素的水平明显增高，冷加压试验时其前臂血管阻力较盐不敏感者明显增高。试验和临床研究提供的证据表明，交感神经系统的激活是造成肾脏压力-尿钠曲线右移，促进血压升高的一个重要因素。长期盐的摄入过多造成交感中枢的抑制紊乱和相继外周交感神经张力增加，继而通过影响肾脏的血流动力学、肾小管对钠和水的处理，产生血压的盐敏感性。此外，高脂和高碳水化合物摄入，机体脂肪囤积则促进胰岛素抵抗和水钠潴留。

（四）细胞膜钠离子转运异常

细胞膜钠离子转运异常主要表现为细胞膜钠/锂反转运速率增加、钠泵活性降低。对血压偏高及血压正常的青少年随访研究发现，红细胞膜钠锂反转运速度明显增快者其血压对年龄的增幅更加明显。红细胞中钠浓度与血压正相关：使用急性和慢性盐负荷方法鉴别盐敏感者的研究中发现，在正常盐摄入下，无论血压是否正常，盐敏感者体内红细胞中钠含量均显著高于盐不敏感者，在盐负荷后这一反应更加明显。

（五）内皮功能受损

盐敏感者的肱动脉扩张性和血流变化率均显著低于盐不敏感者，存在血管内皮功能障碍；盐敏感者脉搏波传导速度（PWV）增快，血管舒张反应及血压依赖性血管舒张反应减低，内源性 NOS 抑制剂合成增加[19]。血压正常盐敏感血浆中的一种 NOS 抑制物——非对称性二甲基精氨酸于盐负荷后与血压平行升高，而补充钾盐则能遏制前述作用。提示高盐负荷可能通过增加血浆 NOS 抑制物 ADMA 在盐敏感者产生升压作用。

（六）氧化应激水平增强、炎症激活

近年的临床观察发现，半数以上的盐敏感性高血压患者氧自由基产生增加，而抗氧化物的含量减少，且呈现肾脏的进行性损害。有证据表明，肾脏的免疫细胞聚集和氧化应激与高血压的发生有关，特别是氧化应激和肾小管间质炎症与钠的潴留有关。

（牟建军）

## 参 考 文 献

[1] 刘治全，牟建军. 盐敏感性高血压. 北京：人民卫生出版社，2011.

[2] Brown IJ, Tzoulaki I, Candeias V, et al. Salt intakes around the world: implications for public health. International Journal of Epidemiology, 2009, 38（3）：791-813.

[3] Liu ZQ. Dietary sodium and the incidence of hypertension in the chinese population: a review of nationwide surveys. American J Hypertension, 2009, 22（9）：929-933.

[4] Intersalt Cooperative Research Group. Intersalt: an international study of electrolyte excretion and blood pressure. Results for 24 hour urinary sodium and potassium excretion. BMJ, 1988, 297: 319-328.

[5] Weinberger MH. Salt sensitivity of blood pressure in humans. Hypertension, 1996, 27（3 Pt 2）：481-490.

[6] Jackson FLC. An evolutionary perspective on salt, hypertension, and human genetic variability.Hypertension, 1991, 17（suppl I）：129-133.

[7] Bernardo RI. Salt-sensitive hypertension—update on novel findings. Nephrol Dialysis Transplant, 2007, 22（1）：1-4.

[8] Guyton AC, Manning RD, Hall JE, et al. The pathogenic role of the kidney. J Cardiovasc Pharmacol, 1984, 6 Suppl 1（6）：S151.

[9] 候嵘，刘治全，刘杰，等. 盐敏感者盐负荷期交感神经活性研究. 中华心血管病杂志，1997，25（6）：414-418.

[10] Pecker MS，Laragh JH. Dietary salt and blood pressure. A perspective. Hypertension，1991，17（1 Suppl）：I97-199.

[11] Fuenmayor N，Moreira E，Cubeddu LX. Salt sensitivity is associated with insulin resistance in essential hypertension. American Journal of Hypertension，1998，11（4）：397-402.

[12] Fang Y，Mu JJ，He LC，et al. Salt loading on plasma asymmetrical dimethylarginine and the protective role of potassium supplement in normotensive salt-sensitive Asians. Hypertension，2006，48（4）：724-729.

[13] Elijovich F，Weinberger MH，Anderson CA，et al. Salt sensitivity of blood Pressure：a scientific statement from the American Heart Association. Hypertension，2016，68（3）：e7-e46.

[14] Titze J，Luft FC，Bauer K，et al. Extrarenal Na$^+$ balance，volume，and blood pressure homeostasis in intact and ovariectomized deoxycorticosterone-acetate salt rats. Hypertension，2006，47（6）：1101-1117.

[15] Kelly TN，He J. Genomic epidemiology of blood pressure salt sensitivity. J Hypertens，2012，30（5）：861-873.

[16] Polfus LM，Boerwinkle E，Gibbs RA，et al. Whole-exome sequencing reveals an inherited R566X mutation of the epithelial sodium channel β-subunit in a case of early-onset phenotype of Liddle syndrome. Cold Spring Harbor Molecular Case Studies，2016，2（6）：a001255.

[17] 宋雷. 与钠盐代谢相关的单基因疾病//孙宁玲. 高血压进展 2016. 北京：中华医学电子音像出版，2016：109-115.

[18] Liu F，Zheng S，Mu J，et al. Common variation in with no-lysine kinase 1（WNK1）and blood pressure responses to dietary sodium or potassium interventions：family-based association study. Circ J，2013，77（1）：169-174.

[19] Chu C，Wang Y，Wang M，et al. Common variants in serum/glucocorticoid regulated kinase 1( SGK1)and blood pressure responses to dietary sodium or potassium Interventions：a family-based association study. Kidney Blood Press Res，2015，40（4）：424-434.

[20] 牟建军，刘治全. 关注盐和盐敏感性，提高我国高血压防治水平. 中华高血压杂志，2010，18（3）：201-202.

[21] Chen J. Sodium sensitivity of blood pressure in Chinese populations. Curr Hypertens Rep，2010，12（2）：127-134.

[22] 牟建军，杨军，刘治全，等. 盐敏感性对青少年远期血压变化及高血压发生的影响. 中华高血压杂志，2008，16（5）：400-403.

[23] 牟建军，任珂宇. 盐敏感性高血压的诊断和机制. 诊断学理论与实践，2012，11（6）：543-546.

[24] Ando K，Fujita T. Pathophysiology of salt sensitivity hypertension. Ann Med，2012，44（Suppl 1）：S119-126.

[25] Liu Y，Rafferty TM，Rhee SW，et al. CD8$^+$ T cells stimulate Na-Cl co-transporter NCC in distal convoluted tubules leading to salt-sensitive hypertension. Nat Commun，2017，8：14037.

[26] Nonaka-Sarukawa M，Okada T，Ito T，et al. Adeno-associated virus vector-mediated systemic interleukin-10 expression ameliorates hypertensive organ damage in Dahl salt-sensitive rats. J Gene Med，2008，10（4）：368-374.

[27] 刘治全. 血压的盐敏感性与盐敏感性高血压. 高血压杂志，2005，13（3）：131-132.

# 药物与高血压

药源性高血压是由药物本身的药理作用和（或）毒理作用或药物之间的相互作用或用药方法不当导致的血压升高，是继发性高血压的原因之一，也是顽固性高血压的原因之一。所有可以引起心率增快、心肌收缩力增强、水钠潴留或外周血管收缩的药物均可导致血压升高，药源性高血压的机制是上述一种或几种机制的组合。常见导致高血压的药物包括非甾体抗炎药、皮质激素、拟交感胺制剂、口服避孕药、环孢素、抗抑郁药、红细胞生成素、天然甘草等。药源性高血压的预防重于治疗。药源性高血压在大多数情况下是可以预见的，采取一定的措施也是可以预防的。其发生后及时处理，一般预后良好。但如不加以注意，药源性高血压也会导致严重的后果。因此，临床医师在为患者处方可能导致血压升高的药物时，应密切关注血压的变化，及时采取措施，以免导致严重后果的发生。本章即就药源性高血压的机制、常见药物、处理措施等加以介绍。

## 第一节　药源性高血压概述

### 一、药源性高血压的诊断

血压正常者在服用某种药物后血压显著升高，达 140/90mmHg，或高血压患者服药后血压在原来基础上进一步升高，在除外其他可能导致血压升高的因素后，应考虑药源性高血压。

如血压升高具有下列特点，则可以诊断药源性高血压。

（1）血压升高和临床症状与所用药物在时间上有因果关系。

（2）该药药理作用有致高血压的可能。

（3）有使用该药或该药与其他药物合用致高血压的报道。

（4）停药后血压恢复至用药前水平，高血压的临床症状消失，再次用药血压又升高。

### 二、药源性高血压的机制

血压的形成主要受心排血量和外周阻力影响，因此所有可以导致心率增快、心肌收缩力增强、水钠潴留或外周血管收缩的药物均可导致血压升高。药物导致血压升高的机制可以是上述一种或几种机制的组合。2008 年美国心脏病学会顽固性高血压诊治科学声明[1]中提出，导致血压升高的药物包括非甾体抗炎药、皮质激素、拟交感胺制剂、兴奋剂、酒精、口服避孕药、环孢素、红细胞生成素、天然甘草及有些中成药。使用升高血压的药物是难治性高血压的常见原因之一[2]。

## 第二节　常见导致血压升高的药物及其升压机制

### 一、导致水钠潴留的药物

#### （一）非甾体抗炎药[3]

非甾体抗炎药（NSAID）升压作用机制主要是促进近端肾小管钠的重吸收，引起水钠潴留。这方面以保泰松的作用最强，发生率可高达 10%。同时，此类药物在肾脏水平抑制环氧化酶活性，阻碍前列腺素（$PGI_2$、$PGE_2$ 等）合成，抑制前列腺素的直接扩张血管作用，也是由于这个原因，NSAID 会影响血管紧张素转化酶的降压疗效，两者同时使用尤应注意血压的监测。

根据基础 RAS 激活的程度、前列腺素合成水平及个体易感性，NSAID 引起的血压变化个体差异性很大。小规模研究显示，正常人服用 NSAID 后，血压的变化通常可以忽略不计，但一项小型随机、平行组对照研究显示，与塞来昔布 200mg 每天 2 次，罗非昔布 25mg 每天 1 次相比，双氯芬酸 75mg 每天 2 次引起更明显的血压升高，这可能与其抑制环氧化酶-2（COX-2）的作用更强有关[4, 5]。护士健康研究的两项子队列研究，分别比较了 51～77 岁和 34～53 岁两个年龄段的妇女服用 NSAID 后新发高血压的风险，随访 8 年，服用对乙酰氨基酚者高血压的相对风险分别是 1.93 和 1.99[6]。在同一队列分析中，无论老年人还是中年人，服用 NSAID 均增加高血压的风险（RR：1.78，1.60），除了服用阿司匹林者。荟萃分析显示，"老" NSAID（如布洛芬、吲哚美辛、萘普生），使得高血压患者血压平均增加 5～6mmHg，在肾小球滤过率受损或老年患者可能增加更多。在一项针对老年患者的观察性研究中，服用塞来昔布、非选择性 NSAID 及罗非昔布新发高血压的发生率分别为 21%、23% 和 27%，与该年龄组高血压发病率相似（22%）[7, 8]。至于 COX-2 特异性抑制剂，一项荟萃分析显示，基线血压正常个体发生高血压的风险在罗非昔布和依托考昔明显，而其他"昔布"类药物并不明显。但另一荟萃分析显示，这类药物可能因为阻断内皮细胞前列环素生成但不影响血小板血栓素合成而增加动脉粥样硬化血栓形成和总心血管疾病风险。一项包括 114 项随机双盲临床试验，116 094 名参与者的荟萃分析表明，与对照组相比，高 COX-2 选择性的罗非昔布具有比其他昔布类药物更高的肾脏事件 [RR=1.53, 95% CI：1.33～1.76]，高血压（RR=1.55, 95% CI：1.29～1.85）和肾功能不全（RR=2.31, 95% CI：1.05～5.07）风险。相反，塞来昔布肾脏事件和高血压的风险低于对照组，而其他几种药物（伐地昔布、帕瑞昔布、依托考昔和氯美昔布）则与风险无明显相关。一项包括 17 000 余名患者的回顾性分析也显示塞来昔布未增加新发高血压的风险。因此，笔者认为，COX-2 抑制剂中仅罗非昔布增加肾脏事件（外周水肿、肾功能不全、高血压）和心律失常风险。不同 NSAID 增高血压和心血管事件风险不同，可能与 COX-2 的选择性、亲和力、药物剂量和使用时间有关。高血压患者中对乙酰氨基酚的心血

管效应的观察研究很少。现有结果提示，常规应用这类药物（如 22 天/月）与其他 NSAID 对血压的影响相似。此外，一项病例-对照研究表明，对乙酰氨基酚显著增加慢性肾衰竭的风险。因此，综合现有资料表明，长期服用中高剂量对乙酰氨基酚在导致高血压和肾功能不全方面并不比其他 NSAID 更安全[9, 10]。NSAID 同样会影响降压药物的降压作用。前列环素介导肾血管扩张，参与一些降压药物（如 ACEI、ARB、β 受体阻滞剂和利尿剂）的作用，因此 NSAID 会降低这些药物的降压效果。NSAID 导致血压增高的危险因素包括高龄、心脏或肾脏疾病史和（或）高血压的治疗（特别是与 RAS 阻滞和利尿剂）。NSAID 升高血压和致心肾功能障碍是这类药物的类效应，而其发生率不同的机制尚不明确，可能与药代动力学、药物分布和代谢及分子效应有关。血压的升高和心肾功能损害发生于给药后数日或数周，且多为可逆性，因此用药后应对患者进行密切监测。一项采用动态血压监测评估吲哚美辛对氯沙坦和卡托普利降压效应作用的多中心研究显示，吲哚美辛确实降低氯沙坦带来的 24h 舒张压下降。而 NSAID 不影响其他类降压药的降压作用，如钙通道阻滞剂，说明这些药物的降压作用不主要依赖前列环素的扩血管作用[11]。

综上所述，所有 NSAID 仅在必须应用时才使用，特别是有基础肾脏病时，同时应该教育患者严密监测血压。药物相关的高血压治疗主要是减量或停药，或者换用对血压影响小的药物。如果必须应用，理论上钙通道阻滞剂和中枢肾上腺能激动剂应作为首选，因为 NSAID 不影响这两类药物的降压疗效。

## （二）肾上腺糖皮质激素[12]

约 20%的患者在使用糖皮质激素后血压增高，且血压升高的幅度呈剂量依赖性。糖皮质激素升血压的机制主要是水钠潴留，循环容量增加，包括：①盐皮质激素样效应，直接作用于肾脏远曲小管，促进肾小管对钠的重吸收，导致水钠潴留。氢化可的松和可的松引起水钠潴留的作用最强，其次是泼尼松和泼尼松龙，地塞米松和倍他米松等较弱。②体液分布发生变化，细胞内液外移导致血容量增加。其他升压作用还包括末梢血管对儿茶酚胺的敏感性、兴奋交感神经、促进肝脏血管紧张素原

的合成，导致肾素-血管紧张素-醛固酮系统活性增高等。皮质激素引起的顽固性高血压具有下述特点，即低钾血症、低肾素水平、正常或低醛固酮水平，皮质激素减量可纠正，同时对盐皮质激素受体拮抗剂反应良好。

皮质激素使用的原则为尽量应用最低有效剂量。如果不能停用，降压治疗策略为选择阻断肾素-血管紧张素系统（RAS）和盐皮质激素受体，以及适当剂量的利尿剂来对抗水钠潴留。尽管证据水平仅有 C 级，选择 RAB 的原因是类固醇促进血管紧张素原的合成。建议密切监测血钾水平，因为利尿剂可加重类固醇引起的低钾血症，特别是高盐摄入的患者。

### （三）口服避孕药[13]

几乎所有服用避孕药的妇女血压都有不同程度升高。饮酒、吸烟、高血压家族史、妊娠高血压史和钠盐摄入量多者服用避孕药物更容易发生高血压，甚至出现高血压脑病。口服避孕药致高血压的可能机制包括：①雌激素刺激肝脏增加血管紧张素原合成，导致肾素-血管紧张素-醛固酮系统活性增高，末梢血管阻力增加和水钠潴留；②雌激素本身具有盐皮质激素活性，可直接作用于肾脏而使肾小球滤过率降低和肾小管钠重吸收增加，加重水钠潴留。孕激素有拮抗醛固酮刺激盐皮质激素受体的作用，但这是否能够抵消雌激素的升压作用尚不确定。使用雌激素治疗前列腺癌的男性和使用半合成雄激素达那唑治疗子宫内膜异位症和血管性水肿的女性均有血压升高的报道，可能有同样的机制。

血压控制良好的绝经期妇女，激素替代治疗一般不会导致血压显著升高，相反，激素由于促进一氧化氮生物活性，改善内皮功能而有降低血压的作用。妇女健康倡议（women's health initiative）研究是一项在绝经后妇女中进行的激素替代治疗的大型临床研究，由于心血管事件显著增加而提前终止。该研究显示，平均随访 5.2 年，冠心病风险比为 1.29，脑卒中风险比为 1.41。而事后分析显示，心血管事件风险增加主要发生在绝经后多年才开始激素替代治疗的老年妇女，冠心病的风险在绝经后 10 年内接受激素替代治疗的妇女为 0.76（95% CI：0.50～1.16），绝经后 10～19 年者为 1.10（95% CI：0.84～

1.45），绝经 20 年以上才开始激素替代治疗者风险升高到 1.28（95% CI：1.03 ～1.58）。激素替代治疗同样增高脑卒中的风险（RR=1.32，95% CI：1.12 ～1.56），其危险度与患者年龄和绝经时间无明显相关。因此，应个体化评价激素替代治疗的作用[14, 15]。

在育龄期妇女，停用避孕药后一般在 3 个月内血压可以恢复正常，如果血压持续升高，需要考虑原发性高血压或其他继发性高血压的可能性。如果不能停用激素治疗，应结合妇女的年龄和身体状况考虑降压治疗方案，尽管对于高血压育龄妇女应采用何种治疗方法仍存在争议，但其可以选择长效钙通道阻滞剂和 $\alpha_1$ 受体阻滞剂。对于可靠避孕者，可以选择 ARB 及联合应用利尿剂。绝经后妇女应用 ARB 没有限制，由于老年人单纯收缩期高血压常见，因此降低收缩压更有效的钙通道阻滞剂、利尿剂或肾素抑制剂阿利吉仑可能是更好的选择[16,17]。

### （四）甘草及其制剂[18]

甘草具有盐皮质激素样效应，长期使用可致水钠潴留、低钾、低肾素、高血压和醛固酮分泌减少，即所谓"假性醛固酮增多症"。长期大量服用甘草制剂的临床表现与醛固酮增多症类似，主要表现为水肿、无力、高血压和低血钾。但因为糖皮质激素作用于盐皮质激素受体，反馈抑制醛固酮的合成，所以血浆醛固酮的水平是降低的。

生胃酮是甘草酸合成的衍生物，是在 $H_2$ 受体拮抗剂和质子泵抑制剂之前治疗消化道疾病的常用疗法，现在仍然在一些国家用于食管溃疡和炎症的治疗。同样，甘草酸及生胃酮均可抑制 2 型 11β-羟基类固醇脱氢酶，该酶通过使氢化可的松转化为可的松，从而使糖皮质激素失活。氢化可的松与盐皮质激素受体的亲和力与醛固酮相似，正常情况下，尽管循环中氢化可的松浓度是醛固酮的 100～1000 倍，但由于 2 型 11β-羟基类固醇脱氢酶使得其快速灭活，从而在醛固酮的靶组织氢化可的松不会激活盐皮质激素受体。因此，2 型 11β-羟基类固醇脱氢酶受抑制后会在组织产生显著的盐皮质激素过量综合征，类似于高醛固酮血症，表现为高血压、低血钾和高血钠，而增高的血容量抑制肾素分泌。

## 二、激活交感神经系统的药物

### （一）拟交感胺制剂

与兴奋交感神经的效应相同的药物，称为拟交感胺制剂，通过刺激 $\alpha_1$ 受体引起血管收缩，升高血压。凡能兴奋神经末梢 $\alpha$ 受体或 $\beta$ 受体的药物，均可使血压升高。肾上腺素、去甲肾上腺素、异丙肾上腺素、多巴胺、多巴酚丁胺、间羟胺等，在静脉滴注速度过快时，可引起血压骤升，甚至发生意外；长期应用麻黄碱可引起高血压；沙丁胺醇、特布他林等用于治疗哮喘时可引起心率加快、血压升高。为改善局部黏膜充血使用的血管收缩剂羟肾上腺素、萘唑啉（鼻眼净）、羟间唑啉等，如果浓度过高或使用时间过长，也可致血压升高，尤其是在同时服用单胺氧化酶抑制剂时[19]。

### （二）咖啡因

少量横断面研究的数据显示，咖啡因有升高血压的作用，认为在常饮咖啡者中，咖啡摄入量和血压之间呈反比线性关系或"U"形关系。但前瞻性流行病学研究并未提供饮用咖啡与高血压之间明确的相关性，有一些研究显示咖啡摄入量较高者在咖啡消费量和血压之间存在相关性。此外，性别可能会影响咖啡与血压的关系，女性即使在较高的摄入量时（>4～6 杯/天，1 杯大约 150ml）高血压风险仍较低[20]。

咖啡因影响血压的机制包括交感神经过度激活、拮抗腺苷受体、促进去甲肾上腺素释放及激活 RAS 等[21]。但是，咖啡因也能诱导内皮依赖的血管舒张，这可以解释在一些患者咖啡因反而导致血压降低。在实验室研究中，注射咖啡因可导致血压急性升高，但很快产生耐受性。咖啡饮用量大者在摄入咖啡因后血压升高反应可能较小。咖啡富含多酚（如绿原酸和黄酮类化合物等），这些物质可能超过了咖啡因的升压作用。美国护士前瞻性研究结果显示，含咖啡因的可乐、多酚会增加高血压的发病风险，而咖啡却不支持这一假说。

### （三）抗抑郁药[22]

三环类抗抑郁药可抑制突触前神经末梢的膜泵对神经递质重摄取，尤其去甲肾上腺素和 5-羟色胺，对神经递质摄取的抑制导致突触水平神经递质增多

和神经递质效应增大，可产生拟交感效应，在部分患者使去甲肾上腺素作用加强和延长而引起血压增高，从广义上说有拟交感作用。一项荟萃分析显示，盐酸文拉法辛在老年人更容易引起血压升高，而且是剂量依赖性的，导致有临床意义的舒张压升高通常需要每天 300mg 以上剂量。其他几种常用抗抑郁药也有激活交感神经系统的作用。一项 2981 例患者参加的队列研究显示，服用三环类抗抑郁药者更易患 1 级高血压和 2 级高血压，而且这类药物还可以在未识别的嗜铬细胞瘤患者中诱发高血压危象。选择性 5-羟色胺再摄取抑制剂或 5-羟色胺/去甲肾上腺素在一小部分患者剂量依赖性地升高血压（在长期服用文拉法辛与氟西汀的患者，高血压的发生率分别是 1%和 5%），血压在停药后可迅速恢复正常。

### （四）可卡因和安非他明

两者抑制周围神经去甲肾上腺素的再摄取，从而提高其在心血管系统的拟交感作用。因此，可卡因诱发的高血压类似嗜铬细胞瘤危象。一项研究显示，如果采取滴鼻给药，可卡因会抑制压力感受器功能，从而导致交感神经激活。由这些物质引起的高血压危象可能是严重的和危及生命的，可以并发脑卒中、急性冠脉综合征，甚至猝死[23]。

安非他明衍生物在学龄前儿童行为治疗纠正的应用近年来逐渐增多，随之而来的是，人们加强了对这些精神药物安全性的关注，包括恰当选择适应证和进行心血管监测。因此，2008 年美国心脏协会（AHA）科学声明推荐使用哌甲酯和右苯丙胺治疗注意力缺陷多动症的儿童且进行心血管监测，包括血压值控制（证据水平 C 级，儿童）。

### （五）氯氮平

氯氮平是用于治疗精神分裂症的抗精神病药物，通过激活交感神经而升高血压，可引起"假性嗜铬细胞瘤"综合征。交感神经的过度活动和升高的血压通常在停止治疗后恢复正常，但对长期应用氯氮平是否会引起高血压仍然存在争议。

### （六）单胺氧化酶抑制剂

通过抑制单胺氧化酶，使儿茶酚胺灭活降低，从而血管收缩，血压增高。单胺氧化酶抑制剂（MAOI）包括化学结构不同的许多种类，主要用于

治疗抑郁症、帕金森病及抗肿瘤。临床中需要注意的是抗菌药物呋喃唑酮、异烟肼及某些中药（如鹿茸、山楂、何首乌等）也有单胺氧化酶抑制作用。在服用单胺氧化酶抑制剂时禁止或不宜合用：抗抑郁药；镇咳药右美沙芬及其复方制剂；镇痛药哌替啶、舒马普坦、芬太尼等；抗帕金森药左旋多巴；具有内在拟交感活性的药物；降压药可乐定、胍乙啶、利血平；中枢神经抑制药水合氯醛、苯二氮䓬类。单胺氧化酶抑制剂之间也不可合用。富含酪胺的食物（奶酪、动物肝脏、香蕉、扁豆、巧克力、葡萄酒等）在服用单胺氧化酶抑制剂期间也禁忌食用，否则可因酪胺大量吸收造成血压急剧上升。

## 三、多重机制导致血压升高

### （一）红细胞生成素

大约 1/3 持续使用红细胞生成素（EPO）治疗的患者可能发生高血压，可早在开始治疗后 2 周或晚到开始应用 EPO 4～5 个月以后发生，以舒张压升高为主，有时可出现高血压脑病和脑血管意外，血压升高与血细胞比容呈正相关。

EPO 升高血压[24]的机制尚未明确，可能与红细胞生成增加导致血液黏度增加和血容量增多，激活局部 RAS，增加内皮素的合成，减少 NO 的合成及增加末梢血管对儿茶酚胺的缩血管反应性有关。停用 EPO 后血压恢复要数月时间，通常晚于血细胞比容的降低，显示其升高血压的机制不仅仅是增加血容量和提高血黏度。

预防 EPO 所致的血压增高可采用：①控制血细胞比容上升速度和程度，升高速度以每周<1%为宜，同时不要使血细胞比容超过 33%；②初始用量应<150U/（kg·周）。有研究显示，使用遗传工程生产的 EPO 结合蛋白及 EPO 抗体能够预防使用EPO 引起的血压升高，但不影响血细胞比容。

慢性肾脏病长期血液透析患者的压升高显著，约 15%难以控制的高血压患者需要停用 EPO。而停用 EPO 导致的贫血会影响患者的生活质量，甚至影响患者的预后。因此，临床实践中建议尽量避免血红蛋白超过 120g/L，如果血细胞比容逐渐好转，评估是否可以减少 EPO 剂量。透析中仔细调整体液和容量平衡。EPO 相关的高血压一般通过透析有效地排除液体即可控制，也可以使用任意降压药物治疗。

### （二）酒精[25]

长期大量饮酒可以使血压升高，并干扰降压药物的疗效。动态血压监测数据显示了酒精对血压的双向作用：大量摄入酒精（>30g）后最初 4h 血压降低，10～15h 血压升高。长期摄入 3 个或以上标准量的酒精（每个标准量 8～10g）常升高血压，低于此剂量尚缺乏数据。大量的酒精摄入可能导致血压更难以控制，甚至是难治性高血压的原因。

酒精性高血压的易感性可能受遗传控制。而酒精导致血压升高的机制尚不明确，可能的机制包括：①刺激肾上腺皮质激素分泌，提高血浆儿茶酚胺水平；②长期饮酒影响细胞膜离子转运功能，引起钠-钾泵活性异常，导致慢性钠潴留；③影响 RAS 功能；④损伤肝细胞，使盐皮质激素在肝脏灭活减少而引起水钠潴留；⑤引起和（或）加速动脉粥样硬化的发生。正由于机制不明，酒精相关性高血压的药物选择还主要根据临床经验，ACEI 和钙通道阻滞剂是最常应用的药物。

### （三）免疫抑制剂

36%～80%器官移植后患者或使用免疫抑制剂者（环孢素 A、他克莫司、西罗莫司或甾体激素）会发生高血压，甚至难治性高血压。

环孢素 A 升压机制主要是直接收缩肾血管，使肾血流量和肾小球滤过率降低。同时，环孢素 A 还有直接肾毒性，启动氧化应激，降低 NO 的合成和作用，以及激活交感神经系统，升高心率等[26]。不同研究报道环孢素 A 诱发高血压的发生率为 32.7%～81.6%，其中 10%～80%的患者可在用药数周内就出现血压升高。首次大剂量应用环孢素 A 可导致血压急性、短暂升高，这是抑制突触去磷酸化导致交感神经激活造成的，通常不需要长期治疗。12 个月低剂量环孢素 A 治疗[平均剂量每天（2.89±0.69）mg/kg，范围是 1.70～3.75mg/kg]会导致短暂的血压升高，而不是发展成慢性高血压。服用较高剂量环孢素 A（每天 3.3mg/kg，范围 1～6mg/kg）的类风湿关节炎患者，约 3%的患者由于难以控制的高血压而停用环孢素 A。

与环孢素 A 为基础的治疗相比，西罗莫司（29%比 47%，P<0.02）或他克莫司治疗的患者高血压发

生率较低（67%比 80%，*P*＜0.001）。接受他克莫司的患者在心脏移植或肺移植后也表现出较低的高血压发病率，需要较少的抗高血压药物。肝移植受者也常发生高血压，根据不同的免疫抑制治疗方案，高血压发病率为 26%～54%。

西罗莫司和环孢素 A 联合应用由于其协同的肾毒性作用而进一步增高高血压的风险，这种情况下，可以考虑降低环孢素 A 的剂量。

慢性免疫抑制剂引起的高血压一般需要降压药物治疗，因为停用糖皮质激素和（或）环孢素 A 更换为他克莫司为基础的免疫抑制治疗往往是不可行的。钙通道阻滞剂和 ARB 均耐受性良好，如合并蛋白尿往往选用后者，但大多数患者需要联合应用两种药物，有时还要联合应用 α₁ 受体阻滞剂，如多沙唑嗪。

### （四）血管生成抑制剂

血管生成对癌症的发展、生长和扩散至关重要，这个过程的关键是血管内皮生长因子（VEGF）通过血管内皮生长因子受体发挥作用。因此，对血管内皮生长因子信号通路的阻断是许多实体肿瘤的有效策略[27]。美国食品药品监督管理局（FDA）已批准 3 种 VEGF 信号通路抑制剂，即人源化单克隆抗体贝伐单抗结合血管内皮生长因子；索拉非尼和舒尼替尼抑制下游信号的受体酪氨酸激酶（RTK），统称为 VEGF 信号通路抑制剂（VSPI）。本预计此类药物副作用轻微，但临床实践发现高血压的发生比较常见，高血压发生率在贝伐单抗治疗者为 20%～30%，其他受体酪氨酸激酶抑制剂（RTKI）治疗者 15%～60%。根据一项随机对照试验的荟萃分析显示，贝伐单抗导致的血压升高是剂量相关的，低剂量组（3～7.5mg/kg）高血压发病率为 2.7%～32%，而高剂量组（10～15mg/kg）为 17.6%～36%。

VSPI 治疗导致的高血压发生早，但停药后恢复慢。其导致血压升高的机制还不清楚。一般认为，血管内皮生长因子调节血管收缩，在体外可上调内皮型一氧化氮合酶（eNOS），其升压机制主要是抑制血管舒张因子的释放（如 NO）和翻译后激活eNOS 从而增加 NO 的生成。基于上述机制，能够增加 NO 生物活性的药物，如 ACEI、ARB、奈必洛尔是首选的降压药物。

最后，必须要提到的是临床批准的 RTKI 在肝

脏代谢经过 CYP3A4 途径，而某些降压药物也经此途径灭活，如维拉帕米、地尔硫革，因此，血浆浓度可能是相互影响，需要调整剂量或更换药物。

### （五）升高高密度脂蛋白制剂

torcetrapib 是一种胆固醇酯转移蛋白抑制剂，可以升高高密度脂蛋白胆固醇，但并未带来延缓冠状动脉粥样硬化，降低发病率和死亡率的获益，同时发现患者血压有所升高。其升高血压的作用有可能通过增加醛固酮分泌及促进钠的重吸收引起。这种升压作用仅见于 torcetrapib，而在其他升高高密度脂蛋白胆固醇制剂并不常见。

### （六）抗人类免疫缺陷病毒治疗

一些回顾性报道发现，接受高效抗反转录病毒治疗（HAART）的患者高血压患病率高。一项 5578例患者的队列研究显示，患收缩期高血压的风险与治疗的持续时间有关（治疗 2～5 年：OR=1.51，95%CI：1.25～1.82；治疗 5 年以上：OR=1.70，95% CI：1.34～2.16）。这种升压作用在老年人和基线收缩压高者中更明显。然而，该观察性研究的结果并没有被两项前瞻性研究证实。目前，对 HAART 升高血压的潜在机制尚认识不足，因此对其治疗也缺乏经验和建议。

## 四、特殊的药源性高血压

**1. 撤药反跳现象**　主要指的是使用β受体阻滞剂治疗高血压时，停药或减量可出现反跳性高血压，血压迅速恢复到治疗前水平，甚至更高，并可伴交感神经过度兴奋的症状，可出现严重心律失常、心绞痛、心肌梗死甚至猝死，一般在用药 1 个月后出现，多在停药 2～7d 发作。其发生机制如下：①长期使用 β 受体阻滞剂的患者 β 受体的数量和敏感性增加；②RAS 活性增强；③血中儿茶酚胺水平增高；④血小板聚集性增加；⑤血中甲状腺素增多等。停用中枢降压药可乐宁，可致肾上腺髓质释放大量儿茶酚胺，引起血压显著升高，并伴有失眠、头痛、兴奋和焦虑的表现。

**2. 降压药物的反常效应**　交感神经阻滞剂，如利血平、胍乙啶、甲基多巴等，可以增加患者对去甲肾上腺素、肾上腺素和间羟胺升压作用的

敏感度，可能因竞争神经末梢的"胺泵"，减少拟肾上腺素的再摄取，增强这些药物对受体的兴奋作用。因此，在应用这类药物的同时使用拟肾上腺素药物可引起暂时性血压升高。β 受体阻滞剂某些情况下可引起血压异常增高：①单独用于嗜铬细胞瘤患者时；②1 型糖尿病或重症糖尿病患者，血浆肾素水平低，对去甲肾上腺素的反应性增强；③低肾素性原发性高血压，常规剂量即可引起血压升高；④精神病患者大量使用时；⑤与甲基多巴和可乐宁并用时。

常见导致血压升高的药物种类及其升压机制见表 3-17-1。

**表 3-17-1　常见导致血压升高的药物种类及其升压机制和处理原则**

| 药物 | 机制 | 处理 |
| --- | --- | --- |
| 非甾体抗炎药 | 抑制 $PGE_2$ 和 $PGI_2$ 合成，引起肾血管收缩，水钠潴留 | 停药。如不能停用，使用钙通道阻滞剂或中枢交感神经激动剂 |
| 口服避孕药及激素替代治疗 | 增加血管紧张素原的合成，激活 RAAS，促进醛固酮分泌，增加血容量和可交换钠 | 育龄妇女选用长效钙通道阻滞剂、β 受体阻滞剂或甲基多巴，可以考虑利尿剂。绝经后妇女也可以考虑 ARB 和阿利吉仑 |
| 11β₂-羟基类固醇脱氢酶抑制剂甘草酸 | 通过抑制 11β₂-羟基类固醇脱氢酶而显著升高盐皮质激素水平 | 停药。如果不能停药，开始使用盐皮质激素受体拮抗剂 |
| 皮质激素 | 增加血管紧张素原的合成，激活交感神经系统，同时具有盐皮质激素作用 | 停药。如果不能停药，使用 ARB 和盐皮质激素受体拮抗剂，联合足量利尿剂以对抗水钠潴留 |
| 钙调磷酸酶抑制剂 | 收缩血管、激活交感神经系统、水钠潴留，通过增加 ETA 效应干扰内皮素-1 的清除 | 钙通道阻滞剂和 ARB |
| 环孢素、他克莫司、红细胞生成素 | 增加血管平滑肌细胞胞质钙离子浓度，激活局部 RAS，增加内皮素-1 生成，降低 NO 合成，增加平滑肌细胞对儿茶酚胺的缩血管反应 | 减少剂量，如效果不好给予钙通道阻滞剂、α 受体阻滞剂。利尿剂或 ACEI 疗效可能较弱 |
| 拟交感胺 | 可卡因和安非他明：抑制外周去甲肾上腺素再摄取，抑制压力感受器功能，从而导致交感神经激活 | 停药，否则选用 β 受体阻滞剂 |
| 可卡因、安非他明、麻黄碱 | 兴奋 α 肾上腺素受体 | 限制摄取 |
| 鼻黏膜收缩剂、酒精 | 刺激交感神经活性，激活 RAS，异常的钙介导的血管收缩 | 限制摄取 |
| 咖啡因 | 过度激活交感神经，拮抗腺苷受体，增加去甲肾上腺素释放，激活 RAS | 限制摄取 |
| 抗血管生成和激酶抑制剂 | 减少扩管因子释放，刺激内皮素-1 和前列环素释放，促进内皮细胞凋亡，滋养血管生成受损，导致主动脉僵硬 | 提高一氧化氮生物利用度的药物，如 ACEI、奈必洛尔 |
| 单胺氧化酶抑制剂、三环抗抑郁药[选择性 5-羟色胺再摄取抑制剂（SSRI）] | 延长去甲肾上腺素的半衰期，增加其在交感神经末梢的作用 | 如果不能停药，使用 α 受体阻滞剂、β 受体阻滞剂 |
| 升高高密度脂蛋白制剂 torcetrapib | 增加醛固酮分泌 | 盐皮质激素受体阻滞剂 |

引自：Gian P. Drug-related hypertension and resistance to antihypertensive treatment: a call for action. J Hypertens，2011，29：2295-2309。

# 第三节　药源性高血压的防治原则

药源性高血压的预防重于治疗。对高危人群，应尽量避免应用可以导致血压升高的药物，如必须使用则一定要密切监测血压，及时处理发现的问题。慎重使用有导致药源性高血压倾向的药物应，避免合并使用有升压倾向的药物或避免长期、大量使用，避免有相互作用的药物联合应用。增加或减少剂量、撒药应根据用药原则进行，避免盲目性用药。

药源性高血压的治疗总原则是及早发现、及时对因对症处理。治疗药物相关性高血压成功的关键是理解药物升高血压的机制。在大多数情况下，去除根源药物是最合理和有效的策略，不但可以控制血压，甚至可以治愈高血压。然而，在大多数情况下需要仔细评估停降压药的获益与停药带来的基础疾病的危害。对于大多数药源性高血压，降压治疗的证据支持水平均只是专家意见或案例研究。

药源性高血压的治疗应把握以下原则。

（1）尽可能停用相关药物。一般来讲，停用引起血压升高的药物后血压可以逐渐下降直至恢复用药前水平。

（2）如停药3个月血压不能自行恢复，则根据不同的药物所致的高血压选用合适的药物进行治疗：糖皮质激素尽量选用水钠潴留作用较弱者，同时可采用低盐高蛋白饮食，补充氯化钾，必要时可加用利尿剂治疗。非甾体抗炎药导致血压升高是剂量依赖性的，尽量避免大量长期应用，选择钙通道阻滞剂或利尿剂降压。口服避孕药者可以选用钙通道阻滞剂或血管紧张素转化酶抑制剂。甘草制剂引起的血压升高必要时可应用螺内酯，补充氯化钾。环孢素A所致血压升高者应用利尿剂和钙通道阻滞剂治疗效果良好，但硫氮䓬酮可影响环孢素A在肝内的代谢，应避免使用。

（3）出现严重高血压者，在停药基础上根据情况可静脉给予降压药物，稳妥降压。出现高血压急症并发靶器官损害者，给予相应的对症治疗。

（4）由于撤药导致的高血压应立即恢复原用的抗高血压药物（剂量同前或略高）。对于抗高血压药物引起的反常性高血压要仔细查找基础疾病并积极治疗，同时可换用其他抗高血压药物。

降压药物引起的高血压，尽管发生概率较低，但应引起临床医务人员和患者的高度重视。引起药源性高血压的药物种类较多，机制复杂。发生药源性高血压的患者大多数预后良好，但也有导致死亡等不良临床后果者。临床医师在用药前应仔细体检并询问患者有无高血压、心功能不全、肾功能不全等疾病，同时注意药物间相互作用。对某些作用机制不清的药物，应注意观察，小心使用。撤药应缓慢，同时严密观察血压变化情况。总之，一旦诊断为药源性高血压，应停用致病药物或减少剂量，并给予相应治疗，将患者受到的损害降至最低。

（王鸿懿）

## 参 考 文 献

[1] David AC, Daniel J, Stephen T, et al. Resistant hypertension: diagnosis, evaluation, and treatment: a scientific statement from the American Heart Association professional Education Committee of the Council for High Blood Pressure Research. Hypertension, 2008, 117（25）: e510-526.

[2] Rossi GP, Seccia TM, Maniero C, et al. Drug-related hypertension and resistance to antihypertensive treatment: a call for action. J Hypertens, 2011, 29（12）: 2295-2309.

[3] White WB. Defining the problem of treating the patient with hypertension and arthritis pain. The American Journal of Medicine, 2009, 122（5）: S3-S9.

[4] Pope JE, Anderson JJ, Felson DT. A meta-analysis of the effects of nonsteroidal anti-inflammatory drugs on blood pressure. Arch Intern Med, 1993, 153（4）: 477-484.

[5] Aw TJ, Haas SJ, Liew D, et al. Meta-analysis of cyclooxygenase-2 inhibitors and their effects on blood pressure. Arch Intern Med, 2005, 165（5）: 490-496.

[6] Forman JP, Stampfer MJ, Curhan GC. Non-narcotic analgesic dose and risk of incident hypertension in US women. Hypertension, 2005, 46（3）: 500-507.

[7] Chan CC, Reid CM, Aw TJ, et al. Do COX-2 inhibitors raise blood pressure more than nonselective NSAIDs and placebo? An updated meta-analysis. J Hypertens, 2009, 27（12）: 2332-2341.

[8] White WB. Cardiovascular effects of the cyclooxygenase inhibitors. Hypertension, 2007, 49（3）: 408-418.

[9] Chang IJ, Harris RC. Are all COX-2 inhibitors created equal? Hypertension, 2005, 45（2）: 178-180.

[10] Zhang J, Ding EL, Song Y. Adverse effects of cyclooxygenase 2 inhibitors on renal and arrhythmia events: meta-analysis of randomized trials. JAMA, 2006, 296（13）: 1619-1632.

[11] Conlin PR, Moore TJ, Swartz SL, et al. Effect of indomethacin on blood pressure lowering by captopril and losartan in hypertensive patients. Hypertension, 2000, 36（3）: 461-465.

[12] Hammer F, Stewart PM. Cortisol metabolism in hypertension. Best Pract Res Clin Endocrinol Metab, 2006, 20（3）: 337-353.

[13] Shufelt CL, Bairey Merz CN. Contraceptive hormone use and cardiovascular disease. J Am Coll Cardiol, 2009, 53（3）: 221-231.

[14] Rossouw JE, Anderson GL, Prentice RL, et al. Risks and benefits of estrogen plus progestin in healthy postmenopausal women: principal results from the Women's Health Initiative randomized controlled trial. JAMA, 2002, 288: 321-333.

[15] Rossouw JE, Prentice RL, Manson JE, et al. Postmenopausal hormone therapy and risk of cardiovascular disease by age and years since menopause. JAMA, 2007, 297: 1465-1477.

[16] Rosenthal T, Oparil S. The effect of antihypertensive drugs on the fetus. J Hum Hypertens, 2002, 16: 293-298.

[17] Gradman AH, Weir MR, Wright M, et al. Efficacy, safety and tolerability of aliskiren, a direct renin inhibitor, in women with hypertension: a pooled analysis of eight studies. J Hum Hypertens, 2010, 24: 721-729.

[18] 木合布力·阿布力孜，马淑燕，闵杰. 甘草次酸的结构修饰研究进展. 新疆医科大学学报，2007，30（2）: 185.

[19] Eccles R. Substitution of phenylephrine for pseudoephedrine as a nasal decongeststant. An illogical way to control methamphetamine abuse. Br J Clin Pharmacol, 2007, 63: 10-14.

[20] Geleijnse JM. Habitual coffee consumption and blood pressure: an epidemiological perspective. Vasc Health Risk Manag, 2008, 4: 963-970.

[21] Robertson D, Frolich JC, Carr RK, et al. Effects of caffeine on plasma

renin activity, catecholamines and blood pressure. N Engl J Med, 1978, 298: 181-186.

[22] Licht CM, de Geus EJ, Seldenrijk A, et al. Depression is associated with decreased blood pressure, but antidepressant use increases the risk for hypertension. Hypertension, 2009, 53: 631-638.

[23] Tuncel M, Wang Z, Arbique D, et al. Mechanism of the blood pressure-raising effect of cocaine in humans. Circulation, 2002, 105: 1054-1059.

[24] Lee MS, Lee JS, Lee JY. Prevention of erythropoietin-associated hypertension. Hypertension, 2007, 50: 439-445.

[25] Savica V, Bellinghieri G, Kopple JD. The effect of nutrition on blood pressure. Annu Rev Nutr, 2010, 30: 365-401.

[26] Reis F, Parada B, Teixeira de Lemos E, et al. Hypertension induced by immunosuppressive drugs: a comparative analysis between sirolimus and cyclosporine. Transplantation Proceedings, 2009, 41: 868-873.

[27] Izzedine H, Ederhy S, Goldwasser F, et al. Management of hypertension in angiogenesis inhibitor-treated patients. Ann Oncol, 2009, 20: 807-815.

# 第十八章

# 应激因素过激与高血压

高血压是遗传因素和环境因素共同作用，以心血管重塑为主要表现的一组疾病。高血压时血管紧张素 II（Ang II）、内皮素-1（ET-1）的增加，血管内血流冲击力、牵拉力、切应力的改变都可以激活还原型烟酰胺腺嘌呤二核苷酸磷酸（NADPH）氧化酶诱发氧化应激，氧化应激过程中产生大量的活性氧簇（ROS），ROS 是蛋白折叠错误和内质网应激诱发凋亡的重要原因之一。ROS 可通过抑制 $Ca^{2+}$-ATP 酶导致内质网中钙离子储存耗竭，引起内质网应激（endoplasmic reticulum stress, ERS）。内质网存在于所有真核生物中，具有特殊的蛋白质加工的封闭环境，以进行细胞内、细胞间相互作用和维持体内稳态。内质网功能紊乱不仅导致未折叠/错误折叠蛋白质的积累，而且导致 $Ca^{2+}$ 释放紊乱和氧化还原失衡。内质网应激与心血管疾病在内的多种疾病有关，近年的研究发现内质网应激与高血压的发生发展密切相关。线粒体是机体通过氧化磷酸化提供能量合成和供应的重要场所，同时线粒体也可调节细胞凋亡、氧化还原反应及产生活性氧。线粒体也是 ROS 的主要来源。ROS 可引起血压持续升高和血管损害。ROS 与炎症，内皮功能障碍，细胞增殖、迁移和激活，细胞外基质的沉积和纤维化，血管生成及心血管重构等有关，因而在高血压的发病过程中其具有重要的作用。ROS 于正常细胞新陈代谢过程中在内质网中产生。然而，有越来越多证据表明，发生内质网应激时 ROS 生成增加。虽然内质网中蛋白质折叠增加和线粒体被认为是内质网应激过程中活性氧重要的来源，但有越来越多的证据显示，NADPH 氧化酶（NOX）是内质网应激中重要的活性氧来源。NOX，特别是 $NOX_2$ 和 $NOX_4$ 亚型，是在高血压的发生发展中起关键作用的血压调节酶。

## 第一节　氧化应激与高血压

### 一、氧化应激概念及病理生理作用

#### （一）活性氧簇的概念及分类

活性氧簇（ROS）是由氧形成，并且含有氧的一类化学性质活泼的物质总称[1]。主要分为：

（1）氧自由基，如超氧阴离子自由基（$O_2^{\cdot-}$）、羟自由基（$OH^{\cdot}$）、过氧基（$O_2^{2-}$）等。

（2）氧自由基衍生物，如过氧化氢（$H_2O_2$）、脂质过氧化物（$LOO^{\cdot}$）等。

#### （二）活性氧簇的生理学意义

ROS 在正常的生理过程中有着重要的意义，主要有以下五个方面。

（1）ROS 可以氧化修饰转录因子，从而调控蛋白激酶活性和基因表达。

（2）ROS 可以介导细胞的凋亡。

（3）ROS 也可以起到信号转导分子的作用，不仅可以调节细胞的增殖和一些细胞活动，还可以作为第二信使，在细胞受到外界刺激时，启动细胞内的信号通路。

（4）ROS 参与了免疫应答，在消灭病原菌和杀灭病毒反应中起到了重要的作用。

（5）近些年还发现 ROS 参与了组织修复，促进组织的纤维化和重塑。

#### （三）氧化应激损伤

ROS 在组织和细胞中是处于动态平衡的，不断生成又不断被清除，但是一旦这种平衡被打破，尤其是 ROS 生成增多而清除能力不足，造成 ROS 的堆积和暴发，就会造成 DNA、蛋白质、脂质、细胞和组织的损伤。我们称这种现象为氧化应激（oxidative stress）。

**1. 氧化应激造成脂质过氧化** ROS 的增多会引发多价不饱和脂肪酸的均裂，形成脂性自由基，造成生物膜系统的损伤，包括线粒体损伤和功能障碍，以及细胞膜的破坏，导致膜功能下降和膜蛋白功能的抑制。

**2. 氧化应激造成 DNA 的断裂、突变和染色体的畸变** 相比于核 DNA，线粒体 DNA 由于缺乏组蛋白的保护，更容易遭受 ROS 引起的氧化损伤，导致线粒体功能障碍，同时 DNA 损伤、突变也会进一步加重 ROS 的生成。

**3. 氧化应激造成蛋白质变性** ROS 可以攻击蛋白质，使蛋白质肽链断裂而丧失功能，也可以使酶的活性中心氧化，造成酶的变性和失活。

**4. 氧化应激促进细胞的凋亡** 之前提到氧化应激会造成脂质、DNA、蛋白质的损伤，进而会促进细胞的凋亡，如氧化应激造成膜的通透性增加，电解质平衡紊乱，同时线粒体功能下降，ATP 产生不足，则会导致细胞内 $Ca^{2+}$ 超载，引起细胞凋亡。

### （四）高血压与氧化应激

目前认为氧化应激在高血压的发病机制中起到了重要的作用。除了高血压以外，还有很多疾病，如动脉粥样硬化、心肌缺血再灌注损伤、血管再狭窄等均与氧化应激有关，所以进一步从分子机制探究氧化应激与高血压的关系，可以为发现高血压等心血管疾病的治疗靶点提供新的思路。

## 二、氧化应激对心血管功能的影响

在心血管疾病的发病机制中，氧化应激历来受到人们的关注，而且早已有大量试验证实了氧化应激对心血管稳态的损伤作用，以下就近年来氧化应激对相关疾病的发病机制的最新进展，简单阐述氧化应激与心血管疾病的关系。

### （一）氧化应激与心肌肥厚

心肌肥厚是指在环境因素、遗传因素及各种生理或病理条件的刺激下，心肌细胞的肥大性生长，

间质的纤维化生成，进而发生心脏重塑，引起心力衰竭，此时心排血量不足，无法满足机体的正常需求，导致组织器官缺血缺氧，以及造成静脉淤血，其是导致死亡的重要原因之一，同时有大量的试验表明[2, 3]，氧化应激参与了这一病理过程。

近年来发现，依赖 NADPH 氧化酶亚型 $NOX_4$ 产生的 ROS，会引起左心室肥厚，而敲除 $NOX_4$，则会减轻心脏重塑。线粒体去乙酰化酶 $Sirt_4$ 的敲除可以显著抑制心肌肥厚和纤维化，而 $Sirt_4$ 的过表达则会加重这一效果，其机制则是通过抑制锰超氧化物歧化酶与线粒体去乙酰化酶的另一成员 $Sirt_3$ 的结合，并增加锰超氧化物歧化酶的乙酰化水平而降低其活性，导致血管紧张素 II 刺激后 ROS 积累升高，引起氧化应激。而在血管紧张素 II 的刺激下，$NOX_2$ 过表达会导致肌质网中的钙离子摄取上调，其机制是 $NOX_2$ 通过氧化应激，导致钙离子超载，从而使心肌持续收缩，导致心肌肥厚。

### （二）氧化应激与心肌缺血再灌注损伤

心肌缺血再灌注损伤是另一致死率极高的心脏疾病。心肌缺血发生的原因有很多，如甲状腺功能亢进、组织需氧量增加、心肌相对缺血，而主要的原因则是冠状动脉损伤，如冠状动脉粥样硬化导致心肌供血量减少，引起心肌缺血。随着介入治疗的发展，心肌缺血后可以很快得到血液的供应，但是有时不仅心肌功能未得到恢复，反而会发生更严重的心肌损伤，我们称这种现象为心肌缺血再灌注损伤。也有大量的试验数据表明，氧化应激参与了这一过程，其是导致心肌缺血再灌注损伤的重要机制之一。

当心脏发生缺血再灌注时[4, 5]，钙调蛋白激酶（CaM kinase II，CaMK II）激活，由于肌丝对于钙离子的敏感性，导致心肌细胞持续收缩，而给予一种 2 型醛脱氢酶的小分子激活剂 Alda-1 之后，心肌的氧化应激降低了，从而恢复了钙和 CaMK II 的稳态，使钙循环正常化，并改善了心功能。使用线粒体呼吸链复合体 I 电子泄漏抑制剂，可以在电子传输过程中抑制超氧化物和 $H_2O_2$ 的产生而不影响氧化磷酸化过程，通过抑制氧化应激，其可以使心脏免受缺血再灌注损伤。心肌氧化应激减弱，抗氧化剂、超氧化物歧化酶 1（SOD1）和 Gpx-1 的转录和翻译上调，会增强心肌内皮 NOS 功能和增加 NO

生物利用度，以减轻细胞死亡并防止心肌缺血再灌注损伤。

### （三）氧化应激与动脉粥样硬化

动脉粥样硬化是大部分心脑血管疾病的主要原因。其发生病变部位主要是弹性贮器血管，如主动脉、冠状动脉、脑动脉、肾动脉等。当在病理刺激下，血管内会产生大量的脂质和死细胞，形成"粥样"物质，如发生血栓等情况则会造成血管纤维化或钙化，造成管腔狭窄，引起严重的心肌梗死或脑梗死等疾病。而氧化应激参与了粥样硬化的发生发展[6, 7]。

已有大量试验证明血管氧化应激和 NO 在动脉粥样硬化中的作用。动脉粥样硬化形成的关键步骤，如脂蛋白和磷脂的氧化修饰，内皮细胞活化和巨噬细胞浸润，都会被氧化应激所促进，从而进一步引起动脉粥样硬化。在低密度脂蛋白（LDL）受体缺陷型小鼠模型中，高脂饮食诱导动脉粥样硬化的形成，用一种具有抗炎、抗氧化的类黄酮物质治疗后发现，氧化的低密度脂蛋白、IL-6 和 TNF-α 水平下降，$NOX_2$ 的表达和氧化应激水平下降，从而抑制动脉粥样硬化病变形成，有利于斑块稳定。转化生长因子-β（TGF-β）在血管平滑肌细胞中显著上调 $NOX_4$ 的 mRNA 和蛋白表达，并增加 $H_2O_2$ 和一些促炎因子的产生，$Apoe^{-/-}$ 小鼠的动脉粥样硬化和人颈动脉粥样硬化的样本中，$NOX_4$ 相关基因上调，进而促进动脉粥样硬化的发生发展。

### （四）氧化应激与腹主动脉瘤

腹主动脉瘤是心血管疾病中最为严重的疾病之一。腹主动脉瘤发生于腹主动脉段，是指腹主动脉呈瘤样扩张，通常直径＞50%定义为动脉瘤，并且腹主动脉瘤在老年男性中发生率较高，一旦破裂，死亡率极高。其发生机制主要是腹主动脉受到炎性浸润及严重的氧化应激。

NADPH 氧化酶和诱导型 NOS 是腹主动脉瘤中 $O_2^{-}$ 的主要来源[8]。XO、线粒体氧化酶和环氧合酶的作用很小或没有影响。蛋白激酶 C 抑制对腹主动脉瘤中的超氧化物产生没有影响。NADPH 氧化酶亚基 p22（phox）、$NOX_2$ 和 $NOX_5$ 的 mRNA 水平在腹主动脉瘤中显著增加，而 $NOX_4$ 的 mRNA 表达较低。而且超氧化物的生成，以及 NADPH 氧化酶活性与动脉瘤大小相关。所以 NADPH 氧化酶的表达和活性上调是腹主动脉瘤氧化应激的重要机制。补充内皮 NOS，以改善 NO 的生物利用度，消除主动脉超氧化物的产生。其机制是通过保持内皮 NOS 偶联活性，以消除持续的氧化应激来预防腹主动脉瘤。

### （五）氧化应激与血管再狭窄

再狭窄和再灌注损伤一样，是当血管狭窄时，给予介入治疗后，血管发生再次狭窄的病理过程，其机制是内膜增生和内皮细胞的增殖迁移加强，这一过程也有大量的试验证明氧化应激参与其中[9]。

Carvacrol 以浓度依赖性方式显著抑制血小板衍生生长因子-BB（PDGF-BB）刺激的大鼠主动脉平滑肌细胞的迁移和增殖，而对细胞活力没有影响。其机制是 Carvacrol 减轻 NADPH 氧化酶 Nox1 的表达，和 p38 丝裂原活化蛋白激酶以及胞外信号调节激酶1/2 的磷酸化。此外，Carvacrol 抑制了 PDGF-BB 刺激的 $H_2O_2$ 产生，并抑制了大鼠主动脉平滑肌细胞中 Nox 的活性，从而治疗球囊损伤引起的血管新内膜形成，以及新内膜中增殖细胞核抗原的表达。用 SD 大鼠建立气囊损伤模型，尼可地尔增加了西罗莫司的内皮修复作用，并减少了西罗莫司诱导的 XO 生成的 ROS。此外，在体内，西罗莫司抑制的内皮 NOS 表达。在体外，西罗莫司会阻止心脏微血管内皮细胞迁移、增殖和 ROS 的产生，这也被尼可地尔逆转。敲除黄嘌呤氧化酶可以在一定程度上抑制西罗莫司诱导的 ROS 生成和细胞凋亡。也就是说，ROS 的产生可导致血管平滑肌细胞的过度增殖和迁移，导致新生内膜形成。

## 三、氧化应激在高血压发病中的作用

高血压作为一种慢性的心血管疾病，主要由中枢、血管和肾脏组织共同调节，而近年来氧化应激在调节高血压的过程中越来越受重视，以下就这三方面主要介绍氧化应激对于高血压的发病机制。

### （一）血管氧化应激与高血压

血压是血液对血管壁的侧压力，而产生血压主要有四个方面，就是有足够的血液、心脏泵血、外周阻力和大动脉的弹性贮器作用。外周阻力主要来自小动脉和微动脉的收缩，弹性贮器作用主要是大动脉的弹性扩张,这都与血管的生理学特性分不开,所以当血管系统受到损伤时,其稳态被打破,那么不论是弹性功能还是收缩功能都会受到影响,从而引起高血压的形成。近年来有许多文献报道,血管的氧化应激会造成血管的损伤,包括炎症等,进而引起高血压。以下就血管中主要的两类细胞,即内皮细胞和平滑肌细胞,分别阐述当血管发生氧化应激时对血管产生的不利影响。

**1. 血管内皮细胞氧化应激** 内皮细胞通过释放由内皮 NOS 产生的 NO 来控制血管紧张度。内皮 NOS 的活性由钙离子浓度和翻译后修饰(如磷酸化)等调节。NO 的产生受体内多种因素和物质的影响,其中就包括氧化应激。当内皮细胞发生氧化应激时,内皮功能发生障碍,就会引起包括高血压在内的多种疾病。有大量的研究表明[10, 11],增加血管内皮细胞中 NOS 的表达后,由于内皮 NOS 解偶联而降低血管内 NO 的水平,同时可以增加循环中硝基酪氨酸、白介素-6(IL-6)水平,以及增加血管中 NADPH 氧化酶亚基 $NOX_2$、硝基酪氨酸阳性蛋白和 ET-1 的表达水平。并且在主动脉组织中通过基因测序发现负责血管功能、血管重塑和调节细胞凋亡的基因发生变化。这也就是说,血管内皮细胞的氧化应激会引起血管功能障碍和损伤,进而引起高血压。同时氧化应激可以阻止 NO 对可溶性鸟苷酸环化酶的血红素辅基的激活,若敲除此基因,NO 的血流动力学作用被消除,进一步证明了 NO 在高血压发病中起着重要作用。也就是说,NO 的缺乏和氧化应激,是高血压发生的重要原因之一,若持续增加 NO 水平,并降低 NADPH 氧化酶的激活而减轻 XO 的活性后,这种效果被阻断。最新研究发现硫化氢具有和 NO 同样的性质,可以起到松弛血管的作用,并且其和 NO 可以相互作用,而通过抑制氧化应激,则可有助于硫化氢降血压的生物学效应。而在临床试验中,这一观点也被证实,在高血压患者中,外源性给予脑肠肽可以恢复患者小动脉内的 NO 水平,从而改善内皮功能障碍,其机制是通过抑制 NADPH 氧化酶和抗氧化的作用,也就是减轻氧化应激水平,从而起到调节血压的效果。

**2. 血管平滑肌细胞氧化应激** 平滑肌细胞的氧化应激损伤对于血压的调节也有重要的作用,近期有大量的研究证明此观点[12, 13]。在用血管紧张素

Ⅱ(Ang Ⅱ)诱导的高血压小鼠模型中,上调 Toll 样受体 4,发现一些炎症因子高表达,如肿瘤坏死因子-α(TNF-α)、IL-6 等;血管结构发生变化;血管平滑肌中 $NOX_1$ 的 mRNA 水平增加、$O_2^-$ 产生增多、NADPH 氧化酶活性及 CAT 的活性增强等,引起氧化应激;减少 NO 和 L-精氨酸甲酯的释放。也就是说血管平滑肌的氧化应激促进炎症、内皮功能障碍、血管重塑,从而引起高血压。在自发性高血压大鼠(SHR)模型中,血管平滑肌细胞的氧化应激增强,会导致细胞蛋白质合成增多,引起血管平滑肌细胞的肥大,进而引起高血压,而用抗氧化剂 N-乙酰半胱氨酸、超氧化物阴离子清除剂、NADPH 氧化酶抑制剂等则可改善这种状态,控制蛋白质的合成,从而减轻高血压。在模拟机械刺激对血管平滑肌细胞的影响时发现,$NOX_1$ 的 mRNA、蛋白质和酶活性都发生上调,此外,该研究显示机械刺激诱导的 $NOX_1$ 衍生的 ROS 上调了合成表型的特异性标志物,而其下调了收缩表型的经典标志物,并且降低了肌动蛋白纤维密度,增加了基质金属蛋白酶 9 的活性和血管平滑肌细胞的迁移。这些结果表明 $NOX_1$ 增加,引起 ROS 的产生和氧化应激,导致血管平滑肌细胞转变为合成表型,从而影响血压。血管平滑肌细胞中的钙离子释放和氧化应激之间存在一定关系,在用高脂饮食诱导的 SD 大鼠模型中,给予 Ang Ⅱ,发现 ROS 大量产生,钙离子水平上升,给予线粒体呼吸链复合物 Ⅰ 的抑制剂、钙单向转运体抑制剂、环孢素 A 和 N-乙酰半胱氨酸后,发现钙离子从内质网进入线粒体后,会进一步加剧线粒体损伤和氧化应激,从而引起血管功能障碍和高血压。在人的主动脉平滑肌细胞中,$NOX_1$ 依赖性的 ROS 产生,从而引起的平滑肌细胞的氧化应激也得到证实。

## (二)肾脏氧化应激与高血压

肾脏对于血压具有很重要的调节作用。肾脏可以通过调节体液平衡和血容量,长期保持血压稳定,也可以通过分泌血管活性物质,短期调节血压变化,而当肾脏出现损伤时,其调节血压的功能降低,则会出现高血压,而 NADPH 氧化酶又分布在肾脏的各种细胞中,所以肾脏在受到刺激时,则会出现 ROS 的堆积,从而导致氧化应激,已有大量数据表明肾脏的氧化应激会造成高血压的发生发展。

**1. 肾入球小动脉氧化应激**  近年来的研究发现，肾入球小动脉的氧化应激对血压的调控具有重要意义[14, 15]。在对小鼠进行 5/6 肾切除手术后，造成慢性肾病模型时，相比于正常的小鼠，入球小动脉中 $O_2^-$ 增加 2 倍，$H_2O_2$ 增加 7 倍，并且收缩性降低，其中入球小动脉中的 $O_2^-$ 来自 NOX$_2$/p47phox，而 $H_2O_2$ 来自 NOX$_4$/POLDIP$_2$，而进一步用 p47phox 敲除小鼠和 POLDIP$_2$ 过表达转基因小鼠发现 $O_2^-$ 可以抑制 $H_2O_2$ 的产生，并且 $H_2O_2$ 是作为入球小动脉氧化损伤的主要因素。慢性肾病中入球小动脉的损伤和高血压的发展依赖于 ROS 的产生，而氧化应激则会导致小动脉的顺应性降低，进而导致肾小球的滤过率下降。在对大鼠和小鼠进行 5/6 肾切除手术和高盐喂食 3 个月之后，通过血压遥感技术检测血压的变化，发现出现明显的高血压和增长了 4 倍的 $H_2O_2$，在慢性肾病中，ROS 是盐敏感的基础，而增加的 $H_2O_2$ 会导致肌源性反应损伤，用 Tempol 治疗后，氧和 $H_2O_2$ 水平得到调节，从而防止了肾脏损伤和高血压。而仅仅用高盐诱导，也会增加依赖 NADPH 氧化酶的 ROS 产生，入球小动脉的调节能力下降，进而导致肾血流和滤过率下降，引起肾损伤。而给予 NADPH 氧化酶抑制剂之后，这种现象会得到逆转。在 SOD 敲除的小鼠中，相比于正常小鼠，其细胞内、线粒体和细胞外的 $O_2^-$ 的水平均保持较高水平，$H_2O_2$ 则相对减少，从而加强入球小动脉的收缩性和重塑，进而防止潜在的肾脏损伤。入球小动脉的硝酸盐–亚硝酸盐-NO 系统在高血压调节中也起到了重要的作用，亚硝酸盐通过调节 NADPH 氧化酶活性和 NO 利用度来调节肾脏微循环和血压，亚硝酸盐通过抑制 NADPH 氧化酶来减轻氧化应激，进而改善高血压。而用 NOS 抑制剂 L-NAME 治疗高血压大鼠，发现入球小动脉的重塑减轻，NO 增加，氧化应激减轻，虽然没有减轻高血压，但是也进一步证实了 NO、氧化应激、肾微循环和高血压之间的联系。

**2. 肾小球氧化应激**  肾小球的氧化应激也会引起血压异常[16, 17]。高盐饮食会引起肾损伤和高血压，在给予肥胖大鼠高钠饮食喂养后，与正常饮食的大鼠相比，其肾皮质中 NADPH 氧化酶活性升高、NOS 和磷酸化的 NOS 表达降低，以及血浆中亚硝酸盐的水平降低，尿中的 $H_2O_2$ 和 8-异前列烷、尿素氮、蛋白质升高，并且发生了严重的肾小球硬化

和间质纤维化，肾小球的滤过率下降，尿量增加，出现高血压，而通过降低 NADPH 氧化酶的活性及保留亚硝酸盐的水平可以减轻肾小球、肾皮质的氧化应激，从而保护肾脏。同时，在高盐饮食的动物模型中，通过二氢卟啉染色和超氧化物生成的检测，以及氧化应激相关基因表达的检测，发现肾脏中超氧化物生成增多的同时，NOS 和 p67 基因的表达明显上升。而敲除 NADPH 氧化酶 4（NOX$_4$）基因后，给予高盐诱导后，蛋白尿和肾小球损伤明显降低，肾脏中的氧化还原比例（NADH/FAD）显著升高，这表明线粒体电子传递链代谢活性水平较高，氧化应激下降，并且肾皮质中 NOX$_2$、p67 和 p22 的 RNA 表达下降，这也就提示，氧化应激参与了肾小球损伤和高血压的发展。在试验动物的糖尿病模型，通过测定 SOD 活性和甲烷二羧醛水平，并使用流式细胞术分析评估肾小球系膜细胞凋亡和 ROS 的水平，发现出现明显的氧化应激和细胞凋亡，而给予抗氧化剂治疗后，肾小球系膜细胞的凋亡得到改善，肾损伤减轻。高尿酸血症也会加重肾脏疾病，尿酸具有促进和抗氧化性质，高尿酸血症会损害肾小球上皮细胞，导致蛋白尿，从而引起高血压。而用尿酸酶抑制剂诱导高尿酸血症模型，发现血清尿酸升高 2 倍后，入球小动脉血压升高，管壁增厚，同时肾小球上皮细胞的损伤标志物上调，出现蛋白尿和高血压，而用 SOD 的类似物 Tempol 治疗后，高血压得到治疗。在慢性肾病中，肾小球也会受到损伤，出现蛋白尿、肾小球肥厚和间质纤维化，并出现促炎因子和 NADPH 氧化酶的升高，在治疗后，发现氧化应激得到抑制，从而肾损伤、心脏损伤和高血压都得到有效的控制。同样，诱导肾损伤，会导致肾小球滤过率下降和高血压，经过检测发现肾小球发生严重的氧化应激，而通过重组的线粒体锰超氧化物歧化酶治疗后，这种现象得到了改善。

**3. 肾小管氧化应激**  有大量试验表明，肾小管的损伤也会造成血压变化，而氧化应激则是肾小管损伤的主要发病机制之一[18, 19]，在大鼠肾损伤模型中，其会引发肾小球和肾小管的病理损伤和纤维化，并且炎症和氧化应激的标志物的 mRNA 水平上升，用非甾体盐皮质激素受体拮抗剂治疗后，氧化应激减轻，并且肾损伤和高血压得到改善。而在低钾诱导的小鼠模型中，远端小管出现氧化应激，其重吸收功能遭到破坏，导致血压升高。多巴胺 D$_2$ 受体可

以通过降低肾 ROS 的产生而调节血压，在 $D_2$ 受体敲除的小鼠和沉默 $D_2$ 受体的人肾小管细胞中，过氧化物增加，并且一种高度保守的抗氧化蛋白 Sestrin2 的表达降低，同样，沉默这种抗氧化蛋白，则也会引起过氧化物的增加和 ROS 的产生，以及脂质过氧化加强，引起肾脏氧化应激和高血压。并且一种高度保守的抗氧化蛋白 Sestrin2 的表达降低，同样，沉默这种抗氧化蛋白，则也会引起过氧化物酶的增加和 ROS 的产生，以及脂质过氧化加强，引起肾脏氧化应激和高血压。一种氧化应激反应蛋白，也受 $D_2$ 受体调节，而核因子 $E_2$ 相关因子 2( nuclear factor erythroid 2-related factor 2，$Nrf_2$ ) 可以调节几种抗氧化基因的表达，在近曲小管中，沉默 $D_2$ 受体或 DJ-1 都可以降低 $Nrf_2$ 的表达和活性，增加 ROS 的产生，同时升高血压，反之，若沉默近曲小管细胞中的 $Nrf_2$ 表达，则对 $D_2$ 受体和 DJ-1 没有影响，而给予 $Nrf_2$ 治疗，则会使 DJ-1 敲除小鼠的血压和肾中丙二醛的水平正常。$Nrf_2$ 也可以减少肾小管间质损伤和氧化应激，加强抗氧化能力，从而调节血压，这点在原发性高血压大鼠模型中也得到验证。而多巴胺 $D_1$ 类受体，包括 $D_1$ 受体和 $D_5$ 受体，也可以通过抑制 NADPH 氧化酶，进而抑制 ROS 的产生，而对氧磷酶 2（paraoxonase 2，$PON_2$）也可以抑制 NADPH 氧化酶的活性，在小鼠的近曲小管和人的近曲小管细胞中发现 $D_1$ 类受体通过在短期内改变膜微区域中的 $PON_2$ 分布，并通过长期增加 $PON_2$ 表达来抑制 ROS 产生，从而起到调节高血压的作用。在用 Ang II 诱导小鼠高血压模型中，发现在其致密斑中 $O_2^-$ 的水平升高，而 NO 难以检测到，这也就说明 NO 和 $O_2^-$ 的相互作用，决定了致密斑的氧化应激状态，从而起到调节血压的作用。在给予 1 型糖尿病的小鼠 Ang 1-7 后，发现可以防止高血压的发生，以及减轻肾损伤，保护近曲肾小管细胞，而其机制可能是减少肾氧化应激。

**4. 肾髓质氧化应激** 在许多报道中表明，肾髓质中 ROS 的产生主要是来源于 NADPH 氧化酶[20, 21]，于 Dahl 盐敏感的大鼠中，在肾髓质中，检测到较高水平的 NADPH 氧化酶的亚单位 p67（phox）显著升高，而用锌指核酸酶破坏 p67（phox）之后，发现肾髓质氧化应激和损伤显著减轻，并起到治疗高血压的目的。而进一步探究肾髓质中超氧化物的来源，发现 Dahl 盐敏感性大鼠与盐耐受 SS-13BN 大鼠相比，其有明显的氧化应激和高血压，而给予 NADPH 氧化酶抑制剂之后，ROS 的产生减少，而给予黄嘌呤氧化酶、NOS 和环氧酶的抑制剂之后，发现对 ROS 的产生没有作用，同时检测 L-精氨酸、NOS、SOD、CAT 和 Gpx 活性在两种大鼠中没有明显差异，所以 NADPH 氧化酶是肾髓质超氧化物的主要来源。而肾髓质内的血管收缩也会造成高血压的发生发展，原发性高血压大鼠和正常大鼠对比，发现原发性高血压大鼠肾髓质中氧化应激更明显，ROS 对降低肾髓质中血管顺应性具有更强的作用。用高盐喂养老年大鼠，发现在其肾髓质中，$AT_1$ 受体和 NADPH 氧化酶（gp91phox）的 mRNA 和蛋白质水平显著升高，并且 $Na^+$-$K^+$-ATP 酶的蛋白水平升高，并且发现 NADPH 氧化酶（gp91phox）介导了衰老相关的肾损伤和高血压。而在诱导糖尿病模型的自发性高血压大鼠中，发现肾髓质中 $H_2O_2$ 的水平明显上升，这也就提示了 $H_2O_2$ 引起的氧化应激也参与了肾髓质的损伤，从而影响血压变换。

### （三）脑和神经中枢氧化应激与高血压

大脑和神经中枢可以调控血压的变化，尤其是负责神经和体液调节的下丘脑室旁核，以及负责心血管中枢调节的延髓腹外侧部。而其发生氧化应激则会导致高血压的发生发展，以下主要就这两方面阐述大脑和中枢系统的氧化应激对高血压的发病机制。

**1. 室旁核氧化应激** 有试验表明，室旁核的氧化应激损伤会影响血压的调节[22, 23]。血管紧张素转化酶 2 可以减轻高血压，而其主要是通过减轻氧化应激达到。在高血压小鼠中，发现小鼠大脑中 $NOX_2$、$NOX_4$ 和硝基酪氨酸的表达增加；抗氧化酶、过氧化氢酶（CAT）和超氧化物歧化酶（SOD）的表达下降，而血管紧张素转化酶 2 可以使氧化应激减弱，并且使神经元 NOS 和其磷酸化减少，室旁核中环氧合酶 1 和环氧合酶 2 的基因和蛋白质表达下降，这也就提示了降低大脑中的氧化应激，可以减弱神经源性高血压的发展。降低肾性高血压大鼠室旁核中 NADPH 氧化酶亚基 gp91（phox）和 $NOX_4$ 的表达，增加 $SOD_1$ 表达，可以减轻室旁核氧化应激，并改善高血压的发展。在高血压中，发现室旁核中的核因子 κB（NF-κB）活化增加，并通过交感神经激活引起高血压，同时室旁核中的炎症小体 3

（NLRP₃）、白介素-1β（IL-1β）和氧化应激的增加，而抑制室旁核中的 NF-κB 活性，则可减弱炎症反应和氧化应激，从而降低了高血压。而减弱 NF-κB 活性可以减轻氧化应激，进而减轻高血压。抑制超氧化物，在室旁核中，可以显著减弱超氧化物 gp91（phox）、gp47（phox）、血管紧张素转化酶、AT₁ 受体、IL-1β 和 IL-6 的水平，并同时增加了 IL-10 和铜超氧化物歧化酶、锌超氧化物歧化酶水平，改善了室旁核的氧化应激，抑制肾素-血管紧张素系统的活化和恢复促炎细胞因子及抗炎细胞因子之间的平衡，明显降低了高盐诱导的高血压。同时，内源性或外源性给予硫化氢（硫化氢是神经调节、抗炎、抗氧化和抗高血压作用中重要的气体信号分子）。可以减低室旁核中 ROS（如 NOX₂、NOX₄）的水平和降低促炎细胞因子水平，从而起到抗高血压作用。而通过激活 Nrf₂ 介导的信号通路，可以改善线粒体功能，进而保护下丘脑的室旁核免受氧化应激，从而减轻高血压。

**2. 延髓腹外侧部氧化应激**　延髓腹外侧部是调节血压的重要部位，而其氧化应激损伤，则会引起血压调节失衡[24, 25]。应用免疫荧光鉴定延髓头端腹外侧部中的 ROS、氧化剂和抗氧化剂的分布，发现在高血压大鼠中 ROS 的积累和脂质过氧化水平升高，并且发现 NADPH 氧化酶亚基 gp91（phox）和 AT₁ 受体上调。同时，细胞外 SOD 的表达被抑制。中枢注射 ROS 清除剂 Tempo1 可以有效改善了延髓头端腹外侧部中的 ROS 积累，并降低了交感神经兴奋和高血压。在高血压大鼠模型中，于室旁核注射血管紧张素酶抑制剂，发现可以抑制延髓头端腹外侧部的氧化应激，减少 NADPH 氧化酶亚单位 gp90（phox）等 ROS 的产生，从而减轻高血压。而脑中的 NO 对交感神经系统的调节具有重要的意义，延髓头端腹外侧部中内皮 NOS 过表达或氧化应激引起的 NO 增多，可以通过 γ-氨基丁酸的增加引起交感神经抑制，并且延髓头端腹外侧部中的 AT₁ 受体诱导的氧化应激可以引起交感神经兴奋。延髓头端腹外侧部中的氧化应激通过与 NO 的相互作用引起交感神经兴奋，影响星形胶质细胞的信号转导或凋亡。也就是说 AT₁ 受体诱导的氧化应激或延髓头端腹外侧部中 NO 的降低主要引起高交感神经激活，并引起高血压。通过在延髓头端腹外侧部注射前列腺素 E₂，可以调节 NOS 磷酸化及氧化应激，

进而影响血压。前文提到 Nrf₂ 是影响抗氧化基因表达和氧化还原稳态的主要转录调节因子。Nrf₂ 下调，其靶向的抗氧化酶下调，而 ROS 提高。血压升高，尿中去甲肾上腺素浓度升高，自发性和继发性压力反射功能降低，肾交感神经活动兴奋增加。这些数据表明延髓头端腹外侧部中的 Nrf₂ 基因缺失使抗氧化酶表达下降，加重了氧化应激和交感神经兴奋，从而升高血压。同时，在脂多糖诱导的系统性炎症中，Nrf₂ 的活性降低，导致延髓头端腹外侧部线粒体障碍和氧化应激，从而引起高血压。改善延髓头端腹外侧部的肾素-血管紧张素系统也可以改善高血压，在高血压大鼠模型中，改善延髓头端腹外侧部的 Ang Ⅱ 和 Ang1-7 的平衡及减轻其氧化应激，从而减轻高血压。在实验动物的延髓头端腹外侧部，NOS 异构体、锰超氧化物歧化酶、铜超氧化物歧化酶和锌超氧化物歧化酶、CAT、NADPH 氧化酶亚基 p22（phox）均参加了氧化应激反应，尤其是 NOS 和 CAT 的水平对高血压起着重要的调节作用。

（齐永芬　唐朝枢）

# 第二节　内质网应激与高血压

内质网（ER）是细胞内蛋白合成折叠、脂质合成和钙离子储存的重要场所。多种原因引起的 ER 稳态失衡可导致大量错误或未折叠蛋白在 ER 中聚集，激活相应的信号通路，引起一系列的细胞反应，称为内质网应激（ERS）。ERS 是近年发现的经典细胞凋亡途径之一。目前研究表明，ERS 参与缺血缺氧性心肌病、糖尿病心肌病、高血压所致血管及心脏损害、动脉粥样硬化及心力衰竭等心血管疾病的发病过程。除此之外，研究还发现，ERS 与多种细胞内信号通路间有密切的联系，尤其是 ERS 与氧化应激之间的关系较为密切，两者互相影响，互相促进，在疾病发生发展过程中起重要作用。

高血压是最常见的心血管疾病之一，也是导致人类死亡的常见疾病。现已公认，高血压可引起心脏及血管损害和重构，而且是心血管疾病发生发展的重要危险因素。但其发病机制比较复杂，目前尚不十分清楚。以往研究较为普遍的是，细胞内发生的氧化应激可能是高血压发生发展的分子机制之一。目前的研究显示[26]，持续压力过负荷可诱导心

肌细胞及血管平滑肌细胞 ERS，导致细胞凋亡，提示 ERS 反应可能与心肌及血管壁重构的发生发展有关；在压力过负荷大鼠血压升高过程中，血管 ERS 促凋亡蛋白 CHOP 表达明显升高，且随着血压水平持续升高，CHOP 蛋白表达递增，表明在压力过负荷大鼠血压升高程度与 CHOP 高表达有着密切关系。因此，ERS 与高血压的发生发展可能存在着较为密切的关系。本节拟通过 ER 结构功能及病理生理变化特点、ERS 与氧化应激的关系及 ERS 在高血压发病中的作用 3 个方面的介绍，从多个角度向大家揭示 ERS 和高血压发病的潜在联系。

# 一、内质网概述

## （一）内质网的结构和功能

ER 存在于所有真核细胞胞质中，是细胞质内由膜组成的一系列片状囊腔和管状腔彼此相通形成的一个隔离于细胞基质管道系统，为真核细胞中重要的细胞器。ER 有两种类型，一类是在膜的外侧附有许多小颗粒（核糖体），这种附有颗粒的称粗面 ER；另一类在膜的外侧未附有颗粒，表面光滑，称滑面 ER。细胞不含纯粹的粗面 ER 和滑面 ER，它们分别是 ER 连续结构的一部分。ER 扩大了细胞质的膜面积，在 ER 膜上附有的多种酶，为生命活动的各种化学反应的正常进行创造有利条件。肌细胞中的 ER 是一种肌纤维内特化的滑面 ER，称为肌质网，其位于两个横小管之间；纵行包绕每条肌原纤维周围，称纵小管；两端扩大呈扁囊状，称终池。每条横小管与其两侧的终池共同组成骨骼肌三联体。在横小管的肌膜和终点站池的肌浆膜之间形成三联体连接，可将兴奋从肌膜传到肌浆网膜。当肌浆网膜接受兴奋后，钙通道开放，使肌浆网内储存的钙离子大量释放到肌质内，引起肌肉收缩。

ER 主要功能是折叠分泌膜蛋白，维持钙离子稳态，促进脂质合成，调节自由基生成，启动线粒体应激，启动核应激。约有 1/3 的新合成蛋白转移至内 ER 内，在其分子伴侣和氧化还原酶的作用下完成折叠和组装。ER 具有适合蛋白质折叠和组装的特殊环境，而 ER 内环境的稳态是实现其功能的保证。其中，粗面 ER 上附着有大量核糖体，主要负责合成分泌性蛋白、多种膜蛋白和酶蛋白，再运至滑面 ER 进行加工，以囊泡形式转移到高尔基体

进行二次加工，然后分泌至胞质。在各种原因引起的细胞变性和坏死过程中，粗面 ER 的终池一般出现扩张，较轻的和局限性的扩张只有在电镜下才能看见，重度扩张时其在光学显微镜下可表现为空泡形成，电镜下有时可见其中含有中等电子密度的絮状物。在较强的扩张时，粗面 ER 同时互相离散，膜上的颗粒呈不同程度的脱失，ER 本身可断裂成大小不等的片段和大小泡。这些改变大多见于细胞水肿时，故病变不仅见于 ER，也同时累及高尔基体、线粒体和胞质基质，有时甚至还累及溶解体。滑面 ER 的功能多种多样，既参与糖原的合成，又参与合成磷脂、糖脂及糖蛋白中的糖成分。滑面 ER 含有脱甲基酶、脱羧酶、脱氨酶及葡萄糖醛酸酶等，因而滑面 ER 能解毗体，能灭活药物和毒物并使其能被排除。在生理状态下，随着细胞功能的升降，滑面 ER 的数量也呈现相应的变化。当细胞受损时，滑面 ER 也可出现小管裂解为小泡或扩大为大泡状。在药物及某些芳香族化合物的影响下，滑面 ER 有时可在胞质内形成葱皮样层状疏松结构，可为细胞的适应性反应，或为结构致密的变性改变。

## （二）内质网应激过程中的未折叠蛋白反应

ERS 是细胞在亚细胞水平上应对外界刺激的自我保护方式。缺血再灌注、氧化应激、细菌或病毒感染等有害因素刺激，以及钙离子紊乱、蛋白糖基化或二硫键形成等 ER 内部稳态失衡，均可引起大量未折叠或错误折叠蛋白积聚在 ER 腔内，当超过其处理能力，将启动 ERS 反应。因此，ERS 被认为是细胞对 ER 功能需求增加和 ER 储备能力下降之间的失衡。为了处理 ER 内过多积聚蛋白，细胞首先启动未折叠蛋白反应（UPR），UPR 可使蛋白翻译减少，错误蛋白降解增加，以维持 ER 正常功能。但是，如果 ERS 持续过久或强度过大，细胞将启动相关促凋亡信号通路，诱导细胞死亡。目前认为，UPR 和 ER 启动的促凋亡信号途径在多种心血管疾病的病理生理过程中起重要作用。UPR 是一种协调而复杂的细胞反应，通过三种 ER 跨膜受体，即 PERK、$ATF_6$ 及 $IRE_1$，进行调节。在静息细胞中，三种 ER 跨膜受体与伴侣蛋白——葡萄糖调节蛋白 78（glucose regulated protein 78KD，GRP78）结合，处于失活状态。在 ERS 状态下，ER 腔内积聚的未折叠及错误折叠蛋白使 GRP78 与三种 ER 跨膜受体

解离，从而激活三种 ER 跨膜受体，引起未折叠蛋白反应（UPR）。UPR 旨在减少 ER 腔内的未折叠蛋白及维持正常的 ER 功能，对细胞起保护作用，促进细胞存活。

**1. PERK 信号通路** GRP78 与 PERK 解离后，导致其二聚体形成及自动磷酸化，从而激活 PERK。激活的 PERK 磷酸化真核起始因子 2α（eukaryotic initiation factor 2α，eIF2α），抑制整体蛋白翻译，从而减少蛋白积聚在 ER 腔，维持细胞存活。事实上，使用 ERS 激活剂诱导 $PERK^{-/-}$ 小鼠胚胎成纤维细胞，未能阻断蛋白翻译，也未显示细胞死亡增加；而使用放线菌酮抑制蛋白翻译，可减少 ERS 诱导的细胞死亡，进一步证实阻断未折叠的初始蛋白组装对细胞存活起着至关重要的作用[27]。研究较多的是 eIF2α 下游转录编码因子——激活的转录因子 4（activating transcription factor 4，ATF4），其属于 C/EBP 转录因子家族。eIF2α 磷酸化可上调 ATF4，转录因子 ATF4 可诱导大量编码氨基酸转运蛋白和 ER 固有蛋白如 GRP78、葡萄糖调节蛋白 94（GRP94）、钙网蛋白等的基因转录，促进细胞存活。但是，并不是所有由 ATF4 诱导的基因均与细胞存活有关，转录因子 C/EBP 同源蛋白（transcription factor C/EBP homologous protein，CHOP）则主要是由 ATF4 诱导表达，有促进细胞凋亡功能。总之，适度 ERS 激活的 PERK 在起始阶段起保护作用，对细胞存活至关重要；而持久或强烈的 ERS 激活的 PERK 可上调 ATF4 表达，从而诱导 CHOP，启动促细胞凋亡信号通路，因此 PERK 是促生存和促凋亡信号间转变的重要上游因子。

**2. ATF6 信号通路** ATF6 与 GRP78 解离后即转移至高尔基体，在高尔基体中被 S1P 及 S2P 蛋白酶裂解并激活。活化的 ATF6 转移至核内，诱导 ERS 相关因子的基因表达，如 GRP78、GRP94、CHOP 及 X-box 结合蛋白 1（X box-binding protein 1，XBP1）。XBP1 在 IRE1 信号通路中起重要作用，因此 XBP1 将 ATF6 与 IRE1 促细胞存活信号机制联系在一起。虽然 ATF6 长期以来被认为起促细胞生存及对抗 ERS 作用，但是 ATF6 的过表达也能诱导 CHOP 的 mRNA 表达。目前，在成肌细胞系中，ATF6 可直接下调抗凋亡蛋白 MCL-1 的表达，因此被认为与 ERS 诱导的细胞凋亡有关[28]。

**3. IRE1 信号通路** IRE1 是一种双重活性酶，具有苏氨酸蛋白激酶区域和 C 端内切核糖核酸酶区域，核糖核酸内切酶区域一旦被激活，可诱导编码膜的 mRNA 迅速翻转及合成蛋白。然而，核糖核酸内切酶更重要的功能是将 26-核苷酸内含子从 XBP1 的 mRNA 中选择性地移除，产生更为稳定的活化转录因子 XBP1s。XBP1s 可调节多种蛋白表达，包括 ER 伴侣蛋白 GRP78、HSP40 家族成员、p53IPK 等。IRE1 激酶还可通过与 TRAF2 结合激活 c-Jun 氨基末端激酶（JNK），因此诱导细胞死亡。目前研究表明，单纯延长 IRE1 蛋白活性可以促进细胞存活；但是，在 ERS 过程中，IRE1 比 PERK 失活早，当 PERK 信号持续存在时，IRE1 的细胞保护功能早已不复存在[29]。因此，如果某些细胞传导机制能够调控 IRE1 信号的持续时间，将能够影响细胞的生存或死亡。值得提出的是，在三个 ERS 传感器中，IRE1 可调节性最高，表明其不管在细胞应对内外环境变化做出适应性反应还是启动凋亡程序转换过程中均起重要作用。

（三）内质网应激过程中的促凋亡信号途径

当 ERS 持续存在和（或）程度加重，PERK、ATF6 和 IRE1 能够触发促凋亡信号通路，直接激活下游分子或诱导下游分子表达，如 CHOP、JNK 和 caspase-12。这些蛋白将调控多种促凋亡和抗凋亡蛋白如 BCL-2 家庭成员的表达，以及进一步诱导细胞启动凋亡程序。因此，ERS 诱导细胞凋亡的焦点在于 CHOP、JNK 和 caspase-12 依赖于何种促凋亡信号进入最终执行阶段。

**1. ERS 促凋亡因子 CHOP** ERS 特有的促凋亡因子即 CHOP，CHOP 为转录因子家族，其表达升高可导致细胞生长抑制及 DNA 损伤，因此 CHOP 又被称为生长抑制及 DNA 损伤诱导基因 153（growth arrest and DNA damage-inducible gene 153，GADD153）。CHOP 在 ERS 诱导的细胞凋亡中起着关键作用，其主要由 PERK-eIF2α-ATF4 通路诱导表达，但是通过调控何种信号通路执行凋亡，目前尚不完全清楚。CHOP 除了在转录和翻译水平被调控，还可被 p38MAPK 在氨酸残基 78 位点和 81 位点磷酸化，以增强 CHOP 的活性。事实上，在 p38α 下敲的转基因小鼠心肌中，CHOP 调控的心肌细胞凋亡数目明显减少[30]。p38 是凋亡信号调节激酶 ASK1 的底物，而 ASK1 则被 ERS 相关 IRE1-TRAF2

复合物所诱导。因此,在持续应激的情况下,CHOP可能是 PERK 和 IRE$_1$ 通路的交点,IRE$_1$ 调节的 ASK$_1$ 活性可能加强了 CHOP 促凋亡活性。CHOP 在 ERS 诱导的细胞凋亡中所起的作用可以用 *CHOP*$^{-/-}$ 小鼠来证实,在糖尿病、帕金森病、动脉粥样硬化及心肌病的小鼠模型中,敲除 CHOP 基因可明显减轻 ERS 诱导的细胞凋亡,但是 CHOP 基因敲除只能部分减少 ERS 诱导的细胞凋亡[31]。越来越多的研究表明,CHOP 调控的细胞死亡主要有两种机制:第一,CHOP 参与调控促细胞凋亡和氧化应激的相关因子表达,包括 BCL-2 家族成员、ER 氧化还原酶 1α(ERO1α)和死亡受体 5(DR$_5$)等。第二,CHOP 通过反馈环解除 PERK 信号通路对蛋白翻译的抑制。CHOP 转录活性增高打破了促凋亡和抗凋亡 BCL-2 家族成员间的平衡,使促凋亡成员表达占优势。CHOP 诱导的细胞死亡与 BCL-2 表达水平下调有关,BCL-2 表达降低将不足以抑制 BAX 活性,导致 BAX 转移至线粒体,引起细胞色素 C 释放,对细胞造成损害[32]。基于以上研究,在 ERS 诱导细胞凋亡过程中,BIM 已被认为是 CHOP 的另外一个靶向因子,ERS 诱导的 BIM mRNA 上调可被 CHOP-C/EBPα 异二聚体所调控,尽管常见的 BIM 启动子并没有包含一个 CHOP 连接位点,但是在小鼠 BIM 基因第一个内含子和人类 BIM 基因中均存在一个 CHOP-C/EBPα 异二聚体连接位点。CHOP 还可以诱导 ERO1α 表达,引起 ER 膜的氧化反应,在 ERS 诱导细胞凋亡过程中,可能产生了超氧化环境,导致细胞死亡。另外,ERO1α 能够活化 IP3R(inositol-1,4,5-trisphosphate receptor,IP3R),将 ER 中钙离子释放至胞质中,胞质内钙离子浓度升高将引起线粒体膜通透性改变,使细胞色素 C 由线粒体释放至胞质,激活 caspase 级联凋亡反应,直接杀伤细胞[33]。GADD34——生长抑制和 DNA 损伤基因,由 CHOP 诱导表达,促进 eIF2α 脱磷酸化,从而解除 eIF2α 磷酸化所致蛋白翻译抑制,致使 ER 腔内蛋白积聚,促进细胞死亡;GADD34 高表达促使合成蛋白存储于 ER 中,可能诱导 BCL-2 家族的促凋亡成员表达增加。总之,短暂的 ERS 可使细胞恢复至正常功能,持久的 ERS 将启动 CHOP 促凋亡信号通路,调控细胞凋亡。

**2. ERS 促凋亡因子 JNK**　BCL-2 家族蛋白可调控细胞毒性物质从线粒体释放,而 ERS 通过内在

凋亡途径诱导的细胞凋亡过程即有 BCL-2 家族蛋白参与。然而,BCL-2 家族蛋白的表达和活性如何由 ERS 调控目前尚未明确。研究表明,ERS 相关促凋亡因子 CHOP 和 JNK 都参与调控 BCL-2 家族蛋白的表达和活化。CHOP 打破了 BCL-2 家族蛋白中促凋亡蛋白和抗凋亡蛋白表达的平衡,使促凋亡蛋白表达增多,诱导细胞凋亡。另外,CHOP 过表达所诱导的细胞凋亡与线粒体跨膜蛋白 BAX 激活相关,过表达 BCL-2 则可阻断 CHOP 诱导的细胞凋亡。JNK 由 IRE$_1$-TRAF$_2$ 信号通路所激活,可磷酸化不同的 BCL-2 家族成员,改变它们的活性和稳定性[34]。首先,JNK 可磷酸化定位于 ER 膜上的 BCL-2,触发促凋亡反应。因为 BCL-2 磷酸化将不能抑制 BH3-促凋亡蛋白家族,也不能控制钙离子流。BH3-促凋亡蛋白也是 JNK 的靶作用因子,在调控凋亡级联反应过程中处于核心地位。BH3-促凋亡蛋白下游蛋白 PUMA、NOX、BIM 等均在 ERS 诱导的凋亡中起重要作用。在多种不同类型的细胞系中,毒胡萝卜素处理可使诱导 BIM 明显升高。其中,在 C$_2$C$_{12}$ 细胞中,衣霉素处理可使 BIM 从细胞骨架转移至 ER[35]。因此,基于以往研究,认为由 ERS 激活的 JNK 可调控 BCL-2 蛋白的功能,最终影响凋亡执行蛋白 BAX 和 BAK 的活性。当然,也有报道指出,JNK 与 BAX/BAK 间作用相互关联。在 *BAX/BAK*$^{-/-}$ 小鼠中,衣霉素不能诱导 XBP1s 表达及 JNK 磷酸化[36]。

**3. ERS 促凋亡因子 caspase-12**　caspase 是公认的促细胞凋亡因子,caspase-2、caspase-3、caspase-4、caspase-7、caspase-9 及 caspase-12 均参与 ERS 诱导的细胞凋亡。caspase-12 定位于 ER 膜,是 ERS 特有的促凋亡因子,caspase-12 可激活位于 ER 膜上的 Bcl-2 促凋亡家族成员 BAX 和 BAK。caspase-12 还能激活 caspase-9,caspase-9 激活 caspase-3,直接导致细胞死亡。*caspase-12*$^{-/-}$ 小鼠对 ERS 诱导的细胞凋亡有抵抗作用,但对其他信号途径诱导的细胞凋亡仍敏感,认为 caspase-12 是 ERS 诱导细胞凋亡的特异性调控因子[37]。caspase-12 是 ERS 诱导细胞凋亡的关键调控因子,其在大多数哺乳动物中均有表达,但是人类在进化过程中经过数次突变已致 caspase-12 活性丧失。在人类,caspase-4 被认为与 caspase-12 有相同的功效,但目前尚存在争议。目前研究认为,激活 caspase 可能是 ERS 诱导细

胞凋亡的重要因素，在 ERS 调控细胞凋亡的不同模型中，caspase-12、caspase-2、caspase-3、caspase-4、caspase-6、caspase-7、caspase-8 和 caspase-9 均有可能被激活。尽管 ERS 促凋亡程序的启动需要有 caspase 参与，但是最初激活哪个 caspase，目前尚不清楚。有研究指出[38]，在 ERS 过程中 caspase-8 可被激活，敲除 caspase-8 可减少 ERS 诱导的细胞凋亡，但尚不能确定是否 caspase-8 在 ERS 期间处于 caspase 级联反应的顶端。caspase-2 被认为在 ERS 诱导细胞凋亡时起重要作用，因为其调控 BID 的分裂活化，是导致线粒体功能障碍的上游因子，但其是否被 caspase-12 活化仍未得到证实。因此，如果不在同一个细胞系中逐个敲除所有的 caspase，很难确定 caspase 激活是一个单一的通路还是并列的通路，也很难确定哪个是 caspase 级联反应的始动者。

总体来说，ER 是一个对细胞存活和死亡起精细调节作用的重要细胞器。当 ER 功能受到外界干扰或刺激时，未折叠蛋白和（或）错误折叠蛋白积聚在 ER 腔内，可被 ER 跨膜感受器识别，启动 UPR 以恢复 ER 正常功能。如果 ERS 持久或适应性调节失败，相关促凋亡信号通路则被激活，导致细胞死亡。目前，众多研究集中在 ERS 如何启动细胞凋亡程序，特别是 ERS 诱导的凋亡在多种心血管疾病及神经退化性疾病发生发展过程中所起的复杂作用。

## 二、内质网应激与氧化应激的关系

ERS 与活性氧的生成有密切的关系，两者互相影响，互相促进，共同参与多种疾病的病理生理过程中。一方面，正常细胞代谢过程中，ER 可以生成反应性 ROS，在 ERS 期间，ROS 生成增多。另一方面，辐射、环境污染和感染等多种应激可以影响线粒体呼吸链，使 ROS 生成增加，氧化状态的改变及 ROS 生成增多可直接或间接影响 ER 稳态及蛋白折叠。在 ER 中，二硫键的形成依赖于氧化状态；多种类型的 ROS 都能干扰 ER 蛋白折叠及诱导 ERS。另外，外源性氧化剂，如 ROS 生成物、过氧化物、金属离子和脂质氧化物可能激活部分 UPR 信号通路。因此，这两种细胞应激在维持细胞内环境稳态及促进细胞凋亡过程中紧密相连。

### （一）内质网应激与氧化应激在疾病的发展过程中相互促进

作为 UPR 的主要促凋亡因子，CHOP 可通过不同的方式诱导氧化应激。在哺乳动物细胞中，Ero1a 能够被 CHOP 激活，激活的 Ero1a 可使 ROS 的产生增加。此外，Ero1a 可使 IP3R 介导的钙离子从 ER 中泄漏，激活细胞质中钙离子传感激酶 CaMK Ⅱ，导致线粒体膜透性改变[39]。CaMK Ⅱ 诱导 NOX 亚型 $NOX_2$ 上调，生成 ROS 增多，可激活 PERK-eIF2-ATF4-CHOP 信号通路[40]。线粒体是 ERS 期间另外一个重要的 ROS 产生场所，当细胞发生 ERS 时，钙离子从 ER 释放后被线粒体摄取，导致线粒体膜通透性改变，线粒体内细胞色素 C 释放到胞质中，抑制电子传递链的复合体 Ⅲ 及增加 ROS 的产生。线粒体内钙离子增多还可激活三羧酸循环中的脱氢酶，使其耗氧量增加及 ROS 生成增多；线粒体钙离子增多还可激活一氧化氮合成酶，其产物可干扰电子传递链及增加 ROS 生成。在 ERS 期间，ER 释放的钙离子和来自线粒体的 ROS 形成了一个恶性循环，损害细胞内环境，诱导细胞凋亡。线粒体与 ER 通过线粒体相关的 ER 膜（mitochondria-associated ER membrane，MAM）在生理上和功能上相互联系，MAM 结构可能对钙离子吸收起重要作用。ER 膜上的钙离子通道 IP3Rs 和线粒体电压依赖性阴离子通道在 MAM 结构中含量较为丰富，对促进两个细胞器之间的钙离子流动起重要作用。除了钙离子介导的线粒体 ROS 产生外，在 ERS 期间二硫键形成的无效循环将会耗尽细胞的能量，刺激线粒体呼吸链，进一步增加线粒体 ROS 的产生。CHOP 诱导的细胞死亡与 BCL-2 表达水平下调有关，BCL-2 表达降低将不足以抑制 BAX 活性，导致 BAX 转移至线粒体，引起细胞色素 C 释放及线粒体 ROS 产生增加。在 ER 的蛋白质错误折叠过程中，真核细胞已经进化出抗氧化反应系统，用于抵抗氧化应激带来的有害影响，恢复细胞氧化还原稳态。然而，PERK 信号通路下游 ATF4 和 $NRF_2$ 两种转录因子可以改变抗氧化应激反应基因表达，包括 SOD、血红素氧合酶-1、谷胱甘肽转移酶和非耦合线粒体蛋白-2，有利于细胞内氧化应激的发生[41]。此外，ER 中二硫键的形成是 ROS 的重要来源，当 ER 内蛋白折叠的微环境遭到严重破坏，就会产生无效的二硫键生成循环，该循环能够通过生成大量的 $H_2O_2$ 和耗尽 ER 中谷胱甘肽来诱导氧化应激。

氧化还原状态对 ER 内环境稳态起重要作用，氧化还原状态的改变对 ER 蛋白质折叠机制影响较大。在细胞内环境稳定时，介导 UPR 激活的三个跨膜蛋白 PERK、ATF6 和 IRE1 分别与伴侣分子 GRP78 结合处于无活性状态，而 ROS 可以直接攻击维持蛋白折叠酶活性所必需的游离巯基，使得 ER 腔内蛋白质被氧化修饰，影响 ER 折叠酶或分子伴侣的功能，导致未折叠蛋白在 ER 中积累，触发 ERS 反应。细胞内氧化还原状态的改变及 ROS 水平的改变可影响 ER 上的通道蛋白功能，诱导 ERS 激活，进而影响胞质内钙离子平衡。ROS 可选择性氧化修饰 ER 膜上钙调节蛋白的特定位点，对 ER 内钙离子释放影响较明显。研究显示，肌浆网上的雷诺定敏感受体（ryanodine sensitive receptor，RyR）对局部氧化还原电位敏感，轻度的氧化应激即可明显增强 RyR 的活性，触发钙离子释放机制，提示 ROS 对 ER 钙离子的双向调节作用可能是浓度依赖的。研究发现，在小鼠缺氧细胞模型中位于 ER 膜的钙泵对氧化损伤敏感，ROS 的产生能使 ER 腔内蛋白质被氧化修饰并滞留于 ER 腔中，从而使蛋白质合成受抑，ER 腔内钙离子耗竭，导致细胞凋亡。7-酮胆固醇是动脉粥样硬化斑块中胆固醇的主要氧化产物，可全面激活巨噬细胞和血管平滑肌细胞的 UPR，而 7-酮胆固醇诱导的 UPR 可被抗氧化剂 N-乙酰半胱氨酸抑制，认为 ERS 可被氧化应激调控[42]。然而，不同类型的 ROS，可能仅激活轻度或部分 UPR 信号通路。因此，氧化应激的强度和发生部位，可能决定它是否足以诱导强有力的 ERS。

（二）内质网应激与氧化应激共同促进心血管疾病的发生发展

血清升高的胱氨酸（Hcy）水平与缺血性心脏病、脑血管意外及外周血管疾病相关。然而，目前尚不明确 Hcy 是否为动脉粥样硬化及血栓形成的诱发原因。Hcy 可能通过影响胆固醇及三酰甘油的生物合成，对调节血管造成毒性反应。高同型半胱氨酸血症（hyperhomocysteine，HHcy）通过甾体调节的元件结合蛋白（sterol-regulated element-binding protein，SREBP）触发脂肪生成信号，导致细胞内胆固醇积聚。有意义的是，Hcy 可通过 ERS 促进 SREBP 的激活。使用 Hcy 饲养的小鼠肝组织中 ER 伴侣蛋白 GRP78 表达升高。另外，过表达的伴侣蛋白可抑制 Hcy 诱导的 SREBP 激活。在正常环境下，Hcy 在维生素 $B_{12}$ 及叶酸的辅助下转变为半胱氨酸及部分再甲基化生成蛋氨酸。当 Hcy 代谢过程中的胱硫醚合酶缺陷时，其正常代谢将被破坏，血中 Hcy 将升高，导致严重的 HHcy。HHcy 可能通过以下几种途径发挥其危害作用。①Hcy 正常代谢所产生的半胱氨酸减少可能导致抗氧化物谷胱甘肽合成减少，加重氧化损伤，促进血栓性疾病及心血管疾病的发生发展；②在 Hcy 的氧化产物转变成半胱氨酸及二硫化物的过程中将生成 ROS，可能氧化膜脂质蛋白；③Hcy 能与蛋白中巯醇相互作用，形成二硫化物，干扰蛋白正确折叠，诱导细胞 ERS；④Hcy 能转变成高反应性硫代内酯，硫代内酯与蛋白作用，影响蛋白结构和功能。在培养的血管内皮细胞中，Hcy 通过二硫键形成诱导 ER 内蛋白错误折叠及激活 UPR，导致 ERS 反应蛋白 Bip、$GRP_{94}$、CHOP 表达升高[43]。Nonaka 等报道[44]，Hcy 可诱导血管平滑肌细胞 ERS，且可减少内皮细胞超氧化物歧化酶的分泌和表达，可能与导致 ER 内蛋白错误折叠有关。笔者研究结果显示[45]，使用 Hcy 干预大鼠心肌细胞，可激活 PERK 信号通路，诱导促凋亡因子 CHOP 表达增高，调控细胞凋亡；且 Hcy 干预可导致心肌细胞线粒体膜电位降低，ROS 水平升高，而 PERK 信号通路或钙稳态失衡可能是 Hcy 所致 ERS 和线粒功能障碍间连接纽带。笔者的另一研究结果显示[46]，较高浓度 Hcy 可诱导内皮细胞内 ROS 生成增多及激活 ERS，使用活性氧清除剂 NAC 可降低细胞内 ROS 水平，同时缓解 ERS。提示，在高 Hcy 环境中，ROS 的生成可能是诱导细胞 ERS 激活的重要因素。以上研究提示，Hcy 不仅扰乱 ER 稳态，激活 ERS，同时还可诱导细胞氧化应激，两种信号机制可能相互促进，加重 Hcy 对细胞造成的损伤。

动脉粥样硬化是由大量胆固醇沉积在血管壁所引起，胆固醇积聚在巨噬细胞中对动脉粥样硬化的进展起关键作用。巨噬细胞通过多种机制来预防胆固醇积聚，包括增加胆固醇酯化、诱导细胞胆固醇外排及抑制脂蛋白受体和胆固醇生物合成酶活性。在动脉粥样硬化损伤形成过程，这些机制均被破坏，因此导致泡沫细胞出现在血管间质中。细胞内胆固醇可转移至质膜、线粒体及 ER 膜，尽管 ER 膜含游离胆固醇较少，但是对胆固醇沉积特别敏感。近来研究结果显示[47]，游离胆固醇载入 ER 内才能产生其毒性作用。游离胆固醇的载入可引起 UPR 信号激活及 caspase 活化，最终导致巨噬细胞死亡。*Perk*[-/-] 小鼠的巨噬细胞对胆固醇诱导的细胞凋亡较为敏感，然而 *chop*[-/-] 小鼠的巨噬细胞则可对抗胆固醇诱导的细胞死亡。目前研究还显示，在动脉粥样斑块中，Akt 信号活性降低可损伤巨噬细胞处理 ERS 诱导凋亡的能力，提示 UPR 在动脉粥样硬化疾病进程中起重要作用[48]。另外，巨噬细胞内沉积的游离胆固醇可增加细胞表达 Fas 配体水平及激活促凋亡 BAX 蛋白，增加线粒体依赖的凋亡。尽管 Fas 死亡途径和线粒体细胞死亡途径可能促进巨噬细胞凋亡，但越来越多证据认为钙离子从 ER 中泄漏及随后激活的 UPR 可能是胆固醇诱导巨噬细胞死亡的上游事件[49]。

总之，在疾病的发生发展过程中，氧化应激与 ERS 存在较为复杂的关系。一方面，氧化应激所产生的 ROS 可能是激活细胞 ERS 的原因；另一方面，ER 内稳态失衡及钙离子外泄又可能是细胞内 ROS 水平升高的诱因。因此，研究疾病发生发展过程中两者之间联系的信号传导机制将对疾病的预防和治疗有重要意义。

## 三、内质网应激在高血压发病中的作用

高血压是心脑血管疾病的重要危险因素。高血压可引起血管壁损伤，产生一系列病理生理改变，如血管弹性降低、变脆变硬及血管闭塞，其明显增加了心脑血管意外的发生率。目前，高血压发病的确切机制尚不清楚，许多相互作用的分子机制共同促进了其病理发展。作为诱导细胞损伤的经典分子机制之一，氧化应激参与高血压发生发展的研究较为普遍，最初的表现是心血管系统产生过多 ROS，降低 NO 水平，以及降低抗氧化能力。在病理情况下，ROS 产生促进炎症相关蛋白的激活、促进血管纤维化水平和有丝分裂信号通路激活，导致血管的氧化损伤。这些氧化损伤可增加血管收缩性、内皮功能障碍、血管结构重塑、降低血管顺应性、增加外周血管阻力及升高血压。近年来，越来越多的研究发现高血压及其并发症的发生发展与 ERS 激活相关。多种心血管危险因素，如高脂、高糖、高 Hcy

均可诱导心肌细胞、血管平滑肌细胞及内皮细胞 ERS，导致 ERS 促凋亡途径激活，促进细胞凋亡事件发生，引起血管舒缩功能障碍。因此其可能与血压水平升高有关。另外，长期高血压可对心、肾、脑等重要靶器官造成危害，目前已明确血压持续升高可激活心肌细胞 ERS，诱导细胞肥大、凋亡，最终导致心肌结构重塑。

（一）内质网应激参与血压水平升高的病理过程

血管功能和结构的改变是高血压形成的重要病理基础，多种心血管风险因子如高糖、高脂、高 Hcy 等可引起血管内皮功能障碍、血管壁的炎性浸润、血管平滑肌细胞的增殖及纤维化等，从而导致血管舒缩功能障碍，使血压水平升高。虽然这些风险因子对血管造成损害的潜在分子机制目前有广泛的研究，但仍不确切。ERS 是近年来在心血管疾病发生发展过程中研究较多，与氧化应激并重的潜在促细胞凋亡分子机制。因此，ERS 在多种原因引起的血管功能障碍及高血压发生发展过程中起重要作用。

（1）ERS 调控血管壁细胞炎症因子的激活，可能对血压水平升高起促进作用。炎症是机体应对感染或组织损伤而作出的免疫反应，对机体起保护作用。但是，慢性炎症可加重血管壁细胞，如内皮细胞、血管平滑肌细胞的损伤，诱导血管壁增厚、血管舒缩功能紊乱，促进高血压的发生发展。血管组织的 ERS 和炎症信号通路的激活相关联，对高血压病程起促进作用。研究显示，在动脉硬化疾病的血管组织可以发现 PERK 和 $IRE_1$/TRAF2 的激活、ROS 的积聚及炎症反应的增强[50]。NF-κB-IKK 通路是诱导炎症介质的关键调节因子，PERK 和 IRE1/TRAF2 激活还可以募集 IκB 激酶，使其磷酸化，导致 IκB 降解及核转录因子（NF-κB）活化。笔者的研究显示[46]，Hcy 可诱导内皮细胞的 PERK 信号通路的激活，使 CHOP 表达升高，下敲 CHOP 基因可降低 NF-κB 的活化，提示 Hcy 激活的 PERK 信号通路可能对内皮细胞炎症启动起调控作用。Yamazaki 等研究显示[51]，$ATF_6$ 能够与 NF-κB-IKK 相互作用。因此，ER 三个跨膜传感蛋白（PERK、$IRE_1$、$ATF_6$）通过 UPR 都能够诱导特定的炎症反应。另外，细胞 UPR 可增加炎症因子 IL-8、IL-6、MCP-1 和 TNF-α 的表达，诱导血管壁炎症反应，且 TNF-α 通过增加

NADPH 的活性和下调 eNOS 表达及减少 NO 的生物利用度。$IRE_1$ 可诱导硫氧环作用蛋白（thioredoxin-interacting protein，TXNIP）表达上调，上调的 TXNIP 活化 $NLP_3$ 炎症体，促进炎症反应及启动细胞凋亡[52]。另外，$IRE_1$ 可间接诱导 caspase-1 表达，因此促进 IL-1β 分泌，临床研究表明，激活的 caspase-1 通常在破裂的动脉斑块中被发现，血清 caspase-1 高表达水平的患者生存率较血清 caspase-1 正常表达水平的患者低[53]。ERS 诱导的 $TXNIP/NLP_3$ 信号通路在高浓度软脂酸处理的内皮细胞和高脂饮食的小鼠动脉中被激活，该信号途径可通过增强氧化应激和减少 eNOS 表达诱导内皮功能障碍[54]。AMP-活化蛋白激酶（treatment using AMP-activated protein kinase，AMPK）通过抑制线粒体 ROS-ERS 诱导的 $TXNIP/NLRP_3$ 炎症体活化，改善线粒体形态和内皮功能失衡[55]。ERS 激活导致细胞内 ROS 积聚，可能是 ERS 相关炎症反应的重要原因，如激活 $PERK-ATF_4$ 信号通路可引起 ERS-氧化还原反应失衡及影响二硫键形成，因此抑制 ER 抗氧化物酶激活，诱导 IκB/NF-κB 信号活化，导致 IL-6 炎症反应增强及 TNF-α 表达上调[56]。

（2）ERS 诱导内皮细胞损伤及凋亡在高血压发生发展中起重要作用。内皮细胞分泌多种介质用于调节血管功能，包括调节血管顺应性和凝血、调节免疫反应、控制血管细胞生长等。在生理条件下，内皮可维持血管扩张和血管收缩的良好平衡。内皮功能障碍常被用来表示血管内皮依赖性血管舒张功能损害，而有利于血管收缩，从而影响血压水平。各种各样的刺激如高糖、胰岛素抵抗、HHcy、紊乱的血流流动及氧化应激等都可以激活部分 ERS 信号通路，导致内皮功能障碍，促进高血压发生发展。HHcy 是心血管疾病新的独立危险因子。目前，尽管 HHcy 诱导 ER 功能障碍的分子机制并未完全明了，但是研究显示 ERS $IRE_1/TRAF_2$ 信号通路可激活 JNK 和 $ATF_3$，随后上调 CHOP 表达，促进血管内皮细胞凋亡[57]。笔者的研究表明，Hcy 可引起内皮细胞线粒体功能障碍，导致细胞内活性氧生成增加，激活 $PERK-ATF_4-CHOP$ 信号通路，调控炎症中心因子 NF-κB 及内皮细胞凋亡[46]。Davies 等对血流紊乱与 ERS/UPR 通路之间的关系进行了回顾[58]：在体研究及离体研究已证实，发生血流紊乱的血管壁 ERS 和 UPR 通路被激活；相应的蛋白质分析显

示，该部位血管 $IRE_1$ 和 $ATF_6$ 途径被激活，而 $PERK-ATF_4$ 并未被激活，且发生 ERS 的血管部位更容易发生慢性炎症。因此，这些 ERS 通路的激活可能对血管结构和功能造成不利影响，进一步促进了高血压的发展。OxLDL 诱导的内皮细胞凋亡是动脉粥样硬化早期病程的主要促进因素，而 UPR 可能通过激活 IRE1α-JNK 轴加速该过程的发生。Gora 等研究表明[59]，使用 LDL-X 处理人脐静脉内皮细胞，ERS 三条信号通路均被激活，同时炎症因子 IL-6 和 IL-8 表达升高。另有研究表明[60]，三酰甘油水平升高可激活 IRE1α-XBP 和 PERK-eIF2α-CHOP 通路，同时激活血管细胞黏附因子 1 的转录调控；使用 siRNA 下敲 CHOP 基因，可以降低血管细胞黏附因子 1 的表达。在糖尿病患者中[61]，高糖诱导的 ERS 与内皮细胞功能障碍相关的血管功能障碍有关。值得注意的是，高糖可以同时激活氧化应激与 ERS，两种途径可能促进 ROS 的产生和加重下游病理改变。因此，这些心血管危险因子可激活内皮细胞 ERS，导致内皮细胞受损，影响内皮功能，可能与血压升高有关。

（3）ERS 诱导的血管平滑肌细胞损伤和凋亡可能对血压升高起促进作用。血管平滑肌细胞（VSMC）的收缩性、内皮功能障碍及血管顺应性丧失是促进高血压发生发展的重要因素。VSMC 细胞增殖、迁移和凋亡与动脉硬化发生发展直接相关，促进了动脉血管的硬化及顺应性降低，影响血管舒缩功能，是促进高血压发生发展的重要病理基础。尽管 VSMC 细胞增殖和迁移已经被广泛研究，但是其凋亡在血管硬化过程中所起的至关重要作用越来越被人们重视。大动脉壁中细胞的凋亡对动脉结构的影响重大，促使硬化进入早期阶段，其中凋亡的 VSMC 与胶原合成增加相互影响，凋亡的 VSMC 可促进胶原合成，而增加的胶原合成及沉积是大动脉硬化的重要促进因素。目前研究证据显示，诱导 ERS 可增加动脉胶原含量、纤维化程度及金属基质蛋白酶-2（MMP-2）活性，促进 Ang Ⅱ 诱导的高血压大鼠血管硬化程度；使用 ERS 抑制剂熊去氧胆酸及 ERS 特异性阻断剂 4-苯基丁酸可降低 Ang Ⅱ 诱导的动脉胶原含量和纤维化程度，同时降低 MMP-2 活性[62]。在 VSMC 细胞中，多种心血管疾病危险因子如 Hcy、高糖及胆固醇都可以诱导 CHOP 表达，调控细胞凋亡，CHOP 调控的细胞凋亡伴随着 ROS 及抗氧化物 N-乙酰半胱氨酸的产生和释放，因此可能

反过来抑制 VSMC 细胞凋亡。血浆 Hcy 水平的升高被认为增加人及动物模型患动脉粥样硬化的风险。Hcy 通过改变钙离子稳态及上调甾醇反应元素结合蛋白表达增加脂质在 VSMC 细胞中的沉积。在糖尿病患者的 VSMC 细胞中，可检测到 GRP78 上调，因此血管细胞中葡萄糖累积可能是 ERS 激活的原因。笔者的研究显示，使用腹主动脉缩窄术建立高血压大鼠模型，大鼠主动脉平滑肌细胞发生 ERS，应激因子 GRP78 及 CHOP 表达升高，长时间应激导致 CHOP 过表达，主动脉平滑肌细胞凋亡数目明显增加[63,64]。多种心血管的风险因素如胆固醇、高糖及 Hcy 都可激活 VSMC 细胞 ERS，可能诱导细胞凋亡，引起血管壁重构，影响血管舒缩功能，将对血压水平造成影响。

（二）内质网应激参与高血压靶器官损害的发生发展

在高血压初期阶段，心排血量增加及总的外周血管阻力正常，随病程延长心排血量降低至正常水平及外周血管阻力增加。血管收缩、内皮功能失衡、血管壁结构重塑和血管炎症等很多原因可引起外周血管阻力增加；更为重要的是，动脉压的增加直接导致靶器官的损害，引起左心室肥厚、血管壁重构、血管内皮功能障碍和肾衰竭等心血管并发症，增加心血管意外事件的发生率。例如，心室肥厚在高血压患者及动物模型中较为常见，高血压引起的心室肥厚是一种进展性疾病，与心脏重塑有关，其特点是纤维化及心肌细胞大小和心功能的改变。目前，高血压引起心室重构及血管壁重构的分子机制并不十分清楚，但较为肯定的是，ERS 在高血压所致靶器官特别是心脏及血管损害中起重要作用。Okada 等研究显示[65]，给予小鼠主动脉缩窄术后 1 周及 4 周后，小鼠心肌肥厚程度逐渐加重，ERS 诱导的凋亡反应启动，促凋亡因子 CHOP 在 4 周时表达明显增高，提示压力负荷增加可激活心肌细胞 ERS，而持续压力负荷增加则启动 ERS 促凋亡反应，诱导心肌细胞肥大凋亡，最终导致心肌肥厚。笔者的研究显示[66,67]，高血压大鼠 4 周时心肌组织 ERS 伴侣蛋白 GRP78、GRP94 表达明显升高，8 周时心肌细胞肥大，纤维化水平升高，心肌组织 ERS 促凋亡蛋白 CHOP、caspase-12 表达明显升高。另有研究显示[68]，ERS 在 AngⅡ 依赖的高血压所致血管功能障碍和心

脏损伤过程中起重要作用，AngⅡ 可上调大动脉组织的 ATF$_4$ 和 CHOP 的表达水平，导致动脉血管内皮依赖的舒张功能受损，而这种有害作用可被 ERS 抑制剂阻断。研究表明[69]，小鼠被灌注 ERS 特异性激活剂——毒胡萝卜素后，其收缩压及舒张压明显升高，IRE$_1$ 和 PERK 通路被激活，诱导细胞凋亡，引起血管组织纤维化，促进动脉硬化，而上述这些病理性改变可被 ERS 特异性阻断剂 4-苯基丁酸逆转。基因芯片分析显示，与正常大鼠相比，自发性高血压大鼠血管 ER 跨膜蛋白 ATF$_6$ 及其转录靶点表达上调。另外，体外研究可以通过给细胞不同强度的周期性牵张来模拟高血压时血管的血流动力学状况；在周期性牵张的大鼠动脉平滑肌细胞中，ERS 相关因子 CHOP 及 XBP1 表达明显上调[70]。上述研究结果表明，高血压动脉血管平滑肌细胞中可能存在一个正反馈机制，该正反馈机制可诱导 ERS，而 ERS 的激活反过来进一步促进高血压发生发展。动脉平滑肌细胞的 ERS 还可发生在肺高血压（pulmonary arterial hypertension，PAH）发生发展的病理生理过程中。PAH 可引起肺动脉壁增厚和纤维化，导致右心室肥厚和顺应性下降。研究表明[71]，ATF$_6$ 信号通路可调节 Nogo-B 的表达，Nogo-B 的高表达增加动脉平滑肌细胞的增殖，意味着 PAH 过程中发生了血管重构及纤维化。有趣的是，ATF$_6$ 和 Nogo-B 高表达发生在肺血管阻力升高时而不是颈动脉血管，因此认为动脉平滑肌细胞及其对压力的反应具有血管特异性。

总之，高血压是一种复杂的多因素疾病，其特征是慢性动脉血压升高；尽管目前已有很多高血压相关的重要研究成果，但对其发病机制仍然知之甚少。多种原因，如 HHcy、高 AngⅡ、高糖、高脂等可诱导血管壁的慢性炎症、血管平滑肌细胞的增殖与凋亡及内皮细胞的功能障碍等，促进高血压的发生发展，而 ERS 可能就是这些常见诱因与病理改变间的连接纽带或桥梁。然而，ERS 在高血压发病中所起作用的研究尚处于起始阶段，且 ERS、氧化应激及线粒体功能障碍在高血压发生发展过程中的关系如何尚不清楚。因此，进一步研究 ERS 在高血压发生发展过程中的作用可能会对高血压防治提供新的策略。

（赵连友　张志敏）

## 第三节　线粒体应激与高血压

1954 年哈曼提出了衰老的自由基理论，1972 年他又提出线粒体同时是有毒氧自由基的主要来源和重要受害者学说。高血压是一种与年龄高度相关的疾病，临床数据显示在 70 岁以上人群，70%的患有高血压，并且这与氧化应激过激密切相关。近年的研究已经证实，高血压人群普遍存在氧化应激及与老龄相关的线粒体功能障碍，多种营养代谢、炎症、生活方式可以通过促进线粒体功能障碍和氧化应激进而加快高血压的发生发展。另外，合理营养、热量限制和生活方式的改变可以有效改善线粒体功能障碍和降低线粒体氧化应激，进而改善高血压。

### 一、线粒体应激的发生机制

线粒体的主要生物学功能是三磷酸腺苷（ATP）的合成。这一过程是基于电子通过线粒体呼吸链传递，加上质子从基质输送到线粒体膜产生的质子动力才将二磷酸腺苷（ADP）转化为 ATP。电子传递链上的几个节点可以"泄露"电子给氧气而生成氧自由基 $O_2^-$。电子可以由线粒体复合体Ⅰ中的 NADH 或线粒体复合体Ⅱ中的琥珀酸供应。辅酶 Q 介导了电子向线粒体复合体Ⅲ的转移，进而降低了复合体Ⅳ。复合体Ⅳ将氧还原成水，并通过质子泵输送质子从线粒体基质到内膜间隙。复合体Ⅳ利用线粒体膜内产生的这一质子动力合成了 ATP。氧气接受呼吸链上"泄露"的电子而生成氧自由基 $O_2^-$，这是一个典型的非酶促反应，生理条件下这一氧自由基生成过程并非自发不受调控，而是高度受调控的。它在很大程度上取决于线粒体内膜的跨膜 pH 梯度、线粒体 ATP 敏感性钾通道激活和线粒体通透性转换孔（mPTP）的开放[72]。此外线粒体本身存在清除氧自由基的机制，线粒体超氧化物歧化酶 2（SOD2）能将氧自由基 $O_2^-$ 迅速转变为过氧化氢，过氧化氢是中性分子，其可以轻易离开线粒体。由此可见，生理条件下的线粒体氧自由基的产生是一个受到精度调控的过程，因此线粒体产生氧自由基也被认为是线粒体的重要生理功能之一[73]。

生理条件下的线粒体产生氧自由基发挥了重要的生理功能，如细胞氧化还原平衡状态的维持和细胞信号通路的传导，然而过度的病理刺激导致线粒体活性氧过度产生与抗氧化剂的消耗，然后活性氧过度产生和抗氧化防御系统削弱导致氧化应激失衡，进而加重了多种病理过程包括高血压的发生发展[74, 75]。

### 二、线粒体应激与血压调节

越来越多的证据表明，高血压与线粒体氧化应激密切相关。

#### （一）线粒体应激导致外周血管舒缩功能障碍

在血管紧张素Ⅱ诱导的小鼠高血压模型中，血管紧张素Ⅱ可显著增强血管内皮细胞的线粒体氧化应激并加重血管内皮的功能障碍，促进了高血压的发生发展[76-78]。在醋酸去氧皮质酮–盐诱导的大鼠高血压模型中，线粒体氧化应激同样在肠系膜上动脉和主动脉显著增高。内皮细胞的线粒体氧化应激可能直接影响了血管舒缩功能[79]。线粒体醛脱氢酶是解毒醛羧酸的重要代谢酶，是众所周知的线粒体抗氧化应激酶。研究表明，线粒体醛脱氢酶可显著减轻血管紧张素Ⅱ诱导高血压小鼠的血管收缩[80]。

#### （二）线粒体应激影响心血管功能的中枢调节

除了线粒体氧化应激在高血压周围血管系统中的作用外，越来越多的证据表明线粒体氧化应激在全身心血管功能的中枢调节中起重要作用。研究表明，在脑内肾素–血管紧张素系统激活引起神经元间突触信号传递中，线粒体氧自由基生成增加进而调节了离子通道的活性并增加了神经元的放电[81, 82]。此外，在高血压动物模型中，线粒体锰超氧化物歧化酶在大脑的过表达可有效消除中枢血管紧张素Ⅱ引起的升压反应并可以降低血压[83]。

### 三、细胞氧化应激、NADPH 氧化酶与线粒体应激在高血压进展中的交互作用

氧化应激是指机体或细胞内氧自由基的产生和清除失衡导致活性氧簇（ROS）在体内或细胞内过量蓄积，从而引起细胞毒性改变的病理过程。活性

氧主要包括超氧阴离子（$O_2^-$）、过氧化氢（$H_2O_2$）、羟基等。目前认为适度的 ROS 产生具有关键性的生理作用，如诱导宿主防御基因、激活转录因子和调控信号转导。在心血管系统中，ROS 主要来源于 NADPH 氧化酶（NOX），其他来源还包括黄嘌呤氧化酶（XO）和一氧化氮合成酶脱偶联（NOS）等[84]。

血管氧化应激的增加已在自发性高血压大鼠（SHR）和其他多种高血压试验动物模型中得到了证实。高血压患者比正常血压者血浆中的 $H_2O_2$ 含量更高，并且有高血压家族史的正常血压受试者比无高血压家族史的受试者血浆中的 $H_2O_2$ 含量更高，提示氧化应激与高血压的发生有密切的联系。血管壁的 NADPH 氧化酶可由血管紧张素 II 调节，血管紧张素 II 激活 NADPH 氧化酶能明显促进超氧阴离子 $O_2^-$ 和 $H_2O_2$ 的生成，进而促进了血管平滑肌细胞的增殖和肥厚及胶原的沉积，这将会导致血管壁增厚及血管腔变窄[85]。另外促进氧化应激可能仅损伤内皮细胞及内皮依赖性血管扩张并增加血管的收缩性。氧自由基也可能会诱导血管内皮的通透性增加，血浆蛋白、其他的大分子物质及炎症蛋白和细胞均可能会透过，这将会更进一步损伤血管内皮功能，加重血管的损伤引起血管重构，最终升高血压[86]。

研究表明氧化应激 NADPH 氧化酶的激活增加了线粒体氧自由基的产生，反之亦然。因此，线粒体 ROS 的产生是氧化还原依赖的，是一个持续的前馈循环。NADPH 氧化酶产生 $H_2O_2$ 和 $O_2^-$，可以升高细胞内 $Ca^{2+}$ 水平并可激活氧化依赖性线粒体 ATP 敏感性钾通道和蛋白激酶 Cε，触发并诱导了线粒体 ROS 的产生[87]。Src 家族激酶 c-Src 可被 $H_2O_2$ 刺激激活并且是氧化还原敏感性的，这是一种前馈机制，使得线粒体的 $H_2O_2$ 可以放大细胞 NADPH 氧化酶的活性[72]。线粒体可以调控 NADPH 氧化酶的表达及活性。线粒体膜电位部分去极化通过线粒体转运体减少 $Ca^{2+}$ 摄入并增强 $Ca^{2+}$ 依赖性的 NADPH 氧化酶激活，反之耗竭线粒体 $SOD_2$ 可增强基础状态与刺激条件下的 NADPH 氧化酶的活性[88]。因此，线粒体 ROS 生产过剩可能导致细胞 NADPH 氧化酶过度刺激和细胞信号转导异常，导致氧化应激的恶性循环的发展。

# 四、不同因素对线粒体应激的影响

## （一）血流动力学调节线粒体氧化应激与高血压

多项证据表明，血流动力学环境的改变可以通过直接或间接激活血管生成过量 ROS 参与高血压进展。

**1. 管壁高压力增加 ROS 生成参与高血压进展** 在主动脉缩窄大鼠（其中只有血管缩窄近端暴露在高压力），血管腔内高压力选择性地只在血管高压力区域上调了 ROS 的生成。此外，分离的动脉暴露在体外高压条件下也可增加血管生成 ROS，引起内皮功能障碍[89, 90]。体内短期血压升高也会损害内皮功能，促进氧化应激[91]。血管壁张力依赖性的细胞伸展被认为是增加血管 ROS 产生的主要机械因素，因为暴露在体外的离体动脉环拉伸也可激活 NADPH 氧化酶依赖性的 ROS 生成，模拟管壁高压力的影响。在培养的内皮细胞与平滑肌细胞进行体外伸展也可显著增加 ROS 生成[92, 93]。现有的证据表明，高压力促氧化应激作用和血管紧张素 II 信号在高血压进展中具有协同作用。除了上述 NADPH 氧化酶介导的机械敏感性的 ROS 生成增多之外，也有证据表明，高压力（类似于血管紧张素 II）也可以增加线粒体 ROS 的产生。肺毛细血管楔压升高增加了内皮细胞胞质内钙离子振荡的幅度，从而引起线粒体钙振荡幅度的增加[89]。上述研究还证明，压力诱导的线粒体钙信号促进内皮细胞线粒体 ROS 的产生，这可能在促炎症信号通路中发挥了重要作用。最近研究还发现，离体小鼠大脑中动脉在高压下的暴露也促进线粒体来源的 ROS 生成。总之，上述研究提示机械敏感性的线粒体 ROS 的产生可在高血压进展中加重血管氧化应激。

**2. 管壁剪切应力增加 ROS 生成参与高血压进展** 除了压力外其他的血液流动方式，如剪切应力，也能调节血管 ROS 产生。高血压时，由于动脉壁剪切应力的改变，血流动力学能量耗散增加。高血压也与大动脉的逆流和振荡性剪切应力增加有关[94]。近期临床研究显示无并发症高血压患者的降主动脉的血流存在逆流[95]。此外，高血压常伴有主动脉瓣反流，这也导致胸主动脉血液逆流。上述高血压血流动力学微环境的改变可能会影响血管细胞中 ROS 的产生。剪切应力促进了人冠状动脉（从心脏病患者的心脏中分离出来）中过氧化氢的释放。在培养的内皮细胞中，振荡剪切应力也是 ROS 产生的有效刺激物。现有资料表明，线粒体是剪切应力介导内皮细胞 ROS 产生的重要来源，无论是在完整血管还是在培养的内皮细胞中[96]。此外，有研究表明，剪切应力也可以通过 NADPH 氧化酶刺激增加内皮细胞ROS 的产生。剪切应力还可通过激活 NADPH 氧化酶和 JNK 促进线粒体 ROS 的产生。虽然 $H_2O_2$ 急性给药可引发血管扩张，但在血管慢性机械敏感性 $H_2O_2$ 生成增多时，下游信号通路的作用（如 NF-κB 和 MAPK 活化），可调节细胞的增殖和血管重塑，和（或）引起血管氧化应激损伤[97]。总之，一些血流动力学因素对 ROS 生成具有类似高血压有关的体液因子变化的影响（如血管紧张素Ⅱ），管壁高压力、剪切应力及血管紧张素Ⅱ均可增加血管内皮及平滑肌细胞的线粒体ROS的产生并导致NADPH氧化酶激活，参与高血压的进展。

（二）衰老相关的线粒体应激及功能障碍与高血压

高血压是一种与年龄高度相关的疾病，高血压人群普遍存在氧化应激及与老龄相关的线粒体功能障碍，衰老不但可以加剧高压力诱导的血管 ROS 增加，也可使线粒体更容易发生高血压引起的功能障碍。血管的衰老与线粒体 ROS 的产生增加、线粒体 ROS 的解毒异常和抗线粒体氧化应激损伤能力受损相关。血管的衰老以管壁增厚和管腔扩大、血管硬度增加、内皮细胞的增龄改变（内皮细胞功能紊乱、内皮细胞凋亡、内皮细胞通透性改变及细胞内氧化产物的积聚）等为特征。活性氧介导血管衰老是目前已被公认的学说，衰老可引起体内氧化应激的增强及慢性炎症状态，进而导致血管内皮细胞的损伤及功能紊乱。损伤的内皮细胞表达各类黏附分子及趋化因子，介导炎症细胞的黏附、激活。损伤的内皮细胞和激活的炎症细胞分泌大量的促成纤维细胞增殖迁移的细胞因子，进一步诱导并加重内皮细胞功能失调、血管的炎性改变及血管的重塑，上述病理改变加剧了高血压的发生发展，从而改变了高血压发生的阈值、严重程度和预后[98-100]。

近年来的一些研究证明，衰老相关的线粒体应激及功能障碍与沉默信息调节因子 2 蛋白 3（Sirtuin3，SirT3）下调有关。SirT3 是依赖于烟酰胺腺嘌呤二核苷酸的去乙酰化酶 Sirtuin 家族成员之一，特异表达在线粒体并能对线粒体内相关的乙酰化蛋白去乙酰化，通过增加活性氧自由基（ROS）清除酶活性（包括直接或间接提高锰超氧化物歧化酶、谷胱甘肽、CAT 等 ROS 清除酶的活性）和稳定线粒体功能来抑制线粒体内 ROS 的蓄积并在维持线粒体内环境稳定中发挥着积极的作用。在最新的一项研究中，老龄相关的 SirT3 下调被证明可以导致线粒体 $SOD_2$ 的过度乙酰化与失活，进而可以导致线粒体氧化应激的增加，并加重了血管的氧化应激水平与内皮功能障碍，进而加速了高血压的进展[101]。因此，SirT3 可能是研发逆转衰老相关的线粒体应激及功能障碍以期治疗高血压及其并发症的重要药物干预靶点[102]。

（三）生活方式对线粒体应激作用与高血压关系

**1. 热量限制**　多个高血压指南在推荐药物控制高血压的同时，还指出了合理膳食、控制热量摄入等生活方式干预对血压控制的重要性，并且指出生活方式的干预应贯穿血压管理全程，而对于没有危险因素的轻度高血压患者，应首选生活方式干预。

热量限制（CR）一般定义为在提供生物体充分的蛋白质、维生素、微量元素等营养成分的情况下，限制每天摄取的总热量，减少随意进食量的20%～40%。研究证实，热量限制可以在动物模型和高血压人群中显著降低高血压。热量限制可以通过调节哺乳动物西罗莫司靶蛋白（mTOR）、SirT3、AMP 活化蛋白激酶（AMPK）及 Klotho 等基因的表达，可以减少细胞内及线粒体的活性氧生成，减轻活性氧对蛋白质、脂质及 DNA 的氧化损伤，发挥对线粒体、细胞、组织的保护作用，从而降低高血压等年龄相关性疾病发生的风险。具体来讲，热量限制可以激活 AMPK 通路，进而激活 NO 合成酶的磷酸化，促进血管内皮 NO 的合成及血管舒张；热量限制可以激活 SirT3 通路，进而激活线粒体内源性抗氧化酶 $SOD_2$ 的活性，减轻高血压状态下的线粒体氧化应激及改善线粒体功能障碍，这也进一步提示了 SirT3 可能是改善线粒体应激及功能障碍以期治疗高血压及其并发症的潜在药物干预靶点[103-105]。

**2. 体力活动** 高血压的发病与患者不健康的生活方式有关，其中体力活动及运动作为生活方式中重要的部分，对血压具有显著的影响。多项流行病学调查发现，体力活动水平在一定范围内与血压呈负相关。在一定范围内，体力活动水平越高，血压越能维持在较佳的状态；体力活动水平越低，血压水平越高，发生高血压的危险性就越高。运动训练可以通过多重机制降低总的外周血管阻力，或降低心排血量，或两者同时降低，从而达到降低血压的效果。适度体力活动也可以通过与热量限制类似的机制减轻高血压状态下的线粒体氧化应激及改善线粒体功能障碍。体力活动可以通过肌肉运动对血管壁的剪切应力激活 NO 而介导的线粒体合成。持续的体力活动也可以通过减轻老龄相关的 $SirT_3$ 表达水平下调，从而减轻线粒体氧化应激并改善线粒体功能。值得注意的是，过度的体力活动可能起到相反的作用，有研究发现，过度的体力活动反而会刺激线粒体 ROS 的生成增加和加重老龄相关的线粒体功能障碍，因此要尽量避免老年人群过度的体力活动[106-108]。

**3. 吸烟** 大量研究表明，吸烟是心脑血管疾病的重要危险因素，烟草中有害物质不仅可以损害血管的功能和结构，而且对心脏结构和功能也有影响。高血压作为心脑血管疾病的重要危险因素，与吸烟也有非常显著的正相关关系。吸烟可诱发血管内皮功能紊乱，血管内皮功能紊乱可导致动脉硬化早期改变，其可能的机制是：吸烟增加血管内皮细胞氧化应激，吸烟能使内皮细胞超氧阴离子增加，NO 活性下降，下调 $SirT_3$ 的表达并加重线粒体功能障碍及线粒体氧化应激；同时增加环氧化酶依赖性和非依赖性花生四烯酸的产生，损害内皮依赖性血管舒张功能。此外，研究证实高血压吸烟人群对降压治疗敏感性降低，并且这可能与药物与香烟烟雾的代谢干扰相关，因此有必要研发专门针对高血压吸烟人群的降压药物，而线粒体靶向的抗氧化药物有可能是重要的研发方向[109-111]。

## 五、抗氧化剂防治高血压的应用

高血压发病的具体机制尚不完全明确，氧化应激作为高血压发病机制之一，为其预防和治疗提供了靶点。目前越来越多的临床试验及动物实验证据表明，氧化应激与高血压的发病有密切关系，通过调节机体氧化应激水平治疗高血压可能成为新的探索方向。

### （一）广谱抗氧化剂预防/治疗高血压的应用前景

在实验动物性高血压中，有研究表明具有抗氧化作用的维生素（维生素 C 和维生素 E）、超氧化歧化物模拟物（Tempol，4-羟基-2，2，6，6-四甲基哌啶）、自由基清除剂或四氢生物蝶呤（$BH_4$）可以防止高血压的发展及靶器官的损伤。然而在临床试验中，这些抗氧化剂能否降血压的结果并不一致。最近一项荟萃分析的结论提示：补充维生素 C 能够在短期内降低收缩压及舒张压，然而其在长期临床试验中能否降低收缩压及舒张压仍然需要更多的证据支持。与维生素 C 类似，目前与氧化应激相关的其他主要抗氧化剂如维生素 E、辅酶 $Q_{10}$、褪黑素、N-乙酰半胱氨酸的证据主要来自于动物研究、临床观察、小的临床研究和流行病学资料。由于这些研究结果并不完全一致，因此，还不能得出抗氧化剂是否对高血压具有治疗作用的结果。因此抗氧化剂降血压的治疗效果仍需要高质量的大规模随机对照试验加以验证[112]。

### （二）线粒体靶向抗氧化剂预防/治疗高血压的应用前景

迄今为止，科学家们已经发现了数种线粒体靶向抗氧化剂，线粒体靶向抗氧化剂是指以线粒体为作用靶位的具有抗氧化作用的药物。线粒体靶向抗氧化剂包括以三苯基膦为载体的线粒体靶向抗氧化剂、基于氨基酸和多肽的线粒体靶向抗氧化剂、谷胱甘肽胆碱酯和 N-乙酰基-L-半胱氨酸。线粒体在细胞的生命周期中发挥重要作用。线粒体内活性氧暴发导致线粒体损伤，进而引起细胞凋亡，是致血管重塑、内皮损伤等病理过程的关键环节。上述病理过程早期细胞线粒体中产生大量自由基，使细胞处于 ROS 等氧化物过量聚集的氧化状态，氧化应激失衡导致线粒体膜和细胞膜脂质过氧化。线粒体能量代谢障碍及凋亡信号通路激活等损伤出现。线粒体损伤和机体自由基释放增加密切相关，保护或维持线粒体功能可达到预防或治疗氧化应激所致机体损伤的作用。开发以线粒体为特定作用部位的靶向制剂能够为线粒体提供特异性保护作用，使得线粒体免受氧化应激损伤[74]。

动物实验的结果显示出使用线粒体靶向抗氧化剂预防/治疗高血压具有较好的应用前景。线粒体靶向超氧化物歧化酶模拟物 mito-TEMPO、抗氧化剂或过氧化氢清除剂聚乙二醇共轭过氧化氢酶（PEG 过氧化氢酶）治疗 Tg-LOX 和 Ang Ⅱ 注入小鼠和 SHR，可降低氧化应激、血管硬度和弹性蛋白的改变。BAPN、mito-TEMPO 或 PEG-catalase 可防止 Ang Ⅱ-infused 和 Tg-LOX 小鼠血管 p38 丝裂原活化蛋白激酶（p38MAPK）活性的增加，而 p38MAPK 抑制剂 SB203580 可恢复 Tg-LOX 小鼠正常血管硬度及血管弹性结构[113]。

亲脂性阳离子基团在线粒体靶向抗氧化剂运载方面显示了巨大的潜力，但其仍存在如下不足：①传递能力，只有电中性及小分子质量的分子可以被转运；②亚定位，这类化合物倾向定位于线粒体基质及连接基质的内膜内表面，而无法定位于发生许多重要代谢过程的线粒体内膜外表面、外膜及膜间隙；③毒性，在高浓度时可以使线粒体膜电位去极化而危及细胞生存。因此研究新的具有抗氧化作用且毒性小的线粒体靶向药物是预防/治疗高血压的一条新途径[74]。

（曹 丰 韩 东）

## 参考文献

[1] 唐朝枢. 病理生理学. 2 版. 北京：北京大学医学出版社，2009.

[2] Matsushima S, Kuroda J, Zhai P, et al. Tyrosine kinase FYN negatively regulates NOX4 in cardiac remodeling. J Clin Invest, 2016, 126（9）：3403-3416.

[3] Luo YX, Tang X, An X Z, et al. SIRT4 accelerates Ang Ⅱ-induced pathological cardiac hypertrophy by inhibiting manganese superoxide dismutase activity. Eur Heart J, 2017, 38（18）：1389-1398.

[4] Woods CE, Shang C, Taghavi F, et al. In vivo post-cardiac arrest myocardial dysfunction is supported by $Ca^{2+}$/calmodulin-dependent protein kinase Ⅱ-Mediated calcium long-term potentiation and mitigated by Alda-1, an agonist of aldehyde dehydrogenase Type 2. Circulation, 2016, 134（13）：961-977.

[5] Brand MD, Goncalves RL, Orr AL, et al. Suppressors of superoxide-$H_2O_2$ production at site IQ of mitochondrial complex Ⅰ protect against stem cell hyperplasia and ischemia-reperfusion injury. Cell Metab, 2016, 24（4）：582-592.

[6] Förstermann U, Xia N, Li H, et al. Roles of vascular oxidative stress and nitric oxide in the pathogenesis of atherosclerosis. Circ Res, 2017, 120（4）：713-735.

[7] Liu TT, Zeng Y, Tang K, et al. Dihydromyricetin ameliorates atherosclerosis in LDL receptor deficient mice. Atherosclerosis, 2017, 262：39-50.

[8] Guzik B, Sagan A, Ludew D, et al. Mechanisms of oxidative stress in human aortic aneurysms-association with clinical risk factors for atherosclerosis and disease severity. Int J Cardiol, 2013, 168（3）：2389-2396.

[9] Lee KP, Sudjarwo GW, Jung SH, et al. Carvacrol inhibits atherosclerotic neointima formation by downregulating reactive oxygen species production in vascular smooth muscle cells. Atherosclerosis, 2015, 240（2）：367-373.

[10] Münzel T, Daiber A, Steven S, et al. Effects of noise on vascular function, oxidative stress, and inflammation：mechanistic insight from studies in mice. Eur Heart J, 2017, 38（37）：2838-2849.

[11] Virdis A, Duranti E, Colucci R, et al. Ghrelin restores nitric oxide availability in resistance circulation of essential hypertensive patients：role of NAD（P）H oxidase. Eur Heart J, 2015, 36（43）：3023-3030.

[12] Rodríguez AI, Csányi G, Ranayhossaini DJ, et al. MEF2B-Nox1 signaling is critical for stretch-induced phenotypic modulation of vascular smooth muscle cells. Arterioscler Thromb Vasc Biol, 2015, 35（2）：430-438.

[13] Atef ME, Anand-Srivastava MB. Oxidative stress contributes to the enhanced expression of Gqα/PLCβ1 proteins and hypertrophy of VSMC from SHR：role of growth factor receptor transactivation. Am J Physiol Heart Circ Physiol, 2016, 310（5）：H608-H618.

[14] Li L, Lai EY, Luo Z, et al. Superoxide and hydrogen peroxide counterregulate myogenic contractions in renal afferent arterioles from a mouse model of chronic kidney disease. Kidney Int, 2017, 92（3）：625-633.

[15] Zhao L, Gao Y, Cao X, et al. High-salt diet induces outward remodelling of efferent arterioles in mice with reduced renal mass. Acta Physiol（Oxf）, 2017, 219（3）：652-659.

[16] Patel SN, Ali Q. Angiotensin Ⅱ type 2-Receptor agonist C21 reduces proteinuria and oxidative stress in kidney of high-salt-fed obese zucker rats. Hypertension, 2016, 67（5）：906-915.

[17] Cowley AW Jr, Yang C, Zheleznova N N, et al. Evidence of the importance of Nox4 in production of hypertension in dahl salt-sensitive rats. Hypertension, 2016, 67（2）：440-450.

[18] Cuevas S, Yang Y, Konkalmatt P, et al. Role of nuclear factor erythroid 2-related factor 2 in the oxidative stress-dependent hypertension associated with the depletion of DJ-1. Hypertension, 2015, 65（6）：1251-1257.

[19] Yang S, Yang Y, Yu P, et al. Dopamine D1 and D5 receptors differentially regulate oxidative stress through paraoxonase 2 in kidney cells. Free Radic Res, 2015, 49（4）：397-410.

[20] Feng D, Yang C, Geurts A M, et al. Increased expression of NAD（P）H oxidase subunit p67（phox）in the renal medulla contributes to excess oxidative stress and salt-sensitive hypertension. Cell Metab, 2012, 15（2）：201-208.

[21] Ahmeda AF, Rae M G, Otaibi MFA, et al. Effect of tempol and tempol plus catalase on intra-renal haemodynamics in spontaneously hypertensive stroke-prone（SHSP）and Wistar rats.J Physiol Biochem, 2017, 73（2）：207-214.

[22] Liang YF，Zhang DD，Yu XJ，et al. Hydrogen sulfide in paraventricular nucleus attenuates blood pressure by regulating oxidative stress and inflammatory cytokines in high salt-induced hypertension.Toxicol Lett，2017，270：62-71.

[23] Qi J，Yu XJ，Shi XL，et al. NF-κB blockade in hypothalamic paraventricular nucleus inhibits high-salt-induced hypertension through NLRP3 and caspase-1. Cardiovasc Toxicol，2016，16（4）：345-354.

[24] Sousa LE，Magalhães WG，Bezerra FS，et al. Exercise training restores oxidative stress and nitric oxide synthases in the rostral ventrolateral medulla of renovascular hypertensive rats. Free Radic Res，2015，49（11）：1335-1343.

[25] Wu KL，Wu CW，Chao YM，et al. Impaired Nrf2 regulation of mitochondrial biogenesis in rostral ventrolateral medulla on hypertension induced by systemic inflammation. Free Radic Biol Med，2016，97：58-74.

[26] 黄金燕，赵连友，林可，等. 高血压大鼠动脉血管平滑肌细胞中 GRP78 和 CHOP 表达的变化及对血管重构的影响. 心脏杂志，2011，23（6）：16-20.

[27] Harding HP，Novoa I，Zhang Y，et al. Regulated translation initiation controls stress-induced gene expression in mammalian cells. Mol Cell，2000，6（5）：1099-1108.

[28] Morishima N，Nakanishi K，Nakano A. Activating transcription factor-6（$ATF_6$）mediates apoptosis with reduction of myeloid cell leukemia sequence 1（Mcl-1）protein via induction of WW domain binding protein 1. J Biol Chem，2011，286（40）：35227-35235.

[29] Lin JH，Li H，Yasumura D，et al. IRE1 signaling affects cell fate during the unfolded protein response. Science，2007，318（5852）：944-949.

[30] Sari FR，Widyantoro B，Thandavarayan RA，et al.Attenuation of CHOP-mediated myocardial apoptosis in pressure-overloaded dominant negative p38α mitogen-activated protein kinase mice. Cell Physiol Biochem，2011，27（5）：487-496.

[31] Zinszner H，Kuroda M，Wang X，et al. CHOP is implicated in programmed cell death in response to impaired function of the endoplasmic reticulum. Genes Dev，1998，12（7）：982-995.

[32] Puthalakath H，O'Reilly L A，Gunn P，et al.ER stress triggers apoptosis by activating BH3-only protein Bim. Cell，2007，129（7）：1337-1349.

[33] Orrenius S，Zhivotovsky B，Nicotera P. Regulation of cell death：the calcium-apoptosis link. Nat Rev Mol Cell Biol，2003，4（7）：552-565.

[34] Bassik MC，Scorrano L，Oakes SA，et al. Phosphorylation of BCL-2 regulates ER $Ca^{2+}$ homeostasis and apoptosis. Embo J，2004，23：1207-1216.

[35] Puthalakath H，O'Reilly LA，Gunn P，et al. ER stress triggers apoptosis by activating BH3-only protein Bim. Cell，2007，129（7）：1337-1349.

[36] Hetz C，Bernasconi P，Fisher J，et al. Proapoptotic BAX and BAK modulate the unfolded protein response by a direct interaction with IRE1α. Science，2006，312（5773）：572-576.

[37] Nakagawa T，Zhu H，Morishima N，et al. Caspase-12 mediates endoplasmic-reticulum-specific apoptosis and cytotoxicity by amyloid-beta. Nature，2000，403（6765）：98-103.

[38] Jimbo A，Fujita E，Kouroku Y，et al. ER stress induces caspase-8 activation，stimulating cytochrome c release and caspase-9 activation. Exp Cell Res，2003，283（2）：156-166.

[39] Tabas I，Ron D. Integrating the mechanisms of apoptosis induced by endoplasmic reticulum stress. Nat Cell Biol，2011，13（3）：184-190.

[40] Li G，Scull C，Ozcan L，et al. NADPH oxidase links endoplasmic reticulum stress，oxidative stress，and PKR activation to induce apoptosis. J Cell Biol，2010，191（6）：1113-1125.

[41] Santos CX，Tanaka LY，Wosniak J，et al. Mechanisms and implications of reactive oxygen species generation during the unfolded protein response：roles of endoplasmic reticulum oxidoreductases，mitochondrial electron transport，and NADPH oxidase. Antioxid Redox Signal，2009，11（10）：2409-2427.

[42] Pedruzzi E，Guichard C，Ollivier V，er al. NAD（P）H oxidase Nox-4 mediates 7-ketocholesterol-induced endoplasmic reticulum stress and apoptosis in human aortic smooth muscle cells. Mol Cell Biol，2004，24（24）：10703-10717.

[43] Austin RC，Lentz SR，Werstuck GH. Role of hyperhomocysteinemia in endothelial dysfunction and atherothrombotic disease. Cell Death Differ，2004，11（suppl1）：S56-S64.

[44] Nonaka H，Tsujino T，Watari Y，et al. Taurine prevents the decrease in expression and secretion of extracellular superoxide dismutase induced by homocysteine：amelioration of homocysteine-induced endoplasmic reticulum stress by taurine. Circulation，2001，104（5）：1165-1170.

[45] Zhang ZM，Zhou YF，Yan T，et al. Homocysteine induces apoptosis of human umbilical vein endothelial cells via mitochondrial dysfunction and endoplasmic reticulum stress. Oxid Med Cell Longev，2017，2017：5736506.

[46] Zhang ZM，Zhao LY，Zhou YF，et al. Taurine ameliorated homocysteine-induced $H_9C_2$ cardiomyocyte apoptosis by modulating endoplasmic reticulum stress. Apoptosis，2017，22（5）：647-661.

[47] Feng B，Yao PM，Li Y，et al. The endoplasmic reticulum is the site of cholesterol-induced cytotoxicity in macrophages. Nat Cell Biol，2003，5（9）：781-792.

[48] Han S，Liang CP，DeVries-Seimon T，et al. Macrophage insulin receptor deficiency increases ER stress-induced apoptosis and necrotic core formation in advanced atherosclerotic lesions. Cell Metab，2006，3（4）：257-266.

[49] Tabas I. Cholesterol in health and disease. J Clin Invest，2002，110（5）：583-590.

[50] Zhou AX，Tabas I. The UPR in atherosclerosis. Seminars in Immunopathology，2013，35（3）：321-332.

[51] Yamazaki H，Hiramatsu N，Hayakawa K，et al. Activation of the Akt-NF-κB pathway by subtilase cytotoxin through the ATF6 branch of the unfolded protein response. Journal of Immunology，2009，183（2）：1480-1487.

[52] Kim S，Joe Y，Jeong SO，et al. Endoplasmic reticulum stress is sufficient for the induction of IL-1β production via activation of the NF-kappaB and inflammasome pathways. Innate Immunity，2014，20（8）：799-815.

[53] Blankenberg S，Godefroy T，Poirier O，et al. Haplotypes of the caspase-1 gene，plasma caspase-1 levels，and cardiovascular risk. Circulation Research，2006，99（1）：102-108.

[54] Li Y，Yang J，Chen MH，et al. Ilexgenin A inhibits endoplasmic reticulum stress and ameliorates endothelial dysfunction via

suppression of TXNIP/NLRP3 inflammasome activation in an AMPK dependent manner. Pharmacological Research, 2015, 99: 101-115.

[55] Li J, Wang Y, Wang Y, et al. Pharmacological activation of AMPK prevents Drp1-mediated mitochondrial fission and alleviates endoplasmic reticulum stress-associated endothelial dysfunction. Journal of Molecular and Cellular Cardiology, 2015, 86: 62-74.

[56] Jiang HY, Wek SA, McGrathm BC, et al. Phosphorylation of the α subunit of eukaryotic initiation factor 2 is required for activation of NF-κB in response to diverse cellular stresses. Molecular and Cellular Biology, 2003, 23 (16): 5651-5663.

[57] Zhang C, Cai Y, Adachi MT, et al. Homocysteine induces programmmed cell death in human vascular endothelial cells through activation of the unfolded protein response. J Biol Chem, 2001, 276 (38): 35867-35874.

[58] Davies PF, Civelek M, Fang Y, et al. The atherosusceptible endothelium: endothelial phenotypes in complex haemodynamic shear stress regions in vivo. Cardiovasc Res, 2013, 99 (2): 315-327.

[59] Gora S, Maouche S, Atout R, et al. Phospholipolyzed LDL induces an inflammatory response in endothelial cells through endoplasmic reticulum stress signaling. FASEB J, 2010, 24 (9): 3284-3297.

[60] Wang YI, Bettaieb A, Sun C, et al. Triglyceride-rich lipoprotein modulates endothelial vascular cell adhesion molecule (VCAM) -1 expression via differential regulation of endoplasmic reticulum stress. PLoS One, 2013, 8 (10): 78322.

[61] Mooradian AD, Haas MJ. Glucose-induced endoplasmic reticulum stress is independent of oxidative stress: a mechanistic explanation for the failure of antioxidant therapy in diabetes. Free Radic Biol Med, 2011, 50 (9): 1140-1143.

[62] Brassard P, Amiri F, Schiffrin EL. Combined angiotensin Ⅱ type 1 and type 2 receptor blockade on vascular remodeling and matrix metalloproteinases in resistance arteries. Hypertension, 2005, 46 (3): 598-606.

[63] 李炜, 赵连友, 槐勇, 等. 拉西地平对高血压大鼠血管平滑肌细胞 CRT 和 caspase 12 表达变化的影响. 中国循证心血管医学杂志, 2012, 4 (3): 250-253.

[64] 郭丽, 赵连友, 刘静, 等. 高血压大鼠血管平滑肌细胞 GRP78 和 caspase-12 表达的变化及依那普利的干预作用. 心脏杂志, 2013, (2): 163-167.

[65] Okada K, Minamino T, Tsukamoto Y, et al. Prolonged endoplasmic reticulum stress in hypertrophic and failing heart after aortic constriction: possible contribution of endoplasmic reticulum stress to cardiac myocyte apoptosis. Circulation, 2004, 110: 705-712.

[66] 槐勇, 赵连友, 李炜, 等. 钙通道阻滞剂改善内质网应激抑制压力过负荷高血压大鼠的心肌重构. 心脏杂志, 2012, (6): 686-690.

[67] 刘静, 赵连友, 郭丽, 等. 坎地沙坦对高血压大鼠左室重构的抑制作用. 心脏杂志, 2013, 3: 323-326.

[68] Young CN, Cao X, Guruju MR, et al. ER stress in the brain subfornical organ mediates angiotensin-dependent hypertension. J Clin Invest, 2012, 22 (11): 3960-3964.

[69] Spitler KM, Matsumoto T, Webb RC. Suppression of endoplasmic reticulum stress improves endothelium-dependent contractile responses in aorta of the spontaneously hypertensive rat. Am J Physiol Heart Circ Physiol, 2013, 305 (3): H344-H353.

[70] Cheng WP, Wang BW, Chen SC, et al. Mechanical stretch induces the apoptosis regulator PUMA in vascular smooth muscle cells. Cardiovasc Res, 2012, 93 (1): 181-189.

[71] Sutendra G, Dromparis P, Wright P, et al. The role of Nogo and the mitochondria-endoplasmic reticulum unit in pulmonary hypertension. Sci Transl Med, 2011, 3 (88): 88ra55.

[72] Dikalov SI, Ungvari Z. Role of mitochondrial oxidative stress in hypertension. American Journal of Physiology-Heart and Circulatory Physiology, 2013, 305 (10): H1417-H1427.

[73] Marzetti E, Csiszar A, Dutta D, et al. Mitochondria in cardiovascular physiology and disease: role of mitochondrial dysfunction and altered autophagy in cardiovascular aging and disease: from mechanisms to therapeutics. American Journal of Physiology-Heart and Circulatory Physiology, 2013, 305 (4): H459.

[74] Dikalov SI, Dikalova AE. Contribution of mitochondrial oxidative stress to hypertension. Current Opinion in Nephrology and Hypertension, 2016, 25 (2): 73-80.

[75] Ballinger SW. Mitochondrial dysfunction in cardiovascular disease. Free Radical Biology and Medicine, 2005, 38 (10): 1278-1295.

[76] Dikalov SI, Nazarewicz RR. Angiotensin Ⅱ-induced production of mitochondrial reactive oxygen species: potential mechanisms and relevance for cardiovascular disease. Antioxidants & Redox Signaling, 2013, 19 (10): 1085-1094.

[77] Dikalova AE, Bikineyeva AT, Budzyn K, et al. Therapeutic targeting of mitochondrial superoxide in hypertension. Circulation Research, 2010, 107 (1): 106-116.

[78] Doughan AK, Harrison DG, Dikalov SI. Molecular mechanisms of angiotensin ii-mediated mitochondrial dysfunction: linking mitochondrial oxidative damage and vascular endothelial dysfunction. Free Radical Biology and Medicine, 2007, 102 (4): 488-496.

[79] Viel EC, Benkirane K, Javeshghani D, et al. Xanthine oxidase and mitochondria contribute to vascular superoxide anion generation in DOCA-salt hypertensive rats. American Journal of Physiology-Heart and Circulatory Physiology, 2008, 295 (1): H281-H288.

[80] Choi H, Tostes RC, Webb RC. Mitochondrial aldehyde dehydrogenase prevents ROS-induced vascular contraction in angiotensin-Ⅱ hypertensive mice. Journal of the American Society of Hypertension, 2011, 5 (3): 154-160.

[81] Nautiyal M, Arnold AC, Chappell MC, et al. The brain renin-angiotensin system and mitochondrial function: influence on blood pressure and baroreflex in transgenic rat strains. International Journal of Hypertension, 2013, 2013: 136028.

[82] Case AJ, Li S, Basu U, et al. Mitochondrial-localized NADPH oxidase 4 is a source of superoxide in angiotensin Ⅱ-stimulated neurons. American Journal of Physiology-Heart and Circulatory Physiology, 2013, 305 (1): H19-H28.

[83] Zimmerman MC, Lazartigues E, Lang JA, et al. Superoxide mediates the actions of angiotensin Ⅱ in the central nervous system. Circulation Research, 2002, 91 (11): 1038-1045.

[84] Zinkevich NS, Gutterman DD. ROS-induced ROS release in vascular biology: redox-redox signaling. American Journal of Physiology-Heart and Circulatory Physiology, 2011, 301 (3): H647-H653.

[85] Landmesser U, Cai H, Dikalov S, et al. Role of p47phox in vascular

oxidative stress and hypertension caused by angiotensin Ⅱ. Hypertension, 2002, 40（4）: 511-515.

[86] Touyz RM. Reactive oxygen species, vascular oxidative stress, and redox signaling in hypertension. Hypertension, 2004, 44（3）: 248-252.

[87] Dikalov SI, Li W, Doughan AK, et al. Mitochondrial reactive oxygen species and calcium uptake regulate activation of phagocytic NADPH oxidase. American Journal of Physiology-Regulatory, Integrative and Comparative Physiology, 2012, 302（10）: R1134-R1142.

[88] Widder JD, Fraccarollo D, Galuppo P, et al. Attenuation of angiotensin Ⅱ-induced vascular dysfunction and hypertension by overexpression of thioredoxin 2. Hypertension, 2009, 54（2）: 338-344.

[89] Ungvari Z, Csiszar A, Kaminski PM, et al. Chronic high pressure-induced arterial oxidative stress: involvement of protein kinase C-dependent NAD（P）H oxidase and local renin-angiotensin system. The American Journal of Pathology, 2004, 165（1）: 219-226.

[90] Grote K, Flach I, Luchtefeld M, et al. Mechanical stretch enhances mRNA expression and proenzyme release of matrix metalloproteinase-2 （MMP-2）via NAD（P）H oxidase-derived reactive oxygen species. Circulation Research, 2003, 92（11）: e80-e86.

[91] Ungvari Z, Csiszar A, Huang A, et al. High pressure induces superoxide production in isolated arteries via protein kinase c-dependent activation of NAD（P）H oxidase. Circulation, 2003, 108（10）: 1253-1258.

[92] Hishikawa K, Lüscher TF. Pulsatile stretch stimulates superoxide production in human aortic endothelial cells. Circulation, 1997, 96（10）: 3610-3616.

[93] Hishikawa K, Oemar BS, Yang Z, et al. Pulsatile stretch stimulates superoxide production and activates nuclear factor-κB in human coronary smooth muscle. Circulation Research, 1997, 81（5）: 797-803.

[94] Padilla J, Simmons GH, Fadel PJ, et al. Impact of aging on conduit artery retrograde and oscillatory shear at rest and during exercise. Hypertension, 2011, 57（3）: 484-489.

[95] Hashimoto J, Ito S. Aortic stiffness determines diastolic blood flow reversal in the descending thoracic aorta. Hypertension, 2013, 113: 13-18.

[96] Miura H, Bosnjak JJ, Ning G, et al. Role for hydrogen peroxide in flow-induced dilation of human coronary arterioles. Circulation Research, 2003, 92（2）: e31-e40.

[97] Han Z, Varadharaj S, Giedt RJ, et al. Mitochondria-derived reactive oxygen species mediate heme oxygenase-1 expression in sheared endothelial cells. Journal of Pharmacology and Experimental Therapeutics, 2009, 329（1）: 94-101.

[98] Conley KE, Marcinek DJ, Villarin J. Mitochondrial dysfunction and age. Current Opinion in Clinical Nutrition & Metabolic Care, 2007, 10（6）: 688-692.

[99] Hepple RT. Mitochondrial involvement and impact in aging skeletal muscle. Frontiers in aging neuroscience, 2014, 6: 211.

[100] Rodriguez-Iturbe B, Sepassi L, Quiroz Y, et al. Association of mitochondrial SOD deficiency with salt-sensitive hypertension and accelerated renal senescence. Journal of Applied Physiology, 2007, 102（1）: 255-260.

[101] Dikalova AE, Itani HA, Nazarewicz RR, et al. Sirt3 impairment and SOD2 hyperacetylation in vascular oxidative stress and hypertension. Circ Res, 2017, 121（5）: 564-574.

[102] Hirschey MD, Shimazu T, Goetzman E, et al. SIRT3 regulates mitochondrial fatty-acid oxidation by reversible enzyme deacetylation. Nature, 2010, 464（7285）: 121-125.

[103] Dolinsky VW, Morton JS, Oka T, et al. Calorie restriction prevents hypertension and cardiac hypertrophy in the spontaneously hypertensive rat. Hypertension, 2010, 56（3）: 412-421.

[104] Cerqueira FM, Cunha FM, Laurindo FR, et al. Calorie restriction increases cerebral mitochondrial respiratory capacity in a NO·-mediated mechanism: impact on neuronal survival. Free Radical Biology and Medicine, 2012, 52（7）: 1236-1241.

[105] Nisoli E, Tonello C, Cardile A, et al. Calorie restriction promotes mitochondrial biogenesis by inducing the expression of eNOS. Science, 2005, 310（5746）: 314-317.

[106] Morrison D, Hughes J, Della Gatta PA, et al. Vitamin C and E supplementation prevents some of the cellular adaptations to endurance-training in humans. Free Radical Biology and Medicine, 2015, 89: 852-862.

[107] White AT, Schenk S. NAD$^+$/NADH and skeletal muscle mitochondrial adaptations to exercise. American Journal of Physiology-Endocrinology and Metabolism, 2012, 303（3）: E308-E321.

[108] Lee S, Kim M, Lim W, et al. Strenuous exercise induces mitochondrial damage in skeletal muscle of old mice. Biochemical and Biophysical Research Communications, 2015, 461（2）: 354-360.

[109] Leone A. Does smoking act as a friend or enemy of blood pressure? Let release Pandora's box. Cardiology Research and Practice. 2011, 2011: 264894.

[110] Minami J, Ishimitsu T, Matsuoka H. Effects of smoking cessation on blood pressure and heart rate variability in habitual smokers. Hypertension, 1999, 33（1）: 586-590.

[111] Groppelli A, Giorgi D, Omboni S, et al. Persistent blood pressure increase induced by heavy smoking. J Hypertens, 1992, 10（5）: 495-499.

[112] Brito R, Castillo G, Gonzalez J, et al. Oxidative stress in hypertension: mechanisms and therapeutic opportunities. Experimental and Clinical Endocrinology & Diabetes, 2015, 123（6）: 325-335.

[113] Hamanaka RB, Chandel NS. Mitochondrial reactive oxygen species regulate cellular signaling and dictate biological outcomes. Trends in Biochemical Sciences, 2010, 35（9）: 505-513.

# 同型半胱氨酸与高血压

大量的研究资料表明，血同型半胱氨酸（homocysteine，Hcy）水平升高是心脑血管事件的独立危险因素，从 $10\mu mol/L$ 开始，Hcy 水平与心脑血管事件呈线性正相关，无明显阈值[1]；高血压与 Hcy 升高对心脑血管事件，尤其脑卒中发生具有明显协同作用[2]。同时，越来越多的证据表明，Hcy 可能通过内皮细胞损伤、氧化应激及活化肾素-血管紧张素系统等多种途径导致高血压发生发展，并可能影响降压药物疗效，而降低 Hcy 则对血压控制有积极的影响。

本章拟对 Hcy 导致高血压发生发展的病理生理机制，Hcy 及其代谢过程关键酶基因多态性对高血压的直接作用，Hcy 对常用降压药物降压疗效的影响等多方面的研究进展进行介绍。

## 第一节  同型半胱氨酸生物学特性

Hcy 是一种含硫氨基酸，是蛋氨酸（甲硫氨酸）在细胞内代谢产生的中间产物。蛋氨酸在三磷酸腺苷（ATP）作用下生成 S-腺苷蛋氨酸（S-adenosyl methionine，SAM），SAM 作为甲基供体，将甲基提供给甲基化反应的底物后形成 S-腺苷半胱氨酸（S-adenosyl homocysteine，SAH）；SAH 脱去腺苷变成 Hcy。SAH 是多数甲基转移酶的有效抑制剂。

血清中的 Hcy 有三种形式，即游离型 Hcy、Hcy 二硫化物和 Hcy-半胱氨酸，其本身并不参与蛋白质合成，当与之代谢相关的酶或辅助因子缺乏时，Hcy 代谢可发生紊乱。

正常情况下，Hcy 可以通过下述途径持续从体内代谢清除，其中前两条途径再甲基化生成蛋氨酸，构成蛋氨酸循环。

（1）Hcy 在蛋氨酸合成酶作用下，以维生素 $B_{12}$ 为辅因子，以 5-甲基四氢叶酸为甲基供体，甲基化生成蛋氨酸。这一过程可在所有体细胞中进行。其中，此过程的关键酶是以维生素 $B_2$ 为辅酶的亚甲基四氢叶酸还原酶（MTHFR），其催化 $N_5$，$N_{10}$-亚甲基四氢叶酸形成 $N_5$-甲基四氢叶酸。蛋氨酸也可在 ATP、蛋氨酸腺苷转移酶（MAT）作用下转变成 SAM，SAM 在甲基转移酶（MT）作用下脱去甲基形成 SAH，再在 SAH 水解酶（SAHH）作用下水解脱去腺苷转变成 Hcy。

（2）Hcy 以甜菜碱（三甲基甘氨酸）为甲基供体，它的三个甲基都可作为活性甲基，经甜菜碱半胱氨酸甲基转移酶（betaine-homocysteine methyltransferase，BHMT）催化，再甲基化生成蛋氨酸及二甲基甘氨酸。这一过程在肝脏和肾脏细胞内进行。

（3）Hcy 和丝氨酸在胱硫醚 β 合成酶（CBS）催化下，以维生素 $B_6$ 为辅因子，生成胱硫酸；在胱硫酸裂解酶的作用下再转变为半胱氨酸，在谷胱甘肽合成酶的作用下生成谷胱甘肽，此过程称为转硫化途径（图 3-19-1）。Hcy 代谢通路的任一环节异常，即可能使 Hcy 转化受阻，进而导致 Hcy 水平升高。

再甲基化和转硫基两个代谢途径约各占 50%，体内蛋氨酸水平可影响两者比重：蛋氨酸负平衡状态时，其主要通过再甲基化途径代谢；蛋氨酸过量时，则其主要直接由转硫作用途径代谢。蛋氨酸对两个代谢途径的调节，是通过 SAM 对 MTHFR 的抑制作用和对 CBS 的激活作用来实现的。

Hcy 是一个高反应物质，产生氧自由基和过氧化氢是其致病根源之一。另外，高水平 Hcy 可产生大量 SAH，SAH 是体内所有甲基转移反应的竞争性抑制剂，抑制甲基转移酶活性，干扰甲基化。同时，Hcy 分子含羧基和巯基，可形成同型半胱氨酸硫内酯（HTL），HTL 与多肽或蛋白质中的游离氨基酸结合，生成 Hcy 化的多肽和蛋白质——"错误蛋白质"，使蛋白质失去正常功能。

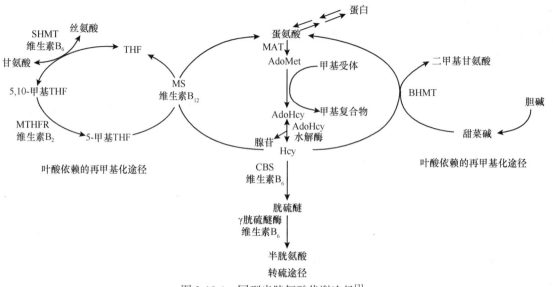

图 3-19-1　同型半胱氨酸代谢途径[3]

AdoMet. S-腺苷蛋氨酸；AdoHcy. S-腺苷同型半胱氨酸；BHMT. 甜菜碱同型半胱氨酸甲基转移酶；CBS. 胱硫醚 β 合成酶；Hcy. 同型半胱氨酸；MAT. 蛋氨酸腺苷转移酶；MS. 蛋氨酸合成酶；MTHFR. 亚甲基四氢叶酸还原酶；SHMT. 丝氨酸羟甲基转移酶；THF. 四氢叶酸

Hcy 在体内代谢的复杂性造成了多种因素可影响 Hcy 水平，即 Hcy 代谢途经中相关的酶及辅酶系统的异常可影响 Hcy 正常代谢，从而影响 Hcy 水平。近年来，各种深入研究发现，Hcy 存在多方面的生物学、病理学作用，其与心脑血管发病有着极为密切的关系。

## 第二节　同型半胱氨酸及相关基因多态性与高血压的关系

### 一、同型半胱氨酸与血压水平密切相关

不同国家、地区和不同类型的研究均显示，Hcy 与血压水平密切相关。高血压与血 Hcy 水平升高不仅对脑卒中发生具有协同作用，事实上，Hcy 本身也是血压升高的独立危险因素。多项不同类型的回顾性研究表明，血 Hcy 水平升高可能通过多种途径促进高血压的发生和发展，且血 Hcy 水平与血压水平呈连续线性正相关。

大型临床研究表明，高龄、男性、吸烟、咖啡、血压升高、血脂紊乱、肌酐水平升高及亚甲基四氢叶酸还原酶 677 C>T 基因突变均与 Hcy 水平升高密切相关；而体力活动、适量饮酒及适宜叶酸和维生素 B$_{12}$ 水平则与 Hcy 水平呈负相关。

国内外研究数据均显示，Hcy 与血压水平密切相关[3-7]。Hcy 变化可影响血压水平，高血压患者在校正年龄、性别因素后，Hcy 水平与收缩压和舒张压均显著正相关。

国外学者发现，Hcy 水平与收缩压、舒张压均呈连续线性正相关（图 3-19-2）[4]。在校正年龄、

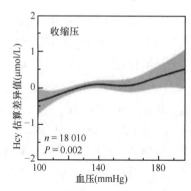
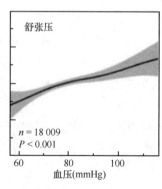

图 3-19-2　Hordaland 研究中，同型半胱氨酸（Hcy）与血压水平呈连续线性正相关[5]

性别、体重指数、高密度脂蛋白胆固醇、吸烟、胆固醇及饮酒等多重潜在混杂因素后，统计分析表明，Hcy 水平与老年人群单纯性收缩期高血压呈显著正相关[5]。

中国东北农村一项横断面研究[6]发现，总体人群 Hcy 水平为 17.4μmol/L，男性和女性分别为 21.0μmol/L 和 14.2μmol/L。在校正年龄、盐摄入、吸烟、体重指数、糖尿病、血脂紊乱等多重传统危险因素后，高同型半胱氨酸血症人群高血压患病率在男性显著升高，在女性呈现相同的升高趋势，提示高同型半胱氨酸血症与高血压发病有关。

中国脑卒中一级预防研究（China stroke primary prevention trial，CSPPT）[7]是一项针对我国高血压人群发病特点设计的随机、双盲、对照临床试验（注册号：clinical trials.gov；NCT_00794885），目的是验证依那普利叶酸片对降低中国高血压成年患者首发脑卒中风险的疗效优于单用依那普利。该研究从

2008 年 5 月 19 日至 2013 年 8 月 24 日在中国江苏省和安徽省的 32 个研究中心实施，在每个省设立一个协调中心。共计纳入了 20 702 例无脑卒中和心肌梗死病史的中国成年高血压患者。根据患者亚甲基四氢叶酸还原酶（MTHFR）C677T 基因型（影响叶酸和同型半胱氨酸代谢的主要基因）分层后将患者随机、双盲分为两组，分别每天服用单片固定复方制剂"依叶"（10mg 依那普利和 0.8mg 叶酸组成）或者单纯服用依那普利（10mg），期间对于没有达到降压目标的高血压患者可以根据高血压指南合并使用其他降压药物。分析表明，CSPPT 基线人群中约有 10 783 例高血压受试者未服用降压药物，经校正年龄、性别、不同中心、总胆固醇、三酰甘油、高密度脂蛋白胆固醇、体重指数、空腹血糖、叶酸、维生素 $B_{12}$、MTHFR C677T 基因多态性、血肌酐、吸烟和饮酒多种因素后，基线血 Hcy 水平与收缩压、舒张压均呈连续线性正相关（图 3-19-3）[8]。

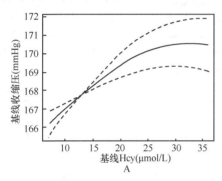
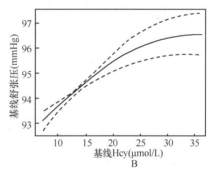

图 3-19-3　中国脑卒中一级预防研究（CSPPT）中基线同型半胱氨酸（Hcy）与血压水平呈正相关[8]

Hcy 水平与高血压之间的关系存在合理的机制解释。Hcy 升高通过氧化应激、内皮功能紊乱、刺激血管肥厚，形成血压升高的病理基础。同时，高同型半胱氨酸血症时，Hcy 和半胱氨酸竞争胱硫醚-γ-合成酶（CSE），导致硫化氢（$H_2S$）产生减少，继而活化血管内皮血管紧张素转化酶（ACE）及促进细胞内肾素合成及分泌，导致循环肾素水平增加，作用于肾素-血管紧张素系统等。上述共同促进血压增高及血管疾病。

## 二、同型半胱氨酸代谢过程相关基因多态性与高血压密切相关

亚甲基四氢叶酸还原酶（MTHFR）是 Hcy 代谢关键酶之一。影响 Hcy 的最主要的代谢途径是再

甲基化途径，此过程需要 5-甲基四氢叶酸作为甲基供体，而 5-甲基四氢叶酸需要由 5，10-甲基四氢叶酸在 MTHFR 的作用下生成。

迄今 MTHFR 基因共报道近 20 种突变类型，最常见的突变是 667 位点 C/T 突变，C677T 位点突变导致酶的耐热性及活性下降，是导致人群 Hcy 中度升高的主要因素之一。TT 基因型频率在欧美人群为 10%～12%[9]，中国高血压人群约为 25%[10]，TT 基因型人群 Hcy 水平比 CC 基因型人群高约 25%。

荟萃分析显示，MTHFR C677T 基因多态性人群原发性高血压风险显著升高[11]；且 MTHFR C677T 基因多态性人群的妊娠期高血压及其风险均显著升高[12]。

进一步分析表明，在东亚人群 MTHFR C677T 基因多态性与原发性高血压或妊娠期高血压具有更

强的关联。然而，MTHFR A1298C 与原发性高血压 无显著关联（图3-19-4）。

| 研究 | | OR(95% CI) | 权重(%) |
|---|---|---|---|
| Nishio (1996) | | 1.02(0.61, 1.72) | 2.27 |
| Nakata (1998) | | 0.82(0.60, 1.10) | 4.00 |
| Gao (1999) | | 0.99(0.71, 1.38) | 3.67 |
| Benes (2001) | | 1.22(0.91, 1.63) | 4.11 |
| Wang (2002) | | 1.83(1.12, 3.00) | 2.42 |
| Kahleova (2002) | | 1.14(0.83, 1.58) | 3.76 |
| Sun (2003) | | 2.78(1.56, 4.95) | 1.98 |
| Rodríguez-Esparragón (2003) | | 1.35(1.03, 1.78) | 4.26 |
| Heux (2004) | | 1.27(0.98, 1.64) | 4.43 |
| Tylicki (2005) | | 1.08(0.69, 1.67) | 2.79 |
| Liu (2005) | | 1.20(0.81, 1.78) | 3.15 |
| Lwin (2006) | | 0.90(0.65, 1.24) | 3.78 |
| Li (2006) | | 1.06(0.41, 2.74) | 0.91 |
| Hu (2006) | | 1.18(0.79, 1.77) | 3.08 |
| Hui (2007) | | 1.21(0.95, 1.54) | 4.58 |
| Markan (2007) | | 1.90(0.17, 3.10) | 2.47 |
| Xing (2007) | | 1.29(1.09, 1.52) | 5.45 |
| Tang (2007) | | 1.86(1.33, 2.60) | 3.66 |
| Lin (2008) | | 1.83(1.10, 3.04) | 2.35 |
| Ilhan (2008) | | 2.83(1.70, 4.72) | 2.33 |
| Deshmukh (2009) | | 0.72(0.42, 1.25) | 2.15 |
| Ng (2009) | | 1.89(1.07, 3.32) | 2.04 |
| Liu (2011) | | 1.53(1.09, 2.15) | 3.60 |
| Zhang (2012) | | 1.12(0.76, 1.65) | 3.18 |
| Cao (2012) | | 1.14(0.81, 1.62) | 3.53 |
| Yin (2012) | | 1.35(1.15, 1.59) | 5.48 |
| Fowdar (2012) | | 0.98(0.79, 1.22) | 4.91 |
| Bayramoglu (2013) | | 1.53(1.00, 2.32) | 2.95 |
| Yao (2013) | | 2.14(1.54, 2.96) | 3.74 |
| Fridman (2013) | | 1.16(0.77, 1.76) | 2.97 |
| Overall (I-squared = 58.7%, *P* = 0.000) | | 1.30(1.18, 1.43) | 100.00 |

注：权重采用随机效应分析

202      1      4.95

图3-19-4　MTHFR C677T 基因多态性显著增加原发性高血压风险（T *vs* C）[11]

## 三、同型半胱氨酸水平对降压药物降压疗效的影响

（一）同型半胱氨酸对高血压患者降压治疗血压下降值的影响

多项不同类型的回顾性研究表明，血同型半胱氨酸水平升高可能通过多种途径促进高血压的发生和发展，且血同型半胱氨酸水平与血压水平呈连续线性正相关。

CSPPT 研究[8]表明，在基线未服用降压药的人群中，血 Hcy 水平与收缩压、舒张压水平均呈连续线性正相关。同时，基线 Hcy 水平升高显著降低短期、中期、长期降压药干预后收缩压的下降幅度。基线 Hcy 水平升高与治疗后收缩压下降（基线收缩压–治疗后收缩压）呈连续线性负相关（图3-19-5）；

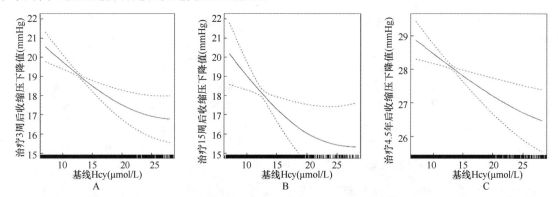

图3-19-5　基线 Hcy 水平与3周（A）、15周（B）单纯使用依那普利治疗，或者4.5年（中位数）以依那普利为基础的治疗后（C）收缩压的下降呈连续线性负相关[8]

随着 Hcy 水平升高，经 3 周、15 周和 4.5 年治疗后的收缩压下降平均值（入组时血压–治疗后血压）逐渐减少；同时，基线 Hcy 水平与使用依那普利

治疗 3 周、15 周后舒张压的下降幅度也呈连续、线性负相关（图 3-19-6）。即经过同样的降压治疗，基线 Hcy 水平越高，则血压下降越少[8]。

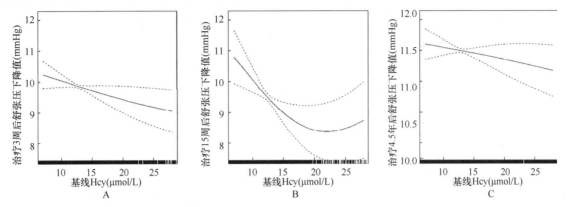

图 3-19-6　基线 Hcy 水平与单纯使用依那普利治疗 3 周（A）、15 周（B）后舒张压下降幅度呈显著负相关（P 均<0.001），与以依那普利为基础治疗 4.5 年（中位数）后（C）舒张压的下降幅度呈负相关趋势[8]

随着 Hcy 水平升高，在不同治疗周期，血压下降幅度呈下降趋势（负值增大）（图 3-19-7）。在整个 CSPPT 治疗和随访研究过程中，Hcy 更高人群在各个访视均具有较高收缩压水平（图 3-19-8）。

故不论是短期降压疗效还是长期降压疗效，基线 Hcy 较高的人群收缩压下降得越少。以上说明 Hcy 独立影响着降压疗效。

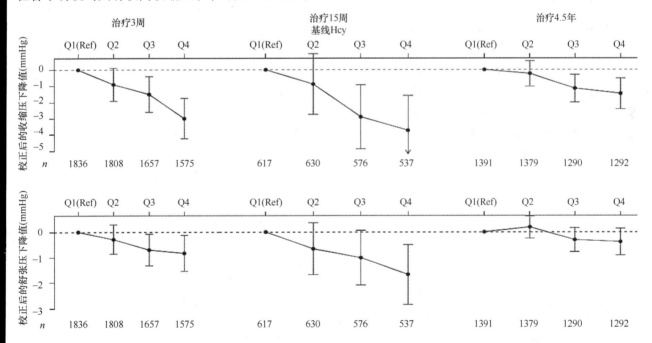

图 3-19-7　与基线 Hcy 第一等分（Q1）比较，在不同治疗周期，Q2～Q4 收缩压和舒张压下降幅度呈下降趋势（负值增大）[8]

（二）同型半胱氨酸对高血压患者降压达标率的影响

血压达标定义为降压治疗后，收缩压

<140mmHg，且舒张压<90mmHg。CSPPT 研究表明，随着基线 Hcy 水平升高，不同周期降压治疗后，血压达标率呈下降趋势。

经过 3 周单纯依那普利治疗及经过 4.5 年（中

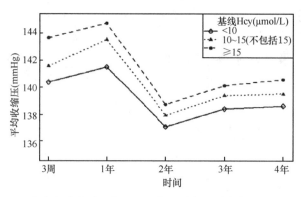

图 3-19-8　在整个 CSPPT 治疗和随访过程中，Hcy 水平更高人群在各个访视均具有较高收缩压水平[8]

位数）以依那普利为基础的降压治疗，降压达标率在 Hcy 水平＜10μmol/L 人群、10～15μmol/L 人群、≥15μmol/L 人群中，随基线 Hcy 水平升高而逐渐降低[8]。

### （三）补充叶酸降低同型半胱氨酸可显著降低新发高血压风险

**1. 降低同型半胱氨酸水平可降低新发高血压风险**

（1）护士健康研究：护士健康研究Ⅰ（nurses' health study Ⅰ，NHSⅠ）和护士健康研究Ⅱ（nurses' health study Ⅱ，NHSⅡ）分别入组 62 260 例老年女性（43～70 岁）和 93 803 例年轻女性（27～44 岁），通过对护士健康研究人群的长期随访，根据食物半定量调查表考察叶酸摄入情况，以评估叶酸摄入对新发高血压风险的影响[13]。

通过 8 年随访研究发现，无论在护士健康研究Ⅰ或护士健康研究Ⅱ，随着叶酸摄入量的增加，新发高血压风险均呈下降趋势。在护士健康研究Ⅱ中，年轻女性获益更为明显（图 3-19-9），低体重指数人群获益更为明显（图 3-19-10），而在护士健康研究Ⅰ中，未见年龄和体重指数的显著修饰效应（图 3-19-9，图 3-19-10）。

（2）青年冠状动脉风险进展研究：青年冠状动脉风险进展研究（coronary artery risk development in young adults）[14]经过对 1985 年入组的 4400 例 18～30 岁无高血压病史的非裔美国人与白种人进行膳食问卷调查、随访研究发现，基线高叶酸摄入人群新发高血压风险显著降低。随着叶酸摄入增加，新发高血压风险均显著下降。同时，无论通过饮食摄入叶酸或维生素补充叶酸，均可显著降低新发高血压风险，两者疗效类似。进一步分析表明，患者叶酸水平与新发高血压风险呈负相关。同样，Hcy 水平与收缩压、舒张压也均呈显著正相关；Hcy 水平升高则新发高血压风险明显升高。

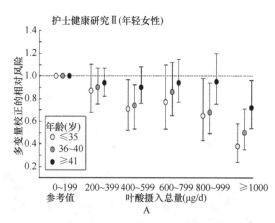
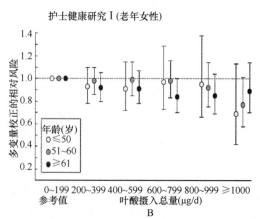

图 3-19-9　不同研究中，年龄对叶酸摄入与新发高血压风险的修饰效应[13]

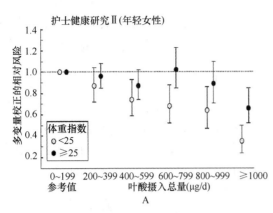 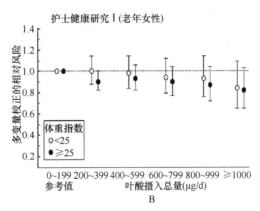

图 3-19-10　不同研究中，体重指数对叶酸摄入与新发高血压风险的修饰效应[8]

**2. 补充叶酸降低同型半胱氨酸可降低血压水平**　对血压正常或无明显临床症状的正常高值血压的受试者（收缩压：130～145 mmHg，舒张压：80～90mmHg）进行叶酸治疗研究发现，补充叶酸显著降低外周脉压达 4.7mmHg，同时显著提高全身动脉顺应性（systemic arterial compliance，SAC），表明降低同型半胱氨酸水平可改善血管僵硬度。

研究还发现，随机每天使用叶酸（5mg）和维生素 $B_6$（250mg）或者安慰剂，经过 2 年的治疗，叶酸与维生素 $B_6$ 可以显著降低收缩压 3.7mmHg、舒张压 1.9mmHg[15]。

同样，CSPPT 研究表明，依那普利叶酸片治疗可明显升高叶酸水平，降低 Hcy，进一步分析表明，Hcy 水平下降与收缩压下降呈显著正相关（图 3-19-11）[8]。

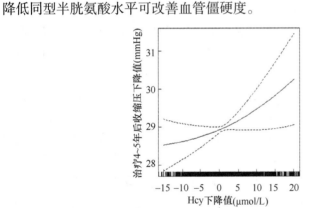 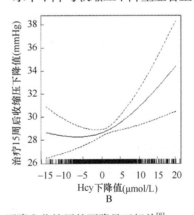

图 3-19-11　CSPPT 研究中，Hcy 下降和收缩压的下降呈正相关[8]

# 第三节　同型半胱氨酸在高血压发病中的作用

Hcy 水平升高可能通过多种途径促进高血压的发生和发展，主要包括以下方面。

## 一、同型半胱氨酸与内皮细胞功能受损

内皮细胞是指覆盖于血管内表面的单层扁平细胞，作为血液和组织的屏障其可以合成及分泌各种活性因子，包括一氧化氮、内皮素、前列腺素、血管紧张素原及其他重要物质。这些物质在调节血管收缩、控制血流量、抗血栓、抑制血管壁细胞游走和增殖、调节血管壁剪切应力和血压等方面发挥重要作用。血管内皮细胞功能障碍是高血压、动脉粥样硬化等心血管疾病发生的启动因子和重要条件。

Hcy 水平升高通过多个途径影响内皮细胞结构和功能。

### （一）损伤内皮细胞的修复和再生功能

内皮功能障碍的本质是内皮损伤和修复之间动态平衡的破坏。研究表明，内皮祖细胞（EPC）参与内皮损伤部位的修复，通过黏附、聚集、增殖、分化，进而形成新的血管内皮。Hcy 可以时间和剂量依赖性减少外周血来源的 EPC 数量，抑制其修

复，从而打破内皮损伤和修复之间的动态平衡，导致内皮功能障碍[16]。

### （二）氧化应激

Hcy 诱导烟酰胺腺嘌呤二核苷酸磷酸（NADPH）氧化酶和诱导型一氧化氮合酶（iNOS）活性，促进超氧化物自由基生成；Hcy 含自由巯基，可自身氧化为同型胱氨酸和 Hcy 硫内酯，产生氧自由基（$O^{2-}$）、过氧化氢（$H_2O_2$）等活性氧簇（ROS）；ROS 可引起蛋白质损伤，酶、受体活性及功能障碍，导致内皮细胞和内质网损伤，使内皮细胞脱落，并引起血小板黏附和血栓形成。同时，Hcy 可以抑制细胞内抗氧化酶类的表达，从而抑制超氧化物歧化酶（SOD）的作用，使自由基的清除减慢；干扰体内谷胱甘肽的合成，抑制抗氧化的血红素氧合酶和内皮细胞谷胱甘肽过氧化物酶的表达和活性，Hcy 降低谷胱甘肽过氧化物酶活性，使机体处于氧化应激状态。

大量临床研究证实[17,18]，叶酸治疗可以显著降低 Hcy，进而改善机体总抗氧化能力（total antioxidant capacity，TAC）。

### （三）炎症反应

单核/巨噬细胞活化是疾病发生发展过程中众多免疫炎性反应的最终共同致病途径。Hcy 通过促进单核细胞趋化蛋白（MCP-1）、IL-8 分泌，增强单核细胞的趋化作用；通过增强脂蛋白 A 与单核/巨噬细胞的 $\beta_2$-整合素（Mac-1）的结合等机制，使单核细胞黏附于活化的内皮表面；最后促进泡沫细胞的形成和炎性细胞因子的分泌，加剧局部炎症的启动和发展。

### （四）低甲基化

Hcy 升高 S-腺苷半胱氨酸（SAH）水平，SAH 是体内甲基转移反应的竞争性抑制剂，抑制甲基转移酶活性，干扰 DNA 与蛋白质甲基化，影响细胞分化和基因表达，引起内皮细胞结构和功能变化。

### （五）损害内皮细胞依赖性舒张功能

一氧化氮（NO）是内皮依赖性血管舒张因子，内皮素是内皮依赖性血管收缩因子，它们共同影响血管舒缩功能。内皮细胞的 NO 是由 eNOS 以 L-精氨酸作为底物合成的；非对称二甲基精氨酸（ADMA）与 L-精氨酸具有相似的化学结构，可以通过与内皮型一氧化氮合酶（eNOS）产生竞争性抑制从而导致 NO 的减少；ADMA 在体内由二甲基精氨酸二甲基氨基水解酶（DDAH）降解形成精氨酸。Hcy 本身或者通过氧化应激可以抑制 DDAH，进而导致 ADMA 集聚，抑制 NO 的生成，造成 NO 依赖性血管舒张功能下降。同时，Hcy 可升高内皮素-1 水平，引起血管痉挛、缺血、缺氧等，进一步加重内皮细胞损伤。

将血流介导的血管扩张反应（flow-mediated vasodilation，FMD）作为内皮功能检测指标。荟萃分析发现[19,20]，叶酸治疗降低 Hcy 可以改善冠心病患者内皮功能，降低 Hcy 疗法可以显著改进 FMD（图 3-19-12，图 3-19-13）。

| 研究或亚组 | 实验组 | | | 对照组 | | | 权重 | 均数差值，随机效应模型，95% CI | 均数差值，随机效应模型，95% CI |
| --- | --- | --- | --- | --- | --- | --- | --- | --- | --- |
| | 均值 | SD | 例数 | 均值 | SD | 例数 | | | |
| Chambers 2000 | 1.5 | 3.48 | 59 | -0.4 | 2.6 | 30 | 7.1% | 1.90[0.61,3.19] | |
| Dinckal 2003 | 5.5 | 1.99 | 15 | 0 | 1.2 | 11 | 7.4% | 5.50[4.27,6.73] | |
| Doshi 2001 | 4.4 | 0.92 | 50 | 0.07 | 0.81 | 50 | 11.8% | 1.33[0.99,1.67] | |
| Doshi 2002 | 1.44 | 0.68 | 16 | 0.11 | 0.53 | 17 | 11.5% | 1.33[0.91,1.75] | |
| Lekakis 2004 | 2.4 | 3.15 | 17 | -0.1 | 3.3 | 17 | 4.0% | 2.50[0.33,4.67] | |
| Moat 2006a | 0.31 | 1.23 | 30 | 0.32 | 0.69 | 29 | 11.1% | -0.01[-0.52,0.50] | |
| Moat 2006b | 2.03 | 0.85 | 25 | 0.32 | 0.69 | 29 | 11.5% | 1.71[1.29,2.13] | |
| Mones 2007 | 2.46 | 0.49 | 20 | 0.45 | 0.36 | 20 | 12.0% | 2.01[1.74,2.28] | |
| Mones 2007b | 2.48 | 0.49 | 20 | 1.44 | 0.51 | 20 | 11.9% | 1.04[0.73,1.35] | |
| Thambyrajah 2001 | 1.2 | 2.72 | 43 | 0.4 | 2.94 | 43 | 7.5% | 0.80[-0.40,2.00] | |
| Title 2000 | 2 | 3.76 | 25 | 0.2 | 3.8 | 25 | 4.1% | 1.80[-0.30,3.90] | |
| 例数(95% CI) | | | 320 | | | 291 | 100.0% | 1.65[1.12,2.17] | |

异质性：$Tau^2=0.57;chi1^2=101.99,df=10(P<0.00001);I^2=90\%$
总效应检验：$Z=6.17(P<0.00001)$

偏向 对照组　　　偏向 实验组

图 3-19-12　补充叶酸降低 Hcy 能显著改善冠心病人群 FMD[19]

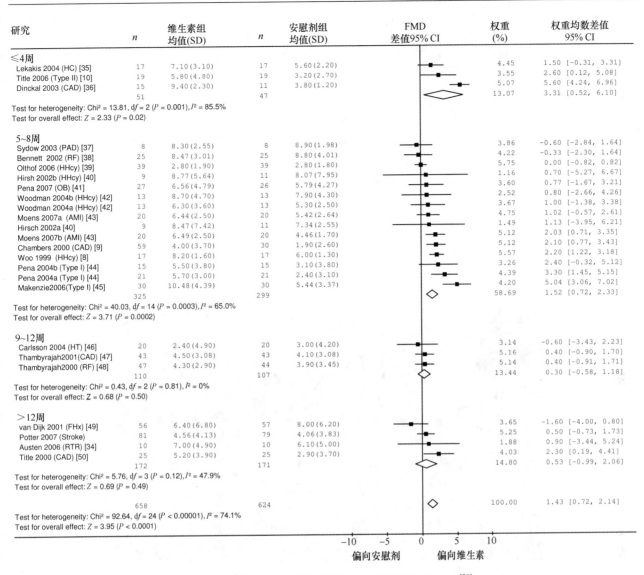

图 3-19-13　B 族维生素治疗降低 Hcy 可显著改善 FMD[20]

## 二、同型半胱氨酸促进血管平滑肌细胞增殖

血管平滑肌细胞（VSMC）是构成血管壁组织结构及维持血管张力的主要细胞成分，其结构及功能的改变是导致高血压、动脉粥样硬化等多种心血管病的细胞病理学基础。

血管平滑肌细胞增殖可以使正常血管的微纤维缺失或聚集紊乱，引起弹性蛋白/胶原比例下降，平滑肌细胞由收缩型转变为合成型，从而导致血管壁增厚及血管结构破坏。Hcy 可使血管平滑肌细胞内细胞周期素（cyclins）mRNA 和某些原癌基因（c-fos、c-myc）表达增加，诱导静止期细胞进入分裂期；Hcy 还能使血小板源性生长因子（PDGF）和碱性成纤维细胞生长因子（bFGF）生成增加，从而促进平滑肌细胞增殖。其诱导平滑肌细胞增殖作用与细胞外信号调节激酶（ERK）、二酰甘油-蛋白激酶 C（DAG-PKC）、丝裂素活化蛋白激酶（MAPK）等信号传导途径有关[21-24]。

## 三、同型半胱氨酸直接作用于肾素-血管紧张素系统

既往研究提示硫化氢（$H_2S$）可以抑制内皮细胞血管紧张素转化酶（ACE）活性；$H_2S$ 由 L-半胱氨酸经胱硫醚-β-合成酶或胱硫醚-γ-合成酶催化生成，而 Hcy 升高可以抑制胱硫醚-γ-合成酶，进而减少 $H_2S$ 生成；因而，Hcy 可通过降低 $H_2S$，活化 ACE，进而上调血管紧张素 II，导致高血压。同时，Hcy 升高通过 $AT_1$ 受体可以诱导血管内皮细胞基质金属蛋白

酶-9（MMP-9）和胶原合成（图3-19-14）[25,26]。

有研究表明，Hcy可以与血管紧张素Ⅱ协同导致血管内皮损伤（图3-19-15）[27-29]；降低缓激肽在血压、血流及血管阻力的正向效应[30]。

我国高血压人群的主要特征之一是约75%的患者合并 Hcy 水平升高（≥10μmol/L），高血压和Hcy水平升高在导致脑卒中方面具有协同作用。Hcy水平升高可能通过内皮细胞损伤、促进血管平滑肌细胞增殖及直接作用于肾素–血管紧张素系统等一系列作用直接促进高血压的发生和发展；Hcy水平和血压水平呈连续线性正相关；Hcy水平与短期、中期及长期降压药物使用后的降压疗效呈连续线性

负相关；降低 Hcy 则对血压的降低和控制可产生积极的效应。

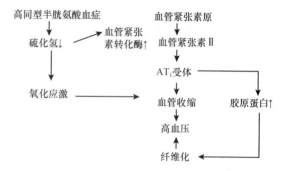

图 3-19-14　Hcy 升高作用于肾素–血管紧张素系统导致高血压[25]

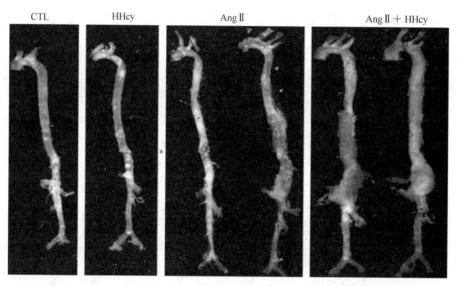

图 3-19-15　Hcy 升高（HHcy）和血管紧张素Ⅱ（Ang Ⅱ）协同导致血管损伤[29]

CTL. 对照

因而，Hcy 水平升高在高血压的发生发展中具有重要作用，高血压患者基线 Hcy 水平是决定降压药物降压效果的重要因素和干预靶点；对我国高血压患者 Hcy 升高的长期忽略可能是我国高血压人群血压控制不佳或心脑血管事件高发的重要因素之一。

（秦献辉　李　萍）

## 参考文献

[1] Stanger O, Herrmann W, Pietrzik K, et al. DACH-LIGA Homocystein e.V. DACH-LIGA homocysteine（German, Austrian and Swiss）: concensus paper on the rational clinical use of homocysteine, folic acid and B-vitamins in cardiovascular and thrombotic diseases: guidelines and recommendations. Clin Chem Lab Med, 2003, 41（11）: 1392-1403.

[2] Towfighi A, Markovic D, Ovbiagele B. Pronounced association of elevated serum homocysteine with stroke in subgroups of individuals: a nationwide study. J Neurol Sci, 2010, 298（1-2）: 153-157.

[3] 李建平，卢新政，霍勇，等。H 型高血压诊断与治疗专家共识. 中华高血压杂志，2016，24（2）: 123-127.

[4] Refsum H, Nurk E, Smith AD, et al. The Hordaland Homocysteine Study: a community-based study of homocysteine, its determinants, and associations with disease. J Nutr, 2006, 136（6 Suppl）: 1731S-1740S.

[5] Sutton-Tyrrell K, Bostom A, Selhub J, Zeigler-Johnson C. High homocysteine levels are independently related to isolated systolic hypertension in older adults. Circulation, 1997, 96（6）: 1745-1749.

[6] Li Z, Guo X, Chen S, et al. Hyperhomocysteinemia independently associated with the risk of hypertension: a cross-sectional study from rural China. J Hum Hypertens, 2016, 30（8）: 508-512.

[7] Huo Y, Li J, Qin X, et al. Efficacy of folic acid therapy in primary prevention of stroke among adults with hypertension in China: the

CSPPT randomized clinical trial. JAMA, 2015, 313（13）: 1325-1335.

[8] Qin X, Li Y, Sun N, et al. Elevated homocysteine concentrations decrease the antihypertensive effect of angiotensin converting enzyme inhibitors in hypertensive patients. Arterioscler Thromb Vasc Biol, 2017, 37（1）: 166-172.

[9] Wilcken B, Bamforth F, Li Z, et al. Geographical and ethnic variation of the 677C＞T allele of 5, 10 methylenetetrahydrofolate reductase（MTHFR）: findings from over 7000 newborns from 16 areas worldwide. J Med Genet, 2003, 40（8）: 619-625.

[10] Qin X, Li J, Cui Y, et al. MTHFR C677T and MTR A2756G Polymorphisms and the Homocysteine Lowering Efficacy of Different Doses of Folic Acid in Hypertensives Chinese Adults. Nutrition Journal, 2012, 11: 2.

[11] Wu YL, Hu CY, Lu SS, et al. Association between methylenetetrahydrofolate reductase（MTHFR）C677T/A1298C polymorphisms and essential hypertension: a systematic review and meta-analysis. Metabolism, 2014, 63（12）: 1503-1511.

[12] Yang B, Fan S, Zhi X, et al. Associations of MTHFR gene polymorphisms with hypertension and hypertension in pregnancy: a meta-analysis from 114 studies with 15411 cases and 21970 controls. PLoS One, 2014, 9（2）: e87497.

[13] Forman JP, Rimm EB, Stampfer MJ, et al. Folate intake and the risk of incident hypertension among US women. JAMA, 2005, 293（3）: 320-329.

[14] Xun P, Liu K, Loria CM, et al. Folate intake and incidence of hypertension among American young adults: a 20-y follow-up study. Am J Clin Nutr, 2012, 95（5）: 1023-1030.

[15] van Dijk RA, Rauwerda JA, Steyn M, et al. Long-term homocysteine-lowering treatment with folic acid plus pyridoxine is associated with decreased blood pressure but not with improved brachial artery endothelium-dependent vasodilation or carotid artery stiffness. A 2-year, randomized, placebo-controlled trial. Arterioscler Thromb Vasc Biol, 2001, 21（12）: 2072-2079.

[16] 冯娟, 王宪. 高同型半胱氨酸血症促进动脉粥样硬化发生发展的炎症免疫机制. 中国医学前沿杂志（电子版）, 2011, 3（3）: 10-17.

[17] Aghamohammadi V, Gargari BP, Aliasgharzadeh A. Effect of folic acid supplementation on homocysteine, serum total antioxidant capacity, and malondialdehyde in patients with type 2 diabetes mellitus. J Am Coll Nutr, 2011, 30（3）: 210-215.

[18] Bahmani F, Karamali M, Shakeri H, et al. The effects of folate supplementation on inflammatory factors and biomarkers of oxidative stress in overweight and obese women with polycystic ovary syndrome: a randomized, double-blind, placebo-controlled clinical trial. Clin Endocrinol（Oxf）, 2014, 81（4）: 582-587.

[19] Liu Y, Tian T, Zhang H, et al. The effect of homocysteine-lowering therapy with folic acid on flow-mediated vasodilation in patients with coronary artery disease: a meta-analysis of randomized controlled trials. Atherosclerosis, 2014, 235（1）: 31-35.

[20] Potter K, Hankey GJ, Green DJ, et al. The effect of long-term homocysteine-lowering on carotid intima-media thickness and flow-mediated vasodilation in stroke patients: a randomized controlled trial and meta-analysis. BMC Cardiovasc Disord, 2008, 8: 24.

[21] Mujumdar VS, Hayden MR, Tyagi SC. Homocyst（e）ine induces calcium second messenger in vascular smooth muscle cells. J Cell Physiol, 2000, 183（1）: 28-36.

[22] Han XB, Zhang HP, Cao CJ, et al. Aberrant DNA methylation of the PDGF gene in homocysteinemediated VSMC proliferation and its underlying mechanism. Mol Med Rep, 2014, 10（2）: 947-954.

[23] Zhang D, Chen Y, Xie X, et al. Homocysteine activates vascular smooth muscle cells by DNA demethylation of platelet-derived growth factor in endothelial cells. J Mol Cell Cardiol, 2012, 53（4）: 487-496.

[24] Yideng J, Zhihong L, Jiantuan X, et al. Homocysteine-mediated PPAR alpha, gamma DNA methylation and its potential pathogenic mechanism in monocytes. DNA Cell Biol, 2008, 27（3）: 143-150.

[25] Sen U, Mishra PK, Tyagi N, et al. Homocysteine to hydrogen sulfide or hypertension. Cell Biochem Biophys, 2010, 57（2/3）: 49-58.

[26] Huang A, Pinto JT, Froogh G, et al. Role of homocysteinylation of ACE in endothelial dysfunction of arteries. Am J Physiol Heart Circ Physiol, 2015, 308（2）: H92-H100.

[27] Neves MF, Endemann D, Amiri F, et al. Small artery mechanics in hyperhomocysteinemic mice: effects of angiotensin Ⅱ. J Hypertens, 2004, 22（5）: 959-966.

[28] Sen U, Herrmann M, Herrmann W, et al. Synergism between AT1 receptor and hyperhomocysteinemia during vascular remodeling. Clin Chem Lab Med, 2007, 45（12）: 1771-1776.

[29] Liu Z, Luo H, Zhang L, et al. Hyperhomocysteinemia exaggerates adventitial inflammation and angiotensin II-induced abdominal aortic aneurysm in mice. Circ Res, 2012, 111（10）: 1261-1273.

[30] Yen CH, Ma YH, Yu HP, et al. Reduction of superior mesenteric hemodynamic responsiveness to [Sar1, Thr8]-angiotensin Ⅱ and bradykinin, but not sodium nitroprusside, in the presence of homocysteine infusion. Chin J Physiol, 2010, 53（1）: 45-51.

# 第二十章

# 环境因素异常与高血压

高血压是一种由诸多致病因素通过复杂发病机制综合作用所致的疾病。除遗传因素外，环境因素（包括环境温度、海拔、纬度、噪声和空气污染等）在高血压发生发展中也具有至关重要的作用[1]。自1921年 Hopman 发现冬季血压增高的现象后，血压的季节性变化开始受到人们的广泛关注。无论是高血压患者还是正常血压个体，寒冷暴露均会引起血压升高。即血压正常者冬季血压最高，高血压患者冬季血压变化幅度最大[2]。血压水平与环境温度呈负相关，寒冷季节血压升高，相关心脑血管疾病发生风险也随之增加[3]。因此，寒冷暴露与高血压的发生发展密切相关。本章主要从寒冷暴露和空气污染与高血压的流行病学、发生机制、临床特点和防治策略等方面进行阐述。

## 第一节　寒冷暴露与高血压

### 一、寒冷暴露与高血压的流行病学

20世纪60年代，有学者提出血压水平随季节变化而波动[4]。一项研究连续观察2051例成人不同季节的血压变化特点，结果显示，炎热季节平均收缩压/舒张压为（126.8±0.8）/（82.2±0.8）mmHg，寒冷季节平均收缩压/舒张压上升至（130.3±0.6）/（84.4±0.7）mmHg；亚组分析发现，不同人群（血压正常个体、未经治疗高血压患者和经治疗高血压患者）寒冷季节较炎热季节血压水平均显著增高（$P<0.05$）[5]。我国一项前瞻性临床研究对10个省（市）50万居民的流行病学数据分析后也发现，血压呈季节性变化，与炎热季节（6～8月）相比，寒冷季节（12月至次年2月）收缩压升高10mmHg，舒张压升高4.2mmHg（$P<0.05$），且农村人口寒冷季节收缩压变化明显大于城市人口（12mmHg 比 8mmHg；$P<0.0001$）[6]。我国人群高血压分布呈由南向北梯度递增趋势。一项横断面研究纳入国内14个省（市、自治区）46 239例年龄≥20岁成人，以秦岭-淮河为南方和北方的分界线，发现北方居民较南方居民高血压发生风险增高 15%（$P<0.001$），这可能与北方地区平均气温较低、人群盐和脂肪摄入量较高等因素有关[7]。另有一项研究入选101例28～63岁血压正常且从事相似体力劳动的健康成人，通过24h动态血压监测评估环境温度与血压的关系。结果发现，冬季较夏季工作期间平均收缩压和平均舒张压分别增高 3.4mmHg（$P=0.035$）和 3.3mmHg（$P<0.003$）；环境温度每下降 1℃，收缩压和舒张压分别升高 1.14mmHg 和 0.58mmHg[8]。因此，寒冷暴露期间，血压正常个体和高血压患者血压水平均显著增高，与环境温度呈负相关。

高血压相关心脑血管疾病的发生发展也被证实与寒冷暴露密切相关。日本一项研究观察 2053 例40 岁以上居民每年脑出血发病情况，平均随访 22年。结果发现，与炎热季节相比，寒冷季节居民血压明显增高，且脑出血发生率也显著增加[9]。另有一项研究入选英国 19 019 例40～69 岁男性政府公务员，平均随访25 年，观察各种原因死亡率与季节的关系。结果显示，与夏季相比，冬季（1 月）全因死亡率增加22%，缺血性心脏病发生率增加27%，脑血管疾病发生率增加37%[10]。一项国内研究共纳入 10 个省（市）23 000 例心血管疾病患者，评估户外温度、血压与心血管疾病死亡率之间的关系。结果发现，当室外温度高于 5℃时，温度每下降 10℃，收缩压会升高 6.2mmHg；收缩压每升高 10mmHg，心血管疾病死亡风险升高 21%；心血管疾病死亡率具有明显的季节性变化，冬季较夏季心血管疾病死亡风险增加41%[11]。因此，寒冷暴露与高血压及其相关心脑血管疾病的发生发展密切相关。

## 二、寒冷暴露引发高血压的机制

寒冷暴露可引起血压增高，即冷应激性高血压。Fregly等首先建立了冷应激性高血压的动物模型，即SD大鼠暴露于寒冷环境（6℃）4周，血压明显升高；血压开始增高的时间与其初始体重、环境温度和每天暴露时间等因素有关。这一模型的成功建立拉开了寒冷暴露引发高血压机制及防治相关研究的序幕，主要包括以下几个方面。

（一）寒冷暴露激活交感神经系统和肾素-血管紧张素系统使血压升高

血压的调控涉及中枢神经系统、外周神经系统和体液系统，其中交感神经系统在高血压发生和维持中起重要作用，既可短暂调节血压，又具有长期调控血压的作用。在生理状态下，机体会通过减压反射抑制交感神经活动，维持血压的稳定。冷应激性高血压早期，机体的压力感受器敏感性降低，交感神经发放冲动增强，儿茶酚胺、肾上腺素、去甲肾上腺素和神经肽Y等神经递质释放增多，引起心率加快、心排血量增加和外周血管收缩，最终导致血压升高[12, 13]。此外，抑制交感神经系统或双侧交感神经去神经治疗均可预防冷应激性高血压[13, 14]。

肾素-血管紧张素系统（RAS）是一种神经内分泌系统，其过度激活在心血管功能和水盐平衡的调节中发挥重要作用。RAS包含一系列酶联反应，由肾素、血管紧张素原、血管紧张素转化酶（ACE）、血管紧张素Ⅰ（AngⅠ）、血管紧张素Ⅱ（AngⅡ）、血管紧张素1型受体（$AT_1$受体）和血管紧张素2型受体（$AT_2$受体）等组成。研究发现，循环和局部RAS均参与冷应激性高血压的形成和发展。AngⅡ是RAS中的主要效应分子，至少有四种受体，即$AT_1$、$AT_2$、$AT_3$和$AT_4$，AngⅡ主要通过$AT_1$受体和$AT_2$受体发挥作用，参与高血压发生发展和靶器官损伤。AngⅡ作用于$AT_1$受体，收缩全身微血管、增大外周阻力并增加心肌收缩力，也能收缩静脉、增加回心血量和心排血量，最终使血压升高。$AT_2$受体作用与$AT_1$相反，其可引起血管舒张、抗细胞增殖等。

研究发现，寒冷暴露可增强血浆肾素活性，促进AngⅡ生成，激活RAS[14]。持续寒冷暴露1周即可使大鼠血压增高，且机体$AT_1$受体mRNA表达明显增加，$AT_2$受体mRNA表达显著减少[15]。此外，在不同环节阻断RAS激活，如减少肾素分泌[14]、阻断$AT_1$受体和抑制ACE活性等，均可阻止或逆转寒冷所致血压升高[16]。因此，RAS在寒冷暴露引发高血压的发生发展中发挥重要作用。

交感神经系统和RAS可相互促进，在寒冷暴露引发高血压中发挥协同作用。RAS可通过交感神经末梢突触前膜的正反馈作用，促进去甲肾上腺素分泌，使交感神经的心血管作用增强；也能够增强交感缩血管神经活动，使外周血管阻力增加，血压升高。另外，研究发现，即使血浆去甲肾上腺素水平升高，敲除血管紧张素原基因仍能延缓和减弱冷应激引起的大鼠血压升高[16]，这提示交感神经系统启动冷应激性高血压的部分作用是通过活化RAS实现的。因此，交感神经系统和RAS的过度激活及两者相互作用是冷应激性高血压启动和维持的核心机制。

（二）寒冷暴露损伤内皮功能使血压升高

内皮细胞是单层扁平上皮细胞，它既是一种屏障结构，又具有重要的内分泌功能，进而调节血管舒缩功能、血管重建和抗血栓形成。长期寒冷暴露会损伤内皮细胞的功能，当机体局部接触低温时，其会引起较强的血管收缩，如果接触时间过长或温度过低，细胞内液、外液都会形成冰晶，进而造成细胞外液高渗透压，破坏组织细胞结构，导致血管内皮损伤[17]。一方面，血管内皮细胞受损后，血浆一氧化氮（NO）、前列环素等具有舒张血管作用的因子分泌减少，而内皮素、AngⅡ和前列腺素$E_2$等具有收缩血管作用的因子分泌增加，这种分泌失衡可导致血压升高；另一方面，血压升高又会加重血管内皮损伤。两者互为因果，形成恶性循环，促进血压不断升高。

**1. 寒冷暴露抑制NO生成使血压升高**　NO是一种调节血压和内皮功能的重要血管舒张因子。有学者发现，寒冷暴露使大鼠血浆和尿液中亚硝酸盐与硝酸盐水平降低，提示低温可能引起NO生成减少[16, 18]。另有研究表明，寒冷暴露能够显著降低大鼠主动脉内皮型一氧化氮合酶（eNOS）蛋白表达，抑制NO生成[18, 19]；而在AngⅡ$_1$A型（$AT_1A$）受体基因敲除大鼠中，寒冷暴露并未减少 eNOS 表达，提示寒冷暴露可能通过 $AT_1A$ 受体抑制 NO 生成，从而参与冷应激性高血压的发生发展[18]。进一步地，在大鼠机体中转染人类 eNOS 基因可延缓寒冷所致的血压升高，还能够降低血浆去甲肾上腺素水平及血浆肾素活性[20]，这提示转染人类 eNOS 基因可能降低大鼠交感神经系统和 RAS 活性。此外，减少中枢神经系统 NO 生成还可增加中枢交感神经系统活性，进而使血压升高[21]。因此，寒冷暴露可能通过减少 NO 合成，抑制内皮依赖性血管舒张反应，同时增强交感神经系统和 RAS 活性，最终导致血压升高。

**2. 寒冷暴露促进内皮素分泌使血压升高** 内皮素（ET）是一种由内皮细胞产生的多肽，具有强烈持久的收缩血管和促细胞生长增殖的作用，广泛存在于各种组织、细胞和血管内皮，在维持基础血管张力与心血管系统稳态中发挥重要作用[22, 23]。ET 主要包括 ET-1、ET-2 和 ET-3，其中 ET-1 对心血管系统起主要调控作用，是目前活性最强的血管收缩剂[24]。ET-1 与 ET 受体结合后具有调节血管收缩、血管重塑和新生、细胞外基质合成和刺激平滑肌细胞增殖等多种生物学活性，ET-1 受体包括 ETA 和 ETB。肾皮质中 ETA 表达占优势，而肾髓质中以 ETB 为主。研究发现，寒冷环境中肾皮质 ETA 水平上调，其与 ET-1 结合，引起肾皮质血流减少、肾小球滤过率下降，产生抗利尿和抗尿钠排泄作用，导致血压升高[25, 26]。另外，寒冷暴露还可下调肾髓质 ETB 表达，减轻 ET-1 对 $Na^+$-$K^+$-ATP 酶活性和抗利尿激素的抑制作用，增加水的重吸收，引起尿钠排泄减少和抗利尿作用，促进血压升高[25, 27]。因此，寒冷暴露可能使 ET-1 的两种受体表达失衡，引起水钠潴留，最终导致高血压发生发展。

**（三）寒冷暴露激活氧化应激反应使血压升高**

氧化应激是指机体或细胞内氧自由基的产生和消除失衡，或外源性氧化物质的过量摄入，导致活性氧簇（ROS）在体内或细胞内过量蓄积，造成细胞毒性改变。研究发现，寒冷暴露早期骨骼肌脂质过氧化增强，ROS 产生增加[28]。而 ROS 增多可直接导致血管内皮功能障碍[29]，主要机制如下：①ROS 能够引起血管内皮细胞分泌功能失调，使具有血管舒张作用的因子合成和分泌减少，而缩血管因子分泌增多；②ROS 可促进内皮细胞凋亡，提高内皮细胞通透性；③ROS 增加会造成细胞内钙超载、细胞增殖与炎症信号通路活化（包括丝裂原活化蛋白激酶、蛋白酪氨酸磷酸酶、酪氨酸激酶、磷酸肌醇 3 激酶和各种转录因子），增加细胞外基质沉积与血管平滑肌反应性，引起内皮功能障碍和血管增殖重塑，增加外周血管阻力，最终导致血压升高[30, 31]，而高血压又会进一步促进 ROS 生成增加，加重组织氧化应激损伤，形成恶性循环。因此，氧化应激反应和寒冷暴露所致高血压相互促进、互为因果、密切相关。

**（四）寒冷暴露活化 L 型钙通道使血压升高**

L 型钙通道是血管平滑肌细胞（VSMC）的一种主要钙通道，由于 VSMC 的线粒体与肌浆网贮钙量较骨骼肌和心肌明显减少，故经 L 型钙通道进入细胞内的 $Ca^{2+}$ 是提高胞质 $Ca^{2+}$ 瞬间浓度（$[Ca^{2+}]i$）的主要途径，是触发 VSMC 收缩的基础[32]。研究表明，寒冷环境下，细胞外的 $Ca^{2+}$ 经 L 型钙通道进入细胞内引起细胞内 $Ca^{2+}$ 浓度升高，进一步触发钙池释放 $Ca^{2+}$，导致细胞内 $Ca^{2+}$ 浓度升高，启动平滑肌细胞兴奋–收缩偶联，产生血管收缩作用，直接参与寒冷暴露所致高血压的发展进程[33]。此外，细胞内 $Ca^{2+}$ 浓度的升高还能够抑制电压依赖性钾通道活化，减少 $K^+$ 外流，细胞膜进一步去极化，促进 $Ca^{2+}$ 内流，进而引起血压不断升高。

**（五）其他**

**1. 寒冷暴露可能增加肾脏排钠负荷使血压升高** 寒冷季节较炎热季节经皮肤的水钠排泄量明显减少，而 24h 尿钠排出量明显增多。冬季肾脏排钠负荷增加，依据肾脏压力–排钠曲线，机体为排除过多的钠盐，需代偿性升高血压。也有学者提出，在寒冷环境下，大鼠肾小球基底膜增厚，系膜细胞增生，肾小管上皮可见广泛水肿和空泡样变及肾间质水肿[34]，这些肾脏的损伤可引起肾性水钠潴留，为避免心排血量增高使组织灌注过度，全身阻力小动脉收缩，外周血管阻力增高，通过压力–利尿钠机制可将潴留的水钠排出。因此，寒冷暴露可能引起机体肾脏排钠排水负担过重，机体代偿性升高血压。

**2. 维生素 D 缺乏可能参与寒冷暴露所致高血压的发生发展**　大量流行病学调查和研究证实，维生素 D 缺乏是高血压等心脑血管疾病的一个重要危险因素。一项荟萃分析纳入 35 项临床研究共 108 173 例个体进行基因表型分析，结果发现，血浆 25-羟维生素 D 浓度每增加 10%，收缩压下降 0.12mmHg（$P$=0.003），高血压发生风险降低 2%（$P$=0.0003）[35]。一项研究检测两个医学中心近 50 万人血浆维生素 D 水平，结果表明，血浆 25-羟维生素 D 水平呈明显的季节性变化，即寒冷季节升高而炎热季节降低的趋势，而这种变化与性别和年龄无明显相关性，这可能与寒冷季节日照时间较短有关[36]。动物研究发现，1, 25-二羟基维生素 D 可直接抑制肾小球旁器的肾素表达[37]；而维生素 D 缺乏小鼠肾素活性增加，收缩压和舒张压均明显上升，外源性补充维生素 D 则可逆转上述改变[38]，这提示维生素 D 缺乏可能会促进 RAS 激活。而补充维生素 D 对血压影响的临床研究结论尚不完全一致[39, 40]。因此，寒冷环境下，维生素 D 缺乏可能参与高血压发生发展，补充维生素 D 是否有助于控制血压，仍需进一步研究证实。

## 三、寒冷暴露引发高血压的临床特点

### （一）易感人群

**1. 老年人**　血压的季节性波动随年龄增长而更加明显[41]。一项早期研究纳入英国 190 家医疗中心 35～64 岁轻度高血压患者 17 282 例，随访 5 年，研究血压的季节变异性与年龄之间的关系。结果发现，各个年龄、性别和治疗方案组患者均存在冬季较夏季血压（收缩压和舒张压）明显增高的现象；进一步回归分析发现，收缩压和舒张压的季节波动均与年龄（$P$<0.00001；$P$≈0.002）和 Quetelet 指数（体重/身高）（$P$≈0.04；$P$≈0.001）显著相关，而与性别、血压水平和治疗方案无关[42]。另有一项大规模人群调查入选法国三个城市 65 岁以上老年人 8801 例，平均随访 22.2 个月，观察血压水平与室外温度的关系。结果显示，不同季节、不同室外温度暴露情况下，收缩压和舒张压均变化显著；与最高气温组（≥21.2℃）相比，最低气温（<7.9℃）组收缩压降低达 8.0mmHg；与年轻患者相比，年长者（≥80 岁）血压波动随室外温度变化更加显著[43]。

有学者认为，寒冷刺激下血压变化的年龄差异主要在于不同年龄对寒冷的反应机制不同，即寒冷暴露期间，年轻人主要表现为机体外周阻力明显增大，而老年人则以心排血量增加为主要变化。另外，冬季老年人体温较年轻人减低 0.3～0.4℃、老年人常合并大动脉硬化等因素均可能促进血压大幅度波动[44-46]。

**2. 低体重指数人群**　体重指数（BMI）即体重（kg）除以身高的平方（m²），是国际上常用的衡量人体体态的统计标准之一。目前，对于血压的季节性变化与 BMI 关系的说法尚不十分统一。多数研究认为，与高 BMI 人群相比，低 BMI 人群更易患寒冷暴露所致的高血压。一项研究入选 28～63 岁血压正常的健康者 101 例，根据 BMI 水平将其分为最低、中、高和最高四组，经 24h 动态血压监测评估 BMI 与血压季节性变化之间的关系。结果表明，最低 BMI 组（35%）较最高 BMI 组（8%）冬季收缩压增加＞10mmHg 者比例显著增加（$P$<0.0001）；校正其他影响因素后证实，收缩压的季节性变异与 BMI 呈显著负相关（$\beta$=-0.26，$P$=0.0149），而舒张压的季节性变异与 BMI 水平无关[47]。一项研究纳入 47 591 名中国居民，根据 BMI 水平将其分为以下三组：BMI＜18.5kg/m²、18.5～23.9kg/m² 和≥23.9kg/m²，观察短期环境温度变化对血压的影响。研究指出，低 BMI 患者的血压受寒冷刺激影响更大；环境温度每下降 1℃，三组患者收缩压分别升高 0.379mmHg、0.103mmHg 和 0.133mmHg（$P$<0.05）[48]。这可能由于高 BMI 人群具有较多体脂而发挥保暖作用，而低 BMI 者为维持体温恒定需代偿性增高机体交感神经活性所致。另外，一项台湾调查研究纳入 1996～2006 年至少 40 万人群健康体检报告，评估收缩压和舒张压的季节性变化。结果显示，各年龄组冬季较夏季血压均显著增高，收缩压和舒张压的最大差值分别达 5.3mmHg 和 3.2mmHg；血压的季节性差异在男性和老年人群更加明显，但与 BMI 无关[49]。因此，血压的季节性变化与 BMI 的关系还需要进一步的、设计更合理的研究证实。

### （二）日间血压升高而夜间血压降低

有学者提出寒冷暴露所致高血压具有日间血压升高而夜间血压降低的特点。一项意大利研究入选两个医疗中心 6404 例患者（其中 84% 是高血压患者），评估年龄、治疗方案和诊室平均温度对患者

24h 动态血压监测结果的影响。结果显示，低温环境（-0.7～6.2℃）较高温环境（25.5～32.5℃）诊室收缩压和 24h 平均收缩压均显著增高[（141±12）mmHg 比（136±19）mmHg，$P<0.05$；（133±11）mmHg 比（130±14）mmHg，$P<0.05$]；回归分析进一步发现，24h 平均收缩压和日间平均收缩压与环境温度呈负相关（$P<0.01$），但夜间平均收缩压与环境温度呈正相关（$P<0.02$）；环境温度是接受降压治疗老年患者夜间收缩压升高的一个独立预测因子[50]。另有一项研究入选 742 例男性和 653 例女性患者（其中 89.3% 是高血压患者），分别于最炎热季节（7月和8月）和最寒冷季节（1月和2月）行 24h 动态血压监测，比较季节对血压变异性的影响。结果表明，冬季较夏季日间平均收缩压显著增高（$P=0.001$），而夜间平均收缩压明显降低（$P=0.005$）；血压控制不良者冬夏夜间收缩压差异最大[（127.1±13.4）mmHg 比（131.0±12.6）mmHg；$P=0.001$]。这可能与降压药物夜间血药浓度逐渐降低和遗传因素有关，但具体机制还有待于进一步研究证实[51]。

### （三）H 型高血压多见

H 型高血压是一种在高血压基础上又合并血浆同型半胱氨酸升高的特殊类型高血压，是诱发各种心脑血管疾病（尤其是脑卒中）的元凶。据统计，我国高血压人群中 75% 以上为 H 型高血压[52]，这可能是导致我国脑卒中高发的重要原因之一。寒冷地区居民常以高盐、高脂、低维生素和低叶酸饮食为主，同时喜好吸烟和大量饮酒者比例较高、户外活动和体育锻炼的时间相对较少且体形肥胖者多见，这些都是引起高同型半胱氨酸血症的主要原因。因此，寒冷所致高血压中 H 型高血压可能更加多见，但目前尚缺乏大样本流行病学调查数据及相关机制的深入研究。

## 四、寒冷暴露所致高血压的防治策略

天气寒冷，特别是气温变化较大时，交感神经系统和 RAS 过度激活，可直接引起机体血压升高，各种心脑血管疾病的发病率和死亡风险也随之增加。因此，在寒冷季节采取有效措施控制血压、防治心脑血管疾病发生具有重要意义。目前国内外各大指南尚未对寒冷暴露所致高血压的防治策略做出明确的指导和推荐。

### （一）预防措施

不同环境温度采用不同干预措施，可明显减少血压过高或过低的不良影响，有效降低心脑血管疾病发生风险，对老年人尤为重要。

**1. 改善供暖，减少寒冷环境暴露时间**　改善住房保温条件可明显降低寒冷季节收缩压和舒张压水平。一项调查研究表明[11]，未接受集中供暖者寒冷季节较炎热季节平均收缩压明显增高（145mmHg 比 136mmHg，$P<0.001$）。Saeki 等纳入 359 名日本老年人[年龄为（71.6±6.6）岁]，评价有效室内供暖（24℃）能否降低老年人 24h 动态监测血压水平。结果显示，校正性别、年龄、降压治疗药物、家庭收入和体力活动等因素影响后，供暖环境下室内温度每升高 2.09℃，收缩压和舒张压分别下降 4.43mmHg 和 2.33mmHg（$P<0.05$）[53]。该学者的另一项研究表明，夜间（21：00～8：00）供暖条件好[（24.2±1.7）℃]者比供暖条件差者[（13.9±3.3）℃]晨起收缩压明显降低约 5.8mmHg（$P<0.05$）[54]。因此，寒冷季节及居住于寒冷地区的人群，应做好保暖工作，极端寒潮天气时建议减少出门，避免暴露于寒冷刺激；无论是使用暖气还是空调，居住环境应保持冷热适宜的温度。

**2. 采取合理膳食结构**　2004 年，在世界卫生组织全球饮食和体力活动的策略中提到，不健康的饮食包括摄入过多高热量的食物和饱和脂肪酸（主要是动物脂肪）[55]。北方地区冬季气候寒冷，人们饮食结构趋于进食高盐、高热量的食物以抵御寒冷。而这些饮食习惯与高血压的发生发展密切相关。由于地域及寒冷气候特点的影响，我国北方地区居民食盐量已经达到 17～18g/d，远远超出我国膳食指南的标准（6g/d）。高血压患者饮食应以清淡为宜，粗细搭配，荤素相宜，做到饮食有节。

此外，随着年龄的增长，液体摄入减少，体内总水量下降。而机体水的摄入量也与血压水平呈负相关[56]。因此，建议老年人即使不口渴也应合理补充水分，当大量出汗时可适当增加盐分摄取[1]。

**3. 保证适度的日照及运动**　流行病学调查显示，我国老年人群的维生素 D 不足[50nmol/L≤（OH）$_2$D$_3$<75nmol/L]和缺乏[25（OH）$_2$D$_3$<50nmol/L]

的发生率分别为 24.4%和 69.2%。而我国北方地区由于纬度高、冬季寒冷和日照时间短等原因，人们户外活动明显减少，机体维生素 D 缺乏更加严重。维生素 D 缺乏可能参与寒冷暴露所致高血压的发生发展。此外，活动量减少、体重增加等也是寒冷季节血压增高的原因。因此，高血压患者（尤其是老年人）应接受适度的日照，适当补充维生素 D，并进行适宜强度的体育锻炼，如散步、慢跑、太极拳、游泳和骑车等。

### （二）治疗策略

目前各国指南尚无寒冷暴露所致高血压的针对性治疗方案。建议规律地进行 24h 动态血压监测或家庭血压自测，准确评估寒冷季节的血压波动情况，及时、有效地采取合理降压方案，并实现规范化和个体化治疗，减少高血压相关心脑血管并发症，改善生活质量。

## 五、总　　结

寒冷暴露可通过激活交感神经系统和 RAS、损伤血管内皮功能、增强氧化应激反应和诱发细胞内钙超载等途径，引起血压升高，并导致高血压相关心脑血管疾病发生风险显著增加。但目前对于寒冷暴露所致高血压的发生机制尚不十分明确，仍需大规模的设计更合理的研究证实。通过多靶点阻断寒冷暴露所致高血压，也将是未来研究的一个重要方向。在寒冷环境下，老年人和低 BMI 人群更易患高血压。这种寒冷所致高血压常表现为日间血压升高而夜间血压降低、H 型高血压比例相对较高，但目前各国指南尚无针对性的预防策略和治疗方案。因此，建议在寒冷季节及居住于寒冷地区的人群改善供暖、减少寒冷环境暴露时间、合理安排膳食结构、保证适度的日照和进行适当的体育锻炼。

高血压是心血管疾病的主要危险因素之一，已成为全球主要的致死致残因素和疾病负担。最新的全球疾病负担研究显示，近 20 年全球疾病谱发生改变，高血压成为全球疾病负担的主要风险因素，导致每年约 940 万人死亡，此数字已超过每年因心血管疾病导致死亡人数的一半[57]。在我国，随着社会经济和科技的日益发展，高血压的发病率并未相应减低，反而呈现上升趋势。寻求高血压发病率升高

的危险因素至关重要。临床中超过 90%的高血压患者没有明确原因，称为原发性高血压，其发病取决于多种危险因素，其主要包括遗传因素、生活方式与环境因素等。生活方式和环境因素等外界因素与遗传因素相互作用，从而影响高血压的发病时间和血压升高的幅度。全基因组关联研究发现许多基因位点对血压的影响小，从单纯遗传学角度并不能完全解释人群高血压发病率逐年增高的原因，因此环境因素对高血压的影响备受关注。

## 第二节　空气污染与高血压

近年来，空气污染引起国内学者的高度重视。越来越多的研究显示，长期处于污染的空气中，不仅显著增高心脏、呼吸道、恶性肿瘤等多种严重疾病的发病风险，而且对于人体血压也具有显著的不利影响。充分认识空气污染与高血压之间的关系，有助于我们制订更为完善的高血压防控策略。近年来，随着我国空气污染加剧，雾霾程度加重，环境因素中空气污染对高血压发病率的影响备受关注。已有研究证实暴露于空气污染物可严重影响心血管疾病，特别是直径≤2.5μm 的可吸入细颗粒物（$PM_{2.5}$），不仅可导致多种肺部疾病，更可促进高血压等心血管系统疾病的发生发展。研究还显示，短期及长期暴露于空气污染物 $PM_{2.5}$ 对于高血压、心肌梗死、心律失常等循环系统疾病都存在重要影响，其中，作为既是心血管疾病又是心血管疾病危险因素的高血压，$PM_{2.5}$ 对其影响尤为明显。

## 一、雾霾天气中污染物主要来源与成分

雾霾天气中的污染物来源较多，其中主要包括以下几个方面：①工业企业是雾霾天气中污染物的主要来源地，其排放的污染物主要来自燃料的燃烧。目前我国主要的工业燃料是煤，其次是油。燃料的燃烧是否完全，决定产生污染物的种类和数量。燃烧完全时的产物主要有 $CO_2$、$SO_2$、$NO_2$ 等。燃烧不完全产物的种类和数量，视杂质种类、燃烧不完全程度而定，常见的有 CO、硫氧化物、氮氧化物（$NO_x$）、醛类、碳粒、多环芳烃等。燃料的燃烧越不完全，产生的污染物的种类、数量及其有害作用就越大。②生产过程中排出的污染物是环境污染的另一个重

要来源。工业生产过程中，从原材料到成品，各个生产环节均可能有污染物排出。污染物的种类与生产性质和工艺过程有关。③交通运输也可产生大量污染物，主要是指汽车、飞机、火车及轮船等交通工具排放的污染物。液体燃料均为石油制品，燃烧后能产生大量 $NO_2$、CO、多环芳烃、醛类等污染物。此外，若汽油中含有抗爆剂四乙基铅，则废气中就含有铅化合物。这类污染源是流动污染源，其污染范围与流动路线有关。交通频繁地区和交通灯管制的交叉路口，污染更为严重。④生活炉灶和采暖锅炉是我国北方地区冬季空气污染的主要来源。采暖锅炉以煤或石油为燃料，是采暖季节大气污染的重要来源。燃烧设备效率低、燃烧不完全、烟囱高度较低，大量燃烧产物低空排放，尤其在采暖季节用煤量成倍增多，从而使污染物排放量更多，造成居住区大气污染严重。此类污染物主要包括 $PM_{2.5}$ 与 $PM_{10}$ 等。近年来，我国多个省市已经开始推广清洁能源，以降低取暖过程中所产生的空气污染物数量。相信随着这些措施逐渐生效，空气污染状况会在一定程度上得到改善。

## 二、雾霾天气与高血压相关研究

### （一）日常接触生物质燃料烟雾与高血压的关系

世界上约50%的人口和发展中国家90%以上的农村家庭仍用未经加工处理的生物质燃料（木柴、动物粪便和农作物秸秆）作为生活燃料。生物质燃料烟雾中含有大量有毒有害物质，对人体的健康造成不良影响。既往多项研究显示，生物质燃料燃烧所产生的污染与高血压发病有着重要的关系。McCracken 等[58]开展的干预研究发现，加强生物质燃料炉灶的通风后，农村女性的 $PM_{2.5}$ 暴露浓度和血压水平皆有明显改善。本研究分析使用排风扇对生物质燃料相关高血压风险的作用，结果显示，排风扇使用者的高血压患病风险较低（OR=0.61，95% CI：0.39～0.98），提示使用排风扇可有效保护使用生物质燃料农村女性的血压健康。Baumgartner 等[59]发现生物质燃料使用能引起农村女性血压升高，Dutta 和 Ray[60]的研究结果则显示，印度使用生物质燃料的农村妇女患高血压风险为液化气使用者的1.5倍。

最新一项研究试图确定每天生物质燃料的使用与血压升高的关系，以及确定这种关系是否与肺功能相关。该研究共纳入秘鲁的普诺地区35岁以上成年人1004人，其中平均年龄55.3岁，女性约51.7%。研究发现使用生物质燃料与高血压前期（校正后RR：5.0，95% CI：2.6～9.9）和高血压（校正后RR：3.5，95% CI：1.7～7.0）之间存在相关性。与无生物质燃料使用者相比，使用者的收缩压[7.0mmHg（1mmHg=0.133kPa），95% CI：4.4～9.6]和舒张压（5.9mmHg，95% CI：4.2～7.6）均显著升高。研究并没有发现日常使用生物质燃料与性别及用力肺活量预测百分比之间在升高收缩压和舒张压方面存在交互作用。该研究提示，生物质燃料的使用可显著升高血压水平。因此减少生物质燃料所致的家庭空气污染的接触意味着可有效降低高血压的发病率[61]。

### （二）雾霾中黑碳与高血压的关系

燃料燃烧所释放的黑碳是空气中颗粒污染物的主要成分之一，黑碳暴露与血压升高相关。空气污染和代谢性疾病（AIRCMD-China）研究入选了北京协和医院门诊35～75岁63例代谢综合征患者，采用微型黑炭仪测量5d的黑碳暴露量，并测定环境中 $PM_{2.5}$ 浓度[62]。收集北京市环境保护监测中心及美国驻北京大使馆公布的每小时 $PM_{2.5}$ 浓度资料。试验第4天进行24h动态血压监测。第5天测量内皮功能并获得血压数据。研究结果证实，黑碳暴露可以升高血压，黑碳暴露量增加1个单位，10h后收缩压增加0.53mmHg（95% CI：0.17～0.89），舒张压增加0.37mmHg（95% CI：0.10～0.65）。另一项研究对生物质燃料和化石燃料燃烧产生的颗粒物——黑碳和有机碳对健康的影响进行了探究。该研究对居住在云南省境内，毗邻高速路的6个村庄里的280名女性进行了调查，受试者需日常佩戴可收集 $PM_{2.5}$ 的便携式空气采集装置。研究者随后对样品中的黑碳含量进行了测量。结果显示，冬季空气中 $PM_{2.5}$、黑碳及水溶性有机质的含量高于夏季。为了分析颗粒物的不同组分对人体健康的影响，研究者测量了受试者血压、食盐摄入量、体重指数及与交通要道的接近程度。分析结果表明，与总 $PM_{2.5}$ 和水溶性有机质相比，黑碳与血压升高的联系最为紧密，而且这种影响与年龄无关。此外，离高速路较近的受试者，由于受到生物质燃料和机动车尾气的双重影响，收缩压的升高幅度显著高于距高速路较远的受试者收缩压。因此，黑碳可能是衡量空气污染对心血管健康影响的重要指标，但这一指标却尚未被重视。我国目前采取的缓解空气污染的措施大多只针对减少 $PM_{2.5}$，而忽略了它的组分和来源。另外，针对黑碳进行分析还能提高空气污染引起的相关健康问题的诊断准确性，以制订更好的干预措施[63]。

### （三）空气污染与妊娠期高血压的关系

妊娠期高血压疾病会导致孕产妇围生期疾病及死亡发生。既往一项大规模研究[64]显示，空气污染可能增加孕妇患高血压的风险。该研究基于对 2.2万名孕妇进行分析，在排除有高血压史、早产史和分娩并发症史的女性后，其余孕妇中有 4.7%出现高血压。研究人员利用美国国家环境保护局采集的空气污染数据进行比较分析，发现暴露于细颗粒物、$NO_2$、$SO_2$ 等空气污染物中与孕妇患高血压有一定关联。如果同时暴露于几个高水平的污染物中，这种相关性更强。一项关于空气污染与妊娠期高血压疾病的系统性回顾和荟萃分析[65]同样显示，暴露于空气污染可增加妊娠期高血压疾病发生风险。该研究对有关暴露于空气污染与妊娠期高血压疾病（包括妊娠期高血压和先兆子痫）关系的相关流行病学调查进行系统回顾和荟萃分析：于英文电子数据库搜索 2009 年 12 月至 2013 年 12 月间报道环境空气污染和妊娠期高血压疾病关系的英文文献；利用随机效应模型计算在 ≥4 项研究中观察到的各种污染物暴露水平的联合风险，并对异质性和发表性偏倚进行评估。结果显示：17 篇评估氮氧化合物（$NO_2$、$NO_x$）、悬浮微粒（$PM_{10}$、$PM_{2.5}$）、CO、$O_3$、居住是否靠近主要道路和交通密度对妊娠期高血压疾病作用的文献满足入选要求。大部分文献报道空气污染增加妊娠期高血压疾病发生风险。荟萃分析显示，除了CO，所有污染物均可增加妊娠期高血压病的发生风险。随机效应综合分析结果显示，$PM_{2.5}$ 每增加 5μg/m³，妊娠期高血压疾病发生风险比为 1.47（95% CI：1.27～1.68），其中子痫前期发生风险比为 1.30（95% CI：1.11～1.48）。该研究结果证实，暴露于空气污染可增加妊娠期高血压疾病发生风险。

### （四）长期空气污染与高血压的关系

有关短期接触污染物与高血压的关系的研究较多，而长期接触空气污染物，特别是长期接触 $PM_{10}$ 或 $PM_{2.5}$ 与高血压关系的研究相对较少。Fuks 等通过对德国 4291 名人员随访 3 年，发现 $PM_{2.5}$ 长期暴露可明显增加收缩压及舒张压水平[66]。Coogan 等对美国的非洲裔女性长达 10 年的随访发现，$PM_{2.5}$ 可显著增加高血压的发病率[67]。为了进一步研究长期接触空气污染物与高血压之间的相关性，中山大学 Dong 等对我国 3 个城市共计 24 845 名的成年人进行了调查，监测环境中 $PM_{10}$、$SO_2$、$NO_2$ 等污染物的浓度[68]。研究结果表明，空气中 $PM_{10}$ 每增加 19μg/m³，高血压发生的比值比为 1.12（95% CI：1.08～1.16），罹患高血压的风险增加约 1.2 倍。$SO_2$、$O_3$ 等污染物对血压的影响有着类似结果。研究证实，长期接触可吸入颗粒物，对高血压的发生有着重要的影响。Chen 等对加拿大人群进行的队列研究表明，长期接触低浓度的 $PM_{2.5}$ 与高血压的发生密切相关，特别是糖尿病患者[69]。该研究从加拿大安大略省 1996/1997 年全国人口健康调查和 2000 年、2001 年、2003 年、2005 年加拿大社区健康调查人群中入选年龄≥35 岁、无高血压、无心血管疾病（包括冠状动脉性心脏病、充血性心力衰竭、冠状动脉血运重建、心律失常）及脑卒中的 35 303 名成人进行队列研究，随访至 2010 年 12 月 31 日。采用加拿大安大略省高血压数据库确定随访期间高血压发生情况。排除妊娠期高血压。同时记录基线糖尿病及慢性阻塞性肺疾病情况。地面 $PM_{2.5}$ 浓度数据通过卫星遥感气溶胶光学厚度方法获得。根据 1996～2010 年个人登记数据库中居住地邮政编码确定每个研究对象的居住地，然后根据 6 年平均 $PM_{2.5}$ 浓度确定每位研究对象接触的 $PM_{2.5}$ 量。同时记录患者的年龄、性别、婚姻状况、种族/民族、教育、吸烟、饮酒、水果和蔬菜摄入量、体力活动和家庭收入等情况。采用分层 COX 比例风险模型进行分析，按年龄、调查年份及地区（南/北）进行分层，平均随访 7.3 年。研究结果显示，$PM_{2.5}$ 与高血压发生呈正相关。调整年龄和性别后，$PM_{2.5}$ 每增加 10μg/m³，发生高血压的风险增加 10%（HR=1.1，95% CI：1.03～1.19）。进一步校正教育、吸烟、体重指数、膳食和其他因素后，这种相关性进一步增强（HR=1.15，95% CI：1.07～1.24）。按基线资料分层分析发现，与非糖尿病相比（HR=1.11，95% CI：1.03～1.21），糖尿病患者中 PM$_{2.5}$ 与高血压的相关性更强（HR=1.52，95% CI：1.09～2.41）。该研究是目前所知的样本量最大的空气污染与高血压发生关系的人群队列研究。虽然该研究对接触 PM$_{2.5}$ 的时间进行了分层分析，但各分层差异无统计学意义，因此接触 PM$_{2.5}$ 多长时间可导致高血压发生，还有待于进一步研究。但研究还是证实了 PM$_{2.5}$ 在相对短的时间（1～5年）就可促进血压升高。

自从20世纪90年代，空气污染与高血压的关系逐渐引起关注后，多数研究发现空气污染可能是高血压的危险因素。但也有研究并未发现两者有关联。为了进一步明确两者的关系，Cai 等通过检索2015年9月之前发表的关于空气污染物（PM$_{2.5}$、PM$_{10}$、O$_3$、SO$_2$、CO、NO$_2$ 和 NO$_x$）与高血压关系的所有文章进行荟萃分析，共纳入了17项研究，包括了108 000例高血压患者和220 000例非高血压患者[70]。其中高血压定义为收缩压≥140mmHg和（或）舒张压≥90mmHg，或者有服用抗血压药物者。结果显示，短期暴露于大气 SO$_2$、PM$_{2.5}$ 和 PM$_{10}$ 的浓度每增加 10μg/m$^3$ 可使高血压的发病率分别增加4.6%、6.9%和2.4%。长期暴露于大气中的 NO$_2$ 和 PM$_{10}$ 浓度每增加10μg/m$^3$ 也可使人群的高血压发生率分别增加3.4%和5.4%。研究说明，居住环境的空气污染越重，人群发生高血压的风险越高。该荟萃分析还提示，空气污染对高血压的影响没有阈值，即便是很低浓度的空气污染物也会增加高血压的风险。

## 三、空气污染物导致高血压发病的机制

目前研究认为关于雾霾天气中空气污染物可能引起血压升高的机制，主要可能包括以下几个方面。

### （一）影响血管收缩舒张功能

血压变化与血管的收缩舒张功能有着重要的关系。大气颗粒物进入人体后，可引起血管收缩舒张功能发生改变，从而影响血压水平。Hansen 等对 *Apo E$^{-/-}$* 小鼠的研究发现，给予此小鼠柴油机尾气颗粒物后，乙酰胆碱参与的内皮舒张功能减弱，而硝

普钠对血管的舒张功能在柴油机尾气颗粒物刺激后没有明显变化[71]。Briet 等对40名巴黎不吸烟的成年男性进行研究，记录5d平均的空气污染指数（NO$_2$、SO$_2$、CO$_2$ 和颗粒物），5d后接受超声测定血流介导肱动脉舒张功能和含服硝酸甘油后内径检查，2周后重复[72]。结果发现，随着空气污染程度的增加，血流介导肱动脉舒张功能下降；城市平均污染程度情况下，正常人血管内皮功能受损，减少污染程度可使影响减小50%。Krishnan 等通过对美国3040名人员随访，以肱动脉超声检测内皮依赖性血管舒张功能和基线动脉直径发现，长期暴露于 PM$_{2.5}$ 可致血压增高，机制与血管内皮功能障碍有关[73]。这些研究强烈提示，空气中可吸入性污染物可以对血管舒张功能产生明显影响，并导致血压升高。

### （二）氧化应激和炎症

氧化应激反应在高血压发病机制中起着助推作用，并与高血压患者心脑肾等靶器官损害的发生密切相关。动脉粥样硬化斑块形成与破裂过程中均有氧化应激反应机制参与，因而近年来国内外学者对于氧化应激反应在高血压病理生理机制中的作用日渐重视。大颗粒污染物可能通过引起机体氧化应激和炎症而导致血压升高。过量 PM$_{2.5}$ 引起的过度吞噬也会加重氧化应激反应与炎症反应，导致交感神经活性增强及动脉重构，间接引起血压升高。其也可以通过更为复杂的机制损伤血管内皮功能，导致血管外周阻力增加并引起血压增高。Wang 等研究证实在 PM$_{2.5}$ 干预后，Wistar 大鼠的脂质过氧化自由基水平升高，超氧化物歧化酶水平降低[74]。研究说明，PM$_{2.5}$ 可以升高氧化应激和炎症水平，而这些改变都与血压的升高有密切关系。

### （三）自主神经系统功能改变及 DNA 损伤

空气中污染物还可改变心脏自主神经功能及损伤 DNA，进一步升高血压。Ying 等的研究证实，在给予 PM$_{2.5}$ 干预半年后，C57BL/6J 小鼠血压显著升高，并伴有血压变异性改变和尿去甲肾上腺素含量增加，提示干预后的小鼠的交感神经紧张度增加[75]。PM$_{2.5}$ 还可能通过影响 DNA 而引起血压升高。Wang 等研究发现短期 PM$_{2.5}$ 暴露导致的血压升高与血管紧张素转化酶蛋白水平及其启动子 DNA 甲基化水

平具有相关性[76]。空气污染引起高血压的机制非常复杂，其机制尚需更多的研究得以证实。

高血压已成为承载全球疾病负担最重要的疾病，也是导致心血管疾病及死亡的危险因素，随着大量研究的进行，人们对高血压的发病因素有了更多的认识。大量研究已证实，雾霾天气中空气污染物特别是 PM₂.₅ 与高血压的发病有着重要的联系。但污染物引发高血压的具体机制尚不明确，未来仍需要更多研究来探索其发病机制。通过多种途径、采取各种有效措施降低空气污染，有助于降低高血压的发病率，并减少因之而带来的各种心血管并发症。

（李　悦　郭艺芳　赵连友）

## 参 考 文 献

[1] Brook RD, Weder AB, Rajagopalan S. "Environmental hypertensionology" the effects of environmental factors on blood pressure in clinical practice and research. Journal of Clinical Hypertension, 2011, 13（11）：836-842.

[2] 王青梅，郭宏，田野. 寒冷暴露与高血压. 中华高血压杂志, 2013, 21（1）：21-24.

[3] Sun Z. Cardiovascular responses to cold exposure. Frontiers in Bioscience, 2010, 2：495-503.

[4] Rose G. Seasonal variation in blood pressure in man. Nature, 1961, 189：235.

[5] Sega R, Cesana G, Bombelli M, et al. Seasonal variations in home and ambulatory blood pressure in the PAMELA population. Pressione Arteriose Monitorate E Loro Associazioni. Journal of Hypertension, 1998, 16（11）：1585-1592.

[6] Lewington S, Li L, Sherliker P, et al. Seasonal variation in blood pressure and its relationship with outdoor temperature in 10 diverse regions of China：the China Kadoorie Biobank. Journal of Hypertension, 2012, 30（7）：1383-1391.

[7] Gao Y, Chen G, Tian H, et al. Prevalence of hypertension in China：a cross-sectional study. PloS One, 2013, 8（6）：e65938.

[8] Kristal-Boneh E, Harari G, Green MS, et al. Seasonal changes in ambulatory blood pressure in employees under different indoor temperatures. Occupational and Environmental Medicine, 1995, 52（11）：715-721.

[9] Ueda K, Hasuo Y, Kiyohara Y, et al. Intracerebral hemorrhage in a Japanese community, Hisayama：incidence, changing pattern during long-term follow-up, and related factors. Stroke, 1988, 19（1）：48-52.

[10] van Rossum CT, Shipley MJ, Hemingway H, et al. Seasonal variation in cause-specific mortality：are there high-risk groups? 25-year follow-up of civil servants from the first Whitehall study. International Journal of Epidemiology, 2001, 30（5）：1109-1116.

[11] Yang L, Li L, Lewington S, et al. Outdoor temperature, blood pressure, and cardiovascular disease mortality among 23 000 individuals with diagnosed cardiovascular diseases from China. European Heart Journal, 2015, 36（19）：1178-1185.

[12] Papanek PE, Wood CE, Fregly MJ. Role of the sympathetic nervous system in cold-induced hypertension in rats. Journal of Applied Physiology, 1991, 71（1）：300-306.

[13] Sun Z, Cade R, Morales C. Role of central angiotensin II receptors in cold-induced hypertension. American Journal of Hypertension, 2002, 15（1 Pt 1）：85-92.

[14] Sun Z, Fregly MJ, Cade JR. Effect of renal denervation on elevation of blood pressure in cold-exposed rats. Canadian Journal of Physiology and Pharmacology, 1995, 73（1）：72-78.

[15] Peng JF, Phillips MI. Opposite regulation of brain angiotensin type 1 and type 2 receptors in cold-induced hypertension. Regulatory Peptides, 2001, 97（2/3）：91-102.

[16] Sun Z, Cade R, Zhang Z, et al. Angiotensinogen gene knockout delays and attenuates cold-induced hypertension. Hypertension, 2003, 41（2）：322-327.

[17] Han B, Bischof JC. Direct cell injury associated with eutectic crystallization during freezing. Cryobiology, 2004, 48（1）：8-21.

[18] Sun Z, Wang X, Wood CE, et al. Genetic AT₁A receptor deficiency attenuates cold-induced hypertension. American Journal of Physiology Regulatory, Integrative and Comparative Physiology, 2005, 288（2）：R433-439.

[19] Zhu Z, Zhu S, Zhu J, et al. Endothelial dysfunction in cold-induced hypertensive rats. American Journal of Hypertension, 2002, 15（2Pt1）：176-180.

[20] Wang X, Cade R, Sun Z. Human eNOS gene delivery attenuates cold-induced elevation of blood pressure in rats. American Journal of Physiology Heart and Circulatory Physiology, 2005, 289（3）：H1161-1168.

[21] Patel KP, Li YF, Hirooka Y. Role of nitric oxide in central sympathetic outflow. Experimental Biology and Medicine, 2001, 226（9）：814-824.

[22] Schiffrin EL. A critical review of the role of endothelial factors in the pathogenesis of hypertension. Journal of Cardiovascular Pharmacology, 2001, 38（Suppl 2）：S3-6.

[23] Haynes WG, Webb DJ. Endothelin as a regulator of cardiovascular function in health and disease. Journal of Hypertension, 1998, 16（8）：1081-1098.

[24] Nakano D, Pollock D. New concepts in endothelin control of sodium balance. Clinical and Experimental Pharmacology & Physiology, 2012, 39（1）：104-110.

[25] Abassi ZA, Ellahham S, Winaver J, et al. The intrarenal endothelin system and hypertension. News in Physiological Sciences, 2001, 16：152-156.

[26] Chen GF, Sun Z. Effects of chronic cold exposure on the endothelin system. Journal of Applied Physiology, 2006, 100（5）：1719-1726.

[27] Kohan DE, Padilla E. Endothelin-1 production by rat inner medullary collecting duct：effect of nitric oxide, cGMP, and immune cytokines. The American Journal of Physiology, 1994, 266（2 Pt 2）：F291-F297.

[28] Wang X, Che H, Zhang W, et al. Effects of mild chronic intermittent cold exposure on rat organs. International Journal of Biological Sciences, 2015, 11（10）：1171-1180.

[29] Cai H, Harrison DG. Endothelial dysfunction in cardiovascular

diseases: the role of oxidant stress. Circulation Research, 2000, 87（10）: 840-844.

[30] Briones AM, Touyz RM. Oxidative stress and hypertension: current concepts. Current Hypertension Reports, 2010, 12（2）: 135-142.

[31] Browatzki M, Larsen D, Pfeiffer CA, et al. Angiotensin Ⅱ stimulates matrix metalloproteinase secretion in human vascular smooth muscle cells via nuclear factor-kappaB and activator protein 1 in a redox-sensitive manner. Journal of Vascular Research, 2005, 42（5）: 415-423.

[32] 谢良地, 欧阳秋芳, 赵红佳, 等. 氟伐他汀、苯那普利对自发性高血压大鼠血管平滑肌细胞 L 型钙通道 a1C 表达的影响. 中华高血压杂志, 2008, 16（12）: 1100-1104.

[33] 刘燕锋, 王云霞, 葛郁芝, 等. 低温下血压升高对血管平滑肌细胞大电导钙激活钾通道的影响. 中华高血压杂志, 2010, 18（9）: 837-840.

[34] 石红梅, 何丽华, 张颖, 等. 一氧化氮和一氧化氮合酶在冷应激性高血压形成中的变化. 中华劳动卫生职业病杂志, 2007, 25（4）: 197-199.

[35] Vimaleswaran KS, Cavadino A, Berry DJ, et al. Association of vitamin D status with arterial blood pressure and hypertension risk: a mendelian randomisation study. The Lancet Diabetes & Endocrinology, 2014, 2（9）: 719-729.

[36] Genzen JR, Gosselin JT, Wilson TC, et al. Analysis of vitamin D status at two academic medical centers and a national reference laboratory: result patterns vary by age, gender, season, and patient location. BMC Endocrine Disorders, 2013, 13: 52.

[37] Kong J, Qiao G, Zhang Z, et al. Targeted vitamin D receptor expression in juxtaglomerular cells suppresses renin expression independent of parathyroid hormone and calcium. Kidney International, 2008, 74（12）: 1577-1581.

[38] Weng S, Sprague JE, Oh J, et al. Vitamin D deficiency induces high blood pressure and accelerates atherosclerosis in mice. PloS One, 2013, 8（1）: e54625.

[39] Arora P, Song Y, Dusek J, et al. Vitamin D therapy in individuals with prehypertension or hypertension: the DAYLIGHT trial. Circulation, 2015, 131（3）: 254-262.

[40] Kunutsor SK, Burgess S, Munroe PB, et al. Vitamin D and high blood pressure: causal association or epiphenomenon? European Journal of Epidemiology, 2014, 29（1）: 1-14.

[41] Charach G, Rabinovich PD, Weintraub M. Seasonal changes in blood pressure and frequency of related complications in elderly Israeli patients with essential hypertension. Gerontology, 2004, 50（5）: 315-321.

[42] Brennan PJ, Greenberg G, Miall WE, et al. Seasonal variation in arterial blood pressure. British Medical Journal, 1982, 285（6346）: 919-923.

[43] Alperovitch A, Lacombe JM, Hanon O, et al. Relationship between blood pressure and outdoor temperature in a large sample of elderly individuals: the Three-City study. Archives of Internal Medicine, 2009, 169（1）: 75-80.

[44] Collins KJ, Abdel-Rahman TA, Goodwin J, et al. Circadian body temperatures and the effects of a cold stress in elderly and young subjects. Age and Ageing, 1995, 24（6）: 485-489.

[45] Goodwin J, Pearce VR, Taylor RS, et al. Seasonal cold and circadian changes in blood pressure and physical activity in young and elderly people. Age and Ageing, 2001, 30（4）: 311-317.

[46] Youn JC, Rim SJ, Park S, et al. Arterial stiffness is related to augmented seasonal variation of blood pressure in hypertensive patients. Blood Pressure, 2007, 16（6）: 375-380.

[47] Kristal-Boneh E, Harari G, Green MS, et al. Body mass index is associated with differential seasonal change in ambulatory blood pressure levels. American Journal of Hypertension, 1996, 9（12 Pt 1）: 1179-1185.

[48] Madaniyazi L, Zhou Y, Li S, et al. Outdoor temperature, heart rate and blood pressure in Chinese adults: effect modification by individual characteristics. Scientific Reports, 2016, 6: 21003.

[49] Tu YK, Chien KL, Chiu YW, et al. Seasonal variation in blood pressure is modulated by gender and age but not by BMI in a large Taiwanese population, 1996—2006. Journal of the American Society of Hypertension, 2013, 7（3）: 216-228.

[50] Modesti PA, Morabito M, Bertolozzi I, et al. Weather-related changes in 24-hour blood pressure profile: effects of age and implications for hypertension management. Hypertension, 2006, 47（2）: 155-161.

[51] Sheng CS, Cheng YB, Wei FF, et al. Diurnal blood pressure rhythmicity in relation to environmental and genetic cues in untreated referred patients. Hypertension, 2017, 69（1）: 128-135.

[52] 赵锋, 李建平, 王淑玉, 等. 高血压人群基线同型半胱氨酸水平依那普利叶酸片降压及降同型半胱氨酸的疗效分析. 中华医学杂志, 2008, 88（42）: 2957-2961.

[53] Saeki K, Obayashi K, Kurumatani N. Short-term effects of instruction in home heating on indoor temperature and blood pressure in elderly people: a randomized controlled trial. Journal of Hypertension, 2015, 33（11）: 2338-2343.

[54] Saeki K, Obayashi K, Iwamoto J, et al. Influence of room heating on ambulatory blood pressure in winter: a randomised controlled study. Journal of Epidemiology and Community Health, 2013, 67（6）: 484-490.

[55] Waxman A. WHO global strategy on diet, physical activity and health. Food and Nutrition Bulletin, 2004, 25（3）: 292-302.

[56] 于国东, 全洪兵, 周路, 等. 不同钠水摄入对大鼠血压的影响. 中华高血压杂志, 2011, 19（2）: 125-128.

[57] Lim SS, Vos T, Flaxman AD, et al. A comparative risk assessment of burden of disease and injury attributable to 67 risk factors and risk factor clusters in 21 regions, 1990—2010: a systematic analysis for the Global Burden of Disease Study 2010. Lancet, 2012, 380（9859）: 2224-2260.

[58] Mc Cracken JP, Smith KR, Díaz A, et al. Chimney stove intervention to reduce long-term wood smoke exposure lowers blood pressure among Guatemalan women. Environ Health Persp, 2007, 115（7）: 996-1001.

[59] Baumgartner J, Schauer JJ, Ezzati M, et al. Indoor air pollution and blood pressure in adult women living in rural China. Environ Health Persp, 2011, 119（10）: 1390-1395.

[60] Dutta A, Ray MR. Prevalence of hypertension and pre-hypertension in rural women: a report from the villages of West Bengal, a state in the eastern part of India. Austr J Rural Health, 2012, 20（4）: 219-225.

[61] Burroughs Peña M，Romero KM，Velazquez EJ，et al. Relationship between daily exposure to biomass fuel smoke and blood pressure in high-altitude Peru. Hypertension，2015，65（5）：1134-1140.

[62] Zhao X，Sun Z，Ruan Y，et al. Personal black carbon exposure influences ambulatory blood pressure:air pollution and cardiometabolic disease（AIRCMD-China）study. Hypertension，2014，63（4）：871-877.

[63] Baumgartner J，Zhang Y，Schauer JJ，et al. Highway proximity and black carbon from cook stoves as a risk factor for higher blood pressure in rural China. Proc Natl Acad Sci U S A，2014，111（36）：13229-13234.

[64] Xu X，Hu H，Ha S，et al. Ambient air pollution and hypertensive disorder of pregnancy. Epidemiol Community Health，2014，68（1）：13-20.

[65] Pedersen M，Stayner L，Slama R，et al. Ambient air pollution and pregnancy-induced hypertensive disorders：a systematic review and meta-analysis. Hypertension，2014，64（3）：494-500.

[66] Fuks K，Moebus S，Hertel S，et al. Long-term urban particulate air pollution，traffic noise，and arterial blood pressure. Environ Health Perspect，2011，119（12）：1706-1711.

[67] Coogan PF，White LF，Jerrett MJ，et al. Air pollution and incidence of hypertension and diabetes in black women living in Los Angeles. Circulation，2012，125（6）：767-772.

[68] Dong GH，Qian ZM，Xaverius PK，et al. Association between long-term air pollution and increased blood pressure and hypertension in China. Hypertension，2013，61（3）：578-584.

[69] Chen H，Burnett R T，Kwong J C，et al. Spatial association between ambient fine particulate matter and incident hypertension. Circulation，2014，129（5）：562-569.

[70] Cai Y，Zhang B，Ke W，et al. Associations of short-term and long-term exposure to ambient air pollutants with hypertension：a systematic review and meta-analysis. Hypertension，2016，68（1）：62-70.

[71] Hansen CS，Sheykhzade M，Møller P，et al. Diesel exhaust particles induce endothelial dysfunction in apo E$^{-/-}$ mice. Toxicol Appl Pharmacol，2007，219（1）：24-32.

[72] Briet M，Collin C，Laurent S，et al. Endothelial function and chronic exposure to air pollution in normal male subjects. Hypertension，2007，50（5）：970-976.

[73] Krishnan RM，Adar SD，Szpiro AA，et al. Vascular responses to long- and short-term exposure to fine particulate matter：MESA Air（Multi-Ethnic Study of Atherosclerosis and Air Pollution）. J Am Coll Cardiol，2012，60（21）：2158-2166.

[74] Wang G，Jiang R，Zhao Z，et al. Effects of ozone and fine particulate matter（PM（2.5））on rat system inflammation and cardiac function. Toxicol Lett，2013，217（1）：23-33.

[75] Ying Z，Xu X，Bai Y，et al. Long-term exposure to concentrated ambient PM2.5 increases mouse blood pressure through abnormal activation of the sympathetic nervous system：a role for hypothalamic inflammation. Environ Health Perspect，2014，122（1）：79-86.

[76] Wang C，Chen R，Cai J，et al. Personal exposure to fine particulate matter and blood pressure：a role of angiotensin converting enzyme and its DNA methylation. Environ Int，2016，94：661-666.

# 第二十一章

# 小分子气体与高血压

生物学界曾经认为只有大分子物质才有生物学作用。20世纪80年代，科学家找到一些证据表明，人体会产生低浓度的一氧化氮（NO），其作为信号分子影响细胞行为。美国药理学家罗伯特·F·菲希戈特（Robert F. Furchgott）、路易斯·J·伊格纳罗（Louis J. Ignarro）和费里德·穆拉德（Ferid Murad）在研究中发现，NO具有扩张血管、调节免疫系统、传递神经信号等功能，他们因为这项研究获得了1998年的诺贝尔生理学或医学奖。NO生物学作用的发现，不仅揭示了内皮源性舒张因子的化学本质，更重要的是从根本上改变了传统的细胞信号转导学说：第一，发现了非膜受体依赖信号转导机制的存在；第二，发现了小分子气体物质也可以成为细胞信使；第三，发现一向被认为是毒气的物质也有生理功能。这一发现是划时代的，因为随后，同样是毒性气体的一氧化碳（CO）和硫化氢（H$_2$S），也被确定为内源性气体信使（gasotransmitter），也具有重要的生物学作用。在过去的三十多年里，这个气体信使家族（gasotransmitter's family）三个成员的生物学作用、病理生理学作用、药理学作用不断被揭示，涉及几乎所有的生物系统，与人类许多疾病的发生、发展、转归密切相关[1]。

## 第一节　一氧化氮与高血压

### 一、一氧化氮生物学作用的发现[2]

早在20世纪80年代，有人在实验中发现，由乙酰胆碱（ACh）引起家兔胸主动脉和其他血管分离标本的松弛反应，血管内皮细胞的存在是必要条件。他们认为，ACh作用于内皮细胞的毒蕈碱受体，由此产生导致血管平滑肌松弛的物质，这种物质被称为内皮源性舒张因子（endothelium- derived relaxing factor，EDRF）。后来的研究证明，内皮释放的NO可以解释EDRF的生物学作用，并认为EDRF和NO是等同的。L-精氨酸（L-Arg）是血管内皮细胞合成NO的前体。从而确定哺乳动物体内可以合成NO。经过一系列研究，发现内源性NO具有如下的生化特性：①内源性NO是一种极不稳定的化合物，在实验条件下，其半衰期为3~5s。在O$^2$及超氧阴离子存在的情况下，迅速转变为无机亚硝酸盐或硝酸盐而失活。因此，超氧化物歧化酶（SOD）或酸性环境条件可以增加其化学稳定性。②内源性NO除了可以和对氨基苯硫酸反应外，还可以与臭氧反应产生一种化学发光产物。这一特性为NO的化学分析奠定了基础。③内源性NO和可溶性鸟苷酸环化酶（sGC）的亚铁血红素部分有极高的亲和力，可以相互结合，产生一种亚硝酰基血红素或NO-亚铁血红素。这种复合物可与该酶的卟啉部位相结合，在其催化部位附近可导致构型改变，从而激活鸟苷酸环化酶（GC），导致环磷酸鸟苷（cGMP）生成增加。正因为NO与亚铁血红素的铁有高度亲和力，所以血红蛋白、肌红蛋白可以对抗NO经GC催化三磷酸鸟苷（GTP）生成cGMP，因此可以抑制NO的作用。④内源性NO可以直接导致血管扩张，还可以抑制血小板在内皮细胞表面黏附和血小板聚集作用。⑤NO有高度脂溶性，极易扩散通过生物膜。

### 二、一氧化氮的内源性产生[1, 2]

内源性NO是L-Arg在NOS催化下产生的。NOS是一种同工酶，存在于内皮细胞、巨噬细胞、脑内小胶质细胞中。神经型一氧化氮合酶（nNOS

或 NOS$_1$）于中枢神经系统及周围神经系统的神经组织内产生 NO，并且协助细胞通信及与原生膜联合。诱导型一氧化氮合酶（iNOS 或 NOS$_2$），利用 NO 的氧化应激，协助巨噬细胞在免疫系统中对抗病原体。它也存在于心血管系统内，只是在细胞受到刺激而被激活后才发挥功效，所生成的 NO 数量较多。内皮型一氧化氮合酶（eNOS 或 NOS$_3$）于血管内产生 NO 及协助调节血管功能，与原生膜所包围的细胞及与细胞内的高尔基体膜联合。

## 三、一氧化氮与血压的关系[2, 3]

NO 在心血管系统中，是具有多种作用的重要的细胞信使。它不仅来源于血管内皮细胞和平滑肌细胞，而且也来源于非肾上腺素能和非胆碱能神经末梢。NO 是一种很强的舒血管物质，能降低全身平均动脉血压，控制全身各种血管床的静息张力，增加肾血流等。内源性 NO、NOS 及其抑制剂是一种调节血压的独立体系。NO 可通过下述机制发挥对血压的调控作用。

### （一）NO 参与血管张力的自身调节

血管平滑肌具有内在的"肌源性反应"，即在器官血管的灌注压突然增高时，血管平滑肌受到牵张刺激而使肌原性活动——血管收缩进一步加强，这是一种正反馈现象，使血管处于一种潜在的不稳定状态。但在生理状态下，器官血流量和血压能维持相对稳定，这其中肯定存在着一个与上述方向相反的反馈机制以平衡肌源性正反馈所造成的潜在的不稳定状态。现在认为，NO 是这种平衡作用的中介物质。这两种反馈机制相互之间的作用程度，决定血管自身调节的水平，决定了生理情况下血流量及血压的稳定。调节血管张力的 NO 不仅来源于血管内皮细胞、血管平滑肌细胞（VSMC），而且在血管外膜的非肾上腺素能和非胆碱能神经末梢也释放 NO，参与血管张力的调节。当这种平衡的制约机制被打破，特别是 NO 不足，则血管收缩，血管阻力增加，血压升高。NO 对血管张力的调节，因不同种属或同一种属的不同动脉、静脉而不同。目前认为静脉 NO 的活性较动脉低。人的大隐静脉不能释放 NO。

### （二）NO 抑制 VSMC 增殖

VSMC 增殖，并向内膜下迁移，使血管腔变窄，管壁增厚，外周阻力增加，是导致高血压和形成高血压恶性循环的重要因素。有实验证明，外源性 NO 抑制 VSMC 增殖。血管损伤部位内皮细胞的 NOS 一过性增高表达抑制内膜的增殖反应，而且 L-Arg 也能减轻大鼠主动脉损伤后的内膜增殖反应。NO 还能通过 cGMP 诱导机制，抑制 VSMC 的分裂和增殖，保持其正常的有丝分裂，参与血管一般内环境的调控。通过抑制 VSMC 的增殖，减少其胶原纤维、弹性纤维的产生，NO 能够防止动脉粥样硬化和粥样斑块的形成和发展，这对保持正常的血管阻力，改善组织器官供血有重要作用。

### （三）NO 减弱交感神经张力

为探讨交感神经活动在 NO 调节血压中的作用，有人设计了一组实验，将大鼠分为两组，其中一组行交感神经阻断（皮下注射胍乙啶 50mg/kg），节后交感神经纤维产生不可逆损害。之后给动物饲饮 NOS 抑制剂 L-单甲基-精氨酸（L-NG-monomethyl-arginine，L-NAME）[80mg/（kg·d）]，用药前后以动脉插管法测血压。结果发现，交感神经末阻断组用 L-NAME 1 周后平均动脉压从（101±3）mmHg 上升到（152±6）mmHg；而交感神经阻断组仅从（92±2）mmHg 上升至（122±3）mmHg。两组分别升高（52±5）mmHg 和（27±4）mmHg，结果表明，交感神经参与 NOS 抑制剂所引起的大鼠高血压模型的产生，而在体内 NO 可能具有缓冲交感神经张力过度增高的作用。

### （四）NO 调节肾功能

在生理条件下，NO 通过调节肾动脉舒张节奏和系膜松弛影响肾小球微循环，参与肾脏排钠和肾素释放的调节。有研究表明，应用 L-Arg 500mg/kg 后，高血压患者肾脏血流量不升高，而血压正常的对照组则升高，提示高血压患者肾脏内皮依赖的血管舒张作用不良，并可能是引起高血压的原因。研究还发现，给 SD 大鼠注射 L-Arg 后，血浆 NO 升高的同时，肾血管扩张，排泌钠离子和钾离子增多，但肾小球滤过率不变，而应用 NOS 抑制剂 L-NAME 则使水钠排泌减少。NOS 抑制剂

L-NAME 抑制肾脏 NO 合成的同时，引起肾血管强烈收缩，肾血流量减少，肾素分泌增加，肾小球滤过率降低，周围血管阻力增加，从而制造出新的高血压模型。研究提示，NO 对肾血管、肾小管及肾素分泌有直接调节作用，这可能是 NO 调节血压的重要机制之一。

### （五）NO 抑制血小板黏附聚集

业已证实，血液黏滞性增高是引起外周阻力增加的重要因素之一。NO 是一种内源性抗血栓药，能抑制血管损伤后血小板聚集，防止血小板黏附于血管壁，它的抗凝集效应与前列环素具有协同作用。NO 进入血小板，活化 CG，使 cGMP 浓度升高，血小板不易聚集及向血管壁黏附。血小板本身也有 NOS 的表达，其合成 NO 可以防止血小板对凝聚药刺激产生过度活化的应答，以及通过负反馈机制来抑制血小板的吸附。在生理条件下释放的 NO，使血小板处于较低水平的活化状态，防止其黏附、聚集。NO 所具有的这种抑制血小板黏附和聚集作用，可拮抗血栓形成，降低血液黏滞性，改善微循环，增加侧支血管流量，从而降低外周阻力，维持血压的稳定。

### （六）NO 防治动脉粥样硬化

当 NO 减少时，血小板活化，并释放血栓素、5-羟色胺、腺嘌呤核苷酸和血小板源性生长因子等，引起血管收缩，VSMC 增殖向内膜下迁移，同时白细胞向内膜黏附增加，破坏内皮细胞功能，促进动脉粥样硬化的发生发展。有实验证实，长期应用 L-Arg 能改善家兔动脉粥样硬化血管的舒张反应，减轻家兔动脉粥样硬化的程度，对血压的调控有重要意义。

### （七）NO 拮抗缩血管活性因子

众多的血管收缩因子和舒张因子协调释放维持血管张力的稳定，普遍认为，以 NO 和内皮素（ET）这一对最为重要。ET 通过其强大的缩血管和促 VSMC 增殖作用，使周围血管阻力增加，产生高血压。而 NO 与其作用相反，具有降压作用。生理条件下，内源性激动剂，如凝血酶，不仅促进 NO 产生，而且也增加内皮素的合成释放。内皮素又可促进 NO 的合成释放，NO 的释放又反过来抑制内皮素的产生及其生物学效应。因而，这一对重要的内皮依赖的收缩因子和舒张因子间相互作用，保持平衡，维持着血管张力的稳定。一旦 NO 不足，这种平衡关系被打乱，则血管收缩，外周阻力增大，导致高血压。高血压又可加重内皮细胞损伤，形成恶性循环，从而高血压进一步发展、加重。有实验证实，给麻醉犬静脉联合应用 ET 及 NOS 抑制剂 L-NAME，比单独输入 ET 或 L-NAME 更能增加外周血管阻力、升高血压，提示 NOS 抑制剂可增加内皮素的缩血管效应。内皮素与 NO 合成释放的失衡可能是引起高血压甚为重要的因素。

### （八）NO 灭活氧自由基

20 世纪 90 年代，脂质过氧化在高血压发生发展中的作用受到重视。有研究发现，高血压患者体内脂质过氧化反应增强，清除自由基能力减弱。而且，高浓度的氧自由基本身即对血管有直接收缩作用。NO 由于携带一个额外电子，具有清除氧自由基能力。有动物实验发现，给自发性高血压大鼠（SHR）注射 SOD，可使其血压下降，而对照组无变化，给 SHR 主动脉灌注 SOD 可明显改善其舒张反应。也有实验证实，给 SHR 应用黄嘌呤氧化酶抑制药奥昔嘌醇造成超氧负离子的产生，延缓 NO 的降解和失活，使血压降低。由此可见，NO 灭活氧自由基的能力，在高血压的发生发展中有一定作用。

### （九）NO 逆转血管重构

小动脉壁肥厚既是高血压的原因又是高血压的结果，而动脉壁的肥厚则是增生和重构的双重过程，所谓血管重构，即 VSMC 通过重新排列，使细胞层次增加，而没有细胞生长，因而管壁的截面积保持不变。血管重构在高血压小动脉壁肥厚的发生中起主要作用，而 VSMC 增殖只起次要作用，因而治疗高血压的重点是逆转血管重构而不是抑制 VSMC 增殖。大多数内源性缩血管物质促进血管重构，而大多数内源性扩血管物质则抑制血管重构。

总之，NO 可通过直接和间接效应调节血管张力，调控血压，一旦其功能异常则可引起高血压等一系列心血管的病理生理改变。

## 四、一氧化氮舒张血管的机制

### （一）血管平滑肌舒缩的机制

血管平滑肌张力的产生和维持有赖于细胞内钙

水平的调节过程。钙离子进入血管壁细胞质的方式有多种，如肌膜上的电压依赖性钙通道、受体调控钙通路、钠离子–钙离子交换、钙诱发肌浆网释放胞内储存钙及三磷酸肌醇（IP$_3$）激活细胞内其他部位储存钙的释放等。诱发肌质网钙释放可能是VSMC 兴奋–收缩偶联的一个重要机制。能升高胞内 cGMP 水平的因素，可增强肌浆网钙泵的钙亲和力，而激活蛋白激酶 C 的因子可使钙泵的活性达到最大。钙进入胞质的另外两个机制是钠离子–钾离子交换和肌浆网通过特殊的钙通道即 Ryanodine 受体通道释放钙。钙对血管平滑肌的舒缩调节的机制之一是肌凝蛋白分子磷酸化。肌凝蛋白由两个重链和两个轻链亚单位组成。胞内钙浓度是肌纤蛋白和肌凝蛋白相互作用的主要决定因素。当胞内游离钙浓度达 $10^{-5}$mol/L 时，钙与钙调素结合，激活肌凝蛋白轻链激酶，后者使肌凝蛋白轻链的第 19 位丝氨酸磷酸化，激活横桥与细肌丝结合、解离、复位这一循环过程，引发平滑肌收缩。钾通道的激活可增加钾电导，引起膜的超极化，致使电压依赖性钙通道失活和钠泵交换，使增多的钙离子出胞膜，于是血管平滑肌舒张或张力降低[2]。

## （二）NO 舒张血管的细胞生物学机制[2]

在心血管系统中，NO 发挥生物学效应的过程主要由三部分组成：第一步外源性刺激因素与细胞上的受体结合；第二步细胞生成并释放 NO；第三步 NO 进入靶细胞发挥生物学作用。以 ACh 为例阐明上述过程。ACh 作用于血管内皮细胞的毒蕈碱性受体 2（muscarinic 2 receptor，M$_2$R），使内皮细胞内的 IP$_3$ 浓度升高，细胞膜的钙通道开放，细胞外钙入胞，使胞内钙浓度升高。升高的胞内钙在钙调素存在的情况下，激活胞内的 NOS，后者以 L-Arg和分子氧为底物合成 NO。NO 由内皮细胞弥散至附近 VSMC 而与 sGC 活性基团上的亚铁离子结合，激活该酶，使 GTP 转化为 cGMP，NO 和 sGC 的结合可迅速、强烈地增强 sGC 的催化活性，使 cGMP生成的速度加快 50～200 倍。NO 和 sGC 结合，代表一种新的、广泛存在的将细胞外信息转导为邻近细胞内第二信使 cGMP 增加的信息传递机制。它不需任何中介机制，而将一个细胞产生的信息传递到它周围的细胞中去，主要的影响因素只是 NO 的生物半衰期。大量生成的 cGMP 激活蛋白激酶，最后

导致肌球蛋白轻链脱磷酸化，使血管平滑肌松弛，血管扩张。NO 还可激活胞内的受磷蛋白，后者激活肌浆网膜的钙泵使胞内钙浓度下降而致平滑肌舒张。

## （三）NO 与人类高血压发生发展的关系

**1. 血液中 NO 含量与人类高血压**　到目前为止，已有许多高血压人群对照研究显示，原发性高血压患者血液中 NOS-NO 系统活性减低，血浆 NO浓度明显低于正常人；且随着高血压程度的加重，血浆 NO 降低均越明显。许多研究观察到经过抗高血压治疗，高血压患者的 ET 浓度明显降低，NO 浓度明显升高。一项包括高血压患者 50 例，对照组 36例的临床研究显示[4]，高血压患者血浆 NO 浓度较正常对照组明显降低；高血压患者中，血浆 NO 含量 1 级高血压最高，2 级居中，3 级最低；重度高血压患者血浆 NO 含量明显低于轻中度患者；中度高血压患者血浆 NO 含量明显低于轻度高血压患者。一项探讨原发性高血压患者血浆血管紧张素 II（Ang II）、血清 NO 含量变化及其与血压昼夜节律相关性的研究[5, 6]，观察高血压患者 50 例，对照组 38 例，将高血压患者按动态血压监测结果分为构型和非构型者。比较两者的血压变化规律，观察到高血压患者血浆 Ang II 含量明显高于对照组，NO含量明显低于对照组，且与病情严重程度相平行。高血压患者血浆 Ang II 与 NO 呈负相关。还有研究[7]显示，高血压患者血浆 Ang II 含量、ET 含量明显增高，NO 含量明显减低，且与病情严重程度相平行，高血压患者血浆 Ang II 与 NO 呈负相关，血浆 ET 含量与 NO 含量呈负相关。这些研究均认为 Ang II、ET 和 NO 都参与高血压的发生和发展，血浆 Ang II、ET 和 NO 变化可作为判断高血压患者病情的一个重要指标。但这些观察性研究病例数均较少。一份病例数较多的调查[7]，选择 2013 年 5 月至 2013 年8 月在石河子大学医学院第一附属医院体检科参加健康体检的高血压患者 163 例为高血压组。同时，选择同期参加健康体检的血压正常者 221 例，其中 61 例血压为 120/80mmHg 者为正常对照组；160例血压为（120～139）/（80～89）mmHg 者为正常高值血压组。检测入选者常规生化指标及血浆NO 浓度。结果正常高值血压组血浆 NO 高于正常对照组，可能为代偿性增高。高血压患者血浆 NO

低于正常对照组和正常高值血压组，笔者认为可能是代偿失效。正常高值血压患者危险因素的多因素 Logistic 回归分析显示，正常高值血压与体重指数、三酰甘油、低密度脂蛋白胆固醇、血糖、NO 呈正相关。目前所有相关研究均提示 NO 在原发性高血压发生、发展中具有重要意义。

**2. NOS 基因多态性与高血压的关系**　eNOS/NOS₃ 是心血管系统 NO 合成的限速酶，具有维持血管张力，调节血压等功能。推断一旦 eNOS 突变，NO 生成不足，即可引起高血压。人类 eNOS 基因定位于 7q35—q36，约 21kb，含有 26 个外显子和 25 个内含子，编码含 1203 个氨基酸的蛋白质产物。eNOS 主要调节 NO 的生成，机体内的 NO 浓度与 eNOS 基因序列的多态性密切相关。目前报道的 eNOS 基因单核苷酸多态性和 DNA 可变数目串联重复序列多态性已有 10 余种。与高血压相关的 eNOS 基因多态性的研究较多的主要有以下 3 种：①G894T，位于第 7 外显子 894 位点的碱基鸟嘌呤（G）突变成胸腺嘧啶（T）；②T786C，位于启动子区 786 位点 T 突变为胞嘧啶（C）；③eNOS 4b/4a，位于第 4 内含子长约 27bp 可变数目串联重复序列（variable number of tandem repeat，VNTR）多态性。

（1）eNOS 基因 G894T 多态性与高血压的关系：eNOS 基因第 7 外显子 894 位点碱基 G 突变为 T，导致氨基酸残基 Glu298Asp 的错义。eNOS 酶的功能或活性可因此突变而发生改变，使 NO 生成减少，导致血管内皮受损，引起动脉粥样硬化，造成血小板聚集和血管舒缩障碍，最终导致血压升高。Lacolley 等[8]在 1998 年首次对 G894T 变异与法国高加索人群高血压患者的关系进行了研究，结果显示健康对照组的 G 等位基因频率显著低于高血压组。此后大量学者对 G894T 基因位点多态性与高血压关系进行研究，但结论并不一致。对日本人群的研究[9]发现高血压组 T 等位基因频率明显高于对照组，提示 T 等位基因是日本人群原发性高血压患者的易感基因。对 426 例亚洲印度人进行研究发现[10]：GT+rITI'基因型在高血压组明显升高，提示 T 等位基因是印度人高血压的易感基因。对非洲裔美国人群中 1021 名研究对象进行调查研究[11]，经校正性别、年龄及体重指数，发现不携带 G894T 者的收缩压、舒张压及平均动脉压比携带此等位基

者均显著增高，伴有胰岛素抵抗水平较高者血压水平的差异更显著。有研究提示[12]中国西南部地区汉族人群高血压与 eNOS 基因 G894T 多态性相关，并对性别进一步分层分析，发现 G894T 多态性与女性高血压有关联。对蒙古族人群的研究提示[13]G894T 多态性与蒙古族高血压患者有相关性，提示 eNOS 基因可能是高血压易感基因。对中国汉族 5213 名研究对象进行的 Meta 分析[14]，结果显示：中国汉族人群高血压的易感性与 eNOS 基因 G894T 多态性相关。但也有相反的研究结果。对突尼斯人研究表明[15] eNOS 基因 G894T 多态性不是高血压的主要易感基因。对巴基斯坦人群的研究[16]发现高血压组和对照组各基因型及等位基因分布差异无显著性，提示 eNOS 基因 Glu894Asp 突变与巴基斯坦人无相关性。对德国东北部地区的高加索人中 2229 例高血压患者和 1990 例健康对照者进行研究[17]，结果显示高血压组与对照组的基因型和等位基因分布差异无统计学意义，也未发现舒张期或收缩期血压与该突变有相关性，经进一步排除抗高血压治疗的病例并对性别进行了校正后也得出同样的结论。国内一些学者对新疆地区汉族人群、哈萨克族人群、天津地区汉族老年人高血压患者所进行的人群对照研究[18-20]显示，高血压与 eNOS 基因 G894T 位点多态性不具有相关性。至今为止关于 eNOS 基因 G894T 多态性与高血压关系的研究有数百个，结论并不相同。因此 eNOS 基因 G894T 位点多态性与高血压发病的关系尚不能确定，可能与种族遗传有关。

（2）eNOS 基因 T786C（rs2070744）多态性与高血压的相关性：eNOS 启动子区 T786C 变异可影响 eNOS 基因的转录过程，导致 eNOS 合成减少，从而使 NO 的生成受到影响。曾有研究发现携带 C/C 基因型的欧洲白种人和加拿大人群的收缩压水平更高，从而认为高血压发病与 eNOS 基因 T786C 突变可能相关。但也有研究提示日本人群高血压易感性与 T786C 多态性相关性不明显。国内相关研究[21-23]结果也不一致。在中国汉族人群研究发现中国汉族人群高血压患者与 eNOS 基因 T786C 多态性的 C 等位基因相关；在中国北方汉族人群的研究显示 eNOS 基因启动子 T786 位点 Tr、TC、CC 基因型在高血压组中分别为 22.79%、50.70%、26.51%，与对照组之间差异有统计意义，eNOS 基因 T786C 多态性可能与中国北方汉族高血压有相关性。但对

新疆汉族 346 名高血压患者与 385 名健康对照者进行研究，结果显示基因型与等位基因分布频率在两组之间的差异无统计学意义，高血压组与健康对照组中 1r11、Tc 及 CC 基因型分布和 T、C 等位基因频率分布差异均无统计学意义，认为 eNOS 基因 T786C 多态性与高血压发病不相关。因此 eNOS 基因 T786C 突变与高血压发病的关系也不能确定。

（3）eNOS 基因 27bp VNTR 多态性与高血压的相关性：eNOS 基因第 4 内含子上 27bp VNTR，又称小卫星 DNA，存在多态性，重复 4 次和 5 次分别为 a 等位基因和 b 等位基因。关于 eNOS 基因位点 27bp VNTR 多态性与高血压的关系，国内外研究结果均不一致[24-26]。日本东京的研究显示日本人高血压患者与 a 等位基因可能有相关性；对印度北部高血压患者进行的研究也提示高血压与 eNOS 基因 27bp VNTR 多态性相关联；但对土耳其高血压人群的研究显示土耳其高血压患者与 eNOS 基因 27bp VNTR 多态性相关性不明显。国内研究显示内皮 NO 的释放可能受 eNOS 基因 27bp（a/b）多态性的影响，且 a 等位基因可能是中国汉族人群高血压的遗传标志。研究发现 eNOS 基因 27bp VNTR 多态性可能是湖北汉族人群高血压的一个易感标志。在新疆地区哈萨克族人群中所做的研究表明，新疆哈萨克族高血压患者与 eNOS 基因 27bp VNTR 多态性不相关。由于各研究结论不一致，eNOS 基因 27bp VNTR 多态性与高血压的相关性目前尚无定论。

（4）eNOS 基因其他位点与高血压的关系：国内有几个关于 eNOS 基因其他位点与高血压的关系的研究[27-32]。对宁夏汉族 204 名高血压患者和 219 名健康人进行的对照研究显示，在 eNOS 基因 3 个 SNP 位点上共检出 8 个单倍型，其中单倍型 TGA 的出现可能增加汉族高血压的风险。对湖北汉族 316 例原发性高血压患者和 338 名正常人对照研究，发现 eNOS 基因第 4 内含子多态性（ab+aa 等位基因）与原发性高血压显著相关，提示此基因多态性可能是湖北汉族人群原发性高血压的一个易感标志。对 290 例天津汉族高血压患者和 161 名正常对照者进行的研究显示 eNOS 基因第 14 内含子 rs3918181 位点多态性与高血压相关；对宁夏回族、汉族人群 eNOS 基因位点 rs1800780 和 rs3918181 多态性的研究，显示高血压组和健康对照组 eNOS 基因 rs1800780 位点基因型频率的分布存在显著性差异，而 rs3918181 位点基因型频率及等位基因频率的分布差异并无显著意义。目前关于这些位点的研究比较少，得出的结论也不尽相同，需要更进一步的研究。

# 第二节　一氧化碳与高血压

CO 是继 NO 之后第二个被发现的气体信使分子，此前像 NO 一样仅被认为是有毒气体，俗称"煤气"，其毒气身份因"煤气中毒"这样的事件时常发生而比 NO 更加深入人心。20 世纪 90 年代继 NO 被发现之后，CO 的细胞信使作用，特别是它在心、脑和血管系统中的作用才引起人们关注[33-37]。

## 一、一氧化碳生物学作用的发现

尽管人们早就知道，在正常情况下机体内可以产生 CO（内源性 CO），但它一直被看作代谢废物。CO 的生物学作用最早是在中枢神经系统中被发现的，在中枢神经系统的许多生理和病理生理过程中，CO 是公认的神经信使，包括学习和记忆过程、长时程增强效益、脊索神经痛觉传递、嗅觉受体神经的发育和功能、调节颈动脉体化学感受活性和抑制自主神经加压调节机制，其在整体起减压效应，还涉及括约肌松弛、抑制血小板聚集和激素释放，如促肾上腺皮质激素释放激素、性腺激素释放激素等。特别是嗅觉受体神经，有高度 CO 活性，而无 NO 活性。

对 CO 在心血管系统作用的认识是一个曲折的过程。由于工业的发展和吸烟者的广泛存在，暴露于 CO 已是当今社会的普遍现象。以往的大量临床研究证实，吸烟是心血管系统疾病如高血压、冠心病、心肌梗死等的独立危险因素。因此人们推测，慢性 CO 吸入，可能升高血压，但一直无可靠的实验证据。有实验观察了临界性高血压鼠在加盐或不加盐的情况下暴露于 CO 时，并未使血压升高。对高血压患者和敏感人群的观察也得出同样结论，认为吸烟时血压急性升高主要是尼古丁的作用，慢性情况下，尼古丁的升压作用被 CO 的降压作用抵消。早在 20 世纪 80 年代，欧洲在用血红素治疗血卟啉症急性发作时，就发现血红素有很好的降压作用，但血红素的毒性作用限制了它的临床应用。1989 年有人发现 CO 与血压有关，也有人发现 CO 有与 NO 类似的内皮依赖性血管舒张作用，但均未引起广泛关注。后来，有人利用细胞培养和反转录 PCR 等技术，研究了 VSMC 自身产生的 CO 和 cGMP 含量之间的相互关系，发现缺氧刺激明显增加 VSMC 中 HO-1 基因的转录和翻译，表现为 HO-1 mRNA 及 HO 酶活性一致性增高，培养的 VSMC 内 cGMP 含量与 HO-1 mRNA 的表达在时程上相一致。此现象可被 HO 阻断剂锡–原卟啉（Sn-protoporphyrin，SnPP）抑制，但 NOS 抑制剂对 cGMP 含量无影响。从而证实了 VSMC 可合成 HO-1，并可产生 CO，其在生理或病理生理状态下调节 cGMP 含量和血管张力。CO 从 VSMC 产生，被血红蛋白抑制，在内皮细胞有旁分泌作用，能升高内皮细胞 cGMP 含量，降低分裂素、内皮素-1（ET-1）、血小板源性生长因子-B（platelet derived growth factor，PDGF-B）的表达。其产量在低氧时增加 7 倍，VSMC 源性 CO 可增加内皮细胞 cGMP 4 倍。提示在低氧期间，VSMC 源性 CO 在调节细胞与细胞之间的功能和细胞增殖中起重要作用。CO 也是 cGMP 的生理调节者，CO 和 NO 一样，通过与 sGC 血红蛋白的铁结合，激活该酶，而使细胞内的 cGMP 增高，起细胞信使作用。CO 还通过细胞色素 P450 依赖的单氧化酶系统的抑制、不同类型钾通道的激活等途径发挥其生物学作用。在脑内其为神经传递介质，在脑外，其为血管平滑肌有力的舒张因子。20 世纪 90 年代的这些发现揭开了研究 CO 在心血管系统的细胞信使作用的序幕。有动物实验观察血红素氧合酶（heme oxygenase，HO）的作用底物血红素-L-精氨酸盐酸盐和血红素-L-赖氨酸盐酸盐的急性降压作用，证实两者均可明显降低自发性高血压大鼠（SHR）血压和拮抗去氧肾上腺素诱导血压升高，但不降低 WKY 大鼠的血压，对正常 SD 仅有很小的降压作用，因 HO 抑制剂可阻滞此作用，同时胆红素无降压作用，因此，虽未能直接测定 CO 的生成量，但认为此降压作用是 HO 通过 CO 实现的[35]。

此后，在研究 NO 的热潮中，有些人开始关注体内另一个最小的一氧化气体分子 CO 的生理和病理生理作用。

# 二、一氧化碳的生物学产生和代谢

内源性 CO 来自几个不同的生物学系统，在哺乳动物中血红素氧化是最主要的来源。血红素氧化是在 HO 作用下发生的。HO 是血红素降解的限速酶，促进血红素转变为胆绿素、CO 和铁，胆绿素随即被还原为胆红素[33~35]。逐渐发现 HO 有 3 种同工酶，即 HO-1、HO-2、HO-3。HO-2 和 HO-3 呈组成型大量表达，它们能与正常细胞内的血红素结合分别发挥其功能。而 HO-1 属诱导型，HO-1 广泛分布于哺乳动物多种组织细胞中；HO-1 可由多种刺激因子诱导表达，如氧化应激、热休克、紫外线照射、缺血再灌注、重金属、细菌脂多糖、细胞因子和 NO 及血红素。后来的研究重点集中在此酶促反应产物的生物学效应上，它们具有抗氧化、抗炎、抗凋亡、信号传导和免疫调节及抑制黏附分子表达活性等作用。HO-1 对各种刺激因子的强大适应性反应，揭示其可能在阻止炎症过程和氧化性组织损伤中具有重要的作用。HO 在体内广泛存在，涉及整个生长发育过程。20 世纪 90 年代有实验应用气相色谱分析法，检测 SD 主动脉、新西兰白兔主动脉肠系膜下动脉组织匀浆中的 CO 产生量，发现在这 3 种动脉中，均有 CO 产生，以鼠主动脉的 CO 产量最高，而且比作为对照的鼠肝（以往认为肝脾中 HO 含量最高）中的含量还高。HO 在心血管系统的定位，引起了心血管基础与临床工作者的广泛兴趣。内源性 CO 在细胞内形成，发挥生物学效应后，弥散入血，经血红蛋白运输，由肺排出体外。因此，CO 的产量在临床可通过测定 CO 排出率、血液中碳氧血红蛋白水平等进行评价。

# 三、一氧化碳对体循环血压和血管平滑肌细胞增殖的调控

内源性 CO 既然与血管舒张功能有关，那其就不能不引起研究高血压发生机制人们的兴趣。继 NO 的研究热潮之后，内源性 CO 与高血压的关系曾成为当时新的研究热点。

关于 CO 与体循环血压的关系，人们是从正反两个方面去探讨的。一是利用 HO 的诱导剂即血红素等，使体内的 CO 产生增多；二是利用 HO 的抑

制剂即非生理性金属原卟啉如 SnPP、锌原卟啉( zinc protoporphyrin，ZnPP )、铜原卟啉（copper protoporphyrin，CuPP）及 2，4-二甘油次卟啉锌（ZnDPBG）等，使体内的 CO 生成减少。观察两种情况下体循环血压的变化[33-37]。

## （一）关于 HO 诱导剂降压的实验

有人给 SHR 和 WKY 大鼠应用血红素精氨酸，用 RNA 印迹法技术证实，血红素精氨酸作用于 HO，选择性使 SHR 血压下降。并首次报道，SHR 的 HO 比 WKY 大鼠高。有人观察了 HO 的作用底物血红素-L-精氨酸盐酸盐和血红素-L-赖氨酸盐酸盐的急性降压作用，证实两者均可明显降低 SHR 血压和拮抗去氧肾上腺素诱导血压升高，但不降低 WKY 大鼠的血压，对正常 SD 大鼠仅有很小的降压作用，因 HO 的抑制剂 ZnDPBG 可阻滞此作用，以此可以判定此降压作用是 HO 通过 CO 实现的。用 HO 的诱导剂预处理 SHR，可以观察到在肾脏 HO 增高 5～8 倍的同时，体循环血压下降 20%。在小羊动脉可以观察到，当 CO 合成酶 HO 受到适当刺激上调时，CO 即可在动脉中形成，对血管起松弛作用。在清醒鼠可以观察到 HO-1 源性 CO 对由一种能清除 NO 的血红蛋白 αHb 和 NOS 抑制剂亚硝基左旋精氨酸甲酯（L-NAME）诱发的急性血压增高的降压作用。另有实验，在鼠上肢动脉和静脉置导管，观察手术应激对鼠引起的血压变化。观察到静脉给予能清除 NO 的血红蛋白（8% αHb）或 NOS 抑制剂 L-单甲基精氨酸（L-NMMA）30mmol/kg，对照组 1d 后血压无变化，同时观测到心脏、主动脉、肝脏的 HO-1 表达明显增高，主动脉 CO 产生量及 cGMP 含量明显增高；而先期应用 HO-1 抑制剂的处理组，主动脉 CO 和 cGMP 水平明显下降，同时完全恢复 αHb 和 L-NMMA 的血管收缩作用，体循环血压明显增高。说明在正常生理情况下，整体应激时，HO-CO 途径在稳定血压中起决定性作用。其后，有报道 CO 也是 cGMP 的生理调节者，CO 和 NO 同样是通过与 sGC 血红蛋白的铁结合，激活该酶，发挥细胞信使作用。利用细胞培养和反转录 PCR 技术，通过胆绿素和 cGMP 含量判断 CO 的生成，研究 VSMC 自身产生的 CO 和 cGMP 含量之间的相互关系，发现 VSMC 有 HO-1 表达，而且这个基因的表达被低氧调节。尽管内皮细胞源性 NO 被认为是血管 cGMP 含量的调节分子，但该实验证实，VSMC 源性 CO（而不是 NO），在低氧时使 cGMP 增高。缺氧刺激明显增加 VSMC 中 HO-1 基因的转录和翻译，表现为 HO-1 mRNA 及 HO-1 酶活性一致性的增高；培养的 VSMC 内 cGMP 含量与 HO-1 mRNA 的表达在时程上相一致。此现象可被 HO 阻断剂抑制，但 NOS 抑制剂对 cGMP 含量无影响。该实验还发现，由低氧诱导的 HO-1 基因，48h 后降低。但当 VSMC 产生的 CO 被 SnPP 抑制时，HO-1 mRNA 在 48h 后仍然是高的。说明低氧诱导的 HO-1 基因转录，可被 HO-1 自己产生的 CO 所抑制，这是一种负反馈机制。在体内，血管局部对缺氧反应，产生 CO，在生理或病理状态下调节 cGMP 含量和血管张力。用氯化亚锌（stannous chloride dihydrate，$SnCl_2$，HO 的诱导剂）预处理 SHR，在肾脏 HO 增高 5～8 倍的同时，血压下降 20%。此降压作用是 HO 通过 CO 实现的。

## （二）关于 HO 抑制剂诱发高血压的实验

利用 HO 抑制剂 2，4-二甘油次卟啉锌（zinc deuteroporphyrin 2，4-bisglycol，ZnDPBG）外周注射，诱导鼠外周血管收缩，产生持续性血压增高。而预先给予阻断自主神经节和 $A_1$ 受体的药物，可以预防由 HO 抑制剂引起的加压效应，说明由 HO 抑制剂诱导的血压增高依赖于交感神经系统的活性，可能与反常的压力感受器反射功能有关。在易发卒中的 SHR 和正常的 WKY 大鼠，HO 的抑制剂 ZnPP 可使这两种鼠的血压明显增高，但 ZnPP 使 SHR 血压增高得更明显。血压的增高同样出现在神经节预阻滞的大鼠，在 SHR 主动脉和肾脏结构型 HO-2 mRNA 水平和心室诱导型 HO-1 mRNA 的水平都明显高于 WKY 大鼠，提示在遗传性高血压大鼠 HO-CO 系统在外周组织中的重要作用。但 HO 这一能产生 CO（血压调节中的负性因子）的酶蛋白，在 SHR 反比 WKY 大鼠高，似乎有悖于人们的预测。而 HO 诱导剂又确能使 HO-CO 系统活性增高的同时降低 SHR 的血压，却不降低或较少降低 WKY 大鼠的血压。这其中的机制尚不清楚。但很容易想到，SHR 的 HO-CO 系统功能增强可能是一种代偿。

在培养的大鼠主动脉血管平滑肌细胞观察到血流动力负荷（剪切应力和张力）可以诱导 HO-1

mRNA 的表达，使 HO-1 蛋白水平增高，CO 产生增多；血管平滑肌产生的 CO，可以抑制同时培养的血小板聚集。在同一系列实验中，同样的剪切应力和张力未能诱导 NOS 的增高。CO 作为一种新的血管壁源的信使分子，可以抑制血小板聚集，以使血管损伤部位的血液流体化。但我们是否可以推测，高血压时，由于血液剪切应力和张力的作用（也许还有其他一些物理化学因素），血管平滑肌细胞内的 HO 被诱导，产生比正常生理水平更多的 CO，通过 cGMP 途径，使血管舒张。这也许可以从一个方面解释为什么 SHR 主动脉 HO-1 mRNA 比 WKY 大鼠高；阻断 HO 后，SHR 血压增高比 WKY 大鼠更明显；而给予 HO 诱导剂后，SHR 比 WKY 大鼠降压显著。这些实验提示：遗传性高血压鼠 HO-CO 系统功能代偿性增高，具有重要的病理生理意义。这种代偿机制一旦被阻断（如抑制 HO 活性），则血压会更高[35]。

这些实验还可从反面证实，在正常生理情况下，HO-CO 系统对血压的影响较小。因此，即使阻断了 HO-CO 系统的功能，血压也不会有明显变化。内源性 CO 不仅在体循环中具有血压调节作用，而且在肺循环中具有同样作用。有人利用 HO-1 和 HO-2 单克隆抗体证实牛肺动脉和静脉内均存在 HO，HO 蛋白定位在外膜的神经和血管外膜及中层的平滑肌层。在外膜和中层均可检测到酶活性。提示 HO-CO 系统参与肺循环张力的调节。还有实验证实外源性 CO 能抑制低氧性肺血管收缩，此作用通过 cGMP 途径实现。另外，利用免疫化学方法证实猫和鼠颈动脉体球细胞含有 HO-2，产生的内源性 CO 可调节颈动脉体的感受活性。

### （三）内源性 CO 在中枢血压调节中的作用

内源性 CO 不仅在外周血管局部通过改变血管壁的张力影响体循环血压，在中枢血压调节中同样有重要作用。在雄性 SD 鼠的实验中观察到：①无论是否破坏动脉压力感受器的反射功能，外周血管滴注 HO 抑制剂 ZnDPBG 均可同样升高动脉压；认为由 HO 抑制剂诱导的升压作用并不能简单地归因于动脉压力感受器反射功能的改变。②来自主动脉弓和颈动脉体的神经传入的破坏，并不能影响来自心肺压力感受器的神经传入孤束核（来自不同心血管和非心血管的机械感受器和化学感受器内脏传入神经的中枢末梢定位）。③外周静脉注入 HO 抑制剂 ZnDPBG 后可引起脑的 HO 活性的抑制，产生升压反应，是由于中枢神经系统调节动脉血压中心的 HO 的抑制作用。④于孤束核内微量注射 HO 抑制剂 ZnDBPG 可以增高清醒鼠的动脉压，而向孤束核内微量注入 CO，可以逆转由于全身反应或孤束核内注入 HO 抑制剂 ZnDBPG 引起的血压增高。他们认为，HO 抑制剂 ZnDBPG 的升压作用，是继发于孤束核内 CO 的减少。这些结果揭示了在孤束核中形成的 CO 促进血压降低的机制。事实上，由 CO 调节的降压机制显示出很大的灵活性，因为未用 HO 抑制剂 ZnDBPG 预处理的鼠，向孤束核中注入 CO 并不起降压作用。利用离体鼠下丘脑的实验观察到，内源性 CO 可以调节血管加压素的释放，使其释放减少。提示在内源性 CO 的中枢血压调节作用中可能涉及血管加压素释放减少。

### （四）内源性 CO 与 NO 的相互作用

由于 CO 与 NO 有许多相似之处，均可以结合于鸟苷酸环化酶，通过 cGMP 信号转导系统，影响三磷酸腺苷（ATP）的产生，引起血管舒张，因此它们之间的相互关系也是研究的热点。运用内皮细胞和 VSMC 联合培养系统，观察到 VSMC 源性 CO 可以通过对内皮素-1（ET-1）和 PDGF-B 的抑制，控制 VSMC 的生长。笔者认为，在正常血管，基础 CO 量比 NO 低，CO 是比 NO 弱的舒张因子。因此，在基础状态下，CO 可能并不是占优势的调节物。但无论什么原因引起内皮细胞 NO 减少，如低氧，VSMC 源性 CO 就转而成为血管内皮细胞和平滑肌细胞内 cGMP 水平的重要调节者，在调节血管张力中起重要生物学作用。但 NO 和 CO 的生物学作用究竟是相辅相成，还是此消彼长，各家报道并不一致。有人利用 RNA 酶蛋白分析技术在培养的鼠主动脉内皮细胞观察了结构型 NOS（NOS₂）与结构型 HO（HO-2）的基因表达之间的相互关系，发现当 HO 抑制剂 ZnPP 存在时，NOS₂ mRNA 上调，当 NOS 抑制剂 L-NMMA 和 HO-1 抑制剂 ZnPP 同时存在时，HO-2 mRNA 上调，首次证实了 NOS₂ 和 HO-2 的伴行基因表达和它们之间的代偿作用。也有人用 RNA 印迹法分析和蛋白质印迹法分析在体外培养的大鼠主动脉平滑肌细胞，观察到 NO 供体能以时间和剂量依赖方式增高 HO-1 mRNA 水平；这种 HO-1 mRNA 水平的增高与 HO-1 蛋白酶的增高是一致的，这种 HO-1 蛋白酶的增高，既是 HO-1 基因转录率的增高，又是 mRNA 逆转率降低的共同结果。以上揭示了在 CO 和 NO 之间，通过 HO-1 调节的重要的网络。

### （五）内源性 CO 对血管平滑肌细胞增殖的抑制作用

在高血压的形成和发展中，血管平滑肌细胞增殖有重要的病理生理学作用，早在 20 世纪 90 年代末，有细胞水平的实验证实[36]，内源性 CO 对内皮素-1 诱导的大鼠血管平滑肌细胞增殖有抑制作用。从另一个角度揭示了 CO 在高血压发病中的可能作用[37]。

## 四、一氧化碳在人类高血压发病中的作用

### （一）血液中 CO 水平和 HO 表达在高血压人群中的调查[38, 39]

对于揭示 CO 与人类高血压的关系，测定 CO 在高血压患者血液中的含量应该是一个简捷的方法。一项纳入原发性高血压患者 85 例的研究，按照血压水平将患者分为 3 组，患者均无服用降压药物、调脂药物或已停服降压药 1 个月以上，排除继发性高血压、糖尿病、冠心病、高脂血症等。同时选取 27 例正常人作为对照。发现 1 级高血压患者血浆 CO 含量与对照组比较，差异无统计学意义。2 级高血压、3 级高血压患者血浆 CO 含量较对照组降低，差异有统计学意义；随血压水平升高，血浆 CO 含量降低，提示内源性 CO 在原发性高血压的发生和发展中可能有重要作用。由于血液中 CO 水平既受产生端（如 HO）的影响，也受排出端（肺呼吸）的影响，所以血液中 CO 含量与高血压的关系很难有令人信服的结果。因此有人从 CO 产生的上游进行研究。2015 年有实验通过测定 94 名高血压患者及 100 名健康体检者单核细胞中 HO-1 的表达，观察到高血压患者单核细胞中 HO-1 表达增加，其增加程度与脉压高低有关。低脉压者 HO-1 表达增加大于高脉压者，从而认为高血压患者脉压增大可能与 HO-1 表达降低有关。从理论上讲，单核细胞存在于血液中，单核细胞中的 HO-1 表达降低，向血液释放的 CO 就会减少，释放到血液中的 CO 对血管平滑肌产生的生物学效应降低，这种生物学效应足够大才会对体循环血压产生影响。推测高血压患者血液中 CO 的含量应该比正常人减低，前一研究却观察到 1 级高血压、2 级高血压患者血液中 CO 的含量与正常血压者相比并无增高和减低，3 级高血压患者血液中 CO 含量是减低的。也许 HO-CO 系统是一种代偿机制，代偿期血液中 CO 含量并无明显变化，失代偿时血液中 CO 含量下降，对血压增高的抑制作用消失，血压增高达到 3 级水平。

### （二）高血压人群中 CO 合成酶基因多态性的调查[40-42]

2008 年是国内学者研究 CO 合成酶基因多态性与高血压关系重要的一年，这一年国内发表了一系列人群研究结果。有研究在 102 例高血压患者和 134 例正常对照人群中检测 HO-1 基因多态性，比较基因型及等位基因在两组的分布。观察到重复 ≥32 次的长等位基因（L 等位基因）的频率在高血压组要明显高于健康对照组，认为 HO-1 基因启动子区域的（GT）$n$ 双核苷酸重复多态性可能与华北地区汉族人群高血压的易感性相关。另有研究以 102 例高血压患者、100 例冠心病患者及 134 例健康者为研究对象，所有的研究对象均是无任何关联的中国汉族人，选择有高血压家族史（父母双方或父母一方有高血压）的患者作为高血压病例组的研究对象。所有的研究对象均排除糖尿病、肾衰竭、肝脏疾病等，并且为了研究单一疾病与基因多态性的关系，高血压的患者排除冠心病，冠心病的患者也排除高血压。通过提取外周血 DNA，聚合酶链反应（PCR）扩增目的基因，聚丙烯酰胺凝胶电泳（PAGE）技术分析 HO-1 基因启动子区域的（GT）$n$ 双核苷酸重复多态性，观察到：按（GT）$n$ 重复次数划分等位基因，GT 重复次数<25 次为 S 型，L 型重复次数较多（≥32），而 M 型介于两者之间（26～31），得到了 SS、SM、SL、ML、MM 和 LL 六种基因型。他们把 HO-1 基因型分成两组：无 L 等位基因的基因型（SS、SM、MM）为 Ⅰ 类基因组，Ⅱ 类基因组为包含 L 等位基因的基因型（SL、ML、LL）。重复>32 次的长等位基因（L 等位基因）的频率在高血压组要明显高于健康对照组

（26.5%比 14.6%），但冠心病组和对照组的等位基因分布频率无差异。认为 HO-1 基因启动子区域的长等位基因可能与高血压的发病有关，但与冠心病无关。李云在顾东风教授指导下观察了中国北方汉族人群 *CTH* 基因、*HMOX1* 基因、*MHOX2* 基因（HO-1、HO-2 的编码基因分别是 *HMOX1* 基因、*MHOX2* 基因）与原发性高血压的关联。应用多因子降维方法分析 *HMOX1* 基因、*MHOX2* 基因多态性在高血压的发生中是否存在交互作用。所有研究对象 DNA 样本和临床资料均来自亚洲国际心血管疾病协作研究的中国部分。503 例血压水平 ≥160/120mmHg 的高血压患者，490 例年龄、性别匹配的正常血压对照者。所有研究对象均为汉族且无血缘关系，排除了继发性高血压、冠心病、糖尿病、脑卒中、严重肝肾疾病、甲状腺疾病、恶性肿瘤。观察到中国北方汉族人群中 *HMOX1* 基因多态性可能与血压水平及原发性高血压相关联。黄林贤等选择确诊高血压患者 200 例，分为：①低度危险组 80 例；②中度危险组 50 例；③高度危险组 40 例；④极高危险组 30 例。选择在读健康学生 30 名作为对照组。先利用 t 检验比较对照组与试验组 HO-1 表达的不同，再利用方差分析及 Q 检验比较 4 组高血压患者 HO-1 表达的差异，找出 HO-1 与高血压严重程度的关系。利用免疫组化方法和蛋白质印迹法检测高血压患者外周血单核细胞中 HO-1 的表达水平。观察到高血压患者极高危险组 HO-1 表达明显高于高血压患者低度危险组。认为 HO-1 的表达水平与高血压严重程度有关。2012 年国内有学者选择 102 例原发性高血压患者及 134 例正常人进行对照研究，观察到 HO-1 重复 ≥32 次长等位基因在高血压组的分布明显高于对照组（$P<0.01$）。HO-1 长等位基因携带者血浆胆红素水平低于短等位基因携带者（$P<0.05$）。认为 HO-1 基因启动子区域的（GT）$n$ 双核苷酸重复多态性可能与高血压人群的易感性有关。HO-1 长等位基因携带者患高血压的危险性增大。2013 年麦瑞琴等用毛细管电泳与直接测序法对 139 例原发性高血压患者及 101 例正常对照者的 HO-1 基因启动子区（GT）$n$ STR 与-413SNP 位点进行分型。观察到校正年龄、性别、吸烟混杂因素后，STR-SNP 单体型仍是原发性高血压独立危险因素。STR-SNP 多态性与吸烟交互作用明显增加原发性高血压患病风险。认为 HO-1 基因启动子

STR-SNP 多态性可作为原发性高血压易感风险个体筛选的分子标志。

根据目前研究结果可以看到 HO-1、HO-2 基因多态性可能与人类高血压发病有关，也与高血压的严重程度有关。

综合近 20 余年的基础研究及临床研究，HO-CO 系统参与了人类高血压的发生，这一系统将会成为高血压治疗的新靶点[43]。

# 第三节　硫化氢与高血压

$H_2S$ 相对分子质量为 34.076，自然界标准状况下是一种易燃的酸性气体，无色，低浓度时有臭鸡蛋气味，有剧毒。自然界中的 $H_2S$ 为易燃危化品，与空气混合能形成爆炸性混合物，遇明火、高热能引起燃烧爆炸。$H_2S$ 也是一种重要的化学原料。因此 $H_2S$ 一直作为一种毒性气体被环境医学和毒理学所重视。人类认识并研究其毒性作用已有 300 多年。20 世纪 80 年代，NO 生物学作用的发现，不仅揭示了内皮依赖舒张因子的化学本质，更重要的是发现了简单的气体分子作为机体内源性信号分子的事实。$H_2S$ 是继 NO 和 CO 之后第 3 个被发现的具有血管活性的气体信号分子。将内源性 NO、CO 和 $H_2S$ 从传统的神经转导信使和体液转导信使中区别出来，命名为"气体信使家族"[1]，已被科学界接受。但至今为止，这个家族仍然只有这 3 个成员。

## 一、硫化氢生物学作用的发现

三位美国药理学家因 NO 相关研究获得诺贝尔奖的几年后，科学家发现血管扩张并非都由 NO 引起：尽管经过基因改造，实验动物的血管内皮细胞已不能产生 NO，但外周血管（不与心脏直接相连的血管）仍可以扩张。在没有 NO 的条件下，到底是什么因素使血管舒张呢？后来的研究表明，这一神秘因素可能是 $H_2S$。平滑肌细胞中存在能制造 $H_2S$ 的酶，而随后针对小鼠、牛及人类内皮细胞的研究也显示，这些细胞同样存在这种酶，合成量甚至多于平滑肌细胞。在扩张血管方面，虽然 NO 与 $H_2S$ 的具体"分工"尚不清楚，但有证据显示，NO 主要作用于大血管，而 $H_2S$ 调控小血管。20 世纪 90 年代后的研究显示，内源性 $H_2S$ 能通过调节血管舒

缩、炎症反应、细胞凋亡等多种方式发挥生理作用，并参与中枢神经系统、呼吸系统等多系统疾病的发生和发展[44-46]。

胱硫醚-β-合成酶（cystathionine β synthase，CBS）和胱硫醚-γ-裂解酶（cystathionine γ lyase，CSE）是在哺乳动物组织中产生内源性 $H_2S$ 的两个主要的酶，其均以 L-半胱氨酸为主要底物。在某些组织中两者是必需的，在另一些组织中，仅有一个酶即可。因此，CBS 和 CSE 的表达具有组织特异性。已确定，在许多人类和其他哺乳动物细胞中有 CBS 和 CSE 的表达，包括肝、肾、脑、皮肤成纤维细胞和血液淋巴细胞。作为 CBS 和 CSE 的终产物，$H_2S$ 对这些酶有负反馈调节作用。另外 $H_2S$ 不太重要的来源是非酶途径产生的，在糖的氧化中由元素硫形成 $H_2S$，这一非酶途径的所有基本组成部分都在体内存在，包括还原型硫的提供，已有报道，在人类和鼠血液循环中含有 1.3mmol/L 的硫。$H_2S$ 的第一个生理作用的证据是 1989 年获得的。当时测定大鼠脑组织中硫的内源性水平为 1.6μg，通过人类尸检得知脑内源性硫正常含量为 0.7μg，小鼠脑内源性硫的水平与大鼠类似，但比牛脑皮质少 3 倍。1995 年 Awata 等的实验证实了内源性 $H_2S$ 的酶学产生机制，在 6 个不同的脑区中测定了 CBS 和 CSE 的活性。此后 Abe 和 Kimura 进一步用 RNA 印迹法分析证实了 CBS 在脑内的转录表达（海马、小脑、大脑皮质、脊髓脑内段），但没有发现 CSE mRNA。抑制 CBS 后，降低了 $H_2S$ 的产生量，进一步确定 CBS 是脑中产生 $H_2S$ 的主要酶。同时证实 CBS 在海马高度表达，CBS 抑制剂降低了脑内 $H_2S$ 的产生，而 CBS 激活剂增加了 $H_2S$ 的产生，生理含量的 $H_2S$ 特异性地增强了 N-甲基-D-天冬氨酸（NMDA）受体调节的反应，诱导海马长时程增强。这些发现提示了 $H_2S$ 在脑内作为内源性神经调节物的功能。

## 二、硫化氢在心血管系统的内源产生

曾有一个传统观点：$H_2S$ 影响心血管的功能由缺氧造成。但这一观点被两方面研究所动摇。一是心血管系统存在可被测量到的 $H_2S$ 产生酶，这样就提供了 $H_2S$ 的内部来源。另一个是发现了 $H_2S$ 的非缺氧依赖性心血管作用，从而确定了 $H_2S$ 在心血管

系统的功能。目前为止还未发现人类心房、心室、内乳动脉、股动脉、股静脉、冠状动脉、主动脉 CBS 的活性和表达。但心脏和许多血管肌层中均有 CSE 的表达和 $H_2S$ 产生。因此，CSE 是心血管组织产生 $H_2S$ 的唯一酶。CSE mRNA 的表达水平依血管组织的类型不同而不同，依程度排序：肺动脉＞主动脉＞肠系膜动脉。$H_2S$ 的内源产生量也因血管类型而异，如鼠胸主动脉产生的 $H_2S$ 比门静脉多。但在血管内皮层和培养的内皮细胞未发现 CSE 的转录。

## 三、硫化氢对心血管系统的作用

一般认为，$H_2S$ 具有舒张血管、降低血压的生理功能[44-47]。用去氧肾上腺素收缩大鼠的一些动脉组织，$H_2S$ 可以剂量依赖性地舒张动脉平滑肌。去除血管内皮后，$H_2S$ 仍能舒张血管，但舒张效应明显减弱，这说明 $H_2S$ 存在直接舒张血管平滑肌的作用，且这种舒张效应不依赖于内皮细胞而产生。单独应用 $H_2S$ 引起的血管舒张效应很微弱，而在 NO 存在的情况下，舒张效应可以增加 13 倍，用 NOS 抑制剂 L-NMMA 抑制 NO 的生成，$H_2S$ 的舒张作用明显减弱，表明 NO 对 $H_2S$ 的舒张血管作用具有重要的调节功能。在程友琴等的研究中，无论是 $H_2S$ 气体溶液还是 NaSH 溶液均能以浓度依赖方式舒张预收缩的鼠肠系膜动脉，但 $H_2S$ 比 NaSH 的血管舒张作用强。$H_2S$ 和 NaSH 的血管舒张作用均呈与浓度有关的作用类型，即低浓度（$H_2S$ 0.01～1μmol/L，NaHS 0.01～10μmol/L）时作用平缓，高浓度（$H_2S$ 10μmol/L 至 10mmol/L，NaHS 100μmol/L 至 10mmol/L）时，作用急剧，$H_2S$ 的舒张血管作用从 20%左右迅速增至 100%，NaHS 的舒张血管作用从 20%左右迅速增至 80%。研究还证明，肠系膜动脉比主动脉对 $H_2S$ 的舒张血管作用更敏感。

## 四、硫化氢调节血压的机制

早期的一些实验探讨了 $H_2S$ 在心血管系统的生理作用。一次性静脉注射 $H_2S$ 能短暂降低大鼠血压 12～30mmHg（1mmHg=0.133kPa），此作用可被 ATP 敏感性钾通道（$K_{ATP}$）开放剂吡那地尔（pinacidil）模仿，同时能被 $K_{ATP}$ 阻滞剂格列苯脲（glibenclamide）所抵消。在组织水平，生理范围的

H2S 诱导了鼠主动脉舒张（$IC_{50}$=125μmol/L）。有实验[44]证实了 H2S 与血管平滑肌的直接作用。这一结论基于以下事实：一是去神经后未改变 H2S 的血管舒张作用；二是去内皮后，H2S 仍能舒张血管（尽管舒张效力减弱）。H2S 的血管舒张作用一小部分可因去内皮或在内皮存在的情况下给予 NOS 抑制剂 L-NAME 而消失。H2S 的部分内皮依赖作用可以这样解释：作为对 H2S 的反应，内皮 NO 的释放可能与 H2S 有协同作用。另一个观察是在未去内皮的鼠主动脉进行，化学阻滞内皮源性超极化因子（endothelium derived hyperpolarizing factor，EDHF）降低了 H2S 的血管舒张作用。似乎 H2S 可以促进血管内皮释放 EDHF。H2S 对血管平滑肌细胞的直接作用的机制已经揭示。不像 NO 和 CO，H2S 的血管舒张作用并不通过 cGMP 途径，因为 sGC 的特异性抑制剂黄曲霉毒素 B1（aflatoxin B1，AFB1）能阻断 NO 的血管舒张作用，却不能阻断 H2S 的血管舒张作用，而且，AFB1 还增强了 H2S 的血管舒张作用。这一增强作用的机制目前还不清楚。这些从血管得到的结果已在分离的血管平滑肌细胞得到证实[45]：鼠主动脉平滑肌细胞 $K_{ATP}$ 电流可被 H2S 明显增加。H2S 对 $K_{ATP}$ 的作用是直接的，而不是通过干涉三磷酸腺苷（ATP）代谢，因为在这些实验中，细胞内的 ATP 含量是恒定的，在溶液中洗去 H2S，其作用立刻消失，而改变细胞内 ATP 浓度（0.2～3mmol/L），并不能改变 H2S 对 $K_{ATP}$ 电流的作用。因此，H2S 是一个重要的血管活性因子，是第一个被确定的血管平滑肌细胞 $K_{ATP}$ 通道气体开放因子，此发现也为研究 H2S 血管生物学作用打下了最坚实的基础。

人类认识 H2S 的毒性已有 300 多年，H2S 中毒致死是由于呼吸中枢的生物化学性损伤造成中枢性呼吸系统动力丢失。值得注意的是，第一，在生理情况下内源性 H2S 很难累积到使细胞中毒，当 H2S>30μmol/L 时，H2S 在线粒体中迅速氧化，不出现氧化磷酸化的明显失调。第二，H2S 毒理作用和生理作用的界限非常窄，所报道 H2S 中毒水平在脑组织中小于它内源性产生水平的 2 倍。用 NaHS 使小鼠中毒，仅使各组织的硫含量轻度增加，与内源性水平比较，在脑增加 57%，在肝增加 18%，在肾增加 64%。从而推测哺乳动物细胞一定具有精确调节机制，能使内源性 H2S 保持在生理范围内。

# 五、硫化氢在人类高血压发病中的作用

在口服 NOS 抑制剂 L-NMMA 6 周诱导的大鼠高血压模型中不仅 NO 产生减少，CSE 活性也低，H2S 的产生也明显减少；当同时给予 NaHS（H2S 供体）和 NOS 抑制剂 L-NMMA 时能有效阻止高血压的发展。这一发现提示，在由 NOS 抑制剂诱导高血压形成的过程中 CSE-H2S 系统也参与其中，内源性气体 NO 和 H2S 相互作用[46]。2006 年吴代琴等实验证实 H2S 在大鼠"两肾一夹"所造成的肾血管性高血压中具有重要调节作用。以上发现提示 CSE-H2S 系统对体循环血压有重要影响，在人类高血压形成过程中可能同样具有重要作用[47]。

## （一）高血压人群血清 H2S 含量调查

这些年来，国内在不同种族的高血压人群中所进行的研究都证实了高血压患者血浆 H2S 浓度减低，认为其与高血压发病有关，与高血压严重程度有关，与高同型半胱氨酸血症也有关。后者是新近被确定的心血管疾病的独立危险因素，而引起业内高度重视。

2005 年一项对 42 例原发性高血压初诊患者及 20 例健康体检者进行的人群对照研究[48]，发现高血压组 H2S 水平[（37.08±10.36）μmol/L]明显低于正常对照组[（50.98±6.23）μmol/L]；高血压 1 级组、2 级组、3 级组 H2S 的浓度分别为（47.73±3.87）μmol/L、（37.38±4.60）μmol/L 和（26.87±7.56）μmol/L；高血压组血浆 H2S 水平与收缩压和舒张压呈负相关。提示内源性 H2S 减少参与了高血压的形成与发展。一项对高血压患者血浆同型半胱氨酸(Hcy)及 H2S 水平进行的综合研究[49]，选择门诊确诊的高血压患者 165 例，男性 84 例、女性 81 例，年龄 30～75（59.81±10.60）岁。其中初发高血压患者 28 例，经治高血压患者 137 例。在经治高血压患者中，血压控制良好者 38 例、1 级高血压者 43 例、2 级以上高血压者 56 例。高血压合并冠心病者 32 例，合并脑卒中者 42 例。正常对照组 32 例，男性 18 例、女性 14 例。发现经治高血压组与正常血压组比较，存在高 Hcy 血症及低血浆 H2S 浓度；与无冠心病的高血压组比较，合并冠心病的高血压患者中，血浆 Hcy 浓度随着高血压病史的延长明显增高；合并脑卒中的高血压患者的血浆 H2S

浓度明显低于单纯高血压者；同时，脑卒中患病时间越长，患者的血浆 Hcy 浓度越高；在经治高血压患者中，与血压控制良好者比较，血压控制不良即高血压水平＞2 级者存在低 $H_2S$ 血浆浓度及高 Hcy 血症。高 Hcy 血症作为新的危险因素，与新型气体信号分子 $H_2S$ 共同对高血压的发生、发展起着重要作用。2010 年一项选择了原发性高血压患者 85 例、正常人 27 例的临床对照研究[38]，高血压患者按照血压水平分 3 组，均无服用降压药物、调脂药物或已停服降压药 1 个月以上，排除继发性高血压、糖尿病、冠心病、高脂血症等。检测血浆 CO 及 $H_2S$ 浓度（关于 CO 的结果详见 CO 与高血压部分）。1 级、2 级、3 级高血压患者血浆 $H_2S$ 含量较对照组降低[（43.7±1.4）mmol/L、（37.6±1.8）mmol/L、（26.7±1.3）mmol/L 比（51.4±1.4）mmol/L]；随血压水平升高，血浆 $H_2S$ 含量降低，原发性高血压患者血浆 CO 与 $H_2S$ 呈正相关。认为内源性 $H_2S$ 在原发性高血压的发生和发展中有重要作用。2011 年一项对照研究[50]选取上海交通大学医学院附属瑞金医院高血压科住院患者 83 例及体检中心同期健康体检人员 120 例。发现高血压组血浆 $H_2S$ 浓度显著低于对照组。血浆 $H_2S$ 浓度和年龄呈负相关，年龄是影响高血压患者血浆 $H_2S$ 浓度的独立危险因素。高血压组中，血浆 $H_2S$ 浓度和高血压病程呈负相关。2012 年一项回顾性研究[51]，分析了 1056 例参加健康查体的正常高值血压者，去蛋白法检测血浆 $H_2S$ 含量；随访 24 个月后，按是否进展为高血压分为高血压组（226 例）和无高血压组（830 例），比较两组间血浆 $H_2S$ 水平差异；四分位法分析 $H_2S$ 含量与高血压发生率的关系；Logistic 回归分析法研究 $H_2S$ 水平是否为高血压发生的危险因素。分析发现高血压组血浆 $H_2S$ 含量明显低于无高血压组[（32.54±3.61）μmol/L 比（50.62±3.84）μmol/L]；随 $H_2S$ 含量逐渐降低（＜60.72μmol/L、＜51.84μmol/L、＜42.97μmol/L、＜34.09μmol/L），高血压发生率逐渐升高（13.3%、15.0%、27.8%、35.8%，$P<0.01$）；Logistic 回归分析显示血浆 $H_2S$ 含量是导致高血压发生的危险因素。这一研究提示，血浆 $H_2S$ 含量降低，可能是促进正常高值血压者向高血压进展的危险因素，在从正常血压向高血压的发展中起到一定作用，有可能是原发性高血压的发病原因之一。2013 年一项

研究[52]对 104 例高血压患者根据血浆 Hcy 水平分为 H 型高血压组（伴有高血浆 Hcy 的高血压患者，$n=59$ 例）和高血压组（不伴有高血浆 Hcy 的高血压患者，$n=45$ 例），正常对照组 32 例进行对比研究。发现 H 型高血压组患者血浆 $H_2S$、叶酸及维生素 $B_{12}$ 水平显著降低（$P<0.05$）。而不伴有高血浆 Hcy 的高血压患者未发现血浆 $H_2S$、叶酸及维生素 $B_{12}$ 水平显著降低。2014 年一项研究选取门诊确诊高血压患者 159 例（其中初诊高血压患者 72 例，经治高血压患者 87 例），血压正常者 90 例。应用亚甲蓝法检测外周淋巴细胞 $H_2S$ 生成速率，发现初诊高血压组外周淋巴细胞 $H_2S$ 产生速率[（585.86±258.07）pmol/（min·mg·protein）]明显低于正常血压组[（737.49±249.91）pmol/（min·mg·protein）]和经治高血压组[（749.08±280.97）pmol/（min·mg·protein）]，淋巴细胞 $H_2S$ 产生速率与收缩压（$r=-0.148$，$P<0.05$）和舒张压（$r=-0.164$，$P<0.05$）均呈负相关，而与年龄等因素无明显相关性。淋巴细胞 $H_2S$ 生成速率与血浆白介素-10（IL-10）水平呈明显正相关（$r=0.250$，$P<0.001$）。由于 $H_2S$ 可促进调节性 T 细胞的分化成熟并促进分离的调节性 T 细胞分泌 IL-10，敲减 CSE 则抑制调节性 T 细胞分泌 IL-10。因此推论淋巴细胞内源性 $H_2S$ 通过调节调节性 T 细胞的分化及 IL-10 的分泌参与高血压的发病。

以上这些研究表明对不同的高血压人群用不同的检测方法可得到同样的结果，高血压患者血液中 $H_2S$ 含量减少，对 CSE-$H_2S$ 系统上游的研究证实高血压患者外周血淋巴细胞产生 $H_2S$ 速率比正常血压者低。提示内源性 CSE-$H_2S$ 系统功能减退与高血压发病有关。

**（二）内源性 $H_2S$ 生成酶基因多态性调查**

目前血浆 Hcy 浓度升高和 $H_2S$ 减少是心血管疾病的独立危险因素已被广泛认同。而 CBS 缺陷正是这两者的交叉关键点，CBS 是产生 $H_2S$ 的关键酶，决定着血浆 $H_2S$ 含量，也对血浆总 Hcy 含量产生影响。已有研究发现 CBS 基因常见的突变位点在 T833C、G919A 和 844ins68。目前对于 CBS 基因多态性的研究主要集中在脑血管疾病和冠心病领域，很多研究者认为 CBS 基因突变导致 CBS 缺乏或活性降低是血管性疾病的独立危险因素，而对于 CBS 基因多态性与原发性高血压的研究较少，且存在异

议。有研究认为 CBS-T833C 与蒙古族人群高血压和高血压合并脑梗死无关。也有研究提示 CBS-T833C 可能是高血压发病的易感基因，而造成分歧的原因可能与 CBS 基因多态性具有地域、种族差异有关。最近的一项荟萃分析纳入了符合以下标准的 5 项研究：①国内外公开发表或学位论文数据库收录的独立的病例–对照研究；②研究对象为中国人，且充分评价了 CBS-T833C 基因多态性和原发性高血压发病的相关性；③提供详细的基因型数据，包括野生型、突变纯合型、突变杂合型；④分组清晰合理，病例组为原发性高血压患者，对照组为健康人群；⑤同一研究机构和同一作者的重复研究文献，选择质量最高的 1 篇；⑥对照组基因型分布符合 Hardy-Weinberg 遗传平衡定律。获取有关中国人原发性高血压 CBS-T833C 基因多态性研究的中文文献，检索日期截止至 2015 年 5 月 20 日。检索词为胱硫醚 β 合成酶 T833C、原发性高血压、基因多态性。同时计算机检索 Embase 数据库及 PubMed 数据库，搜索国内研究成果在非中文期刊上发表的文献，作者采用直接比较基因频率进行 Meta 分析。检出正式发表的 CBS-T833C 基因多态性与高血压的相关性研究文献共 930 篇，最终纳入文献 5 篇，其中 4 篇语种为中文，1 篇为英文，均为病例–对照研究，研究对象基因型分布均符合 Hardy-Weinberg 遗传平衡定律。共纳入高血压患者 1747 例（病例组），健康者 1698 例（对照组）。实验方法包括 PCR、多重单碱基延伸反应技术。人类 CBS 基因位于 21q22。目前多个实验证明，CBSC 基因多态性存在着明显的地域和种族差异。已发现的 CBS 基因多态性位点至少有 153 个，它们绝大多数分布在第 3 位和第 8 位外显子中，如 C341→T、G374→A、C43→T、C699→T、T1080→C、T833→C 和 G919→A，第 844bp 插入 68bp 等，其中以 G919A、T833C、844ins68 最为常见。CBS-T833C 是位于第 833 位点 T 到 C 的突变，可引起苏氨酸替换异亮氨酸。CBS 活性下降可导致转硫途径发生障碍，从而引起血浆 Hcy 浓度升高，同时 $H_2S$ 下降。我国是由 56 个民族组成的多民族国家，不同民族间高血压患病率存在差异。该文纳入研究的 5 篇文献来自中国 3 个不同的民族，孙晓楠等研究对象为天津汉族人群，王红等、Zhang 等研究对象为新疆哈萨克族人群，张蕾等研究对象为新疆维吾尔族、哈萨克族人

群，时庆平等研究对象为新疆汉族、维吾尔族人群。有研究发现哈萨克族人群高血压发病率高于同一地区汉族人群。新疆维吾尔族、哈萨克族饮食习惯以肉类、高糖、高盐为主，再加上冬季漫长、运动量少，肥胖的患病率较其他地区高。而汉族则较维吾尔族、哈萨克族摄入更多的水果、蔬菜。不同的遗传特点，以及不同的饮食习惯造成中国汉族、维吾尔族、哈萨克族原发性高血压的危险因素不同。这一 Meta 分析发现 CBS833 位点 C 突变与我国人群原发性高血压相关（OR=1.90,95% CI：1.02～3.53），表明 CBS-T833C 基因多态性与原发性高血压发病风险正相关。2016 年另一项 Meta 分析[53]提示，CBS G919A 基因多态性与原发性高血压发病相关，尤其在我国人群中更加确定。

总之，自 20 世纪 90 年代开始的研究，先后发现 NO、CO 和 $H_2S$ 这三个自然界中的有毒气体，都能在人体内通过特定的酶促作用产生，都具有重要的生物学作用，它们的生物学作用都与血管舒张有关，而且在血管舒张作用中它们之间有协同作用。人群研究发现高血压人群血液中 NO、CO 和 $H_2S$ 的含量均减低，这种减低与血压增高呈反比关系。20 世纪 90 年代初期，高血压发病机制研究深入基因水平。在此后的 20 多年中，尽管人们找到很多与高血压相关的基因，包括 NOS、HO-1、CBS 等能够内源性产生 NO、CO、$H_2S$ 的基因，但是迄今为止，高血压基因定位结果大多不一致，范围偏大，也没有一个基因被肯定为高血压的相关基因。

原发性高血压从本质上讲是目前人类尚未找到确切原因的以血压增高为临床表现的许多疾病的统称。目前其被定义为多基因、多因素疾病。具体到每一个高血压患者，可能只有一个或几个具体的基因和因素在起决定作用。所以目前所有关于高血压发病机制的研究均得不到一致的结果。另外，每一个基因在高血压发病过程中所起的作用可能不同，但各个不同高血压相关基因联合起来就可能引起血压明显升高。随着生命科学技术的不断发展和分子遗传流行病的深入研究，大样本病例–对照研究的关联分析不仅可以通过 DNA 芯片（即基因芯片，gene chip）和单核苷酸多态性（single nucleotide polymorphism，SNP）检测技术来定位易感基因，还可以通过全基因组扫描连锁分析来研究致病基因或易感基因。研究多基因之间的关系及基因与环境

之间的交互作用，将进一步认识这些基因。人类最终将揭示所有原发性高血压个体的具体发病机制，当所有的高血压患者均找到具体的发病原因，同时找到抗高血压的基因时，"原发性高血压"这一疾病也将不复存在，代之以有具体发病机制的不同的疾病，并对不同的患病个体进行个性化治疗。我们期待这一天早日到来。

（程友琴　赵连友）

## 参 考 文 献

[1] Wang R. Signal Transdustion and the Gasotransmitters: NO, CO, and H2S in Biology and Medicine. New Jersey: Humana Press Inc, 2004: 3-13.

[2] 程友琴, 崔吉君. 一氧化氮、一氧化氮合成酶与原发性高血压病. 医学理论与实践, 1996, 9（11）: 491-492.

[3] 赵连友. 一氧化氮与高血压. 新医学, 1999, 30（5）: 57-60.

[4] 江国强, 赵连友. 高血压患者血浆一氧化氮浓度的变化. 中华高血压杂志, 1998,（2）: 105-107.

[5] 魏玲, 张崇德, 徐贵丽, 等. 高血压患者血浆一氧化氮含量与动态血压的关系. 中华高血压杂志, 1998,（3）: 177-179.

[6] 张莉, 王毅, 林刚, 等. 高血压患者血浆血管紧张素、一氧化氮、内皮素含量变化及动态血压节律的关系. 南昌大学学报医学版, 2006, 46（1）: 109-110.

[7] 张婷, 王忠, 王丽, 等. 血浆一氧化氮浓度在正常高值血压及原发性高血压患者中的变化探讨. 热带医学杂志, 2014, 14（3）: 280-282.

[8] Lacolley P, Gautier S, Poirier O, et al. Nitric oxide syn-thase gene polymorphisms, blood pressure and aortic stiffnessin normotensive and hypertensive subjects. Journal of Hypertension, 1998, 16（1）: 31-35.

[9] Tsujita Y, Baba S, Yamauchi R, et al. Association analyses between genetic polymorphisms of endothelial nitricoxide synthase gene and hypertension in Japanese: The Suita Study. J Hypertension, 2001, 19（11）: 1941-1948.

[10] Srivastava K, Narang R, Sreenivas V, et al. Association of eNOS Glu298Asp gene polymorphism with essential hypertension in Asian Indians. Clin Chim Acta, 2008, 387（1/2）: 80-83.

[11] Chen W, Srinivasan SR, Elkasabany A, et al. Combined effects of endothelial nitric oxide synthase gene polymorphism（G894T）and insulin resistance status on blood pressure and familial risk of hypertension in young adults: the Bogalusa Heart Study. Am J Hypertension, 2001, 14（10）: 1046-1052.

[12] Li J, Cun Y, Tang WR, et al. Association of eNOS gene polymer-phisms with essential hypertension in the Hanpopulation in southwestern China. Genetics and Molecular Research Gmr, 2011, 9（3）: 2202-2212.

[13] 王从, 孙刚, 闫旭龙, 等. 蒙族高血压患者内皮型一氧化氮合酶（eNOS）基因多态性研究. 中国分子心脏病学杂志, 2006, 6（2）: 81-84.

[14] 周明, 党书毅, 王俊峰, 等. 中国汉族人群 eNOS 基因 G894T 多态性与原发性高血压关系的 Meta 分析. 中国循证心血管医学杂志,

2012, 6（5）: 408-411.

[15] Sediri Y, Kallel A, Ayadi I, et al. Lack of association between endothelial nitric oxide synthase gene G894T polymorphism hypertension in the Tunisian population. Prey Med, 2010, 51（1）: 88-89.

[16] Khawaja MR, Taj F, Ahmad U, et al. Association of endothelial nitric oxide synthase gene G894T polymorphism with essential hypertension in an aduh Pakistani Pathanpopulation. Int J Cardiol, 2007, 118（1）: 113-115.

[17] Wolff B, Grabe HJ, Schluter C, et al. Endothelial nitricoxide synthase Glu298Asp gene polymorphism, bloodpressure and hypertension in a general population sample. Hypertension, 2005, 23（7）: 1361-1366.

[18] 张强, 邓峰美, 何芳, 等. 新疆汉族和哈萨克族人群内皮型一氧化氮合成酶基因 T786C 和 G894T 多态性与原发性高血压的相关分析. 中国动脉硬化杂志, 2012, 19（3）: 265-272.

[19] 梁蓉, 王伟. eNOS 基因 T786C 多态性与原发性高血压的关系. 天津医药, 2012, 40（3）: 234-236.

[20] 刘永生, 郑立文, 武更东. 内皮型一氧化氮合成酶基因启动子-786 位点多态性与高血压发病相关性的研究. 中国心血管病研究, 2014, 12（4）: 309-312.

[21] 马萍, 陈丽娜, 覃数, 等. 内皮型一氧化氮合酶基因 G894T 多态性与宁夏回、汉族原发性高血压的关系. 临床心血管病杂志, 2012, 3: 189-191.

[22] 邹放君, 唐斌, 何芳, 等. 内皮型一氧化氮合成酶基因 T786C 多态性与新疆汉族原发性高血压的相关性研究. 中国慢性病预防与控制, 2011, 19（2）: 114-117.

[23] 李东宝, 华琦, 皮林. 内皮型一氧化氮合酶 T/86C 多态性与原发性高血压的相关关系. 首都医科大学学报, 2006, 27（2）: 226-229.

[24] 周建中, 陈艳, 周勇, 等. 内皮型一氧化氮合酶基因多态性与新疆汉族原发性高血压的相关性研究. 临床军医杂志, 2010, 37（3）: 391-393.

[25] 伍小峰, 黄汉涛, 黄青阳, 等. eNOS 基因多态性与湖北汉族人群原发性高血压相关. 中华内分泌代谢杂志, 2009, 15（5）: 522-523.

[26] 王刚, 唐斌, 何芳, 等. eNOS 基因 27bpVNTR 多态性与新疆哈萨克族原发性高血压的相关性研究. 石河子大学学报（自然科学版）, 2010, 27（3）: 335-339.

[27] 杨波, 徐金瑞, 纳小菲, 等. 宁夏汉族人群 eNOS 基因 3 个 SNP 位点与原发性高血压相关性研究. 实用医学, 2012, 40（21）: 3509-3512.

[28] 闫雪, 王伟, 梁蓉, 等. 内皮型一氧化氮合成酶基因多态性与原发性高血压的关系. 临床心血管病杂志, 2013, 25（3）: 218-220.

[29] Yang B, Xu JR, Li M, et al. Polymorphisms of m1799983（G＞T）and m1800780（A＞G）of the eNOS gene associated with susceptibility to essential hypertension in the Chinese Hui ethic population. Genet Mol Res, 2013,（3）: 3821-3829.

[30] Yang B, Liu X, Li M, et al. Genetic association of rs1800780（A→G）polymorphism of the eNOS gene with susceptibility to essential hypertension in a Chinese Han population. Biochemical Genetics, 2014, 95（1）: 107-113.

[31] 闫雪, 王伟, 毛用敏. 内皮型一氧化氮合酶基因 m3918181 位点多态性与原发性高血压的关系研究. 中国心血管杂志, 2013, 17（4）: 280-282.

[32] 张旺德, 赵孝梅, 刁晓艳, 等. 内皮型一氧化氮合成酶基

rs3918181 位点多态性与贵州汉族原发性高血压的关系. 贵阳医学院学报，2016，41（1）：8-11.

[33] 程友琴，王士雯. 内源性 CO 在心血管系统的细胞信使作用. 生理科学进展，1998，29（2）：145-147.

[34] 程友琴，崔吉君. 内源性一氧化碳与高血压. 心血管病学进展，2000，21（6）：334-336.

[35] Wang R. Resurgence of carbon monoxide: an endogenous gaseus vasorelaxing factor. Can J Physiol Pharmacol, 1998, 76（1）: 1-15.

[36] Wu L, Wang R. Carbon monoxide: endogenous production, physionlogical fuctions, and pharmacological application.Phsrmacol Rev, 2005, 57（4）: 585-630.

[37] 程友琴，武珊珊，王士雯，等. 内源性一氧化碳对内皮素-1 诱导的大鼠血管平滑肌细胞增殖的抑制作用. 中华心血管病杂志，1998，26（3）：217-219.

[38] 邹晨. 原发性高血压患者血浆一氧化碳和硫化氢水平变化的临床意义.南华大学学报，2010，11（12）：1113-1116.

[39] 耿慧，韩忠书，张静，等. 高血压患者脉压与单核细胞血红素氧合酶-1 表达的关系研究. 医学与哲学，2015，36（2B）：35-38.

[40] 李云，刘晓丽，王来元，等. 血红素加氧酶 1 基因多态性与血压水平的关系分析. 中国临床，2008，24（10）：966-968.

[41] 麦瑞琴，张国红，陈宋明. 血红素氧化酶.1 启动子区 STR. SNP 联合多态性与原发性高血压易感性间的关联研究. 汕头大学医学院学报，2013，（4）：228-230.

[42] 陈树涛，刘彦伯，丛洪良，等. 血红素加氧酶-1 启动子基因多态性与高血压的关系. 天津医药，2012，40（1）：18-20.

[43] 陈韦壬，曹剑，程友琴. 血红素氧合酶-1 在心血管系统中的作用.

中华老年心脑血管病杂志，2006，8（9）：634-644.

[44] Zhao WM, Zhang J, Lu YJ, et al. The vasorelaxant effect of $H_2S$ as anovel endogenous gaseous $K_{ATP}$ channel opener . EMBO J, 2001, 20（21）: 6008-6016.

[45] 程友琴，王睿. 内源性硫化氢在心血管系统的生理功能及病理生理意义. 中华老年多器官疾病杂志，2004，3（2）：146-148.

[46] Cheng YQ, Ndisang JF, Tang GH, et al. Hydrogen sulfide-induced relaxation of resistance mesenteric artery beds of rats. Am J Physiol. Heart Circ Physiol, 2004, 287: H2316-H2323.

[47] 吴代琴，程友琴，方颖，等. 气体信使硫化氢在大鼠肾血管性高血压中的调节作用. 中华老年心脑血管病杂志，2006,8（11）:748-751.

[48] 尹洪金，傅增洋，赵燕平，等. 原发性高血压初诊患者测定血浆硫化氢的意义. 临床军医杂志，2005，33（4）：393-395.

[49] 孙宁玲，喜杨，杨松娜，等. 新型气体信号分子硫化氢与同型半胱氨酸在高血压患者中的变化探讨. 中华心血管病杂志，2007，35（12）：1145-1148.

[50] 徐冰馨，赵建辛，王雅琼，等. 原发性高血压患者的血浆硫化氢浓度变化.中国分子心脏病学杂志，2011，11（6）：328-332.

[51] 钱德慧，郑文红. 正常高值血压人群血浆硫化氢水平与其高血压发生的关系. 心血管病康复杂志，2012，21（3）：247-250.

[52] 赵乾，刘蕊，徐振兴，等. H 型高血压患者血浆同型半胱氨酸、硫化氢水平与脑循环动力学的相关性. 山东大学学报（医学版），2013，51（2）：57-60.

[53] 时庆平，王红，张颖，等. 胱硫醚 β-合成酶 T833 基因多态性与原发性高血压关系的 Meta 分析. 广西医学，2015，（4）：503-505.

# 第二十二章

# 遗传因素与高血压

目前已公认，高血压的发病是遗传因素与环境因素共同作用的结果。从早期双生子研究、家系研究、人群研究到动物模型实验，已有许多的研究都证明高血压具有明显的遗传倾向。继发性高血压病因明确，部分可由单基因突变导致；原发性高血压并无明确病因，但是目前多数人认为它是多基因遗传的疾病。既往人们应用候选基因策略和基因连锁分析的方法，企图寻找高血压的致病基因，并进一步为临床的诊断和干预提供靶点。但是传统的方法所获得的结果往往集中于相关性分析，其范围有限且不甚理想。随着 2007 年后大规模的全基因组关联研究（GWAS）的兴起，发现了很多与原发性高血压相关的遗传易感位点，尽管目前的结果并不完全能解释高血压的病因和发病机制，但是仍然让我们对高血压遗传因素的本质有了更深层次的认识。除遗传因素外，环境因素同样对高血压发病和进展具有重要的影响。表观遗传修饰虽然并不涉及基因组核苷酸序列的改变，但是可以受环境因素影响并调控基因的表达，在某种意义上其可以作为连接环境因素和个体遗传因素的桥梁。本章将从高血压遗传度及遗传危险因素、单基因高血压、高血压的表观遗传调控和高血压基因组医学等方面进行展开论述，探讨遗传因素与高血压的关系。

## 第一节 高血压遗传度

高血压发病是遗传因素、环境因素、生活方式共同作用的结果。不良生活方式，如膳食中摄盐过多、饮酒过量、肥胖和运动缺乏等，均是引起血压升高的因素。高血压家族聚集性现象表明，遗传因素在高血压发病中也起重要作用。高血压就遗传方式而言，可分为单基因遗传和多基因遗传两种。

根据既往的研究资料，约 1%的高血压是单基因遗传疾病，符合孟德尔遗传规律[1]。通过基因突变筛查可做出准确的基因诊断，以指导治疗。

占高血压患者总数 90%～95%的高血压为复杂的非孟德尔遗传疾病。非孟德尔遗传疾病，是众多基因与环境因素甚至表观遗传因素共同作用的结果。至少 50%～60%的血压变异归因于遗传因素[2]，即遗传度为 50%～60%。遗传度（heritability）即遗传因素在高血压发病中发挥作用的大小。遗传度越大说明遗传所起的作用越大。高血压属于数量性状，估计遗传度可用以下两种方法[3, 4]：①通过患者亲属的患病率来估计遗传度；②通过双生子调查来估计遗传度。

高血压家族聚集性研究表明，在一般人群中父母与子女之间及兄弟姐妹之间的高血压患病一致率高达 20%～66%[5]，表明遗传因素与血压升高具有很强的相关性；多个双生子研究结果均估计血压遗传度超过 50%[6]，该现象表明超过一半的血压变异可归因于累积的遗传效应。

虽然遗传因素对原发性高血压作用很大，但遗憾的是目前对高血压致病基因了解甚少。用传统的方法，包括候选基因策略和基因连锁分析，很难找到高血压致病基因[7, 8]。随着分子生物技术的发展，高血压遗传研究步入全基因组研究的新时代。1990 年美国启动人类基因组计划（human genome project，HGP），到 2003 年 4 月，年美国、中国等6 个参与 HGP 研究的国家宣布人类基因组草图绘制成功及以后"人类基因组单倍型图谱"（HapMap）完成。高通量基因分型技术发展迅速，使我们在全基因组中寻找与疾病相关的单核苷酸多态性（SNP）成为可能。在此基础上发展起来的全基因组关联分析（Genome-wide association study，GWAS）被广泛应用于多基因疾病的遗传因素研究。

虽然通过高血压 GWAS 发现了一批高血压遗传易感位点，但这只能解释人群中约 1% 的血压变异。此种现象被认为是遗传性缺失所致。更大规模的荟萃分析可提高 GWAS 的统计功效，再发掘出一些作用更为微弱的常见变异，但远低于多年来所估计的遗传因素对高血压的遗传度。

遗传性缺失可能和 GWAS 研究的局限性有关。GWAS 采用的芯片只能检测频率较高（最小等位基因频率 >5%）的常见基因变异，不能检测低频的罕见基因变异。近年来研究结果表明，罕见变异同样能引起常见疾病[9]，而低频的罕见变异对性状的作用可能大于常见变异的作用，多个罕见变异共同作用同样可导致常见疾病。罕见基因变异不能检出可能是造成上述遗传性缺失的原因之一。遗传性缺失另一个重要原因是 GWAS 研究发现的阳性位点仅起标记作用，而无法直接发现致高血压基因变异。如何将这些信号与特定的生物功能联系起来，是后基因组研究的艰巨任务。此外，越来越多的证据表明，基因功能的遗传变异不完全由 DNA 结构改变所致，复杂性状疾病的表观遗传学研究受到重视，已有研究表明，表观遗传调控机制，如微小 RNA、DNA 甲基化、组蛋白修饰等都可能参与血压调节和高血压的发生机制[10]。

随着基因测序技术的快速发展和价格的不断降低，个体全基因组测序正有可能变为临床常规，低频的罕见变异将越来越多被发现。致病等位基因变异位点需要和各个组学的研究成果整合，包括转录组学、蛋白质组学、代谢组学等，借助这些组学提供的中间表型信息，将基因变异与临床表型有机地结合起来，从而阐明其致病机制。同时还需关注同一通路或不同通路多个基因的联合作用，包括信号转导通路、代谢通路等。

当然，破译高血压这类复杂性状疾病的遗传奥秘是一长期和艰巨的任务。但研究的网络已经形成，并有望取得突破性进展。

（李卫菊　惠汝太）

# 第二节　高血压遗传危险因素

高血压具有明显的遗传倾向性，根据其病因是否明确可以分为原发性高血压和继发性高血压。原发性高血压又称高血压病，其发生机制尚未完全阐明，占所有高血压的 90% 以上，目前认为原发性高血压是多基因与环境共同作用的结果。

多基因模式更符合血压连续变量的数量性状特征，不同个体所具有的遗传易感性可能在不同环境的作用下放大，引起不同程度的血压升高。继发性高血压又称症状性高血压，约占所有高血压 10%。其病因明确，有效去除或控制病因后，作为继发症状的高血压可被治愈或明显缓解。单基因突变可以导致继发性高血压，大部分单个基因突变可造成远端肾单位水电解质转运和盐皮质激素的合成或功能发生改变，导致钠-氯重吸收增加，容量扩张，表现为家族性早发高血压和低血浆肾素活性[11, 12]。本节主要针对原发性高血压的遗传危险因素进行讨论。

## 一、原发性高血压的遗传特征

原发性高血压发病具有明显的家族聚集性，有高血压家族史的个体更容易发生高血压，一级亲属患有高血压的个体终身患高血压的风险是无高血压者的 2～3 倍。高血压的发病在同卵双生子中呈现一致性。家族遗传因素不仅影响高血压发病与否，其作用在发病年龄、血压水平、高血压并发症及与高血压相关的危险因素（如肥胖、胰岛素抵抗）也有一定体现。

除了家族聚集特征外，高血压人群分布具有明显的地域和种族差异。我国东北地区的朝鲜族和东南地区的畲族的血压均值偏高，而彝族人群血压偏低。世界范围内，黑种人群体血压水平明显高于其他人种，而非洲裔美国黑种人血压仍较居住在非洲的黑种人明显偏高，提示种族和地域之间的血压差异不仅取决于遗传因素，而且还与环境因素及生活方式密切相关[13]。

## 二、原发性高血压的遗传危险因素：候选基因策略的结果

目前已经报道原发性高血压候选易感基因已超过 150 个，多是根据候选基因策略获得，且涉及肾素-血管紧张素-醛固酮系统（RAAS）、交感紧张

素系统、内皮素、心房钠尿肽、离子通道和转运体、前列腺素系统等[14, 15]。

RAAS 在血压调节和水电解质平衡的维持等多方面发挥着重要作用。既往在多个人群中发现血管紧张素原（AGT）基因 M235T 变异及转录调控区多态性 A（−6）G、A（−20）C、C（−18）T 和 G（−152）A 与高血压存在连锁相关性，可能通过影响 AGT 转录活性进而影响血压调节。血管紧张素转化酶（ACE）是血管紧张素 Ⅱ（AngⅡ）形成过程中的限速酶。ACE 编码基因中最常见的变异是第 16 内含子一段 287bp 序列的插入（insertion，I）和缺失（deletion，D）多态性；纯合缺失型（DD 型）血浆 ACE 的水平和活性明显高于纯合插入型（II 型）和杂合缺失型（ID 型）。血管紧张素转化酶 2（ACE2）可催化 AngⅡ 生成有舒张血管作用的 Ang1-7，通过舒血管效应维持与 AngⅡ 动态平衡，其多态性 G8970A 可增加多个人群原发性高血压的发病风险。AngⅡ 的 1 型受体（AT₁R）基因 A1166C 多态性与欧洲人群原发性高血压发病有关，而中国汉族人群 C 等位基因频率较欧美人群明显偏低。醛固酮合成酶（CYP11B2）是醛固酮合成的关键酶，该基因常见变异位于转录调控区的 C（−344）T，可通过转录调控醛固酮的合成分泌。目前的报道中 CYP11B2 基因 T（−344）C 分布存在明显的种族差异，在东北地区汉族人群分别为 72% 和 28%，而白种人正常人群分别为 53% 和 47%[15-24]。

盐敏感性高血压发病与交感神经系统活性增强有较强相关性。肾上腺素 β₂ 受体基因（ADRB2）多个多态性位点与血压水平相关，且位点之间可能存在相互作用。最新研究发现 ADRB2 基因 Gly（16）-Glu/Gln（27）型纯合子携带者，应用普萘洛尔降压治疗获益更多[25-32]。

G 蛋白信号传导系统可与多种心血管激素耦联，通过激素和神经递质的作用调节血压。G 蛋白亚基编码基因多态性对心血管系统有明显影响，其中 G 蛋白 β₃ 亚基基因（GNB3）多态性 C825T 可导致转录过程中剪切位点改变，使该部分氨基酸缺失及信号传导活性增强，继而使高血压患者的 $Na^+/H^+$ 交换泵异构体活性升高。该位点变异与欧洲白种人高血压相关较强，而在亚洲裔日本人群的大样本研究中，该位点等位基因频率在正常组及高血压组间

仅存在微小差异[24]。

肾脏离子通道和转运蛋白是调控离子平衡的终末环节，据报道上皮钠通道 γ 亚基（ENaCg）编码基因 SCNNIG 及其相关调控基因中多个单核苷酸变异与盐敏感和原发性高血压发生相关，且上皮钠通道变异也可影响高血压药物治疗效果。此外碳酸氢钠协同转运蛋白编码基因 SLC4A5、钠钙交换体 1 编码基因 SLC8A1、3 型钾依赖的钠钾钙交换体编码基因 SLC24A3 等离子通道编码基因的多态性也与高血压发病存在一定相关性。其他如内皮—氧化氮合成酶、肾素结合蛋白、低密度脂蛋白受体、脂蛋白脂酶、缓激肽受体及血浆同型半胱氨酸代谢相关的编码基因等也可能是原发性高血压的易感基因[24]。

## 三、高血压遗传危险因素：全基因组关联研究结果

全基因组关联分析（GWAS）能够在全基因组范围内筛选出与疾病相关的 SNP。早期的高血压 GWAS 研究由国际高血压联盟（ICBP）等组织在欧洲裔人群中开展，随后在非欧洲裔人群（东亚、南亚及非洲）中进行验证。例如，ICBP 于 2011 年发表的 GWAS 研究公布了 29 个与欧洲人群血压水平及高血压病史相关联的 SNP，随后验证发现其中 9 个位点与东亚群体的血压相关，6 个与南亚群体血压相关。美国 CHARGE 和欧洲 Global BPgen 的协作研究发现 CYP17A1、CSK/CYP1A2/ULK3、SH2B3 等基因的遗传变异与血压水平的显著相关性，该结果在随后 2 年内被多个研究组重复验证[33]。

由于遗传背景的差异，针对相同位点的关联研究在不同人群中常常不能得到重复验证。非洲裔人群遗传背景及高血压相关位点的异质性较强，其与黄种人、白种人差异较大。2011 年 Fox 等在 8591 名非洲裔美国人中发现 GPR98-ARRDC3 区域的 rs10474346 和 C21orf91 基因 rs2258119 与血压水平相关，在非洲裔美国人的扩大样本（n=11 882）和欧洲裔美国人（n=69 899）的人群中都无法验证。后续基于 19 个 GWAS 研究的荟萃分析发现了 3 个与非洲裔人群血压相关的新基因位点（EVX1-HOXA、RSPO3、PLEKHG1）[34, 35]。

目前研究显示即使在遗传背景相对接近的东亚

人群中高血压的易感基因位点也存在一定差异。例如，目前在总体人群中，*CYP17A1* 基因 rs11191548、*CSK* 基因 rs1378942 和 *ATP2B1* 基因 rs17249754 是 3 个报道较为频繁的与血压关联密切的位点。对东亚人群研究发现以上 3 个多态性位点在日本人群均与血压水平显著相关，在中国人群中仅 rs11191548 与血压水平相关，而在韩国人群中仅 rs17249754 与血压水平相关[36]。

2010 年，我国多个研究在中国人群验证了 CHARGE 研究报道的 8 个最具统计学显著性的血压水平相关位点，发现 *FGF5* 基因 rs16998073、*ZNF652* 基因 rs16948048、*CYP17A1* 基因 rs1119154 和 rs1004467、*MTHFR* 基因 rs17367504 等位点与血压水平和高血压相关性较强。2016 年，基于中国人群的 GWAS 研究新发现了位于 *L3MBTL4* 基因 rs403814 与高血压存在显著相关性，并且通过拷贝数变异（copy number variants，CNV）分析发现 16q24.2 区域与高血压相关联[33, 37]。

## 四、展　　望

目前继发性高血压病因明确，诊断和治疗具有较强针对性；而原发性高血压病因尚未明确，迄今为止发现的候选基因已超过 150 个，绝大部分的基因多态性只能提示与高血压危险相关性。且高血压易感基因存在明显的种族、地域差异性，针对同一基因多态性研究在不同地区、不同人群难以重复并取得一致结论。近 10 年的 GWAS 研究尚未揭示高血压的遗传模式；通过 GWAS 研究发现的与血压相关变异多为常见变异，对于罕见变异的提示作用十分有限；且其结果仅能解释高血压 1%～10% 的遗传度，报道的高血压相关 SNP 只能解释人群血压水平 2mmHg，很难作为高血压遗传危险因素应用于临床。随着现代分子生物学技术和高通量测序技术的发展，针对高血压遗传危险因素的研究将综合测序芯片大数据、生物信息学和表观遗传学等多个领域的研究在理论上和方法上的进行创新，期望未来在高血压的遗传危险因素及其调控机制研究等方面取得突破。

（樊晓寒　惠汝太）

## 第三节　高血压基因组医学

原发性高血压是以动脉血压持续升高为主要表现，是由遗传因素和环境因素共同作用而引发的复杂疾病，是导致心力衰竭、脑卒中、冠心病、肾脏疾病等多种疾病的主要危险因素，影响了全球 20%～30% 人口的健康[38]。调查数据显示，1979～2002 年我国高血压患病率在逐年增加，2002 年我国 18 岁以上成人高血压患病率为 18.8%，2014 年国家卫生和计划生育委员会公布的高血压患病率为 25.5%，全国第五次高血压调查初步数据显示目前高血压患病率为 27.9%[39]。高血压是一种高度遗传的性状，遗传度在 40%（一次血压测量）～60%（长期血压监测）。而且，原发性高血压具有高度的遗传异质性，每一个患者的临床表现都是多个不同基因、不同环境因素共同作用的结果。最近的全基因组连锁与关联研究及候选基因方法清晰地证明了原发性高血压的多基因复杂性。

## 一、高血压基因组医学研究现状

人类基因组计划实施，推动了 DNA 芯片的应用和 SNP 检测技术的发展，基于 SNP 芯片技术的 GWAS 成为易感或致病基因研究的重要方法。GWAS 是指在人类全基因组范围内找出存在的序列变异，即 SNP，从中筛选出与疾病相关的多态性位点。GWAS 在全基因组水平上筛选疾病候选基因，研究设计采用多阶段、多中心的病例-对照研究。首先在较小样本人群中对全基因组内的所有 SNP 进行基因分型，统计校对分析后，筛选出疾病相关的 SNP，然后将筛选出的 SNP 在大样本中进行验证。它涵盖几乎 80% 的常见基因组变异，不需研究假设，不需要依赖生理机制去选择候选基因、通路，为复杂疾病的遗传学研究打开了一扇新的大门，提供了没有偏见的解开高血压遗传之谜的机遇。

2007 年，*Nature* 发表了威康信托基金会病例对照协会（Wellcome Trust Case Control Consortium，WTCCC）的高血压 GWAS，标志着高血压易感基因的研究进入了 GWAS 时代[40]。2009 年，Wang 等选取阿米什人（Amish）家族糖尿病研究（AFDS）中 542 名研究对象的 DNA，对 79 447 个 SNP 位点进行了分型及血压 GWAS[41]。结果发现位于 9p21.3

区域的 rs4977950 与收缩压（SBP）关联；位于 2q24.3 区域 STK39 基因的多个多态性位点除与 SBP 关联外，还和舒张压（DBP）相关联。STK39 基因编码 SPAK 蛋白，调控肾脏 Na⁺-Cl⁻协调转运蛋白的表达，其序列变异可能影响肾脏对钠盐的排泄而引起血压的改变。目前，STK39 基因与高血压的相关性在多项研究中得到了验证。

2009 年，Nature Genetics 发表了两项联合研究。Newton-Cheh 等通过对 Global BPgen 研究中 34 433 名美国欧裔人群进行 SNP 位点分型和血压 GWAS，发现了 8 个与血压相关 SNP，分别位于 CYP17A1、CYP1A2、FGF5、SH2B3、MTHFR、c10orf107、ZNF652 和 PLCD3 基因；这项研究中，这 8 个位点分别在 71 225 名欧洲裔美国人和 12 889 名亚洲裔印度人中进行了验证[42]。Levy 等通过对 CHARGE 研究中 29 136 名美国白种人 SNP 分型[43]，并与 Global BPgen 研究的 SNP 分型结果进行 Meta 分析[42]，发现了 4 个与 SBP 相关的 SNP，分别位于 ATP2B1、CYP17A1、PLEKHA7、SH2B3 基因；6 个与舒张压相关的位点，位于 ATP2B1、CACNB2、CSK/ULK3、SH2B3、TBX3/TBX5、ULK4 基因；一个 ATP2B1 基因 SNP 位点与高血压相关联。这两项联合研究共发现了 13 个高血压相关位点，并在后续的多项研究中得到了验证。

2011 年，国际血压全基因组关联研究协会（International Consortium for Blood Pressure Genome-Wide Association Study）对多中心研究的 20 万名欧洲裔人群 SNP 分型结果进行荟萃分析，确定了 29 个高血压相关 SNP 位点，除以上 13 个位点外，还发现了 16 个新位点，分别位于 MOV10、SLC4A7、MECOM、SLC29A8、GUCY1A3-GUCY1B3、NPR3-C5orf23、EBF1、HFE、BAT2-BAT5、PLCE1、ADM、FLJ32810-TMEM133、FURIN-FES、GOSR2、JAG1、GNAS-EDN3 基因[44]。其后，Wain 等通过 GWAS 研究得到了 55 个与脉压和平均动脉压相关的 SNP 位点[45]。

2011 年发表的亚洲人群的 GWAS 研究，Kato 等通过对多中心的 19 068 名亚洲人群 SNP 分型结果进行 Meta 分析，筛选出 13 个 SNP 位点，并在 10 618 名日本人群中进行了验证。其中有 4 个新发现的位点，分别位于 ST7L-CAPZA1、FIGN-GRB14、ENPEP 基因和 TBX3 基因附近[46]。

2015 年，顾东风研究组发表了中国人群的高血压 GWAS 研究结果[47]。通过对多中心 6 个研究人群共 11 816 名中国人 SNP 分型结果进行荟萃分析及后续 69 146 人群的位点验证，发现了 3 个新的高血压相关位点，分别位于 CACNA1D、CYP21A2、MED13L 基因。

## 二、高血压的药物基因组学

临床实践发现，不同的高血压患者在接受同一种降压药物治疗时，其治疗的效果和不良反应存在明显的个体差异，药物的不同反应是个体基因差异和环境差异共同作用的结果。高血压基因组学的研究为药物反应的个体差异提供了遗传学理论依据[48]。Johnson 等[49]选取了利尿剂、β 受体阻滞剂、钙通道阻滞剂、血管紧张素转化酶抑制剂、血管紧张素 Ⅱ 受体拮抗剂、α 受体阻滞剂六种降压药的 30 个药物靶基因上的 SNP 位点，在欧洲人群中进行了药物敏感基因上的多态性位点与血压的 GWAS 研究。Gong 等研究了 37 个 GWAS 高血压相关位点与降压药的降压效果，发现其中 3 个位点与阿替洛尔的降压效果相关[50]。高血压药物基因组学是依据高血压 GWAS 和候选基因策略的研究结果，研究遗传因素对药物反应的影响，其主要目的是明确不同个体药物的疗效和安全性，为个体化医疗提供技术支持。

## 三、高血压基因组医学研究存在的问题

这些遗传学研究还得出了一个惊人的结论，这些被单个或整体发现的遗传变异只能说明表型变异和疾病风险的一小部分。例如，这些血压数量性状基因座只能对血压变化的一小部分起作用（高达 5mmHg），但是他们典型的效应量足够提升人群中的心血管疾病风险。重要的是，尽管基因组流行病学中的心脏和老龄化研究团队及 Global BPgen 协作组建立并复制了 8 个血压新位点的功效，这 8 个新位点的累积效应仅仅能解释 1% 的血压变化。考虑到血压巨大的遗传性，原本被估计为 30%~40% 的这些结果尤为令人惊讶。相似的结果同样出现于全基因组连锁与关联研究，在人体中的其他复杂条件下或是在其他物种的基因学研究中。这种估计和观察变异的不同被归因为遗传度缺失（missing heritability）。

为了研究复杂性状的遗传度缺失，一些假设已被提出，包括遗传因素可能被高估、未探索到的基因组区域、未经检验的遗传变异级别、许多罕见遗传变异的活动和基因的相互作用。近年来，随着表观遗传学的进展，高血压的 GWAS 研究也发现了表观遗传相关的位点。2015 年，Kato 等通过对多中心包括欧洲人群、东亚人群和南亚人群共 320 251 人的 SNP 分型结果进行荟萃分析，发现了 12 个新的高血压相关位点，这些位点位于 GvpC 岛附近，可能与 DNA 的甲基化相关[47]。

目前，高血压 GWAS 研究得到的相关多态性位点仅能解释不到 1%～2% 的人群血压变异，单个危险等位基因只能解释 1mmHg 的收缩压升高、0.5mmHg 的舒张压变异[51, 52]，远低于临床血压测定的敏感水平（2mmHg），对临床没有指导意义。其可能的原因包括以下方面。

（1）理论指导失误：GWAS 基于"常见变异-常见疾病（common variant-common disease）"的理论[53]，把最小等位基因频率 5% 以内的变异全部排除在外，但事实上，很可能罕见变异导致常见疾病（rare variant-common disease），从而导致猎取高血压易感基因的工作进展不大。

（2）基因组结构变异可能与高血压有关，但 GWAS 方法不能发现这些变异，如 DNA 片段插入、缺失、倒位、重复，拷贝数变异等。

（3）众所周知，血压是一个连续变量，到 80 岁以后，90% 的人都会发生高血压[54]。因此，很难界定高血压病例与对照的界限，很难入选真正意义上的对照。

（4）每个高血压患者，血压表型的表达均取决于每个患者本身的遗传背景与所暴露的不同环境因素。在 GWAS 研究当中，病例与对照入选标准根据目前临床高血压的诊断标准，对照中有大量未来高血压患者或高血压前期患者，不同血压类型，如收缩期高血压、舒张期高血压，发病机制可能不同，这种将异质性很大的患者混在一起，显然不适合寻找高血压易感基因。

## 四、高血压基因组医学未来的研究方向

高血压基因组学研究目前面临一大挑战：怎样解释 GWAS 得到的关联位点影响血压的分子机制。

目前只有一部分关联位点找到了其分子机制。未来应该采取 GWAS 与候选基因研究等多种研究手段相结合的方式，挖掘位点的分子机制，为新药的开发提供理论基础。高血压基因组学面临的第二大挑战是研究结果怎样应用于临床。未来基因组学应该与药物基因组学紧密结合，通过基因检测和关联分析，得到个体患者的敏感药物谱，从而使用针对基因型有效的降压药，避免使用无效和有害降压药，实现原发性高血压患者的个体化治疗。第三大挑战是，基因研究与环境因素的结合和交互影响问题。高血压的预防是未来高血压研究的主要目的之一，通过基因与环境的结合研究而实现疾病的高危预测才能指导高血压的预防。

（张伟丽　惠汝太）

# 第四节　离子转运相关基因在高血压发病中的作用

## 一、概　况

在众多研究高血压的发病机制的假说中，Guyton 教授[55]提出的控制血压依赖于肾脏对水钠的调节假说是高血压病理生理机制的里程碑。内部因素与外部因素共同参与血压调节，外部因素包括钠盐摄入、饮酒、吸烟等，内部因素包括基因多态性、表观遗传等，其占原发性高血压遗传的 30%～70%。随着人类基因组计划的开展和分子生物学技术的快速发展，从基因组学方面入手寻找高血压的发病机制成为研究的热门。近期，通过对 GWAS 的大规模 Meta 分析研究，发现了至少 38 个高血压相关遗传位点（$P < 5 \times 10^{-8}$），如 STK39、CYP17A1、CACNB2、PLEKHA7 等[56, 57]，这是首个对东方人群进行高血压相关位点统计分析的大规模 Meta 分析研究。离子转运相关基因在高血压的发病机制中尤为重要，离子平衡在水盐代谢中发挥了关键的作用，直接影响血压的调节，是许多单基因遗传与多基因遗传高血压的共同作用方式。在肾脏生理学中，对于水盐平衡及离子交换的研究要追溯到 1953 年，Homer W. Smith 教授首次在内稳态的平衡中提出肾脏对电解质调节的概念，这个概念被提出的同时，

关于 DNA 结构的论文也仅仅是刚发表而已[58]。目前已有 18 种离子转运相关基因被报道，其中大部分在肾脏高表达，少部分在肾上腺中高表达，这些基因参与了低血压及盐敏感性高血压的调节[59]。

人体每天有 180L 液体通过肾小球滤过，大约有 60% 在近曲小管被重吸收，30% 在髓袢，10% 在远曲小管和连接管，最后在集合管被进一步浓缩成大约 1.8L 终尿。肾脏 90% 以上的 ATP 用于 $Na^+$-$K^+$-ATP 酶对原尿的重吸收。在激素（如醛固酮、抗利尿激素、血管紧张素、胰岛素等）的调节下，$Na^+$、$K^+$ 在远端肾单位和集合管离子交换后细胞内外电解质保持平衡。远曲小管、连接管和集合管上皮细胞是激素调节的主要靶点。糖皮质激素受体（glucocorticoid receptor，GR）广泛表达于肾小球、肾小管和集合管，而盐皮质激素受体（mineralocorticoid receptor，MR）仅表达于特定的位置，如升支粗段、远曲小管、连接管和集合管。MR 的调节还依赖于 11β-HSD2（11β-羟基类固醇脱氢酶 2）

的共表达，11β-HSD2 能保护 MR 不被糖皮质激素竞争性结合。

在一个成年男性体内，$Na^+$ 的总含量在 60mmol/kg，一个 60kg 的男性体内就有 3600mmol $Na^+$。有 29% 的 $Na^+$ 存在于骨骼中，这部分 $Na^+$ 不参与细胞外液的离子交换[60]。剩余的 70% $Na^+$ 是可交换的，大部分在细胞外液（约 140mmol）中，存在于血管和淋巴间隙。仅有 3% 左右（约 15mmol）的可交换 $Na^+$ 存在于细胞内液，$Na^+$ 在细胞内液和细胞外液的这种不对称性分布主要得益于 $Na^+$-$K^+$-ATP 酶的活性，它将 2 个单位 $K^+$ 泵入细胞内的同时，将 3 个单位 $Na^+$ 泵出细胞外，由此，维持细胞内外液离子稳态。肾素–血管紧张素–醛固酮系统（RAAS）在水盐平衡调节中起关键作用，在醛固酮调节离子跨膜转运时，很大程度上依赖于基底膜的 $Na^+$-$K^+$-ATP 酶和顶膜的上皮钠离子通道（ENaC）（图 3-22-1）。

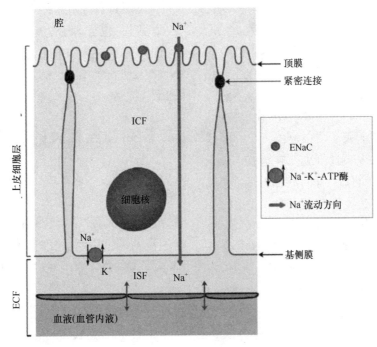

图 3-22-1　肾小管上皮离子交换示意图[61]

ECF. 细胞外液；ICF. 细胞内液；ISF. 细胞间液；ENaC. 上皮钠离子通道

$Na^+$-$K^+$-ATP 酶由 α 亚单位、β 亚单位、γ 亚单位组成，位于细胞膜上，利用 ATP 水解产生的能量进行离子交换。α 亚单位是接触反应亚单位，包括 10 个跨膜区域，是 $Na^+$-$K^+$-ATP 酶的主要功能单位。β 亚单位是功能比较成熟的酶，主要是 α 亚单位的

重要伴侣和黏附分子。γ 亚单位属于 FXYD 蛋白家族，这些蛋白共有一个功能相似的结构域，能够协同和调节 α 亚单位、β 亚单位[62, 63]。已发现的 4 种 α 亚单位和 3 种 β 亚单位，呈组织特异性表达，组成 12 种不同的 $Na^+$-$K^+$-ATP 同工酶，行使不同的转

运特点[64]。Mishra 教授等报道了 FXYD1、FXYD2 和 FXYD4 特异性地与 α 亚单位结合，维持 Na⁺-K⁺-ATP 酶的活性[65]。在肾脏中，Na⁺-K⁺-ATP 酶分布于上皮细胞基底膜上，成为 Na⁺ 重吸收的驱动力。Na⁺-K⁺-ATP 酶的转运效率受很多因素调节，如受细胞内 Na⁺ 浓度、激素和神经递质的影响[66]。

Na⁺-K⁺-ATP 酶存在于所有的细胞内，维持细胞内稳态，但其分布和表达呈现一定的组织特异性。在肌肉细胞中，Na⁺-K⁺-ATP 酶的活性与 Na⁺-K⁺-ATP 酶与 Na⁺/Ca²⁺ 交换紧密联系，协助心肌和骨骼肌的收缩。在神经系统中，Na⁺-K⁺-ATP 酶通过调节 Na⁺、K⁺ 浓度梯度维持神经兴奋性和神经活动。所以，Na⁺-K⁺-ATP 酶突变将引起多种基因疾病。Na⁺-K⁺-ATP 酶的 α₂ 亚型突变引起功能缺失，导致家族性偏瘫[67, 68]。α₃ 亚型突变引起震颤麻痹并急速恶化[69]。功能异常引起的 Na⁺-K⁺-ATP 酶下调可导致心血管、神经、肾脏和代谢性疾病[70, 71]。

ENaC 是一个在肾单位远端表达的三聚体离子通道，主要分布在远端肾单位的远曲小管和集合管，是机械敏感的钠通道，介导 Na⁺ 的跨膜转运。无论是在生理或是病理条件下，ENaC 在钠盐重吸收的过程中发挥了关键作用，它对钠有高度渗透性，介导 Na⁺ 从小管腔向上皮细胞转运[72, 73]，参与体液调节及维持内环境稳态。ENaC 主要由 α 亚单位、β 亚单位、γ 亚单位组成，每个亚单位由两个跨膜区域、胞质内氨基端和羧基端及细胞外袢组成，分子量为 85~95kDa。ENaC 的 α 亚单位在 Na⁺ 转运中起主要作用，而 β 亚单位、γ 亚单位在单独表达时不进行 Na⁺ 转运，仅起到调控作用，只有当 3 个亚单位都正确组装后才具备通道功能。人体中编码 ENaC 的 α 亚单位、β 亚单位、γ 亚单位基因包括 SCNN1A、SCNN1B、SCNN1G 和 SCNN1D，SCNN1A 位于染色体 12p 位置，编码 α 亚单位，SCNN1B、SCNN1G 编码 β 亚单位、γ 亚单位，并列位于染色体 16p，而 SCNN1D 编码 δ 亚单位，位于染色体 1p[74-76]。编码三个亚单位中的任何一个特异位点基因突变都可引起常染色体遗传疾病：ENaC 功能获得性和失活性疾病，包括假性醛固酮减少症（pseudohypoaldo- steronism，PHA）；ENaC 功能过度激活引起假性醛固酮增多症，又称 Liddle 综合征（详见本章第六节相关内容）。

ENaC 是 RAAS 的一个效应器，受神经体液因素（醛固酮、抗利尿激素、心房利钠肽等）调节[77, 78]，其中醛固酮是主要调节因素，主要存在于肾脏、肺、唾液腺、皮肤、胎盘和结肠。在肾脏中，肾小球滤过的 Na⁺ 通过 ENaC 进入上皮细胞内，然后，被基底膜的 Na⁺-K⁺-ATP 酶泵出上皮细胞，进入血液被重吸收。细胞外和细胞内的 Na⁺ 改变都可以调节 ENaC 的活性。细胞外 Na⁺ 改变是 Na⁺ 的自身抑制，其是浓度依赖性的，使用胰酶能够减轻这种自我抑制。细胞内 Na⁺ 的改变是一种反馈抑制，上皮细胞暴露于 Na⁺-K⁺-ATP 酶的抑制剂时，虽然 Na⁺ 从细胞膜不断进入，不能从基底膜 Na⁺-K⁺-ATP 酶泵出，但是为了不会导致细胞内 Na⁺ 浓度升高，从而引起细胞膨胀。自我抑制和反馈抑制的生理意义是在高盐饮食的状态下限制 Na⁺ 被过多地重吸收[79]。肾脏 Na⁺ 重吸收增加被认为是高血压的发病机制。ENaC 和钠氯共转运体 NCC 在血压的调节中起主要的作用。ENaC 的基因突变会导致 Liddle 综合征和 I 型 PHA，NCC 的基因突变导致 Gitelman 病和 Gordon 综合征。ENaC 的活性能通过细胞内外的蛋白酶调节，包括丝氨酸蛋白酶、前列腺蛋白酶等。内源性的因素包括 ENaC 的转运和泛素连接酶 E₃ Nedd4-2 介导的 ENaC 的泛素化降解，Na⁺ 的自身抑制和反馈抑制，ENaC 的磷酸化调节和代谢消耗等。

# 二、高血压相关的离子转运相关基因

离子转运相关基因编码蛋白主要作用于四个方面[78]：①盐皮质激素受体（MR）；②防止糖皮质激素竞争性结合 MR 的相关蛋白（HSD11B2/11β-HSD2）；③ENaC α 亚单位、β 亚单位、γ 亚单位（SCNN1A、SCNN1B、SCNN1G）；④Na⁺-K⁺-ATP 酶 α 亚单位、β 亚单位和 γ 亚单位（ATP1A1、ATP1B1、ATP1G1/FXYD2、FXYD4）。

## （一）FXYD 家族

FXYD 蛋白家族含有一段共同的 FXYD 保守序列，在哺乳动物中，已发现 7 个成员，即 FXYD 1~7。该家族主要作用于上皮细胞基底膜上的 Na⁺-K⁺-ATP 酶，与激素和神经递质对 Na⁺-K⁺-ATP 酶的调节不同，它并不改变 Na⁺-K⁺-ATP 酶的表达，而是以组织特异性和亚型特异形式性来调节 Na⁺-K⁺-ATP 酶的运输特性[62]。尽管它的动力学效应比较温和，通常是 2 倍或者更少，但在维持细胞液容量和膜电位上有重要作用，对内稳态的调节影响意义深远。

**1. FXYD1（PLM）**　FXYD1 是最早发现于心脏和肌肉细胞膜上的磷蛋白，主要介导 $Cl^-$ 电转运和其他离子交换[80]，在肌肉收缩和细胞液含量的调节中起作用。之后，其在肾小球上的表达陆续被报道[81]。FXYD1 不仅作用于 $Na^+$-$K^+$-ATP 酶，也参与调节 $Na^+$/$Ca^{2+}$ 交换，它的动力学特性产生的不同效应取决于组织功能[82, 83]。

**2. FXYD2**　FXYD2 基因位于 11q23，它编码两种剪接体，即 FXYD2a 和 FXYD2b，是 $Na^+$-$K^+$-ATP 酶 $\gamma$ 亚单位。FXYD2 仅在肾脏上皮细胞基底膜表达，位于髓袢升支粗段和远曲小管，在近曲小管表达较低，而在集合管未发现有表达[84, 85]。FXYD2 是 FXYD 家族中最早发现的与 $Na^+$-$K^+$-ATP 酶相关的蛋白[86, 87]，过去对于 FXYD2 的研究仅发现其与 $Na^+$-$K^+$-ATP 酶的活性相关，随着分子生物学的发展，又通过免疫共沉淀发现了它与 $Na^+$-$K^+$-ATP 酶 $\alpha$ 亚单位、$\beta$ 亚单位之间的相互作用，向功能的研究迈进了一大步。FXYD2 明显降低 $Na^+$-$K^+$-ATP 酶对 $Na^+$ 的亲和性，对于肾单位来说，当细胞内 $Na^+$ 负荷过高时有利于提高重吸收效率[88]。有报道指出，人体 FXYD2 单核苷酸突变（G41R）可以导致家族性低镁血症[89]。

**3. FXYD4（CHIF）**　FXYD4 仅表达于肾脏和结肠，在肾脏沿着集合管表达[90, 91]。和 FXYD2 一样，FXYD4 仅在目标上皮细胞的基底膜表达。在生理条件的细胞内低 $Na^+$ 浓度条件下，有 FXYD4 存在的 $Na^+$-$K^+$-ATP 酶比缺乏 FXYD4 的 $Na^+$-$K^+$-ATP 酶转运效率提高 4 倍[88]。与 FXYD2 降低 $Na^+$-$K^+$-ATP 酶对 $Na^+$ 的亲和性不同，FXYD4 显著增加 $Na^+$-$K^+$-ATP 酶对 $Na^+$ 的亲和性并降低 $K^+$ 的亲和性。

**4. FXYD5（RIC，抗黏附素）**　在正常组织中，FXYD5 是一个大小为 24kDa 的多肽，相对于其他的 FXYD 家族成员，FXYD5 在调节肾脏水钠平衡方面的研究较少。FXYD5 不同于其他的 FXYD 家族成员的是它的胞外段特别长，超过 140 个氨基酸，而胞内段只有 15 个氨基酸，而其他成员胞外段均小于 40 个氨基酸。FXYD5 组织特异性不是很强，在心、肺、肾、脾、小肠均有表达[92]。不同于 FXYD2 和 FXYD4，FXYD5 的表达仅沿着肾单位分布，而

FXYD4 的表达存在于皮质、内髓集合管，FXYD2 的表达存在于髓袢升支粗段、远曲小管和近曲小管。FXYD5 的生理学作用与其他 FXYD 家族成员也不尽相同。在肾小管中，FXYD5 与 $Na^+$-$K^+$-ATP 酶的 $\alpha$ 亚单位、$\beta$ 亚单位相互作用，FXYD5 与 $Na^+$-$K^+$-ATP 酶结合，可提高此酶活性[92]。FXYD5 提高了 2 倍左右的离子交换速度，但不影响细胞外 $K^+$ 的内流。也有报道发现另一类人体 FXYD5 糖基化蛋白亚型大小在 50～55kDa，又称抗黏附素，表达于转移性肿瘤细胞而非正常细胞[93, 94]。抗黏附素导致钙黏素下调，增加细胞迁移能力，减少聚集，从而导致转移。而在正常组织中，FXYD5 糖基化不明显。但目前对 FXYD5 蛋白显示出的抗黏附素特性在不同的研究中仍有争议，可能的解释是 FXYD5 在正常组织和肿瘤组织中有不同的糖基化水平，尤其是肿瘤细胞的转移需要糖基化蛋白[95]。

杨德业教授团队通过基因芯片筛查发现，FXYD5 在 13 周龄自发性高血压大鼠（SHR）模型比正常血压（WKY）大鼠肾脏组织表达下调 14.8 倍[96]。在对 FXYD5 的进一步研究中发现，FXYD5 在 WKY 大鼠的不同周龄肾脏组织的表达水平呈现由 4 周开始逐渐升高，到 13 周左右达到高峰，随后下降，至 21 周左右其水平已经低于 4 周的水平；SHR 中 FXYD5 的表达形式虽然也有高峰现象，但是其高峰出现的时间为 8 周（高血压形成前期）左右，而表达水平明显低于 13 周（高血压进展期）的 WKY 大鼠组，说明在 SHR 高血压形成前，FXYD5 存在表达峰提前，具体的机制还有待于进一步研究[97]。在功能研究方面，体外高表达 FXYD5 可以增强细胞膜 $Na^+$-$K^+$-ATP 酶活性，此外，肾小管上皮细胞增殖活性得到了增强，这可能与 FXYD5 影响 $Na^+$-$K^+$-ATP 酶活性后引起的细胞生理行为（如细胞膜电位、细胞内离子浓度的变化，以及与其他的细胞信号蛋白活化）的改变相关。在另外的研究中，也有 $Na^+$-$K^+$-ATP 酶活性改变影响细胞增殖和凋亡的改变[98, 99]。

### （二）SCNN1

*SCNN1B*、*SCNN1G* 突变引起单基因遗传高血压，即 Liddle 综合征，详见本章第六节相关内容。

*SCNN1A*、*SCNN1B*、*SCNN1C* 突变引起的 ENaC 的 $\alpha$ 亚单位、$\beta$ 亚单位、$\gamma$ 亚单位变异导致 I 型 PHA，与 Liddle 综合征相反，这是一种 ENaC 功能失活，

在胎儿出生后即出现表型[100, 101]，婴儿期死亡率高，在治疗方面，需终身补充 NaCl。PHA，又称 Cheek-Perry 综合征，是 1958 年 Cheek 和 Perry 首次提出的[102]，它是表达 ENaC 的靶器官（如肾脏、呼吸道、生殖系统和唾液腺等）对醛固酮无反应引起的[103, 104]。PHA 根据临床表现分为伴钠缺失和低血压的 Ⅰ 型（经典型）和无钠缺失伴高血压表现的 Ⅱ 型（又称 Gordon 综合征，下文中详述）。ENaC 突变引起的 Ⅰ 型 PHA 患者出现严重的低钠血症、高钾血症、脱水和酸中毒，这种表现于婴儿期就开始出现并伴随终身[105-107]。小鼠基因敲除研究认为所有的 α 亚单位、β 亚单位、γ 亚单位是生命所必需的，三种相关基因均敲除的小鼠死于出生后 50h 以内，伴有呼吸衰竭、肾功能不全引起的高钾血症、代谢性酸中毒和脱水[108, 109]。

在错义突变位点研究中，目前已发现多个突变未变，如 ENaC α 亚单位编码基因 R204W、C618F、V573I 多态性与高血压明显相关[110, 111]，β 亚单位编码基因 G442V 多态性、T594M 多态性与钠潴留、醛固酮水平相关[112-114]。ENaC 突变位点与高血压关系的大样本研究已经开展，2015 年，刘教授做了 2880 例中国患者的 SCNN1B、SCNN1 单核苷酸多态性与高血压的研究（GenSalt 研究）[115]，Rayner 教授及其团队发现 β 亚单位 R563Q 在南非黑种人高血压患者中显著相关[116]。但是就目前的研究而言，对于 ENaC 突变体和高血压之间的关系仍需要更多的人群样本和机制研究。

### （三）WNK1、WNK4

单基因遗传性高血压是一种单基因突变引起的高血压，突变位点为 12p12、17q21—22，是常染色体显性遗传，基因突变影响远端肾小管 $Na^+$-$Cl^-$ 共同转运体（NCC）活性，使 $Na^+$、$Cl^-$ 重吸收增加[117, 118]。这种突变引起的疾病临床称为 Gordon 综合征（详见本章第六节相关内容），又称 Ⅱ 型 PHA，是一种比 Liddle 综合征更复杂的疾病。WNK1 基因敲除的小鼠表现为远曲小管的 NCC 活性增加，但仅 NCC 活性增加不足以诱导高血容量性高血压，这说明，可能伴随有其他离子通道的下调，如 ENaC[118, 119]。

### （四）α-内收蛋白

α-内收蛋白（α-adducin，α-ADD）是异源二聚

体细胞骨架蛋白，参与细胞信号转导和细胞膜离子转运，在肾脏的 $Na^+$ 重吸收中起关键作用[120]。α-ADD 基因位于 4p16，其突变影响肾小管细胞的离子转运，从而影响水钠吸收，α-ADD 基因 Gly460Trp 多态性与原发性高血压相关[121]。

## 三、钠离子通道相关综合征

### 1. 钠丢失相关综合征

（1）巴特综合征（Bartter syndrome）：表现为钠离子转运体缺乏引起的重吸收障碍导致的低血压，发病的分子机制包括 5 种基因异常引起的 $Na^+$-$K^+$-$Cl^-$ 共同转运体、钾离子通道、基底膜氯离子通道改变等[122, 123]。

（2）Gitelman 综合征：表现为家族性低血钾-代谢性碱中毒、低镁血症和低尿钙，大部分患者可检测到 SLC12A3( solute carrier family 12 member 3 ) 突变（编码 $Na^+$-$Cl^-$ 共同转运体）[124]。

（3）Ⅰ 型 PHA：基因突变引起的两醛固酮作用靶点的两个重要组分结构性缺失，即 MR 和 ENaC，引起醛固酮抵抗，导致钠丢失、口渴感缺失、脱水和高钾血症[125, 126]。

### 2. 钠潴留相关综合征　如 Liddle 综合征。

分子遗传学技术的飞速发展使得高血压的基因机制研究进一步深入，离子转运相关基因（包括转运体、激素受体、激酶等）是 RAAS 通路中的重要组成部分，这些基因为高血压的治疗提供了潜在的药物靶点。但在今后的研究中仍有许多动物模型和临床试验值得深入研究。

（杨德业　吴漪皓）

## 第五节　高血压的表观遗传调控

随着生物技术的进展及其在基因检测和基因绘图能力的改变，人们对遗传性疾病的观点也在逐渐改变。人们首先寄希望于找到少量的高血压基因[127, 128]。但是，随着对高血压病理生理机制的不断研究，人们更相信高血压是一种复杂的多因素遗传病，高血压是单基因遗传的观点逐渐被放弃[129]。Cowley 总结了 1996~2006 年的 105 个候选基因策略的高血压遗传关联研究，共找到 26 个候选基因可能与高血压

关联，但是没有一个候选基因与高血压显示较强的关联[130]。从 2007 年第一项高血压的 GWAS 研究至 2012 年共有 22 项相关研究被报道，共找到 74 个单链核苷酸多态性（SNP）位点和 55 个基因与高血压关联[130-152]。但是，综合所有目前 GWAS 获得的结果仅能解释不到 2%的血压变化，单个危险等位基因只能解释1mmHg 的收缩压升高和0.5mmHg 的舒张压升高[153]。高血压的发病机制仍然没有确定的解释。

对于高血压这种复杂性疾病的遗传度缺失（missing heritability）可能有以下几种原因[154-157]。

（1）GWAS 研究由于"常见变异–常见疾病"的理论指导失误，并未选取最小等位基因频率<5%的变异。但高血压很可能属于"罕见变异导致常见疾病"，因而导致寻找高血压易感基因的工作仍无实质性进展。

（2）基因组序列仍有很多未探知的地方，如拷贝数变异（CNV），大片段的缺失、插入、倒位等。

（3）基因间的相互作用未被充分考虑。

（4）收缩压≥140mmHg 和舒张压≥90mmHg 被作为判定高血压的标准，血压作为连续性测量值，单次测量的血压又具有变异性，导致遗传关联研究的高血压队列中对照和高血压病例的表型差异不明显。

（5）过分"夸大"基因组序列变异在复杂疾病中的作用，而忽略了 DNA 序列之外环境因素的调控作用——表观遗传调控。

事实上，环境因素与表观遗传学在高血压的发病中都起了重要作用。《中国心血管病报告》显示，1958～2002 年，我国高血压患病率从 5.1%猛增至 18.8%。1991～2000 年，超过 25%的成年人发展为高血压，Gu 等认为饮食、运动、吸烟、饮酒等行为因素的改变是主要风险因素[158]。另外，高血压也显示出增龄性疾病的特征，>80 岁的人有 90%为高血压患者，而在这一段时间内，每个人的基因组序列基本上是稳定的，提示环境因素在高血压中发挥了重要作用[159]。

表观遗传学是一种不涉及 DNA 序列改变但可遗传的基因表达调控方式，并能够遗传给下一代，包括 DNA 甲基化、基因组印记、染色质组蛋白修饰及非编码 RNA 等 DNA 序列以外的各种调控方式，任何一个环节的异常都将影响染色质结构和基因表达，导致复杂综合征、多因素疾病。

目前已报道的表观遗传调控高血压的研究工作主要有：

（1）DNA 甲基化参与的高血压调控机制：Friso 等报道，在原发性高血压患者外周血单核细胞中 11β 羟基类固醇脱氢酶 2 型（11β-hydroxysteroid dehydrogenasetype 2，11β-HSD2）基因启动子区的甲基化程度升高，尿中皮质醇的代谢产物四氢皮质醇（tetrahydrocortisol，THF）及皮质酮的代谢产物四氢皮质酮（tetrahydrocortisone，THE）的比例也升高，且两者呈正相关性。提示 11β-HSD2 基因启动子区的表观遗传调控在原发性高血压中发挥了重要作用[160, 161]。在大鼠模型中，妊娠早期母鼠低蛋白饮食可诱导鼠仔肾上腺血管紧张素 1β 型（AT$_1$β）受体基因启动子区处于低甲基化水平而高表达 AT$_1$β，使其表现为肾上腺血管紧张素的高反应性，并且这种改变能够被 11β-HSD2 抑制剂逆转[162, 163]。在 SHR 的高血压形成过程中，主动脉和心脏组织的 Na$^+$-K$^+$-Cl$^-$共转运体蛋白 1（Na$^+$-K$^+$-2Cl$^-$ cotransporter 1，NKCC1）启动子区甲基化程度较低，而 NKCC1 基因高表达，提示表观调节在高血压发生发展过程中的重要调控作用[164, 165]。

（2）组蛋白修饰参与的高血压调控机制：β$_2$AR-WNK4 通路是目前研究的最为清楚的组蛋白修饰调控血压的通路。β$_2$ 肾上腺受体（β$_2$-adrenergic receptor，β$_2$AR）的刺激能够导致组蛋白脱乙酰化酶-8（histone deacetylase-8，HDAC8）活性受到抑制，进而组蛋白的乙酰化程度增高，糖皮质激素受体结合启动子区的负调控元件，减少调节钠重吸收的丝–苏氨酸蛋白激酶（serine/threonine-protein kinase，WNK4）基因表达，激活 Na$^+$-Cl$^-$共转运蛋白，最终导致盐敏感性高血压[166]，揭示了盐敏感性高血压中 WNK4 基因受到表观遗传学调控机制。上皮钠离子通道 α 亚单位（ENaCα）启动子结合的组蛋白 H3K79 呈低甲基化状态，可抑制肾集合管的上皮钠通道启动子的转录活性，影响肾脏的排钠功能而诱发盐敏感性高血压[167]。

（3）非编码 RNA 参与的高血压调节机制：miRNA 在高血压的发病机制中也起到重要作用，包括 miRNA-130a 调节血管平滑肌细胞的增殖，miRNA-155 影响血管紧张素 II 受体的表达而参与调控 RAS 活性。其他还包括 miRNA-17、miRNA-21、miRNA-133a、miRNA-145、miRNA-204、miRNA-208、 miRNA-214、miRNA-615-3p 等，其通过血管内皮损伤、血小板损伤、血管再生和心肌肥厚等途径参与高血压的发病过程[168]。Li 等研究发现人巨细胞病毒（HCMV）及其编码的 miRNA 与原发性高血压相关，原发性高血压患者外周血浆 HCMV-DNA 阳性率及表达滴度均高于对照组，提示巨细胞病毒感染可能是重要的高血压触发因素[169]。

（4）虽然上述高血压表观遗传学研究已经找到了一些线索，但是在高血压领域，DNA 甲基化的研究还有很多问题亟待解答，关于人类高血压全基因组的甲基化研究还鲜有报道。Smolarek 等首先从全基因组层面研究了 DNA 甲基化和高血压的关系，他们采用薄层色谱（TLC）质谱的方法证实原发性高血压外周血白细胞的 5-甲基胞嘧啶的总体水平高于健康人[170]，但他们并没有研究差异的甲基化位点。2013 年，第一个采用高通量芯片开展人外周血全基因组 DNA 甲基化的研究被报道，在 7 例对照和 7 例青年非裔高血压男性患者的队列中，Wang 等发现 SULF1 上的两个 CpG 位点在非裔青年高血压患者中有较高的甲基化程度。但是该研究仅仅以男性高血压患者和对照为研究对象，队列所纳入的病例数量严重不足[171]。

基于上述表观遗传学与高血压发病机制的研究，总结以往高血压 GWAS 研究的一些经验，提出以下假设：高血压仍然是遗传因素与环境因素共同作用的结果，环境因素很可能通过表观遗传机制调控核基因组表达，从而影响高血压的发生发展。研究假设在下列 4 组患者中验证：完美对照、极端高血压、高血压前期转化为高血压和高血压前期未转化为高血压，开展全基因组 DNA 甲基化与高血压的关联研究。以往的研究表明，年龄大于 50 岁，无心脑血管疾病主要危险因素和疾病史的个体终身患高血压的比率约为 5%[172]。

原发性高血压是一种复杂的异质性疾病，不同的个体间具有很大的差异[173]。如前所述，候选基因策略和 GWAS 研究获得了数十个关联的易感位点和基因，但是仍仅能解释不到 2mmHg 的人群血压变异。这些已报道的阳性关联位点均存在如下现象：危险等位基因或基因型只是存在频率差异，危险等位基因或基因型在正常对照中均存在。反之，保护等位基因或基因型在病例中也存在。这也提出了很多值得思考的问题：相当数量携带危险等位基因的

个体为何没有发展为高血压？未携带危险等位基因的个体为何成了高血压患者？这些问题很难用经典的遗传学变异位点解释。另外，表观遗传学的机制研究表明 DNA 甲基化能够长期影响基因表达并遗传给下一代，也可通过一种与基因组序列变异互补的方式参与疾病的发病过程。在儿童急性淋巴母细胞白血病、胃癌和恶性胶质瘤等研究中也证实了遗传变异的表观遗传学修饰确实在疾病的发病机制中发挥重要作用[174-176]。

综上所述，表观遗传学的出现为了解复杂的环境与基因间相互作用提供了大量的信息，这些对解释各种人类健康和疾病的特征起到了推动作用。对疾病新的"表观遗传学定义"代表了原发性高血压等慢性疾病的预防和治疗中的一个重大的转变。这种观点表明，与高血压相关的高发病率和死亡率可以通过预测和管理外周环境压力得到改善，这些因素可能改变基因和蛋白的表达从而将血压维持在高水平状态。为了达到这个目标，研究人员必须继续发掘不同的对血压的表观遗传学调控的代谢途径和分子机制。

（蔺亚晖　惠汝太）

# 第六节　单基因高血压

## 一、拟盐皮质激素增多症

拟盐皮质激素增多症（apparent mineralocorticoid excess，AME）为常染色体隐性遗传病，是由 16 号染色体编码 11β 羟基类固醇脱氢酶 2 型（11β-HSD2）的基因 HSD11B2 突变所致。11β-HSD2 广泛分布于盐皮质类固醇激素靶组织，如肾皮质（特别是远曲小管和集合管）、直肠和乙状结肠、唾液腺和汗腺，也存在于胎盘、肾上腺。正常情况下，体内循环中皮质醇比醛固酮高 100 倍，但几乎全部被 11β-HSD2 转化成皮质酮，后者与盐皮质类固醇受体无亲和力，不能激活盐皮质激素受体，体内盐皮质激素受体几乎全部由醛固酮占据。而突变导致 11β-HSD2 活性显著降低或稳定性降低，皮质醇不能有效转化成皮质酮，人体内盐皮质激素受体和糖皮质激素受体同源性达 94%，糖皮质激素（皮质醇）和醛固酮对盐皮质激素受体具有同样的亲和性，因而大量蓄积的皮质醇占据远端肾小管的盐皮质激素

受体，激活转录因子及血清糖皮质类固醇激酶，导致 ENaC 灭活受阻，活性升高，钠重吸收增加，出现类似醛固酮增高的临床表现。该病 1977 年由 Ulick 等首次报道，以低肾素型高血压、低醛固酮、代谢性碱中毒、高钠血症、低钾血症为临床特征。

迄今发现 30 多种 *HSD11B2* 基因突变，其对 11β-HSD2 活性的影响程度与临床表现轻重程度密切相关。多数 *HSD11B2* 基因纯合突变或者复合杂合突变导致先天性 11β-HSD2 无活性，儿童时期即表现重度盐敏感性高血压、烦渴多尿、低血钾性碱中毒和肌无力，此类称为 AME I 型（儿童型），出生时可表现为体重低、发育迟缓，严重患者在幼年或青春期即死亡。当 *HSD11B2* 基因突变导致 11β-HSD2 活性降低时，多在青年晚期或成年期发病，表现为轻中度高血压，血钾多正常，此类称为 AME II 型（成人型）。低钾性肾病可导致肾钙质沉积、多囊肾、肾源性糖尿病，该类患者的肾功能不全并不少见。严重的高血压可导致心室肥厚、视网膜病变。由于发生卒中、脑出血等而死亡的患者大于 10%。AME 患者无类库欣综合征表现。诊断主要依据血浆及尿中氢化可的松的代谢，确诊主要依据 *HSD11B2* 的基因诊断。

应注意鉴别获得性 AME 和异位促肾上腺皮质激素综合征，甘草酸和水果中的类黄酮都可抑制 11β-HSD2 酶活性，导致皮质醇蓄积，出现类似醛固酮增高的临床表现，但尿中无皮质醇代谢产物，通过询问病史可明确诊断。患有小细胞肺癌等肿瘤时，异位促肾上腺皮质激素持续分泌过多造成皮质醇生成过多，超出 11β-HSD2 酶的转化能力，皮质醇水平升高，出现类似 AME 症状，但无皮质醇增多体征，可合并其他严重疾病体征，地塞米松不能抑制促肾上腺皮质激素和皮质醇高分泌。盐皮质激素受体拮抗剂螺内酯可有效阻断皮质醇或醛固酮与盐皮质激素受体结合，注意补钾和限盐饮食。保钾利尿剂（螺内酯、氨苯蝶啶、阿米洛利）都有效，也可以与髓袢利尿剂联用。地塞米松（抑制皮质醇，降低尿游离皮质醇）、钙通道阻滞剂、血管紧张素转化酶抑制剂有助于控制高血压[177, 178]。

## 二、妊娠加重型高血压

妊娠加重型高血压（hypertension exacerbated by pregnancy）是 2000 年由 Geller 等首次报道的常染色体显性遗传病，为盐皮质激素受体突变。致病机制为编码盐皮质激素受体的基因（*NR3C2*）突变，盐皮质激素受体配体结合域发生改变，导致盐皮质激素受体的活性增加，使钠吸收持续激活。而生理状态下的盐皮质激素受体拮抗剂如螺内酯和孕酮，与突变受体结合后，非但不能拮抗反而可激活突变受体。妊娠后孕酮浓度会升高 100 倍以上，导致高血压加重，并且出现低钾血症、尿钙过多，严重者还可出现先兆子痫，如水肿、蛋白尿、神经系统症状等。此类突变携带者在妊娠期以外也会发生高血压，但是在妊娠时会显著加重。本病患者多在 20 岁前发病，表现为血浆肾素活性和醛固酮水平低，血钾降低或正常，很少发生蛋白尿、水肿和神经系统症状，可区别于子痫。盐皮质激素受体拮抗剂不但无治疗作用反而可加重恶化高血压和低血钾。妊娠女性终止妊娠可缓解高血压。

*NR3C2* 基因突变不仅能够导致编码蛋白功能增加，而且有些突变也可导致盐皮质激素受体功能缺失，可以导致 I 型 PHA，该病又称 Cheek-Perry 综合征，是一种常染色体显性遗传病，盐皮质激素受体突变后导致其对醛固酮不敏感，因此即使体内醛固酮水平升高，患者也会出现严重的水钠丢失。临床可表现为患儿出生早期即出现水钠丢失、高钾和酸中毒，如不及时补充水钠，很难存活。

另外，*NR3C2* 基因的多个多肽位点的变异也与原发性高血压或妊娠高血压综合征相关，因此编码盐皮质激素受体的基因 *NR3C2* 与高血压密切相关[179]。

## 三、家族性糖皮质激素抵抗

糖皮质激素由肾上腺皮质束状带细胞合成和分泌，人体正常肾上腺每天可分泌 15~25mg 皮质醇，人工合成的皮质激素，如泼尼松、地塞米松、甲泼尼龙等也广泛应用于临床进行激素替代、免疫抑制、肿瘤化疗及拮抗应激等治疗。不同个体对激素反应并不一致，有少数患者表现为对激素反应性明显降低甚至全无反应，即糖皮质激素抵抗。家族性糖皮质激素抵抗（familial glucocorticoid resistance，FGR）根据突变类型表现为常染色体显性或隐性遗传，由编码糖皮质激素受体的基因（*NR3C1*）突变所导致，缺陷的糖皮质激素受体对皮质醇的敏感性降低，通过下游反馈通路使得促肾上腺皮质激素增多、体内皮质醇的合成增加，因而远端肾小管细胞的皮质醇增多，无法被 11β-HSD2 完全降解，残留的胞内皮质醇参与激活盐皮质激素受体，导致高血压。同时促肾上腺皮质激素增多引起具有盐皮质激素作用的前体物质（去氧皮质酮、皮质酮）增多，激活盐皮质激素受体，导致高血压。

FGR 的明显临床特征是血浆皮质醇显著升高，但没有库欣综合征表现。本病患者雄激素增多，表现为女性男性化，男性假性早熟，并且常伴随有盐皮质激素过多所致的高血压、低钾血症、代谢性碱中毒等。小剂量地塞米松（0.75～1mg，每天 1 次）治疗可缓解症状（抑制促肾上腺皮质激素）。

## 四、低血钾高血压

在单基因遗传性高血压疾病中，有多个种类可表现为高血压合并低血钾，多数与肾上腺、醛固酮合成途径相关。下文按疾病种类分别进行阐述。

### （一）家族性醛固酮增多症

家族性醛固酮增多症（familial hyperaldosteron-ism，FH）根据遗传基础可以分为 3 种类型（Ⅰ型、Ⅱ型和Ⅲ型），均表现为醛固酮合成增加。醛固酮升高导致醛固酮受体过度激活，从而使钠氯协同转运蛋白（NCC）和上皮钠离子通道蛋白（ENaC）活性升高。

**1. 糖皮质激素可治性醛固酮增多症**（glucocorti-coid-remediable aldosteronism，GRA） 为常染色体显性遗传病，又称"家族性醛固酮增多症Ⅰ型（FH-Ⅰ）"。该病是由于醛固酮合成酶基因（*CYP11B2*）和 11β-羟化酶基因（*CYP11B1*）之间相互嵌合，该嵌合基因不受血管紧张素Ⅱ和血钾调控而受促肾上腺皮质激素调控，在束状带合成具有醛固酮作用的蛋白质而致病（图 3-22-2）。该病临床特征为早发（确诊年龄多小于 20 岁）、家族性、盐敏感性中重度高血压，血浆醛固酮水平可明显升高或正常，而血浆肾素活性受抑制，临床上常被疑诊为原发性醛固酮增多症。本病的另一特征是早发脑血管意外，死亡率较高。依据地塞米松抑制试验阳性及 24h 尿 18-羟皮质醇＞正常上限的 2 倍或＞10nmol/L 可考虑本病。蛋白质印迹法或长距离 PCR 法检测 *CYP11B1/CYP11B2* 的嵌合基因可明确诊断。

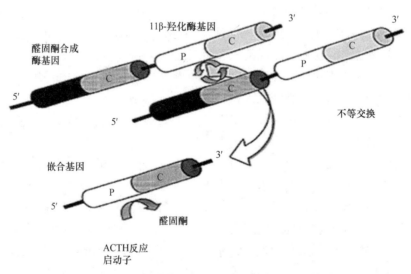

醛固酮合成酶基因

11β-羟化酶基因

P. 基因启动子序列；C. 编码序列

不等交换

嵌合基因

醛固酮

ACTH反应启动子

图 3-22-2 基因融合示意图

P. 基因启动子序列；C. 编码序列；减数分裂错误后，11β-羟化酶基因的启动子区域融合至醛固酮合成酶基因上游，调控醛固酮合成[180]

**2. 家族性醛固酮增多症Ⅱ型**（FH-Ⅱ） 致病基因已经被定位于 7p22，但是确定的致病基因尚未被发现。其激素及生化改变与 FH-Ⅰ十分相似，但血压不能被地塞米松抑制，肾上腺切除可治愈或显著缓解高血压。多数患者出现肾上腺皮质增生或肾上腺瘤。除了 FH-Ⅱ具有家族史外，目前还没有方法将其与非遗传的原发性醛固酮增多症区分[181-184]。

**3. 家族性醛固酮增多症Ⅲ型（FH-Ⅲ）** 该病是 2008 年新发现的家族性醛固酮增多症类型，是由编码内向整流钾离子通道 Kir3.4 的基因（*KCNJ5*）突变导致。该基因突变导致 Kir3.4 的选择性丧失，钠电导增加，肾上腺皮质球状带细胞去极化，电压激活 $Ca^{2+}$ 通道，$Ca^{2+}$ 内流增加，胞内 $Ca^{2+}$ 信号通路过度激活，导致醛固酮持续高合成及肾上腺增生。患者常常表现为顽固性高血压，对阿米洛利和螺内酯治疗反应性差，地塞米松试验后血压及醛固酮反常性升高[185]。

### （二）先天性肾上腺皮质增生症

先天性肾上腺皮质增生症（congenital adrenal hyperplasia，CAH）是一组肾上腺皮质激素合成过程中的限速酶缺陷造成的常染色体隐性遗传病。编码肾上腺皮质激素合成过程中某种酶的基因突变引起糖皮质激素或盐皮质激素减少，旁路途径活跃，导致相应的症候群。

**1. 21-羟化酶缺乏症（21-OHD）** 由 *CYP21A2* 基因突变导致，是 CAH 最常见原因，占 CAH 的 90%～95%。经典型患者由于 21-羟化酶缺乏严重，在出生前性别发育的关键时期受到影响，出生时通过外生殖器不易辨认性别，伴有严重水电解质紊乱。非经典型是 21-羟化酶轻微缺乏所致，常无症状或表现为雄激素过量引起的相应症状。

**2. 11β-羟化酶缺乏症（11β-OHD）** 是由 *CYP11B1* 基因突变所导致，以低肾素性高血压、低血钾、高雄激素血症所致的男性性早熟和女性假两性畸形等为临床特征，它占 CAH 的 5%～8%。经典型 11β-OHD 的女性患者表现为假两性畸形，外生殖器不易辨认，男性和女性患者均表现为第二性征发育过早，儿童期身高增长快速但成年期身高偏矮，约 2/3 的患者存在高血压。非经典型 11β-OHD 的女性通常外生殖器正常，但随着年龄增加，可能会出现多毛和月经失调。非经典型 11β-OHD 的男性除了身高偏矮外通常无典型特征或症状。

**3. 17α-羟化酶缺乏症（17α-OHD）** 由 *CYP17A1* 基因突变导致，17α-羟化酶缺乏后醛固酮、去氧皮质酮分泌增多，性激素分泌不足，血浆皮质醇水平下降，促性腺激素分泌增加，临床可见青春期第二性征发育不良、原发性闭经、无阴毛和腋毛

生长、骨龄落后、早发高血压等。生化检查提示血肾素活性降低、低血钾。

## 五、高血钾高血压

在单基因遗传性高血压疾病中，目前较明确可导致高钾血症的疾病为 Gordon 综合征，此病又称假性醛固酮减少症Ⅱ型（pseudohypoaldosteronism type Ⅱ，PHA-Ⅱ）或家族性高钾性高血压，为常染色体显性遗传病，其特征为高血压、高血钾、高血氯、酸中毒、低肾素。Gordon 综合征患者血钾水平多波动于 5.6～8.0mmol/L，当出现严重高血钾时，可出现相应心电图表现，也可表现为心律失常、肌无力或麻痹[181]。

Wilson 等于 2001 年发现 Gordon 综合征是由丝氨酸苏氨酸激酶家族（WNK 家族）中的 *WNK1* 和 *WNK4* 基因突变所致。WNK 家族蛋白位于肾远曲小管和集合管上皮细胞，调控细胞钾通道。WNK4 抑制位于肾远曲小管上皮细胞膜的噻嗪敏感性钠-氯共转运体（thiazide-sensitive $Na^+$-$Cl^-$ cotransporter，TSC），WNK1 抑制 WNK4，即阻止 WNK4 对 TSC 的抑制作用，从而调控钾-氢交换及钠-氯吸收。在病理情况下，*WNK1* 基因发生突变使 WNK1 蛋白酶表达和功能增强，WNK4 功能下调，从而 TSC 及 ENaC 活性增强，钠氯吸收增加，不能建立排泄钾和氢离子的电位差。除了 *WNK1* 和 *WNK4* 基因以外，近年研究认为，*KLHL3* 和 *CUL3* 基因也被认定为 Gordon 综合征的致病基因[182]。

本病一般于儿童期发病，可见智力发育障碍、身材矮小，多伴严重高钾、代谢性酸中毒，可见齿发育异常（侧门齿缺失、发育不良、双尖牙缺如）。临床检查肾功能的指标如血肌酐、内生肌酐清除率正常。高血压患者合并高血钾是提示本病的重要线索，有必要多次化验血钾。患者血浆肾素活性明显降低，血浆醛固酮水平多为正常水平。注意实验室检查必须在未进行治疗前进行，用药的患者需停药 3～4 周。

在治疗上，噻嗪类利尿剂对 Gordon 综合征通常效果良好，优于呋塞米，可使患者血压、血钾、肾素、醛固酮水平恢复正常，也可使高血氯、酸中毒等得到纠正[183-187]。

## 六、Liddle 综合征

Liddle 综合征（Liddle syndrome）为常染色体显性遗传疾病，典型临床表现为早发的中重度高血压、低血钾、代谢性碱中毒、低血浆肾素。发病原因为肾小管上皮钠离子通道（ENaC）的 β 亚单位、γ 亚单位基因发生突变。ENaC 为位于肾远曲小管、集合管上皮细胞膜上的阿米洛利敏感性钠通道，负责将肾小管管腔液中的 Na⁺顺电化学梯度吸收到上皮细胞，再由基底侧的 Na⁺-K⁺-ATP 酶泵入细胞间隙，进而重吸收入血液中，并由此调控 Na⁺的重吸收。ENaC 由 α、β 和 γ 三个亚单位组成，分别由 *SCNN1A*（位于 12p13）、*SCNN1B*（位于 16p13）和 *SCNN1G*（位于 16p13）基因编码。其中 α 亚单

位为基本结构单位，发挥通道的基本作用；β 亚单位与 γ 亚单位为活性调节单位，负责上调或下调通道的活性。β 亚单位与 γ 亚单位胞质内的 C 端有一富含脯氨酸（P）的高度保守序列 PPPXY，该序列可以和 ENaC 的负性调节蛋白泛素连接酶 Nedd4-1 及 Nedd4-2 结合，导致 ENaC 被胞饮分解代谢，从而失去 Na⁺重吸收功能。编码 β 亚单位、γ 亚单位的 *SCNN1B*、*SCNN1G* 基因发生错义、无义或移码突变，可导致 PPPXY 序列缺失或提前终止，由此 ENaC 不能与 Nedd4 结合，不能被胞饮降解，反而持续在上皮细胞管腔面表达（图 3-22-3），导致钠盐重吸收增加，血容量扩张，血压升高，肾素和醛固酮的分泌受到反馈抑制，钾重吸收减少，血钾降低，出现 Liddle 综合征的一系列临床症状。

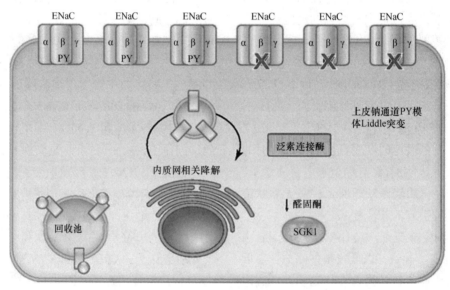

图 3-22-3　Liddle 综合征发病机制示意图

ENaC 基因发生突变（×），导致 ENaC 过度表达，在肾小管上皮细胞膜上表现出过度的钠重吸收能力，引起高血压[188]

Liddle 综合征的初步诊断需结合临床症状、实验室检查，低血钾、代谢性碱中毒、血浆肾素和醛固酮水平低、螺内酯治疗无效、家族史阳性等特征提示 Liddle 综合征可能。明确诊断 Liddle 综合征依赖 *SCNN1B* 和 *SCNN1G* 基因筛查。本病需要严格限盐。在药物治疗上，ENaC 阻断剂如氨苯蝶啶、阿米洛利可有效控制血压和纠正低血钾，此类药物可通过直接抑制 ENaC 而下调 Na⁺重吸收。氨苯蝶啶使用剂量为 100～300mg/d，阿米洛利使用剂量为 5～20mg/d。不同个体对氨苯蝶啶、阿米洛利两种药物敏感性不同，故两种药物均可尝试，而配合药

物治疗的限盐措施也相当必要。治疗过程中，需要定期监测血压及血钾水平，根据血压及血钾情况来调整治疗方案和药物剂量[189]。

## 七、嗜铬细胞瘤、副神经节瘤

嗜铬细胞瘤是一种起源于肾上腺髓质的肿瘤，可以过度合成和分泌儿茶酚胺（肾上腺素、去甲肾上腺素或多巴胺等），引起持续性或阵发性高血压和多个器官功能及代谢紊乱。而起源于肾上腺外交感神经链的可合成和分泌儿茶酚胺的肿瘤则称为副

神经节瘤，临床意义基本同嗜铬细胞瘤，两者称为嗜铬细胞瘤和副神经节瘤。临床表现主要与肿瘤间断或持续的过渡释放儿茶酚胺有关，有时也表现为局部压迫症状。早期、正确诊断并行手术切除肿瘤，本病可临床治愈，约10%的患者在大量儿茶酚胺释放入血时容易出现严重的临床综合征如高血压危象、低血压休克及严重心律失常等嗜铬细胞瘤危象。

临床出现下述表现时要警惕该病。

（1）阵发性或持续性高血压伴阵发性加重，压迫腹部、活动、情绪变化或排大小便可诱发高血压发作，一般降压药治疗常无效。

（2）高血压发作时伴头痛、心悸、多汗、面色苍白三联征或四联征表现。

（3）部分患者在发作高血压后紧随低血压休克。

（4）使用多巴胺受体2拮抗剂、拟交感神经类、阿片类、去甲肾上腺素或5-羟色胺再摄取抑制剂、单胺氧化酶抑制剂等药物可诱发上述症状发作。

（5）高血压患者伴怕热、多汗、进行性体重降低等高代谢症状。

（6）高血压伴腹部肿物。

（7）肾上腺外嗜铬细胞瘤者。

一旦出现上述线索应当完善检查，包括嗜铬细胞瘤的定性诊断和定位诊断。定性诊断主要依靠激素及代谢产物的生化测定，包括测定血和尿去甲肾上腺素、肾上腺素、多巴胺及其中间代谢产物甲氧基肾上腺素（MN）、甲氧基去甲肾上腺素（NMN）和终末代谢产物香草扁桃酸浓度，尤其测定血游离MN（MN + NMN）或尿MN浓度是其首选定性检查方法。定位诊断主要通过影像学检查实现，CT、MRI对肾上腺或腹主动脉旁交感神经节的肿瘤诊断价值高，但对肾上腺外嗜铬细胞瘤诊断的敏感性较低，而$^{131}$I-间碘卞胍（$^{131}$I-MIBG）扫描对肾上腺外、复发或转移肿瘤的定位具有一定的优势，并且可以用于指导手术治疗。生长抑素受体显像对筛查转移病灶更有帮助。

遗传性副神经节瘤虽然临床少见，但是研究发现35%～40%的副神经节瘤为遗传性副神经节瘤，目前已知有17个致病基因与嗜铬细胞瘤和副神经节瘤发病有关，包括 VHL、SDHx（SDHA、SDHB、SDHC、SDHD、SDHAF2）、HIF2A、FH、PHD1、PHD2、HRAS、MDH2、KIF1B 和 NF1、RET、MAX、TMEM127 等基因。并且不同的致病基因可以导致不同的临床表现（表3-22-1）。

表3-22-1　遗传性嗜铬细胞瘤和副神经节瘤的致病基因及临床特征

| 致病基因 | 综合征 | 遗传性 | 相关疾病 | PCC | 交感神经副神经节瘤 | 头颈部副神经节瘤 | 多发/复发 | 生化 | 恶性 |
|---|---|---|---|---|---|---|---|---|---|
| VHL | von Hippel-Lindau综合征 | AD | +++HM/RCC/PL | ++（10%～20%） | ± | ± | +++ | NE | 5% |
| RET | 多内分泌腺瘤病2型 | AD | 100%MTC/HP | ++（50%） | − | − | +++ | E | <5% |
| NF1 | 神经纤维瘤病1型 | AD | 100%NF | +（5%） | − | − | +++ | E | 9% |
| SDHB | 副神经节瘤4型 | AD | +GIST/RCC | + | +++ | + | ++ | NE | 40% |
| SDHD | 副神经节瘤1型 | AD | +GIST/PA | + | ++ | +++ | +++ | NE | 5% |
| SDHC | 副神经节瘤3型 | AD/PT | +GIST | − | + | ++ | − | NE | 不明确 |
| SDHA | 副神经节瘤5型 | AD | +GIST | ± | ± | ± | − | NE | 不明确 |
| SDHAF2 | 副神经节瘤2型 | AD | 无 | − | − | ++ | − | − | 不明确 |
| TMEM127 | 不明确 | AD | 无 | +++（100%） | − | − | ++ | E | ± |
| MAX | 不明确 | AD | 无 | +++（101%） | ± | − | ++ | E/NE | 10% |
| FH | 不明确 | AD | +UL | + | + | + | + | NE | 43% |

注：PCC. 嗜铬细胞瘤；AD. 常染色体显性遗传；PT. 父系遗传；HM. 血管网状细胞瘤；RCC. 肾透明细胞癌；PL. 胰腺病变；MTC. 甲状腺髓样癌；HP. 甲状旁腺功能亢进；GIST. 胃肠道间质瘤；PA. 垂体瘤；UL. 子宫肌瘤；NE. 去甲肾上腺素；E. 肾上腺素；−. 未见；±. 少见；+. 较少见；++. 常见；+++. 很常见[190]。

在上述致病基因中，35%～40%为性细胞突变，表现为家族遗传性，突变频率依次为 SDHB（10.3%）、SDHD（8.9%）、VHL（7.3%）、RET（6.3%）及 NF1（3.3%）；SDHC、SDHA、MAX 及 TMEM127 的突变频率<2%；15%～25%的患者存在肿瘤组织的体细胞突变，在散发性副神经节瘤中

的发生频率依次为 *NF1*（25%）、*VHL*（9%）、*HIF2A*（7%）、*HRAS*（6%）、*RET*（5%）和 *MAX*（3%）。目前为止，可见大约一半的副神经节瘤的遗传基础相对明确，且基因型–表型关系研究也有不少有意义的结果，因此应该对所有嗜铬细胞瘤和副神经节瘤患者进行基因检测，并根据患者的肿瘤定位和儿茶酚胺生化表型选择不同类型的基因检测（图 3-22-4）。

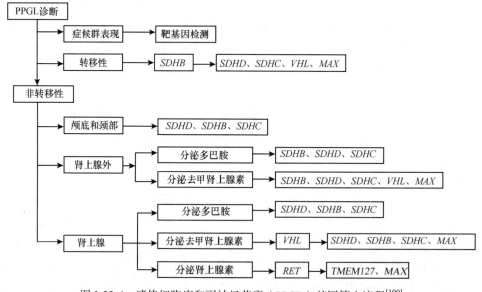

图 3-22-4　嗜铬细胞瘤和副神经节瘤（PPGL）基因筛查流程[190]

　　2016 年中华医学会内分泌学分会肾上腺学组对嗜铬细胞瘤和副神经节瘤诊断治疗形成了专家共识，其可以指导临床医师对该病进行规范化诊治。

（邹玉宝　惠汝太　宋　雷）

## 第七节　高血压慢性肾病的遗传危险因素

　　高血压可引起心、脑、肾等多脏器的并发症，可导致很高的致残率和致死率，其中 42% 有肾脏并发症，10% 的高血压患者死于肾衰竭。高血压肾病是原发性高血压引起的良性小动脉肾硬化（又称高血压肾小动脉硬化）和恶性小动脉肾硬化，并伴有相应临床表现的疾病，多有常年高血压病史，肾小管的损害多早于肾小球，夜尿增多，尿浓缩功能减退，尿改变较轻，有轻度的蛋白尿，可有镜下血尿及管型，常有高血压的其他靶器官并发症。

　　出生时低体重指出生时体重<2500g，包括早产儿、胎龄 37～42 周的足月小儿和胎龄 42 周以上胎盘功能不足的过期产儿[191]。出生时低体重的婴儿不但围生期死亡率及并发症发生率高，且日后生长发育也受影响，成年后发生高血压的概率高于正常出生体重儿。出生时体重低的患儿存在肾单位数目减少、平均肾小球体积增大。动物实验和临床观察均证实肾单位数目与高血压及肾损害有关，一旦发生肾损害更易发生肾功能不全。

　　年龄与高血压和肾损害均有关，是高血压及肾损害的一个独立危险因素。高血压患病率随年龄增长而增加，就总人群而言，年龄每增加 10 岁，高血压发病的相对危险性就增加 29.3%～42.5%，平均血压也会随着年龄的增长而升高，尤其是收缩压。同时，随着年龄的增长，肾脏的结构和功能发生变化，肾小球滤过率和肾脏血流量呈线性下降，这种因年龄引起的肾功能下降与肾脏血管收缩和结构改变有关，且会被心血管疾病的危险因素如高血压、糖尿病、吸烟等加剧[192-196]。

　　高血压患者男性较女性肾损害发病早且病情重、进展快，这种性别差异在女性更年期前尤为明显。Sandberg 等分别对雌雄高血压大鼠进行肾动脉结扎研究发现，雄性大鼠比雌性大鼠肾小球硬化指数增加了 3.1 倍，平均肾小球体积增加了 1.7 倍，尿蛋白增加了 1.8 倍，且上述结果独立于血压的影响之外，提示性别是高血压肾损害的独立危险因素。

该研究中对阉割的大鼠分别给予二氢睾酮和雌二醇替代治疗能防止发生肾脏损害，指出雄激素可能参与了高血压肾损害的病理过程[197]。

在一项大规模研究中，随访对象为美国肾病数据库系统的177 570例患者，随访时间长达25年，研究发现，血尿酸水平增高的患者发生慢性肾脏病的风险是尿酸正常患者的2.14倍。同样，在人群动脉粥样硬化危险性试验中，血尿酸每增高59.5μmol/L，慢性肾病风险增加7%～11%。Liu等的一项研究选取了788例接受了冠状动脉造影但肾功能正常的受试患者，将其分成高尿酸血症组和血尿酸正常范围组，研究表明高尿酸血症是患者发生急性肾损伤的高危因素，并且大部分患者需要肾脏替代治疗。

高血压肾损害也与部分高血压的候选基因多态性有关。血管紧张素转化酶（ACE）基因呈现插入（I）/缺失（D）现象，明确DD型患者的血清ACE水平较高且血管损伤最重，国内较国外人群DD型所占比例明显低，这可能是我国高血压肾损害患病率较国外低的原因之一。我国学者对98项亚洲研究进行了荟萃分析，结果发现，ACE I/D多态性在亚洲男性高血压患者中增加慢性肾脏病发生风险，其中DD基因型患者慢性肾脏病发生风险最高[193, 194]。

黎磊石等指出，血管紧张素1型受体（AT$_1$R）A/C1166等位基因可以作为高血压患者肾脏损害的遗传标志，AT$_1$RAC基因型发生肾脏损害的相对危险度为AA基因型的4.29倍。此外，血管舒缓素基因及缓激肽β$_2$受体基因异常可能参与高血压肾损害过程[198]。

另外血管内皮生长因子（VEGF）也与高血压肾脏损害有关联。血管内皮生长因子也称血管通透性因子或促血管素，最初是由多种培养的肿瘤细胞系中发现的一种新型的生长因子，它能增加微血管与小静脉血管的通透性。后来发现，该因子特异性地作用于血管内皮细胞，并促进血管内皮细胞增殖，所以定名为血管内皮生长因子。血管内皮生长因子抑制剂可引起肾脏血栓性微血管病变，在2008年3月出版的《新英格兰医学杂志》中，研究者报道，在贝伐单元治疗的患者中的肾小球损伤，可能源于血管紧张素治疗下血管内皮生长因子的直接的靶向作用。最新的研究表明：血管内皮生长因子（VEGF）1154 G/A（rs1570360）是高血压肾病的保护性因素[193]。

另外，APOL1基因的两个位点G1 [c.（1072A＞G；1200T＞G）]和G2（c.1212_1217del6），与非糖尿病患者和高血压的终末期肾脏疾病的风险增加率密切相关[199]。

我国学者的研究认为，MTHFR C677T基因多态性与高血压早期肾损害相关，血浆同型半胱氨酸及其代谢关键酶MTHFR C677T基因多态性可能是我国汉族高血人群早期肾损害的独立危险因素[200, 201]。

（王曙霞　惠汝太　杨德业）

## 参 考 文 献

[1] 周子华，程龙献，廖玉华. 单基因遗传性高血压. 临床心血管病杂志，2009，25（10）：721-722.

[2] Fava C, Sjögren M, Montagnana M, et al. Prediction of blood pressure changes over time and incidence of hypertension by a genetic risk score in Swedes . Hypertension，2013，61（2）：319-326.

[3] Hamilton M, Pickering GW, Roberts JAF, et al. The aetiology of essential hypertension. 4. The role of inheritance. Clin Sci，1954，13（2）：273-304.

[4] Shih PB, O'Connor DT. Hereditary determinants of human hypertension：strategies in the setting of genetic complexity. Hypertension，2008，51（6）：1456-1464.

[5] Rafiq S, Anand S, Roberts R. Genome-wide association studies of hypertension：have they been fruitful? Cardiovasc Transl Res，2010，3（3）：189-196.

[6] Fagard R, Brguljan J, Staessen J, et al. Heritability of conventional and ambulatory blood pressures. A study in twins. Hypertension，1995，26（6 Pt 1）：919-924.

[7] Basson J, SiminoJ, Rao DC. Between candidate genes and whole genomes：time for alternative approaches in blood pressure genetics. Curr Hypertens Rep，2012，14（1）：46-6l.

[8] Delles C, McBride M W, Graham D, et al. Genetics of hypertension：from experimental animals to humans. Biochim Biophys Acta，2010，1802（12）：1299-1308.

[9] Zhang Y, Shen J, He X, et al. A rare variant at the KYNU gene is associated with kynureninase activity and essential hypertension in the Han Chinese population. Circ Cardiovasc Genet，2011，4（6）：687-694.

[10] Cho HM, Lee HA. Expression of Na$^+$-K$^+$-2Cl$^-$ cotransporter 1 is epigenetically regulated during postnatal development of hypertension. Am J Hypertension，2011，24（12）：1286-1293.

[11] Lu N, Yang Y, Wang Y, et al. ACE2 gene polymorphism and essential hypertension：an updated meta-analysis involving 11, 051 subjects. Mol Biol Rep，2012，39（6）：6581-6589.

[12] Armando I, Villar VA, Jose PA. Genomics and pharmacogenomics of salt-sensitive hypertension. Curr Hypertens Rev，2015，11（1）：49-56.

[13] 唐敏，戴勇，涂植光. 原发性高血压基因机制研究进展. 国际检验医学杂志，2006，27（01）：61-64.

[14] 邱长春，周文郁. 原发性高血压的易感基因. 中国医学科学院学报，2006，28（02）：284-288.

[15] Jeunemaitre X, Soubrier F, Kotelevtsev Y V, et al. Molecular basis of human hypertension：role of angiotensinogen. Cell, 1992, 71（1）：169-180.

[16] Caulfield M, Lavender P, Farrall M, et al. Linkage of the angiotensinogen gene to essential hypertension. N Engl J Med, 1994, 330（23）：1629-1633.

[17] 张宁，李光. 原发性高血压人群 AGT 基因多态性的研究. 中国公共卫生，2004，20（07）：103-105.

[18] Porto PI, Garcia SI, Dieuzeide G, et al. Renin-angiotensin- aldosterone system loci and multilocus interactions in young-onset essential hypertension. Clin Exp Hypertens, 2003, 25（2）：117-130.

[19] Ismail M, Akhtar N, Nasir M, et al. Association between the angiotensin-converting enzyme gene insertion/deletion polymorphism and essential hypertension in young Pakistani patients. J Biochem Mol Biol, 2004, 37（5）：552-555.

[20] Agachan B, Isbir T, Yilmaz H, et al. Angiotensin converting enzyme I/D, angiotensinogen T174M-M235T and angiotensin Ⅱ type 1 receptor A1166C gene polymorphisms in Turkish hypertensive patients. Exp Mol Med, 2003, 35（6）：545-549.

[21] Kobashi G, Hata A, Ohta K, et al. A1166C variant of angiotensin Ⅱ type 1 receptor gene is associated with severe hypertension in pregnancy independently of T235 variant of angiotensinogen gene. J Hum Genet, 2004, 49（4）：182-186.

[22] Kumar NN, Benjafield AV, Lin RC, et al. Haplotype analysis of aldosterone synthase gene（CYP11B2）polymorphisms shows association with essential hypertension. J Hypertens, 2003, 21（7）：1331-1337.

[23] 季林丹，钱海霞，徐进. 高血压易感基因的分子进化. 遗传，2014，（12）：1195-1203.

[24] 张真，张晨，朱家旺，等. 中国不同民族高血压病易感基因研究现状. 中国慢性病预防与控制，2015，23（03）：222-225.

[25] Carey RM, Schoeffel CD, Gildea JJ, et al. Salt sensitivity of blood pressure is associated with polymorphisms in the sodium-bicarbonate cotransporter. Hypertension, 2012, 60（5）：1359-1366.

[26] Iwai N, Kajimoto K, Tomoike H, et al. Polymorphism of CYP11B2 determines salt sensitivity in Japanese. Hypertension, 2007, 49（4）：825-831.

[27] Tang W, Wu H, Zhou X, et al. Association of the C-344T polymorphism of CYP11B2 gene with essential hypertension in Hani and Yi minorities of China. Clin Chim Acta, 2006, 364（1/2）：222-225.

[28] Alikhani-Koupaei R, Fouladkou F, Fustier P, et al. Identification of polymorphisms in the human 11beta-hydroxysteroid dehydrogenase type 2 gene promoter：functional characterization and relevance for salt sensitivity. FASEB J, 2007, 21（13）：3618-3628.

[29] Pojoga L, Kolatkar NS, Williams JS, et al. β-2 adrenergic receptor diplotype defines a subset of salt-sensitive hypertension. Hypertension, 2006, 48（5）：892-900.

[30] Zhao Q, Gu D, Hixson JE, et al. Common variants in epithelial sodium channel genes contribute to salt sensitivity of blood pressure：the GenSalt study. Circ Cardiovasc Genet, 2011, 4（4）：375-380.

[31] Gu D, Zhao Q, Kelly TN, et al. The role of the kallikrein-kinin system genes in the salt sensitivity of blood pressure：the GenSalt Study. Am J Epidemiol, 2012, 176（Suppl 7）：S72-S80.

[32] Kong DR, Wang JG, Sun B, et al. beta-2 Adrenergic receptor gene polymorphism and response to propranolol in cirrhosis. World J Gastroenterol, 2015, 21（23）：7191-7196.

[33] 许睿玮，严卫丽. 原发性高血压全基因组关联研究进展. 遗传，2012，34（07）：2-18.

[34] Franceschini N, Chasman DI, Cooper-Dehoff RM, et al. Genetics, ancestry, and hypertension：implications for targeted antihypertensive therapies. Current Hypertension Reports, 2014, 16（8）：1-9.

[35] Ehret GB, Munroe PB, Rice KM, et al. Genetic variants in novel pathways influence blood pressure and cardiovascular disease risk. Nature, 2011, 478（7367）：103-109.

[36] Newton-Cheh C, Johnson T, Gateva V, et al. Genome-wide association study identifies eight loci associated with blood pressure. Nat Genet, 2009, 41（6）：666-676.

[37] Liu X, Hu C, Bao M, et al. Genome wide association study identifies L3MBTL4 as a novel susceptibility gene for hypertension. Sci Rep, 2016, 6：30811.

[38] Kearney PM, Whelton M, Reynold K, et al. Global burden of hypertension：analysis of worldwide data. Lancet, 2015, 365（9455）：217-223.

[39] 陈伟伟，高润霖，刘力生，等.《中国心血管病报告 2015》概要. 中国循环杂志，2016，31：624-632.

[40] Burton PR, Clayton DG, Cardon LR, et al. Genome-wide association study of 14, 000 cases of seven common diseases and 3, 000 shared controls. Nature, 2007, 447（7145）：661-678.

[41] Wang Y, O'Connell JR, McArdle PF, et al. Whole—genome association study identifies STK39 as a hypertension susceptibility gene. Proc Natl Acad Sci USA, 2009, 106（1）：226-231.

[42] Newton-Cheh C, Johnson T, Gateva V, et al. Genome-wide association study identifies eight loci associated with blood pressure.Nat Genet, 2009, 41（6）：666-676.

[43] Levy D, Ehret GB, Rice K, et al. Genome-wide association study of blood pressure and hypertension. Nat Genet, 2009, 41（6）：677-687.

[44] International Consortium for Blood Pressure Genome-Wide Association Studies. Genetic variants in novel pathways influence blood pressure and cardiovascular disease risk. Nature, 2011, 478（7367）：103-109.

[45] Wain LV, Verwoert GC, O'Reilly PF, et al. Genome-wide association study identifies six new loci influencing pulse pressure and mean arterial pressure. Nat Genet, 2011, 43：1005-1011.

[46] Kato N, Takeuchi F, Tabara Y, et al. Meta-analysis of genome-wide association studies identifies common variants associated with blood pressure variation in east Asians. Nat Genet, 2011, 43（6）：531-538.

[47] Lu X, Wang L, Lin X, et al. Genome-wide association study in Chinese identifies novel loci for blood pressure and hypertension. Hum Mol Genet, 2015, 24（3）：865-874.

[48] Sanseau P, Agarwal P, Barnes MR, et al. Use of genome-wide association studies for drug repositioning. Nat Biotechnol, 2012, 30：317-320.

[49] Johnson AD, Newton-Cheh C, Chasman DI, et al. Association of hypertension drug target genes with blood pressure and hypertension in

86，588 individuals. Hypertension，2011，57：903-910.

[50] Gong Y, McDonough CW, Wang Z, et al. Hypertension susceptibility loci and blood pressure response to antihypertensives：results from the pharmacogenomic evaluation of antihypertensive responses study. Circ Cardiovasc Genet，2012，5：686-691.

[51] Rafiq S, Anand S, Roberts R. Genome-wide association studies of hypertension：have they been fruitful? J Cardiovasc Transl Res，2010，3（3）：189-196.

[52] Orias M, Tabares AH, Peixoto AJ. Hypothesis：it is time to reconsider phenotypes in hypertension.J Clin Hypertens（Greenwich），2010，12（5）：350-356.

[53] Marth GT, Yu F, Indap AR, et al. The functional spectrum of low-frequency coding variation. Genome Biol，2011，12：R84.

[54] Vasan RS, Beiser A, Seshadri S, et al. Residual lifetime risk for developing hypertension in middle-aged women and men：The Framingham Heart Study. JAMA，2002，287（8）：1003-1010.

[55] Guyton AC, Coleman TG. Quantitative analysis of the pathophysiology of hypertension. Circ Res，1969，24（suppl 1）：T1-T19.

[56] Natekar A, Olds RL, Lau MW, et al. Elevated blood pressure：our family's fault? The genetics of essential hypertension. World J Cardiol，2014，6（5）：327-337.

[57] Kato N, Takeuchi F, Tabara Y, et al. Meta-analysis of genome-wide association studies identifies common variants associated with blood pressure variation in east Asians. Nat Genet，2011，43（6）：531-538.

[58] Navar LG. The legacy of Homer W. Smith：mechanistic insights into renal physiology. J Clin Invest，2004，114（8）：1048-1050.

[59] Rossier BC, Staub O, Hummler E. Genetic dissection of sodium and potassium transport along the aldosterone-sensitive distal nephron：importance in the control of blood pressure and hypertension. FEBS Lett，2013，587（13）：1929-1941.

[60] Heaney RP. Role of dietary sodium in osteoporosis. J Am Coll Nutr，2006，25：271S-276S.

[61] Hanukoglu I, Hanukoglu A. Epithelial sodium channel( ENaC )family：phylogeny，structure-function，tissue distribution，and associated inherited diseases. Gene，2016，579（2）：95-132.

[62] Geering K. FXYD proteins：new regulators of Na-K-ATPase. Am J Physiol Renal Physiol，2006，290：F241-250.

[63] Geering K, Beguin P, Garty H, et al. FXYD proteins：new tissue- and isoform-specific regulators of Na, K-ATPase. Ann N Y Acad Sci，2003，986：388-394.

[64] Crambert G, Hasler U, Beggah AT, et al. Transport and pharma-cological properties of nine different human Na, K-ATPase isozymes. J Biol Chem，2000，275：1976-1986.

[65] Mishra NK, Peleg Y, Cirri E, et al. FXYD proteins stabilize Na, K-ATPase：amplification of specific phosphatidylserine-protein intera-ctions. J Biol Chem，2011，286：9699-9712.

[66] Feraille E, Doucet A. Sodium-potassium-adenosine triphosphatase-dependent sodium transport in the kidney：hormonal control. Physiol Rev，81：345-418.

[67] Capendeguy O, Horisberger JD. Functional effects of Na$^+$, K$^+$-ATPase gene mutations linked to familial hemiplegic migraine. Neuromol-ecular Med，2001，6：105-116.

[68] De Fusco M, Marconi R, Silvestri L, et al. Haploinsufficiency of ATP1A2 encoding the Na$^+$/K$^+$ pump α2 subunit associated with familial hemiplegic migraine type 2. Nat Genet，2003，33：192-196.

[69] Bottger P, Tracz Z, Heuck A, et al. Distribution of Na/K-ATPase alpha 3 isoform，a sodium-potassium P-type pump associated with rapid-onset of dystonia parkinsonism（RDP）in the adult mouse brain. J Comp Neurol，2011，519：376-404.

[70] Laski ME, Kurtzman NA. The renal adenosine triphosphatases：functional integration and clinical significance. Miner Electrolyte Metab，1996，22：410-422.

[71] Rose AM, Valdes R. Understanding the sodium pump and its relevance to disease. Clin Chem，1994，40：1674-1685.

[72] Kellenberger S, Schild L. International Union of Basic and Clinical Pharmacology. XCI. structure，function，and pharmacology of acid-sensing ion channels and the epithelial Na$^+$ channel. Pharmacol Rev，2015，67（1）：1-35.

[73] Kashlan OB, Kleyman TR. ENaC structure and function in the wake of a resolved structure of a family member. Am J Physiol Renal Physiol，2011，301（4）：F684-F696.

[74] Voilley N, Lingueglia E, Champigny G, et al. The lung amiloride-sensitive Na$^+$ channel：biophysical properties，pharmacology，ontogenesis，and molecular cloning. Proc Natl Acad Sci U S A，1994，91（1）：247-251.

[75] Voilley N, Bassilana F, Mignon C, et al. Cloning，chromosomal localization，and physical linkage of the beta and gamma subunits（SCNN1B and SCNN1G）of the human epithelial amiloride-sensitive sodium channel. Genomics，1995，28（3）：560-565.

[76] Shimkets RA, Warnock DG, Bositis CM, et al. Liddle's syndrome：heritable human hypertension caused by mutations in the beta subunit of the epithelial sodium channel. Cell，1994，79（3）：407-414.

[77] Mironova E, Chen Y, Pao AC, et al. Activation of ENaC by AVP contributes to the urinary concentrating mechanism and dilution of plasma. Am J Physiol Renal Physiol，2015，308（3）：F237-F243.

[78] Rossier BC, Baker ME, Studer RA. Epithelial sodium transport and its control by aldosterone：the story of our internal environment revisited. Physiol Rev，2015，95（1）：297-340.

[79] Talaat KM, el-Sheikh AR. The effect of mild hyperuricemia on urinary transforming growth factor beta and the progression of chronic kidney disease. Am J Nephrol，2007，27（5）：435-440.

[80] Palmer CJ, Scott BT, Jones LR. Purification and complete sequence determination of the major plasma membrane substrate for cAMP-dependent protein kinase and protein kinase C in myocardium. J Biol Chem，1991，266（17）：11126-11130.

[81] Wetzel RK, Sweadner KJ. Phospholemman expression in extraglom-erular mesangium and afferent arteriole of the juxtaglomerular apparatus. Am J Physiol Renal Physiol，2003，285（1）：F121-F129.

[82] Song J, Zhang XQ, Carl LL, et al. Overexpression of phospholemman alters contractility and [Ca（$^{2+}$）]（i）transients in adult rat myocytes. Am J Physiol Heart Circ Physiol，2002，283（2）：H576-H583.

[83] Wang J, Zhang XQ, Ahlers BA, et al. Cytoplasmic tail of phospholemman interacts with the intracellular loop of the cardiac Na$^+$/Ca$^{2+}$ exchanger. J Biol Chem，2006，281（42）：32004-32014.

[84] Pu HX, Cluzeaud F, Goldshleger R, et al. Functional role and

immunocytochemical localization of the gamma a and gamma b forms of the Na, K-ATPase gamma subunit. J Biol Chem, 2001, 276（23）: 20370-20378.

[85] Wetzel RK, Sweadner KJ. Immunocytochemical localization of Na-K-ATPase alpha- and gamma-subunits in rat kidney. Am J Physiol Renal Physiol, 2001, 281（3）: F531-F545.

[86] Mercer RW, Biemesderfer D, Bliss DP Jr, et al. Molecular cloning and immunological characterization of the gamma polypeptide, a small protein associated with the Na, K-ATPase. J Cell Biol, 1993, 121: 579-586.

[87] Forbush B, Kaplan JH, Hoffman JF. Characterization of a new photoaffinity derivative of ouabain: labeling of the large polypeptide and of a proteolipid component of the Na, K-ATPase. Biochemistry, 1978, 17（17）: 3667-3676.

[88] Beguin P, Crambert G, Guennoun S, et al. CHIF, a member of the FXYD protein family, is a regulator of Na, K-ATPase distinct from the gamma-subunit. EMBO J, 2001, 20（15）: 3993-4002.

[89] Meij IC, Koenderink JB, van Bokhoven H, et al. Dominant isolated renal magnesium loss is caused by misrouting of the Na（+）, K（+）-ATPase gamma-subunit. Nat Genet, 2000, 26（3）: 265-266.

[90] Shi H, Levy-Holzman R, Cluzeaud F, et al. Membrane topology and immunolocalization of CHIF in kidney and intestine. Am J Physiol Renal Physiol, 2001, 280: F505-F512.

[91] Pihakaski-Maunsbach K, Vorum H, Locke EM, et al. Immunocytochemical localization of Na, K-ATPase gamma subunit and CHIF in inner medulla of rat kidney. Ann N Y Acad Sci, 2003, 986: 401-409.

[92] Lubarski I, Pihakaski-Maunsbach K, Karlish SJ, et al. Interaction with the Na, K-ATPase and tissue distribution of FXYD5（related to ion channel）. J Biol Chem, 2005, 280: 37717-37724.

[93] Shimamura T, Yasuda J, Ino Y, et al. Dysadherin expression facilitates cell motility and metastatic potential of human pancreatic cancer cells. Cancer Res, 2004, 64: 6989-6995.

[94] Tsuiji H, Takasaki S, Sakamoto M, et al. Aberrant O-glycosylation inhibits stable expression of dysadherin, a carcinoma-associated antigen, and facilitates cell-cell adhesion. Glycobiology, 2003, 13: 521-527.

[95] Lloyd KO, Burchell J, Kudryashov V, et al. Comparison of O-linked carbohydrate chains in MUC-1 mucin from normal breast epithelial cell lines and breast carcinoma cell lines. Demonstration of simpler and fewer glycan chains in tumor cells. J Biol Chem, 1996, 271（52）: 33325-33334.

[96] Huang X, Wang B, Yang D, et al. Reduced expression of FXYD domain containing ion transport regulator 5 in association with hypertension. Int J Mol Med, 2012, 29（2）: 231-238.

[97] 方飞, 李小旺, 施翔翔, 等.自发性高血压大鼠FXYD5基因表达的时空分布. 中国病理生理杂志, 2009, 25（3）: 447-450.

[98] Haas M, Askari A, Xie Z. Involvement of Src and epidermal growth factor receptor in the signal-transducing function of Na$^+$/K$^+$-ATPase. J Biol Chem, 2000, 275（36）: 27832-27837.

[99] Yu SP. Na（+）, K（+）-ATPase: the new face of an old player in pathogenesis and apoptotic/hybrid cell death. Biochem Pharmacol, 2003, 66（8）: 1601-1609.

[100] McDonald FJ, Yang B, Hrstka RF, et al. Disruption of the beta subunit of the epithelial Na$^+$ channel in mice: hyperkalemia and neonatal death associated with a pseudohypoaldosteronism phenotype. Proc Natl Acad Sci U S A, 1999, 96（4）: 1727-1731.

[101] Barker PM, Nguyen MS, Gatzy JT, et al. Role of gamma ENaC subunit in lung liquid clearance and electrolyte balance in newborn mice. Insights into perinatal adaptation and pseudohypoaldosteronism. J Clin Invest, 1998, 102（8）: 1634-1640.

[102] Cheek DB, Perry JW. A salt wasting syndrome in infancy. Arch Dis Child, 1958, 33（169）: 252-256.

[103] Enuka Y, Hanukoglu I, Edelheit O, et al. Epithelial sodium channels （ENaC）are uniformly distributed on motile cilia in the oviduct and the respiratory airways. Histochem Cell Biol, 2012, 137: 339-353.

[104] Hanukoglu A. Type I pseudohypoaldosteronism includes two clinically and genetically distinct entities with either renal or multiple target organ defects. J Clin Endocrinol Metab, 1991, 73: 936-944.

[105] Hanukoglu A, Hanukoglu I. Clinical improvement in patients with autosomal recessive pseudohypoaldosteronism and the necessity for salt supplementation. Clin Exp Nephrol, 2010, 14: 518-519.

[106] Edelheit O, Hanukoglu I, Shriki Y, et al. Truncated beta epithelial sodium channel （ENaC）subunits responsible for multi-system pseudohypoaldosteronism support partial activity of ENaC. J Steroid Biochem Mol Biol, 2010, 119: 84-88.

[107] Belot A, Ranchin B, Fichtner C, et al. Pseudohypoaldosteronisms, report on a 10-patient series. Nephrol Dial Transplant, 2008, 23: 1636-1641.

[108] Baker EH, Dong YB, Sagnella GA, et al. Association of hypertension with T594M mutation in beta subunit of epithelial sodium channels in black people resident in London. Lancet, 1998, 351: 1388-1392.

[109] Bonny O, Hummler E. Dysfunction of epithelial sodium transport: from human to mouse. Kidney Int, 2000, 57: 1313-1318.

[110] Berman JM, Brand C, Awayda MS. A long isoform of the epithelial sodium channel alpha subunit forms a highly active channel. Channels（Austin）, 2015, 9: 30-43.

[111] Ramos MD, Trujillano D, Olivar R, et al. Extensive sequence analysis of CFTR, SCNN1A, SCNN1B, SCNN1G and SERPINA1 suggests an oligogenic basis for cystic fibrosis-like phenotypes. Clin Genet, 2014, 86: 91-95.

[112] Baker EH, Duggal A, Dong Y, et al. Amiloride, a specific drug for hypertension in black people with T594M variant? Hypertension, 2002, 40: 13-17.

[113] Brennan ML, Pique LM, Schrijver I. Assessment of epithelial sodium channel variants in nonwhite cystic fibrosis patients with non-diagnostic CFTR genotypes. J Cyst Fibros, 2016, 15: 52-59.

[114] Mutesa L, Azad AK, Verhaeghe C, et al. Genetic analysis of Rwandan patients with cystic fibrosis-like symptoms: identification of novel cystic fibrosis transmembrane conductance regulator and epithelial sodium channel gene variants. Chest, 2009, 135: 1233-1242.

[115] Liu F, Yang X, Mo X, et al. Associations of epithelial sodium channel genes with blood pressure: the GenSalt study. J Hum Hypertens, 2015, 29: 224-228.

[116] Rayner BL, Owen EP, King JA, et al. A new mutation, R563Q, of the beta subunit of the epithelial sodium channel associated with

low-renin, low-aldosterone hypertension. J Hypertens, 2003, 21: 921-926.

[117] Bergaya S, Vidal-Petiot E, Jeunemaitre X, et al. Pathogenesis of pseudohypoaldosteronism type 2 by WNK1 mutations. Curr Opin Nephrol Hypertens, 2012, 21: 39-45.

[118] Hadchouel J, Soukaseum C, Busst C, et al. Decreased ENaC expression compensates the increased NCC activity following inactivation of the kidney-specific isoform of WNK1 and prevents hypertension. Proc Natl Acad Sci U S A, 2010, 107: 18109-18114.

[119] Liu Z, Xie J, Wu T, et al. Downregulation of NCC and NKCC2 cotransporters by kidney-specific WNK1 revealed by gene disruption and transgenic mouse models. Hum Mol Genet, 2011, 20: 855-866.

[120] Qu YL, Wu CM, Zhang LX, et al. Association between alpha-adducin gene rs4963 polymorphism and hypertension risk in Asian population: a meta-analysis. Cell Mol Biol(Noisy-le-grand), 2016, 62: 62-64.

[121] Soualmia H, Ben Romdhane A, Midani F, et al. Alpha adducin g460T variant is a risk factor for hypertension in Tunisian population. Clin Lab, 2016, 62: 765-770.

[122] Hebert SC. Bartter syndrome. Curr Opin Nephrol Hypertens, 2003, 12: 527-532.

[123] Jentsch TJ. Chloride transport in the kidney: lessons from human disease and knockout mice. J Am Soc Nephrol, 2005, 16: 1549-1561.

[124] Knoers NV, Levtchenko EN. Gitelman syndrome. Orphanet J Rare Dis, 2008, 3: 22.

[125] Bonny O, Rossier BC. Disturbances of Na/K balance: pseudohypoaldosteronism revisited. J Am Soc Nephrol, 2002, 13: 2399-2414.

[126] Zennaro MC, Hubert EL, Fernandes-Rosa FL. Aldosterone resistance: structural and functional considerations and new perspectives. Mol Cell Endocrinol, 2012, 350: 206-215.

[127] Kupper N, Willemsen G, Riese H, et al. Heritability of daytime ambulatory blood pressure in an extended twin design. Hypertension, 2005, 45(1): 80-85.

[128] Kreutz R, Hubner N, James MR, et al. Dissection of a quantitative trait locus for genetic hypertension on rat chromosome. Proceedings of the National Academy of Sciences of the United States of America, 1995, 92(19): 8778-8782.

[129] Ehret GB. Genome-wide association studies: contribution of genomics to understanding blood pressure and essential hypertension. Current Hypertension Reports, 2010, 12(1): 17-25.

[130] Cowley AW, Jr. The genetic dissection of essential hypertension. Nature Reviews Genetics, 2006, 7(11): 829-840.

[131] Padmanabhan S, Newton-Cheh C, Dominiczak AF. Genetic basis of blood pressure and hypertension. Trends in Genetics, 2012, 28: 397-408.

[132] Kraja AT, Hunt SC, Rao DC, et al. Genetics of hypertension and cardiovascular disease and their interconnected pathways: lessons from large studies. Current Hypertension Reports, 2011, 13(1): 46-54.

[133] Kato N, Takeuchi F, Tabara Y, et al. Meta-analysis of genome-wide association studies identifies common variants associated with blood pressure variation in east Asians. Nature Genetics, 2011, 43(6): 531-538.

[134] Johnson T, Gaunt TR, Newhouse SJ, et al. Blood pressure loci identified with a gene-centric array. American Journal of Human Genetics, 2011, 89(6): 688-700.

[135] Hong KW, Lim JE, Oh B. A regulatory SNP in AKAP13 is associated with blood pressure in Koreans. Journal of Human Genetics, 2011, 56(3): 205-210.

[136] Fox ER, Young JH, Li Y, et al. Association of genetic variation with systolic and diastolic blood pressure among African Americans: the Candidate Gene Association Resource study. Human Molecular Genetics, 2011, 20(11): 2273-2284.

[137] Ehret GB, Munroe PB, Rice KM, et al. Genetic variants in novel pathways influence blood pressure and cardiovascular disease risk. Nature, 2011, 478(7367): 103-109.

[138] Wang X, Snieder H. Genome-wide association studies and beyond: what's next in blood pressure genetics? Hypertension, 2010, 56(6): 1035-1037.

[139] Takeuchi F, Isono M, Katsuya T, et al. Blood pressure and hypertension are associated with 7 loci in the Japanese population. Circulation, 2010, 121(21): 2302-2309.

[140] Tabara Y, Kohara K, Kita Y, et al. Common variants in the ATP2B1 gene are associated with susceptibility to hypertension: the Japanese Millennium Genome Project. Hypertension, 2010, 56(5): 973-980.

[141] Rafiq S, Anand S, Roberts R. Genome-wide association studies of hypertension: have they been fruitful? Journal of Cardiovascular Translational Research, 2010, 3(3): 189-196.

[142] Padmanabhan S, Melander O, Johnson T, et al. Genome-wide association study of blood pressure extremes identifies variant near UMOD associated with hypertension. PLoS Genetics, 2010, 6(10): e1001177.

[143] Niu W, Zhang Y, Ji K, et al. Confirmation of top polymorphisms in hypertension genome wide association study among Han Chinese. Clinica Chimica Acta, 2010, 411(19/20): 1491-1495.

[144] Hunt SC. Genetic architecture of complex traits predisposing to nephropathy: hypertension. Seminars in Nephrology, 2010, 30(2): 150-163.

[145] Hunt SC. Strategies to improve detection of hypertension genes. World Review of Nutrition and Dietetics, 2010, 101: 46-55.

[146] Yang HC, Liang YJ, Wu YL, et al. Genome-wide association study of young-onset hypertension in the Han Chinese population of Taiwan. PLoS One, 2009, 4(5): e5459.

[147] Wang Y, O'Connell JR, McArdle PF, et al. From the cover: whole-genome association study identifies STK39 as a hypertension susceptibility gene. Proceedings of the National Academy of Sciences of the United States of America, 2009, 106(1): 226-231.

[148] Sabatti C, Service SK, Hartikainen AL, et al. Genome-wide association analysis of metabolic traits in a birth cohort from a founder population. Nature Genetics, 2009, 41(1): 35-46.

[149] Org E, Eyheramendy S, Juhanson P, et al. Genome-wide scan identifies CDH13 as a novel susceptibility locus contributing to blood pressure determination in two European populations. Human Molecular Genetics, 2009, 18(12): 2288-2296.

[150] Newton-Cheh C, Johnson T, Gateva V, et al. Genome-wide association study identifies eight loci associated with blood pressure.

Nature Genetics, 2009, 41（6）: 666-676.

[151] Levy D, Ehret GB, Rice K, et al. Genome-wide association study of blood pressure and hypertension. Nature Genetics, 2009, 41（6）: 677-687.

[152] Dmitrieva RI, Hinojos CA, Grove ML, et al. Genome-wide identification of allelic expression in hypertensive rats. Circulation Cardiovascular Genetics, 2009, 2（2）: 106-115.

[153] Burton PR, Clayton DG, Cardon LR, et al. Genome-wide association study of 14, 000 cases of seven common diseases and 3, 000 shared controls. Nature, 2007, 447（7145）: 661-678.

[154] Dominiczak AF, Munroe PB. Genome-wide association studies will unlock the genetic basis of hypertension: pro side of the argument. Hypertension, 2010, 56（6）: 1017-1020.

[155] Eichler EE, Flint J, Gibson G, et al. Missing heritability and strategies for finding the underlying causes of complex disease. Nature Reviews Genetics, 2010, 11（6）: 446-450.

[156] Manolio TA, Collins FS, Cox NJ, et al. Finding the missing heritability of complex diseases. Nature, 2009, 461（7265）: 747-753.

[157] Marian AJ. Elements of 'missing heritability'. Current Opinion in Cardiology, 2012, 27（3）: 197-201.

[158] Gu D, Wildman RP, Wu X, et al. Incidence and predictors of hypertension over 8 years among Chinese men and women. Journal of Hypertension, 2007, 25（3）: 517-523.

[159] Vasan RS, Beiser A, Seshadri S, et al. Residual lifetime risk for developing hypertension in middle-aged women and men: The Framingham Heart Study. the Journal of the American Medical Association, 2002, 287（8）: 1003-1010.

[160] Friso S, Pizzolo F, Choi SW, et al. Epigenetic control of 11 beta-hydroxysteroid dehydrogenase 2 gene promoter is related to human hypertension. Atherosclerosis, 2008, 199（2）: 323-327.

[161] Alikhani-Koopaei R, Fouladkou F, Frey FJ, et al. Epigenetic regulation of 11 beta-hydroxysteroid dehydrogenase type 2 expression. The Journal of Clinical Investigation, 2004, 114（8）: 1146-1157.

[162] Ding Y, Lv J, Mao C, et al. High-salt diet during pregnancy and angiotensin-related cardiac changes. Journal of Hypertension, 2010, 28（6）: 1290-1297.

[163] Bogdarina I, Haase A, Langley-Evans S, et al.Glucocorticoid effects on the programming of AT1b angiotensin receptor gene methylation and expression in the rat. PloS One, 2010, 5（2）: e9237.

[164] De S, Michor F. DNA secondary structures and epigenetic determinants of cancer genome evolution. Nature Structural & Molecular Biology, 2011, 18（8）: 950-955.

[165] Lee HA, Baek I, Seok YM, et al. Promoter hypomethylation upregulates $Na^+$-$K^+$-$2Cl^-$ cotransporter 1 in spontaneously hypertensive rats. Biochemical and Biophysical Research Communications, 2010, 396（2）: 252-257.

[166] Mu S, Shimosawa T, Ogura S, et al. Epigenetic modulation of the renal beta-adrenergic-WNK4 pathway in salt-sensitive hypertension. Nature Medicine, 2011, 17（5）: 573-580.

[167] Duarte JD, Zineh I, Burkley B, et al. Effects of genetic variation in H3K79 methylation regulatory genes on clinical blood pressure and blood pressure response to hydrochlorothiazide. Journal of

Translational Medicine, 2012, 10: 56.

[168] Batkai S, Thum T. MicroRNAs in hypertension: mechanisms and therapeutic targets. Current Hypertension Reports, 2012, 14（1）: 79-87.

[169] Li S, Zhu J, Zhang W, et al. Signature microRNA expression profile of essential hypertension and its novel link to human cytomegalovirus infection. Circulation, 2011, 124（2）: 175-184.

[170] Smolarek I, Wyszko E, Barciszewska AM, et al. Global DNA methylation changes in blood of patients with essential hypertension. Medical Science Monitor: International Medical Journal of Experimental and Clinical Research, 2010, 16（3）: CR149-CR155.

[171] Wang X, Falkner B, Zhu H, et al. A genome-wide methylation study on essential hypertension in young African American males. PloS One, 2013, 8（1）: e53938.

[172] Vasan RS, Larson MG, Leip EP, et al. Assessment of frequency of progression to hypertension in non-hypertensive participants in the Framingham Heart Study: a cohort study. Lancet, 2001, 358（9294）: 1682-1686.

[173] Carretero OA, Oparil S. Essential hypertension. Part I: definition and etiology. Circulation, 2000, 101（3）: 329-335.

[174] Yoda Y, Takeshima H, Niwa T, et al. Integrated analysis of cancer-related pathways affected by genetic and epigenetic alterations in gastric cancer. Gastric Cancer, 2015, 18（1）: 65-76.

[175] Figueroa ME, Chen SC, Andersson AK, et al. Integrated genetic and epigenetic analysis of childhood acute lymphoblastic leukemia. The Journal of Clinical Investigation, 2013, 123（7）: 3099-3111.

[176] Shinjo K, Okamoto Y, An B, et al. Integrated analysis of genetic and epigenetic alterations reveals CpG island methylator phenotype associated with distinct clinical characters of lung adenocarcinoma. Carcinogenesis, 2012, 33（7）: 1277-1285.

[177] Mune T, White PC. Apparent mineralocorticoid excess: genotype is correlated with biochemical phenotype. Hypertension, 1996, 27（6）: 1193-1199.

[178] Palermo M, Quinkler M, Stewart PM. Apparent mineralocorticoid excess syndrome: an overview. Arq Bras Endocrinol Metabol, 2004, 48（5）: 687-696.

[179] Geller DS, Farhi A, Pinkerton N, et al. Activating mineralocorticoid receptor mutation in hypertension exacerbated by pregnancy. Science, 20007, 289（5476）: 119-123.

[180] Mcmahon GT, Dluhy RG. Glucocorticoid-remediable aldosteronism. Arq Bras Endocrinol Metabol, 2004, 48（5）: 682-686.

[181] Sahay M, Sahay RK. Low renin hypertension. Indian J Endocr Metab, 2012, 16: 728-739.

[182] Xie J, Craig L, Cobb MH, et al. Role of with-no-lysine kinases in the pathogenesis of Gordon's syndrome. Pediatr Nephrol, 2006, 21: 1231-1236.

[183] McMahon GT, Dluhy RG. Glucocorticoid remediable aldosteronism. Cardiol Rev, 2004, 12（1）: 44-48.

[184] Stowasser M, Gordon RD, Tunny TJ, et al. Familial hyperaldosteronism type II: five families with a new variety of primary aldosteronism. Clin Exp Pharmacol Physiol, 1992, 19（5）: 319-322.

[185] Mulatero P, Tauber P, Zennaro MC, et al. KCNJ5 mutations in European families with nonglucocorticoid remediable familial

hyperaldosteronism. Hypertension，2012，59（2）：235-240.

[186] Marumudi E，Khadgawat R，Surana V，et al. Diagnosis and management of classical congenital adrenal hyperplasia. Steroids，2013，78（8）：741-746.

[187] Simonetti GD，Mohaupt MG，Bianchetti MG. Monogenic forms of hypertension. Eur J Pediatr，2012，171（10）：1433-1439.

[188] Ronzaud C，Staub O. Ubiquitylation and control of renal Na⁺ balance and blood pressure. Physiology（Bethesda），2014，29（1）：16-26.

[189] Wang YB，Zheng Y，Chen JX，et al. A novel epithelial sodium channel γ-subunit de novo frameshift mutation leads to Liddle syndrome.Clin Endocrinol，2007，67（5）：801-804

[190] 中华医学会内分泌学分会肾上腺学组. 嗜铬细胞瘤和副神经节瘤诊断治疗的专家共识. 中华内分泌代谢杂志，2016，32（3）：181-187.

[191] Talar-Wojnarowska R，Gasiorowska A，Olakowski M，et al.Vascular endothelial growth factor（VEGF）genotype and serum concentration in patients with pancreatic adenocarcinoma and chronic pancreatitis. J Physiol Pharmacol，2010，61（6）：711.

[192] Levy BI，Ambrosio G，Pries RA，et al. Microcirculation in hypertension：a new target for treatment? Circulation，2001，104（6）：735-740.

[193] Małkiewicz A，Słomiński B，Skrzypkowska M，et al. The GA genotype of the-1154 G/A（rs1570360）vascular endothelial growth factor（VEGF）is protective against hypertension-related chronic kidney disease incidence. Mol Cell Biochem，2016，418（1/2）：159-165.

[194] 李伟,胡洪贞. 高血压肾损害的危险因素及防治策略. 肾脏病与透析肾移植杂志，2010，19（2）：172-179.

[195] Carlstrom M，Sallstrom J，Skott O，et al. Uninephrectomy in young age orchronic salt loading cause ssalt-sensitive hypertension in adult rats. Hypertension，2007，49（6）：1342-1350.

[196] Keller G，Zimmer G，Mall G，et al. Nephron number in patients with primary hypertension. N Engl J Med，2003，348（2）：101-108.

[197] Sandberg K. Mechanisms underlying sex differences in progressive renal disease. Gend Med，2008，5（1）：10-23.

[198] 黎磊石，刘志红.中国肾脏病学. 北京：人民军医出版社，2008：827-848.

[199] Zhang J，Fedick A，Wasserman S，et al. Analytical validation of a personalized medicine APOL1 genotyping assay for nondiabetic chronic kidney disease risk assessment. J Mol Diagn，2016，18（2）：260-266.

[200] Yun L，Xu R，Li G，et al. Homocysteine and the C677T gene polymorphism of its key metabolic enzyme MTHFR are risk factors of early renal damage in hypertension in a Chinese han population. Medicine（Baltimore），2015，94（52）：e2389.

[201] Lin C，Yang HY，Wu CC，et al. Angiotensin-converting enzyme insertion/deletion polymorphism contributes high risk for chronic kidney disease in Asian male with hypertension-a meta-regression analysis of 98 observational studies. PLoS One，2014，9（1）：31.

# 第二十三章

## 维生素D代谢障碍与高血压的关系

原发性高血压（EH）已经成为危害人类生命健康的重要疾病，也是心血管疾病的重要危险因素，是我国城市人口心脑血管疾病总死亡的第一危险因素[1]。活性维生素 D[1, 25-dihydroxyvitamin $D_3$；1, 25（OH）$_2D_3$]缺乏在人群中十分广泛。流行病学及临床研究均发现血清 1, 25（OH）$_2D_3$ 水平与血压呈负相关。无论是血压正常者还是高血压者，血清低 1, 25（OH）$_2D_3$ 水平均与高水平血压相关联[2, 3]。

### 第一节　维生素 D 的代谢与效应

维生素 D（VD）主要包括胆钙化醇（cholecalciferol，$VD_3$）和麦角钙化醇（ergocalciferol，$VD_2$）两种形式，其中 $VD_3$ 占总量的 90%～95%。在机体，胆固醇转变为 7-脱氢胆固醇储存于皮下，经紫外线（UVB）照射转变为 $VD_3$[4]。维生素 D 具有生物惰性，转化为生物活性形式需要经过两次羟基化；第一次在肝脏，第二次主要由肾脏细胞内 1α-羟化酶在甲状旁腺素（PTH）控制下形成 1, 25-二羟维生素 $D_3$[1, 25（OH）$_2D_3$]，即活性维生素 D。当 1, 25（OH）$_2D_3$ 足量时，它进一步在肾脏 24-羟化酶（CYP24）作用下转化为 24, 25（OH）$_2D_3$，最后发生分解代谢[5]。维生素 D 受体（VDR）是类固醇激素/甲状腺激素受体超家族的成员，分为 nVDR（核 VDR）和 mVDR（膜 VDR）两大类。人类几乎所有的组织和细胞中都发现存在 VDR，1, 25（OH）$_2D_3$ 与 VDR 结合形成复合物，作用于相应的靶基因而发挥生物学效应。维生素 D 通过结合 VDR 可直接或间接调控 3% 人类基因组，除可调节血钙、血磷水平及骨代谢外，1, 25（OH）$_2D_3$ 可以诱导人体内巨噬细胞分泌一种多肽（抗菌肽），其可大量吞噬侵入人体内的细菌和病毒；并可调节淋巴细胞细胞因子的释放、肾素和胰岛素的生成及血管平滑肌细胞和心肌细胞的增殖等，对人类健康状况有着广泛而复杂的作用。目前研究表明：维生素 D 不仅在骨代谢、钙磷代谢中有重要作用[6]；同时维生素 D 缺乏还和高血压、肥胖、心血管病及某些肿瘤的发生发展有关[7-9]。

### 第二节　维生素 D 缺乏流行病学现状

造成维生素 D 不足的原因很多，包括摄入含维生素 D 的食物减少。但主要原因为皮肤接受 UVB 照射不足。纬度高、不良生活方式（如缺乏室外活动、防晒用品的使用和穿衣习惯、深肤色等）和环境因素（如大气污染）等与接受 UVB 辐射量减少密切相关。维生素 D 缺乏还与季节、年龄、种族、地理环境等很多因素有关，即使同一个地区，相同年龄的不同民族之间维生素 D 水平也有差异。

当前大量的流行病学研究发现，维生素 D 不足的现象普遍存在，在血液循环中维生素 D 的主要成分为 25（OH）D，血清中 25（OH）D 就代表了人体内维生素 D 的总量，目前国际上对维生素 D 营养状态的评价仍有争议，大多数专家认为血清 25（OH）D＜20μg/L 为维生素 D 缺乏；20～30μg/L 为维生素 D 不足；≥30μg/L 为维生素 D 充足[10]。

维生素 D 缺乏或不足约占世界总人口的 50%[11]，全世界大概有近 10 亿人存在维生素 D 不足或缺乏[12]。在美国、加拿大和欧洲有 20%～100% 的老年人存在维生素 D 缺乏[13-15]。美国第三次国家健康与营养调查中 20 岁以上成年人的数据显示：非西班牙裔黑种人 25（OH）D 水平最低（49nmol/L），其次是墨西哥裔美国人（68nmol/L），最高是非西班牙裔白种人（79nmol/L）。He 等在美国西班牙裔人和黑种人中进行的大规模的维生素 D 流行病学研究显示，西班牙裔人 25（OH）D 水平[（18.3±7.7）ng/ml]显著高于黑种人[（11.0±5.4）ng/ml]；提示不同人种的维生素 D 水平存在差异，但 25（OH）D 水平低的组其收缩压高于 25（OH）D 水平较高的组，也就是说维生素 D 水平越低其高血压患病风险越高[16]。

中国科学院团队调查研究得出的结论是我国中老年人群中维生素 D 缺乏和不足的发生率分别是 69.2% 和 24.4%，维生素 D 充足的人群仅有 6.4%[17]。2014 年康东红等调查提示济南地区成年女性 58.4%、男性 39.0% 存在维生素 D 不足或缺乏[18]。2012 年巩云霞等调查上海老年男性维生素 D 不足或缺乏者高达 60.2%。2011 年张浩等调查发现冬季上海市区绝经后妇女维生素 D 不足或缺乏者占 68%。2009 年王翠侠等研究结果显示北京城区老年女性秋冬季维生素 D 缺乏及不足者高达 84.2%。目前小样本数据显示新疆高血压人群中维生素 D 严重缺乏者占 52%；维生素 D 缺乏者占 38%；维生素 D 不足者占 9%；维生素 D 充足者仅占 1%。其中汉族原发性高血压患者维生素 D 严重缺乏者占 43%，缺乏者占 45%，不足者占 10%，充足者仅占 2%；维吾尔族维生素 D 严重缺乏者占 66%，缺乏者占 23%，不足者占 10%，充足者仅占 1%；哈萨克族维生素 D 严重缺乏者占 62%，缺乏者占 34%，不足者占 3%，充足者仅占 1%。

# 第三节　维生素 D 代谢障碍在高血压发病中的作用机制

高血压的发病机制异常复杂，目前有证据显示，维生素 D 缺乏与高血压患病率增加有关。基础研究显示维生素 D 缺乏可能导致血压升高的主要机制包括：①维生素 D 参与调节人体肾素-血管紧张素-醛固酮系统（RAAS）的功能。通过降低肾素基因启动子活性，直接抑制肾素表达，从而降低血管紧张素 II（Ang II）水平，抑制 RAAS 而降低血压。②维生素 D 对血管有保护作用。内皮细胞和血管平滑肌细胞均有维生素 D 受体和 1-羟化酶表达，局部合成活性维生素 D 发挥作用，降低多种细胞黏附分子的表达，产生血管保护作用。③维生素 D 具有抗炎作用，通过 VDR 介导，调整 Th1/Th2 细胞亚群的平衡，以及通过减少淋巴细胞增殖和细胞因子产生，发挥免疫调节作用[19]。④维生素 D 缺乏，可导致继发性甲状旁腺激素水平升高，增加细胞外钙离子浓度，引起血压升高[20]。

近年多项流行病学研究显示，血清 25（OH）D 水平与平均血压呈负相关，高水平 25（OH）D 人群，高血压的发生率低[21]。来自美国、德国等国家的大样本横断面研究资料也支持以上结论[22]。居民平均血压与距赤道的距离呈正相关[23]，提示纬度越高的人群，血压有偏高的趋势。与此同时，血液中 25（OH）D 的水平随着纬度的升高而降低，这些结果提示，维生素 D 减少可能参与了高血压疾病的发生。美国第三次国家营养与健康调查结果分析提示：黑种人比白种人高血压患病率高，可能 50% 是黑种人维生素 D 水平偏低导致[24]。同样，2012 年荷兰进行的种族与健康研究结果提示：与白种人相比，南亚人群和黑种人有更高水平的血压，这种现象可能部分归因于维生素 D 水平在南亚人群和黑种人中偏低[25]。Li 等[26]研究发现，VDR 基因敲除小鼠，肾脏肾素 mRNA 表达增加，从而增加血浆血管紧张素 II 含量，并最终导致机体高血压、心肌肥厚，即维生素 D 水平与血浆肾素活性和血管紧张素 II 水平负相关。有研究显示汉族原发性高血压组 VDR mRNA 的表达低于血压正常组（P<0.05）；肾素 mRNA、AGTR1 mRNA 的表达则较高于血压正常组（P<0.05）；而 AGTR2 mRNA 的表达未见统计学差异。哈萨克族原发性高血压组和血压正常组之间 VDR mRNA 和肾素 mRNA、AGTR1 mRNA、AGTR2 mRNA 的表达未见统计学差异（P>0.05）[27]。维吾尔族原发性高血压组 VDR mRNA 的表达低于血压正常组（P<0.05），肾素 mRNA 的表达则较高于血压正常组（P<0.05）[28]。提示不同种族人群对 VDR mRNA 表达可能存在遗传特质性。

Zhou 等[29]在 1α-羟化酶基因敲除的小鼠中发现，对照组观察 4 周出现因 RAS 上调而带来的血压增高、心肌肥厚及心功能受损，而合 1,25（OH)$_2$D$_3$ 饮食组的小鼠血压、心脏结构和 RAS 均正常，从而认为 1,25（OH)$_2$D$_3$ 通过抑制 RAS，在心血管系统中起着保护作用。同样，Weng 等[30]发现，饮食中缺乏维生素 D 的小鼠收缩压和舒张压增加、高血浆肾素和尿钠排泄减少，而摄入充足维生素 D 的小鼠 6 周后高血压得到逆转，肾素被抑制，从而认为维生素 D 缺乏可激活 RAS 而引起血压升高。

Somjen 等[31]发现，血管平滑肌细胞和内皮细胞均表达 VDR 和 25（OH）$D_3$-1α 羟化酶，维生素 $D_3$ 在内皮平滑肌细胞 1α-羟化酶的作用下转变成活性形式而发挥血管保护作用。维生素 $D_3$ 缺乏时，这种保护作用减弱，血管内皮功能障碍，血压升高。

Tare 等[32]研究表明，幼时缺乏维生素 $D_3$ 的小鼠可出现血管内皮功能的损害、血压上升和心血管疾病风险增加。Sypniewska 等[33]发现，在成年高血压患者中 25（OH）$D_3$ 对收缩压的影响是通过血管内皮功能障碍和亚临床器官损害而完成的，这种作用具有重要临床意义。维生素 D 可以直接或间接调节内皮对血管活性物质的合成、分泌和表达而影响血管的舒缩功能，进而影响血压。1，25（OH）$_2D_3$ 可增加钙的 ATP 酶表达，升高细胞内游离钙水平，诱导收缩蛋白表达，促进平滑肌细胞产生前列腺素，阻止钙离子进入血管内皮细胞而抑制内皮依赖性的血管收缩。当 1，25（OH）$_2D_3$ 缺乏时，血管内皮的舒张功能下降，导致血压升高[34]

高血压是一种慢性、低度的炎症状态，一项大样本的队列研究提示，25（OH）$D_3$ 水平与 C 反应蛋白、白细胞介素（IL）-6 水平呈负相关[35]。也有研究发现维生素 D 水平与细胞因子肿瘤坏死因子（TNF）-α 呈负相关[36]，而抗炎因子 IL-10 在维生素 D 干预治疗后明显升高[37]。Min[38]对大量资料综合分析后指出，1，25（OH）$_2D_3$ 可以抑制血管内皮细胞分泌细胞因子，包括 TNF-α 等，从而抑制循环中单核细胞分化为巨噬细胞，抑制泡沫细胞的形成而减弱炎症反应。当维生素 $D_3$ 缺乏后巨噬细胞活化，炎症反应增强，从而加速动脉粥样硬化的形成。Guerrero 等[39]在体外动物试验中证实，1，25（OH）$_2D_3$ 能够抑制炎症引起的血管钙化，进一步证实了维生素 D 的抗炎作用。

当维生素 D 缺乏时，血钙水平下降，通过负反馈机制刺激甲状旁腺激素的分泌。长期维生素 D 缺乏可出现继发性甲状旁腺激素分泌增多或甲状旁腺功能亢进，而引起骨质疏松、骨折、高钙血症等，并导致血脂、血糖代谢异常，升高血压。He 和 Scragg[40]对美国国家健康与营养调查的横断面研究

中发现，甲状旁腺激素与收缩压和舒张压呈正相关，并指出甲状旁腺激素可能部分调节 25（OH）$D_3$ 与血压之间的关系。

有研究者对 200 例维吾尔族高血压患者、216 例哈萨克族高血压患者进行了与维生素 D 代谢相关的 15 个 SNP 位点（rs7975232、rs731236、rs2239179、rs1544410、rs2228570、rs4588、rs12785878、rs4758685、rs7041、rs12717991、rs11168275、rs10741657、rs10766197、rs10877012、rs2282679）的分析。结果提示：影响新疆地区维吾尔族高血压人群维生素 D 水平的 SNP 位点与哈萨克族高血压人群不同；rs10766197 与维吾尔族高血压人群维生素 D 水平相关；rs12785878 与哈萨克族高血压人群维生素 D 水平相关。

# 第四节　维生素 D 代谢障碍对心血管损伤的影响

## 一、维生素 D 代谢障碍与心肌肥厚的关系

心肌细胞、心肌成纤维细胞、血管内皮细胞和血管平滑肌细胞核内均有 VDR 分布，心肌组织表达 1α-羟化酶和 24-羟化酶，这提示心肌局部生成的 1，25（OH）$_2D_3$ 能以自分泌、旁分泌方式调控心肌活动。

多项关于 VDR-KO（knockout）和 1α-羟化酶-KO 小鼠的研究发现，KO 小鼠的心脏表现为明显的心肌肥厚及间质纤维化，肾脏肾素 mRNA、血浆血管紧张素 II（Ang II）和心房利钠肽（ANP）水平升高，而血管紧张素转化酶抑制剂卡托普利能明显减轻上述改变[41]。Chen 发现 VDR 激动剂 paricalcitol 可部分逆转 Ang II 引起的心肌细胞肥大、纤维化及相关基因表达上调，包括 ANP、钙调磷酸酶抑制剂蛋白 1（modulatory calcineurin inhibitor protein 1，MCIP1）、前胶原 1 和前胶原 3 基因[42]。以上结果提示维生素 D 的抗心肌肥大、抗纤维化效应与抑制 RAS 有关。促心肌肥大刺激（如内皮素和异丙肾上腺素）可上调心肌 VDR 表达[43]。这可能是对抗心肌肥大的反向调控机制。目前已经证实 1，25（OH）$_2D_3$ 是体内 RAS 的负调控因子。结

合配体的 VDR 能与转录因子 CAMP 应答元件结合蛋白（camp-response element binding protein，CREB 蛋白）结合，阻断 CREB 蛋白与肾素启动子 cAMP 应答元件结合从而抑制肾素基因的转录。

钙调磷酸酶（calcineurin）/活化 T 细胞核因子（nuclear factor of activated T-cell，NFAT）/MCIP1 信号通路在心肌肥大的病理过程中发挥重要的调控作用。有研究显示，MCIP1 在 VDR-KO 小鼠及心肌细胞特异性 VDR-KO 小鼠的肥大心肌上表达明显增高。$1,25(OH)_2D_3$ 通过降低 MCIP1 的启动子活性、转录和翻译来减轻异丙肾上腺素诱导的 WT 新生小鼠心肌细胞肥大[44]。此外，在高盐饮食诱导盐敏感大鼠心肌肥大的模型中，VDR 激动剂 paricaleitol 的抗肥大作用与抑制蛋白激酶 Cα 活性及调控相关基因谱表达有关[45]。

维生素 D 可通过快速反应激活心肌细胞相关信号分子和离子通道参与调节心肌舒缩活动，该反应是由分布于心肌细胞 T 管膜上的 VDR 介导[46]。在比较 VDR-KO 小鼠和 WT 小鼠单个心室肌细胞舒缩功能时发现，VDR-KO 小鼠心室肌细胞的最大收缩幅度时间和 25%~75% 舒张幅度时间缩短，最大收缩和舒张速率明显增加，提示 VDR-KO 小鼠心肌细胞的高舒缩性能，这与 $1,25(OH)_2D_3$ 缺乏时小鼠心肌舒缩性能增强的改变相一致。然而有趣的是用 $1,25(OH)_2D_3$ 短时间（15min）孵育 WT 小鼠心室肌细胞可引起最大收缩幅度时间和 75% 舒张幅度时间减少，最大舒张速率增大，而最大收缩速率不变。上述矛盾的发生机制尚不清楚，可能与 VDR-KO 和 $1,25(OH)_2D_3$ 缺乏导致心肌细胞结构改变有关。

心肌细胞外基质的生成与降解失衡引起的心肌纤维化是心肌重构的一个重要特征。$1,25(OH)_2D_3$ 可抑制心肌成纤维细胞增生和 I 型前胶原分泌[43]。上述研究提示维生素 D 信号系统可能是通过调节心肌成纤维细胞功能影响心肌细胞外胶原沉积。

## 二、维生素 D 代谢障碍与动脉硬化的关系

内皮细胞功能紊乱与动脉粥样硬化的发生发展密切相关。维生素 D 可通过多个途径保护内皮功能。钙三醇能减轻人脐静脉内皮细胞表达血小板–内皮细胞黏附分子和细胞间黏附分子-1，降低脂多糖诱导的糖基化终产物受体（receptor of advanced glycation end products，RAGE）和白介素-6（IL-6）的转录水平，并抑制核因子-κB（NF-κB）和 p38 MAPK 信号通路介导的促炎症效应[47]。

将来自 2 型糖尿病患者体内的外周血单核细胞诱导分化为巨噬细胞后，$1,25(OH)_2D_3$ 可抑制巨噬细胞吞噬乙酰化和氧化的低密度脂蛋白（LDL）来减少泡沫细胞生成。此过程涉及两条信号通路：一方面，$1,25(OH)_2D_3$ 通过下调 c-Jun 氨基端激酶（c-Jun N-terminal kinase，JNK）活性来降低过氧化物酶体增殖物激活受体-γ（PPAR-γ）表达，进而抑制 B 类清道夫受体 CD36 表达；另一方面，$1,25(OH)_2D_3$ 通过抑制内质网应激下调清道夫受体 $A_1$（scavenger receptor-$A_1$，SR-$A_1$）表达，从而降低胆固醇脂类在细胞内的沉积[48]。

在 LDL 受体（LDLR）$^{-/-}$ VDR$^{-/-}$ 小鼠动脉粥样硬化机制的研究中发现，病变早期（8 周），LDLR$^{-/-}$ VDR$^{-/-}$ 小鼠的主动脉病灶面积明显超过 LDLR$^{-/-}$ 小鼠，伴有黏附分子和化学趋化因子表达上调。但在 12 周时，两组小鼠的动脉病变大小无明显差异，这提示 VDR 对动脉粥样硬化的发生具有作用。VDR 基因缺失促进巨噬细胞上调 CD36 和 SR-$A_1$，导致泡沫细胞生成增多，这与上述研究结果一致。此外，与 WT 小鼠巨噬细胞相比，VDR$^{-/-}$ 巨噬细胞表达肾素、血管紧张素原和 Ang II 受体 1 上调，抑制肾素可显著减轻动脉粥样硬化病变。动脉粥样硬化时乙酰化 LDL 增多，引起巨噬细胞 VDR 表达下降。$1,25(OH)_2D_3$ 可在转录和翻译水平上调 VDR 表达，修复 VDR 信号系统的生物学效应[49]。

维生素 D 能抑制血管平滑肌细胞增殖，发挥抗动脉粥样硬化作用。钙三醇诱导 VDR 与血管内皮生长因子（VEGF）基因启动子上的反应元件结合而促进血管平滑肌细胞的 VEGF 转录，改善内皮功能，并通过抑制细胞周期蛋白依赖激酶 2（cyclin-dependent kinase 2，CDK2）激活来抑制内皮素诱导的血管平滑肌细胞增殖[50, 51]。

# 第五节 维生素 D 对高血压的调控作用

维生素 D 是否能有效控制高血压，仍存在一些争议，但近年来的一些临床试验[52]显示，补充维生素 D 对预防和控制高血压有积极作用。许多横断面研究[53, 54]、前瞻性队列研究[55-57]及巢式病例–对照研究[58]表明，维生素 D 和血压呈负相关，并有许多的研究表明，经暴露于紫外线辐射或补充维生素 D，高血压患者的血压可以下降[59]。维生素 D 是否能有效控制血压，到目前为止还没有得出结论。与动物实验比较，人体维生素 D 和 RAAS 的研究仍然是不够的。Sugden[53]对 285 名受试者研究，服用维生素 D 的试验组与安慰剂组相比，收缩压下降了 14mmHg，Ang II 水平也有所下降。Sowers 等通过 24h 回忆法估计维生素 D 的摄入，调查了 86 例血压正常的年轻妇女（20～35 岁）和 222 例血压正常的老年妇女（55～80 岁），当年轻女性校正年龄、体重指数、酒精的摄入和钙的摄入后，与维生素 D 摄入 <400IU/d 者相比，维生素 D≥400IU/d 的人群的收缩压降低 6mmHg；老年妇女中与维生素 D 摄入 <400IU/d 者相比，维生素 D≥400IU/d 的人群的收缩压降低 4mmHg。新疆地区补充维生素 D 研究显示[60]单纯适当的户外活动晒太阳和联合口服骨化三醇组都能使 25-羟维生素 D 水平有所升高，但联合口服骨化三醇组 25-羟维生素 D 升高更明显，并在服用 24 周后 25-羟维生素 D 水平可达 20ng/ml 左右，同时收缩压明显下降，而且治疗前后心率无变化。提示每天口服骨化三醇 0.25μg，24 周可以有效控制血压，其中收缩压下降更明显，对心率无影响。

Dong 等[61]在高血压患者的肾动脉中发现，骨化三醇可直接抑制内皮细胞 Ang II 受体 1 的表达和减少氧化应激反应。在意大利比萨大学高血压研究中心，Carrara 等[62]对 15 例原发性高血压合并维生素 D 缺乏的患者进行了一项维生素 D 干预的前瞻性研究，受试者每周服用骨化三醇 25 000IU，服用 2 个月后收缩压和舒张压较治疗开始均得到了较好控制，血浆肾素和醛固酮水平下降，血浆肾素活性和血管紧张素 II 下降，血和尿的血管紧张肽原增加，说明维生素 D 缺乏的原发性高血压患者补充维生素 D 能够使体内 RAS 活性降低。

秦晓伟等[63]建立的自发性高血压大鼠模型中，实验组大鼠腹腔注射维生素 D3 制剂 12 周后，心脏–体重比较对照组明显降低，进一步提示维生素 D 可以改善心肌重构、抑制心肌肥大。

维生素 D 缺乏在人群中比较常见。多数临床资料支持维生素 D 缺乏会增加心血管疾病发病率的假设。维生素 D-VDR 信号系统参与了影响心血管疾病发生发展的多个环节，包括高血压、心肌肥大、粥样斑块的形成和破裂、血管壁重构等。目前还需要进一步探讨其在生理和病理条件下对心血管系统的调控机制，开展大样本随机对照试验研究高血压人群和临床患者如何补充维生素 D，包括剂量和用药安全等问题，从而为临床应用维生素 D 预防和治疗心血管疾病提供理论依据。

（徐新娟）

## 参 考 文 献

[1] 王志会, 王临虹, 李镒冲, 等. 2010 年中国 60 岁以上居民高血压及糖尿病及血脂异常状况调查. 中华预防医学杂志, 2012, 46（10）: 922-926.

[2] Goel RK, Lal H. Role of vitamin d supplementation in hypertension. Indian J Clin Biochem, 2011, 26（1）: 88-90.

[3] Chopra S, Cherian D, Jacob JJ. The thyroid hormone, parathyroid hormone and vitamin D associated hypertension. Indian J Endocrinol Metab, 2011, 15（Suppl 4）: S354-S360.

[4] 邱明才, 马中书. 应该高度关注维生素 D 在人体中的广泛生物学作用. 中华内分泌代谢杂志, 2013, 29（10）: 825-826.

[5] Holick MF, Maclaughlin JA, Clark MB, et al. Photosynthesis of previtamin D3 in human skin and the physiologic consequences. Science, 1980, 210（4466）: 203-205.

[6] Cauley JA, Lacroix AZ, Wu L, et al. Serum 25-hydroxyvitamin D concentrations and risk for hip fractures. Ann Intern Med, 2008, 149（4）: 242-250.

[7] Grimes D S, Hindle E, Dyer T. Sunlight, cholesterol and coronary heart disease. QJM, 1996, 89（8）: 579-589.

[8] Wu K, Feskanich D, Fuchs CS, et al. A nested case control study of plasma 25-hydroxyvitamin D concentrations and risk of colorectal cancer. J Natl Cancer Inst, 2007, 99（14）: 1120-1129.

[9] Yousef FM, Jacobs ET, Kang PT, et al. Vitamin D status and breast cancer in Saudi Arabian women: case-control study. The American Journal of Clinical Nutrition, 2013, 98（1）: 105-110.

[10] Pilz S, Tomaschitz A, Ritz E, et al. Vitamin D status and arterial hyPertension: asystematic review. Nat Rev Cardiol, 2009, 6（10）: 621-630.

[11] Holick MF. Medical Progress: Vitamin D deficiency. N Engl J Med, 2007, 357: 266-281.

[12] Bikle D. Nonclassic actions of vitamin D. Clin Endocrinol Metab,

2009，94（1）：26-34.

[13] Kramer J，Diehl A，Lehnert H. Epidemiological study on the dimension of vitamin D deficiency in North Germany. Dtsch Med Wochenschr，2014，139（10）：470-475.

[14] Samefors M，Ostgren C J，Molstad S，et al. Vitamin D deficiency in elderly people in Swedish nursing homes is associated with increased mortality. Eur J Endocrinol，2014，170（5）：667-675.

[15] Van der Wielen RP，Lowik MR，van den Berg H，et al. Serum vitamin D concentrations among elderly people in Europe. Lancet，1995，346（8969）：207-210.

[16] He JL，Scragg RK. Vitamin D，parathyroid hormone，and blood pressure in the national health and nutrition examination surveys. American Journal of Hypertension，2011，24（8）：911-917.

[17] Lu L，Yu Z，Pan A，et al. Plasma 25-hydroxyvitam in D concentration and meta-bolic syndrome amongmiddle-aged and elderly Chinese individuals. Diabetes Care，2009，32（7）：1272-1283.

[18] 康东红，郭涛，王燕，等. 济南城镇居民维生素 D 水平及分布. 中华老年医学杂志，2014，33（04）：429-432.

[19] 夏盛隆，夏宣平，王文星，等. 维生素 D 受体基因多态性及血清 25-羟维生素 D 水平与溃疡性结肠炎的关系. 中华医学杂志，2014，2014（14）：1060-1066.

[20] Hjelmesaeth J，Hofso D，Aasheim E T，et al. Parathyroid hormone，but not vitamin D，is associated with the metabolic syndrome in morbidly obese women and men：a cross-sectional study. Cardiovasc Diabetol，2009，8：7.

[21] Pacifico L，Anania C，Osborn J F，et al. Low 25（OH）D₃ levels are associated with total adiposity，metabolic syndrome，and hypertension in Caucasian children and adolescents. Eur J Endocrinol，2011，165（4）：603-611.

[22] Moy F M，Bulgiba A. High prevalence of vitamin D insufficiency and its association with obesity and metabolic syndrome among Malay adults in Kuala Lumpur，Malaysia. BMC Public Health，2011，11（1）：735.

[23] Cabrera S E，Mindell J S，Toledo M. Associations of Blood Pressure With Geographical Latitude，Solar Radiation，and Ambient Temperature：Results From the Chilean Health Survey，2009—2010. Am J Epidemiology，2016，183（11）：1071-1073.

[24] Aoki Y，Yoon S S，Chong Y，et al. Hypertension，abnormal cholesterol，and high body mass index among non-Hispanic Asian adults：United States，2011—2012. NCHS Data Brief，2014，2014（140）：1-8.

[25] Blomqvist K H，Lundbom J，Lundbom N，et al. Body electrical loss analysis（BELA）in the assessment of visceral fat：a demonstration. Biomed Eng Online，2011，10：98.

[26] Li YC，Qiao G，Uskokovic M，et al. Vitamin D：a negative endocrine regulator of the renin-angiotensin system and blood pressure. The Journal of Steroid Biochemistry and Molecular Biology，2004，89-90（1/5）：387-392.

[27] 李海侠，徐新娟，张俊仕，等. 新疆哈萨克族、汉族原发性高血压患者维生素 D 受体与肾脏血管紧张素系统 mRNA 的表达. 中华高血压杂志，2015，23（4）：369-373.

[28] 雷红，徐新娟，梁晓慧，等. 新疆维吾尔族、汉族原发性高血压患者维生素 D 受体与肾脏血管紧张素系统 mRNA 的表达. 中华高血

压杂志，2015，23（1）：79-82.

[29] Zhou C，Lu F，Cao K，et al. calcium-independent and 1，25（OH）₂D₃-dependent regulation of the renin-angiotensin system in 1alpha-hydmlylase knockout mice. Kidney Int，2008，74（2）：170-179.

[30] Weng S，Sprague J E，Oh J，et al. Vitamin D deficiency induces high blood pressure and accelerates atherosclerosis in mice. PloS One，2013，8（1）：e54625.

[31] Somjen D，Weisman Y，Kohen F，et al. 25-hydroxyvitmin D₃-1alpha-hydmlylase is elpressed in human vascular smooth muscle cells and is Upregulated by parathymid hormone and estmgenic compounds. Circulation，2005，111（13）：1666-1671.

[32] Tare M，Emmett SJ，Coleman HA，et al. Vitamin D insufficiency is associated with impaired vascular endothelial and smooth muscle function and hypertension in young rats. J physiol，2011，589（Pt 19）：4777-4786.

[33] Sypniewska G，Pollak J，stmzecki P，et al. 25-hydmxyvitamin D，biomarkers of endothelial dvsfunction and subclinical organ danlage in adults with hypenension. Am J Hypertens，2014，27（1）：114-121.

[34] 徐璐，高慧，邢光. 1，25 二羟维生素 D₃ 与高血压病的研究进展. 医学研究生学报，2014，27（5）：527-530.

[35] Shea MK，BOOth SL，Massam JM，et al. Vitamin K and vitamin D status：associations with-lammatory markers in the Framingham Offspring study. Am J Epidemiol，2008，167（3）：313-320.

[36] Gmssmann RE，Zughaier SM，Liu S，et al. Impact of vitmin D supplementation on markers of inflammation in adults with cystic fibrosis hospitalized for a pulmonary exacerbation. Eur J Clin Nutr，2012，66（9）：1072-1074.

[37] Schleithoff SS，Zittermann A，Tenderich G，et al. Vitamin D supplementation improves cytokine profiles in patients with congestive heart failure：a double-blind，randomized，placebo-controlled trial. Am J Clin Nutr，2006，83（4）：754-759.

[38] Min B. Effects of vitamin D on Blood pressure and endothelial function. korean J Physiol Pharmacol，2013，17（5）：385-392.

[39] Guerrero F，Montes de Oca A，Aguilera-Tejero E，et a1. The effect of vitamin D derivatives on vascular calcification associated with inflammation. Nephrol Dial Transplant，2012，27（6）：2206-2212.

[40] He JL，Scragg RK. Vitamin D，pamthymid hormone，and blood pressure in the National Health and Nutrition Examination Sunreys. Am J Hypertens，2011，24（8）：911-917.

[41] Xiang W，Kong J，Chen S，et al. Cardiac hypertrophy in vitamin D receptor knockout mice：role of the systemic and cardiac rennin-angiotensin systems. Am J Physiol Endocrinol Metab，2005，288：E125-E132.

[42] Chen S，Gardner DG. Liganded vitamin D receptor displays anti-hypertrophic activity in the murine heart. J Steroid Biochem Mol Biol，2012，136（1）：150-155.

[43] Chen S，G1enn DJ，Ni W，et al. Expression of the vitamind receptor is increased in the hypertrophic heart. Hypertension，2008，52：1106-1112.

[44] Chen S，Law CS，Grigsby CL，et al. Cardiomyocyte-specific deletion of the vitamin D receptor gene results in cardiac hypertrophy. Circulation，2011，124：1838-1847.

[45] Bae S，Yalamarti B，Ke Q，et al. Preventing progression of cardiac

hypertrophy and development of heart failure by paricalcitol therapy in rats. Cardiovasc Res, 2011, 91（4）: 632-639.

[46] Tishkoff DX, Nibbelink KA, Holmberg KH, et al. Functional vitamin D receptor( VDR )in the t-tubules of cardiac myocytes: VDR knockout cardiomyocyte contractility. Endocrinology, 2008, 149: 558-564.

[47] Talmor Y, Bernheim J, Klein O, et al. Calcitriol blunts pro-atherosclerotic parameters through NFkappaB and p38 *in vitro*. Eur J Clin Invest, 2008, 38（8）: 548-554.

[48] Oh J, Weng S, Fehon SK, et al. 1, 25( OH )$_2$ vitamin D inhibits foam cell formation and suppresses macrophage cholesterol uptake in patients with type 2 diabetes mellitus. Circulation, 2009, 120（8）: 687-698.

[49] Szeto FL, Reardon CA, Yoon D, et al. Vitamin D receptor signaling inhibits atherosclerosis in mice. Mol Endoerinol, 2012, 26（7）: 1091-1101.

[50] Cardus A, Panizo S, Encinas M, et al. 1,25-dihydroxyvitamin D$_3$ regulates VEGF production through a vitamin D response element in the VEGF promoter. Atherosclerosis, 2009, 204（1）: 85-89.

[51] Chen S, Law CS, Grigsby CL, et al. A role for the cell cycle phosphatase Cdc25a in vitamin D-dependent inhibition of adult rat vascular smooth muscle cell proliferation. J Steroid Biochem Mol Biol, 2010, 122（5）: 326-332.

[52] Mathieu C, Adorini L. The coming of age of 1, 25-dihydroxyvitamin D（3 )analogs as immunomodulatory agents. Trends Mol Med, 2002, 8（4）: 174-179

[53] Sugden JA, Davies JI, Witham MD, et al. Vitamin D improves endothelial function in patients with type 2 diabetes mellitus and low vitamin Dlevels. Diabet Med, 2008, 25: 320-325.

[54] Pilz S, Tomaschitz A, Ritz E, et al. Vitamin D status and arrerial hypertension: asystematic review. Nat Rev Cardiol, 2009, 6: 621-630.

[55] Holick MF. Vitamin D deficiency. N Engl J Med, 2007, 357: 266.

[56] Bikle D. Nonclassic actions of vitamin D. Clin Endocrinol Metab, 2009, 94: 26.

[57] Lu L, Yu Z, Pan A, et al. Plasma 25-hydroxyvitam in D concentration and meta-bolic syndrome amongmiddle-aged and elderly Chinese individuals. Diabetes Care, 2009, 32（7）: 1272-1283.

[58] Forman JP, Giovannucci E, Holmes MD, et al. Plasma 25-hydroxyvitamin D levels and risk of incident hypertension. Hypertension, 2007, 49（5）: 1063-1069.

[59] Scragg R, Sowers M, Bell C. Serum 25-hydroxyvitamin D, ethnicity, and blood Pressure in the Third National Health and Nutrition Examination Survey. Am J HyPertens, 2007, 20（7）: 713-719.

[60] 陈玉岚, 徐新娟, 任淑荣, 等. 骨化三醇治疗轻中度高血压伴维生素 D 缺乏患者的临床观察. 中国实用医药, 2013, 16（8）: 1-3.

[61] Dong J, Wong SL, Lau CW, et al. Calcitriol protects renoVascular function in hypertension by down—regulating angiotensin Ⅱ type 1 receptors and reducing oxidative stress. Eur Heart J, 2012, 33（23）: 2980-2990.

[62] Carrara D, Bemini M, Bacca A, et al. cholecalciferol administmtion blunts the systemic renin-angiotensin system in essential hypertensives with hypovitaminosis D. J Renin Angiotensin Aldosterone Syst, 2014, 15（1）: 82-87.

[63] 秦晓伟, 徐新娟, 韩璐, 等. 维生素 D$_3$ 对自发性高血压大鼠靶器官炎症的影响. 中国实验动物学报, 2013, 21（5）: 1-4.

# 第四篇

## 原发性高血压诊断与病情评估

# 第一章

# 原发性高血压诊断标准

高血压是以体循环动脉血压升高为主要表现的"心血管综合征"，其与心脑血管事件发生密切相关。高血压诊断标准是人为界定的，与人们对疾病的认识和卫生经济水平相关。血压与心、脑、血管、肾脏事件之间的关系很难在某一截点将正常血压及高血压进行质的区分。高血压是作为这些心脑血管事件的危险因素之一存在的，常与家族遗传史、高脂血症、糖尿病、肥胖和吸烟等共存，临床研究显示没有绝对安全的血压。人为的界定诊断标准是为了在合理的卫生经济学范围内通过多途径的降压治疗，最大程度地降低心脑血管事件风险。

目前我国沿用的是 2005 年《中国高血压防治指南》规定的成人高血压诊断标准，高血压定义为 18 岁以上的成人在未使用降压药物的情况下，非同日 3 次测量血压，收缩压≥140mmHg 和（或）舒张压≥90mmHg；收缩压≥140mmHg 和舒张压＜90mmHg 为单纯收缩期高血压；既往有高血压史，目前正在使用降压药物，血压虽然低于 140/90mmHg，但也诊断为高血压[1]。

## 第一节 成人高血压诊断标准的历史演变

### 一、人类测量血压方法的发展

近代生理学之父 William Harvey 在 1628 年出版的《心血运动论》是人类历史上第一次对循环系统进行的比较系统的描述，但当时没有测量血压的技术。直到 1733 年英国皇家学会 Stephen Hales 首次测量了动物的血压。他用尾端接有小金属管的长 9in（约 274cm）直径 1/6in 的玻璃管插入一匹马的颈动脉内，此时血液立即涌入玻璃管内，高达 8.3in（约270cm），这是直接血压测量法，即马的血压约为 270cmH_2O。法国医师 Jean Louis Marie Poiseuille 采用内装水银的玻璃管来测量血压，由于水银的密度是水的 13.6 倍，此法大大减少了所用玻璃管的长度，但仍是直接测压法，愿意接受血压测量的患者很少，影响其在临床的普遍应用。直到 19 世纪末 20 世纪初才有目前临床应用的间接测量血压的方法出现，1896 年 Scipione Riva-Rocci 发明袖带血压计，使在诊室测量血压成为现实。1905 年，Nikolai Korotkoff 详细描述利用听诊器在肱动脉处听诊柯氏音的方法，普及和规范了现代间接测量血压的基本方法。直到 1993 年，日本松下公司研制出电子血压计，血压测量进入电子时代[2, 3]。

### 二、成人高血压诊断标准的历史沿革

#### （一）早期的高血压诊断标准

对于高血压对人类健康危害的发现和高血压诊断标准的提出，医疗保险公司起了关键的作用。1906 年美国西北互助人寿保险等保险公司开始关注高血压的危害问题，提出测量血压应该作为保险体检的常规项。西北互助人寿保险公司的医疗主管 J. W. Fisher 报道了为时数年的关于血压水平与过早死亡关系的研究结果，显示收缩压越高，死亡的风险越大。收缩压高于 160mmHg 的人发生早死的概率是 140mmHg 的人的 2.5 倍。他建议公司对于任何一份血压水平持续高于同龄人 15mmHg 的保险申请应该进一步审查。所以 Fisher 可能是第一个提出"高血压"定量定义的人。1911 年 Eberhard Frank 提出原发性高血压，特指没有可发现的明确原因的血压升高状态。但在整个 20 世纪前 50 年，人们并没有对高血压引起足够的重视。1928 年 Mayo Clinic 提

出"恶性高血压",指严重的可导致脑卒中、心力衰竭和肾衰竭的高血压,当时的诊断标准是220/100mmHg。而对血压没那么高的良性高血压患者,当时更多的认识是血压升高是对身体其他机能变化的代偿,不需处理。当时的医学家如英国利物浦大学的 John Hay 教授在 1931 年发表言论称:高血压对人类具有危害是个巨大的谎言,而一些愚蠢的人却尝试去降低血压,1937 年美国心脏病专家 Paul Dudley White 也宣称:高血压是一种代偿机制,即使我们有办法降低血压也不应该尝试去控制血压,1949 年 Charles Friedberg 在《心脏病学》著作中提到良性高血压(定义为血压低于210/100mmHg)不需要治疗。而正是这些时代局限的错误认识导致 1945 年雅尔塔会议上意气风发的三位巨头罗斯福、斯大林、丘吉尔分别在雅尔塔会议后的 8 周、8 年和 20 年先后死于高血压脑出血[2, 3]。

## (二)循证医学时代的高血压诊断标准

直到 20 世纪 50 年代,随着人寿保险健康数据的积累,人们逐渐认识到所谓的良性高血压对健康也是有害的。更重要的是 1957 年著名的健康队列研究 Framingham 心脏研究清晰地显示高血压状态与高发的心血管疾病相关,并首次定义高血压为血压≥160/95mmHg,把高血压带进了数值时代。众多的保险业和临床研究数据显示高血压是一个定量而不是定性的危险因素,与心血管事件风险呈线性相关,1960 年 Pickering 指出任何关于高血压的诊断标准都是基于数据人为界定的。不同时期的高血压诊断标准是基于当时累积的临床研究数据和各国的卫生经济学状况决定的。在之后半个世纪的发展中,高血压诊断标准不断变迁。

**1. 1978 年 WHO 推荐的高血压诊断标准** 该标准作为第一个全球性标准逐渐为各国采用(表4-1-1)。

**表 4-1-1 1978 年世界卫生组织高血压专家委员会确定的高血压诊断标准[4]**

| | 收缩压(mmHg) | 舒张压(mmHg) |
|---|---|---|
| 确诊高血压 | ≥160 | 和(或)≥95 |
| 临界高血压 | 141~159 | 和(或)91~94 |
| 正常高血压 | ≤140 | ≤90 |

**2. 1982 年的成人轻度高血压标准** 1982 年 9 月在瑞士 WHO/国际高血压学会(ISH)讨论通过成人轻度高血压标准为舒张压 90~105mmHg,并提出治疗准则,强调关注舒张压对心血管疾病的风险[5]。

**3. 1993 年美国国家联合委员会关于高血压预防、检测、评价和治疗第 5 次报告(JNC-5)[6]** 1993 年的 JNC-5 具有重要进展,更加重视收缩压,并初步重视高血压患者的其他危险因素。其定义的高血压诊断标准见表 4-1-2。

**表 4-1-2 美国 JNC-5 高血压诊断标准[6]**

| | 收缩压(mmHg) | 舒张压(mmHg) |
|---|---|---|
| 正常血压 | <130 | <85 |
| 正常高值血压 | 130~139 | 85~89 |
| I 期(轻度) | 140~159 | 90~99 |
| II 期(中度) | 160~179 | 100~109 |
| III 期(重度) | 180~209 | 110~119 |
| IV 期(极重度) | ≥210 | ≥120 |

**4. 1997 年的 JNC-6 和 1999 年的 WHO/ISH 标准** 1997 年 11 月 JNC-6 推出新的诊断标准并明确提出影响预后的危险因素(表 4-1-3)和高血压的危险分层,指出高血压患者的远期心血管风险不仅由血压的高度决定,也受其他主要心血管疾病危险因素、靶器官损害和临床心血管事件影响,分低风险组、中风险组、高风险组(表 4-1-4)。1999 年 2 月 WHO/ISH 采纳了该标准并在全球推广,我国于同年 10 月制定了《中国高血压防治指南》。上述标准的基本框架沿用至今。

**表 4-1-3 影响高血压患者心血管事件风险的因子[7]**

| 主要心血管疾病危险因素 | 靶器官损害或临床心血管事件 |
|---|---|
| 吸烟 | 心脏病 |
| 高脂血症 | 左心室肥厚 |
| 糖尿病 | 心绞痛或既往心肌梗死史 |
| 年龄≥60 岁 | 既往冠状动脉血管重建史 |
| 性别(男性或绝经后女性) | 心力衰竭 |
| 早发心血管事件家庭史(女性≤65 岁,男性≤55 岁) | 脑卒中或短暂性脑缺血发作 |
| | 肾脏病 |
| | 外周动脉疾病史 |
| | 视网膜病变史 |

表 4-1-4 高血压患者远期心血管风险[7]

| 组别 | 患者特征 |
|---|---|
| 低风险组 | 指正常高限血压和 1 级高血压、2 级高血压、3 级高血压患者，不合并其他危险因素、靶器官损害、心血管疾病事件史 |
| 中风险组 | 指高血压患者合并 1 个以上非糖尿病危险因素，但不合并靶器官损害、心血管疾病事件史 |
| 高风险组 | 指高血压患者合并靶器官损害、心血管疾病事件史，合并/不合并其他危险因素 |

**5. 我国的高血压诊断标准沿革** 我国的高血压诊断标准于 1959 年、1964 年及 1974 年先后进行了三次修订，这三次拟定的高血压诊断标准均与人的年龄相关，即收缩压大于（年龄+100）mmHg 时或舒张压大于 90mmHg 时可诊断为高血压。1978 年 WHO 推荐的高血压诊断标准作为全球性标准逐渐为各国采用，我国于 1979 年在郑州心血管病防治工作座谈会后对高血压诊断标准进行了第四次修订，决定采用 WHO 推荐的标准，但我国规定临界高血压仍属高血压范畴。我国于 1999 年 10 月制定了第一部《中国高血压防治指南》[8]，参考了 1997 年的 JNC-6 和 1999 年的 WHO/ISH 高血压诊断标准（表 4-1-5）。这是我国第一部高血压治疗指南，标志着我国高血压防治进入了新的阶段。

表 4-1-5 1999 年版《中国高血压防治指南》高血压诊断标准[8]

| | 收缩压（mmHg） | 舒张压（mmHg） |
|---|---|---|
| 理想血压 | <120 | <80 |
| 正常血压 | <130 | <85 |
| 正常血压高值 | 130～139 | 85～89 |
| 高血压 1 级 | 140～159 | 90～99 |
| 高血压 2 级 | 160～179 | 100～109 |
| 高血压 3 级 | ≥180 | ≥110 |
| 临界高血压 | 140～149 | 90～94 |
| 临界收缩期高血压 | 140～149 | <90 |

目前国内高血压的诊断采用 2005 年《中国高血压治疗指南》建议的标准，与世界各国的标准基本一致[1, 9]。

# 第二节 不同血压测量方法诊断成人高血压的标准及优劣

目前最常用的间接测量血压的方法包括诊室血压测量、动态血压监测（ABPM）和家庭血压监测（HBPM）3 种。诊室血压是目前高血压诊断和疗效评价的基础，前述高血压的诊断标准均是基于诊室血压进行定义。但是人体血压受昼夜节律、情绪、运动状态、冷热环境、饮食等多因素影响，偶测的诊室血压不能完整地描述血压的基本状况，诊室外血压监测可以提供更多点的血压测量值，而这些数值可能更接近于真实血压值。最常用评估院外血压的手段是动态血压监测或家庭血压监测。

# 一、诊室血压

## （一）诊断标准

目前诊室血压是各国高血压指南推荐用于诊断高血压的基本方法，其诊断标准为 18 岁以上的成人在未服用降压药的情况下，诊室收缩压和（或）舒张压≥140/90mmHg 即为高血压。高血压分级标准目前我国沿用 2005 年成人高血压诊断标准。

## （二）诊室血压测量基本方法[10]

（1）选择符合计量标准的水银柱血压计或者经过权威机构[英国高血压学会（BHS）和美国医疗仪器促进协会（AAMI）、欧洲高血压学会（ESH）]验证的电子血压计。

（2）使用大小合适的气囊袖带，气囊应至少包裹 80% 的上臂。大多数成年人的臂围为 25～35cm，可使用气囊长 22～26cm、宽 12cm 的标准规格袖带（目前国内商品水银柱血压计的气囊的规格：长 22cm，宽 12cm）。肥胖者或臂围大者应使用大规格气囊袖带；儿童或臂围过小的成年人应使用小规格气囊袖带。

（3）测血压前，受试者应至少坐位安静休息 5min，30min 内禁止吸烟或饮咖啡，排空膀胱。

（4）受试者取坐位，最好坐靠背椅，裸露上臂，上臂与心脏处在同一水平，特殊情况下可以取卧位或站立位。首次就诊时应测量左上臂、右上臂血压，以后通常测量较高读数一侧的上臂血压。健康人两上肢的血压可不相等，左右两侧血压相差 10～20mmHg，一般是右侧高，左侧低。

（5）首次就诊时也需要测量双侧下肢血压，一般来说，下肢血压略高于上肢血压 20～40mmHg，至少不低于上肢血压。老年人、糖尿病患者及出现直立性低血压情况者，应加测立位血压。立位血压应在卧位改为立位后 1min、3min 和 5min 时测量。一般认为由卧位到站立时收缩压下降 20mmHg 和（或）舒张压下降 10mmHg，可出现低血压症状，为直立性低血压，也可出现直立性高血压，各研究机构定义不一。

（6）将袖带紧贴于被测者的上臂，袖带的下缘应在肘弯上 2～3cm 处。将听诊器探头置于肱动脉搏动处。

（7）使用水银柱血压计测压时，快速充气，使气囊内压力达到桡动脉搏动消失后，再升高 30mmHg，然后以恒定的速率（2～6mmHg/s）缓慢放气。心率缓慢者，放气速率应更慢些。获得舒张压读数后，快速放气至零。

（8）在放气过程中仔细听取柯氏音，观察柯氏音第 1 时相（第 1 音）和第 5 时相（消失音）水银柱凸面的垂直高度。收缩压读数取柯氏音第 1 时相，舒张压读数取柯氏音第 5 时相。<12 岁儿童、妊娠妇女及严重贫血、甲状腺功能亢进、主动脉瓣关闭不全及柯氏音不消失者，可以柯氏音第 6 时相（变音）为舒张压。

（9）在临床使用时血压单位应采用毫米汞柱（mmHg），在我国正式出版物中注明毫米汞柱与千帕（kPa）的换算关系，1mmHg=0.133kPa。

（10）应相隔 1～2min 重复测量，取 2 次读数的平均值记录。如果收缩压或舒张压的 2 次读数相差 5mmHg 以上，应再次测量，取 3 次读数的平均值记录。

（11）使用水银柱血压计测压读取血压数值时，末位数值只能为 0、2、4、6、8，不能出现 1、3、5、7、9，并应注意避免末位数偏好。

### （三）诊室血压的优点

诊室血压是医护人员在诊室按统一规范进行测量而得的血压，与动态血压监测相比其更容易完成，与家庭血压监测相比其更容易控制质量；同时长久以来，临床实践和各种大型药物临床试验对血压状态评价和降压疗效评价均是基于诊室血压，与心血管疾病的预后关系明确，其诊断价值反复经过实践的考验。因此诊室血压是目前评估血压水平的主要方法。

### （四）诊室血压的缺点

诊室血压也称偶测血压，其结果不可避免地具有偶然性，不能完全代表全天和更长时间的血压状态，不能检出"白大衣高血压"和"隐匿性高血压"。

## 二、动态血压监测

### （一）诊断标准[11]

目前欧美的相关指南和我国 2015 年通过的《动态血压监测临床应用中国专家共识》界定的诊断标准为 24h 平均血压≥130/80mmHg，白天≥135/85mmHg，或夜间≥120/70mmHg。

### （二）动态血压监测具体使用方法[12]

（1）使用经 BHS、AAMI 和（或）ESH 方案验证的动态血压监测仪，并每年至少 1 次与水银柱血压计进行读数校准，采用"Y"形或"T"形管与袖带连通，两者的血压平均读数应<5mmHg。

（2）测压间隔时间可选择 15min、20min 或 30min。通常夜间测压间隔时间可适当延长至 30min。血压读数应达到应测次数的 70%以上，最好每小时有至少 1 个血压读数。

（3）目前动态血压监测的常用指标是 24h、白天（清醒活动）和夜间（睡眠）的平均收缩压与舒张压水平，夜间血压下降百分率及清晨时段血压的升高幅度（晨峰）。24h、白天与夜间血压的平均值反映不同时段血压的总体水平，是目前采用 24h 动态血压诊断高血压的主要依据，其诊断标准包括：24h 平均血压≥130/80mmHg，白天≥135/85mmHg，夜间≥120/70mmHg。

（4）动态血压监测结果的 24h 趋势图可进一步分为深杓型、杓型、非杓型和反杓型，具体的划分标准如下。深杓型：夜间血压下降幅度超过白天血压的 20%；杓型：夜间血压下降幅度超过 10%，但未超过 20%；非杓型：夜间血压下降小于 10%；反杓型：夜间血压无任何下降，反而有上升。

（5）血压晨峰现象是动态血压另一重要的监测指标。2010 年《中国高血压防治指南（修订版）》的标准是，起床后 2h 内的收缩压平均值–夜间睡眠时的收缩压最低值（包括最低值在内 1h 的平均值）≥35mmHg 为晨峰血压增高。

### （三）动态血压监测诊断高血压的优点

健康个体和多数高血压患者的血压呈现白昼

高、夜间低的规律性变化。但另一部分患者在某些特殊病理生理状态下也会出现异常的变化。单纯只是偶测的诊室血压不能完整地反映患者整天的血压状态。随着动态血压监测技术深入开展，越来越多的临床实践和研究证明，它不仅可以全面反映不同时间段、不同状态（如日常工作、运动及休息睡眠状态）的血压水平与血压波动特点，还在早期诊断高血压、鉴别白大衣高血压和隐匿性高血压、评估降压药物效果及在特殊人群高血压的诊治中具有重要作用。目前英国和加拿大高血压管理指南明确建议，诊室血压在 1 级高血压、2 级高血压范围内，即收缩压 140～179mmHg，舒张压 90～109mmHg，应进行诊室外血压测量对高血压进行确诊，首选动态血压监测，如动态血压监测的白天血压≥135/85mmHg，则可诊断高血压。我国 2015 年通过的《动态血压监测临床应用中国专家共识》规范了动态血压监测在我国的使用，强调动态血压监测在高血压诊断和预后评价中的价值，尤其是检出白大衣高血压和隐匿性高血压的价值。

**1. 识别白大衣高血压**　白大衣高血压是指持续诊室血压升高，但是动态血压正常，其发生率约为 15%，占确诊高血压患者的 1/3 以上，常见于女性、老年人和轻度高血压患者。白大衣高血压诊断标准为未经治疗诊室血压＞140/90mmHg，24h 动态血压均值＜130/80mmHg，清醒动态血压均值＜135/85mmHg，睡眠时动态血压＜120/70mmHg 或家庭自测血压＜135/85mmHg。仅依据诊室血压患者可能接受过度降压治疗。

**2. 识别隐匿性高血压**　隐匿性高血压是指诊室血压正常，但是动态血压或家庭血压升高，其发生率约为 15%。隐匿性高血压诊断标准为未经治疗患者诊室血压＜140/90mmHg，24h 动态血压均值＞130/80mmHg，清醒时动态血压＞135/85mmHg，睡眠时动态血压均值＞120/70mmHg 或家庭自测血压＞135/85mmHg；隐匿性未控制高血压的诊断标准：经治疗患者的诊室血压＜140/90mmHg，24h 动态血压＞130/80mmHg，清醒时动态血压＞135/85mmHg，睡眠时动态血压＞120/70mmHg 或家庭自测血压＞135/85mmHg。研究证实隐匿性高血压与左心室质量、颈动脉中层厚度和动脉硬化相关，是心血管疾病发生率和死亡率的独立和强预测因子。但因诊室血压正常，可能会导致医师降压药应用不足。

（四）动态血压监测的缺点

动态血压监测目前已广泛应用于临床，新的指南中明显强调了它在高血压诊断中的地位，但是动态血压监测还存在一些局限性。

（1）技术上动态血压监测仍是间断性测压而不是连续性测压，无法做到完全动态，也无法获得短时血压波动信息；心房颤动患者不适合动态血压监测，在心音强弱不等状态下没有医师的专业测量仅凭自动血压测量不能准确测量血压；技术误差、患者状态及机械性能等也会影响测量结果的准确性。

（2）动态血压监测诊断标准尚无法统一，对参数分析也未建立合理和科学的解释标准，都有待进一步研究。

（3）在测量过程中挤压上臂可能擦伤皮肤、干扰睡眠会引起患者不适降低依从性；同时动态血压监测成本较高，不能在基层医院（机构）广泛使用。

# 三、家庭血压监测

（一）诊断标准

现有的各国家庭血压监测指南所建议的家庭血压正常值或高血压诊断标准并不完全一致。大都建议家庭血压≥135/85mmHg 时可以确诊高血压。欧洲高血压学会建议的正常值为 130/80mmHg，而日本高血压学会建议的正常值为 125/80mmHg。目前我国尚无家庭血压监测正常值研究结果，综合各国指南后我国《家庭血压监测中国专家共识》建议家庭血压≥135/85mmHg 时可以确诊高血压，＜130/80mmHg 时为正常血压。

（二）家庭血压测量的方法

**1. 频率（次数）与时间（天数）**　目前《欧洲高血压学会家庭血压监测指南》建议，应在就诊前连续测量至少 3d，最好 7d，每天早、晚各测量血压 2 次，间隔 1～2min。《美国心脏协会家庭血压监测指南》建议，应连续测量 7d，每天早、晚各测量血压 2～3 次，间隔 1min。《日本高血压学会家庭血压监测指南》则认为，家庭血压监测的优势主要来自长期坚持每天测压，每次测量的读数的数量并不重要，即便 1 次也可以，而且认为，测量次数较少更有利于长期坚持测压。因此，日本指南建议，长期坚持每天测压，每天早、晚只需各测 1 次血压。我国于 2012 年推出的《家庭血压监测中国专家共识》建议每天早（起床后）、晚（上床睡觉前）各测量 2～3 次，间隔 1min。初诊患者，治疗早期或虽经治疗但血压尚未达标或不稳定的患者，应在就诊前连续测量 5～7d；血压控制良好时，每周测量 1d。

**2. 家庭血压监测条件**　如果采用上臂式血压计进行家庭血压监测，测量血压的一般条件和在诊室测量血压时大致相似。在有靠背的椅子上坐位休息至少 5min 后，开始测量血压。测血压时，将捆绑袖带的上臂放在桌子上，与心脏同一水平，两腿放松、落地。也可采用更舒适一些的落座条件，如沙发等稍矮一些的座位，但应尽可能确保捆绑袖带的上臂与心脏处于同一水平。

**3. 选择大小合适的袖带与气囊**　应在采购血压计时要求销售者提供与血压计主要使用者匹配的大小合适的袖带。目前大部分电子血压计都配置了适用于大多数测量者的标准袖带和供上臂臂围较大者使用的大袖带。如果给其他上臂过细者测量血压，应注意选择小袖带。

**4. 记录所测量的血压数值**　测量完成后，如果所使用血压计具有打印功能，可打印测量结果并保存。如血压计无打印功能，则应将测量结果完整地记录在笔记本上，以备需要时使用。记录内容应包括：测量血压者姓名，测量日期与时间，收缩压、舒张压与脉搏，如果血压计提供了平均压或脉搏压，也应记录。

**5. 学习血压计的使用方法**　应在采购血压计时或采购之后，详细了解血压计的使用方法，需要时，还应到就诊的医疗机构寻求帮助，并对其测量结果进行临床验证。

**6. 选择合适的血压计**　目前主要推荐上臂式全自动电子血压计，其准确性和重复性较好，临床研究证据较多，测量方法易于掌握，是家庭血压测量的优先推荐。腕式血压计测量血压时不需暴露上臂，在寒冷地区或脱衣服不方便者（残疾人）使用较方便，但其使用方法比较复杂，不同血压计之间差别较大，一般情况下不推荐。手指式血压计测量结果与上臂血压之间有较大差别，而且变异较大，不建议使用手指式血压计。由于台式水银血压计需要使用听诊器确定柯氏第一音（即开始音，收缩压）和第五音（即消失音，舒张压），因此需要专门训练才能分辨清楚。而且，汞是一种对人体有严重危害的重金属，一旦进入环境，将永远在外环境与生物体之间循环，因此，不建议使用任何形式的汞柱血压计进行家庭血压监测。同时应该选用经过权威机构标准化验证的血压计，目前通常采用欧洲高血压学会（ESH）血压测量工作组制定的国际血压计验证方案，也可以采用英国高血压学会（BHS）或美国国家标准机构（ANSI/AAMI）方案。并需要对血压计进行定期校准，每年至少 1 次。

### （三）家庭血压监测的优点

（1）家庭血压监测通常由被测量者自我完成，也可由家庭成员等协助完成，其测量次数和天数均比较多，可以更准确、更全面地反映一个人日常生活状态下的血压水平。

（2）家庭血压监测因在家中进行，因此和动态血压监测相似，其也可以有效鉴别出白大衣高血压和隐匿性高血压。当诊室血压≥140/90mmHg 而家庭血压＜130/80mmHg 时，可诊断为白大衣高血压；而当诊室血压＜140/90mmHg 而家庭血压≥135/85mmHg 时，可诊断为隐匿性高血压；当诊室血压≥140/90mmHg 而家庭血压在（130～134）/（80～84）mmHg 时，则应进行动态血压监测，以进一步明确诊断。

（3）其他：家庭血压监测代价较小；可以监测较长时间的血压，测量不同日间的血压变异情况；可以提高患者管理血压的积极性，有助于提高高血压的控制率和降压治疗的质量；可以及时发现血压升高，有助于提高知晓率；部分自动的电子血压计可判断患者是否存在心律失常。

### （四）家庭血压监测的缺点

（1）家庭血压监测的主要缺点是测量获得的血压准确性不能确保。正确的测量血压需要患者具有较强的学习能力，能掌握正确测量血压的身体状态要求、姿势要求和良好的设备要求。

（2）部分患者测量血压后记录不准确、不完整，也会影响家庭血压监测的价值。

（3）部分患者在自行测量血压时出现焦虑及反复、过多地测量血压的情况，影响生活质量，甚至导致发作性高血压。

（4）部分患者根据家庭血压监测结果自行变更降压治疗方案，导致血压失控。

## 四、中心动脉压

中心动脉压是指升主动脉根部血管所承受的侧压力。中心动脉压是重要脏器血液灌注的根本，是冠心病的重要危险标记。一些大型研究，如ASCOT-CAFE研究，强调中心动脉压具有重要的病理生理意义，具有独立的更强的心血管疾病及相关并发症的预测价值。长期以来，人们通常认为肱动脉压与中心动脉压一致。然而，2003年ESH/ESC指南指出：中心动脉压与肱动脉压存在差异；降压药对中心动脉压的不同影响，是药物疗效不同的重要原因。其测量方法包括直接测量方法和无创间接测量方法，因临床使用便捷性，主要选用无创方法。近年大量的临床研究关注中心动脉压与高血压靶器官损害和临床事件的关系。但尚无基于中心动脉压的高血压诊断标准[13]。

## 第三节　儿童和青少年高血压诊断标准与血压测量方法

### 一、高血压诊断标准

儿童和青少年的高血压诊断标准与成人不同，没有一个固定的血压值，因为随着个体的生长发育，其血压也在生理性增加。因此目前儿童和青少年的高血压诊断标准国际统一采用第90百分位数（$P_{90}$）、第95百分位数（$P_{95}$）、第99百分位数（$P_{99}$）作为正常高值血压、高血压和严重高血压诊断界值。正常血压为收缩压和舒张压小于同性别、年龄和身高儿童血压的第90百分位数；高血压前期为平均收缩压和（或）舒张压水平在第90百分位数和第95百分位数之间；高血压为平均收缩压和（或）舒张压大于等于同性别、年龄和身高儿童血压的第95百分位数，并且至少非同日测量3次均高于第95百分位数。此外，当儿童、青少年血压水平≥120/80mmHg但低于第95百分位数时，也被认为是高血压前期。如果经过3次或3次以上测量，证实确实患有高血压，应进一步进行分期：高血压1期，第95～99百分位数+5mmHg；高血压2期，高于第99百分位数+5mmHg。白大衣高血压是指患儿在诊室或者医院等医疗机构测量的血压大于第95百分位数，而在医疗机构之外平均血压小于第90百分位数。动态血压监测可避免情绪紧张等多种因素对于血压测量的影响，常被用来确定诊断。

因受种族、遗传、地域环境和经济卫生发展水平影响，各国、各地区儿童和青少年高血压诊断标准并不一致。2010年依据我国11余万儿童青少年血压调查数据获得了中国儿童青少年血压参照标准（表4-1-6，表4-1-7）[14]。

表 4-1-6　中国儿童青少年血压评价标准（男性）[14]

| 年龄（岁） | 收缩压（mmHg） | | | 舒张压-K4（mmHg） | | | 舒张压-K5（mmHg） | | |
| --- | --- | --- | --- | --- | --- | --- | --- | --- | --- |
| | $P_{90}$ | $P_{95}$ | $P_{99}$ | $P_{90}$ | $P_{95}$ | $P_{99}$ | $P_{90}$ | $P_{95}$ | $P_{99}$ |
| 3 | 102 | 105 | 112 | 66 | 69 | 73 | 66 | 69 | 73 |
| 4 | 103 | 107 | 114 | 67 | 70 | 74 | 67 | 70 | 74 |
| 5 | 106 | 110 | 117 | 69 | 72 | 77 | 68 | 71 | 77 |
| 6 | 108 | 112 | 120 | 71 | 74 | 80 | 69 | 73 | 78 |
| 7 | 111 | 115 | 123 | 73 | 77 | 83 | 71 | 74 | 80 |
| 8 | 113 | 117 | 125 | 75 | 78 | 85 | 72 | 76 | 82 |
| 9 | 114 | 119 | 127 | 76 | 79 | 86 | 74 | 77 | 83 |
| 10 | 115 | 120 | 129 | 76 | 80 | 87 | 74 | 78 | 84 |
| 11 | 117 | 122 | 131 | 77 | 81 | 88 | 75 | 78 | 84 |
| 12 | 119 | 124 | 133 | 78 | 81 | 88 | 75 | 78 | 84 |
| 13 | 120 | 125 | 135 | 78 | 82 | 89 | 75 | 79 | 84 |
| 14 | 122 | 127 | 138 | 79 | 83 | 90 | 76 | 79 | 84 |
| 15 | 124 | 129 | 140 | 80 | 84 | 90 | 76 | 79 | 85 |
| 16 | 125 | 130 | 141 | 81 | 85 | 91 | 76 | 79 | 85 |
| 17 | 127 | 132 | 142 | 82 | 85 | 91 | 77 | 80 | 86 |

表 4-1-7　中国儿童青少年血压评价标准（女性）[14]

| 年龄（岁） | 收缩压（mmHg） | | | 舒张压-K4（mmHg） | | | 舒张压-K5（mmHg） | | |
|---|---|---|---|---|---|---|---|---|---|
| | $P_{90}$ | $P_{95}$ | $P_{99}$ | $P_{90}$ | $P_{95}$ | $P_{99}$ | $P_{90}$ | $P_{95}$ | $P_{99}$ |
| 3 | 101 | 104 | 110 | 66 | 68 | 72 | 66 | 68 | 72 |
| 4 | 102 | 105 | 112 | 67 | 69 | 73 | 67 | 69 | 73 |
| 5 | 104 | 107 | 114 | 68 | 71 | 76 | 68 | 71 | 76 |
| 6 | 106 | 110 | 117 | 70 | 73 | 78 | 69 | 72 | 78 |
| 7 | 108 | 112 | 120 | 72 | 75 | 81 | 70 | 73 | 79 |
| 8 | 111 | 115 | 123 | 74 | 77 | 83 | 71 | 74 | 81 |
| 9 | 112 | 117 | 125 | 75 | 78 | 85 | 72 | 76 | 82 |
| 10 | 114 | 118 | 127 | 76 | 80 | 86 | 73 | 77 | 83 |
| 11 | 116 | 121 | 130 | 77 | 80 | 87 | 74 | 77 | 83 |
| 12 | 117 | 122 | 132 | 78 | 81 | 88 | 75 | 78 | 84 |
| 13 | 118 | 123 | 132 | 78 | 81 | 88 | 75 | 78 | 84 |
| 14 | 118 | 123 | 132 | 78 | 82 | 88 | 75 | 78 | 84 |
| 15 | 118 | 123 | 132 | 78 | 82 | 88 | 75 | 78 | 84 |
| 16 | 119 | 123 | 132 | 78 | 82 | 88 | 75 | 78 | 84 |
| 17 | 119 | 124 | 133 | 79 | 82 | 88 | 76 | 78 | 84 |

# 二、血压测量方法

儿童中"白大衣高血压"现象较常见，因此准确测量血压对于儿童和青少年高血压诊断至关重要。只有经过 3 次及以上不同日测量的血压水平≥$P_{95}$，方可诊断为高血压；必要时可通过动态血压监测以鉴别[15, 16]。

3 岁以上儿童在医疗机构就诊时应常规测量血压；3 岁以下儿童在下列情况下应该测量血压：①既往有早产、低出生体重或其他新生儿期需重症监护疾病的病史；②先天性心脏病（已修复或者未修复）；③反复发生泌尿系统感染，血尿或蛋白尿；④合并已知的肾脏疾病或泌尿系统畸形；⑤有先天性肾脏疾病家族史；⑥实体器官移植；⑦恶性疾病或骨髓移植；⑧应用对血压有影响的药物治疗；⑨其他伴随高血压的全身疾病（如神经纤维瘤、结节性硬化等）；⑩颅内压增高[15, 16]。

测量血压首选的方法是用标准的临床血压计（水银柱血压计）以听诊的方法进行测量：将钟式听诊器胸件放在肘窝近端中间、肱动脉搏动上，袖带底端边缘以下（肘窝上 2cm）。测量前应避免食用刺激性药物或食物，静坐 5min，尽量使被测儿童取坐位测量右上肢血压，保证右上肢得到支撑，肘部与心脏平齐。

合适的袖带对于准确测量儿童血压非常重要，通常根据被测儿童的上臂大小选择合适的袖带：袖带充气囊宽度至少是鹰嘴和肩峰中间上臂周长的 40%，长度应为上臂周长的 80%～100%，气囊宽度与长度的比值大约是 1：2。袖带过小测得血压偏高，过大测得血压偏低。

自动示波仪器测量平均动脉压，然后计算收缩压和舒张压，虽然使用很方便，且能减少测量误差，但其结果与听诊法测得血压常不完全一致，要定期检查校正。新生儿和婴儿听诊困难，故常选择使用自动仪器，在重症监护病房因为要经常测量血压，所以也常使用自动仪器。但如果应用示波仪器测量的血压偏高，应用听诊的方法重复测量以确诊。

动态血压监测能够在特定的时间里测定血压，通过定时血压测量和记录，计算白天、夜间、24h 和各种情况下的平均血压，对于鉴别白大衣高血压、评估高血压器官损害和抗高血压药物治疗效果有帮助；但低龄儿童对于动态血压监测的依从性较差，其会影响结果的准确性；且不同年龄、性别和体重需配备不同的袖带影响了动态血压监测在临床的广泛应用。

原发性高血压的诊断标准具有历史沿革性，随着医学认知的进步和社会经济发展其在发生变化。目前在诊断原发性高血压的技术手段中被广泛应用的是诊室血压测量、动态血压监测和家庭血压监测，三者各具优点和缺点，应扬长避短，综合应用。其完整价值评价需要更多临床研究数据证实，现阶段不应相互取代。

（孙跃民　边　波）

## 参考文献

[1] 中国高血压防治指南修订委员会. 2004 年中国高血压防治指南（实用本）. 中华心血管病杂志, 2004, 32（12）: 1060-1064.

[2] Kotchen TA. Historical trends and milestones in hypertension research: a model of the process of translational research. Hypertension, 2011, 58（4）: 522-538.

[3] Esunge PM. From blood pressure to hypertension: the history of research. Journal of the Royal Society of Medicine, 1991, 84（10）: 621.

[4] World Health Organization: Arterial Hypertension. Report of a WHO Expert Committee. No. 628. Geneva, Switzerland: World Health Organization Technical Report Series, 1978.

[5] Participants at the Third mild Hypertension Conference. Guidelines for the treatment of mild hypertension: memorandum from a WHO/ISH meeting. Bulletin of the World Health Organization, 1983, 61（1）: 53-61.

[6] Joint National Committee on Detection, Evaluation, Treatment of High Blood Pressure. The fifth report of the Joint National Committee on Detection, Evaluation, and Treatment of High Blood Pressure（JNCV）. Arch Intern Med, 1993, 153（2）: 154-183.

[7] Schwartz GL, Sheps SG. A review of the sixth report of the Joint National Committee on Prevention, Detection, Evaluation, and Treatment of High Blood Pressure. Current Opinion in Cardiology, 1999, 14（2）: 161-168.

[8] 中国高血压防治指南起草委员会. 中国高血压防治指南（试行本）. 高血压杂志, 2000, 8（1）: 94-102.

[9] Chobanian AV, Bakris GL, Black HR, et al. The Seventh Report of the Joint National Committee on Prevention, Detection, Evaluation, and Treatment of High Blood Pressure: the JNC 7 report. JAMA: the journal of the American Medical Association, 2003, 289（19）: 2560-2572.

[10] 中国高血压防治指南修订委员会. 中国高血压防治指南2010. 中华心血管病杂志, 2011, 39（07）: 579-616.

[11] 王继光, 吴兆苏, 孙宁玲, 等. 动态血压监测临床应用中国专家共识. 中华高血压杂志, 2015, （8）: 727-730.

[12] 中国医师协会高血压专业委员会, 中国高血压联盟, 中华医学会心血管病学分会. 家庭血压监测中国专家共识. 中国医学前沿杂志（电子版）, 2012, 04（04）: 43-47.

[13] McEniery CM, Cockcroft JR, Roman MJ. et al. Central blood pressure: current evidence and clinical importance. European Heart Journal, 2014, 35（26）: 1719-1725.

[14] 米杰, 王天有, 孟玲慧, 等. 中国儿童青少年血压参照标准的研究制定. 中国循证儿科杂志, 2010, 5（1）: 4-14.

[15] National High Blood Pressure Education Program Working Group on High Blood Pressure in Children and Adolescents. The Fourth Report on the Diagnosis, Evaluation, and Treatment of High Blood Pressure in Children and Adolescents. Pediatrics, 2004, 114（2）: 555-576.

[16] Lurbe E, Agabitirosei E, Cruickshank J K, et al. 2016 European Society of Hypertension guidelines for the management of high blood pressure in children and adolescents. Anales De Pediatria, 2016, 34（10）: 1887-1920.

# 原发性高血压分类及特点

原发性高血压可以从不同的角度分类：根据病理及病程进展特点分为良性高血压与恶性高血压。根据发病机制可以分为盐敏感性高血压与盐抵抗性高血压；低肾素型高血压、正常肾素型高血压与高肾素型高血压；高交感活性高血压、肥胖型高血压。根据血压升高特点分为单纯收缩期高血压、单纯舒张期高血压或两期型高血压。根据血压昼夜节律性分为单纯日间高血压和单纯夜间高血压。根据人群分为儿童高血压、老年高血压、女性高血压、青少年高血压等。原发性高血压的异质性较明显，不同类型高血压其发病机制、病理生理、临床表现、对各类降压的反应性等都存在一定的差异，因此，高血压类型可影响临床治疗策略及治疗方案的选择。但是，各类型高血压间存在交互的内在联系及影响，并非能截然分开，如盐敏感性高血压，又可能表现为低肾素型高血压；而高肾素型高血压，又可以影响交感神经系统及容量负荷等；同时，一部分原发性高血压的分类诊断标准，并无公认的、明确的界值，如盐敏感及肾素分型；有些分类即便有，但并未被临床所采用。因此，原发性高血压分类的意义及对治疗、预后的影响等诸多问题，仍有待深入探讨及研究。本章仅就原发性高血压的不同类型及特点进行讨论，因有些类型高血压在本书其他章节阐述，故在此从略。

## 第一节 原发性高血压的临床分型

依据病理及病程进展速度，高血压分为良性高血压和恶性高血压两大类。这种分类的提出，还要追溯到 20 世经 30 年代或更早。1919 年 Fahr 将以坏死性肾小动脉炎为特征，最终导致肾衰竭的快速、进行性高血压疾病，定义为恶性肾硬化[1]。Fishberg（1939）与 Ellis（1942）认为没有视神经乳头水肿，则不能诊断恶性高血压，而且，视神经乳头水肿是鉴别良性高血压与恶性高血压的标志[1]。但 Chasis（1944）则提出，恶性高血压必须伴有蛋白尿，而不一定伴有视神经乳头水肿[1]。至此，在 20 世经中后叶，从临床到基础，从细胞到病理、超声影像学等各层面，对良性高血压、恶性高血压进行了广泛研究。但到 21 世纪的近 20 年，针对良性高血压、恶性高血压的相关研究大大减少，其可能与现代高血压的预防、治疗水准的提高，大众高血压相关知识的普及等，使恶性高血压的发生率逐渐下降不无关系。

长期以来，高血压仍以良性高血压占绝大多数，而仅有 1%～5% 的原发性高血压发展为恶性高血压[2]。但原发性高血压基数较大，致残、致死风险高。而且，良性高血压与恶性高血压，从病因、发病机制、临床特点、预后等方面虽有较大差别，但实际上，两者之间有时即是高血压病程中的两个不同阶段，故仍均需予以高度重视。

## 一、良性高血压

良性高血压，又称缓进性高血压，是原发性高血压中最常见的一种类型，约占 95% 以上。一般起病及病情进展相对缓慢，病程长。早期其可能无任何明显症状，仅在无意中血压测量时被发现；良性高血压预后一般相对较好，但若长期不能有效治疗，可因血压持续升高，引起血管病变及靶器官结构与功能障碍或由良性高血压进展为恶性高血压；最终，良性高血压与恶性高血压，同样都会增加发生心脑血管事件甚至死亡的风险。

良性高血压最重要的病理改变是小动脉病变。早期全身细小动脉痉挛，内膜逐渐缺血、缺氧，出现玻璃样变；中层因平滑肌细胞增殖肥大，管壁重塑、纤维化，最终致使管腔狭窄。在肾脏，其特征性的改变是良性肾小动脉硬化，主要是小叶间动脉和入球小动脉发生玻璃样变；眼底视网膜动脉也有相应的病变。这些病理改变一般进展较为缓慢，但临床血压控制状况及是否伴有其他相关危险因素，如糖脂代谢紊乱、吸烟等，均可促进病理进程的发展。而这些病理变化持续进展，累及心、脑、肾、眼底时，将发生缺血性的病理生理改变，致使这些重要器官出现功能障碍，甚至发生心脑血管意外及心血管死亡。

良性高血压的临床特点常为起病隐匿、进展缓慢，可中青年时起病，常有高血压家族史；症状可无或较轻，早期血压间断性或轻中度升高，易受情绪、环境因素影响而波动；此后，血压可能持续逐年升高。血管病变的发生与发展及心血管疾病的预后，取决于高血压的水平与持续的时间、治疗的效果，同时还受年龄、并发症等诸多因素的影响。

良性高血压早期一般对治疗反应较好，血压较易控制，坚持长期保持血压达标及综合控制危险因素，大多数患者预后良好；但若早期不治疗或治疗不当，一旦引起血管病变，甚至发生心、脑、肾损害，则治疗难度加大；后期如引起靶器官损害至功能障碍，或进展为恶性高血压，则预后不良。因此，良性高血压转归并非都"良性"，故而不能忽视血压控制及综合治疗的重要性，良性高血压的早期有效治疗，也会降低发生恶性高血压及心脑血管事件的风险。

## 二、恶性高血压

恶性高血压最早被认识始于20世纪30年代或更早。当时将舒张压极重度升高、进行性肾脏损害伴蛋白尿、视网膜病变（包括眼底出血、渗出、水肿）这种严重的高血压状态定义为恶性高血压。恶性高血压风险极高，如治疗不及时，可最终导致肾衰竭，甚至心血管性死亡。

恶性高血压可以由良性高血压发展而来，也可直接由急进性高血压或恶性高血压起病。急进性高血压与恶性高血压被认为是重型高血压发展病程中

的两个不同阶段。恶性高血压临床诊断标准必须包括：①血压重度升高，一般舒张压超过120mmHg；②全身细小动脉病变，包括眼底、中枢神经、心、肾等，而以肾脏损害为主；③高血压视网膜病变，当有4级眼底病变（视神经乳头水肿）则诊断恶性高血压，而3级眼底病变则诊断急进性高血压，但如果不积极治疗，病情急剧恶化，可迅速转为恶性高血压。

恶性高血压的病因：1%～5%的原发性高血压可进展为恶性高血压，恶性高血压也可由继发性高血压所引起，如急慢性肾小球肾炎，这是广义上的恶性高血压。Platt和Stanbury（1950）认为除了高血压，没有其他原因会引起这种临床和病理变化[1]。急进性高血压是恶性高血压的前驱，两者病理改变、临床表现、治疗及预后极为相似。而Kimmelstiel和Wilson则认为各类高血压均可以是恶性高血压的前体，发展为恶性高血压要具备两个基本因素：①血管的高敏感性或高反应性；②诱发因素（如过敏或其他）[3]。

恶性高血压主要的病理改变：小动脉管壁损伤，短期内出现小动脉内膜增生、纤维素样坏死甚至血栓形成[4]，中膜平滑肌细胞增生、胶原沉积、管壁变厚，局部血管痉挛或扩张，最终导致不可逆性的管腔狭窄，引起靶器官缺血，进一步加速高血压的发展。上述变化以肾脏细小动脉最明显，入球小动脉的纤维素样坏死和小叶间动脉的增生性内膜炎，是恶性高血压特征性病理改变，因此，认为引起恶性高血压有两个重要因素，一是血管毒性作用，再一个就是血管痉挛[3]。如治疗不当则短期内即可进展至尿毒症，并伴随交感神经系统激活，形成恶性循环[5]。动物实验证明，内膜增生程度与高血压严重程度和时间有关。舒张压达到150mmHg时常发生动脉壁的严重损害。动脉压特别是舒张压水平与纤维素性改变的发生（即急进性高血压的标志）密切相关。

急进性高血压、恶性高血压在临床上并非少见，一般占高血压患者的2%[6, 7]。其多见于中青年人，其临床表现为发病急骤，可有良性高血压病史，某些诱因，如血压水平高，不采取药物治疗或中断治疗、劳累、睡眠不足、长期心理负担，甚至较低的社会地位，都可增加发生恶性高血压的风险[3]。这些因素往往使血压骤然升高，促发一系列急性小血

管病变。

美国急进性（恶性）高血压住院患者数据表明，2005~2007年急进性（恶性）高血压患病率逐渐增加（从50 000人/年增长到60 000人/年），而死亡率逐渐下降（从3%下降到2.5%）。高龄、男性是急进性（恶性）高血压死亡的强预测因子；按照指南推荐的诊断和治疗方法诊治后，这些患者致死性事件的发生率降低[8]。

与良性高血压不同，恶性高血压常伴有一些临床表现，其症状和体征与血压重度升高，急性、进行性的血管损伤及重要脏器功能障碍有关。患者常表现为血压急骤升高，血压持续在200/130mmHg以上，且病情进展快，常伴有剧烈头痛、恶心、呕吐；视物模糊或视力下降、眼底出血、渗出或视神经乳头水肿。其中眼底视网膜病变是恶性高血压必备的诊断标准，视神经乳头水肿是鉴别急进性高血压与恶性高血压的标志。患者还常有持续性蛋白尿、血尿或管型尿，肾功能急剧减退，肾功能不全，甚至进展为尿毒症；累及心脑重要器官，可在短期内出现急性左心衰竭、高血压脑病。

急进性（恶性）高血压要强化治疗。因恶性高血压致残、致死风险很大，因此要较良性高血压应更积极、更有效治疗，要最大限度降低心脑血管等致残、致死事件的发生。恶性高血压属于高血压急症，也常为难治性高血压，因此，当血压重度升高时，可以考虑静脉应用抗高血压药物治疗，力争在1~2h将舒张压降到治疗前的15%~25%，在数小时或数天内将血压降到正常水平（<140/90mmHg）[9]。但治疗过程中，要避免过快、过度降压，以避免加重靶器官的缺血。恶性高血压治疗中的抗高血压的药物需根据病情个体化选择，其原则基本上与难治性高血压的治疗相近。

# 第二节　原发性高血压的肾素分型

## 一、肾素分型的概述

高血压的发病机制较为复杂、异质性很强，其中肾素-血管紧张素-醛固酮系统（RAAS）激活及容量负荷增加是两大重要机制。RAAS在血压调节中起重要作用，其主要组分包括肾素、血管紧张素、

醛固酮。肾素主要由肾球旁细胞分泌，能将肝脏产生的血管紧张素原水解为血管紧张素Ⅰ（AngⅠ）；后者又在血管紧张素转化酶（ACE）的作用下转化为血管紧张素Ⅱ（AngⅡ）。AngⅡ是参与血压调节的重要生物学效应分子，与血管紧张素Ⅱ1型受体结合，作用于小动脉血管床，使血管收缩，外周阻力增加；还直接作用于肾近曲小管以促进钠的重吸收；同时，刺激肾上腺皮质球状带分泌醛固酮，在肾远曲小管和集合管保钠排钾，引起水钠潴留；最终使血压升高。由此可见，RAAS在机体容量负荷、电解质平衡和血压的调节中起重要作用。

1993年Laragh[10]列举两个典型病例，其分别对两种不同类型降压药物，血管紧张素转化酶抑制剂（ACEI）和利尿剂的反应不同，认为不同肾素水平决定患者对降压药的反应。同时，还根据一些研究报道，提出原发性高血压分为低肾素型、正常肾素型和高肾素型。不同肾素水平的临床特点、血管损害及心血管事件[11]的易感性均有所不同，因此，提出基线时肾素的测定具有重要意义，就如同胰岛素-血葡萄糖测定，诊断糖尿病一样，基线肾素-尿钠水平的测定，至少能部分明确患者高血压的发病机制与降压药物的选择。

原发性高血压根据血浆肾素活性（PRA）分型并无明确、公认的诊断标准：可参考Gonzalez MC[12]提出的分型界值，即低肾素型，PRA < 0.75ng/（ml·h），正常肾素型，PRA 0.75~4.49ng/（ml·h），高肾素型，PRA≥4.50ng/（ml·h）。也可采用等分位法，将肾素浓度或活性进行3等分，依排序分为低肾素型、正常肾素型和高肾素型。在原发性高血压中，按绝对值分型，低肾素型约占30%，正常肾素型占50%，高血压肾素型占10%~20%[10]。

肾素水平的影响因素多，且调节方式复杂。肾素的分泌呈周期性生理变化，月经周期、日间的不同时间，肾素水平都有所改变；肾素水平还受年龄[13]、种族、体位、钠盐的摄入量[14]、肾功能及服用降压药物[15]等诸多因素的影响。同一状态下，清晨2：00~8：00时肾素分泌最高，12：00~18：00分泌量达低限。PRA随年龄增长而降低，老年人可因PRA生理性降低，而常表现为低肾素型高血压；育龄期女性，在黄体期，由于具有利钠效应的孕酮

升高，PRA升高；而女性排卵期，PRA最低；妊娠过程中，血浆肾素浓度升高，分娩后降至正常。黑种人PRA较白种人低；卧位PRA仅为立位时的50%，立位后下肢的血流量增加，而肾血流量相对减少刺激球旁细胞分泌肾素增加；同时立位可刺激肾脏交感神经兴奋，促使肾素、AngⅡ、醛固酮分泌增加。我国北方人群钠盐摄入偏多，容量负荷增加，易合并低肾素；降压药影响PRA，其中，β受体阻滞剂抑制交感神经活性后，球旁细胞分泌肾素减少，PRA和PRC均降低；可乐定则通过抑制交感神经，而抑制肾素的分泌；利尿剂减少血容量及反射引起交感神经兴奋，使PRA升高；肾素释放受AngⅡ负反馈调节，ACEI、血管紧张素受体阻滞剂（ARB）可使PRA升高；二氢吡啶类钙通道阻滞剂（CCB）可通过反射引起交感兴奋，促进PRA增高。非二氢吡啶类钙通道阻滞剂、α受体阻滞剂对肾素的影响作用小。各种原因引起的缺血性肾病，促进肾素分泌增加；而当肾功能严重受损（如尿毒症），因水钠潴留，PRA可能受抑制。由上可见，影响肾素的因素极广，调节也甚为复杂。

在高血压人群中检测肾素具有重要意义。首先，其重要意义莫过于对高血压病因的诊断。筛查继发性高血压，常需要检测肾素水平，如原发性醛固酮增多症与继发性醛固酮增多症鉴别。前者为低肾素性，主要病变在肾上腺；而后者为高肾素性，主要病变在肾脏或肾血管，如肾球旁细胞瘤（肾素瘤）或肾动脉狭窄所致的缺血性肾病。其次，在原发性高血压中测定肾素的重要动因及价值是根据肾素水平分型，确定高血压患者可能对哪些降压药物敏感，以实现精准医疗。最后，不同肾素水平患者，靶器官损害的易感性及其发生心血管病预后的风险不同。有报道年轻黑种人常为高肾素型原发性高血压，血压水平高，难于控制。低肾素型较高肾素型高血压患者的肾功能相对好；而高肾素型原发性高血压，心脏病发作及卒中事件增加[10]。所以，检测肾素水平，除在高血压病因诊断中具有重要意义外，也认为其对选择高血压治疗方案、评估靶器官损害易感性及心血管病预后风险具有重要意义。

有关依据肾素水平进行高血压治疗方案的选择，既有合理内涵，也有争议，并且还缺少足够的循证依据。

首先，从理论上讲，高血压患者肾素水平不同，其对各类降压药的反应可能存在差异。高血压发病机制具有异质性，可能以某种发病机制为主，如RAAS激活（高肾素型），或高容量负荷（低肾素型），或高交感神经活性；而各类降压药作用机制不同，有RAS抑制剂、利尿剂、钙通道阻滞剂等，这就构成依据机制选择用药的理论基础。

其次，高血压序贯治疗方法的应用及小样本临床研究结果也进一步证实了这一观点。因此，临床形成一种共识，即高血压伴肾素水平高的缺血性肾病，对RAS抑制剂敏感；而肾素水平较低的盐敏感性高血压和原发性醛固酮增多症，对利尿剂反应更好。可见，这种"差异"不仅存在，而且已影响着医师治疗观念和行为。

Laragh和Sealey[16]将高血压发病机制分为容量（volume，V）和肾素（renin，R）调节两种类型，据此也将降压药物分为抗"V"型和抗"R"型药两类（表4-2-1）。前者是促进尿钠排泄，改善容量负荷为主要作用机制的药物，包括噻嗪类利尿剂和钙通道阻滞剂；后者是抑制RAAS的药物，包括ACEI、ARB、β受体阻滞剂。

**表4-2-1　抗"V"型和抗"R"型药**

| 抗"V"型药 | 抗"R"型药 |
| --- | --- |
| 盐皮质激素受体拮抗剂 | 中枢α2受体阻滞剂 |
| 噻嗪类和噻嗪样利尿剂 | β受体阻滞剂 |
| 袢利尿剂 | 肾素抑制剂 |
| 钙通道阻滞剂 | 血管紧张素受体阻滞剂 |
|  | 血管紧张素转化酶抑制剂 |

低肾素型高血压患者应用抗"V"型药物效果较好，对于ACEI单药治疗通常反应较差，而且，Alderman等报道，低PRA患者服用抗"R"型药物可能触发升压反应[17]；而高肾素型高血压患者应用抗"R"型药物效果较好，因此首选ARB、ACEI降压药。正常肾素型高血压表示在容量、血管收缩方面介于高肾素型和低肾素型两者之间，治疗上两大类药均可个体化应用，对于不同肾素水平的高血压，在选择敏感性药物同时，血压不达标时，仍需联合其他类型降压药，而且，既便是低肾素型高血压，当联合应用利尿剂后，其对RAS抑制剂敏感性

也可能改变。

尽管依据肾素分型选择抗高血压药物具有一定的合理性，但也存在争议，且缺少循证依据。低肾素型高血压，对利尿剂及钙通道阻滞剂反应好，但还不能证明肾素决定患者对降压药物的反应性具有质的差别（有效或完全无效），且认为可以通过合理的联合治疗"弱化"这种差异，因此，对抗高血压药物的反应性只是相对的。再者，高血压发病机制不仅存在异质性，而且也具有多元性，并在整个病程中相互影响，相互转化，较少孤立存在和一成不变。因此，虽"肾素水平"可影响患者对降压药物的反应，但迄今为止，各权威指南尚未推荐对于原发性高血压，需常规检测肾素水平，以指导治疗。①高血压发病机制多元且相互影响，肾素影响患者对降压药的反应性是相对的，无法想象一个所谓"高肾素型"高血压患者，Ang II 仅影响血管张力，而不影响容量负荷（醛固酮分泌），故利尿剂同样有效；②测定 PRA 并不代表局部或全 RAS 整体水平及功能状态，而降压疗效不是最好并不意味着不具备心血管保护作用；③高血压患者在不同病理生理过程中 RAS、交感系统功能状态动态变化，加之 PRA 的影响因素很多，其肾素水平具有易变性；④临床降压总体趋势是联合治疗，利用 PRA 指导用药的价值更为有限；⑤临床常规 PRA 检测的可操作性差，除检测方法本身繁杂、费用不低外，还要排除许多干扰因素；⑥迄今为止，依 PRA 指导治疗是否能带来心血管获益，尚无证据。

但这不意味着要否认依"发病机制"指导高血压降压治疗的观点。新发高血压患者，应排查继发性高血压，初步评价高血压发病机制、确定靶器官损害及相关的危险因素。服用降压药治疗前，测定肾素水平及 24h 尿钠，可能有助于更有效地降压，以最少用药，实现血压达标，这在肾素极端人群中，预测价值更高，可谓精准医疗。但在无条件测定肾素、24h 尿钠时，有报道建议，采用卡托普利试验，当血压及血浆肾素（有条件）对卡托普利无反应，提示肾素非依赖性高血压，宜选抗"V"型降压药（利尿剂或钙通道阻滞剂）；而反应良好，为肾素依赖性高血压，则选用抗"R"型降压药[10]。但迄今为止，这种方法并未被临床采用。

# 二、低肾素型高血压

## （一）定义及流行病学

低肾素型高血压如前所述，即原发性高血压其血浆肾素活性低于 0.75ng/（ml·h）或肾素水平三等分中的低等分位。我国目前尚无大样本量的人群高血压患者肾素水平的流行病资料，但国外有报道[18]，LRH 总体上占高血压患者的 20%～30%，在顽固性高血压中较为常见，占 60%～70%，属于盐敏感性高血压、容量依赖性高血压。

## （二）病理生理学特点

低肾素型高血压的病理生理学特点较为复杂，因此，重要的问题仍是低肾素型原发性高血压与多种伴有低肾素的继发性高血压相鉴别。有研究表明[19]，在低肾素型高血压患者，血醛固酮呈两种形式，即醛固酮依赖性，还有一种为醛固酮非依赖性高血压；而正常人、高肾素或正常肾素型高血压患者中，血醛固酮只表现为单种形式。因此，低肾素型高血压又可根据醛固酮水平分为低肾素/高醛固酮、低肾素/低醛固酮。

低肾素/高醛固酮的高血压，主要见于继发性高血压。原发性醛固酮增多症（简称原醛症）最常见，也包括家族性醛固酮增多症 I 型或 II 型（FH-I，FH-II），前者为常染色体显性遗传病，醛固酮水平受促肾上腺皮质激素调节，被地塞米松所抑制。原醛症是肾上腺皮质球状带异常地自主性分泌高醛固酮，导致水钠潴留，使得肾素受抑制。除原醛症为外，假性醛固酮减少症 II 型，又称 Gordon 综合征，为罕见的常染色体显性遗传病，其 WNK4 基因 7 号外显子存在一个杂合点突变，导致肾小管对离通道抑制调节功能异常，致使该肾小管对钠、氯重吸收增加，钾的分泌减少，水钠潴留，肾素受抑制，因此，临床表现为高血压、高血氯、高血钾、代谢性酸中毒、低肾素，而醛固酮正常或偏高。

在低肾素/低醛固酮高血压中，最常见的是低肾素型原发性高血压。首先，年龄是影响肾素水平的一个因素。随年龄增长，肾素分泌减少，因此，老年高血压患者多为低肾素型；加之，老年人肾脏排钠功能减退，水钠潴留，肾素活性受抑制，进而醛固酮分泌也减少。肾素另一常见的影响因素是过量钠盐的摄入。高钠、低钾是我国居民的饮食习惯，因而其也是高血压发病的重要危险因素之一，长期高盐饮食，肾素受抑制，醛固酮不高，因此，低肾素型高血压也属于盐敏感性高血压。低肾素型原发性高血压病理生理机制还有基因多态性等原因引起上皮钠离子通道（ENaC）数量和（或）活性增加，钠重吸收增多，进而水钠潴留，血容量增加，肾素分泌受抑制，从而形成低肾素型高血压。原发性高血压本身也对肾素具有抑制作用；种族也可能是影响肾素水平的一个因素。黑种人多为低肾素型高血压，对利尿剂敏感；据报道我国高血压人群也以低肾素型原发性高血压为主。种族对肾素的影响，可能与遗传、生活方式，包括饮食习惯，甚或地理环境等有关。低肾素/低醛固酮高血压，除可见于原发性高血压外，还可以见于一组继发性高血压，包括Liddle综合征、先天性肾上腺皮质增生症（如11β-羟化酶缺乏症）、表观盐皮质激素过多综合征，这几种继发性高血压均为单基因遗传性高血压，其他醛固酮以外盐皮质激素过多引起的高血压，也表现肾素受抑制，而醛固酮不高。

对于低肾素/正常醛固酮高血压，有研究提示，其醛固酮水平相对较低的肾素水平是不恰当的升高，或醛固酮已改变了对肾素的依赖性。

（三）临床特点

低肾素型原发性高血压起病比较温和，进展相对缓慢，因此病程较长；多见老年人高血压、盐敏感性高血压，尤其，高钠、低钾主要膳食习惯者；有色人种，如黑种人以低肾素型高血压多见；血压水平、左心室肥厚均与高肾素型高血压无明显差异，但心脏病发作、脑血管病发生风险及血管受损害程度可能少于高肾素型高血压。

（四）临床治疗要点

对初诊高血压患者，制订治疗方案的理想化的方法，是评估高血压发病的主要机制，即测定尿钠及肾素水平，然后，根据结果，选择治疗药物。对于无条件或无意愿进行评估的患者，可根据其血压水平、伴有的危险因素、靶器官损害、临床疾病等，进行综合考虑确定首选药物。一般来讲，低肾素型高血压，往往伴有高血容量，常见于老年患者、盐摄入偏高的盐敏感性高血压患者，因此，优先选用抗"V"型药物，如利尿剂与钙通道阻滞剂。当血压未达标，再联合抗"R"型药，如ACEI/ARB、β受体阻滞剂；对于难治性高血压，在抗"V"型药+抗"R"型药基础上，加用二线药物，如盐皮质激素受体拮抗剂（如螺内酯）及α受体阻滞剂等。当然，在临床实践中，要坚持个体化治疗，对于单药不能达标，或高血压伴糖尿病、冠心病、肾病等高危患者，要积极采取联合药物治疗，因患者可能同时存在容量和RAAS激活因素，故抗"V"型联合抗"R"型药物是最佳治疗方案。鉴于抗"V"型药物适用于各类PRA水平的患者，故其常可作为联合治疗中的基础药物之一。在联合治疗中，对于低肾素型高血压患者，采用ACEI或与β受体阻滞剂的联合方案，降压效果差，且进一步削弱ACEI（或ARB）的降压效果，故不是推荐的联合方案。而且，有研究显示，当单药治疗时，在所有高血压患者中，或在低肾素、正常肾素型高血压患者中，抗"R"型降压药均较抗"V"型降压药易发生一过性的加压反应（服药后血压升高≥10mmHg），同样，发生治疗后血压≥160mmHg的患者比例，也是使用抗"R"型降压药高于使用抗"V"型降压药，故对于低肾素型高血压患者，使用ACEI/ARB、β受体阻滞剂时应引起一定的注意。然而，对于低肾素，但高血浆醛固酮/PRA患者，研究认为这种相对低肾素水平，醛固酮不适当地增高，在除外继发性高血压后，仍考虑要选用抗"R"型降压药或醛固酮受体拮抗剂[20]

## 三、高肾素型高血压

（一）定义及流行病学

依据PRA的绝对值分型的标准，PRA>4.5ng/（ml·h）为高肾素型高血压。同样，高肾素型高血压无确切的流行病学调研资料，据国外文献报道在原发性高血压中其占10%～20%。

（二）病理生理学特点

高肾素型高血压属于肾素依赖性血管收缩型、钠-容量非依赖性高血压。

RAAS是体内重要的血管调节系统，高肾素型原发性高血压发病机制为血浆肾素活性增高，Ang II形成增加。其结果，一方面，全身血管收缩，尤其，小动脉收缩，增加外周阻力；另一方面，

AngⅡ刺激肾上腺皮质球状带分泌醛固酮，后者促进肾远曲小管对钠的重吸收，水钠潴留，引起容量型高血压。中青年高血压患者以高 PRA 多见，由于高血压及 AngⅡ直接与间接作用于血管，尤其，AngⅡ具有血管"毒性"作用，因此，全身血管易损伤。有些高血压患者其交感神经的活性增强，会进一步促进 RAAS 激活。高肾素型高血压引起的肾脏损害主要表现为肾小动脉硬化，可分为良性和恶性血管硬化，良性血管硬化主要表现为肾小球玻璃样变、前小动脉硬化，最终导致肾小管、肾小球的病理变化，临床以缺血性肾病为主，早期以肾小管功能受损为主，表现为夜尿增多，尿比重降低，肾小管性蛋白尿为主，后期，可累及肾小球，甚至引起肾功能损害。恶性血管硬化主要表现为肾小动脉纤维素样坏死或小血管管腔狭窄及闭塞，从而导致肾脏灌注量明显减少，诱发肾素大量分泌，并伴有醛固酮增高。因此，原发性高血压既有原发性的高肾素，其可能与遗传因素有关；也有长期高血压引起肾损害，肾小球血流动力学异常导致的 RAS 激活，这属于继发性肾素分泌增加，且常为"恶性循环"。高肾素型高血压除可引起肾脏损害外，也通过类似的血管损害，导致心脑血管的病变。其他病理生理学改变，因以血管收缩性高血压为主，故与低肾素型高血压比较，具有较明显的血液浓缩（血细胞比容、血红蛋白、总蛋白水平偏高）、器官灌注不良等的表现。

### （三）诊断

诊断高肾素型原发性高血压前应首先排除继发性高血压[21]。最常见的继发性高血压有肾血管性高血压、肾实质性高血压。肾血管性高血压以动脉粥样硬化（90%）、大动脉炎（<10%）、纤维肌性结构不良（<10%）为常见，其发病机制是一侧或双侧肾动脉主干或分支狭窄、阻塞，引起肾血流量减少或缺血，球旁细胞释放肾素，AngⅡ形成增多，全身小动脉收缩，血压升高。肾实质性高血压最常见于急慢性肾小球肾炎，易激活 RAS，也表现为高肾素型高血压。其他少见的继发性高血压，如球旁细胞瘤（肾素瘤）属肾脏良性肿瘤，释放大量肾素，引起严重的、以动脉收缩为主的高血压。

### （四）临床特点

高肾素型高血压的发病人群相对年轻，以中青

年高血压患者常见[22]；以血管收缩性高血压为主，一般表现为血压水平较高，较难控制；常伴有肾脏损害，蛋白尿或肾功能受损。有研究经长期随访观察，发现基线时高肾素与低肾素比较，未来发生全因死亡、心血管病死亡的风险显著升高；并且高肾素作为心血管危险因素，明显提高 Framingham score 预测效能[12]；同样，高肾素型高血压较低肾素型高血压，其心肌梗死发生的风险增加[23]。

### （五）治疗

对于高肾素型原发性高血压，首选抗"R"型降压药，根据目前各权威高血压防治指南的推荐力度，在抗"R"型降压药中，以首选 ACEI 或 ARB 更合理。但当伴有交感神经兴奋或伴有缺血性心脏病、快速性心律失常时，应选用或加用 β 受体阻滞剂，β 受体阻滞剂保护心脏的循证证据充分。有报道在单药治疗时，高肾素型高血压选用抗"R"型降压药，使收缩压降至 130mmHg 以下的比例明显高于低肾素型高血压或正常肾素型高血压。

鉴于抗"V"型药物适用于各类 PRA 水平的患者，故常可作为常规用药，在使用抗"R"型降压药的基础上，联合应用抗"V"型降压药（利尿剂、钙通道阻滞剂）。利尿剂作为基础用药，适用于所有无其禁忌证的高血压患者，并且，可通过机制互补，使血压更快达标。CCB 通过拮抗钙通道，降低细胞内钙离子浓度，而发挥扩血管作用，因此，适用于各类型高血压，包括高肾素-血管收缩性高血压。而且，抗"V"型降压药，均具有反射性引起交感神经兴奋，轻度激活 RAS 作用，与抗"R"型降压药作用机制互补，后者主要通过阻断 RAS，轻度抑制交感神经作用，可同时扩张动脉与静脉。因此，CCB 与 ACEI（或 ARB）合用，具有协同的降压作用，不良反应相互抵消。CCB 与 β 受体阻滞剂联合，也属于一种较为理想的联合治疗方案。β 受体阻滞剂通过抑制心脏的 $\beta_1$ 受体，抑制心肌收缩力、减慢心率，减少心排血量，并引起外周阻力降低而降压；同时，还具有轻度地抑制 RAS 活性的作用；CCB 反射性兴奋交感神经（心悸、心动过速），轻度激活 RAS，可被 β 受体阻滞剂的作用所抵消。因此，有学者提出"ABCD"用药原则，ABCD 分别代表 ACEI/ARB（A）、β 受体阻滞剂（B）、CCB（C）、利尿剂（D），AB 为抗"R"型降压药，而

CD 为抗"V"型降压药，在联合治疗时，根据协同降压作用、抵消不良反应原则，抗"V"型+抗"R"型降压药联合应用最好，不良反应最小。当然，CCB 与利尿剂，虽均属于抗"V"型降压药，但此联合也是被《中国高血压防治指南（2010）》所推荐的优选联合，有临床研究（FEVER、Sys-Eur 研究）证明，两大类药物合用具有较强的降压作用，并能降低发生心血管事件的危险性，尤其，适用于单纯收缩期高血压、老年性低肾素型高血压或盐敏感性高血压。而对于顽固性高血压，除筛查继发性高血压及一些影响因素外，可参照 PRA、24h 尿钠进一步个体化治疗，以期血压达标。

## 四、正常肾素型高血压

正常肾素型高血压一般是指血浆肾素活性与容量介于低肾素型高血压与高肾素型高血压之间。这可能是交感神经、RAS、容量因素均参与高血压的发生，使肾素水平维持在正常范围内。当高盐饮食（盐敏感时），RAS 系统本应受抑制，但仍在正常水平，提示 PRA 仍相对激活，故提示 RAS 仍参与发病机制，需积极联合应用抗"V"型和抗"R"型降压药。在临床实践中，高血压伴糖尿病、冠心病、肾病等高危患者也常有容量和 RAS 激活因素，故抗"V"型联合抗"R"型药物仍为最佳治疗方案。

综上所述，高肾素型原发性高血压属于肾素依赖性、钠-容量非依赖性高血压，血管收缩程度较低肾素者高；中青年高血压多见；高肾素型高血压时，血管损伤的程度相对较重；肾功能受损、心脏病发作等心血管病风险增高，治疗上应首选抗"R"型降压药（ACEI/ABR 或 β 受体阻滞剂），对于血压不达标、难治性高血压应积极采用抗"R"型+抗"V"型降压药联合治疗。

## 第三节　盐敏感性高血压

## 一、盐敏感性高血压概念

1960 年 Dahl 用含不同盐浓度食物饲养大鼠，建立了遗传性盐敏感性高血压大鼠动物模型；20 世纪 70 年代末，Kawasaki 等先后依据高血压患者和血压正常个体对高盐摄入的血压反应提出了"血压的盐敏感性"概念[24]。与血压的盐敏感性相关联的高血压称为盐敏感性高血压。

盐敏感具有种族差异，50%的中国盐敏感性高血压者和 74%的黑种人盐敏感性高血压者有遗传因素参与[25,26]，高于其他种族。黑种人、绝经期女性、老年人更容易发生盐敏感性高血压和心血管疾病[27]。

在我国高血压患者和血压正常人群中，51%高血压患者和 26%血压正常者盐负荷后出现血压升高，即表现为盐敏感性[28]。研究结果表明，人群中不同个体对盐的敏感性差异呈"S"形曲线。高血压发生率随着盐摄入量增加显著性升高。盐摄入量增加可导致氧化应激、血管内皮损伤、肾脏损伤、左心室肥厚、脑卒中等靶器官损伤[29]。

## 二、盐敏感性高血压临床特点

盐敏感性高血压除具有高血压的一般临床表现外，还有以下临床特征。

### （一）盐负荷后血压明显升高，限盐或缩容后血压降低

盐敏感者对于急性或慢性盐负荷均呈现明显的升压反应，而短期给予利尿缩容或限制盐的摄入量则可使血压显著降低。

### （二）血压的昼夜节律，多呈非杓型血压

盐敏感性高血压患者在高盐和低盐摄入时，均表现为夜间血压下降幅度小，24h 血压曲线的夜间谷变浅或消失，甚至夜间血压高于白昼血压，呈典型的非杓型、甚至反杓型曲线；血压正常的盐敏感者在盐负荷时也呈非杓型趋势。

### （三）靶器官损害出现早

盐敏感性高血压易于出现心、脑、肾等脏器的并发症，且进展较快，程度更为严重。盐敏感者较早出现左心室肥厚，主要表现为室间隔和左心室后壁的增厚。盐敏感性高血压患者的尿微量白蛋白排泄量增多，有较早发生肾功能损害的倾向。另外，盐敏感者呈现的非杓型血压波动，是脑血管病发生的危险因素。因此，针对这一部分患者，尽量减少血压波动幅度和降低夜间的血压是预防脑卒中的关键。

（四）血压的应激反应增强

盐敏感者于精神激发试验和冷加压试验后，血压的增幅值明显高于盐不敏感者，且持续时间较长。

（五）血管内皮功能受损，血管僵硬度增加

盐敏感者脉搏波传导速度（PWV）增快，血流介导的肱动脉扩张性（FMD）低于盐不敏感者，存在血管内皮功能障碍。

（六）胰岛素抵抗表现

盐敏感者有胰岛素抵抗表现，特别在盐负荷情况下盐敏感者的血浆胰岛素水平较盐不敏感者明显升高，胰岛素敏感性指数降低。

## 三、盐敏感性高血压的病情评估

在总体人群中，盐敏感是呈正态分布的连续性变量。通常依据盐负荷后个体的血压变化幅度定义盐敏感和盐抵抗。但是不同研究中采用不同的方案。目前并没有一个公认的最佳区分盐敏感和盐抵抗的测量方法。传统的盐负荷试验通常设计为低盐饮食后再给予高盐饮食，观察不同盐负荷下的血压变化。

最早测量方法由 Kawasaki 等[24]设计，在 19 名原发性高血压患者中，分别给予不同的盐摄入量各 1 周：正常摄入盐量（109mmol/d），然后低盐摄入（9mmol/d），随后再高盐摄入（249mmol/d）；然后分别测量其每 4h 的卧位血压，比较低盐和高盐摄入后的平均血压差，血压值增加≥10%为盐敏感性高血压，而<10%为非盐敏感性高血压。

也有应用 24h 动态血压监测对比低盐和高盐 2 次的血压均值方法者，高盐较低盐时血压增高，具有统计学意义，即为盐敏感性高血压，否则为非盐敏感性高血压。

对比静脉输入生理盐水（增加盐负荷）和次日低盐饮食及利尿（减少盐负荷）的平均压，如果平均压下降超过 10mmHg 为盐敏感，下降低于 5mmHg 或者不降反升者为盐抵抗或盐耐受，处于两者之间（6～9mmHg）为不确定[30]。

（陈　歆　左君丽　初少莉）

## 参 考 文 献

[1] Longland CJ, Gibb WE. Sympathectomy in the treatment of benign and malignant hypertension; a review of 76 patients. Br J Surg, 1954, 41 （168）: 382-392.

[2] 余振球，赵连友，惠汝太，等. 实用高血压学. 3 版. 北京：科学出版社，2007：925-941.

[3] Kimmelstiel P, Wilson C. Benign and malignant hypertension and nephrosclerosis: a clinical and pathological study. Am J Pathol, 1936, 12（1）: 45-82.

[4] van den Born BJ, Lowenberg EC, van der Hoeven NV, et al. Endothelial dysfunction, platelet activation, thrombogenesis and fibrinolysis in patients with hypertensive crisis. J Hypertens, 2011, 29 （5）: 922-927.

[5] 王海燕. 肾脏病学. 2 版. 北京：人民卫生出版社，2001：1145-1166.

[6] Lane DA, Lip GY, Beevers DG. Improving survival of malignant hypertension patients over 40 years. Am J Hypertens, 2009, 22（11）: 1199-1204.

[7] Edmunds E, Beevers DG, Lip GY. What has happened to malignant hypertension? A disease no longer vanishing. J Hum Hypertens, 2000, 14（3）: 159-161.

[8] Deshmukh A, Kumar G, Kumar N, et al. Effect of Joint National Committee VII report on hospitalizations for hypertensive emergencies in the United States. Am J Cardiol, 2011, 108（9）: 1277-1282.

[9] Chobanian AV, Bakris GL, Black HR, et al. The Seventh Report of the Joint National Committee on Prevention, Detection, Evaluation, and Treatment of High Blood Pressure: the JNC 7 report. JAMA, 2003, 289: 2560-2572.

[10] Laragh JH. Renin profiling for diagnosis, risk assessment, and treatment of hypertension. Kidney International, 1993, 44（5）: 1163-1175.

[11] Bhandari SK, Batech M, Shi J, et al. Plasma renin activity and risk of cardiovascular and mortality outcomes among individuals with elevated and nonelevated blood pressure. Kidney Res Clin Pract, 2016, 35（4）: 219-228.

[12] Gonzalez MC, Cohen HW, Sealey JE, et al. Enduring direct association of baseline plasma renin activity with all-cause and cardiovascular mortality in hypertensive patients. Am J Hypertens, 2011, 24（11）: 1181-1186.

[13] Drayer JIM, Weber MA, Sealey JE, et al. Low and high renin essential hypertension: a comparison of clinical and biochemical characteristics. American Journal of the Medical Sciences, 1981, 281（3）: 135-142.

[14] Satoh M, Kikuya M, Hara A, et al. Aldosterone-to-renin ratio and home blood pressure in subjects with higher and lower sodium intake: the Ohasama study. Hypertens Res, 2011, 34（3）: 361-366.

[15] Funder JW, Carey RM, Fardella C, et al. Case detection, diagnosis, and treatment of patients with primary aldosteronism: an endocrine society clinical practice guideline. J Clin Endocrinol Metab, 2008, 93 （9）: 3266-3281.

[16] Laragh JH, Sealey JE. The plasma renin test reveals the contribution of body sodium-volume content（V）and renin-angiotensin（R）vaso-constri ction to long-term blood pressure. Am J Hypertens, 2011, 24

（11）：1164-1180.

[17] Alderman MH，Cohen HW，Sealey JE，et al. Pressor responses to antihypertensive drug types. AM J Hypertens，2010，23（9）：1031-1037.

[18] Mulatero P，Verhovez A，Morello F，et al. Diagnosis and treatment of low-renin hypertension. Clin Endocrinol，2007，67（3）：324-334.

[19] Adlin EV，Braitman LE，Vasan RS. Bimodal aldosterone distribution in low-renin hypertension. Am J Hypertens，2013，26（9）：1076-1085.

[20] Durukan M，Guray U，Aksu T，et al. Low plasma renin activity and high aldosterone/renin ratio are associated with untreated isolated systolic hypertension. Blood Press，2012，21（5）：320-325.

[21] Garovic VD，Textor SC. Renovascular hypertension and ischemic nephropathy. Circulation，2005，112（9）：1362-1374.

[22] Viola A，Monticone S，Burrello J，et al. Renin and aldosterone measurements in the management of arterial hypertension. Horm Metab Res，2015，47（6）：418-426.

[23] Alderman MH，Ooi WL，Cohen H，et al. Plasma renin activity：a risk factor for myocardial infarction in hypertensive patients. Am J Hypertens，1997，10（1）：1-8.

[24] Kawasaki T，Delea CS，Bartter FC，et al. The effect of high-sodium and low-sodium intakes on blood pressure and other related variables in human subjects with idiopathic hypertension. Am J Med，1978，64（2）：193-198.

[25] Gu D，Rice T，Wang S，et al. Heritability of blood pressure responses to dietary sodium and potassium intake in a Chinese population. Hypertension，2007，50（1）：116-122.

[26] Svetkey LP，McKeown SP，Wilson AF. Heritability of salt sensitivity in black Americans. Hypertension，1996，28（5）：854-858.

[27] Weinberger MH，Fineberg NS，Fineberg SE，et al. Salt sensitivity，pulse pressure，and death in normal and hypertensive humans. Hypertension，2001，37（2 Pt 2）：429-432.

[28] 华琦，任海荣. 高盐和高血压. 中国实用内科杂志，2012，32（1）：41-44.

[29] Kotchen TA，Cowley AW，Frohlich ED. Salt in health and disease-a delicate balance. N Engl J Med，2013，368（13）：1229-1237.

[30] Huan Y，Deloach S，Keith SW，et al. Aldosterone and aldosterone：renin ratio associations with insulin resistance and blood pressure in African Americans. J Am Soc Hypertens，2012，6（1）：56-65.

# 第三章

# 原发性高血压病情评估

## 第一节　高血压病情程度的评估

现已明确，原发性高血压的病情程度的评估不仅仅依据现已增高的血压水平，还与患者伴发的其他危险因素有关[1]。

我国 2010 年的高血压指南没有明确提出原发性高血压的分类，只是专门列出了一些特殊人群的高血压特点和处理要点。实际上可以理解，我国的高血压指南将高血压人群分为一般高血压和特殊人群的高血压两类。

然而，WHO 的诊断命名国际疾病分类（ICD-9）曾将高血压分为良性高血压、恶性高血压和非特异性高血压三类。其中，良性高血压是与恶性高血压对应的。但由于良性高血压难以界定，为此，ICD-10的编码在原发性高血压诊断栏目下，仍然提到良性高血压和恶性高血压名称[2]。

### 一、缓进性高血压

缓进性高血压，既往称为良性高血压。由于良性高血压的命名易被低估高血压的危害，我们认为用缓进性高血压替代较为合适。

缓进性高血压约占原发性高血压的95%，病程长，进程缓慢，可达十余年或数十年。其早期阶段为功能紊乱期，全身细小动脉间歇性痉挛收缩、血压升高，因动脉无器质性病变，痉挛缓解后血压可恢复正常。细动脉是指中膜仅有 1～2 层平滑肌细胞，血管口径<1mm 的动脉。临床表现为血压升高，但常有波动，可伴有头晕、头痛，经过适当休息和治疗，血压可恢复正常。若长期的细小动脉痉挛和血压持续升高，逐渐引起细小动脉硬化，则此期患者血压进一步升高，失去波动性，休息后也不降至正常。随着细小动脉的硬化，高血压不断加重，脏器发生继发性病变，尤其是心、脑、肾和视网膜的病变，发生重要靶器官损伤时则预后需根据靶器官损伤程度进行进一步评估。

缓进性高血压预后取决于血压之外的其他危险因素，不存在其他危险因素者一般病程较长，但预后较好。如果有心血管疾病家族史，血压升高时年龄较小，出现心、脑、肾等并发症，则预后较差。死亡原因：在西方国家，心力衰竭占首位，其次是脑血管意外及尿毒症；高血压不经治疗，约50%死于冠心病或心力衰竭，33%死于脑血管意外，10%～15%死于肾衰竭。中国则以脑血管意外最多见，其次为心力衰竭及尿毒症。陶恒乐分析 1947～1954 年高血压主要死因，代表未广泛采用降压治疗时代的自然病史，结果表明，77.3%死于脑血管意外，21.2%死于心力衰竭及心肌梗死，1.5%死于肾衰竭。

### 二、高血压急症与亚急症

#### （一）高血压急症与亚急症概述

**1. 高血压急症**（hypertensive emergency，hypertensive crises）　是指在某些诱因作用下，血压突然和显著升高（一般超过 180/120mmHg），同时伴有进行性心、脑、肾等重要靶器官功能不全的表现，可能危及患者生命的情况。原发性高血压或继发性高血压患者均包括在内。

高血压急症包括高血压脑病、颅内出血、脑梗死、急性心力衰竭、肺水肿、急性冠脉综合征、主动脉夹层动脉瘤、子痫等。需要注意的是，血压水平的高低与急性靶器官损害的程度并不成正比。部分高血压急症患者并不伴有特别高的血压值或仅为中度升高，如并发于妊娠期或某些急性肾小球肾炎、急性肺水肿、心肌梗死的患者，如血压不及时控制在合理范围内，会对脏器功能产生严重影响，甚至危及生命，处理过程中需要给予高度重视[3, 4]。

**2. 高血压亚急症**（hypertensive sub-emergency, hypertensive urgency）　是指血压显著升高，但不伴有靶器官损害。患者可以有血压明显升高所引起的症状，如头痛、胸闷、鼻出血和烦躁不安等。

需要注意的是，血压升高的程度不是区别高血压急症和亚急症的标准，区别两者的唯一标准是有无新近发生的、急性进行性的严重靶器官损害。应当注意到在高血压急症的定义中有"同时伴有进行性靶器官损害"的条件；若患者血压突然升高至200/140mmHg，但不伴有急性靶器官损害，也不能称为高血压急症。

（二）高血压急症与亚急症的血压管理

高血压急症与亚急症的起始降压的目标不是使血压恢复正常，而是渐进地将血压调控至不太高的水平，最大程度地防止或减轻心、脑、肾等靶器官损害。由于已存在靶器官损害，过快或过度降压都容易导致组织灌注压降低，诱发缺血事件。

一般建议初始阶段（数分钟到1h）血压控制的目标为平均动脉压降低幅度不超过治疗前水平的25%。在随后的2～6h将血压降至较安全水平，一般为160/100mmHg左右。如果可耐受，临床情况稳定，在以后24～48h逐步降低血压以达到正常水平[2]。降压时必需充分考虑患者的年龄、病程、血压升高的程度、靶器官损害和合并的临床状况，因人而异地制订具体方案。如为急性冠脉综合征或既往无高血压病史的高血压脑病（如急性肾小球肾炎、子痫所致），则初始目标血压水平可适当降低。如为主动脉夹层动脉瘤，在可耐受的情况下，收缩压应降低至100～110mmHg，多需要联合使用降压药，并重视足量β受体阻滞剂的使用。

总之，高血压急症和亚急症治疗的主要目标是控制血压、改善症状，最大程度挽救患者生命。高血压急症的治疗总则是根据患者的不同情况，给予个体化治疗，迅速恰当地将患者血压控制在目标范围内，最大程度地防止或减轻重要脏器损害。

## 三、恶性高血压

恶性高血压也称急进性高血压，较少见，多见于青壮年，可由缓进性高血压恶化而来，或起病即为急进性高血压。

恶性高血压特征性病理表现为细动脉纤维素样坏死和坏死性细动脉炎。恶性高血压临床上起病急，进展快，血压升高明显，常超过230/130mmHg，可发生剧烈头痛，往往伴有恶心、呕吐、头晕、耳鸣等，视力迅速减退，眼底出血，渗出或视神经乳头水肿，肾功能急剧减退，持续性蛋白尿，血尿和管型尿，氮质血症或尿毒症，可在短期内出现心力衰竭，表现为心悸、气短、呼吸困难，本型高血压也易发生高血压脑病、高血压危象，急性左心衰竭和肾功能不全，与血压显著增高相关[3, 4]。

恶性高血压预后较差，虽不及高血压脑病危急，但不及时治疗，1年生存率仅为10%～20%，多数在6个月内死亡。如能采取积极、有效的治疗，5年生存率有望达到20%～50%。

## 第二节　高血压靶器官损害的评估

高血压的预后取决于靶器官功能损伤的情况，高血压容易引起损害的靶器官有脑、全身血管、心脏、眼和肾等[1, 5]，因此，应当定期评估和检查靶器官损害的程度。

## 一、心脏损害

高血压可使心脏的结构和功能发生改变。由于血压长期升高，左心室泵血的阻力上升，心脏长期处于超负荷状态，因代偿而使左心室壁逐渐肥厚，而左心室腔缩小，心脏舒张功能减退，但是高血压不能达到有效控制，最终发生左心房和左心室扩大。另据临床流行病学调查结果，非高血压人群中左心室肥厚的发生率为1%～9%，而高血压患者中左心室肥厚的发生率高达25%～30%。心肌肥厚和心肌重量增加使心肌耗氧量也相应增加，但心肌的相对供血不增加甚至减少，结果引起心绞痛和心力衰竭。据上海、北京等地的调查显示，62.9%～93.6%的冠心病患者有高血压病史。

## 二、血 管 损 害

血压升高后首当其冲的就是全身的动脉血管，高血压可引起血管硬化和管腔狭窄。在长期的高压作用下，全身的动脉血管的管壁增厚、硬化和痉挛。既往多关注的是心脏的冠状动脉改变，冠状动脉粥样硬化，管腔狭窄或闭塞，使心肌的血液供应减少，可导致心律失常、心绞痛、心肌梗死等。高血压患者中冠心病患病率是血压正常者的 2～4 倍。

实际上，高血压的血管损害是一个全身性的问题。脑、肾和视网膜损害均与高血压的血管损害密切相关。甚至有研究提到，内脏的动脉损害及血管内皮功能的损伤，可能导致一些内脏器官的功能改变。

## 三、肾 脏 损 害

肾脏是由无数个肾单位组成的，每个肾单位又由肾小球和肾小管组成；肾血管有入球小动脉、出球小动脉和静脉三种。高血压除造成肾小球动脉硬化外，还使肾小球内的滤过压升高，出现"超滤过"现象，长期的"超滤过"效应使肾小球发生硬化，功能减低，最终出现肾衰竭。轻症高血压患者若不控制血压，5～10 年可以出现轻中度肾小球动脉硬化；严重的高血压患者短期内就可引起肾损害。肾小动脉的硬化主要发生于入球小动脉，如无并发糖尿病，较少累及出球小动脉。肾脏入球小动脉因高血压而发生管腔变窄甚至闭塞，会导致肾实质缺血、肾小球纤维化、肾小管萎缩等问题，使血压进一步升高且变得更加难以控制。

肾功能损害的最初表现为尿浓缩功能减退，夜尿增多，少量蛋白尿，若肾小球动脉硬化进一步发展，将出现大量蛋白尿，血中尿素氮、肌酐、胱抑素 C 不断上升，此时肾脏病变加重、高血压恶化，形成恶性循环，舒张压高达 130mmHg 以上，肾单位、肾实质坏死，最终发生尿毒症或肾衰竭。

## 四、脑 卒 中

高血压是脑卒中（脑出血、脑梗死）和一过性脑缺血的主要危险因素。

在长期高血压作用下，脑部小动脉发生管壁痉挛、增厚、狭窄、硬化和微血管瘤，不仅容易破裂出血，而且还容易形成血栓、管腔狭窄或闭塞而导致脑梗死。高血压患者反复多次的脑梗死或脑出血，最终导致脑组织严重破坏，形成脑萎缩，使患者发展成痴呆症。

当脑部的小血管在高血压作用下可发生玻璃样变性，管腔完全堵塞，导致局部脑组织缺血坏死，坏死组织被分解吸收后形成小腔，这种脑梗死称为腔隙性脑梗死。腔隙性脑梗死与高血压的关系密切，据 Fishe 报道，腔隙性脑梗死患者 97% 为高血压患者。腔隙性脑梗死患者中合并糖尿病者占 12%～34%。

据统计，全世界每年有超过 200 万人死于脑血管意外。我国每年新发完全性脑卒中（脑出血和脑梗死）120 万～150 万人，死亡 80 万～100 万人，存活者中约 75% 致残，5 年内复发率高达 41%。我国的脑出血多半是由高血压引起的。

## 第三节　高血压并发相关疾病的风险评估

### 一、高血压合并冠心病

冠状动脉粥样硬化是多种原因共同作用的疾病，高血压是其中极重要的因素[6]。收缩压每升高 10mmHg，发生心肌梗死的风险可增加 31%，60%～70% 的冠状动脉粥样硬化者患有高血压，而高血压患者发生冠状动脉粥样硬化较血压正常者高出 3～4 倍。高血压可以加速及恶化冠状动脉发生粥样硬化病变，造成心肌耗氧量增加而加剧冠心病发展，可发生心绞痛甚至急性心肌梗死、心脏性猝死。此外，由于清晨是一天中血压最高的时段，猝死和心肌梗死等发病高峰均在觉醒前后 4～6h，清晨血压与冠心病的关系更为密切。因此高血压合并冠心病的患者血压控制需更加严格。

积极稳定地控制高血压可以预防心脑血管疾病的发病和死亡，使用长效降压药物以控制夜间和清晨血压，可以更有效预防心脑血管并发症发生。同时应全面考虑其他危险因素的管理，如合理膳食、体育锻炼、控烟和强化调脂、抗血小板等药物治疗。

## 二、高血压合并糖尿病

高血压与血糖异常均为最常见的心血管危险因素，且常同时并存。两者合并存在将使心血管疾病的死亡率增加2～8倍。在糖尿病患者中，高血压患病率为20%～40%，是非糖尿病患者的1.5～2倍。

糖尿病与高血压共同的发病因素是胰岛素抵抗[7]。胰岛素抵抗的非糖尿病阶段有胰岛素血症，过高胰岛素促进肾小管对钠的重吸收，引起水钠潴留。高胰岛素也可刺激交感神经兴奋，从而促使血管收缩，长时间高胰岛素血症会使血脂增高，促进动脉硬化。因此高胰岛素血症对高血压的发生起重要作用。

60%的高血压患者同时伴有胰岛素抵抗或2型糖尿病，高血压是糖尿病病情进展的强预测因子。两种疾病合并存在加速心、脑、肾、血管严重疾病的发生发展，因此防治糖尿病的同时必须积极控制高血压。《中国高血压防治指南》指出，糖尿病患者血压控制在130/80mmHg以下最好。年轻糖尿病患者及病程＜5年糖尿病病史的患者血压也应降至130/80mmHg[8]。

## 三、高血压合并心力衰竭

高血压是引起心力衰竭的主要病因之一。长期和持续高血压导致病理性心肌细胞肥厚和心肌损伤（重构）；同时伴有肾素-血管紧张素-醛固酮系统和交感神经系统的过度兴奋，一系列神经内分泌因子的激活；两种机制相互作用，形成恶性循环，最终导致心力衰竭。

而高血压首先损害心肌舒张功能，舒张功能减退先于收缩功能减退，表现为射血分数保留性心力衰竭（heart failure with preserved left ventricular ejection fraction，HFpEF）。约有一半的心力衰竭患者属于HFpEF，尤其是女性、老年和具有其他心血管病危险因素的患者。HFpEF可与射血分数降低性心力衰竭（heart failure with reduced left ventricular ejection fraction，HFrEF）同时出现[9]。HFpEF的发病机制具有其特殊性，因此治疗也与HFrEF有所不同。

高血压所致的心力衰竭可表现为慢性心力衰竭，也可表现为伴有血压急剧升高的急性心力衰竭。

心力衰竭的总体预后很差，长期的心脏性死亡率和总死亡率、心血管事件发生率、再入院率均很高，患者的生活质量较差，是危害严重的临床综合征。一旦诊断心力衰竭，约有半数患者在5年内死亡，重症患者的1年死亡率高达50%，在首次诊断心力衰竭后90d内的死亡率很高。

## 四、高血压合并脑卒中

脑血管病是我国人口致残的主要原因之一，也是导致死亡的"头号杀手"。目前中国的脑血管病死亡人数几乎相当于全部发达国家的脑血管病的死亡人口总数，这其中包括了高血压脑出血及高血压脑梗死患者。无论是脑出血还是脑梗死，高血压均是最重要的危险因素之一。70%以上的脑血管病患者是高血压造成的，因此，对高血压患者给予科学管理对预防脑血管病有着非常重要的现实意义。

然而，由于其特殊的病理生理机制与临床特点，脑卒中急性期的降压治疗应更为谨慎。急性脑卒中时，尤其是发病1周以内，血浆皮质醇和儿茶酚胺水平明显升高，患者出现颅内压增高、脑缺氧、疼痛及精神紧张等，此时机体本身产生一系列生理反应与调整，可引起反射性血压升高。如果在这一阶段过多地降低血压，有可能加重脑组织缺血、缺氧，不利于病情恢复甚至引起更为严重的后果。因此，除非血压严重升高（超过180/110mmHg），应暂时停用降压药物。一般认为，急性脑梗死发病1周以内时，血压维持在（160～180）/（90～110）mmHg最为适宜。如血压严重升高，则应选用一些作用较弱的降压药物，使血压平稳缓慢的降低。

与缺血性脑卒中相比，出血性脑卒中的降压治疗更为复杂：血压过高会导致再次出血或活动性出血，血压过低又会加重脑缺血。对这类患者，现认为将血压维持在脑出血前水平或略高更为稳妥。血压过高时，可在降低颅内压的前提下慎重选用一些作用较为平和的降压药物，使血压平稳缓慢的降低。一般2h内平均动脉压下降不大于25%。血压降低过快、过多均可能会对病情造成不利影响[10]。急性脑出血时血压降压目标160/90mmHg为参考值。

无论脑出血还是脑梗死，一旦病情恢复稳定，均应逐步恢复降压治疗，并将血压控制在140/90mmHg以下[11, 12]。

## 五、高血压合并肾脏疾病

高血压患者常合并肾脏疾病，高血压可损伤肾小球基底膜而引起不同程度蛋白尿，对肾小球动脉的损伤引起平滑肌增生和肾小动脉玻璃样变，进而出现肾小球硬化、肾小球萎缩和肾间质纤维化，表现为进行性肾小球滤过率下降和慢性肾病。当高血压与肾脏疾病共存时，两者互为因果、互相促进，导致肾脏病变的不断进展，以及心、脑、血管等重要靶器官的损伤[13]。

高血压合并肾脏疾病的患者其心血管事件的发生率和病死率均较单纯高血压患者明显增高，尿蛋白排泄量增加、肾小球滤过率降低的程度与心血管事件均显著相关。在积极控制血压的同时早期干预蛋白尿，不仅可以延缓肾脏病变的进展，预防和治疗其他重要脏器的损伤，还可以显著改善长期心血管疾病预后[14, 15]，目前将慢性肾脏病患者降压目标定为：无蛋白尿者＜140/90mmHg，有蛋白尿者＜130/80mmHg。

## 六、围术期高血压

围术期高血压患者是指在外科手术住院期间（包括手术前、手术中、手术后，一般3～4d）伴发急性血压增高（收缩压、舒张压或平均动脉压超过基线20%以上），其诊断需排除由于紧张、焦虑或疼痛导致的生理性血压升高；围术期高血压可增加手术出血、诱发或加重心肌缺血、导致脑卒中及肾衰竭等并发症。既往有原发性高血压病史者，围术期血压波动明显的患者，预后比无血压明显波动的高血压患者更差。

对于围术期高血压患者，治疗目的为保护靶器官功能。降压取决于手术前患者血压情况。除紧急手术外，择期手术一般应在血压得到控制之后进行，并调整受损器官功能的稳定，尽可能把收缩压控制在140～150mmHg之下，舒张压控制在100mmHg以下。如能达到中青年＜130/85mmHg，老年患者＜（140～150）/90mmHg则更好。

对于急诊手术患者，术前准备的同时适当控制血压。血压＞180/110mmHg的患者，可在严密的监测下，行控制性降压，调整血压至140/90mmHg左右。若不积极控制血压，该类人群更易发生出血、脑血管意外和心肌梗死等并发症。

术后应当密切监测血压。与气管内插管相似，气管拔管也会刺激咽喉部产生强烈的心血管反应，导致血压上升。有学者在拔管前5～10min，静脉注射维拉帕米0.15mg/kg和乌拉地尔0.3～0.4mg/kg，能起到有效预防作用。术后患者若不能口服降压药，可采用鼻腔给药、舌下含服和静脉给药的方式[16]。

## 七、高血压合并代谢综合征

代谢综合征主要包括向心性肥胖、血脂代谢异常、血糖升高和（或）胰岛素抵抗及高血压，向心性肥胖的影响最为关键，它与代谢综合征其他每个组分及胰岛素抵抗都独立相关，而其他组分都是在肥胖的基础上发生的。胰岛素抵抗是代谢综合征发病中的中心环节，向心性肥胖是胰岛素抵抗的重要危险因素，肥胖是引起代谢综合征的必要条件[17]。

高血压合并代谢综合征意味着高血压患者同时有血脂异常、胰岛素抵抗、超重或肥胖等，这些因素的叠加都会大大增加心血管事件的发生率。高血压合并代谢综合征的患者其心血管事件的发生率是未合并代谢综合征患者的2倍。

（徐新娟）

### 参 考 文 献

[1] 中国高血压防治指南修订委员会. 中国高血压防治指南 2010. 中华高血压杂志, 2011, 19（8）: 701-709.
[2] Giles TD, Sander GE. The new International Classification of Diseases（ICD-10）: the hypertension community needs a greater input. J Clin Hypertens（Greenwich）, 2012, 14（1）: 1-2.
[3] Johnson W, Nguyen ML, Patel R, et al. Hypertension crisis in the emergency department. Cardiol Clin, 2012, 30（4）: 533-543.
[4] Salkic S, Batic-Mujanovic O, Ljuca F, et al. Clinical presentation of hypertensive crises in emergency medical services. Mater Sociomed, 2014, 26（1）: 12-16.
[5] 叶任高, 陆再美. 内科学. 6 版. 北京: 人民卫生出版社, 2004: 755-757.
[6] Hobanian AV, Bakris GL, Black HR, et al. The Seventh Report of the Joint National Committee on Prevention, Detection, evaluation, and treatment of high blood pressure. JAMA, 2003, 289（19）: 2560-2572.
[7] Dawson J, Wyss A. Chicken or the egg？hyperuricemia, insulin resistance, and hypertension. Hypertension, 2017, 70（4）: 698-699.
[8] Nakanishi N, Okamoto M, Yoshida H, et al. Serum uric acid and risk for development of hypertension and impaired fasting glucose or Type II diabetes in Japanese male office workers. Eur J Epidemiol, 2003,

18（6）：523-530.

[9] Asrarul Haq M，Hare DL，Wong C，et al. Treatment of hypertension in heart failure with preserved ejection fraction. Curr Hypertens Rev，2014，10（3）：142-148.

[10] Ntaios G，Lambrou D，Michel P，et al. Blood pressure change and outcome in acute ischemic stroke：the impact of baseline values，previous hypertensive disease and previous antihypertensive treatment. J Hypertens，2011，29（8）：1583-1589.

[11] Howard G，Banach M，Mary C，et al. Is blood pressure control for stroke prevention the correct goal? The lost opportunity of preventing hypertension. Stroke，2015，46（6）：1595-1600.

[12] Roumie CL，Zillich AJ，Dawn M，et al. Hypertension treatment intensification among stroke survivors with uncontrolled blood pressure. Stroke，2015，4 6（2）：465-470.

[13] 王梅. 高血压与肾脏疾病. 中国实用内科杂志，2007，27（12）：921-923.

[14] Thomas G，Xie DW，Chen HY，et al. Prevalence and prognostic significance of apparent treatment resistant hypertension in chronic kidney disease：a report from the CRIC study. Hypertension，2016，67（2）：387-396.

[15] Gangadhariah MH，Luther JM，Garcia V，et al. Hypertension is a major contributor to 20-Hydroxyeicosatetraenoic acid-mediated kidney injury in diabetic nephropathy. J Am Soc Nephrol，2015，26（3）：597-610.

[16] Hartle A，McCormackT，Carlisle J，et al. The measurement of adult blood pressure and management of hypertension before elective surgery：Joint Guidelines from the Association of Anaesthetists of Great Britain and Ireland and the British Hypertension Society. Anaesthesia，2016，71（3）：326-337.

[17] Krieger DR，Landsberg L. Mechanisms in obesity-related hypertension：role of insulin and catecholamines . Am J Hypertens，1998，1（1）：84-90.

# 第四章

# 血压变异性及临床价值

18 世纪，人们开始意识到血压不是恒定不变的，而是在一定范围内波动的。1969 年，Bevan 运用动脉内插管技术对血压进行连续监测，首次对血压的波动性进行了研究。1987 年 Mancia 提出了血压变异性与高血压病患者靶器官损伤之间的相关性，赋予了血压变异性的重要临床价值。随后，第59 届亚特兰大美国心脏病学会公布的盎格鲁–斯堪的纳维亚心脏结局试验（Anglo-Scandinavian cardiac outcome trial，ASCOT）肯定了血压变异性是独立于血压平均值之外的心血管事件的强预测因子。2010 年，第 20 届欧洲高血压学会对血压变异性进行了专题探讨，受到高血压学界的高度重视，至此展开了血压变异性这一领域的广泛研究。

## 第一节　血压变异性概述

目前血压变异性的研究成果挑战了高血压病的危险分层，可能将成为降压治疗的新增目标。正确认识血压变异性的概念、监测方法及临床意义有助于在降压治疗中对该指标进行合理干预，以协助高血压病的治疗。

## 一、血压变异性定义

血压变异性（blood pressure variability，BPV）又称为血压波动性，是指在一定时间内血压波动的程度。

血压变异性包含两大要素：一定时间内和血压波动的程度。一定时间内即时域指标，可通过 24h 动态血压检测（ambulatory blood pressure monitoring，ABPM）获得。按时域指标血压变异性可分为超短时变异性（心动周期间变异性）、短时变异性（数分钟、数小时变异性）、长时变异性（数日、数周、数月变异性）及季节变异性；血压波动的程度即频域指标，用于反应血压变异速度。频域指标可通过脉搏血压监测仪获得。按频域指标，血压变异性可分为高频变异性（0.15～0.30Hz）、低频变异性（0.04～0.15Hz）和极低频变异性（<0.04Hz）[1]。

此外，血压变异性可分为收缩压变异性、舒张压变异性和脉压变异性；按产生原因又可分为生理变异性、病理变异性和药物所致变异性。

## 二、血压变异性特点

为适应机体生理功能需要，健康人群的血压呈节律性变化。一定范围内的节律性变化可以保护心、脑、肾等重要器官的血流量以适应机体活动，是机体对外界因素干扰的自我保护调节机制。

### （一）血压曲线的峰与谷

**1. 生理性血压曲线为典型的"双峰一谷"**　健康人群昼夜血压差值为 15～20mmHg[1]，呈现"双峰一谷"的血压曲线模式，即 1：00～2：00 血压值最低，6：00～10：00 及 16：00～20：00 血压各有一个高峰值，呈现典型的"汤匙"样杓型血压（dipper blood pressure）（夜间血压较昼间血压下降 10%～20%）[2]。

**2. 其他类型的血压曲线**　血压变异曲线分为浅杓型血压（夜间血压较昼间血压下降<10%）、超杓型血压（夜间血压较昼间血压下降>20%）及反杓型血压（夜间血压较昼间血压增高），后者又称为非杓型血压（non-dipper blood pressure）[3]。

部分高血压病患者的夜间血压下降不明显甚至高于昼间血压，即表现为浅杓型血压或反杓型血压。

欧洲老年收缩期高血压试验的一项亚组分析显示夜间收缩压水平较昼间血压水平更能准确地预测心血管终点事件发生[4]，且夜间和昼间收缩压比值越高，发生心血管事件的危险就越大，暗示了正常血压昼夜节律的重要性。

### （二）血压晨峰

**1. 血压晨峰**　清晨当人们从睡眠状态转为清醒状态并开始日常活动后，交感系统即刻激活，心输出量增加，血压也随之增加，这种清晨血压上升的现象称为血压晨峰（morning blood pressure surge，MBPS）[5]。

**2. 血压晨峰增高**　2010 年《中国高血压防治指南》将起床后 2h 内的收缩压平均值与夜间血压收缩压最低值（包括最低值在内 1h 的血压平均值）之间的差值定义为血压晨峰，如≥35mmHg 则称为血压晨峰增高[6]。

**3. 血压晨峰增高的危害**　高血压病患者具有阻力小动脉重构（壁/腔比例增加）和血管收缩反应性增强的特点。在此基础上，清晨交感神经系统的即刻激活引起外周血管阻力进一步增高，因此大多数高血压病患者呈现血压晨峰增高。病理生理学及流行病学研究显示血压晨峰与清晨急性心血管事件的高发病率密切相关[7]。清晨血液黏滞度最高，常存在高凝状态和低纤溶状态，易诱发血栓形成，而清晨交感神经的即刻激活又引起周围血管阻力迅速升高，增加血管壁的剪切力，加剧血管内皮功能损伤，触发血管收缩和痉挛，增加不稳定斑块破裂的风险。此外，其他心血管事件的危险指标，如心率、纤维蛋白溶解作用的活性、血小板凝聚能力、血液循环中儿茶酚胺水平等改变，也是血压晨峰与清晨心血管疾病高发病率和死亡率增加的关联因素[8]。

## 第二节　血压变异性的形成机制与影响因素
### 一、形 成 机 制

血压变异性的形成机制仍未被完全阐明，目前倾向于是由外界刺激因素与心血管调节机制互相作用的结果。外界因素（如精神、行为因素）经体内感受器感受后传输到中枢神经系统，经整合后借助对自主神经及体液因素（如缓激肽、内皮素、一氧化氮等）的改变而调控血压变异。

### （一）短时血压变异性

生理状态下，短时血压变异性主要受压力反射机制调控。压力反射的控制中心为中枢神经系统脑干区的孤束核，感受器为颈动脉窦和主动脉弓血管外膜下的动脉压力感受器。当血压升高时，动脉管壁的牵张程度加大，压力感觉器发放的神经冲动增多，经中枢机制调控使心迷走神经紧张加强，心交感神经紧张减弱，从而导致心率减慢，心输出量减少，外周血管阻力降低，因此动脉血压下降。反之，当动脉血压降低时压力感受器传入冲动减少，血压增高[9]。

### （二）长时血压变异性

长时血压变异性主要受自主神经功能状态影响，其变异程度反映了交感神经和迷走神经对血管调节的动态平衡。Mancia 和 Grassi 通过测量人体腓骨神经的交感神经活性发现血压正常者到轻、重度原发性高血压患者的血压变异性呈进行性增大[10]，相关动物实验也发现阻滞胆碱能神经和切除交感神经均使血压变异性发生改变，且阻滞胆碱能神经对血压变异性影响更大，提示血压变异性是由交感神经和迷走神经共同调节的且以迷走神经调节为主导的作用[11]。体液调节功能也参与长时血压变异性的调节。

## 二、影 响 因 素

血压变异性既受内源性机制调控，又受机体外部多种因素影响，病理性血压变异可表现为短时血压变异性增大、昼夜血压节律改变及血压晨峰增高。动脉压力反射敏感性下降及自主神经、体液调节功能失调为其主要形成机制。

### （一）压力反射调节机制

动脉压力感受器反射是血压变异性的重要调节机制。随着年龄增长，压力反射敏感性减弱，短时血压变异性增大，这也可能是老年人血压变异性大的有关决定因素。高血压病患者阻力小动脉结构重构，血管收缩反应性增强，血管压力感受器反应性下降，进而短时血压变异性增加。此外，当血管发生动脉粥样硬化时，血管壁顺应性降低，压力反射的传入信号减少，致使压力反射敏感性降低，血压变异性增高。因此，任何能影响压力反射调节机制的因素均可以影响血压变异性，如年龄、动脉弹力、血液黏稠度、血管性疾病及中枢性疾病等[10]。

### （二）自主神经及体液调节机制

自主神经功能损伤及体液分泌异常是原发性高血压病患者血压变异性增高的主要参与机制。健康人群昼间血儿茶酚胺水平、肾素-血管紧张素-醛固酮系统（RAAS）及交感神经系统兴奋性均高于夜间，昼间血压高于夜间血压水平。而高血压病患者体内 RAAS 系统及交感神经系统长期处于激活状态，夜间 RAAS 系统异常激动及交感迷走神经调节失衡导致夜间血压异常增高，晨起交感神经的异常兴奋又导致血压晨峰增高，加大晨起心血管事件发生率。因此，情感因素、行为因素（身体活动、昼夜睡眠等）、机械因素及一些环境因素（工业污染）等可以引起自主神经及体液调节机制改变的因素均可以影响血压变异性[12, 13]。

### （三）盐敏感性

高盐摄入及盐敏感是我国高血压病人群的重要特点。当盐摄入量增加而血压明显增加或使用利尿剂而血压明显降低的情况可称为盐敏感性血压。研究发现，盐敏感性个体存在钠离子的转运异常及肾排钠障碍。盐敏感性个体对钠的滤过率降低而肾小管对钠的重吸收增加，导致过多的钠盐不能及时有效地被排出，血管内容量上升，血压发生变化[9]。生理状态下，钠排泄白天增多、夜间减少，而血压被认为是夜间尿钠排泄的决定性因素，因此夜间肾排钠障碍又会反射性地造成夜间血压升高。此外，研究发现盐敏感个体存在高盐介导的交感神经活力增强及压力感受器重调，高盐饮食可以致使降压反射敏感性下降，血压变异性增大[14]。

### （四）血脂与血糖

**1. 血脂代谢与血压变异性**　血脂代谢与血压变异性具有共同的遗传背景和环境基础。研究发现，高血压病合并血脂代谢异常患者的血压变异性明显高于单纯高血压病患者。脂代谢紊乱可加重高血压病患者的自主神经功能紊乱，过多的血脂在血管壁上沉积导致动脉内膜损伤及功能障碍，血管平滑肌细胞增生，动脉血管重塑，最终导致血压变异性增大。此外，高血压病患者合并血脂代谢紊乱时，通常合并胰岛素抵抗情况。胰岛素抵抗引起的代偿性高胰岛素血症可导致钠水潴留、交感神经系统兴奋及血管平滑肌细胞增生，外周血管阻力增加，压力感受器损伤加重。同时，高胰岛素血症本身也对血管壁的脂质代谢产生直接影响，进而破坏血管顺应性[15]。与此同时，异常的血压变异又会加重血管内皮损伤及功能障碍，有利于血脂沉积及动脉粥样斑块形成。异常的血压变异性与血脂代谢异常在多种机制上相互影响、互为因果，密切相关。

**2. 血糖代谢与血压变异性**　除血脂代谢外，血糖是影响血压变异性的另一重要因素。研究发现，即使在坚持服用降糖药物的情况下，糖尿病仍是昼间收缩压变异性的影响因素之一，2 型糖尿病会加重原发性高血压病患者心血管结构和功能的异常，引起血压平均水平及血压变异性改变[16]。其形成机制可能包括胰岛素抵抗、高胰岛素血症及神经体液调控失调等。

### （五）药物

降压药物在控制血压的同时也会不同程度地影响血压变异，称为药物所致的血压变异性。相关荟萃分析显示，在常用降压药物种类中，钙通道阻滞剂和非袢利尿剂可降低收缩压变异性，而 β 受体阻滞剂、血管紧张素转化酶抑制剂（ACEI）及血管紧张素受体拮抗剂（ARB）则会增加血压变异性，但有待进一步研究证实[17]。

服用降压药物的时间也能在一定程度上影响血压变异性。睡前服药可有效地控制夜间血压及血压晨峰，但对昼间血压控制不佳；晨起服药则对昼间血压控制良好，但对夜间血压及血压晨峰控制不佳。因此，具体服药时间应根据患者血压晨峰及昼夜血压情况进行综合考虑，制订个体化服药方案。此外，患者的药物依从性是对控制血压变异性的另一挑战，尤其是老年人具有用药不规律、随意性大的特点。

此外，人种、性别、遗传、吸烟、饮酒、呼吸障碍及季节变异也会不同程度地影响血压变异性。研究发现，18%的患者需要在夏季减少降压药物剂量，38%的患者则需要在冬季加服降压药物[18]。绝经后的女性丧失了雌激素的保护也更容易出现血压昼夜节律的改变，血压变异性较大。

# 第三节 血压变异性的监测方法与评估指标

## 一、监测方法

### （一）有创性方法

有创操作依赖于计算机化清醒血压连续监测技术，该技术可以准确地在机体清醒状态下进行连续血压监测，但其操作的有创性及对技术的依赖性限制了临床应用。

### （二）无创性方法

目前常用的血压变异性监测方法为无创的 24h 动态血压监测（ABPM）及家庭血压监测（home blood pressure monitoring，HBPM）。

**1. 动态血压监测** ABPM 测量时间间隔可为 15min、20min 或 30min，夜间测量间隔可延长至 30min 或 60min。监测所得的血压数值个数应达应测次数的80%以上，最好每小时均有一个血压值[6]。ABPM 的优点在于可有效地反映短时血压变异性、评估血压昼夜节律类型并有助于白大衣高血压及隐匿性高血压的诊断。市售的 ABPM 仪器大多已通过认证，测量方法简易且结果较为可靠，易被患者接受。

**2. 家庭血压监测** 在日常生活环境中自测并记录不同时间段的血压情况。2010 年《中国高血压防治指南》建议高血压病患者于每日晨起及睡前进行血压测量，测量 2~3 次取平均值，血压稳定者可以将频率改为 1 周 1 次[6]。ESH 指南建议高血压病患者通过 HBPM 进行连续 7 天的晨起及夜间血压测量，并取所有数据的平均值作为血压平均水平[19]。HBPM 可有效地反映长时血压变异性，避免白大衣高血压，并在一定程度上使患者了解自己的血压状况，改善患者的药物依从性，未来则有望通过无线通信与互联网为基础的远程控制系统实现血压的远程、数字化监测。

# 二、评估指标

## （一）常用评估指标

**1. 标准差**（standard deviation，$s$） 通常以不同时间段内多次血压读数的标准差作为衡量血压变异性的指标，包括 24h 收缩压/舒张压标准差、夜间收缩压/舒张压标准差、昼间收缩压/舒张压标准差及随诊间收缩压/舒张压标准差。以标准差评估的血压变异性是高血压患者靶器官损伤的独立预测因素，且独立于血压平均水平[20]。

**2. 变异系数**（coefficient of variability，CV） 由于标准差的数值在一定程度上受到血压平均值的影响，血压值越高，标准差数值越大，故常同时采用经血压水平矫正过的变异系数（CV= $s$/血压平均值×100%）作为反映血压变异性的指标。

## （二）衍生新指标

**1. 独立于均值的血压变异系数**（variation independent of mean，VIM） 经一次血压均值矫正的 CV 仍在一定程度上受到血压数值影响，需要进行二次矫正，因而衍生出独立于血压均值的变异系数：VIM = $s$/血压平均值$^X$，X 为血压均值与血压标准差之间的关系系数，其数值可通过计算 CV 变化曲线与平均血压变化曲线的拟合程度而获得[21]。

**2. 平均实际变异**（average real variability，ARV） 反映短时血压变异性的一项新近指标，通过计算连续血压测量值之间的平均绝对差而获得，其计算公式如下：

$$ARV = \frac{1}{\sum w} \sum_{i=1}^{n-1} w \times |x_{i+1} - x_i|$$

$n$：患者 24h 血压记录个数，$i$：从 1 到 $n-1$，$x_i$：一个血压数值，$w$：相邻两次血压测量时间间距。Hansen 等认为 ARV 可以排除夜间血压下降对血压变异性的影响，可用于预测心血管终点事件，且与标准差相比，ARV 可能是反映血压变异性更为理想的指标[22]。

**3. 剩余标准差**（residual standard deviation，RSD） 与时间相关的特殊参数。在降压药物治疗的起始阶段，血压会有所下降，此时若采用标准差作为血压变异性评估指标会高估变异程度，而剩余标准差的使用可以避免这个问题，其计算公式如下：

$$RSD = \sqrt{\frac{\sum_{i=1}^{n}(x_i - \hat{x}_i)^2}{(n-2)}}$$

$n$：患者 24h 血压记录个数，$i$：从 1 到 $n-1$，$x_i$：一个血压数值，$\hat{x}_i$：血压数值与时间的线性回归拟合值[23]。

**4. 加权标准差**（weighted standard deviation，wSD）**与加权变异系数**（weighted coefficient of variability，wCV）　加权计算可以根据昼间和夜间血压监测时间赋予昼间与夜间血压标准差及变异系数以相应权数，从而消除夜间血压下降对 24h 血压变异性的影响。其计算公式如下：

$$wSD = \frac{dSD \times \Delta dt + nSD \times \Delta nt}{(\Delta dt + \Delta nt)}$$

dSD：昼间血压标准差值，$\Delta dt$：昼间血压监测时间，nSD：夜间血压标准差值，$\Delta nt$：夜间血压监测时间[24]。

**5. 血压变化时率**　是动态血压监测获得的连续血压值与其之间时间差（数分钟内）的绝对比值的平均值。该指标用于反映血压变化的陡度，不依赖于昼夜血压波动，可能为评估短时血压变异性的重要指标，但缺点在于不能反映短时间内的高频血压波动性[25]。

此外，一些辅助指标，如多次血压读数的最高值与最低值等均在一定程度上反映血压波动情况。与传统测量指标（标准差和变异系数）相比，新衍生出的血压变异性评估指标能够更科学地反映不同时间段的血压变异性，但其临床应用还有待证实。

# 第四节　血压变异性与靶器官损伤的关系

ASCOT 有关血压变异性的分析显示，长时血压变异性可以有效预测心血管事件风险，且这种预测意义独立于血压平均水平，血压变异性越大，心血管事件风险越大。苏定冯等发现去窦弓神经（sinoaortic denervation，SAD）的大鼠（SAD 操作的大鼠）血压变得极其不稳定，但不影响 24h 血压平均水平。该模型大鼠是研究单纯性血压变异性的有效动物模型，其有利于血压变异性与靶器官损伤之间关系的研究，实验发现血压变异性在器官损伤方面的重要性并不亚于血压平均水平[26]。

血压变异性与靶器官损伤的具体关联机制尚未明确，迄今认为其机制可能包括：①异常血压变异激活凋亡相关基因及蛋白表达，导致心肌细胞凋亡、心肌纤维化形成；②增大的血压变异引起血管壁的高切力，导致血小板激活与血黏度增高，纤维蛋白溶解活性降低，容易诱发血栓形成，造成靶器官损伤；③血压的异常变异可以引起血管舒缩功能的频繁调节，RAAS 系统激活、氧化应激反应及炎症反应增强，造成血管内皮细胞结构和功能损伤、平滑肌细胞增生及动脉粥样斑块形成与破裂[27]。反过来，血管结构和功能的变化又导致血管顺应性下降，压力感受器敏感性下降，血压变异性进一步增高。血压变异性异常与靶器官损伤机制相互交错、互为因果，构成恶性循环机制。

# 一、血压变异性异常对心脏的影响

## （一）左心室肥厚

左心室肥厚（LVH）是高血压病最常见的靶器官损伤，也是高血压病患者的独立危险因素。

近来研究发现，血压变异性的高低与 LVH 密切相关。Kai 等发现经 SAD 操作的大鼠左心室心肌细胞发生了明显的肥大与纤维化，左心室的收缩功能减退而大鼠的平均动脉压并未改变[28]。

另有研究显示，短时血压变异性与早期的左心室舒张功能降低相关联，在高血压病患者中，高 LVH 组较低 LVH 组的 24h、昼间及夜间收缩压/舒张压的变异性均显著增高，也提示了血压变异性与 LVH 的密切关系。其参与的机制可能为夜间交感神经功能活跃、儿茶酚胺及血管紧张素 II 的分泌增加，心肌成纤维细胞 DNA 合成及细胞凋亡等多种机制导致心室重构，RAAS 系统激活与醛固酮的异常分泌又促使心脏间质增生及成纤维细胞生成，致使胶原量增多而导致心脏肥大[1]。同时，血压昼夜节律消失、夜间血压下降幅度变小导致心血管长时间处于高负荷状态，容易加重 LVH。

但也有研究显示，血压变异性与左心室质量指数无密切关系，左心室肥厚与血压收缩压增高有关，而与血压变异性无关[29]。因此，对于血压变异性与 LVH 的关系目前仍存不同的研究成果，尚存争议。

## （二）心力衰竭

对射血分数降低的心力衰竭患者随访发现，心力衰竭越严重的患者，其血压变异性越大[30]。其机制可能为慢性心力衰竭患者心输出量少，肾血流量减少，RAAS 激活，血管紧张素Ⅱ分泌增加引发血压波动。同时，慢性心力衰竭患者动脉压力反射敏感性降低，自主神经功能发生变化也会导致血压变异性增高。相反，血压变异性的增大又会进一步导致交感神经活性增高，血浆儿茶酚胺水平上升，加速心室重构。此外，RAAS 激活导致外周血管阻力增加，水钠潴留，加重心脏的后负荷，而夜间交感神经占优势会导致心血管系统长时间处于过重的负荷状态，加重心功能的损伤[1]。

### （三）心律失常

有研究显示，血压变异性是独立于血压平均水平之外的心律失常的最新预测因素。异常的血压变异性致使心房内压力随之改变，心房电活动的非均质程度加重，从而加重电重构，导致心房内发生微折返激动。而长时血压变异性增加会导致交感神经兴奋性增强而迷走神经兴奋性减弱，儿茶酚胺分泌增多而乙酰胆碱分泌减少，进而导致体液调节功能紊乱。这种神经-体液调节失衡通过改变相关离子通道的活性影响心肌细胞的动作电位，改变心肌细胞电生理特性致自律性异常、产生折返或触发活动，从而诱发心律失常[31]。

## 二、血压变异性异常对血管损伤的影响

颈动脉壁中膜厚度（intima-media thickness，IMT）增加和动脉粥样硬化斑块形成是心脑疾病的强预测指标。研究发现，24h 血压变异性是 IMT 增加的一项预测因素。Tatasciore 等研究发现，血压收缩压变异性是 IMT 的独立危险因素，无论单因素还是多因素分析，二者的相关性仍然存在[32]。欧洲脑卒中预防研究 -1（European stroke prevention study-1，ESPS-1）、ASCOT 研究、英国短暂性脑缺血发作队列研究、荷兰短暂性脑缺血发作研究的荟萃分析显示，相对于血压平均值，血压变异性具有更强的脑卒中风险预测价值[33]。其参与的机制可能包括血压的异常变异对血管壁的机械性压力和冲击作用时高时低，造成内皮细胞损伤、血管平滑肌细胞增生、血管壁弹性蛋白断裂、弹性纤维/胶原纤维比例降低，动脉硬化及动脉粥样斑块形成，进而导致血管 IMT 增加。

## 三、血压变异性异常对肾脏损伤的影响

微量白蛋白尿（microalbuminuria，MAU）是心血管事件发生的一项预测因子，而血压控制不良是高血压病患者蛋白尿发生的重要影响因素，有效地控制血压在减少蛋白尿、改善内皮功能及肾脏功能保护中具有重要意义。研究发现，血压的异常变异导致肾血管内皮承受较高的压力和切力，当其超出肾脏血管自身调节机制时，损伤的内皮细胞会释放大量的细胞因子导致炎症反应加剧及氧化应激反应增强，同时激活 RAAS。这些因素将加剧肾脏基质纤维化增生及组织硬化，肾脏血流量减少、肾小球滤过率下降及肾小管功能减退[9]。

Manios 等对未治疗的高血压病患者行 24h ABPM 后显示，24h 的血压变异性与肾功能损伤独立相关[34]。另有研究显示，血压变异性与尿蛋白分泌呈正相关，且与夜间血压变异性相关性更大。这可能因为夜间血压持续升高导致肾内动脉持续成高阻力、低流量状态，肾脏更长时间处于超负荷状态，内皮功能更容易发生损害，加重肾功能损伤[35]。

# 第五节　血压变异性异常的干预方法

## 一、药　物　干　预

### （一）传统降压药物

**1. 选用长效平稳降压药物**　在制订抗高血压用药方案之前，可先对药物的相关指标进行评估。

目前用以反映降压药物平稳性的指标有：

（1）谷效应值/峰效应值（trough/peak，T/P）：即药物在剂量末（下次剂量前）的血压降低值（谷效应值）与药物最大效应时的血压降低值（峰效应值）之间的比值。T/P 是 1988 年美国 FDA 提出的评价降压药物药效平稳性的一项临床指标，最理想的降压药物在剂量期间应达到同质降压效果，其 T/P 值应尽量靠近 1，FDA 建议使用 T/P 值大于 0.5 的药物[36]。

（2）平滑指数（smoothness index，SI）：即治疗 24h 内每小时血压下降值的均数与标准差的比值。SI 数值越大，药物 24h 降压效果越均衡[37]。

（3）药物治疗后 18～24h 平均降压幅度：即治

疗前与治疗最后 6h 动态血压监测所得平均值的差值。对于晨起服药的高血压病患者，有效的剂量控制最后 6h 的血压是控制血压晨峰的关键[5]。

不同类型及同一类型不同种的降压药物在控制血压变异方面存在着显著差异。例如，ARB 类药物属于长效降压药物，然而不同的 ARB 阻滞血管紧张素 Ⅱ 1 型受体（$AT_1$）的能力及其解离速度、药物的血浆清除半衰期均有所差异，因此不同种类药物的 $T/P$ 和平滑指数存在明显差异。以常用剂量为例，氯沙坦、缬沙坦与替米沙坦的 $T/P$ 分别为 0.52、0.65 与 0.92，平滑指数为 0.66、0.76、1.05，替米沙坦在控制血压变异性方面明显优于氯沙坦与缬沙坦，且研究发现替米沙坦在控制血压晨峰方面也更为优异[5]。目前，对降压药物的相关研究显示，钙通道阻滞剂在降低血压变异性方面效果最佳，其次为利尿剂，均强于 ACEI 类、ARB 类及 β 受体阻滞剂药物[17]。

长效降压药物不仅能够有效控制 24h 血压的平均水平，而且能够遏制服药后 18～24h（最后 6h）时段的血压回升。相关实验证实，长效单药抗高血压治疗方案能有效降低高血压病患者随诊间的收缩压变异性，且疗效优于短效联合抗高血压治疗方案[38]。因此，在血压达标的基础上，应优先选用长效平稳抗高血压药物，以降低血压变异性的目的。

**2. 联合使用不同机制的降压药物** 降压药物的联合使用是目前 2、3 级高血压病患者降压治疗的优选策略，特别是联合使用作用机制不完全一致的药物。研究显示，联合使用作用机制不同的降压药物可在降低血压的同时明显降低血压变异性，且不同的药物联合方案对血压变异性的控制效果明显不同。例如，尼群地平与阿替洛尔联用，具有明显的器官保护作用，且该作用与其降低血压变异性密切相关。钙通道阻滞剂或利尿剂单独或联合其他药物应用均可以降低 24h 血压变异性，且其作用强于 ACEI 类、ARB 类及 β 受体阻滞剂单独或联合使用[39]。另有国内研究发现缬沙坦联合氨氯地平或氢氯噻嗪均可有效地降低血压及血压变异性，但缬沙坦联合氨氯地平在降低血压变异性及改善内皮功能（增加一氧化氮，降低内皮素）方面作用更强，更有利于控制夜间血压及晨起血压的稳定性[40]。此外，缬沙坦氨氯地平治疗的患者昼间血压变异性及 24h 血压变异性较氢氯噻嗪组低。

**（二）选用可降低血压变异性的药物**

相关动物实验显示，长期应用尼群地平可以降低高血压大鼠的血压变异性。肼屈嗪虽然在降低血压平均水平方面与尼群地平相似，但并不具有降低血压变异性的效果[41]。目前除了传统的降压药物外，国内外学者也发现了一些其他药物能减小血压变异性，如在实验动物中，小剂量酮色林的长期应用能显著降低血压变异性并明显改善靶器官损伤[42]。此外，由于迷走神经在血压控制方面的作用，乙酰胆碱酯酶抑制剂在影响血压变异性方面的作用也逐渐被发掘，已有研究显示在控制血压和改善血压变异性方面，多奈哌齐要比溴吡斯的明的作用更为显著[43]。

近来研究显示，阿托伐他汀有助于控制冠心病患者的血压并降低其血压变异性，其作用机制可能为：①改善血管内皮功能，增加一氧化氮释放并减少内皮素释放；②抑制血管内皮炎症及氧化应激反应；③降低血管紧张素转化酶的活性和浓度，增强 ACEI 类药物的作用；④促进血管外膜脂肪组织对外膜源性舒张因子的释放，促进血管舒张；⑤抑制表皮生长因子受体信号传导通路，抑制心肌间质组织增殖，改善心肌重塑；⑥改善胰岛素抵抗，缓解动脉硬化。因此，在高血压病合并血脂异常的患者选择药物时要双管齐下，科学配伍，发挥两类药物之间的协同作用[44]。

此外，部分中医疗法在血压控制方面具有多靶点、多环节优势，如天麻舒心方、针灸推拿、耳穴治疗等均被证实在血压变异性控制方面具有一定的作用[45,46]，但结果有待进一步研究考证。

# 二、非药物干预

## （一）教育普及

大多数高血压病患者甚至部分临床工作者只关注血压数值而忽略血压变异情况，不了解血压晨峰及血压昼夜节律性的重要性而忽略对血压变异性的监测。如高血压病患者能在日常生活中对血压进行合理监测，便可以在就诊时提供更多信息，有助于医务人员对治疗方案进行合理调整。因此，对高血压病患者进行血压变异性的教育普及十分重要，这不仅可以让患者在就诊时提供更多的血压数据，还使患者对自身血压状况更为了解，有助于提高患者的用药依从性。

## （二）运动与饮食干预

除药物干预外，运动及饮食的调节也在一定程度上对血压变异性起到干预作用。钠盐一直是原发性高血压病的重要危险因素之一，盐敏感性个体的靶器官损伤较非盐敏感性个体更为严重，而钾在某种意义上作为钠的"拮抗剂"，不仅可以对抗盐诱导的血压及血压变异性的增高，也可以在一定程度上降低靶器官损伤。因此，对于高血压病患者，尤其是兼有血压变异性大的患者在饮食上要注意限制钠盐的摄入而适当地补充钾盐[47]。同时，由于血脂异常与血压变异性之间的相互作用，高血压病患者在饮食上要注意低脂饮食，这不仅可以辅助血压数值的控制，还对稳定血压变异性具有一定帮助。此外，长期有氧运动已作为高血压病必要的康复手段之一，其对血压变异的控制作用也得到了广泛的关注和肯定。长期的有氧运动可以改善心血管交感神经与迷走神经的均衡性，从而起到稳定心率和血压的作用[48]。

饮食调节与有氧运动可作为高血压病患者的辅助和补充干预方法，与降压药物协同作用，但具体的治疗方案应根据患者的不同情况进行个体化定制，以达到更好的治疗效果。

# 第六节　血压变异性应用前景与展望

## 一、高血压病危险分层

目前高血压病是根据血压数值、危险因素、糖尿病及靶器官损伤状况进行危险分层，但近年来的证据显示，血压变异很可能成为心血管危险分层的新依据。因此，后续研究可根据血压变异性的评估指标制定出合理的评分系统对其进行分级，以便研究血压变异性与高血压病患者危险分层之间的相关性，并进行早期干预治疗。

已有学者通过对血压平均水平、年龄、生化指标、24h血压变异性及平板运动试验的 Duke 评分进行相关性分析及多元逐步回归分析，建立回归方程得到血压变异性的评分系统，该研究指出通过该血压变异性评分系统所得分数越少，其心血管靶器官损害的危险性就越大[49]。尽管该评分系统的临床使

用价值有待进一步考证，但其将血压变异性进行系统评分进而参与高血压病危险分层的建议值得借鉴。与此同时，另有相关研究发现，血压变异性对具有高心血管风险因素的人群具有危险分层作用，预示作用甚至强于血压平均值，但是对具有低度、中度心血管危险因素人群的预示作用并不大[50]。因此，血压变异性对高血压病危险分层的具体作用有待进一步考究。

## 二、确定个体化治疗方案

对高血压病患者的血压进行合理的动态监测与分析可以有效地反映出患者的血压昼夜节律及血压晨峰状况，有助于个体化治疗方案的制订。例如，超杓型高血压病患者可选用速效降压药物，避免夜间血压过低；而浅杓型或反杓型高血压病患者可在夜间加用药物或给予长效降压药物，从而有效地控制夜间及晨峰血压，但血压控制方案的制订应综合评估患者昼间与夜间血压变异性及晨峰现象的相对获益，以便实现个体化治疗。

## 三、血压变异性研究前景和展望

血压变异性作为独立于血压平均水平之外的预测靶器官损伤和心血管事件发生的独立因素已被广泛认可。首先，部分学者也在致力于研究其中的影响机制及不同降压药物对血压变异性的控制作用，但目前缺乏对血压变异性监测方法及分析指标的系统阐述与定义，这造成了血压变异性研究使用的监测方法及分析指标纷繁芜杂，实验结果迥异。其次，缺乏对血压变异性评分系统及分级的建立，无法有效地研究血压变异性在高血压病患者危险分层中的作用。最后，对于血压变异性异常是高血压病的一项伴随指标还是本身即应作为药物治疗的一个靶点尚需研究。然而，对临床工作者来说，了解并关注患者的血压变异性、综合血压平均水平及血压变异的情况，为患者提供更合理的个体化治疗方案至关重要。

（李为民　贾秀月）

### 参 考 文 献

[1] 焦坤, 冯玉宝, 苏平. 血压变异性与心血管疾病的研究进展. 中国循环杂志, 2016, 31（5）: 518-520.

[2] 陈鲁原. 血压变异的临床意义与实践. 岭南心血管病杂志, 2011, 7（6）：430-432.

[3] 郭艺芳, 白晓谊. 血压变异性的基本概念. 中华高血压杂志, 2011, 7（19）：601-602.

[4] Palatini P, Thijs L, Staessen JA, et al. Predictive value of clinic and ambulatory heart rate for mortality in elderly subjects with systolic hypertension. Arch Intern Med, 2002, 162（20）：2313-2321.

[5] 张维忠. 血压变异和晨峰的概念及其临床意义. 中华心血管病杂志, 2006, 34（3）：287-288.

[6] 中国高血压防治指南修订委员会. 2010 中国高血压防治指南. 中华心血管病杂志, 2011, 39（7）：579-616.

[7] Gosse P, Lasserre R, Minifié C, et al. Blood pressure surge on rising. J Hypertens, 2004, 22（6）：1113-1118.

[8] Mancia G, Parati G. Ambulatory blood pressure monitoring and organ damage. Hypertension, 2000, 36（5）：894.

[9] 于佳岚, 姜东炬. 血压变异性对靶器官损害的影响讨论. 医学综述, 2012, 18（20）：3368-3371.

[10] Mancia G, Grassi G. Mechanisms and clinical implications of blood pressure variability. J Cardiovasc Pharmacol, 2000, 35（7 Suppl 4）：S15-19.

[11] Ferrari AU, Franzelli C, Daffonchio A, et al. Sympathovagal interplay in the control of overall blood pressure variability in unanesthetized rats. Am J Physiol, 1996, 270（6 Pt 2）：H2143-H2148.

[12] 周春绵, 王陆建. 血压变异性的机制和临床意义. 临床荟萃, 2003, 18（11）：657-658.

[13] Rothwell PM. Limitations of the usual blood-pressure hypothesis and importance of variability, instability, and episodic hypertension. Lancet, 2010, 375（9718）：938-948.

[14] 牟建军. 盐、盐敏感性与血压变异性. 中华高血压杂志, 2010, 18（12）：1103-1104.

[15] 李春艳, 张华. 高血压患者血压变异性与血脂异常的关系. 实用心脑肺血管病杂志, 2012, 20（4）：589-591.

[16] 张涛, 黄巍, 彭睿, 等. 原发性高血压患者血压变异性与糖尿病的相关性. 中国老年学杂志, 2016, 36（1）：97-99.

[17] Webb AJ, Fischer U, Mehta Z, et al. Effects of antihypertensive-drug class on interindividual variation in blood pressure and risk of stroke: a systematic review and meta-analysis. Lancet, 2010, 375（9718）：906-915.

[18] Sinha P, Kumar TD, Singh NP, et al. Seasonal variation of blood pressure in normotensive females aged 18 to 40 years in an urban slum of Delhi, India. Asia Pac J Public Health, 2010, 22（1）：134-145.

[19] Parati G, Stergiou GS, Asmar R, et al. European Society of Hypertension guidelines for blood pressure monitoring at home: a summary report of the Second International Consensus Conference on Home Blood Pressure Monitoring. J Hypertens, 2008, 26（8）：1505-1526.

[20] Tatasciore A, Renda G, Zimarino M, et al. Awake systolic blood pressure variability correlates with target-organ damage in hypertensive subjects. Hypertension, 2007, 50（2）：325-332.

[21] 刘英. 血压变异性的临床新认识. 医学理论与实践, 2012, 25（18）：2226-2228.

[22] Hansen TW, Thijs L, Li Y, et al. Prognostic value of reading-to-reading blood pressure variability over 24 hours in 8938 subjects from 11 populations. Hypertension, 2010, 5（4）：1049-1057.

[23] Rothwell PM, Howard SC, Dolan E, et al. Prognostic significance of visit-to-visit variability, maximum systolic blood pressure, and episodic hypertension. Lancet, 2010, 375（9718）：895-905.

[24] Bilo G, Giglio A, Styczkiewicz K, et al. A new method for assessing 24h blood pressure variability after excluding the contribution of nocturnal blood pressure fall. J Hypertens, 2007, 25（10）：2058-2066.

[25] 刘春霞, 陈明. 血压变异的检测方法及参考值研究进展. 中华高血压杂志, 2012, 20（6）：530-533.

[26] Miao CY, Yuan WJ, Su DF. Comparative study of sinoaortic denervated rats and spontaneously hypertensive rats. Am J Hypertens, 2003, 16（7）：585-591.

[27] 苏定冯. 血压变异性与高血压的治疗. 中华心血管病杂志, 2005, 33（9）：863-865.

[28] Kai H, Kudo H, Takayama N, et al. Large blood pressure variability and hypertensive cardiac remodeling—role of cardiac inflammation. Circ J, 2009, 73（12）：2198-2203.

[29] Madden JM, O'Flynn AM, Fitzgerald AP, et al. Correlation between short-term blood pressure variability and left-ventricular mass index: a meta-analysis. Hypertens Res, 2016, 39（3）：171-177.

[30] Rossignol P, Girerd N, Gregory D, et al. Increased visit-to-visit blood pressure variability is associated with worse cardiovascular outcomes in low ejection fraction heart failure patients: insights from the HEAAL study. Int J Cardiol, 2015, 187：183-189.

[31] 程小兵, 潘文博, 钟万生, 等. 血压变异性与心房颤动相关性研究. 中国心血管病研究, 2016, 14（3）：261-264.

[32] Tatasciore A, Renda G, Zimarino M, et al. Awake systolic blood pressure variability correlates with target-organ damage in hypertensive subjects. Hypertension, 2007, 50（2）：325-332.

[33] 丁琼, 张源明. 血压变异性的研究现状与展望. 中华高血压杂志, 2012, 20（6）：534-536.

[34] Manios E, Tsagalis G, Tsivgoulis G, et al. Time rate of blood pressure variation is associated with impaired renal function in hypertensive patients. J Hypertens, 2009, 27（11）：2244-2248.

[35] 安得英, 高生云, 吴成斌, 等. 高血压病患者血压变异性与尿微量白蛋白的关系研究. 疾病监测与控制杂志, 2016, 10（5）：423-425.

[36] Meredith PA, Elliott HL. FDA guidelines on trough: peak ratios in the evaluation of antihypertensive agents. United States Food and Drug Administration. J Cardiovasc Pharmacol, 1994, 23（Suppl 5）：S26-S30.

[37] Parati G, Omboni S, Rizzoni D, et al. The smoothness index: a new, reproducible and clinically relevant measure of the homogeneity of the blood pressure reduction with treatment for hypertension. J Hypertens, 1998, 16（11）：1685-1691.

[38] 张复贵, 华晓芳, 沈艳芳. 短效联合与长效单药抗高血压治疗对随诊间收缩压变异性的影响. 实用临床医药杂志, 2016, 20（5）：11-13.

[39] Levi-Marpillat N, Macquin-Mavier I, Tropeano AI, et al. Antihypertensive drug classes have different effects on short-term blood pressure variability in essential hypertension. Hypertens Res, 2014, 37（6）：585-590.

[40] 吴泽兵, 张颖, 余其贵, 等. 缬沙坦联合氨氯地平或氢氯噻嗪对老年高血压患者血压变异性的影响. 中华心血管病杂志, 2012, 40（1）：8-13.

[41] Liu JG, Xu LP, Chu ZX, et al. Contribution of blood pressure

variability to the effect of nitrendipine on end-organ damage in spontaneously hypertensive rats. J Hypertens, 2003, 21（10）: 1961-1967.

[42] Du WM, Miao CY, Liu JG, et al. Effects of long-term treatment with ketanserin on blood pressure variability and end-organ damage in spontaneously hypertensive rats. J Cardiovasc Pharmacol, 2003, 41（2）: 233-239.

[43] Lataro RM, Silva CA, Tefé-Silva C, et al. Acetylcholinesterase inhibition attenuates the development of hypertension and inflammation in spontaneously hypertensive Rats. Am J Hypertens, 2015, 28（10）: 1201-1208.

[44] 朱丽, 刘卫忠, 巢敏, 等. 阿托伐他汀对冠心病患者血压变异性的影响研究. 中国当代医学, 2016, 23（12）: 92-94.

[45] 谢淑芸, 李慧. 血压变异性的中医研究现状概述. 环球中医药,

2015, 8（9）: 1136-1140.

[46] 赵菁, 方祝元. 血压变异性的中西医研究进展. 国际中医中药杂志, 2014, 36（5）: 475-477.

[47] 徐海霞, 牟建军, 刘富强, 等. 钠钾对血压盐敏感者短时血压变异性的影响. 中华高血压杂志, 2012, 20（6）: 580-583.

[48] 刘文奇, 张洪斌. 原发性高血压病人血压变异性及有氧运动干预的研究进展. 中西医结合心脑血管病杂志, 2016, 14（9）: 972-975.

[49] 朱威, 徐琳, 邱健, 等. 基于血压变异性的评分系统与高血压患者靶器官损害的相关性. 南方医科大学学报, 2016, 36（4）: 567-571.

[50] Mancia G, Facchetti R, Parati G, et al. Visit-to-visit blood pressure variability, carotid atherosclerosis, and cardiovascular events in the European Lacidipine Study on Atherosclerosis. Circulation, 2012, 126（5）: 569-578.

# 第五章

# 血压测量仪器的选择及评价

## 第一节 血压测量技术和血压计的发展

### 一、血压测量技术的发展历程

血压的测量始于有创性方法。1773 年海耶斯（Stephen Hales）牧师先用一个金属管插入到马的颈动脉内，然后再与一根玻璃管相连，通过玻璃管可以观察到血柱的高度为 270cm 左右。同时发现血柱的高度因心跳而有升降，进而有了收缩压和舒张压的概念。此后于 1828 年，法国生理学家吉恩·伦纳德·泊肃叶（Jean-Louis-Marie Poiseuille）使用一种 20cm 长的"U"形水银柱，使得压力的标示管道更短，因此使用更为方便。1847 年德国生理学家卡尔·路德维希使用旋转的烟纸鼓记录到血压曲线。1856 年，法国外科医师 Faivre 使用水银测压计，首次测量到人体的动脉内血压。

无创性血压测量的道路也有许多艰辛。在 1855 年，卡尔·菲罗特和哈里森发明了一台血压计。其主要构件由一个水银袋和玻璃柱组成，在当时得到广泛使用。

无创性血压计的最大的改进在于闭塞肢体动脉。1896 年意大利医师里瓦罗基（Sciopione Riva Rocci）发明了臂式袖袋水银柱血压计。这种血压计是现在通用血压计的基本模型，使用方法与现在的方法相似。将袖带平铺缠绕在手臂上部，用手捏压气球，然后在放气的过程中，观察水银柱跳动的情况和水银柱的高度来推测血压的数值。但是这种血压计无法准确地确定收缩压和舒张压。直至 1905 年俄国生理学家科洛特科夫（N. S. Korotkoff）证实了脉搏音与收缩压、舒张压之间的关系之后，真正意义上的无创性血压测量方法才得以定型。这种袖带式、听诊法水银柱血压测量方法一直被沿用至今[1]。

随着科学技术的发展，现今已经有多种血压计在临床使用，临床医师应当对不同的血压测量方法和血压计有一个较为清晰的认知，才能做到物尽其用、恰到好处。

### 二、有创性与无创性血压测量

#### （一）有创性测压

有创性测压即血管内直接测压。常选用的动脉为桡动脉、肱动脉或股动脉。将动脉导管与压力换能器、多导生理记录仪或床头监视荧光屏相连，以显示压力曲线和读数，可以实现不间断的每一心搏的血压测定。目前主要用于需要连续动脉内血压监测的情况，如抢救心源性休克和低排综合征，心脏介入手术时观察动脉内压力的变化。此项技术在医院的重症监护病房仍然应用十分普遍，利于采集动脉血标本进行动脉血气分析。因其为有创方法，临床应用受到一定限制，但有创性血压测量法仍是一切血压测量方法的"金标准"。

#### （二）无创性测压

无创性测压又称为间接法血压测量。其优点：无创伤，简便易行，设备简单，随处可用。

缺点：虽然无创性血压测值与血管内血压值高度相关，但是任何无创性血压测量均不能提供十分准确的血压数据，两者之间存在一定程度的差异。因为无创性血压测量易受外周动脉的硬化程度、舒缩能力、上臂粗细和袖带的大小等因素的影响。直接法所测的肱动脉收缩压比袖带听诊法测得收缩约低 10mmHg[2]。

# 三、中心动脉压与外周动脉压

## （一）中心动脉压

中心动脉压（central aortic pressure，CAP）是指主动脉根部血管所承受的侧压力。其主要组分为收缩压（SBP）、舒张压（DBP）及脉压（PP）。

SBP 由两部分组成：前向压力波（左心室搏动射血产生）和回传的外周动脉反射波。前向压力波形成收缩期第一个峰值（P₁），反射波与前向压力波重合形成收缩期第二个峰值（即 SBP）。增强压（AP，AP=SBP−P₁）用以表示反射波压力；增强压的大小可用增压指数（augmentation index，AIx）表示，AIx=AP/PP（图 4-5-1）。

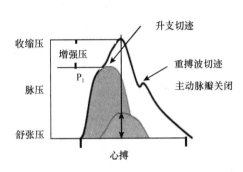
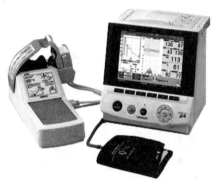

图 4-5-1　中心动脉压的主要组分和无创性测量仪器

## （二）外周动脉压

外周动脉压是指主动脉以外其他动脉的血压，临床上最为常用的是肱动脉压。在动脉系统中，不同部位血管的血压存在差异，从中心动脉压到外周动脉，收缩压逐渐增加，而舒张压逐渐降低。正常生理状态时肱动脉的收缩压和脉压高于中心动脉压（10～15mmHg），而舒张压则相反，但平均动脉压两者基本相似。

## （三）无创性 CAP 测定

一些前瞻性的临床随访研究证实CAP升高与心、脑、肾等器官损害及其并发症的发生有非常密切的关系。同时，CAP 的脉压增高是发生心血管危险的最强的预测因子，因此无创性 CAP 测量得到重视和发展。

**1. 无创性 CAP 测量方法和原理**　测量方法：检测时患者取坐位休息至少 5min 后，将左手抬高，使左手桡动脉和右肱动脉与心脏处于同一水平；然后测量肱动脉血压 3 次，取其平均值作为血压校准值。在左桡动脉搏动最强处安放好脉搏传感器（radial plate tonometer），记录 30s 的连续、稳定的脉搏波。经过计算机预先设定程序，进行一系列函数换算，得到校正的升主动脉压力波型，从而推算出主动脉 SBP、DBP、PP、AP 和 AIx 等指标。

**2. 无创性 CAP 测量的优点**

（1）较之肱动脉压，CAP 能更好地预测心、脑、肾等器官损害及其并发症。

（2）CAP 的波形变化可以反映血管张力、动脉弹性、僵硬度。

**3. 无创性 CAP 测量的缺点**

（1）个体差异：目前的仪器，CAP 波形是依据桡动脉波形、经函数推导而得出的。由于仪器使用的函数关系不一定能适用于所有个体（年龄、动脉结构与功能状态），在一定程度上影响 CAP 的精确性和重复性，以及相互间的比较。仅根据肱动脉压水平估计 CAP，对于年轻人可能估计过高，而对老年人又可能估计过低。

（2）无脉症者或手腕近期有伤或畸形者无法用该设备测量；心律不齐（包括心房颤动、心动过速/心动过缓等）而无法获得规律的桡动脉脉搏波的人群。

（3）特殊仪器，技术要求高，费时。

评价：CAP 尚不能替代肱动脉压的临床应用，目前主要用于科研工作[3, 4]。

# 第二节　常用无创性血压测量仪器

目前最为常用的无创性血压计均属于袖带式血压计，包括水银柱血压计、气压表式血压计、超声多普勒法血压计和电子血压计等。

## 一、听诊法水银柱血压计

水银柱血压计分为立式和台式两种。台式血压计使用普遍，而立式血压计主要在床边使用。

### （一）基本结构

基本结构包括充气装置、放气阀门（控制阀）、袖带和水银柱压力标记[刻度从 0～300mmHg，以 2mmHg 为一格，部分血压计还设有千帕（kPa）单位]。

基本原理：将袖带缠绕上臂，充气使袖带内压力增高，通常高于收缩压 30mmHg 左右以阻断肱动脉血流；然后缓慢放气，使袖带压力逐渐降低，当血液重新流过肱动脉时，可以产生不同的血管血流音响，通过对照不同血管音响与水银柱的压力关系来确定收缩压和舒张压值（图 4-5-2）。

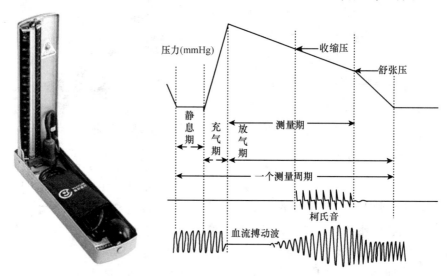

图 4-5-2　水银柱血压计及其血压测量的原理示意图

### （二）测量方法

应依据上臂臂围选择合适的袖带；将袖带紧贴皮肤缚在被测者的上臂，袖带下缘应在肘弯上 2.0～2.5cm。将听诊器轻轻置于肱动脉搏动的最强处，避免过度加压动脉而人为产生杂音。可以快速充气，但是放气速度应缓慢，袖带压力一般以每秒下降 2～4mmHg 为宜；心动过缓时最好每搏心跳下降 2mmHg。

当袖带压力降到一定程度时，血液重新流过肱动脉，听到第一次肱动脉搏动声响（柯氏第一音）时，汞柱凸面的垂直高度为收缩压；随汞柱继续下降，声音突然变小，最终消失时（柯氏第五音），汞柱所示数值为舒张压（表 4-5-1）。

**表 4-5-1　柯氏音的时相与特征**

| 时相 | 柯氏音特征 |
| --- | --- |
| 第 I 时相 | 袖带压力下降中听到的第一次轻的、重复且清晰的敲击声 |
| 第 II 时相 | 随着压力的下降，声音变大，成为较响的钝浊音 |
| 听诊无音间歇 | 在一些患者测量过程中，听诊音完全消失的短暂时间 |
| 第 III 时相 | 声音变得更响，出现较清脆的抨击声 |
| 第 IV 时相 | 声音突然变小，短促而低沉 |
| 第 V 时相 | 随着袖带压力下降，声音最终消失 |

注：第 II 和第 III 时相的听诊音的临床意义目前尚不清楚。

### （三）优点

设备简易、成本低，结果较为准确；临床应用历史悠久，积累了大量的临床数据和资料。其是目前普遍认可的无创性血压测量方法。

（四）缺点

（1）舒张压确定困难：在部分人群变音的确定较为困难；有的人袖带压力降为0时仍可以听到声音，这些人群以变音（柯氏第四音）作为舒张压的数值，并在测量值后加以标注"变音"读数。第Ⅳ时相柯氏音（变音）比第Ⅴ时相柯氏音（消失）可以高10mmHg以上，但通常差别在5mmHg之内。

（2）听诊无音间歇：在收缩压和舒张压的某一区间，柯氏音消失，而在袖带继续放气后柯氏音又重新出现，这种现象被称为听诊无音间歇。这种现象可能导致收缩压低估。听诊无音间歇多见于脉压增大的老年患者。这可能由动脉内血压的波动引起，多发生在那些有靶器官损害的患者中。在袖带充气之前将手臂抬高超过头部30s，然后将手臂放到通常的位置继续测量，可以消除听诊无音间隙。

（3）尾数偏好：是将血压读数习惯性记录为末位0或5mmHg（水银柱血压计尾数只能记录 0，2，4，6，8）。0尾数偏好在不少医疗单位高达70%。这种尾数偏好导致高血压的误诊或漏诊，尤其是在流行病学调查中，可高估高血压的发病率。

（4）其他导致测量误差的因素：放气速度过快及橡皮管连接处和控制阀失灵可导致放气速度过快，可低估收缩压并高估舒张压[2, 5]。

（5）环境污染。

# 二、听诊法气压表式血压计

基本原理：与水银柱血压计相同，只是血压标度用气压表替代了水银柱而已。

优点：价格相对低廉，携带方便。

缺点：使用时间长久后，气压表的机械装置的精确性下降，导致血压测量值偏低。因此，一般不推荐气压式血压计常规用于测量血压（图4-5-3）。

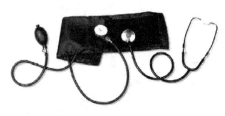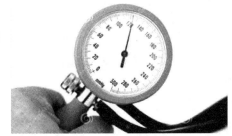

图 4-5-3　气压表式血压计

# 三、超声多普勒法血压计

基本原理：与袖带式听诊法水银柱血压计相同，只是以超声多普勒诊断仪探头代替听诊器。

测量方法：依据常规安放好袖带，在其远心端1/3袖带宽处各放2个传感器，1个负责向动脉发出超声波，1个负责接收反射波。发放的超声波对准动脉血流，由于血流的多普勒效应而产生音响。当测量部位为上臂时，超声探头放置于桡动脉。

当袖带加压阻断动脉血流时，不产生多普勒效应，声音消失，当袖带压力缓慢下降、动脉血流恢复时，开始出现多普勒效应，因此可以听到频移产生的音响，首次听到音响时的袖带压即为收缩压，继续减压至动脉完全开放，超声波信号变轻及模糊

时定为舒张压。

优点：主要用于通用的血压计不能准确测量血压的情况，可用于婴儿和休克患者。

缺点：该方法的准确程度取决于传感器的位置，因此当身体活动时会引起传感器和血管的位置变化，可导致测量误差。舒张压确定的精确度可能存在一些问题[6]。

# 四、电子血压计

目前的电子血压计多依据压力波振荡法（又称为示波法）血压测量原理。因为电子血压计具有自动血压测量的功能，也称为自动血压计。

早在1876年Marey就开始研究示波法血压测量，直至1976年，Maynard Ramsey Ⅲ才证实袖带中的脉搏波的最大振幅与血管平均动脉压（MAP）

相关，此时才奠定了示波法血压测量的基础。随后，Ramsey 在此基础上推算出收缩压和舒张压的计算方法，随着计算方法的进一步细化，1991 年较为成型的示波法血压计得以问世。

压、收缩压和舒张压。

示波法血压（oscillometric blood pressure，OBP）测量精准度取决于传感器精准度，而血压测值的准确性取决于处理单元的质量与稳定性。

（一）基本结构

电子（示波法）血压计主要由 4 个部分组成：①微型充气泵，用于充盈袖带、增加压力以阻断肢体血流。②排气阀，排放袖带中的空气以调节袖带压力。排气阀的开放有阶段开放和连续开放两种形式。阶段开放：每次开放数毫秒，袖带压力下降 5～10mmHg，袖带每一压力阶段，记录 2 次心动的动脉脉冲信号。连续开放：袖带压力持续、稳定下降到 DBP 以下水平，并在此过程中记录每一心搏的动脉脉冲。③压力传感器，能感知袖带中的气压并将其转化为电子信号，传至处理单元。④处理单元，处理单元实际就是系统程序，将获得的袖带气压、脉冲信号等信息进行综合分析、计算，以确定平均

（二）基本原理

以肱动脉血压测量为例，袖带加压阻断肱动脉血流，在放气的过程中，肱动脉血流逐渐恢复正常，微弱的肱动脉的脉冲信号（1～3mmHg）被传感器感知、放大。依据袖带压力变化及脉搏振幅的变化，可以得出一条包络线。包络线的顶峰提示动脉的平均压。而收缩压和舒张压的计算公式依据不同的仪器而不同，通常，包络线上升支达到顶峰 45%～57% 时的袖带压力定为收缩压，而下降支为包络线顶峰 74%～82% 时的袖带压力定为舒张压。这些数据是通过大量的、与水银柱血压计和血管内血压的比对试验而确定的。不同品牌的血压计有特有的收缩压和舒张压计算方法（图 4-5-4）。

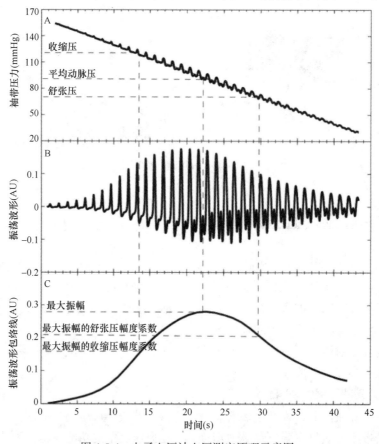

图 4-5-4　电子血压计血压测定原理示意图

A. A 帧，袖带内的压力曲线。　B. B 帧，袖带内脉搏振荡波的波形。C. C 帧，由脉搏振荡波形成的包络线；包络线顶点的袖带压力定为平均动脉压，包络线的上升支的某一点（由一个最大幅度系数来决定）以确定收缩压，而下降支某一点以确定舒张压。不同厂家生产的仪器的最大幅度系数有一定差异。图中 AU 为任意单位（引自：Forouzanfar M，Dajani HR，Groza VZ，et al. Oscillometric Blood Pressure Estimation：Past，Present，and Future. IEEE Rev Biomed Eng，2015，8：44-63.）

（三）测量方法

测量前的准备、受试者的体位、坐姿、袖带规格等要求与使用水银柱血压计一样。

放气式电子血压计的血压测量过程和水银柱听诊法测量血压相似。仪器预先自动设置充气压力，成人为160～180mmHg，儿童为120～160mmHg，新生儿为70～120mmHg。当初置的压力不能获得满意的血压测量时，系统会自动识别并再次充气到更高压力。一旦袖带达到满意的压力，排气阀开放，袖带压力下降，血压测量完成。近年，一些智能化电子血压计能自动调节初始充气压力。

充气式电子血压计是在袖带充气过程中完成血压的测定。在袖带充气的过程中，压力传感器感受袖带中的气压和脉搏波的脉冲振幅，进而完成血压测量。一些研究认为充气式电子血压测量用时较短，可在15s内进行快速血压测量；功耗小，血管不受压迫，不需要设置预先充气压力。

如果由于患者肢体活动、心律不齐或其他干扰未能在充气过程中得到血压值，仪器能自动转为充气式模式再行血压测量。

（四）优点

（1）该血压计使用方便，其能自动提供收缩压、舒张压、平均动脉压、心率和测量时间，能储存数据和传输数据，以供分析使用。在电子血压计中加用一种辅助启动装置后其具有记忆功能，可以测定夜间血压，有类似动态血压计的功能。

（2）该血压计能减轻或消除尾数偏好。使用电子血压计，尤其具有自动传输功能的电子血压计，可以减少和杜绝消除尾数偏好。

（3）该血压计能用于多部位同步血压测量。多部位同步血压测量可以诊断外周血管病。例如，双臂血压测量和四肢血压测量需要采用同步测定的方法，电子血压计能减少人为的误差，具有优势。

（4）该血压计不需要复杂详细的测量血压强化训练。

（5）该血压计可用于深海、高空及其他环境状态。

（五）缺点

**1. 袖带放置不正确可导致较大的血压测量误差**　电子血压计的袖带同时兼顾阻断血管和信号感知功能。因此，相对于水银柱血压计而言，袖带的正确佩戴就显得更为重要。不应该将袖带置于肘关节处，袖带与上臂之间的较大空隙可以影响到脉搏波的检测；同时肘部的运动可能导致血压测量的误差。另外，袖带管道应稳当放置，因为管道的移动可以干扰袖带内部的压力波。

**2. 肢体活动可影响血压读数的准确性和重复性**　测量时身体移动和肢体活动均会严重影响血压读数的准确性，因为电子血压计依赖的袖带压力变化非常弱小，所以任何干扰都会影响到信号的收集。除手的主动运动外，被动运动（如救护车的震动和病床的移动）也可能影响到血压读数的准确性[7, 8]。

**3. 环境噪声**　环境噪声、救护车行驶产生的干扰有时会造成测量误差。目前电子血压计有隔音设置，可在一定程度上减少环境噪声的干扰。

**4. 信号强弱**　当脉搏细弱时，用电子血压计测量血压的准确性值得怀疑，如休克、低血容量及外周血管疾病患者。另外，电子血压计不适于新生儿的血压测量，需要专门设计来解决新生儿的血压测量。

**5. 电子血压计的质量认证**　不同电子血压计，其产品质量也就存在一些差异。一些缺乏质量认证的电子血压计由于元件质量和系统程序的问题，血压测量的准确性及稳定性相对较差。只有那些通过国际标准验证的电子血压计才适于临床及家庭使用。

**6. 其他导致血压测量误差的情况**　电子血压计在一些特殊情况下不能提供准确的收缩压和舒张压，如心律失常、脉搏极弱、严重呼吸困难、帕金森病患者。即使是窦性心律患者，收缩压高于200mmHg，舒张压高于150mmHg，休克、心率低于40次/分或高于240次/分，其数据可能会出现一定的偏差，尤其是平均动脉压和舒张压[7, 8]。

（六）评价

虽然水银柱血压计在临床上已应用了100多年，但由于汞的环境污染问题，水银柱血压计将退出历史舞台，电子血压计将会在医院、家庭中广泛使用。目前趋势是电子血压计正在逐渐取代传统的水银柱血压计，现许多大型临床研究已经使用电子血压计而非水银柱血压计测量血压。最新的加拿大高血压指南推荐电子血压计作为首选的血压计量工具[9]。

腕式电子血压计测定桡动脉压力，虽然使用方便,尤其是在寒冷季节,但目前不被指南推荐使用。

## 五、隧道式臂筒电子血压计

该类血压计又称为无袖带式血压计（cuffless blood pressure measurement system）。仪器的臂筒采

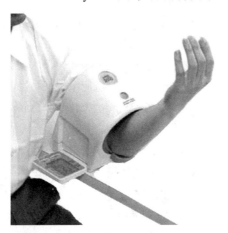
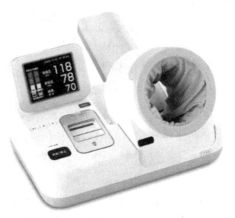

图 4-5-5　隧道式臂筒电子血压计

用双气囊方式或弹性硬板卷绑的方式收紧袖带,以适应不同臂围的人群（图 4-5-5）。

基本原理:属于电子血压计,多数仪器仍采用示波法血压测量原理。

优点:使用方便;可用于门诊患者自己监测血压。

缺点:因为精确度的问题,目前不能用于高血压的诊断。

另外,患者自行测量时存在一些不规范的情况,如上臂衣服的问题。有的仪器备有前臂的托板,有的没有,测量的结果也存在一些差异。

评价:用于成人测量血压。可提高血压监测意识,具有筛查高血压的价值。

## 六、皮肤小动脉血压测定计

### （一）原理

基本原理为袖带法血压测量,不同之处是利用血流阻断前后的皮肤颜色变化（光电肢体容积原理）来确定收缩压和舒张压,而非听诊的方法。代替听诊器的是一个由点光源灯和光敏三极管组成的简便皮肤探头。点光源灯发射光束到皮肤时,显示皮肤颜色的反射光返回光敏三极管内,信号经光电极放大,转接电表指示或由 X-Y 记录仪描记。血流阻断和血流恢复的时候,皮肤颜色的反射光不同,因此产生不同的信号,依据这种信号的改变来确定血压。

### （二）测量方法

袖带放置后,将皮肤探头置于袖带远端的皮肤

表面上。当上臂袖带充气压力增大,阻断动脉血流时,皮肤缺血变白;随着袖带放气至某一压力时,皮肤小动脉血流恢复,皮肤随即变红,此时指针突然偏转或 X-Y 记录仪描记的基线迅速偏转,即为皮肤小动脉血压。

该方法适用于小儿,特别是新生儿。近年,有人应用脉搏氧饱和度仪来测定新生儿的血压,其基本原理与皮肤小动脉血压测定方法相同[10]。

## 第三节　不同场合的血压测量
## 一、诊室人工血压和诊室自动血压

即使在诊室中测量血压,由于测量的环境不同,也分为诊室人工血压和诊室自动血压两种。

### （一）诊室人工血压

诊室人工血压（manual office BP,MOBP）又称为诊室自助血压,是指由医务人员测定的诊室血压（无论水银柱血压计或电子血压计）。

### （二）诊室自动血压

诊室自动血压（automated office BP,AOBP）是医师不在场的情况下,采用完全自动电子血压计测定的血压。

**1. AOBP 基本原理**　多采用示波法电子血压计。但是该类电子血压计内置特殊的程序，可以在设定血压测量的间隔时间（1～5min）实现自动测量4～6次血压。

**2. AOBP 测量方法**　起初医师为患者安放好袖带并指导血压测定，并测定一次血压，证实各种情况正常后离开。然后让患者独自于诊室内，无医务人员在场的情况下，由仪器自动测量血压3～5次，仪器会自动删除第一次血压值，最终显示其他数据的平均值作为 AOBP 数值。

**3. 优点**　除去电子血压计本身的优点外，AOBP 能减少受试者的白大衣效应。多项研究显示，相对于 MOBP，AOBP 与清醒动态血压数值接近且相关性更好。诊室人工测量的收缩压比动态血压监测的清醒收缩压高14.4mmHg，但 AOBP 收缩压与动态血压值接近。即使对持续性高血压患者，也能更好地评价白大衣效应，以减少过度治疗。

**4. 缺点**　仪器的价格相对昂贵，AOBP 在我国应用还很少；也尚无解读 AOBP 的相关指南和规定。目前，AOBP ≥140/90mmHg 可诊断为高血压，<130/80mmHg 者随访；（130～139）/（80～89）mmHg 者建议动态血压检测，或者测定7天家庭血压。

近年，AOBP 在一些国家和地区使用较为广泛，一些大型的临床试验也采用了这种血压测量方法[11-15]。

SPRINT 研究就是使用了 AOBP。笔者对11项有关研究进行荟萃分析结果表明，由 AOBP 测定的收缩压比 MOBP 收缩压低6～7mmHg。这一结果证实 AOBP 可以减少白大衣效应。因此，对于仍然使用诊室人工血压测量的医师来说，不能简单地套用 SPRINT 研究推荐的收缩压靶标（121mmHg），而应当校正不同血压测量方法之间的差异。依据笔者的荟萃分析结果，校正后的收缩压靶标应当为128mmHg。

## 二、家庭自测血压

家庭自测血压（HBPM）是指在家庭中或医院外由患者本人或家属测定的血压，又称为诊室外血压。

### （一）HBPM 和诊室血压的关联

HBPM 135/85mmHg 相当于诊室血压的140/90mmHg。对于初诊或需要改变治疗方案的高血压患者，HBPM 至少连续监测7d，取后6d 血压平均值作为治疗参考的血压值。

### （二）优点

如方法掌握得当，家庭测量血压监测具有以下优点：

（1）可筛查和诊断白大衣性高血压和隐匿性高血压。

（2）可以提供大量血压信息。能得到不同时间、不同情况下的多个血压测值，并可与症状出现时间进行比较。

（3）利于血压管理。方便老年患者或工作较忙的职业人群，提高患者坚持服药和积极治疗的依从性。

（4）利于高血压的筛查。不少高血压患者通过家庭血压测量被发现。因此，推荐使用家庭血压测量，尤其是高血压患者的诊断和药物调整阶段。

### （三）缺点

（1）未经过国际标准认证的血压计或未定期校准的血压计可以导致较大的误差。

（2）使用水银柱血压计需要培训和指导。当受试者为自己测量血压时，血压测值可能受到情绪的影响，部分患者的血压测值反而偏高。

（3）一些焦虑的患者不适于 HBPM，因为血压测量的数据可能对患者造成不良刺激，同时反复多次的血压测量可加重焦虑症状。

（4）患者自己记录的数值可能有偏差。

## 三、动态血压测量

动态血压测量（ABPM）是采用无创性携带式动态血压检测仪，自动、间断性、定时测量日常生活状态下血压的一种检测技术[16, 17]。

### （一）基本原理

目前使用的仪器有压力示波法、柯氏音听诊法或两者结合的方法。

依据不同仪器的性能，仪器拾取信号并记录储存收缩压、舒张压和心率值。监测结束后，储存的数据可通过计算机或专用分析仪打印出每次测量的血压读数和一些初步的统计分析结果。

（二）监测方法

袖带佩戴方法同诊室血压测量，多采用非利手。先向被测者说明测压的注意事项。强调自动测量血压时，佩戴袖带的上臂要尽量保持静止状态。动态血压监测期间，保持平常生活或工作状态，避免佩戴袖带肢体大幅度的活动，以防袖带位移或松动。测压间隔时间可选择 15min、20min 或 30min。一般而言，夜间测压间隔时间可适当延长为 30min 或 60min，以减少对睡眠的影响。

（三）有关参数的计算方法

**1. 24h、白昼与夜间的血压平均值**　正常参照上限值分别为 24h < 130/80mmHg，白昼 <135/85mmHg，夜间<120/70mmHg。反映不同阶段血压的总体水平。

**2. 夜间血压下降百分率**　夜间血压下降百分率:[（白昼平均值−夜间平均值）/白昼平均值]×100%。依据夜间血压下降百分率，可以将 24h 血压曲线分为四种类型：10%～20%为构型；<10%为非构型；>20%为超构型；<0 为反构型。当收缩压与舒张压数据不一致时，采用收缩压数据进行评估。

**3. 血压晨峰**　当起床后 2h 内的收缩压平均值与夜间睡眠时的收缩压最低值（包括最低值在内的 1h 平均值）的差值≥35mmHg，判为异常的血压晨峰。

**4. 降压效应谷峰比值（T/P）**　T/P 计算方法：谷效应值（下一次剂量前 2h 血压下降的平均值）/峰效应值（包括最大降压作用时间段在内的 2h 血压下降的平均值）。血压下降的平均值是指治疗前安慰剂期间血压值与降压药治疗 8～12 周后血压值之差。T/P≥50%是评价长效降压药的必要条件。

**5. 平滑指数（SI）**　SI = 24h 血压下降均值/标准差。计算相对应的每小时治疗前与治疗后血压之差，获得 24h 的血压平均下降值和标准差。

（四）优点

（1）无观察误差和读数选择偏差；有较多血压读数，可获得 24h、白昼、夜间和每小时的血压均值，24h 血压均值有较好重复性。

（2）可用于诊断白大衣性高血压和隐匿性高血压。

（3）无安慰剂效应，用于新药或治疗方案疗效的评价等。

（4）可评估昼夜节律和血压变异性（BPV）。

（5）ABPM 在临床研究方面有很好的应用前景，如心血管调节机制的研究、心血管风险的评估。

（五）缺点

（1）判断无效数据有一定困难。动态血压监测时，血压测量过程中可能受多种因素的影响，如血压测量时上肢和身体的活动，袖带位置移动或松脱可导致较大的数据误差或测不出，睡眠时上臂位置变化或被躯干压迫可影响血压读数的准确性。

虽然有些测量数据不可靠，但是如何舍弃数据时有一定的困惑。目前可采用下述舍弃标准：收缩压>260mmHg 或<70mmHg；舒张压>150mmHg 或<40mmHg；脉压>150mmHg 或<20mmHg。

有效的血压读数次数应该达到监测次数的80%以上，每小时至少有 1 次血压读数，否则结果的可靠性与重复性较差。

但是这种标准只是排除了一些极端的数据，而没有达到如此标准的不真实数据仍然不能排除。目前有一种全信息的电子动态血压计，可以提供血压测量过程中的袖带中的动脉脉冲波的图像和心电图。依据这种脉冲波的图像，可以帮助医师排除一些不可靠的数据。正常窦性心律患者的动脉脉冲波的图像呈梭形。如有外界干扰或患者呈现严重的心律失常，动脉脉冲波的图像形态明显变异，此时的血压测量值往往不能反映真实的血压值。

（2）影响睡眠，而睡眠质量降低反过来影响夜间血压读数。

（3）不同时日动态血压监测的重复性较差。

（4）费用较高，长期频繁使用受限。

（六）评价

目前尚不能用 ABPM 取代诊室血压作为高血压诊断和分级的依据。需要更多与预后关系的证据，需要降压治疗循证证据。

推荐使用经 BHS（1993）、AAMI（1993）和（或）国际方案 ESH（2002）验证合格的动态血压监测仪。动态血压监测仪至少每年 1 次与水银柱血压计进行读数校正，采用"Y"形或"T"形管连接袖带，二者的血压平均读数差异应该≤5mmHg。

## 四、诊室血压、家庭血压和动态血压之间的关系

依据诊室血压、家庭血压和动态血压的血压数据差异，可以诊断白大衣高血压和隐匿性高血压。一般认为诊室血压≥140/90mmHg 可以诊断高血压，而家庭血压和白昼动态血压≥135/85mmHg 即可诊断高血压。

依据诊室血压与动态血压之间的不同表现，可有以下四种类型：①诊室血压和白昼动态血压均正常，见于正常血压者；②诊室血压升高，白昼动态血压也升高，为持续性高血压；③诊室血压升高，但白昼动态血压不高，为白大衣高血压或单纯性诊室高血压；④诊室血压不高，但白昼动态血压升高，为隐匿性高血压[18, 19]。

家庭血压的数据可同样参照使用（图 4-5-6）。

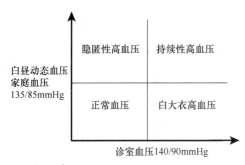

图 4-5-6　依据诊室血压、家庭血压或白昼动态血压差异而定的四种血压类型

# 第四节　多部位和多种体位血压测量

## 一、四肢血压测量和四肢血压差异

经典的诊室血压测量为坐位、单臂血压测量。在动脉粥样硬化流行，大动脉和外周动脉病患者越来越多的年代，这种经典的血压测量方法不能适应高血压防治的需要。

### （一）多肢体血压测量的方法

**1. 双臂血压测量**　使用专用仪器（或 2 个同一型号的电子血压计）同步测量坐位或卧位双臂血压。如不用同步测量血压方法，可以明显高估臂间血压差异（IAD）。Kleefstra 等在 169 名 2 型糖尿病患者中的研究结果显示，分侧测量法的 IAD 检出率为 33%，而同步测量法的检出率仅为 9%。

**2. 四肢血压测量**　使用专用仪器（或 4 个同一型号的电子血压计）同步测量卧位上臂和踝部的血压。踝部血压测定时，将袖带绑于小腿下端测定踝部血压。通过计算四肢血压差异，有助于诊断大动脉和其中血管病。四肢血压测量的要点和四肢血压差异的评价标准见表 4-5-2。

表 4-5-2　四肢血压差异的评价标准

| 测量方法 | 使用电子血压计，卧位状态下四肢同步测量测量 3 次，间隔 1min，取平均值为准 |
| --- | --- |
| 上臂血压正常值 | 收缩压：90～139mmHg |
| | 舒张压：60～89mmHg |
| 踝部血压正常值 | 收缩压：青年为 100～165mmHg，中老年为 110～170mmHg |
| | 舒张压：60～89mmHg |
| 正常臂间血压差（IAD） | 收缩压：<10mmHg |
| | 舒张压：<10mmHg |
| 正常踝间收缩压差 | 如<15mmHg |
| 收缩压踝臂指数（ABI） | 1.80～1.40 正常，如≤0.9 为异常 |
| 臂踝间血压差异 | 踝部收缩压通常比上臂收缩压高 20mmHg 以上 |
| 注意事项 | 1. 高血压患者，在控制血压后应重复四肢血压测量，以排除血压水平对四肢血压差异的影响 |
| | 2. 经桡动脉途径的心导管手术后患者可能导致臂间血压差异 |

### （二）优点

（1）诊断大血管和外周动脉狭窄性病变。臂间血压差异可用以诊断不对称性锁骨下动脉或肱动脉狭窄性病变；踝间血压差异用于诊断不对称性下肢动脉狭窄性病变；踝臂指数（ABI）≤0.9 提示主动脉及主动脉以下分支（髂动脉、股动脉等）的狭窄。它是诊断主动脉缩窄、主动脉夹层、大动脉炎及髂动脉和股动脉狭窄的重要体征。

（2）避免高血压误诊。如果患者右侧上肢动脉狭窄，仅测右上肢血压可能漏诊高血压。临床上研究表明如果仅靠左侧或右侧上肢血压值的话，高血压的漏诊率可以分别高达 23.9% 和 31.0%。

（3）当上臂不适用血压测量时，踝部血压测量是替代方法[20-24]。

## （三）评价

此方法简便，不需要特殊设备，应当大力推广应用；但应注意臂间血压差异和踝间血压差异受基础血压的影响。四肢血压同步测量得到的上臂或踝部收缩压比单一肢体测量的数据平均约高 2mmHg 左右。

# 二、不同体位血压测量

体位改变能导致血压变化。虽然对多数人来说，这种变化幅度不是那么大，但有相当部分患者血压随体位的改变而有较大变化，有些人还因此产生临床症状。

既往重视卧立位血压的变化，近来一些研究发现，一些患者仅有坐位低血压而无立位低血压表现，因此卧位与坐位之间的血压变化也应得到重视。

## （一）测量方法

评价体位性血压变化的经典方法为先卧位休息10min 后测取卧位血压，再改为站立位（或倾斜位）3min 时测取立位血压，并对血压变化进行比较。

## （二）评价标准

**1. 直立性低血压（OH）** 卧位休息 10min 体位改为直立 3min 时，收缩压下降＞20mmHg 和（或）舒张压下降＞10mmHg 称为直立性低血压。但有的标准为卧位时血压正常，直立时收缩压降低大于30mmHg 或舒张压降低大于 20mmHg。

**2. 直立性高血压（OHT）** OHT 的诊断标准为卧位改为直立 3min 时，收缩压升高 20mmHg 或舒张压升高 10mmHg 以上，无论基础血压和直立后血压是否符合高血压的诊断标准。

## （三）优点

认识到体位血压变化是准确诊断和有效治疗高血压的第一步。

**1. 识别 OH 和 OHT** OHT 与隐匿性高血压有关。对于明确诊断为 OHT 的患者，可指导降压药物的合理选择。

**2. 发现一些特殊类型的高血压患者** 如卧位高血压、卧位高血压合并坐位低血压、卧位高血压合并立位低血压、坐位高血压合并立位低血压，甚

至坐位血压正常合并卧位和立位高血压等。如此复杂的组合，有时令人难以捉摸，但它确实是客观存在的。

## （四）缺点

（1）OH 和 OHT 可以早发和迟发，如以 3min的时间标准有时误诊，尤其是对于迟发的患者，此时需要延长血压测量的时限，如 10min 甚至更长时间。

（2）主动站立和被动自立的结果可能不同。

## （五）评价

体位血压变化还涉及卧位-坐位-立位。近年一些学者指出坐位低血压的现象，也就是说，一些患者的体位从卧位转变为坐位时，也可以导致明显的血压降低。目前卧位-坐位血压变化的评价可以参照直立性血压变化的标准[25-29]。

# 三、不同环境条件下的血压测量

因为血压受多种因素的影响，如运动、进食、情绪、疼痛等，不同环境状态下的血压测量显得重要。动态血压监测虽然可以达到这一目的，但患者日常生活的记录往往不详细，难以评价，因此家庭血压测量能发挥较好的作用。

## （一）餐后低血压

餐后低血压（postprandial hypotension，PPH）是排除药物的影响后，进餐导致血压明显降低的现象。PPH 可见于血压正常的患者，也可见于高血压患者。

高血压合并 PPH 的危害性并不亚于高血压本身，PPH 是心血管事件、脑卒中、死亡的独立危险因素。因此，及时诊断 PPH 十分重要。虽然一日三餐后均可发生 PPH，但以早餐后 PPH 更为常见。

PPH 的诊断：依靠进餐血压试验。目前常用的方案：餐前测量基线坐位上臂血压，然后进餐，并于进餐后 30min、60min、90min 和 120min 重复测量上臂血压。

满足以下 3 条中的 1 条即可诊断 PPH：①餐后2h 内收缩压与餐前相比下降＞20mmHg；②餐前收缩压＞100mmHg，而餐后＜90mmHg；③餐后血

下降未达到上述标准，但出现餐后心脑缺血症状。

## （二）其他环境条件下的血压测量

不同环境条件下的血压测量的价值不仅仅局限于PPH，其他如一过性高血压、运动后低血压等均可依靠家庭血压测量得到诊断。了解不同时段和环境中的血压的变化规律，有助于深入理解不同患者的病理特点，更重要的是为血压管理提供了有用的依据[30, 31]。

# 第五节　现有血压测量方法的缺陷和前景

## 现有血压测量方法的缺陷和后果

袖带式血压测量方法使用最为广泛，但是这种方法本身存在一些缺陷，影响到血压测量的准确性。在明显心律失常，如心房颤动时，测值不准。另外，还存在"假性高血压"和"袖带充气性高血压"的现象。

### （一）心律失常的血压测量

水银柱听诊法和电子血压计的血压测量是以窦性心律为原始模板的，因此在频发心律失常患者，尤其是心房颤动患者中，无创性血压测量的准确性存在争议。原因在于每搏输出量不同，每搏的血压也随之不一。依据窦性心律为基础发展起来的血压测量方法就可能导致较大的误差[32]。

以往，一些学者认为示波法血压计不适于心房颤动患者，因为心房颤动患者的脉搏波毫无规律，以窦性心律为基础而确定的收缩压和舒张压计算方法不能适用于心房颤动。最近，一项研究纳入了52例窦性心律和50例心房颤动患者，比较3次示波法血压计血压读数的均值与血管内血压的差异。虽然心房颤动时3次血压测值的差异大于窦性心律，但是Bland-Altmann分析结果证实，心房颤动时3次无创性收缩压和舒张压与有创性数据的偏差同窦性心律相似。因此，作者认为心房颤动患者3次示波法血压计血压读数的均值可以被临床接受[33]。

笔者团队最近的研究发现使用示波法血压计测量血压时，相对于窦性心律者，心房颤动患者的3次收缩压和脉搏数之间存在更大的差异；计算仪器显示的3次脉搏数间的差值（ΔPR）有助于评价收缩压的准确性。当ΔPR在10次/分以内时，示波法血压计测定的收缩压可能与窦性状态下测定的一样可靠。

现今的无创性血压测量还难以解决这一问题。为此，只有通过多次血压测量来弥补，以求获得相对可靠的数据。同样，频发期前收缩时也只有用多次测量值的平均值才能较为准确地反映患者的真实血压[34]。

目前有心房颤动识别血压计问世，能够提示测量时患者是否为心房颤动心律。其识别心房颤动准确率可达90%。但是这种血压计的血压测量精度并没有本质上的提高。

### （二）假性高血压

假性高血压（pseudo-hypertension）是指采用常规的袖带测压法所测得的血压高于血管内血压的现象。

假性高血压于1974年由Taguchi和Sumangool报道，他们使用水银柱血压计为一例82岁男性患者测量血压，结果水银柱血压计因充气过高而无法测得数据，但动脉导管法测得的收缩压/舒张压仅为130/75mmHg。该例患者后来经动脉造影显示肱动脉严重钙化。由于肱动脉的严重钙化和僵硬，即使袖带内的压力相当高也不能达到将血管压闭、阻断血流的目的。假性高血压多见于老年人、糖尿病患者、尿毒症患者、严重动脉硬化患者。

假性高血压的诊断：无创性血压测值符合高血压而动脉内血压正常，即可诊断。

实际上在动脉内血压增高的患者中，也存在袖带法血压值高于动脉内血压值的现象，这种情况不是严格意义上的假性高血压。参照白大衣高血压和白大衣效应的提法，可以认为这种患者实际上是真性高血压合并假性高血压效应。

以往一些学者提出假性高血压的临床鉴别参考。Osler手法是其中之一。Osler手法：袖带法测压时，当袖带测压超过患者收缩压时，还能清楚扪到桡动脉或肱动脉，则为Osler手法阳性，反之为阴性。一些研究证实Osler手法阳性对诊断假性高血压有一定的帮助。近来有多项研究指出，Osler征阳性在老年人中相当常见，且有随年龄增加而增加的趋势，因此 Osler 手法不是一个十分可靠的检测方法。另外，国外报道自动次声血压探测仪（automatic infrasonic recorder）能较好地反映动脉内舒张压，可用以识别假性高血压[35]。对那些袖带测量血压值较高而临床症状和体征明显不符的患者，要注意假性高血压的可能[36]。

### （三）袖带充气性高血压

袖带充气性高血压（cuff-inflation hypertension）是指袖带充气应激导致的异常的一过性高血压反应。对大多数人来说，测量血压时袖带充气不会导致血压的明显改变，但这一操作确实可以导致极少数人血压明显增高，有的可达 40mmHg 之多。一份研究表明，在 15 名临床诊断为难治性高血压患者（DBP 大于 95mmHg）中，其中 7 例动脉内测压的结果正常。其原因在于袖带充气作为一种应激，导致异常增加的血压反应，而无袖带充气的不良刺激情况下，患者的血压实际上并不高。这一事实表明，极少数血压正常者可能因袖带充气的应激而误诊为高血压，甚至误诊为难治性高血压。对许多医师来说，"袖带充气性高血压"的名称非常陌生，而认识这一点则有助于临床工作[37, 38]。

## 第六节　新型血压计的研发前景

目前，临床最常用的无创血压检测方法为柯氏音法和电子示波法。随着各种新技术的进展，一些改良型或新型的血压计问世。血压计发展趋势是测量精度提高，从非连续性测量到连续性测量、从手工化到自动化、从身边测量到远程测量。

## 一、现有方法的改进

### （一）在柯氏音法基础上的改进

**1. 柯氏音法液晶显示血压计**　用电子压力计代替水银柱并通过液晶显示屏显示血压值，便于患者读取血压数值。此属于半自动血压计（也称为"混合"血压计）。它结合了电子血压计和传统水银柱血压计的特点，使用电子压力计代替水银柱，用听诊器听柯氏音来确定血压值。

**2. 麦克风血压计**　用麦克风取代听诊器进行血压测量，并采用降噪技术（如环境噪声、电回路噪声等）减少干扰，以便更好地识别出柯氏音。依据柯氏音来确定收缩压和舒张压。

**3. 麦克风配合心电图血压计**　一些自动血压计同时记录心电图作为参照，以提高柯氏音检出能力。另外，还有一些具有远程传输的麦克风血压计。

### （二）在电子示波法基础上的改进

一些学者致力于血压计的改进，如采用先进的、严格控制的线性放气过程；有的致力于新的计算方法，如基于奇异值矩阵分解（singular value decomposition，SVD）的新型曲线拟合算法（singular curve fitting algorithm，SCFA）。有的致力于快速测量，在确保血压测量精准的前提下，使无创血压的测量速度大幅提高，可以在 10～12s 完成无创血压的测量，提高患者的舒适度。

### （三）柯氏音法和示波法联用血压计

该型血压计综合示波法和柯氏音法的优点。在气囊充气过程中，利用示波法初步确定血压范围，并可自动调整最大充气压力；而在放气过程中通过柯氏音信号记录和比对，以柯氏音的出现时点和消失时点来确定收缩压和舒张压。一旦舒张压点确定，仪器启动快速放气。既能保证测量结果的稳定性和准确性，又有效缩短了测量时间。

## 二、探讨新型的血压测量方法

双袖带脉搏波型血压计（图 4-5-7）属于新型血压计。该型血压计有两个主要特点。其一是采用双袖带，分别置于上臂和前臂。上臂带的放置如同水银柱血压测量，主要用于阻断肱动脉的血流，但同时能传送压力信号。而前臂带带置于肘关节下方，主要用于探测桡动脉血流信号。上臂带气囊充气和放气过程中压力从高到低变化，可逐渐阻断和恢复桡动脉血流；而前臂带则探测肱动脉的脉搏波变化。其二是该型血压计的收缩压和舒张压的确定方法不同于水银柱听诊法和示波法，而是综合两个袖带提供的压力、脉搏波幅度及它们之间的时相关联特性，采用逼近和拟合的计算方式来确定收缩压和舒张压值。基于上述特点，这种血压计命名为脉搏波型血压计。

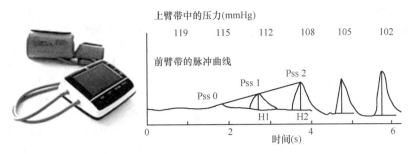

图 4-5-7　双袖带脉搏波型血压计确定收缩压的示意图

笔者的应用经验表明，在窦性心律患者中，以血管内压力作为对照，相对于示波震荡法电子血压计，该型血压计（RG-BP11 型）可以获得更为准确的数据。但在 40 例心房颤动患者的研究中，以水银柱血压听诊法作为对照，较之示波震荡法电子血压计，该型血压计并没有获得更为准确的数据[39]。

## 三、连续无创血压测量方法

目前的袖带式血压测量方法均为非连续的血压测量，而在临床和航天医学领域中迫切需要连续无创血压测量方法。因此，目前有一些连续检测血压的仪器问世。

### （一）动脉张力测量法血压计

将特制的压力换能器安置于桡动脉部位，并外加适当压力。当外加压力与动脉内压力相等时，所加的外力便可反映动脉内血压，结合检出的动脉搏动的最大及最小信号，便可获得相应的收缩压及舒张压值。但是所用的传感器对位移具有高灵敏度，长时间保持传感器测量位置不变较为困难。

现已研发的"血压手表"采用压阻纤维做腕带。压阻腕带可检测接触皮肤的压力或位移，压阻纤维被压缩或拉伸时，阻值改变，产生电信号，修正测量血压值（图 4-5-8）。

### （二）恒定容积法

当施加的血管壁外压力总和与血管内周应力相等时，动脉血管处于恒定容积状态，此时血管壁的直径不再受血压波动的影响，通过对恒定容积状态下的外加压力的而测量间接获得血压值。这种利用血管自身的强非线性力学特性而形成的血压检测方法即为恒定容积法。通过装有光电管的可充气的指

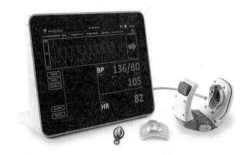

图 4-5-8　动脉张力测量法血压计

套可实现连续测量每一跳血压的目的。代表性的产品有奥地利 CNSystems 公司的 CNAP，以及荷兰 Finapres Medical Systems 公司的 Finapres NOVA。Finapres 系统的缺点在于持续加压的指套一方面会使患者不舒服，而且还会影响测量结果。因此，这些仪器在使用时必须定期放气（图 4-5-9）。

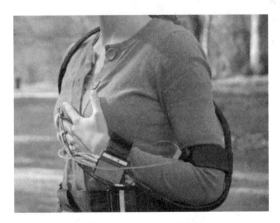

图 4-5-9　Finapres 系统

### （三）脉搏波速度测量法

该法的基本原理是当血压增高时，动脉管壁张力增高（或弹性降低），脉搏波传递速度增加。由于脉搏波传导速度随动脉内压力增加而增加，因此依据脉搏波速度的变化便可推知动脉内压力的变化。

实际应用时，先进行常规的血压测量，建立起脉搏波传递速度与血压间的数学模型，采集脉搏波形后识别出各个脉搏波的特点并提取血压方程中的特征参数（波形参数、时间参数及面积参数等），最后将其参数代入血压方程中就可得到人体脉搏的收缩压和舒张压，从而实现无创连续血压测量[40,41]（图4-5-10）。

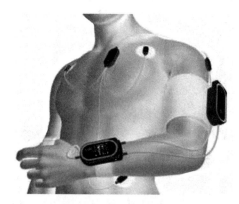

图4-5-10　脉搏波速度法测量血压的示意图

可以预见，随着科学技术的发展，更为方便、更为精确的血压测量仪器将不断问世。

（苏　海）

## 参考文献

[1] Bing RJ. Cadiology-the Second Evolution of the Science and the Art. 2nd edi. New Jersey: Rutgers University Press, 1999: 240-262.

[2] 王文, 张维忠, 孙宁玲. 中国血压测量指南. 中华高血压杂志, 2011, 19 (12): 1101-1115.

[3] McEniery CM, Cockcroft JR, Roman MJ, et al. Central blood pressure: current evidence and clinical importance. Eur Heart J, 2014, 35 (26): 1719-1725.

[4] 赵天明, 王增武, 王馨, 等. 比较无创性中心动脉压测量仪 A-PULSE CASPro 与 A-PULSE CASP 分析系统测量中心动脉压的一致性. 中华高血压杂志, 2015, 23 (1): 62-66.

[5] 苏海, 彭强. 血压测量中值得注意的问题. 中华高血压杂志, 2010, 18 (5): 404-405.

[6] 刘敏燕, 田慧, 李春霖, 等. 电子血压计与多普勒超声仪测量踝肱指数的临床对照研究. 解放军医学杂志, 2006, 31 (5): 486-488.

[7] 王希星, 苏海. 示波法电子血压计——临床医生应当了解的知识. 中华高血压杂志, 2016, 24 (1): 93-97.

[8] Alpert BS, Quinn D, Gallick D. Oscillometric blood pressure: a review for clinicians. J Am Soc Hypertens, 2014, 8 (12): 930-938.

[9] Leung AA, Nerenberg K, Daskalopoulou SS, et al. Hypertension Canada's 2016 Canadian Hypertension Education Program Guidelines for Blood Pressure Measurement, Diagnosis, Assessment of Risk, Prevention, and Treatment of Hypertension. Can J Cardiol, 2016, 32 (5): 569-588.

[10] 翟尚达, 周怀发, 周振民, 等. 多用小动脉血压计及其应用. 医疗器械, 1982, 6 (5): 15-17.

[11] Hong D, Su H, Li J, et al. The effect of physician presence on blood pressure. Blood Press Monit, 2012, 17 (4): 145-148.

[12] Myers MG, Godwin M. Automated office blood pressure. Can J Cardiol, 2012, 28 (3): 341-346.

[13] Bonafini S, Fava C. Home blood pressure measurements: advantages and disadvantages compared to office and ambulatory monitoring. Blood Press, 2015, 24 (6): 325-332.

[14] Parati G, Stergiou GS, Asmar R, et al. ESH Working Group on Blood Pressure Monitoring. European Society of Hypertension practice guidelines for home blood pressure monitoring. J Hum Hypertens, 2010, 24 (12): 779-785.

[15] 中国医师协会高血压专业委员会, 中国高血压联盟, 中华医学会心血管病学分会. 家庭血压监测中国专家共识. 中华高血压杂志, 2012, 20 (6): 525-529.

[16] Parati G, Stergiou G, O'Brien E, et al. European Society of Hypertension practice guidelines for ambulatory blood pressure monitoring. J Hypertens, 2014, 32 (7): 1359-1366.

[17] 王继光, 吴兆苏, 孙宁玲, 等. 动态血压监测临床应用中国专家共识. 中华高血压杂志, 2015, 23 (8): 727-730.

[18] Omboni S, Aristizabal D, Alejandro DLS, et al. Hypertension types defined by clinic and ambulatory blood pressure in 14 143 patients referred to hypertension clinics worldwide. Data from the ARTEMIS study. J Hypertens, 2016, 34 (11): 2187-2198.

[19] Furusawa ÉA, Filho UD, Junior DM, et al. Home and ambulatory blood pressure to identify white coat and masked hypertension in the pediatric patient. Am J Hypertens, 2011, 24 (8): 893-897.

[20] Cao K, Xu J, Shangguan Q, et al. Association of an inter-arm systolic blood pressure difference with all-cause and cardiovascular mortality: an updated meta-analysis of cohort studies. International Journal of Cardiology, 2015, 189 (1): 211-219.

[21] Gong Y, Cao KW, Xu JS, et al. Valuation of normal range of ankle systolic blood pressure in subjects with normal arm systolic blood pressure. PLoS One, 2015, 10 (6): e0122248.

[22] Sun H, Li P, Su H, et al. The detection rates of inter-arm systolic blood pressure difference vary with blood pressure levels in hypertensive patients under antihypertensive therapy. Int J Cardiol, 2014, 172 (3): e419-e420.

[23] Sheng CS, Liu M, Zeng WF, et al. Four-limb blood pressure as predictors of mortality in elderly Chinese. Hypertension, 2013, 61 (6): 1155-1160.

[24] 陈月生, 苏海. 四肢血压测量的测量价值. 中华高血压杂志, 2012, 20 (2): 133-134.

[25] 胡伟通, 苏海. 体位性高血压值得关注. 中华高血压杂志, 2011, 19 (9): 803-804.

[26] Feldstein C, Weder AB. Orthostatic hypotension: a common, serious and underrecognized problem in hospitalized patients. J Am Soc Hypertens, 2012, 6 (1): 27-39.

[27] Fleg JL, Evans GW, Margolis KL, et al. Orthostatic hypotension in the ACCORD (Action to Control Cardiovascular Risk in Diabetes) blood pressure trial: prevalence, incidence, and prognostic significance.

Hypertension, 2016, 68（4）: 888-895.

[28] Espay AJ, LeWitt PA, Hauser RA, et al. Neurogenic orthostatic hypotension and supine hypertension in Parkinson's disease and related synucleinopathies: prioritisation of treatment targets. Lancet Neurol, 2016, 15（9）: 954-966.

[29] Gorelik O, Cohen N. Seated postural hypotension. J Am Soc Hypertens, 2015, 9（12）: 985-992.

[30] Parati G, Bilo G. Postprandial blood pressure fall: another dangerous face of blood pressure variability. J Hypertens, 2014, 32（5）: 983-985.

[31] Barochiner J, Alfie J, Aparicio LS, et al. Postprandialhypotension detected through home blood pressure monitoring: a frequent phenomenon in elderly hypertensive patients. Hypertens Res, 2014, 37（5）: 438-443.

[32] 徐劲松，上官青，苏海. 心房颤动、血压和血压测量. 中华高血压杂志，2015, 23（2）: 122-124.

[33] Pagonas N, Schmidt S, Eysel J. Impact of atrial fibrillation on the accuracy of oscillometric blood pressure monitoring. Hypertension, 2013, 62（3）: 579-584.

[34] Wang XX, Shuai W, Hai S, et al. How to evaluate BP measured with oscillometric method in atrial fibrillation—the value of pulse rate variation. Hypertens Res, 2016, 39（8）: 588-592.

[35] Hla KM, Feussner JR. Screening for pseudohypertension. A quantitative, noninvasive approach. Arch Intern Med, 1988, 148（3）: 673-676.

[36] Foran TG, Sheahan NF, Cunningham C, et al. Pseudo-hypertension and arterial stiffness: a review. Physiol Meas, 2004, 25（2）: R21-R33.

[37] Charmoy A, Würzner G, Ruffieux C, et al. Reactive rise in blood pressure upon cuff inflation: cuff inflation at the arm causes a greater rise in pressure than at the wrist in hypertensive patients. Blood Press Monit, 2007, 12（5）: 275-280.

[38] Mejia AD, Egan BM, Schork NJ, et al. Artefacts in measurement of blood pressure and lack of target organ involvement in the assessment of patients with treatment-resistant hypertension. Ann Intern Med, 1990, 112（4）: 270-277.

[39] Xu J, Wu Y, Su H, et al. The value of a BP determination method using a novel non invasive BP device against the invasive catheter measurement. PLoS One, 2014, 9（6）: e100287.

[40] Ruiz-Rodríguez JC, Ruiz-Sanmartín A, Ribas V, et al. Innovative continuous non-invasive cuffless blood pressure monitoring based on photoplethysmography technology. Intensive Care Med, 2013, 39（9）: 1618-1625.

[41] Fujikawa T, Tochikubo O, Sugano T, et al. Accuracy of the pulse delay time technique with triple cuff for objective indirect blood pressure measurement. J Hypertens, 2013, 31（2）: 278-286.

# 高血压危象

## 第一节　高血压危象及分类

高血压危象（hypertensive crises）是指一系列需要快速降低动脉血压治疗的临床紧急情况。

我国早年的教科书和文献中，对于高血压急重症有很多描述，如高血压急症、高血压危象、重症高血压危象、高血压脑病、恶性高血压、急进型高血压等，比较混乱。1984 年国际联合委员会和 1997 年 JNC-6[1]将高血压危象分为两类。第一类：高血压急症（hypertensive emergencies），高血压已危及或已进行性地损害终末脏器的功能，需要立即（60min 内）将血压降低到安全范围。第二类：高血压亚急症（hypertensive urgencies），虽然其动脉血压在短期内有较明显增高,但患者无明显的临床症状加剧、无靶器官损害的证据或原有慢性器官损害未见明显加重，可以在短期内（如 24～48h）口服降压药使血压逐渐降低到相对安全的水平。而对过去特指的由全身小动脉暂时性强烈痉挛导致的血压急剧升高引起的"高血压危象"未予单独列出（表 4-6-1）。

表 4-6-1　高血压危象过去和现在的分类命名比较

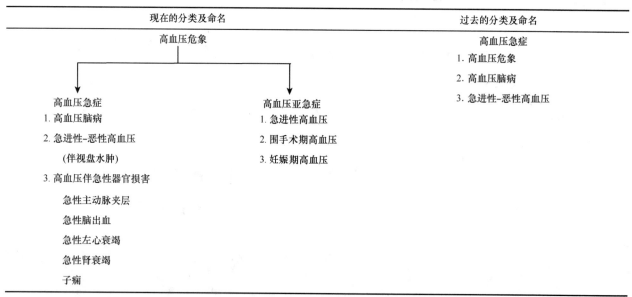

美国高血压预防、检测、评价和治疗全国联合委员会 8 次报告（简称 JNC-8）[2]和《中国高血压防治指南》[3]中高血压危象包括高血压急症和高血压亚急症。高血压急症的特点是血压严重升高（>180/120mmHg）并伴发进行性靶器官功能不全的表现（如高血压脑病、心肌梗死、不稳定型心绞痛、肺水肿、子痫、脑卒中、头部外伤、致命性动脉出血或主动脉夹层），需要住院和进行胃肠外药物治疗以阻止靶器官进一步损害。这里需要特别指出的是，高血压急症也可见于并不太显著的血压升高，如妊娠期妇女或某些急性肾小球肾炎患者，特别是儿童。高血压亚急症是血压严重升高但不伴急

性进行性靶器官损害，包括无视盘水肿和急性靶器官损害的急进性高血压、围手术期高血压、妊娠期高血压、近期血压明显升高，收缩压或舒张压任一项达到或超过200/120mmHg，有头痛头晕等症状而无急性靶器官损害。

《2013年欧洲高血压指南》[4]列入了如下高血压急症（表4-6-2）。

**表4-6-2　《2013年欧洲高血压指南》中的高血压急症**

高血压脑病

高血压合并左心衰竭

高血压合并心肌梗死

高血压合并不稳定型心绞痛

高血压和主动脉夹层

与严重高血压相关的蛛网膜下腔出血或脑血管意外

嗜铬细胞瘤危象

服用苯丙胺、可卡因等药物

围手术期高血压

重度先兆子痫或子痫

血压升高是否导致终末期脏器损害取决于血压升高的幅度和速度。一般认为舒张压达到或超过130mmHg应属于高血压危象的范畴，但有些患者在更低的血压时就可出现脏器受损，有些慢性高血压患者却可以相对耐受更高的血压而短期内无明显的血管和脏器损害征象，因此是否需要立即降压不依赖于血压的绝对值，而取决于血压升高对靶器官的影响。

# 第二节　高血压危象的发病机制

高血压危象的发生可以是因为在某种诱因作用下血压在短时间内急剧升高，损害或危及靶器官，也可以是其他诱因造成的急性靶器官损害或原有慢性靶器官损害的急性加重同时伴有中、重度高血压，此时动脉血压的水平直接影响到靶器官损害的进展甚至危及生命[5]。

## （一）急性脏器损害伴高血压

许多情况不一定是先有血压急剧升高造成靶器官损害，而是脏器损害使高血压成为极其危险的临床因素之一，或者是脏器损害引起应激反应，交感神经张力增高而出现血压的急剧上升，从而造成恶性循环。然而，诸如心肌梗死、主动脉夹层、左心衰竭等脏器损害，其基础病变都可能与高血压有关。

## （二）短期内的血压急剧升高

当机体处于某种应激状态、受到突然打击、精神刺激、突然停用降压药物等情况时，机体交感神经兴奋，体内儿茶酚胺增多，致使血压明显上升，当血压达到一定的水平可能启动进一步的升压机制，如肾素-血管紧张素-醛固酮系统的激活，血管加压素水平升高，尤其是发生广泛的血管损伤时由内皮素等强烈缩血管物质介导的全身小动脉痉挛，从而使血压进一步升高。以上就是过去狭义的高血压危象的发生机制。当血压上升超过脏器所能承受的极限时就会出现靶器官的损害，如脑出血、高血压脑病等。

## （三）高血压脑病的发病机制

目前较为一致的解释是在某种诱因作用下动脉血压明显升高，达到脑血管不能承受的水平，此时脑血管的自动调节机制破坏，原处于收缩状态的血管突然扩张，使脑血流猛然增加，微循环灌注过度，出现血浆渗出，导致脑水肿和颅压升高及出现相应的临床症状。以上是所谓"自动调节破裂学说"。另一种学说认为高血压脑病是因为脑血管过度痉挛，脑组织缺血缺氧造成脑水肿，即所谓"过度调节学说"[6, 7]。

## （四）急进性-恶性高血压

这是一组特殊类型的高血压，以青年男性多见。可以发生在高血压初始期或高血压病程中，可以是原发性高血压，也可以是继发性高血压，尤其多见于与肾脏有关的继发性高血压。此病临床上呈进行性发展，血压多可达200/130mmHg以上，并很快危及重要脏器，出现肾、心、脑、视力等功能障碍[8]。病理变化累及全身小动脉，发生纤维素样坏死或增殖性硬化，小血管病变以肾脏最为突出。其具体机制尚不明确。一般认为与肾素-血管紧张素系统、激肽系统激活或功能亢进有关，但有少数患者血浆肾素水平正常，故有人认为还有其他机制，如免疫功能异常[9]。

## 第三节 高血压危象的诊断标准

高血压危象的诊断需要结合病史、体检症状、常规检验和一定的特殊检查来评价高血压的水平、严重程度（分级）及有无急性脏器损害。病史、体检和常规检验是必要检查资料（表4-6-3），特殊检查如 CT、MRI、超声、心肌酶或标志物等根据需要选用，应注意降低血压的紧迫性，不要因等待检查结果而耽搁降压治疗[10]。

**表4-6-3 高血压危象有关的临床常规检查**

**相关病史资料**

既往高血压临床诊断和治疗经过（少数可无高血压病史）

血压升高的程度、时间，尤其是突然、急剧的血压升高

是否存在诱发高血压急症的因素

精神创伤、过度紧张及疲劳、内分泌功能失调

服用可能升高血压的药物、拟肾上腺药物等

突然停用降血压药物，尤其是可乐定、β受体阻滞剂等

有无脑、心、肾、视力等功能障碍

**相关症状**

头痛、恶心、呕吐、烦躁不安、视物模糊、黑矇、抽搐、意识障碍、昏迷

**体格检查**

血压测量（双侧，上、下肢）

心脏有关的查体

神经系统有关的查体

眼底检查

肾脏有关的查体

**实验室及特殊检查**

全血细胞计数

血肌酐、尿素氮、血糖、血电解质、心肌酶

尿常规

心电图

胸片

超声心动图

### 特殊类型高血压危象的诊断

**1. 高血压脑病的诊断** 血压突然上升，舒张压常高于 120mmHg。常有过度劳累、紧张、精神打击等诱发因素。脑水肿和颅压高的症状包括弥漫性头痛、恶心、呕吐、烦躁不安、视物模糊、黑矇、抽搐、意识障碍、昏迷。眼底变化包括视网膜渗出、出血，视盘水肿。有时可产生一过性偏瘫、失语、病理神经反射，需与脑血管病相鉴别。

**2. 急进性–恶性高血压的诊断** 多见于年轻男性，多有原发性或继发性高血压病史（也可以是新近发现的高血压）。血压在一段时间内（数周–数月）进行性增高，且"居高不下"，舒张压常高于 130mmHg。患者有视网膜出血、渗出，视盘水肿，同时有不同程度的心、脑、肾功能障碍。

## 第四节 高血压危象的治疗原则及措施

## 一、高血压急症的治疗

在家中、工作场地发生的高血压急症，在送往医院之前应做一定的现场处理，如稳定患者情绪，有条件时可适当使用镇静药，如地西泮 2.5～5mg 口服；可使用舌下含服降压药物（见后述）。如有医师在场，明确患者没有生命危险和急性脏器衰竭后则可经上述初步处理使血压降低，待病情稳定后再送往医院，进入急诊抢救室或加强监护室后持续监测血压。

降压目标：医院内对于高血压急症处理的第一步是快速降压，应选用静脉制剂，首先在 30～60min 将血压降低到一个安全的水平，这个安全水平要根据不同的患者、不同的并发症来确定。一般高血压危象患者都有近期血压增高的过程，对于平时血压未能良好控制者，要根据其平时的血压来决定第一步降压的目标。一般情况下，初始阶段（数分钟到 1h 内）血压控制的目标为平均动脉压的降低幅度不超过治疗前水平的25%。在随后的2～6h 将血压降至较安全水平，一般为 160/100mmHg 左右，如果可耐受这样的血压水平，临床情况稳定，在以后24～48h 逐步降低血压达到正常水平。然而，如果患者为急性冠状动脉综合征或以前没有高血压病史的高血压脑病（如急性肾小球肾炎、子痫等），初始目标血压水平可适当降低。若为主动脉夹层，在患者可以耐受的情况下，降压的目标应该低至收缩压为 100～110mmHg。当达到第一步降压目标后，应放慢降压速度，同时可开始加用口服降压药，逐步减慢静脉给药的速度，逐渐将血压降低到第二个目标。第二步的目标是否为血压正常值范围也要根据患者的具体情况决定。对于原发性高血压患者，在达到第二个目标后要坚持长期

口服降压药治疗才能预防高血压危象再次发生，这就是第三步。对于继发性高血压，治疗原发病是根本，如嗜铬细胞瘤的手术治疗。但有些继发性高血压原发病不能根治，如某些肾性高血压，也需要长期口服降压药物治疗。高血压危象是凶险的，坚持服药控制血压，积极治疗原发病，预防其发生才是安全之策。

图 4-6-1 是高血压急症降压治疗的三个步骤，第一步时间是 30～60min；第二步时间是机动的，要根据具体病情决定；第三步则是长期的。

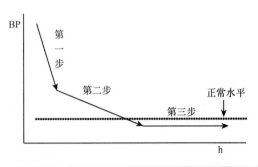

图 4-6-1　高血压急症降压治疗的三个步骤

在治疗前要明确用药种类、用药途径、血压目标水平和降压速度。早期应用静脉降压药物快速降压，但静脉药物容易产生耐药，且停药后血压易出现反弹，故应该注意加用或调整口服降压药。在静脉用药达到降压目标后，应放慢降压速度，根据患者情况开始加用口服降压药（一般在静脉用药 24h内），减慢静脉给药的速度，逐渐将血压平稳降低到正常或接近正常值范围，并完全过渡到口服降压药治疗。

## （一）降压药物

### 1. 常用的静脉降压药物（表4-6-4）

（1）作用于 α 受体的药物：①盐酸可乐定，是中枢交感抑制剂；②酚妥拉明，为非选择性 $\alpha_1$、$\alpha_2$ 受体阻滞剂，对嗜铬细胞瘤引起的高血压危象有特效；③盐酸乌拉地尔，主要阻断突触后 $\alpha_1$ 受体，治疗充血性心力衰竭，适用于糖尿病、肾衰竭伴前列腺肥大的老年高血压患者。

（2）α、β 受体阻滞剂：拉贝洛尔是 $\alpha_1$ 受体阻滞剂及非选择性 β 受体阻滞剂。其适用于肾功能减退者。

（3）血管紧张素转化酶抑制剂（ACEI）：依那普利拉是 FDA 批准的唯一静脉使用的 ACEI。

（4）钙通道阻滞剂（CCB）

1）二氢吡啶类：①尼卡地平，对急性心功能不全者尤其二尖瓣关闭不全及末梢阻力和肺动脉楔压中度升高的低心排血量患者尤其适用；②尼莫地平，多用于有明显脑血管痉挛的蛛网膜下腔出血患者；③其他，如氯维地平是一种超短效的钙通道阻滞剂，可以有效降低血压，安全性较好[7]。

2）非双氢吡啶类：如地尔硫草，为高血压冠心病并发哮喘患者，以及肥厚型心肌病流出道狭窄者的首选药物。

（5）血管扩张剂：①异山梨醇酯或硝酸甘油；②硝普钠。

表 4-6-4　高血压急症常用的静脉降压药物

| 药物 | 常用方法 | 常用剂量范围 | 开始作用时间 | 常见不良反应及补充说明 |
| --- | --- | --- | --- | --- |
| 硝普钠 | 静脉滴注 | 0.25～10μg/（kg·min） | 即刻 | 注意：遮光使用；连续使用一般不超过 5d；严密监测下调节给药速度；不良反应：恶心、呕吐、头痛、眩晕、定向障碍、甲状腺功能减退、高铁血红蛋白、低血压、氰化物中毒 |
| 硝酸甘油 | 静脉滴注 | 5～100μg/min | 2～5min | 头痛、恶心、呕吐、药物耐受 |
| 乌拉地尔 | 静脉注射 | 每次 12.5～25mg | 2～5min | 一般先用 12.5～25mg 静脉注射，根据需要 5min 后可重复 1 次，然后持续静脉滴注 |
| | 静脉滴注 | 100～400μg/min | | 不良反应：直立性低血压、头痛、头晕、恶心、疲倦、皮疹、视物模糊 |
| 酚妥拉明 | 静脉滴注 | 2～8μg/（kg·min） | 1～2min | 可先用 5～10mg 加 20ml 注射液缓慢静脉注射，血压下降后改用静脉滴注维持 |
| 尼卡地平 | 静脉滴注 | 0.5～6μg/（kg·min） | 5～10min | 不良反应：心悸、心率加快、直立性低血压、心动过速、头痛、潮红 |

续表

| 药物 | 常用方法 | 常用剂量范围 | 开始作用时间 | 常见不良反应及补充说明 |
|---|---|---|---|---|
| 艾司洛尔 | 负荷量 静脉注射 | 250~500μg/(kg·min) | 1~2min | 低血压、恶心 |
| | 继以静脉滴注 | 50~100μg/(kg·min) | | |
| 地尔硫䓬 | 静脉滴注 | 10mg 或 5~15μg/(kg·min) | 5min | 低血压、心动过缓 |
| | 静脉注射 | 5~10mg | | |
| 硫酸镁 | 静脉注射 | 5g 稀释至20ml(5min慢推), 继以1~2g/h维持 | 即刻 | 常用于子痫或先兆子痫 |
| | 肌内注射 | 每次5g稀释至20ml | 20min | 24h总量为25~30g |
| 拉贝洛尔 | 静脉注射 | 每次20~100mg | 5~10min | 直立性低血压、头晕、恶心、心动过缓、诱发期前收缩 |
| | 静脉滴注 | 0.5~2.0mg | | |

注：以上药物剂量及次数仅供参考，实际使用时详见有关药品说明书。

**2. 常用的舌下含服药物** 重度高血压且症状明显者，暂时没有建立静脉通道或条件有限时可给予舌下含药降压，但含药降压只是暂时的缓解措施，应同时积极准备并加用静脉滴注制剂，使血压稳定在安全范围。

（1）硝苯地平片：5~10mg 舌下含服有明显的快速降压作用。方法简便，作用肯定。大约50%的病例出现不同程度的不良反应，如剧烈头痛、心动过速、低血压、晕倒、诱发心绞痛等，且作用时间短，剂量不易掌握，治疗后血压不易稳定，目前多数学者已不再推荐使用。

（2）硝酸甘油片：每次 0.6~1.2mg 舌下含服，3~5min 起效，舒张压可降低 10~20mmHg，收缩压可降低 10~30mmHg。作用比较肯定，但作用时间短暂，应使用其他药物配合。部分患者用药后出现头胀等不适。极少数患者含药后血压过度下降，出现头晕、心悸等症状。

（3）卡托普利片：舌下单次剂量 12.5~25mg，5~15min 起效，可使收缩压和舒张压明显下降，作用可维持 3~6h。不良反应少，偶见皮疹、味觉异常、低血压等。与其他 ACEI 相同，连续用药后部分患者出现干咳。严重肾功能不全、肾动脉狭窄者禁用。

（二）各种高血压急症的降压治疗要点

临床常见的需要立即降压处理的高血压急症见表 4-6-5。

表 4-6-5 需要立即降压处理的高血压急症

**急进性-恶性高血压伴视盘水肿**
**高血压合并脑损害**
  高血压脑病

续表

  缺血性脑卒中伴严重高血压
  颅内出血
  蛛网膜下腔出血
**高血压合并心脏损害**
  主动脉夹层
  急性左心衰竭
  急性心肌梗死/不稳定型心绞痛
**高血压合并肾脏损害**
  急性肾小球肾炎
  急性肾功能不全
  肾移植后的严重高血压
**儿茶酚胺释放过多**
  嗜铬细胞瘤危象
  过量使用拟肾上腺药物（可卡因等）
  突然停用降压药引起的血压反跳
**子痫**
**外科手术有关的重度高血压**
  严重高血压患者同时需要做紧急外科手术
  术后高血压
  术后伤口缝线处出血不止
  严重的鼻出血

**1. 高血压脑病** 常需使用静脉降压药物将血压降低到接近正常的水平，如 160/100mmHg，给药开始 1h 内将舒张压降低 20%~25%，此后应减慢降压速度。治疗时应考虑到避免使用降低脑血流量的药物，要同时兼顾脑水肿的减轻、颅内压的降低。迅速降压可选硝普钠或尼卡地平，其他药物如拉贝洛尔静脉滴注也较为适宜，因为此药同时阻滞 $\alpha_1$ 和 β 受体，不减低脑血流量。一般 β 受体阻滞剂应为禁用。明显高颅压者应加用甘露醇，尽量避免使用皮质激素。

**2. 急进性-恶性高血压** 此症血压增高明显且比较固定、不易波动。出现视盘水肿或急性靶器官损伤时应按高血压急症处理。将血压稳步降低到170/110mmHg后即应放慢速度，再逐渐降低到更低（一般认为要稍高于正常）水平。

**3. 急性主动脉夹层** 由于主动脉夹层撕裂的进展常常是致命性的，因此血压增高是病情进展的重要诱因，无论保守治疗或手术治疗都必须首先降低血压，一般要求降低到正常偏低水平，如100～120mmHg，并要求血压稳定在较低范围。在患者有心、脑、肾缺血情况时非不得已不应让血压高于120/80mmHg。治疗前血压较高者尤其需要快速降压，首选β受体阻滞剂、非二氢吡啶类钙通道阻滞剂静脉滴注，有条件时最好在密切的监测下于30min内将血压降低到目标值。对此症应适当降低心排血量、减慢心率，β受体阻滞剂常在必选之列。当血压达到目标范围时，应加用口服降压药物。为了使血压稳定，应选用抑制交感神经活性的口服药物，如β受体阻滞剂、ACEI、血管紧张素受体拮抗剂，加用小剂量利尿剂与上述药物有协同作用。在口服药物作用开始后，逐渐减少以至停用硝普钠。如病情未能稳定或准备手术治疗，而硝普钠又不宜长时间应用，应改用其他静脉制剂，如乌拉地尔、柳氨苄心定等。应同时重视镇痛、镇静和其他对症治疗[11]。对主动脉根部病变的Stanford A型患者应紧急手术，以挽救其生命[12]。

**4. 急性脑血管病** 高血压患者的脑血流量自动调节范围有明显的右移变化，见图4-6-2。急性脑血管病时脑血流的调节进一步紊乱，尤其是缺血的脑组织，几乎完全依赖动脉血压维持组织灌注。因此，调整血压在急性脑血管病的治疗中是非常重要的。血压过低或过高都可能加重脑组织损害。

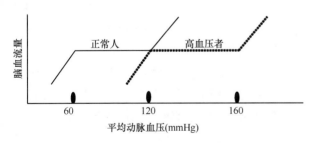

图4-6-2 正常人和高血压患者的脑血流量自动调节

急性脑出血绝大部分伴有较高的动脉血压，高血压是脑出血的病因和诱因，也可成为脑出血加重、复发的促进因素。但在脑出血急性期，一定程度的血压增高是因颅内压升高引起的代偿反应，目的是为保证脑组织供血。一般情况下，DBP>130mmHg或SBP>200mmHg时会加剧出血，因此脑出血急性期一般在收缩压200mmHg以上才给予降压治疗，应在6～12h逐渐降压，降压幅度不大于25%；通常认为将血压维持在（140～160）/（90～110）mmHg为宜。防止受损部脑血流自主调节障碍，脑灌注突然下降，造成同侧或其他部位梗死。颅内压升高时禁用一切血管扩张药。蛛网膜下腔出血收缩压降到140～160mmHg即可。防止出血加剧及血压过度下降，引起短暂神经功能缺陷，造成迟发的弥漫性脑血管致死性痉挛。

目前国际上脑梗死急性期启动降压治疗的血压标准不太一致，欧洲卒中促进会（EUSI）标准为>220/120mmHg，德国标准为>200/110mmHg，中国标准则为>220/120mmHg。2013年美国心脏病学会（AHA）和美国卒中学会（ASA）联合发布的《成人缺血性脑卒中早期治疗指南》指出[13]，血压急剧升高者应积极治疗，目标为24h内血压降低15%，一般认为，当收缩压>220mmHg或平均血压>120mmHg时，应给予降压治疗，对适合rtPA溶栓且存在高血压的患者，治疗前应使血压控制在≤185/110mmHg，并在溶栓后至少24h内将血压平稳控制在180/105mmHg水平以下。

因此，对于脑卒中急性期的患者应该充分认识维持脑灌注压的重要性，既往有高血压者血压应维持在（160～180）/（100～105）mmHg，既往无高血压者应维持在（100～180）/100mmHg。除非血压急骤升高、对症处理无效，一般应在1周后才加用降压药物；降压应缓慢进行，24h血压下降应<25%；特定情况下，如需要溶栓、合并主动脉夹层、心力衰竭等，应及时降压。具体的降压速度和力度应该是个体化的，应尽量通过细致的临床观察掌握患者的实际情况和最适的血压水平。对于脑血管痉挛性病变可使用钙通道阻滞剂如尼莫地平。脑血管病应避免使用引起直立性低血压的药物。

**5. 子痫和先兆子痫** 妊娠20周后，孕妇发生高血压、蛋白尿及水肿，称为妊娠高血压综合征。先兆子痫是多系统受累的情况，主要是指母体异常发生于肾、肝、脑及凝血系统，由于胎盘血流减少可引起胎儿生长迟缓或胎死宫内。轻度先兆子痫：有高血压并伴有蛋白尿。重度先兆子痫：血压≥160/110mmHg；肾功能受损：尿蛋白>2.0g/24h；

少尿（24h 尿量＜400ml 或每小时尿量＜17ml），或血肌酐＞106μmol/L；伴有头痛、视物不清、恶心、呕吐、右上腹疼痛；眼底不仅有痉挛，还有渗出或出血；肝、肾功能异常，或有凝血机制的异常；伴有心力衰竭和（或）肺水肿[14, 15]。

子痫：患妊娠高血压综合征的孕产妇发生抽搐。由于同时危及母子两条生命，此症之抢救尤为紧要。必须立即采取注射用药，注意降压幅度不能太大，24～48h 达到稳定，将血压降低到安全的范围[（160～170）/（100～110）mmHg]，以后逐渐过渡到口服降压药物治疗。可首选 10%硫酸镁 10ml 加 5%葡萄糖溶液 20ml 静脉注射，或 25%硫酸镁 10ml 肌内注射，如效果不理想应及时改用拉贝洛尔。此外也可选用硝酸甘油、尼卡地平。注意子痫的治疗不光是降低血压，应及时控制抽搐（如地西泮 5～20mg 静脉注射）、降低颅内压（如 20%甘露醇 125～250ml 快速静脉滴注）及其他对症治疗（如吸氧、镇静、支持疗法）[16]。ACEI 和 ARB 可增加产妇死亡率和胎儿致畸率，因此禁忌使用，此外钙通道阻滞剂与 MgSO₄ 不要联合使用[17]。

**6. 急性左心衰竭**  动脉血压水平也就是左心室后负荷的水平，降低或调节心脏前后负荷是急性左心衰竭治疗的主要手段，对同时伴有高血压的患者应作为首选方法。此时心脏前后负荷应同时兼顾，常用的方法是较大剂量的祥利尿剂（呋塞米）静脉注射加血管扩张剂静脉注射。常用的血管扩张剂有硝普钠、硝酸甘油、乌拉地尔。呋塞米此时的作用首先是扩张血管，可以在数分钟内出现疗效。对于广泛心肌缺血引起的急性左心衰竭，硝酸甘油应为首选，同时应使用动脉扩张剂。已有左心室扩大，平时心功能已处于 NYHA 心功能 Ⅱ 级以上，应考虑用硝普钠或乌拉地尔，如血压下降明显，出现症状性低血压或低灌注时，加用正性肌力药。急性左心衰竭症状缓解后不要立即停止静脉滴注降压药物，以免血压再度升高病情反复，有液体潴留者加用利尿剂，应及时加用口服降压药，逐渐撤除静脉降压药。应该指出，在急性左心衰竭时常用的镇静药吗啡由于能扩张小静脉和小动脉，也有一定的降压效果，且有时是比较显著的。此外，应注意不要使血压下降过度，尤其是冠心病患者，血压过低时将影响冠状动脉血流和心肌灌注，加重心肌缺血从而加重心力衰竭。

**7. 急性心肌梗死和不稳定型心绞痛**  在高血压急症时，由于后负荷增加，导致急性心肌缺血，如果合并左心室肥厚，将导致心肌耗氧增加，加重心肌缺血。在冠心病的治疗中常规使用硝酸酯类药物，尤其是急性心肌梗死和不稳定型心绞痛时静脉使用硝酸甘油。硝酸甘油用于迅速降低血压时用量常常是治疗心肌缺血用量的几十倍，持续使用极易产生"血管耐受"。在心肌梗死和不稳定型心绞痛治疗中使用硝酸甘油常常根据心肌缺血症状的缓解情况调节硝酸甘油用量，缺血性胸痛缓解后硝酸甘油就不再加量，而且只要病情允许尽可能避免 24h 持续用药。如果降低血压有其他药物可选就没有必要加大硝酸甘油用量。乌拉地尔和硝普钠均为可选的药物，与硝酸甘油比较，硝普钠可能减少冠状动脉缺血区域的血供，其作用对冠心病的治疗是很有利的。如合并心率增快则加用 β 受体阻滞剂，可减慢心率、降低心肌耗氧，对血压降低及稳定极为有利。应充分重视镇痛、镇静药的使用，除能降低交感神经活性、降低心肌耗氧外，对血压的稳定也极为有利。

**8. 重症肾性高血压**  降压药物选择：呋塞米是基础治疗药物，可减轻容量负荷，增加肾血流量，对肾小球滤过率（GFR）无影响，能降低肺动脉压。乌拉地尔的代谢产物通过肝、肾双通道排泄，对肾功能和肾血流均无影响，可以安全用于肾功能不全（包括尿毒症）患者。而且，乌拉地尔不影响患者心率，此点明显优于酚妥拉明。此外，地尔硫䓬注射液、尼卡地平、拉贝洛尔等亦可使用。透析前的重症肾性高血压患者降压时常需考虑联合用药。

**9. 围手术期高血压**  围手术期降压药的选择应特别注意药物的相互作用，包括术前抗高血压药与麻醉药的相互作用，以及麻醉药与术中选用的抗高血压药的相互作用。前者应注重降压治疗基础上的麻醉药反应，而后者则应注重麻醉下的降压反应。术前接受抗高血压治疗的患者，由于用药种类及时间不同，术前的基础状态有较大差异，应全面评价[18]。利尿剂引起的低血钾术中易诱发严重室性心律失常。β 受体阻滞作用的存在，可抑制吸入麻醉药降压后的反射性心率增快，减弱心脏代偿功能。钙通道阻滞剂与氟类吸入麻醉药合用，则明显抑制心脏传导系统功能。用 ACEI 治疗的高血压患者，由于肾素–血管紧张素系统阻滞，用芬太尼和氟硝西泮诱导后，50%发生低血压[19]。麻醉状态下尤其是全身麻醉过程中的高血压反应与各种刺激因素有关，必须选用降压药时，应特别注意针对患者的特殊类型，个体化选择不同作用机制的抗高血压药物。用药以小剂量、分次、微调为宜，避免过度降压造成的不良影响。

## 二、高血压亚急症的治疗

如前所述，高血压亚急症需要在 24～48h 将血压逐渐降低到 160/100mmHg 水平。一般应使用口服药物，所选药物应是发挥作用较快、生物半衰期小于 8h，如美托洛尔、卡托普利、缓释硝苯地平、氢氯噻嗪等。应考虑两种或以上药物联合应用，如β受体阻滞剂、ACEI 加利尿剂；β受体阻滞剂、钙通道阻滞剂加利尿剂。应注意由于血压降低过快而出现新的症状。掌握快速降压的力度应该是个体化的，了解患者此次高血压亚急症出现以前即平时的血压状况，是否有脑血管病，是否有冠心病、肾病等均对此时的降压治疗有所帮助。例如，氨氯地平、培哚普利、比索洛尔等药物虽具有很多优点，但其发挥作用相对较慢。若要在 24～48h 将血压降低到目标水平，随着血压的降低，当患者感觉原有的高血压症状明显缓解时提示已经达到或接近快速降压的目标，此后应适当减慢继续降压的速度，可以适当减量，并逐渐过渡到高血压病的长期口服药治疗剂量[20]（表 4-6-6）。

**表 4-6-6　需要在 24～48h 降低血压到安全水平的高血压亚急症**

| |
|---|
| 无视盘水肿和急性靶器官损害的急进性高血压 |
| 围手术期高血压 |
| 妊娠期高血压 |
| 近期血压明显升高达到或超过 200/120mmHg*，有头痛头晕等症状而无急性靶器官损伤证据 |
| 血压达到或超过 240/130mmHg*，无急性靶器官损伤证据 |

\* 收缩压或舒张压任一项达到即成立。

## 第五节　高血压危象的预防措施

高血压危象一旦发生，导致严重的靶器官损害，甚至危及生命。如何避免高血压危象的发生是临床医师和患者都应该关注的问题。绝大多数高血压危象是缓进型高血压患者在某些诱因的作用下发生的，因此控制诱因是预防高血压危象的关键。诱因包括情绪激动、劳累、创伤、不适当治疗（如停药、减药、合并应用引起血压升高的药物）、原有疾病加重等。在医师的指导下，充分告知患者高血压治疗的重要性，提高患者的依从性，保持良好的生活习惯。高血压患者在进行其他系统疾病的药物治疗和手术治疗时，如果有可能引起血压变化，需要和心血管专科医师进行协商，共同分析病情，调整高血压治疗方案。

总之，高血压危象的防治应遵循以下预防为先的原则，查明病因，解除病因。一旦高血压危象诊断明确，根据患者疾病和用药史个体化选择用药，确定目标血压。高血压急症首选静脉降压药物，尽快把血压降到适当水平，静脉降压药配伍可参考口服降压药的配伍原则；及时加用口服降压药以保持血压稳定。

（华　琦　李　静）

### 参 考 文 献

[1] Kaplan NM. The 6th joint national committee report（JNC-6）：new guidelines for hypertension therapy from the USA. Keio J Med, 1998, 47（2）：99-105.

[2] James PA, Oparil S, Carter BL, et al. 2014 evidence-based guideline for the management of high blood pressure in adults：report from the panel members appointed to the Eighth Joint National Committee（JNC 8）. JAMA, 2014, 311（5）：507-520.

[3] 中国高血压防治指南修订委员会. 中国高血压防治指南 2010. 中华高血压杂志, 2011, 19：701-743.

[4] Mancia G, Fagard R, Narkiewicz K, et al. 2013 ESH/ESC guidelines for the management of arterial hypertension：the Task Force for the Management of Arterial Hypertension of the European Society of Hypertension（ESH）and of the European Society of Cardiology（ESC）. Eur Heart J, 2013, 34（28）：2159-2219.

[5] Phan DG, Dreyfuss-Tubiana C, Blacher J. Hypertensive emergencies and urgencies. Presse Med, 2015, 44（7-8）：737-744.

[6] Cotton F, Kamoun S, Rety-Jacob F, et al. Acute hypertensive encephalopathy with widespread small-vessel disease at MRI in a diabetic patient：pathogenetic hypotheses. Neuroradiology, 2005, 47（8）：599-603.

[7] Polgreen LA, Suneja M, Tang F, et al. Increasing trend in admissions for malignant hypertension and hypertensive encephalopathy in the United States. Hypertension, 2015, 65（5）：1002-1007.

[8] Geller DS. Accelerated hypertension：a complex disorder? Crit Care Med, 2002, 30（10）：2387-2389.

[9] Marfatia R, Kaloudis E, Tendler BE, et al. Intramural hematoma of the aorta as a presenting sign of accelerated hypertension. Am J Med, 2012,

125（7）：e5-6.

[10] Monnet X，Marik PE. What's new with hypertensive crises? Intensive Care Med，2015，41（1）：127-130.

[11] Mussa FF，Horton JD，Moridzadeh R，et al. Acute aortic dissection and intramural hematoma：A systematic review. JAMA，2016，316（7）：754-763.

[12] Silaschi M，Byrne J，Wendler O. Aortic dissection：medical，interventional and surgical management. Heart，2017，103（1）：78-87.

[13] Jauch EC，Saver JL，Adams HP，et al. Guidelines for the early management of patients with acute ischemic stroke：a guideline for healthcare professionals from the American Heart Association/American Stroke Association. Stroke，2013，44（3）：870-947.

[14] Mol BW，Roberts CT，Thangaratinam S，et al. Pre-eclampsia. Lancet，2016，387（10022）：999-1011.

[15] Auger N，Fraser WD，Schnitzer M，et al. Recurrent pre-eclampsia and subsequent cardiovascular risk. Heart，2016.

[16] Girling JC. Don't forget eclampsia. BMJ，2014，348：g4149.

[17] O'Connor HD，Hehir MP，Kent EM，et al. Eclampsia：trends in incidence and outcomes over 30 years. Am J Perinatol，2013，30（8）：661-664.

[18] Nunnelee JD，Spaner SD. Assessment and nursing management of hypertension in the perioperative period. J Perianesth Nurs，2000，15（3）：163-168.

[19] Larson RJ，Aylward J. Evaluation and management of hypertension in the perioperative period of Mohs micrographic surgery：a review. Dermatol Surg，2014，40（6）：603-609.

[20] Vlcek M，Bur A，Woisetschlager C，et al. Association between hypertensive urgencies and subsequent cardiovascular events in patients with hypertension. J Hypertens，2008，26（4）：657-662.

# 第五篇

## 特殊类型高血压诊断与病情评估

# 第一章

# 白大衣高血压

白大衣高血压（WCH）临床并非少见，有其特殊的临床特点，对其正确诊断十分必要。因此，全面而准确地认识白大衣高血压对合理防控高血压有重要的临床价值。现将有关白大衣高血压的问题做以下阐述。

## 第一节　白大衣高血压的概念与分类

白大衣高血压最早由 Pickering 医师在 1988 年提出，也有人用"孤立性诊室内高血压"（isolated clinic hypertension）来描述诊室血压增高而动态血压正常这一现象[1]。随着时间的推移，研究者们越来越多地认识到诊室血压测量并不能真正地反映人们在诊室外每天的血压水平。医师或护士在测量诊室血压的过程中，患者对医疗环境的戒备反应可能削弱了这一传统血压测量的准确性。联合诊室和诊室外血压测量（包括动态血压监测和家庭自测血压监测）能够更准确地评估个体的血压状态，因此近年来在临床和科研上得到越来越多的应用，并被权威的高血压管理指南所推荐[2]。2005 年美国心脏病协会（AHA）指南关于白大衣高血压的定义是：成人在未服用任何降压药物的条件下由医务人员测量的诊室血压≥140/90mmHg，而清醒状态下动态血压监测（ABPM）所测得的平均血压＜135/85mmHg[3]。然而实际过去临床实践及研究中白大衣高血压大多基于诊室血压和白天动态血压平均值来诊断，部分研究者也采用全天血压平均值替代白天血压来诊断，故对于白大衣高血压的诊断标准并不统一。近年来多项研究证实夜间血压较白天血压与心血管风险的关系更为密切。即使是单纯夜间血压升高（一种隐匿性高血压），其心血管风险也显著增加[4]。

所以，考虑到夜间血压的重要性及家庭自测血压（HBPM）和动态血压的普及，2013 年欧洲心脏病学会（ESC）/欧洲高血压学会（ESH）在《高血压管理指南》中进一步更新和完善了白大衣高血压的定义，即白大衣高血压是指未服用降压药物的患者诊室内测量血压≥140/90mmHg，而动态血压测量和（或）家庭血压测量正常的现象[5]。并且《欧洲高血压学会动态血压监测指南》进一步明确了动态血压正常是指全天、日间和夜间血压均正常，从而和隐匿性高血压进行区分[6]。而根据不同的诊室外血压测量结果，进一步将白大衣高血压分为部分白大衣高血压（诊室血压高而 ABPM 或 HBPM 正常）和真性白大衣高血压（诊室血压高而 ABPM 和 HBPM 均正常）两种。

应注意的是，白大衣高血压与白大衣效应（white coat effect）不同，后者是医务人员在场时受试者血压上升的现象，是一个量的概念，可以发生在正常人群、白大衣高血压人群、持续性高血压人群乃至孕妇等。应该强调的是，白大衣高血压只适用于未进行降压治疗的患者，对于已经接受降压治疗的患者，如其诊室血压高而诊室外血压正常则属于白大衣效应。

另外，白大衣高血压需与隐匿性高血压的概念进行区别，后者是指诊室内血压正常，而诊室外血压增高的现象。这类患者常合并有左心室肥厚、血肌酐升高、蛋白尿等靶器官损害的情况，心血管事件的发生率也较高。同白大衣高血压类似，隐匿性高血压也只适用于尚未进行降压治疗的患者，对于已经接受降压治疗的患者，如果诊室外血压增高应称为隐匿性未控制高血压（mask uncontrolled hypertension）。

# 第二节 白大衣高血压的流行病学特点与发病机制

## 一、流行病学特点

既往欧洲人群调查显示在一般人群中白大衣高血压的患病率为 9%～16%，而在高血压人群中的患病率更高，达到 25%～46%[7]。近期，一项纳入全球 27 个国家的 14 143 名患者的国际动态血压登记：高血压和心血管风险远程监测项目（international ambulatory blood pressure registry tele-monitoring of hypertension and cardiovascular risk project，ARTEMIS）数据显示，49% 的患者为持续性高血压；白大衣高血压患者（诊室血压高，24h 平均血压＜130/80mmHg）大约是隐匿性高血压患者的 2 倍。在 5523 名未治疗的诊室血压升高的患者中，白大衣高血压的患病率约为 23%[8]。另一项西班牙动态血压注册研究数据显示白大衣高血压患病率为 24%[9]。我国目前缺乏大型的流行病学数据，少数调查显示我国白大衣高血压的患病率为 10.3% 左右[10]，肾脏疾病、糖尿病等基础疾病与白大衣高血压患病率也有关，分别达到 14.9% 和 18.3%[11, 12]。而在中国台湾地区一项基于 1257 名社区人群的心血管调查研究中发现，白大衣高血压患病率大约为 12%[13]。国外的调查数据显示，年龄越大、女性和不吸烟者的白大衣高血压的患病率更高。同时白大衣高血压的患病率也与诊室血压的水平相关，1 级高血压的患者的发生白大衣高血压的比例最高达到 55%，3 级高血压患者白大衣高血压比例为 10%[14]。另外，是否存在靶器官损害、诊室血压测量的次数、测量人员也会影响白大衣高血压的检出[15]。

需要注意的是，大多数研究和临床调查提供的白大衣高血压流行病学数据是基于单次 ABPM 记录。身体活动程度、环境刺激、睡眠的持续时间和质量及季节温度的变化均会影响 ABPM 的内在变异性。显然，这种变异性可能通过影响平均动态血压的水平而降低诊断白大衣高血压的稳定性。研究也确实发现，如果间隔数天或数周的时间给受试者再次行 ABPM 检查后，部分患者并不满足白大衣高血压的标准。例如，威尼斯高血压与动态血压研究（hypertension and ambulatory recording Venetia study，HARVEST）显示 565 名患者间隔 3 个月行

ABPM 检查，首次白大衣高血压患病率为 16%，第二次则变为 7%[16]。而在动态血压 1～4 周的短期重复性研究中发现，首次诊断白大衣高血压患者有 25%～50% 第二次满足持续性高血压标准[17]。因此，目前指南建议对于怀疑白大衣高血压的患者应该每 3～6 个月重复进行动态血压监测加以确认[5]。

## 二、白大衣高血压的发病机制

关于白大衣高血压的发生机制目前尚不清楚，研究调查显示白大衣高血压患者存在以下特征：①女性、不吸烟者、老年人的发生率更高；②往往伴随血脂、血糖等代谢紊乱的危险因素；③临床白大衣高血压也常见于医疗环境中处于高度紧张的患者。基于上述白大衣高血压的分布特征，在发病机制上存在以下几种看法：①与交感神经的过度活跃有关。有一项研究利用微神经图比较白大衣高血压组、正常组、持续性高血压组之间的肌肉交感活性，结果显示白大衣高血压组均高于正常组，但其心脏压力感受器反射活性与正常组无统计学差异，故认为白大衣高血压的形成与交感神经过度活跃有关[18]。②情绪因素（如焦虑、应激等）也可能是白大衣高血压发生的机制之一[19-21]。研究发现，当医师为患者测量血压时，处于高度紧张的患者皮肤交感神经的传出活性显著增强。而皮肤的这种反应与动物模型中受到情绪压力表现出来的"防御反应"类似。并且与正常血压个体和持续性高血压患者相比，白大衣高血压患者显示出更高的焦虑水平，但这种现象在女性中更为常见[22, 23]。③与下丘脑-垂体肾上腺的过激反应有关。④有学者发现 N 型钙通道阻滞剂可降低白大衣效应，从而推测白大衣高血压的产生可能与 N 型钙离子通道有关[24]。

# 第三节 白大衣高血压的临床特点与诊断

## 一、白大衣高血压的临床特点

### （一）白大衣高血压与靶器官损害的关系

白大衣高血压与靶器官损害之间的关系一直存在争议，以往认为白大衣高血压是良性的，不会加重靶器官损害的程度。近年来，越来越多的研究发

现白大衣高血压可能与靶器官损害有关，其损害程度介于正常人群和持续性高血压患者之间。但是白大衣高血压引起各种靶器官损害的研究结果并不完全一致[25-28]。大部分研究显示，白大衣高血压患者较正常人具有更高的左心室质量指数（LVMI），并且通过二维超声及三维超声观察心脏应力形变发现，左心室纵向和环向应变能力从正常血压、白大衣高血压到持续性高血压逐渐减少，主要表现为心内膜和心肌中层的左心室纵向和环向应变能力降低，而心外膜层没有差异[29]。在血管损害方面，部分调查发现白大衣高血压患者的大动脉顺应性不如正常人。白大衣高血压与主动脉硬化相关，主要表现为大动脉厚度增加及弹性下降和中心动脉压升高，这与持续性高血压患者引起的大动脉改变一致。并且发现血管和动脉变化存在男女差异。女性显示出更大的同心重塑倾向、更高的壁应力和脉搏波传导速度[30]。另外，也发现血压形态为非杓型的白大衣高血压患者大动脉顺应性下降更明显。HARVEST 研究发现，白大衣高血压患者基线和随访过程中颈动脉内中膜厚度（IMT）及增加速度均显著高于正常人。但日本人群的横断面调查显示两者并无差异。在血管因子（如一氧化氮、同型半胱氨酸、非对称二甲基精氨酸等）水平方面也出现类似的结果[31-33]。

（二）白大衣高血压与新发糖尿病的关系

白大衣高血压患者新发糖尿病和高血压的风险明显增加。如前所述白大衣高血压患者往往伴随血脂、血糖等代谢紊乱的情况，PAMELA 和 OHASAMA两项大型研究均发现白大衣高血压患者空腹血糖受损、糖耐量受损，糖尿病发生率均高于正常人群，并且白大衣高血压更容易发展为持续性高血压[25, 34]。Finn-Home 研究中，随访 11 年的结果表明，白大衣高血压患者较正常血压患者发展为持续性高血压的风险高 3 倍[35]。

（三）白大衣高血压与心血管事件的关系

在心血管事件方面，尽管进行了许多临床研究，但是仍没有达成关于白大衣高血压是否是心血管事件危险因素的共识。同样，白大衣高血压和心血管事件关系的研究结果也不一致。在许多情况下，研究者难以匹配血压正常组与白大衣高血压患者对未来心血管事件风险的影响因素。其中，最容易识别的差异通常是正常血压组中血压水平低于白大衣高血压组。流行病学数据发现收缩压＞115mmHg 时心血管事件风险开始增加。例如，在家庭血压与心血管结局国际数据库（ international database on home blood pressure in relation to cardiovascular outcome, IDHOCO ）的荟萃分析中报道了未治疗的白大衣高血压患者存在更高的心血管事件风险，其中正常血压组的平均收缩压为 114.2mmHg，而白大衣高血压组为 123.6mmHg[36]。两者血压的差距足以引起白大衣高血压组发生统计学意义的心血管事件的风险增加。而在各项荟萃分析研究中结果同样不一致，在关于心血管结局的动态血压国际数据库中（ international database on ambulatory blood pressure in relation to cardiovascular outcomes, IDACO ）没有证据表明白大衣高血压患者如不接受治疗，其发生心血管事件的风险增加[37]。而近期另一项荟萃分析显示，与血压正常人相比，白大衣高血压患者心血管疾病的发生率和死亡率更高，但全因死亡率和脑卒中风险无明显差异[38]。而在亚洲人群中，日本于2005 年进行的 OHASAMA 研究显示，白大衣高血压组和血压正常组脑卒中与心血管事件的发生风险并无差异[39]。然而在近期发表的研究中，同样来自OHASAMA 的研究人群，平均随访 17.1 年后发现真性白大衣高血压患者的首次脑卒中风险是血压正常者的 1.38 倍，而部分白大衣高血压患者是血压正常者的 2.16 倍[40]。可以看出白大衣高血压是否能够增加心血管事件的发生受到如人种、诊断方法、研究设计等诸多因素的影响，未来还需要更多的调查进行确认。

综上，目前比较认可的白大衣高血压患者临床特点主要包括以下四点：①诊室外血压值更高；②无症状的靶器官损害，如左心室肥厚可能更常见；③伴血脂或血糖代谢因素紊乱可能更常见；④新发糖尿病或高血压的风险更高。

## 二、白大衣高血压的诊断

对于白大衣高血压的诊断，2014 年《欧洲高血压学会动态血压监测指南》进一步更新和完善了白大衣的诊断标准，要求诊室血压≥140/90mmHg，动态血压全天平均血压＜130/80mmHg 且日间平均血压＜135/85mmHg、夜间血压＜120/70mmHg；或诊室血压≥140/90mmHg，家庭自测血压均值＜135/85mmHg。指南强调诊断对象应未服用任何抗高血压药物；诊所血压要求为非同一时间至少三次以上，由专业医务工作人员所测；对于怀疑白大衣高血压的患者应该 3～6 个月后重复动态血压加以确认。对于 ABPM 和 HBPM 两种诊室外血压测量方法的选择取决于医疗硬件条件、费用成本和患者意愿等因素。通常情况下，HBPM 可能在基层卫生中心被更多应用，而 ABPM 主要在上级专科医院中被应用。但应注意的是，如果患者不熟悉血压自我测量方法、依从性差或精神焦虑，则HBPM 并不合适。

需要提醒的是，临床关于白大衣高血压的临床诊断应谨慎。因为即使临床研究和荟萃分析发现白大衣高血压与心血管事件增加相关，医师和患者可能都会认为这一结果并不是适用于所有白大衣高血压患者。然而，因为诊断中包含"高血压"一词，高血压诊断可能对健康状况具有负面影响。部分医师可能倾向于治疗白大衣高血压而不管 ABPM 或HBPM 情况。另一方面，部分患者认为"高血压"有增加心血管事件的风险，因此可能向医师表达关注。在现有的医疗环境下，即使医师认为白大衣高血压与持续性高血压不一样，医师也可能倾向于给予治疗，以避免这些患者偶发的心血管事件而引起的法律诉讼。同时，部分患者可能很关注自己"高血压"的诊断，互联网时代患者可以容易地获得多个健康关键词的相关信息，被诊断为白大衣高血压的患者可能出现与持续性高血压相关且常见的症状，如头痛、疲劳感增加等。这样白大衣高血压的诊断可能对医师和患者均产生无意的负面效果。因此，近年来部分研究者也建议使用白大衣现象取代白大衣高血压诊断。可见，未来白大衣高血压的临床诊断带来的影响将会被关注，但还需进一步规范白大衣高血压的诊断标准和流程[41]。

## 第四节 白大衣高血压的治疗策略

与持续性高血压相比，白大衣高血压患者靶器官损伤的发生不太普遍。众多的前瞻性研究也证实白大衣高血压患者心血事件发生比持续性高血压患

者低。白大衣高血压患者是否可以等同于血压正常人仍在争论中，部分研究发现，白大衣高血压长期心血管风险位于持续性高血压和血压正常之间。目前，还缺乏足够的证据证实白大衣高血压患者接受降压药物治疗的临床获益[5]。尚无随机研究了解白大衣高血压患者药物治疗能降低心血管事件发生风险。SYSTEUR 研究的亚组分析表明，白大衣高血压患者经药物治疗降低血压和心血管事件的发病率与死亡率效果不如持续性高血压患者明显[42]。而在老年高血压研究（HYVET）中，结果显示降压治疗能降低总死亡率和心血管事件。该研究显示大约50%的患者在入组时满足白大衣高血压的标准，这提示老年白大衣高血压患者降压治疗可能获益[43]。有意思的是，欧洲拉西地平动脉粥样硬化研究（ELSA）显示，在为期 4 年的长期降压药物治疗过程中，持续性高血压患者诊室血压和动态血压都明显下降，而白大衣高血压患者诊室血压下降，但动态血压却无明显改变，这种诊室血压与动态血压的差距缩小是否带来心血管事件的获益还不清楚[44]。

在具体的临床实践过程中，以下因素可能有助于白大衣高血压患者治疗决策的选择。白大衣高血压患者可能经常有代谢紊乱的危险因素（如肥胖、血脂异常、糖耐量异常等）和一些无症状性的靶器官损害（如左心室肥厚、颈动脉内中膜厚度增加或斑块、微量白蛋白尿等）。上述危险因素是心血管事件发生的风险因素。新近一项 IDACO 研究分析发现，同样是心血管事件风险高危人群（指具备 3～5 个心血管危险因素/糖尿病/既往发生过心血管事件），在匹配年龄和样本量等因素后，平均随访10.6 年，白大衣高血压患者发生心血管事件的风险是血压正常患者的 2.06 倍，而在低危患者（小于等于两个心血管危险因素）中，两者并无差异，进一步的亚组分析发现仅在 60 岁以上的老年人中才存在这一现象[45]。同样，日本 HONEST 研究发现，在对 4426 名糖尿病患者和 4346 名慢性肾病患者随访过程中，在接受降压治疗的糖尿病和慢性肾病患者中，伴有白大衣高血压的患者心血管事件风险分别是血压控制正常人群的 2.14 倍和 2.73 倍，提示对于心血管事件高危人群，白大衣高血压增加了心血管事件发生风险[46]。因此，对于心血管事件高风险的白大衣高血压患者来讲，在改善生活方式（如有氧运动、减重、减少盐分摄入、戒烟等）的基础上

可以考虑给予药物治疗。而当诊室血压增加患者出现 ABPM 正常伴 HBPM 升高或 HBPM 正常伴 ABPM 异常（即隐匿性高血压）时，考虑到这种情况下也有增加心血管风险的特点，也可考虑给予药物治疗。如果无上述心血管风险因素的情况下，干预可能仅限于改善生活方式。并且至少每年随访 1 次，测量诊室和诊室外血压及评估心血管事件发生风险。

（陈晓平 刘 凯）

## 参 考 文 献

[1] Pickering TG, James GD, Boddie C, et al. How common is white coat hypertension? JAMA, 1988, 259（2）：225-228.

[2] Mancia G, Verdecchia P. Clinical value of ambulatory blood pressure：evidence and limits. Circ Res, 2015, 116（6）：1034-1045.

[3] 杨天伦，夏珂，李玲芳. 白大衣高血压的临床特点、处理与争议. 岭南心血管病杂志，2014，20（1）：12-14.

[4] Fan HQ, Li Y, Thijs L, et al. Prognostic value of isolated nocturnal hypertension on ambulatory measurement in 8711 individuals from 10 populations. J Hypertens, 2010, 28（10）：2036-2045.

[5] Mancia G, Fagard R, Narkiewicz K, et al. 2013 ESH/ESC guidelines for the management of arterial hypertension：the Task Force for the Management of Arterial Hypertension of the European Society of Hypertension（ESH）and of the European Society of Cardiology（ESC）. Eur Heart J, 2013, 34（28）：2159-2219.

[6] Parati G, Stergiou G, O'Brien E, et al. European Society of Hypertension practice guidelines for ambulatory blood pressure monitoring. J Hypertens, 2014, 32（7）：1359-1366.

[7] Fagard RH, Cornelissen VA. Incidence of cardiovascular events in white-coat, masked and sustained hypertension vs. true normotension：a meta-analysis. J Hypertens, 2007, 25（11）：2193-2198.

[8] Omboni S, Aristizabal D, De ISA, et al. Hypertension types defined by clinic and ambulatory blood pressure in 14-143 patients referred to hypertension clinics worldwide. Data from the ARTEMIS study. J Hypertens, 2016, 34（11）：2187-2198.

[9] De ISA, Vinyoles E, Banegas JR, et al. Short-term and long-term reproducibility of hypertension phenotypes obtained by office and ambulatory blood pressure measurements. J Clin Hypertens（Greenwich）, 2016, 18（9）：927-933.

[10] 黄建凤，吴海英，谢晋湘，等. 白大衣高血压的发生率及其与左室肥厚的关系. 中华全科医师杂志，2004，3（6）：358-360.

[11] Zhou J, Liu C, Shan P, et al. Characteristics of white coat hypertension in Chinese Han patients with type 2 diabetes mellitus. Clin Exp Hypertens, 2014, 36（5）：321-325.

[12] Bangash F, Agarwal R. Masked hypertension and white-coat hypertension in chronic kidney disease：a meta-analysis. Clin J Am Soc Nephrol, 2009, 4（3）：656-664.

[13] Sung SH, Cheng HM, Wang KL, et al. White coat hypertension is more risky than prehypertension：important role of arterial wave reflections. Hypertension, 2013, 61（6）：1346-1353.

[14] Staessen JA, O'Brien ET, Amery AK, et al. Ambulatory blood pressure in normotensive and hypertensive subjects：results from an international database. J Hypertens Suppl, 1994, 12（7）：S1-12.

[15] Dolan E, Stanton A, Atkins N, et al. Determinants of white-coat hypertension. Blood Press Monit, 2004, 9（6）：307-309.

[16] Palatini P, Dorigatti F, Roman E, et al. White-coat hypertension：a selection bias? Harvest Study Investigators. Hypertension and Ambulatory Recording Venetia Study. J Hypertens, 1998, 16（7）：977-984.

[17] Cuspidi C, Meani S, Fusi V, et al. How reliable is isolated clinic hypertension defined by a single ambulatory blood pressure monitoring? J Hypertens, 2007, 25（2）：315-320.

[18] Smith PA, Graham LN, Mackintosh AF, et al. Sympathetic neural mechanisms inwhite-coat hypertension. J Am Coll Cardiol, 2002, 40（1）：126-132.

[19] Mancia G, Bombelli M, Facchetti R, et al. Increased long-term risk of new-onset diabetes mellitus in white-coat and masked hypertension. J Hypertens, 2009, 27（8）：1672-1678.

[20] Mancia G, Bombelli M, Facchetti R, et al. Long-term risk of sustained hypertension in white-coat or masked hypertension. Hypertension, 2009, 54（2）：226-232.

[21] Cobos B, Haskard-Zolnierek K, Howard K. White coat hypertension：improving the patient-health care practitioner relationship. Psychol Res Behav Manag, 2015, 8：133-141.

[22] Grassi G, Turri C, Vailati S, et al. Muscle and skin sympathetic nerve traffic during the "white-coat" effect. Circulation, 1999, 100（3）：222-225.

[23] MacDonald MB, Laing GP, Wilson MP, et al. Prevalence and predictors of white-coat response in patients with treated hyper tension. CMAJ, 1999, 161（3）：265-269.

[24] Morimoto S, Takeda K, Oguni A, et al. Reduction of white coat effect by cilnidipine in essential hypertension. Am J Hypertens, 2001, 14（10）：1053-1057.

[25] Sega R, Trocino G, Lanzarotti A, et al. Alterations of cardiac structure in patients with isolated office, ambulatory, or home hypertension：data from the general population [Pressioni Arteriose Monitorate E Loro Associazioni（PAMELA）Study]. Circulation, 2001, 104（12）：1385-1392.

[26] Pierdomenico SD, Lapenna D, Bucci A, et al. Cardiovascular and renal events in uncomplicated mild hypertensive patients with sustained and white coat hypertension. Am J Hypertens, 2004, 17（10）：876-881.

[27] Mancia G, Bombelli M, Brambilla G, et al. Long-term prognostic value of white coat hypertension：an insight from diagnostic use of both ambulatory and home blood pressure measurements. Hypertension, 2013, 62（1）：168-174.

[28] Mulè G, Nardi E, Cottone S, et al. Metabolic syndrome in subjects with white-coat hypertension：impact on left ventricular structure and function. J Hum Hypertens, 2007, 21（11）：854-860.

[29] Tadic M, Cuspidi C, Ivanovic B, et al. Influence of white-coat hypertension on left ventricular deformation 2- and 3-dimensional speckle tracking study. Hypertension, 2016, 67（3）：592-596.

[30] Scuteri A, Morrell CH, Orru' M, et al. Gender specific profiles of

white coat and masked hypertension impacts on arterial structure and function in the SardiNIA study. Int J Cardiol, 2016, 217: 92-98.

[31] Karter Y, Aydin S, Curgunlu A, et al. Endothelium and angiogenesis in white coat hypertension. J Hum Hypertens, 2004, 18( 11 ): 809-814.

[32] Pierdomenico SD, Cipollone F, Lapenna D, et al. Endothelial function in sustained and white coat hypertension. Am J Hypertens, 2002, 15 ( 11 ): 946-952.

[33] Guven A, Tolun F, Caliskan M, et al. C-reactive protein and nitric oxide level in patients with white coat hypertension. Blood Press, 2012, 21 ( 5 ): 281-285.

[34] Mancia G, Bombelli M, Facchetti R, et al. Increased long-term risk of new-onset diabetes mellitus in white-coat and masked hypertension. J Hypertens, 2009, 27 ( 8 ): 1672-1678.

[35] Sivén SS, Niiranen TJ, Kantola IM, et al. White-coat and masked hypertension as risk factors for progression to sustained hypertension: the Finn-Home study. J Hypertens, 2016, 34 ( 1 ): 54-60.

[36] Stergiou GS, Asayama K, Thijs L, et al. Prognosis of white-coat and masked hypertension: international database of home blood pressure in relation to cardiovascular outcome. Hypertension, 2014, 63 ( 4 ): 675-682.

[37] Franklin SS, Thijs L, Hansen TW, et al. Significance of white-coat hypertension in older persons with isolated systolic hypertension: a meta-analysis using the International Database on Ambulatory Blood Pressure Monitoring in Relation to Cardiovascular Outcomes population. Hypertension, 2012, 59 ( 3 ): 564-571.

[38] Briasoulis A, Androulakis E, Palla M, et al. White-coat hypertension and cardiovascular events: a meta-analysis. J Hypertens, 2016, 34 ( 4 ): 593-599.

[39] Ugajin T, Hozawa A, Ohkubo T, et al. White-coat hypertension as a risk factor for the development of home hypertension: the Ohasama study. Arch Intern Med, 2005, 165 ( 13 ): 1541-1546.

[40] Satoh M, Asayama K, Kikuya M, et al. Long-Term stroke risk due to partial white-coat or masked hypertension based on home and ambulatory blood pressure measurements: the Ohasama study. Hypertension, 2016, 67 ( 1 ): 48-55.

[41] Myers MG, Stergiou GS. White coat phenomenon: removing the stigma of hypertension. Hypertension, 2016, 67 ( 6 ): 1111-1113.

[42] Fagard RH, Staessen JA, Thijs L, et al. Response to antihypertensive therapy in older patients with sustained and nonsustained systolic hypertension. Systolic Hypertension in Europe ( Syst-Eur ) Trial Investigators. Circulation, 2000, 102 ( 10 ): 1139-1144.

[43] Bulpitt CJ, Beckett N, Peters R, et al. Does white coat hypertension require treatment over age 80? Results of the hypertension in the very elderly trial ambulatory blood pressure side project. Hypertension, 2013, 61 ( 1 ): 89-94.

[44] Mancia G, Facchetti R, Parati G, et al. Effect of long-term antihypertensive treatment on white-coat hypertension. Hypertension, 2014, 64 ( 6 ): 1388-1398.

[45] Franklin SS, Thijs L, AsayamaK, et al. The cardiovascular risk of white-coat hypertension. J Am Coll Cardiol, 2016, 68( 19 ): 2033-2043.

[46] Kushiro T, Kario K, Saito I, et al. Increased cardiovascular risk of treated white coat and masked hypertension in patients with diabetes and chronic kidney disease: the HONEST Study. Hypertens Res, 2017, 40 ( 1 ): 87-95.

# 第二章

# 隐匿性高血压

随着动态血压检测的普及、对家庭血压监测的重视，人们对高血压的认识不断深入，发现人类的血压具有昼夜变化规律及波动性，同时也发现了一些血压变化的特殊类型，如白大衣高血压、夜间高血压、晨峰高血压及隐匿性高血压等。

迄今为止，临床上大多数高血压的检出仍然有赖于诊室血压测量，而隐匿性高血压的重要特征之一就是诊室内血压正常，因此隐匿性高血压最容易被忽视和漏诊。

隐匿性高血压（MH）也称为逆白大衣高血压（RWCH），是指孤立性动态血压升高[1, 2]，即患者诊室血压（OBP）正常，而动态血压（ABP）或家庭自测血压（HBP）升高的临床现象。隐匿性高血压是特殊类型的高血压，常见于未经降压治疗的患者，也可见于降压治疗的高血压患者。最新研究发现，隐匿性高血压并非少见，其发生靶器官损害和心血管疾病的危险性显著增加[3-5]。研究证实，隐匿性高血压的心血管疾病危险性比正常者或血压控制良好的患者高 1.5～3.0 倍，危险性可与持续性高血压相比[6, 7]。因此，在测量、评估血压变化及诊断高血压病时要警惕隐匿性高血压这种特殊类型高血压的存在[8]。

## 第一节 隐匿性高血压的诊断标准与分型

### 一、诊断标准

目前，有关隐匿性高血压的诊断标准尚存在争议。根据 ESC/ESH 血压监测工作组发布的指导性文件规定，成人隐匿性高血压的诊断标准为 OBP＜140/90mmHg，ABP 监测的日间平均收缩压 ≥135/85mmHg 和（或）HBP≥135/85mmHg[9]。

隐匿性高血压的概念最早由 Pickering 等[2]于 2002 年提出。该概念的提出对高血压流行病学的研究及治疗，尤其是心血管疾病的一级预防有着非常重要的意义，对提高公众防病、治病的意识也有很大作用。

### 二、临床类型

有学者[10]根据动态血压监测结果和发病机制，将隐匿性高血压分为三个亚型。

#### （一）清晨高血压

清晨高血压为最常见类型，主要见于自然生理节奏变化、夜间饮酒和服用短效降压药等情况，并与清晨交感神经的兴奋性增高有关。清晨高血压是当今高血压治疗的热点，大量循证医学证据[11-15]揭示，心脏性猝死、心肌梗死、不稳定型心绞痛和出血性脑卒中，以及缺血性脑卒中多发生在清晨和上午时段，约 40% 的心肌梗死和 29% 的心脏性猝死发生在清晨，此时段脑卒中发生率是其他时段的 3～4 倍。

**1. 清晨血压的定义** 清晨血压指清晨醒后 1h 内、服药前、早餐前的家庭血压测量结果或动态血压记录的起床后 2h 或早晨 6：00～10：00 间的血压[15-17]。与血压晨峰相比，清晨血压定义更明确，可通过家庭血压测量、24h 动态血压监测及诊室血压测量手段获得，操作简便易行，可在临床工作中广泛使用。

**2. 清晨血压的测量[15-17]**

（1）家庭血压：觉醒后 1h 内、早餐及服药前进行 2～3 次血压测量，取其均值，连续测量 5～7d，以后每周测量 3～4d，并长期坚持。

（2）24h 动态血压监测：起床后 2h 内或 6：00～10：00 所测量的血压值。

（3）诊室血压：清晨 6：00～10：00 所测量的血压值。

**3. 清晨高血压的诊断**

（1）诊室血压≥140/90mmHg。

（2）家庭血压或 24h 动态血压≥135/85mmHg。两项指标符合其中之一即可诊断为清晨高血压[18-20]，可分为狭义和广义的清晨高血压。所谓狭义的清晨高血压是指仅在清晨时段血压升高，其他时段血压正常，属于一种隐匿性高血压；广义的清晨高血压则是清晨和（或）其他时段血压均升高，又称为高血压的晨峰现象。专家建议主要采用广义的概念，但本节所指的清晨高血压是狭义的，属于隐匿性高血压的一种亚型，即清晨时段家庭血压或 24h 动态血压≥135/85mmHg，而诊室血压正常[16, 17]。

### （二）日间高血压

日间高血压主要见于生活方式不健康的高血压患者，如吸烟、精神压力过大和过度劳累等。作为隐匿性高血压的一个亚型，其 24h ABPM 特点为全天血压均值<130/80mmHg，夜间血压<120/70mmHg，但白天（日间）血压≥135/85mmHg[9]。其主要原因是交感神经兴奋性增高。

### （三）夜间高血压

夜间高血压见于高盐饮食摄入、肾功能不全、肥胖和睡眠呼吸暂停综合征（SAS）等高血压患者。《中国高血压防治指南（2010 年修订版）》建议采用 24h 动态血压诊断高血压，其诊断标准[20]为 24h 血压平均值≥130/80mmHg，白天（日间）血压均值≥135/85mmHg，夜间血压均值≥120/70mmHg。由此可见，只要夜间血压水平≥120/70mmHg 即可诊断夜间高血压。严格意义上的夜间高血压应符合全天血压均值<130/80mmHg，白天（日间）血压<135/85mmHg，但夜间血压≥120/70mmHg[20]。美国心脏协会的夜间血压的诊断参考标准：夜间血压<115/65mmHg 为最优，<120/70mmHg 为正常，>125/75mmHg 即为夜间血压升高[21]。

## 三、患 病 率

随着高血压诊治的进展，隐匿性高血压逐渐被人们认识及重视，检出率亦不断升高，一般人群中隐匿性高血压的患病率为 8%～23%[22-24]，可发生在儿童、成年人、老年人，且随着年龄增长，隐匿性高血压患病率明显增加。Verberk 等[25]研究表明，儿童隐匿性高血压患病率为 7.0%，成年人为 19.0%，男性的发病率高于女性。不同国家或地区及不同种族间隐匿性高血压的患病率未见显著差异。PAMELA 研究[22]共纳入 3200 例患者，发现隐匿性高血压的患病率为 9.0%。Hänninen 研究[26]入选 1459 例 45～74 岁的芬兰人，发现成人隐匿性高血压的患病率为 8.1%。Kim 等[27]研究显示，隐匿性高血压的发生率为 25.6%。隐匿性高血压的检出有赖于动态血压检测或家庭血压监测，因此 24h 平均血压和白昼平均血压的正常值对隐匿性高血压的诊断有非常大的影响[28]。

在早期的研究中，由于诊断标准各不相同，研究结果差异较大，甚至出现矛盾。一般来说，标准定得过高，其漏诊率增加；若标准定得过低会使误诊率增加。虽然家庭自测血压和 24h 动态血压监测均可发现隐匿性高血压，但是两者的测定结果不同[28]。

一项针对 1 级高血压的中老年患者进行的为期 6 个月的研究[29]观察发现，与动态血压监测相比，患者自测血压能更好地监测降压治疗效果。Stergiou 等[30]分别采用家庭自测血压和动态血压对 438 名患者进行研究，结果家庭自测血压法对隐匿性高血压的检出率为 11.9%，而动态血压监测法对隐匿性高血压的检出率是 14.2%，上述两项研究结果不尽相同。

目前，我国有关隐匿性高血压患病率的数据较少，Wang 等[31]研究入组 694 名江宁人，其中隐匿性高血压患病率为 10.8%，而在已经接受降压治疗的高血压人群中隐匿性高血压患病率明显升高。因此，隐匿性高血压是一种在人群中普遍存在的高血压状态。林昕和徐翀[32]对新疆博州 30～75 岁汉族、维吾尔族、哈萨克族和蒙古族的 1541 人进行了动态血压监测，结果提示，汉族、维吾尔族、哈萨克族和蒙古族人群的隐匿性高血压患病率分别为 37.26%、32.29%、30.76% 和 31.93%。明显高于国外的报道。

有专家认为[28]，家庭自测血压和动态血压监测造成隐匿性高血压的诊断偏差并不重要，重要的是识别这些患者并进行干预。为了更好地检出隐匿性高血压，建议将家庭自测血压与动态血压监测结合起来、相互补充，提高隐匿性高血压检出率。

总之，隐匿性高血压在人群中较为普遍，尤其对有高血压病家族史、伴有心脑肾等靶器官损害及合并糖尿病、高脂血症、吸烟、肥胖等心脑血管疾病高危因素的人群更应该注意筛查隐匿性高血压[8]。

## 第二节　隐匿性高血压的靶器官损害

随着隐匿性高血压认识的不断深入，越来越多的研究表明，隐匿性高血压将导致严重的靶器官损害及心血管事件。隐匿性高血压患者容易出现动脉硬化，血管顺应性降低，中心动脉压增高，导致左室壁厚度明显增加、左心室体积增大和颈动脉壁内膜厚度增加。

Liu 等[33]对 295 名门诊血压正常者和 64 名持续性高血压患者进行动态血压研究，发现与正常血压者相比，隐匿性高血压易出现左心室肥厚和颈动脉粥样硬化，和持续性高血压患者出现靶器官损害的结果相似。在 PAMEIA 研究[22]中也显示了隐匿性高血压患者的左心室质量指数大于血压正常者，和持续性高血压患者的左心室质量指数相似，进一步发现白大衣高血压患者和隐匿性高血压患者的左心室质量指数相似。Björklund 等[3]对 578 名 70 岁的老年人进行超声心动图检查，发现高血压患者和隐匿性高血压患者的室壁厚度大于血压正常者，而高血压患者与隐匿性高血压患者之间的室壁厚度没有差别。Silva 等[34]对 688 名高血压和血压正常者进行调查，同样发现隐匿性高血压患者更易出现大动脉弹性减弱和左心室肥厚。

大量的研究[35,36]发现，隐匿性高血压易发生颈动脉内膜增厚，以隐匿性高血压为主要特征的高血压前期患者较其他高血压前期和血压正常者颈总动脉内膜增厚明显。因此，有学者认为[36]颈总动脉内膜增厚可能预示隐匿性高血压。

此外，隐匿性高血压患者尿蛋白量等指标明显

高于血压已经得到明显控制的高血压患者和白大衣高血压患者，甚至可能高于持续性高血压患者。Cuspidi 等[37]研究发现，通过平均 30 个月的观察，经过降压治疗的隐匿性高血压患者的左心室心肌质量指数和尿蛋白量指标没有得到有效降低。隐匿性高血压还可能是已经进行降压治疗的原发性高血压患者发生微量白蛋白尿的预测因子。尽管降压后诊室血压可能降至正常水平，但是由于隐匿性高血压的存在，诊室血压控制良好的患者也可能发生微量白蛋白尿甚至肾功能不全。

隐匿性高血压易发展成持续性高血压，并增加心血管疾病的危险性。HARVEST 研究[38]表明，对入选者随访 6 年，35%的隐匿性高血压患者发展成持续性高血压，而只有 19%的血压正常者发展成高血压。

另外，隐匿性高血压会增加心血管疾病的发病率和死亡率，Björklund 等[3]对一组 70 岁的患者随访 8.4 年，发现隐匿性高血压发生心血管疾病的危险性显著增加（相对危险度为 2.77），和持续性高血压（相对危险度为 2.94）的结果相似。Bobrie 等[4]对一组接受治疗的高血压患者随访 3.2 年，医院内血压正常、家中血压升高者与医院和家中血压均正常者相比，发生心血管疾病的危险性倍增。最近，Ohkubo 研究[5]对 1332 名受试者随访 10 年，结果显示与正常血压和白大衣高血压相比，隐匿性高血压和持续性高血压的心血管死亡率的复合危险性及脑卒中发生率明显增加。

## 第三节　儿童和青少年隐匿性高血压

成人隐匿性高血压与心血管疾病的发生密切相关，但儿童隐匿性高血压的作用尚不清楚[28]。2004年美国国家高血压教育计划（NHBPEP）儿童及青少年高血压工作小组尚未提出儿童隐匿性高血压，同年日本的一项研究首次[39]报道了儿童隐匿性高血压。该研究入选了 136 名 6～25 岁的血压正常者接受诊室血压测量和动态血压监测。结果发现，11%的受试者患隐匿性高血压，其中男孩患隐匿性高血压的检出率为 19%，女孩患隐匿性高血压的比例仅为 5%，但年龄小于 15 岁与年龄大于 15 岁之间的患病率没有显示差别。Ogedegbe 等[40]研究显示，在

儿童及青少年人群中，估测隐匿性高血压的患病率为 7.4%～11.0%。

Lurbe 等[41]入选了一组 6～18 岁的儿童和青少年，对受试者进行门诊健康体检，测量诊室血压和进行动态血压监测。结果显示，90%的受试者血压正常，分别有 0.8%、1.2%的受试者患有高血压和白大衣高血压，而 7.6%的受试者患隐匿性高血压。12 个月后，50%的隐匿性高血压儿童动态血压恢复正常。该研究表明，与正常血压儿童相比，隐匿性高血压的儿童往往有高血压家族史。另外，隐匿性高血压儿童易出现全天动态脉率增快，可能与交感神经系统激活有关[28]。来自希腊的一项研究[42]显示在儿童和青少年中隐匿性高血压的检出率并不低，该研究入选了 85 名血压升高的儿童和青少年，对其进行动态血压监测，结果显示 25%、13%、9.4%的受试者患有高血压、白大衣高血压和隐匿性高血压。另一项未公开发表的希腊研究显示，对 56 名血压升高的儿童和青少年进行动态血压监测，发现 25%、18%、11%的受试者分别患有高血压、白大衣高血压和隐匿性高血压。

这些研究结果表明，在血压升高的儿童和青少年中，隐匿性高血压和白大衣高血压非常普遍。以上两个研究显示儿童隐匿性高血压常伴有靶器官损害。在 Lurbe 等[41]的研究中，对 20 名隐匿性高血压儿童和血压正常儿童进行超声心动图检查，校正年龄、性别和体重后，与正常血压儿童相比，隐匿性高血压儿童的左心室质量指数增大，其中 5 名儿童（25%）出现左心室肥厚，而血压正常儿童的室壁厚度正常。

目前，我国有关儿童青少年隐匿性高血压的相关报道极少。

# 第四节 隐匿性高血压的危险因素与发病机制

就个体血压而言，血压水平并非恒定不变，其常常受外界因素、自身内环境及遗传因素等影响而呈现出昼夜节律性变化及波动性，所以这些影响因素的改变可导致血压的异常改变。

研究发现[8]，年龄、性别、女性服用避孕药、吸烟、饮酒、运动量增加、肥胖、焦虑、人际关系及工作压力大等因素相对于诊室血压可能会选择性升高动态血压，其是隐匿性高血压的危险因素。

Afsar[43]研究显示，隐匿性高血压及持续性高血压人群与持续性血压正常及白大衣高血压人群相比大多数代谢危险因子是相对升高的。Kim 等[27]研究提示，隐匿性高血压的发生率为 25.6%，与真正血压正常组相比，隐匿性高血压的危险因素有男性、吸烟、年龄、诊室血压水平等。

## （一）年龄

多项研究提示，隐匿性高血压的发病率随年龄的增加有上升趋势[44, 45]，年龄是影响门诊血压和动态血压之间关系的主要因素。相关研究表明，年轻人比老年人更易出现隐匿性高血压[2, 9]。PAMELA 研究[22]显示，隐匿性高血压和年龄呈负相关，25～34 岁的中青年比 65～74 岁的老年人易患隐匿性高血压。Rasmussen 等[46]的研究结果与 PAMELA 研究相似，42 岁的个体比 72 岁的老年人易患隐匿性高血压。

## （二）性别

以往的研究显示，女性比男性易出现白大衣高血压[47]，据此推断隐匿性高血压多见于男性[48]。然而，PAMELA 研究结果不支持这种观点，在 PAMELA 研究中，40.1%的女性和 39%的男性患有隐匿性高血压，两者之间没有明显的统计学差异[28]。多项研究较为一致的结果是隐匿性高血压多发于男性[27, 45]。另外，女性服用避孕药等其他生活方式也是导致动态血压水平升高的常见原因[28]。

## （三）饮酒

以往研究证实，乙醇摄入是高血压的一个独立危险因素，严重酗酒者高血压的发病率要比不饮酒者高 2 倍[49]。Trudel 等[50]研究发现乙醇摄入量与隐匿性高血压密切相关，在该研究人群中隐匿性高血压患病率为 15.02%。相反，隐匿性高血压通过戒酒治疗，可以增强降压药物的效果，有效控制血压[51]。Ishikawa 等研究认为，常规饮酒者其隐匿性高血压的发生率较不饮酒者增加 2.71 倍，提示饮酒是隐匿性高血压的一种独立危险因素，考虑可能与乙醇的加压反应有关[52]。

## （四）吸烟

生活方式是影响门诊血压和动态血压之间关系的重要因素之一，尤其是吸烟的影响更大[28]。Mann

等[53]早年的研究显示，吸烟者的动态血压水平高于门诊血压。HARVEST 研究[38]也显示吸烟者更易患隐匿性高血压。Angeli 等[54]研究发现，频繁吸烟的人群更容易患隐匿性高血压，推测吸烟可能促进了血压的上升，并认为吸烟与饮酒、工作压力、心理压力等共同导致了隐匿性高血压的发生。Hänninen 等[26]证实了吸烟是高血压的独立危险因素。无论是主动吸烟还是被动吸烟者，其血中的氧化应激反应标志物均增加，而激活的氧化应激反应影响着动脉弹性功能和结构，从而导致血压的升高[49]。

（五）肥胖

有研究[2]认为，肥胖是白天血压升高的又一重要因素，但其他调查[38]没有发现肥胖与隐匿性高血压之间的关联性。我国 24 万成人随访资料的汇总分析显示，BMI≥24kg/m$^2$者发生高血压的风险是体重正常者的 3～4 倍[20]。

（六）糖尿病

2 型糖尿病有潜在的心血管疾病高风险，与高血压可协同加重靶器官损害，隐匿性高血压在 2 型糖尿病患者中亦可造成严重靶器官损害。Leitao 等[55]研究证明，在糖尿病患者中隐匿性高血压的发生率升高，是一般人群的 2～6 倍。关于 856 例糖尿病患者的研究显示，359 例诊室血压正常的患者中隐匿性高血压的患病率为 13.37%，男性较女性发病率高（15.3%比 11.36%，$P$=0.036），隐匿性高血压的发生率随着年龄及 2 型糖尿病持续时间的增长而升高。体重指数、腰围身高比值、6～15 年糖尿病病史、吸烟、酗酒是 2 型糖尿病合并隐匿性高血压患者的独立危险因素[56]。

（七）其他

行为因素也能影响门诊血压和动态血压，体力活动多者易出现动态血压升高，这就易解释隐匿性高血压患者往往心率偏快。长期精神紧张、工作或生活压力是白天血压升高的另一重要原因[28]。

但是，这些因素是如何引起隐匿性高血压或发病机制是什么？目前尚不清楚。有的研究资料认为，饮酒、大量吸烟、肥胖、精神紧张、工作压力及神经体液因子等诸多因素参与隐匿性高血压的发生、发展[8]。

Grassi 等[57]研究首次证明，隐匿性高血压与交感神经兴奋活性增强有关。有研究显示，血浆中血栓素 A$_2$、神经肽 Y、前列环素、降钙素基因相关肽比例失调及 25-羟化维生素 D 水平变化可能参与了隐匿性高血压的发生及发展[58]。

不对称二甲基精氨酸（ADMA）是一种甲基化的 L-精氨酸类似物，是一种重要的内源性一氧化氮竞争性抑制剂。在正常人群和糖尿病患者中血浆内 ADMA 水平升高与心血管危险性增加有关。Taner 等[59]研究发现，隐匿性高血压的发生率为 24.4%，与血压正常的糖尿病患者相比合并隐匿性高血压患者的血浆内 ADMA 水平升高，精氨酸/ADMA 比值降低，提示 ADMA 可能在隐匿性高血压的发生及进展中起一定作用：ADMA 水平升高，可抑制内源性一氧化氮的扩血管作用，打破血管内环境稳定，导致血管收缩或痉挛，进而使血压和隐匿性高血压的发生率升高。回归分析提示，ADMA、体重指数、高密度脂蛋白水平是隐匿性高血压发生的独立危险因素，血浆 ADMA 在糖尿病合并隐匿性高血压的病理生理中可能发挥着重要的作用。

抗内皮细胞抗体水平升高在动脉粥样硬化进程早期阶段及临界高血压中起重要作用，Papadopoulos 等[60]研究提示，与健康的血压正常者相比，隐匿性高血压人群中抗内皮细胞抗体（IgG、IgM）水平显著升高，提示高水平的抗内皮细胞抗体可能是促进隐匿性高血压发展的机制，亦可以解释隐匿性高血压能增加心血管疾病风险的现象，但有待更多的临床研究进一步证实。

Patel 等[61]研究结果显示，与真正的高血压前期组（诊室血压 120/80～139/89mmHg，动态血压监测白昼平均血压<135/85mmHg 或夜间平均血压<120/70mmHg）相比，隐匿性高血压组的超敏 C 反应蛋白升高和内皮功能减退。回归分析结果显示，隐匿性高血压组中内皮功能与超敏 C 反应蛋白呈负相关，提示内皮功能减退的隐匿性高血压中可能隐藏一种升高的亚临床炎症调节机制，导致心血管疾病增加。亦有研究显示，高血压前期范围内血压水平与循环中超敏 C 反应蛋白等炎症指标有关，预示低于高血压范围的血压水平患者可能存在促进炎性反应的因素[62]。

## 第五节　隐匿性高血压的预后与识别

隐匿性高血压对心脏、血管、肾脏等靶器官均可产生损害，是心血管疾病的危险因素，大量研究证实隐匿性高血压患者预后不佳[49]。Hänninen 等[26]在全芬兰范围内招募了 2046 名志愿者，记录诊室血压、家庭自测血压，评估其危险因素，并开展了长达 7.5 年的随访，结果发现隐匿性高血压比白大衣高血压有着更高的心血管事件风险及全因死亡率风险（HR=1.64，P=0.05；HR=2.09，P=0.05）。因此，笔者认为隐匿性高血压在人群中普遍存在，因其不被诊室测量血压所发现，且能损害重要脏器等靶器官，因此隐匿性高血压患者多预后不佳。此已成为公共健康问题，广大医务工作者应高度重视，在临床工作中学会识别隐匿性高血压。

如果患者诊室血压正常，却存在着心、脑、肾等靶器官损害的证据，或者有高血压家族史且生活方式不良的年轻人，更应该警惕隐匿性高血压。但是尚未出现靶器官损害的隐匿性高血压患者可能很难从健康人群中筛选出来。Lyamina 等[63]研究发现，屏气加压试验通过记录受试者屏气 30s 内血压的反应（测试血压＞140/90mmHg 为阳性反应）能有效地识别正常人群中的隐匿性高血压患者，并能正确地筛选出隐匿性高血压的高危人群，但由于此研究样本量小，需要更多的研究证实。与动态血压监测相比，家庭自动监测血压在多数情况下能够准确地诊断出隐匿性高血压[64]。Imai 等[65]通过研究进一步证实家庭血压监测是诊断隐匿性高血压的有效工具，相比诊室血压能够更好地预测高血压靶器官损害及心血管疾病的预后。一项 Meta 分析显示，通过家庭自测血压及动态血压监测诊断的隐匿性高血压发生率无统计学差异，进行家庭自测血压及动态血压监测有助于隐匿性高血压的早期诊断[25]。

动态血压监测是检出隐匿性高血压的重要手段，但相对于家庭血压监测而言，费用偏高，使用不方便。因此，建议有条件的和（或）依从性好的高危人群，如吸烟、饮酒的男性，或肥胖、糖尿病及精神压力较大或交感神经兴奋者进行家庭血压监测[66]。但是仅凭一次动态血压监测结果诊断隐匿性高血压显得证据不足，因此在实际工作和操作中建议将动态血压监测和家庭血压监测结合起来综合判断。一般认为，在家中自测血压，早晚各测一次即可，这对清晨高血压的诊断意义较大；在一天中的其他时间段自测血压对于日间高血压诊断效果较好，但干扰因素较多，诸如紧张的工作状态、运动、喝咖啡等因素均会导致血压升高，因此在这个时间所测量的血压多是应激状态血压，动态血压监测对于夜间高血压的诊断更有意义[66]。对有脑卒中、动脉粥样硬化、肥胖、吸烟、高血压家族史等高危因素及无明确原因的靶器官损害的就诊者，建议完善动态血压监测及诊室血压监测以提高隐匿性高血压的检出率，早期诊断及指导治疗措施能改善患者预后，降低靶器官损害及心脑血管疾病的风险[8]。

在血生化指标方面，对有糖尿病、高血压病家族史及高脂血症等心脑血管疾病危险因素的患者，监测 ADMA、抗内皮细胞抗体及超敏 C 反应蛋白等炎症指标水平，可能对隐匿性高血压的诊断有一定的提示作用，但是否能作为隐匿性高血压的诊断指标，目前尚无足够的临床研究依据[8]。

## 第六节　隐匿性高血压的相关治疗

尽管隐匿性高血压与心血管疾病风险之间存在着密切的关系，但目前没有可靠证据证实如何正确、恰当地管理和治疗隐匿性高血压，该病的治疗仍然依赖医师的临床经验和患者的具体病情[66]。

以往的研究证实，高血压患者的降压治疗能显著降低心血管疾病的发病率和死亡率，减少靶器官损害[49]。而隐匿性高血压与持续性高血压有着相同的危险因素，表明控制隐匿性高血压患者的血压也能显著地降低心血管疾病的发病率和死亡率[49]。Ohta 等[51]研究观察了 262 例接受治疗的高血压患者，旨在了解 2008～2009 年坚持服用降压药物及监测血压 1 年后血压控制的情况，结论显示 1/3 的隐匿性高血压患者在 1 年随访期间，家庭血压得到了改善。对于控制隐匿性高血压，降压药物的治疗起到了重要作用，健康的生活方式如戒酒、减肥等也起着重要的作用。Yano 和 Kario[67]更进一步发现血管紧张素 II 受体拮抗剂（ARB）同时降低肾素-血管紧张系统和交感神经的兴奋性，提高了压力反射的敏感性，改善血管内皮功能，推测 ARB 可能更适合治疗隐匿性高血压。但是，临床上仍然缺乏足够的证据来证实控制隐匿性高血压患者的血压能同样明显地降低心血管事件及全因死亡率风险[40]，导致医师忽视了对隐匿性高血压患者的降压治疗。

有关隐匿性高血压的治疗[66]，多数人认为首先改善生活方式，必要时给予药物降压治疗。对于儿童和青少年隐匿性高血压，降压药物的选择和治疗时机的把握应该根据患者靶器官损害评估结果而定。对于体位性隐匿性高血压患者在降压治疗的同时可加用神经功能调节药物。如无禁忌证，隐匿性高血压联合他汀类药物治疗也可明显获益。本病强调早期干预，健康的生活方式和积极的药物治疗能有效控制血压，还可显著减少靶器官损害和心血管事件的发生。

# 一、一般干预措施

应提高公众的健康意识，定期体检，规范测量血压，对高危人群建议行动态血压监测。临床医师应重视动态血压监测、家庭自测血压与诊室血压测量结合，尤其是已经进行降压药物治疗的患者[66]。为避免漏诊，对于血压正常高值，同时伴有原因不明的脉压增大、动脉粥样硬化、左心室肥厚和其他心血管危险因素而诊室血压正常者，均应行24h动态血压监测；避免药源性高血压的影响；重视对各种心血管危险因素的早期干预，改变不良生活习惯（吸烟、饮酒、过度劳累、情绪紧张等）；对于有动脉粥样硬化者，应使用阿司匹林、他汀类降脂药物治疗。

# 二、药物治疗

隐匿性高血压发生心血管事件的风险高于白大衣高血压，甚至高于持续性高血压患者，若不积极进行治疗，会发生严重靶器官损害（左心室肥厚、动脉粥样硬化、微量白蛋白尿）和心脑血管并发症（心肌梗死、脑卒中及肾衰竭）。因此，隐匿性高血压的治疗尤为重要，应等同于持续性高血压，在改善生活方式的基础上进行药物治疗，甚至强化降压治疗[66]。对于不同类型的隐匿性高血压，其药物治疗方案略有不同，分述如下：

## （一）清晨高血压的治疗

笔者在临床实践中发现，清晨高血压有两种情况，一种是整个夜间血压水平正常，仅仅在醒过来后血压开始升高，称为单纯清晨高血压；另一种情况是整个夜间血压水平持续升高，延续至清晨和上午。参照《清晨血压临床管理的中国专家指导意见》[68]推荐的治疗原则，选择半衰期≥24h的长效降压药；对单纯清晨高血压患者，可调整服药时间，一般认为应在血压高峰前使用降压药，即睡醒就服用降压药；若夜间血压也增高，可在睡前或夜间服用降压药。交感神经系统通过α受体介导的血管收缩作用在清晨高血压发病机制中起重要作用，所以在夜间服用α受体阻滞剂可能有效减轻清晨高血压的程度[69]。近年许多研究[70,71]发现长效 RAS抑制剂和CCB在控制清晨高血压方面效果明显。早年的研究认为，螺内酯的治疗效果也不错。因为清晨高血压的发生与血压的生理性周期变化有关，所以本病的治疗比较困难。但通过改变不良生活习惯，如戒烟、限酒等可以减轻清晨高血压。

## （二）日间高血压的治疗

不良生活习惯是引起高血压的重要危险因素，也同样可以引起日间高血压。无论是饮酒、吸烟，还是工作压力过大都会导致日间血压升高，尤其在工作中更为明显。由此可见，交感神经在其中扮演重要的角色，故β受体阻滞剂在控制压力相关的高血压方面可能更有效。此外，RAS抑制剂和钙通道阻滞剂亦非常有效。

## （三）夜间高血压的治疗

高盐饮食摄入、肾功能不全、肥胖和睡眠呼吸暂停综合征（SAS），自主神经功能紊乱等患者往往在睡眠中出现血压升高，动态血压监测表现为非杓型血压改变，同时可以发生隐匿性高血压。给予利尿剂治疗和限盐、减低体重等干预可以有效降低夜间血压。长效 CCB 和 RAS 抑制剂等降压药控制夜间血压同样有效，目前临床上使用的大多数长效降压药可持续 24h 稳定降压，同时能减少血压波动性，还能够有效控制隐匿性高血压。对于 SAS 患者建议佩戴呼吸机，夜间持续气道正压通气治疗可以降低 SAS 患者的夜间高血压[72]。

总的来说，隐匿性高血压强调早期发现、早期干预，强调改变不良生活习惯与降压药物结合可以有效地控制血压、降低靶器官损害和防止心血管事件的发生。由于隐匿性高血压患者常伴有多种心血管危险因素，治疗时应采取综合防治措施。

综上所述，隐匿性高血压非常多见，往往由于门诊血压正常而不易被识别，不能接受合理的降压治疗，并且可能存在未被发现的靶器官损害和心血管疾病，最终导致患者的生活质量降低。因此，在临床工作中，心内科医师应充分重视这一现象，对高危人群进行动态血压监测或家庭自测血压检查可弥补以诊室测量血压的不足，也可及早发现隐匿性高血压，增加治疗率和治愈率，减少心血管疾病的并发症。

（郭子宏　张　雯）

## 参 考 文 献

[1] Wing LMH，Brown MA，Beilin LJ，et al. "Reverse white coat hypertension" in older hypertensives. J Hypertens，2002，20（4）：639-644.

[2] Pickering T，Davidson K，Gerin W，et a1. Masked hypertension ． Hypertension，2002，40（6）：795-796.

[3] Björklund K，Lind L，Zethelius B，et al. Isolated ambulatory hypertension predicts cardiovascular morbidity in elderly men. Circulation，2003，107（9）：1297-1302.

[4] Bobrie G，Chatellier G，Genes N，et al. Cardiovascular prognosis of "IAH" detected by blood pressure self-measurement in elderly treated hypertensive patients. JAMA，2004，291（11）：1342-1349.

[5] Ohkubo T，Kikuya M，Metoki H，et al. Prognosis of "masked" hypertension and "White-coat" hypertension detected by 24h ambulatory blood pressure monitoring 10-year follow-up from the Ohasama study. J Am Coll Cardiol，2005，46（3）：508-515.

[6] Cohen DL，Townsend RR. Masked hypertension：an increasingly common but often unrecognized issue in hypertension management. J Clin hypertens（Greenwich），2010，12（7）：522-523.

[7] Angeli F，Reboldi G，Verdeeehia P. Masked hypertension：evaluation，prognosis，and treatment ． Am J Hypertens，2010，23（9）：941-948.

[8] 安花丽，王大新，何胜虎. 隐匿性高血压的研究新进展. 医学综述，2014，20（22）：4056-4058.

[9] Mancia G，Sega R，Bravi C，et al. Ambulatory blood pressure normality：results from the PAMELA study. J Hypertens，1995，13（12 Pt 1）：1377-1390.

[10] Yuhei K，Takeshi H，Tetsutaro M，et al. Masked hypertension：subtypes and target organ damage. Clinical and Experimental Hypertension，2008，30（3/4）：289-296.

[11] William J. Elliott circadian variation in the timing of stroke onset：a meta-analysis. Stroke，1998，29（6）：992-996.

[12] Marler JR，Price TR，Clark GL，et al. Morning increase in onset of ischemic stroke. Stroke，1989，20（4）：473-476.

[13] Willich SN，Linderer T，Wegscheider K，et al. Increased morning incidence of myocardial infarction in the ISAM Study：absence with prior beta-adrenergic blockade. ISAM Study Group. Circulation，1989，80（4）：853-858.

[14] Muller JE，Ludmer PL，Willich SN，et al. Circadian variation in the frequency of sudden cardiac death. Circulation，1987，75（1）：131-138.

[15] Katio K，Picketing TG，Umeda Y，et al. Morning surge in blood pressure as a predictor of silent and clinical cerebrovascular disease in elderly hypertensives：8 prospective study. Circulation，2003，107（10）：1401-1406.

[16] Li Y，Thijs L，Hansen TW，et al. Prognostic value of the morning blood pressure surge in 5645 subjects from 8 populations. Hypertension，2010，55（4）：1040-1048.

[17] Redon J，Roca-Cusachs A，Mora-Macia J. Uncontrolled early morning blood pressure in the medicated patients：the ACAMPA study. Blood Press Moint，2002，7（2）：111-116.

[18] Kario K，Pickering TG，Hoshide S，et al. Morning blood pressure surge and hypertensive cerebrovascular disease：role of the alpha adrenergic sympathetic nervous system. Am J Hypertens，2004，17（8）：668-675.

[19] Eguchi K，Kario K，Shimada K. Comparison of candesartan with lisinopril on ambulatory blood pressure and morning surge in patients with systemic hypertension ． Am J Cardiol，2003，92（5）：621-624.

[20] 中国高血压防治指南修订委员会. 中国高血压防治指南 2010. 中华高血压杂志，2011，19（8）：701-743.

[21] Pickering TG，Hall JE，Appel LJ，et al. Recommendations for blood pressure measurement in humans and experimental animals；Part 1：blood pressure measurement in humans：a statement for professionals from the Subcommittee of Professional and Public Education of the American heart association council on high blood pressure research. Circulation，2005，111（5）：697-716.

[22] Sega R，Trocino G，Lanzarotti A，et al. Alterations of cardiac structure in patients with isolated office，ambulatory，or home hypertension：data from the general population（Pressione Arteriose Monitorate E Loro Associazioni [PAMELA] Study）. Circulation，2001，104（12）：1385-1392.

[23] Belkic KL，Schnall PL，Landsbergis PA，et al. Hypertension at the work place：an occult disease？ Adv Psychosom Med，2001，22（7）：116-138.

[24] Imai Y，Tsuji I，Nagai K，et al. Ambulatory blood pressure monitoring in evaluating the prevalence of hypertension in adults in Ohasama，a rural Japanese community. Hypertens Res，1996，19（3）：207-212.

[25] Verberk WJ，Kessels AG，de Leeuw PW. Prevalence causes，and consequences of masked hypertension：a meta-analysis. Am J Hypertens，2008，21（9）：969-975.

[26] Hänninen MR，Niiranen TJ，Puukka PJ，et al. Determinants of masked hypertension in the gene ral population：the Finn -Home study . J Hypertens，2011，29（6）：1880-1888.

[27] Kim SK，Bae JH，Nah DY，et al. Frequency and related factors of masked hypertension at a worksite in Korea. J Prey Med Public Health，2011，44（3）：131-139.

[28] 张海燕，郭艺芳. 隐匿性高血压. 心血管病学进展，2008，29（4）：531-533.

[29] Palatini P. Too much of a good thing？ A critique of overemphasis on the use of ambulatory blood pressure monitoring in clinical practice. J Hypertens，2002，20（10）：1917-1923.

[30] Stergiou GS，Salgami EV，Tzamouranis DG，et al. Masked hypertension assessed by ambulatory blood pressure versus home blood

pressure monitoring：is it the same phenomenon ？ Am J Hypertens，2005，18（6）：772-778.

[31] Wang GL，Li Y，Staessen JA，et al. Anthropometric and lifestyle factors associated with white-coat，masked and sustained hypertension in a Chinese population. J Hypertens，2007，25（12）：2398-2405.

[32] 林昕，徐翀. 动态血压在隐匿性高血压诊治中的临床评价. 中国社区医师·医学专业，2012，14（20）：96.

[33] Liu JE，Roman MJ，Pini R，et al. Cardiac and arterial target organ damage in a-dolts with elevated ambulatory and norm al off ice blood pressure. Am Intern Med，1999，131（8）：564-572.

[34] Silva JA，Barbosa L，Bertoquini S，et al. Relationship between aortic stiffness and cardiovascular risk factors in a population of normotensives，white-coat nornotensives，white-coat hypertensives，sustained hypertensives and diabetic patients. Rev Port Cardiol，2004，23（12）：l533-1547.

[35] Manios E，Michas F，Tsivgoulis G，et al. Impact of prehypertension on carotid artery intima-media thickening：actual or masked？ Atherosclerosis，2011，214（1）：215-219.

[36] Fukuhara M，Arima H，Ninomiya T，et al. White-coat and masked hypertension are associated with carotid atherosclerosis in a general population：the Hisayama study . Stroke，2013，44（6）：1512-1517.

[37] Cuspidi C，Meani S，Fusi V，et al. Isolated ambulatory hypertension and changes in target organ damage in treated hypertensive patients. J Hum Hypertens，2005，19（6）：471-477.

[38] Palatini P，Winnicki M，Santonastaao M，et al. Prevalence and clinical significance of isolated ambulatory hypertension in young subjects screened for stage 1 hypertension. Hypertension，2004，44（2）：170-174.

[39] Matsuoka S，Awazu M. Masked hypertension in children and young adults. Pediatr Nephrol，2004，19（6）：65l-654.

[40] Ogedegbe G，Agyemang C，Ravenell JE. Masked hypertension：evidence of the need to treat . Curt Hypertens Rep，2010，12（5）：349-355.

[41] Lurbe E，Torro I，Alvarez V，et al. Prevalence，persistence，and clinical significance of masked hypertension in youth. Hypertension，2006，45（4）：493-498.

[42] Stabouli S，Kotsis V，Toumanidis S，et al. White-coat and masked hypertension in children：association with target-organ damage. Pediatr Nphrol，2005，20（8）：1151-1155.

[43] Afsar B. Comparison of demographic，clinical，and laboratory parameters between patients with sustained normotension，white-coat hypertension masked hypertension，and sustmned hypertension. J Cardiol，2013，61（3）：222-226.

[44] 彭友. 动态血压监测在隐匿性高血压诊治过程中的临床评价. 中国当代医药，2013，20（8）：179-181.

[45] Sobtino J，Domenech M，Camafort M，et al. Prevalence of masked hypertension and associated factors in normotensive healthcare workers . Blood Press Monit，2013，18（6）：326-331.

[46] Rasmussen SL，Torp-Pedersen C，Borch-Johnsen K，et al. Nornml-values for ambulatory blood pressure and differences between casual blood pressure and ambulatory blood pressure：results from a Danish population survey. J Hypertens，1998，16（10）：1415-1424.

[47] Verdecchia P，Palatini P，Schillaci G，et al. Independent predictors of isolated clinic（white-coat）hypertension. J Hypertens，2001，19（6）：1015-1020.

[48] Bombelli M，Sega R，Faechetti R，et al. Prevalence and clinical significance of a greater ambulatory versus office blood pressure （reverse white coat condition）in a general population . J Hypertens，2005，23（3）：513-520.

[49] 周言，罗偶，黄红光. 隐匿性高血压与靶器官损害的研究进展. 中国心血管杂志，2014，19（1）：62-65.

[50] Trudel X，Brisson C，Laroeque B，et al. Masked hypertension：different blood pressure measurement methodology and risk factors in a working population . J Hypertens，2009，27（8）：1560-l567.

[51] Ohta Y，Tsuchihashi T，Kiyohara K，et al. Consequence of masked hypertension in treated hypertensive outpatients：l-year follow-up study . Clin Exp Hypertens，2011，33（2）：270-274.

[52] Ishikawa J，Kario K，Eguchi K，et al. Regular alcohol drinking is a determinant of masked morning hypertension detected by home blood pressure monitoring in medicated hypertensive patients with well-controlled clinic blood pressure：the Jichi Morning Hypertension Research（J-MORE）study . Hypertens Res，2006，29（9）：679-686.

[53] Mann SJ，James GD，Wang RS，et al. Elevation of ambulatory systolic blood pressure in hypertensive smokers. A case-control study. JAMA，1991，265（17）：2226-2228.

[54] Angeli F，Reboldi G，Verdecchia P. Masked hypertension：evaluation，prognosis，and treatment . Am J Hypertens，2010，23（4）：941-948.

[55] Leitao CB，Canani LH，Ktamer CK，et al. Masked hypertension，urinary album in excretion rate，and echocardiographic parameters in putatively normotensive type 2 diabetic patients . Diabetes Care，2007，30（5）：1255-1260.

[56] Zhou J，Liu C，Shan P，et al. Prevalence and distinguishing features of masked hypertension in type 2 diabetic patients. J Diabetes Complications，2013，27（1）：82-86.

[57] Grassi G，Seravale G，Trevano FQ，et al. Neurogenie abnormalities in masked hypertension . Hypertension，2007，50（3）：537-542.

[58] Lajer M，Tarnow L，Jorsal A，et al. Plasma concentration of a symmetric dimethylarginine（ADMA）predicts cardiovascular morbi-dity and mortality in type 1 diabetic Patients with diabetic nephropathy. Diabetes Care，2008，31（4）：747-752.

[59] Taner A，Unlu A，Kayrak M，et al. The value of serum asymmetric dimethylarginine levels for the determination of masked hypertension in patients with diabetes mellitns. Atherosclerusis，2013，228（2）：432-437.

[60] Papadopoulos DP，Makris TK，Papazachou U，et al. Antiendothelial cell antibody levels in patients with masked hypertension. Int J Cardiol，2008，130（3）：405-408.

[61] Patel PD，Velazquez JL，Arera RR. Endothalial dysfunction in Africal-Americans . Int J Cardiol，2009，132（2）：157-172.

[62] Veerabhadrappa P，Diaz KM，Feairhelier DL，et al. Enhanced blood pressure variability in a high cardiovascular risk group of African-Americans：FIT4 Life Study . J Am Soc Hypertens，2010，4（4）：187-195.

[63] Lyamina NP，Smith ML，Lyamina SV，et al. Pressor response to 30s breathhold：a predictor of masked hypertension . Blood Press，2012，21（8）：372-376.

[64] Picketing TG, Miller NH, Ogedegbe G, et al. Call to action on use and reimbursement for home blood pressure monitoring: executive summary: a joint scientific statement from the American Heart Association, American Society of Hypertension, and Preventive Cardiovascular Nurses Association. Hypertension, 2008, 52（1）: l-9.

[65] Imai Y, Hosaka M, Elnagar N, et al. The clinical significance of home blood pressure measurements for the prevention and management of high blood pressure. Clin Exp Pharmacol Physiol, 2014, 41（1）: 37-45.

[66] 华琦, 任海荣. 隐匿性高血压. 高血压诊治新进展, 中华医学会电子音像出版社, 2011, 6: 100-103.

[67] Yano Y, Kario K. The clinical utility of angiotensin receptor blockers in out-of-office hypertension, masked hypertension, workplace hypertension, and home hypertension. Nihon Rinsho, 2009, 67（6）: 789-798.

[68] 中华医学会心血管病学分会高血压学组. 清晨血压临床管理中国专家指导建议. 中华心血管病杂志, 2014, 42（9）: 721-725.

[69] Katio K, Matsui Y, Shibasaki S, et al. An alphaadrenergic blocker titrated self-measured blood pressure recordings lowered blood pressure and microalbuminutia in patients with morning hypertension: the Japan Morning Surge-1 Study. J Hypertens, 2008, 26（6）: 1257-1265.

[70] Lacourciere Y, Lems J, Orchard R, et al. A comparison of the efficacies and duration of action of the angiotensin II receptor blocker telmisartan and amlodipine. Blood Press Monit, 1998, 3（5）: 295-302.

[71] Ko GT, Chan HC. Restoration of nocturnal dip in blood pressure is associated with improvement in left ventricular ejection fraction. A 1-year clinical study comparing the effects ambulatory and Nifedipine retard on ambulatory blood pressure and left ventricular systolic function in Chinese hypertensive type 2 diabetic patients. International Journal of Cardiology, 2003, 89（213）: 159-166.

[72] Becker HF, Jerrentrup A, Ploch T, et al. Effect of nasal continuous positive airway pressure treatment on blood pressure in patients with obstructive sleep apnea. Circulation, 2003, 107（1）: 68-73.

# 第三章

# 儿童高血压

高血压的防治关键在于早期预防。成人高血压起源于儿童青少年（简称儿童）时期，随着儿童肥胖患病率的不断攀升，儿童高血压已成为影响儿童健康的重要公共卫生问题。1/3 的高血压儿童成年后发展为高血压，较早出现相关靶器官损害。因此，早期筛查、诊断、评估儿童高血压及其相关靶器官危害，并对高危患儿进行早期有效干预是高血压防治的关键技术环节。

## 第一节  儿童高血压流行现状及趋势

### （一）国外

儿童高血压已成为世界各国不容忽视的重要公共卫生问题[1]。目前，全球范围内儿童高血压患病率不一，发达国家的儿童高血压患病率为 7.4%～13.0%[2-4]，根据 NHANES 调查数据，美国儿童高血压患病率近年来出现下降趋势[3]；匈牙利、印度、埃及等发展中国家的儿童高血压患病率为 2.5%～6.5%[5-7]。儿童高血压以原发性为主，患病率因各地区经济、生活行为等因素而存在差异，总体上，全球儿童高血压患病率在 5% 左右，且逐年增加，发病年龄呈低龄化趋势[8]。

美国休斯敦一项关于学龄儿童（11～17 岁）血压的调查研究发现，约 19% 的儿童血压升高，其中高血压前期患病率为 15.7%，高血压患病率为 3.2%[9]。另一项国际上关于多个国家儿童血压水平的比较研究结果显示[10]，儿童血压升高患病率在巴西高达 17.3%，希腊为 12.3%～15.1%，美国为 13.8%。调查显示，如果以 SBP/DBP≥120/80mmHg 诊断为"高血压前期"（prehypertensin，相当于目前的"正常高值血压"），那么达到"高血压前期"的儿童至少为 15%[11]。

### （二）国内

根据"中国学生体质与健康调查"结果显示，2010 年我国学龄儿童（7～17 岁）高血压的患病率为 14.5%，男生为 16.1%，女生为 12.9%，表现为随年龄增长而上升的特点[12]。"中国健康和营养调查"监测点对其中 6～17 岁样本数据的统计显示，儿童高血压患病率从 1991 年的 7.1% 上升至 2009 年的 13.8%，平均年增加率为 0.47%[13, 14]。

根据大规模人群流行病学的调查结果显示，我国各地区之间儿童高血压患病率波动在 3.1%～23.3%，见表 5-3-1。

表 5-3-1  我国部分地区儿童高血压调查情况及患病率

| 调查地区 | 调查时间（年） | 民族 | 年龄（岁） | 柯氏音 | 样本量（人） | 患病率*（%） |
|---|---|---|---|---|---|---|
| 河南[15] | 2009 | 汉 | 6～18 | K5 | 11 571 | 7.3 |
| 湖南[16] | 2009 | 汉 | 12～17 | K4 | 88 947 | 3.1 |
| 上海[17] | 2009 | 汉 | 7～20 | K4 | 78 114 | 11.2 |
| 广西[18] | 2009 | 汉 | 6～18 | K4 | 7 893 | 6.6 |
| 新疆[19] | 2009 | 哈萨克族 | 7～14 | K4 | 2 438 | 5.6 |
| 山东[20] | 2010 | 汉 | 7～17 | K5 | 38 860 | 23.3 |
| 陕西[21] | 2010 | 汉 | 7～18 | K5 | 66 593 | 6.2 |

*按照《中国高血压防治指南》（2010 年修订版）标准对儿童高血压进行诊断。

上述儿童高血压的患病率均为单一时点的调查结果，如果采用《中国高血压防治指南》（2010 版）规定的非同日三时点的筛查策略，可筛查出大量的"白大衣高血压"儿童，同时将大幅减少儿童高血压人数，使儿童高血压的患病率下降至 5%左右，也能更真实地反映我国 18 岁以下儿童人群中高血压患病率的水平[22]。

## 第二节　儿童生长发育与血压水平

尽管血压在不同地区和不同种族的儿童人群中存在差异，但均受到年龄、性别和身高的影响而呈现类似的生理性变化规律。

### （一）年龄

血压随着儿童年龄的增长而升高，7～17 岁时收缩压随年龄的增长其增加幅度大于舒张压，即收缩压平均增加 17.2～36.8mmHg，舒张压增加 3.0～24.0mmHg。

### （二）性别

男童在青春期生长突增前的血压水平略低于同龄女童的血压水平，突增后男童血压均值超过女童。即在成长过程中男童、女童血压曲线出现两次交叉，交叉年龄与身高、体重的交叉年龄基本一致，提示儿童血压变化过程受体格生长发育水平的影响。

### （三）身高

儿童的身高对血压有重要影响。通常，同年龄、同性别中身材较高儿童的血压水平较身材偏矮者高；处于身高快速增长期中的儿童，其血压水平明显高于身高增长缓慢的个体；青春期是继婴儿期后的第二个身高快速增长期，可出现一过性的"高血压"，可通过多时点的血压监测予以鉴别。

## 第三节　儿童高血压的影响因素

随着年龄增长，儿童原发性高血压的发病率不断增高，其发生机制尚不明确。国内外大量研究表明，儿童原发性高血压与以下因素密切相关。

### （一）遗传

高血压为多基因遗传性疾病。有高血压家族史的儿童具有较高的遗传易感性高血压，双亲一方或双方患高血压的子女发生高血压的危险较正常家庭的子女高 2～5 倍，母系比父系高血压的影响作用大。高血压也存在种族差异，如黄种人和黑种人的血压水平及高血压患病率高于白色人种；我国蒙古族、回族等少数民族儿童的血压水平和高血压患病率高于汉族儿童。

### （二）超重和肥胖

超重和肥胖是引起儿童血压升高最重要的关联因素。超重和肥胖儿童的高血压患病率为 20%～50%，患病风险是正常儿童的 1.2～5.5 倍。肥胖发生年龄越小，肥胖程度越严重，发生高血压的风险越大。

2010 年"全国学生体质与健康调研"对 99 366 名（男性 49.8%）汉族 7～17 岁儿童高血压患病率与肥胖状态进行关联分析显示，体重指数（BMI）、腰围（WC）和腰围身高比（waist height ratio，WHtR）的 $Z$ 值（标准正态离差）每上升 1 个单位，高血压患病风险（OR）增加 1.61～1.72 倍[23]。广州市对基线 7203 名（男性 53.0%）6～8 岁非高血压儿童进行了 4 年的随访观察（随访率为 65.7%），通过对其体重状态与高血压发病情况进行分析发现，儿童高血压 4 年间的平均发病率随 BMI 的升高而增加，调整年龄、性别和基线血压水平等因素后，超重、肥胖儿童的高血压年均发病率分别是正常体重儿童的 1.31 倍和 1.82 倍[24]。2010 年，北京市儿童青少年代谢综合征（BCAMS）研究对基线（2004 年）1183 名血压正常儿童（6～14 岁）进行了随访观察，发现高血压发病率随 BMI 的升高而增加，调整年龄、性别、青春期、体力活动、膳食习惯及高血压家族史等因素的影响后，肥胖儿童 6 年后高血压的发病率是正常体重儿童的 4～5 倍[25]。

### （三）生命早期环境因素

**1. 出生体重**　20 世纪 80 年代 Barker 等提出"成人疾病的胎源学说"，认为孕期营养缺乏等因素导致的胎儿宫内发育迟缓和出生时相对较低的体重是发展为原发性高血压的危险因素，且不依赖于吸烟、肥胖、社会经济地位、母亲妊娠年龄而独立存在。我国台湾学者对 1992～2000 年参加年度体检的 81 538 名（男性 37.3%）6～18 岁儿童的血压和出生体重进行关联分析发现，调整混杂因素后，出生体重<2600g 组儿童高血压患病风险是出生体重为 3000~3542g 组儿童的 1.16 倍[26]。同时，有研究显示孕期营养过剩等导致的巨大儿（出生体重≥4000g）与儿童期血压偏高有关，有学者推测出生体重与儿童原发性高血压并非呈线性关系，而是呈"U"形关系。

**2. 早产**　辽宁七城市儿童健康研究对 9354 名（男性 51.0%）5~17 岁儿童的高血压影响因素开展了调查，通过问卷收集儿童出生情况等信息，调整年龄、性别、体重状态、出生情况等多种影响因素后，早产（28 周≤孕周<37 周）儿童的高血压患病风险较足月儿童高 46%[27]。

**3. 生命早期暴露于"饥荒"**　2002 年中国居民营养与健康调查对 7874 名分别于胎儿期、幼儿期和学龄前期暴露于三年饥荒的样本人群（38~50 岁）血压进行了分析，调整年龄、性别、社会经济状况、生活方式、饮食和高血压家族史等因素后发现，在饥荒严重[指三年饥荒期间（1959~1961 年）最高死亡率是 1956~1958 年平均死亡率的 1 倍]地区，生命早期经历饥荒的人群高血压患病风险是未经历饥荒人群的 1.74~2.22 倍[28]。

### （四）生活行为习惯

**1. 膳食结构**　血压与膳食能量、糖、脂肪、胆固醇、钠盐的摄入量呈正相关，与钾、钙、镁的摄入呈负相关。60%~70%的高血压儿童存在不健康膳食结构和不规律的饮食习惯，长期摄入高盐、高糖、高脂肪、高能量、低钾、低钙、低镁、低维生素与低纤维类食物[29]。

**2. 睡眠**　对 2010 年全国学生体质与健康调查总样本人群中处于青春期前后（男性 11~17 岁，女性 9~17 岁）的中小学生（123 919 人，男性 42.4%）进行血压水平与睡眠时间的关联分析，以男性首次遗精、女性月经初潮作为青春期启动的标志，结果显示在青春期未启动前，睡眠不足组高血压患病率高于睡眠充足组[30]。

### （五）其他

其他影响儿童高血压的因素包括个人性格和心理行为因素，如易急躁、长期精神紧张和承受过重的心理压力，过多的静态活动时间和较少的体力活动，父母受教育程度和健康素养水平，家庭社会经济水平，居室及室外的空气污染等[31]。

## 第四节　儿童高血压对靶器官的损害

儿童持续性的血压升高引起血流动力学的变化，使左心室及大、中动脉管壁呈现一系列副性重构改变，进而引起功能的损害[32]。儿童高血压常见的靶器官损害包括左心室肥厚、动脉弹性下降、早期肾功能损害、中枢神经系统症状和眼底改变等[33]。早期儿童高血压可无明显临床症状，但随着高血压状态的持续，一系列靶器官损害症状逐渐出现并加重，严重高血压或出现高血压危象时可导致急性心力衰竭、脑卒中及肾衰竭等[34]。

### （一）左心室肥厚

左心室肥厚（LVH）是儿童高血压最突出的靶器官损害。儿童高血压并发左心室肥厚约占高血压患儿的 40%[35, 36]。长期血压升高造成患者心脏后负荷增加，导致心肌组织生长和纤维化，发生舒张功能改变及左心室肥厚。左心室肥厚是心血管疾病发病和死亡的一个重要预测因子。美国儿童高血压工作组第 4 次报告建议将心脏二维超声作为评估儿童高血压及其靶器官损害的常规检测。2014 年北京市通过超声检查对 410 名 6~18 岁学龄儿童进行心血管结构和功能的评估，发现高血压儿童已发生左心室重构[37]。

左心室质量（LVM）和左心室质量指数（LVMI）是评价高血压患儿心脏损害的重要指标，超声心动图对评估 LVM 很敏感。但是，由于肥胖是原发性高血压的一项重要危险因素，而通过超声对肥胖患儿 LVM 进行监测发现，肥胖本身同样会对儿童LVM 造成影响[38]，血压正常的肥胖儿童 LVM 明显高于同年龄体重正常的儿童，且其影响作用随着年龄的增长越来越明显，所以 LVMI 能更好地反映左心受累情况。一项关于 5~18 岁儿童血压的人群研究结果显示，高血压及正常高值血压患儿的LVMI 均显著高于血压正常的儿童[39]。

### （二）动脉结构和功能改变

高血压血流动力学改变可引起大、中动脉的顺应性降低（或僵硬度增加）。主要特征为动脉弹性和扩张性减退，血管壁平滑肌细胞增生，动脉壁发生弥漫性纤维化和动脉粥样硬化。动脉弹性减低诱发高血压多种靶器官损害是心血管疾病进展最早的病理改变之一。动脉脉搏波传导速度（pulse wave velocity，PWV）已作为评估动脉弹性的非侵入性手段之一。PWV 是脉搏波在动脉中的传导速度，由动脉的特定位置沿管壁传播至另一特定位置的速率。动脉弹性降低，则脉搏波在动脉系统中的传播速度加快，它的大小是反映动脉僵硬度早期敏感的指标。根据测定部位不同，可分为颈-股 PWV、肱-踝 PWV 及颈-桡 PWV 等，分别评价相应部位的动脉弹性，颈-股 PWV 是反映大动脉僵硬度的"金标准"；而肱-踝 PWV 不仅反映大动脉，也反映中动脉的僵硬度；颈-桡 PWV 则反映小动脉弹性。

因为动脉结构和功能的改变出现在临床症状前，颈动脉内膜中层厚度（carotid intima-media thickness，cIMT）能早期反映全身动脉粥样硬化，可采用超声检测方法筛查早期高危敏感人群。高血压患儿的 cIMT 要显著超过血压正常儿童，且动脉管壁的弹性和扩张性也会发生相应变化[40]。国外研究发现，约 40% 高血压患儿的颈动脉 cIMT 要高于正常儿童两个标准差以上，所以 cIMT 可以预测高血压对血管壁损害的程度。但同时，cIMT 也存在一定的局限性。cIMT 可受一些因素影响，如有高胆固醇家族史的儿童，cIMT 要高于无相关家族史的儿童；超重和肥胖亦与 cIMT 的增加密切相关。

## （三）肾小球动脉硬化

长期血压升高使肾小球动脉硬化，肾小球的滤过功能改变，尿中出现蛋白分子等，高血压相关性肾损害，多基于肾小球的滤过及肾小管的重吸收过程的变化。高血压肾损害与高血压的严重程度、病程长短密切相关。然而，由于儿童原发性高血压常起病缓慢，发病隐匿，且肾脏具有强大的代偿能力，临床中有相当数量的高血压患儿在已经存在肾脏损害的情况下，常规肾功能监测指标（如尿常规、血肌酐、尿素氮）仍无明显异常[41]。因此，临床中不能把尿常规、血肌酐、尿素氮作为肾功能早期受损的指标。2010 年《中国高血压防治指南》推荐微量白蛋白尿（microalbuminuria，MAU）为肾脏早期损害的指标。MAU 指常规尿检时尿蛋白为阴性，但尿中白蛋白浓度超过健康儿童水平的低浓度白蛋白尿，MAU 的出现预示肾小球滤过功能及近曲小管重吸收功能受损。随机留取尿液检查 MAU 的方法简单易行，且对于原发性高血压患儿，MAU 异常率较高，是一项非常敏感的早期检测指标，对及时准确诊断高血压合并肾损害具有重要的临床参考价值。肾脏与儿童高血压密切相关，高血压一旦对肾脏造成损伤，会进一步加剧高血压的严重程度，最终导致肾功能不全[42, 43]。

## （四）中枢神经系统症状

正常情况下脑动脉系统有一套完善的自动调节能力。当血压升高至一定程度，自动调节功能丧失，动脉被动性扩张，脑组织灌注过度，微循环血管内皮通透性增加，形成脑水肿，血管受压明显时造成供血区域脑组织缺血。此外，血压突然升高产生强烈的小动脉痉挛，可导致小动脉管壁缺血，小动脉管壁通透性增加，严重者可出现血管破裂，发生颅内出血。临床上可表现为头晕、头痛、恶心、呕吐，严重者可出现惊厥、共济失调、偏瘫、失语、昏迷等。

脑是儿童高血压损害的重要靶器官之一[44]。但临床上常低估其严重性并忽视头颅 MRI 的应用。MRI 是评估儿童高血压脑损害程度和治疗效果的最佳影像学方法。研究显示[45]，高血压脑病患儿双侧枕顶叶皮质和皮质下白质均对称性受累，依血压升高的程度不同可进一步累及双侧的额叶、颞叶等其他部位。而儿童高血压脑部受累以双侧枕顶叶最常见。病变主要呈稍长 $T_1$、长 $T_2$ 信号。临床通过 MRI 及其扩散加权成像技术可以全面了解儿童高血压脑病的部位、范围和并发症，尤其对隐性儿童高血压的诊断和脑损害的动态随访有重要意义。头颅 MRI 是儿童高血压脑病检查的"金标准"。

## （五）眼底动脉

长期高血压使动脉硬化，包括眼底动脉。因此，眼底动脉硬化是全身血管系统损伤程度的窗口，视网膜小动脉硬化、出血、渗出等表现在一定程度上反映了高血压病情变化。眼底视网膜检查是直接观察系统性微血管改变的唯一途径，可直接观察高血压微血管损害程度。

高血压性视网膜病变（hyperpiesia retinopathy，HRP）是血压升高导致的视网膜血管和视网膜病变，它对其他高血压靶器官损害的风险具有评估作用[46]，相关研究显示，存在高血压视网膜病变者发生冠状动脉病变的风险是无视网膜病变者的2倍。相比其他检查方法，眼底检查具有简单、经济、快速的特点，不需要特殊设备，检查方法容易掌握，因此高血压患儿均应进行此项检查。但在临床检查过程中年龄小的患儿配合度差，且目前基层儿科医院掌握眼底检查方法的眼科医师较少，因此此种方法易被忽视。

### （六）其他损害

有研究数据显示，儿童高血压可导致阻塞性睡眠呼吸暂停综合征（OSAS）、学习障碍和执行能力下降等。高血压导致的血管病变可造成全身脏器损害，如严重高血压所致的肺水肿。由高血压造成的靶器官损害的表现是逐渐出现的，如果未能早期识别并进行有效干预，最终将导致严重后果。

### （七）远期健康损害

成人高血压起源于儿童时期，近年来随着儿童肥胖患病率不断攀升，儿童高血压已成为影响儿童健康的重要公共卫生问题。儿童高血压是成人亚临床心血管疾病的预测因子，儿童期血压偏高可以预测成年期高血压发生风险，血压偏高的儿童较血压正常儿童在成年期更易罹患高血压，研究显示超过1/3的高血压儿童在进入成年后发展成高血压患者。儿童期即便轻度高血压也会对靶器官造成一定损伤，还会造成血管内皮结构和功能的早期改变，从而引起一系列靶器官的早期损害，同时加重患者成年期靶器官损害的严重程度，影响成年期健康生命质量[32,47]。心血管疾病的发生是缓慢长期的过程，其发病起始于动脉血管，在各种危险因素的作用下逐步进展加重。大量的前瞻性队列研究证实，内皮功能和结构损伤、动脉硬化、动脉粥样硬化、左心室肥厚等均可预测心血管疾病临床终点事件（冠心病、脑卒中甚至死亡）的发生风险，儿童期高血压会增加成年期冠心病、脑卒中、肾衰竭、心力衰竭等心血管疾病的死亡风险。

## 第五节　儿童血压的测量方法

准确测量儿童的血压是非常重要的。绝大多数原发性高血压儿童通常没有自觉症状，也没有明显的临床体征，因此常规测量血压成为最简单、直观的识别原发性高血压患儿的方法。

### （一）方法和仪器

**1. 听诊法**（汞柱式血压计）　儿童血压测量以诊室血压为主。汞柱式血压计采用听诊法测量，是目前儿童血压测量的金标准，但因其对操作者的技术要求高、操作不便捷及汞的环境污染等问题，汞柱式血压计将逐渐被淘汰。

**2. 示波法**（电子血压计）　绝大部分电子血压计采用示波原理测量血压，即测量肱动脉壁的振动波，再通过专门算法，将振动波转化为 SBP 和 DBP。电子血压计还可以同时显示平均动脉压、心率和测量时间。测量简便、客观，消除了由操作者的测量技术导致的误差，以及测量者对测量结果的尾数偏好的影响。

《中国高血压防治指南》（2010 版）规定合格的电子血压计要同时具备以下两个条件：①上臂式血压计；②经过至少 1 个国际标准（AAMI、ESH、BSH）验证合格的产品。

### （二）测量部位

常规测量儿童坐位时右上臂肱动脉血压。对初次测量血压的儿童，应同时测量坐位、卧位、站立状态下的双上臂和双下臂血压，通过比较上下肢血压水平差及不同体位的血压水平变化，筛查动脉狭窄等疾病。

### （三）袖带尺寸

袖带大小对于儿童血压的准确测量至关重要，袖带过小则血压读数偏高，袖带过大则血压读数偏低。通常根据被测儿童的右上臂围度选择相适宜的袖带，适宜袖带的规定是气囊宽度覆盖右上臂（即尺骨鹰嘴与肩峰连线中点）的 40%，气囊长度包绕上臂围的 80%～100%，即气囊宽度与长度的比值至少为 1：2。目前市场上大部分电子血压计均标注袖带型号及相对应的上臂围，表 5-3-2 给出儿童血压计袖带型号、上臂围及适宜的年龄人群。

**表 5-3-2　儿童血压计袖带型号、上臂围及年龄参照**

| 袖带型号 | 上臂围（cm） | 年龄（岁） |
| --- | --- | --- |
| SS | 12～18 | 3～5 |
| S | 17～22 | 6～11 |
| M | 22～32 | ≥12 |
| L | 32～42 | — |
| XL | 42～50 | — |

（四）测量步骤和质量控制

儿童血压的测量方法和步骤与成人的诊室血压测量方法基本一致，可参照《中国高血压防治指南》（2010 年修订版）相关章节进行。由于儿童的血压具有不稳定、变异度大的特点，在测量环节应特别注意。

一个时点测量 3 次血压，2 次测量之间间隔 1min 并抬高右臂，让袖带压迫的肱动脉充分扩张，血液充分回流；3 次测量后，计算 3 次测量结果的平均值作为该时点的血压水平。汞柱血压计记录柯氏第一音（$K_1$）作为收缩压（SBP），第五音（$K_5$）作为舒张压（DBP），低年龄儿童如果听不到 $K_5$ 或 $K_5$ 接近零，可记录 $K_4$ 作为 DBP。

质量控制环节对相邻两次测量差值的允许范围是汞柱式血压计＜4mmHg，电子血压计＜10mmHg，超过上述范围，需要重复测量直至达到要求。

通常采用电子血压计测量的 SBP 高于汞柱式血压计测量的 SBP，当电子血压计测量 SBP/DBP≥$P_{95}$ 时，可采用汞柱式血压计复测。

# 第六节　儿童高血压的诊断与评估

## 一、诊断标准

（一）国际标准

随着各国对儿童高血压的重视，越来越多的国家制定了基于本国参考人群的儿童血压诊断标准。目前，国际上关于儿童高血压的诊断主要分为美国标准和 WHO 标准。

**1. 美国标准**　美国儿童血压标准历史最长，也最为系统，过去几十年美国国家高血压教育项目（the national high blood pressure education program,

NHBPEP）儿童血压工作组先后发布了 4 版儿童血压诊断标准（1977 年、1987 年、1996 年、2004 年）。4 版标准均强调对血压偏高的儿童要进行多时点的反复测量，只有连续 3 个及以上时点（每 2 个时点间隔 4～6 周）测量的血压（SBP/DBP）均≥$P_{95}$ 时才可诊断为高血压。除上述相同点外，4 版标准的发展过程及差异如下：①1977 年标准来自美国 3 个研究人群，其年龄和种族代表性较局限，5～18 岁均为白种人。英美两国规定以 $K_4$ 定义 DBP，适用于 2～18 岁儿童。②1987 年标准来自英美两国 9 个研究人群，包括白种人、黑种人和墨西哥裔 70 000 余名儿童的血压数据，适用对象扩大至 0～18 岁。首次提出针对不同年龄儿童（0～2 岁、3～12 岁、13～18 岁）采用不同的测量技术，如≤12 岁以 $K_4$ 定义 DBP，13 岁以上采用 $K_5$ 定义 DBP。该标准随后被 WHO 采用并作为儿童高血压的诊断标准。③1996 年标准在补充了 1988～1991 年 NHANES 数据基础上对 1987 年标准进行了更新，规定对所有儿童均采用 $K_5$ 定义 DBP，仅当 $K_5$ 缺失或接近零时，才记录 $K_4$ 作为 DBP。同时强调对血压异常儿童诊断时要考虑身高因素。④2004 年标准作为最新版本，有以下三个特点：在性别、年龄别血压百分位值的基础上，增加身高别的血压百分位值；新定义 $P_{99}$ 为"严重高血压"（severe hypertension）的诊断界点；"正常高值"常用于成人诊断标准使用的"高血压前期"，并规定当 SBP 和（或）DBP＜$P_{90}$，但≥120/80mmHg 时，也被诊断为"正常高值血压"。美国的这 4 次报告是制定儿童血压诊断标准的里程碑，它提供了制定儿童血压诊断标准的主流方法，即基于性别、年龄别和身高别的儿童血压诊断标准成为"金标准"。

**2. WHO 标准**　WHO 专家委员会于 1996 年在《血压控制》报告中推荐在国际范围内使用的儿童血压诊断标准，该标准的特点是将儿童分成几个年龄组，基于各年龄组的百分位数法而制定标准，其本质就是美国 1987 年标准，仅仅增加了"正常高值血压"的诊断界值，即 SBP 和（或）DBP≥$P_{90}$ 而＜$P_{95}$。但该标准中 16～18 岁组"高血压"的诊断界点为 142/92mmHg，已经超过目前成人的诊断水平，显然是不合理的。

使用以上标准时，需要同时考虑性别、年龄和身高变量，比较复杂。因此，临床上也使用以下较简便的标准:美国 Monica 提出以血压＞90/60mmHg 诊断小婴儿高血压,幼儿动脉压大于同年龄组均值加 2 个标准差为高血压。2003 年 Somu 等[48]提出儿童高血压年龄换算公式:SBP(P$_{95}$)1～17 岁=100+(年龄×2);DBP(P$_{95}$)1～10 岁=60+(年龄×2),11～17 岁=70+年龄。

（二）中国标准

2010 年"中国儿童青少年血压参照标准"协作组依据我国 11 余万儿童血压调查数据研制出中国 3～17 岁儿童性别、年龄别的听诊法血压诊断标准[49],见表 5-3-3、表 5-3-4。该标准适合中国儿童生长发育特点,包括了 SBP、DBP-K$_4$、DBP-K$_5$ 3 个指标,是以来自中国儿童血压发育特点的流行病学和临床研究数据为基础研制的,符合中国儿科临床操作规范,同时兼顾与国际标准的接轨,具有现实操作性和前瞻性,建议推广应用。该标准应用便捷,但对极少数因身材过高所致血压偏高儿童可能存在假阳性诊断,因此如果判定儿童为"高血压"但又无临床症状,如头痛、头晕、恶心等,可间隔 1～2 个月复测血压或多时点监测血压水平,如血压水平持续超过标准,则可判定为"高血压";如果判定为"严重高血压",均视为"高血压"。

《中国高血压防治指南》（2018 年修订版）已增加了按身高判定的血压标准。

表 5-3-3　中国男童血压评价标准（mmHg）

| 年龄（岁） | SBP | | | DBP-K$_4$ | | | DBP-K$_5$ | | |
| --- | --- | --- | --- | --- | --- | --- | --- | --- | --- |
| | P$_{90}$ | P$_{95}$ | P$_{99}$ | P$_{90}$ | P$_{95}$ | P$_{99}$ | P$_{90}$ | P$_{95}$ | P$_{99}$ |
| 3 | 102 | 105 | 112 | 66 | 69 | 73 | 66 | 69 | 73 |
| 4 | 103 | 107 | 114 | 67 | 70 | 74 | 67 | 70 | 74 |
| 5 | 106 | 110 | 117 | 69 | 72 | 77 | 68 | 71 | 77 |
| 6 | 108 | 112 | 120 | 71 | 74 | 80 | 69 | 73 | 78 |
| 7 | 111 | 115 | 123 | 73 | 77 | 83 | 71 | 74 | 80 |
| 8 | 113 | 117 | 125 | 75 | 78 | 85 | 72 | 76 | 82 |
| 9 | 114 | 119 | 127 | 76 | 79 | 86 | 74 | 77 | 83 |
| 10 | 115 | 120 | 129 | 76 | 80 | 87 | 74 | 78 | 84 |
| 11 | 117 | 122 | 131 | 77 | 81 | 88 | 75 | 78 | 84 |
| 12 | 119 | 124 | 133 | 78 | 81 | 88 | 75 | 78 | 84 |
| 13 | 120 | 125 | 135 | 78 | 82 | 89 | 75 | 79 | 84 |
| 14 | 122 | 127 | 138 | 79 | 83 | 90 | 76 | 79 | 84 |
| 15 | 124 | 129 | 140 | 80 | 84 | 90 | 76 | 79 | 85 |
| 16 | 125 | 130 | 141 | 81 | 85 | 91 | 76 | 79 | 85 |
| 17 | 127 | 132 | 142 | 82 | 85 | 91 | 77 | 80 | 86 |

注:正常高值血压,SBP 和（或）DBP≥P$_{90}$ 而＜P$_{95}$,或 12 岁及以上儿童,SBP 和（或）DBP≥120/80mmHg 且＜P$_{95}$;高血压,SBP 和（或）DBP≥P$_{95}$ 而＜P$_{99}$;严重高血压,SBP 和（或）DBP≥P$_{99}$。

表 5-3-4　中国女童血压评价标准（mmHg）

| 年龄（岁） | SBP | | | DBP-K$_4$ | | | DBP-K$_5$ | | |
| --- | --- | --- | --- | --- | --- | --- | --- | --- | --- |
| | P$_{90}$ | P$_{95}$ | P$_{99}$ | P$_{90}$ | P$_{95}$ | P$_{99}$ | P$_{90}$ | P$_{95}$ | P$_{99}$ |
| 3 | 101 | 104 | 110 | 66 | 68 | 72 | 66 | 68 | 72 |
| 4 | 102 | 105 | 112 | 67 | 69 | 73 | 67 | 69 | 73 |
| 5 | 104 | 107 | 114 | 68 | 71 | 76 | 68 | 71 | 76 |
| 6 | 106 | 110 | 117 | 70 | 73 | 78 | 69 | 72 | 78 |
| 7 | 108 | 112 | 120 | 72 | 75 | 81 | 70 | 73 | 79 |
| 8 | 111 | 115 | 123 | 74 | 77 | 83 | 71 | 74 | 81 |
| 9 | 112 | 117 | 125 | 75 | 78 | 85 | 72 | 76 | 82 |
| 10 | 114 | 118 | 127 | 76 | 80 | 86 | 73 | 77 | 83 |

续表

| 年龄（岁） | SBP | | | DBP-K$_4$ | | | DBP-K$_5$ | | |
|---|---|---|---|---|---|---|---|---|---|
| | P$_{90}$ | P$_{95}$ | P$_{99}$ | P$_{90}$ | P$_{95}$ | P$_{99}$ | P$_{90}$ | P$_{95}$ | P$_{99}$ |
| 11 | 116 | 121 | 130 | 77 | 80 | 87 | 74 | 77 | 83 |
| 12 | 117 | 122 | 132 | 78 | 81 | 88 | 75 | 78 | 84 |
| 13 | 118 | 123 | 132 | 78 | 81 | 88 | 75 | 78 | 84 |
| 14 | 118 | 123 | 132 | 78 | 82 | 88 | 75 | 78 | 84 |
| 15 | 118 | 123 | 132 | 78 | 82 | 88 | 75 | 78 | 84 |
| 16 | 119 | 123 | 132 | 78 | 82 | 88 | 75 | 78 | 84 |
| 17 | 119 | 124 | 133 | 79 | 82 | 88 | 76 | 78 | 84 |

注：正常高值血压，SBP 和（或）DBP≥P$_{90}$而<P$_{95}$，或 12 岁及以上儿童，SBP 和（或）DBP≥120/80mmHg 且<P$_{95}$；高血压，SBP 和（或）DBP≥P$_{95}$而<P$_{99}$；严重高血压，SBP 和（或）DBP≥P$_{99}$。

经国际标准（AAMI、ESH、BSH）验证的医用上臂式电子血压计与听诊法血压值之差不超过 5mmHg，因此听诊法血压诊断标准同样适用于电子血压计。为了方便临床使用，相应简化标准见表 5-3-5。

**表 5-3-5 中国 3～17 岁儿童高血压筛查的简化标准**

| 性别 | SBP（mmHg） | DBP（mmHg） |
|---|---|---|
| 男性 | 100+年龄×2 | 65+年龄 |
| 女性 | 100+年龄×1.5 | 65+年龄 |

注：参见《中国高血压防治指南》（2018 年修订版）。

# 二、诊断和评估

对儿童高血压的诊断性评估包括以下 4 个方面[50]：血压水平的真实性，高血压病因，靶器官损害及程度，其他心血管疾病及并发症。

## （一）不同血压测量方法的高血压诊断标准

**1. 诊室血压的高血压诊断** 《中国高血压防治指南》（2010 版）规定：对儿童高血压的诊断需基于非同日 3 个时点血压测量结果，每两个时点间隔至少 2 周以上，只有连续 3 个时点测量的血压水平（SBP/DBP）均≥P$_{95}$方可诊断为高血压。电子血压计筛查的高血压儿童，需再使用听诊法进行确诊。

**2. 动态血压监测** 对诊断的高血压儿童，需在心血管专科医师指导下采用 24h 动态血压监测（ABPM）排除"白大衣高血压"，并观察血压昼夜变化规律，即夜间血压的"杓"型特征是否消失。研究数据显示在诊室内进一步的高血压评估中，至少有 30%～40%的儿童为"白大衣高血压"[51]。

动态血压监测也适用于如下情况：怀疑为隐匿性高血压、糖尿病、慢性肾脏疾病、阵发性高血压、自主神经功能紊乱。

**3. 高血压分级** 根据血压水平将儿童高血压分为 2 级。

高血压 1 级：SBP/DBP ≥P$_{95}$并<（P$_{95}$+5）mmHg。

高血压 2 级：SBP/DBP ≥（P$_{99}$+5）mmHg。

儿童高血压诊断及分级流程见图 5-3-1。

## （二）明确高血压病因

确诊儿童高血压后，通过询问病史、临床检查和鉴别诊断，判断原发性高血压和继发性高血压。

**1. 原发性高血压** 其发病率随年龄增长而升高。10 岁以上儿童的高血压主要为原发性高血压，特别是当高血压儿童合并超重或肥胖、具有高血压家族史或两者兼而有之时，更支持原发性高血压的诊断[52]。儿童原发性高血压一般无明显自觉症状，血压升高程度较轻，无明确的病因。尽管原发性高血压的病因尚不清楚，但某些不良的生活行为习惯已经确定是高血压的危险因素，应该予以评估，有利于原发性高血压的诊断。这些因素包括高盐、高脂、高糖的膳食习惯；吸烟，过量饮酒；多静态活动时间，缺少主动运动的生活习惯；易紧张的性格或经常处于紧张状态；睡眠时间过少等。

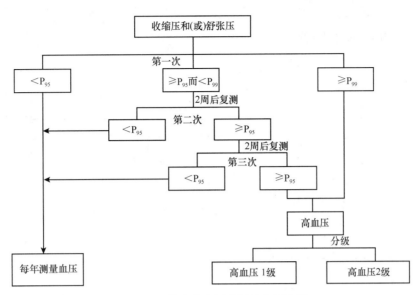

图 5-3-1　儿童高血压诊断及分级流程

**2. 继发性高血压**　多由某种疾病引起的继发性血压升高，随着原发疾病的治愈，血压可以恢复到正常水平。继发性高血压的发生与年龄呈负相关，年龄越小，继发性高血压的比例越高[52]；继发性高血压的另一个特点是血压水平显著升高，并伴随明显的高血压症状，容易识别。儿童继发性高血压的常见病因依次为肾实质疾病、肾血管疾病、内分泌疾病和心血管病等，其中肾实质疾病约占80%，肾血管疾病约占10%[53]。在非肥胖儿童中，约90%的继发性高血压由肾实质疾病、肾血管疾病及先天性主动脉缩窄引起[54]。因此，应该进一步测量高血压儿童四肢及不同体位（如坐位、卧位、站立）的血压，筛查是否存在血管动脉狭窄及体位性高血压。

引起儿童继发性高血压的肾实质疾病包括肾小球肾炎、肾实质瘢痕、多囊性肾病、慢性肾衰竭等；肾血管疾病主要是先天性、非炎性、非动脉粥样硬化性的肾动脉狭窄；内分泌疾病包括儿茶酚胺过多、皮质醇过多及其他内分泌异常（醛固酮增多症、甲状腺疾病）、高钙血症等；心血管疾病包括多发性大动脉炎、主动脉缩窄等。

不同年龄阶段导致儿童高血压发病的主要原因和高血压类型见表5-3-6。

表 5-3-6　不同年龄儿童高血压的常见病因

| 年龄 | 病因 |
| --- | --- |
| 新生儿 | 肾动脉栓塞、肾动脉狭窄、肾静脉栓塞、先天性主动脉缩窄、先天性肾实质异常、动脉导管未闭、支气管肺发育不良、颅内出血 |
| 1 岁 | 先天性主动脉缩窄、肾实质病变、肾血管疾病 |
| 1~5 岁 | 肾实质病变、肾血管疾病、内分泌疾病、先天性主动脉缩窄、原发性高血压、医源性高血压（如药物、术后）、大动脉炎 |
| 6~11 岁 | 肾实质病变、原发性高血压、肾血管疾病、内分泌疾病、先天性主动脉缩窄、医源性高血压（如药物、术后）、大动脉炎 |
| 12~18 岁 | 原发性高血压、肾实质病变、肾血管疾病、医源性高血压、内分泌疾病、先天性主动脉缩窄、大动脉炎、结缔组织疾病 |

**3. 药物**　某些药物会引起血压升高，如采用兴奋剂治疗注意缺陷障碍时，可使被治疗儿童的血压升高 5mmHg 以上[55]；麻黄类药物及其他精神类药物的滥用均可引起血压水平的升高，因此要仔细询问高血压儿童患其他疾病的历史，逐一记录药物的使用情况。

# 第七节　儿童高血压的治疗

## 一、治疗目标

《中国高血压防治指南》（2010 版）提出儿童高血压的治疗目标是减少对靶器官的损害，降低远期心血管疾病发病率，使原发性高血压或未合并靶

器官损害的高血压儿童的血压水平降至 $P_{95}$ 以下；合并肾脏疾病、糖尿病或出现靶器官损害的高血压

儿童的血压水平降至 $P_{90}$ 以下，具体治疗流程见图5-3-2。

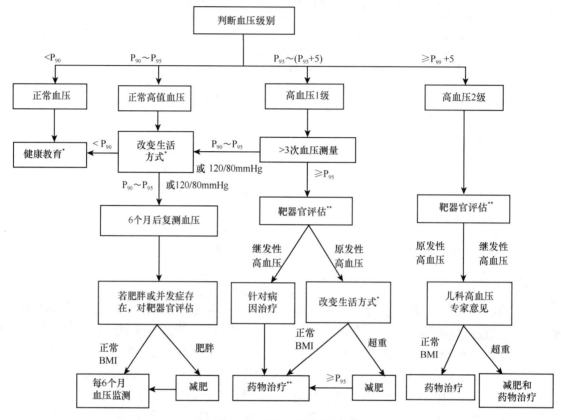

图 5-3-2　儿童高血压的治疗流程

*包括饮食改变和体育锻炼；**特别注意幼儿及高血压、家族史、糖尿病和其他危险因素

# 二、治 疗 方 法

## （一）病因治疗

儿童高血压患者中继发性高血压的比例较高，对于继发性高血压应针对病因治疗。

## （二）非药物治疗

高血压儿童应定期监测血压，每半年监测 1 次，必要时采用动态血压监测。

鉴于儿童原发性高血压主要与超重和肥胖关联，应首选非药物的生活行为干预治疗并贯穿始终，绝大多数高血压儿童通过非药物治疗即可血压控制达标。非药物治疗是指建立健康的生活方式，超重和肥胖儿童应控制体重，延缓 BMI 上升，降低机体脂肪含量；增加有氧锻炼，减少静态活动时间；调整膳食结构（包括限盐），养成健康饮食习惯；避免持续性紧张状态；保证足够睡眠时间等。

## （三）药物治疗

高血压儿童合并下述 1 种及以上情况，则需要开始药物治疗，如出现高血压临床症状，合并糖尿病、继发性高血压，出现靶器官的损害[56]。

非药物治疗 6 个月后无效，在继续强化生活方式干预的同时可考虑药物治疗；如果非药物治疗期间血压上升达 2 级及以上或出现临床症状，则启动药物治疗。

儿童高血压药物治疗的原则是从小剂量、单一用药开始，同时兼顾个体化，视疗效和血压水平变化调整治疗方案和治疗时限，必要时可联合用药。

目前经美国 FDA 批准的儿童抗高血压药物达数十种，但经中国国家食品药品监督管理总局（CFDA）批准的儿童抗高血压药较少，具体如下：

**1. 血管紧张素转化酶抑制剂（ACEI）**　是治疗儿童高血压最常见的药物之一。美国 FDA 批准用于儿童高血压治疗的 ACEI 有依那普利、福辛普利、

赖诺普利、贝那普利等。目前我国 CFDA 批准的儿童用药仅有卡托普利。

**2. 血管紧张素 II 受体拮抗剂（ARB）** 美国 FDA 批准用于儿童高血压的 ARB 为氯沙坦、缬沙坦、坎地沙坦、奥美沙坦等，目前尚无 CFDA 批准的儿童用药。

**3. 二氢吡啶类钙通道阻滞剂（CCB）** 目前 CFDA 批准的儿童用药有硝苯地平、氨氯地平。

**4. 利尿剂** 目前 CFDA 批准的儿童用药有氨苯蝶啶、氯噻酮、氢氯噻嗪及味塞米。

**5. β受体阻滞剂** 目前 CFDA 批准儿童用药有普萘洛尔、阿替洛尔及哌唑嗪。

我国儿童高血压患病率近年来不断攀升，关于儿童高血压的诊断、评估和治疗等方面也取得了相当大的进展。慢性病防控必须从儿童做起，儿童高血压防治需要全社会的共同参与，建议对 3 岁以上儿童每年监测血压，早发现、早诊断、早治疗有利于儿童健康成长，降低远期成人高血压发病率及相关靶器官损害程度。对于已确诊的高血压患儿应通过早期靶器官损害的识别和评估给予分级分层管理及干预，系统动态随访，有效控制儿童高血压的发生发展，从而减少儿童期至成年期高血压相关并发症，减少高血压对人类的危害，提高我国人口生存质量。

# 第八节　儿童高血压的防治要点

## （一）定期测量血压

血压同身高、体重一样，是儿童生长发育过程中重要的生理指标，只有定期测量才能尽早识别高血压患者和高危个体。对就诊的 3 岁以上儿童应测量血压，入学后每年体检应测量血压。

## （二）动态监测血压

一个时点筛查出的血压偏高儿童需要再进行连续两个时点的血压水平监测，只有连续血压超过诊断标准，方可诊断为高血压。监测儿童血压水平的动态变化比单纯一次测量的结果更有意义。

## （三）控制超重肥胖

针对超重肥胖合并高血压的儿童，延缓其 BMI 上升可有效地让升高的血压恢复到正常水平；从小建立健康生活方式，预防肥胖发生，是防治儿童高血压的基础。

## （四）专业指导用药

非药物治疗 6 个月后无效，在继续强化生活方式干预的同时，在儿科专业医师指导下进行药物治疗。

（米　杰　董虹孛）

## 参 考 文 献

[1] Lurbe E, Agabiti-Rosei E, Cruickshank JK, et al. 2016 European Society of Hypertension guidelines for the management of high blood pressure in children and adolescents. J Hypertens, 2016, 34（10）: 1887-1920.

[2] Salvadori M, Sontrop JM, Garg AX, et al. Elevated blood pressure in relation to overweight and obesity among children in a rural Canadian community. Pediatrics, 2008, 122（4）: e821-e827.

[3] Xi B, Zhang T, Zhang M, et al. Trends in elevated blood pressure among US children and adolescents: 1999-2012. Am J Hypertens, 2016, 29（2）: 217-225.

[4] Maldonado J, Pereira T, Fernandes R, et al. An approach of hypertension prevalence in a sample of 5381 Portuguese children and adolescents. The AVELEIRA registry. "Hypertension in Children". Blood Pressure, 2011, 20（3）: 153-157.

[5] Katona É, Zrínyi M, Lengyel S, et al. The prevalence of adolescent hypertension in Hungary-The Debrecen hypertension study. Blood Pressure, 2011, 20（3）: 134-139.

[6] Buch N, Goyal JP, Kumar N, et al. Prevalence of hypertension in school going children of surat city, Western India. J Cardiovasc Dis Res, 2011, 2（4）: 228-232.

[7] Abolfotouh MA, Sallam SA, Mohammed MS, et al. Prevalence of elevated blood pressure and association with obesity in Egyptian school adolescents. Int J Hypertens, 2011, 2011（2011）: 952537.

[8] 米杰, 董虹孛. 儿童高血压. 见: 黎海芪. 实用儿童保健学. 北京: 人民卫生出版社, 2016: 537-544.

[9] McNiece KL, Poffenbarger TS, Turner JL, et al. Prevalence of hypertension and pre-hypertension among adolescents. J Pediatr, 2007, 150: 640-644.

[10] Feber J, Ahmed M. Hypertension in children: new trends and challenges. Clin Sci（Lond）, 2010, 119: 151-161.

[11] Thompson M, Dana T, Bougatsos C, et al. Screening for hypertension in children and adolescents to prevent cardiovascular disease. Pediatrics, 2013, 131（3）: 490-525.

[12] Dong B, Ma J, Wang HJ, et al. The association of overweight and obesity with blood pressure among Chinese children and adolescents. Biomedical and Environmental Sciences, 2013, 26（6）: 437-444.

[13] Liang YJ, Xi B, Hu YH, et al. Trends in blood pressure and hypertension among Chinese children and adolescents: China Health and Nutrition Surveys 1991-2004. Blood Pressure, 2011, 20（1）: 45-53.

[14] Xi B, Liang Y, Mi J. Hypertension trends in Chinese children in the national surveys, 1993 to 2009. Int J Cardiol, 2013, 165(3): 577-579.

[15] 曹佳利, 胡艳丽, 许峰, 等. 11 571 名中小学生高血压分布趋势及相关因素的流行病学研究. 中国医药指南, 2011, 9(31): 290-292.

[16] Cao Z, Zhu L, Zhang T, et al. Blood Pressure and obesity among adolescents: a school-based Population study in China. Am J Hypertens, 2012, 25(5): 576-582.

[17] Lu X, Shi P, Luo CY, et al. Prevalence of hypertension in overweight and obese children from a large school-based population in Shanghai, China. BMC Public Health, 2013, 13(1): 24.

[18] 罗静芬, 陈少科, 范歆, 等. 广西南宁儿童青少年高血压现状及其与肥胖关系的研究. 中国当代儿科杂志, 2014, 16(10): 1040-1044.

[19] 徐永杰, 李敏, 徐佩茹, 等. 新疆伊犁地区哈萨克族7~14岁儿童肥胖指标与血压相关性分析. 中华流行病学杂志, 2012, 8(33): 774-778.

[20] Zhang Y, Sun G, Zhao J, et al. Monitoring of blood pressure among children and adolescents in a coastal province in China: results of a 2010 survey. Asia-Pacific Journal of Public Health, 2015, 27(2): NP1529-NP1536.

[21] 申存毅, 张瑞娟, 陈燕莉, 等. 西安市城区中小学生肥胖与高血压状况. 中国学校卫生, 2012, 33(5): 588-589.

[22] Meng LH, Liang YJ, Liu JT, et al. Prevalence and risk factors of hypertension based on repeated measurements in Chinese children and adolescents. Blood Pressure, 2013, 22(1): 59-64.

[23] Dong B, Wang Z, Wang HJ, et al. Associations between adiposity indicators and elevated blood pressure among Chinese children and adolescents. Journal of Human Hypertension, 2015, 29(4): 236-240.

[24] Wang J, Zhu Y, Jing J, et al. Relationship of BMI to the incidence of hypertension: a 4 years' cohort study among children in Guangzhou, 2007—2011. BMC Public Health, 2015, 15(1): 782.

[25] Ding WQ, Yan YK, Zhang MX, et al. Hypertension outcomes in metabolically unhealthy normal-weight and metabolically healthy obese children and adolescents. Journal of Human Hypertension, 2015, 29(9): 548-554.

[26] Wei JN, Li HY, Sung FC, et al. Birth weight correlates differently with cardiovascular risk factors in youth. Obesity, 2007, 15(6): 1609-1616.

[27] Zhou Y, Qian Z, Vaughn MG, et al. Epidemiology of elevated blood pressure and associated risk factors in Chinese children: the SNEC study. Journal of Human Hypertension, 2016, 30(4): 231-236.

[28] Li Y, Jaddoe VW, Qi L, et al. Exposure to the Chinese famine in early life and the risk of hypertension in adulthood. Journal of Hypertension, 2011, 29(6): 1085-1092.

[29] Savitha MR, Krishnamurthy B, Fatthepur SS, et al. Essential hypertension in early and mid-adolescence. Indian J Pediatr, 2007, 74(11): 1007-1011.

[30] 董彬, 王海俊, 马军. 中国9~17岁青春期学生睡眠时间与血压关系的研究. 中华预防医学杂志, 2013, 47(8): 718-725.

[31] 许睿玮, 严恺, 严卫丽. 中国儿童原发性高血压影响因素的 Meta 分析. 中国循证儿科杂志, 2012, 7(3): 161-166.

[32] Meng L, Hou D, Zhao X, et al. Cardiovascular target organ damage could have been detected in sustained pediatric hypertension. Blood Pressure, 2015, 24(5): 284-292.

[33] 刘杨, 石琳. 儿童高血压靶器官损害及早期识别. 国际儿科学杂志,

[34] 赵地, 张明明, 米杰, 等. 儿童期至成年期血压变化对成年期心肾功能的影响. 中华儿科杂志, 2008, 46(10): 763-768.

2014, 41(4): 411-414.

[35] McNiece KL, Gupta-Malhotra M, Samuels J, et al. Left ventricular hypertrophy in hypertensive adolescents: analysis of risk by 2004 National High Blood Pressure Education Program Working Group staging criteria. Hypertension, 2007, 50(2): 392-395.

[36] Brady TM, Fivush B, Flynn JT, et al. Ability of blood pressure to predict left ventricular hypertrophy in children with primary hypertension. J Pediatr, 2008, 152: 73-78.

[37] 刘琴, 董虹孛, 孟玲慧, 等. 高血压儿童心血管结构和功能早期改变的病例对照研究. 中华流行病学杂志, 2015, 36(4): 332-336.

[38] Berenson GS, Bogalusa Heart Study group. Health consequences of obesity. Pediatr Blood Cancer, 2012, 58(1): 117-121.

[39] Stabouli S, Kotsis V, Rizos Z, et al. Left ventricular mass in normotensive, prehypertensive and hypertensive children and adolescents. Pediatr Nephrol, 2009, 24: 1545-1551.

[40] Sinha MD, Reid CJ. Evaluation of blood pressure in children. Curr Opin Nephrol Hypertens, 2007, 16: 577-584.

[41] 范世珍, 陈safe彬, 林松青. 尿微量白蛋白在高血压和糖尿病肾病早期诊断中意义. 中国实验诊断学, 2013, 17(2): 304-306.

[42] 许顶立, 任昊. 高血压病肾脏损害的诊断与防治. 中华心血管病杂志, 2004, 32(2): 190-192.

[43] 贾俊亚, 梁建诚, 张晓芬. 控制血压对儿童青少年慢性肾功能不全患者左心室舒张功能的影响. 中华临床医师杂志, 2012, 6(22): 7183-7187.

[44] Wong LJ, Kupferman JC, Prohovnik I, et al. Hypertension impairs vascular reactivity in the pediatric brain. Stroke, 2011, 42(7): 1834-1838.

[45] 陈旺生, 李建军, 洪澜, 等. 儿童高血压脑病的 MRI 表现. 放射学实践, 2009, 24(12): 1374-1377.

[46] 陈璇, 范传峰, 王玉高, 等. 血压性视网膜病变与高血压靶器官损害的相关关系. 中华眼底病杂志, 2013, 29(1): 86-88.

[47] Yan Y, Hou D, Liu J, et al. Childhood body mass index and blood pressure in prediction of subclinical vascular damage in adulthood: Beijing blood pressure cohort. Journal of Hypertension, 2017, 35(1): 47-54.

[48] Somu S, Sundaram B, Kamalanathan AN. Early detection of hypertension in general practice. Archives of Disease in Childhood, 2003, 88(4): 302-302.

[49] 米杰, 王天有, 孟玲慧, 等. 中国儿童青少年血压参照标准的研制. 中国循证儿科杂志, 2010, 5(1): 1-14.

[50] National High Blood Pressure Education Program Working Group on High Blood Pressure in Children and Adolescents. The fourth report on the diagnosis, evaluation, and treatment of high blood pressure in children and adolescents. Pediatrics, 2004, 114(2): 555-576.

[51] Flynn JT, Urbina EM. Pediatric ambulatory blood pressure monitoring: indications and interpretations. J Clin Hypertens(Greenwich), 2012, 14(6): 372-382.

[52] 陈咏冰, 杜军保. 儿童高血压的病因及鉴别诊断. 中华实用儿科临床杂志, 2015, 30(13): 965-967.

[53] 蒋小云, 容丽萍. 儿童高血压的诊断与治疗研究进展. 中华实用儿科临床杂志, 2013, 28(13): 1037-1040.

[54] 李运泉，王慧深. 儿童高血压. 岭南心血管病杂志，2011，（增刊）：4-11.

[55] Hammerness PG，Perrin JM，Shelley Abrahamson R，et al. Cardiovascular risk of stimulant treatment in pediatric attention-deficit/hyperactivity disorder：update and clinical recommendations. J Am Acad Child Adolesc Psychiatry，2011，50：978-990.

[56] Ogihara T，Kikuchi K，Matsuoka H，et al. The Japanese Society of Hypertension guidelines for the management of hypertension（JSH 2009）. Hypertens Res，2009，32（1）：3-107.

# 第四章

# 老年性高血压

随着社会发展、生活水平提高及医疗技术进步，老年人已成为全世界范围内一个快速增长的群体，而增龄往往伴随生理功能衰退和疾病发生。流行病学研究证实，高血压的患病率随年龄增长而增加。高血压是心血管疾病（CVD）发病与死亡的重要危险因素，尤其在老年人群中。在老年性高血压患者中，冠心病（CHD）、脑卒中、心力衰竭（HF）、慢性肾病（CKD）及痴呆的患病率也显著增加。老年性高血压患者在治疗上也区别于年轻的高血压患者，需综合考虑，通过优化的管理和持久的治疗依从性降低对心脑血管、肾脏等器官的损害。因此，老年性高血压治疗目标重点在于改善生活质量，降低心脑血管并发症发生率。本章总结了老年性高血压的流行病学、发病机制、临床特征、诊断、评估及防治策略，并对高龄老年性高血压这一特殊群体进行了阐述。

## 第一节 老年性高血压的流行病学概述

高血压患病率随年龄增加而升高。根据美国高血压预防、监测、评估和治疗委员会第 7 次报告（JNC-7），≥65 岁人群中超过 2/3 患有高血压，其中大部分为单纯收缩期高血压（ISH）[1]。Framingham 心脏研究表明，55 岁时未患高血压的男性和女性，在 80 岁时分别有 93% 和 91% 的发生了高血压[2]。一项在欧洲 6 国、加拿大和美国进行的流行病学调查显示，老年性高血压患病率在 53%～72%[3]。2000～2001 年亚洲国际心血管合作研究表明，我国 65～74 岁人群中的高血压患病率为 48.8%。1991 年全国高血压调查结果显示，60 岁医师人群中高血压患病率为 40.4%，而 2002 年卫生部组织的中国居民营养与健康状况调查报告中指出，60 岁以上人群高血压患病率为 49.1%，每 2 位老年人中就有 1 位高血压患者，较 1991 年增加 8.7%，增幅为 21.5%，而老年性高血压人群的治疗率和达标率仅分别为 32.3% 和 7.6%，远低于西方发达国家水平。

从流行病学和病理生理学的角度看，部分高血压患者亚组（如老年女性）需要额外关注。45 岁之前，女性高血压患病率低于男性；45～64 岁时，两种性别患病率接近；而 65 岁以上人群中，女性高血压患病率显著高于男性[4]。女性人群中，高血压严重程度也随年龄增长而增加。60 岁以后，大部分女性（60～79 岁为 48.8%；≥80 岁为 63%）均患有 2 级及以上高血压（≥160/100mmHg）或接受了降压治疗[5]。此外，老年女性高血压患者的血压控制较难达标。内皮功能不全、动脉僵硬度增加、肥胖、遗传因素、总胆固醇浓度升高及高密度脂蛋白胆固醇浓度降低等因素均参与绝经相关的血压升高，而非卵巢功能衰竭本身所致[6]。

## 第二节 老年性高血压的发病机制

### 一、动脉僵硬

随着年龄增长，弹力动脉会发生两个主要的生理性变化：扩张和僵硬。在年轻人群中，主动脉和近端的弹力动脉每次心搏约扩张 10%，而肌性动脉每次心搏仅扩张 3%。基于劳损的原理，这种在扩张程度上的差异可以解释近端与远端血管随年龄改变程度的不同。随着年龄增长，可以观察到主动脉弹力层断裂，而这一现象可以解释主动脉的扩张（承受压力的动脉结构断裂）和僵硬（将应力传递给脉壁中更为坚硬的胶原纤维）。对经过灌注固定的人体动脉进行的检查发现，这种增厚主要表现为内膜增殖[7]。动脉僵硬之后其容量降低，回弹受限，在收缩期内，存在动脉硬化的血管会表现出扩张受限，无法缓冲由心脏收缩产生的压力，从而造成收缩压升高。另外，舒张期内弹性回缩能力下降使舒张压下降。因此，即便是血压正常人群，随年龄增长也会出现脉压升高，从而对动脉系统造成更高的搏动性压力。动脉僵硬不仅仅是动脉壁结构改变的一个结果，同时也是内皮来源的血管活性物质（如内皮素1）的作用及一氧化氮（NO）生物活性降低的结果，后者在内皮功能不全的发生中起着关键作用[8]。一项荟萃分析显示，反映主动脉僵硬度的主动脉脉搏波（PWV）是发生心血管事件和全因死亡的强预测因子。与PWV较低受试者相比，PWV较高者全部心血管事件、心血管死亡和全因死亡的相对危险度分别为2.26、2.02和1.90[9]。20岁健康人的典型PWV值为5m/s，而80岁老年人数值为10～12m/s（即增加2.4倍），60～75岁老年人的主动脉PWV正常值低于10m/s。10～13m/s可视为正常高值或临界值，而主动脉PWV高于13m/s则属于显著升高。与年轻高血压患者（血压升高主要是由外周动脉阻力升高所致）不同，老年人单纯收缩期高血压由动脉僵硬度增加所致[10]。

## 二、神经激素和自主神经功能失调

神经激素系统（如肾素-血管紧张素-醛固酮系统，RAAS）的活性随着年龄的增长而降低。60岁时的血浆肾素活性是年轻者的40%～60%。这种变化是由与年龄相关的肾动脉硬化对肾小球旁器的作用而造成的。血浆醛固酮浓度也随年龄增长而降低。因此，老年性高血压患者更容易发生药物引起的高钾血症。然而，基础交感神经系统活性是随年龄增长而增加的，老年人外周血浆去甲肾上腺素浓度是年轻者的2倍。这种与年龄相关的血浆去甲肾上腺素浓度升高是β肾上腺素反应性随年龄增长而降低的一种代偿机制。

年龄相关的压力反射功能降低及静脉功能不全的加重造成老年人较多地发生直立性低血压，后者是心血管事件及跌倒和晕厥的危险因素。然而，体位性高血压（又称"直立性高血压"）（血压随着直立体位而升高）也常见于老年人。该现象是直立位血压调节随着年龄的增长而发生异常的一种表现。体位性收缩压升高可以超过20mmHg。这些患者通常都为老年人，其左心室肥厚、CHD及通过磁共振成像发现的无症状脑血管病的发生率均高于伴或不伴直立性低血压的老年性高血压患者。α肾上腺素可以避免体位性的血压升高，提示α肾上腺素活性可能是体位性高血压的主要病理生理机制[11]。

## 三、老　年　肾

老年肾的特点是逐渐出现肾小球硬化和间质纤维化，而这些改变可以造成肾小球滤过率（GFR）下降及其他自身稳定机制的功能减退，从而导致高血压的发生[12]。NO浓度随年龄增长而降低[13]，而NO具有血管扩张作用，同时还可以抑制肾小球系膜细胞的生长和基质的合成。老年人中NO的病理性降低可以造成肾血管收缩、钠潴留、基质合成增多及肾小球系膜纤维化，从而造成血压升高[14]。此外，伴随增龄而出现的细胞氧化应激的加重会造成内皮细胞功能失调及血管活性物质的变化，从而造成高血压[15]。

# 第三节　老年性高血压的临床表现特征

## 一、单纯收缩期高血压患病率高

流行病学资料表明，单纯收缩期高血压（ISH）是老年性高血压中最常见类型，约占65%，70岁以上老年性高血压患者中90%以上为ISH。ISH可造成心室肥厚、内皮功能失调、降低冠状动脉血流储备及影响脑血流灌注。大量临床研究显示，与舒张压相比，收缩压与心脑肾等靶器官损害的关系更为密切，收缩压水平是心血管事件更为重要的独立预测因素。

## 二、脉　压　增　大

研究表明，随着年龄的增加，收缩压逐渐升高，而舒张压多在50～60岁时开始下降，因此脉压逐渐增大，产生原因是老年人主动脉弹性减退，收缩期时主动脉无法充分扩张，加之小动脉阻力增加，导致收缩压升高，而舒张期主动脉弹性回缩力降低，造成舒张压降低。脉压反映动脉弹性，是重要的心血管事件预测因子。研究表明，脉压与总死亡率、心血管死亡、脑卒中和冠心病均呈显著正相关，脉压每增加 10mmHg，总死亡率增加 16%，脑卒中风险增加 10%。

# 三、血压波动大

老年人压力感受器敏感性逐渐降低，血压调节能力下降，造成老年性高血压患者的血压更易随情绪、季节和体位的变化而出现波动，具体表现为直立性低血压、清晨高血压及餐后低血压等。老年人血压波动幅度大，一方面显著增加不良心血管事件及靶器官损害的风险，另一方面也增加了降压治疗的难度。此外，这种血压波动要求医师不能以单次血压测量结果来判定血压是否正常，每天至少测量 2 次血压。如果发现患者有不适感，应随时监测血压。

## （一）直立性低血压

直立性低血压是指从卧位改变为直立体位 3min 内，收缩压下降≥20mmHg 或舒张压下降≥10mmHg，同时伴有低灌注症状[16]。老年人直立性低血压发生率较高，随年龄、神经功能障碍及代谢紊乱的增加而增多。1/3 的老年性高血压患者可能发生直立性低血压。发生直立性低血压的原因包括：①增龄导致心血管系统退行性变，压力感受器敏感性下降，血管顺应性降低，心率反应减弱。②药物因素，较常见，应高度重视。容易引起直立性低血压的药物包括降压药（尤其在联合用药时）、镇静药物（以氯丙嗪多见）、抗肾上腺素药物（如妥拉唑林、酚妥拉明等）、血管扩张药物（如硝酸甘油等）。③老年人对血容量不足的耐受性较差，任何导致失水过多的急性病、口服液体不足及长期卧床都容易引起直立性低血压。

## （二）清晨高血压

老年清晨高血压是指血压从夜间低水平逐渐上升，在清醒后的一段时间内迅速达到较高水平，这一现象称为晨峰高血压。老年性高血压患者，特别是老年 ISH 患者晨峰高血压现象比较常见。晨峰高血压幅度为 6：00～10：00 血压最高值和夜间血压均值之差，若收缩压晨峰值≥55mmHg，即为异常升高，有的患者可达 70～80mmHg。发生晨峰高血压的原因包括清晨时交感神经活性增加、儿茶酚胺增多及 RAAS 系统激活等。因此，清晨为心脑血管事件的高发时间段。

## （三）餐后低血压

餐后低血压是指餐后 2h 内 SBP 较餐前降低 20mmHg 以上，或者餐前 SBP＞100mmHg，而餐后＜90mmHg，或者 SBP 轻度降低，但合并有心脑等脏器灌注不足的表现。文献所报道的餐后低血压发生率在 30.5%～74.7%[17]。餐后低血压发病机制包括餐后内脏血流量增加，回心血量和心排血量减少；压力感受器敏感性减低，交感神经代偿功能不全；餐后具有扩张血管作用的血管活性肽分泌增多等。

# 四、白大衣高血压增多

白大衣高血压的定义为诊室血压升高（≥140/90mmHg），而日间动态血压平均值正常（≤135/85mmHg）。与中青年患者相比，老年人诊室高血压更为多见，其发生可能与精神紧张、交感神经活性增强有关。白大衣高血压可导致过度治疗，因此对于诊室血压增高的老年患者应加强血压监测，鼓励家庭自测血压，必要时行动态血压监测评估是否存在白大衣高血压。

# 五、昼夜节律异常

健康成年人的血压水平表现为昼高夜低型，夜间血压水平较日间降低 10%～20%（即杓型血压）。老年性高血压患者常存在血压昼夜节律异常[18]，具体表现为夜间血压下降幅度＜10%（非杓型）或＞20%（超杓型），甚至夜间血压反较白天升高（反杓型），老年性高血压患者昼夜血压异常发生率可高达 60%以上[19]。血压昼夜节律异常可显著增加心、脑、肾等靶器官损害的风险，而与年轻患者相比，老年人靶器官损害程度与血压的昼夜节律更为密切。此外，夜间高血压与靶器官损害有关，较之日间血压而言是一个更好的预测指标。超杓型血压（夜间血压下降≥20%）的患者存在脑缺血的风险

（睡眠期间的低灌注）。

## 六、并发症多

老年性高血压的并发症多且严重,包括冠心病、缺血性/出血性脑卒中、慢性肾功能不全、周围血管病、心肌肥厚、心律失常、心力衰竭、糖尿病、老年痴呆等。上述并发症是老年人群心血管/全因死亡的重要原因,在制定治疗策略时应针对这些并发症采取个体化、综合性的治疗措施。

## 第四节 老年性高血压的诊断与病情评估

### 一、老年高血压的概念

年龄≥65 岁、血压持续或 3 次以上非同日坐位收缩压≥140mmHg 和（或）舒张压≥90mmHg,可定义为老年性高血压。若收缩压≥140mmHg 而舒张压<90mmHg,则定义为老年 ISH[20]。

### 二、老年人血压测量的注意事项

老年患者测量血压所用设备及操作过程与年轻患者相同,但是在老年人群中直立性低血压常见,因此在首次测量或调整药物期间应当测量直立位血压,最好在站立后 1min 和 3min 时测量。值得注意的是,如果使用的是示波法测量设备,则不适用于心房颤动患者（老年人群中较为常见）。

此外,老年人群中白大衣高血压、隐匿性高血压及假性高血压（见下文）常见,因此推荐在老年患者中进行 24h 动态血压监测[21]。

### 三、老年性高血压的特殊类型

**1. 隐匿性高血压** 是指诊室血压正常而家中自测血压升高,与心血管事件风险的增加有关。隐匿性高血压常见于老年人,能增加心血管事件风险[22],应鼓励老年人广泛使用家庭血压监测。

**2. 假性高血压** 是指由动脉粥样硬化及其他的血管随增龄改变而造成的收缩压假性升高。如果怀疑假性高血压应进行 Osler 手法（袖带法测压时,当袖带测压超过患者收缩压时,如能清楚扪及桡动脉或肱动脉搏动,则为 Osler 手法阳性）,但其灵敏性和特异性均较低。确诊假性高血压需进行动脉内血压的直接测量。

**3. 难治性高血压** 是指同时使用 3 种类型降压药物（其中含一种利尿剂,且所有药物剂量已达靶剂量）的情况下仍无法控制血压达标。JNC-7 指南还将那些需要≥4 种降压药物才可以控制血压的患者纳入难治性高血压的范畴。继发性因素导致的高血压往往是难治性高血压。患者依从性差、不活动、降压药物剂量不足或组合不适当、酗酒和睡眠呼吸暂停等均是难治性高血压的常见原因（表 5-4-1）。继发性高血压也是老年难治性高血压的一个常见原因,常见原因还包括原发性醛固酮增多症、库欣综合征、主动脉缩窄、肾动脉狭窄、内分泌疾病、睡眠呼吸暂停、慢性肾病及嗜铬细胞瘤等。

表 5-4-1 难治性高血压的病因

| 真正的难治性高血压 | 假阳性或假性耐药 |
| --- | --- |
| 睡眠呼吸暂停 | 不正确血压测量 |
| 与继发性因素有关的高血压 | 假性高血压 |
| | 未进行生活方式调整 |
| | 降压治疗依从性差 |
| | 治疗未优化 |

## 四、老年高血压的危险评估

老年性高血压患者接受降压治疗前应按照《中国高血压防治指南》进行必要的心血管风险评估[23]。老年性高血压患者在危险因素、靶器官损害及合并临床疾病等方面均与中青年患者存在不同。

（一）危险因素

老年性高血压患者中腹围扩大者增多,吸烟者减少;血脂异常以三酰甘油增高为主;血糖紊乱以糖耐量受损多见。

（二）靶器官损害

**1. 血管损害** 主要表现为大动脉僵硬度增加。据估计,我国老年性高血压患者中≥1/5 合并下肢动脉疾病。

**2. 肾脏损害** 较为常见的是尿微量白蛋白尿,血肌酐可能处于正常范围,但肾小球滤过率常降低。肾脏亚临床器官损害与20%的10 年心血管事件风险相关[24]。

**3. 心脏损害**　主要表现为舒张功能减退,超声心动图提示 E/A<1;左心房增大及心房颤动多见。前瞻性研究结果显示,在高血压患者中,超声心动图提示的 LVH 与 10 年内心血管事件发生率≥20%有关[25]。

（三）并发的临床疾病

**1. 脑血管疾病**　高血压是老年人缺血性脑卒中和脑出血的主要危险因素。脑卒中常见于血压控制不良的老年患者,老年性高血压人群中通过 CT 及 MRI 检查发现有腔隙性脑梗死及脑血管异常的患者>65%。老年收缩期高血压计划（SHEP）证实了降低血压可降低脑卒中风险,接受积极治疗的患者发生缺血（37%）和出血（54%）性脑卒中的发生率均降低[26]。在 PROGRESS 研究中,接受降压治疗的患者再发缺血性和出血性脑卒中的概率较安慰剂组患者均明显降低（10%比 35%;26%比 87%）[27]。欧洲收缩期高血压试验（Syst-Eur）证实,使用尼群地平（可能联用了依那普利、氢氯噻嗪或二者均有）降低血压后能够预防脑卒中[28]。这些获益是否仅与血压降低相关尚不清楚,或者说降压药物是否还有额外的益处。尽管药物与安慰剂相比在脑卒中减少方面有一致的获益,但是不同药物类别之间的差异不大。

**2. 痴呆**　高血压和痴呆的患病率均随年龄增长而增加。高血压是血管性痴呆和阿尔茨海默病重要的危险因素。血压控制差会伴随更大程度的认知水平下降[29]。四项随机研究将痴呆作为老年患者中高血压治疗的终点进行了评估。在 Syst-Eur 和 PROGRESS 研究中,积极治疗分别使痴呆的发生率降低了 50%和 19%。老年人认知与预后研究（SCOPE）比较了坎地沙坦与安慰剂用于 70～89 岁高血压患者的情况,结果未发现两组在认知获益方面存在差异[30]。HYVET-COG 试验发现,与安慰剂组相比,积极治疗组痴呆发生率降低了 14%,但差异无统计学意义[31]。

**3. 冠心病（CHD）**　高血压是 CHD 的独立危险因素,CHD 的发生多以劳力性心绞痛、稳定型心绞痛多见。根据 2004 年美国心脏病协会（AHA）的统计数据,83%的 CHD 死亡发生在≥65 岁的患者中。老年性高血压患者的心肌梗死的患病率要高于无高血压的老年患者[32]。

**4. 慢性肾病（CKD）**　高血压会造成肾脏功能的恶化,而随着年龄增长,老年人每年肾单位的丢失也在增加,加之血脂、血糖异常,其肾动脉硬化概率也明显增加,因此老年性高血压患者 CKD 的发生明显多于年轻人。CKD 定义是估计的肾小球滤过率≤60ml/（min·1.73m²）。75%的 CKD 患者的年龄≥65 岁[33]。收缩压是老年 ISH 患者肾功能下降的一个较强的独立预测因子。

**5. 与年龄相关的视网膜改变**　视网膜病变患病率随收缩压的升高而增加,但与舒张压无关。持续的血压升高可造成内膜增厚、中膜异常增生及玻璃样变性（硬化）。衰老本身也会造成上述改变,故老年患者中视网膜病变的分级不如年轻患者可靠。高血压是视网膜动脉闭塞和非动脉炎性前部缺血性视神经病变的重要危险因素。在视网膜病变的最终阶段,随着血压的显著升高,视网膜/血液屏障被破坏,随后出现脂质渗出。

# 第五节　老年性高血压的治疗策略

## 一、相关临床试验

如上所述,SHEP、PROGRESS、Syst-Eur 及中国收缩期高血压试验（Syst-China）等研究均证实积极控制血压在老年人群中的重要意义。在 Syst-China 研究中,降压治疗使老年性高血压患者的病死率降低 55%。2000 年进行的一项荟萃分析（主要数据来自 SHEP、Syst-Eur 和 Syst-China）汇总了 15 693 例年龄超过 60 岁（平均年龄 70 岁）的 ISH 患者（SBP≥160mmHg 且 DBP≤95mmHg）,分析了降压治疗对心血管事件的影响[34]。入选患者平均血压为 174/83mmHg,治疗后,SBP 降低了 5.96%,而 DBP 降低了 4.9%。降压治疗显著降低了总死亡率（13%）、心源性死亡率（18%）和脑卒中率（26%）。根据该分析可以明确得出下列结论,即对 70 岁以下老年性高血压患者进行降压治疗至少对总死亡率而言是有益的。因此,老年性高血压患者接受降压治疗不仅能够延长生命,而且能够改善生活质量。

## 二、降压治疗开始的时机

2013 年 ESH/ESC 指南[35]推荐,对于低中危的 1 级高血压患者,在调整生活方式后血压仍≥140/90mmHg

时开始药物治疗，2级和3级高血压患者应立即接受药物治疗。在血压为正常高值（高血压前期）的患者中，如果总体心血管风险较低，可以推迟药物治疗。2013年公布的美国JNC-8指南[36]提出，在≥60岁人群中，推荐在SBP≥150mmHg或DBP≥90mmHg时开始药物治疗。在老年性高血压特点与临床诊治流程的专家建议[20]中，同样将老年性高血压患者接受降压治疗的起始血压值定为≥150/90mmHg。

## 三、降压治疗目标值

ESH老年性高血压共识[37]对于降压目标值推荐如下：①在SBP≥160mmHg的老年性高血压患者中，推荐将SBP降低至140～150mmHg；②在一般情况良好的80岁以下老年性高血压患者中，如果能够耐受，可以将SBP降低至<140mmHg；③在一般情况良好的80岁以上老年性高血压患者中，推荐将SBP降低至140～150mmHg；④在衰弱的老年患者中，推荐根据并存疾病确定治疗方案，并仔细观察治疗效果。JNC-8中对于≥60岁的一般人群所推荐的降压达标值为SBP<150mmHg和DBP<90mmHg。在我国指南中，对老年性高血压患者的降压目标值推荐如下：①≥65岁患者，血压应降至<150/90mmHg，如能耐受可进一步降至<140/90mmHg；②≥80岁高龄患者一般情况下不宜<130/60mmHg；③老年性高血压合并糖尿病、冠心病、心力衰竭和肾功能不全患者，降压目标应<140/90mmHg[20]。

在降压目标值方面，有两个问题值得关注：一个问题是高血压急症时降压的速度，高血压急症指的是血压显著升高并伴随有急性的靶器官损害。高血压急症包括急性心肌梗死、肺水肿、脑缺血或出血、主动脉夹层、高血压脑病及急进性肾衰竭。尚无证据支持迅速降低血压能够减少心血管事件，事实上，这样做会对患者造成伤害。迅速降低血压造成伤害的机制与血流的自动调节有关。患者的血压升高往往已经存在了数周或数月时间，任何迅速降低血压的措施可能会通过抵消患者的适应性自动调节控制而对患者造成伤害[38]。未出现靶器官损害或没有显著并存疾病的无症状患者不应进行迅速降压。对此类患者应当仔细滴定降压药物的剂量并进行严密的随访。

另一个问题是幅度过低是否会造成风险的增加，即所谓J点现象。INVEST试验旨在观察两种降压治疗在CHD患者中的应用情况。该研究纳入了大量≥80岁的患者，同时对该组进行了次要分析以评估严格血压控制的影响，最终得出了血压控制的"J"形死亡率曲线[39]。尚不清楚该研究得出的"J"形死亡率曲线是否仅与重度的终末期疾病有关，或者医源性因素是否发挥了重要的作用。然而，该研究结果提示将老年患者的血压降低至130/70mmHg以下时应慎重，包括那些具有较高不良心血管事件风险的患者。"J"形曲线现象近年来备受关注，血压过高可增加心、脑、肾等靶器官损害的危险，但血压过低可影响各重要脏器的血流灌注。冠心病患者舒张压水平低于65～70mmHg时，可能会增加不良心脏事件的危险，而脑卒中与"J"形曲线的关系并不明显[19]。

## 四、具体治疗策略

表5-4-2总结了老年性高血压的治疗策略及降压药物的基本作用和主要的心血管获益。治疗策略包括非药物治疗和药物治疗两大方面。

表 5-4-2　老年性高血压治疗策略

**非药物治疗策略**
　减轻体重
　调整饮食
**限制钠盐摄入**
　体力活动
　适度饮酒
　Dash饮食
**药物治疗策略**
**主要的降压药物**
　噻嗪类利尿剂：抑制肾脏远曲小管对钠（$Na^+$）和氯（$Cl^-$）离子的重吸收→→↓BP，↓脑卒中，↓CV死亡
　ACEI：阻断血管紧张素Ⅰ向血管紧张素Ⅱ的转换→→↓SVR，↓BP，↓MI和左心室功能不全患者的死亡率，↓糖尿病肾病的进展
　ARB：直接阻断血管紧张素Ⅱ受体→→血管扩张（↓SVR），↓抗利尿激素分泌，↓醛固酮，↓BP，↓脑卒中。通常用于无法耐受ACEI的患者
　钙通道阻滞剂：阻断钙经由钙通道进入心肌和外周动脉→→血管扩张（↓SVR），↓BP，↓老年ISH患者的CV并发症β受体阻滞剂：↓心率，↓心肌收缩力，↓心排血量，抑制肾素释放，↑一氧化氮，↓血管张力→→↓BP
**其他药物：** 直接肾素抑制剂，醛固酮受体拮抗剂，中枢性降压药物，直接扩血管药，α肾上腺素受体拮抗剂
**联合治疗**
　ACEI或ARB/利尿剂
　ACEI或ARB/钙通道阻滞剂（尤其是在CV风险高的患者）

注：CV，心血管；BP，血压；ACEI，血管紧张素转化酶抑制剂；MI，心肌梗死；ARB，血管紧张素受体拮抗剂；SVR，体循环血管阻力。

## （一）非药物治疗

非药物治疗是老年性高血压患者治疗的基石，任何治疗都应当建立在调整生活方式及纠正不良行为和习惯的基础上[1]。

**1. 减轻体重** 体重每减轻 10kg 可使收缩压降低 5～20mmHg，建议将体重指数降低至 25kg/m² 以下。

**2. 限制钠盐摄入** 可使收缩压降低 2～8mmHg。老年人群中盐敏感性高血压多见，因此限制钠盐摄入显得尤为重要，推荐<5g/d。

**3. 体力活动** 可使收缩压降低 4～9mmHg。老年性高血压患者应根据个人爱好和身体状况选择适当的运动方式并坚持进行，每周至少 3～5 次，每次 30～60min。

**4. 戒烟限酒** 老年性高血压患者应避免吸烟及吸二手烟，限制乙醇摄入，男性每天乙醇摄入量<25g，女性<15g。

**5. DASH（降低血压的饮食模式）饮食** 可使收缩压降低 8～14mmHg，应当作为降压治疗的基础。该饮食模式原则是多吃全谷食物和蔬菜（富含纤维、钙、蛋白质和钾），适度吃瘦禽肉和鱼类，避免饭后食用甜点。

## （二）药物治疗

如生活方式调整不能将血压降低至目标值时，应启动药物治疗。近 30 年来，已经对多种降压药物在老年患者中的安全性和有效性进行了研究。随机对照研究均已证实，对老年患者进行降压治疗能够有效预防全因死亡、脑卒中和冠状动脉事件。在大部分研究中，尽管血压目标值和所达到的血压值均高于 JNC-7 指南所推荐的数值，但仍显示出治疗的显著获益。

**1. 总体原则** ESH 老年性高血压患者目标值共识[37]推荐所有降压药物均可以用于老年性高血压患者。初始降压药物应当从最低剂量开始，并根据血压情况逐渐增加至最大耐受剂量。如达到最大剂量后，降压效果仍不理想，应加用其他种类降压药物。如两种药物均达到最大剂量后血压仍不理想，则加用第三种降压药物。

**2. 降压药物**

（1）利尿剂：JNC-7 指南推荐噻嗪类利尿剂作为老年性高血压患者的初始治疗或与其他药物合用[1]。噻嗪类利尿剂通过阻断远曲小管初段腔壁上的 $Na^+$-$Cl^-$共运体而抑制远曲小管 $Na^+$ 和 $Cl^-$ 离子的重吸收，从而发挥降压作用。由于老年性高血压患者中以盐敏感性多见，因此噻嗪类更适合老年患者。大量研究（PATS、PROGRESS 等）均已证实，噻嗪类药物能够降低老年性高血压患者的脑卒中和心血管死亡率。然而，噻嗪类药物治疗也会伴随有多种代谢副作用，包括电解质紊乱、血脂异常、胰岛素抵抗和新发糖尿病[40]。有学者质疑利尿剂的代谢作用是否会对 CVD 终点事件产生不良后果。在 ALLHAT 研究中，伴发糖尿病的高血压受试者中任何终点事件（脑卒中、全因死亡、CHD、HF、终末期肾病）的发生率均未显著增加[41]。事实上，噻嗪类药物在所有临床终点上均优于其他药物[41]。只有在 ACCOMPLISH 研究中，ACEI/CCB 联用在心血管事件高危的高血压患者中优于 ACEI/噻嗪类药物联用。然而，该研究中所用的氢氯噻嗪剂量（12.5～25mg/dl）是其他研究所用剂量的一半，提示需要滴定至更高的剂量[42]。利尿剂治疗过程中应注意监测电解质和尿酸水平。噻嗪类药物剂量如下：氢氯噻嗪 25～50mg/d，吲达帕胺 2.5mg/d，氯噻酮 12.5～25mg/d。

（2）ACEI：可用作一线治疗或联合治疗，尤其存在糖尿病、HF、心肌梗死或慢性疾病的患者。ACEI 能够阻断组织内血管紧张素 I 向血管紧张素 II 的转换，因此降低总的外周血管阻力，在不反射性地刺激心率和心排血量的情况下降低血压。随着年龄增长，血管紧张素浓度会降低。理论上，对于老年性高血压患者，ACEI 效果较差，但多项研究却得出不同结论[43]。ACEI 最大益处在于降低心肌梗死（MI）和左心室功能不全患者的死亡率及降低糖尿病肾病的进展。需要联合治疗时（通常用于高危患者），JNC-7 指南强烈建议首选噻嗪类利尿剂。利尿剂在降低心血管事件风险中的有效性值得肯定。在 HYVET 研究中，利尿剂与 ACEI 联用较之安慰剂降低了死亡率[44]。此外，患有骨骼肌减少症或有该病风险的患者尤为获益，与 ACEI 能增加老年性高血压患者的肌肉力量和活动速度有关[45]。因此，ACEI 可以作为衰弱老年人的较好选择。ACEI 主要副作用包括低血压、长期干咳及罕见的血管性水肿或皮疹。肾动脉狭窄患者可能会发生肾衰竭，肾功能不全患者可能会发生高钾血症。罕见副作用还包括中性粒细胞减少或粒细胞缺乏症。因此，在治疗的前几个月内应对患者进行严密监测。

（3）ARB：在合并糖尿病的高血压患者中，ARB可以作为一线治疗，也可以作为无法耐受 ACEI 患者的替代治疗。直接阻断血管紧张素Ⅱ受体可以造成血管扩张，减少抗利尿激素的分泌并减少醛固酮的合成和分泌，发挥降压作用。LIFE 研究在存在 LVH 的高血压患者（55～80 岁）中比较了氯沙坦与阿替洛尔，结果表明，尽管两个治疗组的血压降低程度相当，但氯沙坦组脑卒中发生率更低[46]。在 MOSES 研究中，依普沙坦使患者（平均年龄 68 岁）的脑卒中发生率降低了 25%[47]。ONTARGET 研究表明，替米沙坦与雷米普利在老年性高血压患者中的有效性相当[48]。

（4）β受体阻滞剂：β受体阻滞剂（降低心率和减少心排血量，抑制肾素释放，合成 NO，降低血管张力）作为老年性高血压患者一线治疗的地位已受到质疑。最近的一项荟萃分析得出结论，β受体阻滞剂不应作为原发性高血压的一线治疗[49]。英国国家医疗卫生和临床优选研究所（NICE）基于一项类似的荟萃分析建议将β受体阻滞剂用作四线降压药[50]。即便如此，我国的老年高血压的诊断与治疗专家共识（2011）中仍指出，如无禁忌证，仍推荐β受体阻滞剂作为高血压合并冠心病、慢性心力衰竭老年患者的首选药物[19]。β受体阻滞剂的副作用可以分为两类：①已知的由β肾上腺素能受体阻断所造成的药理学后果；②其他并非由β肾上腺素能受体阻断所造成的副作用。第一类副作用包括支气管痉挛、心力衰竭、持久低血糖、心动过缓、心脏阻滞、间歇性跛行及雷诺现象。神经反应包括抑郁、疲劳、梦魇。患者的年龄增长本身不会造成更多的β受体阻滞剂副作用。第二类副作用罕见，其中包括罕见的眼黏膜、皮肤反应及肿瘤发生的可能性。

（5）钙通道阻滞剂：一般而言，老年患者可以较好地耐受钙通道阻滞剂，其对心肌、窦房结功能、房室传导、外周动脉和冠脉循环的影响各不相同。血管平滑肌的收缩更多地依赖于细胞外钙离子流入，而心肌和骨骼肌则依赖于细胞内钙池的再循环。这种选择性的作用使得钙通道阻滞剂能够在不严重影响心肌和骨骼肌收缩力的剂量下扩张冠状动脉及外周动脉。Syst-Eur 研究观察了降压治疗是否能够减少老年单纯收缩期高血压患者中的心血管并发

症。研究结果表明，降压药物治疗（二氢吡啶类钙通道阻滞剂尼群地平）能够改善老年单纯收缩期高血压患者的预后。

（6）直接肾素抑制剂：阿利吉仑是一种口服的直接肾素抑制剂，已被批准用于治疗高血压。150～300mg、每天 1 次的剂量治疗高血压时的效果与 ARB 和 ACEI 相当[51]。阿利吉仑联合氢氯噻嗪或氨氯地平的降压效果强于任一药物单用。该药主要副作用为轻度腹泻，但发生率较低。Verdecchia 等[52]研究了 355 例老年高血压患者（年龄＞65 岁），在 8 周的阿利吉仑（75mg/d、150mg/d、300mg/d）及莱诺普利（10mg/d）治疗后，收缩压分别降低 8.4mmHg、7.1mmHg、8.7mmHg、10.2mmHg，舒张压分别降低 4.5mmHg、3.6mmHg、3.9mmHg、6.3mmHg。同时，阿利吉仑 300mg/d 降压效果好于阿利吉仑 75mg/d（分别为 36.2%、24.2%，$P=0.033$）。更为重要的是，在老年人群中阿利吉仑的不良反应无剂量依赖性。另一项随机、双盲研究[53]发现，阿利吉仑单用及阿利吉仑/缬沙坦在老年高血压患者中均具有良好的耐受性，在降低收缩压方面，阿利吉仑/氯沙坦比单用氯沙坦效果更佳。

（7）醛固酮受体拮抗剂：能够降低高血压患者的血压并减少靶器官损害。循环醛固酮浓度与发作性、难治性及梗阻性睡眠呼吸暂停综合征相关的高血压呈正相关。螺内酯和依普利酮均可有效降低血压。依普利酮能够通过降低胶原与弹性蛋白的比值改善动脉顺应性并降低血管僵硬度。螺内酯和依普利酮均被证实能够降低左心室质量[54]。在一项针对难治性高血压患者的小规模研究中，6 个月的螺内酯加利尿剂和 ACEI 治疗能够分别将收缩压与舒张压降低 25mmHg 及 12mmHg[55]。螺内酯和依普利酮具有不同的副作用谱，尽管两者都会造成高钾血症这一严重副作用，但螺内酯的副作用（乳腺触痛、男性乳房发育、勃起功能障碍及月经不调）降低了药物治疗依从性。

（8）中枢性降压药物：如可乐定，可通过刺激大脑内的α₂受体（降低心排血量和外周血管阻力）治疗高血压。该药可与脑干血管舒缩中枢的突触前α₂受体特异性结合，降低突触前的钙浓度并抑制去甲肾上腺素的释放，净效应是交感张力的降低[56]。利血平是另一种中枢降压药物，其降压活性来自于其耗竭周围交感神经末梢内儿茶酚胺的作用。可乐

定和利血平不应作为单药使用，原因是这些药物有较高的副作用发生率，包括镇静、抑郁和便秘[57]。

（9）直接血管扩张剂：如肼屈嗪（直接扩张平滑肌，主要作用于动脉和小动脉）和米诺地尔可能会导致头痛、液体潴留、心动过速和心绞痛。长期的肼屈嗪治疗会使 5%～10%的患者出现狼疮样综合征。米诺地尔（NO 激动剂）可能会导致多毛症和心包积液。

（10）α肾上腺素受体阻滞剂：在 ALLHAT 试验中，α肾上腺素受体阻滞剂多沙唑嗪组（抑制去甲肾上腺素与血管平滑肌细胞膜上 $\alpha_1$ 受体的结合，造成血管舒张和血压降低）被提前终止，原因是该组心力衰竭（20%）、脑卒中（19%）、心绞痛（16%）的发生率显著增加。这些药物可用于治疗前列腺肥大合并高血压患者，期间应警惕直立性低血压的发生。

**3. 联合治疗** 2011 年 ACCF/AHA 老年性高血压专家共识推荐，初始血压较高或归类为高度心血管病风险的患者，应在初始治疗时使用两种药物联合降压。多项研究已经获得了联合治疗减少终点事件的证据，尤其是利尿剂与 ACEI 或血管紧张素受体拮抗剂联用、ACEI/钙通道阻滞剂联用（血管紧张素受体拮抗剂/钙通道阻滞剂联用也是有效的）方面的证据[42]。联合治疗的关键益处在于疗效增加、副作用减少、依从性改善及可能存在的靶器官保护作用[18]。

**4. 药物治疗依从性** 依从性的定义是患者按照处方服药的程度。大部分老年性高血压患者会不恰当地停用或服用降压药物[58]。这种不依从会造成无法达到指南推荐的血压目标。依从性差的因素包括高龄、较低的心血管事件风险、互相影响的健康问题、较低的社会经济地位、复杂性（如多次给药）、副作用及药物价格等[59]。

## 第六节　高龄老年性高血压

高龄（≥80 岁）高血压患者是老年性高血压患者中的特殊群体，其临床特点与＜80 岁患者有所不同，随着年龄的进一步增长，动脉硬化程度加重，脉压更大，血压更容易随情绪、季节、体位的变化而波动，且常合并多种心脑血管疾病。

HYVET 研究是一项随机、前瞻性试验，纳入了 3845 例 80 岁以上的高血压患者[44]，平均基线血压为 173/91mmHg（32%患有 ISH），患者随机接受利尿剂或安慰剂，必要时加用 ACEI 使血压降低至 150/80mmHg。药物治疗可以将致死性和非致死性脑卒中的相对风险显著降低 30%，将脑卒中死亡的相对风险降低 39%，CVD 死亡率降低了 23%。全因死亡率也降低了 23%。HYVET 研究回答了一个关键的问题，并为老年性高血压患者是否应当接受治疗这一争议提供了一个最终结论。

2015 年中国老年医学学会高血压分会发布的《高龄老年人血压管理中国专家共识》中对高龄高血压患者的管理提出了具体、有针对性的建议[60]。共识强调从精神状态、生命活力、运动能力、认知功能、营养状况及并存疾病等方面对高龄高血压患者进行衰弱评估，并提出了高龄高血压患者的降压治疗目标值：①不合并临床并存疾病的高龄患者，血压目标值＜（145～150）/90mmHg；②并存疾病的患者，首先将血压降低至＜150/90mmHg，若耐受性良好，则进一步降低至＜140/90mmHg；③高龄患者血压不宜将血压降低至＜130/60mmHg；④应平稳降压，3 个月内血压达标。

高血压是心血管发病与死亡的重要危险因素，尤其是在老年人中。研究证实，针对老年性高血压的治疗不仅是安全的，而且能够降低脑卒中、心力衰竭、心肌梗死和全因死亡的发生率。降压治疗还可以降低老年人中认知功能障碍和痴呆的发生率。健康的生活方式是高血压管理的基础。证据表明，几种降压药物能够有效预防心血管事件，但是单个药物通常不足以控制大部分老年性高血压患者的血压。应根据并存的心血管危险因素进行治疗的个体化。对亚临床的心血管器官损害进行评估能够降低总的心血管风险。

（范　利　崔　华　朱冰坡）

### 参考文献

[1] Chobanian AV, Bakris GL, Black HR, et al. The Seventh Report of the Joint National Committee on Prevention, Detection, Evaluation, and Treatment of High Blood Pressure: the JNC-7 report. JAMA, 2003, 289: 2560-2572.

[2] Levy D, Larson MG, Vasan RS, et al. The progression from hypertension to congestive heart failure. JAMA, 1996, 275: 1557-1562.

[3] Wolf-Maier K, Cooper RS, Banegas JR, et al. Hypertension prevalence

and blood pressure levels in 6 European countries，Canada，and the United States. JAMA，2003，289（18）：2363-2369.

[4] National Center for Health Statistics( US ). Health，United States，2007：With Chartbook on Trends in the Health of Americans. Hyattsville，MD：National Center for Health Statistics（US），2007.

[5] Ong KL，Tso AW，Lam KS，et al. Gender difference in blood pressure control and cardiovascular risk factors in Americans with diagnosed hypertension. Hypertension，2008，51（4）：1142-1148.

[6] Coylewright M，Reckelhoff JF，Ouyang P. Menopause and hypertension：an age-old debate. Hypertension，2008，51（4）：952-959.

[7] Dao HH，Essalihi R，Bouvet C，et al. Evolution and modulation of age-related medial elastocalcinosis：impact on large artery stiffness and isolated systolic hypertension. Cardiovasc Res，2005，66（2）：307-317.

[8] Walsh T，Donnelly T，Lyons D. Impaired endothelial nitric oxide bioavailability：a common link between aging，hypertension，and atherogenesis? J Am Geriatr Soc，2009，57（1）：140-145.

[9] Vlachopoulos C，Aznaouridis K，Stefanadis C. Prediction of cardiovascular events and all-cause mortality with arterial stiffness：a systematic review and meta-analysis. J Am Coll Cardiol，2010，55（3）：1318-1327.

[10] Wallace SM，Yasmin CM，Mäki-Petäjä KM，et al. Isolated systolic hypertension is characterized by increased aortic stiffness and endothelial dysfunction. Hypertension，2007，50（1）：228-233.

[11] Kario K，Eguchi K，Hoshide S，et al. U-curve relationship between orthostatic blood pressure change and silent cerebrovascular disease in elderly hypertensives：orthostatic hypertension as a new cardiovascular risk factor. J Am Coll Cardiol，2002，40（1）：133-141.

[12] Fox CS，Larson MG，Leip EP，et al. Predictors of new-onset kidney disease in a community-based population. JAMA，2004，291（7）：844-850.

[13] Delp MD，Behnke BJ，Spier SA，et al. Ageing diminishes endoth-elium-dependent vasodilatation and tetrahydrobiopterin content in rat skeletal muscle arterioles. J Physiol，2008，586：1161-1168.

[14] Baylis C. Sexual dimorphism in the aging kidney：differences in the nitric oxide system. Nat Rev Nephrol，2009，5：384-396.

[15] Barton M. Ageing as a determinant of renal and vascular disease：role of endothelial factors. Nephrol Dial Transplant，2005，20：485-490.

[16] 中国高血压防治指南修订委员会. 中国高血压防治指南 2010. 中华心血管病杂志，2011，39：579-616.

[17] 乔东军，牛红育，孙倩美，等. 老年人餐后低血压的研究现状. 中华老年心脑血管病杂志，2016，18（9）：987-989.

[18] Aronow WS，Fleg JL，Pepine CJ，et al. ACCF/AHA 2011 expert consensus document on hypertension in the elderly：a report of the American College of Cardiology Foundation Task Force on Clinical Expert Consensus documents developed in collaboration with the American Academy of Neurology，American Geriatrics Society，American Society for Preventive Cardiology，American Society of Hypertension，American Society of Nephrology，Association of Black Cardiologists，and European Society of Hypertension. J Am Coll Cardiol，2011，57：2037-2114.

[19] 中华医学会心血管病学分会，中国老年学学会心脑血管病专业委员会. 老年性高血压的诊断与治疗中国专家共识（2011 版）. 中国医学前沿杂志（电子版），2012，4（2）：31-39.

[20] 中华医学会老年医学分会，中国医师协会高血压专业委员会. 老年

性高血压特点与临床诊治流程专家建议. 中华高血压杂志，2014，22（7）：620-628.

[21] 中国高血压联盟. 中国高血压防治指南（2018 年修订版）. 心脑血管病防治，2019，19（1）：1-44.

[22] Cacciolati C，Hanon O，Alpérovitch A，et al. Masked hypertension in the elderly：cross-sectional analysis of a population-based sample. Am J Hypertens，2011，24：674-680.

[23] 孙宁玲. 老年性高血压的诊断及危险评估. 中国社区医师，2010，12：22.

[24] Tsioufis C，Vezali E，Tsiachris D，et al. Left ventricular hypertrophy versus chronic kidney disease as predictors of cardiovascular events in hypertension：a Greek 6-year-follow-up study. J Hypertens，2009，27：744-752.

[25] Milani RV，Lavie CJ，Mehra MR，et al. Left ventricular geometry and survival in patients with normal left ventricular ejection fraction. Am J Cardiol，2006，97：959-963.

[26] Perry HM，Davis BR，Price TR，et al. Effect of treating isolated systolic hypertension on the risk of developing various types and subtypes of stroke：the Systolic Hypertension in the Elderly Program （SHEP）. JAMA，2000，284：465-471.

[27] Progress Collaborative Group. Randomised trial of a perindopril-based blood-pressure-lowering regimen among 6，105 individuals with previous stroke or transient ischaemic attack. Lancet，2001，358：1033-1041.

[28] Staessen JA，Fagard R，Thijs L，et al. Randomised double-blind comparison of placebo and active treatment for older patients with isolated systolic hypertension. The Systolic Hypertension in Europe （Syst-Eur）Trial Investigators. Lancet，1997，350：757-764.

[29] Vinyoles E，De la Figuera M，Gonzalez-Segura D. Cognitive function and blood pressure control in hypertensive patients over 60 years of age：COGNIPRES study. Curr Med Res Opin，2008，24：3331-3339.

[30] Saxby BK，Harrington F，Wesnes KA，et al. Candesartan and cognitive decline in older patients with hypertension：a substudy of the SCOPE trial. Neurology，2008，70：1858-1866.

[31] Peters R，Beckett N，Forette F，et al. Incident dementia and blood pressure lowering in the Hypertension in the Very Elderly Trial cognitive function assessment（HYVET-COG）：a double-blind，placebo controlled trial. Lancet Neurol，2008，7：683-689.

[32] Lloyd-Jones D，Adams R，Carnethon M，et al. Heart disease and stroke statistics-2009 update：a report from the American Heart Association Statistics Committee and Stroke Statistics Subcommittee. Circulation，2009，119：e21-181.

[33] Hallan SI，Coresh J，Astor BC，et al. International comparison of the relationship of chronic kidney disease prevalence and ESRD risk. J Am Soc Nephrol，2006，17（8）：2275-2284.

[34] Beckett NS，Peters R，Fletcher AE，et al. Treatment of hypertension in patients 80 years of age or older. N Engl J Med，2008，358：1887-1898.

[35] ESH/ESC Task Force for the Management of Arterial Hypertension. 2013 Practice guidelines for the management of arterial hypertension of the European Society of Hypertension（ESH）and the European Society of Cardiology（ESC）：ESH/ESC Task Force for the Management of Arterial Hypertension. J Hypertens，2013，31（10）：1925-1938.

[36] James PA，Oparil S，Carter BL，et al. 2014 evidence-based guideline for the management of high blood pressure in adults：report from the panel members appointed to the Eighth Joint National Committee( JNC 8）．JAMA，2014，311（5）：507-520.

[37] Kjeldsen SE，Stenehjem A，Os I，et al. Treatment of high blood pressure in elderly and octogenarians：European Society of Hypertension statement on blood pressure targets. Blood Press，2016，23：1-4.

[38] Decker WW，Godwin SA，Hess EP，et al. Clinical policy：critical issues in the evaluation and management of adult patients with asymptomatic hypertension in the emergency department. Ann Emerg Med，2006，47：237-249.

[39] Denardo SJ，Gong Y，Nichols WW，et al. Blood pressure and outcomes in very old hypertensive coronary artery disease patients：an INVEST substudy. Am J Med，2010，123：719-726.

[40] Barzilay JI，Davis BR，Cutler JA，et al. Fasting glucose levels and incident diabetes mellitus in older nondiabetic adults randomized to receive 3 different classes of antihypertensive treatment：a report from the Antihypertensive and Lipid-Lowering Treatment to Prevent Heart Attack Trial（ALLHAT）．Arch Intern Med，2006，166：2191-2201.

[41] Wright JT，Probstfield JL，Cushman WC，et al. ALLHAT findings revisited in the context of subsequent analyses，other trials，and meta-analyses. Arch Intern Med，2009，169：832-842.

[42] Jamerson K，Weber MA，Bakris GL，et al. Benazepril plus amlodipine or hydrochlorothiazide for hypertension in high-risk patients. N Engl J Med，2008，359：2417-2428.

[43] Rashidi A，Wright JT. Drug treatment of hypertension in older hypertensives. Clin Geriatr Med，2009，25：235-244.

[44] Bulpitt CJ，Beckett NS，Cooke J，et al. Results of the pilot study for the hypertension in the very elderly trial. J Hypertens，2003，21（12）：2409-2417.

[45] Burton LA，Sumukadas D. Optimal management of sarcopenia. Clin Interv Aging，2010，5（4）：217-228.

[46] Dahlöf B，Devereux RB，Kjeldsen SE，et al. Cardiovascular morbidity and mortality in the Losartan Intervention for Endpoint reduction in hypertension study（LIFE）：a randomised trial against atenolol. Lancet，2002，359：995-1003.

[47] Schrader J，Lüders S，Kulschewski A，et al. Morbidity and mortality after stroke，eprosartan compared with nitrendipine for secondary prevention：principal results of a prospective randomized controlled study（MOSES）．Stroke，2005，36：1218-1226.

[48] Yusuf S，Teo KK，Pogue J，et al. Telmisartan，ramipril，or both in patients at high risk for vascular events. N Engl J Med，2008，358：1547-1559.

[49] Lindholm LH，Carlberg B，Samuelsson O. Should beta blockers remain first choice in the treatment of primary hypertension? A meta-analysis. Lancet，2005，366：1545-1553.

[50] National Collaborating Centre for Chronic Conditions（UK）．Hypertension：Management in Adults in Primary Care：Pharmacological Update [Internet]. London：Royal College of Physicians（UK），2006.

[51] Frampton JE，Curran MP. Aliskiren：a review of its use in the management of hypertension. Drugs，2007，67：1767-1792.

[52] Verdecchia P，Calvo C，Mckel V，et al. Safety andeffi cacy of the oral direct renin inhibitor aliskiren in elderly patientswith hypertension. Blood Press，2007，16（6）：381-391.

[53] Yarows SA，Oparil S，Patel S，et al. Aliskiren and valsartan in stage 2 hypertension：subgroup analysis of a randomized，double-blind study. Adv Ther，2008，25（12）：1288-1302.

[54] Catena C，Colussi G，Lapenna R，et al. Long-term cardiac effects of adrenalectomy or mineralocorticoid antagonists in patients with primary aldosteronism. Hypertension，2007，50：911-918.

[55] Nishizaka MK，Zaman MA，Calhoun DA. Efficacy of low-dose spironolactone in subjects with resistant hypertension. Am J Hypertens，2003，16（11）：925-930.

[56] Shen H. Illustrated pharmacolog memor cards：pharmnemonics. Twinsburg：Minireview，2008，12.

[57] Fleg JL，Aronow WS，Frishman WH. Cardiovascular drug therapy in the elderly：benefits and challenges. Nat Rev Cardiol，2011，8：13-28.

[58] Frishman WH. Importance of medication adherence in cardiovascular disease and the value of once-daily treatment regimens. Cardiol Rev，2007，15（5）：257-263.

[59] Foody JM，Benner JS，Frishman W. Adherence. J Clin Hypertens（Greenwich），2007，9：271-275.

[60] 中国老年医学学会高血压分会. 高龄老年人血压管理中国专家共识. 中华高血压杂志，2015，23（12）：1127-1134.

# 第五章

# 单纯舒张期高血压

高血压是脑卒中、冠心病等心脑血管疾病的独立危险因素，防治高血压对减少心脑血管疾病的发生具有重要意义。根据收缩压和舒张压升高的具体情况将高血压分为三种亚型：单纯收缩期高血压（ISH）、单纯舒张期高血压（IDH）、收缩期合并舒张期高血压（SDH）。本章具体介绍单纯舒张期高血压。

《中国高血压防治指南》中有关单纯舒张期高血压的定义如下：患者没有服用任何抗高血压药物的时候收缩压＜140mmHg，舒张压≥90mmHg，定义为单纯舒张期高血压。单纯舒张期高血压以中青年较为常见，其可以发展成为单纯收缩期高血压及联合性高血压。众多研究报道，单纯舒张期高血压是脑卒中、冠心病等严重心血管疾病的独立危险因素，长期以来有关单纯舒张期高血压的研究一直受到众多研究者的重视，特别是对于中度或者重度单纯舒张期高血压的干预治疗更是如此。

## 第一节　单纯舒张期高血压的流行病学概述

Franklin 等[1]在分析美国国家卫生和营养调查数据后发现，IDH 患病率为 8.5%，且主要分布在 50 岁以下人群中，占未经治疗高血压人群的 46.9%。2012 年 Midha 等[2,3]对印度坎普尔 801 名 20 岁以上的成人进行的横断面调查发现，IDH 患病率为 4.5%（其中男性患病率为 6.2%，女性患病率为 3.1%），并对相关危险因素做多因素 Logistic 回归分析，显示性别、体力活动和平均体重指数（BMI）与 IDH 的发生显著相关；IDH 患者平均 BMI 为 28kg/m²，40～49 岁人群患病率最高，为 8.3%，之后随年龄的增长，患病率逐渐降低，60 岁以上人群中几乎没

有 IDH 患者。2013 年 Saeed 等[4]对 4758 名沙特阿拉伯人进行了抽样调查，总体高血压患病率为 25.5%（男性患病率为 27.1%，女性患病率为 23.9%），IDH 患病率为 5%（男性患病率为 5.1%，女性患病率为 2.9%），比 SDH 和 ISH 患病率低，其中男性较女性患 IDH 优势比（OR）为 1.9（95% CI 为 1.32～2.45，$P<0.01$）；其中腰高比和 BMI 与 IDH 的发生显著相关。比利时青少年人群中男性 IDH 患病率为 5.0%，女性患病率为 1.0%[5]。同时，已有众多研究显示，舒张压是导致冠心病及脑卒中的高危因素，舒张压达到最高的患者出现脑卒中事件的概率是低舒张压患者的 13 倍左右。中青年人出现脑卒中事件的概率是正常人的 2 倍，所以对于中青年单纯舒张压升高现象需要引起重视[6,7]。对于脑血管病患者，舒张压每降低 5mmHg 则其出现的危险性降低了 50%[8]。

我国 IDH 患病率及患病人群特征与美国及韩国基本一致。2014 年 Sun 等[9]对 38 939 名 35 岁以上中国农村人进行调查发现，IDH 的患病率为 5.8%。2000～2001 年顾东风等[7]应用多阶段抽样方法选择 169 871 名 35～74 岁成年人为代表性样本，分析各亚型高血压的发病率，发现我国 IDH 的患病率为 4.4%，35～44 岁 IDH 的发病率最高，男性发病率高于女性，但较 ISH、SDH 的患病率 7.6%和 7.4%低，经平均 8.3 年的随访显示，40 岁以上不接受降压治疗的人群中 IDH 组患者心血管事件的累计发生率和病死率分别为 996.7/10 万和 589.7/10 万。邢凤梅等[10]对 2006～2007 年参加体检的 6780 例 IDH 和 19 460 例正常血压的开滦集团公司职工进行随访，每半年收集 1 次心血管事件的新发情况，研究发现 IDH 组新发心血管事件（1.7%）高于正常血压组（0.9%）并且两组发病率差异有统计学意义。

而 1991 年我国 IDH 患病率为 2.8%, 45～50 岁达高峰, 后逐渐减少, 65 岁以后趋于平稳; 男性多于女性; 城市和农村患病率分别为 3.0% 和 2.3%; 在南方、北方患病率分别为 1.6% 和 3.8%。逐年的数据报道显示, IDH 患病率及高血压整体患病率均呈日益增长趋势, 需引起广泛关注。

总体而言, IDH 患病率虽然低于 ISH、SDH, 但是仍然呈增长的趋势, 流行病学特点显示 IDH 主要发生于中青年, 随着年龄的增长, IDH 患病率比例降低, IDH 患者常常转归为 SDH 患者[11]。

## 第二节　单纯舒张期高血压的发病机制

血压水平的调节主要依赖于左心排血量和外周血管阻力。无论何种原因, 只要能够使心排血量增加和（或）外周血管阻力增高, 均可引起血压升高。虽然原发性高血压的发病机制十分复杂, 但目前认为它发生的主要病理生理学基础包括交感神经系统及肾素-血管紧张素-醛固酮系统（RAAS）的激活; 内皮功能失调、氧化应激增强、血管张力增高及血管壁重塑等也可能是血压增高的原因。原发性高血压是多基因遗传和多种环境因素共同作用下的复杂疾病, 尤其是舒张期高血压, 其确切机制尚未完全明确。美国学者 Laragh 根据发病机制将高血压分为两种类型: ①"V"型, 钠-容量依赖性高血压患者, 血浆肾素水平偏低, 多为盐敏感性高血压和老年患者; ②"R"型, 这类患者具有较强的肾素缩血管作用, 血浆肾素水平偏高。

IDH 患者大多伴有交感神经张力增加和（或）RAAS 激活。舒张压指心室舒张时, 主动脉压显著下降, 心脏舒张末期动脉血压达到的最低值。对舒张压产生影响的众多因素中, 最为直接和重要的因素就是外周血管本身的阻力, 而关于外周血管阻力升高的机制还不确定, 除了因外周血管腔细小影响外周阻力外, 血管平滑肌的舒缩也可显著改变外周阻力, 升压物质增多及对其反应性增高引起血管收缩而造成外周血管阻力增高, 导致舒张压增高, 如脑缺血、高盐饮食及应激均可导致交感神经兴奋, 促进去甲肾上腺素的释放, 从而使血管收缩、外周阻力增高, 最终导致舒张压升高。部分男性有摄入烟酒的习惯会导致血管内皮损伤, 且中青年患者多

有向心性肥胖及社会环境等诸多因素引起的血管外周阻力增大[12]。

## 第三节　单纯舒张期高血压的易患危险因素

### 一、年龄与单纯舒张期高血压的关系

中青年为 IDH 高发人群[2]。中国台湾竹东镇及朴子市心脏血管疾病长期追踪研究随访血压正常人群 3.2 年证实, IDH 好发年龄为 35～49 岁[6]。ISH 的患病率则随年龄增长而上升。事实上, 正常人群收缩压随年龄增长而增加, 而舒张压多在 55 岁左右达到高峰, 后逐渐下降, 而脉压（脉压=收缩压-舒张压）逐渐增大。Framingham 心脏病协会[13]观察 2035 名 30～85 岁的人群, 根据收缩压不同分为 4 个组, 将人群每间隔 5 岁划分不同的年龄层（如 30～34 岁）, 分析年龄与血压的关系, 证实上述结论。血压在年龄上的差异可能与血管顺应性的不同有关。中青年人群血管顺应性尚可, 脉搏波传导速度较慢; 这些特征正好与老年人血管顺应性差、脉搏波传导速度快、脉搏波反射重叠等相反, 故 ISH 在老年人更常见。Tomlyama 等[14]对 1268 名血压正常人[平均（43±8）岁]随访 3 年后, 其中 154 人被诊断为高血压（其中 138 人未接受降压治疗, 58 人为 IDH）, 测量其前后动脉硬化和中心血流动力学参数, 发现在高血压发生发展中, 均伴随动脉硬化和中心血流动力的增加, 但 IDH 患者动脉硬化增加程度比其他类型的高血压小。认为 IDH 与其他类型高血压患者在动脉硬化方面的差别可能是 IDH 的形成原因之一。此外, 随着中心动脉压监测的研究, 血液自心脏射出、经近心端中心动脉至外周动脉, 有"外周血压放大"效应, 因此手臂处测得血压值一般高于中心动脉压值, 而目前关于外周动脉放大作用主要体现在收缩压和脉压上, 缺乏对舒张压的研究。Framingham 心脏病协会[13]认为, "外周血压放大"效应越大, 外周血管越逐渐减少, 而这种外周血压放大效应的减弱现象在收缩压较舒张压更明显, 特别是对于年轻人群（<50 岁）, 因此这一不平衡使得在年轻人身上测量的外周血压呈现为舒张压升高较收缩压明显的模式。

## 二、肥胖与单纯舒张期高血压的关系

肥胖发生率在各年龄、性别及种族人群中均逐渐升高。截至 2008 年，世界肥胖人口（男性为 2 亿，女性为 3 亿）已是 1980 年的 2 倍，肥胖发生率在发展中国家也呈上升趋势。2010 年中国 15 岁以上男性、女性肥胖发生率分别是 4.1%、3.6%。目前，全球近 10 亿人有高血压，其中发展中国家占 2/3。预计到 2025 年，15.6 亿成人将患有高血压。BMI 的增加是造成几乎所有男性高血压及部分女性高血压的危险因素。肥胖是高血压的独立及首要危险因素，肥胖人群高血压患病率是非肥胖人群的 2 倍，一半以上的原发型高血压患者同时合并肥胖。超重人群（$25kg/m^2 < BMI \leq 29.9kg/m^2$）及肥胖人群（$BMI > 30kg/m^2$）发生高血压的概率是正常体重人群的 4 倍。研究报道，肥胖也是 IDH 的独立危险因素。超重人群的 IDH 患病率为 11.7%，肥胖人群中 IDH 的患病率为 15.8%，远远高于正常人群（$18.5kg/m^2 < BMI \leq 25.9kg/m^2$）和消瘦人群（$BMI < 18.4kg/m^2$）的患病率 2.2% 和 1%。一项尼日利亚的研究发现，舒张压升高与向心性肥胖相关，腰围/身高值是较 BMI 值更强的舒张压升高的预测因子[15]；而一项对中国农村女性进行的横断面调查发现，整体肥胖（高 BMI）和向心性肥胖（高腰围）均与 SDH 显著相关，高 BMI 值与 IDH 相关性更明显[16]。体型与 IDH 的关系的差异可能与入选的人群、样本量、统计方法不同有关，有待进一步研究。目前生理学已证实，肥胖通过胰岛素抵抗、高胰岛素血症、内皮功能障碍、肾素–血管紧张素–醛固酮系统（RAAS）及交感神经系统激活等作用促进高血压发生。

2010 年 de Pergola 等[17]将 180 名 20～63 岁超重/肥胖患者，根据动态血压结果分为初发高血压组（平均收缩压大于 125mmHg 或平均舒张压大于等于 80mmHg）和正常血压组，测量腰围、血清空腹胰岛素、促甲状腺激素、甲状腺激素（$FT_3$、$FT_4$）、空腹血糖、血脂（三酰甘油、总胆固醇、高密度脂蛋白胆固醇）和 24h 尿醛固酮、儿茶酚胺类。多元回归分析提示男性和尿去甲肾上腺素均为收缩压与舒张压升高的独立危险因素；而 BMI 值与舒张压呈负相关，与收缩压呈正相关，认为肥胖本身使舒张压下降和稳定。不同的结论与研究对象不同有很大关系，可能也与早前研究证实肥胖患者可能产生一些舒张性血管因子和血管机械调节作用对抗高血压发生发展有关。在 IDH 自然病程中，肥胖/超重是 IDH 的高危因素，同时这部分患者更易转归为其他类型高血压。肥胖与 IDH 之间的关系需更多前瞻性的研究验证，而肥胖与高血压发病之间的病理生理机制有待进一步研究[18]。

## 三、吸烟与单纯舒张期高血压的关系

吸烟是导致人体出现高血压病的一个重要原因，其中吸烟更是导致高血压和冠心病的高危因素，如吸烟时间过长可能会使得心率加快及血压增高。Huntington 等对 148 名 15～18 岁青少年进行调查发现，吸烟能显著提高青少年的血压水平。2014 年 Dong-Qing 等[19]对 2 311 709 名都江堰地区居民进行调查发现重度吸烟患者相比轻度吸烟患者有更高的舒张压[（72.33±12.98）mmHg 比（70.28±10.31）mmHg，$P=0.030$]，而且重度吸烟患者的 IDH 发病率更高（21.62% 比 7.14%，$P=0.043$），重度吸烟患者发生 IDH 的风险为轻度吸烟患者的 3.89 倍（95% CI 为 1.241～12.161）。

## 四、其他危险因素与单纯舒张期高血压的关系

IDH 的其他危险因素包括：①男性、糖尿病[2]；②女性的舒张压可能还与三酰甘油＞1.7mmol/L、糖化血红蛋白＞6.5%、$BMI > 23kg/m^2$ 和腰围＞80cm 呈正相关[20]；③情绪激动、脾气暴躁、从事脑力活动、精神一直处于高度紧张或过于焦虑等状态[21]；④在摄入的食物中有过多食盐，导致身体的钠盐含量过多，血管阻力和心血管负担程度加重，导致血压出现升高；⑤长期暴露于噪声职业环境。

## 第四节　单纯舒张期高血压的诊断

单纯舒张期高血压多见于中青年患者，多为高血压的早期阶段，可逐渐进展为 ISH 和 SDH。IDH 多发生于中青年患者，大多数患者无明显症状而被忽视，而一部分患者有头部不适、精神萎靡，被归结于工作压力大、饮酒，也未被重视[12]。

## 一、诊室血压

诊室血压（CBP）是由医护人员在医院或诊所在标准条件下按统一规范方式测量的偶测血压，目前 WHO 推荐的高血压诊断和分级标准即由 CBP 确定。国际上推荐采用汞柱式血压计和袖带柯氏音听诊法。它具有简单、方便、易学、精确度及可信度较高的优点，是高血压诊断和疗效观察的主要测量方法。但 CBP 也存在以下缺点：①检测舒张压的准确性有限（特别是肥胖、老年患者和妊娠妇女）。②受观察者偏差和选择性报告血压值的影响，CBP 只提供 24h 中某一时间血压水平，不能反映 24h 血压情况，而 1 个 24h 血压可能相差 12/8mmHg，警觉反应发生白大衣高血压的概率较高，如高估初始血压值或低估治疗效果；不能反映 24h 血压变异性；孤立的 CBP 值重复性差，不能反映平均血压值；一次测血压即决定患者的血压值可能过多（20%～30%）诊断高血压患者，或漏诊 1/3 真正高血压患者。因此，依据 CBP 的测量值诊断单纯舒张期高血压的准确性有限。

## 二、动态血压

动态血压监测（ABPM）是让受检者佩戴一个动态血压记录器并正常作息，仪器会自动按设置的时间间隔（白昼每 20～30min 测压 1 次，晚上每 30～60min 测压 1 次）进行血压测量，记录 24h 期间多达数十次到上百次的血压测量数据，从而了解患者全天的血压波动水平和趋势。监测期间鼓励患者记录生活日记，有助于分析血压变化的原因。临床常用的 ABPM 参数有平均血压、夜间血压下降率、血压变异系数、血压负荷、动态脉压、趋势图、最高血压值、最低血压值、曲线下面积、动态心率、谷/峰值和平滑指数等。测量动态血压具有以下优点：没有由观察者引起的偏差和选择数据的现象；可获得日常生活 24h 中大量血压值；自动血压测量没有警觉反应（白大衣现象）；24h 平均血压重复性更高；没有安慰剂效应；评估 24h、白昼、夜间、每小时血压值；评估血压变异性（虽然受限于血压的不连续监测）；如果重复记录，评估白昼-夜间血压变化（构型、非构型、反构型）更好；提高治疗和未治疗患者心血管风险的预测力；24h 平均

血压和高血压靶器官损害的关系更密切；24h、白昼、夜间平均血压的诊断价值更佳；评估治疗后 24h 血压控制的有效性和时间分布，也可通过它计算数学指数（谷/峰，平滑指数）来评估降压药物的长效性和平稳性。ABPM 的优点是能更敏锐地发现 IDH。

## 三、家庭自测血压

ABPM 能提供非常多的日常生活血压值的信息，而家庭自测血压（HBP）达不到同样的要求。但是，HBP 可以提供接近日常生活的同一环境下非同一天的多组血压值。当将一段时期的血压值平均后，它可以拥有与 ABPM 同样的优点，即与 CBP 相比没有白大衣效应，血压值更容易重复，可预测靶器官损害的存在及进展和心血管实践的风险。因为这种方式相对便宜且更容易提高患者对治疗的依从性，可以建议患者长期坚持监测家庭血压。

## 第五节 单纯舒张期高血压的治疗

### 一、非药物治疗

部分轻度高血压患者通过运动、戒酒、减肥、调整饮食结构（增加钾盐摄入、减少脂肪、钠盐摄入、合理的膳食搭配如增加蛋白质、纤维并减少碳水化合物和脂肪的比例）等生活方式的干预，血压可降至正常甚至达到理想血压状态。Appel 等[22]对纳入的 810 名正常高值血压或轻度高血压者（120mmHg≤收缩压≤159mmHg，80mmHg≤舒张压≤95mmHg）进行了生活方式干预（包括锻炼、戒酒、减轻体重、限盐、调整饮食结构等），6 个月后高血压（≥140/90mmHg）患病率由基线的 38% 降至 12%，而理想血压（<120/80mmHg）比例由 19% 增至 35%，P 值均小于 0.01。Dickinson 等[23]对血压在 140/85mmHg 以上的人群进行一项关于 8 周以上的生活方式干预和降压效果的 Meta 分析，显示生活方式的改变可以降低 SBP 3.8～6.0mmHg，可以降低 DBP 2.4～4.8mmHg。大部分中青年早期单纯舒张期高血压患者通过生活方式干预血压可以转归为正常，因此生活方式干预是单纯舒张期高血压非药

物治疗十分有效的方法。

对于肥胖/超重的 IDH 患者应重视控制体重，包括 BMI＞24kg/m² 或男性腰围大于 90cm、女性大于 85cm 人群。一项对 23 个肥胖合并代谢综合征的高血压患者进行低热量（1200～1500kcal/d）、低饱和脂肪饮食的干预，12 周后，SBP 下降（11.5±2.2）mmHg，DBP 下降（7.1±0.9）mmHg[24]。对超重/肥胖的高血压患者给予减肥干预，减肥效果与降压效果平行，同时伴随有空腹血糖、瘦素和醛固酮水平下降，减肥可降低这部分患者其他心血管危险因素。此外，肥胖为原发性高血压控制达标困难的重要因素。健康减肥可通过控制进食速度、改变饮食结构、控制进食量、增加体力活动量等方式实现。运动为健康减肥方式之一，有文献报道间断高强度运动方式减肥的降压效果似乎更佳。Lezin 等[24]将 30 名 25～45 岁男性分为踢足球组和跑步组各 15 人，均给予 1h/d、2.4 次/周的运动训练，12 周后，发现 2 组受试者较对照组（未进行运动干预）的收缩压和舒张压、心每搏输出量、静息心率、体重均有下降；其中踢足球组舒张压下降（9±5）mmHg 较跑步组（4±6）mmHg 更明显，与体重下降基本平行，同时伴随着血总胆固醇的下降。因此，运动需达到一定的强度和时间才能在降压方面起效，但过高强度运动可能有难以坚持、诱发心血管事件等风险。根据《中华心血管病预防指南》推荐，主张进行强度适度、循序渐进的有氧运动。一项关于减轻体重随访血压的荟萃分析显示，体重变化在−11～4kg，伴随收缩压变化−13～6.1mmHg，同时这项分析还指出，如果通过减肥控制血压，血压有可能出现回升。

健康的生活方式可以降压，同时也降低其他心血管疾病风险，但对于中度或重度舒张压升高的患者而言，药物治疗是十分必要的。

## 二、药物治疗

经过非药物干预或已进行合理的生活方式调整，血压仍未达标（或中度、重度舒张压升高）的高血压患者，应该考虑给予降压药治疗。有关单纯舒张期高血压的药物选择尚无统一意见。2005 年加拿大高血压教育计划推荐，对于舒张期高血压（伴或不伴收缩压升高），一线治疗用药为 β 受体阻滞剂（60 岁以下）、血管紧张素转化酶抑制剂（除非洲裔人外）、长效钙通道阻滞剂和血管紧张素受体拮抗剂[25]。目前大多数关于治疗舒张期高血压的药物试验仅以某一种药（或某一方案）进行干预，如 PROGRESS 试验以培哚普利+氢氯噻嗪为治疗方案；另外有报道奈必洛尔等降舒张压作用显著。但对于各类降压药之间比较的研究较少，并且缺乏长期治疗获益评估的研究。

前瞻性研究发现，β₁ 受体阻滞剂可能为治疗 IDH 的首选。Hiltunen 等[26]对 208 例年龄在 28～55 岁（中青年）的男性高血压患者进行了一项前瞻性、随机、双盲、交叉、安慰剂对照药物试验，发现在氨氯地平、氢氯噻嗪、氯沙坦、比索洛尔四种降压药中，比索洛尔降压作用最显著。此外，我国王大英等[27]对 90 例 IDH 患者分别给予比索洛尔 5mg/d、氨氯地平 5mg/d、福辛普利 10mg/d 治疗后，发现比索洛尔降舒张压效果最显著。郭栋梁[28]的研究也证实上述结论。因此，高选择性 β₁ 受体阻滞剂应优先考虑，治疗优势可能与 IDH 的主要发病机制为交感神经系统激活有关。但 β₂ 受体阻滞剂会增加血管阻力，引起糖脂代谢紊乱，应尽量避免。因阿替洛尔使用可能导致糖脂代谢紊乱及增加脑卒中风险，使第二代 β 受体阻滞剂在高血压的治疗，尤其是超重或肥胖的中青年高血压的治疗获益方面受到争议，包括英国的高血压 NICE 指南反对将 β 受体阻滞剂作为一线用药。应当指出的是，支持这一观点的几项大型前瞻性研究均以阿替洛尔或阿替洛尔与利尿剂组合对比，而各类 β 受体阻滞剂差异较大，不可一概而论。对于以心率快、舒张压升高为主，有交感神经系统过度激活特征的高血压患者仍应考虑使用 β 受体阻滞剂。目前第三代的 β 受体阻滞剂如联合阻断 α 受体的卡维地洛，以及释放一氧化氮的拉贝洛尔、奈必洛尔等，均兼有扩张血管作用，同时有改善胰岛素抵抗作用，近年来备受推崇。

也有人以长效钙通道阻滞剂、血管紧张素转化酶抑制剂、血管紧张素受体拮抗剂及单片固定复方降压药等对 IDH 患者进行治疗观察，然而有关各降压方案之间对比研究较少，优化降压方案的循证证据缺乏，需更多前瞻性、大样本、多中心的研究。

## 第六节 单纯舒张期高血压的预后

### 一、早期研究

早期研究报道，IDH 的病程呈现良性变化，较少有动脉粥样硬化征象，少数短期研究结果显示不增加心血管疾病的风险。1994 年 Lin 等对正常血压、ISH、IDH、SDH 等人群的靶器官损害进行评估发现，靶器官损害发生率在 IDH 和 SDH 组低于 ISH 组，与平均收缩压相关性高，与舒张压关系不大。1995 年 Fang 等随访高血压和正常人群共 1560 人，平均随访 4.5 年，发现 IDH1 组（定义为收缩压<160mmHg，舒张压≥90mmHg）心肌梗死发病率为 2.21/（1000 人·年），明显低于混合型高血压组（定义为收缩压≥160mmHg，舒张压≥90mmHg）的 5.2/（1000 人·年）；而 IDH2 组（收缩压<140mmHg，舒张压≥90mmHg）无心肌梗死发生。有研究者认为，此研究由于样本量少、随访时间短、总阳性率低（共 25 人发生心肌梗死），尚需进一步研究证实。随后另一项前瞻性研究也得出 IDH 为良性病程或其临床意义不大。1997 年丹麦哥本哈根市心脏研究纳入 6545 名 50～80 岁居民，随访 12 年，经矫正年龄等危险因子后，与正常血压者比较，仅 ISH 与 SDH 两个组的脑卒中发生率相对危险比为 5.2 与 5.1（女性）和 2.6 与 3.9（男性），而 IDH 仅为 0.7（女性）和 1.5（男性），无统计学意义，提示 IDH 并不增加脑卒中的风险。2000 年 Ohasama 研究用家庭血压测量法记录血压，对中青年人群随访 8.6 年，结论为 IDH 的总体心血管事件死亡风险较正常血压组无明显差别。此外，2003 年一项芬兰的前瞻性研究对 3267 名 30～45 岁、初始血压正常的男性随访了 32 年，结论为 IDH 组较正常血压组不增加 CVD 的死亡率[29]。

### 二、近期研究

早期相关研究之所以显示 IDH 为良性病程改变，其原因可能是 IDH 主要分布于中青年人群，以及研究观察人群大多为轻中度单纯舒张压升高，而该类单纯舒张期高血压人群的动脉壁顺应性好，硬化程度轻，短期观察不容易出现心血管事件[30]。近 10 年来，许多研究证实 SBP 和 DBP 均为脑卒中和

冠心病独立危险因素。研究还显示，无论是 ISH、IDH 或 SDH，均会导致不同程度的靶器官损害，尽管 IDH 的损害相对较轻；另有研究报道，即使在收缩压低于 120mmHg 的组中，随着舒张压的升高，心血管死亡率也是增加的。近年研究报道提示，IDH 并非单纯良性病程，同样会增加脑卒中、其他心血管疾病的死亡风险，且 IDH 易转归为风险更高的 SDH，增加潜在风险。

#### （一）脑卒中

高血压是脑卒中的首要危险因素。在我国高血压的主要转归是脑卒中，发生脑卒中的概率约是心肌梗死的 5 倍。高血压患者发生脑卒中的概率比正常血压者高 6 倍。根据我国城市和农村多次流行病学的调查，脑血管疾病的人口发病率为每年（114～187）/10 万，患病率为（253～620）/10 万，死亡率为（83～89）/10 万。

IDH 与 ISH 脑卒中发生风险相似。中国人脑卒中预防计划（Chinese stroke prevention project）纳入中国 5 个城市 35 岁以上无脑卒中史的 26 587 人，随访 10 年，发现 IDH 并非中国人发生脑卒中的罕见原因，SDH、ISH、IDH 发生脑卒中的风险是正常血压者的 2.96 倍（95% CI 为 2.49～3.52）、2.35 倍（95% CI 为 1.19～2.90）和 2.16 倍（95% CI 为 1.69～2.76），后二者差异无统计学意义，故 SDH 发生脑卒中的风险最高，ISH 与 IDH 次之。此外，该研究中 35～59 岁较 60 岁以上老年高血压患者发生脑卒中风险更高，被认为与中青年 SDH 和 IDH 所占比例高有关。

不同年龄段人群的舒张压对脑卒中风险的影响不同。Vishram 等[31]收集欧洲 34 项纵向研究中 68 551 名年龄在 19～78 岁、平均随访了 13.2 年的数据分析，总体人群的脑卒中发生率为 2.8%，按收缩压每增加 10mmHg、舒张压每增加 5mmHg 分析收缩压和舒张压的脑卒中风险，发现舒张压升高预测脑卒中的价值随着年龄增加逐渐减小，当舒张压高于 71mmHg 时，62 岁之前收缩压和舒张压升高均增加脑卒中风险，其风险比分别为 1.15（95% CI 为 1.123～1.158）和 1.06（95% CI 为 1.03～1.09），舒张压的风险比随年龄增加而递减，46 岁以后收缩压的预测价值明显高于舒张压，62 岁之后仅收缩压升高增加脑卒中风险；而 50 岁以后舒张压低于

71mmHg 时，舒张压越低脑卒中风险越高。因此，年轻人群中预防卒中应警惕舒张压升高，在老年群体中更应警惕舒张压降低。

### （二）其他心血管疾病

IDH 与心血管疾病（CVD）的其他危险因素密切相关。IDH 多在中青年、肥胖人群中，尤其合并代谢综合征风险较高。一项 5968 名 18 岁以上人群的横断面调查显示，IDH 患者发生代谢综合征比率为 45.9%，高于 SDH 和 ISH（44.3% 和 43.9%）[32]。Al-Nimer 等[33]测量了年龄在 42～48 岁的 93 名各类型高血压（SDH、ISH、IDH）或血压正常者的动脉硬化参数（血脂浓度、颈动脉厚度、颈动脉斑块等），结果显示 ISH 和 SDH 组患者的血清低密度脂蛋白胆固醇水平升高和高密度脂蛋白胆固醇水平降低，SDH 和 IDH 组合并颈动脉内膜中层增厚和颈动脉斑块增多。因此，建议 IDH 患者进行 CVD 危险因素筛查及一级预防干预。

IDH 增加 CVD 发病风险及其相关死亡风险。研究显示，血压与心血管疾病风险的关系随年龄不同而各异。日本 Okayama 等对没有接受任何抗高血压治疗的 3779 名男性高血压患者进行 19 年随访，观察不同年龄组收缩压、舒张压水平与心血管事件死亡之间的关系，发现年龄在 30～74 岁患者的收缩压、舒张压都与心血管事件死亡呈正相关，而 74 岁以上患者，只有收缩压与心血管事件死亡风险相关，舒张压不再是心血管疾病独立的风险因子。Nishizaka 等研究显示，对于 50 岁以下的人而言，舒张压是更好的冠心病预测因子；50～59 岁收缩压和舒张压的风险性相当；在 60 岁以后，冠心病的风险与收缩压呈正相关，与舒张压呈负相关。2008 年 Kelly 等入选 169 871 例 40 岁以上不同血压值的人群经随访 9 年后报道，IDH 组 CVD 风险和死亡风险分别为理想血压（<120/80mmHg）者的 1.59 倍和 1.45 倍，SDH 组为 2.73 倍和 2.53 倍，ISH 组为 1.78 倍和 1.68 倍，提示三种高血压亚型均增加 CVD 风险和死亡风险。2012 年一项来自亚太地区 36 个纵向研究的人群研究显示，正常高值血压（120mmHg≤收缩压<140mmHg，且 80mmHg≤舒张压<90mmHg）、IDH、SDH、ISH 人群 CVD 风险分别是理想血压者的 1.41 倍、1.81 倍、3.42 倍和

2.18 倍，其中 IDH 导致致死性 CVD 和非致死性 CVD 风险比分别为 1.77 和 2.04。邢凤梅等对 61 688 名（其中 IDH 者 6780 例，高血压患者 35 448 例，正常血压者 19 460 例）开滦集团公司职工进行队列研究并进行随访，每半年收集 1 次 CVD 情况，研究发现 IDH 组的总 CVD（1.7%）高于正常血压组（0.9%），并且两组发病率差异有统计学意义，校正相关因素后，IDH 组发生总 CVD 的 HR 值是正常血压组的 1.67 倍（95% CI 为 1.28～2.17）。这些研究提示 IDH 增加 CVD 发病风险和死亡风险，但相对于 SDH、ISH 风险较低。

部分学者认为早期和后期的相关研究得出不同结论，其可能的原因考虑为早期的研究多以正常血压组作为对比，而近年以理想血压组作为参照进行风险评估，得出结论多提示 IDH 增高 CVD 风险。此外，不同的研究人群，随访时间不同，不同的终点事件定义也是导致研究结果不同的重要原因。

### （三）死亡风险

在年轻人中舒张压≥90mmHg 可增加死亡风险，且死亡风险与舒张压水平呈正相关。印度一项随访了 7 年的前瞻性研究发现，收缩压在 120mmHg 以上，舒张压 90mmHg 以上，缺血性心脏病和脑卒中的死亡风险增加，这一死亡预测价值在年轻人中（34～44 岁）比老年人（≥65 岁）更大，但舒张压升高并非独立死亡危险因素[34]。此外，转变为 ISH 的舒张期高血压患者总体死亡风险和心血管死亡风险更大，尤其是女性患者，对舒张期高血压应注意评估其他心血管风险因素。

另外研究报道，年轻人群的高舒张压死亡风险更大。Sundstrom 等对青春期后期的男性（平均年龄为 18.4 岁）平均随访了 24 年后发现，舒张压高于 90mmHg 者较收缩压高于 140mmHg 者存在更大的死亡风险，而舒张压<90mmHg 不增加死亡风险，提示越年轻人群出现的包括 IDH 在内的舒张压增高越应引起重视。

既往研究将 IDH 与正常血压相比，认为预后良好。近期各研究以理想血压（<120/80mmHg）为对照，发现 IDH 虽然较 ISH 和 SDH 风险低，但同样增加脑卒中和心血管事件发生风险、死亡风险，并且 IDH 可转归为风险更高的 SDH，同时早期关

于 IDH 预后研究因样本量少、血压监测精确度低、标准划分不同等因素,统计学效力较差。因此,不能单纯将 IDH 归类于预后良好,越年轻的 IDH 人群越应当足够重视。

(袁. 洪)

## 参 考 文 献

[1] Franklin SS, Jacobs MJ, Wong ND, et al. Predominance of isolated systolic hypertension among middle-aged and elderly US hypertensives: analysis based on National Health and Nutrition Examination Survey (NHANES) Ⅲ. Hypertension, 2001, 37 (3): 869-874.

[2] Midha T, Lalchandani A, Nath B, et al. Prevalence of isolated diastolic hypertension and associated risk factors among adults in Kanpur, India. Indian Heart J, 2012, 64 (4): 374-379.

[3] Romero CA, Alfie J, Galarza C, et al. Hemodynamic circulatory patterns in young patients with predominantly diastolic hypertension. J Am Soc Hypertens, 2013, 7 (2): 157-162.

[4] Saeed AA, Al-Hamdan NA. Anthropometric risk factors and predictors of hypertension among Saudi adult population- a national survey. J Epidemiol Glob Health, 2013, 3 (4): 197-204.

[5] Nawrot TS, Hoppenbrouwers K, Den Hond E, et al. Prevalence of hypertension, hypercholesterolemia, smoking and overweight in older Belgian adolescents. Eur J Public Health, 2004, 14 (4): 361-365.

[6] Yeh CJ, Pan WH, Jong YS, et al. Incidence and predictors of isolated systolic hypertension and isolated diastolic hypertension in Taiwan. J Formos Med Assoc, 2001, 100 (10): 668-675.

[7] 段秀芳, 吴锡桂, 顾东风. 我国成人收缩期和舒张期高血压的分布. 高血压杂志, 2005, 13 (8): 500-503.

[8] 胡炜, 乔永洁. 单纯舒张期高血压对新发心脑血管事件的影响. 中国实用神经疾病杂志, 2016, 19 (20): 66-67.

[9] Sun Z, Han X, Zheng L, et al. Subtypes of hypertension and risk of stroke in rural Chinese adults. Am J Hypertens, 2014, 27 (2): 193-198.

[10] 邢凤梅, 董岩, 陶杰, 等. 单纯舒张期高血压对新发心脑血管事件的影响. 中华流行病学杂志, 2014, 35 (8): 956-960.

[11] Wei FF, Li Y, Zhang L, et al. Association of target organ damage with 24-hour systolic and diastolic blood pressure levels and hypertension subtypes in untreated Chinese. Hypertension, 2014, 63 (2): 222-228.

[12] 杨天伦, 陈坡. 单纯舒张期高血压特点及防治. 中国实用内科杂志, 2012, 32 (1): 30-31.

[13] Franklin SS, Pio JR, Wong ND, et al. Predictors of new-onset diastolic and systolic hypertension: the Framingham Heart Study. Circulation, 2005, 111 (9): 1121-1127.

[14] Tomlyama H, O'rourke M F, et al. Central blood presswre: a powerful predictor of development of hypertension. Hypertens Res 2015, 36 (1): 19-24.

[15] Anyanwu GE, Ekezie J, Danborno B, et al. Body size and adiposity indicators and their relationship with blood pressure levels in Ibos of Nigeria. Niger J Med, 2011, 20 (1): 44-51.

[16] Zhang X, Yao S, Sun G, et al. Total and abdominal obesity among rural Chinese women and the association with hypertension. Nutrition, 2012, 28 (1): 46-52.

[17] de Pergola G, Nardecchia A, Guida P, et al. Arterial hypertension in obesity: relationships with hormone and anthropometric parameters. Eur J Cardiovasc Prev Rehabil, 2011, 18 (2): 240-247.

[18] 蒲蝶, 张冬颖, 覃数. 舒张期高血压. 中华高血压杂志, 2014, 22 (7): 686-689.

[19] Dong-Qing Z, Chang-Quan H, Yan-Ling Z, et al. Cigarette smoking is associated with increased diastolic blood pressure among Chinese nonagenarians/centenarians. Blood Press, 2014, 23 (3): 168-173.

[20] Khan RJ, Stewart CP, Christian P, et al. A cross-sectional study of the prevalence and risk factors for hypertension in rural Nepali women. BMC Public Health, 2013, 13: 55.

[21] Gu M, Qi Y, Li M, et al. Association of body mass index and alcohol intake with hypertension subtypes among HAN Chinese. Clin Exp Hypertens, 2011, 33 (8): 518-524.

[22] Appel LJ, Champagne CM, Harsha DW, et al. Effects of comphrehensire lifestyle modification on blood pressure control: main resuts of the PREMIER chinical trial. JAMA, 2003, 289 (16): 2083-2093.

[23] Dickinson HO, Mason JM, Nicolson DJ, et al. Lifestyle interventions to reduce raised blood pressure: a systematic review of randomized controlled trials. J Hypertens, 2006, 24 (2): 215-233.

[24] Knoepfli-Lenzin C, Sennhausser C, Toigo M, et al. Efsects of a 12-week intervention period with football and running for habitually active men with mild hypertension. Scand J Med Sci Sports, 2010, 20 (s1): 72-79.

[25] Khan NA, McAlister FA, Lewanczuk RZ, et al. The 2005 Canadian Hypertension Education Program recommendations for the management of hypertension: part Ⅱ- therapy. Can J Cardiol, 2005, 21 (8): 657-672.

[26] Hiltunen TP, Suonsyrja T, Hannila-Handelberg T, et al. Predictors of antihypertensive drug responses: initial data from a placebo-controlled, randomized, cross-over study with four antihypertensive drugs (The GENRES Study). Am J Hypertens, 2007, 20 (3): 311-318.

[27] 王大英、金惠根、张良洁. 比索洛尔、苯磺酸氨氯地平和福辛普利治疗中青年舒张期高血压的疗效. 实用医学杂志, 2010, 26 (19): 3616-3618.

[28] 郭栋梁. 比索洛尔、苯磺酸氨氯地平及福辛普利治疗中青年高血压疗效分析. 中国现代医生, 2011, 49 (20): 150-151.

[29] Blank SG, Mann SJ, James GD, et al. Isolated elevation of diastolic blood pressure. Real or artifactual? Hypertension, 1995, 26 (3): 383-389.

[30] 董岩. 单纯舒张期高血压人群的血压转归和影响因素. 中华心血管病杂志, 2014, 42 (6): 520-525.

[31] Vishram JK, Borglykke A, Andreasen AH, et al. Impact of age on the importance of systolic and diastolic blood pressures for stroke risk: the MOnica, Risk, Genetics, Archiving, and Monograph (MORGAM) Project. Hypertension, 2012, 60 (5): 1117-1123.

[32] Franklin SS, Barboza MG, Pio JR, et al. Blood pressure categories, hypertensive subtypes, and the metabolic syndrome. J Hypertens, 2006, 24 (10): 2009-2016.

[33] Al-Nimer MS, Hussein Ⅱ, Lasso WS. Subtype of hypertension is

evidence for preclinical atherosclerosis. A study of carotid artery ultrasonography and biochemical markers. Neurosciences，2010，15（2）：79-83.

[34] Sauvaget C，Ramadas K，Thomas G，et al. Prognosis criteria of casual systolic and diastolic blood pressure values in a prospective study in India. J Epidemiol Community Health，2010，64（4）：366-372.

# 单纯收缩期高血压

单纯收缩期高血压（ISH）是以收缩压增高和脉压增大为特点的一种特殊类型高血压，是临床常见的、重要的高血压亚型。1999 年《WHO/ISH 高血压治疗指南》[1]将 ISH 定义为收缩压≥140mmHg，舒张压＜90mmHg，并排除由心排血量增加所致脉压增大的疾病，如主动脉瓣关闭不全、动脉导管未闭、重度贫血和甲状腺功能亢进等。

ISH 多发生于 60 岁以上的老年人，即老年单纯收缩期高血压，简称为老年收缩期高血压（isolated systolic hypertension in elderly，ISHe），少部分发生于年轻的高动力循环者，称为年轻人单纯收缩期高血压，简称为年轻人收缩期高血压（isolated systolic hypertension in youth，ISHy）。

## 第一节　单纯收缩期高血压的流行病学特点

### （一）年龄是影响 ISH 患病率的主要因素

目前认为，年龄增长是影响 ISH 患病率的主要因素。1991 年对我国 22 个省、5 个自治区、3 个直辖市共 274 个调查点进行的全国高血压抽样调查显示，老年人中 ISH 患病率为 21.5%，占老年高血压患者的 53.21%[2]。2002 年中国居民营养与健康调查中发现，成人 ISH 患病率为 6.0%，而在 60 岁及以上人群中，ISH 的患病率达 25.1%[3]。研究发现，自 35 岁开始，ISH 患病率随年龄增长而显著升高，年龄每增长 10 岁，ISH 的患病率约增加 1 倍。ISH 的患病率在≥55 岁组、≥65 岁组、≥75 岁组的高血压患者中分别为 52.7%、62.4%和 69.0%。美国的一项调查显示，70 岁以上的老年高血压患者中，ISH 患者比例达 90%以上。近年荟萃分析显示，ISH 的患病率在 60 岁为 5%，70 岁以上为 20.6%，80 岁以上高达 23.6%。因此，收缩压随年龄的增长逐渐升高，而舒张压多于 50～60 岁达到顶峰并开始下降。

### （二）ISH 患病率与性别相关

2002 年的调查研究表明，男性 ISH 患病率为 5.4%，女性为 6.9%。与国外研究相比，我国女性患病率随年龄增长的趋势一直显著高于男性，其高峰期较男性提前 10～20 岁，特别在 65 岁以前，每隔 5 岁增加 1 倍[3]。2006 年丹麦一项包括 2806 例 70～80 岁居民横断面调查结果也显示，男性 ISH 患病率为 13.5%，女性为 17.4%，均提示 ISH 在老年女性人群中更为常见[4]。

## 第二节　单纯收缩期高血压的发病机制

ISH 多见于老年人，也见于年轻人，但 ISHe 和 ISHy 的发病机制不同。

### （一）ISHe 的发病机制

收缩压的形成取决于三个因素：左心室排血量（每搏输出量）、大动脉的缓冲作用（顺应性）和动脉干及其分支的脉搏波传送与反射性质（脉搏波反射强度和到达时间）。正常状态下，如果主动脉的弹性好，血管容易扩张，心脏收缩时能有效缓冲压力的突然变化，并且将动能转变为势能，储存于血管壁，心室舒张时释放势能转为动能，使主动脉回缩、动脉内血流持续向前，可以缓冲左心室射血产生的流量波动和压力波动。

随着年龄增长，血管壁弹力纤维减少，胶原含量增多，中层钙质沉积，导致动脉管腔变窄，血管僵硬度增加，大动脉硬化，顺应性下降。老年人由于这种主动脉壁的僵硬，血管顺应性减低，被动扩张和回缩均不足，会使收缩压升高12%～18%，舒张压降低12%～24%，脉压增大。同时，年龄相关的动脉硬化导致顺应性降低，从而影响外周动脉，使外周阻力小动脉的口径或数量减少，外周血管阻力增加，脉搏波传导速率（PWV）升高，脉搏波反射波向收缩期移动，收缩期波幅增大，持续时间长，导致收缩压增高，舒张压下降，脉压增加[5]。另外，由于潜在的血管收缩导致小动脉收缩以克服收缩期阻抗血流，也会使收缩压进一步升高，脉压增加。因此，动脉硬化及动脉弹性减低是ISHe最主要的发病机制。年龄相关的"血管硬化"可导致ISH发病率增加，而高血压本身又会加速这种"血管硬化"的过程，二者相互影响，形成恶性循环。

基质金属蛋白酶（MMP）、C反应蛋白（CRP）、组织型转谷氨酰胺酶2(tissue-type transglutaminase, tTG2)的S-亚硝基化、一氧化氮及白细胞介素等均参与了ISH的形成和进展[6-10]。其中，MMP是一类降解细胞外基质的酶类，活化的MMP降解除多糖外的全部细胞外基质，从而使组织重构，促进动脉硬化。研究也证实，ISHe患者中MMP-9、MMP-2表达均增高，它们可能参与动脉硬化和ISH的发生发展。另外，有研究发现，CRP和动脉硬化及ISH之间具有相关性，tTG2的S-亚硝基化减少，导致基质交联增强，促进血管硬化。此外，一氧化氮的生成减少和动脉硬化相关，由此导致的血管内皮功能障碍促进ISH发展。近期研究显示，白细胞介素-17通过抑制一氧化氮的生成，导致血管内皮功能障碍和高血压。

随着年龄的增长，位于颈动脉窦和主动脉弓的压力感受器敏感性降低，对过高的收缩压缓冲能力降低，同时交感神经系统活性增加，导致血压神经调节机制出现异常。血压神经调节机制异常是ISH重要发病机制。近期研究提示，ISH患者和正常人群相比，血浆肾素活性/血浆醛固酮水平明显增高，ISH大部分为盐敏感性高血压，即容量性高血压，醛固酮具有重要的作用。醛固酮不仅导致容量增加，而且对心脑肾等重要脏器产生不良影响，因此盐敏感性高血压常合并有心脑肾等靶器官损害，导致心血管事件与死亡发生率明显增高[11]。

（二）ISHy的发病机制

ISHy发病的机制仍不清楚。McEniery等[12]认为心搏量的增加及主动脉硬化是ISHy的主要原因。此外，ISHy也可能与上臂动脉脉压的扩大有关，上臂进行性脉压增大，使袖带血压要高于主动脉收缩压，从而引起ISH。

## 第三节 单纯收缩期高血压的临床特点

**1. 收缩压增高为主，脉压增大且血压变异性增加** 2014年7月发表的《老年高血压特点与临床诊治流程专家建议》中指出[13]，ISH是老年高血压的主要特点之一，主要表现为收缩压增高，舒张压不高或降低，脉压增大，血压变异性增加，易发生直立性低血压，同时ISH患者的血压也容易受情绪及季节变化的影响。

**2. ISHe和ISHy之间的差异** 尽管ISHe和ISHy均表现为收缩压≥140mmHg，而舒张压<90mmHg，上臂脉压升高（>60mmHg），然而两者血流动力学的某些参数具有差异。其中，ISHe由于主动脉硬化表现为中心动脉压和外周动脉压均升高，二者差值约为5mmHg。而ISHy仅外周动脉压升高而中心动脉压升高不明显，中心动脉压比外周动脉压低10～15mmHg。一些ISHy患者，尤其是身材高的男性，常以收缩压升高为主，而中心动脉舒张压及脉压却正常，患者中心动脉收缩压与外周动脉收缩压相差可以超过20mmHg,有学者把这种现象称为"假性收缩期高血压"。另外，老年和年轻人主动脉和上臂动脉（肱动脉和桡动脉）在脉压增大方面也存在显著差异，青年人主动脉和桡动脉的脉压增大高于老年人，这也是ISHe和ISHy血流动力学方面存在差异的原因。

## 第四节 单纯收缩期高血压的临床意义

### 一、ISHe的临床意义

（一）ISH是心脑血管事件的危险因素

与健康人相比，ISH患者心血管死亡风险增加2～5倍,总死亡率增加51%,脑卒中风险增加2.5倍[14]。收缩压升高成为60岁以后患者心血管风险的重要预测因素，收缩压每增高2mmHg，心肌缺血和死亡风险增加 7%，脑卒中风险增加 10%，收缩压增加 20mmHg，心血管死亡率将增加 1 倍。Framingham 研究也发现，对于 ISH 患者，收缩压≥160mmHg 时，无论男性还是女性患者，心血管疾病的发生率均为正常血压患者的 2.5 倍，而 65～94 岁收缩压＞180mmHg 的患者与收缩压＜120mmHg 的患者相比，冠心病危险增加 3 倍[15]。美国高血压监测和随访研究表明，60～69 岁组 ISH 患者除外其他危险因素，收缩压每升高 1mmHg，患者年死亡率增加 1%。此外，研究表明，收缩压是老年患者 10 年总死亡率和心血管死亡率的独立预测指标，与 60 岁以下的高血压患者相比，相似程度的血压升高，老年人发生心脑血管事件的危险显著升高。ISHe 患者收缩压升高和脉压增大与冠心病、脑卒中及心力衰竭等疾病的发生密切相关[16, 17]。一项纳入 5727 人的随访 20 年的研究发现，冠心病与收缩压的关系明显高于舒张压，同时高血压并发脑卒中、左心室肥厚、充血性心力衰竭与收缩压的关系比跟舒张压更密切。北京阜外医院报道 117 例 ISHe 患者，其中发生脑卒中者占 41.9%，心肌梗死者占 32.5%，心力衰竭者占 28.2%，肾功能不全者占 57.3%，其发病率均高于其他类型高血压。还有报道显示，老年高血压最容易出现并发症的类型为 ISH，尤其易发生脑卒中。老年高血压患者随着收缩压的升高，心脑血管不良事件发生率相应增加，死亡率也增加，尤其脑卒中更多见。

（二）脉压增大是心血管疾病的重要预测因素

脉压＞40mmHg 称为脉压增大。老年人主动脉弹性明显减退、僵硬度增加，导致脉压增大，最高可达 50～100mmHg。脉压是反映动脉弹性功能的重要指标，脉压增大也是另一重要的心血管疾病的预测因子，甚至是比收缩压和舒张压更重要的危险因素。

## 二、ISHy 的临床意义

随着肥胖及糖尿病人群的比例增加，ISHy 患者人数也显著增加。但是，目前人们对于 ISHy 患者的特殊性缺乏足够的认识。尽管 ISHy 和 ISHe 患者都存在收缩压＞140mmHg，舒张压＜90mmHg，但

两者的临床意义不同。ISHe 患者的肱动脉血压可以反映中心动脉压，因此袖带收缩压对于 ISHe 患者而言，是一项有力的心血管事件预测因子。但对于 ISHy 患者，由于脉压增大现象，患者肱动脉血压无法真实反映其中心动脉压的变化，多数 ISHy 患者特别是"假性高血压"患者与血压正常人群相比，心血管事件风险上无明显差异。因此，对于 ISHy 患者，测定中心动脉压更能准确地判断和评估患者的心功能及心血管事件、靶器官的损伤情况，此对患者预后及风险评估具有重要意义。

Saladini 等[18]研究发现，与血压正常组比较，ISH 且中心动脉压较高组的大动脉和小动脉的顺应性均下降，外周血管阻力增高，ISH 且中心动脉压不高组，这些变量与血压正常组没有差别。随访 9.5 年发现，收缩压、舒张压均升高的患者及 ISH 伴中心动脉压较高组，心血管事件发生率显著升高。而对于 ISH 伴中心动脉压不高组，高血压不良事件的发生率略高于血压正常人群。从该研究可以看出在 ISHy 患者中，ISH 且中心动脉压较高组和 ISH 且中心动脉压不高组在心血管不良事件发生率方面存在差异。患者中心动脉压的升高提示不良心血管事件的发生率高，因此中心动脉压的测量对 ISHy 患者的治疗具有重要意义，目前推荐中心动脉压测定用于评估 ISHy 患者心血管功能及预后。

## 第五节  单纯收缩期高血压的治疗

规范化的降压治疗是 ISH 患者心脑血管疾病一级预防及二级预防的主要手段，但是绝大多数 ISH 患者未能得到规范化的降压治疗。其中，美国国家健康与营养调查研究显示，在未控制高血压患者中，ISH 占到 65%，而在 50 岁以上未治疗的高血压患者中，ISH 所占比例近 94%。同样，亚洲国际心血管病合作研究在 2000～2001 年进行的调查显示，中国人群年龄在 65～74 岁，未接受治疗的高血压患者中 2/3 为 ISH。目前，我国老年高血压人群总体的治疗率和控制率分别为 32.2% 和 7.6%[19]。

## 一、ISH 治疗的循证证据

### （一）ISHe 治疗的循证证据

老年高血压治疗的临床获益已被大量循证医学

证据所证实。其中，在 SHEP 研究中观察到[20]，对 60 岁以上 ISHe 患者分别给予利尿剂/β 受体阻滞剂或安慰剂治疗，平均随访 4.5 年后，药物治疗组伴随平均动脉压下降 12mmHg，可使脑卒中发生率降低 36%，冠心病降低 25%，心力衰竭降低 50% 以上，总体心血管不良事件降低约 30%。随后 22 年的随访中发现，有效降压组的预期寿命也要长于安慰剂组[14]。STOP 研究[21]纳入 70~84 岁高血压患者，随机接受 β 受体阻滞剂/利尿剂或安慰剂治疗，平均随访 25 个月，结果表明，脑卒中发病率和死亡率在降压治疗组显著降低。Syst-Eur 研究[22]纳入收缩压≥160mmHg，舒张压<95mmHg 的 ISH 患者并给予降压治疗后观察到，收缩压降低 10mmHg 和（或）舒张压降低 4mmHg 可以使脑卒中发生率降低 40%，冠心病和心肌梗死发生率降低 30%，心力衰竭发生率降低 26%，总体心血管事件风险下降超过 30%，死亡风险下降 14%。Syst-China 研究[23]中也发现，每治疗 1000 例 ISHe 患者，5 年内可减少死亡 55 例，减少脑卒中 39 例或主要心血管事件 59 例。在一项纳入了上述随机对照试验所做的荟萃分析表明，对年龄≥60 岁 ISH 患者随机给予降压治疗和对照治疗后观察到，平均降压治疗 3.8 年，与对照组比较可使全因死亡和心血管死亡的风险分别降低 13% 和 18%，使脑卒中和冠心病并发症的风险分别降低 30% 和 23%。因此，目前循证医学证据主张的对 ISH 尤其是 ISHe 患者进行的积极降压治疗是安全有效的。

### （二）ISHy 治疗的循证证据

对于 ISHy 患者是否需要药物治疗尚存在争议。Yano 等[24]认为相对于血压正常人群，ISHy 患者心血管事件增加，这为对 ISHy 患者进行药物治疗提供了依据。但也有研究认为，目前没有相应的证据支持对 ISHy 患者进行药物治疗，同时由于 ISHy 在发病机制上与 ISHe 不同，故不主张将 ISHe 的治疗方案用于 ISHy（尤其是年龄小于 40 岁的男性）。目前，仅主张对 ISHy 患者进行生活方式改善，定期复查和监测[25, 26]。

## 二、ISH 的降压目标

20 世纪 90 年代，高血压治疗领域取得重要进展，确立了老年高血压患者有效降压治疗使临床获益，并且初步确立老年高血压患者降压的目标值，即收缩压为 140~150mmHg，舒张压<90mmHg，但不低于 60~70mmHg，目前各国高血压指南对老年患者降压目标值推荐也是基于上述标准。例如，2007 年《ESC/ESH 高血压治疗指南》中建议，只要能耐受，老年高血压患者的降压目标和年轻患者一样，即<140/90mmHg，如能耐受可以更低，但由于在大部分临床研究中，均未能将收缩压控制在 140mmHg 以下，因此 2013 年《ESC/ESH 高血压治疗指南》则建议，将收缩压控制在 140~150mmHg 较为合适，如果年龄小于 80 岁，患者能够耐受，可以将收缩压控制在 140mmHg 以下，但舒张压仍然建议控制在 90mmHg 以下[27]。美国 JNC-7 指南建议，将老年高血压患者的目标血压定义为<140/90mmHg，高危患者血压<130/80mmHg，但在 JNC-8 指南中，也是基于上述原因而将老年人的降压目标值同样调整为<150/90mmHg，同时指出如果遵照既往指南已经将血压控制在<140/90mmHg 并且耐受良好，则不必调整[28]。2010 年《中国高血压防治指南》建议，老年高血压患者血压控制目标值<150/90mmHg，如能耐受可降至 140/90mmHg，对于 80 岁以上的高龄老年人的降压目标值<150/90mmHg，目前老年高血压降至 140/90mmHg 以下是否获益尚不清楚[29]。

指南对于老年高血压降压目标值的推荐基于循证医学证据，关于老年人降压的主要临床研究包括 SHEP 研究、STOP 研究、Syst-Eur 研究、Syst-China 研究、SCOPE 研究、HYVET 研究和 JATOS 研究等[20-23, 30-32]，除 JATOS 研究外，其他研究至结束时治疗组患者血压均未能降低至 140mmHg 以下。JATOS 研究虽然将患者平均收缩压降至 138mmHg，但和对照组相比，并未带来更多的临床获益。而在 VALISH 研究中也观察到，虽然将 ISHe 患者的收缩压降至 140mmHg，但并未有效降低心血管事件。因此，基于目前的循证医学证据，将老年人收缩压目标值定为<150mmHg 较为合理。

同时，对 ISH 患者而言，降压治疗的同时还应考虑到合并相关疾病及舒张压水平，如合并冠心病 ISH 患者，应考虑到舒张压水平和心血管事件之间存在的"J"形曲线，建议舒张压不宜低于 70mmHg[33]。对于合并双侧颈动脉狭窄≥70% 并有脑缺血症状的患者，降压治疗应谨慎，不应过快降低。而对于 ISHe 患者，其收缩压升高和脉压增大与冠心病、脑卒中及心力衰竭等发生存在密切相关性，因此应重视 ISHe 患者的病理生理和临床特点，更好地优化 ISHe 的管理。

目前对 ISHy 患者是否需要降压药物治疗存在争议，因此对 ISHy 的降压目标值有待于进一步的临床观察和研究。

## 三、ISH 的降压治疗原则

目前，包括 2013 年 ESH/ESC 指南、2014 年 JNC-8 指南、2014 年的 JSH 指南、2015 年的 CHEP 指南及我国 2010 年高血压防治指南均对老年高血压的诊治提出了建议，但对 ISH 的诊断和治疗尚未进行系统的阐述。收缩压增高而舒张压不高甚至低的 ISH 患者在治疗上存在一定难度，目前对于如何处理尚缺乏明确证据。中国 2014 年《老年高血压特点与临床诊治流程专家建议》，对于舒张压＞60mmHg 的 ISH 患者，当收缩压≥160mmHg 或高危患者，建议联合用药。而对于舒张压＜60mmHg 的 ISH 患者，2010 年《中国高血压防治指南》和 2014 年的《老年高血压特点与临床诊治流程专家建议》中均指出，降压治疗应以不加重舒张压进一步降低为前提，如收缩压＞180mmHg，可单药小剂量开始、谨慎联合用药；如收缩压为 150～179mmHg，单药小剂量开始，密切观察；如收缩压为 140～150mmHg，需观察不宜用药[13, 29]。

目前，在处理 ISH 时，需充分重视 ISH 的病理生理机制，遵循个体化原则。对于 ISH 患者，在关注降压达标的同时，还应关注降压质量。ISH 具有昼夜节律消失、血压波动范围大、晨峰现象明显等特点，因此 ISH 的治疗应关注降压的速度和幅度及降压治疗的安全性，维持 ISH 患者正常的血压昼夜节律，有效控制 ISH 患者血压的晨峰现象，并关注其全身情况。

### （一）ISHe 患者的治疗方案

ISHe 患者收缩压升高和脉压增大为主要特点，而收缩压升高和脉压增大与冠状动脉疾病、脑卒中及心力衰竭等的发生紧密相关。因此，重视 ISHe 患者的病理生理和临床特点、优化 ISHe 的管理对减少心脑血管疾病不良事件至关重要。

**1. 非药物治疗** 主要指针对生活方式进行干预，包括调节生活规律、减少情绪刺激、减轻体重、规律运动、限盐、戒烟、限酒等，这是不可缺少的基础治疗。高血压患病率和生活方式的改变密切相关，因此改变饮食结构、适量有氧运动、保持良好心理状态有助于减少高血压的患病率，提高高血压的控制率和减少合并症的发生率。Moore 等[34]对 72 例轻度 ISH 患者给予 8 周富含水果、蔬菜及低脂乳类的饮食方式干预后，血压均值从 146/85mmHg 降低至 134/82mmHg。Westhoff 等[35]对 54 例 ISHe 患者进行踏车运动观察到，体育锻炼对动脉僵硬度增加的老年患者有助于血压控制。因此，这种优化的生活方式干预对预防和治疗 ISH 具有重要意义。

**2. 药物治疗** 目前，流行病学及临床研究均证实，对 ISHe 进行降压治疗不仅安全，且能使患者获益。对 ISH 尤其是 ISHe 患者而言，其收缩压升高、舒张压降低、脉压增大，一方面增加了左心室后负荷，导致左心室肥厚，心肌氧耗量增加；另一方面改变了冠状动脉的灌注及血流分布，降低了应激状态下冠状动脉灌注储备；此外，收缩压及脉压增大，促进血管内皮功能紊乱及动脉壁的损害，易造成冠心病和脑卒中。由此可见，ISHe 患者心脑血管事件和死亡风险显著高于其他类型高血压患者，因此对 ISHe 患者更应做好血压管理。由于其收缩压升高、舒张压正常或降低的特点，降压治疗受到困扰，尤其是关注降压治疗对舒张压的影响，使 ISHe 患者的治疗率及控制率不足。对于 ISHe 患者而言，大多数降压药物在降低收缩压的同时也降低了舒张压，要想保持理想的舒张压水平更是治疗的难题，因此在降低收缩压时必须关注舒张压的变化，否则会产生不良的后果。

目前，对于 ISH，尤其是 ISHe 患者如何选择降压药物，何种药物可作为首选用药，尚无统一意见。治疗主要从改善血管顺应性、保护血管内皮功能及减轻靶器官损害为出发点，在最大限度地降低收缩压的基础上尽量不影响或少影响舒张压，从而最大限度地降低心脑血管风险，现多主张对于舒张压过低的 ISH 患者的药物治疗应包括传统的降压药物治疗和抗动脉硬化治疗两部分。

（1）传统降压药物的选择：对于 ISH 尤其是 ISHe 的治疗，选择传统降压药物时，一方面要关注传统降压药物的降压疗效，还应考虑到传统降压药物对改善动脉硬化程度的影响。肾素–血管紧张素–醛固酮系统抑制剂（RASI）包括血管紧张素转化酶抑制剂（ACEI）及血管紧张素Ⅱ受体拮抗剂（ARB）、长效钙通道阻滞剂（CCB）对 PWV 有改善作用，利尿剂对 PWV 的作用是中性的，而 β 受体阻滞剂的作用是负性的。因此，目前国内外高血压防治指南均建议[27, 28]，对于无明显靶器官损害的 ISHe 患者，ACEI 或 ARB、CCB、利尿剂均可作为单药首选。治疗未达标的患者宜联合治疗，联合治疗方案包括 ARB+利尿剂、ARB+CCB 和 CCB+利尿剂，三药联合可选择 ARB+CCB+利尿剂。

指南建议是建立在临床研究证据基础上的，从 2000~2010 年，应用以 ARB 为基础，必要时联合噻嗪类利尿剂氢氯噻嗪（hydrochlorothiazide，HCTZ）的降压方案治疗 ISHe 循证医学证据日渐丰富，主要研究有应用氯沙坦的 LIFE 研究，应用缬沙坦的 VAL-SYST 和 VAL-ISH 研究，应用坎地沙坦的 SCOPE 研究及应用替米沙坦的 ATHOS 研究等[30, 36-38]。其中 ATHOS 和 VAL-SYST 研究的结果表明，替米沙坦/HCTZ 和缬沙坦/HCTZ 控制 ISH 患者血压的效果优于氨氯地平/HCTZ。另外，在 LIFE 研究的 ISH 亚组中，ARB 显著降低 ISH 患者心血管死亡风险 46%，降低脑卒中风险 40%。除此之外，在 SHEP 研究、Syst-Eur 研究及 Syst-China 研究中也提供了相应的证据支持，由于单药达标率较低，可选择联合治疗，其中 ACEI/ARB 与利尿剂、ACEI/ARB 与长效 CCB、CCB 与利尿剂的联合考虑仍不能达标时可三药联用。基于此，2010 年中国台湾高血压管理指南、2013 加拿大高血压教育计划指南等均推荐除利尿剂、CCB 之外，ARB 与利尿剂联合用于治疗 ISH。

目前针对联合治疗，临床上可选择单片复方制剂，减少了服药剂量和次数，有利于提高患者长期治疗的依从性，降压达标率高于联合应用。在单片复方制剂组合方案中，ARB+HCTZ 的联合治疗方案是目前临床最为常见的 A+D 组合之一。由于 ARB 和利尿剂机制互补，二者联合使用具有协同机制：一方面利尿剂可增强 ARB 的降压疗效；另一方面，ARB 可减少甚至抵消 HCTZ 不良反应（如低血钾和糖脂代谢异常）。因此，ARB 与 HCTZ 的单片复方制剂是治疗 ISH 患者的优化方案。近年来，多种 ARB+HCTZ 的单片复方制剂在治疗 ISH 中都显示出令人满意的疗效。ARB 联合利尿剂的单片复方制剂也被中国台湾、加拿大高血压指南推荐作为 ISH 降压治疗优先选择之一。

但不论选用何种降压药，均应从小剂量开始，并根据血压波动情况及时调整药物剂量和用药时间，同时还应定期检查患者心、脑、肾功能，注意药物副作用。传统的降压药物在 ISH 治疗中的主要优势如下：

1）利尿剂：研究发现，钠摄入过量可增加动脉壁厚度及间质胶原沉积，影响动脉的扩张性及顺应性，小剂量利尿剂可预防胶原沉积并缓解动脉僵硬度。目前的研究证实，利尿剂在降压的同时能够显著减少心脑血管疾病的患病率，基于此，利尿剂目前作为 ISHe 的首选药被多部指南推荐，并作为单片复方制剂的配伍组合广泛用于 ISH 的治疗[13, 27, 28, 29]。

2）CCB：能减少平滑肌细胞钙离子内流和钙调蛋白，使血管平滑肌舒张、动脉管径扩张、血压下降。同时观察到，CCB 在降压的同时能明显改善血管内皮依赖性舒张功能，逆转颈动脉内中膜厚度，延缓粥样斑块形成，并能增加大动脉的顺应性和扩张性，阻止或逆转大动脉肥厚，增加动脉弹性。长期应用 CCB 治疗在降压同时，可显著降低心脑血管疾病的风险。

3）ACEI 和 ARB：ACEI 或 ARB 通过抑制循环及血管组织局部的肾素–血管紧张素–醛固酮系统，促使血管内皮合成或释放一氧化氮，短期内可使平滑肌的收缩反应性与紧张度降低，扩张动脉，增强动脉弹性，长期治疗还可能逆转血管结构重塑。这类药物改善动脉弹性的作用最强，其中部分作用是通过血压下降获得的，RASI 尤其适用于合并糖尿病的 ISHe 患者。

4）醛固酮受体拮抗剂：醛固酮可促进动脉内膜和动脉血管间质纤维化，中层胶原增生，使血管和心肌的僵硬度增加。抗醛固酮治疗可明显减低血浆Ⅲ型胶原 N 端肽活性。因此，小剂量螺内酯通过拮抗醛固酮活性，在高血压治疗中对于改善动脉壁的重构具有重要作用。

5）β 受体阻滞剂：JNC-8 指南及美国高血压学会/国际高血压学会的《社区高血压管理临床实践指南》中均未建议 β 受体阻滞剂用于高血压的初始治疗。虽然研究认为其降低肱动脉压力的作用和其他药物类似，但其降低中心动脉压作用弱于其药物，在靶器官保护方面（尤其脑卒中）作用较差。β受体阻滞剂在无强制性适应证的 ISHe 患者中不作为首选。

6）α受体阻滞剂：α受体阻滞剂不作为一线用药，但在合并良性前列腺增生的 ISHe 患者中可考虑选用。

对于存在明确靶器官损害的 ISH 患者，应结合具体情况选用药物。如合并冠心病，则要选用 ACEI/ARB 和 β 受体阻滞剂；伴有心绞痛症状者选用 β 受体阻滞剂或长效 CCB（急性冠脉综合征除外）；伴有心力衰竭者选用 ACEI/ARB 和 β 受体阻滞剂，噻嗪类利尿剂或醛固酮拮抗剂视情况选用；伴有肾功能损害者（血肌酐＜3mg/dl），选用 ACEI/ARB，同时注意监测血钾和肾功能。

（2）其他药物选择：传统降压药物的主要作用是降低外周血管阻力，从而发挥其降压作用，在降低收缩压的同时也伴随舒张压的下降，虽然可能在一定程度上缩小了脉压，但这种被动的作用非常有限。对于 ISH 尤其是 ISHe 患者，降压时舒张压的过度下降易引发缺血性心脑血管疾病，研究表明，舒张压下降、收缩压不变或升高而脉压增大者比收缩压和舒张压的平行升高而脉压不变者预后更差。因此，对于 ISHe 伴舒张压过低的患者，应用传统降压药物治疗引起的舒张压过低及由此所致的潜在危害可能会抵消降压治疗带来的临床获益。近来在 ISH 药物治疗学领域提出了"关注降压外效应"，即抗高血压治疗不应局限于降低血压，还要兼顾降低动脉僵硬度、改善大动脉弹性的措施，这是目前治疗低舒张压的 ISH 的新策略。治疗目标是选择性地降低升高的收缩压、不降低甚至适当提高过低的舒张压，从而缩小脉压。因此，治疗 ISH 伴低舒张压时，不应局限于降低血压，还要兼顾降低动脉僵硬度，改善大动脉弹性的措施。目前认为既有降压作用，又能改善动脉弹性的药物主要有以下几类：

（1）硝酸酯类：硝酸酯类药物在体内巯基的作用下形成外源性一氧化氮，直接舒张大动脉血管平滑肌，改善大动脉弹性，增强动脉壁的舒张功能，其降低收缩压的作用大于降低舒张压，因此在降低收缩压和脉压的同时，能有效保持 ISHe 患者的冠状动脉灌注，且发挥作用较快。同时，口服硝酸酯类药物具有减慢 PWV、降低收缩期压力反射波、增强指数的作用，对舒张压过低的 ISHe 患者尤为适

用。硝酸酯类药物的降压作用轻微，对肱动脉血压影响小，但能降低主动脉压力，增加动脉顺应性，有可能还可进入 ISHe 治疗领域。

（2）他汀类药物：不仅具有调脂作用，还具有改善动脉弹性及顺应性和轻度降低收缩压的作用。他汀类药物的作用主要通过上调内皮源性一氧化氮合酶表达，增加一氧化氮的合成和释放及减少氧自由基产生所介导，长期治疗可能延缓或逆转粥样硬化病变。他汀类药物有改善动脉弹性和缩小脉压的作用，需长期治疗才能显示疗效。

（3）降低高同型半胱氨酸血症的药物：流行病学调查表明，血浆同型半胱氨酸升高与动脉粥样硬化和 ISHe 的发生密切相关。同型半胱氨酸可减少内皮源性一氧化氮的生物利用度，使一氧化氮介导的血管松弛作用减弱，平滑肌细胞增生，促进血管平滑肌细胞核内癌基因 fos 表达，刺激动脉壁的弹性蛋白水解，损害血管内皮功能。因此，降低血浆同型半胱氨酸治疗可改善动脉弹性及大动脉顺应性，从而用于 ISH 的治疗，但尚需进一步研究证实。

（4）其他：纠正各种危险因素的治疗可通过延缓动脉硬化，改善动脉顺应性而有利于 ISH 尤其是 ISHe 的治疗。另外，MMP-9 和 TG2 抑制剂可能成为治疗 ISH 新的药物靶点。另有研究表明，内皮素可能参与了高血压的病理生理变化，内皮素受体拮抗剂可能有效控制血压及延缓血管重塑。

总之，让 ISHe 患者在降低收缩压的同时保持理想的舒张压水平是 ISHe 治疗的难点。多数降压药物在降低收缩压的同时也降低舒张压，因此在降低收缩压时必须关注舒张压的变化。同时对舒张压过低的 ISH 患者必须配合使用改善动脉弹性的药物。

## （二）ISHy 的治疗方案

与 ISHe 相比，ISHy 患者无论在发病机制上，还是在血流动力学、临床特点及临床意义上都存在差异，因此对于 ISHy 患者的降压治疗也不同于 ISHe 患者，明确两者之间的差异能更有效地指导 ISHy 患者诊断及治疗。但目前，对于 ISHy 患者的特殊性缺乏足够的认识，ISHy 患者是否应该接受药物治疗尚存在争议。有研究表明，在 ISHy 患者中冠心病等心血管不良事件的发生率增加，为药物治

疗提供了依据，此外研究表明，对于年龄小于 40 岁的 ISHy 患者是否需要治疗未有证据支持，并且违背已知的生理学法则。对于这部分患者，建议仅需对其进行生活方式干预并定期复查，同时正确评估 ISHy 患者的心血管功能状态作为指导 ISHy 患者治疗的重要依据。如前所述，目前认为中心动脉压的测定有助于对这部分患者的病情进行评估、诊断、治疗及预后评价，为 ISHy 患者进行心血管功能及预后评估提供了重要信息。中心动脉压的测量对 ISHy 患者的治疗具有重要意义，中心动脉压的升高提示患者心血管事件风险增加。因此，中心动脉压升高会为 ISHy 患者的药物治疗提供有力依据，同时凭借持续监测患者的中心动脉压数值可以为临床医师提供最佳的治疗方案，使患者获益最大。现有证据显示，抗高血压药物对中心血压及外周血压的影响是不相同的，通过监测中心动脉压指导 ISHy 患者的降压治疗具有特殊意义。对于 ISHy 患者，通过测量中心动脉压来指导患者的治疗能够真实体现患者对于降压药物的反应，能够有效避免药物过度使用引发的副作用，能够提高疗效，从而使患者最大获益。

尽管中心动脉压测量可以为 ISHy 患者提供必要的心血管功能方面的重要信息，但是目前在推广中心血流动力学评估患者心血管风险方面仍然存在很大的障碍。除了目前患者测量中心动脉压所面临的经济原因外，缺乏统一的测量方法、界定的数值及金标准是推广中心动脉压的主要难题。目前在测量手段上仍然存在缺陷，有创中心动脉压测量能够最直接、最精确地检测患者中心动脉压，但是由于该检查为有创检查，其难以在临床中得到推广。随着技术的发展，期待会有无创中心动脉压测量进入临床实践，无创中心动脉压的测量有利于 ISHy 的诊断及治疗。总之，ISH 是高血压的一种特殊类型，患者仅出现单纯收缩压升高和脉压增大，舒张压并不增高。在 ISH 患者中，老年人和年轻人在病因、临床表现及治疗方面都存在不同。降压药应用剂量是否与年龄相关仍存在争议，主要因为已进行的研究很少包括年龄对照组，而且药动学、血压波动性、大动脉弹性等与年龄有关的因素也影响降压疗效，故某种药物是否确实对老年人比对年轻人更有效尚需进一步的研究证实。大量研究证实，高血压单药治疗达标率较低，由于 ISH 多为老年人，血压达标

率更低。同时，老年人群降压治疗中普遍存在安全性、依从性等问题，所以需要探寻更合理、更有效的治疗方案，联合治疗或许是一条可行之路。降压方案的确立和药物选择除了参考临床研究结果和循证医学证据之外，还应遵循药物作用机制并结合 ISH 患者的病理生理和发病机制进行综合选择。

（郑　杨　尹　霞）

## 参 考 文 献

[1] Martin I. Implementation of WHO/ISH Guidelines: role and activities of WHO. Clin Exp Hyperten, 1999, 21（5/6）: 659-669.

[2] 吴锡桂, 段秀芳, 黄广勇, 等. 我国老年人群单纯性收缩期高血压患病率及影响因素. 中华心血管病杂志, 2003, 31（6）: 456-459.

[3] 李立明. 中国居民营养与健康状况调查报告之四: 2002. 高血压. 北京: 人民卫生出版社, 2008: 37-48.

[4] Talleruphuus U, Bang LE, Wiinberg N, et al. Isolated systolic hypertension in an elderly Danish population. Prevalence and daytime ambulatory blood pressure. Blood Press, 2006, 15（6）: 347-353.

[5] Safar ME. Pulse pressure, arterial stiffness and wave reflections (augmentation index) as cardiovascular risk factors in hypertension. The Adv Cardiovasc Dis, 2008, 2（1）: 13-24.

[6] Wallace SM, Yasmin, McEniery CM, et al. Isolated systolic hypertension is characterized by increased arotic stiffness and endothelial dysfunction. Hypertension, 2007, 50（1）: 228-233.

[7] Yasmin, McEninery CM, Wallace S, et al. Matrix metalloproteinase-9 (MMP-9), MMP-2, and serum elastase activity are associated with systolic hypertension and arterial stiffness. Arterioscler Thromb Vasc Biol, 2005, 25（2）: 372.

[8] Mattace-Raso FU, Verwoert GC, Hofman A, et al, Inflammation and incident-isolated systolic hypertension in older adults: the Rotterdam study. J Hypertens, 2010, 28（5）: 892-895.

[9] Santhanam L, Tuday EC, Webb AK, et al. Decreased S- nitrosylation of tissue transglutaminase contributes to age-related increases in vascular stiffness. Circ Res, 2010, 107（1）: 117-125.

[10] Nguyen H, Chiasson VL, Chatterjee P, et al. Interleukin-17 causes Rho-kinase-mediated endothelial dysfunction and hypertension. Cardiovasc Res, 2013, 97（4）: 696-704.

[11] Durukan M, Guray U, Aksu T, et al. Low plasma renin activity and high aldosterone/renin ratio are associated with untreated isolated systolic hypertension. Blood Press, 2012, 21（5）: 320-325.

[12] McEniery CM, Yasmin, Wallace S, et al. Increased stroke volume and aortic stiffness contribute to isolated systolic hypertension in young adults. Hypertension, 2005, 46（1）: 221-226.

[13] 中华医学会老年医学分会, 中国医师协会高血压专业委员会. 老年人高血压特点与临床诊治流程专家建议. 中华老年医学杂志, 2014, 33（7）: 689-701.

[14] Kostis JB, Cabrera J, Cheng JQ, et al. Association between chlorthalidone treatment of systolic hypertension and long-term survival. JAMA, 2011, 306（23）: 2588-2593.

[15] Mahmooda SS, Levy D, Vasan RS, et al. The Framingham Heart Study and the epidemiology of cardiovascular diseases: a historical perspective. Lancet, 2014, 383 (9921): 999-1008.

[16] Hozawa A, Ohkubo T, Nagai K, et al. Prognosis of isolated systolic and isolated diastolic hypertension as assessed by self-measurement of blood pressure at home: the Ohasama study. Arch Intern Med, 2000, 160 (21): 3301-3306.

[17] Mancia G, Rosei E, Cifkova R, et al. 2003 European Society of Hypertension European Society of Cardiology Guidelines for the management of arterial hypertension. J Hypertens, 2003, 21: 1011-1053.

[18] Saladini F, Santonastaso M, Mos L, et al. Isolated systolic hypertension of young-to-middle-age individuals implies a relatively low risk of developing hypertension needing treatment when central blood pressure is low. J Hypertens, 2011, 29 (7): 1311-1319.

[19] 顾东风, Jiang He, 吴锡桂, 等. 中国成年人高血压患病率、知晓率、治疗和控制状况. 中华预防医学杂志, 2003, 37 (2): 84-102.

[20] Prevention of stroke by antihypertensive drug treatment in older persons with isolated systolic hypertesion. Final results of the Systolic Hypertension in the Elderly Program (SHEP). SHEP Cooperative Research Group. JAMA, 1991, 265 (24): 3255-3264.

[21] Dahlof B, Lindholm L, Schersten B, et al. Morbidity and mortality in the Swedish Trial in Old Patients with Hypertension (STOP-Hypertension). Lancet, 1991, 338 (8778): 1281-1285.

[22] Staessen JA, Staessen JA, Thijs L, et al. Randomised double-blind comparison of placebo and active treatment for older patients with isolated systolic hypertension. The Systolic Hypertension in Europe (Syst-Eur) Trial Investigators. Lancet, 1997, 350 (9080): 757-764.

[23] Liu L, Wang JG, Gong L, et al. Comparison of active treatment and placebo in older Chinese patients with isolated systolic hypertension. Systolic Hypertension in China (Syst-China) Collaborative Group. J Hypertens, 1998, 16 (12 Pt 1): 1823-1829.

[24] Yano Y, Stamler J, Garside DB, et al. Isolated systolic hypertension in young and middle-aged adults and 31-Year risk for cardiovascular mortality: The Chicago Heart Association Detection Project in Industry Study. J Am Coll Cardiol, 2015, 65 (4): 327-335.

[25] Michael F, O'Rourke, Audrey A. Guidelines on guidelines: focus on isolated systolic hypertension in youth. J Hypertens, 2013, 31 (4): 649-654.

[26] Pickering TG. Isolated systolic hypertension in the young. J Clin Hypertens, 2004, 6: 47-48.

[27] Mancia G, Fagard R, Narkiewicz K, et al. 2013 ESH/ESC guideline for the management of arterial hypertension: the Task Force for the Management of Arterial Hypertension of the European Society of Hypertension (ESH) and of the European Society of Cardiology (ESC). Eur Heart J, 2013, 34 (28): 2159-2219.

[28] James PA, Oparil S, Carter BL, et al. 2014 evidence-based guideline for the management of high blood pressure in adults: report from the panel members appointed to the Eighth Joint National Committee (JNC8). JAMA, 2014, 311 (5): 507-520.

[29] 中国高血压防治指南修订委员会. 中国高血压防治指南 2010. 中华高血压杂志, 2011, 19 (8): 701-743.

[30] Ogihara T, SarutaT, Matsuoka H, et al. Valsartan in elderly isolated systolic hypertension (VALISH) study: rationale and design. Hypertens Res, 2004, 27 (9): 657-661.

[31] JATOS Study Group. Principal results of the Japanese trial to assess optimal systolic blood pressure in elderly hypertensive patients (JATOS). Hypertens Res, 2008, 31 (12): 2115-2127.

[32] Karter Y, Curgunlu A, Erturk N, et al. Effects of low and high doses of atorvastatin of arterial compliance. Jpn Heart J, 2003, 44 (6): 953-961.

[33] Messerli FH, Panjrath GS. The J-curve between blood pressure and coronary artery disease or essential hypertension: exactly how essential? J Am Coll Cardiol, 2009, 54 (20): 1827-1834.

[34] Moore TJ, Conlin PR, Ard J, et al. DASH (Dietary Approaches to Stop Hypertension) diet is effective treatment for stage 1 isolated systolic hypertension. Hypertension, 2001, 38 (2): 155-158.

[35] Westhoff TH, Franke N, Schmidt S, et al. Too old to benefit from sports? The cardiovascular effects of exercise training in elderly subjects treated for isolated systolic hypertension. Kidney Blood Press Res, 2007, 30 (4): 240-247.

[36] Kübler W. et al. Prevention of coronary and stoke events with atorvastatin in hypertensive patients who have average or lower-than-average cholesterol concentrations, in the Angio-Scandinavian cardiac Outcomes. Trial-lipid lowering Am (ASCOT-LLA): a multicentre randomi. Zeitschrift Für Kardiologie, 2003, 92 (7): 613.

[37] Dahlöf B, Devereux R, de Faire U, et al. The Losartan Intervention for Endpoint Reduction (LIFE) in Hypertension study: rationale, design, and methods. The LIFE Study Group. Am J Hypertens, 1997, 10 (1): 705-713.

[38] Dion Z, Cheraz CP, Philippe F. Randomized study to compare valsartan ± HCTZ versus amlodipine ± HCTZ strategies to maximize blood pressure control. Vascular Health and Risk Management, 2009, 5 (2): 883-892.

# 第七章

# 假性高血压

目前假性高血压已经成为一个重要的临床问题，并受到越来越多的关注。假性高血压好发于老年人，以及长期患糖尿病、慢性肾脏病、维生素D过多症及严重动脉硬化的患者，而且在青年、儿童及其他系统疾病中也有假性高血压的患者。若不正确地认识假性高血压，将会导致不必要的治疗或治疗过度，引起心脏、脑、肾脏供血不足，甚至造成严重后果。因此，在临床诊治工作中应注意排除假性高血压的存在。

## 第一节　假性高血压概述

### 一、假性高血压的定义及其临床意义

#### （一）假性高血压的概念

高血压、高血压病和假性高血压（PHT）是三个不同的概念。高血压是一种症状，不是一种独立性的疾病。除原发性高血压外，急慢性肾炎、甲状腺功能亢进、库欣综合征等多种疾病都可出现血压升高的现象。由于这种血压升高是继发于其他疾病之后，通常称为继发性高血压或症状性高血压。

高血压病又称为原发性高血压，是一种独立的疾病，主要表现为体循环动脉血压持续升高[成年人收缩压≥140mmHg 和（或）舒张压≥90mmHg]。随着病情进展，高血压病常可使心、脑、肾等脏器受累并发生功能性或器质性改变，甚至引起如高血压性心脏病、心力衰竭、肾功能不全、脑出血等并发症。血压测定以经动脉穿刺（直接法）测得的血压最为准确，但临床上常以袖带测压法（或称间接法）作为替代。

假性高血压是指实际血压正常，但出现由肱动脉局部动脉硬化或其周围组织发生病理变化等原因

造成袖带测压高于直接动脉内测压的一种假象[1]。假性高血压包含三种情况：①如果袖带测压高于正常，而直接测压在正常范围者称为单纯性假性高血压。②如果直接测压高于正常，而袖带测压更高[袖带测的收缩压比直接测压高 10mmHg 和（或）袖带测的舒张压比直接测压高 15mmHg]，称为假性高血压现象。假性高血压的存在并不能排除原发性高血压，两者可同时并存。③直接测压正常，袖带测压也正常，但袖带测压比直接测压高（收缩压高 10mmHg，舒张压高 15mmHg），也是假性高血压现象的一种类型。假性高血压是血压升高的一种假象，多见于合并动脉硬化的老年人群，并且随着年龄的增长而增加[2, 3]。由于临床较少采用动脉穿刺法进行直接测压，故假性高血压实际发生率并不清楚。文献报道中假性高血压的发生率极不一致，介于 1.7%～50.0%。

#### （二）假性高血压的临床意义

假性高血压是血压升高的一种假象，一旦误诊误治，将会出现以下临床问题：

（1）血压正常的老年人，如存在假性高血压现象，且合并心绞痛、心力衰竭、精神疾病和帕金森病等疾病时，治疗这些疾病的某些药物可能引起严重低血压，导致脑血管意外等事件发生，需引起充分重视。

（2）高血压病患者如果存在假性高血压现象，会过高地估计其严重程度，并可能导致过度治疗。

（3）单纯假性高血压被误诊为原发性高血压会导致不必要的降压治疗，甚至出现严重的后果。

总之，近年来假性高血压已经成为一个重要的临床问题，并受到越来越多的关注。在 2006 年美国心脏病学会（ACC）年会上，国际高血压专家卡普

兰特别提出假性高血压为导致难治性高血压的原因之一，并指出若不正确地认识假性高血压，将会导致不必要的治疗或治疗过度，引起心脏、脑、肾脏供血不足，甚至造成严重后果。

## 二、假性高血压的流行病学特点

1892 年，William Osler 首次对假性高血压进行了描述，在受压迫远端的桡动脉处，如果能用示指触摸到动脉搏动则提示血管壁硬化，当时袖带测压并未应用于临床。1974 年 Taguchi 和 Sumangool 发现 1 例 82 岁男性患者使用袖带充气式汞柱血压计测得的收缩压超过 300mmHg，而经动脉穿刺（直接法）所测得的收缩压为 130mmHg，舒张压为 75mmHg，后经动脉造影证实患者肱动脉存在严重钙化。肱动脉的严重钙化可能影响血压计袖带压力的正常压迫，使测得的血压值偏高。随即第一次正式提出了假性高血压的概念[4]。

1978 年 Spence 等报道了对 40 例血压升高而无靶器官损害的男性患者进行袖带间接测压和经动脉内直接测压的比较，结果发现 40% 患者的袖带舒张压比动脉内直接测压高 30mmHg，3 例患者袖带收缩压比动脉内直接测压高 40mmHg，其中年龄小于 60 岁者的假性高血压检出率为 25%，大于 60 岁者的检出率为 50%，且有随年龄增长而增加的趋势[5]。

1983 年 Vardan 等比较了 26 例老年收缩期高血压患者袖带与经动脉内测压的差异，发现袖带舒张压比动脉内直接测舒张压平均高 17.8mmHg，以袖带舒张压比经动脉内直接测舒张压高 10mmHg 为假性高血压诊断标准，其中 70% 的患者符合此标准[6]。

1985 年 Finnegan 等同样以袖带舒张压比经动脉直接测舒张压高 10mmHg 为假性高血压诊断标准，发现 55 例非选择的 50～80 岁健康志愿者中假性高血压的患病率为 35%[7]。

1990 年 Kuwajima 等对 59 名 65 岁以上的健康志愿者进行桡动脉内测压，同时进行袖带测压，结果只发现 1 名袖带舒张压比经动脉内测舒张压高 10mmHg，假性高血压的患病率为 1.7%。因而认为假性高血压在非选择性的老年人中患病率较低，患病率差异明显的原因与研究对象动脉粥样硬化程度不同及动脉内测量部位不同等因素有关[8]。

1994 年新疆医科大学第一附属医院何秉贤等通过观察 50 例 60 岁以上高血压患者，经肱动脉内测压发现假性高血压检出率为 42%（袖带舒张压高于动脉内舒张压 10mmHg），其中 60～64 岁患者的检出率为 16.7%，65～74 岁患者的检出率为 70.6%，75 岁以上患者的检出率为 33.3%，各年龄组间存在统计学差异[9]。

1995 年 Saul 等以袖带和动脉内直接测压时收缩压和舒张压分别相差 10mmHg 为诊断标准，在 100 名 31～80 岁人群中，假性高血压的比例以收缩压计为 13.3%，以舒张压计为 27.1%；而用理想袖带测量血压时出现假性高血压的比例明显要低（收缩压为 1.8%，舒张压为 4.8%），且以舒张压为标准较以收缩压为标准的假性高血压的比例要高；臂围<27cm 时用普通袖带（相当于此臂围的理想袖带）与臂围≥27cm 时用理想袖带测量血压比较，出现假性高血压的比例无明显区别[10]。

虽然假性高血压常见于老年人，但在青年、儿童及其他系统疾病中也有类似的假性高血压个例的报道。

1988 年 Saklayen MG 报道了 1 例 30 岁白种女性患者 10 年前第一次发现高血压，5 年前开始用降压药治疗，高血压一直未被控制，但做各种继发性高血压的有关检查均为阴性。以后又经阶梯的降压药联合应用亦未使其血压恢复正常。5 年间有恶心、头痛及 6 次晕厥发作。就诊时口服卡托普利片、普萘洛尔片和氨苯蝶啶氢氯噻嗪片。每月测血压 1 次为（160～215）/（110～125）mmHg，左臂血压读数比右臂高 10～15mmHg，下肢血压 180/120mmHg，颈部无杂音，心音正常、无杂音，眼底正常，心电图、血尿素氮、血肌酐、电解质及尿常规均正常，无动脉硬化征象，Osler 征阴性，上臂 X 线摄片未见动脉钙化。于左桡动脉插管直接测血压，只有 130/70mmHg，用袖带式血压计测左臂间接血压为 170/105mmHg。停用降压药，24h 动脉内血压为（120～130）/（60～70）mmHg，间接血压为（160～190）/（100～115）mmHg。随访 6 个月未用降压药，间接血压较前无变化，仍如前高值，但患者感觉良好，无头痛及晕厥发作[11]。

1993 年 Narasimhan 等报道了 1 例患 Williams 综合征的 5 岁假性高血压儿童，病理显示动脉壁显著增厚[12]。

2001 年 Rosner 和 Okusa 报道了 1 例 65 岁弥漫性硬皮病的男性假性高血压患者，袖带测压为240/135mmHg，动脉内血压为 107/52mmHg[13]。

1984 年 Osterziel 等报道压迫人或犬的下肢可使血压升高[14]，并认为这是一种由神经介导的血压反应。1990 年 Mejia 等研究假性高血压时发现当袖带充气时，患者动脉内血压随之升高，第一次正式提出了袖带充气性高血压概念，认为袖带性高血压是假性高血压的一种类型，与压迫人或犬的下肢有相似的病理生理基础，但是这种现象只在少数患者中出现。

## 第二节　引起假性高血压的原因

假性高血压临床并非少见，引起假性高血压的原因较多，最常见的有以下四种。

### （一）肱动脉壁及其周围组织的病理变化

（1）肱动脉壁增厚：肱动脉壁增厚达一定厚度时，可引起假性高血压。肱动脉壁增厚 1 倍会造成大约 32mmHg 的血压测量错误。

（2）肱动脉粥样硬化和（或）肱动脉中层钙化性硬化，当肱动脉粥样硬化和（或）肱动脉中层钙化性硬化达一定程度时，血管不易被压迫导致测量值过高引起假性高血压[7, 15]。常见于老年人，长期患糖尿病、慢性肾脏病、维生素 D 过多症及严重动脉硬化的患者。

（3）肱动脉周围组织的病理变化如硬皮病[13]。

### （二）袖带充气性高血压

当袖带充气时，患者动脉内血压随之升高，是假性高血压中的类型之一。

### （三）血压测量方法不正确

**1. 对血压测量不重视、测量方法不规范**　造成血压测量结果不正确，如在相对于平静状态下测血压与患者剧烈活动后立即测血压，其检测值可差别10mmHg 以上。将袖带置于毛衣外面测量血压、放气时速度过快等测量方法都会造成血压测量值偏高[16]。

**2. 测量用的袖带与臂围不匹配**　当用标准袖带（英国：12cm×26cm）测臂围≥27cm 患者的血压时，出现的假性高血压的比例比用理想袖带（英国：12cm×40cm）高。在测定肥胖患者的血压时，应采用理想袖带，减少因袖带与臂围不匹配出现假性高血压的比例。国际上有几种袖带的推荐标准：

（1）美国预防、监测、评价和治疗高血压全国联合委员会第 7 次报告（JNC-7）推荐袖带长度应是臂围的 80%[17]。

（2）英国高血压协会（BHS）推荐：标准袖带是12cm×26cm 适于大部分人；大袖带 12cm×40cm 适于肥胖手臂；小袖带 12cm×18cm 适于瘦的成人和儿童。

（3）美国心脏协会（AHA）推荐：小的成人袖带 10cm×24cm 适于臂围 22～26cm 的人群；普通成人袖带 13cm×30cm 适于臂围 27～34cm 的人群；大的成人袖带 16cm×38cm 适于臂围 35～44cm 的人群；成人大腿袖带 20cm×42cm 适于臂围 45～52cm 的人群。

（4）中国血压测量工作组在《中国血压测量指南（2011 年）》中推荐[18]：

1）瘦型成人或少年，袖带尺寸选用12cm×18cm（超小号）。

2）上臂围为 22～26cm，袖带尺寸选用12cm×22cm（成人小号）。

3）上臂围为 27～34cm，袖带尺寸选用16cm×30cm（成人标准号）。

4）上臂围为 35～44cm，袖带尺寸选用16cm×36cm（成人大号）。

5）上臂围为 45～52cm，袖带尺寸选用16cm×42cm（成人超大号或大腿袖带）。

因此，在临床上应重视依据患者臂围大小选择理想的合适袖带，医院和诊室应配备合理的、多种规格的袖带，尽量减少袖带使用不当带来的误差，以减少假性高血压的误诊。

### （四）应激

一时性精神紧张、情绪波动、躯体或精神刺激等应激状态可造成血压暂时性升高的假性高血压。

## 第三节　假性高血压的发病机制与分类

### （一）生理与技术因素

穿刺动脉直接测量上肢血压和同时测量主动脉的血压明显不同，肱动脉、桡动脉的收缩压较主动脉高而舒张压低。这种由近端至远端进行性变化与波反射强度和时程有关,其差异会因运动和硝酸甘油等引起血管舒张而增大,而年龄增大和高血压引起的动脉硬化会缩小这种差异。血液由大动脉进入小动脉时平均血压降低,用非直接法测量指端血压明显低于肱动脉和桡动脉血压。

柯氏法是临床中间接测量血压的标准方法,在测量血压时要注意袖带的长度,系缚手臂的位置、压力计的刻度、气囊释放的速度及舒张压的判定标准。否则将会高估血压值(收缩压约高出 5mmHg,舒张压高出 5~10mmHg)[19]。

### (二)收缩性/舒张性假性高血压

收缩性/舒张性假性高血压的病理生理机制是肱动脉中膜增厚、硬化(动脉中层钙化性硬化),包裹性纤维化时肱动脉僵硬,袖带必须要更大的压力来压缩血管,因此在测血压听诊时得出了错误的高读数[19, 20]。

### (三)舒张性高血压

在临床上,用袖带充气式汞柱血压计测量血压时,通常认为的舒张压听诊标准是柯氏音消失。而在舒张性高血压中,其血压计袖带中的压力还未达到动脉内舒张压时,柯氏音就提前消失了,这是因为柯氏音的产生与动脉壁松弛摆动有关。当肱动脉壁硬度增加,动脉的顺应性降低,从而会减少机械刺激引起的这种摆动,那么袖带放气时,在较高的压力下动脉壁摆动即会终止,从而造成柯氏音提前消失,造成听诊法舒张压高于动脉内舒张压[21]。

### (四)袖带充气性高血压

压迫人和犬的下肢可引起血压升高,这种现象是由神经介导引起的血压反应[14]。在袖带充气时血压上升,因其与前者有相似的病理生理学基础而将其定义为假性高血压的一种。这种现象只在少数患者中出现,但确切机制尚不明确[22]。

## 第四节 假性高血压的诊断

### 一、假性高血压的易患人群

假性高血压好发于老年人、长期患糖尿病、慢性肾脏病及严重动脉硬化的患者。临床上出现以下情况应怀疑本病:①高龄;②顽固性高血压;③血压值长期升高但无明显靶器官损害;④应用降压药后易出现降压过度反应的患者[23]。

## 二、假性高血压的诊断方法

假性高血压的诊断主要依赖于临床表现和相关的检查。直接测量法(又称为动脉血管内直接测量血压法)能直接获得动脉血管内的真实血压值,因此其仍是目前公认的诊断假性高血压的"金标准"。但直接测量法有其局限性,它对血管壁病变几乎无从了解,而假性高血压仅仅是肱动脉血管壁病变发展到一定程度的结果;并且直接测量法虽然安全、创伤小,但它毕竟是一种有创伤的检查手段,仍然具有一定的痛苦和潜在的并发症发生风险,如穿刺部位动脉损伤造成假性血管瘤等并发症。随着科学技术的进步,大量新型的无创检测技术不断涌现,假性高血压的诊断向早期、方便、安全、无创、结构与功能相结合的方向发展。现就假性高血压诊断方法在临床上的合理应用进行介绍。

### (一)用于诊断假性高血压的血压测量方法

血压是反映人体血液循环系统功能的重要指标之一。其可通过压强测量来反映其大小,即血压测量。血压测量可分为直接测量法和间接测量法。

**1. 直接测量法** 又称为动脉血管内直接测量血压法、有创血压测量法。

直接测量法是将导管顶端带有很小的压力探头的导管直接插入动脉内而直接测量动脉腔内的压力的方法。直接测量法可以记录到逐次心跳的连续的动脉压力。导管压力探头的置入点可以在主动脉、肱动脉、桡动脉、股动脉等处。血压值可以直接测得,因此直接测量法是血压测量的金标准,也是判断假性高血压不可缺少的金标准。

(1)直接测量法的优点:测量准确、可靠。

(2)直接测量法的不足之处:它具有创伤性、技术要求高等特点,因此其不适合用于假性高血压患者的普查与长期血压监测。

(3)直接测量法的应用:直接测量法是假性高血压诊断的金标准。此外,其还可用于介入诊断与治疗;当患者大手术(开胸、颅脑)、肢体严重烧伤、各种休克时，它仍是重要的监测手段，能为其治疗及用药提供可靠依据[10]。

**2. 间接测量法**　又称为无创血压测量法。

间接测量法是通过检测动脉血管壁的运动、搏动的血液或血管容积等参数间接得到的血压值。根据检测的方法不同，间接测量血压的方法有下列几种：

（1）柯氏音法：又称为听诊法。1905 年，俄国医师柯罗托夫（Korotkoff）发现了血管音，并发明了柯氏音听诊法。它是临床上应用最广泛的无创血压测量法，多用于袖带充气式汞柱血压计或自动血压测量仪。其原理是利用充气袖带压迫动脉血管，使血液流动完全阻断，然后缓慢放气，当袖带压力小于血压时，血液重新流过肱动脉形成间歇性的动脉搏动音——柯氏音，测压人员通过辨别动脉血流受阻过程中的柯氏音及相应点的压力来确定收缩压和舒张压。当缓慢放气至袖带压力下降中听到第一次轻的重复而清晰的敲击声——柯氏音，此时认为是高压，即收缩压；继续放气，通过听诊器能听到强而有力的柯氏音，且柯氏音突然变小，短促而低沉，随着袖带压力下降，柯氏音消失，这时认为血管完全未受挤压，此时作为低压，即舒张压。

1）柯氏音听诊法的优点：测量简单、易操作、应用广泛。

2）柯氏音听诊法的不足之处：①具有一定的主观性，不同的人可能测出不同的结果，有时差别较大；②与直接法相比存在一定差异，其收缩压较动脉内直接测压低 5～13mmHg，舒张压较动脉内直接测压高 5～13mmHg。

3）柯氏音听诊法的应用：柯氏音听诊法是假性高血压诊断的主要方法。此外，柯氏音听诊法也是临床上广泛应用的测量血压的方法。

（2）自动式亚音频测压法（infrasonic recorder，IR）：又称为次声法。自动式亚音频测压法的原理是通过分析人耳听不到的亚音频（低频）柯氏音振动（低于 20Hz）的能量来探测血压。其方法是将亚音频传感器置入气袖，在充气状态记录动脉壁听阈下脉冲波。第一脉冲波代表收缩压，随后波幅的突然持久改变则代表舒张压。

1）自动式亚音频测压法的优点：它具有无创性，能较准确地反映动脉内真实血压（IR 法测得的舒张压只比直接法高 4mmHg）。IR 法诊断假性高

血压的敏感性为 93%，阴性预测率达 93%。

2）自动式亚音频测压法的不足之处：虽然 IR法的敏感性高（达 93%），但特异性为 64%、阳性预测率为 62%，因此阳性时其肯定价值仅为 62%，这部分病例仍需要直接法证实。

3）自动式亚音频测压法的应用：IR 法可用于假性高血压的筛选，当阴性时，其否定价值达 93%，故不需要再用直接法证实；在确诊假性高血压后的血压监测与治疗时，可用 IR 法代替直接法。

（3）示波法：又称为震荡法。它是在对袖带充气加压过程中，袖带阻断动脉血流，此时袖带下只有很微弱的波动（袖带上部近心端脉的搏动），然后放气，通过检测该波的轨迹，并利用轨迹与血压间固有的关系测量血压的方法[24]。其测量血压的原理是气泵对袖带充气加压以阻断动脉血流，使动脉血管处于完全闭阻状态。然后在放气过程中检测袖带内的气体压力并提取微弱的脉搏波。当袖带压力远高于收缩压时，脉搏波消失；随着袖带压力下降，脉搏波开始出现。当袖带压力从高于收缩压下降到低于收缩压时，脉搏波会突然增大，在平均压时幅值达到最大，然后脉搏波又随袖带压力下降而衰减。压力传感器可采集袖带内压力的大小变化，并将压力信号转化为数字信号传入微处理器，用以辨别动脉血流受阻过程中相应压力点，根据脉搏波幅度与袖带压力间的关系来计算血压。

根据示波法的原理，示波技术已广泛应用于临床各类电子监护仪和电子血压计。

1）医用电子监护仪：①医用电子监护仪的优点，它具有重复性好，测量误差减少到 5～10mmHg，同时不受测压者听力的限制，所测定的血压值不受测压者主观的影响，是可信度高的客观指标。②医用电子监护仪的不足之处，收缩压和舒张压的计算尚无通用的统一标准，各个厂家均是在大量临床实验基础上推算出各自的经验算法，因此在高档的医用监护仪中通常还采用柯氏音法和示波法相结合来提高测量精度。③医用监护仪的应用，用于假性高血压和假性高血压现象的评估。此外，还可用于柯氏音听诊法不能使用的领域，如幼儿、严重低血压等。

2）电子血压计：①电子血压计的优点，上臂式电子血压计与袖带充气式汞柱血压计相比较，上臂式电子血压计有以下优点：携带方便、操作简单，

无毒，重复性好，所测定的血压值不受测压者听力的影响，为客观指标。此外，只要采用性能良好电子血压计和理想的与臂围相匹配的袖带，并且按规范操作，所测得的血压平均值（收缩压平均值、舒张压平均值）与有经验的、能熟练地按规范使用袖带充气式汞柱血压计的测压工作者所测得的血压平均值（收缩压平均值、舒张压平均值）呈高度相关性（统计学上无显著差异）。②电子血压计的应用，目前上臂式电子血压计已广泛用于家庭血压测量（HBPM），它可以排除由一时性精神紧张、情绪波动、躯体或精神刺激等应激状态所造成的血压暂时性升高的假性高血压和白大衣高血压。③电子血压计使用的注意事项，一定要遵守由中国血压测量工作组编撰的《中国血压测量指南（2011年）》的有关规定[18]，如使用《中国高血压防治指南（2010年）》推荐使用经国际标准化认证的上臂式电子血压计；电子血压计每半年应校准1次；测压必须规范操作等。

3）动态血压计：用于24h动态血压监测（ABPM）。动态血压采用无创性携带式动态血压计，其内的电动泵使上臂袖带自动充气，根据压力示波法（或柯氏音听诊法）测压原理获取信号并记录储存收缩压、舒张压和心率值。监测结束后，储存的数据可通过计算机或专用分析仪打印出每次测量的血压读数和一些初步统计分析结果。①动态血压监测的优点：可以自动间断性定时测量日常生活状态下的血压；可以获得客观的较多的血压读数和获得24h、白昼、夜间及每小时的血压平均值，24h血压平均值有较好的重复性；无白大衣效应和安慰剂效应；可评估长时间血压变异、昼夜血压节律和降压治疗后24h血压控制情况。②动态血压监测的不足之处：费用相对较高，很难长期频繁使用。③动态血压监测的应用：可以排除一时性精神紧张、情绪波动、躯体或精神刺激等应激状态所造成的血压暂时升高的假性高血压；此是高血压心血管危险因素评估和分层的金标准，也是白大衣高血压诊断金标准；此外，其还用于评估难治性高血压的原因和隐匿性高血压。④动态血压监测的注意事项：在动态血压计的选择、测量方法等方面都按中国血压测量工作组编撰的《中国血压测量指南（2011年）》执行才能获得正确、可靠的血压数值。

（4）脉搏波传导速度测量法：又称为脉搏波速率法，是利用脉搏波传导速度（PWV）连续测量血压的方法。

现代信号处理的观点是将脉搏波信号看作心脏内部运动状态在体表的映射与输出。脉搏波传导速度测量法的原理为脉搏波是心脏搏动沿动脉血管和血液向外周传播而形成的，脉搏波的传导速度与动脉血压密切相关，通过测定脉搏波传导速度间接推算出动脉的血压值[25, 26]。

1）脉搏波传导速度测量法的优点：随着自动测量脉搏波传导速度的装置问世，如全自动动脉硬化诊断检测仪，大大简化了操作过程。因此，它具有操作简便、安全、重复性好和既可以间歇测量血压，又可以连续测量血压等优点。

2）脉搏波传导速度测量法的不足之处：国际上尚无统一的各年龄阶段及具有种族特异的脉搏波传导速度的正常参考值，因此造成测定结果之间无法进行比较。

3）脉搏波传导速度测量法的应用：长沙市中心医院胡静和重庆医科大学附属第一医院邓辉胜二人应用动脉硬化检测仪测定30位老人（55～85岁）的双踝臂脉搏波传导速度，其结果是假性高血压组患者脉搏波传导速度与非假性高血压组患者比较差异具有统计学意义（$P=0.029$）。当踝臂脉搏波传导速度>1896.0cm/s时，预测假性高血压的敏感度为80%，特异性为73.3%。因此，虽然例数较少，但也可以看出踝臂脉搏波传导速度的异常，此对诊断假性高血压具有一定的参考价值[27]。

（5）脉压测量法：脉压（PP）作为评价动脉硬化的指标之一，其主要决定因素包括大动脉僵硬度和脉搏波折返时间[28]。随着年龄的增长，血管硬度增大，导致动脉PWV增快，脉搏波折返回中央动脉与心室收缩期的血流相遇，收缩压升高，而对舒张压影响不大，使PP增宽。PP水平与动脉顺应性之间的相关性强。假性高血压的主要发病机制是肱动脉中膜钙化、硬化、动脉壁硬度增加，动脉的顺应性降低，因此PP在预测假性高血压发生方面会具有重要的意义。

（6）超声法：是用自动超声血压探测仪（或超声血压计）测量血压的方法。它的原理是利用超声波对血流和血管壁运动的多普勒效应来检测收缩压和舒张压，常用于婴儿和用其他方法难以测量的血压值。超声法是将超声传输器与接收器（传感器）

置于血压计袖带下的肱动脉上（在距袖带远心端1/3袖带宽处），传输器向肱动脉发出超声波，接收器则接收反射波。随着袖带放气，当肱动脉压与袖带压相等时，肱动脉壁开始振动并造成多普勒频移，频移第一次被检出的袖带压判定为收缩压，频移显著减少处的袖带压为舒张压。超声法能较好地反映肱动脉内血压，特别是在用听诊法测患者血压（含假性高血压患者）时，遇到柯氏音太弱的患者（如肌肉与皮下组织肥厚）而影响血压的测量，此时，用超声法（即将多普勒探头放在肱动脉上）有助于检测收缩压。此外，超声法还可用于测量踝/臂指数，即比较肱动脉收缩压和胫后动脉收缩压获得周围动脉疾病指数，有利于因肱动脉及其周围组织病变而引起的假性高血压的诊断[29]。

## （二）用于假性高血压相关外周血管评价的方法

**1. Osler 征** 部分患者在以袖带测压法测血压时，当袖带压力超过收缩压约 20mmHg 时，如仍能清晰触及桡动脉或肱动脉搏动，即为 Osler 征阳性；反之为阴性。Osler 征阳性提示肱动脉存在显著的动脉硬化，对于诊断假性高血压有一定的参考价值，可作为筛查假性高血压的一种手段，但因其主观性强、重复性差，且 Osler 征阳性在老年人中相当常见，且有随年龄增长而增加的趋势，因而其并非是识别假性高血压的有效方法[30-35]。

**2. 医学影像学检查**

（1）X 线检查

1）透视：透视对因肱动脉中层钙化引起肱动脉硬化而造成的假性高血压有诊断价值。透视如发现肱动脉处有弥散而均匀的薄层钙化或肱动脉边缘呈齿状钙化影，提示动脉中层钙化。但透视对肱动脉中层钙化程度较低及非钙化性肱动脉硬化如肱动脉的粥样硬化显示不清，因而缺乏诊断价值。

2）X 线摄片：肱动脉中层钙化或动脉边缘齿状钙化影像比透视更清晰，并且摄片能长期保存，可随时进行复查对照，并且是研究假性高血压的宝贵影像资料。对肱动脉中层钙化程度低和非钙化性肱动脉硬化引起的假性高血压则无诊断价值。

3）血管造影检查：无论是动脉粥样硬化引起的血管壁变化、血管狭窄还是血管炎，动脉畸形血管造影检查均可显示并明确病变的范围与程度，是诊断血管病变的"金标准"。但因血管造影为有创检查，具有一定痛苦和潜在并发症的发生风险，且费用相对昂贵，不易被患者接受，在临床上已较少应用。

（2）多层螺旋 CT 检查：由于多层螺旋 CT 检查具有很高的密度分辨率，能早期发现小病变和较准确地显示病变范围，能显示外周细小血管与血管壁钙化和各种斑块的性质及其成分。因此，当确诊为假性高血压或假性高血压现象后，要确定肱动脉的病变时，多层螺旋 CT 检查可作为优选的检查项目。

（3）磁共振成像检查：三维磁共振血管成像法具有成像快，空间分辨率高，对比度好，不受钙化斑块影响等优点，但空间分辨率不如多层螺旋 CT。当采用多层螺旋 CT 检查时，若因受钙化斑块的影响而不易观察血管病变时，可选用磁共振血管成像检查。

（4）超声检查：具有无创性，能直接显示外周（上肢和下肢）主干血管（含肱动脉）病变，还具有操作简便、费用低、使用范围广等特点，已被广大患者和临床医师所接受。在假性高血压的诊断方面，超声能确定肱动脉血管壁的病变，如肱动脉血管壁中层钙化、肱动脉粥样硬化，以及钙化斑、硬斑块、软斑块、混合斑块及血管狭窄等。但对外周细小的血管显示不佳是其不足之处。

综上所述，到目前为止，在诊断假性高血压及其相关评价方面的各种方法都各具优缺点，尚无一种价格低廉、安全、一次性就能准确地得出正确的形态学及功能评价的检查方法。即便是目前诊断假性高血压"金标准"的直接法——动脉血管内直接测量血压法，也具有有创检查的潜在并发症发生的风险。在临床上对疑似假性高血压病例或某个特定人群，采用任何单一的检查方法都不能全面解决问题。因此，在临床实际工作中，我们应充分了解各种检查方法的特点，并在实践中考虑各种技术的性价比、侵袭性和优势互补等，根据患者的具体情况（病情、体况、经济收入等），遵行检查费用合理，检查方法从简单到复杂，由无创到有创，由 1 项、2 项到多项的原则，有针对性、合理地选择那些能充分发挥最大效益的检查方法。特别是在实施直接法前，如何优化使用上述检查方法来提高对假性高血压诊断的准确性与特异性，是我们临床工作者努力的方向。

## 三、假性高血压的诊断标准

Zweifler 和 Shahab 于 1993 年提出的假性高血压诊断标准得到学界的广泛认同[36]。

（1）收缩性假性高血压：袖带测量的收缩压比直接动脉内测量值高 10mmHg。

（2）舒张性假性高血压：袖带测量的舒张压比直接动脉内测量值高 15mmHg。

（3）袖带充气性高血压：动脉内舒张压在柯氏第五音时比袖带充气的舒张压提前 10mmHg 消失，即动脉内测量舒张压在柯氏第五音时比袖带充气测量值高 10mmHg。

2010 年《中国高血压防治指南》将假性高血压诊断标准定义为袖带测压比直接测压时收缩压高 10mmHg 和（或）舒张压高 15mmHg。

## 四、假性高血压的诊断思路

（1）当使用校正过的袖带式汞柱血压计（或臂式电子血压计）和合适被测者（患者）臂围的理想袖带进行规范操作后，测得值若在正常范围，就可以初步排除高血压（含假性高血压）。若测量值——收缩压高于 140mmHg 和（或）舒张压高于 90mmHg 时，再连续测 2 次血压，然后将 3 次测得的血压值分别求出收缩压平均值和（或）舒张压平均值。当收缩压平均值和（或）舒张压平均值高于血压的正常范围时，可排除因血压计、袖带与臂围不匹配和操作不规范而造成的高血压（含假性高血压）。

（2）经上述规范测量所得的平均收缩压和（或）平均舒张压高于正常范围的患者，则采取家庭自测血压或动态血压监测以排除一时性精神紧张、情绪波动、躯体或精神刺激等应激状态所造成的血压暂时性升高的假性高血压和白大衣高血压。

（3）若经家庭自测血压或动态血压监测患者的血压高出中国血压测量工作组编撰的《中国血压测量指南（2011 年）》推荐值，即家庭自测血压 135/85mmHg 相当于诊室血压测量的 140/90mmHg 时，可诊断为高血压（含假性高血压）。此时，若患者经济条件好，在自愿的情况下，可进行动脉血管穿刺测得直接血压值。测得的结果会有下列三种情况。

1）当袖带测量的血压值高，而血管内直接血压值在正常范围时，可诊断为假性高血压。

2）当袖带测量和直接测量的收缩压和（或）舒张压均高，而且袖带测的收缩压高于动脉内直接测的收缩压 10mmHg 和（或）袖带测的舒张压高于动脉内直接测的舒张压 15mmHg，则可诊断为假性高血压现象。

3）当袖带测量和直接测量的收缩压和（或）舒张压均高，但袖带测的收缩压高于动脉内直接测的收缩压不超过 10mmHg 和（或）袖带测的舒张压高于动脉内直接测得的舒张压不超过 15mmHg 时，则诊断为高血压。

（4）对于经家庭自测血压或动态血压监测诊断为高血压（含假性高血压），而又未做动脉血管穿刺直接测压的患者，或经直接法诊断为假性高血压及假性高血压现象的患者都应进行影像学检查。根据经济条件，可自愿选择 X 线检查，超声检查、多层螺旋 CT、磁共振检查，查明肱动脉壁及管腔的病变性质、程度与部位，以辅助进一步评价。

（5）对于已经诊断为高血压的患者，经治疗后若出现下列情况时，提示有假性高血压的可能：①当出现联合降压药治疗而血压状况未改善或对抗高血压药物出现耐药的情况；②长期高血压或严重高血压而缺乏靶器官损害时，如心脏肥大、肾功能不全或眼底改变；③经过抗高血压治疗后出现低灌注现象，如头晕、晕厥、黑蒙等症状。此时，应动员患者用直接法测量血压以确诊是假性高血压、假性高血压现象，还是高血压病，为下一步合理选择影像学检查和针对性治疗提供重要的依据。若经济条件或不愿意做直接法测血压者，应动员其做相关的影像学检查，以期获得肱动脉的影像学资料，并判断肱动脉是否有病变。若肱动脉有病变，在治疗时应考虑存在假性高血压的因素，以期患者获得较为合理、正确的治疗。

# 第五节　假性高血压的治疗与预防

## 一、假性高血压的治疗

假性高血压是一个重要的临床问题，高血压患者尤其是老年高血压患者在启动降压治疗前应注意排除假性高血压的存在。

确诊为假性高血压患者的治疗应根据患者的临床情况决定：

（1）动脉内血压在正常范围，且临床状况良好者，无须进行降压治疗；患者若原先已用降血压药物治疗，则停止继续使用。

（2）对于动脉内血压和袖带测压均高于正常的假性高血压患者，在使用抗高血压药物（降压药）时，应充分考虑肱动脉硬化的因素。降压要适度，即患者的血压下降，但不一定非要降到正常值范围。一般血压降至用袖带测量法测得的收缩压高于正常值高限 10mmHg 以下和（或）舒张压高于正常值高限 15mmHg 以下（即收缩压在 150mmHg 以下，舒张压在 105mmHg 以下），且无头痛、头晕、全身乏力等症状为宜。用药过程中应密切监测血压，增加随访频率，缩短随访间期。

（3）假性高血压患者常伴有脏器供血不足，确诊后应同时对动脉硬化和脏器供血不足进行治疗，消除动脉硬化易患因素，逆转动脉硬化以保护脑、心脏、肾脏等重要脏器的功能。

（4）因糖尿病、尿毒症、硬皮病等造成假性高血压的患者，应积极治疗原发病。只有治愈或控制好原发病，假性高血压也才能得到很好的控制。

（5）心理疏导与健康指导：①给患者讲授假性高血压与高血压的知识，减少患者的紧张情绪；②合理的低脂肪、低盐饮食，对患者的健康是十分有益的；③适当的运动，可减轻高脂血症，缓解动脉的紧张状态；④避免长期伏案工作，减少大脑紧张；⑤避免过热、过冷、过硬食物对胃肠的刺激；⑥避免剧烈活动，抬物件时应量力而行，不能拿超重的物件，以减少血压的波动；⑦养成良好的排便习惯，以减少过度用力对血管的刺激；⑧适度的娱乐，为自己营造一个轻松、欢乐的环境，使身心得到放松。这些对假性高血压患者的血压都具有不同程度的调节作用，对假性高血压的缓解是有益的。

（6）户外活动：在身体条件许可的情况下，假性高血压患者可参加户外休闲活动，常到公园，特别是森林公园散步，游玩。公园里噪声小、安静，有花、有草、有树，还有丰富的氧气，空气中悬浮颗粒少，空气清新，可使人心旷神怡，消除疲劳，缓解压力，增进身心健康。特别是森林公园里，因林中含有大量的森林所产生的空气负离子，具有调节大脑皮质兴奋与抑制平衡作用，达到镇静、催眠、

降压作用。同时空气中大量的负离子还具有促进血液循环，调节钙磷代谢，降血脂和减慢心率，增强心肺功能等作用，这些对假性高血压患者的身心健康都是十分有益的。

（7）可行温水浴，特别是温泉浴。温水浴可降低神经兴奋性，使皮肤血管扩张，外周阻力下降，血压下降，同时可使假性高血压患者解除疲劳，缓解压力，增进身心健康[37]。

## 二、假性高血压的预防

由于假性高血压好发于老年人，以及长期患糖尿病、慢性肾脏病、维生素 D 过多症及严重动脉硬化的患者。因此，应做好以下工作。

（1）各级政府、卫生部门、社会各界共同参与糖尿病、慢性肾脏病等疾病的预防、宣传教育，以自身保健和社区（农村的村委会）支持为主要内容，提倡合理膳食（每天摄入热量、蛋白质、维生素、矿物质和水的量要合理，严格控制食糖和食盐的摄入量），适度的运动（或劳动），避免长期伏案工作等惯于久坐的生活方式，适度的娱乐等能减少糖尿病、慢性肾脏病等疾病的发生。

（2）一旦发生糖尿病或肾病的患者应积极配合医师及早治疗，这样可延缓糖尿病、肾病等病理变化的进程，同时也可减慢及减轻腹部的内脏动脉及四肢动脉的血管中层钙化的速度，从而减少和减缓假性高血压的发生。

（3）做好中老年人的保健工作。注意个人卫生，劳逸结合，膳食合理，适度运动或劳动，特别是经常到公园散步等，这样可使人心旷神怡，增进身心健康，可减缓动脉血管壁硬化速度。

（4）应做好预防和治疗佝偻病的宣传工作，避免老百姓误以为鱼肝油是营养品，盲目过量服用造成维生素 D 过多症。

（5）在医院进行桡动脉或肱动脉穿刺时，一定要严格消毒，穿刺时尽量减少反复穿刺，以杜绝桡动脉、肱动脉炎的发生。

（郭 皓）

### 参 考 文 献

[1] Oster J R, Materson B J. Pseudohypertension: a diagnostic dilemma. J

Clin Hypertens, 1986, 2 (4): 307-313.

[2] Mark HB. 默克老年健康手册. 杨杰孚, 等译. 北京: 人民卫生出版社, 2008, 385.

[3] Anzal M, Palmer AJ, Starr J, et al. The prevalence of pseudohypertension in the elderly. J Hum Hypertens, 1996, 10 (6): 409-411.

[4] Taguchi JT, Suwangool P. "Pipe-stem" brachial arteries. A cause of pseudohypertension. JAMA, 1974, 228 (6): 733.

[5] Spence JD, Sibbald WJ, Cape RD. Pseudohypertension in the elderly. Clin Sci Mol Med Suppl, 1978, 4 (3): 399s-402s.

[6] Vardan S, Mookherjee S, Warner R, et al. Systolic hypertension. Direct and indirect BP measurements. Arch Intern Med, 1983, 143 (5): 935-938.

[7] Finnegan TP, Spence JD, Wong DG, et al. Blood pressure measurement in the elderly: correlation of arterial stiffness with difference between intra-arterial and cuff pressures. J Hypertens, 1985, 3 (3): 231-235.

[8] Kuwajima I, Hoh E, Suzuki Y, et al. Pseudohypertension in the elderly. J Hypertens, 1990, 8 (5): 429-432.

[9] 何秉贤, 苗文风. 对假性高血压的研究. 中华心血管病杂志, 1994, 22 (2): 93-95.

[10] Saul F, Aristidou Y, Klaus D, et al. Comparison of invasive blood pressure measurement in the aorta with indirect oscillometric blood pressure measurement at the wrist and forearm. Z Kardiol, 1995, 84 (9): 675-685.

[11] Saklayen MG. Pseudohypertension in a young woman. Am J Med, 1988, 84 (4): 794-795.

[12] Narasimhan C, Alexander T, Krishnaswami S. Pseudohypertension in a child with Williams syndrome. Pediatr Cardiol, 1993, 14 (2): 124-126.

[13] Rosner MH, Okusa MD. Pseudohypertension in a patient with diffuse scleroderma. Am J Kidney Dis, 2001, 37 (4): E32.

[14] Osterziel KJ, Julius S, Brant DO. Blood pressure elevation during hindquarter compression in dogs is neurogenic. J Hypertens, 1984, 2 (4): 411-417.

[15] Laskin JL, Paulus D, Bethea HL. Pseudohypertension due to medial calcific sclerosis. J Am Dent Assoc, 1980, 100 (3): 384-385.

[16] 周月英, 吴延庆, 苏海, 等. 直接血压与间接血压相关性的影响因素与假性高血压的关系. 临床荟萃, 2006, 21 (15): 1081-1085.

[17] Chobanian AV, Bakris GL, Black HR, et al. The Seventh Report of the Joint National Committee on Prevention, Detection, Evaluation, and Treatment of High Blood Pressure: the JNC 7 report. JAMA, 2003, 289 (19): 2560-2572.

[18] 中国血压测量工作组. 中国血压测量指南. 中华高血压杂志, 2011, 19 (12): 1101-1115.

[19] 黄振文, 张菲斐. 高血压. 上海: 上海交通大学出版社, 2010, 445-447.

[20] 朱鼎良. 血压和血压测量. 北京: 人民军医出版社, 2010, 146-154.

[21] Mejia AD, Egan BM, Schork NJ, et al. Artefacts in measurement of blood pressure and lack of target organ involvement in the assessment of patients with treatment-resistant hypertension. Ann Intern Med, 1990, 112 (4): 270-277.

[22] 刘力生. 高血压. 北京: 人民卫生出版社, 2001, 500-503.

[23] Kleman M, Dhanyamraju S, DiFilippo W. Prevalence and characteristics of pseudohypertension in patients with "resistant hypertension". J Am Soc Hypertens, 2013, 7 (6): 467-470.

[24] Amoore JN. Oscillometric sphygmomanometers: a critical appraisal of current technology. Blood Press Monit, 2012, 17 (2): 80-88.

[25] Miljkovic D, Perret-Guillaume C, Alla F, et al. Correlation between peripheral blood pressure and pulse-wave velocity values in the institutionalized elderly persons 80 years of age and older: the PARTAGE study. Am J Hypertens, 2013, 26 (2): 163-173.

[26] Elias MF, Sullivan K, Dore GA, et al. High rates of uncontrolled blood pressure: pulse wave velocity and future opportunities. J Clin Hypertens (Greenwich), 2014, 16 (1): 77-78.

[27] 胡静, 邓辉胜. 脉搏波传导速度在假性高血压诊断中的应用. 中国动脉硬化杂志, 2011, 19 (7): 601-605.

[28] Muxfeldt ES, Fiszman R, Castelpoggi CH, et al. Ambulatory arterial stiffness index or pulse pressure: which correlates better with arterial stiffness in resistant hypertension? Hypertens Res, 2008, 31 (4): 607-613.

[29] Hla KM, Feussner JR. Screening for pseudohypertension. A quantitative, noninvasive approach. Arch Intern Med, 1988, 148 (3): 673-676.

[30] Messerli FH, Ventura HO, Amodeo C. Osler's maneuver and pseudohypertension. N Engl J Med, 1985, 313 (20): 1299-1301.

[31] Messerli FH. Osler's maneuver, pseudohypertension, and true hypertension in the elderly. Am J Med, 1986, 80 (5): 906-910.

[32] Prochazka AV, Martel R. Osler's Maneuver in outpatient veterans. J Clin Hypertens, 1987, 3 (4): 554-558.

[33] Hla KM, Samsa GP, Stoneking HT, et al. Observer variability of Osler's maneuver in detection of pseudohypertension. J Clin Epidemiol, 1991, 44 (6): 513-518.

[34] Belmin J, Visintin JM, Salvatore R, et al. Osler's maneuver: absence of usefulness for the detection of pseudohypertension in an elderly population. Am J Med, 1995, 98 (1): 42-49.

[35] Cheng TO. Osler maneuver to detect pseudohypertension. JAMA, 1999, 282 (10): 943.

[36] Zweifler AJ, Shahab ST. Pseudohypertension: a new assessment. J Hypertens, 1993, 11 (1): 1-6.

[37] 刘阳, 何丽英. 疗养因子对假性高血压的综合调理作用. 中国疗养医学, 2012, 21 (1): 22-23.

# 第八章

# 肥胖性高血压

随着生活水平的提高，肥胖早已成为一个全球性的健康问题。过去 30 年，肥胖增加这一趋势更加明显，全球范围内肥胖和肥胖相关性疾病已成为最重要的现代特征性流行疾病之一。与之相伴随的高血压的患病率也呈现显著上升趋势，二者常合并存在。在大多数发达国家中，75%～80%的高血压患者超重，65%～75%的原发性高血压患者同时合并有肥胖。近年美国欧洲高血压学会先后多次发表了肥胖性高血压靶器官损害、减重治疗的降压效应及减肥药物心血管影响的专家共识。2013 年美国高血压学会（ASH）与美国肥胖协会（TOS）联合发布了关于肥胖性高血压病理生理机制、心血管病风险及治疗的立场声明。《中国高血压防治指南》（2010 版）指出肥胖合并高血压与糖和（或）脂代谢异常是国人代谢综合征最主要的表现形式。肥胖性高血压患病率高，危害性大，其评估与防治有特殊性，已受到国内外专家的极大关注。大量基础及临床研究业已证明，肥胖既是高血压发病的重要原因，也是高血压多重心血管代谢危险因素聚集的重要原因。肥胖能加重高血压患者的心、脑、肾靶器官及血管损害，使高血压患者血压评估治疗更加复杂困难，是高血压防治的关键问题之一。本章综合国内外肥胖性高血压的研究成果，借鉴 2016 年最新的肥胖相关性高血压管理的中国专家共识，全面讨论肥胖性高血压的有关问题，总结经验，提高认识，旨在促进肥胖性高血压的临床防治[1-7]。

## 第一节  肥胖性高血压概述

### 一、肥胖性高血压的概念

早在 20 世纪初，当我们开始关注人群血压时就已注意到肥胖与高血压的关系[8]。1948 年 WHO 已将多肥胖症列入疾病分类名单。1960 年，Framingham 首次前瞻性地证明了肥胖与高血压有密切联系[9]。1980～1990 年，Landsberg 等开始使用 "obesityrelated hypertension" "obesity-induced hypertension" "obesity associated hypertension" 来描述肥胖性高血压，并认为胰岛素抵抗和（或）高胰岛素血症是本病的重要发病机制[10, 11]。肥胖性高血压的重要特征为高血压的发生与肥胖密切相关，控制体重能有效降低血压。高血压与肥胖的关系可以是血压升高继发于肥胖，也可以是血压升高先于肥胖，目前临床上并未予以明确区分，统称为肥胖性高血压[6, 7]。

## 二、肥胖伴高血压的流行病学

临床常用体重指数（BMI）和腰围作为判断肥胖的指标。在美国，过去几十年，无论是儿童还是成人，对所有人种肥胖都呈现显著的增长。2007～2008 年的美国健康营养调查资料显示，肥胖的发生率在成人已达到了 32.2%，在成年女性甚至达到了 35.5%[12]。在过去 30 年，美国儿童和青少年肥胖增长了一倍多。80%以上的儿童肥胖常持续到成人，是成人肥胖增加的重要原因，所以肥胖的防治必须从儿童开始[13, 14]。有专家指出，由于肥胖及相关疾病的增加，美国过去几十年人均寿命的稳定增加很快就要停止[15]。肥胖及肥胖相关疾病的快速增加是全球性的，过去几年除欧洲国家及美国外，亚洲、非洲及澳大利亚等国家，尤其是发展中国家，肥胖的增加更为明显[16, 17]。

中国成年人正常 BMI 为 18.5～23.9kg/m$^2$，24～27.9kg/m$^2$ 为超重，≥28kg/m$^2$ 为肥胖；腰围≥90/85cm（男/女）可判定为向心性肥胖[6, 18]。1992 年中国营养调查资料显示，20～60 岁成年人

BMI≥30kg/m² 仅占 1.5%，而 2002 年中国居民营养与健康状况调查数据则显示，超重患病率为 17.6%，肥胖患病率达 5.6%[19]。对我国 24 万人群的汇总分析显示，BMI≥24kg/m² 者的高血压患病率是 BMI 为 24kg/m² 以下者的 2.5 倍，BMI≥28kg/m² 者的高血压患病率是 BMI 为 24kg/m² 以下者的 3.3 倍。当体重指数 >25kg/m² 时，心血管疾病的发生率和死亡率明显增加。身体脂肪的分布与高血压发生也有关，腹部脂肪聚集越多，血压水平就越高。男性腰围≥90cm，女性腰围≥85cm，其高血压患病率是腰围正常者的 4 倍以上。经研究证实，体重每增加 4.5kg，患者的收缩压会增加 4mmHg，而减重治疗后，收缩压和舒张压也随平均体重的下降而降低，血压的升高与体重密切相关[6, 7, 20]，如图 5-8-1 所示。

新近公布的《中国居民营养与慢性病状况报告（2015 年）》显示，2012 年 18 岁及以上成年人超重率为 30.1%、肥胖率为 11.9%（图 5-8-2），6～17 岁

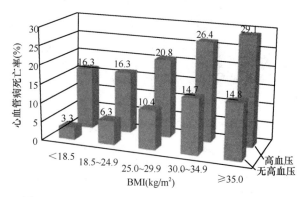

图 5-8-1 BMI 与高血压及心血管病死亡率的关系[4]

青少年超重率为 9.6%、肥胖率为 6.4%[21]。身体脂肪含量与血压水平呈正相关。人群中 BMI 与血压水平呈正相关，BMI 每增加 3kg/m²，4 年内发生高血压的风险男性增加 50%，女性增加 57%。随着我国社会经济发展和生活水平提高，人群中超重和肥胖的比例与人数均明显增加。在城市中年人群中，超重者的比例已达到 25%～30%[6, 7]。

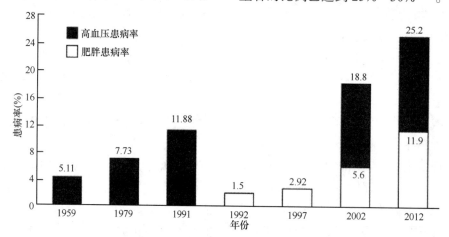

图 5-8-2 1959～2012 年中国高血压和肥胖患病率的变化

与之相伴随的是中国高血压发病率近几十年也大幅上升。1991 年中国高血压抽样调查结果显示，高血压患病率为 11.88%，2002 年中国居民营养与健康状况调查显示，高血压患病率增至 18.8%。2007～2008 年中国糖尿病和代谢紊乱研究组调查显示，高血压患病率为 26.6%，2010 年中国慢性非传染性疾病预防控制中心调查资料则显示成人高血压患病率高达 33.5%。《中国居民营养与慢性病状况报告（2015 年）》报道，2012 年 18 岁及以上成年人高血压患病率为 25.2%[22-25]。

肥胖患病率的增加往往伴随多种代谢紊乱，上海市高血压研究所分析了 2274 例高血压患者，发现超重和肥胖者共占 76.2%[26]；重庆市高血压研究所分析了 1863 例高血压患者，发现合并代谢紊乱者达 80.6%。肥胖（BMI≥28kg/m²）者 90% 以上的有高血压及糖脂代谢紊乱或危险因素聚集[27]。中国代谢综合征的主要组分为肥胖合并高血压和血脂异常（占 53.7%），其次为肥胖合并糖代谢异常和高血压（占 30.5%）。最新的数据显示，中国男性代谢综合征高血压发病率达 52.8%，女性代谢综合征向心性肥胖达 46.1%。超重和肥胖及其相关糖脂代谢紊乱已成为中国高血压患病率快速增长的主要驱动力之一[28, 29]。

## 第二节 肥胖性高血压的临床特征

大多肥胖性高血压患者有明显不良的生活方式病史，进食过多，喜食大量甜食或含糖饮料，运动严重不足，大量吸烟，过量饮酒，睡眠不足或睡眠过多。这些不良生活习惯往往时间长，程度重。部分患者有遗传背景和家族史。高血压发病偏年轻，在30岁前发病者不少。在年轻的肥胖性高血压患者中男性略多，在中老年肥胖性高血压患者中女性明显多于男性。肥胖性高血压的发病经过常常是体重增加在前，到一定程度后血压开始升高。血压增高多数很隐匿，没有特殊症状，常常是收缩压、舒张压同时增高，而有相当一部分年轻患者早期舒张压增高更明显，绝少有高龄老人那样单纯的收缩期高血压。患者常常有多种代谢异常，如高胆固醇血症、高三酰甘油、高尿酸、高胰岛素血症、糖耐量异常甚至糖尿病。心脏血管肾脏等靶器官损害发生早，如左心室肥厚、蛋白尿等[6,7]。多囊卵巢综合征是年轻女性肥胖的重要原因，常合并高血压及多种心血管代谢异常，要注意鉴别，其治疗特殊[30,31]。

仔细询问有无肥胖或肥胖性高血压的家族史很有意义。仔细询问每个肥胖性高血压患者从儿童到成人体重、身材的变化发展过程也是必需的。血压测量时要注意对严重肥胖患者用特殊袖带，避免误测。

## 一、向心性肥胖与肥胖性高血压

早在20世纪50年代就观察到向心性肥胖与高血压有密切关系。向心性肥胖患者有高得多的心血管代谢风险，而臀股的脂肪甚至有一定的保护作用[32,33]。这里面除向心性肥胖患者腹部异常堆积的棕色脂肪产生的大量不利的神经体液代谢因子外，也和向心性肥胖患者腹腔胸腔大量内脏脂肪长期堆积对心、肾、肝脏及大动脉等产生压迫和动力学的影响有关。有研究显示我国代谢综合征组分中，以向心性肥胖合并高血压及低HDL-C者发生心血管病的危险性最高（5.25倍），如在上述组合的基础上合并高血糖，则其脑血管病的危险性增加16.58倍[6,7]。近年研究表明，CT或MRI在第4～5腰椎水平定量分析内脏脂肪分布是目前测量脂肪分布及含量的金标准，一般以内脏脂肪面积≥100cm$^2$判断为内

脏向心性肥胖。对严重向心性肥胖的患者要用超声、CT甚至MRI认真评估腹部脂肪的情况，做出更精准的诊治指导[7,32,34]。治疗重在早期干预，健康膳食和合理运动甚为重要，血压控制要求更严[6,7]。

## 二、肥胖性高血压与成人糖尿病

2010年中国糖尿病流行病学调查[以糖化血红蛋白（hemoglobin A1c，HbA1c）≥6.5%作为诊断标准之一]数据显示，中国成人糖尿病患病率高达11.6%，糖尿病患者人数居全球首位。肥胖和2型糖尿病（T$_2$DM）关系密切，中国超重与肥胖人群的糖尿病患病率分别为12.8%和18.5%；而在糖尿病患者中超重比例为41%，肥胖比例为24.3%，向心性肥胖腰围≥90cm（男性）或≥85cm（女性）的患者高达45.4%。与白种人相比，中国人肥胖程度较轻，而体脂分布趋向于腹腔内积聚，更易形成向心性肥胖[6,7,35]。

对中国45～70岁17 184例成人高血压患者调查显示糖尿病患病率达13.1%，分别以BMI（≥25kg/m$^2$）和腰围（男性为90cm，女性为85cm）为切点，肥胖性高血压患病率为54.6%和59.8%，肥胖性高血压患者的糖尿病患病率高达14.9%和15.4%，而非肥胖性高血压者的糖尿病患病率分别为11.1%和9.8%。更严重的是该人群中肥胖性高血压患者空腹血糖受损患病率也很高，这预示肥胖性高血压患者发生糖尿病的概率可能将持续且快速上升。糖尿病肥胖高血压患者的临床表现有其特殊性，糖尿病是冠状动脉性心脏病和脑卒中的等危症。肥胖性高血压一旦合并糖代谢异常或糖尿病，心血管风险明显增加。向心性肥胖内脏脂肪堆积将极大地增加糖尿病合并肥胖性高血压患者心脑血管疾病的危险[6,7,35]。

糖尿病合并肥胖性高血压的血压变化特点：有研究发现，与体重正常组比较，肥胖性高血压患者以单纯舒张期血压或联合型（收缩期及舒张期）血压升高为特点，较少有单纯收缩期血压升高，BMI与相关的临床血压亚型显著相关，且不同性别表现一致。对既往无糖尿病的肥胖高血压患者随访研究显示，与血糖未恶化组比较，血糖逐年恶化组的患者血压更高。肥胖性高血压一旦合并糖尿病，不仅容易出现大血管并发症，也更容易出现微血管并发症。而胰岛素介导的微血管损害积聚导致血管胰岛

素抵抗，而血管的舒缩功能丧失，加重血压的升高、循环的往复，导致肥胖性高血压合并糖尿病后，病情将进一步恶化[6,7,35]。

糖尿病合并肥胖性高血压时，在选择降糖药物时应优先考虑有利于减轻体重或对体重影响中性的药物；需要胰岛素治疗的 T2DM 合并肥胖患者，建议联合使用至少一种其他降糖药物，如二甲双胍、胰升糖素样肽 1 受体激动剂（GLP-1RA）、α-糖苷酶抑制剂、二肽基肽酶 4（DPP-4）抑制剂等，从而减轻因胰岛素剂量过大而引起的体重增加。体重控制仍不理想者可短期或长期联合使用对糖代谢有改善作用且安全性良好的减肥药[6,7,35]。

## 三、肥胖性高血压与睡眠呼吸暂停低通气综合征

肥胖患者常常打鼾，严重者表现为睡眠呼吸暂停低通气综合征（SAHS），这本身就是肥胖性高血压的成因之一[6,7,36]。睡眠呼吸暂停低通气综合征是指睡眠期间咽部肌肉塌陷堵塞气道，反复出现呼吸暂停或口鼻气流量明显降低，临床上主要表现为睡眠打鼾，频繁发生呼吸暂停的现象，可分为阻塞性、中枢性和混合性三型，以阻塞性睡眠呼吸暂停低通气综合征（OSAHS）最为常见，占 SAHS 的 80%～90%，是顽固性高血压的重要原因之一；至少 30% 的高血压患者合并 OSAHS，而 OSAHS 患者中高血压发生率高达 50%～80%，远远高于普通人群的 11%～12%。近年国内外都有大量肥胖高血压合并 OSHAS 的报道，OSHAS 常常是肥胖高血压难治的重要原因。其诊断标准为每晚 7h 睡眠中，呼吸暂停及低通气反复发作在 30 次以上和（或）呼吸暂停低通气指数≥5 次/小时；呼吸暂停是指口鼻气流停止 10s 以上；低通气是指呼吸气流降低到基础值的 50% 以下并伴有血氧饱和度下降超过 4%；其临床表现为：①夜间打鼾，往往是鼾声—气流停止—喘气—鼾声交替出现，严重者可以憋醒。②睡眠行为异常，可表现为夜间惊叫恐惧、呓语、夜游。③白天嗜睡、头痛、头晕、乏力，严重者可随时入睡。部分患者精神行为异常，注意力不集中、记忆力和判断力下降、痴呆等。④个性变化，烦躁、激动、焦虑；部分患者可出现性欲减退、勃起功能障碍；患者多有肥胖、短颈、鼻息肉；鼻甲、扁桃体及腭垂肥大；软腭低垂、咽腔狭窄、舌体肥大、下颌后缩及小颌畸形；OSAHS 常可引起高血压、心律失常、急性心肌梗死等多种心血管疾病[6,7]。

多导睡眠监测是诊断 OSAHS 的金标准；呼吸暂停低通气指数（AHI）是指平均每小时呼吸暂停低通气次数依据 AHI 和夜间血氧饱和度（SaO2）值，分为轻度、中度、重度。轻度：AHI 为 5～20，最低 SaO2≥86%；中度：AHI 为 21～60，最低 SaO2 为 80%～85%；重度：AHI＞60，最低 SaO2＜79%[6,7]。

减轻体重和改良生活模式对 OSAHS 很重要，口腔矫治器对轻、中度 OSAHS 有效；而中、重度 OSAHS 往往需用持续正压通气（CPAP）；注意选择合适的降压药物；对有鼻、咽、腭、颌解剖异常的患者可考虑进行相应的外科手术治疗[6,7,37]。

## 四、肥胖性高血压与库欣综合征（皮质醇增多症）

库欣综合征是由肾上腺皮质长期过量分泌皮质醇而引起的一系列临床综合征，分为促肾上腺皮质激素（ACTH）依赖性和 ACTH 非依赖性两种类型。前者占 80%～85%，主要包括库欣病和异位 ACTH 综合征；后者占 10%～20%，主要包括肾上腺皮质腺瘤和肾上腺皮质癌等。此外，长期应用外源性糖皮质激素或嗜酒等也可以引起类似库欣综合征的临床表现，此种类型称为药物性库欣综合征或类库综合征。库欣综合征是一种能够引起继发性高血压的重要疾病，其中 80% 以上的成人库欣综合征患者伴发高血压，而儿童和青少年为 50% 左右，药物性库欣综合征高血压发病率为 20%，且呈剂量依赖性。这种患者常常也有明显肥胖，所以库欣综合征也是肥胖高血压的重要原因，尤其当肥胖高血压患者对常规治疗效果不好时要想到此病，临床上要注意筛查鉴别，该病的治疗有其独特之处[6,7,38]。

## 五、儿童及青少年肥胖性高血压

儿童肥胖症的标准一般指体重超过同性别、同年龄健康儿或同身高健康儿平均体重的 2 个标准差；或超过同年龄、同性别平均体重的 20%。临床多见单纯由饮食过多引起的肥胖，称为单纯性肥胖症。本病主要由遗传因素及营养过度引起。过去 30

年我国儿童肥胖明显增加，中国儿童高血压的患病率已从 1991 年的 7.1% 上升到 2004 年的 14.6%。肥胖与超重显著增加了儿童高血压患病风险[6, 7, 39, 40]。2012 年中国 6 城市儿童血压调查显示，肥胖、超重和正常体重组的高血压患病率分别为 29.1%、17.4% 和 7.8%，向心性肥胖与非向心性肥胖儿童的高血压患病率分别为 27.9% 和 8.4%[6, 41]。

儿童高血压以原发性高血压为主，表现为轻度、中度血压升高，通常没有自我感知，没有明显的临床症状，除非定期体检，否则不易被发现。与肥胖密切相关，50% 以上的儿童高血压伴有肥胖。一项持续 20 年的队列研究显示，43% 的儿童高血压 20 年后发展成为成人高血压，而儿童血压正常人群中发展为成人高血压的比例只有 9.5%。左心室肥厚是儿童原发性高血压最突出的靶器官损害，占儿童高血压的 10%~40%[6]。有研究表明，母亲吸烟、妊娠期母亲体重增加过多、出生时低体重等是儿童肥胖的重要触发因素。小儿肥胖多见于三个关键时期，即婴儿、5~6 岁和青春期，要注意加以控制[6, 42, 43]。儿童肥胖是成人肥胖、高血压、冠心病、糖尿病等的重要发病因素[6, 44]。肥胖儿童的肾功能常常有下降，和肥胖性高血压的发生发展有密切关系[45]。研究表明 10~12 岁儿童体重超重，则显著增加儿童患高血压的风险，BMI 在儿童各个阶段仍然是最可靠的筛查肥胖性高血压的有用指标。儿童测量坐位右上臂肱动脉血压。选择合适袖带对于儿童血压的准确测量非常重要，理想袖带的气囊宽度应至少等于右上臂围的 40%，气囊长度至少包绕上臂围的 80%，气囊宽度与长度的比值至少为 1 : 2。除外继发性高血压后，儿童及青少年高血压大多与超重和肥胖有关，治疗关键是控制体重、控制热量摄入和加强运动等生活方式干预[6, 41, 46, 47]。

## 第三节　肥胖性高血压的病理生理机制

正确理解疾病病理生理机制是临床合理有效治疗的基础。近年已有大量肥胖高血压的病理生理机制研究，其机制复杂，涉及肾脏、神经系统、心脏血管功能异常及脂肪组织等多个器官系统。其主要的病理生理机制包括血浆容量扩张和水钠潴留、交感神经和肾素血管紧张素醛固酮系统激活、胰岛素

抵抗、脂肪因子失衡、炎症/氧化应激及睡眠呼吸暂停综合征等因素。上述因素通过不同方式作用于心血管系统，导致血压升高，但具体机制还未完全阐明，见表 5-8-1[4, 7, 48, 49]。

**表 5-8-1　肥胖性高血压的发生机制**

向心性（腹型）肥胖
　胰岛素抵抗（高胰岛素血症）
　瘦素增高
交感神经活性增加
　高胰岛素血症
　瘦素增高
RAAS 活性增加
　交感神经活性增加刺激肾素分泌
　腹腔内脏脂肪产生血管紧张素原增加
　醛固酮产生增加
盐敏感性（肾脏钠重吸收增加）
　交感神经
　胰岛素
　肾素-血管紧张素系统（RAS）
　醛固酮
　肾内血流再分配

## 一、肥胖与交感神经兴奋的关系

大量研究早已发现肥胖患者外周儿茶酚胺水平多数高于非肥胖者，肌肉和肾脏、心脏中交感源性的肾上腺素是增高的，这可能就是肥胖人群中高血压、心律失常及心绞痛发生率较高的重要原因[50-53]。

临床研究表明肥胖患者神经兴奋性增加有性别种族地域的差异，男性向心性肥胖时交感神经兴奋性增加更明显[54, 55]。通过超量饮食将犬喂养成肥胖模型，可以观察到它的肾脏交感神经活性明显增强，血压升高；切除其肾脏神经能够减少钠离子重吸收，防止高血压发生。这是近年有研究用射频消融法去除肾血管、交感神经而治疗肥胖性高血压的病理生理基础[56-59]。

肥胖性高血压患者交感神经兴奋性增高的原因包括高胰岛素血症、胰岛素抵抗、高瘦素血症、RAAS 激活等相互影响的神经内分泌机制及一些不良生活方式的影响[4, 48, 49, 60]。

## 二、肥胖与肾素-血管紧张素-醛固酮系统激活的关系

肥胖患者体内水钠潴留，血容量和细胞外液量

均明显增加,主要原因是激活 RAAS 引起水钠潴留。RAAS 功能亢进时,血浆肾素活性、血浆血管紧张素 II 转化酶活性、血清血管紧张素 II 和醛固酮浓度明显升高[61-63]。

近 20 年,国内外大量研究已充分证明在脂肪组织中 RAAS 有完整的表达,RAAS 成分在肥胖者不同的局部组织中均有发现,如脂肪组织、肌肉组织、心脏组织、肾脏组织及脑组织等[62,64,65]。脂肪组织不仅是能量储存的场所,还是一个具有多种内分泌、自分泌、旁分泌的内分泌器官。它们与经典的循环系统中肾素-血管紧张素系统很不相同,通过组织蛋白酶和糜酶等非经典途径产生的血管紧张素 II 多,它们和循环中肾素-血管紧张素系统一起共同参与血压和代谢等调节[65]。大量研究表明,无论是肥胖大鼠还是肥胖患者,无论脂肪组织还是血液中血管紧张素原、血管紧张素 II、肾素、血管紧张素转化酶等都明显增加,体重下降时则明显减低[65,66]。研究表明,脂肪组织分泌的 RAAS 成分是肥胖性高血压大鼠及患者肾素-血管紧张素系统的主要来源,肥胖程度与血循环中 RAAS 成分的水平成正比[64,67-69]。

近年来,醛固酮与肥胖性高血压的关系倍受重视。醛固酮是人体水盐代谢最重要、作用最强的盐皮质激素,可引起自主神经功能失调、心血管重构、心血管炎性反应、高血压的发生发展及血管再狭窄和促进血栓形成等。既往认为肾上腺皮质球状带是醛固酮合成的唯一场所。但近年发现在肾上腺外多处组织如血管、肾、大脑(如海马、丘脑、下丘脑等)等处均有醛固酮合成。肥胖者体内醛固酮水平明显增高,独立于血浆肾素活性水平,个体之间醛固酮合成活性可能存在个体差异。有不少研究提示心钠素在肥胖者体内分泌显著低于正常人群,醛固酮分泌增多可能与此有关[70-72]。通过测量不同 BMI 人体的醛固酮含量,发现了血浆醛固酮水平与体重呈正相关,在向心性肥胖者中更高。有研究显示肥胖者体重每减轻 5%,血浆醛固酮水平即可下降31%,且与腰围减小程度呈正相关[70,73]。

RAAS 分泌机制复杂,其生化合成过程中关键酶的调节、多种拮抗剂与活化剂均可影响其分泌,其在多个环节的干预已成为高血压防治的新靶点。近年在高血压临床试验中肾素-血管紧张素系统抑制剂(RASI)的广泛应用及取得良好的治疗效果中,

以及在难治性高血压中,醛固酮受体拮抗剂获得令人印象深刻的降压疗效,均证明 RAAS 在肥胖性高血压的发生发展中有重要作用[70,74,75]。

## 三、肥胖与胰岛素抵抗和高胰岛素血症的关系

胰岛素抵抗和高胰岛素血症与肥胖性高血压的关系早已被关注[4,76,77]。胰岛素促进肾小管远端钠离子重吸收,具有明显的钠水潴留作用,另外它还能提高肾上腺素能活性,明显增加交感神经活性;增加血管对内源性缩血管物质的反应性[78-80]。胰岛素介导的血管信号传导通路激活将会引起血管舒张,而胰岛素抵抗和高胰岛素血症对此具有阻断作用,从而导致高血压发生。尤其是向心性肥胖时胰岛素抵抗和高胰岛素血症更明显,是高血压发生更重要的原因。新近认为在胰岛素抵抗状态下的餐后高游离脂肪酸血症和肥胖性高血压发生有密切关系。胰岛素抵抗和高胰岛素血症也是肥胖性高血压患者一系列代谢异常的主要机制之一[4,48,81,82]。

## 四、瘦素与肥胖性高血压的关系

瘦素是 1994 年首次被发现并由肥胖基因编码、脂肪细胞合成分泌的肽类激素。瘦素通过其受体广泛存在并作用于下丘脑、大脑、肝脏、肾脏、心脏、肺、脂肪组织及胰岛细胞表面等。瘦素的中枢神经系统作用包括调控摄食与耗能,调节肌体代谢。下丘脑是瘦素作用的关键部位,瘦素与下丘脑受体结合,最主要的作用是使神经肽 Y 水平降低,从而抑制食欲,增加耗能,促进脂肪分解。瘦素的外周作用包括调节糖代谢的平衡,促进脂肪分解和抑制脂肪合成,参与造血及免疫功能的调节,促进生长等。瘦素水平与肥胖程度呈正相关,同时存在性别差异,在身体脂肪总量相同的情况下,女性瘦素水平是男性的 2 倍[83-85]。

瘦素及其受体基因的突变在人类可引起病态肥胖。瘦素水平在肥胖人群中升高的现象称为瘦素抵抗。近年研究发现,瘦素抵抗是肥胖及肥胖性高血压的重要原因。肥胖者血清瘦素、胰岛素和胰岛素原均高于同龄体重正常者。这种高瘦素血症是肥胖

患者交感神经兴奋、RAAS 激活及胰岛素抵抗的重要机制。同时瘦素还参与高血压病视网膜损害的病理过程。最近有研究提示肥胖患者的高瘦素及极低密度脂蛋白增高是醛固酮分泌的重要刺激因素[84, 86]。综上所述，肥胖时的高瘦素血症是肥胖性高血压的重要机制，明确其机制将会对临床肥胖性高血压防治产生深远影响。

瘦素与高血压的关系比较复杂，瘦素与交感神经兴奋、胰岛素抵抗和 RAAS 激活等多种神经内分泌因素间可能存在相互影响的错综复杂的关系，迄今为止，其机制并未被完全阐明[87]。有研究提示体育锻炼能降低高血压患者的血浆瘦素，血管紧张素转化酶抑制剂有明显降低血浆瘦素水平的作用，而钙通道阻滞剂则无此作用。因此，血管紧张素转化酶抑制剂等可能是治疗肥胖性高血压的更好选择[84, 88]。

## 五、肥胖性高血压与肾脏功能损害的关系

肾脏改变在肥胖高血压的发生发展中有特殊作用[89]。肥胖初期的肾小管尿钠重吸收的增加损害了压力尿钠排泄机制，此是肥胖性高血压重要的始动机制[90]，甚至有肥胖患者利钠肽缺乏的报道[91]。

肥胖时肾周、肾脏表面及肾内脂肪组织均明显增加，尤其是向心性肥胖时。这些都会对肾脏功能和结构产生明显的影响，是肥胖高血压发生的重要机制。肥胖动物肾脏间质静水压升高，从而造成髓质血流减少和肾小管受压。这些改变将会延缓肾小管中的尿液流动速度，增加钠离子重吸收比例，致使到达致密斑的氯化钠浓度降低，进而通过反馈机制引起肾血管舒张、肾小球滤过率增加及肾脏 RAAS 激活。大多数临床研究显示，肥胖患者有效肾血浆流量、肾小球滤过率、肾小球压和滤过分数都增加，肾小球呈持续性高滤过状态，并且伴有蛋白尿。肥胖并发的高胰岛素血症还会通过扩张肾小球前血管、升高肾小球压、刺激肾小球肥大和系膜细胞增生，导致肾脏功能和结构改变[34, 90, 92]。

促进肾脏病变的其他因素还有脂肪组织分泌的瘦素和细胞因子，聚集在近端肾小管中与白蛋白结合的游离脂肪酸具有脂毒性，容易引起肾小管间质炎症和纤维化。Framingham 研究资料表明，基线时的体重指数可以预测日后肾脏病的危险性；活组织检查研究显示，肥胖人群中肾小球肥大和局灶性节段性肾小球硬化的发生率较高[90, 93]。有研究显示肥胖患者盐敏感性增高也是肥胖性高血压发生机制之一[48, 94]。

## 六、肥胖性高血压血容量对心脏功能的影响

多数研究认为，由于肥胖时脂肪组织大量增加，血管扩张，血液循环量明显增加。加之高胰岛素血症及 RAAS 激活导致进一步水钠潴留，肥胖高血压循环容量增加明显。在正常心率的情况下，心排血量有明显增加，长期负荷过重，最终会导致血压升高，进而左心肥厚甚至心力衰竭。在肥胖人群中进行的其他研究发现，窦房结及其周围组织都有单核细胞浸润，同时传导系统和房间隔中脂肪组织增多。肥胖患者发生心律失常和心脏猝死的发生率较高，可能和上述改变及局部儿茶酚胺升高有关[4, 48, 95, 96]。

## 七、肥胖性高血压与遗传等因素的关系

部分肥胖及肥胖性高血压可能与遗传有关，目前发现与 BMI 有关的基因有 100 多个，尤其与下丘脑瘦素相关的遗传机制倍受关注[97]。近年有研究显示脂肪组织产生一些炎性细胞因子，如肿瘤细胞坏死因子 α、脂联素、白细胞介素-6、C 反应蛋白及纤溶酶原激活剂抑制物，均可能参与启动和维持低度炎症状态，而这些因素和肥胖及高血压均有一定关系[98-100]。

肥胖高血压合并外周小动脉内膜中层厚度增加的患者存在氧化型低密度脂蛋白（LDL）自身抗体水平升高。氧化型 LDL 聚集增多可能与高血压有关，其中涉及血管局部 RAAS 组分活化及内皮型 NO 合成减少。动物实验和人体研究证实，肥胖还会引起多种氧化应激标志物增加，超氧自由基可能通过抑制内源性 NO 生成及干扰内皮依赖性血管舒张作用导致血管内皮功能异常，最终导致血压升高[101-103]。

下丘脑是重要的代谢中枢，近年有研究提示下丘脑微炎症与肥胖及肥胖性高血压形成有一定关

系。还有研究提示，Toll 样受体家族与肥胖性高血压形成有关，阐明此种受体的作用将为肥胖性高血压的治疗提供新的思路[104, 105]。

# 第四节　肥胖性高血压的诊断及风险评估

## 一、肥胖性高血压的诊断

肥胖性高血压的临床诊断并不困难。BMI 达到肥胖标准合并高血压者均要考虑。参照国内外高血压指南高血压诊断切点确定为≥140/90mmHg。肥胖性高血压的肥胖诊断切点为 BMI≥28kg/m² 和（或）腰围≥90/85cm（男/女）[6, 7]。

肥胖患者上臂臂围显著超过正常体重者，因此除常规的血压测量（包括诊室血压、动态血压和家庭血压检测）外，选择合适的袖带也尤为重要。推荐袖带大小为：①上臂围 22～26cm，袖带尺寸 12cm×22cm（成人小号）；②上臂围 27～34cm，袖带尺寸 16cm×30cm（成人标准号）；③上臂围 35～44cm，袖带尺寸 16cm×36cm（成人大号）；④上臂围 45～52cm，袖带尺寸 16cm×42cm（成人超大号或大腿袖带）。对于上臂过于粗壮的患者，如果没有合适的袖带，可将袖带置于前臂上部，听诊桡动脉搏动测压。此时应当注意前臂的位置与心脏在同一水平[6, 7, 106]。

如前所述，向心性肥胖患者内脏脂肪堆积与高血压、糖脂代谢紊乱、动脉粥样硬化及心血管事件关系密切。对严重向心性肥胖患者，内脏脂肪的测量应用 CT 或 MRI 在第 4～5 腰椎水平定量分析内脏脂肪分布，国内外也有采用超声测量腹部脂肪厚度来判断内脏脂肪型肥胖[6, 7]。

肥胖与高血压常合并存在，因为高血压发病隐匿，二者因果关系难以确定。此外，还需排除其他继发性高血压，如前述内分泌疾病、睡眠呼吸暂停综合征及高龄妊娠时，常表现为肥胖合并高血压者[6, 7]。

## 二、肥胖性高血压的风险评估

肥胖本身就是心血管病和高血压的重要危险因素，当表现为肥胖性高血压时整体风险明显增加。

具体评估依据《中国高血压防治指南》，根据血压水平，结合心血管危险因素、靶器官损害及伴随临床疾病情况进行综合判断，将患者心血管风险水平分为低危、中危、高危和很高危 4 个层次[6, 7]。

1990 年以来中国 13 项大规模流行病学调查的结果显示，肥胖程度不同，患者合并高血压、糖尿病、血脂异常和危险因素聚集的风险也不同。BMI 和腰围超标均与国人高血压及心血管病风险独立相关，二者均超标可进一步增加心血管风险。虽然肥胖增加心血管代谢风险，但又与心血管事件预后存在"矛盾现象"。近年来，国内外数十万人群调查均证实肥胖程度与总死亡率和心血管事件预后存在"矛盾现象"，即"J"形曲线，超重时心血管预后最好，这些因素在对肥胖高血压进行风险评估时要加以考虑[6, 7, 107, 108]。

# 第五节　肥胖性高血压的综合干预

近百年对代谢综合征的研究使我们认识到综合长期干预是肥胖性高血压治疗的关键，结合现代精准医学理念最终达到个体化管理的原则[109]。

## 一、干预原则与控制目标

肥胖性高血压的干预应将控制肥胖及相关代谢紊乱与降低血压并重，并体现个体化治疗，具体措施包括医学营养治疗、运动治疗、认知行为干预、药物治疗及手术治疗。

目标血压：国内外相关指南要求目标血压应＜140/90mmHg。鉴于肥胖性高血压常合并多重代谢紊乱，有较高心血管风险，血压达标十分重要。有相当的肥胖性高血压患者发病年龄轻，对这部分患者关键是饮食控制和加强运动，血压目标应向理想血压靠近[4, 6, 7]。

目标体重：体重应在 6 个月内下降达 5%，严重肥胖者（BMI＞35kg/m²）减重应更严格，最终应使 BMI 减至 28kg/m² 以下。其他代谢指标的目标值：血脂、血糖、血尿酸和血同型半胱氨酸等代谢指标参考中国相关疾病治疗指南[4, 6, 7]。

## 二、生活方式干预

医学营养治疗和运动治疗是最主要的生活干预

方式。此外，减少钠盐摄入、增加钾盐摄入、戒烟、限酒、心理调节和压力管理也是生活方式干预的重要组成部分。2013年AHA、ACC和TOS在《成人超重与肥胖管理指南》中指出，生活方式适度改变，使体重减少3%～5%即可明显改善糖脂代谢。体重下降越多，则血压改善越明显，体重下降5%可使收缩压和舒张压分别下降3mmHg和2mmHg[4,6,7]。

大量调查表明，现代生活中上班族的中青年频繁外食及大量快餐中的高脂、高糖、高热量食物是肥胖及心血管代谢综合征的重要原因。餐馆及快餐食物更科学合理的营养搭配是当务之急和必然的选择[110]。医学营养治疗的原则为控制能量、平衡膳食。建议肥胖男性每天能量摄入为1500～1800kcal，肥胖女性为每天1200～1500kcal，或在目前能量摄入水平基础上减少500～700kcal/d。蛋白质、碳水化合物和脂肪三大营养素供能比应为总能量的15%～20%、55%～60%和25%～30%。减少钠摄入，食盐摄入量<5g/d；增加钾摄入，通过蔬菜水果摄入>3.5g/d；可适当选择高钾低钠盐。控制饮酒量，乙醇摄入量男性不应超过25g/d，女性不应超过15g/d，白酒、葡萄酒（或米酒）和啤酒的量应少于50ml、100ml和300ml。饮食应清淡少盐，减少加工食品和含糖饮料中额外能量的摄入，避免暴饮暴食。在制定控制能量摄入、平衡膳食时，应根据个体化原则，兼顾营养需求、身体活动水平、伴发疾病及既往饮食习惯，由医师和营养师执行，具体方式可参照中国相应指南[4,6,7]。

此外，近年国内外人群和基础研究表明膳食辣椒素有利于控制体重和血压，改善糖脂代谢及降低心血管病风险的作用，提示某些膳食因子的作用值得探索。坚果尤其是开心果有助于降压，有研究提示其降低DBP效果更好[111,112]。

运动治疗包括有氧运动、抗阻运动和柔韧性训练。有氧运动可提高心肺耐力及功能，调节糖脂代谢，改善血管功能，减脂降压。抗阻运动可增加肌肉质量和力量，提高基础代谢率，培养不易发胖的体质，防止减肥后反弹。柔韧性训练可改善关节功能，防止运动损伤，缓解运动疲劳。单纯中等强度的有氧训练6～12个月只能减重1.6kg，结合其他干预方式则可加强减重效果。有氧运动可使动态血压下降3.0/2.4mmHg（收缩压/舒张压）或使诊室血压下降（3.9～4.1）/（1.5～3.9）mmHg（收缩压/舒张压）[4,6,7]。

肥胖性高血压的运动处方：中等或中低强度有氧运动30～60min/d，每周累计250～300min，或每周运动消耗能量≥2000kcal。抗阻运动每周2～3d，每天8～12个动作，每个动作做3组，每组重复10～15次，同一肌群隔天训练1次。柔韧性训练每天做，特别是抗阻运动前、后。有氧运动以步行为主，根据个人情况可以选择快走、慢跑、游泳、健美操、跳舞、自行车等。抗阻运动可选二头弯举、颈后臂屈伸、肩上推举、深蹲、坐位腿屈伸、直立腿外展内收等。运动时避免暴发用力和憋气。过度肥胖者应避免承重运动，可选择游泳、水中漫步、固定自行车、上肢运动等非承重运动。同时应增加日常活动量，减少久坐行为（如长时间看电视、使用计算机），每过1h均应简单运动。制订运动方案时要考虑患者的健康状况、心肺功能、运动系统功能、目前身体活动水平、个人兴趣等，遵循循序渐进、安全第一、及时调整方案的原则[4,6,7]。

## 三、控 制 体 重

超重和肥胖是导致血压升高的重要原因之一，而以腹部脂肪堆积为典型特征的向心性肥胖还会进一步增加高血压等心血管与代谢性疾病的风险，降低升高的体重，减少体内脂肪含量，可显著降低血压[4,6,7]。

衡量超重和肥胖最简便和常用的生理测量指标是体重指数[计算公式为：体重（kg）÷身高²（m）]和腰围。前者通常反映全身肥胖程度，后者主要反映向心性肥胖的程度。成年人正常体重指数为18.5～23.9kg/m²，在24～27.9kg/m²为超重，提示需要控制体重；BMI≥28kg/m²为肥胖，应减重。成年人正常腰围<90/85cm（男/女），如腰围≥90/85cm（男/女），同样提示需控制体重，如腰围≥95/90cm（男/女），也应减重[4,6,7]。

最有效的减重措施是控制能量摄入和增加体力活动。在饮食方面要遵循平衡膳食的原则，控制高热量食物（高脂肪食物、含糖饮料及酒类等）的摄入，适当控制主食（碳水化合物）用量。在运动方面，规律的、中等强度的有氧运动是控制体重的有效方法。减重的速度因人而异，通常以每周减重0.5～1kg为宜。对于非药物措施减重效果不理想的重度肥胖患者，应在医师指导下使用减肥药物控制体重[4, 6, 7]。

国外对生活方式干预的研究表明，体重下降与血压变化并不平行，随访 2～3 年发现，体重减轻 1kg 收缩压可降低 1mmHg，随着时间延长，体重减轻 10kg，收缩压则可降低 6mmHg。对 10 项干预时间超过 1 年的研究进行荟萃分析发现，减重效应在干预 6 个月时达到顶峰[体重减轻 4.5kg，血压降低 3.7/2.7mmHg（收缩压/舒张压）]，7 年后减重效应则完全消失。依从性差是生活方式干预的主要局限所在。尽管如此，对肥胖性高血压患者实施持续的生活方式干预仍十分必要，一旦养成良好的生活方式将终身受益[4, 6, 7]。

# 四、药物治疗

## （一）降压药物

迄今还没有专门针对肥胖性高血压的大型降压药物治疗试验。有循证医学证据表明血管紧张素转化酶抑制剂（ACEI）和血管紧张素 II 受体阻滞剂（ARB）不仅能拮抗肾脏、血管、脂肪、心脏等脏器和组织的肾素–血管紧张素系统（RAS）的激活与降低血压，还可改善胰岛素抵抗、激活代谢性核受体、改善糖代谢、减轻脂肪病变。2013 年 AHA/ACC 和 CDC 的高血压管理科学建议，JNC-8，2014 年 ASH 和 ISH 的《社区高血压管理指南》，ESC 和 ESH 的《动脉高血压管理指南（2013）》及《中国高血压防治指南（2010）》等均将 ACEI 和 ARB 类药物推荐为高血压合并代谢综合征或糖尿病患者的一线用药。2012 年 ESH 和 EASO 在关于肥胖与难治性

高血压的科学声明中明确建议 RAS 抑制剂可作为肥胖性高血压或肥胖合并难治性高血压的一线用药。2013 年 ASH 和 TOS 的声明中同样提出 ACEI 和 ARB 可作为肥胖性高血压的一线用药[4, 6, 7]。

钙通道阻滞剂（CCB）是常用降压药，对糖脂代谢无不良影响，但无明显减重作用，可作为肥胖性高血压的联合治疗用药。利尿剂较常用，尤其国人摄盐量明显超标，可减轻钠水潴留和容量负荷，但长期单独或较大剂量使用可导致低血钾、高尿酸血症和糖脂代谢异常，对肥胖性高血压不宜单独使用[4, 6, 7]。

从肥胖性高血压的发病基础及病理生理机制看，RASI（ACEI/ARB）加利尿剂可能是 2 级以上肥胖相关高血压的重要联合治疗方案，此类联合治疗降压疗效替加，副作用彼此抵消，此堪称降压治疗的黄金搭档，其固定复方制剂更能提高治疗依从性，值得提倡[4, 6, 7, 113]。β 受体阻滞剂可拮抗交感神经系统激活，长期大剂量使用可能对糖脂代谢有不良影响，但兼具 α、β 受体双重阻断的卡维地洛、阿罗洛尔等则对糖脂代谢的影响较小。肥胖性高血压患者合并心肌梗死、心力衰竭或明显交感神经系统激活时可考虑应用 β 受体阻滞剂。由于肥胖性高血压患者常有交感神经系统激活，可应用具有 α、β 受体双重阻断的 β 受体阻滞剂。α 受体阻滞剂对血脂紊乱有改善作用，可用于肥胖性高血压患者，但应注意直立性低血压的发生，一般不作为首选[4, 6, 7, 114]。治疗肥胖性高血压的常用降压药物及其代谢效应和使用建议详见表 5-8-2。

**表 5-8-2　常用降压药物及其代谢效应和使用建议**

| 降压药物 | 代谢效应 | 使用建议 |
| --- | --- | --- |
| 血管紧张素转化酶抑制剂（ACEI）和血管紧张素 II 受体阻滞剂（ARB） | 改善胰岛素抵抗、激活代谢性和受体、减轻脂肪病变 | 首选 |
| 钙通道阻滞剂 | 对糖脂代谢、肥胖无不良影响 | 联合使用 |
| 利尿剂（噻嗪类、袢利尿剂） | 影响尿酸、糖脂代谢 | 小剂量联合使用 |
| 利尿剂（醛固酮抑制剂） | 对糖、脂代谢无明显影响 | 治疗难治性高血压，慎与 ACEI 和 ARB 联合使用 |
| β 受体阻滞剂 | 影响糖脂代谢 | 合并心肌梗死、心力衰竭、交感神经系统激活时使用 |
| α 受体阻滞剂 | 改善血脂紊乱 | 使用时应注意直立性低血压 |
| 中枢性降压药 | 对糖、脂代谢无明显影响 | 难治性高血压时联合使用 |

## （二）减肥药物

对于生活方式干预无效的肥胖性高血压患者，可考虑使用减肥药物。然而，多数减肥药物具有不同程度的神经及心血管系统的不良反应，临床使用受限。2015年美国内分泌学会、欧洲内分泌协会和TOS制定的减肥药物临床实践指南建议有心血管疾病的肥胖患者使用非拟交感神经药物，如氯卡色林或奥利司他。但氯卡色林和芬特明的安全性仍存在争议，而奥利司他具有轻微的降压作用[4, 6, 7, 115]。

此外，一些可减轻体重的降糖药物，如二甲双胍、肠促胰素类药物[胰高血糖素样肽-1（GLP-1）激动剂、二肽基肽酶-4（DPP-4）抑制剂]等近年来颇受关注。国外的荟萃分析和临床研究显示，二甲双胍在非糖尿病患者中具有减肥、改善代谢和内皮功能及降低血压的作用。我国研究也发现，二甲双胍在非糖尿病的肥胖性高血压患者和高血压伴高胰岛素血症患者中显示出良好的减肥、改善代谢和降压协同作用。国外荟萃分析显示，无论肥胖和超重患者是否合并糖尿病，胰高血糖素样肽1受体激动剂均有轻微的减肥和降压作用。2014年12月25日，FAD批准了胰高血糖素样肽激动剂利拉鲁肽作为长期减肥药物。适用人群是BMI>30kg/m²或BMI>27kg/m²，但有肥胖相关并发症如糖尿病或高血压者。这是最近数年第4个上市的减肥药，也是唯一的减肥针。新近一项研究显示，利拉鲁肽3.0mg/d可进一步降低非糖尿病肥胖患者的体重5.6kg。另一项荟萃分析则显示，钠-葡萄糖协同转运蛋白2（SGLT2）抑制剂除降低血糖外，也有一定的减肥和降压作用。上述改善代谢的药物联合降压药可用于肥胖性高血压的治疗，但对于合并糖尿病的患者，应在专科医师指导下使用以避免发生不良反应[4, 6, 7, 115]。

目前常见具有减肥及改善代谢作用的药物详见表5-8-3[7]。

**表5-8-3 常见具有减肥及改善代谢作用的药物**

| 药物分类 | 主要作用 |
| --- | --- |
| 减肥药物 | |
| 奥利司他（orlistat） | 减少脂肪吸收 |
| 氯卡色林（lorcaserin） | 抑制食欲，增强饱腹感 |
| 芬特明（phentermine） | 抑制食欲，增加能量消耗 |
| 具有减重作用的降糖药 | |
| 二甲双胍 | 胰岛素增敏，减少肝糖输出和糖吸收 |

续表

| 药物分类 | 主要作用 |
| --- | --- |
| 阿卡波糖 | 减少蔗糖吸收 |
| 肠促胰素（incretin）类药物（GLP-1激动剂、DPP-4抑制剂） | 增加胰岛素分泌，抑制胰高糖素分泌 |
| 钠-葡萄糖协同转运蛋白2（SGLT2）抑制剂 | 促进尿糖排泄 |

注：GLP-1，胰高血糖素样肽-1；DPP-4，二肽基肽酶-4。

# 五、手术治疗

## （一）代谢手术

对于生活方式干预和药物治疗均不理想的难治性肥胖性高血压患者（BMI≥30kg/m²），手术治疗是获得长期减肥效果和改善心血管预后的重要手段，AHA、IDF、ADA及中华医学会糖尿病学分会（CDS）和中国医师协会外科医师分会肥胖和糖尿病外科医师委员会均有肥胖的代谢手术治疗的声明或指南，其适应证可参照上述指南。目前最常用的术式有腹腔镜Roux-en-Y胃旁路术和袖状胃切除术等。手术的多余体重减少百分比(%EWL)约为70%，高血压缓解及改善率可达75%左右。有适应证时，即使60岁以上的老年人也可以考虑代谢手术，仍然是安全有效的[7, 116]。

## （二）经皮肾动脉交感神经消融术

经皮肾动脉交感神经消融术（RSD）目前主要用于治疗难治性高血压，但SYMPLICITY HTN-3试验阴性结果提示尚须对其消融策略、疗效及安全性行进一步探索。肥胖及睡眠呼吸暂停综合征（OSA）是难治性高血压的常见病因，有报道显示RSD可降低交感神经活性，减轻胰岛素抵抗，改善糖脂代谢及OSA，但其是否适用于肥胖性高血压的治疗尚需进一步明确[7]。

（陈 明 王文娜 敬馥宇）

### 参考文献

[1] Wickelgren I. Obesity: how big a problem? Science, 1998, 280（5368）: 1364-1367.

[2] Bengmark S. Obesity, the deadly quartet and the contribution of the neglected daily organ rest- a new dimension of un-health and its prevention. Hepatobiliary Surg Nutr, 2015, 4（4）: 278-288.

[3] Jordan J, Schlaich M, Redon J, et al. European Society of Hypertension Working Group on Obesity: obesity drugs and cardiovascular outcomes.

J Hypertens，2011，29（2）：189-193.

[4] Landsberg L，Aronne LJ，Beilin LJ，et al. Obesity-related hypertension：pathogenesis，cardiovascular risk，and treatment：a position paper of The Obesity Society and the American Society of Hypertension. J Clin Hypertens（Greenwich），2013，15（1）：14-33.

[5] Jensen MD，Ryan DH，Apovian CM，et al. 2013 AHA/ACC/TOS guideline for the management of overweight and obesity in adults：a report of the American College of Cardiology/American Heart Association Task Force on Practice Guidelines and The Obesity Society. Circulation，2014，129（25Suppl 2）：S102-S138.

[6] 中国高血压防治指南修订委员会. 中国高血压防治指南 2010. 中华心血管病杂志，2011，39（7）：579-616.

[7] 中华医学会心血管病学分会高血压学组. 肥胖相关性高血压管理的中国专家共识. 中华心血管病杂志，2016，44（3）：212-219.

[8] Pickering G. High Blood Pressure.New York：Grune&Stration，Inc，1968.

[9] Kannel WB，Brand N，Jr Skinner J，et al. The relation of adiposity to blood pressure and development of hypertesion. The Framingham study. Ann Intern Med，1967，67（1）：48-59.

[10] Landsberg L. Hyperinsulinemia：possible role in obesity-induced hypertension. Hypertension，1992，19（1Suppl）：I61-I66.

[11] Krieger DR，Landsberg L. Mechanisms in obesity-related hypertension：role of insulin and catecholamines. Am J Hypertens，1988，1（1）：84-90.

[12] Flegal KM，Carroll MD，Ogden CL，et al. Prevalence and trends in obesityamong US adults，1999—2008. JAMA，2010，303：235-241.

[13] Cali AM，Caprio S. Obesity in children and adolescents. J Clin Endocrinol Metab，2008，93：S31-S36.

[14] Serdula MK，Ivery D，Coates RJ，et al. Do obese children become obese adults? A review of the literature. Prev Med，1993，22（2）：167-177.

[15] Olshansky SJ，Passaro DJ，Hershow RC，et al. A potential decline in life expectancy in the United States in the 21st century. N Engl J Med，2005，352（11）：1138-1145.

[16] Misra A，Khurana L. Obesity and the metabolic syndrome in developing countries. J Clin Endocrinol Metab，2008，93（11 Suppl 1）：S9-30.

[17] Wang Y，Lobstein T. Worldwide trends in childhood overweight and obesity. Int J Pediatr Obes，2006，1（1）：11-25.

[18] 中华人民共和国卫生部疾病控制司. 中国成人超重和肥胖症预防与控制指南. 北京：人民卫生出版社，2003.

[19] 马冠生，李艳平，武阳丰，等. 1992 至 2002 年间中国居民超重率和肥胖率的变化. 中华预防医学杂志，2005，39（5）：311-315.

[20] 中国肥胖问题工作组数据汇总分析协作组. 我国成人体重指数和腰围对相关疾病危险因素异常的预测价值：适宜体重指数和腰围切点的研究. 中华内分泌代谢杂志，2002，23（1）：5-10.

[21] Hou X，Lu J，Weng J，et al. Impact of waist circumference and body mass index on risk of cardiometabolic disorder and cardiovascular disease in Chinese adults：a national diabetes and metabolic disorders survey. PLoS One，2013，8（3）：e57319.

[22] Xi B，Liang Y，He T，et al. Secular trends in the prevalence of general and abdominal obesity among Chinese adults，1993-2009. Obes Rev，2012，13（3）：287-296.

[23] Gao Y，Chen G，Tian H，et al. Prevalence of hypertension in china：a cross-sectional study. PLoS One，2013，8（6）：e65938.

[24] 李镒冲，王丽敏，姜勇，等.2010 年中国成年人高血压患病情况. 中华预防医学杂志，2012，46（5）：409-413.

[25] Xu H，Hu X，Zhang Q，et al. The association of hypertension with obesity and metabolic abnormalities among Chinese children. Int Hypertens，2011，2011（2011）：987159.

[26] 王志华，初少莉，陈绍行，等. 高血压住院患者病因及危险因素分析. 高血压杂志，2005，13（8）：504-509.

[27] 徐兴森，杨万涛，刘道燕，等. 高血压合并代谢紊乱及对心肾血管的影响. 中华高血压杂志，2006，14（11）：894-898.

[28] Li R，Li W，Lun Z，et al. Prevalence of metabolic syndrome in Mainland China：a meta-analysis of published studies. BMC Public Health，2016，16：296.

[29] Wang Y1，Mi J，Shan XY，et al. Is China facing an obesity epidemic and the consequences? The trends in obesity and chronic disease in China. Int J Obes（Lond），2007，31（1）：177-188.

[30] Palomba S，Santagni S，Falbo A，et al. Complications and challenges associated with polycystic ovary syndrome：current perspectives. International Journal of Women's Health，2015，7：745-763.

[31] Diamanti-Kandarakis E，Christakou CD，Kandaraki E，et al. Early onset adiposity：a pathway to polycystic ovary syndrome in adolescents? Hormones（Athens），2007，6（3）：210-217.

[32] Walker EG，Marzullo P，Ricotti R，et al. The pathophysiology of abdominal adipose tissue depots in health and disease. Horm Mol Biol Clin Invest，2014，19（1）：57-74.

[33] Manolopoulos KN，Karpe F，Frayn KN. Gluteofemoral body fat as a determinant of metabolic health. Int J Obes（Lond），2010，34（6）：949-959.

[34] Tchernof A，Despres JP. Pathophysiology of human visceral obesity：an update. Physiol Rev，2013，93（1）：359-404.

[35] 中华医学会内分泌学分会. 中国 2 型糖尿病合并肥胖综合管理专家共识. 中华内分泌代谢杂志，2016，32（08）：623-627.

[36] Daugherty SL，Powers JD，Magid DJ，et al. Incidence and prognosis of resistant hypertension in hypertensive patients. Circulation，2012，13（125）：1635-1642.

[37] Baguet JP，Barone-Rochette G，Pépin JL. Hypertension and obstructive sleep apnoea syndrome：current perspectives. J Hum Hypertens，2009，23（7）：431-443.

[38] Varughese AG，Nimkevych O，Uwaifo GI. Hypercortisolism in obesity-associated hypertension. Curr Hypertens Rep，2014，16（7）：443.

[39] Kelly RK，Magnussen CG，Sabin MA，et al. Development of hypertension in overweight adolescents：a review. Adolescent Health，Medicine and Therapeutics，2015，6：171-187.

[40] Huang RC，Prescott SL，Godfrey KM，et al. Assessment of cardiometabolic risk in children in population studies：underpinning developmental origins of health and disease mother-offspring cohort studies. Journal of Nutritional Science，2015，4：1-8.

[41] Falkner B. Recent clinical and translational advances in pediatric hypertension. Hypertension，2015，65（5）：926-931.

[42] Güngör NK. Overweight and obesity in children and adolescents. J Clin Res Pediatr Endocrinol，2014，6（3）：129-143.

[43] Brisbois TD，Farmer AP，McCargar LJ. Obesity diagnostic and prevention early markers of adult obesity. Obesity Reviews，2012，13（4）：347-367.

[44] Lee CY，Lin WT，Tsai S，et al. Association of parental overweight and cardiometabolic diseases and pediatric adiposity and lifestyle factors with cardiovascular risk factor clustering in adolescents. Nutrients，2016，8（9）：13.

[45] Ding W，Cheung WW，Mak RH. Impact of obesity on kidney function and blood pressure in Children. World J Nephrol，2015，4（2）：223-229.

[46] Kolpa M，Jankowicz-Szymanska A，Jurkiewicz B. High-normal arterial blood pressure in children with excess body weight. Iran J Pediatr，2016，26（4）：e4677.

[47] Ma C，Wang R，Liu Y，et al. Performance of obesity indices for screening elevated blood pressure in pediatric population：Systematic review and meta-analysis. Medicine（Baltimore），2016，95（39）：e4811.

[48] Kotchen TA. Obesity-related hypertension：epidemiology，pathophysiology，and clinical management. Am J Hypertens，2010，23（11）：1170-1178.

[49] DeMarco VG，Aroor AR，Sowers JR. The pathophysiology of hypertension in patients with obesity. Nat Rev Endocrinol，2014，10（6）：364-376.

[50] Esler M，Straznicky N，Eikelis N，et al. Mechanisms of sympathetic activation in obesity-related hypertension. Hypertension，2006，48（5）：787-796.

[51] Davy KP. The global epidemic of obesity：are we becoming more sympathetic?. Curr Hypertens Rep，2004，6（3）：241-246.

[52] Troisi RJ，Weiss ST，Parker DR，et al. Relation of obesity and diet to sympathetic nervous system activity. Hypertension，1991，17：669-677.

[53] Grassi G，Seravalle G，Cattaneo BM，et al. Sympathetic activation in obese normotensive subjects. Hypertension，1995，25（1）：560-563.

[54] Brooks VL，Shi Z，Holwerda SW，et al. Obesity-induced increases in sympathetic nerve activity：sex matters. Autonomic Neuroscience：Basic & Clinical，2015，187：18-26.

[55] Alvarez GE，Beske SD，Ballard TP，et al. Sympathetic neural activation in visceral obesity. Circulation，2002，106（20）：2533-2536.

[56] Abate NI，Mansour YH，Tuncel，M，et al. Overweight and sympathetic overactivity in black Americans. Hypertension，2001，38（3）：379-383.

[57] Alvarez GE，Ballard TP，Beske SD，et al. Obesity and Sympathetic neural activation：Role of visceral fat. Meeting of the American-college-of-sports-medicine，2004.

[58] Bhatt DL，Kandzari DE，O'Neill WW，et al. A controlled trial of renal denervation for resistant hypertension. N Engl J Med，2014，370（15）：1393-1401.

[59] Lambert GW，Straznicky NE，Lambert EA，et al. Sympathetic nervous activation in obesity and the metabolic syndrome-causes，consequences and therapeutic implications. Pharmacol Ther，2010，126：159-172.

[60] Weyer C，Pratley RE，Snitker S，et al. Ethnic differences in insulinemia and sympathetic tone as links between obesity and blood pressure. Hypertension，2000，36：531-537.

[61] Goodfriend TL. Obesity，sleep apnea，aldosterone，and hypertension. Curr Hypertens Rep，2008，10（3）：222-226.

[62] Bogaert YE，Linas S. The role of obesity in the pathogenesis of hypertension. Nat Clin Pract Nephrol，2009，5（2）：101-111.

[63] Sharma AM. Is there a rationale for angiotensin blockade in the management of obesity hypertension? Hypertension，2004，44：12-19.

[64] Vaněčková I，Maletínská L，Behuliak M，et al. Obesity-related hypertension：possible pathophysiological mechanisms. J Endocrinol，2014，223（3）：R63-R78.

[65] Thatcher S，Yiannikouris F，Gupte M，et al. The adipose renin-angiotensin system：role in cardiovascular disease. Mol Cell Endocrinol，2009，302（2）：111-117.

[66] Yasue S，Masuzaki H，Okada S，et al. Adipose tissue specific regulation of angiotensinogen in obese humans and mice：impact of nutritional status and adipocyte hypertrophy. Am J Hypertens，2010，23：425-431.

[67] Sarzani R，Salvi F，Dessi-Fulgheri P，et al. Renin-angiotensin system，natriuretic peptides，obesity，metabolic syndrome，and hypertension：an integrated view in humans. Journal of Hypertension，2008，26：831-843.

[68] Engeli S，Bohnke J，Gorzelniak K，et al. Weight loss and the renin-angiotensin-aldosterone system. Hypertension，2005，45（3）：356-362.

[69] Rahmouni K，Correia ML，Haynes WG，et al. Obesity-associated hypertension：new insights into mechanisms. Hypertension，2005，45：9-14.

[70] Dinh Cat AN，Friederich-Persson M，White A，et al. Adipocytes，aldosterone andobesity-related hypertension. Journal of Molecular Endocrinology，2016，57：F7-F21.

[71] Bochud M，Nussberger J，Bovet P，et al. Plasma aldosterone is independently associated with the metabolic syndrome. Hypertension，2006，48（2）：239-245.

[72] Bollag WB. Regulation of aldosterone synthesis and secretion. Comprehensive Physiology，2014，4（3）：1017-1055.

[73] Bomback AS，Klemmer PJ. Interaction of aldosterone and extracellular volume in the pathogenesis of obesity-associated kidney disease：a narrative review. American Journal of Nephrology，2009，30（2）：140-146.

[74] Yusuf S，Sleight P，Pogue J，et al. Effects of an angiotensinconverting-enzyme inhibitor，ramipril，on cardiovascular events in high-risk patients. The Heart Outcomes Prevention Evaluation Study Investigators. N Engl J Med，2000，342：145-153.

[75] Widimsky J. PATHWAY-2 Study：spironolactone vs placebo，bisoprolol and doxazosin to determine optimal treatment of resistant hypertension. Spironolactone high effective in lowering blood pressure in drug resistant hypertension. Vnitr Lek，2015，61（12）：1067-1071.

[76] O'Shaughnessy IM，Kotchen TA. Epidemiologic，physiologic，and clinical implications of hypertension and insulin resistance. Curr Opin Cardiol，1993，8：757-764.

[77] Landsberg L. Insulin-mediated sympathetic stimulation：role in the pathogenesis of obesity-related hypertension（or，how insulin affects blood pressure，and why）. J Hypertens，2001，19（3Pt2）：523-528.

[78] Rowe JW，Young JB，Minaker KL，et al. Effect of insulin and glucose infusions on sympathetic nervous system activity in normal man. Diabetes，1981，30：219-225.

[79] Hausberg M，Mark AL，Hoffman RP，et al. Dissociation of

sympathoexcitatory and vasodilator actions of modestly elevated plasma insulin levels. J Hypertens, 1995, 13: 1015-1021.

[80] DeFronzo RA. Insulin and renal sodium handling: clinical implications. Internationa Journal of Obesity, 1981, 5 (suppl 1): 93-104.

[81] Grassi G, Seravalle G, Colombo M, et al. Body weight reduction, sympathetic nerve traffic, and arterial baroreflex in obese normotensive humans. Circulation, 1998, 97: 2037-2042.

[82] Jensen MD. Role of body fat distribution and the metabolic complications of obesity. J Clin Endocrinol Metab, 2008, 93: S57-S63.

[83] Friedman J. 20 years of leptin: leptin at 20: an overview. J Endocrinol, 2014, 223 (1): 0405.

[84] Xie D1, Bollag WB. Obesity, hypertension and aldosterone: is leptin the link? J Endocrinol, 2016, 230 (1): F7-F11.

[85] Tanida M, Yamamoto N, Shibamoto T, et al. Involvement of hypothalamic AMP-activated protein kinase in leptin-induced sympathetic nerve activation. PLoS One, 2013, 8 (2): e56660.

[86] Martínez-Martínez E, Jurado-López R, Cervantes-Escalera P, et al. Leptin. a mediator of cardiac damage associated with obesity. Horm Mol Biol Clin Invest, 2014, 18 (1): 3-14.

[87] Friedman J. The long road to leptin. J Clin Invest, 2016, 126 (12): 4727-4734.

[88] Simonds SE, Cowley MA. Hypertension in obesity: is leptin the culprit?. Trends in Neurosciences, 2013, 36 (2): 121.

[89] Navarro Díaz M. Consequences of morbid obesity on the kidney. Where are we going? Clin Kidney J, 2016, 9: 782-787.

[90] Hall JE, do Carmo JM, da Silva AA, et al. Obesity-induced hypertension: interaction of neurohumoral and renal mechanisms. Circ Res, 2015, 116 (6): 991-1006.

[91] Savoia C, Volpe M, Alonzo A, et al. Natriuretic peptides and cardiovascular damage in the metabolic syndrome: molecular mechanisms and clinical implications. Clin Sci (Lond), 2009, 118 (4): 231-240.

[92] Sharma K. Obesity, oxidative stress, and fibrosis in chronic kidney disease. Kidney International Supplements. Kidney Int Suppl, 2014, 4 (1): 113-117.

[93] Hall JE, Brands MW, Dixon WN, et al. Obesity-induced hypertension. Renal function and systemic hemodynamics. Hypertension, 1993, 22: 292-299.

[94] Rocchini AP, Key J, Bondie D, et al. The effect of weight loss on the sensitivity of blood pressure to sodium in obese adolescents. New England Journal of Medicine, 1989, 321 (4): 580-585.

[95] de Simone G, Mancusi C, Izzo R, et al. Obesity and hypertensive heart disease: focus on body composition and sex differences. Diabetol Metab Syndr, 2016, 8 (1): 79.

[96] Woodiwiss AJ, Libhaber CD, Majane OH, et al. Obesity promotes left ventricular concentric rather than eccentric geometric remodeling and hypertrophy independent of blood pressure. Am J Hypertens, 2008, 21 (10): 1144-1151.

[97] Yeo GS. Genetics of obesity: can an old dog teach us new tricks?. Diabetologia, 2017, 60 (5): 1-6.

[98] de Carvalho MH, Colaço AL, Fortes ZB. Cytokines, endothelial dysfunction, and insulin resistance. Arq Bras Endocrinol Metabol, 2006, 50 (2): 304-312.

[99] Mathew AV, Okada S, Sharma K. Obesity related kidney disease. Curr Diabetes Rev, 2011, 7 (1): 41-49.

[100] Antonopoulos AS, Margaritis M, Coutinho P, et al. Adiponectin as a link between type 2 diabetes and vascular NADPH oxidase activity in the human arterial wall: the regulatory role of perivascular adipose tissue. Diabetes, 2015, 64 (6): 2207-2219.

[101] Kotsis V, Nilsson P, Grassi G, et al. New developments in the pathogenesis of obesity-induced hypertension. J Hypertens, 2015, 33 (8): 1499-1508.

[102] Matsuda M, Shimomura I. Roles of oxidative stress, adiponectin, and nuclear hormone receptors in obesity-associated insulin resistance and cardiovascular risk. Horm Mol Biol Clin Investig, 2014, 19 (2): 75-88.

[103] Sundgren NC, Vongpatanasin W, Boggan BM, et al. IgG receptor FcγRIIB plays a key role in obesity-induced hypertension. Hypertension, 2015, 65 (2): 456-462.

[104] Carmichael CY, Wainford RD. Hypothalamic signaling mechanisms in hypertension. Curr Hypertens Rep, 2015, 17 (5): 39.

[105] Michelsen KS, Arditi M. Toll-like receptor signaling and Atherosclerosis. Curr Opin Hematol, 2006, 13 (3): 162-168.

[106] 中国血压测量工作组. 中国血压测量指南. 中华高血压杂志, 2011, 19 (12): 1101-1115.

[107] Gu D, He J, Duan X, et al. Body weight and mortality among men and women in China. JAMA, 2006, 295 (7): 776-783.

[108] Flegal KM, Kit BK, Orpana H, et al. Association of all-cause mortality with overweight and obesity using standard body mass index categories: a systematic review and meta-analysis. JAMA, 2013, 309 (1): 71-82.

[109] Hanefeld M, Pistrosch F, Bornstein SR, et al. The metabolic vascular syndrome- guide to an individualized treatment. Rev Endocr Metab Disord, 2016, 17 (1): 5-17.

[110] Bahadoran Z, Mirmiran P, Azizi F. Fast food pattern and cardiometabolic disorders: a review of current studies. Health Promot Perspect, 2016, 5 (4): 231-240.

[111] Sun F, Xiong S, Zhu Z. Dietary capsaicin protects cardiometabolic organs from dysfunction. Nutrients, 2016, 8 (5): E174.

[112] Mohammadifard N, Salehi-Abargouei A, Salas-Salvadó J, et al. The effect of tree nut, peanut, and soy nut consumption on blood pressure: a systematic review and meta-analysis of randomized controlled clinical trials. Am J Clin Nutr, 2015, 101 (5): 966-982.

[113] 中国医师协会心血管内科医师分会. 血管紧张素受体拮抗剂氢氯噻嗪固定复方制剂治疗高血压临床应用中国专家共识. 中华高血压杂志, 2012, 20 (10): 928-936.

[114] 赵连友, 孙宁玲, 孙英贤, 等. α/β 受体阻滞剂在高血压治疗中应用的中国专家共识. 中华高血压杂志, 2016, 24 (6): 522-527.

[115] Fujioka K. Current and emerging medications for overweight or obesity in people with comorbidities. Diabetes Obesity & Metabolism, 2015, 17 (11): 1021-1032.

[116] Giordano S, Victorzon M. Bariatric surgery in elderly patients: a systematic review. Clinical Interventions in Aging, 2015, 2015 (10): 1627-1635.

# 第九章

# 晨峰性高血压

晨峰性高血压作为高血压一种特殊临床类型，临床上并非少见，多见于老年性高血压。其特殊临床表现、发病机制较为复杂，多伴有多脏器损害。这类高血压治疗应严格按照时间治疗学的要求进行，会取得良好的治疗效果。

## 第一节　血压的节律变化特点

人体动脉血压在各个时刻不断发生着变化。由于心率、呼吸、神经体液和季节交替等因素影响，血压存在数秒、数天、数周甚至 1 年的动态节律变化，即短时血压变异和长时血压变异。对高血压深入研究发现，全天血压存在波动性，即使高血压患者血压控制达标，不同个体间心、脑血管疾病风险仍存在差异。正常人每天动脉血压波动情况与交感神经活性变化有一定相关性，即夜间血压最低，清晨迅速升高，典型变化呈"两峰一谷"样。即由睡眠转为清醒的数小时内出现血压明显升高，在 6：00～8：00 出现第 1 个高峰，随后动脉血压在较高水平保持稳定；16：00～18：00 出现第 2 个高峰；夜间进入睡眠后，血压开始下降，在 2：00～3：00 达谷底。

通常采用动态血压监测（ABPM）[1]记录患者血压波动。根据动态血压监测结果将血压昼夜节律分为以下几类：

（1）杓型血压：夜间收缩压和舒张压较日间血压值下降＞10%，或夜/昼收缩压和舒张压比值＞0.8 且＜0.9。此是大多数血压正常人群及轻中度高血压患者的血压节律类型。

（2）减弱的杓型血压：夜间收缩压和（或）舒张压较日间血压下降 1%～10%，或夜/昼收缩压和（或）舒张压比值＞0.9 且＜1。舒张压和收缩压的昼

夜变化减少，与心血管疾病风险增加有关。

（3）非杓型和反杓型血压：夜间收缩压和（或）舒张压较日间增高，或夜/昼收缩压和（或）舒张压比值≥1。与心血管疾病风险增加相关。

（4）超杓型：夜间收缩压和（或）舒张压较日间血压值显著降低＞20%，或夜/昼收缩压和（或）舒张压比值＜0.8。目前与心血管疾病风险的关系尚不明确。

（5）夜间高血压：夜间血压水平升高≥120/70mmHg，心血管疾病风险增加，可能与阻塞性睡眠呼吸暂停综合征有关。

（6）血压晨峰：晨间收缩压和（或）舒张压水平过度升高。虽然目前对于其尚缺乏统一认识，但多数学者认为，血压晨峰升高与心血管疾病风险相关。

## 第二节　晨峰性高血压的概念及发病机制

### 一、晨峰性高血压概念

血压波动存在节律性，在 6：00～8：00 可出现第一个高峰，如血压升高幅度较小，则属于正常生理现象。过高、过快的血压峰值属于病理现象，有可能导致心脑血管疾病发生。研究发现心脏性猝死、心肌梗死、不稳定型心绞痛和出血性及缺血性脑卒中等多发生在清晨和上午时段，约 40% 的心肌梗死和 29% 的心脏性猝死发生在清晨，此时段脑卒中发生率是其他时段的 3～4 倍，与血压晨峰出现时间相近。

目前血压晨峰的定义及范围尚未统一。在既往的临床试验中曾出现的定义方法很多[2, 3]，包括以下几种，见表 5-9-1：

**表 5-9-1　血压晨峰的定义**

| 定义 | 描述 |
| --- | --- |
| 睡眠–谷晨峰 | 起床后 2h 平均收缩压与包括夜间最低收缩压在内的 1h 平均收缩压之间的差值 |
| 觉醒前晨峰 | 起床后 2h 平均收缩压与起床前 2h 平均收缩压之间的差值 |
| | 起床后 4h 平均收缩压与起床前 4h 平均收缩压之间的差值 |
| | 起床后 3h 平均收缩压的最高值与起床前 2h 平均收缩压之间的差值 |
| 起床晨峰 | 起床时血压与起床前 30min 内最后一次卧位血压之间的差值 |
| 清晨–凌晨差值 | 清晨 2 次血压测量值与夜间平均血压之间的差值 |
| 清晨–夜间差值 | 清晨血压与夜间血压之间的差值 |
| 清晨血压指数 | 清晨血压上升速率与变化幅度之间的乘积 |

2010 年《中国高血压防治指南》[4]定义血压晨峰为起床后 2h 内的收缩压平均值–夜间睡眠时收缩压最低值（包括最低值在 1h 内的平均值），即睡眠–谷晨峰，当≥35mmHg 为晨峰血压增高，即晨峰性高血压。

## 二、清晨血压由来及应用评价

由于晨峰性高血压目前尚无统一的定义和计算方法，并且监测困难，所以较难广泛应用于临床实践。中华医学会心血管病分会高血压学组于 2014 年提出了《清晨血压临床管理的中国专家指导建议》[5]，并建议使用"清晨血压"这一更易于测量和管理的概念。现简述如下：

清晨血压是指清晨醒后 1h 内，服药前、早餐前的家庭血压监测结果或动态血压记录的起床后 2h 或早晨 6：00～8：00 的血压。与晨峰性高血压相比，可通过家庭自测、24h 动态血压监测及诊室血压测量手段来获取，操作简单。清晨血压在一定范围内升高属于生理现象，如家庭血压测量清晨血压或动态血压监测≥135/85mmHg 和（或）诊室血压≥140/90mmHg 即为清晨高血压。广义的清晨高血压是指不管其他时段血压水平是否正常，清晨血压测量值升高的这部分患者。据统计，约 60% 的高血压患者清晨血压未达标。

清晨血压与血压晨峰值均是清晨时段内的血压指标，过度升高与心脑血管事件风险密切相关。导致清晨血压升高的因素与血压晨峰基本相同，包括吸烟、饮酒、糖尿病、空腹血糖异常、精神焦虑等。

清晨是心脑血管事件的高发时段，心血管死亡风险在 7：00～9：00 比其他时段高 70%。研究发现，清晨收缩压每增加 10mmHg，颈总动脉内中膜厚度增加 17μm，清晨高血压患者颈动脉硬化相对风险增加 5 倍。一项老年高血压研究随访 41 个月发现，清晨血压是脑卒中最强的预测因子，血压值每增高 10mmHg，脑卒中风险增加 44%。一项涉及 40 岁以上人群的长期随访研究表明，觉醒后 1h 内家庭血压测量值对心血管死亡有重要预测价值[6]。

首先应对清晨血压进行评估，目前采用的方法包括家庭血压监测、诊室血压监测、动态血压监测等。高血压的管理是一项长期工作，家庭血压监测起到至关重要的作用，具有可重复性好、预测价值高等优点，也可通过血压自测提高患者降压治疗的依从性。所以对于高血压患者，要进行充分的宣传教育，使患者养成长期进行家庭血压监测的习惯。建议在醒后 1h 内测量服药前、早饭前的血压。

药物疗效未能全天覆盖有可能导致清晨高血压发生，建议使用半衰期为 24h 以上的真正长效的降压药物。对于单纯清晨高血压患者，也可调整降压药物的使用时间。降压药物种类多种多样，建议使用临床证据充分的降压药物。

随着我国分级诊疗和家庭医师签约等政策的逐步开展，以及目前通行技术的发展，高血压等慢性病的长期、系统性的管理逐步成为可能。通过数据库、手机移动端和网络系统等对整体高血压人群进行规范系统化管理，从而管理好每一位患者的 24h 血压，降低整体的心血管事件。

## 三、血压晨峰发生机制

目前普遍认为多种因素共同作用导致血压晨峰形成，包括人体自身节律紊乱、机体调节功能失调等[3, 4]。

### （一）神经体液因素

生命活动存在以 24h 左右为周期的变动，即昼夜节律。昼夜节律可影响多种神经体液活动，如肾素–血管紧张素–醛固酮系统（RAAS）、交感神经系统、皮质醇等。在人清醒前后，交感神经系统及 RAAS 活性会迅速增强，释放儿茶酚胺、肾素、血管紧张素 Ⅱ、醛固酮等活性物质，使其血浆浓度在觉醒前就开始升高，并在觉醒后进一步升高。儿茶酚胺可通过增加周围血管阻力、心率和心排血量等方式升高血压。而 RAAS 激活使血容量发生改变，导致血压进一步升高。

### （二）小动脉病变及血管内皮功能紊乱

通过对小动脉的病理切片研究表明，血压晨峰升高与动脉内膜中层增厚有明显相关性。长期高血压是动脉粥样硬化的重要危险因素，可导致血管壁硬化和顺应性下降。血管壁因动脉硬化、玻璃样变等导致舒张功能减低，各种因素导致循环容量升高时机体不能对容量负荷升高做出及时调节，从而导致血压晨峰进一步升高。

### （三）大动脉病变及压力感受器功能紊乱

血压晨峰主要导致动脉硬化加重，而动脉硬化可使血压变异性及血压晨峰升高。随着病情进展，血管压力感受器敏感性会逐渐下降。因此，严重动脉硬化患者的压力感受器敏感性不能抑制清晨的血压高峰，从而导致血压晨峰升高。

### （四）血液流变学变化

纤溶系统也同样具有近日节律，红细胞聚集、血浆纤维蛋白原浓度升高、血小板聚集等因素使血液黏度增高，增加外周阻力，进一步导致血压升高。

### （五）其他因素

血压晨峰升高同时还受遗传基因、年龄、血压、血糖、乙醇摄入、吸烟、精神压力、夜间低氧和睡眠质量等多种因素影响，这些因素可能通过调控交感神经活性、RAAS 活性、血管内皮功能等促进血压晨峰形成。

## 第三节　晨峰性高血压对靶器官的损害

自 2003 年提出血压晨峰概念后，由于其与心脑血管疾病发病时间相吻合，被认为与疾病发生有一定相关性，因而越来越受到人们重视。随后相关研究也证明晨峰性高血压在高血压患者中具有预测价值。虽然不同研究中血压晨峰定义各不相同，但均从不同角度证明了晨峰性高血压与心脑血管事件及靶器官损害的相关性。目前对于晨峰性高血压的研究仍处于早期阶段，尚缺乏大样本、多中心的临床试验[7, 8]。

## 一、心血管疾病

目前研究多涉及血压晨峰对心血管疾病的影响，普遍认为晨峰血压增高与左心室肥厚、冠状动脉狭窄程度、动脉粥样硬化等存在一定相关性。其可能机制为晨起后血压迅速升高导致动脉斑块破裂，血管剪切力增加导致血管内皮损伤等。在血压晨峰提出之前就有试验证明，清晨血压过度升高与高血压心脏病患者心脏彩超检查结果存在相关性；血压晨峰可增加心脏后负荷、动脉硬化程度和左心室肥大速度[9]。一项涉及冠状动脉造影和动态血压监测参数的研究，探讨血压晨峰及其对冠状动脉狭窄程度的预测价值[10]。该试验入选了 252 例冠心病患者并行动态血压监测，按照睡眠－谷晨峰＞35mmHg 分为晨峰性高血压组和非晨峰性高血压组；冠状动脉病变的狭窄程度用病变的血管支数及 Gensini 积分表示。结果显示晨峰性高血压组冠状动脉单支、双支、三支病变率及冠状动脉病变 Gensini 积分显著高于非晨峰性高血压组，在校正了年龄、性别、病史等因素后发现，晨峰性高血压可独立预测冠状动脉的狭窄程度。观察伴晨峰性高血压的老年患者[11]，对比分析晨峰性高血压组和对照组患者血清 BNP、左室心肌质量指数（LVMI）的差异。结果晨峰性高血压组血清 BNP、LVMI 水平明显高于对照组，患者心脑血管事件的发生率明显高于对照组患者。因而认为晨峰性高血压加剧了老年高血压患者的靶器官损害，心脑血管事件发生风险更高。另外，患者行动态心电图检查试验表明，ST 段下移与清晨血压高峰存在一定相关性[12]。

血压晨峰不仅对高血压患者产生影响，在血压正常人群及血压达标的高血压患者中，血压晨峰与左心室心肌质量指数、左心室肥厚、颈动脉内中膜厚度仍存在明显相关性。有试验表明，有晨峰性高血压的患者，其尿儿茶酚胺、炎症指标等均高于无晨峰性高血压患者，血管炎症反应增多可导致斑块不稳定，易于破裂；同时相关试验表明，血压晨峰与上述指标间存在临界点，不成线性相关。

一项纳入 186 例高血压患者的研究随访 3 年发

现[13]，晨峰性高血压组患者血压晨峰值同急性冠状动脉时间发生率呈正相关，而非晨峰性高血压组则无明显相关性。Sante 等在一项平均随访 9 年包含 1191 名老年高血压患者的研究中发现[14]，在杓型血压患者中，血压晨峰同冠状动脉事件相关。另一项包括中国人群在内共纳入 5645 名对象的研究[15]，平均随访 11.4 年，表明血压晨峰≥37.0mmHg 时，冠状动脉事件增加 45%，所有心血管事件增加 30%，全因死亡增加 32%。

## 二、脑血管疾病

我国高血压患者最主要的并发症是脑卒中，长期高血压可导致脑血管粥样硬化、动脉瘤等形成。目前晨峰性高血压导致脑血管损害机制尚不明确，可能为血压变异性增加、血压晨峰现象出现和血管剪切力增加导致的已形成的粥样斑块、小动脉瘤破裂，从而导致急性脑血管事件的发生。ASCOT-BPLA 研究发现，血压变异性可以独立于血压值对脑血管疾病进行的预测，是脑血管疾病的独立危险因子。有试验表明，晨峰性高血压患者的多发腔隙性脑梗死的发病率增高。一项纳入 1430 例高血压患者的研究经随访 10 年发现，觉醒前晨峰＞25mmHg 和睡眠−谷晨峰＞40mmHg 的高血压患者发生出血性脑卒中的风险更高。2015 *Hypertension* 杂志筛选 2964 篇中的 17 篇文献进行血压晨峰系统回顾，其中涵盖 7 种不同血压晨峰计算方式，使用荟萃分析表明，血压晨峰与心血管事件相关性不确定，但当用连续量表法分析时表明，血压晨峰每升高 10mmHg 与脑卒中风险升高有关（HR 为 1.11，95% CI 为 1.03～1.20）[16]。

一项涉及原发性老年高血压患者的回顾性分析[17]，以睡眠谷晨峰值≥35mmHg 分为晨峰性高血压组和非晨峰性高血压组，晨峰性高血压组在 24h、白昼、夜间平均收缩压水平等方面均高于非晨峰性高血压组，且晨峰性高血压组脑卒中的发病率高于非晨峰性高血压组。试验结论为晨峰性高血压是脑卒中的独立危险因素，高血压伴有血压晨峰者的脑卒中风险是无血压晨峰者的 1.22 倍。

## 三、肾 脏 疾 病

长期高血压患者肾脏损害十分常见，因为肾脏主要调控水钠排泄，所以肾脏损伤与心血管疾病有协同作用。Turak 等在高血压患者随访 3 年表明[18]，血压晨峰对肾小球滤过率降低及慢性肾衰竭的发生有一定预测价值。1 项横断面研究表明[19]，首诊不伴高血压的糖尿病患者，尿微量白蛋白阳性患者清晨血压和血压晨峰值均高于阴性患者。1 项入选 203 例高血压患者的研究[20]，根据动态血压结果分为晨峰性高血压组和非晨峰性高血压组，测定尿微量白蛋白（MAU）、尿 $\alpha_1$ 微球蛋白（$\alpha_1$-MG）及血半胱氨酸蛋白酶抑制剂 C（CysC）水平后发现，晨峰性高血压组血压变异性、尿微量白蛋白、$\alpha_1$-MG 及 CysC 水平均高于非晨峰性高血压组；对血压晨峰行相关性分析显示，24h 平均收缩压、24h 平均脉压、$\alpha_1$-MG 及 CysC 水平与血压晨峰呈正相关。多元回归分析表明，血压晨峰与尿微量白蛋白相关性最高，提示高血压伴晨峰性高血压更易出现早期肾功能损害。

## 四、其他靶器官损害

目前血压晨峰与其他靶器官损害的相关研究较少，一项涉及 150 例主动脉夹层患者的研究表明[21]，晨峰性高血压、血压变异性及心率等均是主动脉夹层的独立危险因素。另有研究发现，晨峰性高血压还可引起视网膜分支静脉阻塞。

# 第四节　晨峰性高血压的治疗对策

## 一、非药物治疗

晨峰性高血压为心脑血管疾病的独立危险因素，与心脑血管疾病的发生发展密切相关，因此控制血压晨峰值应与血压达标一样得到重视。各国指南均建议应平稳降压、持续达标，这也是在强调控制血压变异和血压晨峰的重要性。动态血压使用指南建议对于所有高血压患者均应行动态血压监测，除明确平均血压水平、发现隐匿性高血压和白大衣高血压外，还可发现夜间高血压、晨峰性高血压等危险因素，用于评估心血管风险。

众多因素导致血压晨峰增高，包括遗传基因、年龄、高血压病史、代谢综合征、饮酒、吸烟、精神压力过大、清晨过度运动、夜间睡眠质量差[22]、夜间低氧等。养成良好生活睡眠习惯，戒烟，减少咖啡因、乙醇等摄入对于降低平均血压和降低晨峰血压都有一定的作用。同时还应对高危患者进行宣传教育，包括晨起后适当平躺、不立即进行剧烈活动等。对于代谢综合征患者，应加强血糖、血脂管理，适量运动。

## 二、高血压的时间治疗学

生理活动存在昼夜节律，不同药物也存在不同半衰期、达峰时间、峰谷比等指标。时间治疗学就是根据药物特点使其与人体生物节律相匹配，通过调整服药时间，使其达到更好的疗效。高血压的时间治疗学就是选择合适的药物、给药时间，使降压药物效应与高血压发生节律相一致，并能24h全程、稳定地控制血压，恢复正常杓型血压，减少血压变异性、血压晨峰和靶器官损害，避免冠心病、急性心肌梗死、脑卒中等心脑血管疾病发生。已有实验证实，根据时间治疗学进行血压控制是可行的。

高血压的时间治疗有3个主要目的：平稳降低整体血压水平、维持夜间血压适度下降、抑制清晨觉醒后血压骤升。高血压的时间治疗可经以下两种有效途径实现：①应用控释技术选用降压制剂；②根据不同药物的药代动力学及时间药理学特点，针对性地调整给药时间及剂量[23]。

## 三、药 物 治 疗

### （一）血管紧张素转化酶抑制剂/血管紧张素Ⅱ受体阻滞剂

血管紧张素转化酶抑制剂（ACEI）与血管紧张素Ⅱ受体拮抗剂（ARB）类药物作用于肾素-血管紧张素-醛固酮系统，可抑制清晨该系统过度激活，从而减低血压晨峰。有研究发现，睡前服用培哚普利可安全有效地控制清晨血压迅速升高，并不伴夜间血压过度降低。Myburgh等研究发现雷米普利傍晚时服用能够有效地降低夜间血压并减少晨峰性高血压出现。HOPE研究[24]是一项涉及19个国家，267所医院，9541例患者的多中心、随机、双盲、安慰剂对照试验，入选了55岁以上合并冠心病、脑卒中、外周血管疾病的患者或伴有糖尿病合并一种或多种心血管危险因素的患者，随机给予安慰剂和雷米普利，发现降低血压可保护心脑血管。后续亚组分析证明睡前服用雷米普利可显著降低夜间血压，从而减少非杓型高血压发生率。血管紧张素转化酶抑制剂与血管紧张素Ⅱ受体阻滞剂虽然均作用于肾素-血管紧张素-醛固酮系统，但血管紧张素转化酶抑制剂对缓激肽系统的作用使其具有额外心血管保护作用，有专家认为两类药物并不能完全对等。血管紧张素转化酶抑制剂最常见不良反应为干咳，很多患者因出现干咳而影响药物使用。有试验研究不同时段服用血管紧张素转化酶抑制剂耐受性表明，与晨起后服药相比，睡前服用血管紧张素转化酶抑制剂能减少药物引起的咳嗽次数和强度，患者耐受性更好。在一项轻、中度高血压患者中进行的随机双盲试验表明[25]，给予奥美沙坦降压治疗8周24h血压及血压晨峰显著下降。观察不同时段服用缬沙坦降压及其对血压昼夜节律影响发现，早晨或睡前服用缬沙坦两种服药方案对24h平均血压作用相似，但睡前服药组夜间血压下降显著增高，约73%的非杓型血压患者转变为杓型血压。

### （二）β受体阻滞剂

以阿替洛尔为代表的第二代β受体阻滞剂研究表明，β受体阻滞剂在降压疗效方面弱于其余几类药物，甚至部分指南基于此已将β受体阻滞剂踢出了一线降压药物的行列。对此，学术界尚存在争议，β受体阻滞剂是一类具有显著异质性的药物，不同药物之间差异较大，第三代β受体阻滞剂如卡维地洛、阿罗罗尔、拉贝洛尔等不仅可阻滞β受体，还能阻滞α1受体，其机制同以往β受体阻滞剂不尽相同[26]。已有实验证实，α/β受体阻滞剂与其他几类药物降压效果相似。Hitoshi等进行了一项关于卡维地洛的随机、交叉、开放试验发现，晚上服药能显著降低清晨收缩压并能减慢清晨心率，而早晨服药对以上两项无显著作用。国内一项使用卡维地洛治疗原发性高血压患者的研究表明[27]，在使用卡维地洛前后分别行动态血压监测，结果发现服用卡维地洛治疗后，患者晨醒后0.5h内血压较治疗前明显降低，且患者晨醒后0.5h内血压与晨醒前最后一次血压的差值也较治疗前明显降低，表明卡维地洛可有效降低原发性高血压患者的血压晨峰。琥珀酸美托洛尔一般晨起后服用 1 次可对全天血压和心率起到控制作用，有学者将相同剂量琥珀酸美托洛尔分为晨起后顿服和早晚 2 次服药[28]，结果发现，两组用药后 24h 各时点收缩压及舒张压均显著降低。但分开服用组夜间平均收缩压、血压晨峰升高程度、清晨血压控制效果更好。

### （三）钙通道阻滞剂

钙通道阻滞剂的安全性和降压效果得到广泛认可，其保护亚洲人群脑卒中的作用也已达成共识。近年来，随着药物生产工艺的不断改进，钙通道阻滞剂缓释和控释剂型也相继投入临床使用。这些新型制剂采用分级释放或定时定量释放技术，根据血压的昼夜节律特点释放出活性药物，起到了更为理想的治疗作用。

一项比较厄贝沙坦和硝苯地平控释片效果的研究发现，4 周降压治疗后，硝苯地平控释片组血压达标率、晨峰性高血压等均优于厄贝沙坦治疗组。一项观察硝苯地平控释片不同给药时间[29]对血压、昼夜节律、血压晨峰影响的试验发现，夜间服药组 24h 平均收缩压、白天收缩压和夜间收缩压低于清晨服药组。夜间服药组清晨收缩压上升速度较清晨服药组降低，随访近 2 年发现夜间服药组心血管事件率较低。比较硝苯地平控释片和氨氯地平片对血压晨峰的控制效果发现，给药 1 周后，硝苯地平控释片对血压晨峰的控制作用优于氨氯地平，但在 2 周和 1 个月时再次行动态血压监测发现氨氯地平的效果优于硝苯地平控释片。由此认为，在长期血压晨峰的控制上，氨氯地平疗效优于硝苯地平控释片[30]。

### （四）利尿剂

目前关于单用利尿剂改善晨峰性高血压的研究较少，大多为利尿剂与血压变异性或联合降压药物治疗晨峰性高血压的研究。清晨服用氢氯噻嗪有助于非构型血压转变为构型血压，而对构型高血压患者的夜间血压影响不大。

### （五）α 受体阻滞剂

睡前服用 α 肾上腺素受体阻滞剂可抑制清晨α 肾上腺素神经过度激活引起的外周血管收缩。日本一项关于高血压晨峰的双盲试验入选了 611 名高血压患者，随机分为实验组和对照组，睡前给予多沙唑嗪治疗 6 个月，显著降低血压晨峰。

### （六）联合治疗

很多高血压患者单药治疗血压值无法达标，临床中大部分高血压患者需使用两种或两种以上降压药物治疗。联合降压治疗减少血压晨峰证据较多，目前临床中常用的 ACEI/ARB、CCB、利尿剂等联合降压方案对血压晨峰均有一定改善作用[31, 32]。给予原发性老年高血压患者苯磺酸氨氯地平联合替米沙坦治疗 4 周发现[33]，原发性老年高血压患者的血压值、血压变异性及晨峰性高血压等得到明显改善。给予老年高血压患者贝那普利联合氨氯地平降压治疗 2 个月后发现[32]，患者 24h 平均收缩压、舒张压等均明显下降，构型血压人数所占比例增高，晨峰性高血压患者所占比例明显降低[31]。

### （七）其他药物

高血压患者常合并有高脂血症、糖尿病、高尿酸血症等心血管危险因素，随年龄的增长，10 年心血管病风险逐渐增高，常需多种药物进行一级预防以控制危险因素。这些药物通常不具有降压作用。但有试验表明，非降压药物在不同时间服用对血压影响不同。在一项 120 余例原发性高血压患者的研究中，根据阿司匹林给药时间分为清晨服药组和睡前服药组，研究发现睡前服药组收缩压变异性和血压晨峰值较清晨服药组低，但舒张压变异性等无显著差异。结果表明，阿司匹林服药时间对血压晨峰的影响呈时间依赖性。其可能与清晨血小板聚集性增高等因素有关。在老年人中比较不同剂量阿托伐他汀对血压变异性影响的研究表明[34]，在降压治疗基础上，分别给予阿托伐他汀 20mg 或 40mg 降脂治疗 8 周，动态血压监测结果显示两组的晨峰性高血压现象都得到明显改善。在一项观察老年高血压病患者不同睡眠质量下血压晨峰达标率的试验中[35]，采用修订的匹兹堡睡眠质量指数（PSQI）对 610 名老年高血压患者进行睡眠质量评估，根据PSQI 总分将患者分为睡眠优良组、睡眠良好组、睡眠较差组与睡眠很差组。将睡眠–谷晨峰≥35mmHg定义为晨峰性高血压，比较不同睡眠质量高血压患者血压晨峰达标率。结果表明，老年高血压患者不良睡眠发生率为 47.4%，睡眠优良组、睡眠良好组晨峰血压达标率均高于睡眠较差组和睡眠很差组。Logistic 回归分析结果显示，血压晨峰达标率保护因素为催眠药物和联合降压药物应用，危险因素为高 PSQI 指数和较高的高血压分级，提示睡眠质量较差患者适当联合使用改善睡眠药物可减少血压晨峰现象。

（韩清华）

## 参 考 文 献

[1] Parati G，Stergiou G，O'Brien E，et al. European Society of Hypertension practice guidelines for ambulatory blood pressure monitoring. Hypertension，2014，32（7）：1359-1366.

[2] 冯品，王瑞英. 血压晨峰现象. 心血管病学进展杂志，2009，30（4）：591-593.

[3] 鲁晓春. 血压晨峰现象. 中华老年心脑血管病杂志，2013，15（8）：895.

[4] 刘力生. 中国高血压防治指南 2010. 中华高血压杂志，2011，（8）：701-743.

[5] 中华医学会心血管病学分会高血压学组. 清晨血压临床管理的中国专家指导建议. 中华心血管病杂志，2014，42（9）：721-725.

[6] 孙宁玲. 清晨血压管理：当前血压管理的盲区. 中华高血压杂志，2014，（6）：514-515.

[7] Kario K. Morning surge in blood pressure and cardiovascular risk：evidence and perspectives. Hypertension，2010，56（5）：765-773.

[8] Kario K. New insight of morning blood pressure surge into the triggers of cardiovascular disease-synergistic resonance of blood pressure variability. American Journal of Hypertension，2016，29（1）：14-16.

[9] 郝翠平. 正常高值血压者血压晨峰水平与冠状动脉病变程度的关系. 中华临床医师杂志（电子版），2015，9（10）：1799-1802.

[10] 苏炳新，贾永平. 血压晨峰与冠心病冠脉狭窄的相关性研究. 中西医结合心脑血管病杂志，2014，（10）：1208-1209.

[11] 邱治芬，许庆党，谭洪勇. 老年高血压晨峰与血清脑钠肽的相关性及其转归研究. 中国全科医学，2011，14（20）：2269-2270.

[12] 龚芳，黄洁芳. 动态血压昼夜节律与房性心律失常关系探讨. 吉林医学，2016，37（8）：1920-1921.

[13] 白洁，苗阳. 正常高值血压者血压晨峰与冠心病的相关性研究. 医学临床研究，2015，（8）：1531-1533.

[14] Pierdomenico SD，Pierdomenico AM，Di TR，et al. Pierdomenico，morning blood pressure surge，dipping，and risk of coronary events in elderly treated hypertensive patients. American Journal of Hypertension，2016，29（1）：39-45.

[15] Elsurer R，Afsar B. Morning blood pressure surge is associated with serum gamma- glutamyltransferase activity in essential hypertensive patients. Human Hypertension，2015，29（5）：331-336.

[16] Peter J，Hodgkinson J，Riley R，et al. Prognostic significance of the morning blood pressure surge in clinical practice：a systematic review. Hypertension，2015，28（1）：30-41.

[17] 袁航，黄小芳，方永生. 血压晨峰现象与脑卒中的相关性研究. 心脑血管病防治，2012，12（3）：216-218.

[18] Turak O，Afsar B，Siriopol D，et al. Morning blood pressure surge as a predictor of development of chronic kidney disease. Clinical Hypertension，2016，18（5）：331-336.

[19] 王华荣，王淼，李小彬，等. 老年杓型高血压患者晨峰血压现象与尿微量白蛋白/肌酐的关系. 中国循环杂志，2015，（1）：26-29.

[20] 康玉华，王瑞英，冯品，等. 高血压患者血压晨峰与早期肾功能损害的相关性. 中华高血压杂志，2011，（2）：182-185.

[21] 赵红，黄自明. 粤西地区主动脉夹层的特点及其危险因素分析. 实用医学杂志，2016，32（9）：1452-1454.

[22] 胡兴祥，徐维芳，彭漪，等. 不同睡眠质量老年高血压病患者的晨峰血压达标率. 中国心理卫生杂志，2016，30（7）：492-495.

[23] 孟艳燕，齐国先. 高血压的时间治疗学. 山东医药杂志，2009，49（48）：108-109.

[24] 戚文航，王宏宇. 心脏事件预防评价（HOPE）大型国际临床研究. 中华心血管病杂志，1999，27（6）：72.

[25] 汪斌，管红斌，何凯平. 奥美沙坦对高血压患者血压晨峰及尿微量白蛋白的影响. 热带医学杂志，2016，16（8）：1056-1058.

[26] 赵连友，孙宁玲，孙英贤，等. α/β 受体阻滞剂在高血压治疗中应用的中国专家共识. 中华高血压杂志，2016，36（6）：521-526.

[27] 赵胜利. 卡维地洛对原发性高血压患者血压晨峰的影响. 中国厂矿医学杂志，2009，22（2）：157-158.

[28] 李军. 琥珀酸美托洛尔缓释片不同服药时间对高血压患者血压昼夜节律的影响. 内科，2010，5（6）：594-595.

[29] 许耀，郝云霞，崔爱东，等. 硝苯地平控释片不同时间给药对高血压患者血压变异性的影响. 中华高血压杂志，2015，（6）：543-548.

[30] 陈颜. 氨氯地平与硝苯地平对原发性高血压的血压晨峰的控制效果比较. 中国处方药，2014，（7）：64.

[31] 郭茂华. 贝那普利联合氨氯地平对老年高血压患者动态血压的影响. 中国老年学杂志，2013，33（20）：4971-4972.

[32] 贾敏，曾敬，冉华，等. 不同时间氨氯地平与复方阿米洛利联合治疗高血压的疗效比较. 中华高血压杂志，2011，（1）：52-56.

[33] 奚东珠，丁立民，刘庶珠，等. 苯磺酸氨氯地平联合替米沙坦应用对老年原发性高血压患者血压晨峰和血压变异性的影响. 中国临床医学，2013，20（6）：782-784.

[34] 杨爽，靳丽丽. 强化阿托伐他汀治疗对老年高血压患者血压变异性的影响. 临床荟萃，2014，29（12）：1330-1333.

[35] 曾哲，杨映珊，朱国宏，等. 夜间服用长效钙拮抗剂联合抗焦虑治疗对非杓型高血压合并焦虑症患者的降压效果研究. 中国全科医学，2015，（25）：3069-3072.

# 围绝经期高血压

高血压在全球的发病率连年居高不下，且随着年龄的增长逐渐增加，其中在 50 岁以前男性的发病率高于女性，而女性人群超过 50 岁后高血压及心血管疾病患病率明显上升，70 岁后心血管疾病患病率超过男性[1]，这种变化被认为与绝经所伴随的雌激素水平明显下降所导致的心血管相关危险因素上升相关。北京地区围绝经期女性高血压流行病学研究显示[2]，围绝经期女性高血压病总发病率为 20.45%，其中城区围绝经期女性高血压发病率为 20.02%，郊区为 21.68%，45～54 岁组及大于 54 岁组高血压病发病率分别为 21.45% 和 33.9%，高血压病发病率随年龄增长明显上升。河南社区调查显示[3]，围绝经期女性心血管病的主要危险因素检出率由高到低依次为超重或肥胖、血脂异常、高血压、糖尿病及吸烟。

绝经后女性性激素水平发生变化，从围绝经期开始女性雌激素水平降低，雌/雄激素比下降，雄激素相对增高，对血管内皮功能、交感神经系统、盐敏感等产生一系列改变，影响血压水平。由于围绝经期妇女体内生理变化的特殊性，围绝经期高血压妇女血压控制率非常不理想，导致其心脑血管疾病发病率与死亡率、致残率在绝经后急剧攀升，严重影响中老年女性的生活质量，大量增加医疗花费。在高血压慢病管理日益被重视和实施的今天，正确认识围绝经期高血压的病理生理，重视这类高血压患者疾病的复杂性和非特异性，合理管理围绝经期高血压妇女，是使心脑血管疾病发生发展趋势得到良好遏制的重要步骤。

## 第一节　围绝经期妇女的病理生理变化特点

在围绝经期下丘脑-垂体-卵巢轴的相互关系

变化首先发生在卵巢，由于卵巢的衰老，卵泡不可逆地减少，雌激素明显降低，对下丘脑-垂体负反馈亦减弱，使卵泡刺激素（FSH）、黄体生成激素（LH）分泌增加，在高促性腺激素作用下，卵巢间质分泌雄激素增多，卵巢内雄激素/雌激素的比例相对增高，同时卵巢分泌雌激素出现波动性不稳定状态[4]。

绝经后卵巢内虽有少量卵泡但活动停止，此时性激素合成极微，虽然雄烯二酮是绝经后卵巢分泌的主要激素，但它大部分来自肾上腺。大多数妇女绝经后卵泡和雌激素的减少或消失对下丘脑-垂体的周期性负反馈消失，从而使 FSH、LH 进一步升高，卵巢间质组织分泌更多的睾酮，睾酮分泌量多于绝经前期。

围绝经期因雌激素水平波动或下降所致的以自主神经功能紊乱合并神经心理症状为主的症候群即围绝经期综合征。流行病学调查表明妇女冠心病平均较男性晚 10～15 年发生[4]，50 岁以后尤其是绝经后心血管疾病如冠心病，高血压发病率明显增加，两性发病差异减少。一项中国的研究显示，50～50 岁女性心血管疾病患病率较 40～49 岁女性增加 4 倍，而 50～59 岁男性心血管疾病患病率较 40～49 岁男性仅增加 1.35 倍，且 70 岁以上女性冠心病和脑卒中的患病率甚至已经超过同年龄段男性[1]。另有研究指出，中国女性脑卒中的发病年龄明显晚于男性[5]，提示女性人群的心血管疾病负担在老年人中更为集中，于是心血管疾病的发病、患病的性别差异将研究方向指向女性所特有的心血管危险因素——绝经。有研究显示[6]，已绝经女性同时具有 2 种以上心血管危险因素的比例明显高于未绝经女性，在去除年龄等混杂因素的影响后，此种关系仍然存在，因此绝经对个体心血管危险因素聚集数量的影响也可能是促进心血管疾病发生的一条途径。

围绝经期妇女心脑血管疾病高发的原因与绝经后雌激素缺乏有一定关系。绝经后由于雌激素下降，使与雌激素有关的载脂蛋白A1合成及卵磷脂胆固醇脂肪酰基转移酶活性下降，血高密度脂蛋白-胆固醇降低，血总胆固醇、低密度脂蛋白-胆固醇及三酰甘油升高。除血脂变化之外，还有研究发现绝经能导致人体脂肪重新分布并向腹部堆积，造成向心性肥胖，已绝经女性人群的腰围平均水平独立于年龄、BMI等因素，显著高于未绝经女性[6]。血三酰甘油升高可促进血液凝固与血小板聚集，加上绝经后血浆纤维蛋白原、凝血因子Ⅶ、纤溶酶原激活物抑制剂-1（PAI-1）等促凝血物质增多，抗凝血酶原、血浆组织型纤溶酶原激活物（tPA）和蛋白等抗凝物质减少，其结果是增加了血液黏度。血脂代谢异常及血凝纤溶状态异常，均可促进动脉粥样硬化的形成。

## 第二节　围绝经期的血压升高机制

横断面研究显示，围绝经期尤其是绝经后女性的收缩压和舒张压显著高于绝经前妇女。围绝经期尤其是绝经后女性收缩压每10年升高5mmHg。证据显示，至少部分血压的升高（特别是收缩压）与绝经有关，而此特殊时期导致血压升高的机制包括雌激素减少、垂体激素的增多、超重及多重危险因素并存对动脉血管结构功能所造成的综合结果。

（1）从卵巢释放的雌二醇刺激肝脏合成血管紧张素原，但同时又阻止血管紧张素Ⅰ转换为血管紧张素Ⅱ的作用，并抑制血管紧张素Ⅱ受体的敏感性及其表达。在绝经后女性中，雌激素水平的下降和雄激素水平的相对增高可能导致血管紧张素原和血管紧张素Ⅱ升高。另外，孕激素刺激肾素的分泌，围绝经期女性体内雌、孕激素分泌的失衡也是围绝经期女性体内肾素-血管紧张素系统活性增高的重要原因。

（2）体内儿茶酚雌激素可以被儿茶酚胺氧位甲基转移酶进一步代谢为2-甲氧基雌激素和4-甲氧基雌激素，目前已证实催化儿茶酚雌激素的儿茶酚胺氧位甲基转移酶与催化儿茶酚胺的儿茶酚胺氧位甲基转移酶是同一种酶。两种底物存在竞争抑制作用，

炔雌醇、己烯雌酚的代谢产物对儿茶酚胺氧位甲基转移酶的抑制作用较强。儿茶酚雌激素对儿茶酚胺氧位甲基转移酶的竞争性抑制作用能加强儿茶酚胺的活性，对血压产生影响。雌激素还通过增加冠状动脉对β肾上腺素刺激物的敏感性调控血管的自律调节，促进心脏神经末梢释放β肾上腺素介质，上调β肾上腺素受体表达，导致血管舒张，改善心肌供血。

绝经后女性兼具老化及肥胖两项特征的发生率较高，在肥胖的个体中，虽然全身的去甲肾上腺素溢出速率通常是正常的，但肾脏的去甲肾上腺素分泌增加。另有研究显示绝经后女性，不论有无高血压，其交感神经活性与血流量成反比，提示绝经后女性的交感神经活性可能对血管损伤作用更大，并使冠心病等心血管疾病高发。

（3）正常的血管内皮功能可以感应血流动力学变化及来自血液循环的信号，继而合成和释放血管活性物质。雌激素可通过与内皮细胞表面或细胞内的雌激素受体结合，从信号传导通路至基因表达水平调节NO的合成及释放，以及调节细胞内钙离子的浓度等诱导血管舒张，达到降低血压的目的。同样，雌激素也刺激前列环素合成酶水平升高而增加前列环素产生，而前列环素在体内有明显的血管扩张作用。绝经后女性雌激素水平下降，其内源性NO产生减少，所有绝经后女性中内皮功能受损是独立的危险因素。另外，雌激素可抑制缩血管物质内皮素（ET）产生，内皮素主要由血管内皮组织产生，绝经后女性的雌激素水平下降，睾酮水平相对或绝对升高，在减少舒张血管物质的同时，也可通过直接或影响血管紧张素Ⅱ的水平促进缩血管物质内皮素的生成，内皮素还可以通过改变肾脏对盐的重吸收和刺激氧化应激等影响血压的升高水平。

（4）雌激素可以通过改变细胞膜的L型钙通道的功能状态而阻止细胞外的钙离子内流。动物实验证实，超过生理剂量的雌二醇能直接阻滞心肌的钙通道，使血管扩张。雌二醇还可以通过直接促进钾通道的开放，雌二醇激活NO-cGMP通路实现钾通道的活化，至少有两种钾通道（$K_{Ca}$和$K_{ATP}$）参与雌二醇的作用，从而起到舒张血管的效应。

（5）研究发现，与绝经前比较，绝经后女性盐敏感性更高。肾脏血流动力学调解与女性激素明显相关，同时钠的排泄也与女性激素有关，内源性雌

激素水平下降，血管舒张后肾血流循环降低，呈现低肾血流量状态，其滤过分数增加，盐敏感性增加[7]。这一机制也可以解释为什么老年女性患者利尿剂效果较好。

（6）雌激素可对 $AT_1$ 的 RNA 进行转录后调节，降低 AT 受体基因表达，从而抑制活性氧产生，同时雌激素的某些代谢产物有酚环结构及供氢能力，具备抗氧化特质。雌激素还可选择性抑制血管平滑肌细胞膜表面磷脂、酰肌醇及磷脂酰丝氨酸氧化，下调蛋白激酶 C 水平，起到抑制血管平滑肌细胞增殖的作用。围绝经期及绝经后，由于内源性雌激素的缺乏，血管内皮细胞环氧化酶通路激活，血管内皮细胞血管紧张素Ⅰ表达上调，使活性氧增多，氧化应激增强。有研究证实，年长的雌性 SHR 氧化应激反应高于年轻的雌性 SHR，绝经后女性或 SHR 血浆中超氧化物歧化酶升高而谷胱甘肽过氧化物酶无变化或有所下降。

（7）相对而言，围绝经期及绝经后女性的雄激素降解减少。众多研究表明，雄激素加剧了高血压的发展。雄激素可以上调肾素–血管紧张素系统，通过刺激肾素原的产生，激活 RAS，增加血管紧张素Ⅱ受体的表达，增强血管和肾血管阻力对血管紧张素Ⅱ的反应。血管紧张素Ⅱ使血管产生收缩反应，通过血管紧张素Ⅱ、受体和它的下一级信号转导通路调节 Rho 激酶信号转导通路，使 Rho 激酶增多，增加肾血管对去甲肾上腺素和血管加压素的反应。雄激素还可通过依赖内皮的机制，改变血管紧张性。雄激素可调节血管内皮细胞释放内皮素，降低 NO 的生物合成。同时通过细胞膜上特殊的雄激素受体介导实现对动脉血管直接的调节作用。睾酮可使 β 肾上腺素能受体数目增加，同时可抑制血管平滑肌细胞产生前列腺素，诱发血管痉挛，促进血小板黏附聚集，引起血压升高。还应该关注的是，雄性激素及其代谢过程中的中间产物结构类似盐皮质激素，有部分排钾保钠作用，易导致容量性高血压。

# 第三节　围绝经期血压升高的危险因素

## （一）体重增加

围绝经期女性体脂逐渐增加及呈向心性肥胖[8]，内脏脂肪的再分布也导致中心性肥胖较绝经前的发生增加。脂肪组织中大量肾素、血管紧张素分泌激活，交感神经兴奋，多种炎症因子增多并高敏，并存在高凝状态，其综合因素是血压增高的可能原因。围绝经期及绝经后女性的腹部内脏脂量与胰岛素抵抗性之间存在独立的正相关关系，而体内雌二醇水平严重降低加重胰岛素抵抗，促进血管收缩、血压升高。研究显示体重每增加 1kg，危险因素增加 5%；体重增加 4~6kg，患高血压的危险性增加 1.25 倍；体重增加超过 7kg，患高血压的危险性增加 1.65 倍[9]。绝经后女性肥胖有诸多因素，瘦素是 1994 年美国学者首先发现的由肥胖基因（ ob ）编码的一种多肽激素，人类肥胖继发于中枢对于瘦素的抵抗，而性别是影响瘦素的主要因素，女性瘦素是男性的 2~3 倍[10]。瘦素影响交感神经、代谢、心血管系统的功能，生理上瘦素增加能量代谢，增加 NO 生成，影响 NO 依赖/非依赖性的血管舒张及交感活性，而瘦素抵抗则带来不可避免的血流动力学改变及血压增高。

## （二）糖代谢异常

进入围绝经期后，雌激素水平的降低导致胰岛素敏感性下降，出现胰岛素抵抗，在糖耐量正常的人群中，围绝经期女性的胰岛素抵抗程度显著升高[11]。对北京妇产医院内分泌门诊就诊的 181 名绝经后妇女进行研究显示[12]，绝经后妇女高血糖（空腹血糖 ≥5.6mmol/L）的患病率为 50.3%，推测空腹血糖的异常是绝经后妇女最早出现的代谢异常之一。

## （三）高脂血症

《中国成人血脂异常防治指南》中指出，总胆固醇与低密度脂蛋白胆固醇升高率在男性和女性都随年龄增高，至 50~69 岁组达高峰，70 岁以后略有降低，50 岁以前男性高于女性，50 岁以后女性明显增高，甚至高于男性[13]。围绝经期及绝经是女性独立的心血管病危险因素，此特殊阶段雌激素水平下降，伴有糖代谢异常、肥胖、高血压等疾病的增多。

## （四）心理因素

心理因素对高血压病的发病同样具有明显的影响，其作用机制可能与自主神经功能、内分泌功能等变化有关。明显的焦虑情绪是原发性高血压发生发展的一个独立的预报因素并可影响降压药物的疗效[14-16]。而通过心理干预缓解原发性高血压患者的焦虑情绪可有利于控制患者的血压并可改善患者的预后[17]。

### （五）同型半胱氨酸

研究表明随着年龄的增长，女性血浆同型半胱氨酸逐渐增高，绝经后雌激素降低，同型半胱氨酸使内皮细胞 NO 合成减少，减少 NO 释放，促进氧自由基的生成，加速低密度脂蛋白胆固醇的氧化，并激活血小板的黏附和聚集，心血管疾病增加[18]。我国有研究发现，围绝经期高血压病患者的血浆同型半胱氨酸水平明显高于正常女性，且随着血压级别的上升，血浆同型半胱氨酸水平呈逐渐升高趋势。

### （六）吸烟

吸烟已经被确定是心血管疾病重要的可变危险因素。对中国 2332 名绝经后妇女进行观察发现[19]，在中国的绝经后妇女中，吸烟状态和冠心病与冠状动脉造影显示的冠状动脉狭窄明显相关。

### （七）久坐

久坐定义为每天不到10%的能量用于中等或高强度的运动（至少是 4 倍于基础代谢率），这种情形在中年女性中比例很高[20]。缺乏运动是公认的增加 CHD 风险的因素。久坐经常和抑郁同时发生，也是重要的促进 CHD 发生的因素。

### （八）非甾体抗炎药相关性高血压

对乙酰氨基酚和非阿司匹林非甾体抗炎药大都是非处方药，在人群中应用比较普遍。美国一项最新研究显示[21]，服用高剂量对乙酰氨基酚和非阿司匹林非甾体抗炎药的女性，其发生高血压的危险明显高于其他女性。它们可能通过多种机制引起血压升高，其中包括抑制具有血管舒张作用的前列环素。与没有服用对乙酰氨基酚的受试者相比，那些每天服用超过 500mg 的老年女性出现高血压的校正后相对危险是 1.93，而服用阿司匹林与高血压之间没有明显相关性。

## 第四节　围绝经期高血压的临床特点

### （一）血压波动是围绝经期高血压的重要特点

波动性血压变化女性明显高于男性，且由于血压波动所导致心血管事件也高于男性。围绝经期女性雌激素及孕激素水平开始降低。雌激素水平的不断波动并下降使得其通过减少儿茶酚胺的分泌来影响交感神经系统的兴奋性的生理作用逐渐减少，儿茶酚胺分泌逐渐增加；另外，雌激素降低血管紧张性和血管阻力的生理作用也逐渐减弱，对肾素–血管紧张素系统的抑制作用减弱，并存在不同程度的血管收缩和 RAS 系统的活性增高，产生绝经期血压升高。围绝经期女性体内这些神经内分泌激素水平的变化更易使其发生围绝经期情绪波动，自主神经调节功能紊乱，使其诊室血压测定波动变化，发生白大衣高血压或白大衣血压波动效应。围绝经期综合征表现为情绪障碍（焦虑、抑郁、情绪易激惹、失眠等）、血管舒缩功能障碍（面部潮红、心悸、胸闷、头晕、头痛等）及骨骼运动障碍（全身骨骼酸痛等），这些症状具有独立性和相互影响性。血压的波动经常与情绪变化相伴随。有研究[22]通过对诊所偶测血压增高的围绝经期妇女进行动态血压监测，结果 24h 收缩压、24h 收缩压变异性、24h 舒张压变异性、非杓型昼夜节律发生率均高于非绝经期女性对照组。需要关注的是，未确诊高血压的围绝经期女性动态血压监测显示血压波动以短暂收缩压升高为主，舒张压正常，夜间血压正常。

### （二）围绝经期高血压常呈现盐敏感性

近年来的研究发现，绝经期的血压变化可能还与体内女性激素变化带来的绝经期女性盐敏感性变化有关。年轻的未使用口服避孕药的女性，对盐不敏感，而绝经后女性，盐敏感性明显增加。研究显示，肾脏血流动力学调解与女性激素明显相关，钠的排泄也与女性激素有关。这一机制也可以解释为什么对老年女性高血压患者采用利尿剂效果较好。

**（三）围绝经期高血压合并多种心血管疾病风险**

围绝经期有较其他时期更特有的心血管疾病危险因素，如肥胖、糖、脂代谢的改变等，而高血压、血脂异常及肥胖被认为是围绝经期女性冠心病发生的重要危险因素。有研究表明，围绝经期女性肥胖系数显著增高与性腺激素分泌紊乱有关。肥胖者多合并高血压及血脂异常等其他危险因素。研究显示，女性绝经后体重增长，腹部内脏脂肪增多，血脂升高，高血压和糖尿病患病率增高。Olszanecka A 等研究发现，更年期女性的血压水平和腰围、瘦素水平呈正相关，提示瘦素可能在更年期女性高血压的发病过程中起一定作用。和非绝经期女性相比，围绝经期和绝经后女性具有较高的 PAI-1 和 tPA 抗原水平，雌激素缺乏和向心性肥胖伴随着纤溶系统活性的下降，PAI-1 升高是绝经后女性发生心血管疾病的高危因素。

**（四）围绝经期女性代谢综合征高发**

围绝经期及绝经后血清性激素水平的变化一方面引起围绝经期的一系列症状，同时也使得代谢综合征的患病率较绝经前明显增加，且随着年龄的增加代谢综合征的患病率呈显著上升趋势。有研究显示[23]，40～70 岁女性中最常见的代谢紊乱为血脂紊乱及高血压。随着年龄的增长，女性的基础代谢率逐渐降低，机体摄入的糖和脂肪将在体内过度堆积。围绝经期及绝经后体脂形态改变，呈向心性肥胖，而向心性肥胖代表了内脏脂肪增加，被认为是代谢综合征的始动因素，引发胰岛素抵抗。肥大的脂肪细胞大量脂解，可以产生过多的游离脂肪酸和三酰甘油，为糖异生提供原料，使肝糖原合成增加；肝脏内游离脂肪酸氧化增加，又可以抑制肝胰岛素受体，形成肝胰岛素抵抗；血液中游离脂肪酸浓度升高，使肌肉中游离脂肪酸氧化增加，葡萄糖氧化利用减少，形成外周胰岛素抵抗，并干扰脂质代谢，LDL 升高。另一方面，脂肪细胞释放过量的炎症因子及激活肾素-血管紧张素，进而推动动脉粥样硬化的形成。胰岛素抵抗和高胰岛素血症又可以导致血管内皮细胞功能紊乱，纤溶酶原激活剂抑制因子和纤维蛋白原水平增加，引起高凝状态，促进心脑血管疾病的发生和发展[23]。异常代谢比肥胖在心血管疾病危险因素分析中发挥了更加重要的作用，女性围绝经期代谢综合征高发而非单纯的 BMI 预测心血管疾病的危险性更敏感。

**（五）围绝经期高血压的动脉顺应性减退**

男性在一生中肱动脉收缩压、舒张压及平均动脉压均高于女性，但是随着年龄增长，脉压及脉搏传导速度等会出现一些差异和变化。40 岁以前男性脉压高于女性，而 55 岁以后女性逐渐高于男性。有报道认为，随着体内雄性类激素水平的增高，动脉硬化发生率增高。雄激素易使 HDL 降低，对心血管系统产生不利影响[24]。另外，女性身长较男性矮小，其动脉树相对短小，收缩期动脉波返回的速度变快，落在前传的压力波的收缩期，扩大了峰值收缩压，未落入舒张期，则使舒张压相对低，故老年女性高血压患者的脉压要高于男性，故老年女性高血压患者更易表现为收缩期高血压[8]。

**（六）围绝经期高血压易发生动脉粥样硬化**

雌激素在体内代谢过程能引起高密度脂蛋白的增加，降低低密度脂蛋白，抑制动脉粥样硬化的形成，当雌激素水平下降时，高密度脂蛋白水平也下降，动脉粥样硬化的发生风险明显增加。有研究显示[24]，围绝经期女性高血压病患者血中雌二醇水平均不同程度降低，而睾酮水平不同程度的增高，总胆固醇、三酰甘油与雌二醇呈负相关，与 HDL 呈正相关。另有关资料显示，孕激素可促进 HDL 的降解，而围绝经期女性高血压病患者血中孕激素水平均不同程度升高，并与睾酮呈显著正相关，与 HDL 呈显著负相关，提示孕激素水平增高可能也是围绝经期期高血压患者易发生动脉粥样硬化的易患因素之一。此阶段女性肥胖及代谢综合征高发也是促进动脉粥样硬化发生发展的重要危险因素。Sutton-Tyrrel 等研究发现，绝经女性中 45% 的患者存在显著的颈动脉内膜增厚，而同年龄段未绝经女性患者的发生率仅为 16%。主动脉弓钙化在绝经后妇女中高发，且钙化程度随着绝经后年数增加而加重。

**（七）围绝经期高血压靶器官损伤明显**

美国 Framingham 研究发现，围绝经期女性高血压的收缩压增高更明显，而脑卒中危险性与收缩压的升高有明显的关系。存在左心室肥厚的妇女＞65 岁脑卒中的危险性增加 5.3 倍。Framingham 在 5070 例高血压患者 30 年的随访研究中发现,年龄在 35～64 岁组及 65～94 岁组女性中,SBP＞180mmHg 的女性患者发展至心力衰竭者是 SBP＜120mmHg 的 6～7 倍。高血压合并左心室肥厚者发生心力衰竭的相对危险性显著增加,是年轻组的 17 倍。Garavaglia 等研究发现,绝经后高血压患者左心室室壁厚度增加,同时左心室呈向心性肥厚,收缩功能下降。围绝经期高血压女性心血管的危险性均可增加,这可能与围绝经期女性体内神经内分泌激素波动大,血压逐渐增高,糖脂代谢异常,血脂改变更具有致动脉粥样硬化特性[主要表现为总胆固醇、三酰甘油、低密度脂蛋白胆固醇及 Lp（a）水平升高,高密度脂蛋白胆固醇水平下降],动脉血管硬化及粥样硬化发生进展加快有密切关系。

（八）绝经后高血压常伴有骨质疏松

英国和美国的医师对 3673 名妇女进行研究时发现,收缩压高于 148mmHg 的妇女,其骨矿物质的丢失率是收缩压正常（低于 124mmHg）妇女的 2 倍。10 年间,血压较高妇女的平均骨矿物质丢失率为 5.9%,而血压正常妇女的丢失率为 3.4%。由于雌激素水平降低可能导致钙磷代谢失调,骨钙丢失增加,骨密度下降,发生骨质疏松;同时雌激素通过影响神经内分泌激素水平而影响血压,目前认为围绝经期女性的高血压与骨质疏松的发生有关联。Cappuccio 认为,血压与骨矿物质丢失之间的关联可能归因于血压升高时发生的大量尿钙流失倾向。另有研究显示,日常饮食中钙和镁的摄入量与高血压发病呈负相关[25]。

# 第五节 围绝经期高血压的治疗

## 一、围绝经期高血压的血压管理原则

2011 年 AHA 更新版《女性心血管疾病预防指南》[26]的血压管理部分提出:

（1）女性的理想血压水平应＜120/80mmHg,并且通过改善生活方式等达到,生活方式的改善包括体重控制、加强体力活动、适量乙醇摄入、限盐,增加蔬菜、水果及低脂奶产品的摄入。

（2）女性血压≥140/90mmHg 为药物治疗的指征（慢性肾病及糖尿病患者设定为≥130/80mmHg）。噻嗪类利尿剂应为大部分患者药物治疗的一部分,除非存在禁忌证或者因为特殊的血管疾病有使用其他药物的较强指征。存在急性冠脉综合征或心肌梗死的高危女性,应该选择使用 β 受体阻滞剂和（或）ACEI/ARB,为达到降压目标可以联合其他类药物如噻嗪类利尿剂。

（3）对于所有左心室功能正常的心肌梗死或急性冠脉综合征后的女性,除非存在禁忌证,均应该使用 β 受体阻滞剂至发病 12 个月以上。对于存在左心室功能衰竭的女性,除非存在禁忌证,β 受体阻滞剂应该长期、无限期地使用。对于合并其他冠状动脉疾病或血管疾病,且左心室功能正常的女性,也应考虑长期行 β 受体阻滞剂治疗。

（4）除非存在禁忌证,对于心肌梗死后及存在心力衰竭临床证据,LVEF＜40% 或糖尿病的女性,均应给予 ACEI。对于心肌梗死后及存在心力衰竭临床证据,LVEF＜40% 或糖尿病的女性,如果不能耐受 ACEI,应使用 ARB 类药物替代。

目前主要针对女性高血压的研究较少,尚缺乏针对女性高血压的循证医学证据,总体降压策略上女性高血压的药物治疗原则与普通高血压一致,药物选择应根据患者的具体情况个体化治疗。鉴于围绝经期女性常合并有肥胖、高胰岛素血症及胰岛素抵抗,以及肾素-血管紧张素系统和交感神经系统亢进,故治疗上以血管紧张素转化酶抑制剂和血管紧张素受体拮抗剂为主,也可在一定范围内使用小剂量利尿剂及 α、β 受体阻滞剂。

## 二、围绝经期高血压的药物治疗

围绝经期及绝经后女性由于神经内分泌激素变化较大,体内存在着肾素-血管紧张素-醛固酮系统激活、交感神经过度兴奋、内皮功能损伤、氧化应激、盐敏感性增加等升高血压机制,且各机制间尚有相互影响、互为因果作用,心血管病处于高风险状态,单种降压药物对于围绝经期及绝经后女性的血压控制通常不理想。另外,绝经后往往合并代谢综合征,联合用药是一种理想的方案。

## （一）非药物治疗

生活方式的改变，如戒烟、富含水果和蔬菜的低脂饮食、适当地减少乙醇摄入等对于围绝经期及绝经后女性均是非常重要的。根据《中国女性心血管疾病预防专家共识》[27]的建议，围绝经期女性的生活方式改善应包括饮食、运动、戒烟、减重及心理健康等。

**1. 饮食** 建议女性增加多种水果、蔬菜摄入，选择全谷物或高纤维食物，每周至少吃两次鱼，限制饱和脂肪酸、反式不饱和脂肪酸、胆固醇、乙醇、盐（<6g/d）及糖（包括含糖饮料）的摄入。

**2. 保持体重/减重** 建议女性通过适量运动、限制饮食摄入及行为训练维持或减轻体重，保持 BMI≤24kg/m$^2$、腰围<80cm。

**3. 体力活动** 建议女性每周至少坚持 150min 的中等强度体力活动，或 75min 的强体力活动，或二者结合的有氧运动；最好每天进行每次持续 10min 以上。中等强度的有氧运动可选择步行、慢跑、骑车、游泳、做健美操、跳舞，每周 300min，强体力活动每周 150min，或二者结合，更有益于心血管健康。

**4. 戒烟** 建议女性不吸烟并避免吸二手烟。应对吸烟者提供咨询服务，可使用尼古丁替代或戒烟药物治疗。

**5. 公众教育** 是心血管疾病一级预防的重要环节，告知患者及公众改善生活方式及规范的药物治疗可减少急性心肌梗死和脑卒中的发生。临床医师应为女性患者及公众提供教学、培训及后续支持，系统评估生活方式和医疗措施，促进女性改变不健康行为，并加强随访，通过自我评估（饮食控制、血压/血糖监测）、互助监督等措施改善生活方式并坚持服药。女性肩负着照顾家庭的责任，自身精神压力大、睡眠不足、处于疲劳状态，缺乏个人可支配的时间，导致对自身健康状况不重视和对健康的关注度不足。同时，由于社会经济条件差、文化水平低、抑郁及其他精神疾患、高龄、听力和视力减退，以及不愿意用药等因素，部分女性患者未得到及时和规范治疗。因此，增加女性的心血管疾病风险意识教育，提高对心血管病的认识，对促进改善女性自身健康状况及维护家庭成员健康都具有重要意义。

## （二）药物治疗

围绝经期高血压主要与绝经后体内雌激素水平低下有关，体内神经内分泌激素激活并波动较大，服用 β 受体阻滞剂和缓释维拉帕米可以改善交感神经兴奋性对高血压的影响。ACEI 或 ARB 可以改善低雌激素诱发的 RAAS 激活。两药联合 CCB 的治疗有可能作为绝经期后高血压的主流治疗。

**1. 利尿剂** 对于女性心血管疾病的预防建议，噻嗪类利尿剂对于大多数患者仍是主要的治疗用药，除非有严重的禁忌证或有更强的选用其他降压药物的指征[3]。对于高危女性患者（如合并冠心病，慢性肾脏疾病或有 1 种，或者有更多心血管危险因素）利尿剂可以与 ACEI 或 ARB 联合，以便更好地控制血压。

长期大剂量利尿剂可能会引起电解质和糖脂代谢紊乱，因此在临床上常采用小剂量利尿剂或与其他降压药物联合使用。至目前为止还没有一个结论性的证据表明利尿剂引起的血糖增加使临床事件的发生率增加。对于高血脂和糖尿病的女性高血压患者使用利尿剂仍然能降低心血管疾病的发病率和死亡率。对于绝经后的女性，噻嗪类利尿剂可以降低骨质流失和臀部骨折等危险的发生[28]。

**2. β 受体阻滞剂** 本药通过阻断儿茶酚胺对 β 肾上腺素能受体的作用，降低血管张力和心排血量，控制心率，达到降压效果，同时 β 受体阻滞剂有轻度抗焦虑作用，比较适合更年期女性高血压的治疗。

有研究提示[29]，富马酸比索洛尔能够有效控制更年期女性轻中度高血压，收缩压在治疗 4 周时控制最佳，而舒张压随着用药时间延长会进一步降低，同时能够持续有效降低心率，且在治疗前后血糖、血脂无明显变化。

**3. RAS 阻滞剂** 鉴于围绝经期高血压常合并有肥胖、高胰岛素血症及胰岛素抵抗，以及肾素-血管紧张素系统和交感神经系统亢进，故治疗上以 ACEI 和 ARB 为主，ACEI/ARB 联合钙通道阻滞剂的治疗有可能成为围绝经期及绝经期后高血压的主流治疗。

**4. 钙通道阻滞剂** 主要通过阻断血管平滑肌细胞上的钙离子通道发挥扩张血管、降低血压的作用。其包括二氢吡啶类钙通道阻滞剂和非二氢吡啶类钙通道阻滞剂。此类药物可与其他 4 类药物联合应用，尤其适用于绝大多数患者。由于常见不良反应包括反射性交感神经激活导致心跳加快、面部潮红、脚踝部水肿等，常会加重围绝经期综合征的相应症状，故尽量选用长效、平稳的药物剂型。临床上常用非二氢吡啶类钙通道阻滞剂缓释异搏定于围绝经期高血压的降压治疗，在作用于钙通道的同时能降低血浆去甲肾上腺素，因此适用于围绝经期紧张焦虑及应激状态所致的波动性高血压。

### （三）激素替代治疗

2004 年和 2007 年 AHA 均将激素替代治疗、选择性雌激素受体拮抗剂列为心血管疾病一、二级预防。临床试验及流行病学的证据都证实雌激素对于血管的作用取决于年龄阶段，绝经后女性体内可能已经存在亚临床或临床动脉粥样硬化，故激素替代治疗的可能降压及对心血管的保护作用可能也取决于激素替代治疗的时机。心脏与雌激素/黄体酮替代治疗研究及妇女健康倡议两项随机的临床试验表明，与安慰剂组相比较替代组血压仅有微小的改变，而健康绝经后女性的心血管事件风险增加，然而研究中使用的是合成的多种马雌激素和醋酸甲羟基孕酮，对于人类雌激素受体亚型的选择性及亲和力都不明确，且开始使用的时机比较晚。欧洲一项流行病学研究发现，激素替代治疗 10 年后冠心病发生风险增加，进一步分析显示研究人群的起始治疗年龄较大。2004 年的一项研究[30]结果显示，北京地区激素替代治疗的知晓率为 7.9%，城市明显高于郊区，45～54 岁组高于年龄较大和年龄较小组。此研究还发现，激素替代治疗的使用能够明显减少围绝经期妇女高血压、糖尿病、肾病、肝病、甲状腺功能亢进的发生，但研究也显示曾经和正在使用激素替代治疗者血总胆固醇、三酰甘油、低密度脂蛋白胆醇及高密度脂蛋白胆固醇均偏高。

2011 年《美国心脏协会女性心血管疾病预防指南》与之前指南比较有明显的更新，强调干预治疗的有效性，实现预防女性心血管疾病的实效。尽管激素替代治疗仍然是Ⅲ级推荐，并无新的证据支持，但一些药物的临床实效正在被积极地探索。屈螺酮是一种比较新的孕激素，其药理作用为在绝经后女性的 1～2 级高血压中阻断盐皮质激素受体联合 17β 雌二醇，临床显示有降低收缩压的作用，且未发现有高血钾的发生，对于老年人心血管疾病有保护作用[31, 32]。

另有研究显示[33]，围绝经期及绝经后高血压患者血小板明显活化，有明显凝血倾向。同时抗凝活性下降，即围绝经期及绝经后高血压患者存在明显的血栓前状态。经 7-甲基异炔诺酮激素替代治疗可改善绝经后高血压患者的血栓前状态，无明显降压作用，但可降低心血管疾病发生的危险性。

### （四）心理调整

研究提示常规抗高血压药物对围绝经期高血压病的治疗存在困难，有效调整体内激素水平是治疗的关键。但是目前的研究表明雌激素替代治疗对相关血压的变化影响不大。β 受体阻滞剂和缓释维拉帕米可以改善交感神经兴奋对高血压的影响。重要的是，保持稳定的精神状态、配合体育锻炼可使患者平稳度过围绝经期激素紊乱所带来的高血压状态。黛力新（deanxit）为 5-羟色胺再摄取抑制剂和去甲肾上腺素受体阻滞剂，具有稳定情绪、镇静等抗焦虑型抑郁症的作用。研究显示[34]，应用抗焦虑型抑郁症药物（如黛力新）结合常规降压药物治疗围绝经期女性高血压病的疗效显著，同时可以减少抗高血压药物的联合使用，明显缓解患者的焦虑抑郁及其他躯体化症状。

总之，围绝经期高血压相比一般的高血压，血压波动性增大、脉压增加、糖脂代谢紊乱、对靶器官的损害更大。在诊断治疗过程中应注重女性围绝经期高血压的病理生理特点及特殊机制，并且关注危险因素，评估心血管风险，保护靶器官。目前有关围绝经期高血压病、靶器官损害及干预措施的相关研究较少，在已有的相关文献中也存在一些问题，如研究病例基线水平不齐、可比性降低等。围绝经期高血压预防的重点除了监测冠心病及其等危症（如糖尿病、慢性肾脏疾病）是否存在外，应对心血管系统的其他危险因素如年龄、吸烟史、血脂和血压水平进行危险评分。具有患心血管病高危险因素和无禁忌证的女性应接受阿司匹林、β 受体阻滞剂、ACEI 或 ARB 类药物治疗，并积极干预并存的高血脂、高血压和糖尿病。这些措施可明显减少女性心脏病的致死率和致残率。

（陈源源）

### 参 考 文 献

[1] Yang ZJ, Liu J, Ge JP, et al. Prevalence of cardiovascular disease risk

factor in the Chinese polulation: the 2007-2008 China National Diabetes and Metabolic Disorders Study. Eur Heart J, 2012, 33（2）: 213-220.

[2] 邓小虹, 张淞文. 北京地区围绝经期妇女健康现状的流行病学调查. 北京医学, 2002, 24（4）: 235-238.

[3] 孙丹, 闫芳芳, 孟雨姗, 等. 社区围绝经期女性心血管病发病危险评估. 中国康复理论与实践, 2016, 22（5）: 593-595.

[4] 刘冬娥. 女性围绝经期的生理和病理变化. 中国实用妇科与产科杂志, 2004, 20（8）: 473-474.

[5] Zhao D, Liu J, Wang W, et al. Epidemiological transition of stroke in China: twenty-one-year observational study from the Sino-MONICA-Beijing project. Stroke, 2008, 39（6）: 1668-1674.

[6] 何柳, 唐迅, 胡永华, 等. 绝经与心血管疾病及相关代谢紊乱的关联. Journal of Peking University（Health Sciences）, 2016, 8（3）: 448-453.

[7] 张亮, 唐靖一. 绝经后高血压研究进展. Chin J Rehabil Theory Pract, 2008, 14（2）: 152-154.

[8] 姜一农. 女性高血压的特点. Clinical Focus, 2006, 21（23）: 1676-1678.

[9] Juntunen M, Niskanen L, Saarelainen J, et al. Changes in body weight and onset of hypertension in perim enopausal women. J Hum Hypertens, 2003, 17（11）: 775-779.

[10] 胡守杰, 沈立翡. 围绝经期妇女血清瘦素水平. 中华内分泌代谢杂志, 2001, 17（3）: 162-163.

[11] 崔文欣, 张小松, 陈丽君, 等. 围绝经期妇女月经状况与心血管疾病的关系. 中西医结合心脑血管病杂志, 2014, 12（5）: 519-521.

[12] 孙艳格, 阮祥燕, Mueck AO. 围绝经期及绝经后妇女心血管疾病危险因素的变化. 首都医科大学学报, 2016, 37（4）: 413-417.

[13] 中国成人血脂异常防治指南制订联合委员会. 中国成人血脂异常防治指南. 中华心血管杂志, 2007, 35（5）: 390-458.

[14] Agrinier N, Cournot M, Dallongeville J, et al. Menopause and modifiable coronary heart disease risk factors: a population based study. Maturitas, 2010, 65（3）: 237-243.

[15] Zhao Y, Hu Y, Smith JP, et al. Cohort profile: the China Health and Retirement Longitudinal Study（CHARLS）. Int J Epidemiol, 2014, 43（1）: 61-68.

[16] 胡哲, 高平进. 绝经后女性高血压. 中华老年心脑血管病杂志, 2012, 14（8）: 881-883.

[17] 孙宁玲. 重视女性高血压的治疗. 中国妇产科临床杂志, 2009, 10（9）: 406-408.

[18] 任玉汝, 林雪, 余承云. 女性更年期高血压病患者超敏 C 反应蛋白、同型半胱氨酸的变化及意义. Modern Journal of Integrated Traditional Chinese and Western Medicine, 2009, 18（26）: 3150-3152.

[19] Ma J, Wang X, Gao M, et al. Effect of smoking status on coronary artery disease among Chinese post-menopausal women. Intern Emerg Med, 2016, 11（4）: 529-5354.

[20] Castelo-Branco C, Blümel JE, Roncagliolo ME, et al. Age, menopause and hormone replacement therapy influences on cardiovascular risk factors in a cohort of middle-aged Chilean women. Maturitas, 2003, 45（3）: 205-212.

[21] 华琦, 王艳玲. 女性高血压的发病特点及治疗对策. 中华高血压杂志, 2010, 18（9）: 803-805.

[22] 曾力. 动态血压监测在妇女围绝经期疑诊高血压中的应用. 中国妇幼保健, 2007, 22（3）: 425-426.

[23] 盛祝梅, 黄坚, 李婧, 等. 杭州地区围绝经期及绝经后女性代谢综合征的调查研究. 浙江医学, 2016, 38（7）: 451-464.

[24] 宋明海, 毛华, 文美, 等. 更年期高血压病患者性激素与脂代谢相关性探讨. 贵州医药, 2002, 26（5）: 447-448.

[25] Song Y, Sesso H, Manson J, et al. Dietary magnesium intake and risk of incident hypertension among middle-aged and older US w omen in a 10-year f ol low-up study. Am J Cardiol, 2006, 98（12）: 1616-1621.

[26] Mosca L, Benjamin EJ, Berra K, et al. Effectiveness-based guidelines for the prevention of cardiovascular disease in women-2011 update: a guideline from the American Heart Association. Circulation, 2011, 123: 1243-1262.

[27] 中国女性心血管疾病预防专家共识组. 中国女性心血管疾病预防专家共识. 中国心血管病研究, 2012, 10（5）: 321-325.

[28] Bolland M, Ames R, Horne A, et al. The effect of treatment with a thiazide diuretic for 4 years on bone density in normal postmenopausal women. Osteoporos Int, 2007, 18（4）: 479-486.

[29] 王海平. 比索洛尔治疗更年期女性轻中度高血压疗效观察. Chinese Journal of Integrative Medicine on Cardio-/Cerebrovascular Disease, 2011, 9（11）: 1390-1391.

[30] 张淞文, 王军星, 周红, 等. 北京地区围绝经期妇女激素替代疗法（HRT）使用情况调查及疗效分析. 中国妇幼保健, 2004, 19（14）: 45-47.

[31] Villa P, Suriano R, Ricciardi L, et al. Low dose estrogen and drospirenone combination: effects on glycoinsulinemic metabolism and other cardiovascular risk factors in healthy post-menopausal women. Fertil Steril, 2011, 95（1）: 158-163.

[32] Gambacciani M, Rosano G, Cappagli B, et al. Clinical and metabolic effects of drospirenone-estradiol in menopausal women: a prospective study. Climacteric, 2011, 14（1）: 18-24.

[33] 杜俭, 孔燕, 龚艳春, 等. 激素替代治疗对绝经后高血压患者凝血纤溶系统的影响. 上海医学, 2004, 27（6）: 380-383.

[34] 周伯荣, 卢雄, 钟向红, 等. 抗焦虑抑郁药物对更年期女性高血压患者的协助治疗. 中华高血压杂志, 2007, 15（1）: 53-56.

# 第十一章

# 夜间性高血压

随着医学科学的发展，人们对于高血压的认识不断加深，除传统划分的原发性高血压及继发性高血压外，多种特殊类型的高血压逐步被发现并认知。近年来，作为一种特殊类型的高血压，夜间性高血压受到学界的广泛关注。国内外一系列相关研究证实，夜间性高血压的发生发展具有自身特点，深入认识夜间性高血压对于高血压相关疾病的防治具有重要的临床指导意义。

## 第一节　夜间性高血压的概念及诊断标准

### （一）夜间性高血压的概念

正常人群的血压呈现昼夜节律性变化，波动的曲线呈"双峰一谷"，即为杓型血压。通常血压在 2：00～3：00 时处于最低谷，凌晨血压急骤上升。白昼血压基本上处于相对较高的水平，多数人血压有"双峰"，分别在 6：00～8：00 和 16：00～18：00，18：00 后血压呈缓慢下降趋势。生理状况下，夜间血压较日间血压低 10%～20%，呈杓形曲线，称为杓型血压，如果夜间血压较日间血压下降幅度＜10%，则呈非杓形血压曲线，称为非杓型血压，而夜间血压高于日间血压，称为反杓型血压，夜间血压较日间血压下降幅度超过 20%，称为超杓型血压[1-3]。

顾名思义，夜间性高血压即为夜间血压水平超出正常范围的临床状态。虽然夜间性高血压与非杓型血压在定义上并无必然关联，但是非杓型血压意味着夜间血压下降减少，往往伴随着夜间性高血压的发生。2007 年，上海瑞金医院王继光等[4]对浙江景宁畲族自治县 14 个村庄的 2059 例受试者进行动态血压监测（ABPM），发现 10.9%的受试者白天血压正常（8：00～16：00 平均血压＜135/85mmHg），而夜间血压升高（22：00～4：00 平均血压≥120/70mmHg），另有 38.4 %的受试者夜间血压升高（22：00～4：00 平均血压≥120/70mmHg），同时合并白天血压升高（8：00～16：00 平均血压≥135/85mmHg），并率先提出单纯性夜间性高血压的概念。此后，随着相关临床研究的开展，夜间性高血压的概念变得逐步清晰和规范。

### （二）夜间性高血压的诊断标准

由于血压不是恒定的血流动力学参数，它随时间、体位、运动、情绪等多种因素的变化而变化，单次血压测量具有极大的变异性。同时，夜间性高血压以夜间的平均血压水平为参考，因而 ABPM 成为夜间性高血压不可或缺的诊断方法。ABPM 可以提供 24h 平均血压、日间血压、夜间血压及血压变化节律等重要信息，被认为是诊断和管理高血压的标准方式[5-7]。多项研究证实，与传统的诊室血压测量相比，ABPM 异常与心脏和肾脏等靶器官损伤相关性更强[8, 9]。2014 年欧洲高血压学会 ABPM 指南[10]及 2015 年 ABPM 临床应用中国专家共识[11]均推荐夜间性高血压作为 ABPM 的强适应证。因此，夜间性高血压的诊断标准正是基于 ABPM 而制定的。

2010 年《中国高血压防治指南》[12]指出：夜间（睡眠）平均血压≥120/70mmHg 可诊断为夜间性高血压，收缩压与舒张压不一致时以收缩压为准。2013 年欧洲高血压指南[13]指出，夜间血压的时间界定分两类：①夜间平均血压即睡眠平均血压；②夜间血压时间段设定为 0：00～6：00。均以夜间平均血压≥120/70mmHg 作为标准。依据日间血压情况，将夜间性高血压分为两类：日间血压＜135/85mmHg，但是夜间血压≥120/70mmHg，称为单纯夜间性高血压；而日间血压≥135/85mmHg，同时夜间血压≥120/70mmHg，称为昼夜持续性高血压。

## 第二节 夜间性高血压的流行病学

流行病学调查结果显示，夜间性高血压患病率较高，在高血压甚至诊室血压达标的患者中普遍存在。2014年西班牙高血压协会对62 788例接受药物治疗的高血压患者进行调查显示，有4608例患者存在隐匿性高血压，日间高血压、夜间性高血压、日夜高血压的患病率分别为12.9%、24.3%、60.0%，夜间性高血压是影响动态血压达标的主要因素，患病人数约是日间高血压患者的2倍[14]。Friedman和Logan[15]对白天血压正常组（未服用降压药，白天血压<135/85mmHg）、可控制高血压组（服用≤3种降压药，白天血压<135/85mmHg）及难控制高血压组（服用≥3种达最大剂量降压药，白天血压>135/85mmHg）患者的夜间血压模式进行研究，发现夜间高血压率分别为9.6%、23.1%、84.6%；非杓型血压率分别为25.0%、42.3%、61.5%；睡眠时动脉血压下降率分别为15.1%、11.5%、7.7%。可见无论在白天血压正常人群还是白天高血压人群中，夜间性高血压均有较高发生率，并且夜间性高血压的发生常与非杓型血压并存。一项以非裔美国人为对象的研究（JHS研究）显示，425例正常血压或高血压非裔美国人，日间高血压、夜间性高血压、日夜高血压患病率分别为3.7%、19.1%、35.8%[16]。上海瑞金医院王继光等对浙江景宁畲族自治县的14个村庄的2059位受试者调查结果显示，日间高血压、夜间性高血压、日夜高血压患病率分别为4.9%、10.9%、38.4%[4]。多个种族人群的ABPM数据表明，单纯夜间性高血压患病率在不同种族间存在差异，主要表现为亚洲人和黑种人夜间血压增高现象较欧洲人（白种人）更常见[9]（表5-11-1）。

**表5-11-1 单纯夜间性高血压及日间高血压在不同种族人群中的分布**

| 族群 | 单纯夜间性高血压（%） | 单纯日间高血压（%） |
|---|---|---|
| 亚洲 | | |
| 中国（$n=677$） | 10.9 | 4.9 |
| 日本（$n=1038$） | 10.5 | 6.0 |

续表

| 族群 | 单纯夜间性高血压（%） | 单纯日间高血压（%） |
|---|---|---|
| 欧洲及非洲 | | |
| 东欧（$n=845$） | 7.9 | 13.9 |
| 西欧（$n=3268$） | 6.0 | 9.1 |
| 南非（$n=201$） | 10.2 | 6.6 |

相比夜间血压正常的患者，夜间血压高或夜间血压下降迟缓的患者伴发心脏、肾脏、血管等靶器官损害及心血管死亡的风险增加[17]。夜间性高血压患者脑卒中及心脏事件的预后比白天血压增加的患者差。一个跨时3.5年的大型研究显示，217个慢性肾病患者夜间收缩压增加（11.8mmHg）并且增加死亡和透析率达26%[18]。因此，控制夜间性高血压对减少靶器官损害和心脑血管事件至关重要。

## 第三节 夜间性高血压的发病机制

夜间血压和昼夜血压节律受到内外因素的影响，前者主要涉及神经内分泌因素、情绪状态等；后者包括不良生活方式如吸烟、嗜酒、睡眠质量差、缺乏体力活动等。内外因素通过作用血压调节的相应环节继而导致夜间性高血压的发生。

### （一）自主神经系统异常

交感神经兴奋与夜间性高血压密切相关。持续的交感神经兴奋和肾上腺素水平升高会导致夜间血压下降的幅度减小[19]。PROOF-SYNAPSE研究中，以自主觉醒指数（autonomic arousal index，AAI）作为交感神经活跃的指标，对780例平均年龄为68.7岁的健康老年人进行ABPM，结果显示AAI较高的组中夜间收缩压升高的患者比例也较高（$P=0.015$）[20]。Grassi等[21]研究杓型、超杓型、非杓型及反杓型原发性高血压患者的肌肉交感神经系统与动态血压之间的关系，结果显示，与血压正常者相比，上述4组患者肌肉交感神经系统异常兴奋，以反杓型为甚，且昼夜血压差别与交感神经系统活性呈负相关（$r=-0.76$，$P<0.01$）。因此，睡眠和生理活动通过自主神经系统活动影响血压，睡眠不足或缺乏增加交感活性导致血压昼夜节律异常。

## （二）肾素-血管紧张素-醛固酮系统活性增加

业已证实，体内肾素、血管紧张素Ⅱ（AngⅡ）、醛固酮及血管紧张素转化酶水平均存在昼夜变化节律——昼高夜低，这在维持血压昼夜节律中起重要作用。清晨交感神经逐渐兴奋，激活肾素-血管紧张素-醛固酮系统（RAAS），并主要通过产生血管紧张素Ⅱ调节血压水平。血浆肾素活性经10：00～11：00的峰值后逐渐降低，于16：00降到最低，继而逐渐升高，持续整夜，到第2天上午再次达到峰值。血浆醛固酮与血浆肾素活性的昼夜节律相似，构成了血压昼夜波动的化学基础。高血压患者各时间点的血管紧张素Ⅱ水平均高于正常人群并与平均动脉压（mean arterial pressure，MAP）呈正相关，其夜间血管紧张素Ⅱ水平与夜间收缩压呈正相关，表明血管紧张素Ⅱ可能是高血压患者血压升高与夜间变化节律形成的直接效应因子之一。有研究显示，主动脉瓣膜病变患者的夜间血压下降程度与肾素、醛固酮活性呈负相关，因此认为主动脉瓣膜病变患者肾素、醛固酮活性增加可能引起夜间血压下降幅度降低，引起夜间性高血压的发生、发展[22]。

## （三）盐敏感及尿钠排泄异常

多项研究提示，夜间血压下降迟缓和夜间性高血压与高盐饮食及盐敏感性关系密切[23,24]。盐敏感性高血压患者限盐后，血压可由非杓型恢复为杓型，限盐强度与夜间血压下降幅度呈正相关。有研究认为，肾脏排泄钠盐的功能减退时，由于白天的尿钠排泄较生理状态下减少，夜间需要较高的血压促进尿钠排泄弥补白天钠排泄的不足[25]。为验证这一假说，研究者将入选的慢性肾脏疾病患者按照肌酐清除率分为三组，结果显示，肌酐清除率（122±21）ml/min、（69±11）ml/min、（18±12）ml/min的患者从开始睡眠到出现血压下降的时间分别为（2.7±2.0）h、（5.2±3.8）h、（7.3±2.6）h，提示肾功能不全的患者需要更长的时间达到夜间血压水平的下降，而肾功能不全患者钠排泄时间延长是非杓型血压的重要原因。此外，动物实验结果表明，中央生物钟基因作用于水钠潴留调节而影响生物节律[26]，保持24h水钠平衡，促进

白天钠排泄可能有助于维持血压昼夜节律，缓解夜间血压升高。

## （四）胰岛素抵抗

夜间性高血压、夜间血压下降缓慢与胰岛素抵抗（IR）关系密切。Giordano等[27]共纳入101例非酒精性脂肪性肝病患者，其中76例夜间血压升高。与夜间血压正常患者相比，其口服葡萄糖耐量试验（OGTT）0min、60min、120min血糖水平及胰岛素显著升高，胰岛素敏感指数显著降低。Korkmaz等[28]选取50例2型糖尿病患者（女性33例，男性17例）和35例健康人（女性18例，男性17例）进行24h ABPM，结果显示糖尿病组的72%患者存在非杓型血压模式，较健康对照组显著增加。IR和醛固酮两者密切相关，独立于年龄、性别、血压和体重指数[29]。同时，Kumagai等[30]研究提示基线醛固酮水平处于上1/3的人群10年之后发生IR的风险是下1/3人群的1.71倍。由此可见，IR与醛固酮相互促进，形成恶性循环，共同导致夜间血压升高。

## （五）甲状腺功能异常

下丘脑-垂体-甲状腺系统可以在多个层次上对心血管系统进行调节，如对心脏的正性肌力作用和变时作用，增加心脏β肾上腺素受体的敏感性[31]。Inal等对血压正常但存在临床或亚临床甲状腺功能减退的研究对象与血压正常且甲状腺功能正常的对照组分别进行了24h ABPM，结果显示甲状腺功能减退的患者中非杓型血压者的比例明显高于对照组，促甲状腺激素水平的升高会增加非杓型血压的风险，但是机制尚不明确[32]。

## （六）褪黑素分泌不足

褪黑激素通常是夜间由松果体分泌的一种激素，并且在维持血压昼夜节律方面有显著的作用。Obayashi等[33]在477例老年高血压患者中发现随着尿硫酸褪黑素排泄量（urinary melatonin excretion，UME）减少，夜间收缩压明显增高，当UME从10.5μg降至4.2μg时，夜间平均收缩压升高2mmHg。Obayashi等[34]另一项研究得出类似结论，UME高值组非杓型高血压模式值比显著降低（OR=0.39，95% CI为0.17～0.91，P=0.03）。已经证实褪黑素受体广泛分布于主动脉、冠状动脉、左心室及外

周血管。褪黑素与受体结合后，促使内皮细胞释放一氧化氮，增加细胞质 $Ca^{2+}$ 水平，降低血清去甲肾上腺素水平，引起血管舒张，参与夜间血压的调控。

## 第四节　夜间性高血压的伴随疾病

夜间性高血压及非杓型血压常常与多种慢性疾病相伴相随，并与伴随疾病相互作用，共同参与相关疾病的演化发展。

### （一）睡眠呼吸暂停低通气综合征

睡眠呼吸暂停低通气综合征（OSAHS）患者夜间收缩压与舒张压均明显升高[35]。Wiscosin 睡眠队列研究对 328 名研究对象进行了平均 7.2 年的随访，旨在研究睡眠呼吸异常与非杓型血压之间的关系，结果显示睡眠呼吸暂停低通气指数（apnea-hypopnea index，AHI）与非杓型血压的发生率有明显的剂量–反应关系，AHI 值 5～15 和＞15 的研究对象出现非杓型血压的风险分别是 AHI＜5 者的 3.1 倍和 4.4 倍[36]。OSAHS 引起血压升高的主要机制：①缺氧引起交感神经系统活性增加；②内皮损伤及内皮素生成增多；③胸腔内负压升高导致静脉回流增加，使心排血量增加；④炎症和氧化应激作用；⑤一氧化氮生成减少。

### （二）慢性肾功能不全

慢性肾功能不全患者中非杓型血压和反杓型血压的患病率明显升高[37, 38]。Mojón 等对存在慢性肾病（CKD）和不存在 CKD 的患者分别进行 48h 的 ABPM，结果显示患有 CKD 者非杓型血压的患病率要明显高于不患 CKD 者（60.6%与 43.2%，$P＜0.001$），前者反杓型血压的患病率是后者的 2.5 倍（17.6%与 7.1%，$P＜0.001$）。随着 CKD 的进展，反杓型血压的比例从 CKD 1 期的 8.1%增加至 CKD 5 期的 34.9%，而反杓型血压是所有血压波动类型中心血管风险最高的类型。如果 CKD 患者血压没有得到满意的控制，那么夜间性高血压的患病率可以高达 90.7%[38]。

### （三）精神心理疾病

抑郁症患者比非抑郁症患者的心血管事件发生率高出 2 倍，Angelo 等推测血压节律异常可能是其中的机制之一。其对 135 名研究对象进行 Geriatric 抑郁量表评分后进行 24h ABPM，研究显示患有抑郁症的研究对象比非抑郁症患者夜间收缩压下降的平均幅度小 4.4mmHg[39]。另外一项研究中，根据医院焦虑抑郁量表（hospital anxiety and depression scale，HADS）将研究对象分为两组进行 ABPM，焦虑组研究对象的平均夜间血压明显高于非焦虑组[（132±14）mmHg 与（109±11）mmHg，$P＜0.001$]，存在焦虑障碍的研究对象的夜间血压明显高于不存在焦虑障碍的研究对象[（142±16）mmHg 与（126±14）mmHg，$P＜0.000\ 6$]，前者出现反杓型血压的风险是后者的 4.48 倍（95% CI 为 1.58～12.74，$P＜0.005$）[40]。

### （四）2 型糖尿病

欧洲一项横断面研究[41]显示，无论是否接受降压治疗，2 型糖尿病患者的夜间收缩压均明显升高[（119.0±14.4）mmHg 与（125.1±17.6）mmHg，$P＜0.001$]，患有 2 型糖尿病的患者中非杓型血压的患病率明显高于无 2 型糖尿病者（62.1%与 45.9%，$P＜0.001$），在未行降压治疗同时又患有 2 型糖尿病者中，非杓型血压可以达到 89.2%。在患 2 型糖尿病但尿蛋白排泄率正常的高血压患者中，最终产生心血管事件或蛋白尿的患者，其夜间收缩压和舒张压水平均较最终未产生心血管事件或蛋白尿的患者高[（138±15）mmHg 与（129±16）mmHg；（83±12）mmHg 与（75±11）mmHg][42]。

## 第五节　夜间性高血压的靶器官损害

相关研究已证实，夜间性高血压或夜间血压下降缓慢与心、血管、脑、肾脏损害密切相关，并且在预测亚临床靶器官损害及不良心血管事件方面甚至优于日间血压。

### （一）心脏损害

Ogedegbe 等[16]调查 425 名非裔美国人，其夜间高血压患病率为 19.1%。与日间高血压患者相比，夜间高血压患者左心室质量显著增加（152.5g 与 147.4g，$P＜0.01$），提示夜间性高血压较日间高血压的危害性更大。同时，其左心室肥厚及蛋白尿患者的发生率是血压正常者的 3 倍。国外学者探讨了夜间性高血压对心肌重塑的影响，在纳入的高血压合并左心室肥厚患者中，非杓型高血压患者日间血压达标，但存在夜间性高血压（136.9/79.1mmHg 与 132.9/75.3mmHg），杓型高血压患者虽日间血压显著升高，但夜间血压达标（143.7/81.3mmHg 与 122.6/69.8mmHg），研究结果证实前组患者左心室质量指数显著增加[（73.6±20.7）g/m² 与（63.6±15.8）g/m²，P=0.035][43]，提示高血压合并左心室肥厚患者在日间血压达标的前提下，夜间血压升高仍会导致左心室重塑及心肌纤维化，夜间高血压较日间高血压危害性更大。

### （二）血管损害

夜间血压与心脏、主动脉、外周血管及肾脏血管的亚临床损伤均有明显的相关性。在夜间性高血压患者中，动脉硬化的重要指标即颈动脉后壁内中膜厚度（IMT）[（0.74±0.17）mm 与（0.68±0.15）mm，P=0.007]和股动脉脉搏波速度（PWV）[（8.5±1.6）m/s 与（7.9±1.4）m/s，P=0.009]明显高于夜间血压正常者[8]。此外，García-Ortiz 等还发现，反杓型血压患者的平均 IMT 值（P＜0.05）及最大 IMT 值（P＜0.05）比其他血压类型更高[44]。

### （三）脑损害

对在欧洲进行的 4 项前瞻性研究所进行的 Meta 分析中，3468 例基线状态下不伴心肌梗死、脑卒中、充血性心力衰竭和痴呆、肾功能损伤等严重合并症的患者接受随访，随访时间的中位数是 6.57 年，结果显示夜间收缩压是脑卒中的预测因素（95% CI 为 1.10～1.74，P＜0.01）[45]。Klarenbeek 等[46]用 ABPM 追踪了 96 例腔隙性脑梗死患者，经过 2 年随访发现，新发脑出血患者 17 例，并且均存在夜间性高血压（139/78mmHg 与 123/71mmHg）；利用 Logistic 回归模型调整了年龄、性别后，夜间舒张压、收缩压增高患者发生脑出血的风险增加了 1.84～2.69 倍，表明夜间血压升高会加速脑血管疾病进展，夜间性高血压对脑血管的损害更大。

### （四）肾损害

高血压使肾小球高灌注，肾小动脉收缩，产生肾素、血管紧张素Ⅱ等，加重高血压的同时又产生肾脏损害。一项横断面调查显示，难治性高血压患者中夜间收缩压≥120mmHg 者占 77%；在调整了年龄、性别的 Logistic 回归模型中，仅有夜间收缩压升高（OR=1.014，95% CI 为 1.001～1.026，P＜0.029）是微量清蛋白尿的独立危险因素；进一步把受试者分为夜间高血压组和夜间正常血压组，前组微量清蛋白尿患者的比例明显高于后组（51%与33%，P＜0.006）[47]。来自 Ogedegbe 等研究的数据显示，校正性别和年龄后，非洲裔美国人中单纯夜间性高血压患者蛋白尿的发生率是血压正常者的 3 倍（95% CI 为 0.89～12.19，P=0.08）[16]。尿蛋白肌酐比值是早期肾脏功能受损的指标，LOD-RISK 研究发现，尿蛋白肌酐比值与夜间收缩压（r=－0.213，P＜0.01）和舒张压（r=－0.199，P＜0.01）的下降幅度呈负相关，反杓型血压患者尿蛋白肌酐比值更高[16]。因此可以认为，与诊室血压及其他动态血压参数相比，夜间血压升高与微量白蛋白尿关系更密切，能进一步加重高血压患者肾脏损害。

## 第六节　夜间性高血压的治疗与预后

夜间性高血压的治疗主要包括两个重要的目标，即维持昼夜血压正常节律和控制 24h 血压，尤其非杓型血压和血压晨峰现象。临床治疗策略主要包括生活方式干预、病因治疗、药物治疗等方面。

### （一）生活方式干预

提倡夜间性高血压患者戒烟、戒酒、白天规律运动、保证睡眠、限制夜间尿钠排泄。钠盐敏感者应限制钠摄入，并适当补充钾盐。对自主神经病变或有严重仰卧位高血压、直立性低血压患者，强调睡眠姿势的重要性，睡眠时头部抬高倾斜有助于降低仰卧位血压[48]。

### （二）伴随疾病治疗

夜间性高血压多有继发因素，常与多种慢性疾病相伴存在。因此，对夜间性高血压患者应积极寻找、去除或治疗继发因素，有助于治疗夜间性高血压和恢复其正常节律。

**1. OSAHS**　由于此类患者在睡眠时呼吸道阻

塞，引起中枢性间歇性缺氧，交感神经兴奋性增加，易合并夜间性高血压。使用无创正压通气治疗可改善白天和夜间血压[49]；对使用无创正压通气治疗后仍存在高血压的患者，加用β受体阻滞剂可改善交感神经的兴奋，从而有利于夜间性高血压的治疗。有研究显示，阿替洛尔比氢氯噻嗪、氨氯地平、依那普利、氯沙坦更能控制此类患者的收缩压和心率；除药物治疗外，还要积极改善生活方式，必要时采用外科手术如部分颏舌肌肉前移术、腭咽成形术、扁桃体切除术等以解除呼吸道梗阻[50]。

**2. 慢性肾功能不全** 慢性肾功能不全常影响体内容量负荷，从而影响昼夜血压节律，易导致夜间性高血压。对此类患者，应积极治疗原发病，恢复体内容量负荷代谢节律，有助于夜间性高血压恢复[51]。

**3. 精神心理疾病** 伴有精神心理疾病的高血压患者，应用降压药物同时积极治疗精神心理疾病，有助于血压控制。

**4. 2 型糖尿病** 伴有 2 型糖尿病的高血压患者，因其存在胰岛素抵抗，并常常合并肾脏疾病或自主神经病变，容易导致夜间性高血压。积极治疗 2 型糖尿病及相关合并症，对于夜间性高血压的控制十分重要。

### （三）药物治疗

近年来，时间治疗学广泛应用于夜间性高血压的治疗。高血压时间治疗学即选择合适的药物及治疗时间，使药物的降压效应与高血压的发生节律一致，抑制清晨血压升高，控制全天血压，减小血压变异性，减轻靶器官损害。高血压时间治疗可通过调整药物的服药时间，也可通过特殊的药物释放技术来实现[52]。

**1. RAAS 拮抗剂** 时间治疗学中，RAAS 拮抗剂的研究最为充分。大量临床研究已证实，相比于晨间服药，夜间服用血管紧张素转化酶抑制剂（ACEI）[53]、血管紧张素受体拮抗剂（ARB）[54]能更显著降低夜间血压、恢复昼夜血压节律。现已证实，相比于晨间服药，夜间服用 RAAS 拮抗剂有两大优势：①前段降压效应更强，更有利于降低夜间性高血压，甚至降低清晨血压高峰；②降压效应的持续时间更长，有利于控制 24h 平均血压。因此，对于夜间性高血压患者，夜间服用 RAAS 拮抗剂更

为有效。

**2. 钙通道阻滞剂（CCB）** 现有研究表明，CCB 能有效降低夜间血压，但对于血压昼夜节律的恢复虽有益但仍存争议。Lemmer[55]回顾性分析了 2006 年前发表的 12 项比较早晨和夜间服用各种 CCB 的研究，普遍认为 CCB 对杓型血压患者的昼夜血压类型影响很小。然而，在一项 85 例高血压患者的横断面研究中证实了尼索地平缓释片的作用，36 例非杓型血压患者夜间血压下降大于杓型者，但早晨和夜间服药对血压类型影响相似。一项纳入 238 名未经治疗的高血压患者的前瞻性试验显示夜间较晨间服用尼非地平缓释片能显著降低夜间性高血压，减少非杓型患者比例，同时还能降低清晨血压高峰[56]。

**3. 利尿剂** 一般认为，利尿剂不影响血压昼夜节律。在一项关于临床常用利尿剂托拉塞米的研究中，115 名研究对象被随机分为两组，分别晨起或睡前给予托拉塞米 5mg/d，治疗 6 周，结果显示睡前给药组 24h 平均收缩压与舒张压均得到明显降低，降低幅度分别为 14.8mmHg 和 9.5mmHg，但是非杓型血压患者的比例较基线水平有所升高（39.3%与 44.6%，$P$=0.3）[57]。Kithas 和 Supiano 进行的一项双盲研究中，将 45 名收缩压不超过 180mmHg 和（或）舒张压不超过 110mmHg 的研究对象随机分为两组，分别予以氢氯噻嗪 12.5mg/d 或螺内酯 25mg/d 口服，并逐渐加量至收缩压<140mmHg，6 个月后，两组研究对象 24h 平均收缩压与平均舒张压和夜间平均收缩压与夜间平均舒张压均较基线水平明显下降，与氢氯噻嗪组相比，螺内酯组 24h 平均收缩压与夜间平均收缩压更低，24h 平均收缩压低 7mmHg，夜间平均收缩压低 5mmHg，但是治疗后两组杓型血压状态的研究对象的比例并未发生明显变化[58]。因此，对于盐敏感性高血压患者，利尿剂不失为一种较好的选择。

**4. β 受体阻滞剂** β 受体阻滞剂能有效抑制交感神经活性，晨起或夜间服用对夜间血压的影响相似。一项纳入 173 名高血压患者的前瞻性研究证实晨间或夜间服用奈必洛尔对日间、夜间、全天血压的作用相似，无统计学差异[59]。但 Acelajado 等[60]证实夜间服用奈必洛尔能显著降低患者睡醒前 2h 的平均血压，这或许是夜间服用 β 受体阻滞剂的优势所在。值得注意的是，β 受体阻滞剂（阿替

洛尔）比其他降压药（阿米洛利、依那普利、氢氯噻嗪、氯沙坦）更能降低 OSAHS 患者的 24h 及夜间血压[61]。因此，对于 OSAHS 合并夜间性高血压患者，可优先选择 β 受体阻滞剂。

**5. α 受体阻滞剂**　多个研究证实，α 受体阻滞剂夜间给药可显著降低夜间血压，促进血压正常昼夜节律恢复。在 Hermida 等所进行的一项研究中，收缩压 140～179mmHg 或舒张压 90～109mmHg 且未经治疗的亚组被随机分为两组，分别接受 $\alpha_1$ 肾上腺素受体阻滞剂多沙唑嗪控释片 4mg/d 晨起或睡前治疗共 3 个月，结果显示睡前给药组 24h 平均收缩压与舒张压均明显下降，下降幅度分别为 6.9mmHg 和 5.9mmHg（$P<0.001$），而且白天与夜间血压都得到均衡、明显的降低[62]。Kario 等的研究也显示，睡前服用多沙唑嗪可以将非杓型血压患者的平均夜间收缩压降低 12mmHg（$P<0.01$）[63]。

**6. 其他药物**

（1）褪黑素：在调节夜间血压方面发挥着重要作用，部分临床研究建议服用外源性褪黑素来控制夜间血压。一项纳入了 7 个研究的 Meta 分析提示控释褪黑素有明显地降低夜间血压的作用，而速效褪黑素对夜间血压并无影响[64]。Grossman 等对 38 名已经诊断为夜间性高血压的患者进行了双盲研究，予以控释褪黑素 2mg/d 或安慰剂睡前口服，4 周后再次进行 ABPM，结果显示控释褪黑素治疗组夜间收缩压从 136mmHg 降至 130mmHg（$P=0.011$），夜间舒张压从 72mmHg 降至 69mmHg（$P=0.002$），而安慰剂组血压并无明显变化[65]。在并存 2 型糖尿病的高血压患者中进行的研究显示，褪黑素 3mg/d 睡前口服可以将 29.5%非杓型血压患者的血压节律转变为杓型（$P<0.05$）[66]。因此，对于夜间血压升高、常规治疗未能显效的患者，夜间加服褪黑素控释剂不失为良好选择。

（2）阿司匹林：能够调节内皮功能和 RAAS 昼夜节律。Hermida 等[67]将 257 例未治疗的轻度高血压患者随机分为两组，分别睡前或清晨给予阿司匹林，发现非杓型高血压患者夜间血压下降幅度是杓型高血压患者的 2 倍，同时睡前服用阿司匹林，夜间血压下降更为显著。

（3）噻唑烷二酮类：IR 是导致血压升高的重要机制之一，噻唑烷二酮类药物可增强机体组织对胰岛素的敏感性，改善胰岛 B 细胞功能，从而降低夜

间血压。一项为期 32 周的 2 型糖尿病治疗研究表明，与格列苯脲及二甲双胍联合治疗组相比，接受罗格列酮与二甲双胍联合治疗的患者 24h 收缩压与舒张压均显著降低[68]。

**（四）夜间性高血压治疗的潜在风险**

**1. 夜间低血压风险**　尽管夜间性高血压治疗通过降低夜间血压，纠正异常血压节律，可显著降低靶器官损害并改善患者预后，但同时也存在过度降压导致夜间低血压的风险。相关研究证实，夜间血压过低将导致无症状脑梗死及增加心血管事件发生[69,70]。因此，应该重视夜间性高血压治疗可能导致的夜间低血压风险，尤其是对老年患者进行夜间降压治疗时。目前，ABPM 是应对这一风险的有效方法。通过监测患者治疗前后的血压情况，不仅可以评估夜间性高血压的治疗效果，还能及时监测可能出现的夜间低血压。

**2. 治疗获益不确定性**　血压的昼夜节律受多种因素影响，且与靶器官损害和心血管事件相关，ABPM 有助于了解血压的昼夜节律并用于指导治疗，但目前并没有证据证实"指导治疗"能够改善临床结果。因缺乏对异常血压节律患者的专一研究，部分研究仅限于对非杓型患者或仅对杓型患者进行分层研究，多数研究分析的是血压节律不同、缺乏同质性高血压患者，故目前药物的选择存在争议，需要谨慎给药。

**（五）预后**

长期未控制的夜间性高血压患者，合并心血管危险因素明显增加，如左心室肥厚、左室舒缩功能障碍、颈动脉内膜增厚、蛋白尿等，从而导致冠状动脉事件、充血性心力衰竭、脑卒中、CKD，使其死亡率增加，尤以脑卒中和心脏事件最为多见[17,18]。临床工作中应注重应用 24h ABPM，提高早期诊断率，合理选择降压药物，提高夜间性高血压治疗质量，降低心血管事件风险。

（郑泽琪　曾俊义）

**参 考 文 献**

[1] Pickering TG，Shimbo D，Haas D. Ambulatory blood-pressure monitoring. N Engl J Med，2006，354（22）：2368-2374.

[2] Redon J，Lurbe E. Nocturnal blood pressure versus nondipping pattern：what do they mean. Hypertension，2008，51（1）：41-42.

[3] De la Sierra A，Gorostidi M，Banegas JR，et al. Nocturnal hypertension or nondipping：which is better associated with the cardiovascular risk profile. Am J Hypertens，2014，27（5）：680-687.

[4] Li Y，Staessen JA，Lu L，et al .Is isolated nocturnal hypertension a novel clinical entity？Findings from a Chinese population study. Hypertension，2007，50（2）：333-339.

[5] Head GA，McGrath BP，Mihailidou AS，et al. Ambulatory blood pressure monitoring in Australia：2011 consensus position statement. J Hypertens，2012，30（2）：253-266.

[6] Ruilope LM. Current challenges in the clinical management of hypertension. Nat Rev Cardiol，2011，9（5）：267-275.

[7] White WB，Maraka S. Is it possible to manage hypertension and evaluate therapy witho0ut ambulatory blood pressure monitoring. Curr Hypertens Rep，2012，14（4）：366-373.

[8] Chatzistamatiou EI，Moustakas GN，Veioglanis S，et al. Nocturnal hypertension：poor correlation with office blood pressure but strong prognostic factor for target organ damage. Hellenic J Cardiol，2012，53（4）：263-272.

[9] Fan HQ，Li Y，Thijs L，et al. Prognostic value of isolated nocturnal hypertension on ambulatory measurement in 8711 individuals from 10 populations. J Hypertens，2010，28（10）：2036-2045.

[10] Parati G，Stergiou G，O'Brien E，et al. European society of hypertension working group on blood pressure monitoring and cardiovascular variability. European society of hypertension practice guidelines for ambulatory blood pressure monitoring. J Hypertens，2014，32（7）：1359-1366.

[11] 中国高血压联盟. 动态血压监测临床应用中国专家共识. 中华高血压杂志，2015，23（8）：727-730.

[12] 中国高血压防治指南修订委员会. 中国高血压防治指南2010. 中华心血管病杂志，2011，39（7）：579-615.

[13] Mancia G，Fagard R，Narkiewicz K，et al. 2013 ESH/ESC Guidelines for the management of arterial hypertension：the Task Force for the management of arterial hypertension of the European Society of HypertenSion（ESH）and of the European Society of Cardiology（ESC）. J Hypertens，2013，31（7）：1281-1357.

[14] Banegas JR，Ruilope LM，Alejandro DLS，et al. High prevalence of masked uncontrolled hypertension in people with treated hypertension. Eur Heart J，2014，35（46）：3304-3312.

[15] Friedman O，Logan AG. Nocturnal blood pressure profiles among normotensive，controlled hyper ensive and refractory hypertensive subjects. Can J Cardiol，2009，25（9）：312-316 .

[16] Ogedegbe G，Spruill TM，Sarpong DF，et al. Correlates of isolated nocturnal hypertension and target organ damage in a population-based cohort of African Americans：the Jackson Heart Study. Am J Hypertens，2013，26（8）：1011-1016.

[17] Hermida RC，Ayala DE，Calvo C，et al. Chronotherapy of hypertension：administration-time- dependent effects of treatment on the circadian pattern of blood pressure. Adv Drug Deliv Rev，2007，59（10）：923-939 .

[18] Peixoto AJ，White WB. Circadian blood pressure：clinical implications based on the pathophysiology of its variability. Kidney Int，2007，71

（9）：855-860.

[19] Nielsen FS，Hansen HP，Jacobsen P，et al. Increased sympathetic activity during sleep and nocturnal hypertension in Type 2 diabetic patients with diabetic nephropathy. Diabet Med，1999，16（7）：555-562.

[20] Chouchou F，Pichot V，Pépin JL，et al. Sympathetic overactivity due to sleep fragmentation is associated with elevated diurnal systolic blood pressure in healthy elderly subjects：the PROOF-SYNAPSE study. Eur Heart J，2013，34（28）：2122-2131，2131a.

[21] Grassi G，Seravalle G，Quarti-Trevano F，et al. Adrenergic，metabolic，and reflex abnormalities in reverse and extreme dipper hypertensives. Hypertension，2008，52（5）：925-931.

[22] Victor RG，Shafiq MM. Sympathetic neural mechanisms in human hypertension. Curr Hypertens Rep，2008，10（3）：241-247.

[23] Sachdeva A，Weder AB. Nocturnal sodium excretion，blood pressure dipping，and sodium sensitivity. Hypertension，2006，48（4）：527-533.

[24] Fukuda M，Goto N，Kimura G. Hypothesis on renal mechanism of non-dipper pattern of circadian blood pressure rhythm. Med Hypotheses，2006，67（4）：802-806.

[25] Fukuda M，Mizuno M，Yamanaka T，et al. Patients with renal dysfunction require a longer duration until blood pressure dips during the night. Hypertension，2008，52（6）：1155-1160.

[26] Saifur Rohman M，Emot o N，Nonaka H，et al. Circadian clock genes directly regulate expression of the $Na^+/H^+$ exchanger NHE3 in the kidney. Kidney Int，2005，67（4）：1410-1419.

[27] Giordano U，Della Corte C，Cafiero G，et al. Association between nocturnal blood pressure dipping and insulin resistance in children affected by NAFLD. Eur J Pediatr，2014，173（11）：1511-1518.

[28] Korkmaz S，Yildiz G，Kilieli F，et al. Low L-carnitine levels：can it be a cause of nocturnal blood pressure changes in patients with type 2 diabetes mellitus? Anadolu Kardiyol Derg，2011，11（1）：57-63.

[29] Huan Y，Deloach S，Keith SW，et al. Aldosterone and aldosterone：renin ratio associations with insulin resistance and blood pressure in African Americans. J Am Soc Hypertens，2012，6（1）：56-65.

[30] Kumagai E，Adachi H，Jr JD，et al. Plasma aldosterone levels and development of insulin resistance：prospective study in a general population. Hypertension，2011，58（6）：1043-1048.

[31] Fabbian F，Smolensky MH，Tiseo R，et al. Dipper and non-dipper blood pressure 24-hour patterns：circadian rhythm-dependent physiologic and pathophysiologic mechanisms. Chronobiol Int，2013，30（1/2）：17-30.

[32] Inal S，Karakoç MA，Kan E，et al. The effect of overt and subclinical hypothyroidism on the development of non-dipper blood pressure. Endokrynol Pol，2012，63（2）：97-103.

[33] Obayashi K，Saeki K，Tone N，et al. Relationship between melatonin secretion and nighttime blood pressure in elderly individuals with and without antihypertensive treatment：a cross-sectional study of the HEIJO- KYO cohort. Hypertens Res，2014，37（10）：908-913.

[34] Obayashi K，Saeki K，Iwamoto J，et al. Nocturnal urinary melatonin excretion is associated with non-dipper pattern in elderly hypertensives. Hypertens Res，2013，36（8）：736-740.

[35] 李静静，张罗献，马利军. 阻塞性睡眠呼吸暂停低通气综合征合并高血压的临床研究. 中国综合临床，2013，29（1）：7-10.

[36] Hla KM，Young T，Finn L，et al. Longitudinal association of sleepdisordered breathing and nondipping of nocturnal blood pressure in the Wisconsin Sleep Cohort Study. Sleep，2008，31（6）：795-800.

[37] Iimuro S，Imai E，Watanabe T，et al. Clinical correlates of ambulatory BP monitoring among patients with CKD. Clin J Am Soc Nephrol，2013，8（5）：721-730.

[38] Mojón A，Ayala DE，Pineiro L，et al. Comparison of ambulatory blood pressure parameters of hypertensive patients with and without chronic kidney disease. Chronobiol Int，2013，30（1/2）：145-158.

[39] Scuteri A，Spalletta G，Cangelosi M，et al. Decreased nocturnal systolic blood pressure fall in older subjects with depression. Aging Clin Exp Res，2009，21（4/5）：292-297.

[40] Kayano H，Koba S，Matsui T，et al. Anxiety disorder is associated with nocturnal and early morning hypertension with or without morning surge：ambulatory blood pressure monitoring. Circ J，2012，76（7）：1670-1677.

[41] Ayala DE，Moyá A，Crespo JJ，et al. Circadian pattern of ambulatory blood pressure in hypertensive patients with and without type 2 diabetes. Chronobiol Int，2013，30（1/2）：99-115.

[42] Felício JS，de Souza AC，Kohlmann N，et al. Nocturnal blood pressure fall as predictor of diabetic nephropathy in hypertensive patients with type 2 diabetes. Cardiovasc Diabetol，2010，9：36.

[43] Yokota H，Imai Y，Tsuboko Y，et al. Nocturnal blood pressure pattern affects left ventricular remodeling and late gadolinium enhancement in patients with hypertension and left ventricular hypertrophy. PLoS One，2013，8（6）：e67825.

[44] García-Ortiz L，Gómez-Marcos MA，Martín-Moreiras J，et al. Pulse pressure and nocturnal fall in blood pressure are predictors of vascular，cardiac and renal target organ damage in hypertensive patients（LOD-RISK study）. Blood Press Monit，2009，14（4）：145-151.

[45] Fagard RH，Celis H，Thijs L，et al. Daytime and nighttime blood pressure as predictors of death and cause-specific cardiovascular events in hypertension. Hypertension，2008，51（1）：55-61.

[46] Klarenbeek P，van Oostenbrugge RJ，Rouhl RP，et al. Higher ambulatory blood pressure relates to new cerebral microbleeds：2-year follow-up Study in lacunar Stroke patients. Stroke，2013，44（4）：978-983.

[47] Oliveras A，Armario P，Martell-Clarós N，et al. Urinary albumin excretion is associated with nocturnal systolic blood pressure in resistant hypertensives. Hypertension，2011，57（3）：556-560.

[48] Figueroa JJ，Basford JR，Low PA. Preventing and treating orthostatic hypotension：as easy as ABC. Cleve Clin J Med，2010，77（5）：298-306.

[49] Bazzano LA，Khan Z，Reynolds K，et al. Effect of nocturnal nasal continuous positive airway pressure on blood pressure in obstructive sleep apnea. Hypertension，2007，50（2）：417-423.

[50] de Oliveira Almeida MA，de Britto Teixeira AO，Vieira LS，et al. Treatment of obstructive sleep apnea and hipoapnea syndrome with oral appliances. Braz J Otorhinolaryngol，2006，72（5）：699-703.

[51] Minutolo R，Gabbai FB，Borrelli S，et al. Changing the timing of antihypertensive therapy to reduce nocturnal blood pressure in CKD：an 8-week uncontrolled trial. Am J Kidney Dis，2007，50（6）：908-917.

[52] Singh R，Sharma PK，Malviya R. Circadian cycle and chronotherapeutics：recent trend for the treatment of various biological disorders. Recent Pat Drug Deliv Formul，2012，6（1）：80-91.

[53] Hermida RC，Ayala DE，Fernández JR，et al. Administration-time differences in effects of hypertension medications on ambulatory blood pressure regulation. Chronobiol Int，2013，30（1/2）：280-314.

[54] Hermida RC，Ayala DE，Fernández JR，et al. Circadian rhythms in blood pressure regulation and optimization of hypertension treatment with ACE inhibitor and ARB medications. Am J Hypertens，2011，24（4）：383-391.

[55] Lemmer B. The importance of circadian rhythms on drug response in hypertension and coronary heart disease-from mice and man. Pharmaco Ther，2006，111（3）：629-651.

[56] Hermida RC，Ayala DE，MoJón A，et al. Reduction of morning blood pressure surge after treatment with nifedipine GITS at bedtime，but not upon awakening，in essential hypertension. Blood Press Monit，2009，14（4）：152-159.

[57] Hermida RC，Ayala DE，Mojón A，et al. Comparison of the effects on ambulatory blood pressure of awakening versus bedtime administration of torasemide in essential hypertension. Chronobiol Int，2008，25（6）：950-970.

[58] Kithas PA，Supiano MA. Spironolactone and hydrochlorothiazide decrease vascular stiffness and blood pressure in geriatric hypertension. J Am Geriatr Soc，2010，58（7）：1327-1332.

[59] Hermida RC，Calvo C，Ayala DE，et al. AdminiStration time-dependent effects of nebivolol on the diurnal/nocturnal blood pressure ratio in hypertensive patients. Am J Hypertens，2006，24（Suppl4）：S89.

[60] Acelajado MC，Pisoni R，Dudenbostel T，et al. Both morning and evening dosing of nebivolol reduces trough mean blood pressure surge in hypertensive patients. J Am Soc Hypertens，2012，6（1）：66-72.

[61] Kraiczi H，Hedner J，Peker Y，et al. Comparison of atenolol，amlodipine，enalapril，hydrochlorothiazide，and losartan for antihypertensive treatment in patients with obstructive sleep apnea. Am J Respir Crit Care Med，2000，161（5）：1423-1428.

[62] Hermida RC，Calvo C，Ayala DE，et al. Administration-time dependent effects of doxazosin GITS on ambulatory blood pressure of hypertensive subjects. Chronobiol Int，2004，21（2）：277-296.

[63] Kario K，Schwartz JE，Pickering TG. Changes of nocturnal blood pressure dipping status in hypertensives by nighttime dosing of alpha-adrenergic blocker，doxazosin：results from the HALT study. Hypertension，2000，35（3）：787-794.

[64] Grossman E，Laudon M，Zisapel N. Effect of melatonin on nocturnal blood pressure：meta-analysis of randomized controlled trials. Vasc Health Risk，2011，7：577-584.

[65] Grossman E，Laudon M，Yalcin R，et al. Melatonin reduces night blood pressure in patients with nocturnal hypertension. Am J Med，2006，119（10）：898-902.

[66] Mozdzan M，Mozdzan M，Chaiubiński M，et al. The effect of melatonin on circadian blood pressure in patients with type 2 diabetes and essential hypertension. Arch Med Sci，2014，10（4）：669-675.

[67] Hermida RC，Ayala DE，Calvo C，et al.Differing administration time-dependent effects of aspirin on blood pressure indipper and

non-dipper hypertensives. Hypertension, 2005, 46（4）: 1060-1068.

[68] Bakris GL, Ruilope LM, McMorn SO, et al. Rosiglitazone reduces microalbuminuria and blood pressure independently of glycemia in Type 2 diabetes patients with microalbuminuria. J Hypertens, 2006, 24（10）: 2047-2055.

[69] Ishikawa J, Shimizu M, Hoshide S, et al. Cardiovascular risks of dipping status and chronic kidney disease in elderly Japanese hypertensive patients. J Clin Hypertens, 2008, 10（10）: 787-794.

[70] Shimada K, Kawamoto A, Matsubayashi K, et al. Silent cerebrovascular disease in the elderly. Correlation with ambulatory pressure. Hypertension, 1990, 16（6）: 692-699.

# 第十二章

# 神经源性高血压

高血压患者中 5%~30%血压升高是由某些疾病引起的，称为继发性高血压。在改善生活方式基础上，应用包括利尿剂在内的、足量的、合理搭配的至少 3 种抗高血压药物治疗仍不能将收缩压和舒张压控制在目标水平时，需注意寻找引起高血压的继发因素，尤其是没有高血压遗传背景的年轻患者。根据病史及目前的检测手段，可以发现大多数经典的继发性高血压，包括肾实质性、肾血管性高血压，内分泌性和睡眠呼吸暂停综合征等导致的高血压。临床上，有部分高血压患者的血压升高原因容易被心血管内科医师忽视，此类患者常合并三叉神经痛、耳聋、耳鸣、面肌痉挛、舌咽神经痛等一个或多个症状。这些高血压患者，多因神经系统问题而首先就诊于神经科，他们通常对降压药物不敏感，多属于难治性高血压。影像学检查示延髓头端腹外侧（rostral ventrolateral medulla，RVLM）（左侧多见）被搏动性的动脉所压迫，实行微血管减压术（microvascular decompression，MVD）后，部分患者血压可恢复正常。通常将这一类患者的高血压称为神经源性高血压。

## 第一节　神经源性高血压的提出

1941 年 Meyer 等观察到颅后窝肿瘤患者可伴有高血压。Feigl 在 1962 年用电刺激孤束核导致血压不稳定。1973 年 Jannetta 进行 1 例常规舌咽神经痛微血管减压术，术后 2h 出现高血压性脑出血，3d 后患者死亡。另 1 例 41 岁男性舌咽神经痛患者行微血管减压后出现 3 级高血压（220/100mmHg），该患者用降压药物治疗高血压并持续 7d。这两例的经验使 Jannetta 考虑到该区域手术可能导致血压的改变。后来在 1979 年 Jannetta 报道 16 例 MVD 治疗左侧舌咽神经痛伴原发性高血压的病例，所有 16 例患者在术中均见左侧延髓腹外侧（ventrolateral medulla，VLM）被搏动性的动脉所压迫，术后部分患者的血压恢复正常，部分患者的血压得到控制或改善，提出异常血管袢压迫延髓可引起神经源性高血压。Jannetta 等又在 1985 年对神经源性高血压的临床特点进行了较为全面的描述，共报道了 53 例三叉神经痛、面肌痉挛、舌咽神经痛、阵发性斜颈及多发颅神经症状患者伴有原发性高血压的病例，术前大剂量降压药物仍不能控制好血压。术中发现 51 例患者有明显的动脉袢压迫左侧 VLM 的第Ⅸ、Ⅹ脑神经入脑区，2 例压迫可疑，1 例压迫脑桥尾端，1 例压迫延髓前方，动脉袢的凸面压迫延髓腹外侧并于其表面形成压迹。经左侧延髓腹外侧的充分减压治疗，随访 2~9 年，31 例血压恢复正常，提出颅底血管搏动性压迫左侧延髓会造成高血压，此种高血压可由一侧延髓减压而降低。

神经血管压迫概念认为，脑神经出脑干段（root entry zones，REZ）是血管压迫的关键部位。REZ 是中枢性和周围性髓鞘交汇处（又称为 Obsterteiner-Redlich 带），长度为 0.5~1.0cm，对搏动性和跨过性血管压迫特别敏感。过长的血管袢压迫第Ⅴ、Ⅶ、Ⅷ、Ⅸ、Ⅹ脑神经和 VLM 产生三叉神经痛、面肌痉挛、耳鸣、眩晕、舌咽神经痛、神经源性高血压等。血管压迫这些区域以外的外周神经轴突，因有施万细胞包裹而不可能发生神经血管压迫。神经血管压迫的病理解剖特征可分为四型：接触型、压迫型、粘连包绕型、贯穿型。常见的责任血管为小脑上动脉（superior cerebellar artery，SCA）、小脑前下动脉（anterior inferior cerebellar artery，AICA）、小脑后下动脉（posterior inferior cerebellar artery，PICA）、基底动脉（basilar artery，BA）、椎动脉（vertebral artery，VA），岩静脉及其分支也非少见。

最常压迫三叉神经的血管为 SCA 和 AICA。导致面肌痉挛的血管因素以 AICA、PICA 为主，而 SCA 次之。已知 SCA 发自于基底动脉与大脑后动脉交界处，位置较高，走行较为恒定。而 AICA 和 PICA 则相对变异较大，因而易形成血管袢或异位压迫到面神经。另外，迷路上动脉及其他变异的大动脉如 VA 和 BA 也可能对面神经形成压迫产生面肌痉挛。血管压迫内听道的耳蜗神经或压迫第Ⅷ脑神经在脑干的入颅处，可以引起搏动性耳鸣或眩晕。这些压迫的血管以 AICA 为多。笔者所在医院的神经外科团队通过显微血管减压术成功治疗了因血管压迫第Ⅷ脑神经导致的顽固性眩晕。导致舌咽神经痛的责任血管多为迂曲硬化的 PICA 主干和 VA。

近年来，随着影像学技术的发展及外科手术水平的提高，神经源性高血压的发现及通过手术治愈此类高血压的报道越来越多。2013 年 Jia 等[1]报道迂曲硬化的左侧椎动脉压迫左侧 VLM 及第 Ⅴ、Ⅶ、Ⅷ、Ⅸ、Ⅹ 脑神经导致三叉神经痛、面肌痉挛、耳鸣、高血压、心悸，入院时血压为 160/100mmHg，动态心电图示阵发性室上性心动过速，24h 共发作 18～24 次，发作时平均心率为 205 次/分。行 MVD 后三叉神经痛、面肌痉挛、耳鸣、心悸立即消失，术后心电监护监测 7d 不再出现阵发性室上性心动过速，8 个月后随访在未服用降压药物的情况下，血压为 134/86mmHg，复查动态心电图不再出现室上性心动过速。2016 年 Fujimoto 等[2]报道了一名 37 岁女性高血压患者，高血压病史有 20 余年，在服用氨氯地平 10mg、奥美沙坦 40mg、多沙唑嗪 4mg、地尔硫䓬100mg、螺内酯 25mg、吲达帕胺 2mg、比索洛尔 5mg、胍那苄 4mg 的情况下，血压仍在 190/120mmHg 左右，入院后排除了传统继发性高血压，包括肾性高血压、肾血管性高血压、原发性醛固酮增多症、嗜铬细胞瘤等。颅脑磁共振及脑血管造影均显示左侧椎动脉压迫左侧 RVLM，造影中通过导丝矫正迂曲的左侧椎动脉来减少其对左侧 RVLM 的压迫，造影后血压较前明显下降，虽然 24h 后血压又逐渐上升，但通过血管造影术支持神经源性高血压的诊断。遂予以行显微血管减压术，用 Teflon 棉垫将左侧椎动脉与左侧 RVLM 隔开，术后患者血压降至正常。继续随访 1 年，在未服用任何高血压药物的情况下血压始终在正常范围。因此，一些学者将血管压迫 RVLM 引起的血压升高实行

微血管减压术后，血压可恢复正常，此称为神经源性高血压，并为一种继发性高血压。

## 第二节　动物模型的建立

从早先的大鼠模型试验了解到 RVLM 的网状结构中的神经元是自主调节和控制血压的关键区域，在这些位于下橄榄核喙端的神经元中存在合成肾上腺素的合成酶–苯乙醇胺氮位甲基转移酶，而且有许多来自于孤束核的纤维支配这些神经元，而孤束核又接受来自于动脉压力感受器、化学感受器及其他心血管系统的传入信息，这些信息通过第Ⅸ、Ⅹ脑神经传导，以左侧为主。RVLM 发出的投射纤维走向脊髓的中间外侧柱和中间内侧柱，电刺激 RVLM 引起动脉血压的升高，而该区的损害会导致动脉血压的下降，这种现象提示该区负责拟交感神经信号的传出，即通过调节肾脏对钠的排出和肾素的分泌而调节血压。虽然上述很多模型研究显示 RVLM 是调节心血管和内分泌的脑干神经中枢，但是还没有直接证据说明对该区的机械刺激可以影响血管张力。

1982 年，Segal 等和 Jannetta 等报道，用一个充满盐水的两端带微球囊的导管，将一端植入猫的胸主动脉，另一端植入动物左侧 VLM 的第Ⅸ、Ⅹ脑神经进入脑干区的部位。这样，心脏的搏动性压力会通过导管的一端同步传递到另一端，模拟了动脉对左侧 VLM 的搏动性压迫，结果导致猫的每搏输出量和心排血量的增加，去除管道球囊内的盐水，搏动性压迫消失，猫的每搏输出量和心排血量恢复正常。更为重要的是，在对照组动物模型中没有发现血压升高（仅植入球囊而没有将其充盈）。在活检时发现，与对照组动物相比，试验组动物的左心室有向心性肥大。之后，Jannetta 等在 1985 年建立的神经源性高血压慢性动物模型中，通过神经血管刺激器作用后灵长目狒狒发展成高血压，而停止刺激后血压逐渐恢复正常。这提示搏动性刺激左侧 VLM 所引起的血管变化与人类高血压一致。试验性电和化学刺激第Ⅸ、Ⅹ脑神经 REZ 可使血压升高，证实了血压调节区位于该处。此后，研究者尝试用实验动物自身静脉与动脉行端端吻合或用导管连接，将这段静脉制作成延长的血管袢，压迫左侧舌咽、迷走神经 REZ 和（或）VLM，观察血压的变化。这种实验设计更接近动物的生理状态，弥补了

前述动物实验的不足，并可以方便观察除去压迫后血压的变化。1996年卢明等用犬制成了神经源性高血压的动物模型，试验证明人为造成异常血管袢压迫左侧延髓及干扰第Ⅸ、Ⅹ脑神经REZ使控制血压的神经调节系统失调，从而引起犬的高血压，解除血管袢，血压可恢复正常。孙克华等[3]取犬自身的大隐静脉20cm与面动脉行端端吻合，形成动脉袢，将动脉袢压迫实验组左侧迷走神经和延髓腹外侧及对照组左侧的小脑表面。在行左侧迷走神经及延髓腹外侧压迫1周后血压均逐渐升高，2周后血压升高趋于稳定。对照组5只犬均存活，血压无明显变化。实验结果显示，左侧颅内的迷走神经及VLM受到搏动性血管压迫后能引起血压升高。神经源性高血压动物模型的成功建立，不仅支持了微血管压迫左侧RVLM，第Ⅸ、Ⅹ脑神经REZ导致神经源性高血压的Jannetta假说，并且证实了MVD可以使血压下降。MVD将成为治疗神经源性高血压的一条新途径。

# 第三节　神经源性高血压的发生机制

　　动物模型表明，左侧RVLM的搏动性刺激可以导致血流动力学的改变，血压的升高与交感神经活性、肾素-血管紧张素-醛固酮系统、钠潴留、细胞膜阳性离子转运调节、激肽-前列腺系统、心房肽分泌及内皮素等有密切关系。交感神经兴奋被认为是早期高血压的启动者，VLM是交感神经中枢，其含有$C_1$细胞群，这些细胞在调节心血管功能活动和血压方面起着至关重要的作用。$C_1$细胞群发出纤维投射到脊髓的中间外侧柱，后者在发出纤维通过交感神经节支配效应器-肾上腺髓质、心脏和血管来调节心血管活动，控制外周阻力。电、化学或机械刺激$C_1$细胞群或γ-氨基丁酸拮抗剂涂抹于延髓腹外侧的表面都会引发血压的显著升高，而毁损这一区域或用γ-氨基丁酸作用于延髓腹外侧则引起血压的下降。延髓腹外侧$C_1$细胞群就位于脑干表面下1mm，因此细胞群受到一个压迫血管的波动性刺激而引起全身交感神经兴奋性增加，血压升高的可能性是存在的。随着年龄的增长，血管变长呈袢状，动脉壁变性，动脉伸长、扩张，同时可有脑下移，使延髓与动脉袢及颅底桥静脉的位置发生改变，导致延髓的血管性压迫。这种异常的搏动性血管压迫在左侧延髓和迷走神经中可能是神经源性高血压发生的重要因素，动脉搏动性压迫左侧RVLM产生高血压较右侧多见的原因可能由迷走神经的分布不对称决定，左侧RVLM的搏动性压迫影响了支配左心的左侧迷走神经，即异常血管袢压迫延髓左侧第Ⅸ、Ⅹ脑神经REZ，使控制血压的神经调节系统失调。神经系统控制血压的环节主要通过两个系统，一是动脉压力感受器，颈动脉压力感受器传入冲动经舌咽神经，主动脉压力感受器传入冲动经迷走神经终止于脑干的孤束核；另一系统是经心脏迷走神经传入，亦止于孤束核，经自主神经传出控制外周血管阻力。一般认为，交感神经系统长期持续兴奋是原发性高血压的主要发病机制，而交感神经系统的兴奋性增强可由多方面因素引起，如延髓的机械性压迫，它可导致动脉压力感受器反射及心脏迷走神经传入的减少，导致血流动力学的改变而产生高血压。

　　除了交感神经兴奋性增加外，在难治性高血压患者中，大部分存在过多的神经源性递质。其中，肾素-血管紧张素系统发挥着重要作用，越来越多的证据提示脑肾素-血管紧张素系统在高血压的发展中起作用。肾素-血管紧张素系统的所有组分都存在于脑中，但肾素水平极低。虽然在脑中几乎不能检测到肾素的活性，但是很多证据显示，血管紧张素Ⅱ主要是在中枢神经系统中合成[4,5]。循环中的肾素原主要由肾小球旁器细胞产生，其他肾外组织包括肾上腺、卵巢、睾丸、胎盘和视网膜也都能产生肾素原。因此，血浆中的肾素原水平比肾素高10倍。然而，在血浆中肾素原的酶活性极低，仅有2%的肾素原通过构象的改变暴露出酶活性位点，转化为活性形式。脑组织中存在肾素原蛋白并且其水平是肾素的10倍[6,7]。另外，还发现在野生型小鼠脑侧室中灌注肾素原1min就能使血压和心率迅速上升，并在10min内达到最高水平[7]。在肾素原灌注结束后，血压和心率的上升仍会持续1h，提示中枢神经系统中的肾素原被激活。肾素原结合到肾素（原）受体上通过非蛋白水解途径激活。血管紧张素Ⅰ型受体阻滞剂或血管紧张素转化酶抑制剂能阻断肾素原所导致的血压和心率的上升，提示血管紧张素Ⅱ是急性肾素原灌注的主要活性产物，调节血压和心率的上升。肾素（原）受体mRNA在脑的各个区域广泛存在，在垂体和前叶中高表达[8]。小鼠中也同样发现了肾素（原）受体广泛分布于脑的核心区域，并且参与调节血压和体液平衡[9]。此外，肾素（原）受体蛋白在脑的穹窿下器、室旁核、中缝苍白核、孤束核和 RVLM 等血管区域及其他非血管区域中表达[10]。在中枢神经系统，肾素（原）受体具有独立于肾素-血管紧张素系统的功能或与肾素-血管紧张素系统相关的功能需要进一步深入研究。

目前，虽然未有研究证实血管压迫 VLM 等区域所致的高血压患者的肾素（原）受体 mRNA 表达增加或肾素原水平升高，但二者均通过中枢神经系统影响血压和心率。沈加林等[11]用放射免疫法测定神经源性高血压动物模型建立前后血浆中的肾素活性、血管紧张素 II 浓度，发现建立神经源性高血压模型后的动物血浆中的肾素活性、血管紧张素 II 浓度较建模前明显升高，而对照组无明显变化。推测 VLM 受压可引起中枢肾素-血管紧张素系统活性增加，但更具体的机制作用有待进一步研究。

# 第四节 影像学检查诊断神经源性高血压的价值

神经源性高血压术前放射学检查主要包括椎动脉造影检查、CT 检查、MRI 及磁共振血管造影术（magnetic resonance angiography，MRA）、磁共振体层血管成像（magnetic resonance tomography angiography，MRTA）等。从 20 世纪末开始，学者们对神经源性高血压的研究注意点转到了影像学上，Kleinberg 等预先用 10 具尸体建立了脑干左侧第Ⅸ、Ⅹ脑神经 REZ 地形定位图和覆盖图。通过这种模式图，他对 99 例原发性高血压患者及 57 例正常血压患者的脑血管造影图像进行分析，发现 81%

的高血压患者的血管造影片中有一根动脉紧邻左侧 VLM 跨过第Ⅸ、Ⅹ脑神经 REZ。而对照组只有 41.7%。这根侵犯动脉出现比例最高的是小脑下后动脉，其次是椎动脉和小脑下前动脉，再次是椎动脉及其分支。Kleineberg[12]将样本量扩大为 107 例原发性高血压患者和 100 例对照组正常血压的患者后，用同样的方法进行研究得到了类似的结论。其结论同样支持原发性高血压可能与左侧 VLM 和第Ⅸ、Ⅹ脑神经 REZ 神经血管压迫有关。

MRI 以其良好的软组织分辨率和多参数成像、多平面扫描等优点，可清晰显示颅后窝血管和神经结构，便于术者正确选择手术方式，同时该技术有可能作为神经源性高血压筛查手段。Sendeski 等[13]采用 MRI 冠状位、矢状位 T2 加权像 3mm 层厚对原发性高血压 64 例及血压正常者 29 例扫描，重点观察延髓上部及周围动脉，发现 RVLM 血管压迫与高血压是相关的，尤其是神经血管压迫 II 型在正常血压组明显少于高血压组，仅 3.3%。但是也有的学者通过比较原发性高血压者、正常血压者和（或）继发性高血压者的 MRI 血管压迫出现率，对 MRI 诊断血管压迫的可靠性提出疑义。例如，Watters 等[14]将 MRA 显示的血管与延髓的关系定为 3 级，血管与延髓接触而不压迫为 1 级，接触并压迫为 2 级，延髓被推移或旋转为 3 级（图 5-12-1）。扫描高血压组 60 例及血压正常组 60 例在左侧第Ⅸ、Ⅹ脑神经进入脑干区，压迫出现率分别为 57%和 55%，在统计学上无显著性差异。由于扫描层厚、序列、扫描及部位等不同，MRI 对血管压迫检查方式没有统一的方法，也没有统一的判定标准。目前，常规的 MRI 或 MRA 技术可以作为术前高度怀疑神经源性高血压者的检查手段。

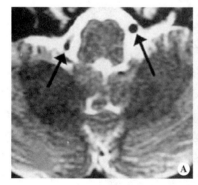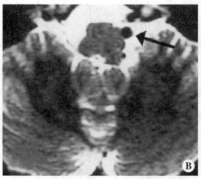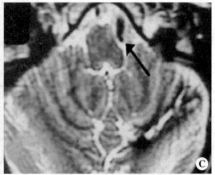

图 5-12-1　MRA 显示椎动脉与延髓

A. 正常椎动脉和延髓腹外侧核有一定距离；B. 左侧椎动脉紧贴延髓腹外侧核；C. 左侧椎动脉明显压迫延髓腹外侧核

血管压迫 RVLM 这种现象究竟是血压升高的原因还是结果，在单纯影像学上还无法判断。一些研究表明，原发性高血压患者发生血管压迫 RVLM 的概率明显高于传统继发性高血压患者。Nareghi 等[15]对 24 例神经源性高血压、14 例肾性高血压、14 例正常对照者进行 MRA 的单盲研究，该研究采用一种特殊序列磁共振血管成像方式，可以清晰地显示第Ⅸ、Ⅹ脑神经和周围血管，结果发现 20 例神经源性高血压患者、2 例肾性高血压患者和 1 例正常对照有微血管压迫左侧 RVLM 的现象，另外 4 例神经源性高血压、4 例肾性高血压和 2 例对照有微血管压迫右侧 RVLM 的现象。在另一个类似的 MRI 单盲研究中[16]，有 74%的神经源性高血压、11%的传统继发性高血压和 13%的正常对照显示有血管压迫延髓左侧腹外侧喙端的现象。由此推算，血管压迫 RVLM 作为血压升高的原因是可能的。

随着磁共振体层成像血管显像（MRTA）技术的出现，应用 3D-FIESTA 及 3DTOF-SPGR 序列多方位薄层扫描对脑神经及周围血管成像，能较好地反映三叉神经和（或）面神经脑池段根部进入区与血管的走行关系，并可对采集的原始数据做磁共振仿真内镜（MR virtual endoscopy，MRVE）检查后观察 RVLM 神经血管接触或压迫的发生率及接触和压迫程度。该检查在临床的应用中的评价较好，使影像技术与术中探查结果的符合性进一步地被提高。主要优点是信噪比高、分辨率高，3D-FIESTA 序列图像上神经、血管均呈低信号，二者在高信号脑脊液背景下清晰显示（图 5-12-2），3DTOF-SPGR 序列图像上神经与脑组织呈等信号，周围血管呈高信号，脑脊液为低信号，亦对比清晰，可直接浏览

原始图像观察周围血管与三叉神经关系，是否为接触、压迫、推移或包绕等状态，还可利用最大密度投影技术实现动脉成像，了解责任血管的来源与行径。利用 3D-FIESTA 成像的良好血管及软组织分辨能力，细小的动脉压迫延髓腹外侧在 3D-FIESTA 序列可以得到明确显示，结合 MR 仿真内镜可以直观地观察神经与血管三维的空间关系，通过 MR 仿真内镜重建图像可以从不同的角度观察神经与血管的关系，其图像与外科手术直视下的解剖关系一致，对于难治性高血压患者，筛查是否为神经源性高血压有较重要的价值。但是，临床上遇到一些三叉神经痛、面肌痉挛等脑神经压迫症状或合并有高血压的患者，MRTA 未见明显神经血管压迫，但行微血管减压术后部分患者神经系统症状消失并且血压可降至正常。例如，刘增胜等[17]对 MRTA 提示无血管压迫神经的三叉神经痛患者实行显微血管减压术，术后疼痛缓解。这表面上看似乎矛盾，实际上主要与 MRTA 不能显示的静脉与极细小动脉的压迫因素及免疫方面异常或邻近非血管组织压迫有关。对于术前无神经血管压迫影像学证据的单纯性高血压患者，经排除传统继发性高血压且联合使用多种降压药物后血压仍不易控制的患者，目前尚无实行微血管减压术的病例报道。如果合并明显的三叉神经痛、面肌痉挛、舌咽神经痛等脑神经症状，经术前充分讨论及根据患者意愿，也可考虑显微血管减压术。另外，在 MRTA 检查过程中，也遇到患者对侧存在神经血管压迫征象，但并没有出现相应的临床症状，即存在一定比例的假阳性率，推测可能与压迫时间短或个人体质差异，受累神经尚未出现病理改变有关。

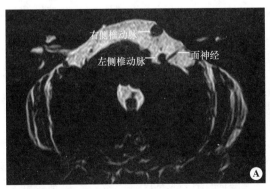 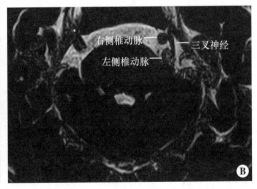

图 5-12-2　双侧椎动脉走行迂曲（右侧椎动脉偏向左侧），磁共振体层成像血管显像（应用 3D-FIESTA 序列薄层扫描）
脑脊液为高信号，神经和血管为低信号
A. 左侧椎动脉紧贴左侧面神经；B. 双侧椎动脉紧贴左侧三叉神经

# 第五节 显微血管减压术的治疗

神经源性高血压可以用一般降压药物，但往往效果不理想。1979 年 Jannetta 报道了显微血管减压术治疗左侧舌咽神经痛伴原发性高血压的病例，术后部分患者的血压恢复正常，部分患者的血压得到控制或改善。之后大量临床研究证明[18, 19]，这些患者行显微血管减压术（MVD）治疗可使血压显著降低乃至减少降压药种类、用量或停用降压药或血压降至正常。Legrady 等先后在 2008 年[20]及 2013 年[21]发表神经源性高血压患者术前及术后长期血压监测证实，通过 MVD 治疗神经源性高血压是一种抗高血压药治疗后仍不能将收缩压和舒张压控制在目标水平的难治性高血压患者，排除肾实质性病变、肾血管性病变、原发性醛固酮增多症、嗜铬细胞瘤等引起的继发性高血压后，影像学证实有血管压迫左侧延髓腹外侧或第Ⅸ、Ⅹ脑神经根入脑干区，如合并脑神经症状如三叉神经痛、半侧面肌痉挛、舌咽神经痛是最佳手术指征。不伴脑神经症状的单纯神经源性高血压患者也可考虑手术治疗。MVD 手术最佳时机应该在机体出现其他器官损伤之前。神经源性高血压患者的筛选、诊断缺乏统一的标准，而对 MRI 诊断神经血管压迫准确性还值得商榷，并非所有原发性高血压患者均需要施行 MVD。要准确判断哪些高血压患者需要手术治疗，目前还是有些困难，严格掌握手术适应证是最重要的。

适应证：Elad Levy 制定的手术治疗的入选标准如下。①重度高血压，收缩压≥180mmHg，多种抗高血压药物难以控制；②严重不稳定高血压引起日常生活不便；③伴有自主反射功能障碍，多种降压药物都不能控制的中重度高血压；④排除传统继发性高血压患者；⑤出现难以克服的抗高血压药物副作用患者；⑥明确为神经源性高血压患者，同时伴有三叉神经痛、面神经痉挛、舌咽神经痛时，且影像学证实有颅内血管袢压迫神经根和延髓的单纯神经源性高血压患者。

较多的神经源性高血压患者通过 MVD 治疗成功后，有的研究[22]将 MVD 治疗高血压的方法和理论用于治疗高血压脑出血（hypertension intracerebral hemorrhage，HICH），有一部分高血压脑出血患者，既往血压控制较好，在脑出血后血压往往不易控制，可能与出血后血块引起或加重神经血管压迫有关。对高血压脑出血患者在手术清除血肿后，即行延髓腹外侧血管减压术，可以降低大部分高血压脑出血患者的血压，避免脑出血后再次出血，减少两次手术和麻醉的影响，达到不用或少用降压药，避免再次发生脑出血，已取得了初步经验和不错的治疗效果，为高血压的治疗提供了一条新的途径。高血压脑出血患者一般有出血量较大（通常大脑半球出血量大于 30ml，小脑出血量大于 10ml 即为手术指征）、意识障碍重或病情进展迅速等手术适应证时须考虑手术治疗。此时患者一般生命体征不太平稳，病情较重，过重的手术创伤会影响术后的康复，甚至引起病情恶化，需要综合考虑才可以行微血管减压术。总之，在清除脑内血肿后即刻行探查性延髓腹外侧微血管减压术是一种可行的方法，而且也是一种有效的治疗方法，但是这种方法的疗效、预后仍需要临床研究来评估。

手术入路目前报道几乎全采取显微镜下枕下乙状窦后入路或乙状窦后锁孔入路，并对第Ⅸ、Ⅹ脑神经入脑干区的相关解剖研究得比较详细[23]，术中在显微镜下探查脑神经根时特别注意第Ⅸ、Ⅹ脑神经入脑干区，压迫神经根及延髓的血管袢多是单支，也可以是多支同时压迫，压迫部位常见于神经根前缘及延髓腹外侧，找到血管压迫后用 Teflon 棉垫减压（图 5-12-3）。显微血管减压术的预后及并发症也被深入地研究[24, 25]，手术的常见并发症有脑脊液漏、术后恶心呕吐、脑神经症状和小脑损伤、颅内感染等。对责任动脉悬吊法和内镜应用是对传统微血管减压术的有益补充和改良，值得进一步完善和推广（图 5-12-4、图 5-12-5）。

显然，显微血管减压术治疗神经源性高血压效果是一种较为肯定的治疗方法，已成为三叉神经痛、舌咽神经痛、面肌痉挛等合并高血压患者的主要治疗方案。但是，对于通过显微血管减压术治疗难治性高血压还没有得到普及。首先，应用显微神经外科方法对左侧延髓腹外侧血管进行干预时，术前无确切影像学支持，无客观标准；其次，延髓腹外侧区血管丰富，针对延髓血管手术有一定的难度，手术副损伤可出现致命性后果，对术者的手术技巧有很高要求；再次，目前国内显微血管减压术治疗原发性高血压手术缺乏大宗临床报道，无针对单纯显微血管减压术治疗原发性高血压远期疗效临床观察；

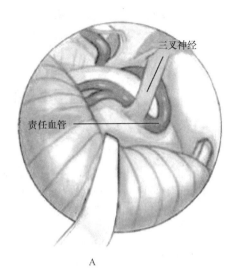
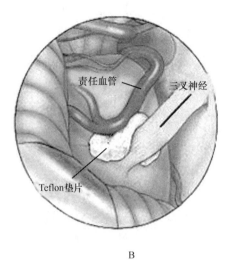

图 5-12-3　三叉神经纤维血管减压术示意图

A. 在显微镜下找到压迫三叉神经的责任血管；B. 将责任血管牵开，解除对三叉神经的压迫，再安置垫片

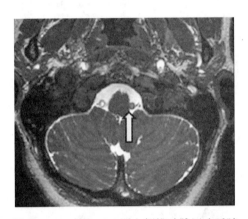

图 5-12-4　术前 MRI 示左侧椎动脉压迫延髓

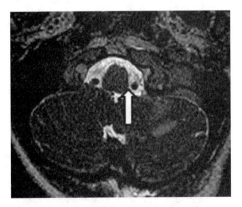

图 5-12-5　显微血管减压术后 MRI

延髓被左侧椎动脉压迫解除

最后，大多数患者不愿意因高血压而接受一个开颅手术。随着影像学的发展为术前筛查创造良好的条件，并且我国各大医院的医疗条件的改善及基础研究的开展为神经外科医师显微手术技能的进一步提高提供了强有力保障，通过大宗病例及基础研究的共同发展，有可能进一步明确神经血管压迫与高血压的关系。MVD 将成为根本上治疗部分难治性高血压的有效方法，从而一次性的治疗替代终身服药，并且早期的干预预防了高血压对靶器官的损害，提高了患者的生存质量。

（谢良地　林立建）

## 参 考 文 献

[1] Jia Y，Wenhua W，Quanbin Z. A single microvascular decompression surgery cures a patient with trigeminal neuralgia, hemifacial spasm, tinnitus, hypertension, and paroxysmal supraventricular tachycardia caused by the compression of a vertebral artery. Neurol India，2013，61（1）：73-75.

[2] Fujimoto T，Morofuji Y，Horie N，et al. One cause of secondary hypertension: neurogenic etiology. Circulation，2016，133（20）：1985-1986.

[3] 孙克华，卢亦成，付成. 颅内迷走神经血管压迫对血压影响的实验研究. 中国微侵袭神经外科杂志，2006，1（9）：414-415.

[4] Grobe JL，Buehrer BA，Hilzendeger AM，et al. Angiotensinergic signaling in the brain mediates metabolic effects of deoxycorticosterone （DOCA）-salt in C57 mice. Hypertension，2011，57（3）：600-607.

[5] Sinnayah P，Lazartigues E，Sakai K，et al. Genetic ablation of angiotensinogen in the subfornical organ of the brain prevents the central angiotensinergic pressor response. Circ Res，2006，99（10）：1125-1131.

[6] Sakai K，Agassandian K，Morimoto S，et al. Neuron-specific（pro）rennin receptor knockout prevents the development of salt-sensitive hypertension. J Clin Invest，2007，117（4）：1088-1095.

[7] Li W，Peng H，Mehaffey EP，et al. Neuron-specific（pro）rennin receptor

knockout prevents the development of salt-sensitive hypertension. Hypertension, 2014, 63（2）: 316-323.

[8] Takahashi K, Hiraishi K, Hirose T, et al. Expression of（pro）renin receptor in the human brain and pituitary, and Co-localisation with arginine vasopressin and oxytocin in the hypothalamus. J Neuroendocrinol, 2010, 22（5）: 453-459.

[9] Contrepas A, Walker J, Koulakaff A, et al. A role of the（pro）renin receptor in neuronal cell differentiation. Am J Physiol Regul Integr Comp Physiol, 2009, 297（2）: R250-R257.

[10] Roger VL, Go AS, Lloyd-Jones DM, et al. Heart disease and stroke statistics-2012 update: a report from the American Heart Association. Circulation, 2012, 125（1）: e2-e220.

[11] 沈加林, 陈克敏, 罗其中, 等. 延髓左侧腹外侧神经血管压迫致高血压的动物 实验研究. 中华神经外科杂志, 2005, 21(6): 379-382.

[12] Kleineberg B, Becker H, Gaab MR, et al. Essential hypertension associated with neurovascular compression: angiographic findings. Neurosurgery, 1992, 30（6）: 834-841.

[13] Sendeski MM, Consolim-Colombo FM, Krieger EM, et al. The spectrum of magnetic resonance imaging findings in hypertension-related neurovascular compression. Neuroradiology, 2006, 48（1）: 21-25.

[14] Watters MR, Burton BS, Turne GE, et al. MR screening for brain stem compression in hypertension. American Journal of Neuroradiology, 1996, 17（2）: 217-221.

[15] Nareghi R, Geiger H, Granc J, et al. Posterior fossa neurovascular anomalies in essential hypertension. Lancet, 1994, 344（8935）: 1466-1470.

[16] Morimoto S, Sasaki S, Miki S, et al. Pulsatile compression of the rostral ventrolateral medulla in hypertension. Hypertension, 1997, 29（1）: 514-518.

[17] 刘增胜, 陈祥民, 孙屹岩. 颅神经血管压迫症的 MR 血管断层表现与微血管减压术疗效的相关性. 中华放射学杂志, 2010, 44（6）: 610-613.

[18] Segal R. Microvascular decompression of the left lateral medulla oblongata for severe refractory neurogenic hypertension. Neurosurgery, 1999, 44（1）: 232-233.

[19] Aksik I, Sverzhitskis R, Dzelzite S, et al. Microvascular decompression as a treatment of essential hypertension. Zh Vopr Neirokhir Im N N Burdenko, 2002,（4）: 11-15.

[20] Legrady P, Voros E, Bajcsi D, et al. Neurovascular pulsatile compression and neurosurgical decompression of the rostral ventrolateral medulla in medically resistant hypertensive patients. kidney Blood Press Res, 2008, 31（6）: 433-437.

[21] Legrady P, Voros E, Bajcsi D, et al. Observations of changes of blood pressure before and after neurosurgical decompression in hypertensive patients with different types of neurovascular compression of brain stem. kidney Blood Press Res, 2013, 37（4/5）: 451-457.

[22] 徐善水, 孙克华, 李振球, 等. 延髓腹外侧微血管减压术在高血压脑出血术中的应用. 立体定向和功能性神经外科杂志, 2003, 16（2）: 88-90.

[23] Quinones-Hinojosa A, Chang EF, Lawton MT. The extended retrosigmoid approach: an alternative to radical cranial base approaches for posterior fossa lesions. Neurosurgery, 2006, 58（2）: 208-214.

[24] George B, Michael B. The juxtacondylar approach to the jugular foramen. Operative Neurosurg, 2008, 62（1）: 75-81.

[25] Fayad JN, Keles B, Brackmann DE. Jugular foramen tumors: clinical characteristics and treatment outcomes. Otol Neurotol, 2010, 31（2）: 299-305.

# 第六篇

## 继发性高血压诊断与病情评估

# 第一章

# 继发性高血压鉴别诊断的路径

继发性高血压在临床并非少见，高血压病患者中约有15%为继发性高血压，继发性高血压所涉及的问题相对比较复杂，其中涉及内分泌原因的高血压包括了至少15种的内分泌及激素分泌相关疾病，内分泌以外的继发性高血压主要包括肾实质性疾病、肾血管性、大血管疾病及睡眠呼吸暂停综合征等疾病。此外，部分神经系统疾病、自身免疫疾病也是引起继发性高血压的重要原因[1, 2]。继发性高血压涉及疾病较多，临床较为复杂，但是继发性高血压也是病因明确的高血压，临床中对该类高血压患者应予以足够重视，注意诊断与鉴别诊断，通过正确的评估可以为患者查出病因，有效去除或控制病因后，作为继发症状的高血压可被治愈或明显缓解，临床中应该认真分析、详细筛查。

在继发性高血压的鉴别诊断方面首先是对高血压病患者进行临床筛查，初步确定继发性高血压病的疑似患者，再进行进一步的临床检查、诊断与鉴别诊断，做好临床筛查最重要的是做好临床资料的收集。如何收集用于临床筛查的最重要的信息呢？下文将介绍有关临床资料收集需要注意的具体问题。

## 第一节　临床资料收集

如何收集好临床资料对继发性高血压的鉴别诊断具有重要的临床意义，在收集临床资料时应该注意尽量做到问诊的全面、体格检查的细致及辅助检查的准确这三点。

### 一、病史采集

临床中在进行可疑继发性高血压病患者病史采集时，需要注意围绕继发性高血压病特点进行询问。

首先，对患者起病年龄、病程、血压波动的特点、血压升高和变化的程度、血压控制情况、使用降压药物特别是近两周的用药情况进行详细询问。

其次，要围绕患者的伴发症状详细进行问诊。

（1）如果考虑嗜铬细胞瘤，需要进行如下相关病史的询问，需要注意以下内容：患者是否有阵发性血压升高，或者持续性血压升高的基础上血压阵发性上升，异常的交感神经激活表现，如剧烈的头痛、全身大汗、心动过速、焦虑、震颤、手抖、胸腹痛、晕厥等表现，或者患者有高血压病且临床是否伴有直立性低血压也要进行详细询问，此外还需要询问患者是否有服用β受体阻滞剂后血压升高的情况，或服用α受体阻滞剂后出现明显低血压，血压极不稳定，这些都是对嗜铬细胞瘤进行病史询问的重要内容[3]。

（2）对临床怀疑库欣综合征的患者，临床病史采集时需要询问如下内容：患者出现向心性肥胖、满月脸、水牛背这样症状的病程长短，或皮肤菲薄、易起瘀斑、皮肤紫纹情况的有无及病程的长短，是否有过低钾血症病史，是否有糖耐量低减和糖尿病病史，是否有精神症状、神经障碍情况，女性患者还要询问是否有月经不规则、多毛、男性化这样的临床症状，平时是否有经常感染情况发生等问题[4]。

（3）在可疑原发性醛固酮增多症患者的临床病史采集时需要关注以下问题：原发性醛固酮增多症患者的临床表现多为难治性高血压的特点，注意询问患者血压控制情况，判断患者是否为难治性高血压，所谓难治性高血压，即在改善生活方式基础上，应用了足量且合理的3种降压药物（包括利尿剂）后，血压仍在目标值以上，或至少需要4种降压药物才能使血压达标（一般人群血压<140/90mmHg，糖尿病、冠心病、糖尿病肾病人群血压<130/80mmHg）。此外，睡眠呼吸暂停也是该病的一个重要特点，在采集病史中还要询问患者是否伴有睡眠呼吸暂停综合征，同时原发性

醛固酮增多症往往存在家族性早发高血压的特点及早发脑血管病家族史的特点，在采集病史时要注意询问，这些疾病的基本信息将有助于患者的进一步诊断[1,5]。

（4）对临床可疑为 Liddle 综合征（又称为假性醛固酮增多症）的患者需要询问是否为早发高血压（<35 岁），患者是否发生过低血钾，对普通降压药降压治疗是否存在不敏感情况等都需要进行询问[6]。

（5）对可疑先天性肾上腺皮质增生症的患者病史询问时需要注意的是，除患者高血压发病年龄较早以外，临床主要特点是性别发育的问题，要注意对性别发育的关注。如考虑 11β-羟化酶缺乏症需要询问是否有男性不完全性性早熟，伴生殖器增大，或者女性患者要询问女性出现不同程度男性化的问题，询问月经的初潮时间、月经的周期情况等。如考虑为 17α-羟化酶缺乏症则需要在问病史时询问患者的性别发育情况，注意是否存在男女性分化均差，即男性女性化和女性男性化的问题[1]。

（6）有关甲状腺功能亢进的病史询问需要注意患者是否存在甲状腺功能亢进引起的高代谢症状的问题，如询问患者高血压是否具有脉压大的特点，是否有怕热、出汗、心悸、心动过速，失眠，情绪易激动等症状[1]。

（7）有关甲状腺功能减退：患者血压升高的同时需要询问患者是否伴有甲状腺功能减退的症状，如乏力、怕冷、水肿、记忆力减退、心动过缓等[1]。

（8）肾实质疾病：也会引起血压的升高，临床要认真询问，肾实质疾病主要有急性肾小球性肾炎、慢性肾小球性肾炎、肾盂肾炎、放射性肾炎、红斑狼疮性肾炎、肾素分泌性肿瘤等。在进行病史的采集时要询问患者是否有该类疾病的病史，临床是否有高血压伴随水肿的病史、是否有尿检异常或肾功能异常的病史。

（9）肾血管性疾病：注意在病史询问时关注患者的血压是否具有难以控制的特点[7]。

（10）主动脉性疾病：也是引起继发性高血压的重要原因[8]，主要包括大动脉炎引起的主动脉狭窄，动脉粥样硬化引起的主动脉狭窄，结缔组织病、白塞病引起的主动脉病变及先天性主动脉缩窄等。临床进行病史采集时要注意患者合并症状的情况，如大动脉炎引起的主动脉狭窄，需要询问患者是否有反复发热、感染的病史，尤其是年轻女性高血压患者更应注意询问患者有无不规则发热、关节痛、皮疹等情况，有助于临床的进一步诊断。在动脉粥样硬化引起的主动脉狭窄的病史采集方面要注意患者是否有高脂血症、糖尿病病史，是否有主动脉以外的动脉粥样硬化的证据。白塞病引起的主动脉病变：要注意询问患者是否伴随有反复口腔和会阴部溃疡、皮疹、眼部症状等情况。先天性主动脉缩窄：在病史采集时也要注意询问患者的高血压病程，尤其青少年高血压患者病史较长，病史采集中注意是否存在高血压靶器官损伤情况。此外，睡眠呼吸暂停也是继发性高血压的重要原因[1]，在进行病史采集时也需要询问有无打鼾病史。

以上几个方面是继发性高血压的最常见原因，有关继发性高血压还有外源性的因素引起的可能，在病史采集中也要予以关注。如服用某些药物会引起的高血压，如服用交感神经胺类药物，单胺氧化酶抑制剂与麻黄碱或酪胺（包括含酪胺高食物、干酪、红酒）合用，以及避孕药、大剂量的泼尼松、肾移植后用药、大量甘草制剂的摄入。此外，还有一些其他疾病如妊娠毒血症、真性红细胞增多症及烧伤等都会引起血压升高，临床要加以重视。

有关患者既往史的询问也需要注意，尤其要详细询问患者是否有肿瘤病史、头颅外伤和颅内疾病；妊娠时血压情况、血糖、水肿病史，服用药物史（可能导致肾损害的中西药、利尿剂、中药中的补药）。家族史的采集要注意高血压、糖尿病、冠心病、原发性醛固酮增多症、早发心脑血管疾病的家族史（40 岁前脑卒中、心肌梗死患者），还要关注患者的饮食及生活方式、体重变化、性格、家庭和谐及工作性质和压力情况等。

## 二、体格检查

体格检查在诊断继发性高血压过程中具有重要的临床意义，临床不可忽视，有关继发性高血压的临床体格检查内容有以下几个方面：在一般体检项目基础上还需关注患者的身高、体重、体重指数（BMI）、腹围、臀围、腰臀比、四肢血压，皮肤外貌等。例如，是否具有库欣综合征外貌[4]，如向心性肥胖、满月脸、水牛背、皮肤菲薄、易起瘀斑、皮肤紫纹、皮肤色素沉着及女性患者出现多毛、男性化、痤疮、皮肤水肿、体毛增多等。是否具有嗜铬细胞瘤[3]的特征，如异常的交感神经激活表现，阵发性的心动过速、震颤、手抖、直立性低血压等。先天性肾上腺皮质增生症[1]患者体格检查需要关注患者性别特征的变化，需要进行性器官的检查，不得忽视。11β-羟化酶缺乏症导致先天性肾上腺皮质增生的患者，男性患者临床体征有男性生殖器增大，女性出现不同程度男性化表现，对患者第二性征、外生殖器、有无假两性畸形等进行详细检查。17α-羟化酶缺乏症也是导致先天性肾上腺皮质增生症的原因之一，临床特点为男女性分化均差，即男性的女性化和女性的男性化的外貌特征。因此，对患者第二性征、外生殖器、有无假两性畸形等进行详细检查。对于甲状腺功能亢进引起的高血压，在进行体格检查时注意其特征性的表现，如心率增快、突眼、甲状腺肿大等。对于甲状腺功能减退引起的高血压[1]，在进行体格检查时注意其特征性的表现，如血压的升高以舒张压升高为主，具有黏液性水肿、心动过缓的特征表现。有关肾实质性疾病在进行体格检查时，主要注意有无水肿情况和肾区的叩击痛是否阳性。主动脉缩窄的患者[8,9]，体格检查时可以在病变部位如胸骨旁或背部脊柱两侧闻及血管杂音。先天性主动脉缩窄：在胸骨左缘常可听到收缩杂音，并传导到背部。眼底检查可发现视网膜动脉呈现高血压病征。睡眠呼吸暂停低通气综合征相关高血压体格检查可以发现具有下颌窄小、下颌后缩的临床表现，以及体重指数超过正常标准的特点。其他特殊外貌（如肢端肥大症面容），颈静脉怒张，腹部血管杂音；神经系统：神志、言语、脑神经受累情况、生理反射、病理反射、肌力及肌张力、面神经叩击征、束臂加压试验；外生殖器：第二性征情况，有无假两性畸形等都应进行详细检查。

# 三、辅助检查

辅助检查在继发性高血压的鉴别诊断中也起到了重要作用，临床不可忽视，在进行临床资料的初步分析后需要考虑进行相应的辅助检查，辅助检查的进行也需要按照一定的程序开展，首先依据临床的初步判断进行临床检验指标的检测，依据临床检验指标的改变，进一步进行影像学检查以明确诊断。下面依据继发性高血压的不同分类进行简要说明。

**1. 肾上腺相关内分泌性疾病的诊断与鉴别诊断**
首先需要进行与肾上腺皮质、肾上腺髓质分泌功能相关的实验室检查，其次进行相关的影像学检查。

肾上腺皮质分泌异常相关的疾病主要包括库欣综合征和其他原因引起的盐皮质激素增高[1,4]，如先天性肾上腺皮质增生（包括 11β-羟化酶缺乏、17α-羟化酶缺乏）、分泌去氧皮质酮的肿瘤、原发性皮质醇抵抗、盐皮质激素过剩综合征、垂体促肾上腺皮质激素（ACTH）微腺瘤疾病、原发性肾上腺皮质肿瘤（腺瘤、腺癌）、异位 ACTH 综合征、异位促肾上腺皮质激素释放激素（CRH）综合征等。在初步考虑高血压和肾上腺异常分泌征候有关时应进行临床实验室检查，实验室检查[1,4]主要包括血皮质醇测定，24h 尿游离皮质醇测定、午夜唾液皮质醇测定、血皮质醇节律测定、小剂量地塞米松抑制试验、血浆 ACTH 浓度、大剂量地塞米松抑制试验、CRH 兴奋试验。在实验室检查的同时需要进行影像学的检查，主要包括肾上腺、垂体和胸部检查，垂体 MRI 及增强 MRI 检查，肾上腺 CT 及增强 CT 检查，胸部 CT 或 MRI 检查。

有关肾上腺皮质分泌异常相关的疾病还包括原发性醛固酮增多症[5,10]。该病由肾上腺皮质增生或肿瘤分泌过多的醛固酮所致。临床实验检测方面，首先，该病部分患者存在低血钾情况，临床注意检测作为初筛的一部分。其次，要进行规范测定肾素-血管紧张素（基础+激发）试验，卧立位醛固酮试验有助于诊断与鉴别诊断。近来采用血浆醛固酮与肾素活性比值（ARR）进行筛查，不同实验室 ARR 诊断切点相差较大，一般在 20～40。初筛阳性患者应进一步行确诊试验，如口服高盐负荷试验、卡托普利试验、静脉盐水负荷试验和氟氢可的松抑制试验等。肾上腺薄层 CT 扫描有助于定位分型及鉴别肾上腺皮质癌。

Liddle 综合征又称为假性醛固酮增多症。依据其临床特点，测定血钾、肾素、醛固酮及基因检测有助于诊断。影像学检查无明确的辅助作用。

肾上腺髓质异常分泌相关疾病，主要包括嗜铬细胞瘤/副神经节瘤、肾上腺髓质增生[1]。嗜铬细胞瘤/副神经节瘤[3]患者临床应进行24h尿或发作后2h尿儿茶酚胺；血去甲肾上腺素、肾上腺素、甲氧基肾上腺素、甲氧基去甲肾上腺素、多巴胺检查进行诊断与鉴别诊断。血浆、24h 尿、甲氧基肾上腺素（变肾上腺素，metanephrine）水平正常可以排除诊断，血浆水平高于上限 3 倍、尿水平高于上限 2 倍可以很可靠地诊断为嗜铬细胞瘤。影像学检查包括肾上腺薄层 CT 断层扫描及增强检查，MRI 或间碘卞胍（MIBG）显像可发现肾上腺外的嗜铬细胞瘤，MIBG

能被有功能的嗜铬细胞摄入而显像。特异性最高达98%，但敏感性比 CT、MRI 低，MIBG 对肾上腺外的肿瘤、转移和复发肿瘤的诊断有意义。生长抑素受体显像对头颈部副神经节瘤定位的敏感性为89%～100%，明显优于 MIBG（18%～50%）；对副神经节瘤定位的敏感性（80%～96%）高于嗜铬细胞瘤（50%～60%），故推荐可用生长抑素受体显像来筛查恶性副神经节瘤的转移病灶。$^{18}$F-脱氧葡萄糖正电子发射断层扫描（$^{18}$F-FDG-PET/CT）：建议用于肾上腺外的交感性副神经节瘤，多发性、恶性嗜铬细胞瘤和副神经节瘤的首选定位诊断，其对转移性嗜铬细胞瘤和副神经节瘤的诊断敏感性为 88%。基因检测对所有嗜铬细胞瘤和副神经节瘤患者均应进行基因检测，有助于精确诊断。

**2. 甲状腺及甲状旁腺相关疾病可引起高血压** 包括甲状腺功能亢进、甲状腺功能减退及甲状旁腺功能亢进。对于甲状腺的检查，临床需要测定甲状腺功能及甲状腺 B 超即可。甲状旁腺亢进的辅助检查需要测定甲状旁腺素水平、血钙、尿钙，X 线特征性骨改变多见于头颅、牙硬板、手和骨盆等部位，需进行相应的 X 线检查。腹部平片检查可发现泌尿系统结石和肾钙化等临床特征性改变。

**3. 肾实质性高血压的辅助检查** 需要进行尿常规、24h 尿蛋白检查及肾脏超声检查等。

**4. 肾动脉狭窄引起的高血压的辅助检查** 需要进行肾动脉超声、肾动脉增强 CT 扫描、肾动脉造影检查以明确诊断。

**5. 主动脉性疾病引起的高血压的辅助检查**[8, 9] 需进行超声心动图检查、主动脉血管增强 CT 检查及血管造影以明确诊断。

# 第二节 继发性高血压的鉴别程序

临床在进行继发性高血压的诊断与鉴别诊断时虽然复杂，但是还是有章可循，有关继发性高血压的诊断与鉴别诊断的程序可以参照图 6-1-1 的顺序进行。

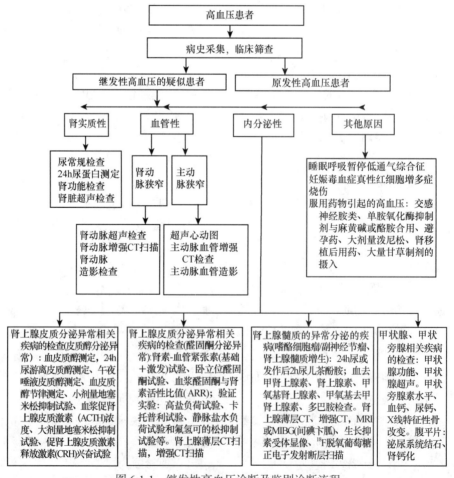

图 6-1-1 继发性高血压诊断及鉴别诊断流程

# 第三节　鉴别诊断应注意的问题

临床在继发性高血压的鉴别诊断中，对患者的病史、家族史、个人史进行详细询问、认真分析，仔细进行体格检查非常重要，从病史和体格检查中能够初步判断患者患继发性高血压的可能性大小，是临床中辨别继发性高血压的首要关口，必须认真对待。

**1. 认真分析病史和实验室检查有助于诊断与鉴别诊断**　必要的有关实验检查不可缺少，特别是低血钾情况在继发性高血压中存在重要的临床诊断与鉴别诊断意义。例如，Liddle 综合征的首要表现是低血钾和高血压，又如库欣综合征、异位 ACTH、皮质酮升高、先天性 11β-羟化酶缺乏症、先天性 17α-羟化酶缺乏症、恶性高血压、肾素瘤、肾动脉狭窄、肾实质疾病、原发性醛固酮增多症及甘草制剂使用后引起的高血压都有可能存在低血钾的情况。首先从实验室检查筛查出低血钾后，临床中也有助于对患者的进一步诊断与鉴别诊断。低血钾结合肾素的活性又有助于进一步的临床鉴别诊断，如临床有低血钾又伴有肾素活性升高时考虑肾素瘤、肾动脉狭窄、肾实质疾病等；临床有低血钾又伴有肾素活性降低时多考虑原发性醛固酮增多症、Liddle 综合征、先天性 17α-羟化酶缺乏症；肾素活性正常则考虑是否为库欣综合征、异位 ACTH，脱氧皮质酮、皮质酮升高，先天性 11β-羟化酶缺乏症及服用甘草（甘草次酸）制剂引起的高血压的可能。

**2. 辅助检查在诊断与鉴别诊断中起非常重要的作用**　辅助检查要依据患者的具体情况、依据病史与检验结果有目的地进行检查，切记普查形式的检查，否则事倍功半。切记依据对患者的初步分析开展有必要的辅助检查，对于检查结果的分析与判读也需要发挥多学科的特长，多学科之间相互配合并充分发挥专科的特长进行综合分析有助于临床正确诊断。对患者诊断的正确与否可能需要时间的检验，通过治疗的效果也能反过来验证诊断的正确性。

（程文立）

## 参 考 文 献

[1] 中国高血压防治指南修订委员会. 中国高血压防治指南 2010. 中华心血管病杂志，2011，39：579-616.

[2] 中华医学会内分泌学分会肾上腺学组. 原发性醛固酮增多症诊断治疗的专家共识. 中华内分泌代谢杂志，2016，32（03）：188-195.

[3] 中华医学会风湿病学分会. 大动脉炎诊断及治疗指南. 中华风湿病学杂志，2011，15（2）：119-120.

[4] 中华医学会内分泌学分会肾上腺学组. 嗜铬细胞瘤和副神经节瘤诊断治疗的专家共识. 中华内分泌代谢杂志，2016，32（3）：181-187.

[5] 中国垂体腺瘤协作组. 中国库欣病诊治专家共识（2015）. 中华医学杂志，2016，96（11）：835-840.

[6] 动脉粥样硬化性肾动脉狭窄诊治中国专家建议（2010）写作组. 动脉粥样硬化性肾动脉狭窄诊治中国专家建议（2010）. 中华老年医学杂志，2010，29（4）：265-270.

[7] Funder JW, Carey RM, Fardella C, et al. Case detection, diagnosis, and treatment of patients with primary aldosteronism: an endocrine society clinical practice guideline. J Clin Endocrinol Metab, 2008, 93（9）：3266-3328.

[8] Shimamoto K, Ando K, Fujita T, et al. The Japanese Society of hypertension guidelines for the management of hypertension（JSH 2014）. Hypertens Res, 2014, 37（4）：253-392.

[9] Mancia G, Fagard R, Narkiewicz K, et al. 2013 ESH/ESC guidelines for the management of arterial hypertension: The task force for the management of arterial hypertension of the European Society of Hypertension（ESH）and of the European Society of Cardiology（ESC）. European Heart Journal, 2013, 34（28）：2159-2219.

[10] William F, Young Jr, David A, et al. Screening for endocrine hypertension: an endocrine socientific statement. Endocrine Reviews. 2017, 38（2）：103-122.

# 第二章

# 继发性高血压的鉴别诊断

继发性高血压是病因明确的高血压，当查出病因并有效去除或控制病因后，作为继发症状的高血压可被治愈或缓解[1]。

## 第一节 继发性高血压的流行概况及病因构成

继发性高血压并非少见病。过去文献报道，高血压患者中约 10% 为继发性高血压，但近年随着临床实验室及功能检查方法的多样化，继发性高血压的检出率逐渐升高，而且病因构成也发生了很大的变化。一项研究[2]对 2000～2004 年 2274 例住院高血压患者（14～92 岁）的病因进行了分析，结果显示继发性高血压占 14.0%，其中原发性醛固酮增多症所占比例最高（24.8%）。李南方等[3]对 1999～2008 年高血压专科住院患者（7809 例）的病因构成进行了分析，结果显示继发性高血压所占比在 10 年间已由 9.3% 升至 39.3%，而且自 2003

年开始，睡眠呼吸暂停综合征导致的继发性高血压悄然跃居继发性高血压病因的第一位，继发性高血压病因也并非传统的"一元论"，尤其原发性醛固酮增多症合并睡眠呼吸暂停综合征的比例逐年增加。因此，只有临床医师严格按照继发性高血压筛查路径对初诊和可疑继发性高血压患者进行系统筛查并寻找病因，才能够尽可能早地纠正病因，使继发性高血压患者得到正确的治疗，能够明显改善患者预后。

继发性高血压的病因繁多，尤其一些少见、罕见的病因常隐匿且多学科交叉，容易使临床医师忽视而导致误诊或漏诊。将继发性高血压病因进行系统、规范分类再予以鉴别，更有利于临床医师掌握。继发性高压分类方法较多，2015 年国内吴寿岭等[4]主编的《临床高血压病学》一书在郑德裕[5]分类基础上做了部分修改与补充，共涉及 9 类 64 种疾病，见表 6-2-1。

表 6-2-1　继发性高血压分类

| | |
|---|---|
| 肾性 | 肾实质性疾病：急性肾小球肾炎、慢性肾小球肾炎、肾盂肾炎、遗传性肾炎、放射性肾炎、狼疮性肾炎、间质性肾炎、肾先天性异常、肾淀粉样变、多囊肾、肾盂积水、肾素分泌性肿瘤、糖尿病肾病、痛风性肾病、结缔组织病、肾脏肿瘤 |
| | 肾血管性：纤维肌性动脉狭窄、动脉粥样硬化性动脉狭窄、肾梗死、多发性动脉炎、肾脏新血管生成 |
| | 肾外伤：肾周围血肿、肾动脉血栓形成、肾动脉夹层 |
| | 输尿管、膀胱疾病：　膀胱输尿管反流 |
| 内分泌性 | 甲状腺：甲状腺功能亢进、甲状腺功能减退 |
| | 肾上腺：库欣综合征、嗜铬细胞瘤、原发性醛固酮增多症、先天性肾上腺增生、类糖皮质激素反应性肾上腺功能亢进、类癌瘤 |
| | 肾上腺外嗜铬细胞瘤：副神经节瘤、神经纤维瘤 |
| | 甲状旁腺：甲状旁腺功能亢进 |
| | 垂体瘤：肢端肥大症 |
| 神经源性 | 脑部肿瘤 |
| | 脑炎 |
| | 呼吸性酸中毒 |

续表

| | 延髓型脊髓灰质炎 |
|---|---|
| | 家族性自主神经功能异常 |
| | 急性卟啉症 |
| | 四肢麻痹（排尿性危象） |
| 机械性血流 | 动静脉瘘 |
| | 主动脉瓣关闭不全 |
| | 主动脉缩窄 |
| | 动脉粥样硬化性收缩期高血压 |
| 外源性 | 中毒：铅、铊 |
| | 药物：交感神经胺类、单胺氧化酶抑制剂与麻黄碱或酪胺合用、避孕药、大剂量泼尼松、非类固醇类抗炎药物、含甘草的中药 |
| | 医源性：围手术期高血压、过度输液 |
| 妊娠期高血压 | |
| 呼吸道疾病 | 阻塞性睡眠呼吸暂停低通气综合征 |
| 精神类疾病 | |
| 其他 | 红细胞增多症、烧伤、类癌瘤综合征 |

# 第二节　继发性高血压的特点

相对原发性高血压而言，继发性高血压除血压升高之外，还有一些共同和（或）特异的临床特点。这些特点也成为继发性高血压间进行鉴别的关键点。

## 一、继发性高血压的共同特点

**1. 血压升高**　血压水平及血压生物节律具有以下特点：

（1）继发性高血压患者的血压呈间断性或持续性中、重度升高，甚至发展为高血压急症或亚急症，靶器官损害严重。有研究观察了 161 例收缩压≥180mmHg 和（或）舒张压≥100mmHg 于急诊科就诊的高血压患者，其中约 15% 被确诊为继发性高血压[6]。

（2）继发性高血压患者的血压无论是间断性还是持续性升高，血压呈非杓型，因此对于无创 24h 动态血压监测提示血压呈非杓型的高血压患者，应疑诊为继发性高血压。

**2. 对单纯药物治疗反应性差**　继发性高血压患者对常规降压药物治疗反应差，即使治疗后血压有所下降，下降幅度也极不稳定，甚至可能出现严重的并发症。例如，原发性醛固酮增多症和内源性、外源性盐皮质激素增多症患者采用小剂量利尿剂治疗可出现严重的低钾血症，肾动脉狭窄患者采用小

剂量血管紧张素转化酶抑制剂可导致肾小球滤过滤明显下降。

**3. 去除病因治疗后血压可得到有效控制**　继发性高血压一旦确诊，并且寻得病因，通过药物或手术针对病因进行治疗，血压常能得到控制或治愈，但这种治疗效果也与年龄明显相关。有研究观察了原发性醛固酮、肾血管性高血压、库欣综合征和甲状腺功能减退的继发性高血压患者对药物或手术病因治疗的反应，结果发现年龄＜40 岁的继发性高血压患者对治疗反应敏感，治疗 1~2 年后 96% 的患者舒张压下降至 90mmHg 以下，而年龄＞40 岁的患者，仅有 62% 的患者血压控制在 90mmHg 以下[7]。

## 二、继发性高血压的特异性表现

**1. 继发性高血压的发病年龄具有特异性**　也就是说不同年龄阶段，发生继发性高血压的种类不同。不同年龄组的高血压人群中继发性高血压的发生情况及病因见表 6-2-2。

表 6-2-2　不同年龄组高血压人群中继发性高血压的发生情况

| 年龄组 | 继发性高血压发生率（%） | 常见病因 |
|---|---|---|
| 儿童（出生~12 岁） | 7~8 | 肾实质性血管性疾病主动脉缩窄 |
| 青少年（12~18 岁） | 10~15 | 肾实质性疾病主动脉缩窄 |

续表

| 年龄组 | 继发性高血压发生率（%） | 常见病因 |
|---|---|---|
| 青年<br>（19～39岁） | 5 | 肌纤维发育不良<br>甲状腺疾病<br>肾实质疾病 |
| 中年<br>（40～64岁） | 8～12 | 醛固酮增多症<br>甲状腺疾病<br>睡眠呼吸暂停综合征<br>库欣综合征<br>嗜铬细胞瘤 |
| 老年<br>（65岁以上） | 17 | 动脉硬化导致肾动脉狭窄<br>肾衰竭<br>甲状腺功能减低 |

（1）儿童人群中高血压检出率为 7%～8%，而在肥胖儿童中高血压的检出率甚至达到 30%。该人群血压升高的原因除遗传因素、环境因素和膳食因素外，70%～85%的病因可能为继发性因素。截至目前，我国儿童继发性高血压的调查主要来自医院。北京儿童医院[8]和吉林白求恩第一医院[9]分别在同一时期对以"高血压"入院诊断的 304 名和 203 名儿童的病历进行了回顾性分析，结果均发现继发性高血压占住院儿童高血压的一半以上，且年龄低于原发性高血压儿童。

继发性高血压儿童的病因中，肾源性疾病始终占据首位，占 1/3～2/3。主动脉缩窄是继发性高血压的另一常见病因，本病多见于男孩，其发病率是女孩的 2～5 倍[10]，多为先天性血管畸形，少数由多发性大动脉炎所致。本病在新生儿期表现为急性左心功能不全，但大多数此病患儿就诊平均年龄为 5 岁，常以血压升高和体格检查发现心脏听诊杂音而就诊[11]，此病在成人中罕见。儿童继发性高血压的发病年龄小，机体有很好的代偿能力，患儿往往至成人后才表现出高血压症状而就诊。这部分儿童成年后发展成持续性高血压，其发生心脏、肾脏功能损害的风险比血压始终正常人群增加了 3 倍（OR=4.07，95% CI：1.47～11.27）[12]。

（2）继发性高血压另一高发人群为老年高血压人群，约占 17%。该人群中的继发性高血压往往容易被漏诊或误诊。原因之一是临床医师的主观臆断，先入为主地将其视为原发性高血压而忽视了继发性高血压筛查；原因之二是可能在原发性高血压基础上合并了继发性高血压，因此对就诊的老年初发高血压或原来血压平稳而近期血压明显波动的患者应常规进行继发性高血压筛查。老年人群中继发性高血压的常见病因为肾血管疾病，但与儿童人群中肾血管疾病有所不同，老年人群常伴有周身动脉硬化和肾功能不全。

（3）青年高血压人群中继发性高血压发病率最低，仅为5%[13, 14]。其常见病因为肌纤维发育不良。该病为非动脉硬化、非炎症性疾病，常累及肾动脉和颈动脉，其中以肾动脉受累最为常见（65%～70%），肾动脉造影呈"串珠"样改变，右侧多于左侧，约35%的患者双侧肾动脉受累。此病多见于女性患者[15]。甲状腺疾病是第二位导致青年人群继发性高血压的病因，包括甲状腺功能减退和甲状腺功能亢进两种疾病。其中，甲状腺功能减退最为常见，而且随年龄增长，发病率增加，常表现为舒张压水平升高[16]。

（4）中年高血压人群中继发性高血压占 8%～12%，其中原发性醛固酮增多症最为常见，其次为甲状腺功能亢进[17]，常表现为收缩压和脉压水平升高[16]。目前甲状腺功能测定已列为高血压患者的常规检查项目，且各级医院均能开展此检查项目，故不宜被漏诊。

**2. 继发性高血压特殊体貌特征及特异性的检查项目** 一些继发性高血压患者除血压升高之外，往往存在一些特殊的临床特征。临床医师通过仔细体格检查能够发现继发性高血压的一些"蛛丝马迹"，再通过合理的辅助检查项目能够最后确诊病因。表 6-2-3 列出了一些继发性高血压典型的临床症状/体征及明确诊断采用的检查项目。

表 6-2-3　继发性高血压临床特征及辅助检查

| 症状/体征 | 可疑诊断 | 明确诊断的检查 |
|---|---|---|
| 上下肢收缩压相差＞20mmHg/股动脉搏动延迟或消失，听诊可闻及杂音 | 主动脉缩窄 | MRI（成人）<br>经胸超声心动图（儿童） |
| 使用 ACEI 或 ARB 后血肌酐升高 44.2～88.4mmol/L，肾血管杂音 | 肾动脉狭窄 | 肾血管造影<br>肾动脉多普勒超声<br>钆增强磁共振造影 |

续表

| 症状/体征 | 可疑诊断 | 明确诊断的检查 |
|---|---|---|
| 心动过缓或心动过速、畏寒或畏热、无规律性便秘或腹泻、月经周期紊乱 | 甲状腺疾病 | 甲状腺功能测定 |
| 低钾血症 | 原发性醛固酮增多症 | 肾素、醛固酮水平及醛固酮与肾素比值（ARR） |
| 睡眠呼吸暂停、日间嗜睡、打鼾 | 睡眠呼吸暂停综合征 | 多导睡眠监测、夜间血氧饱和度进行睡眠呼吸暂停的临床评分 |
| 面红、头痛、血压不稳、直立性低血压、出汗、晕厥 | 嗜铬细胞瘤 | 血浆游离肾上腺素、24h尿液检测肾上腺素 |
| 水牛背、向心性肥胖、满月脸、紫纹 | 库欣综合征 | 24h血、尿皮质醇测定，小剂量地塞米松试验 |

总之，掌握继发性高血压的临床特点并将其逐步梳理、归纳、总结，更有利于在临床工作中做到"有的放矢"，在问诊、体格检查和选择实验室检查时有所侧重，既能做到尽快明确诊断，也能减少患者的医疗费用。

# 第三节　继发性高血压的鉴别诊断

## 一、肾实质性高血压

肾脏是调节血压的重要脏器，各种肾实质性疾病包括急慢性肾小球肾炎、肾脏肿瘤、糖尿病肾病、多囊肾和肾移植后等多种肾脏病变在终末期肾病阶段80%～90%出现血压升高。其发生的主要原因之一是由肾小球玻璃样变性、间质组织和结缔组织增生、肾小管萎缩、肾细小动脉狭窄等导致的肾单位大量丢失，钠水潴留和细胞外液容量增加。另一原因为肾组织缺血缺氧导致肾小球旁细胞分泌大量肾素，最终使血管紧张素Ⅱ通过缩血管、刺激醛固酮分泌和兴奋交感神经使血压升高。高血压反过来又可引起肾小球细小动脉病变，进一步升高肾小球内囊压力，加重肾脏缺血。如此循环往复，导致肾实质损害进入恶性循环。因此，必须尽早明确肾实质性疾病的病因，针对病因进行有效治疗，才能终止肾功能持续恶化。

**1. 肾实质性高血压病因种类繁多**　约20种。但临床医师通过详细询问病史、实验室检查和物理功能等检查一般容易做出鉴别诊断。

（1）急性肾小球肾炎：急性肾小球肾炎患者多有发热、腰痛、肉眼血尿、水肿等典型的临床症状，约80%患者伴有血压升高。尿检查发现有红细胞或管型，尿蛋白阳性；肾脏超声可见肾脏增大或正常，病史明确且症状典型者一般不易误诊和漏诊。

（2）慢性肾小球肾炎：其中相当一部分急性肾小球肾炎无典型的症状，起病隐匿，就诊时已发展为慢性肾小球肾炎，往往是以高血压和（或）蛋白尿和（或）肾功能损害而就诊。此类患者尿检发现血尿、蛋白尿、血尿素氮、肌酐水平增高。若再有较明显的贫血、血浆白蛋白降低和氮质血症，蛋白尿则出现在高血压之前、蛋白尿持续而血压升高不明显，视网膜病变不明显，肾脏超声对称性增大或缩小，肾组织活检发现肾小球内皮系膜增殖炎症或肾小球硬化伴肾小管间质继发性改变。

（3）慢性肾盂肾炎：患者多有反复尿路感染病史，有发热、腰酸痛、尿频、尿痛、血尿等，尿液检查白细胞计数增多，也同时有尿蛋白、红细胞和颗粒管型，尿细菌培养多为阳性（菌落数＞1000个/ml）。后期尿浓缩功能差，为低比重（＜1.012）。单侧慢性肾盂肾炎患侧肾萎缩或排尿功能明显受损，膀胱中的尿主要为健侧肾所排时，则尿常规检查时可能为阴性。静脉肾盂造影有助于鉴别诊断急性肾小球肾炎。患者静脉肾盂造影常因肾小球滤过率明显降低而不显影。慢性肾盂肾炎患者静脉肾盂造影可显示肾盂与肾脏的瘢痕和萎缩性变化。

**2. 肾实质损害与高血压存在互为因果的关系**　尤其到疾病终末期阶段，往往更加难以区分。

高血压病肾损害又被称为高血压肾硬化症（hypertensive nephrosclerosis），是原发性高血压引起的良性小动脉肾硬化和恶性小动脉肾硬化而造成的靶器官肾脏损害。美国数据显示，高血压导致的终末期肾病（ESRD）达到28%，是仅次于糖尿病肾病的第二位疾病[18]。我国1999年对ESRD患者病因进行了统计，高血压肾硬化症约占整体ESRD患者的9.6%[19]。随着高血压患病率、发病率的逐年增长，人口老龄化等因素的存在，高血压肾硬化症所占比例也会逐年增长，至目前尚无统计数据。高血压与肾脏实质性疾病导致继发性高血压的鉴别关键点如下：①发病年龄多在 40～50 岁，出现肾脏损害前已有 5～10 年的持续性高血压病史；②肾脏损害进展缓慢，出现远段肾小管功能浓缩损失早于肾小球功能损伤；③多数病例蛋白尿轻（1g/d 左右），少数病例可出现大量蛋白尿（＞3.5g/d），尿沉渣镜检有形成分少（少数红细胞变形及管型）；④常伴随高血压视网膜病变；⑤能除外各种原发性、继发性肾脏疾病。

通过上述鉴别点诊断高血压肾硬化症的符合率约为 77.7%[20]，临床诊断困难时可做肾组织活检，病理特点主要侵犯肾小球入球小动脉，导致入球小动脉玻璃样变，小叶间动脉及弓状动脉肌内膜增厚，而后进展至肾小球缺血性硬化，如毛细血管丛全部塌陷、管腔闭塞，细胞消失，肾小囊内血浆成分沉积等。

**3. 部分原发性高血压患者合并肾实质疾病** 如原发性高血压患者尿路梗阻，尤其老年男性高血压患者。此类患者血压波动明显，解除尿路梗阻后血压明显下降，通过仔细详细的病史往往易于诊断。

# 二、肾血管性高血压

肾血管性高血压是一种常见的继发性高血压。各种病因引起的一侧或双侧肾动脉主干及其分支狭窄进展到一定的程度，即可引起肾血管性高血压，本病可导致缺血性肾病及晚期肾脏病。

肾血管性高血压具有以下临床特点：①常发生在 30 岁以前，或 50 岁后突然发生高血压或抗高血压的降压疗效与既往明显不同，变为难治性高血压。②高血压幅度，收缩压＞200mmHg 和（或）舒张压＞120mmHg 者约占 60%，以舒张压增高明显，但有少数患者血压仅轻度增高或仅收缩压增高，舒张压正常与主动脉粥样硬化或主动脉瓣关闭不全有关。③疗程短，一般不超过 2 年，或病史较长，突然发生急进-恶性高血压，无其他原因可解释者。④具有全身性动脉粥样硬化的表现，如冠状动脉、颈动脉、髂动脉等；或大动脉炎的表现，如上下肢血压相差＞20mmHg、上肢血压升高及下肢供血不足症状，以及血沉快、发热、动脉局部压痛等。⑤用 ACEI 或 ARB 药物后，发生氮质血症或尿毒症

者。⑥血管杂音，上腹部血管杂音与肾动脉或腹主动脉狭窄的程度与部位有关，肾动脉狭窄程度与血管杂音强度不呈平行关系。一般于脐上 2～7cm 及两侧各 2.5cm 范围内可闻及高调收缩期血管杂音，可能向左侧或右侧放射，双期性血管杂音的诊断意义较大。

当临床怀疑肾血管性高血压时，可先采用非介入检查，如多普勒超声、磁共振及螺旋 CT 血管造影。当临床上高度怀疑肾血管性高血压时，可直接应用选择性肾动脉造影来证实，评价血流动力学和压力阶差，从而指导治疗。

# 三、原发性醛固酮增多症

原发性醛固酮增多症（PA）是肾上腺皮质增生或肿瘤，分泌过多醛固酮（ALD），导致水钠潴留，血容量增多，肾素-血管紧张素活性受到抑制，其主要临床特点：①血压呈中、重度升高，约 1/3 患者表现为难治性高血压；②常伴有低钾症状，如肌无力、周期性瘫痪、烦渴、多尿等症状；③实验室检查有低血钾、高血钠、代谢性碱中毒、血浆肾素活性低、血浆及尿醛固酮增多；④血浆醛固酮/肾素活性（ARR）比值大于 30，且高钠试验（醛固酮抑制试验）阳性可明确诊断。

尽管 PA 是继发性高血压常见的病因之一，但也是最容易误诊、漏诊的疾病。传统观念认为只有高血压合并低血钾时才可能考虑 PA 诊断，并进入筛查和确诊的程序。但多项研究显示，大部分 PA 患者，特别是早期患者并无低钾血症。有文献报道仅 7%～38% 的 PA 患者的血钾浓度正常[21]。因此，血钾正常并不能排除 PA，特别是在患者饮食中限钠或摄钾增多的情况下。在不控制饮食的情况下所测 PRA 和血浆或尿中 ALD 水平对 PA 的诊断没有帮助。

## （一）PA 不同亚型间的鉴别

根据病理、生理的不同特点，本病分为 5 个亚型。常见的亚型为醛固酮瘤（APA）和特发性醛固酮增多症（IHA），糖皮质激素可抑制性醛固酮增多症（GRA）、醛固酮癌和分泌醛固酮的组织。引起 PA 的肾上腺原发疾病不同，其治疗方法也不同，如 APA 可通过手术切除，无须其他药物治疗，而

IHA 除手术治疗外，另配合其他方法治疗。因此，APA 和 IHA 的鉴别诊断很重要。

**1. 醛固酮瘤**　又称 Conn 综合征，最为多见，占 PA 总数的 60%～80%，多为一侧腺瘤，直径为 1～3cm，包膜完整。常通过 PA 筛查能够明确诊断。经手术切除该腺瘤后，65% 的患者血压、血、尿醛固酮及血钾完全恢复正常[22]。

**2. 特发性醛固酮增多症**　为第二多见类型，占 10%～30%，双侧肾上腺球状带增生，单侧肾上腺增生罕见。当临床症状与生化检查支持 PA 诊断，而肾上腺 CT 定位不典型时，此时需进行增生与腺瘤的鉴别。体位激发试验、卡托普利试验、肾上腺静脉抽血（参见第三章第二节）可作为鉴别增生和腺瘤的实验室检查。因为肾上腺静脉抽血操作难度较大，所以并未作为鉴别的主要手段。APA 患者体位激发试验为阴性、血 ALD 不能被赛庚啶所抑制，而 IHA 患者体位激发试验可能为阳性、血 ALD 则能被赛庚啶所抑制。明确 IHA 诊断的患者需终身服用螺内酯等药物。

**3. 糖皮质激素可抑制性醛固酮增多症**　是一种罕见的常染色体显性遗传病，与醛固酮合成酶基因突变有关，使醛固酮合成酶在肾上腺皮质束状带异位表达受 ACTH 兴奋性调控，对 ACTH 刺激敏感，导致醛固醇分泌增多，水钠潴留，血压升高。其主要临床表现与 PA 相似，以高血压、高醛固酮、低肾素为主。与 PA 的主要鉴别点：①该病多见于青少年男性；②肾上腺呈大、小结节性增生；③其血浆醛固酮水平与 ACTH 的昼夜节律平行，用生理替代性的糖皮质类固醇数周后可使醛固酮分泌量、血压、血钾恢复正常。

**（二）假性醛固酮增多症（Liddle 综合征）**

假性醛固酮增多症是 1963 年 Liddle 等首先报道，故又称为 Liddle 综合征。本病呈常染色体显性遗传，病变部位在集合管，对钠重吸收增加，排钾泌氢增多，属全身性遗传性钠转运异常性疾病。本病的临床症状与醛固酮增多症相似，如严重的高血压、低钾血症、代谢性碱中毒、低肾素血症。但 Liddle 综合征与 PA 的主要鉴别点：①Liddle 综合征醛固酮分泌率很低；②对螺内酯治疗无反应，对氨苯蝶啶或限盐治疗有效；③肾上腺 CT 或 MRI 未提示肾上腺腺瘤或增生。

**（三）获得性假性醛固酮增多症**

获得性假性醛固酮增多症是由甘草或盐皮质激素等引起的低血钾性高血压。仔细询问用药史有助于明确诊断。

# 四、皮质醇增多症

皮质醇增多症又称库欣综合征，主要是由粗肾上腺皮质激素（ACTH）分泌过多导致肾上腺皮质增生或肾上腺皮质腺瘤，引起糖皮质激素过多。80% 患者有高血压，有典型的向心性肥胖、满月脸、水牛背、皮肤紫纹、毛发增多、血糖增高等表现。库欣综合征分为 ACTH 依赖型，包括库欣病、异位 ACTH 综合征；ACTH 非依赖型，包括肾上腺皮质腺瘤、肾上腺皮质腺癌和原发性肾上腺结节性增生。

ACTH 依赖型为垂体分泌 ACTH 过多（库欣病），该类患者除血压升高外，向心性肥胖、满月脸、水牛背、皮肤紫纹、毛发增多、痤疮、色素沉着等体征多明显。异位 ACTH 综合征多数无典型的外貌特征，但色素沉着、高血钠、碱中毒和低血钾明显。

由于此症有典型的体貌特征，较易诊断。但由于病因不同，库欣综合征的治疗方法也不同。因此，病因诊断甚为重要。病因鉴别往往需借助实验室检查，见表 6-2-4。

表 6-2-4　不同分型库欣综合征实验室检查

| 试验目的 | 项目 | ACTH 依赖 | | 非 ACTH 依赖 | |
| --- | --- | --- | --- | --- | --- |
| | | 库欣病 | 异位 ACTH 综合征 | 肾上腺皮质腺瘤 | 其他 |
| 筛选试验 | 皮质醇水平 | ↑ | ↑ | ↑ | ↑ |
| | 24h 尿游离皮质醇水平（＞150μmol/24h） | ↑ | ↑ | ↑ | ↑ |

续表

| 试验目的 | 项目 | ACTH 依赖 | | 非 ACTH 依赖 | |
| --- | --- | --- | --- | --- | --- |
| | | 库欣病 | 异位 ACTH 综合征 | 肾上腺皮质腺瘤 | 其他 |
| | 皮质醇昼夜规律 | 消失 | 消失 | 消失 | 消失 |
| | 过夜地塞米松试验 | 阴 | 阴 | 阴 | 阴 |
| 定性试验 | 小剂量地塞米松试验 | 阴 | 阴 | 阴 | 阴 |
| 病因诊断 | 大剂量地塞米松 | 是 | 否 | 否 | 否 |
| 定位诊断 | 垂体或肾上腺 CT 或 MRI | 垂体占位 | 肺、胸膜等非垂体部位占位 | 肾上腺占位 | – |
| | 下腔静脉插管分段取血测定 ACTH | – | + | – | – |

## 五、嗜铬细胞瘤

嗜铬细胞瘤起源于嗜铬细胞。胚胎期，嗜铬细胞的分布与身体的交感神经节有关。随着胚胎的发育成熟，绝大部分嗜铬细胞发生退化，其残余部分形成肾上腺髓质。因此，绝大部分嗜铬细胞瘤发生于肾上腺髓质（占80%～90%）。肾上腺外的嗜铬细胞瘤可发生于自颈动脉体至盆腔的任何部位，但主要见于脊柱旁交感神经节（以纵隔后为主）和腹主动脉于分叉处的主动脉旁器（Zuckerkandl organ）。嗜铬细胞瘤可发生于任何年龄组，最好发于 30～50 岁，儿童较少见。男女发病率无明显差异。

嗜铬细胞瘤的临床表现主要由大量儿茶酚胺作用于肾上腺素能受体所致，以心血管系统症状为主，兼有其他系统表现。由于肿瘤的分泌物质不同，临床表现也有差别。高血压为本病的主要症状，有阵发性和持续性两种，其中阵发性高血压为本病特征性表现，常伴头痛、心悸、多汗，发作时间可由数分钟至数小时不等，发作频率高者一日数次，少者数月一次。部分患者病情发展迅速，呈急进性高血压过程。临床还可伴代谢紊乱，包括基础代谢增高，表现为怕热、出汗、进行性消瘦。

儿茶酚胺及其代谢物测定为目前定性诊断嗜铬细胞瘤的一种特异方法，包括血、尿儿茶酚胺及其代谢产物香草基杏仁酸（VMA）、甲氧基肾上腺素（MN）和去甲氧基肾上腺素（NMV）测定，诊断敏感性为96%，特异性为95%。另外，腔静脉分段取血测定儿茶酚胺对嗜铬细胞瘤的定位诊断很有价值。根据取血区儿茶酚胺浓度的高峰区再行影像学检查，以明确肿瘤定位。

许多疾病都有类似嗜铬细胞瘤表现，因此鉴别诊断很重要。

**1. 原发性高血压** 某些原发性高血压患者呈现高交感神经兴奋性，表现为心悸、多汗、焦虑、心排血量增加，但患者的尿儿茶酚胺是正常的，尤其是在焦虑发作时留尿测定儿茶酚胺更有助于除外嗜铬细胞瘤。

**2. 颅内疾病** 颅内疾病合并有高颅压时，可以出现类似嗜铬细胞瘤的剧烈头痛等症状。患者通常会有其他神经系统损害的体征来支持原发病，但也应警惕嗜铬细胞瘤并发脑出血等情况。

**3. 神经精神障碍** 在焦虑发作尤其是伴有过度通气时易与嗜铬细胞瘤发作相混淆，但是焦虑发作时通常血压是正常的。如果血压亦有上升，则有必要测定血、尿儿茶酚胺以助鉴别。

**4. 癫痫** 癫痫发作时也类似嗜铬细胞瘤，有时血儿茶酚胺也可升高，但尿儿茶酚胺是正常的。癫痫发作前有先兆、脑电图异常、抗癫痫治疗有效等以助除外嗜铬细胞瘤。

**5. 绝经综合征** 处于绝经过渡期的妇女会出现多种雌激素缺乏导致的症状，如潮热、出汗、急躁、情绪波动难以控制等，类似于嗜铬细胞瘤发作，通过了解月经史，进行性激素及儿茶酚胺的测定可有助于鉴别。

**6. 其他** 甲状腺功能亢进时呈现高代谢症状，伴有高血压，但是舒张压正常，且儿茶酚胺不会增高。冠心病心绞痛发作、急性心肌梗死等均需与嗜铬细胞瘤鉴别。一般根据发作时心电图改变、改善心肌供血治疗有效等可以与之区别。最关键的还是尿儿茶酚胺的测定。

## 六、睡眠呼吸暂停综合征

睡眠呼吸暂停综合征（SAS）是睡眠过程中以反复、频繁出现呼吸暂停和低通气为特点的疾病。

自 20 世纪 80 年代以来多项临床、流行病学、基础等研究证实 SAS 可导致和（或）加重高血压[23, 24]。SAS 中绝大多数属于阻塞性睡眠呼吸暂停综合征（OSAS）。OSAS 是独立于年龄、肥胖、吸烟等引起高血压的危险因素之一[25]，50%～92%的 OSAS 患者合并有高血压，而 30%～50%的高血压患者同时伴有 OSAS[26]。2006 年中华医学会呼吸病学分会睡眠呼吸疾病学组的调查显示，我国 OSAS 人群高血压患病率为 56.2%[27]。

OSAS 导致的高血压特点[28]：①夜间及晨起血压升高，日间血压多正常。清晨睡醒时血压较睡前血压升高明显，白天及晚间睡前血压较低。部分患者表现为隐匿性高血压[24]。②血压节律紊乱，24h 动态血压监测显示血压曲线为"非杓型"，甚至呈现"反杓型"。③单侧药物治疗降压效果差。④血压随呼吸暂停的发生而发生。

OSAS 诊断主要根据病史、体征和多导联睡眠监测结果诊断。全夜 7h 的睡眠中发生呼吸暂停反复发作达 30 次以上，或呼吸暂停低通气超过 10 次/小时，即可诊断。

# 七、主动脉缩窄

主动脉缩窄是较为常见的先天性心脏大血管畸形，占全部先天性心脏病的 5%～8%。男性多于女性。主动脉缩窄包括先天性主动脉缩窄和获得性主动脉缩窄。获得性主动脉缩窄主要包括大动脉炎及动脉粥样硬化所致的动脉狭窄。

先天性主动脉缩窄发生于婴幼儿，表现为出生后数周即出现症状，下肢血流依赖于动脉导管，如果动脉导管出生后逐渐闭合，由于婴儿侧支循环不足，缩窄远端器官缺血导致肾衰竭和酸中毒，同时左心负荷加重引起急性充血性心力衰竭。

获得性主动脉缩窄多见于成人，常无症状，体检发现上肢高血压。部分患者由于上半身高血压可能主诉头痛、鼻出血，或者由于下肢缺血而感双下肢无力、冷凉感和间歇性跛行。增粗的侧支循环动脉压迫附近器官，产生包括臂丛神经受压所致的上肢麻木、瘫痪及脊髓受压所致的下肢瘫痪等症状。经过 CTA、MRA、血管造影检查即可确诊。

（邢爱君　吴寿岭）

## 参 考 文 献

[1] 中国高血压防治指南修订委员会. 中国高血压防治指南 2010. 中华高血压杂志, 2011, 19（8）: 701-743.

[2] 王志华, 初少莉, 陈绍行, 等. 高血压住院患者病因及危险因素分析. 高血压杂志, 2014, 36（38）: 504-509.

[3] 李南方, 林丽, 王磊, 等. 1999 年至 2008 年高血压专科住院患者病因构成的分析. 中华心血管病杂志, 2010, 38（10）: 939-942.

[4] 吴寿岭, 王冬梅, 高竞生, 等. 临床高血压病学. 北京: 北京大学医学出版社, 2015.

[5] 郑德裕. 继发性高血压诊断治疗学. 北京: 人民军医出版社, 2005.

[6] Borgel J, Springer S, Ghafoor J, et al. Unrecognized secondary cause of hypertension in patients with hypertensive urgency/emergency: prevalence and co-prevalence. Clin Res Cardiol, 2010, 99（8）: 499-506.

[7] Streeten DH, Anderson GH Jr, Wagner S. Effect of age on response of secondary hypertension to specific treatment. Am J Hypertens, 1990, 3（5 Pt 1）: 360-365.

[8] 刘冲, 杜忠东, 李霞, 等. 住院儿童高血压的病因分析及鉴别诊断. 首都医科大学学报, 2010, 31（2）: 187-191.

[9] 张德磊, 翟淑波, 王晶华, 等. 203 例高血压患儿的临床分析. 中国实验诊断学, 2013, 17（12）: 2238-2240.

[10] Brickner ME, Hillis LD, Lange RA. Congenital heart disease in adults. First of two parts. N Engl J Med, 2000, 342（4）: 256-263.

[11] Giuffre M, Ryerson L, Chapple D, et al. Nonductal dependent coarctation: a 20-year study of morbidity and mortality comparing early-to-late surgical repair. J Natl Med Assoc, 2005, 97（3）: 352-356.

[12] 赵地, 张明明, 米杰, 等. 儿童期至成年期血压变化对成年期心肾功能的影响. 中华儿科杂志, 2008, 46（10）: 763-768.

[13] National High Blood Pressure Education Program Working Group on High Blood Pressure in Children and Adolescents. The fourth report on the diagnosis, evaluation, and treatment of high blood pressure in children and adolescents. Pediatrics, 2004, 114（2 Suppl 4th Report）: 555-576.

[14] Flynn JT. Evaluation and management of hypertension in childhood. Prog Pediatr Cardiol, 2001, 12（2）: 177-188.

[15] Elliott WJ. Renovascular hypertension: an update. J Clin Hypertens（Greenwich）, 2008, 10（7）: 522-533.

[16] Klein I, Danzi S. Thyroid disease and the heart. Circulation, 2007, 116（15）: 1725-1735.

[17] Prisant LM, Gujral JS, Mulloy AL. Hyperthyroidism: a secondary cause of isolated systolic hypertension. J Clin Hypertens（Greenwich）, 2006, 8（8）: 596-599.

[18] Collins AJ, Kasiske B, Herzog C, et al. Excerpts from the United States Renal Data System 2003 Annual Data Report: atlas of end-stage renal disease in the United States. Am J Kidney Dis, 2003, 42（6 Suppl 5）: A5-A7.

[19] 中华医学会肾脏病分会透析移植登记工作组. 1999 年度全国透析移植登记报告. 中华肾脏病杂志, 2001, 17: 77-78.

[20] 郭云珊, 袁伟杰, 于建平, 等. 拟诊高血压肾硬化症患者的临床病理分析. 中华肾脏病杂志, 2006, 22（4）: 205-209.

[21] 刘定义, 邵冰峰, 祝宇, 等. 原发性醛固酮增多症（附 507 例）报

告. 中华泌尿外科杂志，2001，22（4）：203-205.

[22] Calhoun DA，Nishizaka MK，Zaman MA，et al. Hyperaldosteronism among black and white subjects with resistant hypertension. Hypertension，2002，40：892-896.

[23] 邹小量，朱胜华，李多洛，等. 邵阳市 20 岁以上人群阻塞性睡眠呼吸暂停低通气综合征的流行病学调查. 中国现代医学杂志，2007，17（8）：956-959.

[24] 吴寿岭，张冬艳，刘运秋，等. 睡眠暂停综合征与隐蔽性高血压. 中华高血压，2008，16（4）：354-357.

[25] Peppard PE，Young T，Palta M，et al. Prospective study of the association between sleep-disordered breathing and hypertension. New Engl J Med，2000，342（19）：1378-1384.

[26] Drager LF，Genta PR，Pedrosa RP，et al. Characeristics and predictors of obstructive sleep apnea in patients with systemic hypertension. Am J Cardiol，2010，105（8）：1135-1139.

[27] 中华医学会呼吸病学分会睡眠呼吸疾病学组. 睡眠呼吸暂停人群高血压患病率的多中心研究. 中华结核和呼吸杂志，2007，30（12）：894-897.

[28] 中国医师协会高血压专业委员会. 阻塞性睡眠呼吸暂停相关性高血压临床诊断和治疗专家共识. 中国实用内科杂志，2013，12（5）：435-441.

# 继发性高血压的分类及临床特征

## 第一节　肾实质性高血压

肾实质性高血压（renal parenchymal hypertension，RHT）包括急性和慢性肾小球肾炎、慢性肾盂肾炎、慢性肾间质性疾病、先天性肾脏病变（多囊肾、马蹄肾、肾发育不全）、肾结石、肾肿瘤、继发性肾脏病变（各种结缔组织疾病、糖尿病肾病、肾淀粉样变、放射性肾炎、创伤和泌尿道梗阻性疾病）等。

## 一、流　行　病　学

RHT 是临床最常见的一种继发性高血压，占成人高血压的 5%，占儿童高血压的 1/3～2/3[1, 2]。2009 年中华医学会肾脏病学分会组在全国范围开展了慢性肾脏病（CKD）的流行病学调查，包括全国 31 个省、自治区和直辖市，共 61 家三级医院参与，结果显示我国非透析 CKD 患者高血压患病率为 61.3%，而且随着肾功能的下降，高血压患病率逐渐升高。CKD 进展至 5 期，高血压患病率达到 91.0%[3]。

随着我国人口的老龄化、生活方式的改变，我国 CKD 的患病率达到了 10.8%[4]，也就是说每 10 个成年人中就有 1 人患肾脏疾病。然而我国 CKD 患者高血压的知晓率、治疗率却不容乐观。全国肾实质性高血压调查协作组 1999～2000 年在全国 15 个省、自治区、直辖市的 24 家医院对确诊为 RHT 的门诊与住院患者进行了高血压知晓率、治疗率和控制状况的调查，结果显示高血压的知晓率、治疗率和控制率分别为 76.4%、78.2% 和 11.8%。该数字也意味着曾就诊过的 CKD 患者中仍有 23.6% 的不知道自己罹患肾脏病的同时出现了血压升高，而且这部分人主要集中在 30 岁以下的 CKD 患者[5]。因此，

为了推动我国肾性高血压的研究和发展，2016 年由中国医师协会肾脏内科医师分会、中国中西医结合学会肾脏疾病专业委员会共同起草了《中国肾性高血压管理指南 2016（简版）》。该指南进一步规范了 CKD 的诊断和治疗，从而能够进一步改善 CKD 的预后。

## 二、发　病　机　制

肾脏是调节血压的重要器官。由任何原因导致的肾实质急慢性损伤可能导致肾脏肾单位大量丢失，使肾脏的"容量"功能和肾小球旁细胞分泌的"肾素"升高有关，即大多数学者公认的"容量依赖"和"肾素依赖"学说。具体机制如下：

（一）"容量依赖"机制

（1）肾脏是排水、排钠的主要器官。当肾实质损伤时，肾小球滤过率（GFR）下降，排水、排钠功能障碍导致体内水钠潴留，从而导致血容量和细胞外液量增加，心排血量增加，导致血压升高。

（2）心排血量增加，流经周身各组织的血液增加，通过自身调节机制，全身小动脉收缩，周围血管阻力增加。

（3）由于水钠潴留也使血管平滑肌内水、钠含量增加，血管壁增厚，血管内皮细胞肿胀引起血管内腔缩窄、弹性降低、血管阻力增加。同时血管对儿茶酚胺的反应性增强，并使血管紧张素对血管受体的亲和力提高，增加了升压反应。

（二）"肾素依赖"机制

（1）肾实质损伤引起肾血流灌注减少，引起肾脏缺血、缺氧，从而刺激肾小球旁细胞分泌大量肾素，通过肾素-血管紧张素-醛固酮系统（RAAS）

使血管收缩、水钠潴留，从而导致肾素依赖型高血压。

（2）肾分泌的降压物质减少。肾脏组织中生成前列环素和一氧化氮，此类物质可引起血管扩张，降低血压。而肾实质损伤后，髓质分泌的这些物质减少，拮抗血管收缩因素减弱，导致血压升高。

（3）GFR 下降导致甲状旁腺素（PTH）分泌增加，细胞外容积膨胀刺激内源性毒毛花苷 G 释放。二者都能增加细胞内 $Ca^{2+}$ 浓度，促进血管收缩，并提高管壁平滑肌对缩血管因子的敏感性。

（4）胰岛素抵抗。高胰岛素水平刺激血管平滑肌肥大，使血管应答性增加，且管壁增厚、管腔变窄，又使阻力增加。外周血管明显收缩即可导致阻力性高血压发生。

在肾实质性高血压中，单纯的容积性高血压或单纯的阻力性高血压均少见，绝大多数患者系两种致病因素并存。肾实质性损害早期表现即为容量扩张和心排血量增加的结果，之后高血压的维持主要是周围血管阻力增高的结果。当慢性肾功能进展至终末期时，即使少量细胞外液的增加，也会对血压产生很大的影响。

# 三、病理分类

肾活检是经皮肾脏穿刺活体组织检查的简称，其对非肿瘤性肾脏疾病的临床诊断和治疗非常重要。2000 年中华医学会肾脏病学分会规范了肾活检病理诊断，共同制定了肾活检病理诊断标准。该标准将肾脏疾病病理诊断分为肾小球疾病、肾小管疾病、肾小管间质疾病、肾血管疾病、移植肾疾病。在我国，肾小球疾病是最常见的肾脏疾病（77.4%）[6]。

肾小球疾病的具体病理分型如下：

**1. 原发性肾小球病和肾小球肾炎** ①肾小球微小病变；②肾小球轻微病变；③局灶节段性肾小球硬化症；④膜性肾病；⑤毛细血管内增生性肾小球肾炎；⑥系膜增生性肾小球肾炎或肾小球病；⑦局灶性肾小球肾炎；⑧膜增生性肾小球肾炎；⑨电子致密物沉积；⑩新月体性肾小球肾炎；⑪增生性硬化；⑫IgA 肾病。

**2. 继发性肾小球肾炎** ①狼疮肾炎；②过敏性紫癜性肾炎；③乙型肝炎病毒相关性肾炎；④丙型肝炎病毒相关性肾炎。

**3. 继发性肾小球病** ①糖尿病肾小球硬化；②肾淀粉样变性病；③异常球蛋白血症性肾病。

国内一项回顾结果显示[6]，原发性肾小球疾病是最常见的肾脏疾病，其病理类型中最多见者为系膜增生性肾小球肾炎（42.14%），为 IgA 肾病（26.18%）。继发性肾小球疾病占肾脏疾病的19.44%，其病理类型中最多见者为狼疮性肾炎（33.74%），其次为紫癜性肾炎（32.20%），再次为乙肝病毒相关性肾炎（8.02%）。分析资料显示肾脏疾病多见于青壮年男性，以原发性肾小球疾病最常见，其中系膜增生性肾小球肾炎是最常见的病理类型，其次为 IgA 肾病。继发性肾小球疾病以狼疮性肾炎和紫癜性肾炎多见。

# 四、临床表现

## （一）原发病的症状和体征

**1. 原发性肾小球肾炎** 急性肾小球肾炎患者常有发热、腰痛、水肿、蛋白尿和肉眼血尿等表现。慢性肾小球肾炎常有急性肾小球肾炎史或反复水肿、蛋白尿，蛋白尿出现在高血压之前，可伴有贫血、血浆白蛋白降低、氮质血症等。

**2. 继发性肾小球疾病** 患者有明确的继发肾损伤的病史，如糖尿病肾病、狼疮等。糖尿病肾病临床多见，多表现为尿蛋白间歇性或持续性出现，多数患者持续蛋白尿后 10 年开始进入肾功能不全期，此时患者血压多难以控制，短时间内肾功能可进展至第 5 期。

**3. 先天性肾脏疾病** 多有家族史。超声检查即可明确诊断，尤其目前全民体检的全面展开，更有利于该病的检出。

## （二）血压特点

**1. 血压** ①CKD 患者有夜间收缩压水平升高、日间舒张压水平较低、脉压增大的特点[7]。②多数CKD 患者血压正常节律消失，表现为"非杓型"和"反杓型"，尤其在进行血液透析、腹膜透析、肾脏移植的 CKD 患者中，"非杓型"高血压所占比例分别为 82%、78%、74%[8]。③CKD 高血压患者血压变异性增高，尤其女性 CKD 患者晨起血压变异更为明显[9]。CKD 高血压患儿血压变异增高同时，心率变异性明显降低[10]。④CKD 高血压患者多表现为难治性高血压，易进展成高血压急症。

### 2. 靶器官损害

（1）心脏损害：肾实质疾病时除高血压外，还常存在其他复合心血管危险因素，如肾病综合征时的脂代谢紊乱、糖尿病肾病时的糖代谢紊乱，肾功能不全时的贫血、高尿酸血症、高同型半胱氨酸血症、尿毒症毒素代谢性酸中毒等这些复合因素将明显增加对心脏的损害。国内一项研究发现，CKD 1～5 期患者合并冠状动脉硬化疾病分别为 1.28%、5.75%、7.86%、10.26% 和 12.33%，合并左心室肥厚者分别为 0、11.49%、16.43%、29.49% 和 44.75%，合并充血性心力衰竭者分别为 0、3.45%、3.57%、8.97% 和 28.77%。男性 CKD 患者更易患心血管疾病[11]。

（2）脑血管损害：CKD 患者脑血管损害主要为脑卒中。蛋白尿和肾小球滤过率降低与脑卒中的发生明显相关[12]。与肾功能正常者比较，肾小球滤过率 <60ml/min 者发生脑卒中的风险比为 1.22[13]。

（3）眼底病变：肾实质性高血压的眼底病变常较重，多表现为患者的视网膜中心动脉狭窄，而中心静脉无明显改变。视网膜动脉狭窄与肾功能下降明显相关。美国老年人群中视网膜血管管径的改变与肾功能下降有关。因此，早期的视网膜微血管管径能够预测 CKD 的进展。

### 3. CKD 患者死亡情况及其影响因素

文献报道，CKD 2～4 期患者 5 年内累计死亡率分别为 19.5%、24.3% 和 45.7%，蛋白尿是影响 CKD 患者发生全因死亡和心血管死亡的危险因素[14]。

# 五、诊　　断

肾实质性高血压主要诊断要点：①在未使用降压药物的情况下非同日测量血压 3 次，18 岁以上的成年人收缩压 ≥140mmHg 和（或）舒张压 ≥90mmHg；②既往有肾病史；③体格检查可有眼睑和（或）双下肢水肿、面色晦暗、贫血貌，肾区叩击痛后能叩及包块；④实验室检查，可见血尿、蛋白尿、中段尿细菌培养阳性，血糖、血脂异常，尿酸、肌酐升高，可有低钾或高钾表现；⑤超声或 CT/MRI 检查可见肾脏体积增大或缩小、肾肿瘤等；⑥眼底检查，有条件医院可行肾活检及病理学检查。

## （一）鉴别诊断

**1. 肾血管性高血压**　系由各种原因导致单侧或双侧肾动脉主干或分支狭窄引起的高血压，常见病因有大动脉炎、纤维肌性结构不良和动脉粥样硬化。如具有以下临床特征的高血压应疑本病：发生于 30 岁以下或 50 岁以上患者，无高血压家族史；高血压病程短、进展快，多数呈现恶性高血压表现；视网膜可有出血、渗出、视盘水肿等；头颈、上腹和（或）腰背部脊角区可闻及血管杂音；X 线及 B 超检查显示双肾大小、密度有差别；肾静脉血检验示患侧肾素活性增高，卡托普利（巯甲丙脯酸）核素肾图检查呈阳性；行腹主动脉或选择性肾动脉造影有血管狭窄可以确定诊断。

**2. 高血压性肾脏病**　病史对肾实质性高血压与原发性高血压继发肾损害的鉴别非常重要，是高血压在先还是蛋白尿在先对鉴别诊断起关键作用，后者诊断要点如下：①发病年龄多在 40～50 岁，出现肾脏损害前已有 5～10 年的持续性高血压病史；②肾脏损害进展缓慢，出现远段肾小管功能浓缩损失早于肾小球功能损伤；③多数病例蛋白尿轻（1g/d 左右），少数病例可出现大量蛋白尿（>3.5g/d），尿沉渣镜检有形成分少（少数变形红细胞及管型）；④常伴随高血压视网膜病变；⑤能除外各种原发性、继发性肾脏疾病；⑥临床诊断确有困难时可行肾穿刺活检，肾组织病理检查对鉴别诊断有帮助。

**3. 其他继发性高血压**

（1）内分泌性高血压：内分泌疾患中皮质醇增多症、嗜铬细胞瘤原发性醛固酮增多症、甲状腺功能亢进和绝经期等均可有高血压发生。一般可根据内分泌的病史、特殊临床表现和内分泌试验检查做出相应诊断。

（2）主动脉缩窄、先天性主动脉缩窄或多发性大动脉炎引起降主动脉和腹主动脉狭窄，都可导致高血压。临床特点常有上肢血压高而下肢血压不高或降低；腹主动脉、股动脉和其他下肢动脉搏动减弱或不能触及；肩胛间区腋部和中上腹部可有侧支循环动脉的搏动、震颤和杂音；有左心室肥厚和扩张征象。

（3）颅脑病变：某些脑炎或肿瘤、颅内高压等患者常有高血压表现，本类病变的神经系统表现多具有特征性，诊断一般并不困难。

（4）妊娠高血压综合征：多发于妊娠后期3～4个月分娩期或产后48h内以高血压水肿和蛋白尿为特征，重者有抽搐及昏迷。

### （二）检查

**1. 实验室检查** 根据具体的肾实质病变不同，实验室检查各有特点，如急性肾小球肾炎，尿以血尿、蛋白尿伴短暂氮质血症为主。慢性肾小球肾炎：患者尿中大量蛋白，常有红细胞及管型，出现贫血和肾功能受损。慢性肾盂肾炎：有尿路感染史，尿中有微量或少量蛋白，少量红细胞及白细胞，尿细菌培养阳性。

可行以下检查：血、尿常规及尿沉渣显微镜检、肾功能（血肌酐、血尿酸），尿白蛋白/肌酐比值（ACR），24h尿蛋白定量，如有蛋白尿需行尿蛋白电泳以明确尿蛋白水平及成分；如尿沉渣镜检显示尿红细胞及白细胞增加，需进一步行尿相差显微镜检、中段尿细菌培养以明确红细胞来源及排除感染；可行相关免疫检查：免疫系列、补体系列、血沉、抗链"O"、ANA、抗ENA、ANCA等。

**2. 其他辅助检查**

（1）肾脏B超检查可提供肾脏大小、形态及肾实质厚度等相关信息，亦可行腹部平片。如疑有新生物，应行肾脏CT或MRI检查。

（2）对于肾性高血压有肾活检指征者，通过肾脏穿刺，明确肾脏病理类型，以进行更有效的专科治疗。肾脏穿刺的适应证：对于大多数肾实质疾病，在没有禁忌证的情况下，均应行肾活检检查。国外最新的观点是对于蛋白尿、镜下血尿、不好解释的肾衰竭及有肾脏表现的系统性疾病均有肾穿刺适应证。

（3）眼底可有视网膜出血、渗出及视盘水肿等改变。

## 六、治　疗

### （一）非药物治疗

非药物治疗通过改变不良生活方式干预高血压发病机制中的不同环节，从而使血压有一定程度的降低，能控制危险因素和减轻靶器官损害。CKD患者高血压的非药物干预包括：

（1）低盐饮食：推荐非透析患者钠盐（氯化钠）的摄入量为5～6g/d，透析患者钠盐摄入量<5g/d。

（2）控制体重：维持健康体重（BMI为20～24kg/m²），目前的研究证据还不足以建议透析患者应保持的理想体重范围，但是应避免体重过低和肥胖。

（3）适当运动：推荐非透析CKD患者在心血管状况和整体可以耐受的情况下，每周运动5次，每次至少30min。血液透析和腹膜透析患者在透析间期可进行能耐受的运动；有条件开展血液透析过程中运动的单位，患者需要在医护人员指导下进行。

（4）饮食多样：根据患者蛋白尿、肾功能、血钾、钙磷代谢等情况具体调整饮食，适当摄入蔬菜、水果，减少摄入饱和脂肪及总脂肪。

（5）限制饮酒量或不饮酒。

（6）戒烟：明确建议患者戒烟，提供戒烟咨询。

（7）调整心理状态：如确诊心理疾病，应进行专科正规治疗。

### （二）降压治疗

（1）启动降压治疗的时机：一旦高血压诊断确立，推荐CKD患者无论是否合并糖尿病，应在生活方式调节的同时启动降压药物治疗。60～79岁老年人血压>150/90mmHg时应开始行降压药物治疗；≥80岁的高龄老年人血压>150/90mmHg时可以开始降压治疗。

（2）血压控制目标

1）总体控制目标：指南建议[15]，CKD患者血压<140/90mmHg为控制目标，合并显性蛋白尿（即尿蛋白排泄率>300mg/24h）时血压≤130/80mmHg。在患者能耐受情况下，推荐尽早血压达标，并坚持长期达标。评估血压是否达标的治疗时间为2～4周，达标则维持治疗，未达标需评估患者治疗依从性和可能影响血压控制的合并用药情况，并及时调整降压治疗方案。治疗耐受性差或高龄老年人的血压达标时间可适当延长。

2）特殊人群血压控制目标

A. 糖尿病：《2014年美国成人高血压管理指南》（JNC-8）[16]和《改善全球肾脏病预后组织（KDIGO）临床实践指南》[17]建议合并糖尿病的CKD患者血压控制在<140/90mmHg，如能够耐受，患者血压目标<130/80mmHg。

B. 老年患者：指南建议60～79岁老年CKD患

者目标血压<150/90mmHg；如能耐受，血压目标值<140/90mmHg。≥80岁老年人，目标值<150/90mmHg，如能耐受，可以降至更低，但避免血压<130/60mmHg。

C. 儿童患者：间隔2~4周、不同时间3次以上测量收缩压和（或）舒张压大于等于同年龄、同性别及身高儿童青少年血压的 $P_{95}$ 以下；如患儿合并心血管损害、糖尿病及中膜器官损害的高危因素时，血压控制小于 $P_{90}$。CKD患儿，尤其有蛋白尿者，建议血压控制在 $P_{50}$ 以下[18]。

D. 血液透析患者：2005年美国肾脏病患者生存质量指导组织（KDOQI）指南提出，透析患者血压控制靶目标为透析前血压<140/90mmHg，透析后血压<130/80mmHg。近年临床研究结果显示，45岁以上透析患者，严格的血压控制（透析前<140/90mmHg，透析后血压<130/80mmHg）增加了CKD死亡风险[14]。

E. 腹膜透析患者：《中国肾性高血压管理指南2016》建议腹膜透析患者控制血压于140/90mmHg以下，年龄>60岁的患者血压控制目标可放宽至150/90mmHg以下[11]。

F. 肾移植受者：目前对于肾移植受者血压控制尚缺乏明确的标准。KDIGO指南建议肾移植受者控制血压≤130/80mmHg[19]。尽管目前在该问题上缺乏明确的临床随机对照试验，但来自普通人群高血压的研究证实了血压降低对心血管高危人群有益。CKD人群控制血压可减少蛋白尿及延缓肾功能进展，因此指南认为该治疗目标是合理的。

（3）降压药物使用的基本原则[15]

1）标准剂量起始：初始治疗时采用标准降压药物治疗剂量，并根据需要逐步滴定至耐受剂量。对于高龄老年人建议降压药物从小剂量起始。

2）根据血压分级和心血管风险分层决定单药或联合药物起始：血压轻度升高、风险分层低-中危的患者可以单药起始治疗；如单药使用到足量时血压仍未达标，可以考虑更换降压药物种类或联合使用两种降压药物；对于血压显著升高、风险分层高-很高危的患者，起始治疗时可联合使用两种降压药物；如药物使用到足量时血压仍未达标，可以考虑使用3种降压药物。

3）优先选择长效制剂：尽可能选择持续24h降压的长效药物。长效制剂不仅服药方便，还能改善患者服用依从性，更重要的是可以有效控制患者的夜间血压和晨峰血压，并减少患者心脑血管并发症的发生。如使用中、短效制剂，应每天给药2~3次，以实现平稳控制血压。

4）制订个体化治疗方案：根据患者心、脑、肾靶器官损害情况，以及是否伴有高尿酸血症、高钾血症、容量负荷过重等情况选择降压药物以控制血压。肾实质性高血压治疗的目标值应根据患者尿蛋白量的不同而不同，如尿蛋白>1g/d，则应将血压降至125/75mmHg以下；如尿蛋白<1g/d，则应将血压降至130/80mmHg以下。各类降压药物均可用于肾实质性高血压患者，药物治疗以阻断肾素-血管紧张素系统（RAS）为首选方法。目前临床上使用的阻断RAS的药物有两大类：ACEI和血管紧张素Ⅱ受体拮抗药。用药原则为应避免使用肾损害药物，应低剂量开始、联合用药。

（4）常用降压药物

1）RAAS阻滞剂：包括ACEI、ARB、醛固酮拮抗剂和直接肾素抑制剂。①ACEI和ARB：CKD患者无论是否合并糖尿病，推荐ACEI和ARB作为优选降压药物，尤其出现蛋白尿后更加推荐。CKD 3~4期患者可以谨慎使用ACEI或ARB，建议初始剂量减半，严密监测血钾、血肌酐及GFR的变化，及时调整药物剂量和类型。单侧肾动脉狭窄可使用ACEI或ARB治疗；双侧肾动脉狭窄禁用ACEI或ARB类药物。②醛固酮拮抗剂（AA）：难治性高血压患者联合降压药物治疗时可以考虑使用AA，可以改善降压效果。使用AA需要严密监测血钾、血肌酐及肾小球滤过率的变化，及时调整药物剂量。此外AA螺内酯有雌激素样作用，可能引起男性乳房发育，依普利酮可以避免螺内酯的相关不良反应。

2）钙通道阻滞剂（CCB）：分为二氢吡啶类与非二氢吡啶类，其中二氢吡啶类CCB常用于降压治疗。二氢吡啶类CCB降压疗效强，主要由肝脏排泄，不被血液透析所清除，治疗肾性高血压没有绝对禁忌证。二氢吡啶类CCB尤其适用于有明显肾功能异常、单纯收缩期高血压、低肾素活性或低交感活性的高血压及合并动脉粥样硬化的高血压患者。此外，二氢吡啶类CCB降压作用不受高盐饮食影响，特别适用于盐敏感性高血压患者。

3）利尿剂：根据作用部位的不同，利尿剂可分为碳酸酐酶抑制剂（作用于近端小管）、袢利尿剂（作用于髓袢）、噻嗪类利尿剂（作用于远端小管）和保钾利尿剂（作用于集合管和远端小管）。利尿剂特别适用于容量负荷过重的 CKD 患者，与 ACEI 或 ARB 联用可以降低高钾血症的风险，因此利尿剂常作为联合降压治疗药物。噻嗪类利尿剂可用于轻度肾功能不全者（CKD 1～3 期），eGFR < 30ml/（min·1.73m$^2$）时，推荐应用袢利尿剂。保钾利尿剂可应用于 CKD 1～3 期，eGFR < 30ml/（min·1.73m$^2$）时慎用，且常与噻嗪类利尿剂及袢利尿剂合用。碳酸酐酶抑制剂利尿作用弱，现已很少作为利尿剂使用。

4）β 受体阻滞剂：一般不用于单药起始治疗肾性高血压，在临床上适用于伴快速性心律失常、交感神经活性增高、冠心病、心功能不全者。长期使用 β 受体阻滞剂者应遵循撤药递减剂量原则，尤其合并冠心病患者突然停药可导致高血压反跳、心律失常或心绞痛加剧，甚至发生心肌梗死。

5）α 受体阻滞剂：一般不作为降压治疗的首选药物，多用于难治性高血压患者的联合降压治疗。临床上特别适用于夜间服用 α 受体阻滞剂以控制清晨高血压及老年男性高血压伴前列腺肥大患者。使用 α 受体阻滞剂时，应预防直立性低血压，使用中注意测量坐位、立位血压，最好使用控释制剂。

（5）联合降压药物治疗：肾性高血压的发生涉及多个发病机制，肾性高血压往往需要联合使用两种或两种以上降压药物。常用的两药联合降压治疗方案包括 ACEI 或 ARB+CCB、ACEI 或 ARB+噻嗪类利尿剂、二氢吡啶类 CCB+噻嗪类利尿剂。多数难以控制血压的患者可采用 ACEI 或 ARB+CCB+噻嗪类利尿剂组成的三药联合方案。经过这一方案足量、充分治疗后，若血压仍不达标，可以考虑加用 α 受体阻滞剂、β 受体阻滞剂、α/β 受体阻滞剂、中枢降压药等，但加用哪种药物疗效最佳尚缺乏充分研究，必须遵循个体化原则选择适合患者的降压药物。

（6）特殊人群的血压管理

1）老年人：老年 CKD 患者降压药物治疗应个体化，根据患者的个体特征、心血管风险分层及合并疾病选择降压药物。老年 CKD 患者使用降压药物应从小剂量开始，降压速度不宜过快，逐步降压；密切观察患者对降压药物有无不良反应，避免血压

过低。老年患者多是盐敏感性高血压，可以通过监测 24h 尿钠评估食盐摄入情况，并由此指导利尿剂的使用。

2）儿童：儿童肾性高血压首选单药疗法，治疗应从最低推荐剂量开始，根据治疗反应调整，若用最大剂量治疗效果仍欠佳，或出现明显不良反应，则加用第 2 种不同类型的降压药或取代之。指南推荐 ACEI 或 ARB 作为儿童 CKD 高血压的首选药物[15]。

3）腹膜、血液透析患者：合并高血压的腹膜、血液透析患者大都存在一定程度的容量负荷过重，因此容量控制是腹膜、血液透析患者高血压治疗最主要的环节。

（邢爱君　吴寿岭）

# 第二节　原发性醛固酮增多症

肾上腺包括中央部的髓质和周围部的皮质两部分，两者是能分泌不同激素的内分泌腺。肾上腺共分泌三类激素，即盐皮质激素、糖皮质激素和性激素。与高血压相关的激素分别为肾上腺皮质球状带分泌的盐皮质激素（醛固酮），另一种为肾上腺皮质束状带分泌的糖皮质激素（皮质醇）。

原发性醛固酮增多症（PA）指肾上腺皮质分泌过量醛固酮，导致体内潴钠排钾，血容量增多，肾素-血管紧张素系统活性受到抑制，但不受钠负荷调节的疾病是一种以高血压、正常血钾或低血钾、低血浆肾素活性及高血浆醛固酮水平为主要特征的综合征。研究发现，醛固酮过多是导致心肌肥厚、心力衰竭和肾功能受损的重要危险因素，与原发性高血压患者相比，PA 患者心脏、肾脏等高血压靶器官损害更为严重。

## 一、PA 的流行病学

PA 是继发性高血压的主要病因之一。Conn 在 1955 年报道了一位 34 岁的高血压、低血钾患者，否认了"失钾性肾炎"的诊断，而提出由肾上腺皮质腺瘤分泌醛固酮增多所致，并得到了手术证实。Conn 首先发现并报道了这一种内分泌高血压类型，并命名为原发性醛固酮增多症，又称为 Conn 综合

征。过去几十年，原发性醛固酮增多症一直被认为是少见病，在高血压人群中不到 1%。随着诊断技术的提高，特别是将血浆醛固酮与肾素活性比值（ARR）作为原发性醛固酮增多症筛查指标后，使相当一部分血钾正常的原发性醛固酮增多症患者得以发现并确诊。国外报道在 1、2、3 级高血压患者中原发性醛固酮增多症患病率分别为 1.99%、8.02% 和 13.2%[20]；而在难治性高血压患者中，其患病率更高，为 17%～23%[21]。我国相关研究报道较少，在亚洲普通高血压人群中其患病率约为 5%[22]。2010 年由中华医学会内分泌分会牵头，在全国 11 个省 19 个中心对 1656 例难治性高血压患者进行了原发性醛固酮增多症的筛查，首次报道其患病率为 7.1%[23]。

## 二、PA 的病因

PA 的部分类型与家族遗传有关，但其余均病因不明，根据病因病理变化和生化特征，原发性醛固酮增多症有五种类型[24]。

**1. 肾上腺醛固酮腺瘤（APA）** 发生在肾上腺皮质球状带并分泌醛固酮的良性肿瘤，即经典的 Conn 综合征，以前报道 APA 占 PA 的比例可达 65%～80%，随着诊断技术的提高，发现 APA 占 PA 的比例在 35%左右，以单一腺瘤最多见，左侧多于右侧，醛固酮瘤的成因不明，患者血浆醛固酮浓度与血浆 ACTH 的昼夜节律相平行，而对血浆肾素的变化无明显反应，此型患者其生化异常及临床症状较其他类型原发性醛固酮增多症明显且典型。

**2. 特发性醛固酮增多症（IHA）** 即特发性肾上腺皮质增生，随着诊断技术的提高，目前认为 IHA 在 PA 中所占的比例最大，可达 60%左右，更是位居儿童原发性醛固酮增多症之首，其病理变化为双侧肾上腺球状带的细胞增生，可为弥漫性或局灶性，增生的皮质可见微结节和大结节，增生的肾上腺体积较大，厚度、重量增加，大结节增生于肾上腺表面可见金色结节隆起，小如芝麻，大如黄豆，结节都无包膜，这是病理上与腺瘤的根本区别，IHA 的病因还不清楚。IHA 患者的生化异常及临床症状均不如 APA 患者明显，其中血醛固酮的浓度与 ACTH 的昼夜节律不相平行。

**3. 原发性肾上腺皮质增生（PAH）** 又称为单侧肾上腺增生，约占原发性醛固酮增多症的 2%。Kater 等在 1982 年发现有 4 例介于 APA 和 IHA 之间的病例，其在病理形态上与 IHA 相似，可为单侧或双侧肾上腺球状带增生，但其生化改变与 APA 相似，本症对螺内酯治疗有良好的反应，肾上腺单侧或次全切除可纠正醛固酮过多的症状和生化异常。

**4. 家族性醛固酮增多症** 分为糖皮质激素可抑制性醛固酮增多症（GRA）、家族性醛固酮增多症Ⅱ型（FH-Ⅱ）和家族性醛固酮增多症Ⅲ型（FH-Ⅲ）等类型。GRA 又称为地塞米松可抑制性醛固酮增多症（DSH），是一种特殊类型的 PA，约占 1%，多于青少年起病，可为家族性或散发性，家族性者以常染色体显性方式遗传，主要特征为高血压、ACTH 依赖的醛固酮分泌、低肾素及高 18 羟皮质醇（18OHF）和 18 氧皮质醇（18oxoF）。导致 GRA 发生的遗传病因是在 CYP11B1（11β-羟化酶）和 CYP11B2（醛固酮合成酶）之间不等的遗传重组，形成 CYP11B 嵌合基因，由于 CYP11B1 的表达受 ACTH 的调控，嵌合基因表达的酶同时具有醛固酮合成的活性且为肾上腺皮质 ACTH 所依赖的表达。因此，在 GRA 患者中，醛固酮能被糖皮质激素抑制[25]。基因检测对 GRA 来说是一种敏感和特异的检查方法。FH-Ⅱ的诊断依赖于在一个家系中出现至少 2 例以上 PA 患者，基因背景尚不清楚，目前的诊断主要根据持续升高的 ARR，且没有导致 GRA 的嵌合基因。FH-Ⅲ具有鲜明的临床和生化特点，表现为儿童时期严重高血压，伴有醛固酮显著升高、低钾血症和显著靶器官损害，且对积极降压治疗无效，包括螺内酯、阿米洛利，需行双侧肾上腺切除。对于发病年龄很轻的 PA 患者，建议行 KCNJ5 基因检测排除 FH-Ⅲ。

**5. 分泌醛固酮的肾上腺皮质癌（APC）** 它是肾上腺皮质腺癌的一种类型，在 PA 中所占的比例<1%，可见于任何年龄段，但以 30～50 岁人群多发。

在文献中也有将异位醛固酮分泌腺瘤和癌归入原发性醛固酮增多症中的一个类型，极为罕见，占 PA 比例<0.1%，可发生于肾脏、肾上腺残余组织或卵巢。

# 三、PA 的发病机制

PA 的病理生理变化均由超生理需要量的大量醛固酮所致，主要为高血钠、低血钾、肾素–血管紧张素系统被抑制及碱中毒。

醛固酮是人体内最主要的盐皮质激素，它的主要生理作用是促进肾脏远曲小管和集合管对钠离子的重吸收及对钾离子排泄，原发性醛固酮增多症患者可分泌大量醛固酮，发挥上述生理效应：①使钠重吸收增加，尿钠排出减少，钠代谢呈"正平衡"，体内钠潴留导致细胞外液扩张，血容量增多；②细胞外液中钠的浓度增高后，钠向细胞内转移，血管壁细胞内的钠浓度增高，可使管壁对血中去甲肾上腺素等加压物质的反应增强；③动脉血管壁平滑肌细胞内的钠浓度增加，致使细胞内水潴留，血管壁肿胀，管腔狭窄，外周阻力增加，由于上述因素的综合作用，形成高血压。

当血钠浓度增高和细胞外液扩张达到一定程度时，心房内压力感受器受刺激，心房肌分泌心房利钠肽（ANP），这是一种排钠、利尿、降血压的循环激素，它的分泌受血中的钠浓度和血容量的影响，血钠浓度增高或血容量增加均能刺激心房内压力感受器，使心房肌细胞释放 ANP。ANP 分泌增多继而抑制肾近曲小管对钠的重吸收，使到达远曲小管的钠离子浓度增加，超过醛固酮作用下远曲小管重吸收钠的能力，尿钠排泄增加，从而代偿了大量醛固酮的钠潴留作用，使钠代谢达到近乎平衡状态，不再继续潴钠，因而避免或减少细胞外液进一步扩张所致的恶性高血压、水肿、心力衰竭等的发生。此种在大量醛固酮作用下，肾小管摆脱醛固酮的影响，不再继续出现显著潴钠，称为对盐皮质激素的"脱逸"（escape）现象，ANP 还可以抑制肾小球旁细胞肾素的分泌及肾上腺皮质醛固酮的分泌，并能对抗血管紧张素 Ⅱ 的缩血管作用。

醛固酮的排钾作用与其钠重吸收的作用密切相关，醛固酮促进肾远曲小管排钾的作用，受到远曲小管钠浓度的影响，当钠摄入减少或近曲小管钠重吸收增加，到达远曲小管的钠减少时，醛固酮的排钾作用即明显减弱，尿钾排出是一个被动过程，当远曲小管腔内的钠被重吸收后，肾小管腔内液的电离子呈负性状态，此时小管细胞内的阳离子 $K^+$ 和 $H^+$ 即随着电化学梯度被分泌至小管腔内液中而随尿排出，原发性醛固酮增多症患者的大量醛固酮促进远曲小管的钠重吸收增加，因此钾的排泄亦增加，尿中大量失钾，导致机体严重缺钾，出现一系列因缺钾而引起的神经、肌肉、心脏、肾脏及胰腺的功能障碍，而且钾的排泄不受"脱逸"的影响而减少，这由钠"脱逸"在 ANP 的作用下，近曲小管的钠重吸收减少，而并非远曲小管中钠重吸收减少所致，故远曲小管中钠重吸收及 Na-K 交换不变，钾仍不断丢失，因此原发性醛固酮增多症患者高血钠常不明显，但低血钾却非常普遍，细胞内大量钾离子丢失后，此时细胞外液的 $Na^+$ 和 $H^+$ 进入细胞内，$Na^+$ 和 $H^+$ 由细胞内排出的效能降低，细胞内 $Na^+$ 和 $H^+$ 增加，引起细胞内液 pH 下降呈酸血症，细胞外液血的 pH 上升，$CO_2CP$ 增高呈碱血症。

在临床常见由其他原因（如厌食、呕吐、腹泻）引起体内缺钾时，肾小管上皮细胞的 $K^+$ 含量减少，于是远曲小管内的 Na-K 交换减少，Na-H 交换增加，尿呈酸性，而在原发性醛固酮增多症患者中，尽管肾小管上皮细胞内缺钾，但由于大量醛固酮的潴钠排钾作用，远曲小管中 Na-K 交换仍被促进，Na-H 交换则被抑制，肾小管细胞分泌 $H^+$ 减少，故尿不呈酸性，而呈中性，甚至碱性或弱碱性，因此细胞内液酸中毒、细胞外液碱中毒及碱性尿就成为原醛症的特征，碱中毒时细胞外液游离钙减少，加上醛固酮促进尿镁排出，使血镁降低，同时原发性醛固酮增多症患者高血容量，使入球小动脉的邻球装置细胞压力感受器兴奋性增高，抑制肾小球旁器细胞分泌肾素，从而减少血管紧张素的生成，故呈现典型的低肾素原发性醛固酮增多症的临床表现。

# 四、PA 的临床表现

PA 任何年龄均可发病，发病高峰年龄为 30～50 岁，女性多于男性。症状无明显特异性，可伴有头痛、乏力、四肢无力、肢体麻木、口渴、多尿、夜尿增多等。高血压伴低血钾曾被认为是原发性醛固酮增多症最典型的临床表现，目前研究表明只有 9%～37% 的 PA 患者存在低钾血症。

**1. 高血压**　是 PA 最常见的首发症状，可伴有头痛、头晕、乏力、耳鸣等症状。PA 患者虽以水钠潴留、血容量增加引起血压升高，但"脱逸"现象的产生使多数患者高血压呈良性过程且不出现水肿。一般为轻中度升高，舒张压升高较明显，呈慢性过程，与原发性高血压相似。随着病情进展，有的血压难以控制且降压药物治疗效果差。研究表明，51.5%～76.9%的 PA 患者表现为非杓型血压模式，即夜间血压下降水平低于 10%。

**2. 低血钾**　在高血压病例中伴有自发性低血钾且尿钾异常增高者，首先应考虑 PA 的诊断。疾病早期血钾可以正常，随着疾病进展，血钾逐渐下降，当血钾在 3mmol/L 以下时可出现神经肌肉功能障碍的症状，如神经肌肉软弱和麻痹、阵发性手足搐搦及肌肉痉挛。长期低血钾还可导致心电图 QT 间期延长、T 波增快、ST 段压低，甚至诱发心律失常。低血钾还可表现为胰岛 B 细胞功能障碍，糖耐量减低；代谢性碱中毒和细胞内酸中毒；抑制某些反射，引起直立性低血压和心动过缓。

**3. 靶器官的损害**

（1）肾脏的损害：如失钾性肾病，是由长期大量丢钾、细胞内低钾高钠和酸中毒，近曲小管细胞空泡变性，远曲小管和集合管上皮细胞颗粒样变所形成，造成肾小管浓缩功能减退，引起多尿、夜尿增多。醛固酮增多可导致尿钙和尿酸排泄增多，易发生肾结石、泌尿系统感染、肾盂肾炎、肾间质瘢痕形成。长期醛固酮增多和继发性高血压可导致肾动脉硬化、蛋白尿、肾功能不全。

（2）心脏的损害：近些年来，左心室肥大被认为是 PA 的主要并发症，除了高血压引起的血流动力学改变，即左心室后负荷增加造成心室肥大外，醛固酮增多是左心室肥大的重要危险因素。许多基础研究[26, 27]发现，醛固酮可使心肌细胞增生肥大，心肌间质细胞增生堆积，使心肌僵硬度增加，介导了心血管重构。洪维等指出，与原发性高血压相比，PA 患者的左心室重量指数（LVMI）明显增加，左心室肥大的发生率明显升高，在校正血压、病程等因素的影响后，LVMI 与 PA 患者醛固酮水平呈显著相关。

（3）血管的损害：Veglio 等对 PA 患者的研究发现，高醛固酮水平不仅与压力感受器损伤相关，还显著降低了动脉血管顺应性；随访观察发现，醛固酮瘤术后患者证实了醛固酮水平是血管内皮损伤的可逆性危险因素。

# 五、PA 的诊断

## （一）PA 的筛查

PA 是继发性高血压的一种常见类型，临床上的高血压患者，尤其是儿童、青少年、难治性高血压患者、高血压伴有低血钾表现者，应怀疑有 PA 的可能，需要进一步检查明确诊断或排除。2016 年中华医学会内分泌学分会肾上腺学组发表的《原发性醛固酮增多症诊断治疗的专家共识》中推荐对以下人群进行原发性醛固酮增多症筛查。

（1）持续性血压＞160/100mmHg（1mmHg=0.133kPa）、难治性高血压（联合使用 3 种降压药物，其中包括利尿剂，血压＞140/90mmHg；联合使用 4 种及以上降压药物，血压＜140/90mmHg）。

（2）高血压合并自发性或利尿剂所致的低钾血症。

（3）高血压合并肾上腺意外瘤。

（4）早发性高血压家族史或早发（＜40 岁）脑血管意外家族史的高血压患者。

（5）原发性醛固酮增多症患者中存在高血压的一级亲属。

（6）高血压合并阻塞性呼吸睡眠暂停[28]。

PA 筛查前准备：

（1）尽量将血钾纠正至正常范围。

（2）维持正常钠盐摄入。

（3）停用对 ARR 影响较大的药物至少 4 周：包括醛固酮受体拮抗剂（螺内酯、依普利酮）、保钾利尿剂（阿米洛利、氨苯蝶啶）、排钾利尿剂（氢氯噻嗪、呋塞米）及甘草提炼物。

（4）血管紧张素转化酶抑制剂（ACEI）、血管紧张素受体拮抗剂（ARB）、钙通道阻滞剂（CCB）类等药物可升高肾素活性，降低醛固酮导致的 ARR 假阴性，因此 ARR 阴性不能排除原发性醛固酮增多症，需停用上述药物至少 2 周再次进行检测；但如服药时肾素活性＜1ng/（ml·h）或低于正常检测下限同时合并 ARR 升高，考虑原发性醛固酮增多症可能性大，可维持原有药物治疗。

（5）β 受体阻滞剂、中枢 $\alpha_2$ 受体阻滞剂（可乐定或甲基多巴）、非甾体抗炎药等可降低肾素活性，导致 ARR 假阳性，建议停用至少 2 周，如患者因冠心病或心律失常等长期服用 β 受体阻滞剂，临床医师应根据患者情况决定是否停药。

（6）如血压控制不佳，建议使用α受体阻滞剂及非二氢吡啶类CCB。

（7）口服避孕药及人工激素替代治疗可能会降低直接肾素浓度（DRC），一般无须停服避孕药物，除非有更好更安全的避孕措施。

ARR作为原发性醛固醇增多症最常用的筛查指标，已被广泛应用于临床。2008年《原发性醛固酮增多症的临床诊疗指南》[29]中指出不同中心所定ARR切点差异较大，当醛固酮单位为ng/dl，最常用切点是30；当醛固酮单位为pmol/L，最常用切点是750。也有中心强调ARR阳性同时满足血醛固酮水平升高（醛固酮＞15ng/dl）以提高筛查试验的敏感性和特异性。

## （二）PA的确诊

影响ARR的因素很多，如性别、年龄、药物、采血的时间与方法、血钾水平等，因此对于ARR阳性的患者要进一步行一种或几种确诊试验来避免PA被过度诊断。目前主要有4种确诊试验包括生理盐水输注试验、卡托普利试验、口服高钠饮食及氟氢可的松试验。

**1. 生理盐水输注试验**（saline infusion test，SIT）是目前国内比较常用的PA确诊试验，试验前必须卧床休息1h，4h内静脉滴注2000ml生理盐水，试验在8：00～9：00开始，整个过程需监测血压和心率变化，在输注前及输注后分别采血测血浆肾素活性、血醛固酮、皮质醇及血钾。生理盐水试验后血醛固酮大于10ng/dl时PA诊断明确，如为5～10ng/dl，必须根据患者临床表现、实验室检查及影像学表现综合评价，＜5ng/dl排除PA。近年文献报道，坐位生理盐水试验较卧位生理盐水试验诊断PA敏感性更高，其诊断敏感性高达96%[30]。由于本试验可引起血容量急剧增加，会诱发高血压危象及心力衰竭，因此对于那些血压难以控制、心功能不全及低钾血症的患者不应进行此项检查。

**2. 卡托普利试验** 坐位或站位1h后口服50mg卡托普利，服药前及服用后1h、2h测定血浆肾素活性、醛固酮、皮质醇，试验期间患者需始终保持坐位，正常人卡托普利抑制试验后血醛固酮浓度下降大于30%，而PA患者血醛固酮不受抑制。除对血压影响外，卡托普利试验安全性更好，试验结果与每天摄盐水平无关。更适合在心功能不全、严重低

钾血症及难以控制的高血压患者中进行此项检查。

**3. 口服高钠饮食试验** 3d内将每天钠盐摄入量提高至＞200mmol（相当于氯化钠6g），同时补钾治疗使血钾维持在正常范围，收集第3d至第4d 24h尿液测定尿醛固酮。尿醛固酮＜10μg/24h排除原发性醛固酮增多症，若＞12μg/24h（梅奥医学中心）或14μg/24h（克里夫兰医学中心）则PA诊断明确。此试验不可应用于严重高血压、肾功能不全、心功能不全、心律失常、严重低钾血症患者。

**4. 氟氢可的松试验**（fludrocortisone suppression test，FST） 连续口服氟氢可的松4d，每间隔6h服用0.1mg，同时补钾治疗（血钾达到4mmol/L）、高钠饮食（每天三餐分别补充30mmol，每天尿钠排出至少3mmol/kg），第4d上午10：00采血测血浆醛固酮、血浆肾素活性，上午7：00及10：00采血测血皮质醇，如果上午10：00的血浆皮质醇水平低于7：00水平，且血浆醛固酮＞6ng/dl，而肾素活性＜1ng/（ml·h），则PA诊断明确。氟氢可的松抑制试验是确诊PA最敏感的试验。

这4项试验各有其优缺点，口服高钠饮食及氟氢可的松试验由于操作繁琐、准备时间较长、国内无药等，目前临床很少开展；生理盐水试验的敏感度和特异度分别达到95.4%及93.9%[31]，但由于血容量急剧增加，会诱发高血压危象及心力衰竭，对于那些血压难以控制、心功能不全及严重低钾血症的患者不应进行此项检查；卡托普利试验是一项操作简单、安全性较高的确诊试验，但此试验存在一定的假阴性，部分IHA患者血醛固酮水平可被抑制。

## （三）PA的分型诊断

对确诊PA的患者，应行进一步的分型诊断检查，包括肾上腺CT、双侧肾上腺静脉采血（adrenal venous sampling，AVS）及基因检测等。2016年美国内分泌协会发表的原发性醛固酮增多症指南明确提出肾上腺MRI在PA的分型诊断中并不优于CT，因此并不推荐行MRI检查。

**1. 肾上腺CT检查** 指南推荐在PA诊断中CT扫描为首选的无创性定位方法，为PA分型诊断的第一步，以除外肾上腺皮质癌。肾上腺腺瘤较小，故应采用高分辨率CT连续薄层（2.5～3mm）扫描，必要时可进一步行增强CT扫描，CT表现为单侧肾

上腺腺瘤（直径＜2cm），CT 值为-33～28HU，增强后呈轻度强化，CT 值增高到 7～60HU，动态增强和延迟扫描时腺瘤呈快速廓清表现，典型病例肿瘤边缘呈薄纸样环状增强，而中央往往仍为低密度。腺瘤同侧及对侧肾上腺无萎缩性改变。肾上腺 CT 在诊断上存在一定局限性，在鉴别是单侧还是双侧肾上腺病变时，敏感度和特异度分别为 78% 和 75%，在分型诊断中有一定的误诊率，若影像学检查未能发现明显占位，或病灶较小不能区分肾上腺腺瘤和增生，可选择双侧 AVS 进行原发性醛固酮增多症的分型诊断，进一步明确病变的侧别、数目和性质。

**2. 双侧肾上腺静脉取血（AVS）** 是 PA 患者鉴别单侧和双侧肾上腺病变的金标准，指南推荐对于确诊 PA 后选择手术治疗的患者，应行 AVS 以鉴别单侧（常为 APA）还是双侧肾上腺病变（常为 IPA）。目前 AVS 的敏感度和特异度均可达到 90% 以上，要明显优于肾上腺 CT。术前尽量纠正低血钾，避免低血钾对醛固酮分泌的抑制作用。手术的最佳时间是清晨，因为这时的 ACTH 和皮质醇分泌均处于较高水平，有利于结果的判定。随着介入技术的发展，可采用经肘静脉或股静脉进行插管取血，有经验的操作者双侧插管的成功率可达 90% 以上。其主要并发症是肾上腺静脉破裂导致的腺内和腺周血肿，但很少出现完全性或永久性肾上腺皮质功能减退。

（1）AVS 的操作过程：术日清晨患者保持平卧位至少 1h，经股静脉或肘静脉入路，左侧导管置于左膈下静脉与左肾上腺静脉交汇处，而右侧肾上腺静脉较短，呈锐角汇入下腔静脉，以致插管较困难，股静脉入路操作困难时可尝试肘静脉入路。将导管插入左右肾上腺静脉后，推注少量造影剂证实，先轻轻回抽导管内残余液体弃用，然后采样送检，检测血皮质醇及醛固酮，同时采集肾上腺静脉开口于下方的下腔静脉或外周静脉血检测皮质醇数值。目前常用 AVS 采血方法主要有三种，即非同步或同步双侧 AVS，负荷剂量 $ACTH_{1\sim24}$ 注入后非同步或同步双侧 AVS，$ACTH_{1\sim24}$ 持续静脉输注下非同步双侧 AVS。后两种的操作方法为 $ACTH_{1\sim24}$ 连续输注（50μg/h，采样前 30min 开始）或推注（250μg）刺激，该方法是为了减少非同步 AVS 中醛固酮和皮质醇的应激性波动。但国内缺少 $ACTH_{1\sim24}$，且同步双侧 AVS 操作较困难，许多中心都选用非同步双侧

AVS。

（2）结果的判定：首先需要证实 AVS 插管是否成功，常用方法为计算肾上腺静脉与肾上腺静脉开口下方的下腔静脉或外周静脉血皮质醇浓度的比值，将该比值定义为选择性指数（selective index，SI）[32, 33]，SI≥2 则证实导管插入了肾静脉。这时，如果优势侧醛固酮皮质醇比值与非优势侧醛固酮皮质醇比值之比≥2，则说明有优势分泌；非优势侧醛固酮皮质醇比值与下腔静脉醛固酮皮质醇比值之比≤1，说明为非优势侧被抑制。在应用 $ACTH_{1\sim24}$ 的方法时 SI≥3 证实插管成功，优势侧醛固酮皮质醇比值与非优势侧醛固酮皮质醇比值之比≥4，则说明有优势分泌。

影响 AVS 结果的混杂因素主要是情绪和疼痛的相关应激，因为这些应激可以刺激下丘脑-垂体-肾上腺轴，随后 ACTH 诱导皮质醇从双侧肾上腺释放，导致醛固酮与皮质醇比值下降，掩盖优势侧分泌。术前、术中向患者解释操作、安慰、应用苯二氮䓬类药物和充分进行局部麻醉等措施可减少应激。

2014 年《双侧肾上腺静脉采血专家共识》[34] 建议以下人群可不行 AVS 检查：①年龄小于 40 岁，肾上腺 CT 显示单侧腺瘤且对侧肾上腺正常的患者；②肾上腺手术高风险患者；③怀疑肾上腺皮质癌的患者；④已经证实患者为 GRA 或家族性醛固酮增多症Ⅲ型。

**3. 基因检测** 2016 年中华医学会内分泌学分会肾上腺学组发表的《原发性醛固酮增多症诊断治疗的专家共识》建议年龄在 20 岁以下 PA 患者，或有 PA 或早发脑卒中家族史的患者，应做基因检测以确诊或排除 GRA。对于发病年龄很轻的 PA 患者，建议行 KCNJ5 基因检测排除家族性醛固酮增多症Ⅲ。

（1）家族性醛固酮增多症：GRA 发生的遗传病因是在 CYP11B1（11β-羟化酶）和 CYP11B2（醛固酮合成酶）之间不等的遗传重组，形成 CYP11B 嵌合基因，由于 CYP11B1 的表达受 ACTH 的调控，嵌合基因表达的酶同时具有醛固酮合成的活性且为肾上腺皮质 ACTH 所依赖的表达。因此，在 GRA 患者中，醛固酮能被糖皮质激素抑制。基因检测对 GRA 来说是一种敏感和特异的检查方法，而尿 18OHF 和 18oxoF 及地塞米松抑制试验均可能出现

误诊。

家族性醛固酮增多症Ⅱ型的基因背景尚不清楚，因此目前的诊断主要根据持续升高的ARR，确诊试验阳性，且没有导致GRA的嵌合基因。在GRA和家族性醛固酮增多症Ⅱ型患者的一级亲属中进行筛查可在血压正常者中发现PA患者，了解外显率的差异。澳大利亚的一项大型家系研究发现家族性醛固酮增多症Ⅱ型和7p22染色体位点的基因存在联系。

国外研究报道家族性醛固酮增多症Ⅲ型的致病基因为KCNJ5突变（T158A）。因此，对于发病年龄很轻的PA患者，建议行KCNJ5基因检测排除家族性醛固酮增多症Ⅲ型。

（2）散发型醛固酮瘤基因检测：KCNJ5基因突变、TP1A1及ATP2B3基因突变、电压门控钙离子通道（CACNA1D）基因突变可在一定程度上导致散发型醛固酮瘤的发生。

# 六、鉴 别 诊 断

**1. 原发性高血压** 原发性高血压患者在口服利尿剂等原因后有时也会出现低血钾，此时需要加以鉴别。此类患者停用利尿剂等引起低血钾的可逆因素后血钾可恢复正常，且检验血、尿醛固酮水平不高，普通降压药物有效。

**2. 继发性醛固酮增多症** 继发性醛固酮增多症是指因肾上腺以外的疾病引起的醛固酮分泌过多的一组病症，是由肾素-血管紧张素系统激活所致的醛固酮增多，并出现低血钾。如有效血容量减少，导致肾小球旁细胞处压力降低，兴奋肾素分泌；肾血管灌注压降低，肾动脉缺血，兴奋肾素分泌，包括肾动脉狭窄、恶性高血压、慢性肾脏疾病伴高血压、肾素分泌瘤、雌激素治疗（包括口服避孕药）和妊娠等。此类患者肾素-血管紧张素系统活性增高可与PA相鉴别，另外有些可通过体格检查、肾动脉彩超、CT、MR、DSA等检查明确病因。

**3. 其他肾上腺疾病**

（1）库欣综合征：又称为皮质醇增多症，是指各种原因引起的肾上腺分泌糖皮质激素（以皮质醇为主）过多导致的临床症候群，同时伴有肾上腺雄性激素及盐皮质激素不同程度分泌增多。过多的糖皮质激素导致潴钠排钾、高血压，尤其是异位ACTH综合征和肾上腺皮质癌可出现低钾性碱中毒。此病有其原发病的各种症状、体征及恶病质可以鉴别。

（2）先天性肾上腺皮质增生症（CAH）：是较常见的常染色体隐性遗传病，由皮质激素合成过程中所需酶的先天缺陷所致。皮质醇合成不足使血中浓度降低，负反馈作用刺激垂体分泌促肾上腺皮质激素（ACTH）增多，导致肾上腺皮质增生并分泌过多的皮质醇前身物质如11-去氧皮质醇和肾上腺雄酮等，从而发生一系列临床症状。按缺陷酶的种类可分为五类，其中11β-羟化酶和17α-羟化酶缺陷者都有高血压和低血钾，前者高血压、低血钾是由大量去氧皮质酮引起的，可引起女性男性化、男性性早熟；后者雌激素、皮质醇均下降，女性性发育不全，男性呈假两性畸形，临床上不难鉴别。

**4. 假性醛固酮增多症**

（1）Liddle综合征：1963年Liddle等首先报道，故亦称为Liddle综合征。本病特征是严重的高血压、低钾血症、代谢性碱中毒、低肾素血症。临床症状与醛固酮增多症相似，但是醛固酮分泌率很低，对螺内酯治疗无反应，对氨苯蝶啶或限盐治疗有效。本病呈常染色体显性遗传病，是肾小管上皮细胞阿米洛利敏感性钠离子通道（ENaC）的β、γ亚单位基因突变阻止了调节蛋白结合到β、γ亚单位的羧基端的富含脯氨酸的区域，使大量活性ENaC翻转暴露到管腔膜顶端，导致膜腔上钙通道的数量增多，活性增加，钠重吸收增多，钾排泄增加。根据临床症状、实验室检查可确诊。

（2）药物性假性醛固酮增多症：临床上常用的复方甘草片、复方甘草合剂、甘草酸片、甘草酸注射剂、甘草酸单胺等可引起药物性假性醛固酮增多症。甘草酸在小肠内转化为甘草次酸，吸收入血的甘草次酸能够抑制11β-羟类固醇脱氢酶（11β-HSD2）的活性，使皮质醇失活减慢。实验室检查血、尿醛固酮不高，反而降低；尿17-羟及游离皮质醇远较正常值低，但血皮质醇正常。

# 七、PA的治疗措施

PA的治疗取决于病因和患者对药物的反应。PA的治疗有手术和药物两种方法。APA及PAH首选手术治疗，如患者不愿手术或不能手术，可予以药物治疗，而IHA及GRA首选药物治疗。分泌醛固酮的肾上腺皮质癌发展迅速，转移较早，应尽早切除原发肿瘤。如已有局部转移，应尽可能切除原发病灶和转移灶，术后加用米托坦治疗。醛固酮瘤或单侧肾上腺增生行单侧肾上腺切除的患者在术后早期，由于对侧肾上腺抑制作用尚未解除，建议高钠饮食。如有明显低醛固酮血症表现，需暂时服用氟氢可的松行替代治疗。

### （一）手术治疗

**1. 腹腔镜下单侧肾上腺切除** 目前腹腔镜手术已广泛用于 PA 治疗，与传统开放手术相比，其具有手术时间短、创伤小、术后恢复时间快、手术并发症少等特点。确诊为 APA 或 PAH 患者，选择单侧肾上腺全切术或行保留部分肾上腺组织的 ASS 尚存在争议，ASS 包括肾上腺肿瘤切除术、肾上腺肿瘤切除+肾上腺部分切除术。PA 患者病侧肾上腺往往存在多发性病灶，而单纯肿瘤切除可能存在遗留肿瘤部分包膜，导致术后复发。若在手术过程中高度怀疑多发性醛固酮瘤或伴有结节样增生可能，应尽量行患侧肾上腺全切除术。

**2. 术前准备** 纠正高血压、低血钾。如患者低血钾严重，在服用螺内酯同时，可口服或静脉补钾。一般术前准备时间为 2～4 周，对于血压控制不理想者，可联合其他降压药物。

**3. 术后随访** 术后第 1d 即可停用螺内酯，同时减少其他降压药物的剂量。静脉补液无须加入氯化钾，除非患者血钾<3.0mmol/L。术后前几周，由于对侧肾上腺抑制作用尚未解除，应提高钠盐摄入，如有明显低醛固酮血症表现，需暂时服用氟氢可的松行替代治疗。

### （二）药物治疗

确诊 IHA、GRA、手术治疗效果欠佳的患者，或不愿意手术或不能耐受手术的 APA 患者均可行药物治疗。IHA 首选药物治疗，2016 年中国《原发性醛固酮增多症诊断治疗的专家共识》中建议螺内酯作为一线用药，依普利酮为二线药物；推荐 GRA 选用小剂量糖皮质激素作为首选治疗方案。

**1. 醛固酮受体拮抗剂**

（1）螺内酯（安体舒通）：是一种非选择性醛固酮受体拮抗剂，它与肾小管胞质及核内的受体结合，与醛固酮起竞争性抑制作用，致潴钾排钠。该药起始治疗剂量为 200～400mg/d，分 3～4 次口服，待血钾恢复正常、血压下降后，可减量为 40～60mg/d。注意事项：螺内酯除与盐皮质激素受体结合外，还与雄激素受体、黄体酮受体结合，干扰其他类固醇激素的作用，故该药最常见的不良反应是男性乳房发育、男性勃起功能障碍、女性月经紊乱等。螺内酯导致的男性乳房发育呈明显剂量相关性，必要时可同时加用氨苯蝶啶、阿米洛利等减少螺内酯剂量，以减轻该药的不良反应。为避免高钾血症的发生，肾功能不全 3 期[肾小球滤过率（GFR）<60ml/（min·1.73m²）]患者慎用。肾功能不全 4 期及 4 期以上者禁止服用 [GFR < 30ml/（min·1.73m²）]。阿司匹林等水杨酸药物能够促进螺内酯活性代谢产物烯睾丙内酯从肾脏排泄，使药物疗效下降 70% 左右，在治疗期间应避免同时使用。

（2）依普利酮：是高选择性醛固酮受体拮抗药，螺内酯不能耐受时可选择此药。依普利酮和雄激素受体的亲和力为螺内酯的 0.1%，与黄体酮受体的亲和力不到螺内酯的 1%，因此性欲降低、月经紊乱、男性女性化等不良反应较少。起始剂量为 25mg/d，由于其半衰期短，建议 1d 给药 2 次。注意事项：肾功能不全 3 期[GFR<60ml/（min·1.73m²）]患者慎用，肾功能不全 4 期及 4 期以上者禁止服用[GFR<30ml/（min·1.73m²）]。

**2. 糖皮质激素** 推荐应用于 GRA 患者。糖皮质激素通过抑制垂体 ACTH 分泌以减少醛固酮作用，建议服用长效或中效糖皮质激素，地塞米松起始剂量为 0.125～0.25mg/d；泼尼松起始剂量为 2.5～5mg/d，两种药物均在睡前服用。建议使用最少剂量糖皮质激素使患者血压或血钾维持在正常范围，如血压控制不佳，可联合使用醛固酮受体拮抗剂。儿童患者主张应用氢化可的松。

**3. 保钾利尿剂** 对上皮细胞钠通道有阻断作用的药物，如阿米洛利、氨苯蝶啶等对 PA 都有一定治疗效果，作为保钾利尿剂，它们能缓解 PA 患者的高血压、低血钾症状，而不存在螺内酯所致的激素相关性不良反应。但该药作用相对较弱，且无上皮保护作用，并不作为一线用药。阿米洛利（氨氯吡咪）初始剂量为 10～20mg/d，必要时可使用 40mg/d。不良反应主要是头痛、乏力、胃肠不适、勃起功能障碍等。氨苯蝶啶的起始剂量为 100～200mg/d，分次口服。不良反应主要是头晕、恶心、呕吐、腹痛，与吲哚美辛合用可能引起急性肾衰竭，因此应避免和非甾体抗炎药合用。

**4. 其他降压药物** ACEI、ARB 可能对部分血管紧张素敏感的 IHA 患者有一定治疗效果，而 CCB 主要用于降低血压，对醛固酮分泌并无明显抑制作用。如患者单用螺内酯治疗血压控制不佳时，可联合使用多种不同作用机制的降压药。

（王艳秀　吴寿岭）

# 第三节　皮质醇增多症

1921 年美国神经外科医师 Harvey Cushing 首先报道皮质醇增多症，故又称为库欣综合征（CS）。

本病是由多种病因引起的肾上腺皮质长期分泌过量的糖皮质激素（主要是皮质醇）所产生的一组综合征。主要表现为满月脸、多血质外貌、向心性肥胖、痤疮、紫纹、近端肌无力、情感和认知障碍（如易怒、伤感、抑郁、焦虑）、高血压、继发性糖尿病和骨质疏松等。年发病率为（2～3）/100 万，就诊年龄多在 25～45 岁，青少年起病者罕见，仅占 3.4%[35]。

## （一）发生高血压的机制

CS 患者中 75%～80% 存在高血压，36.4% 的 CS 患者以高血压起病[36]。糖皮质激素引起高血压的机制包括：①激活肾素-血管紧张素系统，长期高皮质醇血症导致水钠潴留，交感肾上腺系统活性增加，激活 RAAS。另外，大量糖皮质激素可上调外周组织和大脑中血管紧张素受体 I 的浓度。②皮质醇具有潴钠排钾作用，主要表现为肾小管对 $Na^+$ 的重吸收增加，导致血容量增加，血压升高同时伴有轻度水肿。③胰岛素抵抗，是 CS 所致高血压的重要因素之一。高皮质醇血症使细胞对葡萄糖的利用减少，增加糖原异生，血糖升高，导致胰岛素抵抗。高胰岛素血症使肾小管对 $Na^+$ 重吸收增加，另外调节 $Na^+-K^+-ATP$ 酶和 $Ca^+-ATP$ 酶活性降低，交感神经活性增强，导致血压升高。④通过糖皮质激素的内在盐皮质激素活性异常，如脱氧皮质酮（DOC）、醛固酮等分泌增多，加重水、盐代谢紊乱。⑤可能通过糖皮质激素和盐皮质激素受体作用于中枢系统，从而对心血管调节产生增压效应[37]。

## （二）病因构成

按其病因分为内源性和外源性两种。内源性又可分为：①ACTH 依赖性 CS，包括垂体性库欣综合征（库欣病）、异位 ACTH 综合征、异位 CRH 综合征；②非 ACTH 依赖性 CS，包括肾上腺皮质腺瘤、非 ACTH 依赖性大结节增生（AIMAH）、原发性色素结节性肾上腺病（PPNAD）。

不同病因在不同性别、年龄组分布具有一定的差异，加之影像学技术、生化检测技术进步及临床医师对该综合征认识的不断深入，也势必会对其病因谱的构成造成一定影响。李乐乐等[38]对 1995～2014 年解放军总医院内分泌科诊断的 CS 患者资料进行了回顾性分析，结果发现 CS 患者女性多于男性（男女比例为 1∶2.9）。ACTH 依赖性库欣综合征占 46.36%，非 ACTH 依赖性库欣综合征占 53.64%。41～60 岁年龄组非 ACTH 依赖性 CS 所占比例高于 ACTH 依赖性 CS。男性异位 ACTH 综合征（EAS）、非 ACTH 依赖性双侧肾上腺大结节样增生（AIMAH）、肾上腺皮质癌（ACC）所占比例显著高于女性（$P<0.05$）。1995～2014 年，CS 总例数大幅增长。非 ACTH 依赖性 CS 增长更为明显（1995～1999 年为 32.8%，2010～2014 年达到 60.4%）。

外源性 CS 分为假库欣综合征，主要原因为大量饮酒、抑郁症、肥胖症；另一种为药源性库欣综合征。

## （三）血压升高的特点

不同年龄的 CS 患者，其血压有不同特点。张波等[36]回顾性分析了 184 例经病理诊断的 CS 患者，结果发现与年龄＜25 岁的 CS 患者比较，年龄≥25 岁的 CS 患者出现高血压者更多，收缩压、舒张压水平升高更为明显，而且病程更长、血压难以控制，而且更容易出现高血压并发症，如眼底病变、心脏、肾脏损害，脑血管意外等，因此 CS 患者应尽早诊断，及早根据病因做出治疗，缩短病程。

## （四）诊断

**1. 定性诊断** 首先根据临床表现进行筛查行以下检查：24h 尿游离皮质醇检测、午夜唾液皮质醇检测、过夜小剂量（1mg）地塞米松抑制试验。

（1）24h 尿激离皮质醇（24h UFC）检测试验：留取 24h 的全部尿量进行皮质醇水平检测，应先对患者进行正确留取尿标本的书面或口头指导，即第 1d 早上排尿弃去，从此时开始计时留尿，将全天 24h 的每一次尿量均收集在同一个容器内，直至第 2d 早上的同一时间为止，记录测定的 24h 总尿量，混匀后留取 5～10ml 尿液送检。收集尿标本的容器内应先加入防腐剂并置于阴凉处；告知患者不要过多饮水；在留尿期间避免使用包括外用软膏在内的任何剂型的肾上腺糖皮质激素类药物。因 UFC 在库欣综合征患者中变异很大，所以至少应该检测 2 次 24h UFC。1970 年开始将 UFC 测定用于库欣综合征诊断，因测定的是游离态的皮质醇，故不受皮质醇结合球蛋白的浓度影响。推荐使用各实验室的正常上限作为阳性标准，因为大多数儿童患者的体重接近成人体重（>45kg），故成人的 24h UFC 的正常范围也适用于儿童患者[39]。

（2）午夜唾液皮质醇（MSC）检测：唾液皮质醇浓度与血游离皮质醇浓度相关，而与唾液分泌量无关。室温下样本可稳定 1 周。该检测方法特点是重复性强、无痛，尤其适合于儿童检测。目前最常用的检测方法为放射免疫法，检测结果大于 9.66nmol/L 可诊断 CS，小于 4.14nmol/L 可排除 CS。该方法敏感性达到 100%，特异性达到 84.2%～100%[40, 41]。

（3）过夜小剂量（1mg）地塞米松抑制试验：该试验方法在检测 8：00 血清皮质醇之后，于当晚 24：00 口服 1mg 地塞米松，次日 8：00 抽血检测血清皮质醇水平。以次日 8：00 血清皮质醇 50nmol/L 为切点具有较高的敏感性，可作为 CS 的第一线筛选试验[42]。

**2. 明确是否 ACTH 依赖**

（1）血浆 ACTH 浓度：为避免 ACTH 被血浆蛋白酶迅速降解，需用预冷的 EDTA 试管收集血浆标本，取血后置于冰水中立即送至实验室低温离心，应用免疫放射分析法测定 ACTH 浓度，该测定方法的最小可测值<10pg/ml（2pmol/L）。测定 ACTH 可用于 CS 患者的病因诊断，即鉴别 ACTH 依赖性 CS 和非 ACTH 依赖性 CS。如 8：00～9：00 的 ACTH <10pg/ml（2pmoL/L）则提示为非 ACTH 依赖性 CS；但某些肾上腺性 CS 患者的皮质醇水平升高不明显，不能抑制 ACTH 至上述水平；如 ACTH>

20pg/ml（4pmol/L）则提示为 ACTH 依赖性 CS[39]。

（2）大剂量地塞米松试验：目前有几种大剂量地塞米松的试验方法，①口服地塞米松 2mg，每 6h 1 次，服药 2d，即 8mg/d×2d 的经典大剂量 DST，于服药前和服药第 2d 测定 24h UFC 或尿 17-OHCS；②单次口服 8mg 地塞米松的过夜大剂量地塞米松法；③静脉注射地塞米松 4～7mg 的大剂量地塞米松法。该检查主要用于鉴别库欣病和异位 ACTH 综合征，如用药后 24h UFC、24h 尿 17-OHCS 或血皮质醇水平被抑制超过对照值的 50% 则提示为库欣病，反之提示为异位 ACTH 综合征。大剂量 DST 诊断库欣病的敏感性为 60%～80%，特异性较高；如将切点定为抑制率超过 80%，则特异性<100%[39]。

**3. 定位诊断** 影像学检查常用于 CS 定位诊断，常采用以下方法：

（1）鞍区磁共振显像（MRI）：推荐对所有 ACTH 依赖性 CS 患者进行垂体增强 MRI 或垂体动态增强 MRI。该检查可显示 60% 库欣病患者的垂体腺瘤，对临床表现典型及各项功能试验均支持库欣病诊断的患者。如检出垂体病灶（>6mm）则可确诊，不需再做进一步检查。但在正常人群中 MRI 检出垂体瘤的比例亦有 10%，判断结果时需注意。

（2）肾上腺影像学检查：肾上腺影像学包括 B 超、CT、MRI 检查，对诊断 ACTH 非依赖性库欣综合征患者有很重要的意义。推荐首选双侧肾上腺 CT 薄层（2～3mm）增强扫描，有条件的医院可行三维重建以更清晰地显示肾上腺病变的立体形态。肾上腺 B 超对显示肾上腺肿瘤有定位诊断意义，CS 的肾上腺腺瘤直径>1.5cm，而皮质癌体积更大，均易被 B 超检出。因 B 超检查操作简便、价廉、对患者无损伤，所以目前其已在各级医院普及。其可做初筛，但敏感性较低。

（3）双侧岩下窦插管取血（BIPSS）：是创伤性介入检查，建议只在经验丰富的医疗中心由有经验的放射科医师进行。经股静脉、下腔静脉插管至双侧岩下窦后，可应用数字减影血管成像术证实插管位置是否正确和岩下窦解剖结构是否正常。ACTH 依赖性库欣综合征患者如临床、生化、影像学检查结果不一致或难以鉴别库欣病或异位 ACTH 综合征时，建议行 BIPSS 以鉴别 ACTH 来源。岩下窦（IPS）与外周（P）血浆 ACTH 比值在基线状态≥2 和

CRH 刺激后＞3 则提示库欣病；反之则为异位 ACTH 综合征。

### （五）治疗

CS 患者的标准化死亡率仍是正常人群的 1.7～4.8 倍[43, 44]，持续或复发性高皮质醇血症患者的死亡率仍高于正常人群[45, 46]。因此，对于包括神经外科医师在内的临床工作者，及时诊断和治疗 CS 非常重要。CS 的治疗目的是去除原发病、恢复皮质醇水平、消除 CS 的症状和体征、治疗高皮质醇血症相关的并发症，提高患者生活质量及预期寿命。

《库欣综合征治疗指南（2015 版）》建议[13]：一线治疗，对于库欣病、ACTH 综合征或肾上腺肿瘤患者，建议首选手术切除病变，除非有手术禁忌或手术不能降低高皮质醇血症。二线治疗，对于术后内分泌未缓解或无法实施手术的患者，考虑二线治疗措施，包括再次经蝶窦入路手术、放射治疗、药物治疗、双侧肾上腺切除。对于隐匿性或转移性异位 ACTH 综合征（EAS）、严重的 ACTH 依赖性库欣综合征建议行双侧肾上腺切除。

CS 合并高血压患者抗高血压药物治疗效果欠佳，ACEI 或 ARB 是治疗此类患者的首选。对于伴有盐皮质激素增高的 CS 患者，利尿剂是一种非常有效的降压药物。另外，钙通道阻滞剂单用效果差，可与 ACEI 或 ARB 类药物联合使用。

（邢爱君　吴寿岭）

## 第四节　嗜铬细胞瘤/副神经节瘤

### 一、儿茶酚胺及其受体

肾上腺髓质起源于外胚层，由大多角形细胞组成。这些细胞可被重铬酸盐染成棕色，故称为嗜铬细胞。肾上腺髓质嗜铬细胞的胞质内有大量嗜铬颗粒囊泡，主要分泌和储存儿茶酚胺（CA），包括肾上腺素（E）、去甲肾上腺素（NE）和多巴胺（DA），它们分别与体内不同的肾上腺素受体结合后发生作用[48, 49]。

肾上腺素受体分为 $\alpha_1$、$\alpha_2$、$\beta_1$、$\beta_2$、$\beta_3$、多巴胺-1（$DA_1$）及多巴胺-2（$DA_2$）多种亚型，它们分布在不同的组织中，分别与 CA 结合后发挥不同的作用。E 和 NE 是非选择性 $\alpha$ 和 $\beta$ 受体激动剂，酚苄明和酚妥拉明是非选择性 $\alpha$ 受体阻滞剂。

刺激血管平滑肌的 $\alpha_1$ 和 $\alpha_2$ 受体可使血管收缩、血压升高；刺激心脏 $\alpha_1$ 受体可产生正性变力作用；刺激其他组织的 $\alpha_1$ 受体则使汗腺分泌增多、瞳孔扩大，小肠运动弛缓或子宫收缩。刺激 $\alpha_2$ 受体可抑制 NE 和胰岛素分泌，刺激大脑 $\alpha_2$ 受体则减少交感神经活性，使血小板聚集。

刺激 $\beta_1$ 受体使心脏产生正性肌力作用和变时反应、脂肪分解、肾脏分泌肾素增加。刺激 $\beta_2$ 受体可使支气管扩张，子宫、小肠平滑肌和骨骼肌的血管舒张，糖原分解，并增加交感神经的 NE 释放。$\beta_3$ 受体活化后可促进脂肪分解。

刺激 $DA_1$ 受体可使血管舒张，$DA_2$ 受体可抑制 NE 释放和神经节传导；激活大脑 $DA_2$ 受体可致呕吐及抑制催乳素释放。

### 二、嗜铬细胞瘤/副神经节瘤的概念

嗜铬细胞瘤（PCC）和副神经节瘤（PGL）（二者共同简称为 PPGL）是由神经嵴起源的嗜铬细胞产生的肿瘤[50, 51]，可合成、储存和释放大量 NE、E 及 DA，引起血压升高，造成心、脑、肾等脏器的严重并发症，亦可因高血压的突然发作而危及生命。PPGL 是继发性高血压的少见类型，如能早期、正确诊断并行手术切除肿瘤，它又是临床可治愈的一种继发性高血压。

来源于肾上腺髓质的肿瘤称为嗜铬细胞瘤，占 80%～85%；而位于肾上腺外，分布在颈动脉体、颈静脉球、主动脉球、全身交感神经链、嗜铬体、膀胱等部位的肿瘤则称为副神经节瘤，占 15%～20%。PGL 可来自胸部、腹部和盆腔的脊椎旁交感神经链，也可来自沿颈部和颅底分布的舌咽神经、迷走神经的副交感神经节，后者常不产生 CA。肿瘤大小、形状不一，重量变异较大；肿瘤较大时体内有局灶性或大片状出血、坏死、囊性变和（或）钙化；电镜下可见大量富含 E 及 NE 的细胞分泌的颗粒。

### 三、嗜铬细胞瘤/副神经节瘤的患病率

PPGL 是一种少见的内分泌性高血压，国外于

1886 年首次报道，其在普通高血压门诊的患病率为 0.2%～0.6%，在儿童高血压患者中患病率为 1.7%，于生前未诊断而在尸检中的发现率为 0.05%～0.1%，在肾上腺意外瘤中约占 5%[50-52]。PPGL 的发病率无明显性别差异，各年龄段均可发病，但发病高峰为 30～50 岁。

PPGL 有家族性或散发性发病，家族遗传性占 35%～40%，其患者起病较年轻并呈多发病灶。PPGL 亦有良、恶性之分，当在骨、肝、肺等非嗜铬组织中发现转移病灶时则定义为恶性，占 10%～17%。40% 以上的恶性 PPGL 与编码琥珀酸脱氢酶 B 亚单位（SDHB）的基因突变有关。

PPGL 与十余种致病基因的种系突变和 DNA 甲基化等表观遗传学的变化有关，约 50% 的 PPGL 患者有基因突变，其中 35%～40% 为胚系突变，表现为家族遗传性；15%～25% 为肿瘤组织的体系突变。根据基因的突变涉及细胞内不同信号传导通路而分为两类，第一类与缺氧通路有关，包括 VHL、SDHx（SDHA、SDHB、SDHC、SDHD、SDHAF₂）、HIF2A、FH 等基因突变；第二类通过激活 MAPK 和（或）mTOR 信号传导通路促进肿瘤生长，包括 NF1、RET、MAX 和 TMEM127 等基因突变。部分散发性 PPGL 患者的发病机制不甚清楚。

## 四、嗜铬细胞瘤/副神经节瘤的临床表现

由于肿瘤持续性或阵发性分泌释放不同比例的 E 和 NE，因此患者的临床表现不同。PPGL 常见的临床表现是高血压，可为发作性、持续性或在持续性高血压的基础上阵发性加重；多为难治性高血压，即患者服用 3 种或 3 种以上的降压药而不能控制的高血压。阵发性高血压为 25%～40%，持续性高血压约占 50%，其中半数患者有阵发性加重；约 70% 的患者合并直立性低血压；另有少数患者血压正常。有的患者同时伴有发作性多汗、心悸、头痛、四肢震颤、面色苍白等高 CA 的症状和体征，也有患者平素血压正常而在手术麻醉时出现高血压或高血压危象[48, 50, 51]。

有不同基因突变的 PPGL 患者在肿瘤部位、良/恶性、CA 分泌类型及复发倾向等方面有明显不同。例如，SDHx 基因突变患者的 PGL 肿瘤多位于头颈部及交感神经节，部分患者可合并肾癌、胃肠道间质瘤和垂体瘤；VHL、RET、NF1、TMEM127 或 MAX 基因突变常见于 PCC 患者，且多为双侧肾上腺病变并以分泌 E 为主；RET 基因突变见于多内分泌腺瘤病 II 型（MEN II）；SDHB 和 FH 基因突变的患者可提示为恶性 PGL。有 VHL、SDHx 突变的肿瘤则以分泌 NE 为主[53-55]。

## 五、嗜铬细胞瘤/副神经节瘤患者的筛查

2014 年美国内分泌学会发布的《嗜铬细胞瘤和副神经节瘤：内分泌学会临床实践指南》和 2016 年中华医学会内分泌学分会肾上腺学组发表的《嗜铬细胞瘤和副神经节瘤诊断治疗的专家共识》均推荐对以下人群进行 PPGL 的筛查[50, 51]：

（1）有 PPGL 的症状和体征，尤其有阵发性高血压发作的患者。

（2）使用多巴胺 D₂ 受体拮抗剂、拟交感神经类、阿片类、去甲肾上腺素或 5-羟色胺再摄取抑制剂、单胺氧化酶抑制剂等药物可诱发 PPGL 症状发作的患者。

（3）肾上腺意外瘤伴有或不伴有高血压的患者。

（4）有 PPGL 的家族史或 PPGL 相关的遗传综合征家族史的患者。

（5）有既往史的 PPGL 患者。

## 六、嗜铬细胞瘤/副神经节瘤的实验室检查

激素及代谢产物的测定是 PPGL 定性诊断的主要方法，即测定血和尿 NE、E、DA 及其中间代谢产物甲氧基肾上腺素（MN）、甲氧基去甲肾上腺素（NMN）和终末代谢产物香草扁桃酸（VMA）浓度。MN 及 NMN（合称 MNs）仅在肾上腺髓质和 PPGL 瘤体内代谢生成并且以高浓度水平持续存在，因此是 PPGL 的特异性标志物。因肿瘤可阵发性分泌释放 NE 和 E，并被多种酶水解为其代谢物，故当 NE 和 E 的测定水平为正常时，其 MNs 水平可升高，故检测 MNs 能明显提高 PPGL 的诊断敏感性及减少诊断的假阴性率。

国内外内分泌学会的指南和共识均推荐诊断

PPGL 的首选生化检验为测定血游离或尿 MNs 浓度，其次可检测血或尿 NE、E、DA 浓度以帮助进行诊断。

由于 CA 和 MNs 的测定结果受多种生理、病理因素如体位、饮食、应激状态和药物等影响，因此应在患者空腹、卧位或坐位及安静状态下抽血，其正常参考值范围也应为相同体位；患者应留取 24h 尿量并保持尿液酸化状态再检测 MNs 和 CA 水平。建议实验室使用液相色谱串联质谱分析（LC-MS/MS）或液相色谱电化学检测方法（LC-ECD）测定 MNs，收集标本前要考虑让患者停用可能导致假阳性或假阴性结果的药物及食物等影响因素。

但是没有一种单一的测定手段可 100% 的肯定或否定 PPGL 诊断，测定 24h 尿 CA 或 MNs 水平有相对高的灵敏性和特异性，因此如能同时或多次测定基础状态下及高血压发作时的血或尿 CA 和 MNs 浓度，则可大大提高 PPGL 的诊断符合率。

## 七、嗜铬细胞瘤/副神经节瘤的定位检查

应在首先确定 PPGL 的定性诊断后再尽快进行肿瘤的影像学检查，以明确 PPGL 的定位诊断，决定手术治疗方案。但由于 PPGL 可发生在体内有交感神经链的任何部位，分布很广，因此对肾上腺外的 PGL 定位尚有一定困难[50, 51]。

**1. 计算机断层增强扫描（CT）** 指南建议首选 CT 作为肿瘤定位的影像学检查。因为 CT 为无创性，对胸、腹和盆腔组织有很好的空间分辨率，所以已广泛被应用于临床。增强 CT 诊断 PPGL 的敏感度为 88%～100%，但特异度仅为 70%。PPGL 瘤体在 CT 片上显示为密度不均匀的圆形或类圆形软组织影，肿瘤内常有坏死、出血或钙化；恶性者瘤体较大，密度不均，外形不规则，可有周围组织浸润或远处转移；如瘤体较小则可出现假阴性。

**2. 磁共振成像（MRI）** MRI 探查颅底和颈部 PGL 的敏感度为 90%～95%，特异度为 67%。其可用于已有肿瘤转移的患者、CT 检查显示体内存留金属异物伪影者、对 CT 造影剂过敏者及儿童、孕妇等需要减少放射性暴露的人群等。

**3. $^{131}$I-间碘苄胍（metaiodobenzylguanidine，MIBG）闪烁扫描[56-58]** 是目前用于发现肾上腺外

PGL 的最好定位检查。MIBG 是一种肾上腺素受体拮抗剂，因其结构与 NE 类似，故用放射性 $^{131}$I 标记于静脉注射后能被肿瘤组织的小囊泡摄取并储存。如为高分泌功能的 PPGL，则 $^{131}$I-MIBG 呈现阳性显像，但对低分泌功能的肿瘤则显像较差，可出现假阴性。其对肾上腺外、多发或恶性转移性病灶的定位亦有较高的诊断价值，可对 PPGL 同时进行定性和定位诊断。

$^{123}$I-MIBG 诊断 PPGL 的敏感性高于 $^{131}$I-MIBG 显像，恶性 PPGL 患者发生转移且不能手术时，则可应用阳性显像结果来评价 $^{131}$I-MIBG 治疗的可能性。指南建议用 $^{123}$I MIBG 做 PPGL 患者的肿瘤功能和定位显像，对有转移的患者进行 $^{131}$I-MIBG 治疗。

拟交感神经药、阻断 CA 转运药物如可卡因和三环类抗抑郁药、钙通道阻滞剂、α 及 β 肾上腺素受体阻滞剂等可减少 $^{123}$I-MIBG 浓聚，故需停药 2 周后再行 MIBG 显像。显像前 3d 服用 Lugol 碘溶液以防止甲状腺对 $^{131}$I 的摄取。

**4. 生长抑素受体显像** 生长抑素（奥曲肽）透射型 CT（TCT）与发射型 CT（ECT）融合显像可对 $^{131}$I-MIBG 显像阴性的 PPGL 进行互补检查而帮助确诊，其对头颈部 PGL 定位的敏感性明显优于 MIBG；对 PGL 定位的敏感性高于 PCC，故推荐用生长抑素受体显像来筛查恶性 PGL 的转移病灶。

**5. $^{18}$氟-脱氧葡萄糖正电子发射断层扫描（$^{18}$F-FDG-PET/CT）** 用于肾上腺外的交感性 PGL、多发性、恶性和（或）SDHB 相关的 PPGL 的首选定位诊断，其对转移性 PPGL 的诊断敏感性为 88%，但价格昂贵。

**6. 其他** 如果肿瘤是位于心脏的 PGL，则应进行超声心动图、冠状动脉造影及心肌灌注显像等检查以了解肿瘤的血液供应情况，与冠状动脉的关系及心脏功能，为手术成功提供依据。

## 八、基 因 检 测

（1）推荐应对所有诊断 PPGL 的患者进行基因检测，可根据患者的肿瘤定位和 CA 生化表型选择不同类型的基因检测[50, 51]。

（2）建议对所有恶性 PPGL 患者检测 SDHB 基因。

（3）对有 PPGL 阳性家族史和遗传综合征表现的患者可以直接检测相应的致病基因突变。

（4）建议应到有条件的正规实验室进行基因检测。

## 九、嗜铬细胞瘤/副神经节瘤的治疗

80%～90%的 PPGL 为良性，可经手术切除肿瘤而得以治愈；而恶性 PPGL 如能早期发现，及时手术治疗也可延缓患者生命，故应及早手术切除肿瘤[48, 50, 51]。但手术前必须做好充分的药物治疗准备，否则可因手术中发生致命的高血压危象或肿瘤切除后出现顽固低血压而危及生命。

**1. 手术前药物准备**　PPGL 患者术前均应首先服用α受体阻滞剂，临床上常用的药物如下：

（1）α肾上腺素受体阻滞剂

1）酚妥拉明（phentolamine，Regitine）：是短效、非选择性α受体阻滞剂，作用迅速，半衰期短，需反复多次静脉注射或持续静脉滴注，不适于长期治疗。

2）酚苄明（phenoxybenzamine，Dibenzyline）：是非选择性α受体阻滞剂，但对α₁受体的作用较α₂受体强，口服后吸收缓慢，半衰期为 12h，作用时间长，用于手术前准备。患者可从小剂量开始服药，平均剂量为 0.5～1mg/（kg·d），术前至少服药 2 周以上并监测卧位、立位血压和心率的变化。

3）哌唑嗪（prazosin，Minipress）、特拉唑嗪（terazosin，Hytrin）、多沙唑嗪（doxazosin，Cardura）均为选择性突触后α₁受体阻滞剂，服用首次剂量后可发生严重的直立性低血压，因此应嘱患者卧床休息避免摔倒或睡前服用。

4）乌拉地尔（urapidil，Ebrantil）是非选择性α受体阻滞剂，可阻滞突触后α₁受体和外周α₂受体，激活中枢 5-羟色胺-1A 受体而降低延髓心血管调节中枢的交感反馈作用，在降压时对心率无明显影响。

（2）β肾上腺素受体阻滞剂

1）普萘洛尔（propranolol）为非选择性β肾上腺素受体阻滞剂；阿替洛尔（atenolol）和美托洛尔（metoprolol）为选择性β₁肾上腺素受体阻滞剂。

2）艾司洛尔（esmolol，Brevibloc）为短效的选择性β₁肾上腺素受体阻滞剂，半衰期短，作用快

而短暂，可静脉滴注，能迅速减慢心率。

（3）儿茶酚胺合成抑制剂：α甲基对位酪氨酸（α-methyl paratyrosine，Metyrosine）是酪氨酸羟化酶竞争性抑制剂，可透过血脑屏障，减少外周及大脑中 CA 合成，与α受体阻滞剂短期联合使用以控制血压。本药的不良反应为嗜睡、抑郁、消化道症状，少数老年患者可有锥体外系症状等，目前国内尚无此药。

（4）钙通道阻滞剂（CCB）：适用于伴有冠心病或 CA 心肌病的 PPGL 患者，可与α、β受体阻滞剂联合用药进行长期治疗。

（5）血管紧张素转化酶抑制剂（ACEI）：可选择作为术前联合降压。

（6）硝普钠（sodium nitroprusside）：是强有力的血管扩张剂，用于 PPGL 患者高血压危象发作或手术中血压持续升高者，用药期间要严密监测血压及氰化物的血药浓度。

**2. 用药原则**

（1）必须先用α受体阻滞剂，绝对不能先用β受体阻滞剂。

（2）当服用α受体阻滞剂降低血压后，出现持续性心动过速（＞120 次/分）或室上性快速心律失常时，或伴有儿茶酚胺心肌病时可加用β受体阻滞剂，以减慢心率，降低血压。

（3）用α受体阻滞剂、β受体阻滞剂治疗时，用药剂量和时间应达到部分阻断α及β受体的作用。

**3. 补充血容量**　患者应摄入高钠饮食和增加液体入量，以增加血容量，防止肿瘤切除后发生严重低血压。

**4. 术前药物准备充分的标准**　持续性高血压患者的血压控制到正常或大致正常，无明显直立性低血压，阵发性高血压的发作减少且程度减轻。血容量恢复，血细胞比容降低；体重增加、出汗减少、肢端皮肤温暖；微循环、高代谢症状及糖代谢异常得到改善。术前药物准备时间存在个体差异，至少 2～4 周。

**5. 手术**

（1）推荐对大多数 PCC 患者行腹腔镜微创手术，如肿瘤直径＞6cm 的侵袭性 PCC，应进行开放式手术确保完整切除肿瘤；为避免局部肿瘤复发，术中应防止肿瘤破裂。

（2）推荐对 PGL 患者行开放式手术，对小的、

非侵袭性 PGL 可行腹腔镜手术。

（3）双侧 PCC 患者手术时应尽量保留部分肾上腺，以免发生永久性肾上腺皮质功能减退。

（4）术中应持续监测血压、心率、心电图及血流动力学变化。

**6. 术后监测及随访** 术后 24～48h 要密切监测患者的血压和心率；术后 2～4 周应复查 CA 或 MNs 水平以明确是否成功切除肿瘤；肾上腺部分切除患者要注意可能存在肾上腺皮质功能减退的风险。

非恶性嗜铬细胞瘤患者手术后 5 年存活率为 95% 以上，复发率低于 10%；恶性嗜铬细胞瘤患者 5 年存活率小于 50%。对术后患者要进行终身随访，实行个体化管理，每年至少复查 1 次；对有基因突变的患者则应每 3～6 个月随访 1 次，评估肿瘤有无复发、转移或发生多内分泌腺瘤病。

（曾正培）

## 第五节 肾血管性高血压

肾血管性高血压（RVH）是一种临床上常见的继发性高血压。各种病因引起的一侧或双侧肾动脉狭窄及其分支狭窄造成的肾脏血流减少而导致的血压升高，即可引起肾血管性高血压。本病与高血压引起的肾小动脉硬化不同，可导致缺血性肾病及晚期肾病。本病经介入或手术治疗血压可改善或恢复正常。

### 一、RVH 的流行病学

高血压人群的变化、诊断的技术条件不同，肾血管性高血压的患病率报道的差异较大，因此尚不清楚其真正的流行病学情况。有报道称肾血管性高血压的患病率占高血压人群的 1%～5%，而在继发性高血压人群中可达 20%。大于 65 岁的高血压人群中合并肾动脉狭窄的占 6%～7%，而在冠心病或弥漫性动脉硬化患者中 30%～50% 合并肾动脉狭窄[59-61]。

### 二、RVH 的病因

RVH 的常见病因有动脉粥样硬化、大动脉炎、

纤维肌性结构发育不良等。动脉粥样硬化性肾动脉狭窄（atherosclerotic renal artery stenosis，ARAS）的患病率随着年龄的增长而递增。21 世纪初国外一项针对患有高血压和（或）尿毒症的中老年人群的研究显示，在 50～59 岁、60～69 岁和 >70 岁三个年龄组中，ARAS 的患病率分别为 11.1%、18% 和 23%[62]。随着人口老龄化的到来，目前动脉粥样硬化已经成为我国 RVH 的最常见病因，北京阜外医院通过对 15 年间收治的 2047 例 RVH 患者进行病因分析发现，81.5% 的患者是肾动脉粥样硬化，12.7% 是大动脉炎，4.2% 是纤维肌性结构发育不良，并且其病因构成与年龄有关，在年轻患者（≤40 岁）中大动脉炎（60.5%）、纤维肌性结构发育不良（24.8%）为最常见的病因，而在年长的患者（>40 岁）中超过 90% 的患者（94.7%）为肾动脉粥样硬化[63]。

**1. 动脉粥样硬化性肾动脉狭窄** ARAS 多见于年龄大（>55 岁），合并心血管病危险因素如高血压、糖尿病、高脂血症、吸烟、家族史、肥胖的患者，为了明确 ARAS 的发病率，从美国 Medicare 人群中间随机抽出 5% 没有 ARAS 的患者（$n=1\,085\,250$）随访 2 年，ARAS 的发病率为每年 3.7‰[64]。ARAS 的狭窄程度大概以每年 7%～14% 加重，狭窄程度大于 75% 的患者 5 年闭塞率高达 40%。

由于动脉粥样硬化引起的动脉内径缩小，血流受损，这导致出现压差和肾实质血流减少，对狭窄部位的血流动力学检查发现，内径阻塞面积超过 50%，即已出现压差和血流改变[65]。缺血引起的氧化应激和炎症途径导致肾动脉和肾实质反复受损，于是形成恶性循环。在这个循环中，ARAS 加重导致进一步肾缺血损伤和肾脏体积缩小；反之亦然。

**2. 肾动脉纤维肌性发育不良**（fibromuscular dysplasia，FMD） FMD 作为一种疾病于 1938 年由 Ledbetter 等首次报道，早期对该病的术语为"纤维肌性增生或纤维组织增生"。1965 年 Hunt 等提出了该病在组织学上并不都表现为增生，提出了"纤维肌性发育不良"这一术语。

FMD 多见于年轻患者和女性，是一种非动脉粥样硬化性、非炎症性动脉壁结构疾病，最常累及肾动脉（60%）、颈动脉和椎动脉（30%），可引起动脉狭窄、动脉瘤和动脉夹层[66]。病理特点为血管

壁的增生性纤维结构不良，会导致内膜、中膜或外膜的超常增生和纤维化，中膜发育不良占到 2/3，导致肾动脉典型的"串珠样"表现。此病病因尚不明确。

FMD 主要累及肾动脉的中远段，有时可延伸到肾动脉的分支，一般不累及主动脉。本病发展缓慢，很少引起肾动脉完全闭塞。

**3. 大动脉炎**（takayasu arteritis，TA） 又称为高安病、无脉病、主动脉弓综合征、缩窄性大动脉炎等，是指主动脉及其主要分支的慢性、进行性、非特异性血管炎症。本病多见于年轻女性，男女患病率约为 1∶4。本病主要累及主动脉及其一、二级分支，也可累及肺动脉，引起相应血管部位的血管壁增厚、管腔狭窄或闭塞，少数患者受累动脉可成扩张性或瘤样改变。该病目前多参照 1990 年美国风湿病学会的诊断标准[67]：①发病年龄≤40 岁；②肢体间歇性运动障碍；③肱动脉搏动减弱；④双上肢收缩压差大于 10mmHg；⑤锁骨下动脉与主动脉连接区有血管杂音；⑥血管造影异常，主动脉一级分支或近段的大动脉狭窄或闭塞，病变常为局灶或节段性，且非动脉粥样硬化性、纤维肌性结构不良或类似原因引起；同时具备上述 3 条以上标准可诊断大动脉炎。因此，考虑大动脉炎导致的肾动脉狭窄一般要符合上述标准，影像学检查提示肾动脉狭窄以开口部位多见，可伴有其他部位大动脉炎累及征象。

其他引起 RVH 的少见原因包括肾动脉血栓形成、肾动脉栓塞、移植肾动脉硬化等。

## 三、RVH 的发病机制

RVH 的发生与肾素-血管紧张素-醛固酮系统（RAAS）激活、氧化应激及交感神经系统激活等有关[68]。

RAS 引起肾缺血、缺氧，肾小球旁器释放肾素增多，肾素分解肝脏产生的血管紧张素原，使之转变为血管紧张素Ⅰ（Ang Ⅰ），经血管紧张素转化酶作用后生成 Ang Ⅱ，Ang Ⅱ通过以下相关机制使血压升高：对全身细动脉具有强烈的收缩作用，外周血管阻力升高；刺激醛固酮分泌增加，导致水钠潴留，心排血量增加，抑制心房钠尿肽，增加远端肾小管和集合管对钠、水的重吸收。RAAS

激活还导致血管重塑的发生，与血管狭窄形成恶性循环。

研究表明，高血压患者氧化应激（oxidative stress，OS）标志物表达增强[69]。一项基于猪模型的研究证明由单侧肾动脉狭窄引起的实验性 RVH 与进展性氧化应激的增强相伴随[70]。氧化应激可引发内皮功能紊乱、血管收缩、内皮平滑肌增生、单核细胞浸润、脂质过氧化、炎症等导致高血压的病理过程。

交感神经兴奋对心脏活动均有兴奋作用，能加快心率和增加每搏输出量，收缩微动脉，增加外周血管阻力，升高动脉血压。

## 四、RVH 的临床诊断

当患者具有以下一项或多项临床特点时需高度警惕肾血管性高血压：①高血压发病年龄低于 30 岁或超过 55 岁；②合并低血钾的高血压；③腹部血管杂音；④急进性高血压；⑤难治性高血压；⑥恶性高血压；⑦难以解释的肾萎缩或两肾大小相差 1.5cm，或肾功能不全；⑧给予血管紧张素转化酶抑制剂（ACEI）/血管紧张素受体拮抗剂（ARB）出现血肌酐的明显升高；⑨伴有全身动脉明显硬化者。具备上述特点的患者需要完善肾动脉的相关检查。

## 五、RVH 的相关检查

RVH 诊断除依据发病年龄、临床表现外，尚需要通过相关检查与原发性高血压及其他类型的继发性高血压相鉴别，主要手段包括多普勒超声、肾动脉断层成像、磁共振血管成像、数字减影血管造影、分侧肾静脉肾素活性测定、卡托普利试验肾显像等。

**1. 肾动脉超声** 是普遍的一线筛查，可评估狭窄程度、部位，可测量收缩期峰值流速（PSV）、阻力指数（RI）。优点是无创、安全、方便，但易受呼吸、肥胖、肠道气体、狭窄程度和仪器品质、操作者经验等诸多因素的影响。PSV＞180cm/s 提示狭窄＞60%，PSV＞220cm/s 则提示狭窄＞75%，灵敏度为 71%～98%、特异度为 62%～98%。

**2. 肾动脉断层成像**（CTA） 是经静脉注入造

影剂后，利用螺旋 CT 对靶血管在内的受检层面进行连续不间断的薄层立体容积扫描，然后利用计算机进行图像后处理，最后将靶血管立体显示的血管成像技术。该技术灵敏度、特异度＞90%，对肾动脉和副肾动脉显示清楚，重建图像立体显示，结果容易判读，组内和组间的差异小，已经在临床被广泛应用。但 eGFR＜60ml/min 时注意造影剂肾病，严重甲状腺功能亢进和对碘造影剂过敏的患者禁用。

**3. 磁共振血管成像（MRA）** 磁共振成像（MRI）是利用收集磁共振现象所产生的信号而重建图像的成像技术。在增强 MRA 中可以利用钆造影剂增强，敏感性、特异性同 CTA，植入起搏器、体内大支架的患者需要注意。并注意肾源性系统性纤维化风险，透析患者患病率为 1%～6%，eGFR＜30ml/min 的慢性肾病患者相对禁忌。

**4. 数字减影血管造影（DSA）** 血管造影是在透视控制下，把导管插入血管内注射造影剂，以 X 线连续快速摄影，将血管内流动的造影剂的形态、分布及血流动力学情况显示出来。DSA 是肾动脉狭窄的"金标准"诊断方法，缺点是有创，因此该方法尤其适合于计划行肾动脉介入治疗的患者。

**5. 分侧肾静脉肾素活性测定（RVRR）** 分别在两侧肾静脉内取血测量肾素活性，患侧：健侧＞1.5、健侧：下腔静脉远端＜1.3 则提示肾动脉狭窄，同时可预测介入或外科治疗成功率。但肾素测定影响因素多，假阴性率高（50%）。

**6. 卡托普利试验肾显像** 放射性核素定量评估肾功能是一种常用的无创方法。当加用 ACEI 类药物如卡托普利时，存在显著 RAS 肾脏的肾小球滤过率（GFR）大约下降30%，而作为对照的对侧肾显示尿排出量和 GFR 的增加，其结果的不对称性作为该检查方法的基础。该方法敏感度为 62%～99%、特异度为 91%～98%，检查结果阳性的标准：①肾脏体积缩小；②20min 清除率下降＞10%；③峰值比下降＞10%；④峰值时间延长＞2min；⑤肾血流灌注时间延长，符合其中三项为阳性。

上述方法的前四种在临床中使用广泛，而分侧肾静脉肾素活性测定、卡托普利试验肾显像在临床中使用较少，虽然 2011 年 ESC 把该病检查方法的证据级别列为ⅢB，但在明确肾动脉狭窄的功能意义和指导介入治疗方面其仍有优势。

# 六、RVH 的治疗

肾血管性高血压的治疗主要包括药物治疗、肾动脉介入治疗和外科手术治疗，治疗方案的选择取决于肾动脉狭窄的不同病因、解剖结构的改变、狭窄的病理生理改变及患者的一般状态。药物治疗是基础，肾动脉介入治疗已经成为肾动脉狭窄血运重建的首选治疗方案，外科手术治疗对于局部肾动脉解剖特点不适合介入治疗、病变附近腹主动脉需要同时外科手术重建、介入治疗失败的补救、造影剂严重过敏、服用抗血小板药物有禁忌等情况的患者可以使用。

**1. 药物治疗** 不论何种原因的肾动脉狭窄所致的高血压均需严格控制血压，目标血压为 140/90mmHg。降压药物的选择需要根据肾动脉狭窄累及的范围、程度和肾功能状态而定，单侧肾动脉狭窄可以选用 ACEI、ARB、钙通道阻滞剂、β 受体阻滞剂，双侧肾动脉狭窄可选用钙通道阻滞剂、β 受体阻滞剂、利尿剂。注意双侧严重肾动脉狭窄患者禁用 ACEI 或 ARB，即使单侧肾动脉狭窄的患者使用 ACEI 或 ARB 也要注意从小剂量开始，密切监测肾功能，根据肾功能的情况逐渐加量。①动脉粥样硬化性肾动脉狭窄患者，除降压治疗同前外，他汀类降脂治疗是基础，对于无禁忌证或特殊原因的患者应该给予他汀治疗，降脂目标低密度脂蛋白胆固醇（LDL-C）＜2.6mmol/L，患者 LDL-C 达标后他汀类药物长期维持。抗血小板治疗也是治疗常规，对于拟行肾动脉介入治疗的患者一般情况下需双联抗血小板治疗3～6 个月，其后用阿司匹林或氯吡格雷长期维持。②纤维肌性发育不良引起的肾血管性高血压在降压药物的使用方面同前，因为该病本质上是一种非动脉粥样硬化性、非炎症性动脉壁结构疾病，他汀类药物使用需要根据患者的血脂水平决定，而糖皮质激素目前尚无使用的证据，对于拟行介入治疗的患者可给予阿司匹林等一种抗血小板药物治疗。③大动脉炎累及肾动脉的患者，在炎症活动期糖皮质激素是核心治疗药物，降压药物选择同前。激素的使用可以遵循 2011 年中华医学会风湿病学会制定的《大动脉炎诊断及治疗指南》，活动期一般泼尼松每天 1mg/kg，维持 3～4 周后逐渐减量，每 10～15d 减总量的 5%～10%，通常以红细胞沉降率（ESR）和 C 反应蛋白（CRP）下降趋于正常为减量的指标，剂量减至每天5～10mg时应长期维持一段时间。众所周知，激素的不良反应如库欣综合征、感染、高血压、糖尿病、精神症状、胃肠道出血、骨质疏松等比较令人顾虑，北京阜外医院推荐减量使用激素治疗大动脉炎的方案，一般泼尼松30mg/d，早晨顿服，维持3～4周后逐渐减量，每月减5mg，减量后1周再查ESR和CRP，如能维持在正常范围，表明减量有效，如又明显上升，则需恢复至减量前水平。剂量减至每天约10mg时，应维持3～6个月，甚至数年，如病变无活动证据，方可尝试停药。如常规剂量泼尼松无效，改用每天1mg/kg。危重者可大剂量甲泼尼龙静脉冲击治疗。当常规激素治疗反应不佳或复发时可加用免疫抑制剂，能增强抗炎疗效，最常用的免疫抑制剂为环磷酰胺、硫唑嘌呤和甲氨蝶呤等，新一代的免疫抑制剂如环孢素A、霉酚酸酯、来氟米特和肿瘤坏死因子拮抗药英夫利西单抗等生物制剂的疗效有待进一步证实。注意在免疫抑制剂使用过程中应注意定期查血、尿常规和肝肾功能，以防止不良反应。大动脉炎累及肾动脉狭窄的患者非炎症活动期拟行肾动脉介入治疗时，一般建议使用一种抗血小板药物，如阿司匹林治疗即可。

**2. 肾动脉介入治疗**　包括肾动脉球囊扩张成形治疗和支架置入治疗，具体采取何种介入治疗，需根据肾动脉狭窄的病因、局部的解剖特点和介入操作的具体过程而定。一般情况下，动脉粥样硬化性肾动脉狭窄患者采取球囊扩张成形+支架置入治疗；大动脉炎累及肾动脉的患者，在炎症不活动且稳定2个月以上，可给予球囊扩张成形治疗，尽量不使用支架置入，除非合并肾动脉夹层或难以恢复有效血流；而肾动脉纤维肌性发育不良的介入治疗也以球囊扩张成形为主，尽量不置入支架。目前对动脉粥样硬化性肾动脉狭窄的介入治疗效果存疑，尤其是2014年美国托莱多大学的*Christopher J. Cooper*等发布的CORAL随机对照研究更增加了临床的顾虑。近来，由中国医疗保健国际交流促进会血管疾病高血压分会主任委员蒋雄京教授主持编写的《肾动脉狭窄的处理：专家共识》已发表，该共识强调要全面准确地进行病因诊断、解剖诊断和病理生理诊断，并指出肾动脉狭窄的功能意义在介入治疗中具有重要的指导价值，结合三方面的评价选择介入治疗方案将更加合理。肾动脉狭窄介入治

疗适应证如下：①具备至少一项临床指征，严重高血压（持续高血压2～3级）、恶性高血压、难治性高血压、高血压恶化或药物治疗不耐受；单功能肾或双侧狭窄合并肾功能不全；单功能肾或双侧狭窄肾功能恶化；一过性肺水肿；不稳定型心绞痛。②具备解剖指征，直径狭窄>70%；直径狭窄50%～70%的患者，要有明确的血流动力学依据，一般以跨病变收缩压差>20mmHg或平均压差>10mmHg为准。③注意除外相对禁忌证，患肾长径≤7cm；尿液分析发现大量蛋白（≥2+）；血肌酐≥3.0mg/dl；患侧肾GFR≤10ml/(min·1.73m$^2$)；肾内动脉阻力指数≥0.8；超声、CTA或MRA显示肾实质有大片无灌注区。

介入治疗除导管介入的一般风险外，操作相关的严重并发症有肾动脉栓塞、破裂、穿孔、夹层等。肾动脉血运重建成功后，造影剂肾病、胆固醇结晶栓塞及血容量不足等潜在的并发症可能导致肾功能损害加重。远期并发症主要为肾动脉再狭窄，1年的再狭窄率为10%～20%。

**3. 外科手术治疗**　适用于肾动脉狭窄介入治疗失败、多分支狭窄或狭窄远端有动脉瘤形成及肾动脉起始部狭窄等情况。手术治疗包括肾血管重建术(肾血管旁路移植)、动脉内膜切除术(剥脱术)、自身肾移植术等。如上述治疗无效，血压难以控制者，可行患肾切除术。据以往的临床观察，其远期疗效与介入治疗无显著差别。手术治疗创伤大，需全身麻醉，对术者心、肺、脑等脏器功能尚有一定要求，临床应用受到一定限制。

（王艳秀　高竞生）

# 第六节　甲状腺疾病与高血压

甲状腺是人体内最大的内分泌腺。甲状腺分泌的有生物活性的激素为甲状腺素，包括四碘甲腺原氨酸（T$_4$）和三碘甲腺原氨酸（T$_3$）两种。它们是一组含碘的酪氨酸，是以碘和酪氨酸为原料在甲状腺腺细胞内合成。甲状腺腺细胞有很强的摄取碘的能力，人体每天从饮食摄取100～200μg碘，其中约1/3的碘进入甲状腺。甲状腺含碘总量约为8000μg，占全身含碘量的90%。甲状腺功能亢进，泵碘能力超过正常，摄入碘量增加；低下时则低于

正常，摄入碘量减少。因此，临床把甲状腺摄取放射性碘（$^{131}I$）的能力作为常规检查甲状腺功能的方法之一。

甲状腺素分泌量由垂体细胞分泌的促甲状腺激素（TSH）通过腺苷酸环化酶-cAMP 系统调节。而 TSH 则由下丘脑分泌的促甲状腺激素释放激素（TRH）控制，从而形成下丘脑–垂体–甲状腺轴，调节甲状腺功能。当甲状腺激素分泌过多时，甲状腺激素又会反过来刺激下丘脑与垂体，抑制下丘脑分泌的 TRH 与垂体分泌的 TSH，从而达到减少甲状腺激素分泌的效果，这种调节又称为反馈调节。

# 一、甲状腺疾病的流行病学特点

甲状腺疾病种类较多，多种病因可造成甲状腺功能增强、减弱，合成和分泌甲状腺激素过多、过少主要包括甲状腺功能亢进（俗称甲亢）、甲状腺功能减退（俗称甲减）。20 世纪 90 年代，对美国利罗拉多州约 2.6 万普通人群进行了甲状腺功能异常的横断面调查，调查结果显示，11.7%的入选人群 TSH 异常[71]，34 岁以上女性患甲状腺疾病的风险明显高于男性。应该引起重视的是妊娠期妇女是甲状腺疾病的高发人群。蔡可英等[72]对江苏省高碘和适碘地区孕早期孕妇甲状腺疾病患病率进行了调查，结果发现 396 例受调查孕妇中，有 197 例（49.7%）患甲状腺疾病。高碘地区孕妇的亚临床甲减患病率明显高于适碘地区，分别为 32.4%和 19.6%。因此，2012 年中华医学会内分泌学分会和中华医学会围产医学分会共同参考国外相关指南，并结合我国的一些临床数据制定了《妊娠和产后甲状腺疾病诊治指南》。

随着快节奏的生活方式来临，甲亢的发病率呈逐年增加的趋势。美国一项甲状腺疾病患病率调查显示，甲亢患病率达到 2.2%。近年我国的流行病学调查数据显示，甲亢患病率约为 3%[73]。引起甲亢的病因包括 Graves 病、多结节性甲状腺肿伴甲亢（毒性多结节性甲状腺肿）、甲状腺自主性高功能腺瘤、碘甲亢、垂体性甲亢、绒毛膜促性腺激素（hCG）相关性甲亢。其中，以 Graves 病最为常见，占所有甲亢的 85%左右[74]。

甲减是由甲状腺激素合成和分泌减少或组织作用减弱导致的全身代谢减低综合征。其主要分为临床甲减（overt hypothyroidism）和亚临床甲减（subclinical hypothyroidism）。甲减的患病率与 TSH 诊断切点值、年龄、性别、种族等因素有关。国外报道甲减的患病率为 5%～10%，亚临床甲减患病率高于临床甲减。美国国家健康与营养调查（NHANES Ⅲ）以年龄＞12 岁的普通人群为调查对象，TSH 正常上限为 4.5mU/L，亚临床甲减的患病率为 4.3%，临床甲减患病率为 0.3%[75]。科罗拉多（Colorado）甲状腺疾病患病率调查以 TSH 5.0mU/L 为正常上限，亚临床甲减及临床甲减的患病率分别为 8.5%和 0.4%[71]。在 Framingham 研究中，年龄大于 60 岁的人群，TSH＞10mU/L 的男性为 5.9%，女性为 2.3%[76]。根据 2010 年我国十城市甲状腺疾病患病率调查，以 TSH＞4.2mU/L 为诊断切点，甲减的患病率为 17.8%。其中，亚临床甲减患病率为 16.7%，临床甲减患病率为 1.1%[77]。女性患病率高于男性，随年龄增长患病率升高。我国甲减年发病率为 2.9‰[78]。甲减病因复杂，以原发性甲减最多见，此类甲减约占全部甲减的 99%，其中自身免疫、甲状腺手术和甲亢 $^{131}I$ 治疗三大原因占 90%以上。

# 二、甲亢和甲减及亚临床甲减的诊断标准

于 2007 年[74]、2017 年[79]中华医学会内分泌学分会分别制定了甲亢、甲减及亚临床甲减的诊断标准。

## （一）甲亢诊断标准

**1. 临床甲亢的诊断** ①临床高代谢的症状和体征；②甲状腺体征：甲状腺肿和（或）甲状腺结节，少数病例无甲状腺体征；③血清激素 $TT_4$、$FT_4$、$TT_3$、$FT_3$ 增高，TSH 降低（一般＜0.1mU/L）。$T_3$ 型甲亢时仅有 $TT_3$、$FT_3$ 升高。

**2. Graves 病诊断标准** ①临床甲亢症状和体征；②甲状腺面积慢性肿大，少数病例可无甲状腺肿大；③血清 TSH 降低，甲状腺激素浓度升高；④眼球突出和其他浸润性眼征；⑤胫前黏液性水肿；⑥TRAb 或 TSAb 阳性。以上标准中，1～3 项为诊断必备条件，4～6 项为诊断辅助条件。

**3. 高功能腺瘤或多结节性甲状腺肿伴甲亢** 除有甲亢临床表现外，触诊甲状腺有单结节或多结

节。甲状腺核素静态显像有显著特征，有功能的结节呈"热"结节，周围和对侧甲状腺组织受抑制或不显像。

### （二）甲减及亚临床甲减诊断标准

**1. 亚临床甲减**　通常缺乏明显的临床症状和体征，诊断主要依赖实验室检查，是指仅有血清 TSH 水平升高，$TT_4$ 和 $FT_4$ 水平正常。根据 TSH 水平，亚临床甲减可分为两类：轻度亚临床甲减时 TSH＜10mU/L；重度亚临床甲减时 TSH≥10mU/L。其中，轻度亚临床甲减占 90%。除上述指标外，在诊断亚临床甲减时要排除：①TSH 测定干扰，被检者存在抗 TSH 自身抗体可以引起血清 TSH 测定值假性增高；②甲状腺功能正常病态综合征的恢复期，血清 TSH 可以增高至 5～20mU/L，机制可能是机体对应激的一种调整；③20%的中枢性甲减患者表现为轻度 TSH 增高（5～10mU/L）；④肾功能不全，10.5%的终末期肾病患者有 TSH 增高，可能与 TSH 清除减慢、过量碘摄入、结合于蛋白的甲状腺激素丢失有关；⑤糖皮质激素缺乏可以导致轻度 TSH 增高；⑥生理适应，暴露于寒冷 9 个月，血清 TSH 升高 30%～50%。需 2～3 个月重复测定 TSH 及 $FT_4$、$TT_4$ 水平，TSH 升高且 $FT_4$、$TT_4$ 正常，方可诊断亚临床甲减。

**2. 临床甲减**　发病隐匿，病程较长，不少患者缺乏特异症状和体征。症状主要表现以代谢率减低和交感神经兴奋性下降为主，病情轻的早期患者可以没有特异症状。典型患者畏寒、乏力、手足肿胀感、嗜睡、记忆力减退、少汗、关节疼痛、体重增加、便秘、女性月经紊乱或月经过多、不孕。有指南推荐，血清 TSH 和 $FT_4$、$TT_4$ 是诊断原发性甲减的第一线指标。正常成人血清 $TT_4$ 水平为 64～154nmol/L（5～12μg/dl），$TT_3$ 为 1.2～2.9nmol/L（80～190ng/dl），不同实验室及试剂盒略有差异。血清 TSH 的检测是筛查甲状腺功能异常、原发性甲减甲状腺激素替代治疗的主要方法。TSH 参考值为 0.3～4.8mU/L，参考值还会因年龄、种族、性别、碘营养状态及采用的试剂盒的不同而有差异。

## 三、甲状腺疾病与血压关系

甲状腺素主要生理作用有促进新陈代谢，使绝大多数组织耗氧量加大，并增加产热、促进生长发育、提高中枢神经系统的兴奋性等。心血管系统也是甲状腺激素作用的主要靶器官之一，对心脏和血管的作用机制复杂，至今仍无确切的机制。可能机制主要是甲状腺素对心肌细胞的变力和变速作用影响心排血量、外周血管阻力、肾脏血流动力学改变。

甲亢时，大约30%的患者有高血压[80]，血压升高特点为收缩压增高而舒张压减低、脉压增大、平均动脉压减少。但在老年甲亢患者中，收缩压的过度升高由动脉弹性降低所致。甲亢导致血压升高的可能机制：①血清甲状腺素水平明显升高，$T_3$ 可以直接作用于血管平滑肌细胞，引起血管舒张，也可以通过刺激血管平滑肌细胞的 $\beta_2$ 受体或通过局部代谢产物引起血管舒张，使全身血管阻力下降。血管平滑肌细胞中存在 2 型脱碘酶，它可以在局部把 $T_4$ 转化为 $T_3$，从而引起血管舒张。②甲状腺素可以与甲状腺素受体结合影响心脏多种基因的表达。心肌收缩蛋白包括肌动蛋白和肌球蛋白，其中肌球蛋白有三种异构体，包括 αα、αβ、ββ，其中活性最强的是 αα。甲亢可以是 αα 型肌球蛋白增多，促进肌浆网释放 $Ca^{2+}$ 和 $Ca^{2+}$ 的跨膜转运，增加 $Ca^{2+}$-ATP 酶和 $Na^+$-$K^+$-ATP 酶活性，从而使心肌收缩性增强[81]，心排血量增加。③甲亢时心肌细胞复极化时间缩短。心房兴奋组织的有效不应期缩短，舒张期的去极化自律性增加，窦房结的激动自律性也增加，从而导致心率增快。④甲亢时交感神经系统活性增强。肾上腺素受体数量和亲和力增加，机体对儿茶酚胺的反应性增强。

甲减时甲状腺激素水平降低，心脏传导速度降低，心率减慢，心排血量减少。甲减可以促进血管动脉粥样硬化、血管弹性降低，从而使外周血管阻力增加。因此，甲减患者常表现为舒张压水平升高明显。甲减时存在脂质代谢紊乱、血液黏度增加，血流速度减慢，肾血流减少，肾小球滤过率减少。甲减可以导致水钠平衡紊乱，出现液体潴留。也有研究发现甲减时体内有很多激素分泌异常，如去甲肾上腺素升高等。

目前，亚临床甲状腺疾病是否对血压产生影响尚未取得一致结论。安仕敏等[80]观察了 11 064 名甲状腺素水平正常的健康体检者，结果发现 TSH 水平与 SBP、DBP 和踝臂脉搏波速度水平呈正相关

（P<0.001），TSH 水平越高，其人群中高血压患病率也越高。与 TSH 正常低值组比较，亚临床甲状腺功能减低组高血压患病风险比为 1.84（95% CI 为 1.47～2.31；P<0.001）。姜凤伟和冯肖[82]入选 1621 名甲状腺功能检查正常者进行了研究，根据血清 TSH、$FT_3$、$FT_4$ 结果，分别选取亚临床甲减患者 120 例（亚临床甲减组）、甲状腺功能正常者 120 例（正常对照组）作为研究对象。测量两组的血压、身高和体重，比较两组的收缩压、舒张压和平均动脉压（MAP）水平，分析亚临床甲减患者高血压患病的危险性。结果发现排除年龄、性别、BMI 等因素的影响，亚临床甲减组的 SBP、DBP 和 MAP 水平与正常对照组相比差异无统计学意义（P>0.05）；亚临床甲减组高血压患病的危险性显著高于正常对照组（OR=2.15，95% CI 为 1.01～4.60，P=0.04）。

## 四、伴甲状腺疾病的高血压治疗

临床甲状腺疾病对血压影响较大，所以对于临床甲亢或甲减患者伴有高血压应积极治疗甲状腺疾病，尽快使甲状腺功能恢复正常，可以使一部分患者血压恢复正常。治疗甲状腺疾病同时应进行降压治疗，应根据高血压治疗指南结合患者病情进行个体化治疗。例如，甲亢患者心率快、血容量增加，可以选择 β 受体阻滞剂或利尿剂，而甲减患者心率慢则不应选用。另外选择降压药物时，应尽量避免使用对肝功能影响较大的药物，防止与抗甲状腺药物合用导致肝损害，故应定期监测。

对于亚临床甲状腺疾病的治疗目前仍存在争议，亚临床甲状腺疾病可能存在很多潜在危害，但是药物治疗也可能带来一些副作用。如甲状腺素过量可导致骨质疏松、心房颤动发生率增加；抗甲状腺药物可能导致肝损害、粒细胞减少等，尤其是妊娠期妇女更应慎重权衡利弊。吴跃跃等[83]回顾性分析了 2014 年 3 月至 2015 年 3 月在上海复旦大学附属上海市第五人民医院分娩的妊娠期亚临床甲减孕妇 216 例（其中 166 例给予甲状腺素替代治疗），妊娠期甲减 69 例，随机选取同期分娩的正常孕妇 406 例作为对照，分析各组孕妇妊娠结局及围产儿的情况。结果发现妊娠期亚临床甲减组中未治疗及治疗者分别与对照组相比，在早产、Apgar 评分、

出生低体重、新生儿畸形、先天性甲减方面差异未见统计学意义（P>0.05）；进一步分析妊娠期亚临床甲减组治疗与未治疗者之间在妊娠结局及围产儿方面差异同样未见统计学意义（P>0.05）。如果妊娠期亚临床甲减患者出现血压升高，请参照第八篇第十五章。

（邢爱君　刘业强）

# 第七节　阻塞性睡眠呼吸暂停低通气综合征与高血压

阻塞性睡眠呼吸暂停低通气综合征（OSAHS）是以睡眠过程中频繁的呼吸暂停、血氧饱和度下降和睡眠紊乱为特征的临床综合征。

研究证实 OSAHS 是独立于年龄、肥胖、吸烟等引起高血压的危险因素之一[84-86]，50%～92%的 OSAHS 患者合并有高血压，而 30%～50%的高血压患者同时伴有 OSAHS[87, 88]。2006 年中华医学会呼吸病学分会睡眠呼吸疾病学组的调查显示，我国 OSAHS 人群的高血压患病率为 56.2%[89]。因此，合理规范诊断和治疗与 OSAHS 相关的高血压已成为高血压防治不容忽视的问题。

## 一、OSAHS 诊断及病情分类标准

### （一）OSAHS 诊断标准[90]

（1）典型的夜间睡眠打鼾伴呼吸暂停、日间嗜睡（Epworth 嗜睡量表、ESS 评分）等症状。

（2）体格检查可见上气道任何部位的狭窄及梗阻，AHI>5 次/小时者。AHI 是平均每小时呼吸暂停与低通气次数之和，是呼吸暂停严重程度的测量指标。

（3）对于日间嗜睡不明显（ESS 评分<9 分）者，AHI≥10 次/小时或 AHI≥5 次/小时，存在认知功能障碍、冠心病、脑血管疾病、糖尿病和失眠等 1 项或 1 项以上合并症者也可确立诊断。

### （二）OSAHS 病情分类[90]

根据临床症状、合并症情况、AHI 及夜间血氧饱和度（$SaO_2$）等实验室指标，将 OSAHS 分为轻度、中度、重度，其中以 AHI 作为主要判断标准，夜间最低 $SaO_2$ 作为参考，见表 6-3-1。

表 6-3-1　成人 OSAHS 病情程度与 AHI 和（或）低氧血症程度判断依据

| 程度 | AHI（次/小时） | 夜间最低 SaO₂（%） |
| --- | --- | --- |
| 轻度 | 5～15 | 85～90 |
| 中度 | 14～30 | 80～84 |
| 重度 | >30 | <80 |

## 二、OSAHS 相关性高血压的特点

OSAHS 相关性高血压是指夜间频繁发作的阻塞性睡眠呼吸暂停（OSA）、低通气与高血压伴发或共存。OSA 相关性高血压的特点如下[91]：

（1）夜间及晨起血压升高，日间高血压或日间血压正常：清晨睡醒时血压较睡前血压明显升高，白天及晚间睡前血压较低。有部分患者表现为隐匿性高血压[92]。

（2）OSA 患者血压水平失去昼夜变化节律，呈现为"非杓型"甚至"反杓型"。

（3）单纯药物治疗降压效果较差，虽经多种药物联合、多次调整降压方案，仍很难将血压维持在正常范围内，血压的控制依赖于 OSAHS 的有效治疗[93, 94]，一定程度上可减少降压药的使用量，少数患者甚至可以停服降压药物。

（4）伴随着呼吸暂停的血压周期性升高：结合 ABPM 和多导睡眠图监测（polysomnography，PSG），可见夜间随呼吸暂停的反复发生，血压表现为反复发作的一过性升高。血压高峰值一般出现在呼吸暂停事件的末期、刚恢复通气时。

## 三、OSAHS 引起高血压的发病机制

OSAHS 患者夜间反复发作的间歇性低氧、高碳酸血症、神经及体液调节障碍与交感神经系统过度兴奋相互作用，可引起心率增加，心肌收缩力增加，心排血量增加，全身血管阻力增加，这些均是导致高血压的重要机制。其中，交感神经活性增强最为关键。交感神经活性增强，使血浆儿茶酚胺水平增加，阻力小动脉收缩增强，外周血管阻力升高而致高血压。另外，引起高血压的机制还有睡眠结构紊乱、胸腔内压增高所致的机械效应、氧化应激和炎症等。

## 四、OSAHS 相关性高血压的诊断流程

《阻塞性睡眠呼吸暂停相关性高血压临床诊断

和治疗专家共识》建议对合并下列情况的高血压患者应进行 OSAHS 筛查。

（1）肥胖。

（2）伴鼻咽及颌面部解剖结构异常。

（3）睡眠过程中打鼾，白天嗜睡明显，晨起头痛、口干。

（4）难治性高血压或隐匿性高血压，晨起高血压或血压节律呈"非杓型"或"反杓型"改变的高血压。

（5）夜间反复发作难以控制的心绞痛。

（6）夜间难以纠正的心律失常。

（7）难治性充血性心力衰竭。

（8）难治性难治性糖尿病及胰岛素抵抗。

（9）不明原因的肺动脉高压。

（10）不明原因的夜间憋醒或夜间发作性疾病。

具体诊断流程如图 6-3-1 所示。

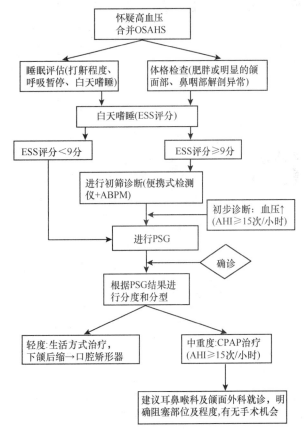

图 6-3-1　OSAHS 相关性高血压诊断流程图

OSAHS. 阻塞性睡眠呼吸暂停低通气综合征；ESS. Epworth 嗜睡量表；PSG. 多导睡眠图监测；AHI. 平均每小时呼吸暂停与低通气次数之和

## 五、OSAHS 的治疗

OSAHS 相关性高血压治疗主要分两部分，一

部分为针对 OASHS 的治疗，另一部分为针对高血压的治疗。但绝不是对二者先后进行治疗，而是同时启动治疗才能有效控制血压。

## （一）针对 OSAHS 的治疗

针对 OSAHS 的治疗包括生活方式的改变如减肥、体位治疗，一些生活习惯干预如戒烟酒、慎用镇静催眠药，以及无创气道正压通气治疗、手术治疗和口腔矫治器治疗等。治疗的选择要根据患者的不同情况制订个体化治疗方案。

**1. 病因治疗**　纠正引起 OSAHS 或使之加重的基础疾病，如应用甲状腺素治疗甲状腺功能减低等。

**2. 改变生活方式**　对 OSAHS 患者均应进行多方面的指导，生活方式的改变是睡眠呼吸暂停相关性高血压治疗的基础，一般包括减肥、戒烟、戒酒、白天避免过于劳累、慎用镇静催眠药及其他可引起或加重 OSAHS 的药物、改仰卧位为侧位睡眠等。

**3. 无创气道正压通气治疗**　被认为是目前成人 OSAHS 疗效最为肯定的治疗方法，包括普通及智能型 CPAP（AutoCPAP）通气和双水平气道正压（BiPAP）通气，以 CPAP 最为常用，有 $CO_2$ 潴留明显者建议使用 BiPAP 通气。这种治疗方法使用广泛，特别有利于中度、重度患者。睡眠时佩戴一个与呼吸机相连的鼻面罩，由呼吸机产生的强制气流增加上呼吸道内压力，使上气道始终保持开放，应根据每个人的病情调整输送的压力，合并 COPD 者可选用 BiPAP 通气。临床观察发现以 CPAP 治疗 OSAHS 后，多数患者夜间血压下降并恢复为正常的"杓型"，日间血压有所下降甚至降至正常[95]，顽固性高血压对治疗的反应较好[96]。给予 CPAP 治疗过程时需密切观察患者的血压变化，对血压达到治疗标准的患者应及时减少或停用降压药物，并鼓励患者坚持治疗，增强对 CPAP 治疗的依从性。

CPAP 的适应证[90]：①中度、重度 OSAHS 患者（AHI＞15 次/小时）；②轻度 OSAHS（AHI 5～15次/小时）患者但症状明显（如白天嗜睡、认知障碍、抑郁等），合并或并发心脑血管疾病和糖尿病等；③经过其他治疗（如腭垂腭咽成形术、口腔矫正器等）后仍存在的 OSA；④OSAHS 合并 COPD 者，即"重叠综合征"；⑤OSAHS 患者的围手术期治疗。

**4. 口腔矫正器**　适用于单纯鼾症及轻、中度的 OSAHS 患者，特别是有下颌后缩者。对于不能耐受 CPAP、不能手术或手术效果不佳可以试用，也可作为 CPAP 治疗的补充治疗。禁忌证：重度颞颌关节炎或功能障碍，严重牙周病、严重牙列缺失者不宜使用。优点是无创伤、价格低；缺点是由于矫正器性能不同及不同患者的耐受情况不同，效果也不同，对重度患者疗效欠佳。其确切疗效目前尚无大规模临床研究报道。

**5. 外科治疗**　仅适合于手术确实可以解除上气道阻塞的患者，需要严格掌握手术适应证。可选用的手术方式包括腭垂腭咽成形术（UPPP）及改良术、下颌骨前徙术及颌面部前徙加舌骨肌切断悬吊术。一般认为这类外科治疗仅适合于上气道口咽部阻塞且 AHI＜20 次/小时者，而对肥胖者及 AHI＞20 次/小时者不适用。对于某些非肥胖而口咽部阻塞明显的重度 OSAHS 患者，可以考虑在应用 CPAP 治疗 1～2 个月，其夜间呼吸暂停及低氧已基本纠正情况下试行 UPPP 手术治疗。术前和术中严密监测，术后必须定期随访，如手术失败，应使用 CPAP 治疗。

## （二）抗高血压药物治疗

对于阻塞性睡眠呼吸暂停相关性高血压患者，抗高血压治疗是有益的。目前尚无证据表明有任何特殊的抗高血压药物能够直接减轻睡眠呼吸暂停的严重程度，药物治疗的研究相对较少，且样本量偏小，降压药物疗效目前还存在争议，降压药物种类的选择和具体目标水平尚缺乏相关证据，有待进一步研究证实。按照目前的抗高血压治疗的方法，应该使 24h 昼夜血压得到平稳控制，尤其对于那些有夜间血压增高的患者，降低其夜间血压更为重要。有些降压药物可以对抗睡眠呼吸暂停产生高血压的机制，如针对交感神经的激活或是肾素-血管紧张素醛固酮系统活性的增强，采用抑制药物治疗，降压的同时可在一定程度上改善患者睡眠呼吸障碍的水平。理想的降压药物是在有效降低血压的同时，又能减轻睡眠期间呼吸暂停程度的药物。

可选用的药物如下：

（1）首先推荐肾素–血管紧张素系统阻滞剂类降压药物[ACEI和（或）ARB]，ACEI能明显降低患者24h收缩压和舒张压，对睡眠各阶段（NREM和REM）均有降压作用，且有改善呼吸暂停和睡眠结构的作用，可降低AHI，对纠正患者血压昼夜节律紊乱具有良好的影响[97]。另有研究提示，缬沙坦、氯沙坦与氢氯噻嗪的复合制剂能有效地降低夜间高血压（尤其是呼吸暂停后血压的升高），同时减少呼吸睡眠紊乱指数，降低迷走神经和交感神经张力[98]。

（2）钙通道阻滞剂（CCB）虽有一定的治疗作用，但对REM期的血压无明显降低作用[99]。

（3）β受体阻滞剂因可使支气管收缩而增加呼吸道阻力致夜间缺氧更加严重，进一步加重心动过缓甚至导致心脏停搏，故应慎用可导致心率减慢和心脏传导阻滞作用的β受体阻滞剂。

（4）可乐定：这一类中枢性降压药物可加重睡眠呼吸紊乱，以及具有镇静作用的药物可加重OSAHS，因此不宜选用。

（三）其他治疗

OSAHS相关性高血压患者血液黏滞系数较高，应给予抗血小板药物治疗。

## 六、OSAHS的随访

（1）血压的随访：治疗OSAHS（包括CPAP和手术治疗）后，要密切观察患者的血压变化，对血压达到治疗标准的患者应及时减少或停用降压药物，并鼓励患者坚持治疗，增强对CPAP治疗的依从性。对手术患者的血压要长时间随访和监测，避免患者术后血压下降，而呼吸暂停复发后血压能再度升高。

（2）CPAP治疗的随访：给予CPAP治疗时要进行CPAP压力调定，必要时应行CPAP压力的再调定，以保证患者长期治疗依从性。最初3个月，以后每6～12个月要定期复查CPAP的治疗压力，酌情调整CPAP治疗参数。一般连续治疗1～3个月后做疗效评价。

（3）口腔矫正器及外科手术的随访：治疗后3个月、6个月应复查PSG，以了解其疗效，对于不能耐受或效果不佳的患者应尽快改用疗效更肯定的

治疗方法，如CPAP等。

（邢爱君　侯利江）

# 第八节　肾素分泌瘤

肾素分泌瘤又称为血管外皮细胞瘤、肾小球旁细胞瘤，瘤细胞可分泌大量肾素[100]。1967年，Robertson等在美国医学杂志上首次报道1例16岁男性，血压为250/150mmHg，血钾为3.1～3.3mmol/L，手术发现左肾下极有直径约为3cm肿物，切除后病理证实为肾素分泌瘤[101]。1968年Kithara又报道了一例类似病例，故此病也称为Robertson-Kihara综合征。肾素分泌瘤分为肾内及肾外、良性及恶性，肾内肿瘤多为良性，肾外肿瘤多为恶性。

肾素分泌瘤是一种极其罕见的疾病。截至目前，国内外文献报道肾素分泌瘤不足百例[102, 103]，尚缺乏流行病学资料。一项高血压研究[104]显示，15年间在30 000例高血压患者中仅发现8例肾素分泌瘤患者，女性略高于男性，女：男约为2：1，发病年龄为6～69岁，以15～25岁青年女性多见。

## 一、肾素分泌瘤的病理生理变化

肾素分泌瘤起源于肾小球旁细胞（又称为颗粒细胞），见图6-3-2。

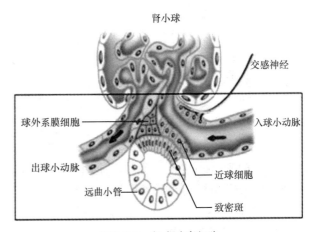

图6-3-2　肾小球旁细胞

肾小球旁细胞是肾小球入球小动脉行至近肾小体血管极处，血管壁中膜的平滑肌细胞转变为上皮样细胞，可合成、存储肾素，并通过胞吐作

用使肾素进入血液循环，通过肾素–血管紧张素–醛固酮系统（RAAS）作用调节血压、血容量和电解质平衡。

RAAS 是内分泌激素系统。当血压降低时，肾小球旁细胞合成和分泌肾素。血浆中肾素底物（血管紧张素原）在肾素作用下水解，变成血管紧张素 I（Ang I）。Ang I 基本没有生物活性，在血浆和组织中，特别是在肺循环血管内皮表面，存储有血管紧张素转化酶（ACE），在后者的作用下，Ang I 水解，剪切 C 端 2 个氨基酸残基，产生 1 个八肽，为 Ang II。Ang II 的主要生理作用：①使全身微动脉收缩，外周阻力增大，血压升高；可使静脉收缩，回心血量增多，其缩血管作用是去甲肾上腺素的 40 倍；促进心肌肥大、纤维化。②作用于交感神经末梢上的血管紧张素受体，使交感神经末梢释放去甲肾上腺素；还可作用于中枢神经系统内一些神经元的血管紧张素受体，使交感缩血管紧张作用加强；促进神经垂体释放血管升压素和缩宫素；增强肾上腺皮质激素释放激素的作用。③刺激肾上腺皮质球状带细胞合成和释放醛固酮，后者可促进肾小管和集合管对钠和水的重吸收，并使细胞外液量增加，升高血压。Ang II 还可引起或增强口渴，导致饮水行为。

## 二、肾素分泌瘤的病理特点

肾素分泌瘤多为局限单发，体积较小，直径为 0.2～5cm，平均为 2.4cm，包膜完整，与周围正常组织界线分明（图 6-3-3）。切面所见呈灰黄色或棕褐色、灰白色，可有出血。光镜所见，瘤细胞呈多角形，细胞质丰富，含嗜酸性细胞颗粒，核大而浅染，呈圆形、椭圆形，无核分裂。瘤细胞呈团片或条索状排列，间质富含血窦或血管，酷似血管病。用 William Widson 结晶紫染色，可见细胞质内有分泌颗粒。细胞质内线粒体丰富，内质网扩张，可见典型菱形或多角形结晶而菱形结晶为球旁细胞瘤所特有。HE 染色瘤细胞和正常球旁细胞相似。用 Harada 染色、甲紫染色、PAS 染色等可见细胞质中有分泌颗粒，用免疫荧光法可证明分泌颗粒含有肾素。电镜下可见瘤细胞内有电子密度不均的内分泌颗粒。用兔抗人肾素抗体经 ABC 法染色可见分泌颗粒中富含肾素，为肾素颗粒。病理组织

肾素活性测定表明，肾素活性明显增高，较周围实质增高 3～3100 倍。

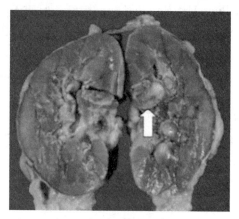

图 6-3-3　肾素分泌瘤（箭头所示）

## 三、临 床 表 现

**1. 高血压**　肾素分泌瘤主要的临床表现就是高血压相关症状，头痛与多尿最常见。血压升高明显，达（160～260）/（100～170）mmHg[104]。是否伴高血压危象与血压升高幅度和速度相关。高血压持续时间及严重程度决定其是否发生靶器官损害。肾素分泌瘤患者对一般降压药物的反应不佳，但对血管紧张素转化酶抑制剂或血管紧张素受体拮抗剂降压有一定的疗效，但无特异性。

**2. 低血钾**　球旁细胞分泌大量肾素，继发醛固酮水平升高，约有 2/3 患者可出现低血钾（血钾为 1.9～3.2mmol/L）、高血钠，导致低钾性碱中毒，表现为头痛、夜尿多、烦渴、四肢无力，以下肢更明显，也可出现肠麻痹、心律失常等。

Dong 等[103]根据临床表现将肾素分泌瘤分为三种类型：典型型（具有上述临床表现，最常见）、非典型型（血压高，血钾正常）和无功能型（血压、血钾均正常，病理证实）。

## 四、辅 助 检 查

**1. 尿液检查**　有蛋白尿，无细胞成分，尿醛固酮测定往往增高，高尿钾。

**2. 生化检查**　低血钾、高血钠。

**3. 血浆肾素活性（PRA）测定**　卧位时血浆肾素活性、Ang II 及醛固酮浓度均明显升高，但同一患者不同时间内 PRA 会有改变，肿瘤大小与 PRA

水平无相关性。本病分泌较多的肾素，较肾血管性高血压或原发性高血压明显增高。立位激发试验，由于肿瘤组织内含有交感神经末梢，肿瘤释放肾素可能受交感神经支配，故肾素、血管紧张素、醛固酮升高更加明显。而低钠激发试验（20mmol/d）的反应则不同，缺乏正常生理反应，表现为低反应性，可能由于肿瘤无正常肾小球旁结构，不能感受入球小动脉内血流量的改变；而肿瘤外的正常 G 细胞，由于肿瘤过度分泌肾素，其分泌功能受抑制，故对低钠刺激呈低反应为本病的一种特征性表现。

**4. 肾静脉肾素比值（RVRR）测定**　临床怀疑肾素分泌瘤时，应做 RVRR 测定与计算，由于肿瘤一般位于单侧肾脏两极，分泌大量肾素，故 RVRR≥1.5 才具有诊断意义。但是 37.5%患者 RVRR<1.5，由于肿瘤位于肾表面，靠近肾包膜，常与被膜周静脉形成吻合支，其静脉经被膜周静脉回流下腔静脉，并非直接经肾静脉回流下腔静脉所致。有人提出将导管尖端送至肿瘤所在的肾段部位取血标本时 PRA 浓度较高，对判断肿瘤的性质很有意义。为了明确诊断，需除外肾血管性高血压，因此于检查前应全面考虑采取几个部位的血标本测定 PRA，对于肾静脉主干，肿瘤相应部位的肾段静脉应取双份血标本。一般常规取血标本包括左、右肾静脉，远端下腔静脉（$L_{3\sim4}$），髂静脉，并计算 RVRR 后判定诊断意义。

**5. 影像学检查**　多表现为占位性表现。超声学检查不足以检出所有肾素分泌瘤。CT 是最有效的检查手段，敏感性可达 100%。其可明确肿瘤除位于上极或下极，也可位于肾脏前侧或后侧，必要时应该改变体位扫描，以免漏诊。由于肿瘤与肾皮质密度相近，故需注入造影剂增强扫描。MRI 也可作为检出肾素分泌瘤的手段，但不如 CT 敏感，显像不清，见图 6-3-4、图 6-3-5。

**6. 血管造影**　选择性数字减影血管造影（DSA）可观察主动脉、肾动脉及其分支，目前仍被认为是诊断肾血管病的金标准，可以明确诊断或除外肾动脉狭窄导致的肾血管性高血压。肾素分泌瘤缺少血管，于肾上极或下极可见无血管的圆形占位性病变，但假阴性率为 25%～42.8%。

**7. 其他**　免疫组化 $CD_{34}$、肌动蛋白、vimentin 阳性对确诊肾素分泌瘤具有重要意义[105]。

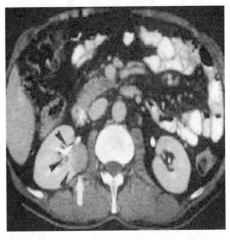

图 6-3-4　CT 平扫皮质区单发类圆形肿物

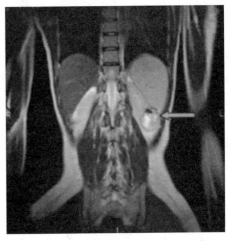

图 6-3-5　MRI 检查 $T_1WI$ 为等信号，$T_2WI$ 为高信号软组织肿块（箭头）

# 五、诊断与鉴别诊断

## （一）诊断标准

（1）无原发性高血压家族史。

（2）酷似醛固酮增多症的临床表现，呈重度高血压、低血钾、夜尿多、四肢乏力。

（3）血浆 PRA 明显增高，RVRR 仅轻度增高。

（4）影像学，特别是 CT 检查显示单侧肾上极或肾下极有圆形低密度占位性病变，也有肿瘤位于肾脏前侧或后侧者，需左前斜位或右前斜位扫描方能发现肿瘤。

## （二）鉴别诊断

由于本病分泌过量肾素引起继发性醛固酮增多症的一系列病理生理改变，故应与下列疾病加以鉴别。

**1. 原发性醛固酮增多症** 醛固酮增多症分为原发性醛固酮增多症与继发性醛固酮增多症二类，二者临床表现相似，均有严重高血压与低血钾，表现夜尿多、肢体无力，但二者病因不同，前者属原发性，PRA 受抑制，PRA 很低或测不出；后者属继发性，PRA 增高非常明显，可以鉴别诊断。CT 检查示原发性醛固酮增多症患者为肾上腺皮质腺瘤或增生，而肾素分泌瘤可见肾上极或下极呈圆形低密度占位性病变，结合临床表现，可以鉴别诊断。

**2. 肾血管性高血压** 当单侧肾动脉狭窄≥70% 时，可导致肾素依赖性高血压，应与肾素分泌瘤加以鉴别，大动脉炎与纤维肌性结构不良（FMD）均好发于年轻女性，与肾素分泌瘤相似。肾血管性高血压患者约 15% 表现为低血钾，二者 PRA 均增高，但以肾素分泌瘤增高更为明显。经血管造影及 CT 检查可以鉴别诊断。

**3. 原发性高血压**（高肾素型） 约 20% 患者呈高肾素型，PRA 仅轻度增高，血钾正常，鉴别诊断并不困难。

# 六、治 疗

本病一旦确诊，应尽快手术摘除肿瘤或部分肾切除，文献报道中不论肾全切或部分切除术均有良好的效果。近年来通过腹腔镜治疗肾上腺及肾肿瘤切除术获得满意疗效。摘除肾素分泌瘤后，24h PRA 恢复正常，有的患者血压恢复正常，一般于 1 周内血压及血钾恢复正常，症状逐渐消失，但也有的患者术后血压连渐降低，到 1 个月后血压才恢复正常。术前准备应服用血管肾素转化酶抑制剂或血管紧张素受体拮抗剂可有效控制血压，但应当注意，手术当天清晨忌服此类药物，以免手术中切除肿瘤后发生低血压危险。血压过高者术前应当使用钙通道阻滞剂、血管紧张素转化酶抑制剂及螺内酯等控制血压，同时应补充氯化钾，纠正低血钾，降低手术风险。

术前出现高血压危象必须应用静脉降压药物，将血压降至相对安全范围（160/110mmHg 左右），之后应口服药物将血压降至目标值。首选阻断 RAAS 的降压药物。

（邢爱君 孙玉艳）

# 第九节 精神心理问题与高血压

19 世纪中叶，人们对情感障碍与心血管疾病有了初步认识。随着世界范围的工业化发展，精神心理疾病激增，目前已成为全球重要的健康负担。据统计，重性抑郁发生率为 16%，隐匿性抑郁则更为普遍。世界卫生组织（WHO）公布数据显示，到 2020 年抑郁将成为继心血管疾病之后的全球第二大类疾病。刘洋等[106]选取上海市 1597 例初中生，年龄为 10～17 岁，采用 7 项广泛性焦虑障碍量表（GAD-7）、9 项患者健康问卷抑郁症状群量表（PHQ-9）、青少年生活方式量表（CALS）分别测量其焦虑情绪、抑郁情绪及生活方式。结果显示，学生焦虑、抑郁情绪检出率分别为 16.4% 和 17.2%。尤其特殊职业人群中，精神心理问题可能更为严重。苑杰等[107]采用随机抽样的方法对唐山市 4 所医院 940 名医护人员的精神状况进行了分析，结果显示医师焦虑率及抑郁率分别为 40.7% 和 52.3%，护士焦虑率及抑郁率分别为 52.5% 和 66.0%。另外，患有慢性躯体疾病的患者人群中精神和心理疾病也广泛存在，抑郁和焦虑的发病率达 23.4%～46.0%[108, 109]。

## 一、精神心理问题障碍与高血压流行病学

精神心理问题与高血压发病之间的关系也备受关注。流行病学资料显示[110]，年龄在 45～64 岁的白种人中，高焦虑和高抑郁均是发生高血压的危险因素，RR 值分别为 1.82（95% CI 为 1.30～2.53）和 1.80（95% CI 为 1.16～2.78）。为确定抑郁症状是否预示高血压的独立因素，Davidson 等[111]对普通社区中无高血压的年轻人（平均年龄在 23～35 岁）进行 5 年随访，进行了一项前瞻性多中心的流行病学调查，结果提示在年轻人中抑郁症状可预示随后高血压的发生率，年轻的黑种人抑郁症状引起高血压的危险更高。

同样，高血压患者中抑郁症的发病率也在增加，患者一旦患有高血压常会出现多面的心理反应，易引起惊恐、焦虑或愤怒等消极情绪，产生不同程度的抑郁表现，而且这部分患者血压更难以控制。

## 二、精神心理障碍在高血压发病机制中的作用

### （一）精神心理问题与高血压共病机制

抑郁焦虑症与高血压之间可能存在共同的病理生理学机制，有相同的神经生化、内分泌和神经解剖的改变。如下丘脑-垂体-肾上腺皮质即 HPA 轴兴奋性增加，交感神经和肾上腺的过度兴奋，心率变异性降低，血小板受体改变，炎性递质分泌增加，使血压升高、血流量增加、血小板聚集，糖脂代谢异常等[112]。

### （二）自主神经功能降低

现认为自主神经兴奋性改变是导致高血压共病抑郁焦虑预后恶化的可能机制之一。心率变异性是评价自主神经功能的重要指标，也是评价交感神经、副交感神经和肾素-血管紧张素系统的敏感指标。其外围是通过副交感神经的胆碱能迷走神经控制，中枢是通过下丘脑和边缘系统等控制。因此，中枢系统的神经递质如乙酰胆碱、去甲肾上腺素、5-羟色胺和多巴胺也能参与心率变异性的调节。

抑郁焦虑患者表现为自主神经功能受损，尤其在伴有睡眠问题的患者，体内去甲肾上腺素、5-羟色胺和多巴胺浓度升高，导致心率变异性降低，后者会导致死亡风险增加。其中，高频心率变异性减少被认为是副交感神经张力降低的反应，这部分患者更容易发生室性心律失常。当抑郁焦虑时，高频的心率变异性明显减少，可解释共病患者死亡的风险增加。

## 三、精神心理障碍识别

心内科医师面对患者时，应注意评估患者的心理状态，在治疗躯体疾病的同时，应注意患者症状的躯体成分和心理成分。患者是否存在难以解释的躯体症状？现有的客观检查不足以用躯体疾病来解释，此时应注意患者的情感，是否表现为情感悲伤，是否存在不安、压抑或惊恐甚至激越的情况，再决定治疗方案的合理选择和顺利进行。因此，早期识别患者心理状态显得尤为重要。

### （一）抑郁障碍的识别

在综合医院门诊，大部分抑郁症患者以躯体不适就诊，在未能充分问诊的情况下，极易按躯体疾病的诊疗思路进行诊断和治疗。为降低漏诊率，门诊医师应努力培养自己关注患者情绪和心理状态的习惯，主动询问患者睡眠情况、是否常常存在闷闷不乐、极易悲观等负面情绪。其中睡眠障碍，尤其早醒往往是抑郁症的特征性表现。此外，临床医师应主动询问患者是否有消极念头和自杀的想法，这对抑郁症的诊断和治疗会非常重要。

### （二）焦虑障碍的识别

焦虑是临床常见的心理障碍之一，有时与抑郁症状相互混杂而难以区分，二者均可表现为自主神经功能紊乱的症状，如心悸、失眠和担忧等。但焦虑患者交感神经系统活性更强，抑郁症患者则表现为自我评价过低。焦虑障碍有两种主要的临床形式：惊恐障碍和广泛性焦虑。

**1. 惊恐障碍的识别**　惊恐障碍是指急性焦虑发作，即突如其来的强烈恐惧体验，即将疯狂、濒临死亡感。惊恐发作也可作为继发症状，可见于多种不同精神障碍，如恐怖性神经症、抑郁症等。惊恐障碍应与某些躯体疾病鉴别，如癫痫、心脏病发作、内分泌失调等。

惊恐障碍主要有 3 个方面：①心脏症状，胸痛、心动过速、心悸；②呼吸系统症状，回血困难、窒息感；③神经系统症状，头痛、头晕、晕眩、晕厥、出汗、发抖。上述症状可自发或在特殊场景下诱发，患者有回避行为。多为慢性，易复发，女性多于男性。

**2. 广泛性焦虑障碍的识别**　广泛性焦虑障碍患者表现为缺乏刺激或与外界刺激不相称的过分担忧，病程多在 6 个月以上。典型症状有紧张不安、失眠烦躁、易疲劳、注意力不集中等。广泛性焦虑症又称为慢性焦虑症，占焦虑症的 57%。主要临床症状表现如下：

（1）心理障碍：表现为客观上并不存在某种威胁或危险和坏的结局，而患者总是担心、紧张和害怕。尽管也知道这是一种主观的过虑，但患者不能自控，颇为苦恼。此外，尚有易激怒、对声音过敏、注意力不集中、记忆力不好，由于焦虑常伴有运动

性不安，如来回踱步或不能静坐。常见患者疑惧、双眉紧蹙、双手颤抖、面色苍白或出汗等。

（2）躯体症状：自主神经功能以交感神经系统活动过度为主，如口干、上腹部不适、恶心、吞咽困难、胀气、肠鸣、腹泻、胸紧、呼吸困难或呼吸紧促、心悸、胸痛、心动过速、尿频、勃起功能障碍、月经时不适或无月经，此外还有头晕、出汗、面色潮红等。

（3）运动症状与肌紧张有关：有紧张性头痛，常表现为顶区、枕区的紧压感。肌肉紧张痛和强直，特别在背部和肩部。手有轻微震颤，精神紧张时更为明显。另外，患者还存在不安、易疲劳及睡眠障碍，常表现为不易入睡，入睡后易醒，常诉有噩梦、夜惊，醒后很恐惧，不知为何害怕。

# 四、治疗措施

合并精神心理问题的高血压患者常需与心血管医师和精神心理医师合作。作为心血管专科医师重要的是能够早期识别，尽早请精神心理医师对患者进行心理安抚或尽早启用抗焦虑或抑郁治疗，可提高患者的依从性，血压控制率明显提高，改善抑郁状态。

常用的抗精神心理问题的药物包括：①苯二氮䓬类药物，常用的有地西泮、艾司唑仑、阿普唑仑、氯硝西泮、罗拉等。该类药物抗焦虑作用迅速可靠并能产生松弛作用，价格相对便宜，但应注意长期应用该类药物缺少抗抑郁作用，有成瘾性，长期应用影响认知和记忆。②三环类药物，常用的有阿米替林、多塞平、马普替林等。③选择性5-羟色胺再摄取抑制药，常用的有氟西汀、帕罗西汀、舍曲林等。该类药物对心血管系统的毒副作用更小，安全性较三环类药物高。

王红雨等[113]选择住院高血压患者，排除合并心脑肾并发症及有精神病史和继发性高血压者。由专人用汉密尔顿抑郁量表（HAMD）17项和汉密尔顿焦虑量表（HAMA）14项评分，其中抑郁、焦虑评分分别大于17分及14分，共入选67例高血压患者。治疗组患者给予硝苯地平缓释片 20mg/d 口服，在此基础上给予心理治疗，同时加服盐酸帕罗西汀片10mg/d（渐加量至 40mg/d）；对照组患者给予硝苯地平缓释片20mg/d（渐加量至40mg/d）口服。8周后，

治疗组和对照组血压都控制良好，两组比较无统计学意义（$P>0.05$），但治疗组 HAMA、HAMD 量表评分显著低于对照组（$P<0.01$）。

总之，合并精神心理问题的高血压患者多就诊于综合医院，该病的治疗常需要心血管专科医师和精神心理医师进行综合性治疗，让患者得到最有效、最全面、最准确的治疗。医师对心理问题的关注和治疗也标志着医学和文明的进步已进展到新阶段。

（邢爱君　孙玉艳）

## 参 考 文 献

[1] 刘冲，杜忠东，李霞，等. 住院儿童高血压的病因分析及鉴别诊断. 首都医科大学学报，2010，31（2）：187-191.

[2] 张德磊，翟淑波，王晶华，等. 203 例高血压患儿的临床分析. 中国实验诊断学，2013，17（12）：2238-2240.

[3] Zheng Y, Cai GY, Chen XM, et al. Prevalence, awareness, treatment, and control of hypertension in the non-dialysis chronic kidney disease patients. Chin Med J（Engl），2013，126（12）：2276-2280.

[4] Zhang L, Wang F, Wang L, et al. Prevalence of chronic kidney disease in China: across-sectional survey. Lancet, 2012, 379（9818）：815-822.

[5] 全国肾实质性高血压调查协作组. 1999～2000 年中国部分地区肾实质性高血压的知晓率及治疗和控制状况调查. 中华医学杂志，2003，83（2）：137-139.

[6] 尚瑜，尹爱萍. 5000 例肾脏疾病患者肾组织活检临床病理资料分析. 中国慢性病预防与控制，2011，19（3）：289-291.

[7] Mojón A, Ayala DE, Piñeiro L, et al. Comparison of patients with and without chronic kidney disease. Chronobiol Int, 2013, 30（1-2）：145-158.

[8] Farmer CK, Goldsmith DJ, Cox J, et al. An investigation of the effect of advancing uraemia, renal replacement therapy and renal transplantation on blood pressure diurnal variability. Nephrol Dial Transplant, 1997, 12（11）：2301-2307.

[9] Okada T, Nakao T, Matsumoto H, et al. Day-by-day variability of home blood pressure in patients with chronic kidney disease. Nihon Jinzo Gakkai Shi, 2008, 50（5）：588-596.

[10] Barletta GM, Flynn J, Mitsnefes M, et al. Heart rate and blood pressure variability in children with chronic kidney disease: a report from the CKiD study. Pediatr Nephrol, 2014, 29（6）：1059-1065.

[11] Chen XN, Pan XX, Yu HJ, et al. Analysis of cardiovascular disease in Chinese inpatients with chronic kidney disease. Intern Med, 2011, 50（17）：1797-1801.

[12] Ninomiya T, Perkovic V, Verdon C, et al. Proteinuria and stroke: a meta-analysis of cohort studies. Am J Kidney Dis, 2009, 53（3）：417-425.

[13] Weiner DE, Tighiouart H, Levey AS, et al. Lowest systolic blood pressure is associated with stroke in stages 3 to 4 chronic kidney disease. J Am Soc Nephrol, 2007, 18（3）：960-966.

[14] Kannel WB, Stampfer MJ, Castelli WP, et al. The prognostic

significance of proteinuria: the Framingham study. Am Heart J, 1984, 108（5）: 1347-1352.

[15] 中国医师协会肾脏内科医师分会, 中国中西医结合学会肾脏疾病专业委员会. 中国肾性高血压管理指南2016（简版）. 中华医学杂志, 2017, 97（20）: 1547-1555.

[16] James PA, Oparil S, Carter BL, et al. 2014 evidence-based guideline for the management of high blood pressure in adults. JAMA, 2014, 311（5）: 507-520.

[17] Paul A, Oparil S, Carter BL, et al. Report from the panel members appointed to the Eighth Joint National Committee（JNC8）. JAMA, 2014, 311（5）: 507-520.

[18] Schernthaner G. Kidney disease: improving global outcomes（KDIGL）blood pressure work group. KDIGO clinical practice guideline for management of blood pressure in chronic kidney disease. Kidney Int Suppl, 2010, 2（5）: 337-414.

[19] Tentori F, Hunt WC, Rohrscheib M, et al. Which targets in clinical practice guidelines are associated with improved survival in a large dialysis organization? J Am Soc Nephrol, 2007, 18（8）: 2377-2384.

[20] Mosso L, Carvajal C, González A, et al. Primary aldosteronism and hypertensive disease. Hypertension, 2003, 42（2）: 161-165.

[21] Calhoun DA. Is there an unrecognized epidemic of primary aldosteronism? Pro. Hypertension, 2007, 50（3）: 447-453.

[22] Loh KC, Koay ES, Khaw MC, et al. Prevalence of primary aldosteronism among Asian hypertensive patients in Singapore. J Clin Endocrinol Metab, 2000, 85（8）: 2854-2859.

[23] Sang X, Jiang Y, Wang W, et al. Prevalence of and risk factors for primary aldosteronism among patients with resistant hypertension in China. J Hypertens, 2013, 31（7）: 1465-1472.

[24] 郑德裕, 佟万仁, 惠汝太, 等. 继发性高血压诊断治疗学. 北京: 人民军医出版社, 2005.

[25] Hiramatsu K, Yamada T, Yukimura Y, et al. A screening test to identify aldosterone-producing adenoma by measuring plasma renin activity: results in hypertensive patients. Arch Intern Med, 1981, 141（12）: 1589-1593.

[26] 王兆禹, 李琳. 高血压病与心血管重构. 心血管病学进展, 2000, 21（6）: 326-328.

[27] Morgan HE, Baker KM. Cardic hypertrophy- mechanical, neural and endocrine dependence. Circulation, 1991, 83（1）: 13-25.

[28] Di MA, Petramala L, Cotesta D, et al. Renin-angiotensin-aldosterone systeminpatientswithsleepapnoea: prevalence of primary aldosteronism. J Renin Angiotensin Aldosterone Syst, 2010, 11（3）: 165-172.

[29] Funder JW, Carey RM, Fardella C, et al. Case detection, diagnosis, and treatment of patients with primary aldosteronism: an endocrine society clinical guideline. J Clin Endocrinol Metab, 2008, 93（9）: 3266-3281.

[30] Ahmed AH, Cowley D, Wolley M, et al. Seated saline suppression testing for the diagnosis of primary aldosteronism: a preliminary study. J Clin Endocrinol Metab, 2014, 63（1）: 151-160.

[31] 张炜, 汤正义, 吴景程, 等. 静脉盐水负荷试验在原发性醛固酮增多症诊断中的应用. 上海交通大学学报（医学版）, 2007, 27（6）: 703-705.

[32] Seccia TM, Miotto D, Battistel M, et al. A stress reaction affects assessment of selectivity of adrenal venous sample and of lateralization

[33] Rossi GP, Pitter G, Bernante P, et al. Adrenal vein sampling for primary aldosteronism: the assessment of selectivity and lateralization of aldosterone excess baseline and after adrenocorticotropic hormone（ACTH）stimulation. J Hypertens, 2008, 26（5）: 989-997.

[34] Rossi GP, Auchus RJ, Brown M, et al. An expert consensus statement on use of adrenal vein sampling for the subtyping of primary aldosteronism. Hypertension, 2014, 63（1）: 151-160.

[35] 陆召麟. 库欣综合征//史轶蘩. 协和内分泌和代谢学. 北京: 科学出版社, 1999: 1123.

[36] 张波, 陶红, 陆召麟, 等. 库欣综合征高血压临床特点的研究. 中华内分泌代谢杂志, 2002, 18（1）: 5-8.

[37] Magiakou MA, Mastorakos G, Zachman K, et al. Blood pressure in children and adolescents with Cushing's syndrome before and after surgical care. J Clin Endocrinol Metab, 1997, 82（6）: 1734-1738.

[38] 李乐乐, 窦京涛, 杨国庆, 等. 库欣综合征病因谱特征分析. 中华医学杂志, 2016, 96（31）: 2454-2457.

[39] 中华医学会内分泌学分会. 库欣综合征专家共识（2011年）. 中华内分泌代谢杂志, 2012, 28（2）: 96-102.

[40] 施绍瑞, 干伟, 邹茜婷, 等. 唾液皮质醇对库欣综合征的诊断价值探讨. 四川大学学报（医学版）, 2009, 40（2）: 298-301.

[41] Doi M, Sekizawa N, Tani Y, et al. Late night salivary cortisol as a screening test for the diagnosis of Cushing's syndrome in Japan. Endocr J, 2008, 55（1）: 121-126.

[42] 吴木潮, 李颖菊, 张少玲, 等. 过夜小剂量地塞米松抑制试验对库欣综合征诊断价值的再探讨. 中华内分泌代谢杂志, 2006, 22（5）: 414-416.

[43] Lindholm J, Juul S, Jorgensen JO, et al. Incidence and late prognosis of Cushing's syndrome: a population-based study. J Clin Endocrinol Metab, 2001, 86（1）: 117-123.

[44] Dekkers OM, Horvath-Puhó E, Jφrgensen JO, et al. Multisystem morbidity and mortality in Cushing's syndrome: a cohort study. J Clin Endocfinol Metab, 2013, 98（6）: 2277-2284.

[45] Clayton RN, Raskauskiene D, Reulen RC, et al. Mortality and morbidity in Cushing's disease over 50 years in Stoke-on-Trent, UK: audit and meta-analysis of literature. J Clin Endocfinol Metab, 2011, 96（3）: 632-642.

[46] Dekkers OM, Biermasz NR, Pereira AM, et al. Mortality in patients treated for Cushing's disease is increased, compared with patients treated for nonfunctioning pituitary macroadenoma. J Clin Endocrinol Metab, 2007, 92（3）: 976-981.

[47] Nieman LK, Biller BM, Findling JW, et al. Treatment of Cushing's syndrome: all endocrine society clinical practice guideline. J Clin Endocrinol Metab, 2015, 100（8）: 2807-2831.

[48] 曾正陪. 肾上腺髓质疾病//史轶蘩. 协和内分泌和代谢学. 北京: 科学出版社, 1999.

[49] 曾正陪. 嗜铬细胞瘤//陈家伦. 临床内分泌学. 上海: 上海科学技术出版社, 2011.

[50] Lenders JW, M, Duh QY, Eisenhofer G, et al. Pheochromocytoma and paraganglioma: an endocrine society clinical practice guideline. J Clin Endocrinol Metab, 2014, 99（6）: 1915-1942.

[51] 中华医学会内分泌学分会肾上腺学组. 嗜铬细胞瘤和副神经节瘤

诊断治疗的专家共识. 中华内分泌代谢杂志, 2016, 32(3): 181-187.

[52] 中国高血压防治指南修订委员会. 中国高血压防治指南(2010年修订版). 中国实用乡村医生杂志, 2012, 19(10): 1-15.

[53] Karasek D, Shah U, Frysak Z, et al. An update on the genetics of pheochromocytoma. Journal of Human Hypertension, 2013, 27(3): 141-147.

[54] Dahia PL. Pheochromocytoma and paraganglioma pathogenesis: learning from genetic heterogeneity. Nat Rev Cancer, 2014, 14(2): 108-119.

[55] Welander J, Andreasson A, Juhlin CC, et al. Rare germline mutations identified by targeted next-generation sequencing of susceptibility genes in pheochromocytoma and paraganglioma. J Clin Endocrinol Metab, 2014, 99(7): E1352-1360.

[56] van Hulsteijn LT, Niemeijer ND, Dekkers OM, et al. $^{131}$I-MIBG therapy for malignant paraganglioma and pheochromocytoma: systematic review and meta-analysis. Clin Endocrinol (Oxf), 2014, 80(4): 487-501.

[57] Gonias S, Goldsby R, Matthay KK, et al. Phase Ⅱ study of high-dose $^{131}$I metaiodobenzylguanidine therapy for patients with metastatic pheochromocytoma and paraganglioma. J Clin Oncol, 2009, 27(25): 4162-4168.

[58] 金从军, 邵玉军, 曾正陪, 等. $^{131}$I-间位碘代苄胍治疗恶性嗜铬细胞瘤/副神经节瘤的临床疗效分析. 中华泌尿外科杂志, 2015, 36(1): 24-28.

[59] Hansen KJ, Edwards MS, Craven TE, et al. Prevalence of renovascular disease in the elderly: a population-based study. J Vase Surg, 2002, 36(3): 443-451.

[60] Weber BR, Dieter RS. Renal artery stenosis: epidemiology and treatment. Int J Nephrol Renovasc Dis, 2014, 7: 169-181.

[61] Ghabril R. Renaovascular hypertention in children. J Med Liban, 2010, 58(3): 146-148.

[62] Coen G, Calabria S, Lai S, et al. Atherosclerotic ischemic renal disease. Diagnosis and prevalence in an hypertensive and/or uremic elderly population. BMC Nephol, 2003, 4: 2.

[63] Peng M, Jiang XJ, Dong H, et al. Etiology of renal artery stenosis in 2047 patients: a single-center retrospective analysis during a 15-year period in China. J Hum Hypetens, 2016, 30(2): 124-128.

[64] Kalra PA, Guo H, Kausz AT, et al. Atherosclerotic renovascular disease in United States patients aged 67 years or older: risk factors, revascular- ization, and prognosis. Kidney Int, 2005, 68: 293-301.

[65] Gross CM, Kramer J, Weingartner O, et al. Determination of renal artery stenosis severity: comparison of pressure gradient and vessel diameter. Radiology, 2001, 220: 751-756.

[66] 董徽, 蒋雄京, 彭猛, 等. 肾动脉纤维肌性发育不良: 病例报告与文献回顾. 中华高血压杂志, 2013, 21(11): 1091-1096.

[67] Arend WP, Michel BA, Bloch DA, et al. The American College of Rheumatology 1990 criteria for the classification of Takayasu arteritis. Arthritis Rheum, 1990, 33(8): 1129-1134.

[68] Hallrett JW, M ills JL, Earnshaw JJ, et al. Comprehensive Vascular and Endovascular Surgery. New York: Edinburgh Mosby, 2009.

[69] Touyz RM. Reactive oxygen species in vascular biology: role in arterial hypertension. Expert Rev Cardiovasc Ther, 2003, 1(1): 91-106.

[70] Lerman LO, Nath KA, Rodriguez-Porcel M, et al. Increased oxidative stress in experimental renovascular hypertension. Hypertension, 2001, 37(2pt2): 541-546.

[71] Canaris GJ, Manowitz NNR, Mayor G, et al. The Colorado thyroid disease prevalence study. Arch Intern Med, 2000, 160(4): 526-534.

[72] 蔡可英, 杨昱, 王晓东, 等. 江苏高碘和适碘地区孕妇甲状腺疾病患病率的调查. 中华内分泌代谢杂志, 2012, 28(6): 475-479.

[73] 白耀. 甲状腺病学基础与临床. 北京: 科学技术文献出版社, 2003.

[74] 中华医学会内分泌学分会《中国甲状腺疾病诊治指南》编写组. 中国甲状腺疾病诊治指南-甲状腺功能亢进症. 中华内科杂志, 2007, 46(10): 876-882.

[75] Hollowell JG, Staehling NW, Flanders WD, et al. Serum TSH, T(4), and thyroid antibodies in the United States population(1988 to1994): National Health and Nutrition Examination Survey(NHANES Ⅲ). J Clin Endocrinol Metab, 2002, 87(2): 489-499.

[76] Sawin CT, Castelli WP, Hershman JM, et al. The aging thyroid. Thyroid deficiency in the Framingham Study. Arch Intern Med, 1985, 145(8): 1386-1388.

[77] Shan Z, Chen L, Lian X, et al. Iodine status and prevalence of thyroid disorders after introduction of mandatory universal salt iodization for 16 years in China: a cross-sectional study in 10 cities. Thyroid, 2016, 26(8): 1125-1130.

[78] Teng W, Shan Z, Teng X, et al. Effect of iodine intake on thyroid diseases in China. N Engl J Med, 2006, 354(26): 2783-2793.

[79] 中华医学会内分泌学分会. 成人甲状腺功能减退症诊治指南. 中华内分泌代谢杂志, 2017, 33(2): 167-180.

[80] 安仕敏, 王文尧, 唐熠达. 促甲状腺素水平升高与动脉硬化及高血压独立相关. 中国循环杂志, 2017, 32(S1): 172.

[81] Klein I, Ojamaa K. Thyroid hormone and the cardiovascular system. N Engl J Med, 2001, 344(7): 501-509.

[82] 姜凤伟, 冯肖. 亚临床甲状腺功能减退症与血压的关系. 南昌大学学报(医学版), 2011, 51(07): 79-81.

[83] 吴跃跃, 陈琳, 黄新梅, 等. 妊娠期亚临床甲状腺功能减退的临床分析及甲状腺激素替代治疗的效果观察. 中华内分泌代谢杂志, 2017, 33(3): 198-202.

[84] Peppard PE, Young T, Palta M, et al. Prospective study of the association between sleep-disordered breathing and hypertension. New Engl J Med, 2000, 342(19): 1378-1384.

[85] Bixler EO, Vgontzas AN, Lin HM, et al. Association of hypertension and sleep-disordered breathing. Arch Inter Med, 2000, 160(15): 2289-2295.

[86] 邹小量, 朱胜华, 李多洛, 等. 邵阳市20岁以上人群阻塞性睡眠呼吸暂停低通气综合征的流行病学调查. 中国现代医学杂志, 2007, 17(8): 956-959.

[87] Drager LF, Genta PR, Pedrosa RP, et al. Characteristics and predictors of obstructive sleep apnea in patients with systemic hypertension. Am J Cardiol, 2010, 105(8): 1135-1139.

[88] Worsnop CJ, Naughton MT, Barter CE, et al. The prevalence of obstructive sleep apnea in hypertensives. Am J Respir Crit Care Med, 1998, 157(1): 111-115.

[89] 中华医学会呼吸病学分会睡眠呼吸疾病学组. 睡眠呼吸暂停人群高血压患病率的多中心研究. 中华结核和呼吸杂志, 2007, 30(12): 894-897.

[90] 中华医学会呼吸病学分会睡眠呼吸障碍学组. 阻塞性睡眠呼吸暂停低通气综合征诊治指南(2011年修订版). 中华结核和呼吸杂志, 2012, 35(1): 9-12.

[91] 中国医师协会高血压专业委员会, 中华医学会呼吸病学分会睡眠呼吸障碍学组. 阻塞性睡眠呼吸暂停相关性高血压临床诊断和治疗专家共识. 中国呼吸与危重监护杂志, 2013, 12(5): 435-441.

[92] 吴寿岭, 张冬艳, 刘运秋, 等. 睡眠暂停综合征与隐蔽性高血压. 中华高血压, 2008, 16(4): 354-357.

[93] Bazzano LA, Khan Z, Reynolds K, et al. Effect of nocturnal nasal continuous positive airway pressure on blood pressure in obstructive sleep apnea. Hypertension, 2007, 50(2): 417-423.

[94] Ahjmi M, Mulgrew AT, Fox J, et al. Impact of continuous positive airway pressure therapy on blood pressure in patients with obstructive sleep apnea hypopnea: a meta-analysis of randomized Controlled trials. Lung, 2007, 185(2): 67-72.

[95] Haenqens P, Van Meerhaeghe A, Moscariello A, et al. The impact of continuous positive airway pressure on blood pressure in patients with obstructive sleep apnea syndrome: evidence from a meta-analysis of placebo controlled randomized trials. Arch Intern Med, 2007, 67: 757-764.

[96] 张希龙, 黎燕群. 持续气道正压通气治疗阻塞性睡眠呼吸暂停低通气综合征合并难治性高血压疗效分析. 中华医学杂志, 2009, 89(26): 1811-1814.

[97] 李莉, 吴海英, 刘力生. 睡眠呼吸暂停综合征与高血压治疗. 中华心血管病杂志, 2004, 32(1): 30-32.

[98] 平芬, 李贤, 苏力, 等. 海捷亚对阻塞性睡眠呼吸暂停低通气综合征合并高血压患者降压疗效和睡眠呼吸的影响. 中国老年学杂志, 2005, 25(9): 1030-1032.

[99] 陈明, 孙雷. 伴有阻塞性睡眠呼吸暂停综合征高血压患者的夜间药物降压对策. 江苏医药, 2006, 32(9): 862-863.

[100] Martin SA, Mynderse LA, Lager DJ, et al. Juxtaglomerular cell tumor: a clinicopathologic study of four cases and review of the literature. Am J Clin Pathol, 2001, 116(6): 854-863.

[101] Robertson PW, Klidjian A, Harding LK, et al. Hypertension due to a renin-secreting renal tumor. Am J Med, 1967, 43(6): 963.

[102] 吴红华, 王光亚, 马晓伟, 等. 肾素瘤致高血压危象伴可逆性后部脑病综合征病例分析. 中华内科杂志, 2012, 1(51): 24-27.

[103] Dong D, Li H, Yan W, et al. Juxtaglomerular cell tumor of the kidney-a new classification scheme. Urol Oncol, 2010, 28(1): 34-38.

[104] Haab F, Duclos JM, Guyenne T, et al. Renin secreting tumors: diagnosis, conservative surgical approach and long-term results. J Urol, 1995, 153(6): 1781-1784.

[105] 任国平, 余心如, 黎永祥, 等. 肾球旁细胞瘤五例临床病理分析. 中华病理学杂志, 2003, 32(6): 511-515.

[106] 刘洋, 张伟波, 蔡军. 初中生焦虑抑郁情绪与生活方式的关系. 中国心理卫生杂志, 2017, 3(3): 235-240.

[107] 苑杰, 尚翠华, 张蒙, 等. 2016年唐山市4所医院医护人员焦虑抑郁的影响因素及与心理弹性的关系. 职业与健康, 2017, 33(21): 2918-2922.

[108] 韩振, 刘伟, 孙雪林. 心血管病住院患者伴焦虑抑郁症状的调查. 中华老年医学杂志, 2017, 33(2): 138-140.

[109] 冯建秀, 李晓玲, 刘文辉, 等. 三甲医院呼吸内科慢性疾病患者抑郁症状现况调查. 中国心理卫生杂志, 2017, 33(4): 278-272.

[110] Jonas BS, Franks P, Ingram DD. Are symptoms of anxiety and depression risk factors for hypertension? longitudinal evidence from the National Health and Nutrition Examination Survey I Epidemiologic Follow up study. Arch Fam Med, 1997, 6(1): 43-49.

[111] Davidson K, Jonas BS, Dixon KE, et al. Do depression symptoms predict early hypertension incidence in young adults in the CARDIA study? Coronary Artery Risk Development in Young adults. Arch Intern Med, 2000, 160(10): 1495-1500.

[112] 任南, 刘宝英, 连祥霖, 等. 职业紧张对血糖、血脂影响的研究. 高血压杂志, 2003, 1(13): 275-278.

[113] 王红雨, 赵兴胜, 黄永清. 心理干预联合帕罗西汀治疗高血压伴抑郁焦虑的临床疗效观察. 中国心血管病研究, 2008, 6(11): 834-836.

# 第七篇

## 高血压诊断检查项目与评价

# 第一章

# 高血压临床资料的评估

高血压临床资料的评估应包括：①筛查高血压的危险因素；②识别高血压的临床表现；③评价高血压的靶器官损害与临床并发症；④寻找高血压的病因，鉴别高血压是原发性还是继发性。在这个过程中，首先要详细了解患者的临床症状和体征、现病史、既往史、个人史和家族史，然后进行规范的血压测量、个体化的实验室检验和影像学检查。

## 第一节　高血压危险因素的筛查

高血压是心脑血管疾病重要的危险因素之一。研究表明，积极控制血压可以减少心血管事件的发生，而高血压的发生发展又与许多危险因素密切相关，控制危险因素对高血压的防治至关重要。高血压常见的危险因素如下：

### （一）遗传因素

遗传学在高血压的发生中起非常重要的作用[1]。高血压有明显的遗传倾向和家族聚集性。流行病学研究表明双亲无高血压、一方有高血压或双亲均有高血压，其子女高血压的发生概率分别为 3%、28% 和 46%。而且一些研究还发现高血压患者存在着遗传缺陷，如有高血压家族史的正常血压者较无家族史的正常血压者，血细胞游离钙和血小板聚集率明显增高。高血压被认为是一种多基因疾病，与高血压相关的基因不仅仅局限于血压调节直接相关的系统，如血管紧张素原基因[2-4]和肾素基因[5, 6]，还包含高血压与胰岛素抵抗相关基因如 INSR 基因[7]，高血压与血管重塑相关基因如内皮素系统基因的 BsiYI RFLP 基因[8]、肾上腺素能神经系统相关基因如 ADR 基因[9]等有关。这些基因的突变、缺失、重排和表达水平的差异均可能是导致血压升高的遗传学基础。

### （二）年龄

高血压的发生与年龄有明显的相关性，即患病率随年龄增长而升高。来自于我国的新近研究显示[10]，高血压在 18～24 岁组中患病率为 9.7%，在 35～44 岁组中为 26.7%，在 45～54 岁组中为 42.1%，在 55～64 岁组中为 57.1%，在 65～74 岁组中为 68.6%，在 75 岁以上组中高达 72.8%。年龄是高血压发生的重要危险因素，其机制可能与下列因素有关：①动脉结构的改变，随着年龄的增长，大动脉的结构发生了变化，如动脉中层弹力纤维减少，胶原含量及钙质沉着增多，血管硬度增加，弹性下降，血管顺应性降低。当收缩期左心室射血入主动脉时，动脉不能缓解左心室射血产生的流量波动和压力波动，导致收缩压升高，舒张压降低，脉压增大。②神经-体液因子的影响，如肾素-血管紧张素系统的激活，血管紧张素Ⅱ增加，可促进动脉僵硬度的增加和血管内皮功能紊乱，减弱一氧化氮的抗增殖作用。③容量负荷增加，随着老龄化，肾血流量和肾小球滤过率减低，可致钠水潴留及细胞外液增多，周围小动脉管壁增厚和血管阻力增加，导致收缩压升高。

### （三）性别

尽管在高血压的整体人群中并没有看到明显的性别差异，但在不同的年龄段中高血压的患病率存在性别差异。最新的一项来源于我国的研究数据显示[11]，在 19～22 岁的青年人中，男性高血压的患病率为 8.97%，女性高血压的患病率为 1.92%，男性明显高于女性。在中年人群中，高血压患病率的性别差异不很明显。在老年高血压人群中，女性高血压的患病率高于男性。2009～2012年，美国老年人群中男性高血压的患病率为68%，女性为73%。女性高血压控制率（48%）较男性低（57%）。研究发现，高血压患病率的性别差异涉及多因素和多机制的参与，包括生活方式的差异、内分泌激素的影响、大动脉僵硬度的改变、交感神经的激活和压力反射功能的差异等。

（四）钠盐摄入过多

流行病学和临床研究显示，饮食中钠盐摄入量与血压水平和高血压发病率密切相关。INTERSALT研究[12]证实随着盐摄入量的增加，人群和个体的血压水平和高血压的患病率逐渐升高。另一些研究证实，通过限盐可以降低血压水平。我国人群食盐摄入量高于西方国家。北方人群食盐摄入量每人每天为12～18g，南方人群为7～8g。在控制了总热量后，膳食钠与收缩压及舒张压的相关系数分别达到0.63及0.58。人群平均每人每天摄入食盐增加2g，则收缩压和舒张压分别升高2.0mmHg和1.2mmHg。钠盐摄入过多可导致血管平滑肌肿胀管腔变细，外周血管阻力增加；同时血容量增加，心脏负荷和肾负担加重，进一步引起肾排钠障碍，容量负荷增加，导致血压升高。

（五）高血脂

高血脂是高血压病的一项重要的危险因素。高血压的患病率在高血脂的人群中升高；相反，血脂异常的患病率在高血压群体中也增加。在美国一项针对5100万例高血压患者的调查中发现，40%的高血压患者血清总胆固醇水平＞6.2mmol/L，而血清总胆固醇水平＞6.2mmol/L的高胆固醇血症患者中，46%的患者有高血压。高血脂状态下机体总脂肪量增多并导致氧的摄入、输送量增加，这一过程加重了心排血量的负担，最终造成周围阻力和血容量增加而引起血压持续升高；另外，高血脂同样会对糖代谢造成负面影响，由此导致的糖耐量异常和高胰岛素血症是高血压发生、发展的另一个重要原因。此外，高胆固醇所诱发的动脉粥样硬化还可使血管壁弹性下降，引起血压的波动幅度增大，从而更易并发脑卒中、冠心病等。

（六）糖尿病

高血压常合并糖代谢异常，高血压人群糖尿病的患病率平均为18%，而60%的糖尿病患者并发高血压病。我国北京地区一项针对687例高血压患者糖代谢调查的数据显示，在高血压人群中，糖代谢异常的罹患率高达74.5%，糖尿病前期和糖尿病的患病率分别为35.5%和39.0%。在我国高血压专科门诊进行的一项针对32 004例高血压患者的糖代谢状况调查结果显示[13]，无糖代谢异常病史者中有20.8%筛查出糖代谢异常，而有糖尿病者占70.3%；一方面，长期高血糖对动脉内膜的损害导致血管壁增厚，弹性下降，阻力增加；另一方面，糖尿病引起的肾脏损害使肾脏调节血压的功能下降，从而导致高血压的发生。另外，胰岛素抵抗和肾素-血管紧张素-醛固酮系统过度激活是高血压和糖尿病共同的发生机制，因此在约50%的高血压人群中合并有糖代谢异常；反之，在约60%的糖尿病人群中患有高血压。

（七）吸烟

既往多项研究证实吸烟是高血压的危险因素之一，与不吸烟者相比，吸烟者患高血压的危险性增加1～2倍，其机制可能与吸烟具有促进内皮功能损伤和氧化应激，激活炎症反应，促进血管壁内膜增厚、血管弹性改变及小血管痉挛的作用有关。不仅如此，长期吸烟还会导致心脏结构和功能受损，进一步加重高血压病。吸烟不但使高血压病的发病率增加，而且使高血压病的并发症如冠心病、脑卒中的发病率明显上升。相反，高血压病患者戒烟一年后，其患心血管疾病的危险性降到接近不吸烟的水平，且血压亦有不同程度的下降，因此说明吸烟是高血压病的危险因素。有研究表明，高血压患者戒烟可以产生的降低死亡风险的效应近似于持续降低40mmHg的血压[14]。

（八）饮酒

多项研究表明，常饮酒者高血压患病率明显高于不饮或偶尔饮酒者，饮酒量越多，高血压患病率就越高[15]，提示长期大量饮酒是高血压的危险因素之一。但少量至中量饮酒和高血压发生的关系仍存在争议。有荟萃分析结果显示，与不饮酒者相比，每天乙醇摄入量＜10g/d和介于11～20g/d的男性患高血压的风险有增加的趋势；而对女性而言，乙醇摄入量在 10g/d 左右具有保护作用，介于 11～20g/d 患高血压的风险有减小的趋势。过度饮酒易导致向心性肥胖、嘌呤代谢异常、糖脂代谢异常和胰岛素抵抗，这些代谢因素在高血压的发生和发展中起到了重要的促进作用。限酒已成为公认的高血压病非药物治疗措施之一。有研究表明[16]，限制饮酒或戒酒后血压会随之下降。

### （九）焦虑、抑郁

一项前瞻性研究显示，焦虑是高血压发病重要的危险因素。在正常血压人群中，抑郁评分高者患高血压的风险明显增加。焦虑不仅可导致血压升高，也可导致高血压患者血压难以控制。来自德国的一项研究显示[17]，在 57～84 岁的 1659 名高血压患者中，163 例合并抑郁症，占 5.2%；434 例合并有广泛性焦虑症，占 13.9%。焦虑抑郁状态下，可使儿茶酚胺释放，外周血管阻力增加，血小板黏附聚集性和血液黏稠度增加。另外，交感神经和肾素–血管紧张素–醛固酮系统过度激活也是导致血压升高的可能机制。

### （十）其他

有研究表明，肥胖、缺乏体力活动、长期处于紧张状态等可使患高血压病的危险性增加。

大多数的高血压患者会伴随一种或一种以上的危险因素。CONSIDER 研究显示，高血压人群中 96%伴有吸烟、脂代谢异常、糖代谢异常、肥胖、缺乏体力活动等危险因素。积极筛查和控制危险因素，有利于预防高血压的发生，并对已有高血压的患者可以辅助药物治疗，提高药物治疗的疗效。评估和筛查高血压的危险因素，再结合血压水平、靶器官损害和临床并发症可以对高血压患者进行危险分层，以便更好地指导高血压患者的个体化治疗。

## 第二节 高血压的临床特点

### （一）病史特点

病史中应详细了解首次诊断高血压的时间、当前及既往的血压测量值和用药情况。了解是否有继发性高血压的相关征象，女性患者要询问妊娠时的血压情况，还要询问高血压的家族史和既往病史。在既往病史中要了解有无血脂异常、糖尿病、冠心病、心力衰竭、外周血管疾病、脑血管疾病等。要了解患者的生活习惯，有无烟酒嗜好、生活起居情况，有无运动和工作环境等。

### （二）血压的变化

高血压初期血压呈波动性，暂时升高而自行下降或恢复到正常，多在偶测血压或体检时发现。此时的血压升高与情绪波动、精神紧张和劳累有关，去除诱因或休息后血压能够恢复到正常。随着时间的推移，血压逐渐升高，即使去除诱因和休息也不能使血压恢复至正常。在非同日测量血压，有 3 次或 3 次以上收缩压≥140mmHg 和（或）舒张压≥90mmHg 可诊断为高血压。临床上，血压升高的类型通常与年龄、患病时间、伴随疾病和动脉粥样硬化程度等因素密切相关。年轻的高血压患者血压升高通常以舒张压升高为主，60 岁左右时收缩压和舒张压均可升高，65 岁以上的老年高血压患者往往表现为以收缩压升高为主。老年高血压还可表现为脉压增大、血压波动大、容易发生直立性低血压、常见血压昼夜节律异常等。

### （三）临床症状

大多数患者起病隐袭，缺少典型的症状。有的患者可表现为头晕、头痛、耳鸣、后颈部不适、记忆力下降、注意力不集中和失眠等。合并继发性高血压时可有其相关的症状，如原发性醛固酮增多症，低血钾时可表现为乏力，嗜铬细胞瘤可表现为阵发性头痛、心悸、多汗等。当出现心脑肾等靶器官损伤时，可表现为相应的临床症状。

### （四）临床体征

所有高血压患者均要进行身高、体重和腰围的测量，以了解体重指数。测量血压和心率，以了解血压水平和有无心律失常。必要时可测量立卧位和四肢血压。高血压通常缺少特征性的体征。左心室肥厚时可表现为心尖部抬举样搏动、心界扩大、主动脉瓣听诊区第二心音增强、心尖部可闻及收缩期杂音等。合并其他靶器官损伤时，可有相应的临床体征。合并有继发性高血压时可有其特殊的体征。

## 第三节 血压测量、实验室与影像学检查

### 一、血压的测量

血压测量是诊断高血压及评估其严重程度的主要手段，目前主要应用以下三种方法：

#### （一）诊室血压测量

诊室血压测量[17]（OBPM）是目前临床诊断高血压和分级的标准方法，由医护人员在标准条件下按统一的规范进行测量，具体要求如下[1]：选择符合计量标准的水银柱血压计或经国际标准（BHS 和 AAMI）检验合格的电子血压计进行测量。使用大小合适的袖带，袖带气囊至少应包裹80%上臂。被测量者至少安静休息 5min，取坐位，最好坐靠背椅，裸露右或左上臂，上臂与心脏处在同一水平。如果怀疑有外周血管病，首次就诊时应测量左、右上臂血压。老年人、糖尿病患者及出现直立性低血压情况者，应加测站立位血压。将袖带紧贴缚在被测者的上臂，袖带的下缘应在肘弯上 2.5cm。将听诊器探头置于肱动脉搏动处。测量时快速充气，使气囊内压力达到桡动脉搏动消失后再升高 30mmHg，然后以恒定的速率（2～6mmHg/s）缓慢放气。在放气过程中仔细听取柯氏音，观察柯氏音第Ⅰ时相（第一音）和第Ⅴ时相（消失音）水银柱凸面的垂直高度。收缩压读数取柯氏音第Ⅰ时相，舒张压读数取柯氏音第Ⅴ时相。<12 岁儿童、妊娠妇女，以及严重贫血、甲状腺功能亢进、主动脉瓣关闭不全及柯氏音不消失者，以柯氏音第Ⅳ时相（变音）定为舒张压。应相隔 1～2min 重复测量，取 2 次读数的平均值记录。如果收缩压或舒张压的 2 次读数相差5mmHg 以上，应再次测量，取 3 次读数的平均值记录。

诊室血压测量是目前评估血压水平和临床诊断高血压并进行分级的标准方法与主要依据。诊室血压测量具有简便、实用、所得数据较可靠等优点。但也有其局限性，如诊室血压不能反映 24h 血压、易漏诊隐匿性高血压和导致白大衣高血压的诊断率增加，另外在预测心血管事件及靶器官损害方面不如动态血压监测和家庭自测血压。

#### （二）家庭血压测量

家庭血压测量（HBPM）时应坐位休息至少5min。测血压时，将绑缚袖带的上臂放在桌子上，与心脏处于同一水平，两腿放松、落地。选择血压计的袖带应与受测者的上臂合适。测量血压完毕后应记录血压计显示的所有结果，包括收缩压、舒张压、脉搏。推荐使用符合国际标准（BHS 和 AAMI）的上臂式全自动或半自动电子血压计，其准确性和重复性较好。不推荐使用腕式血压计和手指式血压计。若具备一定条件，可选择汞柱式血压计。血压计应定期校对，每年 1 次。我国共识建议，家庭血压监测时应每天早（起床后）、晚（上床睡觉前）各测量 2～3 次，间隔 1min。

中国和欧洲高血压指南均建议：非同日 3 次收缩压≥135mmHg 和（或）舒张压≥85mmHg 可以诊断为高血压。家庭自测血压低于诊所血压，家庭自测血压 135/85mmHg 相当于诊所血压 140/90mmHg。

家庭自测血压比诊室血压能更好地预测靶器官损害，尤其是左心室肥厚。家庭血压与靶器官损害的相关性至少与动态血压相当。家庭自测血压对于评估血压水平及严重程度，评价降压效应，改善治疗依从性，增强治疗的主动参与方面具有独特优点。而且它还无白大衣效应，可重复性较好。目前，患者家庭自测血压在评价血压水平和指导降压治疗上已经成为诊所血压的重要补充之一。然而，对于精神紧张、焦虑或根据血压读数常自行改变治疗方案的患者，不建议自测血压。

#### （三）动态血压测量（ABPM）

动态血压测量（ABPM）由经过培训的专业技术人员负责使用、管理和维护动态血压计。患者佩戴便携式血压测量装置 24h，通常选用非优势上臂，向受测者解释有关注意事项。应告诉患者从事正常的活动，避免剧烈运动，在袖带充气时停止活动和说话，保持上臂静止状态。要求患者提供生活日记，包括服药、进餐、睡觉和起床时间。在 ABPM 监测血压期间，尽量使自己的活动与日常活动保持一致。避免测压上肢过度活动及持续用力等情况，防止袖带松动或移位，影响测量血压数值的准确性。临床上常常白昼每间隔 30min，夜间 60min测量 1 次血压。应满足至少有 70%的白昼和夜间的血压读数，否则应重新进行监测。

动态血压监测的常用参数及诊断标准如下：

**1. 动态血压的参数**　血压水平包括24h血压平均值、白昼血压平均值、夜间血压平均值、最高血压值、最低血压值及血压负荷等参数。一般规定6：00～22：00为白昼，22：00～6：00为夜间；亦有规定8：00～20：00为白昼，6：00～8：00和20：00～22：00为昼夜交替过渡时间。

**2. 动态血压正常值**　24h动态血压均值<130/80mmHg，白昼血压均值<135/85mmHg，夜间血压均值<120/70mmHg，夜间血压下降率≥10%。

**3. 动态血压测量诊断高血压的标准**　白昼收缩压≥135mmHg和（或）舒张压≥85mmHg，夜间收缩压≥120mmHg和（或）舒张压≥70mmHg，24h平均收缩压≥130和（或）舒张压≥80mmHg。

动态血压监测的临床应用如下：

**1. 了解血压波动的节律**　正常血压节律呈双峰一谷，其波动曲线呈长柄勺状形态。血压在2：00～3：00时处于最低谷，4：00及以后血压急骤上升，白昼基本上处于相对较高的水平，多数人有双峰（6：00～8：00和16：00～18：00），18：00后血压呈缓慢下降趋势。大多数高血压患者的血压昼夜波动曲线与正常血压者相类似，但整体水平较高，波动幅度也较大。目前采用夜间血压下降百分率，即（白昼均值–夜间均值）/白昼均值，作为判断动态血压的昼夜节律的定量指标；采用清晨血压骤升速率，反映清晨血压波动程度。正常昼夜节律夜间血压下降百分率≥10%，即杓型；<10%定义为血压昼夜节律异常，即非杓型。老年高血压患者由于动脉硬化和自主神经功能障碍，血压昼夜节律减弱或消失而比率增高，部分老年高血压患者夜间血压下降百分率≥20%呈极度杓型，部分老年高血压患者由于严重动脉硬化和自主神经功能严重障碍，夜间血压反而上升呈反杓型。血压节律包括杓型、非杓型、超杓型和血压晨峰等表现形式。

**2. 诊断白大衣高血压和隐匿性高血压**　诊室血压升高而诊室外血压正常者称为白大衣高血压，目前其确切的发生机制及预后尚不十分清楚，一些研究认为，白大衣高血压患者发生心血管疾病的风险与正常血压者相同，但也有研究认为白大衣高血压患者伴有多种危险因素，仍有较高的心血管疾病风险[18]。对于此类患者是否需要降压治疗目前仍有争议。诊室血压不高，但白昼动态血压升高，诊室血压明显低于白昼动态血压，称为隐匿性高血压。隐匿性高血压多有明显的靶器官损害，并有很高的心血管风险，应给予积极的降压治疗。

**3. 评估靶器官损害**　左心室肥厚是高血压引起心脏损害的早期表现。研究显示，高血压有左心室肥厚与无左心室肥厚的患者相比较，24h、白昼和夜间的平均收缩压、舒张压、脉压、24h收缩压变异、舒张压变异和非杓型血压的发生率均明显升高[19]。Tine等[20]对西方人群进行大样本的前瞻性随机试验研究发现，动态血压与总体死亡率有显著相关性，在校正年龄、吸烟等相关因素后显示，动态收缩压仍与心血管疾病病死率和全因死亡率明显相关。Cay等[21]多中心调查了100例血压正常并接受PCI治疗的稳定型冠心病患者，发现血压的变异性是支架内再狭窄的独立预测因子之一。另有研究表明，血压昼夜节律的改变与肾损害密切相关[22]。

**4. 评价降压药疗效**　在评价药物治疗效果时，ABPM相对诊室血压有着明显的优势。其在药物疗效、作用时程和效果的同质性研究中必不可少，并可计算药物的谷峰比值，评价新药的疗效，还可以提供患者在日常生活环境中的血压数值，以更好地指导治疗。

## 二、实验室检验与影像学检查

**1. 血液生化检验**　测定血糖、总胆固醇、低密度脂蛋白胆固醇（LDL-C）、高密度脂蛋白胆固醇（HDL-C）、三酰甘油、尿酸、肌酐、血钾等常规检查，必要时可进行一些特殊检查，如血浆中肾素、血管紧张素、醛固酮、儿茶酚胺、皮质醇节律和甲状腺功能等。

**2. 尿液分析**　检测尿比重、pH、尿蛋白、尿微量蛋白和肌酐含量，计算白蛋白/肌酐比值。检测尿液中电解质（$K^+$、$Na^+$、$Cl^-$）水平。

**3. 心电图**　12导联心电图应作为所有高血压患者的常规检查。尽管心电图检查对于左心室肥厚的诊断敏感性较低，但一些观察性研究和临床试验已证实Sokolow-Lyon指数（最大S波+最大R波>3.8mV），$R_{aVL}$>1.1mV或Cornell电压QRS时间乘积（>244mV·ms）是心血管事件的独立预测因素之一。另外，心电图对于判断高血压患者是否合并心肌缺血、心房颤动等心律失常具有一定的诊断价值。

**4. 超声心动图**　其对于诊断左心室肥厚比心电图更敏感，并可计算左心室重量指数，后者是高血压患者评估心血管风险的重要预测因子之一。另外，超声心动图还可评价高血压患者的心脏功能，包括收缩功能和舒张功能。

**5. 颈动脉超声**　颈动脉病变与主动脉、冠状动脉等全身重要血管病变有着很好的相关性，颈动脉为动脉硬化的好发部位，其硬化病变的出现往往早于冠状动脉及主动脉，而颈部动脉位置表浅，便于超声检查，是评价动脉粥样硬化的窗口，对于高血压患者早期靶器官损伤的检出具有重要的临床意义。

**6. 脉搏波传导速度（PWV）和踝臂指数（ABI）**　动脉硬化早期仅仅表现为动脉弹性降低、顺应性降低、僵硬度增加，先于疾病临床症状的出现。PWV增快，说明动脉僵硬度增加，是心血管事件的独立预测因子。PWV 可以很好地反映大动脉的弹性，PWV 越快，动脉的弹性越差，僵硬度越高。ABI与大动脉弹性、动脉粥样硬化狭窄的程度有良好相关性，ABI＜0.9 提示下肢动脉有狭窄可能。

**7. 眼底检查**　可发现眼底的血管病变和视网膜病变。前者包括动脉变细、扭曲、反光增强、交叉压迫和动静脉比例降低，后者包括出血、渗出和视盘水肿等。高血压患者的眼底改变与病情的严重程度和预后相关。

**8. 其他**　必要时可行动脉造影、肾和肾上腺超声、CT 或 MRI、睡眠呼吸监测等检查。

# 第四节　高血压靶器官损害的临床评估

高血压患者如血压控制不佳会导致各种靶器官损害，包括心脏、脑、肾脏和外周血管，而无症状的靶器官损害是心脑血管疾病进展的重要阶段，也是总体心血管风险评估的决定因素。因此，在高血压患者中积极筛查和评估靶器官损害，早期干预和治疗具有重要的临床意义。

## 一、心脏损害的评估

高血压病导致的心脏损害主要包括左心室肥厚和动脉粥样硬化。长时间血压升高，儿茶酚胺和血管紧张素 II 刺激心肌细胞肥大和间质纤维化，使左心室体积和重量增加，从而导致左心室肥厚。左心室肥厚是影响预后的独立危险因素之一，进一步发展还可引起心力衰竭。血压升高可引起冠状动脉粥样硬化和微血管病变，冠状动脉粥样硬化斑块体积的增加或破裂出血可产生严重的心肌缺血甚至心肌梗死。血压升高引起左心室后负荷增加，继之左心房负荷增加，是心房颤动等心律失常的病理基础。近些年来，研究发现高血压和冠心病是心房颤动重要的危险因素之一。高血压导致的心脏损害可以常规通过心电图、超声心动图进行评估和诊断。也可以进一步采用运动平板试验、心脏 MRI、冠状动脉CTA、同位素心肌显像或冠状动脉造影等检查手段进行评估。

## 二、脑损害的评估

脑小动脉尤其颅底动脉是高血压动脉硬化的好发部位，可造成脑缺血和脑血管意外，颈动脉的粥样硬化也可造成同样的结果。高血压的脑血管病变部位，特别容易发生在大脑中动脉的豆纹动脉、基底动脉的旁正中动脉和小脑齿状核动脉，这些血管直接来自压力较高的大动脉，血管细长而且垂直穿透，容易形成微动脉瘤和闭塞性病变。近半数的高血压患者颅内小动脉有微小动脉瘤，是脑出血的重要原因之一。缺血性脑卒中大多数是由动脉粥样硬化血栓形成的，高血压是动脉粥样硬化性脑血栓形成的主要危险因素之一。颈动脉超声可测量颈动脉内中膜厚度（IMT）和筛查颈动脉斑块；头颅 MRI、MRA 和 CTA 检查可以发现腔隙性病灶、出血性和缺血性脑卒中、脑血管狭窄等。经颅多普勒超声检查对诊断脑血管痉挛、狭窄或闭塞有一定的帮助。部分老年高血压患者的认知功能障碍可能与升高的血压有关，可采用常用的认知功能检测方法进行评估。

## 三、肾脏损害的评估

长期高血压使肾小球内囊压力增高，肾小球纤维化、萎缩，加上肾动脉硬化，进一步导致肾实质缺血和肾单位不断减少，表现为肾功能下降和（或）尿白蛋白排泄增加，严重者导致肾衰竭。一旦发现慢性肾病（CKD），可采用估测的肾小球滤过率（eGFR）进行评估和分类。我国高血压指南建议采用"肾脏病膳食改善试验（MDRD）公式"或我国学者提出的MDRD改良的公式计算eGFR，并根据eGFR对慢性肾脏疾病进行分期。

CKD是指肾脏结构或功能异常超过3个月，并对健康造成影响。肾脏受损标志包括一个或多个：尿蛋白（尿蛋白排泄率≥30mg/24h，尿蛋白/肌酐比值≥30mg/g）、尿沉渣异常，由肾小管功能紊乱导致的电解质及其他异常，组织学检测异常，影像学检查有结构异常，有肾脏移植病史。肾小球滤过率（GFR）＜60ml/（min·1.73m$^2$）（GFR分期为G3a～G5期）。

根据GFR[ml/（min·1.73m$^2$）]≥90、60～90、45～59、30～44、15～29和＜15，将CKD分级为G1、G2、G3a、G3b、G4和G5，分别代表CKD正常或高于正常、轻度降低、轻度到中度降低、中度到重度降低、重度降低和肾衰竭。G1和G2期如果没有上述肾脏受损的证据，就不能纳入CKD。微量白蛋白尿是诊断早期或轻微肾脏损害的敏感指标，也是心血管事件的独立预测因子，若尿白蛋白与肌酐比值（UACR）为30～300mg/g，或8h尿白蛋白定量为20～200μg/min，或24h尿中白蛋白排泄量在30～300mg时为微量白蛋白尿。高血压患者无论是否合并糖尿病，均应进行微量白蛋白尿的检测。

## 四、外周动脉损害的评估

小动脉病变是高血压病的重要病理改变。早期表现为全身小动脉痉挛，长期反复的痉挛使小动脉内膜因压力负荷增加、缺血缺氧出现玻璃样变，中层平滑肌细胞增殖、肥大，使血管壁发生重构，最终导致管壁纤维化和管腔狭窄。随年龄增长，大动脉逐渐硬化，其顺应性降低，是老年单纯收缩期高血压的重要病理基础。高血压病后期，主动脉可发生中层囊样坏死和夹层分离。后者好发部位在主动脉弓和降主动脉交界处，也可发生在升主动脉处。脉搏波传导速度可评估动脉僵硬度和动脉粥样硬化的程度。踝臂指数、血管超声和血管CTA造影可判断动脉斑块病变及血管狭窄情况。

# 第五节　高血压临床伴随疾病的病程评估

高血压是心脑血管疾病的危险因素之一，而且往往与这些疾病并存。常见的心血管疾病包括冠心病（心肌梗死、心绞痛、冠状动脉血流重建）、慢性心力衰竭和心房颤动等；脑血管疾病包括脑出血、缺血性脑卒中、短暂性脑缺血发作；肾脏疾病包括糖尿病肾病及肾功能受损、外周血管疾病和视网膜病变。另外，高血压伴发糖尿病的人群也逐年增加。

## 一、高血压合并冠心病

高血压是重要的冠心病危险因素之一。高血压病能够明显增加冠心病及急性心肌梗死的发病率，且血压升高水平与发病率呈线性相关。流行病学研究显示高血压患者发生冠心病的风险比血压正常者增高2.6倍[23]。收缩压和舒张压增高都与冠心病风险密切相关。在＜50岁的人群中，舒张压的预测价值高于收缩压；在50～59岁的人群中，收缩压、舒张压和脉压的预测价值相似；而在60岁及以上人群中，舒张压与冠心病风险呈负相关，脉压超过收缩压成为最强的冠心病风险预测因子[24]。

高血压可通过机械动力学作用和激素体液因素启动和（或）加速动脉粥样硬化的发生与发展。血压升高对血管壁产生的机械性张力增加，同时血流与血管壁之间形成的剪切应力也增加，导致血管内皮损伤、通透性增强，脂质、单核细胞进入血管内皮下，诱发炎症和氧化应激，氧自由基生成增加，细胞因子释放和细胞增生等过程，启动了动脉粥样硬化斑块的形成与进展。此外，血压升高可以刺激动脉壁中层平滑肌细胞的代谢，使平滑肌细胞增生并产生更多的胶原和弹力纤维，促使血管壁增厚，硬度增加。影响高血压发生与发展的某些体液因素如肾素、血管紧张素及儿茶酚胺等同样可以增加血管内皮的通透性，使内皮细胞间缝隙加大。长此以往，出现动脉管壁增厚、管腔狭窄，最终导致冠心病。高血压和动脉粥样硬化会相互促进，陷入恶性循环。

大量研究证实降压治疗可大幅度降低冠心病发病或恶性事件发生的风险。在＜60岁、60～69岁和70岁及以上年龄组人群中，收缩压每降低10mmHg，可使冠心病风险分别下降46%（43%~49%）、24%（21%~28%）和16%（13%~20%）[25]。

## 二、高血压合并心力衰竭

心力衰竭是一种复杂的临床综合征，是各种心脏病的终末阶段，具有很高的致残率及致死率，5年存活率与恶性肿瘤相仿。高血压是心力衰竭的重要危险因素之一，积极控制血压可以减少心力衰竭的发生，降低死亡率。据我国心力衰竭流行病学调查，35~74岁城乡居民共15 518人的抽样调查结果显示心力衰竭患病率为0.9%。另据我国部分地区心力衰竭住院病例共10 714例的回顾性调查，心力衰竭的病因中冠心病的构成比由1980年的36.8%上升至2000年的45.6%，居各病因之首，高血压病由8.0%上升至12.9%。我国上海地区心力衰竭的调查发现，高血压导致心力衰竭的病因占36.0%[26]。在美国，高血压是心力衰竭的主要病因，Framingham心脏研究报道的5124例充血性心力衰竭中，91%的患者在发生心力衰竭之前有高血压。但随着美国高血压防治的进展，高血压的控制率明显提高，心力衰竭的发生率也明显降低。

高血压引起心力衰竭的机制为左心室肥厚，是高血压心脏损害的早期表现，是室壁张力增高的一种适应性变化，是高血压患者心室重构的开始。高血压引起左心室肥厚和心力衰竭的机制与下列因素有关。

（1）长期血压升高，心脏后负荷增加，心肌细胞肥大，心肌基质增殖，胶原合成增加，心肌细胞代偿性肥厚，从而导致心室重塑，心肌僵硬度增加，发生舒张功能障碍，进一步发展为收缩功能不全。

（2）血压升高可导致血管结构重塑，表现为管壁增厚，小动脉和微动脉稀疏，外周血管阻力增加，加重心脏后负荷。累及冠状动脉时，可导致心肌缺血缺氧性损伤，进而影响心脏的舒张和收缩功能。

（3）血压的升高常常伴随神经内分泌和肾素-血管紧张素-醛固酮系统的激活，这些血管活性物质会进一步加重心肌的损害，促进心力衰竭的进展。

高血压引起的心力衰竭中多数为舒张性心力衰竭，而且老年人和女性多见。当疾病发展到一定阶段，舒张性心力衰竭和收缩性心力衰竭可以同时存在。患者可表现为呼吸困难、夜间不能平卧、疲乏无力等，体征上可有肺部湿啰音、心界扩大和双下肢水肿。临床表现难以确定是舒张性心力衰竭还是收缩性心力衰竭时，超声心动图是最好的诊断方法。舒张性心力衰竭可见心肌显著增厚、左心室内径正常而心房增大，左心室射血分数正常，左心室充盈压升高。

研究表明，交感神经内分泌系统长期激活在心力衰竭进展中起十分重要的作用，循环中儿茶酚胺水平与心力衰竭的严重程度成正比。患者心排血量降低激活交感神经系统，释放儿茶酚胺和肾素增加，促进心室重塑，加重心肌损伤和心力衰竭。因此，当代治疗心力衰竭的关键就是阻断神经内分泌系统和心室重塑，可使用的药物包括β受体阻滞剂和拮抗肾素-血管紧张素-醛固酮系统的药物。

## 三、高血压合并脑血管病

高血压是脑血管疾病的首位危险因素。我国脑卒中的年发病率为250/10万人，冠心病事件的年发病率为50/10万，脑血管病的发病率和死亡率明显高于心血管病。适当降低血压是一级和二级预防脑卒中的重要措施[27]。高血压是可以预防和控制的疾病，降低高血压患者的血压水平可明显减少脑卒中及心脏病事件的发病率，显著改善患者的生存质量。

脑血管病按病理性质改变可以分为出血性脑卒中和缺血性脑卒中。出血性脑卒中的病理生理改变一般有以下3种。

（1）脑内小动脉痉挛、缺血、缺氧、代谢障碍造成细小动脉通透性增加，引起漏出性出血或细小动脉管壁破裂出血。

（2）小动脉瘤或微动脉瘤破裂出血。

（3）大脑中动脉与其所发出的深穿支呈直角，易受较高压力血流的冲击而在病变的基础上破裂出血。

缺血性脑卒中大多数是由动脉粥样硬化血栓形成的，高血压是动脉粥样硬化性脑血栓形成的主要危险因素之一。流行病学调查发现，除高血压外还有许多因素与脑卒中的发生及发展有密切关系，如血脂代谢异常、短暂性脑缺血发作、心脏病、糖尿病、吸烟及酗酒等，都是脑卒中发病的危险因素，而且高血压被认为是最重要的独立危险因素。

我国流行病学资料显示，脑卒中患者有高血压病史者占 76.5%，高血压病患者脑卒中发生率比血压正常者高 6 倍，且与血压升高的程度、持续时间、年龄和血压类型有密切关系[28]。因此，无论收缩压和（或）舒张压增高都会增加脑卒中的发病率并呈正相关，而且高血压与脑出血或脑梗死的发病危险性密切相关，有效控制高血压可以显著降低脑卒中的发病率、致残率和病死率。

## 四、高血压合并慢性肾脏病

高血压与 CKD 关系密切，两者互为因果、相互促进。收缩压与肾小球血液流动力学改变、肾小球球内高压乃至肾小球硬化直接相关，最终导致肾功能不全，直至发展成尿毒症。证据显示收缩压是 CKD 进展的显著相关因素，RENNAL 研究发现，基线收缩压每升高 10mmHg，患者发展至 ESRD 或死亡的危险性增加 11%。我国进行的 CKD 的流行病学研究结果显示，CKD 已占人口的 11%左右，并有逐年上升的趋势。CKD 患者合并高血压的发生率为 60%～80%。住院 CKD 患者 71.4%合并有高血压。高血压合并 CKD 与不合并 CKD 者相比，血压水平更高，难治性高血压者也明显增加。与一般人群相比，肾脏功能受损的患者更易缩短寿命和发生心血管事件，把血压控制在严格的目标水平内有利于降低这些风险。合理的血压管理对延缓 CKD 进展具有重要的意义。2012 年《KDIGO 慢性肾脏疾病血压管理临床实践指南》建议，无论是否合并糖尿病，轻中度肾功能损伤不伴有蛋白尿的高血压患者，目标血压在 140/90mmHg 以下，合并蛋白尿患者靶目标血压在 130/80mmHg 以下。积极严格地控制血压将延缓肾脏病的进展。

## 五、高血压合并糖尿病

2010 年中国糖尿病患病率调查结果显示，我国现有糖尿病患者9240 万，糖尿病前期人数达 1.48 亿，成为全球糖尿病患病的第一大国。既往研究表明，

约75%的 2 型糖尿病患者合并高血压，高血压和糖尿病合并存在对心血管的危害有协同效应。高血压可使糖尿病患者的心血管风险提高近 2 倍，因此二者并存的心血管危害的净效应是普通人群的 4～8 倍。但此类患者的血压达标率却远不尽如人意。一项涉及我国 22 个城市、92 家三甲医院门诊高血压患者的横断面观察性登记研究显示，糖尿病合并高血压患者血压控制达标率仅为 14.9%，远低于总体达标率（30.6%）。

糖尿病患者由于全身性 RAS 和交感神经激活，加之胰岛素抵抗、高胰岛素血症的存在，动脉血管内皮细胞结构与功能异常出现较早并持续进展。血管紧张素 II 介导内皮一氧化氮合成与释放受损，内皮素释放增加，外周血管收缩性增强；同时血管平滑肌增殖和胶原纤维增生导致血管结构重塑。血管壁局部 RAS 激活介导炎性细胞因子和黏附分子表达增加，活性氧簇（ROS）产生增多，加之 AGE 修饰和氧化脂质沉积，共同导致糖尿病患者外周血管结构损伤、收缩舒张功能失调，诱导动脉硬化和粥样硬化生成，成为糖尿病患者发生高血压的重要机制。当糖尿病与高血压并存时，内皮细胞和血管功能受损更加严重，促进动脉硬化和动脉粥样硬化加速进展。外周血管结构重塑和功能受损，使其顺应性减退，总外周阻力增加。全身性钠（容量）负荷增高和肾脏对钠负荷的自身调节能力减退也参与了血压升高的机制。高血压和糖尿病常并存，血压水平与糖尿病患者心血管风险显著相关。因此，对糖尿病患者而言，良好的血压控制与纠正血糖和其他代谢紊乱一样具有重要的意义。既往研究已证实，降压治疗对于糖尿病合并高血压患者具有明确益处，表现为显著降低包括心脑血管事件和心血管死亡在内的主要心血管终点事件风险，其绝对获益高于非糖尿病的高血压患者。

2010 年《中国高血压防治指南》[29, 30]指出，对高血压患者诊断和治疗时，对所有的高血压患者应进行危险因素的筛查、靶器官损害和临床伴随疾病的评估，并进行危险分层。这样有利于确定启动降压治疗的时机，有利于采用优化的降压治疗方案，有利于确定合适的血压控制目标，有利于实施危险因素的综合管理（表 7-1-1）。

### 表 7-1-1　影响高血压患者预后的危险因素

| 心血管危险因素 | 靶器官损害 | 伴随临床疾病 |
|---|---|---|
| ·高血压（1~3 级）<br>·男性>55 岁；女性>65 岁<br>·吸烟<br>·糖耐量受损（餐后 2h 血糖 7.8~11.0mmol/L）和（或）空腹血糖异常（6.1~6.9mmol/L）<br>·血脂异常（TC≥5.7mmol/L 或 LDL-C>3.3mmol/L 或 HDL-C<1.0mmol/L）<br>·早发心血管疾病家族史（一级亲属发病年龄男性<55 岁，女性<65 岁）<br>·向心性肥胖（腹围男性≥90cm，女性≥85cm）或肥胖（BMI≥28kg/m$^2$）<br>·血同型半胱氨酸升高（≥10μmol/L） | ·左心室肥厚<br>心电图：Sokolow-Lyon 电压>38mm 或 Cornell 乘积>2440mm·ms<br>·超声心动图：LVMI<br>男性≥125g/m$^2$，女性≥120g/m$^2$<br>·颈动脉超声示 IMT≥0.9mm 或有动脉粥样斑块<br>·颈-股动脉 PWV≥12m/s<br>·踝臂指数（<0.9）<br>·eGFR 降低<60ml/（min·1.73m$^2$）或血清肌酐轻微升高（男性 115~133μmol/L，女性 107~124μmol/L）<br>·微量白蛋白尿 30~300mg/24h 或白蛋白/肌酐比：≥30mg/g（3.5mg/mmol） | ·脑血管疾病<br>脑出血、缺血性脑卒中、短暂性脑缺血发作<br>·心脏疾病：心肌梗死史、心绞痛、冠状动脉血流重建史、慢性心力衰竭<br>·肾脏疾病：糖尿病肾病，肾功能受损，血肌酐：男性≥133μmol/L，女性124μmol/L；蛋白尿≥300mg/24h<br>·外周血管疾病<br>·视网膜病变出血或渗出，视盘水肿<br>·糖尿病<br>空腹血糖≥7.0mmol/L<br>餐后 2h 血糖≥11.1mmol/L<br>糖化血红蛋白≥6.5% |

（刘　蔚）

## 参 考 文 献

[1] Havlik RJ, Feinleib M. Epidemiology and genetics of hypertension. Hypertension, 1982, 4（5 Pt 2）: 121-127.

[2] Jeunemaiter X, Soubrier F, Lifton RP, et al. Molecular basis of human hypertension: role of angiotensinogen. Cell, 1992, 71（1）: 169-180.

[3] Caufield M, Lavender P, Farral lM, et al. Linkage of the angiotensinogen gene to essential hypertension. N Engl J Med, 1994, 330（16）: 1629-1633.

[4] Hiraga H, Oshima T, Watanabe M, et al. Angiotensin I-converting enzyme gene polymorphism and salt sensitivity in essential hypertension. Hypertension, 1996, 27（3 Pt 2）: 569.

[5] Okura T, Kitami Y, Hiwada K. Restriction fragment length polymorphisms of the human renin gene: association study with a family history of essential hypertension. J Human Hypertension, 1993, 7（5）: 457.

[6] Morise T, Takeuchi Y, Takeda R. Frequency of renin gene restriction fragment length polymorphism in hypertensives with a genetic predisposition to hypertension. Horm Res, 1994, 41（5-6）: 218-221.

[7] Ying LH, Zee RY, Griffiths LR, et al. Association of a RFLP for the insulin receptor gene, but not insulin, with essential hypertension. Biochem Biophys Res Commun, 1991, 181（1）: 486.

[8] Stevens PA, Brown MJ. Genetic variability of the ET-1 and the ETA receptor genes in essential hypertension. J Cardiovasc Pharmacol, 1995, 26（1）: S9-S12.

[9] Svetkey LP, Timmons PZ, Emovon O, et al. Association of hypertension with beta2- and alpha2c10-adrenergic Receptor Genotype. Hypertension, 1996, 27（6）: 1210.

[10] 李锼冲, 王丽敏, 姜勇, 等. 2010 年中国成年人高血压患病情况. 中华预防医学杂志, 2012, 46（5）: 409-413.

[11] Zhang YX, Wang SR, Zhao JS, et al. Prevalence of overweight and central obesity and their relationship with blood pressure among college students in Shandong, China. Blood Pressure Monitoring, 2016, 21（4）: 251.

[12] Intersalt Cooperative Research Group. Intersalt: an international study of electrolyte excretion and blood pressure. Results for 24 hour urinary sodium and potassium excretion. BMJ, 1988, 297（6644）: 319-328.

[13] 孙宁玲, 王鸿懿, 霍勇, 等. 我国高血压专病门诊患者血压控制及糖代谢调查现状分析. 中华内科杂志, 2013, 52（12）: 654-658.

[14] Wen CP, Tsai MK, Chan HT, et al. Making hypertensive smokers motivated in quitting: developing "blood pressure equivalence of smoking". J Hypertension, 2008, 26（4）: 672-677.

[15] MacMahon S. Alcohol consumption and hypertension. Hypertension, 1987, 9（suppl）: 111-121.

[16] Klatsky AL, Friedman GD, Armstrong MA. The relationships between alcoholic beverage use and other traits to blood pressure: a new Kaiser Permanente study. Circulation, 1986, 73（4）: 628-636.

[17] Maatouk I, Herzog W, Bohlen F, et al. Association of hypertension with depression and generalized anxiety symptoms in a large population-based sample of older adults. Journal of Hypertension 2016, 34（19）: 1711.

[18] 中国血压测量工作组. 中国血压测量指南. 中华高血压杂志, 2011, 12（19）: 1101.

[19] Ermiş N, Afşin A, Cuğlan B, et al. Left atrial volume and function in patients with white-coat hypertension assessed by real-time three-dimensional echocardiography. Blood Pressure Monitoring, 2016, 21（4）: 231-237.

[20] 汪德娴, 赵玮, 孙燕淑, 等. 高血压病患者动态血压参数与左心室肥厚及颈动脉内中膜厚度的关系. 中华心血管病杂志, 2005, 33（3）: 243-246.

[21] TWHanse, Jeppesen J, Rusanne S, et al. Ambulatory blood pressure and mortality: a population-based study. Hypertension, 2005, 45（4）: 499.

[22] Cay S, Cagilci G, Demir AD, et al. Ambulatory blood pressure variability is associated with restenosis after pereutaneous coronary intervention in normotensive patients. Athereseleresis, 2011, 219（2）: 951-957.

[23] Nicolas RR, Barbara C, Rosa RC, et al. Nighttime blood pressure fall in renal disease Patients. Renal Failure, 2003, 25（5）: 829-837.

[24] 周北凡. 冠心病的主要危险因素//陈在嘉, 高润霖. 冠心病. 北京: 人民卫生出版社, 2002, 89-90.

[25] Franklin SS，Larson MG，Khan SA，et al. Does the relation of blood pressure to coronary heart disease risk change with aging? The Framingham Heart Study. Circulation，2001，103：1245-1249.

[26] Lawes CM，Rodgers A，Bennett DA，et al. Blood pressure and cardiovascular disease in the Asia Pacific region. J Hypertension，2003，21（4）：707-716.

[27] 上海心力衰竭协助组. 上海市稳定性心力衰竭患者药物治疗现状调查. 中华心血管病杂志，2001，29（11）：644-648.

[28] Zhang H，Thijs L，Staessen JA. Blood pressure lowering for primary and secondary prevention of stroke. Hypertension，2006，48（2）：187-195.

[29] 谭燕，刘鸣，王清芳，等. 脑卒中急性期血压与预后的关系. 中华神经科杂志，2006，39（1）：10-15.

[30] 中国高血压指南修订委员会. 中国高血压防治指南2010. 中华高血压杂志，2011，19（8）：701-743.

# 高血压生化指标监测与评价

高血压相关的实验室检查对于高血压的诊断、鉴别诊断、生活方式干预及药物治疗均有着无可替代的重要价值，其应用涉及高血压相关危险因素和器官损害的评价、继发性高血压的筛查、降压药物应用前的药物耐受性评估及用药后不良反应的监测等诸多方面。合理选择实验室检测指标并对其进行科学评价，既可在较大程度上保证诊断的准确性，又可避免不必要的医疗费用支出，因此本章将就高血压相关实验室指标的选择及其评估作用进行阐述。

## 第一节　高血压相关必选实验室指标

### 一、常规检查

#### （一）血常规

血常规是所有高血压患者应常规选择的实验室检查项目。其中，血红蛋白和血小板应得到更多的关注，而新鲜血液的白细胞水平在排除其他系统炎症后有可能用于反映动脉系统炎症。多种原因造成的机体组织缺氧如高原高海拔、重度睡眠呼吸暂停综合征等患者可出现血红蛋白升高；血红蛋白降低则见于各种原因所致的贫血，应当注意的是，慢性肾病所致的高血压患者多合并肾性贫血，而长期高血压合并肾脏损害导致慢性肾功能不全时也可出现血红蛋白降低，可通过病程、血压水平、其他器官受累情况等加以鉴别。高危高血压患者须使用抗血小板药物进行缺血事件的预防，在该治疗前及治疗过程中应进行血小板和血红蛋白的测定与监测。如患者在应用抗血小板治疗前已存在贫血或血小板降低，应进行相应病因检查并治疗纠正后再行用药。

在抗血小板治疗过程中应监测血常规以便发现出血等不良反应。

#### （二）常规尿液检查

高血压相关尿液检查是非常重要的组成部分。

**1. 尿量**　正常成人 24h 尿量通常在 1~2L，如尿量经常>2500ml 为多尿，<400ml/24h 或 17ml/h 为少尿，24h<100ml 或 12h 内完全无尿为尿闭。如夜尿量>500ml、尿比重<1.018 为夜尿量增多，在高血压患者中通常提示肾小管浓缩功能异常。高血压患者如出现少尿，应考虑是否已存在肾脏损害，并在此基础上由其他原因如肾损害药物、肾脏缺血等导致的肾功能不全急性加重。在高血压合并急性心功能不全或慢性心功能不全急性加重、容量不足、降压过度时，由于肾脏灌注不足同样会出现尿量减少。

**2. 尿比重及渗透压**

（1）尿比重（SG）测定：晨尿正常值为 1.015~1.025，随机尿为 1.003~1.035。比重增高见于急性肾小球肾炎、脱水、心功能不全，蛋白尿及糖尿病患者尿比重也会增高。尿比重降低见于慢性肾衰竭、肾脏浓缩功能减退等情况。肾脏浓缩功能丧失时尿比重常固定于 1.010±0.003，称为等渗尿。尿比重测定可用于高血压肾小管功能的评价。

（2）尿渗透压：主要用于高血压所致肾小管浓缩稀释功能的评价，协助筛查间质性肾脏疾病。尿渗透压通常为血渗透压的 3~4.5 倍，多为 600~1000mOsm/（kg·$H_2O$）。在禁水 8h 后，尿渗量<600mOsm/（kg·$H_2O$）、尿渗量/血浆渗量≤1:1 提示肾脏浓缩功能障碍。间质性肾病如慢性肾盂肾炎、多囊肾、痛风性肾病等可出现尿渗透压降低。

**3. 尿蛋白、微量白蛋白尿**　尿蛋白定性是高血压肾脏损害的评价指标和肾实质性高血压的常规筛查项目。高血压所致肾损害可出现少量尿蛋白或不伴蛋白尿，大量蛋白尿（≥3.5g/24h）常提示其他肾脏疾患如肾病综合征、糖尿病肾病。

微量白蛋白尿是肾脏病变的早期敏感指标，其升高反映了肾小球滤过膜结构及功能异常，而病变程度尚未导致大分子蛋白漏出，可用于高血压肾脏损害及合并糖尿病肾病患者的早期检出、评估及疗效、预后判断。依据尿样采集方法可分为24h尿白蛋白定量、随机尿样检测或留取一段时间尿液（4h或过夜）进行测定。24h尿白蛋白定量的特点是可靠性、重复性好；缺点为门诊患者样本采集具有一定难度，应用范围受限。尿微量白蛋白/肌酐（UACR）采用随机尿进行测定，单纯进行随机尿微量白蛋白测定重复性差，尿肌酐由于在肾小球滤出后肾小管基本不吸收且排泌很少，每日尿肌酐的排泄量也相对恒定，尿微量白蛋白在应用了尿肌酐进行校正后，尽可能地降低了随机尿浓缩程度不同对检测结果的影响，同时明显提高了其临床可操作性。在人体代谢正常的情况下，尿中白蛋白量极少，24h尿白蛋白定量<30mg，UACR<30mg/g，如24h尿白蛋白定量为30~300mg/24h或UACR为30~300mg/g提示患者存在微量白蛋白尿[1]。在高血压方面，横断面研究发现尿微量白蛋白排泄与血压水平相关，且可能参与高血压的发生，可能机制是肾脏病变所致肾单位的减少可导致剩余肾单位滤过压升高，从而导致高滤过、肾小球进一步受损及水钠潴留，加重血压的升高。更为重要的是，UACR在多种心血管疾病如高血压、冠心病、2型糖尿病患者中的研究发现其与患者内皮功能存在密切关系，可用作内皮功能的标志物之一[1,2]。

**4. 尿细胞成分及管型**　在原发性高血压及高血压肾脏损害患者中，尿液细胞成分往往是正常的，即细胞成分阴性或仅可见少量红细胞和白细胞。如尿液细胞成分明显增加或出现异常管型则提示有原发性肾脏疾病如肾小球肾炎、肾盂肾炎等的存在，因此多被用作肾实质性高血压的常规筛查项目。

**5. 尿电解质分析**

（1）尿钾测定：24h尿钾测定用以评价肾脏排钾情况，与血钾浓度结合，可了解低血钾原因，用于内分泌疾病所致的高血压筛查。24h尿钾排泄量不应大于血钾×10-10，否则提示肾脏丢失钾。应

当注意的是，仅在低血钾时进行评价，同时避免利尿剂的应用。

（2）尿钠测定：是评估高血压患者钠盐摄入量的重要指标。钠盐摄入量过多是导致血压升高的重要原因之一，如何尽可能准确地对其进行评价，对于高血压预防、致病因素评估及药物个体化治疗甚为重要。人体所摄入的钠盐95%经由肾脏排泄，因此使用24h尿钠测定可对个体钠摄入量进行评估，目前也作为衡量钠摄入量的金标准。估算方法：氯化钠分子质量为58.5g/mol，由此计算氯化钠5g、6g、10g、12g分别对应钠85.5mmol、102.6mmol、170.9mmol、205.1mmol。因此，24h尿钠测定可以100mmol、200mmol作为切点而大致估算患者摄钠盐量，24h尿钠<100mmol提示钠盐摄入量<6g，尿钠为100~200mmol提示钠盐摄入量为6~12g，尿钠>200mmol提示钠盐摄入量>12g。应当注意的是，由于约5%钠不通过肾脏排出，24h尿钠存在轻微低估现象。

（3）尿样留取注意事项：尿液留取时应尽量采用新鲜晨尿并留取中段尿，以提高检测阳性率，减少污染。尿常规检查中有形成分在显微镜检查和干化学分析仪检查结果时可能存在差异，应进行综合分析。例如，白细胞通常应以干化学分析仪检查结果为准，而肾移植患者排斥反应可导致尿中出现大量淋巴细胞，干化学分析难以检测，则应以显微镜检查为准。红细胞在干细胞分析时可检测出破裂红细胞，而镜检难以测出，应以前者结果为准。

## 二、血液生化

### （一）空腹血糖

高血压患者常规应进行空腹血糖（FPG）测定，正常值<6.1mmol/L。由于高血压和糖尿病具有诸多共同的发病危险因素如肥胖、增龄等，两种疾病常存在并存现象，调查结果显示1/3高血压患者合并糖代谢异常，糖尿病患者中高血压患病率为40%~60%。糖尿病可导致多种大血管并发症的出现，其中冠状动脉粥样硬化性心脏病患病率为25.1%，脑血管疾病为17.3%，慢性肾病（CKD）为39.7%，下肢血管疾病为9.3%[1]。高血压和糖尿病并存在心血管并发症的发生中具有协同作用，此将明显影响高血压患者预后，及时发现并控制糖尿病对于高血

压患者心血管事件的预防尤为重要。

## （二）血脂

高血压患者常规检查血脂项目包括总胆固醇、低密度脂蛋白胆固醇、高密度脂蛋白胆固醇、三酰甘油。

**1. 总胆固醇（TC）** 是血中各脂蛋白所含胆固醇的总和。年龄、性别、饮食、遗传等因素可对其产生影响。TC 升高是心血管疾病的重要危险因素之一，其血清水平从 3.63mmol/L（即 140mg/dl）开始，与缺血性心血管病发病危险呈连续性正相关；TC 在 5.18～6.19mmol/L 和＞6.22mmol/L 时，缺血性心血管病发病危险较 3.63mmol/L 以下者分别升高 50% 和 2 倍，因此 TC 合适范围为＜5.2mmol/L，5.2～6.2mmol/L 为临界升高，≥6.2mmol/L 为升高。

**2. 低密度脂蛋白胆固醇（LDL-C）** 是血液中胆固醇含量最多的脂蛋白，血液中的胆固醇约 60% 存在于 LDL 内，LDL 的作用是将胆固醇运送到外周组织，大多数 LDL 由肝细胞和肝外的 LDL 受体进行分解代谢。LDL 可通过血管内皮进入血管壁内皮下，滞留的 LDL 可被氧化成为氧化型低密度脂蛋白胆固醇（Ox-LDL），巨噬细胞吞噬 Ox-LDL 后形成泡沫细胞，并通过一系列炎症及氧化应激反应，导致动脉粥样硬化斑块的形成。LDL-C 浓度基本能反映血液 LDL 总量，其通常与 TC 相关，但由于 TC 水平受 HDL-C 水平的影响，因此 LDL-C 更适于用作动脉粥样硬化性心血管疾病的危险因素。LDL-C 诊断切点建议：理想范围＜2.6mmol/L，＜3.37mmol/L 为合适范围，3.37～4.12mmol/L 为临界升高，≥4.14mmol/L 为升高。

**3. 非高密度脂蛋白胆固醇（non-HDL-C）** 是 TC 与 HDL-C 的差值，由 VLDL-C 和 LDL-C 组成，由于 VLDL-C 在动脉粥样硬化病变发生中同样起着重要的作用，在《国际动脉粥样硬化学会全球血脂异常建议》中建议将 non-HDL-C 与 LDL-C 共同定为致动脉粥样硬化胆固醇的主要类型，《中国成人血脂异常防治指南（2016 年修订版）》推荐 non-HDL-C 切点：理想范围为＜3.4mmol/L，＜4.1mmol/L 为合适，4.1～4.8mmol/L 为临界升高，≥4.9mmol/L 为升高。

**4. 高密度脂蛋白胆固醇（HDL-C）** 主要由肝脏和小肠合成，是颗粒最小的脂蛋白，其中脂质和蛋白质各占一半。HDL 作用为将胆固醇由周围组织（包括动脉粥样硬化斑块）转运到肝脏进行再循环或以胆酸的形式排泄，因此 HDL 具有抗动脉粥样硬化作用。研究结果显示，随着 HDL-C 水平的降低，缺血性心血管病发病危险增加。HDL-C＜1.04mmol/L（40mg/dl）人群与 HDL-C≥1.55mmol/L（60mg/dl）人群相比，缺血性心血管病危险增加 50%。我国血脂指南建议 HDL-C 的诊断切点是 HDL-C＜1.04mmol/L 为减低。但 HDL 是一类异质性的脂蛋白，由于 HDL 具有不同的亚组分，其颗粒中所含的脂质、载脂蛋白、酶和脂质转运蛋白的量和质有所不同。不同 HDL 亚组的抗动脉粥样硬化特性存在差异，故针对 HDL-C 的治疗尚存争议。

**5. 三酰甘油（TG）** 是血浆中脂蛋白所含 TG 的总和。TG 水平受饮食等因素的影响较大，因此易产生差异。TG 与心血管病发病危险具有一定关系，但明显弱于胆固醇的相关性。指南建议的正常值为 1.70mmol/L 以下，1.70～2.25mmol/L 为边缘升高，≥2.26mmol/L 为升高。

对于心血管疾病的一级及二级预防，应在使用心血管风险评分系统对患者风险进行充分评估之后再确定个体血脂干预开始的切点。风险评分工具包括 Framingham 心血管风险评分、美国国家胆固醇教育成人治疗组（NCEP-ATP Ⅲ）推荐的风险评分、欧洲系统性冠心病风险评估等。依据患者未来 10 年冠心病事件发生风险可将患者分为高危（10 年风险＞20%）、中危（10%～20%）和低危（＜10%）；国际动脉粥样硬化学会（IAS）建议将 80 岁以下人群终身动脉粥样硬化性心血管疾病的风险分为高危（≥45%）、中高危（30%～44%）、中危（15%～29%）、低危（＜15%）；我国血脂指南根据患者是否合并高血压和其他危险因素将患者分为极高危、高危、中危和低危，对应的 LDL-C 治疗目标为极高危＜1.8mmol/L，高危＜2.6mmol/L，中、低危＜3.4mmol/L。

## （三）肾功能

**1. 血尿素氮（BUN）** 尿素是机体蛋白质代谢的主要终末产物，由 $NH_3$ 和 $CO_2$ 在肝内合成，每克蛋白质分解代谢约可生成 0.3g 尿素，其主要经肾小球滤过后经由尿液排出。该指标多用于反映肾小球滤过功能，但 BUN 在各段小管中均可被重吸收，因此血 BUN 浓度在一定程度上受到肾小管功能的影响。正常值为 3.2~7.1mmol/L（9~20mg/dl）。应用该指标反映肾功能评价的敏感性差，肾功能受害早期常无明显升高，当肾小球滤过率下降到正常的一半以下时，其血浓度才开始逐渐升高。此外，该指标受饮食蛋白质含量、机体蛋白质分解情况和肾血流量等多种因素的影响。血尿素氮与肌酐比值（BUN/Scr）约为 10，在肾前性因素致肾脏灌注不足、高蛋白饮食、高分解代谢状态、胃肠道出血等情况下 BUN/Scr 值可增高。

**2. 血肌酐（Scr）**　肌酐是机体肌肉中肌酸的代谢产物，其通过肾小球滤过且在肾小管中不被重吸收，几乎全部经尿液排出，且受饮食、尿量等因素的影响小，在同一个体中相对稳定。其血浓度主要取决于肾小球滤过功能，是常用的反映肾小球滤过功能的指标之一。正常范围：成年男性为 79.6~132.6μmol/L、女性为 70.7~106.1μmol/L。该指标对肾功能下降评估敏感性也较差，当肾小球滤过率降至正常的 1/3 时，血肌酐才逐渐上升，难以作为肾功能早期评价指标。此外，血肌酐与人体内肌肉总量存在密切关系，在人群中会受到性别、年龄等因素的影响。因此，目前肾病相关指南推荐估算肾小球滤过率（eGFR）用于肾功能评价及慢性肾病（CKD）的诊断，目前常使用简化的 MDRD 公式、CKD-EPI 肌酐公式等进行 eGFR 的计算，上述两公式均涉及肌酐、年龄、性别、种族 4 个变量，以排除年龄、性别等因素的影响。在 GFR 为 45~59ml/（min·1.73m$^2$）、持续至少 90d 且无蛋白尿（白蛋白/肌酐比<3mg/mmol）或无其他肾病标志物者中，指南建议应用基于半胱氨酸蛋白酶抑制剂 C 计算的 eGFR 进行 CKD 初始诊断或排除诊断，以提高 CKD 诊断的敏感性。eGFR 公式不适用于肌肉体积与同年龄、性别、种族的人不匹配者，如病理性肥胖、孕妇、截肢者、肌肉萎缩或饮食与常人差异较大者如素食者。指南建议将基于肌酐的 GFR 1 年内持续降低≥25%或 GFR 分期进展或 GFR 每年持续下降 15ml/（min·1.73m$^2$）定义为 CKD 加速进展。

2013 年 KDIGO 指南根据 GFR 及尿 ACR 的不同程度对 CKD 进行分期，见图 7-2-1[3]。

2014 年 NICE 指南《成人慢性肾脏病初级和二级护理中的早期识别和管理》中建议根据 CKD 分期进行不同频率的 GFR 监测，见图 7-2-2。

**3. 血尿酸（SUA）**　尿酸是嘌呤的最终代谢产物，嘌呤在肝脏中氧化生成 2，6，8-三氧嘌呤即为

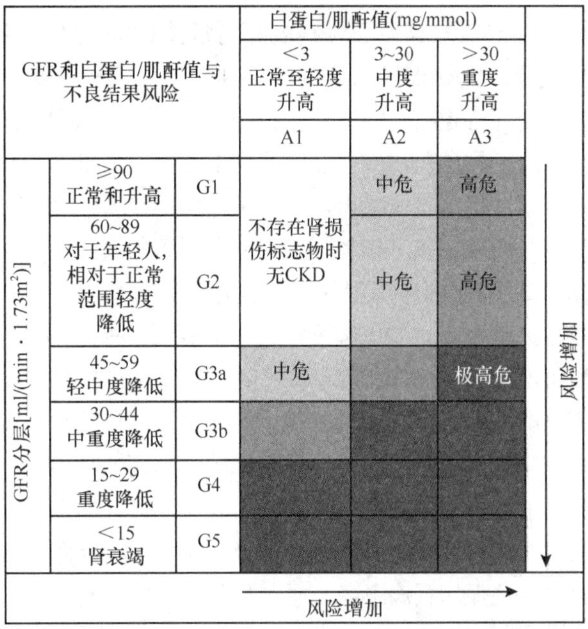

| GFR和白蛋白/肌酐值与不良结果风险 | | 白蛋白/肌酐值(mg/mmol) | | |
|---|---|---|---|---|
| | | <3 正常至轻度升高 | 3~30 中度升高 | >30 重度升高 |
| | | A1 | A2 | A3 |
| ≥90 正常和升高 | G1 | 不存在肾损伤标志物时无CKD | 中危 | 高危 |
| 60~89 对于年轻人，相对于正常范围轻度降低 | G2 | | 中危 | 高危 |
| 45~59 轻中度降低 | G3a | 中危 | | 极高危 |
| 30~44 中重度降低 | G3b | | | |
| 15~29 重度降低 | G4 | | | |
| <15 肾衰竭 | G5 | | | |

（GFR分层[ml/(min·1.73m$^2$)]；风险增加↑；风险增加→）

图 7-2-1　2013 年 KDIGO 指南 CKD 分期方法

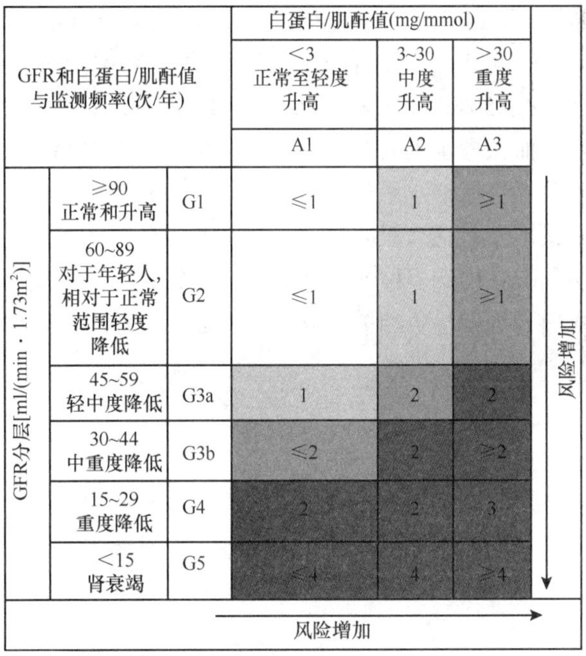

| GFR和白蛋白/肌酐值与监测频率(次/年) | | 白蛋白/肌酐值(mg/mmol) | | |
|---|---|---|---|---|
| | | <3 正常至轻度升高 | 3~30 中度升高 | >30 重度升高 |
| | | A1 | A2 | A3 |
| ≥90 正常和升高 | G1 | ≤1 | 1 | ≥1 |
| 60~89 对于年轻人，相对于正常范围轻度降低 | G2 | ≤1 | 1 | ≥1 |
| 45~59 轻中度降低 | G3a | 1 | 2 | 2 |
| 30~44 中重度降低 | G3b | ≤2 | 2 | ≥2 |
| 15~29 重度降低 | G4 | 2 | 2 | 3 |
| <15 肾衰竭 | G5 | ≤4 | 4 | ≥4 |

（GFR分层[ml/(min·1.73m$^2$)]；风险增加↑；风险增加→）

图 7-2-2　2014 年 NICE 指南 GFR 监测频率推荐

尿酸。机体产生的尿酸 2/3 经肾脏排泄，1/3 经粪便和汗液排出。多种因素可引起血尿酸水平升高如饮食、代谢异常、肾功能不全、多发性骨髓瘤、急慢性白血病、红细胞增多症等。正常嘌呤饮食下，非同日两次空腹 SUA：男性>420μmol/L，女性>360μmol/L 可诊断为高尿酸血症。

高尿酸血症是高血压、动脉粥样硬化、脑卒中、糖尿病、代谢综合征、高脂血症、慢性肾病等多种慢性疾病的独立危险因素。研究发现，血尿酸每升

高 60μmol/L，高血压发病的相对危险增加 13%。动物试验研究结果显示应用诱导剂使大鼠血尿酸水平升高 96μmol/L，大鼠收缩压平均可升高 2.2mmHg，给予降低尿酸药物使 SUA 达到正常后，血压不再升高，因此提示高尿酸可能与血压升高存在因果关系。荟萃分析在校正了年龄、性别、高血压、糖尿病、吸烟和高胆固醇血症等因素后，高尿酸血症患者冠心病发生风险及死亡的风险增加，与正常水平相比，血尿酸每增加 60μmol/L，冠心病死亡风险增加 12%。此外，高尿酸血症也是缺血性脑卒中的发生及死亡的独立危险因素。高尿酸血症可导致高尿酸性肾病、肾结石，并增加肾衰竭的发生风险，肾功能不全又可加重血尿酸水平的升高，能进一步加重肾脏损害。降低血尿酸可减少高血压肾病患者心血管及全因死亡的风险。

高尿酸血症尚与多种代谢异常相关，研究显示血尿酸分别为＜360μmol/L、360～414μmol/L、420～474μmol/L、480～534μmol/L、540～594μmol/L 和＞600μmol/L 时，代谢综合征的发生率分别为 18.9%、36%、40.8%、59.7%、62% 和 70.7%，可见随着血尿酸水平的升高，代谢综合征的发生率显著上升。血尿酸水平尚与肥胖指标体重指数（BMI）和腰围及包括总胆固醇、三酰甘油、低密度脂蛋白胆固醇在内的多种血脂成分呈正相关，与高密度脂蛋白胆固醇呈负相关。高尿酸血症也是糖尿病发生的独立危险因素，有研究结果显示高尿酸血症者糖尿病的风险较血尿酸正常者增加 95%。

综上所述，高尿酸血症与多种心血管疾病及心血管相关疾病存在密切关系，因此在高血压患者中须对血尿酸进行常规检查，尤其对于高危人群尤为重要，其中包括高龄、男性、肥胖、一级亲属患有痛风、静坐的生活方式等人群，应尽早发现高尿酸血症并加以控制。

（四）肝功能

判断肝功能正常与否是高血压药物治疗前的必需步骤。常规检查应包括谷丙转氨酶（ALT）、谷草转氨酶（AST），其中 ALT 对于急性肝细胞受损敏感性最高，在慢性肝损害时 AST 能更好地反映肝脏受损的程度。

（五）血钾

钾是机体重要的阳离子之一，98% 分布于细胞内液，其主要作用为维持细胞新陈代谢、保持细胞应激功能、调节体液渗透压、维持酸碱平衡等。人体钾的来源为饮食，钾的主要排泄途径是尿液，肾脏排钾主要由肾上腺皮质激素调节，其中以盐皮质激素醛固酮为主，糖皮质激素次之，酸碱失衡也会影响肾脏排钾，酸中毒时升高，碱中毒时降低。血钾检测是高血压患者重要的实验室检查，其快速、简便、廉价。根据血钾水平可对高血压原因进行初步筛查，见图 7-2-3。

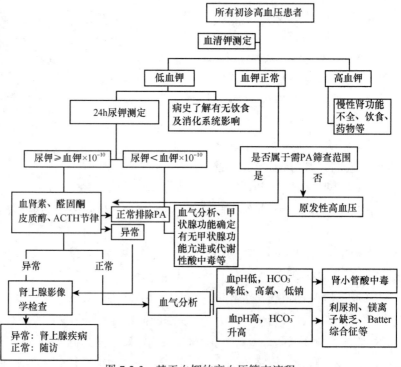

图 7-2-3　基于血钾的高血压筛查流程

PA，原发性醛固酮增多症；PA 筛查范围见 RAAS 检查

影响血钾的原因包括进食与补充、排泄与丢失和分布异常三方面，在正常饮食的情况下通常进食对血钾影响小，仅在饮食显著异常如禁食等情况下产生影响。血清钾正常值为 3.5～5.5mmol/L。血钾异常可由多种因素引起，见表 7-2-1。

表 7-2-1　血钾异常的常见原因

| 影响途径 | 低钾血症 | 高钾血症 |
|---|---|---|
| 经肾脏 | 肾脏丢失过多：原发性醛固酮增多症、皮质醇增多症、异源性 ACTH 综合征、肾小管酸中毒、Batter 综合征等 | 休克、脱水、急性肾功能不全、慢性肾功能不全急性加重出现少尿或无尿 |
| 经消化道 | 消化道丢失：严重腹泻、呕吐、肠瘘等<br>进食不足：禁食或慢性消耗、衰竭者 | 肾功能不全患者大量进食含钾食物或药物 |
| 细胞液 | 代谢性碱中毒、大量应用葡萄糖加用胰岛素输液、甲状腺功能亢进等均可引起钾由细胞外进入细胞内 | 代谢性酸中毒等原因使细胞内钾转移至细胞外 |
| 医源性 | 长期应用排钾利尿剂、胃肠减压 | 静脉补钾量过大或速度过快、溶血 |

## （六）血钠

钠离子是血浆中含量最高的阳离子，作用为维持细胞外液的晶体渗透压、机体血容量、体液的分布及细胞的正常功能等。肾脏是维持体内钠含量相对稳定的重要器官，其对于钠的排泄与钠的摄入量有密切关系，摄入增加则排出增加，摄入减少则排出减少，甚至可不排钠，因此可通过尿钠的测定反映个体钠摄入量。肾脏对于钠的调节受肾素-血管紧张素-醛固酮系统、抗利尿激素、糖皮质激素、甲状腺素等多种激素的调控。血钠低于 130mmol/L 为低钠血症，可见于摄入不足、丢失过多或循环中水含量增加引起的稀释性低钠血症。高血压患者中应注意过度限盐、过度利尿剂或合并心、肾功能不全对血钠的影响。在部分继发性高血压尤其内分泌疾病如原发性醛固酮增多症、库欣综合征时，醛固酮和皮质醇的保钠作用可出现高钠血症，即血钠大于 150mmol/L。

# 第二节　高血压相关可选实验室指标

## 一、糖代谢指标

### （一）餐后血糖

高血压患者合并糖代谢异常的发生率高，且 2型糖尿病早期多表现为胰岛 B 细胞对血糖升高的敏感性下降，餐后胰岛素峰值后移，因此部分餐后血糖升高的患者空腹血糖检测正常，餐后血糖测定可提高糖代谢异常的检出率。餐后血糖检测可针对静脉血样或末梢血进行，后者应用方便，但受到饮食等因素影响，仅推荐用于筛查和糖尿病患者监测。

### （二）口服葡萄糖耐量试验

口服葡萄糖耐量试验（OGTT）是诊断糖尿病的重要检查，其应用明显提高了糖尿病及糖代谢异常的检出率。在使用 OGTT 进行糖尿病筛查的研究中发现，新诊断的糖尿病患者中 46.6%患者 FPG＜7.0mmol/L，糖尿病前期中 70%是孤立的糖耐量异常（IGT），单纯使用 FPG 反映糖代谢的情况势必导致上述疾病或疾病前期人群的漏诊。对于高血压患者何时应进行进一步糖耐量测定，可借鉴《中国2 型糖尿病防治指南（2013 年版）》相关部分[4]。该指南在我国糖尿病研究数据基础上建立了糖尿病风险评分系统来进行 2 型糖尿病的风险筛查，用以快速识别高危人群，评分体系定义最佳切点为 25分，即总分≥25 分者糖尿病风险高，应行 OGTT，见表 7-2-2；糖代谢异常分类见表 7-2-3，糖尿病诊断切点见表 7-2-4。

表 7-2-2　我国未诊断 $T_2DM$ 的风险评分系统（省去 β 系数）

| 评分指标 | 分值 | 评分指标 | 分值 |
|---|---|---|---|
| 年龄（岁） | | 腰围（cm） | |
| 20～24 | 0 | ＜75.0（男性），＜70.0（女性） | 0 |
| 25～34 | 4 | 75.0～79.9（男性），70.0～74.9（女性） | 3 |
| 35～39 | 8 | 80.0～84.9（男性），75.0～79.9（女性） | 5 |
| 40～44 | 11 | 85.0～89.9（男性），80.0～84.9（女性） | 7 |
| 45～49 | 12 | 90.0～94.9（男性），85.0～89.9（女性） | 8 |
| 50～54 | 13 | ≥95.0（男性）或≥90.0（女性） | 10 |
| 55～59 | 15 | 收缩压（mmHg） | |
| 60～64 | 16 | ＜110 | 0 |
| 65～74 | 18 | 110～119 | 1 |
| BMI（kg/m²） | | 120～129 | 3 |
| ＜22.0 | 0 | 130～139 | 6 |
| 22.0～23.9 | 1 | 140～149 | 7 |
| 24.0～29.9 | 3 | 150～159 | 8 |
| ≥30.0 | 5 | ≥160 | 10 |
| 糖尿病家族史（父母、同胞、子女） | | 性别 | |
| | | 女性 | 0 |
| 无 | 0 | 男性 | 2 |
| 有 | 6 | | |

表 7-2-3　糖代谢状态分类（WHO 1999 年）

| 糖代谢分类 | FPG（mmol/L） | 2h PG（mmol/L） |
|---|---|---|
| 正常血糖 | <6.1 | <7.8 |
| 空腹血糖受损（IFG） | 6.1～7.0 | <7.8 |
| 糖耐量减低（IGT） | <7.0 | 7.8～11.1 |
| 糖尿病 | ≥7.0 | ≥11.1 |

注：IFG 和 IGT 统称为糖调节受损。

表 7-2-4　糖尿病的诊断标准

| 诊断标准 | 静脉血浆葡萄糖水平（mmol/L） |
|---|---|
| （1）典型糖尿病症状（多饮、多尿、多食、体重下降）加上随机血糖检测或加上 | ≥11.1 |
| （2）FPG 检测或加上 | ≥7.0 |
| （3）葡萄糖负荷后 2h 血糖检测无尿病症状者，需改日重复检查 | ≥11.1 |

*空腹状态指至少 8h 未进食热量；随机血糖指不考虑上次用餐时间，为一天中任意时间的血糖，不能用来诊断空腹血糖受损或糖耐量异常。

### （三）糖化血红蛋白

虽然 OGTT 是目前诊断糖尿病的"金标准"，但是应激、药物、饮食等因素可造成其检测结果发生变化，影响其重复性、稳定性，且存在需多次取血、部分患者接受困难等问题。糖化血红蛋白（HbA1c）是血红蛋白分子 N 端的缬氨酸和 α 链、β 链的赖氨酸残基，可与糖结合形成氨基酮化合物。由于人体内血红蛋白水平稳定，血红蛋白糖基化的程度可用于稳定地反映血葡萄糖的水平。HbA1c 是糖化血红蛋白的一种亚型，是 4 种稳定的糖化血红蛋白亚型中含量最高的，占 80% 左右，且检测方便、重复性好，不易受短期饮食、生活等改变的影响。

HbA1c 可反映患者 2～3 个月的血糖水平，研究结果显示在血糖稳定的患者中，测定前 30d 内的血糖水平对 HbA1c 测定结果的贡献为 50%，测定前 30～60d 的血糖贡献为 25%，因此 HbA1c 成为目前用于衡量长时血糖水平稳定的血清标志物。

HbA1c 的诊断切点：由 2009 年 ADA、欧洲糖尿病学会（EASD）、国际糖尿病联盟（IDF）组成的国际专家委员会的工作报告提出，以 HbA1c 为 6.5% 作为糖尿病诊断切点。2010 年 ADA 同样依据 HbA1c 与非增殖性糖尿病视网膜病变的良好相关性，正式确定 HbA1c≥6.5% 作为糖尿病的诊断标准。但目前该诊断切点尚存在争议。有研究结果显示单纯以 HbA1c≥6.5% 作为糖尿病诊断标准，可能导致 70% 的糖尿病漏诊，而以 5.7%～6.4% 作为糖尿病前期诊断标准，将导致 82%～95% 的糖尿病前期漏诊。由于 HbA1c 存在地域、种族差异，我国研究结果提示可应用 HbA1c≥6.2%～6.35% 为糖尿病诊断切点，HbA1c≥5.5%～5.75% 为糖尿病前期诊断切点，我国糖尿病指南尚未推荐 HbA1c 用作糖尿病诊断。

HbA1c 的影响因素如下：

**1. 红细胞寿命**　HbA1c 是糖基化的血红蛋白，存在于红细胞中，因此红细胞寿命的改变可导致结果出现变化，如溶血、大量失血、输血等可导致 HbA1c 下降，而脾切除术后患者 HbA1c 升高。

**2. 血红蛋白结构变化**　变异血红蛋白、严重肾功能损伤致血红蛋白氨基甲酰化、长期服用大剂量阿司匹林或嗜酒造成血红蛋白乙酰化均可影响 HbA1c 的测定结果。

**3. 检测方法**　HbA1c 的检测方法很多，如高效液相色谱法、亲和层析法、免疫比浊法等，不同方法利用 HbA1c 所带电荷或是 HbA1c 所携带化学基团进行测定，因此当存在异常的血红蛋白、其氨基酸序列发生变化或生化修饰改变时，不同的检测方法测得的结果可能存在差异。目前高效液相色谱法准确度高、重复性好并得到更多的推荐，但最终推广尚待标准化。

此外，HbA1c 还受年龄、高脂血症、地域、种族、年龄、妊娠等因素的影响。HbA1c 与心血管并发症的风险密切相关，2 型糖尿病患者 HbA1c 每增加 1%，冠心病危险增加 18%，脑卒中危险增加 17%，外周动脉疾病危险增加 28%。UKPDS 研究结果显示，HbA1c 每下降 1%，心肌梗死和脑卒中的发生率分别下降 14% 和 12%。

## 二、同型半胱氨酸

### （一）同型半胱氨酸

同型半胱氨酸（Hcy）是一种机体本身不能合成的含硫氨基酸的代谢产物，是蛋氨酸和半胱氨酸代谢循环中的重要中间产物。早期研究发现，在遗传疾病所致高 Hcy 血症的儿童尸检时存在明显的动脉粥样硬化病变，因此提出 Hcy 水平过高可能导致动脉粥样硬化。

## （二）高同型半胱氨酸血症与动脉粥样硬化

动物研究结果显示，高 Hcy 动物模型可出现全身多发动脉粥样硬化并引起器官及组织梗死。人群流行病学研究显示，高同型半胱氨酸血症与多种动脉粥样硬化性疾病有关，血浆 Hcy 水平升高可使冠心病风险显著升高，其中男性升高 60%、女性升高 80%；冠心病患者中的研究发现血浆 Hcy 水平与冠状动脉受累支数、狭窄严重程度显著呈正相关。脑卒中患者中的研究发现高 Hcy 血症发生率高于对照组；荟萃分析提示血浆总 Hcy 水平增加 5μmol/L，脑卒中发生危险性将上升 1.65 倍；降低 3μmol/L，脑卒中的危险性降低 24%，由此可见血 Hcy 与动脉粥样硬化性心血管疾病存在密切关系。随访研究结果显示，当血 Hcy 在 9～15μmol/L、15～20μmol/L 和 ≥20μmol/L 时患者心血管死亡率分别是血 Hcy≤9μmol/L 者的 1.9 倍、2.8 倍和 4.5 倍，2010 年《中国高血压防治指南》中将血 Hcy≥10μmol/L 定为心血管危险因素之一[1]。

基础研究发现 Hcy 升高导致的动脉粥样硬化病变的可能机制如下：

**1. 氧化应激和炎症反应**　Hcy 在其氧化过程中可激活氧化应激反应导致过氧化物生成增加、清除减少，升高的过氧化物可导致局部组织的损伤。而部分氧化产物水平如氧化型低密度脂蛋白胆固醇的增加可激活血管局部的炎症反应，导致动脉管壁出现炎症损伤。

**2. 内皮细胞及功能受损**　Hcy 升高可抑制一氧化氮合成酶活性导致内皮依赖的血管舒张功能受损，同时血管局部氧化激活将导致内皮细胞损害。

**3. 易栓状态**　Hcy 可引起血小板的黏附性、聚集性增强；可通过影响花生四烯酸代谢导致血栓素 $A_2$ 合成增加，同时可促进蛋白 C 及血栓调节素的表达及促进凝血过程。

**4. 血脂代谢**　有研究结果显示，Hcy 升高可导致低密度脂蛋白胆固醇水平升高、高密度脂蛋白胆固醇水平下降；同时由于其可引起血管内皮下 LDL-C 氧化，使得局部氧化型低密度脂蛋白胆固醇聚集，进而激活炎症反应，导致泡沫细胞的出现，诱发动脉粥样硬化斑块的形成。

## （三）同型半胱氨酸代谢

此与多种 B 族维生素如维生素 $B_{12}$、维生素 $B_6$ 和叶酸有关，研究结果显示适量补充叶酸可降低血 Hcy 水平。

# 三、尿蛋白定量测定

尿常规仅能对尿蛋白定性测定，对于肾病的评价相对较粗，因此在蛋白尿患者中进行 24h 尿蛋白的定量测定是评价肾脏疾病的更为可靠的指标。24h 尿蛋白定量正常范围为小于 150mg，如超过正常范围则提示蛋白尿，当 24h 尿蛋白定量≥3.5g 时为大量蛋白尿。高血压肾脏损害早期通常表现为肾小管受累，出现浓缩稀释障碍及肾小管重吸收功能异常。当高血压进一步发展时将累及肾脏血管网，导致肾小球缺血，从而出现尿中蛋白漏出增加，同时存在的肾小管重吸收障碍致使尿中小分子蛋白排出增加。在临床可检测到微量白蛋白尿和显性蛋白尿，与慢性肾病的其他常见病因相比，如糖尿病肾病，高血压所致蛋白尿常并不严重，不会导致大量蛋白尿的出现；与肾脏原发疾病相比，常不伴随尿细胞成分的变化。

# 四、凝血相关检查

高血压指南推荐的基础及相关检查中并不包括凝血方面检查，但部分高血压患者如高危及极高危患者需应用抗血小板药物、心房颤动患者部分需应用口服抗凝药治疗，在抗栓治疗前应进行凝血相关检查，其中包括凝血时间、活化的部分凝血活酶时间、血浆凝血酶原时间、凝血酶原国际标准化比值、纤维蛋白原、D-二聚体等。

凝血时间（CT）和活化的部分凝血活酶时间（APTT）均为内源凝血系统的检测试验，后者敏感性更高，应用更多，凝血因子Ⅻ、Ⅺ、Ⅹ、Ⅸ、Ⅷ、Ⅴ、Ⅱ、纤维蛋白原缺乏等均可引起 APTT 延长，临床用于监测普通肝素的用量；APTT 缩短见于血栓性疾病和血栓前状态，但灵敏度及特异度较差。血浆凝血酶原时间（PT）用于检测外源凝血系统，凝血因子Ⅹ、Ⅴ、Ⅶ、Ⅱ、Ⅰ等缺乏均可致其延长，高凝状态时 PT 缩短，而凝血酶原国际标准化比值（INR）是用于监测口服抗凝药华法林药效的重要指标。纤维蛋白原（FIB）即凝血因子Ⅰ，正常值为2～4g/L，FIB升高可见于应激状态及多种疾病如糖尿病、急性心肌梗死、自身免疫性疾病、肾病、多发性骨髓瘤、休克、急性感染及恶性肿瘤等，其水平降低可见于弥散性血管内凝血（DIC）、重症肝病、中毒、原发性纤溶活性亢进等。D-二聚体是纤维蛋白原活化交联后的降解产物，可用于反映机体纤溶功能及血栓形成的情况，正常值为0～0.256mg/L。其水平升高提示体内存在血栓形成并溶解这一过程，该指标可用于深静脉血栓、肺栓塞及DIC的诊断和排除诊断[5]。

## 五、血液流变学检测

血液流变学检测主要包括全血黏滞度和血浆黏滞度测定，分别应用旋转法和毛细管法检测全血和血浆后计算得出，全血黏滞度升高可见于多种疾病，其中包括高血压及其相关的疾病如冠心病、糖尿病、脑卒中、高脂血症，以及血液系统疾病如真性红细胞增多症、多发性骨髓瘤、原发性巨球蛋白血症和导致缺氧的疾病如慢性阻塞性肺疾病等。血浆黏滞度测定排除了红细胞数量对血流变的影响，能更好地反映血浆成分中是否存在影响血液黏滞度的因素，血浆黏滞度升高见于高脂血症和血浆球蛋白增加如多发性骨髓瘤等[5]。

# 第三节 高血压专科实验室检查及新型标志物

## 一、内分泌相关指标

### （一）肾素-血管紧张素-醛固酮系统

肾素-血管紧张素-醛固酮系统（RAAS）的激活是原发性高血压的重要发病机制之一，因此也成为高血压药物治疗的重要靶点，多种降压药物都可直接或间接作用于该系统，了解该系统的活性对于掌握不同高血压个体中可能的发病机制并进而有针对性地选择药物非常重要。RAAS的检测也是诊断原发性醛固酮增多症（PA）的关键检查手段，而PA是导致继发性高血压的最常见病因，调查资料显示在1、2、3级高血压患者中PA患病率分别为2%、8%和13%，难治性高血压患者中其患

病率为17%～23%。

**1. RAAS检测的应用范围** 在美国内分泌学会最新发布的《2016 TES原发性醛固酮增多症的管理指南》中推荐在下述患者中应进行RAAS测定：①血压持续超过150/100mmHg的患者；②应用3种传统降压药物（包括利尿剂）血压仍＞140/90mmHg；③使用4种或更多降压药物血压才能控制在140/90mmHg以下的患者；④高血压合并自发性或利尿剂诱发的低钾血症；⑤高血压合并肾上腺意外瘤；⑥高血压合并睡眠呼吸暂停综合征；⑦高血压伴有早发高血压或脑血管病家族史（发病年龄＜40岁）；⑧PA患者的所有患高血压的一级亲属[6]

**2. RAAS的检测** RAAS中可用于临床检测的项目包括血浆肾素活性或直接肾素浓度、醛固酮、血管紧张素Ⅱ、血管紧张素转化酶，其中前两者为高血压专业检查，尤其是继发性高血压筛查的必要实验室项目。由于检测结果可受多种因素如血钾水平、体位、药物、采血时间等的影响，采血前的准备过程及血样采集、运输、保存均应予以重视以尽可能保证检测结果的准确性。

RAAS检测前准备：

（1）测定前纠正低钾血症至4mmol/L。抽血进行血钾测定时为避免检测结果受到影响，最好避免使用真空取血管，抽血时应注意避免握拳，在放松止血带5s之后进针，取血后30min内分离血浆。

（2）检测前不需限钠。

（3）依普利酮、螺内酯、氨苯蝶啶、阿米洛利、排钾利尿剂、甘草相关产品需停用4周。

（4）如停用上述药物后ARR无法诊断PA，且血压在应用对RAAS没有影响的药物时可得到控制，则可停用对ARR可能产生影响的药物至少2周，其中包括β受体阻滞剂、中枢$\alpha_2$受体激动剂、非甾体抗炎药、血管紧张素转化酶抑制剂、血管紧张素受体拮抗剂、肾素抑制剂、二氢吡啶类钙通道阻滞剂。

（5）如需控制血压，可应用对RAAS影响较小的药物如缓释维拉帕米、肼屈嗪、哌唑嗪、多沙唑嗪、特拉唑嗪。

（6）含雌激素的药物可能降低肾素浓度，当测定肾素浓度时可能造成ARR假阳性，但对肾素活性没有影响。

RAAS血样采集注意事项：为提高测定结果的

敏感性，采血前患者应取坐位、立位或步行 2h 后坐位 5～15min，由于 RAAS 可受昼夜节律影响，建议10：00 左右取血。取血时应避免凝血或溶血，因肾素存在冷激活现象，血样在运输及离心之前应室温保存，离心后进行检测前血浆应冻存。

**3. RAAS 测定在高血压中的临床应用**

（1）血浆醛固酮/肾素值（ARR）：ARR 是用于 PA 诊断和排除诊断的主要检查项目之一。PA 由肾上腺腺瘤（50%）、增生（17%）和恶性肿瘤引起，腺瘤或增生组织可释放过多醛固酮，抑制肾素的合成分泌，血浆 ARR 比值可作为诊断 PA 的敏感指标。ARR 切点的确定对于其诊断 PA 的敏感性及特异性影响很大，但目前不同研究对切点敏感性及特异性的评价结果存在较大差异，2016 年 TES 指南推荐的 ARR 切点仍沿用 2008 年指南，见表7-2-5，推荐常用 ARR 切点为 30。如存在自发性低钾血症患者且血肾素低于测定范围，加之血醛固酮大于 20ng/dl 患者不需进一步检查可确定诊断[6,7]。

**表 7-2-5　ARR 的常用切点**（包括放射免疫法和化学发光法及不同检测单位）

| | 肾素活性 [ng/(ml·h)] | 肾素活性 [pmol/(L·min)] | 直接肾素浓度（mU/L） | 直接肾素浓度（ng/L） |
|---|---|---|---|---|
| 醛固酮（ng/dl） | 20 | 1.6 | 2.4 | 3.8 |
| | 30 | 2.5 | 3.7 | 5.7 |
| | 40 | 3.1 | 4.9 | 7.7 |
| 醛固酮（pmol/L） | 750 | 60 | 91 | 144 |
| | 1000 | 80 | 122 | 192 |

多种因素可影响肾素和醛固酮的测定值，引起 ARR 的变化，导致假阳性和假阴性，在分析 ARR 结果时应充分加以考虑，如单次测定结果无法解释患者临床情况，应进行复查。ARR 影响因素如下：

1）年龄：对肾素和醛固酮具有不同的影响，年龄大于 65 岁血浆肾素可降低，但醛固酮变化不明显，从而引起老年患者中 ARR 比值上升。

2）性别：女性月经周期的不同阶段 ARR 可能发生变化，有研究显示月经前期、排卵期、黄体期的女性应用直接肾素浓度计算的 ARR 高于同年龄男性。

3）血钾、血肌酐水平均可能影响测定结果，低

钾血症可致醛固酮分泌受到抑制而导致假阴性出现，而肾功能不全可引起假阳性。

4）药物影响：β 受体阻滞剂、中枢 α$_2$ 受体阻滞剂、非甾体抗炎药可致 ARR 测定值升高引起假阳性，排钾和保钾利尿剂、ACEI、ARB、二氢吡啶类钙通道阻滞剂则可导致假阴性出现。

（2）血浆肾素升高：可见于肾动脉狭窄、高肾素型原发性高血压、肾素瘤或包括药物、血容量降低等多种因素造成的 RAAS 的激活。

（3）RAAS 活化与高血压：RAAS 活性增高可通过多种机制参与高血压的发生、发展及靶器官损害的出现。首先，血管紧张素 Ⅱ（Ang Ⅱ）可作用于血管平滑肌细胞，导致动脉血管收缩，外周阻力增加，引起血压升高。其次，Ang Ⅱ 可促进肾上腺分泌醛固酮，通过醛固酮的保钠保水作用，使机体血容量增加，升高血压；Ang Ⅱ 具有促进血管平滑肌增殖、纤维化等作用，导致动脉管壁重构、动脉僵硬度增加、脉搏波传导速度加快、弹性大动脉弹性储器功能下降，从而导致收缩压升高、左心室后负荷增加，诱发心脏损害；Ang Ⅱ 可刺激多种细胞分泌炎症因子，并通过促进炎症反应和氧化应激反应参与动脉粥样硬化病变的发生；Ang Ⅱ 和醛固酮的促增殖、促纤维化作用可致左心室室壁肥厚、纤维化、顺应性下降，导致高血压心脏损害的出现；醛固酮水平升高可导致肾脏高滤过现象，并促进尿微量白蛋白的排泄。

**（二）皮质醇及促肾上腺皮质激素**

皮质醇由肾上腺束状带细胞分泌，主要作用是对三大营养物质代谢的调节，同时参与应激和防御反应。皮质醇的水平主要受到腺垂体分泌的促肾上腺皮质激素（ACTH）的调节，血中糖皮质激素水平对 ACTH 有负反馈作用，糖皮质激素分泌过多可抑制 ACTH 的分泌。ACTH 及受其调控的皮质醇分泌随昼夜节律变化，晨起为分泌高峰，达 5～25μg/dl（138～690nmol/L），后逐渐下降，至 24：00 达最低点，<10μg/dl（276nmol/L）。当 8：00 安静状态时血浆皮质醇超过 0.69μmol/L（24.9μg/dl），夜间超过 0.28μmol/L（10.1μg/dl）提示糖皮质激素水平升高。原发性皮质醇增多症（库欣综合征）患者清晨血皮质醇水平升高，并且之后缺乏正常逐渐下降，下午及夜间血浆皮质醇均高于正常。此外，血

浆皮质醇升高还可见于单纯性肥胖、甲状腺功能减退、肝病、哮喘危象、发热、剧烈疼痛等疾病或情况。肥胖症通常表现为血皮质醇轻度升高，血总皮质醇多<150μg/24h（<414nmol/24h）。库欣综合征所致高血压的诊断尚需进行地塞米松抑制试验、尿游离皮质醇测定等。

### （三）儿茶酚胺及其代谢产物

儿茶酚胺（CA）包括肾上腺素（E）、去甲肾上腺素（NE）和多巴胺，由肾上腺髓质或肾上腺外交感神经链合成分泌，可引起血压升高。位于肾上腺的嗜铬细胞瘤和肾上腺外的副神经节瘤可通过自主分泌儿茶酚胺导致血压异常升高，肿瘤更多位于肾上腺，可占80%～85%，副神经节瘤仅为15%～20%。资料显示，在普通高血压门诊患者中嗜铬细胞瘤和副神经节瘤（PPGL）的患病率为0.2%～0.6%，儿茶酚胺（CA）及其代谢产物甲氧基肾上腺素、甲氧基去甲肾上腺素的实验室测定是PPGL的主要诊断方法。

**1. 血儿茶酚胺浓度** 用于PPGL的诊断，敏感度为69%～92%、特异度为72%～96%。2016年中华医学会内分泌学分会肾上腺学组发布的《嗜铬细胞瘤和副神经节瘤诊断治疗的专家共识》推荐采用高效液相电化学检测法（HPLC）进行测定。应空腹取血，在采血前应先在静脉内留置注射针头并嘱患者卧位安静休息30min后抽血，以减少疼痛、体位等刺激因素引起的血儿茶酚胺水平波动[8]。

**2. 血甲氧肾上腺素（MN）、甲氧去甲肾上腺素（NMN）** 血MN用于诊断PPGL的敏感度为95%～100%、特异度为69%～98%，与血儿茶酚胺测定相比敏感度明显提高。指南建议使用液相色谱串联质谱分析法或液相色谱电化学检测方法进行MN的测定，其正常参考值上限：血浆游离MN浓度为0.3～0.6nmol/L、游离NMN浓度为0.6～0.9nmol/L。国内资料显示，血浆游离MN浓度在0.4nmol/L时诊断的敏感度和特异度分别为51%与90%，血浆游离NMN浓度为0.8nmol/L时诊断PPGL的敏感度和特异度分别为95%与90%[8]。

**3. 24h尿儿茶酚胺和MN排泄** 应留取24h尿液并保持尿液处于酸化状态，即pH<3。24h尿MN正常参考值上限为1.2～1.9μmol/L，24h尿NMN为3.0～3.8μmol/L。

**4. 尿香草扁桃酸（VMA）测定** 对于PPGL诊断的敏感度为46%～77%，特异度为86%～99%，应同时检测血、尿CA水平。

在分析实验室测定结果时应注意：①在持续性高血压或阵发性高血压发作时，血浆、尿CA水平较正常参考值上限增高2倍以上才有诊断意义。②血浆游离或尿MN水平用于诊断PPGL假阳性率高达19%～21%。以NMN或MN单项升高3倍以上或两者均升高作为判断标准假阳性率可降低。③应注意体位、年龄、应激、情绪变化等生理因素对测定结果的影响。④停用可能干扰检测结果的药物，如对尿CA测定有干扰的药物包括利尿剂、肾上腺受体阻滞剂、扩血管药、钙通道阻滞剂等，降压药物中β受体阻滞剂可影响尿MN的检测结果，此外多种药物如拟交感神经药物、左旋多巴、酚苄明等可对血、尿MN的测定产生影响。

## 二、炎 症 指 标

高血压导致动脉内皮受损，加之随后出现的脂质沉积，引发动脉管壁炎症及氧化应激反应致使动脉粥样硬化病变的出现。动脉粥样硬化性血管病变是高血压导致心血管事件发生的重要病理基础，因此在心血管疾病高危的高血压患者中进行心血管相关炎症指标的筛查可能有助于早期发现动脉病变，并对病变的性质、预后影响、干预效果等方面进行评估。多种炎症因子可能参与动脉粥样硬化的病变过程，从而对相关事件发生具有一定的预测价值。

### （一）C反应蛋白和超敏C反应蛋白

C反应蛋白（CRP）是机体受到炎症刺激后由肝脏产生的急性相关蛋白，超敏C反应蛋白（hsCRP）则是应用超敏技术对血液中低浓度CRP进行测定得到的一种系统性炎症指标。目前可应用酶联免疫吸附法（ELISA）、放射免疫法等多种实验室手段进行hsCRP测定。hsCRP作为炎症检测指标的优点在于：其检测稳定，血样在常温放置3d、冷藏7d或长时间冷冻均不会影响测定结果；检测方法多，易于在临床推广；具有国际标准化质控系统，保证测定值的稳定、准确，因此CRP和hsCRP成为心血管研究中最常应用的炎症指标。

CRP与心血管疾病的相关研究更多是在冠心病患者中进行的，早期在不稳定型心绞痛患者中的研究发现血CRP浓度高（＞3mg/L）的患者发生院内心肌梗死、死亡的风险显著高于血CRP浓度低（＜3mg/L）的患者，该结果得到此后较多研究的证实，并提示血CRP和hsCRP对于非ST段抬高性ACS患者的中、长期事件具有良好的预测价值。关于急性ST段抬高性心肌梗死，基础研究发现急性心肌梗死动物模型中CRP可与受损心肌细胞结合，激活补体引起梗死面积扩大，在细胞损伤过程中起着关键的作用。急性ST段抬高的心肌梗死患者中的研究发现CRP峰值浓度可用于预测患者心脏破裂及死亡；AMI随访3年的研究发现CRP大于10mg/L，患者死亡风险升高2倍；2个月内发生过急性心肌梗死的患者长期随访结果显示，血CRP浓度高（6.6mg/L）的患者冠心病事件的再发是血CRP浓度低（1.2mg/L）的3倍[9]。虽然很多证据提示CRP与急性ST段抬高性心肌梗死预后有关，但很多研究在校正其他危险因素后CRP的预测作用消失，因此CRP的独立预测价值尚需更多研究的支持。

高血压方面研究发现高血压与系统性炎症密切相关，基础研究结果显示CRP可抑制内皮细胞一氧化氮的生成，导致血管内皮细胞功能紊乱；且可通过上调血管平滑肌细胞上血管紧张素Ⅱ型受体数量，导致平滑肌细胞对血管紧张素反应性升高，从而参与血管紧张素Ⅱ所致的动脉收缩反应及致动脉粥样硬化作用，同时血管紧张素Ⅱ又可激活氧化应激反应、趋化炎症细胞、促进炎性细胞因子的生成。

## （二）白细胞介素

白细胞介素是免疫细胞间相互作用的淋巴因子，主要作用是激活、调节免疫细胞，介导淋巴细胞活化、增殖与分化，在炎症反应中起重要作用。高血压及其所引起的动脉粥样硬化均有动脉管壁炎症反应的参与，白细胞介素作为重要的炎症因子可能在其中发挥作用。研究发现，在肥胖合并睡眠呼吸暂停的高血压患者中，血浆IL-6水平显著升高，并与呼吸检测的各项参数具有相关性，在应用呼吸机改善呼吸暂停所致的缺氧后，IL-6水平下降，提示该类患者睡眠过程中缺氧及再复氧状态可能通过刺激IL-6引起心血管相关的炎症反应而导致器官

损害。IL-6还可能参与心肌肥厚、心肌损害及心功能不全的发生，研究结果显示循环中IL-6水平与心力衰竭患者心功能受损程度有明显相关性。另有研究发现，代谢综合征患者血IL-6、CRP水平明显高于健康人，且炎症因子水平与肥胖、血胰岛素水平呈正相关，提示炎症反应参与了代谢综合征及相关器官损害的发生。IL-8的主要来源为单核细胞和血管内皮细胞，血管壁局部炎症反应可能通过诱导内皮细胞IL-8的生成，趋化炎症细胞至血管病变局部从而介导或加重血管壁炎症损害。脑卒中患者中的研究发现IL-8水平升高，可能与脑实质炎症细胞浸润、氧化应激反应相关，从而参与神经细胞损害的发生。而IL-10则可通过由抑制核转录因子NF-κB减少炎症因子的合成，抑制炎症反应，急性冠脉综合征患者中的研究发现，IL-18/IL-10比值与患者住院期间及随访1年内的不良事件发生密切相关，提示炎症在冠状动脉斑块不稳定性方面具有重要作用，而炎症指标将可能作为ACS患者事件发生的独立预测因素[10, 11]。

## （三）细胞间黏附因子1

细胞间黏附因子1（ICAM-1）是介导细胞间黏附反应的重要分子，在血管内皮细胞表达并与血管内皮细胞表面特异性受体结合发挥作用。ICAM-1可促进白细胞与血管内皮细胞之间发生短暂结合，使得白细胞在内皮细胞的表面滚动，并通过其他活性因子的作用，引起白细胞黏附性增加，并与血管内皮细胞发生紧密结合，进而迁入内皮细胞下，为局部的炎症反应发生提供条件，因此ICAM-1是血管壁炎症损害的重要始动因子之一。高血压动物研究发现，在对Wistar大鼠给予高盐喂养后，模型动物血中ICAM-1、血管间黏附因子（VCAM-1）水平明显升高，提示高盐饮食可能导致血管内皮细胞黏附因子表达升高，黏附因子可通过促进炎症细胞与内皮细胞的黏附介导炎症反应，导致内皮细胞受损。研究发现，SHR时肾脏ICAM-1表达明显增加且与尿$\beta_2$微球蛋白呈显著正相关，提示ICAM-1可能参与了高血压肾脏损害的发生。二肾一夹动物模型中的研究发现ICAM-1可能与肾血管性高血压导致左心室肥厚有关。此外，妊娠期高血压患者与正常孕妇相比，血及胎盘组织中ICAM-1显著升高，有学者认为其是妊娠高血压的早期征象[12]。

## （四）金属蛋白酶

金属蛋白酶（MMP）是一组 $Zn^{2+}$ 依赖的蛋白水解酶，主要作用为降解细胞外基质，参与组织重构、炎症调控、胚胎发育、肿瘤等多种生理及病理过程。近年来较多研究涉及 MMP 及其生理抑制物组织金属蛋白酶抑制剂（TIMP）与高血压及其所致心脏损害之间的联系。到目前为止，MMP 与高血压发生之间的关系尚未确定，动物研究发现 MMP-7 可引起大鼠血压升高；血压正常人中的随访研究发现血清 MMP-9 和 TIMP-1 升高有促进高血压发生的可能[13]。也有研究显示 MMP-9 升高可维持血管顺应性、延缓血压升高。MMP 可参与多种细胞结构蛋白包括受体的降解，如研究发现 MMP-2 可水解胰岛素受体，诱发胰岛素抵抗的出现，与高血压所致心血管重构有关。在血管方面，研究发现 MMP-2 可能与内皮受损有关，其可降解 CD18 和有缺陷的白细胞，使其黏附于血管内皮细胞，加速细胞内皮的凋亡；并可通过降解内皮型一氧化氮合酶或其辅助因子引起血管内皮功能损害。实验动物研究发现，MMP 可通过水解血管壁细胞外结构域内皮细胞生长因子受体 2（VEGFR$_2$）导致内皮细胞凋亡和微血管受损及功能障碍。高血压患者中的研究发现，血中 MMP-9、TIMP-1 水平升高与大动脉僵硬度有关，提示二者可能导致血管壁弹性蛋白和胶原蛋白的比例失调，参与大动脉硬化过程。在高血压所致心脏损害方面，研究发现 MMP-1、MMP-2、MMP-8、MMP-9、TIMP-1、TIMP-4 可能与高血压所致左心室肥厚或伴舒张功能不全的发生有关。对心房颤动患者研究发现，多种 MMP 包括 MMP-2、MMP-3、MMP-9 水平升高，提示其可能参与心房重构[14]。

## （五）CD40L 和 CD40

CD40L 和 CD40 与动脉粥样硬化病变的发生及不稳定有关。CD40L 即 CD15，其立体结构与肿瘤坏死因子-α（TNF-α）类似，以膜性和可溶性两种形式存在，主要在 CD4$^+$ T 细胞表面表达，也可在血小板、内皮细胞、平滑肌细胞表面表达。其受体 CD40 主要在 B 细胞、活化的单核/巨噬细胞、内皮细胞等表达。CD40L 与 CD40 结合后可通过活化核转录因子 NF-κB 调节 CD40 依赖的基因转录。研究发现动脉粥样硬化病变局部内皮细胞、平滑肌细胞和巨噬细胞均存在 CD40L 和 CD40 表达，而正常血管壁，上述细胞则无二者表达，提示 CD40L/CD40 与动脉粥样硬化病变有关。CD40L/CD40 可通过诱导金属蛋白酶的表达，导致斑块局部胶原降解增加，基质合成和纤维化受到抑制，使得斑块的稳定性下降，易于破裂。在 ST 段抬高性心肌梗死（STEMI）患者中的研究发现，院内发生事件包括死亡和心力衰竭的患者血清可溶性 CD40L 水平升高、IL-10 降低，可溶性 CD40 配体（sCD40L）/IL-10 显著高于无事件心肌梗死患者，提示血清 sCD40L/IL-10 是 STEMI 患者院内不良事件发生的独立预测因子[14, 15]。

# 三、内皮相关因子

内皮细胞结构及功能的正常是维持正常血管张力和正常血压的重要因素。内皮细胞可产生一系列活性因子参与血管舒张过程，如一氧化氮、前列腺素（E$_2$、I$_2$）及内皮源性超级化因子家族（EDHF），在血流切应力的作用下内皮细胞可持续释放上述物质起到扩张血管的作用，当内皮细胞受损时上述活性因子生成减少，从而导致血管舒张受到影响而引起血压持续升高。

## （一）一氧化氮

一氧化氮（NO）由内皮细胞产生，其合成主要调控因素为血流切应力，当内皮细胞受到血流切应力作用时，可通过开放内皮细胞钙通道激活钙依赖的内皮型一氧化氮合酶（eNOS）活性，同时血流切应力可上调 NOS 的基因表达，促进 NO 的合成及释放。NO 可扩散至血管平滑肌下，激活可溶性鸟苷酸环化酶，使环磷酸鸟苷合成增加，引起血管平滑肌舒张。NO 除具有扩张血管作用，尚有抗血管平滑肌细胞增殖、抗血小板聚集作用，由此可见 NO 在调节外周阻力，维持正常血压、血管结构及功能中起着重要的作用。内源性 NOS 的抑制剂如非对称二甲基精氨酸（ADMA）可抑制 NO 生成，氧化应激反应可导致 ADMA 的浓度上升，因此氧化应激反应可通过干扰 NO 的释放影响血管舒张，致使血压升高。氧化应激反应还可导致 NOS 合成 NO 过程中关键辅助因子缺乏，从而导致 NOS 脱耦联生成超氧化物；而 NO 也可与 $O^{2-}$ 生成毒性很强的过氧化亚硝酸[16]。NO 尚与胰岛素敏感性有关，研究结果显示胰岛素引起的骨骼肌血管扩张作用依赖于内皮细胞的 NO 释放，NO 对于胰岛素敏感性的维持、胰岛素的分泌及胰岛 B 细胞发挥正常功能均具有重要作用。

### （二）前列腺素

前列腺素由环氧化酶（COX）催化生成，其中前列腺素 $E_2$、$I_2$ 具有血管扩张作用。$PGI_2$ 由肺部产生并释放入血，可拮抗血栓素 $A_2$（$TXA_2$）的促进血小板聚集的作用。高血压动物模型自发性高血压大鼠和戈德布拉特高血压大鼠研究均发现 $PGI_2$ 合成增加，另有研究发现模型动物 $PGI_2$、$PGE_2$ 代谢受损，血管对舒张因子的反应性降低，而舒张因子可刺激内皮细胞释放血管收缩因子，其中 $TXA_2$ 可抑制 COX 活性，造成前列腺素产生减少。前列腺素对血管的作用复杂，如研究发现 $PGI_2$ 的作用可因其所结合受体不同而存在差异，当其作用于 $PGI_2$-$PGE_1$ 受体时可引起血管扩张，而浓度更高时可作用于 $TXA_2$-$PGH_2$ 受体，则可致血管收缩。

### （三）内皮源性超级化因子

内皮源性超级化因子（EDHF）家族由一类物质构成，均由内皮细胞钾通道调控，参与血管平滑肌细胞舒张，包括花生四烯酸代谢产物、过氧化氢、CO 和 $H_2S$。其中 CO 和 $H_2S$ 为水溶性小分子气体信号分子，可扩散至作用靶点发挥血管扩张作用[17, 18]。

**1. 一氧化碳**　内源性的 CO 大部分由血红素氧化酶（HO-1、HO-2）催化合成，血管局部合成的 CO 可降低血管张力调节局部组织血流量，同时具有抑制血管平滑肌细胞增殖、抗血小板聚集作用。另外，可直接抑制细胞凋亡或通过抑制凋亡前炎性细胞因子的释放抑制血管细胞凋亡，参与维持血管壁的完整性。自发性高血压大鼠研究发现，在注射氯高铁血红素后肠系膜动脉 HO-1 表达增加、活性增强，血压恢复正常，且血管内皮生长因子表达减少、血管重构发生逆转，提示 HO-1 的水平对于高血压及其相关的血管重构具有改善作用。此外研究还发现，HO-1 缺乏鼠模型的高血压、左心室肥厚、肾功能受损会更加严重，而 HO-1 过度表达鼠在冠状动脉结扎后再灌注时心肌梗死面积小、炎症及氧化应激反应降低、心功能影响小，提示 HO-1 水平降低可能参与心血管病变过程。

**2. 硫化氢**　$H_2S$ 作为气体信号分子，具有剂量依赖性的血管舒张作用，$H_2S$ 可特异性作用于 ATP 敏感性钾通道，使得细胞膜超极化，引起平滑肌细胞舒张，也可作用于神经组织抑制神经元的兴奋性。其调节主要由神经体液因素作用于钙-钙调蛋白后激活胱硫醚 β-合成酶完成。研究发现自发性高血压大鼠血浆 $H_2S$ 明显低于对照组大鼠，补充外源性 $H_2S$ 有降低血压的作用；而在 $H_2S$ 合成反应中的关键酶——胱硫醚 γ 裂解酶基因敲除动物中的研究发现，模型动物心脏、主动脉、血浆等组织 $H_2S$ 水平明显降低，且出现血压升高，提示抑制内源性 $H_2S$ 表达可致高血压的出现，也提示 $H_2S$ 具有维持正常血压的作用。同时研究发现，$H_2S$ 与动脉粥样硬化和血管重构有关。载脂蛋白 E 基因敲除小鼠的研究提示，$H_2S$ 可抑制血管平滑肌细胞的增殖、内皮细胞黏附因子的表达，从而具有抑制动脉粥样硬化的作用。$H_2S$ 既可抑制平滑肌细胞增殖，又可促进凋亡，可能参与血管壁重构过程。研究发现，$H_2S$ 可降低丝裂原激活蛋白激酶、凋亡抑制因子 Bcl-2 和核转录因子 NF-κB 水平，激活半胱氨酸天门冬氨酸蛋白酶 3，从而抑制高血压相关的血管重构。此外，$H_2S$ 可抑制血管基质中 I 型胶原的堆积，抑制血管重构。$H_2S$ 还具备抗氧化作用，其可促进胱氨酸/半胱氨酸的转运，增加谷胱甘肽的生成，重新分布线粒体中的谷胱甘肽，激活核因子 $E_2$ 相关因子 2 依赖的内源性抗氧化途径，起到对抗氧化应激反应的作用。

**3. 内皮素（ET）**　是一种缩血管活性肽，可由内皮细胞产生并释放，具有强烈的血管收缩作用，另有促进血管平滑肌细胞增殖作用。盐敏感性的高血压大鼠模型中的研究发现大动脉管壁 ET-1 表达升高，正常人注射内皮素后可观察到血压升高现象，但高血压患者中的研究并未得到一致性结论，目前内皮素与高血压发生之间的关系尚难以确定。

此外，尚有很多血清指标如瘦素、脂连蛋白、谷胱甘肽过氧化物酶、硝基酪氨酸、半胱氨酸蛋白酶抑制剂、利尿钠肽、PAI-1 等可能参与高血压、代谢综合征及相关心血管损害的发生。

（王鲁雁）

# 参 考 文 献

[1] 中国高血压指南修订委员会. 中国高血压防治指南2010.中华心血管杂志，2011，39（7）：579-616.

[2] Giuseppe M，Robert F，Krzysztof N，et al. 2013 ESH/ESC Guidelines for the management of arterial hypertension. J Hypertens，2013，31（10）：1925-1938.

[3] Stevens PE，Levin A. Kidney Disease：Improving Global Outcomes Chronic Kidney Disease Guideline Development Work Group Members. Evaluation and management of chronic kidney disease：synopsis of the kidney disease：improving global outcomes. Ann Intern Med，2013，158（11）：825-830.

[4] 中华医学会糖尿病学分会. 中国2型糖尿病防治指南（2013年版）.中国糖尿病杂志，2014，6（7）：447-498.

[5] 万学红，卢雪峰. 诊断学. 8版.北京：人民卫生出版社，2013.

[6] Funder JW，Carey RM，Mantero F，et al. The Management of Primary Aldosteronism：Case Detection，Diagnosis，and Treatment：An Endocrine Society Clinical Practice Guideline. J Clin Endocrinol Metab，2016，101（5）：1889-1916.

[7] 中华医学会内分泌学分会肾上腺学组. 原发性醛固酮增多症诊断治疗的专家共识. 中华内分泌代谢杂志，2016，32（3）：188-195.

[8] Plouin PF，Amar L，Dekkers OM，et al. European Society of Endocrinology Clinical Practice Guideline for long-term follow-up of patients operated on for a phaeochromocytoma or a paraganglioma. Eur J Endocrinol，2016，174（5）：G1-G10.

[9] Mora S，Rifai N，Buring JE，et al. Additive value of immunoassay-measured fibrinogen and high-sensitivity C-reactive protein levels for predicting incident cardiovascular events.Circulation，2006，114（5）：381-387.

[10] Engström G，Janzon L，Berglund G，et al. Blood pressure increase and incidence of hypertension in relation to inflammation-sensitive plasma proteins. Arterioscler Thromb Vasc Biol，2002，22（12）：2054-2058.

[11] Roberts WL，CDC，AHA. CDC/AHA Workshop on Markers of Inflammation and Cardiovascular Disease：application to clinical and public health practice：laboratory tests available to assess inflammation—performance and standardization：a background paper. Circulation，2004，110（25）：e572-e576.

[12] Shalia KK，Mashru MR，Vasvani JB，et al. Circulating levels of cell adhesion molecules in hypertension. Indian Journal of Clinical Biochemistry，2009，24（4）：388-397.

[13] Wang TJ，Gona P，Larson MG，et al. Multiple biomarkers and the risk of incident hypertension. Hypertension，2007，49（3）：432-438.

[14] Wilson PW，CDC，AHA. CDC/AHA Workshop on Markers of Inflammation and Cardiovascular Disease：application to clinical and public health practice：ability of inflammatory markers to predict disease in asymptomatic patients：a background paper. Circulation，2004，110（25）：e568-e571.

[15] Biasucci LM，CDC，AHA. CDC/AHA Workshop on Markers of Inflammation and Cardiovascular Disease：application to clinical and public health practice：clinical use of inflammatory markers in patients with cardiovascular diseases：a background paper. Circulation，2004，110（25）：e560-e567.

[16] Schnabel RB，Wild PS，Schulz A，et al. Multiple endothelial biomarkers and noninvasive vascular function in the general population：the Gutenberg Health Study. Hypertension，2012，60（2）：288-295.

[17] Giles TD，Sander GE，Nossaman BD，et al. Impaired vasodilation in the pathogenesis of hypertension：focus on nitric oxide，endothelial-derived hyperpolarizing factors，and prostaglandins. J Clin Hypertens（Greenwich），2012，14（4）：198-205.

[18] Luft FC，Mervaala E，Müller DN，et al. Hypertension-induced end-organ damage：a new transgenic approach to an old problem. Hypertension，1999，33（1 Pt 2）：212-218.

# 第三章

# 高血压影像学检查与评价

据 WHO 资料显示，高血压患病率逐年上升，是最常见的心血管病，慢性高血压会导致心脏、血管、脑及肾脏等全身多个靶器官的病理性改变，从而引起严重的并发症，威胁人类健康。高血压病分为原发性和继发性两类，前者占 80%～90%，后者占 10%～20%[1]。高血压影像学检查及评价主要包括两部分，一是对高血压引起的多种心、脑血管疾病的形态及功能学改变进行评估；二是帮助临床寻找引起继发性高血压的病因，并对原发疾病进行影像学评价。医学影像学检查对心脑血管病变的诊断具有非常重要的价值，它不仅能显示心脑大血管外部轮廓和腔内解剖结构，而且能观察心脏的运动并准确地评价心脏的功能。

目前，影像学检查方法除了传统的 X 线摄影、超声、核医学、心血管造影外，多层螺旋 CT 技术、双源 CT 和 MRI 心脏快速成像序列、功能序列的开发进一步拓展了心脑血管疾病检查的领域，成为心脑血管检查的重要手段。实际工作中合理选择影像学检查，优势互补，是提高诊断效能的关键。

X 线平片可以通过观察心脏、大血管形态及肺内改变初步判断心血管疾病，但无法直接提供血流动力学资料及功能改变信息，因此仅作为心血管病的初筛检查。X 线平片无法观察脑组织及清晰显示软组织病变，因此其对脑血管疾病及引起继发性高血压的原发疾病无明确诊断价值。

超声检查实时快捷，不受心率和心律影响，是心脏及大血管疾病的首选方法。其不仅能观察心脏大血管的运动，而且能从任意角度观察心室运动、室壁厚度及心脏大血管的连接关系，特别对心脏的瓣膜结构和功能的观察更是其优势所在，但受噪声、视野、分辨率和操作者的经验等其他因素干扰，对某些解剖细节或并发症判断仍显不足，常常需要进一步影像学检查以明确诊断。CT 冠状动脉成像和心脏三维重建技术的应用对于冠状动脉中、高度狭窄的阴性预测价值较高。

MRI 是近年来心血管影像学研究的热点之一，主要用来评价心肌梗死的部位和范围、存活心肌和心功能改变情况。MRI 在冠状动脉成像上虽然不及 CT，但具有较高的时间分辨率和软组织分辨率，两者结合具有极好的互补性。冠状动脉 CTA 结合 MRI "一站式" 扫描有效地实现了无创性检查的优势互补，因此常规 X 线平片和心血管造影已逐渐被 CTA 及 MRI 心血管成像所取代。在引起继发性高血压的原发疾病的影像学诊断中，CT 和 MRI 因具有较好的软组织分辨率，是最佳的检查方法。核医学可以明确心肌缺血部位和范围，对评价存活心肌和测定冠状动脉血流储备等方面有重要价值，但其辐射性较大，不宜重复检查。

综上所述，不同的影像学检查方法在高血压相关疾病中有不同的诊断价值和影像表现，本章重点介绍放射科影像检查技术，超声及造影检查另有章节详述。

## 第一节 高血压并发症的影像学检查与评价

高血压早期无明显病理改变，长期高血压会引起全身小动脉病变，表现为小动脉中层平滑肌细胞增殖和纤维化，管壁增厚和管腔狭窄，导致重要靶器官如心、脑、肾组织缺血，引起相应并发症，主要包括高血压性心脏病、冠状动脉粥样硬化性心脏病、高血压脑部疾病、主动脉夹层、心力衰竭、慢性肾衰竭、糖尿病等，本章重点介绍前四种疾病的影像学表现。

# 一、高血压性心脏病

各型高血压达到一定的时间和程度使左心负荷加重，继而发生左心室肥厚、左心功能不全者均可称为高血压性心脏病。其发病基础是全身小动脉广泛性痉挛，造成外周血流阻力增高，动脉血压因而升高，左心室维持正常供血承担压力的过负荷，因此心肌肥厚，心肌氧耗量增加，心肌缺氧，致使心肌收缩力差，容量增加，左心衰竭[2]。

## （一）影像学表现

X线检查：心脏改变以左心室增大、肥厚及主动脉增宽、延长和迂曲为主[3]。

早期高血压不引起心脏增大，长期血压持续升高才使左心室肥厚、左心室段圆隆。当左心衰竭时，流出道先延长，继而流入道增大（图7-3-1）。

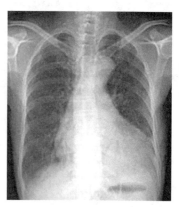

图 7-3-1　高血压性心脏病胸部 X 线片（1）

男性，67 岁，高血压 20 年。胸部 X 线正位片示左心室增大，心胸比增大，主动脉结突出，主动脉走行迂曲延长

左心功能代偿期，肺纹理正常，当左心衰竭失代偿时，则出现肺淤血、上肺静脉扩张、肺水肿等肺静脉高压的表现[3]，主要表现为两上肺静脉增粗，双肺门影模糊，可见大片状阴影，呈蝶翼样改变（图 7-3-2）。

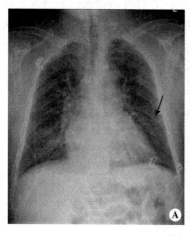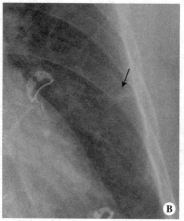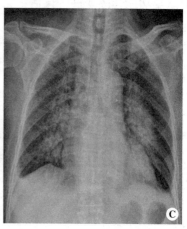

图 7-3-2　高血压性心脏病胸部 X 线片（2）

A. 男性，56 岁，因急性左心衰竭入院。胸部 X 线正位片显示心影增大，间质性肺水肿，表现为双侧肺门影增大，双肺纹理增粗、模糊，双侧胸膜下见与胸膜垂直的细线影（Kerley B 线，箭头）。B. Kerley B 线的局部放大图像，提示小叶间隔水肿增厚。C. 男性，49 岁，高血压 10 年，因急性左心衰竭入院 3d。胸部 X 线正位片显示心影增大，肺泡性肺水肿，表现为双侧肺门影增大、模糊，见大片状密度增高影，呈蝶翼状改变，双侧肋膈角变钝，提示少量胸膜腔积液

CT 和 MRI 检查：CT 显示左心室径线增大及升主动脉扩张。MRI 可采用横轴位及右前斜位心长轴位扫描，可见左心室壁包括室间隔普遍均匀增厚，左心室腔较小，但心室壁心肌信号无异常；升主动脉扩张，但不累及主动脉窦。左心室增大时提示病变已至晚期，左心功能代偿不全，此时 MRI 可见左心室壁运动减弱，二尖瓣收缩期有反流，提示有相对二尖瓣关闭不全[4, 5]（图 7-3-3）。

## （二）诊断与鉴别诊断

临床诊断较容易。X 线平片为左心增大，主动脉增宽延长，甚至有左心衰竭的表现。超声对观察左心室肥厚、功能及血流动力学变化等方面有作用。CT 与 MRI 也能显示左心室与主动脉的情况。本病主要与肥厚型心肌病进行鉴别，后者心肌增厚是非对称性的，主要以室间隔增厚为主，厚度大于 1.5cm，室间隔与左心室后壁厚度之比为 1.3～1.5。

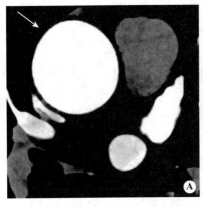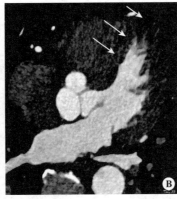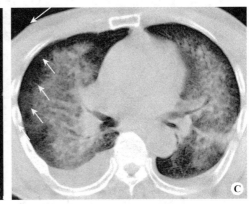

图 7-3-3　高血压性心脏病 CT 检查

A、B. 女性，61 岁，高血压 17 年，CT 增强图像显示升主动脉扩张（箭头），左心室增大，左心室壁、室间隔普遍均匀增厚（箭头），左心室腔较小。C. 男性，72 岁，高血压 30 余年，急性左心衰竭入院。CT 显示肺泡性肺水肿，表现为双肺门影增大，双肺内见大片状密度增高影，以两肺内、中带分布为著，呈蝶翼状改变，双侧胸膜腔可见少量积液

## 二、冠状动脉硬化性心脏病

冠状动脉硬化性心脏病是指因长期高血压、高血脂或其他疾病导致的冠状动脉粥样硬化，使血管管腔明显狭窄或闭塞，因此导致冠状动脉功能性改变，从而继发心肌缺血、缺氧、坏死并引起的心脏病。

（一）影像学表现

X 线检查：传统的 X 线片对诊断冠状动脉硬化性心脏病帮助不大，仅仅是在冠状动脉发生较大钙化时才能发现，冠状动脉出现钙化预示着冠状动脉可能发生狭窄。X 线正侧位片示冠状动脉走行区出现粗大钙化，呈现"轨道征"可提示冠状动脉发生钙化。如果已伴发缺血性心肌病可见心影增大、肺充血等。

CT 检查：CT 平扫对冠状动脉硬化性心脏病的诊断帮助不大，只能发现冠状动脉走行区的钙化及心脏形态、大小的改变。

冠状动脉 CTA 检查：随着多排螺旋 CT 技术的不断发展和进步，尤其是双源 CT 的出现，大大提高了心脏 CT 检查的时间分辨率，降低了对被检者的要求，对于心律失常的患者也可以选择性地进行检查。冠状动脉 CTA 成为冠心病早期筛查和检出的重要方法。冠状动脉 CTA 不仅能够清晰地显示冠状动脉的起源，解剖结构的正常和变异，血管管壁的斑块情况及管腔的狭窄程度，尤其能

对斑块成分的分析提供依据。对冠状动脉支架植入术后或旁路移植术后的患者，可以准确判断和评价支架血管与桥血管的管腔内情况。此外对冠心病的各种合并症也能做出明确诊断[6]（图 7-3-4～图 7-3-6）。

**1. 冠状动脉斑块自身评价**

（1）冠状动脉斑块分类：根据影像表现分为钙化斑块、非钙化斑块和混合斑块。

（2）冠状动脉狭窄程度的定量诊断

0 级：正常冠状动脉，无管腔狭窄。

1 级：狭窄程度＜25%，极小狭窄。

2 级：狭窄程度 25%～49%，轻度狭窄。

3 级：狭窄程度 50%～69%，中度狭窄。

4 级：狭窄程度 70%～99%，重度狭窄。

5 级：闭塞。

（3）冠状动脉重构的 CT 征象：正性重构，斑块造成管壁增厚，向外膨隆，管腔未见明显的狭窄，常见于钙化斑块的形成。负性重构，斑块造成管壁增厚，向管腔内突出，继而造成管腔的狭窄，常见于非钙化性斑块或严重的钙化斑块形成[6, 7]。

**2. 并发症的影像学评价[6, 7]**

（1）心肌梗死的 CT 征象：心室壁灌注减低，增强扫描后可见条片状低密度病灶，局部心肌变薄、钙化；心腔内如有充盈缺损存在，提示有附壁血栓形成；节段心肌收缩增厚率减低，室壁运动减弱、消失或运动不协调；左室运动减弱，EF 减低。

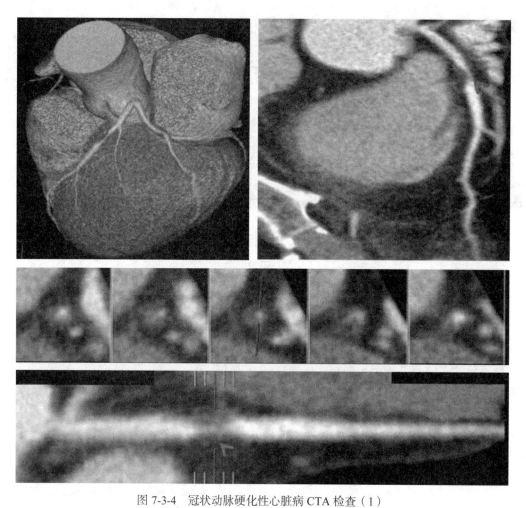

图 7-3-4　冠状动脉硬化性心脏病 CTA 检查（1）

男性，53 岁，高血压 20 年，冠状动脉 CTA 的 VR 图像显示左前降支近段局限性管腔狭窄，MIP 图像示左前降支近段非钙化斑软斑形成，局部管腔重度狭窄（80%）

扫码可看本章影像图

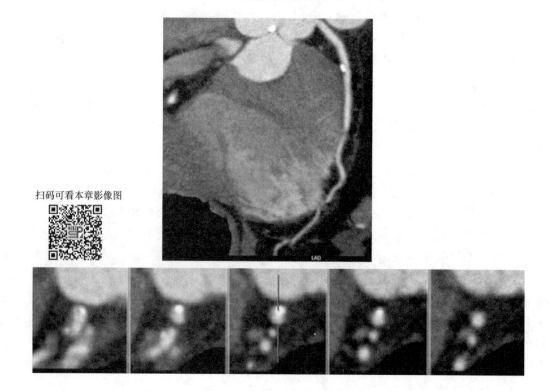

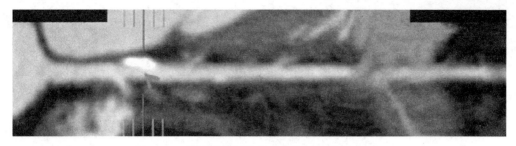

图 7-3-5　冠状动脉硬化性心脏病 CTA 检查（2）

女性，63 岁，高血压 13 年，冠状动脉 CTA 的 MIP 图像示左前降支近段有钙化斑块形成，局部管腔轻度狭窄（30%）

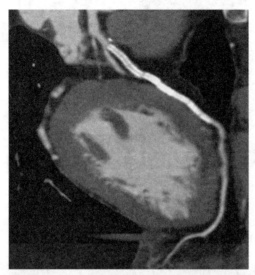

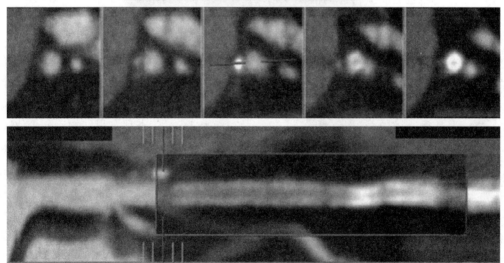

图 7-3-6　冠状动脉硬化性心脏病 CTA 检查（3）

男性，59 岁，高血压 26 年，冠状动脉支架术后 2 年，冠状动脉 CTA 示左前降支支架置入术后，支架内管腔通畅

（2）室壁瘤的主要征象：局部心室壁异常膨出，瘤壁变薄，可见弧形钙化灶，心尖部多见，相应层面室间隔变薄；左心室扩大；心电门控扫描可见瘤区矛盾运动，正常室壁收缩功能增强；瘤区充盈缺损提示有血栓形成；左心室 EF 减低。

（3）室间隔破裂的主要征象：室间隔局部中断，穿通多位于近心尖部，可合并室壁瘤形成；左右心室扩大，继发肺高血压，肺动脉干及分支管腔增宽。

（4）左心室假性室壁瘤形成的主要征象：多位于左心室下壁可见破口，CT 可明确显示破口部位，可见造影剂经此破口流入心包内，形成附壁血栓，并与心包形成包裹；可显示完整的血肿及血栓的范围。

（5）MRI 检查：由于呼吸及心跳伪影、冠状动脉细小及其非直线走行，常规 MRI 成像对冠状动脉壁的显示是有限的。目前的高空间分辨率 MRI 技术仅用于测量冠状动脉壁厚度和血管壁面积，观察冠状动脉血管有无狭窄及对狭窄程度做出评价，对斑块本身评价较难。冠状动脉硬化导致心肌缺血严重时可使心脏发生形态学改变，相应供血区域心肌变薄，心腔扩大，发生心肌梗死时，心肌的信号会发生改变，急性心肌梗死在 $T_2WI$ 上表现为高信号，随时间延长，进入亚急性期时，信号强度逐渐减低，进入瘢痕期，水分含量减低，因此信号低于正常心肌组织。节段性的心肌变薄是陈旧性心肌梗死的诊断标准。MR 还能准确显示真假性室壁瘤、室间隔破裂等并发症的征象。MR 序列可显示心脏室壁运动减低、运动消失和矛盾运动[7, 8]（图 7-3-7）。

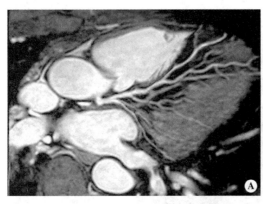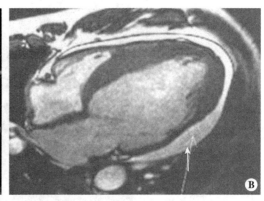

图 7-3-7　冠状动脉 MRA 成像及心脏 MRI 成像

A. 冠状动脉 MRA 成像，清晰显示左侧前降支主干及分支走行、管腔情况。B. 冠心病慢性心肌梗死患者 2 年复查，心脏 MRI 显示左心室壁节段性心肌变薄（粗箭头），心包腔见积液征象（细箭头）

（6）核医学：心肌灌注显像，静息时灌注缺损主要见于心肌梗死后形成的瘢痕部位。在冠状动脉硬化而导致供血不足时，明显的缺损区见于运动后的心肌缺血区。核医学心肌灌注显像是目前诊断冠心病较有价值的方法（图 7-3-8）。

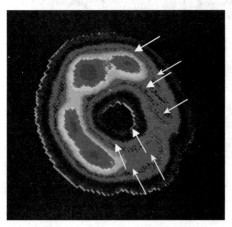

图 7-3-8　PET 心肌灌注显像

示左室前壁、侧壁、后壁灌注缺损（箭头）

（7）冠状动脉血管造影：现今仍然是冠状动脉硬化性心脏病的诊断金标准，在插管完成注入造影剂后可明确地发现管腔狭窄的位置、长度及狭窄的程度，在发现病变血管的同时可行冠状动脉腔内治疗，进一步行溶栓及支架的置入（图 7-3-9）。

（二）诊断与鉴别诊断

根据胸痛、胸闷的临床表现，结合心肌酶谱的实验室检查及冠状动脉 CTA 和冠状动脉造影检查可以明确诊断冠状动脉硬化性心脏病。冠状动脉 CTA 和 DSA 检查都有很好的诊断价值，CTA 可用于早期高危人群的筛查，DSA 可作为诊断的金标准和治疗的首选方式。临床症状为不明原因的胸痛时需与肺动脉栓塞、主动脉夹层相鉴别。肺动脉栓塞的患者于冠状动脉 CTA 时无明显异常，肺动脉内可见充盈缺损，可明确诊断肺动脉栓塞。主动脉夹层可于超声检查及主动脉 CTA 上发现主动脉呈双腔样改变，并且可见内膜破口，假腔内可见血栓形成。

# 三、高血压相关脑部疾病

长期高血压使脑血管发生缺血与变性，容易形成微动脉瘤，从而发生脑出血；高血压促使脑动脉粥样硬化，可并发脑血栓形成，严重时引起脑梗死；脑小动脉闭塞性病变，主要发生在大脑中动脉的垂直穿通支，引起腔隙性脑梗死；重症高血压患者，由于过高的血压突破了脑血流自动调节范围，脑组 织血流灌注过多引起脑水肿，出现高血压脑病。

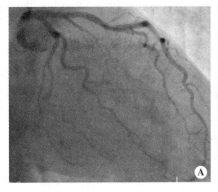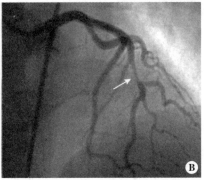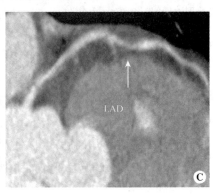

图 7-3-9 冠状动脉血管造影

A. 正常心脏冠状动脉造影图像：左冠状动脉主干、左前降支、对角支、左旋支、左缘支依次显影，粗细均匀。B. 心绞痛患者冠状动脉造影图像：左前降支中段局限性管腔中度狭窄（箭头）。C. 造影患者的冠状动脉 CTA 图像：左前降支中段局部软斑形成，局限性管腔中度狭窄（箭头）

### （一）高血压性脑出血

高血压性脑出血是指高血压所致的脑小动脉的微小动脉瘤或玻璃样变，在血压骤升时小动脉破裂出血，是脑内出血最常见的原因，发病率约占脑内出血的 40%，多发于中老年高血压和动脉硬化患者。出血好发于基底节区、丘脑、脑桥和小脑，易破入脑室[9]。血肿演变分为急性期、吸收期和囊变期三个阶段，各期时间长短与血肿大小和年龄有关，时期不同其相应的影像学表现亦不同。

**1. 影像学表现**

（1）X 线检查：头颅平片多无异常改变。当脑内血肿较大时，脑血管造影可出现血管移位、推挤等占位征象。

（2）CT 检查：是脑出血的首选检查方法，出血早期即可清晰显示病变。血肿在不同时期 CT 表现如下[10,11]：

1）急性期：发病 1 周内，血肿呈边界清楚的肾形、类圆形或不规则形均匀高密度影，CT 值为 60～80HU，周围水肿带宽窄不一，局部脑室受压移位（图 7-3-10A）。

2）吸收期：出血后 7d 至 2 个月，可见高密度血肿向心性缩小，边缘模糊，小血肿可完全吸收；血肿密度逐渐减低，第 4 周左右变为等密度或低密度影，周围水肿及占位效应逐渐减轻，增强扫描可见呈环形强化（图 7-3-10B）。

3）囊变期：始于 2 个月以后，较小的血肿坏死组织被清除，缺损区由胶质细胞及胶原纤维形成瘢痕。较大血肿吸收后常遗留大小不等的囊腔，呈脑脊液密度，基底节区的囊腔多呈条带状或新月状，可伴有邻近脑室扩张，靠近脑表面部位的囊腔可伴有不同程度的脑萎缩（图 7-3-10C）。

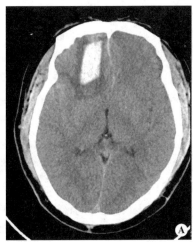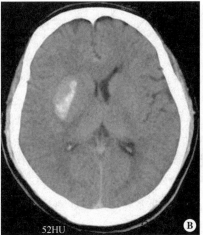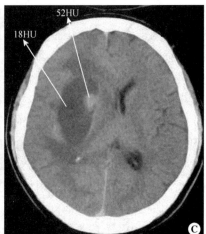

图 7-3-10 急性期、吸收期和囊变期的脑出血

A. 右侧额叶急性期脑出血，出血为高密度影，周围见低密度水肿带，邻近中线结构轻度左偏；B. 右侧基底节区吸收期脑出血，出血为等、稍高密度影，周围水肿基本吸收，右侧侧脑室受压变窄；C. 右侧基底节区囊变期脑出血，右侧基底节区病变大部分呈液性低密度影，边缘见小片状高密度影，邻近中线结构轻度左偏

（3）MRI 检查：脑内血肿的信号错综复杂，是血肿中的红细胞内的血红蛋白（Hb）的脱氧（即由氧合血红蛋白变为脱氧血红蛋白）、氧化（即氧化为高铁血红蛋白）、游离（即红细胞溶解破裂后形成游离的高铁血红蛋白）、分解（即血红蛋白分解后释放出含铁血黄素和铁蛋白）及血肿的凝固、液化、囊变（包括含铁血黄素和铁蛋白囊腔与液性囊腔）和脑出血的急性期与亚急性期的严重血管源性脑水肿的综合 MRI 表现的反映。根据血肿内血红蛋白的变化，脑内血肿的 MR 信号表现不同[11, 12]。

1）超急性期（＜6h）：出血即刻，漏出的血液尚未凝固，表现为 $T_1WI$ 为略低信号，$T_2WI$ 为略高信号。随着血凝块水分的吸收，血凝块浓缩致蛋白浓度含量增高，$T_1WI$ 为等或略高信号，$T_2WI$ 为略高信号或高信号。

2）急性期（6～72h）：由于氧合血红蛋白脱氧转变为脱氧血红蛋白，能明显缩短 $T_2$ 弛豫时间，而 $T_1$ 无明显变化，故 MR 表现为 $T_1WI$ 为等信号，而 $T_2WI$ 为低信号。血肿周围出现血管源性水肿时表现为血肿周边 $T_1WI$ 呈低信号、$T_2WI$ 呈高信号的水肿带（图 7-3-11）。

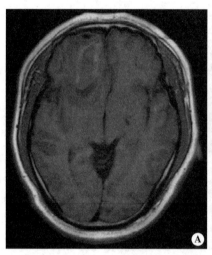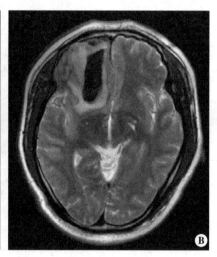

图 7-3-11　右侧额叶急性期血肿

女性，59 岁，高血压 11 年，突发头痛，浅昏迷 3d。右侧额叶见团片状异常信号影，$T_1WI$ 病变中心呈等信号，边缘呈环形高信号，$T_2WI$ 病变呈低信号，病变周围见长 $T_1$、长 $T_2$ 水肿信号影，中线结构轻度左偏

3）亚急性期（3～14d）

A. 亚急性早期：红细胞内的脱氧血红蛋白被氧化成正铁血红蛋白，且氧化的过程是由血肿周边向血肿中心逐渐推移，因此红细胞内的非游离的正铁血红蛋白为强顺磁性物质，能显著缩短 $T_1$ 弛豫时间，而 $T_2$ 变化不明显，$T_1WI$ 血肿从周边开始出现高信号，使此期的血肿为在 $T_1WI$ 上表现为血肿周边（已被氧化）的高信号+血肿中心（未被氧化）的等信号；在 $T_2WI$ 上表现为血肿周边和血肿中心均呈低信号。

B. 亚急性晚期：红细胞破裂溶解致高铁血红蛋白游离，而红细胞外游离的高铁血红蛋白具有缩短 $T_1$ 弛豫时间延长 $T_2$ 弛豫时间的作用，因此此期血肿在 $T_1WI$ 和 $T_2WI$ 上均为高信号。而此期血肿周围由于血红蛋白分解后释放出的含铁血黄素的沉积，血肿周围可出现低信号的含铁血黄素环（在 $T_2WI$ 上表现为极低信号环）（图 7-3-12）。

4）慢性期（＞15d）：即血肿囊变期，可出现两种情况，①含有"含铁血黄素和铁蛋白的囊腔"，表现为 $T_1WI$ 和 $T_2WI$ 均为低信号；②含有类似脑脊液的"液性囊腔"，表现为 $T_1WI$ 呈低信号、$T_2WI$ 呈高信号，周围见线样低信号环，为含铁血黄素沉着（图 7-3-13）。

**2. 诊断与鉴别诊断**　根据典型的 CT、MRI 表现和临床症状，脑内出血容易诊断。CT 和 MRI 都有很好的诊断价值，CT 对急性期脑出血显示直观，MRI 对出血时间判断及病因有更好的诊断价值。临床症状不明显的脑内出血在吸收期时 CT 检查可能为等密度，需与肿瘤相鉴别。

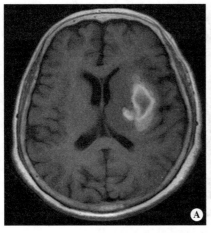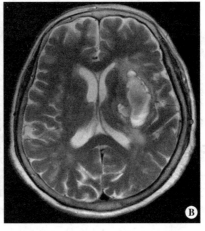

图 7-3-12　左侧基底节区亚急性期血肿

男性，71 岁，高血压 30 余年，突发头痛，右侧肢体无力 6d。左侧基底节区见团片状异常信号影，$T_1WI$ 病变中心呈等信号，周边为高信号，而 $T_2WI$ 病变中心呈低信号，周边呈高信号病变，周围见长 $T_1$、长 $T_2$ 水肿信号影

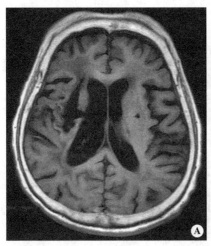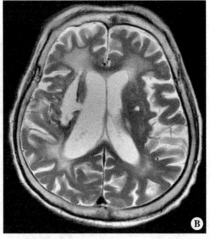

图 7-3-13　右侧基底节区慢性期脑出血

男性，79 岁，高血压 20 余年，脑出血后 3 个月复查。右侧基底节区局部软化灶形成，呈脑脊液信号，$T_1WI$ 呈低信号，$T_2WI$ 呈高信号，$T_2WI$ 病变周边见线样低信号含铁血黄素环，右侧侧脑室牵拉扩张

## （二）脑梗死

脑梗死主要是由供应脑部血液的动脉出现粥样硬化和血栓形成，使管腔狭窄甚至闭塞，导致局灶性急性脑供血不足而发病。长期慢性高血压刺激血管平滑肌细胞增生，并使内膜层和内皮细胞层损伤，血脂沉着血管壁导致动脉粥样硬化和血栓形成，是脑动脉粥样硬化最重要的成因。血压持续升高者，动脉粥样硬化的发病率明显增高[13]。

**1. 影像学表现**　脑梗死的影像学表现与病变不同时间的病理改变相对应，是一个动态演变过程。梗死发生后 4～6h 脑组织发生缺血与水肿，继而脑组织坏死。1～2 周后脑水肿减轻，坏死组织液化，梗死区出现吞噬细胞浸润，清除坏死组织，同时有胶质细胞增生和肉芽组织形成。8～10 周后形成含液体的囊腔即软化灶。

（1）X 线检查：脑血管造影可见血管闭塞，为特征性表现，见于 50% 的病例。

（2）CT 检查：多数梗死病灶发病 24h 内 CT 不显示密度变化或仅表现为模糊的低密度区；部分病例早期显示动脉致密征，是由于大脑中动脉或颈内动脉等较大动脉某一段栓塞或血栓形成而密度增高。大脑中动脉闭塞早期可出现岛带区灰白质界面丧失，即岛带征。24～48h 后逐渐出现与闭塞血管一致的低密度区，如梗死体积较大可有占位效应，同侧脑室受压，中线结构移位。2～3 周时，CT 扫描可出现模糊效应，即 CT 平扫病灶为等密度，与周围正常脑组织分辨不清，这是因为脑水肿消失，而吞噬细胞浸润使组织密度增高。脑梗死后期，小的病变可完全吸收，大的病灶残留囊腔呈脑脊液密度，邻近部位局限性脑萎缩，出现脑室、脑池或脑沟扩大等征象[14,15]（图 7-3-14）。

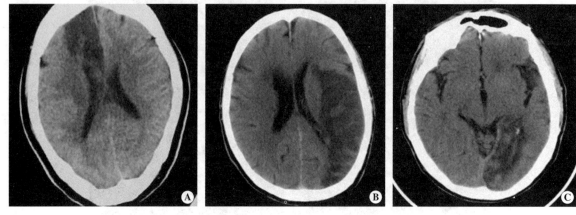

图 7-3-14　大脑前、中、后动脉闭塞所导致的脑梗死
可见与闭塞血管供血一致的低密度区，灰白质均受累，脑回模糊

增强扫描：脑梗死 1 周后可出现强化，多表现为脑回样、条状、小片状不均匀强化，偶尔为均匀强化。

头颅 CT 平扫：脑梗死最常用的检查，但对超早期缺血性病变和皮质或皮质下小的梗死灶不敏感，特别是颅后窝的脑干和小脑梗死更难检出。

（3）MRI 检查：MRI 较 CT 对脑梗死更为敏感，常规平扫发病后 1h 即可见到局部脑回肿胀、脑沟变窄，随之出现 $T_1WI$ 低信号、$T_2WI$ 高信号影，病变形态及范围与 CT 相同，表现为与闭塞血管供血区一致（图 7-3-15、图 7-3-16）。随着时间进展，$T_2WI$ 信号逐渐增高，后期小的病灶不显示，大的病灶形成软化灶，$T_1WI$、$T_2WI$ 类似脑脊液信号，FLAIR 呈低信号[16]（图 7-3-17）。

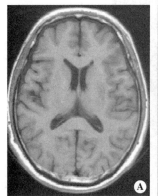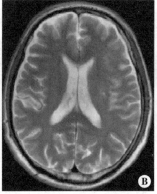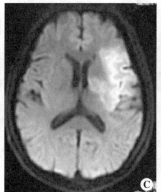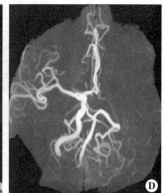

图 7-3-15　左侧颞叶超急性期脑梗死
$T_1WI$、$T_2WI$ 病变区域脑回略肿胀，无明确异常信号，DWI 呈明显高信号，MRA 显示左侧颈内动脉及大脑中动脉闭塞

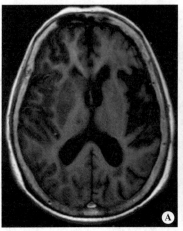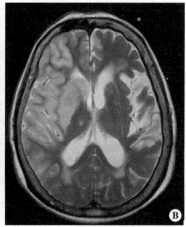

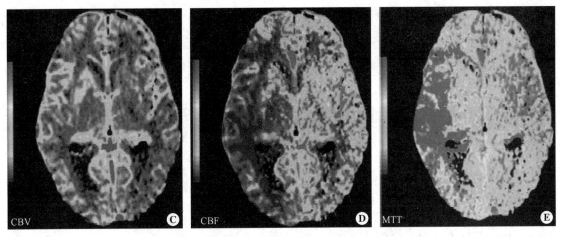

图 7-3-16　右侧额叶、颞岛叶、基底节区急性期脑梗死

A、B. 病变呈 T₁WI 低信号、T₂WI 高信号影，局部脑回肿胀，右侧侧脑室轻度受压，病变与右侧大脑中动脉供血区一致；C～E. 显示病变区脑血容量基本正常，脑血流量明显减低，平均通过时间延长，说明该区域处于缺血代偿期改变

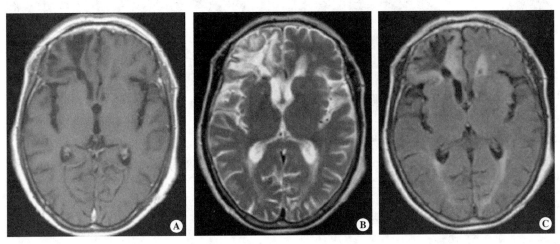

图 7-3-17　右侧额叶慢性期脑梗死

软化灶形成，呈 T₁WI 低信号、T₂WI 高信号、FLAIR 低信号，周边 FLAIR 高信号代表脑组织胶质增生，右侧额叶局限性脑萎缩，右侧侧脑室前角轻度扩大

　　MRI 功能成像：DWI 检查反映水分子自由运动。梗死发生后出现细胞毒性水肿，水分子扩散运动明显受限，DWI 可较普通平扫能更早地检出脑缺血灶，表现为 DWI 高信号，ADC 值降低（图 7-3-15C）。MRA 检查可以无创地显示脑动脉较大分支的闭塞（图 7-3-15D）。灌注成像显示梗死区血流灌注减低（图 7-3-16C～E），可在超急性期即显示梗死的部位和范围，早于常规 MRI 成像，能半定量显示早期脑梗死血流量的变化，通过分析血流动力学参数，可以确定脑梗死灶的血流再灌注情况[17]。

　　增强扫描与 CT 表现基本一致，典型表现为脑回样强化。

　　**2. 诊断与鉴别诊断**　脑实质内出现 CT 低密度，MRI 呈 T₁WI 低信号、T₂WI 高信号的病变区，

与某一血管供应区一致，呈楔形或扇形，同时累及灰白质，增强扫描时脑回强化，此为缺血性脑梗死的典型表现。MRI 发现脑梗死比 CT 更敏感，对显示小脑、脑干的梗死明显优于 CT。当病变表现不典型时，需要与脱髓鞘病变、胶质瘤相鉴别。

　　（三）腔隙性脑梗死

　　腔隙性脑梗死是脑穿支小动脉闭塞引起的深部脑组织较小面积的缺血性坏死。该病主要病因是高血压和脑动脉硬化，好发部位为基底节区、丘脑，也可发生于脑干、小脑及顶叶深部脑白质区[13, 14]。

　　**1. 影像学表现**

　　（1）X 线检查：X 线平片及脑血管造影均无诊断价值。

（2）CT 检查：平扫基底节区或丘脑见类圆形低密度灶，边界清楚，病灶大小为 5～15mm，大者可达 20～35mm，无占位效应，可多发。约 1 个月形成软化灶[14]（图 7-3-18A）。

（3）MRI 检查：比 CT 更敏感，能发现 CT 上难以发现的小病灶，呈长 $T_1$、长 $T_2$ 信号，无占位效应（图 7-3-18B、C）。

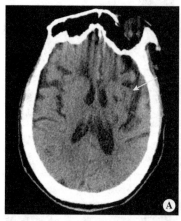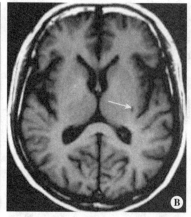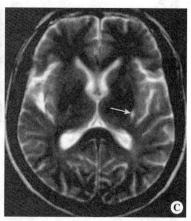

图 7-3-18　左侧基底节区腔隙性脑梗死
A. 左侧基底节区见多发斑片状低密度影，边界清（箭头）；B～C. 左侧基底节区见点状长 $T_1$、长 $T_2$ 信号影，边界清（箭头）

**2. 诊断与鉴别诊断**　腔隙性脑梗死临床症状较轻，影像学表现为基底节区或丘脑的类圆形小病灶，在 CT 上呈低密度，在 MRI 上呈长 $T_1$、长 $T_2$ 信号，边界清楚，无占位效应，可多发，诊断较为容易，有时需要与软化灶、血管周围腔隙相鉴别。

### （四）高血压性脑病

高血压性脑病（HE）是各种原因所致的血压急剧升高引起的一种暂时性急性脑功能障碍的综合征，可见于任何原因造成的动脉性高血压。当血压突然增高超出脑血管自动调节机制时，脑血管由收缩变为被动扩张，脑血流量增加，灌注过量，血管内液体通过血脑屏障漏出到血管周围间隙，导致血管源性脑水肿。其最典型表现为可逆性后部脑病综合征（posterior reversible encephalopathy syndrome，PRES），病变分布以后循环供血区枕顶叶为主，也可累及额叶、颞叶、基底节区、脑干及小脑，但脑后部脑水肿范围往往大于其他部位。这主要是由于大脑后部交感神经分布较前部少，后循环供血区血管调节能力不如前循环，更容易出现血管调节功能崩溃，继而引起血管源性脑水肿[18]。

**1. 影像学表现**

（1）X 线检查：X 线平片对本病无诊断价值。

（2）CT 检查：表现为皮质及皮质下白质区呈斑片状及大片状的低密度水肿影，边界不清，多见于双侧顶叶、枕叶，双侧病变较对称，邻近脑沟变浅、消失，脑室及脑裂受压变窄。增强扫描病变可以无强化，亦可呈轻度斑片状及斑点状强化[19, 20]（图 7-3-19A）。

（3）MRI 检查：双侧皮质及皮质下白质区（以皮质下白质区为主）可见斑片状、大片状 $T_1WI$ 低信号、$T_2WI$ 高信号，FLAIR 呈高信号。FLAIR 序列对病变显示更清楚，易于发现早期的病变。DWI 序列上呈等信号或稍低信号，ADC 值明显升高（图 7-3-19B～F）。增强扫描病变可以无强化，亦可呈轻度斑片状及斑点状强化。扩散张量成像（diffusion tensor imaging，DTI）示病变区弥散增强，各向异性降低。PWI 显示病变区 CBV 及 CBF 较正常脑组织减低。MRS 示 NAA 峰轻度减低，Cho 及 Cr 峰升高。MRA 及 MRV 通常无明显异常[19, 20]。

大部分患者经过合理治疗，复查 CT 或 MRI 示脑内病变范围缩小，也可完全吸收、消散。

**2. 诊断与鉴别诊断**　血压急剧增高合并脑后部异常密度或信号高度提示本病。临床及影像学表现不典型时需要与脑梗死和脱髓鞘病变相鉴别。脑梗死病变大多按脑动脉供血区分布，以细胞毒性脑水肿为主，DWI 呈高信号，ADC 值减低，增强扫描呈脑回样强化。

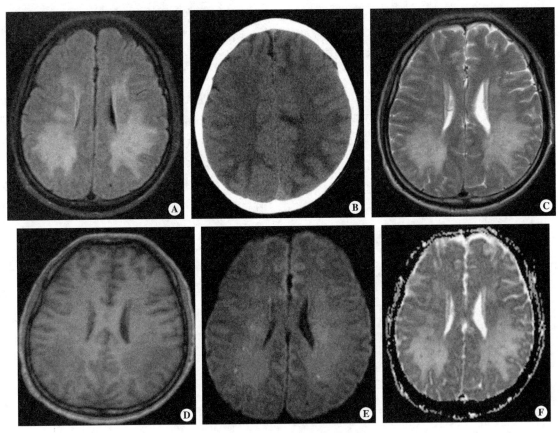

图 7-3-19　高血压性脑病影像学检查

A. 女性，27 岁，妊娠期高血压，剖宫产术后 2d，突发昏迷。双侧顶叶皮质下白质见斑片状低密度影，边界不清，双侧分布基本对称。B～D. 双侧顶叶皮质下白质区见对称分布的片状异常信号影，呈 $T_1WI$ 低信号、$T_2WI$ 高信号、FLAIR 高信号影。E. DWI 图像，显示病变呈等及稍高信号。F. ADC 图，显示病变区域 ADC 值升高

脱髓鞘性病变大多位于深部白质，如侧脑室周围，病灶长径与侧脑室垂直分布。而 PRES 病灶主要分布在后循环供血区区枕顶叶，临床表现以脑病的症状与体征为特点，表现为弥漫性严重头痛、呕吐、意识障碍、精神错乱、局灶性或全身抽搐，甚至昏迷。

## 四、主动脉夹层

主动脉夹层是一种严重危害人类健康的危急病症。如不给予治疗，早期死亡率高达每小时 1%～2%。近年来，无创性影像技术的发展提高了对主动脉夹层诊断的特异性和敏感性。

### （一）临床与病理

主动脉夹层是由多种病因造成的主动脉内膜撕裂，发病的重要因素为高血压，高压血流经内膜撕裂口灌入中膜，使主动脉壁中膜分离形成血肿或所谓"双腔"主动脉，即扩张的假腔和受压变形的真腔。内膜撕裂多起于升主动脉，在主动脉瓣上 2～3cm 处或主动脉弓降部，左锁骨下动脉开口以远。夹层可累及主动脉主要分支，如冠状动脉、头臂动脉、脊髓动脉和肾动脉等，引起缺血或梗死改变；可累及主动脉瓣环，引起主动脉瓣关闭不全；可破入心包、胸腔、纵隔和腹膜后等部位，引起心脏压塞，胸腔、纵隔、腹膜后出血[21]。

急性主动脉夹层最常见的症状是突发的剧烈胸痛、背痛（约占 90%），有如撕裂、刀割，可向颈部及腹部放射。常伴有心率增快、呼吸困难、恶心呕吐、晕厥、肢体血压与脉搏的不对称。心底部杂音和急性心脏压塞征象的出现为主动脉瓣关闭不全及夹层破入心包的表现。严重者可发生休克、充血性心力衰竭、猝死、脑血管意外和截瘫等。

### （二）影像学表现

**1. X 线检查**　急性主动脉夹层时，短期内可见纵隔或主动脉阴影明显增宽，主动脉壁钙化

内移,透视下见主动脉搏动减弱或消失,边缘模糊。破入心包或有主动脉瓣关闭不全时,心影明显扩大。破入胸腔时,可见胸腔积液。慢性主动脉夹层时,上纵隔明显增宽,主动脉局限或广泛扩张,有时外缘呈波浪状。主动脉内膜钙化明显内移,左心室可因主动脉瓣关闭不全而增大[21, 22](图7-3-20)。

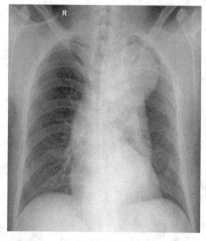

图7-3-20　主动脉夹层胸部X线正位片

示主动脉结增大,纵隔影增宽

**2. CT 检查**

（1）CT 平扫显示钙化内膜内移,假腔内血栓及主动脉夹层血液外渗、纵隔血肿、心包和胸腔积血等（图7-3-21）。

（2）增强可见主动脉双腔和内膜片:通常真腔较窄,充盈造影剂较快,而假腔较大,充盈造影剂较慢;可显示内膜破口及主要分支血管受累情况,包括冠状动脉、头臂动脉和肾动脉开口等,主动脉 CTA 检查需要根据破口的位置进行分型,对临床治疗有重要意义（图7-3-22）,主要采用 DeBakey 或 Stanford 分类[23]。

1）DeBakey 分类:Ⅰ型,内膜破口发生在升主动脉近端,夹层血肿延伸至主动脉弓及降主动脉;Ⅱ型,内膜破口起于升主动脉近端,止于无名动脉以近,病变局限于升主动脉;Ⅲ型,内膜破口起于主动脉弓峡部,夹层血肿向下累及降主动脉、腹主动脉及其分支,撕裂局限于降主动脉为Ⅲa,延伸至腹主动脉及分支为Ⅲb（图7-3-23）。

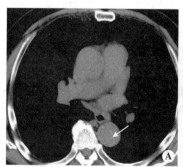
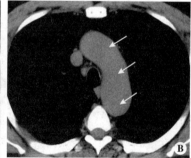
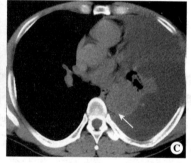

图7-3-21　主动脉夹层CT平扫

A. 钙化内膜内移（箭头）；B. 主动脉增宽,管腔内密度不均匀,隐约可见内移的内膜,患者高血压病史8年,胸痛2h应高度怀疑主动脉夹层（箭头）；C. 显示内移的内膜片及左侧胸膜腔大量积液（箭头）

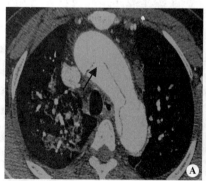
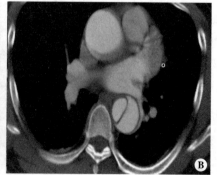

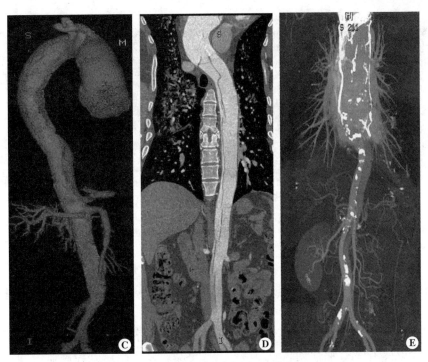

图 7-3-22　主动脉夹层 CT 检查

A、B. CTA 轴位原始图见双腔显示，真腔密度较高，假腔密度稍低，可见内膜破口及内移的内膜片（箭头）。C～E. 三维重建图像：C 为容积再现重建，蓝色为真腔，红色为假腔，可见双肾动脉一支起自真腔，另一支起自假腔。D 为曲面重建显示破口起自降主动脉近端，累及腹主动脉及髂总动脉。E 为最大密度投影，真假腔密度不一

主动脉夹层解剖与分型

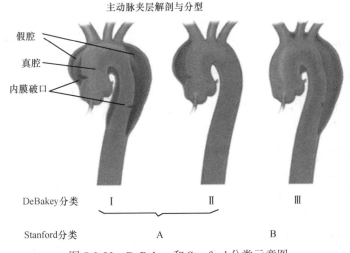

图 7-3-23　DeBakey 和 Stanford 分类示意图

2）Stanford 分类：A 型，自升主动脉撕裂（包括 DeBakey I 型和 II 型）；B 型：从降主动脉及远端撕裂（包括 DeBakey IIIa 型及 IIIb 型）（图 7-3-23）。

**3. MRI 检查**　可提供主动脉夹层的形态和功能信息[24]。

（1）真假腔和内膜片及病变范围：真假双腔信号强度可相同，亦可不同；两者之间可见线状结构的内膜片，通常假腔明显大于真腔（图 7-3-24）。

（2）内膜破口或再破口表现为内膜片连续中断；MRI 影像可见破口处血流往返或假腔侧的血流信号喷射征象。再破口位于病变远端。

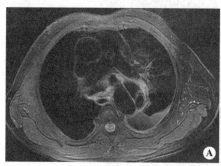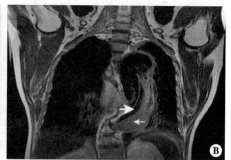

图 7-3-24　主动脉夹层 MRI 检查

轴位 $T_2WI$ 脂肪抑制序列（A）和冠状位 $T_2WI$（B）显示撕裂的内膜片及主动脉双腔，真腔呈流空低信号（粗箭头），假腔因其内血流缓慢、流空不佳而呈中等信号（细箭头），撕裂的内膜片为真假腔之间的线状稍低信号影；左侧胸膜腔见积液征象

（3）主要分支血管受累情况：包括血管起源于假腔、血管狭窄和内膜片累及血管，以及实质脏器血流灌注减低。

（4）相关并发症：包括主动脉瓣关闭不全、左心功能不全、心包积液、胸水、假性动脉瘤等。

（三）诊断与鉴别诊断

主动脉夹层的影像诊断包括：①夹层内膜片和真假腔及病变范围；②升主动脉是否受累；③内膜破口发生部位；④主要分支血管受累情况；⑤左心室和主动脉功能情况；⑥有无心包积液和胸腔积液。当 40 岁以上有高血压病史的患者突发剧烈胸背疼痛或胸片显示上纵隔阴影增宽和主动脉增宽，应想到主动脉夹层的诊断。无创性影像技术（超声、CT 和 MRI）应作为首选检查方法，特别是 CTA，能满足分型的需要。心血管造影通常不用于主动脉夹层的诊断，而主要用于介入治疗。

鉴别诊断包括主动脉壁内血肿（intramural hematoma，IMH）和穿透性动脉硬化溃疡（penetrating aortic ulcer，PAU）。它们的发病诱因和临床表现与主动脉夹层有许多共同之处。多数学者认为 IMH 是主动脉中膜内滋养血管破裂出血形成的壁内血肿，影像学表现为环形或新月形主动脉壁增厚，没有内膜片、内膜破口和溃疡。PAU 是在主动脉粥样硬化基础上形成的溃疡，可伴有局限性主动脉壁内血肿，多数学者认为 PAU 是一个独立疾病。

# 第二节　引起继发性高血压相关疾病的影像学检查与评价

继发性高血压约占高血压的 10%，又称为症状性高血压，是由某些确定的疾病或病因所引起的血压升高，病因主要包括肾实质性高血压、肾血管性高血压、原发性醛固酮增多症、嗜铬细胞瘤、主动脉狭窄等，临床可以通过手术或药物治疗原发疾病，从而达到控制血压的目的。影像学检查的目的主要是明确继发性高血压的原因及其并发症，及早明确诊断，得到有效的治疗。下面我们逐一介绍常见的引起继发性高血压疾病的影像学表现。

# 一、肾动脉狭窄

肾动脉狭窄可分为单侧肾动脉狭窄及双侧肾动脉狭窄，肾动脉狭窄的病因可分为动脉粥样硬化性和非动脉粥样硬化性，对于高龄患者，肾动脉狭窄的病因主要是动脉粥样硬化；对 40 岁以下的中青年患者，病因主要是非动脉粥样硬化性的大动脉炎及肾动脉肌纤维发育不良[25]。凡进展迅速的高血压或高血压突然加重，呈恶性高血压表现，药物治疗无效，均应怀疑本病。本病有舒张压的升高，在上腹部或背部肋脊角处可闻及血管杂音。

肾动脉血管 CT 成像、肾动脉造影及肾动脉 MR 血管成像均可明确诊断，而且可以显示狭窄原因、部位及狭窄程度，用于指导治疗。

肾动脉造影为有创检查，不作为首选检查。肾动脉血管 CT 成像是经静脉团注造影剂后进行螺旋 CT 扫描，经后处理系统三维重建、立体地显示肾动脉血管，此检查为相对无创性检查，为临床怀疑肾动脉狭窄的首选方法。近年来，随着 MRI 的发展，MR 血管成像以安全、快速、无辐射的特点广泛应用于临床[26]（图 7-3-25）。

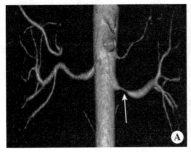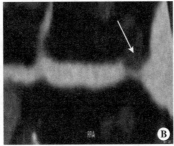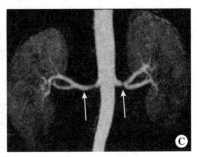

图 7-3-25　肾动脉狭窄 CT 及 MRI 检查

A、B. 肾动脉 CTA 容积重建及曲面重建图像显示左侧肾动脉起始部狭窄（箭头）；C. 肾动脉 MRA 容积重建图像显示双侧肾动脉起始部狭窄（箭头）

## 二、嗜铬细胞瘤

嗜铬细胞瘤绝大部分起源于肾上腺髓质的嗜铬细胞，肾上腺外的嗜铬细胞瘤可发生于自颈动脉体至盆腔的任何部位，以双侧脊柱旁沟多见，少数位于肝门、直肠后、膀胱等特殊部位。良性者占 90%，恶性者占 10%。头痛、心悸、多汗伴阵发性高血压、对一般降压药无效时均应怀疑本病。在血压升高期测血或尿儿茶酚胺、香草基扁桃酸有诊断意义[27]。

嗜铬细胞瘤为富血供肿瘤，密度多数不均匀，较大时可发生囊变、坏死、出血，增强扫描肿瘤实质明显不均匀强化，边缘为著。超声、CT、MRI均可诊断，CT 扫描大多数平扫密度大于 10HU，多数病灶显著强化（＞80HU），多数病例延迟期强化有所减退[28, 29]（图 7-3-26、图 7-3-27）。

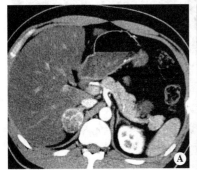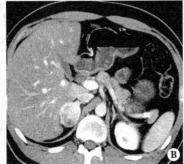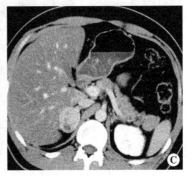

图 7-3-26　肾上腺嗜铬细胞瘤

男性，36 岁，阵发性高血压 10 年。肾脏增强 CT 显示肾上腺区类圆形占位，边界清晰，皮质期病变显著不均匀强化，实质期强化较前显著，延迟期强化有所减退

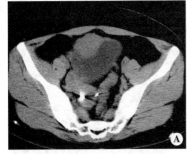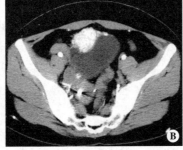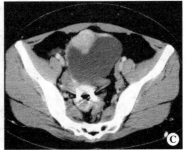

图 7-3-27　膀胱移位嗜铬细胞瘤

女性，27 岁，持续性高血压 2 年，排尿后晕厥，间歇性肉眼血尿。CT 平扫示膀胱前壁有不规则软组织肿块，增强扫描动脉期呈显著强化，延迟期强化有所减退

## 三、大 动 脉 炎

大动脉炎指主动脉及其主要分支的慢性进行性、非特异性炎性病变。病变多见于主动脉弓及其分支，其次为降主动脉和肾动脉，肺动脉、冠状动脉也可受累，受累的血管可为全层动脉炎。本病多发于年轻女性，好发

年龄为 20～30 岁，病因尚不明确。儿童最常见的临床表现为高血压，而成人中最为多见的是由血管狭窄或闭塞导致的临床症状，如血管杂音、脉搏减弱或消失、血压不对称等，因此患者临床表现为不明原因的高血压、无脉、血管杂音等时，应尽早进一步检查诊断。大动脉炎在血管出现狭窄闭塞前，最早的表现就是血管壁的增厚，超声、CT、MRI 检查均可有效显示，并有助于疾病早期诊断。血管造影可见主动脉及其分支受累部位血管边缘不规则，伴狭窄和狭窄后扩张，动脉瘤形成甚至闭塞。超声可探查主动脉及其主要分支有无狭窄或闭塞，了解血流情况（如颈动脉、锁骨下动脉、肾动脉等）。CTA 检查作为首选，可明确主动脉及各分支受累情况，三维立体显示病变血管。MRI 在 T$_2$WI 显像中可发现血管壁水肿[30,31]（图 7-3-28）。

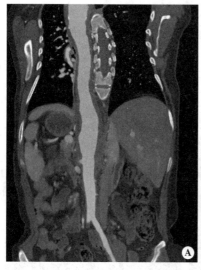
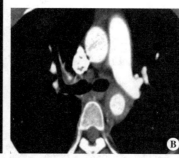
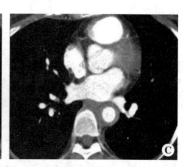

图 7-3-28 CTA 冠状位曲面重建图像（A）及轴位增强图像（B、C）

显示胸主动脉、腹主动脉及髂总动脉管壁增厚，毛糙，管腔狭窄

# 四、库欣综合征

本病是由多种病因引起的以高皮质醇血症为特征的临床综合征，主要临床表现为满月脸、向心性肥胖、水牛背、毛发增多、血糖升高、高血压等。本病的主要病因包括垂体性双侧肾上腺皮质增生（最常见垂体瘤）、垂体外病变引起的双侧肾上腺皮质增生（可分泌肾上腺皮质激素的肿瘤性病变，如支气管类癌）和肾上腺皮质肿瘤（肾上腺增生、腺瘤、皮质癌）[32-34]。

X 线检查：对于可疑垂体病变，若发现蝶鞍增大，有助于垂体瘤的诊断。

CT 检查：对于＞10mm 的垂体腺瘤分辨率良好，但对于＜10mm 的垂体微腺瘤有可能遗漏，所以对于 CT 未发现垂体瘤者，不能排除微腺瘤的可能（图 7-3-29）；CT 薄层扫描有助于肾上腺增生与腺瘤的鉴别诊断，必要时增强扫描可进一步区分。

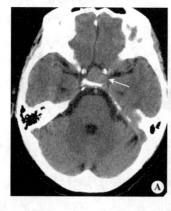
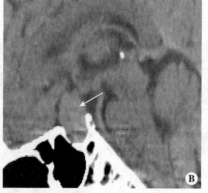
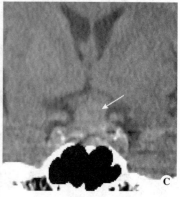

图 7-3-29 垂体瘤 CT 平扫

女性，36 岁，高血压 5 年，视物模糊 2 年余。轴位显示鞍区软组织肿块，矢状位及冠状位重建图像显示蝶鞍加深，鞍区有软组织密度肿块，视交叉受压抬高（箭头）

MRI 检查：是诊断垂体瘤的首选检查方法，与 CT 相比可以较好地分辨下丘脑垂体及鞍旁结构(海绵窦、垂体柄、视交叉)，但对于<5mm 肿瘤分辨率不高，必要时需要动态增强扫描以进一步明确诊断；对于肾上腺增生与腺瘤的诊断较好，属无创伤检查，分辨率、诊断正确率较高（图 7-3-30）。

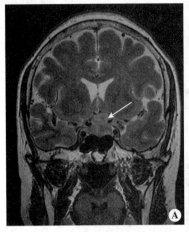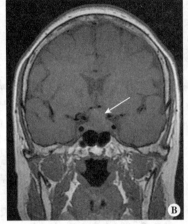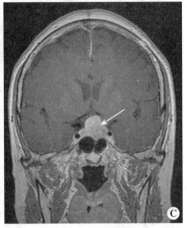

图 7-3-30　垂体瘤 MRI 平扫及增强

男性，27 岁，持续性高血压 3 年，视物模糊 1 年。冠状位平扫显示鞍区等 $T_1$、混杂稍长 $T_2$ 信号肿块，垂体及垂体柄未见显示，视交叉受压上抬，增强扫描病变呈显著欠均匀强化（箭头）

## 五、原发性醛固酮增多症

原发性醛固酮增多症系肾上腺皮质发生病变，从而分泌过多的醛固酮，导致机体水钠潴留、血容量增多、肾素-血管紧张素系统活性受到抑制，临床上以长期高血压伴顽固的低血钾为特征，主要由肾上腺皮质增生、腺瘤、腺癌等病变所引起[33, 34]（图 7-3-31～图 7-3-34）。超声检查有重要的诊断价值，

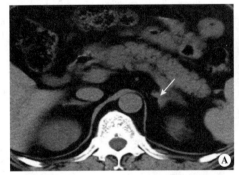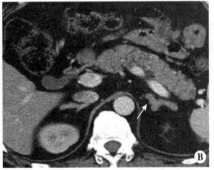

图 7-3-31　双侧肾上腺 CT 平扫及增强

平扫轴位示左侧肾上腺增粗，超过同侧膈肌脚的厚度，增强扫描强化均匀，强化幅度同右侧肾上腺强化（箭头）

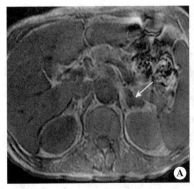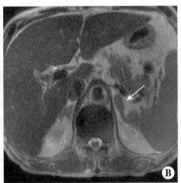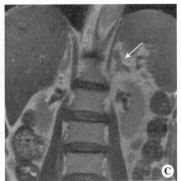

图 7-3-32　双侧肾上腺 MRI 平扫

左侧肾上腺明显增粗，信号未见明确异常，冠状位显示肾上腺整体形态改变更佳清晰，可见肾上腺明显超过同侧膈肌脚的厚度（箭头）

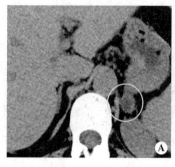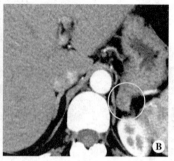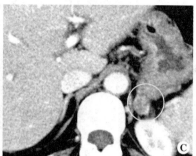

**图 7-3-33 肾上腺腺瘤 CT 平扫及增强**

平扫示右侧肾上腺类圆形低密度影，边界清晰，因病变内含有脂质成分，密度较低，增强扫描病变呈中度欠均匀强化（圆圈）

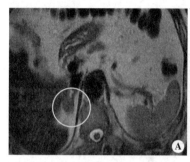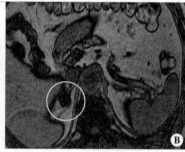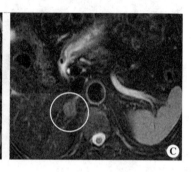

**图 7-3-34 肾上腺腺瘤 MRI 平扫**

右侧肾上腺区类圆形占位性病变，边界清晰，A. 轴位 T₁ 双回波序列，T₁WI 同相位病变呈等及稍高信号；B. T₁WI 反相位病变呈低信号，提示病变内存在脂质成分；C. T₂WI 脂肪抑制序列病变呈稍高信号（圆圈）

常可准确显示病变的部位及大小，并可多次重复、无创性检查。CT、MRI 检查对本病也有很高的诊断价值，对肾上腺增生与肿瘤的鉴别诊断、肾上腺腺瘤与腺癌的鉴别诊断有重要意义。

综上所述，继发性高血压有明确的病因，治疗方法与原发性高血压完全不同，当临床为明确继发性高血压的病因时，便捷、高效的影像学检查对病变的准确定位及定性诊断具有重大意义，并为患者早期诊断、早期治疗提供了最有价值的依据。

（崔光彬　贺延莉　南海燕）

## 参 考 文 献

[1] 种冠峰，相有章. 中国高血压病流行病学及影响因素研究进展. 中国公共卫生，2010，26（3）：301-302.

[2] 刘士远，陈起航，吴宁. 实用胸部影像诊断学. 北京：人民军医出版社，2012.

[3] Milne EN，Pistolesi M，Miniati M，et al. The radiologic distinction of cardiogenic and noncardiogenic edema. AJR Am J Roentgenol，1985，144（5）：879-894.

[4] Pistolesi M，Miniati M，Milne EN，et al. The chest roentgenogram in pulmonary edema. Clin. Chest Med，1985，6（3）：315-344.

[5] 王增状，姜领，鞠衍松，等. 心源性肺水肿的 CT 征象分析. 中国CT 和 MRI 杂志，2014，12（6）：36-39.

[6] Schoepf UJ，Becker CR，Ohnesorge BM，et al. CT of coronary artery disease. Radiology，2004，232（1）：1837.

[7] Attili AK，Cascade PN. CT and MRI of coronary artery disease：evidence-based review. AJR Am J Roentgenol，2006，187（6 suppl）：S483-S499.

[8] Ishida M，Sakuma H. Magnetic resonance of coronary arteries：assessment of luminal narrowing and blood flow in the coronary arteries. J Thorac Imaging，2014，29（3）：155-162.

[9] Leclerc X，Khalil C，Silvera S，et al. Imaging of non-traumatic intracerebral hematoma. J Neuroradiol，2003，30（5）：303-316.

[10] Heit JJ，Iv M，Wintermark M. Imaging of Intracranial Hemorrhage. J Stroke，2017，12.

[11] Parizel PM，Makkat S，Van Miert E，et al. Intracranial hemorrhage：principles of CT and MRI interpretation. Eur Radiol，2001，11（9）：1770-1783.

[12] Gregoire SM，Charidimou A，Gadapa N，et al. Acute ischaemic brain lesions in intracerebral haemorrhage：multicentre cross-sectional magnetic resonance imaging study. Brain，2011，134（pt8）：2376-2386.

[13] Srinivasan A，Goyal M，AZAzriF，et al. State-of-the-art imaging of acute stroke. Radiographics，2006，26suppII：S75-S95.

[14] Tomandl BF，Klotz E，Handschu R，et al. Comprehensive imaging of ischemic stroke with multisection CT. Radiographics，2003，23（3）：565-592.

[15] Nakano S，Iseda T，Kawano H，et al. Correlation of early CT signs in the deep middle cerebral artery territories with angiographically confirmed site of arterial occlusion. AJNR Am J Neuroradiol，2001，22（4）：654-659.

[16] Allen LM，Hasso AN，Handwerker J，et al. Sequence-specific MR imaging findings that are useful in dating ischemic stroke. Radiographics，2012，32（5）：1285-1297.

[17] Allmendinger AM，Tang ER，Lui YW，et al. Imaging of stroke：Part 1，Perfusion CT—overview of imaging technique，interpretation pearls，and common pitfalls. AJR Am J Roentgenol，2012，198（1）：52-62.

[18] Bartynski WS，Boardman JF. Distinct imaging patterns and lesion distribution in posterior reversible encephalopathy syndrome. Am J Neuroradiol，2007，28（7）：1320-1327.

[19] Bartynski WS. Posterior reversible encephalopathy syndrome，part 1：fundamental imaging and clinical features. AJNR Am J Neuroradiol，2008，29（6）：1036-1042.

[20] Fugate JE，Claassen DO，Cloft HJ，et al. Posterior reversible encephalopathy syndrome：associated clinical and radiologic findings. Mayo Clin. Proc，2010，85（5）：427-432.

[21] Gartland S，Sookur D，Lee H. Aortic dissection：an x ray sign. Emerg Med J，2007，24（4）：310.

[22] Lai V，Tsang WK，Chan WC，et al. Diagnostic accuracy of mediastinal width measurement on posteroanterior and anteroposterior chest radiographs in the depiction of acute nontraumatic thoracic aortic dissection. Emerg Radiol，2012，19（4）：309-315.

[23] Lepage MA，Quint LE，Sonnad SS，et al. Aortic dissection：CT features that distinguish true lumen from false lumen. AJR Am J Roentgenol，2001，177（1）：207-211.

[24] Pereles FS，Mccarthy RM，Baskaran V，et al. Thoracic aortic dissection and aneurysm：evaluation with nonenhanced true FISP MR angiography in less than 4 minutes. Radiology，2002，223（1）：270-274.

[25] Zucchelli PC. Hypertension and atherosclerotic renal artery stenosis：diagnostic approach. J Am Soc Nephrol，2002，13（11）：S184-S186.

[26] Soulez G，Oliva VL，Turpin S，et al. Imaging of renovascular hypertension：respective values of renal scintigraphy，renal Doppler US，and MR angiography. Radiographics，2000，20（5）：1355-1368.

[27] Blake MA，Kalra MK，Maher MM，et al. Pheochromocytoma：an imaging chameleon. Radiographics，2004，24（1）：S87-S99.

[28] Leung K，Stamm M，Raja A，et al. Pheochromocytoma：the range of appearances on ultrasound，CT，MRI，and functional imaging. AJR Am J Roentgenol，2013，200（2）：370-378.

[29] Elsayes KM，Mukundan G，Narra VR，et al. Adrenal masses：mr imaging features with pathologic correlation. Radiographics，2004，24 Suppl 1（4）：S73-S86.

[30] Gotway MB，Araoz PA，Macedo TA，et al. Imaging findings in Takayasu's arteritis. AJR Am J Roentgenol，2005，184（6）：1945-1950.

[31] Gulati A，Bagga A. Large vessel vasculitis. Pediatr. Nephrol，2010，25（6）：1037-1048.

[32] Rockall AG，Babar SA，Sohaib SA，et al. CT and MR imaging of the adrenal glands in ACTH-independent cushing syndromel. Radiographics，2004，24（2）：435-452.

[33] Blake MA，Cronin CG，Boland GW. Adrenal Imaging. AJR Am J Roentgenol，2010，194（6）：1450-1460.

[34] Blake MA，Holalkere NS，Boland GW. Imaging techniques for adrenal lesion characterization. Radiol. North Am，2008，46（1）：65-78.

# 第四章

# 超声心动图在高血压性心脏病中的临床应用

在心血管病的临床实践中，超声心动图是最常运用和使用范围最广的影像学方法。对患有高血压病的患者，超声心动图可提供具有重要临床意义的心脏解剖和心功能变化的信息[1]。现代的心脏超声实验室不仅运用传统的心脏超声检查技术，包括 M 型、二维和多普勒超声检查项目，还采纳了一些新的检查技术，如组织多普勒、三维超声显像和心肌应变等。所有这些方法都已被用于高血压病患者的评价中。理解和应用这些传统的和新的超声指标，在高血压性心脏病的临床诊断和预后风险的评价中具有重要意义。本章介绍现代超声心动图对高血压患者心脏的评价及在临床诊治高血压性心脏病中的应用。关于各种成像技术及其标准化，在本章不予赘述，如有需要可参考超声心动图相关专著及文献[1, 2]。

## 第一节　超声心动图在高血压性心脏病诊断中的评价

高血压可使左心室压力负荷过重，左心室壁张力增加，久而久之可导致左心室肥厚（LVH）。然而，在早期和轻度的高血压患者中，通常并不存在左心室肥厚，而左心室舒张功能不全则是高血压心脏受损的最早表现。在初期，左心室仅发生弛张迟缓，随着时间的推移，左心室充盈压力升高，而后左心室肥厚，加重左室舒张功能不全和左心房扩大，这些都是左心室对慢性压力负荷过重的一种适应性反应，进而使左心室发生重构和左心室收缩功能受损。左心房压的升高对肺循环产生影响，继而引起肺高血压。现代的超声心动图技术对左心室肥厚、左心室重构及几何形态的改变，左心室收缩和舒张功能，左心房扩大和肺高血压可以做出客观的评价。

## 一、左心室肥厚

在评价高血压病患者的左心室肥厚中，超声心动图测定左室心肌质量具有重要价值。超声对左心室肥厚的检出较心电图更为敏感[3, 4]。研究显示，左室心肌质量是高血压病的一项重要危险因素，也是预测心脏不良事件的强有力因子[4]。

左室心肌质量的计算基于心肌的容量，后者可从左室心外膜腔的容积减去心内膜腔的容积获得。计算心肌容积和心肌密度（约等于 1.05g/ml）的乘积，即求得左室心肌质量（LVM）。

左室心肌质量（g）＝ 心肌容积（ml）×1.05g/ml

计算左室心肌容积可用 M 型超声、二维成像或三维成像的方法（图 7-4-1）。

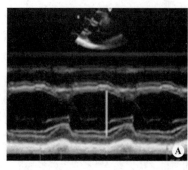
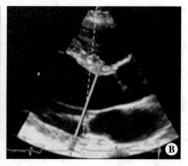

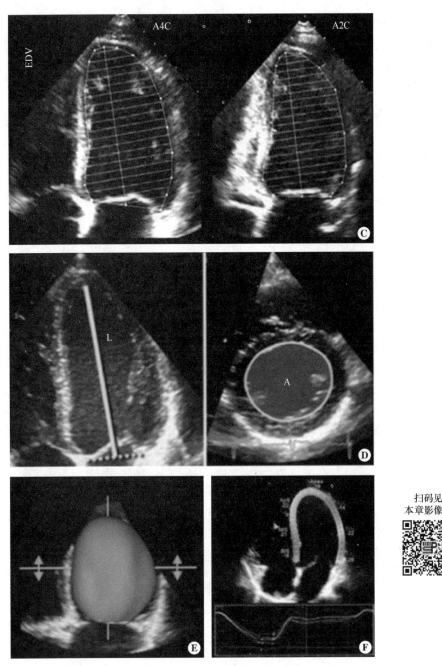

扫码见
本章影像图

图 7-4-1　左心室容积的测定

A、B. M 型及二维图上的径线、单经线测量；C. 二维双平面圆盘叠加法；D. 二维双平面面积-长度法；E. 三维容积测量；F. 左室心肌斑点追踪及纵向应变测定［引自：Lang RM, Badano LP, Mor-Avi V, et al. Recommendations for cardiac chamber quantification by echocardiography in adults: an update from the American Society of Echocardiography and the European Association of Cardiovascular Imaging. Journal of American Society of Echocardiography. 2015，28（1）：1-39. e14］.

　　M 型超声最好在二维图像引导下记录，以免声束偏斜导致误差。M 型和二维超声显像可通过径线测量左心室舒张末期内径和室壁厚度，再基于左心室为一个长径为短径 2 倍的扁长椭圆体的假设，计算出左心室容积。二维超声显像也可用面积–长度法或双平面圆盘叠加法计算左室心肌容积，从而可减少对几何学假设的依赖。双平面圆盘叠加法较优于面积–长度法，因为它对几何学假设的依赖性更低，其正确性已在尸体标本中得到验证（$r = 0.90$，$P < 0.001$）[5, 6]。

　　当今欧美的指南推荐[1, 2]，在左心室形态正常的情况下，M 型和二维超声成像这两种方法的计算公式都能适用于左室心肌质量的计算。测值需用体表面积校正，以指数形式报告。用径线法测定的左室心肌质量的正常上限参考值在女性为 95g/m$^2$，男性为 115g/m$^2$。用二维法测定的左室心肌质量，其正常上限的参考值女性为 88g/m$^2$，男性为 102g/m$^2$。值得注意的是，正常值存在种族差异。我国左室心肌质量的正常上限参考值男性为 196g，女性为 159g。

三维超声成像不需要左心室形态和室壁厚度分布的几何学假设，可直接测量左心室容积。这是一项很有前途的技术，研究显示，三维超声的测值与心脏磁共振的测值高度相关（$r=0.95$，$P<0.001$）[7]。三维超声成像更适用于心室形态比较特殊、存在不对称肥厚或局部肥厚的患者。然而，由于文献报道的数据还不够充分，迄今三维评价左室心肌质量的正常值尚未确立。

## 二、左心室重构和几何学改变

在高血压病的早期，左心室几何学形态一般正常。随着病程的发展，如高血压没有得到很好的控制，左心室可发生重构和几何学改变。根据左室心肌质量是否增加和左心室的形态是否改变[相对室壁厚度（RWT）]，左心室几何形态可以分为四种类型（表 7-4-1）。

表 7-4-1　左心室几何构型的分类[2]

| 相对室壁厚度 | ≤0.42 | | >0.42 | |
| --- | --- | --- | --- | --- |
| | 向心性重构 | 向心性肥厚 | 正常几何构型 | 离心性肥厚 |
| 左心室质量指数（g/m$^2$） | ≤95（女）≤115（男） | >95（女）>115（男） | ≤95（女）≤115（男） | >95（女）>115（男） |

相对室壁厚度可以用下式计算：

相对室壁厚度=（左心室后壁厚度×2）/左室舒张末期内径

算式中仅采用左心室后壁的厚度，这是为了避免室间隔局部增厚对测值的影响。相对室壁厚度的正常上限是 0.42。计算相对室壁厚度，可把左室心肌质量的增加进一步归类为向心性肥厚（RWT≤0.42）和离心性肥厚（RWT>0.42）及向心性重构（RWT≤0.42，而左室心肌质量正常）。

**1. 向心性左心室肥厚**　是继发于体循环血压升高最常见的适应性反应，也可见于主动脉瓣狭窄和外周阻力增高的一些疾病。

**2. 离心性左心室肥厚**　常由容量负荷过重而非压力负荷过重所致。因此，常见于显著的瓣膜反流，或高心脏指数的状况，如体格强壮的运动员。然而，在高血压心脏病晚期，在左心室扩大和发生左心室收缩功能损害时，向心性左心室肥厚可发展为离心性左心室肥厚。

**3. 向心性左心室重构**　常见于慢性压力和容量负荷过重，或心肌梗死后的左心室重构。此型虽多见于冠心病患者，但也可见于长期高血压，特别是未予治疗的高血压病患者。

左心室的几何构型可以为高血压病患者增添预后信息。研究显示向心性左心室肥厚的其他心血管危险因素，如左心室心肌质量在内因素调整后，仍与心血管不良事件的增加相关[8]。此外，在疑有冠心病的患者中，向心性左心室肥厚是死亡率增加的最大风险[9]。

## 三、左心室收缩功能

评价左心室收缩功能最常运用的指标包括左心室射血分数和左心室长轴功能。

**1. 左心室射血分数（LVEF）**　是一项评价左心室收缩功能最常运用且最实用的指标，它已经被用作各种心血管疾病的预后因子。左心室射血分数可以从左心室收缩射血容积与舒张末期容积的比值来计算：

左心室射血分数= [左心室舒张末期容积-左心室收缩末期容积]/左心室舒张末期容积

左心室的容积可以通过 M 型一维径线法（由二维显像引导则更佳）或二维超声显像（通常用改良的 Simpson 法）计算。正常成人的左心室射血分数大于 55%。

近年来，随着技术的改进，三维超声成像测定左心室容积已用于临床。它具有无须左心室形态几何学假设的优点，能如实地测定左心室容积。在室壁节段活动异常或左心室室壁瘤的患者中，用这种方法计算左心室容积更具优越性。有研究显示，三维超声成像的测值与心脏磁共振成像的测值高度一致[10]。在成像质量好的患者中，三维超声测定的左心室射血分数具有高度的精确性和可重复性。因此，在条件许可的情况下，可用三维法来测定左心室射血分数。

**2. 左心室长轴功能**　业已表明，左心室长轴功能的损害在众多心脏疾病中先于左心室射血分数的降低。在评价高血压性心脏病中，左心室长轴功能的重要性胜过了一度曾经强调的左心室中层功能[11]。

超声评价左心室长轴功能可用 M 型超声测定左侧房室平面的位移，用组织多普勒测定二尖瓣环收缩期的运动速度（S'波）和心肌应变测定。组织多普勒或二维斑点追踪成像技术都可用来评价心肌应变（即形变）。组织多普勒具有较好的时间分辨率，可用于透声条件差的患者。二维斑点追踪成像技术系在二维超声显像图上，通过跟踪固有的心肌回声斑点及其与周围互动的类型分析心肌运动。它可以提供不受角度影响的、多方位的（纵向、环周和径向）左心室整体和节段的心肌应变值。其准确性已经声学微计量器和标记的磁共振显像验证。与心脏磁共振和三维超声显像对照，左心室整体纵向心肌应变（GLS）是定量左心室整体功能的一项有效方法[12]。心肌应变可以用分数或百分数表示。纵向心肌长轴应变计算公式如下：

纵向心肌应变（%）=（心肌收缩末期长度−心肌舒张末期长度）/心肌舒张末期长度

由于心肌收缩末期长度小于心肌舒张末期长度，纵向心肌应变值为负值。正常左心室整体 GLS 值约在−20%或更低。

## 四、左心室舒张功能

左心室舒张功能不全往往是高血压病患者的第一个心脏表现，可以发生在尚无左心室肥厚的情况下。早期的左心室舒张功能不全，仅为左心室弛张迟缓，此时左心室充盈压并不增高，患者都无临床症状。随着左心室舒张功能不全的进展，左心室充盈压、左心房内压和肺毛细血管楔压渐增高，以致肺充血，在临床上出现心力衰竭的症状，而左心室射血分数仍在正常范围。

超声心动图是评价左心室舒张功能有用的工具。虽然多种超声技术都可用于评价左心室舒张功能，然而没有一种技术能够独立地做出评价。美国超声心动图学会和欧洲心血管影像学协会 2016 年的联合指南[13]推荐，用四种技术组合起来进行左心室舒张功能的定级和左心室充盈压评价，包括：①脉冲波多普勒评价二尖瓣流入道血流速度；②组织多普勒评价二尖瓣环运动速度；③连续波多普勒评价三尖瓣反流速度；④二维超声显像评价左心房容积指数（表 7-4-2）。

**表 7-4-2　评价左心室舒张功能的四种参数**

| |
| --- |
| 1. 二尖瓣环 e'速度（室间隔<7cm/s，侧壁<10cm/s） |
| 2. 平均 E/e'比值>14（或室间隔 E/e'>15，侧壁 E/e'>13） |
| 3. 左心房最大容积指数>34ml/m² |
| 4. 三尖瓣反流峰值流速>2.8m/s |

注：如果超过一半以上的参数未达到标准，表示左心室舒张功能正常；如果超过一半以上的参数达到标准，表示存在左心室舒张功能障碍；如果四项参数中有两项未达到标准就不能下结论。

**（一）脉冲波多普勒评价二尖瓣流入道血流速度**

如图 7-4-2 所示，应用这项技术能获得舒张早期峰值充盈速度（E）和晚期心房峰值充盈速度（A）及 E/A 比值。此外，E 峰减速时间（DT）也是一项有价值的指标。舒张早期充盈速度（如 E 和 DT）反映左心室的顺应性。随着舒张功能不全的进展，左心室充盈压增高，继而左心房压升高，即可呈现 E/A 比值增大和 DT 时间缩短。研究显示，在射血分数保留性心力衰竭（HFpEF）的患者中，E/A 比值≥2 和（或）DT<160ms（限制型）示左心房压升高，为三级（重度）左心室舒张功能不全。而 E/A≤0.8 并且 E≤50cm/s（弛张迟缓）提示左心房压正常或偏低，为一级左心室舒张功能不全（轻度）。二级（中度）左心室舒张功能不全时的二尖瓣流入道流速图形则与正常时相仿，但此时已伴有左心室充盈压升高，亦称为二尖瓣流入道血流"假性正常化"，明确判断需联合其他技术。在高血压病患者中，二尖瓣血流图形正常，意味着低的心力衰竭风险，是独立于血压之外的预测因子。一级左心室舒张功能不全时的弛张迟缓图形在无并发症的高血压病患者及正常的老年人群中十分常见。在射血分数降低性心力衰竭（HFrEF）的患者中，限制型左心室舒张功能不全图形与纽约心功能分级和预后相关，但不适用于 HFpEF 患者。必须注意，二尖瓣血流速度尚受多种因素的影响，包括年龄、心率、心律、心排血量、二尖瓣疾病和左心房功能等。在分析时这些因素需予以考虑。

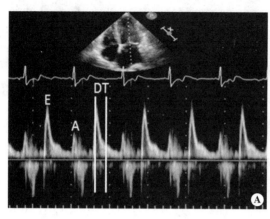
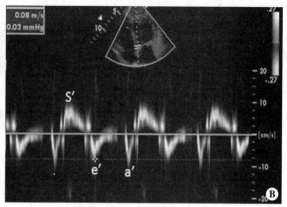

图 7-4-2　脉冲多普勒二尖瓣流入道血流速度（A）和组织多普勒二尖瓣环运动速度（B）示意图

（二）组织多普勒评价二尖瓣环运动速度

如图 7-4-3 所示，应用这项技术能获得二尖瓣环舒张期移动的早期峰值速度（e'）和晚期峰值速度（a'）。在高血压性心脏病的患者中，由于左心室弛张迟缓，组织多普勒显示二尖瓣环 e'速度下降，一般在室间隔＜7cm/s，而在侧壁＜10cm/s。更新后的指南更推荐使用两侧的平均值，因为 e'速度在侧壁大于室间隔。对于室壁节段功能异常的患者，取平均值尤其重要。研究显示，E/e'比值

与左心室充盈压及左心房压相关，是评价左心房压最简便易行的指标。如此比值＜8，则提示左心房压正常。若 E/e'平均比值＞14（或室间隔＞15，侧壁＞13）则提示左心房压升高。因此，其在鉴别二尖瓣血流图形假性正常化的二级舒张功能不全与正常舒张功能时尤其有用。此外，E/e'还具有预后意义，E/e'的增高（≥15）提供了一个独立于 B 型脑钠肽（BNP）和 LVEF 的预后预测因子。最近，E/e'比值还被证实在无症状的高血压病患者中比左心室心肌质量（LVM）更具预后价值。

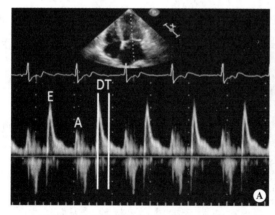
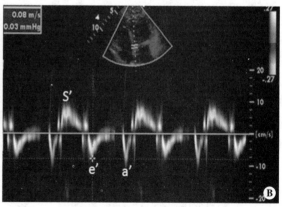

图 7-4-3　脉冲多普勒二尖瓣流入道血流速度（A）和组织多普勒二尖瓣环运动速度（B）示意图

然而，E/e'比值在评价左心室充盈压或左心房压中也有缺陷。在严重左心室射血分数降低的心力衰竭（HFrEF）患者中，E/e'与左心房压的相关性不佳。此外，用 E/e'预测左心房压升高在下列情况下不可靠：①心动过速二尖瓣 E 峰和 A 峰融合；②显著的心脏瓣膜病（中重度二尖瓣或主动脉瓣反流，任何程度的二尖瓣狭窄）；③重度二尖瓣环钙化或有人工二尖瓣或环置入；④心房颤动或其他心律失常；⑤完全性左束支传导阻滞。因此，常需综合评

价，包括三尖瓣反流速度和左心房容积指数，两者在左心房压升高时都会增高（下述）。高血压病的患者可发生劳力性呼吸困难的症状，此系患者在活动时左房室充盈压升高所致。如果在静息状态下测到的舒张功能正常或仅显示弛张迟缓，可以进行运动负荷超声心动图舒张功能检查，能无创性检出运动导致左心室舒张期充盈压升高的血流动力学改变，探测亚临床的舒张功能不全。这对临床上无法解释的呼吸困难患者尤具价值。

## 五、左心房的大小和功能

### （一）左心房增大

在高血压病的患者中，即使无显著瓣膜病变，左心房增大十分常见。高血压病患者的左心房增大反映了由左心室舒张功能不全所致左心房压升高的病程和程度。左心房增大伴心血管病残率和病死率增加[14]，是一个预后不良的指标。此外，左心房增大也是高血压病心房颤动高发的基本原因。然而，

左心房大小并不能作为评价治疗效果的指标，因为左心房不能对治疗产生快速反向重构。

左心房大小可在胸骨旁左心室长轴切面用M型或二维超声显像测量收缩末期左心房的前后径来评价（图7-4-4）。此法在临床实践和研究中被广泛应用。然而，左心房的形态是不对称的，左心房的扩大也不均衡。所以，前后径线的测量有其局限性，现今的指南更推荐测定左心房容积来评价左心房大小[2, 15]。

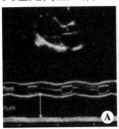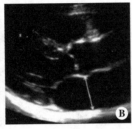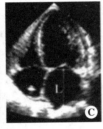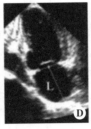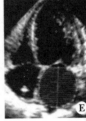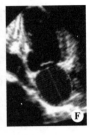

图 7-4-4　左心房大小的测量

A、B. M型及二维图上的径线、单经线测量；C、D. 二维双平面面积-长度法；E、F. 二维双平面圆盘叠加法［引自：Lang RM, Badano LP, Mor-Avi V, et al. Recommendations for cardiac chamber quantification by echocardiography in adults: an update from the American Society of Echocardiography and the European Association of Cardiovascular Imaging. Journal of American Society of Echocardiography, 2015, 28（1）: 1-39.e14］.

左心房容积可以用面积-长度法或双平面圆盘叠加法来计算。后者的几何学假设较少，在理论上更准确。在临床应用时，为减少体格对测值的影响，推荐用体表面积矫正的左心房容积指数，其正常上限为 34ml/m$^2$，男女都适用。三维超声成像已用于测定左心房容积，有如测定左心室容积所述，三维法优于二维法。研究显示，三维测定左心房容积与多排CT的测值高度相关[16]。

### （二）左心房功能

左心房借其储血、输送和增压泵功能，对左心室充盈起重要作用。左心房的储血和输送功能主要影响左心室舒张早期的充盈，而左心室舒张晚期的主动充盈需要左心房的增压泵功能。研究显示组织多普勒和斑点追踪超声显像可用于评价左心房功能，且发现高血压病患者左心房功能下降者预后差，但由于技术上的困难，目前在临床上尚未常规应用[17]。实时三维超声显像通过测定容积的周期性变化有望被用于评价左心房功能。

## 六、肺　高　血　压

肺高血压在左心室射血分数保留性心力衰竭

（HFpEF）或严重的左心室舒张功能不全者中颇为常见。超声心动图是临床上常规运用的无创伤性估测肺动脉压的工具。肺动脉收缩压可以通过右房室压差（根据三尖瓣反流速度用 Bernoulli 方程式计算）加上右心房压来计算。右心房压可以根据下腔静脉的大小和塌陷程度来估计（正常在 3～5mmHg，如下腔静脉扩张且无呼吸周期性塌陷则高于 15mmHg）。

## 七、其他可能的并发症

高血压是动脉粥样硬化、主动脉扩张和主动脉瘤的危险因素。这些病变可在超声检查时发现，尤其是主动脉根部和升主动脉的病变。主动脉夹层分离或主动脉壁血肿常需经食管超声显示。此外，心脏超声还可能发现致高血压的主动脉缩窄病变。

瓣膜钙化性病变是动脉粥样硬化的常见表现。超声心动图能很好地显示主动脉瓣硬化和二尖瓣环钙化，伴或不伴有瓣膜的狭窄或反流。多普勒超声显像能进一步无创性评价瓣膜病变的程度，并进行随访。

高血压并发冠心病并非少见。对高血压病患者伴有胸痛和临床疑有冠心病时，可进行运动或多巴酚丁胺超声负荷试验。超声负荷试验检出显著冠状动脉狭窄的敏感性和特异性可与核素成像负荷试验

媲美。在缺血性心脏病的患者史，超声心动图还能发现静息状态室壁节段运动异常、左心室室壁瘤及附壁血栓等，以供临床进一步处理。

# 第二节　超声心动图在高血压性心脏病临床诊治中的应用

## 一、合理应用超声心动图

超声心动图评价高血压病的价值毋庸置疑。然而，心脏作为高血压病的靶器官之一，在高血压病的早期并无很大变化，超声在高血压病治疗及评价高血压病患者的结局中的价值尚未肯定。此外，无选择性地广泛应用超声心动图检查还会造成不必要经济资源的耗损。

鉴于上述考虑，美国心脏病学院基金会与美国超声心动图学会及其他众多的重点专科和亚专科学会合作出版了合理应用超声心动图的标准[18]。该标准分析了诸多的临床情况，将应用超声检查的适宜程度进行评分，并归纳为三组：适宜（appropriate，A，评分为 7～9 分）、不肯定（uncertain，U，评分为 4～6 分）和不适宜（inappropriate，I，评分为1～3 分）（表 7-4-3）。

**表 7-4-3　在高血压患者中使用超声检查的适宜度**

| 项目 | 高血压患者的病况 | 适宜度 | 评分 |
|---|---|---|---|
| 初查 | 临床有或疑有心力衰竭（收缩或舒张） | A | 9 |
| | 临床疑有高血压性心脏病 | A | 8 |
| | 高血压而临床上无高血压性心脏病患者的常规检查 | I | 3 |
| | 高血压而无心血管病的症状和体征评价左心室功能 | I | 2 |
| 复查 | 对以前检查所发现的心脏结构异常或病变进行随访 | A | 9 |
| | 已知心力衰竭，而有临床症状或心脏检查的变化 | A | 8 |
| | 已知有高血压性心脏病，而无临床症状或心脏检查的变化 | U | 4 |
| | 以往检查左心室功能正常而无临床症状及心脏检查的变化 | I | 1 |

对高血压而言，下列情况的超声心动图检查被认为"适宜"：①临床疑有高血压性心脏病；②临床上有或疑有心力衰竭（无论是收缩性或舒张性）；③对以前检查所发现的心脏结构异常或病变进行随访；④对已知心力衰竭而有临床或心脏检查变化时

的复查。然而，以下情况进行超声心动图检查被认为"不适宜"：①高血压而在临床上无高血压性心脏病患者的常规检查；②高血压而无心血管病症状和体征评价左心室功能；③以往检查左心室功能正常而无临床症状及心脏检查变化的复查。至于对已知有高血压性心脏病的患者，但无临床症状或心脏检查变化，进行超声心动图复查的恰当性不能肯定。鉴于高血压性心脏病呈渐进性发展，定期复查超声心动图随访心脏形态和功能也许是必要的，尤其是在症状发生变化时。

上述高血压病超声心动图使用的适宜标准在欧洲高血压病学会（ESH）/欧洲心脏病学会（ESC）[19]、加拿大高血压病教育计划[20]和欧洲心血管病影像协会（EACVI）/美国超声心动图学会（ASE）[1]的指南中得到认可。指南强调病史和体检的重要性，推荐在高血压病患者中选择性地进行心脏超声检查，用于临床及常规实验室检查（包括心电图和 X 线胸片）疑有左心室肥厚、左房扩大或合并有心脏病的患者，不推荐对所有高血压病患者做常规超声心动图检查。

## 二、有关心脏超声报告的建议

下列诸行应在高血压病的心脏超声报告中列为常规。

（1）左心室肥厚：其具有预后价值。左心室形态正常的情况下，M 型或二维显像的单经线测值都可用于计算左心室心肌质量。文献中大部分的预后分析都是用 M 型的测值计算的。三维超声显像对心室形态异常或有不对称肥厚的个体尤有价值，在常规应用三维超声的实验室，可考虑用来评价左心室心肌质量。值得注意的是，左心室壁厚度或心肌质量增加不仅见于高血压性心脏病，而可见于其他的心肌疾病。用心脏磁共振评价心肌特性，能够识别非高血压左心室心肌肥厚的左心室壁增厚。因此，如下情况进一步行心脏磁共振检查可能有其价值：①中度以上的左心室壁增厚；②左心室肥厚与高血压的程度不成比例；③左心室功能不全在合理的血压控制后未能改善；④在有提示心肌浸润性病变特征时，如严重的左心室壁增厚，心肌组织密度显像异常或二尖瓣环 $e'$ 速度极度降低（<5cm/s）。

（2）左心室的几何形态可增添预后信息。建议

按上所述的四种类型报告：左心室几何形态正常、向心型左心室重构、向心性左心室肥厚或离心性左心室肥厚。

（3）左心室收缩功能：可进一步提供临床治疗信息和预后评价。左心室射血分数仍然为最广泛沿用的左心室功能参数。左心室长轴功能，尤其是用斑点追踪法测定心肌应变，可提供有效的左心室收缩功能指标。

（4）左心室舒张功能：左心房容积及其指数、左心室充盈压和肺动脉收缩压，其重要性如上所述。值得注意的是，在评价舒张功能的各种参数时，需考虑年龄对测值的影响。正常的老龄化常使左心室的弛张减缓，而并非病理性舒张功能不全。

（5）主动脉各段内径：包括主动脉根部、近段升主动脉、主动脉弓及近段降主动脉。

最后必须指出，在高血压病患者中，超声图像的采集和解释可能存在某些特殊的困难，如肥胖、合并慢性阻塞性肺病和室间隔扭曲等。此外，在各超声实验室之间或在一个实验室内，图像采集和解释方面可存在显著差异。为此，每个超声实验室都应该根据指南实行标准化，每个超声工作者都应该经过专业培训，通过资格考核以减少技术上的误差，提高质量。

# 第三节　超声心动图在高血压性心脏病诊断治疗中的应用展望

在高血压病的早期，用现有的常规技术测不出心脏有太大变化，当前的指南也不推荐在没有临床症状或体征的高血压病患者中进行常规超声心动图检查。然而，日趋深入的超声新技术的研发正在改变着我们对高血压性心脏病的认识。可以预期，高血压病超声心动图检查的适宜标准在将来或许会因此而改变；高血压病治疗的临床决策，如启用和选用抗压药、抗压药的强化和疗效监测等，也可能有所改观。

其中，斑点追踪左心室整体GLS定量是最有前途的方法之一。最近，众多的临床研究显示，GLS为一项评价左心室功能的敏感指标。左心室GLS的异常（负值减少）出现在传统的临床或常规超声左心室功能不全指标之前，从而可诊断亚临床的左心室收缩功能不全。目前左心室GLS已用于多种心脏病的早期诊断和早期干预，如心瓣膜关闭不全、主动脉瓣狭窄。在现代肿瘤-心脏病学中，其可提供长远的预后评价[21]。

高血压性心脏病，包括左心室肥厚、左心室重构、左心室收缩和舒张功能不全等一系列异常。然而，高血压性心脏病的病理不仅限于心肌细胞的肥大，由于微血管缺血，心肌内纤维化和胶原退行性变产物的堆积，心肌间质可发生异常病变。心肌应变可以敏感地检出心肌间质成分中的微小变化，因此可以在左心室肥厚之前检出心肌异常及左心室功能的亚临床变化。研究显示，在高血压病左心室射血分数正常的患者中，有的左心室GLS已下降，且其与心肌纤维化的血清标志物结果相关[22]。

研究还显示，在左心室射血分数正常的高血压病患者中，左心室GLS是左心室收缩功能不全的早期特征，而左心室环周应变和径向应变仍属正常[23]，甚至呈代偿性增强[24]。这是因为左心室GLS主要反映心内膜下纵向心肌纤维的功能。心内膜下的心肌在高血压时，是心室壁三层中对损伤最敏感、也最易损的心肌层，从而左心室GLS是高血压性心脏病的最早标志。

最近的研究证实，在高血压病的患者中，左心室GLS与心脏主要不良事件（MACE）相关，其独立于且优于临床指标和左心室心肌质量指数。这进一步显示了用左心室GLS检测亚临床左心室功能不全在判断高血压病患者预后中的重要价值[25]。研究还进一步显示，在对高血压病患者的随访中，左心室GLS的降低对预测MACE优于左心室肥厚，说明左心室GLS在慢性高血压中易损，是预测MACE的更为敏感的指标。所有这些发现，为高血压病患者常规测定左心室GLS增加了更多的证据，并且还提示，高血压的早期干预也许对患者是有益的。在随访期间左心室GLS的恶化可能会成为未来高血压干预治疗的指标。有如现代肿瘤-心脏病学，已将化疗患者定期随访左心室GLS、按左室GLS的变化及时干预列入诊治指南中。

过去，临床应用的斑点追踪超声心动图存在许多局限性。然而，现在已经有了多方面的改进，包括心肌应变的软件设计在不同厂商之间的差别趋于减小，在国际上心肌应变软件设计趋于标准化，临床使用更加方便。简捷的三维（3D）应变超声技术也已用于临床。三维模式可以避免心尖切面的缩短，图像采集和分析中花时少，并且能在三维方向跟踪斑点移动，克服了二维模式中转存的平面外运动的难题。如今，将三维超声显像和三维心肌应变结合在一起，通过自动边缘跟踪，左心室各项参数，包括其容量、心肌质量、射血分数和心肌应变，一步到位已经可行（图7-4-5）。毋庸置疑，此新技术将会极大地加强超声心动图在高血压性心脏病诊断治疗中的作用。

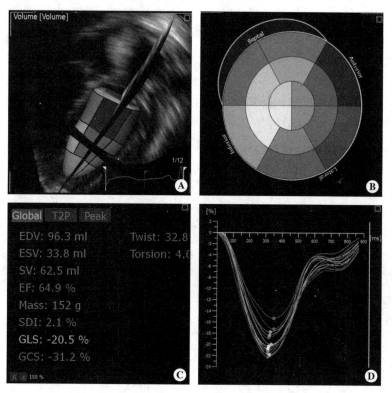

图 7-4-5　三维超声显像和三维心肌应变一步到位

A. 3D-左心室（LV）；B、D. 3D 的节段应变；C. 所有的定量参数，包括左心室舒张末期容积（EDV）、收缩末期容积（ESV）、每搏量（SV）、射血分数（EF）、左心室质量（Mass）、整体纵向心肌应变（GLS）和整体环周应变（GCS）

（姜　楞　沈学东）

## 参 考 文 献

[1] Marwick TH, Gillebert TC, Aurigemma G, et al. Recommendations on the use of echocardiography in adult hypertension: a report from the European Association of Cardiovascular Imaging (EACVI) and the American Society of Echocardiography (ASE). J Am Soc Echocardiogr, 2015, 28 (7): 727-754.

[2] Lang RM, Badano LP, Mor-Avi V, et al. Recommendations for cardiac chamber quantification by echocardiography in adults: an update from the American Society of Echocardiography and the European Association of Cardiovascular Imaging. J Am Soc Echocardiogr, 2015, 28 (1): 1-39.

[3] Levy D, Garrison RJ, Savage DD, et al. Prognostic implications of echocardiographically determined left ventricular mass in the Framingham heart study. N Engl J Med, 1990, 322: 1561-1566.

[4] Cuspidi C, Ambrosioni E, Mancia G, et al. Role of echocardiography and carotid ultrasonography in stratifying risk in patients with essential hypertension: the assessment of prognostic risk observational survey. J Hypertens, 2002, 20: 1307-1314.

[5] Reichek N, Helak J, Plappert T, et al. Anatomic validation of left ventricular mass estimates from clinical two-dimensional echocardiography: initial results. Circulation, 198367 (2): 348-352.

[6] Devereux RB, Alonso DR, Lutas EM, et al. Echocardiographic assessment of left ventricular hypertrophy: comparison to necropsy findings. Am J Cardiol, 1986, 57 (6): 450-458.

[7] Takeuchi M, Nishikage T, Mor-Avi V, et al. Measurement of left ventricular mass by real-time three-dimensional echocardiography: validation against magnetic resonance and comparison with two-dimensional and m-mode measurements. J Am Soc Echocardiogr, 2008, 21 (9): 1001-1005.

[8] Krumholz HM, Larson M, Levy D. Prognosis of left ventricular geometric patterns in the Framingham heart study. J Am Coll Cardiol, 1995, 25 (4): 879-884.

[9] Ghali JK, Liao Y, Cooper RS. Influence of left ventricular geometric patterns on prognosis in patients with or without coronary artery disease. J Am Coll Cardiol, 1998, 31 (7): 1635-1640.

[10] Gutierrez-Chico JL, Zamorano JL, Isla L, et al. Comparison of left ventricular volumes and ejection fractions measured by

three-dimensional echocardiography versus by two-dimensional echocardiography and cardiac magnetic resonance in patients with various cardiomyopathies. Am J Cardiol, 2005, 95（6）: 809-813.

[11] de Simone G, Devereux RB. Rationale of echocardiographic assessment of left ventricular wall stress and midwall mechanics in hypertensive heart disease. Eur J Echocardiogr, 2002, 3（3）: 192-198.

[12] Brown J, Jenkins C, Marwick TH. Use of myocardial strain to assess global left ventricular function: a comparison with cardiac magnetic resonance and 3-dimensional echocardiography. AHJ, 2009, 157: 102 e1-e5.

[13] Nagueh SF, Smiseth OA, Appleton CP, et al. Recommendations for the Evaluation of Left Ventricular Diastolic Function by Echocardiography: an Update from the American Society of Echocardiography and the European Association of? Cardiovascular Imaging. J Am Soc Echocardiogr, 2016, 29: 277-314.

[14] Russo C, Jin Z, Homma S, et al. Left atrial minimum volume and reservoir function as correlates of left ventricular diastolic function: impact of left ventricular systolic function. Heart, 2012, 98（10）: 813-820.

[15] Vyas H, Jackson K, Chenzbraun A. Switching to volumetric left atrial measurements: impact on routine echocardiographic practice. Eur J Echocardiogr, 2011, 12（2）: 107.

[16] Miyasaka Y, Tsujimoto S, Maeba H, et al. Left atrial volume by real-time three-dimensional echocardiography: validation by 64-slice multidetector computed tomography. J Am Soc Echocardiogr, 2011, 24（6）: 680-686.

[17] Liu Y, Wang K, Su D, et al. Noninvasive assessment of left atrial phasic function in patients with hypertension and diabetes using two-dimensional speckle tracking and volumetric parameters. Echocardiography, 2014, 31: 727-735.

[18] Douglas PS, Garcia MJ, Haines DE, et al. ACCF/ASE/AHA/ ASNC/HFSA/HRS/SCAI/SCCM/SCCT/SCMR 2011 Appropriate Use Criteria for Echocardiography. J Am Coll Cardiol, 2011, 57（9）: 1126-1166.

[19] Mancia G, Fagard R, Narkiewicz K, et al. 2013 ESH/ESC guidelines for the management of arterial hypertension: the Task Force for the Management of Arterial Hypertension of the European Society of Hypertension（ESH）and of the European Society of Cardiology （ESC）. Eur Heart J, 2013, 34（28）: 2159-2219.

[20] Dasgupta K, Quinn RR, Zarnke KB, et al. The 2014 Canadian Hypertension Education Program recommendations for blood pressure measurement, diagnosis, assessment of risk, prevention, and treatment of hypertension. Can J Cardiol, 2014, 30（5）: 485-501.

[21] Kalam K, Otahal P, Marwick TH. Prognostic implications of global LV dysfunction: a systematic review and meta-analysis of global longitudinal strain and ejection fraction. Heart, 2014, 100（21） 1673-1680.

[22] Kang SJ, Lim HS, Choi BJ, et al. Longitudinal strain and torsion assessed by two-dimensional speckle tracking correlate with the serum level of tissue inhibitor of matrix metalloproteinase-1, a marker of myocardial fibrosis, in patients with hypertension. J Am Soc Echocardiogr, 2008, 21（8）: 907-1011.

[23] Tulika M, Prakash N, Anita P, et al. Subclinical systolic dysfunction among newly diagnosed hypertensives with preserved left ventricular ejection fraction using two dimensional strain imaging method: hospital based observational study. Natl J Med Res, 2014, 4（1）: 2277-8810.

[24] Sengupta SP, Caracciolo G, Thompson C, et al. Early impairment of left ventricular function in patients with systemic hypertension: New insights with 2-dimensional speckle tracking echocardiography. Indian Heart Journal, 2013, 65（1）: 48.

[25] Saito M, Khan F, Stoklosa T, et al. Prognostic implications of LV strain risk score in asymptomatic patients with hypertensive heart disease. J Am Coll Cardiol Img, 2016, 9: 911-921.

# 第五章

# 彩色多普勒超声在高血压诊断中的应用

彩色多普勒超声是临床上用来评价心脏及血管血流动力学状态的首选方法，也是患者预后评估和治疗效果评价的有力工具。它能够无创、实时探测高血压引起的血流动力学变化，为患者的诊断和治疗提供重要信息。本章将主要介绍彩色多普勒超声在高血压引起的心脏舒张功能、收缩功能改变及大血管弹性方面的评价作用。

## 第一节  左心室舒张功能的评价

在高血压的发展过程中，早期即能探测到左心室充盈异常，而且常常早于左心室收缩功能受损。在舒张期各时相中，高血压首先损伤心肌的主动舒张功能（即松弛性）；当出现左心室肥厚时，心肌的顺应性也受到损害[1]。多普勒超声能够为高血压左心室舒张功能的评价提供多种指标。

### 一、二尖瓣血流

#### （一）二尖瓣血流频谱的获取

二尖瓣血流速度可通过脉冲或连续波多普勒测量，但由于连续波多普勒的无距离分辨的特点，通常使用脉冲波多普勒超声。在心尖四腔切面，取样容积可放置在二尖瓣环水平，也可以沿声束慢慢移动找到血流速度最大处，通常在瓣尖平面（图 7-5-1）[2]。

能否准确记录二尖瓣血流速度等参数取决于患者的体位及探头角度。应调整入射角，确保血流方向和声束平行。经典的方法是取样容积大小为5mm，适当调节速度标尺，降低低速滤波，使血流信号接近基线，以准确测量时间间期。由于呼吸轻微影响正常左心室充盈，应注意确保血流方向与声束夹角在呼吸周期变化中达到最小。彩色血流成像

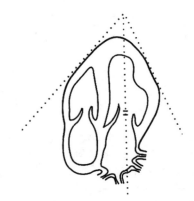

图 7-5-1　二尖瓣血流速度频谱取样容积置放位置示意图
通常放在瓣尖水平

能够展示左心室充盈空间上的信息，但在评价舒张功能价值方面不如频谱多普勒。

#### （二）心室舒张期充盈的定量指标及正常值范围

从二尖瓣血流速度频谱获得舒张功能评价指标，包括舒张早期充盈产生的二尖瓣血流 E 峰、舒张晚期左心房主动收缩产生的二尖瓣血流 A 峰、$E/A$ 值、左心室等容舒张时间（IVRT）（图 7-5-2）、E 峰下降时间（DT）（图 7-5-2）等，正常值范围见表 7-5-1。另外，小于 50 岁者 DT 正常值为（179±20）ms，大于 50 岁者 DT 正常值为（210±36）ms。二尖瓣血流速度曲线直接与左心房、左心室压力相关。轮廓清晰的二尖瓣血流频谱图在评价舒张功能及其在预后的价值中与有创方法的相关性很好[3]。

表 7-5-1　不同年龄段二尖瓣血流速度频谱左心室舒张功能指标正常值

| 年龄（岁） | E 峰速度（m/s） | $E/A$ 值 | IVRT（ms） |
|---|---|---|---|
| <30 | 0.69±0.12 | 2.7±0.7 | 72±12 |
| 30～50 | 0.62±0.14 | 2.0±0.6 | 80±12 |
| >50 | 0.59±0.14 | 1.2±0.4 | 84±12 |

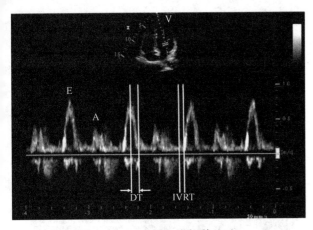

图 7-5-2　二尖瓣血流频谱（1）

显示二尖瓣血流 E 峰下降时间及左心室等容舒张时间（IVRT）测量方法

**（三）根据二尖瓣血流频谱变化判断左心室舒张功能**

二尖瓣血流频谱 E 峰速度主要反映了舒张早期左心房、左心室间的压力差，因此受到前负荷和左室松弛性的影响。A 峰速度反映了舒张晚期左心房、左心室间的压力差，受到左心室顺应性和左心房收缩功能的影响。E 峰下降时间受到左心室松弛、左心室舒张压及左心室顺应性的影响。根据二尖瓣血流频谱的速度及时间指标可以对左心室舒张功能做出分级判断[4]。正常 $E/A$ 值大于 1，舒张功能不全的各个阶段的二尖瓣血流频谱形态不同。

**1. 左心室松弛异常**　左心室松弛性下降导致

左心室舒张功能障碍，表现为左心室舒张早期充盈受损，心房收缩所致的左心室充盈比例增加。二尖瓣血流表现为 E 峰减低，A 峰增高，$E/A<1$。E 峰下降时间延长（图 7-5-3）。IVRT 延长（<30 岁者 >92ms，30～50 岁者 >100ms，>50 岁者 >105ms），但 IVRT 正常不能除外左心室松弛减慢，当左心房压力增高导致二尖瓣提前开放时，IVRT 可正常。

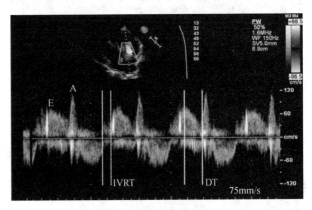

图 7-5-3　二尖瓣血流频谱（2）

显示二尖瓣血流等容舒张时间（IVRT）及 E 峰下降时间延长，提示左心室松弛性异常

**2. 左心室充盈"假性正常"**　二尖瓣血流频谱显示 E 峰高于 A 峰，但此时顺应性开始下降而充盈压开始升高，表现为二尖瓣血流频谱伪正常，此时可以通过组织多普勒等方法鉴别（图 7-5-4）。

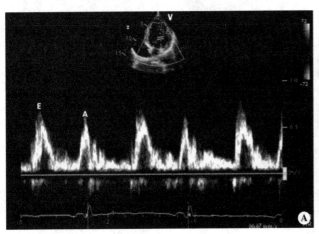

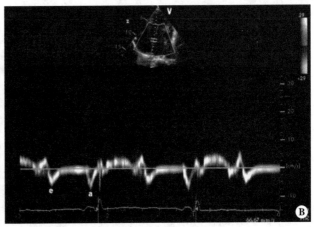

图 7-5-4　二尖瓣血流速度频谱（1）

显示 $E/A>1$（A），组织多普勒显示二尖瓣环运动速度 $E/A>1$，提示左心室充盈假性正常（B）

**3. 左心室限制性充盈**　左心室顺应性严重减低，左心房扩大但充盈压不能明显提高，表现为舒张早期充盈加速，E 峰增高，加速时间和减速时间均缩短；IVRT 缩短、E 峰下降斜率增大；因左心室

舒张末压升高使得左心房收缩时，左心房、室间压力差下降，心房收缩所致的心室充盈比例减小，A 峰速度很低，甚至消失，$E/A \geqslant 2$（图 7-5-5）[5]，常出现于严重的长期高血压患者中。

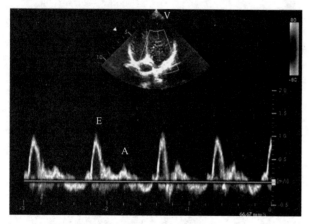

图 7-5-5　二尖瓣血流速度频谱（2）

显示二尖瓣 E/A＞2，E 峰下降时间明显缩短，提示左心室限制性充盈

### （四）影响二尖瓣血流频谱的因素

**1. 呼吸**　正常情况下二尖瓣血流速度随呼吸变化较小，呼气时二尖瓣 E 峰血流速度较吸气时增高。在我们一项研究中，正常成人二尖瓣 E 峰血流速度的呼吸性波动指数为 8.39%±3.74%。有些患者二尖瓣血流速度频谱 E/A 值不稳定，检查过程中可见时而大于 1、时而小于 1 的现象。笔者对此进行了观察，发现该现象与呼吸有关，在多数情况下吸气时小于 1，呼气时大于 1。当出现这种情况时，组织多普勒二尖瓣瓣环运动速度 e/a 值通常小于 1（图 7-5-6），说明此时左心室舒张功能已有下降，提示吸气时二尖瓣血流频谱 E/A 值可能较呼气时更能准确反映左心室舒张功能变化。

**2. 心率**　心率快时，舒张期短，尤其是心舒后期缩短，E、A 速度曲线会融合成单一的速度曲线，或导致 A 峰增高，E/A 下降。当患者有完全性房室传导阻滞但心房收缩功能正常时，A 与 E 峰速度曲线的相对位置及其幅度也会受到影响[6]。

**3. 年龄**　在儿童和年轻人中，心室大部分充盈发生在舒张早期，E 峰很明显，心房收缩所致的充盈所占比例很小（大约为 20%）。随着年龄的增大，E 峰下降，A 峰速度增高，E/A 倒置，舒张早期下降时间也进行性地延长。有假说认为，左心室充盈模式随年龄变化是由于舒张早期松弛性逐渐降低[6]。

**4. 左心房压（前负荷）**　前负荷大小严重影响着左心室充盈。前负荷增加时，E 峰速度增大，IVRT 缩短，舒张早期充盈的下降斜率增大。

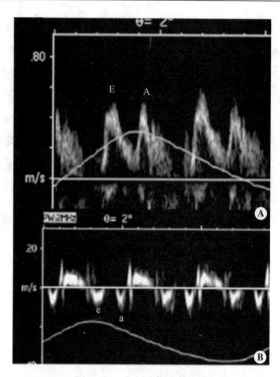

图 7-5-6　二尖瓣血流频谱

表现为吸气时 E 峰小于 A 峰，呼气时 E 峰大于 A 峰（A），组织多普勒呼气和吸气相均表现为 E 峰小于 A 峰（B）

**5. 二尖瓣反流**　也导致 E 峰增高，主要由是跨瓣的血流速率增大及左心房压力增高所致。

### （五）二尖瓣血流评价左心室舒张功能的临床应用

二尖瓣血流因能反映左心房、室间舒张期充盈压力差而成为评价左心室舒张功能的最常用指标。最近研究又一次证明，二尖瓣血流是心肌梗死后对死亡预测非常有价值的指标，其中二尖瓣 E 峰血流减速时间是预测住院患者心力衰竭程度的一个独立指标[7]。

### （六）二尖瓣血流判定左心室舒张功能的局限性

临床工作中，由于影响心室舒张充盈的因素较多，并可多种因素共存，利用二尖瓣血流评价舒张功能变得复杂化。例如，左心室顺应性减低的患者可能会有前负荷增加，这样对于一个老年患者，其顺应性已下降，但可能表现出与年轻人一样的左心室充盈模式，舒张功能反而正常（假性正常化）。如患者松弛性下降，但可能同时有二尖瓣反流，使二尖瓣血流速度频谱表现为正常。根据以上例子，区分出每位患者是病理性因素还是其他生理性因素的影响很困难。而且，影响舒张功能的因素彼此并不是独立存在的，一个生理性指标的变化会影响其他指标（如在心房压的改变可影响心房顺应性和心室收缩性能）。这些生理性因素间的相互影响不仅为评价舒张期充盈增加了困难，而且也使理解这些因素变得复杂[8]。

由于以上局限性，研究者们又找到了其他指标，尤其是肺静脉血流对二尖瓣血流频谱进行的补充[9]。左心室内舒张早期血流传播速度、多普勒法评价心肌运动速度为左心室舒张功能评价提供了新途径。

## 二、肺静脉血流

### （一）肺静脉血流检测方法及频谱特点

检查时于心尖四腔切面显示右上肺静脉，取样容积置于右上肺静脉距左心房入口 0.5～1.0cm，调整探头方向使声束与血流方向尽量平行，显示轮廓完整清晰的肺静脉血流速度频谱后，于平静呼气末记录并测量。

多普勒法所获得的肺静脉血流速度频谱在一个心动周期中通常可出现 3 个波，即 S 波、D 波和 AR 波（图 7-5-7）。S 波：心室收缩期，二尖瓣环下降，左心房增大，压力下降，肺静脉血流迅速流向左心房产生 S 波，为正向波；D 波：心室舒张早期，二尖瓣开放时左心房血液大量进入左心室，左心房压

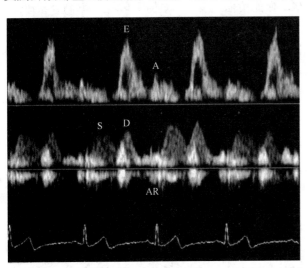

图 7-5-7 肺静脉血流速度频谱

由 S 波、D 波和 AR 波组成，D 波与二尖瓣血流的 E 峰相对应，AR 波与 A 峰相对应

力进一步下降，肺静脉血流进入左心房产生 D 波，为正向波；此波与二尖瓣血流的 E 峰直接相对应。AR 波：心房收缩期，左心房血液逆流入肺静脉产生 AR 波，为负向波。其中，肺静脉 D 波和 AR 波与二尖瓣血流速度频谱中 E 峰及 A 峰相对应[10]。

### （二）肺静脉血流测量指标及正常值

由肺静脉多普勒血流速度频谱可获得如下参数：肺静脉收缩期最大流速（S），S 波的速度时间积分（SVTI），舒张早期最大流速（D），D 波的速度时间积分（DVTI），SVTI/（SVTI+DVTI）为收缩分数（SF），心房收缩反向 A 波的最大速度（AR），肺静脉血流 AR 波持续时间（PV A-dur）与二尖瓣血流 A 波持续时间（MV A-dur）之差（ΔA-dur）[11]。Meijburg 等[12]利用经食管超声心动图观测了 27 例正常人的肺静脉血流，S 波平均速度为（57±13）cm/s，D 波平均速度为（58±19）cm/s，AR 波平均速度为（16±9）cm/s。肺静脉收缩期（S 波）和舒张期（D 波）流速比值（S/D）正常值：＜30 岁者为 1.0±0.3、＞50 岁者为 1.7±0.4。

### （三）肺静脉血流评价左心室舒张功能的临床应用

肺静脉血流频谱可以补充二尖瓣血流频谱对左心室舒张功能的评价。与二尖瓣血流一样，肺静脉血流频谱也随舒张功能不全的不同进展阶段而出现相应的变化[13]。

**1. 左心室松弛异常（充盈压正常）** 肺静脉血流表现与二尖瓣血流表现相一致，S 波增高，D 波减低、下降时间延长，S/D 增大，SF 增大，左心房大小正常。由于舒张早期充盈减少，收缩期可进行补偿。

**2. 左心室充盈"假性正常"** 此时，由于左心房压力升高，使二尖瓣血流舒张早期 E 峰血流速度升高，A 峰血流速度减低，E/A 正常，掩盖了舒张功能的异常。根据肺静脉血流可以鉴别，表现为肺静脉 S 波减低甚至消失，D 波增高，S/D 值减小，AR 波血流速度＞35cm/s；肺静脉 AR 波持续时间超过二尖瓣 A 峰持续时间 30ms，左心房增大。

**3. 限制性充盈异常（左心室充盈压增高）** 随心室僵硬度的增加，二尖瓣呈现限制性充盈。此

时，肺静脉血流频谱表现为收缩波明显减低，舒张期血流占优势，S波减低，反向AR波增大（除非左房功能衰竭），肺静脉AR波持续时间大于二尖瓣A峰持续时间，左心房增大。

### （四）肺静脉血流评价左心室舒张功能的局限性

肺静脉血流评价左心室舒张功能也有一定的局限性。虽然可由肺静脉血流频谱反向AR波血流速度和持续时间下降等鉴别出异常，但在限制性充盈的患者A波也常常减小，可能与心房的机械性衰竭有关。另外，许多患者的A波幅度与持续时间在经胸超声心动图上很难被测到。有研究表明，可以完整清晰显示肺静脉收缩和舒张期前向血流与反向AR波者只占患者的64%～73%[14]。

## 三、M型彩色多普勒

M型彩色多普勒观测左心室舒张早期左心室内血流传播速度（FPV，$V_p$）、评价左心室舒张功能的方法最早提出于1990年[15]。M型彩色多普勒可记录左心室流入道血流（四腔切面），从而测量血流从环部流入到心尖时的传播速度[16]。$V_p$是一个无创评价左心室舒张功能的独特指标，可以敏感、准确地探查到不同心脏疾病各种负荷状态下患者的舒张功能是否受损，克服了二尖瓣血流由于充血性心力衰竭时左心房压的升高而出现的左心室舒张功能假性正常的缺点。Takatsuji H等发现该方法的测定结果与心导管测得的时间常数$T$及$dp/dt$峰值完全相关。该方法可以鉴别二尖瓣血流频谱法的"假性正常"现象[16]。

### （一）M型彩色多普勒检测方法

患者取左侧卧位，在心尖四腔切面或心尖两腔切面，用彩色多普勒显示左心室内舒张期血流束，将M型彩色多普勒取样线置于二尖瓣舒张早期充盈血流区的中心部位，然后使M型扫描线与二维彩色多普勒观察到的血流方向平行。此时，如果必要，可将探头向侧壁方向倾斜。深度调节至可以显示整个左心室，从二尖瓣叶到心尖部，扫描速度调至最大。$V_p$测量在冻结图像后进行。连接从

二尖瓣到心尖部的任何等速度线的斜率均代表$V_p$值（图7-5-8）。Garcia的经验是，测量从二尖瓣到距左心室4cm处第一次出现速度混叠区域的斜率，此时可重复性较好。这种方法可记录M型多普勒描记的曲线，也能够保持测值的准确性和可重复性[17]。彩色多普勒血流速度标尺或基线要调至产生彩色混叠。测量应在呼气末进行，以减小心脏运动使取样线与血流方向不一致所带来的影响。应连续测量几次，然后取平均值，尤其对于心律不齐者。

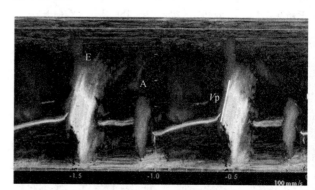

**图7-5-8　M型彩色多普勒超声**
显示二尖瓣E峰、A峰和左心室内血流传播速度（$V_p$）

### （二）M型彩色多普勒血流传播速度正常值

Garcia的研究结果显示，年轻健康人$V_p>$55cm/s，正常成人$V_p>$45cm/s。年长者或左心室肥厚、收缩功能正常而舒张功能下降时，$V_p$下降，E峰血流速度减慢，$E/A<1$；在舒张功能进一步下降者，血流传播速度下降，但E峰速度增高，$E/A>1$。对于松弛性下降和假性正常化时$V_p$均$<45$cm/s[18]。随年龄的增长，$V_p$有减低趋势。

### （三）M型彩色多普勒评估左心室舒张功能的临床应用

脉冲波多普勒超声心动图提供了一个特定部位的血流速度在时间轴上的分配情况，而M型彩色多普勒超声心动图则是提供了一条垂直线上这些速度的空间–时间分配情况。因此，它所提供的信息相当于从二尖瓣口到左心室心尖部不同水平的脉冲多普勒血流速度描记图。与传统的多普勒指标相比，血流传播速度相对不依赖于前负荷的改变。

Nishihara等研究结果表明血流传播速度与左心

室心肌松弛时间常数（tau，被认为是定量评价左心室松弛性的可靠指标）呈很好的负相关，弛缓功能好者（tau 小），速度传播快，弛缓性减低者（tau 增大），则血流传播速度慢，说明血流传播速度是评价左心室舒张功能有价值的指标[19]。在左心室充盈假性正常时，少量血液充盈左心室，左心室内压立即升高，房室间压差迅速减小，因此血流充盈传播速度减慢，但此时二尖瓣 E 峰速度是升高的。据此可以鉴别二尖瓣血流频谱的"假性正常"。

**（四）M 型彩色多普勒超声评估左心室舒张功能的局限性**

目前还没有测定 $V_p$ 的固定方法。另外，当心率很快或一度房室传导阻滞时，很难测得左心室内血流传播速度。

## 四、组织多普勒

组织多普勒技术能将心肌运动产生的低频多普勒频移用彩色编码或频谱实时显示出来，有效反映心肌运动的方向与速度、局部的心壁运动和增厚程度，提示心肌局部缺血和损伤的范围[20]。

**（一）获取组织多普勒曲线方法**

组织多普勒信号是一种易获得的高振幅、低速度的血流信号，在 95% 以上的患者均可获得。不同报道其取样位置的选择也有不同（二尖瓣环的间隔、侧壁或几个部位取平均值等），但其与左室充盈压的根本关系与取样部位无明显关系。对于显著的心室壁局部运动异常者，应采取多部位取样。具体检查方法如下：在心尖四腔或两腔切面，将取样线置于二尖瓣环间隔、侧壁、前壁或下壁上，依感兴趣区而定；在患者暂停呼吸时记录分析，以减少心脏本身运动带来的影响；彩色或脉冲多普勒增益减到最小，壁滤波器关掉；舒张早期峰值速度在心电图 T 波对应处测量；心房收缩峰值速度在其随后的心电图 A 波所对应处测量[21]。

许多研究者建议使用长轴切面测量心肌运动速度，这样可以减少心脏本身运动带来的影响。应当

注意，在分析组织多普勒时，不论是频谱还是彩色模式，它们只代表一个既定节段的、与图像取样线平行方向上的运动信号成分，这个运动不仅可由心肌收缩引起，而且可由心脏结构的旋转和扭动引起。局部左心室收缩和舒张功能可通过取样容积置于间隔、侧壁、前壁、下壁和后壁上，从心尖二腔、三腔、四腔切面观察评估。整体功能则是根据其各个部位功能的平均值得出。

**（二）组织多普勒波形组成及正常值**

心肌运动的组织多普勒波形主要由收缩波 s 波、舒张早期波 e 波和心房收缩产生的 a 波组成。通常在 s 波之前有一持续时间很短、速度高尖的等容收缩波，其速度高于 s 波，某些切面上某些节段可见位于 e 波之前的时间短暂、速度稍低的等容舒张波（图 7-5-9）。

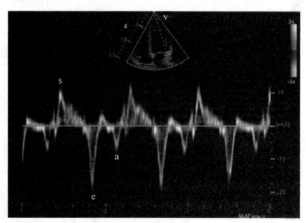

图 7-5-9　正常人二尖瓣瓣环组织多普勒波形
主要由 s 波、e 波和 a 波组成，e 波＞a 波

**（三）组织多普勒法评估左心室舒张功能的临床应用**

在健康人中，心肌舒张期的运动频谱看起来如同二尖瓣血流频谱的一个镜像。e 波、e/a 值随年龄增长而下降，与脉冲波多普勒的二尖瓣 E 波、E/A 值一致。在早期左心室舒张功能减低时，主要表现为 e 波速度减低，a 波速度增加；随舒张功能进一步减低，e/a 值逐渐倒置。E 峰速度也相对不受前负荷的影响[22]。Wang 等对 500 多例患者进行两年多的随访，发现 35% 的高血压患者 e 波速度＜3cm/s，并且死亡率是 e 波速度＞3cm/s 的 3.5 倍[23]（图 7-5-10）。

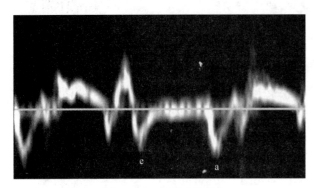

图 7-5-10 组织多普勒

显示二尖瓣环运动速度 e 波小于 a 波，提示该患者左心室舒张功能下降

研究表明，舒张期二尖瓣环运动较少依赖左心室前负荷[24]。虽然 e 波被认为与 tau 相关较好，但最有价值的指标是 $E/e$，该指标不依赖于收缩功能状态，而且最易获得。$E/e>15$ 者左心室充盈压升高，$E/e<8$ 为左心室舒张末压正常或较低。最重要的是，$E/e$ 值及其与充盈压的关系已被证明在收缩功能差与否、心率快、二尖瓣信号融合及心房颤动患者中仍然准确。组织多普勒技术最大的限制性就是角度依赖性[25]。

## 五、Valsalva 动作

Valsalva 动作则可以降低前负荷，通过假性正常的二尖瓣血流充盈变成异常的弛缓型充盈而得以诊断左心室舒张功能下降（图 7-5-11）[26]。患者需做出充分的 Valsalva 动作以降低胸腔内压，检查者在此过程中要保持取样容积位于二尖瓣瓣尖位置，在 Valsalva 动作张力期持续记录 10s 多普勒频谱[27, 28]。一项研究表明，$E/A$ 值由静息到 Valsalva 动作时下降 40% 以上或二尖瓣 A 波持续时间增长诊断左心室舒张末压升高的正确性为 85% 和 86%[29]。该方法的主要缺陷在于部分患者无法进行充分的 Valsalva 动作[30]。

扫码见
本章影像图

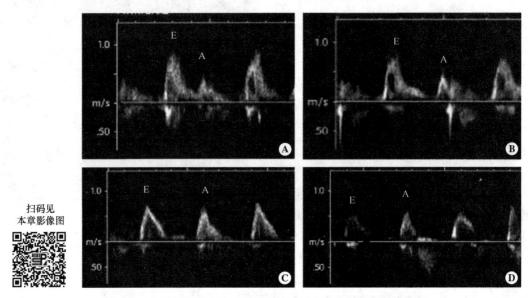

图 7-5-11 两例患者 Valsalva 动作前后 E、A 血流速度比值变化

左室充盈压正常者 E、A 峰速度 Valsalva 动作后同等下降，E 峰速度仍然大于 A 峰速度（A、B）；左室充盈压升高者，E 峰显著下降，而 A 峰无明显下降，表现为 E 峰速度小于 A 峰（C、D），说明后者二尖瓣血流速度频谱在 Valsalva 动作前为"假性正常"

## 六、高血压左心室舒张功能的综合评价

高血压导致的舒张功能减低与心室向心性重构有关，即使射血分数依然正常，该重构本身即可引起心力衰竭的症状和体征。多普勒二尖瓣血流能够定量评价充盈异常并对继发的心力衰竭和全因死亡率有预测价值[31]，但不足以完全对高血压的临床状态和预后做出分级。应当将二尖瓣血流脉冲多普勒与瓣环组织多普勒相结合进行判断[32]。高血压性心脏病中二尖瓣环舒张早期运动速度（$e$）的减低十分常见，且间隔侧瓣环运动速度减低较侧壁明显。对舒张功能减低的诊断和分级应依靠间隔侧与侧壁瓣环运动速度的平均值及 $E/e$ 和左心房大小（图 7-5-12）。经大样本的流行病研究证实，该分级是

预测全因死亡率的重要指标。需要注意的是，e 及 E/e 的数值具有高度年龄相关性，但性别差异不大。对于高血压患者，E/e≥13 与心脏风险增高相关，不论左心室质量和相对室壁厚度是否异常[33]。对左心房的测量能为舒张功能的判断提供重要信息，测量时最好经体表面积校正。左心房容积指数 ≥34ml/m² 是死亡、心力衰竭、心房颤动和缺血性脑卒中的独立预测因子。高血压关键超声指标的界值如下：左心室质量指数，男性为 115g/m²，女性为 95g/m²；相对室壁厚度为 0.42；间隔 e 峰速度＜8cm/s；侧壁 e 峰速度＜10cm/s；左心房容积指数为 34ml/m²；E/e 值为 13[33]。

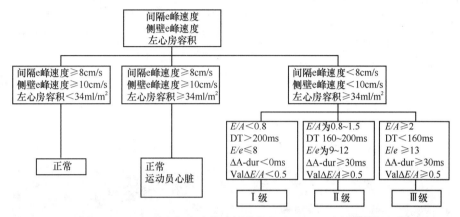

图 7-5-12　左心室舒张功能减低的分级（Valsalva 动作[32]）

## 第二节　左心室收缩功能的评价

左心室收缩功能超声评价指标较多，可以应用 M 型、二维超声心动图的双平面 Simpson 法和实时三维超声心动图法获得舒张末期左心室容积与收缩末期左心室容积，从而计算出每搏量和射血分数，也可以应用多普勒方法获得每搏量及其他收缩功能指标。本节主要介绍多普勒法在评价左心室收缩功能中的应用。

## 一、每　搏　量

多普勒超声心动图法评价左心室收缩功能的指标通常为每搏量、心排血量[34]。应用多普勒和二维超声心动图资料，可以通过将横断面面积（cross-sectional area，CSA）与血流速度时间积分（VTI）相乘后得到每搏量，即 SV（ml）=CSA（cm²）×VTI（cm）[35]。从概念上讲，每一次心脏搏动，左心室将一定的血量（每搏量）射入主动脉，VTI 实际代表了以取样容积处血流道的截面为底面（通常以圆面为准）的每次心搏所射出的血柱长。用这个方法计算每搏量基于以下几个基本假设。

第一，横截面积必须准确测得。通常假设近主动脉瓣口处的左室流出道部位为一标准的圆形结构，在二维超声心动图上测量内径必须以取样容积所在部位为准并与流出道长轴垂直，测量后，用 π（D/2）² 来计算。偏离圆形几何图形应考虑到适当的校正，否则会导致计算有误。由于公式中需要将直径平方，所以二维超声上测量内径如有较小的误差都会导致面积计算上产生大的错误。调整探头方向，设置好仪器条件，使图像质量达到最好；如果可能的话，在相互垂直的两个切面上测量内径，并取几个心动周期测值的平均值等方法均可减少误差。

第二，假设血流为层流。这一假设保证了速度曲线上的每一点代表了该部位的瞬时空间（也是时间上的）平均血流速度。大血管和正常瓣口内血流的窄带型光滑频谱可以说明该假设的合理性。

第三，认为多普勒血流信号在声束与血流平行的基础上记录的速度才准确。应当注意，在测量多普勒血流速度时，取声束与血流平行声窗最好。而测量内径最好的声窗是声束与血流通道内膜面垂直。

第四，内径与速度应在同一解剖部位测得。不同横截面所测得的血流速度不同，因此从不同解剖部位分别测量内径与血流速度必然会导致错误。在具体使用这一方法时，要考虑到心率、负荷、运动等状态对每搏量的影响，避免将不同时间测定的数值混合使用。

（一）计算每搏量的部位

从理论上看，只要能够保证所选部位（测得的血流的位置）的血流为层流或血流速度轮廓线平整，那么心腔内任何位置都可以记录到横截面积和血流速度时间积分。实际上，为了简单易行，我们只选取心内个别部位测定每搏量。

**1. 左室流出道**　左心室每搏量可在主动脉瓣水平或升主动脉水平进行测量计算。尽管一些人对应在哪个解剖水平测量（升主动脉还是瓣尖）持有异议，其实在任何一个水平测量都可以，只要保证内径的测量与血流速度波形记录在同一解剖部位。升主动脉内径可由胸骨旁左心室长轴测量，血流速度曲线则可从五腔或胸骨上窝处测量，根据公式计算左心室每搏量（图 7-5-13）。如果采用连续波多普勒，则记录到的速度为该声束上最大速度，因此应选主动脉最细处测量内径。如果用 M 型超声心动图测量主动脉瓣口面积，那么选择脉冲多普勒测量瓣口处血流速度。需注意，如果主动脉瓣存在疾患，在瓣口远端的升主动脉内血流已不再是层流，因此在升主动脉测量每搏量就会不准确。在主动脉瓣环下 0.5～1.0cm 处的左室流出道测量计算每搏量有以下两个优点：①在狭窄处近端仍可保持层流状态（允许计算测量有主动脉疾患的每搏量）；②所有的患者均可以在该位置记录数据。应当避免在主动脉血流会聚区测量，这一点可通过向心尖方向轻微移动探头，直到频谱峰端脉冲宽度变窄为止而解决。

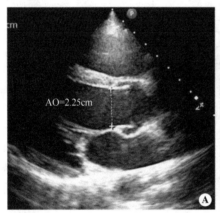 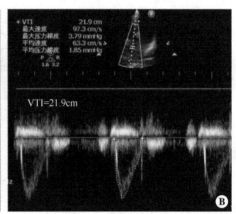

图 7-5-13　估算左心室每搏量

每搏量=π×（D/2）²×VTI=87ml，D 为主动脉根部（AO）直径；VTI 为根据主动脉根部血流速度频谱获得的速度时间积分

**2. 二尖瓣**　从二维切面上获得二尖瓣开放最大时的平均面积乘以整个舒张期的二尖瓣的速度时间积分来计算每搏量。

**3. 三尖瓣和肺动脉**　可模仿左心的方法，测量计算肺动脉或三尖瓣处的内径及血流速度时间积分，计算每搏量。对成人患者，因为不易获取或不能准确测量肺动脉内径，所以应用肺动脉测量每搏量受限，经食管超声可克服这一缺陷。

（二）各跨瓣膜血流容积的差别

正常心脏，在每个瓣口获取的每搏量都一样。有瓣膜反流或心内分流时，在心内两个不同瓣口测得的每搏量差别可定量出反流程度或肺-体循环分流比例。

（三）多普勒法测量每搏量的局限性

利用多普勒超声评价左心室收缩功能主要应注意准确测量截面积处内径。对于多普勒速度曲线记录来说，检查者之间的误差很小（仅为 2%～5%）[34]，但二维超声检查者间测值误差高达 8%～12%。此外，测值变异大小还与以下因素有关：①在记录过程中的技术差别，如入射角、图像质量、切面选择的不同等；②测量者的技术水平；③反复测量过程中，受检者的生理性变异。对于多普勒数据测量，这些变异主要来源于入射角（即声束与血流夹角），而二维超声内径测量的最大误差来自二维图像的质量，尤其是质量不佳或侧向分辨率限制了边界的正确勾勒。

近年来研究发现，心底部随心动周期在心长轴方向上有一个速度分量，心内 4 个瓣膜的瓣口都以心底部纤维结缔组织支架为基础随心底部一起运动，沿心脏长轴方向测定这些瓣口的血流速度频谱时，探头所记录的频谱实际上是血细胞运动和心底部运动的矢量和。也就是说，探头所记录到的血流速度频谱是被心底部运动调制的合运动，收缩期心底部朝向心尖部运动，而主动脉内的血流却背离心尖运动，主动脉瓣口的血流速度实际上应该是频谱上测得的血流速度与心底部运动速度之和。从理论上看，目前的血流速度频谱的测定方法低估了血流速度或速度时间积分，但我们通常用描绘血流速度频谱外缘的方法测定速度或计算速度时间积分，这样测定的结果又高估了这些指标，于是两个相反方向的错误使结果更接近有创法测得的结果，使它们呈非常显著相关[34]。

尽管存在这些限制，但在许多临床和研究中多普勒测量每搏量还是很有效的手段。

## 二、组织多普勒技术

组织多普勒技术广泛应用于室壁运动成像分析，其能够可靠评价左心室心肌运动，特别是长轴方向的运动情况[36]。该方法已经被其他多种方法，如局部冠状动脉血流灌注和组织学方法证实，是评价心肌收缩功能的可靠手段。其高时间分辨率保证了对心肌运动速度及加速时间等指标评价的准确性。

### （一）测量部位和正常值

同前述测量舒张期二尖瓣环运动速度一样，为了获得可靠的收缩期运动信号，取样容积需放置在二尖瓣环的边缘，使取样线与瓣环运动方向一致，以避免低估组织运动速度。收缩期瓣环运动速度不受前负荷和后负荷的影响，在正常情况下应当高于8cm/s（图7-5-9）。

### （二）组织多普勒法评估左心室收缩功能的临床应用

二尖瓣环收缩期峰值运动速度（$s$）与左心室射血分数和重要的临床结局（如再入院和生存率减低）高度相关。心尖四腔心切面测得的间隔和侧壁瓣环运动速度<7cm/s 对射血分数<45%的敏感度为93%，特异度为87%。另有研究表明，在心尖四腔、心尖两腔和心肌三腔三个切面获得的6个瓣环点平均速度>5.4cm/s 对射血分数>50%的敏感度为88%，特异度高达 97%。对于高血压患者，$s$ 有助于区分运动员生理学左心室肥厚和继发于高血压的肥厚型心肌病。四个瓣环点平均速度<9cm/s 对区分生理性与病理性左心室肥厚的敏感度达 87%，特异度达 97%[36]。

### （三）组织多普勒评价左心室收缩功能的局限性

除了前述的角度依赖性，组织多普勒在探测心肌收缩运动方面还有以下局限性。该技术只能探测心肌的运动情况，无法区分是心肌的主动运动还是被动运动，对于心肌被动摆动和牵拉的情况，可能产生对收缩功能的高估或低估。

## 三、其他指标

### （一）加速时间

除计算每搏量外，多普勒射血曲线可以提供心室功能的其他一些资料。收缩功能正常时，等容收缩期很短、收缩早期压力上升速率很快，加速时间短，这些特点在多普勒曲线上均可显示出来。左心室收缩功能不全时，等容收缩时间（也就是射血前期时间）会渐进性延长，上升速率下降，这些也可在频谱波形中显示出来。另外，除在静息状态下测量这些指标外，一些研究中心提出在运动后记录主动脉射血曲线有助于检测左心室收缩功能不全。

### （二）压力下降速率

当出现二尖瓣反流时，假设声束与二尖瓣反流束角度固定，连续波多普勒速度曲线显示了收缩期左心室、左心房间的压力差。如果收缩功能正常（左心房压也正常），左心室压力上升很快，则二尖瓣反流速度迅速达到最大。如果因为左心室收缩功能不佳，心室压力上升减慢，则二尖瓣反流频谱上也表现为二尖瓣反流速度下降。

二尖瓣反流束的斜率，也就是压力下降速率（$dp/dt$），可以通过随时间压力的变化率测得。压力通过简化的伯努利方程计算得出，时间为两不同反流速度处（如 1m 和 3m 处）之间的时间差（时间间期）。那么，$dp/dt = (4 \times 32 - 4 \times 12)$/时间间期。如果时间间期长，则 $dp/dt$ 下降，说明收缩功能下降。当然只有能够记录到二尖瓣反流，而且整个心动周期中声束与反流夹角为零时才可通过此方法计算[34]。

研究表明，多普勒法测定左心室 d*p*/d*t* 与有创较导管法相比，相关系数为 0.93。如果进行前负荷校正，如 Loutfi 等将其除以 M 型超声心动图测得的左心室舒张末期容积，则可更好地反映心肌收缩状态[37]。

## 第三节 大动脉弹性的评价

动脉弹性降低是心血管疾病的重要表现之一。大动脉弹性降低（僵硬度增加）是孤立性收缩期高血压的关键病因之一，主要影响老年人。动脉弹性降低损伤了大动脉适应收缩期左心射血的能力，提高了脉动性压力负荷，对左心室射血造成了阻碍。目前对于高血压病中脉动性压力负荷增加的不良影响的认识越来越明确。此外，动脉弹性的减低还导致传入肾脏和脑部的压力及血流的脉动性增强，导致靶器官损伤。多普勒超声几乎能够准确无创地测量身体任意段大动脉的动脉弹性（脉搏波传导速度），与有创对照的相关性高达 0.93，系统误差仅为 0.13m/s，且观察者间的一致性很好[38]。此外，一次动脉脉搏波传导速度的多普勒测量仅需 2min，十分适合临床广泛开展。

### （一）多普勒超声测量脉搏波传导速度的方法

多普勒超声测量脉搏波传导速度十分简便，首先测量指定动脉段两端之间的解剖体表距离，然后测量各点处脉冲波多普勒起点至心电图 QRS 波群顶点的时间，计算脉搏波传导至所测动脉段两端的时间差。最后用动脉两端距离除以时间差即得到该段动脉的脉搏波传导速度（图 7-5-14）。

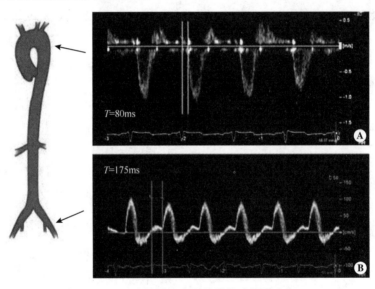

图 7-5-14　多普勒超声测量脉搏波传导速度

A. 主动脉弓远端脉冲多普勒波形，以心电图 R 峰顶点为标记，传播时间为 80ms；B. 左侧髂外动脉脉冲多普勒波形，以心电图 R 峰顶点为标记，传播时间为 175ms。主动脉弓远端与左侧髂外动脉间的体表解剖距离为 630mm，传播时间差为（175-80）=95ms，相除得该段动脉脉搏波传导速度为 6.63m/s

### （二）多普勒超声测量脉搏波传导速度的优势

同临床上目前应用最广泛的动脉张力法相比，多普勒超声的优势在于可以任意选取测量段。动脉张力法由于其设备局限性，仅能在体表动脉搏动明显的位置进行测量，如颈动脉和股动脉，导致其在测量弹性动脉脉搏波传导速度时总是不可避免地混入肌性动脉，对目标弹性动脉的测量结果产生影响。而多普勒超声，不仅可以在体表动脉进行测量，还可以对较深的动脉，如主动脉根部、升主动脉及腹主动脉进行测量，准确得到"纯"目标动脉段的脉搏波传导速度。

（袁丽君　邢长洋）

### 参 考 文 献

[1] Marwick TH, Gillebert TC, Aurigemma G, et al. Recommendations on

the Use of Echocardiography in Adult Hypertension: A Report from the European Association of Cardiovascular Imaging (EACVI) and the American Society of Echocardiography (ASE)? . J Am Soc Echocardiogr, 2015, 28 (7): 727-754.

[2] Otto C M, Pearlman AS. Textbook of clinical echocar- diography. Philadelphia: W. B. Saunders, 1995.

[3] Nishimura RA, Tajik AJ. Evaluation of diastolic filling of left ventricle in health and disease: doppler echocardiography Is the clinician's Rosetta Stone. J Am Coll Cardiol, 1997, 30 (1): 8-18.

[4] Appleton Christopher P, Hatle Liv K. The natural history of left ventricular filling abnormalities: assessment by two-dimensional and Doppler echocardiography. Echocardiography, 1992, 9 (4): 437-457.

[5] Appleton CP, Hatle LK, Popp RL. Demonstration of restrictive ventricular physiology by Doppler echocardiography. J Am Coll Cardiol, 1988, 11 (4): 757-768.

[6] Yu CM, Sanderson JE. Right and left ventricular diastolic function in patients with and without heart failure: effect of age, sex, heart rate, and respiration on Doppler-derived measurements. Am Heart J, 1997, 134 (3): 426-434.

[7] Yamamoto K, Nishimura RA, Chaliki HP, et al. Determination of left ventricular filling pressure by Doppler echocardiography in patients with coronary artery disease: critical role of left ventricular systolic function. J Am Coll Cardiol, 1997, 30 (7): 1819-1826.

[8] Thomas JD, Weyman AE. Echocardiographic Doppler evaluation of left ventricular diastolic function. Physics and physiology. Circulation, 1991, 84 (3): 977-990.

[9] Tabata T, Thomas JD, Klein AL. Pulmonary venous flow by Doppler echocardiography: revisited 12 years later. J Am Coll Cardiol, 2003, 41 (8): 1243-1250.

[10] Rakowski H, Appleton C, Chan KL, et al. Canadian consensus recommendations for the measurement and reporting of diastolic dysfunction by echocardiography: from the Investigators of Consensus on Diastolic Dysfunction by Echocardiography. J Am Soc Echocardiogr, 1996, 9 (5): 736-760.

[11] Dini FL, Michelassi C, Micheli G, et al. Prognostic value of pulmonary venous flow Doppler signal in left ventricular dysfunction: contribution of the difference in duration of pulmonary venous and mitral flow at atrial contraction. J Am Coll Cardiol, 2000, 36 (4): 1295-1302.

[12] Meijburg HW, Visser C A, Westerhof P W, et al. Normal pulmonary venous flow characteristics as assessed by transesophageal pulsed Doppler echocardiography. J Am Soc Echocardiogr, 1992, 5 (6): 588.

[13] Farias CA, Rodriguez L, Garcia M J, et al. Assessment of diastolic function by tissue Doppler echocardiography: comparison with standard transmitral and pulmonary venous flow. J Am Soc Echocardiogr, 1999, 12 (8): 609-617.

[14] Appleton CP. Doppler assessment of left ventricular diastolic function: the refinements continue. J Am Coll Cardiol, 1993, 21 (7): 1697.

[15] Jacobs LE. , Kotler MN, Parry WR. Flow Patterns in dilated cardiomyopathy: a pulsed-wave and color flow Doppler study. J Am Soc Echocardiogr, 1990, 3 (4): 294-302.

[16] Takatsuji H, Mikami T, Urasawa K, et al. A new approach for evaluation of left ventricular diastolic function: apatial and temporal analysis of left ventricular filling flow propagation by color M-mode Doppler echocardiography. J Am Coll Cardiol, 1996, 27 (2): 365-371.

[17] Garcia MJ, Smedira NG, Greenberg NL, et al. Color M-mode Doppler flow propagation velocity is a preload insensitive index of left ventricular relaxation: animal and human validation. J Am Coll Cardiol, 2000, 35 (1): 201-208.

[18] Garcia MJ, Thomas JD, Klein AL. New Doppler echocardiographic applications for the study of diastolic function. J Am Coll Cardiol, 1998, 32 (4): 865-875.

[19] Nishihara K, Mikami T, Takatsuji H, et al. Usefulness of early diastolic flow propagation velocity measured by color M-mode Doppler technique for the assessment of left ventricular diastolic function in patients with hypertrophic cardiomyopathy. J Am Soc Echocardiogr, 2000, 13 (9): 801-808.

[20] Derumeaux G, Ovize M, Loufoua J, et al. Doppler tissue imaging quantitates regional wall motion during myocardial ischemia and reperfusion. Circulation, 1998, 97 (19): 1970-1977.

[21] Sohn DW, Chai IH, Lee DJ, et al. Assessment of mitral annulus velocity by Doppler tissue imaging in the evaluation of left ventricular diastolic function. J Am Coll Cardiol, 1997, 30 (2): 474-480.

[22] Nagueh SF, Middleton KJ, Kopelen HA, et al. Doppler tissue imaging: a noninvasive technique for evaluation of left ventricular relaxation and estimation of filling pressures. J Am Coll Cardiol, 1997, 30 (6): 1527-1533.

[23] Wang M, Yip G W, Wang AY, et al. Tissue Doppler imaging provides incremental prognostic value in patients with systemic hypertension and left ventricular hypertrophy. J Hypertens, 2005, 23 (1): 183-191.

[24] Nagueh SF, Smiseth OA, Appleton CP, et al. Recommendations for the Evaluation of Left Ventricular Diastolic Function by Echocardiography: An Update from the American Society of Echocardiography and the European Association of Cardiovascular Imaging. Eur Heart J Cardiovasc Imaging, 2016, 17 (12): 1321-1360.

[25] Nagueh SF, Mikati I, Kopelen HA, et al. Doppler estimation of left ventricular filling pressure in sinus tachycardia. A new application of tissue doppler imaging. Circulation, 1998, 98 (16): 1644-1650.

[26] Dumesnil JG, Gaudreault G, Honos GN, et al. Use of Valsalva maneuver to unmask left ventricular diastolic function abnormalities by Doppler echocardiography in patients with coronary artery disease or systemic hypertension. Am J Cardiol, 1991, 68 (5): 515-519.

[27] Schwammenthal E, Popescu BA, Popescu AC, et al. Noninvasive assessment of left ventricular end-diastolic pressure by the response of the transmitral a-wave velocity to a standardized Valsalva maneuver. Am J Cardiol, 2000, 86 (2): 169-174.

[28] 袁丽君, 曹铁生, 段云友. 平静呼吸对正常人心内血流速度影响的超声心动图研究. 中华超声影像学杂志, 2002, 11 (12): 736-739.

[29] Hurrell DG, Nishimura RA, Ilstrup DM, et al. Utility of preload alteration in assessment of left ventricular filling pressure by Doppler echocardiography: a simultaneous catheterization and Doppler echocardiographic study. J Am Coll Cardiol, 1997, 30 (2): 459-467.

[30] Brunner-La Rocca HP, Rickli H, Attenhofer Jost CH, et al. Left ventricular end-diastolic pressure can be estimated by either changes in transmitral inflow pattern during valsalva maneuver or analysis of

pulmonary venous flow. J Am Soc Echocardiogr，2000，13（6）：599-607.

[31] 游树荣，刘霞，郤占军. 多普勒超声心动图检测肺静脉及二尖瓣血流评价左室舒张功能. 中国医学影像技术，1999，15（9）：698-700.

[32] Nagueh SF，Appleton CP，Gillebert TC，et al. Recommendations for the evaluation of left ventricular diastolic function by echocardiography. Eur J Echocardiogr，2009，10（2）：165-193.

[33] Mancia G，Fagard R，Narkiewicz K，et al. 2013 ESH/ESC Guidelines for the management of arterial hypertension：the Task Force for the Management of arterial hypertension of the European Society of Hypertension（ESH）and of the European Society of Cardiology（ESC）. Eur Heart J，2013，34（28）：2159-2219.

[34] 曹铁生，段云友. 多普勒超声诊断学. 北京：人民卫生出版社，2014.

[35] 张运. 多普勒超声心动图学. 青岛：青岛出版社，1988.

[36] Mor-Avi V，Lang RM，Badano LP，et al. Current and evolving echocardiographic techniques for the quantitative evaluation of cardiac mechanics：ASE/EAE consensus statement on methodology and indications endorsed by the Japanese Society of Echocardiography. J Am Soc Echocardiogr，2011，24（3）：277-313.

[37] Loutfi H，Nishimura RA. Quantitative evaluation of left ventricular systolic function by Doppler echocardiography techniques. Echocardiography，1994，11（3）：305-314.

[38] Styczynski G，Rdzanek A，Pietrasik A，et al. Echocardiographic assessment of aortic pulse-wave velocity：validation against invasive pressure measurements. J Am Soc Echocardiogr，2016，29（11）：1109-1116.

# 第六章

# 高血压血管结构与功能检测及评价

尽管血压可以预测心脑血管并发症，但仅观察血压无法准确评估治疗过程中心血管病变的进展情况。高血压患者血管结构与功能的检测，不仅有助于准确评估高血压风险、进行心血管危险分层，还可帮助医师监测高血压疾病进程，了解患者血压管理的质量，更合理地选择降压药物，选择具有血管活性的药物。

随着影像与计算技术的进步，直接、无创、重复测量动脉血管的结构与功能已成为可能。动脉血管的结构检测除了测量斑块的数量与大小之外，还包括测量动脉血管的内径大小、整个或部分血管壁的厚度，如主动脉内径、表浅动脉内膜中层厚度及小动脉腔壁比值等。这些大、小动脉的结构检测指标可用于评估心血管风险，也可预测心脑血管并发症，但在评估治疗效果时，往往不敏感或需长期观察。动脉血管的功能既可直接检测，如测量大动脉弹性功能的脉搏波传导速度（pulse wave velocity，PWV）、反射波增强指数（augmentation index，AI）及内皮功能血流介导的血管扩张（flow-mediated dilation，FMD），也可通过测定生物样本中的一些标志物间接反映血管功能，如尿液中白蛋白的排泄量、血液中与一氧化氮合成有关的若干化合物。直接检测通常需要专用的仪器，但结果更可靠；而后者影响因素较多，因敏感性与特异性较差，诊断准确性较差。动脉血管的功能检测指标虽然不像结构检测指标稳定，但也可用于评估心血管风险、预测心脑血管并发症[1-3]。而且在评估治疗效果时，更有可能在个体水平上、在有限时间里观察到治疗所带来的变化，因而可能更适用于观察各种危险因素干预治疗的效果，具有更高的临床应用价值。

## 第一节　血管结构检测项目及评价

### 一、动脉内-中膜厚度

Bonithon-Kopp 等[4]通过病理学研究表明，动脉壁内-中膜复合体会随着动脉硬化病情的进展而增厚，颈动脉动脉内-中膜厚度（intima-media thickness，IMT）可以反映全身血管病变程度。颈动脉 IMT 是指颈动脉超声检查中动脉血管壁的"双线样"回声，分别代表管腔和内膜间的界面及中膜与外膜间的界面，两条回声线间的距离为动脉管壁的 IMT，为目前描述最多和最常用的指标。动脉 IMT 在成年人中已经被广泛用于动脉粥样硬化负荷及预后危险的评价。Salonen 等[5]在对 1257 例男子的前瞻性研究中发现，超声测量 IMT 每增厚 0.1mm，发生急性心肌梗死的危险性就增加 11%。颈动脉粥样硬化与冠状动脉粥样硬化性心脏病（冠心病）事件的相关程度比脑血管病事件的相关性更高，二维超声能清晰显示动脉管壁的"双线样"回声，并可准确测量其厚度，这使得超声测量 IMT 成为一种有效评价动脉弹性、反映血管病变程度的无创性方法。该方法的准确性得到了科研和临床实践双方面的有力证实。Lee 等通过研究提出，IMT 与未来冠状动脉事件的发生相关，而反映动脉硬化指标如 PWV 则与非心肌疾病所致的左心室舒张功能呈正相关。

（一）受检者要求

（1）空腹或餐后 2h 以上。
（2）检查前一天及检查当天禁止饮酒，检查当天禁止饮用咖啡及浓茶，检查当天禁止吸烟。

（二）受检者检查前准备

（1）患者取坐位或平卧位，安静状态下休息3min方可开始进行检测。

（2）取下项链等颈部饰物，避免穿高领衣服。

（三）仪器选择

超声探头采用5.0～10.0MHz线阵探头。

（四）检查方法

**1. 受检者体位** 受检者取仰卧位，去枕平卧，双臂置于身体两侧，头颈部尽量仰伸使颈部充分显露，头转向被检侧的对侧。连接肢体导联心电监测，同步实时监测肢体导联心电图。

**2. 测量指标** 取颈总动脉分叉处近端后壁1.5cm处测量颈总动脉内–中膜厚度，若该处存在粥样硬化斑块病变则取病变近端1.5cm处测量颈总动脉内–中膜厚度。

（五）正常值

动脉内–中膜厚度的正常值：20～39岁时＜0.65mm；40～59岁时＜0.75mm；＞60岁时＜0.85mm，高于该年龄段正常值则被判定为内–中膜增厚。

# 二、踝臂指数

踝臂指数（ABI）即胫后动脉收缩压与肱动脉收缩压的比值，反映下肢动脉开放情况。可采用超声多普勒、听诊法、示波法测定上、下肢血压，但采用全自动动脉硬化检测仪具有灵敏度高、同步性和准确性好的特点。ABI＜0.9提示存在下肢血管病变而导致下肢动脉血流降低。李觉等[6]研究证实，ABI在诊断下肢动脉疾病时的灵敏度、特异度均高，好于动脉造影。同时，由于存在外周血管病，冠心病、脑卒中的风险增加。因此，ABI是心血管病事件的强预测因子，专家对此已达成共识，并在欧洲心血管学会（ESC）/欧洲高血压学会（ESH）的高血压指南中将其列为危险分层的评估指标之一。

ABI作为疾病预测或风险评估的参数特异性强，但敏感性并不高，Doobay等的研究结果显示，ABI＜0.9预测将来发生冠心病的敏感度和特异度

分别为16.5%和92.7%，预测脑卒中敏感度和特异度分别为16.0%和92.2%，预测心血管病病死率敏感度和特异度分别为41.0%和87.9%。研究者认为，ABI预测心血管疾病预后的特异性高，但敏感性低，应作为心血管疾病危险人群风险评估的一部分。Feringa等[7]发现，休息时ABI值正常而运动后ABI下降的患者，其死亡风险较休息、运动时ABI都正常的患者明显升高，可见运动后ABI值比静息ABI值具有更高的敏感性。

（一）受试者检查前准备

（1）避免身着紧身衣裤。

（2）检查前脱去外衣及厚毛衣类服装，可着薄夏装；脱去紧身裤并将宽松裤子挽至膝水平，宽松裤子与膝之间至少能够容纳一指；除去袜子，女士可着薄丝袜。

（3）保持安静并取平卧位3min。

（二）检测方法

**1. 受试者体位** 患者取去枕仰卧体位，双手手心向上置于身体两侧。

**2. 检测过程** 将四肢血压袖带缚于上臂及下肢踝部。上臂袖带下缘距肘窝横纹2～3cm，袖带松紧度以恰好能放进一指为宜，听诊器置于肘窝肱动脉搏动处；下肢袖带下缘距内踝5cm，袖带松紧度同上，听诊器置于足背动脉搏动处；采用超声多普勒或压力振荡法分别测定双侧上肢、下肢的收缩压。四肢血压均使用成人上肢测压袖带（橡胶袋长24cm，宽12cm），按国际通用的Krotkoff分期法确定收缩压。对每位受试者均设定采集2次，2次间隔3min以上，取其平均值资料为最后结果。

（三）测定指标

踝臂指数（ABI）的计算方法：分别以测定的下肢收缩压与上肢收缩压中较高的一侧收缩压相除，所得结果即为双侧ABI。

（四）参考范围

0.9＜ABI＜1.3：正常；ABI＞1.3：动脉钙化；0.8＜ABI＜0.9：动脉阻塞的可能性高；0.5＜ABI＜0.8：有一处存在动脉阻塞；ABI＜0.5：有多处存

在动脉阻塞。

# 第二节　血管功能和生物标志物检测及评价

## 一、脉搏波传导速度

脉搏波传导速度（PWV）取决于动脉壁的生物力学特性（黏弹性）、血管几何特征（腔径与壁厚度）及血液密度。由于血管几何特征和血液密度变化相对较小，PWV 的大小可反映动脉壁硬度，PWV 值越大，表明动脉弹性越差，动脉硬化程度越重。国外学者通过对浅表大动脉，如颈动脉、股动脉、肱动脉的 PWV 研究[8, 9]指出，在高血压早期出现的动脉壁弹性降低即可通过 PWV 增快得到提示，PWV 值越高，动脉弹性越差。有研究[10]发现高血压患者各部位 PWV 显著增加，颈-股动脉脉搏波传导速度（cf-PWV）、颈-桡动脉脉搏波传导速度（cr-PWV）的主要相关因素相同（年龄、收缩压和性别），但强度略有不同；cr-PWV 的主要影响因素是性别和舒张压。虽然目前我们仍无法消除利用超声法检测 PWV 时因非于同一心动周期进行检测而带来的误差，但这种监测方法在评估高血压病血管损害程度方面的应用价值仍是不可忽视的。诸多大动脉功能检测中，PWV 是唯一被欧洲高血压指南推荐作为心血管危险分层的指标。其优点是方法简便、易行、不受反射波影响，可以早期反映动脉功能改变。其局限性为体表动脉两点距离并不总是代表体内动脉的真正距离，且受血压、心率的影响。Cecelja 等[11]研究发现，PWV 是高血压患者发生心血管事件的独立预测因子。

### （一）受检者要求

（1）空腹或餐后 2h 以上。

（2）检查前一天及检查当天禁止饮酒，检查当天禁止饮用咖啡及浓茶，检查当天禁止吸烟。

（3）避免穿着高领衣服。

### （二）检查前准备

受试者取坐位或平卧位，安静状态下休息 3min 方可开始进行检测。

### （三）检测方法

受试者取仰卧位，去枕平卧，双手手心向上置于身体两侧，选择右侧颈总动脉和股动脉（或桡动脉、足背动脉）作为测量部位，沿动脉的体表走行位置探查动脉搏动最明显处，将压力感受器置于颈动脉和股动脉（或桡动脉、足背动脉）搏动最明显处，测量这两点的体表距离并输入计算机（注意：测量颈-桡距离时右上肢应手心向上并外展 90°，与身体长轴垂直）。PWV（m/s）=测量动脉节段的体表距离（m）/波传导时间（s）。

### （四）测定指标及其正常值

**1. 颈-股脉搏波传导速度**　正常值<9m/s。

**2. 颈-桡脉搏波传导速度**　正常范值<9m/s。

## 二、心-踝血管指数

日本学者在 PWV 的基础上推算出心-踝血管指数（cardio-ankle vascular index，CAVI）这一新的血管硬化检测指标，它克服了测量过程中受血压影响的问题[12]。将超声中的僵硬度系数β引用到CAVI中，排除了血压对检测结果的影响，重复性好。在判断动脉硬化程度时，CAVI 不仅考虑到脉搏波的传导速度，还综合了血管管径的变化（收缩期的血管管径和舒张期的血管管径的变量），使得 CAVI 更接近人体血管实际的弹性。有学者[13]通过对高血压患者行降压治疗后发现，血压下降并不伴随 CAVI 下降，它反映主动脉、股动脉和踝动脉等大动脉的整体僵硬度和顺应性。而大动脉弹性减退、僵硬度增加与心脑血管病的病死率密切相关，也是发生动脉粥样硬化性心血管疾病的强预测因素。它在研究和诊断动脉系统疾病时有重要的临床价值[14]。

## 三、反射波增强指数

通过脉搏波传导速度分析可推算反射波增强指数（AI），即反射波的增强压/脉压。AI 反映动脉的弹性，但受身高和心率的影响。正常人中心动脉压由中心向外周有一逐渐放大的作用，当这种作用降低时，AI 可反映出大动脉僵硬度的增加。通过这种差值的动态变化也间接推测出动脉僵硬程度。近年来，随着技术的发展和设备的改进，AI 在评价动脉僵硬度方面的价值越来越受到关注，已被不少大型研究采用。动脉硬化时，动脉顺应性降低，反射波的传导速度加快，使本应落在中心动脉舒张期的反射波提前到收缩晚期，使中心动脉收缩末期压力及 AI 升高[15]，所以 AI 的升高提示动脉僵硬度增加。

## 四、大动脉弹性指数和小动脉弹性指数

大动脉弹性指数（$C_1$）和小动脉弹性指数（$C_2$）是动脉弹性功能测定仪上显示出来的动脉弹性功能指数。因此，它与心血管疾病各种早期危险因素（如高血压）密切相关，是反映内皮功能损害的早期指标。$C_1$ 和 $C_2$ 之间也有很好的相关性，提示在心血管危险因素长期作用下，大、小动脉弹性均有减退。$C_1$ 和 $C_2$ 分别反映大、小动脉弹性功能，$C_1$ 和 $C_2$ 越小，表示大、小动脉弹性越差。许多研究已经证实，$C_1$ 和 $C_2$ 能较敏感、较早期地发现动脉弹性功能减退，尤其 $C_1$ 可最早受影响。有人对国内常用的 PWV、AI、大小动脉弹性 3 种动脉功能检测方法进行重复性研究发现，cf-PWV、AI、$C_1$ 和 $C_2$ 重复测量的均值无统计学差异，但 $C_1$、$C_2$ 变异系数较大，cf-PWV、AI 和 $C_2$ 两次测量结果相关性好，如采用 Bland-Ahman 作图法证实 cf-PWV 的一致性程度最高，而 $C_2$ 较低，因此方法学上的优势也使 cf-PWV 成为评价心血管危险因素公认的手段之一[16]。

（一）受检者要求

（1）空腹或餐后 2h 以上。

（2）检查前一天及检查当天禁止饮酒、咖啡及浓茶，检查当天禁止吸烟。

（二）检查前准备

（1）环境温度控制在 23℃；受检者取坐位或平卧位，安静状态下休息 15min 开始进行检测。

（2）询问受试者基本资料并输入自动检测装置，如姓名、性别、出生日期、身高、体重。

（三）检查方法

**1. 受检者体位**　受检者取仰卧位，保持正常呼吸，全身放松。

**2. 测量方法**　将合适大小的袖带置于受检者左上臂，触摸右侧桡动脉搏动最强处并做标记。桡动脉搏动最强处一般在桡骨远端外侧隆突与肌腱之间，距拇指基底部约 2cm。然后将腕部固定装置缚在右前臂和腕部，使固定装置支架上的平面压力波测定探头置于右侧桡动脉搏动最强处。缓慢调节固定装置支架上的旋钮，直到获得理想的桡动脉脉搏压力波形和最大的信号强度。同步启动左上臂血压测量和右侧桡动脉脉搏压力波记录（共 30s）。仪器内的软件系统以每秒采集 200 个数据的速度自动识别、计算并显示压力波形和动脉弹性功能数据。

（四）测定指标

测定指标包括大动脉弹性指数 $C_1$（ml/mmHg×10）和小动脉弹性指数 $C_2$（ml/mmHg×100）。

（五）正常标准（仅供参考）

（1）60 岁以下健康成人 $C_1$ 一般 >10（ml/mmHg×10），$C_2$>6（ml/mmHg×100）。

（2）$C_1$：15～30 岁 >18（ml/mmHg×10）；31～45 岁 >16（ml/mmHg×10）；46～60 岁 >14（ml/mmHg×10）；60 岁以上 >10（ml/mmHg×10）。

（3）$C_2$：15～30 岁 >8（ml/mmHg×100）；31～45 岁 >7（ml/mmHg×100）；46～60 岁 >6（ml/mmHg×100）；60 岁以上 >5（ml/mmHg×100）。

## 五、动脉硬化指数

理论上，舒张压应随收缩压升高而升高，但当大动脉僵硬度增加时，收缩压升高，舒张压反而降低。因此，Li 等[17]发现，采用动态血压，用 1 减去舒张压与收缩压变化的回归斜率，可作为评价动脉硬化的指标。经验证，动脉硬化指数（ambulatory arterial stiffness index，AASI）与心血管预后及其他传统的动脉检测方法（如 PWV、中心动脉 AI 等）具有较高的相关性。

AASI 是对动脉硬化的综合评估，反映左心室射血、脉搏波反射及致动脉硬化正负两方面因素的综合效应。其检测方便易行，是通过对 24h 动态血压监测的数据进行公式计算得到，能较好地反映压力容量曲线的整体状态，从而反映动脉管壁硬化的内在情况，对心脑血管事件及靶器官损害亦有一定的预测价值[18]。

## 六、血流介导的血管舒张功能

1992年Celermajer等[19]首次建立了无创肱动脉超声评价内皮功能的方法，即通过测量肱动脉血流介导的血管扩张（FMD）功能来评价内皮功能。其原理是基于血管对管腔内理化刺激的反应与其自身调节、调整流量及分布的能力相关。FMD可以描述因管腔血流量和血管壁剪切应力增加所致的动脉血管舒张。肱动脉FMD是目前最常用的无创性血管内皮功能检测技术，评估结果显示其与在冠状动脉造影情况下血管直径对乙酰胆碱的反应性变化相一致，高度提示FMD与冠状动脉内皮功能密切相关[20]。但肱动脉FMD受到昼夜变化、膳食、吸烟、身体活动、血管活性药物使用及操作者技术熟练程度等多因素的影响，因此检测时应注意避免。

### （一）受检者要求

（1）空腹或餐后2h以上。

（2）检查前一天及检查当天禁止饮酒，检查当天禁止饮用咖啡及浓茶，同时也禁止吸烟。

### （二）检查前准备

受检者取坐位或平卧位，安静状态下休息3min方可开始进行检测。

### （三）检查方法

**1. 受检者体位**　受检者取仰卧位，去枕平卧，双臂置于身体两侧，选择一侧（一般为右侧）上臂肱动脉为受检动脉，该侧手臂轻度外展15°，手心向上（前），并保持该侧上臂肌肉放松。连接肢体导联心电监测，同步实时监测肢体导联心电图。

**2. 测量方法**　以纵切面扫描肱动脉，扫描位置取肘横纹处至肘上3cm之间，探头轻压在皮肤表面，以能够清晰显示动脉前后壁而不致令动脉受压变形为准。在整个测试过程中，超声探头位置固定（可使用专用探头固定装置，或在皮肤表面做标记），每次测量肱动脉内径均取同一部位。首先记录基础肱动脉二维图像及其多普勒血流频谱（测定方法同上），然后按照测量血压标准方法将血压计袖带缚于该侧上臂，袖带下缘位于肘横纹以上2～3cm处，将袖带充气至高于收缩压50mmHg并完全阻断血流10min，10min内监测袖带内压力，使压力波动不超过10mmHg。血流阻断过程中嘱受检者安静并保持上述体位不变。10min后迅速放气（放气过程保持在5s以内），记录放气后45s内肱动脉二维及多普勒血流图像（其中包括在放气后15s内记录多普勒血流图像，放气后45s内测量动脉内径，测定资料及方法同上）。

### （四）测定指标

**1. FMD功能**　动脉反应性充血后内径相对于动脉基础内径变化的百分率，代表动脉内皮功能。

**2. 计算方法**　FMD=（动脉反应性充血后内径－动脉基础内径）/动脉基础内径×100%。

**3. 正常标准**　大于10.0%。

## 七、生物标志物

越来越多的证据显示内皮功能障碍是动脉粥样硬化性血管病变的早期表现，其发生时间远远早于血管造影，且能够得到动脉粥样的硬化证据。采用多种实验室方法能够直接分析血液中血管内皮细胞释放的各种生物活性介质的水平以评价内皮功能，包括超敏C反应蛋白、同型半胱氨酸、B型脑钠肽、纤维蛋白原、血管性血友病因子、可溶性血栓调节蛋白、E选择素及非对称性二甲基精氨酸等。

## 第三节　降压治疗保护血管功能的临床试验证据

在指南推荐的五大类降压药物中，血管紧张素转化酶抑制剂（ACEI）是研究血管功能较多的一类药物。根据Shahin等[21, 22]进行的荟萃分析，在以PWV为血管功能指标的研究中，有5项安慰剂对照的临床试验（n=2469）；有9项与其他种类降压药物对比的临床试验[n=2378，血管紧张素受体拮抗剂（ARB）4项，钙通道阻滞剂与利尿剂各3项，β受体阻滞剂2项，ACEI与ARB联合1项。因为1项试验可以包含2个以上治疗药物组，因此各项药物相加大于试验总数]，与安慰剂相比，ACEI平均降低cf-PWV 1.69m/s（95%CI为1.33～2.05）；ACEI与这些药物相比，cf-PWV差异较小，仅为0.19m/s（95%CI为-0.21～0.59）[21]。在反射波增强指数（AI）

研究中，有 7 项安慰剂对照临床试验（$n$=2618）；有 7 项与其他种类降压药物对比的临床试验（$n$=2323，ARB 1 项，钙通道阻滞剂 3 项，β 受体阻滞剂 7 项，利尿剂 4 项，ACEI 与 ARB 联合 1 项），与安慰剂相比，ACEI 平均降低 AI 3.79%（95%CI 为 1.63～5.96）；与这些药物相比，ACEI 平均降低 AI 1.84%（95%CI 为 0.68～3.00），尽管 ACEI 与其他 4 类药物相比均有明显优势，但仅与 β 受体阻滞剂对比时，差异有统计学意义，为 1.60%（95%CI 为 0.36～2.84）[21]。在 FMD 研究中，有 10 项安慰剂或无治疗对照临床试验（$n$=21 129）；有 11 项与其他种类降压药物对比临床试验（$n$=2805，ARB 7 项，钙通道阻滞剂与 β 受体阻滞剂各 4 项），与安慰剂相比，ACEI 平均增加 FMD 1.26%（95%CI 为 0.46～2.07）；与这些药物相比，ACEI 平均增加 FMD 0.89%（95%CI 为 0.22～1.56）。ACEI 与 ARB 相比，差异无统计学意义（$P$=0.21，95%CI 为 -0.24～0.66），但与钙通道阻滞剂及 β 受体阻滞剂对比，差异均有统计学意义，分别为 2.15%（95%CI 为 0.55～3.75）与 0.59%（95%CI 为 0.05～1.13）[22]。与钙通道阻滞剂对比的 4 项试验的结果存在显著异质性（$P$<0.01），ACEI 与尼群地平或硝苯地平相比[23-25]，差异显著，但在与氨氯地平相比的 2 项试验中，培哚普利增加 FMD 差异显著[25]，而雷咪普利对 FMD 的增加则不显著[26]。在一项 ACEI 与利尿剂对比试验中，两类药物对 1 型糖尿病患者 FMD 的作用未观察到显著差别[27]。

β 受体阻滞剂也是血管研究中使用较多的一类药物，但通常都是作为试验的对照药物。从以上荟萃分析可看出，与 ACEI 相比，β 受体阻滞剂对 cf-PWV 的作用并无明显劣势，但对 AI 与 FMD 的作用则有较明显劣势[22]。在一项有关 β 受体阻滞剂对 AI 作用的荟萃分析中发现，有 9 项与其他种类降压药物对比的试验（$n$=2754，ACEI 6 项，ARB、钙通道阻滞剂、利尿剂各 3 项，β 受体阻滞剂 1 项），β 受体阻滞剂治疗组 AI 平均高出 8.6%（95%CI 为 6.7～10.4），与所有其他四大类降压药物相比，β 受体阻滞剂对 AI 的作用均有明显劣势，与 ACEI 相比差别最大，为 10.9%（95%CI 为 7.6～14.2）[28]。在另一项荟萃分析中发现，β 受体阻滞剂即便与安慰剂相比（3 项研究）或与 ARB 联合（1 项研究与 ARB/钙通道阻滞剂联合相比），仍有显著劣势，分别为

6.87%（95%CI 为 2.42～11.14）和 3.24%（95%CI 为 1.72～4.77）[29]。

利尿剂的研究较少。但从 ACEI 荟萃分析中可发现，利尿剂降低 cf-PWV 或 AI 的作用与 ACEI 相比未观察到显著差别[21]，但其降低 AI 的作用则优于 β 受体阻滞剂[28]。在一项荟萃分析中发现，有 2 项安慰剂对照试验，与安慰剂相比，利尿剂平均仅降低 AI 3.47%（95%CI 为 -2.15～9.10）[29]。但在与 ARB 联合应用的 1 项试验中，其降低 AI 的作用则显著低于 ARB/钙通道阻滞剂联合，与对照组相比差别为 4.84%（95%CI 为 3.00～6.69）[29]。

钙通道阻滞剂的血管功能研究较少。以上荟萃分析显示，与 ACEI 相比，钙通道阻滞剂对 cf-PWV、AI 的作用无显著差异[4]，但对 FMD 的作用则有显著劣势[5]；与 β 受体阻滞剂相比，钙通道阻滞剂降低 AI 的作用有显著优势[28]。不同钙通道阻滞剂之间可能存在较大异质性。在日本进行的 4 项随机对照试验对比了钙通道阻滞剂（氨氯地平 2 项[30, 31]，硝苯地平控释片或缓释片 3 项[31-33]，西尼地平 1 项）与其他种类降压药物（ACEI 1 项[32]，ARB 4 项[30-33]）对 PWV 的作用。结果显示，与坎地沙坦相比，氨氯地平降低肱-踝脉搏波传导速度（ba-PWV）的作用较弱[31]，但与缬沙坦相比，降低 ba-PWV 作用的差别则无统计学意义[30]。与 ARB 或 ACEI 相比，硝苯地平控释片或缓释片或西尼地平对 ba-PWV 的作用较弱[31-33]。ARB 的血管功能研究较多。从以上荟萃分析可看出，与 ACEI 相比，ARB 对 cf-PWV、AI、FMD 的作用相似，治疗前后的变化略弱[21, 22]；与 β 受体阻滞剂相比，ARB 降低 AI 的作用有显著优势[11]；与钙通道阻滞剂相比，ARB 降低 PWV 的作用也有显著优势[21]。

综合分析上述临床试验证据可以得出以下结论：五大类降压药物均可通过降低血压而降低 PWV，改善大动脉的弹性功能，药物之间对比差别不大；肾素-血管紧张素系统阻滞剂对血管功能的保护作用较强，也进一步比较了这一系统的两大类药物，ACEI 作用略强；β 受体阻滞剂对血管功能的影响较弱，是五大类降压药物中唯一升高 AI 的降压药物；钙通道阻滞剂与利尿剂对血管功能的作用居中。但同时也可看出，每类药物中的不同药物之间都可能存在较大异质性，除了和这些药物的降压作用有关之外，药物的某些化学或生物学特性可能

具有重要作用，如脂溶性药物可能更易到达血管壁，从而对血管产生更大作用。

（何　江　陶　军）

## 参 考 文 献

[1] Vlachopoulos C，Aznaouridis K，Stefanadis C. Prediction of cardiovascular events and all-cause mortality with arterial stiffness：a systematic review and meta-analysis. J Am Coll Cardiol，2010，55（13）：1318-1327.

[2] Vlachopoulos C，Aznaouridis K，O'Rourke MF，et al. Prediction of cardiovascular events and all-cause mortality with central haemodynamics：a systematic review and meta-analysis. Eur Heart J，2010，31（15）：1865-1871.

[3] Yeboah J，Folsom AR，Burke GL，et al. Predictive value of brachial flow-mediated dilation for incident cardiovascular events in a population-based study：the multi-ethnic study of atherosclerosis. Circulation，2009，120（6）：502-509.

[4] Bonithon-Kopp C，Touboul PJ，Berr C，et al. Relation of intima-media thickness to atherosclerotic plaques in carotid arteries. The Vascular Aging（EVA）Study. Arterioscler Thromb Vasc Biol，1996，16（2）：310-316.

[5] Salonen JT，Salonen R. Ultrasound B-mode imaging in observational studies of atherosclerotic progression. Circulation，1993，87（3 Suppl）：1156-1165.

[6] 李觉，乔永霞，孙英贤，等. 踝臂指数诊断下肢动脉疾病的敏感性和特异性. 中华老年医学杂志，2008，27（9）：641-644.

[7] Feringa HH，Bax JJ，van Waning VH，et al. The long-term prognostic value of the resting and postexercise ankle-brachial index. Arch Intern Med，2006，166（5）：529-535.

[8] Boutouyrie P，Tropeano AI，Asmar R，et al. Aortic stiffness is an independent predictor of primary coronary events in hypertensive patients；A longitudinal study. Hypertension，2002，39（1）：10-15.

[9] Sutton-Tyrrell K，Mackey RH，Holubkov R，et al. Measurement variation of aortic pulse wave velocity in the elderly. American Journal of Hypertension，2001，14（5Pt1）：463-468.

[10] 张明华，叶平，骆雷鸣，等. 高血压患者不同部位脉搏波速度和反射波增强指数的变化及相关因素. 临床心血管病杂志，2012，（11）：846-850.

[11] Cecelja M，Chowienczyk P. Role of arterial stiffness in cardiovascular disease. JRSM Cardiovasc Dis，2012，1（4）：11-21.

[12] Sun CK. Cardio-ankle vascular index（CAVI）as an indicator of arterial stiffness. Integr Blood Press Control，2013，6：27-38.

[13] Bokuda K，Ichihara A，Sakoda M，et al. Blood pressure-independent effect of candesartan on cardio-ankle vascular index in hypertensive patients with metabolic syndrome. Vasc Health Risk Manag，2010，6：571-578.

[14] Sato Y，Nagayama D，Ban N，et al. Cardio Ankle Vascular Index（CAVI）is an independent predictor of cardiovascular events. European Heart Journal，2013，7（3-4）：311-314.

[15] 沈乐，陈晓虎，李燕，等. 影响老年人反射波增强指数的诸因素. 中华高血压杂志，2008，（7）：621-624.

[16] 左君丽，葛茜，初少莉，等. 3 种无创性动脉功能测量在健康人中的重复性. 中华高血压杂志，2009，（2）：133-136.

[17] Li Y，Wang JG，Dolan E，et al. Ambulatory arterial stiffness index derived from 24-hour ambulatory blood pressure monitoring. Hypertension，2006，47（3）：359-364.

[18] Kollias A，Stergiou GS，Dolan E，et al. Ambulatory arterial stiffness index：a systematic review and meta-analysis. Atherosclerosis，2012，224（2）：291-301.

[19] Celermajer DS，Sorensen KE，Gooch VM，et al. Non-invasive detection of endothelial dysfunction in children and adults at risk of atherosclerosis. Lancet，1992，340（8828）：1111-1115.

[20] Anderson EA，Mark AL. Flow-mediated and reflex changes in large peripheral artery tone in humans. Circulation，1989，79（1）：93-100.

[21] Shahin Y，Khan JA，Chetter I. Angiotensin converting enzyme inhibitors effect on arterial stiffness and wave reflections：a meta-analysis and meta-regression of randomised controlled trials. Atherosclerosis，2012，221（1）：18-33.

[22] Shahin Y，Khan JA，Samuel N，et al. Angiotensin converting enzyme inhibitors effect on endothelial dysfunction：a meta-analysis of randomised controlled trials. Atherosclerosis，2011，216（1）：7-16.

[23] Uehata A，Takase B，Nishioka T，et al. Effect of quinapril versus nitrendipine on endothelial dysfunction in patients with systemic hypertension. Am J Cardiol，2001，87（12）：1414-1416.

[24] Li F，Fang Z，Tian QY，et al. Effect of ramipril on endothelial dysfunction in patients with essential hypertension. Clin Drug Invest，2002，22（7）：449-453.

[25] Ghiadoni L，Magagna A，Versari D，et al. Different effect of antihypertensive drugs on conduit artery endothelial function. Hypertension，2003，41（6）：1281-1286.

[26] Koh KK，Quon MJ，Han SH，et al. Distinct vascular and metabolic effects of different classes of anti-hypertensive drugs. Int J Cardiol，2010，140（1）：73-81.

[27] McFarlane R，McCredie RJ，Bonney MA，et al. Angiotensin converting enzyme inhibition and arterial endothelial function in adults with type 1 diabetes mellitus. Diabet Med，1999，16（1）：62-66.

[28] Ding FH，Li Y，Li LH，et al. Impact of heart rate on central hemodynamics and stroke：a meta-analysis of β-blocker trials. Am J Hypertens，2013，26（1）：118-125.

[29] Manisty CH，Hughes AD. Meta-analysis of the comparative effects of different classes of antihypertensive agents on brachial and central systolic blood pressure，and augmentation index. Br J Clin Pharmacol，2013，75（1）：79-92.

[30] Ichihara A，Kaneshiro Y，Takemitsu T，et al. Effects of amlodipine and valsartan on vascular damage and ambulatory blood pressure in untreated hypertensive patients. Journal of Human Hypertension，2006，20（10）：787-794.

[31] Ishii H，Tsukada T，Yoshida M. Angiotensin Ⅱ type-I receptor blocker，candesartan，improves brachial-ankle pulse wave velocity independent of its blood pressure lowering effects in type 2 diabetes patients. Intern Med，2008，47（23）：2013-2018.

[32] Takami T，Shigemasa M. Efficacy of various antihypertensive agents as evaluated by indices of vascular stiffness in elderly hypertensive patients. Hypertension Research，2003，26（8）：609-614.

[33] Munakata M，Nagasaki A，Nunokawa T，et al. Effects of valsartan and nifedipine coat-core on systemic arterial stiffness in hypertensive patients. Am J Hypertens，2004，17（11Pt1）：1050-1055.

# 第七章

# 无创血流动力学检测在高血压诊治中的应用

血流动力学是研究血液及其组成成分在机体内运动特点和规律性的科学[1]。临床血流动力学着重研究血液在心血管系统中流动的一系列物理问题，即流量、阻力、压力之间的关系，并由此衍生出众多的血流动力学参数。虽然临床上常规测量的血流动力参数比较多，但大致可以分为三大类参数（或指标），即以心指数为代表评定泵血功能不全的容量指标；以肺毛压为代表评定心力衰竭程度的压力指标，以及以射血分数为代表评定心肌收缩力和协调性的心肌收缩指标，上述指标对评价患者的循环状态具有重要意义。

现有的血流动力学检测可分为创伤性和无创伤性两大类。作为心排血量监测"金标准"的有创肺动脉导管法的检查费用高、并发症多、对操作人员的技术要求高，因此该检查仅在一些专业领先的三甲医院被有效开展[2]。而近年来出现的 PiCCO（pulse-indicated continuous cardiac output）微导管技术，即脉搏指示连续心排血量检测，虽然此技术有着操作相对简便、风险小的优势[3]，但由于先天的局限，每天需通过 SWAN-GANZ 法对其进行校正，使其丧失优势所在[4]。

无创血流动力学检测（noninvasive hemo-dynamic monitoring, NHM）是采用对机体组织没有机械损伤的方法，经皮肤或黏膜等途径间接取得有关心血管功能的各项参数，其特点是安全，无或很少有并发症[5]。其中，心阻抗法（impedance cardiogram, ICG）血流动力学监测设备是最安全且操作最简便的[6]，其所测量的各项指标具有较好的准确性和可重复性[7]。ICG 血流动力监测仪最早是用于美国国家航空航天局（NASA）的"阿波罗"登月计划对宇航员进行训练选拔研发的[8]。ICG 技术通过美国食品药品管理局（FDA）审核并进入北美医用设备市场以来进行了大量人体实验和临床应用，其适用于非胸腔手术患者的检测，可在重症监测病房中连续监测患者血流动力学状态。研究表明，心阻抗监测方法简单可靠，重复性好，与SWAN-GANZ 导管法的测量结果有良好的相关性（$r=0.86$，$P<0.001$）[9]。

目前美国 80%的医院使用了 ICG 血流动力监护设备，此技术被广泛应用于心力衰竭、休克、重症创伤性外科等高危患者抢救治疗和病情诊断，但随着临床应用的深入，越来越多的研究表明，其对于高血压疾病也有着非常好的辅助诊断及治疗效果[10-12]，甚至有研究认为，心阻抗法血流动力学监测可以显著改善抗高血压治疗的效果[13]。

## 第一节　无创血流动力学检测仪器

目前，国内医疗市场上销售的无创血流动力学检测仪器品种较多，常用者有以下 7 种产品，现将相关产品介绍如下：

### （一）爱德华监测仪

爱德华监测仪（VigilanceⅡ）由美国爱德华（上海）医疗用品有限公司生产，国内产品注册证为国食药监械（进）字 2011 第 3214116 号。采用无创连续波多普勒超声测量法，非触摸屏。

VigilanceⅡ适用于复杂病例、需要全面监测者。通过该监测仪可获得复杂的血流动力学数据，能清晰地了解患者的血流动力学状况，将连续心排血量（CO）、混合静脉血氧饱和度（$SvO_2$）、舒张末期容积（EDV）、外周血管阻力（SVR）和其他监测及导出参数显示在临床医师的自定义窗口中。屏幕上显示的自定义趋势图、数据关系和状态为准确管理患者状况提供了完整的血流量与组织氧合数据。与床头监测仪连接可方便显示更多的监测和导出参数，如连续外周血管阻力（SVR）、输氧量（DO₂）、输氧量指数（DO₂I）、氧消耗量（VO₂）、氧耗指数（VO₂I）、氧摄取指数（O₂EI）、氧摄取率（O₂ER）和通气-血流灌注指数（VQI）。Vigilance Ⅱ 是临床医务人员高级血流动力学监测原理培训的理想临床工具。

Vigilance Ⅱ 的系统由主机（VIG2E）、光学模块（OM2E）及患者电缆（70CC2）三个部件组成。该产品用于心脏手术过程中测量心排血量，并可对静脉血液中的血氧饱和度进行监测。

（二）安络杰无创血流动力学检测系统

安络杰（Analogic）无创血流动力学检测（AN4700）由美国安络杰医疗器械（上海）有限公司生产，国内产品注册证为国食药监械（进）字2010 第 2210874 号。采用无创胸电生物阻抗法，非触摸屏。

AN4700 广泛应用于医院的心内科、重症监护病房（ICU、CCU）、麻醉科、心外科、急诊科及危重患者的转运。安络杰心阻抗血流动力学监护系统是专为监控人体的循环状况、评价心脏的泵血功能、心肌收缩力及循环的前、后负荷而设计生产的。安络杰心阻抗血流动力学监护系统测量的指标有 CO、心指数（CI）、每搏量（SV）、每搏指数（SI）、左心做功（LCW）、左心做功指数（LCWI）、射血分数（EF）、射血前期（PEP）、SVR、血流帧数（TFC）等。其中，EF 是心搏量与左心室舒张末期容积的比值，是反映左心室收缩功能的可靠指标，而目前国内进口的仪器中只有安络杰心阻抗血流动力学监护系统可以测量，在临床监护中评价左心室泵血功能时有不可替代的重要作用。此外，该设备具有独有的信号质量指示（SQI）和强大的数据管理分析功能，根据血流动力学状态图，能对患者的血流动力学分析是低排高阻还是高排低阻进行有效的管理，并对高血压的不同血流动力状态做针对性的治疗，避免只降血压而忽视人体组织灌注的治疗。该设备具有 CVP 和 CI 组合图，能为临床对容量的复苏和补液进行反馈性指导治疗。同时内、外置打印机能打印多种报告，在信号采集处理方面采用了

"数据微信号探测技术"。

（三）法国阿迪斯无创血流动力学监护仪（WAKIe-TO）

该监护仪由法国阿迪斯医疗公司生产，国内产品注册证为国食药监械（进）字 2010 第 3231890 号。采用无创胸电生物阻抗法，触摸屏。

WAKIe-TO 是一种经食管多普勒心排血量监护仪，是专门为麻醉医师、ICU 医师、心血管医师设计的高端产品。其能对 ICU 和手术室内处于镇定麻醉状态下的患者进行在线心排血量监测，且该设备操作界面友好，使用方便，操作快捷，并可提供实时、清晰、精确的患者心排血量及血流动力学数据；还可测量降主动脉的血流速率；心排血量数据来自流速波形和患者参数（年龄、体重、身高）。此设备操作非常简单（类似于插入胃管），多普勒探头插入食管底部，位于降动脉的前方。

该监护仪可用于指导液体灌注，提高很多患者的外科成功率（整形手术、肠道手术、泌尿手术）；监控血流动力的变化情况（腹腔外科手术、ICU 病房和器官移植）；评估治疗干预过程中的血流动力效果；直接监控血液循环功能，在前负荷、后负荷、收缩性等方面提供了很多的宝贵信息。

（四）麦德安无创血流动力检测系统（BioZ-2011）

该检测系统由深圳市麦德安医疗设备有限公司生产，产品注册证为粤食药监械（准）字 2012 第 2210251 号。采用无创胸电生物阻抗法，非触摸屏。

BioZ-2011 采用了原美国 Bioz.com 核心技术，在继承美国 Cardiodynamics 公司 Bioz.com 优点基础上，根据我国临床医师的需要而生产的新一代 BioZ 无创血流动力学监护产品。采用先进的 DISQ 技术（D 为数字，I 为阻抗，S 为信号，Q 为数字化）和独家专利数字信号处理技术，将患者的阻抗信号数字化，该项技术结合高分辨率模拟数字转换，能自动测定阻抗信号增益变化，从而避免由呼吸运动、肥胖、气胸、胸腔积液等病理生理状态产生的误差。DISQ 技术是超越其他的胸电生理阻抗系统的重大进步，是其他厂家所没有的。同时，采用 ZMARC 算法（Z 为阻抗，M 为调节，AR 为主动脉，C 为还原）可

以对许多血流动力参数进行更精确的计算，ZMARC算法也是超越其他的胸电生理阻抗系统的重大进步。

智能信号识别技术( intelligent signal recognition technology，iSRT）是其专利，能智能识别接触不良信号源，使测量值更精确。采用大屏幕彩色显示，触摸屏；显示界面中英文切换；打印采用中英文报告，客户可自行选择；新增血氧饱和度（$SPO_2$）、每搏量变异度（SVV）等参数，这是其他厂家所没有的。通过监测患者心脏前负荷、后负荷及心肌收缩力等指标，对心力衰竭及高血压诊断和指导治疗具有重要的指导意义。

（五）千帆无创血流动力检测系统（CSM3000）

CSM3000 由深圳千帆电子有限公司生产，产品注册证为粤食药监械（准）字2009第2210508号。采用无创胸电生物阻抗法，触摸屏。

CSM3000 是国际血流动力协会（IHS）推荐的产品，是最专业的无创血流动力检测系统，其采用美国"玛德塞"（MIRDSAP）专利技术，更安全，抗干扰能力强，独有血流动力学管理分析系统，实时评价心脏前/后负荷及心肌收缩力。我国首创整合了无创血流动力学监测和常规心电血压监护功能，使其成为适用于多年龄层的系列产品（唯一可同时测婴儿、儿童和成人），只需在患者体表粘贴电极即可连续检测血流动力学，数据测量准确，与 SWAN-GANZ 导管对比相关系数达0.91 以上。

**1. 技术特点** ①15 寸高亮彩色 TFT 触摸液晶显示屏，8 通道波形显示 28 项测量参数；②主机、显示器、触摸屏、记录仪、信息集成引擎紧凑化一体设计，支持血流动力学参数与常规参数同步测量；③支持键盘、鼠标、显示器等外设；④中英文界面随意切换；⑤标配内置、外置打印机，台车、键盘；⑥即见所得数据界面、分析管理界面、波形回放界面、趋势回顾界面；⑦功能强大的储存功能：可连续自动记录 24h 波形及 7d 趋势图数据，保存2500 例患者测量数据；⑧具备内置、外置打印功能，可选配各型打印机；⑨灵活多样的输入方式，支持触摸屏、键盘和鼠标等多种输入设备；⑩测量数据可通过 USB 口外传，系统支持外接显示器功能，可连接网络。

**2. 技术参数** 测量参数包括 CO、CI、SV、SI、收缩时间比率（STR）、射血时间（LVET）、PEP、胸液传导性（TFC）、射血收缩指数（ECI）、变力状态指数（ISI）、每搏左心做功指数（LSWI）、每搏左心做功（LSW）、每搏外周血管阻力指数（SSVRI）、每搏外周血管阻力（SSVR）、收缩变力性、血管容积、血管弹性、心率变律性及心电图（ECG）、脉搏（PR）、无创血压（NIBP）、血氧饱和度（$SPO_2$）、呼吸（RESP）、体温（TEMP）、ST 段同步 7 导联心电图、床边 Holter 功能等。

（六）OSYPKA MED 无创心排血量测量仪（AESCULON）

AESCULON 由德国 OSYPKA 医疗公司生产，采用无创胸电生物阻抗法，非触摸屏。

该产品可以监测 21 项参数；12 寸显示屏，最多可同时显示 10 个参数（从 21 个参数中任意选择）；独特的 OSYPKA 算法，具有优秀的敏感性和抗体动性，可根据设置的时间分辨率不同而同时提供 6 个以上参数的趋势数据和平均偏离数据分析并存储，整机可以与其他监护仪连接并数据共享，VueLink® 技术可连接到 Philips 监护系统、医院 HIS 系统，实现多方位数据监测，节约医疗成本。内置电池可持续时间≥20min；USB输出接口，下载备份并打印患者数据；患者数据可以通过笔记本电脑软件保存为方便临床科研用的各种文本形式。

AESCULON 的技术特点：①15 寸高亮彩色 TFT触摸液晶显示屏，8 通道波形显示 28 项测量参数；②主机、显示器、触摸屏、记录仪、信息集成引擎紧凑化一体设计，支持血流动力学参数与常规参数同步测量；③支持键盘、鼠标，显示器等外设；④中英文界面随意切换；⑤标配内置、外置打印机，台车，键盘；⑥即见所得数据界面、分析管理界面、波形回放界面、趋势回顾界面；⑦功能强大的储存功能：可连续自动记录 24h 波形及 7d 趋势图数据，保存 2500 例患者测量数据；⑧具备内置、外置打印功能，可选配各型打印机；⑨灵活多样的输入方式，支持触摸屏、键盘和鼠标等多种输入设备；⑩测量数据可通过 USB 口外传，系统支持外接显示器功能，可连接网络。

### （七）USCOM 心排血量测量系统

该系统由澳大利亚 USCOM 公司生产，国内产品注册证为国械注进 2014 第 2216192 号。采用无创连续波多普勒超声测量法，触摸屏。

USCOM 无创血流动力学监测仪采用了连续波多普勒超声工作原理，是一种完全无创的监测设备。测量参数包括 SV、每搏心输出量指数（SVI）、每分 CO、CI、SVR、外周阻力指数（SVRI）、心率（HR）、峰值速度（VPK）、分钟距离（MD）等。其可指导临床患者的液体复苏、休克、败血症的管理，血管活性药物的选择和调整等。除严重气胸、血气胸、肺大疱患者的信号获取有一定难度外，其他患者均适用。临床用户可随时观察患者对治疗的反应，及时调整治疗方案。不同于其他的检测方式，USCOM 可同时评估左心和右心的血流动力学参数，无须血管介入、无须校准、零风险，不会给患者带来任何损伤。

USCOM 无创血流动力学监测仪可直接测量经主动脉瓣、肺动脉瓣射出的单位时间的血流量，即每搏输出量，从而计算出相关的血流动力学参数。该方法可替代漂浮导管法，且重复性好。该设备可对患者实施无创、连续的血流动力学参数的监测，为患者整体心血管系统功能的评价提供一种安全、简便、准确、可靠的途径和手段，从而为临床医师，特别是 ICU 和心血管病房、手术室、儿科、急诊科医师等在患者病情的判断、药物疗效的观察方面提供全方面的生命信息参数（心脏基础参数、泵功能、收缩功能、舒张功能、前负荷、后负荷、做功等）。

## 第二节　无创血流动力学检测方法

近年我国临床医疗技术飞速发展，医院监测设备逐渐走向专业化、数字化、多功能化。同时重症监护医学在中国迅速成为一门新兴学科。各种监测设备，尤其是心肺功能的监测成为重症监护必不可少的项目，而其中的血流动力学检测是公认的用于临床指导诊断、治疗的重要参数指标，心排血量监护是公认的指导临床诊断、治疗的重要参数之一，可显著降低开支，缩短患者在重症监护室（ICU）的住院时间，提高院前急救的成功率，是临床急诊和危重病重要的内容[14, 15]。

近年来国内外学者对心排血量监测技术进行了大量的临床和实验研究，尤其是无创或低创伤性的心排血量监测，正逐渐被临床医师所接受[16]。无创或低创伤性血流动力学检测方法包括超声多普勒、心阻抗、$CO_2$ 部分重吸入法、动脉脉搏轮廓分析法等[16, 17]。由于 $CO_2$ 部分重吸入法、动脉脉搏轮廓分析法等系微创法，不在本节讨论范围内，下面着重介绍超声多普勒法及心阻抗法。

## 一、连续波多普勒超声测量法

超声多普勒测定心排血量主要有两种方式，即经食管超声多普勒（EDM）和经气管超声多普勒（TTD）。目前国外主要使用的经食管超声多普勒为 HemoSonicTM100 监测仪[16]，国内医疗市场使用的有 Vigilance Ⅱ 和 USCOM 心排血量测量系统。

近年来，研究比较热门的超声 USCOM 心排血量监测是一种应用连续波多普勒超声测定心排血量的无创监测技术，具有快速、简便、准确、便宜等优点，并在一定程度上避免了有创操作对患者的伤害和费用高、操作复杂等缺陷[18]。超声心排血量监测通过测量每搏量、心排血量、心指数等血流动力学指标及绘制各参数趋势图，监测机体的血供与氧供，为临床制订治疗方案提供重要的依据，是抢救心律失常、心功能不全、高血压急症、休克、肺栓塞等血流动力学不稳定患者的重要手段，对指导临床精准治疗具有重要意义[17]。

**1. 原理及方法**　下文以 HemoSonicTM100 监测仪为例简要说明[18]。HemoSonicTM100 的超声多普勒探头通过测定红细胞移动的速度来推算降主动脉的血流量，其配有的 M 型超声探头还可以直接测量降主动脉直径的大小，而不需要根据年龄、身高等参数来间接推算主动脉直径，这样就提高了测量结果的准确性。降主动脉的血流量是心排血量的 70%（降主动脉血流与心排血量的相关系数是 0.92），因此其计算公式为心排血量=（降主动脉血流量×降主动脉的横截面积）÷70%。具体操作方法为将一带有多普勒探头及 M 型超声探头的经食管导管经口插入食管（相当于第 3 肋间水平，此点的食管与降主动脉平行），根据显示屏上的主动脉壁、血流波形及多普勒声音上下旋转调整探头位置，直至获得满意的信号质量，然后使监测仪进入测定状态后即能显示降主动脉血流、主动脉直径、心排血量、左心室收缩性、血管平均动脉压、外周血管阻力等血流动力学参数。除了测定心排血量外，血流波形还能提供心肌收缩力、前负荷、后负荷等反映左心功能的信息。结合 $CO_2$ 图谱分析还能及时提示组织的灌流状态。

USCOM 运用多普勒效应及管体中流体体积的计算方法[17]，所谓多普勒效应是指当声源与接收器之间相对运动时，接收的声波频率与声源的发射频率之间存在一定差异的现象。因此，多普勒公式为 $F_d=2F_t\times(V\times\cos\theta)/C$，$F_d$ 为多普勒频率，$F_t$ 为传导频率，$V$ 为红细胞速度，$\theta$ 为红细胞运行方向和连续多普勒波束运行方向之间的角度，$C$ 为连续多普勒在软组织的速度。在任一时刻流经管体的流率（$q$）等于流速（$V$）与管腔横截面积（$A$）的乘积：$q=V\times A$，通过超声探头测量经主动脉瓣或肺动脉瓣处的血流速度，设备程序能自动计算出速度时间积分（VTI），结合患者的身高、体重估算主动脉瓣或肺动脉瓣的直径，即得出血流流经的横截面积，从而得出每搏输出量、心排血量、心指数等一系列血流动力学指标[17]。USCOM 操作简便，容易掌握，将探头涂上耦合剂放于胸骨上窝，在气管周围稍微调节一下位置或将探头置于锁骨上窝处，胸锁乳突肌外侧，方向对准主动脉瓣采集主动脉血流信号，即可测得左心心排血量。而右心心排血量则通过胸骨左侧第 2～5 肋间采集肺动脉血流信号，将探头指向头部并尽量保持探头线与肋骨走向平行[17]。

**2. 应用与评价** 近年来经食管多普勒心排血量监测技术广泛应用于围术期和重症患者的监护，许多研究表明，EDM 与温度稀释法相比有良好相关性[19-21]。探头的位置和应用者对这项技术掌握的熟练程度影响着 EDM 的准确性[22]。HemoSonicTM100 能清楚地观察到每次心搏时的降主动脉血流情况及主动脉的直径，而不是测定一定时期的平均值，故结果准确、可靠，且配有大、中、小三种规格的经食管导管，故适用于婴儿、儿童及成人。EDM 的优势在于创伤小，能够提供一个连续、实时的心排血量监测，及时反映心排血量的变化。但准确性易受操作者的影响，仅限于气管插管患者，清醒患者难以耐受[16]。

USCOM 广泛适用于麻醉科、急诊科、ICU、心内科、心胸外科、儿科、妇产科、烧伤科等临床科室及心脏电生理学、心脏病学、运动生理学等基础研究。USCOM 通过自动测量的心排血量、心指数、每搏量等血流动力学参数及各参数的趋势图反映整体循环系统状况，而不是简单地对血压、心率进行粗略评估。USCOM 运用精准的数据可实现精准的诊断，进而实现指导用药、输液等合理治疗[16]。

然而，也有研究认为，USCOM 计算的瓣膜面积准确性差强人意，随年龄增长，误差增大[23, 24]。Corley A 的研究表明，与肺动脉导管相比，USCOM 的误差率为 29%[25]。

尽管目前 USCOM 准确性研究结果各不相同，但熟练操作 USCOM 的学习时间较短，操作的简单易学为该设备在临床被广泛使用提供了可能[26]。

## 二、胸部电生物阻抗法

临床使用的基于该原理的无创血流动力学监测仪器较多，目前国内使用的无创血流动力学检测仪产品有无创血流动力学检测系统 AN4700、无创血流动力学监护仪 WAKIe-TO、无创血流动力监测系统 BioZ-2011、CSM3000[27]、无创心排血量测量仪 AESCULON 等（图 7-7-1）。

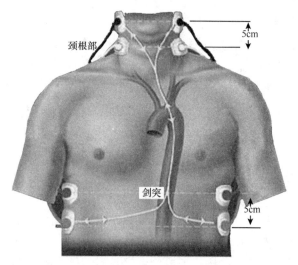

图 7-7-1 胸部电生物阻抗法

**1. 原理及方法** 胸部电生物阻抗法（thoracic electrical bioimpedance，TEB）利用心动周期中胸部电阻抗的变化来测定左心室收缩时间和计算心排血量。其基本原理是欧姆定律（电阻=电压/电流）。随着计算机技术的发展和应用，其计算公式得以修正和完善。1966 年，Kubicek 采用直接式阻抗仪测定心阻抗变化，推导出著名的 Kubicek 公式[28]。由于胸腔是按圆柱形计算，应用 Kubicek 公式测每搏量（SV）却明显升高，这显然与临床表现不符，故 1981 年 Sramek 提出胸腔呈锥台形，对 Kubicek 公式加以修正。修正后的公式为 SV=$(V_{ept} \cdot T \cdot \Delta Z/sec)/Z_0$，式中 $V_{ept}$ 是高频低安培通过胸部组织的容积，$T$ 为心室射血时间，$Z_0$ 指基础阻抗，$\Delta Z/sec$ 指每秒阻抗的变化量。1986 年，Bernstein[29]又引入一个补偿性别差异与肥胖程度的校正因子 δ。从此，Sramek-Bernstein 法成为 TEB 最常用的方法[18]。

近几年诞生了更先进的阻抗测量仪[18]，利用修正的 Kubicek 公式及微机联机的 Rheo 心排血量仪，其主要改进之处在于通过对生理阻抗和心电信号的同时分析，左心室有效射血时间（ELVET）测定的准确性提高，测量周期为 10s，测量准确性和可重复性均较佳。最近又有了 BioZ 心排血量仪，测量周期为 15s。

检测时，在患者的颈部及胸部皮肤上放置 4 个电极片，向胸腔释放恒定、低幅、高频的交流电，并测量相应的电压，从而计算出胸阻抗的变化。根据欧姆定律，电流=电压/电阻，电阻本身与导体的横截面积（$A$）、长度（$I$）及电阻率 $\rho$ 相关。当电阻率及电流均不变时，电压的变化与导体的长度及横截面积即导体的体积相关。在胸腔内，尽管血液只占胸腔体积极少一部分，但与其他组织相比，它具有最好的导电性。因此，它的细微变化均会导致电压较大的变化，由此根据心动周期引起的血容量变化计算 CO[30,31]。

**2. 应用与评价** Raaijmakers 等[32]分析了 154 篇 TEB 与温度稀释法比较的研究，结果显示在健康志愿者中准确性较好，心脏病患者中两者的相关性较差，TEB 可用于动态的趋势分析，但其准确性不足，用于心脏病患者时需慎重。Shoemaker 等[33]在创伤患者的研究中指出，在肺水肿、胸腔积液、周围组织高度水肿时，TEB 评估 CO 的准确性低。最新一篇荟萃分析证实其平均的误差为 0.1L/min，在 ±2.28L/min 中的一致性达 95%，误差率达 42.9%[34]。

TEB 优势在于无创连续测定 CO，操作简单、费用低，并能动态观察 CO 的变化趋势，便于前后对比[18]。缺点是准确性差，干扰因素多，老年人、围术期液体输注、肺水肿、心肌缺血和电干扰等可

以引起结果误差；出汗会影响电极粘贴，房性心律失常，如频发的房性期前收缩与心房颤动/心房扑动，组织水含量的急性改变，如肺水肿、胸膜渗出、胸壁水肿均可影响测量结果[18,35]。尽管有如上的缺点，但其放置 4 个电极片的患者即可获得即时的心排血量，并能通过定时更换电极片完成同一患者的长时程监测，故该设备可用于非重症及非手术患者的心排血量的动态监测[35]。

## 第三节　无创血流动力学检查结果分析

无创血流动力学监测仪无论是采用连续波多普勒超声测量法，还是采用胸电生物阻抗法测量，其测量的参数略有差异，但基本参数大同小异，现将常见的各项参数的正常值及其临床意义分析如下。

**1. 心排血量（CO）** 每分钟左心室排出的血量，CO=心搏量×心率（次/分），是心脏泵血的主要指标。正常值为 3.5~9.0L/min。临床意义：正常人卧位比立位时的心排血量增加，而心力衰竭患者相反，卧位时比立位时心排血量减少。低于 3.5L/min，提示心功能不全。

**2. 心指数（CI）** 单位体表面积的心排血量，即 CI=CO/BSA（BSA 为体表面积），反映心泵功能的变化，是评定心脏泵血功能的主要和客观指标。正常值为 2.5~5L/（min·m²）。临床意义同 CO，低于 2.5L/（min·m²）提示心功能不全。

**3. 每搏量（SV）** 每次心动周期左心室排出的血流量，是定量左心室泵血功能的重要指标。正常值为每搏 50~120ml。临床意义同 CO。

**4. 心搏指数（SI）** 单位体表面积的心搏量，即 SI=SV/BSA。正常值为每搏 40~80ml/m²。临床意义同 CO。

**5. 左心做功/左心做功指数（LCW/LCWI）** 代表左心室做功量。正常值：LCW 为 5.4~10.0kg/（m·m²）；LCWI 为 3.0~5.5kg/（m·m²）。临床意义：左心做功与心肌需氧量成正比。

**6. 射血分数（EF）** 是心搏量与左心室舒张末期容积的比值，是反映左心室收缩功能的可靠指标。正常值为 60%~70%。临床意义：在充血性心力衰竭患者中，用 LVEF 评价左心室收缩功能是患者发病率和死亡率的最有力且独立的预测指标之一，在

临床工作中具有重要价值。而目前国内进口的仪器中只有安络杰心阻抗血流动力学监护系统可以测量，在临床监护中评价左心室泵血功能中有不可替代的重要作用。EF 减小，说明左心室收缩功能减退，心搏量减少。

**7. 左心室射血时间（LVET）** 从主动脉瓣开启，左心室血液射入主动脉至主动脉瓣关闭的时间。正常值为 250～350ms。临床意义：该指标随心率、洋地黄用量的增长而减少；随年龄的增长而增加。心力衰竭患者的 LVET 缩短。

**8. 射血前期（PEP）** 表示左心室去极化和左心室射血通过主动脉瓣需要的时间，即从二尖瓣关闭到主动脉瓣开启的时间。正常值为 50～120ms。临床意义：心力衰竭时常出现 PEP 延长。

**9. 射血收缩指数（ECI）** 是 $dz/dt$（主动脉血流）用基础阻抗标准化时导出的参数，反映心肌的收缩变力性。

**10. 变力状态指数（ISI）** 是阻抗二次衍变的最大值，相当于射血期最大上升速度的速度变化率，是反映心肌收缩性的参数。正常值：男性为 $0.7～1.5L/s^2$；女性为 $0.9～1.7L/s^2$。

**11. 收缩时间比率（STR）** STR 为 PEP/LVET 的比值，是评定左心室收缩功能最可靠、最敏感的指标。正常值为 0.3～0.5。临床意义：STR 与心搏量和心肌收缩力密切相关，心脏收缩功能降低时，比值增大，且与 EF 呈显著负相关。比值越大，EF 越小，左心室收缩功能越差。心力衰竭时 STR 升高，当 STR 大于 0.5 时考虑心肌缺血。

**12. 加速指数（ACI）** 指血流在主动脉升部和弓部的加速度（主动脉瓣开启 10～20ms）。正常值：男性为 70～150L/s；女性为 90～170L/s。临床意义：此为评价心肌收缩力的指标。

**13. 速度指数（VI）** 指血流在主动脉升部和弓部的最大流速。正常值为 33～65L/s。临床意义：此为评价心肌收缩力的指标。

**14. 每搏左心做功/左心做功指数（LVSW/LVSWI）** 表示一次心动周期的左心做功的平均值，相当于每次心搏的氧气消耗量。正常值为 $39.3～73.0g/（m \cdot m^2）$。

**15. 胸液传导性（TFC）** 胸部的导电性主要是由血管内和血管外的液体（肺泡内的和组织间隙内的液体）决定的，$TFC=1/Z_0$，$Z_0$ 是胸电阻抗的基线值。正常值：女性为 21～37；男性为 30～50。临床意义：TFC 是一项灵敏反映胸腔内液体增多的指标，为 $Z_0$ 标准化导出的参数。当左心衰竭伴肺淤血或肺水肿时，$Z_0$ 降低，TFC 会升高。临床可用其来监控输液量。一个非常高的 TFC 值需要引起医师关注，一个较前增加的 TFC 值意味着胸腔内液体较前增加，需要进一步的分析和干预。

**16. 外周血管阻力（SVR）和外周血管阻力指数（SVRI）** SVR、SVRI 是反映心脏后负荷的参数，与外周阻力增加呈正相关。SVR=（平均动脉压–中心静脉压）÷心排血量×80。正常值为 750～975mmHg·s/L。

**17. 每搏外周血管阻力（SSVR）和每搏外周血管阻力指数（SSVRI）** 评价心脏后负荷的参数。正常值为 $99.7～185.1dyn/（s \cdot cm \cdot m^2）$。

**18. 收缩变力性** 为无创血流动力检测系统 CSM3000 所独有，正常值为 –21%～+21%，系评价心肌收缩力的指标，若下降提示收缩能力降低。

**19. 血管容积** 为无创血流动力检测系统 CSM3000 所独有，正常值为 –21%～+21%。该指标用于评价心脏前负荷，增高提示前负荷过重，血容量过高；降低提示血容量不足。

**20. 血管弹性** 为无创血流动力检测系统 CSM3000 所独有，正常值为 –21%～+21%。该指标用于评价心脏后负荷。若增高提示后负荷过重，血管紧张度过高。

**21. 心率变律性** 为无创血流动力检测系统 CSM3000 所独有，正常值为 –21%～+21%。该指标用于评价心率变律性。

**22. 血氧饱和度（SpO$_2$）** 是血液中被氧结合的氧合血红蛋白（HbO$_2$）的容量占全部可结合的血红蛋白（Hb）容量的百分比，即血液中血氧的浓度。正常值：人体动脉血的血氧饱和度为 98%，静脉血为 75%。临床意义：血液携带输送氧气的能力即用血氧饱和度来衡量，它是呼吸循环的重要生理参数。

**23. 心肌收缩力指数（ICON）** 反映了左心室收缩的能力，它的测量是基于每次心搏时主动脉内血流速度和加速度的改变。它是反映左心室收缩力的非常好的指标，也可以指导心肌活性药物的滴定，为提高新生儿的心排血量和心肌收缩力带来巨大帮助（在很多病例中和 EF 并不一致）。

**24. 输氧量指数（$DO_2I$）**　指每秒提供给组织的氧的总量。正常值为 $400\sim650$ml/（min·m$^2$）。

**25. 输氧量（$DO_2$）**　指单位时间内循环系统向全身组织输送氧的总量，又称为总体氧供或氧输送。其是经过毛细血管输送到机体组织并为新陈代谢所需要的氧量。其数值为心排血量与动脉血氧含量的乘积，即 $DO_2=CI\times CaO_2\times10$ml/（min·m$^2$），$CaO_2=1.38\times Hb\times SaO_2+PaO_2\times0.0031$，正常值为 $520\sim720$ml/（min·m$^2$）。

**26. 氧耗**　又称为总体氧耗（$VO_2$），是指单位时间全身组织消耗氧的总量，它决定于机体组织的功能代谢状态。正常值为 $110\sim180$ml/（min·m$^2$）。临床意义：正常生理状态下，$DO_2$ 与 $VO_2$ 互相匹配以维持组织氧供需平衡。在发热、感染、器官功能增强或高代谢状态时，组织细胞氧摄取量增加，氧耗也随之增加。氧耗指数（$VO_2I$）与 $VO_2$ 相同。

**27. 混合静脉血氧饱和度（$SvO_2$）**　肺动脉血的血氧饱和度反映全身氧供与氧耗，可判断组织的灌注与氧合情况。正常值为 $65\%\sim85\%$。临床意义：当 $SvO_2$ 低于 $60\%$ 时，需鉴别是心功能不全还是因呼吸功能不全所致，应同时监测 $SpO_2$。若 $SpO_2$ 正常，可排除肺部因素；若 $SpO_2$ 降低，则可能由肺部病变和心功能不全引起。此时应结合心排血量（$CO$），如果 $CO$ 正常，提示由肺部疾病导致；如果 $CO$ 降低，则提示由心功能不全导致。

**28. 氧摄取率（$O_2ER$）或氧摄取指数（$O_2EI$）**　是在组织毛细血管处从动脉血中摄取氧的百分比。计算公式：$O_2ER=VO_2/DO_2$。正常值为 $22\%\sim32\%$。

**29. 舒张末期容积（EDV）**　心室舒张末期充盈量最大，此时心室的容积称为舒张末期容积。正常参考值为 $75\sim160$ml。

## 第四节　无创血流动力学检测应用价值

正常情况下，心血管系统可以在正常动脉压力下为全身组织、器官提供正常的血液供应。高血压是心排血量、外周血管阻力或二者同时升高的结果，因此高血压从某种方面可以看作是血流动力学的异常[11]。

血流动力学是指与动脉系统相关的血流参数，血压、心排血量、外周血管阻力及动脉顺应性是深入了解高血压病理生理的基本参数，可以指导高血压的诊断、预后和治疗。因此，ICG 在高血压患者的血流动力学评估方面具有独特的价值[8, 11]。

## 一、ICG 用于高血压的分型诊断

高血压病是以人体循环动脉压增高为主要表现的心血管综合征，从血流动力学角度看高血压病可以分成不同的类型。早在 1990 年由夏宏器[36]首先报道，根据血流动力学参数，每搏量与总外周阻力将 290 例原发性高血压患者分为低排高阻、正排高阻、高排高阻、低排正阻、正排正阻、高排正阻等六型。1994 年，郭德增等[37]根据心排血量和总周围阻力两个血流动力学主要参数，将 402 例原发性高血压分为 4 个类型：Ⅰ型，高输出型（29.10%）；Ⅱ型，高输出高阻力型（4.98%）；Ⅲ型，高阻力型（40.55%）；Ⅳ型，低输出高阻力型（25.37%）。并经过 5 年来反复探讨和临床随访观察，证明这一分型方案能较好地反映高血压病发生发展过程中一系列的病理生理学改变的客观规律。它可能是高血压病理生理学改变在血流动力学上的本质归纳，也说明本分型方案能较好地指导临床，且该诊断的方法简便易学，利于推广应用。

ICG 的相关研究[38-42]认为，在特定高血压人群中，外周血管阻力、心排血量和总动脉顺应性（total arterial compliance，TAC）的变化可以是完全不同的，单个高血压患者的血流动力学状态不能依赖于其年龄、性别和种族背景来预测。而且仅仅依靠血压水平和临床检查也不能判断患者的血流动力学状态，说明高血压患者血流动力学状态需要个体化的评估。

我国学者[8]借助于 ICG 提供的血流动力监测参数将高血压患者分为八类，其血流动力学特点如下：Ⅰ型，血管阻力正常（简称为正阻）、心排指数及每搏量增加（简称为高排）、血管容量正常（简称为正容），此型最多见，约占高血压患者的 47.5%；Ⅱ型，高阻、正排、正容，此型次之，约占 15%；Ⅲ型，高阻、高排、低容，约占 10%；Ⅳ型，高阻、低排、正容，约占 5.0%；Ⅴ型，高阻、正排、低容，此型少见，约占 2.5%；Ⅵ型，高阻、低排、高容，约占 10%；Ⅶ型，正阻、高排、低容，较为少见，约占 5.0%；Ⅷ型，正阻、正排、正容，约占 5.0%。

并且建议,根据血流动力学分型进行靶向药物治疗。Ⅰ型（正阻、高排、正容）：心排指数及每搏量增加。收缩压升高与心动过速有关,用 β 受体阻滞剂治疗较为满意。Ⅱ型（高阻、正排、正容）：血流动力学改变是以周围血管阻力增高为主要特点,选择血管扩张剂（ACEI、ARB）或 CCB 治疗可以获得较好效果。Ⅲ型（高阻、高排、低容）：高阻、高排同时存在,可选用 β 受体阻滞剂加血管扩张剂（ACEI、ARB）,同时要注意患者的低容极易出现直立性低血压。Ⅵ型（高阻、低排、高容）：高阻抗及血容量增加,可选用血管扩张剂（ACEI、ARB）加利尿剂,但是此型患者容易出现心功能不全。Ⅷ型（正阻、正排、正容）：有 5%比例,血流动力学无明显改变或异常,采用镇静剂也取得了满意疗效。

说明按照血流动力学参数和胸阻抗参数指导治疗可以筛选出个体化最适合的治疗方案,比传统的经验性"试错法"抗高血压治疗模式更加有效,而且 ICG 检查安全、便宜,可以直接协助社区医师对难治性的高血压患者进行治疗。

既往研究 [8, 11, 16, 43] 表明,ICG 指导下的高血压治疗可以更好地控制血压。ICG 的独特性就在于它不但能够无创地精确测定患者的血流动力学状态,而且能够对患者进行定时连续检测,使医师知道治疗效果是否理想,从而指导个体化最佳治疗方案的制订。正因为这样,ICG 才成为一种评价高血压治疗的有价值的工具。

控制高血压的目的是防止高血压靶器官损害,但血压控制良好的患者中仍有约 50%的患者存在血流动力学的异常,并没有阻止靶器官损害的进程,单一的血压指标并不能反映高血压患者将来发生危险的可能性。

而通过阻抗法无创血流动力检测,对患者的心排血量、心脏前负荷、心脏后负荷、心率变律性等血压调节途径进行分析,选择最佳药物治疗,可显著减少药物选择时间,尽快将高血压降低至正常水平,并降低药物副作用的发生。

## 二、ICG 用于高血压患者预后的判断

隐藏在高血压背后的血流动力学异常造成了心血管系统结构和功能改变,进而影响着高血压相关疾病的预后。有研究[43]发现,与血压相同、抗高血压治疗措施相同的无脑卒中病史的高血压患者比较,曾经有脑卒中病史的高血压患者心指数较低,而外周血管阻力指数较高,由此推测血压之外的血流动力学参数如外周血管阻力、动脉顺应性、心指数等血流动力学异常与心血管危险因素和不良预后相关。

## 三、ICG 用于指导高血压患者的治疗

有研究者[44-47]采用 ICG 方法筛选高血压患者并评价高血压治疗的有效性,借助于 ICG 将高血压患者分为两类：一类,心排血量升高而外周血管阻力大致正常；另一类,以外周血管阻力升高为主。结果发现,心排血量增高的患者对 β 受体阻滞剂（普萘洛尔）反应良好,而外周血管阻力升高的患者对血管扩张剂（尼非地平）治疗敏感。严格的饮食和锻炼处方可以显著改善血流动力学指标,使心排血量升高、外周血管阻力降低,但是对平均动脉压仅有轻度影响。治疗过程中连续进行 ICG 检测,血流动力学指标没有改善时,应该考虑治疗方案没有针对潜在的血流动力学异常进行设计。同样,ICG 也可以用于监测抗高血压药物的治疗反应,如吲哚洛尔可以将原发性高血压患者的外周血管阻力降低 12%,而阿替洛尔对外周血管阻力影响轻微,其抗高血压作用主要是通过降低心率和心指数来实现的。

胸部总阻抗被用来监测液体量的变化,其增高提示肺和胸壁组织的含水量增加,可以指导高血压患者的利尿治疗和低盐饮食治疗[43]。

研究表明,ICG 指导下的高血压治疗可以更好地控制血压。Taler 等[48]对 104 例两种以上药物难以控制的高血压患者进行研究,患者被随机分成两组,一组在 ICG 指导下进行治疗,另一组在高血压专家指导下进行治疗,3 个月后,ICG 组血压得到良好控制的患者比例比专家组高 70%,外周血管阻力下降更明显,以胸液量为指标,治疗上更多地使用利尿剂。Sharman 等[49]的研究也得到了相同结论。Sramek 等[50]对 322 例难治性高血压患者进行了对照研究,在 ICG 指导下,以正常的血流动力学状态为治疗目标,203 例患者（63%）在数周内就成功地控制了血压。说明按照血流动力学参数和胸阻抗参数指导治疗可以筛选出个体化最适合的治疗方案,比传统的经验性"试错法"抗高血压治疗模式

更加有效，而且 ICG 检查安全、便宜，可以直接协助社区医师对难治性高血压患者进行治疗。

日本的一项研究[51]入选未经治疗的门诊原发性高血压患者 240 例，运用阻抗心动图进行无创性血流动力学参数监测，并根据测量结果分成高输出高血压和高阻抗高血压两组，β 受体阻滞剂治疗高输出高血压，用钙通道阻滞剂治疗高阻抗高血压。结果显示，用 β 受体阻滞剂治疗高输出高血压与用钙通道阻滞剂治疗高阻抗高血压可同等程度降低血压，恢复正常血流动力学平衡。血流动力学参数的异质性被认为是导致不同患者降压治疗效果不同的原因之一[52]。

2006 年，Ronald 研究[13]小组发表的一项研究入选了来自 11 个中心的 164 例服用 1～3 种降压药、血压控制未达标的原发性高血压患者，随机分为对照组（95 例）和血流动力学组（69 例），每位患者均接受 2 周的洗脱期及随后 3 个月的降压治疗。研究结果提示，ICG 指导降压治疗与单纯凭经验用药治疗相比，血压控制率更优，在降低血压同时纠正了血流动力的紊乱状态。

我国的一项研究[44]纳入了 120 例血压控制未达标的原发性高血压患者，随机分为常规组（61 例，接受常规降压治疗）和血流动力学组（59 例，接受血流动力学治疗策略），每位患者均接受 2 周的洗脱期及随后 3 个月的降压治疗，均完成 5 次随访。研究发现，对血压控制未达标的高血压患者在阻抗心动图无创血流动力学监测指导下的降压治疗较常规治疗更有效。

广州军区总医院的一项研究[8]入选了原发性高血压的老年患者 131 例，随机分为 ICG 组（45 例）、中药组（42 例）和经验组（44 例），每位患者接受 2 个月的降压治疗。研究结果提示，用药 2 个月后，ICG 组的高血压控制率明显高于中药组和经验组，并且与中药组和经验组相比，ICG 组患者的收缩压、每搏外周血管阻力降低，心排血量、每搏量增加，血流动力学状态恢复率明显高于中药组和经验组。

上述研究表明，ICG 指导下的高血压治疗可以更好地控制血压。ICG 的独特性就在于它不但能够无创地精确测定患者的血流动力学状态，而且能够对患者进行定时连续检测，使医师知道治疗效果是否理想，从而指导个体化最佳治疗方案的制订。

总之，ICG 应用于临床指导高血压疾病的诊断、治疗，丰富了人们对高血压作为一种血流动力学障碍性疾病及其血流动力学后果的认识，将来的研究必将进一步肯定血流动力学检测对高血压个体化诊断、预后和治疗指导的意义。如果这一认识能够普及，对高血压患者的血流动力学指标进行早期检测和治疗可能会改变高血压疾病的自然病程，从而造福于广大的高血压患者。

（郭子宏　张　雯）

## 参 考 文 献

[1] 刘大为. 临床血流动力学. 北京：人民卫生出版社，2013.

[2] Mathews L，Singh RK. Cardiac output monitoring. Ann Card Anaesth，2008，11（1）：56-68.

[3] 鲁金胜、王智勇、张华伟，等. 血流动力学监测——动脉轮廓法和肺动脉导管法的对比性研究. 中国急救医学，2007，27（10）：933-934.

[4] Marik PE. Noninvasive cardiac output monitors：a state of the art review. J Cardiothorac Vasc Anesth，2013，27（1）：121-134.

[5] Keren H，Burkhoff D，Sguara P. Evaluation of a noninvasive continuous cardiac output monitoring system based on thoracic bioreactance. Am J Physiol Heart Circ Physiol，2007，293（293）：H583-H589.

[6] 左蕾、王在义. 胸阻抗法无创血流动力学监测研究进展. 新疆医科大学学报，2009，32（4）：493-495.

[7] Sodolski T，Kutarski A. Impedance cardiography：A valuable method of evaluating haemodynamic parameters. Cardiol J，2007，14（2）：115-126.

[8] 林子舒、刘泽. ICG 指导下高血压心功能不全患者的靶向药物治疗疗效观察，广州中医药大学，2016，3：6-35.

[9] 沈洪. 急危重症中无创血流动力学监护的临床应用. 中华危重病急救医学，2003，15（3）：190-192.

[10] 夏思良、周建松、郭振峰. Bioz. com 数字化无创血流动力学监测系统在合贝爽治疗高血压急症中的应用. 中国心血管杂志，2005，10（3）：217-218.

[11] 王茜、吕芳艳、李保应，等. 中老年高血压病与高血压前期患者血流动力学变化的临床研究. 山东大学学报（医学版），2011，49（9）：68-70.

[12] Aoka Y，Hagiwara N，Kasanuki H. Heterogeneity of Hemodynamic Parameters in Untreated Primary Hypertension，and Individualization of Antihypertensive Therapy Based on Noninvasive Hemodynamic measurements. Clin Exp Hypertens，2013，35（1）：61-66.

[13] Shith RD，Levy P，Ferrario CM. Value of noninvasive hemodynamic to achieve blood pressure control in hypertensive subjects. Hypertension，2006，47：771-777.

[14] 韦玉文、王卫国、陈端睢，等. 无创血流动力学监测系统在 ICU 的综合应用分析. 国际医药卫生导报，2004，10（10）：57-59.

[15] 卢君强、李春盛、杨佳勇. 无创血流动力学监护系统在高危外科患者复苏治疗中的应用. 中华危重病急救医学，2013，15（12）：730-734.

[16] 何慧梁、祝胜美. 不同血流动力学状态下脉搏轮廓分析法监测心排血量的准确性研究. 浙江大学硕士学位论文，2006，5：21-37.

[17] 李艺、叶军明、陈丽，等. 超声心输出量监测技术的研究进展. 赣

南医学院学报, 2016, 36 (4): 651-656.

[18] Chong SW, Peyton PJ. A meta-analysis of the accuracy and precision of the ultrasonic cardiac output monitor (USCOM). Anaesthesia, 2012, 67 (11): 1266 -1271.

[19] Su NY, Huang CJ, Tsai P, et al. Cardiac output measurement during cardiac surgery: esophageal Doppler versus pulmonary artery catheter. Acta Anaesthesiol Sin, 2002, 40: 127-133.

[20] Seoudi HM, Perkal MF, Hanrahan A, et al. The esophageal Doppler monitor in mechanically ventilated surgical patients: does it work? J Trauma, 200355: 720-725.

[21] Bein B, Worthmann F, Tonner PH, et al. Comparison of esophageal Doppler, pulse contour analysis, and real-time pulmonary artery thermodilution for the continuous measurement of cardiac output. J Cardiothorac Vasc Anesth, 2004, 18: 185-189.

[22] Lefrant JY, Bruelle P, Aya AGM, et al. Training is required to improve the reliability of esophageal Doppler to measure cardiac output in critically ill patients. Intensive Care Med, 1998, 24: 347-352.

[23] Van den Oever HL, Murphy EJ. Christie-Taylor GA: USCOM (Ultrasonic Cardiac Output Monitors) lacks agreement with thermodilution cardiac output and transoesophageal echocardio graphy valve measure-ments. Anaesth Intensive Care, 2007, 35 (6): 903-910.

[24] Huang L, Critchley LAH. Study to determine the repeatability of supra-sternal Doppler (ultrasound cardiac output monitor) during general anaesthesia: effects of scan quality, flow volume, and increasing age. Br J Anaesth, 2013, 111 (6): 907-915.

[25] Corley A, Barnett AG, Mullany D, et al. Nurse-determined assessment of cardiac output. Comparing a non-invasive cardiac output device and pulmonary artery catheter: a prospective observational study. Int J Nurs Stud, 2009, 46 (10): 1291-1297.

[26] Horster S, Stemmler HJ, Strecker N, et al. Cardiac Output Measure-ments in Septic Patients: Comparing the Accuracy of USCOM to PiCCO. Crit Care Res Pract, 2011, 67: 177-185.

[27] Jelle B, Michael M, Britta H, et al. Hemodynamic monitoring: to calibrate or not to calibrate? Anaesthesiology Intensive Therapy, 2015, 47 (5): 501-516.

[28] Kubicek WG, Kottke J, Ramos MU, et al.The Minnesota impedance cardiograph——theory and applications. Biomed Eng, 1974, 9 (9): 410-416.

[29] Bernstein DP. A new stroke volume equation for thoracic electrical bioimpedance: theory and rationale. Crit Care Med, 1986, 14 (10): 904-909.

[30] Summers RL, Shoemaker WC, Peacock WF, et al. Bench to bedside: electrophysiologic and clinical principles of noninvasive hemodynamic monitoring using impedance cardiography. Acad Emerg Med, 2003, 10 (6): 669-680.

[31] Moshkovitz Y, Kaluski E, Milo O, et al. Recent developments in cardiac output determination by bioimpedance: comparison with invasive cardiac output and potential cardiovascular applications. Curr Opin Cardiol, 2004, 19 (3): 229-237.

[32] Raaijmakers E, Faes JC, Scholten RJ, et al. A meta-analysis of three decades of validatingthoracic impedance cardiography. Crit Care Med, 1999, 27 (6): 1203-1213.

[33] Shoemaker WC, Belzberg H, Wo Cc, et al. Multicenter study of noninvasive monitoring systems as alternatives to invasive monitoring of acutely ill emergency patients. Chest, 1998, 114 (6): 1643-1652.

[34] Peyton PJ, Chong SW. Minimally invasive measurement of cardiac output during surgery and critical care: a meta-analysis of accuracy and precision. Anesthesiology, 2010, 113 (5): 1220-1235.

[35] 孟美娟, 叶红, 蔡婷, 等. 无创血流动力学监测临床应用的研究进展. 现代生物医学进展, 2016, 16 (14): 2789-2792.

[36] 夏宏器. 290 例高血压病心阻抗图分析. 第二届全国心功能学术研讨会论文摘要汇编, 1990, 22: 415.

[37] 郭德增, 吴鹭萍. 高血压病血流动力学分型的临床和实验研究. 厦门科技, 1994 (3): 12-13.

[38] de Divitiis O, Di Somma S, Liguori V, et al. Effort blood pressure control in the course of antihypertensive treatment. Am J Med. 1989, 87: (3) S46-S56.

[39] Hinderliter AL, Blumenthal JA, Waugh R, et al. Ethnic differences in left ventricular structure: relations to hemodynamics and diurnal blood pressure variation. Am J Hypertens, 2004, 17 (1): 43-49.

[40] Franklin SS, Gustin W 4th, Wong ND, et al. Hemodynamic patterns of age-related changes in blood pressure, the framingham heart study. Circulation, 1997, 96 (1): 308-315.

[41] Galarza CR, Alfie J, Waisman GD, et al. Diastolic pressure underestimates age-related hemodynamic impairment. Hypertension, 1997, 30 (4): 809-816.

[42] Alfie J, Waisman GD, Galarza CR, et al. Contribution of stroke volume to the change in pulse pressure pattern with age. Hypertension, 1999, 34 (4pt2): 808-812.

[43] 李娜, 李绍冰. 心阻抗法在高龄老年高血压病治疗中的应用研究. 河北医科大学, 2013, 3: 20-33.

[44] 钟传茂, 许膺饶, 刘俊德. 无创血液动力学监测对高血压治疗的影响. 中国医疗前沿, 2011, 6 (11): 3-6.

[45] Zusman RM. Left ventricular function in hypertension: Relevance to the selection of antihypertensive therapy. Am J Hypertens, 1989, 2 (2): 200S-206S.

[46] Houston MC. Hypertension strategies for therapeutic intervention and prevention of end-organ damage. Prim Care, 1991, 18 (3): 713-753.

[47] Yakovlevitch M, Black HR. Resistant hypertension in a tertiary care Clinic. Arch Intern Med, 1991, 151 (9): 1786-1792.

[48] Taler SJ, Textor SC, Augustine JE. Resistant hypertension: comparing hemodynamic management to specialist care. Hypertension, 2002, 39 (5): 982.

[49] Sharman DL, Gomes CP, Rutherford JP. Improvement in blood pressure control with impedance cardiograph-guided pharmacologic decision making. Congest Heart Fail, 2004, 10 (1): 54-58.

[50] Sramek BB, Tichy JA, Hojerova M, et al. Normohemodynamic goal-oriented antihypertensive therapy improves the outcome. Am J Hypertens, 1996, 9 (4): 141.

[51] Tsukiyama H. 3. Choice of antihypertensive agents in hemodynamic aspects to match pathophysiology and pharmacology in essential hypertension. Jap J Med, 1989, 28 (2): 261-264.

[52] Aoka Y, Hasiwara N, Kasanuki H, et al. Heterogeneity of Hemody-namic Parameters in Untreated Primary Hypertension, and Individua-lization of Antihypertensive Therapy Based on Noninvasive Hemody-namic Measurements. Clin Exp Hypertens, 2013, 35 (1): 61-66.

# 第八章

# 远程血压监测技术在高血压管理中的应用

2012 年我国 18 岁及以上居民的高血压患病率为 25.2%，高血压患病人数约为 2.7 亿[1]。我国高血压患者的知晓率、治疗率和控制率虽有提高，但仍处于较低水平。随着我国人口老龄化进程加速及不良生活方式流行，以高血压为代表的心血管疾病发病人数仍将继续增加，我国心血管疾病防治形势异常严峻。

在我国，90% 左右的高血压患者在农村或城镇的基层医疗机构就诊，社区是高血压防治的主战场，社区医务人员是高血压防治的主力军。高血压防治必须将重心下沉到社区，开展社区人群的高血压及心血管危险因素的综合防控是提高我国高血压控制率、降低心血管事件和死亡发生率的基本策略。

对 2 亿多高血压患者进行面对面的管理是难以完成的，而且高血压需要长期随访、全程和协同管理，社区管理的任务就更重了。只有采用现代信息化技术进行电脑化、网络化和标准化管理，才能满足高血压等慢性病的规范、连续、全程和综合防治的需要。

基于家庭的远程医疗模式正在兴起，使用互联网技术进行血压远程监测和管理的新模式对医患间面对面的传统管理模式提出了挑战。

## 第一节　从诊室血压测量走向家庭血压远程监测

### 一、从诊室血压测量走向诊室外血压测量

使用汞柱式血压计，用听诊法测量人体血压已有 100 多年历史。医护人员在诊室内按照指南规定的要求和规范对就诊者进行血压测量，这一传统的测压方法称为诊室血压测量。迄今为止，高血压诊断和治疗依据的血压值（如正常血压值、高血压诊断及分级血压值、治疗目标血压值等）都以诊室血压为依据。然而，诊室测压存在一定的局限性，如存在白大衣效应，听诊法测压存在观察者误差和末尾数字偏好[2]。此外，受就诊条件和时间等因素限制，诊室血压测量仅提供偶测血压值，难以全面、可靠地反映日常生活中不断波动和变化的血压情况。

自 20 世纪 80 年代起，随着电子技术的发展，采用袖带-示波法测量血压的电子血压计应运而生。全自动式电子血压计不需要手动充气，使用简便、便于携带，而且不需要掌握柯氏音听诊技术，为实现诊室外血压测量创造了技术条件。

诊室外血压测量（包括 24h 动态血压监测和家庭血压测量）开创了血压测量的新时代，它不仅避免了诊室测压的上述缺点，而且大大拓展了对血压的认识（如清晨和夜间血压、血压变异性等），发现了一些新的高血压类型（如白大衣高血压、隐匿性高血压、单纯夜间高血压等）。与诊室血压比较，家庭血压能在接近日常生活状态下多次测压，多次血压的平均值更接近人体的真实血压水平。家庭测压能提供长时间内的血压数据，可用于评估长时间的血压变异情况。研究证明，家庭血压预测心血管事件的发生风险优于诊室血压。与动态血压监测比较，家庭血压监测方便易行、监测成本低、容易重复、能用于血压的长期随访，因此更适合社区的高血压管理[3]。

随着血压测量技术的不断进展，医师及患者对家庭血压监测的认识不断提高，家庭血压监测得以迅速发展。各国指南均推荐将家庭血压用于高血压的诊断和管理。在美国，半数高血压患者家庭具备

和使用家庭血压计。在意大利，74.7%的高血压患者经常在家中测量血压[4]。在欧洲和北美分别有90%和60%的全科医师认识到家庭血压监测的重要性[5]。我国的高血压防治指南和血压测量指南也积极推荐家庭血压监测，《2012年家庭血压监测中国专家共识》对家庭血压监测中的血压计选择、血压测量规范、家庭血压的正常值等重要问题提出了建议[6]。笔者一项调查显示，在上海社区约40%的高血压患者经常进行家庭血压测量[7]。

## 二、从家庭血压监测走向家庭血压远程监测

在推广家庭血压监测的过程中，暴露出了以下问题：①使用的血压计不合适，家庭血压测量推荐使用通过国际标准认证的上臂式自动电子血压计，一般不推荐腕式电子血压计。为防止汞污染，不推荐使用水银血压计。笔者调查发现，在社区管理的高血压患者中，25%的患者使用汞柱式血压计在家自测血压，33%使用腕式电子血压计[7]。此外，即使采用上臂式电子血压计，其中不少市售的血压计并未经过验证。②不了解家庭血压测量规范，大多数患者只在感觉头痛或头晕时偶尔测量，而且67%的患者每次只测1遍血压[7]。③家庭血压值漏报或报告可靠性差，一项日本研究表明，在325名治疗的高血压患者中，37%患者未将他们的家庭血压值报告给医师[8]。笔者的调查也发现，在使用家庭血压测量的患者中，27%患者未向医师报告血压值。在报告血压值的患者中，85%患者凭记忆报告血压值，仅14%患者有血压值的书面记录[7]。由于对电子血压计的准确性和对患者报告的血压值存在疑虑，影响了医师推广家庭血压测量的积极性和依据家庭血压值进行高血压诊疗的信心。

医师一般要求患者做好并提供血压书面记录，但与自动储存数据的血压值比较，国外研究报道，笔记报告的符合率为68%～76%[5]。笔者的研究也证明，患者记录的家庭自测血压数值存在报告偏倚，患者在家中连续自测7d的血压，纸质记录的血压值与血压计直接导出的血压值两者间的符合率为80.2%[9]。因此，建议使用具有记忆和数据导出功能的电子血压计，根据血压导出值进行家庭血压管理。此外，医师在诊疗时也不大可能当场对患者提供的

一堆血压数据进行整理和计算分析。使用经过验证、具有记忆和数据传输功能的电子血压计，将血压等数据自动传输到管理平台，医师可以方便地获取经过统计分析的患者的血压数据，上述所有问题便迎刃而解。可以说在临床实践中要求保证家庭血压测量的准确性、可靠性和便利性，这些需求促进了家庭血压远程传输的产生和发展。

家庭血压监测的兴起，血压管理理念的进展及信息化技术的发展促成了家庭血压远程监测和管理系统的诞生与发展。

## 第二节 家庭血压远程监测和管理系统

### 一、系统的组成

家庭血压远程监测和管理是远程医疗的一个分支。患者在家中自行测量得到的血压值通过各种通信技术传输并保存在血压管理平台。通过这一远程管理系统，医师无需每次与患者面对面接触即可掌握患者的血压状况，并能更有效地管理患者的血压。

（一）家庭端的血压测量设备

家庭血压测量应使用经过国际标准方案（ESH、BHS、AAMI）验证的上臂式自动电子血压计，不推荐使用腕式电子血压计。家庭血压远程监测使用的电子血压计还应具有数据记忆和通信功能。家庭血压测量使用以下7d监测方案：对初诊高血压患者或血压不稳定的高血压患者，建议连续测量家庭血压7d（至少3d），每天早晚各1次，每次测量2～3遍，取后6d血压平均值作为参考值。血压控制平稳者，可每周只测1d血压[6]。需要指出，我国各地使用或自行开发的遥测电子血压计大多未经过国际标准方案验证。

（二）数据的远程传输技术

采用各种有线或无线的通信技术，将患者在家中检测到的血压数据自动发送到远处的数据中心。早期大多采用电话线传输方式，目前大多采用无线技术（如蓝牙等），连接遥测血压计与手机，然后将血压数据通过移动网络传送到中央服务器。血压数据也可通过有线或无线连接，直接下载到台式或

笔记本电脑上，然后通过地面宽带、因特网传送到远处的中央服务器。

### （三）中央服务器和远程管理平台

家庭血压值直接、自动传输至中央服务器，后者具有数据保存、分析和报告等功能。借助血压远程管理平台，医师或其他社区健康和疾病管理人员可以及时、全面了解患者的血压信息，对患者进行血压的实时、动态和全程管理。平台还能提供某段时期（如天、周或月等）内患者血压的汇总信息和各种一目了然的分析图表。有的还具备与患者互动的功能，可以通过呼叫提醒患者按时测压和服药，提高患者的服药依从性。平台可预设血压警戒水平，向医师警示患者的血压变化情况，做出及时处理。此外，通过该系统，患者也可获知自己的血压水平和控制情况，并接受个体化的健康教育。

目前，家庭血压远程监测和管理系统主要用于社区健康管理或各类健康管理公司。前者是升级版的社区高血压信息化管理，其性质仍然属于政府提供的公益性服务；近年来，后者的发展势头迅猛。笔者认为基于我国的国情，前者应成为目前推广的主流，在政府的规划和主导下，在基层社区进行推广；后者属于健康服务类产业，可作为一种补充，如在高端人群或一些高收益的职业人群中推广运用。

## 二、家庭血压远程监测系统的优点

家庭血压远程传输具有家庭血压监测的所有优点。不仅如此，与普通的家庭血压监测比较，家庭血压远程管理系统还具有以下优点：①血压值直接上传，克服了家庭血压值的报告误差。②患者省去了不必要的、仅以测量血压为目的的就诊。③无需通过门诊，医师通过管理平台就可以全面掌握患者的血压长期变化情况（不同时间、日期、季节），随时了解患者服药后的血压状况，使医师可以更有效地进行血压管理。通过系统，患者可随时改进健康行为，不需要等待数月就诊来调整。如患者的血压出现剧烈变化，系统能向医师发出警示，使患者能得到及时、有效的处理。④改变了高血压管理中患者与医师间的关系。患者能从管理平台上了解自己的血压情况，提高自我管理意识。当患者发现自

己的血压高出靶目标时，会促使患者就诊。通过这一系统，医师可与患者互动，患者在家中可与医师建立长期的远程联系，提高患者的依从性，克服医者的惰性，提高血压控制率。该系统尤其适用于需要密切随访的患者，如心血管高危风险的高血压患者。

## 三、目前存在及关注的问题

**1. 系统建立和维护问题**　系统的建立和维护所需费用较高，数据通过手机网络传输会产生信息流量费用，由健康服务机构进行血压管理需要支付管理费用。此外，使用者需要培训，需配备手机或上网设备。为了减少管理费用，国外一些学会建议将家庭血压测量纳入医保报销范围。

远程健康服务对传统医学模式形成冲击。虽然新技术能将服务延伸到家中，这无疑对患者有益，但与传统的面对面医学模式比较，亲近、私密和即刻交流在远程健康服务中很难做到。因此，新模式对医患关系、患者体验的影响仍需进一步观察。

**2. 系统推广需要进一步关注的问题**　国内一些单位在建立家庭血压远程监测和管理系统时，往往只重视技术创新和硬件开发。其实，从血压监测技术创新走向血压管理的模式创新才能更有效地提高社区高血压管理成效，技术创新才有生命力。因此，在开发基于社区的家庭血压远程监测和管理系统时，除了信息工程技术人员外，还应有管理、公共卫生和医疗等各方面的专业人士参加，共同探讨适合本地区的高血压社区信息化管理新模式。在政府有关部门的主导下，做好顶层设计和体制创新。在建立家庭血压远程监测和管理系统时，需要关注以下问题。

（1）建立以患者为中心的信息化管理新模式：家庭血压远程监测和传输新技术的应用，有利于提高社区血压管理的效率和质量，使高血压信息化管理跨上一个新台阶。但新技术只是一种工具，在管理者和被管理者之间建立起一种新型的信息化管理模式更为重要。

患者在家中自己测量血压并参与血压管理，彻底摒弃了以往以医护人员为主导、患者上医院被动接受治疗和管理的旧模式。血压远程监测和管理完全符合以患者为中心的居家医疗理念和慢性病管理

新模式。患者对系统的信任度和依从性是推广家庭血压远程监测与管理的重要因素。一个具有医患互动的系统将大大增强双方的联系并建立互信，应让患者能通过系统下载自己的血压分析图表，能从平台上获取高血压防治知识，学习和掌握自我测量血压的方法和规范。系统应具备医师与患者间的语音或短信互动功能，充分调动患者的主动性和积极性，提高患者的依从性。

以患者为中心的高血压管理需要多部门的团队参与，要充分发挥医师，尤其是护士的作用。护士对患者进行健康教育和行为咨询，如饮食、运动、减肥、禁烟等，这对高血压管理极为重要。研究证明，家庭血压远程监测加上行为干预、自我管理，能进一步提高血压控制率。

（2）数据的安全性和保密性：患者的数据在远程管理系统中运行，资料和数据的安全性及保密等问题需要更多先进、可靠的硬件和软件作为技术保证，但更需要立法来保障患者的隐私权，杜绝患者的信息被非法利用。

## 第三节 家庭血压远程监测和管理的有效性临床研究

虽然高血压知晓率和治疗率有所提高，但是在发达国家，高血压控制率也只有50%左右，究其原因可能与患者的服药依从性差及医师的治疗惰性有关。家庭自测血压，尤其家庭自测血压直接上传和管理可提高患者的依从性，因此近年来出现了一批以家庭血压远程监测（blood pressure telemonitoring，BPT）为干预手段的临床试验。这些研究以基于诊室血压的传统管理（usual care，UC）为对照，采用诊室血压或动态血压评估干预效果。研究对象大多为全科医师管理的高血压患者，因此研究结果对探索社区高血压管理新模式有实用价值。本文讨论的研究仅限于随机对照临床研究（RCT）。

1996年，Friedman等发表了这方面的首项RCT研究，BPT组（采用电话线传送，133例随访24周）的诊室DBP降低显著大于UC组（134例）[10]。以后一项使用24h动态血压评估有效性的小样本研究表明，BPT组的24h SBP、DBP的平均降低值均显著大于UC组[11]。近年来，出现了一些规模较大的研究，如TeleBPCare是一项在意大利进行的多中心、RCT研究[12]。研究对象为血压未达标的轻中度高血压患者，随机分入UC组（113例）或BPT组（216例），BPT组的家庭血压值通过电话线上传。在基线和6个月后各测一次24h动态血压，白天动态血压平均值<130/80mmHg定义为血压正常。随访结束时，白天动态血压达到正常的比例，BPT组（62%）显著大于UC组（50%，$P<0.05$）。对于改变治疗的患者比例，BPT组（9%）显著低于UC组（14%，$P<0.05$）。研究表明，与UC组比较，BPT组能显著提高血压控制率，改善患者的治疗依从性。

2011年，Omboni等对12项RCT研究进行的荟萃分析结果显示，BPT组（2224例）的诊室SBP比UC组（2165例）平均多降了5.64mmHg，诊室DBP多降了2.78mmHg。其中3项研究还进行了24h动态血压监测，BPT组（360例）的动态SBP比UC组（295例）平均多降了2.28mmHg，动态DBP多降了1.38mmHg[13]。2013年，他们的另一项荟萃分析（23项RCT研究，7037例高血压患者）结果表明，BPT组的诊室平均SBP和DBP分别比UC组多降了4.7mmHg和2.5mmHg。血压达标的比例在BPT组也显著高于UC组[14]。

家庭血压远程监测和管理对于具有心血管高危风险的高血压患者是否同样有效更引人关注，这方面的RCT研究较少。在糖尿病患者中，引入BPT管理的临床收益已经被证明，IDEATel（the informatics for diabetes and education telemedicine study）是一项在美国进行的大样本量RCT研究[15]。1665例55岁及以上糖尿病患者，随机分入BPT组和UC组，随访5年。BPT组的血压与血糖数据通过电话线上传，并由护士进行管理。1年后，BPT组的HbA1c、LDL、BP的降低均显著大于UC组。随访5年后，这一效果仍然存在。在心血管风险高危人群中，使用BPT的有效性研究很少。Earle等在高血压伴糖尿病和进行性肾功能不全的患者中进行了RCT研究。6个月后BPT组（72例）的诊室SBP显著降低，而在UC组（65例）无显著变化[16]。

结合自我管理，能进一步提高BPT的管理效果。TASMINH2（the telemonitoring and self-management of hypertension trial）是一项在英国进行的前瞻性RCT研究[17]。研究对象为服用降压药但血压仍未达标的高血压患者。BPT组（234例）患者在家中自测血压，通过电话线上传血压值，并在家庭医师同意的前提下自我调整降压药物。在随访 6 个月和 12 个月时，用诊室血压评估干预效果。结果显示，与 UC 组（246 例）比较，BPT 组的平均 SBP 在 6 个月时比 UC 组多下降了 3.7mmHg（P=0.013），12 个月时多下降了 5.4mmHg（P=0.000 4）。TASMINH2 研究提出了一种 BPT 结合自我管理的社区高血压管理新模式。

血压远程管理系统的出现也催生了以患者为中心的团队协作管理模式，有一些 RCT 研究评估了除家庭医师外，护士或药剂师参与管理能否进一步提高 BPT 管理效率。e-BP（the electronic communications and home blood pressure monitoring study）是一项在美国进行的 RCT 研究[18]，旨在研究患者自我监测血压、网络通信、协同管理这一以患者为中心的管理新模式能否提高高血压控制率。778 例高血压患者被随机分入三个组：UC 组、BPT 组、BPT+药剂师参与管理组，即药剂师通过患者的网址及电子医疗档案与医师协作管理。随访 12 个月后，BPT 组患者血压达标的比例（36%）虽高于 UC 组（31%），但差异未达到统计学显著意义，而 BPT+药剂师参与管理组患者血压达标的比例（56%）显著高于 UC 组（P<0.001）。与 UC 组比较，BPT+药剂师参与管理组患者的平均 SBP 多降了 13.2mmHg，DBP 多降了 4.6mmHg。研究表明，药剂师参与管理能提高高血压的控制率。Hyperlink( the home blood pressure telemonitoring and case management to control hypertension study）也是一项在美国进行的、同样评估药剂师参与协同管理的 RCT 研究[19]。该研究的特点：①入组的 450 例血压未控制的高血压患者，其中部分合并有糖尿病、慢性肾脏病或其他心血管疾病，更接近高血压日常管理人群；②观察在停止 BPT+药剂师参与管理后，其效果是否继续存在。随访 6 个月后，BPT+药剂师参与管理组的血压达标率（72%）显著高于 UC 组（45%，P<0.001），12 个月后为（71%比 53%，P=0.005）。在停止干预 6 个月后，效果仍然存在（72%比 57%，P=0.003）。有研究表明，护士参与协同管理也有同样效果[20]。在国外临床药师可独立或与医师共同开具药物处方，他们对药物安全性、适用性和费效比能给予咨询。护士能对患者进行健康教育和行为咨询，还可教育患者正确掌握家庭血压测量技术和使用血压直接上传技术。在国外，有些高级护师有处方权。包括护士、药师、家庭医师在内的团队通过协作管理，使用网络技术，使各自的技能发挥最大化，能进一步提高患者的服药依从性和高血压控制率。

还有一些临床试验对 BPT 技术的应用进行费用评估。HITS 研究（telemonitoring-based service redesign for the management of uncontrolled hypertension）是一项在苏格兰进行的前瞻性、随机对照研究[21]。401 例高血压患者随机分入 BPT 组或 UC 组，该研究采用 24h 动态血压监测，动态血压值通过蓝牙接入手机后自动上传。随访 6 个月后用白天动态血压值评估降压效果。结果表明，BPT 组的白天动态血压平均值比 UC 组多降了 4.51mmHg，但 BPT 组的费用显著高于 UC 组，平均每个患者多支出 115.32 英镑，归之于信息传输和患者培训等费用。家庭血压监测从短期来说费用增加。但长期而言，减少心血管事件能否减少费用，需要进一步研究证明。

需要指出，目前有关 BPT 有效性的研究大多缺乏足够的统计效能，或缺乏足够长的随访时间。而且这些研究在方法学上，如数据传送技术、使用的血压计、血压监测频率、不同类型的健康服务人员参与、患者与健康服务人员接触的频次、血压靶目标、研究期限等方面存在很大差异。为了进一步提供证据以证明 BPT 的实际临床应用价值，还需要硬终点的大规模前瞻性研究，更期待在心血管高危风险的高血压患者（如合并代谢综合征、冠心病、心力衰竭、脑血管并发症等）中，对 BPT 的有效性进行更多的研究。因为这些患者需要密切随访，更适用家庭血压远程监测。迄今为止，有关 BPT 有效性研究几乎都以传统血压管理为对照组，其研究结果不能回答 BPT 与家庭血压常规监测孰优孰劣。此外，BPT 对患者的生活质量是否造成不良影响及经济学方面的评估都需要 RCT 研究的进一步证据。

## 第四节　上海市闵行区莘庄社区血压自动测量、直接传输和管理系统

自 2012 年起，上海市高血压研究所–莘庄社区卫生服务中心高血压社区防治研究基地（以下简称基地）在上海市闵行区莘庄社区开发了一个血压自动测量、直接传输和管理系统[22, 23]。

2007 年以来，上海市闵行区建立了以居民电子

健康档案（EHR）为核心的区域性卫生信息化管理系统。利用光纤技术，该系统包含了区内所有的医疗卫生机构，覆盖了医疗卫生服务及管理的各个方面和全过程。借助这一信息化系统和管理平台，闵行社区的高血压防治实现了以电子网络化为基础的数字化管理，也为建设血压直接传输和监测系统打下了扎实的基础[23]。

在闵行区卫生部门的领导下，采用通过国际认证的上臂式家用电子血压计（欧姆龙 7080-IC），2013 年开发出了以该款血压计为主机、具有无线传输功能的遥测血压计。患者在家中使用该血压计进行血压自我测量，血压值可通过手机无线网络直接进入家庭血压远程管理平台和患者本人的 EHR。该款遥测血压计还具有语音提示功能，可指导患者进行家庭血压测量。该血压计可刷健康卡，因此一机可多人使用。2015 年基地又进一步开发出家庭血压远程管理平台，该平台具有自动计算 7d 血压平均值（清晨、晚间、全天）和打印功能。目前，家庭血压值可通过以下两种方式直接输入家庭血压管理平台或患者本人的 EHR：①使用上款不具遥测功能的电子血压计，患者在家中完成连续 7d 血压自测后，将血压计交回中心，工作人员将血压计通过 USB 接口与电脑连线，储存在血压计内的所有血压值信息即刻自动下载到电脑，所有信息通过光纤直接传输和保存在家庭血压管理平台。患者可以当场得到 7d 家庭血压平均值的打印报告，全科医师在其电脑工作台上可即刻读取患者的 7d 家庭血压报告。②采用上款遥测血压计，家庭血压数据在每次测量后通过手机网络直接上传和保存到家庭血压管理平台。后一种方式适用于少数行动不便的重度高血压患者，前一种方式适用于其他患者，更具适用性。7d 家庭血压监测直接上传项目已成为莘庄社区卫生服务中心的日常临床检测项目，目前主要用于清晨高血压和白大衣高血压的筛查与诊断。

基地还建立了诊室血压直接传输系统。在莘庄社区卫生服务中心设立了专用的血压测量室。诊室血压测量采用通过国际认证的上臂式医用电子血压计（麦克大夫，Watch BP office），该款血压计具有血压数据输出功能，并能自动连续测量血压 3 次。血压测量值通过 USB 连线直接输入到测压室的电脑，连续 3 次的血压值连同平均值，通过光纤系统直接传输到医师电脑工作台，并无缝连接进入患者

本人的 EHR。从 2014 年 1 月起，这一诊室血压测量新系统已在莘庄社区卫生服务中心及其下属的所有卫生服务站投入日常临床应用。此外，24h 动态血压监测数据通过网络系统，从莘庄社区卫生服务中心上传到上海市高血压研究所，由后者给出分析结果和报告，并回传到社区卫生服务中心。在莘庄社区范围内（约 30 万人口），血压（包括诊室、家庭和动态血压）从测量、数据采集、传输到进入管理平台，全程自动化，避免了人为因素干扰。该系统与现有的闵行区卫生信息化平台实现无缝连接，直接服务于社区医师的高血压管理，是一种可持续、落地的社区血压远程监测和管理新模式。系统的建立使血压测量规范化，血压信息标准化，血压测量值的准确性、可靠性和真实性得到保证。在系统建立过程，我们对莘庄社区的全科医师进行了新型血压测量系统及其临床应用意义的培训，对居民进行了家庭血压测量常识的培训，发放了家庭血压测量指导手册，使他们了解并掌握了家庭血压 7d 测量规范和方法。新型血压测量系统的建立和应用使社区血压管理从传统的关注降压的"量"逐渐转变为注重降压的"质"。使用家庭血压直接上传和分析技术使我们正以清晨血压管理为切入点，努力提高社区高血压管理的质量[24]。

## 第五节　血压远程监测和管理的发展展望

血压远程监测将向更加方便、全时段和长时间监测的方向发展。为此需要开发摆脱充气袖带模式的、可穿戴的、可直接上传测量数据的新型动态血压监测装置。各种场景（如医院、社区随访和家庭）、各个时段（如清晨、白天、睡眠）、各种状态（如休息、上班、运动等）的血压值都能得到实时监测，并自动上传到远程管理平台。

数据传输将越来越多地采用无线信息技术，如使用配有血压管理 APP 的智能手机，将血压数据直接传送到应用服务器。以往由于血压遥测产生的信息流量费用不能进入医保报销，使其难以在日常医疗实践中推广使用，智能手机和患者管理软件等新技术的出现提供了解决方法。APP 能对数据进行分析、解释，并将结果及时反馈给使用者。同时，APP 也是实施行为干预的一个平台。近年来，移动健康

市场迅猛发展，有关健康和保健的 APP 大量涌现，但验证这些 APP 有效性的研究证据甚少，迫切需要更多的 RCT 研究，为使用配备 APP 的智能手机进行信息远程传输和行为干预的新模式提供有效性证据。

随着技术进展，除了血压外，还可以使用各种智能设备、工具和传感设备，自我监测健康行为，实时上传和跟踪心率、心律、心音、呼吸频率、呼吸功能、体温、体重、血糖、血胆固醇、体力活动水平和时间、睡眠状态、治疗依从性、饮食习惯等数据，实现多种指标的远程健康管理，血压远程监测和管理将成为其组成部分之一。

以人工智能系统为支撑的决策支持系统可以辅助社区医师和管理人员做出正确诊断，更好地识别心脑血管疾病风险，并及时调整治疗方案。引入以循诊医学为基础的决策支持系统，将进一步发挥血压远程管理系统在远程健康和疾病服务中的作用。

血压远程监测和管理符合以患者为中心的现代居家管理理念，与传统的面对面就诊模式不同，新模式强调以患者为中心，用创新技术提供远程服务，使患者更方便、省钱、省时，能提高患者的满意度和依从性。建立和发展血压远程监测平台与管理系统也符合我国当前发展健康管理产业及互联网经济的大趋势。可以预测血压（包括诊室、家庭和动态血压）的远程传输和管理将成为未来社区高血压管理的基本技术与创新模式。

（朱鼎良）

## 参 考 文 献

[1] 国家心血管病中心. 高血压. 胡盛寿. 中国心血管病报告 2015. 北京：中国大百科全书出版社, 2016, 1-2.

[2] Wang Y, Wang YJ, Qian YS, et al. Longitudinal change in end-digit preference in blood pressure recordings of patients with hypertension in primary care clinics：Minhang study. Blood Press Monit, 2015, 20(2)：74-78.

[3] 朱鼎良. 家庭血压测量. 北京：人民军医出版社, 2010, 61-70.

[4] Cuspidi C, Meari S, Lonati L, et al. Prevalence of home blood pressure measurement among selected hypertensive patients：results of a multicenter survey from six hospital outpatient hypertension clinics in Italy. Blood Press, 2005, 14(4)：251-256.

[5] Parati G, Omboni S. Role of home blood pressure telemonitoring in hypertension management：an update. Blood Press Monit, 2010, 15(6)：285-295.

[6] 中国医师协会高血压专业委员会, 中国高血压联盟, 中华医学会心

血管病学分会. 家庭血压监测中国专家共识. 中华高血压杂志, 2012, 20：525-529.

[7] Wang Y, Wang YJ, Gu H, et al. Use of home blood pressure monitoring among hypertensive adults in primary care：Minhang community survey. Blood Press Monit, 2014, 19(3)：140-144.

[8] Tamaki S, Nakamura Y, Teramura M, et al. The factors contributing to whether or not hypertensive patients bring their home blood pressure record to the outpatient clinic. Intern Med, 2008, 47(18)：1561-1565.

[9] 王飞, 王亚娟, 王彦, 等. 社区高血压患者家庭血压纸质记录和电子导出记录一致性及其影响因素. 中华高血压杂志, 2016, 214(7)：657-662.

[10] Friedman RH, Kazis LE, Jette A, et al. A telecommunication system for monitoring and counseling patients with hypertension. Impact on medication adherence and blood pressure control. Am J Hypertens, 1996, 9(4pt1)：285-292.

[11] Rogers MA, Small D, Buchan DA, et al. Home monitoring service improves mean arterial pressure in patients with essential hypertension. Ann Inte Med, 2001, 134(11)：1024-1032.

[12] Parati G, Omboni S, Albini F, et al. Home blood pressure telemonitoring improves hypertension control in general practice. The TeleBPCare study, J Hypertens, 2009, 27(1)：198-203.

[13] Omboni S, Guarda A. Impact of home blood pressure telemonitoring and blood pressure control：a meta-analysis of randomized controlled studies. Am J Hypertens, 2011, 24(9)：989-998.

[14] Omboni S, Gazzola T, Carabelli G, et al. Clinical usefulness and cost effectiveness of home blood pressure telemonitoring：meta-analysis of randomized controlled studies. J Hypertens, 2013, 31(3)：455-468.

[15] Shea S, Weinstock RS, Teresi JA, et al. A Randomized Trial Comparing Telemedicine Case Management With Usual Care in Older, Ethnically Diverse, Medically Underserved Patients with Diabetes Mellitus：5 year results of the IDEATel study. J Am Med Inform Assoc, 2009, 16(4)：446-456.

[16] Earle KA, Istepanian RS, Zitouni K, et al. Mobile telemonitoring for achieving tighter targets of blood pressure control in patients with complicated diabetes：a pilot study. Diabetes Technol Ther, 2010, 12(7)：575-579.

[17] McManus RJ, Mant J, Bray EP, et al. Telemonitoring and self-management in the control of hypertension. (TASMINH2)：a randomized controlled trial. Lancet, 2010, 376(9736)：163-172.

[18] Green BB, Cook AJ, Ralston JD, et al. Effectiveness of home blood pressure monitoring, Web communication, and pharmacist care on hypertension control. a randomized controlled trial. JAMA, 2008, 299(24)：2857-2867.

[19] Margolis KL, Asche SE, Bergdall AR, et al. Effect of home blood pressure telemonitoring and pharmacist management on blood pressure control：The Hyperlink cluster randomized trial. JAMA, 2013, 310(1)：46-56.

[20] Hebert PL, Sisk JE, Tuzzio L, et al. Nurse-led disease management for hypertension control in a diverse urban community：a randomized trial. J Gen Intern Med, 2012, 27(6)：630-639.

[21] Stoddart A, Hanley J, Wild S, et al. Telemonitoring-based service redesign for the management of uncontrolled hypertension (HITS)：cost and cost-effectiveness analysis of a randomized controlled trial.

BMJ Open，2013，3（5）：e002681.

[22] 朱鼎良. 高血压社区信息化管理的闵行模式. 见：沈卫峰，张瑞岩. 心血管疾病新理论新技术（2015）. 北京：人民军医出版社，2014：289-290.

[23] 国家心血管病中心. 心血管病社区防治工作案例介绍–上海闵行区

高血压社区防治信息化管理模式//胡盛寿. 中国心血管病报告 2015. 北京：中国大百科全书出版社，2016：139-142.

[24] 朱鼎良. 以控制清晨血压为切入点，提升社区高血压管理质量. 中华高血压杂志，2015，23（3）：217-219.

# 第九章

# 高血压鉴别诊断实验室特殊检查及评价

随着医学技术的迅速发展及医疗水平的大幅提高，不断诞生的新技术和新方法促进了高血压病因的鉴别诊断。实验室的一些特殊检查手段对继发性高血压的早期检出与诊治非常重要。由于诊断技术的进步，目前认为病因明确、可能被治愈的症状性高血压约占高血压患者总数的比例提高到10%。

## 第一节 醛固酮代谢相关检查

血浆醛固酮水平与肾素-血管紧张素-醛固酮系统（RAAS）密切相关。RAAS是由一系列激素及相应酶组成的重要的体液调节系统。RAAS既存在于循环系统，也存在于中枢神经系统、肾脏和肾上腺等组织之中，共同参与心血管稳态调节。测定循环RAAS的有效成分可以评估患者是否处于RAAS激活状态。目前检测血浆中肾素活性（PRA）和醛固酮水平（PAC）已成为高血压鉴别诊断、治疗指导及有关研究的重要指标。

## 一、测定醛固酮及肾素活性的准备

由于血浆醛固酮水平及肾素活性受多种降压药物的影响，在检查前需要排除降压药物的影响。门诊通常可以在不停药（但避免使用利尿剂及β受体阻滞剂）的基础上进行血浆醛固酮与肾素比值（ARR）随机测定。若测定的PRA小于1.0ng/（ml·h）或ARR>30，则认为高度有意义，可不换药而继续进行随后的相关检查，但需重复确认。

当怀疑检查结果受所用药物的影响而解释困难时，则应停用相关降压药物。如利尿剂应停用≥4周，螺内酯停用≥6周，ACEI/ARB、β受体阻滞剂及中枢性降压药（包括可乐定等）停用≥2周。

如果患者血压高，不能停药，建议使用对RAAS影响较小的药物：非二氢吡啶类钙通道阻滞剂（维拉帕米、地尔硫 ）、外周α受体阻滞剂或某些长效二氢吡啶类钙通道阻滞剂，如氨氯地平[1]。

## 二、肾素活性和醛固酮水平异常的临床意义

### （一）肾素活性异常与相关疾病

**1. PRA 升高** 见于肾实质性高血压、肾动脉狭窄、肾素瘤、睡眠呼吸暂停综合征的患者等。应用利尿剂、ACEI、ARB等药物后PRA也会升高。

**2. PRA 降低** 见于原发性醛固酮增多症、Liddle综合征、高钠饮食后及其他导致严重水钠潴留的疾病。应用β受体阻滞剂、可乐定、非甾体抗炎药等药物后PRA也会下降。

### （二）醛固酮水平异常与相关疾病

**1. PAC 升高** 见于原发性醛固酮增多症、肾动脉狭窄、肾素瘤、睡眠呼吸暂停综合征、高钾血症等。

**2. PAC 降低** 肾上腺皮质功能减退，如艾迪生病，以及Liddle综合征、低钾血症、高钠饮食及其他严重水钠潴留的疾病。应用某些药物，如普萘洛尔、甲基多巴、利血平、可乐定、甘草等，以及过多输入盐水等情况可抑制醛固酮分泌。

### （三）血浆醛固酮与肾素比值

ARR就是醛固酮（ng/dl）除以肾素活性[ng/（ml·h）]得到的一个比值。1981年Hiramatsu等首次采用血浆醛固酮与肾素比值（ARR）作为原发性醛固酮增多症的筛查指标[2]。经过多年的实践证

明，应用 ARR 大大提高了原发性醛固酮增多症的检出率，尤其是血钾正常的原发性醛固酮增多症患者。这一比值可以在 PAC 水平处于正常范围时对原发性醛固酮增多症做出早期诊断。因此，各国指南均推荐将 ARR 作为原发性醛固酮增多症首选的筛查指标。

**1. 适应证** 高血压同时具有下列情况之一者：2 级以上高血压或难治性高血压患者；伴有自发性或利尿剂诱发性低血钾；伴肾上腺偶发瘤；有早发高血压或 40 岁以前发生心脑血管事件家族史者；一级亲属中患有原发性醛固酮增多症者；高血压合并睡眠呼吸暂停综合征的患者[2]。

**2. 方法** ARR 与体位及采血时间有密切的关系。一般建议于清晨立位采集：晨起空腹，起床后正常活动立位 2h，保持坐位 5~15min，采肘静脉血。该方法具有较高的筛查敏感度。

**3. 结果评价** 目前国内外各临床机构 ARR 所确立的切点不同，所以其筛查效率也不完全相同。目前大多数学者推荐使用 20~50 为切点。研究显示[3]，若以 50 为切点，ARR 对原发性醛固酮增多症的诊断敏感度为 92%，特异度为 100%；若以 20 为切点，联合醛固酮＞15ng/dl[换算关系（ng/dl）×27.7=（pmol/L）]，其诊断敏感度为 95%，特异度为 75%。我国学者[4]采用 40 为切点，其敏感度为 91.9%，特异度为 70%；若联合醛固酮＞20ng/dl，其特异度为 91%，是目前临床认为较合适的 ARR 切点值。此可以作为 PA 的初筛检查切点，能减少该病的漏诊率。2006 年，上海瑞金医院高血压科检测了 45 例原发性醛固酮增多症患者，将 ARR 切点定位于 24[5]。2016 年《中国原发性醛固酮增多症诊治专家共识》推荐 ARR 的切点为 30[6]。

### （四）原发性醛固酮增多症的确诊试验

目前常用的原发性醛固酮增多症的确诊试验有四种。其原理是过度自主分泌的醛固酮不受 RASS 系统的调控，因此不能通过以下四种试验所采取的措施而抑制醛固酮的分泌，降低血浆醛固酮的水平。

**1. 盐水抑制试验** 是原发性醛固酮增多症的确诊试验方法之一，方法相对简单。

（1）适应证：由于静滴生理盐水 2L 可使血容量急剧增加，会诱发高血压危象及心功能衰竭，对那些血压难以控制、心功能不全及严重低钾血症的患者不应进行此项检查。

（2）测定方法：清晨卧位静脉滴注 0.9% 生理盐水 2L（500ml/h），盐水输注前、后分别采取外周静脉血，检测 PRA、PAC、血皮质醇、血钾。

（3）结果评价：若盐负荷后 PAC＜50pg/ml 可排除原发性醛固酮增多症；若盐负荷后血 PAC＞100pg/ml 则提示原发性醛固酮增多症。其确诊原发性醛固酮增多症的敏感度和特异度分别达到 95.4% 及 93.9%。如盐负荷后 PAC 介于 50~100pg/ml，须根据患者临床表现、实验室检查及影像学表现综合评价[7, 8]。

**2. 卡托普利抑制试验** 是目前临床应用最广泛的原发性醛固酮增多症确诊试验之一。

该试验与盐水滴注抑制试验相比更简单，且无导致血容量急剧增加的危险，因此安全性好，试验过程中不会造成血压突然上升或下降；由于卡托普利试验结果与每日摄盐水平无关，对时间及花费要求更少，可行性更好，可以在门诊患者中进行。

（1）适应证：适用于盐水抑制试验有禁忌的患者，如严重高血压和心力衰竭患者。

（2）测定方法：在试验前口服 25~50mg 卡托普利后 1h 及 2h 抽血，测 PAC 和 PRA。

（3）结果评价：以服药后 PAC 水平降低幅度小于 30% 作为试验阳性。但此试验存在一定的假阴性，部分特发性醛固酮增多症（表现为双侧肾上腺皮质增生）患者血醛固酮水平可被抑制[9]。

**3. 氟氢可的松抑制试验** 是确诊原发性醛固酮增多症中最敏感的试验，但由于操作繁琐，准备时间较长，国内无药等，目前临床很少开展。

氟氢可的松是人工合成的盐皮质激素（醛固酮类似物或盐皮质激素受体激动剂）。正常情况下，口服氟氢可的松能抑制机体醛固酮的分泌。

（1）试验方法：口服氟氢可的松片 0.1mg q6h×4d，期间每日口服 10% 氯化钠 60ml，三餐保证足够钠盐含量。每天监测血钾，若血钾＜3.5mmol/L，服用缓释氯化钾片补钾至 4.0mmol/L 左右。服药 4d，患者过夜卧床休息 12h 后于第 5d 早晨，保持立位或坐位 2h，坐位 5~15min 后于 9：00~10：00 时抽肘前静脉血，测定立位 2h 前、后血浆醛固酮、血浆肾素活性和血皮质醇浓度。

（2）结果评价：以服药 4d 后，血 PAC＞60pg/ml

及 PRA＜1ng/（ml·h）作为确诊的指标[10]。

**4. 高钠饮食抑制试验**　是确诊原发性醛固酮增多症的确诊试验之一。但由于操作繁琐，准备时间较长，目前临床很少开展。

（1）适应证：高钠饮食不宜在以下人群中进行，如严重高血压、肾功能不全、心功能不全、心律失常、严重低钾血症。

（2）试验方法：3d 内将每日钠盐摄入量提高至 200mmol（相当于氯化钠 12g）以上，同时补钾治疗使血钾维持在正常范围，收集第 3～4d 24h 尿液测定尿醛固酮。

（3）结果评价：尿醛固酮＜10μg/24h 排除原发性醛固酮增多症，＞12μg/24h（梅奥医学中心）或 14μg/24h（克里夫兰医学中心）则原发性醛固酮增多症诊断明确[1]。

（五）原发性醛固酮增多症的定位试验

**1. 肾上腺 CT 检查**

（1）适应证：所有确诊原发性醛固酮增多症的患者均应行肾上腺 CT 检查以进一步帮助定位及进行分型诊断。肾上腺 CT 检查曾作为分型的最初检查被推荐，但也有学者提出 CT 检查存在不准确性。

（2）结果分析：①醛固酮瘤，表现为单侧肾上腺腺瘤（一般直径＜2cm），呈圆形或椭圆形，边界清楚，周边呈环状强化，平扫示肿块密度均匀、CT 值偏低，为–33～28HU，增强后呈轻度强化，CT 值增高到 7～60HU。动态增强和延迟扫描时腺瘤呈快速廓清表现。典型病例肿瘤边缘呈清晰的（似薄纸样）环状强化，而中央往往仍为低密度。②特发性醛固酮增多症，CT 可有不同表现，单侧肾上腺孤立性结节或双侧肾上腺多个小结节，密度类似正常肾上腺或稍低；单侧或双侧肾上腺增大，边缘饱满，肢体较粗，密度不均或呈颗粒状；也有少数患者表现为双侧肾上腺形态和大小正常，或仅仅是密度稍致密。③分泌醛固酮的肾上腺皮质癌，通常直径＞4cm，边界不清，多有周围组织的浸润。

（3）结果评价：肾上腺 CT 检查作为原发性醛固酮增多症定位的常规检测在诊断上存在一定局限性。CT 诊断单侧肾上腺优势分泌的敏感度和特异度仅分别为 78%和 75%[11]。荟萃分析结果显示，仅依据 CT 结果制定治疗方案，可导致 14.6%的患者接受不必要的手术，19.1%的患者丧失手术机会，

3.9%的患者会因此切错部位[12]。

**2. 肾上腺静脉采血（AVS）**　肾上腺 CT 虽然可以发现单侧或双侧肾上腺占位，但往往不能发现微小病灶，不能明确该占位是否有功能。目前 AVS 是鉴别肾上腺单侧或双侧病变的最可靠方法。研究表明 AVS 的敏感度和特异度均可达到 90%以上，明显优于肾上腺 CT[13]。

（1）适应证：2016 年原发性醛固酮增多症诊治指南推荐[1]：对于明确诊断为原发性醛固酮增多症的患者，若其有肾上腺手术意愿时均应行 AVS 以明确定位，除了肾上腺皮质癌、巨大肾上腺腺瘤（最大径通常＞3cm）、家族性醛固酮增多症和 CT/MRA 仅显示单侧病变年轻（＜35 岁）PA 患者。

（2）操作过程：以非 ACTH 刺激为例介绍整个过程。需在 11∶00 前完成取血，在血管造影（DSA）引导下进行，患者保持卧位 1h，国际上通用经股静脉路径插管，具体过程如下：患者消毒铺巾后，在右腹股沟处用 2%利多卡因局部麻醉后，Seldinger 法穿刺右股静脉并留置 5F 血管鞘。采用先右后左的方法，右侧肾上腺静脉采用 5F 带侧孔 Simmons Ⅰ型或 Cobra 导管，左侧肾上腺静脉采用带有侧孔的 Simmons Ⅱ型导管。通过导管缓慢注入稀释的造影剂，观察肾上腺静脉的造影形态，确认导管到位。将 10ml 注射器于间断轻微负压吸引下，弃导管内残余液体（约 2ml）后，左右两侧分别留取 2 份血样各约 4ml，测定血皮质醇和醛固酮水平，并采集外周血做对照。由于经股静脉路径 AVS 操作技术难度较高，初学者操作成功率仅 70%左右，上海瑞金医院高血压科率先报道了经肘静脉路径 AVS 技术，其成功率较股静脉更高[14]。具体过程如下：将 5F MPA 导管在体外改良（距头端 2～3mm 打两个侧孔）后，于超滑导丝引导下将导管插至下腔静脉近端，先行右侧肾上腺静脉插管；左侧插入 5F 带侧孔 TIG 导管或经打孔改良的 JL 4/5 导管，导管到位后采用前述同样的方法抽取血样，并经肘静脉中的血管鞘采集外周血作为对照。

（3）结果评价

1）非 AVTH 刺激：单侧肾上腺静脉血皮质醇与外周静脉血皮质醇的比值≥2 即表示插管后 AVS 成功（肾上腺静脉醛固酮与皮质醇比值）/（外周静脉醛固酮与皮质醇比值）≥2 判定有优势分泌。

2）ACTH 刺激：与非 AVTH 刺激不同，该方

法在取血前 30min，以 ACTH 50μg/h 的速度持续静脉滴注，或取血过程中一次性给予 ACTH 250μg。单侧肾上腺静脉血皮质醇与外周静脉血皮质醇的比值≥3 即表示插管后 AVS 成功。（肾上腺静脉醛固酮与皮质醇比值）/（外周静脉醛固酮与皮质醇比值）≥4 判定有优势分泌[13]。

# 第二节 嗜铬细胞瘤相关检测项目

嗜铬细胞瘤是继发性高血压的原因之一。

嗜铬细胞瘤可分泌去甲肾上腺素和肾上腺素，故测定血液的去甲变肾上腺素（NMN）和变肾上腺素（MN）水平具有诊断价值。但是，通过一些激发试验（冷加压试验和胰高糖素激发试验），评价试验中血压升高情况，可以作为筛查手段。为进一步明确诊断，一些患者需要通过抑制试验予以证实。

## 一、可乐定抑制试验

可乐定可抑制神经源性因子所引起的儿茶酚胺（甲肾上腺素和肾上腺素）的释放，而对嗜铬细胞瘤患者升高的儿茶酚胺无明显抑制作用。该试验是嗜铬细胞瘤的确诊试验之一[15]。

**1. 适应证** 适用于持续性高血压或阵发性高血压发作期的疑似嗜铬细胞瘤患者，且其他检查未能确诊者。

**2. 方法** 患者服用可乐定 0.3mg，于服用前，服药后 2h、3h 分别采血，测定血液的 MN 和 NMN 水平。

**3. 评价** 正常人或非嗜铬细胞瘤高血压患者，NMN 和 MN 值下降>50%；若下降幅度<40%，则支持嗜铬细胞瘤诊断。

## 二、酚妥拉明抑制试验

酚妥拉明抑制试验是嗜铬细胞瘤的确诊试验之一，主要观察使用酚妥拉明前后血压的变化。

**1. 适应证** 适用于持续性高血压或阵发性高血压发作期，且其他检查未能确诊者。

**2. 方法** 静脉注射酚妥拉明（苄胺唑啉）5mg

后，于用药前及用药后，每 30s 测量血压 1 次，至用药后 5min。

**3. 评价** 如用药后 2min 内较用药前血压降低 25mmHg 以上，且持续 3～5min 或更长为阳性结果，支持嗜铬细胞瘤的诊断。但该试验的敏感性及特异性均不高，目前临床已很少应用[16]。

## 三、冷加压试验

适用于嗜铬细胞瘤阵发性发作的间歇期患者，且其他检查不能确诊者。由于该试验的风险较大，持续性高血压、老年人（>60 岁）及心血管高危患者禁行此类试验。

试验前停用降压药 1 周，镇静剂至少停用 48h。测定基础血压后，将左手浸入 4℃冰水中至腕部，持续 1min，若血压上升大于 30/15mmHg 为阳性结果。如血压>170/100mmHg 时终止试验。

## 四、胰高糖素激发试验

胰高糖素激发试验适用于嗜铬细胞瘤阵发性发作的间歇期患者，且其他检查不能确诊者。该试验风险较大，持续性高血压、老年人（>60 岁）及心血管高危患者禁行此类试验。

在冷加压试验血压稳定后，注射胰高糖素 1mg，于用药前及用药后 3min 内，每 30s 测血压 1 次。如血压较冷加压试验最高值增高 20/15mmHg 以上为阳性；或同时血 NMN 和 MN 水平升高 3 倍以上为阳性。

## 五、$^{131}$I-间碘苄胍试验

$^{131}$I-间碘苄胍试验（meto-iodobenzylguanidine，MIBG）被誉为嗜铬细胞瘤定位诊断的金标准。此试验用于肾上腺外及较小、原发或转移病灶的定位，还能用于功能诊断。

在进行 $^{131}$I-MIBG 检查前 48～72h，需停用对 MIBG 摄取有影响的药物，如止吐剂、抗精神病药物（如三环类抗抑郁药）、拉贝洛尔、利血平、交感活性药物、多巴胺、钙通道阻滞剂等。检查前 24h 及连续 5d 服复方碘溶液，以阻止甲状腺摄取 $^{131}$I-MIBG。静脉注射 $^{131}$I-MIBG 后 24h、48h 和 72h

进行扫描。

# 第三节 皮质醇相关检测项目

## 一、血皮质醇昼夜节律和24h尿游离皮质醇

### （一）血皮质醇昼夜节律

皮质醇是由肾上腺皮质束状带合成、分泌的一种糖皮质类固醇激素，每日分泌10～35mg，半衰期约为100min。皮质醇的分泌有明显的昼夜节律，以6:00～8:00最高（50～250μg/L），22:00至次日2:00为最低（20～100μg/L）。皮质醇增多症患者血皮质醇节律消失。

### （二）24h尿游离皮质醇

血循环中的皮质醇大约90%与皮质醇结合蛋白（CBG）相结合，仅5%～10%以游离皮质醇的形式自尿中排出。测定24h尿游离皮质醇（urinary free cortisol，UFC）总量可反映一日之中肾上腺皮质醇的总分泌量。

血浆中CBG结合的皮质醇的最大容量约为250μg/L，当血浆皮质醇浓度大于此值时，尿中游离皮质醇浓度迅速增加。因此，UFC不仅是肾上腺皮质功能的可靠判断指标，也是地塞米松抑制试验的良好观察指标，其正常参考范围为29～90μg/L。

## 二、地塞米松抑制试验

地塞米松不能抑制皮质醇增多症患者的皮质醇分泌，如服用地塞米松后血液中的皮质醇浓度不下降，则提示皮质醇增多症。

### （一）1mg地塞米松抑制试验

1mg地塞米松抑制试验（1mg DST）用作皮质醇增多症的筛查试验，主要用于鉴别单纯肥胖与皮质醇增多症。方法：试验当日8:00测血皮质醇作为对照，24:00服地塞米松1mg。翌日8:00再测血皮质醇作为抑制值。以服药后翌日清晨血皮质醇>138nmol/L（50μg/L）为阳性（敏感度为85%，特异度>95%）；或以血皮质醇>50nmol/L（18μg/L）

为阳性（敏感度>95%，特异度为80%）。

### （二）2mg/d地塞米松抑制试验

2mg/d地塞米松抑制试验（2mg DST）作为皮质醇增多症的确诊试验。方法：若1mg地塞米松抑制试验阳性，可进一步行连续2d给药法（地塞米松0.75mg，q8h口服）。以服药后次日清晨血皮质醇>50nmol/L（18μg/L）为阳性。

# 第四节 肾血管性高血压相关检查

## 一、肾动脉影像学检查

### （一）肾动脉多普勒超声

多普勒超声作为一种无创性、无放射线、廉价的检查手段，是理想的肾动脉狭窄（RAS）的筛查方法。尤其在血管支架介入术后，MRA有禁忌，CTA显示又不清晰的情况下，多普勒超声具有明显的优势。

**1. 适应证** 适用于2级以上的高血压，难治性高血压，不明原因一侧肾萎缩，服用ACEI/ARB后肾功能明显恶化，腹部闻及血管杂音及其他怀疑有肾动脉狭窄的患者。原则上无绝对禁忌证。

**2. 评价** 肾动脉收缩期流速峰值（peak systolic velocity，PSV）被认为是诊断RAS最有价值的单一指标[17]。PSV为180～200cm/s作为诊断肾动脉主干狭窄≥60%的界值，其特异度为84%～98%，敏感度为62%～99%。肾动脉的流速与主动脉流速的比值称为肾主动脉比率（renal aortic ratio，RAR），RAR>3.5提示严重狭窄（狭窄程度>60%）。另一个常用的指标为肾动脉阻力指数（renal artery resistive index，RRI），RRI增高提示肾内小血管结构异常，有研究发现RRI>0.8的患者，肾血管重建术改善血压及肾功能的意义有限，但这方面仍有争议这项技术最大的缺点是操作者技术的差异性很大，导致多普勒超声用于诊断肾动脉狭窄结果差异很大。2011年《欧洲外周血管诊治指南》[18]及2011年《美国ACC/AHA外周血管诊治指南》[19]均推荐肾动脉超声作为诊断肾动脉狭窄的首选辅助检查（Ⅰ，B级）。

## （二）计算机断层扫描血管成像

计算机断层扫描血管成像（CTA）是一种非创伤性血管成像技术。肾动脉 CTA 可以清楚显示肾动脉及其分支，是诊断肾动脉狭窄的重要检查手段。

**1. 适应证** 适用于 2 级以上的高血压，难治性高血压，不明原因一侧肾萎缩，服用 ACEI/ARB 后肾功能明显恶化，腹部闻及血管杂音，肾动脉超声提示可能存在狭窄及其他怀疑有肾动脉狭窄的患者。推荐在肾功能良好的患者（eGFR＞60ml/min）中采用 CTA 技术筛查肾动脉狭窄。

**2. 禁忌证** 明确有碘过敏史的患者，肾功能不全的患者（血清肌酐＞264μmol/L）及其他不适合行 X 线检查的患者。

**3. 评价** 肾动脉 CTA 的敏感性与特异性分别达 92%和 99%[20]。CTA 图像像素高于 MRA。但 CTA 需含碘造影剂，对肾功能障碍患者有一定的局限性，而且有 X 线辐射。与 MRA 相比对于肾动脉支架术后的患者，CTA 可随访其支架再狭窄情况。2011 年《欧洲外周血管诊治指南》[18]及 2013 年《美国 ACC/AHA 外周血管诊治指南》[19]均将肾动脉 CTA 作为 I 级证据，B 级推荐。

## （三）磁共振血管成像

肾动脉磁共振血管成像（MRA）是另一种诊断肾动脉狭窄的重要检查方法。其具有无创、无放射、不用含碘造影剂等优点。

**1. 适应证** 适用于 2 级以上的高血压、难治性高血压及不明原因一侧肾萎缩，服用 ACEI/ARB 后肾功能明显恶化，腹部闻及血管杂音，肾动脉超声提示可能存在狭窄及其他怀疑有肾动脉狭窄的患者。推荐可用于肾功能轻、中度受损的患者使用（eGFR＞30ml/min）。

**2. 禁忌证** 造影剂钆过敏的患者；带有心脏起搏器、神经刺激仪、人工金属心脏瓣膜的患者；有眼内金属异物、内耳植入、金属假肢或假体、体内铁磁性异物者；危重病患者及其他不适合行磁共振检查的患者。

**3. 评价** 与肾动脉造影相比，其诊断 RAS 的敏感度与特异度分别为 90%～100%和 76%～94%，优于多普勒超声检查[21]。但 MRA 图像对分支血管的分辨尚不如血管造影，仅能正确评价近端肾动脉

部分，且对于肾动脉支架术后的患者，用 MRA 随访存在一定限度。2011 年《欧洲外周血管诊治指南》[18]及 2013 年《美国 ACC/AHA 外周血管诊治指南》[19]均将肾动脉 MRA 作为 I 级证据，B 级推荐。

## （四）肾动脉造影

肾动脉造影（RAG）是目前诊断肾动脉狭窄的最准确方法，同时可用于肾动脉狭窄的球囊扩张或支架置入。这一项微创操作对术者而言需掌握血管介入技术；对患者而言要接受 X 线辐射及含碘造影剂，故目前已不作为筛查诊断手段。

**1. 适应证** ①临床线索提示有肾动脉狭窄可能，但非创伤性检查不能明确诊断；②该患者需要行冠状动脉造影或其他外周血管造影，同时临床线索提示有肾动脉狭窄可能。

**2. 禁忌证** 明确有碘过敏史的患者；肾功能不全的患者（血清肌酐＞264μmol/L）；病情危重全身情况差的患者；有出血性疾病及凝血功能异常的患者；发热及有感染性疾病的患者；以及其他不适合行介入治疗的患者。

**3. 评价** 肾动脉造影是肾动脉狭窄诊断的金标准。肾动脉造影是一项成熟且安全的技术，但仍有一定的手术并发症，如外周穿刺部位可发生局部血肿，假性动脉瘤等，一般稍做处理即可恢复。需要警惕的是碘造影剂应用过程中可能导致的造影剂肾病（CIN），特别是已存在基础肾功能不全的患者，术前应充分评估 CIN 发生风险，并在术前及术后给予等张盐水进行水化以减少 CIN 发生风险。至于介入干预肾动脉狭窄的临床疗效评估，近年来有研究应用压力导丝或 4F 造影导管测压，显示跨肾动脉狭窄病变处收缩压差大于 20mmHg 是肾动脉狭窄介入治疗获益的指标[22]。

## （五）肾动态显像

肾动态显像是经静脉注入含有放射性核素的示踪剂或显像剂到体内，通过体表探测射线测定肾脏功能并显示肾脏形态。此检查有助于明确两侧肾功能的情况，能作为肾动脉狭窄诊断的辅助手段之一，必要时行负荷状态下肾显像（CARS）。

**1. 适应证** 适用于肾功能受损，肾血流灌注不良及尿路梗阻患者。

**2. 方法**　通常选用经肾小球滤过而无肾小管分泌的放射性药物，如 $^{99m}$Tc-DTPA，静脉注射 $^{99m}$Tc-DTPA 后，根据放射性药物被清除的速度及数量计算 GFR。进行负荷状态下肾显像时，患者检查前停服转化酶抑制剂 48h。检查前 1h 服用卡托普利 25～50mg，分析示踪剂 $^{99m}$Tc 的吸收、积聚和排泄在患肾内均有显著延缓，而健侧肾脏肾小球滤过率（GFR）变化不大，这使得两侧肾吸收、排泄曲线的不对称性及差异显著加大。正常人或原发性高血压患者给予卡托普利后 GFR 无变化。肾动脉狭窄时，其最大高峰时间延迟≥11min；患侧 GFR 明显降低或用药后 2～3min 两侧 GFR 差异绝对值＞9.9%；患侧延迟排泄＞5min。

**3. 评价**　肾动态显像是评价肾实质功能非常灵敏、简便、无创的检查方法，能够计算出分侧 GFR 和有效血浆流量（ERPF）两个重要参数。与肾动脉造影相比，肾动态显像诊断 RAS 的敏感度和特异度仅分别为 74%和 59%。但对于肾动脉造影结果为临界病变的患者，卡托普利肾动态显像还是有一定的参考价值的。2011 年《欧洲外周血管诊治指南》[18] 及 2013 年《美国 ACC/AHA 外周血管诊治指南》[19]，均将此类检查作为Ⅲ类，B 级证据，即不建议作为肾动脉狭窄的常规筛查项目。

## 二、选择性肾静脉肾素测定

分侧肾静脉肾素测定是分别测定两侧肾静脉血的肾素活性，分析患侧肾素/对侧肾素活性的比值，或对侧肾静脉肾素与周围血肾素活性的比值。理论上分侧肾静脉血浆肾素活性测定可明确单侧肾动脉狭窄及肾血管性高血压的诊断，并可预测单侧肾动脉狭窄实行肾血管重建治疗或外科肾脏切除治疗的疗效。

**1. 适应证**　临床疑似肾血管性高血压或一侧肾脏失功能，拟行肾脏切除术评价手术疗效。

**2. 方法**　术前停用 RAS 抑制剂、β 受体阻滞剂、利尿剂、非甾体抗炎药 2 周。将导管插入下腔静脉后，按肾静脉平面上、左、右肾静脉，肾静脉平面下分别采取 4 份血标本，测定各自的 PRA。为了降低试验的假阴性率，可采取卡托普利激发试验：在口服卡托普利 25mg 前及服后 60min，分别取两侧肾静脉血测定 PRA。

**3. 评价**　目前将双侧肾静脉肾素活性比值（RVRR）＞1.5 作为单侧肾动脉狭窄的特征，其敏感度约为 87%，假阳性率为 22%[23]。卡托普利激发试验后 RVRR＞2.5 为阳性标准。

但近年来不少学者认为，分侧肾静脉肾素比值敏感性不高，假阳性及假阴性率较高；且选择性肾腺静脉肾素测定是一有创操作，伴一定并发症，故目前临床实际很少应用。2011 年《美国 ACC/AHA 外周血管诊治指南》不建议作为肾动脉狭窄的常规筛查项目[19]（Ⅲ级推荐，B 级证据）。

# 第五节　多导联睡眠呼吸监测

## （一）多导联睡眠呼吸监测目的

睡眠过程中反复和频繁出现以呼吸暂停和低通气为特点的睡眠呼吸暂停低通气综合征（sleep apnea hypopnea syndrome，SAHS）。SAHS 可以导致和（或）加重高血压，是继发性高血压的重要原因。

临床上绝大多数 SAHS 患者属于阻塞性睡眠呼吸暂停低通气综合征（OSAHS）。流行病学研究发现 50%～92%的 OSAHS 患者合并有高血压[24]，而 30%～50%的高血压患者同时伴有 OSAHS[25]。OSAHS（AHI≥10 次/小时）患者的难治性高血压患病率达 83%[26]。与 OSAHS 相关联的高血压称为阻塞性睡眠呼吸暂停相关性高血压，已成为一个不可忽视的高血压高发的特殊人群。

多导睡眠图（polysomnography，PSG）可在患者睡眠的同时监测多种生理变量，是诊断 OSAHS 的常用方法。睡眠期间的生理异常模式对其他疾病也具有诊断价值。

## （二）适应证

（1）临床上怀疑为 OSAHS 相关高血压患者，如睡眠打鼾、肥胖、白天嗜睡和鼻咽口腔解剖异常，同时伴随血压的特征性改变。

（2）临床上其他症状体征支持患有睡眠呼吸障碍，如夜间哮喘，或神经肌肉疾患影响睡眠。

（3）难以解释的白天低氧血症或红细胞增多症。

（4）原因不明的心律失常、夜间心绞痛和肺高血压。

（5）监测患者夜间睡眠时低氧程度，为氧疗提供客观依据。

（6）评价各种治疗手段对 OSAHS 的治疗效果[27]。

### （三）操作方法

**1. 整夜 PSG 监测** 是诊断 OSAHS 的金标准[29]，包括双导联脑电图（EEG）、双导联眼电图（EOG）、下颌肌电图（EMG）、心电图、口鼻呼吸气流、胸腹呼吸运动、$SpO_2$、体位、鼾声及胫前肌 EMG 等，正规监测一般需整夜≥7h 的睡眠。

**2. 夜间分段 PSG 监测** 在同一晚上的前 2～4h 进行 PSG 监测，之后进行至少 3h 以上的 CPAP 压力调定，其优点在于可减少检查和治疗费用，现仅推荐在以下情况采用：患者 AHI＞15 次/小时，反复出现持续时间较长的睡眠呼吸暂停或低通气，伴有严重低氧血症，后期快动眼睡眠相（rapid eye movement，REM）增多，CPAP 压力调定时间应＞3h，当患者处于平卧位时，CPAP 压力可完全消除快动眼及非快动眼睡眠期的所有呼吸暂停、低通气及鼾声。如果不能满足以上条件，应进行整夜 PSG 监测并另选整夜时间进行 CPAP 压力调定。

**3. 午后短暂睡眠的 PSG 监测** 对于白天嗜睡明显的患者可以试用，通常需要保证有 2～4h 的睡眠时间（包括快动眼和非快动眼睡眠相）才能满足诊断 OSAS 的需要，因此存在一定的失败率和假阴性结果[28]。

### （四）评价

PSG 用于 OSAHS 诊断，鉴别继发性高血压，分析睡眠呼吸暂停的类型，并评价 OSAHS 患者的治疗效果。根据 PSG 结果，可计算呼吸暂停低通气指数作为呼吸暂停严重程度的测量指标[29]。根据 AHI 和夜间最低 $SpO_2$ 将 OSAHS 分为轻度、中度、重度，其中以 AHI 作为主要判断指标，夜间最低 $SpO_2$ 作为参考，见表 7-9-1。

**表 7-9-1 成人 OSAHS 病情程度判断依据**

| 病情分度 | AHI（次/小时） | 夜间最低 $SpO_2$（%） |
|---|---|---|
| 轻度 | 5～15 | 85～90 |
| 中度 | 15～30 | 80～85 |
| 重度 | ＞30 | ＜80 |

注：AHI，平均每小时呼吸暂停与低通气次数之和。

本章阐述了常见高血压鉴别诊断的特殊实验室

检查项目及评价，对一些尚在发展的实验室新技术及罕见继发性高血压的诊断并未纳入，如单基因遗传性高血压的基因诊断，原发性醛固酮增多症患者的体细胞突变检测，以及原发性高血压患者的药物基因组学筛选等。相信随着科学技术的迅速发展，继发性高血压的检出比例还会不断增加；原发性高血压的特殊需求检查也会不断问世。不久的将来，基因检测不仅可以用于鉴别诊断继发性高血压，对原发性高血压的分型诊治也将成为可能。

（许建忠 唐晓峰 高平进）

### 参 考 文 献

[1] Funder JW，Carey RM，Mantero F，et al. The Management of Primary Aldosteronism：Case Detection，Diagnosis，and Treatment：An Endocrine Society Clinical Practice Guideline. J Clin Endocrinol Metab，2016，101（5）：1889-1916.

[2] Hiramatsu K，Yamada T，Yukimura Y，et al. A screening test to identify aldosterone-producing adenoma by measuring plasma renin activity. Results in hypertensive patients. Arch Intern Med，1981，141（12）：1589-1593.

[3] Eng PH，Tan KE，Khoo DH，et al. Aldosterone to renin ratios in the evaluation of primary aldosteronism. Ann Acad Med Singapore，1997，26（6）：762-766.

[4] 徐媛媛，蒋怡然，苏颐为，等. 醛固酮/肾素比值在原发性醛固酮增多症筛查中的临床价值. 中华高血压杂志，2013，28（1）：301-305.

[5] Chen SX，Du YL，Zhang J，et al. Aldosterone-to-renin ratio threshold for screening primary aldosteronism in Chinese hypertensive patients. Zhonghua Xin Xue Guan Bing Za Zhi，2006，34（10）：868-872.

[6] 中华医学会内分泌学分会肾上腺学组. 原发性醛固酮增多症诊断治疗的专家共识，中华内分泌代谢杂志，2016，32（3）：188-195.

[7] Giacchetti G，Ronconi V，Lucarelli G，et al. Analysis of screening and confirmatory tests in the diagnosis of primary aldosteronism：need for a standardized protocol. J Hypertens，2006，24（4）：737-745.

[8] Rossi GP，Belfiore A，Bernini G，et al. Prospective evaluation of the saline infusion test for excluding primary aldosteronism due to aldosterone-producing adenoma. J Hypertens，2007，25（7）：1433-1442.

[9] Rossi GP，Belfiore A，Bernini G，et al. Comparison of the captopril and the saline infusion test for excluding aldosterone-producing adenoma. Hypertension，2007，50（2）：424-431.

[10] Stowasser M，Gordon RD，Gunasekera TG，et al. High rate of detection of primary aldosteronism，including surgically treatable forms，after 'non-selective' screening of hypertensive patients. J Hypertens，2003，21（11）：2149-2157.

[11] Funder JW，Carey RM，Fardella C，et al. Case detection，diagnosis，and treatment of patients with primary aldosteronism：an endocrine society clinical practice guideline. J Clin Endocrinol Metab，2008，93（9）：3266-3281.

[12] Kempers MJ，Lenders JW，van Outheusden L，et al. Systematic

review：diagnostic procedures to differentiate unilateral from bilateral adrenal abnormality in primary aldosteronism. Ann Intern Med，2009，151（5）：329-337.

[13] Rossi GP，Auchus RJ，Brown M，et al. An expert consensus statement on use of adrenal vein sampling for the subtyping of primary aldosteronism. Hypertension，2014，63（1）：151-160.

[14] Xu J，Sheng C，Li M，et al. A feasibility study on percutaneous forearm vein access for adrenal venous sampling. J Hum Hypertens，2017，31（1）：76-78.

[15] McHenry CM，Hunter SJ，McCormick MT，et al. Evaluation of the clonidine suppression test in the diagnosis of phaeochromocytoma. J Hum Hypertens，2011，25（7）：451-456.

[16] Nakada T，Kubota Y，Sasagawa I，et al. Phentolamine test for operative complications of pheochromocytoma：its prognostic importance. Int J Urol，1994，1（1）：17-22.

[17] Hirsch AT，Haskal ZJ，Hertzer NR，et al. ACC/AHA 2005 Practice Guidelines for the management of patients with peripheral arterial disease（lower extremity，renal，mesenteric，and abdominal aortic）. Circulation，2006，113（11）：463-654.

[18] Tendera M，Aboyans V，Bartelink ML，et al. ESC Guidelines on the diagnosis and treatment of peripheral artery diseases：Document covering atherosclerotic disease of extracranial carotid and vertebral，mesenteric，renal，upper and lower extremity arteries：the Task Force on the Diagnosis and Treatment of Peripheral Artery Diseases of the European Society of Cardiology（ESC）. Eur Heart J，2011，32（22）：2851-2906.

[19] Rooke TW，Hirsch AT，Misra S，et al. Management of patients with peripheral artery disease（compilation of 2005 and 2011 ACCF/AHA Guideline Recommendations）：a report of the American College of Cardiology Foundation/American Heart Association Task Force on Practice Guidelines. J Am Coll Cardiol，2013，61（14）：1555-1570.

[20] Willmann JK，Wildermuth S，Pfammatter T，et al. Aortoiliac and renal arteries：prospective intraindividual comparison of contrast-enhanced three-dimensional MR angiography and multi-detector row CT angiography. Radiology，2003，226（3）：798-811.

[21] de Cobelli F，Venturini M，Vanzulli A，et al. Renal arterial stenosis：prospective comparison of color Doppler US and breath-hold，three-dimensional，dynamic，gadolinium-enhanced MR angiography. Radiology，2000，214（2）：373-380.

[22] Mangiacapra F，Trana C，Sarno G，et al. Translesional pressure gradients to predict blood pressure response after renal artery stenting in patients with renovascular hypertension. Circ Cardiovasc Interv，2010，3（6）：537-542.

[23] Rossi GP，Cesari M，Chiesura-Corona M，et al. Renal vein renin measurements accurately identify renovascular hypertension caused by total occlusion of the renal artery. J Hypertens，2002，20（5）：975-984.

[24] Drager LF，Genta PR，Pedrosa RP，et al. Characteristics and predictors of obstructive sleep apnea in patients with systemic hypertension. Am J Cardiol，2010，105（8）：1135-1139.

[25] Worsnop CJ，Naughton MT，Barter CE，et al. The prevalence of obstructive sleep apnea in hypertensives[J]. Am J Respir Crit Care Med，1998，157（1）：111-115.

[26] Logan AG，Perlikowski SM，Mente A，et al. High prevalence of unrecognized sleep apnoea in drμg-resistant hypertension[J]. J Hypertens，2001，19（12）：2271-2277.

[27] Kushida CA，Littner MR，Morgenthaler T，et al. Practice parameters for the indications for polysomnography and related procedures：an update for 2005[J]. Sleep，2005，28（4）：499-521.

[28] Gradinger F，Cieza A，Stucki A，et al. Part 1. International Classification of Functioning，Disability and Health（ICF）Core Sets for persons with sleep disorders：results of the consensus process integrating evidence from preparatory studies. Sleep Med，2011，12（1）：92-96.

[29] Epstein LJ，Kristo D，Strollo PJ，et al. Clinical guideline for the evaluation，management and long-term care of obstructive sleep apnea in adults. J Clin Sleep Med，2009，5（3）：263-276.

# 第十章

# 基因检测在高血压诊治中的应用

20 世纪 70 年代，随着基因测序技术的出现和完善，揭示了人类遗传密码，从分子水平了解疾病的本质成为可能。基因检测就是基于这一技术，对基因组 DNA 上的遗传序列信息进行真实的检测。这一应用开启了"人类基因组计划"，并引领了"精准医学"时代的到来。

2015 年 1 月 20 日，美国总统奥巴马在国情咨文演讲中提出了"精准医学计划"，在全球范围内掀起一股热潮。精准医学强调基因组测序技术与生物信息、大数据、云计算等前沿科学技术的交叉应用，强调对大样本人群与特定疾病类型进行各种组学领域生物标志物的分析、鉴定、验证和应用，从而精确寻找到疾病的原因和治疗的靶点，最终实现对于疾病和特定患者进行个性化的诊断、治疗和预防方案。而基因检测技术不仅是其中的基础，也是目前研究相对成熟、临床应用最普及的领域。

现阶段，基因检测在高血压诊治中的应用主要体现在 3 个方面：①单基因致病型高血压，通过基因测序技术，对该类疾病进行早期基因诊断、鉴别诊断、分子分型、分子水平风险评估，以及个体化治疗、家系筛查、遗传咨询、遗传诊断；②通过基因检测来发现药物反应性、副作用与基因变异的关系，指导临床高血压用药；③通过寻找与高血压发病、病程、预后等临床过程相关的遗传角度的生物标志物，指导高血压诊断、评估、治疗和预防。

## 第一节　基因检测的技术基础

基因测序技术到今天已经发展了三代。第一代基因测序技术是指 1977 年 Sanger 等发明的双脱氧核苷酸末端终止法和 Gilbert 等发明的化学降解法与计算机拼接技术的结合。主要设备平台以 ABI 公司的 3730、3730xl 为代表。至今，第一代测序的结果仍作为测序结果的金标准被使用。2005 年 Roche 公司发布第一台 454，使新一代高通量基因测序（next generation sequencing，NGS）技术登上历史舞台，为医学遗传学的研究带来了深刻的变革。这类平台也可以被称为"第二代高通量基因测序技术"。Roche 公司的 454 技术、Illumina 公司的 Solexa 技术、Applied Biosystems（ABI）公司的 SOLiD 技术和后来的 Ion Porten 技术共同的特征是大规模并行化微阵列测序方法。因此，也有文献将之称为"大规模平行测序"。另外，与第一代测序技术相比，NGS 技术的典型特征是边合成边测序。几个技术平台都实现了碱基合成实时识别，这极大地提高了识别读长和拼接速度。NGS 技术对于遗传学技术的贡献在于第一次把基因序列信息快速完整地展现在研究人员面前，让我们能完整认识单基因遗传性疾病，同时对复杂性疾病如高血压的认识有了数据基础。更为重要的是测序成本极大下降，目前已经实现了"千元基因组"，据报道"$600 基因组"将成为可能。

NGS 解决了基因序列问题，但是基因组学的研究不仅仅包括序列的认识，同时还需要观察基因结构信息，如嵌合、倒置、重复等，另外基因组的修饰如甲基化的信息也正在越来越多地被认识和关注。实现单分子测序的"第三代基因组测序技术"应运而生，目前在试用的平台有 Pacific Biosciences 公司的 SMRT 技术和 Oxford Nanopore 公司的 Nanopore 技术。这两个技术平台的共同特征是不再需要扩增目标，实现实时单分子检测，可以识别碱基性质和修饰基团，没有读长限制。但是，第三代基因组数据正在面临测序材料、信号识别和测序成本的挑战，尚不能用于实际临床工作中（表 7-10-1）。

表 7-10-1　目前常用 NGS 平台技术比较

| 步骤 | Illumina Hiseq | Thermo Ion Porten |
| --- | --- | --- |
| 建立测序文库 | | |
| 隔离分子 | 玻片上种植 | 固相磁珠表面 |
| 簇生成 | 桥式 PCR | 乳液 PCR（emPCR） |
| 固定测序载体 | 已经完成 | 填充微孔板 |
| 测序 | 可逆终止法，边合成边测序，带有四色荧光 | 测定 H⁺，边合成边测序 |
| 数据分析 | 实时碱基识别，实时拼接 | |

在 NGS 中，目前在临床和科研中应用最广泛的是 Illumina 公司的几种测序平台。该技术采用了"桥式 PCR"方法扩增单链文库片段，测序仪的基本原理是边合成边测序，用四种不同颜色的荧光标记四种不同的脱氧核苷酸。上机时，同时加入被荧光标记的待测文库、DNA 聚合酶及接头引物进行扩增，通过捕获荧光信号利用计算机软件将光信号转化为测序峰，从而获得待测片段的序列信息。该项技术很好地解决了连续重复同聚物长度的准确性问题，但因为错误率是累积的，DNA 链序列越长，发生错误的可能性就越高。另外，更长读长带来更大数据量，也会造成后续成本的上升。为平衡准确性和成本，一般将读长控制在 2×150bp 是可以接受的。

从样本的采集到测序数据分析，其简要流程如下：

**1. 样本的采集和保存**　临床基因检测一般选用血液样本作为典型样本，血液样本建议使用一次性密闭预置 EDTA 或枸橼酸盐抗凝剂的真空采血管，避免使用肝素抗凝管和带分离胶的真空采血管，因为肝素会抑制后期 PCR 反应，而带分离胶的试管会将血细胞或血小板分离在胶的下层，使细胞中的核酸不便被提取出来。血液采集后迅速轻轻颠倒混匀 3～6 次以确保标本和抗凝剂充分混匀，不要剧烈摇动，以免造成溶血或血小板激活聚集，密封包装后运送。

核酸提取使用盐析法或酚-氯仿提取法均可，需要注意的是酚氯仿法提取的 DNA 可能导致 DNA 样品中酚或氯仿残留，从而抑制后续的 PCR 反应；盐析法提取的 DNA 可能存在蛋白质及其他物质的残余，也可使用磁珠或吸附柱提取纯化核酸样本。

对于血液样本而言，样本可在常温保存 24h，2～8℃保存 72h，–80℃保存 1 年。对于 DNA 样本而言，应保存在带盖密封、疏水的异质同晶聚合物材料塑料管或经特殊处理的聚丙烯塑料管中。DNA 样本相对稳定，常温下溶解于 TE 缓冲液中（Tris-EDTA buffer，pH=8.0）可放置 26 周，但为了确保 DNA 的完整性，减少降解，仍将 DNA 冻存于–20℃，有条件的最好冻存于–80℃。如果同一样本需要反复多次进行检测，建议分装保存，尽可能地减少反复冻融，同时也可避免样本之间相互污染。

**2. 测序方案的选择**　鉴于目前全基因组测序的成本和生物信息分析的难度尚不足以用来开展临床基因检测，因此无论在何种测序平台上研发基因检测项目，其主要策略都是选择基因组中的目标区域进行富集后，再建库进行上机测序。基因检测项目的技术路线选择需要考虑的因素主要有以下两个方面：一是该检测项目将在哪种测序平台上开展。这主要根据各检验机构现有的设备条件、目的基因的数量及其变异特点、样本量规模和产生的数据量来决定，不同的测序平台厂家提供了相应的测序试剂盒以适应不同的检测需求。二是目标区域的富集方法，由于目标区域可以是数个乃至上千个相关基因，也可以是基因组上的全部外显子或转录组，甚至非编码 RNA，因此需要建立与检测目的相适应的富集方法。目前常用的目标区域富集技术主要有多重 PCR 和探针杂交捕获两种。

（1）多重 PCR 法：通常与扩增子测序联用。根据目标区域设计多对引物，将这些引物混合后形成高浓度的引物库（primer library），通过多重 PCR 反应平行扩增并富集目标片段。目前使用的多重 PCR 方法是建立在"微滴技术"（microdroplet-based technology）基础上的，关键点是建立高质量的引物库，将混合的高浓度引物库与片段化的基因组 DNA 模板通过微滴技术分散到独立的微反应体系中完成平行的 PCR 反应。微滴技术保证了在每个微反应体系中含有等量引物库与模板，多个 PCR 反应同时进行不会相互干扰。多重 PCR 法特异性强，准确度高，但各个片段扩增效率的不均一性限制了扩增子测序的应用。多重 PCR 针对的目标区域越多，遇到序列中存在重复元件、高 GC 区域或变异高频片段的可能性越大，扩增子的不均一性就越高，会引起覆盖度和测序深度的偏移，使重复性下降。因此，多应用于目标区域在 100～500kb 的情况，在此区间内，多重 PCR 连用扩增子测序的性价比相对较高。

（2）探针杂交捕获法：针对目标区域设计特异性探针，通过杂交过程，该技术使探针和目标片段结合，从而富集目的序列片段。探针杂交过程分为固相捕获和液相捕获两种。固相捕获即芯片法，是将探针固定在微阵列（microarray）芯片上，与片段化的基因组 DNA 文库进行杂交，去除非特异性结合的文库后洗脱富集得到的目标区域 DNA 再进行测序。固相捕获方便快捷，具有高准确性和特异性，均一性好于多重 PCR 法，但存在硬件成本高，操作复杂的缺点，另外为了提高捕获效率，目标区域不论大小都需要加入过量的 DNA 文库，起始 DNA 量在 10～15μg，不适用于微量样本。液相捕获是为了弥补固相探针的缺陷而发展起来的，基本原理类似，保持了准确性、特异性和均一性的优势，不同的是探针与 DNA 文库是在液相反应体系中进行杂交捕获，并且体系中探针的量远大于 DNA 文库的量，因此较固相芯片更加灵活，适用于微量样本。为了让富集的目标区域更加稳定，有时会在杂交捕获后再进行 PCR 扩增。

**3. 测序技术质量参数**　测序质量的好坏往往直接决定结果的可靠性。测序的常见技术参数如下：

（1）测序深度（depth）：指测序得到的碱基总量（单位：base pair，bp）与基因组大小的比值，常用的衡量标准为平均测序深度，可以方便理解为平均每个位置的碱基在整个测序过程中一共被检测

了多少次。测序带来的错误率或假阳性的可能性会随着测序深度的提升而下降，是评价测序质量的重要指标之一。

（2）读长（reads length）：指一个测序反应能测得的碱基数。在 NGS 测序中，假设一个反应的读长为 50base，如果使用单端测序（single-end）方案，则读长表示为 $1 \times 50base$，如果使用双端测序（pair-end）方案，则读长表示为 $2 \times 50bp$。

（3）覆盖度（coverage）：指测序获得的有效序列占所有受检样本目标基因组的百分比。需要指出的是，这里有效序列是指经过拼接比对后能准确定位到参考基因组上的区域，其衡量指标是 Aligned base 或 Reads 数及其符合度（mapping ratio）。覆盖度越高说明测序结果的完整性越好，未检测到的区域越小。

（4）准确度（accuracy）：指测序的结果与真实值之间的接近程度。目前常用的准确度参数是 $Q$"$N \times 10$"，用于表示测序过程中识别某一碱基的错误概率。$N$ 值代表正确率为 $N$ 个 9 的百分比。比如，$Q20$ 表示错误识别概率为 1%，即正确率为 99%；$Q30$ 表示错误识别概率为 0.1%，即正确率为 99.9%。

**4. 数据分析流程**　通过质量评价，结果合格的测序数据进入分析流程。一般常用的生物信息分析流程如图 7-10-1 所示。现在也有越来越多的成熟商用 pipeline 平台可以使用。这一发展有利于数据的标准化和统一。

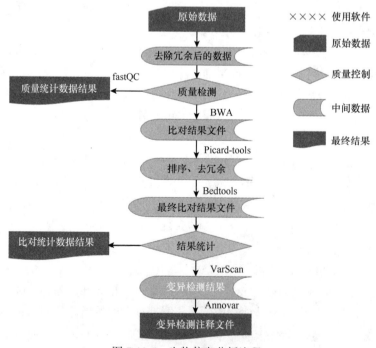

图 7-10-1　生物信息分析流程
fastQC、BWA、Picard-tools、Bedtools、VarScan、Annovar 均为生物信息分析相关软件

新一代高通量基因测序技术的生物信息分析是一个正在不断完善的技术环节。通常包括以下几个流程：碱基识别、序列拼接、序列比对、单核苷酸多态性（SNP）和核苷酸插入/缺失（InDel）识别与注释。不同软件和参数设定有时会带来一定的数据结果差异。特别是碱基变异带来的临床后果的判定在现有技术条件下存在不足。这一过程需要临床医师很好的参与以共同完成。

# 第二节　单基因致病型高血压与基因检测

单基因致病型高血压是一些特殊类型的继发性高血压疾病，是指由单个基因突变引起的高血压，符合孟德尔遗传规律，发病年龄早（通常早于35岁），往往表现为恶性或难治性高血压，对心脏、脑、肾脏等重要脏器的靶器官损害常常严重。传统诊断方法无法确诊，必须要依靠基因测序技术才能完成诊断。

随着医学研究和诊断检测技术的进展，我们对单基因致病型高血压的认识有了很大的进步，目前已明确的单基因致病型高血压有 17 种，其中包含40 余种亚型，也包含了以高血压为主要临床表现的内分泌瘤。根据受影响基因的功能，可将单基因高血压分为三类：第一类是基因突变直接影响远端肾小管的远曲小管和（或）集合管细胞的钠转运系统，增加水钠吸收，包括 Liddle 综合征、Gordon 综合征、类盐皮质激素增多症和妊娠加重型高血压[1]；第二类是基因突变导致肾上腺类固醇合成异常，进而造成远端肾单位的盐皮质激素受体异常激活，远端肾小管钠转运失调，包括家族性醛固酮增多症、先天性肾上腺皮质增生症和家族性糖皮质激素抵抗综合征等；第三类是以嗜铬细胞瘤等为代表的各种神经内分泌肿瘤，在肿瘤综合征基础上合并了高血压表现，包括嗜铬细胞瘤/副神经节瘤、多发性内分泌腺瘤、VHL 综合征、神经纤维瘤病等。

下面分别讨论几种相对常见的单基因致病型高血压。

## （一）Liddle 综合征

Liddle 综合征为常染色体显性遗传疾病，该病由 Liddle 等于 1963 年首次详细描述并命名。Liddle 综合征的典型临床表现为早发的中重度高血压、低血钾、代谢性碱中毒、低血浆肾素。其临床表型受基因外显率和环境的影响差异较大，部分患者存在高血压而血钾正常，另有患者血压正常而血钾偏低，亦有部分隐匿起病的患者血压及血钾水平均可正常。Liddle 综合征较普通原发高血压患者而言，常更易更早地出现脑卒中、心肌梗死、心力衰竭、肾衰竭等并发症。Liddle 综合征多为家族性，也存在家族史阴性的散发病例。

Liddle 综合征的发病机制为肾小管上皮钠离子通道（ENaC）的 β、γ 亚单位基因发生突变[2]。ENaC 为位于肾脏远曲小管、集合管上皮细胞膜上的阿米洛利敏感性钠通道，负责将肾小管管腔液中的钠离子顺电化学梯度吸收到上皮细胞，再由基底侧的 $Na^+-K^+-ATP$ 酶泵入细胞间隙，进而重吸收入血液中，并由此调控 $Na^+$ 的重吸收。ENaC 由 α、β 和 γ 三个亚基组成，分别由 SCNN1A、SCNN1B 和 SCNN1G 基因编码。其中 α 亚基为基本结构单位，发挥通道的基本作用；β 与 γ 亚基为活性调节单位，负责上调或下调通道的活性。β 与 γ 亚基胞质内的 C 端有一富含脯氨酸（P）的高度保守序列 PPPXY，该序列可以和 ENaC 的负性调节蛋白泛素连酶 Nedd4-1 及 Nedd4-2 结合，导致 ENaC 经网格蛋白被覆小窝被胞饮分解代谢，从而失去钠重吸收功能。当编码 β、γ 亚基的 SCNN1B、SCNN1G 基因发生错义、无义或移码突变时，可导致 PPPXY 序列缺失或提前终止，由此 ENaC 不能与 Nedd4 结合，不能被胞饮降解，反而持续在上皮细胞管腔面表达（图7-10-2），导致钠盐重吸收增加，血容量扩张，血压升高，肾素和醛固酮的分泌受到反馈抑制，钾重吸收减少，血钾降低，出现 Liddle 综合征的一系列临床症状。

Liddle 综合征的初步诊断需结合临床症状和实验室检查，低血钾、代谢性碱中毒、血浆肾素和醛固酮水平低，螺内酯治疗无效，家族史阳性等特征提示 Liddle 综合征可能。明确诊断 Liddle 综合征依赖 SCNN1B 和 SCNN1G 基因筛查。Liddle 综合征与原发性醛固酮增多症的鉴别点在于：①醛固酮测定，多数 Liddle 综合征患者血浆醛固酮水平偏低，而原发性醛固酮增多症患者血浆醛固酮水平及 24h 尿醛固酮均明显升高；②影像学检查，部分原发性醛固酮增多症患者腹部 CT 或 MRI 检查可提示肾上腺腺

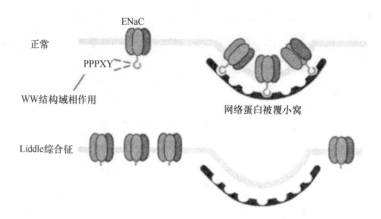

图 7-10-2　Liddle 综合征发病机制示意图

正常人中，远端肾小管 ENaC 的 PPPXY 序列正常，ENaC 可经网格蛋白被覆小窝被正常吞噬、清除。而在 Liddle 综合征患者中，PPPXY 序列丢失，正常吞噬、清除作用不能发生，导致 ENaC 过度表达，在肾小管上皮细胞表现出过度的钠重吸收能力，引起高血压、低血钾[引自: Peter M. Gayed. Yale J Biol Med, 2007, 80（4）: 159-163.]

瘤或增生；③螺内酯疗效，螺内酯治疗在原发性醛固酮增多症患者中多可显示效果，而对 Liddle 综合征患者无效；④家族史，大多数 Liddle 综合征患者家族史阳性，而原发性醛固酮增多症患者则多为散发。在临床实践中，Liddle 综合征与原发性醛固酮增多症仅靠临床表现难以鉴别，明确诊断主要依赖基因筛查。

本病需要严格限盐。在药物治疗上，ENaC 阻滞剂如氨苯蝶啶、阿米洛利可有效控制血压和纠正低血钾，此类药物可通过直接抑制 ENaC 而下调钠离子重吸收。氨苯蝶啶使用剂量为 100～300mg/d，阿米洛利使用剂量为 5～20mg/d。不同个体对氨苯蝶啶、阿米洛利两种药物敏感性不同，故两种药物均可尝试，而配合药物治疗的限盐措施亦相当必要。治疗过程中，需要定期监测血压及血钾水平，根据血压及血钾情况来调整治疗方案和药物剂量。

## （二）Gordon 综合征

Gordon 综合征又称为假性醛固酮减少症 II 型（pseudohypoaldosteronism II，PHA II）或家族性高钾性高血压，为常染色体显性遗传病，其特征表现为高血压、高血钾、高血氯、酸中毒、低肾素。1970 年，Gordon 等报道 1 例 10 岁女性患儿，身材发育矮小、门齿缺失、下肢乏力、智力下降，其血压明显偏高，伴有高血钾、高血氯，血浆肾素活性极低，肾动脉造影、肾活检及尿浓缩功能均正常。Gordon 综合征也可出现脑卒中、心力衰竭、肾衰竭等高血压并发症。患者血钾水平多波动于 5.6～8.0mmol/L，当出现严重高血钾时，可出现相应心电图表现，也可表现为心律失常、肌无力或麻痹。

Wilson 等于 2001 年发现 Gordon 综合征由丝氨酸苏氨酸激酶家族（WNK 家族）中的 WNK1 和 WNK4 基因突变所致[3]。WNK 家族蛋白位于远曲肾小管和集合管上皮细胞，调控细胞钾通道。WNK4 抑制位于远曲肾小管上皮细胞膜的噻嗪敏感性钠-氯共转运体（thiazide-sensitive $Na^+-Cl^-$ cotransporter，TSC）上，WNK1 抑制 WNK4，亦即阻止 WNK4 对 TSC 的抑制作用，从而调控钾-氢交换及钠-氯吸收。在病理情况下，当 WNK1 基因发生突变使 WNK1 蛋白酶表达和功能增强，WNK4 功能下调，导致 TSC 及 ENaC 活性增强，钠、氯吸收增加，不能建立排泄钾和氢离子的电位差。因此，临床表现为高血钾（5.2～5.3mmol/L）、代谢性酸中毒、低肾素活性（分泌受抑制），而血浆醛固酮升高或正常。诱发高血钾的机制包括两方面：①在集合管，ENaC 重吸收钠为排钾的 $K^+$ 通道提供动力，当远曲小管钠协同转运通道活性增强时，钠氯重吸收增加，集合管的 ENaC 只能重吸收很少量的钠离子，$K^+$ 通道排钾动力下降；②WNK4 和 WNK1 基因突变可增强抑制内流钾离子通道蛋白（ROM-K）的功能，导致排钾减少，并造成高血钾[4]。

本病一般儿童发病，可见智力发育障碍，身材矮小，多伴严重高血钾、代谢性酸中毒，可见齿发育异常（侧门齿缺失、发育不良、双尖牙缺如）。临床检查肾功能的指标如血肌酐、内生肌酐清除率正常。高血压患者合并高血钾是提示本病的重要线索，有必要多次检验血钾。患者血浆肾素活性明显降低，血浆醛固酮多为正常水平。注意实验室检查必须在未治疗前进行，或用药的患者停药 3～4 周。Gordon 综合征需注意与其他慢性高血钾疾病相鉴别，如慢性肾功能不全、艾迪生病、假性醛固酮减低症等。在鉴别诊断时，尤其需要注意结合肾小球滤过率、血浆肾素及醛固酮水平等相关特征。Gordon 综合征的确证亦需依赖 *WNK1*、*WNK4*、*KLHL3*、*CUL3* 等基因致病突变的检出。

在治疗上，噻嗪类利尿剂对 Gordon 综合征通常效果良好，优于呋塞米，可使患者血压、血钾、肾素、醛固酮水平恢复正常，亦可使高血氯、酸中毒等得到纠正。不同的基因突变有不同的治疗反应性，*WNK4* 基因突变者对小剂量噻嗪类利尿剂的敏感有效性超过原发性高血压的 6 倍；*WNK1* 基因突变者则对噻嗪类利尿剂并不特别敏感。在治疗中，注意从小剂量开始使用，密切监测血压和血钾水平并依其调整治疗剂量，注意防止低血钾。限钠饮食有疗效，一般预后好。停药后容易反复，再用药后仍有效果。

## （三）类盐皮质激素增多症

类盐皮质激素增多症（apparent mineralocorticoid excess，AME）为常染色体隐性遗传疾病，是由 16 号染色体编码 11β-羟化类固醇脱氢酶 2 型（11β-HSD2）的基因 *HSD11B2* 突变所致。11β-HSD2 广泛分布于盐皮质类固醇激素靶组织，如肾皮质特别是远曲小管和集合管、直肠和乙状结肠、唾液腺和汗腺，在胎盘、肾上腺亦有存在。生理条件下，人体内糖皮质激素（皮质醇）和醛固酮对盐皮质激素受体具有同样的亲和性，循环中皮质醇比醛固酮高 1000 倍，但由于肾脏内存在 11β-HSD2 可对皮质醇起灭活作用，将皮质醇转化生成不能激活盐皮质激素受体的皮质酮，因此盐皮质激素受体不被皮质醇激活，体内盐皮质激素受体几乎全部由醛固酮占据。而病理条件下，当编码该酶的基因 *HSD11B2* 发生突变时，可导致酶活性缺乏，皮质醇未能及时灭活，大量蓄积的皮质醇占据远端肾小管的盐皮质激素受体，激活转录因子及血清糖皮质类固醇激酶，使泛素连接酶 Nedd4-2 磷酸化，磷酸化的 Nedd4-2 不能与 ENaC 结合，进而灭活 ENaC，导致 ENaC 活性升高，钠重吸收增加，血容量增加，并出现高血压、低血钾等类似醛固酮增高的临床表现。

该病于 1977 年由 Ulic 等首次报道，以低肾素型高血压、低醛固酮、代谢性碱中毒、高钠血症、低钾血症为临床特征。迄今发现 30 多种 *HSD11B2* 基因突变，其对 11β-HSD2 酶活性的影响程度与临床表现出轻重程度密切相关。多数 *HSD11B2* 基因纯合突变导致先天性 11β-HSD2 无活性，儿童时期即表现出重度盐敏感高血压，烦渴多尿，低血钾性碱中毒和肌无力，此类称为 AME Ⅰ 型（儿童型），出生时可表现为体重低、发育迟缓，严重患者在幼年或青春期即死亡。当 *HSD11B2* 基因突变导致 11β-HSD2 酶活性降低时，多在青年晚期或成年期发病，表现为轻中度高血压，血钾多正常，此类称为 AME Ⅱ 型（成人型）。低钾性肾病可导致肾钙质沉积、多囊肾、肾源性糖尿病，该类患者的肾功能不全并不少见。严重的高血压可导致心室肥厚、视网膜病变。由于发生脑卒中、脑出血等而死亡的患者大于 10%。AME 患者无类库欣综合征表现。诊断主要依据血浆及尿中氢化可的松的代谢，确诊主要依据 *HSD11B2* 的基因诊断[5]。

在治疗上，盐皮质激素受体阻滞剂可有效阻断皮质醇或醛固酮与盐皮质激素受体结合。此外，注意对症补钾和限盐饮食以改善病情。

## （四）妊娠加重型高血压

妊娠加重型高血压（hypertension exacerbated by pregnancy）是 2000 年由 Geller 等首次报道的常染色体显性遗传病，为盐皮质激素受体突变。致病机制为编码盐皮质激素受体的基因（*NR3C2*）突变，盐皮质激素受体配体结合域发生改变，导致盐皮质激素受体活性增加，钠重吸收增加。而生理状态下的盐皮质激素受体拮抗剂如螺内酯和孕酮，非但不能拮抗反而可激活突变受体。怀孕后孕酮浓度会升高 100 倍以上，导致受体激活，高血压加重，并且出现低血钾、高尿钙，严重者还可出现先兆子痫症状[6]。此类突变携带者在孕期以外也会发生高血压，但是在怀孕时会显著加重。本病患者多在 20 岁前发病，血浆肾素活性和醛固酮水平低，血钾降低或正常，很少发生蛋白尿、水肿和神经系统症状，可与子痫相鉴别。盐皮质激素受体阻滞剂对此类患者治疗无效，反而加重高血压和低血钾情况。妊娠女性终止妊娠可缓解高血压。

*NR3C2* 基因不仅能够导致编码蛋白功能增加，而且有些突变也可导致盐皮质激素受体功能缺失，

可以导致Ⅰ型假性低醛固酮血症，该病又称为Cheek-Perry综合征，是一种常染色体显性遗传病，盐皮质激素受体突变后导致对醛固酮不敏感，因此即使体内醛固酮水平升高，患者也出现严重的水钠丢失。临床上可表现为患儿出生早期即出现水钠丢失、高钾和酸中毒，如不及时补充水钠，很难存活。

另外，NR3C2基因的多个多肽位点的变异也与原发性高血压或妊娠高血压综合征相关，因此编码盐皮质激素受体的NR3C2基因与高血压密切相关，并且越来越引起研究者的重视。

### （五）家族性醛固酮增多症

家族性醛固酮增多症（FH）根据遗传基础可以分为3种类型（Ⅰ型、Ⅱ型和Ⅲ型），均表现为醛固酮合成增加。醛固酮升高导致醛固酮受体过度激活，从而使钠氯协同转运蛋白（Na$^+$-Cl$^-$ cotransporter，NCC）和上皮钠离子通道蛋白（ENaC）活性升高。

**1. 糖皮质激素可治性醛固酮增多症**（glucocorticoid-remediable aldosteronism，GRA） 为常染色体显性遗传病，又称为FH-Ⅰ。正常情况下，在肾上腺皮质球状带中，醛固酮合成酶受血管紧张素Ⅱ调控作用合成醛固酮；在束状带中，11β-羟化酶受促肾上腺皮质激素（ACTH）调控合成糖皮质激素。而GRA是由于在减数分裂期间，两条8号染色单体联会时配对不精确和不等交叉，造成8号染色体在醛固酮合成酶基因（CYP11B2）和11β-羟化酶基因（CYP11B1）之间相互嵌合，形成一个新的"融合基因"，即由CYP11B1的启动子区（调控区和CYP11B2）的编码区嵌合而成。该嵌合基因不受血管紧张素Ⅱ和血钾调控，而受ACTH调控，在束状带合成具有醛固酮作用的蛋白质而致病（图7-10-3）。该病临床特征为早发（确诊年龄多小于20岁）、家族性、盐敏感性中重度高血压，血浆醛固酮水平可明显升高或正常，而血浆肾素活性受抑制，临床上常被疑诊为原发性醛固酮增多症。当有临床征象而CT等影像检查并未发现肾上腺皮质增生或肿瘤时应怀疑本病。本病的另一特征是早发脑血管意外，多为颅内血管瘤破裂的出血性脑卒中，死亡率较高。依据地塞米松抑制试验阳性及24h尿18-羟皮质醇＞正常上限的2倍或＞10nmol/L可考虑本病。Southern印迹法或长距离PCR法检测CYP11B1/CYP11B2的嵌合基因可明确诊断[7]。

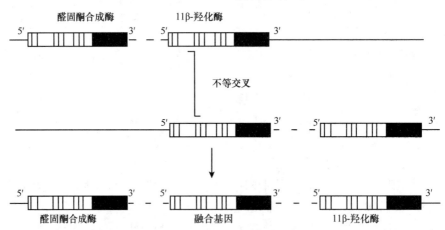

图7-10-3 融合基因示意图

减数分裂期，两条8号染色体联会时发生不等交叉，11β-羟化酶基因的启动子区域融合至醛固酮合成酶基因上游，调控醛固酮合成

[引自：Peter M. Gayed. Yale J Biol Med，2007，80（4）：159-163.]

在治疗上，可应用小剂量糖皮质激素联合醛固酮受体拮抗剂（螺内酯、依普利酮）控制血压。

**2. FH-Ⅱ** 该病的致病基因已经被定位于染色体7p22，但是确定的致病基因尚未被发现[8]。其激素及生化改变与FH-Ⅰ十分相似，但血压不能被地塞米松抑制，肾上腺切除可治愈或显著缓解高血压。多数患者出现肾上腺皮质增生或肾上腺瘤。除了FH-Ⅱ具有家族史外，目前还没有方法将其与非遗传的原发性醛固酮增多症区分。

有研究发现，编码内向整流钾离子通道Kir3.4

的基因 *KCNJ5* 突变可以导致类似 FH-Ⅱ 的表现，但该基因已经被证明是 FH-Ⅲ 的致病基因，因此 FH-Ⅱ 有可能是 FH-Ⅲ 的另一种类型。

**3. FH-Ⅲ** 该病是 2008 年新发现的家族性醛固酮增多症类型，是由编码内向整流钾离子通道 Kir3.4 的基因（*KCNJ5*）突变导致的[9]。该基因突变导致 Kir3.4 的选择性丧失，钠电导增加，肾上腺皮质球状带细胞去极化，电压激活 $Ca^{2+}$ 通道，$Ca^{2+}$ 内流增加，胞内钙离子信号通路过度激活，导致醛固酮持续高合成及肾上腺增生。该基因突变的患者临床表现与 FH-Ⅱ 相似，遗传模式为常染色体显性遗传。患者常表现为顽固性高血压，对阿米洛利和螺内酯治疗反应性差，地塞米松试验后血压及醛固酮反常性升高，此类患者大部分在 7 岁之前即诊断为原发性醛固酮增多症。然而，近些年报道的 FH-Ⅲ 家系存在症状较轻的病例，与家族携带突变的位点有关。

### （六）先天性肾上腺皮质增生症

先天性肾上腺皮质增生症（congenital adrenal hyperplasia，CAH）是一组由肾上腺皮质激素合成过程中限速酶缺陷造成的常染色体隐性遗传病。编码肾上腺皮质激素合成过程中某种酶的基因突变导致糖/盐皮质激素减少，旁路途径活跃，导致相应的症候群。酶缺陷导致前体物质去氧皮质酮增加，去氧皮质酮通过激活盐皮质激素受体，导致高血压。糖皮质激素减少，促肾上腺皮质激素释放激素增加，ACTH 升高，导致肾上腺皮质增生[10]。常见的酶缺陷包括 21-羟化酶、11β-羟化酶、17α-羟化酶缺乏等多种，而以高血压就诊的患者中 11β-羟化酶、17α-羟化酶缺乏多见。

**1. 21-羟化酶缺乏症（21-OHD）** 由 *CYP21A2* 基因突变导致，是 CAH 中最常见的原因，占 CAH 的 90%～95%。21-OHD 分为经典型 21-OHD、单纯男性化型 21-OHD 和非经典型 21-OHD。经典型患者由于严重 21-羟化酶缺乏，在出生前性别发育的关键时期受到影响，出生时外生殖器不易辨认性别，伴有严重水、电解质紊乱。单纯男性化型是 21-羟化酶不完全缺乏所致，女性出现男性化、男性出现假性性早熟，无严重水、电解质紊乱。而非经典型由 21-羟化酶轻微缺乏所致，常无症状或表现出由雄激素过量引起的相应症状，男童阴毛早现、性早

熟、生长加速、骨龄提前，而女童可出现初潮延迟、原发性闭经、多毛症及不育症等。治疗上主要为糖皮质激素、盐皮质激素替代治疗，治疗期间应进行定期临床评估，在青春发育期可用性激素替代治疗。约有 6.6%患者在其后期病程中出现高血压表型，高于同年龄儿童中高血压发病率[11]。

**2. 11β-羟化酶缺乏症（11β-OHD）** 是由 *CYP11B1* 基因突变所导致的，以低肾素性高血压、低血钾、高雄激素血症所致的男性性早熟和女性假两性畸形等为临床特征，占 CAH 的 5%～8%。11β-羟化酶缺乏导致去氧皮质酮堆积，雄激素分泌增多。11β-OHD 根据临床表型分为经典型 11β-OHD 和非经典型 11β-OHD，其中经典型 11β-OHD 发病率较非经典型高，且患者病情更重。经典型 11β-OHD 的女性患者表现为假两性畸形，外生殖器不易辨认，因而女婴出生时常常被误认为男婴，但内生殖器正常。男性和女性患者均表现为第二性征发育过早，儿童期身高增长快速但成年期身高偏矮，约 2/3 的患者存在高血压。与经典型 11β-OHD 不同，非经典型 11β-OHD 的女性通常外生殖器正常，但随着年龄增加，可能会出现多毛和月经失调。非经典型 11β-OHD 的男性除了身高偏矮通常无典型特征或症状。该病可通过对 *CYP11B1* 进行基因检测发现纯合致病突变或复合杂合突变可确诊。糖皮质激素是治疗 11β-OHD 的主要药物，剂量应维持在能充分抑制雄性激素、控制男性化症状、保持正常生长的最小剂量。

**3. 17α-羟化酶缺乏症（17α-OHD）** 由 *CYP17A1* 基因突变导致，17α-羟化酶缺乏后醛固酮、去氧皮质酮分泌增多，性激素分泌不足，血浆皮质醇水平下降，促性腺激素分泌增加，临床可见青春期第二性征发育不良，原发性闭经，无阴毛和腋毛生长，骨龄落后，早发高血压等。生化检查提示血肾素活性降低、低血钾。外源性糖皮质激素（氢化可的松 10～20mg，每天 2 次）通过抑制过多的 ACTH 形成和去氧皮质酮形成可有效治疗皮质醇缺乏，使血压易于控制。限盐、小剂量螺内酯可纠正低钾，钙通道阻滞剂降压有效，血管紧张素转化酶抑制剂无效。

### （七）家族性糖皮质激素抵抗

糖皮质激素由肾上腺皮质束状带细胞合成和分

泌,正常人体肾上腺每天可分泌15～25mg 皮质醇。不同个体对激素反应并不一致,有少数患者表现为对家庭性糖皮质激素反应性明显降低甚至全无反应,即为家族性糖皮质激素抵抗(familial glucocorticoid resistance,FGR)。该疾病根据突变类型表现为常染色体显性或隐性遗传,由编码糖皮质激素受体的基因(NR3C1)突变导致,缺陷的糖皮质激素受体对皮质醇的敏感性降低,通过下游反馈通路使得ACTH增多,增加皮质醇的合成,因而远端肾小管细胞的皮质醇增多无法被11β-HSD2完全降解,残留的胞内皮质醇参与激活盐皮质激素受体,同时 ACTH增多导致具有盐皮质激素作用的前体物质(去氧皮质酮、皮质酮)增多,激活盐皮质激素受体导致高血压。

FGR 的明显临床特征是血浆皮质醇显著升高,但无库欣综合征表现。本病患者雄激素增多,表现为女性男性化、男性假性早熟,并且常伴随有盐皮质激素过多所致的高血压、低钾血症、代谢性碱中毒等[12]。小剂量地塞米松(0.75～1mg,每天1次)治疗可通过抑制 ACTH 而缓解症状。

(八)副神经节瘤/嗜铬细胞瘤综合征

副神经节瘤/嗜铬细胞瘤(PGL/PCC)以起源于神经内分泌组织的副神经节瘤和肾上腺髓质的嗜铬细胞瘤为特征。其中,嗜铬细胞瘤及起源于肾上腺外嗜铬细胞的交感神经性副神经节瘤能够分泌一种或多种儿茶酚胺,包括肾上腺素、去甲肾上腺素和多巴胺;副交感神经性副神经节瘤通常为非分泌性,常位于颅底、颈部。与散发病例相比,遗传性PGL/PCC 通常为多灶性疾病,且起病较早。嗜铬细胞瘤也可见于其他综合征,如多发性内分泌腺瘤病2型、VHL 综合征、1型神经纤维瘤病等。本病呈常染色体显性遗传,随年龄的增长,其外显率也升高,并且肿瘤发生的部位、恶性风险与突变基因相关,如 SDHB 基因突变所致的副神经节瘤,其恶性风险可达34%～97%。

95%的颅底和颈部副神经节瘤为非分泌性,其表现主要为占位效应。颈动脉体副神经节瘤通常为无症状性的颈部肿块,部分患者可出现脑神经和交感神经压迫症状;迷走神经副神经节瘤可表现为颈部肿块、声音嘶哑、吞咽障碍、发音障碍、疼痛、咳嗽等;颈静脉鼓室副神经节瘤可出现搏动性耳鸣、听力丧失、低位脑神经异常等,耳镜检查可见鼓膜

后蓝色搏动性肿块。肾上腺外交感神经副神经节瘤和嗜铬细胞瘤由于具有儿茶酚胺高分泌性,可表现为持续性或阵发性血压升高、头痛、心悸、面色苍白、大汗淋漓、焦虑等,也可出现恶心、呕吐、劳累、体重减轻等[13]。

对于起病年龄早的多发性及复发性副神经节瘤、嗜铬细胞瘤患者,除结合病史、家族史外,可通过以下实验室检查进一步明确诊断。传统检查:生化检查主要包括肾上腺素、去甲肾上腺素、多巴胺及其代谢产物的检测;CT、MRI、超声、DSA 等影像学检查可用于发现肿瘤,其中 CT 和 MRI 的敏感度分别为 90%～100%和 70%～80%;DSA 对于小的副神经节瘤敏感性较高;[123]I-间碘苄胍显像对肿瘤组织部位检测的特异性高于 CT 和 MRI,可用于检测肿瘤转移,但敏感性不及后者。基因检测:与该病相关的基因主要有 SDHAF2、SDHA、SDHB、SDHC、SDHD 等,基因测序可检测出约 70%的家族性颅底及颈部副神经节瘤。

对于隐匿性嗜铬细胞瘤,应以肾上腺素阻滞剂治疗,不建议手术治疗。对于非分泌性的颅底、颈部副神经节瘤和嗜铬细胞瘤应进行早期切除,以改善预后。对于恶性风险较高、具有转移趋势的肿瘤,如 SDHB 基因突变所致肿瘤、肾上腺外交感神经性副神经节瘤,发现后应立即行手术切除。

一般来说,当高血压患者出现以下临床特征时,需要警惕单基因致病型高血压:①发病年龄较小,一般 20～40 岁时发病;②临床表现为难治性高血压,使用两三种甚至更多降压药后效果仍欠佳;③高血压靶器官损害通常较严重;④家族聚集性发病,但部分患者可为散发性基因突变。常见各项临床生化检验指标只能作为辅助手段,最终的确诊均需依靠金标准——基因检测,并且基因检测已经从实验室走向临床。表7-10-2 和图 7-10-4 简要总结了常见单基因致病型高血压的遗传基础、基因检测方法及鉴别诊断流程。

表 7-10-2　各种常见单基因致病型高血压的遗传基础及基因检测方法

| 疾病类型 | 遗传模式 | 染色体定位 | 致病基因 | 检测方法 |
|---|---|---|---|---|
| Liddle 综合征 | AD | 16p12 | SCNN1B | 测序 |
| | AD | 16p12 | SCNN1G | 测序 |

续表

| 疾病类型 | 遗传模式 | 染色体定位 | 致病基因 | 检测方法 |
|---|---|---|---|---|
| Gordon 综合征 | AD | 17q21 | WNK4 | 测序 |
| | AD | 12p12 | WNK1 | 测序 |
| | AD | 2q36 | CUL3 | 测序 |
| | AD | 5q31 | KLHL3 | 测序 |
| AME | AR | 16q22 | HSD11B2 | 测序 |
| 妊娠加重型高血压 | AD | 4q31.1 | NR3C2 | 测序 |
| FH-I（GRA） | AD | 8q21～q22 | CYP11B2 与 CYP11B1 嵌合 | Southern 杂交；长距离 PCR |

续表

| 疾病类型 | 遗传模式 | 染色体定位 | 致病基因 | 检测方法 |
|---|---|---|---|---|
| FH-II | AD | 7p22 | 未知 | |
| FH-III | AD | 11q24 | KCNJ5 | 测序 |
| CAH | AR | 8q24 | CYP11B1 | 测序 |
| | AR | 10q24 | CYP17A1 | 测序 |
| | AR | 6p21 | CYP21A2 | 测序 |
| FGR | AD/AR | 5q31.3 | NR3C1 | 测序 |

注：AD，常染色体显性遗传；AR，常染色体隐性遗传；AME，类盐皮质激素增多症；FH，家族性醛固酮增多症；CAH，先天性肾上腺皮质增生症；FGR，家族性糖皮质激素抵抗。

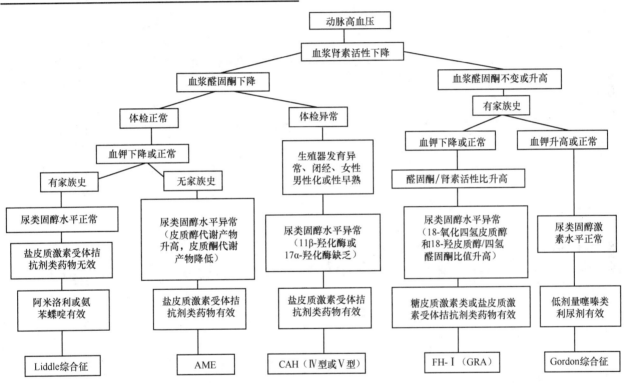

图 7-10-4　几种常见单基因致病型高血压的鉴别诊断流程

AME. 类盐皮质激素增多症；FH. 家族性醛固酮增多症；CAH. 先天性肾上腺皮质增生症；GRA. 糖皮质激素可治性醛固酮增多症

[引自：Simonetti GD，Mohaupt MG，Bianchetti MG. Monogenic forms of hypertension. Eur J Pediatr，2012，171（10）：1433-1439.]

# 第三节　单基因致病型高血压与遗传阻断

对于单基因遗传疾病，除了对患者进行基因诊断和个体化治疗，遗传阻断和家族管理也一直是临床和科研工作者的重要目标。

遗传阻断是采用多种遗传学研究手段，结合基因测序技术，在分娩前对胎儿是否携带突变基因进行诊断，阻止遗传病患儿出生，从而预防遗传病向下一代传递的重要措施。目前已开展的遗传阻断方法包括产前诊断和胚胎植入前诊断。

产前诊断主要指的是传统孕中期羊水穿刺，用羊水细胞进行基因检测。相对于胚胎移植前诊断，这种方法避免了试管的整个周期所需花费的费用。缺点是一旦诊断出胎儿携带了致病基因突变，即需要孕中期引产，这可能给孕妇及家庭带来较大痛苦。

胚胎植入前遗传学诊断（preimplantation genetic diagnosis，PGD）又称为第三代试管婴儿，是指在人工辅助生殖过程中，对胚胎进行种植前遗传学分析，以选择无遗传学疾病的胚胎植入子宫，从而获得正常胎儿的诊断方法[14]。这技术建立在试管婴儿基础之上，可以直接筛除有问题的、不健康的胚胎，挑选正常的胚胎植入子宫，可有效避免遗传病患儿的出生，阻断致病基因的纵向传递，从而获得正常的妊娠，提高患者的临床妊娠率，避免因引产给孕妇带来的身心创伤。

1990年，英国的Handyside等首先应用PCR技术扩增了Y染色体长臂特异重复序列，对胚胎进行性别诊断，植入女性胚胎，避免了高危性连锁疾病的发生，成功获得正常女婴。此后，利用PCR技术对囊性纤维病、珠蛋白生成障碍性贫血、亨廷顿舞蹈症、强直性肌萎缩症等数十种单基因遗传疾病行PGD检测均有成功病例报道。除了PCR之外，目前已经成功应用于临床PGD的技术还有荧光原位杂交（fluorescence in situ hybridization，FISH）、微阵列比较基因组杂交（array comparative genomic hybridization，ArrayCGH）等技术。这些方法存在相关缺陷，或者只能对单基因单位点突变，或者只能对染色体异常进行诊断。

在传统的基因检测中，测序材料需要数以百万计甚至更多细胞的混合DNA样本，结果是一群细胞中信号平均值，代表了其中占优势数量的细胞信息。近年来，随着单细胞基因测序技术的进展，我们将基因诊断的时间窗提前到了胚胎时期，结合选择性生育技术，使遗传阻断在单基因遗传疾病中的广泛应用成为可能。

PGD的适应证包括X连锁隐性遗传病、单基因致病性遗传病、染色体病、高龄妇女非整倍性检测等。进行PGD所必需的条件还有患者疾病诊断明确，突变基因致病性明确；女方生育条件尚可，如女方为患者，身体状况可以承受妊娠；患者家系完整，三代以内所有直系亲属需接受临床检查和突变基因检测；患者有强烈意愿进行遗传阻断。

该技术应用前景广阔，在单基因致病型高血压患者中，若有意愿，可以考虑应用，使患者、家族及其后代受益。

# 第四节　基因检测在高血压药物治疗中的应用

由于种族、基因型的差别及性别、年龄、体重及生活习惯和环境因素的不同，不同个体服用药物后对药物的药效及副作用、毒性作用也千差万别。药物吸收、代谢、转运及药物靶点受体相关蛋白的编码基因变异会影响这种药物的个体差异。药物基因组学（phamacogenomics）就是在药物遗传学基础上发展起来的研究个体不同基因变异与药物反应关系的新学科。通过分析DNA和其表达谱的变异，找出药物在体内反应性差异的基因特性，从而开发新药，并给予患者更合理、更"精准"的用药指导。

近年来，药物基因组学现已成为指导临床个体化用药、评估严重药物不良反应发生风险、指导新药研发和评价新药的重要工具。美国FDA已批准在140余种药物的药品标签中增加药物基因组信息，我国CFDA也已批准了一系列的个体化用药基因诊断试剂盒。"靶向精准治疗"在肿瘤药物中最早兴起，近年来在降压等心血管药物中也成为研究的热点话题。下面以几类常用高血压降压药物为例说明这一点。

## （一）β受体阻滞剂

β受体阻滞剂选择性与β肾上腺素受体结合，拮抗交感神经和儿茶酚胺对β受体的激动作用，可减慢心率、减弱心肌收缩力、降低血压、减少心肌耗氧量、防止心脏重构、减少恶性心律失常、降低猝死风险，目前在冠心病、心力衰竭、高血压、心肌病、心律失常、主动脉夹层等心血管疾病中被广泛地应用。目前研究显示，CYP2D6基因多态性会影响β受体阻滞剂的体内代谢。CYP2D6又称为异喹胍4'-羟化酶，是CYP第二亚家族中的重要成员，目前已发现了CYP2D6基因的70多种遗传变异。人群中CYP2D6的活性呈现强代谢者（extensive metabolizer，EM）、中间代谢者（intermediate metabolizer，IM）、弱代谢者（poor metabolizer，PM）和超强代谢者（ultrarapid metabolizer，UM）四态分布的现象。白种人群中PM的发生率高达5%～10%[15]，而在东方人群中PM的发生率约为1%[16-18]。中国人群中CYP2D6常见的导致酶活性降低的等位基因包括[19]*CYP2D6\*3*（A2637 deletion）、*CYP2D6\*4*（G1934A）、*CYP2D6\*5*（CYP2D6 deletion）和 *CYP2D6\*10*（C188T），等位基因频率分别为 1%、1%、6%和 53%[20]。

此外，β 受体阻滞剂的作用靶点为肾上腺素受体 $β_1$ 亚型（ADRB1），有研究显示 *ADRB1* 基因多态性可影响 $β_1$ 受体阻滞剂的疗效。目前 ADRB1 研究比较充分的有 rs1801252（Ser49Gly）和 rs1801253（Gly389Arg）两个 SNP。过去 10~15 年的多项证据反复肯定，Ser49 和 Arg389 会造成肾上腺素 $β_1$ 受体活性下调，其中以 Arg389 更为显著[21, 22]。美托洛尔对携带不同基因型的高血压患者的疗效存在基因剂量效应。Arg389 纯合子高血压患者应用美托洛尔后血压下降的程度是 Gly389Arg 杂合子基因型个体的 3 倍左右[23]。

## （二）血管紧张素转化酶抑制剂

血管紧张素转化酶抑制剂（ACEI）主要作用于肾素-血管紧张素系统，通过选择性地抑制血管紧张素转化酶（ACE）而减少血管紧张素 Ⅱ 的生成，从而发挥作用。除有效降压外，ACEI 还具有心肾保护作用，可降低各类心血管事件的发生，如高血压、心力衰竭、冠心病、心肌梗死的治疗及高危人群的二级预防。*ACE* 基因 16 号内含子 287 位置氨基酸的插入（I）和缺失（D）多态性可影响血浆 ACE 的水平，其多态性导致三种基因型：II（插入纯合子）、ID（插入缺失杂合子）和 DD（缺失纯合子），亚洲人群中 D 等位基因频率为 39.0%。DD 基因型个体血浆 ACE 的活性升高[24]，研究显示在服用依那普利后 ACE 活性下降更明显，降压疗效更强，心功能改善程度较 ID 和 II 基因型患者更优。而 II 基因型的患者在使用卡托普利或赖诺普利后对肾功能影响更明显。因此，患者的 *ACE* I/D 的基因多态性影响了使用 ACEI 类药物的疗效，在临床中应引起重视，并可根据情况检测 *ACE* I/D 的基因多态性。

*AGT* 基因编码血管紧张素原，所以 *AGT* 基因一直是研究 ACEI 和 ARB 药物基因组的重要候选基因。在 2014 年对中国人群的研究中发现，*AGT-6* A＞G 变异中，ACEI 对 GG 型的携带者比 AA 型携带者会有更大的降压效果[25]。而这个变异在瑞典高血压人群的调查中得到了相反的结果[26]。

## （三）利尿剂

利尿剂是高血压药物中非常常用的药物。影响噻嗪类利尿剂效果的 SNP 研究比较多，*α-adducin* 基因携带 460T 等位基因型、*ACE* 基因携带 I 等位基因型、*CYP11B2* 基因 T-344C 中纯合 CC 基因型对氢氯噻嗪类有良好反应性；文献也报道 *GNB3* 基因 TT 基因型、*ATR* 基因携带 1166C 等位基因型、*eNOS* 基因 G894T 纯合子 TT 基因型等对利尿剂反应性好。

*NEDD4L* 是编码 NEDD4-2 蛋白的基因，*NEDD4L* rs4149601 G＞A 变异对氢氯噻嗪的抗高血压作用的影响是目前最充分的高血压药物基因组应用证据。在 NORDIL 研究中携带等位基因 G 的比携带等位基因 AA 的收缩压下降[（19.5±16.8）mmHg 比（15.0±19.3）mmHg（$P$＜0.001）]，舒张压下降[（15.4±8.3）mmHg 比（14.1±8.4）mmHg（$P$=0.02）][27]。在 PEAR 研究中重复了同样的结论[28]。rs4149601 G＞A 变异中等位基因 G 的携带者有更强的盐敏感性，对噻嗪类利尿剂有更好的降压效果。

## （四）二氢吡啶类钙通道阻滞剂

二氢吡啶类钙通道阻滞剂（CCB）是比较传统的一线抗高血压药物。目前研究发现 *CYP3A4* 基因会影响血药浓度，而 *GNB3* 基因 825T 等位基因不利于 CCB 的药效学作用。对人群的影响结果尚不清楚。

## （五）血管紧张素受体拮抗剂

血管紧张素受体拮抗剂（ARB）类药物是后来出现的抗高血压药物。由于本药更好的降压作用和器官保护作用，而同时有更少的不良反应，此药当前正活跃在一线的抗高血压治疗领域。在 *AGT* 基因中，G-6A 变异可增加对厄贝沙坦的药效；235T 对厄贝沙坦逆转左心室肥厚方面可能获益，但与药效无关。*AT1R* 基因中，A1166C 的 C 等位基因可增加氯沙坦的药效。*eNOS* 基因 786C 等位基因可能与缬沙坦降压效果有关。*CYP2C9\*2* 基因突变可增加对厄贝沙坦的药效。

但是，因为上述药物基因组学研究尚缺乏大规模、多中心研究的循证医学证据，现在临床中尚未正式被广泛接受和应用。

# 第五节 总结与展望

目前，随着基因检测的逐渐普及和广泛应用，在单基因致病型高血压方面，基因检测是其诊断的金标准，一旦明确诊断并给予针对性治疗，往往可从根本上扭转患者的临床结局，医务工作者应在临床工作中提高对此类疾病的认识，了解并应用基因检测，完成早期诊断、鉴别诊断、分子分型、遗传阻断等目标；其他类型高血压，往往是遗传因素与环境因素交互作用的复杂疾病，基因检测的重点在于通过药物基因组学研究发现药物靶点，指导药物选择和精准个体化治疗；而对于高血压发病、病程、预后的遗传水平的生物标志物的研究和应用，目前仍处于起步阶段。不管是哪方面，在医学应用领域都是新的理念，面临众多机遇，也面临众多挑战。

**1. 异质性问题** 因为基因检测后发现，基因型和临床表型往往存在异质性，即二者并非当初想象的一一对应关系，同样基因型对应不同临床表型，同样临床表型对应不同基因型。这就增加了基因诊断和鉴别诊断的不确定性。解决这一问题，尚需大标本量，结合各组学多因素分析的进一步研究。

**2. 数据问题** 仅就生物信息量而言，即使是单纯的基因组学等各种组学检测得到的大量信息，我们还不能给出全面准确的解释，如何处理分析这些信息，找出更多规律性结果，并转化为临床应用，这需要一个过程。

**3. 隐私问题** 基因检测会对患者遗传信息有不同程度的揭示，目前我们缺乏对患者遗传信息的保护政策和机制，未来需要更加成熟的遗传信息管理。

**4. 认识问题** 不仅患者，医师团队对基因检测的认识也不足，面对遗传问题和海量的生物信息数据望而却步，不仅大大影响了这项技术的临床推广和应用，还使很多商业炒作甚嚣尘上。只有通过广泛的宣教和培训、行业共识、规范、指南的制定，才能真正为患者真正带来个体化的预防、诊断、治疗方案。这是需要临床医师、分子生物学专家、生物信息专家、统计学专家共同面对并首先要解决的问题。

（刘 凯 侯 青 宋 雷）

## 参 考 文 献

[1] Rossier BC, Staub O, Hummler E. Genetic dissection of sodium and potassium transport along the aldosterone-sensitive distal nephron: Importance in the control of blood pressure and hypertension. FEBS Letters, 2013, 587 (13): 1929-1941.

[2] Jackson SN, Williams B, Houtman P, et al. The diagnosis of Liddle syndrome by identification of a mutation in the beta subunit of the epithelial sodium channel. J Med Genet, 1998, 35 (6): 510-512.

[3] Huang CL, Kuo E. Mechanisms of disease: WNK-ing at the mechanism of salt-sensitive hypertension. Nat Clin Pract Nephrol, 2007, 3 (11): 623.

[4] Glover M, Ware JS, Henry A, et al. Detection of mutations in KLHL3 and CUL3 in families with FHHt (familial hyperkalaemic hypertension or Gordon's syndrome). Clin Sci (Lond), 2014, 126 (10): 721-726.

[5] Morineau G, Sulmont V, Salomon R, et al. Apparent mineralocorticoid excess: report of six new cases and extensive personal experience. J Am Soc Nephrol, 2006, 17 (11): 3176.

[6] Geller DS, Farhi A, Pinkerton N, et al. Activating mineralocorticoid receptor mutation in hypertension exacerbated by pregnancy. Science, 2000, 289 (5476): 119-123.

[7] McMahon GT, Dluhy RG. Glucocorticoid remediable aldosteronism. Cardiol Rev, 2004, 12: 44-48.

[8] Stowasser M, Gordon RD, Tunny TJ, et al. Familial hyperaldosteronism type II: five families with a new variety of primary aldosteronism. Clin Exp Pharmacol Physiol, 2010, 19 (5): 319-322.

[9] Mulatero P, Tauber P, Zennaro MC, et al. KCNJ5 mutations in European families with nonglucocorticoid remediable familial hyperaldosteronism. Hypertension, 2012, 59 (2): 235-240.

[10] Marumudi E, Khadgawat R, Surana V, et al. Diagnosis and management of classical congenital adrenal hyperplasia. Steroids, 2013, 78 (8): 741-746.

[11] Nebesio TD, Eugster EA. Observation of hypertension in children with 21-hydroxylase deficiency: a preliminary report. Endocrine, 2006, 30 (3): 279-282.

[12] Kino T, Vottero A, Charmandari E, et al. Familial/Sporadic glucocorticoid resistance syndrome and hypertension. Annals of the New York Academy of Sciences, 2002, 970 (1): 101-111.

[13] Zdrojowy-Wełna A, Bednarek-Tupikowska G. Challenges in the diagnosis of pheochromocytoma and paraganglioma syndrome. Neuro Endocrinol Lett, 2014, 35 (5): 355-358.

[14] Dahdouh EM, Balayla J, Audibert F, et al. Technical Update: Preimplantation Genetic Diagnosis and Screening. J Obstet Gynaecol Can, 2015, 37 (5): 451-463.

[15] Schimid B, Bricher J, Preisig R, et al. Polymorphic dextromethorphan metabolism: cosegregation of oxidative O-demethylation with debrisoquine hydroxylation. Clin Pharmacol Ther, 1985, 38 (6): 618-624.

[16] Nakamura K, Goto F, Ray WA, et al. Interethnic differences in genetic polymorphism of debrisoquine and mephenytoin hydroxylation between Japanese and Caucasian populations. Clin Pharmacol Ther, 1985, 38 (4): 402-408.

[17] Sohn DR, Shin SG, Park CW, et al. Metoprolol oxidation polymer-phism in a Korean population: comparison with native Japanese and Chinese population. Br J Clin Pharmacol, 2012, 32(4): 504-507.

[18] Bertilsson L, Lou YQ, Du YL, et al. Pronounced differences between native Chinese and Swedish populations in the polymorphic hydroxylations of debrisoquin and S-mephenytoin. Clin Pharmacol Ther, 1992, 51(4): 388-397.

[19] Minushkina LO, Zateishchikov DA, Sidorenko BA. Individual sensi-tivity to antihypertensive drugs: genetic aspects. Kardiologiia, 2005, 45(7): 58-65.

[20] Tao E, Liu Z, Chen B, et al. Cytochrome P450*2D6 gene polymo-rphism in Chinese population. Chin J Med Genet, 1998, 15(1): 34-37.

[21] Johnson JA, Liggett SB. Cardiovascular pharmacogenomics of adrenergic receptor signaling: clinical implications and future directions. Clin Pharmacol Ther, 2011, 89(3): 366-378.

[22] Zhang F, Steinberg SF. S49G and R389G polymorphism of the $\beta_1$-adrenergic receptor influence signaling via the cAMP-PKA and ERK pathways. Physiol Genom, 2013, 45(23): 1186-1192.

[23] Johnson JA, Zineh I, Puckett BJ, et al. $\beta_1$-adrenergic receptor polymorphisms and antihypertensive response to metoprolol. Clin Pharmacol Ther, 2003, 74(1): 44-52.

[24] Rigat B, Hubert C, Alhenc-Gelas F, et al. An insertion/deletion polymorphism in the angiotensin I-converting enzyme gene accounting for half the variance of serum enzyme levels. J Clin Invest, 1990, 86: 1343-1346.

[25] Yu H, Lin S, Zhong J, et al. A core promoter variant of angioten-sinogen gene and interindividual variation in response to angiotensin-converting enzyme inhibitors. J Renin Angiotensin Aldosterone Syst, 2014, 15(4): 540-546.

[26] Kurland L, Liljedahl U, Karlsson J, et al. Angiotensinogen gene polymorphisms: relationship to blood pressure response to antihypertensive treatment: results from the Swedish Irbesartan Left Ventricular Hypertrophy Investigation vs Atenolol(SILVHIA) trial. Am J Hypertens, 2004, 17(1): 8-13.

[27] Svensson-Färbom P, Wahlstrand B, Almgren P, et al. A functional variant of the NEDD4L gene is associated with beneficial treatment response with $\beta$-blockers and diuretics in hypertensive patients. J Hypertens, 2011, 29(2): 388-395.

[28] Mcdonough CW, Burbage SE, Duarte JD, et al. Association of variants in NEDD4L with blood pressure respoinse and adverse cardiovascular outcomes in hypertensive patients treated with thiazide diuretics. J Hypertens, 2013, 31(4): 698.

# 第八篇

## 高血压并发疾病的血压管理

# 第一章

# 高血压与并发症的关系

无论原发性还是继发性高血压，都会增加血管壁和心脏的负荷，并且还可以激活多种生长因子引起血管平滑肌细胞增生和心肌肥厚等一系列的病理变化，最终导致机体内脏器官形态学和功能性改变，临床表现为高血压患者心、脑、肾等重要器官出现程度不同的损害，称为靶器官损害。当高血压患者心、脑、肾发生一些相关的疾病，如脑出血、心力衰竭、肾衰竭、冠心病及外周动脉粥样硬化等，称为高血压的相关并发症。靶器官损害和相关并发症的评估是对高血压患者进行危险程度分层、选择治疗方案的重要决定因素。因此，阐明高血压与靶器官损害的关系十分重要。

2016 年 5 月颁布的《中国心血管病报告 2015》表明，无论在我国农村还是城市，心脑血管疾病是导致死亡的第一位病因。心血管病占居民疾病死亡构成在农村为 44.60%，在城市为 42.51%。也就是说，每 5 例死亡者中就有 2 例死于心脑血管疾病，远高于肿瘤和呼吸系统疾病。在心血管病死亡的危险因素当中，高血压是第一位的死亡危险因素，此后是吸烟、血脂异常、糖尿病和肥胖等[1]。WHO 公布的资料也表明，62% 的脑血管疾病及 49% 的缺血性心脏病的发生与高血压相关[2]。流行病学调查结果还证实，血压越高，靶器官损害越严重。一般来说，血压值与靶器官损害和相关疾病发生呈正相关。故认为高血压既是心、脑、肾等脏器损害的最常见和最主要的危险因素，又是加重和加速心脑肾疾病发展的因素，并可使其病情明显恶化，影响预后，导致心脑血管疾病的发生率和死亡率增高。资料表明，高血压患者收缩压下降 10～12mmHg，舒张压下降 5～6mmHg，脑卒中发生的相对危险性降低 40%，冠心病发生的危险性降低 16%，心血管病导

致死亡的危险性下降 20%[3]。因此，不难看出高血压与靶器官损害和相关疾病的关系十分密切，它引起的心力衰竭、急性心肌梗死、脑卒中和肾衰竭等疾病是高血压致死的主要原因。因此，防治高血压的根本目的是防止这些疾病的发生和发展。

## 第一节　高血压的病理生理特征

动脉压是多种血压调节因素互相作用的结果，不论何种原因引起的高血压，都会有血压调节因素的相应变化。血压的形成主要与以下因素有关：①心脏收缩力和心排血量；②大动脉的弹性储器作用；③血液容量；④血液的黏滞度；⑤全身各部细小动脉血管阻力。无论是直接还是间接影响心排血量增加、外周围血管阻力增高、血液容量增多和血管顺应性降低的因素都能导致动脉压升高。但需指出的是，不同因素引起的高血压，其血压调节因素的异常也是有所不同的。长期或持续性动脉压升高，无疑会引起机体内环境生理平衡失调，出现一系列病理生理改变，继而导致有关脏器结构和功能的损害，这是产生高血压靶器官损害和相关疾病的重要原因。

### 一、血流动力学异常

从血流动力学角度来看，血压主要取决于心排血量和外周血管阻力，用公式表达为：平均动脉压=心排血量×外周血管阻力。由此可见，高血压发病机制归根结底是心排血量增加和（或）外周血管阻力增高。高血压患者血流动力学异常也就集中表现在上述两个方面。大量临床资料表明，不同病因所致的高血压、心排血量和外周血管阻力变化亦不

尽一致。原发性高血压患者心排血量正常，而周围循环阻力增高。在运动后，心排血量与血压均上升，周围循环阻力下降，但尚不能降到正常范围。此外，国内外研究结果表明，青年原发性高血压患者以高流量-正常阻力型为主；老年高血压病患者以低流量-高阻力型为主。Mathe 报道 4 例嗜铬细胞瘤患者血流动力学的变化，心率无增加，其中 1 例左室排出率加快，周围血管阻力正常。其余 3 例周围血管阻力增加，左心室排出率正常。作者认为其血流动力学的改变可能与肾上腺素和去甲肾上腺素分泌量不同有关。如以去甲肾上腺素为主者，表现为周围血管阻力增加；以肾上腺素为主者，表现为心排血量和心率增加。还有学者报道，原发性醛固酮增多症患者心排血量正常，周围血管阻力增高。肾血管性高血压患者心排血量和周围血管阻力都有所增加，但左心室排出率不变。肾实质性高血压患者血流动力学改变差异较大，这与病情程度有关。无氮质血症者心排血量正常；合并慢性肾衰竭患者心排血量明显增加；急性肾炎和急性肾衰竭患者表现为心排血量增加，而周围血管阻力无明显的变化。高血压伴有左心室肥厚而无心力衰竭时，心排血量及左心室射血分数正常或略增加。

高血压发展到不同阶段，血流动力学改变亦有所差异。①早期高血压患者血流动力学变化是心排血量增多，周围血管阻力正常，表现为肌肉的血管扩张，皮肤、肾脏和内脏血管收缩。血压呈轻、中度（1、2 级）增高，与正常人在运动和情绪激动时所产生的血流动力学改变相似。把这种以心排血量增多为主的表现类型称为高血压反应Ⅰ型。②当高血压患者的病情进一步发展，血流动力学改变特点是心排血量正常和周围血管阻力增高，患者临床表现不仅血压持续性升高，而且有些脏器遭受损害，此种情况称为高血压反应Ⅱ型。③高血压患者病情严重时，血流动力学异常表现为心排血量和周围血管阻力都增高，具有此种特点称为高血压反应Ⅲ型。但需要指出的是，高血压不同血流动力学反应类型取决于激惹的性质、强度和机体的反应性，不同个体对同一激惹或在不同时间反应也有所不同。高血压患者的血流动力学平衡失调是整体的，可始于中枢，也可始于周围。在一般情况下，它完全可以被代偿，不形成高血压或减轻血压升高的程度。但是，造成这种失衡状态的内外因素长期存在，就会形成高血压或逐渐加重高血压程度，对血管和脏器可产生病理性损害。

血浆容量是心排血量的重要影响因素，高血压患者血浆容量改变亦是血流动力学异常的重要表现。高血压病因不同，血浆容量变化也有很大差异。例如，肾血管性高血压和嗜铬细胞瘤患者血浆容量降低；原发性醛固酮增多症患者血浆容量增加；肾实质性高血压患者血浆容量高低取决于细胞生成率，并与当时体液调节状态有关。有的学者按血容量高低将高血压分为两种类型，即高容量型和低容量型。前者血浆容量和舒张压或外周血管阻力之间呈负相关；后者血浆容量和外周血管阻力之间没有相反的关系。经研究还证实，血压正常者血浆容量和间质液量之比是恒定的，而高血压病患者血浆容量和间质液量比值明显地降低，表明细胞外液的各种调节因素之间发生病理性失衡。

## 二、循环系统的神经调节障碍

高血压患者自主神经系统变化尤为明显，特别是交感神经对血液循环的调节起着重要的作用。高血压患者交感神经系统有异常表现，其特点是血浆中儿茶酚胺浓度增高。以往研究提供了以下间接的证据：①无论原发性高血压，还是肾血管性高血压、肾实质性高血压和嗜铬细胞瘤等继发性高血压患者均有明显心率增快，这可能由心加速神经兴奋性增高或心抑制反射的减弱所致。当高血压患者应用 β 受体阻滞剂后，心率减慢比血压正常者更为明显，这支持心加速神经作用增强的看法。此外，当青年不稳定高血压患者应用阿托品后，心率加快并不明显，如向颈动脉窦内注射盐酸苯甲麻黄碱或血管紧张素后，心率减慢不如正常人明显，此表明心脏抑制作用减弱，颈动脉窦压力感受器的敏感性亦有所降低。②小动脉阻力对血压有重要的影响，当应用交感神经阻滞剂后，能降低外周血管阻力，血压随之下降。上述试验结果表明，高血压患者存在着神经调节障碍。

此外，高血压患者神经调节异常还表现在血压受反射性反应的影响。例如，实验结果表明肾血管性高血压对 Valsava 动作的反应明显；心算及强烈的精神刺激也能使高血压患者的血压升高；直立引起直立性高血压或立位引起血压下降。上述实验是

研究高血压的神经循环调节的方法，可以证明血压
受神经反射性的影响。

## 三、血管顺应性降低

高血压患者长期血压升高，可使血管壁因受到
压力作用而损害，血管发生结构和功能的变化，出
现一系列病理生理改变和生化指标的异常。主要的
异常表现有：①长期高血压使动脉平滑肌细胞增生、
肥大和胶原纤维增生，致管壁肥厚，侵占了部分管
腔，并且适应性结构重建，血管外径缩小导致管腔
狭窄；②血管壁水肿也使血管腔变小；③血管壁水
肿使小动脉壁弹性减低，对血压波动耐性下降，脆
性增加；④动脉平滑肌内胶原蛋白过量而促使血管
收缩；⑤血管壁细胞内钠离子和钙离子浓度增高及
钾离子浓度降低。这些异常的改变可使动脉壁增厚，
血管壁平滑肌张力增加、弹力纤维组织损害，细小
动脉透明变性和纤维样坏死，最终导致主动脉壁顺
应性降低。临床上出现收缩压升高，特别是老年高
血压患者尤为常见[4]。

## 四、血液黏滞度增高

血液凝固的平衡机制在保证足够循环血量及组
织灌注中起着重要作用。在正常情况下，血管内凝
固及纤维蛋白溶解继续不断地在一个动态平衡内发
生。为了凝固及溶解纤维因子和血小板游离细胞共
同处于恒定的平衡，需要血液的稀释和黏滞度保持
在一定范围内。同时具有完整的内皮表面才能维持
血液处于正常的液体形态和黏滞度。

多数高血压病患者伴有血液流变学的异常，表
现为全血黏滞度、血浆黏滞度和血细胞比容有不同
程度的增高，红细胞电泳时间延长。临床资料显示，
伴有靶器官损害和心血管疾病的高血压患者有血液
黏滞度增高，并有全血黏滞度与心脏收缩排血量呈
负相关的特点。近年来，国内外学者研究结果还表
明，伴有左心室肥厚的高血压患者的血液黏滞度较
正常人增高，特别是伴有对称性左心室肥厚的高血
压患者增高更为显著。血液黏滞度是构成总外周血
管阻力的一个重要成分，随着高血压的严重程度和
病情进展，血液黏滞度在外周血管阻力中所占的比
例也增大。血液黏滞度增高加重心脏后负荷，导致

左心室产生适应性的对称性肥厚，这也是高血压患
者血流动力学异常的一个诱发因素。因此，血液黏
滞度增高的特性也是高血压患者病理生理状态的特
征，这是引起或加重高血压靶器官损害和疾病不可
忽视的一个间接因素。

综上所述，不难看出各种类型高血压，在发展
到一定程度时，机体均会产生一系列病理生理改变。
这些病理生理异常之间存在着定量的相互关系，而
且心血管各调节系统也是相互联系，如动脉压与
血浆容量；血浆容量与血浆肾素活性；血浆肾素
活性与动脉压；动脉压与静止时的神经张力；交
感神经张力与血浆容量等，它们之间存在着相关
性，但这些异常变化是受神经系统或神经肽等因素
共同调节的。

## 第二节　高血压对靶器官的损害

任何类型高血压在病情发展到一定阶段时均会
出现程度不同的血流动力学、循环系统调节、血管
壁张力、血浆容量和血液黏滞度的异常变化，并伴
随神经和体液系统的异常活化，破坏了机体内环境
的生理性平衡状态。由于长期存在上述异常因素，
临床上逐步表现出心、脑、肾等器官损害的症状和
体征，甚至产生相应靶器官疾病。

## 一、高血压与靶器官损害的关系

众所周知，高血压易引起血管和心、脑、肾等
脏器的损害，临床上可有心、脑、肾和眼底病理性
改变甚至导致一系列的疾病。近年来，国内外学者
认为高血压患者靶器官的损害与血压状况和其他心
血管病危险因素有着密切的关系。

### （一）血压水平

大量流行病学资料和临床研究显示，高血压的
危害性与血压水平呈持续密切的线性关系，血压越
高，靶器官损害和相关疾病发生的危险性也就越大。
Framingham 研究资料表明，高血压病组动脉粥样
硬化致血栓形成脑梗死、冠心病、充血性心力衰竭
和间歇性跛行的发病率（平均年发病率/万人）分别
高于正常血压组和临界高血压组；临界高血压组其
发病率又高于正常血压组。在冠心病和高血脂患者

人群的研究中也发现，在血压水平高的亚组内，心脏病发作、心力衰竭、脑卒中和肾脏疾病的发生率明显高于血压较低的患者人群。

Lewington 等对 61 项前瞻性临床研究进行了系统回顾，共包括 100 多万成年人，年龄在 40～89 岁。该荟萃分析表明，在 115/75mmHg 的基础上，收缩压每升高 20mmHg 或舒张压每升高 10mmHg，缺血性心脏病和脑卒中的发生率增加 1 倍[5]。这项研究不仅说明高血压人群心血管危险性显著增加，而且提示在血压<140/90mmHg 的人群中，心血管疾病危险性随着血压的升高也明显增加。Anderson 及同事的研究也证实了这一点，血压在正常高值范围内[（130～139）/（85～89）mmHg]的人群，其心血管疾病发生的危险性是理想血压（<120/80mmHg）人群的 2 倍多[6]。也正是因为这些研究结果，美国 JNC-7 指南提出了高血压前期（prehypertension）的概念，强调了在这一人群中重视生活方式干预的重要性[7]。新近公布的氯沙坦降低高血压事件的干预研究（LIFE）和心脏事件预防评估研究（HOPE）及以往大量的降压临床试验证实，通过有效降低血压水平，心血管疾病及相关靶器官疾病发生的危险性明显降低[8, 9]。从以上研究结果不难看出，高血压与心脑肾等靶器官疾病密切相关，而且与血压水平呈线性关系，对血压水平进行良好的控制可大大降低心血管病的发生率。

（二）高血压类型

不同类型高血压不仅对靶器官损害程度有所不同，而且对靶器官的损害也有一定的选择性，但关于收缩压和舒张压在高血压靶器官损害中的重要性一直存在争论。早年的观点认为，舒张压升高对患者危害性大，收缩压增高与人类自然老化密切相关，对预后影响较小，舒张压增高才是主要的有害因素，故把降低舒张压作为治疗的重要目标。近年来，国内外学者认为应对收缩压升高的临床意义给予高度的重视。Kannel 等指出，收缩期高血压可以加速动脉硬化，长期的收缩压升高可使动脉内膜损伤，并促进血栓和动脉硬化的形成。改变动脉壁的状态就增加了动脉粥样硬化的易感性，因此说明收缩期高血压不仅与动脉硬化有明确的关系，而且互为因果。收缩期高血压不仅对靶器官损害严重，也使靶器官的各种疾病的发生率增高，尤其是与脑血管疾病的

发生呈明显相关。不同类型高血压对靶器官损害的相关研究指出，单纯收缩压增高患者的脑梗死发生率比单纯舒张压增高者高 3.5 倍，比收缩压和舒张压均增高组高 1.8 倍。收缩压和舒张压均增高组的左心室肥厚的发生率为 30.26%，而单纯收缩压增高者为 7.69%，单纯舒张压增高者为 2.17%。主动脉硬化、脑动脉硬化和冠心病等相关疾病的发生率，收缩压增高组明显高于舒张压增高组，此结果表明，单纯收缩压增高易发生动脉硬化和脑卒中；收缩压和舒张压均增高者易发生左心室肥厚和心力衰竭。

在预告心血管病病死率、病残率及总病死率方面，收缩压比舒张压更准确。多危险因素干预试验（MRFIT）对 30 万名患者随访 6 年，结果显示，任何原因的死亡都随着收缩压的增高而增加。按收缩压水平分组，不考虑舒张压，发现舒张压对病死率完全无影响。同组患者随访 12 年，发现在收缩压>160mmHg（21.33kPa）的一组中，冠心病病死率最高。我国曾报告 2435 例不同类型高血压患者与靶器官损害和相关疾病的关系，亦同样表明脑卒中和高血压性左心室肥厚多见于收缩压升高为主的高血压患者。这与 Framingham 地区报道的收缩压升高与心血管相关疾病发生率之间的相互关系较舒张压升高更为密切相一致。

Framingham 心脏研究还表明，收缩压和舒张压均随着年龄的增长而升高，但 50 岁以后，舒张压维持在一定的水平或有所下降，而收缩压仍持续升高。在 50 岁以前，舒张压在心血管疾病危险因素中较为重要，50 岁以后，收缩压则显得更为重要[10]。因为老年人高血压发病率高，收缩压是高血压靶器官损害的重要危险因素。在高血压治疗过程中，收缩压控制得好，心血管疾病发生的危险性就明显降低[11]；反之，心血管疾病发生率增加[12]。但临床研究显示，收缩压较难控制，在多种药物联合治疗下，舒张压控制率可达到 90%，而收缩压只有 60%～70%得到较好的控制，这也是高血压控制率较低的一个原因[13]。

（三）高血压病程

国内外研究结果已证实，高血压病程越长，心、脑和肾脏等靶器官损害程度也越严重，并认为病程的长短明显地影响靶器官相关疾病的发生率。文献报道，病程大于 10 年的高血压患者眼底动脉硬化、

脑梗死、左心室肥厚、心律失常、心力衰竭、尿蛋白和尿素氮增高的发生率均明显高于病程小于 10 年者。其中，脑梗死、左心室肥厚和肾功能损害的发生率增高得更为明显。

### （四）高血压患者的年龄

年龄是高血压等多种心血管疾病的重要易患因素。Framingham 心脏研究表明，55 岁以上男性及 65 岁以上女性的正常血压人群，如果存活到 80～85 岁，发生高血压的机会大于 90%[14]。高血压患者的年龄与靶器官损害有一定的关系。Schoenberger 报道，老年人群高血压病患者占 1/3，心血管病发生率随着年龄的增大而呈进行性增加，其中脑卒中、心力衰竭、猝死、心肌梗死和动脉瘤形成的发生率在患有高血压的老年人比血压正常的老年人高数倍。在高血压组中，年龄＞60 岁者靶器官损害的发生率比＜60 岁者高；2 级和 3 级高血压患者分别比＜60 岁者高 1.3 倍和 2.3 倍。

老年人高血压多以收缩压升高为主，即单纯收缩期高血压，脉压一般大于 60mmHg。近年来研究表明，脉压是 60 岁以上老年人心血管疾病发生率和死亡率的独立危险因素[15]。脉压水平与脑卒中发生率的关系呈正相关，即脉压越高，发生脑卒中的比例亦越高，而且脑卒中发生率随年龄增加而增高。欧洲收缩期高血压多中心试验（Syst-Eur）和中国老年收缩期高血压试验（Syst-China）均证实，经过抗高血压治疗可以减少近 40%脑卒中的死亡[16]。由此可见，高血压患者的年龄与靶器官损害和相关疾病的发生有着密切的关系。

### （五）血压变异度

血压变异度（BVP）是指在一定时间内，血压的波动程度。它是血压的最基本的生理特征，是反映血压自发性波动的指标。越来越多的研究表明，BVP 具有重要的临床意义，与高血压靶器官损害及心脏事件的发生密切相关。第 59 届亚特兰大美国心脏病学会公布的 ASCOT 血压变异的研究结果显示，BVP 是独立于血压平均值之外的脑卒中和冠状动脉事件风险的强预测因子[17]。

左心室肥厚是高血压常见的心脏损害，同时又是心血管事件的独立危险因素。PAMELA 研究中证明，在一般人群中，左心室重量指数和 BPV 之间有确定的相关性[18]。有研究发现，左心室质量指数的增加与 BVP 呈正相关。还有研究显示，降低血液透析的高血压患者的 BVP 可以减少左心室质量[19]。在 24h 平均血压值相似的高血压患者中，BVP 较大者有较高的靶器官损害的综合评分，而且在随访中左心室质量指数也显著增加[20]。

清晨 BPV 增大即出现为晨峰血压，它与心源性猝死、急性心肌梗死、脑卒中在清晨的高发生率有密切关系[21]。清晨交感神经系统即刻激活引起周围血管阻力迅速升高，导致血流动力学的改变，增加血管壁的剪切力，加剧血管内皮功能的损害，促使血管收缩和痉挛，触发不稳定的粥样斑块破裂。同时清晨血液黏滞度最高，常存在高凝状态和低纤溶状态，易引起血栓形成。ASCOT-BPLA 研究结果显示，BPV 是冠状动脉事件的重要预测因素[22]。随着对 BVP 和靶器官损害的相关性的深入认识，在 2010 年的欧洲高血压学会年会上各国专家提出 BVP 将成为高血压治疗的下一个重要目标。

### （六）高血压患者的危险因素簇

流行病学调查结果显示，高血压本身特征不仅能够引起靶器官的损害，而且当高血压患者合并其他危险因素时更容易引起或加重靶器官的损害。这些危险因素包括高胆固醇血症、糖尿病或糖耐量低下、吸烟、肥胖等，有人把上述危险因素称为心血管疾病的危险因素簇。Framingham 研究报告指出，同一水平的高血压患者合并危险因素越多，心血管系统的损害和疾病的发病率也越高。这说明危险因素之间存在着对心血管系统损害的协同作用。具有危险因素簇的高血压患者，靶器官损害的易感性增强，故其心血管系统疾病的发病率增高。

## 二、高血压靶器官损害和相关疾病的临床类型

高血压的本质是血管平滑肌和成纤维细胞的增生与肥大。其结果造成血管壁增厚和弹力降低，使血液循环发生障碍，引起血管和器官的缺血与缺氧，从而导致动脉病变和靶器官的损害。常见被损伤的血管和脏器有心脏、脑、肾脏、眼底和大小动脉。2003 年 WHO-ISH 指南对靶器官损害和与高血压

相关的临床情况进行了新的总结归纳。现根据靶器官损害和心血管疾病出现的症状体征将其分为以下不同的临床类型。

### （一）高血压左心室肥厚与心力衰竭型

作为靶器官之一的心脏与高血压有着密切关系，一方面，心脏面对高血压时外周血管阻力增加，其后果是心脏后负荷加重，左心室增强工作，形成代偿性左心室肥厚；另一方面，各种神经激素活性增强和血液黏滞度增高是造成左心室肥厚的重要原因。临床研究资料表明，高血压所致左心室肥厚程度与血压水平和持续的时间有密切关系，即血压越高，持续时间越长，左心室肥厚越明显，并出现的时间亦越早。大量流行病学研究结果显示，左心室肥厚是高血压心脏损害的重要表现，它并不是有益的代偿机制，而是心血管许多疾病的发生和发展的独立危险因素。当患者出现左心室肥厚时，发生猝死、心力衰竭和心律失常的危险性明显增加。文献报道一组 2 万人的研究结果显示，有左心室肥厚的患者病死率比无左心室肥厚的患者高 1.4～5.4 倍。当左心室肥厚加重时，发生心脏致残事件较多，而左心室逆转者致残事件发生率低。左心室肥厚的发生率与收缩压水平密切相关，有资料显示，血压仅轻度升高的儿童也出现左心室壁厚度增加，甚至父母一方患有高血压的血压正常青少年也出现上述情况，此提示心脏受累可能出现在高血压升高之前，这可能与遗传因素有关。已有研究结果显示，左心室肥厚和左心室质量的增加除与高血压有关外，还与血液流变学的状态异常有关。

临床实验证实，一些高血压患者尽管血压长期得到控制，但左心室质量仍在增加，可见压力与容量负荷并不是左心室肥厚的主要致病因素。目前认为，一些血管活性物质或激素除影响压力负荷与容量负荷外，更主要的是其本身也参与心室肥厚的形成过程，甚至与左心室肥厚的相关性胜过血流动力学因素。心肌局部肾素-血管紧张素系统激活在致心肌肥厚中起了主要作用。体外实验证明，血管紧张素 II 能促进心肌蛋白的合成，引起心肌细胞增殖与肥大，这可能由特异性血管紧张素 II 受体介导所致。研究也证实，降压治疗能预防或延缓高血压所致左心室肥厚、心肌纤维化的进展。业已证实，生长调节素，如血小板生长因子、胰岛素生长因子、

内皮生长因子等都是心肌细胞生长诱导剂。此外，去甲肾上腺素、5-羟色胺、缓激肽和加压系也都参与心肌肥厚的形成。

高血压引起的左心室肥厚呈现以下三种不同的几何外形：①向心性肥厚，即室壁增厚而心室腔不扩大，为压力负荷过重代偿期，心室壁同心圆变厚，心肌重量增加，舒张末期容量仍然正常或轻度增加，导致心肌重量与心容量之比较高。②扩张性肥厚，又称为离心性肥厚，表现为心室腔扩大，但室壁与室腔比例不增加。当为压力负荷过重失代偿期时，心肌重量和心容量均明显地增加，心室扩张，心肌重量与心容量之比减少，左心室后壁厚度与左心室半径比例减少，射血分数减低。③不对称性肥厚，此型类似肥厚型心肌病，表现为心室腔不成比例的增大，室壁与室腔比值减小，但心室重量增加。室间隔厚度与左心室后壁厚度之比≥1.3，心肌重量与容量之比增加，左心室后壁与左心室半径比例增加，但无流出道梗阻。

当高血压患者并发左心室肥厚时，临床上见心脏扩大，心搏有力。这种代偿可以维持相当长时间，但长期高血压可引起心肌细胞过度肥大，心肌细胞相对缺血缺氧，尤其合并冠状动脉硬化时，这种缺血缺氧更加明显，导致心肌细胞变性、坏死、纤维和心脏代偿功能降低，最终导致心肌代偿功能失调，则出现左心室扩张，发生心力衰竭。文献报道，美国每年约有 40 万人发生心力衰竭，其中高血压引起者约占 75%。我国高血压并发心力衰竭者高达 88.5%，年龄多在 40 岁以上，多数患者高血压病史为 5 年以上。目前大量临床资料表明，降压治疗可预防、逆转左心室肥厚和防止心力衰竭的发生与发展[23]。

此外，在心脏功能和结构改变的基础上，往往发生心肌代谢障碍、心肌细胞膜电位异常，临床出现各种类型的心律失常。常见的有期前收缩、心房颤动和心动过速等。Mclenachen 等研究结果显示，左心室肥厚劳损的高血压患者更易发生室性心律失常。Framingham 研究结果显示，复杂性心律失常的发生率随着左心室肥厚程度的加重而增加。由于长期循环阻力增高，高血压增加的血流动力使主动脉负担加重，最后导致主动脉扩张，甚至形成主动脉瘤。血压越高，主动脉扩张也越明显。持续性高血压状态，主动脉受压力负荷的作用，动脉中层营

养血管长期处于痉挛收缩状态造成血管中层缺血、变性、坏死和出血，并可形成主动脉夹层血肿。

### （二）高血压动脉粥样硬化型

长期高血压病变常常首先累及血管，其病理改变是动脉硬化。大约 90% 以上的高血压患者伴有动脉硬化。动脉硬化可发生在全身各部位的血管，最容易发生动脉硬化的血管是冠状动脉、脑动脉、主动脉、肾动脉和四肢动脉。高血压早期多为血管功能性变化，仅表现为全身小动脉呈痉挛性收缩，而无明显的形态学改变，此阶段称为小动脉痉挛期。如果患者的血压得不到控制，血压持续性增高，小动脉血管壁本身的营养供给发生障碍，肌细胞发生变性、萎缩和纤维组织增生，使血管增厚，硬化增加，缺乏弹性，发展到后期引起动脉管腔狭窄甚至血管闭塞，有时可能破裂而出血。此外，由于小动脉痉挛性收缩，导致肾脏缺血、肾小球旁器分泌肾素增多，肾素-血管紧张素-醛固酮系统活性增强，进一步使全身小动脉痉挛性收缩，造成血压持续性增高。血管紧张素Ⅱ除了直接作用于小动脉使其收缩外，还能刺激肾上腺皮质球状带分泌醛固酮，它可促使肾小管对钠和水的重吸收。一方面增加血容量，另一方面发生钠潴留。由于钠离子积聚于小动脉壁中，小动脉对加压物质的敏感性提高，这更容易加重小动脉痉挛。因此，神经体液因素也参与动脉硬化形成的恶性循环，血管壁的这些病理改变是形成动脉硬化的基础。

如前所述，长期高血压不可避免地导致动脉壁功能和结构的改变，最终形成动脉硬化。从临床流行病学、病理和临床研究发现，高血压是促进冠状动脉、脑动脉和外周动脉粥样硬化发生及发展的重要危险因子。

国内外资料表明，高血压促进动脉粥样硬化发生和发展，高血压患者并发动脉粥样硬化发病率较高。有的学者统计，高血压并发动脉粥样硬化的发生率约为没有高血压者的 3 倍，而低血压者不易产生动脉粥样硬化。同时指出血压水平与主动脉、冠状动脉和脑动脉粥样硬化程度呈正相关。动物实验结果表明，膳食性动脉粥样硬化发生和发展可因血压的升高而明显地加重及加速，且病变较严重。相反，使血压降至正常则减慢。在高血压状态时，血液的涡流增强，加重血管内膜的损伤易诱发动脉粥

样硬化。高血压大鼠不仅引起血管中层的变化，而且也导致主动脉内膜细胞有丝分裂指数和内膜通透性增加。特别是在血压较高和遭受到机械作用较大的部位（腹主动脉后壁和血管分支开口处）最明显。动脉粥样硬化的早期，表现为动脉内膜先有类脂质的沉积。类脂质存在于内膜层的结缔组织间或吞噬细胞中，病变进一步发展，类脂质越积越多，内膜发生纤维组织增生，并常发生黏液样变性，使病灶明显地突起在内膜表面，形成粥样硬化斑。斑块深部的组织易发生坏死崩解，并与类脂质混合在一起，形成黄色粥样物质，斑块易有钙盐沉积，病变越久，钙盐沉积越明显。因此，目前公认动脉粥样硬化形成与高血压有着密切的关系。

当动脉粥样硬化形成后，可出现动脉狭窄，甚至发生动脉闭塞。常见有锁骨下动脉狭窄、肾动脉狭窄、椎动脉狭窄、冠状动脉狭窄等。此时，临床上可表现出缺血性症状、异常血管杂音和假性血压变化等。

当冠状动脉、脑血管、肾血管、视网膜动脉发生硬化和粥样硬化后，出现靶器官相应的病变，下面将分别介绍。

### （三）高血压缺血性心脏病变型

现已证实，高血压是冠状动脉疾病重要的致病因素，心肌缺血的出现反映了心肌供氧和需氧之间失衡。高血压患者也易发生生理平衡失调。中国 心脏研究（CCS）显示，伴有高血压的急性心肌梗死患者的并发症及死亡率均高于无高血压病史者。Framingham 研究表明，高血压患者心肌梗死发生率是血压正常者的 2 倍，而且未被识破的心肌梗死患者的比例更明显地增多。出现心肌梗死前或以后如合并高血压，其死亡率则明显高于无高血压者。心肌梗死后血压明显下降者，死亡率明显增加，这可能与泵功能衰竭有关，若心肌梗死以后血压持续增高则预后更差，其原因可能是受损心肌负荷过重。

高血压患者冠状动脉粥样硬化后，其储备功能下降，最终可发生胸闷、心绞痛等冠心病的症状，心电图出现 ST-T 缺血型的改变。

### （四）高血压脑卒中型

在我国，高血压引起的靶器官损害和疾病中最常见的临床类型是脑卒中型。近年来，流行病学资

料表明，高血压是脑卒中首要危险因素，脑卒中患者有高血压病史者占 76.5%，高血压患者脑卒中发生率与正常血压者比较可高达 6 倍，提示脑卒中发病率和死亡率增多主要是由于人群中高血压患者增多。目前，脑卒中已成为我国城乡心脑血管病死亡原因的首位。大量的流行病学资料提示，脑卒中的发生与高血压的程度、持续时间长短、年龄和高血压的类型有着密切的关系。血压越高，脑卒中发生率也越高。血压水平，不论是收缩压还是舒张压，都在相当大的测值范围内与脑卒中的危险性呈显著正相关。据报道，单纯收缩期高血压和以收缩压升高为主的高血压患者易发生脑卒中。临床将其分为出血性脑卒中和缺血性脑卒中两大类。文献报道，脑卒中病例中以脑出血发生率最高，占 47%～62%，脑血栓形成占 21%～46%，脑栓塞占 9%～20%；蛛网膜下腔出血占 7%～12%。

高血压性脑出血又称为原发性脑出血，以有别于血液病、血管畸形和脑瘤等脑实质内出血。本病的发病机制尚未明确，有多种学说，但多数学者认为其与微动脉瘤破裂和小血管病变有关。脑出血部位约 80%发生在大脑半球，其余 20% 发生在小脑和脑干，最常见于大脑中动脉系统，这可能与其腔内压力较高和血流量较大有关。

脑血栓形成与高血压有密切的关系。高血压性脑动脉硬化是脑血栓形成最常见的原因，而脑血栓形成也是高血压脑动脉硬化重要的临床表现，其发病年龄要较脑出血稍晚，年龄高峰在 60 岁左右。业已证实，脑血栓形成是由于动脉壁硬化后管腔狭窄，内皮细胞受损，溶栓酶减少，或者在动脉粥样硬化斑溃疡处形成纤维蛋白网，为血小板黏附到病变部位创造了条件，则易形成血栓。如有血流缓慢、血压降低、血液黏滞度增高、心律失常、心肌梗死和心功能不全等因素存在时，更易促进血栓的形成，使血管腔进一步狭窄或闭塞，可引起脑细胞软化或坏死。脑血栓形成起病缓慢，多在休息或睡眠中发生，常先有头晕、肢体麻木、失语等症状，然后逐渐发生偏瘫、短暂昏迷或仅有短暂神志不清，脑栓塞是缺血性脑卒中另一常见的临床类型，它的发生主要是在主动脉、颈动脉和椎动脉的狭窄处或动脉粥样硬化处，部分血栓脱落，形成栓子，随着血液流动到远端颅内血管，堵塞脑血管而发生梗死。临床表现为起病急骤，有明确的固定性神经体征，如

视力障碍、视野缺损、眼球运动障碍、失语或言语不清、特定躯体感觉运动障碍。脑栓塞部位一般比较局限，所以多不至于引起严重的脑水肿和颅内压增高。故头痛多不严重，昏迷甚少，血压无明显异常增高。近年来研究发现，腔隙性脑梗死并非少见，它是脑深部组织发生的小梗死，多见于基底核、丘脑和脑桥部位。临床表现有以下特点：①病变前常有短暂缺血发作史，多数起病缓慢，约数小时至 2～3d 症状发展到高峰；②由于病变范围小，临床症状多较轻，甚至不明显；③神经系统的临床表现有明显的局限性、孤立性；④多数预后较好，但可复发。

高血压脑病是缺血性脑卒中的特殊临床类型，高血压合并脑动脉硬化者易发生。它的产生是血压急骤增高，脑血管反射性收缩机制遭到破坏，血管扩张，脑血流量增加和灌注过度，使毛细血管壁渗出增加而引起脑水肿，并导致脑部发生微栓塞或突然性出血。故本病早期为可逆性损害，其临床特点表现为血压异常的升高，有头痛、呕吐和昏迷等颅内压增高症状；也可伴随暂时性偏瘫和肢体感觉障碍等神经系统异常。如果得不到有效的治疗，势必导致脑的不可逆性损害，患者将出现持久性偏瘫或局限性肢体感觉运动障碍，预后不佳。

### （五）高血压视网膜病变型

高血压患者病情发展到中晚期时，视网膜及其血管产生异常的改变。北京协和医院曾观察 1000 例高血压病患者眼底病变情况，属正常眼底者占 35.3%，有高血压性眼底变化者占 64.7%。其中，视网膜动脉硬化者占 40.4%；视网膜局限性出血者占 13.2%；视网膜病变者占 1.8%；视盘、视网膜病变者占 0.8%。此说明高血压患者视网膜病变发生率较高。

高血压的眼底病变程度与其病情有关。高血压早期视网膜动脉正常或轻度狭窄；中期视网膜动脉发生硬化；晚期视网膜动脉硬化更为明显，并可出现渗出、出血和视盘水肿。高血压的眼底视网膜的异常改变可反映高血压患者其他脏器受损情况，其动脉硬化程度尚能提示高血压的时限。当视网膜已有明显病变，尤其是已发生视盘水肿，常表现为心脏、肾脏和脑等靶器官可能遭受到不同程度的损害。临床观察结果表明，眼底正常的高血压患者心脏几

乎无受损的表现，肾功能正常。眼底有高血压性视网膜病变时，左心室肥大的机会较大，并发视盘、视网膜病变的高血压患者有左心室扩大者占62.5%，心电图提示左心室肥厚者为 75%。据报道，在高血压性视网膜病变组中，肾脏受损发生率为87.5%。业已显示，高血压患者眼底病变越重，肾功能受损发生率亦越高。

### （六）高血压肾硬化症型

长期高血压往往引起肾脏损害，但肾脏症状出现相当缓慢，后期可发生肾小动脉硬化症，仅有部分患者最后转入氮质血症。脏器小动脉脂肪玻璃样变性是高血压的特征性病理改变，尤其肾脏多见。传统的看法为，肾小动脉上述病变是血压升高的重要原因。目前研究结果已证实，它是血压升高的后果，肾小动脉硬化和肾脏大动脉的弹力纤维增生构成肾血管病变，而且与血压程度呈正相关。

高血压早期表现为肾小动脉痉挛，肾小球无变化。病情进一步发展，肾组织血液供给不足，肾小球发生纤维化、肾小管透明变性、纤维化和管壁增厚。受损较轻的肾小球和肾小管可发生代偿性增大和扩张。病变严重时肾小管萎缩甚至消失。两肾体积逐渐缩小和变硬，表面呈细粒状，形成肾小动脉硬化性肾硬变。临床上出现肾功能减退，表现为多尿和夜尿，尿浓缩能力减低，尿蛋白和尿中有少量细胞，尿 $\beta_2$ 微球蛋白浓度增高。若肾功能减退发展到氮质血症时，尿内可见有管型。此时，血中非蛋白氮和尿素氮均明显增高，酚红排泄试验低于正常，尿素廓清率或内生肌酐廓清率亦低于正常。

高血压性肾硬化症的预后相当不好，若患者不伴有心、脑等并发症，则病程相对较长，但最终还是出现尿毒症。

### （七）高血压糖尿病病变型

与非糖尿病患者相比，糖尿病患者发生高血压的比率要高出 1.5～2 倍。1 型糖尿病患者仅在出现蛋白尿和早期肾病时才伴发高血压，但 2 型糖尿病患者在确诊时，甚至确诊前已有高血压。2 型糖尿病和高血压患者都伴有胰岛素抵抗，其特征为高胰岛素血症、血脂异常和肥胖。目前认为，胰岛素抵抗是高血压和糖尿病的共同发病机制。高血压合并

糖尿病会使血管损害疾病的危险性相乘，可导致心源性猝死、冠心病、充血性心力衰竭、脑血管疾病和周围血管疾病的危险性显著增高。众多资料表明，大的血管并发症是多数糖尿病患者死亡的主要原因，而不伴发高血压的患者则可得到长期生存。导致糖尿病性肾病和视网膜病的微血管疾病使患者死亡率和病残率明显增高。糖尿病高血压患者的肾小球功能进行性降低，而采用抗高血压治疗可延缓肾小球功能降低。近年研究结果显示，血管紧张素转化酶抑制剂可减缓肾功能减退的速率和减轻糖尿病患者的透析危险性，还可减缓糖尿病患者视网膜病变的进程。高血压最佳治疗试验（HOT）研究也发现[24]，将伴有糖尿病的高血压患者的血压降至最低标准水平[舒张压＜80mmHg（10.67kPa）]可明显地降低患者发生心血管事件的危险性。

### （八）高血压混合病变型

高血压患者随着病情发展，受累的脏器亦越多。上述各种临床类型的靶器官损害是指高血压患者以哪种靶器官受损为主而言。在高血压发展的不同阶段，靶器官受损程度不同，累及靶器官亦有所不同。血压长期增高的患者，特别是在血压异常增高状态下，不仅多种靶器官同时受损，而且受损害程度亦重，即发生各种相关疾病。由此可见，高血压混合病变型多提示高血压的病情已发展到晚期，往往有心力衰竭或肾功能不全、脑卒中和视力障碍等临床表现。此时治疗效果欠佳，预后亦差。此种患者多见于高血压晚期和恶性高血压。

## 三、高血压靶器官损害及相关疾病的后果

高血压患者死亡原因取决于靶器官所发生的相关疾病，如脑卒中、心力衰竭和肾功能不全等。当高血压患者发生靶器官损害时，临床症状明显，患者生活质量下降。如果此时还没有得到有效的治疗，则进一步加重心、脑、肾脏和眼底视网膜的损害，导致一系列疾病，严重时引起脏器的功能衰竭。最新流行病学数据显示，我国现有 7000 万人患有脑卒中，每年新发病例高达 200 万人，每年脑卒中死亡人数达 165 万人。也就是说，每 12s 即有一个中国人发生脑卒中，每 21s 就有一个中国人死于脑卒中。在存活患者中，75% 有不同程度的工作能力丧

失，其中 40% 以上为重度致残。高血压患者无论是总死亡率，还是心脑血管死亡率均比血压正常者高 1 倍以上。有人报道，不治疗的高血压患者，50% 死于冠心病，34% 死于脑卒中，10%～15% 死于肾衰竭。有的学者在探究高血压病自然发展过程中发现，死于心血管疾病者占 41.7%。国内有学者对 312 例高血压患者追踪观察 15～18 年发现，死于心、脑、肾各种疾病者为 97 例，占 31.3%，其中脑出血死亡者为 77 例，占 79.4%；因心肌梗死和心力衰竭死亡者为 14 例，占 14.4%；死于肾功能不全者为 6 例，占 6.2%。这提示，我国高血压死亡原因以脑卒中为最多。此资料与日本报道结果相似，而欧美国家以心力衰竭占首位，其次是脑卒中和尿毒症。许多学者认为，高血压患者眼底变化、胆固醇水平和心电图改变与脑卒中关系密切。综上所述，可看出高血压不仅引起靶器官损害，而且它是人群中致死致残的重要原因。

此外，当高血压患者发生靶器官一系列疾病后，其生活质量明显下降，可出现不健康的心理状态，也会进一步加重高血压患者的病情。

# 第三节　高血压靶器官损害及相关疾病的监测

高血压引起心、脑、肾等靶器官的损害是有一定发生发展过程的。脏器损害可以是单个的脏器，也可以是几个脏器同时受损害。由于高血压的病因不同，病情不一，靶器官损害的程度也有所不同。一般来说，缓进型高血压患者 10～20 年出现靶器官损害和疾病；急进型高血压或恶性高血压患者在 1～2 年就可以产生各种严重的靶器官疾病。因此，在积极治疗高血压的同时，应注意监测高血压患者靶器官损害和相关疾病的发生和发展。随着现代科学技术的发展，监测手段也日新月异。下面介绍其监测方法及其思维程序。

## 一、定期测量血压

高血压人群中有 50% 以上患者无自觉症状，故不知何时患有高血压，更不知已产生血管和脏器损害，甚至有的患者往往发生心脑血管意外后才知道患有高血压。2010 年中国慢性病及其危险因素监测报道，18 岁及以上居民高血压患病率为 33.5%，据此推测我国高血压人数已超过 3.3 亿，但知晓率仅为 35.7%，治疗率为 28.8%，控制率只有 6.6%[25]。因此，不管有无自觉症状，强调人群采取定期测量血压，特别是中青年人更显得十分必要。这对那些"无症状性高血压"的发现颇有意义。此外，定期测量血压对已知有高血压的患者亦是十分重要的，不仅能帮助了解治疗效果，而且有助于根据血压升高的临床表现特点来判断靶器官损害的程度及相关疾病是否发生。但许多地方存在血压测量不规范现象，影响了高血压的准确诊断和疗效的评估。为了居民提高对准确测量血压重要性的认识，推广统一的血压测量操作规范与技术，2011 年我国制定了《中国血压测量指南》。

专家建议，正常血压的居民每 2 年测量 1 次血压，将高血压患者筛查出来，提高公众高血压知晓率。高危人群每 3～6 个月测量 1 次血压，改善生活方式，预防高血压的发生。高血压患者未达标者每天测量血压，早晚各 1 次。血压达标者每周测量 1～2d，改善治疗依从性，提高达标率。指南建议，家庭自测血压是高血压患者诊断和治疗效果评价的重要方法之一，目前推荐高血压患者自测血压，使用经过国际标准认证的上臂式电子血压计。高血压患者在初始阶段，应该每天早（6：00～9：00）和晚（18：00～21：00）各测量 1 次血压，连续测量 7d。如果血压稳定且达标，则每周至少测 1～2 次血压。此外，高血压患者可行 24h 动态血压监测，这有助于高血压预后判断和用药治疗的时间选择[26]。

## 二、重视自觉症状

高血压病是一个长期的慢性疾病。早期高血压患者自觉症状少而轻为临床特点，部分患者没有任何临床症状，出现严重并发症时才就诊，因此高血压常被称为"无形的杀手"。高血压患者随着病情发展，特别是出现靶器官损害时，临床症状逐渐增多并明显。有些患者除了有头痛、头晕和失眠外，还有耳鸣、烦躁。工作学习精力不集中并易疲劳。2、3 级（中、重度）高血压患者，常因血压显著升高会出现上述症状，此时可能已并发脑动脉硬化，引起心脑供血不足。此外，另有些患者出现手指麻木和僵硬感，手背有蚁行感或两小腿对寒冷特别过敏，多走路下肢疼痛，甚至还有患者出现颈部、背部肌肉酸痛和紧张感。这些症状出现可能是由血管收缩或动脉硬化造成肢体或肌肉供血不足所致。无靶器官损害的 1 级高血压患者，当出现心悸、气短、胸闷、下肢水肿甚至伴心前区疼痛时，提示高血压的病变已累及到心脏，可能并发有左心室肥厚甚至心力衰竭和冠状动脉粥样硬化性心脏病。如果高血压患者出现夜间尿频、多尿、尿色清淡时，这提示高血压患者已发生肾小动脉硬化，导致其功能的减退。有的患者逐渐出现一侧肢体活动不灵并伴有麻木感，甚至肢体麻痹，应注意可能有脑血栓形成。

上述不同症状的出现，对判断是哪个靶器官的损害和相关疾病的发生颇有临床意义。故应高度重视高血压患者出现的症状。这不仅能帮助识别靶器官损害和相关疾病的诊断，而且有助于采取有效措施进行早期治疗，防止病情进一步恶化。

## 三、寻找异常体征

高血压病早期，部分患者除有心率增快外，无其他异常体征，但出现靶器官损害时，临床上可有异常体征出现。因此，对于高血压患者要定期行体格检查，只有这样才能早期发现高血压靶器官的损害。常见的心脏异常表现有心尖搏动向左移位，心前区有抬举样冲动，心浊音界向左扩大，主动脉瓣听诊区第二心音亢进，严重时呈金属音，心尖部第一心音增强，二尖瓣和主动脉瓣听诊区有 Ⅱ～Ⅲ 级粗糙的收缩期吹风样杂音。上述心脏的阳性体征多提示，高血压已并发主动脉硬化和左心室肥厚。还有的患者心率增快伴有肺动脉瓣听诊区第二心音亢进，部分病例心尖部闻及舒张期奔马律，这表明已发生心力衰竭。高血压患者发生动脉硬化时，常见的阳性体征有耳垂拆痕阳性、毛细血管搏动征、无脉症和间歇性跛行。有的患者并发动脉粥样硬化时，在相应的部位可闻及动脉杂音，这提示动脉已发生局限性狭窄或扩张，常见于高血压患者发生肾动脉狭窄、锁骨下动脉狭窄和腹主动脉瘤。识别这些心血管的异常体征对早期发现高血压靶器官损害起着重要的作用。

## 四、灵活运用辅助检查

（一）掌握检验数据

高血压患者出现靶器官损害和相关的疾病时，特别是肾脏受损时，常有尿液改变和血生化指标的异常变化，它取决于肾脏受损程度。高血压患者应定期做下列检验项目的检测，这对评估高血压病情程度有重要的意义，也是指导高血压治疗的重要依据。

**1. 肾功能测定** 包括分析尿蛋白、尿镜检、血肌酐和血尿素氮检查及酚红排泄试验。研究证实，即使 1 级高血压并无靶器官损害的患者，血、尿 $\beta_2$ 微球蛋白明显地升高，提示肾小管已受损害；当出现高血压肾损害时，尿常规检查能见到少量至"+"蛋白，并有少量红细胞或轻度血浆肌酐浓度升高（1.2～2.0mg/dl）；若发展为肾衰竭时，尿内出现大量蛋白、红细胞和管型，血肌酐＞2.0mg/dl。因此，采用上述方法检测肾功能，有助于判断高血压患者靶器官受损的程度，并进行危险程度的估计。

**2. 生化指标检测** 高血压患者定期测量血糖、血钾、尿酸等项目，对高血压靶器官损害和相关疾病的发生、发展程度的判断有益处。高血压患者测定血钾，不仅有助于筛选盐皮质激素诱发的高血压，而且对了解肾功能损害的程度也有所帮助，肾衰竭往往有血钾增高。原发性高血压易合并糖尿病，共同构成心脑血管疾病的易患因素。此外，糖尿病与动脉粥样硬化、肾血管性疾病和糖尿病肾病有密切关系。所以，高血压患者定期测定血糖水平对判断动脉粥样硬化、冠心病等相关疾病的发生将提供诊断依据。据上海市高血压研究所报道，高血压病伴有高尿酸血症者占 30%。尿酸水平明显增高者，酚红排泄试验也明显异常，且尿酸清除率明显降低。

**3. 血脂测定** 血脂是心血管病研究的一项重要指标。目前公认，高密度脂蛋白是一种抗动脉粥样硬化的因子，而胆固醇和三酰甘油与动脉粥样硬化形成有密切的关系，业已证实，胆固醇、低密度脂蛋白和三酰甘油含量的增高，高密度脂蛋白含量的降低易发生动脉粥样硬化，并促使并发冠心病及周围动脉狭窄或闭塞。因此，高血压患者伴有上述指标异常者，要警惕有关靶器官损害的发生。

**4. C 反应蛋白及超敏 C 反应蛋白的测定** 近年来，炎症反应在冠心病及高血压等心血管疾病发生和发展过程中具有重要的作用。C 反应蛋白

（CRP）和超敏 C 反应蛋白（hsCRP）与炎症反应关系密切，是急慢性炎症比较敏感的标志物之一。最近的流行病学研究证实，CRP 和 hsCRP 是动脉粥样硬化及冠心病的主要危险因子，与急性冠状动脉综合征有密切的关系，与代谢综合征也密切相关。并可预测冠心病、脑卒中等心血管疾病的风险及预后[27, 28]。虽然检测 CRP 和 hsCRP 对于疾病的诊断并无特异性，但可预测心血管事件的发生，其预测的能力与 LDL-C 一样强，对高血压的预后判断有着重要的意义。

**5. 血液流变学观察** 国内外研究资料表明，多数高血压病患者伴有血液流变学异常，特别是表现为全血黏滞度、血浆黏滞度、红细胞电泳时间及血细胞比容均有不同程度增高和延长。有学者认为，这种异常的改变与病情严重程度相平行，特别是伴有高脂血症的高血压患者血液黏滞度普遍性增高，并显示出血液易凝固和形成血栓的特点。近年的流行病学调查资料提示，高血压患者如果伴有脑血栓形成或发生脑栓塞，其血液黏滞度通常增高。因此，高血压患者定期检测血液流变学指标并采取有针对性治疗，这对发现和降低缺血性脑卒中发生率颇有价值。

**6. 血小板功能检测** 血小板含有多种酶和生物活性物质，在刺激因子作用下能选择性释放，并参与出血、血栓形成、动脉粥样硬化及其心脑肾相关疾病的发生和发展。研究已证实，高血压患者血小板功能异常，其特点是：①血小板黏附性增高；②血小板聚集功能增高；③血小板释放反应异常。临床上表现为前列环素代谢产物 6-酮 $PGF_{1a}$ 含量降低和血栓素 $A_2$ 代谢产物 $TXB_2$ 含量升高，二者比值变小。此外，血小板含量亦显著下降，目前临床检测 6-酮 $PGF_{1a}$ 和 $TXB_2$ 含量及其二者比值有助于监测动脉粥样硬化和靶器官相关疾病的发生与发展。

## （二）注意特殊检查

高血压的靶器官损害及相关疾病的诊断，除了上述监测指标异常外，还需要依靠一些仪器的特殊检查来帮助确定诊断。

**1. 心电图** 高血压患者心脏受累，可见有左心室肥厚和心肌劳损的心电图征象，并可能伴有 P 波增宽或有切凹及心律失常的特征。高血压性左心室肥厚的典型心电图为标准肢体导联Ⅰ、Ⅱ和单极肢体导联 aVL 的 R 波增高超过正常值；胸导联 $V_5$ 的 R 波和 $V_1$ 的 S 波总和超过正常值；左室激动时间延长；往往在 QRS 波直立的各导联中伴有 T 波电压减低和 ST 段的压低。国外学者对高血压患者长期随诊研究发现，心电图显示左心室肥厚者严重心血管疾病的发病率较正常者高 4 倍，并随着其改变程度的增加，这些疾病的发生和死亡率亦进一步增加。此外，据报道，高血压致心脏损害在无明显左心功能障碍前心电图已显示左心房扩大。因此，认为左心房扩大是高血压心脏损害的早期表现。

**2. 超声检查** 高血压患者心脏受损表现为心内结构异常改变，最常见的是左心室壁增厚及心肌重量指数异常增高为特点的左心室肥厚和主动脉根部内径显著性增宽，少数患者室间隔与左心室后壁厚度比≥1.3。超声心动图可以直观地评价心脏结构的改变。此外，通过超声心动图对射血分数、平均周径纤维缩短率、二尖瓣前叶早期关闭速度和平均周径纤维伸长速度的测定，可以对高血压患者左心室收缩和舒张早期功能做出定量估计，并可在无临床症状患者中早期检出心功能异常改变者。因此，超声心动图对于左心室肥厚的诊断，不仅早期检出率高于心电图和 X 线检查，而且还可以区分心室肥厚类型和提供心功能异常的信息，此是其他单项检查结果不可比拟的。目前，人们把超声心动图作为诊断高血压心脏损害不可缺少的检查方法。

除了超声心动图外，肾脏与血管超声在高血压鉴别诊断和高血压患者病情评估方面也具有重要的作用。通过肾脏和周围血管形态的观察，不仅可以排除肾性高血压和大动脉炎等继发性高血压，而且可以评价和监测高血压患者周围血管病变的进展，有利于高血压患者病情的及时评估。近年来，随着超声技术的发展，超声检查不仅可以判断心脏和血管的结构改变，而且可以间接评价冠状动脉血流储备和血管内皮舒张功能[29]，对高血压患者心脏和血管的早期损害具有一定的诊断意义。

**3. 胸部 X 线检查** 当高血压患者并发主动脉硬化和心脏受损时，胸部 X 线检查具有阶段性异常改变的特点。在早期，心肌呈向心性肥厚，而心脏未增大前，X 线胸片示主动脉迂曲、延长，其弓部或降部扩张，主动脉钙化等。当心脏增大时，可有左心室扩大，心脏呈靴型。肋骨下缘有浸润阴影多见于主动脉缩窄和主动脉炎综合征。如并发主动脉扩张和主动脉瘤，可在斜位片见有相应 X 线异常征象。合并心力衰竭时胸片示心脏明显地扩大并有肺淤血的相应改变。

**4. 动态血压监测**　众多资料显示，动态血压监测反映的血压水平、昼夜节律与心、脑、肾等靶器官损害程度之间有着较好的相关性[30, 31]。随访 1076 例高血压患者，平均随访时间为 5 年，发现昼夜动态血压平均值低于偶测血压值患者的心脏损害且相关疾病的发生率较低。全天平均动态血压高于偶测血压者的致死性和非致死性心血管事件显著高于 24h 平均动态血压低于偶测血压者。说明动态血压值对于高血压患者的预后是个重要的决定因素。另外，有研究结果表明，高血压患者动态血压与左心室肥厚相关明显大于偶测血压。日均动态血压高者的左心室质量指数明显大于日均动态血压低者。夜间平均动脉血压与左心室质量指数、左心室后壁厚度和室间隔厚度较日均动态血压值有着更高的相关性，说明 24h 的动态血压较偶测血压能更准确地预报左心室肥厚的发生。血压的昼夜节律变化作为左心室肥厚的预测因子，在预测高血压并发症的发生和死亡方面也是一个独立的重要因素。许多血流动力学指标，包括收缩压、舒张压和心率与急性、急性心肌梗死、脑卒中等心血管急性事件发生有明显而相似的昼夜变化规律，根据这一变化规律可以选择不同药物更有效地控制血压，减少药物的不良反应。

**5. 放射性核素检查**　随着核物理学研究的深入，示踪剂药物的进展，放射探测器与显示设备的改进，特别是 γ 照相机的问世，放射性核素检查已成为非侵入性心血管检查的重要手段，对高血压靶器官损害及相关疾病的发生和发展的监测起着重要的作用。在高血压诊断和临床评估方面，临床上常用的检查部位及方法如下：①心脏的核素检查主要包括心肌灌注显像和核素心室显像。心肌灌注显像可以评价心肌供血情况和判断心肌的存活状态，在缺血性心脏病的诊断、治疗和预后判断方面均具有重要的意义；核素心室显像不仅可以测定心排血量，而且还能测定射血分数、心室舒张末及收缩末容积和观察室壁运动状况，借以判断高血压患者有无心力衰竭情况，以及是否发生冠心病。②肾动态显像，是评价肾脏功能的一个重要方法，尤其是在双侧肾脏功能不一致时。在临床上还用于肾血管性高血压

和尿路梗阻的诊断。③肾上腺髓质和皮质显像，髓质显像主要用于嗜铬细胞瘤的定性和定位诊断，皮质显像用于肾上腺皮质功能亢进、原发性醛固酮增多症的诊断。④脑局部血流断层显像和脑静态显像对脑卒中的诊断和分型具有指导意义。

**6. 眼底检查**　视网膜动脉是小动脉硬化的好发部位，其发生和发展与肾动脉有一定平行关系。故借眼底视网膜异常的变化来推测全身血管硬化程度，特别是判断脑血管状态最合适的间接的客观指标，对估计靶器官损害有重要的参考价值。高血压眼底改变表现：①可逆性视网膜病变，多由功能性张力亢进引起小动脉痉挛。②不可逆性视网膜器质性硬化改变，其特点是小动脉反光增强、变细、动静脉交叉征、渗出、出血和视盘水肿等。近年来，眼底照相技术的发展，不仅可作平面或立体视像观察眼底、及时拍摄彩色眼底像，还可以进行眼底荧光血管造影，对眼底病变细节作显微水平的观察。高血压的眼底荧光血管造影显示，视网膜动脉管径不规则，管壁着染荧光，棉絮状白斑处为毛细血管闭塞，荧光素无灌注，并有高荧光斑及视盘周围的染料渗漏和组织着色。

**7. CT 与磁共振成像**　CT 与磁共振成像在肾上腺相关疾病的诊断上具有重要的诊断意义，可排除原发性醛固酮增多症和嗜铬细胞瘤等继发性高血压病。此项检查不仅对高血压的鉴别诊断有意义，亦可监测高血压靶器官损害和相关疾病的发生。CT能显示心脏及大血管的形态、大小、心室与大血管的位置，还可显示心瓣膜钙化、心壁厚度、心腔内血栓等。此外，高血压患者发生肾损害时，均可经CT 扫描得到显示。此外，CT 扫描显示高血压患者发生脑出血、脑梗死更为明显。近年来，多应用磁共振成像检查主动脉疾病，它可清晰显示动脉内腔、管壁及其与周围组织的关系。因此，对动脉瘤、主动脉夹层血肿和主动脉缩窄等病的诊断有所帮助。

**8. 心血管造影检查**　高血压患者可发生不同部位、不同程度、不同性质的心血管损害，如动脉粥样硬化因发生部位不同，可出现各种病变，如冠心病、主动脉夹层、肾动脉和锁骨下动脉狭窄等。应用选择性心血管造影术，能帮助确定病变的部位和程度。因此，采用此方法对这些疾病的诊断和病情评估有重要作用。此项检查包括普通血管造影、

数字减影血管造影和 CT 血管造影（CTA）等不同方法，应根据病情和其他情况采用不同方法检查。随着螺旋和多排 CT 的发展，CTA 具有创伤小、费用低、时间短等特点，并可多方位观察病变，在心脑血管疾病的诊断上有逐渐代替普通血管造影、数字减影血管造影的趋势[32, 33]。

## 第四节　高血压靶器官损害及相关疾病的防治对策

业已证实，高血压靶器官损害和相关疾病的发生是高血压患者致死的主要原因，因此有效控制高血压是预防靶器官损害和相关疾病发生、发展的关键问题，特别是能明显降低脑卒中、心力衰竭和肾衰竭等疾病的发生率与死亡率。下面介绍靶器官损害防治策略问题。

## 一、提高对高血压防治重要性的认识

近半个世纪以来，我国高血压的患病率持续增加。2004 年 10 月 12 日国务院新闻办在新闻发布会上发布的《中国居民营养与健康状况调查报告》中指出，我国成人高血压患病率为 18.8%，估计全国现患病人数为 1.6 亿。2013 年中国疾病预防控制中心慢性非传染性疾病预防控制中心最新的研究结果公布，中国成年人中高血压患病率高达 33.5%，据此估计患病总人数已突破 3.3 亿。由此可见，近 10 年来，虽然我国在高血压的防治领域做了很多工作，但患病率仍呈现"井喷式"增长，这说明高血压严重威胁着我国人民的健康状况，医务人员和全体人群必须提高对高血压危害性的认识，共同做好高血压的防治工作。我国人群测压率与知晓率较低。近年调查结果表明，经 949 204 份调查表分析，有 508 125 人在此次调查前曾测过血压，测压率为 53.5%。在这些测过血压的人群中，知道自己血压值或了解自己是否为高血压的人数只占曾测压人数的 43.9%。测压率的高低既受交通、地理等环境因素外的影响，也与经济状况、文化水平和职业种类有关。还要指出的是，部分医务人员不能将测量血压作为各科就诊常规对待，这是很重要的原因之一。

我国抽样人群服药率和血压控制率较低，与发达国家相比还有较大的差距。2014 年我国调查结果显示，在检出高血压人群中，高血压患者知道自己血压已升高者为 42.6%；患高血压而进行相应治疗者为 34.1%，经治疗血压控制在 140/90mmHg 以下者仅为 9.3%，而同一时期，美国一组调查结果则分别为 74%、71.6% 和 46.5%[34]。由此可见，我国防治高血压任务还十分繁重。只有提高对高血压防治的认识才能改善目前高血压防治的局面。有众多资料表明，有效地防治高血压可使脑卒中死亡率下降 50%，急性心肌梗死的死亡率下降 58%。因此，医务人员要重视对就诊人员的血压测量，在人群中检出高血压患者，此外还要积极宣传测定血压的重要性和对高血压患者治疗的必要性。

## 二、有效控制高血压和其他危险因素

### （一）控制高血压

临床研究表明，高血压治疗与不治疗相比，其预后有显著的不同。循证医学证明，抗高血压治疗的收益主要取决于血压水平的降低，有效控制血压可以使冠心病发生率降低 20%~25%、心力衰竭发生率降低 50%，脑卒中发病率降低 35%~45%。近年来，国外研究结果还表明，即使年龄大于 75 岁的老年高血压患者，降压治疗也可明显降低脑卒中的发生率，比不降压治疗的老年人脑卒中的危险性大大降低。《WHO/ISH 高血压治疗指南》指出，收缩压下降 10mmHg、舒张压下降 5mmHg 在 10 年内对极高危的高血压患者可使心脑血管事件的绝对风险下降 10%，如果血压下降 20/10mmHg，上述风险下降 17%。美国降压治疗试验联合小组（BPLTTC）2003 年公布了一项临床试验荟萃分析的结果。该报告对 29 项随机对照临床试验进行了荟萃分析，共入选了 162 341 例患者，随访了 2~8 年，收集了 700 000 人年的随访资料，入选患者的平均年龄为 65 岁，52% 为男性。该研究结果显示，经过血管紧张素转化酶抑制剂和钙通道阻滞剂等药物的治疗，冠心病的危险性降低 20% 左右，脑卒中事件降低 28%~38%[35]。国内的研究结果与此基本一致。

降压药物治疗是将血压控制在目标水平的最重要手段。目前主要有五类降压药物：利尿剂、β 受体阻滞剂、血管紧张素转化酶抑制剂、血管紧张素受体拮抗剂及钙通道阻滞剂。近年来的大型临床试验包括 ALLHAT、LIFE 及 FEVER 等，均证实这五类药物均可以有效控制血压，将心血管事件危险性降低，但不同药物之间的比较结果不太一致[36, 37]。BPLTTC荟萃分析结果显示，不同药物的降压效果及对心血管事件的降低程度没有明显区别。单种药物治疗只能使少部分患者血压达标，而60%～70%的高血压患者需要联合用药才能使血压达标。应根据患者的具体情况和不同药物的作用机制选择合适的联合治疗方案。

血压降到何种水平为合适？降压治疗目标是否越低越好？这是长期困扰高血压专业学者的问题，相关研究一直存在着争议。有些研究，特别是早期研究发现，当舒张压降至80～100mmHg时，心血管事件的危险性是下降的，但当舒张压进一步降低时，心血管事件危险性反而增加，即存在"J形曲线"现象。新近的研究不支持此观点，高血压最佳治疗研究[24]（HOT）历时5年，共涉及18 790例患者，平均随访3.8年，此研究明确了将血压控制到最适当的水平，从而可明显地降低心血管病的死亡率。研究结果显示，收缩压降到138mmHg（18.40kPa）、舒张压降至83mmHg（11.06kPa）为较佳治疗水平，可使高血压病患者心血管事件发生率降低30%。该结果同时显示，将血压降至此血压水平以下也未见心血管事件增加。降压治疗预防脑卒中再发研究（PROGRESS）也显示，当舒张压降至79mmHg与83mmHg及收缩压降至132mmHg与141mmHg相比，心脑血管疾病的防治效果更好，说明血压降低明显者的获益更大[38]。目前，后一种观点更被大家接受，但还有待进一步的研究证实。新近高血压指南普遍认为，普通高血压患者的血压均应严格控制在140/90mmHg以下；糖尿病和肾病患者的血压则应降至130/80mmHg以下；如果其蛋白排泄量达到1g/24h以上，血压应低于125/75mmHg；老年人收缩压至少应降至150mmHg以下，如能耐受，还可以进一步降低。

以上研究说明，长期稳定地控制血压是减少高血压靶器官损害和相关疾病发生的关键，血压越早达标，高血压的危害性就越低，但高血压患者降压要有一个适应过程，降压速度不宜太快，因易引起患者不舒服的感觉和心血管供血不足的表现。故认为，血压在1～2周降到理想水平较为合适。

### （二）消除和控制影响靶器官损害的其他因素

前文已述及高血压患者合并其他危险因素时更容易引起或加重靶器官的损害，而且这些危险因素的存在影响降压药物的治疗效果，因此改善生活方式等非药物治疗是高血压治疗的基石，所有降压治疗方案都必须建立在此基础之上。根据我国有关临床流行病学资料调查[39]，随着生活水平的提高及生活节奏的加快，近10年来我国人群中高血压、冠心病、脑卒中等心血管疾病的危险因素的相关数据在逐步增高。肥胖比例和高血脂发病率逐步增加，缺乏体力活动及烟酒等不良嗜好没有得到控制，以上诸多因素对我国高血压的防治工作提出了挑战。在抗高血压治疗的同时，必须消除和控制这些危险因素，使高血压患者靶器官损害和相关疾病的发生率明显下降。

**1. 高血脂**　实验研究提示，胆固醇是形成动脉粥样硬化的重要物质之一。临床和流行病学资料还提示，血脂异常，特别是高胆固醇血症是冠心病重要的易患因素之一，高三酰甘油血症能促进动脉粥样硬化提早形成，低密度脂蛋白是血胆固醇重要的载体。高血压伴有高脂血症者为数不少。国外资料表明，在冠心病死亡率高的国家，血清胆固醇的均值都超过5.2mmol/L。据美国脂质研究所发表资料显示，降低血浆胆固醇浓度可使冠心病易患性下降。有人报道，总胆固醇下降0.6mmol/L，伴随着冠心病危险性下降54%，动脉粥样硬化斑块形成亦随其降低而延缓。业已证实，冠心病发生率和胆固醇降低程度之间的剂量–反应关系十分明显。有人指出，总胆固醇降低25%或高密度脂蛋白胆固醇降低35%，患者亚组中的冠心病发病率下降50%。由此提示，高胆固醇血症与冠心病发生有密切的因果关系。因此，欲想降低高血压靶器官损害和相关疾病的发生率，必须消除高脂血症的易患因素。ASCOT研究表明，不论基础血压和胆固醇水平是否升高，他汀类药物均可降低患者脑卒中和冠心病的危险，因此对于年龄大于50岁的高血压患者，加用他汀类药物可以使冠心病进一步减少30%，脑卒中再减少25%[40]。

**2. 高血糖**　高血压病患者空腹血糖异常并非少见。糖耐量降低伴易合并糖尿病，两者共同构成冠心病及其他心血管疾病的易患因素。此外，糖尿病患者易发生肾血管性疾病及糖尿病性肾病，这些病变均可导致高血压，并进一步加重高血压的病情。因此，血糖增高也是促进高血压并发心血管疾病的易患因素。糖尿病增加了发生冠心病和脑卒中的危险性，也增加了发生肾脏晚期疾病的危险性，使冠心病死亡和脑卒中所致死亡的相对危险性增加3倍，在没有糖尿病的人群中冠心病的危险性与血胰岛素和血糖水平呈直线及连续的相关。目前已确认，糖尿病也是冠心病和其他心血管病死亡的易患因素。国外报道一组 3867 例 2 型糖尿病患者参加的早期糖尿病试验，研究结果显示，用胰岛素或磺酰脲类药物治疗超过 10 年可使微血管性疾病事件发生率降低 25%。

**3. 肥胖** 中国成人正常体重指数（BMI）为 19～24kg/m²，BMI≥24kg/m² 为超重，BMI≥28kg/m² 为肥胖。人群体重指数的差别对人群的血压水平和高血压患病率有显著影响。我国人群血压水平和高血压患病率北方高于南方，与人群体重指数差异相平行。基线体重指数每增加 3kg/m²，4 年内发生高血压的危险女性增加 57%，男性增加 50%。我国 24 万成人数据汇总分析表明，BMI≥24kg/m² 者患高血压的危险是体重正常者的 3～4 倍，患糖尿病的危险是体重正常者的 2～3 倍，具有 2 项及 2 项以上危险因素的高血压及糖尿病危险是体重正常者的 3～4 倍。BMI≥28kg/m² 的肥胖者中 90%以上患有上述疾病或有危险因素聚集。男性腰围≥85cm、女性≥80cm者患高血压的危险性为腰围低于此界限者的3.5倍，其患糖尿病的危险性为 2.5 倍，其中有 2 项及 2 项以上危险因素聚集者发生高血压及糖尿病的危险性为正常体重者的 4 倍以上[41]。

**4. 吸烟** 业已证实，吸烟不仅影响血脂、血糖代谢，促使血栓形成，增加心脑血管并发症，而且烟中的尼古丁还可使心率加快，小动脉张力增加，导致血压增高，此外吸烟产生的一氧化碳可损伤血管内皮，加速动脉粥样硬化的产生。已有大量流行病学研究资料显示，吸烟对高血压靶器官损害及相关疾病的发生有明显的促进作用。吸烟不仅是冠心病的危险因子，也是脑卒中的危险因子。前瞻性研究表明，吸烟者心血管死亡危险性仍高。国外有的学者指出，吸烟者总死亡率和心血管病死亡率分别为 33.2% 和 15.9/1000 人年；非吸烟者分别为

17.8%和 7.5/1000 人年，且吸烟者的病死率与每天烟草的消耗量密切相关。大量吸烟者出现心绞痛的危险性为不吸烟者的 3.4 倍。高血压患者戒烟后，患心血管病的危险性在一年内能降到接近不吸烟者的水平。由此可见，戒烟是防止高血压患者发生心血管相关疾病的重要措施之一，其不仅适用于冠心病的一级预防，也适用于二级预防。

**5. 饮酒** 1991 年全国高血压调查结果表明，饮酒量与高血压患病率呈剂量-反应线性关系，不饮酒组高血压发病率为12.87%，轻度饮酒组为13.7%，中度饮酒组为 17.83%，重度饮酒组达到 25.98%。病例对照组研究证明，饮酒者血压水平高于不饮酒者；饮酒及饮酒量或不饮酒与收缩压和舒张压之间均呈显著的正相关，说明饮酒与血压升高有密切关系。国外资料也表明，饮酒超过一限度者可致血压升高，并可导致难治性高血压。因此，戒酒有利于防治高血压，从而可减少高血压靶器官损害的发生。

**6. 高盐饮食** 是高血压的易患因素，也是导致难治性高血压并使血压难以控制的主要因素。动物研究表明，高盐摄入除引起血压升高外，也可独立于血压之外对心、脑、肾等器官造成损害。Frohlich等在自发性高血压大鼠与 WKY 大鼠的研究中发现，高盐摄入在不影响 WKY 大鼠血流动力学的情况下，可引起 WKY 大鼠的左心室质量指数明显增加。Yu 等也发现[42]，高盐饮食可导致 SHR 与 WKY 大鼠的左心室、肾小球、肾小管及心肌内小动脉广泛纤维化，这些组织的胶原容积分数明显增加。该研究同时发现，高盐能够诱导转化生长因子-β（TGF-β）在肾脏的过量表达，且提示 TGF-β 可能是盐负荷诱导肾脏纤维化的重要分子机制。Tobian 等在有脑卒中倾向的自发性高血压大鼠模型的研究中发现，盐摄入的增加与脑及肾动脉血管结构的变化有明显的联系。而这种结构的改变可被低盐饮食所逆转，同时也降低了脑血管事件的发生，但对血压无明显影响。虽然临床上还没有相似的实验依据，但控制盐摄入量可提高高血压的控制率，尤其是盐敏感性高血压的控制率，也必然会降低靶器官损害和相关疾病的发生。

**7. 药物** 近年来国内外研究证实，某些药物能诱发高血压、增加血脂含量、降低糖耐量、增加尿酸含量、降低血清钾浓度、降低冠状动脉和脑血管

的血流量、促进左心室肥厚和心功能下降等。上述这些副作用促进了高血压患者靶器官损害的发生和发展。故认为，这些有不同副作用的药物既是促使高血压靶器官损害的易患因素，也是导致血压难以控制的主要原因，如非甾体抗炎药和口服避孕药等。此外，高血压治疗的选药也要合理，应该根据患者的个体情况，选择最适合的药物，尽量避免使用可能加重病情的药物。例如，高血压患者伴有糖耐量降低、高脂血症时，不宜长期大剂量地服用噻嗪类利尿剂，否则不仅诱发糖尿病，还易促使动脉硬粥样化的发生，甚至导致冠心病或缺血性脑卒中的发生。

## 三、加强高血压病二级预防

据已有的流行病学资料，估计我国现有高血压患者约为 1.6 亿，每年新发病例为 600 万左右。而我国高血压疾病普遍存在着患病率高、死亡率高、残疾率高的"三高"特点，表明我国成为世界上高血压危害最严重的国家之一。这些患者如何管理、治疗和并发症的监测是摆在医务人员面前的一个重要问题。值得注意的是，目前高血压发病机制尚不明确，治疗只能从降低血压入手，但不能根治。故认为，高血压病需要长期治疗，甚至要终身治疗。为提高治愈率和降低死亡率，必须强调加强高血压病二级预防，把高血压靶器官损害的危险因素扼杀在摇篮中。所谓二级预防，具体来说就是对已发生高血压的患者采取有效措施，预防高血压病情恶化，防止发展成为恶性高血压和靶器官损害或相关疾病的发生。

高血压二级预防的目标：①血压控制在理想水平；②减轻患者自觉症状；③提高生活质量并恢复劳动力；④靶器官得到保护，使高血压患者享有正常人的寿命期限和生活质量。

高血压病的二级预防原则：①继续落实和加强一级预防措施，如采用低盐、低脂、高蛋白的膳食结构；限制进食热量、防止超重；务必戒烟、控制饮酒量等。②坚持长期合理的降压治疗，值得提出的是，自觉稍有症状减轻或消失就不再服用降压药物，此举有害无益。此时，血压往往会升高或加重，易引起心血管靶器官损害的发生。如血压降至正常的患者，没有采用药物维持治疗，亦会引起血压反跳现象，导致病情加重，并带来治疗的困难性。其次，强调治疗的个体化。根据患者的自身情况，确定治疗方案，选择药物要体现因人而异的原则。③消除心血管疾病的其他易患因素，治疗高血压病的同时要重视对高脂血症、糖尿病、高尿酸血症等进行治疗。

## 四、积极治疗高血压相关疾病

高血压患者一旦出现心、脑、肾损害和相关疾病，一定要认真对待、积极治疗，否则会增加高血压病的致残率和死亡率。积极治疗高血压靶器官损害和相关疾病，实际上是加强高血压病的三级预防。对于靶器官损害和相关疾病的诊断治疗，将在之后章节详细论述。

综上所述，不难看出高血压是心、脑、肾损害和相关疾病发生的最重要危险因素。因此，预防心血管病的发生和发展，关键是防治高血压，做到对高血压病的终身治疗和预防，这将有利于降低高血压靶器官损害和相关疾病的发生率与死亡率，也将会显著提高人民的生活质量，并为社会节约巨大的医疗开支。

（赵连友　牛晓琳）

### 参 考 文 献

[1] 陈伟伟，高润霖，刘力生，等.《中国心血管病报告 2015》概要. 中国循环杂志，2016，6（31）：521-528.

[2] World Health Report 2002：reducing risks，promoting healthy life. Switzerland：World Health Organization，2002.

[3] Psaty BM，Smith NL，Siscovick DS，et sal. Health outcomes associated with antihypertensive therapies used as first-line agents：a systemic review and meta-analysis. JAMA，1997，277：739-745.

[4] 赵连友. 老年人低舒张压的收缩期高血压研究现状. 心脏杂志，2008，20（3）：249-252.

[5] Lewington S，Clarke R，Qizilbash N，et al. Age-specific relevance of usual blood pressure to vascular mortality：a meta-analysis of individual data for one million adults in 61 prospective studies. Prospective Studies Collaboration. Lancet，2002，361：1389-1390.

[6] Vasan RS，Larson MG，Leip EP，et al. Impact of high normal blood pressure on the risk of cardiovascular disease. N Engl J Med，2001，345：1291-1297.

[7] National Institutes of Health. The seventh report（JNC-7）of the Joint National Committee on prevention，Detection，Evaluation and Treatment of High Blood Pressure. Bethesda：National Institutes of Health，2003.

[8] Dahlof B，Devereux RB，Kjeldsen SE，et al. Cardiovascular morbidity and mortality in the Losartan Intervention For End Point Reduction in hypertension study（LIFE）：a randomised trial against atenolol. Lancet，2002，359：995-1003.

[9] HOPE（Heart Outcomes Prevention Evaluation）Study Investigators. Effects of an angiotensin-converting-enzyme inhibitor, ramipril, on cardiovascular events in high-risk patients. N Engl J Med, 2000, 342（3）: 145-153.

[10] Tsao CW, Vasan RS. The Framingham Heart Study: past, present and future. Int J Epidemiol, 2015, 44（6）: 1763-1766.

[11] Lloyd-Jones DM, Evans JC, Larson MG, et al. Differential control of systolic and diastolic blood pressure: factors associated with lack of blood pressure control in the community. Hypertension, 2000, 36（4）: 594-599.

[12] Hyman DJ, Pavlik VN. Characteristics of patients with uncontrolled hypertension in the United States. N Engl J Med, 2001, 345: 479-486.

[13] Black HR, Elliott WJ, Neaton JD, et al. Baseline Characteristics and Early Blood Pressure Control in the Convince Trial. Hypertension, 2001, 37（1）: 12.

[14] Vasan RS, Beiser A, Seshadri S, et al. Residual lifetime risk for developing hypertension in middle aged women and men: The Framingham Heart Study. JAMA, 2002, 287（8）: 1003-1010.

[15] Safar ME, Levy BI, Struijker H. Current perspectives on arterial stiffness and pulse pressure in hypertension and cardiovascular diseases. Circulation, 2003, 107（22）: 2864-2869.

[16] 刘力生. 中国老年收缩期高血压临床试验总结报告. 中华老年心脑血管病杂志, 2000, 2（6）: 365-367.

[17] Rothwell PM, Howard SC, Dolan E, et al. Prognostic significance of visit-to-visit variability, maximum systolic blood pressure, and episodic hypertension. Lancet, 2010, 375（9718）: 895-905.

[18] Mitsuhashi H, Tamura K, Yamauchi J, et al. Effect of losartan on ambulatory short-term blood pressure variability and cardiovascular remodeling in hypertensive patients on hemodialysis. Athemselerosis, 2009, 207（1）: 186-190.

[19] Mancia G, Parati G. Ambulatory blood pressure monitoring and organ damage. Hypertension, 2000, 36（5）: 894.

[20] 张宇清. 如何看待血压变异度在高血压治疗中的应用. 中华高血压杂志, 2010, 18（12）: 1120-1121.

[21] Neutel JM. The importance of 24h blood pressure control. Blood Press Monit, 2001, 6（1）: 9-16.

[22] Rothwell PM, Howard SC, Dolan E, et al. Prognostic significance of visit-to-visit variability, maximum systolic blood pressure, and episodic hypertension. Lancet, 2010, 375（9718）: 895-905.

[23] Okita H, Ikeda Y, Mitsuhashi Y, et al. Clinical features and contemporary management of patients with low and preserved ejection fraction heart failure: baseline characteristics of patients in the Candesartan in Heart Failure-Assessment of Reduction in Mortality and Morbidity（CHARM）programme. Eur J Heart Fail, 2014, 5（3）: 261-270.

[24] Hansson L, Zanchetti A, Carruther SG, et al. Effects of intensive blood-pressure lowering and low-dose aspirin in patients with hypertension: principal results of the Hypertension Optimal Treatment（HOT）randomized trial. Hot Study Group. Lancet, 1998, 351: 1755-1762.

[25] 王丽敏. 中国成人高血压患病及其控制情况. 中国心血管医师, 2013, 3（3）: 14-17.

[26] 王文, 张维忠, 孙宁玲, 等. 中国血压测量指南. 中华高血压杂志, 2011, 19（12）: 1101-1115.

[27] 白书玲, 李建军. C反应蛋白与与动脉粥样硬化. 中华心血管病杂志, 2004, 34（8）: 765-768.

[28] Danesh J, Pepys MB. C-reactive protein and coronary disease: is there a causal link?Circulation, 2009, 120（21）: 2036-2039.

[29] 王建华, 张江霞, 丁桂春, 等. 超声评价无大血管并发症的2型糖尿病患者血管内皮舒张功能及其影响因素分析. 中华医学超声杂, 2012, 9（7）: 623-626.

[30] 余振球, 曾容, 颜丽. 动态血压监测与靶器官损害//刘国仗, 谌贻璞, 赵连友. 高血压临床新进展. 北京: 中华医学电子音像出版社, 2004, 53-56.

[31] Kollias A, Ntineri A, Stergiou GS. Association of night-time home blood pressure with night-time ambulatory blood pressure and target-organ damage: a systematic review and meta-analysis. J Hypertens, 2017, 35（3）: 442.

[32] 唐丽丽, 刘白鹭. 多层螺旋CT在心脏疾病诊断中的应用进展. 医学影像学杂志, 2012, 22（2）: 257-260.

[33] 肖喜刚, 谢德轩, 申宝忠, 等. 多层螺旋CT对冠状动脉粥样硬化斑块性质的诊断价值. 中华医学杂志, 2007, 87（46）: 3247-3250.

[34] Wang J, Zhang L, Wang F, et al. Prevalence, awareness, treatment, and control of hypertension in China: results from a national survey. Am J Hypertens. 2014, 27（11）: 1355-1361.

[35] Turnbull F. Blood Pressure Lowering Treatment Trialists Collaboration. Effects of different blood-pressure-lowering regiments on major cardiovascular events: results of prospectively-designed overviews of randomized trials. Lancet, 2003, 362（9395）: 1527-1535.

[36] ALLHAT Officers and coordinators for the ALLHAT Collaborative Research Group. Major outcomes in high-risk hypertensive patients randomized to angiotensin-converting enzyme inhibitor or calcium channel blocker vs diuretic: The Antihypertensive and Lipid-Lowering treatment to prevent Heart Attack Trial（ALLHAT）. JAMA, 2002, 288（23）: 2981-2997.

[37] Liu L, Zhang Y, Liu G, et al. The Felodipine Event Reduction（FEVER）study: a randomized long-term placebo-controlled trial in Chinese hypertensive patients-design and principle results. J Hypertens, 2005, 23（12）: 2157.

[38] Progress Collaborative Group. Randomised trial of a perindopril-based blood-pressure-lowering regimen among 6105 individuals with previous stroke or transient ischaemic attack. Lancet, 2001, 358（9287）: 1033-1041.

[39] Lewington S, Lacey B, Clarke R, et al. The Burden of Hypertension and Associated Risk for Cardiovascular Mortality in China. JAMA Intern Med. 2016, 176（4）: 524-532.

[40] Sever PS, Dahlof B, Poulter NR, et al. Prevention of coronary and stroke events with atorvastatin in hypertensive patients who have average or lower-than-average cholesterol concentrations, in the Anglo Scandinavian Cardiac outcomes Trial-Lipid lowering Arm（ASCOT-LLA）: a multicentre randomized controlled trial. Lancet, 2003, 361（9364）: 1149-1158.

[41] 中国高血压防治指南修定委员会. 中国高血压防治指南2010. 高血压杂志, 2011, 19（8）: 7011-7743.

[42] Yu HC, Burrell LM, Black MJ, et al. Salt induces myocardial and renal fibrosis in normotensive and hypertensive rats. Circulation, 1998, 98（23）: 2621-2628.

# 高血压与左心室肥厚

高血压合并左心室肥厚（LVH）是十分常见的亚临床靶器官损害。临床上约有 30% 的高血压患者可能发生 LVH，其发生率与高血压的严重程度呈正相关，LVH 的检出率与不同的检测手段及计算方法有关，超声心动图（ECHO）的检出率高于心电图。一项纳入 30 项研究的回顾性分析显示，高血压患者 ECHO 诊断的 LVH 检出率为 35.6%～40.9%[1]。不同研究报道我国高血压患者 LVH 检出率为 26.0%～73.2%，女性高于男性[2-4]。日本研究显示，高血压合并 LVH 达 50%[5]。

近年来学术界已经形成共识，高血压合并 LVH 已成为预测心血管事件最重要标识之一，同时是相对易于识别可干预并带来临床获益的指标。已知高血压合并 LVH 是心血管事件的独立危险因素，与冠心病、脑卒中、心力衰竭、各类心律失常及猝死密切相关[1]。

## 第一节　高血压合并左心室肥厚的发病机制

高血压合并 LVH 的发生机制目前尚不完全明了，诸多因素参与其中，主要有血流动力学因素、神经体液调节因素及心血管组织器官的自分泌因子等，它们影响心肌细胞与其间质成分内部的信息传递和表达，形成 LVH 的物质基础。最近有研究发现，高血压所致的左心室几何型改变不完全是左心室在压力负荷下的适应性改变，还与诸多的非血流动力学因素密切相关。这些因素包括遗传因素、年龄、性别、肥胖、饮食中钠的摄入量、阻塞性睡眠呼吸障碍（OSA）、种族及代谢等因素[6, 7]。

## 一、血流动力学因素

高血压患者由于动脉系统循环阻力增高，导致左心室收缩期压力负荷加重，压力负荷引起心肌细胞变形，作用于细胞牵张受体，激活细胞内信号传递系统，通过影响下游信号因子，促进心肌内蛋白合成增速，肌小节横向排列数量增加，致使肌原纤维增粗、心肌细胞肥大。大鼠主动脉钳夹形成的高血压模型 4 周后显示左心室结构发生向心性肥厚改变，左室壁及室间隔增厚，心室腔缩小[8]。高血压患者也存在舒张期容量负荷增加，容量负荷增加导致心肌纤维被动拉长，引起心室壁与肌节应力增高，心肌细胞内串联肌节增多，肌细胞变长。两种负荷共同作用增加心肌细胞容积、心肌细胞大小的改变，并增加心肌胶原蛋白基质含量，引起病理性心肌肥厚[9]。LVH 是心脏舒张功能障碍的预测指标，高血压伴有 LVH 时往往伴有舒张功能异常[10]。

血压是 LVH 最重要的最直接的影响因素。血压水平、血压节律、血压变异和高血压的病程与左心室肥厚的发生密切相关[11-13]。动态血压监测资料显示，反应血压变异的标准差（$s$）与 LVH 密切相关，高血压患者 24h 收缩压标准差、白昼收缩压标准差、夜间收缩压标准差均与 LVH 呈显著正相关；反应昼夜节律紊乱的非杓型曲线 LVH 检出率显著增高。Framingham 研究显示[14]，收缩压每增加 20mmHg（1mmHg=0.133kPa），左心室质量指数（LVMI）男性患者增加 $10.6g/m^2$，女性患者增加 $3.0g/m^2$。

## 二、神经体液因素

血流动力学并非 LVH 的唯一致病因素，目前研究认为神经内分泌因素不仅影响压力和容量负荷，其本身也参与了 LVH 的发生和发展过程。相关的神经体液因素包括肾素–血管紧张素–醛固酮系统（RAAS）、交感神经–肾上腺素系统等[15]。

高血压患者 RAAS 活性增加。LVH 患者循环中 Ang II 浓度明显高于单纯高血压患者和正常人。局部组织中的 Ang II 发挥长期效应，通过结合其 I 型 Ang II 受体（AT₁）诱导心肌肥大。与 AT₁ 受体的结合也可调控原癌基因和相关蛋白表达，使心肌细胞肥大并诱导胶原增生。Ang II 也可促进氧化应激和炎性反应而致心肌纤维重构[16, 17]。此外，醛固酮结合受体促进胶原合成与成纤维细胞增生，上调 AT₁ 受体，激活钙调神经磷酸酶和炎症介质，进而导致心脏纤维重构和 LVH[18]。

高血压状态下交感神经活性增强[19]。交感神经兴奋性升高引起去甲肾上腺素（NE）增多。NE 能兴奋 α 肾上腺素受体、促进蛋白合成、增快心率，并改变肾脏–容量关系，也可兴奋 β 肾上腺素能受体以加速糖原和环磷酸腺苷的生成，加速心肌细胞总蛋白和非收缩蛋白合成，导致 LVH[20, 21]。高血压交感神经激活伴随有心肌间质成纤维细胞的增生，I 型胶原合成增加而降解减少；同时交感神经系统活性升高也导致炎症因子入侵心肌组织，引发心肌纤维化，进一步加重心肌肥厚[22]。

无论是神经因素，还是体液因素，都需通过信号传导途径发挥作用，影响心肌细胞基因的表达，使心肌细胞结构蛋白和基质含量改变，并逐步使心肌的收缩和舒张功能发生改变以适应血流动力学变化。

## 三、遗传因素及其他细胞因子

在高血压相似水平和相似病程患者中，LVM 的程度不完全相同，提示这一过程与遗传因素有关。有研究表明，涉及交感神经系统和 RAAS 体液分泌的一些基因的多态性与 LVH 的发生相关，但并不能确定这些基因的多态性是导致 LVH 的原因，还

是伴随 LVH 发生的结果[23]。细胞因子参与调控细胞的增殖、分化、生长和代谢。生理条件下，众多细胞分子处于动态平衡状态，而高血压等病理条件下，平衡则被打破。LVH 的形成中多种生长因子发挥作用，如转化生长因子-β（TGF-β）等。高血压压力超负荷后，TGF-β 激活，促进基因和收缩蛋白表达，促进心肌细胞肥厚和细胞外基质合成及内皮间皮转化，调控成纤维细胞的表型转化，刺激肾素释放，引起 Ang II 生成增加[24]，激活 Ang II 下游通路，促进活性氧生成并与之相互作用，导致 LVH[25]。高血压状态下，多种炎症因子也通过免疫调节网络参与 LVH 的发生发展过程，如心肌营养素-1（CT-1）、TNF-α、IL 等。高血压时压力负荷增加，刺激 CT-1 释放，CT-1 与受体结合，通过 JAK-STAT 信号通路促进未成熟心肌细胞存活与增殖，引起心肌细胞肥大[26]。同时，CT-1 也促进成纤维细胞生长和胶原合成，调控心室重塑。TNF-α 可通过核转录因子 κB（NF-κB）和 p38MAPK 途径导致 LVH，在介导纤维化的同时，TNF-α 可增加成纤维细胞中基质金属蛋白酶（MMP）的表达和活性，以诱导基质降解[27]。IL-8 作为前炎症因子能诱导促心肌肥厚细胞因子的产生，上调左心室心肌细胞的心房钠尿肽的信使 RNA 合成，导致 LVH 的发生[28]。

高血压左心室压力负荷增加后，心肌细胞能量代谢需求增加，有研究显示[29]，当心室压力负荷增加时，心室肌的主要能量来源于脂肪酸转换为葡萄糖，这一过程使心肌细胞的质量增加，即心肌细胞的代谢性重塑。研究者应用正电子计算机断层扫描（PET）技术，证明标记的葡萄糖类似物–氟代脱氧葡萄糖（FDG）在心肌细胞中的转化增强，并且这种代谢异常情况发生在 LVH 之前。

心肌细胞在其相应的调控因子作用下呈收缩蛋白类型（成人型），而非合成型（胚胎型）改变。因此，心肌细胞不繁殖，而只显示表型变化，即细胞肥大和体积增加。细胞间质的主要成分胶原纤维亦在相应调控因子作用下，原有的胶原纤维增粗，新的胶原纤维相继出现，细胞间质胶原成分体积及数量上均有增大与增多，致使正常心肌三维网络结构发生改变，出现间质纤维化。通常早期高血压患者心肌细胞不发生凋亡，但间质有纤维化现象，称为反应性纤维化。高血压晚期患者心肌细胞有凋亡，纤维组织替代并

充填了原心肌细胞的位置，即为修复性纤维化。高血压心肌间质纤维化是高血压心肌舒张功能障碍、顺应性下降的病理学基础，随着病情的发展，心肌收缩功能下降，最终导致心力衰竭。胶原纤维增多，不仅使心肌顺应性下降，还增加了心肌组织内电活动的不稳定性，易引起心律失常，严重者可以发生猝死。因此，心肌细胞及间质重塑的过程建立了心脏功能不全及心律失常的病理学基础。

## 第二节　高血压合并左心室肥厚的分型与诊断

### 一、LVH 的分型

高血压合并 LVH 引起左心室质量增加和左心室扩大，即左心室重塑（left ventricular remodeling，LVR）。临床依据左心室质量指数、室壁厚度可以大致分为以下常见的类型：①向心性肥厚（CH），左心室质量指数增加伴有左心室壁增厚；②向心性重塑（CR），指左心室质量指数正常，左心室壁厚度增加；③离心性肥厚（EH），左心室质量指数增加，但左心室壁厚度正常，如伴有左心室腔扩大则

左心功能受到影响，晚期高血压患者出现收缩功能不全时属于此型；④正常心脏结构，左心室质量指数及左心室壁厚度均无明显改变。还有其他一些特殊类型包括离心性重塑（左心室质量指数正常，左心室壁变薄和心室腔扩大）、非对称性室间隔肥厚及不均匀性室壁肥厚，均比较少见，未列入其中。

临床上由于对左心室肥厚的判断缺乏一致的标准使以上分型临床应用受限，2016 年《亚洲高血压合并 LVH 诊治专家共识》[30]中推荐应用《2013 ESH/ESC 高血压管理指南》LVH 的判断标准，即应用相对室壁厚度的概念，结合 LVMI 的大小对 LVH/LVR 的几何构型进行分类，成为应用超声心动图判断 LVH 的较为科学和实用的一种方法（表 8-2-1、图 8-2-1）。

表 8-2-1　LVH/LVR 的几何构型分类

| RWT | LVMI（正常） | LVMI（增加） |
| --- | --- | --- |
| >0.42 | 向心性重塑 | 向心性肥厚 |
| ≤0.42 | 正常 | 离心性肥厚 |

注：RWT，相对室壁厚度，RWT = 2× LVPWT/LVEDD；LVMI，左心室质量指数；LVPWT，舒张期左心室后壁厚度；LVEDD，左心室舒张末期内径。

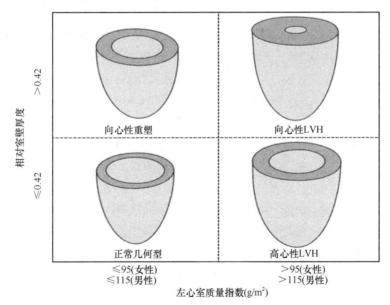

图 8-2-1　LVH/LVR 的几何构型分类

应该指出，高血压合并 LVH 是高血压导致 LVR 的一种形式，LVR 是指高血压引起的所有左心室几何型改变，有超声检测结果研究显示[31]，高血压患者中 65%合并 LVR，35%合并 LVH。LVR 或 LVH 分型的意义在于不同左心室几何型改变有着不同的临床预后，如向心性重塑往往伴有

心肌收缩力增强及舒张期末左心室容量符合不足，心肌耗氧量增加，导致心脏事件增加；离心性肥厚如伴有左心室扩张则舒张末期左心室容量增加，导致左心功能不全。

# 二、LVH 的诊断

高血压合并 LVH 的诊断包括两个步骤：首先是确定高血压前提下发生的 LVH；其次是除外其他原因导致的 LVH。

高血压 LVH 的诊断方法包括心电图、超声心动图、心脏磁共振成像等，3 种方法的诊断敏感性、特异性不同，临床上可根据实际情况选择，目前临床最常应用的是 ECHO，并且一些诊断标准都是依据 ECHO 检查方法制定的。

## （一）心电图

该检查简单方便，适合基层，是目前多数指南推荐的 LVH 诊断方法之一。心电图诊断 LVH 的特点是敏感性较低、特异性较高，不足之处是导致一些轻度 LVH 及肥胖患者漏诊，对中重度 LVH 诊断的敏感度及特异度分别为 30%～60% 和 80%～90%。心电图的诊断 LVH 的标准不一：①Sokolow-Lyon 指数 > 3.8mV，（即 $S_{V_1 或 V_2} + R_{V_5 或 V_6}$ > 3.5mV（女性）或 4.0mV（男性））；②Cornell 电压-时间乘积 > 244mV·ms；③ $R_{V_5}$ > 2.5mV，$R_{aVL}$ > 1.2mV，$R_{aVF}$ > 2.0mV，$R_I$ > 1.5mV 等可作为判断 LVH 的简易指标，作为筛查或初步诊断。

## （二）超声心动图

超声心动图（ECHO）是目前常用的 LVH 诊断方法，较心电图有更高的敏感性和特异性。最常用的超声诊断 LVH 指标是左心室质量指数（LVMI），首先通过 Devereux 校正公式计算出左心室质量（LVM），再除以体表面积的平方（LVM g/m²）得出 LVMI。《2013 ESH/ESC 高血压管理指南》，

《2015 年中国台湾地区高血压管理指南》及《2014 日本高血压指南》推荐诊断 LVH 的标准为 LVMI ≥ 115（男性）g/m²、≥ 95（女性）g/m²，Devereux 校正计算公式为：

LVM（g）= 0.8 × 1.04 × [（LVEED+IVST+LVPWT）³ – LVEED³] + 0.6

LVEED，左心室舒张末期内径；IVST，室间隔厚度；LVPWT，左心室后壁厚度。

LVMI（g/m²）= LVM（g）/ 体表面积（m²）

体表面积（m²）= 0.0057 × 身高（cm）+ 0.0121 × 体质量（kg）+ 0.0882（男性）

体表面积（m²）= 0.0073 × 身高（cm）+ 0.0127 × 体质量（kg）– 0.2106（女性）

此外欧洲心血管影像协会/美国超声心动图学会高血压超声检查建议提出，IVST 或 LVPWT ≥ 11mm（男性）、≥ 10mm（女性）为异常[32]，是反映向心性重塑或肥厚的简单且敏感的指标，临床上可以作为诊断 LVH 的简易方法。我国基层医院经常以 IVST 或 LVPWT ≥ 11mm 作为诊断 LVH 的判断标准，但是其敏感性及特异性还有待验证。

## （三）心脏磁共振成像

心脏磁共振成像（CMR）影像清晰、重复性好于 ECHO[33]，被认为是最精确分析判断左心室几何型的诊断方法，与 ECHO 检查具有很好的相关性。CMR 组织分辨性良好，可以对心肌组织中纤维成分及心肌细胞进行定量分析，在诊断局部或不规则 LVH 方面具有独特优势。但其有使用的局限性，如心律失常时出现伪影，检查成本高等，不作为常规检查手段，建议作为 LVH 的鉴别诊断选择。

高血压合并 LVH 的诊断流程：在高血压患者诊断评估过程中应依据高血压患者的具体情况、血压分级及其他并存的危险因素、不同诊疗机构的医疗条件对 LVH 分级进行筛查诊断，流程见图 8-2-2。

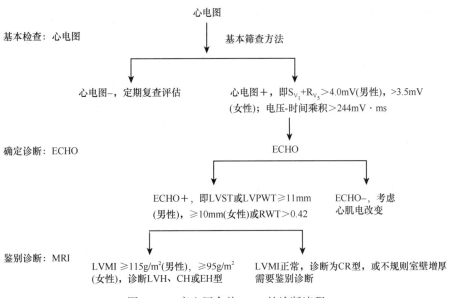

图 8-2-2　高血压合并 LVH 的诊断流程

# 第三节　高血压合并左心室肥厚的危害

高血压合并 LVH 的危害是多方面的，与高血压患者的预后密切相关。

## 一、高血压 LVH 的心脏危害

**1. 冠状动脉血流储备**（coronary flow reserve，CFR）**减低**　正常情况下，心肌需氧量增加时，冠状动脉发生相应扩张增加冠状动脉血流量以适应心肌耗氧量的需求。LVH 的心肌肥厚及小动脉硬化、血管壁增厚致使应激状态冠状动脉扩张的潜力下降，CFR 减低。多项研究显示，高血压合并 LVH 的患者 CFR 降低，增加心肌缺血事件及死亡风险[34]。

**2. 左心室功能受损**　LVH 或 LVR 是发生心功能受损的解剖学基础，由于心肌细胞的形态改变伴随间质纤维增生必然要影响心脏的舒张和收缩功能。有研究报道[35]，高血压患者中 50% 以上存在射血分数保留性心力衰竭（HFpEF），随着高血压病程的延长和血压水平控制不良，部分 HFpEF 患者可以进展为左心室收缩功能障碍，有报道向心性 LVH 的患者 13% 在 3 年内随访中进展为左心室收缩功能不全[36]。高血压患者心电图检查存在 LVH 者与无 LVH 者比较，心力衰竭风险增加 2.38

倍[37]，其中离心性肥厚若伴有左心室扩张是左心收缩功能不全的独立危险因素[38]。

**3. 心律失常风险增加**　高血压 LVH 增加了各种心律失常的风险，一项纳入 12 项研究的荟萃分析显示，高血压合并 LVH 者与不合并者比较，心律失常风险增加 3 倍[39]，无论心电图标准诊断的 LVH 或 ECHO 方法诊断的 LVH 均与心律失常及猝死（SCD）风险相关[40, 41]。高血压本身就是非瓣膜性心房颤动的主要原因，LVH 时进一步增加了心房颤动的危险，LVH 每增加 1 个标准差，心房颤动的风险增加 1.73 倍[42]。有研究显示[43]，高血压患者伴 LVH 心房颤动发生率在男性中为 21.6%，在女性中为 25%；室性心动过速的发生率男性为 7.4%，女性为 11.8%。

**4. 增加心脏血管事件及死亡的风险**　Framingham 队列研究表明，心电图诊断的 LVH 可以导致心血管死亡率增加 8 倍，冠心病死亡率增加 6 倍[44]，在一项为期 4 年观察研究中将 LVM 从正常到最高进行 5 分位分组，发现在高血压人群中心血管病风险与 LVM 呈正相关，1~5 分位 RR 值分别为 1、1.6、1.9、3.0、3.5；全病因死亡率最高 5 分位与第 1 分位比较，RR 为 4.3[45]。值得注意的是，高血压合并 LVH 的预后与其几何型改变密切相关。有研究表明，在 EFpHF 或 EF 轻度减低的病例分析中，与正常左心室几何型比较，异常的左心室几何型伴有不同程度的心脏猝死风险增加，向心性重塑的 OR

值为 1.76，向心性肥厚为 3.20，离心性肥厚为 2.47[46]（$P<0.01$）。在一项平均 3.2 年观察研究中，HFpEF 患者 LVH 或 LVR 与正常几何型比较全病因死亡率增加 1 倍以上，另一项 5 年观察研究发现，向心性肥厚的心血管死亡风险最高[47,48]。

## 二、高血压 LVH 与脑卒中

近年来临床研究表明 LVH 是脑卒中的危险因素，有报道[49]25%～62%的脑卒中患者伴有 LVH；高血压观察研究[50]发现，基线时无 LVH 或治疗过程中 LVH 逆转者，缺血性脑卒中的发生率为 0.25（每百人/年），而 LVH 无逆转者或新发生 LVH 者的脑卒中发生率为 1.16（每百人/年）。COX 分析发现，与无 LVH 或 LVH 经治疗逆转者比较，LVH 无逆转或新发生 LVH 者脑卒中风险升高 2.8 倍，LVH 是独立于诊室血压和 24h 动态血压的脑卒中预测因素。另一项含 2363 例高血压患者的 5 年观察随访发现，心电图诊断的 LVH 者脑卒中年发生率为 2.04%，LVH 阴性者仅为 0.73%；超声心动图诊断的 LVH 每年脑卒中的发生率达 1.50%，而 LVH 阴性者为每年 0.57%[51]。

## 三、高血压合并 LVH 与肾脏及其他危害

尿微量白蛋白（UMA）水平升高及肾小球滤过率（GFR）减低是常见的肾脏损伤征象，UMA 被认为是早期肾脏受损的标志物。临床研究显示，高血压合并 LVH 者 UMA 异常升高，并且与 LVMI 呈正相关[52]。RENAAL 研究显示[53]，慢性肾脏病（CKD）患者基线时合并 LVH 是血浆肌酐水平倍增/终末期肾病（ERDS）的预测因素（HR=1.42，$P=0.031$）；在 NIDDM 研究中，LVH 是预测 2 型糖尿病和肾病患者 CKD 的发生危险因素。

## 第四节　高血压合并左心室肥厚的治疗

## 一、高血压合并 LVH 的治疗获益

临床系列研究证实高血压合并的 LVH 可以通过降压治疗有效逆转，并可以带来心血管事件风险的显著降低[54,55]。纳入 5 项研究、3149 例高血压患者的一项荟萃分析显示，调整了其他危险因素后，通过降压药物逆转 LVH 可以显著降低心血管事件的发生，在 LVH 逆转、维持正常的高血压患者中，总心血管事件风险率降低 46%[56]。LIFE 研究近 5 年的随访观察证实，LVMI 每降低 1 个标准差（25.3g/m$^2$），心血管事件发生率降低 22%（$P=0.009$），其中心血管死亡率降低 38%，脑卒中发生率下降 36%，心肌梗死发生率下降 15%，全因死亡率下降 28%，事件的减少独立于收缩压水平的降低[55]。另外有研究发现，与血压水平的降低相比，逆转 LVH 这一指标可以更好地预测心血管事件风险的降低[57]。

逆转 LVH 还可以带来心血管以外的获益。在 LIFE 研究中，7998 例不伴糖尿病的 LVH 高血压患者随访超过 4.6 年后发现，通过降压治疗实现 LVH 逆转的患者糖尿病新发率降低 26%[58]。另一项研究显示，逆转 LVH 可以有效减少脑血管病事件的发生[59]。

## 二、高血压合并 LVH 的治疗策略

国际权威高血压指南均明确指出，降压治疗是逆转 LVH 的基础。

### （一）降压目标

高血压伴 LVH 属于亚临床靶器官损害阶段。目前各国高血压指南还没有为此制定降压目标，但一致认为高血压合并 LVH 的患者首先应有效控制血压达标。高血压合并 LVH 者一般伴有射血分数保留性心力衰竭（HFpEF），《中国心力衰竭诊断和治疗指南 2014》[60]指出，高血压合并 HFpEF 应积极降压，血压水平宜低于单纯高血压患者的标准，即<130/80mmHg。因此，建议 LVH 伴 HFpEF 的患者要遵循以上降压目标。

### （二）控制及改善 LVH 危险因素

常见的高血压 LVH 危险因素包括年龄[61]、肥胖、高盐饮食及遗传因素。肥胖的高血压患者 LVMI 高于正常体重者，童年和成年时期高体重指数（BMI）与离心性肥厚和向心性肥厚显著相关[62]。因此，改变不良生活方式及针对 LVH 危险因素的非

药物治疗，如运动、减重、限盐也有助于逆转高血压 LVH。

已有研究证实，规律运动可以降低血压，改善心血管病危险因素，改善心肌重塑。高血压患者进行 16 周规律的有氧运动后，与对照组相比，LVMI 明显下降[63]。减重可以降低血压，逆转 LVH。一项小规模的前瞻性研究纳入 41 名高血压伴超重患者，随访观察 30 年，结果发现，与美托洛尔及安慰剂组比较，减重组只要达到中度体重减轻（8kg）即可获得血压水平、室壁厚度及 LVM 的明显改善[64]。一项纳入 23 个研究、1022 名肥胖人群的荟萃分析显示，通过减重手术降低体重，可以有效降低 LVM、相对室壁厚度、左心房内径，改善左心室舒张功能[65]。

高血压合并糖尿病可以明显增加心血管病风险，流行病学调查同样显示，糖尿病与 LVH 密切相关，理想的血糖控制可以改善左心室收缩及舒张功能[66, 67]。

## 三、降压药物的选择

目前常用降压药物包括血管紧张素转化酶抑制剂（ACEI）、血管紧张素受体阻滞剂（ARB）、钙通道阻滞剂、利尿剂和 β 受体阻滞剂五大类，以及由上述药物组成的联合治疗或固定配比复方制剂。各类药物均可以通过有效降压获得不同程度 LVH 改善。

有研究显示，不同药物影响 LVH 的机制和效果不同。较早的一项荟萃分析包含了 1980～1990 年间 39 项临床随机对照实验显示，不同药物引起左心室重量下降率之间存在差异（ACEI 为 13.3%，钙通道阻滞剂为 9.3%，利尿剂为 6.8%，β 受体阻滞剂为 5.5%）[68]。另一项荟萃分析同样提出，五类降压药逆转 LVH 的作用有区别（LVMI 下降百分比：ARB 为 13%，钙通道阻滞剂为 11%，ACEI 为 10%，利尿剂为 8%，β 受体阻滞剂为 6%）[69]。

### （一）血管紧张素转化酶抑制剂

现已证实多种 ACEI 类药物，如依那普利、贝那普利、赖诺普利、雷米普利均能有效逆转高血压 LVH。ACEI 逆转 LVH 的途径包括抑制 ACE，减少

Ang Ⅱ 生成，同时抑制缓激肽的降解。通常认为 ACEI 逆转 LVH 的作用优于钙通道阻滞剂、利尿剂和 β 受体阻滞剂。然而，PRESERVE 研究发现，依那普利（ACEI）与硝苯地平控释片（CCB）在减低左心室重量方面，无显著性差异[70]。近年发表的荟萃分析也显示，ACEI 逆转 LVH 的作用与其他降压药相比差异无统计学意义[71]。

### （二）血管紧张素受体阻滞剂

ARB 逆转 LVH 的作用已经得到大量临床随机对照试验和荟萃分析结果确认。LIEF 是针对高血压合并 LVH 人群的前瞻性心血管终点的研究，共纳入 9193 例心电图诊断高血压合并 LVH。结果显示在降压水平相当的前提下，氯沙坦组较阿替洛尔组 LVMI 下降更为显著（$-21.7g/m^2$ 比 $-17.7g/m^2$，$P = 0.027$），非致死性心肌梗死、非致死性脑卒中及心血管病死亡的复合终点风险下降 13%，同时显著降低新发心房颤动风险 33% 和新发糖尿病风险 25%[72, 73]。LIFE 研究亚组分析进一步显示，与 LVH 逆转的患者相比，LVH 持续/进展患者的心血管事件风险显著增加。另一项队列研究也发现，替米沙坦与卡维地络（α、β 受体阻滞剂）相比，能更有效地改善 LVMI[74]。一项纳入 6001 例高血压患者的荟萃分析对五类降压药 CARB、ACEI、利尿剂、β 受体阻滞剂、钙通道阻滞剂）逆转 LVH 的作用进行了比较，结果显示，在同样的收缩压水平，ARB 逆转 LVH 的作用优于其余四种降压药，LVMI 下降百分比显著增加 3.2%[71]。在此研究的基础上，各国高血压指南均优先推荐高血压伴 LVH 人群使用 ARB。

### （三）钙通道阻滞剂

荟萃分析结果显示，钙通道阻滞剂同样具有逆转高血压 LVH 的作用[68, 69]。一项前瞻性研究中，钙通道阻滞剂改善心肌肥厚的作用与血管紧张素转化酶抑制剂相似[70]。其可能的机制为钙通道阻滞剂通过扩张阻力血管，减少心脏后负荷，减轻心脏做功；Ang Ⅱ 刺激交感神经系统或局部组织直接增加心肌蛋白合成，使心肌细胞增生、肥大，这些作用都有赖于心肌细胞内钙离子的介导。动物实验发现，在 20 周自发性高血压大鼠中，与血管紧张素转化酶抑制剂比较，钙通道阻滞剂可显著减少心肌肥厚。其抗

心肌细胞凋亡作用可能与逆转细胞内钙离子超负荷、抑制细胞内钙离子依赖的 DNA 酶活性及抑制组织肾素-血管紧张素系统激活有关，从而逆转 LVH。

## （四）醛固酮受体拮抗剂

醛固酮受体拮抗剂通过拮抗交感神经内分泌激活，抑制心肌成纤维细胞和血管周围间质的纤维化，起到逆转 LVH 的作用。一项前瞻性随机对照研究比较了依普利酮、依那普利及依普利酮联合依那普利对高血压合并 LVH 的作用，共纳入 202 例高血压合并 LVH 患者，随访 9 个月后的结果显示，单药组依普利酮逆转 LVH 的作用与依那普利无统计学差异，而联合应用依普利酮和依那普利组逆转 LVH 明显优于单药组[75]。

## （五）β 受体阻滞剂

β 受体阻滞剂与 β 肾上腺素能受体结合，从而拮抗神经递质和儿茶酚胺对心脏受体的激动作用，降低平均动脉压和周围血管阻力，扩张冠状动脉，改善血流动力学，实现改善 LVH 的目的。常用的 β 受体阻滞剂中普萘洛尔和阿替洛尔等非选择及亲水性的 β 受体阻滞剂在临床试验中逆转 LVH 的作用较弱；亲脂性、高度 β₁ 选择性的 β 受体阻滞剂可能具有改善 LVH 的优势，但目前循证医学证据还不够充分。

在临床工作中，首先应使高血压合并 LVH 的患者血压达标；其次考虑药物选择，优选具有改善 LVH 循证医学证据的药物。在应用 RAAS 阻滞剂不能有效达标的情况下，可以采用 RAAS 阻滞剂联合高度心脏选择性、亲脂性高的 β 受体阻滞剂、小剂量利尿剂或钙通道阻滞剂以达到目标血压水平；也可以考虑使用单片固定复方制剂以提高依从性，获得更好疗效[30]。

综上所述，采用适当的药物及非药物治疗可以逆转高血压合并的 LVH，这对降低心血管事件的发生及死亡、改善高血压患者的预后有重大意义。长期、合理有效的降压治疗是逆转 LVH 的基础，对高血压合并 LVH 的患者首先应控制血压至达标，同时应根据高血压引起 LVH 的机制优选具有改善 LVH 循证医学证据的 RAAS 阻滞剂类药物。

（孙　刚）

## 参 考 文 献

[1] Cuspidi C, Sala C, Negri F, et al. Prevalence of left-ventricular hypertrophy in hypertension: an updated review of echocardiographic studies. J Hum Hypertens, 2012, 26 (6): 343-349.

[2] 牛颖，梁鹍，魏经汉. 心电图对原发性高血压左室肥厚的诊断意义. 实用心电学杂志，2007，16 (1): 27-28.

[3] 詹思延，刘美贞，姚巍，等. 上海市社区高血压人群左室肥厚的患病率及影响因素. 中华流行病学杂志，2002，23 (3): 27-30.

[4] 李卉，邵丽颖，裴非，等. 高血压人群中左室几何模式异常的患病率及危险因素. 中国分子心脏病学杂志，2013，13 (2): 462-467.

[5] Iwashima Y, Horio T, Kamide K, et al. Additive interaction of metabolic syndrome and chronic kidney disease on cardiac hypertrophy, and risk of cardiovascular disease in hypertension. Am J Hypertens, 2010, 23 (3): 290.

[6] Pillow AP, Palmer BR, Frampton CM, et al. Angiotensiongen M235T and T174M Gene Polymorphisms in Combination Doubles the Risk of Mortality in Heart Failure. Hypertension, 2007, 49 (2): 322-327.

[7] Goetze JP, Mogelvang R, Magge L, et al. Plasma pro-B-type natriuretic peptide in the general population: screening for left ventricular hypertrophy ans systolic dysfunction. Eur Heart J, 2006, 27: 3004-3010.

[8] Hao JL, Kim CH, Ha TS, et al. Epigallocatechin-3 gallate prevents cardiac hypertrophy induced by pressure overload in rats. J Vet Sci, 2007, 8 (2): 121-129.

[9] Ozaki M, Kawashima S, Yamashita T, et al. Overexpression of endothelial nitric oxide synthase attenuates cardiac hypertrophy induced by chronic isoproterenol infusion. Circ J, 2002, 66 (9): 851.

[10] Krepp JM, Lin F, Min JK, et al. Relationship of electro-cardiographic left ventricular hypertrophy to the presence of diastolic dysfunction. Ann Noninvasive Electrocardiol, 2014, 19 (6): 552-560.

[11] Ozawa M, Tamura K, Okano Y, et al. Blood pressure variability as well as blood pressure level is important for left ventricular hypertrophy and brachial-ankle pulse wave velocity in hypertensives. Clin Exp Hypertens, 2009, 31 (8): 669-679.

[12] 章陈露，郑礼裕，邹文博. 高血压患者左心室肥厚与 24 小时收缩压变异性呈勺型关系. 中华高血压杂志，2014，22 (10): 929-934.

[13] 彭峰，张廷星，黄群英. 高血压患者血压和心率昼夜变化与左心室肥厚的关系. 中华高血压杂志，2012，22 (6): 537-541.

[14] Vallée JP. Arterial hypertension and left ventricular hypertrophy: a 40-year follow-up in a Framingham cohort study. Presse Médicale 1999, 28 (26): 1421-1422.

[15] Agabiti RE, Muiesan ML. Hypertensive left ventricular hypertrophy: pathophysiological and clinical issues. Blood Press, 2001, 10(5-6): 288.

[16] Dahlof B. Left ventricular hypertrophy and angiotensin II antagonists. Am J Hypertens, 2001, 14 (2): 174-182.

[17] 王超，张萍. 高血压左心室肥厚形成机制的研究进展. 重庆医学, 2015, 44 (22): 3143-3146.

[18] Pouleur AC, Uno H, Prescott MF, et al. Suppression of aldosterone mediates regression of left ventricular hypertrophy in patients with hypertension. J Renin Angiotension Aldosteron, 2011, 12 (4): 483-490.

[19] Schlaich MP，Kaye DM，Lambert E，et al. Relation between cardiac sympathetic activity and hypertensive left ventricular hypertrophy. Circulation，2003，108（5）：560-565.

[20] de Simone G，Pasanisi F，Contaldo F. Link of nonhemodynamic fac-tors to hemodynamic determinants of left ventricular hypertrophy. Hypertension，2001，38（1）：13-18.

[21] Lechin F，van de DB，Lechin AE. Neural sympathetic activity in essential hypertension.Hypertension，2004，44（2）：3-4.

[22] Levick SP，Murray DB，Janicki JS，et al. Sympathetic Nervous System Modulation of Inflammation and Remodeling in the Hypertensive Heart. Hypertension，2010，55（2）：270.

[23] Diamond JA，Phillips RA. Hypertensive heart disease. Hypertens Res，2005，28（3）：191-202.

[24] Li YY. Transforming growth factor beta 1+869T/C gene polymer-phism and essential hypertension：a meta-analysis involving 2708 participants in the Chinese population. Inter Med，2011，50（10）：1089-1092.

[25] Liu RM，Pravia K. Oxidative stress and glutathione in TGF-beta-mediated fibrogenesis. Free Radic Biol Med，2010，48（1）：1-15.

[26] Robador PA，Moreno MU，Belorui O，et al. Protective effect of the 1742（C/G）polymorphism of human cardiotrophin-1 against left ventricular hypertrophy in essential hypertension. J Hypertens，2010，28（11）：2219-2226.

[27] Palomer X，Alvarez GD，Radriguez CR，et al. TNF-alpha reduces PGC-1 alpha expression through NF-kappa B and p38MAPK leading to increased glucose oxidation in a human cardiac cell model. Cardiovasc Res，2009，81（4）：703-712.

[28] 王一锦，徐彤彤，王晓珊.血清白介素18与高血压左心室肥厚的相关性研究.中国全科医学，2011，14（9）：957-959.

[29] Bijoy KK，Min Z，Shiraj Sen，et al. Remodeling of Glucose Metabolism Precedes Pressure Overload-Induced Left Ventricular Hypertrophy：Review of a Hypothesis. Cardiology，2015，130（4）：211-220.

[30] 孙宁玲，Chen JW，王继光，等. 亚洲高血压合并左心室肥厚诊治专家共识. 中华高血压杂志 2016，24（7）：619-627.

[31] Tovillas FJ，Zabaleta OE，Dalfó BA，et al. Cardiovascular morbidity and mortality and left ventricular geometric patterns in hypertensive patients treated in primary care. Rev Esp Cardiol，2009 62（3）：246-254.

[32] Marwick TH，Gillebert TC，Aurigemma G，et al. Recommendations on the use of echocardiography in adult hypertension：a report from the European Association of Cardiovascular Imaging（EACVI）and the American Society of Echocardiography（ASE）dagger. Eur Heart J Cardiovasc Imaging，2015，16（6）：577-605.

[33] Grothues F，Smith GC，Moon JC，et al. Comparison of interstudy reproducibility of cardiovascular magnetic resonance with two-dimensional echocardiography in normal subjects and in patients with heart failure or left ventricular hypertrophy. Am J Cardiol，2002，90（1）：29-34.

[34] Marcus ML，Koyanagi S，Harrison DG，et al. Abnormalities in the coronary circulation that occur as a consequence of cardiac hypertrophy. Am J Med，1983，75（3A）：62-66.

[35] Ginelli P，Bella JN. Treatment of diastolic dysfunction in hypertension.

Nutr Metab Cardiovasc Dis，2012，22（8）：613-618.

[36] Milani RV，Drazner MH，Lavie CJ，et al. Progression from concen- tric left ventricular hypertrophy and normal ejection fraction to left ventricular dysfunction. Am J Cardiol，2011，108（7）：992-996.

[37] Antikainen RL，Peters R，Beckett NS，et al，Left ventricular hypertrophy is a predictor of cardiovascular events in elderly hypertensive patients：Hypertension in the Very Elderly Trial. J Hypertens，2016，34（11）：2280-2286.

[38] Garg S，Drazner MH. Refining the classification of left ventricular hypertrophy to provide new insights into the progression from hypertension to heart failure. Curr Opin Cardiol. 2016，31（4）：387-393.

[39] Chatterjee S，Bavishi C，Sardar P，et al.Meta-analysis of left ventricular hypertrophy and sustained arrhythmias. Am J Cardiol，2014，114（7）：1049-1052.

[40] Haider AW，Larson MG，Benjamin EJ，et al. Increased left ventricular mass and hypertrophy are associated with increased risk for sudden death. J Am Coll Cardiol，1998，32（5）：1454-1459.

[41] Aronow WS，Epstein S，Koenigsberg M，et al. Usefulness of echocardiographic left ventricular hypertrophy，ventricular tachycardia and complex ventricular arrhythmias in predicting ventricular fibrillation or sudden cardiac death in elderly patients. Am J Cardiol，1988，62（16）：1124-1125.

[42] Verdecchia P，R eboldi G，Gattobigio R，et al. Atrial fibrillation in hypertension：predictors and outcome.Hypertension，2003，41（2）：218-223.

[43] Sultana R，Sultana N，Rashid A，et al. Cardiac arrhythmias and left ventricular hypertrophy in systemic hypertension. J Ayub Med Coll Abbottabad，2010，22（4）：155-158.

[44] Kannel WB，Gordon T，Castelli WP，et al. Electrocardiographic left ventricular hypertrophy and risk of coronary heart disease. The Framingham study. Ann Intern Med，1970，72（6）：813-822.

[45] Schillaci G，Verdecchia P，Porcellati C，et al. Continuous relation between left ventricular mass and cardiovascular risk in essential hypertension. Hypertension，2000，35：580-586.

[46] Aro AL，Reinier K，Phan D，et al. Left-ventricular geometry and risk of sudden cardiac arrest in patients with preserved or moderately reduced left-ventricular ejection fraction. Europace：European pacing，arrhythmias，and cardiac electrophysiology：journal of the working groups on cardiac pacing，arrhythmias，and cardiac cellular electrop-hysiology of the European Society of Cardiology，2017，19（7）：1146.

[47] Milani RV，Lavie CJ，Mehra MR，et al，Left ventricular geometry and survival in patients with normal left ventricular ejection fraction. Am J Cardiol，2006，97：959-963.

[48] Lavie CJ，Milani RV，Ventura HO，et al. Left ventricular geometry and mortality in patients＞70 years of age with normal ejection fraction. Am J Cardiol，2006，98：1396-1399.

[49] Rodrigo C，Weerasinghe S，Jeevagan V，et al. Addressing the relationship between cardiac hypertrophy and ischaemic stroke：an observational study. Int Arch Med，2012，5（1）：32.

[50] Verdecchia P，Angeli F，Gattobigio R，et al. Regression of left ventricular hypertrophy and prevention of stroke in hypertensive

subjects. Am J Hypertens，2006；19（5）：493-499.

[51] Verdecchia P，Porcellati C，Reboldi G，et al. Left ventricular hypertrophy as an independent predictor of acute cerebrovascular events in essential hypertension. Circulation，2001，104（17）：2039-2044.

[52] 张娜，黄振文，张菲斐. 高血压患者左心室肥厚与尿微量白蛋白、血管紧张素Ⅱ及氨基末端脑钠肽前体的关系. 中华高血压杂志，2010（6）：592-594.

[53] Boner G，Cooper ME，Mccarroll K，et al. Adverse effects of left ventricular hypertrophy in the reduction of endpoints in NIDDM with the angiotensin Ⅱ antagonist losartan（RENAAL）study. Diabetologia，2005，48（10）：1980-1987.

[54] Okin PM，Devereux RB，Jern S，et al. Regression of electrocardiographic left ventricular hypertrophy during antihypertensive treatment and the prediction of major cardiovascular events.JAMA，2004，92（19）：2343-2349.

[55] Devereux R B，Wachtell K，Gerdts E，et al. Prognostic significance of left ventricular mass change during treatment of hypertension. JAMA，2004，292（19）：2350-2356.

[56] Pierdomenico SD，Cuccurullo F. Risk reduction after regression of echocardiographic left ventricular hypertrophy in hypertension：a meta-analysis. Am J Hypertens，2010，23（8）：876-881.

[57] Koren MJ，Ulin RJ，Koren AT，et al. Left ventricular mass change during treatment and outcome in patients with essential hypertension. Am J Hypertens，2002，15（12）：1021-1028.

[58] Okin PM，Devereux RB，Harris KE，et al. In-treatment resolution or absence of electrocardiographic left ventricular hypertrophy is associated with decreased incidence of new-onset diabetes mellitus in hypertensive patients：the Losartan Intervention for Endpoint Reduction in Hypertension（LIFE）Study. Hypertension，2007，50（5）：984-990.

[59] Verdecchia P，Angeli F，Gattobigio R，et al. Regression of left ventricular hypertrophy and prevention of stroke in hypertensive subjects. Am J Hypertens，2006，19（5）：493-499.

[60] 中华医学会心血管病学分会，中华心血管病杂志编辑委员会. 中国心力衰竭诊断和治疗指南 2014. 中国实用乡村医生杂志，2015，42（4）：98-122.

[61] Conrady AO，Rudomanov OG，Zaharov DV，et al. Prevalence and determinants of left ventricular hypertrophy and remodelling patterns in hypertensive patients：the St. Petersburg study. Blood pressure，2009，13（2）：101-109.

[62] Avelar E，Cloward TV，Walker JM，et al. Left ventricular hypertrophy in severe obesity：interactions among blood pressure，nocturnal hypoxemia，and body mass. Hypertension. 2007，49（1）：34-39.

[63] Pitsavos C，Chrysohoou C，Koutroumbi M，et al. The impact of moderate aerobic physical training on left ventricular mass，exercise capacity and blood pressure response during treadmill testing in borderline and mildly hypertensive males. Hellenic journal of cardiology：HJC = Hellenike kardiologike epitheorese，2011（1），

52：6-14.

[64] Macmahon SW，Wilcken DE，Macdonald GJ. The effect of weight reduction on left ventricular mass. A randomized controlled trial in young，overweight hypertensive patients. N Engl J Med，1986，314（6）：334-339.

[65] Cuspidi C，Rescaldani M，Tadic M，et al. Effects of bariatric surgery on cardiac structure and function：a systematic review and meta-analysis. Am J Hypertens，2014，27（2）：146-156.

[66] Eguchi K，Boden-albala B，Jin Z，et al. Association between diabetes mellitus and left ventricular hypertrophy in a multiethnic population. Am J Cardiol，2008，101（12）：1787-1791.

[67] Leung M，Wong VW，Hudson M，et al. Impact of improved glycemic control on cardiac function in type 2 diabetes mellitus. Circ Cardiovasc Imaging，2016，9（3）：e003643.

[68] Schmieder RE，Martus P，Klingbeil A. Reversal of left ventricular hypertrophy in essential hypertension. A meta-analysis of randomized double-blind studies. Jama，1996，275（19）：1507-1513.

[69] Klingbeil AU，Schneider M，Martus P，et al. A meta-analysis of the effects of treatment on left ventricular mass in essential hypertension. Am J Med，2003，115（1）：41-46.

[70] Devereux RB，Palmieri V，Sharpe N，et al. Effects of once-daily angiotensin-converting enzyme inhibition and calcium channel blockade-based antihypertensive treatment regimens on left ventricular hypertrophy and diastolic filling in hypertension：the prospective randomized enalapril study evaluating regression of ventricular enlargement（PRESERVE）trial. Circulation，2001，104（11）：1248-1254.

[71] Fagard RH，Celis H，Thijs L，et al. Regression of left ventricular mass by antihypertensive treatment：a meta-analysis of randomized comparative studies. Hypertension，2009，54（5）：1084-1091.

[72] Dahlof B，Devereux RB，Kjeldsen SE，et al. Cardiovascular morbidity and mortality in the Losartan Intervention For Endpoint reduction in hypertension study（LIFE）：a randomised trial against atenolol. Lancet，2002，359：995-1003.

[73] Wachtell K，Lehto M，Gerdts E，et al. Angiotensin Ⅱ receptor blockade reduces new-onset atrial fibrillation and subsequent stroke compared to atenolol：the Losartan Intervention for End Point Reduction in Hypertension（LIFE）study. J Am Coll Cardiol，2005，45（5）：712-719.

[74] Galzerano D，Tammaro P，de Viscovo L，et al. Three-dimensional echocardiographic and magnetic resonance assessment of the effect of telmisartan compared with carvedilol on left ventricular mass a multicenter，randomized，longitudinal study. Am J Hypertens，2005，18：1563-1569.

[75] Pitt B，Reichek N，Willenbrock R，et al. Effects of eplerenone，enalapril，and eplerenone/enalapril in patients with essential hypertension and left ventricular hypertrophy：the 4E-left ventricular hypertrophy study. Acc Current Jeurnal Review，2004，13（2）：33.

# 高血压合并冠心病

高血压是以动脉血压持续升高为特征的"心血管综合征"，是我国心脑血管病最主要的危险因素，也是导致心脑血管病患者死亡的主要原因。冠心病是高血压病患者临床常见的合并症之一，合并急性冠脉综合征（acute coronary syndrome，ACS）是高血压病患者预后不良的预测指标，管控好此类患者的血压对降低心血管事件具有重要的价值。

## 第一节　高血压合并冠心病的流行病学概况

我国 70% 脑卒中和 50% 心肌梗死的发生与高血压有关，全国每年 350 万例心血管病死亡中至少 50% 与高血压有关。高血压加速冠状动脉粥样硬化病变进程，造成心肌耗氧量增加、心血管事件风险增加，还可使患者发生心绞痛、急性心肌梗死甚至心脏性猝死。因此，对高血压合并冠心病患者而言，不但要重视血压水平的长期、平稳达标，还要着眼于整体心血管病危险因素的管理，从而减少冠心病不良事件的发生。

高血压患者并发冠心病的风险受诸多因素影响，如年龄、性别、遗传、高血压、高脂血症、2 型糖尿病等危险因素均可增加其患冠心病的风险。高血压是归因危险比最高的危险因素，荟萃分析[1]表明，无论年龄大小，血压在 115/75～185/115mmHg 时，收缩压每升高 20mmHg 或舒张压每升高 10mmHg，冠心病事件风险增加 1 倍。

不同时期、不同国家和民族、不同人种的高血压患者合并冠心病的比率不尽相同，按 JNC-7 定义 [SBP≥140mmHg 和（或）DBP≥90mmHg 或患者正服用降压药物治疗]，目前美国大约有 6500 万高血压患者，或者说大约 1/4 的美国成年人患有高血压病。另外，有大约 1/4 的美国成年人血压维持在（120～140）/（80～90）mmHg 的高血压前期状态。2013 年发表的一项中国高血压患病率调查[2]研究结果表明，中国人群高血压患病率与美国类似，20 岁以上成年人高血压患病率为 26.6%。

稳定性冠心病临床包括稳定型劳力性心绞痛、冠脉微血管心绞痛及冠状动脉血运重建后心绞痛等临床类型。心绞痛发病率也因地域、民族和人种不同而有差异。北美和西欧国家稳定性冠心病患病率最高，而地中海沿岸国家和日本患病率最低。在中国，北方地区发病率高，南方地区发病率低。45～64 岁男性心绞痛患病率为 4%～7%，65～84 岁男性患病率为 12%～14%。45～64 岁女性心绞痛患病率为 5%～7%，65～84 岁女性患病率为 10%～12%；中年女性心绞痛发病率高于男性，但大多为"功能性"（functional）心绞痛（非冠脉阻塞性缺血性心脏病，如女性心脏病、X 综合征等）。高龄女性大多为严重冠状动脉粥样硬化狭窄所致"真性"（true）心绞痛。

真实世界中稳定性冠心病患者中合并高血压的比率很难统计，一些临床研究中入组患者的临床资料可提供一部分数据供参考。2007 年发表的著名的 Courage 研究[3]报告提示，稳定性冠心病患者中合并高血压的比例为 66%（经皮冠状动脉介入治疗组）～67%（药物治疗组）。2014 年发表的 FAME 2 临床研究[4]中，稳定性冠心病患者合并高血压的比率在不同的研究分组中分别为 78% 和 83%。

高血压患者发生急性冠脉综合征的比率亦很难统计，但从某些大型临床试验中可得出急性冠脉综合征人群中高血压的的患病率。流行病学研究[5]显示，ACS 患者合并高血压的比例较高（36%～57%），急性非 ST 段抬高 ACS 合并高血压的比例高于急性

ST 段抬高心肌梗死，女性 ACS 患者合并高血压比例高于男性。年龄越大，ACS 患者合并高血压的比例越高，75 岁以上 ACS 患者合并高血压比例是 45 岁以上 ACS 患者合并高血压比例的两倍。年龄越大，高血压患病率越高，患急性非 ST 段抬高急性冠脉综合征的比例要高于急性 ST 段抬高心肌梗死。

# 第二节 高血压合并冠心病的发病机制

## 一、高血压患者冠状动脉循环特点与自身调节

冠状动脉血管按照功能分类可以分为三部分：直径 500μm～5mm 的传导性动脉（conductive vessels）主要是容积性功能，血管阻力很小。心脏收缩期时，心外膜冠脉扩张，血管弹性可以增加 25% 的血液容量。这些弹性势能在心脏舒张期时将冠脉内血液注入心肌间开放的血管腔内。直径在 100～500μm 的称为前微动脉（pre-arteriolar vessels）。前微动脉随着流量和压力变化舒缩的能力最强，主要功能是控制到达微动脉的血流和血压。微动脉（arteriolar vessels）直径在 100μm 以下的微血管，其特征性功能为代谢产物依赖的血管舒张，以保证血流量与心肌的耗氧量相匹配，微动脉前后血压差值最大。

冠状动脉循环的自身特点是血流量大，氧摄取接近饱和，收缩期心肌对心外膜冠脉的挤压，因此心肌的灌注主要取决于舒张压与室壁张力。高血压合并冠心病时左心室肥厚，室壁张力升高，故冠状动脉灌注压减低，导致冠状动脉血流储备减低，此时舒张压过低可严重影响心肌灌注。

冠状动脉循环有自身调节机制，舒张压降低时冠状动脉血流量可在一定血压范围内保持恒定。其主要原因是冠状动脉开放的主要调节机制是代谢调节。当心肌灌注减少时，心肌缺血，局部释放腺苷、钾离子等代谢产物，这些物质均可扩张局部冠状动脉，增加心肌灌注。这一现象已在动物模型中得到证实，但在人体中，目前仍不清楚舒张压究竟在何种血压范围内冠状动脉循环的自身调节可发挥作用；并且在不同病变状态下舒张压的自身调节范围不尽相同。研究表明，左心室肥厚、冠状动脉粥样硬化狭窄、冠状动脉微血管病变均可能导致冠状循环自身调节所能耐受的最低舒张压水平上升。因此，在上述情况下，舒张压不应降得过低。

## 二、高血压促进冠状动脉粥样硬化的病理生理机制

流行病学研究表明，高血压是冠心病的一个独立危险因素。冠心病的发病率和死亡率均随血压水平升高而增加，整个人群的血压水平与冠心病发生危险呈连续线性关系。研究表明，收缩压每升高 10mmHg，发生心肌梗死的风险可增加 31%，60%～70% 的冠状动脉粥样硬化者患有高血压，而高血压患者发生冠状动脉粥样硬化较血压正常者高出 3～4 倍。舒张压长期增高 5～6mmHg，冠心病危险性增加 20%～25%，舒张压＞110mmHg 者患冠心病的危险性是舒张压＜80mmHg 者的 5～6 倍。高血压患者随着病史的延长，出现一系列的靶器官损害和并发症。冠状动脉病变是高血压导致的全身血管病变的一个主要部分。

基础研究显示，高血压可损伤血管内皮功能，激活炎症反应，促进内皮下脂肪沉积，增加血管张力，促进和加速心外膜冠状动脉粥样硬化形成，增加粥样硬化斑块破裂概率；高血压促进左心室肥厚的发生，增加室壁张力，促进心肌组织纤维化，降低单位心肌毛细血管密度，增加心肌氧供失衡。

高血压对冠状动脉循环的影响包括冠状动脉主干及其主要分支的粥样硬化病变，同时包括冠状动脉微血管病变，甚至有研究显示，高血压导致的冠状动脉微循环病变可先于冠状传导性动脉，微循环病变导致冠状动脉血流储备能力下降，心肌组织毛细血管密度减少，显著影响心肌的血供和营养代谢。高血压作为致病危险因素参与冠状动脉粥样硬化病变的发生、发展过程，高血压在其中的作用不仅仅只是血压升高，而是同时存的交感神经系统活性增强、副交感神经系统活性减低、胰岛素抵抗、血小板活性亢进等因素共同参与，可促进动脉粥样硬化斑块破裂及血栓形成；并且这些病理生理改变参与冠状动脉粥样硬化病变的过程都独立于血压升高。如果冠状动脉已经存在严重狭窄，高血压可诱发心绞痛、心肌梗死等冠心病临床事件。

# 第三节 高血压合并冠心病的临床特点

高血压合并冠心病临床上可表现为慢性稳定性冠心病和急性冠脉综合征两大类型。由于冠心病起病隐匿，病程长，确诊复杂，其患病率很难统计。一般来说，年龄越大，高血压和冠心病的患病率越高，不同地区和种族也存在患病率的差异。男性患冠心病的平均发病年龄要比女性早10年。患冠心病的高血压患者与无冠心病的高血压患者相比平均年龄更大，患者多在数年高血压病的基础上，被诊断为冠心病，合并高脂血症、2型糖尿病、冠心病家族史、慢性肾脏病、肥胖等其他冠心病高危因素的比例也明显增加。高血压合并冠心病的患者可将血压控制较好，但多数服药不规律，血压控制不佳。合并稳定性冠心病的患者血压控制不佳可诱发心绞痛发作，血压过低也可能降低心肌灌注，诱发心绞痛。心绞痛发作时由于交感神经激活，多出现心率加快、血压明显升高，缓解后血压下降或降至正常水平。心绞痛发作时血压不升或反而降低提示预后不佳。急性冠脉综合征发病急骤，高血压合并急性冠脉综合征的患者血压水平取决于平时血压控制情况，以及急性冠脉综合征病情的严重性。血压水平越高，提示存活心肌数量越多，远期预后越好。但由于急性冠脉综合征治疗需使用双联甚至三联抗血小板聚集和抗凝药物，合并急性冠脉综合征时，患者血压越高，出血风险越大。

高血压合并冠心病在临床上可表现为如下几种类型：

## （一）以急性冠脉综合征表现为主合并高血压的临床表现

临床主要表现为突发胸闷、胸痛，发作持续时间较长，常超过15min，发作无明显诱因，对硝酸甘油不敏感，心电图有ST段抬高、压低、T波高尖、双向、倒置等表现，心肌损伤标志物升高，临床诊断为急性冠脉综合征（不稳定型心绞痛、急性非ST段抬高心肌梗死和急性ST段抬高心肌梗死）。既往有高血压病史，但血压控制尚可，胸痛发作时伴血压不同程度地升高，此类型较常见，容易诊断。

## （二）以稳定型心绞痛表现为主合并高血压的临床表现

临床主要表现为劳力诱发的胸闷、胸痛，发作的诱因较固定，发作时心电图可有缺血性ST-T改变，但心肌损伤标志物多在正常范围，含服硝酸甘油有效。患者多有高血压病史及降压治疗史，但血压控制尚可。该类型较多见。

## （三）以高血压危象表现为主的冠心病临床表现

临床主要表现为血压急剧升高，常高于180/120mmHg，多有头痛、头晕、恶心、呕吐、视力障碍，伴面色苍白、心悸、出汗，可合并心绞痛发作；因血压急剧升高多伴有心肌缺血导致胸闷、胸痛。合并靶器官损害时可出现偏瘫、失语、气促、泡沫样痰、进行性尿量减少等表现，但该类型较少见。

## （四）以高血压表现为主合并冠心病的临床表现

临床主要表现为高血压，血压控制尚可，无急剧升高，但停药后血压控制不佳。无心绞痛发作或表现为不典型的心绞痛发作，但相关辅助检查有心肌缺血或冠状动脉狭窄依据，或有经皮冠状动脉介入治疗（PCI）或冠状动脉旁路移植术（CABG）治疗病史的患者，血压控制不佳，易波动。该类型较多见。

## （五）以心律失常或心力衰竭表现为主的高血压合并冠心病的临床表现

临床主要表现为心律失常和心力衰竭，以室性期前收缩、阵发性心房颤动等心律失常常见；患者以劳力性气促、心悸、夜间阵发性呼吸困难为主，相关检查有心律失常和心肌缺血或冠状动脉狭窄依据；或者表现为心脏舒张功能异常，酷似左心室功能不全，而无射血分数下降，无心绞痛发作，既往有高血压病史，血压控制尚可。老年人或高龄患者多见，易漏诊冠心病。

# 第四节 高血压合并冠心病的风险评估

诊断高血压合并冠心病患者，首先应通过病史询问、体格检查、心电图检查了解患者的大致病情，然后根据患者的具体病情、经济条件和所在医院的设备配备情况，综合选用运动平板、动态血压、负荷心脏超声、核素心肌显像、心脏磁共振、冠状动脉 CTA 或选择性冠状动脉造影等检查手段以明确冠心病的诊断和临床类型，以及血压升高的水平和血压升高的紧急度。通过综合管理进一步指导治疗，提高血压管理水平。

总体来说，高血压合并冠心病患者是心脑血管事件风险的极高危人群，但就每一个具体的高血压合并冠心病患者而言，其心脑血管事件风险又不尽相同。对于临床情况较稳定的患者，如血压控制较好且为稳定性冠心病的患者，临床危险主要取决于患者的左心功能情况和冠状动脉病变程度。也可根据加拿大心绞痛分级、运动试验的结果及心绞痛发作时心电图的演变来进行危险度分层。择期进行冠状动脉造影或冠状动脉 CTA 检查，确诊并制定治疗与管理方案。对于高血压危象患者，即使其为稳定性冠心病，其发生心脑血管事件的风险也明显增加。对于合并急性冠脉综合征的高血压患者而言，急性期血压水平越高，提示心功能越好，远期预后越好。但对于急性 ST 段抬高心肌梗死患者而言，其远期预后还与梗死部位、面积、年龄、血流动力学稳定性、心电稳定性、性别、再梗死、梗死相关血管、早期行再灌注治疗等有关。一般来说，前壁梗死、梗死面积大、高龄、血流动力学不稳定、出现恶性室性心律失常、女性、再梗死，梗死血管为左主干、前降支近段或多支病变同时闭塞或狭窄、再灌注时间延长等因素均明显增加死亡风险。对非 ST 段抬高急性冠脉综合征患者而言，影响因素类似，预后也与血压水平、血流动力学稳定性、心电稳定性、肾功能、心功能、梗死部位和面积、年龄、是否早期行介入干预等有关，可通过 GRACE 评分进行量化评估。

# 第五节　高血压合并冠心病的治疗对策

## 一、高血压合并冠心病最佳血压值的探索

### （一）观察性研究的启迪

既然冠状动脉循环有自身调节机制，那么从理

论上推论，舒张压的下降应有一个低限，以保证其能在一定血压范围内进行自身调节。降压治疗并不是血压降得越低越好，临床上可能存在着一个最适血压值，低于这个血压水平，心血管事件风险增加。既往已有众多观察性临床研究发现，降压治疗存在着所谓的"J"形或"U"形曲线现象。

Thune 等[6]提出降压治疗存在所谓的"J"形曲线现象，以警示临床医师降压治疗时不可使舒张压过度降低。但对研究结果进行分析时没有去除混杂因素的影响，在这一研究中，舒张压低的患者多是老年患者，合并更多的心肌梗死病史、PCI、CABG、脑卒中、心力衰竭和恶性肿瘤史。如果去除混杂因素的影响，舒张压下降到 50mmHg 也没有带来上述终点事件发生率的增加[7]。后来相继有一些临床试验试图回答高血压合并冠心病患者最适血压水平的问题。治疗新靶点（TNT）研究[8]发现，"J"形曲线的最低血压水平为 146.3/81.4mmHg，而 SMART 研究[9]则提示，"J"形曲线的最低血压水平为 143/82mmHg。这两项大型观察性临床研究的结论显然与我们既往所知的其他研究的结论相悖。既往众多临床研究的结论是收缩压低于 140mmHg 可降低患者发生心脑血管事件的风险。

如何解释上述临床研究的结论？可能的原因如下：这些研究结论很多是回顾性分析，很难去除混杂因素的影响，因此结论不一定正确。例如，高龄、舒张压下降和晚期心力衰竭等混杂因素，可显著增加患者死亡率。年龄是一个影响患者预后的最重要的独立危险因素，80 岁患者的死亡率显著高于 40 岁患者。高龄患者必然伴随着大动脉弹性的降低而带来舒张压的下降，因此舒张压低的患者在分组中有更大比例是老年患者，且死亡率也必然增高。另外，合并慢性心力衰竭、恶性肿瘤的患者舒张压也偏低，也能部分解释死亡率的增加。

### （二）临床研究的启迪

临床研究中也没有发现所谓的"J"形或"U"形曲线现象。ACCORD 研究[10]入组了 4733 例合并 2 型糖尿病的高血压患者，随机分为强化降压治疗组（SBP＜120mmHg）和标准降压治疗组（SBP＜140mmHg）。结果表明，尽管强化降压治疗组主要事件的复合终点和心肌梗死发生率低，但与标准降压治疗组相比没有统计学差别。研究的主要结论是，

对于合并 2 型糖尿病的高血压患者，强化降压治疗没有进一步获益。但进一步分析发现，强化降压治疗组舒张压大多降至 60～65mmHg，结合上述观察性研究的结果和"J"形曲线的理论，这一研究结果从侧面证实了提示舒张压降至 60～65mmHg 是安全的，至少可以进一步降低脑卒中的风险。

SPRINT 研究[11]入组了 9361 例不合并 2 型糖尿病的高血压患者，样本量几乎是 ACCORD 研究的 2 倍，同样随机分为强化降压治疗组（SBP＜120mmHg）和标准降压治疗组（SBP＜140mmHg），结果表明，致死性和非致死性心血管事件风险与全因死亡率在强化降压治疗组较标准降压治疗组明显降低。进一步观察发现，随访 1 年时强化降压治疗组的平均血压水平为 121.4/68.7mmHg，同样不存在所谓的"J"形或"U"形曲线现象。

在入组了 2 型糖尿病的人群队列中，INVEST 亚组分析发现[12]，强化降压治疗组（SBP＜130mmHg）与标准降压治疗组（SBP＜140mmHg）相比，全因死亡风险下降不明显，而 ABCD 研究[13]虽然得出强化降压治疗组全因死亡率下降，但心肌梗死、脑卒中和心力衰竭风险无明显差异。

另外，还有众多高血压的干预临床试验及 Meta 分析研究表明，强化降压治疗可明确降低脑卒中发生风险，但心肌梗死风险不变或仅有无统计学意义的降低。

老年高血压患者大多为单纯收缩期高血压，舒张压多偏低，冠脉储备功能下降，降压治疗更有可能发生"J"形或"U"形曲线现象。针对老年高血压患者，目前并没有针对观察冠心病事件的最低血压值的临床试验设计。INVEST 亚组研究[14]发现，舒张压和主要终点事件之间有"J"形曲线现象，最低舒张压值为 75mmHg；而 HYVET 研究[15]发现，80 岁以上高龄高血压患者，血压降至 150/80mmHg 时脑卒中和心力衰竭风险显著下降，但心肌梗死发生率无明显差别。对 65～79 岁的老年人群，没有临床试验研究其合适的降压目标值，专家建议推荐其降压目标为＜140/90mmHg。

综上所述，降压治疗降低脑卒中和心力衰竭发生的风险是明确一致的，对冠心病治疗的影响似乎是模棱两可的。在一些著名的大型随机临床试验研究中，降低 SBP 所谓的"J"形或"U"形曲线现象

不存在。因此，降压治疗的所谓"J"形或"U"形曲线现象值得进一步探讨。但降低 DBP，尤其是老年患者，降压治疗可能存在"J"形或"U"形曲线现象。所谓的"J"形或"U"形曲线现象在不同的观察性研究中有着不同的最低合适血压值，某些最低值明显与我们既往所知的其他研究结论相悖。就目前所知的临床试验资料来看（ACCORD 和 SPRINT 研究中，强化降压治疗组目标血压＜120/80mmHg），针对特定的高血压人群，收缩压降至 120mmHg 以下，舒张压降至 70～79mmHg 是安全的。

## 二、高血压合并冠心病患者降压目标值的确定

（一）高血压合并稳定性冠心病患者的降压目标值

近年来，许多高血压大型临床试验观察强化降压治疗对心血管事件风险下降的影响。2010 年发表的 ACCORD 研究[10]发现，对于 2 型糖尿病患者，强化降压治疗（收缩压降至＜120mmHg 相对于＜140mmHg）并不能显著降低心血管事件的风险[11]。2015 年美国发表的 SPRINT 研究[11]结果显示[12]，对于无 2 型糖尿病的高血压病患者，强化降压治疗组（SBP＜120mmHg）与标准降压治疗组（SBP＜140mmHg）相比主要终点事件风险（包括心肌梗死、急性冠脉综合征、脑卒中、心力衰竭和心血管死亡）有显著性差异；但是心肌梗死、急性冠脉综合征和脑卒中等二级终点事件并没有减少，两组之间无统计学差异。该研究提示，更进一步的强化降压（＜120/80mmHg）主要降低心力衰竭和全因死亡，但并没有带来冠心病事件的减少。前面已经分析过冠状动脉循环的特点，在一定血压范围内冠状循环可自身调节。若舒张压过低，低于自身调节的下限，则冠状动脉灌注就可能下降，导致心肌供血不足，增加心血管事件风险发生。目前普遍认为舒张压不可降得过低，尤其是老年高血压冠心病患者若舒张压低于 60mmHg，心血管病风险可能增加。总之，目前多数专家认为高血压合并冠心病患者的血压目标值低于 140/90mmHg 是合理和安全的。但收缩压降压目标值是低于 140mmHg 还是低于 130mmHg 更好还需要更多的多中心随机、双盲、

对照的临床研究结果去证实。

国内外指南对高血压合并冠心病患者降压治疗目标值的推荐并不一致，但大多数为<130/80mmHg。2009 年基层版《中国高血压防治指南》[16]和《中国高血压防治指南》（2010 年修订版）[17]都建议将合并慢性稳定型心绞痛的高血压患者血压维持在<130/80mmHg。2013 年《欧洲高血压治疗指南》[18]指出，合并冠心病的高血压患者应控制在收缩压<140mmHg。2014 年 INVEST 研究亚组分析结果证实，对于 60 岁以上合并冠心病的血压高于 150mmHg 的高血压病患者，血压降至140mmHg 以下比降至150mmHg 以下有更多获益[19]。2015 年《美国冠心病患者高血压治疗指南》建议[20]，冠心病患者血压目标<140/90mmHg（Ⅰ/A）；而冠心病患者血压目标<130/80mmHg（Ⅱb/C）。近年来许多 Meta 分析研究结果均支持更为严格的降压策略。对于合并包括血管疾病、肾损害、糖尿病的高危高血压患者，强化降压策略（＜130/80mmHg）与标准降压策略（＜140/90mmHg）相比能更进一步降低心血管事件风险，而严重的副作用并无明显增加，最多见的不良反应为低血压[21]。

强化降压策略降低了脑卒中和心力衰竭的风险，但对于冠心病患者来讲，可能增加心肌缺血的风险，并不能带来心血管事件的降低。因此，对大部分高血压合并冠心病患者，我们推荐的降压治疗目标为<140/90mmHg，对于一部分年轻高血压合并冠心病的患者，血压降至<130/80mmHg 也是可以考虑的。但血压并不是越低越好，晚近发表的 CLARIFY 注册研究[22]结果再次提醒，收缩压降至120mmHg 以下和（或）舒张压降至 70mmHg 以下会增加不良心血管事件的风险，包括心血管死亡、心肌梗死和脑卒中。

（二）高血压合并急性冠脉综合征患者的降压目标值

血压水平过高同样增加急性冠脉综合征患者住院死亡率，可能的原因如下：血压过高增加心脏负荷，增加心肌耗氧量，增加抗栓治疗相关的出血包括脑出血风险。但血压过低也增加患者心肌低灌注风险。观察性研究发现，入院时血压水平越低，患者预后越差，甚至某些注册研究[23]发现，对心肌梗死患者来说，入院时收缩压超过 200mmHg 是一个

保护因素。看起来上述发现令人迷惑，但仔细思考后发现这些现象也容易理解：观察性研究发现血压低反映的是 ACS 患者疾病的严重程度，血压越低，反映疾病越重，远期预后越差；血压高反映血流动力学稳定，心功能好，提示远期预后好，但在一定范围内，血压过高的确也可以增加 ACS 患者死亡风险。ACS 急性期时间较短，这一时期血压水平的高低对患者预后的影响有限，更重要的是，患者病情稳定后长期对血压的管理。目前对于合并 ACS 的高血压患者，ACC/AHA 指南[24]推荐的目标血压为<140/90mmHg，但有关 ACS 的最适血压水平还未确定。针对 ACS 患者最适血压水平的最新临床研究提示[25]，ACS 患者降压治疗也存在"U"形或"J"形曲线，血压水平在 130～140/80～90mmHg 心血管事件发生率最低，而血压水平在 110～130/70～90mmHg 曲线相对平缓。该研究提示，血压水平过低可能增加心血管事件风险。"J"形曲线的拐点问题及 ACS 患者最适的降压目标范围还需要更多大型的临床试验来探索。目前被广泛接受的观点是血压不可降得过低，至少应不低于110/70mmHg 的水平，尤其是对大于 60 岁的老年单纯收缩期高血压病患者，若舒张压低于60mmHg，心血管病风险可能增加。总之，ACS 患者急性期降压治疗首先要保证血流动力学稳定，血压不可过低，亦不可过高，过低则减少心肌灌注，过高则增加抗栓治疗出血风险。特别是舒张压不可降得过低，不宜低于 60mmHg，对合并 ACS 的高血压患者来说，血压水平控制在（130～140）/（80～90）mmHg 可能是最适范围。

## 三、高血压合并稳定性冠心病的降压治疗

（一）高血压合并稳定性冠心病的降压治疗策略

高血压合并稳定性冠心病患者的主要治疗目标是减少心肌缺血发生的频率和持续时间，缓解心绞痛症状；预防心血管事件的发生，包括死亡、心肌梗死和脑卒中。对大部分高血压合并冠心病患者，推荐血压<140/90mmHg 的控制目标是合理的。对部分高危患者，如合并陈旧性心肌梗死、脑卒中、短暂性脑缺血发作（TIA）及糖尿病、颈动脉疾病、外周动脉疾病和腹主动脉瘤等，血压可以控制在＜

130/80mmHg。

### （二）高血压合并稳定性冠心病的降压用药选择

**1. β受体阻滞剂**　可减慢心率，降低血压，改善心肌氧供失衡，改善患者的胸痛症状，是冠心病合并高血压治疗的首选降压药物。β受体阻滞剂还可抑制肾小球球旁器肾素释放，无内在拟交感神经活性的$β_1$受体阻滞剂在临床中应用最为广泛。相对禁忌证包括严重窦性心动过缓、窦房阻滞、低血压、严重支气管痉挛性疾病及失代偿性心力衰竭。外周血管疾病不是β受体阻滞剂应用的禁忌，轻微的支气管痉挛性疾病也可应用β受体阻滞剂。

β受体阻滞剂应用于冠心病患者的治疗有非常坚实的临床试验依据。对合并心绞痛症状的高血压患者而言，β受体阻滞剂应作为缓解心绞痛症状的首选用药。

**2. 钙通道阻滞剂（CCB）**　高血压合并冠心病患者在降压治疗时使用CCB可以降低心血管事件的发生率和总死亡率。若硝酸酯类和β受体阻滞剂不能有效控制血压，可考虑加用长效二氢吡啶类CCB。短效二羟吡啶类CCB的交感激活的活性较强，应避免被使用。若患者对硝酸酯类和β受体阻滞剂不能耐受，还可考虑予以非二氢吡啶类CCB（地尔硫草和维拉帕米）以缓解胸痛、降低血压。多项研究证实，使用地尔硫草可减少胸痛复发、减少心源性死亡。非二氢吡啶类CCB不能应用于心力衰竭和传导阻滞患者，更不宜与β受体阻滞剂合用。

CAMELOT研究[26]发现，氨氯地平组、依那普利组和安慰剂组相比，降压疗效相似，但氨氯地平组心血管事件风险下降，亚组分析表明，氨氯地平组动脉粥样硬化斑块进展亦较两组缓慢，提示氨氯地平有降压作用以外的多效性效应。VALUE研究[27]发现，对于有心血管事件高风险的入选患者，氨氯地平组和缬沙坦组心血管事件风险和死亡率无差别。但氨氯地平组较缬沙坦组降压效果更强，新发梗死风险更低，不过缬沙坦组新发糖尿病风险相对较低。相对于氨氯地平组，缬沙坦组患者有脑卒中风险增高的趋势。

**3. ACEI**　冠心病合并高血压治疗的优先用药选择。如果心绞痛患者伴有血压升高，应考虑给予ACEI，特别是对于合并左心室功能不全、左心衰竭、糖尿病或慢性肾脏病患者。基于HOPE[28]、EUROPA[29]、SAVE[30]等临床研究的结果，冠心病患者应用ACEI可降低包括心血管死亡、心肌梗死和心搏骤停在内的一级终点与复合终点达20%～25%。

但PEACE研究[31]和ALLHAT研究[32]入选的患者患冠心病的比例低，使用ACEI后未得出使用有益的结果，提示ACEI在冠心病风险较高的患者中应用获益更大。

**4. 血管紧张素受体阻滞剂**　应用于心绞痛患者伴有血压升高，特别是对于合并左心室功能不全、左心衰竭、糖尿病或慢性肾脏病患者，有应用ACEI指征但不能耐受ACEI者。

VALUE研究[27]已证实，对于合并高心血管事件风险的高血压患者，以缬沙坦为基础的降压方案与以氨氯地平为基础的降压方案相比，尽管降压幅度后者略强于前者，但两组方案患者的心血管事件发生率和死亡率无明显差别。VALLANT研究[33]也发现，对于心肌梗死后有高危心血管事件风险的患者，应用缬沙坦并不比应用卡托普利有效。

**5. 利尿剂**　噻嗪类利尿剂和噻嗪样利尿剂已被某些临床试验证实可降低冠心病患者心血管事件风险，如MRC研究[34]、SHEP研究[35]和ALLHAT研究[32]，因此利尿剂可有效地应用于冠心病事件的二级预防。

## 四、高血压合并急性冠脉综合征的降压治疗

### （一）高血压对急性冠脉综合征预后的影响

高血压对ACS的影响复杂而矛盾。SYMPHONY研究[36]结果表明，高血压是ACS患者90d死亡和心肌梗死的独立预测因素。2011年发表的ACTION Registry-GWTG研究[23]纳入了82 004名ACS患者，探讨不同血压水平对ACS患者预后的影响。该研究发现，血压水平越低，急性心肌梗死患者住院死亡率越高，基线收缩压每下降10mmHg，住院死亡率增加1.22倍。严重高血压的确可以增加心肌耗氧，增加ACS患者心血管事件风险，但低血压常预示ACS患者心功能较差，远期预后不佳。研究发现血压水平与出血风险也有相关性，与高血压患者相比，低血压患者出血风险更高。在住院不稳定型心绞痛患者中，入院时血压水平在120～180mmHg时患者的出血风险最小。

（二）高血压合并急性冠脉综合征的降压策略

急性冠脉综合征合并高血压患者，首先应根据患者血压水平和风险程度决定治疗方案。患者血压为轻中度升高，可首先关注急性冠脉综合征的处理，予以抗凝、抗血小板、抗缺血治疗。大多数患者胸痛缓解后血压可降至正常水平。若血压急剧升高超过 180/110mmHg 为高血压急症，应当先控制血压，可使用静脉滴注降压药物，首先选用硝酸甘油针剂，降压同时可改善心肌供血，待血压降至 160/110mmHg 以下可再考虑抗凝、抗血小板、抗缺血治疗。对急性 ST 段抬高心肌梗死患者来说，再灌注治疗是决定近远期预后的最重要因素，应同时兼顾再灌注与降压治疗。选择急诊介入治疗的患者可同时进行静脉滴注降压药物；选择静脉溶栓治疗，由于血压过高增加脑出血风险，血压应控制在 160/110mmHg 以下才能进行溶栓治疗。具体流程见图 8-3-1。

（三）高血压合并急性冠脉综合征的用药选择

常用的降压药物有硝酸酯类、β 受体阻滞剂、RAAS 抑制剂（ACEI 或 ARB）、醛固酮受体拮抗剂、钙通道阻滞剂、利尿剂。

**1. 硝酸酯类** ACS 患者血压重度升高时优先选择。最常用剂型为硝酸甘油针剂，尤其适用于合并胸痛、急性肺水肿的患者，长时间微泵输注有耐药性，同时注意不可因硝酸酯类的使用延误 ACEI 或 β 受体阻滞剂的使用。硝酸酯类药物的降压作用与剂量高度相关，但是急性下壁心肌梗死时使用硝酸酯类宜小剂量开始使用，避免发生低血压。

**2. β 受体阻滞剂** 是 ACS 合并高血压患者降压治疗的基石，可降压、减少恶性心律失常、减慢心室率、降低心肌耗氧、缩小心肌梗死面积、改善 ACS 患者预后；如果没有禁忌证，β 受体阻滞剂应在心肌梗死后 24h 内尽早开始使用；优先选用美托洛尔、比索洛尔、卡维地洛；β 受体阻滞剂可增加发生心源性休克的风险；β 受体阻滞剂在禁忌证的情况下使用受限，如房室传导阻滞（AVB）、心动过缓、失代偿性心力衰竭、支气管痉挛性疾病、低血压状态。最近的 ACC/AHA 指南[37]已推荐心肌梗死后和 ACS 患者如心功能正常应使用 β 受体阻滞剂，心力衰竭或 LVEF 下降的患者如无禁忌，都应使用 β 受体阻滞剂，尤其是卡维地洛、美托洛尔和比索洛尔。心肌梗死后和 ACS 患者若心功能正常应使用 β 受体阻滞剂至少 3 年。

**3. RAAS 抑制剂** ACEI 可改善心肌梗死后心室重构，降低死亡率；此药是 ACS 合并高血压患者治疗的基石，尤其适用于合并左心衰竭、左室功能不全和糖尿病患者；大面积心肌梗死、前壁心肌梗死和合并心力衰竭的患者获益更大。当 ACEI 不能耐受时，STEMI 或 ACS 患者考虑 ARB 替代，住院期间或出院时也推荐使用。缬沙坦有循证医学依据。

**4. 醛固酮受体拮抗剂** 本药适用于心肌梗死后心力衰竭（LVEF<40%）和合并 2 型糖尿病患者，螺内酯和依普利酮均可选择；本药不适用于肾功能损害的患者（男性≥2.5mmol/dl，女性≥2.0mmol/dl）；与 ACEI 或 ARB 联用有发生高钾血症的风险。

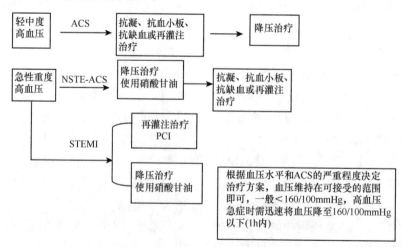

图 8-3-1　高血压合并 ACS 的血压管理流程

**5. 钙通道阻滞剂**　不推荐 ACS 合并高血压患者常规使用。非二氢吡啶类 CCB 在 β 受体阻滞剂禁忌时可作为替代药物。二氢吡啶类 CCB 在 ACS 合并重度高血压时作为降压药物应用。两类 CCB 均可增加低血压风险，非二氢吡啶类 CCB 有增加 AVB 风险，尤其是在与 β 受体阻滞剂合并使用时。

**6. 利尿剂**　在 ACS 合并高血压患者的长期血压管理中发挥着重要作用，其适用于合并心室充盈压升高、肺静脉压升高和心力衰竭的患者，在合并心力衰竭和肾功能不全的患者优先选用袢利尿剂，使用时注意发生低钾血症的风险。

**（四）高血压合并急性冠脉综合征抗栓治疗的安全性评估**

高血压合并 ACS 患者除降压治疗外还要进行抗栓治疗，ACS 的病理基础为冠状动脉内粥样硬化斑块破裂继发血栓形成，因此抗栓治疗是 ACS 患者进行药物治疗的非常重要的方面，早期给予抗栓药物可明显改善预后。但抗栓治疗过度可能导致出血风险增加，最常见的是消化道出血，也包括穿刺部位出血和脑出血。对于未控制高血压的患者来说，出血风险更高。

对于未控制高血压的 ACS 患者来说，迅速稳定血压以便尽早进行再灌注治疗有时充满挑战。尽管高血压本身不会影响 ACS 患者治疗策略的选择，但应牢记未控制的高血压可显著增加出血风险。无论是保守治疗还是介入治疗，控制血压都很重要。一般来说，收缩压降至 180mmHg 以下，舒张压降至 100mmHg 以下可安全使用抗栓药物。

**（五）高血压合并急性冠脉综合征的急诊心脏介入围术期降压治疗策略**

高血压合并 ACS 急诊心脏介入（PCI）手术中的血压管理非常重要，管理不好，患者可能发生心力衰竭或低血压及脑血管合并症。若血压轻中度升高，低于 180/110mmHg，可暂不予处理，术后给予口服降压药物治疗。如血压重度升高，推荐立即使用静脉降压药物，如硝酸甘油、乌拉地尔、地尔硫草或硝普钠均可选用，手术中严密监测以避免血压过度降低，使血压保持在轻度升高水平更安全。

# 第六节　高血压合并冠心病患者的长期管理

## 一、高血压合并冠心病患者的二级预防

二级预防是指预防已患冠心病的患者发生心肌梗死和猝死等心血管事件。针对高血压合并冠心病的患者，二级预防是指合理选用降压药物，联合使用抗血小板药物、调脂药物，预防心肌梗死和猝死的发生。

## 二、高血压合并冠心病的社区管理

高血压合并慢性稳定型心绞痛患者的长期治疗目的是预防死亡、心肌梗死和脑卒中，减少心肌缺血发作，改善症状。高血压合并慢性稳定型心绞痛患者降压推荐的血压目标值 < 140/90mmHg。

该类型患者改用健康的生活方式是关键，要控制饮食、限制食盐摄入，适度饮酒，规律锻炼，减肥，戒烟，加强血糖、血脂管理和抗血小板治疗。

高血压合并冠心病患者如临床症状稳定，其降压治疗策略与一般高血压患者并无明显差别，要注意平稳缓慢降压，进行个体化治疗；若血压水平重度升高，首先应将血压快速降至安全水平，然后再缓慢降压。特别要关注降压的目标血压，尤其是舒张压不可降至过低，防止出现冠状动脉低灌注症状。应选用长效降压药物，保证 24h 平稳降压，避免血压晨峰现象，以减少清晨高发心血管事件。

有症状性冠心病尤其是心绞痛的治疗，主要针对缓解心绞痛及预防冠脉事件。治疗心绞痛的主要药物是 β 受体阻滞剂、CCB、硝酸酯类。预防心血管事件的药物包括 β 受体阻滞剂、ACEI、ARB、CCB、抗血小板药物和调脂药物。长期管理中不但要实现血压达标，还要注意冠心病患者的心率控制，必要时可以选择比索洛尔，可以同时实现血压和心率的控制，改善长期预后。

中国传统中医药在基层慢性冠心病的防治中具有巨大优势。中药多为天然药物，注重整体调节；辨证施治体现了现代医学追求个体化治疗的最高境界。经过几十年的研究和开发，一批疗效确切的中成药可明显改善患者生活质量，深受患者欢迎。血

脂康在中国冠心病二级预防研究中取得显著疗效，可明显降低心血管事件、冠心病死亡及全因死亡，得到国内和国际的广泛认可。治疗气虚血瘀、气滞血瘀和痰热瘀阻型的代表中成药，如麝香保心丸、复方丹参滴丸在基层被广泛使用，且具有非常好的治疗依从性，可作为冠心病二级预防用药。麝香通心滴丸在治疗高血压合并冠状动脉微循环障碍方面有非常好的疗效；应用中成药松龄血脉康治疗高血压合并稳定性冠心病的患者时亦具有非常好的功效，可以有效缓解患者胸痛并降压、调脂，以及改善患者生活质量，值得被推广。

（王胜煌　程劲松）

## 参 考 文 献

[1] Nissen SE, Tuzcu EM, Libby P, et al. Effect of antihypertensive agents on cardiovascular events in patients with coronary disease and normal blood pressure: the CAMELOT Study: a randomized controlled trial. JAMA, 2004, 292: 2217-2225.

[2] Gao Y, Chen G, Tian H, et al. China National Diabetes and Metabolic Disorders Study Group. Prevalence of hypertension in china: a cross-sectional study. PLoS One, 2013, 8（6）: e65938.

[3] Boden WE, O'Rourke RA, Teo KK, et al. COURAGE Trial Research Group. Optimal medical therapy with or without PCI for stable coronary disease. N Engl J Med, 2007, 356（15）: 1503-1516.

[4] de Bruyne B, Fearon WF, Pijls NH, et al. FAME 2 Trial Investigators. Fractional flow reserve-guided PCI for stable coronary artery disease. N Engl J Med, 2014, 371（13）: 1208-1217.

[5] Frazier CG, Shah SH, Armstrong PW, et al. Prevalence and management of hypertension in acute coronary syndrome patients varies by sex: observations from the sibrafiban versus aspirin to yield maximum protection from ischemic heart events postacute coronary syndromes（SYMPHONY）randomized clinical trials. Am Heart J, 2005, 150（6）: 1260-1267.

[6] Thune JJ, Signorovitch J, Kober L, et al. Effect of antecedent hypertension and follow-up blood pressure on outcomes after high-risk myocardial infarction. Hypertension, 2008, 51（1）: 48-54.

[7] Messerli FH, Mancia G, Conti CR, et al. Dogma disputed: can aggressively lowering blood pressure in hypertensive patients with coronary artery disease be dangerous? Ann Intern Med, 2007, 144（12）: 884-893.

[8] Bangalore S, Messerli FH, Wun CC, et al. J-curve revisited: an analysis of blood pressure and cardiovascular events in the Treating to New Targets（TNT）Trial. Eur Heart J, 2010, 31（23）: 2897-2908.

[9] Dorresteijn JA, van der Graaf Y, Spiering W, et al. Relation between blood pressure and vascular events and mortality in patients with manifest vascular disease: J-curve revisited. Hypertension, 2012, 59（1）: 14-21.

[10] Cutley J. Effects of intensive blood-pressure control in type 2 diabetes mellitus. N Engl J Med, 2010, 362（17）: 1575-1585.

[11] Wright JT, Williamson JD, Whelton PK, et al. A Randomized Trial of Intensive versus Standard Blood-Pressure Control. N Engl J Med, 2016, 41（8）: e141-e143.

[12] Pepine CJ, Handberg EM, Cooper-DeHoff RM, et al. A calcium antagonist vs a non-calcium antagonist hypertension treatment strategy for patients with coronary artery disease: the International Verapamil-Trandolapril Study（INVEST）: a randomized controlled trial. JAMA, 2003, 290（21）: 2805-2816.

[13] Estacio RO, Jeffers BW, Gifford N, et al. Effect of blood pressure control on diabetic microvascular complications in patients with hypertension and type 2 diabetes. Diabetes Care, 2000, 23（2）: B54.

[14] Denardo SJ, Gong Y, Nichols WW, et al. Blood pressure and outcomes in very old hypertensive coronary artery disease patients: an INVEST substudy. Am J Med, 2010, 123（8）: 719-726.

[15] Beckett NS, Peters R, Fletcher AE, et al. Treatment of hypertension in patients 80 years of age or older. N Engl J Med, 2008, 100（1）: 25.

[16] 刘力生, 王文, 姚崇华. 中国高血压防治指南（2009年基层版）. 中华高血压杂志, 2010, 18（1）: 11-30.

[17] 中国高血压防治指南修订委员会.中国高血压防治指南 2010.中华心血管病杂志, 2011, 39: 579-616.

[18] Mancia G, Fagard R, Narkiewicz K, et al. 2013 ESH/ESC Guidelines for the management of arterial hypertension: the Task Force for the management of arterial hypertension of the European Society of Hypertension（ESH）and of the European Society of Cardiology（ESC）. J Hypertens, 2013, 31（7）: 1281-1357.

[19] Bangalore S, Gong Y, Cooper-DeHoff RM, et al. Eighth Joint National Committee panel recommendation for blood pressure targets revisited: results from the INVEST study. J Am Coll Cardiol, 2014, 64（8）: 784-793.

[20] Rosendorff C, Lackland DT, Allison M, et al. Treatment of hypertension in patients with coronary artery disease: a scientific statement from the american heart association, american college of cardiology, and american society of hypertension. J Am Coll Cardiol, 2015, 65（18）: 1998-2038.

[21] Xie X, Atkins E, Lv J, et al. Effects of intensive blood pressure lowering on cardiovascular and renal outcomes: updated systematic review and meta-analysis. Lancet, 2016, 387（10017）: 435-443.

[22] Vidal-Petiot E, Ford I, Greenlaw N, et al. CLARIFY Investigators. Cardiovascular event rates and mortality according to achieved systolic and diastolic blood pressure in patients with stable coronary artery disease: an international cohort study. Lancet, 2016, （16）: S0140-S6736.

[23] Chin CT, Chen AY, Wang TY, et al. Risk adjustment for in-hospital mortality of contemporary patients with acute myocardial infarction: the acute coronary treatment and intervention outcomes network（ACTION）registry-get with the guidelines（GWTG）acute myocardial infarction mortality model and risk score. Am Heart J, 2011, 161（1）: 113-122.

[24] Rosendorff C, Lackland DT, Allison M, et al. American Heart Association, American College of Cardiology, and American Society of Hypertension. Treatment of hypertension in patients with coronary artery disease: a scientific statement from the American Heart

Association, American College of Cardiology, and American Society of Hypertension. Circulation, 2015, 131（19）: e435-e470.

[25] Bangalore S, Qin J, Sloan S, et al. What is the optimal blood pressure in patients after acute coronary syndromes?: relationship of blood pressure and cardiovascular events in the pravastatin or atorvastatin evaluation and infection therapy-thrombolysis in myocardial infarction（PROVE IT-TIMI）22 trial, Circulation, 2010, 122( 21 ): 2142-2151.

[26] Julius S, Kjeldsen SE, Weber M, et al. Outcomes in hypertensive patients at high cardiovascular risk treated with regimens based on valsartan or amlodipine: the VALUE randomised trial. Lancet, 2004, 363（9426）: 2022-2031.

[27] Yusuf S, Sleight P, Pogue J, et al. Effects of an angiotensin-converting-enzyme inhibitor, ramipril, on cardiovascular events in high-risk patients: the Heart Outcomes Prevention Evaluation Study Investigators. N Engl J Med, 2000, 342（3）: 145-153.

[28] Fox KM. European trial On reduction of cardiac events with Perindopril in stable coronary Artery disease Investigators. Efficacy of perindopril in reduction of cardiovascular events among patients with stable coronary artery disease: randomised, double-blind, placebo-controlled, multicentre trial（the EUROPA study）. Lancet, 2003, 362: 782-788.

[29] Pfeffer MA, Braunwald E, Moye LA, et al. SAVE Investigators. Effect of captopril on mortality and morbidity in patients with left ventricular dysfunction after myocardial infarction: results of the Survival and Ventricular Enlargement trial: the SAVE Investigators. N Engl J Med, 1992, 327: 669-677.

[30] Braunwald E, Domanski MJ, Fowler SE, et al. PEACE Trial Investigators. Angiotensin-converting-enzyme inhibition in stable coronary artery disease. N Engl J Med, 2004, 351: 2058-2068.

[31] ALLHAT Officers and Coordinators for the ALLHAT Collaborative Research Group, The Antihypertensive and Lipid-Lowering Treatment to Prevent Heart Attack Trial. Major outcomes in high-risk hypertensive patients randomized to angiotensin-converting enzyme inhibitor or calcium channel blocker vs diuretic: the Antihypertensive and LipidLowering Treatment to Prevent Heart Attack Trial（ALLHAT）. JAMA, 2002, 288（23）: 2981-2997.

[32] Pfeffer MA, McMurray JJV, Velazquez EJ, et al. Valsartan, captopril, or both in myocardial infarction complicated by heart failure, left ventricular dysfunction, or both. N Engl J Med, 2003, 349（20）: 1893-1906.

[33] Medical Research Council Working Party. MRC trial of treatment of mild hypertension: principal results. BMJ, 1985, 291( 6491 ): 346-347.

[34] SHEP Cooperative Research Group. Prevention of stroke by antihypertensive drug treatment in older persons with isolated systolic hypertension: final results of the Systolic Hypertension in the Elderly Program（SHEP）. JAMA, 1991, 265（24）: 3255-3264.

[35] Hochman JS, Tamis JE, Thompson TD, et al. Sex, clinical presentation, and outcome in patients with acute coronary syndromes. Global Use of Strategies to Open Occluded Coronary Arteries in Acute Coronary Syndromes Ⅱb Investigators. N Engl J Med, 1999, 341( 4 ): 226-232.

[36] O'Gara PT, Kushner FG, Ascheim DD, et al. 2013 ACCF/AHA guideline for the management of ST-elevation myocardial infarction: executive summary: a report of the American College of Cardiology Foundation/American Heart Association Task Force on Practice Guidelines. Circulation, 2013, 61（4）: e78-e140.

[37] Dickstein K, Kjekshus J. OPTIMAAL Steering Committee of the OPTIMAAL Study Group. Effects of losartan and captopril on mortality and morbidity in high-risk patients after acute myocardial infarction: the OPTIMAAL randomised trial: Optimal Trial in Myocardial Infarction with Angiotensin Ⅱ Antagonist Losartan. Lancet, 2002, 360: 752-760.

# 高血压合并心力衰竭

高血压是最常见的心血管疾病，是全球范围内重大公共卫生问题，其重要性在于高血压是脑卒中和冠心病发病的独立危险因素。未控制的高血压必定引发心、脑、肾及血管等靶器官损害，严重危害着人类的健康，是心血管疾病的无形杀手；由于高血压发病缓慢，早期基本无症状，且症状的严重程度与血压的高低并不一致，经常不被重视。人群研究已明确证实高血压是慢性心力衰竭的一项主要危险因素，占比相当大，而早期和积极控制血压是预防心力衰竭的重要措施。有效控制血压可降低心力衰竭发生率超过50%，并可有效减少其导致的并发症和病死率。

## 第一节　高血压的病理生理改变及其对心脏的影响

原发性高血压是多基因遗传和多种环境因素共同作用下的复杂疾病。神经内分泌系统及其紊乱不仅在其发病中占很大作用，而且也通过影响血管壁细胞的增殖和血管的重塑，参与高血压靶器官损害的调节。

高血压引起心脏结构和功能的改变主要通过下述两条途径：①心脏后负荷增加的直接作用；②间接通过神经体液、交感神经和肾素-血管紧张素-醛固酮系统（RAAS）的激活。而切断这两个关键过程是有效预防和治疗心力衰竭的基础[1, 2]。高血压主要的病理改变分为下述三方面：左心室肥厚、左心房增大、心肌缺血，这三者最后均能导致心力衰竭。

### （一）左心室肥厚

左心室肥厚是高血压患者中最常见的心脏重构，10%～20%的高血压患者可发生左心室肥厚和左心室质量增加。其原因是由于机械和神经体液的过度刺激促使心肌细胞生长、胚胎基因表达和细胞外基质增殖；心脏起初是向心性肥厚，随后可能发展为离心性扩大（图8-4-1）。向心性肥厚主要表现为左心室厚度及其质量增加，左心室壁肥

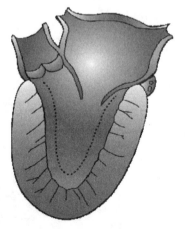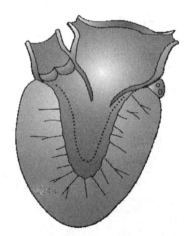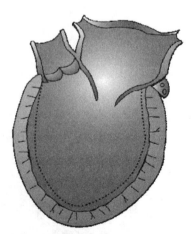

图 8-4-1　高血压交感神经及 RAAS 过度激活导致心肌肥厚、心室扩大

引自：Jessup M，et al. Heart failure. N Engl J Med，2003，348：2007-2018.

厚的程度基本均匀。此时的肥厚也是对室壁张力增加的一种保护性反应，使其心室维持适当的心排血量。此时常可能发生心室舒张期末压增高和舒张功能不全。部分患者后期左心室可出现离心性扩大，导致左心室收缩功能不全。

### （二）左心房增大

高血压患者中常见的心房重构。左心室舒张期末压持续增加使左心房增大，并与左心室舒张功能不全的严重程度相关。左心房增大及其功能受损常可诱发房性心律失常，如心房颤动等。当左心室舒张功能不全时再失去心房的有效收缩，则更容易发生心力衰竭。

### （三）心肌缺血

高血压患者的血管由于血流剪切力增加而导致其内皮功能受损，一氧化氮（NO）的合成和释放较少，并促使冠状动脉粥样硬化及斑块形成，即高血压是冠状动脉粥样硬化性心脏病（冠心病）的重要危险因素。此外，高血压致心肌肥厚也可导致心肌需氧量增加，而发生相对性心肌供血不足及其冠状动脉微循环的功能障碍。总之，高血压患者由于左心室肥厚和冠状动脉的上述病变，常引起心肌缺血的症状。

### （四）心力衰竭

高血压是舒张功能不全的最常见原因，但很容易被忽视，高血压患者慢性心脏后负荷增加及左心室肥厚，可影响左心室舒张早期主动充盈和舒张晚期的顺应性。此外，高血压患者的其他伴发因素也可加重舒张功能不全，如老龄、心肌缺血、心肌纤维化或心房颤动等。随着疾病的进展，左心室扩大及收缩功能进一步下降，交感神经和RAAS等神经体液过度激活，致使外周血管收缩，水钠潴留，即发展到收缩性心力衰竭阶段[3]。一旦血压急性升高又会发生急性心力衰竭等急症和重症。

## 第二节　高血压已是心力衰竭发展的 A 或 B 阶段

根据心力衰竭发生发展的过程,美国2001年美国心脏病学会（ACC）/美国心脏协会（AHA）心力衰竭指南按照疾病的发生和发展过程对慢性心力衰竭提出了新的"阶段分级"方法，将从只有心力衰竭危险因素到终末期心力衰竭的全过程分为 A、B、C、D 共 4 个阶段，从而提供了从"防"到"治"的全面整体概念[4]。新的"阶段"划分方法不同于纽约心脏病学会（NYHA）的心功能分级，是从不同角度提出的概念；在老的分级方法的基础上包括了更广的范围，更加注重从心力衰竭发生的源头和进程中预防和治疗心力衰竭。这是基于对心力衰竭发生发展过程的更加深入的认识。心力衰竭是一种慢性、自发进展性疾病，很难根治，但可以预防。A 阶段为心力衰竭的高发危险人群，主要包括原发性高血压、冠心病、糖尿病、肥胖及代谢综合征患者等，但尚无心脏的结构或功能异常，也无心力衰竭的症状和（或）体征；B 阶段患者已发展为结构性心脏病，如左心室肥厚、无症状性心脏瓣膜病、有心肌梗死（MI）病史者；C 阶段患者已有基础的结构性心脏病，以往或目前有心力衰竭的症状和（或）体征，伴气短、乏力、运动耐量下降等；D 阶段患者心力衰竭已到难治性终末期。阶段划分正是体现了重在预防的概念，预防患者从 A 阶段进展至 B 阶段，即防止发生结构性心脏病；以及预防从 B 阶段进展至 C 阶段，即防止出现心力衰竭的症状和体征，尤为重要。心力衰竭的发生始于心肌的初始损伤，一旦发生，它就成为一个不断向前发展的过程，即使急性损伤停止，这个过程也很难自行停止，除非采取措施阻断其发展。而有关交感神经和RAAS在心力衰竭中作用的研究，更加深入了解到它们在心力衰竭发生发展恶性循环中重要的枢纽作用。有关临床研究和循证医学确立了 ACEI 等 RAAS 抑制剂，以及 β 受体阻滞剂在心力衰竭治疗中的基石地位。

单纯高血压与冠心病一样，均属心力衰竭发展的 A 阶段。60%～80%的心力衰竭患者伴有高血压。根据 Framingham 心脏研究显示，高血压导致39%的男性患者发生心力衰竭和59%的女性患者发生心力衰竭；而控制血压可使新发心力衰竭的危险性降低约 50%。UKPDS 试验首次表明，合并高血压的糖尿病患者应用 ACEI 和 β 受体阻滞剂，新发心力衰竭可下降 56%。

高血压伴左心室肥厚，以及心肌梗死但不伴心力衰竭，均属心力衰竭发展的 B 阶段，相当于无症状性心力衰竭，或 NYHA 心功能 I 级。此时应积极治疗以减轻心肌损伤的程度。而治疗的关键是阻断或延缓进一步的心脏重构，防止心肌进一步损伤，对已有左心室功能不全者，不论是否伴有症状，都应使用神经内分泌拮抗剂，防止发展成严重心力衰竭。目标是干预由无症状左心室功能异常至心力衰竭的进展。治疗措施：①包括所有 A 阶段的措施。②ACEI、β受体阻滞剂应用于左心室肥厚或扩大，以及左心室射血分数（LVEF）低下的患者，不论有无心肌梗死病史。

## 第三节　高血压伴舒张功能不全

舒张性心力衰竭（DHF）又称射血分数保留心力衰竭（HFpEF）。由于左心室舒张期主动松弛能力受损和心肌顺应性降低，亦即僵硬度增加（心肌细胞肥大伴间质纤维化），导致左心室在舒张期的充盈受损，左心室舒张期末压增高而发生的心力衰竭[5]。其常见于高血压，尤其伴左心室肥厚者，舒张性心力衰竭常先于收缩功能障碍发生，后期可合并出现。单纯性舒张性心力衰竭约占心力衰竭患者的 20%～60%，其预后优于收缩性心力衰竭。

### （一）高血压舒张功能不全的心脏超微结构变化

心室细胞外基质为纤维胶原，是心肌收缩和舒张过程的重要结构。心肌重塑时伴有心肌细胞和细胞外基质的改变，表现为成纤维细胞增殖、胶原网改变、间质和血管周围胶原的增加，这些改变与交感神经和 RAAS 的激活有关。当胶原沉积大于降解时，发生心肌纤维化。高血压患者心脏小动脉管壁增厚，管腔变窄，随后出现心肌纤维断裂、心肌细胞的变性或坏死，细胞间胶原纤维增生，以及替代性纤维化和间质性纤维化。上述心肌超微结构的损伤，导致心脏的舒张能力和收缩能力下降。

### （二）高血压舒张功能不全的临床表现

单纯舒张功能不全是左心室等容松弛受损及左心室顺应性降低。由于舒张功能不全，无论休息或运动时，必须保持较高的充盈压，以满足机体代谢需要。较高的左心室舒张期末压传输到肺循环可引起肺充血，发生呼吸困难，随之右心衰竭。轻度舒张功能不全时，晚期充盈增加直到舒张期末容积恢复正常。在严重患者，心室变得僵硬，以至于心房衰竭，在充盈压升高情况下舒张期末容积不能恢复

正常，从而每搏量和心排血量下降，导致运动耐力降低。

### （三）高血压舒张功能不全的辅助诊断

**1. 超声心动图及多普勒超声心动图**　左心室收缩功能正常（左心室射血分数＞45%），但可能出现下述舒张功能参数的异常。①二尖瓣血流舒张早期（E 峰）和晚期充盈（A 峰）之比（$E/A$），等容舒张时间（IVRT）和 E 峰减速时间（DT）；②肺静脉血流：肺静脉内心房逆向血流 A；③组织多普勒（TDI）：二尖瓣瓣环环轴的舒张早期速度（$E'$）和晚期速度（$A'$）之比（$E'/A'$）。

二尖瓣血流可呈现下述 3 种左心室舒张功能不全（DD）的充盈模式。①松弛受损（DD Ⅰ 型，轻度舒张功能不全）：E 峰下降，A 峰增高，E/A 减小，IVRT 延长，DT 延长；②假性正常化充盈（DD Ⅱ 型，中度舒张功能不全）：E/A 和 DT 正常，IVRT 较 DD Ⅰ 型时的 IVRT 缩短；③限制性充盈（DD Ⅲ 型、DD Ⅳ 型，重度舒张功能不全）：E/A 显著增加（2∶1），IVRT 和 DT 缩短，当 DT＜130ms 时，可能发生 PAWP＞20mmHg。

舒张功能不全时，二尖瓣环 $E'/A'$＜1，$E/E'$=8 时，PAWP 正常；$E/E'$＞15 时，PAWP＞20mmHg。

**2. 心电图**　可能有左心室肥厚、ST-T 改变，期前收缩（室性或房性）或心房颤动。

**3. 血浆 BNP 和 NT-proBNP 浓度**　可能有不同程度增高。

**4. 胸部 X 线片**　可见肺淤血，心影大小正常或略扩大。

**5. 心导管**　虽然是诊断舒张功能不全最有价值的方法，但在临床实践中普遍应用超声和多普勒无创方法诊断。

### （四）高血压舒张期心力衰竭的诊断标准

舒张期心力衰竭的诊断需要满足以下几个条件：①心力衰竭症状和体征；②正常或接近正常的左心室收缩功能；LVEF＞45%，左心室舒张末期容积指数（LVEDVI）＜97ml/m$^2$；③具有左心室舒张功能不全的证据：有创性左心室舒张期末压＞16mmHg 或 PAWP＞12mmHg，或无创性组织多普勒显示 E/E'＞15。当 E/E'8～15 时，需要另一项无创性左心室舒张功能不全的诊断依据，如 DT、

二尖瓣或肺静脉血流频谱、左心室质量指数等。

《2005年美国AHA/ACC慢性心力衰竭指南》建议：舒张性心功能不全的诊断标准为有典型的心力衰竭症状和体征，同时超声心动图显示患者左心室射血分数正常且没有心脏瓣膜疾病（如主动脉瓣狭窄或二尖瓣反流）。

《2005年欧洲心脏病协会（ESC）心力衰竭治疗指南》建议舒张性心功能不全需同时满足下述必要条件：充血性心力衰竭的症状和体征，左心室收缩功能正常或仅有轻度异常，以及左心室松弛、充盈、舒张期扩张能力异常或舒张期僵硬的证据。

《中国心力衰竭诊断和治疗指南 2014》提出舒张性心力衰竭的诊断标准[6]：①有典型心力衰竭的症状和体征；② LVEF 正常或轻度下降（LVEF≥45%），且左心腔（尤其左心室）大小正常；③有相关结构性心脏病存在的证据（如左心室肥厚、左心房扩大）和（或）舒张功能不全；④超声心动图检查无心脏瓣膜疾病，并可排除心包疾病、肥厚型心肌病、限制性（浸润性）心肌病等。

### （五）高血压舒张性心力衰竭的治疗

虽然40%～50%的慢性心力衰竭患者为舒张性心功能不全，但研究这类患者药物治疗改善预后的临床试验不多，也缺乏具有循证医学证据的治疗指南，在治疗方面通常是经验性的。舒张期心力衰竭的一级预防包括积极控制血压，治疗高脂血症、冠心病和糖尿病。健康生活方式的建立、戒烟、饮食控制、限量乙醇摄入、减轻体重及合理运动，对预防舒张性和收缩性心力衰竭同样有效。在临床出现心力衰竭症状和心力衰竭证据前数年，有可能已存在舒张功能不全，其早期诊断和治疗，对于预防不可逆的心脏结构改变和收缩功能不全至关重要。

2007年ACC公布的VALIDD试验[7]，比较了缬沙坦和其他降压药对轻度高血压患者伴舒张功能障碍的影响。本研究降压的靶目标为＜135/80mmHg。治疗随访 38 周，两组血压均下降10mmHg以上；应用组织多普勒观察二尖瓣瓣环舒张期松弛速度，治疗后均有显著改善，而且两组间比较无差异，说明有效降压确能改善高血压患者的左心室舒张功能，而与降压药物种类无关。

高血压舒张性心力衰竭的治疗要点如下所述。

（1）积极控制血压：舒张性心力衰竭患者的达标血压宜低于单纯高血压患者的标准，即收缩压＜130～135mmHg，舒张压＜80mmHg。

（2）控制心房颤动的心率和心律：心动过速时，舒张期充盈时间缩短，每搏量降低。慢性心房颤动时应适当控制心室率；或将心房颤动转复并维持窦性心律，应该是有益的。

（3）缓解肺淤血和外周水肿：应用利尿剂和低盐饮食，利尿不宜过度，以免前负荷过度降低而致低血压。

（4）逆转左心室肥厚，改善舒张功能：可用ACEI和β受体阻滞剂等

（5）地高辛无正性肌力作用，不推荐应用于舒张性心力衰竭。

（6）如同时有收缩性心力衰竭，则以治疗收缩性心力衰竭为主（见下文）。

## 第四节　高血压伴收缩性心力衰竭

### （一）高血压伴收缩性心力衰竭的诊断

**1. 收缩性心力衰竭的临床表现**　①左心室增大、左心室收缩期末容积增加及 LVEF≤40%；②有高血压或既往高血压病史；③有或无呼吸困难、乏力和液体潴留（水肿）等。

**2. 鉴别诊断**　左心收缩功能不全诊断明确，主要包括左心腔扩大，LVEF 低下。其病因有多种，如缺血性心肌病、高血压、二尖瓣或主动脉瓣关闭不全、扩张型心肌病等。但高血压的左心功能不全诊断应具备高血压史，需认真采集病史和测血压，就诊时的血压偏高也通常有所提示。避免草率诊断为冠心病或扩张型心肌病。

**3. 二维超声心动图及多普勒超声**　测量LVEF，左心室舒张期末径（LVEDD）和左心室收缩期末径（LVESD）增大。LVEDD 正常值：男性＜55mm，女性＜50mm。左心室舒张期末容积（LVEDV）和左心室收缩期末容积（LVESV）扩大。用二维超声心动图及多普勒超声技术可区别舒张功能不全和收缩功能不全。

**4. 核素心室造影及核素心肌灌注显像**　前者可准确测定左心室容量、LVEF 及室壁运动。后者可诊断心肌缺血和心肌梗死，并对鉴别扩张型心肌病或缺血性心肌病有一定帮助。

**5. X 线胸片**　提供心脏增大、肺淤血、肺水肿

及原有肺部疾病的信息。

**6. 心电图** 提供既往心肌梗死史、左心室肥厚、ST-T 改变、房性或室性心律失常等信息。

**7. 血浆脑钠肽（BNP）水平测定** 有助于心力衰竭诊断和预后判断[8-10]，大多数心力衰竭呼吸困难的患者 BNP＞400pg/ml。BNP＜100pg/ml 时不支持心力衰竭的诊断；BNP 100～400pg/ml 时还应考虑其他原因，如肺栓塞、慢性阻塞性肺疾病、心力衰竭代偿期等。

血浆 NT-proBNP 浓度依年龄而异：50 岁以下＞450pg/ml；50～70 岁＞900pg/ml，70 岁以上＞1800pg/ml，诊断心力衰竭的敏感度和特异度均大于80%。血浆 NT-proBNP 浓度＜300pg/ml 为正常，可排除心力衰竭，其阴性预测值为 99%[9]。心力衰竭治疗后血浆 NT-proBNP 浓度＜200pg/ml 提示预后良好。肾功能不全者其特异度降低。

**（二）高血压伴收缩性心力衰竭的药物治疗**

收缩性心力衰竭也称射血分数降低心力衰竭（HFrEF）；高血压伴收缩性心力衰竭属于心力衰竭发展的 C 阶段或 D 阶段，其治疗同慢性心力衰竭的基本原则。近 20 年来，心肌重塑在心力衰竭发生发展中的作用得到高度重视，心力衰竭的药物治疗策略发生了根本转变，从过去增加心肌收缩力为主的治疗模式，转变为目前以改善神经激素异常、阻止心肌重塑为主的生物学治疗模式，即从短期血流动力学/药理学措施转为长期的、修复性的策略。慢性心力衰竭的治疗目标不仅是改善症状、提高生活质量，而且更重要的是针对心肌重塑的机制，防止和延缓其发展，从而降低心力衰竭的死亡率和住院率。治疗药物已从过去的强心、利尿和扩血管转变为以利尿剂、肾素-血管紧张素-醛固酮系统（RAAS）抑制剂和 β 受体阻滞剂为主，辅以洋地黄制剂的综合治疗[6, 11, 12]。

心力衰竭的常规治疗包括联合使用三大类药物，即利尿剂、RAAS 抑制剂（ACEI、ARB 和醛固酮受体拮抗剂）及 β 受体阻滞剂。地高辛是第四类可以联用的药物，可以进一步改善症状、控制心房颤动的心室率等。其中，联合 ACEI（或 ARB）、β 受体阻滞剂及醛固酮受体拮抗剂三类药物的治疗称为"金三角"，均为"生物学治疗"，旨在对左心衰患者，能改善其左心室重构和预后，改善生活

质量和降低死亡率。各国指南尚不推荐三种 RAAS抑制剂常规同时使用，有可能进一步增加肾功能异常和高钾血症的发生率。

**1. 利尿剂（Ⅰ类，A 级）** 在心力衰竭治疗中起着关键作用，控制和缓解心力衰竭症状立竿见影。利尿剂是其他任何可有效改善心力衰竭患者预后方法的基础治疗[13, 14]。利尿剂通过抑制肾小管特定部位钠或氯的重吸收，遏制心力衰竭时的钠潴留，减少静脉回流和降低前负荷，从而减轻肺淤血，提高运动耐量。利尿剂是唯一能充分控制心力衰竭患者液体潴留的药物，也是标准治疗中必不可少的组成部分，所有心力衰竭患者，有液体潴留的证据或原先有过液体潴留者，均应给予利尿剂，且必须尽早应用。因利尿剂缓解症状最迅速，数小时或数天内即可发挥作用，明显改善其症状，随后必须与 RAAS阻滞剂和 β 受体阻滞剂联合应用。

对于心力衰竭患者袢利尿剂应当作为首选。噻嗪类利尿剂仅适用于轻度液体潴留、伴高血压和肾功能正常的心力衰竭患者。利尿剂通常从小剂量开始（呋塞米 20mg/d、托拉塞米 10mg/d，氢氯噻嗪12.5mg/d），根据尿量逐渐加量，呋塞米剂量不受限制。一旦病情控制（肺部啰音消失，水肿消退，体重稳定）即以最小有效量长期维持。在长期维持期间，仍应根据液体潴留情况随时调整剂量。每日体重的变化是最可靠的检测利尿剂效果和调整利尿剂剂量的指标。

长期服用利尿剂应严密观察不良反应的出现，如电解质紊乱、症状性低血压及肾功能不全，特别在服用大剂量或联合用药时。对持续液体潴留者，低血压和液体潴留则很可能是心力衰竭症状恶化、低心排血量、终末器官灌注不足的表现，应继续利尿，并短期使用能增加肾灌注的药物如多巴胺。出现利尿剂抵抗时（常伴有心力衰竭症状恶化），应用袢利尿剂静脉注射 40～80mg，必要时持续静脉滴注 10～40mg/h，或短期应用小剂量的增加肾血流的药物如多巴胺 100～250μg/min。

**2. ACEI（Ⅰ类，A 级）** RAAS 抑制剂中有益于心力衰竭的主要包括三大类药物：ACEI、ARB和醛固酮受体拮抗剂。

ACEI 是被证实能降低心力衰竭患者死亡率的第一类药物，也是循证医学证据积累最早最多的药物，一直被公认为是治疗心力衰竭的基石和首选药

物[15, 16]。其对心力衰竭的作用主要通过两种机制：①抑制 RAAS；②抑制缓激肽的降解，提高缓激肽水平。

所有慢性收缩性心力衰竭患者，包括 B、C、D 阶段人群和 NYHA 心功能各级患者（LVEF<40%），都必须使用 ACEI/ARB，而且需要终身使用，除非有禁忌证或不能耐受。全部充血性心力衰竭（CHF）患者必须应用 ACEI，包括阶段 B 无症状性心力衰竭，以及 LVEF<40%～45%者，ACEI 需终身应用，除非有禁忌证或不能耐受。

ACEI 禁忌证：对 ACEI 曾有致命性不良反应，如严重血管性水肿、无尿性肾衰竭。妊娠期须绝对禁用 ACEI。以下情况须慎用：①双侧肾动脉狭窄；②血肌酐水平显著升高[血肌酐水平＞225.2μmol/L（3mg/dl）]；③高血钾症（血钾浓度＞5.5mmol/L）。④低血压（收缩压<90mmHg），需经其他处理，待血流动力学稳定后再决定是否应用 ACEI。⑤左心室流出道梗阻，如主动脉瓣狭窄、梗阻性肥厚型心肌病等。

ACEI 的应用方法：①采用临床试验中所规定的目标剂量，如不能耐受，可应用中等剂量，或患者能够耐受的最大剂量。②从极小剂量开始，如能耐受则每隔 1～2 周剂量加倍。滴定剂量及过程需个体化，一旦达到最大耐受量即可长期维持应用。③起始治疗后及加量前应监测血压、血钾和肾功能，以后定期复查，尤其在合用醛固酮受体拮抗剂时。如果肌酐水平增高小于 30%，为预期反应，无须特殊处理，但应加强监测。如果肌酐水平增高大于 30%～50%，为异常反应，ACEI 应减量或停用。治疗慢性心力衰竭的 ACEI 及其剂量见表8-4-1。

**表 8-4-1　治疗慢性心力衰竭的 ACEI 及其剂量**

| 药物 | 起始剂量 | 目标剂量 |
|---|---|---|
| 卡托普利 | 6.25mg，每天 3 次 | 50mg，每天 3 次 |
| 依那普利 | 2.5mg，每天 2 次 | 10～20mg，每天 2 次 |
| 福辛普利 | 5～10mg/d | 40mg/d |
| 赖诺普利 | 2.5～5mg/d | 30～35mg/d |
| 培哚普利 | 2mg/d | 4～8mg/d |
| 喹那普利 | 5mg，每天 2 次 | 20mg，每天 2 次 |
| 雷米普利 | 2.5mg/d | 5mg，每天 2 次或10mg/d |
| 西拉普利 | 0.5mg/d | 1～2.5mg/d |
| 苯那普利 | 2.5mg/d | 5～10mg，每天 2 次 |

**3. β 受体阻滞剂**（Ⅰ类，A 级）　CHF 时肾上腺素能受体通路的持续、过度激活对心脏有害。人体衰竭心脏儿茶酚胺的浓度已足以产生心肌细胞的损伤，且慢性肾上腺素能系统的激活介导心肌重构和心源性猝死，而 β1 受体信号转导的致病性明显大于 β2 受体和 α1 受体。这就是应用 β 受体阻滞剂治疗 CHF 的根本基础。

从药理学角度，β 受体阻滞剂是一种负性肌力药物，以往一直被禁用于心力衰竭的治疗。但 20 世纪末的大型临床试验已表明，β 受体阻滞剂能降低心室肌重量和容量、改善心肌重构使其延缓或逆转；长期应用能改善心功能，提高 LVEF。这种急性药理作用和长期治疗有截然不同的效应，来源于 β 受体阻滞剂具有改善内源性心肌功能的"生物学效应"[17-19]。这是一种药物可产生生物学治疗效果的典型范例。

所有慢性收缩性心力衰竭，且病情稳定的患者，以及阶段 B 无症状性心力衰竭的患者（LVEF<40%），均必须应用 β 受体阻滞剂，且需终身使用，除非有禁忌证或不能耐受。NYHA 心功能分级Ⅳ级心力衰竭患者，需待病情稳定后（4d 内未静脉用药，已无液体潴留并体重恒定），在严密监护下由专科医师指导应用。在利尿剂和（或）ACEI 的基础上，尽早加用 β 受体阻滞剂，早期发挥其降低猝死的作用和两药的协同作用，并且因人而异地应用至靶剂量或最大耐受剂量。

β 受体阻滞剂禁用于支气管痉挛性疾病、心动过缓（心率<60 次/分）、二度及以上房室传导阻滞（除非已安装起搏器）患者。有明显液体潴留，需大量利尿者，暂时不能应用。起始治疗前患者需无明显液体潴留，体重恒定（干体重），利尿剂已维持在最合适剂量。

推荐应用琥珀酸美托洛尔、比索洛尔和卡维地洛。必须从极小剂量开始（琥珀酸美托洛尔 12.5mg/d、比索洛尔 1.25mg/d、卡维地洛 3.125mg，每天 2 次）。每 2～4 周剂量加倍。结合我国国情，也可应用酒石酸美托洛尔平片，从 6.25mg 每天 2 或 3 次开始。静息心率 55～60 次/分，即为 β 受体阻滞剂达到目标剂量或最大耐受量，但不宜低于 55 次/分。

应用时需注意监测：①低血压。一般在首剂或加量的 24～48h 内发生，首先停用不必要的扩血管剂。②液体潴留和心力衰竭症状恶化。起始治疗前，应确认患者已达到干体重状态。如在 3d 内体重增加大于 2kg，立即加大利尿剂用量。若病情恶化，可将 β 受体阻滞剂暂时减量或停用；尽量避免突然撤药；减量过程也应缓慢。病情稳定后，需及时再加量或继续应用 β 受体阻滞剂，否则将增加死亡率。如需静脉应用正性肌力药，短期磷酸二酯酶抑制剂较 β 受体激动剂更为合适。③心动过缓和房室传导阻滞。如心率＜55 次/分，或伴有眩晕等症状，或出现二、三度房室传导阻滞，应将 β 受体阻滞剂适当减量。

**4. 醛固酮受体拮抗剂（Ⅰ类，B 级）** 醛固酮有独立于血管紧张素Ⅱ（AngⅡ）对心肌重构的不良作用，特别是对心肌细胞外基质。人体衰竭心脏中心室醛固酮生成及活化增加，且与心力衰竭严重程度成正比。在 ACEI 基础上加用醛固酮受体拮抗剂，进一步抑制醛固酮的有害作用和"醛固酮逃逸现象"，对改善心肌重构有相加的益处[20-22]。醛固酮受体拮抗剂适用于中、重度心力衰竭，NYHA 心功能分级Ⅱ～Ⅳ级患者，以及急性心肌梗死（AMI）后并发心力衰竭，且 LVEF＜40%的患者。螺内酯应用最大剂量为 10～20mg/d。本药应用的主要危险是高钾血症和肾功能异常，使用中应监测血钾和肾功能；入选患者的血肌酐浓度应在 2.0μmol/L（女性）和 2.5μmol/L（男性）以下，血钾浓度低于 5.0mmol/L。

**5. ARB** 在理论上可阻断所有经 ACE 途径，或非 ACE（如糜酶）途径生成的 AngⅡ与 AT$_1$ 受体（血管紧张素Ⅱ的Ⅰ型受体）结合，从而阻断或改善因 AT$_1$ 受体过度兴奋导致的诸多不良作用，如血管收缩、水钠潴留、组织增生、胶原沉积、促进细胞坏死和凋亡等，益于改善慢性心力衰竭的发生发展。大型临床研究结果确定了 ARB 类药物在预防治疗中的地位：适宜高血压的治疗（A 阶段）和已有心肌肥厚等心脏结构异常者（B 阶段）[23-26]。对已有心力衰竭症状的患者（C 阶段），ARB 可用于不能耐受 ACEI 的 LVEF 低下的患者，以减低死亡率和并发症（Ⅰ类），也可代替 ACEI 作为一线治疗（Ⅱa）。应用对象、使用方法、注意事项基本同 ACEI。治疗慢性心力衰竭的 ARB 及其剂量见表 8-4-2。

**表 8-4-2 治疗慢性心力衰竭的 ARB 及其剂量**

| 药物* | 起始剂量 | 推荐剂量 |
|---|---|---|
| 坎地沙坦 | 4～8mg/d | 32mg/d |
| 缬沙坦 | 20～40mg/d | 160mg，每天 2 次 |
| 氯沙坦 | 25～50mg/d | 50～100mg/d |
| 厄贝沙坦 | 150mg/d | 300mg/d |
| 替米沙坦 | 40mg/d | 80mg/d |
| 奥美沙坦 | 10～20mg/d | 20～40mg/d |

*所列药物中坎地沙坦和缬沙坦已有一些临床试验证实，对降低 CHF 患者死亡率和病残率有益。

**6. 血管紧张素受体和脑啡肽酶抑制剂（ARNI）（Ⅰ类，B 级）** ARNI 兼有血管紧张素受体和脑啡肽酶的双重抑制作用，后者可升高利钠肽、缓激肽和肾上腺髓质素及其他内源性血管活性肽的水平。ARNI 的代表药物是沙库巴曲缬沙坦钠。PARADIGM-HF 试验显示，与依那普利相比，沙库巴曲缬沙坦钠使主要复合终点（心血管死亡和心力衰竭住院）风险降低 20%，心脏性猝死减少 20%。

适用于 NYHA 心功能Ⅱ或Ⅲ级、有症状的 HFrEF 患者，若已应用 ACEI/ARB，推荐以 ARNI 替代 ACEI/ARB，以进一步减少心力衰竭的发病率及死亡率（Ⅰ类，B 级）。患者由服用 ACEI/ARB 转为 ARNI 前血压需稳定，并停用 ACEI 36h，以免增加血管神经性水肿的风险。沙库巴曲缬沙坦钠 100mg 提供的缬沙坦相当于代文 80mg。应用时，小剂量（25～100mg，2 次/天）开始，每 2～4 周剂量加倍，逐渐滴定至目标剂量（200mg，2 次/天）。中度肝损伤或高龄≥75 岁患者应用该药时起始剂量要小。起始治疗和剂量调整后应监测血压、肾功能和血钾。在未使用 ACEI 或 ARB 的有症状 HFrEF 患者中，如血压能够耐受，可以首选 ARNI，临床应用时需注意监测。禁忌证基本与 ACEI/ARB 相似。

不良反应：主要是低血压、肾功能恶化、高钾血症和血管神经性水肿，相关处理同 ACEI/ARB。

**7. 地高辛（Ⅱa 类，A 级）** 应用地高辛主要为改善收缩性心力衰竭患者的临床状况，提高生活质量，从而减少慢性心力衰竭患者的住院率，虽然对死亡率的影响呈中性，但其却是正性肌力药物中唯一的、长期治疗不增加死亡率的药物[27]。对心力衰竭仍伴血压高的患者常不必需正性肌力药物。

地高辛适用于已在应用 ACEI（或 ARB）、

β受体阻滞剂和利尿剂治疗，而仍持续有症状的心力衰竭患者。重症患者可将地高辛与 ACEI（或ARB）、β受体阻滞剂和利尿剂同时应用。地高辛更适用于降低（静息时）快速心室率的心房颤动患者，尽管β受体阻滞剂对运动时心室率增快的控制更为有效。

地高辛没有明显的降低心力衰竭患者死亡率的作用，因而不主张早期应用，也不推荐应用于NYHA心功能分级Ⅰ级患者。急性心力衰竭并非地高辛的应用指征，除非伴有快速心室率的心房颤动。AMI后患者，特别是有进行性心肌缺血者，应慎用或不用地高辛。

地高辛需采用维持量（0.125～0.250mg/d）疗法，老年人和肾功能不全者建议用小剂量。应用地高辛时，应注意监测血钾等内环境的稳定。

**8. 钙拮抗剂**（CCB，Ⅲ类，C级）　是一类特殊的血管扩张剂，具有扩张全身和冠脉循环阻力型动脉血管的作用。这些作用在理论上应可改善心脏作功和缓解心肌缺血，但对照的临床试验未能证实这些可能的有益作用。由于缺乏CCB治疗心力衰竭的有效证据，如旨在为了心力衰竭的治疗，此类药物不宜应用。但如心力衰竭患者并发高血压或心绞痛而需要应用CCB时，可选择氨氯地平或非洛地平，临床研究证实，这两种药物对心力衰竭的作用为中性。具有负性肌力作用的非地平类CCB，如维拉帕米和地尔硫䓬，对LVEF下降的心力衰竭患者可能有害，不宜应用。

**9. 正性肌力药物的静脉应用**（Ⅲ类，A级）　这类药物是指环腺苷酸（cAMP）依赖性正性肌力药物，包括β受体激动剂如多巴胺、多巴酚丁胺，以及磷酸二酯酶抑制剂（米力农等）。由于缺乏有效的证据并考虑到药物的毒性，对慢性心力衰竭患者即使在进行性加重阶段，也不主张长期间歇静脉滴注正性肌力药物。对D阶段难治性终末期心力衰竭患者，正性肌力药物可作为姑息疗法应用。对心脏移植前终末期心力衰竭、心脏手术后心肌抑制所致的急性心力衰竭患者，正性肌力药物可短期应用3～5天。多巴酚丁胺剂量为100～250μg/min；多巴胺剂量：250～500μg/min；米力农负荷量为2.5～3mg，继以20～40μg/min，均静脉给予。

**10. 抗血小板和抗凝药物**　心力衰竭伴有明确动脉粥样硬化疾病如心绞痛或心肌梗死，以及糖尿病和脑卒中而有二级预防适应证的患者应使用阿司匹林（Ⅰ类，C级）。其剂量应在每天75～150mg，低剂量时出现胃肠道反应和出血的风险较小（Ⅰ类，B级）。心力衰竭伴心房颤动的患者应长期应用华法林抗凝治疗，并调整剂量使国际标准化比率在1.8～3.0（Ⅰ类，A级）。单纯性扩张型心力衰竭患者不一定需要阿司匹林治疗。大剂量的阿司匹林和非甾体抗炎药都能使病情不稳定的心力衰竭患者加重。

**11. 避免应用的药物**　下述药物可加重心力衰竭症状，应尽量避免使用。①非甾体抗炎药和COX-2抑制剂，可引起钠潴留、外周血管收缩，减弱利尿剂和ACEI的疗效，并增加其毒性。②皮质激素。③Ⅰ类抗心律失常药物。④大多数的CCB，包括地尔硫䓬、维拉帕米、短效二氢吡啶类制剂。⑤"心肌营养"药（Ⅲ类，C级），包括牛磺酸、抗氧化剂、激素（生长激素、甲状腺素）等，其疗效尚不确定，且与治疗心力衰竭的药物之间，可能有相互作用，不推荐使用。

**（三）高血压伴收缩性心力衰竭的非药物疗法**

**1. 心脏再同步化治疗**（CRT）[28]　很多低EF和NYHA心功能分级Ⅲ或Ⅳ级的心力衰竭患者存在心室收缩不同步，其后果包括心室充盈欠佳、左心室 d$p$/d$t$ 下降、二尖瓣反流时间延长及室间隔反常运动，导致心力衰竭患者死亡率增加。通过使用双心室起搏装置同步刺激左、右心室可治疗不同步收缩，称为心脏再同步化治疗法。已接受理想药物治疗后仍有症状的心脏不同步（QRS波明显增宽）患者，植入CRT可改善其症状、运动能力、生活质量、LVEF、生存及降低住院率。

《2014中国慢性心力衰竭指南》建议：经最佳药物治疗至少3～6个月后，仍LVEF≤35%、NYHA心功能分级Ⅲ或Ⅳ级，且能以良好的功能状态预期生存大于1年的患者，窦性节律伴QRS时限≥150ms的患者，可行心脏再同步化治疗，除非有禁忌证。

**2. 植入型心律转复复律器**（ICD）　猝死是慢性心力衰竭患者死亡的重要原因。经过下述严格选择的患者接受ICD治疗列入Ⅰ类建议：有心脏停搏、心室颤动或血流动力学不稳定的室性心动过速病史的患者，植入ICD作为二级预防；心肌梗死后至少40d，经慢性最佳治疗而LVEF≤30%，NYHA心功能分级Ⅱ、Ⅲ级，预期可以较好的功能状态生存超过1年的缺血性心脏病患者，植入ICD作为一级预防，以降低猝死率；经慢性最佳治疗而LVEF≤35%，NYHA心功能分级Ⅱ、Ⅲ级，预期可以较好的功能状态生存超过1年的非缺血性心肌病患者，植入ICD作为一级预防，以降低猝死率。

### （四）高血压伴急性左心衰的诊治[29-31]

其临床特点是血压高（BP＞180/120mmHg），心力衰竭发展迅速，心脏指数（CI）通常正常，肺动脉楔压（PAWP）＞18mmHg，X线胸片正常或呈间质性肺水肿。此种状态属于高血压急症，应把握适当的降压速度。慢性高血压患者因血压自动调节功能受损，快速降压可导致心脏、脑、肾等重要脏器供血不足；急进型恶性高血压患者因其小动脉狭窄，已存在局部供血不足，快速降压会加重脏器缺血。

急性心力衰竭合并高血压的处理：高血压所致急性心力衰竭的临床特点是血压高，心力衰竭发展迅速，属于高血压急症。可静脉给予硝酸甘油或硝普钠。静脉给予呋塞米等袢利尿剂能起辅助降压的作用。乌拉地尔适用于基础心率很快、应用硝酸甘油或硝普钠后心率迅速增加而不能耐受的患者。

静脉用药时应把握适当的降压速度，快速降压会加重脏器缺血。若急性心力衰竭患者病情较轻，可在24～48h内逐渐降压；病情重、伴肺水肿患者应在1h内将平均动脉压较治疗前降低≤25%，然后再逐渐使血压降至接近正常水平。

## 第五节 高血压性心力衰竭的预防

心力衰竭是可以预防的，尤其是高血压性心力衰竭。2016年欧洲心力衰竭指南明确提出心力衰竭是可以预防的理念，更加强调从心力衰竭发生的源头、发展的进程上对心力衰竭进行全程监控。高血压是心力衰竭的主要危险因素，大约2/3的患者有高血压病史。在患者未发生心力衰竭之前，有效降压是预防心力衰竭的最有效手段，可减少心力衰竭的发生率达50%，并能明显降低各种心脑血管疾病并发症的发生率和死亡率。

### （一）平稳长期有效控制血压

世界卫生组织推荐的降压药物分为五大类：利尿剂、β受体阻滞剂、CCB、ACEI、ARB。对无心脏、脑、肾并发症者，这五大类药物均可被选择为初始降压的一线药物。由于各类降压药物作用特点不同，选用时应根据每例高血压患者的具体情况而个体化地考虑，如高血压的程度、心率和心律、是否伴有糖尿病、尿蛋白、冠心病、心肌梗死和心力衰竭等。利尿剂为最常用的一线降压药，如噻嗪类等，适用于老年人、肥胖者、有肾衰竭或心力衰竭的高血压患者，使用时，应注意监测肾功能和补钾。β受体阻滞剂适用于年轻高血压患者、合并冠心病(心肌梗死、心绞痛)、心率偏快或有心力衰竭的患者。CCB适用于老年人或有心绞痛的高血压患者。ACEI和ARB适用于伴心肌梗死、心肾功能不全，蛋白尿或有糖尿病者，具有靶器官保护作用。中重度高血压患者常需联合2种或2种以上上述药物，或固定配方复方制剂降压。

个体化选择合适的降压药物，减少频繁换药，可提高和保持较好的顺应性和尽快平稳达标，达靶目标后则应长期、持续治疗，不可突然停药或撤药，以免血压波动引发心脑血管急性事件。药物服用应尽量简便，以利于患者坚持治疗。保证长期有效地控制血压，从而真正有效地使高血压的控制率得以提高。同时须关注兼治伴随疾病，减少各种危险因素，强调生活方式的改变，改善患者的预后，利于减缓和预防心力衰竭的发生和发展，以有效达到全面降低心血管事件的最终目标。

### （二）减少水钠潴留

水钠潴留主要是由肾小球滤过率减少和肾小管重吸收水钠增多导致的。心力衰竭时有效循环血量下降，动脉血压随之降低，反射性兴奋交感神经，激活肾素-血管紧张素-醛固酮系统，同时使精氨酸升压素（也称抗利尿激素）的分泌增多。其综合效应为有效滤过压下降和肾小球滤过率减少，而肾小管重吸收水钠增多。此外，心力衰竭时肝淤血导致肝代谢减弱，对醛固酮和精氨酸升压素灭活降低，使其在血中含量增高，也可加重水钠潴留。水钠潴留和血容量增加使心力衰竭进一步恶化并加重心室重塑，导致心功能进一步下降，从而形成恶性循环。减少水钠潴留是任一心力衰竭有效治疗措施的基础和关键，可以在源头处阻断或延缓心力衰竭的进展，预防失代偿的反复发作。

利尿剂是控制水钠潴留的首选药物，也是心力衰竭所有"生物学治疗"的基础，因其在治疗中的不可缺少和不可取代，一直立于"最关键的基础治疗"地位。临床上需强调最简廉的利尿剂的正确使用。每天测定体重以便早期发现液体潴留是非常重要的。若3d内体重突然增加2kg以上，应考虑患者已有钠、水潴留（隐性水肿），需加大利尿剂剂量。

### （三）全程限盐和控制输液

心力衰竭患者首先应减少盐负荷，即限制钠盐的摄入。尚无心力衰竭的高血压患者建议每天摄入氯化钠6～7g；中度、重度心力衰竭患者每天控制氯化钠摄入量2～3g，必要时短时间内采取无盐饮食。减少水负荷主要是指尽量避免不必要的静脉输注，尤其避免盐水输入，因其直接增加血容量，很容易超出心力衰竭时心脏的代偿能力而使心力衰竭加重。

2013年美国心脏病协会（AHA）科学年会上发布了《2013AHA/ACC生活方式管理降低心血管疾病风险指南》，并再次强调"减少食物中钠的摄入"，其建议：①每天钠摄入量不超过2.4g（相当于氯化钠6.1g/d）；②如进一步减少钠摄入量至1.5g（相当于氯化钠3.8g/d），可获血压进一步下降；③即使不能达到上述目标水平，至少也应每天减少1g钠（相当于每天减少氯化钠2.5g）的摄入，也很有益于控制血压。

中国饮食也具有"高钠低钾"的特点和缺点，尤其在北方和西部各省，平均日摄盐量高达15g，明显超标。这也是造成高血压、脑卒中高发的重要原因之一。有研究显示，每天减少1g左右的钠摄入，心血管事件将减少30%。

世界高血压联盟主席刘力生教授明确指出："全民限盐是控制高血压的简易处方"，早期限盐已成为全球对心血管疾病一级预防的重大措施。英国有研究指出，低于2g盐的饮食可有效预防心力衰竭的发生。

### （四）重视心力衰竭的整体治疗和随访

心力衰竭患者应规律地进行有氧运动，以便改善心功能状态和症状。运动训练和体育锻炼可改善运动耐力、提高健康相关的生活质量和降低住院率。代偿期稳定患者，建议每天多次步行，开始每次5～10min，并酌情逐步延长步行时间，有助于改善症状、提高生活质量。同时避免用力的等长运动和竞技运动。有条件者行心脏康复治疗是有益的，包括专门为心力衰竭患者设计的以运动为基础的康复治疗计划，建议要有仔细的监察，以保证患者病情稳定而安全地进行，预防和及时处理可能发生的情况，如未控制的高血压、伴快速心室率的心房颤动等。

患者及其家庭成员需接受心力衰竭相关宣教，主要包括运动量、饮食、盐摄入量、出院用药、随访安排、体重监测，以及出现心力衰竭症状恶化的应对措施；强调坚持服用有循证医学证据、能改善预后的药物的重要性，依从医嘱及加强随访可使患者获益。强调低盐饮食，关注水肿（尤其下肢）是否再现或加重、体重是否增加，必要时增加利尿剂剂量；避免擅自停药、减量；坚持随诊，巩固疗效。

（吴学思）

### 参 考 文 献

[1] McMurray JJ. Clinical practice. Systolic heart failure. N Engl J Med，2010，362（3）：228-238.

[2] Shah AM，Mann DL. In search of new therapeutic targets and strategies for heart failure：recent advances in basic science. Lancet，2011，378（9792）：704-712.

[3] Levy D，Larson MG，Vasan RS，et al. The progression from hypertension to congestive heart failure. JAMA，1996，275（20）：1557-1562.

[4] Hunt SA，Abraham WT，Chin MH，et al. ACC/AHA 2005 Guideline Update for the Diagnosis and Management of Chronic Heart Failure in the Adult：a report of the American College of Cardiology/American Heart Association Task Force on Practice Guidelines（Writing Committee to Update the 2001 Guidelines for the Evaluation and Management of Heart Failure）：developed in collaboration with the American College of Chest Physicians and the International Society for Heart and Lung Transplantation：endorsed by the Heart Rhythm Society. Circulation，2005，112（12）：e154-e235.

[5] Zile MR，Brutsacrt DI. New concepts in diastolic dysfunction and diastolic heart failure：part1：diagnosis，prognosis，and measurements of diastolio function. Circulation，2002，105（11）：1387-1393.

[6] 中华医学会心血管病学分会，中华心血管病杂志编辑委员会. 中国心力衰竭诊断和治疗指南2014. 中华心血管病杂志. 2014，42（2）：98-122.

[7] Solomon SD，Janardhanan R，Verma A，et al. Effect of angiotensin receptor blockade and antihypertensive drugs on diastolic function in patients with hypertension and diastolic dysfunction：A randomized trial. Lancet，2007，369（9579）：2079-2087.

[8] Silver MA，Maisel A，Yancy CW，et al. BNP Consensus Panel 2004：A clinical approach for the diagnostic, prognostic, screening, treatment monitoring, and therapeutic roles of natriuretic peptides in cardiovascular diseases. Congestive heart failure, 2004, 10（5 Suppl 3）：1-30.

[9] Gustafsson F, Steensgaard-Hansen F, Badskjaer J, et al. Diagnostic and prognostic performance of N-terminal ProBNP in primary care patients with suspected heart failure. J card Fail, 2005, 11（5 Suppl）：S15-S20.

[10] Januzzi JL, van Kimmenade R, Lainchbury J, et al. NT-proBNP testing for diagnosis and short-term prognosis in acute destabilized heart failure：an international pooled analysis of 1256 patients：the International Collaborative of NT-proBNP Study. Eur Heart J, 2006, 27（3）：330-337.

[11] 中华医学会心血管病学分会，中华心血管病杂志编辑委员会. 慢性心力衰竭诊断治疗指南. 中华心血管病杂志，2007，35（12）：1076-1095.

[12] Jessup M，Abraham WT，Casey DE，et al. 2009 Focused Update：ACCF/AHA Guidelines for the Diagnosis and Management of Heart Failure in Adults：a report of the american college of cardiology foundation/american heart association task force on practice guidelines developed in collaboration with the international society for heart and lung transplantation. J Am Coll Cardiol, 2009, 53（15）：1343-1382.

[13] Paterna S，Parrinello G，Cannizzaro S，et al. Medium term effects of different dosage of diuretic, sodium, and fluid administration on neurohormonal and clinical outcome in patients with recently compensated heart failure. Am J Cardiol, 2009, 103（1）：93-102.

[14] Faris R，Flather M，Purcell H，et al. Current evidence supporting the role of diuretics in heart failure：a meta analysis of randomised controlled trials. Int J Cardiol, 2002, 82（2）：149-158.

[15] Garg R，Yusuf S. Overview of randomized trials of angiotensin-converting enzyme inhibitors on mortality and morbidity in patients with heart failure. JAMA, 1995, 273（18）：1450-1456.

[16] Flather MD, Yusuf S, Kober L, et al. Long-term ACE-inhibitor therapy in patients with heart failure or left-ventricular dysfunction：a systematic overview of data from individual patients. ACE-inhibitor Myocardial Infarction Collaborative Group. Lancet, 2000, 355（9215）：1575-1581.

[17] Bristow MR. beta-adrenergic receptor blockade in chronic heart failure. Circulation, 2000, 101（5）：558-569.

[18] Waagstein F，Bristow MR，Swedberg K，et al. Beneficial effects of metoprolol in idiopathic dilated cardiomyopathy. Metoprolol in Dilated Cardiomyopathy（MDC）Trial Study Group. Lancet, 1993, 342（8885）：1441-1446.

[19] Willenheimer R，van Veldhuisen DJ，Silke B，et al. Effect on survival and hospitalization of initiating treatment for chronic heart failure with bisoprolol followed by enalapril, as compared with the opposite sequence：results of the randomized Cardiac Insufficiency Bisoprolol Study（CIBIS）III. Circulation, 2005, 112（16）：2426-2435.

[20] Pitt B，Zannad F，Remme WJ，et al. The effect of spironolactone on morbidity and mortality in patients with severe heart failure. Randomized Aldactone Evaluation Study Investigators. New Engl J Med, 1999, 341（10）：709-717.

[21] Pitt B, Remme W, Zannad F, et al. Eplerenone, a selective aldosterone blocker, in patients with left ventricular dysfunction after myocardial infarction. N engl J Med, 2003, 348（14）：1309-1321.

[22] Zannad F, McMurray JJ, Drexler H, et al. Rationale and design of the Eplerenone in Mild Patients Hospitalization And SurvIval Study in Heart Failure（EMPHASIS-HF）. European journal of heart failure, 2010, 12（6）：617-622.

[23] Konstam MA，Neaton JD，Poole-Wilson PA，et al. Comparison of losartan and captopril on heart failure-related outcomes and symptoms from the losartan heart failure survival study（ELITE Ⅱ）. American heart journal, 2005, 150（1）：123-131.

[24] Granger CB，McMurray JJ，Yusuf S，et al. Effects of candesartan in patients with chronic heart failure and reduced left-ventricular systolic function intolerant to angiotensin-converting-enzyme inhibitors：the CHARM-Alternative trial. Lancet, 2003, 362（9386）：772-776.

[25] Cohn JN. Improving outcomes in congestive heart failure：Val-HeFT. Valsartan in Heart Failure Trial. Cardiology, 1999, 91（Suppl 1）：19-22.

[26] McMurray JJ，Ostergren J，Swedberg K，et al. Effects of candesartan in patients with chronic heart failure and reduced left-ventricular systolic function intolear ant to angiotensin-converting-enzyme inhibitors：the CHARM-Added trial. Lancet, 2003, 362（9386）：772-776.

[27] Rich MW，McSherry F，Williford WO，et al. Effect of age on mortality, hospitalizations and response to digoxin in patients with heart failure：the DIG study. Journal of the American College of Cardiology, 2001, 38（3）：806-813.

[28] Ruschitzka F，Abraham WT，Singh JP，et al. Cardiac-Resynchronization Therapy in Heart Failure with a Narrow QRS Complex. New England Journal of Medicine, 2013, 369（15）：1395-1405.

[29] 中华医学会心血管病学分会，中华心血管病杂志编辑委员会. 急性心力衰竭诊断和治疗指南. 中华心血管病杂志，2010，38（3）：195-208.

[30] McMurray JJ，Adamopoulos S，Anker SD，et al. ESC Guidelines for the diagnosis and treatment of acute and chronic heart failure 2012：The Task Force for the Diagnosis and Treatment of Acute and Chronic Heart Failure 2012 of the European Society of Cardiology. Developed in collaboration with the Heart Failure Association（HFA）of the ESC. European heart journal, 2012, 33（14）：1787-1847.

[31] Elkayam U，Janmohamed M，Habib M，et al. Vasodilators in the management of acute heart failure. Critical care medicine, 2008, 36（suppl 1）：95-105.

# 第五章

# 高血压合并糖尿病

近30年来,与不良生活方式相关的原发性高血压及2型糖尿病发病率呈逐年升高的趋势,已经成为威胁我国人民健康的主要疾病。2016年发布的一项中国人群"PURE"抽样研究[1],对4700余名35～70岁人群调查发现,虽然我国高血压知晓率已逐步上升到41.6%,但控制率很低,农村仅4.4%,而城市仅10.8%,治疗率达34.4%,而接受治疗的患者血压达标率还不足25%。与美国74.9%的治疗率和52.5%的达标率差距很大。另外一项研究是由上海瑞金医院、上海市内分泌代谢研究所与国家疾病控制中心联合,对约10万名成人糖尿病发病情况进行的流行病学调查[2],估算到糖尿病患病率已上升到11.6%,糖尿病新发率8.1%,我国70%的糖尿病患者不知自己患有糖尿病,在接受治疗的糖尿病患者中,以糖化血红蛋白<7%作为血糖达标的标准,血糖控制率不足40%。因此,高血压和糖尿病共同存在的流行病学特点是日益增高的患病率和很低的血压及血糖控制达标率。

最近上海一项纳入2459例高血压或糖尿病患者的多中心研究发现,高血压人群糖尿病的患病率平均为32.9%。糖尿病人群中有58.9%的患者合并有高血压[3]。当两种疾病同时存在时,蛋白尿的发生及心脑血管意外的风险都倍增,必须加强对这两种疾病与心脑血管损伤相关慢性病的早期防治。

## 第一节　高血压合并糖尿病的临床特点

### 一、高血压合并糖尿病早期干预病情具有可逆性

在一些患者中,高血压及糖尿病常先后发病。

高血压及糖尿病就像"一根藤上两个瓜"。"藤"就是相似的、不健康的生活方式。"顺藤"能找到高血压及糖尿病的主要病因。高血压及糖尿病如能早期纠正不健康的生活方式,是可能可逆转为正常人的,至少可以延缓其发病及心脑血管事件的发生。

因此,早期干预必须关注"糖尿病前期""高血压前期"及代谢综合征(MS)。目前,在我国MS的具体诊断标准是下列4项条件符合3项或以上。①血糖异常:包括糖尿病及糖调节障碍[空腹血糖:6.1～6.9mmol/L 和(或)餐后血糖7.8～11.0mmol/L],常称为"糖尿病前期";②血脂异常:TG≥1.7mol/L,HDL<1.04mol/L;③中心性肥胖:男性腰围≥90cm,女性腰围≥85cm;④BP≥130/85mmHg。

在我国,中心性肥胖及血压增高是MS的两个比较常见的部分。调查发现,我国MS的主要类型以肥胖合并高血压和血脂异常为最常见,占53.7%;其次为肥胖合并糖代谢异常和高血压,占30.5%,因此必须积极减肥[4]。

流行病学调查发现,"糖尿病前期"(糖调节受损)占15.5%。每年有1%～5%的糖尿病前期患者演化为2型糖尿病患者[5]。当然,也有一部分人通过改良生活方式或适宜治疗,从"糖尿病前期"逆转为正常。

BP在(130～139)/(85～89)mmHg("高血压前期"或"正常血压高值")时,就需要监测血压、早期控制血压。ABPM的研究已证实,MS患者已具有糖尿病患者血压及心率变化的共同的特点,即夜间常有的血压水平降低的程度减小和夜间心率增快等节律异常。

因此,在糖尿病前期的患者就应开始关注血压。与此同时,中老年高血压患者尤其有腹型肥胖伴代谢

综合征时，则应关注血糖，力争早期干预，逆转病情。

## 二、高血压合并糖尿病易引起靶器官损害

众所周知，高血压合并糖尿病患者属于心脑血管病的高危人群，因此，更容易出现靶器官损害。

高血压与糖尿病并存时，微量蛋白尿的发生率明显高于单纯高血压或糖尿病时呈翻倍增加[3]，提示全身微血管损伤及肾脏靶器官病变。研究表明，高血压合并糖尿病患者发生肾病的危险性更大。加重糖尿病微循环障碍发生微血管并发症。

最近，中心动脉压及其血管指数已公认是心血管疾病的重要危险指征[6]，可以作为心血管事件及肾脏事件的独立预测因素[7]。国内一项对 432 例单纯高血压患者及 284 例高血压合并 2 型糖尿病患者的比较研究发现，糖尿病合并高血压组的中心动脉脉压（CPP）、中心动脉增强压（CAP）和颈-股动脉脉搏波传导速度（cfPWV）均高于单纯高血压组[8]。由于糖尿病及高血压均使肾脏近曲小管葡萄糖钠转运异常，钠重吸收增多，肾组织的肾素-血管紧张素-醛固酮系统激活，进而导致血压升高及血管内皮功能紊乱，加速动脉粥样硬化的发生和发展[9]。同时，糖基化终末产物导致细胞外基质、胶原蛋白被糖化促进血管壁纤维化。另外，糖尿病合并高血压时交感神经亢进程度明显增加，加重血压调节异常。

## 三、高血压合并糖尿病常并发多重危险因素

高血压和（或）糖尿病常并发多重危险因素，除各自危险因素外，还常存在共同的危险因素，如年龄、家族史、肥胖、少动、吸烟、大量饮酒、高胆固醇和高三酰甘油血症等。

预测 2 型糖尿病的危险对象："糖尿病前期"（糖耐量减低或合并空腹血糖受损，这是最重要的，其次危险人群为：为代谢综合征（HDL-C≤0.91mmol/l 或 TG≥2.2mmol/l）、饮食热量摄入过高、体力活动减少超重 BMI≥24kg/m²、肥胖和（或）腹型肥胖、抑郁症或心理压力很大者，或中老年，

有家族史遗传倾向人群，或有妊娠糖尿病史或巨大儿生产史、宫内发育迟缓或早产、多囊卵巢综合征等易发糖尿病。

另外，某些降压药，如长期服用单纯的 β 受体阻滞剂和（或）噻嗪类利尿剂，可能引发糖脂代谢异常，体重增加，会使新发糖尿病增多。此外，传统"以血糖为中心"的治疗也具有局限性，过于偏重于降糖，使用胰岛素等药物会使体重增加，增加炎症等，也可能促进高血压的发生和发展。

## 第二节　高血压合并糖尿病的临床风险评估

对高血压合并糖尿病的临床风险评估十分重要。目前，高血压合并糖尿病的靶器官损害及临床并发症的评估可参考中国高血压指南。其具体步骤是明确血压分级，筛查危险因素，评估靶器官损害，以及确定有无临床并发症。

但是可以肯定，高血压合并糖尿病患者比患其中单一疾病者靶器官损害出现的时间更早，更多，临床并发症也更为频繁和严重。应当充分认识到，高血压合并糖尿病的患者，无论是否有其他危险因素及靶器官损害，其心血管风险均属于很高危状态。

高血压合并糖尿病要防止心脑血管并发症，首先必须兼顾降血压和血糖，同时致力于危险因素的纠正。

患者的血压和血糖自我管理应充分利用家庭血压监测[10, 11]和毛细血管血糖自我监测的基础手段。这些措施能帮助医生制订更为合理的高血压和糖尿病治疗方案，同时提高患者治疗的依从性[12]。

自测血压和血糖还应与一些新的技术结合，可以得到更大的益处。早在 20 世纪 90 年代，Hassan 等[13]已应用动态血压技术观察糖尿病患者 24h 血压，发现糖尿病患者血压波动大，夜间非构型血压多见，白大衣高血压多见于单纯高血压患者[14]。同时，糖尿病患者 24h 血糖波动较大，易发低血糖风险。最近，国内开始了实时连续 3d 的动态回顾性血糖监测（CGM），该方法在提供即时血糖信息的同时，可提供高、低血糖报警、预警功能，协助患者进行即时血糖调节，但在决定调整治疗方案前还需应用血

糖仪自测血糖以进一步验证[15]。

# 第三节　高血压合并糖尿病患者的血压管理策略

## 一、高血压合并糖尿病患者血压管理的特殊之处

在血压靶目标的确定方面，高血压合并糖尿病患者也有一些特殊之处。JNC8 将启动降压和靶目标放宽到 BP<140/90mmHg[16]。但是 ACCORD 研究表明，强化降压组（SBP<120mmHg）较常规降压组（SBP<140mmHg）的脑卒中发病率减低 41%[17]。考虑亚洲人群脑卒中高发，中国 2010 版和日本 2014 年高血压指南均提出，降压对降低脑卒中风险至关重要，仍建议糖尿病患者血压在（130～139）/（85～89）mmHg 水平、非药物治疗无效时就应启动降压治疗。2018 年的《中国高血压防治指南》建议，糖尿病患者的降压目标是 BP<130/80mmHg；老年或伴严重冠心病的糖尿病患者应 BP<140/90mmHg。糖尿病合并高血压患者每下降 10mmHg，糖尿病并发症风险下降 12%，死亡风险下降 15%，终点最低组 DBP 为 82.6mmHg，只是来自 20 世纪末的 HOT 研究结果。

至于最新的 SPRINT[18]得出的对非糖尿病患者强化降压治疗（SBP 121.4mmHg）组的全因死亡率比标准降压治疗组（SBP 136.2mmHg）降低了 25%，心血管事件也下降了 30% 的结果，能否用于高血压合并糖尿病的患者，值得研究。

由于，糖尿病和（或）高血压具有一些特殊之处，如血压节昼曲线、植物神经功能损害、血压调节功能障碍、更容易出现餐后低血压、体位性血压变化也更为明显，医生应对不同的患者制订个体化治疗方案，"量体裁衣"的治疗方案能提高血压和血糖的控制率，降低心脑血管风险。

## 二、常用降压药物的推荐和评价

### （一）RAAS 抑制剂

国内外指南推荐糖尿病患者降压首选 RAAS 抑制剂，主要包括 ACEI、ARB 和醛固酮拮抗剂及肾素抑制剂。

当高血压及糖尿病同时存在时，交感神经和 RAAS 两大系统相互激活，其激活程度可能高于各自单独存在的状况。因此，这类药物成为首选。

**1. ACEI 和 ARB**　是有效的降压药物，适用于高血压合并糖尿病患者，并具有良好的肾保护作用。

然而，有研究指出，ACEI 和 ARB 的降压疗效及心血管事件结局可能不同。2015 年对 35 项糖尿病患者的随机对照试验进行的荟萃分析表明[19]，ACEI 组能显著降低糖尿病患者全因死亡率 13%、心血管死亡率 17%、严重心血管事件发生率 14%，显著优于 ARB，而 ARB 降压疗效优于 ACEI，但是该分析发现两者均不能降低糖尿病患者脑卒中风险。

另外，对 5269 例大于 30 岁有糖调节异常空腹血糖受损（IFG）/糖耐量减低（IGT）的患者进行的 DREAM 研究[20]发现，胰岛素增敏剂（罗格列酮）使用 3～5 年后可显著降低新发糖尿病，而雷米普利却不能[21]。

**2. 醛固酮受体拮抗剂**　醛固酮是肾上腺皮质球状带分泌的盐皮质激素，调节肾小管潴钠排钾、增加细胞外液容量；还参与炎症、氧化应激、胶原沉淀和内皮细胞损伤等多种病理反应，导致多个器官纤维化及结构重塑。当血浆醛固酮水平增高时，刺激心脏、肾、全身血管，影响代谢，产生独立于高血压的靶器官损伤。醛固酮同样也参与了糖尿病肾病的损伤，且不依赖于血管紧张素 II 的作用。研究发现，醛固酮还参与了调节胰岛素分泌和信号转导，能够调节脂肪细胞活化能力。

代谢综合征和肥胖患者普遍存在高血醛固酮水平，体重降低后血醛固酮水平也随之下降。人群研究证实，超过正常值的高血醛固酮水平的人群，全因死亡率明显增加。

近年来，醛固酮受体拮抗剂——螺内酯（安体舒通）和依普利酮，已用于糖尿病肾病和蛋白尿的治疗，结果表明，其可延缓糖尿病肾病的进展[22]。醛固酮受体拮抗剂保护糖尿病肾病的确切作用机制尚不十分明确，目前主要认为与以下几个方面有关：①减少醛固酮对足细胞的致凋亡和损伤作用，保护肾小球脏层上皮细胞-足细胞屏障；②抑制 NADPH 氧化酶的氧化活性，抗炎、抗氧化应激，减少对肾脏的损伤；③抑制细胞因子、促纤维化因子、炎症因子和血管生长因子的活化，抗肾脏纤维化。

醛固酮受体拮抗剂的有效性和安全性也已在接受 ACEI 或 ARB 治疗的糖尿病患者中进行了评估。一项纳入 268 例已接受 ACEI 治疗的 2 型糖尿病患者的随机试验中，与安慰剂相比，应用 50mg/d 或 100mg/d 的依普利酮可使尿白蛋白排泄量显著下降，但 100mg/d 依普利酮组发生重度高钾血症的比例较高[23]。

拮抗醛固酮受体与 ACEI 或 ARB 联用，对蛋白尿的降低具有协同作用，可降低慢性心力衰竭和心肌梗死后的死亡率[24]。在长期存在糖尿病肾病且 GFR 降低的患者中，应用醛固酮受体拮抗剂可能诱发或加重高钾血症的风险，尤其在与 ACEI 或 ARB 类药物联合应用时。因此，在严重肾功能障碍（男性：血肌酐水平≥221μmol/L；女性：血肌酐水平≥177μmol/L）和高钾血症（血钾浓度≥5.0μmol/L）的情况下，应谨慎使用。目前尚无有关 ACEI 或 ARB 与醛固酮受体拮抗剂联合治疗，在减缓 GFR 下降速度或预防终末期肾病或死亡方面获益的长期数据。

（二）钙通道阻滞剂

已有研究表明，钙通道阻滞剂（CCB）对高血压患者的糖代谢不会带来不利影响。鉴于黄种人对 CCB 降压有效率优于 ACEI 和 ARB。因此，在联合用药降压达标中，CCB 与 ACEI 或 ARB 的联合是一种合理的选择。中年肥胖且有代谢综合征的高血压患者交感神经激活、心率较快时，β 受体阻滞剂与双氢吡啶类 CCB 联合应用可供选择。对舒张压相对较高者，还可选择 CCB 与 α、β 受体阻滞剂合用[25]。

（三）β 受体阻滞剂和 α、β 受体阻滞剂

β 受体阻滞剂在缺血性心脏病、慢性心力衰竭、高血压及心律失常等疾病的防治中均发挥着无可替代的作用。鉴于循证医学发现阿替洛尔引起糖脂代谢紊乱、使新发糖尿病增加，多国指南推荐了第三代 β 受体阻滞剂，包括 α、β 受体阻滞剂，如卡维地洛、阿罗洛尔和拉贝洛尔等；以及具有血管扩张作用的 β 受体阻滞剂，如奈比洛尔、噻利洛尔等。欧洲 COMET 研究纳入 3029 例心力衰竭患者，结果显示服卡维地洛可有效治疗各阶段的心力衰竭，随访 5 年，全因死亡率优于美托洛尔（34% 比 40%）；同时发现，卡维地洛与美托洛尔比较，5 年内新发糖尿病明显减少了 22%，在糖尿病患者中糖尿病足

和肢端坏疽事件也明显减少[26]。国内研究也发现，阿罗洛尔对糖脂代谢具有不良影响，降低中青年患者的高舒张压作用优于美托洛尔[27]，此外，阿罗洛尔对呼吸睡眠障碍的高血压患者具有良效[28]。阿罗洛尔对糖尿病合并高血压患者在糖脂代谢方面无不良影响，其降压疗效与氨氯地平相近[29]。此外，卡维地洛[30]与阿罗洛尔[31]能有效地治疗混合型心绞痛。而拉贝洛尔已被我国及多国指南推荐适用于妊娠期高血压，对于妊娠期高血压合并糖尿病有独到之效[32]。

（四）噻嗪类利尿剂

噻嗪类利尿剂分为噻嗪型和噻嗪样两大类。噻嗪型利尿剂有氢氯噻嗪（HCT）、苄氟噻；噻嗪样利尿剂有吲达帕胺和氯噻酮。临床实践证实长期较大量服用噻嗪类利尿剂会引起糖脂代谢异常，尤其与 β 受体阻滞剂合用更易引起新发糖尿病。对于肥胖相关性高血压并有多种糖脂代谢异常的高危患者应慎用。一般用小剂量 HCT（12.5mg/d）相对较安全而有效。

目前认为，吲达帕胺普通片（丸）2.5mg/d 和缓释片（丸）1.5mg/d 应用，不会导致糖、脂代谢异常的不良反应。缓释片 1.5mg 导致低血钾的副作用更少，同时还有减少蛋白尿的作用。吲达帕胺和 RAAS 抑制剂合用更适用于高血压合并糖尿病患者[33, 34]。噻嗪样利尿剂是一种值得推荐的高血压合并糖尿病的噻嗪类利尿降压药。

（五）其他降压药物

目前认为，α₁ 受体阻滞剂能改善胰岛素敏感性，并具有不影响糖脂代谢，甚至可改善糖脂代谢等优势，在高血压合并糖尿病的患者中具有应用价值。目前 α₁ 受体阻滞剂常用的是哌唑嗪、特拉唑嗪、多沙唑嗪等。至于其他类仅用于对糖尿病血压控制联合用药，但研究较少。

# 三、个体化选择降压药物治疗

（一）避免 β 受体阻滞剂和（或）噻嗪类利尿剂联合应用

20 世纪 80～90 年代一系列循证医学证明，β 受体阻滞剂和（或）噻嗪类利尿剂可引发新发糖尿病。针对 β 受体阻滞剂引起新发糖尿病问题，2001～

2003 年上海瑞金医院对 463 例代谢综合征患者，包括腹型肥胖相关性高血压伴血脂紊乱、糖调节受损患者进行了长达一年半的随访，结果发现，服用 β 受体阻滞剂（阿替洛尔，平均 32mg/d）组的血三酰甘油、血尿酸、胰岛素敏感指数及体重均较服药前明显升高，而服用福辛普利（10mg/d）组上述指标反而稍有改善[35]。2005 年发表的 ASCOT 研究[36]对约 1 万例有多种危险因素的高血压患者进行长达 5 年半的随访证实：β 受体阻滞剂和噻嗪类利尿剂联合用药组，比钙通道阻滞剂和 ACEI 联合用药组新发糖尿病有明显的增加，同时脑卒中、冠心病事件也明显增加。因此，2006 年《英国成人高血压防治指南》中提出，β 受体阻滞剂不再作为降压一线用药。《欧洲高血压防治指南》从 2007 年起就指出，因 β 受体阻滞剂有增加体重倾向，在脂质代谢方面有不良反应，与其他降压药比较，有增加新发糖尿病危险[37]。在高血压合并多项代谢危险因素，包括代谢综合征、腹型肥胖、正常血糖高限、空腹血糖受损、糖耐量异常等糖尿病易发的高危人群，β 受体阻滞剂不应作为降压首选药物。

国内外对 β 受体阻滞剂能否作为降压一线用药的问题一直尚有争论。至今，各国指南公认第三代 β 受体阻滞剂，包括 α、β 受体阻滞剂及有血管扩张作用的 β 受体阻滞剂是一种无糖脂代谢副作用，并优于经典的 β 受体阻滞剂的新型降压药[38,39]。

### （二）合理选择服药时间和次数

有关这方面的研究目前很少，因此没有明确的推荐。但是，2014 年西班牙一项研究表明，睡前服用 ARB、β 受体阻滞剂或 α 受体阻滞剂联合降压用药，可能减少 50% 的 2 型糖尿病的发病风险[40]。该研究纳入了 2000 余名未患有糖尿病的高血压患者（平均 53 岁），随机分为两组，一组在早醒时服降压药物，另一组在睡前服降压药物。随访 6 年，有 171 例新发 2 型糖尿病。结果显示，非杓型血压者睡前服药比清晨服药比例低（32% 比 52%，$P <$ 0.001）。睡前服药者和清晨服药者中糖尿病发生率分别为 4.8% 和 12.1%，校正空腹血糖、腰围、动态血压、血压杓型模式和慢性肾脏病等因素后，睡前服药者新发糖尿病的风险较清晨服药者降低了 57%。服用 ARB、ACEI 和第三代有血管扩张作用的 β 受体阻滞剂（主要是奈必洛尔）对新发糖尿病

的风险依次降低了 61%、69% 和 65%。其机制可能与抑制高血压患者夜间睡眠期激活状态的 RAS 及交感神经系统，从而改善糖耐量及胰岛素损伤有关。

### （三）应用兼有降压效果的降糖药

**1. 二甲双胍**　UKPDS 研究显示，二甲双胍治疗肥胖 2 型糖尿病患者的全因死亡风险下降了 35%，心肌梗死下降了 39%，明显优于磺脲类和胰岛素，尤其适用于高血压肥胖伴胰岛素抵抗患者，且无低血糖反应[41]。国内一项 322 例 57 岁的肥胖高血压患者在服降压药的基础上分两组加或不加二甲双胍（平均剂量 745mg/d），随访 1.5～2 年，结果显示，肥胖相关性高血压+二甲双胍组 BMI、腰围、游离脂肪酸明显比对照组改善，收缩压下降[42]。最近一项对 4113 例无糖尿病人群汇总分析发现，服用二甲双胍 3 个月～3.2 年，尤其在糖耐量减低（IGT）及肥胖（BMI≥30kg/m²）亚组，每天服较大剂量（＞1500mg）的二甲双胍者，SBP 下降了 5.03mmHg。可能与二甲双胍通过激活胰岛素受体酪氨酸酶，增加糖原合成，影响葡萄糖转运蛋白 4 活性从而改善胰岛素敏感性有关。IGT 及肥胖患者由于胰岛素抵抗激活交感神经系统，增加肾小管对钠的再吸收，血管收缩，心排血量增加引起血压升高。使收缩压更明显的下降。在降压的同时更应注重改善胰岛素抵抗，从而增强降压效果，同时能防止从糖尿病前期发展至 2 型糖尿病[43]。

**2. 噻唑烷二酮类（TZD）**　李光伟等[44]曾对 89 例肥胖的高血压患者单服罗格列酮 4 周，发现空腹、糖负荷后 1～2h，血糖、血胰岛素水平明显下降，血压下降 17/11mmHg。罗格列酮使外周组织的胰岛素敏感性增加，降低血浆胰岛素水平，从而降低血糖和血压。此外，TZD 类药还可抑制脂肪细胞合成分泌的一种脂源性内分泌多肽激素，瘦素的释放，瘦素有升压作用，最终可能通过直接影响血管内皮细胞的钙通道直接舒张血管，起到降压的作用[45]。

**3. DDP-4 抑制剂及 SGLT-2 抑制剂**　美国最新的降糖药指南[46]中指出，二肽基肽酶-4 抑制剂 DDP-4 和钠-葡萄糖协同转运蛋白-2 抑制剂 SGLT-2 具有降糖以外的降压作用。

一项荟萃分析指出，DDP-4 抑制剂对 2 型糖尿病患者有降压作用，与安慰剂组比较，DDP-4 抑制

剂组血压降低了 3.04/1.47mmHg；而且 SGLT-2 抑制剂的降压作用更好（降低了 4.44/2.15mmHg）。2016 年 Weber[47]开展的 EMPA-REG 研究发现，SGLT-2 抑制剂（达格列净）是一种有降压作用的降糖药。达格列净（10mg/d）降低收缩压 1.3～7.2mmHg，基线 SBP＞140mmHg 时降压幅度更大。

SGLT-2 抑制剂通过抑制肾小管钠-葡萄糖协同转运蛋白-2 产生渗透性利尿作用，得到降压效果。与 ACEI 联合是合适的配伍，此外，DDP-4 与 ACE、二甲双胍与 RAS 抑制剂也有协同降压效果。

### （四）高血压合并糖尿病治疗的注意问题

**1. 对肥胖的中青年中重度高血压患者注意筛查原发性醛固酮增多症** 研究发现，原发性醛固酮增多症患者常合并代谢综合征（MS），尤其是超重肥胖的患者。在 330 例原发性醛固酮增多症患者中，中青年患者占 89.09%，且肥胖患者占 81.8%。所以，对肥胖的中青年患者的中重度高血压应注意观察血钾，尤其服利尿剂后出现血清钾偏低时，及早发现原发性醛固酮增多症。醛固酮水平与肥胖（BMI）呈正相关。

醛固酮直接作用于胰岛素受体，使胰岛素敏感性下降，并以剂量依赖方式下调葡萄糖转运子的表达，使胰岛素介导的葡萄糖摄取下降，同时使丝裂原活化蛋白激酶失活阻断胰岛素信号传导通道等[48]，导致糖尿病。

**2. 关注高血压合并 2 型糖尿病患者血甲状旁腺激素及维生素 D 水平** 高血压与糖尿病患者的血甲状旁腺激素（PTH）及维生素 D 水平已备受关注。国外研究发现，PTH 与血压呈正相关，尤其是在黑色人种中。我国的流行病学研究发现，老年人中 PTH 与血压明显相关；在 20～83 岁人群中发现 PTH 与发生高血压的危险呈正相关[49]。

当维生素 D 缺乏，骨化二醇即 25-（OH）$D_3$ 水平下降，肠道钙吸收下降，从而导致血清钙减少，此时血清 PTH 浓度升高，刺激 25-（OH）$D_3$ 转化为 1,25-（OH）$_2D_3$，从而维持钙的吸收。

近几年研究发现，维生素 D 不足和 PTH 升高与肥胖、胰岛素抵抗、2 型糖尿病、高血压、血管性痴呆、早老性痴呆等存在联系。维生素 D 能通过胰腺 β 细胞上的维生素 D 受体，刺激胰岛素基因转录，起到促进胰岛素分泌的作用；维生素 D 还能通过骨骼肌上的维生素 D 受体，促进胰岛素受体表达和葡萄糖转运；而且维生素 D/PTH 还作用于 RAAS 系统，参与血压的调控。因此，降低血浆 PTH 水平，能否减缓高血压及糖尿病的病情及改善预后，成为一个研究的方向[50]。

### （五）健康生活方式对高血压及糖尿病患者治疗的重要性

**1. 不良生活方式对血压的影响** 肥胖、高热量摄入、少运动、吸烟、过量饮酒、心理不健康等是高血压和糖尿病这对"姐妹病"发病的共同重要原因。

（1）肥胖：肥胖和高血压间的关联有重要临床意义。体重增加可引起血压升高。尤其值得注意的是，腹型肥胖患者的高血压风险最高，而腹型肥胖是代谢综合征的一个重要组成部分。

2003 年一项汇总分析发现，体重平均减 5.1kg 可使血压下降 4.4/3.6mmHg[51]。2008 年的一项关于 38 项随机对照试验的荟萃分析对膳食诱导的血压下降的幅度进行了评估，发现采用减重膳食的患者血压平均下降了 6.3/3.4mmHg[52]。

同时，体重减轻可降低 2 型糖尿病风险[53]，尤其对葡萄糖耐量受损的代谢综合征患者。中国人的肥胖比西方人更隐蔽，BMI 无明显升高，但腹型肥胖更多见。

（2）少运动：长期有氧运动可能降低高血压的发生概率。汇总研究发现，有氧耐力训练使静息血压降低了 3.0/2.4mmHg，可使高血压患者可降低 6.9/4.9mmHg[54]，

一项对男性的前瞻性研究，与无体力活动相比，每周至少进行 150min 的有氧运动发生 2 型糖尿病的风险更低[相对危险度（RR）=0.48，95% CI 为 0.42～0.55][55]。规律运动也对 2 型糖尿病患者有益，此作用也不依赖于体重减轻。运动能增加对胰岛素的反应性进而改善血糖控制，也能延迟由糖耐量受损向显性糖尿病进展的速度。

（3）吸烟：可导致交感神经过度兴奋，升高血压、心率和心肌收缩力，增加心肌的耗氧量。每吸一支烟时，血压都会暂时性（可能小于 30min）升高，尤其是在每日吸第一支烟时，即使对于习惯性吸烟者而言也是如此。在一项关于血压正常的吸烟者的研究中，吸完第一支烟后收缩压平均升高了 20mmHg[56]。长期吸烟可引起动脉硬化，这种危害

在戒烟后仍可能持续存在 10 年[57]。在那些每日吸烟量≥15 支的吸烟者中，高血压的发病率增加[58]，在无症状的人群中，吸烟联合高血压可降低左心室的功能。

吸烟会增加发生 2 型糖尿病风险，与不吸烟者相比，吸烟者发生 2 型糖尿病的风险增加（RR=1.4，95% CI 为 1.3～1.6）[59]。这种风险随着吸烟量的增加而增加。吸二手烟的人发生糖尿病的风险也会增加[60]。

（4）饮酒：适量饮酒可能降低发生 2 型糖尿病及代谢综合征的风险，一项纳入将近 2000 例男性的前瞻性研究，13 年随访后发现，少量饮酒者发生代谢综合征的风险降低了 40%[61]。与不饮酒者相比，少量饮酒者（饮酒量≤6g/d）发生 2 型糖尿病的 RR 下降为 0.87（95% CI 为 0.79～0.95），而不同水平的适量饮酒者（6～48g/d）的 RR 为 0.69（95% CI 为 0.58～0.81）至 0.72（95% CI 为 0.62～0.84），但过量饮酒可能增加发生 2 型糖尿病及代谢综合征的风险，饮酒量≥48g/d 时 RR 为 1.04（95% CI 为 0.84～1.29）[62]。

在绝经后女性的研究中发现，与不饮酒者相比，持续 8 周每日摄入 30g 乙醇（2 个标准杯）的女性血清胰岛素水平降低，而血糖水平不变，从而显示胰岛素敏感性改善。人群研究均显示，适度饮酒与脂联素水平升高相关，脂联素是一种脂肪细胞激素，可直接提高胰岛素敏感性。

但是，长期大量饮酒（乙醇摄入量超过 48g/d）的危害已众所周知。多项研究显示，过量饮酒与高血压发生相关。每日饮酒量超过 2 个标准杯的患者，高血压发病率是不饮酒者的 1.5～2.0 倍；而且每日饮酒超过 5 个标准杯时最为突出[63]。

在一项针对 15 项随机对照试验的荟萃分析中，以减少饮酒作为高血压的唯一干预手段，可使收缩压降低 3.3mmHg 和舒张压降低 2.0mmHg[64]。但若重新开始饮酒，则高血压可能复发。

**2. 诸多不良生活方式可降低药物的疗效**

（1）吸烟对降压、降糖药物疗效的不良作用：烟雾含烟碱、一氧化碳等 4000 多种有害物质，其中烟碱能诱导药物代谢酶使药物代谢加快，降低血药浓度，降低药效。吸烟后 β 受体阻滞剂的降压及减慢心率疗效降低，α 受体阻滞剂的降压疗效也降低。阿司匹林的疗效在吸烟人群也更低，因

此提倡戒烟，如不能戒烟，至少在服药后 30min 不吸烟，否则血药浓度下降，甚至是不吸烟时的 1/20。

研究发现，对吸烟者来说，具有血管扩张作用的第三代 β 受体阻滞剂奈比洛尔能改善凝血（PAI～I）及纤维蛋白质等指标。但亦有研究表明，吸烟对氯吡格雷无明显影响[65]。

（2）大量饮酒对降压、降糖药物的不良影响：乙醇影响肝微粒体氧化酶的灭活，会损伤肝细胞对药物的代谢和解毒功能，药物副作用增加，疗效减弱。一次性中等量饮酒会增加血药浓度，血压在数小时内先降后升，酒量越大其血压波动越大，夜间大量饮酒导致次日血压明显升高[66]。服用沙坦类或普利类药物时，乙醇扩血管作用更为明显，可造成更明显的血压骤然降升的不良反应。饮酒与服用硝酸酯类药物，可导致头晕、直立性低血压等。此外，饮大量葡萄酒（含酪胺）后会与利血平发生相互作用使血压骤升，但 CCB 无此种叠加的不良反应。

由于乙醇对交感神经和血管中枢有抑制作用，中枢 $\alpha_2$ 受体激动剂（可乐定）与 $\alpha_1$ 受体阻滞剂（如哌唑嗪）能有效地减轻戒断（酒、烟和可卡因）症状。饮酒可使利血平的镇静作用加重[66, 67]。

此外，饮酒会使阿司匹林的不良反应增加，因乙醇氧化成乙醛、再转变成乙酸，而阿司匹林阻止乙醛转变成乙酸，导致乙醛堆积而引起发热、全身痛、肝功能异常等不良反应。

（3）高盐、低钾饮食对降压及降血糖药物的影响：高盐和低钾饮食与高血压的关系已经不容置疑。研究发现，高盐、低钾与胰岛素抵抗有关。

高盐摄入可减弱大多数降压药的疗效，如 ACEI，但可增强 CCB 的降压疗效。低盐阶段 ACEI 优于 CCB。例如，对盐敏感患者，服用伊拉地平后，高盐阶段血压下降了 18.7/19.6mmHg，低盐阶段血压下降了 6.9/12.0mmHg；对非盐敏感患者，服用伊拉地平后，高盐阶段血压下降了 12.6/7.6mmHg[68]。

值得注意的是，低钾与卒中的关系密切。在一项 28 880 例心血管风险增加的患者的回顾性分析，随访 56 个月时，24h 尿钾排泄低于 40mmol/d 的患者脑卒中风险最高（6.2%），而超过 80mmol/d 时风险低至 3.5%[69]。

高血压患者长期服用较大剂量的噻嗪类利尿剂

引发的 2 型糖尿病与低钾血症降低胰岛素分泌有关。在老年收缩期高血压研究中，血清钾浓度每下降 0.5mmol/L，新发糖尿病的风险增加 45%[70]。

对于肾功能正常或接近正常的高血压和（或）糖尿病患者，尤应鼓励新鲜蔬菜和水果的高钾饮食。

（郭冀珍　陆晓虹）

## 参 考 文 献

[1] Li W, Gu H, Teo KK, et al. Hypertension prevalence, awareness, treatment, and control in 115 rural and urban communities involving 47000 people from China. J Hypertens. 2016, 34（1）: 39-46.

[2] Xu Y, Wang L, He J, et al. Prevalence and control of diabetes in Chinese adults. JAMA, 2013, 310（9）: 948-959.

[3] Song J, Sheng CS, Huang QF, et al. Management of hypertension and diabetes mellitus by cardiovascular and endocrine physicians: a China registry. Hypertens 2016, 34（8）1648-1653.

[4] 中国高血压防治指南修订委员会. 中国高血压防治指南（2010 修订版）. 中华高血压杂志, 2011, 19（8）: 701-743.

[5] 杨明功, 陈明卫. 预防为主, 规范诊疗, 安全达标的糖尿病防治理念——解析 2007 年版《中国 2 型糖尿病防治指南》. 国际内分泌代谢杂志, 2009, 29（2）: 73-76.

[6] Agabiti-Rosei E, Maneia G, O Rourke MF, et al. Central blood pressure measurements and antihypertensive therapy: a consensus document. Hypertension, 2007, 50（1）: 154-160.

[7] Williams B, Lacy PS, Thom SM, et al. Differential impact of blood pressure-lowering drugs on central aortic pressure and clinical outcomes: principal results of the conduit artery function evaluation （caFE）study. Circulation, 2006, 113（9）: 1213-1225.

[8] 左君丽, 常桂丽, 葛茜, 等. 高血压合并 2 型糖尿病患者血管功能损害重于单纯高血压患者. 中华高血压杂志, 2014, 22（3）: 252-257.

[9] SCharm MT, Henry RM, van Dijk RA, et al. Increased central artery stiffness in impaired glucose metabolism and type 2 diabetes: the Hoorn study. Hypertension, 2004, 43（2）: 176-181.

[10] Mancia G, Fagard R, Narkiewicz K, et al. 2013 ESH/ESC guidelines for the management of arterial hypertension: the Task Force for the Management of Arterial Hypertension of the European Society of Hypertension（ESH）and of the European Society of Cardiology（ESC）. Eur Heart J, 2013, 34（28）: 2159-2219.

[11] 中国医师协会高血压专业委员会. 家庭血压监测中国专家共识. 中国临床医生, 2012, 4（6）: 69-72.

[12] 中华医学会内分泌学分会. 中国成人住院患者高血糖管理目标专家共识. 中华内分泌代谢杂志, 2013, 29（3）: 189-195.

[13] Hassan MO, alShafie OT, Johnston WJ, et al. Loss of the nocturnal dip and increased variability of blood pressure in normotensive patients with noninsulin-dependent diabetes mellitus. Clinical Physiology, 1993, 13（5）: 519-523.

[14] 中国高血压联盟, 中国医师协会高血压专业委员会血压测量与监测工作委员会, 《中华高血压杂志》编委会. 动态血压监测临床应用中国专家共识. 中华高血压杂志, 2015, 23（8）: 727-730.

[15] 中华医学会糖尿病学分会. 中国动态血糖监测临床应用指南（2012 年版）. 中华糖尿病杂志, 2012, 4（10）: 582-590.

[16] JamesPA, Oparil S, carter Bl, et al. 2014 Evidence-based guideline for the management of high blood pressure in adults report from the panel members appointed to the Eighth Joint National Committee（JNC8）. JAMA, 2014, 311（5）: 507-520.

[17] Gerstein HC, Miller ME, Genuth S, et al. Long-term effects of intensive glucose lowering on cardiovascular outcomes. N Engl J Med, 2011, 364（9）: 818-828.

[18] SPRINT Research Group, Wright JT Jr, Williamson JD, et al. A randomized trial of intensive versus standard blood-pressure control. N Engl J Med, 2015, 373（22）: 2103-2116.

[19] Cheng J, Zhang W, ZhangX, et al. Effect of angitensin-concerting enzyme inhibitors and angiotensin II receptor blockers on all-cause mortality, cardiovascular deaths, and caridiovascular events in patients with diabetes mellitus: a meta-analysis. JAMA Intern Med, 2014, 174（5）: 773-785.

[20] DREAM Trid Investigators, Dagenais GR, Gersteinrtc, et al. Effeds of ramipril and rosiglitazone on cardiovascular and renal outcomes in people with impaired glucose tolerance or impaired fasting glucose: resucts of the diabetes Reduction assessment with ramipri and rosiglitazone Medication（DREAM）trial, Diabis care, 2008, 31（5）: 1007-1014.

[21] DREAM Trial Investigators Gerstein HC, Yusufs, et al. Effect of rosiglitazone on the frequency of diabetes in patients with impaired glucose tolerance or impaired fasting glucose: a randomised controlled trial. Lancet, 2006, 368（9541）: 1096-1105.

[22] Miric G, Dallemagne C, Endre Z, et al. Reversal of cardiac and renal fibrosis by pirfenidone and spironolactone in streptozotocin-diabetic rats. Br J Pharmacol, 2001, 133（5）: 687-694.

[23] Epstein M, Williams GH, Weinberger M, et al. Selective aldosterone blockade with eplerenone reduces albuminuria in patients with type 2 diabetes. Clin J Am Soc Nephrol, 2006, 1（5）: 940-951.

[24] Bakris GL, Agarwal R, Chan JC, et al. Effect of finerenone on albuminuria in patients With diabetic nephropathy: A randomized clinical trial. JAMA, 2015, 314（9）: 884-894.

[25] 陶波, 范春玲, 郭冀珍. 应激状态下应用缓释维拉帕米及合用西拉普利的有益作用. 中国新药与临床杂志, 2003, 22（11）: 653-658.

[26] Poole-Wilson PA, Swedberg K, Cleland JG, et al. Comparison of carvedolol and metoprolol on clinical outcomes in patients with chronic heart failure in the carvedilol or metopropean trial（COMET）: randomized controlled trial. Lancet, 2003, 362（9377）: 7-13.

[27] 党爱民, 刘国仗, 蔡酒绳, 等. 盐酸阿罗洛尔对中青年高血压的降压疗效. 中华高血压杂志. 2011, 19（2）: 163-166.

[28] 张健, 谢晋湘, 惠汝太, 等. 阿罗洛尔降压疗效和对睡眠呼吸障碍的影响. 中国循环杂志, 1998, 13（6）: 13-15.

[29] 王卫庆, 陈宇红, 刘伟, 等. 阿罗洛尔与氨氯地平治疗糖尿病高血压的随机对照研究. 中国新药与临床杂志, 2008, 27（1）: 35-38.

[30] Xiaozhen H, Yun Z, Mei Z, et al. Effect of carvedilol on coronary flow reserve in patients with hypertensive left-ventricular hypertrophy. Blood Press, 2010, 19（1）: 40-47.

[31] 陈晓文, 张凤如, 戚文航. 阿罗洛尔治疗混合型心绞痛的临床疗效.

临床心血管病杂志, 2005, 21（12）: 760-761.

[32] 中华医学会妇产科学分会妊娠期高血压疾病学组. 妊娠期高血压疾病诊治指南（2015）. 中华妇产科杂志, 2015, 50（10）: 721-728.

[33] Chalmers J, Joshi R, Kengne AP, et al. Blood pressure lowering with fixed combination perindopril-indapamide: Key findings from ADVANCE. J Hypertens suppl, 2008, 26（2）: S11-S15.

[34] 中华医学会心血管分会高血压学组. 利尿剂治疗高血压的中国专家共识. 中华高血压杂志, 2011, 19（3）: 214-222.

[35] 郭冀珍, 龚艳春, 章建梁, 等. 高血压病伴代谢综合征患者 463 例的干预治疗研究. 中华心血管病杂志, 2005, 33（2）: 132-136.

[36] Dalhof B, Sever PS, Poulter NR, et al. Prevention of cardiovascular events with an antihypertensive regimen of amlodipine adding perindoprilas required versus atennolol adding bendroflumethiazide as required, in the Anglo-Scandinavian Cardiac Outcomes Tril-Blood Pressure Lowering Arm（ASCOT-BPLA）: a multicentre randomized controlled trial. Lancet, 2005, 366（9489）: 895-906.

[37] Mancia G, Fagard R, Narkiewicz K, et al. 2013 ESH/ESC Guidelines for the management of arterial hypertension: the Task Force for the management of arterial hypertension of the European society of Hypertension（ESH）and of the European Society of cardiology（ESC）. J Hypertens, 2013, 31（7）: 1281-1357.

[38] Daskalopoulou SS, Rabi DM, Zarnke KB, et al. The 2015 Canadian Hypertension Education Program recommendations for blood pressure measurement, diagnosis, assessment of risk, prevention and treatment of hypertension. Canadian Journal of Cardiology, 2015, 31（5）: 549-568.

[39] 赵连友, 孙宁玲, 孙英贤, 等. α/β-受体阻滞剂在高血压治疗中应用的中国专家共识. 中华高血压杂志, 2016, （6）: 521-526.

[40] Hermida RC, Ayala DE, Amojon A, et al. Bedtime ingestion of hypertension medications reduces the risk of new-onset type 2 diabetes: a randomised controlled trial. Diabetologia, 2016, 59（2）: 255-265.

[41] 母义明, 纪立农, 宁光, 等. 二甲双胍临床应用专家共识. 中华糖尿病杂志 2014; 22（8）: 673-681.

[42] 龚艳春, 郭冀珍, 陆俊茜, 等. 二甲双胍对 155 例肥胖高血压病人血压及代谢的干预作用. 中国新药与临床杂志, 2005, 24（4）: 280-283.

[43] Zhou L, Liu H, Wen X, et al. Effects of metformin on blood pressure in nondiabetic patients: a meta-analysis of randomized controlled trials. J Hypertens, 2017, 35（1）: 18-26.

[44] 李光伟, 王金平, 李春梅, 等. 胰岛素增敏剂罗格列酮抗高血压作用探讨. 中华内科杂志, 2004, 43（12）: 907-910.

[45] Raji A, Seely EW, Bekins SA, et al. Rosiglitazone improves insulinsensitivity and lowers blood pressure in hypertensive patients. Diabetes Care, 2003, 26（1）: 172-178.

[46] zhang X, zhao Q. Effects of dioeptidyl peptidase-4 inhibitors on blood pressure in patients with type 2 diabetes: Asy stematic review and meta-analysis. JHypertension, 2016, 34（2）: 167-175.

[47] Weber MA. Blood pressure and glycaemic effect of dapagliflozin versus placebo in patients with type 2 diabetes on combination antihypertensive therapy: arandomised. double-blind, placebo-controlled, phase 3 study. Lancet Diabetes Endocrinol, 2016, 4（3）: 211-220.

[48] 马轩, 王红梅, 李娟, 等. 原发性醛固酮增多症患者中代谢综合征的患病情况. 中华内分泌代谢杂志, 2011, 27（9）: 724-728.

[49] Yao L, Folsom AR, Pankow JS, et al. Parathyroid hormone and the risk of incident hypertension: the atherosclerosis Risk in communities study. JHypertens, 2016, 34（2）: 196-203.

[50] 刘建民. 加强对维生素 D/甲状旁腺激素相关疾病的基础和临床研究. 中华内分泌代谢杂志, 2015, 31（4）: 293-295.

[51] Neter JE, Stamford BE, Koko FJ, et al. Influence of weight reduction on blood pressure: a meta-analysis of randomized controlled trials. Hypertension, 2003, 42（5）: 878-884.

[52] Horvath K, Jeitler K, Siering U, et al. Long-term effects of weight-reducing interventions in hypertensive patients: systematic review and meta-analysis. Arch Intern Med, 2008, 168（6）: 571-580.

[53] Knowler WC, Barrett-Connor E, Fowler SE, et al. Reduction in the incidence of type 2 diabetes with lifestyle intervention or metformin. N Engl J Med, 2002, 346（6）: 393-403.

[54] Comelissen VA, Fagard RH. Effects of endurance traning on blood pressure, blood pressure-regulating mechanisms and cardiovascular risk factors. Hypertension, 2005, 46（4）: 667-675.

[55] Grøntved A, Rimm EB, Willett WC, et al. A prospective study of weight training and risk of type 2 diabetes mellitus in men. Arch Intern Med, 2012, 172（17）: 1306-1312.

[56] Groppelli A, Giorgi DM, Omboni S, et al. Persistent blood pressure increase induced by heavy smoking. J Hypertens, 1992, 10（5）: 495-499.

[57] Jatoi NA, Jerrard-Dunne P, Feely J, et al. Impact of smoking and smoking cessation on arterial stiffness and aortic wave reflection in hypertension. Hypertension, 2007, 49（5）: 981-985.

[58] Bowman TS, Gaziano JM, Buring JE, et al. A prospective study of cigarette smoking and risk of incident hypertension in women. JACC, 2007, 50（21）: 2085-2092.

[59] Willi C, Bodenmann P, Ghali WA, et al. Active smoking and the risk of type 2 diabetes: a systematic review and meta-analysis[J]. JAMA, 2007, 298（22）: 2654-2864.

[60] Houston TK, Person SD, Pletcher MJ, et al. Active and passive smoking and development of glucose intolerance among young adults in a prospective cohort: CARDIA study. BMJ, 2006, 332（7549）: 1064-1069.

[61] Gigleux I, Gagnon J, St-Pierre A, et al. Moderate alcohol consumption is more cardioprotective in men with the metabolic syndrome. J Nutr, 2006, 136（12）: 3027-3032.

[62] Koppes LL, Dekker JM, Hendriks HF, et al. Moderate alcohol consumption lowers the risk of type 2 diabetes: a meta-analysis of prospective observational studies. Diabetes Care, 2005, 28（3）: 719-725.

[63] Fuchs FD, Chambless LE, Whelton PK, et al. Alcohol consumption and the incidence of hypertension: The Atherosclerosis Risk in Communities Study. Hypertension, 2001, 37（5）: 1242-1250.

[64] Xin X, He J, Frontini MG, et al. Effects of alcohol reduction on blood pressure: a meta-analysis of randomized controlled trials. Hypertension, 2001, 38（5）: 1112-1117.

[65] 谢文剑, 陈绍良. 吸烟对阿司匹林、氯吡格雷药效的影响. 医学综述, 2015, 21（14）: 2604-2605.

[66] Cook WK，Cherpitel C. Access to Health Care and heavy drinking in patient with diabetes or hypertension：implications for alcohol intervention. Subst Use Miuse，2012，47（6）：726-733.

[67] Rasmussen DD，Alexander L，Malone J. et al. The a2-adrenergic receptor agonist, clnidine, reduces alcohol drinking in alcohol-prerring（p）rats. Alcohol, 2014, 48（6）：543-549.

[68] Chrysant SG，Weder AB，MeCarron DA，et al. Effects of isradipine or enalapril on blood pressure in salt-sensitive hypertensives during low and high dietary salt intake. MIST Ⅱ Trial Investigators. Am J Hypertens，2000，13（11）：1180-1188.

[69] O'Donnell MJ，Yusuf S，Mente A，et al. Urinary sodium and potassium excretion and risk of cardiovascular events. JAMA，2011，306（20）：2229-2238.

[70] Shafi T，Appel LJ，Miller ER，et al. Changes in serum potassium mediate thiazide-induced diabetes. Hypertension，2008，52（6）：1022-1129.

# 高血压合并脑卒中

我国是高血压大国，目前流行病学结果表明，我国的高血压患病率已接近 30%，高血压患者达 3 亿左右，虽然在我国医务工作者的努力下，高血压的知晓率、治疗率、控制率等指标在不断地提高，但仍处于比较低的水平[1]。长期高血压可导致脑卒中、心肌梗死、高血压肾病等各种并发症。与欧美等国家不同，我国高血压患者的主要并发症为脑卒中。大量前瞻性研究证明，我国高血压患者的脑卒中发病率明显高于欧美国家，脑卒中发病率是心肌梗死的 5～8 倍[2]，并且脑卒中发病率呈逐渐上升的趋势，目前脑卒中标化发病率年增长

率从 6.5%发展为 13%[3]。脑血管疾病目前已成为我国居民死亡原因之首，脑卒中不仅是我国高血压患者致残、致死的最主要原因，也是单病种致残率最高的疾病。据估计，我国每年约有 180 万人因脑血管病死亡，并有更多的患者因脑血管疾病致残而导致劳动力丧失，给家庭和国家压上了沉重的经济负担，是我国也是全球重要的卫生经济问题。

《中国心血管病报告 2015》[4]指出，在 2014 年心血管疾病的住院费用中，急性心肌梗死为 133.75 亿元，颅内出血为 207.07 亿元，脑梗死为 470.35 亿元（图 8-6-1，图 8-6-2）。自 2004 年以来，以上

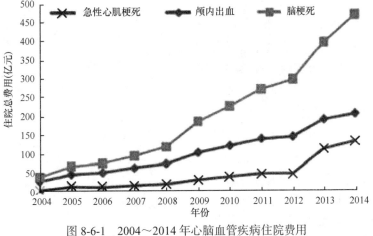

图 8-6-1　2004～2014 年心脑血管疾病住院费用

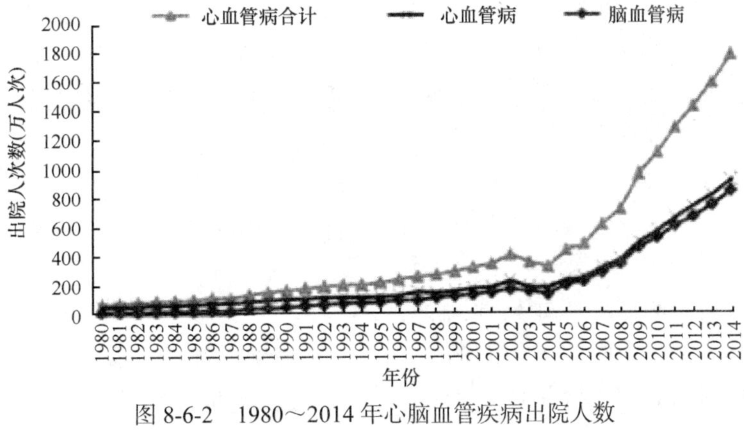

图 8-6-2　1980～2014 年心脑血管疾病出院人数

3种疾病住院费用的年均增长速度分别为32.02%、18.90%和24.96%。

脑卒中是高血压患者的主要并发症，并且脑卒中患者在急诊室或住院期间有80%左右会出现血压的升高，这说明高血压及脑卒中之间有密切的关系，因此控制好高血压患者的血压对于脑卒中的一级预防和二级预防都有重要的意义。同时，脑卒中患者的血压控制是否适当，也同样影响着脑卒中患者的预后及转归。

## 第一节 脑循环的特点

脑的血供主要来自于颈内动脉和椎动脉两支主要血管。这两套动脉系统在入颅后会在脑实质中反复发出分支，形成侧支循环及大脑动脉环，然后逐渐汇成静脉。颈内动脉供应眼部及大脑半球前3/5，椎动脉则供应剩余的大脑半球及小脑、脑干等[5, 6]。

在安静状态下，正常成年人每100g脑组织的血流量为50～60ml/min，脑质量占体重的2%～3%，约1500g，即全脑每分钟的血流量可达800～1000ml，占据了心排血量的20%左右。同时，由于脑部缺少葡萄糖及氧的储备，脑组织对于氧及葡萄糖的需求量也十分巨大，全脑每分钟耗氧量约50ml，占据全身耗氧量的20%～25%。脑组织对能量需求很大，但储存有限，因而对缺血及缺氧的耐受性很差，脑血流只需中断数秒，即可导致意识的丧失，如果中断数分钟，则将引起永久性的脑损害。

在正常情况下，脑循环的灌注压约80～100mmHg，当平均动脉压在60～160mmHg内波动时，脑血管可通过自身调节改变血管平滑肌的收缩与舒张，从而使脑血流量保持相对稳定，即Bayliss效应。当平均动脉压低于60mmHg时，血管平滑肌舒张达最大值，脑血管阻力无法进一步下降，脑血流量将出现明显减少，可引起脑功能障碍，若平均动脉压高于160mmHg时，脑血流量则明显增加，严重时可因脑毛细血管血压过高而引起脑水肿。

脑血流自动调节的有关因素包括脑灌注压、脑血管阻力、化学因素和神经因素等，而化学因素包括$O_2$、$CO_2$及血液和脑脊液的pH等。$CO_2$分压升高和低氧有直接的舒张血管的作用，由于化学感受性反射对脑血管的缩血管作用很小，所以血液中$CO_2$分压升高和低氧对脑血管的直接舒血管效应非

常明显。目前认为，$CO_2$分压升高引起脑血管舒张可能需要通过NO作为中介，而低氧的舒血管效应则依赖于NO、腺苷的生成和钾通道的激活，当过度通气使$CO_2$呼出过多时，由于脑血管收缩，脑血流量减少，引起头晕等症状。脑血管受交感缩血管纤维和副交感舒血管纤维的支配，但神经纤维的分布较少，所起的作用也很小，刺激或切断上述支配神经后，脑血流量无明显改变。

## 第二节 血压对不同类型脑血管疾病的影响

各类脑血管疾病均离不开动脉粥样硬化的作用，而高血压是导致动脉粥样硬化的主要危险因素，其在动脉粥样硬化的发生和发展中起到了关键的作用，血压升高使血流剪切力增大，对血管内皮细胞造成更大的刺激和损伤，使血管内皮发生炎性应答，在引起内皮细胞增生的同时促进血脂向血管壁渗入。同时，与高血压发生有关的缩血管类活性物质如血管紧张素Ⅱ、内皮素-1等表达上调，也可能在动脉壁代谢改变及损伤中发挥调控作用。

脑血管疾病根据发生的部位、损伤的血管等特点的不同可分为下述几类，其发生和发展都与高血压有一定的关系。

（一）短暂性脑缺血发作

当脑血管壁出现动脉粥样硬化或管腔狭窄等情况下，若存在低血压或血压波动时，会引起病变血管的血流量减少，从而导致一过性的脑缺血症状，当血压回升后，局部血流可恢复正常，短暂性脑缺血发作的症状消失。

（二）动脉粥样硬化性血栓性脑梗死

脑动脉粥样硬化性闭塞是在脑动脉粥样硬化狭窄的基础上，有动脉壁粥样斑块内的新生的血管破裂形成血肿，致使斑块进一步隆起甚至完全闭塞管腔，或斑块表面破裂出血，急性血栓形成，导致急性血供中断。

（三）腔隙性脑梗死

长期的脑小动脉痉挛及高血压的机械冲击下，引起脑微动脉玻璃样变、动脉硬化性病变及纤维素

样坏死，导致脑组织因缺血而坏死，形成 0.5～1.0mm 的梗死灶，病变血管多为终末动脉、深穿支血管壁病变而引起的管腔狭窄。

### （四）脑分水岭梗死

脑边缘带的终末血管在各种原因导致的狭窄的基础上，当体循环低血压或有效循环血容量明显减少时，边缘带即可发生缺血性改变。由于大脑前中动脉交界区血供相对薄弱，当颈内动脉狭窄大于50%或闭塞时，会导致交界区出现边缘带梗死。

### （五）脑出血

长期高血压可导致脑细小动脉发生玻璃样变及纤维素样坏死，血管壁弹性减弱，当血压升高时，血管易破裂出血。同时在血流冲击下也会形成微小动脉瘤，当某些因素使血压突然升高时，如体力活动、过度激动等，微小动脉瘤可破裂出血。

### （六）蛛网膜下腔出血

蛛网膜下腔出血与脑出血的机制基本相同，血压升高或其他诱因可导致血管破裂。

综上所述，血压在脑血管疾病的发生和发展中都有十分重要的作用，高血压可以导致动脉粥样硬化斑块、动脉瘤等形成，并可因过高的血压或血压波动等情况直接导致斑块、动脉瘤的破裂、出血、急性血栓形成等结果。同时，过低的血压又会导致脑部供血减少，从而导致脑组织损伤。因此，将血压控制于一个合适的范围是十分重要的。

## 第三节　脑卒中的一级预防

### 一、降压与新发脑卒中关系的国际研究

脑卒中的危险因素有可控因素和不可控因素，不可控因素包括年龄、性别、家族遗传史、短暂性脑缺血发作、脑卒中病史等，而可控因素包括高血压、高血脂、糖尿病、心房颤动等。其中，高血压是脑卒中发生的首要危险因素，根据美国卒中协会的统计，每年新发和再发的脑卒中患者中，约有80%是可以预防的，而最重要的预防手段就是血压的达标。大量前瞻性研究证明了血压升高可导致脑卒中风险的增加。包括 9 个国家 65.9 万参与者的亚太队列研究（APCSC）显示，亚洲人群的血压水平同脑

卒中之间有更为紧密的关系，收缩压每升高10mmHg，脑卒中风险增加53%。FEVER 研究是一项随机、双盲、安慰剂对照试验，是在我国高血压人群中进行的，共入选患者 9711 例，均合并一项或以上的心血管危险因素或心血管病史。结果显示，利尿剂联合钙通道阻滞剂使低危高血压患者脑卒中风险下降39%[7]。心脏事件预防评价（HOPE）国际性研究是在心血管疾病高危患者和糖尿病患者中进行的，共有 19 个国家、267 所医院、9541 例患者参加，使用血管紧张素转化酶抑制剂降压治疗。该试验从 1994 年 1 月开始，原计划随访 6 年，但由于两个治疗组之间的心血管疾病死亡、心肌梗死和脑卒中的病例数和临床情况已经有显著的差异，因此于 1999 年 3 月提前结束试验，在随后的分析中表明，高血压患者经降压治疗后使脑卒中发病率显著降低了32%[8]。LIFE 纳入了左心室肥厚的高血压患者，长期随访表明，给予血管紧张素受体拮抗剂降压治疗后，高血压患者的脑卒中风险下降了25%[9]。HYVET 研究是在 80 岁以上的高血压患者中进行的降压研究，共涉及 13 个国家的多中心、随机、双盲、安慰剂对照试验，使用血管紧张素转化酶抑制剂和利尿剂降压治疗，结果表明，收缩压的降低导致了 30%左右脑卒中风险的下降[10]。可见，各类降压药物均可降低高血压患者的脑卒中风险。在随后的荟萃分析中也表明，与安慰剂或不治疗相比，各类降压药物均可显著降低高血压患者脑卒中的发病风险。大量的研究证据表明，对于高血压患者来说，降压治疗的获益是绝对的，并且对于我国人群来说，降压治疗后脑卒中发病率的下降是最大的获益。目前各国指南对于高血压患者降压治疗对脑卒中一级预防的作用都毫无疑义，普遍认为临床获益主要来源于血压的降低，因此，中外脑卒中一级预防指南都将降压达标作为预防脑卒中的主要手段（图 8-6-3，图 8-6-4）。

### 二、中国脑卒中一级预防研究 （CSPPT 研究）

我国高血压患者中普遍存在着同型半胱氨酸升高现象，其在高血压患者中占75%～80%，我国有学者将其称为 H 型高血压或高血压伴同型半胱氨酸升高。实验表明，同型半胱氨酸水平升高与我国人群 MTHFR 677TT 型基因出现频率高及叶酸摄入不

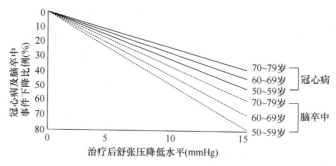

图 8-6-3　三年龄段分组舒张压与冠心病、脑卒中发病风险的关系

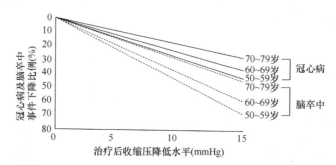

图 8-6-4　三年龄段分组收缩压与冠心病、脑卒中发病风险的关系

足等因素有关。同型半胱氨酸通过损害内皮细胞、氧化应激反应、改变脂质代谢及促进血栓形成等机制造成心脑血管的损害。当高血压同时合并同型半胱氨酸升高时，其对脑卒中的发生有明显的协同作用，二者可使脑卒中风险增加 11 倍[11]。中国脑卒中一级预防研究（CSPPT）是一项包括 20 000 余人的长期研究，通过 4.5 年的随访表明，与单纯降压治疗相比，高血压患者在降压的同时补充叶酸，可使首发脑卒中的风险进一步下降21%[12]。

《H 型高血压诊断与治疗专家共识》[13]建议：H 型高血压患者除进行一般高血压患者的生活方式干预外，推荐尽可能多地摄入富含叶酸的食物，如动物肝脏、绿叶蔬菜、豆类、柑橘类水果、谷类等，在食物的制备和烹调时应注意避免叶酸过多的流失。从治疗依从性及经济效益比出发，目前推荐含有 0.8mg 叶酸的固定复方制剂降压药物。如果固定复方制剂使用后血压不能达标，可以联合使用其他种类降压药物，直至血压达标。服用 0.8mg 的叶酸有最佳的降低同型半胱氨酸的作用，同时荟萃分析也表明，治疗超过 3 年，同型半胱氨酸水平下降 20% 是影响叶酸治疗效果的影响因素[14]。

## 第四节　脑卒中急性期的血压管理

脑卒中可分为缺血性脑卒中和出血性脑卒中，其中，缺血性脑卒中约占 87%，脑出血约占 10%，蛛网膜下腔出血约占 3%[15]。对于脑卒中急性期一般指发病后 2 周。据统计，80%的脑卒中患者在急诊室或住院期间可出现血压升高。导致血压升高的原因很多，包括疼痛、恶心、呕吐、颅内压升高、脑卒中后应激状态及病前存在原发性高血压等。因此在治疗前先对患者进行评估，优先处理紧张焦虑、恶心、颅内高压等情况，个体化治疗尤为重要。

## 一、急性脑卒中降压治疗的循证证据及指南建议

### （一）急性缺血性脑卒中

约70%的缺血性脑卒中患者在急性期中存在血压升高[16]，多数患者在 24h 后血压开始自发性下降。对于病情稳定且无颅内压增高等并发症的患者，24h后的血压水平基本可反映其发病前水平。

中国急性缺血性卒中降压试验（CATIS）入选了 4000 余例发病 48h 内接受强化降压治疗的患者，虽然强化降压治疗在 3 个月内死亡率、致残率等方面无明显获益，但也未导致病情进一步的恶化，提示急性缺血性脑卒中患者早期开始降压是安全的[17]。脑卒中后早期控制高血压和低血压试验（CHHIPS）研究入选了 179 例收缩压＞160mmHg 且发病 36h

内的脑卒中患者,随机分为积极治疗组和安慰剂组,结果表明,积极治疗组 24h 和 2 周后的血压有显著下降,且无早期神经功能恶化的事件,脑卒中后 3 个月积极治疗组较安慰剂组死亡率降低 50%。但 Tikhonoff 等的研究表明,收缩压和脑卒中预后之间呈 "U" 形关系,当收缩压在 140～180mmHg 范围内波动时,预后较好[16]。坎地沙坦急性卒中试验(SCAST)是一项随机安慰剂对照试验,共入选 2029 例伴有收缩压>140mmHg 的急性脑卒中患者,在给予 7d 的降压治疗后,观察 6 个月的脑卒中、心肌梗死、心血管死亡的发生情况,结果表明,两组患者在主要终点和次要终点上均无统计学差异,脑卒中急性期短期降压并没有带来临床的获益。

由于试验结果的不同,急性缺血性脑卒中早期给予降压治疗的时机与降压幅度仍未达成共识。国内外高血压、脑卒中指南对于急性缺血性脑卒中的治疗时机和目标都不尽相同。

急性缺血性脑卒中患者,在准备接受溶栓治疗时,过高的血压会使溶栓后出血风险增加,各指南均建议对于血压过高的患者应降压治疗。中国高血压联盟在 2010 年《中国高血压防治指南》中建议将溶栓前血压控制于 185/110mmHg 以内;中华医学会神经病学分会脑血管病学组在《中国急性缺血性脑卒中诊治指南 2014》中则建议将溶栓前血压控制在 180/100mmHg 这一更低水平[18]。溶栓过程中或之后,应持续控制血压≤180/105mmHg,并密切监测血压,2h 以内每 15min 测 1 次血压,此后 6h,每 30min 测 1 次血压,再此后 16h,每 1h 测 1 次血压[21]。因为有研究表明,溶栓后 24h 内收缩压上升是发生出血的预测因子。在降压治疗时,可使用拉贝洛尔 10～20mg 静脉注射;尼卡地平初始以 5mg/h 持续静脉输注并根据血压逐渐加量;如果使用乌拉地尔降压,通常先在 1min 内静脉注射 5～10mg 的试验剂量,如果血压仍未控制到目标水平,而且心率 55 次/分以上,可在 5min 内再静脉注射 5～10mg 的重复剂量,如果血压仍未控制,则可每 5min 静脉注射 10～25mg,直至血压达标,或心率<55 次/分,血压控制到治疗目标后,可持续静脉输注,根据此前的静脉注射剂量及输注期间的血压控制情况,选择合适的输注速率,通常为 2～4mg/h。在使用乌拉地尔治疗期间,除需密切监测血压外,还应密切监测心率,如果心率<55 次/分,应减量或停药;

如果心率上升而且幅度大于 15 次/分,或心率>90 次/分,则需加用 β 受体阻滞剂静脉注射,以控制心率[19]。

对于不准备接受溶栓治疗的患者,在发病 24h 之内的血压升高应慎重选择降压方案。2010 年《中国高血压防治指南》和《中国急性缺血性脑卒中诊治指南 2014》建议,除非合并有急性心肌梗死、心功能不全、主动脉夹层等危险情况,在收缩压<180(200)mmHg 和(或)舒张压<100(110)mmHg 时可不降压(2010 年《中国高血压防治指南》建议 180/100mmHg,《中国急性缺血性脑卒中诊治指南 2014》建议 200/110mmHg)。《AHA/ASA 急性缺血性卒中指南》建议收缩压≥220/120mmHg[20],可在严密血压监测下选择短效降压药物谨慎降压,并且,在第一个 24h 内将血压降低 15% 是相对比较安全的。

脑卒中后继续或中断抗高血压治疗协作研究(COSSACS)希望明确既往长期口服降压药物治疗的高血压患者,在发生脑卒中后何时再次启动降压治疗这一问题[21]。763 例脑卒中患者在脑卒中后的前 2 周随机继续或停止之前的降压药物。第 2 周时,尽管治疗组和对照组的收缩压具有显著性差异,但死亡与依赖的主要终点并无不同,随访 6 个月后,上述终点仍无显著性差异。因此对于长期口服降压药物的急性缺血性脑卒中患者,目前仍需临床医生根据患者病情进行个体化治疗,结合控制血压对预防脑卒中复发的重要性,目前建议在急性缺血性脑卒中发生24h后启动降压治疗是合理的。

（二）脑出血

急性出血性脑卒中包括脑出血和蛛网膜下腔出血。脑出血合并血压升高十分常见,目前已证明收缩压水平同脑出血后的死亡、残疾、神经功能受损等密切相关。随着大量临床试验的进行,脑出血患者的血压管理也在不断地更新。急性脑出血抗高血压治疗试验(ATACH)[22]逐步地减低脑出血患者收缩压水平,首先将收缩压降至 170～200mmHg,然后达标患者再进一步下降至 140～170mmHg,最后再在第二部分达标的患者中将血压降至 110～140mmHg,目前研究结果显示,脑出血 24h 内降压维持于 160/90mmHg,可减少神经功能进一步恶化。

急性脑出血强化降压试验（INTERACT）共入选404例收缩压150～220mmHg的自发性脑出血患者，并都在发病6h内经头颅CT明确诊断。入组患者随机分为强化降压组（目标血压140mmHg）和标准降压组（目标血压180mmHg）。经治疗后，强化降压组的血压水平较标准降压组平均降低约13.3mmHg，且可以阻止血肿进一步增大（血肿增大比例：13.7%比36.3%）。随后的长期随访表明，90d时强化治疗组与标准组主要事件风险相当。结果提示，对于自发性脑出血患者将收缩压快速降至140mmHg并不会增加不良事件的发生。INTERACT 2试验将约3000例发病6h内收缩压＞150mmHg的脑出血患者分为积极治疗组和对照组，积极治疗组经积极降压后，约半数在6h内将收缩压降至140mmHg以下，虽然两组在死亡及致残方面并未发现明显差异，但在功能恢复、生活质量等方面比较，积极治疗组的获益更大。同时该研究发现，收缩压变异可作为急性脑出血患者再发出血的有效预测因素，这就凸显了平稳降压的重要性。

上述试验表明，对于符合条件的伴有高血压的急性脑出血患者，早期降压治疗是安全可靠的，并有减少死亡和残疾的趋势。由于各试验的认识不同，对于降压的目标值尚不统一。2010年《中国高血压防治指南》建议：如果收缩压＞200mmHg或平均动脉压＞150mmHg，要考虑用持续静脉滴注给药积极降低血压，血压的监测频率为每5min 1次。如果收缩压＞180mmHg或平均动脉压＞130mmHg，并有疑似颅内压升高者，要考虑监测颅内压，用间断或持续的静脉给药降低血压；如没有疑似颅内压升高的证据，则考虑用间断或持续的静脉给药轻度降低血压（如平均动脉压110mmHg或目标血压为160/90mmHg）。中华医学会神经病学分会脑血管病学组《中国脑出血诊治指南（2014）》[23]建议：收缩压＞220mmHg时，应积极使用静脉降压药物降低血压；当患者收缩压＞180mmHg时，可使用静脉降压药物控制血压，根据患者临床表现调整降压速度，160/90mmHg可作为参考的降压目标值。2015年《AHA/ASA自发性脑出血指南》[24]在脑出血合并高血压时的治疗则更为积极，建议血压≥150mmHg时即可采用降压治疗，并且提出将

血压控制于140mmHg是安全的。

### （三）蛛网膜下腔出血

蛛网膜下腔出血的流行病学尚不明确，初步估计患病人数约占全部脑卒中患者的3%。对于蛛网膜下腔出血患者血压控制水平尚缺乏有效的证据。一项包含3361例患者、16个试验的荟萃分析表明，口服尼莫地平可以降低不良事件的发生风险。同时也有分析表明，蛛网膜下腔出血后再出血与血压波动的关系较血压本身更为密切。《中国蛛网膜下腔出血诊治指南》[25]建议：合并血压升高的患者，注意监测血压，维持收缩压＜160mmHg和平均动脉压＞90mmHg。

## 二、急性脑卒中的降压治疗

急性脑卒中的血压升高同疼痛、紧张、呕吐、颅内压升高等有密切关系，要充分重视镇痛、镇静等治疗。对于降压药物的选择，应尽量减少使用可能降低脑血流量的药物，要同时兼顾脑水肿的减轻和颅内压的降低。迅速降压可选硝普钠、硝酸甘油、乌拉地尔或尼卡地平等有证据支持的药物，其他药物如柳氨苄心定静脉点滴也较为适宜，因为此药同时阻滞 $\alpha_1$ 和 $\beta$ 受体，不减低脑血流量。对于颅内压升高明显者应加用甘露醇减低颅内压，必要时可使用皮质激素。

## 第五节 脑卒中的二级预防

降压治疗在脑卒中一级预防中的地位已经得到了充分的证明。同时，其在脑卒中二级预防的重要作用也不容忽视。我国数据表明，仅缺血性脑卒中的年复发率就达到了17.7%[26]，而再发脑卒中的高死亡率、高致残率都给患者和家庭带来了难以承受的后果，有效的脑卒中二级预防是减少复发和死亡的重要手段。随着近些年新的循证医学证据面世，人们对于脑卒中二级预防的认识也在不断加深，但高血压仍旧是脑卒中二级预防的首要控制因素。

降压治疗在脑卒中二级预防中的作用有很多的循证医学支持，1995年我国的脑卒中后降压治疗研究（PATS）[27]是一项随机双盲安慰剂对照试验，平均随访2年，结果表明，我国高血压患者

利尿剂可预防脑卒中复发。随后的 PROGRESS 试验表明[28]，降压治疗使脑卒中再发风险降低 28%，同时该试验也在血压水平最低的患者中观察到了最低的及脑卒中复发风险。SPS3 试验结果表明，小血管脑卒中可以从强化降压治疗中获得预防益处，目标收缩压降至小于 130mmHg 可显著降低脑出血风险。

随着近年来有关血压变异性的研究增多，收缩压变异性也逐渐地被人们所重视，ASCOT-BPLA、UK-TIA 等实验的亚组分析表明，收缩压变异性可以独立于收缩压预测脑卒中的风险。相对于血压平均值，血压变异性有更大的脑卒中预测价值。由于各类药物之间优劣性的证据尚不充分，因此对于药物选择尚无统一认识。《中国缺血性卒中和短暂性脑缺血发作二级预防指南 2014》《AHA/ASA 卒中和短暂性脑缺血发作二级预防指南》[29,30]均提出：①未接受过降压治疗的缺血性脑卒中或 TIA 患者，发病数天后如果符合高血压诊断标准，则应当启动降压治疗。②对于曾长期接受降压药物治疗的急性脑卒中患者，如果没有降压治疗的禁忌，在数天后启动降压治疗。③由于颅内大动脉粥样硬化性狭窄（70%～99%导致的缺血性脑卒中或 TIA 患者，推荐收缩压降至 140mmHg 以下，或舒张压降至 90mmHg 以下）。④对于高血压合并有颈动脉狭窄的患者，双侧颈动脉狭窄＞70%者，收缩压＜140mmHg 时脑卒中风险显著增加，收缩压＞160mmHg 时脑卒中风险显著减低；单侧颈动脉狭窄＜70%者，收缩压在 140mmHg 以下可显著降低脑卒中风险。⑤对于高血压合并缺血性脑卒中患者来说，应当个体化的选择治疗方案，全面考虑药物、脑卒中的特点和患者三方面因素，选择合适的药物和剂量。

对于出血性脑卒中来说，各指南都认可高血压是最重要的可控危险因素，积极控制高血压可以预防脑出血复发。《中国脑出血诊治指南（2014）》[23]建议将血压控制于＜140/90mmHg，美国脑出血指南提出所有的脑出血患者均应控制血压，且在脑出血发病后立即开始降压治疗，并且血压控制目标为小于 130/80mmHg 是合理的。

高血压合并脑卒中的二级预防内容包括药物治疗和非药物治疗[治疗性的生活方式改变（therapy lifestyle change，TLC）]。

# 一、非药物治疗

生活方式的改变在任何时候，对任何高血压患者来说都是有效的治疗方式，可降低血压、控制其他危险因素。对于高血压合并脑卒中的患者来说，生活方式的改变同样尤为重要。

## （一）合理膳食

我国高血压患者饮食中普遍存在高钠、低钾的现象，过多的钠盐摄入可显著提高血压水平和高血压发病风险。因此，高血压患者应当减少钠盐的摄入（WHO 建议每日钠盐摄入量＜5g，中国高血压联盟建议每日钠盐摄入量＜6g），增加水果、谷物、蔬菜等摄入，减少食用油、肥肉、动物内脏等的摄入。

## （二）戒烟限酒

吸烟是一种十分不健康的生活方式，是心脑血管疾病的重要危险因素，吸烟对血管内皮有明显的损害作用，可加速动脉粥样硬化的进程。研究表明，吸烟者脑卒中发病风险是非吸烟者的 2 倍。心血管健康研究发现，吸烟与老年人脑卒中复发风险增加显著相关。戒烟的益处是肯定的，不同年龄患者戒烟均可获益。对于脑卒中患者应避免主动和被动吸烟，远离吸烟场所。戒酒或减少饮酒可使血压水平显著降低。

## （三）适量运动

对于合并有脑卒中的高血压患者，如果没有活动不利，适当的运动是十分必要的，适当的运动可以增加能量的消耗，降低血压、血糖和血脂等，在适量运动的同时结合合理膳食，可控制体重，将体重指数（BMI）控制在正常范围。

## （四）心理平衡

长期的精神压力不仅可导致高血压，同时也可使降压治疗的效果下降。精神过度紧张时，会使交感神经系统活性增加，释放大量儿茶酚胺类物质，导致血管过度收缩，血压升高，同时还可导致血压变异、血压晨峰等升高，从而增加心脑血管事件风险。对于此类患者，应当进行自我调节或利用心理疏导等方式调节自身心理压力，缓解紧张情绪。

## 二、各类降压药物在脑卒中二级预防中的作用

### （一）血管紧张素转化酶抑制剂

培哚普利预防再发脑卒中试验（PROG RESS）[28]是一项随机双盲试验，共纳入 6105 例既往有 TIA 或脑卒中病史的患者，随机给予培哚普利、培哚普利联合吲达帕胺或安慰剂治疗。在 4 年的随访中，培哚普利联合吲达帕胺组平均降低血压 12.3/5.0mmHg。降压治疗使死亡或非致死性脑卒中等首要终点的发生率下降了 28%。HOPE 研究[8]是一项多中心、随机、双盲、安慰剂对照试验，涉及 19 个国家、267 所医院、9541 例患者。入选了 55 岁以上合并有既往心脏疾病、脑卒中、糖尿病等一项危险因素的患者，其中包括既往有非致残性脑卒中病史者约 1000 例，并且基线数据表明，在全部 65 岁以上的患者中 55%曾有一过性脑缺血发作。研究结果表明，与安慰剂组相比，雷米普利组的脑卒中发生率降低了 32%，致死性脑卒中发生率下降了 51%，并且不管患者的基线血压水平高低、是否应用其他药物，以及有无脑卒中病史、冠心病、外周动脉疾病、糖尿病或高血压，应用雷米普利受益是一致的，说明了雷米普利在脑卒中一二级预防中的重要作用，但是也有试验却得出了相反的结果。降压和降脂治疗预防心脏病发作试验（ALLHAT）[31]在 3 万多高血压患者中比较了不同降压策略对脑卒中的影响，而其中赖诺普利对脑卒中的保护效果较其他药物差。

### （二）血管紧张素 II 受体阻滞剂

老龄人群中认知功能障碍和预后研究（SCOPE）[32]共纳入了约 5000 例 70～89 岁的高血压患者，其中坎地沙坦治疗组 2477 例，对照组 2460 例，与对照组相比，坎地沙坦组血压多下降了 3/2mmHg，但是治疗组的非致死性脑卒中风险下降了 28%，在随后的亚组分析中表明，既往有脑卒中病史的患者，主要心血管事件下降了 64%。替米沙坦单用或与雷米普利联用全球终点研究（ONTARGET）试验[33]共涉及 6 大洲 40 个国家（包括我国）733 个中心参与，共纳入 25 620 例患者，追踪观察达 56 个月，是一项前瞻、随机、双盲、临床循证医学试验，在该试验脑卒中亚组分析中，替米沙坦 80mg 同雷米普利

10mg 显示了相当的降低脑卒中再发的作用（OR=0.91；95% CI 为 0.79～1.05）。厄贝沙坦与尼群地平脑卒中二级预防试验（MOSES）[34]共纳入了 1405 例既往 24 个月曾发生脑卒中的高血压患者，随机给予厄贝沙坦和尼群地平，平均随访 2.5 年，随访发现，厄贝沙坦组脑血管事件 102 例，尼群地平组 134 例，脑血管风险降低了 25%。

### （三）β 受体阻滞剂

以阿替洛尔为代表的第二代 β 受体阻滞剂的研究表明，β 受体阻滞剂在降压疗效方面弱于其余几类药物，甚至部分指南基于此已将 β 受体阻滞剂退出了一线降压药物的行列。对此，学术界尚存在争议，β 受体阻滞剂是一类具有显著异质性的药物，不同药物之间的差异较大，第三代 β 受体阻滞剂卡维地洛、阿罗罗尔、拉贝洛尔等不仅可以阻滞 β 受体，还能阻滞 $\alpha_1$ 受体，其机制同以往 β 受体阻滞剂不尽相同。已有实验证实 α、β 受体阻滞剂与其他几类药物降压效果相似。CHHIPS 研究入选的伴有高血压的脑卒中患者，随机给予拉贝洛尔、赖诺普利和安慰剂，结果显示，治疗组血压下降显著，脑卒中后 3 个月的死亡率较安慰剂组减半（9.7%比 20.3%）。我国《α/β 受体阻滞剂在高血压治疗中应用的中国专家共识》[35]也指出，α、β 受体阻滞剂适用于高血压合并脑卒中患者，尤其适用于脑卒中后的高血压治疗。

### （四）钙通道阻滞剂

对于脑卒中的保护作用已得到了广泛的认可，可能与其抗氧化、改善动脉内皮、逆转动脉斑块等功能有关。ACCOMPLISH[36]试验纳入了 11 454 例高危的高血压患者，平均随访 3 年，研究表明，氨氯地平联合贝那普利治疗组较氢氯噻嗪联合贝那普利组的主要终点事件下降了 20%。涉及 12 项试验 94 338 例患者的荟萃分析表明，在脑卒中的二级预防方面，钙通道阻滞剂相较血管紧张素 II 受体阻滞剂、利尿剂、β 受体阻滞剂、血管紧张素转化酶抑制剂等能更好地减少脑卒中事件。

### （五）利尿剂

我国 1995 年公布的 PATS 试验是第一个随机、双盲、安慰剂对照脑卒中二级预防试验，目的是研

究降压治疗是否可降低既往脑卒中患者的致死和非致死性脑卒中风险。研究共纳入 5665 例曾有脑卒中和 TIA 病史的高血压患者，其中71%的患者是缺血性脑卒中。治疗组给予吲达帕胺降压治疗。在两年的随访中发现，治疗组平均收缩压为 144mmHg，而安慰剂组为 149mmHg，治疗组的再发脑卒中风险较安慰剂组降低了 2.9%。研究表明，2.5mg/d 吲达帕胺治疗组较安慰剂组血压下降了 5/2mmHg，同时致死性和非致死性脑卒中的发病风险下降了29%。同时我国高血压人群普遍存在钠摄入过多，钾摄入不足的现象。有试验表明，利尿剂可以更好地降低盐敏感性高血压患者的血压水平，能显著降低血压变异性。因此，现有指南推荐利尿剂和 ACEI 合用在脑卒中二级预防中是有效的。

（六）联合治疗方案

对于大部分的高血压患者来说，单用一种降压药物很难使血压达标，大部分都需要两种或两种以上的降压药物联合治疗。降压达标是降低心脑血管事件的根本。通过不同降压药物的机制和相互协同，从而起到 1+1＞2 的作用。FEVER 研究是随机、双盲、安慰剂对照试验，共纳入 9711 例高血压患者，随机给予非洛地平联合利尿剂或安慰剂治疗，40 个月的随访发现，非洛地平联合氢氯噻嗪治疗组比氢氯噻嗪联合安慰剂组的脑卒中风险下降了 27%。还有之前提到的 PROGRESS 研究（培哚普利+吲达帕胺）、ACCO MPLISH 研究（氨氯地平+贝那普利）等均提示了降压药物联合治疗对于血压达标和脑卒中风险的降低。

# 三、总　　结

脑卒中是我国居民死亡的主要原因，其高致残、致死的特点给患者家庭和国家压上了沉重的负担。而高血压是导致脑卒中发生的最主要的危险因素，在脑卒中的一级和二级预防中都有十分重要的作用。血压控制达标可减少近 80%的脑卒中的发生，其中包括大量的致死性脑卒中和二次脑卒中。但是，目前我国的高血压控制情况仍旧不容乐观，控制率仍较低，仍需医务工作者继续努力，共同管理好高血压患者的血压，降低整体心血管并发症的发生。

（韩清华）

## 参 考 文 献

[1] Wang J, Zhang L, Wang F, et al. Prevalence, awareness, treatment, and control of hypertension in China: results from a national survey. Am Journal of Hypertens, 2014, 27（11）: 1355-1361.

[2] 刘力生. 中国高血压防治指南 2010. 中华高血压杂志, 2011, 19（8）. 701-743.

[3] 中华医学会神经病学分会脑血管病学组, 中华医学会神经病学分会. 中国脑血管病一级预防指南 2015. 中华神经科杂志, 2015, 48（8）: 629-643.

[4] 陈伟伟, 高润霖, 刘力生, 等.《中国心血管病报告 2015》概要. 中国循环杂志, 2017, 32（6）: 521-528.

[5] 吴江, 贾建平, 崔丽英, 等. 神经病学. 2 版. 北京: 人民卫生出版社, 2011.

[6] 陈主初, 郭恒怡, 王树人. 病理生理学. 北京: 人民卫生出版社, 2005: 122-139.

[7] 张宇清. 我国高血压防治干预策略转型的必要性——FEVER 研究及其亚组分析启示. 中国循环杂志, 2013, 28（3）: 240-242.

[8] 戚文航, 王宏宇. 心脏事件预防评价（HOPE）大型国际临床研究. 中华心血管病杂志, 1999, 27（6）: 473.

[9] 刘洋. 氯沙坦对高血压患者生存研究（LIFE）. 国外医学. 心血管病分册, 2002, （4）: 240.

[10] CJ Bulpitt, NS Beckett, Peters R, et al, Blood pressure control in the Hypertension in the Very Elderly Trial（HYVET）, J Hum Hypertens, 2012, （26）: 157-163.

[11] Li J, Jiang S, Zhang Y, et al. H-type hypertension and risk of stroke in Chinese adults: a prospective. nested case control study. J. Transl Intern Med, 2015, 3（4）: 171-178.

[12] HuoY, LiJ, QinX, et al. Efficacy of folic acid therapy in primary prevention of stroke among adults with hypertension in China: the CSPPT randomized clinical trial. JAMA, 2015, 313（13）: 1325-1335.

[13] 李建平, 卢新政, 霍勇, 等. H 型高血压诊断与治疗专家共识. 中国实用内科杂志, 2016, 36（4）: 295-299.

[14] Wang X, Qin X, Demirtas H, et al. Efficacy of folic acid supplementation in stroke prevention: a meta analysis. Lancet, 2007, 369（9576）: 1876-1882.

[15] Writing Group members, Mozaffarian D, BeniaminEJ, et al. Heart Disease and Stroke Statistics—2016 Update A Report From the American Heart Association. circucation, 2016, 133（4）: e38-e360.

[16] Tikhonoff V, Zhang H, Richart T, et al. Blood pressure as a prognostic factor after acute stroke. Lancet Neurol, 2009, 8（10）: 938-948.

[17] He J, Zhang Y, Xu T, et al. Effects of immediate blood pressure reduction on death and major disability in patients with acute ischemic stroke: The CATIS randomized clinical trial. JAMA, 2014, 311（5）: 478-489.

[18] 中华医学会神经病学分会, 中华医学会神经病学分会脑血管病学组. 中国急性缺血性脑卒中诊治指南 2014. 中华神经科杂志, 2015, 48（4）: 246-257.

[19] 盐酸乌拉地尔注射液临床应用专家共识组. 盐酸乌拉地尔注射液临床应用专家共识. 中华急诊医学杂志第十二届组稿会暨第五届急诊医学表评论坛, 2013, （9）: 960-966.

[20] Jauch EC，Saver JL，Adams HP Jr，et al. Guidelines for the early management of patients with acute ischemic stroke：a guideline for health care professionals from the American Heart Association/American Stroke Association. Stroke，2013，44（3）：870-947.

[21] Robinson TG，PotterJF，Ford GA，et al. Effects of antihypertensive treatment after acute stroke in the Continue Or Stop post-Stroke Antihypertensives Collaborative Study（COSSACS）：a prospective，randomised，open，blinded-endpoint trial. Lancet Neurology，2010，9（8）：767-775.

[22] Qureshi AI. Antihypertensive treatment of acute cerebral hemorrhage（ATACH）：rationale and design. Neurocritical Care，2007，6（1）：56-66.

[23] 中华医学会神经病学分会，中华医学会神经病学分会脑血管病学组. 中国脑出血诊治指南（2014）. 中华神经科杂志，2015，48（6）：435-444.

[24] Hemphill JC，Greenberg SM，Anderson CS，et al. Guidelines for the Management of Spontaneous Intracerebral Hemorrhage：A Guideline for Healthcare Professionals From the American Heart Association/American StrokeAssociation. Stroke，2015，46（7）：2032-2060.

[25] 中华医学会神经病学分会，中华医学会神经病学分会脑血管病学组. 中国蛛网膜下腔出血诊治指南 2015. 中华神经科杂志，2016，49（3）：182-191.

[26] Wang Y，Xu J，Zhao X，et al. Association of hypertension with stroke recurrence depends on ischemic stroke subtype, Stroke, 2013, 44( 5)：1232-1237.

[27] PATS Collaborating Group，Post-stroke antihypertensive treatment study. A prelimin ary result. Chinese Medical Journal, 1995, 108( 9)：710-717

[28] Arima H，Anderson C，Omae T，et al. Perindopril-based blood pressure lowering reduces major vascular events in Asian and Western participants with cerebrovascular disease：the PROGRESS trial. J Hum Hypertens，2010，28（2）：395-400.

[29] 中华医学会神经病学分会，中华医学会神经病学分会脑血管病学组. 中国缺血性脑卒中和短暂性脑缺血发作二级预防指南 2014. 中华神经科杂志，2015，48（4）：258-273

[30] Keman WN，Ovbiagele B，Black HR，et al. Guidelines for the Prevention of Stroke in Patients With Stroke and Transient Ischemic attack：a Guideline for Healthcare Professionals From the American Heart Association/American Stroke Association. Stroke,2014,45（7）：2160-2236.

[31] 胡大一. 遵循临床试验证据充分控制高血压——ALLHAT解读. 中华心血管病杂志，2003，31（4）：311-312.

[32] Trenkwalder P，EImfeldt D，Hofman A，et al. The Study on COgnition and prognosis in the elderly（SCOPE）-major CV events and stroke in subgroups of patients. Blood Pressure，2005，14（1）：31-37.

[33] Diener HC. Preventing stroke：the PRoFESS，ONTARGET，and TRANSCEND trial programs. J Human Hypertens，2009，27（5）：s31-s36.

[34] SchraderJ，Luders S，Kulschewski A，et al. Morbidity and mortality after stroke，eprosartan compared With nitrendipine for secondary prevention：Principal Results of a Prospective Randomized Controlled Study（MOSES）. Stroke，2005，36（6）：1218-1226.

[35] 赵连友、孙宁玲、孙英贤，等. α/β 受体阻滞剂在高血压治疗中应用的中国专家共识. 中华高血压杂志，2016，24（6）：521-526.

[36] Weber MA，Bakris GL，Dahlöf B，et al. Baseline characteristics in the Avoiding Cardiovascular events through Combination therapy in Patients Living with Systolic Hypertension（ACCOMPLISH）trial：a hypertensive population at high cardiovascular risk. Blood Pressure，2007，16（1）：13-19.

# 第七章

# 高血压合并肾功能不全

随着人口老龄化、疾病谱改变及人们生活方式的变化，慢性肾脏病（CKD）的患病率呈逐渐增高趋势。肾脏是调节血压的重要器官，肾脏疾病进展可导致高血压，而高血压又加剧了肾脏病变，使肾功能减退形成恶性循环。CKD 患者高血压患病率显著高于普通人群[1, 2]。CKD 合并高血压将显著增加心脑血管疾病的发病率。控制高血压对于延缓 CKD 患者疾病进展，减少心血管事件及死亡有重要意义。

## 第一节　慢性肾脏病患者的血压控制目标

2014 年 JNC 8 建议：CKD 患者血压控制靶目标为小于 140/90mmHg，降压药物首选 ACEI 或 ARB[3]。该指南制订的血压控制靶目标值主要基于肾脏病饮食改良研究（modification of diet in renal disease，MDRD）、非洲裔美国人肾脏病和高血压研究（african american study of kidney disease and hypertension，AASK）、雷米普利治疗肾脏病有效性研究 -2（ramipril efficacy in nephropathy-2，REIN-2）三项随机对照试验的研究结果[4-6]及主要基于此三项研究的荟萃分析[7-9]。该三项研究均表明，与常规血压控制靶目标值（BP＜140/90mmHg）相比，较低的血压控制靶目标值[（125～130）/（75～80）mmHg]并没有减少心血管事件、进展至经末期肾病（ESRD）及死亡的风险。AASK 研究以蛋白尿作为研究终点，发现较低的血压控制靶目标值并未明显减少蛋白尿及 CKD 的进展速度[5]。然而，MDRD 研究事后分析表明，蛋白尿水平较高与较急剧的肾小球滤过率（GFR）下降速度相关，较低的血压控制靶目标可明显减缓蛋白尿＞1.0g/d 的 CKD

患者的肾功能下降速度[9]。一项基于 MDRD、AASK 和 REIN-2 研究的荟萃分析纳入了 2272 例成人 CKD 患者。该项研究表明，与常规血压控制靶目标值（BP＜140/90mmHg）相比，较低的血压控制靶目标值[（125～130）/（75～80）mmHg]并没有改善 CKD 患者的远期预后；然而亚组分析表明，对于蛋白尿介于 0.3～1.0g/d 的 CKD 患者，较低的血压控制靶目标值与较好的远期预后有关[8]。最近的一项研究表明，较低的血压控制靶目标值与 CKD 患者增加的心血管事件并发症和死亡率明显相关[10]。控制糖尿病患者心血管疾病风险性行动（action to control cardiovascular risk in diabetes，ACCORD）研究同样提示，与常规血压控制靶目标值（SBP＜140mmHg）相比，较低的血压控制靶目标值（SBP＜120mmHg）并没有显著延缓 2 型糖尿病患者血肌酐水平的升高或者 GFR 的下降[11]。

最近的一项回顾性研究分析了美国退伍军人数据库中的 77 675 例患者，所有患者均患有 CKD[GFR＜60ml/（min·1.73m²）]和高血压[10]。5760 例患者的 SBP 控制在小于 120mmHg，72 005 例患者的 SBP 控制在 120～139mmHg。在中位随访 6 年的过程中，共有 19 517 例患者死亡，其中 SBP＜120mmHg 组死亡 2380 例（死亡率为 80.9/1000 人·年）；SBP 120～139mmHg 组死亡 17 137 例（死亡率为 41.8/1000 人·年）。与标准的血压控制靶目标相比，较低的血压控制靶目标可导致全因死亡率的发生风险增加 70%（95% CI 为 63%～78%）。总之，该回顾性观察研究表明，严格的收缩压控制与 CKD 患者增高的全因死亡率明显相关。

2012 年改善全球肾脏病预后组织（kidney disease：improving global outcomes，KDIGO）发布的临床实践指南首次提出 CKD 患者应该有相对较高的血压控制靶目标值（表 8-7-1）[12]。该项指南建议：不伴有白蛋白尿的 CKD 患者，血压控制靶目标为 BP≤140/90mmHg；伴有微量或大量白蛋白尿（白蛋白尿≥30mg/24h）的 CKD 患者，血压控制靶目标为 BP≤130/80mmHg。该指南推荐 RAS 抑制剂（包括 ACEI 和 ARB）适用于 CKD 伴有白蛋白尿（白蛋白尿≥30mg/24h）的患者。

**表 8-7-1　2012 年 KDIGO 临床实践指南关于 CKD 患者血压控制靶目标**

| 患者人群 | 血压靶目标 | 证据等级 |
| --- | --- | --- |
| 非糖尿病性 CKD 白蛋白尿<30mg/d | BP≤140/90mmHg | 1B |
| 非糖尿病性 CKD 白蛋白尿≥30mg/d | BP≤130/80mmHg | 2D |
| 糖尿病性 CKD 白蛋白尿<30mg/d | BP≤140/90mmHg | 1B |
| 糖尿病性 CKD 白蛋白尿≥30mg/d | BP≤130/80mmHg | 2D |

国际上主要的高血压临床指南中仅就 CKD 患者血压控制的靶目标给出了推荐（表 8-7-2）。美国糖尿病学会（ADA）建议 CKD 患者的血压靶目标为 BP<140/80mmHg[13]。加拿大高血压教育项目（CHEP）建议 CKD 患者血压靶目标为 BP<140/90mmHg[14]。欧洲心脏病学会/欧洲高血压学会（ESC/ESH）建议 CKD 患者的收缩期血压靶目标为 SBP<140mmHg[15]。英国国家卫生与临床优化研究组织（NICE）指南建议 CKD 患者 BP≥140/90mmHg 时应接受降压治疗，治疗的靶目标为（120～139）/<90mmHg[16]。NICE 指南同时推荐伴有蛋白尿（白蛋白/肌酐比值≥70mg/mmol）的 CKD 患者 BP≥130/80mmHg 时应接受药物降压治疗，治疗的靶目标为（120～139）/<80mmHg。各个指南关于 CKD 患者的血压控制靶目标并不完全一致，但大部分指南更倾向于建议不伴有蛋白尿的 CKD 患者应将血压控制在小于 140/90mmHg；对于伴有蛋白尿的 CKD 患者，大部分指南建议血压靶目标应更低。由于 CKD 伴有蛋白尿的患者更倾向于合并难治性高血压，达到较低的血压靶目标意味着需要联合使用多种降压药物。

**表 8-7-2　国际指南关于 CKD 合并高血压患者的血压控制靶目标和推荐药物**

| 指南来源 | 无蛋白尿<br>CKD 患者 | 伴蛋白尿<br>CKD 患者 | 推荐药物 |
| --- | --- | --- | --- |
| JNC8 | <140/90 mmHg | <140/90 mmHg | ACEI 或 ARB |
| KDIGO | <140/90 mmHg | ≤130/80 mmHg | ACEI 或 ARB |

续表

| 指南来源 | 无蛋白尿<br>CKD 患者 | 伴蛋白尿<br>CKD 患者 | 推荐药物 |
| --- | --- | --- | --- |
| NICE | <140/90 mmHg | <130/80 mmHg | ACEI 或 ARB |
| CHEP | <140/90 mmHg | <140/90 mmHg | ACEI，如果不耐受选择 ARB |
| ESC/ESH | <140 mmHg | <130 mmHg | ACEI 或 ARB |
| ASH/ISH | <140/90 mmHg | <140/90 mmHg | ARB 或 ACEI |
| ISHIB | <130/80 mmHg | <130/80 mmHg | 利尿剂或 CCB |

注：ASH/ISH. 美国高血压学会/国际高血压学会；ISHIB. 国际黑人高血压学会。

最近的一项纳入 651 749 例美国退伍军人 CKD 患者的队列研究再次证实了血压靶目标与死亡率的关系[17]。（130～159）/（70～89）mmHg 组的 CKD 患者死亡率最低。因此，对于 CKD 患者而言，血压控制的靶目标应该为（130～159）/（70～89）mmHg。

最近，强化和标准血压控制研究（systolic blood pressure intervention trial，SPRINT）公布了 CKD 和心血管疾病高危人群的血压控制靶目标[18]。SPRINT 是一项由美国国立卫生院资助的多中心前瞻性随机对照试验。该研究将 9361 例 SBP≥130mmHg 的患者随机分为两组，一组患者的 SBP 靶目标小于 120mmHg，另一组患者的 SBP 靶目标小于 140mmHg。主要研究终点为比较两组患者 CKD 和 CVD 的发生风险。该项研究的纳入标准：①年龄≥50 岁。②SBP≥130mmHg。③如下一项：有心血管疾病既往病史；患有 CKD[eGFR=20～59ml/（min·1.73m$^2$）]；除脑卒中外仍有中重度发生心血管疾病的高危因素；年龄≥75 岁。心血管疾病包括既往心肌梗死病史；经皮冠状动脉干预史；冠状动脉搭桥术；颈动脉内膜切除术或支架置入术；需要血管重建的外周动脉疾病；急性冠脉综合征；腹主动脉瘤≥5cm；冠脉钙化积分>400；左心室肥大。中重度心血管疾病发生的高危因素包括基于最近 1 年血脂评估的 Framingham 积分表明，10 年心血管疾病的发生风险≥15%。主要研究终点为心血管事件发生的复合终点。SPRINT 研究在进行了 3.26 年之后就提前终止了。与靶目标 SBP<140mmHg 的患者相比，靶目标 SBP<120mmHg 的患者发生心血管事件的风险下降了 25%，全因死亡率下降了 27%[18, 19]。基线血压为 139.7/78.1mmHg。1 年后严格血压控制组的平均收缩压为 121.4mmHg，标准

血压控制组的平均收缩压为 136.2mmHg。该研究最终纳入的患者中，28%的患有 CKD，28%年龄＞75岁，36%为女性，20%有心血管疾病既往史。纳入患者的种族分布也较为复杂：黑色人种占 29.9%，西班牙裔占 10.5%，白色人种占 57.7%。值得注意的是，SPRINT 研究也排除了合并以下疾病的高血压患者：脑卒中病史、糖尿病、多囊肾病、继发性高血压、GFR＜20ml/min、蛋白尿＞1g/d、需要免疫抑制治疗的肾小球疾病、最近 6 个月存在有症状性的心力衰竭、左心室射血分数＜35%、预期寿命＜3 年、最近两年诊断为肿瘤、器官移植、心血管事件、心血管手术、最近 3 个月新发需要住院治疗的不稳定型心绞痛及年龄＜50 岁患者。SPRINT 研究对于伴有心血管疾病高危因素的 50 岁以上非糖尿病患者的收缩压控制靶目标的制订具有重要意义，但是该项研究结论不适合于上述被排除的疾病人群。

# 第二节 慢性肾脏病患者的生活方式调整

2004 年肾脏病预后质量倡议（KDOQI）指出，改变生活方式对 CKD 患者血压控制及降低心血管疾病风险非常重要[20]。推荐非透析 CKD 患者每天钠盐（氯化钠）的摄入量为 5～6g/d，胆固醇＜200mg，脂肪＜ 总热卡的 30%，碳水化合物占总热卡的 50%～60%；CKD 1 或 CKD 2 期患者每天摄入蛋白质 1.4g/kg，磷 1.7g，钾大于 4g；CKD 3 或 CKD4 期患者每天摄入蛋白质 0.6～0.8g/kg，磷 0.8～1.0g，钾 2～4g。CKD 患者应戒烟，但可以少量饮酒，即女性每天不超过 1 个饮酒单位，男性每天不超过 2 个饮酒单位。此外，该倡议还指出 CKD 患者宜坚持 30min/d 的中等强度锻炼，维持体重指数（BMI）小于 25kg/m²，但并未明确提出每周锻炼的频次。

2012 年 KDIGO 指南对 BMI、钠盐摄入量及锻炼强度等进行了修订[12]。KDIGO 指南工作组指出，通常情况下超重和肥胖者的心血管事件和死亡的风险增加，但低体重者的风险同样也增加，如 BMI＜18.5kg/m² 者。因此，KDIGO 指南建议维持 BMI 20～25kg/m²（1D）。此外，KDIGO 指南推荐钠盐摄入量宜＜2g/d（1C），并在 KDOQI 指南基础上明确指出锻炼的强度和频率：①心血管能够耐受；②5 次/周；③30 分钟/次（1D）。饮酒方面，KDIGO 指南和 KDOQI 指南观点基本一致，只是将原来的饮酒单位进一步规范表述为标准饮酒单位（standard drinks，1 个标准饮酒单位为 8～19.7g 乙醇，各国标准存在差异），即每天女性不超过 1 个标准饮酒单位，男性不超过 2 个标准饮酒单位。

# 第三节 慢性肾脏病患者的治疗措施

## 一、降压药物的选择

肾素–血管紧张素–醛固酮系统（RAAS）抑制剂主要包括血管紧张素转化酶抑制剂（ACEI）、血管紧张素受体拮抗剂（ARB）、醛固酮受体拮抗剂和直接肾素抑制剂四类药物。

ACEI 是通过竞争性地抑制 ACE 而发挥降压作用。该类药物对于 CKD 合并高血压患者具有良好的靶器官保护和心血管终点事件预防作用，但需密切关注患者服药后的血肌酐和血钾浓度变化。血肌酐浓度＜265μmol/L（3mg/dl）的肾功能不全患者，可以应用 ACEI，但宜选用双通道（肾及肝）排泄药物，并适当减量。用药后两周内血清肌酐浓度上升幅度＜30%，可继续服药；血清肌酐浓度上升幅度＞30%，提示肾缺血，应停用 ACEI。用药后出现高钾血症，应停用 ACEI。服用 ACEI 后出现刺激性干咳，可将 ACEI 改为 ARB。脱水患者、孕妇禁用 ACEI。与利尿剂合用时，应避免过度利尿脱水导致血肌酐异常升高。

ARB 作用于 AngⅡ受体水平，更充分阻断RAAS，避免了"AngⅡ逃逸现象"，具有较好的降压效果。ARB 禁止用于妊娠期高血压和高钾血症患者。其致咳嗽的发生率远低于 ACEI。对有高钾血症和慢性肾功能不全的患者，避免使用 ARB+ACEI。

醛固酮受体拮抗剂可与醛固酮受体结合，竞争性拮抗醛固酮的排钾保钠作用，属于弱效保钾利尿剂。醛固酮受体拮抗剂在 CKD 合并高血压患者药物治疗中的地位相对 ACEI 或 ARB 弱，且 2013 ESH/ESC 高血压指南不推荐 CKD 患者使用醛固酮受体拮抗剂，尤其是联合 RAS 抑制剂使用时，因为有极高的降低肾功能和出现高钾血症的风险（ⅢC）[21]。但新型高选择性醛固酮受体拮抗剂有独特的应用价值。ARTS-DN 研究提示，第三代高选择性非甾体醛固酮受体拮抗剂 finerenone 可以改善糖尿病肾病患者蛋白尿[22]。ARTS-HF 研究表明，finerenone 较依普利酮可以更好地保护终末期器官，并且证实安全有效[23]。

直接肾素抑制剂的代表药物阿利吉仑（aliskiren）通过结合肾素作用于肾素-血管紧张素系统，阻止血管紧张素原转化为血管紧张素Ⅰ，从而降低血浆肾素活性（PRA），降低血管紧张素Ⅰ及血管紧张素Ⅱ的水平。由于 ACEI 与 ARB 临床循证医学证据充分，阿利吉仑不仅在单药治疗方面难以与之匹敌，多项研究（ALLAY、ASTRONAUT、ALTITUDE、AVOID、ASPIRE、ATMOSPHERE）[24-29] 也提示阿利吉仑与其他 RAS 抑制剂或其他种类心血管药物（如 β 受体阻滞剂）联合应用不仅未见特别获益，甚至不良反应事件（肾功能不全、高血钾、低血压、脑卒中）的发生概率明显增加，因此其临床应用价值受到一定的程度限制。妊娠中期和晚期（妊娠中间 3 个月和妊娠末 3 个月）禁用。重度肾功能不全、有透析史、肾病综合征、肾血管性高血压、高钾血症患者慎用。应在用前纠正钠和（或）血容量不足。不推荐阿利吉仑和 ACEI 或 ARB 联合使用。

2007 年 KDOQI 关于糖尿病和 CKD 的临床实践指南推荐糖尿病患者有大量或微量蛋白尿即使血压正常也使用 ACEI 或 ARB（C）[30]。2012 年该指南的更新版本进一步推荐即使该类患者蛋白尿正常也要使用 ACEI 或 ARB（1A）[31]。目前一般认为 RAS 抑制剂较其他抗高血压药物更能减少糖尿病肾病、非糖尿病肾病和 CVD 的发生，并可以有效预防微量蛋白尿的发生，因此推荐应用于合并蛋白尿的 CKD 患者。尽管联合两种 RAS 抑制剂能更有效地减少蛋白尿，但多项研究发现，其会导致肾功能显著降低及高钾血症发生，因此目前都不推荐合用，尤其是 ARB+ACEI+盐皮质激素受体拮抗剂，而是推荐 RAS 抑制剂和其他种类抗高血压药物合用。2012 年 KDIGO 的 CKD 高血压管理指南强烈推荐尿蛋白＞300mg/d 的 CKD 患者无论有无合并糖尿病都要使用 ACEI 或 ARB（1B），而当尿蛋白为 30～300mg/d 时仅建议可以使用 ACEI 或 ARB（2D）[32]。2013 ESH/ESC 高血压指南强烈建议 CKD 合并糖尿病的患者尤其出现蛋白尿或微量蛋白尿时使用 RAS 抑制剂（1A）[21]。2014 年 JNC8 指南推荐年龄≥18 岁的 CKD 患者无论是否伴糖尿病，初始（或

增加）降压治疗应包括 ACEI 或 ARB，以改善肾脏预后（B）[33]。因此，对于 CKD 患者无论合并糖尿病与否一般来说都优先推荐使用 RAS 抑制剂，尤其出现蛋白尿后更加推荐。

2006 年一项 RCT 研究确认了 CKD4 期患者 [eGFR 15～29ml/（min·1.73m$^2$）]使用 ACEI 获益的证据基础[34]。2007 年 ROAD 研究提示，与常规控制血压剂量相比，最佳降尿蛋白剂量（2～4 倍常规降血压剂量）的 ACEI 或 ARB 将减少非糖尿病伴大量蛋白尿的 CKD（血肌酐水平 133～442mol/L）患者的终点事件（肌酐翻倍、ESRD 和死亡）[35]。2007 年 KDOQI 关于糖尿病和 CKD 的临床实践指南推荐 CKD 1～CDK 4 期合并糖尿病患者使用 ACEI 或 ARB（A）[30]。目前在进行中的一项 STOP-ACEI 研究旨在探索停服 ACEI 或 ARB 能否稳定甚至改善 CKD 4、CKD 5 期患者的肾功能，期待结果可以明确停服 ACEI 或 ARB 能否有益于肾功能的改善或稳定[36]。总之，CKD 4 期患者可以谨慎使用 RAS 抑制剂，建议初始剂量减半，严密监测肾功能、电解质及 GFR 变化，及时调整药物剂量。

钙通道阻滞剂（CCB）降压主要通过阻滞细胞外钙离子经钙通道进入血管平滑肌细胞内，减弱兴奋收缩偶联，从而降低阻力血管的收缩反应性，达到降压目的。CCB 还能减轻血管紧张素Ⅱ和 α$_1$ 肾上腺素能受体的缩血管效应，减少肾小管对钠的重吸收。《中国高血压防治指南 2010》推荐若肾功能显著受损，如血肌酐水平＞265μmol/L，或 GFR＜30ml/min，或有大量蛋白尿，此时应首选二氢吡啶类 CCB[37]。CCB 主要由肝脏排泄，不为血液透析所清除，故其应用剂量与非 CKD 患者相同。有蛋白尿的 CKD 合并高血压患者，若存在使用 ACEI、ARB 的禁忌证，建议加用 CCB[38]。

CKD 患者由于肾脏调节水钠代谢能力的下降，易发生水钠潴留，容量负荷和钠负荷过重激活 RAAS 系统从而引起高血压。利尿剂是肾实质性高血压的基础降压用药，尤其适用于"容量依赖型"高血压。利尿剂主要包括噻嗪类利尿剂及其类似物、袢利尿剂、保钾利尿剂三大类。

2002 年 KDIGO 指南指出噻嗪类利尿剂可用于轻度肾功能不全者[eGFR≥30ml/（min·1.73m$^2$），即 CKD 1～CKD 3 期]，当 eGFR＜30ml/（min·1.73m$^2$）时，推荐应用袢利尿剂。目前关于噻嗪类利尿剂是

否可应用于血压控制不佳的进展期 CKD 患者仍不清楚。在尿蛋白阳性的 CKD 患者中，噻嗪类利尿剂与 ACEI 联合应用较 CCB 类药物与 ACEI 联合应用能更大幅度地降低尿蛋白[39]。在 eGFR＜30ml/（min·1.73m²），即 CKD 4～CKD 5 期时，推荐使用袢利尿剂作为噻嗪类利尿剂的替代治疗药物。由于 CKD 患者 GFR 下降，以及肾小管内蛋白与利尿剂结合，因此袢利尿剂的剂量必须足够[40]。目前没有证据证明，袢利尿剂可以减少 CKD 患者尿蛋白排泄。醛固酮受体拮抗剂对于存在难治性高血压的 CKD 患者有效。螺内酯可减少蛋白尿并延缓 CKD 的进展[41]。

交感神经活性增高在 CKD 合并高血压的发病机制中占有重要地位，因此，虽然 JNC8 指南不再将 β 受体阻滞剂列为一线降压药物，但 β 受体阻滞剂在 CKD 合并高血压治疗中的地位仍不容忽视，尤其适用于合并交感神经兴奋性的高血压，以及需要 3 种以上降压药物治疗的难治性高血压患者。CKD 患者使用 β 受体阻滞剂时应监测血糖和血脂水平，定期评估血压和心率，有效进行血压及心率的管理，以最大限度地保证患者使用的依从性和安全性[42]。对于合并严重肥胖的代谢综合征或糖尿病的高血压患者，需评估后使用 β 受体阻滞剂，并监测血糖和血脂水平的变化[43,44]。α、β 受体阻滞剂独特的双受体阻滞作用对 CKD 合并高血压患者具有独特的应用价值，尤其适用于 CKD 合并肥胖、代谢综合征等存在糖脂代谢紊乱的高血压患者。对于合并脑血管疾病的 CKD 患者，α、β 受体阻滞剂除有效降低血压外，还可提高脑血流量，显著减轻震颤症状。α、β 受体阻滞剂除降低血压和肾脏血管阻力外，不减少肾脏血液灌注和肾小球滤过率[45]。一项针对 65 例慢性肾功能不全（血肌酐水平＞1.5mg/dl）合并高血压患者随访 2 年的研究表明，氨氯地平联合贝那普利与氨氯地平联合阿罗洛尔对于血压和血肌酐水平的影响差异无统计学意义。氨氯地平联合阿罗洛尔组左心室肥厚的控制明显优于氨氯地平联合贝那普利组[46]。一项针对 1235 例高血压合并 2 型糖尿病患者随访 35 周的随机对照试验表明，卡维地洛的降压效果与美托洛尔相似，但能显著降低蛋白尿的发生率[47]。α 受体阻滞剂一般不作为慢性肾病合并高血压患者治疗的首选药。

中枢性降压药可以分为两代，第一代中枢性降压药的典型代表为可乐定，目前已少用；第二代中枢性降压药得到了改进，利美尼定（rilmenidine）和莫索尼定（moxonidine）是代表药物。第二代中枢性降压药，选择性地作用于 II-咪唑啉受体，由于副作用减轻，还可以与 CCB 和 ARB 类药物联用，很好地降低 CKD 患者的高血压。加用二代中枢降压药可以减少微量白蛋白尿，延缓肾脏疾病进展[48-50]。治疗开始时可出现口干、疲乏和头痛，偶见头晕、失眠和腿酸软等。病态窦房结综合征、窦房传导阻滞、二度及三度房室传导阻滞、安静时心动过缓（HR＜50 次/分）、不稳定型心绞痛、严重肝病、严重肾功能不全、血管神经性水肿患者禁用。

血管扩张剂的种类主要有单纯动脉扩张剂（肼屈嗪）、单纯静脉扩张剂（硝酸甘油等）及动脉和静脉扩张剂（硝普钠）。对于有高血压急症的 CKD 患者，伴有急性左心衰和（或）肺水肿时，硝普钠是最首选的血管扩张剂；而伴有心绞痛或急性冠脉综合征的 CKD 患者，静脉应用硝酸甘油及硝酸酯类药物是最常用的选择[51]。对于肾内科最常见的伴有肾功能不全的原发恶性高血压或者继发于肾小球疾病的恶性高血压患者，应数日内将血压降至 160/100mmHg，并密切关注患者的肾功能状态[33]。

## 二、联合降压用药方案

尽管国内外已经颁布了大量的高血压防治指南，但是 CKD 患者的血压达标率仍很低。大部分 CKD 高血压患者使用了降压药物，但是血压控制并不理想，降压药物选择不合理现象普遍存在。因此，必须重视降压药物的选择和组合才能更好地控制血压、保护靶器官。

CKD 合并高血压的发生涉及容量负荷过重、RAS 激活、血管内皮功能障碍、交感神经系统兴奋等多个发病机制，因此 CKD 合并高血压通常需要两种或两种以上的降压药物联合应用。目前 CCB、ACEI 和 ARB、β 受体阻滞剂、利尿剂等是临床治疗 CKD 合并高血压的主要药物。临床可搭配使用作用机制不同、具有互补性的药物，也可使用剂量固定的复方制剂。

ACEI 或 ARB 与 CCB 联合的合理性和有效性得到充分的循证医学证据支持，是各国高血压指南推荐的优化联合方案之一，推荐作为首选联合方案。

CCB 可直接扩张动脉，并可反射性地引起 RAAS 激活增加，ACEI 或 ARB 可抑制二氢吡啶类 CCB 引起的 RAAS 激活和下肢水肿等不良反应。两者优化联合降压效果增强，不良反应减少。在延缓 CKD 进展方面，ACEI（贝那普利）联用 CCB（氨氯地平）优于 ACEI 联用利尿剂（氢氯噻嗪）[52]。

ACEI 或 ARB 联合利尿剂有利于控制血压和减少不良反应。ACEI 或 ARB 可抑制噻嗪类利尿剂所致的 RAAS 激活和低血钾等不良反应，利尿剂可减少 ACEI 或 ARB 扩血管时由于肾脏压力利钠机制而引起的水钠潴留，增强 ACEI 或 ARB 疗效。

ESBARI、REIN、COOPERATE 研究结果显示，与仅使用 ACEI 或 ARB 的患者相比，两药联用者肾衰竭和高钾血症发生风险均增加 1 倍以上；联用 ARB 和 ACEI 的患者中，86% 的患者仍发生蛋白尿或症状性左心室收缩功能不全。此外，低血压发生率也升高。《2012 KDIGO 慢性肾病血压管理临床实践指南》指出目前没有足够的证据推荐联合使用 ARB 和 ACEI 预防 CKD 进展（未分级）。

目前不推荐 ACEI 或 ARB 联合 β 受体阻滞剂，因为 ACEI 或 ARB 联合 β 受体阻滞剂降压机制部分重叠，降压效果不能显著增加（1+1<2）。需要 3 种或 3 种以上的降压药物治疗时，两者可作为联合治疗方案的选择之一。

二氢吡啶类 CCB 可引起液体潴留，利尿剂可减轻 CCB 带来的水钠潴留，两者联用有利于 CKD 患者的血压控制和减少不良反应。二氢吡啶类 CCB 具有扩张血管和轻度增加心率作用，抵消了 β 受体阻滞剂缩血管及减慢心率作用。两者联合是《中国高血压防治指南（2010）》推荐的优化联合[37]。非二氢吡啶类 CCB（如维拉帕米和地尔硫䓬）与 β 受体阻滞剂（如阿替洛尔和比索洛尔）联用易至严重缓慢性心律失常，在进展性 CKD 患者中尤其明显，不宜联用[53]。

在 CKD 合并高血压治疗中，不主张单独使用利尿剂，可作为联合用药的基本药物，利尿剂能够加强其他降压药物的疗效，优势互补。

总之，CKD 合并高血压常难以控制，合理选择、合理联合使用不同类型的降压药物对于提高血压达标率，最小化不良反应，保护肾脏、心脏、脑等重要靶器官功能至关重要。正规、合理的血压控制不仅可以有效地保护靶器官功能，还能降低心血管事件的发生率及死亡风险，使患者最终获益。

# 第四节　血液透析患者的高血压管理

高血压是血液透析患者常见而重要的合并症。降压治疗可以降低血液透析患者的心血管事件和死亡风险。合理的血压控制是血液透析治疗的重要组成部分。

2005 年 KDOQI 指南提出血液透析患者血压控制靶目标：血液透析前血压<140/90mmHg，血液透析后血压<130/80mmHg[54]。但是 45 岁以上血液透析患者，严格的血压控制（血液透析前<140/90mmHg，血液透析后<130/80mmHg）反而增加了患者的死亡风险[55]。血液透析患者血液透析前收缩压 130～160mmHg，患者死亡风险最低[56-59]。血液透析相关性低血压可增加血液透析患者的死亡风险。《中国血液透析充分性临床实践指南》提出血液透析患者控制目标为血液透析前收缩压标准小于160mmHg[60]。

依据血液透析患者高血压的临床类型和血液透析对药物清除的特点，合理选择降压治疗方案。对于容量负荷增多型患者，主要是控制干体重，力争干体重达标，而非应用降压药物。对于容量负荷增多+血液透析效率过高+心功能不全/交感神经反应性不足型患者，控制干体重，降低血液透析效率（血流量<200ml/min，血液透析液流量<350ml/min），停用 α、β 受体阻滞剂或 β 受体阻滞剂（急性心功能不全患者），并给予多巴酚丁胺或洋地黄类强心药物（使用洋地黄类药物时应注意血液透析过程中的低钾血症发生，必要时可采用钾浓度为 3.0mmol/L 的透析液），选择血液透析可清除 ACEI 类药物（依那普利、赖诺普利或培哚普利）。对于容量负荷增多+RAAS/交感神经反应性增强型患者，控制干体重基础上，给予不宜被血液透析清除的 ACEI 类药物（贝那普利、福辛普利），ARB，α 受体阻滞剂，β 受体阻滞剂或 α、β 受体阻滞剂，疗效欠佳时并用钙通道阻滞剂。对于 RAAS/交感神经反应性增强型患者，给予不宜被血液透析清除的 ACEI 类药物（贝那普利、福辛普利），ARB，α 受体阻滞剂，β 受体阻滞剂或 α、β 受体阻滞剂，疗效欠佳时并用钙通道阻滞剂。对于心功能不全+RAAS/交感神经反应性增强型患者，停用 α、β 受体阻滞

剂或 β 受体阻滞剂（急性心功能不全患者），并在多巴酚丁胺或洋地黄类强心药物基础上，给予不宜被血液透析清除 ACEI（贝那普利、福辛普利）或 ARB 类降压药物，疗效欠佳时并用钙通道阻滞剂。

《中国血液透析充分性临床实践指南》提出血压不达标的主要原因[60]：血液透析处方不合理，未达到充分透析，影响血压的多种尿毒症毒素未能有效清除，干体重设置不合理（未能有效超滤脱水），降压药物治疗方案不合理，部分降压药物血液透析不能清除导致血液透析后低血压，部分降压药物通过血液透析清除而出现血液透析后高血压，透析液钠离子浓度不合理，透析液钠离子浓度高于患者血清钠水平，引起血液透析过程中出现钠正平衡并导致血液透析后口渴、饮水过多，患者教育不到位，饮食控制不佳。

## 第五节　腹膜透析患者的高血压管理

腹膜透析合并高血压的患病率仍居高不下。腹膜透析患者残余肾功能是影响预后的独立保护因素，而高血压是透析患者残余肾功能丧失的主要危险因素。近期研究显示，高血压是腹膜透析患者中全因死亡及心血管事件的独立危险因素。难治性高血压导致卒中、心血管事件发病率不断增加，心血管疾病引起的死亡占总死亡原因的 50% 以上，是患者死亡和退出腹膜透析的主要原因。腹膜透析患者高血压与死亡风险增加相关，但血压过低也会导致不良转归。2015 年国际腹膜透析协会（international society for peritoneal dialysis，ISPD）成人腹膜透析患者心血管和新陈代谢指南推荐，长期血压 > 140/90mmHg 的腹膜透析患者目标血压应控制在 140/90mmHg 以下[60]。

在腹膜透析患者中，高血压与容量过多密切相关。大部分合并高血压的腹膜透析患者仅通过严格控制容量、降低干体重即可血压达标[61]。因此，针对高血压的初始治疗中，应首先评估患者的容量状态。限制盐和水的摄入量是腹膜透析患者控制血压的首要非药物手段，2015 年 ISPD 指南推荐钠的摄入量应小于 2g/d（相当于 5.08g 食盐）。2011 年加拿大肾脏病学会建议腹膜透析患者钠的摄入量应小于 1.5g/d（相当于 3.81g 食盐）或更低水平[62]。对

有残余肾功能的患者，应用大剂量的利尿剂（如呋塞米 250mg/d）可以提高钠排泄和尿量，减轻容量负荷[63]。与血液透析患者相比，腹膜透析患者的血流动力学情况相对稳定，透析前后血压波动相对较小，目前临床常用的降压药物几乎均可用于腹膜透析患者。其中 ACEI 或 ARB 在腹膜透析患者中该类药物还可延缓残肾功能的丢失，并改善腹膜透析患者预后，因此被作为优选推荐[64-67]。但不建议 ACEI 和 ARB 联合应用。

## 第六节　慢性肾脏病特殊情况的血压管理

### 一、肾移植受者的高血压管理

肾移植受者的高血压发生率高，70%～90% 的肾移植受者合并高血压或需服用降压药物治疗[68]。而高血压是促进肾移植患者 CKD 进展和 CVD 发生的重要危险因素之一。如果将收缩压维持在 140mmHg 以下，受者 3 年内的移植肾功能较血压升高者明显改善，而且 10 年内的心血管事件发生率显著降低[69]。目前，对于肾移植受者的血压控制尚缺乏明确的标准。2012 年 KDIGO 关于高血压控制的临床实践指南建议将肾移植受者血压控制目标定位在 BP≤130/80mmHg[12]。可予以 CCB、利尿剂、ACEI、ARB 或者 β 受体阻滞剂控制血压，从而降低 CVD 风险。对于成人肾移植受者，选用降压药物时需考虑肾移植术后时间、钙调磷酸酶抑制剂（CNI）的使用、是否存在持续蛋白尿和其他合并疾病的状态来决定。小于 18 岁的未成年人，血压靶目标小于年龄、性别、身高所对应参考值范围的第 90 百分位数；关于降压治疗，指出可以运用任何种类的降压药，但必须密切监测不良反应、药物相互作用等；年龄 ≥18 岁且尿蛋白排泄率（UPCR）> 1000mg/24h 及年龄 <18 岁且 UPCR >600mg/24h 者，可将 ACEI 或 ARB 作为一线降压药物。

建议根据不同时期肾移植受者的特点，制订不同的降压策略：肾移植术后早期（3 周内）高血压主要是由于容量负荷过重、CNI 和激素等的使用，此时血压控制目标可适当放宽（BP<150/90mmHg），利尿剂、CCB、β 受体阻滞剂等均可使用。但应慎用 ACEI 和 ARB 类药物，因其可能引起肾脏缺血、

高钾血症等不良副作用。肾移植术后近期血压控制目标降低（BP<140/90mmHg），CCB仍可作为优选，合并蛋白尿的受者可使用ACEI或ARB。肾移植术后远期降压的着眼点在于减少心血管事件及保护移植肾功能，血压控制目标可以更低（BP<130/80mmHg）。减少CNI类药物的使用有助于控制血压。ACEI和ARB类药物可作为优选，尤其是合并蛋白尿的受者。

肾移植后高血压一定要注意到其特殊的病因，尤其应该重视移植肾动脉狭窄。在使用ACEI和ARB类药物前必须先行移植肾动脉彩超等检查排除移植肾动脉狭窄。肾移植术者长期使用免疫抑制药物，也需要注意降压药物和免疫抑制药物代谢的相互影响，如CCB药物可以导致CNI血药浓度升高，加重其肾毒性，如果长期服用CCB的患者突然停药，亦可能导致CNI血药浓度下降，引起排斥反应的风险。因此降压药物调整过程中需要更密切地监测免疫抑制药物浓度的变化。

## 二、CKD患儿的血压管理

CKD患儿（0～18岁）常合并高血压，由于该类患者出现CKD和高血压的年龄较小，故在一生中出现高血压相关并发症的风险较高。2004年KDOQI指南强调应根据病因和年龄选择降压药物，并指出此类患者的血压应维持小于平均血压的第90百分位（90th）或小于130/80mmHg（选择两者中的较低者为血压靶目标）[20]。2012年KDIGO指南则建议CKD儿童血压持续超过90th即开始降压治疗（1C），并指出CKD患儿（尤其是合并蛋白尿者），在不出现低血压相关症状和体征的情况下，尽量维持血压≤50th（2D）。这主要是基于ESCAPE研究[12]。CKD患儿在接受降压治疗时选用ACEI或ARB（2D）。

## 三、老年CKD患者的血压管理

KDIGO高血压工作组在制订该指南时发现目前的大多数研究排除了年龄>70岁的人群。2012年KDIGO指南虽然未提出明确的血压靶目标和降压方案，仅指出在制订此类人群的降压治疗方案时，可以参照成人CKD患者的降压靶目标，但需根据患者的年龄、并发症及所接受的治疗，逐渐增加治疗力度，并严密关注降压治疗相关副作用，如电解质紊乱、急性肾功能恶化和直立性低血压等[12]。

（陈香美　陈意志）

## 参 考 文 献

[1] Zheng Y, Cai GY, Chen XM, et al. Prevalence, awareness, treatment, and control of hypertension in the non-dialysis chronic kidney disease patients. Chin Med J（Engl）2013，126（12）：2276-2280.

[2] Cai G, Zheng Y, Sun X, et al. Prevalence, awareness, treatment, and control of hypertension in elderly adults with chronic kidney disease：results from the survey of Prevalence, Awareness, and Treatment Rates in Chronic Kidney Disease Patients with Hypertension in China. J Am Geriatr Soc，2013，61（12）：2160-2167.

[3] James PA, Oparil S, Carter BL, et al. 2014 evidence-based guideline for the management of high blood pressure in adults：report from the panel members appointed to the Eighth Joint National Committee（JNC 8）. JAMA，2014，311（5）：507-520.

[4] Klahr S, Levey AS, Beck GJ, et al. The effects of dietary protein restriction and blood-pressure control on the progression of chronic renal disease. Modification of diet in renal disease study group. N Engl J Med，1994，330（13）：877-884.

[5] Wright JT Jr, Bakris G, Greene T, et al. Effect of blood pressure lowering and antihypertensive drug class on progression of hypertensive kidney disease：results from the AASK trial. JAMA，2002，288（19）：2421-2431.

[6] Ruggenenti P, Perna A, Loriga G, et al. Blood-pressure control for renoprotection in patients with non-diabetic chronic renal disease（REIN-2）：multicentre, randomised controlled trial. Lancet，2005，365（9463）：939-946.

[7] Jafar TH, Stark PC, Schmid CH, et al. Progression of chronic kidney disease：the role of blood pressure control, proteinuria, and angiotensin-converting enzyme inhibition：a patient-level meta-analysis. Ann Intern Med，2003，139（4）：244-252.

[8] Upadhyay A, Earley A, Haynes SM, et al. Systematic review：blood pressure target in chronic kidney disease and proteinuria as an effect modifier. Ann Intern Med，2011，154（8）：541-548.

[9] Peterson JC, Adler S, Burkart JM, et al. Blood pressure control, proteinuria, and the progression of renal disease. The modification of diet in renal disease study. Ann Intern Med，1995，123（10）：754-762.

[10] Kovesdy CP, Lu JL, Molnar MZ, et al. Observational modeling of strict vs conventional blood pressure control in patients with chronic kidney disease. JAMA Intern Med，2014，174（9）：1442-1449.

[11] Group AS, Cushman WC, Evans GW, et al. Effects of intensive blood-pressure control in type 2 diabetes mellitus. N Engl J Med，2010，362（17）：1575-1585.

[12] Wheeler DC, Becker GJ. Summary of KDIGO guideline. What do we really know about management of blood pressure in patients with chronic kidney disease? Kidney Int，2013，83（3）：377-383.

[13] American Diabetes Associ ation. Standards of medical care in

diabetes--2013. Diabetes Care，2013，36Suppl 1：S11-S66.

[14] Hackam DG，Quinn RR，Ravani P，et al. The 2013 Canadian Hypertension Education Program recommendations for blood pressure measurement，diagnosis，assessment of risk，prevention，and treatment of hypertension. Can J Cardiol，2013，29（5）：528-542.

[15] Mancia G，Fagard R，Narkiewicz K，et al. 2013 ESH/ESC Guidelines for the management of arterial hypertension：the Task Force for the management of arterial hypertension of the European Society of Hypertension（ESH）and of the European Society of Cardiology（ESC）. J Hypertens，2013，31（7）：1281-1357.

[16] Carville S，Wonderling D，Stevens P，et al. Early identification and management of chronic kidney disease in adults：summary of updated NICE guidance. BMJ，2014，349：g4507.

[17] Kovesdy CP，Bleyer AJ，Molnar MZ，et al. Blood pressure and mortality in U. S. veterans with chronic kidney disease：a cohort study. Ann Intern Med，2013，159（4）：233-242.

[18] Ambrosius WT，Sink KM，Foy CG，et al. The design and rationale of a multicenter clinical trial comparing two strategies for control of systolic blood pressure：the Systolic Blood Pressure Intervention Trial（SPRINT）. Clin Trials，2014，11（5）：532-546.

[19] Group SR，Wright JT，Williamson JD，et al. A randomized trial of intensive versus standard blood-pressure control. N Engl J Med，2015，373（22）：2103-2116.

[20] Kidney Disease Outcomes Quality I. KDOQI clinical practice guidelines on hypertension and antihypertensive agents in chronic kidney disease. Am J Kidney Dis，2004，43（1）：11-13.

[21] Mancia G，Fagard R，Narkiewicz K，et al. 2013 ESH/ESC Practice Guidelines for the Management of Arterial Hypertension. Blood Press，2014，23（1）：3-16.

[22] Bakris GL，Agarwal R，Chan JC，et al. Effect of finerenone on albuminuria in patients with diabetic nephropathy：a randomized clinical trial. JAMA，2015，314（9）：884-894.

[23] Sato N，Ajioka M，Yamada T，et al. A randomized controlled study of finerenone vs. eplerenone in japanese patients with worsening chronic heart failure and diabetes and/or chronic kidney disease. Circ J，2016，80（5）：1113-1122.

[24] Solomon SD，Shin SH，Shah A，et al. Effect of the direct renin inhibitor aliskiren on left ventricular remodelling following myocardial infarction with systolic dysfunction. Eur Heart J，2011，32（10）：1227-1234.

[25] Pouleur AC，Uno H，Prescott MF，et al. Suppression of aldosterone mediates regression of left ventricular hypertrophy in patients with hypertension. J Renin Angiotensin Aldosterone Syst，2011，12（4）：483-490.

[26] Persson F，Lewis JB，Lewis EJ，et al. Impact of baseline renal function on the efficacy and safety of aliskiren added to losartan in patients with type 2 diabetes and nephropathy. Diabetes Care，2010，33（11）：2304-2309.

[27] McMurray JJ，Krum H，Abraham WT，et al. Aliskiren，Enalapril，or Aliskiren and Enalapril in Heart Failure. N Engl J Med，2016，374（16）：1521-1532.

[28] Heerspink HJ，Persson F，Brenner BM，et al. Renal outcomes with aliskiren in patients with type 2 diabetes：a prespecified secondary analysis of the ALTITUDE randomised controlled trial. Lancet Diabetes Endocrinol，2016，4（4）：309-317.

[29] Greene SJ，Maggioni AP，Fonarow GC，et al. Clinical profile and prognostic significance of natriuretic peptide trajectory following hospitalization for worsening chronic heart failure：findings from the ASTRONAUT trial. Eur J Heart Fail，2015，17（1）：98-108.

[30] Nelson RG，Tuttle KR. The new KDOQI clinical practice guidelines and clinical practice recommendations for diabetes and CKD. Blood Purif，2007，25（1）：112-114.

[31] National Kidney Foundation. KDOQI Clinical Practice Guideline for Diabetes and CKD：2012 Update. Am J Kidney Dis，2012，60（5）：850-886.

[32] Stevens PE，Levin A. Kidney Disease：Improving Global Outcomes Chronic Kidney Disease Guideline Development Work Group M：Evaluation and management of chronic kidney disease：synopsis of the kidney disease：improving global outcomes 2012 clinical practice guideline. Ann Intern Med，2013，158（11）：825-830.

[33] Armstrong C，Joint National Committee. JNC8 guidelines for the management of hypertension in adults. Am Fam Physician，2014，90（7）：503-504.

[34] Hou FF，Zhang X，Zhang GH，et al. Efficacy and safety of benazepril for advanced chronic renal insufficiency. N Engl J Med，2006，354（2）：131-140.

[35] Hou FF，Xie D，Zhang X，et al. Renoprotection of Optimal Antiproteinuric Doses（ROAD）Study：a randomized controlled study of benazepril and losartan in chronic renal insufficiency. J Am Soc Nephrol，2007，18（6）：1889-1898.

[36] Bhandari S，Ives N，Brettell EA，et al. Multicentre randomized controlled trial of angiotensin-converting enzyme inhibitor/angiotensin receptor blocker withdrawal in advanced renal disease：the STOP-ACEi trial. Nephrol Dial Transplant，2016，31（2）：255-261.

[37] Liu LS，Writing Group of 2010 Chinese Guidelines for the Management of Hyper tension. 2010 Chinese guidelines for the management of hypertension. Zhonghua Xin Xue Guan Bing Za Zhi，2011，39（7）：579-615.

[38] Robles NR，Fici F，Grassi G. Dihydropyridine calcium channel blockers and renal disease. Hypertens Res，2016.

[39] Bakris GL，Toto RD，McCullough PA，et al. Effects of different ACE inhibitor combinations on albuminuria：results of the GUARD study. Kidney Int，2008，73（11）：1303-1309.

[40] Verbeke F，Lindley E，Van Bortel L，et al. A European Renal Best Practice（ERBP）position statement on the Kidney Disease：Improving Global Outcomes（KDIGO）clinical practice guideline for the management of blood pressure in non-dialysis-dependent chronic kidney disease：an endorsement with some caveats for real-life application. Nephrol Dial Transplant，2014，29（3）：490-496.

[41] Bianchi S，Bigazzi R，Campese VM. Long-term effects of spironolactone on proteinuria and kidney function in patients with chronic kidney disease. Kidney Int，2006，70（12）：2116-2123.

[42] Badve SV，Roberts MA，Hawley CM，et al. Effects of beta-adrenergic antagonists in patients with chronic kidney disease：a systematic review and meta-analysis. J Am Coll Cardiol，2011，58（11）：1152-1161.

[43] Tomiyama H, Yamashina A. Beta-blockers in the management of hypertension and/or chronic kidney disease. Int J Hypertens, 2014, 2014: 919256.

[44] Jankovic SM. Pharmacokinetics of selective $\beta_1$-adrenergic blocking agents: prescribing implications. Expert Opin Drug Metab Toxicol, 2014, 10 (9): 1221-1229.

[45] 中国医师协会高血压专业委员会. α/β 受体阻滞剂在高血压治疗中应用的中国专家共识. 中华高血压杂志, 2016, 24 (6): 521-526.

[46] Suzuki H, Moriwaki K, Kanno Y, et al. Comparison of the effects of an ACE inhibitor and alphabeta blocker on the progression of renal failure with left ventricular hypertrophy: preliminary report. Hypertens Res, 2001, 24 (2): 153-158.

[47] Bakris GL, Fonseca V, Katholi RE, et al. Metabolic effects of carvedilol vs metoprolol in patients with type 2 diabetes mellitus and hypertension: a randomized controlled trial. JAMA, 2004, 292 (18): 2227-2236.

[48] Reid JL. Update on rilmenidine: clinical benefits. Am J Hypertens, 2001, 14 (11pt2): 322S-324S.

[49] Littlewood KJ, Greiner W, Baum D, et al. Adjunctive treatment with moxonidine versus nitrendipine for hypertensive patients with advanced renal failure: a cost-effectiveness analysis. BMC Nephrol, 2007, 8: 9.

[50] Neumann J, Ligtenberg G, Oey L, et al. Moxonidine normalizes sympathetic hyperactivity in patients with eprosartan-treated chronic renal failure. J Am Soc Nephrol, 2004, 15 (11): 2902-2907.

[51] Chen J, Gul A, Sarnak MJ. Management of intradialytic hypertension: the ongoing challenge. Semin Dial, 2006, 19 (2): 141-145.

[52] Bakris GL, Sarafidis PA, Weir MR, et al. Renal outcomes with different fixed-dose combination therapies in patients with hypertension at high risk for cardiovascular events (ACCOMPLISH): a prespecified secondary analysis of a randomised controlled trial. Lancet, 2010, 375 (9721): 1173-1181.

[53] Taler SJ, Agarwal R, Bakris GL, et al. KDOQI US commentary on the 2012 KDIGO clinical practice guideline for management of blood pressure in CKD. Am J Kidney Dis, 2013, 62 (2): 201-213.

[54] K/DOQI Workgroup. K/DOQI clinical practice guidelines for cardiovascular disease in dialysis patients. Am J Kidney Dis, 2005, 45 (4 Suppl 3): S1-S153.

[55] Tentori F, Hunt WC, Rohrscheib M, et al. Which targets in clinical practice guidelines are associated with improved survival in a large dialysis organization? J Am Soc Nephrol, 2007, 18 (8): 2377-2384.

[56] Robinson BM, Tong L, Zhang J, et al. Blood pressure levels and mortality risk among hemodialysis patients in the Dialysis Outcomes and Practice Patterns Study. Kidney Int, 2012, 82 (5): 570-580.

[57] Horl WH. Hypertension in end-stage renal disease: different measures and their prognostic significance. Nephrol Dial Transplant, 2010, 25 (10): 3161-3166.

[58] Chang TI, Friedman GD, Cheung AK, et al. Systolic blood pressure and mortality in prevalent haemodialysis patients in the HEMO study. J Hum Hypertens, 2011, 25 (2): 98-105.

[59] Agarwal R. Managing hypertension using home blood pressure monitoring among haemodialysis patients--a call to action. Nephrol Dial Transplant, 2010, 25 (6): 1766-1771.

[60] 中国医师协会肾脏病医师分会血液透析充分性协作组. 中国血液透析充分性临床实践指南. 中华医学杂志, 2015, 95 (34): 2748-2753.

[61] Gunal AI, Duman S, Ozkahya M, et al. Strict volume control normalizes hypertension in peritoneal dialysis patients. Am J Kidney Dis, 2001, 37 (3): 588-593.

[62] Blake PG, Bargman JM, Brimble KS, et al. Clinical Practice Guidelines and Recommendations on Peritoneal Dialysis Adequacy 2011. Perit Dial Int, 2011, 31 (2): 218-239.

[63] Medcalf JF, Harris KP, Walls J. Role of diuretics in the preservation of residual renal function in patients on continuous ambulatory peritoneal dialysis. Kidney Int, 2001, 59 (3): 1128-1133.

[64] Moist LM, Port FK, Orzol SM, et al. Predictors of loss of residual renal function among new dialysis patients. J Am Soc Nephrol, 2000, 11 (3): 556-564.

[65] Li PK, Chow KM, Wong TY, et al. Effects of an angiotensin-converting enzyme inhibitor on residual renal function in patients receiving peritoneal dialysis. A randomized, controlled study. Ann Intern Med, 2003, 139 (2): 105-112.

[66] Fang W, Oreopoulos DG, Bargman JM. Use of ACE inhibitors or angiotensin receptor blockers and survival in patients on peritoneal dialysis. Nephrol Dial Transplant, 2008, 23 (11): 3704-3710.

[67] Akbari A, Knoll G, Ferguson D, et al. Angiotensin-converting enzyme inhibitors and angiotensin receptor blockers in peritoneal dialysis: systematic review and meta-analysis of randomized controlled trials. Perit Dial Int, 2009, 29 (5): 554-561.

[68] Ponticelli C, Cucchiari D, Graziani G. Hypertension in kidney transplant recipients. Transpl Int, 2011, 24 (6): 523-533.

[69] Opelz G, Dohler B. Collaborative Transplant study. Improved long-term outcomes after renal transplantation associated with blood pressure control. Am J Transplant, 2005, 5 (11): 2725-2731.

# 高血压合并心律失常

高血压是最常见的心血管疾病之一，由于其普遍性，高血压防控成为一项重要的公共卫生问题。高血压可以导致脑卒中、心力衰竭、心律失常、猝死等一系列并发症，严重威胁人类健康。

高血压患者常合并心律失常，而室上性和室性心律失常的出现可影响高血压患者的生活质量，甚至导致死亡，因此高血压患者出现心律失常得到了广泛关注。此外，高血压患者常合并的心律失常种类多，包括房性期前收缩、房性心动过速、心房颤动（房颤）、室性期前收缩、室性心动过速、传导阻滞。有时患者可能只存在心悸或心律不齐，或者无症状，也有的患者直接表现为心源性猝死，这时通常需要动态心电图等一系列检查来发现潜在的心律失常问题。高血压患者合并心律失常需要及早诊断和治疗，降低高血压脑卒中的风险。

## 第一节　高血压并发室上性心律失常的管理

### 一、流行病学特点

高血压是一种常见病，长期高血压所致的心脏结构改变和随之出现的心律失常，可能引起血流动力学障碍，是高血压患者发生心血管事件的重要危险因素。临床上高血压患者并发的室上性心律失常包括各种室上性期前收缩、室上性心动过速、房性心动过速、心房扑动、房颤等。

房颤是高血压患者最常见的室上性心律失常之一，高血压与房颤关系密切。高血压是房颤最常见的独立和潜在的危险因素。在高血压存在的情况下，对于男性和女性，房颤的风险分别增加 1.5 和 1.4 倍[1]。脑卒中风险增加 5 倍，死亡风险增加 1.5～

1.9 倍[2]。近期的一项研究表明，高血压男性患者频繁房性期前收缩和脑卒中之间存在显著相关性（RR=2.5）[2]。

在房颤相关临床研究中，49%～90% 的房颤患者合并高血压。房颤治疗策略试验中为 62.6%[3]。此外，高血压通常与许多房颤相关的疾病共存，既往研究显示，72% 的脑卒中患者，82% 的慢性肾疾病患者，77% 的糖尿病患者，73% 的冠状动脉粥样硬化性心脏病患者，71% 的心力衰竭患者和 62% 的代谢综合征患者合并高血压[4]。

### 二、发病机制

高血压通过一系列复杂的病理生理机制导致房颤的发生，目前研究显示，左心室肥厚（LVH）、心房结构和血流动力学改变、肾素-血管紧张素-醛固酮系统（RAAS）的激活、血钾水平异常等因素在高血压导致房颤的发生过程中均发挥重要作用，构成了高血压患者房颤发生概率增高的病理生理学基础。

#### （一）心房的结构和血流动力学改变

高血压可导致心房解剖重构和电重构。既往研究发现，在出现心房和心室扩大之前，心房就已经出现电重构，表现为心房的电活动异常，心房内可出现传导延缓、去极异质性增加、心房肌细胞不应期缩短等。随着疾病进展，心房容积逐渐扩大，心房肌受到牵张，出现心房肌纤维化和收缩功能减退，即心房组织的解剖重构。心房的电重构和解剖重构、心房纤维化都是导致房颤的重要机制。在自发性高血压大鼠模型中，心房纤维化的发生和可诱导的房性心动过速等房性心律失常[5]。相似的，在高血压的大动物模型中同样发现，心房纤维化增加、细胞肥大和凋亡与房颤发生相关[6]。这些动物研究表明，高血压可诱导心房结构改变，增加了房颤等房性心律失常的易感性。大规模人群研究也有类似的发现，AFFIRM研究纳入了4060例房颤患者，71%的患者合并高血压，仅33%的患者心房大小在正常范围内（内径＜40mm）[7]。

长期高血压状况下，作用于左心室的过多的后负荷导致左心室壁的进展性肥厚，既左心室肥厚。增加的左心室僵硬度、左心室舒张收缩功能障碍和左心室肥厚不可避免地增加了左心房压力。这种慢性的心房张力导致进展性左心房增大，心房收缩性和顺应性降低。Framingham心脏研究表明，血压升高的程度和持续时间与心房扩张相关[8]。更重要的是，在伴有高血压的房颤患者中，心脏舒张功能不全、左心房增大和左心室肥厚都是房颤进展的重要预测因素。另外，房颤伴高血压的患者中，左心室舒张和收缩功能不全更加重了心房扩张，导致房颤复发的风险增加。此外，慢性心房扩张可能会进一步诱导心房结构和电生理改变，而这些是房颤发生的基础。

### （二）RAAS的激活

新的证据显示，RAAS激活不仅在高血压的病理生理机制中起重要作用，而且对房颤的发展有影响。实验表明，血管紧张素Ⅱ诱导心房纤维化和肥厚，离子通道表达、缝隙连接和钙调节改变，氧化应激和炎症增加。血管紧张素Ⅱ通过激活MAPK诱导成纤维细胞增殖，细胞外基质蛋白沉积。这些改变可以导致心房肥厚和纤维化，进而导致传导阻滞和房颤发生。在自发性高血压大鼠模型，血管紧张素Ⅱ可以诱导左心房间质纤维化和传导阻滞。另外，血管紧张素Ⅱ也会直接导致心肌的细胞电生理改变，有助于房颤的发生。实验研究已经表明，血管紧张素Ⅱ调节离子通道的表达，包括L型钙通道和T型钙通道。这些心房肌细胞中通道表达的改变和钙处理的改变可能促进房颤的发展。而且，RAAS激活诱导的氧化应激和炎症也参与房颤的发生。因此，多种机制可能参与RAAS激活和房颤发生间的病理生理联系。确实，在房颤的动物模型中，用血管紧张素转化酶抑制剂（ACEI）或血管紧张素受体阻滞剂（ARB）阻断RAAS能够减少这些病理生理

学改变，并且阻止房颤的发展[9]。

### （三）左心室肥厚

血压升高导致左心室肥厚，左心室舒张功能和顺应性降低，继而导致左房压升高并造成左心房肥大并扩张，造成左心房重构和纤维化，形成了房颤的发生基质。Framingham研究对1924例患者的分析资料表明，如心电图有左心室肥厚表现，男性和女性的房颤发病率分别增加3.0和3.8倍；超声心动图测量室壁厚度每增加4mm，发生房颤的危险增加1.28倍。Verdecchia等发现，在无其他基础疾病、窦性心律的高血压患者中，房颤的风险随着年龄和左心室质量而增加，而房颤慢性化过程之前通常有左心房容积增加[10]。

### （四）血钾水平异常

临床高血压合并低钾血症并不少见，病因复杂，诊断较困难。常见的原因包括醛固酮增多症、类盐皮质激素合成增多、肾脏疾病、嗜铬细胞瘤等。而血钾水平异常，尤其是低钾血症可导致室上性心律失常。

## 三、预防和治疗

### （一）降压药物治疗

降压治疗对高血压患者的获益已经得到公认，而降压对于房颤患者的重要性在临床实践中未得到充分认识。Tanabe等[11]研究发现，强效降压可以减轻左心房负荷，使左心房直径显著缩小，与血压控制不佳的患者相比，血压控制理想患者房颤发作比例降低（83%比23%，$P<0.05$）。

ACEI和ARB具有抗纤维化和抗细胞凋亡，调节交感神经张力和离子电流的作用，还可能有控制房颤复发的作用。既往三项前瞻性随机双盲临床研究显示，在常规应用抗心律失常药物的基础上应用ACEI或ARB，可以显著减少阵发性房颤的发作次数[12-14]。在最近的87 048例患者的荟萃分析中，ACEI和ARB显著降低了房颤的相对危险度，与抗心律失常药物相比使用时具有更显著的效果。Madrid等[15]的研究纳入了186例持续性房颤患者，接受电复律后随机分为胺碘酮治疗组和胺碘酮联合厄贝沙坦治疗组，平均随访45d，结果发现，后者

长期窦性心律维持率较高（79.52%比 55.91%，P=0.007）。进一步分析显示，RAAS 抑制剂预防房颤发作的机制可能存在于降压作用之外，即 RAAS 抑制剂作用于高血压和房颤的共同病理生理基础，抑制 RAAS 激活导致的心房基质重构和电重构，进而减少房颤的发作。然而，上述作用的研究结果并非完全一致。GISSI-AF 研究共纳入了 1442 例阵发性房颤或电复律后的持续性房颤患者，85%的入选患者同时患高血压，结果显示，缬沙坦组与安慰剂组相比未显著减少房颤的复发[16]。同样，ANTIPAF 研究也显示，在不应用抗心律失常药物的情况下，奥美沙坦与安慰剂相比，未显著减少阵发性房颤患者的发作[17]。因此，有关 RAAS 抑制剂对房颤发作的影响仍需要更大规模的随机对照研究予以证实。2011 年发表于《新英格兰医学杂志》的 ACTIVE-I 研究使人们对 RAAS 抑制剂对房颤合并高血压的应用价值有了进一步的认识。此研究共纳入了 9016 例高血压合并房颤患者，平均随访 4.1 年，结果显示，厄贝沙坦未能减少房颤的发作，也未降低总的心血管事件发生率。但厄贝沙坦与安慰剂相比使心力衰竭住院风险降低了 14%，脑卒中、TIA 和非中枢性栓塞复合终点降低了 13%，并且还减少了因心血管病住院次数和住院天数[18]。这些研究数据提示 RAAS 抑制剂能为高血压合并房颤患者转复窦性心律之外的额外获益。

其他类型的降压药物对于高血压合并房颤患者的治疗价值研究相对较少。虽然 LIFE 研究提示在降低单纯高血压患者房颤发病率方面，ARB 类药物优于 β 受体阻滞剂，但 β 受体阻滞剂可以更好地减少心力衰竭患者房颤的发生。一项包括 11 952 例心力衰竭患者的荟萃分析表明，与安慰剂相比，使用 β 受体阻滞剂治疗的患者新发房颤的发病率显著降低[19]。关于钙通道阻滞剂和利尿剂在房颤合并高血压中的研究证据目前相对不足。

此外，血压控制于适当水平，避免血压过度波动是高血压合并房颤患者抗凝治疗的前提。研究表明，未控制的高血压是房颤患者抗凝过程中发生出血事件（尤其是颅内出血）最重要的危险因素。因此需将血压控制于合理水平以使房颤抗凝出血风险最小化。2016 年 ESC 指南推荐应用 HAS-BLED 出血风险积分评价患者出血风险，积分≥3 分，提示出血高危，抗凝治疗前需充分权衡，严密监测血压

水平，并增加国际标准化比值（INR）的监测频率[20]。

房颤患者血压控制的合理水平目前尚无定论。Lip 等[21]的研究结果显示，房颤患者收缩压大于 140mmHg 会显著增加脑卒中和体循环栓塞风险。中国香港学者的一项研究连续入选了 476 例房颤合并高血压的患者，随访结果显示，血压控制于靶目标以下（BP＜130/80mmHg）的患者，缺血性脑卒中发生率显著降低，而出血性脑卒中发生率则与未达靶目标水平的患者相似[22]。血压控制于何种水平才能使合并高血压的房颤患者获益最大化仍需要进一步的研究加以证实。

### （二）高血压合并房颤的抗凝治疗

高血压和房颤都是脑卒中的危险因素，当高血压合并房颤时，抗凝治疗的重要意义不言而喻，然而临床实践中房颤患者抗凝治疗并不充分。

我国和欧美房颤管理指南目前均推荐 $CHA_2DS_2\text{-}VASc$ 积分系统评估脑卒中风险，根据风险分层给予适应的抗凝治疗方案[20]。这个积分系统在 $CHADS_2$ 积分基础上将年龄≥75 岁由 1 分改为了 2 分，增加了血管疾病、年龄 65～74 岁、性别（女性）3 个危险因素，最高积分为 9 分。对于 $CHA_2DS_2\text{-}VASc$ 积分≥2 分的患者需服用口服抗凝药物（OAC）；$CHA_2DS_2\text{-}VASc$ 积分为 1 分者，服 OAC 或阿司匹林均可，但优先推荐 OAC；无危险因素，即 $CHA_2DS_2\text{-}VASc$ 积分为 0 分者，可服用阿司匹林或不进行抗栓治疗，不抗栓治疗优先。一些研究证实，与 $CHADS_2$ 积分相比，$CHA_2DS_2\text{-}VASc$ 积分具有较好的血栓栓塞预测价值。特别是对脑卒中低危的患者，$CHA_2DS_2\text{-}VASc$ 积分优于 $CHADS_2$ 积分，$CHA_2DS_2\text{-}VASc$ 积分为 0 的患者无血栓栓塞事件，而 $CHADS_2$ 评估为脑卒中低危的患者血栓栓塞事件发生率为 1.4%。$CHA_2DS_2\text{-}VASc$ 积分系统及根据此积分系统制订的抗栓方案明显扩大了房颤患者需要服用华法林的指征，而相形之下，阿司匹林在房颤抗栓治疗中的地位则被削弱。

除华法林外，新型口服抗凝药具有良好的药理特征，给房颤致脑卒中的预防带来了新的选择。新型口服抗凝药（NOAC）以固定剂量使用，无须监测抗凝活性，与药物、食物相互作用少，具有良好的耐受性和安全性。主要包括因子Ⅱa 抑制剂（达

比加群）、因子 Xa 抑制剂（利伐沙班、阿哌沙班和艾多沙班）。上述 4 种 NOAC 均已陆续完成相关研究并投入临床使用。相关研究证实，NOAC 预防脑卒中和栓塞事件的有效性不劣于或优于华法林。更为重要的是，NOAC 与华法林相比出血事件发生率显著降低，尤其是颅内出血事件。NOAC 的推广和普及有可能革命性地改变目前房颤抗栓治疗的现状。

### （三）高血压合并房颤的非药物治疗

近年来，越来越多的证据表明，房颤导管消融在有效性和安全性方面优于抗心律失常药物。经导管肾动脉消融术治疗难治性高血压也是近年来研究的热点。新近 Pokushalov 等[23]发表的研究共入选 27 例房颤合并难治性高血压的患者，随机分为肺静脉隔离（PVI）组和 PVI+肾动脉消融组，随访 12 个月，结果显示 PVI+肾动脉消融组较 PVI 组不仅显著降低患者收缩压和舒张压水平，而且显著降低房颤复发率。这一研究为房颤合并难治性高血压患者提供了新的治疗选择。

# 第二节　高血压并发室性心律失常的管理

高血压患者中可以观察到多种室性心律失常，包括室性期前收缩、室性心动过速、室内差异性传导等，大多数并无临床症状，少部分患者首发表现为尖端扭转型室性心动过速、心室颤动、甚至心源性猝死。

近年来，高血压患者室性心律失常发生率逐年上升，尤其是高血压伴 LVH 的患者。高血压、室性心律失常和心源性猝死之间的关系已经很明确。法国的流行病学调查显示，在 19 600 名男性和 10 800 名女性中，即使无冠状动脉疾病，合并室性期前收缩的高血压患者的心脏性死亡风险也增加了 2.2 倍。Framingham 研究也指出，合并室性期前收缩的男性猝死风险增加了 2.9 倍，女性的猝死风险增加了 1.6 倍。

## 一、发　生　机　制

目前研究证实，有以下几种机制可能降低高血压患者的心肌电稳定性并诱发室性心律失常。

### （一）左心室肥厚

高血压患者 LVH 的发生和发展是高血压与室性心律失常之间的重要环节。很大一部分高血压患者 LVH 的发生和发展在最初只是一种自身适应性调节。然而，LVH 超过一个临界值后，可明显增加患者的心律失常发病率和死亡率，尤其是心源性猝死[24, 25]。

在高血压的早期阶段（轻至中度 LVH），心肌电生理学改变主要是由钙处理和钠-钙交换电流改变所导致的，如去极化时长的延长。左心室肥厚的早期阶段没有连接蛋白丢失和传导减慢[26]。随着疾病进展，血管紧张素 Ⅱ 和醛固酮水平升高，引起的连接蛋白 43 密度下降，以及间质纤维化和胶原沉积，这些都是严重 LVH 的特征性表现[27]。而且，心室肥大将导致缓慢激活延迟整流钾离子通道密度降低，并延长动作电位时长。在严重的 LVH 中，将会导致复极化钾离子电流如 $I_{K1}$ 和 $I_{to}$ 的减少，而且这些效应在心内膜肌细胞中更为显著，并导致跨膜电位的异质性和早期去极化倾向[28]。纤维化及连接蛋白丢失将改变心肌传导速度并增加其电传导的非同质性[29, 30]。

Messerli 等首次发表文章指出，高血压患者出现左心室肥厚时，室性心律失常发生率增加[31]。他们发现，与无 LVH 的高血压患者或正常血压的受试者相比，心电图测得 LVH 的高血压患者动态心电监测时室性期前收缩和室性心律失常的发生率较高。在另一项研究中，McLenachan 等[32]表明心室肥厚与室性心律失常的发生和复杂程度之间存在很强的相关性。Zehender 等[33]在一项 3 年随访研究中指出，存在 LVH 的高血压患者室性心律失常和心血管事件之间存在相似关联。这些早期的研究中，LVH 是通过心电图来诊断的。在临床实践中，仅有少部分高血压人群（5%～10%）能通过心电图监测诊断 LVH，超声心动图在测定 LVH 中具有更大的价值[34]。Framingham 研究中，通过心电图和超声心动图证实存在 LVH 的无症状受试者的死亡风险增加[35, 36]。Ghali 等[37]的研究中，同样通过心电图和超声心动图诊断 LVH，他们发现 LVH 严重程度与室性心律失常的发生频率和复杂程度之间存在等级关系。然而也有研究表明，室性心律失常及其严重程度与超声证实的轻度至中度 LVH 无关联。这些发现表明，高血压患者心室肥厚的程度可能比出现心律失常更重要。

### （二）心肌缺血

心肌缺血是最常见的致心律失常因素，在高血压患者中同样如此。LVH 将导致心肌血液供应和耗氧量之间的不协调。不论高血压患者有没有 LVH，舒张期冠状动脉血流减少都可能引起心内膜缺血[38]。据报道，对于高血压前期和高血压患者，即使没有发生 LVH，也会出现微血管功能障碍和心肌缺血，这表明心肌灌注受损可能发生于高血压早期[39]。另外，心肌缺血的存在可能会导致高血压患者发生室性心律失常和心源性猝死。缺血可能继发于心外膜冠状动脉粥样硬化，或发生于心肌毛细血管系统中的病变。在高血压患者中，心律失常的发作频率及严重程度与心肌缺血（包括有症状的心肌缺血和无临床症状的心肌缺血）具有一定的相关性[33]。

### （三）电生理紊乱

已经确定的是，左心室复极化的延长及离散与快速性室性心律失常（包括尖端扭转型室性心动过速和其他室性心动过速）发生风险的增加相关。心肌肥厚的一个显著特征是存在早期后除极和触发活动，这可增加复极化的离散度，有助于心律失常维持。实际上，类似于药物所诱导的致心律失常作用，在 LVH 患者中也观察到了 QT 间期延长。此外，代表心肌复极化不均质性的 QT 离散度与 LVH 及高血压相关。从细胞水平而言，高血压介导的结构重塑与细胞-细胞缝隙连接处通信传递受损相关，在动物模型中，高血压介导的结构重塑增加了由低钾血症诱导的室性心律失常的易感性[40]。心室颤动发生的易感性与异常钙通道处理无关[41]。虽然还存在许多其他潜在机制的推测，但能够确定的是，高血压和 LVH 诱导的电生理不稳定性是诱发室性心律失常的重要机制。

### （四）心肌纤维化

实验研究表明，左心室压力增高可导致胶原的合成增加及退化[42]。纤维状胶原的过度积累是高血压性心脏病的特征之一。心肌纤维化增加可导致组织结构变形、心肌僵硬度增加，从而引起左心室舒张功能障碍[43]。这一结构改变反之又可使心肌纤维化增加，形成恶性循环，导致心电冲动非同质性传导，引起折返性室性心律失常。高血压性心脏病晚期发生心肌细胞退化、凋亡将进一步恶化心电传导功能。冠状动脉血流储备减少，当强体力活动或心动过缓时可引起心肌缺血。心肌交感活性增加时，室性期前收缩次数增多，导致发生心律失常风险升高[44]。此外，在非同质性电传导的心肌细胞中，室性期前收缩可触发产生更严重的心律失常，导致猝死。

### （五）神经内分泌作用

目前，研究已经证实交感神经和 RAAS 系统的过度激活是原发性高血压和 LVH 的病理生理机制[45]。自主平衡调节功能紊乱（交感神经亢奋）在高血压中发挥重要作用，交感神经激活已被证实具有直接致心律失常作用，可导致室性心律失常和心源性猝死[46]。虽然目前尚未发现血管紧张素 Ⅱ 和室性心律失常有直接关系，但血管紧张素 Ⅱ 可通过升高血压引起左心室肥厚，或者可能通过直接调节心脏营养代谢，继而增加对室性心律失常和心源性猝死的易感性[47]。此外，高血压患者心率变异性和压力反射敏感性均降低。后者被证实是心力衰竭患者死亡风险的敏感指标。

### （六）左心室功能受损

因电传导非同步性所导致的左心室功能受损（收缩期或舒张期），同样会增加高血压患者发生心律失常的风险。如果左心室扩大，这种风险则会进一步增加。通常来说，如果高血压患者发生最危险的室性心律失常，通常需要多种上述危险因素的存在（如 LVH、心肌缺血或心室功能受损）。

## 二、预防和治疗

预防高血压患者发生室性心律失常及心源性猝死的研究数据有限。在无症状及非持续性室性心律失常的高血压患者中，并无任何预防性用药的建议。尽管 LVH 程度与室性心律失常发生率之间存在直接关系，但对于高血压患者猝死的一级预防，是否需要接受植入式心律转复除颤器，目前还没有明确的标准。因此，对室性心律失常最合理有效的治疗方案是调节血压、抑制心肌肥厚及纤维化。抗心律失常药物仅用于合并室性心律失常高血压患者的对症治疗。

### （一）药物治疗

除了扩血管药物（如米诺地尔及肼屈嗪）以外，其他种类降压药几乎降压的同时都可以降低左心室质量[48]。利尿剂同样可以降低左心室质量[49]。然而，噻嗪类利尿剂可增加高血压患者心律失常的发生概率。研究提示，噻嗪类利尿剂增加心源性猝死（SCD）的发病率呈剂量依赖性。虽然具体机制尚不清楚，但有可能与大剂量使用利尿剂但临床并未检出的低钾血症而诱发的室性心律失常有关，其中包括尖端扭转型室性心动过速。事实上，与保钾利尿剂相比，使用非保钾利尿剂确实可以增加2倍的SCD发病风险。然而近期研究却表明，坎地沙坦联合氨氯地平的降压治疗方案并未增加高危高血压患者SCD的发病风险。虽然如此，仍需更多研究证明通过不同种类降压药物联用减轻高血压所致的左心室结构重构是否可以预防室性心律失常和猝死的发生。

β受体阻滞剂作为高血压治疗的一线用药目前仍存在争议。但是，对于合并心肌缺血及症状性室性心律失常的患者，使用β受体阻滞剂无疑获益颇多。奈必洛尔，一种具有更复杂药理作用的β受体阻滞剂，可以提高伴有左心室舒张功能障碍高血压患者的左心室顺应性[50]。这种药物已被证实在不影响左心室质量的情况下可以减少QT间期离散度，从而降低患者心律失常发生的风险[51]。

钙通道阻滞剂是抗高血压治疗的重要组成部分。它能在降压的同时防止高血压所致的左心室重构。在高血压合并左心室功能不全患者的一些研究中，维拉帕米能够改善患者左心室舒张期的血流[52]。一项动物研究显示，硝苯地平可以减少醛固酮诱导的心肌细胞凋亡[53]。具有负性传导作用的钙通道阻滞剂如维拉帕米及地尔硫䓬可以通过降低心率来改善心室舒张期的充盈[54]。维拉帕米直接抑制室性心律失常发生的作用，远不如其抑制房性心律失常发生的作用。这种药物在主动脉缩窄猫科动物的高血压模型中也并没有显示治疗耐受性存在个体差异性[55]。

既往研究表明，卡托普利通过减少心室期外收缩的数目从而逆转LVH[56]。直至最近LIFE研究才表明，逆转左心室肥厚对于SCD的影响[57]。此项研究表明，在降压治疗期间，逆转ECG诊断的左心室肥厚可以降低30%的SCD发病风险，且该作用独立于降压本身的效果及其他已知与SCD相关的因素。此外，与β受体阻滞剂相比，以ARB为基础的降压治疗方案似乎可以提供类似的心肌保护机制。虽然β受体阻滞剂可以有效预防心力衰竭及心肌梗死患者SCD的发生[58]，但是病例对照研究却显示，β受体阻滞剂可以增加高血压患者SCD的发生率[59]。

众所周知，在LVH中，醛固酮通过刺激纤维化产生有害作用。在RALES试验中，心力衰竭患者接受醛固酮拮抗剂螺内酯治疗后，由于心律失常导致的死亡降低了30%[60]。螺内酯通过减少胶原合成而减少心肌纤维化，进而减少心律失常发生。一项短期研究表明，螺内酯阻断醛固酮受体并未减轻左心室质量[61]，但最新临床研究表明，螺内酯可改善心肌功能并减少左心室壁厚度。一项采用原发性高血压大鼠模型的研究表明，单用螺内酯与联用螺内酯和依那普利/维拉帕米相比，联合治疗能更好地减少心脏的形态学变化，如肥大、纤维化和炎性浸润[62]。关于醛固酮受体拮抗剂依普利酮和依那普利的一项研究结果显示，联合治疗较单一药物治疗减少左心室重量更有优势[63]。最近一项使用高血压大鼠模型的研究表明，即使血浆醛固酮水平较低，依普利酮也可逆转心室肥厚和冠状动脉血管纤维化。这表明阻断盐皮质激素受体的重要性及皮质醇和醛固酮在心室肥厚和纤维化的发病机制中的作用[64]。肾素抑制剂阿利吉仑可减少动物的心脏肥大[65]。阿利吉仑在临床上已被证实可有效地抑制RAAS，并与ARB有协同作用[66]。

心肌肥厚导致室性心律失常机制复杂，从这一领域内电生理参数改变与逆转心肌肥厚的关系研究自相矛盾的结果可见一斑。心肌肥厚逆转常伴随电生理参数的积极变化和更好的临床结局[67]，但也有研究表明，逆转心肌肥厚与动作电位持续时间改变和室性心律失常无关[68]。这种差异可能是由于在其研究中使用不同的高血压动物模型。通过研究来探寻逆转心肌肥厚和降低心律失常发生的新通路相当复杂，由于研究大多是基于动物模型开展的，不同于临床实际情况，最佳药物治疗方案或联合用药方案可能是通过高血压的其他潜在发病机制发挥作用。因此，应根据患者合并的其他特殊疾病来选择降压药物，如合并糖尿病或肾功能不全的高血压患者更倾向于使用 ARB 和 ACEI 或联合用药[69, 70]。联合使用降压药物可增加降压作用，并更大程度地降低 LVH 和相关风险。此外，基因多态性可能会成为最终的研究重点。截至目前，已有研究证实几种药物对不同基因型患者的降压疗效和左心室重量变化的影响，其中 ACEI 和 ARB 类药物的研究最为深入[71]。

现在并没有证据支持"单纯抗心律失常药物"治疗可降低高血压患者的猝死风险。由于不应期离散度增加可能诱发潜在的长 QT 综合征，Ⅲ类抗心律失常药物在心脏肥大的情况下需谨慎使用。复极化储备减少及心肌电生理学性状的离散度增加可以促进药物的致心律失常作用。因此，Ⅰ A 类抗心律失常药物是禁忌。对于有症状的室性期前收缩和非持续性室性心动过速的治疗，可以使用 β 受体阻滞剂和胺碘酮。

此外，最新研究表明，与当前饮食建议不同，低碳水化合物/高脂肪饮食可减少高盐饮食大鼠的左心室肥厚，其原因可能是通过胰岛素水平降低，从而逆转心肌肥厚[72]。因此，在高血压和其他心血管疾病患者中研究盐、糖类和脂肪摄入之间的相互作用十分重要。

### （二）非药物治疗

对于严重的室性心律失常，药物治疗无效或左心室功能明显受损的高血压患者，应考虑射频消融或植入埋藏式心脏复律除颤器。

## 第三节　高血压并发心律失常的风险评估

### 一、高血压并发房性心律失常的风险评估

高血压并发房性心律失常大多具有发作性和短暂性的特点，引起包括心悸、胸闷等不适症状，也可无任何症状。高血压合并的室上性心律失常中，房颤较为常见，其危害不仅在于造成心悸等不适症状，更重要的是明显增加脑卒中、心力衰竭和猝死风险。因此，对包括房颤在内的室上性心律失常正

确诊断和危险分层非常关键。

### （一）诊断

怀疑存在高血压合并心律失常时，需要重视患者的病史和症状，大部分室上性心动过速患者有心悸、胸闷、头晕、晕厥等症状，房颤患者可出现心悸、头晕、全身乏力、轻度呼吸困难和焦虑等症状。然而，高达 90% 的心房颤动发作可能是无症状的。若患者存在更严重的症状和体征（胸痛、严重的呼吸困难和血流动力学不稳定等）可能是由于合并的心脏病所致，如缺血性心脏病、心力衰竭等。当医生怀疑患者存在室上性心律失常时，记录 12 导联心电图是明确诊断的第一步。心电图表现：P 波消失代之以大小不等的 f 波，RR 间期绝对不等。若未能明确诊断，应考虑使用 Holter、心电监测，甚至是置入式样事件记录仪捕捉心律失常，以明确心律失常的诊断。目前有足够证据证实长时程心电监测能够提高房颤的检出率，该检查推荐用于所有既往未诊断房颤的缺血性脑卒中幸存患者。2016 年欧洲 ESC 房颤指南还推荐，对于大于 65 岁患者行脉搏检测或 ECG 检查时应注意观察有无房颤发作[20]。

此外，还应明确其他潜在可能导致心律失常发生的原因。高血压患者应进一步接受超声心动图检查，明确心脏结构改变情况，筛查结构性心脏病。由于冠状动脉粥样硬化性心脏病、心脏瓣膜疾病、心力衰竭、甲状腺功能亢进、血钾水平异常等都与房颤密切相关，在心电图或动态心电图检查明确房颤的诊断后，如果怀疑存在合并症，还应考虑完善包括电解质水平、甲状腺功能、心肌标志物和 B 型利尿钠肽、冠状动脉 CT 或冠状动脉造影检查等，以进一步筛查潜在并发疾病和评估发生心血管不良事件的风险。

虽然房颤在高血压患者中常见，不过临床医生诊断房颤的能力仍然需要提高。老年人心房颤动筛查（SAFE）研究数据显示，来自英国中部的医生和护士中，多数初级保健提供者不能通过心电图诊断房颤；20% 的房颤患者被遗漏，正确诊断房颤的概率仅有 41%[73]。2016 年欧洲 ESC 房颤指南[20]将房颤分为初发房颤（初次诊断的房颤，无论之前持续时间及严重程度如何）、阵发性房颤（房颤可自行转复，大多数在 48h 内自行终止，有些患者持续时间可达 7d，若患者 7d 之内被复律也称为阵发性房

颤）、持续性房颤（房颤持续时间超过 7d，包括 7d 之后使用药物或电复律转复的患者）、长程持续性房颤（房颤持续时间大于 1 年拟行节律控制的患者）和永久性房颤（患者及医生已经接受房颤存在的事实并决定放弃节律控制治疗，但当患者拟行节律控制治疗时应重新定义为长程持续性房颤）。诊断房颤之后，指南还推荐使用改良的 EHRA 评分量化房颤患者的相关症状（表 8-8-1）

#### 表 8-8-1 改良的 EHRA 量化评分表

| 改良的 EHRA 量化评分 | 症状 | 描述 |
| --- | --- | --- |
| 1 | 无症状 | 无任何症状 |
| 2a | 轻度症状 | 日常活动不受影响 a |
| 2b | 中度症状 | 日常活动不受影响，但是患者受房颤症状困扰 a |
| 3 | 重度症状 | 日常活动受限于房颤相关的症状 |
| 4 | 致残症状 | 不能进行日常活动 |

注：EHRA，欧洲心律协会。

a. EHRA 2a 和 2b 级是指患者是否因房颤症状导致日常活动受影响。房颤相关症状最常见为乏力/疲劳、气短，其次为心悸和胸痛。

### （二）危险分层

**1. 高血压合并房颤患者应接受风险评估，进行危险分层** 许多心血管疾病及危险因素可增加房颤发生、复发及房颤相关并发症发生的风险，高血压就是其中之一。高血压不仅增加房颤的发生风险，还会显著增加房颤患者发生脑血管事件的风险。SPORTIF 研究数据显示，高血压会显著增加房颤患者脑卒中和栓塞事件发生率，平均收缩压处于高四分位数水平（140.7～191.7mmHg）的患者脑卒中和体循环栓塞事件发生率是低四分位数（84.0～122.6mmHg）患者的 1.83 倍[21]。LIFE 研究则表明，与窦性心律患者相比，房颤伴高血压患者的心脑血管事件发生率显著增高，其中全因死亡风险增高 20%，脑卒中风险增高 10.9%[74]。因此，识别、干预、处理这些危险因素是预防房颤、减轻房颤相关疾病负担的重要措施。

**2. 高血压合并房颤患者评估脑卒中和系统性栓塞事件风险** 房颤患者最大的风险在于发生包括脑卒中在内的系统性栓塞事件，口服抗凝药（OAC）治疗可以预防房颤患者大多数缺血性脑卒中的发生并延长患者寿命。目前欧美和我国房颤管理指南都推荐使用 $CHA_2DS_2$-VASc 评分系统来预测房颤患者的脑卒中风险（表 8-8-2）。总体而言，无临床脑卒中危险因素的患者无须使用 OAC，而 $CHA_2DS_2$-VASc 风险评分≥2 分的男性患者及风险评分≥3 分的女性患者口服抗凝药治疗存在明确的获益。很多存在 1 个临床危险因素（如 $CHA_2DS_2$-VASc 评分为 1 分的男性和 2 分的女性）的患者经权衡后，综合考虑绝对脑卒中风险、出血风险及患者依从性后也将从 OAC 治疗中获益[20]。

#### 表 8-8-2 脑卒中、短暂性脑缺血发作和系统性栓塞的临床危险因素

| $CHA_2DS_2$-VASc 危险因素 | 分值 |
| --- | --- |
| 充血性心力衰竭 | +1 |
| 　心力衰竭的症状/体征或左心室射血分数减低的客观证据 | |
| 高血压 | +1 |
| 　至少 2 次或目前高血压治疗中静息状态下血压＞140/90mmHg | |
| 年龄≥75 岁 | +2 |
| 糖尿病 | +1 |
| 　空腹血糖或口服降糖药和（或）胰岛素治疗状态下血糖＞125mg/dl（7mmol/L） | |
| 既往脑卒中、短暂性脑缺血发作或血栓栓塞病史 | +2 |
| 血管疾病 | +1 |
| 　既往心肌梗死、外周动脉疾病或主动脉斑块病史 | |
| 年龄 65～74 岁 | +1 |
| 性别（女性） | +1 |

**3. 高血压合并房颤患者评估出血风险** 目前已经存在几个出血风险评分系统，出血风险与缺血性脑卒中危险因素有所重叠。出血风险评分高不应视为使用 OAC 的禁忌，而应该对出血危险因素进行评估，对可治疗的因素进行纠正（表 8-8-3）。

#### 表 8-8-3 基于出血风险评分，抗凝患者可纠正和不可纠正的出血危险因素

| 可纠正的出血危险因素 |
| --- |
| 　高血压（尤其当收缩压＞160mmHg 时）abc |
| 　维生素 K 拮抗剂治疗时 INR 不稳定或达到 INR 治疗目标的时间＜60%a |
| 　药物诱导的出血，如抗血小板药和非甾体抗炎药 ab |
| 　过量饮酒（≥8 个饮酒量/周）ab |
| 潜在的可纠正的出血危险因素 |
| 　贫血 bcd |
| 　肾功能受损 abcd |
| 　肝功能不全 ab |
| 　血小板减少或功能异常 abcd |
| 不可纠正的出血危险因素 |
| 　年龄 e（＞65 岁）a（≥75 岁）bcd |

续表

| |
|---|
| 严重出血史 abcd |
| 脑卒中病史 ab |
| 依赖透析的肾病或肾脏移植 ac |
| 肝硬化性疾病 a |
| 恶性肿瘤 b |
| 基因因素 b |
| 生物标志物相关出血危险因素 |
| 高敏肌钙蛋白 d |
| 生长分化因子-15 d |
| 血清肌酐/估测 CrCL abc |

注：表中危险因素来自于不同出血评分。a 出自 HAS-BLED 评分；b 出自 HEMORR₂HAGES 评分；c 出自 ATRIA 评分；d 出自 ABC 出血评分。

CrCL. 肌酐清除率；INR. 国际标准化比值；VKA. 维生素 K 拮抗剂。

## 二、高血压并发室性心律失常的风险评估

室性心律失常诊断的确立需要行静息心电图（ECG）及 24～48h 动态心电图检查。患者无须常规接受高增益 ECG 检查（以发现潜在心室晚电位）及心室程序电刺激检查。

高血压增加患者猝死风险的主要原因在于室性心律失常。即使没有症状，复杂及频发室性期前收缩的存在仍会增加 LVH 患者的死亡率[75]。为找出潜在的发病机制，如心室肥厚、心肌缺血、心力衰竭及其他相关的代谢性疾病，可能会需要进行下列检查，如 ECG 或超声心动图检出心室肥厚，ECG 或超声心动图负荷试验、心肌显像、动态心电图等检出心肌缺血等。

LVH 与冠心病、心力衰竭和脑缺血事件发生风险增加及死亡率增高相关。Framingham 研究显示，LVH 和年龄是预测心血管事件死亡率增高的两个重要因素。在 10 年随访期间，LVH 患者死亡率是未发生 LVH 患者的 8 倍（16% 比 2%）[48]。在高血压患者中，室性期前收缩数量和 NSVT 发作阵数是正常左心室大小（体积）患者的数倍。研究证实，原发性高血压患者室性期前收缩数量增加与猝死风险增高相关[76]。超声心动图和心电图检测出的 LVH 与室性心律失常发生率增高相关[77]。患者死亡率与 LVH 的程度相关，随着左心室几何结构从正常到向心性重塑、偏心性肥厚和向心性肥厚的变化，死亡风险逐渐增加[48]。一项研究分析了 MUSTT 试验中的亚组人群，包括伴有冠状动脉疾病、非持续性室性心动过速和左心室功能受损（射血分数≤40%）患者，结果显示，通过心电图诊断的 LVH 与心律失常性死亡增加相关[78]。近期另一项研究表明，与心电图电压诊断标准相比，心电图 QRS 波时长与左心室质量的关联更加密切[79]。QRS 波时长增加表明传导受损是诱发多形性室性心律失常的先决条件。

一般认为，不应期离散度增加是致心律失常发生的因素之一，但 LVH 患者 QT 间期离散度的临床意义仍存在争议。有两项研究报道了 QT 间期离散度是导致复杂室性心律失常发生风险增高的因素之一，且否定了 QT 间期离散度对 LVH 患者发生心源性猝死风险的影响[25]。对 LIFE 研究患者数据的分析表明，QT 间期离散度与左心室大小之间存在直接相关性，QT 间期延长（QTc>440ms）结合 ECG 电压诊断标准有助于检出 LVH。LVH 患者中胸导联恢复时间的延长更为显著，可能增加动作电位时程的离散度[80]。

目前已知长 QT 综合征患者中，肉眼可见的 T 波电交替是导致心律失常的重要因素。相比无 LVH 的患者，这种现象在 LVH 患者中更为常见。有研究报道，低振幅 T 波电交替是导致 LVH 患者发生室性心律失常的危险因素，是一个更敏感的指标，ASCOT 试验的一项子研究会进一步评价这一指标的临床意义[81]。

（马长生 夏时俊）

### 参 考 文 献

[1] Kannel WB, Wolf PA, Benjamin EJ, et al. Prevalence, incidence, prognosis, and predisposing conditions for atrial fibrillation: population-based estimates. Am J Cardiol, 1998, 82（8A）: 2N.

[2] Engström G, Hedblad B, Juul-Möller S, et al. Cardiac arrhythmias and stroke: increased risk in men with high frequency of atrial ectopic beats. Stroke, 2000, 31（12）: 2925-2929.

[3] Manolis AJ, Rosei EA, Coca A, et al. Hypertension and atrial fibrillation: diagnostic approach, prevention and treatment. Position paper of the Working Group 'Hypertension Arrhythmias and Thrombosis' of the European Society of Hypertension. J Hypertens, 2012, 30（2）: 239-252.

[4] Benjamin EJ, Levy D, Vaziri SM, et al. Independent risk factors for atrial fibrillation in a population-based cohort. The Framingham Heart Study, JAMA, 1994, 271（11）: 840-844.

[5] Choisy SC, Arberry LA, Hancox JC, et al. Increased susceptibility to atrial tachyarrhythmia in spontaneously hypertensive rat hearts. Hypertension, 2007, 49（3）: 498-505.

[6] Kistler PM，Sanders P，Dodic M，et al. Atrial electrical and structural abnormalities in an ovine model of chronic blood pressure elevation after prenatal corticosteroid exposure：implications for development of atrial fibrillation. Eur Heart J，2006，27（24）：3045-3056.

[7] AFFIRM Investigators，Atrial Fibrillation Follow-up Investigation of Rhythm Management. Baseline characteristics of patients with a rial fibrillation：the AFFIRM Study. Am Heart J，2002，143（6）：991-1001.

[8] Vaziri SM，Larson MG，Lauer MS，et al. Influence of blood pressure on left atrial size. The Framingham Heart Study. Hypertension，1995，25（6）：1155-1160.

[9] Lau YF，Yiu KH，Siu CW，et al. Hypertension and atrial fibrillation：epidemiology，pathophysiology and therapeutic implications. J Hum Hypertens，2012，26（10）：563-569.

[10] Verdecchia P，Reboldi G，Gattobigio R，et al. Atrial fibrillation in hypertension：predictors and outcome. Hypertension，2003，41（2）：218-223.

[11] Tanabe Y，Kawamura Y，Sakamoto N，et al. Blood pressure control and the reduction of left atrial overload is essential for controlling atrial fibrillation. Int Heart J，2009，50（4）：445-456.

[12] Fogari R，Mugellini A，Destro M，et al. Losartan and prevention of atrial fibrillation recurrence in hypertensive patients. J Cardiovasc Pharmacol，2006，47（1）：46-50.

[13] Fogari R，Zoppi A，Mugellini A，et al. Comparative evaluation of effect of valsartan/amlodipine and atenolol/amlodipine combinations on atrial fibrillation recurrence in hypertensive patients with type 2 diabetes mellitus. J Cardiovasc Pharmacol，2008，51（3）：217-222.

[14] Fogari R，Derosa G，Ferrari I，et al. Effect of valsartan and ramipril on atrial fibrillation recurrence and P-wave dispersion in hypertensive patients with recurrent symptomatic lone atrial fibrillation. Am J Hypertens，2008，21（9）：1034-1039.

[15] Madrid AH，Bueno MG，Rebollo JM，et al. Use of irbesartan to maintain sinus rhythm in patients with long-lasting persistent atrial fibrillation：a prospective and randomized study. Circulation，2002，106（3）：331-336.

[16] GISSI-AF Investigators，Disertori M，Latini R，et al. Valsartan for prevention of recurrent atrial fibrillation. N Engl J Med，2009，360（16）：1606-1617.

[17] Goette A，Schon N，Kirchhof P，et al. Angiotensin Ⅱ-antagonist in paroxysmal atrial fibrillation（ANTIPAF）trial. Circ Arrhythm Electrophysiol，2012，5（1）：43-51.

[18] Investigators AI，Yusuf S，Healey JS，et al. Irbesartan in patients with atrial fibrillation. N Engl J Med，2011，364（10）：928-938.

[19] Nasr IA，Bouzamondo A，Hulot JS，et al. Prevention of atrial fibrillation onset by beta-blocker treatment in heart failure：a meta-analysis. Eur Heart J，2007，28（4）：457-462.

[20] Kirchhof P，Benussi S，Kotecha D，et al. 2016 ESC Guidelines for the management of atrial fibrillation developed in collaboration with EACTS. European Heart Journal，2016，37（38）：2893-2962.

[21] Lip GY，Frison L，Grind M，et al. Effect of hypertension on anticoagulated patients with atrial fibrillation. Eur Heart J，2007，28（6）：752-759.

[22] Ho LY，Siu CW，Yue WS，et al. Safety and efficacy of oral anticoagulation therapy in Chinese patients with concomitant atrial fibrillation and hypertension. J Hum Hypertens，2011，25（5）：304-310.

[23] Pokushalov E，Romanov A，Corbucci G，et al. A randomized comparison of pulmonary vein isolation with versus without concomitant renal artery denervation in patients with refractory symptomatic atrial fibrillation and resistant hypertension. J Am Coll Cardiol，2012，60（13）：1163-1170.

[24] Kannel WB. Left ventricular hypertrophy as a risk factor in arterial hypertension. Eur Heart J，1992，13（Suppl D）：8288.

[25] Saadeh AM，Jones JV. Predictors of sudden cardiac death in never previously treated patients with essential hypertension：long-term follow-up. J Hum Hypertens，2001，15（10）：677-680.

[26] Cooklin M，Wallis WR，Sheridan DJ，et al. Changes in cell-to-cell electrical coupling associated with left ventricular hypertrophy. Circ Res，1997，80（6）：765-771.

[27] Peters NS，Green CR，Poole-Wilson PA，et al. Reduced content of connexin43 gap junctions in ventricular myocardium from hypertrophied and ischemic human hearts. Circulation，1993，88（3）：864-875.

[28] Xu X，Rials SJ，Wu Y，et al. Left ventricular hypertrophy decreases slowly but not rapidly activating delayed rectifier potassium currents of epicardial and endocardial myocytes in rabbits. Circulation，2001，103（11）：1585-1190.

[29] Saffitz JE，Kleber AG. Effects of mechanical forces and mediators of hypertrophy on remodeling of gap junctions in the heart. Circ Res，2004，94（5）：585-591.

[30] McIntyre H，Fry CH. Abnormal action potential conduction in isolated human hypertrophied left ventricular myocardium. J Cardiovasc Electrophysiol，1997，8（8）：887-894.

[31] Messerli FH，Ventura HO，Elizardi DJ，et al. Hypertension and sudden death. Increased ventricular ectopic activity in left ventricular hypertrophy. Am J Med，1984，77（1）：18-22.

[32] McLenachan JM，Henderson E，Morris KI，et al. Ventricular arrhythmias in patients with hypertensive left ventricular hypertrophy. N Engl J Med，1987，317（13）：787-792.

[33] Zehender M，Meinertz T，Hohnloser S，et al. Prevalence of circadian variations and spontaneous variability of cardiac disorders and ECG changes suggestive of myocardial ischemia in systemic arterial hypertension. Circulation，1992，85（5）：1808-1815.

[34] Savage DD. Overall risk of left ventricular hypertrophy secondary to systemic hypertension. Am J Cardiol，1987，60（17）：8I-12I.

[35] Kannel WB，Abbott RD. A prognostic comparison of asymptomatic left ventricular hypertrophy and unrecognized myocardial infarction：the Framingham Study. Am Heart J，1986，111（2）：391-397.

[36] Manyan DE，et al. Prognostic implications of echocardiographically determined left ventricular mass in the Framingham Heart Study. N Engl J Med，1990，323（24）：1706-1707.

[37] Ghali JK，Kadakia S，Cooper RS，et al. Impact of left ventricular hypertrophy on ventricular arrhythmias in the absence of coronary artery disease. J Am Coll Cardiol，1991，17（6）：1277-1282.

[38] Ohtsuka S，Kakihana M，Watanabe H，et al. Alterations in left ventricular wall stress and coronary circulation in patients with isolated systolic hypertension. J Hypertens，1996，14（11）：1349-1355.

[39] Erdogan D，Yildirim I，Ciftci O，et al. Effects of normal blood

pressure, prehypertension, and hypertension on coronary microvascular function. Circulation, 2007, 115（5）: 593-599.

[40] Hart G. Cellular electrophysiology in cardiac hypertrophy and failure. Cardiovasc Res, 1994, 28（7）: 933-946.

[41] Zaugg CE, Wu ST, Lee RJ, et al. Intracellular $Ca^{2+}$ handling and vulnerability to ventricular fibrillation in spontaneously hypertensive rats. Hypertension, 1997, 30（3 Pt 1）: 461-467.

[42] Bishop JE, Lindahl G. Regulation of cardiovascular collagen synthesis by mechanical load. Cardiovasc Res, 1999, 42（1）: 27-44.

[43] Müller-Brunotte R, Kahan T, López B, et al. Myocardial fibrosis and diastolic dysfunction in patients with hypertension: results from the Swedish Irbesartan Left Ventricular Hypertrophy Investigation versus Atenolol（SILVHIA）. J Hypertens, 2007, 25（9）: 1958-1966.

[44] Schlaich MP, Lambert E, Kaye DM, et al. Sympathetic augmentation in hypertension: role of nerve firing, norepinephrine reuptake, and angiotensin neuromodulation. Hypertension, 2004, 43（2）: 169-175.

[45] Goette A, Staack T, Rocken C, et al. Increased expression of extracellular signal-regulated kinase and angiotensin-converting enzyme in human atria during atrial fibrillation. J Am Coll Cardiol, 2000, 35（6）: 1669-1677.

[46] Barron HV, Lesh MD. Autonomic nervous system and sudden cardiac death. J Am Coll Cardiol, 1996, 27（5）: 1053-1060.

[47] Harrap SB, Mitchell GA, Casley DJ, et al. Angiotensin Ⅱ, sodium, and cardiovascular hypertrophy in spontaneously hypertensive rats. Hypertension, 1993, 21（1）: 50-55.

[48] Koren MJ, Devereux RB, Casale PN, et al. Relation of left ventricular mass and geometry to morbidity and mortality in uncomplicated essential hypertension. Ann Intern Med, 1991, 114（5）: 345-352.

[49] Gottdiener JS, Reda DJ, Massie BM, et al. Effect of single-drug therapy on reduction of left ventricular mass in mild to moderate hypertension: comparison of six antihypertensive agents. The Department of Veterans Affairs Cooperative Study Group on Antihypertensive Agents. Circulation, 1997, 95（8）: 2007-2014.

[50] Nodari S, Metra M, Dei Cas L. Beta-blocker treatment of patients with diastolic heart failure and arterial hypertension. A prospective, randomized, comparison of the long-term effects of atenolol vs. nebivolol. Eur J Heart Fail, 2003, 5（5）: 621-627.

[51] Galetta F, Franzoni F, Magagna A, et al. Effect of nebivolol on QT dispersion in hypertensive patients with left ventricular hypertrophy. Biomed Pharmacother, 2005, 59（1-2）: 15-19.

[52] Hung MJ, Cherng WJ, Kuo LT, et al. Effect of verapamil in elderly patients with left ventricular diastolic dysfunction as a cause of congestive heart failure. Int J Clin Pract, 2002, 56（1）: 57-62.

[53] Mano A, Tatsumi T, Shiraishi J, et al. Aldosterone directly induces myocyte apoptosis through calcineurin-dependent pathways. Circulation, 2004, 110（3）: 317-323.

[54] Iliceto S. Left ventricular dysfunction: which role for calcium antagonists? Eur Heart J, 1997, 18 Suppl A: A87-A91.

[55] Kowey PR, Friechling TD, Sewter J, et al. Electrophysiological effects of left ventricular hypertrophy. Effect of calcium and potassium channel blockade. Circulation, 1991, 83（6）: 2067-2075.

[56] Yurenev AP, Dyakonova HG, Novikov ID, et al. Management of essential hypertension in patients with different degrees of left ventricular hypertrophy. Multicenter trial. Am J Hypertens, 1992, 5（6Pt2）: 182S-189S.

[57] Wachtell K, Okin PM, Olsen MH, et al. Regression of electrocardiographic left ventricular hypertrophy during antihypertensive therapy and reduction in sudden cardiac death: the LIFE Study. Circulation, 2007, 116（7）: 700-705.

[58] Egan BM, Basile J, Chilton RJ, et al. Cardioprotection: the role of beta-blocker therapy. J Clin Hypertens（Greenwich）, 2005, 7（7）: 409-416.

[59] Hoes AW, Grobbee DE, Lubsen J. Sudden cardiac death in patients with hypertension. An association with diuretics and beta-blockers? Drug Saf, 1997, 16（4）: 233-241.

[60] Pitt B, Zannad F, Remme WJ, et al. The effect of spironolactone on morbidity and mortality in patients with severe heart failure. Randomized Aldactone Evaluation Study Investigators. N Engl J Med, 1999, 341（10）: 709-717.

[61] Amador N, Encarnación JJ, Guizar JM, et al. Effect of losartan and spironolactone on left ventricular mass and heart sympathetic activity in prehypertensive obese subjects: a 16-week randomized trial. J Hum Hypertens, 2005, 19（4）: 277-283.

[62] Pereira LM, Mandarim-de-Lacerda CA. Myocardial changes after spironolactone in spontaneous hypertensive rats. A laser scanning confocal microscopy study. J Cell Mol Med, 2002, 6（1）: 49-57.

[63] Pitt B, Reichek N, Willenbrock R, et al. Effects of eplerenone, enalapril, and eplerenone/enalapril in patients with essential hypertension and left ventricular hypertrophy: the 4E-left ventricular hypertrophy study. Circulation, 2003, 108（15）: 1831-1838.

[64] Nagata K, Obata K, Xu J, et al. Mineralocorticoid receptor antagonism attenuates cardiac hypertrophy and failure in low-aldosterone hypertensive rats. Hypertension, 2006, 47（4）: 656-664.

[65] Pilz B, Shagdarsuren E, Wellner M, et al. Aliskiren, a human renin inhibitor, ameliorates cardiac and renal damage in double-transgenic rats. Hypertension, 2005, 46（3）: 569-576.

[66] Azizi M, Ménard J, Bissery A, et al. Pharmacologic demonstration of the synergistic effects of a combination of the renin inhibitor aliskiren and the $AT_1$ receptor antagonist valsartan on the angiotensin Ⅱ-renin feedback interruption. J Am Soc Nephrol, 2004, 15（12）: 3126-3133.

[67] Malmqvist K, Kahan T, Edner M, et al. Comparison of actions of irbesartan versus atenolol on cardiac repolarization in hypertensive left ventricular hypertrophy: results from the Swedish Irbesartan Left Ventricular Hypertrophy Investigation Versus Atenolol（SILVHIA）. Am J Cardiol, 2002, 90（10）: 1107-1112.

[68] Botchway AN, Turner MA, Sheridan DJ, et al. Electrophysiological effects accompanying regression of left ventricular hypertrophy. Cardiovasc Res, 2003, 60（3）: 510-517.

[69] Lopez-Sendon J, Swedberg K, McMurray J, et al. Expert consensus document on angiotensin converting enzyme inhibitors in cardiovascular disease. The Task Force on ACE-inhibitors of the European Society of Cardiology. Eur Heart J, 2004, 25（16）: 1454-1470.

[70] Ibrahim MM. RAS inhibition in hypertension. J Hum Hypertens, 2006, 20（2）: 101-108.

[71] Kurland L, Melhus H, Karlsson J, et al. Polymorphisms in the

angiotensinogen and angiotensin Ⅱ type 1 receptor gene are related to change in left ventricular mass during antihypertensive treatment: results from the Swedish Irbesartan Left Ventricular Hypertrophy Investigation versus Atenolol (SILVHIA) trial. J Hypertens, 2002, 20 (4): 657-663.

[72] Okere IC, Young ME, McElfresh TA, et al. Low carbohydrate/high-fat diet attenuates cardiac hypertrophy, remodeling, and altered gene expression in hypertension. Hypertension, 2006, 48 (6): 1116-1123.

[73] Mant J, Fitzmaurice DA, Hobbs FD, et al. Accuracy of diagnosing atrial fibrillation on electrocardiogram by primary care practitioners and interpretative diagnostic software: analysis of data from screening for atrial fibrillation in the elderly (SAFE) trial. BMJ, 2007, 335 (7616): 380.

[74] Wachtell K, Hornestam B, Lehto M, et al. Cardiovascular morbidity and mortality in hypertensive patients with a history of atrial fibrillation: The Losartan Intervention For End Point Reduction in Hypertension( LIFE )study. J Am Coll Cardiol, 2005, 45( 5 ):705-711.

[75] Bikkina M, Larson MG, Levy D. Asymptomatic ventricular arrhythmias and mortality risk in subjects with left ventricular hypertrophy. J Am Coll Cardiol, 1993, 22 (4): 1111-1116.

[76] Galinier M, Balanescu S, Fourcade J, et al. Prognostic value of ventricular arrhythmias in systemic hypertension. J Hypertens, 1997, 15 (12 Pt 2): 1779-1783.

[77] Simpson RJ Jr, Cascio WE, Crow RS, et al. Association of ventricular premature complexes with electrocardiographic-estimated left ventricular mass in a population of African-American and white men and women (The Atherosclerosis Risk in Communities[ARIC] study). Am J Cardiol, 2001, 87 (1): 49-53.

[78] Zimetbaum PJ, Buxton AE, Batsford W, et al. Electrocardiographic predictors of arrhythmic death and total mortality in the multicenter unsustained tachycardia trial. Circulation, 2004, 110 (7): 766-769.

[79] Carlsson MB, Trägårdh E, Engblom H, et al. Left ventricular mass by 12-lead electrocardiogram in healthy subjects: comparison to cardiac magnetic resonance imaging. J Electrocardiol, 2006, 39 (1): 67-72.

[80] Hara H, Niwano S, Ikeda N, et al. Prolonged recovery time in the left precordial leads reflects increased left ventricular mass in the hypertensive patients. J Electrocardiol, 2005, 38 (4): 406-411.

[81] Hennersdorf MG, Niebch V, Perings C, et al. T wave alternans and ventricular arrhythmias in arterial hypertension. Hypertension, 2001, 37 (2): 199-203.

# 高血压合并肾动脉狭窄

## 第一节　高血压合并肾动脉狭窄的流行病学概况

肾动脉狭窄（renal artery stenosis，RAS）是各种原因造成的单侧或双侧肾动脉狭窄。作为继发性高血压的最常见原因之一，其占高血压病因的 1%～3%。王志华等[1]对 2274 例高血压住院患者病因分析调查发现继发性高血压占 14%，而在继发性高血压中，肾血管性高血压占 24.8%。

20 世纪 90 年代前，大动脉炎（takayasu arteritis，TA）曾是我国肾动脉狭窄的首位病因，但是，近 20 年来动脉粥样硬化性肾动脉狭窄发病率升高并成为首要病因。中国医学科学院阜外医院的学者[2]回顾性分析了 1999 年 3 月至 2014 年 6 月因高血压入住本院的 2047 例肾动脉狭窄患者的资料发现：动脉粥样硬化患者 1668 例（81.5%），大动脉炎患者 259 例（12.7%），肾动脉纤维肌性发育不良（FMD）患者 86 例（4.2%），其他病因（肾动脉血栓、肾动脉夹层、结节性多动脉炎、白塞综合征等）患者 34 例（1.7%）。在年龄≤40 岁的患者中（319 例），TA 是肾动脉狭窄的首位病因（60.5%），其次是 FMD（24.8%）。在年龄＞40 岁的患者中（1728 例），肾动脉狭窄的首位病因是动脉粥样硬化（94.7%），其次是 TA（3.8%）。在女性患者中，TA 和 FMD 的比例明显高于男性患者。在年龄≤40 岁的女性患者中（215 例），肾动脉狭窄的前 3 位病因分别为 TA（68.4%）、FMD（27.9%）及动脉粥样硬化（1.4%）。在年龄≤40 岁的男性患者中（104 例），肾动脉狭窄的前 3 位病因分别为 TA（44.2%）、动脉粥样硬化（26.9%）及 FMD（18.3%）。

此外，还包括肾动脉瘤、肾动脉栓塞、肾动脉周围病变压迫，如转移癌、腹膜后特异性纤维硬化症等；肾动静脉瘘、肾动脉先天异常等。上述各因素引起肾动脉主干及其分支狭窄，造成肾实质缺血，均可出现高血压症状。

## 第二节　肾动脉狭窄致高血压的发生机制

### 一、肾血管性高血压

关于肾血管性高血压的发生机制[3]需了解两种肾血管性高血压动物模型的病理生理变化。1934 年，Goldblatt 等首先用钳夹肾动脉的方法成功地诱发出动物肾血管性高血压。其包括两种模型：一种为"两肾一夹"模型，即在动物双肾中，钳夹一侧肾动脉导致高血压。该模型高血压在较长时间均呈肾素依赖性，阻断肾素-血管紧张素能使血压明显下降（患肾缺血，刺激球旁细胞分泌肾素，肾素-血管紧张素系统活化，导致肾素依赖性高血压。此时对侧健肾血流灌注增多，激活压力-排钠机制，增强肾脏水钠排泄，维持机体正常血容量）。另一种为"一肾一夹"模型，即先切除动物一侧肾，再将残肾肾动脉钳夹可导致高血压。该模型高血压主要呈容积依赖性，阻断肾素-血管紧张素对降压并无作用（残肾肾素分泌增加，肾素-血管紧张素系统活化，升高血压；但此模型并无上述健肾，无法增加水钠排泄，所以血容量增加；高血容量导致容积依赖性高血压，同时反馈抑制肾素分泌，使肾素及血管紧张素水平恢复正常）。

同时，肾血管性高血压不同发病阶段存在不同的病理生理变化。①急性期，钳夹肾动脉后数分钟血压即升高，此时由于肾脏缺血导致肾素-血管紧张素系统活化，血压升高。因此，此期高血压呈肾素依赖性，阻断肾素-血管紧张素能使血压下降。②过渡期，数天后即开始进入过渡期，此时肾素-血管紧张素水平逐渐下降，而水钠潴留及血容量扩张却逐渐发生。此期阻断肾素-血管紧张素仍有部分降压反应，但疗效已显著减弱。③慢性期，数天至数周后进入慢性期，该期高血压是靠水钠潴留及血容量扩张机制维持，属容积依赖性高血压。血容量扩张进一步反馈抑制了肾素分泌，肾素-血管紧张素水平已正常，阻断肾素-血管紧张素已无降压反应。

单侧肾动脉狭窄患者的高血压呈肾素依赖性，其维持高血压的机制与"两肾一夹"动物模型相似；而双侧肾动脉狭窄患者的情况却与"一肾一夹"模型有所不同，其高血压并非典型容积依赖性，而是高肾素及高容积两致病因素共存，主要原因在于双侧肾动脉狭窄进展呈非对称性，疾病早期类似于"两肾一夹"模型，高肾素因素为主，而后对侧肾动脉狭窄发生，才逐渐过渡到"一肾一夹"模型状态，高容量因素渐明显，因此，在相当长时间内，高肾素及高容量两因素同时致病。

## 二、缺血性肾脏病

肾脏血流灌注减少导致肾组织缺血，继而出现缺血性肾小球病变（肾小球毛细血管壁皱缩、腔塌陷、细胞凋亡、基底膜通透性增高，血浆渗入肾小囊）；缺血还能刺激肾组织释放多种血管活性物质（如血管紧张素Ⅱ、内皮素、一氧化氮及前列腺素等）及致炎症、致纤维化细胞因子（如白细胞介素1、肿瘤坏死因子α、转化生长因子β及纤溶酶原激活剂抑制物-1等），最终导致肾间质纤维化。但肾脏作为一个滤过器官，血运十分丰富，且可能并存侧支循环的形成，组织广泛存在重叠供血，所以整个肾脏"缺血"可能性不大，缺血性损害通常只能发生在肾脏某些局部区域。

## 第三节　高血压合并肾动脉狭窄的病因及病理变化

## 一、肾动脉狭窄

### （一）动脉粥样硬化型

动脉粥样硬化型肾动脉狭窄[4, 5]多见于45岁以上患者，男性多于女性。肾动脉粥样硬化常伴全身动脉粥样硬化病变（如冠心病、脑卒中、外周动脉粥样硬化等）。其基本病变为动脉内膜下脂质沉积、纤维粥样斑块形成、钙化，斑块破裂可引起溃疡、出血和血栓形成。病变常位于肾动脉开口处及近1/3段（它可能是主动脉粥样硬化斑块向肾动脉的直接延伸），较少累及末端动脉及分支，2/3的患者为偏心斑块，1/3的患者为双侧。动脉粥样硬化性RAS进展性明显，可致肾动脉完全闭塞和肾内动脉弥漫性硬化，并可出现肾功能进行性下降。众多危险因素如吸烟、高血压、脂代谢紊乱、糖尿病等都会加速动脉粥样硬化斑块的沉积。

### （二）肾动脉纤维肌性发育不良型

肾动脉纤维肌性发育不良（FMD）[4, 5]是一组特发性、节段性、非炎症性、非动脉粥样硬化性动脉纤维肌性发育异常，多发于儿童及青年阶段。所有肌性动脉均可受累，主要为中小动脉，占RAS的10%[6]。多见于年轻女性，肾动脉病变主要发生在肾动脉主干的中远段，可累及分支，单侧时右侧较多见。典型中层纤维肌性发育不良型动脉壁形成一串环状狭窄，狭窄环之间动脉呈瘤样扩张出现多处狭窄，致使肾动脉呈"串珠状"改变。纤维肌性发育不良最常侵犯血管壁中层，但也可侵犯内膜层、外膜层、或多层同时受累，并可伴其他部位动脉受累（如颅外颈动脉、腹腔动脉、外周动脉甚至冠状动脉）。肾动脉造影分型主要分为"串珠样"狭窄、局限性狭窄和长管状狭窄三种（图8-9-1）。

组织学分型分为下述3种[7]。

（1）内膜纤维组织增生：占肾动脉FMD的10%。内膜的圆形或偏心的胶原沉积，间质细胞不规则排列在内膜下结缔组织的疏松基质中，内弹性膜破碎或重叠。血管腔可呈较短的向心性狭窄，血管造影表现为环状狭窄，如果狭窄区域较长，则表现为管状狭窄。

（2）中膜发育不良：①中膜型纤维增生。其占肾动脉FMD的80%，病变区域交替变薄或增厚的纤维肌性隆起，增厚区纤维增生、胶原沉积。造影表现为肾动脉中远段"串珠样"改变，少数患者伴有动脉瘤形成。②中膜周型纤维增生。其占肾动脉FMD的10%～15%，中膜外侧（中膜、外膜交界处）大量胶原沉积，血管造影也可表现为串珠样改变，但"珠"并无管径扩张。③中膜过度增生。其占肾动脉FMD的1%～2%，仅平滑肌细胞增生。

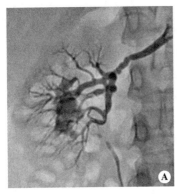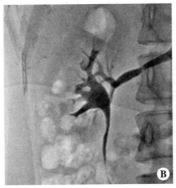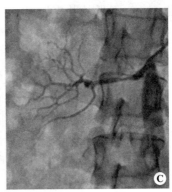

图 8-9-1　肾动脉造影分型

A. "串珠样"狭窄；B. 局限性狭窄；C. 长管状狭窄

（3）外膜纤维组织增生：占肾动脉 FMD 的 1%。胶原沉积在外膜或延伸至动脉周围组织，伴有局限性淋巴细胞浸润。病变累及血管外弹性层，大量稠密的胶原组织包绕肾动脉，致肾动脉狭窄严重。

（三）炎症型

1962 年阜外医院黄宛、刘力生教授率先在国际上提出"缩窄性大动脉炎"的概念。大动脉炎是指主动脉及其主要分支的一种慢性进行性非特异性炎症，可能与感染引起的免疫损伤等因素有关[8]。其多见于亚洲人群，多发于年轻女性，30 岁以前发病约占 90%，而 40 岁以后较少发病。当慢性炎症侵及肾动脉开口时则可导致肾动脉管腔狭窄，引起高血压。主动脉损害常为节段型，受累的血管可为全层动脉炎。早期血管壁为淋巴细胞、浆细胞浸润，偶见多形核中性粒细胞及多核巨细胞。由于血管内膜增厚，导致管腔狭窄或闭塞，少数患者因炎症破坏动脉壁中层，弹性纤维及平滑肌纤维坏死，而致动脉扩张、假性动脉瘤或夹层动脉瘤。结节性多动脉炎是一种以中小动脉的节段性炎症与坏死为特征的非肉芽肿性血管炎[9]。主要侵犯中小肌性动脉，呈节段性分布，易发生于动脉分叉处，并向远端扩散，肾脏受累多见，以肾脏血管损害为主。肾血管造影常显示多发性小动脉瘤。组织学改变以血管中层病变最明显，急性期为多形核白细胞渗出到血管壁各层和血管周围区域，组织水肿。病变向外膜和内膜蔓延而致管壁全层坏死，其后有单核细胞及淋巴细胞渗出。亚急性和慢性过程为血管内膜增生，血管壁退行性改变伴纤维蛋白渗出和纤维素样坏死，管腔内血栓形成，重者可导致血管腔闭塞。

（四）肾动脉栓塞和血栓形成

肾动脉栓塞的栓子主要来源于心脏（如房颤或心肌梗死后附壁血栓、心脏瓣膜置换术后血栓、心房黏液瘤等），但也可来源于心脏外（如脂肪栓子、肿瘤栓子等）。肾动脉血栓可在肾动脉病变（如动脉硬化、炎症、动脉瘤等）或血液病变（凝固性增高）基础上发生，但更常见于动脉壁创伤（如经皮肾动脉球囊扩张术）引起。临床上是否出现症状及症状轻重主要取决于肾动脉阻塞程度及范围，肾动脉小分支阻塞可无症状，而主干及大分支阻塞却常诱发肾梗死，引起患侧剧烈腰痛、肋脊角叩痛、蛋白尿及血尿。约 60%的患者可因肾缺血、肾素释放而在短时间内出现高血压。双侧肾动脉广泛阻塞时，常致无尿及急性肾衰竭。

（五）肾移植肾动脉狭窄

肾移植肾动脉狭窄（transplant renal artery stenosis，TRAS）是导致肾移植患者难治性高血压和移植肾功能减退的常见原因，发现率为 1%～23%[10]。其通常发生在术后 3 个月至 2 年内。临床最常见的表现为难治性高血压和（或）移植肾肾功能持续恶化。其潜在病因包括组织相容性抗原的错配、排斥反应的强度和频率、缺血及环孢素 A 的应用等，还包括肾动脉因钳夹和灌注损伤、继发于肾动脉成角、压迫的血流动力学异常、动脉粥样硬化等。移植肾肾动脉狭窄直观地表现为动脉内膜的增殖。

（六）其他

肾动脉瘤、肾动脉夹层动脉瘤、肾动静脉瘘、肾外纤维索条或附近的肿瘤压迫等都可引起肾缺血，但均较少见。

## 二、肾实质病理变化

肾脏的病理改变与肾动脉病变直接相关。肾动脉狭窄侧肾脏主要表现为肾实质逐渐萎缩，表面呈分叶状；在显微镜下可见肾小球毛细血管基底膜皱缩，肾小管呈缺血性萎缩，继之肾小球变小、硬化，肾球囊纤维化。肾间质灶状炎症细胞浸润及纤维化。对侧正常肾脏由于长期受高压灌注的冲击，高肾素、高醛固酮的共同危害，出现肾小动脉硬化，甚至发生广泛的坏死性动脉炎而成为高血压的病因。

## 第四节　高血压合并肾动脉狭窄的临床表现

肾动脉粥样硬化常发生于老年人，虽然有的病例仅呈现肾血管性高血压或缺血性肾脏病，但是多数情况下两者并存，并常伴脑卒中、冠心病及外周动脉粥样硬化表现，如颈动脉内膜超声检查发现内膜增厚及粥样硬化斑块；肾动脉纤维肌性发育不良常见于青年，女性居多，一般仅呈现肾血管性高血压，少数内膜层纤维肌性发育不全才发生缺血性肾脏病；大动脉炎也以年轻女性为主，通常肾血管性高血压及缺血性肾脏病共同存在，并可伴视物模糊、黑矇、失明、头晕、晕厥、无脉症等。

肾动脉狭窄在临床上常引起肾血管性高血压和（或）缺血性肾病。轻度肾动脉狭窄可毫无临床症状，仅重度肾动脉狭窄（超过75%管腔）才能引起肾血管性高血压或（和）缺血性肾脏病。

## 一、肾血管性高血压

肾血管性高血压的临床表现为血压正常者（特别是年轻女性）出现高血压后即迅速进展，或原有高血压的中、老年患者血压近期迅速恶化，舒张压明显升高，常超过110mmHg甚至超过120mmHg，乃至出现恶性高血压（舒张压超过130mmHg，眼底呈高血压3或4期改变），不建议应用抗RAAS药物，如血管紧张素转换酶抑制剂（ACEI）或血管紧张素Ⅱ受体AT$_1$受体阻滞剂（ARB）[11]。这类患者高血压难以控制，或应用抗RAAS药物后血清肌酐异常升高（超过用药前基线的30%即为异常），甚至诱发急性肾衰竭。另外，约15%的该类型高血压患者因血浆醛固酮增多可出现低钾血症。单侧肾动脉狭窄所致高血压已引起对侧肾损害（高血压肾硬化症）时，或者双侧肾动脉狭窄引起双侧缺血性肾病时，肾功能均可出现进行性减退。

但也有接近50%的患者没有高血压的临床表现，个别患者表现为心力衰竭、反复发作一过性肺水肿或不稳定型心绞痛，因此在临床上通常不容易早期诊断[12-14]。相当一部分患者没有高血压，可能是50%～70%的狭窄没有影响到肾动脉的血流动力学，没有激活肾素－血管紧张素系统。部分患者仅表现为高血压及腹部闻及血管杂音。

肾血管性高血压患者的血压常控制不佳。由于血压控制情况欠佳，持续性高血压可使肾功能进一步恶化。在晨起或夜间出现一过性急性左心衰竭伴肺水肿常是肾动脉狭窄所导致的心脏紊乱综合征。对肾血管性高血压，虽然药物也可控制大部分患者血压，但随着肾血流量的减少，肾小球滤过率长时间降低，肾脏实质逐步萎缩，肾功能将逐渐恶化，最终导致终末期肾病。

## 二、缺血性肾脏病

常见于具有多部位动脉粥样硬化表现的老年人，可伴或不伴肾血管性高血压，肾动脉FMD及TA致肾动脉狭窄发生率相对较低。肾脏病变主要表现为肾功能进行性减退，由于肾小管对缺血敏感，故其功能减退常在先，常首先出现夜尿增多，尿比重及渗透压减低等远端肾小管浓缩功能障碍，而后肾小球功能才受损（患者肌酐清除率下降，血清肌酐增高），尿改变轻微（轻度蛋白尿，常少于1g/d，少量红细胞及管型）。肾功能不全时贫血出现较晚且轻。

## 第五节　高血压合并肾动脉狭窄的诊断及辅助检查

### 一、肾血管性高血压的诊断线索

（1）30岁以前或50岁以后发现的高血压，特别是无高血压家族史者。

（2）经 3 种足量降压药物正规治疗后仍难以控制的高血压。

（3）腹部或腰部可闻及血管杂音。

（4）不可解释的一侧肾脏萎缩或两侧肾脏长径相差大于 1.5cm。

（5）突然发生不可解释的肺水肿。

（6）不明原因的肾衰竭，而尿常规正常，特别在老年人。

（7）存在全身的动脉粥样硬化性血管疾病，包括冠心病或周围血管疾病等，尤其在大量吸烟者中。

（8）急进性高血压（既往可控制的高血压突然出现持续性恶化）。

（9）应用 ACEI 或 ARB 后出现的氮质血症、肾功能恶化（血肌酐升高大于 50%）或急性肾衰竭。

高度提示动脉粥样硬化性肾动脉狭窄可能的线索[15, 16]：①年龄 55 岁以后开始出现高血压，且无高血压家族史者；②发生急进性高血压、难治性高血压和恶性高血压者，或既往得以控制良好的高血压突然加重并持续恶化者；③经 ACEI 或 ARB 治疗后，发生肾功能恶化（特别是血肌酐升高幅度大于 30%者）；④出现无法解释的肾脏萎缩或双肾长径差异超过 1.5cm 者；⑤出现无法解释的突然加重和（或）难治性肺水肿者；⑥伴有冠状动脉多支血管病变、脑血管病变或周围动脉粥样硬化性疾病者；⑦无法解释的充血性心力衰竭或难治性心绞痛患者。

## 二、辅 助 检 查

肾动脉狭窄辅助检查手段主要包括 5 项，如下文所述，前 2 项为初筛检查，后 3 项为主要诊断手段，尤其是肾动脉造影是诊断肾动脉狭窄的金标准[17]。

**1. 超声检查**　B 超作为一线检查手段，能准确测定双肾大小。肾动脉狭窄患者肾脏体积常逐渐缩小，单侧狭窄或双侧狭窄程度不一致时，两肾体积常不对称（两肾长径相差 1.5cm 以上）。彩色多普勒超声检查还能观察肾动脉主干及肾内血流变化（前者包括收缩期血流峰速率、主肾动脉狭窄处/腹主动脉血流峰速率比值，后者包括血流加速时间、阻力指数等）。但超声诊断的准确性受仪器质量、患者是否肥胖、肠胀气及操作者技术水平的影响。

**2. 放射性核素检查**　单做肾核素显像检查对于诊断肾动脉狭窄意义不大，只能判断两肾肾功能

是否一致。需做卡托普利肾显像试验（服用卡托普利 25～50mg，比较服药前后肾显像结果），病侧肾脏可呈现核素摄入减少、峰值降低、达峰及排泄时间延迟等表现。这项检查只能提供肾动脉狭窄的间接信息，并有较高的假阳性及假阴性率。在做检查前，需停用 β 受体阻滞剂、ACEI、ARB 及利尿剂 1 周，否则测试结果不准。肾功能不全患者（血肌酐浓度＞177μmol/L 时），此检查结果已无意义，不宜采用。

**3. 螺旋 CT 血管造影（CTA）或磁共振血管造影（MRA）**　CTA 较 MRA 具有更高的空间分辨率且更易操作。这两项检查均能清楚显示肾动脉及肾实质影像，并可三维成像，对诊断肾动脉狭窄敏感度及特异度均高（可高达 90%以上，但 CTA 更佳）。由于 CTA 需用较大量碘造影剂，对肾脏可能造成一定损害，故肌酐清除率≤60ml/min 的肾功能不全患者或碘过敏患者均不建议应用，而需采用磁共振血管造影（使用含钆的造影剂，对肾功能无不良影响），但无法对置入金属支架的患者有效显像，对肾动脉远端及分支狭窄显示欠佳，且具有较低肾源性系统纤维化的风险。

**4. 肾动脉造影**　选择性肾动脉造影能准确显示肾动脉狭窄的部位、范围、程度及侧支循环形成情况，是肾动脉狭窄诊断的金标准。但对于肾功能不全患者宜选用非离子化对比剂，减少用量，并在造影前后做水化处理，以便尽量减少对比剂所致肾损伤的发生。造影剂肾病较易发生于高龄、糖尿病及肾功能不全患者，对这些患者要格外小心。

**5. 血浆肾素活性检查**　除上述检查外，还可检测血浆肾素活性，并做卡托普利试验（服用卡托普利 25～50mg，测定服药前及服药 1h 后血浆肾素活性，服药后血浆肾素活性明显增高为阳性），有条件还应做双肾静脉血浆肾素活性检测（分别插管至双侧肾静脉取血化验，两侧血浆肾素活性差别大为阳性）。检测肾静脉血浆肾素活性不仅能帮助诊断，还能在一定程度上帮助预测血管重建术后降压疗效。

总之，推荐超声、CTA 及 MRA 作为 RAS 的影像学诊断手段。当临床上高度怀疑而无创检查不能得出可靠结论时，可采用肾血管造影确诊。不推荐使用卡托普利肾脏核素扫描、选择性肾静脉肾素水平测定、血浆肾素活性和卡托普利肾素活性测定来确诊 RAS。

## 第六节　高血压合并肾动脉狭窄的治疗

治疗肾动脉狭窄疾病的主要目的是控制血压、保护或改善肾功能，降低心血管事件的发生率。

## 一、药物治疗

药物治疗依然是肾血管性高血压治疗的基石，但缺乏相关随机对照试验来明确最佳药物治疗方案。由于肾动脉狭窄合并高血压患者常伴 RAAS 激活。ACEI 或 ARB 类药物是高血压合并肾脏损害患者的一线治疗药物，其次为钙拮抗剂。利尿剂和 β 受体阻滞剂的疗法也可以用于肾动脉狭窄患者的降压治疗。对于双侧肾脏病变或孤立肾脏病变患者，应慎用 ACEI 或 ARB 类药物，以免引起急性肾功能不全。

需要注意的是，RAS 所致的肾血管性高血压一般降压药物疗效不明显，但 ACEI 和 ARB 具有正反两方面作用，一方面可特异性作用于肾素-血管紧张素系统，控制肾血管性高血压十分有效；另一方面阻断了出球小动脉的收缩，导致患肾肾小球滤过压下降。对于双侧或单功能肾肾动脉狭窄患者，可诱发急性肾功能不全。在患有双侧 RAS、孤立肾的 RAS 或失代偿性的充血性心力衰竭患者中应用 ACEI 或 ARB 有可能导致急性肾衰竭，尤其在双侧肾动脉重度狭窄情况下。有些患者在应用 ACEI 或 ARB 的前 2 个月血肌酐可轻度上升（升高幅度小于30%），此为正常反应，不需停药。但如果用药过程中肾小球滤过率下降超过 30%或血肌酐升高>0.5mg/dl[17]，则为异常反应，提示肾缺血。此时应停用 ACEI 或 ARB，并除外是否存在 RAS 或其他情况。实际上，包括双侧肾动脉狭窄在内的绝大多数 RAS 患者均可耐受 ACEI 或 ARB 类药物，发生肾功能恶化的患者并不常见。若能找到肾缺血原因并设法予以解除后，则可再次应用 ACEI 或 ARB，否则不宜再用。

对于大动脉炎所致肾动脉狭窄患者，应给予糖皮质激素治疗，尤其是在急性炎症活动期。有证据显示，长期给予强的松治疗可使肾动脉狭窄逆转，肾血管性高血压控制改善。具有活动期表现的 TA 患者糖皮质激素初始治疗成人推荐初始治疗剂量为30mg/d，2～4 周后复查 C 反应蛋白、红细胞沉降率（简称血沉）正常，可以每 2～4 周减量 5mg 至每天服用 15mg，然后以每 2～4 周减量 2.5mg 的速度至完全停服糖皮质激素或至最低维持剂量。另外可以服用环磷酰胺及硫唑嘌呤来降低糖皮质激素的剂量以预防长期服用糖皮质激素带来的副作用。激素治疗的目标是维持 C 反应蛋白、血沉等在正常水平。当糖皮质治疗反应不佳或复发时可以考虑给予氨甲蝶呤、麦考酚酯等以缓解病情。

## 二、血运重建治疗

血运重建的标准为肾动脉内径狭窄>50%，有明确的血流动力学显著狭窄的依据，一般以跨病变收缩压差>20mmHg 或平均压差>10mmHg 为准。

适应证：①血压呈急进性高血压、难治性高血压、恶性高血压、合并不明原因单侧肾脏缩小的高血压、不能耐受降压药物。②合并进展性慢性肾脏疾病的双侧 RAS 或孤立肾的 RAS。③突发的肾功能恶化，无法用其他原因解释；肾功能不全无法用其他原因解释；使用降压药，尤其是 ACEI 或 ARB 后肾功能恶化。④不稳定型心绞痛，反复发作的充血性心力衰竭或突发肺水肿但与左心室收缩功能不匹配。

禁忌证：①由于伴随严重疾病预期寿命有限；②严重造影剂过敏；③严重的慢性缺血性肾病，接近需要长期透析的患者，需要肾内科专家会诊，如有必要即刻有条件透析者才可考虑行介入手术；④患肾严重萎缩，长度<7cm。

### （一）外科手术治疗

外科手术治疗 RAS 的方法包括大隐静脉或人工血管主肾动脉旁路移植术、肾动脉狭窄段切除术、肾脏自体移植术、肾动脉内膜剥脱术、脾肾动脉吻合术等。外科手术治疗适用于需要同时进行肾旁主动脉重建（在治疗主动脉瘤或严重主髂动脉闭塞性疾病时）的动脉粥样硬化性 RAS 患者、合并延伸到节段动脉的复杂病变患者、有巨大动脉瘤的动脉粥样硬化性 RAS 或 FMD 患者、多个小肾动脉受累或主肾动脉的主要分支受累的患者，以及腔内介入治疗失败的患者。一些研究显示，外科治疗具有改善血压及肾功能的作用，但外科手术创伤比较大，又有如下一些制约因素，如外科手术需要全身麻醉，外科手术的成功率及手术带来的获益并不比介入治疗高，以及外科手术总体并发症及死亡率较介入手术高。需要重视的是，外科重建肾动脉血运解决了一部分用介入治疗难以解决或失败的病例，因此仍为 RAS 血运重建不可缺少的组成部分。

### （二）介入治疗

**1. 动脉粥样硬化性肾动脉狭窄**　目前，经皮血管成形术及支架置入术在该类型 RAS 血运重建治疗方面处于主导地位，并建议首选支架置入术，而非球囊成形术，但在改善血压、挽救肾功能及减少临床事件方面的获益尚未获得肯定[18]。此外，肾动脉介入术具有肾脏损害风险，主要是造影剂肾毒性及操作过程中发生胆固醇栓塞的风险，因此整体上该操作对肾功能改善无明显获益。同时，多数患者的高血压不一定完全由肾血管性

高血压所致，尤其长期有原发性高血压合并动脉粥样硬化，随后进展为肾动脉狭窄的患者，那么肾动脉血运重建后治愈高血压较少见，主要疗效为高血压减轻或易于控制，部分患者甚至无效，这可能是由于长期高血压所致的肾脏损害，尤其对非狭窄侧肾脏。此时，肾动脉支架置入术加上药物联合治疗是血压控制和肾小球滤过率的改善最优的治疗方案。阜外医院蒋雄京等[19]通过前瞻性分析 149 例动脉粥样性 RAS 患者，185 支肾动脉接受支架置入，平均狭窄率为（83.1±7.0）%，所有患者同时接受最佳药物治疗控制血压、血脂及血糖水平。随访 12 个月，肾小球滤过率显著提高 [（84.1 ± 28.8）ml/min 比（76.5 ± 22.50）ml/min)]，诊室血压及 24h 血压显著改善（分别为 153/83 mmHg 比 134/73 mmHg，143/80 mmHg比 124/69 mmHg），降压药物用量也明显减少。动脉粥样硬化性肾动脉狭窄支架置入前后的效果见图 8-9-2。

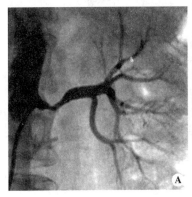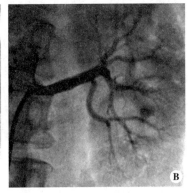

图 8-9-2　动脉粥样硬化性肾动脉狭窄
A. 肾动脉近段狭窄 85%；B. 支架置入术后

**2. 大动脉炎致肾动脉狭窄**　对于非活动性病变，经皮球囊扩张成形术是较为常用的治疗方式，其较外科手术创伤小，并发症发生率较低，住院时间短，花费较少。提倡早期干预以预防持续性肾血管性高血压所致并发症的发生，如出血性脑卒中、充血性心力衰竭、心肌病、高血压脑病及心肌梗死。部分患者在球囊扩张后肾动脉病变发生弹性回缩或夹层，此时选择性支架置入术可能是有效的治疗。阜外医院有学者[20]分析了 2005 年至 2012 年期间在阜外医院接受介入治疗的连续 152 例大动脉炎所致肾血管性高血压患者的资料，两年的随访结果显示高血压治愈、改善及失败的比例在单纯球囊扩张成

形术组（n=93）相应为 27.4%，63.4%及 12.3%，在支架置入术组（n=59）相应为 22.4%，62.1%及15.5%。肾小球滤过率轻微上升，但两组之间无明显差异。在球囊扩张术治疗的肾动脉（125 处）中初次通畅率为 90.1%，支架置入术治疗的肾动脉（63处）初次通畅率为 75.6%。在发生再狭窄的病变中，肾动脉闭塞发生风险，支架置入术组（53.3%）明显高于球囊扩张术组（53.3%比 8.3%）。与球囊扩张术组（6.4%）比较，支架置入术组再次干预率更高（6.4%比 20.6%），其中包括 3 例肾切除。在支架置入术组有 2 例患者（3.4%）出现进展性肾功能不全。尽管单纯球囊扩张与选择性支架置入术相比，

在对血压控制、肾功能方面无明显差异，但选择性支架置入术组 2 年初次通畅率更低，闭塞率及再次干预率更高。该研究提示在大动脉炎所致肾血管性高血压患者中支架置入术应谨慎实施，尤其是在再狭窄风险较高的患者中。大动脉炎致肾动脉狭窄球囊扩张治疗前后见图 8-9-3。

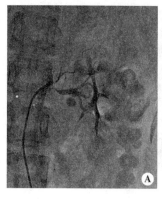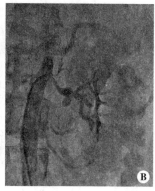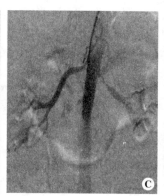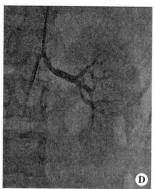

图 8-9-3　大动脉炎致肾动脉狭窄[20]

A. 左肾动脉近端狭窄；B. 第一次球囊扩张术后；C. 12 个月后左肾动脉再狭窄；D. 第二次球囊扩张术后

**3. 纤维肌性发育不良性肾动脉狭窄**　肾动脉 FMD 病变一般对单纯球囊扩张反应良好，支架置入术仅作为单纯球囊扩张后肾动脉出现严重夹层或弹性回缩（残余狭窄≥50%）时的补救手段。少数患者病变十分坚硬，在实施球囊扩张时要遵循顺序扩张的原则，即先用直径较小的球囊进行高压扩张，如难以充分张开，不推荐换用较大直径的球囊进行高压扩张。为避免发生动脉破裂或支架扩张不良，也不推荐置入支架进行高压释放。在这种情况下选用切割球囊进行扩张可能是安全有效的方法，另外也可考虑改行外科手术治疗，尤其对于首次手术失败，再次血运重建仍未成功或者一侧肾脏起始表现为发育不良或呈现不可恢复的缺血性萎缩，而对侧肾脏正常时，可直接行肾切除术。

一项荟萃分析[21]回顾了 FMD 所致肾血管性高血压患者进行介入或外科血运重建治疗对血压控制情况的影响，70 项研究中介入治疗有 47 项研究（1616 名患者）。在介入手术对血压影响方面，合并各研究后高血压治愈率或改善率为 67%～100%。亚组分析显示单侧或双侧肾动脉介入对高血压治愈方面并无显著差异，分支血管病变与非分支血管病变的患者介入术后高血压的治愈率方面也无显著差异。但在高血压治愈组患者的年龄及病程要显著低于高血压未治愈组。随着年龄及高血压病程的增加，高血压治愈率显著下降。而在对肾功能影响方面的结果显示，介入治疗术后患者血清肌酐水平较基线未发生明显变化。此外阜外医院学者等[22]总结了 2003 年 11 月至 2015 年 8 月接受血运重建的肾动脉 FMD 患者 64 例，随访 1 个月时，79.7% 的患者有明显血压获益（35.9% 的患者血压治愈，43.8% 的患者血压改善），而平均随访 47.5 个月（5～141 个月），8 例患者接受再次血运重建，2 例患者接受第 3 次血运重建，总体血压获益仍然为 76.6%（40.6% 的患者血压治愈，35.9% 的患者血压改善）。FMD 性肾动脉狭窄患者行肾球囊成形术前后的效果见图 8-9-4。

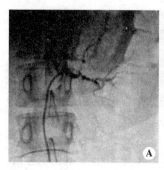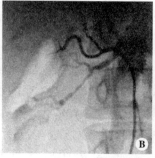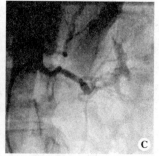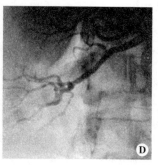

图 8-9-4　纤维肌性发育不良性肾动脉狭窄

A、B. 左、右肾动脉中远段呈"串珠样"狭窄；C、D. 左、右肾动脉球囊成形术后管腔明显改善

总之，根据 RAS 病因不同（动脉粥样硬化、TA 及 FMD），治疗策略也不尽相同。动脉粥样硬化性肾动脉狭窄应强调药物基础治疗，对于血运重建，外科手术治疗创伤较大，而介入治疗也未证明能够带来更多获益（血压及肾功能改善）。对 TA 所致肾动脉狭窄患者药物治疗，除降压药物外还包括糖皮质激素、免疫抑制剂等，血运重建（单纯球囊成形术，必要时支架置入）也是可以考虑的治疗方式，尤其是在非活动性病变。对于肾动脉 FMD 患者，肾动脉血运重建效果良好，大部分患者可从中获益。

（吴海英）

## 参 考 文 献

[1] 王志华，初少莉，陈绍行，等. 高血压住院患者病因及危险因素分析. 高血压杂志，2005，13（8）：504-509.

[2] Peng M，Jiang XJ，Dong H，et al. Etiology of renal artery stenosis in 2047 patients：a single-center retrospective analysis during a 15-year period in China. J Hum Hypertens，2016，30（2）：124-128.

[3] 余振球，赵连友，惠汝太，等. 实用高血压学（第三版）. 北京：科学出版社，2007，1477-1479.

[4] Hirsch AT，Haskal ZJ，Hertzer NR，et al. ACC/AHA 2005 Practice Guidelines for the management of patients with peripheral arterial disease（lower extremity，renal，mesenteric，and abdominal aortic）：a collaborative report from the American Association for Vascular Surgery/Society for Vascular Surgery，Society for Cardiovascular Angiography and Interventions，Society for Vascular Medicine and Biology，Society of Interventional Radiology，and the ACC/AHA Task Force on Practice Guidelines（Writing Committee to Develop Guidelines for the Management of Patients With Peripheral Arterial Disease）：endorsed by the American Association of Cardiovascular and Pulmonary Rehabilitation；National Heart，Lung，and Blood Institute；Society for Vascular Nursing；TransAtlantic Inter-Society Consensus；and Vascular Disease Foundation. Circulation，2006，113（11）：e463-e654.

[5] 余振球，马长生，赵连友，等. 实用高血压学. 北京：科学出版社，1993，483-487.

[6] Safian RD，Textor SC. Renal-artery stenosis. N Engl J Med，2001，344（6）：431-442.

[7] Olin JW，Gornik HL，Bacharach JM，et al. Fibromuscular dysplasia：state of the science and critical unanswered questions：a scientific statement from the American Heart Association. Circulation，2014，129（9）：1048-1078.

[8] 中华医学会风湿病学分会. 大动脉炎诊断及治疗指南. 中华风湿病学杂志，2011，15（2）：119-120.

[9] 中华医学会风湿病学分会. 结节性多动脉炎诊断和治疗指南. 中华风湿病学杂志，2011，15（3）：192-193.

[10] Fervenza FC，Lafayette RA，Alfrey EJ，et al. Renal artery stenosis in kidney transplants. Am J Kidney Dis，1998；31（1）：142-148.

[11] 马长生，霍勇，方唯一，等. 介入心脏病学. 2 版. 北京：人民卫生出版社，2012，699-706.

[12] Vashist A，Heller EN，Brown EJ，et al. Renal artery stenosis：a cardiovascular perspective. Am Heart J，2002，143（4）：559-564.

[13] Pelta A，Andersen UB，Just S，et al. Flash pulmonary edema in patients with renal artery stenosis--the Pickering Syndrome. Blood Press，2011，20（1）：15-19.

[14] Green D，Ritchie JP，Chrysochou C，et al. Revascularisation of renal artery stenosis as a therapy for heart failure：an observational cohort study. Lancet，2015，385（Suppl 1）：S11.

[15] 动脉粥样硬化性肾动脉狭窄诊治中国专家建议写作组，中华医学会老年医学分会，《中华老年医学杂志》编辑委员会. 动脉粥样硬化性肾动脉狭窄诊治中国专家建议. 中华老年医学杂志，2010，29（4）：265-270.

[16] White CJ，Jaff MR，Haskal ZJ，et al. Indications for renal arteriography at the time of coronary arteriography：a science advisory from the American Heart Association Committee on Diagnostic and Interventional Cardiac Catheterization，Council on Clinical Cardiology，and the Councils on Cardiovascular Radiology and Intervention and on Kidney in Cardiovascular Disease. Circulation，2006，114（17）：1892-1895.

[17] Tendera M，Aboyans V，Bartelink ML，et al. ESC Guidelines on the diagnosis and treatment of peripheral artery diseases：Document covering atherosclerotic disease of extracranial carotid and vertebral，mesenteric，renal，upper and lower extremity arteries：the Task Force on the Diagnosis and Treatment of Peripheral Artery Diseases of the European Society of Cardiology（ESC）. Eur Heart J，2011，32（22）：2851-2906.

[18] Zhu Y，Ren J，Ma X，et al. Percutaneous Revascularization for Atherosclerotic Renal Artery Stenosis：A Meta-Analysis of Randomized Controlled Trials. Ann Vasc Surg，2015，29（7）：1457-1467.

[19] Jiang XJ，Peng M，Li B，et al. The efficacy of renal artery stent combined with optimal medical therapy in patients with severe atherosclerotic renal artery stenosis. Curr Med Res Opin，2016，32（sup 2）：3-7.

[20] Peng M，Ji W，Jiang X，et al. Selective stent placement versus balloon angioplasty for renovascular hypertension caused by Takayasu arteritis：Two-year results. Int J Cardiol，2016，205：117-123.

[21] Trinquart L，Mounier-Vehier C，Sapoval M，et al. Efficacy of revascularization for renal artery stenosis caused by fibromuscular dysplasia：a systematic review and meta-analysis. Hypertension，2010，56（3）：525-532.

[22] Yang YK，Zhang Y，Meng X，et al. Clinical characteristics and treatment of renal artery fibromuscular dysplasia with percutaneous transluminal angioplasty：a long-term follow-up study. Clin Res Cardiol，2016，105（11）：930-937.

# 高血压合并血脂异常

全世界心血管疾病的负担正在逐年增加。在心血管疾病众多危险因素中，高血压和血脂异常是极其重要的两个方面。当一个人的血压持续高于正常上限即被认定为高血压[收缩压＞140mmHg和（或）舒张压＞90mmHg]。血脂异常即人体内脂蛋白的代谢异常，主要包括总胆固醇（TC）和低密度脂蛋白胆固醇（LDL-C）、三酰甘油（TG）升高和（或）高密度脂蛋白胆固醇（HDL-C）降低等。因为脂质不溶或微溶于水，必须与载脂蛋白结合以脂蛋白的形式才能在血液中循环，所以是通过高脂蛋白血症表现出来，统称为高脂蛋白血症，简称高脂血症，但并不是所有脂质成分升高才对机体产生不利影响，目前研究认为，高密度脂蛋白胆固醇降低是心血管疾病的危险因素，故认为采用血脂异常更能代表脂质成分的异常状态。

大量流行病学研究证实，高血压与血脂异常通常合并存在，且相互影响，从而进一步增加心血管疾病（CVD）的危险性。目前我国高血压患者已超过2亿，其中半数伴有血脂异常，而随着肥胖人群的进一步扩大，这部分患者的数量还将会进一步增加[1]。关注高血压患者的降脂治疗是防治心血管疾病的重要环节。

## 第一节 高血压合并血脂异常的流行病学

20世纪70年代以来，较多的流行病学调查已经证实血压与血脂水平间存在正相关性，其相互影响明显增加心血管疾病的风险，而同时控制血压与血脂异常对防治心血管疾病将产生更多的获益。

## 一、高血压与血脂异常的相关性

Oslo研究调查了16 525名健康男性，发现在40岁后，舒张压＞110mmHg（1mmHg=0.133kPa）者与舒张压＜110mmHg者相比较，其血清胆固醇值平均升高0.71mmol/L，并且经多因素分析显示血压与血清TC之间的关系仅受体重指数和TG水平的影响，而不受年龄、吸烟、随机血糖、季节、运动量及社会经济状况的影响[2]。美国一项在5100万例高血压患者中的调查发现，40%的高血压患者血清TC＞6.2mmol/L，而血清TC＞6.2mmol/L的高胆固醇血症患者中，46%的患者有高血压。对美国22 071名男性医生随访14.9年的前瞻性研究显示，更高水平的TC、non-HDL-C和TC/HDL-C是高血压发生的独立危险因素，而HDL-C降低与发生高血压的风险呈正相关，血脂异常似乎早于高血压发病年数，血脂异常和高血压之间的关系甚至在调整多种混杂因素后仍保持此相关性[3]。

Tromso研究[4]分析了8081名20～54岁的男性和7663名20～49岁的女性，发现无论是男性或是女性的血清TC和non-HDL-C水平均随着血压的增高而显著增高；血压和TC水平的相关性在男性随着年龄增长而降低，在女性则随着年龄增长而增强；舒张压＞99mmHg的男性比舒张压＜70mmHg的男性平均血清TC水平升高0.69mmol/L，在年轻男性中这种差别更显著。这种差别使此研究人群8年罹患心肌梗死的危险增加30%。这种危险因素间的相互作用提示在高水平的血压值时，高胆固醇血症致动脉粥样硬化作用更为显著。研究发现，高胆固醇血症与高血压对CVD的发生既有单独作用，也有协同作用，两者作用的联合不是单纯的叠加效应而是放大效应或乘积效应。

另一项在亚太地区 2 547 447 人·年的观察显示，高血压伴高胆固醇血症会增加冠状动脉粥样硬化性心脏病（简称冠心病，CHD）和缺血性脑卒中（CIS）的风险，无论是白种人或亚洲人均显示相同结果[5]。

## 二、高血压伴血脂异常与基因及遗传的关系

原发性高血压是在一定的遗传背景下与多种环境因素相互作用而引起的多因素疾病。血脂异常绝大多数也是因遗传因素与环境因素相互作用的结果。Williams 等[6]调查了 58 个家族中 131 例高血压患者，发现在高血压家族中有显著的脂质异常聚集现象，在研究的 58 个家族中，27 个家族有 2 例以上的高血压成员伴有一至多种的脂质紊乱。因此，他们建议用家族性脂质异常高血压（familial dyslipidemic hypertension，FDH）一词来描述此种综合征，即在同一家族中有 2 例以上的同胞于 60 岁前发生高血压，同时伴有 1～3 种脂质紊乱（包括 TG 或 LDL-C 水平超过 90%百分位数，或 HDL-C 水平低于 10%百分位数）；这种综合征大约占所有高血压患者的 12%，在 60 岁前发生高血压的患者中占 25%。

## 三、他汀类调脂药改善血脂水平与降压药疗效的关系

Kanbay 等[7]报道，阿托伐他汀 20mg/d 治疗高血压伴血脂异常患者，与单纯饮食控制相比，24h 平均收缩压、舒张压、白昼平均血压和夜晚平均血压均明显降低，提示他汀类药物有利于高血压患者的血压控制。另一项研究对 1500 例高胆固醇血症患者分别给予他汀类药物或其他调脂药（氯贝特或考来烯胺），随访 5 年。接受他汀类药物治疗患者血压的下降幅度较其他降脂药物明显，他汀类的降压作用很大程度上独立于胆固醇水平的下降。

Brisighella 心脏研究[8]中，对 1365 例高胆固醇血症伴高血压患者前瞻性随访，给予他汀类或其他调脂药物治疗 5 年，也显示他汀类有进一步降低血压的作用。

## 四、联合降压及调脂治疗防治心血管疾病的有效性

大规模随机临床研究显示，合并多重危险因素的高血压患者仅控制血压仍然有较高的心血管事件风险。控制血压的基础上，降低胆固醇可进一步显著降低心血管病事件的风险。1994 年，第 1 项关于他汀的临床研究——斯堪的纳维亚辛伐他汀生存研究，即 4S 研究奠定了他汀类药物在动脉粥样硬化性心血管疾病（ASCVD）防治中的基石地位。此后，进行了一系列高血压人群的干预研究和亚组分析（表 8-10-1）。

表 8-10-1 高血压患者降胆固醇一级预防的主要研究证据

| 研究 | 例数 | 入选患者 | 治疗 | LDL-C 水平（mmol/L） | | 研究终点 | 统计学结果 | |
|---|---|---|---|---|---|---|---|---|
| | | | | 基线 | 治疗后 | | HR（95%CI） | P |
| ALLHAT-LLT | 10 355 | 高危高血压患者 | 开放性普伐他汀 20～40mg | 3.8 | 2.7 | 总死亡率 | 0.99（0.89～1.11） | 0.88 |
| HPS | 20 536 | 心血管病高危人群，高血压患者占 41% | 辛伐他汀 40mg | 3.4 | 2.3 | 总死亡率 | 0.87（0.75～0.91） | 0.0003 |
| | | | | | | 主要血管事件 | 0.76（0.72～0.81） | 0.0001 |
| ASCOT-LLA | 10 305 | 高血压患者 | 阿托伐他汀 10mg | 3.4 | 2.3 | 非致命性心肌梗死 | 0.64（0.50～0.83） | 0.0005 |
| MEGA 亚组 | 3 277 | 高胆固醇血症合并高血压患者 | 普伐他汀 10～20mg | 4.0 | 3.2 | 冠心病合并脑梗死 | 0.65（0.46～0.93） | 0.02 |
| JUPITER | 17 802 | LDL＜3.4mmol/L 且 CRP＞20mg/L 人群，高血压患者占 57% | 瑞舒伐他汀 20mg | 2.8 | 1.4 | 心血管病时间 | 0.56（0.46～0.69） | ＜0.0001 |

续表

| 研究 | 例数 | 入选患者 | 治疗 | LDL-C 水平（mmol/L） | | 研究终点 | 统计学结果 | |
| --- | --- | --- | --- | --- | --- | --- | --- | --- |
| | | | | 基线 | 治疗后 | | HR（95%CI） | P |
| HOPE3 亚组 | 12 705（6 348） | 心血管病中危人群 | 瑞舒伐他汀 20mg 坎地沙坦 16mg/d 氢氯噻嗪 12.5mg/d | 3.3 | 2.4 | 主要复合终点事件 | 0.7（0.56～0.90） | 0.005 |
| | | | | | | 次要复合终点事件 | 0.7（0.57～0.89） | 0.003 |

降压和降脂治疗预防心脏病发作研究-降脂研究（ALLHAT-LLT）[9]未取得预设结果的原因主要在于开放性设计，对照组 32%的冠心病患者和 29%的非冠心病患者在试验期间开始服用他汀类等降脂药，而他汀组研究药物逐年减少且失访达 22.6%。研究结束时，两组 LDL-C 的水平差异不足以体现出心血管终点获益的差别。

随后发表的心脏保护研究（HPS）[10]是迄今规模最大的他汀类药物研究，20 536 例心血管高危患者，既包含冠心病患者，也包含单纯糖尿病、治疗中的高血压（41%）、外周动脉疾病等高危患者，与安慰剂组比较，辛伐他汀 40mg 治疗组全因死亡风险降低 13%，主要冠状动脉事件风险降低 27%，致死或非致死性血管事件风险降低 24%。HPS 研究证实心血管高危患者接受他汀类药物治疗能显著获益。其结果直接导致 ATP III指南在 2004 年进行补充说明，并将他汀类药物适用人群由冠心病患者扩大到心血管高危人群，其中很大一部分是高血压患者。

2003 年，盎格鲁-斯堪的那维亚心脏预后研究降脂分支（ASCOT-LLA）[11]的结果显示，氨氯地平和阿托伐他汀在预防高血压患者的冠心病事件上具有显著的协同作用。该研究共纳入 19 257 例高血压患者，被随机分入以氨氯地平为基础的治疗组和以阿替洛尔为基础的治疗组。其中，10 305 例血清 TC≤6.5mmol/L 的患者被进一步随机分入阿托伐他汀（10mg/d）组或安慰剂组。平均随访时间为 3.3 年。结果显示，与安慰剂组相比，阿托伐他汀治疗组主要复合终点（非致死性心肌梗死和致死性冠心病）风险降低 36%。致死性和非致死性脑卒中风险降低 27%，总冠状动脉事件发生率降低 29%。说明在降压基础上使用他汀类药物调脂治疗可进一步改善高血压患者的临床预后，被称为"全面管理危险因素理论的开始，是患者治疗的巨大进步"。

2009 年发表的 MEGA 研究[12]对日本 3277 例高胆固醇血症合并高血压患者的分析发现，普伐他汀治疗组相比单纯饮食控制组，LDL-C 进一步降低 16.4%，主要终点冠心病的发生风险有明显降低趋势；次要终点冠心病和缺血性脑卒中的复合发生风险降低 35%，缺血性脑卒中风险降低 46%，心血管事件风险降低 33%。JUPITRE 研究[13]入选了 17 802 例 LDL-C 水平<3.4mmol/L（130mg/dl）且高敏 C 反应蛋白（hsCRP）水平>2.0mg/L 的患者，其中高血压患者占 57%，瑞舒伐他汀（20mg/d）组主要心血管复合终点降低 44%。

高血压患者的一系列他汀类药物治疗研究进一步证实了百年"胆固醇理论"，即在一定范围内，只要降低胆固醇，就能降低动脉粥样硬化性心血管事件的风险。ASCOT-LLA 研究显示，高血压患者降胆固醇治疗 3 个月以后即有明显获益，降胆固醇治疗越早越好。荟萃分析显示，坚持他汀类药物治疗的时间越长，LDL-C 下降幅度越显著，患者获益越多[14]。HPS 研究 11 年延长随访的结果显示，尽管 HPS 研究结束后安慰剂组患者也同样开始他汀类药物治疗，且 5 年后两组胆固醇水平几乎处于相同水平，但辛伐他汀治疗组早期的获益在随后的 6 年内长期持续存在，得益于他汀类药物的早期治疗。因此，高血压患者在控制血压的同时，充分重视降胆固醇治疗对心血管疾病一级预防具有重要意义，并在早期与长期的降胆固醇治疗中持续获益。

2016 年发表的 HOPE3 研究[15]将 12 705 例心血管疾病中危人群随机分配到瑞舒伐他汀（10mg/d）组或安慰剂组，以及坎地沙坦（16mg/d）加氢氯噻嗪（12.5mg/d）组或安慰剂组。中位随访时间 5.6 年。与双安慰剂组（n=3168）比较，联合降压降脂治疗组（n=3180）血浆 LDL-C 下降了 0.87mmol/L（33.7mg/dl），收缩压下降了 6.2mmHg，主要复合终点事件（致死性冠心病、非致死性心肌梗死、非致死性脑卒中）的风险降低了 29%，次要复合终点事件（心力衰竭、心脏骤停、血管重建）的风险降低了 28%，研究表明，降压联合降胆固醇治疗可降低 CVD 中危人群心血管事件的风险。

# 第二节　高血压与血脂异常的关系

高血压和血脂异常是心血管疾病的独立危险因素，各自的作用机制研究较明确，但我们对高血压合并血脂异常的相互影响机制还知之甚少。下面对近些年的研究成果及假说做一简单介绍。

## 一、血管内皮损伤

### （一）正常血管内皮的主要功能

血管内皮组织是人体内重要的内分泌和旁分泌器官，产生多种生物活性物质调节血管的舒缩状态，具有抗动脉粥样硬化及抗血栓栓塞的功能。研究证明，血管内皮组织有许多功能，主要有下述几项。

（1）选择性通透作用：血液中的大分子物质如 LDL-C、纤维蛋白原、单核细胞等多被拒于血管内皮外的血液中。

（2）舒血管作用：最主要通过分泌一氧化氮（NO）来扩张血管。NO 是由 L-精氨酸经一氧化碳合酶合成。NO 可使血管平滑肌细胞松弛、血管扩张，并且 NO 是强力的平滑肌细胞生长抑制剂，使内皮细胞直接参与血管重塑。体内调节 NO 释放的因素为缓激肽、乙酰胆碱及血管壁切力。释放 NO 的前提是血管内皮功能正常。

（3）防止血液中单核细胞的黏附作用。

（4）缩血管作用：分泌如内皮依赖性收缩因子（EDCF）等，但健康内皮能使血管扩张与收缩处于平衡状态来保持血管张力与管壁正常。

### （二）血脂异常对内皮功能的影响

血脂异常可损害动脉血管内皮功能，而动脉的收缩性在很大程度上受血管内皮的调节。目前认为脂质异常能损害血管内皮细胞的功能，主要是通过氧化型低密度脂蛋白（Ox-LDL）途径，减少血管内皮细胞 NO 和前列腺素 $I_2$（$PGI_2$）等舒血管物质的释放，同时增加内皮素-1（ET-1）、血栓素 $A_2$（$TXA_2$）等缩血管物质的释放[16]。ET-1 水平升高和 NO 水平

下降，对血压升高有直接关系。脂质异常还可能通过血管内皮调节环节，间接地降低动脉弹性及顺应性。动脉弹性异常是高血压发生发展的血管病变特征之一，是导致高血压并发症的主要原因。

### （三）高血压损害血管内皮功能

血脂异常可以通过损害内皮功能等机制升高血压，而升高的血压可进一步损害内皮功能，加重动脉粥样硬化[16]。高血压时肾素–血管紧张素系统的主要物质血管紧张素 II（Ang II）常升高，而 Ang II 为强力血管收缩剂，也促进平滑肌细胞（SMC）的生长，促进粥样斑块的形成。Ang II 可促进 SMC 上特异受体结合激活磷脂酶 C 增加细胞内 $Ca^{2+}$ 浓度及 SMC 收缩，增加蛋白质合成及 SMC 肥厚，Ang II 也可增加 SMC 脂质氧化酶的活性，增加炎症及 LDL 氧化。高血压也有促炎作用，增加过氧化氢及自由基形成，如血浆中超氧阴离子及氢氧离子增加，上述这些物质都会减少内皮 NO 的形成，增加血液中的细胞向管壁黏附及周围血管阻力[17]。

### （四）控制高血压和血脂异常可逆转内皮功能障碍及改善临床结局

现有研究已经证明，高血压及血脂异常相关的内皮功能障碍可发生动脉粥样硬化，导致严重后果。同样，迄今也有充分的事实阐明，在某些情况下，内皮功能障碍可以逆转[18]。HMG-CoA 还原酶抑制剂（他汀类）可以通过降低胆固醇和非胆固醇依赖性途径，改善患者血管内皮功能。

某些降压药物例如血管紧张素转化酶抑制剂（ACEI），钙通道阻滞剂或 β 受体阻滞剂可以降低血压、逆转内皮功能下降。尽管 ACEI 的主要药理机制是减少 Ang II 的生成，但其还可以通过增加内皮衍生一氧化氮和内皮衍生超极化因子（EDHF）的生成增强局部产生的缓激肽对内皮依赖性舒张的作用，这有助于解释这类药物的急性血管扩张特性。尤其在低肾素水平的高血压患者中也有效。内皮衍生 NO 还可以抑制在动脉粥样硬化过程中起重要作用的血小板黏附、聚集和血管平滑肌增殖[20]。

## 二、胰岛素抵抗

近年发现 2 型糖尿病、高血压、脂质代谢紊乱

及向心性肥胖是冠心病的危险因素，可能同属于代谢综合征，由胰岛素敏感性降低并代偿性高胰岛素血症所致。许多研究均证实，高胰岛素血症与脂质代谢紊乱相关，表现为高三酰甘油（TG）血症、低高密度脂蛋白胆固醇（LDL-C）和极低密度脂蛋白胆固醇增多。胰岛素抵抗（IR）不仅可使肝脏合成 TG 及 LDL-C 增多，增加肝脏脂酶活性，使高密度脂蛋白胆固醇（HDL-C）降解增加，并可使脂蛋白脂肪酶（LPL）活性降低，从而降低机体清除 TG 的能力[20]。与此同时，高胰岛素血症造成交感神经系统活性亢进、肾脏水钠重吸收增强、损伤血管平滑肌细胞与动脉弹性减退使血压升高。原发性高血压患者存在胰岛素抵抗现象，高血压的严重程度与胰岛素抵抗程度相关[21]。

## 三、肾 损 伤

血脂代谢异常可引起肾微血管损伤，也能引起高血压；研究证实，脂代谢异常与肾功能下降有联系[22]。可能因血清 TG、TC、LDL-C 等水平增高会增加血液黏度，从而减慢血流速度，促进血细胞在肾微循环中聚集和微血管病变，而血清 HDL-C 水平降低会失去其对肾血管的保护作用等促进慢性肾病发生。血清 LDL-C 水平升高可促进动脉中层平滑肌细胞过度增生，加速动脉粥样硬化，增加肾小管毛细血管内压，导致肾小球高滤过；另外 LDL-C 具有化学趋化作用，被巨噬细胞摄取后刺激其产生生长因子和细胞因子，促进肾间质纤维化。

## 四、细胞膜结构及受体功能的异常

血脂异常时，细胞膜脂质含量和构成组分发生改变，表现为不饱和脂肪酸比例减小，而饱和脂肪酸比例增大。这使得细胞膜的流动性、通透性、物质转运、酶的活性及信号传导等出现异常。通过这些机制参与高血压发病。这种异常变化在有家族史的高血压患者中表现最为明显。

## 五、遗 传 基 因

高血压与血脂代谢紊乱也可能是遗传基因与环境因素相互作用的结果，有学者对 18 个家族性混合型高脂血症的荷兰家族进行了针对血压的基因扫描，结果显示 4 号染色体上的 1 个基因与收缩压有显著的联系，并且表现出与游离脂肪酸水平有关，另外，联系舒张压和脂蛋白脂肪酶的基因位点在 8 号染色体的短臂上，联系收缩压和载脂蛋白 B 的基因位点在临近 19 号染色体短臂上。这些基因组扫描结果支持存在可能影响血压和血脂指标的遗传因素[23]。但在何种机制上互相影响，至今不明。

## 六、其　　他

脂联素（APN）是脂肪组织特异性分泌的一种具有多种功能的激素蛋白质，是所有脂肪细胞因子中的唯一负性调节激素，能促进葡萄糖、脂肪的分解代谢，改善胰岛素抵抗，同时，APN 还具有抗炎、抗动脉粥样硬化，抗高血压和抗心肌肥厚作用[24]。

另外，血脂异常的患者，血液中大颗粒脂蛋白如乳糜微粒或低密度脂蛋白胆固醇增多，血液黏稠度升高，血流阻力增加，从而对血压产生影响。某些相同的不良生活行为也可同时影响血压及血脂水平，如吸烟和不良饮食结构。

## 第三节　高血压合并血脂异常的治疗

高血压与血脂异常是目前公认的两大可控制的心血管疾病的重要危险因素，这两大危险因素常合并存在，不仅有家族聚集性，而且还常同时存在于同一个体，显著影响心、脑血管疾病的发病率和病死率。因此，对于高血压患者不仅要着眼于积极的降压治疗，还应积极纠正血脂异常，降低由此导致的心血管疾病的致残率和致死率。

## 一、降压药物对脂代谢的影响

近年的研究表明高血压患者较血压正常者血清胆固醇水平升高，流行病学研究也证实血脂异常与血压水平存在一定的相关性。因此，高血压合并血脂异常时使用降压药物要考虑药物对脂代谢的影响。临床研究证明，有的降压药物对脂代谢可产生不良影响，降压药物对脂代谢的不良影响可能会减弱降压治疗的效益，从而不利于降压药物的抗动脉粥样硬化作用[25]。降压药物主要分为六大类：β受体阻滞剂、利尿剂、α₁受体阻滞剂、钙通道阻滞剂、血管紧张素受体阻滞剂（ARB）和血管紧张素转化酶抑制剂（ACEI）。

### （一）β受体阻滞剂

非选择性β受体阻滞剂和β₁受体阻滞剂常引起TG升高和HDL-C下降，TC不受影响，升高TG和极低密度脂蛋白胆固醇（VLDL-C）可达25%，HDL-C下降10%～15%。非选择的较选择性的β受体阻滞剂对血脂的影响大。而有内源性拟交感活性的β受体阻滞剂对血脂常无明显影响。醋丁洛尔则可产生有益作用，TC和LDL-C下降，HDL-C水平轻度升高；长效β₁受体阻滞剂美托洛尔似乎可使血清TG水平下降。

研究已证实：非选择性β受体阻滞剂如普萘洛尔、索他洛尔、纳多洛尔和噻吗洛尔可引起TG升高和HDL-C下降。普萘洛尔可使TG分解减少，VLDL分解减少和脂蛋白脂肪酶活性受抑，而美托洛尔对脂蛋白脂肪酶无影响。

脂蛋白脂肪酶（LPL）是脂质代谢的关键酶，主要催化乳糜微粒和极低密度脂蛋白中的TG水解，产生供组织利用的脂肪酸和单酰甘油，β₁及β₂受体激动剂增加LPL活性和TG降解。β受体阻滞剂使β受体阻断，而α受体未阻断，从而抑制LPL活性，VLDL和TG分解代谢受阻，导致TG浓度升高，VLDL代谢的伴随产物HDL-C下降。选择性的和有内源性交感活性的β受体阻滞剂较非选择性的β₁受体阻滞剂抑制LPL较弱。因此对TG和HDL-C的影响不如后者强，普萘洛尔还抑制胰岛素的释放，更进一步抑制LPL活性，减少TG的清除。

### （二）利尿剂

利尿剂的降压效果是肯定的，但是，大剂量利尿剂的不良反应如血脂紊乱、糖耐量减低、低钾、低镁血症，也使其应用受到限制。各种利尿剂对血脂、脂蛋白的影响各异，并与剂量有关，大剂量（≥50mg）噻嗪类利尿剂可引起血脂紊乱。螺内酯对血脂无明显影响，吲达帕胺对血脂的影响也是中性的。

研究证实，大剂量利尿剂可使血清TC升高4%，LDL-C升高10%，而对VLDL和HDL-C影响较少。因此，噻嗪类利尿剂可使LDL-C/HDL和TC/HDL-C升高，大剂量的长期利尿剂治疗可使血脂紊乱持续达1年，甚至一些报道可达6年。多项危险因素干预试验（MRFIT）表明噻嗪类利尿剂治疗5～6年后不用利尿剂时，降低胆固醇的效果仍差[26]。高血压检测和随访方案（HDFP）研究也观察到类似结果[27]。Framinham研究的结果表明，利尿剂治疗导致的血脂紊乱可减弱降压治疗的益处。利尿剂导致血脂紊乱的机制可能与胰岛素抵抗有关。

### （三）α₁受体阻滞剂

α₁受体阻滞剂可有效降压，提高胰岛素敏感性和改善血脂。Kirkendel等证实，临床剂量的哌唑嗪治疗8周可使血清总胆固醇轻度并有明显意义的下降。Leren也证实，哌唑嗪治疗可使VLDL-C和LDL-C水平下降，而HDL-C水平升高。轻度高血压治疗研究（TOMHS）研究表明，多沙唑嗪使TC、LDL-C、TG和胰岛素水平下降，并较其他类降压药显著。哌唑嗪降低LDL-C水平较其他α₁受体阻滞剂明显。尽管如此，临床试验显示α受体阻滞剂对心血管事件无有利的影响。

### （四）钙通道阻滞剂

既往研究提示钙通道阻滞剂（CCB）对血脂代谢的影响是中性的。只有一些小样本的研究表明钙通道阻滞剂可改变血脂。但大多数研究并不能复制出相同的结果。Kasiske的荟萃分析显示氨氯地平、非洛地平、依拉地平、尼卡地平、尼索地平等对血脂无影响。Lehtonen等及Trost等汇总分析结果与Kasiske等的结果相似。Trost等认为钙通道阻滞剂的临床剂量对糖尿病和非糖尿病患者的血脂均无影响，30项长期临床试验中只有2项认为对血脂有影响，而且是微弱和暂时的。只有维拉帕米对脂质研究表明维拉帕米缓释剂可改善血脂代谢。

### （五）血管紧张素转化酶抑制剂

血管紧张素转化酶抑制剂（ACEI）对血脂代谢无不良影响，是中性或有益的。对血脂正常的高血压患者，ACEI 不影响 TC、TG、HDL-C、LDL-C 或 VLDL-C。TOMHS 研究[28]中，随机的有安慰剂对照的 902 例轻度高血压病患者用利尿剂、α1 受体阻滞剂、β 受体阻滞剂、钙通道拮抗剂或 ACEI 单独用药治疗 12 个月，结果显示 ACEI 可改善血脂，LDL-C 轻度下降（–0.11mmol/L，–4.2mg/dl），HDL-C 水平轻度升高（0.07mmol/L，2.6mg/dl），三酰甘油下降（–0.36mmol/L，–31.9mg/dl）。在有高胆固醇血症的高血压患者中血脂的改善更明显，Costa 等用卡托普利治疗 21 例高血压患者，6 个月的治疗使血清 TC、TG 分别下降 18%、26%，HDL-C 升高 27%。中断卡托普利治疗 3 个月，血脂又恢复至原水平。有文献报道，ACEI 与影响血脂的利尿剂合用，可减少利尿剂治疗时对血脂的不良反应。Sasaki 等报道卡托普利可改善 HDL，是否如此需进一步研究。有学者认为卡托普利对血脂的影响是对胰岛素敏感性的改变所致，但 ACEI 如何影响胰岛素敏感性，改善胰岛素抵抗，其确切机制尚未明了。

综上所述，对高血压伴血脂异常患者的降压治疗最好首选对控制血脂水平有益或呈中性影响的降压药物，如钙通道阻滞剂、血管紧张素转化酶抑制剂或血管紧张素受体阻滞剂，特别是糖尿病患者。大剂量的利尿剂或 β 受体阻滞剂有升高血清 TG 和 TC、LDL-C 的作用，使用期间需注意复查血脂，必要时调整降脂药物。

## 二、高血压合并血脂异常的治疗

高血压和血脂异常同为动脉粥样硬化的重要危险因素，这两大危险因素常合并存在，不仅有家族聚集性，而且还常同时存在于同一个体，其合并存在时患有动脉粥样硬化性疾病的危险性明显增高，积极纠正血脂异常也是高血压患者全面防治心血管疾病的重要环节。我国人群流行病学长期队列随访资料表明，高血压对我国人群的致病作用明显强于其他心血管疾病危险因素。在采取有效治疗措施前全面评价心血管疾病的综合危险是防治心血管疾病的必要前提。应当按照有无高血压，其他心血管危险因素的多少，结合血脂水平来综合评估心血管疾病的发病危险。

### （一）高血压患者调脂治疗的危险分层和目标值

2013 年 12 月美国心脏病学学会（ACC）和美国心脏协会（AHA）联合颁布了《降胆固醇治疗成人动脉粥样硬化性心血管疾病（ASCVD）风险指南》[29]。对比以往的指南，新的指南在降胆固醇治疗的基本思路与具体举措方面做了较大更改，新指南强调了他汀类药物治疗对减少 ASCVD 事件的重要意义，取消了降脂治疗 LDL-C 目标值，明确了四类他汀类药物治疗的获益人群。从某种程度上来说，简化了选择降脂治疗的依据：①临床确诊的 ASCVD 者；②原发性低密度脂蛋白胆固醇（LDL-C）升高≥4.9mmol/L（190mg/dl）者；③年龄在 40～75 岁，LDL-C 在 1.8～4.9mmol/L（70～189mg/dl），患有糖尿病者；④无 ASCVD 与糖尿病，年龄在 40～75 岁，LDL-C 在 1.8～4.9mmol/L（70～189mg/dl），10 年间 ASCVD 风险≥7.5%者（汇集队列风险评估方程）。对于各类患者人群，指南重点强调他汀类药物在 ASCVD 一级和二级预防中降低 ASCVD 风险的重要作用，并主要推荐采用高强度的治疗方案，以实现最大临床获益。

需要注意的是，由于指南制定的 RCT 证据来源多基于欧美地区的白人和黑人，东西方人群的体质及国情存在较大差异，因此指南声明该风险评估模型对亚洲人群仅为参考。

2016 年 10 月，在 2007 年版《中国成人血脂异常防治指南》的基础上，以我国近年来心血管病流行病学研究进展和血脂异常大规模随机临床试验为依据，参考国内外有关研究进展及指南推荐，公布了《中国成人血脂异常防治指南（2016 年修订版）》[30]。新指南依据国人长期队列研究流行病学数据和临床循证研究进展，对人群的心血管病危险分层做了重大更新（表 8-10-2）。

**表 8-10-2　ASCVD 总体发病危险评估流程图**

符合下列任意条件者，可直接列为高危或极高危人群
　极高危：ASCVD 患者
　高危：（1）LDL-C≥4.9mmol/L 或 TC≥7.2mmol/L
　　　　（2）糖尿病患者（LDL-C 在 1.8～4.9mmol/L 或 TC 3.1～7.2mmol/L）且年龄≥40 岁

↓不符合者，评估 ASCVD10 年发病危险

| 危险因素 [a]（个） | | 血清胆固醇水平分层（mmol/L） | | |
| --- | --- | --- | --- | --- |
| | | 3.1≤TC<4.1 或 1.8≤LDL-C<2.6 | 4.1≤TC<5.2 或 2.6≤LDL-C<3.4 | 5.2≤TC<7.2 或 3.4≤LDL-C<4.9 |
| 无高血压 | 0～1 | 低危（<5%） | 低危（<5%） | 低危（<5%） |
| | 2 | 低危（<5%） | 低危（<5%） | 中危（5%～9%） |
| | 3 | 低危（<5%） | 中危（5%～9%） | 中危（5%～9%） |
| 有高血压 | 0 | 低危（<5%） | 低危（<5%） | 低危（<5%） |
| | 1 | 低危（<5%） | 中危（5%～9%） | 中危（5%～9%） |
| | 2 | 中危（5%～9%） | 高危（≥10%） | 高危（≥10%） |
| | 3 | 高危（≥10%） | 高危（≥10%） | 高危（≥10%） |

↓ASCVD10 年发病危险为中危且年龄<55 岁者，评估余生危险

具有以下任意 2 项及以上危险因素者，定义为高危
·收缩压≥160mmHg 或舒张压≥100mmHg
·非-HDL-C≥5.2mmol/L（200mg/dl）
·HDL-C<1.0mmol/L（40mg/dl）
·BMI≥28kg/m$^2$
·吸烟

　a 危险因素包括吸烟、低 HDL-C 及男性≥45 岁或女性≥55 岁；慢性肾脏病患者的危险评估及治疗请参见特殊人群血脂异常的治疗；1mmHg=0.133kPa。

指南同时坚持了调脂治疗的目标值：极高危者 LDL-C<1.8mmol/L；高危者 LDL-C<2.6mmol/L；中危和低危者 LDL-C<3.4mmol/L；LDL-C 基线值较高不能达目标值者，LDL-C 至少降低 50%；极高危患者 LDL-C 基线在目标值以内者，LDL-C 仍应降低 30%左右。

2016 年 8 月发表的《高血压患者降胆固醇治疗一级预防中国专家共识》[1]也明确提出了高血压患者降胆固醇治疗的危险分层和目标值。共识亦指出高血压患者首先需长期降压达标，并控制多重心血管疾病危险因素，其中降胆固醇并使其达标是最重要的手段之一。早在 2014 年中国胆固醇教育计划专家建议，就提出了相对积极的降胆固醇治疗目标值，合并高血压这一危险因素至少是中危患者。高血压是我国人群动脉粥样硬化心血管疾病最重要的危险因素。因此，针对高血压患者降胆固醇治疗应参考危险分层并制定相应目标值，便于临床实施并为提高高血压患者心血管病一级预防提供参考。优化 LDL-C 一级预防的证据主要来源于高危人群，高血压占一级预防人群大部分，可采取相同降胆固醇目标值。与非糖尿病患者相比，糖尿病具有更高的死

亡风险，如果出现动脉粥样硬化性心血管疾病，预后更差。因此，各大指南均将糖尿病作为高危以上的危险分层并推荐积极的降胆固醇目标值。高血压合并糖尿病的患者危险更高，应积极控制胆固醇。高血压患者降胆固醇治疗的危险分层和目标值见表 8-10-3。

**表 8-10-3　高血压患者降胆固醇治疗的危险分层和目标值**

| 临床疾病 | 危险分层 | LDL-C 目标值 |
| --- | --- | --- |
| 高血压+糖尿病 | 极高危 | <1.8mmol/L（70mg/dl） |
| 高血压+1 项或以上其他危险因素 [a] | 高危 | <2.6mmol/L（100mg/dl） |
| 单纯高血压 | 中危 | <3.4mmol/L（130mg/dl） |

　a 其他危险因素包括年龄（男性≥45 岁，女性≥55 岁）、吸烟、HDL-C<1.04mmol/L、BMI≥28kg/m$^2$、早发缺血性心血管家族史、左心室肥厚、微量白蛋白尿、C 反应蛋白>20mg/L、慢性肾病等。

## （二）高血压患者的调脂治疗

**1. 治疗性生活方式改变**　血脂异常明显受饮食及生活方式的影响，饮食治疗和生活方式改善是治疗血脂异常的基础措施。无论是否进行药物调脂治疗，都必须坚持控制饮食和改善生活方式。良好的生活方式包括坚持心脏健康饮食、规律运动、戒

烟、限酒和保持理想体重。生活方式干预是一种最佳成本/效益比和风险/获益比的治疗措施。生活方式改变基本要素见表8-10-4。

表 8-10-4　生活方式改变基本要素

| 要素 | 建议 |
| --- | --- |
| 限制升高 LDL-C 的膳食成分 | |
| 饱和脂肪酸 | <总能量的 7% |
| 膳食胆固醇 | <300mg/d |
| 增加降低 LDL-C 的膳食成分 | |
| 植物固醇 | 2~3g/d |
| 水溶性膳食纤维 | 10~25g/d |
| 总能量 | 调节到能够保持理想体重或减轻体重 |
| 身体活动 | 保持中等强度锻炼，每天至少消耗 200kcal 热量 |

**2. 调脂药物治疗**　人体血脂代谢途径复杂，有诸多酶、受体和转运蛋白参与。临床上可供选用的调脂药物有许多种类，大体上可分为两大类：①主要降低胆固醇的药物。②主要降低三酰甘油的药物。其中部分调脂药物既能降低胆固醇，又能降低三酰甘油。对于严重的血脂异常，常需多种调脂药联合应用，才能获得良好疗效。

（1）主要降低胆固醇的药物：这类药物的主要作用机制是抑制肝细胞内胆固醇的合成，加速 LDL 分解代谢或减少肠道内胆固醇的吸收，包括他汀类、胆固醇吸收抑制剂、普罗布考、胆酸螯合剂及其他调脂药（脂必泰、多廿烷醇）等。

1）他汀类：亦称 3-羟基 3-甲基戊二酰辅酶 A（HMG-CoA）还原酶抑制剂，能够抑制胆固醇合成限速酶 HMG-CoA 还原酶，减少胆固醇合成，继而上调细胞表面 LDL 受体，加速血清 LDL 分解代谢。此外，还可抑制 VLDL 合成。因此他汀类能显著降低血清 TC、LDL-C 和 ApoB 水平，也能降低血清 TG 水平和轻度升高 HDL-C 水平。

目前国内临床上有洛伐他汀、辛伐他汀、普伐他汀、氟伐他汀、阿托伐他汀、瑞舒伐他汀、匹伐他汀和血脂康。不同种类与剂量的他汀降胆固醇幅度有较大差别，但任何一种他汀剂量倍增时，LDL-C 进一步降低幅度仅约 6%，即所谓"他汀疗效 6% 效应"。他汀类可使 TG 水平降低 7%~30%，HDL-C 水平升高 5%~15%。他汀可在任何时间段每天服用

1 次，但在晚上服用时 LDL-C 降低幅度可稍有增多。他汀应用取得预期疗效后应继续长期应用，如能耐受应避免停用。如果应用他汀后发生不良反应，可采用换用另一种他汀、减少剂量、隔日服用或换用非他汀类调脂药等方法处理。

他汀类药物总体安全不良反应包括严重不良反应包括：肝功能异常/转氨酶升高、肌肉不良反应（肌痛、肌炎和横纹肌溶解），以及增加新发糖尿病风险。

应用他汀类药物治疗容易发生药物不良反应的高危人群：存在严重并发症或患有多种疾病、肝肾功能损害、年龄 >75 岁、既往不能耐受他汀类药物或有肌肉损害史；无法解释的谷氨酸氨基转移酶升高 >正常上限的 3 倍；同时使用影响他汀类药物代谢的其他药物。对于出血性脑卒中及亚裔人群应慎重选择是否强化他汀治疗。

2）胆固醇吸收抑制剂：依折麦布（ezetimibe）能有效抑制肠道内胆固醇的吸收。推荐剂量为 10mg/d。依折麦布的安全性和耐受性良好，其不良反应轻微且多为一过性，主要表现为头疼和消化道症状，与他汀类药物联用也可发生转氨酶增高和肌痛等副作用，禁用于妊娠期和哺乳期。

3）普罗布考：通过掺入 LDL 颗粒核心，影响脂蛋白代谢，使 LDL 易通过非受体途径被清除。普罗布考常用剂量为 0.5g，bid。常见不良反应为胃肠道反应；也可引起头晕、头痛、失眠、皮疹等；极为少见的严重不良反应为 QT 间期延长。室性心律失常、QT 间期延长、血钾过低者禁用。

4）胆酸螯合剂：为碱性阴离子交换树脂，可阻断肠道内胆汁酸中胆固醇的重吸收。临床用法：考来烯胺 5g，tid；考来替泊 5g，tid；考来维仑 1.875g，bid。与他汀类联用可明显提高调脂疗效。常见不良反应有胃肠道不适、便秘和影响某些药物的吸收。此类药物的绝对禁忌证为异常 β 脂蛋白血症和血清 TG>4.5mmol/L（400mg/dl）。

5）其他调脂药：脂必泰是一种红曲与中药（山楂、泽泻、白术）的复合制剂。常用剂量为 0.24~0.48g，bid，具有轻中度降低胆固醇作用。该药的不良反应少见。

多廿烷醇是从甘蔗蜡中提纯的一种含有 8 种高级脂肪伯醇的混合物，常用剂量为 10~20mg/d，调脂作用起效慢，不良反应少见。

（2）主要降低三酰甘油（TG）的药物：有 3 种主要降低 TG 的药物为贝特类、烟酸类和高纯度鱼油制剂。

1）贝特类：通过激活过氧化物酶体增殖物激活受体 α（PPAR-α）和激活脂蛋白脂酶（LPL）而降低血清 TG 水平和升高 HDL-C 水平。常用贝特类药物临床用法为：非诺贝特 0.1g，tid；微粒化非诺贝特 0.2g，qd；吉非贝齐 0.6g，bid；苯扎贝特 0.2g，tid。常见不良反应与他汀类药物类似，包括肝脏、肌肉和肾毒性等，血清肌酸激酶和 ALT 水平升高的发生率均<1%。

2）烟酸类：烟酸也称作维生素 B$_3$，属人体必需维生素。大剂量时具有降低 TC、LDL-C 和 TG 以及升高 HDL-C 的作用。调脂作用与抑制脂肪组织中激素敏感脂酶活性、减少游离脂肪酸进入肝脏和降低 VLDL 分泌有关。烟酸有普通和缓释两种剂型，以缓释剂型更为常用。缓释片常用量为 1～2g，qd。最常见的不良反应是颜面潮红，其他有肝脏损害、高尿酸血症、高血糖、棘皮症和消化道不适等，慢性活动性肝病、活动性消化性溃疡和严重痛风者禁用。

3）高纯度鱼油制剂：鱼油主要成分为 n-3 脂肪酸即 ω-3 脂肪酸。常用剂量为 0.5～1.0g，tid，主要用于治疗高三酰甘油血症。不良反应少见，发生率为 2%～3%，包括消化道症状，少数病例出现转氨酶或肌酸激酶轻度升高，偶见出血倾向。

（3）新型调脂药物：近年来在国外已有 3 种新型调脂药被批准应用于临床，但目前均限于家族性高胆固醇血症患者的治疗，国内尚无批准使用。

1）微粒体 TG 转移蛋白抑制剂。洛美他派（lomitapide，商品名为 juxtapid）于 2012 年由美国食品药品监督管理局（FDA）批准上市，主要用于治疗纯合子家族性高胆固醇血症（HoFH）。可使 LDL-C 降低约 40%。该药不良反应发生率较高，主要表现为转氨酶升高或脂肪肝。

2）载脂蛋白 B100 合成抑制剂。米泊美生（mipomersen）是第 2 代反义寡核苷酸，2013 年 FDA 批准可单独或与其他调脂药联合用于治疗 HoFH。作用机制是针对 Apo B 信使核糖核酸（mRNA）转录的反义寡核苷酸，减少 VLDL 的生成和分泌，降低 LDL-C 水平，可使 LDL-C 降低 25%。该药最常见的不良反应为注射部位反应，包括局部红疹、肿胀、瘙痒、疼痛，绝大多数不良反应属于轻中度。

3）前蛋白转化酶枯草溶菌素 9（PCSK9）抑制剂。

PCSK9 是肝脏合成的分泌型丝氨酸蛋白酶，可与 LDL 受体结合并使其降解，从而减少 LDL 受体对血清 LDL-C 的清除。通过抑制 PCSK9，可阻止 LDL 受体降解，促进 LDL-C 的清除。欧盟医管局和美国 FDA 已批准 evolocumab 与 alirocumab 两种注射型 PCSK9 抑制剂用于治疗纯合子或杂合子型家族性高胆固醇血症。至今尚无严重或危及生命的不良反应报道。国内尚处于临床试验阶段。

降脂药物治疗需个体化，治疗期间必须监测安全性。依据患者的心血管疾病状况和血脂水平选择药物的起始剂量，首次用药 4～8 周复查安全性指标（AST/ALT、CK）和血脂水平。如果能达到要求，改为每 6～12 个月复查 1 次。如果 AST/ALT 超过正常上限 3 倍，应暂停给药。在用药过程中应询问患者有无肌痛、肌压痛、肌无力、乏力和发热等症状，血清肌酸激酶（CK）升高超过正常上限 5 倍应停药。用药期间如有其他可能引起肌溶解的急性或严重情况，如败血症、创伤、大手术、低血钾和抽搐等，应暂停给药。

总之，高血压合并血脂异常使发生动脉粥样硬化性心血管疾病风险增高，积极有效的降压和调脂治疗，无疑可以显著降低心血管事件的发生率、心血管病死率和总病死率。虽然某些降压药物对血脂水平有不良影响，但降压治疗降低心血管疾病的风险主要来源于血压的降低。因此，若能合理选择降压药物和合理调整药物剂量，同样可使高血压合并血脂异常患者从降压治疗最大获益。对合并高血压的血脂异常患者有效的调脂药物，特别是他汀类药物，对动脉粥样硬化性心血管疾病一级预防和二级预防均有显著的有益作用。

（叶　平）

## 参 考 文 献

[1] 中国胆固醇教育计划血脂异常防治建议专家组，中华心血管病杂志编辑委员会血脂与动脉粥样硬化循证工作组，中华医学会心血管病学分会流行病学组.高血压患者降胆固醇治疗一级预防中国专家共识.中华心血管病杂志，2016，44（8）：633-636.

[2] Hjermann I，Helgeland A，Holme I，et al. The association between blood pressure and serum cholesterol in healthy men：the Oslo study. J

Epidemiol Community Health，1978，32（2）：117-123.

[3] Halperin RO，Sesso HD，Ma J，et al. Dyslipidemia and the risk of incident hypertension in men. Hypertension，2006，47：45-50.

[4] Bonaa KH，Thelle DS. Association between blood pressure and serum lipids in a population the Tromso study. Circulation，1991，83（4）：1305-1314.

[5] OchnerM. Effect of race category redefinition on hypertension and hypercholesterolemia prevalence in the behavioral risk factor surveillance system，1999 and 2001. Ethn Dis，2006，16（1）：152-158.

[6] Williams RR，Hunt SC，Hopkins PN，et al. Familial dyslipidemic hypertension：Evidence from 58 Utah families for a syndrome present in approximately 12% of patients with essential hypertension. JAMA，1988，259（24）：3579-3586.

[7] Kanbay M，Yildirir A，Bozbas H，et al. Statin therapy helps to control blood pressure levels in hypertensive dyslipidemic patients. Ren Fail，2005，27（3）：297-303.

[8] Borghi C，Dormi A，Veronesi M，et al. Association between different lipid-lowering treatment strategies and blood pressure control in the Brisighella Heart Study. Am Heart J，2004，148（2）：285-292.

[9] ALLHAT Officers and Coordinators for the ALLHAT Collaborative Research Group. The Antihypertensive and Lipid-Lowering Treatment to Prevent Heart Attack Trial. Major outcomes in moderately hypercholesterolemic，hypertensive patients randomized to pravastatin vs usual care：The Antihypertensive and Lipid-Lowering Treatment to Prevent Heart Attack Trial（ALLHAT-LLT）. JAMA，2002，288（23）：2998-3007.

[10] Heart Protection Study Collaborative Group. MRC/BHF Heart Protection study of antioxidant vitamin supplementation in 20，536 high-risk individuals：a randomised placebo-controlled trial. Lancet，2002，360（9326）：23-33.

[11] Sever PS，Dahlöf B，Poulter NR，et al. Prevention of coronary and stroke events with atorvastatin in hypertensive patients who have average or lower-than-average cholesterol concentrations，in the Anglo-Scandinavian Cardiac Outcomes Trial--Lipid Lowering Arm（ASCOT-LLA）：a multicentre randomised controlled trial. Lancet，2003，361（9364）：1149-1158.

[12] Kushiro T，uizanoK，NakayaN，et al. Pravastatin for cardiovascular event primary prevention in patients with mild-to-moderate hypertension in the Management of Eelevated Cholesterol in the Primary Prevention Group of Adult Japanese（MEGA）Study.Hypertension，2009，53（2）：135-141.

[13] Ridker PM，Danielson E，Fonseca FA，et al. Rosuvastatin to prevent vascular events in men and women with elevated C-reactive protein. N Engl J Med，2008，359（21）：2195-2207.

[14] Baigent C，Keech A，Kearney PM，et al. Efficacy and safety of cholesterol-lowering treatment：prospective meta-analysis of data from 90，056 participants in 14 randomised trials of statins. Lancet，2005，366（9493）：1267-1278.

[15] Yusuf S，Lonn E，Pais P，et al. Blood-Pressure and Cholesterol Lowering in Persons without Cardiovascular Disease. N Engl J Med，2016，374（21）：2032-2043.

[16] 陈灏珠，林译为，王吉耀，等. 实用内科学. 14 版 .北京：人民卫生出版社，2013

[17] Robert O，Bonow，MD，et al. Braunwald's Heart disease：A Textbook of Cardiovascular Medicine 9th. 2012.

[18] Cybulskym，Cooks，kontseva Va AV，et al. Pharmacological treatment of hypertension and hyperlipidemia in Izhevsk，Russia.BMC Cardiovascular Disorders，2006，16：122.

[19] Mancini GB，Henry GC，Macaya C，et a1. Angiotensin-Converting enzyme inhitition With quinapri1 improves endothe1ia1 vasomotor dysfunction in patients With coronary artery disease.The TREND（Tria1 on keversing endothe1ia1 dysfunction）study.Circulation,1996，94（3）：258-265.

[20] Otani H. Oxidative stress as pathogenesis of cardiovascular risk associated with metabolic syndrome. Antioxid Redox Signal，2011，15（7）：1911-1926.

[21] Sowers JR，Whaley-Connell A，Epstein M. Narrative review：the emerging clinical implications of the role of aldosterone in the metabolic syndrome and resistant hypertension. Ann intern med,2009，150（11）：776-783.

[22] Gomez P Ruilope Lu，Barrios V，et al. Prevalence of renal insufficiency in individuals with hypertension and obesity/overweight：the FATH study. J Am Soc Nephrol,2006,17（12suppl3）：S194-S200.

[23] Allayee H，de Bruin TW，Michelle Dominguez K，et al. Genomescan for blood pressure in Dutch dyslipidemic families reveals linkage to a locus on chromosome 4p. Hypertension，2001，38（4）：773-778.

[24] Lau WB，Tao L，Wang Y，et al. Systemic adiponectin malfunction as a risk factor for cardiovascular disease. Antioxid redox signal，2011，15（7）：1863-1873.

[25] 徐成斌，陆丕能，李帮清. 高血压合并血脂异常的联系及防治. 临床内科杂志，1999，16（1）.

[26] Terry PD，Abramson JL，Neaton JD，et al. Blood pressure and risk of death from external causes among men screened for the Multiple Risk Factor Intervention Trial. Am J Epidemiol，2007，165（3）：294-301.

[27] Lackland DT，Egan Bu，Mountford WK，et al. Thirty-year Survival for Black and White Hypertensive Individuals in the Evans County Heart Study and the Hypertension Detection and Follow-up Program. J Am Soc Hypertens，2008，2（6）：448-454.

[28] Hume Al. Applying quality of life data in practice. Considerations for antihypertensive therapy. J Fam Pract，1989，28（4）：403-407.

[29] Stone NJ，Robinson JG，Lichtenstein AH，et al. 2013 ACC/AHA guideline on the treatment of blood cholesterol to reduce atherosclerotic cardiovascular risk in adults：a report of the American College of Cardiology/American Heart Association Task Force on Practice Guidelines. Circulation，2014，129（25suppl2）：S1-S45.

[30] 中国成人血脂异常防治指南修订联合委员会. 中国成人血脂异常防治指南（2016 年修订版）.Chinese Circulation Journal，2016.31，10.

# 第十一章

# 高血压合并高尿酸血症

高尿酸血症作为一种代谢疾病，其患病率逐年增加。近年来我国高尿酸血症患者已达 1.2 亿人，成为继高血压、高血脂、高血糖之后的第四高发疾病。以往人们仅重视其在痛风性关节炎、痛风石沉积和肾尿酸结石形成等的诊断与治疗，现代临床和流行病学研究认为，血尿酸水平升高是高血压的一个独立危险因素，同时高尿酸血症还与冠状动脉粥样硬化性心脏病、心力衰竭等心血管疾病密切相关[1]。大量研究证据表明，高尿酸血症与高血压及心血管疾病在流行病学、发病机制以及预防和治疗上密切相关具有共性。因此，应充分认识高尿酸血症在高血压的发生、发展及转归中的重要性和危害性，及时做出正确的判断和治疗。

## 第一节 高尿酸血症

### 一、尿酸的代谢

尿酸是人体嘌呤代谢的产物（图 8-11-1）。人体嘌呤来源有 2 种：内源性为自身合成或核酸降解（大约 600mg/d），约占体内总尿酸量的 80%；外源性为摄入嘌呤饮食（大约 100mg/d），约占体内总尿酸量的 20%。在正常状态，体内尿酸池为 1200mg，每天产生尿酸约 750mg，排出 800～1000mg，30% 从肠道和胆道排泄，70% 经肾脏排泄。肾脏是尿酸排泄的重要器官，如果肾肌酐清除率降低 5%～25%，就可导致高尿酸血症。正常情况下，人体每天尿酸的产生和排泄基本上保持动态平衡，凡是影响血尿酸生成和（或）排泄的因素均可以导致血尿酸水平增加。在高尿酸血症形成过程中，内源性代谢紊乱较外源性因素更为重要。高尿酸血症形成的常见原因有以下两点。①尿酸生成增多：主要由外源性嘌呤摄入过多或嘌呤代谢过程中酶的缺陷所引起。②肾脏尿酸排泄减少，包括肾小球尿酸滤过减少、肾小管重吸收增多、肾小管尿酸分泌减少及尿酸盐结晶在泌尿系统沉积等。

尿酸对血浆中水溶性自由基具有一定清除作用。过去通常认为它是机体重要的抗氧化剂，但目前研究发现尿酸对自由基的清除能力具有局限性，它可以通过多种途径破坏机体氧化-还原平衡系统，导致机体处于氧化应激状态。在黄嘌呤氧化还原酶催化次黄嘌呤生成尿酸的过程中，会伴随活性氧分子的生成,过量的活性氧分子可在多种细胞（内皮细胞、脂肪细胞、免疫细胞等）中通过不同的信号通路导致细胞或组织器官产生多样的病理性改变，从而引发各种相关性病症或疾病。

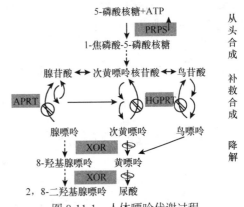

图 8-11-1 人体嘌呤代谢过程

PRPS. 磷酸核糖焦磷酸合成酶；HGPRT. 次黄嘌呤鸟嘌呤磷酸核糖转移酶；XOR. 黄嘌呤氧化还原酶；APRT. 腺嘌呤磷酸核糖转移酶

### 二、高尿酸血症的危险因素

高尿酸血症与年龄、性别、地区分布、种族、遗传及社会地位都有一定关系。高龄、男性、一级亲属中有高尿酸血症史、有静坐的生活方式、社会地位高、存在心血管危险因素及肾功能不全者易发生高尿酸血症。

进食高嘌呤食物如肉类、海鲜、动物内脏、浓肉汤等，饮酒（啤酒、白酒）以及剧烈体育锻炼均可使血尿酸增加。某些药物长时间应用可导致血尿酸增高，如噻嗪类利尿剂、小剂量阿司匹林等均阻止尿酸排泄。

## 三、高尿酸血症的诊断标准及分型

正常嘌呤饮食状态下，非同日 2 次空腹血尿酸水平男＞420μmol/L 或女＞357μmol/L 可以诊断为高尿酸血症。对高尿酸血症进行诊断分型有助于发现高尿酸血症的病因，从而给予针对性治疗。高尿酸血症患者低嘌呤饮食 5d 后，留取 24h 尿检测尿尿酸水平。

（1）尿酸排泄不良型：尿酸排泄少于 0.48mg/（kg·h）。尿酸清除率（Cua，尿尿酸×每分钟尿量/血尿酸）＜6.2ml/min。

（2）尿酸生成过多型：尿酸排泄大于 0.51mg/（kg·h），尿酸清除率≥6.2ml/min。

（3）混合型：尿酸排泄超过 0.51mg/kg/h，尿酸清除率＜6.2ml/min。考虑到肾功能对尿酸排泄的影响。以肌酐清除率（Ccr）校正。根据 Cua/Ccr 比值对高尿酸血症分型如下：大于 10%为尿酸生成过多型；小于 5%为尿酸排泄不良型；5%～10%为混合型。

## 第二节 高尿酸血症与高血压、心血管疾病相互关系的流行病学概况

### 一、高尿酸与高血压

在原发性高血压患者中，高尿酸血症的患病率为 20%～40%，并有逐渐上升的趋势。2014 年 Ofori 等[2]新发高血压患者 130 例横断面研究结果显示，高血压患者患病率 46.9%，显著高于正常血压或得到控制者 16.9%。过去多认为高尿酸血症是高血压的一种伴随现象，现在认为高尿酸血症是原发性高血压的独立危险因素。2011 年 Grayson 等[3]对 6 项相关研究数据综合分析显示，高尿酸血症与高血压的发病风险增加相关，风险比为 1.41（95%CI 为 1.23～1.58）。血清尿酸水平每增加 59.5μmol/L，其

高血压的发生相对风险为 1.13（95%CI 为 1.06～1.20），并认为高尿酸血症与高血压前期密切相关，尤以年轻女性显著。高尿酸血症与传统高血压的独立危险因素不同，通常与年龄、体质量指数、腹围无关。PAMELA 研究进一步揭示了高尿酸血症与高血压的因果关系，血清尿酸水平每增加 59.5μmol/L，高血压的发病风险增加约 30%[4]。由此可见，高尿酸血症虽然与其他心血管危险因素相关，但其更是高血压发病的一个独立危险因素。多项大型的流行病学研究证实，高尿酸血症不仅多伴发高血压，而且可以预测高血压的发展和预后。

在青少年中，血清尿酸水平增加与原发性高血压形成的关系更加明显。正常血压青少年中 9.5%存在高尿酸血症，临界高血压青少年 49%存在高尿酸血症，中重度高血压青少年 73%存在高尿酸血症[5]。在 Framingham 研究中发现，尿酸和高血压的相关强度随着患者年龄及患高血压病程的增加而降低，提示尿酸水平的变化在青年和早期高血压之间的关系具有更重要的意义。Feig 等[6]将 30 例患 1 期高血压且合并高尿酸血症的青少年（11～17 岁）随机分成应用别嘌醇和安慰剂治疗两组。治疗 6 周后发现，别嘌醇治疗组 2/3 的患者血压恢复到正常水平，且血浆肾素活性显著降低；而安慰剂组只有 1 例患者血压恢复正常。这一现象支持了尿酸可能通过刺激肾素-血管紧张素系统发挥作用的假说，提示青少年早期高血压时，对尿酸敏感但对盐不敏感。随着疾病的进展，血管壁的内膜层和肌层发生变化，高血压变得对尿酸不敏感，却对盐敏感。

高血压病合并高尿酸血症在靶器官损害方面较单纯高血压明显增加。在心脏方面，血尿酸升高可增加慢性心力衰竭发病率，其机制可能与黄嘌呤氧化酶活性有关，心肌组织内黄嘌呤氧化酶活性增加引起尿酸盐前体及氧化活性分子增多，导致心肌肥厚、心肌纤维化、心室重构、心肌收缩能力障碍[7]。2013 年，林立建等[8]在观察到当血压控制达标时，只有血尿酸水平与高血压心肌肥厚呈正相关。2014 年，Ofori 等[2]对 130 例未经治疗原发性高血压患者进行分组对照研究，提示高血压伴高尿酸血症患者与单纯高血压患者的左心室肥厚发生率分别为 70.5%、42.0%，尽管缺少治疗性试验，研究仍提示，降压同时降血尿酸有助于延缓左心室肥厚，缓解心力衰竭进展，且较单纯降压更明显。肾脏方面，研

究报道高尿酸血症可致肾功能减退，增加慢性肾脏病发病率，并且在高血压患者中，上述作用更显著[9]。2014年，Ofori等[2]研究结果显示，在高血压患者中54.1%的高尿酸血症患者尿微量白蛋白阳性，仅有24.6%的血尿酸正常者尿微量白蛋白呈阳性。

## 二、高尿酸与心脑血管事件

健康人群血尿酸与心血管疾病之间的关系目前有大量有关健康受试者的前瞻性队列研究的资料，绝大多数研究表明升高尿酸血症与心血管事件之间独立相关。其中美国国家健康和营养调查（NHANES Ⅰ）[10]是描述美国人群的第一项流行病学研究，随访21年。研究结果显示，尿酸的升高与全病因心血管疾病和缺血性心脏病的死亡率显著相关。Strasak等[11, 12]在校正了其他心血管疾病危险因素之后，也得到了相似的结论。NHANES Ⅲ研究显示，血尿酸水平≥357μmol/L是冠心病的独立危险因素，血尿酸水平≥417μmol/L是脑卒中的独立危险因素。2009年中国台湾地区学者对9万多名年龄在35岁以上的41 879名健康男性和48 514名健康女性进行为期平均8.2年的随访研究发现，血清尿酸≥420μmol/L时，心血管事件低危组的全因死亡率和不良心血管事件发生率的危险比分别为1.24（P=0.02）和1.48（P=0.16）[13]。

## 三、高尿酸血症与代谢综合征

越来越多的研究发现，高尿酸血症与代谢综合征密切相关[14]。我国一项1600人的横断面调查显示，高尿酸血症合并3种以上危险因素（肥胖、高血压、高胆固醇血症、高三酰甘油血症、低密度脂蛋白血症）的比例男性和女性分别高达76.92%和67.64%。高尿酸血症患者中约80%伴高血压，50%~70%合并超重或肥胖，67%以上合并高脂血症[15]。体内脂肪含量与尿酸的代谢密切相关，内脏脂肪增加的肥胖者尿酸的产生明显增加而肾脏排泄率下降，体重减轻后尿酸水平可明显降低。并且腹型肥胖可明显增加胰岛素抵抗，对于肥胖患者，腹型肥胖患者高尿酸血症的发生率明显高于以皮下脂肪增多为主的肥胖患者，腹型肥胖与血尿酸的生成增多呈显著正相关。2014年Han等[16]对1999~2012年

NHANES库中大量数据分析得出，高尿酸血症合并肥胖患者，高血压患病率显著高于单纯高尿酸血症患者及肥胖患者，认为肥胖与高尿酸血症可协同升高血压，其机制可能与诱导胰岛素抵抗有关。高胰岛素血症可导致24h尿酸清除率降低。除了胰岛素抵抗外，代谢综合征尚可通过其他通路影响尿酸的代谢，例如高血压可引起肾血流减少，从而促进尿酸盐的重吸收。而三酰甘油升高可降低尿酸排泄。反之，尿酸的升高也可促进代谢综合征的进展，Nakagawa等[17]在应用别嘌呤醇后可明显降低体重、胰岛素、血压及三酰甘油水平，其机制可能与尿酸对于炎症及氧化应激的影响及对内皮细胞的损伤有关。因此，代谢综合征之父Reaven教授提出将高尿酸血症纳入代谢综合征。

## 第三节　高尿酸血症与高血压相互关系的作用机制

### 一、高血压患者高尿酸的发病机制

在高血压患者中，其尿酸增高与以下机制有关：①肾血流动力学紊乱：高血压患者肾血管阻力增加，同时高血压患者多见微量白蛋白尿，可使血尿酸增高。有研究证实，伴有家族性高尿酸血症肾病者，肾血流动力学异常先于尿酸代谢失常的出现。②微血管病变：高血压患者由于微血管病变导致组织缺氧，抑制离子交换转运系统，使肾小管分泌尿酸被抑制而导致高尿酸血症。③肾灌注不足：长期高血压可导致肾灌注不足，肾小管因缺氧而导致此部位的乳酸生成增加，而乳酸对尿酸的排泄有竞争抑制作用，进而引起高尿酸血症。④胰岛素抵抗：长期高血压可能存在胰岛素抵抗，发生继发性高胰岛素血症，增高的胰岛素可影响尿酸的排泄，使尿酸升高。另外，高血压患者采用利尿剂，特别是与噻嗪类和袢利尿剂治疗，血容量减少，尿酸重吸收增加。

### 二、高尿酸水平升高导致高血压的机制

尿酸导致高血压的可能机制：①尿酸导致外周血管阻力增加。尿酸可抑制一氧化氮合成。其不仅对一氧化氮具有直接灭活作用，还可通过氧化还原

反应及激活精氨酸酶的活性等作用导致一氧化氮生物活性的下降。导致阻力血管和肾脏入球小动脉收缩，以非钠离子依赖方式增加系统性血压。起初，这种效应会对血清尿酸水平的降低产生应答，随着持续的血管收缩，使得血管收缩转变为血管结构改变。导致小动脉管腔宽度下降、血管稀疏，血管阻力增加。其次，尿酸也会对血管平滑肌细胞产生不良作用。在这些细胞中，尿酸被转运进入细胞质，活化细胞间信号控制酶1、2，同时合成血小板源生长因子及其受体A、C链。促进血管平滑肌细胞有丝分裂.导致血管阻力增加。最后，血清尿酸也可抑制内皮细胞增殖诱导内皮细胞功能不良。而且。高尿酸血症与氧化代谢、血小板黏附、血液流变的不良效应相关。②血清尿酸可以通过增加血小板源性生长因子表达，刺激血管平滑肌细胞增殖，导致动脉弹性下降；亦可激活血小板5-羟色胺、ADP等血管活性物质释放增多，破坏血管内皮细胞而加速脂质沉积。③尿酸兴奋肾素-血管紧张素系统，增加肾脏钠离子重吸收，增加肾素活性和血管紧张素Ⅱ水平，最终引起肾脏微血管疾病。肾入球小动脉硬化，同时改变尿钠排泄，钠离子负载加重，最后形成钠依赖性高血压。④尿酸诱导胰岛素抵抗。尿酸可抑制一氧化氮的生物利用，使组织对胰岛素反应下降，产生胰岛素抵抗。通过胰岛素抵抗而致血循环中内皮素增高，而内皮素又可致血管内皮功能改变，外周阻力增加，导致血压增高。⑤尿酸盐可以形成尿酸结石，引起肾后性梗阻，也可沉积于肾小管、肾间质直接造成肾小管间质炎症、纤维化的增加，导致肾脏疾病。⑥尿酸导致高血压形成同时，诱导肾内缺血，进一步增加交感神经系统兴奋，最终导致乳酸的释放，而由于乳酸可以竞争尿酸肾脏排泄转运体，减少尿酸排泄导致血清尿酸水平进一步升高，使得高尿酸血症的纠正变得困难，形成恶性循环。

# 第四节　高血压合并高尿酸血症的治疗

## 一、降尿酸药物的选择

降尿酸可通过改变生活方式，如饮食控制、大量饮水、碱化尿液等。饮食控制日常生活中要注意低嘌呤饮食（特别要避免动物内脏）、控制蛋白质入量[（<1.0g/（kg·d）]、多吃新蔬菜和水果（少食豆类)、避免酒精饮料。大量饮水指每天维持1.5～2L及以上液体摄入，保证每日尿量达2000～2500ml，增加尿酸排泄。但目前有研究显示，再严格的饮食控制也只能降低约60μmol/L的血清尿酸，对于本来食量就不多的老年病人，已不再如以往强调低嘌呤饮食。

当通过改变生活方式血尿酸水平仍明显升高，其中男性患者>773μmol/L，女性>594μmol/L，需加经典的降尿酸药物，包括抑制尿酸合成药物（别嘌呤醇）与促进尿酸排泄药物（苯溴马隆、丙磺舒、磺吡酮）。

别嘌呤醇作为传统抑制尿酸合成药物，是黄嘌呤氧化酶抑制剂，能够抑制黄嘌呤氧化酶活性，阻止次黄嘌呤及黄嘌呤代谢为尿酸，减少尿酸生成，降低血和尿中尿酸浓度，防止尿酸形成结晶沉积在关节和其他组织中。另外，别嘌呤醇减少血尿酸生成同时可减少活性氧分子生成，改善活性氧分子蓄积诱导的一氧化氮合成障碍及内皮功能紊乱，从而达到治疗高血压的作用[18]。2013年，Agarwal等[18]对10项关于别嘌呤醇降压作用的大型研究进行回顾分析，结果提示：别嘌呤醇（用量100～900mg/d）治疗后，平均随访6.2个月，可见收缩压下降3.3mmHg（1mmHg=0.133kPa）（95%CI为1.4～5.3mmHg）。舒张压下降1.3mmHg（95%CI为0.1～2.5mmHg），结果分布差异性较大，排除研究质量和方法差异后，绝大多数研究结果被证实有效。Soletsky等[19]在后续研究别嘌呤醇与血压关系后，也肯定了别嘌呤醇的降压作用。别嘌醇的使用应该从小剂量开始，主要是出于以下考虑：小剂量开始，可以减少诱发痛风发作的可能。另外，别嘌醇最常见的不良反应为药物性皮疹，其与药物剂量相关。目前对于别嘌呤醇相关的严重药疹与HLA-B*5801基因密切相关已经得到肯定，在部份亚裔人群中，由于该基因的阳性率较高，因此一直成为亚裔痛风患者的用药顾虑。对不能耐受或不适合嘌呤醇治疗者可以选用新型的抑制尿酸合成药物，如非布司他。非布司他为新的黄嘌呤氧化酶的非嘌呤选择性抑制剂，该药对绝大多数高尿酸血症和痛风的患者有效，并能够使血尿酸水平下降并稳定在354μmol/L以下，同时该药物导致的药物性皮疹明显低于别嘌醇。

促进尿酸排泄的药物能够抑制尿酸盐在肾小管

的主动吸收，增加尿酸盐分排泄，降低血中尿酸盐浓度，从而减少尿酸沉积，其代表药物：苯溴马隆、丙磺舒。但对于中度以上肾功能受损或者已有肾结石的患者，如果使用排尿酸药，可能会造成尿酸盐结石或使原有的结石增大，加重肾损害，尽量避免使用促尿酸排泄药物。对经过传统降尿酸药物（尤其是最大剂量的黄嘌呤氧化酶抑制剂）治疗，但仍未达到血清尿酸浓度慢性痛风患者，可以考虑培格洛替酶。培格洛替酶是美国 FDA 批准用于对传统降尿酸药物治疗无效或有医学禁忌证（主要是共患疾病）的有症状痛风患者的第一个治疗药物，对于无症状性高尿酸血症目前还未推荐。培格洛替酶是一种由大肠杆菌生产的重组修饰性哺乳动物尿酸氧化酶（即尿酸酶）和单甲氧基聚乙二醇经共价结合后形成的生物制剂。由于尿酸氧化酶能将尿酸转化成尿囊素，而尿囊素的溶解度较尿酸大得多且易被排泄，加之聚乙二醇化使尿酸氧化酶的半衰期大大延长，故培格洛替酶可有效降低血清尿酸浓度。

降尿酸药物是否可作为一种新的临床降压药物用于临床，还需要大规模的临床研究证实。Feig 等[20]对高血压前期的青少年肥胖患者进行随机双盲研究发现，以丙磺舒降血尿酸后，平均收缩压下降 10.2mmHg，舒张压下降 8.8mmHg，降压同时兼有降低血管阻力作用。因此，认为青少年高血压或高血压前期患者，予以丙磺舒降低血尿酸可有效降低血压水平，但在成人原发性高血压患者的降压效果欠佳。有研究则认为，在心血管及肾脏疾病的高危人群中，轻度高尿酸血症即可进行药物治疗，具体尚需研究证实[21]。也有研究认为，对于长期高尿酸血症，血管壁已经发生动脉硬化并形成高血压，此时的高血压已成为非尿酸依赖性，即使应用降尿酸药物也不会产生明显的将尿酸作用。因此，高尿酸血症应早期发现早期干预。2013 年，Gois 等[22]对 336 项研究进行系统性回顾并分析后认为：关于降血尿酸药的降血压作用，需要更多临床随机对照实验证实，并且尚无证据证实降血尿酸药可作为一线降压药或辅助用药。

## 二、降压药物对尿酸代谢的影响

（1）血管紧张素Ⅱ受体阻滞剂（ARB）：该类药在受体水平阻断血管紧张素 1 型受体（AT$_1$）介导的生物学效应，产生良好的降血压作用。由于 ARB 通常不降低血管紧张素Ⅱ水平，厄贝沙坦、缬沙坦、替米沙坦对尿酸的影响，目前尚无统一的意见，一般认为对尿酸影响不大。也有研究结果发现，厄贝沙坦可以阻断肾尿酸重吸收转运蛋白 URAT1 和 GLUT9，减少尿酸在肾脏重吸收，在不损害肾功能基础上，降低血尿酸水平[23]。

但对于氯沙坦，有大量研究证实其能够显著降低高血压伴高尿酸血症患者的血清尿酸水平，可以降低尿酸约 15%，是伴高尿酸血症的轻中度高血压患者的理想选择。2012 年，Choi 等[24]其作用机理可能与血管紧张素系统关系不大，因为其他的 ARB 以及 ACEI 目前没有明确的降尿酸作用，基础研究证明氯沙坦具有像丙磺舒排尿酸作用，可能与其抑制肾小管的 URAT1 有关。

（2）血管紧张素转化酶抑制剂（ACEI）：ACEI 通过抑制循环及局部组织中的 ACE，降低血浆中的 Ang Ⅱ 和醛固酮浓度，从而使血管扩张和血容量降低。另通过减少缓激肽的降解，使 NO 及 PGI$_2$ 合成增加，也使血管扩张，再者通过减少去甲肾上腺素递质的释放，达到扩张血管的作用。本类药物对尿酸的排泄目前还有争议，有临床报道认为其能增加肾血流量，促进尿酸排泄，但也有报道其仅扩张肾动脉的一部分，用药后，肾脏总血流量反而减少，使尿酸排出减少。长期服用这类药物对血尿酸产生的影响还需进一步研究。由于本类药物对尿酸及血糖影响不大，高血压伴高尿酸及高血压伴高尿酸血症伴糖尿病患者，使用本类药物较为合理。

（3）钙通道阻滞剂：本类药物通过阻滞 Ca$^{2+}$ 通道，使进入细胞内的 Ca$^{2+}$ 总量减少，导致小动脉平滑肌松弛，外周阻力降低而发挥降压作用。目前多数研究认为钙通道阻滞剂在降压同时对尿酸无恶性影响，2009 年的《心血管疾病合并高尿酸血症诊治专家共识》指出，氨氯地平通过增加尿酸清除等机制有一定降低尿酸的作用，所以，对高血压合并高尿酸血症者，可适当选用。另外 2010 年，Mizuta 等[25]研究证实长效硝苯地平、西尼地平通过减少厌氧环境中高血压或胰岛素抵抗诱导的骨骼肌尿酸生成降低血尿酸水平。因此，对于高血压合并高尿酸血症的患者使用钙通道阻滞剂可能是有益的。

（4）β受体阻滞剂：较多研究证实 β 受体阻滞

剂类药物能够升高血尿酸，其升高尿酸的机制仍然不明。β 受体阻滞剂在与利尿剂相同降压效力情况下对尿酸水平的影响小。如美托洛尔、倍他洛尔等对尿酸影响作用较小，可根据情况使用。高血压患者应用普萘洛尔后尿酸的肾脏清除率下降，但在健康人群中未发现尿酸水平的变化。由此可见，β 受体阻滞剂对健康人群及高血压人群的尿酸代谢影响并不相同。因此，在评价 β 受体阻滞剂对尿酸影响时，应该慎重考虑其他因素如饮食、身体状态等。

（5）α₁ 受体阻滞剂：具有与去甲肾上腺素相反的作用。因此，理论上该类药物具有增加尿酸排泄，降低血清尿酸水平的作用。然而，仅 α₁ 肾上腺素受体阻滞剂在正常的使用剂量并不改变血清尿酸水平。这可能是由于血管紧张素 II 增加，阻断了该药选择性阻断近曲小管 α₁ 受体诱导的增加尿酸肾脏排泄的作用。

（6）利尿剂：常用的利尿剂如氢氯噻嗪、呋塞米、螺内酯等均有升高血尿酸作用，其升高血尿酸水平呈剂量相关性，因此容量依赖性高血压使用利尿剂要小心。通常利尿剂通过以下途径导致血清尿酸水平增加：①增加尿酸肾脏近曲小管净重吸收；②与尿酸竞争肾小管的分泌位点，减少尿酸排泄率，③减少血容量。此类利尿剂包括所有的袢利尿剂以及效应点位于肾脏远曲小管的利尿剂，包括噻嗪类利尿剂、钠通道阻滞剂、醛固酮受体阻滞剂、袢类与噻嗪类药物的复合制剂以及保钾利尿剂。利尿剂引起的血清尿酸增高一般在开始应用几天后出现，但如果首剂即服用大剂量（如 80mg 呋塞米），血清尿酸水平可能会在 24h 内增加。在长期应用利尿剂治疗期间，对于肾脏功能正常及没有液体潴留的患者来说，血清尿酸对利尿剂的反应会保持稳定，不会受到利钠增加或利尿剂抵抗等因素影响。利尿剂导致血清尿酸增加的幅度受利尿剂剂量的影响，因此在高血压并发高尿酸血症的患者中如因特殊原因需使用时，以小剂量为宜。

吲达帕胺为磺胺类利尿药，除有利尿剂作用外，还具有钙拮抗作用，其降压机制主要是抑制细胞的内向钙离子流，直接扩张血管平滑肌，降低血管收缩及血管对升压物质的反应，使血管阻力下降而产生降压作用。由于其降压与利尿作用相分离，且在利尿作用很轻微的剂量时即可产生明显的降压作用，所以，当高血压并发高尿酸血症的患者需少量使用利尿剂时，可优先考虑使用本药，且不需另外加用其他利尿药品。有研究表明小剂量吲哒帕胺与氯沙坦联合应用，在保留降低血尿酸作用的同时协同降压的作用得到了显著加强，可以避免氯沙坦单独应用时降压作用较弱的缺点，且其对血尿酸代谢的程度与单纯应用氯沙坦相当。但也有报道使用吲哒帕胺后痛风发作的例子。

## 三、其他心血管类的药物对尿酸的影响

调血脂药非诺贝特、阿托伐他汀等，其通过增加尿酸清除等机制，兼具弱的降血尿酸作用，如患者合并高血脂症时，可优先考虑。2007 年欧洲痛风和尿酸防治指南推荐将非诺贝特作为降尿酸的辅助用药。阿司匹林由于约以 25%原形由肾脏排泄，故在大剂量时亦可竞争性抑制尿酸的重吸收，增加尿酸的排泄，但是每日剂量小于 2.6g 时，可造成体内尿酸潴留，故长期服用此类药物的患者应注意碱化尿液并增加饮水量，必要时加用抑制尿酸合成药。

## 四、高尿酸血症患者应慎用的药物

实际临床工作中，除上述药物对血尿酸有一定影响外，下列药物在一定条件下，均可不同程度地升高血尿酸水平，甚至可引起高尿酸血症：①双胍类降糖药、胰岛素，其机制为影响尿酸的排泄，促进尿酸的再吸收。②吡嗪酰胺、乙胺丁醇等抗结核药，这类药品的代谢产物可竞争性影响尿酸的排泄。③6-巯基嘌呤等肿瘤化疗药，其代谢产物影响尿酸的排泄。④烟酸、大剂量使用维生素 C 等维生素类药，使血液中尿酸浓度增加，诱发高尿酸血症。⑤环孢素、他克莫司等免疫抑制剂主要影响肾血流，从而导致尿酸排泄受阻。⑥肌苷，又名次黄嘌呤核苷，为黄嘌呤的代谢产物，使用后可大幅提高体内尿酸水平。

## 第五节 总结与展望

总之，新近研究认为高尿酸血症与高血压及心血管事件有一定的相关性。尿酸作为核酸代谢的终末产物，血尿酸异常意味着核酸代谢的失衡。目前认为代谢综合征是糖、脂、蛋白质、核酸代谢异常

的聚集。但现行指南尚未把高尿酸血症归入代谢综合征的组分。由于高尿酸血症在一定程度上可以预测高血压患者预后与临床并发症的发生，因此，在高血压合并高尿酸血症患者的治疗和处理时，要充分考虑降压药物对尿酸的影响及给予相应的减少尿酸的处理。我们推测今后有可能把高尿酸血症归入代谢综合征的一个组分。

但仍存一些质疑：①目前关于尿酸和高血压相关性的干预性研究相对较少，且多在严格选择的患者当中进行。目前尚无大型的临床试验研究得出降尿酸治疗可降低心血管事件的发生。②在酶催化尿酸生成产物中，检测到氧化剂成分，应用黄嘌呤氧化酶抑制剂如别嘌呤醇在阻滞尿酸生成的同时，也阻滞了相应氧化剂的生成。黄嘌呤氧化酶抑制剂改善血管内皮功能、降压作用可能与氧化因子生成减少有关，而与血尿酸降低无关。总之，血尿酸通过直接或间接方式影响血压水平，增加心血管病风险；但尿酸可否作为高血压治疗的新靶点，尚需更多证据。

（谢良地　林立建）

## 参 考 文 献

[1] Bickel C, Rupprecht HJ, Blankenberg S, et al. Serum uric acid as an independent predictor of mortality in patients with anglographically proven coronary artery disease.Am J Cardiol, 2002, 89（1）：12-17.

[2] Ofori SN, Odia OJ. Serum uric acid and target organ damage in essential hypertension.Vasc Health Risk Manag, 2014, 10：253-261.

[3] Grayson PC, Kim SY, LaValley M, et al. Hyperuricemia and incident hypertension：a systematic review and meta-analysis. Arthritis Care Res, 2011, 63（1）：102-110.

[4] Bombelli M, Ronchi I, Volpe M, et al. Prognostic value of serum uric acid：New-onset in and out-of-office hypertension and long-term mortality.J Hypertens, 2014, 32（6）：1237-1244.

[5] 商卓, 王文. 高尿酸血症与高血压. 中国心血管杂志, 2016, 21（2），87-89.

[6] Feig DI, Johnson RJ. Hyperuricemia in childhood primary hypertension. Hypertension, 2003, 42（3）：247-252.

[7] Bergamini C, Cicoira M, Rossi A, et al. Oxidative stress and hyperur-icaemia：pathophysiology, clinical relevance, and therapeutic implica-tions in chronic heart failure. Eur J Heart Fail, 2009, 11（5）：444-452.

[8] 林立建, 谢良地. 血尿酸水平与高血压左心室肥厚的关系. 中华高血压杂志, 2013, 21（8）：736-740.

[9] Kanbay M, Huddam B, Azak A, et al. A randomized study of allopurinol on endothelial function and estimated glomular filtration rate in asymptomatic hyperuricemic subjects with normal renal function. Clin J Am Soc Nephrol, 2011, 6（8）：1887-1894.

[10] Fang J, Alderman MH. Serum uric acid and cardiovascular mortality the NHANES I epidemiologic follow-up study, 1971-1992. National Health and Nutrition Examination Survey. JAMA, 2000, 283（18）：2404-2410.

[11] Strasak A, Ruttmann E, Brant L, et al. Serum uric acid and risk of cardiovascular mortality：a prospective long-term study of 83.683 Austrian men.Clin Chem, 2008, 54（2）：273-284.

[12] Strasak AM, Kelleher CC, Brant LJ, et al. Serum uric acid is an independent predictor for all major forms of cardiovascular death in 28, 613 elderly women：a Prospective 21-year follow-up study.Int J Cardiol, 2008, 125（2）：232-239.

[13] Chen JH, Chuans Sr, chen HJ, et al. Serum Suric acid Gevel as an independent risk factor for all-cause, cardiovaslular, and ischemic, stroke mortclity：a chinese cohort study. Arthritis Rheum.

[14] Mannucci E, Monami M, RoteIla CM.How many components for the metabolic syndrome? Results of exploratory factor analysis in the FIBAR study. Nutr Metab Cardiovasc Dis, 2007, 17（10）：719-726.

[15] 张立晶, 胡大一. 有心血管疾病危险因素人群中高尿酸血症的发生率及其相关因素.首都医科大学学报, 2005, 26（4）：520-524.

[16] Han GM, Gonzalez S, DeVries D. Combined effect of hyperuricemia and overweight/obesity on the prevalence of hypertension among US adults：result from the national health and nutrition examina-tion survey. J Hum Hypertens, 2014, 28（10）：579-586.

[17] Nakagawa T, Hu H, Zharikov S, et al. A causal role for uric acid in fructose-induced metabolic syndrome. Am J Physiol Renal Physiol, 2006, 290（3）：F625-F631.

[18] Agarwal V, Hans N, Messerli FH. Effect of allopurinol on blood pressure：a systematic review and meta-analysis. J Clin Hypertens（Greenwich）, 2013, 15（6）：435-442.

[19] Soletsky B, Feig DI. Uric acid reduction rectifies prehypertension invobeseadolescents. Hypertension, 2012, 60（5）：1148-1156.

[20] Feig DI, Soletsky B, Johnson RJ. Effect of allopurinol on blood pressure of adolescents with newly diagnosed essentialhypertension：a randomized trial. JAMA, 2008, 300（8）：924-932.

[21] ViazziF, BoninoB, RattoE, et al. Hyperuricemia, diabetesand hypertension. G Ital Nefrol, 2015, 32 Suppl 62. pii：gin/32. S62. 10.

[22] Gois PHF, Souza ERM. Pharmacotherapy for hyperuricemia inhypert-ensivepatients. Cochrane Database Syst Rev, 2017, 4：CD008652.

[23] Nakamura M, Sasai N, Hisatome I, et al. Effects of irbesartan on serumuric acid levels in patients with hypertension and diabetes. Clin Pharmacol, 2014, （6）：79-86.

[24] Choi HK, Soriano LC, Zhang Y, et al. Antihypertensive drugs and risk of incident gout among patients with hypertension：population based case-control study. BMJ, 2012, 344：d8190.

[25] Mizuta E, Hamada T, Igawa O, et al. Calcium antagonists：current and future applications based on new evidence. The mechanisms on lowering serum uric acid level by calcium channel blockers. Clin Calcium, 2010, 20（1）：45-50.

# 第十二章

# 高血压与主动脉夹层及动脉瘤

主动脉作为高血压的靶器官之一，在高血压不能很好控制及其他危险因素的共同作用下，可发生主动脉夹层、胸主动脉瘤及腹主动脉瘤等严重病变，危及患者生命。只有有效控制血压，才能预防大动脉相关疾病的发生和发展。因此，本章将主要对与高血压密切相关的主动脉夹层和主动脉瘤的流行病学、发病机制、临床表现及诊断治疗，尤其是控制血压在治疗中的作用展开讨论。

## 第一节　高血压与主动脉夹层

主动脉夹层是高血压的严重并发症之一，70%～90%的主动脉夹层患者合并有高血压。主动脉夹层是一种相对少见但极为严重的疾病，通常表现为严重胸痛与急性血流动力学损伤。早期准确的诊断和治疗对患者的生存至关重要。

### 一、主动脉夹层的发病率与危险因素

**1. 发病率**　急性主动脉夹层在一般人群中的发病率估计为（2.6～3.5）/100 000 人·年[1]。急性主动脉夹层的发病患者大多是 60～80 岁的男性[2]。

**2. 危险因素**　体循环高血压是急性主动脉夹层最重要的易感因素[2]。在美国的一项注册数据中，72%的急性主动脉夹层患者有高血压病史[2]。此外，31%的急性主动脉夹层患者有动脉粥样硬化病史。

**3. 其他易感因素**　尤其是对于年轻患者，包括下述几项[3]。

（1）患者合并主动脉瘤。

（2）患者有血管炎病史，如巨细胞动脉炎、多发性大动脉炎、类风湿关节炎和梅毒性主动脉炎等。

（3）患者有遗传性胶原病史，如马方综合征、埃勒斯-当洛斯综合征、主动脉环扩张。马方综合征和主动脉夹层并存的患者大多数有主动脉夹层家族史。除了上述疾病，据估计，多达 19%的胸主动脉瘤/主动脉夹层患者有阳性家族史，现已发现多种突变。

（4）患者合并有二叶主动脉瓣畸形。

（5）患者合并有主动脉缩窄。主动脉夹层可见于以下情况：当手术未处理缩窄旁存在固有中膜缺陷的异常主动脉时；对自体缩窄的气囊扩张，机械性地破坏了缩窄旁的固有异常主动脉时；以及主动脉缩窄位于固有的异常主动脉根部，在并存的二叶主动脉瓣畸形之上时。

（6）患者行冠状动脉旁路移植术（CABG）。升主动脉夹层是 CABG 的一种罕见并发症，在常规体外循环 CABG 和微创心脏停搏 CABG 中均可发生，并且可能在后者中更常见。

（7）患者既往有主动脉瓣置换术史。

（8）创伤及高强度剧烈阻力训练可能会导致患者急性升主动脉夹层，这可能是血压瞬间骤升导致的。

（9）一项以非洲裔美国人为主的中心城市人口的报告显示，主动脉夹层发生病因中可齐因占37%。从最后一次使用可卡因到出现症状的平均时间是12h。其机制可能与儿茶酚胺释放引起的突然发生的一过性高血压有关。

### 二、主动脉夹层的病理生理学特点

主动脉夹层发生的初始事件是主动脉内膜的撕裂。主动脉中膜变性或囊性中膜坏死被认为是非创伤性主动脉夹层发生的先决条件[4]。血液经撕裂处

进入主动脉中膜，将内膜与其外环绕的中膜和（或）外膜分离开，形成一个假腔。目前尚不能确定启动事件是初始的内膜破裂继发中膜分离，还是中膜内出血继发上覆的内膜破裂。夹层可向最初撕裂点的近端和远端扩展，累及分支血管和主动脉瓣并进入心包腔[5]。这种扩展会引起很多相关的临床表现，如缺血（冠状动脉、脑、脊髓或内脏）、主动脉瓣反流和心脏压塞等。此外，真腔和假腔之间有多处相通。

## （一）大体变化

在急性夹层动脉瘤中，夹层的内壁和外壁组织水肿、脆弱，夹层中可见血栓及流动的血液。大体组织可见主动脉壁呈蓝色，伴肿胀，在外壁薄弱处有血液渗出。这里需注意的是，大多数急性主动脉夹层动脉瘤患者的主动脉直径并没有扩大，而慢性主动脉夹层动脉瘤的主动脉直径是扩大的，其主动脉夹层外壁可见洋葱状板层结构。

**1. 内膜撕裂**　62%的原发性撕裂位于升主动脉，离主动脉环距离越远撕裂出现的频率越低。50%以上的内膜撕裂位于升主动脉起始段的2cm以内，而主动脉峡部即闭合的动脉导管（动脉韧带）附着处，也是内膜撕裂发生率较高的地方。撕裂方向通常是横向的，其与纵向发生率之比是5∶1。内膜撕裂后血液经过此破口进入主动脉中膜，劈开中膜，沿板层薄弱处顺行或逆行方向向远处发展。在发展过程中，有时会在夹层内层继发裂口，形成通道，可减轻假道内的血流压力。

**2. 破裂位置**　主动脉夹层动脉瘤向腔外破裂的位置，主要取决于腔内原发性撕裂的位置。心包积血是主动脉夹层动脉瘤死亡的主要原因。其中，升主动脉向心包内破裂占70%；主动脉弓向心包内破裂的就降至35%；胸降主动脉向心包内破裂的占12.3%；而原发裂口在腹主动脉的仅占7%。除心包积血外，胸腔段破裂出血最易发生的部位以左侧为主，其与右侧的比例约为5∶1。

## （二）组织病理

夹层动脉瘤组织病理学上最突出的变化是中膜的退行性变化。这也是之所以得出夹层动脉瘤的发病基础为中膜结构缺损的原因。急性期，主动脉壁出现严重的炎症反应；慢性期，可见新生的血管内皮细胞覆盖于夹层腔表面。

**1. 弹性纤维**　其退行性变化主要出现在40岁以下的患者，大多数与遗传性疾病有关。光镜下表现为弹性纤维消失，被黏多糖所取代，血管壁结构消失，平滑肌排列紊乱，即所谓的"囊性坏死"。

**2. 平滑肌**　其退行性变化多见于老年人，尤以高血压患者多见。光镜下主要表现为平滑肌细胞减少，被黏液样物质所替代。这种所谓的黏液样物质可能是平滑肌细胞凋亡后残留的细胞液。

# 三、主动脉夹层的病理机制

主动脉夹层的病因及机制至今尚不清楚。主动脉夹层动脉瘤是异常中膜结构和异常血流动力学相互作用的结果。而中膜结构异常化又与血流动力学异常化互为因果[3-5]。

## （一）中膜结构与血液动力学

主动脉中膜是由网状弹性纤维、间隔支撑胶原纤维和规律排列平滑肌细胞组成。平滑肌细胞形成弹性纤维和胶原纤维，本身也是支持营养层；弹性纤维用于维持血管的顺应性；胶原纤维决定了血管横向阻力，同时也影响着血管的顺应性。

影响血液动力学的主要因素是血管的顺应性、离心血液的初始能量。而血液动力学对主动脉管壁的主要作用因素是血流的应力（包括剪切应力与残余应力），代表指标是最大血压变化率（$dp/dt_{max}$）。当各种原因造成血管顺应性的下降，使得血液动力学对血管壁的应力增大，造成血管管壁的进一步损伤，又再次使血液动力学对血管壁的应力增大，从而成为一个恶性循环，直至主动脉夹层动脉瘤形成。

## （二）具体疾病因素

**1. 遗传性疾病**　主要指可以引起结缔组织异常的遗传性疾病。首先，马方综合征是目前较为公认的胸主动脉夹层动脉瘤主要遗传病，据文献报道，75%的马方综合征患者可发生主动脉夹层动脉瘤；其次包括特纳（Turner）综合症、努南（Noonan）综合征和埃勒斯–当洛斯（Ehlers-Danlos）综合征均易发生主动脉夹层动脉瘤。上述均为常染色体遗传性疾病，患者发病年龄较轻。主要病变为中膜的纤维素样病变坏死，这与中膜结构先天性发育缺陷有关。病变造成中膜层的缺损薄弱，壁内血肿形成，使得血管顺应性下降，血液动力学中的应力作用增大，损伤内膜直至破裂，导致血液涌入，形成主动脉夹层动脉瘤。

**2. 先天性心血管畸形** 根据文献统计，所有主动脉夹层动脉瘤患者中，9%的患者合并有先天性主动脉瓣畸形，而先天性主动脉缩窄患者也易发生主动脉夹层，其发病率是相对健康人群的8倍。

在先天性主动脉瓣二瓣化畸形中，主动脉中膜层常有囊性坏死的结构性改变。主动脉缩窄患者动脉中膜为退行性变。主要是因为血管形状的改变，导致了血液动力学的改变，使得应力在某点集中，从而造成此点中膜结构的改变，直至主动脉夹层动脉瘤形成。以主动脉缩窄为例，主动脉夹层多出现在主动脉缩窄的近端，几乎不发展至缩窄以下的主动脉。

**3. 高血压** 在主动脉夹层动脉瘤形成中的作用不容置疑。主动脉夹层动脉瘤患者80%合并高血压。没有超过生理极限的血流冲击，内膜将不可能被撕裂。但其中值得注意的是，高血压血压波形中的等容相越大，室内压变化率（$dp/dt_{max}$）越大，主动脉夹层也就越易发生且进展越快。实验显示，非波动性高血压，即使高达400mmHg也不会引起夹层动脉瘤；而波动性血压，在120mmHg时即可引起夹层动脉瘤。故血流脉冲性冲击是主动脉夹层形成的必需条件之一。研究发现，不是血压的高度而是血压波动的幅度，与主动脉夹层分裂相关。

无论原发性还是继发性高血压都将导致主动脉管壁结构的破坏，造成主动脉管壁的钢性化，最终使得中膜结构异常化，而这种结构异常化又使血压进一步增高，形成一个恶性病理生理循环。

**4. 特发性主动脉中膜退行性变化** 主要出现于高龄患者的夹层主动脉壁中，包括囊性坏死和平滑肌退行性变化。这两种变化常不是单独存在发展的，但不同年龄段有不同的特征。文献报道，小于40岁患者以中膜囊性变为主，而随着年龄的增大平滑肌细胞的退行性病变逐渐成为主要变化。

无论何种变化，导致的结果都是中膜结构的中空化、弹性板层的功能缺陷或丧失。这种中膜中空化在使得管壁对抗血液动力学应力作用下降的同时，也造成了由于血管管壁顺应性的变化而导致的血液动力学改变，相互作用最终形成主动脉夹层动脉瘤。

**5. 主动脉粥样硬化** 既往主动脉粥样硬化曾被想当然地认为，因破坏内膜而使得内膜撕裂引起主动脉夹层动脉瘤。但现代尸解研究表明，夹层通常在主动脉巨大粥样硬化斑块处停止。粥样硬化斑块出血曾一度被认为是内膜撕裂的罪魁祸首，有研究表明，其实粥样硬化斑块与主动脉夹层动脉瘤形成的最大可能是堵塞了动脉滋养血管，引起壁内血肿，斑块的出血对夹层形成的影响不大。主动脉粥样硬化斑块主要是破坏主动脉壁的顺应性，导致血流动力学的改变，同时又造成了中膜层的营养不良，引起中膜的结构异常变化，最终使得内膜失去支持而易被撕裂形成主动脉夹层动脉瘤。

**6. 主动脉炎性疾病** 造成主动脉夹层动脉瘤较为罕见，但亦有报道。主要是一些结缔组织病变，如巨细胞动脉炎、系统性红斑狼疮、肾性胱氨酸病等。其中，巨细胞动脉炎通过免疫反应引起主动脉壁损害，被认为与主动脉夹层动脉瘤形成有较密切的关系。与遗传性疾病导致主动脉夹层动脉瘤形成机制有相似之处。梅毒性主动脉炎与主动脉夹层动脉瘤形成的关系有较大争议，有学者认为只要对主动脉壁中膜有损伤，就必然与夹层动脉瘤形成有关；另一些学者则认为梅毒性动脉炎不仅与夹层动脉瘤发生无关，甚至可以防止夹层动脉瘤的发生。因为，主动脉壁细胞浸润后形成的瘢痕及主动脉外周纤维化可能修补了中膜损害，防止主动脉夹层动脉瘤的形成。

**7. 损伤** 所有病因中，损伤因素是最不好解释的，但外力撞击引起的主动脉夹层动脉瘤并不罕见。大多数学者认为是由于位于固定与相对不固定交界处的主动脉中膜、内膜在瞬间外力的冲击下发生扭曲断裂，血液涌入导致夹层动脉瘤形成。但有关研究表明，若无中膜层的病变基础，最多形成局限性血肿或夹层，而不会导致广泛且永久性的主动脉夹层动脉瘤，暂时形成的主动脉夹层动脉瘤通常会很快因血栓化而自愈。

**8. 妊娠** 对于妊娠期好发主动脉夹层动脉瘤的原因，有些学者通过实验已否认了雌激素对血管壁的影响，认为最大可能是由妊娠期血流动力学变化引起的，而另些学者仍坚持与妊娠期间结缔组织的变化有关，此问题尚未定论。

综上所述，主动脉结构与功能的改变是主动脉夹层发生和发展的病理基础，而高血压则是发生上述病理改变的始动及加重因素。因此，在主动脉夹层治疗过程中积极控制血压，尤其是血压的波动具有重要的临床意义。

## 四、主动脉夹层的类型

### （一）分型

临床有两个不同的解剖系统可用于主动脉夹层的分型，分别是 DeBakey 分型系统和 Stanford（Daily）分型系统[6]。Stanford 分型系统应用更为广泛。在这种分型系统中，涉及升主动脉的夹层，无论在什么部位发生初始的内膜撕裂，均为 A 型，所有其他夹层均归为 B 型。相比之下，DeBakey 分型系统是基于夹层的起点，Ⅰ型源于升主动脉并至少扩展至主动脉弓；Ⅱ型源于升主动脉且局限于升主动脉；Ⅲ型源于降主动脉并向近端或远端扩展。升主动脉夹层几乎是降主动脉夹层的 2 倍。升主动脉右外侧壁是主动脉夹层最常见的部位[5]。主动脉弓受累见于多达 30% 的升主动脉夹层患者[7]。

### （二）变异型

主动脉夹层有几种变型，包括无血肿的内膜撕裂和壁内血肿等[6]。

**1. 无血肿的内膜撕裂**　是主动脉夹层的一种罕见变异型，其特点是星状或线性的内膜撕裂，伴有基底的主动脉中膜或外膜暴露。该型不会发生进展，中膜层也不分离。

由于其范围局限，分离的主动脉壁内仅有极少量的血，所以目前的影像学技术可能不足以诊断这种类型的夹层。升主动脉扩张常因偏心性主动脉扩张引起，其见于所有的无血肿内膜撕裂患者，大多伴有明显的主动脉瓣关闭不全。手术矫正后所有患者均可生存。

**2. 主动脉壁内血肿**　其特征是血液存在于主动脉壁内而无内膜撕裂，是主动脉夹层的另一种变型，占所有符合主动脉夹层症状患者的 5%～13%。假性通道可能由滋养血管破裂出血进入主动脉壁中膜产生。

**3. 动脉粥样硬化穿透性溃疡**　通常伴发主动脉壁内血肿，也可导致主动脉夹层或穿孔。无创影像学检查显示血肿内有一溃疡状物体突入，有研究显示，动脉粥样硬化穿透性溃疡几乎总是见于 B 型血肿。

## 五、主动脉夹层的临床表现

### （一）临床主要症状及体征[2, 5]

**1. 疼痛**　为本病突出而有特征性的症状，约 96% 的患者有突发、急起、剧烈而持续，且不能耐受的疼痛，不像心肌梗死的疼痛是逐渐加重。疼痛部位有时可提示撕裂口的部位：如仅前胸痛，90% 以上在升主动脉；疼痛在颈、喉、颌或脸也强烈提示升主动脉夹层；若为肩胛间最痛，则 90% 以上提示降主动脉夹层；背、腹或下肢痛也强烈提示降主动脉夹层。极少数患者仅诉胸痛，可能是升主动脉夹层的外破口破入心包腔而致心脏压塞的胸痛，有时易忽略主动脉夹层的诊断，应引起重视。

**2. 休克、虚脱与血压变化**　约半数或 1/3 的患者发病后有苍白、大汗、皮肤湿冷、气促、脉速、脉弱或消失等表现，而血压下降程度常与上述症状表现不平行。某些患者可因剧痛而至血压增高。严重的休克仅见于夹层动脉瘤破入胸膜腔大量内出血时。低血压多数是心脏压塞或急性重度主动脉瓣关闭不全所致。两侧肢体血压及脉搏明显不对称，常高度提示本病。

### （二）其他系统损害

由于夹层血肿的扩展可压迫邻近组织或波及主动脉大分支，从而出现不同的症状与体征，致使临床表现错综复杂，应引起高度重视[6, 8, 9]。

**1. 心血管系统最常见的损害**

（1）主动脉瓣关闭不全和心力衰竭：由于升主动脉夹层使瓣环扩大，主动脉瓣移位而出现急性主动脉瓣关闭不全；心前区可闻及典型叹气样舒张期杂音且可发生充血性心力衰竭，在心力衰竭严重或心动过速时杂音可不清楚。

（2）心肌梗死：当少数近端夹层的内膜破裂下垂物遮盖冠状窦口可致急性心肌梗死；多数影响右冠状窦，因此多见于下壁心肌梗死。该情况下严禁溶栓和抗凝治疗，否则会引发出血，死亡率可高达 71%，应充分提高警惕，严格鉴别。

（3）心脏压塞。

**2. 其他** 包括神经系统、呼吸系统、消化系统及泌尿系统均可受累。主动脉夹层压迫脑、脊髓的动脉可引起神经系统症状、昏迷、瘫痪等，多数为近端夹层影响无名动脉或左颈总动脉血供；远端夹层可累及脊髓动脉而致肢体运动功能受损。主动脉夹层压迫喉返神经可引起声音嘶哑。主动脉夹层破入胸腔、腹腔可致胸腹腔积血，破入气管、支气管或食管可导致大量咯血或呕血，常在数分钟内死亡。主动脉夹层扩展到腹腔动脉或肠系膜动脉可致肠坏死急腹症。主动脉夹层扩展到肾动脉可引起急性腰痛、血尿、急性肾衰竭或肾性高血压。主动脉夹层扩展至髂动脉导致股动脉灌注减少而出现下肢缺血以致坏死。

## 六、主动脉夹层的诊断及鉴别诊断

### （一）诊断

一般根据病史和体格检查疑诊主动脉夹层[10,11]。96%的急性主动脉夹层患者可基于以下 3 个临床特征的特定组合确定：①突发的胸部或腹部疼痛，疼痛的性质是锐痛、撕裂样和（或）劈开样痛；②胸片可见纵隔加宽和（或）主动脉加宽；③脉搏（四肢近端或颈动脉脉搏消失）和（或）血压（左右臂间差异>20mmHg）改变。

主动脉夹层的发生率与以上三者是否存在有关：三者均无（4%的夹层）时发生率为 7%；疼痛时发生率为 31%。出现胸片异常时发生率为 39%；脉搏或血压改变时发生率≥83%；3 个临床特征中出现任意 2 个（77%的夹层）时发生率≥83%。

### （二）辅助检查

**1. 心电图** 可示左心室肥大，非特异性 ST-T 改变。病变累及冠状动脉时，可出现急性心肌缺血甚至急性心肌梗死改变。心包积血时可出现急性心包炎的心电图改变。

**2. 胸部 X 线平片** 可见上纵隔或主动脉弓影增大，主动脉外形不规则，有局部隆起。若见主动脉内膜钙化影，可准确测量主动脉壁的厚度。正常在 2～3mm，增到 10mm 时则提示主动脉夹层分离可能性，若超过 10mm 时则可确诊为主动脉夹层。

**3. CT** 可显示病变的主动脉扩张。CT 发现主动脉内膜钙化优于 X 线平片，如果钙化内膜向中央移位则提示主动脉夹层，如向外围移位则提示单纯主动脉瘤。此外 CT 还可显示由于主动脉内膜撕裂所致内膜瓣，此瓣将主动脉夹层分为真腔和假腔。CT 对降主动脉夹层分离的诊断准确性高，主动脉升段、弓段由于动脉扭曲，可产生假阳性或假阴性，但 CT 对确定裂口部位及主动脉分支血管的情况有困难，且不能估测主动脉瓣关闭不全的存在。

**4. 超声心动图** 对诊断升主动脉夹层分离具有重要意义[12]，且易识别并发症（如心包积血、主动脉瓣关闭不全和胸腔积血等）。在 M 型超声中可见主动脉根部扩大，夹层分离处主动脉壁由正常的单条回声带变成两条分离的回声带。在二维超声中可见主动脉内分离的内膜片呈内膜摆动征，主动脉夹层分离形成主动脉真假双腔征，有时可见心包或胸腔积液。多普勒超声不仅能检出主动脉夹层分离管壁双重回声之间的异常血流，而且对主动脉夹层的分型、破口定位及主动脉瓣反流的定量分析具有重要的诊断价值。应用食管超声心动图，结合实时彩色血流显像技术观察升主动脉夹层分离病变较可靠，且对降主动脉夹层也有较高的特异度及敏感度。

**5. 磁共振成像（MRI）** 可直接显示主动脉夹层的真假腔，清晰显示内膜撕裂的位置和剥离的内膜片或血栓，还能确定主动脉夹层的范围和分型，以及与主动脉分支的关系[13,14]。但其不足是费用较高，不能用于装有起搏器和带有人工关节、钢针等金属物的患者。

**6. 数字减影血管造影（DSA）** 无创伤性 DSA 对 B 型主动脉夹层分离的诊断较准确，可发现夹层的位置及范围，有时还可见撕裂的内膜片，但对 A 型病变诊断价值较小。DSA 还能显示主动脉的血流动力学和主要分支的灌注情况，易于发现血管造影不能检测到的钙化。

最近的经验表明，CT 检查作为首选的初始检查手段甚至更为普遍，特别是因为其在急诊情况下普遍可用。

多平面经食管超声心动图（TEE）、胸部 CT 和胸部 MRI 被认为优于经胸超声心动图（TTE）和主动脉造影。

快速识别累及升主动脉的急性夹层特别重要，这种情况被认为是外科急症。相比而言，局限于降主动脉血流动力学稳定的夹层患者应给予内科治疗。TTE 对于鉴定升主动脉近端夹层很有帮助，尤其是考虑到合并主动脉瓣损害、主动脉关闭不全和心包积血时，但其不足以明确主动脉夹层的范围、夹层引起的出血或其他并发症。

影像学检查可以确定主动脉夹层的存在及以下相关特点[13, 14]：①升主动脉受累；②主动脉夹层的范围与破口和再破口部位；③假腔内血栓；④分支血管或冠状动脉受累；⑤主动脉瓣关闭不全；⑥心包积液。

### 7. 血和尿检查

（1）白细胞计数：常迅速增高。患者可出现溶血性贫血和黄疸。尿中可有红细胞，甚至肉眼可见血尿。

（2）D-二聚体：其血浆浓度升高提示最近出现或正在发生血管内凝血。D-二聚体作为非特异性血管内凝血指标，在许多疾病中均可能升高。D-二聚体可以作为一项有用的筛查工具，来识别没有急性主动脉夹层的患者。现已广泛使用 500ng/ml 这一临界值，低于此值对排除主动脉夹层具有很好的预测性。

（3）血清乳酸脱氢酶浓度：可能因假腔中血液溶血而升高，但该结果不具有特异性。更新的血液检查也在研究中，但临床实用性需要进一步评估。例如，在怀疑有主动脉夹层的患者中用 30min 快速免疫测定评估了血清平滑肌肌球蛋白重链浓度。发病 3h 内这种检测方法的敏感度和特异度与经胸超声心动图、常规 CT 及主动脉造影相似，甚至更优，但是低于经食管超声心动图、螺旋 CT 和磁共振成像。

### （三）鉴别诊断

主动脉夹层的体征和症状也可能提示其他病因。鉴别诊断包括：急性冠脉综合征（有或无 ST 段抬高）引起的心肌缺血，心包炎，肺栓塞，不伴有夹层的主动脉瓣关闭不全，不伴有夹层的主动脉瘤，肌肉骨骼性疼痛，纵隔肿瘤，胸膜炎，胆囊炎，动脉粥样硬化性或胆固醇性栓塞，消化性溃疡病或穿孔性溃疡，急性胰腺炎，食管穿孔/破裂[14]。

## 七、主动脉夹层的治疗

### （一）一般原则[7]

累及升主动脉的急性夹层被考虑为外科急症。相比之下，局限于降主动脉的夹层可给予内科治疗，除非患者被证实夹层发生进展，伴有终末器官缺血或持续出血流入胸膜腔或腹膜后间隙。

自从 DeBakey 于 1955 年引入有效的手术技术后，需要手术治疗的患者预后得到显著改善[4]。手术治疗包括：①切除内膜裂口；②闭合进入假腔的近端入口；③用人造血管移植物进行主动脉重建。此外，对于出现明显主动脉瓣关闭不全的患者，可进行主动脉瓣功能性恢复。

主动脉夹层的内科治疗包括降低血压和降低左心室收缩速度，两者均会减少主动脉剪应力并最大限度地减少夹层延伸的趋势。

### （二）治疗方法

**1. 紧急治疗**[7, 13]　疑似胸主动脉夹层患者经确诊后应尽快收入重症监护室并应用吗啡镇痛，并且将收缩压降至 100～120mmHg 或可耐受的最低水平。血流动力学不稳定或气道受损的患者应行气管插管。

为了控制血压，初始治疗包括静脉给予 β 受体阻滞剂以使心率降至 60 次/分以下；相关的血压降低和收缩压上升速度下降将使主动脉壁应力减至最低，可使用普萘洛尔（负荷剂量为 1～10mg，之后 3mg/h）或拉贝洛尔。拉贝洛尔可采用单次快速静脉注射（首剂 20mg，之后每 10min 20～80mg，总剂量 300mg）或静脉输注（0.5～2mg/min）。急性发病时艾司洛尔具有优势，因为其半衰期短，并且可通过调整输液速率起效。对于不能耐受 β 受体阻滞剂的患者（如哮喘或心力衰竭患者），该药也有优势。对于不能耐受 β 受体阻滞剂的患者，维拉帕米和地尔硫䓬可作为替代药物。

患者心率得以控制后可改用口服 β 受体阻滞剂治疗。

如果使用 β 受体阻滞剂之后收缩压仍然高于 100mmHg 且患者精神状态和肾功能良好，则应加用静脉给药的硝普钠。初始剂量为 0.25～0.5μg/（kg·min）。硝普钠使用前必须先用 β 受体阻滞剂控制心率，因为单纯血管舒张会引起交感神经系统反射性激活，导致心室收缩力增强并增加主动脉壁的剪应力。使用硝普钠的患者应当进行连续动脉压监测，建议在听诊法血压最高侧的手臂进行动脉置管。

硝普钠是降压的首选药物，而血管紧张素转化酶抑制剂、静脉给药的尼卡地平、维拉帕米或地尔硫䓬也能有效地降低血压。但应避免使用其他直接血管扩张药物（如肼屈嗪），因为这类药物会增加主动脉壁剪应力，对血压的控制不够精准且不易逆转。

补充容量前应对低血压患者进行评估，以确定低血压原因是否为失血、心包积血伴心脏压塞、瓣膜功能障碍或左心室收缩功能障碍。应避免使用正性肌力药物，因其会增加主动脉壁剪应力并使夹层恶化。对于心脏压塞患者，经皮心包穿刺可加速出血和休克。

主动脉夹层患者的诊断评估应尽快完成。对于血流动力学严重不稳定的患者，床旁 TEE 是首选的检查。对于循环稳定的患者，诊断方式可选择胸部 CT、胸部 MRI 或 TEE。

**2. 根治性治疗**[15-17]

（1）降主动脉夹层（B 型）

1）内科治疗：局限于降主动脉（Stanford B 型或 DeBakey Ⅲ 型）的无并发症的主动脉夹层患者，最佳治疗方式是内科治疗。

据报道，60%～80% 的患者内科治疗的长期生存率为 4～5 年，而 40%～45% 的患者内科治疗的长期生存率为 10 年。非交通性和逆行撕裂主动脉夹层患者的生存率最高。尽管内科治疗的患者生存率较好，但夹层自发愈合（特征为完全血栓形成导致的假腔消失）并不常见。血液持续通过开放的假腔（有部分或完全没有血栓形成），会影响夹层愈合。

2）治疗干预（外科或血管内操作）：应用于病程复杂的患者。其适应证包括导致终末器官缺血的主要主动脉分支闭塞、持续的严重高血压或疼痛、夹层扩张（可能表现为持续性或反复性疼痛）、动脉瘤扩张和破裂。马方综合征患者发生急性远端夹层建议采取手术治疗。

由于采取手术治疗的患者多病程复杂，所以这些患者的短期死亡率高于接受内科治疗的患者也是不足为奇的。手术死亡有两个独立预测因素：年龄 ≥70 岁和入院时伴有低血压或休克。虽然 B 型夹层患者内科治疗的短期结局较好，但内科治疗与手术治疗的长期结局可能相近。

血管内支架置入术作为一种创伤较小的方法已替代常规手术，尤其是用于稳定的 B 型夹层患者。

（2）升主动脉夹层（A 型）：急性升主动脉夹层（Stanford A 型）应作为外科急症治疗，因为这些患者有发生危及生命的并发症的高风险，如主动脉瓣关闭不全、心脏压塞和心肌梗死，症状发作后早期死亡率高达每小时 1%～2%。

其不良预后因素包括：①年龄超过 70 岁；②胸痛突然发作；③就诊时出现低血压、休克或心脏压塞；④就诊时和术前出现肾衰竭；⑤脉搏短绌；⑥心电图异常，尤其是 ST 段抬高；⑦既往心肌梗死；⑧既往主动脉瓣置换；⑨肾和（或）内脏缺血；⑩潜在肺部疾病；⑪术前神经功能损害；⑫围手术期出血和大量输血；⑬主动脉阻断时间较长。

冠状动脉病变和主动脉瓣病变的评估方法：除了进行确诊 A 型主动脉夹层必需的影像学检查外，在紧急手术修复升主动脉之前还可考虑行 CT 冠状血管造影术、经皮冠状血管造影术和 TEE，以评估患者是否合并冠状动脉病变；行 TEE、MRI、经胸超声心动图，以评估患者是否合并主动脉瓣病变。

**3. 修复术后的生存率**

（1）A 型主动脉夹层患者：手术修复后的长期生存率相对良好。术后 1 年和 3 年的生存率分别为 96% 和 91%。尚不清楚手术治疗和内科治疗的进步能否随时间推移实现更好的远期结局。一般认为男性、初始降主动脉直径大于 4cm 或初始降主动脉直径小于 4cm 伴有开放假腔是降主动脉生长更迅速的预测因素。10 年时再次手术的总体风险为 16%。

（2）B 型主动脉夹层患者：血管内支架置入已作为一种创伤较小的手术替代疗法，主要用于复杂的 B 型主动脉夹层患者。置入支架以覆盖并封闭夹层入口部位，促使假腔内血栓形成。

**4. 远期管理** 初发夹层存活的患者面临 3 项主要治疗问题：通过内科治疗将主动脉壁剪应力降至最低；连续的影像学检查以监测夹层进展和夹层再次形成或动脉瘤形成的征象；有指征时再次手术。

（1）内科治疗：所有患者均应接受终身口服 β 受体阻滞剂治疗以降低全身血压和收缩压上升速度，而上述两者均可将主动脉壁剪切力降至最低。虽然并未在对照试验中进行评估，但建议目标血压低于 120/80mmHg，通常需要联合抗高血压药物治疗。避免剧烈体力活动以尽量减低主动脉剪切力。

（2）连续影像学检查：患者于出院前对其进行基线胸部 MRI 或胸部 CT 扫描，并于出院后 3 个月、6 个月和 12 个月时进行随访检查，即使患者仍无症状也需检查。如果没有病情进展证据，则随后每1～2年进行1次筛查检查。连续影像学检查可检出以下异常：①夹层扩展或复发；②动脉瘤形成；③吻合口或支架处渗漏。

MRI更适合于连续检查。虽然CT扫描也是检查方法之一，但它使患者暴露于大量的电离辐射，并且需要使用碘化造影剂，后者可能引起肾毒性。对于肾功能良好的患者，交替使用胸部CT和胸部MRI是一种合理选择。非增强MRI可用于肾功能受损患者，以避免肾源性系统性纤维化风险。

（3）再次手术：12%～30%的患者需要行再次手术，通常是由于之前治疗干预部位的夹层扩展或复发、远离修复部位的局部动脉瘤形成、植入物裂开或感染、主动脉瓣关闭不全。马方综合征患者行再次手术的比例较高。

# 第二节　高血压与主动脉瘤疾病（胸部和腹部）

## 一、主动脉瘤流行病学及危险因素

主动脉瘤疾病（胸部和腹部）的并发症是一种主要死因，特别是对于55岁以上的个体[18]。胸主动脉瘤（TAA）患者约占主动脉瘤患者入院数的1/3，余下的病例与腹主动脉疾病相关。TAA的患病率低于报道的腹主动脉瘤（AAA），但与似乎正在下降的AAA发病率不同，TAA的发病率正在增高。临床医生对胸主动脉扩张的认识日益提高，经常是在进行影像学检查评估无关疾病时偶然发现的。

超声检查研究发现，4%～8%的老年男性有隐匿性的AAA。在超声检查中仅有0.4%～0.6%的人群发现有直径>5.5cm的腹主动脉瘤。男性AAA发生率是女性的4～6倍。由于超过60岁人群的AAA发病率急剧上升，因此，AAA的发病率会随着高龄人群的增加而上升。美国及英国的调查发现，超过50岁的男性，其发病率为（3.5～6.5）/（千人·年）。住院患者AAA破裂的发病率低于腹主动脉瘤破裂的整体发病率，因为腹主动脉瘤破裂患者仅有一半能生存至接受治疗，而猝死的患者没有全部进行尸检确诊死因。从1993～2005年，AAA破裂的发病率下降了约29%，这可能归因于腹部成像的更加广泛使用而提高了诊断，进而早期修复。即使这样，

在美国，每年有12 000～15 000例患者发生AAA破裂[19]。

急性胸主动脉疾病存在较强的家族性因素[20,21]。与TAA相关的危险因素：动脉粥样硬化的危险因素（如吸烟、高血压和高胆固醇血症）；已知胸主动脉或其他部位的动脉瘤（如AAA）；既往存在主动脉夹层；高危疾病——马方综合征、Loeys-Dietz综合征、血管性埃勒斯-当洛斯综合征、特纳综合征或其他结缔组织病。存在这些疾病的患者可能具有众所周知的易发生TAA的已知基因突变，如FBN1、TGFBR1、TGFBR2、ACTA2和MYH11；已知的主动脉瓣疾病（如二叶主动脉瓣、主动脉瓣置换或主动脉瓣狭窄）；主动脉夹层或TAA的家族史；脑动脉瘤。

腹主动脉瘤的发病危险因素：高龄、男性、白色人种、有明显家族史、吸烟、合并有其他大动脉瘤、动脉粥样硬化、高血压等。腹主动脉瘤的自然病程是一个进行性的腹主动脉扩张，尽管扩张速度各异，较大的动脉瘤扩张速度常高于较小的动脉瘤。有关腹主动脉瘤发生、发展及破裂的众多发病机制中，部分已经被动物模型所证实，然而，人类腹主动脉瘤发展及破裂的确切发病机制尚不清楚。其主要危险因素包括巨大的动脉瘤内径、较快的扩张速度及女性患者。

## 二、主动脉瘤的定义及分类

### （一）定义

**1. TAA的定义[18]**　真性动脉瘤定义为血管的节段性、全层扩张，其直径比预期的正常动脉直径至少增加50%。真性动脉瘤累及动脉壁的所有三层结构（内膜、中膜和外膜）。正常胸主动脉直径根据在主动脉中的所处位置而不同，也随年龄、性别和体型而变化。通过CT和MRI确定的成年男性和女性胸主动脉在不同位置的正常直径如下所示。男性：主动脉窦处胸主动脉直径为3.63～3.91cm；升主动脉处胸主动脉直径为2.86cm；降主动脉中段处胸主动脉直径为2.39～2.98cm；横膈处胸主动脉直径为2.43～2.69cm。女性：主动脉窦处胸主动脉直径为3.5～3.72cm；升主动脉处胸主动脉直径为2.86cm；降主动脉中段处胸主动脉直径为2.45～2.64cm；横膈处胸主动脉直径为2.40～2.44cm。

**2. 腹主动脉瘤的定义**[22, 23] 应用 MRI 获得 70 岁患者不同水平段的主动脉直径，平均直径如下所述。男性：在腹腔动脉上方的主动脉直径为 3.0cm；在肾动脉上方的主动脉直径为 2.8cm；正处于肾动脉下方的主动脉直径为 2.4cm；主动脉分叉处的主动脉直径为 2.3cm。女性：在腹腔动脉上方的主动脉直径为 2.7cm；在肾动脉上方的主动脉直径为 2.7cm；正处于肾动脉下方的主动脉直径为 2.2cm；主动脉分权处的主动脉直径为 2.0cm。病变腹主动脉内径超过正常值 50% 即称作腹主动脉瘤。绝对内径超过 3.0cm 称作动脉瘤。小动脉瘤，内径 <4.0cm；中等动脉瘤，内径介于 4.0～5.5cm；大动脉瘤，内径 ≥5.5cm；巨大动脉瘤，内径 ≥6.0cm。

**（二）分类**

（1）TAA 根据在主动脉内的发生部位、主动脉受累程度和形态进行分类[24, 25]。这些分类有助于对手术治疗的方法进行分层。

TAA 可被分为 4 种常规的解剖学类型：①升主动脉瘤可出现在从主动脉瓣至无名动脉的任何位置（60%）；②主动脉弓动脉瘤包括累及头臂干动脉血管的任何胸部动脉瘤（10%）；③降主动脉瘤是左锁骨下动脉远侧的主动脉瘤（40%）；④胸腹主动脉瘤（10%）。

（2）根据 Safi 修订的 Crawford 分类法[26]，对累及胸主动脉和腹主动脉的动脉瘤（即胸腹主动脉瘤）进行了分型：Ⅰ型，累及降胸主动脉近端至腹主动脉近端；Ⅱ型，累及降主动脉近端至肾下主动脉；Ⅲ型，累及降主动脉远端和腹主动脉；Ⅳ型，主要累及腹主动脉；Ⅴ型，胸主动脉中段至腹主动脉近端。

（3）AAA 与肾脏或内脏血管受累相关的分类[27]：①肾下-动脉瘤起自肾动脉下方。②近肾-动脉瘤起自肾动脉水平，但在肾动脉处的主动脉是正常的。③肾旁-动脉瘤累及肾动脉水平的主动脉，即肾动脉起自主动脉瘤。④肾上（内脏）-动脉瘤起自肾动脉上方。大多数 AAA 是肾下-动脉瘤，而约 15% 的患者是近肾-动脉瘤。肾上-动脉瘤也累及肾下，近肾或胸主动脉是少见的，但可能在 AAA 修复之后晚期发生。

（4）动脉瘤有两种主要的形态类型[28, 29]：①梭形动脉瘤，其形状均一，累及主动脉壁整圈，呈对称性扩张；②囊状动脉瘤，更为局限，表现为仅一部分动脉壁成袋状外凸。囊状动脉瘤可能是斑块出血、主动脉溃疡或主动脉壁感染的一种表现，其破裂风险似乎有所增加。

# 三、主动脉瘤的发病机制

腹主动脉的瘤样变性是一种多因素系统性的疾病过程，一般是由于血管壁生物学的改变导致血管结构蛋白和血管壁强度丧失[30-34]。动脉粥样硬化改变经常与 AAA 共存，主动脉瘤和粥样硬化疾病的风险因素在某种程度上有所重叠。现代研究表明，动脉粥样硬化并不是动脉瘤的病因。主动脉壁的瘤样变性在病理上区别于动脉粥样硬化，动脉粥样硬化改变局限于主动脉壁的内膜，AAA 的特点则是透壁性炎症改变、胶原重塑和交联异常、弹性蛋白和平滑肌细胞丧失。这些变化导致主动脉壁变薄和进行性主动脉扩张。

首先考虑炎症在 AAA 发病中的作用是因为临床中有一类炎症性动脉瘤，大约占 AAA 的 5%。炎症性动脉瘤的特点是主动脉壁增厚和红细胞沉降率（ESR）水平升高，后者代表炎症反应。这种类型的动脉瘤具有明显的临床和病理特征，可能是出现在所有主动脉瘤中的炎症过程的一种极端表现。动脉瘤的形成也与其他循环炎症标志物相关，如 C 反应蛋白（CRP）和白细胞介素。血清 CRP 和动脉瘤直径之间的正相关关系、CRP mRNA 在动脉瘤组织中的存在，均与炎症是动脉瘤病因的假说是一致的。培养的活检动脉瘤壁组织分泌了大量的细胞因子，如 IL-6。

主动脉壁的慢性炎症可能通过蛋白酶，包括血纤维蛋白溶解酶（由纤溶酶原的尿激酶纤溶酶原激活物和组织型纤溶酶原激活物）、基质金属蛋白酶（MMP）、组织蛋白酶 S 和组织蛋白酶 K、介导主动脉壁弹性蛋白和胶原蛋白。这些因素来源于内皮细胞、平滑肌细胞，浸润的内膜、动脉外膜炎症细胞。

关于动脉瘤破裂的病理因素研究较少。研究发现，动脉瘤破裂与 MMP-2 和 MMP-9 表达水平升高有关；由逆转录病毒感染平滑肌细胞；局部过表达 MMP-1 的组织抑制剂可预防动脉瘤样变性和破裂。这些发现与在人类破裂和未破裂 AAA 的动脉壁中的研究结果一致。与未破裂动脉壁相比，破裂部位只有 MMP-8（胶原酶-2）和 MMP-9 的表达显著上调。

　　腹主动脉瘤的自然演变之一就是动脉管径日益增大，然而不同患者的扩张速率是不同的。腹主动脉瘤扩张及破裂主要的相关危险因素包括管径巨大的动脉瘤、快速进展的主动脉扩张速率、持续的吸烟、持续及不能控制的高血压和女性等。

## 四、主动脉瘤的临床表现

　　大多数 TAA 患者没有症状。引发症状的动脉瘤通常很大[35, 36]，并且破裂风险增大，相关死亡率较高。当症状真正出现时，患者可因胸部或上背部疼痛而就诊，或因周围结构受压导致神经功能障碍的相关症状而就诊，或因主动脉受压引起缺血或血栓栓塞而就诊。TAA 的并发症（如胸主动脉夹层）可能最初未被发现。因此，对于因胸痛而就诊的患者，必须保持高度怀疑。急性胸主动脉疾病存在较强的家族性因素。

　　大多数胸主动脉瘤患者没有动脉瘤的相关症状。动脉瘤可能是在实施超声心动图评估主动脉杂音（升主动脉瘤）或对无关疾病（如肺结节或肺栓塞）进行 CT 扫描时被偶然发现，也可能是对有风险的患者进行 TAA 筛查时所得到的结果。

　　腹主动脉瘤有多种临床表现[35-38]。当症状确实出现时，位于腹部、背部或腰部的疼痛是最常见的主诉。疼痛可能与或可能不与 AAA 破裂或其他相关症状有关。AAA 也可表现为肢体缺血，或与感染性动脉瘤或炎性动脉瘤相关的全身性表现。但这些症状或其他临床表现不一定与 AAA 破裂相关。在 AAA 破裂患者中约 50% 具有典型的三联征，即严重急性疼痛、腹部搏动性包块和低血压。

### （一）疼痛

　　AAA 相关的疼痛通常位于腹部，但背部疼痛、腰部疼痛、盆腔疼痛或放射至腹股沟或大腿的疼痛也有描述。疼痛部位常与动脉瘤位置有关，位于更近端的动脉瘤导致上腹部或背部疼痛，远端动脉瘤导致下腹部或盆腔疼痛或神经根病。这种疼痛通常不受体位或运动影响。

　　在生理学上，AAA 相关疼痛与以下情况相关：①动脉瘤压迫和（或）侵蚀周围结构（如脊柱），除非动脉瘤巨大（直径＞5.5cm），否则疼痛通常不会发生。②动脉瘤快速扩张（速度＞0.5cm/年），可产生不明确的、非特异的腹部不适或更加局灶的疼痛。③主动脉壁炎症或感染（如炎性动脉瘤、感染性动脉瘤），可产生不明确的、非特异性的腹痛，可能伴有全身症状（如发热、体重减轻）。④动脉瘤破裂，可产生突发的剧烈疼痛。不明确的、非特异性、缓慢发作的疼痛是非破裂 AAA 的更典型表现。从疼痛发作到就诊的时间差异很大。AAA 破裂通常产生急性剧烈的腹部疼痛和其他表现，这取决于破裂的部位、破裂是否局限、破裂是否自由进入腹膜或者进入邻近静脉结构导致瘘（如主动脉下腔静脉瘘、主动脉髂静脉瘘）。尸检研究已经发现，AAA 破裂最常发生于主动脉后方，这在力学模型研究中与该位置承受最大应力有关。⑤邻近肾动脉的近端主动脉破裂导致严重的背/腰部疼痛，而邻近髂动脉分叉的远端主动脉破裂引起下腹部或盆腔疼痛，且可能因腰部神经疼痛刺激向腹股沟或大腿放射。⑥主动脉后壁破裂很可能初始局限于腹膜后腔而导致腹膜后血肿。初始破裂伴有严重疼痛（常为局灶性），如果血肿稳定，疼痛可能缓解。后壁破裂的患者可能将初始疼痛归因于其他原因从而延误就医。⑦主动脉前壁破裂在短时间内可能是局限性的，初始临床表现为腹痛，但破裂很可能快速进展至游离腹腔内破裂，且血流动力学极不稳定。其中很多患者在转运至医院之前就死亡。

### （二）下肢缺血

　　由于动脉瘤内的血栓或动脉粥样硬化性碎片所致的栓塞，AAA 最初可表现为下肢缺血的症状。伴有腹、背、腰部疼痛时，远端栓塞可能是动脉瘤破裂的一个征象。罕见情况下 AAA 也可表现为急性主动脉血栓形成，导致双下肢缺血或脊髓缺血。

　　在 AAA 形成期间，主动脉随着时间推移扩张，同时血栓沿血管壁逐渐堆积。血栓通常是分层的、形态良好且黏附于主动脉壁上，但由于主动脉壁结构变化较突然（即快速扩张），使用仪器操作或创伤可能导致血栓破裂。在一些患者中，主动脉内壁破损可能更易产生栓塞。AAA 破裂期间，主动脉裂口区域可能形成新的血栓，也可发生栓塞；然而，与 AAA 破裂有关的远端栓塞，可能更常与开放性修复术中的主动脉操作或腔内修复时使用仪器有关。源于动脉瘤的动脉粥样硬化血栓形成性碎片导致的远端栓塞，作为 AAA 症状的起源尚未充分研究。在现有研究中，与症状性 AAA 有关的临床表现中多达 1/3 可能与栓塞有关，但发病率差异很大。这种差异性可能由于通常为了评估慢性下肢症状（如跛行、缺血性疼痛）而行的影像学检查推断出 AAA 是下肢缺血的病因有关。

### （三）其他表现

AAA 的其他表现包括全身症状（可能提示存在感染性或炎性动脉瘤）、弥散性血管内凝血（DIC）和其他更不常见的 AAA 破裂表现。

（1）发热、不适症状和其他不明确的腹部症状，通常是慢性的，可能提示原发性主动脉感染伴动脉瘤形成或者已确诊 AAA 的继发性感染。

（2）与 AAA 相关的慢性腹痛和体重减轻症状提示炎性动脉瘤，占 AAA 患者的 5%～10%。当 AAA 最初表现为此类症状时，诊断常被混淆或延误。与非炎性 AAA 患者相比，炎性 AAA 患者更年轻，且更常是有症状的。炎性 AAA 患者还存在血清炎性标志物异常。腹膜后炎性反应也可导致输尿管移位或输尿管梗阻症状。炎性 AAA 患者其动脉瘤破裂的发病率可能低于非炎性动脉瘤。

（3）巨大或广泛 AAA 可能伴有弥散性血管内凝血的临床表现，导致出血性或血栓性并发症。

（4）其他可伴随破裂性 AAA 出现，但很少被认为与之相关的临床表现包括：①与急性失血有关的心肌梗死，发生在多达 25% 的患者中。②主动脉破裂进入周围静脉结构（如下腔静脉、髂静脉或左肾静脉）形成动静脉瘘从而导致心力衰竭。血尿或广泛腿部肿胀及下肢发绀不伴远端缺血，也可能是主动脉下腔静脉瘘的体征。③患者可发生腹股沟疼痛或突然出现腹股沟疝（甚至嵌顿），其与腹内压突然增加有关。④主动脉十二指肠瘘可能引起上消化道出血。虽然主动脉十二指肠瘘多与主动脉移植物修复有关，但有研究报道，在原发性感染性主动脉瘤患者中也可发生主动脉十二指肠瘘。

### （四）体格检查发现腹部搏动性包块

约 30% 的无症状 AAA 可能是在常规体格检查中触及腹部搏动性包块时疑诊为 AAA 的。触诊并估计主动脉直径的能力，取决于患者的体型、动脉

瘤的大小及医生的临床经验。

## 五、主动脉瘤的诊断及鉴别诊断

### （一）诊断

患者具有以下几点应考虑 AAA 的诊断[39]：①无症状但有 AAA 危险因素。②体格检查发现符合 AAA（如腹部搏动性包块）或其他外周动脉瘤（如股动脉瘤、腘动脉瘤）。③临床表现（如腹痛、血栓栓塞及其他表现）可能代表着症状性 AAA（非破裂或破裂）。

虽然基于这些临床特征疑诊 AAA，但确诊需要影像学检查或在腹部探查时证实局部主动脉扩张符合动脉瘤的标准（直径>1.5 倍的正常直径）。对于血流动力学不稳定、已知患有 AAA 且表现为破裂的典型症状和体征（腹部、背部或腰部疼痛，低血压和搏动性包块）的患者并不是绝对需要影像学检查。在这种临床情况下，适合修复手术的患者应直接送进手术室进行立即处理（术中诊断），而不需要先进行诊断性影像学检查。

最有用的是腹部超声及腹部 CT[40-44]，具有 98% 的敏感度和 99% 的特异度。超声检查是在具有 AAA 危险因素的患者中识别小动脉瘤（直径<4.0cm）的一种符合成本效益的筛查工具。

对于怀疑有 AAA 且血流动力学稳定的症状性患者，推荐进行紧急腹部 CT，而不是超声检查。腹部 CT 的优势是能更详细地对腹部进行评估，这对于区别破裂与非破裂动脉瘤是必要的，且 CT 对于评估肾上动脉瘤较超声更好。腹部 CT 还易识别导致症状的其他潜在病因的腹部病变并可明确动脉瘤的范围，提供重要的解剖信息，通过该信息可计划 AAA 紧急修复，以及确定动脉瘤是否适合行 EVAR。一旦 CT 证实存在 AAA，首先，仔细评估主动脉解剖以确定动脉瘤是否破裂，或是否有可能提示即将破裂的不稳定征象；其次，确定最大主动脉直径，并与之前检查结果对比，以识别是否有快速扩张性动脉瘤（0.5cm/年）的发生；再次，应评估主动脉壁以确定动脉瘤是否出现感染或符合炎性动脉瘤；最后，对于存在 AAA 但明显没有破裂的症状性患者，在影像学表现可能存在其他病变的情况下，对动脉瘤是否是引起症状的最可能的原因，必须作出判断。对于急性症状持续超过 1h 的患者，

CT 扫描上的 AAA 破裂表现通常是明显的。

### （二）鉴别诊断

鉴别可产生症状（尤其类似于 AAA 的腹痛或腰痛）的主动脉病变包括溃疡性斑块侵蚀造成的主动脉夹层和主动脉假性动脉瘤[39, 40]。主动脉夹层引起的疼痛被描述为烧灼痛，多始于胸部，随时间推移转移到腹部。主动脉夹层可能累及主动脉弓发出的其他动脉分支，导致其他症状（脑栓塞、上肢缺血），而这些症状在 AAA 患者中不会出现。而在有溃疡性主动脉斑块的患者中，其症状可能与破裂性 AAA 症状难以区分。内脏动脉瘤破裂也可能与 AAA 破裂类似。主动脉成像可将这些病因与 AAA 相鉴别，但成像方案各异，因此，对于主动脉病变疑似可能累及胸主动脉患者，应同时进行胸腹部成像，而非单独腹部成像。

症状性或破裂性 AAA 引起的疼痛，可类似于其他很多疾病，如憩室炎、胰腺炎、肠系膜缺血、胆道疾病、肾绞痛及冠状动脉缺血。

## 六、主动脉瘤的治疗

### （一）保守治疗

根据随机试验的结果，直径＜5.5cm 的 AAA 应接受保守治疗[39, 40]，但 AAA 的自然病程为进行性扩张，需定期行临床评估并监测动脉瘤直径以识别超过修复术阈值的 AAA 或正在快速扩张的 AAA。

限制主动脉瘤扩张或破裂的可能性受到多种因素的影响，包括动脉瘤直径、扩张速度、患者性别、持续吸烟、近期手术及其他医学因素，因此，对其可能有益的治疗方案[40, 45-58]如下所述。

**1. 戒烟**　吸烟是与动脉瘤形成、扩张与破裂相关性最强的危险因素，也是 AAA 患者最重要的可修正危险因素。戒烟可通过减少吸烟在介导结缔组织降解方面的有害效应而给患者带来益处，但这点尚未经证实。随着戒烟，形成 AAA 的风险缓慢降低，但戒烟对已形成的 AAA 的影响尚不清楚。目前尚未见关于 AAA 患者戒烟前后的对照试验。然而，与当前吸烟者相比，既往吸烟者在 AAA 修复术后具有较低的动脉瘤相关死亡率和全因死亡率，提示了戒烟的重要性[39]。

**2. 锻炼**　AAA 患者应该参加锻炼以作为心血管疾病的二级预防措施。医生应告知患者，中等强度的体力活动，如跑步、骑自行车、游泳、徒步或性行为，以及其他活动如园艺、高尔夫和骑马等不会促发 AAA 破裂，但提拿重物（尤其是屏住呼吸时）及其他可导致 Valsalva 动作的活动，会暂时性地引起血压显著升高，应予以避免。

中等强度的体育运动也可能限制动脉瘤的扩张[50]。在动脉瘤实验动物模型中，主动脉血流量增加似乎抑制了 AAA 的扩张。磁共振成像显示，进行过锻炼的 AAA 患者的腹主动脉血流量增加，因此锻炼同样有可能限制了人体 AAA 的扩张，尽管其确切机制还有待确定，但锻炼可降低 AAA 相关的全身性炎症标志物的水平，可能与其有关。

**3. β 受体阻滞剂**　β 受体阻滞剂在心血管疾病患者和需行外科修复术的 AAA 患者的治疗中具有一定作用，但 β 受体阻滞剂尚未明确显示出可降低动脉瘤扩张的速度。一些早期动物研究和回顾性研究表明，β 受体阻滞剂可能可抑制 AAA 的扩张。然而，两项大型试验发现，接受 β 受体阻滞剂的患者与未接受 β 受体阻滞剂的患者相比，AAA 扩张速度的差异无统计学意义（$P>0.05$）。缺乏获益可能与 β 受体阻滞剂的副作用显著降低了患者的生活质量，导致依从性较差有关。虽然这些研究并未显示其在限制 AAA 扩张方面有益处，但并不排除应用更易耐受的选择性 β 受体阻滞剂为患者带来获益的可能性。

**4. ARB 和 ACE 抑制剂**　虽然动物研究表明，应用 ARB 或 ACE 抑制剂对降低动脉瘤扩张速度有效，但是临床上将这些药物应用于患者尚未明确显示出相同的获益。研究显示，给啮齿类动物输注 Ang Ⅱ 可促进 AAA 形成，其原因被认为是主动脉炎症及蛋白水解所致，而不是继发的血压升高。Ang Ⅰ 型受体阻滞通常能抑制多种动物模型中动脉瘤的发生，如 Ang Ⅱ 诱导的 AAA、化学药剂诱导的 AAA 及对动脉瘤具有遗传易感性小鼠的 AAA。ACE 抑制剂抑制实验性 AAA 发生的作用不可靠。已有多项临床研究显示，应用 ACE 抑制剂和 ARB 与 AAA 扩张或破裂发生率降低相关。

**5. 其他抗高血压药物**　虽然已有研究观察了利尿剂和钙通道阻滞剂对 AAA 扩张的影响，并观察到钙通道阻滞剂对动脉瘤扩张速度有降低的趋势，但差异尚无统计学意义，而利尿剂对动脉瘤的扩张速度也没有影响。

**6. 他汀类** AAA的发病机制包括局部炎症驱使的动脉壁完整性降低、动脉壁修复平衡的改变及诸如基质金属蛋白酶（MMP）的酶类降解等。他汀类药物呈浓度依赖性地下调MMP的表达，但该作用与其降胆固醇的作用无关。动物研究表明，他汀类药物可能限制AAA的扩张，但其对抑制动脉粥样硬化的影响相对更大。目前尚未见随机试验评估他汀类药物对AAA扩张或破裂的影响。多项荟萃分析发现，没有证据表明他汀类药物能够影响AAA的扩张速度，但这些荟萃分析的确观察到使用他汀类药物的患者具有生存获益。因此，虽然目前没有充分的证据推荐只为了治疗AAA就开始应用他汀类药物，但应考虑他汀类药物治疗AAA患者以降低其总体心血管风险。

**7. 抗生素** 对AAA扩张的潜在影响，最初推测是动脉壁内的继发微生物感染可能会加快动脉瘤的进展。研究发现，肺炎衣原体感染的血清学证据与AAA扩张速度增加有关，并且两项小型试验表明，罗红霉素可能降低AAA的扩张速度。尽管已知感染可能导致动脉瘤形成，但支持感染在大多数AAA（非感染性）的形成和进展中具有一定作用的明确证据仍有待确立。

**8. 抗血小板** 可能影响AAA内的血栓形成并减缓小型AAA的进展，但尚未确定血小板抑制与动脉瘤进展之间存在明确关系。据推测，抗血小板治疗时阿司匹林可减少血栓形成、减少主动脉壁炎症及稳定主动脉壁，而AAA内血栓体积与AAA最大直径相关，血液循环中凝血酶降解产物（D-二聚体）的浓度与是否存在AAA及小型AAA患者的进展显著相关。人类肾下型AAA内的血栓也含有炎症细胞。在动物模型中已发现，抑制血小板可限制AAA的形成。虽然已进行了多项临床研究，但尚未见评估抗血小板治疗的随机试验。

抗血小板治疗AAA的安全性问题一直被关注。目前尚不清楚单独使用阿司匹林是否对AAA破裂导致的出血具有实质性的疗效。理论上，血栓形成将受阻；但是腹膜后结构可能在限制AAA破裂后血肿的初始扩张中具有更大的作用。一般而言，阿司匹林在降低心血管并发症和死亡方面所带来的获益超过了AAA破裂后出血增加的理论风险。

**9. 抗炎药物** 人类AAA的一个特征性组织学特征是多发炎性浸润，通常存在多种细胞，包括巨噬细胞、中性粒细胞和淋巴细胞等。这些细胞分泌的弹性蛋白酶可降解正常动脉壁组织结构，尤其是弹性纤维层。主动脉血栓内还包含中性粒细胞、高浓度的促炎症细胞因子和蛋白水解酶类。在啮齿类动物模型中，抑制这些炎症细胞可抑制AAA的发生。目前，已研制了多种蛋白酶抑制剂作为抗肿瘤药物，但大多数都具有副作用，限制了其在AAA患者中的应用。

肥大细胞（含有糜酶及其他促炎症细胞因子）可能对AAA的形成有促进作用。缺乏这类细胞的小鼠在试验中受到保护而未形成AAA。这些发现引发了人们对于小型AAA患者使用肥大细胞稳定剂的兴趣。

**10. 其他** 给高风险患者的建议：对于AAA修复直径>5.5cm的无症状患者，若动脉瘤修复术（开放式手术或腔内修复术）风险增加至预期风险水平之上，则建议采用保守治疗，只有出现症状（包括破裂）时才行修复术治疗。新英格兰血管研究小组所进行的一项数据库回顾性研究显示，在1653例接受腔内动脉瘤修复（EVAR）的患者中有19%被视为不适合行开放式动脉瘤修复术。与适合行开放式动脉瘤修复术患者相比，不适合行开放式动脉瘤修复术的患者年龄较大，易患有心脏病或慢性阻塞性肺疾病，发生心脏并发症（3.1%比7.8%）和肺部并发症（1.6%比3.6%）的发生率显著升高，术后生存率更差（1年生存率：96%比93%；3年生存率：89%比73%；5年生存率：80%比61%）。即使调整年龄参数后，"不适合行开放式动脉瘤修复术"仍是5年生存率较差的一个重要预测因子（HR=1.6，95%CI：1.2～2.2）。当对患者拟行腔内修复术时，医生应考虑到上述被视为"不适合行开放式动脉瘤修复术"患者的长期结局的这些差异。

高风险患者的长期生存可能不受修复术的影响，为高风险患者做出治疗决策非常困难，但应与患者及其家属进行坦诚的讨论。讨论应包括建议患者制订一个事前声明，详细列出发生破裂时患者的意愿；应使患者家属提前了解这些意愿，因为动脉瘤破裂时患者可能无法自己告知其意愿。

**11. 远期随访** 小型和中型AAA患者及接受保守治疗的高风险患者应进行周期性临床评估以对

任何可能与动脉瘤相关的症状进行评估，同时监测血压及降低风险策略的成果。而不进行修复术或不适合行任何修复术的患者不需要进行持续性评估和监测。

**12. 动脉瘤监测**　接受观察的小型 AAA 患者应该进行周期性影像学检查以评估主动脉扩张，但尚未确定最佳监测时间表。对于小型动脉瘤（直径＜4.5cm），需每年进行 1 次超声检查，对于较大动脉瘤，根据动脉瘤的特征（如扩张速度）每年进行或更频繁地（如每 6 个月）进行超声检查。因动脉瘤破裂就诊的 AAA 患者更有可能是在监测期间存在空缺而未及时发现并处理所致。

采用超声或 CT 进行监测，对直径为 4.0～5.4cm 的动脉瘤，每 6～12 个月检查 1 次；对直径为 3.0～4.0cm 的动脉瘤，监测间隔时间更长，每 2～3 年检查 1 次；对主动脉直径为 2.6～2.9cm 的患者，每 5 年检查 1 次。关于 AAA 监测时间表的推荐意见在世界范围内具有很大差异[39]。

鉴于超声费用较低及下述原因，缩短随访和监测的间隔时间，对直径＜4.5cm 的 AAA 患者每年进行 1 次超声检查，对更大动脉瘤可更频繁地进行检查，这可能是更明智的做法。

当监测动脉瘤的时间间隔延长至 1 年以上时，超声和 CT 测量主动脉相关的固有误差变得更为重要。更加频繁地进行多项检查有助于解决这一问题并且更可能及时发现主动脉的快速扩张。

当监测间隔时间延长时有可能导致患者失访。AAA 监测空缺与 AAA 破裂相关。因此，当选择较长的监测间隔时间时，设置一个适当的提醒系统是非常重要的。

临床诊断为 AAA 时常会引起患者明显焦虑，而固定的监测间隔会让很多患者感到安心。但是对于很多患者，通过适当的教育可以减轻这些焦虑。可同时进行每年 1 次的临床检查和风险降低评估。

## （二）手术治疗

AAA 修复术是预防动脉瘤破裂最有效的治疗方法[40, 42, 45, 48]。现有两种动脉瘤修复术方法可用：开放式修复术和 EVAR 术。择期开放式 AAA 修复术的死亡率为 3%～5%，而 EVAR 的死亡率更低（0.5%～2%）。患者年龄及内科合并疾病的预期生存情况（长期和短期）对修复术类型的选择是很重要的。

（1）开放式 AAA 修复术：涉及经腹正中或腹膜后切口，应用管或分叉形人工移植血管替代病变主动脉节段。随着开放式 AAA 修复术的技术改进，并发症（如急性肾衰竭、远端栓塞、伤口感染、结肠缺血、假性动脉瘤形成、腹主动脉十二指肠瘘、移植物感染和围手术期出血）在常规择期手术后虽然已少见，但仍是急诊开放式 AAA 修复术后的重要问题。

（2）EVAR 术：是经髂动脉或股动脉置入模块化移植组件，以衬在腹主动脉内壁并去除循环中的动脉瘤囊。EVAR 术要求满足特定的解剖结构标准，高达 70% 的患者适合行 EVAR 术。随着专业化血管腔内移植物设计（可用于治疗解剖结构更复杂的主动脉瘤）被批准使用，这一比例预期还会增加。虽然 EVAR 术相关的围手术期死亡率较低，但已有晚期 AAA 破裂的报道。

（3）无症状 AAA 患者行择期修复术的适应证：直径≥5.5cm 的无症状 AAA；快速扩张的 AAA；伴有外周动脉瘤（如髂动脉瘤、腘动脉瘤）或 PAD（如髂动脉闭塞性疾病）的 AAA。

（4）AAA 修复术的选择：根据多项循证随机试验的结果，EVAR 的主要益处多在短期内是最大的，因此，对于期望寿命有限的患者和围手术期风险较高的患者，EVAR 术可能是最合适的选择。然而，对于行开放式手术风险不高的较年轻患者应该选择开放式 AAA 修复术还是 EVAR 术仍存在争议。尽管超声监测已日益普遍，但 EVAR 术后长期监测血管内支架移植物会让患者暴露于较高水平的累积辐射量，此外，EVAR 术也并不能消除将来主动脉破裂的风险。

内科及外科学会的相关指南强调在选择 AAA 修复术类型时应遵循个体化原则，考虑患者的年龄、性别、AAA 破裂风险及围手术期发生并发症和死亡的危险因素。一般选择的原则：对于围手术期风险较低或处于平均水平的较年轻患者，可能优选开放式修复术；对于解剖结构有利且围手术期风险较高的患者，可能优选腔内修复术；对于解剖结构有利，且手术风险不高的患者，行腔内修复术可能是适当的。

（戴秋艳）

# 参 考 文 献

[1] Clouse WD, Hallett JW Jr, Schaff HV, et al. Acute aortic dissection: population-based incidence compared with degenerative aortic aneurysm rupture. Mayo Clin Proc, 2004, 79 (2): 176-180.

[2] Hagan PG, Nienaber CA, Isselbacher EM, et al. The International Registry of Acute Aortic Dissection (IRAD): new insights into an old disease. JAMA, 2000, 283 (7): 897-903.

[3] Januzzi JL, Isselbacher EM, Fattori R, et al. Characterizing the young patient with aortic dissection: results from the International Registry of Aortic Dissection(IRAD). J Am Coll Cardiol, 2004, 43(4): 665-669.

[4] Larson EW, Edwards WD. Risk factors for aortic dissection: a necropsy study of 161 cases. Am J Cardiol, 1984, 53 (6): 849-855.

[5] Nienaber CA, Eagle KA. Aortic dissection: new frontiers in diagnosis and management: Part I: from etiology to diagnostic strategies. Circulation, 2003, 108 (5): 628-635.

[6] Tsai TT, Nienaber CA, Eagle KA. Acute aortic syndromes. Circulation, 2005, 112 (24): 3802-3813.

[7] Nienaber CA, Eagle KA. Aortic dissection: new frontiers in diagnosis and management: Part II: therapeutic management and follow-up. Circulation, 2003, 108 (6): 772-778.

[8] Suzuki T, Mehta RH, Ince H, et al. Clinical profiles and outcomes of acute type B aortic dissection in the current era: lessons from the International Registry of Aortic Dissection(IRAD). Circulation, 2003, 108 (Suppl 1): II312-II317.

[9] Movsowitz HD, Levine RA, Hilgenberg AD, et al. Transesophageal echocardiographic description of the mechanisms of aortic regurgitation in acute type A aortic dissection: implications for aortic valve repair. J Am Coll Cardiol, 2000, 36 (3): 884-890.

[10] von Kodolitsch Y, Schwartz AG, Nienaber CA. Clinical prediction of acute aortic dissection. Arch Intern Med, 2000, 160(9): 2977-2982.

[11] Suzuki T, Distante A, Zizza A, et al. Diagnosis of acute aortic dissection by D-dimer: the International Registry of Acute Aortic Dissection Substudy on Biomarkers (IRAD-Bio) experience. Circulation, 2009, 119 (20): 2702-2707.

[12] Suzuki T, Katoh H, Tsuchio Y, et al. Diagnostic implications of elevated levels of smooth-muscle myosin heavy-chain protein in acute aortic dissection. The smooth muscle myosin heavy chain study. Ann Intern Med, 2000, 133 (7): 537-541.

[13] Erbel R, Alfonso F, Boileau C, et al. Diagnosis and management of aortic dissection. Eur Heart J, 2001, 22 (18): 1642-1681.

[14] Bossone E. Coronary artery involvement in patients with acute type A aortic dissection: Clinical characteristics and in-hospital outcomes. J Am Coll Card, 2003, 41S: 235.

[15] Tsai TT, Nienaber CA, Eagle KA. Acute aortic syndromes. Circulation, 2005, 112 (24): 3802-3813.

[16] Umaña JP, Lai DT, Mitchell RS, et al. Is medical therapy still the optimal treatment strategy for patients with acute type B aortic dissections? J Thorac Cardiovasc Surg, 2002, 124 (5): 896-910.

[17] Estrera AL, Miller CC 3rd, Safi HJ, et al. Outcomes of medical management of acute type B aortic dissection. Circulation, 2006, 114 (1 suppl): I384-I389.

[18] Hiratzka LF, Bakris GL, Beckman JA, et al. 2010 ACCF/AHA/AATS/ACR/ASA/SCA/SCAI/SIR/STS/SVM guidelines for the diagnosis and management of patients with thoracic aortic disease: a report of the American College of Cardiology foundation/American Heart Association Task Force on Practice Guidelines, American Association for Thoracic Surgery, American College of Radiology, American Stroke Association, Society of Cardiovascular Anesthesiologists, Society for Cardiovascular Angiography and Interventions, Society of Interventional Radiology, Society of Thoracic Surgeons, and Society for Vascular Medicine. Circulation, 2010, 121 (13): e266-e369.

[19] Guirguis-Blake JM, Beil TL, Senger CA, et al. Ultrasonography screening for abdominal aortic aneurysms: a systematic evidence review for the U. S. Preventive Services Task Force. Ann Intern Med, 2014, 160 (5): 321-329.

[20] Lederle FA, Johnson GR, Wilson SE, et al. Yield of repeated screening for abdominal aortic aneurysm after a 4-year interval. Aneurysm Detection and Management Veterans Affairs Cooperative Study Investigators. Arch Intern Med, 2000, 160 (8): 1117-1121.

[21] Kent KC, Zwolak RM, Egorova NN, et al. Analysis of risk factors for abdominal aortic aneurysm in a cohort of more than 3 million individuals. J Vasc Surg, 2010, 52 (3): 539-548.

[22] Creager MA, Belkin M, Bluth EI, et al. 2012 ACCF/AHA/ACR/SCAI/SIR/STS/SVM/SVN/SVS Key data elements and definitions for peripheral atherosclerotic vascular disease: a report of the American College of Cardiology Foundation/American Heart Association Task Force on Clinical Data Standards (Writing Committee to develop Clinical Data Standards for peripheral atherosclerotic vascular disease). J Am Coll Cardiol, 2012, 59 (3): 294-357.

[23] Boll AP, Verbeek AL, van de Lisdonk EH, et al. High prevalence of abdominal aortic aneurysm in a primary care screening programme. Br J Surg, 1998, 85 (8): 1090-1094.

[24] Singh K, Bønaa KH, Jacobsen BK, et al. Prevalence of and risk factors for abdominal aortic aneurysms in a population-based study: The Tromsø Study. Am J Epidemiol, 2001, 154 (3): 236-244.

[25] Svensson LG, Crawford ES, Hess KR, et al. Experience with 1509 patients undergoing thoracoabdominal aortic operations. J Vasc Surg, 1993, 17 (2): 357-368.

[26] Jongkind V, Yeung KK, Akkersdijk GJ, et al. Juxtarenal aortic aneurysm repair. J Vasc Surg, 2010, 52 (3): 760-767.

[27] Ohki M. Thoracic Saccular Aortic Aneurysm Presenting with Recurrent Laryngeal Nerve Palsy prior to Aneurysm Rupture: A Prodrome of Thoracic Aneurysm Rupture? Case Rep Otolaryngol, 2012, 2012: 367873.

[28] Nathan DP, Xu C, Pouch AM, et al. Increased wall stress of saccular versus fusiform aneurysms of the descending thoracic aorta. Ann Vasc Surg, 2011, 25 (8): 1129-1137.

[29] Wassef M, Baxter BT, Chisholm RL, et al. Pathogenesis of abdominal aortic aneurysms: a multidisciplinary research program supported by the National Heart, Lung, and Blood Institute. J Vasc Surg, 2001, 34(4): 730-78.

[30] Miller FJ Jr, Sharp WJ, Fang X, et al. Oxidative stress in human abdominal aortic aneurysms: a potential mediator of aneurysmal remodeling. Arterioscler Thromb Vasc Biol, 2002, 22 (4): 560-565.

[31] Eagleton MJ. Inflammation in abdominal aortic aneurysms: cellular infiltrate and cytokine profiles. Vascular, 2012, 20（5）: 278-280.

[32] Yamanouchi D, Morgan S, Stair C, et al. Accelerated aneurysmal dilation associated with apoptosis and inflammation in a newly developed calcium phosphate rodent abdominal aortic aneurysm model. J Vasc Surg, 2012, 56（2）: 455-461.

[33] Wilson WR, Anderton M, Schwalbe EC, et al. Matrix metalloproteinase-8 and -9 are increased at the site of abdominal aortic aneurysm rupture. Circulation, 2006, 113（3）: 438-445.

[34] Rinckenbach S, Albertini JN, Thaveau F, et al. Prehospital treatment of infrarenal ruptured abdominal aortic aneurysms: a multicentric analysis. Ann Vasc Surg, 2010, 24（3）: 308-314.

[35] Assar AN, Zarins CK. Ruptured abdominal aortic aneurysm: a surgical emergency with many clinical presentations. Postgrad Med J, 2009, 85（1003）: 268-273.

[36] Fillinger MF, Marra SP, Raghavan ML, et al. Prediction of rupture risk in abdominal aortic aneurysm during observation: wall stress versus diameter. J Vasc Surg, 2003, 37（4）: 724-732.

[37] Hellmann DB, Grand DJ, Freischlag JA. Inflammatory abdominal aortic aneurysm. JAMA, 2007（4）, 297: 395-400.

[38] American College of Cardiology Foundation（ACCF）, American College of Radiology（ACR）, American Institute of Ultrasound in Medicine（AIUM）, et al. ACCF/ACR/AIUM/ASE/ASN/ICAVL/SCAI/SCCT/SIR/SVM/SVS/SVU [corrected] 2012 appropriate use criteria for peripheral vascular ultrasound and physiological testing part I: arterial ultrasound and physiological testing: a report of the American College of Cardiology Foundation appropriate use criteria task force, American College of Radiology, American Institute of Ultrasound in Medicine, American Society of Echocardiography, American Society of Nephrology, Intersocietal Commission for the Accreditation of Vascular Laboratories, Society for Cardiovascular Angiography and Interventions, Society of Cardiovascular Computed Tomography, Society for Interventional Radiology, Society for Vascular Medicine, Society for Vascular Surgery, [corrected] and Society for Vascular Ultrasound. [corrected]. J Am Coll Cardiol, 2012, 60（3）: 242-276.

[39] Isselbacher EM. Thoracic and abdominal aortic aneurysms. Circulation, 2005, 111（6）: 816-828.

[40] Litmanovich D, Bankier AA, Cantin L, et al. CT and MRI in diseases of the aorta. AJR Am J Roentgenol, 2009, 193（4）: 928-940.

[41] Ten Bosch JA, Teijink JA, Willigendael EM, et al. Endovascular aneurysm repair is superior to open surgery for ruptured abdominal aortic aneurysms in EVAR-suitable patients. J Vasc Surg, 2010, 52（1）: 13-18.

[42] Chien DK, Chang WH, Yeh YH. Radiographic findings of a ruptured abdominal aortic aneurysm. Circulation, 2010, 122（18）: 1880-1881.

[43] Wiseman D, Harris K, Ehmann J. Spontaneous rupture of a rare adrenal artery aneurysm mimicking a ruptured abdominal aortic aneurysm. Vasc Endovascular Surg, 2013, 47（2）: 159-162.

[44] Lindholt JS, Sørensen J, Søgaard R, et al. Long-term benefit and cost-effectiveness analysis of screening for abdominal aortic aneurysms from a randomized controlled trial. Br J Surg, 2010, 97（6）: 826-834.

[45] Twine CP, Williams IM. Systematic review and meta-analysis of the effects of statin therapy on abdominal aortic aneurysms. Br J Surg, 2011, 98（3）: 346-353.

[46] Forsdahl SH, Singh K, Solberg S, et al. Risk factors for abdominal aortic aneurysms: a 7-year prospective study: the Tromsø Study, 1994-2001. Circulation, 2009, 119（16）: 2202-2208.

[47] Dalman RL, Tedesco MM, Myers J, et al. AAA disease: mechanism, stratification, and treatment. Ann N Y Acad Sci, 2006, 1085: 92-109.

[48] Tenforde AS, Cheng CP, Suh GY, et al. Quantifying in vivo hemodynamic response to exercise in patients with intermittent claudication and abdominal aortic aneurysms using cine phase-contrast MRI. J Magn Reson Imaging, 2010, 31（2）: 425-429.

[49] Myers J, McElrath M, Jaffe A, et al. A randomized trial of exercise training in abdominal aortic aneurysm disease. Med Sci Sports Exerc, 2014, 46（1）: 2-9.

[50] Myers JN, White JJ, Narasimhan B, et al. Effects of exercise training in patients with abdominal aortic aneurysm: preliminary results from a randomized trial. J Cardiopulm Rehabil Prev, 2010, 30（6）: 374-383.

[51] Yamamoto D, Takai S, Jin D, et al. Molecular mechanism of imidapril for cardiovascular protection via inhibition of MMP-9. J Mol Cell Cardiol, 2007, 43（6）: 670-676.

[52] Cassis LA, Gupte M, Thayer S, et al. ANG II infusion promotes abdominal aortic aneurysms independent of increased blood pressure in hypercholesterolemic mice. Am J Physiol Heart Circ Physiol, 2009, 296（5）: H1660-H1665.

[53] Inoue N, Muramatsu M, Jin D, et al. Involvement of vascular angiotensin II-forming enzymes in the progression of aortic abdominal aneurysms in angiotensin II - infused ApoE-deficient mice. J Atheroscler Thromb, 2009, 16（3）: 164-171.

[54] Yang HH, Kim JM, Chum E, et al. Effectiveness of combination of losartan potassium and doxycycline versus single-drug treatments in the secondary prevention of thoracic aortic aneurysm in Marfan syndrome. J Thorac Cardiovasc Surg, 2010, 140（2）: 305-312.

[55] Fujiwara Y, Shiraya S, Miyake T, et al. Inhibition of experimental abdominal aortic aneurysm in a rat model by the angiotensin receptor blocker valsartan. Int J Mol Med, 2008, 22（6）: 703-708.

[56] da Cunha V, Tham DM, Martin-McNulty B, et al. Enalapril attenuates angiotensin II -induced atherosclerosis and vascular inflammation. Atherosclerosis, 2005, 178（1）: 9-17.

[57] Thompson A, Cooper JA, Fabricius M, et al. An analysis of drug modulation of abdominal aortic aneurysm growth through 25 years of surveillance. J Vasc Surg, 2010, 52（1）: 55-61.

[58] Sweeting MJ, Thompson SG, Brown LC, et al. Use of angiotensin converting enzyme inhibitors is associated with increased growth rate of abdominal aortic aneurysms. J Vasc Surg, 2010, 52（1）: 1-4.

# 第十三章

# 高血压并发肺高血压

虽然我国高血压的防治取得了一定的成绩，国家心血管病中心 2015 年科研统计初步分析提示，高血压的患病率为 27%，知晓率、治疗率和控制率分别为 51%、45% 和 17%[1]，然而，全方位防控仍任重而道远。目前我国已进入老龄化社会，而老年人高血压和心力衰竭的发病率均较高，并且随年龄增加，严重影响老年人的健康和生活质量，加重我国社会的医疗经济负担。当前老年高血压和心力衰竭的防治形势相当严峻，应引起高度重视[2, 3]。

高血压主要合并症之一是左心衰（心功能不全）。2016 年 5 月欧洲心力衰竭年会将心力衰竭分成 3 种类型，2016 年 9 月 ESC 新公布的欧洲心力衰竭指南[4]确认心力衰竭分型为射血分数下降的心力衰竭（HFrEF，LVEF<40%）、射血分数中间值的心力衰竭（HFmrEF，LVEF40%~49%）、射血分数保留的心力衰竭（HFpEF，LVEF≥50%）。

HFmrEF（HF with mid-range EF），指 LVEF 40%~49%，为独立组，有利于相关研究，仍然属于心脏舒张功能不全为主的范畴。另外一种既往为 HFrEF，现在大于 40% 不属于舒张性心力衰竭，可以称为射血分数恢复的心力衰竭（HFrecEF），HFrecEF 死亡率更低，仅为 4.8%，住院次数少，终点事件更少，与 HFrecEF 病变比较单一有关，其预后更好，需要注意鉴别[5]。

老年高血压相关心力衰竭主要指老年高血压所致左心室射血分数正常的心力衰竭（HFNEF）或左心室射血分数保留的心力衰竭（HFPEF 或 HFpEF），其中也包括 HFmrEF，即以舒张性心功能不全为主（DHF）[6, 7]。老年高血压也可以产生左心室射血分数降低的心力衰竭（HFrEF），即以收缩性心功能不全为主（SHF），这类患者多合并较大范围心肌梗死或扩张型心肌病。HFpEF 和 HFmrEF 患者心脏收缩功能仍然可能存在异常，可以同时有收缩和舒张功能异常。

部分或严重患者并发肺高血压，属于肺高血压 2008 年 Dana Point 分类的第 2 类[8]，即左心疾病相关性肺高血压（PH-LHD）（注：国内专家对分类的肺高血压中译名有不同意见，笔者采用其中一种名称，不代表名称一定准确，但是此类型为第 2 类是明确的）。2013 年 NICE 会议提出的肺高血压的分类见表 8-13-1。

**表 8-13-1　2013 年 NICE 会议提出的肺高血压的分类**

| | |
|---|---|
| 1 肺高血压（PAH） | 3 慢性肺病相关肺高血压 |
| 1.1 特发性 PAH | 3.1 慢性阻塞性肺疾病（COPD） |
| 1.2 遗传性 PAH | 3.2 间质性肺疾病 |
| 1.2.1 *BMPR2* | 3.3 其他混合限制性或阻塞性肺疾病 |
| 1.2.2 *ALK1*，*ENG*，*CAV1*，*KCNK3* | 3.4 睡眠呼吸暂停 |
| 1.2.3 未知突变 | 3.5 肺泡低通气 |
| 1.3 药物和毒素诱导 | 3.6 慢性高原病 |
| 1.4 相关因素 | 3.7 先天性膈疝 |
| 1.4.1 结缔组织病 | 3.8 支气管肺发育不良 |
| 1.4.2 HIV 感染 | 4. 慢性血栓栓塞性肺高血压 |
| 1.4.3 门脉高压 | 5. 多种未知因素导致的肺高血压 |
| 1.4.4 先天性心脏病 | 5.1 慢性血液系统：慢性溶血性贫血，骨髓增生性疾病，脾切除 |
| 1.4.5 血吸虫病 | 5.2 系统性疾病：结节病，朗格汉斯细胞组织细胞增生症，神经纤维瘤病，血管炎 |
| 1' 肺静脉闭塞病（PVOD）和（或）肺毛细血管血管瘤（PCH） | 5.3 代谢疾病：糖原贮积病，Gaucher 病，甲状腺疾病 |
| 1'' 新生儿持续性肺高血压 | 5.4 其他：肿瘤压迫，纤维性纵隔炎，慢性肾功能不全，节段性肺高血压 |
| 2 左心疾病致肺高血压 | |
| 2.1 收缩功能障碍 | |
| 2.2 舒张功能障碍 | |
| 2.3 心脏瓣膜病 | |
| 2.3 先天性/获得性左心室流入道/流出道梗阻 | |

注：在 2008 年 Dana Point 分类的基础上做了补充，左心相关肺高血压属于第 2 大类。舒张功能不全或 HFpEF 为其中的亚类。

# 第一节　高血压并发肺高血压的流行病学概况

高血压和心力衰竭均随年龄增长而患病率升高，病死率增加。Framingham 心脏研究[9]发现高血压患病率 60 岁以下为 27%，60～79 岁左右为 75%，而 80 岁以上为 93%；我国调查了 10 125 名 40 岁以上非高血压者，从 1991～2000 年进行了平均 8.2 年的随访，28.9% 的男性和 26.9% 的女性发展为高血压。60 岁及以上的男性和女性分别高达 41.6% 和 38.4%，可见高血压发病率随年龄增加的趋势。

SHEP 和 Syst-Eur 等的临床试验报道，高血压患者心力衰竭的发生危险比健康人高出 3～4 倍。Framingham 心脏研究[9]发现高血压患者心力衰竭发生率为 80%，该研究通过 40 年的观察发现，男性心力衰竭的 5 年生存率为 25%，而女性为 38%，为同年龄段一般人群死亡率的 6～7 倍。荷兰 Rotterdam Study 对 5255 人 4 年随访结果表明，心力衰竭患者的年龄调整死亡率是非心力衰竭患者的 2 倍，猝死的风险增加 4～6 倍，可见高血压患者心力衰竭发病率及病死率均高，预后不良。

HFpEF 已占心力衰竭人群 50% 以上，尤其老年人，在 80 岁及以上人群男性患病率为 4%～6%，女性患病率为 8%～10%，一般人群患病率为 1.1%～5.5%。世界不同流行病学研究表明，HFpEF 有增长趋势，占心力衰竭患者的 50%～55%。有种族差异，非裔人高于白色人种，更多的是女性、且有高血压病史和合并多种疾病者[10]。

左心疾病是导致肺高血压的常见原因，但由于疾病谱广，而且缺少这类肺高血压统一的病理生理亚组分类定义，故目前尚缺乏左心疾病相关肺高血压的准确流行病学数据。在严重 HFrEF 患者中，约 2/3 的患者合并有不同程度的肺；而 HFpEF 患者中有多达 44%～83% 的患者合并有肺高血压。Lam CSP 等研究以超声心动图设置切点值为 35mmHg，在 244 例 HFpEF 患者中肺高血压者高达 83%。而高血压-HFpEF 合并肺动脉收缩压升高发生率在 50% 以上，肺动脉收缩压（PASP）≥48mmHg 的患者 3 年生存率较 PASP＜48mmHg 的患者明显下降[11]。Gerges 等用金标准右心导管揭示：毛细血管前和后共存肺高血压（CpcPH）发生率为 12% 左右[12]。不同的文献流行病学数据差异很大，其原因与统计学方法、检查方法、患者选择标准有关。CpcPH 临床病情严重，预后差[13]。

# 第二节　高血压并发肺高血压的病理生理学特点

## 一、分类和病理及病理生理学

首先明确肺高血压的定义，右心导管检查方法是金标准，见表 8-13-2[14]。

**表 8-13-2　右心导管检查不同肺高血压血流动力学分类特点**

| 定义 | 血流动力学特点 | 备注 |
|---|---|---|
| 肺高血压 | mPAP≥25mmHg | 适用于所有分类 |
| 毛细血管前性肺高血压 | mPAP≥25mmHg，PAWP ≤15mmHg，PVR > 3WoodU | 适用于第 1、3、4 类 |
| 毛细血管后性肺高血压 | mPAP≥25mmHg，PAWP >15mmHg | 适用于第 2 类 |
| 被动性肺高血压 | DPG≤7mmHg（TPG≤ 12～15mmHg） | 仅由肺静脉压力增高导致 |
| 混合性肺高血压 | DPG＞7mmHg（TPG＞ 15mmHg） | 肺静脉肺动脉均受累 |
| 反应性肺高血压 | 应用血管扩张剂后 DPG 和 TPG 逆转，PVR≤ 3WoodU | |
| 非反应性肺高血压 | 应用血管扩张剂后 DPG 和 TPG 无反应，PVR ＞3WoodU | |

注：mPAP. 平均肺动脉压；DPG. 舒张期压力阶差；TPG. 跨肺压力阶差；PVR. 肺血管阻力。

### （一）应用心导管血流动力学对肺动脉高压进行分类

应用心导管血流动力学对肺高血压分类，主要分为下述两类。

**1. 毛细血管前性肺高血压**　是由于肺部本身病变或肺前负荷增加而引起。

（1）肺高血压：WHO 第 1 类。

（2）肺部疾患所致的肺高血压：WHO 第 3 类。

（3）慢性血栓栓塞性肺高血压：WHO 第 4 类。

（4）原因不明或多因素所致的肺高血压：WHO 第 5 类。

**2. 毛细血管后 PH**　左心疾病相关性 PH，WHO 第 2 类。开始阶段又称肺静脉高血压，如左心功能不全、瓣膜病等引起肺静脉回流受阻、后负荷增高等。根据病变发展可分为下述 2 种。

（1）被动性 PH。

（2）主动性（混合性）PH：由多重因素和（或）疾病发展引起。根据对血管扩张剂有无反应分为反应性 PH 和非反应性 PH，后者属于真正的混合性或不成比例的 PH。

### （二）左心系统疾病相关性 PH 的病因

高血压所致的肺高血压隶属于 WHO 肺高血压的第 2 大类：左心系统疾病导致肺高血压。已如前述左心系统疾病可能是 PH 最常见的原因。左心系统疾病导致肺高压的常见原因包括射血分数减低的心力衰竭（HFrEF）、射血分数保留的心力衰竭（HFpEF）、心脏瓣膜病等（表 8-13-3）。从高血压和其他危险因素发展到 HFpEF 也有心力衰竭分期的 ABCD 四个阶段，由临床舒张前期功能紊乱（PDD）A/B 期到显性 HFpEF 的 C/D 期。心肺运动试验运动时耐力下降，症状明显。当发生心力衰竭时，无论是何种类型的心力衰竭，肺高血压的出现都是预后不良的标志[15]。

表 8-13-3　左心系统疾病相关 PH 病因

| | |
|---|---|
| HFrEF；EF≤50% | 缩窄性心包疾病 |
| 扩张型心肌病（DCM） | 心脏瓣膜病 |
| 缺血性心肌病（ICM） | 主动脉瓣狭窄或立动脉瓣关闭不全 |
| HFpEF；EF＞50% | 二尖瓣狭窄或二尖瓣关闭不全 |
| 高血压性心脏病 | 经治瓣膜病后持续 PH |
| 缺血性心脏病（冠心病 IHD） | 其他原因 |
| 糖尿病性心肌病 | 心律失常 |
| 肥厚型心肌病 | 左房黏液瘤或血栓 |
| 限制型心肌病 | |

## 二、病理及病理生理

HFpEF 典型的危险因素包括高龄、老年人、肥胖和高血压等，通常是先天和后天复杂因素并存。传统认为，HFpEF 的发生包括其他因素：左心室收缩储备受限，体肺循环血管功能下降，NO 生物利用率，变时功能储备，右心室功能、左心房功能和自主神经张力的损害等[16]。左心室舒张储备受损等原因见图 8-13-1。

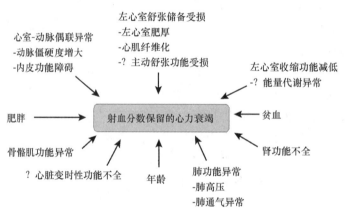

图 8-13-1　HFpEF 的病因和病理机制

见于老年、高血压、冠心病、糖尿病和房颤等情况[引自：Phan TT, Shivu GN, Abozguia K, et al. The pathophysiology of heart failure with preseved ejection fraction：from molecular inechanisms to exercise haemodynamics. Int J Cardiol, 2012, 158（3）：337-43.]

高血压能够引起结构重构，包括心肌细胞肥大、成纤维细胞增生并转化为肌成纤维细胞，伴随血管平滑肌细胞肥大等。另外非细胞改变包括血管旁和间质胶原构成的细胞外基质的增生。心肌内毛细血管密度和动脉厚度的变化引起心肌缺血、细胞内离子通道发生改变等，导致心肌纤维化、微血管病变和内皮功能障碍。这些变化都能够造成左心室舒张期末压增高和左房压升高[17]，见图 8-13-2。

早期，左房压（LAP）增加，被动地传递到肺血管床，发生左心系统疾病相关性肺高压。左心室舒张期末压和 PAWP 的轻微升高都会升高肺动脉压（PAP）水平。如果肺动脉压的升高仅仅是源于左心房和肺静脉压力被动地传输到肺循环，而 TPG（mPAP）与 PAWP 的差值仍然保持正常，即 TPG≤12mmHg；DPG（肺动脉舒张压与 PAWP 的差值），保持正常，为 DPG＜7mmHg，称为毛细血管后被动性 PH 或肺静脉高压。随着疾病进展，肺静脉淤血可能伴随肺血管反应，导致 TPG＞12mmHg 和 DPG≥7mmHg，肺血管阻力（PVR）增加，肺高血压部分是由于毛细血管前性 PH 导致。存在 LHD 却合并 TPG、DPG 和 PVR 升高，被文献称为混合型或不成比例的 PH[18]。

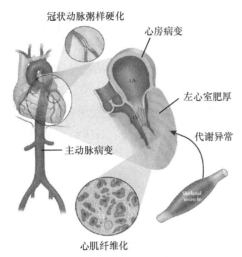

图 8-13-2　高血压引起的结构及功能重构

引自：Raman SV. The hypertensive heart. An integrated understanding informed by imaging. J Am Coll Cardiol，2010，55：91-96.

具体来说，肺血管阻力为肺动脉平均压和肺静脉平均压之差与肺血流量之比。因此，肺动脉平均压就等于肺静脉平均压加上肺血管阻力与肺血流量乘积之和（见公式及图 8-13-3）。

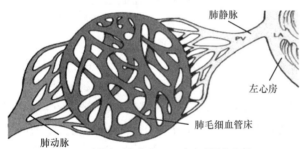

图 8-13-3　左心系统疾病相关 PH 发生机制

肺血管阻力=（肺动脉平均压–肺静脉平均压）/肺血流量

肺动脉平均压=肺静脉平均压+肺血管阻力×肺血流量

因此凡是能够引起肺静脉压、肺血流量和肺血管阻力增高的因素均可引起肺高血压。在左心系统疾病 PH 发生过程中，发生了一系列的病理生理变化，包括从简单的肺淤血，到肺静脉结构和功能异常（图 8-13-4）。

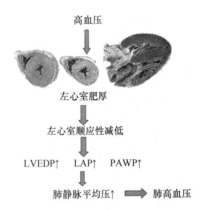

图 8-13-4　高血压引起 PH 的发生机制

左心系统疾病相关 PH 和第一类 PAH 的重要病理差别是存在的呼吸道变化，即出现肺泡实质病变、重构，气体弥散异常，称为"限制肺综合征"，然后出现肺血管重构，直至发展到严重阶段（图 8-13-5）。

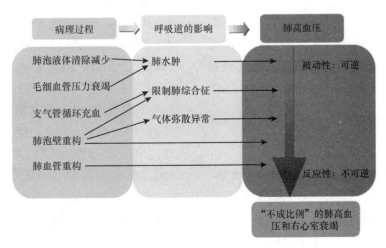

图 8-13-5　左心相关 PH 呼吸道的变化

大约有一半的 HFrEF 和 HFpEF 的患者 PVR＞3WoodU 或 TPG＞15mmHg。在某些病例，患者存在的混合型 PH，通过全身血管扩张药或利尿剂的应用是可逆的（或反应性的），提示肺高血压的发生是由于左心的压力升高引起肺血管床收缩引起的。而另外一些患者，PH 是不可逆及不成比例的（或固定的），提示肺血管床发生了重构，最后发生右心室衰竭[19]。

# 第三节　高血压导致心力衰竭伴肺高血压的诊断方法及评价

长期高血压主要导致左心室肥厚和射血分数保留的心力衰竭（HFpEF）。

## 一、HFpEF 的表型分类

### （一）病理分类

从病理生理的角度来看，HFpEF 的主要潜在异常最初被认为是舒张功能均受损，包括左心室舒张功能和左心室顺应性降低，因此称为"舒张性心力衰竭"。舒张功能不全当然是 HFpEF 综合征的一个突出部分。HFpEF 患者的病理生理学变化是多种的[20]。HFpEF 发生的病理生理学异常主要包括：①舒张功能障碍[松弛功能受损和（或）顺应性降低][21]；②纵向收缩功能障碍（如纵向收缩组织速度减小，整体纵向应变降低）[22]；③内皮功能障碍[23]；④异常的心室动脉偶联[24]；⑤受损的全身血管扩张储备[25]；⑥左心系统疾病肺高血压和肺血管疾病伴右心衰竭[26]；⑦心脏变时性功能不全[27]；⑧易感心脏由于心脏外原因容量负荷增加（肥胖、慢性肾病、贫血都可以引起舒张功能障碍伴体液潴留）。患者通常有一个以上的病理性变化，促进 HFpEF 综合征发生，从而增加诊断的复杂性[28]，见图 8-13-1。

### （二）临床/病因分类

HFpEF 患者的临床表型包括[29]：①"普通型"HFpEF，多合并高血压、肥胖、糖尿病、代谢综合征和（或）慢性肾病；②CAD 相关的 HFpEF（这些患者通常有多支 CAD，CAD 是 HFpEF 综合征的驱动因素）；③心房颤动为主的 HFpEF（患者经常有未控制的房颤引起 HFpEF 综合征）；④右心衰竭为主的 HFpEF[肺静脉高压（偶尔有超大的肺高血压）、右心室功能不全和显著舒张功能障碍，右心衰竭驱动临床经过]；⑤肥厚型心肌病引起的或类似肥厚型心肌病的 HFpEF（这些患者通常有小左室腔、室壁较厚，对负性肌力药物反应好）；⑥多瓣膜 HFpEF（这些患者通常有 2 个或更多的中度瓣膜病变，不符合手术标准，但促进 HFpEF 发生，通常合并其他危险因素和病因）；⑦限制型心肌病如心肌淀粉样变性。

### （三）临床表现分类

第一类，代表低危类型，也最难诊断，这类患者运动可以诱发左心室充盈压升高，也被称为运动性舒张功能障碍。劳力性呼吸困难是这些患者的主要症状，他们通常没有明显的容量负荷过重迹象，如下肢水肿等，很少因心力衰竭住院。因此，临床诊断有赖于结合心脏结构异常（左心室肥厚和（或）左心房增大）和运动诱发的左心室充盈压升高证据，或者侵入性（在心导管室有创血流动力学试验中，运动高峰 PAWP＞25mmHg）或非侵入性（负荷超声心动图显示运动高峰时间隔 $E/e'$ 值＞13）。心肺运动试验也有助于排除（峰值呼吸交换率降低，小于 1）；肥胖[峰值绝对耗氧量 $VO_2$ 正常，伴随相对 $VO_2$ 减低（绝对耗氧量 $VO_2$ 与体重比值）]；或肺功能异常作为运动不耐受的原因。运动引起升高的左心室充盈压类 HFpEF 患者 B 型利钠肽（BNP）水平通常有正常或仅轻度升高，在这一阶段 HFpEF 综合征的发病或死亡的风险是很低的。

第二类，显性容量超负荷。此类临床表现临床医生通常可以很容易地识别。除了呼吸困难、运动耐受性减低和心脏结构异常[左心室肥厚和（或）左心房增大]，这些 HFpEF 患者有下肢水肿，颈静脉压（JVP）升高，严重时甚至双肺湿啰音。此外，这些患者通常（但不总是）有升高的 BNP 或 NT-proBNP 水平，并有住院史，之后的发病率和死亡率都很高。虽然诊断容易明确，有时也容易漏诊，特别是在那些伴随肥胖（很难看到 JVP 升高和较低的 BNP 水平）或合并肺疾病者。对于这些患者，右心导管血流动力学评估对 HFpEF 诊断有帮助。

第三类，肺高血压和右心衰竭，是风险最高的临床亚型，具有高发病率和死亡率。第三类患者通常多数有较高的 BNP 水平。此外，这些患者中有一些肺静脉高压基础上叠加肺高血压，增加了右心衰竭的倾向。在 HFpEF 类型中，即使控制了 HFpEF 的其他风险因素，右心室肥厚和右心室功能障碍患者依然有很高的风险[29]。

## 二、高血压合并射血分数保留的心力衰竭的诊断

**1. 流行病学资料**　有长期高血压史,尤其是 60 岁以上老年人，女性，肥胖，合并多种疾病，包括肾功能不全、贫血、糖尿病等。

**2. 临床表现**　有心力衰竭的临床表现，包括肺淤血所致呼吸困难（气短）通常是首发表现，也可以有心悸、咳嗽等表现。HFpEF 和 HFrEF 症状无明显区别。病情发展肺动脉压力升高，右心功能衰竭引起颈静脉充盈、肝大、下肢水肿。

**3. 诊断标准**　中华医学会心血管病分会《中国心力衰竭诊断和治疗指南 2014》提出的 HFpEF 包括下述方面[30]

（1）主要临床表现：①典型心力衰竭症状和体征；②左心室射血分数（LVEF）正常或轻度下降（LVEF≥45%），且左心腔（尤其左室）大小正常；③相关结构性心脏病存在（如左心房增大或左心室肥厚）和（或）舒张功能障碍的证据；④超声心动图检查无脏心瓣膜疾病并可排除心包疾病、肥厚型心肌病、限制型（浸润性）心肌病等。

（2）其他需考虑因素：①符合本病的流行病学特点，如老年人、病因为高血压或有高血压史、女性，部分患者伴糖尿病、房颤、肥胖或代谢综合征等；②BNP/NT-proBNP 测定值轻至中度升高或至少在"灰色区域"。

这里需要说明超声心动图检查 $E/E'(e)$ 值>15，提示左心室充盈压>15mmHg；当 $E/E'(e)$ 值<8，提示充盈压正常；$E/E'(e)$ 值 8～15 提示应考虑其他原因影响 LVEDP。超声应同时估测肺动脉压。

超声心动图指标还包括二维、多普勒、组织多普勒和斑点追踪技术，可对保留射血分数的心力衰竭患者的心脏结构、功能和力学进行详细的表型分析。斑点追踪超声心动图能够评估 LV 局部和整体纵向应变（舒张早期应变率也可以在心尖四腔获得）。二尖瓣流入道血流和组织多普勒成像的二尖瓣环间隔和侧环左心室舒张功能分级和估计的左心室充盈压（$E/e$ 值），同时评估的纵向收缩功能（s 波）和心房功能（a 波）。斑点追踪分析左心房功能，提供峰值左心房收缩功能（负的纵向峰值左心房应变）和左心房储备功能（正的纵向峰值左心房应变）。三尖瓣环平面收缩功能（TAPSE）和右心室游离壁基底纵向峰值组织多普勒速度（RVs'）提供纵向右心室功能的信息，右心室斑点追踪超声心动图同组织多普勒。最后，分析三尖瓣反流多普勒曲线，与估计的右心房压力相加，提供估计的左心房收缩压。可从心尖四腔切面获得的附加数据包括评估左心室容积和射血分数、左心房容积、右心室的大小和整体收缩功能（如右心室面积变化分数）[31]，见图 8-13-6。

**4. 生物学标志物**

（1）左心室肥厚生物学标志物和检测手段：静脉给予盐负荷后醛固酮水平与左心室质量相关，并独立于年龄、体重指数和血压，提示盐调节醛固酮的能力受限促进左心室肥厚发生[32]。脂联素是非糖尿病高血压患者左心室肥厚的独立预测因素，脂联素与左心室质量呈负相关；醛固酮-肾素比值（ARR）、空腹胰岛素和胰岛素抵抗稳态模型指数（HOMA-IR）与 LVM 呈正相关[33]。另外，高血压左心室肥厚的多因素分析显示，引起左心室肥厚的独立预测因素为性别、年龄、收缩压、肥胖和糖尿病。而左心室质量指数与体质量指数相关，所以对于高血压患者来说，肥胖是引起左心室肥厚重要的心血管危险因素[34]。

左心室肥厚是对慢性压力超负荷的一种不良反应，是心房颤动、舒张性心力衰竭、收缩性心力衰竭和高血压患者猝死的一个重要危险因素。因为不是所有的高血压患者都会发生左心室肥厚，医生可以通过超声心动图或心血管磁共振对是否存在左心室肥厚进行更明确地评价。左心室肥厚的发展与收缩压密切相关。在 Framingham 心脏研究中，

扫码见本章
影像图

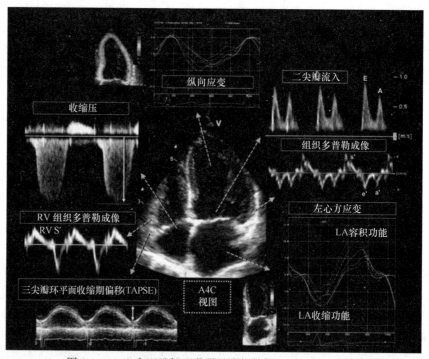

图 8-13-6　心尖四腔切面获得的附加数据

引自：Butler J，Fonarow GC，Zile MR，et al. Developing therapies for heart failure with preserved ejection fraction: current state and future directions. JACC Heart Fail，2014，2（2）：97-112.

在老年人即使临界单纯收缩期高血压也与增加的左心室壁厚度和舒张期充盈受损有关[35]。左心室质量的变化可以提示高血压心脏病的进展和恢复，心血管核磁显像由于较高的可重复性优于超声心动图的测量[36]，由于核磁显像价格较高，临床上更常用超声心动图进行评价。

（2）HFpEF 生物学标志物和检测手段：BNP/NT-proBNP 具有一定程度的敏感度和特异度，但是在 HFpEF 的患者中约 30%BNP＜100ng/L[37]，应注意仔细鉴别。另外一些标志物近年也受到重视和研究，包括可溶性人基质裂解素、可溶性内皮因子、生长分化因子 15、向心素 1、半乳糖凝集素 3 等，反映心肌纤维化、炎症、氧化应激和神经内分泌激素紊乱过程，引起心肌和基质重构。特别是可溶性人基质裂解素和半乳糖凝集素 3 能够反映心肌纤维化过程，目前还在继续研究[38]。

## 三、左心衰竭合并肺高血压的诊断

辅助检查包括右心导管和超声心动图指标。

### （一）右心导管

右心导管检查是金标准。根据 mPAP 可将 PH 进行分级，26～35mmHg 为轻度，36～45mmHg 为中度，大于 45mmHg 为重度。由肺动脉阻力增大引起的 PH 称为毛细血管前性肺高血压，如特发性肺高血压、肺栓塞等；由心排血量增加引起的 PH 称高动力性肺高血压，如先天性心脏病、甲状腺功能亢进；由 PAWP 增高引起的 PH 称为毛细血管后性肺高血压，如二尖瓣狭窄、左心衰等，又称为被动性肺高血压；有些肺高血压的发生不是由单一因素所致，又称为多因性 PH。

如前所述，根据右心导管测定的血流动力学指标对左心系统疾病相关 PH 进行细分类诊断汇总，如图 8-13-7 所示，分为肺静脉高压（孤立的毛细血管后 PH）和混合型 PH。后者根据严重程度分为应用利尿剂或血管扩张剂治疗后有反应 DPG＜7mmHg、PVR＜2～3WoodU 或没有反应（DPG≥7mmHg、PVR＞2～3 WoodU），二者分别对应为可逆性（反应性）和不可逆性（固定性或真正的不成比例）CpcPH[18]。

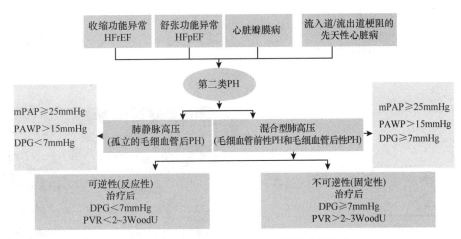

图 8-13-7　左心系统疾病 PH 的分类诊断方法

## （二）超声心动图

超声心动图诊断标准：肺动脉收缩压（PASP）≤36mmHg 排除，37～50mmHg 可疑，大于 50mmHg 可能性大。必须指出，超声心动图是拟诊标准，存在假阳性和假阴性情况。

所有 PH 患者均应依据指南进行完整的诊断评估。超声心动图是 PH 诊断治疗最佳的无创性工具，并在 PH 初始诊断起着重要的作用。

**1. 超声心动图对 PH 的诊断**　是诊断左心疾病和心脏瓣膜疾病中最好的非侵入性工具，在初始诊断 PH、鉴别左心系统疾病 PH 和第一类特发 PAH 中发挥了重要作用。当心脏瓣膜手术前评估血流动力学、心脏移植前评价肺血流动力学改变时需要进行右心导管检查[39]。

（1）肺动脉收缩压的超声估测：三尖瓣收缩期反流速度（TRV）反映右心室和右心房间的压力阶差。当无肺动脉瓣狭窄时，右心室收缩压（RV systolic pressure，RVSP）被假定为等于肺动脉收缩压（Ppa），由柏努力方程得出压力差并与右房压（Pra）之和计算而得，收缩期 $Ppa=RVSP=4（TRVend）^2+Pra$。Pra 通过下腔静脉内径估测。PH 时 Pra 可以通过剑突下切面下腔静脉 M 型超声测量呼气末内径和深吸气内径，Pra 升高时下腔静脉内径增宽（正常范围 1.5～2.5cm）和（或）下腔静脉与右心房毗邻处深吸气时塌陷＜50%[40]（图 8-13-8 和表 8-13-4）。

应用超声心动图估测 Ppa 被认为是其作为诊断工具的一项优势，但接近 50% 的患者超声测值与导管测值差别大于 10mmHg。对 Ppa 的低估导致对 PH

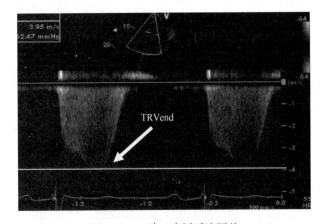

图 8-13-8　跨三尖瓣反流压差

TRVend. 跨三尖瓣口收缩期最大反流速度（引自：Heederik D, Henneberger PK, Maestrelli P, et al. The management of work-realted asthma guidelines: a broader perspective. Eur Respir Rev, 2012, 21: 125, 239-248.）

表 8-13-4　由下腔静脉估测 Pra

| 下腔静脉内径 | 随呼吸变化 | 估测 Pra（mmHg） |
| --- | --- | --- |
| 小，内径＜1.5cm | 塌陷 | 0 |
| 正常，1.5～2.5cm | 减小＞50% | 5 |
| 正常 | 减小＜50% | 10 |
| 扩张，内径＞2.5cm | 减小＜50% | 15 |
| 扩张伴随肝静脉扩张 | 无变化 | 20 |

严重程度的错误分类，甚至不能发现 PH。估测 Ppa 不准确的最常见原因是不完全的多普勒包络导致压力低估，而由于下腔静脉直径和塌陷高估 Pra，引起对 Ppa 的高估。对于大量的三尖瓣反流，柏努力方程不再适用，TRV 法将不同程度地低估跨三尖瓣压力阶差。因此多普勒衍生出的 Ppa 应被认为仅仅是估测的，而不能作为诊断 PH 的依据。超声心动图诊断 PH 的标准见表 8-13-5。

**表 8-13-5　超声心动图诊断 PH 的参考标准**

除外肺高血压

　三尖瓣反流速率≤2.8m/s，Ppa≤36mmHg，无其他超声心动图参数支持肺高血压

可疑肺高血压

　三尖瓣反流速率≤2.8m/s，Ppa≤36mmHg，有其他超声心动图参数支持肺高血压

　三尖瓣反流速率 2.9～3.4m/s，Ppa 37～50mmHg，伴或不伴有其他超声心动图参数支持肺高血压

肺高血压可能性较大

　三尖瓣反流速率>3.4m/s，Ppa>50mmHg，伴或不伴其他超声心动图参数支持肺高血压

运动多普勒超声心动图不推荐用于肺高血压的筛查

（2）肺动脉平均压和舒张压的估测：平均 Ppa 和肺动脉舒张末压在 PH 诊断和随访过程中不经常用到，但当 TRV 不能应用或不可靠时可以应用。平均 Ppa 和肺动脉舒张末压可以由肺动脉瓣反流开始速度（PRVbd）和终末速度（PRVed）相应的计算出来（图 8-13-9）。

$$肺动脉舒张末压 = 4（PRVed）^2 + Pra$$

$$肺动脉平均压 = 4（PRVbd）^2 + Pra$$

尽管在三尖瓣反流速度无法测量时，可能会用到右心室流出道血流加速时间，其在临床上的应用基本被 TRV 所取代。当右心室流出道血流加速时间

<105ms 时提示 PH。与其他不受心率影响的指标不同，在心率>100 次/分或<70 次/分时，需要对右室流出道血流加速时间进行矫正，其方法为乘以 75 并除以心率[39]。根据超声心动图的诊断结果、患者症

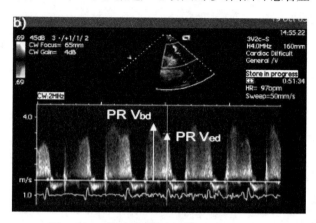

**图 8-13-9　肺动脉平均压和舒张末压的估测**

PRVbd. 肺动脉瓣反流开始速度；PRVed. 肺动脉瓣反流终末速度（引自：Heederik D, Henneberger PK, Maestrelli P, et al. The management of work-realted asthma guidelines: a broader perspective Eur Respir Rev 2012；21：125，239-248.）

状及其他临床资料判断 PAH 或 PH 的可能性及相应的处理建议见表 8-13-6。

**表 8-13-6　根据超声心动图诊断结果、患者症状及其他临床资料判断 PAH 或 PH 的可能性及相应处理建议**

| 低度怀疑肺高血压 | 分类 | 证据水平 |
| --- | --- | --- |
| 超声心动图判断"不可能为肺高血压"，无临床症状：不推荐做进一步检查 | I | C |
| 超声心动图判断"不可能为肺高血压"，有临床症状且有 PAH 相关疾病或危险因素：推荐行超声心动图随访 | I | C |
| 超声心动图判断"不可能为肺高血压"，有临床症状但无 PAH 相关疾病或危险因素：推荐评价引起该症状的其他原因 | I | C |
| **中度怀疑肺高血压** | | |
| 超声心动图判断"可能为肺高血压但可能性不大"，无临床症状，无 PAH 相关疾病或危险因素：推荐行超声心动图随访 | I | C |
| 超声心动图判断"可能为肺高血压但可能性不大"，有临床表现且有 PAH 相关疾病或危险因素：应考虑行右心导管检查 | Ⅱb | C |
| 超声心动图判断"可能为肺高血压但可能性不大"，有临床症状但无 PAH 相关疾病或危险因素：应该考虑其他诊断且应行超声心动图随访，如果症状为中度以上应考虑行右心导管检查 | Ⅱb | C |
| **高度怀疑肺高血压** | | |
| 超声行图判断"可能为肺高血压且可能性较大"，有临床症状伴或不伴有 PAH 相关疾病或危险因素：推荐行右心导管检查 | I | C |
| 超声心动图判断"可能为肺高血压且可能性较大"，无临床症状伴或不伴有 PAH 相关疾病或危险因素：应考虑行右心导管检查 | Ⅱa | C |

引自：Hoeper MM, Ghofrani HA, Gorenflo M, et al, Diagnosis and treatment of pulmonary hypertension：European guidelines 2009. Pneumologie, 2010, 64（7）：401-414.

**2. 鉴别诊断**

（1）HFpEF 引起的 PH 和 PAH 临床特征和危险因素鉴别：基于临床特征超声心动图 HFrEF 和瓣

膜病所致 PH 很容易和肺高血压（PAH 鉴别。然而鉴别 HFpEF 引起的肺高血压和 PH 有一定的困难，因为两者左心室收缩功能正常，都可能有异常的

舒张功能参数。而两者鉴别至关重要，因为两种情况的处理显著不同。一方面，若将 PAH 的特异性治疗应用于 LHD 引起的 PH 患者，可能加重心脏衰竭症状，增加再住院率[41, 42]。另一方面，误判和不确定 PH 的患者会延误特异性治疗时机，而特异性治疗能够显著改善症状、运动耐量和提高生存率[43]。临床特点和危险因素，可能有助于区分 PAH 和 HFpEF 所致 PH。另外，两者运动生理不同，当运动能力受损程度比单独的 PH 预期状态更严重，运动时出现明显的肺动脉压力增高有利于 HFpEF 引起 PH 的诊断[44, 45]。两者临床特征和危险因素鉴别如表 8-13-7 所示。

**表 8-13-7　PAH 与 HFpEF 导致 PH 的鉴别诊断**
（临床特征和危险因素）

| PAH | HFpEF 导致 PH |
| --- | --- |
| 家族史 | 老年 |
| 服用减肥药物 anorexigen 或安非他命（amphetamine） | 高血压 |
| 结缔组织病；系统性硬化症、系统性红斑狼疮、混合性结缔组织病 | 糖尿病 |
| 艾滋病 | 冠状动脉疾病 |
| 肝脏疾病、门脉高压 | 心房颤动 |
| 先天性心脏病性 | 肥胖 |
| 血吸虫病 | 高脂血症 |
| | 端坐呼吸，夜间阵发性呼吸困难、运动时异常的 BP 升高 |

续表

| PAH | HFpEF 导致 PH |
| --- | --- |
| ECG：电轴右偏，右心室肥厚，右心房增大 | ECG：左心房增大、左心室肥厚 |

引自：Hansdottir S，Groskreutz DJ，Gehlbach BK，et al. WHO's in second？：A practical review of World Health Organization group 2 pulmonary hypertension. Chest，2013，144（2）：638-650。

（2）HFpEF 引起的 PH 和 PAH 的超声心动图鉴别：超声心动图检查有利于区分 PAH 和 HFpEF 引起的 PH。HFpEF 引起 PH 患者与 PAH 患者比较经常有左心房扩大而右心房扩大较少；左心室肥厚提示由于 HFpEF 引起 PH，而右心室增大有利于 PAH 诊断。脉冲多普勒和组织多普勒评价充盈模式和舒张参数提示可能有助于区分 HFpEF 导致 PH 和 PAH。

肺动脉压力升高的患者，如果病因是肺实质相关或肺血管疾病，左心室充盈压通常是正常或减低，二尖瓣充盈显示的松弛受损通常是由于左心室充盈减少造成的，而不是舒张功能障碍本身。肺实质相关或肺血管疾病患者二尖瓣侧环组织速度 E′正常（图 8-13-10）和侧环 E/E′值<8；相反，继发于舒张功能障碍的 PH 患者有增加的 E/E′值，因为二尖瓣 E 峰速度随左心房压力增加而增加，侧环 E′速度由于心肌疾病而减低。在非心源性肺高血压患者使用间隔侧 E′和 E/E′值欠准确，因为间隔 E′由于右心室参

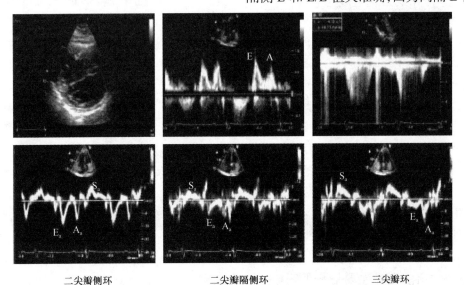

二尖瓣侧环　　　　二尖瓣隔侧环　　　　三尖瓣环

图 8-13-10　非左心系统疾病肺高血压超声血流频谱特征

左上：左心室受压短轴呈 D 字征；中上：二尖瓣血流频谱 E/A>1；右上：跨三尖瓣收缩期反流速度约 4.15m/s，右室-右房间压力阶差 69mmHg；左下：二尖瓣侧环组织频谱 E$_a$/A$_a$>1；下中：隔侧环组织频谱由于受左心室间相互作用影响 E$_a$/A$_a$<1；三尖瓣环组织频谱[引自：Ruan Q，Nagueh SF. Clinical application of tissue Doppler imaging in patients with idiopathic pulmonary hypertension. Chest，2007，131（2）：395-401.]

与左心室运动而速度减低。二尖瓣血流频谱 E 受到左心室松弛速率、心房、心室的顺应性及左心房压力的影响。E/E′值<8 可以鉴别左心系统疾病引起 PH 与特发性 PAH。

Opotowsky 等[46]应用一个简单的超声心动图预测法鉴别高 PVR 与肺静脉高压，预测值由–2 到+2 之间，分值越高越提示肺血管疾病肺高血压。根据规则，E/E′值>10，左心房增大各–1 分，小左心房，右心室流出道血流加速时间<80ms 各给予+1 分。

鉴别 HFpEF 导致 PH 和 PAH 依赖于完整的临床评估和复杂的超声心动图及血流动力学数据准确的解释，两者超声心动图鉴别要点见表 8-13-8。

**表 8-13-8　PAH 与 HFpEF 导致 PH 的鉴别诊断**
（超声心动图）

| PAH | HFpEF 导致 PH |
| --- | --- |
| 右心房增大 | 左心房增大 |
| 右心室肥厚 | 左心室肥厚 |
| 室间隔受压变平或凸向左室侧 | |
| 二尖瓣侧环组织速度 E′>12cm/s | 二尖瓣侧环组织速度 E′≤8cm/s |
| 二尖瓣血流频谱 E 与二尖瓣侧环组织速度 E/E′值<8 | 二尖瓣血流频谱 E 与二尖瓣侧环组织速度 E/E′值>15 |

# 第四节　高血压并发肺高血压的治疗原则及措施

总体而言，LHD 及相关 PH 的治疗主要包括基础治疗及病因治疗（针对左心疾病），也就是上游治疗。还需要注意患者的心理因素，如发生焦虑或抑郁等躯体症状障碍要进行疏导，与器质性疾病同治。高血压并发肺高血压的治疗也应遵循这一原则，除了高血压积极控制，要干预这类患者有关的混杂因素和合并症，包括肾功能不全、贫血、睡眠呼吸暂停综合征（SAS）和慢性阻塞性肺疾病（COPD）等。注意调整生活方式，强调戒烟、饮食、心理运动和药物五大处方。特别是个体化规范地制订运动康复训练计划应该引起重视。

出现 HFpEF 的治疗策略主要是干预影响左心室舒张期末压的因素，如体循环血压、心率、循环容量，还需要改善心肌缺血和左心室舒张功能。

原来已经完成的许多随机药物临床试验，如 CHARM-Preserved、PEP-CHF、I-Preserve 和 SENIORS

等均表明，ACEI/ARB 类、地高辛和 β 受体阻滞剂等药物（包括培多普利、坎地沙坦和萘比洛尔等），除部分可以改善中间终点，并不能改善 HFpEF 或 PH-HFpEF 的预后，效果令人失望。盐皮质激素拮抗剂螺内酯有关试验 Aldo-DHF 和 TOPCAT 也没有改善预后的证据。目前有关他汀类药物在 DHF 中的作用尚有争议。多数研究肯定了他汀类药物在 DHF 中的有效作用[28, 29]。但今后仍需大规模、前瞻性、随机对照的临床试验来进一步明确他汀治疗对于 HFpEF 的益处。血管紧张素受体脑啡肽酶抑制剂（Angiotensin receptor neprilysin inhibitor，LCZ696）临床试验除了 PARADIGM-HF 已经证实可以改善 HFrEF 患者心血管死亡和心力衰竭住院，改善生活质量外，目前对 HFpEF 治疗有效的 PARAMOUNT 研究提示其在 12 周可以降低 NT-proBNP 水平，缩小 36 周左心房内径和容积，改善 NYHA 的心功能分级[47]。现在 PARAGON-HF 研究，是一项在 HFpEF 患者中进行的，评估血管紧张素受体脑啡肽酶抑制剂（ARNi）LCZ696 与缬沙坦的长期疗效和安全性的随机、双盲研究，包括我国多家医院参加的国际多中心试验正在进行。

针对 HFpEF 可能有效的治疗药物还包括雷诺嗪、伊伐布雷汀、可溶性鸟苷酸环化酶激动剂、磷酸二酯酶-5（PDE5）抑制剂（西地那非、他达拉非）白介素 1 受体拮抗剂（anakinra）、alagebrium chloride（ALT-711）、硝酸盐（提供 NO）和基因治疗等[48-51]，有关的试验结果还不能证明上述药物对改善预后的影响。其中，伊伐布雷汀作为窦房结 If 电流抑制剂降低心率，对 HFrEF 即收缩功能衰竭治疗作用已经得到证实，SHIFT 研究结论获得 FDA 批准。但是，最近 Kosmala 等 HFpEF 的小规模研究主要是针对降低运动心率后运动耐量、VO$_2$ 峰值等影响，研究结果一级终点是恶化，次要终点差异没有统计学意义，与 2013 年 Kosmala 等研究改善运动能力和 VO$_2$ 峰值结果不一致，还需要大规模临床试验进一步研究[49]。RALI-DHE 研究晚钠电流抑制剂雷诺嗪改善了一些血流动力学结果（LVEDP、PAWP），但是没有改变心肌松弛性参数[50, 51]。关于可溶性鸟苷酸环化酶激动剂 vericiguat 心力衰竭初步研究（SOCRATE）分两个部分：SOCRATES-REDUCED 和 SOCRATES-PRESERVED，目前只发表了 HFrEF 结果，NT-proBNP 水平没有差别，耐受性好，进一步分析显示高剂量 BNP 水平有下降[52]，因此还需要进一步临床试验。

在 2015 年《ESC/ERS 肺高血压诊断治疗指南》中，对第 2 类 PH，左心疾病相关 PH 的处理指出，没有推荐 PAH 批准的靶向药物应用[8]。被动性 PH 主要是左心衰竭的治疗，不能用肺血管扩张药，否则引起肺水肿。反应性 PH（不成比例的 PH，即 Cpc-PH）可作血管扩张试验，若 DPG 仍然≥7mmHg 且 PVR 不降低者建议在肺血管病中心谨慎试用靶向药物。如果把舒张功能衰竭（DHF）和 PH-HFpEF 看作是许多疾病表现的综合征，那么只有通过研究这些疾病的危险因子如何加速心血管老化进程，促进心肌重构的信号转导途径，才能最终找到有效的治疗。

目前西地那非对左心疾病相关 PH 有一定效果，近期一项 Guazzi 等[53] 进行的研究显示磷酸二酯酶-5 抑制剂西地那非对 HFpEF 合并 PH 患者有显著的益处。这样的治疗手段用来增强细胞内的环鸟苷酸（cGMP）信号。既往研究已表明，一氧化氮（NO）通过 cGMP 产物可在心脏肥大和纤维化时维持心肌顺应性和血管紧张度方面起重要作用。NO 受体存在于肺血管细胞，心脏单核细胞和全身血管细胞。有效的磷酸二酯酶抑制剂如西地那非、他达拉非等可抑制 PDE5 分解 cGMP，并增加 NO 的释放。PDE5 抑制剂的研究已经表明其在治疗 PH、缺血性心脏病和勃起功能障碍方面是一个有效的血管扩张剂。而且，抑制 PDE5 可减轻肾上腺素刺激，改善内皮功能，减低室壁–血管僵硬度和肺血管阻力。整个研究过程中西地那非治疗组患者的收缩期、舒张期及平均肺动脉压均出现实质性下降。作者发现抑制 PDE5 可起到肺血管扩张的持久性逆转，改善 RV 收缩功能。肺动脉阻力、左心室厚度、间隔厚度和左心室质量下降，而减速和等容舒张改善。Hoendermis 等[54] PH-HFpEF 西地那非血流动力学和运动耐量随机对照试验结果显示，52 例 LVEF≥45%患者的单中心双盲随机安慰剂对照研究，西地那非组滴定到 60mg/d，共 12 周。一级终点为 mPAP 变化。12 周后西地那非组 mPAP 2.4mmHg（95%CI：0.3～4.5mmHg），安慰剂组 mPAP 4.7mmHg（95%CI：2.3～7.1mmHg），P=0.14，两组比较没有统计学意义。后来完成的一项有关 PDE5 抑制剂改善舒张性心力衰竭患者的生活质量

和运动能力的临床研究 RELAX 试验只取得了中性结果[55]。该研究入选对象为 DHF 伴或不伴 PH，采用双盲、安慰剂对照方法研究西地那非治疗 DHF 对运动耐力的影响。共入选 216 例 EF≥50%，NT-ProBNP 或左心室充盈压升高，运动耐力下降。西地那非组 113 例，安慰剂对照组 103 例，观察 24 周。结果表明，一级终点氧消耗量峰值和二级终点 6min 步行试验、临床情况计分，两组间比较差异无统计学意义，不良反应亦无显著性差异。RELAX 研究和 Guazzi 等的研究的阳性结果报告不同的原因与人群选择和设计的差别可能有关。Guazzi 等的研究实际选择为 CpcPH，其平均 DPG 8～9mmHg，结果是阳性，肺动脉压力下降，右心室功能改善；RELAX 研究包括 HFpEF 中伴和不伴 PH 的患者，更没有 PH 的亚分类；而 Hoendermis 等的研究多数为 PVH，仅 12%有心导管检查 DPG≥7mmHg。Guazzi 等研究观察 1 年；RELAX 研究和 Hoendermis 等研究观察时间短，分别为 24 周和 12 周[53-55]。因此，西地那非在重症左心衰竭合并 CpcPH 患者中的疗效还有待进一步探讨。

可溶性鸟苷酸环化酶激动剂利奥西胍（riociguat）可能有一定苗头。目前发表的 LEPHT Ⅱ期临床研究，入选对象为 LVEF≤40% 且静息 mPAP≥25mmHg 的患者（非舒张性心衰）。由于主要终点降低肺动脉平均压（mPAP）没有达到，虽然可显著降低肺循环和体循环的阻力，增加心排血量，可降低第二类 PH 患者的血浆 NT-Pro-BNP 水平，但仍然为阴性结果[56]。2014 年 CHEST 报告 Riociguat 多中心试验 DILATE-1 研究对 PH-DHF（即 PH-HFpEF）急性血流动力学和超声参数有一定作用和耐受性良好，但是对 mPAP 没有明显作用[57]。

现在进行中的临床研究还有内皮素受体拮抗剂波生坦（bosentan）BADDHY 试验和马西替坦（macitentan）MELODY-1 研究[58]。前者观察波生坦治疗 PH-HFpEF 的疗效与安全性，一级终点观察 6min 步行试验，没有特指混合型毛细血管前性和毛细血管后性 PH（CpcPH）；后者 PH-LHD 患者Ⅱ期预试验，只选择 PH 新定义 CpcPH 患者，入选 60 例，与安慰剂随机，EF≥35%，包括部分轻度收缩功能不全，10mg/d，观察 12 周，终点为安全性和耐受性。左昔孟旦和米力农在 PH-LVHF 的比较作用研究表明，$Ca^{2+}$通道增敏剂治疗心力衰竭已经有

广泛研究，磷酸二酯酶-3 抑制剂治疗心力衰竭疗效明确。Mishra 等前瞻性随机研究，观察比较了左昔孟旦和米力农应用于进行心脏瓣膜手术患者合并 PH 和左心室功能不全情况。结果两者血流动力学改善相当，左昔孟旦增加心率、降低系统血管阻抗，需要更多去甲肾上腺素支持[59]。研究还证明，米力农存在松弛豚鼠和人类肺静脉作用，对左心疾病所致 PH 有良好作用[60]。

Rho 激酶信号途径抑制剂法舒地尔有血管舒张特性，对第一类 PAH 已经有多项临床研究成果，第二类 PH 在 DHF 方面，目前只有动物实验发现可以改善左心室僵硬度，还需要临床试验的验证[61]。

已经发生右心衰竭的患者，还需要采取支持疗法和应用利尿剂、地高辛、血管活性药物，此处不再赘述。

目前应用于 HFrEF 及相关的 PH 非药物治疗，如 CRT 等在 PH-HFpEF 尚无证据说明有效性。对于晚期药物治疗无效者，属于 CpcPH、全心衰竭和肺血管已经明显病变重构者，应该根据肺动脉有无血管反应性考虑肺移植或心肺联合移植[62]。

总之，对第二类左心疾病相关 PH，即 PH-HFrEF（SHF）和 PH-HFpEF（DHF），特别是 CpcPH 的治疗，包括第一类 PAH 靶向药物在内的临床试验还在进行，疗效有待进一步观察。

综上所述，高血压–左心舒张功能衰竭–肺高血压（肺高血压）的发生、发展及预后是复杂的病因和病理生理过程，诊断方法尚不够完善，与收缩功能衰竭及第一类肺高血压不同，其缺少有效、有针对性和改善预后的治疗，主要是对高血压和有关因素的预防和上游治疗，改善生活方式，晚期控制右心衰竭及心肺移植，一些靶向药物还在探索和研究之中。目前还需要更多的基础研究和临床循证医学研究。

（富华颖 张承宗 周 虹）

## 参 考 文 献

[1] 国家心血管病中心. 中国心血管病报告 2015. 北京：中国大百科全书出版社, 2015.

[2] Franklin SS, Khan SA, Wong ND, et al. Is pulse pressure useful in predicting risk for coronary heart Disease? The Framingham heart study. Circulation, 1999, 100（4）：354-360.

[3] 王薇, 赵冬. 中国老年人高血压的流行病学. 中华老年医学杂志, 2005, 24（4）：246-247.

[4] Ponikowski P, Voors AA, Anker SD, et al. 2016 ESC Guidelines for the diagnosis and treatment of acute and chronic heart failure. Eur Heart J, 2016, 37（27）：2129-2200.

[5] Kalogeropoulos AP, Fonarow GC, Georgiopoulou V, et al. Characteristics and outcomes of adult outpatients with heart failure and improved or recovered ejection fraction. JAMA Cardiol, 2016, 1（5）：510-518.

[6] Vasan RS, Larson MG, Benjamin EJ, et al. Congestive heart failure in subjects with normal versus reduced left ventricular ejection fraction: prevalence and mortality in a population-based cohort. J Am Coll Cardiol, 1999, 33（7）：1948-1955.

[7] Bhatia RS, Tu JV, Lee DS, et al. Outcome of heart failure with preserved ejection fraction in a population-based study. N Engl J Med, 2006, 355（3）：260-269.

[8] Galie N, Humbert M, Vachiery JL, et al. 2015 ESC/ERS Guidelines for the diagnosis and treatment of pulmonary hypertension. Eur Respir J, 2015, 46（4）：903-975

[9] Franklin SS, Khan SA, Wong ND, et al. Is pulse pressure useful in predicting risk for coronary heart Disease? The Framingham heart study. Circulation, 1999, 100（4）：354-360.

[10] Alagiakrishnan K, Banach M, Jones LG, et al. Update on diastolic heart failure or heart failure with preserved ejection fraction in the older adults. Ann Med, 2013, 45（1）：37-50.

[11] Perez VAJ, Haddad F, Zamanian RT. Diagnosis and management of pulmonary hypertension associated with ventricular diastolic dysfunction. Pulmonary Circulation, 2012, 2（2）：164-169.

[12] Cheli M, Vachiery JL. Controversies in pulmonary hypertension due to left heart disease. F1000Prime Rep, 2015, 7：7.

[13] Farber HW, Gibbs S. Under pressure: pulmonary hypertension associated with left heart disease. Eur Respir Rev, 2015, 24（138）：665-673.

[14] Hoeper MM, Bogaard HJ, Condliffe R, et al. Definitions and diagnosis of pulmonary hypertension. J Am Coll Cardiol, 2013, 62（25 Suppl）：D42-D50.

[15] Kjaergaard J, Akkan D, Iversen KK, et al. Prognostic importance of pulmonary hypertension in patients with heart failure. Am J Cardiol, 2007, 99（8）：1146-1150.

[16] Borlaug BA. The pathophysiology of heart failure with preserved ejection fraction. Nat Rev Cardiol, 2014, 11（9）：507-515.

[17] Raman SV. The hypertensive heart. An integrated understanding informed by imaging. J Am Coll Cardiol, 2010, 55（2）：91-96.

[18] Alhabeeb W, Idrees MM, Chios S, et al. Saudi Guidelines on the Diagnosis and Treatment of Pulmonary Hypertension: Pulmonary hypertension due to left heart disease. Ann Thorac Med, 2014, 9（Suppl 1）：S47-S55.

[19] Dupuis J, Guazzi M. Pathophysiology and clinical relevance of pulmonary remodeling in pulmonary hypertension due to left heart disease. Canadian J Cardiol, 2015, 31（4）：416-429.

[20] Burke MA, Katz DH, Beussink L, et al. Prognostic importance of pathophysiologic markers in patients with heart failure and preserved ejection fraction. Circ Heart Fail, 2014, 7（2）：288-299.

[21] Zile MR, Baicu CF, Gaasch WH. Diastolic heart failure--abnormalities

in active relaxation and passive stiffness of the left ventricle. N Engl J Med, 2004, 350（19）: 1953-1959.

[22] Shah SJ. Evolving approaches to the management of heart failure with preserved ejection fraction in patients with coronary artery disease. Curr Treat Options Cardiovasc Med, 2010, 12（1）: 58-75.

[23] Paulus WJ, Tschope C. A novel paradigm for heart failure with preserved ejection fraction: comorbidities drive myocardial dysfunction and remodeling through coronary microvascular endothelial inflammation. J Am Coll Cardiol, 2013, 62（4）: 263-271.

[24] Kawaguchi M, Hay I, Fetics B, et al. Combined ventricular systolic and arterial stiffening in patients with heart failure and preserved ejection fraction: implications for systolic and diastolic reserve limitations. Circulation, 2003, 107（5）: 714-720.

[25] Borlaug BA, Melenovsky V, Russell SD, et al. Impaired chronotropic and vasodilator reserves limit exercise capacity in patients with heart failure and a preserved ejection fraction. Circulation, 2006, 114（20）: 2138-2147.

[26] Thenappan T, Shah SJ, Gomberg-Maitland M, et al. Clinical charact-eristics of pulmonary hypertension in patients with heart failure and preserved ejection fraction. Circ Heart Fail, 2011, 4（3）: 257-265.

[27] Phan TT, Shivu GN, Abozguia K, et al. Impaired heart rate recovery and chronotropic incompetence in patients with heart failure with preserved ejection fraction. Circ Heart Fail, 2010, 3（1）: 29-34.

[28] Bench T, Burkhoff D, O'Connell JB, et al. Heart failure with normal ejection fraction: consideration of mechanisms other than diastolic dysfunction. Curr Heart Fail Rep, 2009, 6（1）: 57–64.

[29] Shah SJ, Katz DH, Deo RC. Phenotypic spectrum of heart failure with preserved ejection fraction. Deo RC. Heart Fail Clin, 2014, 10（3）: 407-418.

[30] 中华医学会心血管病学分会, 中华心血管病杂志编辑委员会. 中国心力衰竭诊断和治疗指南2014. 中华心血管病杂志, 2014, 42（2）: 98-122.

[31] Butler J, Fonarow GC, Zile MR, et al. Developing therapies for heart failure with preserved ejection fraction: current state and future directions. JACC Heart Fail, 2014, 2（2）: 97-112.

[32] Catena C, Verheyen ND, Url-Michitsch M, et al. Association of Post-Saline Load Plasma Aldosterone Levels With Left Ventricular Hypertrophy in Primary Hypertension. Am J Hypertens, 2016, 29（3）: 303-310.

[33] Peer M, Mashavi M, Matas Z, et al. Adiponectin as an independent predictor of left ventricular hypertrophy in nondiabetic patients with hypertension. Angiology, 2015, 66（3）: 219-224.

[34] Buono F, Crispo S, Pagano G, et al. Morisco C Determinants of left ventricular hypertrophy in patients with recent diagnosis of essential hypertension. J Hypertens, 2014, 32（1）: 166-173.

[35] Sagie A, Benjamin EJ, Galderisi M, et al. Echocardiographic assess-ment of left ventricular structure and diastolic filling in elderly subjects with borderline isolated systolic hypertension（the Framingham Heart Study）. Am J Cardiol, 1993, 72（9）: 662-665.

[36] Moon JC, Fisher NG, McKenna WJ, et al. Detection of apical hypertrophic cardiomyopathy by cardiovascular magnetic resonance in patients with non-diagnostic echocardiography. Heart, 2004, 90（6）: 645-649.

[37] Anjan VY, Loftus TM, Burke MA, et al. Prevalence, clinical phenotype, and outcomes associated with normal B-type natriuretic peptide levels in heart failure with preserved ejection fraction. Am J Cardiol, 2012, 110（6）: 870-876.

[38] Meluzin J, Tomandl J. Can biomarkers help to diagnose early heart failure with preserved ejection fraction? Dis Markers, 2015, 2015: 426045.

[39] Galiè N, Hoeper MM, Humbert M, et al. Guidelines for the diagnosis and treatment of pulmonary hypertension: the task force for the diagnosis and treatment of pulmonary hypertension of the European society of Cardiology（ESC）and the European Respiratory Society（ERS）, endorsed by the international Society of Heart and Lung Transplantation（ISHLT）. Eur Heart J, 2009, 30（20）: 2493-2537.

[40] 富华颖, 张承宗, 周长钰, 等. 肺高压超声心动图评估及临床应用. 心电与循环, 2014, 6: 442-448.

[41] Packer M, McMurray J, Massie BM, et al. Clinical effects of endothelin receptor antagonism with bosentan in patients with severe chronic heart failure: results of a pilot study. J Card Fail, 2005, 11（1）: 12-20.

[42] Elliott CG, Palevsky HI. Treatment with epoprostenol of pulmonary arterial hypertension following mitral valve replacement for mitral stenosis. Thorax, 2004, 59（6）: 536-537.

[43] Hansdottir S, Groskreutz DJ, Gehlbach BK. WHO's in second? A practical review of World Health Organization group 2 pulmonary hypertension. Chest, 2013, 144（2）: 638-650.

[44] Thenappan T, Shah SJ, Gomberg-Maitland M, et al. hypertension in patients with heart failure and preserved ejection fraction. Circ Heart Fail, 2011, 4: 257-265.

[45] Fleg JL, O'Connor F, Gerstenblith G, et al. Impact of age on the cardiovascular response to dynamic upright exercise in healthy men and women. J Appl Physiol（1985）, 1995, 78（3）: 890-900.

[46] Opotowsky AR, Ojeda J, Rogers F, et al. A simple echocardiographic prediction rule for hemodynamics in pulmonary hypertension. Circ Cardiovasc. Imaging, 2012, 5（6）: 765-775.

[47] Singh JS, Lang CC. Angiotensin receptor-neprilysin inhibitors: clinical potential in heart failure and beyond. Vascular Health and Risk Management, 2015, 11: 283-295.

[48] Asrar ul Haq M, Wong C, Mutha V, et al. Therapeutic interventions for heart failure with preserved ejection fraction: A summary of current evidence. World J Cardiol, 2014, 6（2）: 67-76.

[49] Pal N, Sivaswamy N, Mahmod M, et al. Effect of selective heart rate slowing in heart failure with preserved ejection fraction. Circulation, 2015, 132（18）: 1719-1725.

[50] Kelly JP, Mentz RJ, Mebazaa A, et al. Patient selection in heart failure with preserved ejection fraction clinical trials. J Am Coll Cardiol, 2015, 65（16）: 1668-1682.

[51] Maier LS, Layug B, Karwatowska-Prokopczuk E, et al. Ranolazine for the treatment of diastolic heart failure in patients with preserved ejection fraction. J Am Coll Cardiol HF, 2013, 1（2）: 115-122.

[52] Gheorghiade M, Greene SJ, Butler J, et al. Effect of vericiguat, a soluble guanylate cyclase stimulator, on natriuretic peptide levels in patients with worsening chronic heart failure and reduced ejection fraction: The SOCRATES-REDUCED Randomized Trial. JAMA,

2015，314（21）：2251-2262.

[53] Guazzi M，Vicenzi M，Arena R，et al. Pulmonary hypertension in heart failure with preserved ejection fraction：a target of phosphodiesterase-5 inhibition in a 1-year study. Circulation，2011，124（2）：164-174.

[54] Hoendermis ES，Liu LC，Hummel YM，e al. Effects of sildenafil on invasive haemodynamics and exercise capacity in heart failure patients with preserved ejection fraction and pulmonary hypertension：a randomized controlled trial. Eur Heart J，2015，36（38）：2565-2573.

[55] Redfield MM，Chen HH，Borlaug BA，et al. Effect of phosphodiesterase-5 inhibition on exercise capacity and clinical status in heart failure with preserved ejection fraction：a randomized clinical trial. JAMA，2013，309（12）：1268-1277.

[56] Bonderman D，Ghio S，Felix SB，et al. hypertension caused by systolic Left ventricular dysfunction：a phase Ⅱb double-blind，randomized，placebo-controlled，dose-ranging hemodynamic study. Circulation，2013，128（5）：502-511.

[57] Bonderman D，Pretsch I，Streringer-Mascherbauer R，et al. Acute hemodynamic effects of riociguat in patients with pulmonary hypertension associated with diastolic heart faifure（DILATE-1）. a randomized，double-blind，placebo-controlled，single-dose study. Chest，2014，146（5）：1274-1285.

[58] Dixon DD，Trivedi A，Shah SJ. Combined post-and pre-capillary pulmonary hypertension in heart failure with preserved ejection fraction. Heart Fail Rev，2016，21（3）：285-297.

[59] Mishra A，Kumar B，Dutta V，et al. Comparative effect of levosimendan and milrinone in cardiac surgery patient with pulmonary hypertension and left ventricular dysfunction. J Cardiothorac Vasc Anesth，2016，30（3）：639-646.

[60] Rieg AD，Suleiman S，Perez-Bouza A，et al. Milrinone relaxes pulmonary veins in guinea Pigs and humans. PLOS ONE，2014，9（1）e87685.

[61] Fukui S，Fukumoto Y，Suzuki J，et al. Long-term inhibition of Rho-kinase ameliorates diastolic heart failure in hypertensive rats. J Cardiovasc Pharmacol，2008，51（3）：317-326.

[62] Barnett CF，De Marco T. Treatment of advanced group 2 PH. Prog Cardiovasc Dis，201659（1），78-86.

# 第十四章

# 高血压合并甲状腺功能亢进

高血压是常见的慢性疾病，分为原发性高血压和继发性高血压。原发性高血压占 80%～90%，继发性高血压占 10%～20%。继发性高血压中有一类称为内分泌性高血压。内分泌性高血压常见的有皮质醇增多症、原发性醛固酮增多症和嗜铬细胞瘤等。继发于甲状腺疾病的高血压也属于内分泌性高血压。甲状腺功能亢进和甲状腺功能减退为常见的甲状腺疾病，二者都可以引起高血压。甲状腺功能亢进引起的高血压属于继发性高血压。原发性高血压还可以合并甲状腺功能亢进。其发病机制、治疗特点都不尽相同，需要注意相关的鉴别诊断和治疗的特殊性。

## 第一节 甲状腺功能亢进继发高血压

各种原因引起的甲状腺激素功能的异常升高称为甲状腺功能亢进，简称甲亢。甲状腺肿大、突眼征、基础代谢率升高、神经兴奋性增强、组织和器官功能增强为其特征。功能亢进性毒性弥漫性甲状腺肿（Graves 病）是最常见的甲亢，占 85%。正常的甲状腺状态对维持合适的血压有重要的作用。甲亢患者血压呈收缩压升高，脉压增大的特点，可见毛细血管搏动，临床称为水冲脉。甲状腺功能恢复正常后血压多可恢复正常。

### 一、流行病学特点

目前关于甲亢引起高血压的相关流行病学资料较少。据估计，甲亢合并高血压的的患病率占甲亢患者的 20%～30%。早年的一项观察性研究显示，在 458 例甲亢患者中血压＞150mmHg 的占 26%，其中 42%的患者为重度甲亢[1]。Saito 等研究了 321 例甲亢患者和 324 例甲状腺功能正常的高血压患者，结果显示，20～49 岁的甲亢患者高血压的患病率明显高于甲状腺功能正常者[2]。来自波兰的一项研究对比了亚临床甲亢患者和甲状腺功能正常人群，结果发现，与甲状腺功能正常人群比较亚临床甲亢患者夜间血压水平、心率变异性显著增加[3]。来自西班牙的一项小样本研究，纳入了 20 例血压正常的甲亢患者和血压正常的甲状腺功能正常人，结果显示，甲亢患者 24h 动态血压、白天血压、夜间血压均高于甲状腺功能正常者，在控制甲亢后，血压水平下降[4]。

### 二、病理生理

#### （一）甲状腺激素

甲状腺激素包括甲状腺原氨酸（$T_3$）和甲状腺素（$T_4$），其主要的作用为促进物质和能量的代谢和机体的生长发育。甲状腺激素可降低周围血管阻力，增加心肌收缩力，升高心率，增加心排血量。

Asvold 等的研究显示，甲状腺激素在参考范围内和血压水平呈正线性相关[5]，Kaminski 等的一项研究显示，亚临床甲亢影响夜间血压水平，血压正常的亚临床甲亢患者收缩压水平较高，夜间舒张压水平较高[3]。Amouzegar 等纳入了 4756 例无甲状腺疾病的受试者，研究发现，在甲状腺功能正常的人群中血清促甲状腺激素和血压之间无相关性，但血清中游离的甲状腺激素水平与血压呈正相关。

甲状腺激素对心脏具有正性变时、正性变传导、正性变力作用，且对外周动脉有舒张作用。甲亢患者因过多的甲状腺激素使新陈代谢旺盛，心排血量增加，儿茶酚胺对心肌的敏感性增加，从而造成收缩压升高。

## （二）外周循环

目前认为，甲亢患者由于动脉和毛细血管床的开口扩张，使得组织灌流增大，血液循环加速，循环血容量增加，从而称为高动力循环[6]。

患者由于外周血管阻力降低造成舒张压下降，而这种外周血管舒张又反射性地引起心排血量增加，血压升高。

甲亢造成代谢的改变对外周组织血流动力学的影响，以及高动力血流循环状态在高血压发生的病理生理机制调节中起着重要的作用。外周血管的舒张会导致外周组织耗氧量增加，这种耗氧量的增加和甲亢造成的高代谢率密切相关。在生理状态下代谢率的增加会同时伴随组织灌流比例的升高。在电刺激诱发的收缩性骨骼肌组织中可以观察到主动性充血现象[7]，这种现象独立于神经控制。局部的血管舒张可能与腺苷、乳酸盐、二氧化碳和组胺等物质在组织中的聚集相关。总的来说，外周小血管的扩张可能是高代谢引起的耗氧增加及局部组织缺氧的结果。

高代谢状态是甲亢外周血管改变显著的相关因素，组织灌流的增加可能与耗氧量增加显著相关。相反，当使用水杨酸诱导时，在可比较耗氧量的情况下，心排血量和外周血流量的增加却不显著[8]。甲亢患者中这种外周血流量增加和不成比例增加的组织灌注仍无法解释。

外周血流量的增加使得心脏回心血量增加，且通过 Frank-Starling 机制使每搏输出量增加。通过外周调节机制，组织可以根据其代谢需求控制自身的血流灌注。事实上，给予甲亢患者血管收缩剂可减少心脏每搏输出量，因此甲状腺功能亢进患者每搏输出量的增加是外周血管舒张的反射性的效应。

## （三）心脏

心动过速、心律失常及高动力的心脏输出表现是甲亢患者常见的心脏表现[6]。心排血量的增加是由于甲状腺激素对心肌收缩力的直接作用及外周血容量增加的反射调节引起[9]。

在甲亢的动物模型中发现，使用甲状腺激素刺激后，心肌组织的环磷酸腺苷（cAMP）含量增加。

甲状腺激素可能导致甲亢动物模型心肌细胞兴奋收缩偶联发生变化，心肌细胞内肌球蛋白 ATP 酶活性增加，肌酸磷酸的化学能和心脏乳头肌细胞 ATP 能的利用率和较高的心排血量不成比例，显示化学能转化为机械能的效率降低[10]。在甲亢的动物研究中，过量的心肌耗氧量对之前氧化磷酸化解偶联的假设并不支持。

Goodkind 的研究发现使用甲状腺激素处理后的豚鼠乳头肌的等张收缩的力度和速度增加。在相似的研究中观察到等张收缩中肌纤维收缩最大速度增加。总的收缩时间和达到最大收缩张力需要的时间缩短。这种心肌收缩力的增加不是甲状腺激素引起的心动过速所致，给予 β 受体阻滞剂也不能降低这种豚鼠乳头肌的心肌收缩力[9]。

Amidi 等研究发现，甲亢患者心脏指数，每搏输出量指数及左心室射血分数升高[11]。与心率的增加比较，每搏输出量更影响心排血量。心排血量的增加伴随着右心室和肺动脉收缩压的增加。在运动时，血流动力学的改变和正常人群相似。然而，甲状腺功能亢进患者的心排血量在有氧运动状态下因心肌耗氧量的增加，心排血量增加的幅度更为明显。

## （四）交感肾上腺系统

临床研究发现，甲状腺功能和交感肾上腺系统之间存在密切相关性[12]。甲亢患者的临床症状和外源性给予肾上腺素后的临床表现非常相似。抗交感的药物可以降低甲状腺激素引起的心率和心排血量的增加。

但是，甲亢患者血液中儿茶酚胺的水平较低或者并不升高，其原因尚不清楚。因此，客观上考虑，甲状腺和交感肾上腺这两种系统的心血管效应可能是独立和叠加的，而不是协同的效应。

β 受体阻滞剂可以减慢心率，降低心排血量，降低脉压及延长循环时间。这些药物的药理作用进一步证明交感肾上腺系统在高动力血液循环机制的发生中有重要的作用。

## （五）肾素–血管紧张素系统

甲状腺功能亢进时血浆肾素活性增高，可能与甲状腺激素作用于肝脏合成血管紧张素原增加有关，甲亢时肾素–血管紧张素–醛固酮系统（RAAS）过度激活。

总的来说，影响甲状腺功能亢进患者血压的变化是与甲状腺激素对外周血管、心肌细胞及心内传导系统中窦房结影响相关[13]。除此之外，外周组织代谢的变化使得外周血管阻力降低，交感神经系统对心脏和血管的影响也起重要作用。高动力的循环状态是甲状腺功能亢进血压变化重要的病理生理基础。

# 三、发病机制

## （一）心肌收缩力增强

心肌细胞 $T_3$ 核受体较多，因此对甲状腺激素反应更加敏感。甲状腺激素可增加心肌细胞肌动蛋白和肌凝蛋白，且增加高活性的 $V_1$ 型肌凝蛋白比率。甲状腺激素同时还增加心肌细胞内 $Na^+$-$K^+$-ATP 酶活性，使心肌收缩力增强。升高的血清 $T_3$ 通过作用于心肌细胞和血管平滑肌细胞，增强心脏的收缩和舒张功能，以及降低外周血管阻力[14]。Framingham 研究显示，促甲状腺激素（TSH）水平和左心室收缩力成反比[15]。

## （二）甲状腺激素引起心率的影响

甲亢动物心肌细胞复极时间缩短，心房兴奋组织的有效不应期缩短，舒张期的去极化自律性增加，窦房结激动的自律性增加，因此甲状腺功能亢进患者心率增加。甲亢患者心率的增加可能是交感和副交感张力增加的结果。在安静及睡眠状态下，甲亢患者心动过速（心率＞90 次/分）非常常见；且运动状态下心率增加较甲状腺正常者运动时心率增加更为显著。在一项纳入 880 例甲亢患者的研究中，静息时的心动过速是仅次于甲状腺肿的第二常见临床表现[16]。

## （三）甲状腺功能亢进对血压的影响

甲状腺疾病血压的调节可能与体液因素和机制相关，包括儿茶酚胺、RAS，血管升压素、心钠素、内皮素及肾上腺素髓质激素。

**1. 儿茶酚胺**　心动过速、心率增加、心排血量增加是甲亢患者常见的症状，这些症状为肾上腺活性增加的表现。虽然这些症状在甲亢患者中非常常见，但是患者儿茶酚胺的水平和代谢保持正常或较低。甲状腺激素可以调节肾上腺素能信号

通路、$\beta_1$ 肾上腺素能受体、鸟嘌呤核苷酸调节蛋白及腺苷酸环化酶，目前尚没有证据证实甲状腺激素可以增加肾上腺对心脏的敏感性[17]。这样可以解释为什么使用 $\beta$ 受体阻滞剂可以改善过量 $T_3$、$T_4$ 患者造成的心血管改变，但是心率仍不能恢复正常。$\beta$ 受体阻滞剂在高血压和心动过速患者中使用已经超过 40 年[18]。在甲亢患者中选择性的 $\beta$ 受体阻滞剂使用尤其广泛，非选择性的 $\beta$ 受体阻滞剂也可使用[19]。甲状腺激素与儿茶酚胺结构相似，甲亢的心血管表现主要归因于肾上腺素能兴奋性增加，可能与 $T_3$、$T_4$ 突触摄取和释放有关。

**2. 肾素的合成和释放**　甲状腺激素可以增加肾素的合成和释放，因此甲亢患者血浆肾素活性增加。$\beta$ 受体的激活可以介导肾素的释放。

**3. 血管紧张素**　血管紧张素原是 $\beta_2$ 球蛋白，是血管紧张素作用的底物，甲状腺激素可以刺激肝脏产生血管紧张素原。

**4. 心钠素**　甲亢患者心钠素升高[20]，心钠素可以使血管扩张，血管阻力降低，血容量增加。

**5. 代谢产物**　甲亢时外周组织耗氧增加，代谢产物增加使外周动脉平滑肌松弛，血管扩张导致全身血管阻力降低 50%～60%。

**6. 血容量**　多种因素可升高甲亢患者的血容量，使左心室舒张末期容积增加，心脏的前负荷增加。全身血管阻力降低且心脏收缩力增加，最终使得心排血量增加 2～3 倍[21]。

综上所述，甲亢与高血压之间相关机制可能与以上因素相关，但在临床上需要进一步的研究证实。

# 四、临床表现

甲状腺激素刺激窦房结兴奋，使心率加快。患者诉心悸、胸闷等症状，甲亢的患者心率常超过 90～100 次/分。听诊前区第一心音与肺动脉瓣区第一心音增强，偶有第三心音和收缩中期吹风样杂音，可能为血流加速引起。甲亢患者可能心脏乳头肌功能不全。

高血压特点：收缩压升高，舒张压下降，脉压增大，可见毛细血管搏动，临床称为水冲脉。

# 五、诊　断

## （一）甲亢的诊断

临床甲亢的诊断：①临床高代谢的症状和体征；②甲状腺体征为甲状腺肿和（或）甲状腺结节；少数病例无甲状腺体征；③血清激素水平测定，血清 $TT_4$、$FT_4$、$TT_3$、$FT_3$ 水平升高，血清 TSH 水平下降（<0.1mIU/L）。$T_3$ 型甲亢时仅有血清 $TT_3$、$FT_3$ 水平升高。

亚临床甲亢诊断：血清 TSH 水平低于正常值下限，$TT_3$、$TT_4$ 在正常范围，不伴或伴有轻微的甲亢症状。

## （二）甲亢多数为 Graves 病，是甲状腺的自身免疫病。

Graves 病的诊断标准：①临床甲亢症状和体征；②甲状腺弥漫性肿大（触诊或 B 超证实），少数病例可以无甲状腺肿大；③血清 TSH 浓度降低，甲状腺激素浓度升高；④眼球突出和其他浸润性眼征；⑤胫前黏液性水肿；⑥TRAb 或 TSAb 阳性。以上标准中，①～③项为诊断必备条件，④～⑥项为诊断辅助条件[22]。

## （三）血压升高的界定

甲状腺功能亢进患者在患病前若无原发性高血压，患病后如果出现血压的升高，多考虑为甲状腺功能亢进继发的高血压。血压界定为：非同日 3 次或 3 次以上 SBP≥140mmHg 和（或）DBP≥90mmHg。

# 六、治疗目的和原则

## （一）血压控制

甲亢引起的高血压在甲状腺疾病控制后通常是可逆的。甲亢的治疗是控制血压的基础。甲亢控制后，收缩压和心排血量下降，舒张压的总外周阻力升高，脉压降低[23]，心率降低[2]。

降压药物治疗：甲亢合并血压升高，β 受体阻滞剂是控制血压的推荐药物。

给予 β 受体阻滞剂治疗可以降低甲亢患者心率但是并未改变心肌的收缩和舒张功能。β 受体阻滞剂有使用禁忌证或不能耐受时，推荐根据血压水平及个体情况选用血管紧张素转化酶抑制剂或者钙通道阻滞剂。

## （二）甲亢的治疗

**1. 内科治疗**　抗甲状腺药物可以抑制甲状腺素的合成，从而达到治疗的目的。抗甲状腺药物治疗的优点为安全性好，但因为需要长期坚持服用，有的患者的依从性较差，使得治疗效果大打折扣。通常选用硫脲嘧啶类药物治疗，临床可选用甲巯咪唑、丙硫氧嘧啶、卡比马唑和甲硫氧嘧啶等。抗甲状腺药物药理作用主要抑制甲状腺细胞内过氧化酶，进而抑制酪氨酸的碘化及偶联，使甲状腺素生成减少，且抑制外周组织的 $T_4$ 转化为生物活性较强的 $T_3$ 和降低血液循环中甲状腺刺激性免疫球蛋白。抗甲状腺药物对已合成的甲状腺激素无效，故改善症状常需 2～3 周，恢复基础代谢率需 1～2 个月。

**2. 外科治疗**　甲状腺肿大明显、压迫周围器官、药物治疗无效或停药后复发、服药治疗依从性差的患者可通过外科手术切除部分甲状腺组织，减少甲状腺素的分泌，降低甲状腺激素的水平，控制甲状腺功能亢进。外科手术的缺点：可造成永久性的甲状腺功能减退（甲减）、手术可能造成的出血、感染、神经损伤、手术瘢痕等风险，甚至发生甲状腺危险。

**3. 放射性核素治疗**　碘（I）是甲状腺素合成的基本原料。$^{131}I$ 是碘的同位素，甲状腺摄取后在甲状腺内，$^{131}I$ 可以释放出 β 射线。β 射线通过辐射的生物效应，破坏甲状腺组织，抑制甲状腺素的分泌。β 射线在组织中射程很短，对周围组织的影响极小。对于药物过敏、药物治疗无效、停药后复发、术后复发、不宜手术者可考虑放射性核素治疗。

## （三）亚临床甲亢

这种病症的特点为 TSH 降低或无法测得，且伴游离甲状腺激素水平的升高。有些学者认为，亚临床甲亢不同于亚临床甲减，需要药物干预。亚临床的甲亢经抗甲状腺治疗，可以改善心率和心脏结构。TSH 水平在 0.1mIU/L 或者以下，考虑启动使用抗甲状腺治疗。

关于甲状腺疾病的治疗可参阅相关专科文献。

# 第二节　原发性高血压合并甲状腺功能亢进

原发性高血压合并甲状腺功能亢进患者因为甲状腺激素的影响，其血压较单独原发性高血压患者更加不易控制，容易成为顽固性高血压。

## 一、流行病学特点

原发性高血压合并甲状腺功能亢进的流行病学研究较少，Federic 等的一个小样本研究中显示，46% 的原发性高血压患者伴随有各种甲状腺疾病；2% 的原发性高血压患者合并甲亢[24]。来自尼日利亚的一项回顾性研究纳入 94 例原发性高血压患者，发现27.7% 的原发性高血压患者甲状腺激素水平异常，其中 23.4% 的患者合并甲亢，4.3% 的患者合并亚临床甲减[25]。检索相关文献国内尚无原发性高血压合并甲亢患病率的报道，但是原发性高血压合并甲亢的临床报道并不少见[26-28]。

## 二、病 理 生 理

### （一）肾素–血管紧张素系统

RAS 是血压调节的重要途径，通过调节水钠平衡使血压维持在一定水平。在近 20 年，诸多的研究发现，RAS 在心血管疾病的病理生理过程中发挥着关键作用[29]。

**1. 甲状腺激素对循环中的 RAS 的影响**　在甲状腺功能亢进病理发展中 RAS 显著上调，此种情况下，无论甲亢大鼠模型还是甲亢患者和健康的对照组相比，血管紧张素原合成和分泌增加[30]。在随后的级联反应中，血管紧张素 I（Ang I）、血管紧张素转化酶（ACE）及血管紧张素 II（Ang II）水平皆会升高。研究显示，甲亢患者血清 ACE 活性增加。随着新技术的发展，在甲亢的研究中发现了ACE 的特定网络调节机制，证明了此种调节可以增加血清、肺和肾脏的 ACE 水平，但是却减少心脏的ACE 水平[31]。

**2. 甲状腺激素和心脏 RAS 的相互作用**　甲状腺激素除了对循环中的 RAS 有重要的影响，在一定程度上对心脏 RAS 也有调节作用。研究发现，甲状腺激素可以激活心脏 RAS。甲亢状态下可以增加心

脏的肾素水平，刺激 Ang II 产生[32, 33]及增加血管紧张素受体 1（AT$_1$）、血管紧张素受体 2（AT$_2$）的水平[34]。

**3. 甲状腺激素和血管 RAS 的相互作用**　甲状腺激素的改变可以影响外周血管阻力。如前所述，甲亢降低系统血管阻力，相关机制未阐明。在研究中给予甲状腺激素后，发现外周血管阻力快速下降，这种改变甚至在心率和心肌收缩改变之前[35]。例如，快速的血管松弛并不能用经典的甲状腺激素作用于核受体来解释，可能如此快速的效应是并未涉及到基因层面[36]。此外，甲状腺激素对血管作用关注的焦点是甲状腺激素是否通过直接或间接的作用造成了血管的松弛。即使大量的证据显示甲状腺激素对血管的作用是由于产热和血流动力学紊乱的间接结果，最近的一些研究仍然证实内皮素和血管平滑肌细胞是甲状腺激素之间作用的潜在靶点。例如，在体外研究中证实 T$_3$ 可以调节血管紧张素依赖的血管舒张[37]。甲亢患者内皮依赖的血管舒张增强，在行甲状腺次全切除术后，这种舒张功能显著下降[38]。一些研究显示，血管的明显舒张是由于内皮素产生的大量的一氧化氮（NO）造成的[39]，同时过多的 NO 作用于血管平滑肌细胞，可以显著地降低血管阻力。甲状腺激素和血管 RAS 的关系尚不清楚，Fukuyama 等的一项研究发现，T$_3$ 可以下调血管 AT$_1$ 受体的表达[40]。

### （二）交感神经系统

高血压的神经源性机制是诸多高血压病理生理机制中重要的假说之一，高血压的发生发展可能一部分是由交感神经系统障碍导致的结果。大量的动物和临床研究证实交感神经过度激活，可能是造成血压升高的原因之一；同时交感过度激活也是甲亢患者病理生理重要的组成部分。

## 三、临 床 表 现

原发性高血压的临床表现为高血压患者大多起病缓慢，缺乏特定的临床表现。头晕、头痛、疲劳、心悸等都是其常见的临床症状，可自行缓解，紧张、劳累等情况时上述症状可加重。高血压患者出现相关器官受累，可出现相应的症状。

甲亢的临床表现：甲状腺激素分泌过多可造成

高代谢综合征的表现，疲乏无力、怕热多汗、皮肤潮湿、多食容易饥饿、体重显著下降；精神神经系统出现多言好动、紧张好动、紧张焦虑、焦躁易怒、失眠不安、思想不集中、记忆力减退等症状；心血管系统表现为心悸气短、心动过速等；还可出现稀便、排便次数增加、甲状腺毒症周期性瘫痪等其他系统的疾病。

高血压合并甲亢患者原来稳定的血压可以开始波动，血压增高，脉压增大，药物不易控制。顽固性高血压，需要增加降压药物，要引起临床医生的关注。

## 四、诊　　断

（一）甲亢的诊断

同第一节"五、诊断"。

（二）甲亢多数为 Graves 病，是甲状腺的自身免疫病。

同第一节"五、诊断"。

患者在诊断为甲状腺功能亢进患者前若已合并原发性高血压，则称为高血压合并甲状腺功能亢进。

## 五、治　　疗

（一）非药物治疗

原发性高血压合并甲状腺功能亢进患者的非药物治疗与普通的高血压患者的管理一样。减轻体重可以改善糖脂代谢导致的心血管风险；减少钠盐摄入，每日食盐摄入不宜超过 6g；富含钙和钾的食物，监测钙和钾离子的水平，必要时补充；控制膳食中的脂肪摄入；戒烟限酒；增加运动提高心血管的调节适应能力

（二）高血压的药物治疗

抗高血压治疗是减少心脑血管事件发生率，降低死亡率的关键。研究发现，甲亢患者血管栓塞事件、脑卒中、缺血性心脏病、充血性心力衰竭的发生率较高[41]。因此，对于高血压病合并甲状腺功能亢进的治疗，仅对高血压和甲亢两种原发病的控制是远远不够的，更多的应该关注高血压

和甲亢造成的心血管事件及相关并发症的治疗。

**1. 血管紧张素转化酶抑制剂（ACEI）和血管紧张素受体阻滞剂（ARB）**　在一些活体研究中发现，使用 ACEI 类药物西拉普利和 ARB 类药物厄贝沙坦可以延缓甲状腺激素造成的心脏肥厚的进展[42, 43]。虽然血管紧张素 II 对心脏重构的作用大多都是通过 $AT_1$ 受体，但是 $AT_2$ 受体在心脏重构中仍然发挥着作用[44]。因此对 $AT_2$ 受体的阻断仍然是延缓甲状腺激素造成的心脏肥厚的重要的途径。此外，$AT_2$ 受体在甲亢患者中可以介导 $TGF-\beta_1$ 的增加[45]。有证据显示，细胞内钙离子的负载在甲状腺激素促进心肌肥厚的过程中发挥着重要的作用，因为 ACEI 类药物咪达普利和 ARB 类药物缬沙坦可以通过改变细胞内钙离子改善甲亢造成的心肌肥厚[46]。因此，原发性高血压合并甲亢的患者使用 ACEI 和 ARB 类药物可以更好地预防心血管事件的发生。

**2. β 受体阻滞剂**　交感神经系统是高血压发生的重要的病理生理机制。使用 β 受体阻滞剂降低血压的同时也能改善甲亢引起的相关症状，如心悸、心动过速、震颤和焦虑。β 受体阻滞剂自身在甲状腺代谢中有特殊的作用，因此在高血压合并甲亢治疗中的作用更为重要。

β 受体阻滞剂分为非选择性 β 受体阻滞剂和选择性 β 受体阻滞剂。

（1）β 受体阻滞剂的药代动力学：β 受体阻滞剂在胃肠的吸收，肝脏代谢及肾脏的排泄的改变对临床效果会产生影响。普萘洛尔是甲亢患者最常用的 β 受体阻滞剂，经由肝脏代谢。非选择性 β 受体阻滞剂可能造成 $\beta_2$ 受体的阻断，因此可能对肺部疾病产生不良反应。阿普洛尔、拉贝洛尔等有内在的拟交感活性，其他的可能会降低正常人和高血压患者的运动耐力[47]。选择性的 $\beta_1$ 受体阻断剂如拉贝洛尔等无内在的拟交感活性，因此从理论上说对治疗高血压合并甲亢患者更有优势。美托洛尔是 $\beta_1$ 受体阻滞剂，在控制甲亢患者症状时较普萘洛尔更加有效[48]。普萘洛尔、拉贝洛尔和噻吗洛尔，为脂溶性，主要在肝脏代谢。相对水溶性的阿替洛尔、索他洛尔和纳多洛尔由肾脏排泄。

（2）β 受体阻滞剂对甲状腺激素水平的影响：β 受体阻滞剂对甲亢患者症状改善的相关机制尚未阐述清楚。这种临床作用可能是因为 β 受体阻滞剂对

甲状腺激素代谢的影响。研究发现，普萘洛尔对碘的吸收、释放和 $T_4$ 的转化没有影响[49]，然而甲状腺蛋白合成增加[50]，血清 $T_3$ 水平增加。阿替洛尔在改善甲亢患者的症状时，血清 $T_4$、游离 $T_4$、游离 $T_3$ 浓度没有变化[51]。不同的 β 受体阻滞剂对甲状腺激素的影响可能与细胞膜的稳定性相关；受到甲亢的严重程度、药物剂量、治疗周期等因素影响，因此不同药物的代谢、心脏的选择性及细胞膜的稳定都会影响甲状腺激素的浓度。

（3）β 受体阻滞剂在高血压合并甲亢的临床使用：β 受体阻滞剂是治疗高血压的重要药物。β 受体阻滞剂是甲亢患者控制症状的一线用药，Graves 病使用 β 受体阻滞剂单药治疗甲亢。β 受体阻滞剂在临床中使用的主要目的是为了缓解甲亢患者的交感过度激活状态。因此，高血压合并甲亢患者治疗时 β 受体阻滞剂具有适宜的适应证。不同的 β 受体阻滞剂效果的不同如前所述，与药物对 β 受体阻滞的选择性、细胞膜的稳定性、内源性交感活性及作用时长等因素相关[52]。普萘洛尔是使用最广泛的 β 受体阻滞剂，随着长效 β 受体阻滞剂及选择性 β 受体阻滞剂的出现，因为长效的选择性的 $β_1$ 受体阻滞剂更加有效及有更少的副作用，目前的使用更加广泛。国内的研究发现，使用普萘洛尔和比索洛尔两种不同的 β 受体阻滞剂，观察甲亢患者甲状腺激素和糖脂代谢的变化，发现正常剂量下，选择性 $β_1$ 受体阻滞剂比索洛尔对甲亢患者甲状腺激素及糖脂代谢无影响；非选择性 $β_1$ 受体阻滞剂普萘洛尔则影响甲亢患者的血脂代谢[53]。糖脂代谢是心血管疾病重要的危险因素，国内外的研究报道，长效选择性的 $β_1$ 受体阻滞剂在控制血压和甲亢症状时具有优势且副作用更少，因此，长效选择性的 $β_1$ 受体阻滞剂已代替非选择的 β 受体阻滞剂成为高血压合并甲亢患者的首选用药。

普萘洛尔是最常用且最早使用的 β 受体阻滞剂。国内指南推荐剂量：20～80mg/d，每 4～6h 1 次。普萘洛尔对甲状腺激素对于患者心脏产生的兴奋作用可以进行有效阻断，可以有效阻断 $T_4$ 向 $T_3$ 转化。主要在抗甲状腺药物的初治使用，对患者表现出的甲亢症状可以进行有效控制。大量研究发现，将其和甲巯咪唑联用，对甲亢症状可以进行有效控制，将临床疗效有效提高，将甲状腺激素水平有效改善[54]。

美托洛尔是选择性 β 受体阻滞剂，来自苏格兰一项研究使用美托洛尔和普萘洛尔治疗甲亢患者，结果发现，美托洛尔和普萘洛尔都可以有效地控制甲亢症状，普萘洛尔可以使血清中反三碘甲状腺原氨酸的浓度增加，而美托洛尔无影响；美托洛尔在血清中的浓度相对更加稳定，因此可能有更有效的作用[48]。

比索洛尔是 $β_1$ 受体阻断剂，国内的一项研究发现，在使用比索洛尔治疗后，总有效率为 64.2%，治疗 4 周时，总有效率高达 88.6%，比索洛尔疗效优于美托洛尔，可能针对甲亢性心动过速患者，选择比索洛尔治疗，其疗效明显优于美托洛尔[55]。

卡维地洛是一种新型的 α 和 β 受体的阻滞剂，被认为在高血压患者中使用因其对脂质谱的改善有代谢的优势。来自 Ozbilen 等的一项研究纳入高血压合并甲亢的受试者各 15 例，分别使用卡维地洛 6.25mg 2 次/日；总共 12.5mg/d 或美托洛尔 50mg/d，两组都可以改善血压、心率，卡维地洛在高血压合并甲亢且伴有脂质代谢异常时可以显著地降低甘油三酯的水平，改善脂质谱[56]。

拉贝洛尔在高血压合并甲亢患者的使用见于相关的病例报道，在分娩期使用拉贝洛尔可以降低孕妇的脉率和血压及胎儿的心动过速[57]。

**3. 钙通道阻滞剂** 甲亢患者破骨细胞的吸收增加，骨小梁减少，

钙离子浓度增加。由于甲亢患者交感神经系统激活，心动过速、心肌收缩力增强，会增加急性冠脉综合征（ACS）包括稳定型心绞痛、甚至急性心肌梗死发生的风险。同样的原发性高血压是冠状动脉硬化性心脏病的危险因素。有研究表明原发性高血压合并甲亢患者如果伴有 ACS，非二氢吡啶类应用钙通道阻滞剂治疗有效[58]。来自美国的一项双盲的交叉研究使用地尔硫䓬60mg 4 次/日；普萘洛尔 40mg 4 次/日，结果发现，地尔硫䓬在改善甲状腺毒症症状时更加有效且有更好的耐受性，可以作为普萘洛尔的替代治疗，尤其当 β 受体阻滞剂有使用禁忌证时[59]。

**4. 利尿剂** 研究发现螺内酯能够改善高甲状腺素诱导的心房电特性改变，其可能通过减轻细胞内钙超载，减少钙通道相关亚基的表达，减轻心肌纤维化和缝隙连接重构等机制减少心房颤动的发生风险[60]。

原发性高血压合并甲亢患者，甲亢的控制有利于更好的控制血压，应将控制甲亢作为控制血压的重要条件。

# 六、预　后

通常情况下，继发于甲亢的高血压治疗是可逆的，在甲亢控制后，血压可恢复正常，可不再进行抗高血压治疗。但是原发性高血压合并甲亢患者，高血压的治疗是持续的，且因为甲亢对心血管系统的影响，因此选取合适的抗高血压药物显得尤为重要。

甲亢患者中使用抗高血压治疗是否可以减少心血管疾病的风险需要前瞻性的人群研究证实。在临床实践中，甲亢患者进行血压控制是必要的，目前的指南中关于甲亢的血压管理并未有特定的推荐。

（余　静）

## 参 考 文 献

[1] Hurxthal L M. Blood pressure before and after operation in hyperthyroidism. Archives of Internal Medicine, 1931, 47（2）: 167-181.

[2] Saito I, Ito K, Saruta T. The effect of age on blood pressure in hyperthyroidism. J Am Geriatr Soc, 1985, 33（1）: 19-22.

[3] Kaminski G, Makowski K, Michalkiewicz D, et al. The influence of subclinical hyperthyroidism on blood pressure, heart rate variability, and prevalence of arrhythmias. Thyroid, 2012, 22（5）: 454-460.

[4] Iglesias P, Acosta M, Sanchez R, et al. Ambulatory blood pressure monitoring in patients with hyperthyroidism before and after control of thyroid function. Clin Endocrinol（Oxf）, 2005, 63（1）: 66-72.

[5] Asvold BO, Bjoro T, Nilsen T I, et al. Association between blood pressure and serum thyroid-stimulating hormone concentration within the reference range: A population-based study. J Clin Endocrinol Metab, 2007, 92（3）: 841-845.

[6] Degroot WJ, Leonard J J. Hyperthyroidism as a high cardiac output state. Am Heart J, 1970, 79（2）: 265-275.

[7] Stainsby WN. Autoregulation of blood flow in skeletal muscle during increased metabolic activity. Am J Physiol, 1962, 202: 273-276.

[8] Huckabee W. Effects of phosphorylative uncoupling in tissues on cardiac output of intact animals. Proceedings of the Fed Proc, 1961.

[9] Grossman W, Robin N I, Johnson L W, et al. The enhanced myocardial contractility of thyrotoxicosis. Role of the beta adrenergic receptor. Ann Intern Med, 1971, 74（6）: 869-874.

[10] Pool P, Skelton C, Seagren S, et al. Chemical energetics of cardiac muscle in hyperthyroidism. Proceedings of the Journal of Clinical Investigation, 1968.

[11] Amidi M, Leon DF, Degroot WJ, et al. Effect of the thyroid state on myocardial contractility and ventricular ejection rate in man. Circulation, 1968, 38（2）: 229-239.

[12] Parsons V, Ramsay I. Thyroid and adrenal relationships. Postgrad Med J, 1968, 44（511）: 377-384.

[13] El Shahawy M, Stefadouros MA, Carr AA, et al. Direct effect of thyroid hormone on intracardiac conduction in acute and chronic hyperthyroid animals. Cardiovasc Res, 1975, 9（4）: 524-531.

[14] Danzi S, Klein I. Thyroid hormone and the cardiovascular system. Med Clin North Am, 2012, 96（2）: 257-268.

[15] Pearce EN, Yang Q, Benjamin EJ, et al. Thyroid function and left ventricular structure and function in the framingham heart study. Thyroid, 2010, 20（4）: 369-373.

[16] Nordyke RA, Gilbert FI, Harada AS. Graves' disease. Influence of age on clinical findings. Arch Intern Med, 1988, 148（3）: 626-631.

[17] Ojamaa K, Klein I, Sabet A, et al. Changes in adenylyl cyclase isoforms as a mechanism for thyroid hormone modulation of cardiac beta-adrenergic receptor responsiveness. Metabolism, 2000, 49（2）: 275-279.

[18] Stevenson LW. Beta-blockers for stable heart failure. N Engl J Med, 2002, 346（18）: 1346-1347.

[19] Ventrella SM, Klein I. Beta-adrenergic receptor blocking drugs in the management of hyperthyroidism. The Endocrinologist, 1994, 4（5）: 391-399.

[20] Yegin E, Yigitoglu R, Ari Z, et al. Serum angiotensin-converting enzyme and plasma atrial natriuretic peptide levels in hyperthyroid and hypothyroid rabbits. Jpn Heart J, 1997, 38（2）: 273-279.

[21] Klein I, Ojamaa K. Thyrotoxicosis and the heart. Endocrinol Metab Clin North Am, 1998, 27（1）: 51-62.

[22] 中华医学会内分泌学会《中国甲状腺疾病诊治指南》编写组. 中国甲状腺疾病诊治指南——甲状腺功能亢进症. 中华内科杂志, 2007（10）: 876-882.

[23] Marcisz C, Jonderko G, Kucharz E. Changes of arterial pressure in patients with hyperthyroidism during therapy. Med Sci Monit, 2002, 8（7）: CR502-CR507.

[24] Turchi F, Ronconi V, Di Tizio V, et al. Blood pressure, thyroid-stimulating hormone, and thyroid disease prevalence in primary aldosteronism and essential hypertension. Am J Hypertens, 2011, 24（12）: 1274-1279.

[25] Emokpae AM, Abdu A, Osadolor HB. Thyroid hormone levels in apparently euthyroid subjects with essential hypertension in a tertiary hospital in nigeria. J Lab Physicians, 2013, 5（1）: 26-29.

[26] 贺爱珍. 因高血压病长期服用 β-受体阻滞剂致甲亢症状不典型二例. 中国全科医学, 2005, 2: 150.

[27] 贺红, 杨春光, 任燕. 13 例原发性高血压合并甲状腺功能亢进的临床分析. 医学信息（上旬刊）, 2011, 5: 2671-2672.

[28] 燕海峰. 合并高血压的甲状腺功能亢进症患者行甲状腺次全切除术后预防甲亢危象发生的方法. 中西医结合心血管病电子杂志, 2016, 9: 165-167.

[29] Bomback AS, Toto R. Dual blockade of the renin-angiotensin-aldosterone system: Beyond the ace inhibitor and angiotensin-ii receptor blocker combination. Am J Hypertens, 2009, 22（10）: 1032-1040.

[30] Hong-Brown LQ, Deschepper CF. Effects of thyroid hormones on angiotensinogen gene expression in rat liver, brain, and cultured cells.

Endocrinology, 1992, 130 (3): 1231-1237.

[31] Carneiro-Ramos MS, Silva VB, Santos RA, et al. Tissue-specific modulation of angiotensin-converting enzyme( ace )in hyperthyroidism. Peptides, 2006, 27 (11): 2942-2949.

[32] Kobori H, Ichihara A, Suzuki H, et al. Thyroid hormone stimulates renin synthesis in rats without involving the sympathetic nervous system. Am J Physiol, 1997, 272 (2 Pt 1): E227-E232.

[33] Kobori H, Ichihara A, Suzuki H, et al. Role of the renin-angiotensin system in cardiac hypertrophy induced in rats by hyperthyroidism. Am J Physiol, 1997, 273 (2 Pt 2): H593-H599.

[34] Sernia C, Marchant C, Brown L, et al. Cardiac angiotensin receptors in experimental hyperthyroidism in dogs. Cardiovasc Res, 1993, 27 (3): 423-428.

[35] Klemperer JD, Klein I, Gomez M, et al. Thyroid hormone treatment after coronary-artery bypass surgery. N Engl J Med, 1995, 333 (23): 1522-1527.

[36] Davis PJ, Goglia F, Leonard J L. Nongenomic actions of thyroid hormone. Nat Rev Endocrinol, 2016, 12 (2): 111-121.

[37] Carrillo-Sepulveda MA, Ceravolo GS, Furstenau CR, et al. Emerging role of angiotensin type 2 receptor AT2R/AKt/NO pathway in vascular smooth muscle cell in the hyperthyroidism. PLoS One, 2013, 8 (4): e61982.

[38] Guang-Da X, Hong-Yan C, Xian-Mei Z. Changes in endothelium-dependent arterial dilation before and after subtotal thyroidectomy in subjects with hyperthyroidism. Clin Endocrinol( Oxf ), 2004, 61(3): 400-404.

[39] Napoli R, Guardasole V, Angelini V, et al. Acute effects of triiodothyronine on endothelial function in human subjects. J Clin Endocrinol Metab, 2007, 92 (1): 250-254.

[40] Fukuyama K, Ichiki T, Takeda K, et al. Downregulation of vascular angiotensin ii type 1 receptor by thyroid hormone. Hypertension, 2003, 41 (3): 598-603.

[41] Freitas F, Estato V, Lessa M A, et al. Cardiac microvascular rarefaction in hyperthyroid rats is reversed by losartan, diltiazem, and propranolol. Fundam Clin Pharmacol, 2015, 29 (1): 31-40.

[42] Asahi T, Shimabukuro M, Oshiro Y, et al. Cilazapril prevents cardiac hypertrophy and postischemic myocardial dysfunction in hyperthyroid rats. Thyroid, 2001, 11 (11): 1009-1015.

[43] Pantos C, Paizis I, Mourouzis I, et al. Blockade of angiotensin II type 1 receptor diminishes cardiac hypertrophy, but does not abolish thyroxin-induced preconditioning. Horm Metab Res, 2005, 37 (8): 500-504.

[44] D'amore A, Black MJ, Thomas WG. The angiotensin II type 2 receptor causes constitutive growth of cardiomyocytes and does not antagonize angiotensin II type 1 receptor–mediated hypertrophy. Hypertension, 2005, 46 (6): 1347-1354.

[45] Diniz G, Carneiro-Ramos M, Barreto-Chaves M. Angiotensin type 1 ( at$_1$ )and type 2( at$_2$ )receptors mediate the increase in tgf-$\beta_1$ in thyroid hormone-induced cardiac hypertrophy. Pflügers Archiv-European Journal of Physiology, 2007, 454 (1): 75-81.

[46] Su L, Dai Y, Deng W, et al. Renin-angiotensin system blocking agents reverse the myocardial hypertrophy in experimental hyperthyroid cardiomyopathy via altering intracellular calcium handling. Zhonghua Xin Xue Guan Bing Za Zhi, 2008, 36 (8): 744-749.

[47] Van Baak M, Jennen W, Verstappen FT. Maximal aerobic power and blood pressure in normotensive subjects after acute and chronic administration of metoprolol. Eur J Clin Pharmacol, 1985, 28 (2): 143-148.

[48] Murchison LE, How J, Bewsher PD. Comparison of propranolol and metoprolol in the management of hyperthyroidism. Br J Clin Pharmacol, 1979, 8 (6): 581-587.

[49] Wartofsky L, Dimond RC, Noel GL, et al. Failure of propranolol to alter thyroid iodine release, thyroxine turnover, or the tsh and prl responses to thyrotropin-releasing hormone in patients with thyrotoxicosis. J Clin Endocrinol Metab, 1975, 41 (3): 485-490.

[50] Adlerberth A, Persson S, Hansson G, et al. Protein synthesis and quantitative morphology in thyroid tissue from hyperthyroid patients after preoperative treatment with antithyroid or beta-adrenergic antagonist drugs. J Clin Endocrinol Metab, 1988, 67 (4): 663-668.

[51] Perrild H, Hansen JM, Skovsted L, et al. Different effects of propranolol, alprenolol, sotalol, atenolol and metoprolol on serum t3 and serum rt3 in hyperthyroidism. Clin Endocrinol (Oxf), 1983, 18 (2): 139-142.

[52] Geffner DL, Hershman JM. Beta-adrenergic blockade for the treatment of hyperthyroidism. Am J Med, 1992, 93 (1): 61-68.

[53] 王芳, 张志利. 两种β受体阻滞剂对甲亢患者甲状腺激素及糖脂代谢的影响. 中西医结合心脑血管病杂志, 2009 (03): 267-268.

[54] 郑月月. 甲巯咪唑联合普萘洛尔治疗甲亢患者的疗效观察. 中国医疗前沿, 2013 (18): 22-27.

[55] 李洪影, 国玉芝, 孙淑波, 等. 比索洛尔和美托洛尔对甲亢性心动过速的疗效评价. 黑龙江医药科学, 2016 (02): 11-12.

[56] Ozbilen S, Eren M A, Turan M N, et al. The impact of carvedilol and metoprolol on serum lipid concentrations and symptoms in patients with hyperthyroidism. Endocr Res, 2012, 37 (3): 117-123.

[57] Bowman ML, Bergmann M, Smith JF. Intrapartum labetalol for the treatment of maternal and fetal thyrotoxicosis. Thyroid, 1998, 8(9): 795-796.

[58] 范晓方, 张钰, 杨架林. 甲亢合并急性冠脉综合征病例分析及文献回顾. 临床急诊杂志, 2015 (9): 730-732.

[59] Milner MR, Gelman KM, Phillips RA, et al. Double-blind crossover trial of diltiazem versus propranolol in the management of thyrotoxic symptoms. Pharmacotherapy, 1990, 10 (2): 100-106.

[60] 熊斌, 景金金, 苏立. 螺内酯对高甲状腺素诱导的兔心房颤动和心房重构的影响. 中国病理生理杂志, 2015 (8): 1376-1383.

# 妊娠期高血压疾病

妊娠期高血压疾病（hypertensive disorders in pregnancy，HDP）是妊娠与血压升高并存的一组疾病，分为4类：妊娠期高血压、子痫前期/子痫、妊娠合并慢性高血压、慢性高血压并发子痫前期/子痫。HDP是重要的妊娠期不良心血管风险暴露[1, 2]。在妊娠女性中的发病率为5%～10%[3]。其中，子痫前期在妊娠女性中的发病率为3%～7%，是导致母胎死亡的三大主要因素之一，同时也是引发早产的最主要原因。无论从病因学还是临床意义上，子痫前期均是HDP的研究重点。亚洲女性人群中，有、无子痫前期病史者远期心血管事件发生率平均相差12.6倍[4]。此外，子痫前期还可显著增加子代高血压、脑卒中、糖尿病等慢性疾病的发生风险[5-8]。HDP患者母子两代均应尽早开始心血管疾病（CVD）的防控。

## 第一节　妊娠期高血压疾病的诊断与治疗

## 一、定义和分类

美国妇产科学会在2000年的指南中明确定义了HDP的概念。为了与国际接轨，2003年中华妇产科学会建议废除了中国传统使用的"妊娠高血压综合征（妊高征）"这个概念。2005年出版的第6版国内统编教材《妇产科学》正式开始应用HDP这一概念。

（一）2015年中国《妊娠期高血压疾病诊治指南》的定义及分类[9]

**1. 妊娠期高血压**　妊娠20周后首次出现高血压，收缩压≥140mmHg（1mmHg=0.133kPa）和（或）舒张压≥90mmHg，于产后12周内恢复正常；尿蛋白检测阴性。收缩压≥160mmHg和（或）舒张压≥110mmHg为重度妊娠期高血压。

**2. 子痫前期**　妊娠20周后出现收缩压≥140mmHg和（或）舒张压≥90mmHg，且伴有下列任一项：尿蛋白≥0.3g/24h，或尿蛋白/肌酐比值≥0.3，或随机尿蛋白≥（＋）（无法进行尿蛋白定量时的检查方法）；无蛋白尿但伴有以下任何一种器官或系统受累：心脏、肺、肝、肾等重要器官，或血液系统、消化系统、神经系统的异常改变，以及胎盘-胎儿受到累及等。血压和（或）尿蛋白水平持续升高，发生母体器官功能受损或胎盘-胎儿并发症是子痫前期病情向重度发展的表现。

子痫前期孕妇出现下述任一表现可诊断为重度子痫前期：①血压持续升高，收缩压≥160mmHg和（或）舒张压≥110mmHg；②持续性头痛、视觉障碍或其他中枢神经系统异常表现；③持续性上腹部疼痛及肝包膜下血肿或肝破裂表现；④肝酶异常：血丙氨酸转氨酶（ALT）或天冬氨酸转氨酶（AST）水平升高；⑤肾功能受损：尿蛋白＞2.0g/24h；少尿（24h尿量＜400ml、或每小时尿量＜17ml）、或血肌酐＞106μmol/L；⑥低蛋白血症伴腹水、胸腔积液或心包积液；⑦血液系统异常：血小板计数呈持续性下降并低于100×10⁹/L；微血管内溶血[表现有贫血、黄疸或血乳酸脱氢酶（LDH）水平升高]；⑧心功能衰竭；⑨肺水肿；⑩胎儿生长受限或羊水过少、胎死宫内、胎盘早剥等。

子痫：子痫前期基础上发生不能用其他原因解释的抽搐。

**3. 妊娠合并慢性高血压**　既往存在的高血压或在妊娠20周前发现收缩压≥140mmHg和

（或）舒张压≥90mmHg，妊娠期无明显加重；或妊娠 20 周后首次诊断高血压并持续到产后 12 周以后。

**4. 慢性高血压并发子痫前期**　慢性高血压孕妇，妊娠 20 周前无蛋白尿，妊娠 20 周后出现尿蛋白≥0.3g/24h 或随机尿蛋白≥（+）；或妊娠 20 周前有蛋白尿，妊娠 20 周后尿蛋白定量明显增加；或出现血压进一步升高等上述重度子痫前期的任何一项表现。

**（二）2013 年美国妇产科医师学会《妊娠期高血压疾病指南》中关于子痫前期的定义**

2013 年美国妇产科医师学会（American Congress of Obstetricians and Gynecologists，ACOG）指南定义，子痫前期是指在妊娠 20 周后发生的高血压的基础上，并发蛋白尿，或者其他终末靶器官功能障碍[10]。这些靶器官包括脑、肺、肝、肾、胎盘，潜在的母体并发症有肺水肿、脑出血、肝衰竭、肾衰竭，最终死亡；潜在的胎儿并发症有早产、选择性胎儿生长受限、胎儿窘迫等。子痫前期可以被分为早发子痫前期和晚发子痫前期。早发子痫前期（约占子痫前期的 12%），在妊娠 34 周之前发病，通常与胎儿宫内发育迟缓、子宫动脉多普勒异常、不良母婴结局有关；而晚发子痫前期（约占子痫前期的 88%），在妊娠 34 周及以后发病，母体疾病表现轻、胎儿影响较小，妊娠结局通常较好。

**（三）2014 年国际妊娠高血压研究学会关于子痫前期的定义**

2014 年国际妊娠高血压研究学会（International Society for the Study of Hypertension in Pregnancy，ISSHP）提出了新的临床概念[11]，指出子痫前期诊断可以不包括蛋白尿，在高血压的基础上同时合并其他母体器官功能不全即可。这包括：肾功能不全（肌酐≥90μmol/L）；肝损伤（氨基转移酶增加大于两倍正常水平）；神经学并发症（精神状态改变、反射亢进伴脚抽筋）、严重头痛或血液学并发症（血小板减少症或溶血）。

鉴于不同机构对子痫前期定义的差别，目前亟需多中心、多国别的协作研究，以廓清疑惑，统一诊断程序及标准。

# 二、诊 断 流 程

**（一）病史**

了解患者妊娠前有无高血压、肾病、糖尿病及自身免疫性疾病等病史或表现，有无妊娠期高血压疾病史；了解患者此次妊娠后高血压、蛋白尿等伴发症状出现的时间和严重程度；有无妊娠期高血压疾病家族史等。

**（二）高血压的诊断[9]**

孕妇同一手臂至少两次测量的收缩压≥140mmHg 和（或）舒张压≥90mmHg，则诊断为高血压。若血压低于 140/90mmHg，但较基础血压升高 30/15mmHg 时，虽不作为诊断依据却需要密切随访。对首次发现血压升高者，应间隔 4h 或以上复测血压，如两次测量均为收缩压≥140mmHg 和（或）舒张压≥90mmHg 则诊断为高血压。对严重高血压孕妇收缩压≥160mmHg 和（或）舒张压≥110mmHg 时，间隔数分钟重复测定后即可以诊断。

**（三）蛋白尿的检测**

妊娠期应依据产检规定时间检测尿蛋白或尿常规[9, 12]。尿常规检查应选用中段尿。可疑子痫前期孕妇应检测 24h 尿蛋白定量[13]。尿蛋白≥0.3g/24h 或尿蛋白/肌酐比值≥0.3，或随机尿蛋白≥（+）定义为蛋白尿。应注意蛋白尿的进展性变化及排查蛋白尿与孕妇肾脏疾病和自身免疫性疾病的关系。

**（四）辅助检查**

**1. 妊娠期高血压**　应注意进行下述常规检查和必要时的复查[9]：血常规、尿常规、肝功能、肾功能、心电图、产科超声检查。

尤其是对于妊娠 20 周后才开始进行产前检查的孕妇，注意了解和排除孕妇基础疾病及慢性高血压，必要时进行血脂、甲状腺功能、凝血功能等的检查。

**2. 子痫前期及子痫**　视病情发展和诊治需要应酌情增加下述检查项目[9]：眼底检查、血电解质浓度测定、超声等影像学检查肝、肾等脏器及胸腹水情况、动脉血气分析、心脏彩超及心功能测定、超声检查胎儿生长发育指标、头颅 CT 或 MRI 检查。

# 三、发病机制

## （一）概述

HDP 的 4 种类型，在病因学和发病机制上既有区别，又有联系。从遗传学来看，子痫前期和慢性高血压是不同的两种疾病，二者发病机制也不尽相同。妊娠合并慢性高血压是指女性在妊娠前即患有原发性高血压（原发性高血压发病机制见本书相关章节）。慢性高血压是子痫前期的易患因素之一，部分慢性高血压患者在妊娠后，又可合并发生子痫前期/子痫。

妊娠期高血压是妊娠 20 周后出现的血压升高，于产后 12 周内恢复正常。如果妊娠期高血压患者出现了蛋白尿或者靶器官损伤，即称为子痫前期。因此，从病因学和发病机制上看，妊娠期高血压和子痫前期是延续性的，均与胎盘缺血缺氧引发的母体广泛内皮功能失调有关，只是在脑、肺、肝、肾、胎盘等靶器官损伤程度上有所不同。子痫前期/子痫约占 HDP 的 70% 以上，是 HDP 研究的重点。本部分将着重介绍子痫前期的发病机制。

## （二）子痫前期发病机制

子痫前期是病因未明的复杂疾病。目前认为，子痫前期是遗传与环境共同作用的结果，其中遗传学改变为多基因遗传，表现为遗传易感性[14]。母胎之间存在半同种遗传，两者之间的遗传冲突可能导致子痫前期。因此，遗传与免疫交织在一起，相互作用参与了子痫前期的发生。妊娠早期是子痫前期形成的关键时期。胎盘缺血缺氧、氧化应激损伤及免疫失衡等多种致病因素均在妊娠早期已经形成。遗传异质性是触发子痫前期复杂临床表现的潜在因素。

**1. 遗传与环境交互作用**　子痫前期具有遗传易感性。环境因素通过改变基因的表达加重遗传冲突。瑞典的一项大规模队列研究，纳入 25 727 名 1955～1990 年出生的女性，研究发现，母亲患有子痫前期的女性罹患子痫前期的风险是对照组的 1.7 倍[15]。

母体与胎儿的基因存在差异，可认为两者之间相互作用是一种基因冲突。妊娠期的疾病通常是母体与胎儿直接和间接冲突导致的。参与母胎冲突的基因类型主要包括 3 类：母亲基因组中的非遗传等位基因、母源性胎儿等位基因、父源性胎儿等位基因。其中，胎儿遗传学方面的影响主要来自父亲[16]。为避免冲突扩大，母胎间信息交换非常必要，然而，这一信息交换有时不能正常进行，如基因突变、优势基因变化等，使信息交换发送错误，进而引起自然流产、子痫前期等异常妊娠。

有研究表明，子痫前期遗传易感性与内皮细胞功能障碍有关。这种易感性遗传继承了内皮细胞免疫系统的某些性状，如 T 细胞介导的固有免疫应答。研究发现，有杀伤细胞免疫球蛋白样受体（killer cell immnoglobulin-like receptor，KIR）基因型的女性，其胎儿表达的特殊人类白细胞抗原（human leukocyte antigen，HLA）可以使其患子痫前期的概率增加[17]。另外，有关子痫前期遗传学研究还涉及调节血管舒缩功能的基因研究、脂代谢和氧化应激的基因研究、免疫失衡的基因研究和胎盘基因的表观遗传学改变等。

**2. 母胎免疫平衡失调**　从免疫学的角度分析，妊娠是一个半同种移植导致的免疫耐受过程，如果这个免疫耐受的平衡失调，就可能导致一系列的病理妊娠，包括流产、早产、子痫前期等。胎盘的母-胎界面的免疫不耐受是导致子痫前期等妊娠期疾病的基础，这是由母体对父源性抗原缺乏足够的免疫耐受和决定母体细胞因子及胎儿抗原的易感基因共同造成的。

临床和实验研究表明，正常妊娠是以母体辅助性 T 淋巴细胞（T helper cell，Th）2 细胞因子参与的体液免疫应答为主[18, 19]。因为 Th2 型免疫反应能够保护胎儿免受由 Th1 型免疫反应所产生的炎性介质的损伤，如白细胞介素（IL）-2、干扰素、肿瘤坏死因子等[20]。有研究表明，Th1/Th2 平衡失调是导致子痫前期的一个重要原因。子痫前期患者 Th1 型免疫反应占优势，其体内的 IL-6 分泌增加，IL-2/IL-4 比值增加，而与 Th2 型免疫反应相关的 IL-10 减少，破坏了免疫耐受。研究表明，子痫前期患者体内干扰素诱导蛋白（IP）-10、单核细胞趋化蛋白（MCP）-1、细胞间黏附分子（ICAM）-1、血管细胞黏附分子（VCAM）-1、C 反应蛋白、丙二醛、血管假性血友病因子抗原和纤连蛋白水平均增加，这些细胞因子与子痫前期血压、肾脏、肝脏功能参数的变化密切相关，形成了子痫前期患者全身的促炎环境[19]。

近些年，自然杀伤（NK）细胞在子痫前期病因学中的作用受到认同。NK 细胞在正常妊娠过程中发挥重要作用。胎盘的形成和发展需要依赖足够的充分激活的 NK 细胞[21]。蜕膜组织中的淋巴细胞以 NK 细胞为主。与循环血中的 NK 细胞不同，蜕膜组织中的 NK 细胞表面 CD56 分子表达较强，其功能以产生细胞因子为主而非细胞毒性。

子痫前期最为早期的病理变化是胚胎滋养层细胞侵袭不足，导致子宫螺旋动脉重铸障碍。正常妊娠时，滋养层细胞侵入母体子宫蜕膜的过程中，将与蜕膜组织中母体免疫细胞接触。其中 CD56 阳性自然杀伤细胞（CD56 bright natural killer cell，CD56 bright NK），也称子宫自然杀伤细胞（uterine natural killer cell，uNK），分泌的细胞因子和血管生成因子可以促进滋养层细胞的浸润，其功能主要是调节炎症反应和免疫反应。CD56 bright NK 细胞主要通过分泌细胞因子（IL-8 和 IP-10）和血管生成因子（如血管内皮细胞生长因子和胎盘生长因子）来发挥作用，这些细胞因子和血管生成因子共同引导和支持绒毛外滋养层细胞入侵到子宫螺旋动脉、完成螺旋动脉的重铸（口径变宽、阻力下降），增加胎盘血液灌注，满足子宫胎盘对于血氧需求的不断增加。而 CD56 阴性自然杀伤细胞（CD56 dim natural killer cell，CD56 dim NK），也称循环自然杀伤细胞（peripheral/ circulating natural killer cell，pNK），可抑制滋养层细胞的浸润[22]。CD56 bright NK 细胞激活不足或 CD56 dim NK 细胞在子宫中过度激活，都可以使绒毛外滋养层细胞入侵和重铸螺旋动脉过早结束。CD56 dim NK 细胞在子宫中占优势地位会导致子痫前期的发生，这与滋养层细胞表达的 HLA 有密切的关系。

**3. 内皮损伤学说** 迄今为止，内皮功能损伤学说获得大多数学者认同。2011 年，在研究大量循证医学证据的基础上，哈佛大学学者提出子痫前期是母体血管内皮损伤性疾病的学术观点，认为血管内皮损伤是子痫前期病理生理改变的中心环节，子痫前期的血压升高和蛋白尿这两个标志性病理学改变，均源于血管内皮损伤[23]。子痫前期起源于胎盘，由滋养细胞侵入不足开始，而以母体广泛内皮功能失调为终点，是一种母体血管内皮损伤性疾病。子痫前期滋养层细胞浸入子宫肌层不良，导致螺旋动脉重铸数量明显减少，并且重铸的深度仅限于蜕膜层，不能深达子宫肌层，致使胎盘浅着床、子宫胎

盘血流灌注不足、胎盘缺血缺氧及氧化应激，导致大量炎性因子释放入血液循环，包括可溶性 fms 样酪氨酸激酶（soluble fms-like tyrosine kinase，sFlt）-1 受体、可溶性内皮因子（soluble endoglin，sEng）、促炎细胞因子、滋养细胞碎片、活性氧簇（ROS）、生长因子和血管生成因子等，这些氧自由基和炎性因子最终导致母体广泛的内皮细胞功能障碍。而内皮细胞功能障碍会引起内皮素和血栓素分泌失衡，引发广泛的血管收缩，致使系统性高血压，多器官灌注减少，导致多脏器功能受损，出现高血压、蛋白尿、凝血功能障碍、肝肾功能异常、胎儿生长受限（fetal growth restriction，FGR）、HELLP 综合征、肺水肿等临床表现[23, 24]。

**4. 氧化应激** 胎盘氧化应激在子痫前期的发生发展中发挥关键作用[25]。与正常妊娠患者比较，子痫前期患者的胎盘中脂质过氧化物增多，主要的抗氧化酶如超氧化物歧化酶减少，非酶类的抗氧化物如维生素 E 等减少[26]。

还原型烟酰胺腺嘌呤二核苷酸磷酸（NADPH）氧化酶在子痫前期患者胎盘和循环氧化应激损伤中均发挥重要作用。子痫前期患者胎盘滋养层和血管平滑肌细胞中 NADPH 氧化酶表达水平均增加[27]。NADPH 氧化酶的激活，会升高胎儿-胎盘血管的切应力，升高母体血浆细胞因子浓度，升高血管紧张素 Ⅱ（Ang Ⅱ）的敏感性[25]。在子痫前期形成的早期，由于微血栓的频繁形成和溶解，胎盘会发生缺氧/再供氧的循环，激活黄嘌呤氧化酶，产生 ROS，引起胎盘组织的氧化应激损伤。

研究表明，子痫前期可视作两个阶段疾病的病理过程[28]。第一阶段为病理生理变化形成过程，胎盘血液灌注减少；第二阶段为靶器官受损阶段，表现出各种临床征象。目前认为，氧化应激反应是子痫前期由基本病理生理变化阶段发展至器官损害阶段的重要联系纽带。氧化应激反应可以被看作是一种滋养细胞浸润障碍及胎盘缺氧所致的继发性损伤。在妊娠 10～12 周，母体胎盘血流灌注的不足，引起胎盘氧化应激活跃，这是子痫前期较为早期的病理生理变化。胎盘 NADPH 氧化酶、黄嘌呤氧化酶活化，生成大量 ROS 同时，还间接引起母体中性粒细胞活化，导致大量炎性因子及 ROS 释放入循环，最终导致母体广泛的内皮细胞功能障碍。在母体循环中，内皮功能障碍和中性粒细胞的活化，会

导致持续的 NADPH 氧化酶激活和 ROS 的释放，从而造成一种恶性循环[29]。

**5. 子痫前期是"心血管应激反应"失败** 女性在生理状态下，妊娠期都会经历一个短暂的"代谢综合征"，包括一定水平的胰岛素抵抗、高脂血症、凝血异常等，这一系列变化是受激素驱动的。另外，正常妊娠时也会上调"炎症级联反应"，包括白细胞计数增加、炎症因子生成增多等。正常女性妊娠期的这种以代谢综合征和炎症为特点的"心血管危险因素聚集"，不会到达心血管和代谢疾病的阈值。然而，子痫前期患者在妊娠期的这种"心血管危险因素聚集"的峰值异常增高，超过"阈值"，就会出现了相应的临床表现[30]。因此，子痫前期可以被看作是机体在妊娠期的一种糖代谢、脂代谢和血管功能的"应激反应失败"，说明子痫前期患者的糖代谢、脂代谢和血管功能存在缺陷。在子痫前期与 CVD 发生之间有长达 20～30 年的"沉默期"（silent stage），但机体内在的病理生理改变却依然存在，并可能发展加重[31]。

**6. 子痫前期与原发性高血压的遗传异质性** 目前已知的与原发性高血压有关的遗传风险评分（genetic risk score，GRS）对 CVD 风险的预测价值已经得到证实，有学者尝试利用原发性高血压 GRS 与子痫前期进行相关性研究。SOPHIA 研究（study of pregnancy hypertension in Iowa）共对 162 例子痫前期患者和 108 例血压正常的对照孕妇进行了全基因组关联分析（genome-wide association study，GWAS）。利用已知的原发性高血压 GRS 进行比对，结果显示，原发性高血压的收缩压 GRS、舒张压 GRS 和平均动脉压 GRS，均与子痫前期无相关性；这一研究结果提示，子痫前期是一类在遗传背景上不同于原发性高血压的疾病类型[32]。另外，SOPHIA 研究课题组近期报道了已知的与血脂水平有关的 GRS 与子痫前期的相关性，针对 164 例子痫前期患者和 110 例血压水平正常的对照孕妇进行了 GWAS，结果显示，高密度脂蛋白胆固醇（HDL-C）相关的 GRS 与子痫前期具有统计学联系[33]。这进一步印证了之前的研究结论。

# 四、治　疗

## （一）治疗目的及基本原则[9]

HDP 的治疗目的是预防重度子痫前期和子痫的发生，降低母儿围产期并发症和病死率，改善围产结局。治疗基本原则是休息、镇静、预防抽搐、有指征地降压和利尿、密切监测母儿情况，适时终止妊娠。应根据病情的轻重缓急和分类进行个体化治疗。

**1. 妊娠期高血压** 休息、镇静、监测母胎情况，酌情降压治疗。

**2. 子痫前期** 预防抽搐，有指征地降压、利尿、镇静，密切监测母胎情况，预防和治疗严重并发症，适时终止妊娠。

**3. 子痫** 控制抽搐，病情稳定后终止妊娠，预防并发症。

**4. 妊娠合并慢性高血压** 以降压治疗为主，注意预防子痫前期的发生。

**5. 慢性高血压并发子痫前期** 兼顾慢性高血压和子痫前期的治疗。

## （二）监测和一般治疗[9]

**1. 严密监护和观察随访** 妊娠期高血压孕妇应严密监测血压、蛋白尿变化及母胎并发症情况；重度妊娠期高血压、重度子痫前期及子痫孕妇应住院监测和治疗。对孕妇产前、产时和产后的病情应进行密切监测和评估，以便及时合理干预，早防早治，避免不良妊娠结局的发生。

**2. 休息和饮食** 应注意休息，以侧卧位为宜；保证摄入足量的蛋白质和热量；适度限制食盐摄入。

**3. 镇静** 保证充足睡眠，必要时可睡前口服地西泮 2.5～5.0mg。

## （三）降压治疗[9]

降压治疗的目的是预防心脑血管意外和胎盘早剥等严重母胎并发症。收缩压≥160mmHg 和（或）舒张压≥110mmHg 的高血压孕妇应进行降压治疗；收缩压≥140mmHg 和（或）舒张压≥90mmHg 的高血压患者也可应用降压药。

目标血压：孕妇未并发器官功能损伤时，收缩压应控制在 130～155mmHg 为宜，舒张压应控制在 80～105mmHg；并发器官功能损伤，则收缩压应控制在 130～139mmHg，舒张压应控制在 80～89mmHg。降压过程中力求血压下降平稳，不可波动过大，且血压不可低于 130/80mmHg，以保证子宫-胎盘血流灌注。在出现严重高血压，或发生器官损害如急性左心室功能衰竭时，需要紧急降压到目标血压范围，注意降压幅度不能太大，以平均动脉压的10%～25%为宜，24～48h达到稳定。

常用降压药物有肾上腺素能受体阻滞剂、钙通道阻滞剂及中枢性肾上腺素能神经阻滞剂等药物。2013年欧洲高血压学会（ESH）/欧洲心脏病协会（ESC）《高血压管理指南》推荐的降压药物有拉贝洛尔、硝苯地平和甲基多巴[9, 34]。如口服药物血压控制不理想，可使用静脉用药。妊娠期一般不使用利尿剂降压，以防血液浓缩、有效循环血量减少和高凝倾向，子痫前期孕妇不主张常规应用利尿剂[35]。仅当孕妇出现全身性水肿、肺水肿、脑水肿、肾功能不全、急性心力衰竭时，可酌情使用呋塞米等快速利尿剂[36]。不推荐使用阿替洛尔和哌唑嗪[37]。硫酸镁不作为降压药使用。禁止使用血管紧张素转化酶抑制剂（ACEI）和血管紧张素Ⅱ受体阻滞剂（ARB）[37]。

拉贝洛尔：为α、β受体阻滞剂。用法：50～150mg口服，每天3～4次。静脉注射初始剂量20mg，10min后如未有效降压则剂量加倍，最大单次注射剂量80mg，直至血压被控制，每日最大总剂量220mg。50～100mg加入5%葡萄糖溶液250～500ml静脉滴注，根据血压调整滴速，血压稳定后改口服[9]。

硝苯地平：为二氢吡啶类钙通道阻滞剂。用法：5～10mg口服，每天3～4次，24h总量不超过60mg。缓释片20mg口服，每天1～2次[9]。

甲基多巴：中枢性肾上腺素能神经阻滞剂。用法：每次250mg，口服，每天2～3次。每2天调整剂量1次，至达预期疗效。一般晚上加量以减少药物的过度镇静作用。维持每天0.5～2g，分2～4次服用，最大剂量不宜超过3g/d。

（四）子痫的处理

子痫发作时的紧急处理包括一般急诊处理、控制抽搐、控制血压、预防再发抽搐及适时终止妊娠等[9]。子痫诊治过程中，要注意与其他抽搐性疾病（如癔病、癫痫、颅脑病变等）进行鉴别。同时，应监测心脏、肝、肾、中枢神经系统等重要器官的功能、凝血功能和水电解质及酸碱平衡。

**1. 一般急诊处理**　子痫发作时应预防患者坠地外伤、唇舌咬伤，须保持气道通畅，维持呼吸、

循环功能稳定，密切观察生命体征、尿量（留置导尿管监测）等。避免声、光等一切不良刺激。

**2. 控制抽搐**　硫酸镁是治疗子痫及预防复发的首选药物。

**3. 控制血压和监控并发症**　脑血管意外是子痫患者死亡的最常见原因。当收缩压持续≥160mmHg、舒张压≥110mmHg时要积极降压以预防心脑血管并发症。注意监测子痫之后的胎盘早剥、肺水肿等并发症。

**4. 适时终止妊娠**　母体因素和胎盘-胎儿因素的整体评估是终止妊娠的决定性因素。重度子痫前期发生母胎严重并发症者，需要稳定母体状况后尽早在24h或48h内终止妊娠，不考虑是否完成促胎肺成熟。子痫患者抽搐控制后即可考虑终止妊娠。

（五）产后血压的管理

产后要加强监测，注意产后迟发型子痫前期及子痫（发生在产后48h后的子痫前期及子痫）的发生[38, 39]。子痫前期孕妇产后3～6d是产褥期血压高峰期，高血压、蛋白尿等症状仍可能反复出现甚至加重，此期间仍应每天监测血压[40]。如产后血压升高≥150/100mmHg应继续给予降压治疗。哺乳期可继续应用产前使用的降压药物，禁用ACEI和ARB类降压药[41]。产后血压持续升高要注意评估和排查孕妇其他系统疾病的存在。

（六）妊娠期降压治疗中存在的问题和争议

妊娠期高血压疾病在治疗上既要考虑到控制血压对妊娠期心脏、脑、肾等重要靶器官的保护作用和远期心血管受益，又要考虑到降压药物引起的胎盘血供降低而导致的胎儿缺血缺氧等潜在有害作用。因此给心血管内科医师和产科医师带来很多困扰。

在妊娠期高血压药物治疗领域，目前应用的甲基多巴（国内尚无此药）、拉贝洛尔等，其依据仍然是20世纪70～80年代国内外一些规模不大的临床观察[42, 43]。从整体来看，妊娠期高血压疾病的药物治疗近30年来无明显进展。目前，各国发布的妊娠期高血压疾病诊治指南的尴尬之处在于其所推荐的药物及治疗方案均无坚实可靠的循证医学证据。

目前在妊娠期重度高血压（血压≥160/110mmHg）

的药物治疗上国内外专家达成一致共识：在未进行降压治疗的重度妊娠期高血压或子痫前期患者中，重要靶器官功能恶化和病死率明显增加；虽然应用降压药物可能会给胎儿带来潜在风险，但是考虑到高血压的严重并发症，仍推荐使用降压药物使孕妇的血压维持在安全的范围内。然而，妊娠期轻中度高血压[（140~160）/（90~110）mmHg]的降压治疗问题，一直是心血管内科与产科学术界争论的焦点。从20世纪70年代至今一直缺乏有针对性的大型随机对照临床研究。近期一项针对轻中度妊娠期高血压治疗的荟萃分析表明，降压治疗可使进展为重度高血压的风险减半，但是对子痫前期、子痫、肺水肿、胎儿或新生儿死亡、早产或小于胎龄儿等母儿结局的发生无明显预防作用[44]。因此，目前尚无足够证据表明在轻中度妊娠期高血压患者中进行降压治疗可以改善母儿预后，同时降压治疗可能减少胎盘和胎儿的血供，因此有研究者质疑针对轻中度妊娠期高血压进行药物治疗是否有益。

2015年发表于 *NEJM* 的一项国际多中心控制轻中度妊娠期高血压的研究（control of hypertension in pregnancy study，CHIPS）报道给妊娠期高血压治疗和管理带来一些新的证据，同时也提出了新的挑战和问题[45]。CHIPS 研究目的是在无蛋白尿，无严重高血压的妊娠期高血压患者中比较非严格控制血压和严格控制血压与围产期不良结局的关系。与以往的研究结果相似，本研究未发现严格控制组和非严格控制组主要研究终点的差异，但因 CHIPS 研究最后纳入分析的病例数（981例）少于设计需要（1030例），因而理论上可以预见到 CHIPS 研究可能会出现阴性结果。但是严格控制血压组显示多项指标优于非严格控制组的趋势，这一趋势也间接提示了严格控制血压能改善孕妇的不良事件及预后，但需要纳入更多研究人群加以印证[46]。

总体来说，妊娠期高血压疾病的诊治需要大样本且设计严谨的随机对照研究来丰富血压管理中降压药物的选择，指导预防和治疗。

# 第二节　子痫前期的早期筛查及预防

全球每年因子痫前期/子痫导致的孕产妇死亡高达6万例以上。子痫前期现有治疗措施（如解痉、降压）均无法阻止病情进展，只能起到短暂的缓解作用，终止妊娠是目前为止唯一有效的治疗手段，而过早的终止妊娠又促使大量早产儿、低出生体重儿的出现，使围产儿发病率和婴幼儿致残率增高，由此导致了大量的社会和卫生成本支出。因此，子痫前期的早期筛查及预防是 HDP 防治的关键。

## 一、国内外研究概况

### （一）国内外子痫前期早期筛查的现状

目前尚缺乏针对子痫前期早期筛查的简便、易于推广、特异性高的预测手段。研究表明，妊娠中期进行子痫前期预防性干预无效，但在妊娠16周内对子痫前期高危患者进行早期监测和临床干预可改善母婴预后[47]。子痫前期的早期筛查包括传统危险评估（母体因素和病史、子宫动脉多普勒、血压和平均动脉压）、生物标志物检测和预测模型的构建等[48-55]。目前子痫前期早期筛查方法手段多采用传统危险因素为基础建立模型，但预测效能不如人意，实用价值非常有限。生物标志物被认为是传统危险评估的重要补充手段，很可能也是最有希望的手段。

子宫动脉多普勒是预测子痫前期的有效方法。子宫动脉多普勒可无创地检测到子宫胎盘的高循环阻力。妊娠早期子宫动脉脉动指数（uterine artery doppler-pulsatility index，UtAD-PI）的阳性预测价值小（预测率约为21%），但阴性排除价值大，这个阶段 UtAD-PI 正常的女性，提示胎盘形成正常，进展为子痫前期的风险小于1%。妊娠早期 UtAD-PI 不能单独预测子痫前期，需结合血清生物标志物等其他指标。孕龄、母体体重、种族、糖尿病史等均可影响 UtAD-PI 的准确性。到目前为止，UtAD-PI 仍是预测子痫前期最重要的指标[49]。然而，UtAD-PI 只能在一些中心城市，相对大型的医院开展，价格相对昂贵，不作为产科超声检查的常规项目。操作人员也需要专业培训。

### （二）妊娠早期子痫前期血清学标志物的研究现状和前景

迄今尚无一种生物标志物可以准确地早期筛查子痫前期，但随着新的检测技术的出现，其预测价值越来越大。目前，筛查子痫前期的生物标志物包括胎盘生长因子（placental growth factor，PlGF）、妊娠相关血浆蛋白 A（pregnancy-associated plasma protein A，PAPP-A）、sFlt-1、胎儿血红蛋白（fetal hemoglobin，HbF）、子痫前期基因标志物、无细胞胎儿 DNA（cell-free fetal DNA，cffDNA）、可溶性内皮因子（soluble endoglin，sEng）、抑制素 A 和激活素 A、半凝乳素 13、半胱氨酸蛋白酶抑制剂 C、穿透素 3、P 选择素、酯酰肉碱、糖基化纤连蛋白、镍纹蛋白等[51, 52]。这些标志物涉及内皮功能不良、炎症反应、凝血障碍等与子痫前期相关的病理生理过程。尤其是脂蛋白相关磷脂酶 $A_2$（LP-PLA$_2$）是具有血管特异性的炎性标志物，可作为 CVD 和卒中的独立危险因素，美国食品药品监督管理局（FDA）批准其可用于预测冠心病和缺血性脑卒中风险。LP-PLA$_2$ 理论上可用于预测子痫前期，但尚未见相关报道，前瞻性研究意义重大[47]。运用循环中表观遗传学修饰的无细胞核酸或小分子 RNA 表达谱作为新型生物标志物近期也受到了广泛关注。

虽然关于子痫前期早期筛查的研究有许多有益的发现，但目前还不适用于临床。也许最有前景的方法是检测出个体的基因型/表型，然后利用这些信息构建合适的疾病预测和检测算法模型。利用精准医学的方法，将家族史、种族、基因型/表型考虑在内，得到有价值、有效益的算法模型，从而改善子痫前期的发病率和病死率。

目前，比较有代表性的子痫前期生物标记物包括：PlGF，是一种促血管生长因子，它是内皮生长因子家族的一员，与血管生成和滋养层细胞侵袭子宫螺旋动脉有关。PlGF 在孕早期开始升高，到孕 30 周达到顶峰，随后水平下降。在孕 11～13 周，在一些胎儿异常和已有胎盘损伤、随后会进展为子痫前期的孕妇中，血清 PlGF 水平降低。作为一个独立子痫前期预测因素，PlGF 的预测率为 47%（5% 假阳性率）。在临床上，PlGF 更多的用来筛查早发子痫前期[51, 52]。sFlt-1，是抗血管生长因子之一，在血液中循环，结合、中和血管内皮生长因子（VEGF）和 PlGF。sFlt-1 在孕中期显著上升，被作为孕中期子痫前期诊断性的标志物[51, 55]。sFlt-1 在孕早期的预测子痫前期功能通常不被认可。

目前，尚无一种标记物能够独立预测子痫前期。针对孕妇血浆进行蛋白组学分析能够作为一种检测异常妊娠标志物的方法。子痫前期与胎盘结构异常相关，其蛋白表达的改变能够在血浆蛋白组中得到反映。最近的研究显示，孕妇血清或血浆中的蛋白表达有着明显的改变。通过质谱进行差异蛋白检测是遴选生物标记物的有效手段[56, 57]。通过同位素标记相对和绝对定量（iTRAQ）技术结合同位素标记联合基质辅助激光解吸电离飞行时间质谱（MALDITOF/TOF）分析对血清或血浆蛋白进行比较，可筛选其中的生物标志物，具有较好的可重复性。最近的研究表明，iTRAQ 同位素标记方法对于鉴定妊娠相关疾病标志物是有效的，在妊娠前三个月已经能够检测到唐氏综合征孕妇体内 β 人绒毛膜促性腺激素（human chorionic gonadotrophin，hCG）的定量改变[57]。

目前国外所进行的子痫前期早期筛查生物标记物相关研究均是在小样本的人群中开展，不适用于临床应用。亟待在大样本孕期前瞻性队列中开展此项工作。子痫前期的早期筛查及干预是一个亟待解决又极具挑战性的课题，与妊娠期高血压疾病的血压管理一样，事关母婴安危，对降低远期 CVD 的发生风险也有指导性意义。

## 二、子痫前期高危孕妇的早期干预

孕早期是子痫前期病生理改变形成的关键时期，胎盘缺血缺氧、氧化应激损伤，免疫失衡等多重致病因素均在孕早期已经形成。针对子痫前期高危孕妇，早期干预是改善母婴结局和降低母子两代远期 CVD 风险的关键。目前尚无循证医学证据充足的预防子痫前期的药物，针对子痫前期高危孕妇的早期干预尚未形成共识[58, 59]。干预手段仍主要停留在改善生活方式方面。

### （一）阿司匹林

目前各大指南推荐的可用于子痫前期高危孕妇早期预防的药物仅有阿司匹林。但是，各大指南对于阿司匹林预防子痫前期仍持谨慎态度。

**1. 2013 年 ACOG《妊娠期高血压疾病指南》建议**　高危患者（有早发子痫前期病史，或≤34 周早产病史，或有 2 次及以上子痫前期病史），应从孕早期（前 3 个月）起服用 60～80mg/d 阿司匹林。该指南同时也指出，出于安全考虑，阿司匹林带来的个体风险仍需注意[10]。

**2. 2013 年 ESH/ESC《高血压管理指南》建议**

高危子痫前期的女性（妊娠早期即出现高血压，慢性肾病，自身免疫性疾病如系统性红斑狼疮，抗磷脂综合征，1 型和 2 型糖尿病或慢性高血压）；或者超过一个子痫前期中度危险因素（初产妇，年龄≥40 岁，妊娠间隔>10 年，第一次访视时 BMI≥35kg/m²，子痫前期家族史，多胎妊娠）；在排除消化道出血高风险后，应从 12 周起服用 75mg/d 阿司匹林，直至分娩[34]。

**3. 2011 年 WHO 建议** 子痫前期高危的女性（有子痫前期病史者，糖尿病，慢性高血压，慢性肾病，自身免疫疾病，多胎妊娠）推荐从 20 周之前开始服用 75mg/d 阿司匹林，如果有可能，应从 12 周起开始服用阿司匹林[60]。同时指出，现有证据提示高危患者可以从小剂量阿司匹林中获益；但是对于不同的子痫前期亚型的高危患者是否能获益，目前证据还不充分。

**4. 2010 年英国国家卫生与保健优化研究所（NICE）临床指南建议** 高危（HDP 病史，自身免疫性疾病，1 型、2 型糖尿病，慢性高血压）患者和具有 2 个或以上中危因素（初产妇，年龄≥40 岁，2 次妊娠间隔 10 年以上，初次访视时≥35kg/m²，子痫前期家族史，多胎妊娠）的患者应从妊娠 12 周开始服用 75mg/d 阿司匹林，直至分娩[61]。

### （二）抗氧化剂

鉴于在孕妇这一特殊群体中应用，安全性是首要问题。各国学者均在试图寻找一种可安全用于预防子痫前期的药物。

正常妊娠时都存在氧化应激水平的升高，但不会达到阈值。部分孕妇体内氧化还原系统平衡失调，氧化应激水平异常升高，发生子痫前期[25]。研究发现子痫前期患者外周血中抗氧化剂维生素 E、维生素 C、胡萝卜素低于正常妊娠妇女。从理论上看，如果在孕早期即开始进行抗氧化剂干预，可以使得整个孕期氧化应激水平处于生理范围，预防子痫前期的发生。

**1. 传统抗氧化剂** 国内外学者对于应用传统抗氧化剂（维生素 C、维生素 E 及番茄红素等）预防子痫前期一直存在争议。

1999 年《柳叶刀》发布的研究发现，对子痫前期高危孕妇在妊娠 16～22 周补充维生素 C 和维生素 E 可以降低子痫前期的发病率[62]。然而，众多文章对传统抗氧化剂的预防作用产生质疑。2006 年发表在《柳叶刀》和 2010 年发表在《新英格兰杂志》上的两个 RCT 研究结论显示：在妊娠中晚期及妊娠 9～16 周，分别给予孕妇口服大剂量维生素 C 及维生素 E，不能降低妊娠期高血压的发病率，却增加了低出生体重儿的发生率，这两项研究均不建议孕期使用大剂量维生素 C 及维生素 E [63, 64]。2009 年发表的一项纳入 159 名健康孕妇的 RCT 研究提示，番茄红素对健康孕妇无预防子痫前期的作用，且可以增加胎儿早产和低出生体重儿的发生风险[65]。2012 年一项 Meta 分析，包含 15 项妊娠期间使用传统抗氧化剂（维生素 C、维生素 E、番茄红素、维生素 A 等）的 RCT 研究，共纳入 21 012 名孕妇和 21 647 名胎儿，结果显示接受传统抗氧化剂治疗组的孕妇和安慰剂组的孕妇子痫前期、重度子痫前期、早产、小于胎龄儿发生率均无显著差异，且抗氧化剂组孕期不良反应有增多趋势[66]。2016 年 10 月印度学者发表了一项临床研究，肯定了传统抗氧化剂对于预防子痫前期、改善妊娠结局的价值。研究随机入组了 200 名妊娠中晚期的女性，一组给予双联抗氧化剂（维生素 C 和维生素 E）。结果发现，抗氧化剂组子痫前期发生率为 7%，而对照组子痫前期发生率为 13%；抗氧化剂组早产发生率较对照组降低 46%。这项研究的研究者建议，所有孕妇从妊娠 13 周开始给予维生素 C 和维生素 E[26]。

目前，传统抗氧化剂对于子痫前期的预防作用仍无定论，尚需要大样本、多中心的临床研究来进一步探讨传统抗氧化剂的预防作用和潜在风险。

**2. 辅酶 Q$_{10}$** 又名"泛醌"，是一种内源性类维生素物质，是体内抗脂质过氧化作用最强的抗氧化剂。在多种细胞器中都发现参与合成的酶，主要在内质网-高尔基体中合成。食物（猪心、牛心、大豆油、菜籽油、花生油等）是辅酶 Q$_{10}$ 有限的补充途径。目前，医学上广泛用于治疗心血管系统疾病。国内外也广泛将其用于营养保健品及食品添加剂。辅酶 Q$_{10}$ 作为一种脂溶性的天然抗氧化剂，从理论上讲，可以从改善缺血缺氧和氧化应激两个方面，预防子痫前期的发生发展[67]。

（1）还原型辅酶 Q$_{10}$ 作为抗氧化剂可以提供电子：除了在血液中外，辅酶 Q$_{10}$ 在器官细胞膜上很大一部分也以还原型的方式存在，随时处于抗氧化的待命状态。辅酶 Q$_{10}$ 是生物膜上主要的脂溶性分子，对防止脂质过氧化起关键作用，保护生物膜免受氧自由基的损害。

（2）辅酶 $Q_{10}$ 在能量生成过程中起着限速的瓶颈作用：辅酶 $Q_{10}$ 是细胞线粒体氧化磷酸化过程中呼吸链电子传递的关键独立组分。糖、脂肪、蛋白质等营养物质在体内经分解代谢，均需要通过氧化磷酸化的过程，最终生成二氧化碳和水，同时逐步释放能量，产生可供细胞利用的"能量货币"三磷酸腺苷（ATP），供生命活动所需。

（3）辅酶 $Q_{10}$ 预防子痫前期的研究现状：美国和厄尔多瓦的研究结果提示子痫前期患者血清中辅酶 $Q_{10}$ 水平明显低于健康孕妇[68]。日本 2010 年的一项研究发现，母体血浆中辅酶 $Q_{10}$ 水平与婴儿出生体重呈正相关[69]。低出生体重是成年期 CVD 风险的确定因素[70]。这些均间接提示了子痫前期高危孕妇补充辅酶 $Q_{10}$ 的必要性。2009 年，厄尔多瓦中央大学学者发表了一项 RCT 研究，纳入 235 名子痫前期高危孕妇（最终 197 名完成随访），干预组从妊娠 20 周开始给予辅酶 $Q_{10}$（200mg/d），直至分娩，结果发现与安慰剂组比较，可降低子痫前期发生的风险[71]。既往的研究提示，辅酶 $Q_{10}$ 在子痫前期早期干预方面极具潜力，且辅酶 $Q_{10}$ 可与阿司匹林联合应用。目前，尚缺乏在大样本人群中开展的应用辅酶 $Q_{10}$ 进行子痫前期早期干预的相关研究。

# 第三节 妊娠期高血压疾病母子两代的心血管疾病防控

HDP 作为一种孕期严重不良暴露，会改变母子两代生命里程中 CVD 风险轨迹。在防控上，要将 HDP 和 CVD 视作延续的病生理过程，要进行一体化的临床监测和干预。对于有子痫前期高危因素者在妊娠期即应开始 CVD 一级预防；对于子痫前期患者，在分娩后即应开始 CVD 的二级预防。对于有子痫前期宫内暴露的子代，也应尽早开始 CVD 的一级预防[47, 72]。

## 一、HDP 母子两代心血管疾病风险均明显增加

（一）有 HDP 病史的女性远期 CVD 风险显著升高

研究表明，HDP 患者是 CVD 的高风险人群，

HDP 是女性产后远期发生 CVD 的重要预测指标甚或致病因素。英国的一项纳入了 3593 名妊娠女性的回顾性队列研究发现，子痫前期/子痫组及妊娠高血压组患者日后发生高血压的风险增加，子痫前期/子痫组危险比（RR）为 3.19（95% CI：1.21～8.39），另外子痫前期/子痫组因卒中而死亡的风险也增加，RR 为 3.59（95% CI：1.04～12.4）[73]。台湾学者对 113.2 万例孕妇随访 3 年以上的流行病学调查显示，子痫前期/子痫病史的女性，远期 CVD 风险增加，心肌梗死发生风险比（HR）为 13.0（95%CI：4.6～6.3），心力衰竭发生 HR 为 8.3（95%CI：4.2～16.4），脑卒中发生 HR 为 14.5（95%CI：1.3～165.1），远期主要不良心血管事件（包括心肌梗死、心力衰竭、恶性心律失常和脑卒中）的 HR 为 12.6（95% CI：2.4～66.3）[4]。一项加拿大的包括 5 个病例对照研究和 10 个队列研究的 Meta 分析，共纳入 1966～2006 年 116 175 名子痫前期/子痫患者和 2 259 576 名健康孕妇，结果发现有子痫前期/子痫病史的女性远期 CVD 风险增高（病例对照研究：OR=2.47，1.22～5.01；队列研究：RR=2.33，1.95～2.78）。另外，有子痫前期/子痫病史女性，远期脑血管病风险（RR=2.03，1.54～2.67）和远期心血管死亡风险（RR=2.29，1.73～3.04）均增加。同时，远期 CVD 风险程度与子痫前期的严重程度强相关（轻度：RR=2.00，1.83～2.19；中度：RR=2.99，2.51～3.58；重度：RR=5.36，3.96～7.27）[74]。2013 年芬兰的一项包括 1966 年出生的 12 055 例孕产妇大样本前瞻性出生队列研究结果显示：即便在缺乏已知危险因素的情况下，不管何种类型的妊娠期血压升高，远期 CVD、慢性肾脏疾病和糖尿病发病风险均显著增高；加强临床监测、风险因素评估和早期干预将有益于妊娠期高血压女性[75]。

（二）HDP 病史女性子代 CVD 风险增高

荷兰的一项纳入 6 343 对 9 岁儿童和母亲的队列研究发现，母亲患 HDP 后，子代患高血压的远期风险明显增加。子代血压与对照组比较，子痫前期组收缩压高 2.05mmHg（95%CI：0.72～3.38），舒张压高 1.00mmHg（95% CI：-0.01～2.10）；妊娠高血压组收缩压高 2.04mmHg（95% CI：1.42～2.67），舒张压高 1.07mmHg（95% CI：0.60～1.54），研究者认为子痫前期与子代间血压联系的机制可能

部分与子痫前期导致宫内发育迟缓有关[5]。英国学者的研究也发现在没有其他血管病变或代谢紊乱的情况下，子痫前期与子代血压升高呈独立相关[6]。通过对 2868 例前瞻性出生队列研究发现，妊娠期高血压孕妇中约有 30%（22/74）的 20 岁子代已患有高血压，子代终身风险指数（QRISK）增高 2.5 倍[7, 8]。可以认为，从预防角度出发，经过宫内子痫前期暴露的子代在生命初期即存在独特的、终身的 CVD 风险。

## 二、妊娠期是 CVD 防控的重要机遇期

（一）妊娠期是母子两代心血管和代谢性疾病风险的交汇点和策源地[76-79]

多哈（developmental origins of health and disease，DOHaD）理论，即健康与疾病的发育起源[70,80,81]，是近年来慢性非传染性疾病研究的前沿领域。人类在早期发育过程中（胎儿、婴儿、儿童时期、青少年时期）经历不利因素，组织和器官在结构和功能上会发生永久性或程序性改变，影响成年期糖尿病、代谢综合征、CVD、精神行为异常等慢性非传染性疾病的发生发展[8, 70, 80-83]。妊娠期是可塑性最强的时期，在不同的环境条件下，一个基因型能够产生许多不同的生理和形态学状态[50, 84, 85]。在生命里程中，随年龄增长，可塑性逐渐下降而危险因素逐渐累积，使得 CVD 风险的升高呈现一种非线性的形式。在疾病受累的老年阶段进行干预，尤其是对于高风险的人群，虽有效，但调控空间已经很有限了；在成年的时候筛查风险并干预，也显得为时已晚[86]；在生命早期进行干预会更为有效。更为重要的是，生命早期尚处于人类生育周期，可以通过遗传因素、表观遗传因素等影响下一代的 CVD 风险轨迹。多哈理论和生命里程流行病学的观点均提示，CVD 防控的起点要从控制妊娠期心血管风险暴露开始[72, 87]。

（二）HDP 和 CVD 具有共同的病理生理机制

HDP 增加远期 CVD 的风险，部分可归因于传统危险因素的增加，如高血压、高胆固醇血症、代谢综合征、胰岛素抵抗等。子痫前期与 CVD 具有血管内皮损伤、氧化应激以及糖、脂代谢异常等"共

同前世（common antecedents）"，其中血管内皮损伤扮演了重要角色[31]。荷兰的一项 Meta 分析发现，具有 HDP 病史的女性具有较高的同型半胱氨酸水平（0.77 ng/ml；95% CI：0.27～1.26；$P<0.01$），这代表着分娩后内皮损伤并未终止。另外，有研究显示，有子痫前期史的女性在分娩 10～20 年后，血清 VEGF、IL-6、sFlt-1 及 E 选择素等仍显著高于妊娠期正常的女性，提示子痫前期患者分娩后很长时间内，内皮损伤及氧化应激、血管炎症反应仍继续存在，这也为子痫前期与 CVD 存在密切关系提供了有力的证据[2]。

子痫前期病史女性绝经期前盐敏感性增加。瑞士的一项病例对照研究，纳入 21 名严重子痫前期病史的绝经期前女性（分娩后 10 年以上），匹配 19 名对照。测定受试者盐敏感性（盐敏感性定义为高盐饮食后 24h 动态血压升高 4mmHg）。结果发现，子痫前期病史组平均日间血压明显升高，夜间谷变浅；盐负荷后血压升高幅度明显高于对照组。子痫前期病史组盐敏感指数 [51.2（19.1～66.2）mmHg/mol] 也明显高于对照组 [6.6（5.8～18.1）mmHg/mol]（$P=0.015$）[88]。提示子痫前期病史女性在绝经期前是盐敏感的，这或许会增加 CVD 风险。子痫前期女性应该提前一阶段开始进行 CVD 预防措施。

（三）相关指南建议

2011 年美国心脏学会（AHA）发布的《女性心血管疾病预防指南》首次明确将子痫前期病史列为 CVD 的风险因素，将子痫前期风险等级等同于吸烟、代谢综合征、肥胖、CVD 家族史等传统 CVD 风险因素。AHA 明确指出，未来有关女性 CVD 防范的研究应该着眼于评估潜在的暴露事件，如初潮、妊娠、绝经这些女性生命里程中的关键环节；医疗健康系统应针对这些关键时期暴露出的 CVD 风险因素制定更有效地早期识别和早期干预措施[89]。2013 年美国 ACOG《妊娠期高血压疾病指南》首次明确提出子痫前期产后每年均应评估血压、血脂、空腹血糖和体重指数[10]。2014 年 AHA/ASA 制定的首部《女性卒中预防指南》指出，对于子痫前期病史女性应在产后 6～12 个月评估其脑卒中风险；同时评估和纠正心脑血管疾病的危险因素，包括高血压、肥胖、吸烟和高脂血症[90]。

近年来，在原有的疾病三级预防的框架下，国际学术界倡导"初始预防"，即危险因素的预防。以"妊娠期风险暴露"为切入点，将 CVD 防控关口前移，针对妊娠期心血管风险暴露和成年期高血压和动脉粥样硬化等主要 CVD 的危险因素的识别，以疾病的"根源性原因"作为防控起点，是"初始预防"理念在慢性非传染性疾病防控领域的重要切入点，可以真正实现全生命里程健康管理[91-93]。目前，亟需在我国开展以"妊娠期风险暴露"为起点的大型队列研究。尤其是利用好政府主导，并嵌入前瞻性设计的网络信息平台（如妇幼卫生信息系统等）。如此才能使初始预防落到实处，从源头上遏制慢病增长，促进民众健康水平[94]。这具有重要的战略意义和现实意义。

（杨　宁　李玉明）

## 参 考 文 献

[1] Rich-Edwards JW, Fraser A, Lawlor DA, et al. Pregnancy characteristics and women's future cardiovascular health: an underused opportunity to improve women's health? Epidemiol Rev, 2014, 36: 57-70.

[2] Visser S, Hermes W, Ket JC, et al. Systematic review and metaanalysis on nonclassic cardiovascular biomarkers after hypertensive pregnancy disorders. Am J Obstet Gynecol, 2014, 211（4）: 1-e9.

[3] Mol BW, Roberts CT, Thangaratinam S, et al. Pre-eclampsia. Lancet, 2016, 387（10022）: 999-1011.

[4] Lin YS, Tang CH, Yang CY, et al. Effect of pre-eclampsia-eclampsia on major cardiovascular events among peripartum women in Taiwan. Am J Cardiol, 2011, 107（2）: 325-330.

[5] Geelhoed JJ, Fraser A, Tilling K, et al. Preeclampsia and gestational hypertension are associated with childhood blood pressure independently of family adiposity measures: the Avon Longitudinal Study of Parents and Children. Circulation, 2010, 122（12）: 1192-1199.

[6] Lawlor DA, Macdonald-Wallis C, Fraser A, et al. Cardiovascular biomarkers and vascular function during childhood in the offspring of mothers with hypertensive disorders of pregnancy: findings from the Avon Longitudinal Study of Parents and Children. European Heart Journal, 2012, 33（3）: 335-345.

[7] Davis EF, Lazdam M, Lewandowski AJ, et al. Cardiovascular risk factors in children and young adults born to preeclamptic pregnancies: a systematic review. Pediatrics, 2012, 129（6）: e1552-e1561.

[8] Davis EF, Lewandowski AJ, Aye C, et al. Clinical cardiovascular risk during young adulthood in offspring of hypertensive pregnancies: insights from a 20-year prospective follow-up birth cohort. BMJ Open, 2015, 5（6）: e008136.

[9] 中华医学会妇产科学分会妊娠期高血压疾病学组. 妊娠期高血压疾病诊治指南（2015）. 中华妇产科杂志, 2015, 50（10）: 721-728

[10] American College of Obstetricians and Gynecologists; Task Force on Hypertension in Pregnancy. Hypertension in pregnancy. Report of the American College of Obstetricians and Gynecologists' Task Force on Hypertension in Pregnancy. Obstet Gynecol, 2013, 122（5）: 1122-1131.

[11] Tranquilli AL, Dekker G, Magee L, et al. The classification, diagnosis and management of the hypertensive disorders of pregnancy: a revised statement from the ISSHP. Pregnancy Hypertens, 2014, 4（2）: 97-104.

[12] Magee LA, Pels A, Helewa M, et al. Canadian Hypertensive Disorders of Pregnancy Working Group. Diagnosis, evaluation, and management of the hypertensive disorders of pregnancy: executive summary. J Obstet Gynaecol Can, 2014, 36（5）: 416-441.

[13] Cote AM, Brown MA, Laln E, et al. Diagnostic accuracy of urinary spot protein: creatinine ratio for proteinuria in hypertensive pregnant women: systematic review. BMJ, 2008, 336（7651）: 1003-1006.

[14] Ward K. Genetic factors in common obstetric disorders. Clin Obstet Gynecol, 2008, 51（1）: 74-83.

[15] Mogren I, Högberg U, Winkvist A, et al. Familial occurrence of preeclampsia. Epidemiology, 1999, 10（5）: 518-522.

[16] 杨孜, 林其德. 子痫前期-子痫的病理生理学研究. 中华妇产科杂志, 2006, 41（8）: 507-508.

[17] Hiby SE, Walker JJ, O'shaughnessy KM, et al. Combinations of maternal KIR and fetal HLA-C genes influence the risk of preeclampsia and reproductive success. J Exp Med, 2004, 200（8）: 957-965.

[18] Dong M, He J, Wang Z, et al. Placental imbalance of Th1- and Th2-type cytokines in preeclampsia. Acta Obstet Gynecol Scand, 2005, 84（8）: 788-793.

[19] Szarka A, Rigó J Jr, Lázár L, et al. Circulating cytokines, chemokines and adhesion molecules in normal pregnancy and preeclampsia determined by multiplex suspension array. BMC Immunol, 2010, 11: 59.

[20] Asil T, Ir N, Karaduman F, et al. Combined antithrombotic treatment with aspirin and clopidogrel for patients with capsular warning syndrome: a case report. Neurologist, 2012, 18（2）: 68-69.

[21] Acar N, Ustunel I, Demir R. Uterine natural killer（uNK）cells and their missions during pregnancy: a review. Acta Histochem, 2011, 113（2）: 82-91.

[22] Cudihy D, Lee RV. The pathophysiology of pre-eclampsia: current clinical concepts. J Obstet Gynaecol, 2009, 29（7）: 576-582.

[23] Powe CE, Levine RJ, Karumanchi SA. Preeclampsia, a Disease of the Maternal Endothelium: The Role of Antiangiogenic Factors and Implications for Later Cardiovascular Disease. Circulation, 2011, 123（24）: 2856-2869.

[24] Brennan LJ, Morton JS, Davidge ST. Vascular dysfunction in preeclampsia. Microcirculation, 2014, 21（1）: 4-14.

[25] Raijmakers MT, Dechend R, Poston L. Oxidative stress and preeclampsia: rationale for antioxidant clinical trials. Hypertension, 2004, 44（4）: 374-380.

[26] Cardoso PM, Surve S. The Effect of Vitamin E and Vitamin C on the Prevention of Preeclampsia and Newborn Outcome: A Case-Control Study. J Obstet Gynaecol India, 2016, 66（Suppl 1）: 271-278.

[27] Manes C. Human placental NAD（P）H oxidase：solubilization and properties. Placenta, 2001, 22（1）：58-63.

[28] Roberts JM, Hubel CA. Is oxidative stress the link in the two-stage model of preeclampsia? Lancet, 1999, 354（9181）：788-789.

[29] Raijmakers MTM, Peters WHM, Steegers EAP, et al. NAD（P）H Oxidase associated superoxide production in human placenta from normotensive and pre-eclamptic women. Placenta, 2004, Suppl A：S85-S89.

[30] Sattar N, Greer IA.Pregnancy complications and maternal cardiovascular risk：opportunities for intervention and screening? BMJ, 2002, 325（7356）：157-160.

[31] Sattar N. Do pregnancy complications and CVD share common antecedents? Atheroscler Suppl, 2004, 5（2）：3-7.

[32] Smith CJ, Saftlas AF, Spracklen CN, et al. Genetic Risk Score for Essential Hypertension and Risk of Preeclampsia. Am J Hypertens, 2016, 29（1）：17-24.

[33] Spracklen CN, Saftlas AF, Triche EW, et al. Genetic Predisposition to Dyslipidemia and Risk of Preeclampsia. Am J Hypertens, 2015, 28（7）：915-923.

[34] ESH/ESC Task Force for the Management of Arterial Hypertension. 2013 Practice guidelines for the management of arterial hypertension of the European Society of Hypertension（ESH）and the European Society of Cardiology（ESC）：ESH/ESC Task Force for the Management of Arterial Hypertension. J Hypertens, 2013, 31（10）：1925-1938.

[35] Ascarelli MH,Johnson V,McCreary H,et al. Postpartum preeclampsia management with furosemide：a randomized clinical trial. Obstet Gynecol, 2005, 105（1）：29-33.

[36] Churchill D, Beevers GD, Meher S, et al. Diuretics for preventing pre-eclampsia.Cochrane Database Syst Rev, 2007, 24（1）：CD004451.

[37] McCoy S, Baldwin K. Pharmacotherapeutic options for the treatment of preeclampsia. Am J Health Syst Pharm, 2009, 66（4）：337-344.

[38] Al-Safi Z, Imudia AN, Filetti LC, et al. Delayed postpartum preeclampsia and eclampsia：demographics, clinical course, and complications. Obstet Gynecol, 2011, 118（5）：1102-1107.

[39] Bigelow CA, Pereira GA, Warmsley A, et al. Risk factors for new-onset late postpartum preeclampsia in women without a history of preeclampsia. Am J Obstet Gynecol, 2014, 210（4）：338.e1-e8.

[40] Hirshfeld-Cytron J, Lam C, Karumanchi SA, et al. Late postpartum eclampsia：examples and review. Obstet Gynecol Surv, 2006, 61（7）：471-480.

[41] Berlin CM, Briggs GG. D rugs and chemicals in human milk. Semin Fetal Neonatal Med, 2005, 10（2）：149-159.

[42] Lamming GD, Symonds EB. Use of labetalol and methyldopa in pregnancy-induced hypertension. Br J Clin Pharmacol, 1979, 8 suppl 2：217S-222S.

[43] Michael CA. The evaluation of labetalol in the treatment of hypertension complicating pregnancy. Br J Clin Pharmacol, 1982, 13（1 Suppl）：127S-131S.

[44] Abalos E, Duley L, Steyn DW. Antihypertensive drug therapy for mild to moderate hypertension during pregnancy. Cochrane Database Syst Rev, 2014, （2）：CD002252.

[45] Magee LA, von Dadelszen P, Rey E, et al. Less-tight versus tight control of hypertension in pregnancy. NEJM, 2015, 372（24）：407-417.

[46] 李玉明,牛建民. 妊娠期高血压疾病血压管理的机遇与挑战：CHIPS 研究思考. 中国循环杂志, 2015, 30（4）：308-310.

[47] 李玉明, 杨宁. 重视妊娠高血压子痫前期的早期筛查. 中华心血管病杂志, 2016, 44（3）：193-196

[48] Anderson UD, Gram M, Åkerström B, et al. First Trimester Prediction of Preeclampsia. Curr Hypertens Rep, 2015, 17（9）：584-591.

[49] Velauthar L, Plana MN, Kalidindi M, et al. First-trimester uterine artery Doppler and adverse pregnancy outcome：a meta-analysis involving 55, 974 women. Ultrasound Obstet Gynecol, 2014, 43（5）：500-507.

[50] Hu W, Weng X, Dong M, et al. Alteration in methylation level at 11β-hydroxysteroid dehydrogenase type 2 gene promoter in infants born to preeclamptic women. BMC Genet, 2014, 15：96.

[51] Park HJ, Shim SS, Cha DH. Combined Screening for Early Detection of Pre-Eclampsia. Int J Mol Sci, 2015, 16（8）：17952-17974.

[52] Jellinger PS, Smith DA, Mehta AE, et al. American Association of Clinical Endocrinologists' Guidelines for Management of Dyslipidemia and Prevention of Atherosclerosis. Endocr Pract, 2012, 18 Suppl 1：1-78.

[53] Akolekar R, Syngelaki A, Poon L, et al. Competing risks model in early screening for preeclampsia by biophysical and biochemical markers. Fetal Diagn Ther, 2013, 33（1）：8-15.

[54] Crovetto F, Figueras F, Triunfo S, et al. First trimester screening for early and late preeclampsia based on maternal characteristics, biophysical parameters, and angiogenic factors. Prenat Diagn, 2015, 35（2）：183-191.

[55] Karumanchi SA, Epstein FH. Placental ischemia and soluble fms-like tyrosine kinase 1：cause or consequence of preeclampsia? Kidney Int, 2007, 71：959-961.

[56] Benn PA. Advances in prenatal screening for Down syndrome：II first trimester testing, integrated testing, and future directions. Clin Chim Acta, 2002, 324（1-2）：1-11.

[57] Kolla V, Jenö P, Moes S, et al. Quantitative proteomic（iTRAQ）analysis of 1st trimester maternal plasma samples in pregnancies at risk for preeclampsia. J Biomed Biotechnol, 2012：305964.

[58] Henderson JT, Whitlock EP, O'Connor E, et al. Low-dose aspirin for prevention of morbidity and mortality from preeclampsia：a systematic evidence review for the U.S. Preventive Services Task Force. Ann Intern Med, 2014, 160（10）：695-703.

[59] CLASP：a randomised trial of low-dose aspirin for the prevention and treatment of pre-eclampsia among 9364 pregnant women. CLASP（Collaborative Low-dose Aspirin Study in Pregnancy）Collaborative Group. Lancet, 1994, 343（8898）：619-629.

[60] WHO Guidelines Approved by the Guidelines Review Committee. WHO Recommendations for Prevention and Treatment of Pre-Eclampsia and Eclampsia. Geneva：World Health Organization, 2011.

[61] Visintin C, Mugglestone MA, Almerie MQ, et al. Management of hypertensive disorders during pregnancy：summary of NICE guidance. BMJ, 2010, 341：c2207.

[62] Chappell LC, Seed PT, Briley AL, et al. Effect of antioxidants on the occurrence of pre-eclampsia in women at increased risk：a randomised trial. Lancet, 1999, 354（9181）：810-816.

[63] Poston L，Briley AL，Seed PT，et al. Vitamin C and vitamin E in pregnant women at risk for pre-eclampsia（VIP trial）：randomised placebo-controlled trial. Lancet，2006，367（9517）：1145-1154.

[64] Roberts JM，Myatt L，Spong CY，et al. Vitamins C and E to prevent complications of pregnancy-associated hypertension. N Engl J Med，2010，362（14）：1282-1291.

[65] Banerjee S，Jeyaseelan S，Guleria R. Trial of lycopene to prevent pre-eclampsia in healthy primigravidas：results show some adverse effects. J Obstet Gynaecol Res，2009，35（3）：477-482.

[66] Salles AM，Galvao TF，Silva MT，et al. Antioxidants for preventing preeclampsia：a systematic review. Scientific World Journal，2012，2012：243476.

[67] 杨宁，牛建民，李玉明. 有序能：可否打开妊娠高血压疾病预防及治疗的另一扇门？中国实用内科杂志，2016，36（3）：223-226.

[68] Teran E，Racines-Orbe M，Vivero S，et al. Preeclampsia is associated with a decrease in plasma coenzyme Q10 levels. Free Radic Biol Med，2003，35（11）：1453-1456.

[69] Haruna M，Matsuzaki M，Ota E，et al. Positive correlation between maternal serum coenzyme Q10 levels and infant birth weight. Biofactors，2010，36（4）：312-318.

[70] Yeung EH，Robledo C，Boghossian N，et al. Developmental Origins of Cardiovascular Disease. Curr Epidemiol Rep，2014，1（1）：9-16.

[71] Teran E，Hernandez，Nieto B，et al. Coenzyme Q10 supplementation during pregnancy reduces the risk of pre-eclampsia. Int J Gynaecol Obstet，2009，105（1）：43-45.

[72] 李玉明，杨宁，Peizhong P. Wang. 妊娠期高血压疾病患者母子两代均应尽早开始心血管疾病防控.中国循环杂志，2016，31（3）：214-217.

[73] Wilson BJ，Watson MS，Prescott GJ，et al. Hypertensive diseases of pregnancy and risk of hypertension and stroke in later life：results from cohort study. BMJ，2003，326（7394）：845.

[74] McDonald SD，Malinowski A，Zhou Q，et al. Cardiovascular sequelae of preeclampsia/eclampsia：a systematic review and meta-analyses. Am Heart J，2008，156（5）：918-930.

[75] Tuija Männistö，Pauline Mendola，Marja Vääräsmäki，et al. Elevated Blood Pressure in Pregnancy and Subsequent Chronic Disease Risk. Circulation，2013，127（6）：681-690.

[76] Power C，Kuh D，Morton S. From developmental origins of adult disease to life course research on adult disease and aging：insights from birth cohort studies. Annu Rev Public Health，2013，34：7-28.

[77] Zhou X，Niu JM，Ji WJ，et al. Precision Test for Precision Medicine：Opportunities，Challenges and Perspectives of Pre-eclampsia as a Therapeutic Window for Future Cardiovascular Disease. Am J Transl Res，2016，8（5）：1920-1934.

[78] 李玉明，蔡伟，牛建民，等. 女性心血管病防控：以妊娠期高血压疾病为视窗的回望与前瞻. 中华高血压杂志，2015，11：1018-1021.

[79] Lei Q，Zhou X，Zhou YH，et al. Prehypertension During Normotensive Pregnancy and Postpartum Clustering of Cardiometabolic Risk Factors：A Prospective Cohort Study.Hypertension，2016，68（2）：455-463.

[80] Barker DJ，Osmond C，Golding J，et al. Growth in utero，blood pressure in childhood and adult life，and mortality from cardiovascular disease. BMJ，1989，298（6673）：564-567.

[81] Barker DJ. Fetal origins of coronary heart disease. BMJ，1995，311（6998）：171-174.

[82] Jayet PY，Rimoldi SF，Stuber T，et al. Pulmonary and systemic vascular dysfunction in young offspring of mothers with preeclampsia. Circulation，2010，122（5）：488-494.

[83] Fraser A，Nelson SM，Macdonald-Wallis C，et al. Hypertensive disorders of pregnancy and cardiometabolic health in adolescent offspring. Hypertension，2013，62（3）：614-620.

[84] Ching T，Ha J，Song MA，et al. Genome-scale hypomethylation in the cord blood DNAs associated with early onset preeclampsia. Clin Epigenetics，2015，7（1）：21.

[85] Ávila JG，Echeverri I，de Plata CA，et al. Impact of oxidative stress during pregnancy on fetal epigenetic patterns and early origin of vascular diseases. Nutr Rev，2015，73（1）：12-21.

[86] Hanson MA，Gluckman PD. Early developmental conditioning of later health and disease：physiology or pathophysiology? Physiol Rev，2014，94（4）：1027-1076.

[87] Amaral LM，Cunningham MW Jr，Cornelius DC，et al. Preeclampsia：long-term consequences for vascular health. Vasc Health Risk Manag，2015，15（11）：403-415.

[88] Martillotti G，Ditisheim A，Burnier M，et al. Increased salt sensitivity of ambulatory blood pressure in women with a history of severe preeclampsia. Hypertension，2013，62（4）：802-808.

[89] Mosca L，Benjamin EJ，Berra K，et al. Effectiveness-based guidelines for the prevention of cardiovascular disease in women--2011 update：a guideline from the american heart association. Circulation，2011，123（11）：1243-1262.

[90] Bushnell C，McCullough LD，Awad IA，et al. Guidelines for the prevention of stroke in women：a statement for healthcare professionals from the American Heart Association/American Stroke Association. Stroke，2014，45（5）：1545-1588.

[91] Lloyd-Jones DM，Hong Y，Labarthe D，et al. Defining and setting national goals for cardiovascular health promotion and disease reduction：The american heart association's strategic impact goal through 2020 and beyond. Circulation，2010，121（4）：586-613.

[92] Weintraub WS，Daniels SR，Burke LE，et al. Value of primordial and primary prevention for cardiovascular disease：A policy statement from the american heart association. Circulation，2011，124（8）：967-990.

[93] Claas SA，Arnett DK. The role of healthy lifestyle in the primordial prevention of cardiovascular disease. Curr Cardiol Rep，2016，18（6）：56.

[94] 杨宁，李玉明. 从多哈理论看妊娠期高血压疾病对子代心血管健康的重大影响 中国医学前沿杂志（电子版），2016，8（2）：11-13.

# 第十六章

# 高血压合并颅内肿瘤

高血压合并脑肿瘤在临床上可分为两种情况，一种情况是部分颅内肿瘤因其生物学和病理生理学特征可引起系统性动脉血压增高，而发生高血压状态；另一种情况是非颅内肿瘤因发生颅内转移，颅内占位效应导致颅内压增高而引起外周血压升高。前者可见于脑垂体肿瘤、颅后窝肿瘤、异位神经内分泌性肿瘤等，属于继发性高血压范畴；后者则是肿瘤性疾病后期的临床表现之一。

## 第一节 高血压合并颅内肿瘤的临床表现

颅内肿瘤包括原发于脑的肿瘤和起源于颅外的系统性肿瘤疾病发生颅内转移。根据肿瘤发生和生长部位及进展速度不同，可以产生多种临床表现。其常见症状包括癫痫发作、头痛、乏力和认知功能障碍等[1]。部分原发性脑肿瘤可引起持续性或发作性血压增高。由于脑肿瘤的发生起源、组织形态和细胞学特性及病理生理差异极大，故而并发高血压的原发性颅内肿瘤较难统一分类。根据近年来临床实践和相关疾病防治指南的建议，结合世界卫生组织（WHO）对中枢神经系统肿瘤的分类方法[2]进行简要归纳。

### 一、流行病学

根据美国中枢神经和脑肿瘤注册研究（CBTRUS）的报告，脑肿瘤大约占所有肿瘤病患的2%，2007～2011年间，原发性中枢神经和脑肿瘤的总体年龄标化年发病率约为21.42/10万[3]。有报告提出，近年来原发性颅内肿瘤的发病率呈增长趋势，尤其在工业化国家中，且这种增长趋势并无明显的种族、性别或人口学差异。发病率的增加也可能受到其他因素的影响，如诊断技术的进步和诊疗水平的提高可能发现更多的患者，对老年人群医疗照护能力的改善使得人群寿命延长，这些因素均可能影响原发性脑肿瘤的发生率。就临床角度而言，原发性脑肿瘤的表现类型与年龄、性别和种族有一定关系。例如，毛细胞性星形细胞瘤、脉络丛肿瘤、神经元肿瘤、松果体区域肿瘤和胚胎组织肿瘤较多发生于青壮年，而脑脊膜瘤和胶质母细胞瘤通常见于65岁以上的老年人。研究显示，男性脑肿瘤发生率是女性的1.3倍，而女性的脑膜瘤发病率是通常的2倍。神经胶质瘤男性发病率（大约7.7/10万）高于女性（5.61/10万）[3]。原发性脑肿瘤的发病率也存在种族差异，就美国的统计数据而言，印第安/阿拉斯加族群明显低于白色人种、黑色人种和亚太岛屿族群。而黑色人种的脑脊膜瘤、脑垂体瘤和颅咽管瘤的发生率则明显高于白色人种和其他人种。星形细胞瘤和少突神经胶质瘤在白色人种中的发生率高出黑色人种2倍以上，白色人种的毛细胞性星形细胞瘤、室管膜瘤、淋巴瘤和胚胎组织瘤等肿瘤的发生率也比黑色人种高。

### 二、临床表现

颅内肿瘤导致的神经系统或全身性症状和体征表现通常与瘤体大小、生长速度与部位、肿瘤浸润导致正常脑组织损伤和水肿效应有关。全身性症状通常包括与颅内压（ICP）增高相关的症状和癫痫发作。前者如头痛、恶心呕吐、视物模糊或复视等，被称为颅内压增高"三联征"。除此之外，颅内压增高也可引起血压增高和心率减慢。颅内压力增加导致的外周动脉血压增高与全身性血管加压反应有关。颅内压增高可影响脑血流灌注，当脑血管的自动调节功能达到极限，为了保持需要的脑血流量，机体通过自主神经系统的反射作用，使全身周围血管收缩，从而引起血压升高，心排血量增加，以提高脑灌注压；同时伴有呼吸节律减慢、呼吸深度增加。这种以升高动脉压，并伴有心率减慢、心排血量增加和呼吸节律减慢加深的三联反应称为全身性血管加压反应或库欣三主征。严重颅内压升高者心率可降至 50 次/分以下，呼吸频率减慢至 10 次/分左右，伴有显著血压升高，收缩压可高达 180mmHg 以上，临床上出现此种情况时需警惕为脑疝的先兆征象，多见于急性颅脑损伤或急性颅内压增高患者。颅内压力的平衡与生理调节主要通过脑脊液、脑血流、脑组织及颅腔容积之间的关系而实现。脑脊液对颅内压的调节主要是通过改变脑脊液的吸收和转移实现的；而脑血流量的自动调节主要是依靠血管阻力和脑灌注压的变化实现的。颅内肿瘤引起脑组织水肿、血管性水肿、脑脊液循环受阻（阻塞）时均可引起颅内压增高[1]。脑肿瘤引起颅内高压的共同特点为慢性进行性增高表现，少数慢性颅内压增高患者可突然转为急性发作。通常颅内压增高越明显、增高速度越快，反射性引起血压上升越高。高颅压至后期引起延髓衰竭时可出现血压下降，甚至脑性休克。

颅内肿瘤引起高血压的发生机制除了肿瘤占位效应、脑细胞水肿和脑脊液循环受阻导致颅内压增高引发全身性血管加压反应之外，更应值得重视的是，部分原发于颅内的肿瘤性疾病可以通过自身分泌各种效应物质（如神经内分泌激素）及特异性受体介导一系列病理生理效应，促进心脏、肾脏和血管靶器官结构与功能改变，增加心排血量和血管阻力，促使血压和血流动力学发生持续性改变，最终发生高血压。脑垂体肿瘤尤其是功能性垂体腺瘤可以通过异常分泌相应促激素改变效应性靶器官功能，而出现内分泌性或继发性高血压的临床表现。

# 第二节　与高血压相关的颅内肿瘤

## 一、脑垂体肿瘤与高血压

在原发性脑肿瘤疾病中，原发于脑垂体的肿瘤在临床上可表现为血压增高，成为继发性高血压的病因之一。垂体瘤是一组从垂体前叶和后叶及颅咽管上皮残余细胞发生的肿瘤，在原发性颅内肿瘤中并不少见，约占颅内肿瘤的 15%[4]。由于继发于垂体肿瘤的高血压本质上是内分泌性高血压的类型之一，因此临床上此类高血压患者通常同时并存特征性内分泌激素异常的临床表现。通过脑部或垂体影像学检查和实验室相关内分泌激素测定可以确立诊断。

### （一）垂体瘤的分类及临床表现特点

**1. 分类**　垂体瘤绝大多数为原发于脑垂体的肿瘤，然而多种颅内转移癌也可累及垂体，须与原发性垂体瘤相鉴别。垂体瘤以来源于前叶的腺瘤占大多数，来自后叶者少见。垂体腺瘤的人群发病率一般为（1～7）/10 万，占颅内肿瘤的第二位。临床上根据肿瘤细胞分泌功能的不同可将垂体腺瘤分为泌乳素腺瘤（PRL 细胞腺瘤）、生长激素腺瘤（GH 细胞腺瘤）、促肾上腺皮质激素腺瘤（ACTH 细胞腺瘤）、促甲状腺素腺瘤（TSH 细胞腺瘤）、促性腺激素腺瘤（FSH/LH 腺瘤）、多分泌功能腺瘤（MSH 腺瘤）、无分泌功能腺瘤和恶性垂体腺瘤。根据肿瘤的大小可分为微腺瘤（<10mm）、大腺瘤（10～30mm）、巨大腺瘤（>30mm）[4]。有些垂体腺瘤侵及包膜并且局部呈广泛浸润性生长，称为侵袭性垂体腺瘤。大腺瘤、巨大腺瘤，甚至微腺瘤都可呈侵袭性生长。

**2. 临床表现**　垂体腺瘤一般起病隐匿，早期可无症状。临床上有症状的垂体腺瘤可产生颅内神经功能障碍和内分泌功能障碍两方面表现。前者如头痛、视神经受压导致视力视野改变及肿瘤向鞍外生长压迫邻近结构而引起肢体感觉运动障碍、眼球运动障碍和神经精神症状等。神经精神症状直接与肿瘤大小及其生长方向有关。一般无分泌功能腺瘤在确诊时通常肿瘤体积已较大，多向鞍上及鞍外生长，临床神经症状多较明显。分泌性腺瘤因早期即可产生内分泌亢进症状，因而确诊时大多体积较小，肿瘤多位于蝶鞍内或轻微向鞍上生长，临床不产生或仅有轻微的神经症状。内分泌功能异常的表现与各型分泌性腺瘤产生过多激素有关，可表现为不同程度的内分泌亢进症状。无分泌功能腺瘤可压迫及破坏腺体细胞，造成调节靶器官分泌功能的激素水平减少及相应靶器官分泌功能减退，临床上产生内分泌功能减退症状。较有特征性的临床表现包括面容体型异常、生长激素分泌过多相关症状、垂体功能紊乱、垂体危象、自主神经功能障碍等。

高血压是部分垂体腺瘤常见的临床表现。从病理生理学角度而言，垂体腺瘤并发的高血压表现是功能性腺瘤异常分泌导致相应激素水平升高、促使神经内分泌异常激活、血流动力学状态改变及心血管靶器官结构与功能改变的综合性结果。与高血压发生关系密切的垂体腺瘤主要包括 GH 腺瘤、ACTH 腺瘤（库欣病）、TSH 腺瘤和混合型腺瘤等。

### （二）与高血压关系密切的垂体腺瘤

**1. GH 腺瘤** GH 的促进生长作用主要是通过作用于含有 GH 受体的各种细胞来实现的。GH 腺瘤发生在青春期骨骺闭合以前表现为"巨人症"，发生在成人则表现为"肢端肥大症"。巨人症者（多在 15 岁以前）早期即有身高异常，且生长极为迅速，体重远超同龄者，可伴有血压增高。肢端肥大症者的手足、头颅、胸廓及肢体进行性增大，手、足掌肥厚，面容粗陋。且由于舌咽软腭、腭垂均肥大，可导致声音嘶哑，睡眠时易打鼾，发生阻塞性睡眠呼吸暂停（OSAS）。存在 OSAS 的 GH 腺瘤患者中有很高的高血压发生率，OSAS 也被确立为临床继发性高血压的常见原因之一。合并 OSAS 的高血压患者其血压形态具有较为明显的临床特征，由于夜间缺氧状态、二氧化碳潴留、睡眠结构的改变、神经内分泌功能异常，使夜间和清晨血压增高明显，晨峰显著。此外，患者对降压药物的治疗反应相对较差。OSAS 患者睡眠时反复发作的低氧血症可以导致脑缺氧，体循环血压升高可以导致脑动脉硬化和颅内压增高，继发性红细胞增多可以引起血液黏度增加，以上因素均可使患者脑卒中的危险性增大。心脏肥大、血管壁增厚，以及 1/3 以上患者可并发糖尿病，因此合并高血压的垂体 GH 腺瘤患者通常具有较高的并发缺血性心血管疾病和脑卒中及心力衰竭风险。

**2. ACTH 腺瘤** ACTH 腺瘤者的瘤细胞可分泌过量的 ACTH 及有关多肽，导致肾上腺皮质增生，发生高皮质醇血症。后者可造成体内多种物质代谢紊乱，呈典型的库欣综合征表现。其可发生糖、脂、蛋白质和电解质代谢紊乱及高血压。库欣病患者合并高血压常见，可发生于约 80% 的病例。高血压的严重程度不一，半数以上患者舒张压可超过

100mmHg。血压升高程度随病程延长而逐渐增高，病程长者高血压的发生率和严重程度也成比例地增加。长期血压增高可并发左心室肥大、心力衰竭、心律失常、脑卒中及肾衰竭等。

**3. TSH 腺瘤** 单纯 TSH 腺瘤较为少见，多呈侵袭性。临床可产生甲状腺肿大、扪及震颤、闻及杂音等体征，有时出现突眼及其他典型的甲亢症状，如性情急躁、双手颤抖、多汗、心动过速、胃纳亢进及消瘦等。血压增高也是较为常见的临床表现，通常以收缩压增高、脉压增大为特点。与甲状腺激素增多增强心肌收缩力、增加心肌对儿茶酚胺的敏感性而间接地增强心肌的收缩力有关。心肌收缩增强使心排血量增加，导致心脏收缩期大动脉压力即收缩压升高。

**4. 其他** 混合性垂体腺瘤患者随各种腺瘤所分泌不同激素水平升高而产生相应的内分泌亢进症状。上述激素水平增高也可产生高血压临床表现。

### （三）垂体腺瘤的诊断原则

垂体腺瘤的诊断主要依据不同类型腺瘤的临床表现，如视功能障碍及其他脑神经和脑损害，以及内分泌检查和放射学检查。GH 腺瘤可行葡萄糖生长激素抑制试验，如负荷后血清 GH 浓度 <1.0μg/L 可排除垂体 GH 腺瘤；ACTH 腺瘤可行 ACTH 测定和皮质醇生理波动监测，ACTH 正常或升高、皮质醇昼夜节律消失、24h 尿游离皮质醇增高，以及小剂量地塞米松抑制试验不能被抑制均有助于 ACTH 腺瘤诊断，有条件者可行岩下窦静脉取血测定 ACTH。TSH 腺瘤者测定血浆 TSH 水平升高或正常，血浆甲状腺素水平增高[4]。典型病例不难做出垂体腺瘤的分类诊断，但对早期的微腺瘤、临床症状不明显、神经症状轻微、内分泌学检查不典型、又无影像学发现的病例则诊断不易，即使单有临床表现，或神经症状，或内分泌学，或影像学改变，或上述 4 种均有改变的，也不一定是垂体腺瘤。因此，临床上既要全面了解病情做多方面的检查，通过综合分析做出诊断和鉴别诊断，确定是否有肿瘤，是否为垂体腺瘤；另一方面还需对肿瘤部位、性质、大小、发展方向和累及垂体周围重要结构的影响程度等进行仔细研究，以便选择合理的治疗方案。

# 二、颅后窝肿瘤与神经源性高血压

20 世纪 70 年代末，Jannetta 等[5]研究发现，颅内延髓腹外侧（RVLM）压力中枢受到压迫，可产生持续的交感神经慢性刺激导致动脉压力升高。后续有大量研究证实，动脉搏动性压迫 RVLM 与发生高血压之间的相关性，并且有研究显示，微血管减压治疗（MVD）对该类型高血压的治疗作用[6, 7]。神经解剖学、动物实验和神经生理学研究将这种与 RVLM 受到血管压迫有关的原发性高血压称为神经源性高血压（neurogenic hypertension，NH）。颅后窝肿瘤由于可能存在与 RVLM 血管性压迫相似的病理生理机制，因而可能与神经源性高血压发生直接相关。

## （一）神经源性高血压的发生机制

大脑中枢对动脉血压的维持、稳定和调节发挥重要作用。延髓和桥脑下 1/3 的网状结构对血压的中枢性调节起着关键作用。该部位也被称为血管运动中枢，包括加压区（pressor area）、减压区（depressor area，A1 区）和感知区（sensory area，A2 区）三部分。加压区还包括头端延髓腹外侧区（RVLM，C1 区）和头端延髓腹内侧区（RVMM，B3 区）两个部分。C1 区是交感神经系统的中心部分，含有分泌肾上腺素的神经元，对心血管系统功能起着重要的调节作用。其下行纤维直接投射到脊髓的中间外侧柱，兴奋该处的交感神经节前神经元，对其效应器官如心脏、血管、肾上腺髓质等发挥支配作用，其效应包括心率增快、血压上升，并使儿茶酚胺分泌增加。相关实验研究显示，对 RVLM 施予电刺激、机械或化学刺激均可使血压升高[8]。A1 区位于尾端延髓腹外侧区（CVLM），其作用是通过上行纤维投射至 C1 区，释放递质 γ-氨基丁酸（GABA）抑制 C1 区活动，从而发挥降压作用。各种原因导致 A1 区神经元损伤则可使 C1 区的抑制作用减弱，而导致血压升高。A2 区主要接受来自颈动脉窦、主动脉弓压力感受器及心房容量感受器的冲动，并可发出冲动通过特异性神经递质调控加压区及减压区的兴奋状态，从而调节交感兴奋的输出[9]。研究显示，头端延髓腹外侧区受到血管搏动性压迫后引起 C1 区神经元持久的刺激和兴奋，引发交感神经元活性持续性增高，脊髓交感神经节前神经元

活性增强；同时迷走神经传导受阻，抑制作用减弱，进一步增强中枢交感活性，导致血压增高。除此之外，中枢交感活性增高也可引起肾素-血管紧张素系统（RAS）活性增强，血管紧张素 II 和醛固酮分泌释放增多，通过效应器官的作用，也可促使血压升高。

综上所述，凡可引起血管运动中枢加压区（主要是 RVLM）活性过强、减压区抑制作用减弱或感知区功能失调的因素，如延髓腹外侧区血管性搏动或颅后窝肿瘤占位性压迫，均可能影响血压的中枢性调节，从而导致神经源性高血压的发生。

## （二）颅后窝肿瘤压迫与神经源性高血压的发生

国外学者曾报道起源于延髓并侵入第四脑室的肿瘤性疾病并发高血压患者，经多种降压药物包括利尿剂、血管紧张素 II 受体阻滞剂（ARB）、β 受体阻滞剂等联合治疗未能控制血压，经确诊为室管膜瘤并实施肿瘤切除手术治疗后血压恢复正常，并停用全部降压药物[10]。对神经源性高血压的病理生理机制研究的深入，以及针对延髓腹外侧区微血管减压手术产生显著的降压效应，支持累及延髓血管运动中枢的颅后窝部位肿瘤与系统性动脉血压升高存在密切关联的观点。动物研究显示，颅后窝肿瘤对延髓腹外侧加压区的机械性压迫效应可导致升压反应，在临床上表现为原发性高血压或恶性高血压，其发生的严重程度与肿瘤对 RVLM 不同程度的侵犯相关[10]。就其发生机制而言，肿瘤性压迫效应的存在是导致高血压发生的主要病理生理环节，而累及范围及压迫程度的大小与高血压程度的关系尚待更多研究。除直接的机械性压迫，其他因素也可能参与高血压发生的病理性环节。例如，肿瘤占位引起颅内压增高或颅后窝挤迫导致延髓缺血，可能进一步加剧血管运动中枢功能紊乱，并导致交感肾上腺素能通路进一步活化和系统血压升高。此外，研究表明，部分颅后窝肿瘤可能含有血管活性神经肽成分，从而为认识颅后窝肿瘤与高血压之间的相关性提供了神经体液调节机制的切入点[11]。

相关研究还显示，并非所有颅后窝肿瘤都会引起原发性高血压；研究报道也显示，颅后窝肿瘤引发高血压者多见于成年人，年轻患者少见。尽管颅后窝肿瘤疾病在儿童中较多发，但该年龄段患者中

发生高血压者并不多见。其中原因尚待更进一步研究。

## 三、颅内异位内分泌肿瘤与高血压

### （一）异位内分泌肿瘤的临床特征

内分泌疾病相关性高血压是临床继发性高血压的常见类型。其中部分为内分泌肿瘤性疾病。与其他肿瘤相比，内分泌肿瘤临床表现复杂，相关症状多发，其诊断和治疗具有显著的特点。内分泌性高血压患者通常相对年轻，血压水平较高而难以通过常规降压措施控制。临床上很多患者以难治性高血压为表现类型。研究显示，与高血压关系密切的内分泌肿瘤在临床上主要包括生长激素瘤、库欣综合征、嗜铬细胞瘤、原发性醛酮增多症等。绝大多数内分泌肿瘤位于该内分泌腺体的正常解剖部位，但有极少数内分泌肿瘤可发生异位，临床上可表现出相应的临床表现，但影像学定位诊断不能提供相应解剖部位的肿瘤存在依据，则需考虑存在肿瘤异位的可能。上述与高血压发生密切相关的内分泌肿瘤中，源于肾上腺组织的嗜铬细胞瘤发生异位的检出率相对较多。

### （二）可发生颅内异位的内分泌肿瘤

临床上较为多见的异位内分泌肿瘤是嗜铬细胞瘤。嗜铬细胞瘤多源于肾上腺，少部分可异位于腹膜后、腹主动脉旁、肾门附近、下腔静脉旁，也可异位于泌尿系统，甚至胸部、颅内等其他器官。异位于颅内者极其罕见，但未能及时明确诊断可引起严重后果。

**1. 临床表现**　嗜铬细胞瘤可长期分泌、释放儿茶酚胺类激素作用于心血管系统，使血压升高，细小动脉硬化，主动脉粥样硬化，心脏增重、增大，心肌细胞肥大。在某些诱发因素下，大量儿茶酚胺类激素快速释放入血可导致细小动脉纤维素样坏死、动脉粥样斑块破裂出血、急性心肌缺血、心律失常及心力衰竭等。发作时除血压显著升高外，可出现剧烈头晕、头痛、心悸乏力、大汗烦躁、恶心、呕吐等症状。头痛、心悸和大汗三联征是嗜铬细胞瘤的典型临床表现。值得注意的是，部分嗜铬细胞瘤患者平时并无明显临床表现，在创伤、应激、感染等诱因下即可表现出严重症状。长期高血压可导

致严重心脑肾损害或因突发严重高血压而导致危象，危及生命。在临床常见继发性高血压和内分泌肿瘤性疾病中，嗜铬细胞瘤危害严重，应及时准确获得诊断和相应治疗。

**2. 异位嗜铬细胞瘤**　为肾上腺外嗜铬细胞瘤，临床少见。据文献报道其发生率在成人嗜铬细胞瘤中约占15%。异位嗜铬细胞瘤可以发生于包括新生儿在内的任何年龄，以中青年居多。据吴海英等总结观察，其中20~50岁患者占80%以上[12]。嗜铬细胞瘤患者典型表现为阵发性高血压而间歇期血压也增高或正常。阵发性高血压并非嗜铬细胞瘤独有症状，单次儿茶酚胺正常也不能完全排除嗜铬细胞瘤的可能。理论上而言异位嗜铬细胞瘤因缺乏甲基转移酶无法生成肾上腺素，但测定血儿茶酚胺部分病例仍有可能显示肾上腺素水平轻度升高，因此血儿茶酚胺水平并不能完全肯定或排除异位嗜铬细胞瘤的诊断。国内学者曾报道临床上以阵发性搏动性头痛、视物不清伴血压增高表现的年轻女性，有继发性糖尿病表现，呈典型发作性高血压特点，发作时伴颜面潮红、大汗淋漓症状，发作时尿3-甲氧基-4-羟基苦杏仁酸（VMA）测定明显增高，胰升糖素激发试验和瑞吉挺抑制试验呈典型阳性表现。头部CT影像学显示为左侧颅底颞骨岩部占位性病变。经手术切除肿瘤后血压正常并维持稳定，临床症状消失，实验室检测正常[13]。异位嗜铬细胞瘤以持续性高血压伴阵发性加重表现为主，通常对一般降压药物反应不佳。早期确诊该病需结合血、尿儿茶酚胺等生化检查及影像学检查结果进行综合分析。嗜铬细胞瘤多属于良性病变，恶性者罕见，但其临床生物学行为具有"恶性"倾向，即其引起的相关临床症状可导致生命危险，如发作性血压剧烈升高导致心脑血管意外。因此对疑为异位嗜铬细胞瘤者应积极进行相关检查，及早确诊。

## 四、其他原发或继发性颅内肿瘤与高血压

### （一）原发性颅内肿瘤与高血压

**1. 中枢神经细胞瘤**　是生长于侧脑室和第三脑室的小细胞神经元肿瘤，其主要发生部位在透明隔近室间孔（Monro孔）处。中枢神经细胞瘤是较少见的颅内肿瘤，发病率占中枢神经系统肿瘤的0.1%~0.5%[14]。发病年龄16~61岁，但好发于青

年人。男女发病率基本无差异。该肿瘤好发于脑室内，易阻塞室间孔，出现梗阻性脑积水及头痛等颅内压升高的症状。发病初期临床症状通常不明显，少数患者仅有轻度头痛、不适或头晕目眩，随着肿瘤生长，头痛逐渐加重、频繁，持续时间延长。当肿瘤生长阻塞室间孔或进入第三脑室阻塞中脑导水管时，患者转为持续性头痛、恶心、频繁呕吐，患者常有血压升高表现，伴有视物不清，甚至失明。肿瘤位于侧脑室体部三角区时，部分患者可有偏瘫或偏身感觉障碍。也有报道以肿瘤卒中引起蛛网膜下腔出血或闭经发病。大多数患者无定位体征，此外可有轻偏瘫、偏身感觉障碍和病理体征阳性。世界卫生组织（WHO）公布的中枢神经系统肿瘤中，中枢神经细胞瘤属于神经元及混合神经元神经胶质起源的肿瘤，分级为Ⅱ级。侧脑室位于大脑半球内，侧脑室脉络丛可产生脑脊液。脑脊液量增加或脑脊液循环通路发生阻塞等可引起脑积水及颅内压增高。几乎所有患者均有颅内压升高的症状，大部分患者有头痛的症状，部分患者合并头晕伴视物模糊、乏力[15, 16]。

**2. 其他原发性颅内肿瘤** 根据流行病学研究资料，从人群疾病发生率来看，最常见的原发性颅内肿瘤是神经胶质瘤、脑脊膜瘤、垂体腺瘤和颅咽管瘤。其中脑垂体功能性腺瘤可以通过分泌激素递质改变效应器官功能，在临床上发生相应器官内分泌功能亢进或减退，并由此导致继发性高血压的病理生理改变。其他原发于颅内的恶性或良性肿瘤，如神经胶质瘤、脑膜瘤、听神经瘤和淋巴瘤等，部分可因肿瘤生长过程中逐渐产生颅内占位效应，或由于浸润正常脑组织或阻塞脑脊液循环导致颅内压增高，反射性引起系统性血压升高。在脑肿瘤疾病后期继发持续性血压升高，患者可表现为头痛、头晕、心悸、乏力等症状。

（二）继发性颅内肿瘤与高血压

研究资料显示，发生颅内转移性肿瘤的患者可占到全身性恶性肿瘤患者的25%。从临床研究发现而言，全身其他部位的许多恶性肿瘤均可转移至颅内，包括各种癌、肉瘤及黑色素瘤等均可转移至颅内。临床所见颅内转移瘤大多数为癌转移，约占颅内转移性肿瘤的90%以上。根据国外学者对一组颅内转移性肿瘤患者数据的分析显示，最常见者为非小细胞肺癌[17]。除部分恶性内分泌肿瘤以外，转移性颅内肿瘤伴高血压发生通常与继发性颅内压升高有关，因此诊断主要依据原发部位肿瘤和头部转移性肿瘤的证据。

## 第三节　高血压合并颅内肿瘤的治疗原则

### 一、高血压合并垂体腺瘤的处理原则

垂体肿瘤的临床表现多种多样，血压增高可能仅是某一类内分泌激素水平异常导致的综合征的表现之一。因此，当疑似存在内分泌疾病合并高血压时，应积极筛查或搜寻继发因素，明确高血压的继发病因，作出内分泌疾病的定性定位诊断。对合并高血压的患者，着重于病因诊断和对因治疗，明确诊断者应及时外科手术治疗或内分泌治疗。对血压升高的患者应进行降压药物治疗。通常情况下如无禁忌证，常用的五大类降压药物均可用于降压治疗，包括单药和合理的联合治疗方案（详见降压治疗药物章节）。但需要注意的是，药物控制血压仅是对症治疗策略或对因治疗前后的处理措施。

垂体腺瘤尤其是 GH 腺瘤，合并高血压、糖尿病和血脂异常较为常见，上述危险因素的存在增加了患者的心血管风险。不少患者因舌咽腭垂肥大等通常存在严重的阻塞性睡眠呼吸暂停低通气综合征（OSAS），血压增高并发低氧血症、神经内分泌激活，存在较高的心血管事件风险。对存在严重呼吸阻塞伴低氧血症患者可评估外科手术指征，包括腭垂腭咽成形术、扁桃体切除及腺样体刮除术、舌和舌根手术等，也可采用口腔矫治器。无创通气疗法如持续正压通气（CPAP）、双水平正压通气（BiPAP）可有效纠正呼吸暂停和低通气缺氧状况。无创通气联合降压药物治疗对控制 OSAS 患者血压非常有利。降压药物选择原则是结合患者病理生理特点、血压水平和靶器官功能状况，持续控制血压、拮抗神经内分泌激活，降低外周血管阻力。五大类降压药物无禁忌证情况下均可选择，其中神经内分泌拮抗剂、钙通道阻滞剂、利尿剂及醛固酮拮抗剂等对OSAS合并高血压均有较好的降压作用。

TSH 细胞瘤合并高血压患者如伴有心率增快、快速性心律失常或震颤症状，可选择 β 受体阻滞剂

或兼有 α 受体阻滞作用的 β 受体阻滞剂，其为初始降压治疗药物。

## 二、肿瘤压迫性神经源性高血压的治疗

随着对神经源性高血压病理生理认识的深入，临床上对该病的治疗学研究也不断探索。早在 20 世纪 80 年代，Jannetta 等[18]通过对 50 余例由于脑神经压迫综合征进行颅内手术患者的观察，发现延髓腹外侧区域微血管减压术（MVD）可以有效降低血压水平，从而为神经源性高血压的治疗开辟了途径。通过 MVD 手术，减除动脉血管袢对左侧 RVLM 区域的压迫，大多数神经源性高血压患者的血压恢复正常。研究者进一步对不伴有脑神经压迫综合征的、药物降压治疗疗效欠佳的、严重高血压患者进行 MVD 手术，约半数患者血压恢复正常，其余患者亦有明显血压改善。后续前瞻性研究也证实了相似的发现，接受手术的患者血压恢复正常或在为期一年的随访期内明显减少了降压药物的应用[19, 20]。

血管压迫性神经源性高血压的研究和 MVD 手术治疗为颅后窝肿瘤伴有延髓压迫导致系统性高血压的治疗带来启示。学者们由此展开的相关研究和观察性案例显示了其有效性。Cameron 等学者于 20 世纪 70 年代首先报道了产生延髓压迫并合并恶性高血压的 2 例颅内肿瘤患者，接受肿瘤手术的患者血压均明显得以改善，其中一例患者于接受肿瘤手术 4 年后随访，血压仍维持于临界高血压状态，另一例患者也有明显血压下降。此后不久，Evans 等学者报道了 1 例患有延髓星形细胞瘤伴系统性高血压的儿童，且尿中可检测出儿茶酚胺代谢物。经过肿瘤放射和化学治疗后，该病患的血压得以控制。值得注意的是，在明确为颅内肿瘤导致的神经源性高血压并经手术或放化学治疗肿瘤之前，上述病患案例由于具有发作性血压升高伴头痛和缺乏神经检查发现，通常会被诊断为相对更常见的继发性肿瘤，如嗜铬细胞瘤[21, 22]。其他学者也陆续报道了其他颅后窝肿瘤如成血管细胞瘤、成神经管细胞瘤伴严重高血压或恶性高血压患者经手术切除肿瘤后血压恢复正常的案例。综上所述，颅后窝肿瘤对延髓腹外侧血管活性中枢的压迫或侵犯可以导致持久而显著的动脉血压升高临床表现，针对肿瘤进行手术、放射或化学治疗可明显改善患者严重的高血压状态，使血压恢复正常或显著下降，停用或减少减压药物的使用[10]。

## 三、颅内异位内分泌肿瘤相关性高血压的处理原则

颅内异位内分泌肿瘤引起的高血压临床实属少见，对继发性高血压患者疑及存在颅内内分泌肿瘤异位者需认真进行鉴别诊断，尽早明确。该类疾病并发的高血压通常通过外科手术或内分泌治疗可被治愈或长期控制，对于某些手术无法切除的肿瘤或存在转移性病灶的肿瘤，也可以进行针对性的药物治疗。

## 四、其他原发或继发性颅内肿瘤合并高血压的治疗

中枢神经细胞瘤的治疗方式包括手术切除、放疗及姑息性脑脊液侧脑室腹腔分流术等。手术切除肿瘤的目的在于解除梗阻性脑积水，因肿瘤对放疗敏感，术后患者应常规放疗。结合术后放疗可获得长期生存。姑息性脑脊液分流术可用于解除脑脊液梗阻，缓解颅内高压。应该注意到即使肿瘤术后脑积水解除，颅内高压缓解，但由于部分患者脑脊液通路粘连狭窄、蛛网膜颗粒吸收障碍及肿瘤复发等原因仍会产生脑积水、颅内压增高，使患者再次出现头痛、血压升高和恶心呕吐等症状，或急骤颅内压增高危象，此时可做分流术来缓解。

无论是原发性或转移性肿瘤，如合并持续性血压增高，在评估病因性治疗的可能性基础上，均应根据患者血压水平及其特点进行对症性降压治疗，以改善症状、降低心脑血管并发症风险。降压目标和药物选择除遵循高血压治疗指南的一般原则外，应充分考虑患者个体化特点，采取安全有效的降压治疗策略。

（张新军）

## 参 考 文 献

[1] Butowski NA. Epidemiology and diagnosis of brain tumors. Continuum （Minneap Minn），2015，21（2）：301-313.

[2] Louis DN，Ohgaki H，Wiestler OD，et al. The 2007 WHO classification of tumors of the central nervous system. Acta Neuropathol 2007，114（2）：97-109.

[3] Ostrom QT，Gittleman H，Liao P，et al. CBTRUS statistical report：primary brain and central nervous system tumors diagnosed in the United States in 2007—2011. Neuro Oncol，2014，16（Suppl 4）：iv1-iv63.

[4] 中国垂体腺瘤协作组. 中国垂体腺瘤外科治疗专家共识. 中华医学杂志，2015，95（5）：324-329.

[5] Jannetta PJ，Gendell HM. Clinical observation on etiology of essential hypertension. Surg Forum，1979，30：431-432.

[6] Geiger H，Naraghi R，Schobel HP，et al. Decrease of blood pressure by ventrolateral medullary decompression in essential hypertension. Lancet，1998，352（9126）：446-449.

[7] Frank H，Schobel HP，Heusser K，et al. Long-term result after microvascular decompression in essential hypertension. Stroke，2001，32（12）：2950-2955.

[8] Kiely JM，Gordon FJ. Role of rostral ventrolateral medulla in centrally mediated pressor responses. Am J Physiol，1994，267（4pt2）：1549-1556.

[9] Morimoto S，Sasaki S，Miki S，et al. Pulsatile compression of the rostral ventrolateral medulla in hypertension. Hypertension，1997，29（1pt2）：514-518.

[10] KauP，Corld Wellu T. Posterior fossa brain tumors and arterial hypertension. Neurosurg Rev，2006，29（4）：265-269.

[11] Hedderwick SA，Bishop AE，Strong AJ，et al. Surgical cure of hypertension in a patient with brainstem capillary haemangioblastoma containing neuropeptide Y. Postgrad Med J，1995，71（836）：371-372.

[12] 张慧敏，马文君，吴艳，等. 异位嗜铬细胞瘤. 高血压杂志，2006，14（7）：549-551.

[13] 李澍. 颅内肿瘤导致阵发性高血压一例. 中华内分泌代谢杂志，1998，14（3）：150.

[14] Chen CM，Chen KH，Jung SM，et al. Central neurocytoma：9 case series and review. Surgical Neurology，2008，70（2）：204-209.

[15] Jaiswal S，viJM，kajput D，et al. A clinicopathological，immuno-histochemical and neuroradiological study of eight patients with central neurocytoma. J ClinNeurosci，2011，18（3）：334-339.

[16] chencl shencc，wang J，et al. Central neurocytoma：a clinical，radiological and pathological study of nine cases. Clin Neurol Neurosurg，2008，110（2）：129-136.

[17] Pastuszak Ż，Tomczykiewicz K，Piusińska-Macoch R，et al. The occurrence of tumors of the central nervous system in a clinical observation. Pol uerkur lekarskj，2015，38（224）：88-92.

[18] Jannetta PJ，Segal R，Wolfson SK，et al. Neurogenic hypertension：etiology and surgical treatment Ⅱ. Observations in an experimental nonhuman primate model. Ann Surg，1985，202（2）：253-261.

[19] Levy EI，Clyde B，McLaughlin MR，et al. Microvascular decompression of the left lateral medulla oblongata for severe refractory neurogenic hypertension. Neurosurgery，1998，43（1）：1-6.

[20] Geiger H，Naraghi R，Schobel HP，et al. Decrease of blood pressure by ventrolateral medullary decompression in essential hypertension. Lancet，1998，352（9126）：446-449.

[21] Cameron SJ，Doig A. Cerebellar tumours presenting with clinical features of phaeochromocytoma. Lancet，1970，1（7645）：492-494.

[22] Evans CH，Westfall V，Atuk NO. Astrocytoma mimicking the features of phaeochromocytoma. N Engl J Med，1972，286（26）：1397-1399.

# 高血压合并周围动脉疾病

高血压是全身动脉粥样硬化的重要危险因素，除可引起冠心病外，其在下肢动脉疾病、颈动脉狭窄、肾动脉狭窄、主动脉狭窄等周围动脉疾病的发生、发展、转归中也起非常重要的作用。随着人口老龄化的加剧和生活方式的转变，高血压合并周围动脉疾病的患病率逐年升高。与无周围动脉疾病的高血压患者相比，高血压合并周围动脉疾病患者的心血管风险更高，预后更差，严重影响患者的身心健康。高血压合并周围动脉疾病有其自身的临床特点，选择恰当的治疗措施把血压控制在理想范围内可明显改善患者的临床预后，有利于医疗资源的合理配置。本章介绍高血压合并下肢动脉疾病、颈动脉狭窄两部分，合并其他周围动脉疾病已在本书其他相关章节介绍。

## 第一节 高血压合并下肢动脉疾病

下肢动脉疾病作为全身动脉粥样硬化的重要组成部分，与高血压常伴随存在，高血压合并下肢动脉疾病可显著增加心血管事件的发生风险，这要求临床医师在积极控制患者血压的同时，还需关注降压药物对下肢动脉疾病的影响及动脉粥样硬化的治疗。

## 一、流行病学概况

下肢动脉疾病( peripheral arterial disease, PAD )是系统性动脉粥样硬化的常见表现，也是冠心病的等危症，随着人口老龄化的加剧及饮食结构和生活方式的转变，其患病率也如冠心病一样不断上升。国外流行病学调查显示，PAD 在普通人群中的患病率为 3%～10%，在 70 岁以上老年人中患病率高达

15%～20%[1, 2]。《中国心血管病报告 2010》指出其在普通人群中的患病率为 2%～4%，在 60 岁以上老年人群中高达 16.4%，在合并高血压，糖尿病和代谢综合征等危险因素的患者中更高[3]。无症状性PAD 患者发生脑卒中和心肌梗死的风险为无PAD 患者的 3 倍，在有症状 PAD 患者中发生心血管病的风险更高[4]。该病预后较差，伴发间歇性跛行的患者 5 年病死率约 30%，而伴发静息痛、溃疡和坏疽的患者 5 年病死率高达 70%以上[5]。高血压是 PAD 发生和发展的重要危险因素，约 5%的高血压患者合并 PAD，且随着年龄的增加，PAD 的发生率逐渐增高[6]。另有研究表明，多达 55%的 PAD 患者存在高血压[7]，高血压可显著增加 PAD 患者的心血管事件和死亡的发生风险[8]。

## 二、病因及发病的机制

高血压和动脉粥样硬化是"孪生姐妹"，而且互为因果关系。高血压可以促进动脉硬化，而动脉硬化又可以加重高血压。血压持续升高对血管的机械性作用、对血管内皮的切应力及血管周围组织对管壁的牵张力，导致血管内皮功能障碍。血管内皮细胞分泌多种活性物质，并通过激活血管紧张素转化酶活性，产生血管紧张素Ⅱ，引起血管收缩和平滑肌细胞增生，导致动脉粥样斑块形成。同时，高血压可导致血管壁结构改变和血管反应性增加。其包括：①血管中层结构改变：主要为血管平滑肌细胞增生、肥大，结缔组织含量增加，表现为管壁肥厚，尤其中层管壁肥厚。随着管壁增厚，在血流动力学的作用下，内膜易产生撕裂，引起内皮细胞功能障碍及内皮细胞受损。②血管内膜改变：主要表现为内皮细胞数量增加和形状改变、对大分子( 包

括脂蛋白）通透性增加、穿过内皮细胞进入内膜表面的白细胞数量增加。白细胞黏附于内膜后，在化学诱导因子或趋化因子的作用下进入动脉壁。③血管反应性增加：血压持续升高时，血管对内皮细胞释放的收缩因子及神经激素的收缩反应显著增强，而对缺血、代谢物质的舒张反应减弱。总之，高血压可通过对血流动力学的影响和血管壁的作用，导致动脉粥样硬化形成[9, 10]。反之，发生了动脉粥样硬化的血管正常舒张功能减弱，血管壁的僵硬度增加，血压又会升高，两者之间互为因果，形成恶性循环。下肢动脉疾病作为全身动脉粥样硬化的重要组成部分，与高血压常伴随存在，临床上在积极治疗高血压的同时，需控制动脉粥样硬化的进展。

## 三、临床特点

### （一）治疗目标

对于高血压合并下肢动脉疾病患者来说，合理的降压治疗不仅可降低患者心脑血管事件的发生率，而且可降低患者的截肢率。英国糖尿病前瞻性研究显示，收缩压每降低 10mmHg，下肢动脉疾病相关的截肢率或死亡率可降低 16%[11]。然而，目前 PAD 的血压控制率较低，PARTNERS 研究显示，84%的新发 PAD 患者和 88%的既往 PAD 患者的血压没有得到恰当的控制，而且其他的伴随危险因素控制率也较低[12]，需引起高度重视。

### （二）降压治疗目标值和临床证据

目前，该类患者血压是否需要严格控制尚存争议[13, 14]，在降压过程中患肢血流可能有所下降，多数患者可耐受，但少数严重缺血患者会出现血流进一步下降，导致症状加重，故对重症患者在降压治疗时需考虑这种可能性，尤其要避免过度降压[15]。糖尿病适度血压控制研究纳入了 480 例血压正常的糖尿病患者，随机分到适度血压控制组（舒张压维持在 80～89mmHg）和强化血压控制组（舒张压比适度血压控制组低 10mmHg），其中 53 例为 PAD 患者。随访 5 年发现，强化血压控制组中 PAD 患者的心血管事件发生率低于适度血压控制组（13.6%比 38.7%，$P<0.046$）。调整其他危险因素后，适度血压控制组 PAD 患者的踝肱指数与心血管事件呈负相关（$P=0.009$），但强化血压控制组两者无相

关性（$P=0.91$）。同时研究发现，PAD 患者血压严格控制后，心血管事件较无 PAD 患者未见增加，提示 PAD 患者严格血压控制的重要性[13]。然而，INVEST 研究却得出相反的结果[14]。INVEST 研究显示，随访 2.7 年，PAD 患者心血管事件发生率和血压控制水平呈 "J" 形曲线，血压维持在（135～145）/（60～90）mmHg 时，其心血管事件风险最低。

### （三）相关指南推荐

2011 年《ESC 外周动脉疾病诊断治疗指南》和 2013 年《ESH/ESC 高血压管理指南》均推荐对于存在下肢动脉疾病的高血压患者，血压应控制在 140/90mmHg 以下，从而降低心肌梗死、脑卒中、心力衰竭及心血管死亡的发生风险（推荐等级 Ⅰ，证据等级 A）[16-18]。2013 年《ACCF/AHA 外周动脉疾病患者管理指南》推荐对于存在下肢动脉疾病的高血压患者，血压应控制在 140/90mmHg 以下，如果患者存在糖尿病和慢性肾脏疾病，血压应控制在 130/80mmHg 以下，从而降低高的心肌梗死、脑卒中、心力衰竭及心血管死亡风险（推荐等级 Ⅰ，证据等级 A）[19]。

## 四、控制血压措施

### （一）降压药物的选择和临床证据

多项研究表明，只要能够有效地控制血压，具体选择何种降压药物关系不大[20]。噻嗪类利尿剂单用或与其他降压药物联合应用来控制血压有助于降低心血管事件，但需要指出的是，应用此类药物需要密切监测血糖、尿酸、血钾、血钠等[21, 22]。钙离子拮抗剂可通过扩张血管、增加肾脏水钠排泄降低血压。研究显示，氨氯地平可获得与缬沙坦相似的心血管获益[23]。对于下肢动脉疾病患者来说，血管紧张素转化酶抑制剂可显示出降压治疗以外的心血管保护和改善步行距离的作用[24-26]。心脏事件预防评价研究（HOPE）[24]是一项国际性、随机化、双盲、安慰剂对照的试验，共纳入 9541 例心脏病、心脑血管疾病或糖尿病患者，其中 4051 例为下肢动脉疾病患者。研究发现，与安慰剂组相比，雷米普利组患者的主要终点事件（心血管病死亡、心肌梗死和脑卒中）发生率降低 22%，RR=0.78（95%CI：0.70～0.86，$P=0.000\ 002$）；心血管死亡发生率降

低 25%，RR=0.75（95%CI：0.64～0.87，P=0.000 2）；心肌梗死发生率降低 20%（95%CI：0.09～0.29，P＜0.001）；脑卒中发生率降低 32%，RR=0.68（95%CI：0.56～0.86，P=0.000 2）。EUROPA 研究显示，培哚普利也有类似的心血管保护作用[25]。一项随机临床研究纳入了 212 例伴有危险因素的 PAD 患者，随机分到雷米普利（10mg/d）组和安慰剂组，结果显示，雷米普利可增加 75s 的无疼痛步行时间和 255s 的最大步行时间，并可轻度增加静息和运动后踝肱指数[26]。Shahin 等[27]的荟萃分析纳入了 6 项随机临床研究的 821 例间歇性跛行患者，结果显示，与安慰剂组相比，血管紧张素转化酶抑制剂可使最大跛行距离增加 120.8m（95%CI：2.95～128.68，P=0.04），无疼痛步行距离增加 74.87m（95%CI：25.24～124.50，P=0.003）。因此，血管紧张素转化酶抑制剂被看作高血压合并下肢动脉疾病最为理想的降压治疗药物[28]。以往的小样本研究显示，β 受体阻滞剂可通过减少肌肉组织血流，加重 PAD 患者的跛行症状[29, 30]，但随后的荟萃分析及系统性评述均显示 β 受体阻滞剂在下肢动脉狭窄患者中的应用是安全的[31, 32]。Ubbink 等[33]的研究显示，无论是 β 受体阻滞剂使用前、停用或再次使用后 2 周，PAD 患者的症状和微循环无明显变化。需要指出的是，β 受体阻滞剂不应该作为 PAD 患者的一线降压药物，除非患者存在其他应用 β 受体阻滞剂的强适应证，如充血性心力衰竭、缺血性心脏病、心律失常、围手术期心血管保护等[34]。肾动脉狭窄在下肢动脉疾病中较为常见，因此当药物无法控制血压时，应考虑合并肾动脉狭窄的可能[8]。其他继发性高血压如原发性醛固酮增多症、肾性高血压也需考虑合并肾动脉狭窄的可能[35]。

### （二）相关指南推荐

基于上述证据，2013 年《ACCF/AHA 外周动脉疾病患者管理指南》推荐对于存在下肢动脉疾病的高血压患者，β 受体阻滞剂并非降压治疗的禁忌证（推荐等级 I，证据等级 A）。血管紧张素转化酶抑制剂用于治疗症状性下肢动脉狭窄患者是合理的，从而降低心血管事件（推荐等级 Ⅱa，证据等级 B）。血管紧张素转化酶抑制剂可考虑用于治疗无症状性下肢动脉狭窄患者，从而降低心血管事件（推荐等级 Ⅱa，证据等级 C）[19]。2011 年《ESC 外周动脉疾病诊断治疗指南》推荐对于存在下肢动脉疾病的高血压患者，β 受体阻滞剂并非下肢动脉狭窄患者降压治疗的禁忌证，可考虑应用于合并冠状动脉疾病和心力衰竭的患者（推荐等级 Ⅱa，证据等级 B）[17]。

# 第二节 高血压合并颈动脉狭窄

颈动脉狭窄和高血压均是脑卒中发生的独立危险因素，对于高血压合并颈动脉狭窄患者应尽早把血压控制在合理水平，且降压速度不宜过快，同时需关注患者的神经系统症状的变化，警惕脑血管事件的发生。血压控制水平的制订应综合考虑患者的年龄、颈动脉狭窄的程度及合并症等情况。

## 一、流行病学概况

脑卒中是目前世界范围内致残或死亡的重要原因[36]。流行病学调查结果显示，我国每年新发脑卒中患者 200 万，死于脑卒中的人群为 150 万，换言之，在我国约每 21s 就有 1 人死于脑卒中[37]，其中缺血性脑卒中超过一半[38]。颈动脉狭窄是缺血性脑卒中的重要原因，约 1/4 的缺血性脑卒中与颈动脉狭窄有关[39]。欧洲颈动脉手术试验（ECST）研究显示，对于无症状颈动脉狭窄患者，同侧脑卒中年发病风险在狭窄 0～29% 的患者中为 0.6%，狭窄程度在 30%～69% 的患者中为 0.7%，而狭窄程度在 70%～99% 的患者中升至 1.9%，颈动脉完全闭塞的患者中为 1.2%[40]。北美症状性颈动脉内膜切除术试验（NASCET）的医师回顾分析了他们的研究数据发现，在症状性颈动脉狭窄程度为 60%～99% 的人群中脑卒中年发病率为 3.2%。同侧脑卒中年发病率在狭窄 60%～74% 的患者中为 3.0%，狭窄程度在 75%～94% 的患者中上升至 3.7%，而狭窄程度在 95%～99% 的患者中则降为 2.9%，颈动脉完全闭塞的患者中为 1.9%[41]。这两项研究表明，颈动脉狭窄程度与同侧脑卒中的发生密切相关。高血压是脑卒中和短暂性脑缺血发作的主要危险因素，无论收缩压还是舒张压升高均与脑卒中或短暂性脑缺血发作的发生密切相关，《中国高血压防治指南 2010》[15]指出，血压与脑卒中发病危险呈对数线性关系，基线收缩压每增加 10mmHg，脑卒中发病相对危险度增加 49%；舒张压每增加 5mmHg，脑卒中发病相对危险度增加 46%。我国和日本人群高血压对脑卒中发病影响强度为西方人群的 1.5 倍。另外，高血压也是颈动脉狭窄的重要影响因素，且随着收缩压及舒张压的增高，颈动脉狭窄程度也增高；另一方面，高血压可引起大脑小动脉硬化性闭塞直接导致相应部位的脑梗死。

## 二、病因及发病机制

高血压与颈动脉粥样硬化有着相似的动脉病理改变，都有血管壁的炎症反应和内皮细胞受损。高血压可以促进动脉硬化，在高血压的驱动下，血流冲击血管内膜、损伤内皮细胞的结构和功能，受损的动脉内膜易使胆固醇、脂质等沉积，最终形成粥样斑块，如果同时存在吸烟、高脂血症、糖尿病等危险因素，动脉粥样硬化病变会更加严重和广泛。颈动脉作为全身动脉粥样硬化的"窗口"，可反映全身动脉粥样硬化的程度。血压变化可影响血管内皮细胞的形态、结构和功能，并且影响血管壁通透性，湍流区动脉切应力引起的高频震颤及流速减慢产生的局部侧压增大，可损伤血管内皮，有助于低密度脂蛋白的浸润和有形成分的堆积[42, 43]。因此，颈动脉粥样硬化多发生在颈总动脉分叉的外壁、颈动脉窦和有反流或涡流的部分。动脉粥样硬化后血管正常舒张功能减弱，血管壁的僵硬度增加，引起血压升高。同时，颈动脉狭窄后脑组织缺血，血压可进一步代偿升高。总之，颈动脉狭窄和高血压之间互为因果，形成恶性循环。

## 三、临床特点

### （一）治疗目标

对于高血压合并颈动脉狭窄的患者，狭窄程度及血压水平的增高均是脑卒中的独立危险因素。颈动脉内膜增厚和粥样斑块形成是高血压靶器官早期损害的临床指标，积极控制颈动脉狭窄患者血压水平对于延缓动脉粥样硬化发展速度可以起到积极作用，可降低颈动脉内膜厚度，在一定程度上改善颈动脉硬化患者血流动力学紊乱，提高脑血流量，降低脑卒中风险[44]。

### （二）降压目标值和临床证据

截至目前，对于伴有颈动脉狭窄的高血压患者，血压控制目标尚存在争议。主要争议焦点在于颈动脉狭窄本身引起血流动力学紊乱，局部脑血供减少，血压控制<（130～140）/80mmHg 后是否会引起脑灌注进一步不足及增大脑卒中风险？以往的观点认为降压治疗影响高血压合并颈动脉狭窄患者脑灌注，可引起短暂性脑缺血发作和脑卒中发生风险升高。但无论动物实验还是临床试验均证实，对于高血压患者，血压控制在 140/90mmHg 以内，脑血流速度及血管反应性随着血压的下降，未见明显变化，甚至轻度增高，而且颈动脉血管膨胀性增加，脑血管远端阻力降低。这是因为高血压患者仍有一定的脑血流自动调节能力，在其脑血流自动调节能力范围内，血压下降并不会引起脑血流量的明显降低。Walters 等[45]的研究也发现，降低中重度颈动脉狭窄患者血压后，SPECT 联合经颅多普勒超声检查均未发现局部脑灌注减低表现，说明颈动脉狭窄患者降压治疗可以增加颈血流速度，改善血管弹性，增加血管内径，提高脑供血能力。因此，虽然颈动脉狭窄是颈-脑血流动力学紊乱的主要影响因素，但降压治疗可以改善颈动脉血流动力学，减小血管远端阻力，提高颈动脉血流速度。从血流动力学角度看，慢性颈动脉狭窄患者中绝大部分健侧（或狭窄较轻侧）脑血流速度正常或代偿性轻度偏高，可以明显缓解患侧供血区域的血供减少，不发生脑卒中或其他症状。因此，既往指南对于高血压合并颈动脉狭窄患者要求血压控制在<140/90mmHg，如果患者同时合并慢性肾脏疾病或糖尿病，血压应控制在 130/80mmHg 以下[46]。然而，Rowthwell 对 NASECT、ECST、UK-TIA 三项大型临床实验进行荟萃分析发现[47]：双侧颈动脉狭窄程度<70%时，血压的升高与脑卒中风险是成正比的。但对双侧颈动脉狭窄程度≥70%的患者，随着收缩压逐渐增高，脑卒中风险呈线性下降趋势，均较 130～140mmHg 时低，收缩压 150～160mmHg 时脑卒中发生风险最低。此外，对于狭窄程度相同的患者，其侧支代偿的情况不尽相同，因此脑灌注的情况也不尽相同。理论上，通过对脑灌注情况的监测，来指导降压治疗是最为合理的方法。在保证脑灌注的情况下，尽可能地将血压降到较低的水平。通过脑灌注检查可以了解在

降压治疗过程中脑循环的变化，以随时调整降压方案来保证恰当的脑血流灌注水平。但是此项有创检查不适合进行推广应用。随着神经影像学的进展，已有多种方法可用来了解脑灌注情况，如 MR 灌注成像和 CT 灌注成像。Chaves 等对 32 例无症状性颈内动脉狭窄的患者行 CT 灌注成像检查，发现在 16 例灌注成像正常患者中，9 例患者狭窄程度为 70%～80%，3 例患者狭窄程度为 80%～99%，4 例患者颈内动脉闭塞。Chaves 等对 38 例症状性颈内动脉狭窄的患者行 MR 灌注成像检查，25 例患者存在广泛的低灌注，8 例患者为局部的低灌注，5 例患者灌注成像正常[48]。以上两项研究表明，颈动脉狭窄程度、有无症状和脑灌注情况并非完全对应，但遗憾的是，这两项研究并未把血压考虑进去，因此将来的研究应该把血管狭窄程度、当时的血压水平及在该血压下的脑灌注情况综合起来观察，以期望指导临床的降压治疗，为通过降压治疗来进行脑卒中的预防提供确实可信的理论依据。

### （三）相关指南推荐

《中国高血压防治指南 2010》指出，对于老年尤其是高龄患者、双侧颈动脉严重狭窄患者、严重体位性低血压患者应谨慎降压治疗。降压药应从小剂量开始，密切观察血压水平与不良反应，根据患者耐受性调整降压药及其剂量。如出现头晕等明显不良反应时，应减少给药剂量或停药。尽可能将血压控制在安全范围（160/100mmHg 以内）。同时综合干预有关危险因素及处理并存的临床疾患，如抗血小板治疗、调脂治疗、降糖治疗、心律失常处理等[49]。2011 年美国《颅外颈动脉和椎动脉病变诊治指南》推荐，对于合并无症状颈动脉狭窄的患者，血压应控制在 140/90mmHg 以下（推荐等级Ⅰ，证据等级 A）；对于合并症状性颅外颈动脉狭窄的患者，除非患者处于卒中超急性期，降压治疗可能是合理的，但血压降至某一水平的获益和脑缺血加重的风险比尚未明确（推荐等级Ⅱa，证据等级 C）[50]。

## 四、控制血压措施

### （一）降压药物选择及临床证据

对于高血压合并颈动脉狭窄，应该选择何种降压药物更为恰当呢？钙通道阻滞剂可提高一氧化氮

的舒张血管作用而抑制内皮素-1 的缩血管作用，对抗氧自由基及其代谢产物对内皮细胞的损伤起到抗动脉硬化、保护内皮的作用。多项报道证实，长期应用氨氯地平治疗或与阿托伐他汀合用可以保护血管内皮细胞，改善血管内皮依赖性舒张功能，延缓甚至逆转内中膜增厚、缩小斑块面积、减小斑块总积分（Crouse 积分）[51, 52]。血管紧张素转化酶抑制剂可以抑制血管紧张素转化酶，减少血管紧张素Ⅱ的生成，从而抑制新生的内膜增生，减轻再狭窄的形成。培哚普利在有效降压的同时，还可以缓解脑血管痉挛，增加脑血流量。血管紧张素受体阻滞剂抑制血管紧张素Ⅰ的受体，阻滞肾素–血管紧张素–醛固酮系统的激活，有效地抑制间质细胞的过度迁移、增殖，减少血管中层的厚度，使动脉弹性增加，同时还可以抑制组织局部肾素–血管紧张素–醛固酮系统，减少肾上腺素能神经末梢释放去甲肾上腺素，降低交感神经对血管作用。研究证实，长期服缬沙坦、替米沙坦、氯沙坦、坎地沙坦可以起到保护血管内皮细胞，改善血管内皮依赖性血管舒张功能，延缓甚至逆转血管内中膜厚度的进展[53]。PHYLLIS研究将 508 例高血压伴高脂血症的无症状颈动脉粥样硬化患者随机分为双氢克尿噻组、福辛普利组、双氢克尿噻+普伐他汀组、福辛普利+普伐他汀组，治疗 2.6 年。结果显示，单用双氢克尿噻组不能延缓颈动脉粥样硬化的进展[每年增加（0.010±0.004）mm，$P=0.01$]；而和单用双氢克尿噻组比较，福辛普利组、双氢克尿噻+普伐他汀组、福辛普利+普伐他汀组每年颈总动脉和颈动脉分叉处平均内中膜厚度最大值分别可减少-0.023mm（$P=0.012$）、-0.019mm（$P=0.037$）、-0.22mm（$P=0.007$）[54]。王继光等的荟萃分析评价了 22 项临床研究发现，与安慰剂比较，钙通道阻滞剂、血管紧张素转化酶抑制剂、血管紧张素受体阻滞剂、β受体阻滞剂及 α 受体阻滞剂均可降低患者的内中膜厚度；与血管紧张素转化酶抑制剂相比，钙通道阻滞剂降低内中膜厚度更明显，每年可多减少 23μm[55]。欧洲拉西地平治疗动脉粥样硬化研究[56]共纳入 2334 例患者，随机分入拉西地平组或阿替洛尔组，经过 4 年的治疗，拉西地平组患者的主要疗效指标即颈总动脉和颈动脉分叉处平均内中膜厚度最大值的增加值比阿替洛尔组患者少 0.02～0.03mm（$P<0.0001$）。拉西地平组的颈总动脉和

颈动脉分叉处平均内中膜厚度最大值年进展速率要比阿替洛尔组低40%，且拉西地平组斑块进展的患者比例比阿替洛尔组低（25.3%比31.3%），斑块消退的患者比例比阿替洛尔组高（20.4%比14.8%）。

## （二）相关指南推荐

基于这些研究的发现，《2013ESH/ESC高血压管理指南》推荐对于存在颈动脉粥样硬化的高血压患者，钙通道阻滞剂和血管紧张素转化酶抑制剂应该比利尿剂和β受体阻滞剂优先考虑用来延缓颈动脉粥样硬化的进展（推荐等级Ⅱa，证据等级B）[16]。

（蒋雄京 董徽）

## 参 考 文 献

[1] Selvin E, Erlinger TP. Prevalence of and risk factors for peripheral arterial disease in the United States: results from the National Health and Nutrition Examination Survey 1999—2000. Circulation, 2004, 110 (6): 738-743.

[2] Norgren L, Hiatt WR, Dormandy JA, et al. Inter-Society Consensus for the Management of Peripheral Arterial Disease (TASC Ⅱ). Eur J Vasc Endovasc Surg, 2007, 45 (1): S5-S67.

[3] 孔灵芝, 胡盛寿. 中国心血管病报告. 北京: 中国大百科全书出版社, 2010.

[4] Criqui MH, Langer RD, Fronek A, et al. Mortality over a period of 10 years in patients with peripheral arterial disease. N Engl J Med, 1992, 326 (6): 381-386.

[5] 刘昌伟. 下肢动脉硬化性闭塞症治疗指南. 中国实用外科杂志, 2008, 28 (11): 923-924.

[6] Chobanian AV, Bakris GL, Black HR, et al. The seventh report of the Joint National Committee on Prevention, Detection, Evaluation, and Treatment of High Blood Pressure: the JNC 7 report. JAMA, 2003, 289 (19): 2560-2571.

[7] Lip GY, Makin AJ. Treatment of hypertension in peripheral arterial disease. Cochrane Database Syst Rev, 2013, 4: CD003075.

[8] Singer DR, Kite A. Management of hypertension in peripheral arterial disease: does the choice of drugs matter? Eur J Vasc Endovasc Surg, 2008, 35 (6): 701-708.

[9] 方海滨, 柳东田. 高血压并发动脉粥样硬化研究进展. 人民军医, 2010, 8: 617-618.

[10] Jones D W, Chambless L E, Folsom A R, et al. Risk factors for coronary heart disease in African Americans: the atherosclerosis risk in communities study, 1987—1997. Arch intern med, 2002, 162 (22): 2565-2571.

[11] Adler AI, Stratton IM, Neil HA, et al. Association of systolic blood pressure with macrovascular and microvascular complications type 2 diabetes (UKPDS 36): prospective observational study. BMJ, 2000, 321 (7258): 412-419.

[12] Hirsch AT, Criqui M H, Treat-Jacobson D, et al. Peripheral arterial disease detection, awareness, and treatment in primary care. JAMA, 2001, 286 (11): 1317-1324.

[13] Mehler PS, Coll JR, Estacio R, et al. Intensive blood pressure control reduces the risk of cardiovascular events in patients with peripheral arterial disease and type 2 diabetes. Circulation, 2003, 107 (5): 753-756.

[14] Bavry AA, Anderson RD, Gong Y, et al. Outcomes Among hypertensive patients with concomitant peripheral and coronary artery disease findings from the INternational VErapamil-SR/Trandolapril STudy. Hypertension, 2010, 55 (1): 48-53.

[15] 中国高血压防治指南修订委员会. 中国高血压防治指南2010. 中华高血压杂志, 2011, 19 (8): 701-708.

[16] Mancia G, Fagard R, Narkiewicz K, et al. 2013 ESH/ESC guidelines for the management of arterial hypertension: the Task Force for the Management of Arterial Hypertension of the European Society of Hypertension (ESH) and of the European Society of Cardiology (ESC). Eur Heart J, 2013, 34 (28): 2159-2219.

[17] Tendera M, Aboyans V, Bartelink ML, et al. ESC Guidelines on the diagnosis and treatment of peripheral artery diseases. Eur Heart J, 2011, 32 (22): 2851-2906.

[18] Law MR, Morris JK, Wald NJ. Use of blood pressure lowering drugs in the prevention of cardiovascular disease: meta-analysis of 147 randomised trials in the context of expectations from prospective epidemiological studies. BMJ, 2009, 338: b1665.

[19] Anderson JL, Halperin JL, Albert NM, et al. Management of patients with peripheral artery disease (compilation of 2005 and 2011 ACCF/AHA guideline recommendations): a report of the American college of cardio logy Founclation American rteart Association Task Force on Practice Guidelines. Circulation, 2013, 127 (13): 1425-1443.

[20] De Buyzere ML, Clement DL. Management of hypertension in peripheral arterial disease. Prog Cardiovasc Dis, 2008, 50 (4): 238-263.

[21] Collins R, Peto R, Macmahon S, et al. Blood pressure, stroke, and coronary heart disease. Part 2. Short-term reductions in blood pressure: overview of randomised drug trials in their epidemiological context. Lancet, 1990, 335 (8693): 827-838.

[22] Pepine CJ, Kowey PR, Kupfer S, et al. Predictors of adverse outcome among patients with hypertension and coronary artery disease. J Am Coll Cardiol, 2006, 47 (3): 547-551.

[23] Zanchettia A, Julius S, Kjeldsen S, et al. Outcomes in subgroups of hypertensive patients treated with regimens based on valsartan and amlodipine: An analysis of findings from the VALUE trial. J Hypertens, 2006, 24 (11): 2163-2168.

[24] Yusuf S, Sleight P, Pogue J, et al. Effects of an angiotensin-converting-enzyme inhibitor, ramipril, on cardiovascular events in high-risk patients. N Engl J Med, 2000, 342 (3): 145-153.

[25] Fox KM, EURopean trial On reduction of cardiac events with Perindopril in stable coronary Artery disease Investigators. Efficacy of perindopril in reduction of cardiovascular events among patients with stable coronary artery disease: randomised, double-blind, placebo-controlled, multicentre trial (the EUROPA study). Lancet, 2003, 362 (9386): 782-788.

[26] Ahimastos AA, Walker PJ, Askew C, et al. Effect of ramipril on walking times and quality of life among patients with peripheral artery

disease and intermittent claudication: a randomized controlled trial. JAMA, 2013, 309 (5): 453-460.

[27] Shahin Y, Barnes R, Barakat H, et al. Meta-analysis of angiotensin converting enzyme inhibitors effect on walking ability and ankle brachial pressure index in patients with intermittent claudication. Atherosclerosis, 2013, 231 (2): 283-290.

[28] Gandhi S, Weinberg I, Margey R, et al. Comprehensive medical management of peripheral arterial disease. Prog Cardiovasc Dis, 2011, 54 (1): 2-13.

[29] Fogoros RN. Exacerbation of intermittent claudication by propranolol. N Engl J Med, 1980, 302 (19): 1089.

[30] Gokal R, Dornan TL, Ledingham JG. Peripheral skin necrosis complicating beta-blockage. Br Med J, 1979, 161 (65): 721-722.

[31] Radack K, Deck C. Beta-adrenergic blocker therapy does not worsen intermittent claudication in subjects with peripheral arterial disease. A meta-analysis of randomized controlled trials. Arch Intern Med, 1991, 151 (9): 1769-1776.

[32] Paravastu SC, Mendonca DA, da Silva A. Beta blockers for peripheral arterial disease. Eur J Vasc Endovasc Surg, 2009, 38 (1): 66-70.

[33] Ubbink DT, Verhaar EE, Lie HK, et al. Effect of beta-blockers on peripheral skin microcirculation in hypertension and peripheral vascular disease. J Vasc Surg, 2003, 38 (3): 535-540.

[34] Olin JW. Hypertension and peripheral arterial disease. Vasc Med, 2005, 10 (3): 241-246.

[35] Beckman JA, Creager MA, Libby P. Diabetes and atherosclerosis: epidemiology, pathophysiology, and management. JAMA, 2002, 287 (19): 2570-2581.

[36] Liais CD, Bell PR, Mikhailidis D, et al. ESVS guidelines: invasive treatment for carotid stenosis: indications techniques. Eur J Vasc Endovasc Surg, 2009, 37 (4suppl): 1-19.

[37] 中华医学会神经病学分会脑血管病学组. 《中国脑血管病防治指南》节选. 中国慢性病预防与控制, 2006, 14: 143-145.

[38] Liu M, Wu B, Wang WZ, et al. Stroke in china: epidiology, prevention, and management strategies. Lancet Neurol, 2007, 6 (5): 456-464.

[39] Warlow C, Sudlow C, Dennis M, et al. Stroke. Lancet, 2003, 362: 2121-2122.

[40] ECST. Risk of stroke in the distribution of an asymptomatic carotid artery. The European Carotid Surgery Trialists Collaborative Group. Lancet, 1995, 345 (8944): 209-212.

[41] Inzitari D, Eliasziw M, Gates P, et al. The causes and risk of stroke in patients with asymptomatic internal-carotid-artery stenosis. North American Symptomatic Carotid Endarterectomy Trial Collaborators. N Engl J Med, 2000, 342 (23): 1693-1700.

[42] Grundy SM. Inflammation, hypertension and the metabolic syndrome. JAMA, 2003, 290 (22): 3000-3002.

[43] 马杰, 徐新娟. 高血压与颈动脉粥样硬化的研究进展. 心血管病学进展, 2009, 30: 54-58.

[44] Mancia G, De Backer G, Dominiczk A, et al. 2007 Guidelines for the management of arterial hypertension: The Task Force for the Management of Arterial Hypertension of the European Society of Hypertension (ESH) and of the European Society of Cardiology (ESC). Eur Heart J, 2007, 28 (12): 1462-1536.

[45] Walters MR, Bolster A, Dyker AG, et al. Effect of perindopril on cerebral and renal perfusion in stroke patients with carotid disease. Stroke, 2001, 32 (2): 473-478.

[46] Bates ER, Babb JD, Casey DE, et al. ACCF/SCAI/SVMB/SIR/ASITN 2007 Clinical Expert Consensus document on carotid stenting. a report of the American College of Cardiology Foundation Task Force on Clinical Expert Consensus Documents (ACCF/SCAI/SVMB/SIR/ASITN Clinical Expert Consensus Document Committee on Carotid Stenting). J Am Coll Cardiol, 2007, 49 (1): 126-170.

[47] Rothwell PM, Howard SC, Spence JD. Relationship between blood pressure and stroke risk in patients with symptomatic carotid occlusive disease. Stroke, 2003, 34 (11): 2583-2590.

[48] Chaves C, Hreib K, Allam G, et al. Patterns of cerebral perfusion in patients with asymptomatic internal carotid artery disease. Cerebrovasc Dis, 2006, 22 (5-6): 396-401.

[49] 刘力生. 中国高血压防治指南 2010. 中华高血压杂志, 2011, 19: 701-743.

[50] Brott TG, Halperin JL, Abbara S, et al. 2011 ASA/ACCF/AHA/AANN/AANS/ACR/ASNR/CNS/SAIP/SCAI/SIR/SNIS/SVM/SVS guideline on the management of patients with extracranial carotid and vertebral artery disease: executive summary A report of the American College of Cardiology Foundation/American Heart Association Task Force on Practice Guidelines, and the American Stroke Association, American Association of Neuroscience Nurses, American Association of Neurological Surgeons, American College of Radiology, American Society of Neuroradiology, Congress of Neurological Surgeons, Society of Atherosclerosis Imaging and Prevention, Society for Cardiovascular Angiography and Interv- entions, Society of Interventional Radiology, Society of NeuroInter- ventional Surgery, Society for Vascular Medicine, and Society for Vascular Surgery. Circulation, 2011, 124 (4): 489-532.

[51] Pitt B, Byington RP, Furberg CD, et al. Effect of amlodipine on the progression of atherosclerosis and the occurrence of clinical events. PRElENT Investiga-tors, Circulation, 2000, 102 (13): 1503-1510.

[52] Van de Poll SW, Delsing DJ, Jukema JW, et al. Effects of amlod-ipine, atorvastatin and combination of both on advanced atherosc-lerotic plaque in APOE* 3-Leiden transgenic mice. J Mol Cell Cardiol, 2003, 35 (1): 109-118.

[53] Bakris G. Are there effects of renin–angiotensin system antagonists beyond blood pressure control? Am J Cardiol, 2010, 105 (1suppl): 21A-29A.

[54] Zanchetti A, Crepaldi G, Bond MG, et al. Different effects of antihypertensive regimens based on fosinopril or hydrochlorothiazide with or without lipid lowering by pravastatin on progression of asymptomatic carotid atherosclerosis: principal results of PHYLLIS—a randomized double-blind trial. Stroke, 2004, 35 (12): 2807-2812.

[55] Wang JG, Staessen JA, Li Y, et al. Carotid intima-media thickness and antihypertensive treatment: a meta-analysis of randomized controlled trials. Stroke, 2006, 37 (7): 1933-1940.

[56] Zanchetti A, Bond MG, Hennig M, et al. Calcium antagonist lacidipine slows down progression of asymptomatic carotid atherosclerosis: principal results of the European Lacidipine Study on Atherosclerosis (ELSA), a randomized, double-blind, long-term trial. Circulation, 2002, 106 (19): 2422-2427.

# 第十八章

# 高血压合并结缔组织疾病

## 第一节　高血压合并结缔组织疾病概述

由于关节、肌肉、肌腱、骨及软骨组织结构中含有大量的结缔组织，故临床上将累及关节、肌肉、肌腱、骨及软骨组织结构的疾病通称为结缔组织疾病（connective tissure disease，CTD）。然而，许多结缔组织疾病实际上又是一类自身免疫性疾病，主要是由于这类疾病涉及了自身免疫反应，具体是指结缔组织激发了免疫系统来对抗自身的组织并产生异常抗体（自身抗体），这些抗体常依附在结缔组织之上，产生了自身免疫性损伤。病理基础改变为结缔组织广泛的、不同程度的炎性损坏，其特点为纤维素蛋白变性、黏液水肿、炎性细胞浸润、肉芽肿形成，晚期呈透明变性或硬化，常伴有血管炎。

常见的结缔组织疾病有系统性红斑狼疮（systemic lupus crythmatosus，SLE）、类风湿性关节炎（rhcumatoid arthritis，RA）、进行性系统性硬化病（progressive systemic sclerosis，PSS）、结节性多动脉炎（polyarteritis nodosa，PAN）、皮肌炎。

在结缔组织疾病中最常见引起高血压的疾病为SLE、PSS 和 PAN，这些疾病的共同特点是都累及肾脏，主要表现为狼疮性肾炎、系统性硬化病的肾衰竭、大动脉炎、结节性多动脉炎等。高血压合并结缔组织疾病多见于中年、青年患者，多在疾病发展到一定阶段后出现，并且是肾脏受累在前，高血压出现在后[1,2]。

此外，有些抗风湿药物如环孢素、肾上腺皮质激素、非甾体抗炎药在长期大剂量应用时，也可以诱发高血压或促使原有的血压进一步升高。

### （一）高血压合并结缔组织疾病的分类

结缔组织疾病是继发性高血压最为常见的病因之一，按并发高血压持续时间的长短，可分为一过性和持续性两类。

**1. 一过性高血压**　多出现在结缔组织疾病活动期，一般为 1、2 级高血压，也可表现为 3 级高血压，甚至出现高血压危象。一般患者经过适当控制，缓解原发疾病，尤其是结缔组织疾病活动期控制，在去除引起高血压诱因后，血压一般可恢复正常。仅部分患者由于原发疾病未能控制，出现不可逆损伤，血压反复升高而发展为持续性高血压。

**2. 持续性高血压**　多由结缔组织疾病伴随肾脏病变引起。一般开始较轻，随着病情的延续，肾脏受损逐渐加重，血压逐渐增高。有少部分患者则因多种因素一开始即为 2、3 级高血压，预后较一过性高血压差。

### （二）高血压合并结缔组织疾病的发病机制

**1. 血管炎**　尽管各种结缔组织疾病引起的病变部位和程度不同，但共有的表现是血管受累较为突出，其病理改变为由免疫复合物 3 型变态反应引起，部分为细胞介导的 4 型变态反应所致[3,4]。血管炎可以造成高血压：首先，血管炎导致血管壁增厚和管腔变小、外周阻力增大；其次，血管炎累及中枢神经系统，当造成脑水肿和脑梗死时，影响到脑神经功能调节，尤其是血压调节功能；再次，血管炎损伤肝脏，使得肝脏灭活生物活性物质如肾素、醛固酮、血管紧张素等的功能下降。

**2. 肾脏病变**　结缔组织疾病引起的肾脏受累也较为常见。其中，SLE 患者中肾脏受累者达 78%，PSS 患者中肾脏受累者达 45%，PAN 患者中肾脏受累者达 80%。前文已述，肾脏受累可引起高血压。肾脏的血管发生血管炎时，首先，因血管腔狭窄造成肾血流量下降而导致肾脏缺血、肾血管张力降低，刺激肾小球小动脉压力感受器，使得肾素释放增加[5]；其次，结缔组织疾病造成的肾小球病变，直接导致肾小球滤过率下降，水钠潴留、水钠排出减少；再次，肾小管病变时，对钠重吸收发生了紊乱，钠离子浓度降低，于是激活致密斑感受器，促使肾素释放，通过肾素–血管紧张素–醛固酮系统造成血压升高[5,6]。

（三）诊断

高血压合并结缔组织疾病，应首先判断高血压的病因是否由结缔组织疾病引起。尽管各种结缔组织疾病患者的临床表现千变万化，但均存在多系统的器官损害，如肾脏、肺脏、心脏、肝脏、皮肤等，且无法用高血压解释。结缔组织疾病的实验室检查共同表现为红细胞沉降率（简称血沉）增快、补体降低、球蛋白增高等，有的结缔组织疾病患者可检测到自身抗体，有助于该病的诊断。而原发性高血压的诊断要排除其高血压是由结缔组织疾病引起，其具体诊断标准见相关章节。

（四）治疗

首先，病因治疗，一旦确诊结缔组织疾病，针对不同的结缔组织疾病早期采用相应的治疗，如对 SLE、PAN，应积极使用足量的糖皮质激素，使疾病尽快控制。国内外大量文献证实，加用免疫抑制剂对缓解和控制疾病的严重性与发展，以及延长患者生存有极大作用，因此，也应根据病情使用免疫抑制剂，其中，环磷酰胺是最主要的免疫抑制剂。其次，降压治疗，其治疗原则同原发性高血压。对于 1 级高血压，可以先给予单一药物控制，而对于2、3 级高血压，则主张多种药物联合治疗。按照 2013年《ESC/ESH 高血压管理指南》及《中国高血压防治指南 2010》在内的多项指南强调，对于肾脏受损患者，如果尿蛋白含量＞1g/24h 的患者，最好使血压降低 125/75mmHg 以下，如果尿蛋白含量＜1g/24h，则将血压控制在 130/80mmHg 以下。对于高血压合并结缔组织疾病患者的药物选择，以血管紧张素转化酶抑制剂（ACEI）为首选，特别是由于治疗早期高血压合并结缔组织疾病已经取得了较好的疗效，ACEI 通过对 ACE 的抑制，使血管紧张素 I 向血管紧张素 II 的转化受到限制，从而调节肾素–血管紧张素–醛固酮系统起到降压作用。也可用血管紧张素 II 受体阻滞剂（ARB）、钙通道阻滞剂、β 受体阻滞剂和血管扩张剂等。

对于结缔组织疾病诱发的高血压，只要认真观察病情，做到准确判断，限制或去除诱发因素，配合针对高血压的药物治疗，一般预后较好，能得到有效地控制。

# 第二节　高血压合并各类结缔组织疾病类型

高血压合并结缔组织疾病，首先要分清高血压是否是由结缔组织疾病引起，即原发性高血压合并结缔组织疾病或结缔组织疾病并发了高血压（继发性高血压），这两种情况临床上有时经常混淆，一般情况下，结缔组织疾病突出的表现为肾脏的损害而导致高血压，有些结缔组织疾病如大动脉炎常出现四肢血压不对称、肾动脉听诊区及周围血管听到血管杂音等，这些疾病突出的表现为结缔组织疾病的临床表现合并了高血压，以结缔组织病变为主，高血压是伴随的临床症状之一，血压的控制随着结缔组织疾病的控制而控制，而原发性高血压合并结缔组织疾病患者通常有高血压家族史、吸烟、肥胖等，高血压可以出现在结缔组织疾病表现之前，以血压升高为主，较晚期可以出现肾功能损害，且血压的控制并不随着结缔组织疾病的控制而改变。原发性高血压本书有专门章节描述，故本章节主要谈及结缔组织疾病并发高血压。

## 一、高血压合并系统性红斑狼疮

高血压合并系统性红斑狼疮的临床改变以累及肾脏为主要表现，而其他临床表现则与高血压关系不大。

系统性红斑狼疮是一种累及关节、肌腱和其他结缔组织及器官的自身免疫性疾病，它以青年女性多见（女：男为 10：1）。目前认为自身抗体和免疫复合物伴有补体激活为其导致心血管疾病的主要危险因素[7]。

（一）主要表现

**1. 肾脏受累的改变**　本病有 14%～46%的患

者出现高血压，主要原因是肾脏实质受累，即狼疮性肾炎（lupus nephritis，LN）。当其免疫复合物沉积于肾小球系膜、上皮细胞、内皮细胞则造成肾小球肾炎，严重者累及肾间质。目前世界卫生组织（WHO）将 LN 的肾脏病理分为Ⅰ～Ⅵ型，而肾性高血压多见于Ⅳ型（弥漫性增殖性肾小球肾炎）及Ⅴ型（膜性肾小球肾炎），在Ⅲ型（局灶增殖性肾小球肾炎）中很少见，而在Ⅱ型（系膜性肾小球肾炎）中未见。由此可见，系统性红斑狼疮的高血压是与肾实质性病变的程度密切相关的。根据北京协和医院有关资料报道，当系统性红斑狼疮患者血清肌酐水平＞177μmol/L 时，76% 的患者出现持续性高血压，而当血清肌酐水平正常时，80% 的患者血压可以控制而恢复至正常。早在 1982 年，美国风湿病学学院就制订了诊断系统性红斑狼疮患者伴有LN 的依据，即持续性尿蛋白或 24h 尿蛋白水平＞0.5g 或尿内出现红细胞、颗粒管型等。由于早期 LN患者可以没有任何临床症状，故需要通过肾穿刺活检进行确诊，其活检病理的 80%～90% 显示有轻重不等的肾炎，而就尸检研究报道，LN 的发现率达100%。LN 的发生与系统性红斑狼疮的病程密切相关，有资料显示，在确诊系统性红斑狼疮时，已有24% 的系统性红斑狼疮患者出现 LN，当病程达 4年时，则 LN 的发生率上升到 92%，说明 LN 的发生率随着其病程的增加而增高，并且由 LN 而产生的肾性高血压的发生率也伴随其病程的延长而升高[8, 9]。LN 最早出现的临床表现为蛋白尿，随之而来的是不同程度的血尿、管型尿、水肿、高血压及肾功能不全等。无论是肾性高血压或血清肌酐的异常升高都预示其预后不良，由于持续性高血压可以加重肾血管内膜损害，导致管壁增厚、管腔进一步狭窄，肾功能也进一步恶化。研究资料已经显示，肾衰竭是系统性红斑狼疮患者主要死亡原因之一[10]。除 LN 外，系统性红斑狼疮合并肾病综合征也较为常见，肾病综合征的临床和实验室表现有全身水肿，伴不同程度的腹腔积液、胸腔积液、大量蛋白尿，血清白蛋白降低，白/球蛋白比例倒置和高脂血症。肾病综合征的病理变化为膜性肾小球肾炎，或弥漫性增殖性肾小球肾炎，后者除大量蛋白尿以外，尿中可有较多的红细胞和管型，肾功能受损和高血压。高血压是系统性红斑狼疮最为常见的心血管病的主要表现之一，但无特异性，其血压升高的特点是收缩压和舒张压同时升高。

**2. 其他器官受累的改变**

（1）皮肤黏膜：系统性红斑狼疮的皮肤黏膜改变较为常见，其典型的临床表现为面颊部蝶形红斑，主要分布于面颊，高出皮面呈痒痛性红斑；其他部位的皮损为盘状红斑，开始为斑疹或丘疹，以后可以形成瘢痕并呈现中心萎缩，伴有色素改变；也可以出现身体暴露部位的光过敏、脱发、口腔黏膜溃疡等。此外，有些患者还可以出现雷诺现象、皮肤血管炎、皮肤坏死、甲周红斑、狼疮样冻疮、脂膜炎、紫癜及干燥综合征等。

（2）发热及骨关节炎：约 92% 的系统性红斑狼疮患者可以出现各种各样的发热，以长期低热为主要表现。约 91% 的系统性红斑狼疮患者伴有多发性关节疼痛或关节炎。其特点类似风湿性关节炎，呈游走性、多发性，有时可以出现红、肿、热、痛，或表现为慢性进行性多发性关节炎，极少数患者可以出现无菌性缺血性骨坏死，以股骨头最常累及，可以呈单侧或双侧受累。

（3）心脏：系统性红斑狼疮患者心脏受累的主要病变为心包炎、心肌炎、心内膜炎、冠状动脉病变，50%～89% 的系统性红斑狼疮患者有心脏病症状。系统性红斑狼疮患者心脏最为常见的症状是心包炎，表现为胸骨后或心前区疼痛，在呼吸、咳嗽、吞咽、变换体位时加重其疼痛症状，查体可以闻及心包摩擦音，一般症状较轻，但有时可以出现较为严重的填塞性心包炎。实验室检查其液体为草绿色或浆血色、渗出性，白细胞计数较高。系统性红斑狼疮的另一个常见的心脏病表现是心肌炎，急性心肌炎不常发生，但可以作为系统性红斑狼疮的初始表现，伴有外周骨骼肌炎的患者心肌炎的危险性增加，而有明显临床表现的可以引起严重心脏收缩功能障碍的患者不到 10%。约 10% 的系统性红斑狼疮患者伴有心脏的传导系统改变，包括房室传导阻滞、束支传导阻滞和家族性自主神经异常。

（4）肺脏：胸膜炎是系统性红斑狼疮最为常见的肺部临床表现，约 1/3 的患者并发胸腔积液，一般为少至中量（400～800ml）胸腔积液，只有极少数患者出现大量胸腔积液，常为渗出性，双侧或单侧均可以出现。急性狼疮性肺炎表现为突然起病，以呼吸困难、发绀、咳嗽伴少量痰、胸痛、发热等。体检可闻及肺底啰音，X 线示弥漫性肺泡浸润。极少数病例发生肺间质纤维化，表现为缓进型呼吸困难、呼吸急促和缺氧，病程长者引起肺高血压[11]。由于毛细血管渗出和弥漫性肺血管炎，有时可以引起严重的肺泡出血和肺水肿，其症状类似肺出血-肾炎综合征。此种患者多在短期内死亡。

（5）神经系统症状：约50%的系统性红斑狼疮患者出现神经系统受累的临床表现，主要表现为各种形式的神经病和精神病，如神经官能症、癫痫、脑器质病病变、脊髓和周围神经病变等。有时以精神、神经系统症状为首发症状，如舞蹈症、脑血管病变、偏瘫失语、各种感觉和运动障碍等，但这常见于疾病的中期或晚期，这些症状常伴有发热和皮疹等。有学者称为狼疮性脑病或精神神经型红斑狼疮。

（6）消化系统症状：约半数以上的病例出现消化系统症状，表现为食欲减退、恶心、呕吐、腹痛、腹泻、腹腔积液和便血等。有时以腹痛为主要表现，常误诊为急腹症。腹痛可能与腹膜炎、肠炎、肠系膜或腹膜后结缔组织病变有关。少数患者可发生溃疡性结肠炎、胰腺炎、食管运动障碍。此外，系统性红斑狼疮患者常见的一种体征为肝大，伴有不同程度的肝功能损害，肝大患者常伴有脾大，少数患者可以出现腮腺肿大，易误诊为腮腺炎，还可以发生舍格伦综合征（即干燥综合征）。

（7）血液系统症状：几乎所有的系统性红斑狼疮患者在病程中均可以出现血液学改变，常见的表现为贫血、白细胞减少和血小板减少。其中以贫血最为常见，这与微血管病变、铁的利用障碍、慢性肾脏病变等因素有关。约10%的患者可以出现自身免疫性溶血性贫血，常伴有脾大，以致误诊为脾功能亢进。此外，本病的血液学异常的一个显著的特点是输血反应的发生率高，且反应程度也较为严重，以致对本病造成不可逆的病情恶化。个别患者可以发生再生障碍性贫血，但对激素治疗的反应良好。白细胞减少也为本病常见的血液学表现，其原因与体内的抗白细胞抗体及骨髓造血功能障碍有关。

（8）淋巴结改变：系统性红斑狼疮患者常伴有不同程度的淋巴结肿大，常以腋窝处淋巴结肿大最为明显，其次为颈部，偶尔可以发生全身淋巴结肿大。内脏淋巴结肿大多见于肺门、纵隔和支气管分叉处，后者可以引起肺中叶综合征。

（9）狼疮性危象：为系统性红斑狼疮患者病情恶化的一种表现，表现为高热、全身极度衰竭和疲乏，严重头痛和腹痛，常有胸痛。可出现各种心肌炎、心力衰竭和中枢神经系统症状。

**3. 并发症** 系统性红斑狼疮的并发症较多，主要并发症是过敏和感染。首先，过敏反应以药物过敏为主，表现为病情加重且不容易逆转，接受了致敏药物后出现高血压、高热等症状。其中，容易引起过敏的药物有青霉素类、磺胺类、雌激素、普鲁卡因、苯妥英钠等，故狼疮患者禁用以上药物。其次，感染是最为常见的死因及病情恶化的主要因素，主要是与自身免疫功能低下及与长期接受免疫抑制剂治疗有关。

（二）诊断要点和鉴别诊断

当前我国采用美国风湿病学会（ARA）在1997年再次修订的分类标准，包括11项内容。①颧颊部红斑；②盘状狼疮；③光过敏；④口腔溃疡；⑤非侵蚀性关节炎；⑥胸膜炎或心包炎；⑦蛋白尿（尿蛋白水平>0.5g/d）或尿细胞管型；⑧癫痫发作或精神病，除外药物或已知的代谢紊乱；⑨溶血性贫血，或白细胞减少，或淋巴细胞减少，或血小板减少；⑩抗dsDNA抗体阳性，或抗Sm抗体阳性，或抗磷脂抗体阳性（包括抗心磷脂抗体，或狼疮抗凝物，或至少持续6个月的梅毒血清试验假阳性三者中各具备1项为阳性）；⑪抗核抗体在任何时候和未用药物诱发"药物性狼疮"的前提下，抗核抗体滴度异常。上述分类标准具备其中4项或4项以上者，在除外感染、肿瘤和其他结缔组织疾病后，即可诊断为系统性红斑狼疮。

系统性红斑狼疮在我国并不少见，典型的病例有蝶形红斑及多系统损害，不难诊断，但如果不综合分析，也容易误诊。

随着近年来早期、轻型、临床表现不典型的病例增多，造成了诊断上的困难。为了减少误诊、漏诊，中华医学会风湿病学分会制订了以下诊断标准，以供临床使用，但需要进一步验证，再做出进一步修改。①蝶形红斑或盘状红斑；②光过敏；③口腔溃疡；④非畸形性关节炎或关节痛；⑤浆膜炎、胸膜炎或心包炎；⑥肾炎性蛋白尿，或管型尿，或血尿；⑦神经系统损伤抽搐或精神症状；⑧血常规异常，包括白细胞<4×10⁹/L或血小板<80×10⁹/L或溶血性贫血；⑨狼疮细胞或抗dsDNA抗体阳性；

⑩抗 Sm 抗体阳性；⑪抗核抗体阳性；⑫狼疮带试验阳性；⑬补体低于正常。符合上述 4 项以上者可确诊，但应排除其他结缔组织疾病，如药物性狼疮、结核病、慢性活动性肝炎等。

此外，临床上有时还可以见到具有一些症状提示诊断系统性红斑狼疮的患者，但是不能满足上述 4 项标准，国外学者 Ganczarczy 等将这部分患者归为隐匿性狼疮，并提出了隐匿性狼疮的入选标准。目前认为，隐匿性狼疮是系统性红斑狼疮的一种亚型，临床表现轻微，肾脏、中枢神经系统受累极少，预后良好。

典型的多系统受损和抗核抗体阳性的系统性红斑狼疮患者诊断并不困难，但是系统性红斑狼疮临床表现复杂，容易与其他全身性疾病相混淆。临床上一般主要与以下疾病相鉴别。

（1）皮肌炎：可以出现面部红斑，甚至表现为面部蝶形红斑、肌无力、肌痛、肾脏受累等，但多数皮肌炎患者肌肉症状较重，肌酶升高明显，肌电图有特异性改变，肌肉活检有特异性炎症。

（2）类风湿关节炎：系统性红斑狼疮患者可具有多关节病变的特性，但其关节表现为游走性关节疼痛和肿胀及晨僵等症状，体征较类风湿关节炎轻，关节病变一般为非侵蚀性，并且不遗留关节畸形。而类风湿关节炎类风湿因子（RF）常呈阳性、补体水平正常或升高，抗 ds-DNA 抗体阴性及抗 Sm 抗体阴性，且 X 线骨关节特征性变化与系统性红斑狼疮不同。

（3）结节性多动脉炎：该病临床表现也是变化多端、呈多系统损害，但其自身抗体检查多为阴性，组织病理改变也与系统性红斑狼疮显著不同。结节性多动脉炎的病理表现多见于中等大小的动脉，小动脉极为少见，皮肤改变多为皮下结节，关节病变多表现为大关节肿痛，外周血白细胞计数常升高，而系统性红斑狼疮以小血管炎为主，外周血白细胞计数常降低。

（4）混合性结缔组织疾病：该病也有多系统损害的特征，但较少有中枢神经系统、肾脏及心脏损害，其手和面部皮损具有硬皮病的特征，抗 ds-NDA 抗体、抗 Sm 抗体和狼疮细胞常呈阴性，血补体水平不降低。该病 RNA 抗体滴度显著升高（>1∶500），病程长，对激素治疗特别敏感，其预后也较为良好。

（5）急性风湿热：系统性红斑狼疮患者可以出现关节痛、发热、心脏炎、血沉快等，容易和急性风湿热相混淆，但其有特征性面部蝶形红斑，并有肝、肾、胃肠等多系统器官损害，白细胞减少及血或骨髓中可以找到狼疮细胞等，可与急性风湿热相鉴别。

（三）治疗

治疗高血压合并系统性红斑狼疮的前提是分析其高血压的病因和诱因。一般来讲，系统性红斑狼疮诱发高血压时强调了肾脏的损害更为突出；此外，系统性红斑狼疮并发高血压也可能是医源性的，如足剂量激素长期应用可以造成血压升高，对于医源性高血压的治疗主要是消除医源性因素，也可以用药物控制其高血压。

**1. 继发性高血压的治疗**　对于系统性红斑狼疮患者，在治疗原发病的同时，必须控制其高血压，这对于缓解患者症状、治疗原发病极为重要。其治疗原发性高血压合并系统性红斑狼疮的原则与治疗原发性高血压基本相同，包括非药物治疗和药物治疗两种方法，治疗标准是将血压控制在 140/90mmHg 以下。对于肾脏受损患者，按照 2013 年《ESC/ESH 高血压管理指南》及《中国高血压防治指南 2010》在内的多项指南规定，如果尿蛋白水平>1g/24h 的患者，最好使血压降低至 125/75mmHg 以下，如果尿蛋白水平<1g/24h，则将血压控制在 130/80mmHg 以下。

降压药物可考虑选用血管紧张素转化酶抑制剂（ACEI）、血管紧张素 II 受体阻滞剂（ARB）、钙通道阻滞剂（CCB）和噻嗪类利尿剂，若降压困难，可考虑中枢降压药或直接扩血管类降压药。应严密监测肌酐水平，若近期升高超过 25%，ACEI 或 ARB 应当减量或停用。肾功能恶化是降压治疗困难的关键，对于难治性高血压可考虑透析或超滤，有条件可以考虑肾移植。

ESH/ESC 于 2003 年根据高血压的分级、心血管疾病的危险因素及其靶器官损害或相关疾病对于高血压的危险程度进行了评估，并根据这个危险程度的不同提出了不同的治疗原则和方法。其中，对于合并结缔组织疾病的高血压患者，强调了注意以下几点：①系统性红斑狼疮患者应在每次就诊时规律地评估血压，至少每年 1 次；②如果患者血压升高超过标准[收缩压＞140mmHg 和（或）舒张压＞90mmHg]应密切观察，给予改善生活方式的建议，强调了非药物疗法治疗高血压的重要性，非药物疗法包括限制钠盐摄入、节制饮酒、控制体重及去除其他心血管危险因素，这是高血压继发于系统性红斑狼疮的基础治疗，也是预防高血压的重要方法。③如果采取上述措施，血压仍然维持在收缩压＞140mmHg 或舒张压＞90mmHg，则考虑采用药物治疗，一线降压药物一般可选择小剂量噻嗪类利尿剂、ACEI 和 ARB，对于多数系统性红斑狼疮合并高血压的患者而言，一般需要 2 种药物或 2 种以上药物联合才能控制达标，并可以推荐联合 CCB，但由于 β 受体阻滞剂可能加重某些系统性红斑狼疮患者的雷诺现象，临床上要慎用。④理想血压应控制在收缩压＜130mmHg，舒张压＜80mmHg 水平，对于系统性红斑狼疮患者，要求每 3 个月观察 1 次血压。

**2. 系统性红斑狼疮的治疗** 治疗原则应按个体化原则，根据系统性红斑狼疮的亚型、病情轻重、过去的治疗情况等制订治疗方案。要权衡药物的风险/效果比，目前已有很多药物可以控制系统性红斑狼疮，但均存在不同程度的不良反应，部分药物还可以引起医源性高血压。控制系统性红斑狼疮病情与药物的不良反应之间寻找最佳药物的种类、剂量和疗程极为重要。治疗的目的是维持器官功能，防止脏器损伤，同时预防或延缓系统性红斑狼疮活动期的发生[12]。

（1）轻型病例：对于这类仅有皮疹、低热或关节症状的患者可以只用非甾体抗炎药，但这类药物可以使得肾小球滤过率降低、血清肌酐水平升高，对肾病患者要慎用。当这类药物无效时可以选用沙立度胺 100～150mg/d，其维持量为 25～50mg/d，氯喹 250～500mg/d 或羟基氯喹 400mg/d 及雷公藤制剂，有时也可以用小剂量糖皮质激素，如泼尼松 15～20mg/d。

（2）重型病例

1）糖皮质激素：是治疗系统性红斑狼疮的主要药物，可以显著地抑制炎症反应，抑制中性粒细胞趋附，抑制中性粒细胞和单核巨噬细胞的吞噬功能及各种酶的释放作用，具有抗增殖和免疫抑制作用。此外，它还可以调节各种细胞因子水平，抑制抗原抗体反应。其主要适用于急性活动期患者，特别是急性暴发性狼疮、急性狼疮性肾炎、急性中枢神经

系统狼疮及合并急性自身免疫性贫血和血小板减少性紫癜。此外，对于慢性病如伴有明确的进行性内脏损害者也适用。糖皮质激素应用的剂量和方法必须根据患者的具体情况进行确定。

2）免疫抑制剂：糖皮质激素合用免疫抑制剂治疗系统性红斑狼疮，对于延缓肾衰竭的进展及降低病死率等极为重要，尤其是对于狼疮性肾炎合并高血压的患者极为重要，原则是宜早不宜晚。免疫抑制剂主要有环磷酰胺、苯丁酸氮芥、硫唑嘌呤、长春新碱、环孢素 A、甲氨蝶呤等。

3）免疫增强剂：可以使得细胞免疫低下的功能恢复正常，常用的药物有左旋咪唑、胸腺素、转移因子等。

4）大剂量静脉输注免疫球蛋白：适用于狼疮危象、激素或免疫抑制剂治疗无效、合并全身严重的感染和系统性红斑狼疮患者妊娠伴有抗磷脂抗体综合征情况。一般每天 300～400mg/kg，连续 3～5d，个别病例可以用至 1 周，对于严重的血小板减少，或重症狼疮合并感染者适用。

5）血浆置换和免疫吸附法：其原理是除去体内的特异性抗体、免疫复合物及参与组织损害的非特异性炎症介质。对于危及生命的系统性红斑狼疮、暴发性狼疮、急进型狼疮性肾炎、迅速发展的肾病综合征、高度免疫活动者，或激素免疫抑制剂治疗无效者可以考虑应用该方法。

6）透析疗法与肾移植：对于晚期肾损害并有肾衰竭的病例，这些病例通常合并严重的高血压，如果能够耐受，可以考虑进行血液透析或腹膜透析，去除血液中的尿素氮及其他有害物质，可以改善氮质血症和高血压的症状。

7）血干细胞移植：造血干细胞移植的免疫重建能使得机体的免疫系统重新识别自身抗原，并通过负性选择而产生免疫耐受，使自身免疫现象得以控制。

8）对症治疗：对于系统性红斑狼疮患者肾脏受累发生高血压时，应给予适当的降压或纠正继发于肾功能不全所致的水和电解质紊乱。当出现尿毒症时应用血液透析疗法。当发生抽搐、脑神经功能障碍时，在全身治疗的基础上给予解痉剂和营养神经的药物，如苯巴比妥（鲁米那）、B 族维生素类等。当发生心力衰竭时，可给予适量的洋地黄、血管扩张剂。当伴有感染时，应及时选用抗原性最小的抗

生素进行控制。当与其他自身免疫病如桥本甲状腺炎、甲状腺功能亢进、糖尿病危象重叠时，均应对其重叠的疾病进行适当的治疗。

## 二、高血压合并系统性硬化病

系统性硬化病（SSc）又称硬皮病，是一种自身免疫性弥漫性结缔组织疾病。它以局限性或弥漫性皮肤增厚、变硬，最终萎缩为特征，并可累及血管、心脏、肺脏、肾脏和消化系统[13, 14]。

根据皮肤损伤范围，系统性硬化病又分为局限性和弥漫性两种亚型。其中，局限性硬皮病病变累及局部皮肤，内脏受累晚且较少；弥漫性硬皮病病变广泛，并侵及内脏，其另一个特点是血管病变，引起雷诺现象、手指末端缺血坏死、肺高血压、肺间质纤维化、肾脏病变、心肌病变及心包积液等。该病的病因不清，可能由免疫激活、血管损伤、细胞外基质合成过度导致过量的胶原纤维沉积在疾病发展中起到重要作用。局限性硬皮病预后相对较好，但一些患者多年后可发生肺高血压或胆汁性肝硬化；弥漫性硬皮病以急骤进展的肢体、面部和躯干的对称性皮肤增厚为特征，病变易累及肾脏和其他内脏器官，可以表现为少量蛋白尿，轻、中度高血压及慢性肾功能不全，少数患者发生硬皮病肾危象，出现恶性高血压伴急性肾衰竭，应及时处理。

### （一）主要表现

**1. 皮肤改变**　皮肤病是系统性硬化病的特征性改变，一般将其分为三期：第一期为水肿期，手和手指、前臂、足和腿出现双侧对称性无痛性凹陷性水肿，手指肿胀发紧；第二期为硬化期，皮肤增厚、发紧、变硬，皮肤硬化多从指端开始；第三期为萎缩期，随着病情的发展，皮肤绷紧发亮，正常皮皱消失，面部皮肤菲薄，面容呆板无表情，嘴唇薄而紧缩，张口受限，色素沉着，可以出现斑片状毛细血管扩张及皮下钙化灶。

**2. 皮肤外表现**　该病还可以累及肾脏、心脏、肺脏、消化系统和神经系统等多个器官，其中，累及肾脏主要表现为高血压和慢性肾功能不全，其原理是小动脉类似病变出现在系统性硬化病患者肾脏的入球小动脉，叶间小动脉及弓形小动脉，使肾小球系膜基质和细胞增多，也可出现肾小球硬化、间

质纤维化。由于动脉的病变导致肾供血不足，造成血管紧张素Ⅱ的上升，血压升高。另一方面肾缺血使血肌酐清除率下降，血清肌酐水平上升。尿蛋白阳性为肾脏损害的早期临床表现。15%～20%的患者在病程中血压突然升高，眼底絮状出血或渗出、高血压脑病、肺水肿，肾素活性明显升高，肾功能急剧恶化，短期发展为终末期肾衰竭。

### （二）诊断

根据皮肤表现、特异性内脏受累及特异性抗核抗体等，临床诊断一般不难，目前常用的是美国风湿病学会分类标准，如下所述。

主要标准：近端皮肤硬化，即对称性手指及掌指（或跖趾）关节近端皮肤增厚、紧硬，不易提起。类似皮肤改变可同时累及肢体的全部、颜面、颈部和躯干。

次要标准：①指端硬化，即硬皮改变仅限于手指；②指端凹陷性瘢痕或指垫变薄，由于缺血导致指尖有下凹区，或指垫消失；③双肺底纤维化，标准立位胸片双下肺出现网状条索、结节，密度增加，也可呈弥漫斑点状或蜂窝状，并已确定不是原发于肺部的疾病所致。

凡是具有主要标准或大于等于次要标准两条的次要标准者则可以诊断为系统性硬化病。

### （三）鉴别诊断

对于血压骤升及视乳头出血的患者，需要与恶性高血压和恶性肾动脉狭窄相鉴别；对于有该病表现者需要与硬斑病、条形硬皮病、嗜酸性筋膜炎、新生儿硬肿病、硬皮黏液水肿病、淀粉样变等相鉴别。

### （四）治疗

系统性硬化病的肾性高血压是促进肾衰竭和心力衰竭的主要因素，因此及早降低血压是保护患者心脏和肾脏的主要措施。而系统性硬化病自身无理想的治疗药物，肾上腺皮质激素、免疫抑制剂对系统性硬化病无可靠疗效，长期应用有时反而加重血压的升高[15, 16]。

对于高血压合并系统性硬化病患者的治疗：由于高血压多数是继发于系统性硬化病患者的肾损害，且多为恶性高血压。其主要机制为肾素-血管

紧张素–醛固酮系统（RAAS）被激活，故首选 ACEI 降压治疗，可以选用短效的 ACEI 类药物，力争 72h 内使血压降至目标值以下。ACEI 的剂量可以每隔 6～12h 调整 1 次。如果 48h 内使用 ACEI 至最大剂量血压仍然不能降至目标值，则可以考虑加用钙通道阻滞剂、利尿剂或中枢降压药物。值得提及的是，即使血压控制正常，部分患者的血肌酐水平可能仍以每天 44.2～88.4μmol/L 的速度持续升高，直至 3～4d 后血肌酐水平达峰值，之后再降低，这时与其他疾病的区别在于，即便使用 ACEI 药物可以引起肾功能进一步恶化，但对于系统性硬化病肾危象患者仍要坚持使用 ACEI，其原理是 ACEI 的使用有助于控制高肾素血症，并可使部分患者有机会恢复肾功能。

# 三、高血压合并大动脉炎

大动脉炎（TA）是指侵犯大动脉及其主要分支的系统性血管炎。

受累的大动脉呈管壁全层的纤维增生，弹性层破坏，以致动脉壁变硬、管腔狭窄，尤其是在分支开口处最为明显[17]。少数患者因炎症破坏动脉壁的中层而致动脉扩张或动脉瘤。大动脉的任何部位均可累及，其中以主动脉弓及其分支（无名动脉、锁骨下动脉或颈总动脉等）最为常见；其次好发于胸主动脉、腹主动脉及其分支（如肾动脉、腹主动脉或肠系膜动脉）。主要累及弹性血管，也可以累及肌性血管。病变为多发性、跳跃性、弥漫性内膜纤维组织增生，管腔狭窄、闭塞或扩张，常合并血栓[18]。而冠状动脉、肺动脉受累较少见。该病一般不侵及肢体的中、小动脉。

当腹主动脉的肾动脉开口处受累变狭窄后，则肾脏因缺血而出现肾血管性高血压，其中 60% 的大动脉炎患者出现这种肾血管性高血压，它被视为本病的主要表现之一。

大动脉炎的病因迄今不明，发病机制包括自身免疫学说，如与感染（链球菌、结核分枝杆菌、病毒等）后机体发生免疫功能紊乱及其细胞因子的炎症反应、内分泌异常和遗传因素有关。大动脉炎是较为少见的疾病，在亚洲报道较多，其次为南美洲，西欧较少。它是我国青年人群中最为重要的心血管系统疾病之一，以青年女性为高发人群，因其发病

年龄较轻，并发症重，致残率高，常给患者及其家庭带来严重的负担[19]。

## （一）临床表现

多在疾病的初期出现非特异性全身表现如发热、全身不适、食欲不振、出汗、皮肤苍白、消瘦、头晕、肌肉关节痛等，伴随血压高，血压高特点为患侧脉搏减弱或消失，同时健侧血压升高；双侧上肢血压升高，而下肢血压下降；如果出现难治性高血压，则可以考虑伴有肾功能受累。

1977 年 Lupi-Herrea 等提出的大动脉炎的分型简单实用，符合中国国情，目前仍被广泛使用。根据病变部位分为 I 型、II 型、III 型、IV 型。

I 型（头臂动脉型）：颈动脉和椎动脉狭窄或闭塞，可以引起脑缺血症状，包括头昏、眩晕、头痛、视力减退、视野缩小甚至失明，严重者可以出现晕厥、抽搐、失语、偏瘫或昏迷。锁骨下动脉狭窄可以导致一侧上肢无力、发麻，部分患者可以因为锁骨下动脉盗血综合征导致活动患侧上肢时出现头晕或晕厥。查体可以发现双侧上肢收缩压差大于 10mmHg，颈部或锁骨上部可以闻及血管杂音。

II 型（胸主动脉、腹主动脉型）：肾动脉受累的患者可以出现肾血管性高血压，主动脉病变可以引起下肢缺血，无力、酸痛、间歇性跛行，累及冠状动脉的患者可以出现典型心绞痛甚至发生心肌梗死。由于主动脉瓣受累可以导致主动脉瓣关闭不全。查体可以发现腹部脐周血管杂音，上下肢收缩压差小于 20mmHg，主动脉瓣区收缩期杂音，水冲脉，股动脉枪击音等。

III 型（混合型）：兼有上述两型的临床表现。

IV 型（兼有肺动脉型）：罕见单纯肺动脉受累，常合并其他动脉病变。临床上多出现心悸、气短，肺高血压为晚期并发症，常为轻、中度肺高血压。

## （二）诊断

美国风湿病学会于 1990 年制定的大动脉炎的诊断标准为：①发病年龄≤40 岁；②患肢间歇性运动乏力（间歇性跛行）；③一侧或双侧动脉搏动减弱或消失；④双上肢收缩压差值＞10mmHg；⑤锁骨下动脉或主动脉杂音；⑥主动脉及其主要分支或

四肢近端的大动脉狭窄或闭塞的影像学证据，病变常为局灶性或节段性，且不是由动脉粥样硬化（AS）、纤维肌性发育不良（FMD）或其他原因引起。符合上述6项中3项即可确诊。

我国风湿病协会于2001年制定的大动脉炎的诊断标准为：①发病年龄一般在40岁以下；②锁骨下动脉（主要是左锁骨下动脉）狭窄或闭塞导致脉弱，或无脉，或血压低，或血压测不出，或两上肢收缩压差大于10mmHg，或锁骨上闻及血管杂音；③颈动脉狭窄或阻塞，颈动脉搏动减弱或消失，颈部闻及血管杂音或大动脉眼底改变；④胸、腹主动脉狭窄，上肢或背部闻及血管杂音，下肢收缩压较上肢增高小于10mmHg；⑤肾动脉狭窄，短期血压高，上腹部闻及血管杂音；⑥病变累及肺动脉分支造成狭窄，或冠状动脉狭窄，或主动脉瓣关闭不全；⑦血沉快伴有动脉局部有压痛。在上述7项中，第1项必须具备，还必须具备其他6项中至少2项才可以确诊。

（三）鉴别诊断

典型的大动脉炎诊断并不困难，但非典型者，需要与以下疾病相鉴别。

**1. 动脉粥样硬化**　年龄多大于50岁，有多种动脉粥样硬化的危险因素（高血压、吸烟、高脂血症、糖尿病、肥胖等），红细胞沉降率不快，血清抗主动脉抗体阴性，常合并多处动脉粥样硬化病变。

**2. 纤维肌性发育不良**　病变多累及肾动脉中段及其分支，可呈串珠样改变，主动脉很少累及。

**3. 先天性主动脉缩窄**　无全身炎症活动表现，男性多见。血管杂音位置较高，限于心底部及肩背部，无腹部血管杂音。主动脉CT或MRI提示特定部位局限性缩窄。

**4. 血栓闭塞性脉管炎**　周围血管慢性闭塞性病变。主要累及四肢中小动脉和静脉，下肢较常见，血管造影可见中小血管阻塞。好发于青年男性，多有吸烟史，表现肢体缺血、剧痛、间歇性跛行等。

**5. 结节性多动脉炎**　40岁以上男性多见，可以有发热、红细胞沉降率快及脉管炎表现，累及肾脏可以导致肾性高血压，部分患者出现血清肌酐水平升高，但主要见于内脏小动脉，引起皮肤网状青斑、肢端缺血坏死、肌痛、肌无力、周围神经炎等。皮肤、肌肉活检有助于鉴别。

**6. 胸廓出口综合征**　是指锁骨下动脉、静脉和臂神经丛在胸廓上口受压迫而产生的一系列症状，颈部X线可见颈肋畸形。

**7. 白塞综合征**　常有口腔溃疡、外阴溃疡、葡萄膜炎、结节红斑等，针刺反应阳性。

（四）治疗

**1. 活动期治疗**　大动脉炎活动期需要免疫抑制治疗。当有新出现的肢体或器官缺血（如间歇性跛行）或原有的症状恶化，伴有全身表现（如发热，需排除其他原因所致）和炎症指标升高，则提示病变处于活动期。因大动脉炎相对少见，目前尚缺乏关于大动脉炎治疗的随机对照研究。糖皮质激素是治疗大动脉炎的主要药物，一般口服泼尼松0.5～1mg/（kg·d），4～8周后逐渐减量，一般每2周减量10%，减至7.5mg/d维持，减量中注意监测血沉、以血沉不增快为减量指标；部分患者单服用糖皮质激素已经有效，但减量时可能复发。如泼尼松无效，可改用地塞米松；病情危重者可用氢化可的松100～300mg/d，静脉滴注。

对于激素治疗无效、减量复发或拟减少糖皮质激素用量的患者，可以联合免疫抑制剂。雷公藤总苷片1～1.5mg/kg，每天2～3次；环磷酰胺2mg/（kg·d）或硫唑嘌呤1～2mg/（kg·d），或甲氨蝶呤每周0.3mg/kg。注意白细胞减少、月经不调或痛经、男性精子减少等不良反应。

大动脉炎常呈发作和缓解相互交替的过程。血管狭窄不一定表明血管有活动性炎症，可能是先前炎症的后遗症，此时使用免疫抑制剂治疗并不能改善血管狭窄及其所导致的器官缺血症状。因炎症也可以导致血管病损害，血管脆性增加，故除非紧急情况，一般不宜在疾病的活动期手术治疗，尽量在缓解期进行。

**2. 稳定期治疗**　少数血沉正常，无并发症者可随访观察，稳定期还可给予扩管、改善微循环及抗凝药物，包括川芎嗪、阿司匹林、氯吡格雷等。

**3. 抗高血压治疗**　大动脉炎患者的血压控制水平必须兼顾全身血管病变的情况，因其高血压继发于大动脉炎，故一般血压难以控制，常需要联合用药，降压药物的选择应考虑血管累及部位、引起高血压的原因、药源性影响因素等，激素致水钠潴留需联合适量的利尿剂。对于单侧肾动脉狭窄患者，无手术或扩张术指征时，可给予 ACEI 或 ARB，但应密切观察肾功能变化、尿蛋白水平、血肌酐水平。对于双侧肾动脉狭窄或孤立肾（自然或人工移植）者，则绝对忌用此类药物。对于动脉发生局限性严重狭窄，引起心、脑、肾及肢体相应部位缺血时，有介入治疗指征者，应首选介入治疗。

当药物和介入治疗无效，且有外科手术的指征时，可采取手术治疗。若合并继发性主动脉瓣关闭不全应及早手术治疗，不及时治疗的患者容易发展为心力衰竭。大动脉炎导致升主动脉扩张和主动脉瓣关闭不全，瓣周组织炎症容易造成换瓣术后的瓣周漏，因此，首选带瓣人工血管组件或同种带瓣主动脉根部置换术。选择合适的介入或手术时机是影响远期疗效的关键，一般在病情（活动期）控制 3～6 个月后实施介入或手术治疗，术后仍需继续监测和控制疾病的活动性。患者术后减少降压药物种类和用量，如果术后血压重新升高，常提示病情复发。

# 四、高血压合并结节性多动脉炎

结节性多动脉炎（polyarteritis nodosa，PAN）的特点是累及中等动脉的血管炎，在受累动脉壁出现坏死，导致节段性狭窄或瘤样扩张的特异性病理改变，极少或不发生免疫复合物沉积[20]。病因不明，可能与感染（如乙肝病毒）和药物等有关，自身免疫因素在本病中起到重要作用。该病在美国的发病率为 1.8/10 万人，在我国尚无详细记载。男性发病为女性的 2.5～4.0 倍，高发年龄几乎均在 40 岁以上，起病可以急剧或隐匿。

## （一）临床表现

结节性多动脉炎的临床表现除全身表现如发热、疲乏无力、食欲减退、体重下降外，主要包括肾脏损害造成的高血压及其他系统损害两部分。

**1. 肾脏损害** 有 20%～30%的患者出现肾性高血压，有的伴有肾功能异常。其肾脏损害的特点是尿异常不明显，仅有少量蛋白尿及红细胞。肾血管造影发现多发性小动脉瘤及狭窄。肾组织病理显示有血管病变及梗死，而肾小球肾炎等微小血管病变不明显[21]。

**2. 其他系统损害** 25%～52%的患者出现血管性紫癜、结节性红斑、网状青斑，远端指（趾）缺血坏死及雷诺现象；46%～63%的患者出现关节炎或关节痛、肌痛和间歇性跛行；36%～72%的患者出现神经系统受累，以外周神经受累为主，包括多发性单神经炎和多神经炎，偶有脑组织血管炎；此外，还可以出现腹痛、腹泻、呕吐、胃肠道出血、心脏扩大、心律失常、心绞痛、甚至发生心肌梗死等消化和心血管系统改变，以及睾丸或附睾受累的表现。

**3. 辅助检查** 可见轻度贫血、白细胞水平稍高；尿液分析可见蛋白尿、血尿、管型尿；还可见血沉快、C 反应蛋白增高、白蛋白下降、球蛋白增高、部分患者 HBsAg 阳性。中小血管造影发现有微小动脉瘤形成和节段性血管狭窄。病理学检查可以发现典型的坏死性动脉炎的病理特点。

## （二）诊断

由于结节性多动脉炎缺少特征性表现，故早期不易诊断，对于可疑患者建议早期进行病理学检查及血管造影，以便进行综合分析和诊断。根据 1990 年美国风湿病学会结节性多动脉炎分类标准，在如下 10 项中有 3 项阳性者即可以诊断结节性多动脉炎。①体重下降：在发病初期即出现，无控制饮食或其他因素；②网状青斑：四肢或躯干呈斑点及网状斑；③睾丸痛或触痛：并非由于感染、外伤或其他因素所致；④肌痛、无力或下肢触痛：弥漫性肌痛（不包括肩部、骨盆带肌）或肌无力、或小腿肌肉压痛；⑤单神经炎或多发性神经炎：单神经炎、多发性单神经炎或多发性神经的出现；⑥舒张压≥90mmHg：出现舒张压≥90mmHg 的高血压；⑦尿素氮水平或肌酐水平升高：血清尿素氮水平≥14.3mmol/L，或血清肌酐水平≥133μmol/L，非因脱水或阻塞所致；⑧乙型肝炎病毒：HBsAg 阳性或 HBsAb 阳性；⑨动脉造影异常：显示内脏动脉闭塞或动脉瘤、除外其他原因引起；⑩中小动脉活检：血管壁有中性粒细胞或单核细胞浸润。

## （三）治疗

结节性多动脉炎的对症治疗因病情而定，早期治疗有助于改善其预后。目前该病的治疗以糖皮质激素为首选，泼尼松 1mg/（kg·d），病情缓解后逐渐减量维持，对糖皮质激素抵抗者或重症病例应联合使用环磷酰胺，后者 100mg/d 静脉注入治疗或

200mg 隔日静脉注入治疗。对有乙型肝炎病毒（HBV）感染者不宜使用环磷酰胺，可以用糖皮质激素合并抗病毒药物阿糖腺苷与干扰素 a 的治疗。

抗高血压治疗，根据高血压形成的机制不同针对性应用降压药物或其他治疗，主要包括原发病治疗、保护肾脏治疗，降压药物可以选用 ACEI、ARB、钙通道阻滞剂、利尿剂及其他血管扩张剂等。

# 第三节 抗结缔组织疾病药物与高血压

结缔组织疾病合并高血压多在疾病发展到一定阶段后出现，并且伴随肾脏的受累而出现高血压。然而，并非所有的结缔组织疾病患者都有合并高血压，主要是由于这些患者的肾脏并没有受累，但是在接受抗结缔组织疾病的药物治疗过程中，也可能会出现高血压，主要是临床上常用的抗结缔组织疾病药物可以诱发高血压或使原有的高血压进一步加重，下面介绍临床上常用的导致血压升高的抗结缔组织疾病药物。

## （一）环孢素 A

环孢素 A 导致高血压的原因主要与其肾毒性有关，而后者与剂量和疗程密切相关。在部分患者，环孢素 A 可以引起急性肾毒性，导致肾内小动脉收缩、肾血流量下降，致使肾小球滤过率下降 50%～80%，表现出急性肾功能不全和高血压。而环孢素 A 引起的慢性肾毒性更为常见，主要表现为肾小管间质和肾血管的病变，可以引起肾间质纤维化、血管钙化和肾血管的病变。环孢素 A 的肾毒性在原有的肾脏损害及有潜在肾脏损害的患者最为明显，10%～33%的患者服用环孢素 A 后出现高血压。对于服用该药物的患者应密切观察血压和肾功能的变化，一般剂量控制在小于 5mg/d，以减少肾毒性，对于药物引起高血压的患者除适当给予降压治疗外，主要是及早停药，及早恢复肾功能。

## （二）糖皮质激素

糖皮质激素在结缔组织疾病中应用最为广泛，由于该药物可以引起肾小管对于水钠的重吸收，造成水钠潴留，并具有促进血管紧张素 II 产生的作用，使部分长期应用或大剂量应用的患者出现高血压，

或使得原有的高血压进一步升高，应及时减量或调至最小剂量。一般加用利尿剂或血管紧张素转化酶抑制剂治疗即可。如果效果不佳，可以加用其他降压药物。

## （三）非甾体抗炎药物

这一类是治疗结缔组织疾病的常用的镇痛、抗炎、解热等症状的对症治疗药物。在应用初期有水钠潴留作用，长期应用时因对肾脏环氧化酶的抑制而使得前列环素水平下降，从而影响了肾脏血流，出现间质性肾炎。尤其是当患者合并肾脏病、心脏病、肝脏病或血容量下降等危险因素时，部分患者出现高血压或肾功能不全。其高血压的发生与药物的剂量和疗程有关，如长期应用应注意及时减量。

总之，对于结缔组织疾病合并高血压的患者，治疗原发病的药物可能导致和加重高血压，应密切观察血压变化，及时发现药物的副作用和毒性作用从而更加恰当地治疗其原发病，延长患者生命[22]。

（马建林）

## 参 考 文 献

[1] Iandmesser U, Cai H, Dikalov S, et al. Role of P47（phox）in vascular oxidative stress and hypertension caused by angiotensin II. Hypertension, 2002, 40（4）: 511-515.

[2] Ishizaka N, Aizawa T, Ohno M, et al. Regulation and localization of HSP70 and HSP25 in the kidney of rats undergoing long-term administration of angiotension II. Hypertension, 2002, 39（1）: 122-128.

[3] Hoebeke J. Structural basis of autoimmunity against G protein coupled membrane receptors. Int J Cardial, 1996, 54（2）: 103-111.

[4] Ofosu-Appiah W, Huang LY, Kuhnle M, et al. Autoantiboties against arterial antigens characterization by ELISA and immunoblot avalysis in the spontaneously hypertensive rat. Clin Exp Hypertens, 1996, 18（1）: 21-35.

[5] Shimizu-Hirota R, Sasarmura H, Mifune M, et al. Regulation of vascular proteoglycan synthesis by angiotensin II type 1 and type 2 receptors. J Am Soc Nephrol, 2001, 12（12）: 2609-2615.

[6] Flack JM, Sica DA, Bakris G, et al. International society on hypertension in blacks management of high blood pressure in blacks: an update if the international society an hypertension in blacks consensus statement. Hypertension, 2010, 56（5）780-800.

[7] Hill GS, Nochy D. Antiphospholipid syndrome in systemic lupus erythematosus. J Am Soc Nephrol, 2007, 18（9）: 2461-2464.

[8] Pieretti J, Roman MJ, Devereux RB, et al. Systemic lupus erythematosus predicts increased left ventricular mass. Circulation, 2007, 116（4）: 419-426.

[9] Ballocca F, D'Ascenzo F, Moretti C, et al. Predictors of cardiovascular

events in patients with systemic lupus erythematosus（SLE）： a systematic review and meta-analysis. Eur J Prev Cardiol,2015,22( 11 ): 1435-1441.

[10] Zhu KK, Xu WD, Pan HF, et al. The risk factors of avascular necrosis in patients with systemic lupus erythematosus： a meta-analysis. Inflammation, 2014, 37（5）： 1852-1864.

[11] Lee JH, Im Cho K. Arterial stiffness, antiphospholipid antibodies, and pulmonary arterial hypertension in systemic lupus erythematosus. J Cardiol, 2014, 64（6）： 450-455.

[12] Arslan Zİ, Turna CK, Özerdem ÇY, et al. Treatment of posterior reversible encephalopathy syndrome that occurred in a patient with systemic Lupus erythematosus by plasmapheresis. Turk J Anaesthesiol Reanim, 2015, 43（4）: 291-294.

[13] Hsu VM, Chung L, Hummers LK, et al. Development of pulmonary hypertension in a high-risk population with systemic sclerosis in the pulmonary hypertension Assessment and Recognition of Outcomes in Scleroderma（PHAROS）cohort study. Semin Arthritis Rheum, 2014, 44（1）： 55-62.

[14] Grassegger A, Pohla-Gubo G, Frauscher M, et al. Autoantibodies in systemic sclerosis（scleroderma）： clues for clinical evaluation, prognosis and pathogenesis. Wien Med Wochenschr,2008,158( 1-2 ): 19-28.

[15] Loria AS, Pollock DM, Pollock JS. Early life stress sensitizes rats to angiotensin II-induced hypertension and vascular inflammation in adults life, Hypertension, 2010, 55（2）： 494-499.

[16] Gibbons GH, Shurin SB, Mensah GA, et al. Refocusing the agenda on cardiovascular guidline： an announcement from the National Heart, Lung, and Blood Institute. Circulation, 2013, 128（15）: 1713-1715.

[17] Sun T, Zhang H, Ma W, et al. Coronary artery involvement in takayasu arteritis in 45 Chinese patients. J Rheumatol, 2013, 40( 4 )： 493-497.

[18] Yadav MK. Takayasu arteritis： clinical and CT-angiography profile of 25 patients and a brief review of literature. Indian Heart J, 2007, 59（6）： 468-474.

[19] Ohigashi H, Haraguchi G, Konishi M, et al. Improved prognosis of Takayasu arteritis over the past decade--comprehensive analysis of 106 patients. Circ J, 2012, 76（4）： 1004-1011.

[20] Laroia ST, Lata S. Hypertension in the liver clinic-polyarteritis nodosa in a patient with hepatitis B. World J Clin Cases, 2016, 4( 3 )： 94-98.

[21] Blaustein DA, Kumbar L, Srivastava M, et al. Polyarteritis nodosa presenting as isolated malignant hypertension. Am J Hypertens, 2004, 17（4）： 380-381.

[22] Wu K1, Throssell D. A new treatment for polyarteritis nodosa. Nephrol Dial Transplant, 2006, 21（6）： 1710-1712.

# 高血压并发大动脉炎

大动脉炎是一种累及主动脉及其分支的非特异性肉芽肿性炎症。早在18世纪即有学者报道数例无脉疾病患者,这是世界上首次关于大动脉炎的描述。1761年,Morgagni通过对一例40岁女性尸检发现大动脉瘤及狭窄形成;1830年,Yamamoto报道了一例45岁男性,以发热为首发症状,1年后疾病进展,桡动脉搏动消失[1];1908年,金泽大学眼科医生Mikito Takayasu报道了一位年轻女性病例,该患者因突发失明就诊,眼底检查可见视神经盘周围动脉静脉环状吻合;1942年,YasuzoNiimi首次使用"Takayasu disease"命名大动脉炎这种疾病[2];1951年,Shimizu报道数例相似病例,并将其命名为"无脉病"[3];1962年,我国黄宛、刘力生教授首次提出"缩窄性大动脉炎"的定义并认为其为肾动脉性高血压的主要病因[4];1975年,日本健康福利部研究局正式使用"Takayasu disease"命名大动脉炎。此后,"Takayasu disease"命名在全世界被最广泛使用,在一些国家及地区,大动脉炎也被称为主动脉弓综合征、无脉病、中动脉综合征、血栓闭塞性主动脉病等[5-7]。

## 第一节 大动脉炎的流行病学及发病机制

### 一、流行病学概况

大动脉炎在全世界不同人群中均有报道,常常发生于亚洲年轻女性[8,9]。在日本,每3年新诊断的病例在200~400例,并且随着时间的推移有下降的趋势。根据一项全日本注册登记研究记录,在2011年,日本至少有5881例大动脉炎患者,患病率大于0.004%[10]。在不同人群中,女性与男性比例不同,

日本为9∶1,意大利为7∶1,美国为9.7∶1,土耳其为8.2∶1[11-13],而韩国、法国、印度的患者比例分别为5.4∶1,4.9∶1和4∶1[14-16]。大部分研究均发现大动脉炎平均发病年龄小于40岁,多集中于20~40岁,但男女性发病年龄是否一致仍存在争议[12-15,17,18]。40岁以上的大动脉炎患者虽然比例较低,但并不少见。意大利发病年龄大于40岁的患者占17.5%,而法国可达32%[13,14]。大部分发病年龄大于40岁的患者并未影响到重要血管,可能并无明显的急性期症状,根据最常用的大动脉炎诊断标准,大动脉炎发病年龄常小于40岁,因此大于40岁的大动脉炎患者可能因年龄、不典型症状而被误诊。

全世界大动脉炎患者的动脉累及情况存在地域差异。在美国、阿拉伯、非洲及一些亚洲国家,如中国、日本,主动脉弓是最常累及的血管;在印度,主动脉,尤其是腹主动脉是最常累及的[12,19-22]。根据累及血管病变类型分类,在中国及日本,动脉狭窄最常见,而在印度、墨西哥,动脉瘤更为常见[23]。

### 二、发病机制

大动脉炎的发病机制不明,既往研究表明,遗传因素、细胞免疫可能在其发病机制中发挥作用。人类白细胞抗原分型为大动脉炎的诊断提供了一定的临床信息。日本大动脉炎患者HLA-B52位点频率可达44%,部分家族性大动脉炎均携带HLA-B52位点[24]。HLA-B67是大动脉炎另外一个标志物,虽然其携带者频率较低,但与HLA-B52相比其有更高的OR值。Terao通过GWAS研究发现,5号染色体IL-12B区域(rs6871626)、MLX区域(rs665268)及HLA-B区域(rs9263739)均与大动脉炎相关,其中rs6871626与rs9263739位点具有协同作用,

rs665268 与 rs926379 有协同作用。rs6871626 位点还与大动脉炎临床特征相关，包括主动脉瓣反流发生风险及主动脉瓣反流程度（主动脉瓣反流为大动脉炎一种严重的并发症）[25]。

# 第二节　大动脉炎的临床特点

## 一、大动脉炎的临床病程

大动脉炎进展分三个时期。第一个时期为感染期（早期），表现为发热、头痛、体重减轻、乏力、肌痛及关节痛等非特异性全身症状，可急性发作，也可隐匿起病；第二个时期为血管炎症期（急性进展期），表现为血管敏感，如血管痛、颈动脉痛等；最后一个时期为血管纤维化或动脉瘤性变期（慢性期），疾病慢性迁延、炎症反复发作导致受累血管狭窄、闭塞、动脉瘤样改变，患者主要表现为神经系统症状、高血压、间歇性运动乏力等受累血管相应器官或肢体的缺血性症状或动脉瘤形成表现。当血管狭窄时，症状一般出现于炎症后瘢痕组织形成，但症状发生时炎症有可能并不存在。确诊时，10%～20%大动脉炎患者并无任何临床症状，80%～90%大动脉炎患者存在系统性炎症或局部血管并发症的症状。系统性症状存在于 60%～80%的大动脉炎患者中[26, 27]。非特异性全身症状如发热、乏力、胃肠道不适及呕吐的发生可能为隐秘性的，因而易被忽略。近年来，随着影像技术的进展，使得早期诊断成为可能，此外，医务人员对大动脉炎的认识较前提高，严重并发症如失明、恶性高血压及脑卒中的发生率较前下降。

## 二、大动脉炎的地域差异性

大动脉炎患者的临床表现因地域差异而存在一定的差异性，可能与种族因素有关。虽然 HLA 与大动脉炎有关，不同种族 HLA 亚型升高的频率存在不同。在日本，HLA-A10、HLA-B39、HLA-B52、HLA-Bw52、HLA-B57 及 HLA-DR2 频率升高，而在韩国 HLA-Bw52、HLA-Cw6、HLA-DR7 及 HLA-DQw2 位点频率较非大动脉炎患者更高[28-30]。在墨西哥，HLA-B44、HLA-B39 及 HLA-B52 被报道与大动脉炎易感性相关。此外，病变累及动脉不同，症状和体征也有不同[31]。主动脉累及部位也存在地域差异性，日本患者中降主动脉累及较多，在其他亚洲国家，胸主动脉及腹主动脉常被累及[32]。此外，地域差异可能为极端临床特征差异的原因。

## 三、大动脉炎的临床特点

### （一）大动脉炎与高血压

高血压发生于 2%～77%的大动脉炎患者，血压升高是大动脉炎患者就诊的最常见原因。大动脉炎患者的高血压发病年龄较小，而且血压水平较高，难以控制，难治性高血压和严重高血压的比例均较高，血压节律减弱或消失。青年高血压占据较高的比例，而肾动脉狭窄是 20 岁以下患者最常见的原因。既往研究发现，大动脉炎是亚洲儿童肾血管性高血压最常见的原因[33]。Evan 等的研究发现高血压和血沉增快对 18 岁以下患者的大动脉炎的诊断有重要意义。因此基于大动脉炎引起的高血压的高患病率和严重性，应增强对大动脉炎患者（尤其是年轻患者）中高血压的筛查诊治[34]。

**1. 大动脉炎继发高血压的原因**

1）肾动脉狭窄：是大动脉炎继发高血压的最常见原因（69.3%）。关于肾动脉狭窄与大动脉炎的关系在国内外的研究中已多次描述。肾动脉狭窄患者中高血压的患病率（92.0%）显著高于无肾动脉狭窄的患者（30.6%，$P < 0.001$）[35]。肾动脉狭窄与高血压呈显著正相关性（$P = 0.01$）[36]。彭猛等的研究对 2047 例肾动脉狭窄的患者的病因分析表明，大动脉炎是 40 岁以下人群中肾动脉狭窄的首位病因（60.5%），也是女性 40 岁以下人群中最常见的病因（68.4%）[37]。大动脉炎也是印度、韩国和日本等国家肾动脉狭窄的最常见原因[38-40]。当大动脉炎引起腹主动脉狭窄时，只有病变累及肾动脉开口或开口以上才会导致血压的持续性升高，其发生高血压的机制可能与肾动脉狭窄的机制相同[41]。因此从病理生理学的层面分析，大动脉炎所致肾动脉狭窄引起高血压的机制包括两方面：直接累及肾动脉，引起肾动脉狭窄；通过累及肾动脉开口水平或开口以上水平降主动脉，间接导致肾脏缺血，激活肾素-血管紧张素-醛固酮系统引起高血压。

2）主动脉狭窄：引起的高血压占全部病因的第二位，主要表现为上肢血压高、下肢血压不高甚至降低的区域性高血压，四肢血压监测具有重要的诊断意义，双侧 ABI 均显著下降。但应注意与以下疾病进行鉴别：①先天性主动脉缩窄；②动脉粥样硬化引起的主动脉狭窄；③双下肢动脉狭窄。

3）主动脉瓣反流：是大动脉炎引起高血压的另一重要原因，Petrovic-Rackov 等的研究中大动脉炎新发高血压的主要原因是主动脉瓣反流[42]。大动脉炎所致主动脉瓣反流引起的高血压表现为脉压增大的收缩压高、舒张压低的特点，通常在就诊时才会发现血压升高，而且大动脉炎的确诊大多依赖于手术后的病理结果。造成主动脉瓣反流的原因可能是炎症直接累及主动脉瓣，引起纤维增厚、卷曲、钙化；或者继发于升主动脉瘤或升主动脉根部扩张所致，胸降主动脉开口及近段严重狭窄加重后负荷也可引起主动脉瓣反流，瓣膜反流严重程度只有在纠正了胸降主动脉狭窄后才能减轻。主动脉瓣反流也可能继发于高血压，一项回顾性研究纳入了 1993～2005 年在美国某单中心行主动脉瓣置换的 220 例患者，发现在非瓣膜性疾病患者中，74%的患者病因不明，而其中 91%的患者存在系统性高血压，提示主动脉根的弹性和（或）几何结构改变可能是造成瓣膜关闭不全的病因[43]。但大动脉炎患者中，高血压所致的主动脉瓣反流通常合并肾动脉狭窄、主动脉狭窄等，多以高血压相关症状为首发临床表现，而且已出现靶器官损害或心脑血管事件。对于合并肾动脉狭窄和（或）主动脉狭窄的患者，需结合再血管化治疗和降压治疗后反流程度是否减轻判断主动脉瓣反流是否由高血压导致。由于大动脉炎可累及全身的动脉，是一种弥漫性、炎症性疾病，因此大动脉炎引起高血压的原因通常不仅仅是某种单一因素独立存在，表现的临床特征是多种因素的综合。

4）其他原因：除了上述的几种原因外，既往研究报道了大动脉炎患者颈动脉狭窄可能引起颈动脉窦化学感受器敏感性降低，其降血压效应减弱或消失而导致血压升高[44]。另外，大动脉炎是一种非特异性炎性疾病，可损伤内皮细胞促进动脉粥样硬化的发生发展，致血管僵硬度增加，而且无明确原因患者高血压发病通常晚于大动脉炎的诊断，心血管危险因素如吸烟、高血脂、糖尿病等高于其他有明确原因的患者，因此可能在原有炎症性疾病的基础上合并了动脉粥样硬化，促进了高血压的发生和发展。对于这些患者而言，抗血小板治疗可能有效降低其缺血性事件的发生[45]。

**2. 大动脉炎合并高血压的临床特点**　大动脉炎导致的高血压可表现为头痛，累及靶器官损害时，可有相应的症状，如充血性心力衰竭、高血压性视网膜病变、脑卒中及肾病[46]。"一过性肺水肿"是用来描述病情变化尤为剧烈的急性失代偿性心力衰竭，由左心室舒张压急剧增高所致，表现为液体在肺间质和肺泡腔快速积聚[47]。肾血管疾病（尤其是双侧肾动脉狭窄所致的慢性高血压）通常与肺水肿的易感状况及其诱因有关，是"一过性肺水肿"的危险因素[48-51]。双侧肾动脉狭窄和"一过性肺水肿"同时出现称为 Pickering 综合征[52, 53]。既往有个案报道了大动脉炎患者中腹主动脉狭窄可引起心力衰竭[46, 54]。血压控制和再血管化治疗对这些患者的预后非常重要，如不能及时纠正血压，患者可能反复出现心力衰竭症状，严重影响其预后[55]。

大动脉炎因累及锁骨下动脉可能会出现高血压的漏诊，双侧锁骨下动脉严重狭窄、闭塞导致双上肢血压较低甚至测不出，在行外周血管造影时通过直接测定升主动脉根部压力才发现血压升高。这些患者由于病情隐匿，在发现高血压时已有严重靶器官损害或已出现心脑血管事件。因此对于锁骨下动脉狭窄-闭塞患者，应测下肢血压，四肢血压筛查常能发现双下肢血管未受累者真实的血压水平；但若上、下肢血管均受累，则须通过有创中心动脉压监测明确血压水平。目前尚没有可靠的无创评估中心动脉压的方法。由于高血压是不良预后的重要因素，因此需要定期监测尿液检查、眼底检查及心脏超声检查，对部分患者，还应定期监测外周动脉造影[56]。此外，应尽可能对锁骨下动脉或下肢血管行再血管化治疗，以方便患者监测血压、调整用药。

## （二）其他常见受累部位与临床特点

**1. 主动脉及其分支受累**　由于主动脉及其分支常被累及，脑血管症状及体征如眩晕、头痛、晕厥及视力障碍比较常见。脑血管事件（短暂性脑缺血发作、脑卒中）发生于 8%～22.2%的大动脉炎患者，视力障碍发生于 4.6%～59.3%的大动脉炎患者。

**2. 四肢动脉受累**　上肢动脉受累可引起动脉搏动减弱或消失，导致间歇性肢体活动障碍、锁骨下动脉盗血综合征。间歇性肢体活动障碍在上肢受累中较下肢更为常见。锁骨下动脉盗血综合征常表现为颅内动脉后循环供血不足（如大脑后动脉狭窄），当活动上肢时缺血症状加重，可引起轻度头痛、晕厥、眩晕、共济失调、复视、运动障碍及跛行等。双重超声检查可帮助确诊颅内动脉流向。腹部以下股动脉、胫动脉或腓动脉狭窄可引起下肢跛行，在大动脉炎患者中较为少见[13]。

**3. 肺动脉受累** 尸检结果提示，肺动脉受累发生率为20%～56%[57, 58]，在肺动脉造影术中，肺动脉受累发生率为12.2%～86.5%[14, 19, 59]。一般来说，大动脉炎患者肺动脉受累常被低估。一些研究显示，呼吸系统症状如气短、咯血常是大动脉炎累及肺动脉患者的首发症状[60]。大动脉炎患者的系统性症状常源自受累大血管，因缺乏特异性，常使大动脉炎误诊或漏诊。因此，在年轻女性，当肺灌注提示摄取下降或消失，或合并系统性血管损伤、影像学检查有特殊提示时，应疑诊大动脉炎。在大动脉炎进展到晚期时，患者常表现为肺高血压的症状，即右心衰的症状，如进展性呼吸困难、乏力和（或）双下肢水肿。不同研究发现，肺高血压发生率12%～13%。大动脉炎累及肺动脉、左心疾病、慢性肺动脉栓塞，这几种情况均可引起肺高血压[11, 57]。大动脉炎累及肺动脉常病情较重，肺高血压严重程度是其病情的决定因素[61]。肺动脉病变中，血管狭窄、闭塞比血管扩张、动脉瘤更常见，右侧肺动脉上段最常被累及。

# 第三节　大动脉炎的辅助检查

## 一、实验室检查项目

血沉、C反应蛋白特异度和敏感度均较差；结核菌素实验；如发现活动性结核灶应行抗结核治疗。强阳性者经仔细检查后仍不能排除结核感染时，可试验性行抗结核治疗；其他：少数血常规异常（白细胞计数增高或血小板计数增高、慢性轻度贫血），高免疫球蛋白血症比较少见；基质金属蛋白酶9，穿透素3是近年来发现的活性指标。

## 二、影像学检查及评价

### （一）血管造影

血管造影能较好地显示血管长期病变特点，对病变部位及长度的诊断可靠性较高，还可指导治疗。但不适用于病变的早期诊断，而且由于其有创且需大量射线，故不适于长期随访。

### （二）计算机断层扫描成像

计算机断层扫描成像（CT）方便无创，能显示管腔管壁的病变，估测血管内血流速度，显示病变的长度及程度，发现侧支，多用于中远期诊断。但不适于早期诊断，而且需大量射线。

### （三）磁共振血管成像

磁共振血管成像（MRA）可用于病变的早期诊断（管壁增厚水肿），诊断病变与血沉、C反应蛋白呈正相关；能清晰显示管壁厚度及管腔形状（尤其是降主动脉），诊断准确率与造影相当。但价格昂贵，有时可夸大分支血管狭窄程度，对远端血管及钙化病变显影差。

### （四）血管超声

血管超声可用于病变的早期诊断（管壁炎症），能区分血管炎与动脉粥样硬化，方便无创，适用于疾病的随访及判断活动性，但无法判断血管形态学的综合变化，难以发现某些部位的血管病变，如右肺动脉、胸腹主动脉等，而且诊断的准确性依赖于操作者的熟练程度。

### （五）$^{18}$F-FDG-PET

$^{18}$F-FDG-PET适用于大动脉炎早期诊断，监测活动性及治疗反应性；早期非典型大动脉炎的筛查；在监测早期大动脉炎血管壁炎性改变上优于MRA；可鉴别动脉粥样硬化与血管炎。以最大SUV值=2.1作为节点，诊断大动脉炎的特异度和敏感度分别为92%和93%，阳性预测值和阴性预测值分别为96%和85%。但价格昂贵，无法判断管壁结构及血流速度。总之，MRA、血管超声和$^{18}$F-FDG-PET可用于疾病的早期诊断，但$^{18}$F-FDG-PET对管壁炎性改变较敏感，而MRA对管壁水肿较敏感，由于炎症改变早于管壁水肿和形态改变，故在早期诊断上$^{18}$F-FDG-PET优于MRA。

# 第四节　大动脉炎的诊断标准

诊断大动脉炎时，体格检查非常重要和关键。通过体格检查，可以明确脉搏是否减弱或消失。颈部、腹部、肩胛区及胸部可触及血管震颤。大部分患者因未累及重要血管，并没有急性期的临床表现。此外，大动脉炎患者症状常没有特异性，不能早期诊断，因此，患者就诊时常已进展至晚期。随着影像学的进展和人们对该疾病的认识逐渐深入，患者可在发病早期得到确诊。虽然体格检查较简单，但体格检查是大动脉炎评估的第一步。

研究共纳入 68 例大动脉炎及 32 例巨细胞动脉炎患者，通过体格检查（无脉、杂音、双侧血压差异）诊断血管病变（颈动脉、锁骨下动脉及腋动脉的病变如狭窄、闭塞及动脉瘤），结果发现体格检查诊断动脉炎的特异度较高（71%～98%），但敏感度较低（14%～50%），并且至少 30%的血管病变被漏诊。实际上，体格检查即使完全正常也不能排除动脉患病的可能性，确诊大动脉炎的患者应定期评估血管影像学情况[62]。

（一）1988 年 Ishikawa 诊断标准

对于没有特异性临床表现的大动脉炎来说，有时明确诊断有一定的困难，并需与巨细胞动脉炎及感染性主动脉炎进行鉴别。直到 1988 年，Ishikawa 才提出大动脉炎诊断标准，包括一条必备标准：小于 40 岁或疾病发病时小于 40 岁，且病史至少 1 个月。两条主要标准：①左锁骨下动脉受累；②右锁骨下动脉受累。九条次要标准：①血沉>20mm/h；②颈动脉敏感；③高血压（40 岁或 40 岁之前即有持续性上肢血压升高>140/90mmHg，或下肢血压>160/90mmHg）；④主动脉瓣反流或升主动脉扩张；⑤肺动脉受累；⑥颈动脉受累；⑦远端头臂动脉受累；⑧胸降主动脉受累；⑨腹主动脉受累。特征性的症状及体征包括 Ishikawa 标准中的主要或次要的四肢症状及体征。当满足两项主要标准，或满足 1 项主要标准及 2 项次要标准，或满足 4 项或以上次要标准时，可诊断为大动脉炎。日本的一项临床研究纳入了 96 例大动脉炎患者及 12 例其他疾病累及主动脉的患者，此诊断标准敏感度及特异度均未达到较高的水平，除此之外，若患者仅累及单个部位如肺动脉或冠状动脉，则其不符合 Ishikawa 的大动脉炎诊断标准[63]。

（二）1990 年美国风湿病学会大动脉炎诊断标准

1990 年，美国风湿病学会（ACR）发表了一版新的大动脉炎诊断标准。①发病年龄≤40 岁：出现症状或体征时年龄≤40 岁；②肢体间歇性运动障碍：活动时一个或更多肢体出现乏力、不适或症状加重，尤以上肢明显；③肱动脉搏动减弱：一侧或双侧肱动脉搏动减弱；④血压差>10mmHg：双侧上肢收缩压差>10mmHg；⑤锁骨下动脉或主动脉杂音：一侧或双侧锁骨下动脉或腹主动脉闻及杂音；⑥动脉造影异常发现：主动脉一级分支或上下肢近端的大动脉狭窄或闭塞，病变常为局灶或节段性，且不是由动脉粥样硬化、纤维肌性发育不良或其他原因引起。符合上述 6 项中的 3 项者可诊断本病。此项标准源于 63 例大动脉炎患者与 744 例明确诊断为其他类型血管炎症综合征的患者相比的临床研究[64]。满足 3 项或以上标准，诊断敏感度 90.5%，特异度 97.8%，满足五项标准时，敏感度和特异度可分别达 92.1%及 97.0%。尽管大动脉炎患者常常发生于 20～40 岁的患者，大于 40 岁的患者所占比例不高，但是并不罕见。曾有研究发现，这一比例可达 17.5%～32%[13, 14]。对于此标准还有其他批判，此研究中，对照组主要由小血管炎构成，而不是动脉粥样硬化性疾病或先天性主动脉疾病，因而限制了此项标准的临床应用[58, 65]。实际上，当 1990 年 ACR 诊断标准被用于印度动脉造影确诊的大动脉炎患者时，该诊断标准的敏感度仅为 77.4%，尽管特异度可达 95%[58]。

（三）1995 年 Ishikawa 诊断标准修订版

1995 年，Sharma 等学者对 Ishikawa 诊断标准进行了修改，删除了必要标准，加入大动脉炎特异性症状及体征为主要诊断标准，移除了年龄因素，次要诊断标准加入了年轻无危险因素而冠状动脉受累[66]。

（四）2005 年欧洲抗风湿病联盟诊断标准

2005 年，欧洲儿童风湿协会（PRES）血管炎工作组公布了儿童血管炎的新分类标准，即欧洲抗风湿病联盟版标准（EULAR）[67]，然而，这些修改建议主要是根据文献综述、专家共识等制定的，并没有最终正式确定。在 EULAR、儿童风湿病国际试验组织（PRINTO）及 PRES 的支持下，利用正式统计学方法确认流程的、大型的、有网络基础的数据被收集起来。2008 年，在 Ankara 会议上，此研究最终结题，完成最初制定的计划，即确定欧洲抗风湿病联盟版标准，包括儿童大动脉炎（c-TA）诊断标准[68]。

EULAR/PRINTO/PRES 标准适用于年龄小于 18 岁的患者。该标准将动脉造影结果定位诊断的必要条件：动脉造影结果提示主动脉及其分支或肺动脉异常，且可排除纤维肌性结构发育不良及其他类似疾病，其他标准包括：脉搏减弱或肢体活动障碍、双侧肢体动脉收缩压相差大于 10mmHg、血管杂音、动脉收缩压或舒张压高于同身高正常人群的 95 分位数值。当符合必要条件合并任一其他标准时，可诊断为大动脉炎。这个诊断标准对于儿童大动脉炎具有补充完善的意义。除了传统动脉造影，近年兴起的影像学设备，如 CT、MRI 也被列入诊断标准，而这几项在 1990 年 ACR 标准中是没有被应用的。其他与 ACR 标准不同的是，将较为常见和有特异性的脉搏减弱与肢体活动障碍均列出，加入了合并高血压（与其他类型的儿童动脉炎相比，大动脉炎合并高血压者更常见），移除了年龄限制标准。除此之外，加入了急性期反应作为一项附加标准，这项标准提示在严重并发症如高血压、脉搏减弱或肢体活动障碍发生之前，实验室检查的部分指标也与动脉造影异常有关，可以将大动脉炎患者适当的进行分类。

（五）中国大动脉炎诊断标准探索

2015 年，中国的一项研究对比了 131 例大动脉炎患者、132 例对照及其他血管疾病患者，并提出了新的大动脉炎诊断标准：年龄小于 40 岁（4 分）；女性（3 分）；胸痛或胸闷（2 分）；黑矇（3 分）；血管杂音（2 分）；脉搏减弱或消失（5 分）；主动脉弓及其主要分支受累（4 分）；腹主动脉及其主要分支受累（3 分），总分≥8 分可诊断大动脉炎。这项标准较 Ishikawa 标准更简单易行，而且此标准并未限制发病年龄小于 40 岁，并纳入了更多受累动脉（包括腹主动脉及其分支）[69]。除此之外，这项标准不仅包括一般情况、症状及体征，还包括最先进的影像学特征及大动脉炎的系统性评价。然而，该研究仅纳入巨细胞动脉炎作为对照，仅在中国开展研究，存在一定的局限性。

至今，仍然没有全球统一的最佳诊断标准。

正在进行的 DCVAS 研究（ clinicaltrial. gov registration no. NCT01066208）旨在改进并确立血管炎诊断及分类标准，并可用于日常临床实践及临床实验研究[70]。DCVAS 研究计划在 18 年间纳入 2000 例新发或确诊的大动脉炎患者，纳入 1500 例表现出类似血管炎的表现，但并不能诊断为血管炎的患者[71]。

## 第五节 大动脉炎的鉴别诊断

**1. 先天性主动脉缩窄** 男性多见，血管杂音限于心前区及背部，全身无炎症活动表现，胸主动脉影像学检查可见特定部位狭窄。

**2. 动脉粥样硬化** 大动脉炎发病年龄较动脉粥样硬化早，且大动脉炎患者多为女性；大动脉炎患者多无动脉粥样硬化相关危险因素，如高脂血症、糖尿病、吸烟等；造影示大动脉炎多为累及血管开口或近段的长段弥漫性病变，而动脉粥样硬化则以钙化斑块为主；造影时，与动脉粥样硬化相比，大动脉炎病变球囊压力和弹性回缩力更大，常需多次扩张，且多有残余狭窄。

**3. 肾动脉纤维肌性发育不良** 女性多见，累及肾动脉远端 2/3 及分支狭窄，伴狭窄后扩张或动脉瘤，无大动脉炎炎症表现，病理示血管壁中层发育不良。

**4. 血管栓塞性脉管炎** 好发于有吸烟史的年轻男性，主要累及四肢中小动静脉，下肢常见。临床表现为肢体缺血、剧痛、间歇性跛行，足背动脉搏动减弱或消失，游走性浅表静脉炎，重症可有肢端溃疡或坏死等。

**5. 白塞综合征** 常有口腔溃疡、外阴溃疡、葡萄膜炎、结节性红斑等，针刺反应阳性。

**6. 结节性多动脉炎** 主要累及内脏中小动脉。

## 第六节 大动脉炎的分型

大动脉炎的分型是根据病变累及血管范围。1967 年 Ueno 提出大动脉炎的第一种分型标准，将大动脉炎分为三型[71]。然而，这种分类方法并未纳入肺动脉及冠状动脉受累情况[72]。1977 年，Lupi-Herrera 等提出将肺动脉受累定义为Ⅳ型，后期 Hata 在东京国际大动脉炎学术会议上提出新的分类方法[73]。几种分类方法详见表 8-19-1。

表 8-19-1　大动脉炎分型

| 大动脉炎分型 | 定义 |
| --- | --- |
| Ueno 分型 | |
| Ⅰ 型 | 主动脉弓及头臂动脉 |
| Ⅱ 型 | 降主动脉或腹主动脉及其分支 |
| Ⅲ 型 | Ⅰ 型+Ⅱ 型 |
| Lupi-Herrera 分型 | |
| Ⅰ 型 | 累及主动脉弓及其分支 |
| Ⅱ 型 | 累及降主动脉、腹主动脉及其分支 |
| Ⅲ 型 | 兼有 Ⅰ、Ⅱ 型的特点 |
| Ⅳ 型 | 累及肺动脉，可同时伴有其他部位动脉受累 |
| Hata 分型 | |
| Ⅰ 型 | 主动脉弓及头臂动脉 |
| Ⅱa 型 | 升主动脉、主动脉弓及其分支 |
| Ⅱb 型 | 升主动脉、主动脉弓、降主动脉及其分支 |
| Ⅲ 型 | 胸降主动脉、腹主动脉和（或）肾动脉 |
| Ⅳ 型 | 腹主动脉和（或）肾动脉 |
| Ⅴ 型 | Ⅱb 型+Ⅳ 型 |

疾病活动性的分类影响到制订治疗策略及治疗反应。然而，活动性分类标准并不统一。活动性分类金标准为病理学结果，但是对于未行开放性手术的患者没有条件行病理诊断。NIH 通过研究 1970～1990 年期间 60 例平均年龄 25 岁的患者[26]，制订了一项被广泛使用的标准：①部分患者发病时可有全身症状，如发热、肌痛；②血沉升高；③受累血管有缺血与炎症表现，如患肢间歇性活动疲劳，动脉搏动减弱或消失，血管杂音，血管痛，上肢或下肢血压不对称；④造影可见典型的血管损害。具备 2 项或 2 项以上初发或加重即可判断为病变有活动性。梅奥（Mayo）诊所的研究者认为存在 2 项或 2 项以上临床、病理、实验室检查或手术的标准，即可认定为疾病处于活动期，即：①系统性症状如发热、肌痛、关节疼痛；②病变血管病理检查提示急性期炎症反应（如淋巴细胞或巨细胞浸润）；③血浆标志物血沉及 C 反应蛋白升高；④手术时，血管及周围软组织有急性炎症表现[74]。这些标准认为血沉为疾病活动度的标记物，但实际上血沉敏感度及特异度均不高（分别为 72% 及 56%）。活动期炎症反应可使血管狭窄达到足以引起症状的程度，此时，血沉及 C 反应蛋白均正常的患者可能有典型的症状。

# 第七节　大动脉炎的治疗方案

## 一、药　物　治　疗

### （一）激素治疗

大动脉炎累及冠脉时应尽早给予充分治疗以改善预后。激素治疗是大动脉炎药物治疗的一线方案和金标准。口服糖皮质激素的临床应答率从 20% 到 100% 不等[72, 75]。目前尚无关于激素治疗大动脉炎的剂量和疗程的对照研究。既往的回顾性研究中泼尼松的初始剂量为每天 20～100mg[72, 76]。一项回顾性研究共纳入了 150 名大动脉炎患者，予初始剂量为每天 30mg 的泼尼松治疗后，生活质量改善率、无变化率和恶化率分别是 51%、37% 和 12%[76]。在关于大动脉炎激素治疗的最大的前瞻性研究中，泼尼松初始剂量为每天 1mg/kg（60mg），3 个月后逐渐减量，60% 单独用泼尼松治疗的患者至少达到一次临床缓解，且以激素作为一线治疗药物时，52% 的患者达到了缓解[26]。激素治疗开始后连续 2 周或以上的临床和实验室检查结果持续改善后，应每周减量 5mg，在此期间需定期评估疾病严重程度和活动性。泼尼松的常用维持剂量是每天 5～10mg，病情允许时可尽早停用激素[2]。最近的研究强调了单用激素不能控制大动脉炎的炎症，多数患者需要联合其他免疫抑制剂[11, 12, 77]。应用激素时需注意以下问题：首先，虽然目前普遍认为对大动脉炎患者给予激素治疗时应以每天 1mg/kg 为初始剂量，但对于激素毒性高风险的患者可能需减少起始剂量。其次，激素的不良反应包括肾上腺抑制、感染、睡眠障碍等是很常见的，所以患者通常需要联合其他药物来拮抗激素的副作用。最后，激素可通过影响脂代谢、增强胰岛素抵抗和促进水钠潴留等引起高血压，因此激素治疗时应监测血压，尤其是对于合并高血压的患者。

### （二）免疫抑制剂治疗

一些小样本非对照研究和病例报告报道了 40%～73% 病程中有复发或未达到临床缓解的患者需联合使用可替代的免疫抑制剂。常用的免疫抑制剂有环磷酰胺、甲氨蝶呤、硫唑嘌呤、吗替麦考酚酯等。环磷酰胺的副作用包括骨髓抑制、感染、不育、膀胱损伤、膀胱移行细胞癌和骨髓增生性疾病等。虽然这是首个用于大动脉炎的细胞毒性药物，但目前已很少用于易复发者和年轻女性患者[78]。甲氨蝶呤可用于激素抵抗的患者，甲氨蝶呤小剂量每周给药（平均维持剂量为 17.1mg）联合激素治疗可使 81%的患者达到临床缓解，但激素减量或停药时有近一半患者出现复发，而且有近 1/5 的患者发生病情进展，故以后的研究需评估甲氨蝶呤治疗大动脉炎的疗程及维持剂量[79]。硫唑嘌呤联合激素治疗可使处于活动期的大动脉炎患者的全身症状明显改善，实验室检查指标显著下降，且无新发病变出现[80]。硫唑嘌呤联合激素治疗可用于甲氨蝶呤不耐受和治疗后复发的患者。硫唑嘌呤的常见副作用主要有血细胞减少症、感染、过敏反应和白血病。近年的研究表明，吗替麦考酚酯有望成为治疗大动脉炎的三线免疫抑制药物，特别适用于难治性大动脉炎者，并可成为激素助减剂。吗替麦考酚酯也可用于大动脉炎患者的活动期治疗，临床症状明显好转，且能显著减少激素剂量[81]。

### （三）生物靶向制剂治疗

近年来有越来越多的报道使用生物靶向制剂治疗大动脉炎。肿瘤坏死因子拮抗剂可作为难治性大动脉炎患者的备选方案。2004 年报道了第一项关于肿瘤坏死因子拮抗剂治疗大动脉炎的试验，治疗应答率达 93.0%，2/3 的患者达到长期持续性缓解[82]。目前肿瘤坏死因子拮抗剂治疗大动脉炎随访时间最长的一项研究（平均 71 个月）发现治疗应答率为 73.3%，激素的剂量也显著减少，还可明显改善相关生活质量[83]。某些研究报道了针对大动脉炎的抗细胞因子治疗（抗 IL-6 受体抗体妥珠单抗）[84, 85]。妥珠单抗给常规免疫抑制治疗，甚至是肿瘤坏死因子拮抗剂治疗无反应的大动脉炎患者带来了希望[86]。多项回顾性研究表明，抗细胞因子治疗难治性大动脉炎是安全有效的，且能使患者达到长期持续性缓解[87]，但尚需更多的随机对照试验证实生物制剂对大动脉炎的功效和相对安全性。

### （四）其他

他汀类药物和阿司匹林可以延缓大动脉炎的动脉粥样硬化进程[88]。既往研究发现，与对照组相比，阿司匹林组的缺血事件显著减少，且出血事件无明显增加，表明无禁忌证时，每日 100～200mg 的阿司匹林治疗能显著降低大动脉炎患者急性缺血事件的风险[89]。

## 二、再血管化治疗

大动脉炎累及肾动脉、主动脉、冠脉或有主动脉瓣反流时需行手术治疗或介入治疗以改善预后。但活动期再血管化治疗的再狭窄率是非活动期的 7 倍[90]。此外，活动期是术后瓣周漏的独立危险因素，强调了围手术期应用免疫抑制的必要性[91]，但炎症指标恢复正常和组织学检查无活动性炎症改变不能排除瓣周漏的风险。长期激素治疗导致瓣环结构功能脆弱可能是瓣周漏发生和假性动脉瘤形成的原因之一[92]，故需根据手术病理结果确定术后是否需长期给予激素治疗，以避免不必要的应用激素致组织脆性增加引起瓣周漏[93]。此外，尚需要确定激素的剂量。阜外医院的研究发现，激素 0.5mg/kg 既可有效抗炎，又能减少药物副作用，提高患者的依从性[19]。但目前缺乏大规模随机对照研究以确定合适的给药方案。

### （一）再血管化治疗的适应证及术式

再血管化治疗（血运重建）的适应证包括：肾动脉狭窄引起的高血压，影响生活质量的肢端缺血，脑缺血或症状性脑血管狭窄（＞70%），中重度主动脉瓣反流（纽约分级 2 级以上），已证实的冠状动脉狭窄所致心脏缺血，进行性动脉瘤扩大和已发展为动脉瘤的动脉夹层[94]。大动脉炎的血运重建方式包括经皮腔内血管成形术和外科手术（人工血管旁路移植术、内膜剥脱术、肾脏切除术等）。

### （二）肾动脉狭窄的再血管化治疗

单纯肾动脉狭窄引起的高血压经过再血管化治疗联合药物治疗后，患者的血压控制通常较好。既往关于肾动脉狭窄再血管化治疗效果的研究发现，外科手术（如人工血管旁路移植术、内膜剥脱术、肾脏切除术等）后长期随访血压控制率可达到 80%以上。单纯球囊扩张术与支架置入术在降压效果方面两者无明显差异，但是支架置入后患再狭窄率及肾动脉完全闭塞率均显著高于单纯球囊扩张术[95, 96]。目前的共识是在充分药物治疗（激素+降压药）的基础上血压仍难以控制时，应优先选择单纯球囊扩张术，若出现夹层则可进行支架置入术。若不能行介入治疗或介入后反复再狭窄，则可选择外科自体静脉或人工血管转流术降低血压，但针对介入治疗和外科治疗对血压及再狭窄等的对比尚有待于进一步研究。

### （三）中重度主动脉瓣反流的外科治疗

中重度主动脉瓣反流的大动脉炎患者需行手术治疗[94]。手术方式包括主动脉瓣置换术和复合移植修复术，术后 5 年生存率为 90.9%，总的 15 年生存率可达 76.1%[91]。尽管由于技术进步和手术设备的发展，此类患者的手术预后明显改善，但由于组织脆弱易碎且有炎症活动，大动脉炎引起主动脉瓣反流的治疗仍存在着较大的困难，且术后可能发生吻合口瘘或假性动脉瘤形成[97-99]，可能需要再次手术干预。活动性炎症可能是假性动脉瘤的预测因素，因此，术后需积极抗炎来预防并发症的发生[91]。

## 第八节　总　　结

总之，大动脉炎是一种慢性非特异性炎症性疾病，好发于年轻女性。大动脉炎主要累及主动脉及其主要分支、冠状动脉和肺动脉。自身免疫性、炎性和遗传因素与大动脉炎的发生和发展有关。

大动脉炎引起高血压的原因十分复杂，而且同一患者通常有多种因素共同参与。肾动脉狭窄最为常见，其次是胸降主动脉狭窄、腹主动脉狭窄和重度慢性主动脉关闭不全。既往研究报道了大动脉炎患者颈动脉狭窄可能引起颈动脉窦化学感受器敏感性降低，其降血压效应减弱或消失而导致血压升高[44]。另外，大动脉炎是一种非特异性炎性疾病，可损伤内皮细胞促进动脉粥样硬化的发生和发展，致血管僵硬度增加，因此可能在原有炎症性疾病的基础上合并了动脉粥样硬化，促进了高血压的发生和发展。对于这些患者而言，抗血小板治疗可能有效降低了其缺血性事件的发生[45]。

激素是大动脉炎治疗中的一线药物，长期、足量的激素治疗可显著改善大动脉炎患者的生活质量及预后。对于疾病复发或不能达到临床缓解的患者，需联合免疫抑制剂治疗。甲氨蝶呤和环磷酰胺是二线药物，吗替麦考酚酯是三线免疫抑制药物。肿瘤坏死因子拮抗剂是难治性大动脉炎和不能通过标准药物治疗达到缓解的患者的可选治疗方案。他汀类药物和阿司匹林能延缓大动脉炎的动脉粥样硬化进展。

大动脉炎处于活动期时不应进行再血管化治疗。在充分药物治疗（激素+降压药）的基础上血压仍难以控制时，应优先选择单纯球囊扩张术，若出现夹层则可进行支架置入术。若不能行介入治疗或介入后反复再狭窄，则可选择外科自体静脉或人工血管转流术降低血压，但针对介入治疗和外科治疗对血压及再狭窄等的效果对比尚有待进一步研究。中重度主动脉瓣反流时需行手术治疗，并根据手术组织病理决定是否行长期激素抗炎。未来的研究应着眼于制订大动脉炎激素治疗的标准化方案，达到既改善患者的预后，又能减少不良反应的发生。

（张慧敏　杨丽睿）

### 参 考 文 献

[1] Numano F，Kakuta T. Takayasu arteritis--five doctors in the history of Takayasu arteritis. Int J Cardiol，1996，54（Suppl）：S1-S10.

[2] JCS Joint Working Group. Guideline for management of vasculitis syndrome（JCS 2008）. Japanese Circulation Society. Circ J，2011，75（2）：474-503.

[3] Shimizu K，Sano K. Pulseless disease. J Neuropathol Clin Neurol，1951，1：37-47.

[4] WAN H，Li-SHENG L. Constrictive arteritis of the aorta and its main branches. Chin Med J，1962，81：526-538.

[5] Ogunbiyi OA，Falase AO. Aortic arch syndrome—Takayasu's arteritis in Nigeria. Afr J Med Med Sci，1989，18（3）：211-214.

[6] Ishikawa K. Natural history and classification of occlusive thromboaortopathy（Takayasu's disease）. Circulation，1978，57（1）：27-35.

[7] Pagni S，Denatale RW，Boltax RS. Takayasu's arteritis：the middle aortic syndrome. Am Surg，1996，62（5）：409-412.

[8] Gonzalez-Gay MA，Garcia-Porrua C. Epidemiology of the vasculitides. Rheum Dis Clin North Am，2001，27（4）：729-749.

[9] Hall S，Barr W，Lie JT，et al. Takayasu arteritis. A study of 32 North American patients. Medicine（Baltimore），1985，64（2）：89-99.

[10] Alibaz-Oner F，Direskeneli H. Update on Takayasu's arteritis. Presse Med，2015，44（6pt2）：e259-e265.

[11] Bicakcigil M，Aksu K，Kamali S，et al. Takayasu's arteritis in Turkey-clinical and angiographic features of 248 patients. Clin Exp Rheumatol，2009，27（1suppl52）：S59-S64.

[12] Maksimowicz-Mckinnon K，Clark TM，Hoffman GS. Limitations of therapy and a guarded prognosis in an American cohort of Takayasu arteritis patients. Arthritis Rheum，2007，56（3）：1000-1009.

[13] Vanoli M，Daina E，Salvarani C，et al. Takayasu's arteritis：A study of 104 Italian patients. Arthritis Rheum，2005，53（1）：100-107.

[14] Arnaud L，Haroche J，Limal N，et al. Takayasu arteritis in France：a single-center retrospective study of 82 cases comparing white，North

African, and black patients. Medicine（Baltimore）, 2010, 89（1）:
1-17.

[15] Park MC, Lee SW, Park YB, et al. Clinical characteristics and outcomes of Takayasu's arteritis: analysis of 108 patients using standardized criteria for diagnosis, activity assessment, and angiographic classification. Scand J Rheumatol, 2005, 34（4）:284-292.

[16] Kumar S, Subramanyan R, Mandalam KR, et al. Aneurysmal form of aortoarteritis（Takayasu's disease）: analysis of thirty cases. Clin Radiol, 1990, 42（5）: 342-347.

[17] Mustafa KN. Takayasu's arteritis in Arabs. Clin Rheumatol, 2014, 33（12）: 1777-1783.

[18] Zheng D, Fan D, Liu L. Takayasu arteritis in China: a report of 530 cases. Heart Vessels Suppl, 1992, 7: 32-36.

[19] Yang L, Zhang H, Jiang X, et al. Clinical manifestations and longterm outcome for patients with Takayasu arteritis in China. J Rheumatol, 2014, 41（12）: 2439-2446.

[20] Mustafa KN, Hadidy A, Sweiss NJ. Clinical and radiological features of Takayasu's arteritis patients in Jordan. Rheumatol Int, 2010, 30（11）: 1449-1453.

[21] Asri A, Tazi-Mezalek Z, Aouni M, et al. Takayasu's disease in Morocco. Report of 47 cases. Rev Med Interne, 2002, 23（1）: 9-20.

[22] Moriwaki R, Noda M, Yajima M, et al. Clinical manifestations of Takayasu arteritis in India and Japan--new classification of angiographic findings. Angiology, 1997, 48（5）: 369-379.

[23] Jain S, Kumari S, Ganguly NK, et al. Current status of Takayasu arteritis in India. Int J Cardiol, 1996, 54（54suppl）: S111-S116.

[24] Takamura C, Ohhigashi H, Ebana Y, et al. New human leukocyte antigen risk allele in Japanese patients with Takayasu arteritis. Circ J, 2012, 76（7）: 1697-1702.

[25] Terao C, Yoshifuji H, Kimura A, et al. Two susceptibility loci to Takayasu arteritis reveal a synergistic role of the IL12B and HLA-B regions in a Japanese population. Am J Hum Genet, 2013, 93（2）: 289-297.

[26] Kerr GS, Hallahan CW, Giordano J, et al. Takayasu arteritis. Ann Intern Med, 1994, 120（11）: 919-929.

[27] Sharma BK, Sagar S, Singh AP, et al. Takayasu arteritis in India. Heart Vessels Suppl, 1992, 7: 37-43.

[28] Kitamura H, Kobayashi Y, Kimura A, et al. Association of clinical manifestations with HLA-B alleles in Takayasu arteritis. Int J Cardiol, 1998, 66（suppl 1）: S121-S126.

[29] Park MH, Park YB. HLA typing of Takayasu arteritis in Korea. Heart Vessels Suppl, 1992, 7: 81-84.

[30] Isohisa I, Numano F, Maezawa H, et al. HLA-Bw52 in Takayasu disease. Tissue Antigens, 1978, 12（4）: 246-248.

[31] Soto ME, Vargas-Alarcon G, Cicero-Sabido R, et al. Comparison distribution of HLA-B alleles in mexican patients with takayasu arteritis and tuberculosis. Hum Immunol, 2007, 68（5）: 449-453.

[32] Numano F, Okawara M, Inomata H, et al. Takayasu's arteritis. Lancet, 2000, 356（9234）: 1023-1025.

[33] Chugh KS, Sakhuja V. Takayasu's arteritis as a cause of renovascular hypertension in Asian countries. Am J Nephrol, 1992, 12（1-2）: 1-8.

[34] Ficldston E, Albert D, Finkcl T. Hypertension and elevated ESR as

diagnostic features of Takayasu arteritis in children. J Clin Rheumatol, 2003, 9（3）: 156-163.

[35] Arnand L, Haroche J, Limal N, et al. Takayasu arteritis in France: a single-center retrospective study of 82 cases comparing white, North African, and black patients. Medicine Balti more, 2010, 89（1）: 1-17.

[36] Vanoli M, Daina E, Salvarani C, et al. Takayasu's arteritis: A study of 104 Italian patients. Arthritis & Rheumatism, 2005, 53（1）:100-107.

[37] Peng M, Jiang XJ, Dong H, et al. Etiology of renal artery stenosis in 2047 patients: a single-center retrospective analysis during a 15-year period in China. J Hum Hypertens, 2016, 30（2）: 124-128.

[38] Chugh KS, Jain S, Sakhuja V, et al. Renovascular hypertension due to Takayasu's arteritis among Indian patients. Q J Med, 1992, 85（307-308）: 833-843.

[39] Hong CY, Yun YS, Choi JY, et al. Takayasu arteritis in Korean children: clinical report of seventy cases. Heart Vessels Suppl, 1992, 7: 91-96.

[40] Koide K. Takayasu arteritis in Japan. Heart & Vessels, 1992, 7:48-54.

[41] Goldblatt H, Kahn JR, Hanzal RF. Studies on experimental hypertension: IX. the effect on blood pressure of constriction of the abdominal aorta above and below the site of origin of both main renal arteries. J Exp Med, 1939, 69（5）: 649-674.

[42] Petrovic-Rackov L, Pejnovic N, Jevtic M, et al. Longitudinal study of 16 patients with Takayasu's arteritis: clinical features and therapeutic management. Clin Rheumatol, 2009, 28（2）: 179-185.

[43] Roberts WC, Ko JM, Moore TR, et al. Causes of pure aortic regurgitation in patients having isolated aortic valve replacement at a single US tertiary hospital（1993 to 2005）. Circulation, 2006, 114（5）: 422-429.

[44] Milner LS, Jacobs DW, Thomson PD, et al. Management of severe hypertension in childhood Takayasu's arteritis. Pediutr Nephrol, 1991, 5（1）: 38-41.

[45] De Souza AW, Machado NP, Pereira VM, et al. Antiplatelet therapy for the prevention of arterial ischemic events in takayasu arteritis. Circ J, 2010, 74（6）: 1236-1241.

[46] Yang MC, Yang CC, Chen CA, et al. Takayasu arteritis presenting with acute heart failure. J Am Coll Cardiol, 2013, 61（12）: 1302.

[47] Rimoldi SF, Yuzefpolskaya M, Allemann Y, et al. Flash pulmonary edema. Prog Cardiovasc Dis, 2009, 52（3）: 249-259.

[48] Pickering TG, Herman L, Devereux RB, et al. Recurrent pulmonary oedema in hypertension due to bilateral renal artery stenosis: treatment by angioplasty or surgical revascularisation. Lancet, 1988, 2（8610）: 551-552.

[49] Messina LM, Zelenock GB, Yao KA, et al. Renal revascularization for recurrent pulmonary edema in patients with poorly controlled hypertension and renal insufficiency: a distinct subgroup of patients with arteriosclerotic renal artery occlusive disease. J Vasc Surg, 1992, 15（1）: 73-80; discussion 80-72.

[50] Missouris CG, Belli AM, MacGregor GA. "Apparent" heart failure: a syndrome caused by renal artery stenoses. Heart, 2000, 83（2）: 152-155.

[51] Gandhi SK, Powers JC, Nomeir AM, et al. The pathogenesis of acute pulmonary edema associated with hypertension. N Engl J Med, 2001,

344（1）：17-22.

[52] Messerli FH, Bangalore S, Makani H, et al. Flash pulmonary oedema and bilateral renal artery stenosis：the Pickering syndrome. Eur Heart J，2011，32（18）：2231-2235.

[53] Pelta A, Andersen UB, Just S, et al. Flash pulmonary edema in patients with renal artery stenosis--the Pickering Syndrome. Blood Press，2011，20（1）：15-19.

[54] Liu GR, Guo X, Huang LJ. Heart failure caused by Takayasu arteritis. Intern Med，2014，53（7）：811-812.

[55] Wang H, Lai B, Wu X, et al. Late diagnosis of Takayasu's arteritis with repeated attacks of heart failure and uncontrolled hypertension due to abdominal aortic thrombosis：case report and review of the literature. Blood Press，2015，24（6）：333-339.

[56] Chatterjee S, Flamm SD, Tan CD, et al. Clinical diagnosis and management of large vessel vasculitis：Takayasu arteritis. Curr Cardiol Rep，2014，16（7）：499.

[57] Sharma BK, Jain S, Radotra BD. An autopsy study of Takayasu arteritis in India. Int J Cardiol，1998，66（Suppl 1）：S85-S90.

[58] Sharma BK, Jain S, Suri S, et al. Diagnostic criteria for Takayasu arteritis. Int J Cardiol，1996，54（Suppl 3）：S141-S147.

[59] Hotchi M. Pathological studies on Takayasu arteritis. Heart Vessels Suppl，1992，7：11-17.

[60] Wang X, Dang A, Chen B, et al. Takayasu arteritis-associated pulmonary hypertension. J Rheumatol，2015，42（3）：495-503.

[61] Brugiere O, Mal H, Sleiman C, et al. Isolated pulmonary arteries involvement in a patient with Takayasu's arteritis. Eur Respir J，1998，11（3）：767-770.

[62] Grayson PC, Tomasson G, Cuthbertson D, et al. Association of vascular physical examination findings and arteriographic lesions in large vessel vasculitis. J Rheumatol，2012，39（2）：303-309.

[63] Ishikawa K. Diagnostic approach and proposed criteria for the clinical diagnosis of Takayasu's arteriopathy. J Am Coll Cardiol，1988，12（4）：964-972.

[64] Arend WP, Michel BA, Bloch DA, et al. The American College of Rheumatology 1990 criteria for the classification of Takayasu arteritis. Arthritis Rheum，1990，33（8）：1129-1134.

[65] Alibaz-Oner F, Aydin SZ, Direskeneli H. Advances in the diagnosis, assessment and outcome of Takayasu's arteritis. Clin Rheumatol，2013，32（5）：541-546.

[66] Sharma BK, Siveski-Iliskovic N, Singal PK. Takayasu arteritis may be underdiagnosed in North America. Can J Cardiol，1995，11（4）：311-316.

[67] Ozen S, Ruperto N, Dillon MJ, et al. EULAR/PReS endorsed consensus criteria for the classification of childhood vasculitides. Ann Rheum Dis，2006，65（7）：936-941.

[68] Ozen S, Pistorio A, Iusan SM, et al. EULARPRINTOPRES criteria for Henoch-Schonlein purpura, childhood polyarteritis nodosa, childhood Wegener granulomatosis and childhood Takayasu arteritis：Ankara 2008. Part II：Final classification criteria. Ann Rheum Dis，2010，69（5）：798-806.

[69] Kong X, Ma L, Wu L, et al. Evaluation of clinical measurements and development of new diagnostic criteria for Takayasu arteritis in a Chinese population. Clin Exp Rheumatol，2015，33（2suppl89）：

S48-S55.

[70] Luqmani RA, Suppiah R, Grayson PC, et al. Nomenclature and classification of vasculitis - update on the ACR/EULAR diagnosis and classification of vasculitis study（DCVAS）. Clin Exp Immunol，2011，164（Suppl 1）：11-13.

[71] Oxford. Uo. American College of Rheumatology European League Against Rheumatism（ACR/EULAR）Diagnostic and Classification Criteria for Primary Systemic Vasculitis（DCVAS）. DCVAS，2016.

[72] Lupi-Herrera E, Sanchez-Torres G, Marcushamer J, et al. Takayasu's arteritis. Clinical study of 107 cases. Am Heart J，1977，93（1）：94-103.

[73] Hata A, Noda M, Moriwaki R, et al. Angiographic findings of Takayasu arteritis：new classification. Int J Cardiol，1996，54（Suppl）：S155-S163.

[74] Fields CE, Bower TC, Cooper LT, et al. Takayasu's arteritis：operative results and influence of disease activity. J Vasc Surg，2006，43（1）：64-71.

[75] Fraga A, Mintz G, Valle L, et al. Takayasu's arteritis：frequency of systemic manifestations（study of 22 patients）and favorable response to maintenance steroid therapy with adrenocorticosteroids（12 patients）. Arthritis Rheum，1972，15（6）：617-624.

[76] Ito I. Medical treatment of Takayasu arteritis. Heart Vessels Suppl，1992，7：133-137.

[77] Schmidt J, Kermani TA, Bacani AK, et al. Diagnostic features, treatment, and outcomes of Takayasu arteritis in a US cohort of 126 patients. Mayo Clin Proc，2013，88（8）：822-830.

[78] Shelhamer JH, Volkman DJ, Parrillo JE, et al. Takayasu's arteritis and its therapy. Ann Intern Med，1985，103（1）：121-126.

[79] Hoffman GS, Leavitt RY, Kerr GS, et al. Treatment of glucocorticoid-resistant or relapsing Takayasu arteritis with methotrexate. Arthritis Rheum，1994，37（4）：578-582.

[80] Valsakumar AK, Valappil UC, Jorapur V, et al. Role of immuno-suppressive therapy on clinical, immunological, and angiographic outcome in active Takayasu's arteritis. J Rheumatol，2003，30（8）：1793-1798.

[81] Shinjo SK, Pereira RM, Tizziani VA, et al. Mycophenolate mofetil reduces disease activity and steroid dosage in Takayasu arteritis. Clin Rheumatol，2007，26（1）：1871-1875.

[82] Hoffman GS, Merkel PA, Brasington RD, et al. Anti-tumor necrosis factor therapy in patients with difficult to treat Takayasu arteritis. Arthritis Rheum，2004，50（7）：2296-2304.

[83] Quartuccio L, Schiavon F, Zuliani F, et al. Long-term efficacy and improvement of health-related quality of life in patients with Takayasu's arteritis treated with infliximab. Clin Exp Rheumatol，2012，30（6）：922-928.

[84] Nishimoto N, Nakahara H, Yoshio-Hoshino N, et al. Successful treatment of a patient with Takayasu arteritis using a humanized anti-interleukin-6 receptor antibody. Arthritis Rheum，2008，58（4）：1197-1200.

[85] Salvarani C, Magnani L, Catanoso MG, et al. Rescue treatment with tocilizumab for Takayasu arteritis resistant to TNF-a blockers. Clin Exp Rheumatol，2012，30（1 suppl70）：S90-S93.

[86] Salvarani C, Magnani L, Catanoso M, et al. Tocilizumab：a novel

therapy for patients with large-vessel vasculitis. Rheumatology (Oxford), 2012, 51 (1): 151-156.

[87] Youngstein T, Peters JE, Hamdulay SS, et al. Serial analysis of clinical and imaging indices reveals prolonged efficacy of TNF-a and IL-6 receptor targeted therapies in refractory Takayasu arteritis. Clin Exp Rheumatol, 2014, 32 (3 suppl 82): S11-S18.

[88] Tervaert JW. Translational mini-review series on immunology of vascular disease: accelerated atherosclerosis in vasculitis. Clin Exp Immunol, 2009, 156 (3): 377-385.

[89] de Souza AW, Machado NP, Pereira VM, et al. Antiplatelet therapy for the prevention of arterial ischemic events in takayasu arteritis. Circ J, 2010, 74 (6): 1236-1241.

[90] Saadoun D, Lambert M, Mirault T, et al. Retrospective analysis of surgery versus endovascular intervention in Takayasu arteritis: a multicenter experience. Circulation, 2012, 125 (6): 813-819.

[91] Matsuura K, Ogino H, Kobayashi J, et al. Surgical treatment of aortic regurgitation due to Takayasu arteritis: long-term morbidity and mortality. Circulation, 2005, 112 (24): 3707-3712.

[92] Adachi O, Saiki Y, Akasaka J, et al. Surgical management of aortic regurgitation associated with takayasu arteritis and other forms of aortitis. Ann Thorac Surg, 2007, 84 (6): 1950-1953.

[93] Kaku Y, Aomi S, Tomioka H, et al. Surgery for aortic regurgitation and aortic root dilatation in Takayasu arteritis. Asian Cardiovasc Thorac Ann, 2015, 23 (8): 901-906.

[94] Numano F, Kishi Y, Tanaka A, et al. Inflammation and atherosclerosis. Atherosclerotic lesions in Takayasu arteritis. Ann N Y Acad Sci, 2000, 902: 65-76.

[95] Pokrovsky AV, Sultanaliev TA, Spiridonov AA. Surgical treatment of vasorenal hypertension in nonspecific aorto-arteritis (Takayasu's disease). J Cardiovasc Surg (Torino), 1983, 24 (2): 111-118.

[96] Lagneau P, Michel JB, Vuong PN. Surgical treatment of Takayasu's disease. Ann Surg, 1987, 205 (2): 157-166.

[97] Ishikawa K, Maetani S. Long-term outcome for 120 Japanese patients with Takayasu's disease. Clinical and statistical analyses of related prognostic factors. Circulation, 1994, 90 (4): 1855-1860.

[98] Miyata T, Sato O, Koyama H, et al. Long-term survival after surgical treatment of patients with Takayasu's arteritis. Circulation 2003; 108 (12): 1474-1480.

[99] Miyata T, Sato O, Deguchi J, et al. Anastomotic aneurysms after surgical treatment of Takayasu's arteritis: a 40-year experience. J Vasc Surg, 1998, 27 (3): 438-445.

# 第二十章

# 高血压合并代谢综合征

早在 20 世纪 60 年代至 70 年代,学者们已确认了中心型肥胖、高血压、血脂紊乱及糖代谢异常并存的情况及其与心血管疾病的联系,1997 年 Zimmet 等主张将其命名为代谢综合征(MS)。随着全球肥胖病患者日益增加,此种集结状态发病现象日渐增多,且其与心血管病的发病联系亦日渐明确,其中多个危险因素并存,使个体发生心脑血管疾病的风险成倍增加,高血压合并 MS 的研究逐渐成为热门。

## 第一节　代谢综合征的定义和诊断标准

2013 年 ESH/ESC 高血压指南再次强调 MS 被定义为某个体同时存在下列心血管危险因素,包括肥胖、高血压、糖代谢异常和脂代谢异常[1]。

关于 MS 的诊断标准,目前常用的有以下几种。

**1. WHO 定义**(1998 年)[2]　糖耐量异常和空腹血糖受损和(或)存在胰岛素抵抗,同时合并以下 2 项以上:

(1)血压≥140/90mmHg。

(2)血三酰甘油水平(TG)≥ 1.7mmol/L。

(3)中心型肥胖,体重指数≥30kg/m$^2$。

(4)微量白蛋白尿,尿白蛋白排泄率≥20μg/min。

(5)高尿酸血症。

(6)Ⅰ型纤溶酶原激活物抑制剂含量高。

**2. 美国国家胆固醇计划成人治疗组第三次指南**(National Cholesterol Education Program's Adult Treatment Panel Ⅲ, ATP Ⅲ)(2001 年)[3]**诊断标准**

(1)男性腰围≥102cm,女性腰围≥88cm。

(2)血 TG 水平≥1.7mmol/L。

(3)高密度脂蛋白(HDL-C)水平:男性 HDL-C 水平<1.03mmol/L;女性 HDL-C 水平<1.29mmol/L。

(4)血压≥130/85mmHg 或有已诊断高血压的患者。

(5)空腹血糖≥6.1mmol/L 或已经接受治疗的患者。

满足上述 3 项者即可做出诊断。

**3. 国际糖尿病联盟**( International Diabetes Federation, IDF )(2005 年)[4]**诊断标准**　必须具备向心性肥胖(中国人男性腰围≥ 90cm,女性腰围≥80cm),并且下列 4 项因素任意 2 项:

(1)血 TG 水平≥1.7mmol/L 或已接受相应治疗。

(2)男性 HDL-C 水平<1.03mmol/L;女性 HDL-C 水平<1.29mmol/L 或已接受相应治疗。

(3)血压≥130/85mmHg 或有已诊断高血压的患者。

(4)空腹血糖≥5.6mmol/L,或已经接受治疗,或已被诊断为 2 型糖尿病。

**4. 国际糖尿病联盟**(IDF)**和美国心脏协会/美国国立卫生研究院/美国心肺血研究院**( AHA/NIH/NHLBI )**发布的联合声明**( Joint Interim Statement, JIS )(2009 年)[5]

(1)男性腰围≥85cm,女性腰围≥80cm。

(2)血 TG 水平≥1.7mmol/L 或已确诊并治疗者。

(3)男性 HDL-C 水平<1.03mmol/L;女性 HDL-C 水平<1.29mmol/L 或已确诊并治疗者。

(4)血压≥130/85mmHg 或有已诊断高血压的患者。

(5)空腹血糖≥5.6mmol/L,或已经接受治疗的患者。

满足上述 3 项者即可做出诊断。

**5. 中国高血压防治指南**（第三版，2011 年）[6]

（1）男性腰围≥90cm，女性腰围≥85cm。

（2）血压≥130/85mmHg 或有高血压病史的患者。

（3）血 TG 水平≥1.7mmol/L，HDL-C 水平＜1.04mmol/L。

（4）空腹血糖≥6.1mmol/L 和（或）餐后 2h 血糖≥7.8mmol/L。

满足上述 3 项者即可做出诊断。我国 MS 的主要类型以肥胖合并高血压和血脂异常最为常见，占 53.7%，其次为肥胖合并糖代谢异常和高血压，占 30.5%。

**6. 中华医学会糖尿病学分会（CDS）的定义**（2013 年）[7] 具备以下 4 项中的 3 项或全部：

（1）向心性肥胖：男性腰围≥90cm，女性腰围≥85cm。

（2）空腹血糖≥6.1mmol/L，或餐后 2h 血糖≥7.8mmol/L，和（或）已经确诊糖尿病并治疗者。

（3）血压≥130/85mmHg 和（或）已确诊为高血压并治疗者。

（4）空腹血 HDL-C 水平＜1.04mmol/L。

新的指南去除了尿微量白蛋白、高尿酸血症和 I 型纤溶酶原激活物抑制剂含量，增加了血糖水平。根据我国人群 MS 的流行病学资料分析结果，目前较普遍使用中华医学会糖尿病学分会的定义。

因为选择不同标准导致的诊断差异，国内外有许多研究进行了对比。黄贤等[8]对此进行了比较。比较了美国国家胆固醇计划（ATP III）标准、国际糖尿病联盟（IDF）标准和中华医学会糖尿病学分会（CDS）标准，在 6668 例大于 50 岁高血压患者中的检出 MS 的情况。发现使用 CDS 诊断标准男性 MS 的检出率高于女性，ATP 和 IDF 诊断标准男性 MS 的检出率均低于女性（$P < 0.001$）。IDF 诊断标准 MS 检出率最高（48.9%），该标准具有较高的敏感度，有利于发现更多的 MS 患者。ATP 和 IDF 诊断标准以腰围为测量指标，主要区别在于 IDF 标准将腰围作为必要条件，而体重指数作为体脂含量的衡量指标被引入 CDS 诊断标准，虽然体重指数升高会增多心血管疾病、糖尿病等相关疾病的风险，但并非所有肥胖的个体都会出现胰岛素抵抗，也有体重指数正常的患者伴有多项代谢指标异常。所以，腰围和体重指数能否更好地预测 MS 患者仍需进一步研究。

王睿等[9]使用 2004 年 CDS、ATP III、2005 年 IDF 及 2009 年 JIS 标准分析了 2009 至 2010 年间贵阳市 1512 例患者患病率情况。标化患病率为 7%～43.6%，其中，JIS 标准＞ATP III标准＞IDF 标准＞CDS 标准。2009 年 JIS 发布的 MS 的诊断标准使世界范围内对 MS 的定义达成了新的共识，即腹部肥胖不作为诊断的必要条件，以及不同种族或国家人群采用各自的腹部肥胖的标准，中国人男性腰围≥85cm，女性腰围≥80cm，其余指标与 ATP III一致。由于中国男性的肥胖标准由腰围 90cm 降至 85cm，故四种诊断标准中 JIS 标准的诊断率高于 ATP III标准而成为最高诊断率标准。JIS 标准可能会提高 MS 的检出率，有助于早期发现危险人群，加强对心血管疾病的预防。值得一提的是 JIS 标准与 ATP III标准诊断 MS 的一致性最高。

# 第二节 代谢综合征的流行病学概况

MS 是环境和遗传等多因素相互作用的结果，涵盖高血压、血脂异常、糖尿病、中心性肥胖等各种疾病。

2002 年中国家庭健康调查表明，依据 CDS 和美国 ATP III MS 标准，中国 18 岁以上成人 MS 的患病率分别为 6.6%和 13.8%[10]。总体来看，患病率我国北方高于南方，城市高于农村，女性高于男性[11]。11 省市队列研究结果显示，应用修正 ATP III定义的 MS 标化患病率为 13.3%（35～64 岁组），患病率随年龄的增长而增加，45 岁之前男性明显高于女性，45 岁及以后女性明显高于男性[12]。适合我国人群的 MS 的分类和定义尚需进一步研究和讨论，定义的制订也需要考虑周边亚太国家遗传背景相似人群的实际情况[13]。

2015 年，陈卓等对 23 万重庆市民 MS 进行的分析和影响因素研究[14]，选取 2010 年 6 月至 2014 年 6 月在第三军医大学大坪医院 VIP 体检中心进行健康体检的重庆市民 239 198 名，其中男性 145 046 例，女性 94 152 例。按性别、年龄段分组，对调查者的一般项目（身高、体质量、体质量指数、血压）及实验室检查（三大常规、肝功能、肾功能、血糖、血脂）结果进行分析比较。得出结论：重庆市民

MS 的发生呈年轻化趋势，男性尤为突出。中年是 MS 的高发年龄段。

随着人们物质生活条件不断完善，儿童青少年肥胖的发生率明显上升，肥胖可伴糖、脂代谢异常，不仅影响儿童青少年身心健康，还可使 MS 发病年龄前移。叶佩玉[15]等通过检索 2004～2014 年间中国地区儿童青少年 MS 患病率的研究文献，共纳入 70 724 人，按 IDF 标准中国儿童青少年 MS 患病率为 1.8%，按 ATPⅢ 标准患病率为 2.6%，按《中国儿童青少年代谢综合征定义和防治建议》（2012 版）患病率为 2.0%，结果均未存在偏倚。采用任何一种标准，在正常体重、超重、肥胖儿童中 MS 患病率均逐渐上升。MS 已在我国儿童青少年中广泛流行，应加大对儿童青少年 MS 的重视和防治，预防儿童肥胖是降低 MS 发生的核心措施，因此对儿童超重、肥胖应尽早筛查并干预，积极开展健康教育。

# 第三节　代谢综合征的病因及发病机制

高血压和 MS 有着共通的病理生理机制，属于多学科交叉问题，为多重危险因素的聚集，主要是环境因素和遗传因素相互作用的结果。不良的生活方式是主要的环境因素。遗传因素可能涉及以下几个方面。

**1. 胰岛素抵抗和高胰岛素血症**　传统观点认为，胰岛素抵抗参与到高血压和 MS 发生发展的各个环节，与 MS 患者的糖、脂代谢异常及高血压等关系密切，是公认的重要致病因素。目前认为胰岛素抵抗通过以下途径导致血压升高[16]：

（1）增加肾小管对钠的重吸收。

（2）引起自主神经兴奋促进水钠潴留，增加血管平滑肌张力，使心排血量和外周阻力增加。

（3）通过胰岛素生长因子刺激血管壁平滑肌细胞和中膜的增殖，刺激平滑肌细胞增生或肥大，促进动脉硬化的发展，使血管管腔狭窄，外周阻力增加。

（4）引起血管壁平滑肌细胞内钠和钙的潴留，增加血管对缩血管物质的反应性。

（5）减少一氧化氮（NO）的生成，损伤血管内皮功能，使内皮细胞依赖的血管扩张功能减退。

（6）抑制前列腺素和前列环素的合成，使外周阻力增加。

高血压患者较血压正常者更易合并代谢异常和出现心脑血管危险因素，当血压≥115/75mmHg 时，血压升高与心脑血管风险呈连续性正相关，即存在胰岛素敏感性减弱的现象，胰岛素抑制肝脏释放葡萄糖的能力及周围组织摄取和利用葡萄糖的能力下降，引起血糖增高。为调节血糖的正常水平，机体代偿分泌过多的胰岛素，呈现高胰岛素血症，从而引起机体一系列病理生理变化，最终导致多种代谢性疾病的发生和发展。几项大型流行病学研究（San Antonio Heart Study，The Bruneck Study，Quebec Cardiovascular Study，Paris Prospective Study）显示，MS 的各种成分之间并非互相独立的而是彼此相关的，它们均与高胰岛素血症存在一定的关系。虽然胰岛素浓度与冠心病不呈线性关系，但在校正其他危险因素后，高胰岛素血症仍然与冠心病有相关性。

**2. 肥胖和炎症**　2001 年美国国家胆固醇计划（ATPⅢ）特别强调肥胖，尤其是腹型肥胖，在 MS 的中心地位[17]。

（1）向心性肥胖者（腹胖）脂肪组织分解代谢增强，导致游离脂肪酸（free fatty acid，FFA）增多，高 FFA 血症是肥胖者胰岛素抵抗的中心环节，过多的 FFA 流入胰岛素敏感细胞并在异位沉积，超过细胞氧化能力，并激活 FFA 的非氧化途径，FFA 被再酯化为 TG，使 TG 在这些细胞内大量堆积，导致胰岛功能障碍、肌肉糖酵解及有氧氧化功能减低，肝糖产生和输出增加。

（2）Rhamouni 等[18]研究表明，瘦素是发生肥胖性高血压的主要原因，其机制可能为瘦素通过下丘脑-促黑皮素系统增强交感神经活性而升高血压。瘦素作用于血管内皮细胞及肾上腺髓质的瘦素受体引起的心血管系统交感活性升高而导致血压升高。Singhal 等[19]研究表明，对于健康的青少年，高瘦素水平和血管功能受损有关，且独立于肥胖相关的代谢之外。

（3）脂联素是一个由脂肪细胞特异性分泌的脂肪因子，它提高胰岛素敏感性，改善胰岛素抵抗，延缓动脉粥样硬化的进展。脂联素能够促进脂肪酸氧化及抑制骨骼肌糖原释放。在肝脏，脂联素可以减少肝脏糖原摄入及降低 TG 合成。

（4）Sarzanir 等[20]研究发现，高血压、肥胖和 MS 的起病和进展都和心脏钠尿肽（natriuretic peptide，NP）和 NP 受体基因的表达有关。饥饿和低热量饮食的摄入可以大幅度降低 NP 的表达，低热量饮食还可增加 NP 介导的脂肪分解。

肥胖患者的脂肪细胞增多，巨噬细胞均有明显浸润，通过炎症通路，导致机体的慢性炎症。MS 患者机体处于高炎症和高血栓风险状态，会导致心血管疾病和其他并发症的风险。

**3. 肾素–血管紧张素–醛固酮系统激活**　在这些疾病的发生发展过程当中，肾素–血管紧张素–醛固酮系统（RAAS）发挥着重要作用。RAAS 和高血压、胰岛素抵抗和体重增加有关。血管紧张素 II 增强 NO 和环氧合酶-2（COX-2）的表达，同时促进活性氧簇（ROS）的生成和激活氧化还原途径，介导了炎症因子的产生。通过这些机制引发白细胞介素 6、白细胞介素 8、肿瘤坏死因子和黏附因子的调节。这些促炎细胞因子提高胰岛素受体底物 1（insulin receptor substrate-1，IRS-1）异常磷酸化水平，从而导致胰岛素抵抗[21]。RAAS 激活和胰岛素抵抗是相互促进的恶性循环。在 MS 的发病过程中，这二者相互作用，共同促进 MS 各个组分的发生和进展。

**4. 其他因素**　近些年有些研究拓宽了人们对 MS 发病因素的认知，王晓妍等[22]对贵阳市城区 40 岁以上人群睡眠时间、看电视时间与 MS 的发病关系进行了研究。最终将 4392 名居民（女性 2987 名，男性 1405 名）纳入分析。结果平均随访 3 年，按照 IDF 诊断标准，MS 患者 1035 例（女性 812 例，男性 223 例）。得出结论总人群 MS 的标化发病率为 23.12%，粗发病率为 23.57%。对于总人群及男性受试者，MS 发病与睡眠时间、看电视时间无关。而对女性而言，每日看电视时间超过 2h 可能会增加 MS 的发病风险。

与此同时交感神经兴奋、尿酸、血黏度、高半胱氨酸血症、尿微量白蛋白、非酒精性脂肪肝、阻塞性睡眠呼吸暂停综合征、遗传因素有可能是 MS 的危险因素。

## 第四节　高血压合并代谢综合征的治疗

多个研究均证实 MS 中的每种疾病成分均为心脑血管疾病的高风险因素，相互关联，同时若干病种联合作用更强。Ratto 等[23]的研究选取了 372 例未经治疗的高血压患者，使用超声心动图观察患者的左心室室壁厚度。使用美国国家胆固醇计划（ATP III）标准在目标患者中筛查高血压。发现 MS 患者左心室肥厚的患病率更高（$P=0.0281$），并且左心室舒张末期容积更高（$P=0.0005$）。回顾分析得出 MS 患者左心室扩张的风险是无 MS 患者的 3 倍，是 MS 患者不良预后的原因之一。Sung 等[24]对 155 971 位平均年龄 41.8 岁的韩国人的健康数据进行了回顾性分析，随诊 3.7 年，研究全因死亡率和 MS 的关系。发现女性 MS 患者相比女性非 MS 的患者，有更高的全因死亡率。同时 MS 会增加所有人群患者心血管疾病的风险。Kielbase 等[25]研究 261 例高血压患者，发现睡眠障碍常和 MS 并存，虽然很多其他的因素也可以引起睡眠障碍，但是大多数是可以改正的。

因此 MS 的治疗必须是针对 MS 各个组成部分，且必须是多种方面的，大致上可分成两部分：非药物和药物治疗。前者包括提倡健康生活方式，消除不利于心理和身体健康的行为和习惯，降低高血压及其他心血管病的发病危险。后者更为重要，对血压、血糖、血脂的控制，延缓靶器官的损伤，降低心血管事件发生率和全因死亡率具有重大的临床意义。近年来，国际上对 MS 的发病机制、预防措施、药物治疗、治疗监护等问题日趋重视，抗高血压药、抗糖尿病药和血脂调节药等研究进展迅猛，新药层出不穷，作用机制和靶位不断拓展。

## 一、非药物治疗

治疗 MS 首要的问题是控制体重，合理饮食、适当运动、改变不良的生活方式是减重的重要措施。由于肥胖受遗传与环境等多种因素的影响，绝不能仅仅依赖药物减重，只有在饮食和运动治疗效果不显著的情况下，才需考虑药物辅助治疗。因为 MS 涵盖了多种疾病成分，所以在治疗时需"多管齐下"，除了保持理想的体重和腰围之外，尚需兼顾血压、血脂、血糖的状况。2013 年 ESH/ESC 高血压治疗联合用药最新指南中指出：建议所有的 MS 患者改变生活方式，特别是减肥和锻炼身体。这些措施不仅可以改善血压，还可以延迟糖尿病的发病[1]。短期至中期（6 个月至 3 年）生活方式改善带来的体重减轻（3%～9%）可轻度降低血压，但保持长期的体重控制任重道远[26]。值得注意的是，单有治疗措施并不意味着疾病肯定能被控制，治疗成功与否的关键在于各项代谢指标能否持续、全面达标。

### （一）饮食控制

美国糖尿病协会推荐，饮食中蛋白质占总能量10%～20%，饱和脂肪<10%，其余能量由糖类提供。控制总热量，降低脂肪摄入。对于体重指数 25～30kg/m$^2$ 者，每日给予 1200kcal 低热量饮食。鼓励"金字塔"式的饮食结构，谷类 500g，蔬菜及水果300～400g，蛋白质和奶 250g，脂类 25g。

Maryam Akaberi 等[27]回顾了近年来针对葡萄籽中葡萄多酚的研究，发现在 MS 患者中，葡萄籽中的葡萄多酚对患者的血糖、血脂、血压均有积极的影响，且对心脏和肝脏有多种益处，也许不久的将来可以将葡萄多酚用于 MS 的治疗当中。

### （二）减低体重和运动

在过去的数十年中，人们已经形成了久坐的生活方式，因此促进了肥胖及 MS 的流行，启动分级的运动计划是非常值得推荐的。1 次 30min，每周约 5 次，提倡进行轻中度的体力活动，方式不限，如骑车、散步、家务劳动和场地工作等。减低体重目标：腰围<90cm（男）或腰围<85cm（女）。

运动增加了细胞膜上胰岛素受体的数量，从而使肝、骨骼肌细胞和脂肪组织对胰岛素作用的敏感度升高、胰岛素与受体的亲和力增加，改善胰岛素抵抗，提高骨骼肌细胞膜葡萄糖运载体的功能；改善胰岛素抵抗相关的细胞信号传导途径的调节；促进肾上腺素和去甲肾上腺素分泌，提高脂蛋白酶的活性，促进脂肪的分解[16]。

### （三）戒烟

吸烟可增加微血管和大血管病变的危险，戒烟可以明显降低心血管不良事件的的发病率[28]。

Zhang 等[29]对 62 例 MS 患者进行了随机对照试验，按 1∶1 随机分配入干预生活方式组和自我管理组，进行 12 周研究，发现两组患者在体重指数、TG 水平、血压水平等有明显差异，说明生活方式的干预对提高 MS 患者健康水平有作用。

曹海涛等[30]在塔克拉玛干沙漠的游牧部落克里雅人里面选取 503 人和维吾尔族 237 人进行流行病学比较。克里雅人组的体重指数、血压水平、总胆固醇、TG、LDL-C、空腹血糖水平均低于对照组（P<0.01）。糖尿病和 MS 检出率明显低于对照组（P<0.01）。发现克里雅人少肥胖，低体重指数、低血脂、低血压的生理特征，低热量、脂肪、碳水化合物、油脂摄入，少吸烟、饮酒的生活习惯及无污染的自然生活环境是他们 MS 患病率低的相关因素，而尤以低热量摄入最为重要.

## 二、药　物　治　疗

### （一）降压药物

降压首选改善、至少不恶化胰岛素抵抗者，如RAAS 抑制剂和 CCB、β 受体阻滞剂（除具有血管扩张作用者），利尿剂仅作为联合用药，最好与保钾利尿药联用[1]。《ESH/ESC 高血压指南》建议：MS 的降压治疗应以使用 ACEI 和 ARB 类药物阻断RAAS 为首选方案，在此基础上可以加用钙通道阻滞剂或者低剂量噻嗪类利尿剂。RAAS 抑制剂通过干预 RAAS 增加胰岛素的敏感性，改善胰岛素抵抗；还有改善血脂异常、抗炎和降低微量蛋白尿的作用，延缓或防治糖尿病肾病的发生和进展。Furuhashi 等[31]在 19 例高血压合并胰岛素抵抗的患者中观察了 ACEI（替莫普利）和 ARB（坎地沙坦）治疗 2 周的作用。结果显示，治疗后患者的脂联素水平、血压水平显著降低。Fogari 等[32]在 91 例肥胖高血压患者中开展的研究发现，与非洛地平相比，缬沙坦可显著降低体内稳态模型评估的胰岛素抵抗指数，改善胰岛素抵抗。Pitt 等[33]总结之前盐皮质激素受体拮抗剂的多项研究，发现早期使用盐皮质激素受体拮抗剂可能可以预防高血压和 MS 引起的不良事件，如慢性肾脏疾病、心房纤颤、心力衰竭等，仍需前瞻性的研究证实。

2013 年《ESH/ESC 高血压指南》指出，在心血管事件风险处于高水平时，即使高血压在 1 级范围内，也建议使用药物降低血压。该指南指出，对于糖尿病患者，降压目标为 140/85mmHg，其他均为140/90mmHg。2014 JNC8 指出：60 岁以上人群的目标血压为 150/90mmHg，60 岁以下人群目标值为140/90mmHg，包括糖尿病和肾脏病患者。血压≥140/90mmHg 即考虑启动降压药物治疗，并将血压控制在此值以下[34]。2010 年《中国高血压防治指南》指出中国人群目标血压为 140/90mmHg，对于高血压合并糖尿病的患者，降压治疗的目标值为 130/80mmHg，如果合并肾脏损害，血压控制要求将更加严格。不推荐正常高值血压合并 MS 患者使用降压药。对于降压目标，各个指南目标血压差异较小，在个体化的治疗策略中可灵活掌握。

高血压合并 MS 患者的降压药物的选择，尚有许多问题缺乏循证医学证据。在临床实践中，必须强调个体化的血压管理，指南是原则，但不是具体方案，只有针对性强的个体化治疗才能使患者获益。

### （二）调节血脂药物

MS 血脂异常的主要特点是致动脉粥样硬化性的脂质三联征；即小而密低密度脂蛋白胆固醇（sd LDL）和 TG 水平升高，HDL-C 水平降低。降至治疗的目标中，首要目标是降低 LDL-C 水平；次要目标是降低非低密度脂蛋白，升高 HDL-C 水平和降低载脂蛋白 B（ApoB）。药物主要有他汀类、贝特类、烟酸等。

他汀类药物是 LDL-C 水平升高患者的一线用药，其不良反应发生率低，大多数患者能较好耐受。其最常见的不良反应是肌病、横纹肌溶解和肝功能损害，通常呈剂量依赖性。他汀类药物通过不完全、可逆和竞争性抑制 HMG-CoA 还原酶，限制细胞内胆固醇的合成而发挥作用。VLDL 残粒中含有丰富的载脂蛋白 E（ApoE）和 ApoB，LDL 中含丰富的 ApoB，它们都能与肝细胞膜中的 LDL-C 受体结合而被肝脏清除。他汀类药物能够上调 LDL-C 受体活性，促进极低密度脂蛋白（VLDL）残粒和 LDL-C 从血液循环中清除，因而能增加血浆 LDL-C 微粒的清除，降低 VLDL 和 LDL-C 水平[35]。大量试验证实，通过服用他汀类药物降 LDL-C 水平患者，均可使冠心病发生率、心血管死亡率和全因死亡率降低。他汀类药物还与多种降压药物具有协同性，因此对于高血压合并血脂异常的患者应用他汀类的药物，能够获益更多。

贝特类药物对 MS 相关的脂质异常如高 TG 血症和 HDL-C 降低均有疗效。与噻唑烷二酮类药物一样，贝特类药物也是人工合成的过氧化物酶体增殖物激活受体（PPAR-α）配体，能通过活化 PPAR-α 促进肝细胞对 FFA 的摄取和氧化，降低 TG 浓度；PPAR-α 活化还可以促进 HDL-C 的主要 ApoA Ⅰ 和

ApoA Ⅱ 的表达，增加 HDL-C 浓度，可减低 MS 人群的冠心病风险。

烟酸以降 TG 水平为主。烟酸与贝特类药物相似，可降低 TG 水平达 20%～50%，但烟酸能更大程度地升高 HDL-C 水平达 15%～35%[36]。

### （三）调节血糖药物

目前研究认为二甲双胍具有有效降糖、控制体重、改善胰岛素抵抗、降低 TG 水平、增强纤溶活性、减少心血管事件的优势而被作为首选降糖用药。另有研究分析表明，二甲双胍对年轻、肥胖、空腹血糖水平高的人群效果更好。糖尿病预防计划（diabetes prevention program）研究发现，二甲双胍可使糖耐量异常发展为糖尿病的进程延缓 31%。

噻唑烷二酮类药物通过激活 PPAR-γ 受体，增强胰岛素信号系统的传导作用，提高胰岛素敏感性，改善胰岛 B 细胞功能，提高外周组织对葡萄糖的转运，抑制肝脏葡萄糖生成，调控脂肪细胞，改善胰岛素抵抗，达到降低血糖的目的。同时可以改善脂质代谢异常，降低 TG 水平和游离脂肪酸，升高 HDL-C 水平[37]。目前吡格列酮研究较多，药物作用确切。

《2012 欧洲肥胖和难治性高血压共识》报道，新型降糖药利拉鲁肽显示出良好的减重和降压效应，但因轻度心率增快受到心血管安全性方面的关注[38]。所有 MS 患者均应以强化生活方式干预为首要治疗，药物治疗位于第二线。

### （四）中医药治疗

中药具有多成分、多环节与多途径的作用特点，可同时具有多种药理作用，使得中药可在治疗 MS 上发挥多因素、多机制联合起效的特点，从而可探讨中药在改善 MS 方面的特色与优势。例如决明子同时具有降糖、降脂、降压、减肥的药理作用，符合治疗 MS 疗效的标准。总结后中药分布如下[39]：

**1. 具有调脂、降糖、降压作用的中药**　木贼、黄芩、熊胆、知母、玄参、桑枝、泽泻、茵陈、虎杖、肉桂、山楂、桔梗、海藻、灵芝、沙棘、杜仲、玉竹、黄精、桑椹、黑芝麻、枸杞子、五味子、石榴皮、牛蒡子、马齿苋、夏枯草、青葙子、山慈菇、牡丹皮、地骨皮、丝瓜络、瓜蒌仁、银杏叶、罗布麻叶、刺蒺藜、刺五加、淫羊藿、车前子。

**2. 具有调脂、降糖、降压、减肥作用的中药** 葛根、黄连、苦参、大黄、芦荟、姜黄、牛膝、儿茶、黄芪、白芍、大蒜、穿心莲、决明子、穿山龙、绞股蓝。

**3. 具有调脂、降压、减肥作用的中药** 丹参、钩藤、红花、天麻、三七、吴茱萸。

**4. 具有调脂、降糖、减肥作用的中药** 茯苓、人参、西洋参、薏苡仁。

（五）其他治疗

值得一提的是，Verloop[40]等尝试使用经皮导管射频消融去肾交感神经术治疗 MS，纳入 29 例符合 MS 诊断标准，且服用一种最大剂量降压药或降糖药的患者，签署知情同意书。在基线、随访半年和 1 年时行葡萄糖耐量试验及监测 24h 动态血压。研究者每月收集家庭自测血压的数据，为评估交感神经活性，研究者在基线及随访中测定肌肉交感神经活性及心率变异，发现经皮导管射频消融去肾交感神经术治疗 1 年内对胰岛素敏感性无明显改善，对全身交感神经活性无明显影响作用。

虽然经皮导管射频消融去肾交感神经术在治疗 MS 方面未得到确切的疗效，但为我们指出一个新思路，可尝试通过手术治疗 MS。

MS 是一组发病率不断增高的疾病，在不同国家、种族及地区发病率差异较大。MS 是遗传因素和环境因素共同作用的结果，不良的生活方式是主要的环境因素。胰岛素抵抗和肥胖是公认的致病因素。由于其各个危险因素的综合作用给心血管系统带来的巨大危害，随着生活水平的提高和生活方式的改变，我国 MS 的发病率也明显升高，有必要早期积极控制各种危险因素，并对 MS 的病理生理、发病机制等进行更加深入的研究以进一步指导临床，同时需要关注疾病的预防、早期诊断和干预，减少伴随多种代谢紊乱而增加的心血管疾病危险因素，有效改善公共卫生情况。

MS 的治疗应早期发现、早期评估、早期治疗。在整体的治疗策略中，健康饮食和合理运动起到非常重要的作用，为第一线的治疗，第二线的治疗才是药物治疗。

推荐治疗目标如下：

（1）体重在一年内减轻 7%～10%，争取达到正常 BMI 和腰围。

（2）血压在糖尿病患者＜130/80mmHg，非糖尿病患者＜140/90mmHg。

（3）LDL-C 水平＜2.60mmol/L，TG 水平＜1.70mmol/L，HDL-C 水平＞1.04mmol/L（男）或＞1.30mmol/L（女）。

（4）空腹血糖＜6.1mmol/L、餐后 2h 血糖＜7.8mmol/L 及糖化血红蛋白＜7.0%。

（李　萍　胡晨恺）

## 参 考 文 献

[1] Taylor J. 2013 ESH/ESC guidelines for the management of arterial hypertension. Eur Heart J, 2013, 34（28）: 2108-2109.

[2] Alberti KG, Zimmet PZ. Definition, diagnosis and classification of diabetes mellitus and its complications. Part 1: diagnosis and classification of diabetes mellitus provisional report of a WHO consultation. Diabet Med, 1998, 15（7）: 539-553.

[3] Expert Panel on Detection, Evaluation, and Treatment of High Blood Cholesterol in Adults. Executive Summary of The Third Report of The National Cholesterol Education Program（NCEP）Expert Panel on Detection, Evaluation, And Treatment of High Blood Cholesterol In Adults（Adult Treatment Panel Ⅲ）. JAMA, 2001, 285（19）: 2486-2497.

[4] Alberti KG, Zimmet P, Shaw J. The metabolic syndrome--a new worldwide definition. Lancet, 2005, 366（9491）: 1059-1062.

[5] Alberti KG, Eckel RH, Grundy SM, et al. Harmonizing the metabolic syndrome: a joint interim statement of the International Diabetes Federation Task Force on Epidemiology and Prevention; National Heart, Lung, and Blood Institute; American Heart Association; World Heart Federation; International Atherosclerosis Society; and International Association for the Study of Obesity. Circulation, 2009, 120（16）: 1640-1645.

[6] 刘力生. 中国高血压防治指南 2010. 中华高血压杂志, 2011, 19（8）: 701-743.

[7] 中华医学会糖尿病学分会. 中国 2 型糖尿病防治指南（2013 年版）. 中国医学前沿杂志（电子版）, 2015, 7（3）: 26-89.

[8] 黄贤, 盘庆飞, 谢凯胜, 等. 老年高血压患者不同代谢综合征诊断标准比较. 中华保健医学杂志, 2016, 18（4）: 313-315.

[9] 王睿, 彭年春, 时立新, 等. 四种代谢综合征诊断标准在贵阳市成人流行病学调查中的应用比较. 中华糖尿病杂志, 2014, 6（8）: 606-610.

[10] 陈伟伟, 高润霖, 刘力生, 等.《中国心血管病报告 2014》概要. 中国循环杂志, 2015, 30（7）: 617-622.

[11] 顾东风, Reynolds K, 杨文杰, 等. 中国成年人代谢综合征的患病率. 中华糖尿病杂志, 2005,（3）: 181-186.

[12] 脑卒中、冠心病发病危险因素进一步研究协作组. 11 省市队列人群代谢综合征的流行病学研究. 中华预防医学杂志, 2002,（5）: 11-13.

[13] Gu D, Reynolds K, Wu X, et al. Prevalence of the metabolic syndrome and overweight among adults in China. Lancet, 2005, 365（9468）: 1398-1405.

[14] 陈卓，顾小红，戴若以. 23 万重庆市民代谢综合征分析及影响因素研究. 重庆医学, 2015, （13）: 1823-1826.

[15] 叶佩玉，闫银坤，丁文清，等. 中国儿童青少年代谢综合征患病率 Meta 分析. 中华流行病学杂志, 2015, 36（8）: 884-888.

[16] 吴寿岭. 临床高血压病学. 北京: 北京大学医学出版社, 2015.

[17] Nationcl choles lerol Education procram CNCEP1EX pert panelon Detection, Evaluation, Trealment of High Blood cholesterol in Aelults (Aduct Treat ment panel Ⅲ). Third Report of the National Cholesterol Education Program（NCEP）Expert Panel on Detection, Evaluation, and Treatment of High Blood Cholesterol in Adults（Adult Treatment Panel Ⅲ）final report. Circulation, 2002, 106（25）: 3143-3421.

[18] Rahmouni K. Obesity, sympathetic overdrive, and hypertension: the leptin connection. Hypertension, 2010, 55（4）: 844-845.

[19] Singhal A, Farooqi IS, Cole TJ, et al. Influence of leptin on arterial distensibility: a novel link between obesity and cardiovascular disease? Circulation, 2002, 106（15）: 1919-1924.

[20] Sarzani R. ED 05-4 NATRIURETIC PEPTIDES, METABOLIC SYNDROME AND HYPERTENSION: AN INTEGRATED VIEW. J Hypertens, 2016, 34（Suppl 1）: e187.

[21] Welty FK, Alfaddagh A, Elajami TK. Targeting inflammation in metabolic syndrome. Transl Res, 2016, 167（1）: 257-280.

[22] 王晓妍，李红，时立新，等. 贵阳市城区 40 岁以上人群睡眠时间、看电视时间与代谢综合征发病关系的前瞻性队列研究. 中华内分泌代谢杂志, 2016, 32（6）: 488-493.

[23] Ratto E, Viazzi F, Verzola D, et al. Metabolic syndrome is associated with left ventricular dilatation in primary hypertension. J Hum Hypertens, 2016, 30（3）: 158-163.

[24] Sung KC, Rhee EJ, Ryu S, et al. Increased cardiovascular mortality in subjects with metabolic syndrome is largely attributable to diabetes and hypertension in 159, 971 Korean adults. J Clin Endocrinol Metab, 2015, 100（7）: 2606-2612.

[25] Kiełbasa G, Stolarz-Skrzypek K, Pawlik A, et al. Assessment of sleep disorders among patients with hypertension and coexisting metabolic syndrome. Adv Med Sci, 2016, 61（2）: 261-268.

[26] Straznicky N, Grassi G, Esler M, et al. European Society of Hypertension Working Group on Obesity Antihypertensive effects of weight loss: myth or reality? J Hypertens, 2010, 28（4）: 637-643.

[27] Akaberi M, Hosseinzadeh H. Grapes（Vitis vinifera）as a Potential Candidate for the Therapy of the Metabolic Syndrome. Phytother Res, 2016, 30（4）: 540-556.

[28] Haire-Joshu D, Glasgow RE, Tibbs TL. Smoking and diabetes. Diabetes Care, 1999, 22（11）: 1887-1898.

[29] Zhang Y, Mei S, Yang R, et al. Effects of lifestyle intervention using patient-centered cognitive behavioral therapy among patients with cardio-metabolic syndrome: a randomized, controlled trial. BMC Cardiovasc Disord, 2016, 16（1）: 227.

[30] 曹海涛，邱长春，程祖亨，等. 塔克拉玛干沙漠游牧部落克里雅人的生理特征与其代谢综合征低患病率的相关性. 中华内分泌代谢杂志, 2015, 31（3）: 210-214.

[31] Furuhashi M, Ura N, Higashiura K, et al. Blockade of the renin-angiotensin system increases adiponectin concentrations in patients with essential hypertension. Hypertension, 2003, 42（1）: 76-81.

[32] Fogari R, Derosa G, Zoppi A, et al. Comparative effect of canrenone or hydrochlorothiazide addition to valsartan/amlodipine combination on urinary albumin excretion in well-controlled type 2 diabetic hypertensive patients with microalbuminuria. Expert Opin Pharmacother, 2014, 15（4）: 453-459.

[33] Pitt B. Mineralocorticoid receptor antagonists for the treatment of hypertension and the metabolic syndrome. Hypertension, 2015, 65（1）: 41-42.

[34] James PA, Oparil S, Carter BL, et al. 2014 evidence-based guideline for the management of high blood pressure in adults: report from the panel members appointed to the Eighth Joint National Committee（JNC 8）. JAMA, 2014, 311（5）: 507-520.

[35] Bahadir MA, Oguz A, Uzunlulu M, et al. Effects of different statin treatments on small dense low-density lipoprotein in patients with metabolic syndrome. J Atheroscler Thromb, 2009, 16（5）: 684-690.

[36] Bodor ET, Offermanns S. Nicotinic acid: an old drug with a promising future. Br J Pharmacol, 2008, 153（Suppl 1）: S68-S75.

[37] Szapary PO, Bloedon LT, Samaha FF, et al. Effects of pioglitazone on lipoproteins, inflammatory markers, and adipokines in nondiabetic patients with metabolic syndrome. Arterioscler Thromb Vasc Biol, 2006, 26（1）: 182-188.

[38] Jordan J, Yumuk V, Schlaich M, et al. Joint statement of the European Association for the Study of Obesity and the European Society of Hypertension: obesity and difficult to treat arterial hypertension. J Hypertens, 2012, 30（6）: 1047-1055.

[39] 钟周，李晓屏，胡志希，等. 中药治疗代谢综合征的疗效及药物安全性. 中国老年学杂志, 2015, （19）: 5517-5518.

[40] Verloop WL, Spiering W, Vink EE, et al. Denervation of the renal arteries in metabolic syndrome: the DREAMS-study. Hypertension, 2015, 65（4）: 751-757.

# 高血压合并经皮冠脉介入术后血压管理

近年调查数据显示，我国成人高血压患病率为 18.8%，按照既往增长趋势估计，我国高血压患者已达 2.9 亿[1]。目前虽然高血压知晓率得到提高，但仍有部分患者并没有得到有效治疗，血压没有达标。Framingham 研究发现，无论在任何年龄、性别中，血压升高都是冠心病（CAD）的独立危险因素之一，并且血压水平与 CAD 事件的风险呈连续、独立、直接的正相关关系。当血压在 115/75mmHg 到 185/115mmHg 的范围区间时，收缩压每升高 20mmHg 或舒张压每升高 10mmHg，心脑血管并发症发生的风险将逐倍增加；而收缩压每下降 10～14mmHg 或舒张压每下降 5～6mmHg，CAD 发生风险将减少 1/6[2]。此外，血压变异性、血压正常波动形态的改变均是 CAD 事件发生的独立预测因子。近年来血运重建，经皮冠状动脉支架置入术（PCI）在 CAD 诊疗中占据越来越高的地位，因此 PCI 术后的高血压患者的规范化血压管理对冠心病患者的预后至关重要。

## 第一节 高血压合并冠心病的流行病学概况

### 一、高血压合并冠心病的流行病学特点

不论人群年龄、种族和性别，高血压均为重要的 CAD 独立危险因素，年龄阶段不同，血压升高的形式也不相同。年轻人群中高血压表现主要是舒张压（DBP）升高，而在老年人常为收缩压（SBP）升高（亦称为单纯收缩期高血压）。Framingham 研究表明，中年时还没有高血压的男性和女性在其余生中，约 90% 存在患高血压的风险。对任何既定的 SBP，年龄 80～89 岁者与 40～49 岁者相比，致死

性 CAD 的风险约为 16 倍。此外，随着年龄改变，SBP 和 DBP 作为风险指标的相对重要性会有变化。在 50 岁之前，DBP 是 CAD 风险的主要预测指标，而 60 岁以后，SBP 则更重要。而在年龄≥60 岁的人群中，脉压成为 CAD 最强的预测指标，DBP 反而与 CAD 风险呈逆相关。在一项纳入了 61 项研究包括近 100 万名成年人的荟萃分析中，所有年龄 115/（75～185）mmHg 范围的血压都与致命性 CAD 相关，SBP 每增加 20mmHg（或 DBP 每增加 10mmHg）可使致命性冠脉事件风险增高 1 倍[2]。而证据表明，其他可识别的心血管危险因素的存在，可导致心血管事件风险成倍增高。例如，血脂异常、糖尿病、吸烟、肥胖和慢性肾病（CKD）都是 CVD 的独立危险因素。而且，外周动脉病变（PAD）的存在，可使包括冠脉循环和脑循环在内的其他血管床发病风险显著增高。随着有效的降压治疗，高血压患者中 CVD 风险显著降低，当存在其他心血管危险因素时，要更积极地管理血压。

### 二、冠心病与"J"形曲线的关系

很多研究证明，降低 SBP、DBP 均可降低总体心血管风险，降低的 SBP 通过减少心脏做功和改善心肌氧平衡可改善心功能及预后，然而过低的 DBP 对心脏可能有不良的后果，因为只有当冠脉灌注被维持在高于冠脉自动调节的最低限度时，DBP 的降低才能改善心血管预后。因此，从理论上讲，保证冠脉灌注能维持在冠脉血流自动调节低限之上的血压的降低可以改善高血压患者的心血管预后，但 DBP 进一步降低到低于自动调节下限的水平，都可能减少冠脉血流。当 DBP 被降低到低于这个点，尤其是当心肌氧耗增多时冠脉事件发生率反而升高称

之为"J"形曲线。

心肌灌注几乎只发生在舒张期，因此我们可以将 DBP 当作冠脉灌注压。像大多数血管床一样，冠脉循环能够自动调节，当灌注压降低时伴有冠状动脉的扩张，从而维持一种相对恒定的冠脉血流。然而心脏阻力血管对灌注压降低产生反应的扩张能力是有限的，在动物试验中已经得到证实，当超出了冠脉循环能够自动调节最大的扩张点时，灌注压的进一步降低将引起血流的减少。然而在人类冠脉循环试验中我们没有关于对应于自动调节低限的 DBP 水平数据。

当冠状动脉存在闭塞性 CAD 时，血流动力学要复杂得多。显著的 CAD 将自动调节的下限上移，在有左心室肥厚、微血管病变的患者中，因冠脉阻力血管的功能性或结构性扩张能力降低，冠脉血流储备能力也降低。由于心肌血流极不均匀、心肌内壁的张力、闭塞性冠脉病变的严重程度，冠脉灌注不足的后果不可预知，而心脏又是一个需氧器官，这种潜在的心肌氧供受损对心脏是有害的。

用替代终点降低血压的研究（CAMELOT）发现，SBP 高、DBP 低和脉压增宽均是 CAD 独立的危险因素，在舒张期心肌灌注减少，年龄相关的反映大动脉僵硬的脉压增宽可解释低血压与死亡的高风险。在临床降压目标的试验中 ACCORD 研究、ONTARGET 试验及大型的荟萃分析，均提示强化降压至小于 130/80mmHg 并未明显降低 CAD 的发病率或死亡率，但可防止脑卒中。然而，PROGRESS 的数据认为强化降压可获益，尤其是合并高危因素的人群中，因此，降压目标值的确定仍有争议。

# 第二节 冠心病经皮冠脉介入术后血压波动机制

各种病理生理机制可致冠心病 PCI 术后血压波动。这些机制包括交感神经系统和肾素-血管紧张素-醛固酮系统（RAAS）活性的增高；扩血管物质的释放和活性不足，如一氧化氮（NO）和前列环素、脑钠肽浓度的改变；生长因子和炎症细胞因子表达增多；血流动力学的作用；传输和阻力动脉的结构和功能异常，尤其是血管僵硬度增高和内皮功能不全。

## （一）遗传因素

全基因组关联研究已经确定了多个遗传易感性变异，主要是动脉粥样硬化性疾病的单核苷酸多态性。研究提示，血管紧张素转化酶（ACE）、血管紧张素 II 1 型受体和血管紧张素原的基因多态性，涉及高血压、CAD 和心肌梗死（MI）的发生。这可以解释为什么一些个体比另一些个体易发生高血压和冠脉事件。降压治疗的血压反应也和一些多态性相关，在将来基因变异的测定对选择适宜的降压药物来降低血压和 CAD 风险可能有用。

## （二）血流动力学

物理力量（压力和流动）是心脏结构和功能的主要决定因素，并影响冠状动脉的重构和动脉粥样硬化。影响血流动力学的因素：心肌收缩力减弱、心肌收缩单位的缺失、右心充盈不足时血压下降等。另外，当 SBP 升高时，左心室输出阻抗和心室内壁张力均增高，导致心肌需氧量增多，增加心脏的代谢需求促进左心室肥厚和心力衰竭（HF）的发生。脉压与 SBP 密切相关，并与心血管事件包括 MI 和脑卒中相关联。老年人脉压增宽和收缩期高血压，通常是由于主动脉壁增厚和动脉壁成分改变引起主动脉直径变小，或实际僵硬度增高所致。动脉僵硬度增高，通过加快脉搏波传导速度和改变来自外周的波反射可升高血压。随着左心室每一次射血，产生的脉搏波从心脏传到外周，并在动脉中被反射回到主动脉和左心室。在年轻人，脉搏波速度慢，反射波在主动脉瓣关闭后才到达，导致较高的 DBP，并通过提供一种"增压"效果增加冠脉的灌注。在老年人高血压患者，由于中心动脉僵硬，脉搏波速度显著加快，因此反射波在主动脉瓣关闭前到达，导致 SBP、脉压和后负荷增高，而 DBP 降低。

## （三）内皮功能不全

内皮功能不全，以血管扩张物质[如 NO 和前列腺素 $E_1$]与血管收缩物质（如内皮素和血管紧张素 II）之间的不平衡为特征，是引起有血管病变者血压升高的一个重要因素。内皮受损丧失其血管扩张能力，并引起血栓形成和血管闭塞。在受损的内皮表面，趋化细胞因子和黏附分子释放，促进循环白细胞黏附到血管壁。炎症介质激活中层平滑肌细胞，引起其增殖并移行到内膜下间隙。存在与动脉机械性和炎症性损伤相关的内皮功能不全时，NO的可用性降低，也与动脉僵硬度增高和单纯收缩期高血压的发生相关。内皮介导的血管扩张受损是刺激高血压加重的原因。

## （四）氧化应激

氧化应激是高血压和动脉粥样硬化形成的一个重要特征。在血管组织中，氧化损伤的主要效应器是 NAD（P）H 酶，通常在出现机械力（如高血压）、激素（特别是血管紧张素Ⅱ）、氧化的胆固醇和细胞因子时 NAD（P）H 酶激活。在动脉粥样硬化和动脉损伤的情况下，几种在内皮细胞和血管平滑肌细胞中表达的 NAD（P）H 氧化酶同工酶是上调的。血管紧张素Ⅱ受体依赖的 NAD（P）H 氧化酶的激活，刺激氧化剂超氧化物阴离子（$O^{2-}$）的形成，它与 NO 反应形成强力氧化剂过氧亚硝酸盐（$ONOO^-$）。NO 生物活性降低导致对血管紧张素Ⅱ的血管收缩反应，从而升高血压。血管紧张素Ⅱ诱导的 NAD（P）H 氧化酶的激活，还刺激 LDL-C 的氧化，并提高单核细胞趋化蛋白-1 和血管细胞黏附分子-1 的表达，激活 RAAS 所致的动脉粥样硬化过程。

## （五）体液和代谢因素

启动和维持血压波动的很多机制还包括对阻力血管收缩和重构的直接影响、增强脑的交感输出和促进肾上腺及周围交感神经末梢的儿茶酚胺释放，血管紧张素Ⅱ升高血压，醛固酮能模仿或增强血管紧张素Ⅱ和去甲肾上腺素的血管氧化毒性，血管紧张素Ⅱ直接通过血管紧张素Ⅱ1 型受体（$AT_1$）的激活，血管紧张素转化酶抑制剂（ACEI）和血管紧张素Ⅱ受体阻滞剂（ARB）通过阻滞 NAD（P）H 氧化酶的激活，限制血管床的氧化反应。

## （六）钙离子

钙离子（$Ca^{2+}$）是血管平滑肌细胞收缩和心脏变力性和变时性功能的主要细胞内介质。$Ca^{2+}$通过电压依赖的 L-型和 T-型钙通道进入血管平滑肌细胞、心肌细胞和起搏细胞。在血管平滑肌中，电压门控的 L-型钙通道（长效，缓慢激活）通过钙诱导肌浆网内的 $Ca^{2+}$ 释放，允许足够的 $Ca^{2+}$ 进入来启动收缩。细胞内 $Ca^{2+}$ 增多还有促进动脉粥样硬化的作用。

# 第三节　经皮冠脉介入术后血压目标的确定

PCI 术后血压管理的总体目标是降低风险的同时不影响冠脉血流储备。指南推荐的血压目标值在一般个体为小于 140/90mmHg，而在一些糖尿病或慢性肾脏病（CKD）患者为小于 130/80mmHg。AHA关于CAD预防和管理中高血压治疗的首次科学声明，也推荐对确诊的CAD等危症或Framingham 风险评分≥10%的个体，血压目标应小于 130/80mmHg[3]。

较低的血压目标，特别是在有靶器官损害的患者中制定较低的血压目标，既往认为对患者有益。然而高危患者的降压目标，并没有得到来自高质量随机临床试验证据的支持。较低的血压目标对冠心病的预防和对确诊的 CAD 的治疗是否合适，尚存争议。一方面，根据血流动力学及心脏病理生理学的研究支持较低的 SBP 值（即小于 120mmHg）对降低心脏负荷可能有益，而降低 SBP 的同时又存在 DBP 过度降低可能影响冠脉血流灌注。目前虽然对最适合的血压目标值是多少的问题还没有达成共识，然而，综合相关的流行病学研究、考虑"J"形曲线的理论问题、动物研究的数据、替代终点及用心血管事件作为终点的人群研究针对不同血压目标的随机临床试验，指南推荐的血压目标值仍被认为是合理的推荐。

《美国冠心病患者高血压治疗指南》推荐对于高血压和 CAD 患者心血管事件的二级预防，目标血压小于 140/90mmHg 是合理的（Ⅱa，B）；对高危患者，有 CAD、既往心肌梗死、脑卒中或短暂脑缺血发作（TIA）、或 CAD 等危症（颈动脉疾病、外周动脉疾病、腹主动脉瘤）的患者，一个更低的目标血压（<130/80mmHg）可能是合适的（Ⅱb，B）；有心肌缺血、DBP 升高的 CAD 患者，血压应缓慢降低；糖尿病或年龄>60 岁的患者，脉压增宽的老年高血压患者，建议注意避免 DBP 降低到小于 60mmHg（Ⅱa，C）[4]。

由于老年人冠脉储备较低，因此"J"形曲线对老年人有更具破坏性的影响。INVEST 研究显示了DBP 与一级预后终点（全因死亡、非致命性 MI、或非致命性脑卒中）之间的一种"J"形曲线关系，最低点是在 75mmHg，而在老年最低点更低为70mmHg。因此 2011 年 ACC/AHA 关于老年人高血压的专家共识文件推荐，对没有并发症的高血压患者推荐的目标血压为小于 140/90mmHg。然而，老年高血压患者的这一目标是根据专家意见而不是根据 RCT 得来的数据，在 65～79 岁的患者与年龄更高的患者中，SBP 目标是否相同仍未明确，最新的指南中仍保留小于 140/90mmHg 的目标，但一些学者也推荐目标血压为小于 150/90mmHg。对年龄大于 80 岁的患者，一个合理的目标血压是小于 150/80mmHg，尽管在这个年龄组还没有直接的数据支持这一目标或任何其他特定的目标。

# 第四节　经皮冠脉介入术后高血压管理及规范用药

随着技术和器械的不断进步，PCI 已成为冠心病治疗的重要手段。合并高血压的冠心病患者 PCI 术后治疗血压目标大致如上，根据冠心病分类不同，PCI 术后的高血压管理也不尽相同。

## 一、合并高血压的稳定性冠心病患者的降压策略

冠状动脉疾病主要由冠状动脉硬化引起，冠状动脉硬化的程度轻重不一，轻度病变对心脏无明显影响，也不产生症状，重度病变可引起管腔狭窄。稳定型冠状动脉疾病通常指可逆的心肌供血不足或缺血缺氧，由锻炼、情绪不稳或压力诱导，也可能自发。慢性稳定型心绞痛合并高血压患者 β 受体阻滞剂应该成为治疗首选。β 受体阻滞剂可以发挥降低心肌氧耗、减慢心率、缓解心绞痛、控制血压的目的，是冠心病合并高血压的基础用药。如果有陈旧性前壁心肌梗死或者糖尿病，加用 ACEI 或 ARB 是非常好的联合方案。当 β 受体阻滞剂有禁忌或不能耐受，地尔硫䓬可以作为一个选择。若高血压仍未控制，在 β 受体阻滞剂和 ACEI 的基础上，可以联合噻嗪类利尿药增强降压作用；如心绞痛和高血压未控制可加用长效二氢吡啶类 CCB。冠心病合并高血压患者使用抗血小板或抗凝药物的重度高血压患者，当血压大于 180/100mmHg，需立即降压以降低出血性脑卒中的危险性。

### （一）可选择的药物

**1. β 受体阻滞剂**　是治疗心绞痛患者首选的药物。对稳定型心绞痛患者，可以使用 β 受体阻滞剂作为缓解症状的初始治疗和长期治疗。最近 ACC/AHA 指南推荐对 MI 或急性冠脉综合征（ACS）后左心室功能正常的患者，用 β 受体阻滞剂治疗，特别是在有左心室收缩功能不全（EF≤40%），或有心力衰竭或既往 MI 的患者，要用卡维地洛、琥珀酸美托洛尔或比索洛尔，除非有禁忌证（I；A）。对 MI 或 ACS 后所有左心室功能正常的患者，都应启动 β 受体阻滞剂治疗，并持续 3 年[5]。

β 受体阻滞剂主要通过负性肌力和负性频率作用缓解心肌缺血和心绞痛。心率降低可增加舒张期充盈时间从而增加冠脉灌注。β 受体阻滞剂还抑制肾小球旁器分泌肾素，目前高选择性的、没有内源性拟交感活性、有心脏保护作用的制剂（β1 受体阻滞剂）最常用。其使用的相对禁忌证包括窦房结或房室结功能不全、低血压、失代偿性 HF 和严重的支气管哮喘。外周动脉疾病罕见由于使用 β 受体阻滞剂而使症状恶化，而轻度的支气管痉挛性疾病、慢性阻塞性肺疾病（COPD）并不是绝对禁忌证。在治疗有低血糖事件史的脆性糖尿病患者时需要谨慎，因为 β 受体阻滞剂可能掩盖低血糖的症状。

**2. 钙通道阻滞剂**　CCB 通过降低外周血管阻力、降低血压最终降低心肌氧耗；通过扩张冠脉而增加心肌氧供。CCB 治疗因冠脉痉挛所致的心绞痛，如变异型心绞痛或寒冷诱发的心绞痛有其独特显著地疗效。二氢吡啶类 CCB 结合于 L 型通道的 α1 亚单位，并且呈现对包括冠状动脉在内的动脉/小动脉的高选择性，在这些动脉它们属于血管扩张剂。非二氢吡啶类 CCB，包括苯烷胺类（维拉帕米）和地尔硫䓬类（地尔硫䓬），与 α1 亚单位上的不同位点相结合，而对血管组织的选择性不强；它们对窦房结和房室结传导组织有负性变时性和负性传导性作用，而对心肌细胞有负性肌力作用。非二氢吡啶类 CCB 对房室结比对窦房结有更大的作用，对原有房室结病变的患者，或当与抑制房室结的其他药物如 β 受体阻滞剂联用时，可能会引起高度房室传导阻滞。

稳定型心绞痛患者如果对 β 受体阻滞剂无效、有禁忌或不能耐受，可加或换用 CCB 或长效硝酸酯类以缓解症状（Ⅱa；B）[6, 7]。若与 β 受体阻滞剂联用，长效二氢吡啶类制剂优于非二氢吡啶类（地尔硫䓬或维拉帕米），可避免过度心动过缓或传导

阻滞。地尔硫草或维拉帕米不应用于有心力衰竭或左心室功能不全的患者，而且应当避免使用短效硝苯地平，因为它能引起反射性交感激活并加重心肌缺血[7]。

虽然临床上 CCB 治疗稳定型心绞痛患者的高血压有效，但能否预防心血管事件尚未达成共识。INVEST 研究在 22000 例慢性 CAD 伴高血压患者中发现，非二氢吡啶类 CCB 维拉帕米和 β 受体阻滞剂阿替洛尔组平均随访 2.7 年，死亡、MI 或脑卒中的复合终点组间没有差异。ALLHAT 试验发现噻嗪样利尿剂、长效二氢吡啶类 CCB 或 ACEI 的患者的冠脉终点事件的发生率没有显著性差异。CAMELOT 试验发现氨氯地平与依那普利相比，不良心血管事件发生率氨氯地平组低于依那普利组；血管内超声斑块进展评价中，氨氯地平组优于依那普利组。因此对高危高血压患者更需要积极地控制血压，为了达标通常在开始就需要联合治疗。

**3. ACEI**　支持用 ACEI 控制稳定性 CAD 患者血压的临床试验很多。HOPE 试验发现雷米普利 10mg/d 使 CVD 终点降低 20%～25%；EUROPA 发现培哚普利 8mg/d 使一级终点、心血管死亡、MI 或心脏停搏的复合终点相对风险降低 20%。因此，美国高血压管理指南》推荐稳定型心绞痛合并高血压、糖尿病、LVEF≤40% 或 CKD 的所有 CAD 患者，都应使用 ACEI，除非有禁忌证（Ⅰ；A）[4, 8]。然而，PEACE 试验和 ALLHAT 试验，发现 ACEI 和氯噻酮、氨氯地平、安慰剂在心血管死亡、MI 或冠脉血运重建的一级复合终点发生率组间没有差异。ANBP-2 研究显示，在男性而非女性，尽管血压降幅相似，用 ACEI 治疗比用利尿剂有更好的心血管预后。

**4. ARB**　ACEI 与 ARB 曾联合用于治疗 ST 段抬高型心肌梗死（STEMI）后恢复期或慢性期的严重或持续性心力衰竭患者，但 ONTARGET 研究两者联用未能显示额外获益，还显著增加副作用，故这种联合不予推荐。在 VALIANT 试验中，缬沙坦并不比卡托普利更有效。因此，指南推荐对稳定型心绞痛合并高血压、糖尿病或 CKD，有用 ACEI 的适应证，但不能耐受 ACEI 的患者，都推荐用 ARB（Ⅰ；A）。对于不能耐受 ACEI、有心力衰竭或 LVEF≤40% 的 STEMI 患者，在住院期间和出院后，ARB 可适用（Ⅰ；B）[4]。

**5. 利尿剂**　早期的研究如退伍军人管理局研究、MRC 试验、SHEP 及较晚的研究如 ALLHAT 研究均证实噻嗪类利尿剂可降低心血管事件[9]。

**6. 硝酸酯**　一般不用于治疗高血压。对于稳定型心绞痛患者，当 β 受体阻滞剂不能耐受时，可用长效硝酸酯或 CCB 来缓解症状（Ⅰ；B）。硝酸酯不可与西地那非类磷酸二酯酶抑制剂合用，避免引起严重的低血压[7]。

（二）相关指南推荐

《美国高血压管理指南》对合并慢性稳定型心绞痛的患者有以下推荐[4]：

（1）对有既往心肌梗死史的患者首选 β 受体阻滞剂；如果有既往心肌梗死、左心室收缩功能不全、糖尿病或 CKD，应联用 ACEI 或 ARB，可联用一种噻嗪类或噻嗪样利尿剂（Ⅰ，A）。

（2）联合治疗为首选推荐。

（3）如果对 β 受体阻滞剂有禁忌或有不能耐受的副作用，可以用非二氢吡啶类 CCB（如地尔硫草或维拉帕米）代替，但如存在左心室功能不全则避免使用（Ⅱa，B）。

（4）如果心绞痛或高血压仍未控制，可在 β 受体阻滞剂、ACEI 与噻嗪类或噻嗪样利尿剂方案的基础上，加用长效二氢吡啶类 CCB。对有心绞痛症状的 CAD 和高血压患者，β 受体阻滞剂与非二氢吡啶类 CCB（地尔硫草或维拉帕米）联用应当谨慎，增加引起显著心动过缓和心力衰竭的风险（Ⅱa，B）。

（5）稳定型心绞痛患者的目标血压是小于 140/90mmHg（Ⅰ，A）。但对某些有 CAD、既往脑卒中或 TIA、或 CAD 等危症（颈动脉疾病、外周动脉疾病和腹主动脉瘤）的患者，可以考虑更低的目标血压（<130/80mmHg）（Ⅱb，B）。

（6）高血压患者使用抗血小板或抗凝药物。但没有控制的重度高血压患者，如不合并急性脑血管病等特别的禁忌证，要尽快降低血压，以降低出血性脑卒中的风险（Ⅱa，C）。

## 二、急性冠脉综合征

调查显示，在 STEMI 患者中高血压的患病率为 65.2%，而在非 ST 段抬高心肌梗死（NSTEMI）患者中为 79.2%。在 ACS 患者中，年龄＞75 岁的人中高血压的患病率约为年龄＜45 岁成人组的 2 倍。

高血压对 ACS 预后的影响非常复杂。在纳入 SYMPHONY 试验的稳定型 ACS 患者中，高血压是 90d 内死亡和心肌梗死的一项独立预测因素。而且，高血压作为 CAD 几项经典的危险因素之一，被整合于不稳定型心绞痛（UA）/NSTEMI 心肌梗死溶栓风险评分系统中，而变量≥3 个 CAD 危险因素，与死亡率和复发性缺血事件的复合终点独立相关[10]。

冠心病的主要病理生理机制是心肌的氧供失衡，ACS 时尤为如此，此刻的治疗包括降压治疗和抗凝、抗血小板及再灌注治疗。ACS 合并高血压增加了心肌的耗氧，但过快、过低降低血压，可能降低心肌氧供。而且，ACS 患者急性期时血管舒缩反应不稳定，对降压治疗可产生过度反应。因此，首先应明确，ACS 合并高血压的治疗目标是降低血压，减轻心肌耗氧，改善预后。ACS 合并高血压患者，首先应根据患者血压水平和风险程度决定治疗方案。若患者血压为轻中度升高，可首先关注 ACS 的处理，予以抗凝、抗血小板、抗缺血治疗。大多数患者胸痛缓解后血压可降至正常水平。虽然没有控制的高血压似乎并不明显增高 ACS 患者的死亡率，但它对颅内出血是一项重要的危险因素，因此，高血压仍然是溶栓治疗的相对禁忌证。若血压急剧升高超过 180/110mmHg，应当先控制血压，可使用静脉降压药物，首选硝酸甘油针剂，降压同时可改善心肌供血。待血压降至 160/110mmHg 以下，可再考虑抗凝、抗血小板、抗缺血治疗。急性心肌梗死再灌注治疗是决定近远期预后的最重要因素，应首先考虑再灌注治疗，选择急诊介入治疗的患者可同时进行静脉降压处理；若选择静脉溶栓，由于过高血压增加脑出血风险，血压控制在 160/110mmHg 以下才能进行溶栓治疗[11]。

ACS 急诊介入治疗手术中的血压管理非常重要，管理不好，患者可能发生心力衰竭或者低血压及脑血管并发症。若血压轻中度升高，低于 180/110mmHg，可暂不予处理，术后给予口服降压药物治疗。若血压重度升高，推荐立即使用静脉降压药物，硝酸甘油、乌拉地尔、地尔硫䓬或硝普钠均可选用，手术中严密监测，避免血压过度降低，使血压保持在轻度升高水平更安全[12]。

对 ACS 患者血压管理的基石是调整氧供和氧需之间的平衡。ACS 患者这种关系特别易受到扰乱，因为 ACS 的发生是供需关系改变的临床表现，以致于在静息或在相对低水平需氧增多时就发生心肌缺血。虽然血压升高可增加心肌氧需，但 DBP 迅速而过多降低有可能引起冠脉血流和氧供的受损。此外，ACS 患者常有血管舒缩不稳定，有对降压治疗反应增强的趋势，故用于 ACS 患者的降压药物，应当重点选择那些有明确循证证据、独立于降压、能降低 ACS 患者风险的药物。这些药物包括：β 受体阻滞剂、ACEI（或 ARB）和醛固酮受体拮抗剂。ACS 患者早期血压可能波动，因此，在控制血压前应当首先密切关注血运重建、疼痛症状控制；其次，血压应缓慢降低，建议谨慎避免 DBP 降低至 <60mmHg，因为这可能降低冠脉灌注和加重心肌缺血[13]。出院时的血压目标推荐小于 130/80mmHg。在脉压增宽的老年高血压患者，避免过度降压，因为降低 SBP 可能导致过低的 DBP，从而加重心肌缺血。住院时启动和未启动的有效治疗，对长期发病率和死亡率的主要影响，取决于门诊持续血压控制的疗效。

## （一）可选择的药物

**1. 硝酸甘油** 对有 ACS 的高血压患者，硝酸甘油一直是治疗的基本药物。硝酸甘油对缓解心肌缺血和肺淤血症状是有效的，对降低动脉血压中度有效。然而，临床试验证据并不支持硝酸酯对 ACS 的疗效。GISSI-3 和 ISIS-4 试验纳入了近 80 000 例 STEMI 患者，使用硝酸酯没有发现死亡率差异。因此，ACC/AHA 的 STEMI 指南不推荐用硝酸甘油来降低事件，而仅以 C 级证据推荐缓解缺血性胸痛或急性高血压或治疗肺淤血。对下壁 STEMI 的患者，应慎用硝酸酯。如果存在右心室梗死，因为硝酸甘油降低后负荷的作用则要禁用。指南警告不应使用硝酸甘油来代替已证明有预后获益的药物，如 β 受体阻滞剂或 ACEI，尤其是在恢复期[14]。

用硝酸酯治疗的患者需要监测潜在的副作用，尤其是可能加重心肌缺血的严重低血压。风险增高的患者包括老年人、血容量被耗竭的人群，或在 24h 内用了西地那非或在 48h 内用了他达那非的人群。为避免硝酸酯耐受，一旦病情稳定，就应试图通过减少静脉内剂量和通过非静脉途径来执行间歇给药，以降低耐药性。

**2. β 受体阻滞剂** 是 ACS 治疗的基石，通过能降低心率和血压而降低心肌氧需。β 受体阻滞剂是最早被证明能减少梗死面积的药物。β 受体阻滞剂通过抗心律失常作用和通过预防心脏破裂能减少早期猝死。多项试验已经证明，在出院后长期使用 β 受体阻滞剂的 STEMI 患者，能长期获益。因此，对出院后的 ACS 患者，应常规使用 β-受体阻滞剂，并应尽早启动和持续使用至少 3 年。但对 ACS 后早期静脉内使用的 β 受体阻滞剂并不推荐。氯吡格雷/美托洛尔治疗心肌梗死（COMMIT）/中国心脏研究（CCS）2 试验结果显示在入院时静脉内使用，然后口服 β 受体阻滞剂与安慰剂比较，其死亡、再梗死或心脏停搏和全因死亡复合终点发生率均没有降低。然而，COMMIT 试验证实了静脉用 β 受体阻滞剂再梗死率（2.0%比 2.5%）和心室颤动发生率（2.5%比 3.0%）降低，但心源性休克明显增多。过高的休克风险在住院的前 2d 最高，特别是在入院时血流动力学不稳定或临界的患者。这项重要的研究证实了静脉内 β 受体阻滞剂治疗应当限于有显著高血压或心动过速（即由房性心律失常引起的）、有持续性心肌缺血、交感电风暴和血流动力学受损风险低的患者[15]。

当前 ACC/AHA 的 STEM 和 UA/NSTEMI 指南推荐，一旦明确了患者是稳定的且没有禁忌证，在 24h 内就应启动口服 β 受体阻滞剂。β 受体阻滞剂的选择应当根据药代动力学、副作用和医生的熟悉情况，但一般来说，没有内源性拟交感活性的、短效、有心脏保护作用（β₁ 选择性）的 β 受体阻滞剂，如美托洛尔和比索洛尔为首选。对 ACS 并严重高血压的患者，卡维地洛也被推荐，由于其还阻滞 β₂ 受体和 α₁ 受体，因此比 β₁ 受体选择性药物有更强的降压作用。然而，由于其 β₂ 受体拮抗作用对气道阻力的影响，故对有阻塞性气道疾病的患者应当避免使用。对 ACS 使用 β 受体阻滞剂的禁忌证包括：显著的一度房室传导阻滞（心电图 PR 间期＞0.24s）、二度或三度房室传导阻滞、严重的支气管痉挛性肺病、失代偿性心力衰竭和低血压。几项汇总分析的结论是对于有慢性阻塞性肺疾病的患者，有心脏保护作用的 β 受体阻滞剂并不产生临床上明显的不良气道反应，提示对这些患者不应排斥用 β 受体阻滞剂[14]。

**3. 钙通道阻滞剂**　CCB 治疗 ACS 时在有左心室功能不全的患者中增加死亡率。因此，对 UA 或 NSTEMI 患者没有常规使用 CCB 的指征。AHA/ACC

的 UA 和 NSTEMI 管理指南提出，持续或频繁发生心肌缺血的患者，当 β 受体阻滞剂有禁忌时，在没有严重左心室功能不全或其他禁忌证的情况下，可替代使用非二氢吡啶类 CCB（维拉帕米或地尔硫䓬）。对有左心室功能不全的患者，要避免使用维拉帕米或地尔硫䓬，并且避免与 β 受体阻滞剂一起使用，因为非二氢吡啶类 CCB 与 β 受体阻滞剂联用时加重其传导阻滞的副作用[16]。

**4. ACEI**　ACEI 是 STEMI 和 NSTE-ACS 血压管理的首选药物。在 STEMI，ACEI 可减少梗死扩展，防止左心室重构和心室扩大，有助于预防并发症如室性心律失常、心力衰竭、心肌破裂等。GISSI-3、ISIS-4 和 CCS-1 试验均证实了可从早期使用 ACEI 获益，在 AMI 后 4 周死亡率降低，30d 时相对死亡率降低 7%。在入院时有心力衰竭和有前壁心肌梗死的患者获益最大。出院后长期维持，其获益更大，死亡率降低 20%～25%[15]。

**5. ARB**　对于用 ACEI 有禁忌或不能耐受的患者，ARB 可作为替选用药。VALIANT 试验发现缬沙坦在降低心血管事件方面与卡托普利相当。而 OPTIMAAL 试验表明，缬沙坦较卡托普利有死亡率增高的趋势。因此为慎重考虑，在能够耐受的患者，ACEI 优于 ARB，但对 ACEI 不能耐受的患者，ARB 则是一线替代药。

**6. 醛固酮受体拮抗剂**　有些学者认为 MI 后醛固酮可引起不良心室重构和心肌纤维化。即使在用了大剂量 ACEI 的患者中，醛固酮也未能完全受到抑制，EPHESUS 试验依普利酮组较安慰剂组相比总死亡率、心力衰竭或死亡率、心源性猝死率，分别降低 15%、17%和 21%，而且醛固酮拮抗剂治疗可增加 ACEI/ARB 和 β 受体阻滞剂药物的获益[17]。

血清肌酐水平显著升高（男性≥2.5mg/dl，女性≥2.0mg/dl），或血钾水平升高（≥5.0mmol/L）的患者，应当避免使用醛固酮受体拮抗剂，因为对 eGFR＜50ml/min 的患者，使用这些药物存在严重高钾血症的风险。对于长期使用醛固酮受体拮抗剂治疗的患者，需要密切的监测，以减少高钾血症的发生及其并发症。

**7. 利尿剂**　虽然噻嗪类和噻嗪样利尿剂对血压的长期控制具有重要的作用，但在 ACS 时，利尿剂主要用于有充盈压增高、肺静脉淤血或心力衰竭的患者。对于在 ACS 后可能促进心律失常的低钾血症，需要特别的小心。对于有心力衰竭（NYHA Ⅲ或Ⅳ级）、或CKD和eGFR<45ml/min的患者，袢利尿剂优于噻嗪类利尿剂[9]。

### （二）指南相关推荐[4, 3, 14]

（1）ACS患者如果没有使用β受体阻滞剂的禁忌证，通常应在发病24h内开始口服β受体阻滞剂治疗（Ⅰ，A）。初始治疗应当包括一种没有内源性拟交感活性的短效 $β_1$ 选择性β受体阻滞剂（琥珀酸美托洛尔或比索洛尔）。对于有严重高血压或持续性缺血的患者，可考虑静脉内用（艾司洛尔）（Ⅱa，B）。血流动力学不稳定的患者或存在失代偿性心力衰竭时，应在病情稳定后才开始β受体阻滞剂治疗（Ⅰ，A）。

（2）ACS合并高血压患者应考虑使用硝酸酯类药物进行降压或缓解持续性缺血或肺淤血症状（Ⅰ，C）。疑似右心室梗死和血流动力学不稳定的患者，应避免使用硝酸酯类药物，首选舌下含服或静脉注射硝酸甘油作为初始治疗，如有适应证，可过渡到用长效制剂。

（3）有持续性缺血的患者，如果对使用β受体阻滞剂有禁忌或不能耐受其副作用，可用非二氢吡啶类CCB如维拉帕米或地尔硫䓬代替，在左心室功能不全或心力衰竭患者中禁用。如果单用β受体阻滞剂不能控制心绞痛或高血压，在优化使用ACEI后，可再加用一种长效二氢吡啶类CCB（Ⅰ，B）。

（4）如患者有心肌梗死病史，且存在高血压、左心室功能不全或心力衰竭和糖尿病，应加用一种ACEI（Ⅰ，A）或ARB（Ⅰ，B）。EF值保留且无糖尿病的低危ACS患者，可考虑ACEI作为其一线控制血压的药物（Ⅱa，A）。

（5）心肌梗死后有左心室功能不全、心力衰竭或糖尿病患者，在服用β受体阻滞剂和ACEI的同时，可加用醛固酮受体拮抗剂，但要监测血钾水平。肌酐水平升高（男性≥2.5mg/dl，女性≥2.0mg/dl）和血钾升高（≥5.0mmol/L）的患者应避免使用这类药物（Ⅰ，A）。

（6）对于有心力衰竭（NYHA Ⅲ或Ⅳ级）或有CKD、eGFR<30ml/min的ACS患者，袢利尿剂优于噻嗪类和噻嗪样利尿剂。对使用β受体阻滞剂、ACEI和醛固酮受体拮抗剂无效的难治性高血压患者，可加用噻嗪类或噻嗪样利尿剂进行血压控制。

（7）血流动力学稳定的ACS患者血压目标为小于140/90mmHg（Ⅱa，C）。患者出院时血压目标值小于130/80mmHg（Ⅱb，C）。应缓慢降压，并注意避免DBP<60mmHg，因为DBP过低可降低冠脉灌注而加重心肌缺血。

## 第五节 冠心病经皮冠脉介入术后低血压管理及规范用药

冠心病尤其是合并广泛前壁心肌梗死和右心室心肌梗死患者中，低血压的管理尤为重要。新近指南推荐不论急性心肌梗死患者胸痛发生的间隔时间，如发生心源性休克都应该进行冠脉造影检查，并进行血运重建术，并积极查找心源性休克进展的继发因素，尤其是对于心率>75次/分并有心力衰竭症状者[18]。

在当代评价中，较低的血压通常是不良预后的预测因子[19]。例如，在急性冠脉事件全球注册研究（GRACE）和ACTION-GWTG登记中，入院时血压每降低10mmHg，住院死亡率约增高20%。与UA/NSTEMI心肌梗死溶栓风险评分相反，在STEMI心肌梗死溶栓风险评分系统中，SBP<100mmHg成为模型的一项强力因子。在GUSTO Ⅱb研究和血小板糖蛋白Ⅱb/Ⅲa治疗不稳定型心绞痛研究（PURSUIT）中，很低的SBP（≤90mmHg）与48h和30d死亡率强相关。当对不同表现的ACS评估各种出血预后时，在血压与住院出血之间观察到一条"U"形曲线关系，高血压患者和低血压患者都有过多的出血。尽管有这些局限性，但高血压与死亡率和出血之间所见的一致关系，提示对ACS患者避免低血压应当是一项重要的原则。

当然低血压并不能代表心源性休克，尽管休克定义中并不包含血压，大多数临床工作者也明白血压低与休克并不能划等号，但是在临床实践中，血压仍然是医护人员关注的重点内容之一，甚至在很多关于休克的临床研究中，也是把血压作为重要的或唯一的诊断指标。血压与休克在临床中有难以割舍的联系，因此在现阶段，血压仍是我们诊治休克的一个参考指标之一，但不是唯一。尽管血压有很多局限性，但冠心病患者发生休克时指南推荐初始复苏时的目标血压建议为平均动脉压（MAP）>65mmHg（Ⅰ，B），对于有高血压史的患者而言，保持较高的 MAP 水平，其急性肾损伤（AKI）的发生率会降低[20]。对于急性循环功能衰竭的患者而言，血流动力学支持治疗的目的常是增加心输出量以改善组织灌注。优化液体治疗是患者血流动力学治疗的重要组成部分，在充分容量复苏后使用血管活性药物并监测有创动脉压。

不论是在 PCI 术前、术中或术后发生心源性休克、低血压的患者，一般的治疗策略包括：若没有明确的急性肺水肿或右心室负荷过大的征象，可进行谨慎扩容，评估并优化液体治疗；在充分容量复苏后通过正性肌力药物和（或）血管活性药物治疗可使 MAP 至少达到 65mmHg，或既往有高血压病史的患者允许更高；心源性休克首选去甲肾上腺素来维持有效灌注压；肾上腺素可被用作多巴酚丁胺和去甲肾上腺素联合治疗的替代治疗，但其可增加心律失常、心动过速和高乳酸血症的风险；如患者出现低心排血量时可用多巴酚丁胺治疗。可给予主动脉内球囊反搏、轴流泵式装置、左心房至股动脉旁路泵和体外膜肺氧和技术支持循环。

综上所述，高血压是全球慢性病，而作为心血管疾病最常见、最重要且可控的危险因素，通过优化血压管理来构筑一道坚固的防线，将会有效遏制心血管疾病的增长。高血压管理理念日趋成形，血压达标是血压管理的精髓，是衡量血压管理质量的核心指标，是最终减少心脑血管事件的根本途径。心脑血管事件的形成，是多重危险因素并存的结果，血压作为启动因素，在血管功能和结构异常及动脉硬化的发展方面起着重要的作用，而脂质代谢紊乱将会促进脉粥样硬化的进展和事件的发生，合理的血压管理是改善临床预后的关键环节，因此，在冠心病尤其是 PCI 术后的血压管理中，注重多重危险因素的综合控制，将有助于血管的健康及心血管事件的延缓。

（陈永清）

## 参 考 文 献

[1] 中国高血压防治指南修订委员会. 中国高血压防治指南 2010. 中国医学前沿杂志（电子版），2011，3（5）：42-93.

[2] Lewington S，Clarke R，Qizilbash N，et al. Age-specific relevance of usual blood pressure to vascular mortality：a meta-analysis of individual data for one million adults in 61 prospective studies. Lancet，2002，360（9349）：1903-1913.

[3] Rosendorff C，Writing Committee. Treatment of Hypertension in Patients with Coronary Artery Disease. A Case-Based Summary of the 2015 AHA/ACC/ASH Scientific Statement. Am J Med，2016，129（4）：372-378.

[4] Rosendorff C，Lackland DT，Allison M，et al. Treatment of hypertension in patients with coronary artery disease：a scientific statement from the American heart association，American college of cardiology，and American society of hypertension. J Am Coll Cardiol，2015，65（18）：1998-2038.

[5] 冯颖青，孙宁玲，李勇，等. β 受体阻滞剂在高血压应用中的专家指导建议. 中国医学前沿杂志（电子版），2013，5（4）：58-66.

[6] 苯磺酸氨氯地平临床应用中国专家组. 苯磺酸氨氯地平临床应用中国专家共识. 中华内科杂志，2009，48（11）：974-979.

[7] Montalescot G，Sechtem U，Achenbach S，et al. 2013 ESC guidelines on the management of stable coronary artery disease：the task force on the management of stable coronary artery disease of the European Society of Cardiology. Eur Heart J，2013，34（38）：2949-3003.

[8] 中华医学会心血管病学分会，中华心血管病杂志编辑委员会. 血管紧张素转换酶抑制剂在心血管病中应用中国专家共识. 中华心血管病杂志，2007，35（2）：97-106.

[9] 中华医学会心血管病学分会高血压学组. 利尿剂治疗高血压的中国专家共识. 中华高血压杂志，2011，19（3）：214-222.

[10] Levine GN，Bates ER，Blankenship JC，et al. 2015 ACC/AHA/SCAI Focused Update on Primary Percutaneous Coronary Intervention for Patients With ST-Elevation Myocardial Infarction：An Update of the 2011 ACCF/AHA/SCAI Guideline for Percutaneous Coronary Intervention and the 2013 ACCF/AHA Guideline for the Management of ST-Elevation Myocardial Infarction：A Report of the American College of Cardiology/American Heart Association Task Force on Clinical Practice Guidelines and the Society for Cardiovascular Angiography and Interventions. 2016，133（11）：1135-1147.

[11] Jang Y，Zhu J，Ge J，et al. Preloading with atorvastatin before percutaneous coronary intervention in statin-nave Asian patients with non-ST elevation acute coronary syndromes：A randomized study. J Cardiol，2014，63（5）：335-343.

[12] Rembek M，Goch A，Goch J. The clinical course of acute ST-elevation myocardial infarction in patients with hypertension. Kardiol Pol，2010，68（2）：157-163.

[13] Roffi M，Patrono C，Collet J P，et al. 2015 ESC Guidelines for the management of acute coronary syndromes in patients presenting without persistent ST-segment elevation：Task Force for the Management of Acute Coronary Syndromes in Patients Presenting without Persistent ST-Segment Elevation of the European Society of Cardiology（ESC）. Eur Heart J，2016，37（3）：267-315.

[14] Windecker S，Kolh P，Alfonso F，et al. 2014 ESC/EACTS Guidelines on myocardial revascularization：The Task Force on Myocardial Revascularization of the European Society of Cardiology（ESC）and the European Association for Cardio-Thoracic Surgery（EACTS）. Developed with the special contribution of the European Association of Percutaneous Cardiovascular Interventions（EAPCI）. Eur Heart J，2014，35（37）：2541-2619.

[15] Han Y，Guo J，Zheng Y，et al. Bivalirudinvs heparin with or without tirofiban during primary percutaneous coronary intervention in acute

myocardial infarction：the BRIGHT randomized clinical trial. JAMA，2015，313（13）：1336-1346.

[16] Bangalore S，Qin J，Sloan S，et al. What is the optimal blood pressure in patients after acute coronary syndromes？：relationship of blood pressure and cardiovascular events in the pravastatin or atorvastatin Evaluation and infection Therapy-Thrombolysis in Myocardial Infarction（PROVE IT-TIMI）22 trial. Circulation，2010，122（21）：2142-2151.

[17] Richards AM，Nicholls MG，Troughton RW，et al. Antecedent hypertension and heart failure after myocardial infarction. J Am Coll Cardiol，2002，39（7）：1182-1188.

[18] 中华医学会心血管病学分会介入心脏病学组，中国医师协会心血管内科医师分会血栓防治专业委员会，中华心血管病杂志编辑委员会.中国经皮冠状动脉介入治疗指南（2016）. 中华心血管病杂志，2016，44（5）：382-400.

[19] Zheng B，Jiang J，Liu H，et al. Efficacy and safety of serial atorvastatin load in Chinese patients undergoing elective percutaneous coronary intervention：results of the ISCAP（Intensive Statin Therapy for Chinese Patients with Coronary Artery Disease Undergoing Percutaneous Coronary Intervention）randomized controlled trial. Eur Heart J Suppl，2015，17（Suppl B），B47-B56.

[20] Xu B，Genereux P，Yang Y，et al. Validation and comparison of the long-term prognostic capability of the SYNTAX score-Ⅱ among1，528 consecutive patients who underwent left main percutaneous coronary intervention. JACC Cardiovasc Interv，2014，7（10）：1128-1137.

# 第二十二章

# 高血压合并高黏血症

随着对高血压病理过程研究的深入，目前已认识到降压治疗只能降低血压，不能消除与血压相关的心血管疾病危险，在血压被控制后，这些危险因子依然存在。血流状态、血液成分和血管壁的改变是心肌梗死、脑梗死等血栓性疾患发生的三大主要因素。代谢综合征（MS）是一组代谢紊乱性疾病的总称，是以向心性肥胖、胰岛素抵抗、高血压、高三酰甘油血症、低高密度脂蛋白胆固醇、糖耐量下降或2型糖尿病为主要临床表现的一个症候群。MS患者一般同时表现出多重心血管危险因素，其所涉及代谢异常如血糖异常、高血压、血脂异常等都可以引起血液流变学指标改变。血液黏度是一个综合性指标，它取决于血浆黏度、血细胞比容、红细胞聚集性及流变性等。Medvedeva 等[1]认为：高黏血症是 MS 的后果。高脂血症、高血压、高血糖与高黏血症均密切相关，高血压、高血脂、高血糖合并高黏血症的比例为85.6%、80.4%、77.6%，说明代谢异常可以影响血液流变学特性，纠正各种代谢异常，同时改善血液流变学特性，可达到早期血管保护和多器官保护的效果。

## 第一节　高黏血症概述

高黏血症（或称高黏滞血症）是由于血液中红细胞聚集成串，丧失应有的间隙和距离，或者血液中红细胞在通过微小毛细血管时的弯曲变形能力下降，使血液的黏稠度增加，循环阻力增大，微循环血流不畅所致。致使血液过度黏稠、血流缓慢造成，以血液流变学参数异常为特点的临床病理综合征。血液黏度可通过在高切变率（high shear rate，HSR）（208S$^{-1}$）或低切变率（low shear rate，LSR）（0.5S$^{-1}$）条件下应用血细胞比容（hematocrit，HCT）及总蛋白（total protein，TP）作为参数计算[2]，在 HSR 条件下公式为（0.12×HCT）+ 0.17（TP-2.07）；在 LSR 条件下公式为（1.89×HCT）+3.76（TP-78.42）。也可通过测定血浆黏度、HCT、红细胞刚性指数和聚集指数、血小板聚集性、血浆纤维蛋白原等指标来评估血液黏度。按 Kaber 法[3]，应用 NXE-1 型锥板式黏度计，在25℃条件下，分别以 225S$^{-1}$、30S$^{-1}$和4.5S$^{-1}$作为高、中、低切变率测定全血表观黏度，固定以切变率 225S$^{-1}$ 测定血浆黏度；采用离心法测定 HCT；按 Dintenfass 法[4]计算红细胞刚性指数和聚集指数；采用亚硫酸钠法测定血浆纤维蛋白原。

### （一）引起高黏血症的原因

**1. 细胞浓度过高**　血液中的细胞数量相对增多。例如，老年人体内水分相对减少，血液中的水含量也减少，那么血细胞的比例就会相对增大，由于血液中的液体成分减少，固体成分增多，血液中的黏度就自然升高了。

**2. 血液黏度增高**　血液中除了红细胞以外，还有许多血浆蛋白，如球蛋白、纤维蛋白原等。这些大分子蛋白质增多时常与红细胞黏合成网格，增加了血液流动的阻力，导致血液黏度增高。

**3. 血细胞的聚集性增高**　当红细胞或血小板的结构出现某种异常时，红细胞和血小板就会积聚到一起，阻塞血管，形成血栓。

**4. 血细胞的变形性减弱**　人体内的毛细血管是很细的，最小的血管只能允许一个血细胞通过，而且血细胞在通过小血管时还要改变形状，以利于通过，当血细胞的变形能力减弱时，通过小血管时很困难，影响血流速度，因而使血液黏度增高。

**5. 血脂异常**　由于血液是全身循环的，所以血液中脂质含量过高时，可以使血液的自身黏度改变。

另外，增高的血脂可抑制纤维蛋白溶解，使血液黏度更加增高。血液黏度的增高，易诱发冠心病，甚至急性心肌梗死。

### （二）高黏血症的信号及症状

高黏血症是由神经功能障碍、视觉干扰及出血倾向组成的一组症候群[5]，并存在一些早期信号。血液黏稠、流速减慢，这样血液中脂质便沉积在血管的内壁上，引起管腔狭窄、供血不足，导致心肌缺血、脑血栓、肢体血管血栓等疾病的发生。有些中老年人经常感觉头晕、困倦、记忆力减退等，认为是人生走向衰变的必然现象，其实这是高黏血症造成的恶果。早期主要表现为晨起头晕、午餐后犯困、晚上清醒、蹲着干活气短、阵发性视力模糊；体检验血时，常针尖阻塞和血液很快凝集在针管中；血流变测定时，血液黏度"+++"以上，其他各项指数也显著增高。在日常生活中，中老年人如发现自己有上述症状，应及时去医院做血流变学检查。

## 第二节　高血压与高黏血症的关系

高血压常伴随着高黏血症，高血压患者因红细胞刚性指数升高，变形能力下降，加之血浆黏度也升高，故全血表观黏度升高。

血压升高时血小板聚集性各指标显著升高，单纯降压治疗并不能明显改善血液黏性和血细胞聚集性变。血压升高达到高血压二期时，血管内皮受损，血小板在切应力作用下被挤向管周，此处切应力大，血小板碰撞机会多，故极易被激活而发生聚集。且全血表观黏度和血小板聚集呈极显著正相关，血小板聚集后形成的聚集体有较强的力学稳定性，可存在于快速的血流中，并栓塞毛细血管和小动脉，造成微循环障碍，从而引起血液黏度增高。而高黏性的血液又可加剧血小板聚集，二者互为因果，呈正反馈关系，这是血栓形成的基础。

高血压患者存在着红细胞聚集增强趋势，随着病程的发展，一旦血细胞聚集和血液黏度呈正反馈变化关系，这可能就是心血管意外发生的警报。

高黏血症在高血压的发生、发展过程中也起到至关重要的作用。高黏血症患者多数伴有不同程度的冠心病、高血压、脑血管病、2型糖尿病等疾患，

动脉粥样硬化是此类患者共同的病理学基础，血栓形成则是常见的突发事件。高黏血症除引起微循环灌注不良外，还可以直接影响血流状态，造成血管损伤的发生，同时血液黏滞性增高所致血液流变紊乱是高血压及其他的心血管疾病形成的危险因素。

## 第三节　高血压合并高黏血症的血压管理

目前已经有研究证明除利尿剂，其余降压药物在降压同时对高黏血症的治疗也有益处，利尿剂在治疗高血压的同时会增加血液黏度[6]。

### （一）利尿剂

利尿剂有噻嗪类、袢利尿剂和保钾利尿剂三类。噻嗪类使用最多，降压作用主要通过排钠，减少细胞外液容量，降低外周血管阻力。主要不良反应是低钾血症和影响血脂、血糖、血尿酸代谢，其他还包括乏力、尿量增多等。既往有关于长期应用氢氯噻嗪治疗原发性高血压患者血浆及细胞外液容量的变化方面的研究[7]，结论表明，测量应用噻嗪类利尿剂后1、2、4个月时患者的血浆量较前均显著减少。同时文中也提到，原发性高血压患者在终止长期的噻嗪类治疗药物后，血浆量平均可以增加241ml。另有关于医源性高黏血症、血栓形成方面的研究[8]，对应用利尿剂导致高黏血症的机制做了归纳。文中指出，从理论上讲，利尿剂在高血压治疗中的应用有几种潜在的不良流变学效应：①血细胞比容增加；②血液黏度增加；③血浆蛋白水平升高导致血浆黏度增加；④血浆浓度升高引起的红细胞聚集增加。同时利尿剂的使用会导致凝血系统的改变，尤其会影响内源性纤溶系统活性，从而有利于血栓形成。鉴于上述原因，高血压合并高黏血症的患者一般不采用利尿剂治疗。

### （二）α、β受体阻滞剂

关于选择性α受体阻滞剂哌唑嗪的既往研究结论显示，哌唑嗪对血液流变学存在至关重要的影响，高血压病患者经过哌唑嗪治疗6周后，血细胞比容、全血和血浆黏度明显降低，胶原、ADP和肾上腺素诱导的血小板聚集率在治疗后呈下降趋势[9]。

β受体阻滞剂有选择性（β₁）、非选择性（β₁

与 β₂）和兼有 α 受体阻滞三类。该类药物可通过抑制中枢和周围肾素-血管紧张素-醛固酮系统（RAAS），抑制心肌收缩力和减慢心率发挥降压作用，降压起效较强而且迅速。不良反应主要有心动过缓、乏力、四肢发凉。β 受体阻滞剂对心肌收缩力、窦房结及房室结功能均有抑制作用，并可增加气道阻力，但急性心力衰竭、病态窦房结综合征及房室传导阻滞的患者禁用。选择性 β₁ 受体阻滞剂美托洛尔对降低血液黏度也是有益处的，一项对照研究显示，每日口服美托洛尔片 50～200mg 与口服安慰剂相比，美托洛尔组血液黏度显著降低[10]。另有研究结论提示，美托洛尔片可使红细胞变形能力明显提高[11]。关于 β 受体阻滞剂通过干扰红细胞-内皮细胞相互作用而发挥对短期和长期心肌梗死预防作用的可能性研究结论证明，β 受体阻滞剂能显著降低红细胞黏度并增加红细胞变形能力[12]。

### （三）钙通道阻滞剂

根据药物核心分子结构和作用于 L 型通道不同的亚单位，钙通道阻滞剂分为二氢吡啶类和非二氢吡啶类，前者以硝苯地平为代表，后者有维拉帕米和地尔硫䓬。根据药物作用持续时间，钙通道阻滞剂又可分为短效和长效。降压作用主要通过阻滞电压依赖 L 型通道减少细胞外钙离子进入血管平滑肌细胞内，减弱兴奋收缩偶联，降低阻力血管的收缩反应，钙通道阻滞剂还能减轻 AT II 和 α₁ 肾上腺素能受体的缩血管效应，减少肾小管钠重吸收。主要缺点是开始治疗时有反射性交感活性增强，引起心率增快、面部潮红、头痛、下肢水肿等，尤其使用短效制剂时。非二氢吡啶类药物抑制心肌收缩和传导功能，不宜在心力衰竭、窦房结功能低下或心脏传导阻滞患者中应用。对照研究显示，与安慰剂组相比，缓释钙通道阻滞剂组在治疗高血压时可影响血小板功能和流变性能，使在 ADP 诱导的血小板聚集和血小板内钙离子浓度显著下降，从而减少了血小板的聚集和细胞内游离钙浓度，在降压同时对高黏血症的治疗也有益处[13]。

### （四）血管紧张素转化酶抑制剂及血管紧张素 II 受体阻滞剂

血管紧张素转化酶抑制剂（ACEI）降压作用主要通过抑制循环和组织 ACE，使 Ang II 生成减少，同时抑制激肽酶使缓激肽降解减少。ACEI 具有改善胰岛素抵抗和减少尿蛋白作用，对肥胖、糖尿病和心脏、肾脏靶器官受损的高血压患者具有较好的疗效。不良反应主要是刺激性干咳和血管性水肿。高钾血症、妊娠妇女和双肾动脉狭窄患者禁用。血管紧张素 II 受体阻滞剂（ARB）降压作用主要通过阻滞组织 Ang II 受体亚型 AT₁，更充分有效地阻断 Ang II 的血管收缩、水钠潴留与重构作用。最大特点是直接与药物有关的不良反应少，一般不引起刺激性干咳，持续治疗依从性高，治疗对象和禁忌证与 ACEI 相同。一项前瞻性、开放性、平行对照研究比较了 ARB（氯沙坦）和 ACEI（依那普利）在治疗高血压时对血液流变学的影响，结论显示氯沙坦和依那普利在治疗高血压时均可使血细胞变形能力增加，对于口服依那普利的患者，改善细胞变形性可使全血黏度不显著降低；但在服用氯沙坦的患者中，血细胞变形能力增加反而伴随着血浆黏度的显著增加[14]。但也有在应用 ARB 降压的老年高血压患者中，进行红细胞血液学和血液流变学影响的小型开放性研究[15]，得出应用氯沙坦 1 年后血红蛋白、血浆促红细胞生成素和血液流变学指标无变化；认为与血液黏度下降无显著相关性。

总之，高黏血症不是独立的一种疾病，它是高血压的伴随产物。高血压常合并高黏血症，两者密切关联。这是因为当血液黏稠度增高时，血液流速减慢，然而，人体必须代偿性提高血压，才能提升血流的通过能力，久而久之引起失代偿性的人体导致高血压。同时，血液黏稠容易发生凝血，造成血管栓塞，从而发生缺血性心脑血管疾病。

（赵　昕）

### 参 考 文 献

[1] Medvedeva IV, Dorodneva EF, Pugacheva TA, et al. Analysis of lipid plasma spectrum and basic parameters of red cell memblanes in patients with metabolic syndrome and isehemic heart disease. Klin Med (Mosk)，2002，80（5）：27-30.

[2] Duyuler PT, Duyuler S, Ileri M, et al. Evaluation of Whole Blood Viscosity in Patients with Aortic Sclerosis. J Tehran Heart Cent，2017，12（1）：6-10.

[3] Kasseru, Kremer H, Altrock CT, et al. Reference ranges of viscoelasticity of human blood. Biorheology，1988，25（5）：727-741.

[4] Dintenfass L, Kammers. Re-evaluation of heart precipitation method for plasma fibrinogen estimation: effect of abnormal protein and plasma

viscosity. J CLin Path，1976，29（2）：130.

[5] Preston FE，sokol KJ，Lilley man JS，et al. Cellular hyperviscosity as a cause of neurological symptoms in leukaemia. Br Med J，1978，1（6111）：476-478.

[6] Miuatos，Takenouchi A，Uchida J，et al. Association of Whole Blood Viscosity with Metabolic Syndrome in Type 2 Diabetic Patients：Independent Association With Post-Breakfast Triglyceridemia. J Clin Med Res，2017，9（4）：332-338.

[7] Leth A. Changes in plasma and extracellular fluid volumes in patients with essential hypertension during long-term treatment with hydrochlorothiazide. Circulation，1970，42（3）：479-485.

[8] Baskurt OK，Meiselman HJ. Iatrogenic hyperviscosity and thrombosis. Semin Thromb Hemost，2012，38（8）：854-864.

[9] Gerc V，Koblar V，Kamhi J，et al. Hemorheologic changes in patients with essential hypertension treated with prazosin. Med Pregl，1992，45（7-8）：285-287.

[10] Költringer P，Langsteger W，Pierer G，et al. Effect of metoprolol on microcirculation and blood visc oelasticity. Acta Med Austriaca，1991，18（3）：75-77.

[11] Heilmann L，Siekmann U. Effect of metoprolol on the flow properties of blood. Arzneimittelforschung，1984，34（3）：298-302.

[12] Boogaerts MA，Roelant C，Temmerman J，et al. Effect of beta-blocking drugs on red cell adhesive and rheological properties. J Lab Clin Med，1983，102（6）：899-908.

[13] Chou TZ，Lee KW，Ding YA. Effect of felodipine-ER on blood pressure，platelet function，and rheological properties in hypertension. Can J Cardiol，1993，9（5）：423-427.

[14] Shand BI. Haemorheological effects of losartan and enalapril in patients with renal parenchymal disease and hypertension. J Hum Hypertens，2000，14（5）：305-309.

[15] Shand BI，Gilchrist NL，Nicholls MG，et al. Effect of losartan on haematology and haemorheology in elderly patients with essential hypertension：a pilot study. J Hum Hypertens，1995，9（4）：233-235.

# 第九篇

## 高血压临床治疗措施与评价

# 高血压生活方式预防措施的评估

高血压的生活方式预防措施评估是采用科学的方法，收集客观真实完整的信息，对高血压生活方式预防措施的计划、实施、效果等进行评估，描述和解释生活方式干预措施的规划、执行过程和成效，为改善生活方式干预措施提供依据。常见的生活方式干预措施包括限盐、限酒、戒烟、平衡饮食、加强运动和减重等，详见第三篇第一章。

对高血压生活方式预防措施的评估可分为个体和群体两个层面：个体层面指的是提高个人健康生活的能力，包括降低血压水平、掌握高血压相关知识、转变态度和改变不良生活方式，促进健康生活方式和行为的形成。在群体层面，高血压生活方式干预措施的效果评价指标则主要包括以下几项：①某项生活方式干预知识的知晓率；②某项生活方式流行率；③行为改变率；④干预人群血压控制率：即接受生活方式干预的高血压患者中血压达标人数占干预人数的比例。

## 第一节　限盐的方法及其降压作用机制

各国指南中均有限制钠盐摄入的生活方式干预。大量研究表明，钠盐摄入过量可增加高血压的发病风险，而适度限制钠盐的摄入可改善血压水平，降低心血管事件发生风险。目前主要的限盐干预措施包括限制食盐摄入量、推广使用定量盐勺、使用低钠替代盐等。

### 一、限制食盐摄入量

限制食盐摄入量是各国限盐干预最主要的方式。2013 年一项针对长期适度限盐对血压影响的系统综述分析了 34 项限盐与血压关系的随机对照试验（RCT），共纳入 3230 人。研究结果显示，限盐干预后尿钠下降 75mmol/24h（相当于减少食盐摄入 4.4g/d），收缩压平均下降 4.18mmHg，舒张压平均下降 2.06mmHg。调整年龄、种族和血压状况后，24h 尿钠减少 100mmol（相当于食盐摄入减少 6g/d），收缩压下降 5.8mmHg[1]。在高血压患者中，限盐降低血压 5.39/2.82mmHg，血压正常者下降 2.42/1.00mmHg。说明限制食盐摄入量对高血压患者和血压正常人群均有降压作用，对高血压患者的降压效果更明显。研究还发现，食盐摄入量减少的越多，收缩压下降程度越大[1]。限制食盐摄入能够降低血压，从而减少心血管疾病的发生和发展。

全球钠消耗量和心血管原因死亡报告通过对 107 项随机干预试验的荟萃分析计算钠对血压的影响，利用队列研究的荟萃分析估算血压对心血管疾病死亡的影响。结果显示，全球每年有 165 万心血管病死亡归因于钠摄入量超过推荐的 2g/d。大量证据支持减少钠摄入量和血压之间的线性量效关系。钠摄入每减少 2.3g/d（100mmol/d），收缩压下降 3.82mmHg[2]。

钠的摄入主要来源于饮食。限盐结合膳食干预对血压降低的效果更好。减少钠摄入（<2.3g/d）、DASH 饮食均能降低血压，两者联合的降压效果优于单一降压效果。长期的健康益处依赖于人们持续的饮食方式改变和增加低盐食物可获得性[3]。《AHA/ACC 生活方式管理降低心血管疾病风险指南》提出，相比于 24h 尿钠排泄为 3.3g/d，为 2.4g/d 时，血压降低 2/1mmHg；为 1.5g/d 时，血压降低 7/3mmHg。指南推荐每天使用钠不超过 2.4g，继续减少钠摄入至 1.5g/d 可进一步降低血压[4]。经典的

限盐干预试验 TOHP Ⅰ和 TOHP Ⅱ研究发现，减少钠摄入不仅能够降低血压，而且能够降低远期心血管事件发生风险[5]。调整基线钠排泄量、种族、性别及其他混杂因素后，干预组心血管事件发生风险降低 30%[5]。

限盐对国人血压影响的荟萃分析纳入了 6 项研究，样本量为 3153。结果显示，在高血压人群中，食盐摄入量减少 9.6g，收缩压下降 8.91mmHg，舒张压下降 5.88mmHg。相当于食盐摄入量每减少 1g，收缩压下降 0.93mmHg，舒张压下降 0.61mmHg。减少相同的盐摄入量，高血压人群由限盐所致的收缩压下降幅度是普通人群（混有高血压和非高血压人群）的 1.7 倍[6]。

## 二、使用定量盐勺

近年来，使用定量盐勺对降低中国居民食盐摄入量产生了一定效果。但中国的定量盐勺研究大部分仅测量了使用定量盐勺对食盐摄入量的影响，并未直接测定其降血压的效果。一项荟萃分析显示，在中国人中使用定量盐勺可平均降低食盐摄入量 1.46g/d，最大减少 2.36g/d[6]。山东省中西部地区农村居民的标示盐勺干预研究对 1 万余户家庭共 2 万余人统一发放标示盐勺，并派专人指导其使用，结合健康教育干预约 2 年[7]。对其中 880 人进行调查，盐勺覆盖率为 85.9%，盐勺使用率为 75.4%。干预后农村居民限盐知识的知晓率为 70%，人均食盐摄入量为 11.20g/d，明显低于干预前的 13.56g/d（$t$=7.218，$P$<0.001），食盐摄入达标率（食盐<6g/d）

为 15.5%，较干预前提高了 8.5%[7]。结果说明发放定量盐勺结合健康教育等能有效提高居民对限盐这一预防措施的知晓率，降低食盐摄入量，进一步对血压产生有益影响。

另一项以改良盐勺为主的限盐干预性研究以北京顺义区两个村 403 名负责烹饪的居民为研究对象，随机分为干预组和对照组，对干预组发放定量盐勺，定期健康教育，并告知其食盐摄入量和 24h 尿钠排泄量，对照组不予任何干预。在为期 6 个月的干预中进行了 4 次随访并测量其食盐摄入量，其中 3 次留取尿标本以测量 24h 尿钠排泄量。干预结束后，干预组经常使用盐勺的频率由 26.1%上升至 67.3%，明显高于对照组，正确使用率由 13.3%上升至 37.3%[8]。干预组每日食盐，摄入量降低 1.42g，而对照组仅降低了 0.28g。图 9-1-1 显示了干预组和对照组食盐摄入量随时间的变化，在干预的第一个月食盐摄入量明显下降，第二个月到第四个月有所回升，但在最后两个月的干预下进一步下降。随着项目的发展，干预的效果越来越明显[9]。

该项目组的前期研究表明，客观障碍是居民限盐行为的关键影响因素[10]。客观障碍包括盐勺设计的缺陷、用盐量计算和使用方法等。干预前，两组感知的客观障碍基本一致，经过健康教育学习限盐勺使用方法等干预后，干预组的客观障碍比基线时明显降低。对干预后干预组和对照组的比较发现，"不知道如何计算用盐量""没人教我如何正确使用限盐勺""不了解限盐勺的正确使用方法"三道题目的回答差异也有统计学意义，干预组感觉到客观障碍的比例比对照组分别降低了 26.5%、20.9%和 25.7%[8]。

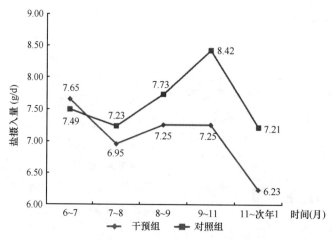

图 9-1-1　干预组和对照组五个时间段盐摄入量的变化情况

虽然目前尚无研究直接表明定量盐勺对血压的影响，但以上研究表明，烹饪中使用改良盐勺与健康教育配合能够改善居民的限盐行为，有效减少食盐摄入量，从而降低血压水平。由于我国食盐摄入主要来自于家庭烹饪，因此，定量盐勺可视为我国减盐策略的一项可供选择的措施。

## 三、低钠代用盐

低钠代用盐由 65%氯化钠、25%氯化钾和 10%硫酸镁组成，相比于普通盐（100%氯化钠），其钠含量低，且增加部分氯化钾，适用于中国人膳食中钾钠摄入比值较低的情况。山东农村社区居民的一项研究显示，低钠富钾代用盐能有效降低人群血压水平。干预 3 个月后，高血压组 24h 尿钠水平平均下降 15.5mmol，尿钾水平上升 4.2mmol，钠钾比下降 1.2[11]。

一项代用盐干预研究对社区 220 例高血压患者进行随机分组，试验组使用代用盐，对照组使用普通盐，分别干预 1 年，于干预后的 3、6、12 个月进行访视、自测血压、进行实验室检查等。结果显示，使用代用盐使高血压患者家庭自测血压的收缩压和舒张压分别变化−0.6mmHg 和−4.2mmHg。干预后不同时间点（3、6、12 个月），代用盐组家庭自测收缩压均低于普通盐组，分别为 133.7126mmHg 比 138.3141mmHg、138.7128mmHg 比 142.7133mmHg、133.3133mmHg 比 138.2136mmHg[12]。

中国代用盐研究[13]采用 RCT 试验在高危人群中比较低钠高钾替代盐和普通盐对血压的影响、研究对象随机分配到代用盐组和普通盐组进行为期 12 个月的研究后，代用盐组收缩压比普通盐组低 3.7mmHg（95% CI：1.6～5.9，$P<0.001$），且代用盐降低收缩压的作用随着使用时间延长而加强。该研究结果证明，在北方农村人群中，代用盐可持续有效降低收缩压，代用盐是降低盐摄入量和血压行之有效且低成本的方式之一。

上述两项研究结果均发现使用代用盐能够降低收缩压，而尚未发现代用盐能显著降低舒张压。一项在辽宁进行的长达三年的 RCT 研究显示，与普通盐相比，代用盐不仅能显著降低收缩压，而且对降低舒张压也有效[14]。代用盐可以作为一个高成本效益比的长期手段来减少高血压的发生和发展。该研究中代用盐降低舒张压的效果在第 18 个月时才开始出现，研究时间过短也许能解释上述两项研究中未发现代用盐降低舒张压效果的原因。研究发现，不同年龄段人群代用盐降压效果不同，性别对代用盐降压作用无影响。40～70 岁人群中代用盐组收缩压与舒张压均显著低于普通盐组，70 岁以上人群中仅发现两组舒张压变化有差异，而在 40 岁以下人群中尚未发现两组间血压变化的差异。说明 40～70 岁人群对代用盐降压作用最敏感，而 Framingham 心脏研究显示，该年龄段的人群高血压发病率最高。因此，在 40～70 岁年龄段中推广代用盐更加合适，既能有效降低血压又能减少心血管事件发生风险。在 36 个月的随访中，低钠组服用降压药的人数低于普通盐组（除外第 12 个月和第 21 个月），但服药频率无差异[14]。相比于降压药，代用盐的降压作用慢，但代用盐有较好的成本效益、副作用更小、获得途径更便捷。因此，使用代用盐作为高血压生活方式中限盐干预措施具有一定的科学性和可行性。

## 第二节 戒烟对心脑血管功能的改善作用

心脏病是世界首位死因。每年世界上有 1700 万人死于心脏病，其中近 80%发生在中低收入国家。烟草使用及二手烟暴露是心血管病的主要病因之一。全球心血管疾病导致的死亡中，约 10%归因于烟草使用及二手烟暴露。吸烟已成为我国慢性疾病发病及死亡的主要原因，戒烟可显著降低心血管病的风险。戒烟可降低吸烟者患心肌梗死及脑卒中的风险[15]。对于吸烟的冠心病患者，戒烟可使病死的风险降低约 36%[16]，非致死性心肌梗死风险降低约 32%[17]。吸烟者患脑卒中的风险约为非吸烟者的 1.5 倍，而戒烟后 5 年，吸烟者患脑卒中的风险可降低至非吸烟者的水平[15]。

限制性立方样条模型分析显示，每天吸烟数量和高血压之间的关联呈线性剂量−反应关系；每天吸烟 40 支与高血压患病率增加 50%有关联；吸烟年限与高血压呈非线性剂量−反应关系，吸烟 16 年与高血压呈显著关联；吸烟指数（年支）与高血压呈非线性剂量−反应关系，随着吸烟指数上升，其与高血压的关联强度也呈上升趋势[18]。虽然戒烟并不能直接降低血压，但烟草可即时导致心率和血压升高，以及多种心血管疾病。吸烟是心肌梗死可预防的重要危险因素，戒烟及烟草政策可产生很大的收益，尤其是在心血管健康方面。

烟草对心血管健康的危害早已被确认，然而，吸烟者在这方面的知识还很不够。对我国六城市吸烟者对烟草危害的认知现状分析显示，76%的调查对象认为吸烟有害健康，68%的人知道吸烟可以导致肺癌，但是知道吸烟可以导致冠心病、脑卒中的比例较低，分别为35%和16%[19]。

在预防心血管疾病等非传染性疾病方面，烟草控制极为符合成本效益。一项报告提出了符合成本效益的控制非传染性疾病的措施，其中包括四项极具成本效益的控烟政策，可在人群水平上降低烟草的健康负担[20]，包括：①提高烟税；②室内工作场所及公共场所无烟；③警示烟草的健康危害；④禁止烟草广告及促销。世界卫生组织有关降低非传染性疾病措施的成本效益分析中，向吸烟者提供戒烟咨询被认为是"很具成本效益"的措施[21]。

戒烟干预对吸烟者的知识、态度和行为均有有益影响。一项关于戒烟干预研究以2008年10月至2013年8月解放军总医院戒烟门诊就医的未使用戒烟药物的吸烟者为研究对象，戒烟门诊医师首诊时为吸烟者进行大于30min的面对面咨询、心理干预和行为干预，之后1周、1个月、3个月和6个月时共进行4次电话随访干预（每次15~20min）。对照组为2012年8月至2013年8月解放军总医院健康医学中心某病区常规查体的吸烟者，基线和随访时均不进行干预。比较基线和1年随访时干预组和对照组烟草相关知、信、行的变化情况。结果显示，与基线相比，干预组在1年随访时对"吸烟导致心脏病（冠心病）"的知晓率提高幅度最大，为8.2%；对照组各项指标的变化幅度不大，基线和1年随访的差异均无统计学意义。两组吸烟者烟草相关行为变化方面，1年随访时戒烟率分别为4.7%和27.3%，干预组高于对照组，在吸烟者中减少吸烟量≥50%的吸烟者分别占8.9%和12.0%。戒烟门诊求助者的知识及态度均有有益转变，有利于提高戒烟率，从而降低吸烟对心血管的危害[22]。

## 第三节　限制饮酒降低高血压风险

长期大量饮酒显著增加高血压的发病风险。限制饮酒是一项重要的高血压生活方式干预措施。大量研究显示，限制饮酒能有效降低血压。

一项纳入了15项RCT研究、样本量为2234的荟萃分析结果显示，限制饮酒与血压下降显著相关，酒精摄入量平均减少67%，收缩压下降3.31mmHg，舒张压下降2.04mmHg[23]。15项研究中，与对照组相比，干预组收缩压净改变-1.0~-6.3mmHg。平均体重净下降0.42~1.0kg。所有研究均发现，干预组收缩压下降，仅9项研究具有统计学意义；14项研究发现干预组舒张压下降，8项研究差异具有统计学意义。排除对限酒干预依从性差的两项研究后，收缩压和舒张压变化稍增加，分别下降3.40mmHg和2.06mmHg；排除低质量的两项研究也导致血压变化稍增加。研究显示，在重度饮酒者中减少酒精摄入能显著降低血压。

另一项荟萃分析结果显示，即使对少量饮酒的人，减少酒精摄入量也能够改善心血管健康，减少冠心病风险，降低血压与BMI[24]。日本一项研究纳入33名习惯性饮酒男性志愿者，控制其酒精摄入量至平时酒精摄入量的一半以下，持续3周后测量24h动态血压、心率等。结果显示，3周控制饮酒期日间动态收缩压比平常饮酒期低41mmHg（$P<0.05$），控制饮酒有益于降低血压[25]。

## 第四节　体力活动的降压效果评估

体力活动是指由于骨骼肌收缩导致能量消耗明显增加的各种身体活动，一般包括职业劳动、交通中的体力活动、闲暇时间体力活动（包括锻炼）及家务劳动四个方面[26]。适宜的运动可以改善中枢神经系统的调节功能，降低交感神经的兴奋性，提高迷走神经的张力，缓解小动脉痉挛，扩张肌肉血管，改善微循环和新陈代谢。另外，运动还有助于减轻精神压力，改善情绪，有利于神经内分泌调节，使血管的舒缩功能处于最佳状态。

20世纪80~90年代，许多研究探讨了闲暇时间体力活动的强度、时间、频率与以心血管疾病为主的多种慢性病的关系，提出不同形式且规律的中等强度体力活动都可以对健康产生有益的影响[27]，因此运动疗法是防治高血压非常重要且有效的手段。下面从不同水平和不同种类的体力活动两方面，探讨和评估增加体力活动在降压中的作用，为今后开展增加体力活动相关的高血压防治干预措施提供了科学依据。

# 一、不同水平体力活动降压效果评估

## （一）对盐敏感性血压的影响

盐敏感性血压（salt sensitivity blood pressure，SSBP）是指随盐摄入量的改变而改变，且变化趋势一致的血压[28]。多项流行病学研究表明，高钠低钾是国人高血压发生的重要危险因素，且国人普遍对钠敏感，其血压多为盐敏感性血压[29, 30]。在一项关于体力活动降低盐敏感性血压的研究中，选取 1906 名年龄 18～60 岁的研究对象，其初始平均收缩压为 130～160mmHg 和（或）舒张压为 85～100mmHg[31]。研究结果表明，从低盐转为高盐饮食，调查对象的血压增加量随着体力活动水平的增加而降低，呈负相关线性关系（线性趋势检验，$P=0.003$），见表 9-1-1。

该研究还发现，调整生活方式相关因素和基线血压水平等混杂因素后，体力活动每增加 1 个标准差（11.5MET-h/d），收缩压降低 0.46mmHg（95%CI：0.19～0.74），舒张压降低 0.38mmHg（95%CI：0.13～0.63）（$P<0.05$）。综上研究结果表明，增加体力活动可有效降低盐敏感性高血压，且适量范围内，体力活动水平越高，降压效果越好。

**表 9-1-1　不同体力活动水平的研究对象在高盐干预中血压的平均升高值[mmHg，95%CI]**

| 体力活动水平（MET-h/d） | 模型 1 | | 模型 2 | |
| --- | --- | --- | --- | --- |
| | SBP | DBP | SBP | DBP |
| <15.1 | 5.26（4.60～5.93） | 2.20（1.63～2.76） | 5.21（4.55～5.88） | 2.15（1.59～2.71） |
| 15.1～22.9 | 5.13（4.50～5.77） | 2.07（1.49～2.66） | 4.97（4.35～5.59） | 2.00（1.41～2.58） |
| 23.0～34.4 | 5.09（4.43～5.74） | 1.97（1.38～2.57） | 5.02（4.38～5.67） | 1.92（1.33～2.51） |
| >34.4 | 3.92（3.24～4.61） | 1.19（0.56～1.82） | 3.96（3.29～4.63） | 1.21（0.59～1.84） |
| 趋势检验 $P$ | 0.002 | 0.02 | 0.004 | 0.03 |

注：MET 代表代谢当量（metabolism equivalent）；模型 1 调整了年龄、性别、BMI、教育水平、吸烟、饮酒、基线尿钠、钾含量；模型 2 调整了模型 1 中所有变量，并加基线血压水平。

## （二）在中老年人群中的降压效果

2016 年一项研究[32]选取了原发无合并症中老年 1、2 级高血压患者 206 例，普通健康中老年人 200 名，年龄 45～65 岁。将全部受试者按血压及体力活动分级分为正常低等体力活动组（NLP 组）、正常中等体力活动组（NMP 组）、高血压低等体力活动组（HLP 组）和高血压中等体力活动组（HMP 组）。体力活动量判断标准参考国际体力活动问卷（IPAQ），根据各种体力活动对应的 MET 值，计算 7 天的体力活动总量，然后得到体力活动分级，见表 9-1-2。

研究结果表明，比较高血压及正常受试者的运动血压和恢复期血压，结果显示：与 NLP 组比较，HLP 组和 HMP 组的安静 SBP、安静 DBP、起始 SBP、起始 DBP、峰值 SBP、峰值 DBP 以及恢复 SBP、恢复 DBP 均高于 NLP 组（$P<0.01$）；高血压患者于运动后恢复期收缩压和舒张压均有所下降，与 HLP 组比较，HMP 组的 SBP 变化幅度、恢复 DBP 以及 DBP 变化幅度均具有显著性差异（$P<0.05$），见表 9-1-3。提示与低等体力活动相比中等体力活动水平的高血压患者运动结束后安静血压明显下降（尤其是收缩压），且对增强中老年人群心肺耐力有益。

**表 9-1-2　总体体力活动量分级**

| 体力活动量等级 | 体力活动量 |
| --- | --- |
| 不足 | 每周 5 天或更长时间步行、中等和大强度体力活动总量<600MET-min/周 |
| 中等水平 | 每周 5 天或更长时间步行、中等和大强度体力活动总量 600≤X≤3000MET-min/周 |
| 高水平 | 每周 5 天或更长时间步行、中等和大强度体力活动总量≥3000MET-min/周 |

注：MET 是以安静且坐位时的能量消耗为基础，表达各种活动时相对能量代谢水平的常用指标。

表 9-1-3　不同体力活动水平高血压患者及正常人运动血压比较（%）

| 血压指标 | SBP | | DBP | |
|---|---|---|---|---|
| | HMP 组（n=88） | HLP 组（n=118） | HMP 组（n=88） | HLP 组（n=118） |
| BP 升高幅度 | 4.59±20.42 | 53.23±21.54 | 10.70±6.05 | 9.07±7.43 |
| BP 恢复幅度 | 38.83±7.20 | 37.54±7.39 | 12.66±10.74 | 13.75±11.97 |
| BP 变化幅度 | 7.05±6.36▲ | 5.68±4.57 | 8.62±7.89▲ | 5.06±4.29 |

▲HMP 组大于 HLP 组（P<0.05）；

注：血压升高幅度=（峰值血压−安静血压）/安静血压×100%，血压恢复幅度=（运动结束后休息 8min 血压—峰值血压）/峰值血压×100%，血压变化幅度=（运动结束后休息 8min 血压−安静血压）/安静血压×100%。

### （三）对伴有/不伴有其他危险因素高血压患者的影响

1983～2006 年开展的一项前瞻性队列研究[33]对 4631 名男性并患有高血压的退休军人进行 35 629 人年随访，期间共有死亡 1171 例（占 25.3%）。调整年龄、BMI、收缩压、舒张压、种族和服用药物因素后，以体力活动最低水平并且无其他高血压危险因素作为参照（HR=1），研究得出以下结论：①在最低水平体力活动组中，伴有其他危险因素组明显高于对照组（HR=1.47，95%CI：1.20～1.80，P<0.001）；②当体力活动增加至 5.1～7.0MET 后，伴有其他危险因素组的死亡风险与对照组无差别，且该体力活动水平下无危险因素组的 HR 降低 34%；③中等或较高体力活动等级中（MET>7.1），伴有或不伴有其他危险因素组 HR 均低于对照组，见图 9-1-2。研究表明，对于高血压患者增加体力活动可有效降低

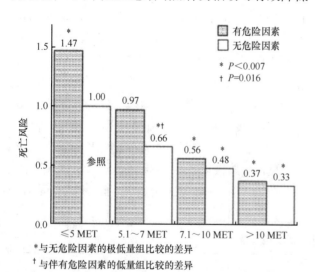

图 9-1-2　不同体力活动等级的伴有/不伴有其他危险因素的高血压患者死亡风险

伴有危险因素组是指含有≥1 个除体力活动外其他危险因素，如吸烟、高血压家族史等

其他危险因素带来的负面作用，如减少其他危险因素可进一步降低高血压患者的死亡风险。

综上所述，中等及以上水平体力活动水平的降压效果好于较低等水平。但在干预措施制定时，由于个人健康、体质、能力和其他条件的不同，应根据个体情况确定一个合适运动的度，使身体达到一个健康的平衡状态。日常活动少或体质差的人可以从体力活动水平较低的目标开始，并且较低水平运动也有保护健康的作用；而普通人的体力活动则推荐维持在中等以上的水平，使在自身适度的前提下，可获得更多的健康效益。

## 二、不同种类体力活动降压效果评估

体力活动类型主要分为有氧运动和抗阻运动两大类。有氧运动是指人体在氧气充分供应的情况下进行的体育锻炼，常见的有氧运动有步行、快走、慢跑、骑自行车、打太极拳、跳健身舞、跳绳或做韵律操等，其特点是强度低、有节奏、不中断和持续时间长。多项研究表明有氧运动在降压效果方面较为显著，且适用的人群更为广泛[34-36]。抗阻运动即是在运动的过程中，针对某一肌肉群施加了一定阻力的无氧运动，主要是通过训练人体的肌肉，防止肌肉体积及肌肉力量的减小，阻力可由他人、自身的健肢或器械（如哑铃、沙袋、弹簧、橡皮筋等）进行。2012 年美国糖尿病协会《糖尿病诊疗指南》针对糖尿病运动推荐糖尿病患者常规进行有氧运动，并结合抗阻运动，对代谢指标产生更有效的作用[37]，提示对于高血压患者在身体条件允许的情况下在有氧运动的基础上添加适量的抗阻运动，可能增加运动带来的降压效果。但也有研究表明，有氧运动和抗阻运动对内皮功能保护作用差异无统计学

意义[38]，因此两种运动类型在降压效果方面的比较结果尚不清楚。

### （一）有氧运动

**1. 跑步机快走对难治性高血压患者血压的影响**　一项研究选取了 50 例 42～78 岁难治性高血压患者（指服用 3 种降压药血压仍大于 140/90mmHg 或者需要服用 4 种及以上降压药控制血压者），随机分为干预组（*n*=24，2 人中途放弃）和对照组（*n*=26，1 人中途放弃）[39]。干预组的研究对象需接受跑步机快走的间歇性训练，每周 3 次，连续共 8～12 周，血液中乳酸浓度需达到（2.0±0.5）mmol/L，稍稍高于有氧运动的临界值。

研究结果表明，运动干预组白天及 24h 收缩压和舒张压分别呈下降趋势（$P<0.05$），见表 9-1-4。该研究与另一项相关研究[40]结果相似，均提示规律的有氧运动可降低临床上难治性高血压患者的血压水平，今后针对难治性高血压患者治疗和控制干预措施中应增添适量的有氧运动。

**表 9-1-4　干预组和对照组动态血压比较情况（mmHg）**

| 动态血压 | 干预组 | | | 对照组 | | | $P$ |
|---|---|---|---|---|---|---|---|
| | 基线 | 干预后 | 差值 | 基线 | 随访 | 差值 | |
| DSBP | 138.4±14.1 | 132.5±10.8 | −5.9±11.6 | 131.2±13.0 | 133.8±12.7 | 2.4±9.1 | 0.03 |
| DDBP | 78.3±10.2 | 75.0±9.8 | −3.3±6.5 | 72.3±9.1 | 73.5±7.2 | 1.2±4.9 | 0.03 |
| NSBP | 129.8±18.5 | 126.0±10.2 | −3.8±17.1 | 123.3±13.3 | 125.0±14.4 | 1.6±8.4 | >0.05 |
| NDBP | 70.5±10.0 | 68.6±10.3 | −1.9±8.2 | 66.0±9.5 | 66.5±9.7 | 0.5±5.4 | >0.05 |
| 24h SBP | 135.3±15.2 | 129.9±10.0 | −5.4±12.2 | 128.7±12.2 | 131.1±12.3 | 2.3±7.3 | 0.03 |
| 24h DBP | 75.4±9.5 | 72.6±9.7 | −2.8±5.9 | 70.2±9.1 | 71.2±7.1 | 0.9±4.1 | 0.01 |

注：DSBP、DDBP 表示白天动态收缩压、舒张压均值；NSBP、NDBP 表示夜间动态收缩压、舒张压均值；24h SBP、24h DBP 表示 24h 动态收缩压、舒张压均值；两组比较时采用协方差分析，控制了年龄、基线血压水平和是否患有糖尿病三个混杂因素。

**2. 急性太极拳运动对高血压患者血压的影响**　太极拳集颐养性情、强身健体、技击对抗等多种功能为一体，长期练太极拳对于血压的调整和改善血脂有重要的意义。一项研究选取患原发性高血压的志愿者 14 人，年龄 41～66 岁，对其进行 16 周的太极拳运动干预，并观察其干预前后的血压变化[41]。具体运动干预措施如下：10min 准备活动，传统陈式 83 式太极拳练习两遍，两遍之间休息 10min 左右，所有患者的平均运动时间大约 49min。整个练习过程都由太极拳老师领做，保证练习时间和动作节奏基本一致。

该研究采用自身对照法，观察休息日和运动日 24h 动态血压变化。由表 9-1-5 可以看出，一次急性太极拳运动可以使高血压患者的血压明显下降，收缩压和舒张压在运动后都呈下降趋势，舒张压下降的程度更加明显，且更为持久。这种降压效应可持续 18h 以上，24h 后基本恢复运动前水平。与休息日相比，运动日也有基本相似的结论。这表明，一次急性太极拳运动的降压效应独立于患者血压一般情形下的昼夜变化，即可确认运动后的降压效应是运动本身促成的。

**表 9-1-5　14 名高血压患者一次急性太极拳运动后血压的变化（mmHg）**

| 血压 | 运动前 | 运动后即刻 | 运动后 6h | 运动后 12h | 运动后 18h | 运动后 24h |
|---|---|---|---|---|---|---|
| 运动日 | | | | | | |
| SBP | 144.4±6.6 | 140.6±7.6 | 139.5±6.5▲△ | 140.4±6.8△ | 141.8±7.5 | 144.3±7.3 |
| DBP | 91.8±3.6 | 78.5±4.2▲△ | 78.2±3.1▲△ | 80.2±4.6▲△ | 84.7±3.3▲△ | 91.3±3.7 |
| 休息日 | | | | | | |
| SBP | 145.2±7.4 | 145.7±8.2 | 147.8±8.3 | 146.3±7.8 | 144.5±7.3 | 146.2±6.9 |
| DBP | 92.3±4.3 | 93.5±4.1 | 94.6±4.5 | 95.6±4.8 | 90.8±3.7 | 91.6±3.6 |

▲表示与运动前相比 $P<0.05$；△表示与自身休息日同时段相比 $P<0.05$。

## （二）抗阻运动

关于抗阻运动对降低血压影响的干预实验较少，但实验多为有效的阳性结果。1989 年发表的一项研究结果发现，对 6 名 22～33 岁健康的中青年施加 11～18min 的抗阻运动，1h 后受试者的收缩压和舒张压有明显下降（P＜0.05）[42]。1998 年一项研究对 24 名有久坐习惯的高血压患者进行一次单一的力量训练并监测 24h 动脉血压，自身对照结果表明，运动后收缩压和舒张压降低持续时间分别为至少 1h 和 3min[43]。

抗阻运动主要通过针对某一肌肉群施加一定阻力的无氧运动来训练和恢复肌肉功能，进而防止肌肉体积及肌肉力量的减小，因此在心血管疾病康复中多见。以携带方便、操作安全且简单的弹力带相关研究表明，适当的弹力带力量运动可提高老年人肌肉功能[44]，在脑卒中患者步态[45]和下肢功能[46]训练中增加弹力带运动比传统治疗效果更佳。

## 第五节　低能量饮食的降压效果评估

2013 年美国心脏协会发布的《成人超重和肥胖管理指南》[47]中提到，肥胖干预和管理可分为以下五个部分：①根据身高体重指数（BMI）和腰围综合评估需要控制体重的人群；②减重前应将其可降低心血管病危险因素的重要作用告知被管理对象，即持续降低体重 3%～5%时会有临床意义，且减重比例越大，对降低三酰甘油、血糖、血压等效果越佳；③低能量饮食，避免高碳水化合物、高脂和低纤维食物；④生活方式综合干预，在低能量饮食的基础上，增加体力活动；⑤对于重度肥胖患者（包括 BMI≥40kg/m²，或 BMI≥ 35kg/m² 有强烈减肥愿望且生活方式干预无效的患者）可进行药物或外科手术治疗。综上所述，目前肥胖的治疗措施主要包括饮食、运动、药物及外科治疗方法，由于药物治疗反弹率高，外科治疗方法会造成多种术后并发症，因此饮食和运动仍然是当前高血压防治中控制体重的基础治疗策略。因运动疗法与上一章节重叠，故本章节将主要从低能量饮食，主要包括低碳水化合物饮食和低脂肪饮食两类，对降低体重、血压等

作用的效果评估方面进行归纳和总结。

## 一、低碳水化合物饮食

低碳水化合物饮食（low carbohydrate diets，LCD）是通过限制碳水化合物的摄入，从而限制热量摄入，增加蛋白质和脂肪的消耗，以替代原有碳水化合物热量的一种饮食结构，是基于"Atkins 饮食法"成立的。它会导致酮症，故也有人称为生酮饮食。常见的碳水化合物含量丰富的有糖类、谷物、水果类等，大量研究结果表明，低碳水化合物饮食可有效控制体重[48, 49]，并显著降低心血管病死亡率和总死亡率[50, 51]。

然而，值得关注的是，在低碳水化合物饮食干预中还应注意保证蛋白质的摄入量，以保证不易反弹且达到更好的减肥效果。2010 年发表的欧洲一项大型前瞻性干预研究共选取 8 个国家肥胖成年人1209 名（平均年龄 41 岁），在使用 3.3MJ（800kcal）的低热量饮食干预减重 8%后随机分配到 5 个研究组观察 26 周，观察研究对象体重变化情况[52]。5 个研究组分别是低蛋白（蛋白质占能量 13%）低升糖食物组、低蛋白高升糖食物组、高蛋白（蛋白质占能量 25%）低升糖食物组、高蛋白高升糖食物组和空白对照组；脂肪比例为 25%～30%，升糖指数高低相差 15 个单位。研究表明，高蛋白–低升糖食物饮食是减轻和维持体重效果最好的饮食方式，详见图 9-1-3。

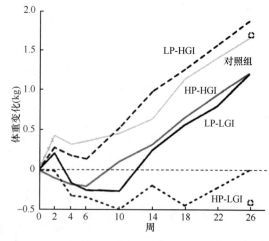

图 9-1-3　4 组不同饮食干预组调查对象平均体重变化情况
LP-HGI. 低蛋白质高糖组；HP-HGI. 高蛋白质高糖组；LP-LGI. 低蛋白质低糖组；HP-LGI. 高蛋白质低糖组

## 二、低脂饮食

摄入含脂类物质尤其是三酰甘油、胆固醇比例较少的食物，这种结构的饮食被称为低脂饮食（low fat diets，LFD）。低脂饮食提倡"素多荤少，多果蔬、少肉"的原则，控制动物内脏、肥肉、油炸食品、奶油制品等高脂肪食物的摄入。一项研究结果发现，每减少 10%的脂肪摄入，可降低体重 4.4（95%CI：2.0～6.8）kg[53]。一项系统综述研究归纳了 12 项随机对照实验发现，连续 1 年低脂饮食能使体重平均降低 5.31（95%CI：4.77～5.86）kg，3 年内平均降低 3.55（95%CI：2.55～4.54）kg[54]。由此可见，低脂饮食可有效降低体重。

不容忽视的是油脂中不饱和脂肪酸较饱和脂肪酸对人健康益处更大。具有代表性的地中海饮食[55]（mediterranean diet）的特点是富含植物性食物（水果、蔬菜、谷物、豆类、坚果和种子），橄榄油（不饱和脂肪酸）作为脂肪的主要来源，乳制品（主要是奶酪和酸奶），鱼肉和鸡肉适量，少量红肉和酒精摄入，饮食中饱和脂肪含量低（≤总能量的7%～8%）。

一项荟萃分析研究结果表明，地中海饮食比传统低脂饮食能更有效降低心血管病风险[56]。该荟萃分析共纳入 6 项前瞻性研究，共 2650 名 35～68 岁研究对象（50%女性），研究结果表明，两种饮食方式干预两年后相比，地中海饮食降低肥胖指标效果更佳，指标变化差异有统计学意义。各指标差值为：体重−2.2（95%CI：−3.9～−0.6）kg，BMI 为−0.6（95%CI：−1.0～−0.01）kg/m²；对血压的变化影响收缩压−1.70（95%CI：−3.35～−0.05）mmHg，舒张压−1.47（95%CI：−2.14～−0.81）mmHg，提示今后高血压生活方式干预中，可根据干预对象自身情况建议选择以橄榄油为主要的脂肪来源，以达到更好的控制体重和血压的效果。

## 三、低碳水化合物和低脂肪饮食效果比较

2010 年一项荟萃分析[57]共纳入 8 项欧洲国家 2003～2009 年发表的关于低碳水化合物饮食和低脂肪饮食的对照研究，比较了两种方法在短期（3～6 个月）和长期（>6 个月）降低体重、血脂、血压平均改变量的情况。研究结果显示，短期内 LCD 能降低 2.1%～7.4%的体重，LFD 则降低 2.4%～6.3%的体重；而长期内，LCD 大概能降低 4.5%～9.8%的体重，LFD 则降低 1.4%～6.5%的体重，荟萃分析结果表明，短期内 LCD 比 LFD 达到更好的减肥效果，且降低三酰甘油、血压及提高 HDL-C 水平的效果优于 LFD，但是在降低总胆固醇和 LDL-C 水平方面不及 LFD；长期来看两组饮食在降低体重及血压上无显著差异，但 LCD 更能降低三酰甘油水平及提升 HDL-C 水平，与短期效应一致的是 LCD 在降低总胆固醇和 LDL-C 水平方面不及 LFD，见表 9-1-6。

与上述结果相似，多项荟萃分析[58, 59, 60]结果表明，LCD 和 LFD 均能在一定时期内达到减重的效果。两者相比，短期内 LCD 比 LFD 达到更好的减肥效果，且降低三酰甘油、血压及提高 HDL-C 水平的效果优于 LFD，但是在降低总胆固醇水平及

表 9-1-6　比较 LCD 和 LFD 对肥胖相关指标的作用效果

| 指标 | 短期效应（3～6 个月） | | 长期效应（>6 个月） | |
| --- | --- | --- | --- | --- |
| | 更好 | 加权均数差（95%CI） | 更好 | 加权均数差（95%CI） |
| 体重 | LCD | −1.2（−1.63，−0.93）kg* | —— | −0.60（−1.63，−0.42）kg |
| 三酰甘油 | LCD | −14.67（−22.48，−6.85）mg/dl* | LCD | −21.36（−29.73，−12.99）mg/dl* |
| 总胆固醇 | LFD | 7.61（0.86，14.36）mg/dl* | LFD | 6.28（2.22，10.35）mg/dl* |
| HDL-C | LCD | 6.44（3.29，9.58）mg/dl* | LCD | 3.62（1.22，6.01）mg/dl* |
| LDL-C | LFD | 3.43（0.25，6.62）mg/dl* | LFD | 4.65（1.09，8.21）mg/dl* |
| 收缩压 | LCD | −4.04（−6.00，−2.09）mmHg* | —— | −0.68（−4.59，3.24）mmHg |
| 舒张压 | LCD | −2.47（−4.86，−0.08）mmHg* | —— | −1.20（−2.50，−0.10）mmHg |

注：HDL-C. 高密度脂蛋白；LDL-C. 低密度脂蛋白；LCD. 低碳水化合物饮食；LFD 低脂肪饮食；* P<0.05。

LDL-C 水平方面不及 LFD；长期看，两者在降低体重及血压上无显著差异，在降低（或升高）血脂指标方面与短期效果基本类似。

因此，在控制体重过程中饮食可从两方面入手，低脂肪和低碳水化合物饮食应兼顾。不可忽视的是，一个长期而有效的减重饮食方案应具备安全性，保证足够的营养摄入，因人而异，切不可一味追求体重降低而造成对身体的不良反应。

# 第六节　综合生活方式干预措施的降压效果评估

各类不良生活方式是高血压的重要危险因素，但不良生活方式并不是单一作用于高血压，单独进行某一类生活方式干预并不能起到最佳干预效果，多种生活方式干预措施综合防控效果优于单一效果，且具有成本效益。

为评价生活方式指导是否是初级卫生保健中高血压非药物治疗的有效方式，芬兰 Kastarinen 等展开了一项 RCT 研究，将 715 名 25～74 岁，血压为（140～179）/（90～109）mmHg 或正在接受降压药物治疗的研究对象随机分配至干预组和常规治疗组。干预组给予 2 年的系统性生活方式指导，干预目标为：①BMI<25kg/m²；②食盐摄入量少于 5g/d；③每日饮酒少于 2 杯；④每周至少 3 次 30min 中等强度运动；⑤吸烟者戒烟。第一年随访 4 次，第二年随访 3 次。一年干预后，在未使用降压药的患者中，干预组收缩压净下降 2.6mmHg，舒张压净下降 2.7mmHg，且血压变化维持到第二年[61]。对未接受药物治疗的高血压患者，系统性生活方式干预在个体层面仅能轻度降低血压水平，但其对全人群高血压防控具有重要公共卫生意义。

一项研究将 12 245 名正在接受药物治疗的高血压患者分配至生活方式干预组（n=5225）和标准对照组（n=7020），平均随访 3.5 年。生活方式干预集中在规律锻炼和健康饮食，主要通过健康教育讲座、分发健康宣传材料或互联网咨询等方式。生活方式改变包括肥胖患者体重下降 5kg 及以上，减少食盐摄入量，每周 3 次或以上 30min 中等强度运动，少吸烟或戒烟，限制饮酒或不喝酒等。改善了任意两项生活方式的归为生活方式改善组，其余归为未改善组。调整降压药、心血管疾病和其他高血压相关危险因素后，干预组血压略低于对照组，生活方式改善组和未改善组血压也仅有轻微差异。但改善组的心血管风险明显下降；心血管事件减少 55%（HR=0.45，95%CI：0.37～0.63）。心血管风险和总死亡风险分别下降 95%（HR=0.05，95%CI：0.01～0.33）和 91%（HR=0.09，95%CI：0.03～0.24）。脑卒中事件减少 47%（HR=0.52，95%CI：0.36～0.76）[62]。上述研究中生活方式干预组血压仅比对照组有轻微下降，可能是由于干预组未能完成预先设定的目标。不能否认，一旦生活方式有改善，其有益效果显而易见。

Maruthur 等的研究报道，相比于仅提供建议的一组人，减少食盐摄入量、减少体重、增加运动量结合 DASH 饮食组的 10 年冠心病风险降低 12%；建立控制血压的生活方式（限盐、减重和增加运动）干预组 10 年冠心病风险降低 14%[63]。大量研究证明，血压升高是心血管疾病的主要原因。增加体力活动、减少食盐摄入量和体重、限制饮酒、增加膳食中钾摄入量和健康饮食（如 DASH 饮食）能有效降低血压。

（王增武）

## 参 考 文 献

[1] He FJ, Li J, Macgregor GA. Effect of longer term modest salt reduction on blood pressure：Cochrane systematic review and meta-analysis of randomised trials. BMJ, 2013, 346：f1325.

[2] Mozaffarian D, Fahimi S, Singh GM, et al. Global sodium consumption and death from cardiovascular causes. N Engl J Med, 2014, 371（7）：624-634.

[3] Sacks FM, Svetkey LP, Vollmer WM, et al. Effects on blood pressure of reduced dietary sodium and the Dietary Approaches to Stop Hypertension（DASH）diet. DASH-Sodium Collaborative Research Group. N Engl J Med, 2001, 344（1）：3-10.

[4] Eckel RH, Jakicic JM, Ard JD, et al. 2013 AHA/ACC guideline on lifestyle management to reduce cardiovascular risk：a report of the American College of Cardiology/American Heart Association Task Force on Practice Guidelines. Circulation, 2014, 129（25 Suppl 2）：S76-S99.

[5] Cook NR, Cutler JA, Obarzanek E, et al. Long term effects of dietary sodium reduction on cardiovascular disease outcomes：observational follow-up of the trials of hypertension prevention（TOHP）. BMJ, 2007, 334（7599）：885-888.

[6] Wang M, Moran AE, Liu J, et al. A Meta-Analysis of Effect of Dietary Salt Restriction on Blood Pressure in Chinese Adults. Global Heart, 2015, 10（4）：291-299.

[7] 楚洁，马吉祥，郭晓雷，等. 山东省农村居民标示盐勺和刻度油壶

干预效果研究. 中国预防医学杂志, 2010, 11: 1104-1107.

[8] 杨帅帅, 张旭熙, 何朝, 等. 北京市顺义区限盐干预效果分析. 中国慢性病预防与控制, 2015, 12: 918-921.

[9] Chen J, Tian Y, Liao Y, et al. Salt-restriction-spoon improved the salt intake among residents in China. PloS one, 2013, 8 (11): e78963.

[10] 陈娟, 廖逸星, 李卓婷, 等. 应用健康信念模式分析北京城乡居民限盐行为的影响因素. 北京大学学报 (医学版), 2014, 2: 242-246.

[11] 张高辉, 马吉祥, 郭晓雷, 等. 低钠富钾替代盐对农村社区人群血压影响的现场调查. 中华流行病学杂志, 2011, 9 (32): 859-863.

[12] 胡继宏, 赵连成, 李贤, 等. 代用盐影响原发性高血压患者家庭自测血压的双盲随机对照试验. 中华高血压杂志, 2014, 1: 42-46.

[13] China Salt Substitute Study Collaborative Group Salt substitution: a low-cost strategy for blood pressure control among rural Chinese. A randomized, controlled trial. J Hypertens, 2007, 25 (10): 2011-2018.

[14] Zhou B, Webster J, Fu LY, et al. Intake of low sodium salt substitute for 3years attenuates the increase in blood pressure in a rural population of North China-A randomized controlled trial. Int J Cardiol, 2016, 215: 377-382.

[15] Centers for Disease C, Prevention, National Center for Chronic Disease P, et al. Publications and reports of the surgeon general. How tobacco smoke causes disease: the biology and behavioral basis for smoking-attributable disease: a report of the surgeon general. atlanta (GA): Centers for Disease Control and Prevention (US), 2010.

[16] Critchley JA, Capewell S. Mortality risk reduction associated with smoking cessation in patients with coronary heart disease: a systematic review. Jama, 2003, 290 (1): 86-97.

[17] Critchley J, Capewell S. Smoking cessation for the secondary prevention of coronary heart disease. Cochrane database syst rev, 2004, (1): CD003041.

[18] 胡文斌, 张婷, 史建国, 等. 男性吸烟与高血压病的剂量-反应关系. 中华心血管病杂志, 2014, 42 (9): 773-777.

[19] 姜垣, 李新建, 赵国栋, 等. 六城市吸烟者对烟草危害的认知现状. 中国健康教育, 2008, 24 (9): 665-668.

[20] Forum WE. From burden to "best buys": reducing the economic impact of non-communicable diseases in low-and middle-income countries. Geneva (CH): World Health Organization, 2011.

[21] WHO. Scaling up action against noncommunicable diseases: how much will it cost? Geneva (CH): World Health Organization, 2011.

[22] 吴蕾, 何耀, 姜斌, 等. 戒烟干预对吸烟者知识、态度和行为的影响. 中华流行病学杂志, 2015, 36 (2): 119-123.

[23] Xin X, He J, Frontini MG, et al. Effects of alcohol reduction on blood pressure: a meta-analysis of randomized controlled trials. Hypertension, 2001, 38 (5): 1112-1117.

[24] Holmes MV, Dale CE, Zuccolo L, et al. Association between alcohol and cardiovascular disease: Mendelian randomisation analysis based on individual participant data. BMJ, 2014, 349: g4164.

[25] Minami J, Yoshii M, Todoroki M, et al. Effects of alcohol restriction on ambulatory blood pressure, heart rate, and heart rate variability in Japanese men. Am J Hypertens, 2002, 15 (2pt1): 125-129.

[26] Caspersen CJ, Powell KE, Christenson GM. Physical activity, exercise, and physical fitness: definitions and distinctions for health-related research. Public Health Rep, 1985, 100 (2): 126-131.

[27] 栾德春, 马冠生. 体力活动推荐量及评价标准. 环境卫生学杂志,

2006, 33 (3): 161-165.

[28] Elijovich F, Weinberger MH, Anderson CA, et al. Salt Sensitivity of Blood Pressure: A Scientific Statement From the American Heart Association. Hypertension, 2016, 68 (3): e7-e46.

[29] Wang JG, Li Y. Characteristics of hypertension in Chinese and their relevance for the choice of antihypertensive drugs. Diabetes Metab Res rev, 2012, 28 (Suppl) 2: 67-72.

[30] Liu Z. Dietary sodium and the incidence of hypertension in the Chinese population: a review of nationwide surveys. Am J Hypertens, 2009, 22 (9): 929-933.

[31] Rebholz CM, Gu D, Chen J, et al. Physical activity reduces salt sensitivity of blood pressure: the Genetic Epidemiology Network of Salt Sensitivity Study. Am j epidemiol, 2012, 176 Suppl 7: S106-S113.

[32] 梁辰, 张晨曦, 高璨, 等. 不同体力活动水平高血压患者的心肺耐力及运动中血压反应. 北京体育大学学报, 2016, 39 (5): 41-44.

[33] Kokkinos P, Manolis A, Pittaras A, et al. Exercise capacity and mortality in hypertensive men with and without additional risk factors. Hypertension, 2009, 53 (3): 494-499.

[34] Goldberg MJ, Boutcher SH, Boutcher YN. The effect of 4 weeks of aerobic exercise on vascular and baroreflex function of young men with a family history of hypertension. J Hum Hypertens, 2012, 26 (11): 644-649.

[35] Maruf FA, Salako BL, Akinpelu AO. Can aerobic exercise complement antihypertensive drugs to achieve blood pressure control in individuals with essential hypertension? J Cardiovasc Med (Hagerstown), 2014, 15 (6): 456-462.

[36] Oliveira J, Mesquita-Bastos J, Argel de Melo C, et al. Postaerobic exercise blood pressure reduction in very old persons with hypertension. J Geriatr Phys Ther, 2016, 39 (1): 8-13.

[37] Lewis GD, Farrell L, Wood MJ, et al. Metabolic signatures of exercise in human plasma. Science translational medicine, 2010, 2 (33): 33ra37.

[38] Phillips SA, Das E, Wang J, et al. Resistance and aerobic exercise protects against acute endothelial impairment induced by a single exposure to hypertension during exertion. J Appl Physiol, 2011, 110 (4): 1013-1020.

[39] Dimeo F, Pagonas N, Seibert F, et al. Aerobic exercise reduces blood pressure in resistant hypertension. Hypertension, 2012, 60 (3): 653-658.

[40] Santos LP, Moraes RS, Vieira PJ, et al. Effects of aerobic exercise intensity on ambulatory blood pressure and vascular responses in resistant hypertension: a crossover trial. J Hypertens, 2016, 34 (7): 1317-1324.

[41] 郑松波, 吴纪饶, 杨宏, 等. 急性太极拳运动对原发性高血压患者血压和血脂的影响. 山东体育学院学报, 2003, 19 (4): 42-45.

[42] Hill DW, Collins MA, Cureton KJ, et al. Blood Pressure Response After Weight Training Exercise. Journal of Strength and Conditioning Research, 1989, 3 (2): 44-47.

[43] Hardy DO, Tucker LA. The effects of a single bout of strength training on ambulatory blood pressure levels in 24 mildly hypertensive men. Am J Health Promo, 1998, 13 (2): 69-72.

[44] Lin SF, Sung HC, Li TL, et al. The effects of Tai-Chi in conjunction with thera-band resistance exercise on functional fitness and muscle strength among community-based older people. J Clin Nurs, 2015, 24

（9-10）：1357-1366.

[45] Patil P，Rao S. Effects of Thera-Band（R）elastic resistance-assisted gait training in stroke patients：a pilot study. Eur J Phys Rehabil Med，2011，47（3）：427-433.

[46] Han SS，Her JJ，Kim YJ. Effects of muscle strengthening exercises using a Thera Band on lower limb function of hemiplegic stroke patients. Taehan Kanho Hakhoe Chi，2007，37（6）：844-854.

[47] Jensen MD，Ryan DH，Apovian CM，et al. 2013 AHA/ACC/TOS guideline for the management of overweight and obesity in adults：a report of the American College of Cardiology/American Heart Association Task Force on Practice Guidelines and The Obesity Society. Circulation，2014，129（25Suppl 2）：S102-S138.

[48] 魏文志，翁佳玲，王力. 浅谈低碳水化合物饮食的现代医学研究. 中华保健医学杂志，2015，17（6）：518-520.

[49] 朱芳慧，汪志红. 肥胖的饮食治疗进展. 中华内分泌外科杂志，2010，4（4）：268-270.

[50] Noto H，Goto A，Tsujimoto T，et al. Low-carbohydrate diets and all-cause mortality：a systematic review and meta-analysis of observational studies. PloS One，2013，8（1）：e55030.

[51] Nakamura Y，Okuda N，Okamura T，et al. Low-carbohydrate diets and cardiovascular and total mortality in Japanese：a 29-year follow-up of NIPPON DATA80. Br J Nutr，2014，112（6）：916-924.

[52] Larsen TM，Dalskov SM，van Baak M，et al. Diets with High or Low Protein Content and glycemic index for Weight-Loss Maintenance. n Engl J Med，2010，363（25）：2102-2113.

[53] Astrup A. The role of dietary fat in the prevention and treatment of obesity. Efficacy and safety of low-fat diets. Inte J Obes Relat Metab Disord，2001，25（Suppl 1）：S46-50.

[54] Avenell A，Brown TJ，McGee MA，et al. What are the long-term benefits of weight reducing diets in adults? A systematic review of randomized controlled trials. J Hum Nutr Diet，2004，17（4）：317-335.

[55] Willett WC，Sacks F，Trichopoulou A，et al. Mediterranean diet pyramid：a cultural model for healthy eating. Am J Clin Nutr，1995，61（6 Suppl）：1402S.

[56] Nordmann AJ，Suter-Zimmermann K，Bucher HC，et al. Meta-analysis comparing Mediterranean to low-fat diets for modification of cardiovascular risk factors. The American Journal of Medicine，2011，124（9）：841-851 e2.

[57] 朱芳慧. 肥胖饮食治疗的荟萃分析. 重庆医科大学，2010，2010：1-35.

[58] Nordmann AJ，Nordmann A，Briel M，et al. Effects of low-carbohydrate vs low-fat diets on weight loss and cardiovascular risk factors：a meta-analysis of randomized controlled trials. Arch Intern Med，2006，166（3）：285-293.

[59] Mansoor N，Vinknes KJ，Veierod MB，et al. Effects of low-carbohydrate diets v. low-fat diets on body weight and cardiovascular risk factors：a meta-analysis of randomised controlled trials. Br J Nutr，2016，115（3）：466-479.

[60] Hu T，Mills KT，Yao L，et al. Effects of low-carbohydrate diets versus low-fat diets on metabolic risk factors：a meta-analysis of randomized controlled clinical trials. Am J Epidemiol，2012，176 Suppl 7：S44-S54.

[61] Kastarinen MJ，Puska PM，Korhonen MH，et al. Non-pharmacological treatment of hypertension in primary health care：a 2-year open randomized controlled trial of lifestyle intervention against hypertension in eastern Finland. J Hypertens，2002，20（12）：2505-2512.

[62] Hua K，Hao G，Li W. Cardiovascular outcomes of lifestyle intervention in hypertensive patients with antihypertensive agents. Int J Cardiol，2017，227：751-756.

[63] Maruthur NM，Wang NY，Appel LJ. Lifestyle interventions reduce coronary heart disease risk：results from the PREMIER Trial. Circulation，2009，119（15）：2026-2031.

# 第二章

# 抗高血压药物种类及临床应用

## 第一节 抗高血压药物概述

### 一、抗高血压药的发展简史[1, 2]

印度人 Sen 和 Bose 于 1931 年发现了利血平具有降压和抗精神失常的作用。1952 年，埃米尔·施利特从蛇根木中分离出了利血平。1944 年药理学家发现碳酸酐酶抑制剂乙酰唑胺能够利尿，之后在寻找更强效的碳酸酐酶抑制剂时分离出利尿作用更强的氯噻嗪。1957 年美国最早使用氢氯噻嗪治疗高血压，并且是第一类有效的口服抗高血压药物。

与利尿药相比稍晚用于降压治疗的是 β 受体阻滞剂。普萘洛尔是第一个用于临床的非选择性 β 受体阻滞剂。但是在 1960～1980 年由于每天给予较大剂量的氢氯噻嗪（50～100mg），以及应用非选择性 β 受体阻滞剂，糖耐量降低、胰岛素抵抗及对脂代谢的不良影响等副作用明显，从而限制了它们的使用；另外也推动了低剂量利尿剂的使用与联合用药，并促进了新型利尿剂和选择性 β 受体阻滞剂的研发。

钙通道阻滞剂治疗高血压始于 20 世纪 70 年代后期。最初上市的是硝苯地平短效制剂及中效的尼群地平。由于短效的钙通道阻滞剂有较多的不良反应使部分患者不能够耐受，更重要的是多次服药引起血压明显波动，促使了第二、第三代钙通道阻滞剂的研发和上市。

1970 年英国药理学家 John Vane 发现从巴西毒蛇毒液中提取的物质可阻断 Ang I 转化为 Ang II，注入志愿者体内可成功降低血压，由此确立了 Ang II 在原发性高血压发生发展中的重要地位。第一个血管紧张素转化酶（ACE）抑制剂卡托普利于 1981 年上市。由于后来又认识到血管紧张素的生理作用是由血管紧张素 AT₁ 受体介导的，人们又研发出 Ang II 的 I 型受体阻滞剂（ARB），可以阻滞 Ang II 相应受体的生理学作用而降压。氯沙坦是该类第一个抗高血压药物，于 1994 年上市。ARB 由于其显著的降压效果和优异的安全性，在全球的应用十分广泛。

近 10 多年来开发研制并上市的新型抗高血压药物较少，主要有肾素抑制剂和血管紧张素受体-中性肽内切酶双重抑制剂，但由于前者降压效果并不非常显著，而后者不良反应受人关注，在临床上尚未推广应用。另一类看似有前途的高血压疫苗，正处于临床前或临床研究阶段。由于新药进入临床的速度放缓，大量的复方降压药投入市场，对提高高血压的控制率起到了良好的促进作用。

### 二、抗高血压药的发展趋势[3, 4]

高血压是一种复杂性生物网络疾病，高血压的产生不仅与心肌收缩力、心排血量和外周血管阻力有关，而且与神经内分泌调节和肾脏水盐平衡密切相关。在高血压的发生过程中，又与代谢、炎症、免疫、应激、损伤、修复、再塑、细胞表型、增殖、迁移、凋亡、自噬有关；涉及心肌、平滑肌、内皮细胞、成纤维细胞、脂肪、血液等多种细胞和组织。在这些细胞和组织上又有各种受体、离子通道和信号传导通路，更有近百种基因转录和表达的改变。

随着对高血压发病机制研究的不断深入，基因技术的不断发展，许多新型抗高血压药物正在开发研究中。特别是近年来对肾素及其受体、Ang I～VII-mas 受体及血管紧张素相关受体蛋白 Apelin-G-蛋白偶联受体 APJ（apelin-APJ）系统的研究，丰富了 RAAS 的内容。根据高血压药物作用的新靶点，开发出一系列高血压治疗的新药物。这些新药包括（不限于）ACE2 激动剂（DIZE 和重组 rhACE2）、$AT_2R$ 激动剂、内皮素受体拮抗剂（sitaxsentan、BQ-123、BQ-788、enrasentan 等）、醛固酮合成酶抑制剂（LCI699）、中枢活性氨基肽酶抑制剂、神经肽 Y2 受体拮抗剂、5-羟色胺（HT）受体激动剂、P 物质非肽类拮抗剂（CP-96345 和 RP-67580）等。

有研究表明，原发性高血压血栓素 $A_2$ 除部分由 ACE 途径生成外，其余大部分通过非 ACE 途径转化而成，包括借助糜酶、组织蛋白酶、激肽释放酶的作用等。对糜酶途径的抑制作用研究有望成为降压药物的新机制。髓脂素为肾上腺素分泌的激素类成分，其 I 型结构可在体内经肝脏 P450 转化为具有活性的髓脂素 II，髓脂素 II 具有明显的抑制交感神经张力的作用。基于上述基础研究，目前正在开发糜酶抑制剂和髓脂素作为抗高血压新药。

相信新的靶点、新的通路、新的机制、新的技术将不断推进高血压的药物治疗的研究进展。但能够在临床应用的暂时只有中性内肽酶（NEP）-ACE 双重抑制剂和血管活性肽酶抑制剂。

# 第二节 抗高血压药物分类

抗高血压药物是作用于血压调节系统中的一个或多个部位而发挥作用，通常是通过影响交感神经系统、肾素–血管紧张素–醛固酮系统、肾脏水盐调控系统和内皮素系统等，对血压进行调节而发挥降压效应。故可根据药物的主要作用机制及部位进行药理学分类。此外，还包括具有协同降压机制的固定配比的降压复方制剂[5]。

**1. 利尿剂**

（1）噻嗪类利尿剂　噻嗪型（氢氯噻嗪），噻嗪样（氯噻酮、吲达帕胺）。

（2）保钾利尿剂。

（3）醛固酮受体拮抗剂。

（4）髓袢利尿剂。

**2. 肾素–血管紧张素系统抑制药**

（1）血管紧张素转化酶抑制剂（ACEI）。

（2）血管紧张素 II 受体阻滞剂（ARB）。

（3）肾素抑制剂。

（4）抗 Ang II 的高血压疫苗。

**3. 钙通道阻滞剂**

（1）二氢吡啶类（DHPs-CCB）。

（2）非二氢吡啶类。

**4. 肾上腺素能受体阻滞剂**

（1）β 受体阻滞剂

1）非选择性 β 受体阻滞剂。

2）选择性 $β_1$ 受体阻滞剂。

3）非选择性 β 受体阻滞兼 $α_1$ 受体阻滞剂。

（2）$α_1$ 受体阻滞剂。

**5. 交感神经抑制药**

（1）中枢性降压药。

（2）交感神经末梢抑制药。

**6. 血管扩张药**

（1）直接扩血管药。

（2）钾通道开放剂。

（3）其他血管扩张药。

**7. 复方抗高血压药物**

（1）传统国产降压复方制剂。

（2）新型复方降压药。

**8. 其他抗高血压药物**（临床研究药物）

（1）血管活性肽酶抑制剂。

（2）血管紧张素受体–脑啡肽酶双重阻滞剂。

（3）高血压疫苗。

# 第三节 利 尿 剂

利尿剂，尤其是噻嗪类利尿剂作为主要的降压药物之一已有几十年的历史。早在 20 世纪 60 年代，它与 β 受体阻滞剂一起被建议作为治疗高血压的初始药物。虽然噻嗪类利尿剂的代谢性–剂量依赖性副作用在 80 年代一度令人们担忧而被冷落，然而多项大规模临床试验（VACS、HPDFP、MRFIT、SHEP 和 INSIGHT 等）的结果均表明，利尿剂可以显著降低血压，降低患者的死亡率、脑卒中和心血管事件的发生率并具有良好的安全性；特别是 2002 年 ALLHAT 试验公布后，引起强烈反响和广泛的重视。这些循证医学证据加上价廉的优势，使利尿剂又重新恢复了应有的地位。

肾脏是各种利尿剂的主要靶器官。各种利尿剂的结构不同并且在肾脏中的作用位点也不同。作用位点决定了利尿剂的相对效力，表现为滤出的氯化钠的最大百分比不同。醛固酮受体拮抗剂因为其不但保钾而且还有另外的效应，所以单独列为一类。

# 一、噻嗪类利尿剂[6-11]

## （一）降压作用机制

噻嗪类利尿剂确切的降压作用机制还不完全清楚。所有的利尿剂起初都是通过增加尿钠排泄，减少血容量和细胞外液量，降低心排血量来降低血压的。但是服用大多数噻嗪类利尿剂 6h 后就几乎没有促尿钠排泄的作用了，而血管阻力持续下降，以至 6~8 周后，血容量、细胞外液量和心排血量逐步恢复正常。周围血管阻力减低的机制可能由于小动脉平滑肌细胞内的低钠，通过 $Na^+$-$Ca^{2+}$ 交换机制使细胞内钙含量减少，因而小动脉平滑肌张力降低。因此，噻嗪类利尿药的短期降压效果与增加尿钠排泄有关，而长期降压效果与扩张血管有关。许多医师认为该类药的降压机制就是利尿，这显然是认识上的误区，也是临床上对使用利尿剂顾忌重重的主要原因之一。

有学者认为噻嗪类利尿剂的血管扩张效应可能与这些药物抑制血管碳酸酐酶活性和（或）直接作用于血管离子通道有关。噻嗪类利尿剂抑制血管碳酸酐酶活性可使细胞内 pH 升高，pH 的升高使钾通道激活，钾通道的部分开放不仅通过内外钾交换，使细胞膜电位超极化，同时部分关闭了电压依赖性钙通道。此外，吲达帕胺具有独特的亲脂性微粒结构，更易于与血管壁结合，促进 PGI-1、PGE-2 合成，扩张血管。噻嗪类利尿剂的其他作用机制可能还包括下调 $AT_1$ 受体。

## （二）噻嗪型和噻嗪样利尿剂的区别

**1. 噻嗪类利尿剂的分子结构与药理作用关系**　虽然同样作用于远曲小管，但根据分子结构可进一步分为噻嗪型（thiazide-type）和噻嗪样（thiazide-like）两类。前者以氢氯噻嗪（hydrochlorothiazide，HCTZ）和苄氟噻嗪（bendroflumethiazide）为代表，后者主要有吲达帕胺（indapaminde）和氯噻酮（chlortalidone）。前者结构中包含苯噻二嗪核和磺酰胺基，后者结构中包含磺酰胺基。

这两类药物均具有磺酰胺基结构；可抑制碳酸酐酶（CA）活性，具有利尿降压作用。已知氯噻酮抑制 CA 活性的能力强于噻嗪型利尿剂。吲达帕胺分子结构中的 2-甲基-二氢吲哚环使该药具有重要的亲脂特性，更易与血管壁内皮细胞结合，对血管的作用更为明显。

**2. 噻嗪型与噻嗪样利尿剂的药代动力学特征**　见表 9-2-1。

表 9-2-1　噻嗪型与噻嗪样利尿剂的药代动力学特征

| 利尿剂 | 对碳酸酐酶的相对抑制作用 | 口服生物利用度（%） | 分布容积（L/kg） | 清除途径 | 持续时间（h） | 清除半衰期（h） |
|---|---|---|---|---|---|---|
| 噻嗪型 | | | | | | |
| 氢氯噻嗪 | + | 60~70 | 2.5 | 95%肾脏 | 12~18 | 9~10 |
| 苄氟噻嗪 | − | 90 | 1.0~1.5 | 30%肾脏 | 12~18 | 9 |
| 噻嗪样 | | | | | | |
| 氯噻酮 | +++ | 65 | 3~13 | 65%肾脏 | 48~72 | 50~60 |
| 吲达帕胺 | ++ | 93 | 25 | 肝脏代谢 | 24 | 24 |

由于药物分子结构的不同，噻嗪样利尿剂清除半衰期和持续时间普遍长于噻嗪型利尿剂。2011 年《英国高血压指南》及《2013 ASH/ISH 社区高血压管理指南》均推荐：如需使用利尿剂起始治疗或替换其他治疗，相对于传统的噻嗪类利尿剂（苄氟噻嗪和 HCTZ），应优先选择噻嗪样利尿剂。

2015 年 3 月发表的一项系统分析，比较了吲达帕胺、氯噻酮和氢氯噻嗪（HCTZ）对血压和代谢的影响。共纳入 14 项随机对照试验、9765 例参与者。为了均衡比较，每个利尿剂组分为 1~3 个剂量分层。在随机效应荟萃分析中，吲达帕胺与 HCTZ 相比，收缩压进一步下降 5.1mmHg（95%CI：−8.7~−1.6，P=0.004），而氯噻酮使收缩压进一步下降 3.6mmHg（95%CI：−7.3~0.0，P=0.052）。HCTZ 和吲达帕胺对代谢的不良影响并无差异，包括血钾水平。

美托拉宗（metolazone）作为一种长效的、作用更强的喹唑噻嗪衍生物，无抑制碳酸酐酶作用，但作用部位和利尿作用与 HCTZ 相似，还能作用于近曲小管。该药口服吸收迅速，但不完全（约 64%），$t_{1/2}$ 约 8h，服药后 1h 出现利尿作用，持续 12~24h。美托拉宗主要经肾排泄，大部分为原型，小部分为无活性代谢物，另一小部分也经胆汁排泄。本品不同于 HCTZ，不会使肾血流量和肾小球滤过率降低，尤其适用于高血压合并肾功能不全，但肾小球滤过率每分钟小于 10ml 时则效果差。

### （三）噻嗪类利尿剂降压治疗的特点

（1）噻嗪类利尿剂起效慢，作用相对温和，持续时间长。限制钠摄入有助于发挥噻嗪类利尿剂的效果。单独使用 12.5mg 的 HCTZ 有时疗效欠佳，但是在使用剂量达 25mg 后却可以达到降压作用，不过伴随的副作用也明显增加。因此单独使用低剂量噻嗪类利尿剂疗效不佳时，应该考虑增加其他抗高血压药物，而不是单纯加大药量。此外，根据一项荟萃分析的结果，在降压药 24h 动态血压比较的试验中，常用剂量 12.5~25mg/d 的 HCTZ，降压疗效都劣于其他降压药。因此，目前 HCTZ 更多的是与其他药物合用或使用单片复方制剂。

（2）单独应用噻嗪类利尿剂的降压效果不一，与多种因素有关，如患者年龄、种族、肾功能等。相对年轻人而言，老年患者一般对盐更敏感，而利尿剂可以排除水分和盐。此外老年人肾素–血管紧张素系统不如年轻人反应强烈，而利尿剂对低肾素型高血压效果好。2003 年《欧洲高血压指南》推荐利尿剂作为治疗老年高血压及收缩期高血压的药物。

有研究表明，高血压患者 G 蛋白 $\beta_3$ 亚单位（$GNB_3$）825C/T 多态性可能影响 HCTZ 的降压效果。变异型纯合子患者对 HCTZ 的降压效果优于野生型纯合子个体，但也有个别研究报道未见与此相关。

（3）实践证明，噻嗪类利尿剂几乎可以增强所有抗高血压药物的降压效果。这一增强作用主要是利用了药物的多种机制降压，也与防止其他降压药使用时伴随产生的水钠潴留有很大关系。因为无论血压是否降低，长期使用非利尿性降压药（特别是血管扩张药）时，肾脏存在的压力与利钠机制会使储钠反应增强，液体潴留总是会伴随而来，这就减弱了非利尿性降压药的降压效应。

利尿剂联合 ACEI 或 ARB 为最常见的由两种固定剂量降压药组成的复方制剂，并且两药合用可降低利尿剂的使用剂量，减少其副作用，而费用增加极少。

（4）在某些情况下，利尿剂的降压作用会被削弱。例如，非甾体抗炎药可能降低大多数利尿药的作用，尤其是选择性环氧化酶-2 抑制剂。对于那些肾功能不全的患者（如血肌酐水平＞1.5mg/dl 或肌酐清除率＜30ml/min），噻嗪类利尿剂似乎没有作用，因为这些药物难以分泌到肾小管中发挥作用；此外，内源性的有机酸会与利尿剂在近曲小管发生不完全的竞争性转运，肾脏的利尿反应会随着肾脏损害的加重而逐渐降低。

## 二、保钾利尿剂[6, 11]

保钾利尿剂由于药物作用靶点不同而分为 2 种：氨苯蝶啶和阿米洛利抑制远曲小管和集合管的钠–氢共同转运体，抑制 $Na^+$ 再吸收和减少 $K^+$ 分泌，其作用不依赖醛固酮，利尿作用弱。

### （一）阿米洛利

阿米洛利（amiloride）促尿钠排泄和抗高血压活性较弱，但与噻嗪或髓袢利尿剂合用时则作用增强，并可明显减少钾的排泄。此外，还具有扩血管效应。这种药主要用于对醛固酮受体拮抗剂耐受的醛固酮增多症患者和钠通道基因突变导致的 Liddle 综合征患者。本药的 40% 在 72h 内从粪便中排泄，无蓄积现象，可用于肝脏功能严重损害者。

复方阿米洛利：该复方制剂由 2.5mg 阿米洛利和 HCTZ 25mg 组成。本药具有阿米洛利的留钾能力强、作用起始快、服用剂量小、持续时间长等特点，又有 HCTZ 的利尿能力强的性能。在大规模随机对照的中国高血压综合防治研究（CHIF）中，氨氯地平联合复方阿米洛利的降压疗效和血压控制率，与氨氯地平联合替米沙坦相似。

### （二）氨苯蝶啶

氨苯蝶啶（triamterene）的利尿和留钾作用均弱于螺内酯，单用几乎不影响血压，常与排钾利尿剂合用。在临床实践中，有时胃肠道副作用限制了它的使用。此外，该药可增加血尿酸浓度。

## 三、醛固酮受体拮抗剂[6, 12-14]

### （一）作用机制

本药结构与醛固酮相似，为醛固酮的竞争性抑制剂，可抑制醛固酮作用于盐皮质激素受体，拮抗其促进肾远曲小管和集合管 $Na^+$ 重吸收和 $K^+$ 排泄的作用。由于本药对肾小管其他各段无作用，故利尿作用较弱。ACEI 和 ARB 可以抑制肾上腺素分泌醛固酮，但经过一段时间治疗后，醛固酮的释放量有所恢复，其血浆浓度甚至可能超过基线水平。尽管经过充分的 ACEI 和 ARB 治疗，但是仍可发生醛固酮所致的损害，因此，有必要采用醛固酮受体拮抗剂治疗高血压。

醛固酮除了有传统的促进肾脏保钠作用之外，还可以促进血管炎症和纤维化的发生。醛固酮受体拮抗剂的另一作用机制是通过抗炎和抗纤维化，能够预防或减轻心脏、肾脏、血管多个靶器官的损害。

一种选择性更强的醛固酮受体拮抗剂依普利酮（eplerenone）已于 2004 年开始上市销售，其阻断雄激素和孕激素受体的作用明显降低，与性激素相关的副作用比螺内酯（spironolactone，安体舒通）小。

### （二）降压效果

螺内酯单独用于治疗高血压已有多年，但目前主要与噻嗪类利尿剂联合用于保钾，其效果相当于 32mmol 氯化钾。容量负荷过重是难以控制的高血压常见原因之一，与利尿剂治疗不充分、高盐摄入及进行性肾功能不全有关，宜作相应改进与处理。在 ASCOT 降压分支研究中，1411 例肥胖的难治性高血压患者，在已经联合 3 种降压药物治疗的情况下，非随机加用螺内酯 25～50mg/d，结果平均降低血压 21.9/9.5mmHg。PATHWAY 2 研究纳入联合使用了 3 种药物的最大耐受剂量的难治性高血压患者，随机顺序接受螺内酯、多沙唑嗪、比索洛尔和安慰剂治疗。在 314 例患者中，与安慰剂组相比，螺内酯组家庭血压测定的 SBP 下降 8.70mmHg，多沙唑嗪和比索洛尔两组平均下降 4.26mmHg，3/4 的难治性高血压患者服用螺内酯血压控制得到较大的改善，60% 的患者达到血压控制标准。

依普利酮的降压有效率和降低收缩压与舒张压的幅度与依那普利相似。对单纯收缩期高血压、饮食所致肥胖相关的高血压也有一定的降压作用。有研究发现，在高肾素患者中依普利酮的降压效果与氯沙坦相仿，而在低肾素患者中依普利酮则比氯沙坦更有效。还有资料表明，有微量蛋白尿的高血压患者选用依普利酮更有益处。2003 年美国 FDA 批准依普利酮可单独应用或与其他药联用治疗高血压。依普利酮导致不到 1% 的男性患者乳房发育，其他的副作用也较螺内酯少。

## 四、髓袢利尿剂[6, 7]

### （一）作用机制

**1. 肾小管作用** 髓袢利尿剂通过抑制髓袢升支粗段的 $Na^+$–$K^+$–$Cl^-$ 同向转运体，减少 35%～45% 的 $Na^+$ 及 $Cl^-$ 的重吸收。这些转运体在一定程度上是对前列腺素敏感的，因此干扰前列腺素合成的药如非甾体抗炎药可以降低髓袢利尿药对肾小管的作用。该类药几乎无动脉扩张作用。

**2. 排钠作用** 虽然髓袢利尿剂比噻嗪类利尿剂更显强效，起效更快，然而如果给予相等的剂量却并无突出的降压效果。这可能是因为髓袢利尿剂的作用时间短（口服制剂维持不超过 6h），一次给药不足以使体内钠的负平衡保持 24h；而初始产生的排钠作用常跟随钠潴留，抵消了急性排钠效果。

### （二）临床应用

通常应用髓袢利尿剂治疗难治性高血压，特别是伴肾小球滤过率降低（滤过率≤40～50ml/min）的患者，因为该类药物此时的利钠和利尿作用一致。该类药物可增加尿钙排出，不适合用于有骨质疏松的女性患者。

**1. 呋塞米**（furosemide，速尿） 许多研究报道，即使每天两次使用呋塞米也不比 HCTZ 每天两次或氯噻酮每天一次的效果更好。对利尿剂治疗高血压而言，轻度的体液容量减少非常关键，但这不适合于呋塞米，因其维持时间短（口服制剂维持不超过 6h），在剩余的时间里钠继续被保留，因此 24h 后体液平衡几乎没有改变。该药降压治疗每天需要使用 2～3 次。呋塞米如果每天 2 次，第一次应考虑在早上给药，第二次是在中午给药。在摄入钠的同时发挥利尿作用及避免出现夜尿症。

**2. 托塞米**（torasemicle） 该药的作用时间长达 24h，口服每天 1 次，低剂量 2.5mg，可治疗轻度至中度高血压，其疗效与 HCTZ（25mg/d）相似，也可与其他抗高血压药合用。高血压伴慢性水肿或肾功能不全时需应用大剂量的托塞米。该药的不良反应较少，对糖及脂质代谢、尿酸排泄无明显影响。

**3. 布美他尼**（bumetanide，丁尿酸） 给予与呋塞米相应的剂量，两者的效果是等同的。本药可加强其他抗高血压药的作用，故治疗高血压患者水肿时，宜减少这些药的用量。口服本药，起始每天 0.5mg（半片至 2 片），最大剂量每天 4mg，分 2 或 3 次。低钾血症的发生率较噻嗪类利尿剂和呋塞米低。

## 五、利尿剂的主要不良反应[15-17]

### （一）新发糖尿病

ALLHAT 研究发现，随访 4 年后，赖诺普利组新发糖尿病比例明显低于氯噻酮组，空腹血糖＞126mg/dl 的发生率也明显低于氯噻酮组。ASCOT-BPLA 新发糖尿病亚组的研究结果表明，阿替洛尔联合噻嗪类利尿剂显著升高了新发糖尿病的风险，并且是不依赖于其他危险因子而独立存在的。维拉帕米加用 HCTZ 也会使新发糖尿病风险显著增高。总体而言，与钙通道阻滞剂和血管紧张素转化酶抑制剂类相比，长期使用利尿剂可能多出 1%～3.5% 的新发糖尿病。尽管如此，尚未有充分证据表明利尿剂对长期心血管事件产生不良影响。因此在临床治疗中应权衡利弊，考虑效益与风险之间的关系，不应因噎废食。目前突出的问题仍是利尿剂的使用不足。对于伴有代谢综合征的高血压患者，应尽可能避免 β 受体阻滞剂与利尿剂联合应用。

噻嗪类利尿剂引起血糖升高的机制尚不清楚。在一项使用噻嗪类利尿剂的 59 项临床试验（58 520 例）系统分析中，发现血钾与血糖改变之间存在密切的负相关性；同时还发现如果基础血钾水平＞3.8mmol/L，不会明显影响糖代谢。

### （二）低血钾

HCTZ 50～100mg/d，可使血钾水平下降 0.1～1.4mmol/L，平均下降 0.7mmol/L；如果用量减到 25mg/d，血钾水平下降 0.2～0.7mmol/L；HCTZ 12.5mg/d 时血钾水平下降仅 0.3mmol/L；低血钾（＜3.5mmol/L）的发生也由 20% 下降到 5%。因国人多为高盐低钾饮食，故不容忽视噻嗪类利尿剂的不良反应和治疗的依从性问题。2008 年由国际上五家学会组织制订、发表的《原发性醛固酮增多症患者诊断治疗指南》，建议对利尿剂引起的低血钾患者进行原醛症的筛查。

我国参加的大型国际临床试验 PROGRESS 及我国的 PATS 试验中已经证实，吲达帕胺对糖脂代谢的不良反应较少，安全性似乎优于传统的噻嗪类利尿剂，但尚无两者之间直接比较的循证医学证据。

### （三）高尿酸血症

噻嗪类利尿剂能竞争性抑制尿酸排出，使血尿酸水平升高。由于利尿剂所致的高尿酸血症呈剂量依赖性，小剂量利尿剂治疗高血压通常不会导致尿酸蓄积，也很少引起痛风。已患痛风者为噻嗪类利尿剂应用禁忌证。

此外，利尿剂治疗还会带来血脂升高等一些副作用。

## 第四节　肾素-血管紧张素系统抑制药

肾素-血管紧张素系统（RAS）在高血压的形成机制中发挥着重要作用。有 4 种方式降低人类肾素-血管紧张素系统的活性。第一种方式是使用 β 受体阻滞剂减少肾小球旁细胞释放肾素；第二种方式是直接抑制血管紧张素原分解产生 Ang I，即使用肾素抑制剂；第三种方式是抑制血管紧张素转化酶（ACE）的活性，即使用 ACEI；第四种方式是阻断通过 ACE 和其他旁路途径参与生成的 Ang II 与 Ang 的 1 型受体相结合，即使用血管紧张素 $AT_1$ 受体阻滞剂（ARB）。多种 ARB 类药物现在已经广泛地被使用并挑战 ACEI 类药物。

## 一、血管紧张素转化酶抑制剂

ACEI 在 1977 年首次人工合成，迄今投入临床的有 20 多个品种，已被公认为一线抗高血压药物之一。

（一）降压机制及相关作用[6, 18, 19]

血管紧张素Ⅱ（AngⅡ）在RAS中处于核心位置，是已知内源性升压物质中作用最强的激素之一，也是动脉粥样硬化的起始因素。

ACEI的降压机制包括：①通过抑制循环和组织中ACE使AngⅡ生成减少。②抑制激肽酶Ⅱ，使具有血管扩张作用的缓激肽（BK）积聚而发挥降压和抗As作用。已证实ACE与激肽酶Ⅱ是同一种物质，后者降解BK和其他激肽。BK还可通过β₂受体增加血管内皮细胞的一氧化氮（NO）、环磷酸鸟苷（cGMP）、前列环素（PGI₂）和组织纤溶酶原激活物（PAI-1）的产生，舒张血管，发挥降压作用。③增加Ang-（1-7）的形成。已知Ang-（1-7）可直接作用于内皮细胞，促进NO、PGI₂的合成与释放，并提高BK水平。ACEI抑制ACE后，强化了Ang-（1-7）对AngⅡ的拮抗作用。④ACEI的其他药理作用还包括减少醛固酮分泌和特异性的肾血管扩张，对抗氧自由基对心脏和血管的损伤作用，减少内皮细胞合成内皮素等。

ACE是ACEI的作用靶点，其基因多态性可影响ACEI的疗效。血清ACE活性高低在不同ACE基因型人群中依次为DD>ID>Ⅱ型。在ACE基因多态性与药物疗效的相关性研究上，不同的研究者得出的结论不同，甚至完全相反。

已经研制出三类化学结构不同的ACEI，按照ACE中锌原子的不同配体进行分类：巯基、羧基和磷酰基。它们的不同结构影响其组织分布和代谢途径，这些差异使它们在通过阻断循环肾素–血管紧张素机制而共同具有的降压作用之外对各种器官的功能产生不同的效应。ACEI的组织通透性的差异可能导致不同的临床效应，或存在同一效应上的程度差异，但这些还没有被证实。ACEI的特性见表9-2-2。

表9-2-2　ACEI类药物的特性

| 药物 | 在美国的商品名 | 与锌离子结合 | 前体药物 | 清除途径 | 作用持续时间（h） | 剂量范围（mg） |
|---|---|---|---|---|---|---|
| 贝那普利（benazepril） | Lotensin | 羧基 | 是 | 肾 | 24 | 5～40 |
| 卡托普利（captopril） | Capoten | 巯基 | 否 | 肾 | 6～12 | 25～150 |
| 依那普利（enalapril） | Vasotec | 羧基 | 是 | 肾 | 18～24 | 5～40 |
| 福辛普利（fosinopril） | Monopril | 磷酰基 | 是 | 肾–肝 | 24 | 10～40 |
| 赖若普利（lisinopril） | Prinivil，Zestril | 羧基 | 否 | 肾 | 12～18 | 5～40 |
| 莫昔普利（poexipril） | Univasc | 羧基 | 是 | 肾 | 24 | 7.5～30 |
| 培哚普利（perindopril） | Aceon | 羧基 | 是 | 肾 | 24 | 4～16 |
| 喹那普利（quinapril） | Accupril | 羧基 | 是 | 肾 | 24 | 5～80 |
| 雷米普利（ramipril） | Altase | 羧基 | 是 | 肾 | 24 | 1.25～20 |
| 群多普利（trandolapril） | Mavik | 羧基 | 是 | 肾 | 24+ | 1～8 |

（二）ACEI的降压特点和临床益处[5, 20-22]

**1. ACEI的降压特点**　ACEI单药治疗大多1h内出现降压效应，但可能需要几周才能达到最大降压效应。ACEI降低血压的效应相当于利尿剂或β受体阻滞剂，但不如CCB。如预期的那样，高肾素水平的高血压患者对ACEI的反应性特别好。ACEI能防止由利尿剂产生的低钾血症和继发性高醛固酮血症。

黑色人种高血压患者的肾素水平较低，对于ACEI的反应不如白色人种患者好。年轻患者对ACEI的反应性比老年患者好。限盐或加用利尿剂可增加ACEI的疗效，如同时加用利尿剂，则有80%～85%的患者可获得降压效果。利尿剂显著的附加作用可能反映ACEI抑制了使用利尿剂后通常出现的AngⅡ的反应性增高。ACEI也可与CCB联合使用增加降压效应。ACEI也是静脉扩张药物，这可能解释在与CCB联合使用时可以减少CCB引起的踝部水肿。

阻断AngⅡ对缺血的肾脏灌注作用可能会导致肾功能的急速下降，因此ACEI禁用于双侧肾动脉狭窄的患者。

**2. ACEI 对高血压患者靶器官的影响** 85%以上的 ACE 分布于组织，如血管壁、心脏、脑、和肾脏，以及肾上腺皮质粒细胞、肺泡巨噬细胞、外周单核细胞等。局部斑块组织的单核-巨噬细胞中，ACE 也存在高度活性。有观点认为，优化剂量 RAS 抑制剂可使患者从最佳 RAS 阻断中更多获益，保护靶器官。

（1）左心室肥厚（LVH）：LVH 是高血压的严重并发症之一，并被证实为心脑血管事件的独立危险因素。循环和组织 RAS 的激活参与了 LVH 的病理过程，Ang II 作用于 $AT_1$ 受体后，可促进心肌细胞肥大和间质纤维化，引起心脏重构。ACEI 可减少 Ang II 的产生，阻断 Ang II 和醛固酮的促生长作用，并增强 BK 抑制心脏重构的作用。因此，ACEI 治疗可以减轻或逆转心肌肥厚和纤维化。ACEI 抑制心脏的重构和肥厚是其降低 CHF 病死率的重要原因。

（2）糖尿病肾病：是糖尿病最常见的一种微血管病变，也是慢性肾病和慢性肾衰竭的常见原因。在一项探讨 RAAS 抑制剂最佳剂量抗蛋白尿的肾脏保护（diovan reduction of proteinuria，DROP）研究中，伴有高血压的 2 型糖尿病患者，随机接受缬沙坦每天 160mg、320mg、640mg，治疗 26 周，结果最大剂量的缬沙坦降低尿蛋白排泄率（urinary albumin excretion rate，UAE）的幅度最大。

与此相似，RAOD 研究上调氯沙坦剂量（50～200mg/d）和贝那普利剂量（10～40mg/d）治疗 3.7 年。结果显示：与常规剂量相比，氯沙坦和贝那普利上调至最佳剂量后分别降低主要终点达 53%（$P=0.022$）和 51%（$P=0.028$）；在血压保持不变的情况下 UAE 得到显著下降，肾功能减退的速率得到有力控制。

ACEI 扩张肾小球的出球小动脉作用大于扩张入球小动脉作用（可能主要依靠缓激肽），故能有效降低肾小球内毛细血管压，从而降低肾脏高灌注，减少白蛋白排泄。也有人认为，这种对肾的保护作用，可能不单纯是依赖于血压降低，而是一种独立的机制而产生。

（三）ACEI 的安全性[6, 23, 24]

ACEI 的副作用理论上主要分为两大类：由特异的药理作用造成的副作用和可能与化学结构相关的副作用。

**1. 与药理作用相关的副作用**

（1）咳嗽：刺激性干咳及有时无法忍受的咳嗽是 ACEI 最常见的副作用，通常在停药后几周消失，并在重新服用后出现。这个副作用在不同的 ACEI 之间也存在差异。例如，有几项交叉试验报道咪达普利和福辛普利的咳嗽发生率相对其他 ACEI 低。在老年、女性及黑色人种患者中咳嗽更常见，在中国患者中出现咳嗽的比例相对于西方患者高。激肽水平的升高被认为是引起咳嗽的机制。一个缓激肽 $\beta_2$ 受体的基因多态性在与 ACEI 相关咳嗽的高发患者中被发现。

（2）高血钾：在肾功能不全时患者易发生血钾升高。原因多种多样，大多数反映了肾灌注降低、醛固酮分泌减少及肾小管功能的下降。在服用 ACEI 的患者，同时口服补钾应非常慎重，并减少补钾的剂量，密切观察血钾的变化，在调整 ACEI 剂量时尤其如此。

（3）血清肌酐（SCr）增高：大多数急性肾功能减退的报告见于慢性心力衰竭、血容量下降或肾动脉狭窄（双侧或单肾的肾动脉狭窄）的患者。在使用 ACEI 初两个月内如果 SCr 轻度上升（升幅≤30%），为正常反应；但是 SCr 上升过高（升幅＞30%～50%）则为异常反应，提示肾缺血，应停用 ACEI，并努力寻找肾缺血病因设法解除，假若肾缺血能被纠正且 SCr 恢复至用药前水平则可再用 ACEI，否则不宜再用。一般认为在血清肌酐水平大于 3mg/dl 时应避免使用 ACEI。

（4）低血压：在治疗开始几天或增加剂量时容易发生低血压。特别是 RAS 激活明显的心力衰竭患者，发生早期低血压反应的可能性更大。服用 ACEI 发生首剂低血压者通常有显著的低钠血症（血钠＜130mmol/L）或在 1～2d 内大量或快速使用利尿剂及老年人。

（5）血管性水肿：在接受 ACEI 治疗患者中血管性水肿的发生率为 0.1%～0.2%，通常数小时后发生，但有时发生于延长使用期间。

**2. 与化学结构有关的副作用** 含巯基的卡托普利的副作用可能较非巯基 ACEI 更为常见，也可见于其他含巯基的药物，如青霉胺。这些相关副作用包括味觉障碍、皮疹和白细胞减少症。

据观察，并不是所有使用卡托普利时发生的相关副作用换用另一种 ACEI 药物就可以消失。

## 二、血管紧张素 Ⅱ 受体阻滞剂

Ang Ⅱ 的 Ⅰ 型受体（AT$_1$）阻滞剂是 20 世纪 90 年代问世的一种新型抗高血压药。自 1994 年 Dupont 公司研制成功第一个非肽类 AT$_1$ 受体阻滞剂氯沙坦以来，世界各大制药公司都参与了 Ang Ⅱ 受体阻滞剂的研究工作，相继合成并筛选出一大批具有较强降压活性的非肽类 AT$_1$ 受体阻滞剂。目前用于临床的 Ang Ⅱ 受体阻滞剂有 8 种，其作用环节决定了对 RAS 抑制高效、疗效稳定、耐受性好和副作用小等优点。

### （一）降压机制及相关作用[25-28]

Ang Ⅱ 的产生存在 ACE 途径和非经典途径。已知 Ang Ⅱ 的产生可以通过心脏糜酶、紧张肽、CAGE（对糜蛋白酶抑制素敏感的 Ang Ⅱ 生成酶）等旁路产生。因此，长期应用 ACEI 存在血液中 Ang Ⅱ 的逃逸现象。ARB 以高亲和力和特异性与 AT$_1$ 结合，从受体水平阻断 Ang Ⅱ 的作用，而不是阻止其产生。ARB 不影响缓激肽降解和前列腺素合成，故不会引起干咳、血管神经性水肿等不良反应。虽然 ARB 对 RAS 系统的阻断比 ACEI 更全面和高效，但是 ACEI 增加 Ang-（1-7）的形成、抑制缓激肽的降解能够带来相关的心血管获益。因此，"ARB 等于不咳嗽的 ACEI"的这种说法是不全面的。

目前已知 Ang Ⅱ 受体至少有 4 种亚型，即 AT$_1$、AT$_2$、AT$_3$ 和 AT$_4$，以 AT$_1$ 和 AT$_2$ 为主，存在于人类的大多数组织中，但有不同的功能。其中 AT$_1$ 是经典的 Ang Ⅱ 受体，与 Ang Ⅱ 的有害作用密切相关，介导血管收缩和增生效应。AT$_2$ 则可以部分抵消 AT$_1$ 的作用。ARB 高选择性阻断 AT$_1$ 防止了 Ang Ⅱ 的各种有害作用，还可因 Ang Ⅱ 与 AT$_2$ 结合发挥对心脑血管及肾脏的保护作用。但是也有研究表明，Ang Ⅱ 与 AT$_2$ 受体的结合有促使心肌调亡和抑制血管新生的作用；与 AT$_4$ 受体结合有刺激内皮细胞释放 PAI-1 的抑制物、促血栓形成的作用。因此，Ang Ⅱ 与 AT$_2$、AT$_4$ 受体的结合究竟是利大于弊，还是弊大于利，还有待于深入

的研究，需要获取更多的证据。关于 AT$_3$ 受体的作用目前知之甚少。

Ang Ⅱ 受体 AT$_1$ 基因存在 1166A/C 多态性（3 端非翻译区），此多态性与 ARB 的降压效果有关。服用相同剂量的 ARB 后，AA 型收缩压下降约为 6mmHg，AC/CC 型收缩压下降约为 14mmHg。目前，有关 Ang Ⅱ 受体 AT$_2$ 基因多态性的研究还较少。

ARB 类药物之间的区别：ARB 结构中的四唑环和咪唑环上的羧基是 ARB 与 AT$_1$ 受体相结合所必须的化学基团，因此氯沙坦（无羧基）只有在肝脏转化为 EX3174 后才有作用，故起效较慢。缬沙坦结构中虽然有羧基，但是它在开放的咪唑环上，故作用相对较弱。

ARB 的受体动力学参数：主要包括 ARB 对 AT$_1$ 受体的选择性、与 AT$_1$ 受体的结合力及与 AT$_1$ 受体结合后的解离速度。氯沙坦对 AT$_1$ 受体的亲和力比对 AT$_2$ 受体的亲和力大约高 1000 倍，而替米沙坦大约强 3000 倍，依贝沙坦为 8500 倍以上，坎地沙坦为 10 000 倍，对 AT$_1$ 受体亲和力最高的为缬沙坦，大约比 AT$_2$ 受体的亲和力高 30 000 倍。受体动力学还包括不同的 ARB 与受体结合后的解离速度，如坎地沙坦和替米沙坦的解离速度较其他 ARB 慢。

为在 ARB 竞争激烈的市场争得一席之地，一批制药公司投入大量精力和财力开发不同的 ARB，为他们的产品获得好的声誉。然而大多数研究并没有显示出在对比剂量下这些 ARB 效果之间的差异。不过 ARB 类药在某些方面可能存在差异，如氯沙坦可促进尿酸排泄，替米沙坦和厄贝沙坦具有过氧化物增殖体受体 γ（PPARγ）的激动作用。此外，根据循证医学证据的多少，一些国家药政部门对不同 ARB 类药批准的适应证并不完全一致。例如，基于有 25 620 例患者参与的 ONTARGET 研究项目结果，国家食品药品监督管理总局（CFDA）2012 年已批准替米沙坦（美卡素）的一项新适应证：适用于年龄 55 岁及以上、存在发生严重心血管事件高风险且不能接受 ACEI 治疗的患者，以降低其发生心肌梗死、脑卒中或心血管疾病导致死亡的风险。该药也是 ARB 类药物目前唯一被批准此项适应证的治疗药物。而在有 9000 多例高血压合并左心室肥厚（LVH）患者参与的 LIFE 研究中，与

β受体阻滞剂比较，氯沙坦能够显著减轻 LVH，进而降低 13% 的心血管复合终点事件，是治疗这类高血压患者优先推荐的 ARB。ARB 类药物见表 9-2-3。

**表 9-2-3　ARB 类药物**

| 药物 | 商品名 | 半衰期（h） | 活性代谢产物 | 每日剂量 |
|---|---|---|---|---|
| 坎地沙坦酯（candesartan） | Atzcand | 9～13 | 是 | 8～32mg，1 次 |
| 依普沙坦（eprosartan） | Epro | 5～7 | 否 | 400～800mg，1 次 |
| 厄贝沙坦（irbesartan） | Aprovel | 11～15 | 否 | 150～300mg，1 次 |
| 氯沙坦（losartan） | Cozaar | 2（6～9） | 是 | 50～100mg，1 次 |
| 奥美沙坦酯（olmesartan） | Benicar | 13 | 是 | 20～40mg，1 次 |
| 替米沙坦（telmisartan） | Micardis | 24 | 否 | 40～80mg，1 次 |
| 缬沙坦（valsartan） | Diovan | 9 | 否 | 80～320mg，1 次 |
| 阿齐沙坦酯（azilsartan） | Edarbi | 11 | 是 | 40～80mg，1 次 |
| 他索沙坦（tasosartan） | Verdia | 6.6h | 是 | 50～200mg，1 次 |

### （二）ARB 的降压特点和临床益处[29-31]

ARB 的降压作用平稳、持久，有助于控制清晨高血压。无论是单独应用还是与利尿剂联合应用，ARB 对肾功能不全患者，伴或不伴糖尿病患者的降压疗效均已证实。在现有的抗高血压药物中，ARB 是唯一证实其安全性与安慰剂相似的药物，这非常有助于患者顺从治疗，坚持服药，获得长期的益处。例如，一项对 2416 例新诊断为高血压，并初次接受抗高血压单药治疗的患者进行的服药坚持率的对比研究。其结果表明，治疗 1 年后厄贝沙坦组的坚持率为 60.8%，而 β 受体阻滞剂组为 49.7%，CCB 组为 43.6%，ACEI 组为 42%，利尿剂组为 34.4%，证明患者对厄贝沙坦治疗的依从性最好。此外，ARB 对高血压患者的血糖和血脂代谢均无不良影响。虽然有几项随机双盲试验结果表明，某些 ARB 在轻中度高血压患者中的降压疗效存在差异，但是一项对 43 项随机安慰剂对照试验荟萃分析显示出各种 ARB 的降压疗效相当。

近几年来发表的多项 ARB 随机临床干预试验已证实 ARB 具有明显的心脏、肾脏及血管保护作用。在高血压干预研究中，ARB 可降低心血管事件、死亡率及脑卒中。在 LIFE 研究中，氯沙坦与 β 受体阻滞剂比较，可明显减轻高血压左心室肥厚并改善这些患者的预后。在心房颤动的二级预防方面，ARB 与抗心律失常药的联合应用可减少复律后心房颤动的复发。在治疗心力衰竭方面，ARB 明显减少 LVEF<40% 的慢性心力衰竭患者的因心力衰竭再住院率。在肾脏保护方面，ARB 可减少微量蛋白尿并具有长期肾脏保护作用。在 2 型糖尿病方面，ARB 可改善胰岛素抵抗，减少心血管事件，可使高血压患者新发生的糖尿病减少。

尽管如此，在心力衰竭和冠心病一、二级预防方面，ARB 的总体疗效与 ACEI 比较稍显逊色。欧美在这些方面的相关指南均认为 ACEI 仍然是治疗心力衰竭的基石，而急性心肌梗死和心肌梗死后应该首选 ACEI，可能与临床试验中 ARB 的用量不足有关。例如，氯沙坦在关于心力衰竭的 HEAAL 研究中得到阳性结果，使用氯沙坦 150mg 组比常规氯沙坦 50mg 组，能够进一步减少全因死亡和心力衰竭住院率达到 10%（P=0.027）。2015 年加拿大高血压教育计划（CHEP）建议：除了血压控制的考虑之外，ACEI 或 ARB 应滴定至试验中证实有效的剂量，除非出现明显的不良反应。但若加大该类药物的剂量就意味着增加费用，那么 ARB 在效果与费用比值上就不如 ACEI。

2014 年 4 月 11 日，欧洲药品管理局（EMA）发布警告：避免联用两种在肾素-血管紧张素-醛固酮系统有独立作用的药物，特别是糖尿病肾病的患者，不应联合使用 ARB 和 ACEI。但是 ARB 类的坎替沙坦或缬沙坦可作为已经使用 ACEI 类药物的心力衰竭患者的一项附加治疗。EMA 同时指出，如果出现必须联用双抑制药物的情况时，必须严格监测肾功能、水钠平衡和血压。

# 三、肾素抑制剂[32-35]

直接肾素抑制剂（direct renin inhibitor，DRI）研发过程相当漫长。肾素在1898年被发现，远远早于其他成分的发现，但其抑制剂却晚于ACEI和ARB问世。早期研发的DRI为特异性肾素抗体及肽类肾素抑制剂，这些药存在作用较弱、代谢不稳定，合成费用高等缺点，最终未能成功应用于临床。阿利吉仑（aliskiren）是美国FDA于2007年批准上市的第一个口服的非肽类DRI。

## （一）降压机制及相关作用

肾素-血管紧张素-醛固酮系统（RAAS）在高血压及其并发症发生和发展过程中的重要作用已被认识。肾素是肾小球旁器的球旁细胞释放的一种蛋白水解酶，可以把来源于肝脏的血管紧张素原转化为Ang Ⅰ，后者再在ACE的作用下转化为Ang Ⅱ，然后通过组织中Ang Ⅱ受体而发挥作用。抑制肾素的活性可影响RAS的限速过程，血浆肾素活性（PRA）明显下降从而使Ang Ⅰ、Ang Ⅱ、醛固酮也明显下降。肾素阻断以后，参与非ACE的一些酶可起的作用甚少，因此Ang Ⅱ逃逸、醛固酮逃逸也可避免，也没有ACEI所导致的咳嗽、血管神经性水肿等；但会引起肾素反馈性增多，表现为血浆肾素浓度（PRC）上升。

理论上肾素抑制剂与ACEI或ABR的药理学机制不同并且可以互补。ACEI或ABR类药物导致的血浆肾素活性增高和醛固酮逃逸现象，可被阿利吉仑联用所中和，它们与肾素抑制剂联合使用的器官保护作用应当更好。但是2014年EMA严格禁止阿利吉仑联用ACEI或ARB治疗伴有肾功能不全或糖尿病的患者。这项建议来自EMA的药物警戒风险评估协会为期10个月的观察所得到的结果。联用RAS系统抑制药的重要危险包括了高钾血症，低血压和肾功能的进一步恶化。肾功能恶化是通过与单一使用一种药物治疗时的对比，其在降低血压带来的临床益处的预期上却没有相应的改善。

## （二）降压特点与心肾保护作用

**1. 降压特点**　阿利吉仑的降压作用为肾素依赖性，大剂量给药只会延长作用时间，不会导致血压骤降。阿利吉仑可以阻断噻嗪类利尿剂导致的肾素反应性升高，小样本试验与氢氯噻嗪联合时，血浆肾素活性并没有升高。有关阿利吉仑的动态血压监测结果显示，阿利吉仑治疗组清晨峰值血压下降程度大于雷米普利治疗组，平滑指数也高于后者，提示阿利吉仑的降压作用更加持久和平稳，或许能够提供更好的保护作用。与雷米普利对照，阿利吉仑有将老年高血压患者的主动脉SBP降得更低的趋势。

在联合治疗时，当联用氢氯噻嗪、氨氯地平时，阿利吉仑可进一步降低血压。联合阿利吉仑及CCB作为初始治疗策略控制高血压研究（ACCELERATE）结果显示，起始联合治疗组（阿利吉仑/氨氯地平）与起始单药（阿利吉仑或氨氯地平）再逐步阶梯联合组相比，收缩压平均进一步降低6.5mmHg；24周后起始联合的降压优势依然保持，而药物不良反应发生率较低。

**2. 心肾保护作用未能超越ACEI和ARB**　为了全面评估阿利吉仑的心肾保护作用，全球开展了迄今为止最大规模的临床研究计划ASPIREHIGHER项目，该项目分为4大类、14项临床试验，包含了10项中间终点研究和4项硬终点研究，共纳入35 000余例患者，最长随访期达6年。近几年来其中一些研究的结果逐渐浮出水面的，并未显示出阿利吉仑的心血管保护作用能超越ACEI和ARB，带来更多获益。

2016年发表的ATMOSPHERE研究入组了LVEF≤35%的心力衰竭患者，随机接受阿利吉仑（n=2340）、依那普利（n=2336）、两药联合治疗（n=2340），主要终点是发生心血管死亡、心力衰竭住院，平均随访36.6个月。研究期间因ALTITUDE[阿利吉仑治疗伴有慢性肾病和（或）心血管病的2型糖尿病患者]、ASTRONAUT（阿利吉仑治疗急性心力衰竭试验）研究结果为中性或提前终止，要求心力衰竭合并糖尿病的患者停止用药，而这些患者仍继续进行随访并到研究结束。研究结果显示，联合治疗、阿利吉仑单药治疗与依那普利单药治疗比较，均未能显著改善主要终点事件。联合治疗组较依那普利单药治疗发生有症状性低血压、肾功能损害、高血钾的风险均显著增加。该研究结果显示出阿利吉仑与ACEI的联合治疗未能增加临床获益却带来了更多的不良事件。结合阿利吉仑的一系列研究结果，提示只要 ACEI 的治疗充分，阿利吉仑似乎多余。

## 第五节　钙通道阻滞剂

1966 年德国学者 Albrecht Flechenstein 首次提出了 "calcium antagonist（钙拮抗剂）" 的概念，此后钙拮抗剂又被称为 "calcium channel blocker（钙通道阻滞剂，CCB）"。但有学者认为 CCB 与钙拮抗剂是两个不同的概念。所谓钙拮抗剂是指影响钙依赖的组织和细胞的一组化合物，而 CCB 仅是其中一类。1969 年拜耳公司合成了 BAYA1040，也就是后来的 Nifedipine（硝苯地平）。CCB 在 20 世纪 70 年代是作为抗心绞痛药物，而在 80 年代主要作为抗高血压药物应用。CCB 是国内应用较早、较为广泛的一类抗高血压药物，具有其自身的特点和优势。

## 一、钙通道阻滞剂的作用机制

### （一）CCB 与钙通道作用[36-38]

到目前为止，共发现 6 种钙通道，其中对 L 型、T 型和 N 型钙通道已有一定的研究。L 型钙通道大多分布在血管平滑肌细胞，在心肌细胞和其他脏器也有少量分布。因此它是主要影响血管收缩的钙通道。现有的各类钙通道阻滞剂对 L 型钙通道均高度敏感，通过对这种钙通道的作用，抑制血管收缩而产生降压作用。其中二氢吡啶（DHP）类 CCB 具有突出的血管扩张作用；非二氢吡啶类 CCB（nonDHP，包括苯并噻氮䓬类和苯烷胺类）的血管选择性不如二氢吡啶类，但对窦房结和房室结处的钙通道有选择性，具有负性变时、负性肌力作用，适用于心率增快的高血压患者。不仅 nonDHP 和 DHP-CCB 之间有一些大的差异，就是在多种 DHP-CCB 之间，由于不同制剂对不同血管的选择性及药代动力学不同，其降压效力和不良反应也有一定差异。CCB 对心脏的作用见表 9-2-4。

表 9-2-4　CCB 对心脏的作用

| 项目 | 硝苯地平 | 氨氯地平 | 地尔硫䓬 | 维拉帕米 |
|---|---|---|---|---|
| 心率 | ↑ | ↑ | ↓ | ↓ |
| 窦房结传导 | 0 | 0 | ↓↓ | ↓ |
| 房室结传导 | 0 | 0 | ↓ | ↓ |
| 心肌收缩力 | ↓/0 | ↓/0 | ↓ | ↓↓ |
| 神经激素激活 | ↑ | ↑/0 | ↑ | ↑ |
| 血管扩张 | ↑↑ | ↑↑ | ↑ | ↑ |
| 冠脉血流 | ↑ | ↑ | ↑ | ↑ |

注：↓. 降低；0. 无变化；↑. 增加。

### （二）CCB 的主要心血管作用[36, 39]

**1. 对血管的作用**　CCB 可扩张冠状动脉和外周血管，增加冠状动脉血流量，缓解心绞痛。DHP-CCB 在初始治疗时可激活交感神经，但在长期治疗期间这种作用通常很小，这种初期的激活和后来的恢复受患者的年龄和 CCB 特性的影响。例如，老年患者交感神经激活程度轻，血压降低比中青年患者更明显。地尔硫䓬和维拉帕米对外周血管的选择性不如 DHP-CCB，但不会引起反射性交感神经激活，还有预防和解除冠状动脉痉挛的作用。CCB 对静脉作用小，一般不增加静脉容量。

CCB 具有保护血管内皮细胞结构和功能完整、减轻血管钙化、抗动脉粥样硬化、抑制血管平滑肌细胞增生的作用。由于内皮细胞仅含有极少数的钙通道，因此 CCB 改善血管内皮功能的作用不仅仅是通过阻断钙通道起作用，也通过细胞内的机制，如抑制蛋白激酶。

**2. 对心脏的作用**　CCB 减少细胞内钙量，避免缺血心肌细胞坏死，起到保护作用。CCB 可逆转或减轻左心室肥厚。non-DHP 的地尔硫䓬和维拉帕米具有负性肌力、负性频率和负性传导作用。维拉帕米能减慢窦房结发放冲动，也可减慢房室结传导。其可减慢前向传导，因而可以消除房室结折返。

**3. 对血流动力学的作用**　不同 CCB 降低血管外周阻力的同时,对心率及心搏出量影响不同。CCB 对系统血压的有效控制可以克服其扩张肾脏入球小动脉的弊端,不造成肾小球的高滤过和高灌注,使肾小球内的血流动力学变化得到改善,达到保护肾脏的作用。此外,地尔硫䓬和维拉帕米能够减少蛋白尿,其机制可能改善肾小球对白蛋白的选择通透性,更可能与降低肾脏灌注压有关。

## 二、钙通道阻滞剂的分类[6, 40, 41]

根据化学结构 CCB 分为二氢吡啶类、苯并噻氮䓬类和苯烷胺类。根据药代动力学及药效学特性不同,又可将每类 CCB 分为第一代、第二代和第三代化合物。

第一代短效 CCB 具有负性传导和负性肌力作用,使高血压患者心脏病发作的危险增高,还可引起反射性交感神经兴奋,导致心肌耗氧增加和促发心律失常,对心脏有一定的潜在危险,但对脑卒中的预防效果良好。短效 DHP-CCB 制剂常常导致血压突然降低,以诱发冠脉缺血甚至对预后不良,现已少用。第二代 CCB 又可分为两个亚类,Ⅱa 类基本上为第一代 CCB 的缓释、控释制剂,而Ⅱb 类则为新的化合物,具有改进的药效学与药代动力学特性,血药浓度较为平稳。Ⅱb 类药物与第一代相比,作用持久,降压作用也强于第一代。然而,第二代

CCB 的药代动力学和药效学性质远不够理想。问题包括:①24h 降压作用有波动;②活性迅速降低导致作用很快消失;③间断自主神经系统激活;④控释剂型并不是 100%释放。

第三代 CCB 本身具有长效作用。氨氯地平半衰期达 35~50h。其重要特征是没有因血压突然下降而引起心脏和外周交感神经激活,而这种激活通常认为是第一、二代 CCB 引起的副作用。

乐卡地平、拉西地平是具有高度亲脂性的第三代 CCB,与血管平滑肌具有非常高的亲和力。这一特性使得它们天然具备缓释药物的释放特性。高亲脂性 CCB 可与细胞膜脂质双分子层紧密结合,使得部分药物被储存到细胞膜中,当血药浓度下降时,就会平缓释放到钙通道阻滞钙离子的内流,起到降压作用。因此它们起效相对缓慢,但效果维持时间长,特别适合于血压波动大或较为虚弱的老年患者。用于高血压治疗的 CCB 见表 9-2-5。

丁酸氯维地平(clevidipine butyrate,商品名 Cleviprex),是第三代新型静脉注射用的短效 DHP-CCB。2008 年 8 月 FDA 批准该药在美国首次上市,用于治疗外科手术时血压控制及术后急性血压升高,为医生控制患者血压提供了新的、重要的临床手段,代表了危重病护理中快速、精确地控制血压的治疗技术。与目前许多静脉注射经肾和(或)肝代谢的抗高血压药物不同,丁酸氯维地平在血液和人体组织中代谢,不在体内蓄积。

**表 9-2-5　用于高血压治疗的 CCB**

| 药物 | 制剂和剂量 | 达峰效应时间(h) | 消除半衰期(h) |
|---|---|---|---|
| 氨氯地平(amoldipine) | 片剂;2.5~10mg | 6~12 | 30~50 |
| 地尔硫䓬(diltiazem) | 短效普通片剂、缓释片剂;剂量不一 | 0.5~1.5 | 2~5 |
|  | 持续释放片剂;180~480mg | 6~11 | 5~7 |
| 非洛地平(felodipine) | 持续释放片剂;2.5~10mg | 2.5~5 | 11~16 |
| 依拉地平(isradipine) | 片剂;2.5~10mg | 1.5 | 8~12 |
| 尼卡地平(nicardipine) | 短效普通片剂;20~40mg | 0.5~2.0 | 8 |
|  | 持续释放片剂;60~120mg | ? | 8 |
| 硝苯地平(nifedipine) | 短效普通胶囊;剂量不一 | 0.5 | 2 |
|  | 持续释放片剂;30~120mg | 6 | 7 |
| 尼索地平(nisoldipine) | 持续释放片剂;20~40mg | 6~12 | 7~12 |
|  | 短效普通片剂;剂量多样 | 0.5~1.0 | 4.5~12 |
| 维拉帕米(verapamil) | 持续释放片剂;120~480ng | 4~6 | 4.5~12 |

# 三、钙通道阻滞剂降压特点和心肾保护作用

## （一）CCB 降压特点[11, 19, 42-47]

DHP-CCB 降压作用起效迅速，降压疗效较强，一般能降低血压 10%～15%，剂量与疗效呈正相关。这类药物的降压特点还包括疗效的个体差异较小，高钠摄入不影响降压疗效，非甾体抗炎药不干扰降压作用，对嗜酒患者也有显著的降压作用，以及与其他类型降压药物联合治疗能明显增强降压作用。DHP-CCB 长期控制血压的能力和服药依从性较好。例如，在 ALLHAT 研究中，相对于氯噻酮和赖诺普利，不依从治疗的患者比例自始至终以苯磺酸氨氯地平最低（3%～7%）。DHP-CCB 较少有禁忌证，对血脂、血糖等代谢无明显影响。CCB 还适合于周围血管疾病、妊娠患者的降压治疗。nonDHP-CCB 因负性频率作用，在降压效果相当的情况下，具有更好地控制心率的优势。

**1. CCB 在东方人群中降压疗效较为突出**　HOT 国际试验中，亚洲人群的降压幅度大于整体人群，与我国广大临床医生的实践体会是相一致的，这可能与东方人群的高钠饮食结构有很大关系。2008 年 IMS（intercontinental marketing services）调查报告显示，东亚地区的高血压患者中，约 40%以上的患者服用 DHP-CCB 或以 DHP-CCB 为基础的联合降压治疗方案控制血压。在我国大陆、台湾与香港地区，CCB 使用的比例分别占全部降压药物的 41%、36%与 46%。

CCB 尤其适用于脑卒中高危的亚洲人。我国既往完成的较大样本的降压治疗临床试验中多以 DHP-CCB 为研究用药（STONE、Syst-China、FEVER、CHIF），并证实以 DHP-CCB 为基础的降压治疗方案可显著降低高血压患者脑卒中的发生风险（降低 44%～55%），并使脑卒中后脑痴呆的风险下降 50%。脑卒中是我国高血压患者的主要并发症，而与其他种类降压药物相比，CCB 更能有效地预防脑卒中发生，因而对于我国心血管并发症的预防意义更大。《中国高血压防治指南》中也明确指出 CCB 在预防脑卒中方面具有相对优势。

**2. CCB 更适用于容量性高血压**　如老年高血压、单纯收缩期高血压（ISH）及低肾素活性或低交感活性的高血压，这些药理学特点使得 DHP-CCB 在老年、盐敏感性高血压及高盐饮食的患者的治疗中更具优势。老年患者的治疗反应性更高，是因为药代动力学的改变增加了各种 CCB 的生物利用度，任何剂量所产生的活性药物都比年轻患者更多。几项大规模的临床降压试验（SHEP、Syst-Eur 和 Syst-China 以及 Hot-China 的亚组分析）结果表明，使用 DHP-CCB 治疗老年 ISH、高龄老年高血压的患者，血压均得到理想控制。

此外，使用 CCB 治疗有助于高危高血压患者血压尽快达标。例如，在 VALUE 研究中，缬沙坦组和氨氯地平组在血压达到同一水平的时间不一样，氨氯地平降压更迅速。第一个月，两组收缩压相差 4.0mmHg，试验结束时差值下降到 1.8mmHg。缬沙坦治疗组发生较多的心肌梗死和脑卒中，多数是两组血压明显不同时的早期治疗的患者。

L 型钙通道的 $\alpha_1$ 亚基（CACNA1）有 S、C、D、F 四种亚型。日本的一项研究发现，DHP-CCB 对具有 *CACNA1D* 基因 rs312481G＞A、rs3774426C＞T 或 *CACNA1C* 基因 527974G＞A 多态性的患者疗效较好，而对同时具有上述多个多态性的患者的疗效则更加明显。

**3. CCB 与其他类型降压药物联合治疗明显增强降压效果**　CCB 能联合其他各种类型的降压药物，包括 ACEI、ARB、β 受体阻滞剂、噻嗪类利尿剂，进一步提高降压疗效和改善血压控制达标率。

无论是 FEVER 还是 CHIF 研究，均提示在我国的高血压人群中，小剂量利尿剂联合小剂量 CCB 是控制血压的有效治疗方案之一。FEVER 研究中，与安慰剂组相比，在小剂量氢氯噻嗪（12.5mg）治疗的基础上，加用小剂量非洛地平缓释片联合治疗后血压控制达标率有明显提高（SBP＜140mmHg，43.8%比 55.4%；DBP＜90mmHg，70.2%比 79.0%）。我国高血压综合防治研究（CHIEF）阶段报告显示，氨氯地平联合复方阿米洛利的降压疗效和氨氯地平加替米沙坦相似。Hot-China 研究中，83.4%的研究对象采用 Hot 第一步或第二步便可使血压达标，其中 44%使用非洛地平 5mg 单药（第一步），39%使用非洛地平 5mg 联用小剂量 β 受体阻滞剂。因此，以长效 DHP-CCB 为主体的联合治疗方案对我国高血压患者能有效达标并提高依次性，是一种具有重要推广意义的治疗模式。

另外，CCB 与 ACEI 或 ARB 的联合，也是各

个高血压指南优先推荐的联合降压方案之一。ACEI或 ARB 同时扩张动脉和静脉，对高肾素患者更有效；而 CCB 只扩张动脉，对低肾素患者更有效。CCB 有利尿和排钠的作用，可以诱导血钠的负平衡，而这种排钠利尿的作用则进一步加强了 ACEI或 ARB 的降压作用；CCB 将代偿性的激活交感神经系统，进而导致 RAS 活化，联合使用 ACEI 或 ARB 则能通过阻断 RAS 系统而抵消这种作用。因此，两类药的联合具有协同降压作用，又能够减少外周性水肿等不良反应的发生。

从降压幅度来看，CCB 与 β 受体阻滞剂或利尿剂是最强的联合，并且费用增加较少。但针对一些合并症或并发症的高血压，CCB 与 ACEI 或 ARB联合可能更优越，适用于高血压合并冠心病、糖尿病、代谢综合征、微量白蛋白尿、慢性肾病、无症状性动脉硬化及周围动脉疾病的患者。

**4. CCB 降压治疗的费效比**　2006 年英国 NICE/BHS《成人高血压管理指南》采用增量费用–效果比（ICER）作为观察指标，评价各种降压治疗方案的成本与效果。对于 65 岁以上的高血压患者，其心血管病年发病风险是 2%，心力衰竭风险是 1%，糖尿病风险是 1.1%。CCB 作为这部分患者的费用–效果比是最佳的。CCB 的 ICER 是每获得 1 质量调整生命年需花费 12 000～13 000 英磅，低于英国国民医疗保健系统所能承担的水平（20 000～30 000 英磅）。

（二）CCB 的心肾保护作用[7, 38, 45, 48, 49]

**1. DHP-CCB**　这类药通过影响 $Ca^{2+}$ 生理活动而影响动脉粥样硬化的多个环节。多年来从基础到临床研究均证实了 DHP-CCB 抗动脉粥样硬化的作用。DHP-CCB 可能通过调节内皮依赖性血管舒张、降低内皮通透性和抑制白细胞黏附而改善内皮功能紊乱。由于内皮细胞仅含有极少数的钙通道，因此 CCB 的保护作用不仅仅是通过阻断钙通道起作用，也通过细胞内的机制，如抑制蛋白激酶。已知 DHP-CCB 除了改善血管内皮功能外，还在动脉粥样硬化通路中的几个关键阶段发挥作用：LDL 代谢和泡沫细胞形成、氧化应激、平滑肌细胞改变和血小板聚集。

颈动脉内膜–中层厚度（IMT）的增加是反映动脉粥样硬化的中间终点，IMT 增厚的程度与心肌梗死和脑卒中的发生密切相关。PREVENT（氨氯地平

与安慰剂比较）、INSIGHT（硝苯地平胃肠控释片与 β 受体阻滞剂/利尿剂比较）和全球规模最大的颈动脉 IMT 治疗终点试验——ELSA 研究（拉西地平与 β 受体阻滞剂比较），均证实了 DHP-CCB 可以延缓 IMT 的增厚，起到抗动脉粥样硬化的作用。正是由于这些试验的积极结果，使新版的《欧洲高血压指南》将颈动脉粥样硬化列入了 DHP-CCB 的适应证中。

ACTION 试验的结果，使 ACEI 和 β 受体阻滞剂不再安于治疗高血压合并冠心病的地位。在 ACTION 的高血压亚组（有 3977 例高血压患者）分析中，一级终点事件相对风险（RRR）减少了 13%（P=0.015），任何心血管事件的 RRR 减少了 17%。在 VALUE 试验中，缬沙坦组与以氨氯地平为主体的治疗方案比较，高危高血压患者的致命和非致命心肌梗死的风险增加了 19%（P=0.02）。

**2. nonDHP-CCB**　该类药物能扩张冠状动脉，增加其血流量，预防和解除冠状动脉痉挛；还能够保护血管内皮细胞功能、抗动脉硬化、抑制血管平滑肌细胞增生及抑制血小板聚集。NORDIL、CONVINCE、INVEST 等大规模临床试验已经显示，nonDHP-CCB 能够改善高血压患者的长期预后，包括降低病死率、脑卒中和心肌梗死的发生率，但心力衰竭的发生率可能较利尿剂或 β 受体阻滞剂高。该类药物很适合于高血压合并冠心病心绞痛，但有左心室收缩功能降低和房室结传导功能异常的患者不适用。

地尔硫䓬和维拉帕米均能够扩张肾脏入球小动脉增加肾血流，有效降压作用不会造成肾小球的高滤过、高灌注。地尔硫䓬和维拉帕米能够减少蛋白尿，其机制可能与改善肾小球对白蛋白的选择通透性，而更可能与降低肾脏灌注压有关。对肾移植患者的研究也发现，术前、术后用环孢素加维拉帕米，可扩张肾脏入球和出球小动脉，增加肾血流，防止环孢素的缩血管反应。此外，维拉帕米还可明显提高环孢素的血浓度，使移植肾存活率提高，具有肾保护作用。

# 四、CCB 的常见不良反应[7, 48]

（1）直立性低血压：并不常见，主要发生在与其他降血压药物联合使用时，且多发生于老年患者，必要时降低药物剂量。

（2）心动过速：主要见于 DHP-CCB，为药物

扩血管反射性激活交感神经系统所致，与 β 受体阻滞剂合用可以减少其发生，并具有良好地协同作用。

（3）头痛、颜面潮红、多尿：为扩血管作用所致，随着用药时间的延长症状可以减轻或消失，如不能耐受，换用其他降压药。

（4）便秘：为药物影响肠道平滑肌钙离子的转运所致，是 nonDHP-CCB 比较常见的副作用。

（5）胫前、踝部水肿：是 DHP-CCB 较常见的副作用。

（6）心动过缓或传导阻滞：多见于 nonDHP-CCB。

（7）抑制心肌收缩力：多见于 nonDHP-CCB。

据 2003 年降压试验协作组的荟萃分析，与利尿剂比较，长期应用 CCB 治疗的高血压患者发生心力衰竭的危险稍增加。然而近年所发表的 ACTION 研究，证明硝苯地平胃肠控释剂（拜新同）长期治疗高血压患者可减少新发生的心力衰竭。其结果可能与该药剂型和长效机制有关。

# 第六节　肾上腺素能受体阻滞剂

用于治疗高血压的肾上腺素能受体阻滞剂的种类很多。这类药物中一些通过作用于中枢 $\alpha_2$ 受体抑制交感神经的活性，一些抑制节后交感神经元，一些阻断靶器官的 α 或 β 受体，而直接阻断交感神经节

的药物已经不再使用。

# 一、β 受体阻滞剂

直至 20 世纪 90 年代初，β 受体阻滞剂一直是位于利尿剂之后的第二类最为常用的抗高血压药物。尽管其降压效果并不比其他种类的抗高血压药物更好，存在的不良反应也不少，但是这类药具有改善高血压合并多种心血管疾病预后的强适应证，以及所具有的突出的预防心血管事件的二级预防作用，人们期望也可以对高血压患者初发的心血管事件方面具有良好的一级预防作用，可惜未得到大规模临床试验证据的充分支持，并带来一些争论。

## （一）β 受体阻滞剂的分类和药理学差异[6, 7, 50, 51]

**1. β 受体阻滞剂的分类**　在临床上，根据对 $\beta_1$ 受体的相对选择性，可将该类药物分为非选择性 β 受体阻滞剂、选择性 $\beta_1$ 受体阻滞剂及非选择性 β 受体阻滞兼 $\alpha_1$ 受体阻滞剂三种类型；还可分为脂溶性或水溶性，以及具有或不具有内在拟交感活性等类型。各种 β 受体阻滞剂在药理和药代动力学上相差较大，其药理学特性见表 9-2-6。

表 9-2-6　部分 β 受体阻滞剂的药理学特性

| 药物 | $\beta_1$-选择性 | 内源性拟交感活性 | α-阻断 | 脂溶性 | 每日常用剂量 |
|---|---|---|---|---|---|
| 选择性 | | | | | |
| 醋丁洛尔（acebutolol） | + | + | − | + | 200～1200mg |
| 阿替洛尔（atenolol） | ++ | − | − | − | 20～100mg |
| 倍他洛尔（betaxolol） | ++ | − | − | − | |
| 比索洛尔（bisoprolol） | +++ | − | − | + | 2.5～20mg |
| 奈比洛尔（nebivolol） | ++ | − | − | ++ | 5～10mg |
| 美托洛尔（metoprolol） | ++ | − | − | ++ | 50～200mg |
| 艾司洛尔（esmolol） | ++ | − | − | − | 25～300μg/（kg·min）iv |
| 兼扩张血管 | | | | | |
| 拉贝洛尔（labetalol） | − | − | + | ++ | 200～1200mg |
| 卡维地洛（carvedilol） | − | − | + | + | 12.5～50mg |
| 阿罗洛尔（arotinolol） | − | − | ++ | | 10～30mg |
| 非选择性 | | | | | |
| 纳多洛尔（nadolol） | − | − | − | − | 20～240mg |
| 喷布洛尔（penbutolol） | − | + | − | +++ | 10～20mg |
| 吲哚洛尔（pindolol） | − | +++ | − | ++ | 10～60mg |
| 普萘洛尔（propranolol） | − | − | − | +++ | 40～240mg |
| 噻吗洛尔（timolol） | − | − | − | ++ | 10～40mg |

目前兼有 α 和 β 受体阻滞作用的药物正在逐渐广泛应用，一方面通过 $\alpha_1$ 受体阻滞作用使外周血管扩张、血管阻力下降，降低血压，同时防止交感神经张力反射性增加；另一方面通过非选择性阻滞 β 受体，可减慢心率、抑制心肌收缩力和减少心排血量等。其降压作用在低剂量时主要为 β 受体阻滞所致，高剂量时则主要为 $\alpha_1$ 受体阻滞的作用。因此，α 和 β 受体阻滞剂在高血压治疗中具有良好前景。

**2. β 受体阻滞剂的异质性**　对 β 受体的选择性：$\beta_1$ 受体主要分布在心脏，$\beta_2$ 受体主要分布在血管、支气管、血小板、子宫等组织。没有任何组织只分布一种受体的亚型：心脏两种 β 受体都有，$\beta_1$ 受体占多数；细支气管分布有两种受体，$\beta_2$ 受体占多数。具有相对心脏选择性的 β 受体阻滞剂引起副作用的可能性较小，但没有一种 β 受体阻滞剂具有纯粹的心脏选择性，特别是在大剂量使用时。不同的 β 受体阻滞剂对心脏外组织分布的 $\beta_2$ 受体的阻断程度存在差异。

内源性拟交感活性：某些 β 受体阻滞剂对 $\beta_1$ 受体或 $\beta_2$ 受体或两者均具有部分激动作用而称为内源性拟交感活性（ISA）。吲哚洛尔和醋丁洛尔有较低程度的内源性拟交感活性，即使在浓度上与 β 受体全部结合，其生物学效应也将小于完全激动剂。在基础交感神经活性低的情况下，部分激动剂起激动作用；在基础交感活性高的情况下，部分激动剂起拮抗的作用。具有内源性拟交感活性的 β 受体阻滞剂有其特点，如较少出现心律失常、气道痉挛、外周灌注减少及血脂异常。

脂溶性：脂溶性较强的药物如美托洛尔、噻吗洛尔等，可以经由肝脏广泛吸收和代谢，具有明显的首过效应（如美托洛尔的 70% 通过肝脏门静脉的首过效应被清除）。脂溶性药物容易通过血脑屏障进入中枢神经系统，可能是它们的中枢副作用较常见的原因。但这些药物预防猝死的作用可能比水溶性药物强。水溶性药物如阿替洛尔、纳多洛尔，在胃肠道不被完全吸收，避开了肝脏代谢，主要以原型由肾脏排出，故其血浆半衰期和持续时间相对长久，与其他肝代谢药物无相互作用。比索洛尔是肝肾双通道平衡代谢药，以对等比例从肝肾途径清除。

代谢表型：临床常用的大部分 β 受体阻滞剂主要依赖 CYP2D6 进行代谢。编码此代谢酶的基因存在约 80 种突变的等位基因，突变使 CYP2D6 出现弱代谢型（poor metabolism，PM）、中间代谢型（intermediate metabolism，IM）、强代谢型（extensive metabolism，EM）和超快代谢型（ultraextensive metabolism，UEM）4 种表型。这 4 种代谢表型在我国学者使用美托洛尔的研究中得到了证实。根据患者 CYP2D6 的不同表型，给药的剂量需要个体化而不能一样，如 PM 型要适当减少药量，EM 型使用常规治疗剂量，UEM 型应适当增加药量。

**3. 几种新型的 β 受体阻滞剂**

（1）奈必洛尔（nebivolol）：1997 年 5 月在德国首次上市，2007 年 12 月在美国批准上市。该药是特异性最强的 $\beta_1$ 受体阻滞剂，其阻断 $\beta_1$ 受体的强度为 $\beta_2$ 受体的 290 倍，而比索洛尔为 26 倍，阿替洛尔为 15 倍。由于本品具有更高的选择性，不会引起支气管平滑肌和血管平滑肌收缩，无内源性拟交感活性，对代谢无明显不利影响。奈必洛尔的左旋体有扩血管作用并且是血管内皮依赖的，即主要通过加强一氧化氮的作用扩血管，并无 α 受体阻滞作用。

奈必洛尔是亲水性化合物，其代谢分为快代谢和慢代谢两种形式。一般而言，本品达到稳态血药浓度需要 24h，活性物质代谢则需几天，48% 经肠道排泄，38% 经肾脏排泄。

（2）塞利洛尔（celiprolol）：是一种长效 $\beta_1$ 受体阻滞剂，其阻滞 $\beta_1$ 受体的强度为 $\beta_2$ 受体的 20～30 倍。其具有直接扩血管作用，同时还兼有微弱的 $\alpha_2$ 受体阻滞和内源性拟交感活性，不增加呼吸道阻力，其减慢心率作用较轻。与大多数 β 受体阻滞剂对血脂代谢不利的缺点形成对照，塞利洛尔长期使用有益于纠正血脂异常。1500 例以上高血压患者服用本品的不良反应的发生率为 3.2%。

塞利洛尔口服后无首过效应，以原型排出，其中 10% 从尿中、85% 从粪便中排出。

**（二）β 受体阻滞剂的降压作用机制**[39,52]

β 受体阻滞剂是能选择性地与 β 受体结合、从而拮抗神经递质和儿茶酚胺对 β 受体的激动作用的一种药物类型。β 受体阻滞剂主要是与儿茶酚胺对 β 受体起竞争性结合，从而阻断儿茶酚胺的激动和兴奋作用，产生了多种调节血压的效应，包括心排血量的降低、肾素释放的减少、中枢交感神经冲动的减少、突触前的阻滞抑制了儿茶酚胺的释放及可能的外周血管阻力的降低。用药一段时间后血流动力学出现变化。心排血量通常很快下降（具有高度内源性拟交感活性的吲哚洛尔除外）并且长期保持较低状态；另外，外周阻力通常迅速升高，但随着时间推移降至正常水平。该类药物还通过阻滞肾小球旁细胞的 $\beta_1$ 受体，减少肾素释放和减少 AngⅡ与醛固酮的生成。

有观点认为，高血压的早期直接致病因素为交感神经活性增加。因此，如能及早做到阻断交感神经系统活性，减少去甲肾上腺素的释放，可及时有效地防止疾病进展，从而减少并发症，而 $\beta$ 受体阻滞剂正是能在早期阻断这一过程的药物。另外，在高血压的靶器官损害的长期进程中，交感神经系统活性增强和亢进都起了极为重要的作用。交感神经系统激活的长期效应，对心血管呈毒性作用，表现为心肌耗氧量增加，血管阻力升高，氧自由基增多，心肌细胞凋亡。因此，降低交感神经系统活性或者阻断其作用，始终是长期以来降压治疗的主要关注环节。

（三）$\beta$ 受体阻滞剂的降压特点与心血管保护[6, 53, 54]

（1）$\beta$ 受体阻滞剂在下述人群中具有降压优势：静息心率较快的中、青年高血压；伴有高动力循环（如甲状腺功能亢进）、震颤或偏头痛患者；高肾素型高血压，合并冠心病（特别是心绞痛、心肌梗死后）、快速心律失常、充血性心力衰竭患者；体力活动或运动应激高血压；手术前后高血压。对于主动脉夹层患者，内科治疗常联合使用 $\beta$ 受体阻滞剂和硝普钠，以减少血流对主动脉的冲击，减少左心室的收缩速率以减缓病情进展。$\beta$ 受体阻滞剂还是收缩性心力衰竭的高血压患者的适用药物。此外，$\beta$ 受体阻滞剂是唯一一种被证明能够减少猝死的药物，在这一点上是其他药物所不能替代的。

除此以外，$\beta$ 受体阻滞剂可以改善焦虑的躯体症状，如颤抖、出汗、心悸，在某些职业人群如小提琴演奏者、外科医生、某些项目的运动员（如赛车、射击）和遭受恐惧、恐慌打击的人群中使用有其作用，也成为国际奥委会禁止参赛运动员使用的药品。

（2）心率是交感激活的"窗口"，是导致高血压患者心血管事件增加的独立危险因素。高血压患者是否有心率控制的目标值，控制心率是否能够改善其预后，目前仍然缺乏随机临床试验的证据。

（3）$\beta$ 受体阻滞剂适宜与 DHP-CCB 或噻嗪类利尿剂联合使用，而 $\beta$ 受体阻滞剂与 DHP-CCB 和噻嗪类利尿剂的三药联合使用是降压效力较强的治疗方案。由于 $\beta$ 受体阻滞剂可抑制肾小球旁器释放肾素，故与 ACEI 或 ARB 合用的降压作用受限，但常用于合并冠心病、心力衰竭的患者。

$\beta$ 受体阻滞剂产生更好的抗高血压作用与两种基因多态性有关。目前已知 $\beta_1$ 受体蛋白编码基因 C端 389 位和 N端 49 位上如果存在突变，具有野生纯合子的个体对 $\beta$ 受体阻滞剂的反应较好。

（4）$\beta$ 受体阻滞剂用于降压治疗存在某些劣势。单纯收缩期高血压（ISH）见于老年患者，与衰老和动脉硬化相关。与利尿剂和 CCB 比较，$\beta$ 受体阻滞剂对老年人、ISH、非洲裔美国人的高血压的降压疗效相对较差。$\beta$ 受体阻滞剂降低中心动脉压的幅度、改善动脉僵硬程度和小动脉重塑的作用不如 CCB，抑制颈动脉内膜–中层厚度的作用不如 CCB 和 ACEI，延迟或逆转左心室肥厚的作用不如 ARB。

（5）$\beta$ 受体阻滞剂对于心血管疾病的预防和心血管保护具有广泛的作用。除了降压作用之外，$\beta$ 受体阻滞剂的临床适应证还包括抗心律失常、预防猝死、急性心肌梗死的早期干预和梗死后二级预防、心力衰竭、肥厚型心肌病、长 QT 综合征、二尖瓣脱垂及非心脏手术预防心血管事件等。$\beta$ 受体阻滞剂是冠心病合并高血压患者的首选降压药物。在猝死预防方面的作用超出任何其他心血管疾病药物。$\beta$ 受体阻滞剂在冠心病、心力衰竭中的治疗地位从未被质疑，所有指南均为Ⅰ类推荐、A 级证据。

目前对 $\beta$ 受体阻滞剂的争议仅限于"单纯性高血压"的部分人群。此外，2015 年台湾地区高血压管理指南首次将阿替洛尔与其他种类 $\beta$ 受体阻滞剂区别对待，这是因为阿替洛尔与非阿替洛尔类 $\beta$ 受体阻滞剂之间确实存在某些差异。

（四）如何评价 $\beta$ 受体阻滞剂的不良反应[55-60]

**1. $\beta$ 受体阻滞剂的不良反应**　对于潜在窦房结或房室结功能减退者，使用该类药物可发生明显心动过缓或房室传导阻滞。阻滞 $\beta_2$ 受体，引起外周血管收缩（包括骨骼肌），可致疲劳、运动能力的减退；增加呼吸道阻力，甚至发生支气管痉挛；抑制脂蛋白脂肪酶和卵磷脂胆固醇酰基转移酶的活性，升高血三酰甘油水平和降低高密度脂蛋白水平。但是这些情况主要见于大剂量使用时或使用非选择性β受体阻滞剂。

对于糖尿病和冠心病患者可能会有特殊的问题。在使用胰岛素治疗的糖尿病患者中，β受体阻滞剂可能会掩盖一些低血糖症状，如震颤、心动过速，但不影响出汗症状。长期使用β受体阻滞剂治疗的冠心病患者如果停药，可能发生停药综合征，增加心绞痛、心肌梗死或猝死等风险。这是因为长期用药后心肌β受体上调，突然停药时儿茶酚胺作用于增多的β受体，导致心肌耗氧量显著增加。

因此，当停用此类药物时，剂量应当每隔2～3d减半，在第3次减量后停药。

β受体阻滞剂使用时这些不良反应并不常见，如抑郁、性功能障碍、使外周血管疾病或阻塞性肺疾病恶化。

**2. 对β受体阻滞剂不良反应的进一步认识**

（1）β受体阻滞剂与新发糖尿病：一项汇集了6项试验总计55 675例的荟萃分析的结果表明，与安慰剂或非利尿剂降压药比较，β受体阻滞剂导致新发糖尿病的风险增加32%。ASCOT-BPLA新发糖尿病亚组的分析表明，尽管阿替洛尔±噻嗪类利尿剂治疗会显著升高新发糖尿病的风险是不依赖于其他危险因子而独立存在的，但是新发糖尿病的风险也与空腹血糖水平、体重指数、血清三酰甘油水平和收缩期血压的升高显著相关。ALLHAT试验的一个亚组分析也表明，当有代谢综合征的患者进入试验第二年时，其新发糖尿病的风险明显高于无代谢综合征患者，氨氯地平、赖诺普利和氯噻酮三组组内均如此。

（2）β受体阻滞剂与慢性阻塞性肺疾病：合并支气管哮喘的高血压患者，对于选择性或非选择性的β受体阻滞剂，都是绝对禁忌证，但对于合并慢性阻塞性肺疾病（COPD）而言并非禁忌证，其依据主要来自于荷兰的一项观察性队列研究。该研究入选45岁以上COPD患者2230例，其中约66.3%合并高血压等心血管疾病，与非β受体阻滞剂组比较，应用β受体阻滞剂者的总死亡率和COPD恶化率均显著降低，伴或不伴心血管疾病的患者同样获

益。另一项回顾性队列研究表明，潜在冠心病、心力衰竭及高血压的COPD急性发作的住院患者，使用选择性β₁受体阻滞剂是安全的。但是有部分患者有时很难鉴别是否COPD同时合并哮喘，因此应用时需从小剂量开始，上调剂量时需要更长的时间，并且需要监测呼吸困难症状的变化。

（3）β受体阻滞剂在周围动脉疾病应用的安全性证据：既往认为外周动脉疾病（PAD）患者应用β受体阻滞剂可能会发生肢端循环障碍、加重间歇性跛行，少数患者可出现雷诺现象。但是纳入11项对照研究的荟萃分析结果显示，β受体阻滞剂不会损害轻、中度PAD患者的步行能力。近年不断有PAD患者应用β受体阻滞剂获益的证据。有报道575例有心肌梗死病史的老年PAD患者，应用β受体阻滞剂后新发冠脉事件减少53%，仅15%患者因存在禁忌证、12%患者因副作用而停药。因此，伴外周动脉疾病（其中许多又合并冠心病）的高血压患者，β受体阻滞剂不是禁忌。

（4）β受体阻滞剂与性功能障碍：β受体阻滞剂是否影响及多大程度上影响性功能，是一个有争议的问题。首先无论是否用药，性功能障碍都是心血管疾病患者的常见症状；其次，性功能障碍常与心理因素有关；而β₁受体阻滞剂对性功能的不良影响可能并不高于其他类降压药。也有研究结果表明，与美托洛尔比较，奈必洛尔能够避免男性患者的勃起功能障碍。

## 二、α₁受体阻滞剂

由于缺少大规模的临床治疗试验，有益的循证医学证据不多，特别是自从ALLHAT研究结果发表之后，α₁受体阻滞剂目前已作为非一线降压药物使用。

### （一）α₁受体阻滞剂的降压作用机制[61-63]

已知去甲肾上腺素与α受体结合，引起血管平滑肌收缩，导致血压升高。对两种α受体亚型——突触后α₁受体和突触前α₂受体有了认识之后，哌唑嗪被认为具有竞争性突触后α₁受体阻滞的作用，多沙唑嗪和特拉唑嗪具有类似的效应。这些药物选择性阻滞血液循环或中枢神经系统释放的儿茶酚胺与突触后α₁受体相结合，在心排血量没有显著变化的

情况下降低了外周阻力，增加肾血流量，产生降压效应。α₂受体阻滞剂育亨宾主要用于功能性阴茎勃起功能障碍，并不用于降压。

α₁受体阻滞剂还存在一些其他药理作用：它们开放静脉血管床，至少在开始用药阶段是这样，可能影响内脏血管床的作用要强于外周血管床，导致内脏血管床内血流分布增多，这可以解释使用快速起效的哌唑嗪时常见的首剂低血压现象。使用这类药常见液体潴留，可能是因为与其他肾上腺素能抑制药物比较，对肾素和醛固酮水平的抑制作用较弱。

**（二）α₁受体阻滞剂的抗高血压作用**[61-63]

这类药物与利尿剂、β受体阻滞剂、ACEI、CCB的降压效果相当，种族和年龄对疗效无重要影响。肾衰竭患者使用该类药时降压反应增强，必要时需减量使用。多沙唑嗪、曲马唑嗪较特拉唑嗪脂溶性差，与α₁受体亲和力只有哌唑嗪的1/2或更少，但作用时间较长，通常可维持24h持续降压，只需要每日服用1次。临床上怀疑原发性醛固酮增多症的患者行肾素检查前需停用利尿剂4周，停用其他一线降压药2周，停药期间的替代降压药物可选择特拉唑嗪、维拉帕米缓释片。

萘哌地尔（naftopidil）是我国拥有自主知识产权的抗高血压的化学合成的一类新药，在抑制α₁受体的同时，兼有钙通道阻滞和5-HT₁A受体激动作用。由于本药的α₁受体选择性较高，很少或不造成直立性低血压。目前该药更多地用于良性前列腺增生引起的排尿障碍。

该类药物的最大优点是没有明显的代谢副作用。这类药物通过降低HDL胆固醇分解代谢、升高脂蛋白脂酶和卵磷脂胆固醇酰基转移酶活性，以及对LDL氧化的抑制而改善血脂水平，即降低血TC、LDL-C、TG水平，增加HDL-C水平。该类药物能够很好地缓解良性前列腺肥大引起的梗阻症状，而对于血压正常的患者，血压基本不受影响。因此，α₁受体阻滞剂尤其适用于合并高脂血症、糖尿病，以及外周血管病的患者。此外，TOMHS试验中包括了5种主要的抗高血压药物，与安慰剂相比，只有多沙唑嗪减少了性功能障碍的发生。

该类药物可以与利尿剂、β受体阻滞剂、CCB类药物有效地联合使用。该类药物与噻嗪类利尿剂或β受体阻滞剂合用，使降压作用加强而水钠潴留可能减轻。对于难治性高血压，可在已联合应用三种一线抗高血压药物仍不能达到血压目标值时加用此类药物。

作为α₁受体阻滞剂的唯一一项试验——ALLHAT，因为多沙唑嗪组的心血管事件（主要是心力衰竭）明显多于氯噻酮而提早终止。据推测，α₁受体阻滞剂导致的水钠潴留可能是其引起心力衰竭发生增加的主要原因之一。此外，长期应用α受体阻滞剂可激活神经内分泌，使去甲肾上腺素水平升高，从而会抵销降压带来的益处。

# 第七节　交感神经抑制药

## 一、中枢性降压药

延髓心血管运动中枢存在着控制外周交感神经系统功能的兴奋性和抑制性的肾上腺素能神经元，两者互相依赖，互相制约，调节血压。经典的中枢性降压药作用于中枢神经系统，激活延脑中枢α₂受体，抑制中枢神经系统发放交感神经冲动，使交感神经活动性降低，致使心率减慢，心排血量减少，外周血管阻力降低，并能抑制肾素的释放，故称为中枢α受体激动剂（包括甲基多巴和可乐定）。

第一代中枢降压药甲基多巴于20世纪60年代早期至70年代晚期广泛用于临床，是第二个治疗高血压的口服常用药物（位居利尿剂之后）。可乐定于20世纪70年代开始用于治疗高血压，该药不良反应相对较多。20世纪80年代初发现可乐定的降压作用与中枢的咪唑啉受体有关。随着对可乐定降压机制的认识不断完善，发现某些药物可选择性作用于咪唑啉受体而较少或不影响α₂受体，从而避免了可乐定的一些中枢性副作用。因此，中枢性降压药主要包括中枢α受体激动剂和咪唑啉受体激动剂[63]。

**（一）中枢α受体激动剂**[6, 64, 65]

**1. 药理作用**　这些药物具有以下明确的效应：显著降低交感神经系统活性，表现为较低的去甲肾上腺素水平；降低压力感受器的活性以代偿血压的下降，这可解释可能出现的相对心动过缓和直立时低血压；外周阻力和心排血量的适度下降；降低血浆肾素水平；在血压降低时维持肾血流。本药常见的副作用表现为中枢作用如镇静状态、警觉性的降低及口干。长期使用该类药物可因水钠潴留而影响降压作用，故适宜与利尿剂合用。

**2. 中枢 α 受体激动剂的特点**

（1）甲基多巴：为芳香氨酸脱羧酶抑制剂，在脑内转化为 α-甲基去甲肾上腺素后激动中枢突触后膜 $\alpha_2$ 受体而降压。本药作用快且温和，可降低卧位和立位血压，很少出现直立性低血压。老年人对降压作用敏感，须酌减药量。本品总的不良反应发生率为 60%，包括口干、嗜睡、阳痿、停药后血压反跳等，药物之间的相互不良作用也较多，因此，已受临床医师冷落。

本品是用于妊娠期高血压经验最成熟的降压药，一些妊娠期高血压降压治疗的临床试验多以此药作为对照。迄今，已有几项临床试验证明在妊娠 3 个月后使用甲基多巴降压有效，并且经长期（长达 7 年）随访，孕妇及胎儿是安全的。在美国，甲基多巴仅用于治疗妊娠期高血压。

（2）可乐定：该药激动中枢 $\alpha_2$ 受体和咪唑啉受体。该药和甲基多巴一样，不良反应相对较多，现已少用。可乐定可以用于嗜铬细胞瘤的筛查实验。

**（二）咪唑啉受体激动剂的特点**

现有研究表明，$\alpha_2$ 受体主要存在于孤束核与蓝斑核，而腹外侧核主要是咪唑啉受体，只参与降压，不引起嗜睡、口干。咪唑啉受体大体分为 $I_1$ 和 $I_2$（$I_1R$ 和 $I_2R$）两种亚型。兴奋 $I_1$ 受体可抑制 NA 的释放，抑制 RAS 导致血压下降。近端肾小管也存在 $I_1R$ 受体，受刺激后引起利钠作用。

现在已有一些选择性比较高的 $I_1$ 受体激动剂试用于临床，为第二代中枢性降压药，如莫索尼定（moxonidine）、利美尼定（rilmenidine）等，降压效果与可乐定相似。研究表明，该类药物能有效抑制左心室肥厚，逆转血管重塑，抗心率失常，防止肾硬化，对血脂无不良影响，停药后无反跳现象。由于对 $I_1R$ 的亲和力远大于 $\alpha_2$ 受体，因此，第二代中枢性降压药的不良反应较前一代明显减轻。

莫索尼定降压的同时不影响心率、心排血量和肺动脉压。莫索尼定能有效减轻左心室肥厚、心肌纤维化及微血管病变，降低心肌耗氧量，可使伴有胰岛素抵抗的高血压患者对胰岛素的敏感性提高，并轻度降低空腹血糖水平，同时对脂质代谢也产生有益作用。该药有可能增强乙醇、镇静剂和催眠剂

的作用，禁用于病态窦房结综合征、心脏传导阻滞、心率慢于 50 次/分、恶性心律失常、重度心力衰竭、不稳定型心绞痛、重度冠脉供血不足、重度肝肾功能不全。

## 二、交感神经末梢抑制药

交感神经末梢抑制药作用于去甲肾上腺素能神经末梢部位，一方面阻滞交感神经末梢囊泡内的去甲肾上腺素释放，抑制外周去甲肾上腺素能神经对血管平滑肌的收缩作用；另一方面又阻止去甲肾上腺素再被摄入囊泡，从而减少 NE 的合成，使囊泡内的递质逐渐减少而耗竭，从而降低血压[6]。利血平透过血脑屏障，引起脑组织释放 NE、5-HT 和多巴胺，产生镇静和安定作用。NE 激活血管运动中枢的 $\alpha_2$ 受体，使交感传出冲动减少，也是降压作用机制之一。此类药物中，只有利血平在继续使用。

利血平为 20 世纪 40 年代从印度蛇根萝芙木中提取的一种生物碱，并于 20 世纪 50 年代初开发成为降压药。我国于 1958 年以萝芙木总生物碱开发了治疗高血压的新药"降压灵"，主要成分即利血平。后来又逐步发展了以利血平单体为原料药的各种制剂，如利血平片、复方降压片、北京 0 号等。本品在 20 世纪 60 年代广泛使用，但是由于各种原因使其应用越来越少。其原因可能是每一种新的抗高血药物的诞生使其显得越来越过时，而作为一种便宜的非专利药物，厂家对于其推广使用失去推动力，也与该药有潜在的致隐匿性抑郁有关。目前我国不少地区的基层医生仍使用利血平与其他降压药组成的复方治疗各种类型的高血压[39]。

本品降压作用温和、缓慢而持久，静注 1h 后才出现明显降压作用，肌内注射 4h 后作用达高峰，口服 1 周后才出现降压作用，2～3 周达峰效应，停药后可持续 3～4 周。利血平单药使用时的降压作用有限，平均只降低 3/5mmHg 的血压水平。该药与其他降压药合用效果好。例如，与噻嗪类利尿剂联用时，利血平平均降压水平可达到 14/11mmHg，且只需 0.05mg 即可达到 0.25mg 剂量的最大降压效果，并且减少嗜睡和阳痿的发生。

本品的副作用包括鼻塞、胃酸分泌增加、腹泻、皮疹，以及可能产生抑郁。胃酸分泌的增加很少导

致溃疡的发生。由于利血平使交感神经系统兴奋性降低，脑内的儿茶酚胺也被消耗，这可以解释为何产生镇静和致抑郁作用，但该药很少导致严重的抑郁，可使焦虑的患者镇静。利血平的禁忌证包括活动性胃溃疡、溃疡性结肠炎、抑郁症，尤其是有自杀倾向者。

# 第八节　血管扩张药

## 一、直接扩血管药

### （一）肼苯哒嗪[5, 6]

肼苯哒嗪（hydralazine）又称肼屈嗪，是酞嗪衍生物。肼苯哒嗪于20世纪50年代问世，在70年代因为利尿剂、肾上腺素能受体抑制剂和直接血管扩张剂三药治疗理论的出现使其应用增加。然而由于新的血管扩张剂的出现又使该药的使用再度减少。2004年的V-HeFT（vasodilator-heart-failureTrial）试验的良好结果又使该药和单硝酸异山梨醇酯的使用增多。

本药能直接扩张周围血管，以扩张小动脉为主，通过降低外周总阻力而降压。对脑动脉、肾动脉和冠状动脉也有扩张作用。该药主要通过激活环鸟苷酸（cGMP）增加血管平滑肌细胞内的cGMP含量，使平滑肌舒张，小动脉扩张。本药可反射性激活交感神经系统，并增强血浆肾素活性与液体潴留。

该药禁用于无心力衰竭的冠状动脉粥样硬化性心脏病、心绞痛患者。由于可引起严重不良反应（如发生狼疮样综合征），目前临床较少用肼苯哒嗪治疗高血压；为抵消其引起的反射性心动过速和水钠潴留，可加用β受体阻滞剂和利尿剂。

### （二）硝普钠[5, 6]

硝普钠能同时直接扩张动脉和静脉，尤其是扩张冠状动脉，一般不影响肾血流和肾小球滤过率；其可降低心脏前、后负荷，减少左心室容量，减轻室壁压力，增加每搏输出量，减少心肌耗氧量。硝普钠由于起效快、效果好，常做为治疗高血压急症的首选药。停药后效果持续时间短。主动脉夹层急性期若选硝普钠，应给予足量β受体阻滞剂，以避免反射性交感神经兴奋。本药由红细胞代谢为氰化物，在肝脏内氰化物代谢为硫氰酸盐，从尿中排出。

使用硝普钠时间过长可引起硫氰酸盐中毒，从而使患者出现视物模糊、意识模糊、眩晕、头痛、恶心、呕吐、耳鸣等。

## 二、钾通道开放剂

钾通道开放剂[5, 7]米诺地尔（minoxidil）别名长压定，作用强度和作用持久时间均优于肼苯哒嗪，有强大的小动脉扩张作用，使外周阻力下降，血压下降，而对容量血管无影响，故能促进静脉回流。米诺地尔直接扩张小动脉到一定程度后会引起各种反应，如反射性交感神经兴奋而使心率加快、心排血量增加，血浆肾素活性增加和水钠潴留。因此服用此药的多数患者须联合使用强效的袢利尿剂和肾上腺素能受体抑制剂。据报道，对于多药治疗无效的高血压患者，米诺地尔与利尿剂和肾上腺素能抑制剂联合使用后，可以控制其中大多数患者的血压。

本药的作用机制可能是在体内代谢成米诺地尔N-O硫酸盐，后者增加血管平滑肌细胞膜对$K^+$的通透性，促进细胞内$K^+$外流，引起血管平滑肌细胞膜超极化，从而使血管平滑肌松弛和血压下降[5, 7]。

该药最常见的副作用为多毛症，见于几乎80%的患者。开始时是面部长出相当浓密的毛，接着全身粗糙的体毛开始增多。这显然与药物产生的血管扩张作用有关，而与内分泌作用无关。当停药后毛发逐渐消失。这个作用使该药被制成用于治疗男性秃顶的软膏。

## 三、其他血管扩张药

乌拉地尔（urapidil）：本品为苯唑嗪取代的尿嘧啶，具有外周和中枢双重降压作用。该药的中枢作用主要通过激动5-羟色胺1A（5-HT$_1$A）受体，降低延髓心血管中枢的交感反馈调节而降压。其中枢性降压效应不受中枢 α$_2$ 受体介导（不同于可乐定的中枢作用），α$_2$ 受体阻滞剂不能阻断乌拉地尔的中枢性降压效应。外周主要阻断突触后 α$_1$ 受体，使血管扩张显著降低外周阻力。同时也有较弱的突触前 α$_2$ 受体阻滞作用，阻断儿茶酚胺的收缩血管作用（不同于哌唑嗪的外周作用）[5, 66]。

本药对原发性高血压效果显著，可分别降低收缩压和舒张压幅度为12%和6.7%。而对血压正常者没有降压效果。在心功能不全的患者中应用乌拉地尔可降低心肌氧耗量、肺动脉楔压及外周阻力，改善左心室功能，增加心排血量。乌拉地尔一般不会引起反射性心动过速，不影响糖及脂肪代谢，也不损害肾功能。本药临床采用静脉注射或静脉点滴，主要用于高血压危象（如血压急骤升高）、重度和极重度高血压、难治性高血压及围手术期高血压。与传统降压药硝普钠、硝酸甘油、酚妥拉明等比较，其使用相对安全。

## 第九节　复方抗高血压药

### 一、复方抗高血压药的优势

复方抗高血压药，又可称为固定复方降压制剂，通常由不同作用机制的两种或多种小剂量降压药组成。临床上发现初始治疗的高血压患者中有 50%于一年内失访，而失访的原因之一是复杂的处方临时联合用药方案影响了患者的治疗依从性。复方抗高血压药的优点是具有各成分的最佳比例；使用方便，可改善治疗的依从性和提高降压的达标率；减少了药物替换的次数，可以节约治疗费用。该类药已成为联合用药的一种新趋势，是 2 或 3 级高血压患者初始治疗的选择之一。在我国积极推广复方抗高血压药的应用，对于提高高血压患者的治疗率和控制率，具有非常重要的意义[44]。可喜的是，全国高血压社区规范化管理的 9 万名患者中，复方抗高血压药的应用率达到了 48.9%，居六类降压药应用率的首位。

应用复方抗高血压药时需注意其相应组成成分的禁忌证或可能的副作用[67, 68]。该类药物的缺点是，因为制剂中几种药的剂量是固定的，不能够根据患者的需要增加或减少其中一种药的剂量，因此对部分患者难以做到个体化治疗。

复方抗高血压药无统一分类，只是人为地将其分为传统和新型固定复方制剂两种。

### 二、我国传统的复方降压药物

早在 20 世纪 60 年代，我国就已经开始研制和应用复方降压药物。由于受到当时降压药物种类有限的影响和考虑到药物不良反应的客观情况，研制复方制剂的指导思想是小剂量、多成分、求平衡、

讲疗效。自 1964 年由上海市高血压研究所研制出复方降压片以来，不断出现了许多国产复方降压药物。其中大多数的主要成分为氢氯噻嗪、利血平和双肼屈嗪，其次为可乐定；有的还包括镇静、中药、钙镁钾制剂及维生素等辅药成分。

（一）西药组成的复方降压药

（1）复方降压片：其组分为利血平、双肼苯达嗪、氢氯噻嗪、异丙嗪、利眠宁、维生素 $B_1$、维生素 $B_6$、泛酸钙、氯化钾、三硅酸镁。

（2）常数降压片：其组分为可乐定、双氢氯噻嗪、肼苯哒嗪。

（3）北京降压 0 号：其组分为利血平、利眠宁、氨苯蝶啶、氢氯噻嗪、双肼苯哒嗪。

（4）复方降压胶囊：其组分为利血平、胍乙啶、氢氯噻嗪、异丙嗪、利眠宁、地巴唑、维生素 $B_1$、维生素 $B_6$。

此类复方制剂降压作用明确且价格低廉，尽管这些传统的固定复方制剂已不是当前抗高血压治疗的主流，而且其组成成分的合理性存在争议；但在当时，它不仅创新出联合治疗的理念，而且很长一段时间在高血压治疗中发挥了非常重要的作用；目前仍可作为基层降压治疗的一种选择，也可以与其他降压药合理联合使用，治疗中、重度高血压患者。

含有利血平的复方制剂的禁忌证：患有消化性溃疡、抑郁及有自杀倾向、窦性心动过缓者；含有可乐定的复方制剂的禁忌证：抑郁及有自杀倾向者；含有双肼屈嗪的复方制剂的禁忌证：除大剂量可能引起狼疮样皮肤改变外，不稳定型心绞痛患者禁用。

（二）中西药复方降压药[39, 69]

（1）复方罗布麻：其组分为每片含罗布麻叶 218.5mg、野菊花 171.0mg、防己 184.2mg、三硅酸镁 15mg、双肼苯哒嗪 1.6mg、氢氯噻嗪 1.6mg、盐酸异丙嗪 1.05mg、维生素 $B_1$ 0.5mg、维生素 $B_6$ 0.5mg、泛酸钙 0.25mg。

（2）珍菊降压片：其组分为盐酸可乐定 0.03mg、双氢氯噻嗪 5mg、野菊花膏粉 10.0mg、珍珠层粉 100mg、芦丁 20mg。

从理论上讲，中药与化学药相互作用的发生率可能高于化学药间的相互作用，其原因可能为中草

药成分十分复杂，从而增加了产生相互作用的机会；某些中草药的活性成分尚待确定。令人担心的另外一个问题就是中药自身的质量问题。中西药组成的复方制剂常以中药命名原则命名，无中西药复方制剂的标识以警示，无化学药相关注意事项、禁忌、不良反应等内容的表述，被大众误认为是纯中药制剂而长期服用或与其他化学药联合应用，而导致重复用药和过量用药，增加临床不良反应的发生。这类由中、西药组成的复方降压药，有明显的历史局限性。

# 三、新型复方降压药

在两种固定剂量的降压药组成的复方制剂中，除少数是由 CCB 与 ACEI 或 β 受体阻滞剂联合配方外，多数制剂的两种成分中含有噻嗪类利尿剂。

## （一）ACEI/ARB 与噻嗪类利尿剂的复方制剂

利尿剂减少血浆容量而使血压降低，但血浆容量降低会激活 RAS 系统，两药联合对 RAS 机制与容量机制进行双重阻断，使降压作用明显增强；ACEI 或 ARB 能够减少利尿剂导致的低血钾，患者依从性较好。此外，利尿剂价格便宜，与 ACEI 或 ARB 合用费用几乎不增加。

目前在国内外上市的该类复方药主要有卡托普利/氢氯噻嗪（capozide）、依那普利/氢氯噻嗪、贝那普利/氢氯噻嗪（lotensin HCTZ，双赛普利）、赖诺普利/氢氯噻嗪（prinzide）、奎那普利/氢氯噻嗪（accuretic）、培哚普利/吲达帕胺（百普乐）；厄贝沙坦/氢氯噻嗪（aprovel，安博诺）、氯沙坦/氢氯噻嗪（hyzaar，海捷亚）、缬沙坦/氢氯噻嗪（diovan HCT，复代文）、替米沙坦/氢氯噻嗪（Micardis HCT，美嘉素）、坎地沙坦酯/氢氯噻嗪（atacand HCT）、奥美沙坦酯/氢氯噻嗪、阿齐沙坦酯/氯噻酮（edarbyclor）等。

## （二）ACEI/ARB 与 CCB 的复方制剂

CCB 有利于老龄、黑色人种和低肾素型高血压患者的血压控制，ACEI 或 ARB 有利于中青年、白色人种和高肾素型高血压患者的血压控制；两药联合后容量负荷和压力负荷均减轻，从而使降压作用明显增强；两药对靶器官的保护作用也得到增强。ACEI 或 ARB 可减轻 CCB 所导致的踝关节水肿。两药联合对血脂和血糖皆无不良影响。两药联合可能的不足是价格较贵，不适合低危的高血压患者。

该类药物包括依那普利/非洛地平（lexxel）、氨氯地平/苯那普利（lotrel）、依那普利/地尔硫草（teczem）、雷米普利/非洛地平（unimax）、群多普利/缓释异搏定（tarka）、缬沙坦/氨氯地平（exforge，倍博特）、培哚普利/氨氯地平、阿利吉仑/氨氯地平（tekamlo）及坎地沙坦酯/硝苯地平胃肠治疗系统（未上市）[43]。

ACCOMPLISH 研究（2008 年）显示，ACEI 与 CCB 或氢氯噻嗪联合治疗，血压控制率高达 80%，是目前为止所有多中心临床试验中血压控制率最高者。

## （三）CCB 与利尿剂的复方制剂

非洛地平降低事件研究（FEVER）提示，CCB 联用利尿剂的疗效优于单用利尿剂。在大规模随机对照的 CHIF 研究中，氨氯地平联合复方阿米洛利的降压疗效和氨氯地平加替米沙坦相似，减少心血管事件的疗效与氨氯地平加替米沙坦相同，可降低我国高血压患者发生脑卒中的风险[11]。目前上市的有硝苯地平/美夫西特（sali-adalat），其中利尿剂美夫西特（mefruside）的部分结构类似呋塞米，作用与氢氯噻嗪相似。

## （四）复方利尿剂

主要由噻嗪类利尿剂和保钾利尿剂组成，既能保钾又能利尿，并可避免单用氢氯噻嗪引起低血钾和阿米洛利利尿能力较弱的缺陷。目前已经上市的复方利尿剂主要有阿米洛利/氢氯噻嗪（moduretic，复方阿米洛利）、螺内酯/氢氯噻嗪（aldactone）和氨苯蝶啶/氢氯噻嗪（dyazide，复方氨苯蝶啶，利降平）。

这种复方制剂的降压效果依赖于健全的肾功能，当肾功能明显减退时，其降压作用减小，且易导致高钾血症。在临床实践中，由于低剂量噻嗪类（12.5～25mg）使钾丢失较少，所以氨苯蝶啶–噻嗪类联合已经较少使用。有时胃肠道副作用也限制了它的使用。此外，氨苯蝶啶可增加血尿酸浓度。

### （五）DHP-CCB 与 β 受体阻滞剂的复方制剂

两药降压作用相加，可能特别适用于伴有冠状动脉粥样硬化性心脏病的高血压患者。此外，CCB 所具有的扩张血管和轻度增加心率的作用，恰好抵消 β 受体阻滞剂的缩血管及减慢心率作用，因此两药联合可使不良反应减轻。目前尚缺乏该方案对靶器官保护的临床试验和改善心血管终点事件的大规模临床研究。

### （六）β 受体阻滞剂与利尿剂的复方制剂

β 受体阻滞剂通过降低心排血量、抑制交感活性和减少肾素分泌发挥降压作用，能够抑制噻嗪类利尿剂所致的交感神经系统和 RAS 激活；而利尿剂降低血管平滑肌对缩血管物质的反应和促进钠排泄，可以抵消长期使用 β 受体阻滞剂所致的缩血管及水钠潴留的作用[67]。然而该方案可增加糖代谢异常风险，不推荐用于合并代谢综合征、糖耐量异常或糖尿病的高血压患者。美国 FDA 批准上市的有比索洛尔 2.5mg/氢氯噻嗪 6.25mg（若释，Ziac）。

### （七）其他复方制剂

（1）三药联合的复方降压制剂：由 RAS 抑制剂、CCB 与噻嗪类利尿剂三种药物所组成的三组分复方制剂，在欧美国家已进入临床应用。包括诺华公司的 AmtumideTM（由阿利吉仑、氨氯地平和氢氯噻嗪组成），以及由替米沙坦、氨氯地平和氢氯噻嗪组成的三药复方制剂[68]。这两种三药复方制剂的降压效果要明显优于 RAS 抑制剂+利尿剂的两药复方制剂。

（2）与非降压药联合的复方制剂：包括 DHP-CCB + HMG-CoA 还原酶抑制剂（如复方苯磺酸氨氯地平/阿托伐他汀，Caduet，多达一）、RAS 抑制剂+叶酸（依那普利叶酸，依叶）、RAS 抑制剂+口服降糖药（TAK536/吡格列酮）等。此类复方制剂使用应基于患者伴发的危险因素或临床疾患，需掌握降压药和相应非降压药治疗的适应证及禁忌证。

# 第十节　其他抗高血压药物（临床研究药物）

## 一、血管活性肽酶抑制剂

ACE 和中性肽内切酶（neutral endopeptidase，NEP）是具有相似结构和催化单位的位于内皮细胞表面的锌金属蛋白酶。血管活性肽酶抑制剂（vasopeptidase inhibitors，VPI）是一类单一结构的化合物分子的双重肽酶抑制剂，是既能抑制 NEP，又能抑制 ACE 的药物，又称为 NEP-ACE 双重抑制剂。NEP 是降解几种利钠肽的主要通道，也是缓激肽、神经激肽 A、内皮缩血管肽-1 和 P 物质的降解通道。因此，VPI 一方面抑制 NEP，阻止其降解 ANP、BNP 及 Ang1-7，提高体内缓激肽和心房钠尿肽的浓度及活性，最终发挥利尿、排钠及扩血管效应；另一方面，抑制 RAS 产生降低血压、延缓心室重构和改善心功能的作用[70]。

VPI 在用于治疗高血压时，比单用 ACEI 或 NEP 抑制药具有更好的效用和生物利用度。代表药有奥帕曲拉（omaparilat）、法西多曲（fasidotrilat）和山帕曲拉（sampatrilat）等[71]；其中奥帕曲拉已进入大规模、多中心、随机、双盲、安慰剂平行对照试验。奥帕曲拉和依那普利治疗心血管疾病的双盲随机试验（OCTAVE）试验入选了 25 302 例未治疗和血压未控制的高血压患者。该试验肯定了奥帕曲拉降压效果，但不良事件的发生率却令人关注。主要是奥帕曲拉组的严重血管性水肿的发生率比对照组依那普利高出 3.2 倍（2.17% 比 0.68%），认为是由于双重抑制 ACE 和 NEP 导致缓激肽和 P 物质水平增高所致。因此该药未被批准用于临床。

## 二、血管紧张素受体–脑啡肽酶双重阻滞剂

这类药物含有脑啡肽酶（neprilysin）抑制剂和 ARB，效应表现为增强体内缓激肽和心房钠尿肽的浓度及活性，并能够抑制 RAS，有望成为新的一类治疗高血压和慢性心力衰竭的药物。目前已有几种该类药物已进入临床试验阶段。sacubitril/valsartan（LCZ696，ENTRESTO）是由脑啡肽酶抑制剂 sacubitril 和 ARB 缬沙坦组成的一种复方制剂[72]。

在与缬沙坦的降压对照研究中，LCZ696 组 200mg、400mg 平均坐位舒张压降低程度比相应 160mg、320mg 的缬沙坦组要大。LCZ696 耐受性良好，治疗期间仅有 3 例严重的不利事件发生，并且认为与研究药物无关。该药在日本高血压人群中使用的安全性尚好，其严重不良反应为 3.8%，血压的控制率可达到 75.3%。ENTRESTO 不可与 ACEI 合用，否则会增加血管性水肿发生的风险[73]。该药在我国有知识产权保护，于 2003 年申请，仿制品要到 2023 年才能上市。

LCZ696 被认为是近 10 年来心脏病治疗领域最重要的进展之一，该药 2015 年通过美国 FDA 优先级审核，目前列为治疗心力衰竭的指南用药。LCZ696 在高血压中的应用值得期待。

# 三、抗高血压疫苗

免疫反应可能在高血压发生和发展中起到重要作用。高血压治疗疫苗最先于 2009 年出现在瑞士（CYT006-AngQb），是一种血管紧张素治疗性疫苗（angiotensin therapeutic vaccine，ATV），主要是作用于人的血管紧张素系统，使之产生抗 Ang Ⅱ 的抗体[74]。2008 年该预苗的临床研究显示，抗体应答效果成功，能够有效降压，且作用持续时间长。武汉协和医院的研究人员，也于 2012 年自主研发出国内首个高血压疫苗 ATRQβ-001，其半衰期为 14.4d，能够有效降低小鼠血液中血管紧张素的含量[75]。与肾素不同，Ang Ⅱ 的分子结构很小，一般不会出现其与两个抗体同时结合形成免疫复合物的情况。2015 年日本大阪大学的研究人员发表了一项新型高血压疫苗的研制成果。在这项研究中，研究人员将编码乙肝核心 Ang Ⅱ 融合蛋白的质粒载体，即一种 DNA 疫苗，靶向作用于 Ang Ⅱ，使体内产生抗 Ang Ⅱ 抗体，而且抗体应答效果可持续长达 6 个月[76]。这为高血压患者提供了一种全新的治疗方法，特别有助于解决高血压患者服药的不依从性。

高血压治疗疫苗目前仍处于临床研究阶段。高血压的发病机制存在多样性、复杂性，目前的疫苗只是针对 RAS 这一作用机制，即相当于 ACEI、ARB 两类药物的作用，而不能取代其他控制高血压的药物。此外，需要更大范围更多样本的临床试验资料，才能全面验证其安全性、有效性和稳定性及远期效果（包括不良反应）。

（陈鲁原）

# 参 考 文 献

[1] Piepho RW, Beal J. An overview of antihypertensive therapy in the 20th century. J Clin Pharmacol, 2000, 40（9）: 967-977.

[2] Tamargo J, Duarte J, Ruilope LM. New antihypertensive drugs under development. Curr Med Chem, 2015, 22（3）: 305-342.

[3] Habib GB, Basra SS. Are there any new pharmacologic therapies on the horizon to better treat hypertension? A state-of-the-art paper. J Cardiovasc Pharmacol Ther, 2014, 19（6）: 516-525.

[4] Oparil S, Schmieder RE. New approaches in the treatment of hypertension. Circ Res, 2015, 116（6）: 1074-1095.

[5] 苏定冯、陈丰原. 心血管药理学. 4 版. 北京：人民卫生出版社, 2011.

[6] 刘福成，武杰，陈鲁原. 高血压治疗：药物治疗. 张维忠主译. 卡普兰临床高血压. 10 版. 北京：人民卫生出版社, 2012, 163-231.

[7] 王昕，李学军. 利尿药. 苏定冯、陈丰原主编. 心血管药理学. 4 版. 北京：人民卫生出版社, 2011, 317-334.

[8] 陈鲁原. 临床应用噻嗪样与噻嗪型利尿剂的思考. 中华高血压杂志, 2015, 23（7）: 608-611.

[9] Roush GC, Ernst ME, Kostis JB, et al. Head-to-head comparisons of hydrochlorothiazide with indapamide and chlorthalidone: antihypertensive and metabolic effects. Hypertension, 2015, 65（5）: 1041-1046.

[10] Messerli FH, Makani H, Benjo A, et al. Antihypertensive efficacy of hydrochlorothiazide as evaluated by ambulatory blood pressure monitoring: a meta-analysis of randomized trials. J Am Coll Cardiol, 2011, 57（5）: 590-600.

[11] 王文，马丽媛，刘明波，等. 初始低剂量氨氯地平加替米沙坦或复方阿米洛利联合治疗对高血压患者血压控制率影响的阶段报告. 中华心血管病杂志, 2009, 37（8）: 701-707.

[12] Chapman N, Dobson J, Wilson S, et al. Effect of spironolactone on blood pressure in subjects with resistant hypertension. Hypertension, 2007, 49（4）: 839-845.

[13] Williams B, MacDonald TM, Morant S, et al. Spironolactone versus placebo, bisoprolol, and doxazosin to determine the optimal treatment for drug-resistant hypertension（PATHWAY-2）: a randomised, double-blind, crossover trial. Lancet, 2015, 386（10008）: 2059-2068.

[14] Williams GH, Burgess E, Kolloch RE, et al. Efficacy of eplerenone versus enalapril as montotherapy in systemic hypertension. Am J Cardiol, 2004, 93（8）: 990-996.

[15] Antihypertensive and lipid-lowering Treatment to prevent Heart Attack Trial Collaborative Research Group. Diuretic versus alpha-blocker as first-step antihypertensive therapy: final results from the Antihypertensive and Lipid-Lowering. Treatment to Prevent Heart Attack Trial（ALLHAT）. Hypertension, 2003, 42（3）: 239-246.

[16] Dahlo f B, Sever PS, Poulter NR, et al. Prevention of cardiovascular events with an amlodipne adding perindopril strategy compared with an atenolol adding thiazide strategy. Anglo-Scandinavian Cardiac Outcomes Trial–Blood Pressure-Lowering Arm（ASCOT–BPLA）.

Lancet，2005，366（9489）：895-906.

[17] Zillich AJ，GargJ，Basu S，et al. Thiazide diuretics，potassium，and the development of diabetes. a quantitative review. Hypertention，2006，48（2）：219-224.

[18] Brooks WW，Bing OH，Robinson KG，et al. Effect of angiotensin-converting enzyme inhibition on myocardial fibrosis and function in hypertrophied and failing myocardium from the spontaneously hypertensive rat. Circulation，1997，96（11）：4002-4010.

[19] 徐承华，杨玉雯. 药物基因组学研究与高血压病的个体化用药. 心脏杂志，2010，22（3）：441-443.

[20] Nussberger J，Bohlender J. Pharmacotherapy：Optimal blockade of the renin-angiotensin-aldosterone system. Nat Rev Cardiol，2013，10（4）：183-184.

[21] Hollenberg NK，Parving HH，Viberti G，et al. Multicenter、Double-blind、Randomized parallel group。Valsartan at 3 doses（160，320，640mg）Effects on reduction of microalbuminuria，Effects of valsartan on inflammatory markers and cellular adhesion molecules. J Hypertens，2007，25（9）：1921-1926.

[22] Hou FF，Xie D，Zhang X，et al. Renoprotection of Optimal Antiproteinuric Doses（ROAD）Study：A randomized controlled study of benazepril and losartan in chronic renal insufficiency. J Am Soc Nephrol，2007，18（6）：1889-1898.

[23] David D，Jallad N，Germino FW，et al. A Comparison of the Cough Profile of Fosinopril and Enalapril in Hypertensive Patients with a History of ACE Inhibitor-Associated Cough. Am J Ther，1995，2（10）：806-813.

[24] 林曙光，陈鲁原，苏诚坚，等. 培哚普利和依那普利治疗心力衰竭首剂低血压反应差异的临床研究. 中华心血管病杂志，2001，29（1）：22-24.

[25] Dzau VJ，Antman EM，Black HR，et al. The cardiovascular disease continuum validated：clinical evidence of improved patient outcomes：part I：Pathophysiology and clinical trial evidence（risk factors through stable coronary artery disease）. Circulation，2006，114（25）：2850-2870.

[26] Ferrari P. Prescribing angiotensin-converting enzyme inhibitors and angiotensin receptor blockers in chronic kidney disease. Nephrology（Carlton），2007，12（1）：81-89.

[27] Van Liefde I，Vauquelin G. Sartan-AT$_1$ receptor interactions：in vitro evidence for insurmountable antagonism and inverse agonism. Mol Cell Endocrinol，2009，302（2）：237-243.

[28] Dahlöf B，Devereux RB，Kjeldsen SE. et al. Cardiovascular morbidity and mortality in the Losartan Intervention for Endpoint reduction in hypertension study（LIFE）：a randomised trial against atenolol. Lancet，2002，359（9311）：995-1003.

[29] Hasford J，Mimran A，Simons WR，et al. A population-based European cohort study of persistence in newly diagnosed hypertensive patients. J Hum Hypertens，2002，16（8）：569-575.

[30] Nussberger J，Bohlender J. Pharmacotherapy：Optimal blockade of the renin-angiotensin-aldosterone system. Nat Rev Cardiol，2013，10（4）：183-184.

[31] Daskalopoulou SS，Rabi DM，Zarnke KB，et al. The 2015 Canadian Hypertension Education Program recommendations for blood pressure measurement，diagnosis，assessment of risk，prevention，and treatment of hypertension. Can J Cardiol，2015，31（5）：549-568.

[32] Shelley Wood. EMA：Don't Combine ARBs，ACE Inhibitors，and Direct Renin Inhibitors. Heartwire，2014.

[33] Brown MJ，McInnes GT，Papst CC，et al. Aliskiren and the calcium channel blocker amlodipine combination as an initial treatment strategy for hypertension control（ACCELERATE）：a randomised，parallel-group trial. Lancet，2011，377（9762）：312-320.

[34] Baschiera F，Chang W，Brunel P，et al. Effects of aliskiren- and ramipril-based treatment on central aortic blood pressure in elderly with systolic hypertension：a substudy of AGELESS. Vasc Health Risk Manag，2014，10：389-397.

[35] McMurray JJ，Krum H，Abraham WT，et al. Aliskiren，Enalapril，or Aliskiren and Enalapril in Heart Failure. N Engl J Med，2016，374（16）：1521-1532.

[36] 苏定冯，陈丰原. 心血管药理学. 4版. 北京：人民卫生出版社，2011.

[37] Eisenberg MJ，Brox A，Bestawros AN，et al. Calcium channel blockers：an update. Am J Med，2004，116（1）：35-43.

[38] 孙宁玲，霍勇，葛均波，等. 非二氢吡啶类钙拮抗剂在心血管疾病中应用的专家建议. 中华内科杂志，2015，54（3）：272-277.

[39] 陈鲁原. 各种抗高血压药物的评价. 孙宁玲. 高血压治疗学. 北京：人民卫生出版社，2009：417-453.

[40] Toyo-Oka T，Nayler WG. Third generation calcium entry blockers. Blood Press，1996，5（4）：206-208.

[41] Nguyen HM，Ma K，Pham DQ. Clevidipine for the treatment of severe hypertension in adults. Clin Ther，2010，32（1）：11-23.

[42] Jonsson B，Hansson L，Stalhammar NO. Health economics in the Hypertension Optimal Treatment（HOT）study：costs and cost-effectiveness of intensive blood pressure lowering and low-dose aspirin in patients with hypertension. J Intern Med，2003，253（4）：472-480.

[43] Liu L，Zhang Y，Liu G，et al. The Felodipine Event Reduction（FEVER）Study：a randomized long-term placebo-controlled trial in Chinese hypertensive patients. J Hypertens，2005，23（12）：2157-2172.

[44] 中国高血压防治指南修订委员会. 中国高血压防治指南2010. 中华心血管病杂志，2011，39（7）：579-616.

[45] 苯磺酸氨氯地平临床应用中国专家组. 苯磺酸氨氯地平临床应用中国专家建议. 中华内科杂志，2009，48（11）：974-979.

[46] Kamide K，Yang J，Matayoshi T，et al. Genetic polymorphisms of L-type calcium channel alpha1C and alpha1D subunit genes are associated with sensitivity to the antihypertensive effects of L-type dihyyridine calcium-channel blockers. Circ J，2009，73（4）：732-740.

[47] NICE/BHS Hypertension Guideline Review 28 June 2006. www. nice. org. uk/CG034.

[48] Turnbull F. Blood Pressure Lowering Treatment Trialists' Collaboration. Effects of different blood-pressure-lowering regimens on major cardiovascular events：results of prospectively-designed overviews of randomised trials. Lancet，2003，362（9395）：1527-1535.

[49] Lubsen J，Wagener G，Kirwan BA，et al. Effect of long-acting nifedipine on mortality and cardiovascular morbidity in patients with symptomatic stable angina and hypertension：the ACTION trial. J Hypertens，2005，23（3）：641-648.

[50] Yuan H，Huang Z，Yang G，et al. Effects of polymorphism of the beta（1）adrenoreceptor and CYP2D6 on the therapeutic effects of

metoprolol. J Int Med Res, 2008, 36（6）: 1354-1362.

[51] Cheng JW. Nebivolol: a third-generation beta-blocker for hypertension. Clin Ther, 2009, 31（3）: 447-462.

[52] Lopez-Sendon J, Swedberg K, McMurray J, et al. Expert consensus document on beta-adrenergic receptor blockers. Eur Heart J, 2004, 25: 1341-1362.

[53] 刘霞, 苏定冯. β 肾上腺素受体阻断药. 苏定冯, 陈丰原. 心血管药理学. 4 版. 北京: 人民卫生出版社, 2011: 211-242.

[54] Minushkina LO, Zateishchikov DA, Sidorenko BA. Individual sensitivity to antihypertensive drugs: genetic aspects. Kardiologiia, 2005, 45（7）: 58-65.

[55] Messerli FH, Bangalore S, Julius S. Risk/benefit assessment of beta-blockers and diuretics precludes their use for first-line therapy in hypertension. Circulation, 2008, 117（20）: 2706-2715.

[56] Rutten FH, Zuithoff NP, Hak E, et al. Beta-blockers may reduce mortality and risk of exacerbations in patients with chronic obstructive pulmonary disease. Arch Intern Med, 2010, 170（10）: 880-887.

[57] Stefan MS, Rothberg MB, Priya A, et al. Association between β-blocker therapy and outcomes in patients hospitalised with acute exacerbations of chronic obstructive lung disease with underlying ischaemic heart disease, heart failure or hypertension. Thorax, 2012, 67（11）: 977-984.

[58] Paravastu SC, Mendonca DA, da Silva A. Beta blockers for peripheral arterial disease. Eur J Vasc Endovasc Surg, 2009, 38（1）: 66-70.

[59] Ko DT, Hebert PR, Coffey CS, et al. Beta-blocker therapy and symptoms of depression, fatigue, and sexual dysfunction. JAMA, 2002, 288（3）: 351-357.

[60] Brixius K, Middeke M, Lichtenthal A, et al. Nitric oxide, erectile dysfunction and beta-blocker treatment（MR NOED study）: benefit of nebivolol versus metoprolol in hypertensive men. Clin Exp Pharmacol Physiol. 2007, 34（4）: 327-331.

[61] 刘福成, 武杰, 陈鲁. 高血压治疗: 药物治疗//张维忠. 卡普兰临床高血压, 10 版. 北京: 人民卫生出版社, 2012: 163-231.

[62] 戚玮琳, 范维琥, 戚文航. 萘哌地尔的药理学研究和临床应用. 中国新药杂志, 2001, 10（8）: 579-582.

[63] Grimm RH Jr, Grandits GA, Prineas RJ, et al. Long-term effects on sexual function of five antihypertensive drugs and nutritional hygienic treatment in hypertensive men and women. Treatment of Mild Hypertension Study（TOMHS）. Hypertension, 1997, 29（1 Pt 1）: 8-14.

[64] Mancia G, Chalmers J, Julius S, et al. Centrally acting antihypertensive drugs. Manual of Hypertension. London: Churchill Livingston, 2002, 42（19）: 97-104.

[65] 编辑部述评. 一种新的降压药——咪唑啉受体拮抗剂. 高血压杂志,

1996, 4（4）: 243-245

[66] Bousquet P, Feldman J, Schwartz J. On the mechanism of the hypotension action of urapidil. J Hypertens Suppl, 1985, 3（3）: S187-S189.

[67] Taddei S. Fixed-dose combination therapy in hypertension: cons. High Blood Press Cardiovasc Prev, 2012, 19（2）: 55-57.

[68] Wang Z, Wang X, Chen Z, et al. Hypertension control in community health centers across China: analysis of antihypertensive drug treatment patterns. Am J Hyperten, 2014, 27（2）: 252-259.

[69] 陈鲁原. 心血管药物的相互作用. 苏定冯, 陈丰原. 心血管药理学. 4 版. 北京: 人民卫生出版社, 2011: 600-620.

[70] Murray AV, Koenig W, Garcia-Puig J, et al. Safety and efficacy of aliskiren/amlodipine/hydrochlorothiazide triple combination in patients with moderate to severe hypertension: a 54-week, open-label study. J Clin Hypertens（Greenwich）, 2012, 14（12）: 821-827.

[71] Higaki J, Komuro I, Shiki K, et al. The efficacy and long-term safety of a triple combination of 80 mg telmisartan, 5 mg amlodipine and 12. 5 mg hydrochlorothiazide in Japanese patients with essential hypertension: a randomized, double-blind study with open-label extension. Hypertens Res, 2016, 1.

[72] Tamargo J, Duarte J, Ruilope LM. New antihypertensive drugs under development. Curr Med Chem, 2015, 22（3）: 305-342.

[73] Kostis JB, Packer M, Black HR, et al. Omapatrilat and enalapril in patients with hypertension: the Omapatrilat Cardiovascular Treatment vs. Enalapril（OCTAVE）trial. Am J Hypertens, 2004, 17（2）: 103-111.

[74] Ruilope LM, Dukat A, Böhm M, et al. Blood-pressure reduction with LCZ696, a novel dual-acting inhibitor of the angiotensin Ⅱ receptor and neprilysin: a randomised, double-blind, placebo-controlled, active comparator study. Lancet, 2010, 375（9722）: 1255-1266.

[75] Supasyndh O, Sun N, Kario K, et al. Long-term（52-week）safety and efficacy of Sacubitril/valsartan in Asian patients with hypertension. Hypertens Res, 2016, 40（5）: 472-476.

[76] Tissot AC, Maurer P, Nussberger J, et al. Effect of immunisation against angiotensin Ⅱ with CYT006-AngQb on ambulatory blood pressure: a double-blind, randomised, placebo-controlled phase Ⅱa study. Lancet, 2008, 371（9615）: 821-827.

[77] Chen X, Qiu Z, Yang S, et al. Effectiveness and safety of a therapeutic vaccine against angiotensin Ⅱ receptor type 1 in hypertensive animals. Hypertension, 2013, 61（2）: 408-416.

[78] Koriyama H, Nakagami H, Nakagami F, et al. Long-Term Reduction of High Blood Pressure by Angiotensin Ⅱ DNA Vaccine in Spontaneously Hypertensive Rats. Hypertens, 2015, 66（1）: 167-174.

# 新型降压药物临床研究及应用

高血压是最常见的心血管疾病，是全球范围内的重大公共卫生问题。世界范围内约有 10 亿高血压患者，每年导致 710 万例心血管死亡事件，2025 年其患病人数将增至 15.6 亿。在我国，高血压患病率持续增长，估计现患高血压 2 亿人。心脑血管病死亡居我国居民死亡首位原因，心脑血管病的发生和死亡一半以上与高血压有关，控制高血压是防治心脑血管病的关键。据估计，平均每降低 2mmHg 的收缩压可以使得心血管死亡风险降低 7%，使脑卒中死亡风险降低 10%[1]。长期以来，高血压治疗以药物为主，并逐渐形成了包含利尿剂、β 受体阻滞剂、α 受体阻滞剂、钙通道阻滞剂（CCB）、血管紧张素转化酶抑制剂（ACEI）、血管紧张素受体阻滞剂（ARB）在内的六大类降压药物及其不同组合。在新药研制上，以上六大类降压药及新型降压药有了新的突破。

## 第一节　新一代选择性醛固酮受体拮抗剂

### （一）概述

醛固酮是肾素-血管紧张素-醛固酮系统下游的重要组成部分。在通过肾脏和结肠上皮组织中的盐皮质激素受体（MR）参与维持机体水和电解质平衡的同时，过量的醛固酮又可以通过心脏、血管及肾脏等非上皮组织中的 MR 导致组织器官的损害。加之"醛固酮逃逸"现象[1]的发现，MR 拮抗剂（MR antagonist，MRA）在心血管疾病等领域的作用日益受到重视。MRA 螺内酯价格低廉，但为非选择性的，较高的性激素相关不良反应发生率如乳腺增大肿痛等，限制了该药的应用。新一代选择性醛固酮受体拮抗剂为心血管疾病治疗开辟了新的道路。依普利酮是选择性醛固酮受体拮抗剂，2002

年 10 月在美国获准用于治疗高血压和充血性心力衰竭。依普利酮主要通过肝脏 CYP3A4 代谢，2d 内达稳态，吸收不受食物的影响。32%经由粪便排出，67%经由尿液排出，半衰期为 4～6h，较螺内酯（13.8～16.5h）短。依普利酮作为新一代选择性 MRA 有其特有的优势：①不良反应少，除血钾升高外，其他不良反应与安慰剂组无差别；②几乎无螺内酯的性激素相关副作用。临床试验证明，依普利酮单药及与其他药物联合治疗，可以降低收缩压和舒张压，并有显著的量效反应；可显著逆转左心室肥厚；可有效减低心力衰竭患者的总死亡率和心血管死亡率[2]。

### （二）降压作用机制

依普利酮是一种口服高选择性醛固酮受体拮抗剂，通过竞争性抑制醛固酮与 MR 结合，拮抗醛固酮与上皮（如肾脏）和非上皮（如心脏、血管和脑）组织中的 MR 结合。醛固酮通过与 MR 的结合诱导肾脏对钠离子的重吸收性，以及还有其他可能的机制升高血压。因此依普利酮的主要药效表现为减少 $Na^+$ 及液体潴留而降低血压。依普利酮在体外与受体（雄激素受体、黄体酮受体、糖皮质激素受体）的结合活性较螺内酯弱。该药对其他受体基本无影响。依普利酮在急性心肌梗死伴有左心室功能障碍和心力衰竭的患者中提供心肌保护的机制尚不完全清楚。醛固酮受体拮抗剂对血浆容量和电解质排泄的影响已经被熟知很多年了，虽然这些影响可能有助于进一步了解依普利酮，但其他非肾脏机制可能同样或更重要。依普利酮在心肌疾病的动物模型中，能降低冠状动脉血管炎症和随后发生间质纤维化的风险[3,4]。依普利酮还能减少氧化应激，改善内皮功能障碍[5,6]，减弱血小板聚集[5]，减少基质金属蛋白酶的激活，并改善心室重构[7]。此外，醛固酮阻断通过在大脑中的直接作用减少大鼠的交感神经驱动[8]，改善患有心力衰竭的患者的去甲肾上腺素摄取情况，并且改善心率变异性[9]，这些所有因素对心源性猝死的风险都具有重要影响。

（三）临床应用及评价

依普利酮对急性心肌梗死后心力衰竭的疗效及存活试验（eplerenone post-acute myocardial infarction heart failure efficacy and survival study，EPHESUS）纳入6632例急性心肌梗死后心功能不全患者，所有受试者为心肌梗死后3～14d且左心室射血分数（EF）≤40%，均给予标准治疗：包括阿司匹林、ACEI/ARB、β受体阻滞剂、地高辛和利尿剂，再随机加服依普利酮（25～50mg/d）或安慰剂治疗。平均随访16个月，结果发现，依普利酮治疗组主要联合终点事件表明：①全因死亡率降低15%（P=0.008），依普利酮治疗组的预计死亡率为每年11.8%，安慰剂组为13.6%。②心血管病原因导致的死亡和心血管事件所致的住院率（心力衰竭，复发性心肌梗死，脑卒中、室性心律失常等）降低了13%（P=0.002）。依普利酮治疗组次要联合终点事件表明：①全因死亡率及总住院率降低8%（P=0.02）；②心血管病所致的死亡率降低17%（P=0.005），与此同时，心源性猝死风险降低21%（P=0.03），由于心力衰竭所致的住院风险降低15%（P=0.03），心力衰竭住院发作次数降低23%（P=0.002）。该研究提示，醛固酮受体拮抗剂对已接受传统治疗的心力衰竭患者仍有益处，可进一步降低心血管疾病的发病率和死亡率。EPHESUS临床试验中，依普利酮不良反应少，除血钾升高这一不良反应外，其他不良反应与安慰剂组无差别；且几乎无螺内酯的性激素相关副作用。

EMPHASIS-HF（eplerenone in mild patients hospitalization and survival study in heart failure）研究[10]，即依普利酮对轻度心力衰竭患者住院和生存影响的研究。纳入2737例慢性收缩性心力衰竭的患者：NYHA Ⅱ级，左心室射血分数（LVEF）≤30%，肾小球滤过率（GFR）≥30%ml/（min·1.73m²）。该研究分为依普利酮组和安慰剂组，根据患者的血钾水平，调整给药剂量（25～50mg）。研究结果表明，对于Ⅱ级心力衰竭患者和轻度心力衰竭患者，与安慰剂相比，依普利酮使心血管死亡率减少24%，因心力衰竭引起的住院率减少42%。

依普利酮、依那普利及两药合用在左心室肥厚中的作用研究（eplerenone, enalapril, and eplerelone/enalapril combination therapy in patients with left ventricular hypertrophy，4E）是一项随机、双盲、对照试验[11]。选择202例高血压伴有左心室肥厚的患者，随机分为3组，分别给予依普利酮200mg/d、依那普利40mg/d或依普利酮200mg/d加依那普利10mg/d治疗，第8周时若舒张压＞90mmHg，则加服氢氯噻嗪12.5～25mg和（或）氨氯地平10mg治疗。9个月后，依普利酮与依那普利降低左心室重量的疗效相似，分别降低为（14.5±3.36）g和（19.7±3.20）g（P=0.258），两药合用疗效更佳，降低左心室重量（27.2±3.39）g（P=0.007）。三组的降压效果相当；与依那普利组相比，依普利酮组的咳嗽副作用少，但高血钾副作用多，提示依普利酮与依那普利逆转左心室肥厚和高血压同样有效，而且联合应用疗效更明显。

对于轻中度高血压患者，螺内酯50mg bid组降压幅度大于依普利酮50mg bid或100mg qd组[12]。在原发性醛固酮增多症所致高血压患者，螺内酯降压效果要优于依普利酮[13]。对于≥50岁的高血压患者，依普利酮（50～200mg/d）与钙通道阻滞剂氨氯地平（2.5～10mg/d）降低收缩压的效果相似[14]。对于1或2级高血压患者，依普利酮（50～200mg/d）与ACEI类药物依那普利（10～40mg/d）在SBP与DBP的长期控制血压上同样有效[15]。在黑色人种高血压患者，依普利酮降低SBP的效果优于ARB类药物氯沙坦，而在白色人种中未观察到这一现象。依普利酮对黑色人种和白色人种有相似的降压效果。在高肾素型高血压患者，依普利酮与氯沙坦的降压效果相似。在低肾素型高血压患者，依普利酮的降压效果优于氯沙坦[16]。对于单用ARB控制不佳的高血压患者，加用依普利酮（50～100mg/d）8周，降低SBP和DBP的作用均可进一步增强。对于ACEI或ARB控制不佳的老年高血压患者，加用低剂量（25～50mg/d，平均37.5mg）的依普利酮可有效降低平均24h的SBP和DBP[17]。但是依普利酮在儿童高血压患者降压效果不佳。

此外，关于螺内酯的临床试验研究又有了新的进展。Aldo-DHF研究[18]入选422例高血压合并舒张性心力衰竭患者，随机分为螺内酯组（靶剂量25mg/d）和安慰剂组，共12个月。主要终点为患者舒张功能及患者最大运动耐力改善。次级终点包括其他指标，如超声心动图所示心脏结构及功能改变、次最大运动耐力、生活质量及 NYHA 评分。安全性指标包括血钾水平升高、肾功能损伤等也被评估。结果显示，螺内酯显著改善患者舒张功能，但最大运动耐力没有改变。螺内酯还使患者的心室重构与左心室肥厚得以逆转，血浆 NT-proBNP 水平、收缩压与舒张压也都有所下降。然而螺内酯并没有改善患者的其他运动指标、NYHA 分级或生活质量评分，在研究中螺内酯显示出良好的安全性，无不良事件发生。

TOPCAT 试验旨在评估醛固酮受体拮抗剂螺内酯对慢性射血分数保留心力衰竭的疗效[19]。研究入选 3445 例患者，随机分配至螺内酯组（15mg/d 递增至 30~40mg/d）或安慰剂组。结果显示，两组主要复合终点（心血管死亡、因心力衰竭住院或心搏骤停复苏）发生率无差异，但螺内酯组的因心力衰竭住院率显著降低（12%比 14.2%，$P$=0.042）；全因住院率或全因死亡率无差异；严重不良反应也无差异，但螺内酯组高钾血症（18.7%比 9.1%）和肌酐水平超过正常值上限 2 倍者（HR=1.49）均显著增加。高危亚组应用螺内酯显示良好效果。螺内酯治疗难治性高血压发生高钾血症可能主要与肾功能异常有关[20]。

### （四）其他

由于依普利酮有升高血钾的特点，且高血钾发生的风险随肾功能损害的加重而升高，故任何血清钾离子浓度>5.5mEq/L 或者肌酐清除率≤30ml/min 的患者，不宜使用依普利酮。对于高血压患者，除上述禁忌证外，若有以下任何一条，也不宜使用依普利酮：①同时伴有微量蛋白尿和 2 型糖尿病的高血压患者，使用依普利酮发生高血钾的风险明显升高；②由于高血钾发生的风险随肾功能损伤的加重而增加，故血肌酐水平>2.0mg/dl（男性）、>1.8mg/dl（女性）或肌酐清除率<50ml/min 的高血压患者也不宜使用依普利酮。此外，依普利酮不宜与较强的 CYP3A4 抑制剂合用。而对于高血压患者，在使用依普利酮的同时不宜补钾或使用保钾利尿剂（阿米洛利、螺内酯、氨苯蝶啶）。

## 第二节　直接肾素抑制剂

### （一）概述

早在 1957 年，Skeggs 等预测了药理学抑制肾素-血管紧张素系统（RAS）的 3 种可能的方法：①抑制血管紧张素转化酶（ACE）；②直接干扰血管紧张素 II（Ang II）的作用；③抑制肾素活性。有作者认为"因为肾素是起始和限速物质，最后一种方法将是最有可能成功的[21]。"20 世纪 80 年代以来，开发了一些包括依那吉仑等的第一代肽类肾素抑制剂，显示出高的体外和体内效力，但因为分子量大且有亲脂性，其口服剂型生物利用度低[22]，半衰期短，加上合成费用高，限制了临床的使用[23]。而 2006 年美国 FDA 批准上市的新型肾素抑制剂阿利吉仑则克服了上述缺点，它是一种新型的直接肾素抑制剂，具有口服吸收好，选择性高，半衰期长等特点，其抗高血压方面疗效并不逊于 ARB 类药物及 ACEI 类药物，尤其是联用更能增加疗效，单用直接肾素抑制剂可显著抑制动脉粥样硬化的进展，且与其他药物相比具有一定优越性，而联用则会使其抗动脉粥样硬化的作用进一步增强。不仅如此，新近研究还发现阿利吉仑在降低心功能不全、减轻蛋白尿、降低糖尿病患者的病死率及改善心室肥厚等方面发挥了重要作用。

### （二）降压作用机制

肾素-血管紧张素系统是一种参与调节血压和体液电解质平衡的内分泌系统，主要通过八肽 Ang II 发挥中心作用。肾素催化血管紧张素原转化成 Ang I，是肾素系统中的限速步骤。生成的 Ang I 通过 ACE 和非 ACE 依赖性途径（如胃促胰酶和组织蛋白酶等）转化为 Ang II，以前者为主。针对 ACE 依赖途径的 ACEI 类及 ARB 类药物作为肾素-血管紧张素系统的阶段阻滞剂已成功并广泛用于临床上高血压的治疗。但是，由于 Ang II 的激活尚还有其他如糜蛋白酶、组织蛋白酶等非 ACE 依赖途径。因此，长期使用 ACEI 类可致 Ang I 堆积，该途径激活。此外，长期使用 ARB 类及 ACEI 类药物还反馈性使肾素分泌增加且活性增强，导致进一步产生 Ang I，继而发挥其不利作用。

而直接肾素抑制剂可以很好地控制肾素系统。直接肾素抑制减少了血浆肾素的活性，从而减少通过 ACE 和非 ACE 依赖途径形成 Ang II，达到从源头上阻断了肾素-血管紧张素系统。虽然和 ACEI 类及 ARB 类药物一样，直接肾素抑制剂也可以引起肾素生成增多，但其活性已被抑制，避免了 ARB

类及 ACE I 类药物的副作用[24-26]。

（三）临床应用及评价

一项来自 8 项随机的、双盲、多中心试验，包括 8481 例轻至中度高血压患者[7]。此汇总研究的患者均接受阿利吉仑 150mg 或者 300mg 单药治疗或者安慰剂治疗 8～12 周。与安慰剂在不同的年龄亚组（年龄<45 岁，年龄<45～55 岁，年龄<55～65 岁和年龄≥65 岁）进行对照，每日 1 次阿利吉仑 150mg 和 300mg 可以呈剂量依赖性地降低基线舒张压，在各个年龄亚组，与安慰剂对照，差异都是有显著性的（P <0.0001）。因此，对于高血压患者来说，阿利吉仑产生的降低舒张压效应是不受年龄影响的[27]。

另外一项汇总研究纳入了 10 个随机对照包括 7219 名轻至中度高血压患者，接受阿利吉仑单药治疗或者安慰剂治疗 8～12 周。阿利吉仑单药治疗对于平均坐位舒张压（MSDBP）和平均坐位收缩压（MSSBP）的疗效分别在伴有代谢综合征（n=2903）和不伴有代谢综合征（n=4316）的患者中进行评估。代谢综合征是根据国家胆固醇教育计划成人治疗小组 Ⅲ（National Cholesterol Education Program Adult Treatment Panel Ⅲ）的标准来定义的。通过治疗，血压控制（<140/90mmHg）率对于伴或者不伴有代谢综合征的患者是相似的，对于阿利吉仑 300mg 组，血压控制率为 50%～55%。这些结果表明，无论代谢综合征的状态如何，阿利吉仑都可以产生抗高血压效应[28]。

阿利吉仑显著降低 MSDBP 和 MSSBP，对于轻至中度高血压患者，其程度与厄贝沙坦相似[29]。通过一个多中心、随机、安慰剂对照、双盲、活性对照的平行研究来评估阿利吉仑的疗效。共有 652 例轻至中度高血压患者（MSDBP≥9 且< 110mmHg），经过一个 2～4 周的安慰剂导入期后，随机分配至每日服用 1 次阿利吉仑 150、300、600mg，Ang Ⅱ 受体阻滞剂厄贝沙坦 150mg 或者安慰剂，共计 8 周。结果显示，阿利吉仑 150、300 和 600g 每日 1 次在服用 8 周时与厄贝沙坦 150mg 的抗高血压效应相似。对于两组大剂量的阿利吉仑，与厄贝沙坦相比其降低 MSSBP 的差异接近显著（P≤0.055）。

在联合用药方面，一项 8 周随机、双盲、安慰剂及活性药物对照试验，包括 1797 例轻至中度高血压患者（定义为 MSDBP≥95mmHg 且<110mmHg）。1～2 周的洗脱期后，患者进入安慰剂导入期持续 3～4 周。MSDBP≥95mmHg 且<110mmHg 的患者被随机接受阿利吉仑 150mg、缬沙坦 160mg、阿利吉仑 150mg（和）联合缬沙坦 160mg 或者安慰剂治疗。4 周治疗之后，阿利吉仑和缬沙坦剂量加倍，再继续治疗 4 周。通过 8 周的的治疗，结果显示，联合治疗较任一单药物治疗降压疗效更强（P< 0.001），血压控制率高达 49%[30]。

在高血压靶器官保护方面，ALLAY 试验[31]评价了阿利吉仑单独使用或与氯沙坦联合使用逆转左心室肥厚（LVH）的作用。试验入选了 8 个国家 77 个临床中心的 460 例体重指数>25kg/m² 且具有 LVH 证据的高血压患者，被随机分为 3 组：①阿利吉仑组（300mg/d，n=154）；②氯沙坦组（100mg/d，n=152）；③联合治疗组（阿利吉仑 300mg/d + 氯沙坦 100mg/d，n=154）。所有患者在入组（0 周）和研究结束时（36 周）通过磁共振检查测量左心室重量指数（LVMI），以此作为评价 LVH 的指标；结果显示，3 组患者 LVMI 均显著降低，其中联合治疗组下降幅度更明显，但 3 组间差异均无统计学意义。3 组不良反应的发生率均很低，且组间差异无统计学意义，耐受性良好。与氯沙坦相比，阿利吉仑单独使用或与氯沙坦联合使用均未导致高钾血症、低血压和肾功能不全增多。

但是，令人失望的是阿利吉仑 ALTITUDE 试验被提前终止。ALTITUDE 试验是大型全球多中心、随机、双盲、对照研究，首次在特殊人群（8561 名受试者），即高血压合并 2 型糖尿病和肾脏损害的心脑血管高危患者中对阿利吉仑进行了 1 年以上的观察，评估在最佳心血管治疗（其中包括 ACEI 和 ARB）基础上联合应用阿利吉仑能否降低 2 型糖尿病患者心血管和肾脏事件的发生率。2011 年 12 月，诺华公司宣布因 ALTITUDE 试验中阿利吉仑治疗组患者不良事件（非致死性脑卒中、肾脏并发症、高钾血症和低血压）增加且未观察到患者明显获益[32]，根据数据监督委员会（DMC）建议，该研究被提前终止。ESC 建议，对于高心血管和肾脏事件风险的 2 型糖尿病患者，不支持在标准治疗方案肾素-血管紧张素抑制剂基础上加用阿利吉仑。

在 ALTITUDE 失败之后，ASTRONAUT 结果

使得阿利吉仑再次跌落。ASTRONAUT（$n=1615$）提示，心力衰竭患者在标准治疗基础上加用阿利吉仑（150mg/d，渐增至300mg/d）6个月；患者心血管死亡和心力衰竭再住院率（主要终点）与安慰剂组无显著性差异（24.9%比 26.5%，$P=0.41$）；但是高血钾、低血压、肾功能不全等不良反应显著增加[33]。

更加不幸的是，ACC2016年会上，ATMOSPHERE研究公布，结果未能显示所期待的阿利吉仑改善预后的作用。研究结果发表在《新英格兰医学杂志》上[34]。本研究共入选 7016 例慢性心力衰竭患者，旨在探讨分别单用阿利吉仑、依那普利，或联合应用阿利吉仑与依那普利对首次发生心血管死亡或因心力衰竭住院的预防作用。平均随访 36.6 个月。结果显示，与单用依那普利治疗相比，联合应用阿利吉仑与依那普利未能产生更多获益。单用阿利吉仑较单用依那普利组的主要终点事件发生率有降低趋势（33.8%比34.6%），但这一差异并未达到显著水平。而联合治疗会使低血压症状（13.8%比11.0%，$P=0.005$）、血清肌酐水平升高（4.1%比 2.7%，$P=0.009$）、血钾水平升高（17.1%比 12.5%，$P<0.001$）的发生率显著高于单纯依那普利治疗组。研究结论认为，在依那普利治疗基础上加用阿利吉仑并不能进一步降低主要终点事件发生率，但不良反应事件却有所增多。比较单用阿利吉仑与单用依那普利，也未能证实阿利吉仑不劣于依那普利。结合近年来的研究结果，阿利吉仑的临床应用价值进一步降低。

### （四）其他

阿利吉仑作为第一种口服生物可利用的直接肾素抑制剂，被批准用于治疗高血压，每日 1 次，剂量为150mg 和300mg。涉及超过 12 000 例高血压患者的Ⅱ期和Ⅲ期临床研究表明，阿利吉仑在这些剂量下能长期的有效降压，以及有良好的安全性和耐受性。在单次和多次口服给药之后，阿利吉仑抑制血浆肾素活性高达80%。当将阿利吉仑与单独应用增加血浆肾素活性的药物联合给药时，如利尿剂（氢氯噻嗪、呋塞米）、血管紧张肽原酶抑制剂（雷米普利）和血管紧张素受体阻滞剂（缬沙坦），尽管血浆肾素浓度进一步增加，但观察到血浆肾素活性仍降低。此外，停止治疗后，血浆肾素活性抑制

和降压作用能持续 2~4 周，这可能对部分偶尔缺少一定剂量的药物的高血压患者有利。同时基于其药代动力学，不需要根据年龄、性别或种族，或是否患有肝肾损伤或 2 型糖尿病而调整阿利吉仑的初始剂量。阿利吉仑也不抑制 CYP 介导的代谢或 P-糖蛋白介导的转运，因此也不会影响经过这些途径代谢的药物[26]。

## 第三节　血管紧张素受体-脑啡肽酶双重阻滞剂

### （一）概述

LCZ696 是一类全新的降压药物，属于血管紧张素受体-脑啡肽酶双重阻滞剂。它是由 Webb RL 和 Ksander GM 研究发明的。LCZ696 是沙库必曲（sacubitril）和缬沙坦（valsartan）按照 1∶1 摩尔比构成的复合物，其分子式为 $C_{48}H_{55}N_6O_8Na_3$[35]。

### （二）降压作用机制

LCZ696 在体内会分离为沙库必曲和缬沙坦，沙库必曲又会进一步代谢为 LBQ657。LBQ657 可以抑制脑啡肽酶的活性，缬沙坦是血管紧张素受体阻滞剂。LCZ696 通过 LBQ657 和缬沙坦协同作用和互补作用，达到对脑啡肽酶和血管紧张素受体的双重阻滞[36]。其中，LBQ657 通过抑制脑啡肽酶的活性，而增加了循环中钠尿肽的含量。钠尿肽可以引起血管扩张，增加肾小球滤过率，减少由肾脏分泌的肾素量，尿钠和尿量增加，减轻心肌肥厚和心肌纤维化[37]。缬沙坦阻滞血管紧张素与其受体的结合，减轻血管紧张素所引起的血管收缩和对心肌细胞的毒性作用。两者协同互补，改善心力衰竭患者功能性和器质性的病变，从而达到有效治疗疾病的效果。

### （三）临床应用及评价

Ruilope 等[38]进行的一项研究比较了 LCZ696 和缬沙坦对轻中度高血压的降压效果。其中，1328 例轻至中度高血压患者被随机、双盲分为 LCZ696 100mg、200mg 或 400mg；缬沙坦 80mg、160mg 或 320mg；AHU377 200mg 及安慰剂组，疗程为 8 周。结果显示，在 LCZ696 各剂量组与相应缬沙坦剂量组比较中，采用 LCZ696 治疗后的 MSSBP 和

MSDBP 比缬沙坦有更显著的降低。并且 LCZ696 耐受性较好，未报告有血管性水肿病例。在 8 周治疗期内，仅发生 3 例严重不良事件，经审查均与研究药物无关，无死亡病例。

ESC 在 2012 年年会上公布了 PARAMOUNT 研究结果[39]：LCZ696 为射血分数保留（EF≥45%）的心力衰竭患者（NYHA Ⅱ～Ⅲ级）带来获益。该研究是一项 Ⅱ 期临床试验，入选 13 个国家的 308 例患者，比较了 LCZ696 与缬沙坦（ARB 类药物）对于氨基末端脑利钠肽前体（NT-proBNP）水平的影响。疗程 12 周时，与缬沙坦相比，LCZ696 对 NT-proBNP 作用更明显，使其降低 23%。此外，LCZ696 还使患者左心房体积下降、心力衰竭症状得以改善。因此，其在抗心力衰竭治疗中具有巨大的潜力。而这些保护作用不依赖于其对收缩压的降低[40]。

低射血分数心力衰竭患者的 PARADIGM-HF 研究发表于《新英格兰医学杂志》上[41]。该随机双盲试验研究纳入了 8442 例心功能 Ⅱ、Ⅲ、Ⅳ 级的心力衰竭患者（EF≤40%），在标准治疗的基础上，随机给予 LCZ696（200mg，每日 2 次）或依那普利（10mg，每日 2 次）。平均随访 27 个月，结果心血管死亡或心力衰竭住院一级终点显著低于依那普利组（21.8% 比 26.5%，$P<0.001$），LCZ696 能够显著降低心源性死亡率（13.3% 比 16.5%，$P<0.001$），能够使心力衰竭住院率下降 21%（$P<0.001$）、减轻心力衰竭症状和体力受限程度（$P=0.001$）。在副作用方面，LCZ696 治疗组有相对较高的低血压和轻度水肿发生率，但具有较低的肾损害、高钾血症和咳嗽发生率。结果提示，LCZ696 的治疗效果明显优于依那普利。

（四）其他

LCZ696 获得 FDA 优先审评，并于 2015 年 7 月获批上市（商品名 Entresto），该药上市受到广泛关注。2016 年《ACC/AHA/HFSA 心力衰竭指南》更新[42]：对于伴有症状的射血分数减低的慢性心力衰竭患者（NYHA Ⅱ/Ⅲ），如果血压正常而且耐受 ACEI 或 ARB 合理剂量，可替换为血管紧张素受体-脑啡肽酶抑制剂（ARNI）（Ⅰ类推荐，B-R 证据）。

# 第四节　新型血管紧张素Ⅱ受体阻滞剂类药物

（一）概述

阿齐沙坦酯（Azilsartan）是日本武田制药公司开发的一种新型血管紧张素Ⅱ受体阻滞剂，于 2011 年 2 月获美国 FDA 批准上市，商品名为 Edabi。该药为口服用药，既可单用，也可与其他降压药联合用于高血压及相关并发症的治疗。在健康人体内，阿奇沙坦的分布容积约为 16L，大于 99% 的阿奇沙坦与血浆蛋白结合，且不受浓度影响，在红细胞内分布约 2%。阿奇沙坦主要通过肝脏色素 $P_{450}2C9$（CYP2C9）代谢为无活性的产物 M-Ⅱ（由氧位脱烷基化形成）。阿奇沙坦酯也可由 CYP2B6 和 CYP2C8 小部分代谢为另一种产物 M-Ⅰ（通过脱羧形成）。阿奇沙坦酯对肝脏 CYP 系统没有抑制或诱导作用。阿奇沙坦酯主要以无活性产物形式通过肾脏排泄，肾脏清除率 2.3ml/min。根据放射性同位素标记的动物研究，口服给予 $^{14}C$ 阿奇沙坦酯，14d 后 97% 得到回收，尿中回收率占 42%，通过大便回收率为 55%[43,44]。

（二）降压作用机制

阿齐沙坦酯是阿齐沙坦的前体成分，在胃肠道吸收期间被水解为阿齐沙坦，阿齐沙坦是一种血管紧张素Ⅱ $AT_1$ 受体阻滞剂，在血管平滑肌和肾上腺等多种组织中，可通过选择性阻滞 AngⅡ 与 $AT_1$ 受体的结合而阻滞 AngⅡ 的血管收缩和醛固酮分泌作用，发挥其降血压作用，且其作用不依赖于 AngⅡ 的合成通路。

阿齐沙坦对 $AT_1$ 受体的亲和力是对 $AT_2$ 受体的 1 万倍以上[45]。由于其并不抑制 ACE，故不会影响缓激肽水平，也不会结合并阻断其他与血管调节作用相关的受体或离子通道。尽管阿齐沙坦对 AngⅡ 受体的阻滞导致 AngⅡ 对肾素分泌的负反馈调节的抑制，但阿齐沙坦对 AngⅡ 导致的血管收缩的抑制作用并不受影响[46-48]。

（三）临床应用及评价

阿齐沙坦酯在上市前主要进行了 7 项双盲、随机临床试验，共纳入 5941 例轻至重度高血压患者，研究持续 6 周至 6 个月不等，剂量 20～80mg/d。其中两项随机双盲研究以安慰剂及奥美沙坦（40mg/d）、缬沙坦（320mg/d）为对照，比较了阿齐沙坦酯 40mg 和 80mg 两个剂量的降压效果。结果显示，阿齐沙坦酯的降压效果显著强于安慰剂和阳性对照药物[46, 49]。

在患有原发性高血压的成年人群中，其中，在两个 6 周的试验中，阿齐沙坦酯表现出剂量依赖性，并且在降低收缩压方面比安慰剂更有效。在最大剂量的试验组中阿齐沙坦酯（80mg，每日 1 次）的效果比奥美沙坦酯（40mg，每日 1 次）或缬沙坦（320mg，每日 1 次）有效得多。

在 24 周的较长治疗期内，阿齐沙坦酯显示出持续的降压功效，在 24 周时 24h 平均收缩压变化评价上，阿齐沙坦酯（40 或 80mg，每日 1 次）显著强于缬沙坦（320mg，每日 1 次）。阿齐沙坦酯一般耐受性良好，在 6 周试验中其耐受性与安慰剂的表现类似。此外在试验中还发现，头痛和头晕是最常见的不良反应。总的来说，由于不良事件导致的治疗停止率在 6 周和 24 周试验中较低。

总之，每日 1 次的阿齐沙坦酯有效地降低了患有原发性高血压的成人的收缩压，并且在长达 24 周的主要试验中显示出比最大治疗剂量的奥美沙坦酯或缬沙坦更好的抗高血压效果。阿齐沙坦酯通常耐受性良好，由于不良事件导致的停药率也较低，这表明患者可以进行持续长期治疗。因此，阿齐沙坦酯是降低原发性高血压患者血压有用的和有吸引力的新选择，特别是对于不能耐受其他抗高血压药物的患者，需要进一步的研究来评估阿齐沙坦酯对心血管疾病发病率和死亡率的影响[43]。

2011 年 12 月，美国 FDA 批准了日本武田药品北美有限公司开发的阿齐沙坦酯和氯噻酮复合片剂 Edarbyclor，用于降低很可能需予多种抗高血压药物治疗才能达到血压控制目标的高血压患者的血压。阿齐沙坦酯、氯噻酮合剂的降压效果显著高于单用氯噻酮[50]。另外一项研究表明，阿齐沙坦酯与氯噻酮合剂较奥美沙坦+氢氯噻嗪能更好地平稳降低高血压患者的 24h 收缩压[51]。

### （四）其他

药物的不良反应方面：一项由 Robert E. Harrell[52]进行的统计研究显示，接受阿奇沙坦酯治疗的受试者中不良事件的发生率似乎不受年龄、性别或种族的影响。报告至少一种不良事件的受试者的百分比对于阿奇沙坦酯治疗组（32%，15/47 受试者）和安慰剂治疗组（29%，4/14 受试者）是相似的，没有受试者停止研究，没有报告严重不良事件。头痛是最常见的不良事件由接受阿奇沙坦酯治疗的 4 名受试者（8.5%）报告。其他不良反应少见，包括消化道症状等，个别患者表现为丙氨酸转氨酶、肌酸激酶值升高。有 2 名阿奇沙坦酯治疗患者（4.3%）出现了恶心、疲劳、血压升高、头晕和热潮红等不良反应。有一名受试者报告的治疗性不良事件是肠胃胀气、呕吐、注射部位出血、挫伤、心率增加、食欲减退、肌肉痉挛和肌肉紧张。两名受试者在研究期间具有异常的实验室化验值，其中一名为阿奇沙坦酯治疗患者，表现为丙氨酸转氨酶异常、天冬氨酸转氨酶异常和 γ-谷氨酰转移酶异常；另一名为安慰剂受试者，表现为异常肌酸激酶值；实验室化验值异常并没有导致受试者的退出，并且以上异常的实验室化验结果未被认定为严重不良事件，此外，12 导联心电图或体检也没有发现临床上重要的变化。同时，一项由 Mark S. Kipnes 等[53]进行的研究，无论是单独使用阿奇沙坦酯还是合用氯噻酮，对于患有原发性高血压患者，其目标血压降压治疗过程中的血压值均会有长期且稳定的改善。这种降压治疗策略与阿奇沙坦酯良好的长期安全性和耐受性有关。只要持续用药，血压的改善就会一直存在，并且阿奇沙坦酯在停药时也是安全、可逆的。

## 第五节　第三代 β 受体阻滞剂

### （一）概述

虽然，目前 β 受体阻滞剂在指南中的一线地位有所动摇，但其仍是降压药中的重要组成部分。奈必洛尔是一种强效、选择性的第三代 β 受体阻滞剂，阻滞 $\beta_1$ 受体的强度为 $\beta_2$ 受体的 290 倍，其 $\beta_1$ 选择性是目前最强的，大约是比索洛尔的 3.5 倍。奈必洛尔不会引起支气管平滑肌和血管平滑肌收缩，也无内源性拟交感活性。奈必洛尔无明显负性肌力作用，相反，它对心功能有一定的保护作用，可降低心脏前负荷，而心脏后负荷无变化或略有下降。许多 β 受体阻滞剂可影响运动耐量，而奈必洛尔对运动耐量影响较小。奈必洛尔增加运动时心排血量，并显著降低总外周血管阻力。奈必洛尔对代谢无明显不利影响，对高血压患者血糖及血脂无明显影响。

## （二）降压作用机制

第三代 β 受体阻滞剂具有扩张外周血管的特性。不具有 α 受体阻滞特性的高选择性的奈必洛尔是通过增加内皮细胞一氧化氮的生物利用度和促进一氧化氮的生成来介导血管舒张，降低外周阻力，从而降低血压[54]。一氧化氮是一种重要的第二信使，在内皮细胞一氧化氮合酶（NOS）的参与下通过精氨酸——氧化氮途径生成，并通过一氧化氮–环磷酸鸟苷信号通路介导血管平滑肌的舒张。具体的机制目前不是很清楚，可能与以下几个方面有关：①奈必洛尔能激活 β3 受体，通过 NOS 途径增加一氧化氮的释放。除了 β3 受体，β2 受体、P2Y 嘌呤受体及雌激素受体都有可能参与奈必洛尔舒张血管作用的信号转导[55,56]；②糖尿病患者的高血糖水平会引起反应性氧自由基增多，引发氧化应激，加重NOS 解偶联，致使 NOS 将生产的一氧化氮转化为对血管有毒性作用的过氧硝酸盐。奈必洛尔可通过直接清扫活性氧、抑制 NOS 解偶联、减少血管超氧化物的产生来抑制氧化应激，提高血管内皮细胞一氧化氮的活性，减少活性氧的生成[57]。因此，奈必洛尔介导的一氧化氮效应可以逆转血管内皮功能失调，降低大动脉硬度和全身血管阻力。

## （三）临床应用及评价

Soanker 等研究表明[58]，奈必洛尔（5mg/d）除降低肱动脉压外还能显著降低高血压患者的中心动脉压（收缩压，111.6～131.5mmHg，$P<0.0001$；舒张压，81.7～96.3mmHg，$P<0.0001$；平均动脉压，94.0～111.3mmHg，$P<0.0001$；脉压，29.7～35.2mmHg，$P<0.01$）。中心动脉压与心血管不良事件的发生密切相关[59]。传统 β 受体阻滞剂只能降低外周血管血压，而第三代 β 受体阻滞剂奈必洛尔在降低外周阻力的同时也能明显降低中心动脉压[55]。同时，奈必洛尔还能降低患者的中心动脉增强压和增强指数，以及脉搏波传导速度（PWV）——动脉硬化的标志物。奈必洛尔能够通过提高血管一氧化氮生物活性来保护血管内皮细胞功能，减轻血管僵硬度，从而降低远端血流波反射回主动脉，有效地降低中心动脉压[55,60]。此外，血管扩

张型 β 受体阻滞剂在降低血压的同时对心排血量没有太大影响。

Alexandros 的研究发现，在主要患有已经接受最大耐受剂量的 RAS 阻滞剂的 2 型糖尿病的非裔美国人患者中加入奈必洛尔将进一步改善大动脉顺应性。对于 2 型糖尿病和高血压服用最大剂量RAS 阻滞剂的患者（$n=70$）被随机分成奈必洛尔或美托洛尔组。奈必洛尔与美托洛尔在降低心率、肱动脉收缩压、舒张压、中心动脉增强指数、脉搏波传导速度上没有差异。值得一提的是，奈必洛尔显著降低了主动脉收缩压，而美托洛尔没有降低主动脉收缩压。在生化上，奈必洛尔不影响糖化血红蛋白，不会造成肾小球滤过率降低，影响肾功能[61]。

美国高血压学会年会（ASH2014）公布的一项研究表明，与氨氯地平/美托洛尔（A/M）相比，氨氯地平/奈必洛尔（A/N）在降低 24h 动态血压（ABPM）方面具有优势，并且致患者足踝部水肿程度较轻。

Kampus P 对 80 名高血压患者进行了随机，双盲研究。患者每天接受 5mg 奈必洛尔或 50～100mg琥珀酸美托洛尔，持续 1 年。两种药物在降低平均动脉压、心率、肱动脉血压方面有一样的效果，与美托洛尔比，奈必洛尔在降低中心收缩压、舒张压、中心脉压、左心室壁厚度、室间隔厚度上更加显著，左心室间隔壁厚度的变化与中心收缩压变化（$r=0.41$；$P=0.001$）和中心脉压变化（$r=0.32$；$P=0.01$）显著相关。两组中都没有检测到增强指数或颈动脉–股动脉脉搏波速度的显著变化，表明了具有血管舒张特性的 β 受体阻滞剂在抗高血压治疗中可以提供优于常规 β 受体阻滞剂的优点。这可能因为奈必洛尔能够促进内皮依赖的血管扩张和防止小动脉结构重构[62]。

## （四）其他

以美托洛尔、阿替洛尔为代表的传统 β 受体阻滞剂在治疗高血压时容易增加新发糖尿病的风险，并且有负性代谢作用。但是，具有扩张外周血管功能的第三代 β 受体阻滞剂对糖尿病患者血糖和血脂具有积极的影响，并且不会引起体重增加。奈必洛尔同样也有良好的糖脂代谢特性。对于一项 510 例糖尿病合并高血压患者服用奈必洛尔后有效性、耐

受性和安全性的研究中，奈必洛尔除了有效降低血压之外，治疗后，收缩压和舒张压相对于基线显著降低。服药 8 周后，糖尿病患者总胆固醇水平平均降低 1.45mmol/L，低密度脂蛋白胆固醇水平平均降低 1.32mmol/L，低密度脂蛋白胆固醇与高密度脂蛋白胆固醇比值平均降低 0.77，血糖水平平均降低 0.6mmol/L，HDL 胆固醇和三酰甘油没有显著变化。奈必洛尔治疗能显著降低血压，改善血糖和低密度脂蛋白胆固醇水平，并且在伴有糖尿病的高血压患者中有良好耐受[63]。

# 第六节 内皮素受体 A 拮抗剂

## （一）概述

内皮素（ET）是一类具有强力血管收缩作用的肽类物质，具有强大的血管收缩功能，同时可刺激多种细胞有丝分裂，增加血管紧张素和醛固酮分泌，降低抗利尿激素分泌。此外，内皮素也可加强中枢及外周交感神经活性，能刺激肾素、醛固酮等的分泌。内皮素主要通过作用于 G 蛋白偶联的内皮素受体（ETR），启动下游多种信号通路而发挥作用，在高血压发生发展的病理生理中起重要作用。已知哺乳动物中有 A 和 B 两种亚型的 ETR，其中 A 型 ETR 主要分布于血管平滑肌细胞，在血管张力和血压调节中起重要作用。之前有关非选择性内皮素受体拮抗剂波生坦的研究表明，波生坦在降低收缩压和舒张压方面与经典降压药血管紧张素转化酶抑制剂有相似的疗效。最新研究表明，使用选择性内皮素受体拮抗剂更有益于帮助顽固性高血压患者达到降压目标。达卢生坦是一种选择性的内皮素受体 A 拮抗剂，对 A 型 ETR 有高选择性、口服有效且作用时间长，因此可用于长期降压治疗。达卢生坦对难治性高血压表现出了很高的治疗效果和良好的安全性[64]。

## （二）降压作用机制

内皮素包括三种，其中 ET-1 在血管舒缩的生理和病理调控中起到重要的作用。在脉管系统中，平滑肌细胞主要表达 ETA 从而完成血管的收缩和重塑。ETA 受体的激活刺激磷脂酶 C，磷脂酶 C 通过水解作用引导 IP3 和 DAG 信号通路的形成。IP3 信号通路的激活引起细胞内钙离子浓度的升高，从而引起血管收缩。DAG 信号通路和钙离子激活蛋白激酶 C，从而调控 ET-1 的效应。ETA 受体阻滞剂通过与 RT-1 竞争结合细胞膜上的 ETA 受体而阻碍 ET-1 发挥作用从而抑制血管的收缩。同时，ETA 受体阻滞剂也可以阻滞 ET-1 诱发的预收缩的第二信使信号通路来抑制血管的收缩[65]。

## （三）临床应用及评价

Weber 等[28]对达卢生坦降压作用进行了一项多中心随机双盲试验研究。共入选了来自北美、南美、欧洲、新西兰及澳大利亚的 117 个中心的 379 例难治性高血压患者（至少 3 种以上足量降压药，其中包括一种利尿剂），随机分为对照组和达卢生坦组，两组患者在原有降压策略基础上分别给予安慰剂（$n=132$）和达卢生坦 50mg（$n=81$）、100mg（$n=81$）、300mg（$n=85$），每日 1 次。随访 14 周，结果显示，对照组患者的血压下降 9/5mmHg，而达卢生坦 50mg、100mg、300mg 组的血压分别下降 17/10mmHg、18/10mmHg、18/11mmHg（$P<0.0001$），因此表明，对于使用 3 种或 3 种以上降压药后仍不能达到治疗目标的患者，达卢生坦能进一步降低其血压。达卢生坦的主要副作用为水肿和液体潴留，可以考虑与有效的利尿剂合并使用来应用于降压治疗[66]。

另一项在 2010 年进行的临床试验也验证了达卢生坦对难治性高血压患者的降压作用。此项研究包含来自南美和北美的 240 个中心的 849 位患者，他们患有难治性高血压并服用 3 种以上降压药仍不能达到降压目标。他们被随机分为达卢生坦组，对照组和胍法辛组，观察用药 14 周后他们的血压变化。从基线水平到第 14 周，收缩压的下降幅度在达卢生坦组为（15±14）mmHg，优于胍法辛组[（12±13）mmHg；$P<0.05$]，但与对照组比没有显著优势[（14±14）mmHg]。然而，经过 14 周的治疗后，达卢生坦在降低 24h 平均收缩压[（9±12）mmHg]方面优于对照组[（2±12）mmHg]和胍法辛组[（4±12）mmHg]。达卢生坦的主要副作用液体潴留的发生率在达卢生坦组为 28%，高于其他两组的 12%。与之前的研究相同，由于液体潴留的副作用，达卢生坦组患者的退出率高于其他两组。达卢生坦在治疗难治性高血压方面确实更加有效，但如果副作用可以得到控制，可能将会发挥更好的疗效。

DORADO 在 2011 年进行的关于达卢生坦的安全性和有效性的随机双盲多中心实验中，选择了来自 117 个临床中心的 379 例患者。他们全部满足难治性高血压且使用超过 4 种降压药仍不能达到降压目标的条件。将他们随机分配到 3 种给予不同剂量达卢生坦的实验组（50、100、300mg），经过 14 周的治疗后与基线水平进行比较。实验结果表明，在 3 种不同剂量达卢生坦的实验组中，达卢生坦均可有效降低收缩压和舒张压，且不同药物剂量组别间无差异。53%的患者通过服用达卢生坦达到了降压目标，25%的患者发生了液体潴留，并且这与达卢生坦的使用剂量有关。这种副作用需要利尿剂的治疗来调节。有大约 2%的患者由于外周水肿和液体潴留终止了实验。实验表明达卢生坦是治疗难治性高血压的有效药物，但是它所带来的液体潴留和肾功能损伤等副作用仍需要长期的研究和探索[67]。

在难治性高血压患者中，想达到降压目标确实非常困难，甚至继续加第 4 种或第 5 种降压药也无法起到作用。在现有的 3 种或 4 种药物联合降压的基础上，很少有药物可以在添加入治疗之后使难治性高血压患者达到理想的降压目标。然而，当作为一个辅助药物被添加进治疗时，ETA 受体阻滞剂可能在患者已经服用 3 种或 4 种达到最大剂量的降压药仍不能达到降压目标时起到重要作用。大量设计严谨的临床试验表明，达卢生坦在降低难治性高血压患者的血压方面非常有效。此外，尽管达卢生坦的安全性问题阻碍了它在基础抗高血压治疗中的应用，但是它在难治性高血压中的应用却没有受到影响。在患有心力衰竭和肾病等体液量超负荷的患者中，达卢生坦的使用应谨慎，因为它可能会带来严重的不良后果。

（四）其他

尽管内皮素 A 受体拮抗剂在难治性高血压的治疗中显示出疗效，但是它所带来的副作用也必须引起我们的思考。由于达卢生坦的副作用主要是水肿和液体潴留，因此患有心力衰竭或者由于体液量增多而有心力衰竭高危因素的患者都不适合使用内皮素 A 受体拮抗剂。除此之外，对于使用内皮素 A 受体拮抗剂所带来的长久的利益还没有相关研究，现在的试验只能表明在固定时间内使用内皮素 A 受体拮抗剂对治疗难治性高血压有益。联合利尿剂一起应用于难治性高血压患者的治疗和这种药物的长期使用是否有益于病情仍需要进一步研究和探索[68]。

# 第七节 血管加压素受体拮抗剂

## （一）概述

近些年来，多种类型的治疗药物被用作慢性心力衰竭的标准治疗，包括血管紧张素转化酶抑制剂，血管紧张素受体阻滞剂，利尿剂，β受体阻滞剂，洋地黄苷和正性肌力药物。然而，这些治疗药物对降低死亡率的作用比较有限。因此，新药物的研发对心力衰竭有效成功的治疗是非常有必要的。而血管加压素受体拮抗剂被认为有希望在这一领域里有所作为。

已有研究证实，在心力衰竭患者中精氨酸血管加压素（AVP）水平是升高的，同时 AVP 升高的水平与心力衰竭的严重程度相关。在早期代偿阶段，机体的调节机制包括通过肾素–血管紧张素–醛固酮系统（RAAS）、交感神经系统、AVP、血栓素和内皮素调节血管收缩和钠离子重吸收。在初始阶段，这些重要的代偿机制能够维持血压和足够的组织灌注。然而，这些系统长时间的激活，尤其是在心力衰竭患者中，会引发血管动力学改变的恶性循环，并最终严重影响心脏及肾脏的功能[69]。在心力衰竭患者中，AVP 水平的升高引起肾脏集合管水通道蛋白数量的增加，导致了自由水排泄受阻。而水的重吸收对心力衰竭患者有着非常不利的影响，会加重充血的状态，同时低钠血症的发生增高了死亡率的风险。慢性心力衰竭中较低的有效血容量、心输出量的下降及 Ang II 的诱导都导致血浆中 AVP 水平的升高。而升高的 AVP 通过 $V_{1aR}$ 增加周围循环阻力[70]，以及通过 $V_{2R}$ 提高水的重吸收[71]，而且持续刺激心脏上 $V_{1aR}$ 可以导致心肌细胞肥厚和心肌重构[72]。因此，阻断 AVP 系统的治疗也许是目前慢性心力衰竭标准治疗方式的一种辅助治疗甚至是替代治疗。

## （二）降压作用机制

当血浆渗透性增高或血压下降时，AVP 将由垂体后部分泌并在血管容量及血浆渗透压调节中发挥重要作用，它主要通过分布在肾脏集合管细胞的基底侧膜的 AVP $V_2$ 受体维持血管容量稳态，以及通过分布在血管平滑肌的等渗 AVP $V_{1a}$ 受体维持血管张力[73]。而 $V_{1b}$（$V_3$）受体主要分布在垂体前部，调节促肾上腺皮质激素的释放，目前尚不清楚其是否在心力衰竭中也发挥重要作用。血管加压素受体拮抗剂的作用就是选择性或非选择性地阻断这些受体，中和升高的内生 AVP，产生利尿作用，而不是非生理性阻断钠离子的重吸收。因此，该类药物在增加水排泄的同时，能保持血钠和其他电解质稳定。

### （三）临床应用及评价

已经有不少研究报告了 AVP 受体拮抗剂对人类或动物心力衰竭的作用。选择性 AVP $V_2$ 受体拮抗剂可以诱导低渗透性的利尿而不明显地影响电解质的排泄。托伐普坦（tolvaptan）和利希普坦（lixivaptan）都是选择性 AVP$V_2$ 受体拮抗剂，在临床试验和实验动物心力衰竭模型中都有广泛的研究。一项小型的随机安慰剂对照交叉研究显示稳定状态的心力衰竭患者服用单次剂量的袢利尿剂（呋塞米，80mg）或托伐普坦（30mg）具有相似的利尿作用[74]。尽管呋塞米能增加尿钠、钾的排泄及减少肾血流量，但两者的肾小球滤过率是没有差异的。

一项针对充血性心力衰竭的研究旨在评估心力衰竭住院患者短期或中期服用托伐普坦的疗效[75]。除了标准的治疗外，具有充血性心力衰竭症状和体征，同时左心室射血分数低于 40% 的患者加用托伐普坦治疗。相比于标准治疗组，该干预组表现为净液体损失增加而体重下降。托伐普坦没有诸如改变血压、心率和电解质的副作用，它也没有改善心力衰竭严重进展的发病率。另外一项研究（EVEREST）评估对心力衰竭住院患者在标准治疗基础上加用托伐普坦治疗的短期和长期疗效[76]。除了按照标准治疗方式服用利尿剂，加用托伐普坦治疗 60d 后，改善了心力衰竭的多种症状和体征，而且没有任何严重的副作用。同时仅仅服用 1 周的托伐普坦，心力衰竭患者的体重、周身水肿及自述呼吸困难都得到了改善。但是，主要的结局事件（死亡率）仍然没有变化。

一项针对利希普坦对轻中度稳定型心力衰竭患者肾脏功能影响的研究显示[77]，利希普坦增加尿液排泄是呈剂量依赖性的，尤其是高剂量显著地增加

无溶质水的排泄，以及增加血浆钠离子水平。这些研究结果也表明，利希普坦也许是具有希望治疗心力衰竭的药物。而考尼伐坦（conivaptan）是一种非选择性的 $V_{1a}$/$V_2$ 受体拮抗剂，能同时阻断这两种受体，但是遗憾的是，目前没有发现考尼伐坦能改善患者的临床状态[78]。

### （四）其他

目前，关于血管加压素受体拮抗剂的很多问题尚未有结论，包括该治疗是否优于现有的其他治疗方式，是否真的具有除了纠正低钠血症的其他疗效，以及 $V_{1a}$/$V_{2R}$ 联合拮抗剂有何优势和不利等，都是需要更多研究来证实或解决的。而且，长期应用血管加压素受体拮抗剂的数据不完整，这些药物也不能够被常规使用。因此，需要更多的临床证据去确立血管加压素受体拮抗剂在治疗慢性心力衰竭中的有效地位。相似的研究结果也在 ECLIPSE 研究试验中被发现[79]，托伐普坦可增加尿液的排出，升高血浆钠离子水平，而对血压、心率、系统和肺血管阻力或心指数都没有明显的影响。

综上所述，新型降压药的出现有利于更好地降低血压，提高高血压患者的控制率，实现持续平稳降压，加强靶器官保护作用，减少高血压并发症，达到高质量降压的目的。但是，与此同时，一系列新药的副作用及安全性都值得重视，无论是单独使用还是联合使用，在降低血压的同时是否能降低不良事件及副作用的发生还需要更多的临床研究去揭示，在临床上针对不同情况的患者才有更精准恰当的治疗选择依据。

（孙英贤　孙国哲）

### 参 考 文 献

[1] Mckelvie RS, Yusuf S, Pericak D, et al. Comparison of candesartan, enalapril, and their combination in congestive heart failure: randomized evaluation of strategies for left ventricular dysfunction（RESOLVD）pilot study. The RESOLVD Pilot Study Investigators. Circulation, 1999, 100（10）: 1056-1064.

[2] Suzuki H, Shuto H, Shuto C, et al. Eplerenone, an aldosterone blocker, is more effective in reducing blood pressure in patients with, than without, metabolic syndrome. Ther Adv Cardiovasc Dis, 2012, 6（4）: 141-147.

[3] Rocha R, Rudolph AE, Frierdich GE, et al. Aldosterone induces a vascular inflammatory phenotype in the rat heart. Am J Physiol Heart

Circ Physiol, 2002, 283 (5) : H1802-H1810.

[4] Sun Y, Zhang J, Lu L, et al. Aldosterone-induced inflammation in the rat heart: role of oxidative stress. Am J Pathol, 2002, 161 (5) : 1773-1781.

[5] Bauersachs J, Heck M, Fraccarollo D, et al. Addition of spironolactone to angiotensin-converting enzyme inhibition in heart failure improves endothelial vasomotor dysfunction: role of vascular superoxide anion formation and endothelial nitric oxide synthase expression. J Am Coll Cardiol, 2002, 39 (2) : 351-358.

[6] Rajagopalan S, Duquaine D, King S, et al. Mineralocorticoid receptor antagonism in experimental atherosclerosis. Circulation, 2002, 105 (108) : 2212-2216.

[7] Suzukj G, Morita H, Mishima T, et al. Effects of long-term monotherapy with eplerenone, a novel aldosterone blocker, on progression of left ventricular dysfunction and remodeling in dogs with heart failure. Circulation, 2002, 106 (23) : 2967-2972.

[8] Zhang Z H, Francis J, Weiss RM, et al. The renin-angiotensin-aldosterone system excites hypothalamic paraventricular nucleus neurons in heart failure. Am J Physiol Heart Circ Physiol, 2002, 283 (1) : H423-H433.

[9] Korkmaz M E, Muderrisoglu H, Ulucam M, et al. Effects of spironolactone on heart rate variability and left ventricular systolic function in severe ischemic heart failure. Am J Cardiol, 2000, 86 (6) : 649-653.

[10] Zannad F, McMurray JJ, Krum H, et al. Eplerenone in patients with systolic heart failure and mild symptoms. N Engl J Med, 2011, 364 (1) : 11-21.

[11] Pitt B, Reichek N, Willenbrock R, et al. Effects of eplerenone, enalapril, and eplerenone/enalapril in patients with essential hypertension and left ventricular hypertrophy: the 4E-left ventricular hypertrophy study. Circulation, 2003, 108 (15) : 1831-1838.

[12] Weinberger MH, Roniker B, Krause SL, et al. Eplerenone, a selective aldosterone blocker, in mild-to-moderate hypertension. Am J Hypertens, 2002, 15 (8) : 709-716.

[13] Bloch MJ, Basile JN. Spironolactone is more effective than eplerenone at lowering blood pressure in patients with primary aldosteronism. J Clin Hypertens (Green wich) , 2011, 13 (8) : 629-631.

[14] White WB, Duprez D, St HiuaireR, et al. Effects of the selective aldosterone blocker eplerenone versus the calcium antagonist amlodipine in systolic hypertension. Hypertension, 2003, 41 (5) : 1021-1026.

[15] Udelson JE, Feldman AM, Greenberg B, et al. Randomized, double-blind multicenter, placebo-controlled study evaluating the effect of aldosterone antagonism with eplerenone on ventricular remodeling in patients with mild-to-moderate heart failure and left ventricular systolic dysfunction. Circ Heart Fail, 2010, 3 (3) : 347-353.

[16] Flack JM, Oparil S, Pratt JH, et al. Efficacy and tolerability of eplerenone and losartan in hypertensive black and white patients. J Am Coll Cardiol, 2003, 41 (7) : 1148-1155.

[17] Yano Y, Hoshide S, Tamaki N, et al. Efficacy of eplerenone added to renin-angiotensin blockade in elderly hypertensive patients: the Jichi-Eplerenone Treatment (JET) study. J Renin Angiotensin Aldosterone Syst, 2011, 12 (3) : 340-347.

[18] Edelmann F, Wachter R, Schmidt AG, et al. Effect of spironolactone on diastolic function and exercise capacity in patients with heart failure with preserved ejection fraction: the Aldo-DHF randomized controlled trial. JAMA, 2013, 309 (8) : 781-791.

[19] Pitt B, Pfeffer MA, Assmann SF, et al. Spironolactone for heart failure with preserved ejection fraction. N Engl J Med, 2014, 370 (15) : 1383-1392.

[20] Heshka J, Ruzicka M, Hiremath S, et al. Spironolactone for difficult to control hypertension in chronic kidney disease: an analysis of safety and efficacy. J Am Soc Hypertens, 2010, 4 (6) : 295-301.

[21] SKEGGSLTJr, KArtNJR, LENTZK, et al. The Preparation, purification, and amino acid sequence of a polypeptide renin substrate. J Exp Med, 1957, 106 (3) : 439-453.

[22] Rongen GA, Lenders JW, Smits P, et al. Clinical pharmacokinetics and efficacy of renin inhibitors. Clin Pharmacokinet, 1995, 29 (1) : 6-14.

[23] Fisher ND, Hollenberg NK. Is there a future for renin inhibitors? Expert Opin Investig Drugs, 2001, 10 (3) : 417-426.

[24] Müller DN, Luft FC. Direct renin inhibition with aliskiren in hypertension and target organ damage. Clin J Am Soc Nephrol, 2006, 1 (2) : 221-228.

[25] Barrios V, Escobar C. Aliskiren: a new drug for an old problem. Cardiovasc Hematol Agents Med Chem, 2010, 8 (1) : 1-10.

[26] Vaidyana thanS, Jarugula V, DieterichHA, et al. Clinical pharmacokinetics and pharmacodynamics of aliskiren. Clin Pharmac- okinet, 2008, 47 (8) : 515-531.

[27] Gradman AH, Weir MW, Arora V, et al. Aliskiren provides highly effective blood pressure reduction independent of age in patients with hypertension. Poster P-38 presented at the 23rd Annual Scientific Meeting of the American Society of Hypertension, 2008, New Orleans, LA, USA.

[28] White WB, Anderson DR, Arora V, et al. Antihypertensive effectiveness of the direct renin inhibitor aliskiren in patients with metabolic syndrome: a comparative analysis of 7219 patients from 10 randomized trials. Eur Heart J, 2007, 28 (Suppl 1) : 868.

[29] Gradman AH, Schmieder RE, Lins RL, et al. Aliskiren, a novel orally effective renin inhibitor, provides dose-dependent antihypertensive efficacy and placebo-like tolerability in hypertensive patients. Circulation, 2005, 111 (8) : 1012-1018.

[30] Oparil S, Yarows SA, Patel S, et al. Efficacy and safety of combined use of aliskiren and valsartan in patients with hypertension: a randomised, double-blind trial. Lancet, 2007, 370 (9583) : 221-229.

[31] Weir MR, Bush C, Anderson DR, et al. Antihypertensive efficacy, safety, and tolerability of the oral direct renin inhibitor aliskiren in patients with hypertension: a pooled analysis. J Am Soc Hypertens, 2007, 1 (4) : 264-277.

[32] Parving HH, Brenner BM, McMurray JJ, et al. Cardiorenal end points in a trial of aliskiren for type 2 diabetes. N Engl J Med, 2012, 367 (23) : 2204-2213.

[33] Gheorghiade M, Böhm M, Greene SJ, et al. Effect of aliskiren on postdischarge mortality and heart failure readmissions among patients hospitalized for heart failure: the ASTRONAUT randomized trial. JAMA, 2013, 309 (11) : 1125-1135.

[34] McMurray JJ, Krum H, Abraham WT, et al. Aliskiren, Enalapril,

or Aliskiren and Enalapril in Heart Failure. N Engl J Med, 2016, 374（16）: 1521-1532.

[35] Feng L, Karpinski PH, Sutton P, et al. LCZ696: a dual-acting sodium supramolecular complex. Tetrahedron Lett, 2012, 53: 275-276.

[36] Webb RL, Ksander GM. Pharmaceutical compositions comprising valsartan and NEP inhibitors. International Patent Application PCT/EP03/00415, 2003.

[37] von Lueder TG, Sangaralingham SJ, Wang BH, et al. Renin-angiotensin blockade combined with natriuretic peptide system augmentation: novel therapeutic concepts to combat heart failure. Circ Heart Fail, 2013, 6（3）: 594-605.

[38] Ruilope LM, Dukat A, Böhm M, et al. Blood-pressure reduction with LCZ696, a novel dual-acting inhibitor of the angiotensin Ⅱ receptor and neprilysin: a randomised, double-blind, placebo-controlled, active comparator study. Lancet, 2010, 375（9722）: 1255-1266.

[39] Solomon SD, Zile M, Pieske B, et al. The angiotensin receptor neprilysin inhibitor LCZ696 in heart failure with preserved ejection fraction: a phase 2 double-blind randomised controlled trial. Lancet, 2012, 380（9851）: 1387-1395.

[40] Jhund PS, Claggett B, Packer M, et al. Independence of the blood pressure lowering effect and efficacy of the angiotensin receptor neprilysin inhibitor, LCZ696, in patients with heart failure with preserved ejection fraction: an analysis of the PARAMOUNT trial. Eur J Heart Fail, 2014, 16（6）: 671-677.

[41] McMurray JJ, Packer M, Desai AS, et al. Angiotensin-neprilysin inhibition versus enalapril in heart failure. N Engl J Med, 2014, 371（11）: 993-1004.

[42] Yancy CW, Jessup M, Bozkurt B, et al. 2016 ACC/AHA/HFSA Focused Update on New Pharmacological Therapy for Heart Failure: An Update of the 2013 ACCF/AHA Guideline for the Management of Heart Failure: A Report of the American College of Cardiology/American Heart Association Task Force on Clinical Practice Guidelines and the Heart Failure Society of America. J Am Coll Cardiol, 2016, S0735-1097（16）: 33024-33028

[43] Zaiken K, Cheng J W. Azilsartan medoxomil: a new Angiotensin receptor blocker. Clin Ther, 2011, 33（11）: 1577-1589.

[44] 杨君义. 新型降压药阿奇沙坦酯. 医药导报, 2013, 32（5）: 644-646.

[45] Perry CM. Azilsartan Medoxomil A review of its use in Hypertension. Clin Drug Investig, 2012, 32（9）: 621-639.

[46] Iprezi 20mg tablets. EU summary of product characteristics.[online]. Available from URL: http: //www. ema. europa. eu/docs/en_GB/document_library/EPAR_-_Product_Information/human/002293/WC500119204. pdf[Accessed 2012July 10].

[47] Edarbi azilsartan medoxomil. European Publi cAssessment Report [online]. Available from URL: http: //www. ema. europa. eu/docs/en_GB/document_library/EPAR_-_Summary_for_the_public/human/002293/WC500119207. pdf[Accessed 2012July3].

[48] White WB WeberMA, Sica D, et al. Effects of angiotensin receptor blocke razilsartan medoxomil versus olmesartan and vaisartan on ambulatory and clinic blood pressure in patients with stage1 and 2 hypertension. Hypertension, 2011, 57（3）: 413-420.

[49] Kurtz TW, Kajiya T. Differential pharmacology and benefit/risk of azilsartan compared to other sartans. Vasc HealthRiskManag, 2012, 8: 133-143.

[50] Shuster JE, Bleske BE, Dorsch MP. Clinical utility of azilsartan-chlorthalidone fixed combination in the management of hypertension. Vasc Health Risk Manag, 2012, 8: 381-387.

[51] Cushman WC, Bakris GL, White WB, et al. Azilsartan medoxomil plus chlorthalidone reduces blood pressure more effectively than olmesartan plus hydrochlorothiazide in stage 2 systolic hypertension. Hypertension, 2012, 60（2）: 310-318.

[52] Robert E, Harrell, Aziz Karim, et al. Clinical pharmacokinetics, 2016, 55（5）: 595-604.

[53] Kipnes MS, Hand ley A, Lloyd E, et al. Safety, tolerability, and efficacy of azilsartan medoxomil With or without chlorthalidone during and after 8 months of treatment for hypertension. J Clin Hypertens, 2015: 17（3）: 183-192.

[54] Zepeda RJ, Castillo R, Rodrigo R, et al. Effect of carvedilol and nebivolol on oxidative stress-related parameters and endothelial function in patients with essential hypertension. Basic Clin Pharmacol Toxicol, 2012, 111（5）: 309-316.

[55] Briasoulis A, Oliva R, Kalaitzidis R, et al. Effects of nebivolo on aortic compliance in patients with diabetes and maximal renin angiotensin system blockade: the EFFORT study. J ClinHypertens（Greenwich）, 2013, 15（7）: 473-479.

[56] Mason RP, Kubant R, Jacob RF, et al. Loss of arterial and renal nitric oxide bioavailability in hypertensive rats with diabetes: effect of beta-blockers. Am J Hyoertens, 2009, 22（11）: 1160-1166.

[57] Vanhoutte PM, Gao Y. Beta blockers, nitric oxide, and cardiovascular disease. Curr Opin Pharmacol, 2013, 13（2）: 265-273.

[58] Soanker R, Naidu MU, Raju SB, et al. Effect of beta-1-blocker, nebivolol, on central aortic pressure and arterial stiffness in patients with essential hypertension. Indian J Pharmacol, 2012, 44（3）: 407-411.

[59] Ram CV. Beta-blockers in hypertension. Am J Cardiol, 2010, 106（12）: 1819-1825.

[60] Dhakam Z, Yasmin, McEinery CM, et al. A comparison of atenolol and nebivolol in isolated systolic hypertension. J Hypertens, 2008, 26（2）: 351-356.

[61] Briasoulis A, OlivaR, Kalaitzidis R, et al. Effects of nebivolo on aortic compliance in patients with diabetes and maximal renin angiotensin system blockade: the EFFORT Study. J Clin Hypertens（Greenwich）, 2013, 15（7）: 473-479.

[62] Kampus P, Serg M, Kals J, et al. Differential effects of nebivolo and metoprolol on central aortic pressure and left ventricular wall thickness. Hypertension, 2011, 57（6）: 1122-1128.

[63] Van Bortel LM. Efficacy, tolerability and safety of nebivolol in patients with hypertension and diabetes: a post-marketing surveillance study. Eur Rev Med Pharmacol Sci, 2010, 14（9）: 749-758.

[64] Black HR, Bakris GL, Weber MA, et al. Efficacy and safety of darusentan in patients with resistant hypertension: results from a randomized, double-blind, placebo-controlled dose-ranging study. J Clin Hypertens（Greenwich）, 2007, 9（10）: 760-769.

[65] Liang F, Glascock CB, Schafer DL, et al. Darusentan is a potent inhibitor of endothelin signaling and function in both large and small arteries. Can. J. Physiol. Pharmacol, 2010, 88（8）: 840-849.

[66] Weber MA, Black H, Bakris G, et al. A selective endothelin-receptor antagonist to reduce blood pressure in patients with treatment-resistant hypertension: a randomised, double-blind, placebo-controlled trial. Lancet, 2009, 374 (9699): 1423-1431.

[67] Guido Grassi. Selective endothelin receptor blockade in resistant hypertension: results of the DORADO trial. Expert Opinion on Pharmacotherapy, 2011, 12 (1): 153-155.

[68] Bakris GL, Lindholm LH, Black HR, et al. Divergent results using clinic and ambulatory blood pressures report of a darusentan-resistant hypertension trial. Hypertension, 2010, 56 (5): 824-830.

[69] Gassanov N, Semmo N, Semmo M, et al. Arginine vasopressin( AVP ) and treatment with arginine vasopressin receptor antagonists ( vaptans ) incongestive heart failure, liver cirrhosis and syndrome of inappropriate antidiuretic hormone secretion ( SIADH ). Eur J Clin Pharmacol, 2011, 67 (4): 333-346.

[70] Arnolda L, McGrath BP, Johnston CI. Systemic and regional effects of vasopressin and angiotensin in acute left ventricular failure. Am J Physiol, 1991, 260 (2 Pt 2): H499-H506.

[71] Burrell LM, Phillips PA, Risvanis J, et al. Long-term effects of nonpeptide vasopressin $V_2$ antagonist OPC-31260 in heart failure in the rat. Am J Physiol, 1998, 275 (1): H176-H182.

[72] Nakamura Y, Haneda T, Osaki J, et al. Hypertrophic growth of cultured neonatal rat heart cells mediated by vasopressin V (1A) receptor. Eur J Pharmacol, 2000, 391 (1-2): 39-48.

[73] Lee CR, Watkins ML, Patterson JH, et al. Vasopressin: a new target for the treatment of heart failure. Am Heart J, 2003, 146 (1): 9-18.

[74] Costello-Boerrigter LC, Smith WB, Boerrigter G, et al. Vasopressin-2-receptor antagonism augments water excretion without changes in renal hemodynamics or sodium and potassium excretion in human heart failure. Am J Physiol Renal Physiol, 2006, 290( 2 ): F273-F278.

[75] Gheorghiade M, Gattis WA, O'Connor CM, et al. Effects of tolvaptan, a vasopressin antagonist, in patients hospitalized with worsening heart failure: a randomized controlled trial. JAMA, 2004, 291 (16): 1963-1971.

[76] Gheorghiade M, Konstam MA, Burnett JC Jr, et al. Short-term clinical effects of tolvaptan, an oral vasopressin antagonist, in patients hospitalized for heart failure: the EVEREST Clinical Status Trials. JAMA, 2007, 297 (12): 1332-1343.

[77] Abraham WT, Shamshirsaz AA, McFann K, et al. Aquaretic effect of lixivaptan, an oral, non-peptide, selective $V_2$ receptor vasopressin antagonist, in New York Heart Association functional class II and III chronic heart failure patients. J Am Coll Cardiol, 2006, 47 (8): 1615-1621.

[78] Goldsmith SR, Elkayam U, Haught WH, et al. Efficacy and safety of the vasopressin $V_1A/V_2$-receptor antagonist conivaptan in acute decompensated heart failure: a dose-ranging pilot study. J Card Fail, 2008, 14 (8): 641-647.

[79] Udelson JE, Orlandi C, Ouyang J, et al. Acute hemodynamic effects of tolvaptan, a vasopressin $V_2$ receptor blocker, in patients with symptomatic heart failure and systolic dysfunction: an international, multicenter, randomized, placebo-controlled trial. J Am Coll Cardiol, 2008, 52 (19): 1540-1545.

# 第四章

# 高血压个体化治疗及评价

我国高血压人群有其自身特点:绝大多数是轻、中度血压升高（90%）；老年人占的比例较高；高钠低钾膳食是重要的基础；此外，超重与肥胖、饮酒、精神紧张和缺乏体力活动是较为常见的危险因素；合并血脂异常及糖代谢异常的比例较高；最主要的心脑血管危害是脑卒中。

近年来，高血压的个体化治疗策略越来越受到重视，高血压的危害性除了与血压水平相关外，与其心血管病危险因素、靶器官损害及合并疾病也有着很大关系，多项研究表明，血压增高与并发症之间有着连续的正相关关系，通常相继发生，共同危害患者身体健康。

因此，面对众多的高血压患者，包括高血压高危患者，首先应推荐改善生活方式，对总体心血管风险进行评估及分层，进一步确定优化治疗方案及更合适的控制目标，选择有靶器官保护作用、有循证医学证据、使患者得到最大获益而副作用低的药物，长期终身治疗。其次，针对特殊人群应制订相应的个体化降压策略，控制血压，改善远期预后。

## 第一节　高血压合并临床疾病

### 一、高血压合并冠心病

前瞻性协作研究表明，血压在 115/75mmHg 至 180/115mmHg 内冠心病的危险呈持续上升的趋势，且每增加 20/10mmHg，冠心病危险增加一倍。合并冠心病的高血压患者，我国高血压相关指南推荐目标血压水平为小于 140/90mmHg（Ⅰ1A），如能耐受，可降至小于 130/80mmHg（Ⅱa1B），但治疗更宜个体化。若患者有闭塞性冠心病、糖尿病或年龄大于 60 岁，舒张压应维持在 60mmHg 以上，尤其

对于老年高血压且伴脉压大的患者，有时强化降压治疗可导致舒张压（DBP）过低（DBP<60mmHg），影响冠状动脉血流，增加心血管风险。

#### （一）稳定型心绞痛

β 受体阻滞剂是治疗稳定型心绞痛的基石，可降低血压，降低病死率。若合并陈旧性前壁心肌梗死或者糖尿病，加用 ACEI 或 ARB 类药物常为最佳联合方案。如果 β 受体阻滞剂有禁忌或不能耐受，长效 CCB 是非常好的选择。如高血压仍未控制，可在 β 受体阻滞剂和 ACEI 的基础上，联合噻嗪类利尿剂增强降压作用。但需注意大剂量 β 受体阻滞剂有可能掩盖低血糖引发的肾上腺素能兴奋的症状；此外，β 受体阻滞剂和 CCB 合用可增加抗心绞痛的疗效，但需兼顾这两类药物合用产生的负性肌力作用。

#### （二）急性冠脉综合征

高血压合并急性冠脉综合征增加了心肌耗氧，过快和过低的降压，可能进一步降低心肌供氧，加重患者症状。而且，急性冠脉综合征患者急性期时血管舒缩反应不稳定，对降压治疗可产生过度反应。这就需要临床医生在准确判断患者病情的前提下明确主要矛盾，兼顾患者血压水平和风险程度决定治疗方案。若患者血压为轻中度升高，可首先关注急性冠脉综合征的处理。在发病初期，由于胸痛剧烈、焦虑、恐惧等因素，均有可能造成血压增高，大多数患者胸痛缓解后血压可降至平常水平。若血压急剧升高超过 180/110mmHg，为高血压急症，应当先控制血压，首选静脉降压药物，其中优先考虑静脉点滴硝酸酯类药物，降压同时可改善心肌供血，但使用中应注意监测血压和耐药反应，避免 24h 持续

用药。待血压降至 160/100mmHg 以下，可考虑加用抗凝、抗血小板等治疗。此外，对于不稳定型心绞痛和非 ST 段抬高型心肌梗死，β 受体阻滞剂或非二氢吡啶类 CCB 均应在无禁忌证，且无低血压或心力衰竭状况下应用。冠心病合并高血压治疗使用 CCB 还可以降低心血管事件和总死亡率。利尿剂对于长期的血压控制，尤其伴容量超负荷的患者，通常也是必需的。对于急性心肌梗死，再灌注治疗无疑是决定近远期预后的最重要因素，应首先考虑再灌注治疗，选择急诊介入治疗的患者可同时进行静脉降压处理；若选择静脉溶栓，由于血压过高增加脑出血风险，血压控制在 160/100mmHg 以下才能进行溶栓治疗。另外，急性心肌梗死发生后血压常较平日有所下降甚至呈低血压、休克状态，原有药物应及时调整。若血流动力学稳定，可即刻应用 β 受体阻滞剂和 ACEI。急性期以后，患者仍应继续使用口服 β 受体阻滞剂作为冠心病的二级预防。荟萃分析已证实早期给予 β 受体阻滞剂可减少再发心肌梗死和心室颤动风险。而早期应用 ACEI 还可显著降低发病率和病死率，尤其适用于前壁心肌梗死、伴持久性高血压、左心室功能障碍或糖尿病患者[1]。CCB 一般不宜使用，除非患者有应用 β 受体阻滞剂的禁忌证，或出现硝酸酯类药物耐受、伴严重的心肌梗死后心绞痛、室上性心动过速等且应用其他药物未能有效控制时，或用于辅助性进一步降低血压的治疗。

# 二、高血压合并脑卒中

我国第三次全国死因调查报告表明，心脑血管病已成为我国首位死亡原因。同时，我国缺血性脑卒中仍以每年 8.7% 的速率增长[2]。因此，目前我国心脑血管病防治的重点仍然是预防脑卒中。一项涵盖欧洲和中亚 35 个国家的研究显示，按照儿童和成人死亡率极低、较低、高这 3 个级别将这些国家分为 3 组，研究显示，近 15 年，全球的脑卒中死亡率快速上升，但血压控制良好的国家脑卒中死亡率下降，这些鲜明的数据提示我们降低血压并提高高血压的诊断、治疗和控制是降低脑卒中死亡率的一项重要措施。但据国内多项大规模调查研究得出，目前我国缺血性脑卒中患者血压达标率仍偏低，与临床指南要求存在一定的差距；伴糖尿病的患者血压

达标率更不理想，因此总的来说目前临床医生应加强脑卒中患者血压控制，提高血压达标率，缩小临床实践与临床指南之间的差距，从而进一步降低脑卒中复发。迄今为止，国内外在降压治疗对于脑卒中的意义上的观点基本一致；正如霍勇等知名教授在学术会议上多次谈到的——降压治疗的终极目的是减少卒中的发生。

## （一）缺血性脑卒中

《中国高血压防治指南 2018》中已明确指出，急性缺血性脑卒中（IS）患者，溶栓前血压应控制在 <180/110mmHg，对于 IS 发病 24h 内血压升高的患者应谨慎处理，除非收缩压≥200mmHg，或舒张压≥110mmHg，或伴有严重的心功能不全、主动脉夹层、高血压脑病者，一般不予降压；此外，《美国心脏协会/美国脑卒中协会急性 IS 处理指南》建议：溶栓治疗前应将血压控制于 <185/110mmHg，静脉应用重组人组织型纤溶酶原激活物后血压应控制于 <185/110mmHg；该指南同时认为，虽然急性 IS 早期降压或升压的风险–效益比尚未明确，但是既往的建议及专家共识仍倾向于在急性 IS 24h 内只有对于那些血压 >220mmHg 或存在其他并发症能够从降压治疗中获益的患者才考虑适度降压[3]。但也有研究证实，缺血性脑卒中急性期血压过高或过低均是脑卒中后认知障碍发病的风险因素（缺血性脑卒中急性期血压水平与脑卒中后认知障碍的关系）[4]。对于出现收缩压≥180mmHg，或舒张压≥120mmHg，或伴有严重的心功能不全、主动脉夹层、高血压脑病者的降压目标是有高血压病史且正在服用降压药物者，如神经功能平稳，可于脑卒中后 24h 开始使用降压药物；常用的 5 种降压药物均能通过降压而发挥预防脑卒中或 TIA 作用，利尿剂及某些降压药物可能效果更好些。

## （二）出血性脑卒中

早年对于急性出血性脑卒中患者，普遍不主张积极降压。近年来，多项强化降压试验的开展使我们对于此类患者的降压观念发生了巨大的转变。脑出血急性期血压多出现一过性增高，可增加血肿扩大、周围水肿及再出血的风险，影响患者预后；理论上降压治疗可使患者获益，且脑血流自我调节机制更为降压治疗提供了安全保障。急性脑出血强化

降压试验（INTERACT）是目前指导脑出血急性期血压调控的最佳证据，但在降压治疗对血肿扩大的影响、是否能有效改变临床结局及最佳血压值等方面仍存在诸多的不确定性，有赖于更多大样本、随机、对照试验提供证据支持。而由国家神经疾病和中风研究所及国家心血管中心与脑血管中心联合支持参与的急性脑出血抗血压治疗试验（ATACH II）得出结果：与标准降压治疗（收缩压降至 140～179mmHg）相比，强化降压治疗（收缩压降至 110～139mmHg）并不能进一步降低脑出血患者的死亡率及致残率。这一大规模前瞻性试验结果提示脑出血急性期强化降压治疗并未提高患者获益[5]。《中国高血压防治指南 2018》中推荐收缩压＞220mmHg，要积极使用持续静脉滴注给药来积极降低血压，并调整血压的监测频率为每 5min 1 次；收缩压＞180mmHg 或平均动脉压＞130mmHg，并有疑似颅内压升高的证据者，要考虑监测颅内压，用间断或持续的静脉给药降低血压；如没有疑似颅内压升高的证据，则考虑用间断或持续的静脉给药轻度降低血压并密切观察病情变化。此外，正在使用抗血小板或抗凝药物的重度高血压患者，需立即降压以降低出血性脑卒中的危险性。

（三）脑卒中急性期及恢复期血压的管理

一直以来，脑卒中急性期的血压管理都存在争议。由于患者基础血压偏高、急性应激状态、焦虑、烦躁和（或）疼痛及脑水肿逐渐加重等原因，大多数脑卒中患者急性期血压常会存在不同程度的升高，并超过平常血压水平。但大多数患者的血压会在发病后 1 周内恢复至日常水平。当然，对于那些出现严重并发症、大面积脑梗死的患者另当别论。一般来说，为保证适宜的脑血流灌注，不宜过度降压。而急性脑卒中患者的恢复期降压治疗仍然不能忽视，因为血压水平与脑卒中的预后密切相关。在2013 年一项日本的前瞻性研究中纳入了日本福冈脑卒中研究中发病前能自主生活，首次发生急性缺血性脑卒中（24h 内发生）的 1874 例患者，脑卒中后血压水平定义为脑卒中发生后 48h 的血压均值，临床预后分为神经功能恢复较好、神经功能退化及神经功能预后较差。调整潜在的混杂因素后，发现较高的脑卒中后血压水平与神经功能恢复不佳和神经功能退化高风险、较差的神经功能预后相关。脑

卒中后舒张压和脉压研究也有类似的结果。此外，脑卒中后恢复期血压水平及血压变异率与脑卒中复发的关系也十分显著。而在所有导致脑卒中复发的危险因素中，血压水平与脑卒中复发风险的相关性最强。Kaplan 等的研究表明，在校正性别、年龄、种族、高血压、脑卒中亚型等多因素后，高血压水平与脑卒中复发风险具有独立相关性（HR=1.42，95%CI：1.03～1.99）[6]。此外，荟萃分析也证实，降压治疗能使脑卒中、心肌梗死和联合血管事件复发风险减少 20.5%～25.0%，致死性脑卒中减少24%[7]。因此，降压治疗是脑卒中二级预防的基石。ASA2011 二级预防指南为管理恢复期缺血性脑卒中患者的血压水平提供了依据，指南强调"适宜降压"，即避免血压下降过快、过大所带来的风险，建议病情稳定的一般患者，常规降压目标为＜140/90mmHg（高龄、双侧颈动脉或颅内动脉严重狭窄及严重直立性低血压患者除外）。降压药物的选择无特殊性，需指出的是尼莫地平，由于具有极高的脂溶性，极易穿透血脑屏障，与脑血管受体亲和力高，不仅被认为是一种对于脑血管具有高选择性的 CCB，还成为唯一有循证医学证据的能从血管方面改善认知的药物，具有血管神经双重保护作用，降压的同时有效改善或延缓脑卒中后认知功能障碍，优于其他 CCB 类药物，可作为脑卒中恢复期患者的基础用药。

综上所述，阐述了脑卒中急性期及恢复期的降压治疗，但临床上患者也存在血压降低的情况，若对低血压"视而不见"，常导致病情加重等不良后果。研究表明，20%以上的脑卒中患者存在脑动脉严重狭窄或闭塞，其自主调节功能受损，脑循环的维持直接依赖于一定的脑灌注压，通常需要维持更高的血压以维持脑循环。因此，脑卒中患者维持一定的血压水平不仅具有脑保护作用，还能提高患者生存率并促进肢体功能的恢复，有助于预防复发及改善远期预后。特别是缺血性脑卒中患者，应常规行颈动脉超声及颅内多普勒超声检查，根据颅内及颅外血管狭窄情况选择恰当的降压目标，若双侧颈动脉狭窄≥70%，血压不宜过低，收缩压需维持在160～170mmHg，若颈动脉狭窄＜70%，收缩压可降至 140mmHg 以下。脑卒中急性期很少出现低血压，尤其是出血性脑卒中。若一旦发生低血压，应积极寻找并处理病因。血容量不足为常见病因，应

及时纠正。必要时可采取升压措施，一般将血压升高 20mmHg 左右即可。中西药联合使用优于西药单独使用。若发生持续性低血压，尤其是缺血性脑卒中患者，应积极查明并处理病因，尤其警惕主动脉夹层、肺栓塞等危险性极高的疾病。

## 三、高血压合并糖尿病

### （一）高血压是糖尿病患者心血管结局最强的驱动因素

临床上高血压合并糖尿病患者较为常见，一项流行病学调查结果显示，收缩压升高 20mmHg 新发糖尿病增加 58%，舒张压升高 10mmHg 新发糖尿病增加 52%，同时心血管事件和死亡风险显著增加。英国一项关于糖尿病的前瞻性研究（UKPDS）中发现，对于高血压合并糖尿病患者，严格控制血压可以使任何糖尿病相关终点事件的发生率下降 24%，而强化控制血糖仅使任何糖尿病相关终点事件下降 12%[8]。因此，对于高血压合并糖尿病患者，严格控制血压比强化控制血糖更为重要。2011 年 Framingham 的一项大型临床试验研究探讨了糖尿病患者增加的心血管风险有多少可归因于高血压。该研究选取 1145 例新发糖尿病患者和 5596 例非糖尿病个体，年龄>35 岁，入组时无心血管事件，结果提示，高血压合并糖尿病患者心血管事件和死亡风险明显高于仅有糖尿病患者。因此，临床上应该更为关注糖尿病患者的血压控制，这或许是一种最具成本效益的治疗选择。国内外数项指南均建议糖尿病患者的目标血压为小于 130/80mmHg，应低于一般高血压人群（小于 140/90mmHg），以减少糖尿病患者的靶器官损害，降低心血管事件的发生率。

### （二）高血压合并糖尿病患者的药物治疗

目前认为，1 型糖尿病患者的高血压主要与糖尿病相关的肾病有关，属肾性高血压；而 2 型糖尿病合并高血压的发病机制多与高胰岛素血症有关，因此对于不同类型糖尿病患者的高血压治疗方法不尽相同。

（1）ACEI 类药物：目前临床上多主张将 ACEI 类药物作为高血压合并糖尿病患者的首选药物[9]。ACEI 类药物对正常肾素型高血压或低肾素型高血压均有效。它不仅能安全有效降低血压，还能更好地减少尿蛋白，延缓终末期肾病的发生，同时降低心血管事件的发生率[10]，并且对糖脂代谢无不利影响，更能减轻胰岛素抵抗。

（2）ARB 类药物：与 ACEI 类药物相比，ARB 类药物不良反应较少，不但可以避免"Ang Ⅱ 逃逸现象"，且较少影响心率，无干咳等副反应，患者更易于耐受。但目前多项研究仍不支持 ARB 类药物取代 ACEI 类药物在高血压合并糖尿病患者治疗中的基石地位，ARB 类药物仅作为不能耐受 ACEI 类药物患者的替代治疗。

（3）钙通道阻滞剂：相对于其他降压药物，钙通道阻滞剂副作用最小，安全性较高，适用于各种类型的高血压合并糖尿病患者，特别是糖尿病合并大小血管硬化并发症的老年患者。但有研究证实，大剂量（主要指短效二氢吡啶类）钙通道阻滞剂可能有潜在的抑制胰岛素释放作用，因此需大剂量应用钙通道阻滞剂的糖耐量异常及糖尿病患者应监测血糖。

（4）利尿剂：多数利尿剂可影响糖脂、尿酸等代谢并可能引起电解质紊乱，需谨慎应用于高血压合并糖尿病的患者，但吲达帕胺具有利尿和钙拮抗的双重作用，对糖脂代谢无不利影响，可作为利尿剂中的首选药物。

（5）β 受体阻滞剂：已有众多学者提出原发性高血压合并糖尿病患者体内交感神经系统活性显著增加，因此 β 受体阻滞剂作为基础降压药之一，其降压疗效确切，也可降低心血管危险因素，降低心血管事件发生率，并能延缓糖尿病肾病进展，但是非选择性 β 受体阻滞剂因长期应用可导致胰岛素敏感性下降，血糖升高等不良反应，目前临床上已不作为高血压合并糖尿病患者的常规治疗，而选择性 β 受体阻滞剂无上述不良反应，虽可继续应用，但已不推荐作为病情简单患者的一线用药。另外，在使用 β 受体阻滞剂时应防止发生停药综合征，需要嘱托患者定期进行血脂、血糖监测。近年来推出的第三代 β 受体阻滞剂因兼具 α 受体阻滞作用，能够抵消 β 受体阻滞对糖脂代谢产生的影响，降压同时不影响糖脂代谢，在此基础上还能扩张周围血管，降压效果更加显著，有较好的临床应用前景。

（6）α₁ 受体阻滞剂：不作为降压治疗的一线用药，可能与其降压效果略差，长期应用可出现耐药现象，易发生首剂晕厥现象有关，且至今尚缺乏大规模前瞻性临床试验研究证实其可降低心脑血管疾病的发生率和病死率。然而此类药物仍然有其独特的优势，如长期应用可改善脂代谢，降低胆固醇、三酰甘油、低密度脂蛋白水平，升高高密度脂蛋白水平，对糖代谢无不良影响等。此外，$\alpha_1$ 受体阻滞剂还能减轻前列腺增生患者的排尿困难，故适用于同时患有前列腺增生的高血压糖尿病患者。但使用时应注意首剂效应及直立性低血压的不良反应，对老年患者尤应谨慎，可嘱其服药后保持卧位半小时或根据患者血压特点调整用药时间为睡前服用。

## 四、高血压合并心房颤动

高血压与心房颤动（房颤）关系密切。一方面，高血压是房颤常见的共患病，约 50% 以上的房颤患者合并高血压；另一方面，高血压是房颤的常见病因之一。目前，国际上的相关指南对于高血压伴房颤患者的降压目标值均无特殊推荐。《中国高血压防治指南（2010）》推荐，我国高血压合并房颤患者的降压目标为 140/90mmHg，65 岁及以上老年人的收缩压应控制为＜150mmHg[11]。降压治疗原则包括降低血压和左心房负荷。既往 LIFE 研究、VALUE 研究等临床试验证实，以 ACEI 或 ARB 为基础的治疗可以减少高血压患者新发房颤的发生。此外，2011 年《AHA/ACC/美国心律学会（HRS）房颤患者管理指南》中对于 ACEI 和 ARB 用于预防原发性高血压患者房颤的发生也作出了推荐（Ⅱa类）。目前尚无研究证实，RAAS 抑制剂可直接预防房颤的发生，但由于 RAAS 系统激活是高血压和房颤的共同病理生理基础，因此使用以 RAAS 抑制剂为主的药物进行治疗可抑制房颤的进展，对于有其他相应适应证的房颤患者也可选用以 RAAS 抑制剂为主的治疗方案。单药控制不良时，优先推荐 ACEI/ARB 与 CCB 或噻嗪类利尿剂联用。此外，有研究提示，ARB 可能有降低房颤患者心力衰竭再入院率的作用。对于高血压合并房颤的患者在积极降压的同时仍不可忽视房颤患者的抗凝治疗，所有此类患者均应进行血栓栓塞的风险评估。凡是具有血栓栓塞危险因素的房颤患者，应按照现行指南进行抗凝治疗，对于血压达到高血压 3 级的患者应根据具体情况调整抗凝药物。

## 五、高血压合并痛风

痛风是由嘌呤代谢紊乱和（或）尿酸排泄减少所致的高尿酸血症直接相关的代谢性疾病。Johnson 等的研究已经证实，高血压与高尿酸血症密切相关，25% 未经干预的高血压患者及 50% 服用利尿剂降压的患者均合并高尿酸血症，而恶性高血压患者中高尿酸血症的发病率可高达 75%[12]。可见高尿酸血症作为痛风的主要特征，可作为高血压的危险因素，也可作为高血压本身的病理状态，因此高血压与痛风可相互促进病情的发展，高血压合并痛风这一特殊患者群应得到临床医生的足够重视。

治疗上，高血压合并痛风的患者应在控制尿酸的同时积极降低血压[13]。治疗高血压常见的药物有利尿剂、β 受体阻滞剂、CCB、ACEI 和 ARB 类药物，但由于利尿剂和 β 受体阻滞剂中大部分药物会升高人体的血尿酸水平，故不适用于合并痛风的高血压患者的治疗。CCB 品种较多，对降压效果各异，部分药物也可能增加尿酸水平，有研究证实，氨氯地平对尿酸的影响较小，可酌情服用。ACEI 类药物可舒张外周血管，减少内部血管阻力，有利于尿酸的排泄，曾被作为是高血压合并痛风患者的最佳选择。但最近有研究表明，某些 ACEI 类药物可能仅扩张部分肾动脉，使得肾总血流量减少，反而不利于尿酸的排泄，有加重高血压合并痛风患者病情的风险，因此需慎重选择。而 ARB 类药物可降压，有效改善心室重塑，减轻心肌肥厚，并且可以增加肾脏的血流量，有利于尿酸的排泄，所以有利于高血压合并痛风患者的治疗。其中有研究表明，氯沙坦可抑制肾小球对尿酸的重吸收，从而降低尿酸水平，并且安全有效，已逐渐成为高血压合并痛风患者的首选药物[14]。

# 第二节　高血压伴脏器功能不全

## 一、高血压合并心力衰竭

大型临床试验结果表明，降压治疗可降低高血压患者心力衰竭的发生率，也可减少伴心力衰竭患者的心血管事件，降低病死率和改善预后。无论患者目前有无心力衰竭的症状和体征，降压目标均为

130/80mmHg。临床研究表明，RAAS 抑制剂、醛固酮受体拮抗剂（螺内酯、依普利酮）及 β 受体阻滞剂等均对患者的长期预后有益，降低病死率。高血压伴心力衰竭患者通常需合用 2 种或 3 种降压药物。应在以利尿剂消除体内潴留液体，使患者处于"干重"状态后，使用 β 受体阻滞剂加 ACEI 或 ARB 类药物可协同发挥有益作用，称之为优化组合。毋庸置疑，心力衰竭是利尿剂的强适应证。在利尿剂的选择上，高血压伴心力衰竭患者，特别是轻微液体潴留的患者，各国指南均推荐噻嗪类利尿剂作为治疗首选。如单独使用噻嗪类利尿剂不能控制液体潴留，可改用或加用袢利尿剂。噻嗪类利尿剂和袢利尿剂作用部位不同，合用可以增加利尿效果。RAAS 抑制剂和 β 受体阻滞剂均应从极小剂量起始，约为通常降压治疗剂量的 1/8～1/4，且应缓慢地增加剂量，直至达到抗心力衰竭治疗所需要的目标剂量或最大耐受剂量。一系列心力衰竭临床试验中已证实此类患者所需的最终剂量通常会明显高于单纯高血压治疗中的剂量。在联用以上几类药物后，血压仍未达标的患者，可以考虑加用 CCB 类药物，氨氯地平和非洛地平可优先考虑。

## 二、高血压合并肾功能不全

高血压患者常合并肾功能不全，且血压有"居高不下"的特点，现已证实的机制主要有肾功能不全导致的水钠潴留，尚有多种机制未明。大多患者不可能通过单一类型的药物使其血压达标。对于此类患者，严格控制血压无疑是延缓肾脏病变进展，预防心血管事件发生的关键。目标血压可控制在 130/80mmHg 以下。研究显示，慢性肾功能不全患者的夜间血压下降幅度明显减小，血压节律呈非杓型甚至反杓型。这是因为慢性肾功能不全患者肾小球滤过率下降，白天尿钠的排泄降低，夜间尿钠代偿性排泄增高，夜间平均动脉压下降到白天平均动脉压 90%所需时间也逐渐延长[15]。此外，慢性肾功能不全患者夜间睡眠质量明显下降也使得非杓型血压比例增高，而且多为夜间隐蔽性高血压（MH）。而对于夜间 MH 患者来说，虽然平均血压低，但其发生靶器官损害的风险仍与持续性高血压患者类似。清晨 MH 增加了慢性肾功能不全患者的靶器官

损害和心血管事件。Gorostidi 等[16]的研究显示，在慢性肾功能不全患者人群中，MH 与高龄、肥胖相关。2013 年《欧洲高血压指南》推荐[17]，未治疗的 MH 患者应同时考虑生活方式的改变（包括限盐、减重等）和降压药物治疗（Ⅱa，C）。合并白天 MH 患者的治疗应更着重于生活方式的改变，如戒烟、避免精神紧张状态，必要时服用 β 受体阻滞剂。对于血压节律紊乱的慢性肾功能不全患者，应适量增加白天活动及改善夜间睡眠状态；需合理规范使用半衰期长的降压药物或采用夜间给药方式[18]，避免夜间 MH 或清晨 MH。Hermida 等一项关于慢性肾功能不全患者夜间降压治疗的随机对照临床试验结果显示，与晨起顿服方式相比（降压药物种类不限），夜间给药更有利于血压控制并显著降低心血管事件的发生率。在降压药物的选择上，JNC8 等均推荐对于高血压、糖尿病等所致肾脏损害者，尤其有蛋白尿的患者，首选 ACEI 或 ARB 类药物。近年来，临床上渐渐出现 ARB 与 ACEI 类药物合用的情况，虽然其有效性已得到证实，但目前尚没有明确证据证实其在慢性肾功能不全患者中的安全性，因此应谨慎使用。对于高血压伴慢性肾功能不全患者的降压治疗，我国《长效二氢吡啶类钙通道阻滞剂在慢性肾脏病高血压中应用的专家共识》指出钙通道阻滞剂是联合用药治疗高血压合并慢性肾脏病患者最常用的选择之一。尤其那些肾功能显著受损，如血肌酐水平＞3mg/dl，或肾小球滤过率低于 30ml/min，或有大量蛋白尿者，首选二氢吡啶类 CCB。此外，噻嗪类利尿药可替换成袢利尿药（如呋塞米）。而对于终末期肾病的降压治疗：未透析者一般不用 ACEI 或 ARB 及噻嗪类利尿剂，可用 CCB、袢利尿剂等降压治疗。数年来已有多项研究证实，氨氯地平对慢性肾脏病终末期透析治疗的患者有明确且平稳的降压效果，不受透析治疗的影响，安全性高，无需在透析治疗前后增减剂量。而最近几年上市的新型 CCB 贝尼地平因其可以全面阻滞 L、T、N 亚型钙通道从而能够均衡扩张肾小球出球、入球小动脉，在降压同时可显著降低肾小球内压，因而具有独立于降压作用之外的独特的肾脏保护作用，为肾功能不全的患者带来了新的希望。此外，贝尼地平具有独特的膜渗透机制，降压过程不依赖血药浓度，可

以在透析全程平稳降压，可应用于终末期肾病需要透析的患者。

## 三、高血压合并肝功能不全

高血压患者常在肝功能检查时发现转氨酶的持续性升高，可能与肝脏本身疾病或长期服用他汀类药物或不恰当服用降压药物有关。目前，有证据表明，谷氨酰转肽酶（GGT）水平与血压水平呈正相关，GGT 的升高已成为公认的心血管疾病的危险因素[19]。高血压患者一旦合并永久性肝功能损害，两者则可能通过多种机制相互影响。存在轻肝功能不全的患者，患者肝功能有一定的代偿能力，心脏处于一种高动力循环状态，外周扩血管活性物质相对较少，对外周血压影响较小，不会出现对高血压的抵消作用；存在中至重度肝功能不全的患者，由于心功能失代偿改变及肝脏对扩血管物质灭活进一步减少，外周血管阻力下降，血压下降，对高血压形成抵消作用[20]，而低血压可以进一步影响肝脏供血，进而加速肝功能的恶化。所以适当的高血压状态可能延缓肝功能不全的进程，但过高的血压可以加速靶器官损害，显著增加总体心血管风险，所以对于此类患者的降压治疗既要保持适当的高血压状态，又不能血压太高，近几年高血压指南较少对高血压合并肝功能不全患者的降压目标提供指导意见，此类患者降压目标需根据肝功能情况谨慎确定。

关于降压药物种类的选择，利尿剂及 β 受体阻滞剂较常用，可降低门静脉压力，且不良反应少；ACEI 及 ARB 类药物在药理机制上虽可以降低门静脉压力，但疗效有限且不良反应显著增加，而且 ARB 类药物降低门静脉压力的作用不及 β 受体阻滞剂，严重肝功能不全时 ACEI/ARB 抑制了 Ang II 的活性，阻止了肾脏充分排泄，导致血氨浓度上升，诱发肝性脑病，所以 ACEI 及 ARB 要谨慎使用；CCB 亦为高血压合并肝功能不全特别是门静脉高压患者的良好选择。研究表明，CCB 可抑制细胞外钙离子通过血管壁细胞表面钙通道进入细胞内，有降低门静脉压力的作用。总之，高血压合并肝功能不全特别是肝硬化患者降压目标及药物的选择，尚需进一步研究为临床医生提供指导。

# 第三节　特殊人群的降压治疗

## 一、老年单纯收缩期高血压

我国已进入老龄化社会，随着年龄的增长，高血压的患病率显著增加，尤其是年龄≥80 岁的老老年人群中，70%～90%的患者都患有高血压。目前为止，唯一的针对年龄≥80 岁高龄人群降压治疗的随机对照试验 HYVET 证实，降压治疗使脑卒中风险降低 30%，心血管病死亡率下降 23%，总死亡率下降 21%，并节省了医疗费用[21]。但目前由于循证医学证据缺乏，老年患者的血压管理仍然处于相对滞后状态，血压达标率低于年龄<80 岁人群。老年高血压具有以下特点：收缩压增高，脉压增大，血压波动大；血压"晨峰"现象增多，高血压合并体位性低血压和餐后低血压者增多，常见血压昼夜节律异常，夜间血压下降幅度小于 10%（非杓型）或超过 20%（超杓型），白大衣高血压增多，假性高血压增多。此外，老年高血压患者多合并冠状动脉疾病、脑卒中、左心室肥厚、心力衰竭等多种并发症，临床上多器官受损、代谢障碍等多见。目前公认的老年高血压患者的治疗原则应为平稳降压，避免过快降压，3 个月内血压达标。对于不合并临床合并疾病（如慢性脑血管病、冠心病、心力衰竭、糖尿病和慢性肾功能不全等）的高龄患者，血压目标值<（145～150）/90mmHg；合并心、脑、肾疾病的患者，首先将血压降低至<150/90mmHg，若耐受性良好，则进一步降至<140/90mmHg；高龄患者血压不宜<130/60mmHg。老年人通常存在多重用药，PARTAGE 研究发现，服用两种以上降压药物且收缩压<130mmHg 的患者，死亡率相对风险最高（HR=2.05，95%CI：1.37～3.06）[22]，因此还应警惕多重用药带来的风险和不良反应。此外，老年高血压患者大动脉弹性差，血压波动大，理想降压药物应具备安全，不良反应少，服药简便，依从性好等优点。治疗过程中密切观察有无脑循环低灌注、心肌缺血表现及药物不良反应，另外还应注意季节变化并警惕餐后低血压（postprandial hypotension，PPH）。多年来的临床观察发现，盛夏时节通常是高血压病情加重或心肌梗死及缺血性脑卒中等并发症发生率增高的季节。曾有统计学分析表明，老年高血压患者在夏季的死亡率高达 60%，

夏季若 DBP<60mmHg，SBP<150mmHg，仅需随访，暂不进行药物干预；若 SBP 为 150～179mmHg，谨慎加用小剂量降压药；若 SBP≥180mmHg，可小剂量加用降压药。调整药物期应注意监测患者夜间血压，必要时行动态血压监测，避免夜间血压过低。近年来，随着对 PPH 的重视逐渐提高，与 PPH 相关的文献报道也日渐增多，但至今对此尚无统一定义，目前多通过测定餐前血压和餐后 2h 内血压，将符合下列 3 条标准之一者诊断为 PPH：①餐后 2h 内 SBP 较餐前下降≥20mmHg（1mmHg=0.133kPa）；②餐前 SBP≥100mmHg，而餐后 SBP<90mmHg；③餐后血压下降未达到上述标准，但出现头晕、晕厥等超过脑血流自身调节能力而产生症状的也属于 PPH。因此，老年患者日常血压监测应加测餐后血压，一经诊断，应积极处理以避免不良后果。常用的方法：改变用餐习惯、进餐后注意体位的调节、加强血压的管理、避免引起餐后低血压的相关药物等。

在老年患者的降压治疗中常用的 5 类降压药物均可以选用，此外，高龄老年高血压研究（HYVET，主要采用吲达帕胺）发现 80 岁以上的高血压患者接受以吲达帕胺缓释片为基础的治疗方案，必要时加用培哚普利的降压方案显著降低了全因死亡率和致死性脑卒中的发生率，并显著减少了致死性和非致死性心力衰竭及脑卒中的发生[23]。然而在一些偏远地区及基层，传统复方制剂仍在沿用，多用于单药降压未达标者，或用于难治性高血压的联合治疗。当应用 ACEI 类、ARB 类、CCB 等治疗血压不达标时，可试加用传统固定复方制剂，如复方利血平片、复方利血平氨苯蝶啶片、复方双嗪利血平片、珍菊降压片等，其降压作用肯定，且具有价格优势，可提高老年患者依从性，但应密切关注不良反应。

## 二、儿童青少年高血压

迄今为止，由于各国儿童青少年的身体指标不同，尚缺乏儿童青少年高血压统一的诊断标准，通常采用 $P_{90}$、$P_{95}$、$P_{99}$ 作为诊断"正常高值血压"、"高血压"和"严重高血压"标准。临床中应注意准确测量儿童与青少年的血压，其中测量方式、袖带的选择及读数尤为重要。尽管原发性高血压近年来逐渐增多，儿童青少年高血压仍需首先排除继发原

因，如肾脏疾病、主动脉狭窄、原发性醛固酮增多症及睡眠呼吸暂停综合征等，并关注家族史。而且儿童中白大衣高血压现象较为常见，应通过动态血压监测予以鉴别。从诊断标准中可以看出儿童青少年高血压的诊断是根据同年龄、性别及身高儿童青少年血压的百分位数，并未涉及预后因素。因此，儿童青少年时期患高血压并不意味着成人时期也患高血压。但是，2008 年 Chen 等的一项荟萃分析证实儿童青少年高血压存在轨迹现象，即随着年龄的增长，血压维持其原所在百分位数不变，原来血压在较高百分位者，经若干年后大部分人的血压仍保留在同一较高百分位的状态，其相关程度与基础年龄及随访时间有关，表明儿童时期血压与成人时期血压关系密切，提示早期降压治疗的必要性。对于无合并症的原发性高血压，应将血压降至同年龄、性别及身高儿童血压的第 95 百分位以下。对于有合并症的原发性高血压（如糖尿病或出现靶器官损害）及继发性高血压，应降至同年龄、性别及身高儿童血压的第 90 百分位以下。儿童与青少年高血压中原发性高血压常为轻、中度血压升高，通常没有明显的临床症状，除非定期体检否则不易被发现，而且常与肥胖有关。继发性高血压多为血压明显升高，其中肾性高血压则是儿童继发性高血压的首位病因。

治疗上要对儿童青少年高血压患者进行全面评估：包括高血压的病因，血压水平的真实性，靶器官损害及程度，其他心血管疾病及并发症，评估基础上制订合理的治疗计划。首先要建立健康的生活方式，包括控制体重，延缓 BMI 上升；增加有氧锻炼，减少静态活动时间；调整饮食结构（包括限盐），建立健康饮食习惯。如果病情得不到控制，合并下述 1 种及以上情况，则需要开始药物治疗：出现高血压临床症状，继发性高血压，出现高血压靶器官的损害，糖尿病，非药物治疗 6 个月后无效者。降压原则是从单一用药、小剂量开始，ACEI 或 ARB 和 CCB 为首选的儿科抗高血压药物。

## 三、妊娠期高血压

在妊娠合并高血压的患者中，70%均为妊娠有关的高血压。妊娠期高血压降压治疗的目的旨在预防心脑血管意外和胎盘早剥等严重母胎并发症。治

疗基本原则为休息、镇静、预防抽搐、有指征地降压和利尿、密切监测母胎情况，适时终止妊娠。但妊娠期妇女的情况较为复杂，临床中应根据病情的轻重缓急和分类进行个体化治疗，不可千篇一律。不同时期具体的治疗原则大致如下所述。①妊娠期高血压：休息、镇静、监测母胎情况，酌情降压。②子痫前期：预防抽搐，有指征地降压、利尿、镇静，密切监测母胎情况，预防和治疗严重并发症，适时终止妊娠。③子痫：控制抽搐，病情稳定后终止妊娠，预防并发症。④妊娠合并慢性高血压：以降压治疗为主，注意预防子痫前期的发生。⑤慢性高血压并发子痫前期：兼顾慢性高血压及子痫前期的治疗。一般来说，在接受非药物治疗措施以后，血压≥150/100mmHg时即应开始药物治疗，治疗目标是将血压控制在（130～140）/（80～90）mmHg以下。此外，根据2000年NHBPEP的建议，准备妊娠的慢性高血压患者，当收缩压达到150～160mmHg或舒张压达到100～110mmHg时也应予以降压治疗，对于合并肾功能不全或心室肥厚等靶器官损害的患者，舒张压>90mmHg时即应予以降压治疗。而《妊娠期高血压疾病诊治指南2015》则提出孕妇未并发器官功能损伤，收缩压应控制在130～155mmHg，舒张压应控制在80～105mmHg为宜；孕妇并发器官功能损伤，则收缩压应控制在130～139mmHg，舒张压应控制在80～89mmHg。降压过程力求平稳，且血压不可低于130/80mmHg，以保证子宫-胎盘血流灌注（Ⅲ-B）。在出现严重高血压，或发生器官损害如急性左心室功能衰竭时，需要紧急降压到目标血压范围，注意降压幅度不能太大，以平均动脉压的10%～25%为宜，24～48h达到稳定。

治疗上主要以非药物治疗为主，限盐、富钾饮食、适当运动和情绪调节都是重要的措施。必须用药时应充分告知患者可能出现的后果，如很多药物因未进行大规模观察，妊娠早期用药对胎儿重要脏器发育影响具有不确定性。对于妊娠前高血压、存在靶器官损害或同时使用多种降压药物的患者，应根据妊娠期间血压水平调整药物剂量，原则上采用尽可能少的药物种类和剂量。对于妊娠期高血压，甲基多巴和肼苯哒嗪分别是口服和静脉应用的首选药物，此外，常用药物还包括美托洛尔、拉贝洛尔、硝苯地平、硫酸镁等，应避免应用ACEI、ARB类及大剂量利尿剂。

## 四、肥胖或代谢综合征患者的高血压

高钠、低钾膳食曾是我国大多数高血压患者发病的主要危险因素之一。而随着生活水平的不断提高，肥胖及代谢综合征的发病率也显著增加，逐渐成为我国高血压患病率增长的又一重要危险因素。近年来，各国高血压指南均将肥胖及相关代谢紊乱纳入高血压的危险评估分层。BMI和腰围仍然是目前临床常用的肥胖诊断标准，多将BMI≥28kg/m²和（或）腰围≥90/85cm（男/女）定义为肥胖。此外，近年来国内外研究发现，内脏脂肪堆积与高血压、糖脂代谢紊乱、动脉粥样硬化及心血管事件关系密切。肥胖患者多合并代谢综合征（MS），我国的一项研究显示，与非MS相比，MS患者10年心血管病风险增加1.85倍，缺血性和出血性脑卒中的风险分别增加2.41倍和1.63倍。MS患者中合并高血压及低高密度脂蛋白胆固醇者发生心血管病的风险最高（5.25倍），若在上述组合的基础上合并高血糖，则其脑血管病的发生风险增加16.58倍。

治疗上，肥胖相关性高血压患者首先应该减重，2013年ASH和TOS提出肥胖合并高血压患者应该在6个月内体重下降5%，严重肥胖者（BMI>35kg/m²）减重应更严格，应使BMI减至28kg/m²以下，目标血压应<140/90mmHg，对于年龄>60岁的老年患者降压目标可适当放宽至<150/90mmHg。而MS作为一种多系统疾病，任意组分不达标均会导致高血压控制不佳及进展加速，因此治疗上要求主要组分综合达标：血压<130/80mmHg，如合并肾脏损害，血压控制要求更严；空腹血糖水平<6.1mmol/L；TG<1.7mmol/L；HDL>1.04mmol/L；腰围<90cm（男）或腰围<85cm（女）。关于降压标准，2013年ESH/ESC高血压指南指出，在总心血管风险处于高水平时，即使高血压1级，也建议药物干预降压，对于糖尿病患者，降压目标为140/85mmHg，其他均为140/90mmHg。

在降压药物的选择上，无论是肥胖或合并MS的高血压患者，2012年ESH和EASO及2013年ASH和TOS等声明及ESH/ESC均推荐RASS抑制剂包括ACEI和ARB类药物作为一线用药，在此基础上可加用CCB或低剂量噻嗪类利尿剂，CCB虽无明显减重作用，但对糖脂代谢无不良影响，为肥胖相关性高血压最常用的联合治疗药物，而《中国高血压防治指南》（2010 修订版）对于高血压合并 MS 的患者继续强调了 ACEI 或 ARB 为基础联用 CCB 和保钾利尿剂的降压方案，慎用 β 受体阻滞剂和噻嗪类利尿剂。此外，肥胖或 MS 的高血压患者常有交感神经系统激活，可应用具有 α、β 受体双重阻断作用的 β 受体阻滞剂如卡维地洛、阿罗洛尔等。α 受体阻滞剂对血脂紊乱有改善作用，可适当应用，但应注意发生体位性低血压，一般不作为首选。肥胖及 MS 患者在积极降压的同时，仍要关注其他指标的达标情况，尤其是联用多种降压药仍未达标的患者。如 Fanton-Aita F 研究证实了降低高危患者的总胆固醇水平可使患者降压治疗的临床获益增加，二甲双胍在非糖尿病患者中具有减肥、改善代谢及降低血压作用，也可予以应用。

综上所述，高血压是一种心血管综合征，针对患者的不同情况个体化治疗的降压方案，才能达到持久、平稳降压及延缓靶器官损害的目标，使患者长期受益。

（袁如玉）

## 参 考 文 献

[1] listed N. Randomised trial of intravenous atenolol among 16 027 cases of suspected acute myocardial infarction: ISIS-1. First International Study of Infarct Survival Collaborative Group. Lancet, 1986, 2(8498): 57-66.

[2] Zhao D, Liu J, Wang W, et al. Epidemiological transition of stroke in China: twenty-one-year observational study from the Sino-MONICA-Beijing Project. Stroke, 2008, 39(6): 1668-1674.

[3] Winstein CJ, Stein J, ArenaR, et al. Guidelines for Adult Stroke Rehabilitation and Recovery: A Guideline for Healthcare Professionals From the American Heart Association/American Stroke Association. Stroke, 2016, 47(6): e98-e169.

[4] 刘娜，孟品，耿闪，等. 缺血性卒中急性期血压水平与卒中后认知障碍的关系，第三军医大学学报，2016, 38(8): 855-862.

[5] Qaureshi AJ, Palesch YY, Barsan WG, et al. Intensive Blood-Pressure Lowering in Patients with Acute Cerebral Hemorrhage. N Engl J Med, 2016, 375(11): 1033-1043.

[6] Kaplan RC, Tirschwell DL, Longstreth WT Jr, et al. Blood pressure level and outcomes in adults aged 65 and older with prior ischemic stroke. J Am Geriatr Soc, 2006, 54(9): 1309-1316.

[7] Rashid P, Leonardi BeeJ, Bath P. Blood pressure reduction and secondary prevention of stroke and other vascular events: a systematic review. Stroke, 2003, 34(11): 2741-2748.

[8] 路影，杨华章. 糖尿病合并高血压治疗进展. 国外医学。内分泌学分册，2004, 24(6): 391-394.

[9] Dewland TA, Soliman EZ, Davis BR, et al. Effect of the Antihypertensive and Lipid-Lowering Treatment to Prevent Heart Attack Trial (ALLHAT) on Conduction System Disease. JAMA Intern Med, 2016, 176(8): 1085-1092.

[10] Schafers RF, Lutkes P, PhilippT. Diuretic therapy of hypertensives with Type 2 diabetes; rational therapy or malpractice?. Ther Umsch, 2000, 57(6): 368-373.

[11] Liu LS. Writing Group of Chinese Guidelines for the Management of Hypertension. 2010 Chinese guidelines for the management of hypertension. Zhonghua Xin Xue Guan Bing Za Zhi, 2011: 39(7): 579-615.

[12] Johnson RJ, Kang DH, Feig D, et al. Is there a pathogenetic role for uric acid in hypertension and cardiovascular and renal disease?. Hypertension, 2003, 41(6): 1183-1190.

[13] 罗先平，刘春玲，徐晓娟，等. 氨氯地平联用小檗碱治疗老年轻中度高血压合并痛风的临床疗效分析. 中西医结合心脑血管病杂志，2011, 9(4): 401-402.

[14] 李全玉. 痛风合并高血压使用降压药物一例报告. 临床合理用药杂志，2013, (15): 154-155.

[15] Miura T, Fukuda M, Naito T, et al. Circadian rhythm of urinary potassium excretion in patients with CKD. Clin Nephrol, 2012, 78(3): 169-173.

[16] Gorostidi M, Sarafidis PA, de la Sierra A, et al. Differences between office and 24-hour blood pressure control in hypertensive patients with CKD: A 5, 693-patient cross-sectional analysis from Spain, Am J Kidney Dis, 2013, 62(2): 285-294.

[17] ESH/ESC Task Force for the Mana Sement of Arterial Hypertension. 2013 Practice guidelines for the management of arterial hypertension of the European Society of Hypertension (ESH) and the European Society of Cardiology (ESC): ESH/ESC Task Force for the Management of Arterial Hypertension. J Hypertens, 2013, 31(10): 1925-1938.

[18] Wang C, Zhang J, Liu X, et al. Effect of valsartan with bedtime dosing on chronic kidney disease patients with nondipping blood pressure pattern. J Clin Hypertens (Greenwich), 2013, 15(1): 48-54.

[19] 陈秀梅，卢新政，占伊扬，等. 血浆 γ 谷氨酰转肽酶与血压水平的关系. 中华高血压杂志，2010, 18(8): 744-748.

[20] 江登丰，毛华. 肝硬化心肌病. 肝脏，2011, 16(4): 345.

[21] Szucs, TD, Waeber B, Tomonaga Y, Cost-effectiveness of antihypertensive treatment in patients 80 years of age or older in Switzerland: an analysis of the HYVET study from a Swiss perspective. J Hum Hypertens, 2009, 24(2): 117-123.

[22] Benetos A, Labat C, Rossignol P, et al. Treatment With Multiple Blood Pressure Medications, Achieved Blood Pressure, and Mortality in Older Nursing Home Residents: The PARTAGE Study. JAMA Intern Med, 2015, 175(6): 989-995.

[23] O'rourke MF, Namasivayam M, AdjiA. Treatment of hypertension in patients 80 years of age or older. Minerva Med. 2009, 100(1): 25-38.

# 第五章

# 时间治疗学在高血压治疗中的应用

高血压是心血管疾病的首要的危险因素。降压达标、特别是 24h 达标对降低高血压患者心血管事件、改善预后最为有效。为达到有效地管理血压，提高患者依从性，对于血压控制至关重要。改善药物依从性、有效控制血压的最简单且常用的策略是每日口服一次长效降压药物。尽管有多种类型降压药，但一些患者单次服用长效药物仍无法达到 24h 有效降压，特别是有清晨或夜间血压升高的患者。高血压的时间治疗学是依据不同类型的高血压及血压昼夜节律，选择不同时间点应用降压药物，使常规服药后控制不佳的血压得到满意控制。高血压时间治疗学通过优化服药策略，达到最大程度提升治疗效果并减少副作用的目的。

## 第一节 高血压时间治疗学的理论基础

### 一、内源性生物钟的调控机制

人类的内环境并不是持续不变，而是每日、每月、每年，时时变化的动态平衡，并表现出相对精准性和一定变化幅度。这种生物特性和潜在的时间机制形成了基因特异性的适应策略，使得生物遵循环境的周期变化和挑战，从而使能量合理利用、健康存续、种族延续。

与临床用药息息相关的 24h 昼夜节律，受到下丘脑视交叉上核（suprachiasmatic nuclei，SCN）内源性生物钟的调控，从分子到器官水平，通过内分泌和神经信号通路协同其他内源性生物钟网络进行调控，从而形成高度整合的昼夜时间结构。人类的血压变化也显示了 24h 的生物节律。正常人群及单纯原发性高血压患者的 24h 血压特点[1-3]：①晨起后血压显著升高；②日间两个峰值，第一个高峰是晨起后 2~3h，第二个高峰是 16：00~18：00；③午后血压偏低；④睡眠时血压下降 10%~20%，收缩压下降幅度大于舒张压。

24h 周期生理特性、神经内分泌和环境因素的变化引起清醒或睡眠模式的差异，这些因素包括：①休息–活动相关的变化（包括日常活动、进食时间及食谱、情绪和精神应激状态）。②外界白夜切换引起的光强度和光谱的变化，温度、湿度和噪音的变化。③内源性昼夜（24h）变异性体现在神经内分泌、内皮功能、血管活性肽、内源性阿片类及血流动力学参数（如自主神经系统）、心房钠尿肽和降钙素基因相关肽，以及肾素–血管紧张素–醛固酮系统（RAAS）的节律性变化。夜间血压降低常受到日常行为、环境周期变换，以及昼夜变化的协同影响，出现显著的交感神经张力下降，迷走神经张力升高，心房利钠肽和降钙素基因相关血管活性肽升高，以及 RAAS 抑制，而夜间睡眠的后半程出现进行性的交感活性增加，直到晨起时达到高峰。

常见的日间高血压大部分是由于较高的昼夜变异性，主要生物标志物可表现为：①晨起后高浓度的血浆去甲肾上腺素和肾上腺素，其证明高交感张力在日间达到峰值[4]。②RAAS 成员——肾素前体、血浆肾素活性、血管紧张素转化酶（ACE）、血管紧张素 I、血管紧张素 II 及醛固酮，在此类患者夜眠的中、晚期达到峰值。这种变化独立于日间或夜间的体位变化而存在。

### 二、内源性生物钟的临床应用

近年来，在研究医学生物节律的领域逐渐兴起新的交叉学科，如医学时间生物学（生物节律和医学）、时间药物学（根据用药时间相关的生物节律阶段定义的药代动力学和药效学）和时间治疗学（根据生物节律制订传统及特殊药物的用药系统，以达到最大化药物的疗效，最小化药物的副反应）。为了在高血压的时间药物学及时间治疗学方面深入研究，首先需要识别重要的24h动态血压参数特性，高血压时间治疗学不仅为了改善收缩压和舒张压，更是为了逆转高危靶器官长期损伤的进程，如心脏、脑、血管、肾和视网膜的病变，也是为了减少非致命性和致命性脑血管病和心血管疾病（CVD）事件。另外，选择最适合的用药时间，不仅要考虑患者的依从性，还需参考昼夜时间结构中影响药代动力学和药效学的重要节律时段。临床已经发现，睡前给药和晨起后给药导致的相关差异，以及针对不同高血压类型（杓型、非杓型、反杓型、超杓型）给药导致的差异，并证明可影响降压药物对患者的疗效。

# 第二节　24h动态血压在高血压时间治疗学中的应用

## 一、动态血压监控夜间血压的临床价值

一直以来，高血压的诊断和治疗一般是基于日间诊室血压（OBPM）。近年来，家庭自测血压也逐渐受到重视，成为医生调整治疗方案的依据。同时，随着动态血压（ABPM）监测技术的普及，积累了大量的临床相关研究数据。

通过ABPM获得的24h血压参数能更好地作为靶器官损伤的危险因素，也能更好地预测CVD（包括心绞痛、心肌梗死、心搏骤停、严重的心律失常、肺栓塞）和脑血管事件（脑卒中）[5]。多项研究均显示，夜间血压下降幅度减少（非杓型）与致命和非致命CVD事件发生率的升高密切相关，在高血压及非高血压人群中均存在此现象。而且，多项独立前瞻性研究显示，与日间血压及24h平均血压相比，夜间血压对CVD事件的预测价值更高。一项荟萃分析纳入了9个队列研究的13 844例高血压患者，单因素分析显示门诊SBP、日间及夜间SBP的升高均与CVD风险显著相关，然而，当3项SBP测量值同时行生存分析，只有夜间SBP是CVD事

件的独立预测因子[6]。总之，与门诊随机测量获得的血压数据相比，动态血压监测获得的血压值参数与靶器官损伤、心血管风险和长期预后的相关性更显著。大量的临床研究表明，与日间BP平均值和24h BP平均值相比，夜间BP平均值是心血管疾病的独立危险因素，并且是更强的预测因子。

尽管大量前瞻性研究显示，升高的夜间血压与CVD风险显著相关，独立于日间OBPM或者24h血压平均值，但既往ABPM研究由于一些方法学缺陷，对于ABPM的预测价值评估尚不够准确，特别是日间和夜间SBP/DBP平均值。已完成的该类研究的一个主要缺陷是依赖于单次、低重复性的24h ABPM在基线水平对参与者的监测评价。这种研究设计是假设基线水平的动态血压状态在未来许多年的随访中保持不变，然而降压治疗、衰老、靶器官损伤和合并症的出现均影响血压的动态变化。如果长期随访中缺少系统的、多次的ABPM监测，可能会弱化降压治疗对改善CVD风险的潜在益处，即降压治疗使夜间血压趋向于正常杓型血压，或降低夜间血压带来的获益。最近影响较大的关于高血压时间治疗学的临床研究——MAPEC研究[2, 7-9]，首次针对口服药物的时间，进行了前瞻性随机对照试验以验证睡前口服降压药的疗效。该研究对3344例血压正常者及高血压者进行平均5.6年随访，采集基线48h动态血压，并在药物调整后或至少每年一次再予动态血压监测。研究使用大于或等于1种降压药物靶向降低睡眠血压，这与传统晨起后口服降压药相比，睡前口服降压药物减少了61%的总体CVD事件，减少了67%的主要CVD事件（CVD死亡、心肌梗死、缺血性和出血性脑卒中）。

随着对夜间高血压的逐渐重视及24h动态血压的普及，研究发现，夜间高血压比预想更多见，不仅出现在睡眠障碍的患者，还多见于老年人或2型糖尿病患者、CKD或难治性高血压患者。根据昼夜节律调整夜间高血压患者的服药时间，包括六大类高血压药物的单药治疗及联合应用，均显著改善血压控制，特别是夜间血压，并可减少相关副作用。例如，夜间肾素-血管紧张素-醛固酮系统异常兴奋的患者，相比晨起后口服ACEI及ARB类药物，睡前口服更好地降夜间血压平均值，并能将24h血压曲线改善为更符合正常生理状态的杓型曲线，这是独立于药物的半衰期以外的获益。

## 二、基于动态血压的高血压分类

大部分血压正常及高血压个体在睡眠期间血压会下降，而相当一部分人群却显示出夜间血压下降不明显，甚至夜间血压升高，据此，将患者划分为杓型及非杓型血压。在部分病例中，患者夜间血压甚至超过日间血压，定义为反杓型血压。另外，患者夜间血压也可显著下降，则定义为超杓型血压。夜间血压降低是一个复杂的生理过程，并由一系列因素所决定，促使患者昼-夜血压波动幅度减低的病理生理学机制是多方面的，可能涉及肾脏夜间液体潴留，心排血量下降不足，以及自主神经功能异常。盐敏感型高血压常为非杓型血压节律，限制钠的摄入可恢复部分患者的正常昼夜血压节律。高血压患者中，夜间血压下降幅度减低（非杓型），与正常昼夜血压节律（杓型）相比，前者可造成更严重的终末器官损伤。

依据上述昼夜血压节律变化特点，通常将高血压患者划分为：①杓型血压患者，即夜间血压较日间血压下降幅度＞10%。②非杓型血压患者，夜间血压较日间血压下降幅度＜10%。非杓型血压患者继续细化分为 4 种类型：①反杓型，即夜间血压反常升高（夜间血压/日间血压比值＞1.0）；②浅杓型，即夜间血压/日间血压比值 0.9～1.0；③正常杓型，即夜间血压/日间血压比值 0.8～1.0；④超杓型，即夜间血压/日间血压比值＜0.8。

但是，这种划分方法也有局限性[10]：

（1）昼夜血压节律（杓型/非杓型）的可重复性有限。研究发现，20%～30%的被检查者行动态血压监测时，在杓型与非杓型两组间转变。

（2）对日间、夜间的不同定义使得昼-夜血压下降数值不同。日间血压与夜间血压的定义通常基于患者休息及起床的时间。也有分析日间和夜间血压的时间区分段，使用"宽"区间（07：00—22：00 为日间，22：00—次日 07：00 为夜间）或"窄"区间（从 09：00—21：00 为日间，从 01：00—06：00 为夜间）。这种"窄"区间将过渡时间除外，而在过渡时间内，部分患者既可处于睡眠状态也可处于清醒状态。基于睡眠记录或"窄"区间得出的结果的可重复性优于"宽"区间的结果。

（3）杓型或非杓型状态通常受多种因素影响，如夜间睡眠的时间及质量、日间小憩、日间活动、

以及血压测量过程中手臂与心脏高度关系等。这些干扰因素可能与夜间血压下降幅度的可重复性受限相关。事实上，通过严格标准定义昼夜时间可以提升研究的可重复性。

（4）杓型或非杓型血压切值的定义不同。最近的欧洲高血压学会相关指南并未阐明应该依据血压的哪个数值定义患者为杓型或非杓型，多项指南和研究采用收缩压的昼夜变化定义血压的节律，但平均动脉压、舒张压及收缩和舒张压联合也常被临床研究使用。有研究数据显示，与收缩压相比，舒张压的夜间血压降幅更显著。

尽管存在上述不足，以杓型、非杓型描述昼夜血压节律以其预测价值仍被临床广为接受。若患者存在夜间血压下降幅度降低，其心血管发病率及病死率则升高。同时一些研究表明，反杓型患者，即夜间血压反常升高超过日间血压水平，其脑卒中及心脏事件相对较多，心血管预后最差。超杓型患者，即夜间血压较日间血压下降超过 20%[11]，也与心血管发病率升高相关。此相关的清晨血压波动对心血管事件的预测作用尚存争议，而清晨血压波动幅度与夜间血压变化幅度明显相关。

另一些研究者则采用夜间血压绝对值评价血压控制情况及预后。一项近期的荟萃分析纳入了 16 项对比日间血压和夜间血压的前瞻性研究，与日间血压相比，夜间血压是全因死亡、心血管发病的重要预测因子[12]。经多因素校正后，夜间血压绝对值每上升 10mmHg，全因死亡风险上升 1.16 倍（95%CI：1.12～1.22）而心血管事件风险上升 1.19 倍（95%CI：1.12～1.27），而日间血压绝对值每上升 10mmHg 的相对风险则低至 0.99（95%CI：0.93～1.06）及 1.06（95%CI：0.98～1.13）。夜间血压较日间血压预测价值更大，追其原因之一可能与夜间血压测量更为标准，相应的可重复性更好有关。近期的另一项荟萃分析进一步研究了夜间血压变化、睡眠习惯及预后之间的相互关系，结果表明，睡眠时间及质量也可预测冠心病及脑卒中事件。根据欧洲高血压协会指南推荐，患者清醒时血压绝对值应不高于 135/85mmHg，睡眠时血压绝对值应低于 120/70mmHg。

目前尚不清楚两种昼夜节律相关的评价指标，即杓型/非杓型或夜间血压绝对值正常/升高，哪一种能更好地预测心血管风险。若要评估患者降压治

疗效果，与构型/非构型分类相比，更倾向于使用夜间血压绝对值正常/升高，可更好地定量分析血压控制疗效及指导用药剂量。

## 三、改善血压昼夜节律的治疗策略

高血压时间治疗学的目的不仅在于降低昼夜血压至正常范围，同时也致力于恢复正常昼夜节律并减少降压的不良反应。高血压时间治疗学是建立在选择药物最适剂量，服用药物最佳时间的基础上，同时应用经时效设计的降压药，如控释或延时释放剂型。

目前绝大多数的降压药被研发成日一次剂型以减少患者的服药次数，改善长期依从性。降压药物是否适合采取日一次的治疗策略不仅取决于药物的特性，同时也取决于一系列因素：如药物成分、剂量（如 ACEI 类药物低剂量与高剂量降压效果相近，但低剂量药效持续时间短），以及高血压患者的个体特点。

在一些高血压干预研究中，研究药物采取睡前服用。例如，在 Syst-Eur 研究中，睡前服用尼群地平可显著改善患者一系列心血管终点事件[13]。该研究在平均随访 2 年后提前结束，因睡前服药组可降低 42% 的脑卒中风险。同一研究亚组分析发现，808 例高龄的单纯收缩期高血压患者采取睡前服用尼群地平，可显著改善昼夜血压节律，由非构型转变为构型血压。CONVINCE 研究[14]比较了阿替洛尔、氢氯噻嗪与睡前服用长效控释维拉帕米（主要降压区间为服药后 6～12h），该研究在随访 3 年后因商业原因而终止。研究结果显示，维拉帕米组 364 例患者出现终点事件，而对照组 365 例患者出现终点事件（RR=1.02；95%CI：0.88～1.18；P=0.77），该研究结果并不支持高血压时间治疗学的概念。HOPE 研究纳入心血管病高危患者，睡前服用 ACEI 类药物雷米普利降压，结果显示，患者在日间降压的基础上获得了更大获益[15]。HOPE 研究中，尽管雷米普利组平均收缩压/舒张压仅较对照组下降 3/2mmHg，但其心血管发病率、病死率却显著低于对照组，这可能获益于夜间血压降幅明显高于日间血压降幅。换言之，日间测量血压可能不能充分体现睡前服药的降压效果。另外，在清晨服用降压药，其血药浓度在服药后的 1～2h 达峰值。这意味着在

临床研究中，常在降压药效达到峰值时测得血压值。清晨服药对夜间血压及清晨血压升高的干预甚微，常造成患者夜间血压控制不佳、清晨血压波动较大。另一项来自于 Anglo-Scandinavian Cardiac Outcomes 临床研究的亚组分析间接证实了夜间血压控制的重要性。所以，尽管上述研究结果证据仍不十分充足，但提醒我们在高血压管理策略中应包括夜间血压控制及恢复正常的昼夜血压节律。

针对睡前口服降压药的真实疗效及风险，2016 年 Schillaci 等[16]做的一项荟萃分析显示：①与清晨服药相比，睡前服药能相当程度地降低夜间收缩压和舒张压，并且提升昼夜血压降幅；②夜间服药可进一步降低 24h 平均血压。尽管"非构型"血压节律增加心血管事件已被充分证实，但关于夜间血压显著下降带来的潜在风险或收益尚未有统一结论。除 MAPEC 研究外，目前无其他证据能证实改善昼夜血压变化幅度可改善高血压患者预后。对于那些夜间血压正常或显著下降的患者（超构型）采取睡前服用降压药，理论上是存在风险的，可增加夜间低血压的风险。尽管在研究中未明确证实，但如合并冠心病，若出现夜间低血压，则可诱导冠脉灌注不足而致心血管风险增加。

目前尚不清楚哪类降压药适用于睡前服用。Schillaci 等研究发现睡前服用利尿剂较清晨服用可带来较大的 24 小时收缩压降低。其他研究结果也曾证实上述结论，因此可提示"非构型"血压模式可能与盐敏感相关。已有研究证明通过限钠摄入和应用利尿剂治疗可恢复"非构型"高血压患者的昼夜血压节律。

## 第三节　时间治疗学与心血管风险的相关性

### 一、亚临床靶器官损伤

在一项小型的非双盲对照研究中[17]，纳入 31 例患者，与清晨服药相比，睡前应用氨氯地平-奥美沙坦联合方案的尿白蛋白/肌酐比值降低更为显著[（75±26）mg/g 比（42±60）mg/g，P=0.044]。一项为期 6 个月随访的日本的临床研究中，睡前服用 ARB 类药物坎地沙坦可使微量蛋白尿发生率降低[18]。另一项纳入 200 例患者的研究，将患者随机入组日间服药组或夜间服药组（缬沙坦

160mg/d），发现 3 个月后夜间服药组相比于日间服药组，使尿白蛋白进一步下降41%[19]。另一项纳入 148 例"非构型"高血压患者的临床研究发现，睡前服用缬沙坦较日间服药，患者尿微球蛋白显著下降。

但也有些结果并不一致。在一项入组 40 例新发高血压患者的随机交叉研究中发现，经奥美沙坦降压治疗 8 周后，睡前服药与清晨服药在降低尿白蛋白/肌酐（MA/CRE）方面效果相似，无统计学差异[清晨组（9.4±12）mg/g 比夜间组（10.9±11）mg/g]。另一项研究纳入了 34 例合并糖尿病肾病的高血压患者，予以缬沙坦 160mg/d，口服方案随机分为：①每日早 1 次；②每日晚 1 次；③早晚各 1 次分剂量服用。进行交叉分析后发现各组在改善尿白蛋白/肌酐方面无明显差异。另一项纳入 188 例高血压患者的临床研究，将患者随机分为奥美沙坦晨起后 1 次口服或每晚睡前 1 次，经过 6 个月的治疗随访，两组患者尿白蛋白/肌酐均显著下降，晨起服药组从 13.9mg/g 下降至 6.9mg/g，而睡前服药组从 14.4mg/g 下降至 9.1mg/g，晨起和晚间服用奥美沙坦两组尿白蛋白/肌酐比值变化差异无统计学意义（$P=0.41$）。两组心电图左心室肥厚指标（$SV_1+RV_5$）均明显下降，但仍无组间统计学差异。因此可得出结论：奥美沙坦可有效降低 $SV_1+RV_5$ 及尿白蛋白/肌酐，但疗效与服用时间无关。因此，夜间服药是否能更有效保护高血压的靶器官损伤仍存在争议。

## 二、心血管事件发病率及死亡率

近年来，研究睡前服用降压药预期收益的临床研究有很多，包括西班牙高血压队列研究、MAPEC临床研究等。在这些研究中，有 3 项较具有说服力的研究证实：至少 1/3 的降压药应由清晨服药调整为睡前服药，可进一步减少高血压患者的心血管事件。

MAPEC研究是在西班牙 Vigo 中心进行的一项单中心、前瞻性、随机、双盲研究。研究纳入了 2156 例未治疗或难治性高血压患者，经过平均随访 5.6 年，睡前服药组患者心血管事件显著下降 61%，而主要心血管不良事件则下降 67%。对 448 例高血压合并 2 型糖尿病的亚组分析显示，经 5.4 年随访后，睡前至少接受 1 种降压药物的患者总心血管事件下降 67%，主要心血管事件下降 75%。661 例高血压合并慢性肾脏病的亚组分析显示了与前面研究相似的临床获益，心血管事件下降 69%，主要心血管事件下降 72%。该研究发现夜间血压水平是心血管发病率及死亡率最重要的预测因素。此外，改善的夜间收缩压和舒张压是远期心血管并发症最强有力的保护因素，不仅普通高血压患者能从中获益，对合并慢性肾脏病、糖尿病和难治性高血压的患者也适用。

## 第四节　时间治疗学对高血压治疗的临床意义

MAPEC 前瞻性研究提示我们，仅仅调整药物服用时间这一简单且经济的治疗调整，可带给患者心血管风险方面的巨大获益。获益亚组人群包括：难治性高血压、合并糖尿病、合并肾脏病的患者，甚至更广泛的高血压亚组人群。由高血压时间治疗学所带来的临床获益明显：心血管相对风险下降 65%～75%，这一结果将对高血压和心血管预防领域治疗策略产生影响。MAPEC 研究样本量大，使用临床"硬性"终点，较长的随访时间（超过 5 年）。但需指出的是，MAPEC 是局限于欧洲人的单中心研究，因此还需要更大的多中心研究予以重复、证实。基于这些研究结果美国糖尿病协会建议，将至少一种降压药物调整至睡前服用，证据等级 A。

由于夜间血压上升和夜间血压降幅减低均为高血压患者心血管并发症的强预测因子，因此基于血压昼夜节律的监测有助于医生对患者进行风险分层。也可根据患者血压节律模式来选择降压药物类型及服药时间。睡前服药可降低夜间血压并提升夜间血压降幅，且睡前服药可适度降低 24h 血压。目前"非构型"血压模式其潜在机制尚不明确，恢复"构型"模式是否能降低心血管风险也缺乏证据支持。因此，为验证高血压时间治疗学可改善患者血压达标率，进而降低高血压所致的心血管、肾脏合并症风险，需要进行更多的多中心、大型临床研究，但迄今为止研究，总体结果支持降压治疗中时间治疗学的应用，可能对提高降压质量和预后有一定临床意义。

（姜一农　杨晓蕾）

# 参 考 文 献

[1] Hermida RC, Fernandez JR, Ayala DE, et al. Circadian rhythm of double( rate-pressure )product in healthy normotensive young subjects. Chronobiol Int, 2001, 18（3）: 475-489.

[2] Hermida RC, Ayala DE, Fernandez JR, et al. Modeling the circadian variability of ambulatorily monitored blood pressure by multiple-component analysis. Chronobiol Int, 2002, 19（2）: 461-481.

[3] Portaluppi F, Vergnani L, Manfredini R, et al. Endocrine mechanisms of blood pressure rhythms. Ann N Y Acad Sci, 1996, 783: 113-131.

[4] Lakatua DJ, Haus E, Halberg F, et al. Circadian characteristics of urinary epinephrine and norepinephrine from healthy young women in Japan and U. S. A. Chronobiol Int, 1986, 3（3）: 189-195.

[5] Portaluppi F, Hermida RC. Circadian rhythms in cardiac arrhythmias and opportunities for their chronotherapy. Adv Drug Deliv Rev, 2007, 59（9-10）: 940-951.

[6] Roush GC, Fagard RH, Salles GF, et al. Prognostic impact from clinic, daytime, and night-time systolic blood pressure in nine cohorts of 13, 844 patients with hypertension. J Hypertens, 2014, 32( 12 ): 2332-2340.

[7] Hermida RC, Ayala DE, Mojon A, et al. Influence of circadian time of hypertension treatment on cardiovascular risk: results of the MAPEC study. Chronobiol Int, 2010, 27（8）: 1629-1651.

[8] Hermida RC, Ayala DE, Mojon A, et al. Sleep-time blood pressure as a therapeutic target for cardiovascular risk reduction in type 2 diabetes. Am J Hypertens, 2012, 25（3）: 325-334.

[9] Hermida RC, Ayala DE, Fernandez JR, et al. Administration-time differences in effects of hypertension medications on ambulatory blood pressure regulation. Chronobiol Int, 2013, 30（1-2）: 280-314.

[10] Parati G. Blood pressure reduction at night: sleep and beyond. J Hypertens, 2000, 18（12）: 1725-1729.

[11] Ohkubo T, Hozawa A, Yamaguchi J, et al. Prognostic significance of the nocturnal decline in blood pressure in individuals with and without high 24-h blood pressure: the Ohasama study. J Hypertens, 2002, 20（11）: 2183-2189.

[12] Hansen TW, Li Y, Boggia J, et al. Predictive role of the nighttime blood pressure. Hypertension, 2011, 57（1）: 3-10.

[13] Staessen JA, Thijs L, Fagard R, et al. Predicting cardiovascular risk using conventional vs ambulatory blood pressure in older patients with systolic hypertension. Systolic Hypertension in Europe Trial Investigators. JAMA, 1999, 282（6）: 539-546.

[14] Black HR, Elliott WJ, Grandits G, et al. Principal results of the Controlled Onset Verapamil Investigation of Cardiovascular End Points（CONVINCE）trial. JAMA, 2003, 289（16）: 2073-2082.

[15] Svensson P, de Faire U, Sleight P, et al. Comparative effects of ramipril on ambulatory and office blood pressures: a HOPE Substudy. Hypertension, 2001, 38（6）: E28-E32.

[16] Schillaci G, Battista F, Settimi L, et al. Antihypertensive drug treatment and circadian blood pressure rhythm: a review of the role of chronotherapy in hypertension. Curr Pharm Des, 2015, 21（6）: 756-772.

[17] Hoshino A, Nakamura T, Matsubara H. The bedtime administration ameliorates blood pressure variability and reduces urinary albumin excretion in amlodipine-olmesartan combination therapy. Clin Exp Hypertens, 2010, 32（7）: 416-422.

[18] Kario K, Hoshide S, Shimizu M, et al. Effect of dosing time of angiotensin II receptor blockade titrated by self-measured blood pressure recordings on cardiorenal protection in hypertensives: the Japan Morning Surge-Target Organ Protection（J-TOP）study. J Hypertens, 2010, 28（7）: 1574-1583.

[19] Hermida RC, Calvo C, Ayala DE, et al. Decrease in urinary albumin excretion associated with the normalization of nocturnal blood pressure in hypertensive subjects. Hypertension, 2005, 46（4）: 960-968.

# 第六章

# 顽固性高血压的代谢手术治疗

顽固性高血压是指应用了足量且合理的 3 种降压药物（包括利尿剂）后，血压仍在目标水平之上，或至少需要 4 种药物才能使血压达标，其发病人数占我国高血压患者的 15%～20%，高于国外 9%～18%的报道[1]。我国高血压发病的危险因素众多，主要包括高盐低钾饮食、超重和肥胖、饮酒、糖尿病等，然而，随着疾病谱的变化，肥胖和糖尿病及其带来的代谢紊乱已逐渐成为高血压发病的重要因素，并促进顽固性高血压的发生，使高血压治疗也更加困难。如何根据危险因素的改变，调整顽固性高血压的治疗策略就显得尤为重要。近年来，多项临床和实验研究证实，应用经导管射频消融去肾交感神经术可有效控制顽固性高血压。此外，已有证据显示，胃肠转流手术，也称代谢手术也能有效降低血压。

## 第一节　代谢紊乱与顽固性
## 高血压的关系

高血压合并代谢危险因素，使高血压病情更为复杂、血压更难控制，代谢异常已成为顽固性高血压的重要原因之一；顽固性高血压是否"顽固"，不仅取决于能否有效降压，还取决于能否有效控制伴发的代谢危险因素和代谢病；肥胖相关性高血压、糖尿病合并肾损害则是顽固性高血压的最常见的临床类型。《2007 ESC/ESH 高血压管理指南》指出，高血压难以控制的原因包括治疗依从性差、调整生活方式失败、体重增加、重度饮酒、继续应用升压药物、阻塞型睡眠呼吸暂停、不可逆转或难以逆转的器官损害等。《中国高血压防治指南》（2010 年修订版）则将高血压难治的原因主要归结为治疗依从性差、仍在应用升血压药物、改善生活方式失败、体重增加和重度饮酒等。美国心脏协会（AHA）于

2008 年首次公布《顽固（难治）性高血压指南》强调，高龄和肥胖是顽固性高血压的两项强危险因素；肥胖与严重血压升高和需要联合多种药物控制血压相关；控制肥胖在降低血压和减少降压用药种类两方面具有重要作用。因此，控制肥胖及其伴随的代谢异常是控制顽固性高血压的关键。

近年大量研究证实肥胖、糖脂代谢异常是顽固性高血压的重要病因[2-5]。目前高血压合并代谢异常的患者已超过 80%，我们将代谢危险因素为始动因素，控制代谢危险因素有助于降压治疗，且排除了其他病因所致的血压升高，称为代谢性高血压[6]，其中顽固性高血压占有相当比例。近年来，多项临床和实验研究证实，代谢手术不仅可以减肥和缓解糖尿病，而且能有效控制血压，全面改善高血压并存的心血管风险[7, 8]。

## 第二节　代谢手术作用的机制

代谢手术起初是外科医生设计用来减轻体重的治疗措施，称为减重手术，后来发现这些手术能改善代谢状况，所以也称为代谢手术。近年研究证实，代谢手术能显著预防甚至临床治愈糖尿病等代谢病；国外近 30 年的代谢手术研究充分证明，代谢手术除有效减肥外，能明显预防糖尿病的发生，可使 80%的 2 型糖尿病达到临床治愈，改善血脂异常、高尿酸、胰岛素抵抗等代谢紊乱，可使 70%的高血压得到控制[7, 8]。

代谢手术根据原理一般分为下述三类[9]。

（1）容量限制型（图 9-6-1）：通过单纯胃改造，减少胃容量，进餐早期即产生饱感，限制饮食的摄入达到治疗目的，如垂直捆绑胃成形术（vertical banded gastroplasty，VBG）、腹腔镜可调节胃束带

术（laparoscopic adjustable gastric banding, LAGB）、腹腔镜胃袖套状切除术（laparoscopic sleeve gastrectomy, LSG）。

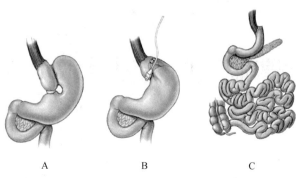

图 9-6-1　容量限制型术式

A. 垂直捆绑胃成形术；B. 可调节胃束带术；C. 胃袖套状切除术[引自：shukta AP, Ahn SM, Patel RT, et al. surgical treatment of type 2 diabetes: the surgeon perspective. Endocrine, 2011, 40（2）: 151-161.]

（2）吸收不良型（图 9-6-2）：通过缩短小肠功能段的长度（人为的短肠综合征），减少营养物质的吸收，如胆胰转流术（biliopancreatic diversion, BPD）和胆胰转流十二指肠转位术（biliopancreatic diversion with duodenal switch, BPDDS）。

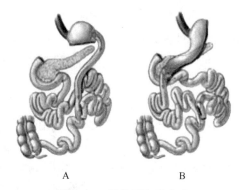

图 9-6-2　吸收不良型术式

A. 胆胰转流术；B. 胆胰转流十二指肠转位术[引自：shukta AP, Ahn SM, Patel RT, et al. Surgical treatment of type 2 diabetes: the surgeon perspective. Endocrine, 2011, 40（2）: 151-161.]

（3）混合型（图 9-6-3）：包括胃容量缩小和小肠旁路形成，既能限制摄入又能减少吸收，但小肠缩短的程度比 BPD 少，如 Roux-en-Y 胃转流手术（Roux-en-Y grastric bypass, RYGB）、十二指肠-空肠旁路术（duodenal-jejunal bypass, DJB）等。其中，RYGB 是临床最常用术式，手术分别在胃贲门部和空肠切断，将胃贲门部和空肠吻合，闭合胃残端，并将胃近端吻合在空肠远端。从而旷置远端胃大部、十二指肠和部分空肠，使这三个部分不参与

消化，食物绕道进入肠道。

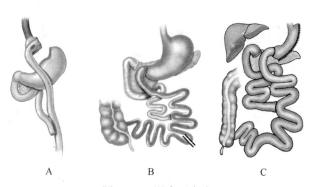

图 9-6-3　混合型术式

A. Roux-en-Y 胃转流手术；B. 十二指肠-空肠旁路术；C. 袖状胃十二指肠空肠转流术[引自：shukta AP, Ahn SM, Patel RT, et al. surgical treatment of type 2 diabetes: the surgeon perspective. Endocrine, 2011, 40（2）: 151-161.]

根据全球肥胖与代谢病外科国际联盟（international federation for the surgery of obesity and metabolic disorders, IFSO）42 个会员单位调查统计表明[10]，2011 年共计开展代谢手术 6705 台，其中 Roux-en-Y 胃转流术占 46.6%，胃袖套状切除术占 27.8%，可调节胃束带术占 17.8%；胆胰转流十二指肠转位术占 2.2%。对比 2003、2008、2011 年的数据发现，Roux-en-Y 胃转流术所占比例 46.6%；腹腔镜胃袖套状切除术所占比例 17.8%；LSG 所占比例 27.89%；胆胰转流十二指肠转位术所占比例 2.1%。从各种术式比例变化可以看出，Roux-en-Y 胃转流术因其疗效好且并发症少等优势而应用广泛；可调节胃束带术因远期复发等问题已少用。近年来，腹腔镜下 Roux-en-Y 胃转流术和胃袖套状切除术已成为主流。

## 第三节　代谢手术控制高血压的临床研究

Buchwald 等对 136 项代谢手术进行荟萃研究[11]，涉及约 22 000 例接受手术治疗的患者，分析显示术后高血压完全缓解率（勿需服用降压药，血压仍维持在正常范围内）达到 61.7%（95%CI: 55.6%～67.8%），完全缓解或好转率达到 78.5%（95%CI 70.8%～86.1%）（表 9-6-1）。其中胃束带术、胃转流术、胃形成术、胆胰转流十二指肠转位术的完全缓解率分别达到 38.4%、75.4%、72.5%、81.3%，完全缓解或好转分别达到 71.5%、87.1%、80.6%、91.8%。另一项涉及 31 项前瞻性研究和 26 项回顾

性研究的荟萃分析表明[12]，在纳入的 1990～2013 年间接受减重手术前已患高血压患者中，32 628 例术后高血压缓解，缓解率 63.7%，而 24 902 例患者达到高血压治愈。

表 9-6-1　代谢手术对血压的作用

| 项目 | 完全缓解 | 完全缓解或好转 |
| --- | --- | --- |
| 入组病例（例） | 4805 | 2141 |
| 特征性改善的病例（%） | 3152（65.6） | 1752（81.8） |
| 治疗组数量（例） | 67 | 43 |
| 平均数（95%CI） | 61.7%（55.6%～67.8%） | 78.5%（70.8%～86.1%） |
| P | <0.01 | <0.01 |

最早的 SOS 队列研究（瑞典肥胖队列研究）显示，在代谢手术 6 个月后，收缩压和舒张压分别降低 11mmHg 和 7mmHg[13, 14]。对比研究不同代谢手术的短期和长期降压作用结果显示[15]，胃转流术后 2 年分别降低收缩压和舒张压为 12.1mmHg 和 7.3mmHg，在术后 10 年为 5.1mmHg 和 5.6mmHg，与对照组相比有显著降压效果。而垂直捆绑胃成形术后 2 年和 10 年也有降压趋势，但降压幅度显著小于胃转流术（术后 2 年降低收缩压和舒张压分别为 6.2mmHg 和 4.6mmHg，术后 10 年降低收缩压和舒张压分别为 0.9mmHg 和 2.1mmHg）。在服用降压药物患者比例方面，术后 2 年胃转流术组（27%）和垂直捆绑胃成形术组（31%）都显著低于对照组（43%），术后 10 年胃转流术组（35%）显著低于垂直捆绑胃成形术组（45%）和对照组（53%）。

Sarkhosh 等针对腹腔镜袖状胃切除术降压作用，分析了 2000 年 8 月到 2011 年 9 月的 33 项涉及 3997 例患者、平均随访（16.9±9.8）个月的临床研究，腹腔镜袖状胃切除术平均能完全缓解 58% 的高血压，平均 75% 的高血压患者术后完全缓解或好转[7]。Mingrone 等[8]报道，胃转流术后收缩压、舒张压与基线相比分别下降 9.02% 和 7.30%，其中 80% 高血压患者停用或减少抗高血压药物。Arterburn 等随访 24 例 Roux-en-Y 转流术的高血压患者，术后 12 个月，收缩压降低 15mmHg[16]。Hofso 等[17]发现 Roux-en-Y 转流术组的高血压缓解率显著高于生活方式干预组（49% 比 23%）。Fernstrom 等研究表明，代谢手术后血压下降和持续体重减轻效果依赖于患

者术前的血压状态，正常血压和已服用降压药物的高血压患者在术后血压下降幅度较小，严重高血压患者术后血压显著下降[18]。代谢手术对于降低高血压的发病率也有明显效果，Müller-Stich 等[19]则汇总了 5 项 RCT 和 6 项 OCS 研究（706 例 2 型糖尿病患者）后发现，与传统降糖治疗相比，代谢手术明显降低高血压的风险（OR=0.25，95% CI：0.12～0.50，P<0.001）。Ricci 等[20]荟萃分析发现，减重手术后随访 2～5 年，患者糖尿病风险下降 58%，高血压风险则下降了 32%。有学者通过 3 年随访比较接受代谢手术患者与非手术患者后发现，三种代谢手术可分别减少高血压的绝对患病率达 31.4%（RYGB）、11.8%（LSG）及 8.3%（LAGB），且在 2 年随访时 RYGB 与 LAGB 组患者的高血压相对发病率差异具有显著统计学意义[21]。

笔者科室与胃肠外科合作，自 2010～2012 年对 33 例 2 型糖尿病患者行腹腔镜 Roux-en-Y 胃转流术，分析发现，腹腔镜 Roux-en-Y 胃转流术能够有效降低 2 型糖尿病合并高血压患者术后近期血压，且血压下降与体重、体重指数、腰围无显著相关性，但显著改善血管舒张功能，血浆 GLP-1 水平较术前明显升高、血浆 DPP-4 水平降低；2 型糖尿病术后缓解或血糖控制率达 88.9%；明显改善肥胖或非肥胖糖尿病患者 BMI、胰岛素抵抗及血脂紊乱，且非肥胖 2 型糖尿病患者与肥胖 2 型糖尿病患者术后总胆固醇、低密度脂蛋白及胰岛素抵抗改善获益相当[22-26]。

## 第四节　代谢手术降血压的可能机制

高血压的发病机制十分复杂，涉及环境和遗传因素，其中年龄、交感神经系统、肾脏、血管内皮、肾素–血管紧张素–醛固酮系统、血流动力学等起着重要作用[6]。新近研究表明，胃肠道菌群失调、胃肠激素分泌异常等在心血管代谢病的发病中起重要的作用[27, 28]。人类肠道的菌群不仅在免疫和抗病方面有重要的作用，还与代谢密切相关，特别是其可以通过调节宿主营养物质吸收存储相关的基因，影响宿主的能量平衡。肠道菌群的失调，包括菌群数量和比例的失调和定位转移异常，可导致机体对营养物质的吸收增加和肠屏障功能受

损，内毒素产生增加以致机体炎症水平上升。另外，胃肠道分泌的激素参与心血管代谢功能的调节[29]。因此，不健康膳食通过胃肠道损害心血管和代谢系统可能是代谢性高血压的一个新的致病途径，胃肠道可能也是导致高血压的一个始动器官。研究表明，代谢手术降压的机制主要与下述因素有关。

### （一）体重减轻

多项研究显示，体重减轻导致代谢手术后血压下降[11, 18, 30, 31]。但 Ahmed 等发现，胃转流术后1 周，在体重显著减轻之前，就观察到显著血压下降（收缩压降低 9mmHg，舒张压降低 7mmHg），推测术后内脏脂肪减少引起交感系统激活降低和钠潴留减少，从而降低血压[32, 33]，但这些病理生理现象不是立即发生的，所以不能解释早期血压降低。此外，Rodriguez 等[34]观察到袖状胃切除术降低 Zucker 大鼠血压的作用独立于手术创伤和摄食量减少。虽然饮食诱导的肥胖大鼠的配对饲养组和饮食限制组的部分结果也有大鼠血压和心率下降趋势，但是下降幅度比袖状胃切除术小，这说明体重减轻只能部分解释术后血压下降原因[35]。

### （二）降低瘦素和心率

来源于脂肪细胞的瘦素的功能是多方面的，可明显减少进食，增加能量消耗，降低体重和体脂含量；还能作用于中枢，增加交感神经活性。Rodriguez 等[35]发现饮食诱导的肥胖大鼠在袖状胃切除术后，其血浆瘦素水平和心率都显著降低。Wasmund 等[36]对比研究 153 例 Roux-en-Y 胃转流术和 188 例非手术患者，随访 2 年后，发现手术可显著降低静息心率，强化运动后心率恢复。

### （三）降低交感活性

我们研究证实代谢手术降压机制与拮抗中枢及外周的交感神经系统激活有关[37]，代谢手术后的自发性高血压大鼠冷刺激下的血压、心率变异性均明显降低，不仅如此，肾交感神经活性、血管周围神经刺激后的血管收缩均明显减弱，且脑干孤束核注射神经兴奋递质后，血压变化仍低于对照大鼠，其作用原理与去肾脏交感神经消融术类似，因胃肠和肾均属内脏植物神经，有共同的神经传导通路与交感中枢联系（图 9-6-4）。

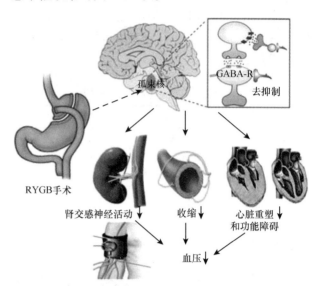

图 9-6-4　代谢手术降压涉及的交感机制[引自：Zhang H, Pu Y, Chen J，et al. Gastrointestinal intervention ameliorates high blood pressure through antagonizing overdrive of the sympathetic nerve in hypertensive patients and rats. Journal of the American Heart Association, 2014, 3（5）：e000929.]

### （四）增强排钠利尿

SOS 队列研究中，相比垂直捆绑胃成形术组和对照组，胃转流术组有显著增强的排钠利尿现象，并且每日尿量增加与血压下降程度显著相关[15]。Bueter 等[38]比较了 Roux-en-Y 胃转流术对大鼠盐负荷实验的影响，发现术后大鼠尿量、饮水量和排钠量显著高于对照组，表现为更快排钠、更轻钠潴留。Arora 等通过前后两次生理盐水输注实验比较手术前后患者的血浆 4 种促尿钠排泄肽：Nt-proANP、Nt-proBNP、ANP 和 BNP 的分泌，发现术后伴随着血压的下降，4 种肽类均明显升高，提示此类激素变化参与了手术的降压机制[39]。

### （五）增加胰岛素敏感性

研究表明，Roux-en-Y 胃肠转流术后血浆胰岛素降低，增加胰岛素敏感性，引起血压降低[40]。

### （六）胃肠道激素的作用

我们发现代谢手术后患者内皮依赖和非依赖的血管舒张功能明显改善，这可能与血浆 GLP-1 含量明显增加和 GLP-1 降解酶 DPP-4 明显下降有关[25]。研究表明，给予自发性高血压大鼠 DPP-4 抑制剂能明显降低血压，改善血管舒张功能[41]。最近的荟萃分析表明，与其他降糖药比较，GLP-1 激动剂有轻度的降压作用[42]。

## （七）其他机制

其他研究涉及表观遗传、胆汁酸代谢及胃酸改变对肠道内分泌激素及菌群的影响。研究发现，RYGB 术后 6 个月患者的表观遗传发生变化，其中 24 个 CpG 位点的去甲基化不仅与患者空腹血糖，而且与收缩压的变化明显相关，提示代谢表观遗传改变在代谢手术中的作用[43]。近年来，胆汁酸代谢对肠道菌群的影响成为热点。人类肠道中存在着 2000 余种共生菌，代谢手术后循环中的胆汁酸水平明显升高，而这种变化将促进肠道 GLP-1 分泌维持血糖稳态、改变肠道菌群结构比例及生物学行为从而发挥内分泌效应，有助于改善肥胖相关的高血压[44,45]。同时，术后解剖结构的改变及肠道激素的变化，也将导致胃酸分泌的改变，也可能对肠道菌群产生影响[46]。以上关于代谢手术可能的降压机制仍有待于进一步的研究探讨。

# 第五节　代谢手术治疗顽固性高血压的展望

2016 年 5 月 24 日，全球首部由多个国际糖尿病组织参与制订的关于代谢手术治疗 2 型糖尿病的指南在线发表于美国糖尿病协会（ADA）官方杂志 *Diabetes Care*。指南基于严格的循证医学证据，充分肯定了代谢手术对糖尿病治疗的意义，同时指出手术治疗应成为 BMI ≥ 35kg/m² 的糖尿病患者的治疗选择，尤其是存在其他严重心血管代谢危险因素患者。而前述的降压新证据，也有望使糖尿病合并顽固性高血压成为代谢手术新的适应证。然而，代谢手术对于顽固性高血压也并不全是积极性阳性效应，SOS 研究对减肥手术后随访 2 年（n=4047）和 10 年（n=1703）以上的患者的血压情况进行回顾性分析，却出现了令人困惑的结果：术后 2 年，手术组患者体重减轻 23.4%，术后 10 年，手术组体重减轻了 16.1%，但手术组和对照组的高血压发病率在术后 2 年和 10 年均无显著性差异。为什么显著的体重降低没能转化为相应的高血压发病率下降值得进一步探索。近年来多种微创手术，如经导管射频消融去肾交感神经术，植入式脉冲发生器刺激颈动脉窦压力感受器，用于治疗顽固性高血压。相比较而言，代谢手术降压的近远期疗效较明确，其改善糖

脂代谢紊乱的效果尤为显著（表 9-6-2），但需代谢手术降压的应严格局限于合并代谢紊乱的顽固性高血压患者。另外，手术本身具有一定的风险，来自美国代谢和减肥外科手术协会认证的 272 个减肥手术治疗中心的数据显示，胃转流术后 30d 和 90d 死亡率分别为 0.29%、0.35%。这与来自 Buchwald 等的荟萃分析的 30d 死亡率接近：腹腔镜可调节胃束带术（LAGB）为 0.1%，胃转流术（GBP）为 0.5%。虽然胃肠减重手术总死亡率低，但术后的一些近期及远期并发症，如手术并发症和营养不良值得关注及防治。目前高血压治疗的手术适应证、禁忌证还不十分明确，值得心血管和代谢病医师积极介入，与外科医师共同探讨，达成共识。

表 9-6-2　代谢手术与去肾交感神经术作用比较

| 项目 | 代谢手术 | 去肾交感神经术 |
| --- | --- | --- |
| 高血压 | + | + |
| 交感过度激活 | + | + |
| 胰岛素抵抗 | + | ± |
| 靶器官损害 | + | + |
| 糖代谢紊乱 | + | ± |
| 肥胖或超重 | + | - |
| 脂代谢紊乱 | + | - |
| 瘦素、脂联素 | + | - |
| 胃肠道激素 | + | - |
| 味觉感受器 | + | - |

注：+. 阳性结果；-. 阴性结果。

综上所述，临床研究已明确代谢手术能长期显著降低血压，同时改善高血压相关多种心血管危险因素，是综合治疗顽固性高血压的有效方法。今后需深入探讨的问题是代谢手术改善或治愈高血压的机制、手术适应证。内外科应加强协作在代谢手术治疗高血压方面达成共识，以更有效地控制顽固性高血压。

（祝之明　孙　芳）

## 参 考 文 献

[1] Doroszko A，Janus A，Szahidewicz-Krupska E，et al. Resistant Hypertension. Adv Clin Exp Med，2016，25（1）：173-183.

[2] Witkowski A，Prejbisz A，Florczak E，et al. Effects of renal sympathetic denervation on blood pressure, sleep apnea course, and glycemic control

in patients with resistant hypertension and sleep apnea. Hypertension, 2011, 58（4）：559-565.

[3] Persell S D. Prevalence of resistant hypertension in the United States, 2003—2008. Hypertension, 2011, 57（6）：1076-1080.

[4] Dela Sierra A, Segura J, Banegas JR, et al. Clinical features of 8295 patients with resistant hypertension classified on the basis of ambulatory blood pressure monitoring. Hypertension, 2011, 57（5）：898-902.

[5] Egan B M, Zhao Y, Axon RN, et al. Uncontrolled and apparent treatment resistant hypertension in the United States, 1988 to 2008. Circulation, 2011, 124（9）：1046-1058.

[6] 祝之明. 代谢性高血压：一个值得探索的问题. 中华高血压杂志, 2006, 14：859-860.

[7] Sarkhosh K, Birch DW, Shi X, et al. The impact of sleeve gastrectomy on hypertension: a systematic review. Obes Surg, 2012, 22（5）：832-837.

[8] Mingrone G, Panunzi S, De Gaetano A, et al. Bariatric surgery versus conventional medical therapy for type 2 diabetes. N Engl J Med, 2012, 366（17）：1577-1585.

[9] Shukla AP, Ahn SM, Patel RT, et al. Surgical treatment of type 2 diabetes: the surgeon perspective. Endocrine, 2011, 40（2）：151-161.

[10] Buchwald H, Oien DM. Metabolic/Bariatric Surgery Worldwide 2011. Obes Surg, 2013.

[11] Buchwald H, Avidor Y, Braunwald E, et al. Bariatric surgery: a systematic review and meta-analysis. JAMA, 2004, 292（14）：1724-1737.

[12] Wilhelm SM, Young J, Kale-Pradhan PB. Effect of bariatric surgery on hypertension: a meta-analysis. Ann Pharmacother, 2014, 48（6）：674-682.

[13] Sjostrom L, Lindroos AK, Peltonen M, et al. Lifestyle, diabetes, and cardiovascular risk factors 10 years after bariatric surgery. N Engl J Med, 2004, 351（26）：2683-2693.

[14] Sjostrom L, Narbro K, Sjostrom CD, et al. Effects of bariatric surgery on mortality in Swedish obese subjects. N Engl J Med, 2007, 357（8）：741-752.

[15] Hallersund P, Sjöström L, Olbers T, et al. Gastric Bypass Surgery Has a Diuretic Action and Reduces Blood Pressure. Gastroenterology, 2011, 140：S-616.

[16] Arterburn D, Schauer DP, Wise RE, et al. Change in predicted 10-year cardiovascular risk following laparoscopic Roux-en-Y gastric bypass surgery. Obes Surg, 2009, 19（2）：184-189.

[17] Hofso D, Nordstrand N, Johnson LK, et al. Obesity-related cardiovascular risk factors after weight loss: a clinical trial comparing gastric bypass surgery and intensive lifestyle intervention. Eur J Endocrinol, 2010, 163（5）：735-745.

[18] Fernstrom JD, Courcoulas AP, Houck P R, et al. Long-term changes in blood pressure in extremely obese patients who have undergone bariatric surgery. Arch Surg, 2006, 141（3）：276-283.

[19] Müller-Stich BP, Senft JD, Warschkow R, et al. Surgical versus medical treatment of type 2 diabetes mellitus in nonseverely obese patients: a systematic review and meta-analysis. Ann Surg, 2015, 261（3）：421-429.

[20] Ricci C, Gaeta M, Rausa E. Long-term effects of bariatric surgery on type Ⅱ diabetes, hypertension and hyperlipidemia: a meta-analysis and meta-regression study with 5-year follow-up. Obes Surg, 2015, 25（3）：397-405.

[21] Gill RS, Majumdar SR, Rueda-Clausen CF. Comparative effectiveness and safety of gastric bypass, sleeve gastrectomy and adjustable.

[22] Gastricbanding in a population-based bariatric program: prospective cohort study. Can J Surg, 2016, 59（4）：233-241.

[23] 孙芳, 闫振成, 陈静, 等. 代谢手术对肥胖与非肥胖 2 型糖尿病患者体质指数, 胰岛素抵抗及血脂影响. 第三军医大学学报, 2013, 35：820-823.

[24] 童卫东, 高羽, 陈静, 等. 腹腔镜 Roux-en-Y 胃转流术治疗 2 型糖尿病近期疗效分析. 第三军医大学学报, 2013, 35：816-819.

[25] 杨建江, 倪银星, 何洪波, 等. 腹腔镜 Roux-en-Y 胃转流术对 2 型糖尿病患者术后近期血压的影响. 第三军医大学学报, 2013, 35：828-831.

[26] 郑洲, 赵志钢, 倪银星, 等. 代谢手术改善糖尿病患者血管舒张功能及相关机制. 第三军医大学学报, 2013, 35：824-827.

[27] 祝之明. 代谢手术治疗高血压和 2 型糖尿病——理想抑或现实？第三军医大学学报, 2013, 35：809-810.

[28] Cani PD, Possemiers S, Van de Wiele T, et al. Changes in gut microbiota control inflammation in obese mice through a mechanism involving GLP-2-driven improvement of gut permeability. Gut, 2009, 58（8）：1091-1103.

[29] Tilg H, Kaser A. Gut microbiome, obesity, and metabolic dysfunction. J clin invest, 2011, 121（6）：2126-2132.

[30] Wang Z, Klipfell E, Bennett BJ, et al. Gut flora metabolism of phosphatidylcholine promotes cardiovascular disease. Nature, 2011, 472（7341）：57-63.

[31] Carson JL, Ruddy ME, Duff AE, et al. The effect of gastric bypass surgery on hypertension in morbidly obese patients. Arch Intern Med, 1994, 154（2）：193-200.

[32] Sugerman HJ, Wolfe LG, Sica DA, et al. Diabetes and hypertension in severe obesity and effects of gastric bypass-induced weight loss. Ann surg, 2003, 237（6）：751-756.

[33] Ahmed AR, Rickards G, Coniglio D, et al. Laparoscopic Roux-en-Y gastric bypass and its early effect on blood pressure. Obes Surg, 2009, 19（7）：845-849.

[34] Rodriguez A, Becerril S, Valenti V, et al. Sleeve gastrectomy reduces blood pressure in obese（fa/fa）Zucker rats. Obes Surg, 2012, 22（2）：309-315.

[35] Rodriguez A, Becerril S, Valenti V, et al. Short-term effects of sleeve gastrectomy and caloric restriction on blood pressure in diet-induced obese rats. Obes Surg, 2012, 22（9）：1481-1490.

[36] Wasmund SL, Owan T, Yanowitz FG, et al. Improved heart rate recovery after marked weight loss induced by gastric bypass surgery: two-year follow up in the Utah Obesity Study. Heart Rhythm, 2011, 8（1）：84-90.

[37] Zhang H, Pu Y, Chen J, et al. Gastrointestinal intervention ameliorates high blood pressure through antagonizing overdrive of thesympathetic nerve in hypertensive patients and rats. J Am Heart Assoc, 2014, 3（5）：e000929.

[38] Bueter M, Ashrafian H, Frankel AH, et al. Sodium and water handling after gastric bypass surgery in a rat model. Surg Obes Relat Dis, 2011, 7（1）：68-73.

[39] Arora P, Reingold J, Baggish A. Weight loss, saline loading, and the

natriuretic peptide system. J Am Heart Assoc, 2015, 4（1）: e001265

[40] Jr CG, Buffington CK. Significant changes in blood pressure, glucose, and lipids with gastric bypass surgery. World J Surg, 1998, 22（9）: 987-992.

[41] Liu L, Liu J, Wong WT, et al. Dipeptidyl peptidase 4 inhibitor sitagliptin protects dndothelial function in hypertension through a glucagon-like peptide 1-dependent mechanism. Hypertension, 2012, 60（3）: 833-841.

[42] Wang B, Zhong J, Lin H, et al. Blood pressure - lowering effects of GLP-1 receptor agonists exenatide and liraglutide: a meta - analysis of clinical trials. Diabetes, Obesity and Metabolism, 2013, 15（8）: 737-749.

[43] Boström AE, Mwinyi J, Voisin S. Longitudinal genome-wide methylation study of Roux-en-Y gastric bypass patients reveals novel CpGsites associated with essential hypertension. BMC Med Genomics, 2016, 9: 20.

[44] Kohli R, Bradley D, Setchell KD, et al. Weight loss induced by Roux-en-Y gastric bypass but not laparoscopic adjustable gastric banding increases circulating bile acids. J Clin Endocrinol Metab, 2013, 98（4）: 708-712.

[45] Seeley RJ, Chambers AP, Sandoval DA. The role of gut adaptation in the potent effects of multiplebariatric surgeries on obesity and diabetes. Cell Metab, 2015, 21（3）: 369-378.

[46] Beasley DE, Koltz AM, Lambert JE, et al. The evolution of stomach acidity and its relevance to the human microbiome. PLoS One, 2015, 10（7）: e0134116.

# 第七章

# 顽固性高血压的器械治疗

高血压作为最常见的慢性疾病之一，估计目前在全球范围内的成人患病率约达 26.4%，预计到 2025 年会上升到 29.2%[1]。由于高血压会引发一系列严重的心血管临床事件，因此降压达标非常重要。顽固性高血压（RH）定义为，在改善生活方式的基础上，合理联合应用了 3 种或以上的足量降压药物（包括利尿剂）治疗 1 个月以上，血压仍未达标，或服用 4 种或以上的降压药物血压才能达标。据估计，顽固性高血压患者占整个高血压患者人群的 10%～15%[2]，考虑到其难以用药物控制，故其治疗一直以来都是高血压领域的一大挑战。最近，器械为基础的高血压治疗开始被重视。由于顽固性高血压患者常伴有交感神经兴奋度异常升高，其中一项策略是通过限制患者交感神经兴奋度达到控制血压目的[3]；由于顽固性高血压患者通常动脉顺应性受限，另外一项应对策略是通过改变动脉解剖特征，增加顺应性，达到治疗顽固性高血压的目的。

## 一、去肾交感神经术

肾脏是人体最重要的血压调节器官。肾交感神经分为传出纤维和传入纤维，其中传出纤维过度激活产生和分泌过多的去甲肾上腺素，使肾血管收缩，肾血流量减少，进而激活肾素-血管紧张素-醛固酮系统，导致血管收缩、水钠重吸收增多，而传入纤维的过度激活，可激活中枢交感神经系统，使全身交感神经活性亢进，从而引起肾脏、心脏和血管等靶器官的结构和功能改变，导致高血压、充血性心力衰竭等。去肾交感神经术（renal denervation，RDN）是一种新兴技术，通过阻断肾交感神经，降低交感神经兴奋度而达到降压目的。多项临床研究显示这种技术有可能显著且安全地降低顽固性高血压患者血压水平。近年来 RDN 的新器械在不断发展[4, 5]。这方面的主要技术设备介绍如下。

### （一）射频消融系统

**1. 美敦力 Symplicity 导管系统**　美敦力 Symplicity 导管系统最先应用于人体 RDN，也是目前临床上应用最广泛的 RDN 专用射频消融系统，2010 年取得欧盟的 CE 认证，在欧盟及一些亚洲国家已获准上市，但在中国及美国仅许可用于临床研究，主要由射频导管、射频发生器和电缆组成。其工作原理是以微创方式在 X 线下，将射频导管经皮经动脉推送到肾动脉主干，导管顶端定位成功后，射频发生器输出额定功率，通过导管顶端输出射频能量，阻断肾动脉主干周围交感神经。

Symplicity HTN-1 研究[6]是一项非随机对照多中心的研究，用 Symplicity 导管系统对 153 例顽固性高血压患者进行了去肾神经射频消融术。术后随访 1、3、6、12、18 和 24 个月时的诊所血压分别下降了 20/10mmHg、24/11mmHg、25/11mmHg、23/11mmHg、26/14mmHg 和 32/14mmHg。4 例患者发生导管操作相关的并发症，包括 1 例肾动脉夹层和 3 例腹股沟假性动脉瘤，经及时处理后均未发生不良后果。长期安全性评估未发现肾功能和肾血管出现明显损伤。Symplicity HTN-2 是 RDN 与药物治疗对照的随机多中心研究[7, 8]，共 106 例顽固性高血压患者参与。RDN 组共 52 例患者，术后 6 个月血压降低了 32/12mmHg（P<0.0001），药物对照组共 54 例患者，术后 6 个月血压没有变化（血压升高 1/0mmHg，P>0.05）。安全性评估未见肾功能及尿蛋白/肌酐比率明显变化。随访 1 年后，研究结果显示，由对照组转入治疗组的 37 例患者的血压也出现了明显的下降（24/8mmHg，P<0.001），显示了这

种技术治疗效果有持续性。Symplicity HTN-3 研究是一项随机单盲的多中心对照研究，样本量达 535 例，以 2 个 RDN : 1 个假手术随机，研究显示，Symplicity 消融导管系统治疗顽固性高血压患者安全，但未达到预期的有效性终点（术后 6 个月诊室收缩压较基线的变化值两组间差异无统计学意义）[9]。这些研究结果的明显差异引发了 RDN 治疗顽固性高血压是否有效的巨大争议，但相关研究的探索没有止步。2017 年 8 月 28 日 ESC 2017 年会上公布了期待已久的 SPYRAL HTN-OFF MED 研究结果。该研究为 RDN 术在降低血压方面的有效性提供了确切的生物学证据[10]。SPYRAL HTN-OFF MED 研究是一项多中心、随机、假手术对照、单盲的临床试验。其入选标准为①未服用降压药物或停用降压药物治疗的患者；②满足诊室 SBP≥150mmHg 且 <180mmHg；③诊室 DBP≥90mmHg；④24h 动态血压 SBP≥140mmHg 且<170mmHg。该研究将入选患者随机分为 RDN 组和假手术对照组。该研究对 1 年半时间内入组的 80 例受试者（RDN 组 38 例，假手术组 42 例）数据进行中期分析发现，术后 3 个月时，RDN 组的 24h 动态血压与假手术组相比，收缩压和舒张压分别下降了 5mmHg 和 4.4mmHg，刚好达到了预设的目标值（24h 动态血压收缩压下降≥5mmHg）。

Symplicity 导管系统是目前应用最广泛的 RDN 专用设备，但该器械存在一些不足：导管仅有单个电极，每次只能对一个部位进行消融，手术耗时较长；如肾下腹主动脉和髂动脉严重迂曲或肾动脉向下成角较大，则头端贴壁较难，且很难保证对肾动脉壁进行 360°的螺旋形消融。我们的研究发现，约 20%的患者血管解剖并不适合经股动脉路径行 RDN，这包括肾下腹主动脉和髂动脉严重迂曲、肾动脉向下成角较大和（或）合并主髂动脉动脉闭塞性疾病，而经上肢路径可获得和股动脉路径相似的消融效果[11]。因此，消融器械的局限性也是 SYMPLICITY HTN-3 研究结果受到质疑的一个原因。目前已报道的获得 CE 批准的 RDN 器械包括 Vessix V2 系统、Paradise 系统、Oneshot 消融系统和 EnligHTN 系统等均有各自特点和初步临床验证结果[12]。不同的消融设备可能具有不同的消融效果，将对临床结果发挥不同的影响。

**2. EnligHTN 系统**　于 2012 年 5 月通过欧盟的 CE 认证，由 8F 多电极射频导管及射频发生器组成。射频导管网篮状的远端可紧贴血管壁，其上螺旋分布 4 个电极，每放置 1 次导管可序贯消融 4 个点。该消融导管的升级产品改进了放电程序，使总手术时间缩短。与其他射频消融系统相比，EnligHTN 系统可更快速地完成消融，减少患者疼痛，减少射线暴露时间，同时不阻断肾动脉血流从而避免了肾脏损伤。

EnligHTN-I 研究[13]是一项非对照观察性研究，纳入了 46 例 RH 患者，术后 1 个月、3 个月、6 个月的随访显示，诊室血压下降 28/10、27/10、26/10mmHg，动态血压下降 10/5、10/5、10/6mmHg（P<0.0001）。治疗有效率 80%，达标率约 40%。发生 3 例主要并发症，其中高血压肾病进展 1 例，严重低血压 1 例，原有肾动脉狭窄进展 1 例。但另一项研究显示，相对于 Symplicity 导管，使用 EnligHTN 系统术后形成局部血栓的风险更高[14]。

**3. Vessix V2 系统**　于 2012 年 5 月取得欧盟的 CE 认证，主要由射频发生器和 OTW 球囊导管及位于其上的螺旋形双极电极组成。术中充气的球囊阻断血管腔内的血流，直接与血管壁接触而发出射频能量，可以避免因血流导致的能量损耗。手术耗时短，射线暴露时间短，对比剂使用少。可以对直径 3.0mm 的血管进行消融。目前正在进行的临床研究是 Reduce-HTN 研究，由 Vessix 公司发起的非随机前瞻性的多中心单队列研究，入选 64 例 RH 患者均接受 RDN 治疗，术后 6 个月患者诊室血压及 24h 动态血压均有显著的下降，并且无严重并发症发生。

**4. OneShot 系统**　于 2012 年 2 月通过欧盟的 CE 认证，主要是由灌注射频球囊导管及射频发生器组成。导管远端有一个低气压（1atm，即 1 个标准大气压）非顺应性球囊，其表面螺旋缠绕单电极，每侧肾动脉仅需接受一次 2min 的射频即可完成消融，手术耗时明显减少。同时球囊上有 8 个小孔，可以进行冷盐水灌注，冷却射频消融区域，有助于能量穿透至更深的组织，并且可减少对非靶组织的热损伤。RHAS 研究[15]对 9 例 RH 患者行 RDN 治疗，并进行了观察随访。9 名患者手术操作成功率为 89%，术后 1 个月、3 个月、6 个月、12 个月随访时血压分别下降了（30.1±13.6）mmHg、（34.2±20.2）mmHg、（33.6±32.2）mmHg、（30.6±22.0）mmHg。无操作相关并发症发生，肾功能较前无明显变化。更大样本量（50 例）的 RAPID 研究正在进行中，以期进一步评价该系统的有效性及安全性。

### （二）超声消融系统

**1. Paradise 系统** 第一代于 2011 年 12 月通过欧盟的 CE 认证，第二代于 2013 年 1 月通过欧盟的 CE 认证。主要由 6F 的 OTW 球囊导管和射频发生器组成，一个特制的圆柱形能量发射探头位于球囊中央，不与血管壁直接接触，能够发射高频超声波，对血管壁的肾交感神经进行环状消融。球囊内充满液体，能够冷却周围血管组织，避免非靶组织的热损伤。REALISE 研究是一项非随机对照研究，计划入组 20 例 RH 患者行 RDN 治疗，初步评估了这种系统的安全性及有效性[16]。目前已有 11 例患者完成 RDN 治疗，术后 3 个月随访平均诊室及家庭血压分别较术前下降 36/17mmHg 和 22/12mmHg，随访中未见肾功能损害[17]。

**2. TIVUS 系统** 治疗性血管内超声（therapeutic intravascular ultrasound，TIVUS）系统是一种高强度非聚焦超声消融系统，目前处于临床试验阶段。超声探头不与血管壁直接接触，远距离将消融能量直接导入血管外膜，不损伤内膜。若探头周围血液温度过高，系统可自动调节，降低消融能量，避免对非靶组织的损伤。初步研究报告显示其优势之处，即探头置于腹主动脉内肾动脉开口处或下腔静脉内就可对肾动脉进行消融，不必进入肾动脉内，可避免肾动脉损伤，同时，在肾动脉支架术后也可对肾动脉进行消融[18]。

### （三）药物灌注性消融系统

**1. MR 引导下肾动脉乙醇注射** MR 引导下肾动脉乙醇注射是一种新型的 RDN 治疗技术，目前仅有动物实验的研究成果，尚未应用于临床。主要方法是在 MR 的引导下，将注射用导管准确定位于肾动脉内，注射乙醇消融交感神经。同时，乙醇内混有钆布醇，可以在 MR 下显影，因此可以利用 MR 实时监控血管内注射乙醇的分布情况。已报道了相关的动物研究结果[19]，在 MR 引导下对 6 只猪进行肾动脉乙醇注射，4 周后猪的肾实质去甲肾上腺素浓度与未治疗的肾脏相比显著降低 53%（$P<0.02$），无肾动脉狭窄发生。这项技术更加简便、手术耗时较短、注射成本较低、无放射性暴露，但是如何将乙醇聚集避免乙醇扩散至其他组织尚需进一步探索，同时尚需大规模临床研究评估该技术在人体内应用的安全性及有效性。

**2. Bullfrog 微注射导管** 是一种可以将药物直接注射进入血管壁组织中的微注射系统，亦尚未应用于临床，仅有相关动物实验成果。球囊导管置入肾动脉且低压（约 2atm）扩张时，位于球囊内的微注射器针头探出，刺入血管壁内，将神经毒素（胍乙啶）导入组织中，抑制交感神经活性，进而降低血压。2011 年 TCT 会议上发布了该导管系统的动物研究结果[20]，尚缺乏临床应用的相关研究。

## 二、压力反射激活治疗

Rheos Pivotal 试验（Rheos System，CvRx，Inc，Minneapolis，MN）是美国第一个由制造商发起的大规模、随机的、平行双盲，用来检测压力反射激活治疗顽固性高血压患者的安全性与有效性的临床试验[21]。该设备包括一个电脉冲发生器，将该发生器植入患者前胸壁的皮下，两侧电极置于双侧颈动脉窦，通过刺激颈动脉压力感受器，传至大脑髓质压力感受器。大脑随即反馈性地发出交感神经抑制信号至血管、心脏、肾脏，结果引起血压下降。

研究纳入标准：门诊或住院患者经至少 3 种或 3 种以上抗高血压药物治疗后（含有利尿剂）1 个月，收缩压仍≥160mmHg 及舒张压≥80mmHg，此外患者 24h 动态收缩压≥130mmHg，且无直立性低血压。自 2007 年 3 月至 2009 年 11 月，49 个中心对 590 例患者进行了该项试验。电脉冲发生器在最初的 1 个月是处于关闭状态。181 例 A 组受试者的电脉冲发生器在试验开始后的 1 个月开始工作（0 时，即压力反射试验开始）。而 B 组的受试者在试验开始后的 6 个月，电脉冲发生器才开始工作。通过双盲法监测患者 12 个月的血压变化。试验包括 5 项主要预先设定的研究目的，2 项是试验有效性（手术的短期和长期疗效），3 项是安全性（手术安全性、治疗安全性、设备安全性）。患者平均年龄 53 岁，61% 为男性，80% 为白人。平均服用（5.2±1.7）种药物，仅有 1 例患者（A 组）失访。试验开始 6 个月后，A 组 54% 受试者出现收缩压下降 10mmHg，B 组 46% 受试者出现血压下降达到 10mmHg，这没有达到预想中 A 组大于 B 组 20%的情况（P=0.97）。对于长期效果评估：认为从设备开始工作至研究结束，患者收缩压下降大于 10mmHg 且血压下降幅度至少达到 6 月份监测的 50%水平。A 组研究中，88%的患者达到了这一目的。这超过了试验最初的 65%的设想（P<0.01）。术后 30 天内无并发症患者占 75%，小于研究最初设想的 82%（P=1.00）。操作相关并发症主要与颈动脉窦仪器放置有关，大多数的并发症完全缓解（76%）。试验过程中无操作诱发死亡事件的发生。在试验开始的 30 天至 6 个月期间，2 组患者的危险度分别为 A 组 92%，B 组 89%（P<0.001）。高血压与器械治疗产生的风险比为 87%，超过研究预想的 72%（P<0.001）。从实验开始至 6 个月，A 组患者血压平均下降（16±29）mmHg。B 组血压平均下降（9±29）mmHg（P=0.08）。至研究结束的 12 个月，A 组患者血压平均下降（25±32）mmHg，B 组患者血压平均下降（25±31）mmHg。辅助分析显示患者在接受治疗小于 6 个月时，A 组患者收缩压小于 140mmHg 的比例较多（P=0.005），但是当实验达到 12 个月时，两组患者均进行了至少 6 个月的压力反射治疗，此时两组患者中收缩压小于 140mmHg 的比例无差异（P=0.70）。为了更直接与药物治疗进行对比，研究结束后对患者术前血压进行了对比分析，研究结果显示，患者血压从手术前至手术后的 6 个月血压存在较大变化（P=0.03），而至手术后 12 个月血压并不存在明显改变（P=0.57）。

Rheos 研究表明，该项技术的短期安全性与有效性并未在实验中得到验证[22]。然而，实验证实，通过植入颈动脉窦压力感受器刺激仪，患者最高可以达到 35mmHg 的收缩压下降，且超过 50%患者能够将收缩压降至 140mmHg 以下。由于研究本身存在设计上的缺陷，研究较早的停止了，没有对患者的长期临床获益进行探索。该项试验并没有达到预期中的 2 项目标，即手术的短期安全性及有效性。这与该实验的设计缺陷密不可分。在监测手术短期有效性过程中，B 组患者收缩压在治疗的前 6 个月内却出现意料之外的下降。这主要因为对比 A 组，在此期间调查人员会增大 B 组患者药物剂量及增加抗高血压药物。这显著消弱了二组血压的差距。此外，由于血压测量是在服药后 4~6h 开始的，这种测量方法夸大了药物所引起的血压下降幅度。还有，

在手术安全性方面，患者并未像计划中的那样，即在手术后的 30d 内有 82%患者不会出现并发症。除了上面提及的设计缺陷，研究仍然为那些处于较高发病风险、死亡风险的患者提供了新的选择。该项技术仍然处于不断研究、发展阶段（目前尚不能进入临床实践）。未来的研究需要更大规模，更多对照。

## 三、髂动静脉吻合术

通过使用髂动静脉吻合术改变长期高血压患者的动脉解剖特征治疗顽固性高血压。依据 Windkessel 模型，将中心动脉和一段静脉吻合从而增加动脉顺应性，减轻血管阻力以达到血压快速下降。操作步骤为：通过 Seldinger 技术，4F 鞘插入患者一侧的股动脉，一个 11F 鞘置于同侧穿刺部位下方 2cm 股静脉。在 X 线下，吻合器置于股骨头和坐骨棘上面的远端髂动静脉之间。特制 ROX Medical 导丝通过动脉鞘进入目标区域。通过静脉鞘将 21G 的可弯曲穿刺针推送至目标区域，穿刺针头端对准动脉内的导丝穿刺，针尖进入髂动脉后，将 0.018 英寸的交换导丝通过穿刺针置入髂动脉中，推送导管进入髂外动脉，拔出穿刺针，将 ROX 偶合器动脉端推入髂外动脉，另一端置于髂外静脉，这样偶合器骑跨髂外动静脉。拔推送出导管，将直径 4mm 的球囊沿导丝推送至偶合器内，将吻合口扩张至 4mm。术后股动静脉穿刺点压迫止血。

ROX CONTROL HTN 研究是一项国际多中心、非盲、前瞻、随机对照临床试验，该试验用来检测"动静脉吻合术"治疗顽固性高血压的有效性与安全性[23]。自 2012 年 8 月至 2014 年 4 月，患者注册在欧洲 16 个中心。受试者年龄在 18 至 80 岁之间，服用 3 种或 3 种以上抗高血压药物（其中一种是利尿剂）持续达 2 周后，仍收缩压≥140mmHg，平均动态血压≥135mmHg，舒张压≥85mmHg。患者随机以 1∶1 的比例分为 2 组。1 组患者进行髂动静脉吻合同时维持现有药物治疗（实验组），1 组患者维持现有药物治疗（对照组）。试验主要指标是试验 6 个月后的诊室血压的改变及 24h 动态收缩压的改变。所有患者均进行为期 6 个月的随访。195 位登记患者中有 83 位（43%）进行了该项试验，其中 44 位患者进行了动静脉吻合治疗，39 位患者进行了常规治疗。对于进行手术的患者，其诊室平均收缩

压下降（26±9）mmHg，舒张压下降（23±9）mmHg（P<0.0001），24h 动态收缩压下降（13±5）mmHg，舒张压下降（18±8）mmHg（P<0.0001）。而对照组患者的收缩压下降（3±7）mmHg，舒张压下降（21±2）mmHg（P=0.31），24h 动态收缩压下降（0±5）mmHg，舒张压下降（15±8）mmHg（P=0.86）。动静脉吻合器的患者中发生同侧静脉狭窄患者占 29%（12/42），需要静脉成形术或支架置入治疗。

ROX CONTROL HTN 研究探索了一种新颖的顽固性高血压治疗技术。但从原理上来看存在一些问题[24]。髂动静脉吻合术的主要作用原理是人为制造一个动静脉瘘，将动脉血引入下肢静脉，静脉系统的顺应性较好，由此能提高动脉的顺应性。动脉血被引入静脉之后，形成了临时的"储池"，这相当于"建造"一个"水库"，减少了有效循环血量，从而降低血压。但从血流动力学原理看，如果较大的动静脉瘘持续存在，患者的心排血量会明显增加，交感系统会激活，导致血压回升。在 ROX CONTROL HTN 研究中，只要患者初始降压治疗不达标，就被直接分配至动静脉吻合治疗组或药物治疗组，但研究并未确定患者动脉系统的顺应性是否严重受限，是否是这类患者顽固性高血压的根本原因。从血压调节的理论分析，任何降低心肌收缩、血管阻力和有效血容量的方法均可降低血压。如前所述，髂动静脉吻合术将动脉血"储存"至静脉后，动脉顺应性提高，有效循环血量减少，血压降低，但患者的长期预后如何？终点事件是否会下降？这些问题都需要进一步探讨。此外，该研究显示 29%的患者治疗后 6 个月内在动静脉吻合处出现静脉狭窄，需要血管球囊成形术或置入支架治疗，这个比例远高于 SIMPLICITY-HTN 系列研究中器械相关的不良事件发生率。该研究也存在未设置"假手术组"的问题。

高血压的器械治疗虽然均有一定的病理生理依据，但临床试验中并未建立确切的循证医学证据。因此，尚需更多的科学研究澄清是非，去伪存真，积极谨慎地开展相关的临床研究很有必要。

（蒋雄京 董 徽）

## 参考文献

[1] Kearney PM，Whelton M，Reynolds K，et al. Global burden of hypertension：analysis of worldwide data. Lancet，2005，365（9455）：217-223.

[2] McAdam-Marx C，Ye X，Sung JC，et al. Results of a retrospective, observational pilot study using electronic medical records to assess the prevalence and characteristics of patients with resistant hypertension in an ambulatory care setting. Clin Ther，2009，31（5）：1116-1123.

[3] Grassi G，Mark A，Esler M. The sympathetic nervous system alterations in human hypertension. Circ Res，2015，116（6）：976-990.

[4] Thorp AA，Schlaich MP. Device-based approaches for renal nerve ablation for hypertension and beyond. Front Physiol，2015，6：193.

[5] White WB，Galis ZS，Henegar J，et al. Renal denervation therapy for hypertension：pathways for moving development forward. J Am Soc Hypertens，2015，9（5）：341-350.

[6] Investigators SH. Catheter-based renal sympathetic denervation for resistant hypertension：durability of blood pressure reduction out to 24 months. Hypertension，2011，57（5）：911-917.

[7] Esler MD，Krum H，Sobotka PA，et al. Renal sympathetic denervation in patients with treatment-resistant hypertension（The Symplicity HTN-2 Trial）：a randomised controlled trial. Lancet，2010，376（9756）：1903-1909.

[8] Esler MD，Krum H，Schlaich M，et al. Renal sympathetic denervation for treatment of drug-resistant hypertension：One-year results from the symplicity HTN-2 randomized，controlled trial. Circulation，2012，126（25）：2976-2982.

[9] Bhatt DL，Kandzari DE，O'Neill WW，et al. A controlled trial of renal denervation for resistant hypertension. N Engl J Med，2014，370（15）：1393-1401.

[10] Townsend RR，Mahfoud F，Kandzari DE，et al. Catheter-based renal denervation in patients with uncontrolled hypertension in the absence of antihypertensive medications（SPYRAL HTN-OFF MED）：a randomised，sham-controlled，proof-of-concept trial. Lancet，[Epub ahead of print].

[11] Dong H，Jiang X，Liang T，et al. Transradial renal denervation for the treatment of resistant hypertension. J Invasive Cardiol，2014，26（7）：322-327.

[12] Bunte MC，Znfante de Oliveira EI，Shishehbor MH. Endovascular treatment of resistant and uncontrolled hypertension therapies on the horizon. JACC：Cardiovasc Interv，2013，6（1）：1-9.

[13] Worthley SG，Tsioufis CP，Worthley MI，et al. Safety and efficacy of a multi-electrode renal sympathetic denervation system in resistant hypertension：the EnligHTN I trial. Eur Heart J，2013，34（28）：2132-2140.

[14] Templin C，Jaguszewski M，Ghadri JR，et al. Vascular lesions induced by renal nerve ablation as assessed by optical coherence tomography：pre- and post-procedural comparison with the Simplicity catheter system and the EnligHTN multi-electrode renal denervation catheter. Eur Heart J，2013，34（28）：2141-2148.

[15] Ormiston JA，Watson T，van Pelt N，et al. Renal denervation for resistant hypertension using an irrigated radiofrequency balloon：12-month results from the Renal Hypertension Ablation System（RHAS）trial. Euro Intervention，2013，9（1）：70-74.

[16] US National Institutes of Health. Renal Denervation by Ultrasound Transcatheter Emission（REALISE）. http：//www. clinicaltrials.

gov/ct2/show/record/NCT01789918.

[17] Mabin T, Sapoval M, Cabane V, et al. First experience with endovascular ultrasound renal denervation for the treatment of resistant hypertension. EuroIntervention, 2012, 8（1）: 57-61.

[18] Scheinert D. Cardiosonic TIVUSTM Technology: An Intra-Vascular Ultrasonic Catheter for Targeted Renal Denervation. Paper presented at: the 24th Annual Transcatheter Cardiovascular Therapeutics（TCT）scientific symposium, 2012.

[19] Streitparth F, Walter A, Stolzenburg N, et al. MR-guided periarterial ethanol injection for renal sympathetic denervation: a feasibility study in pigs. Cardiovasc Intervent Radiol, 2013, 36（3）: 791-796.

[20] Stefanadis C. Renal denervation in resistant hypertension: radiofrequency ablation and chemical denervation. Hellenic J Cardiol, 2011, 52（6）: 481-482.

[21] Bisognano JD, Bakris G, Nadim MK, et al. Baroreflex activation therapy lowers blood pressure in patients with resistant hypertension: results from the double-blind, randomized, placebo-controlled rheos pivotal trial. J Am Coll Cardiol, 2011, 58（7）: 765-773.

[22] Bloch MJ, Basile JN. The Rheos Pivotol trial evaluating baroreflex activation therapy fails to meet efficacy and safety end points in resistant hypertension: back to the drawing board. J Clin Hypertens（Greenwich）, 2012, 14（3）: 184-186.

[23] Lobo MD, Sobotka PA, Stanton A, et al. Central arteriovenous anastomosis for the treatment of patients with uncontrolled hypertension（the ROX CONTROL HTN study）: a randomised controlled trial. Lancet, 2015, 385（9978）: 1634-1641.

[24] Kapil V, Sobotka PA, Saxena M, et al. Central Iliac arteriovenous anastomosis for hypertension: targeting mechanical aspects of the circulation. Curr Hypertens Rep, 2015, 17（9）: 585.

# 第八章

# 高血压病的物理治疗

高血压病是以体循环动脉压增高为主要临床表现的综合征，是一种复杂的病理生理状态，并发症可致死或致残，治疗的最终目标是通过降压或稳压，减轻或逆转终末器官损伤，防止并发症的出现，从而提高生存质量，延长患者寿命。

目前的治疗手段多采用药物治疗，通常需要终身用药，而且对一些难治性高血压药物降压效果不理想。虽然有些患者经过药物治疗血压得到满意控制后，可逐渐减量，但原则上仍需长期服药，停药后高血压复发的可能性极大。

另外，长期的药物代谢可能会对患者的脏器造成不利影响，特别是对于伴有肾功能损害的高血压病患者，在用药上更需谨慎，鉴于药物治疗可能存在的缺陷和毒副作用，物理治疗的重要性日益凸显。选择无创、简易、有效的物理疗法对治疗高血压病具有重要的价值和意义。

## 第一节 电 疗 法

### 一、高压低频电疗法

#### （一）降压机制

高压低频电点穴治疗，可促进外周血管扩张，降低血管张力，从而降低血压。中医学认为，高血压病患者易抑郁、精神过度紧张而伤及肝肾，以致阴虚阳亢而致病；也可因痰浊内蕴或脾肾被伤、痰湿停蓄而致。高压低频电点穴治疗，可泻肝补肾去湿，有效消除致病因素，而且具有镇静作用，可消除患者烦躁、紧张、抑郁等症，使人体恢复正常的生理状态，从而达到治疗高血压病的目的。

#### （二）适应证

轻中度高血压病。

#### （三）方法

患者平卧于木床治疗垫上，10min 后采用高压低频电场治疗仪电子笔顺经点穴。主穴取人迎、百会、风池、曲池、间使、足三里；偏于阳亢者加太冲、行间；偏于阴虚者加内关、太溪、三阴交、关元、气海；偏于痰湿者加丰隆、阴陵泉；头痛、头晕、头胀较重者加印堂、太阳；失眠者加安眠、悬颅，同时配合耳部穴位神门、交感心降压沟。1 次/天，30 分钟/次，10 次 1 疗程，疗程之间间隔 5 天。

#### （四）疗效评价

有研究者在口服降压药的基础上联合高压低频电场治疗仪治疗，治疗两疗程后，显效率为 72%，优于单纯药物治疗组的 30%（$P<0.01$）[1]。

### 二、静 电 疗 法

#### （一）降压机制

（1）高压静电场可能有降低血浆中分子物质的作用，有助于失衡的自主神经恢复其平衡状态，高压静电场治疗能够降低交感神经活性，提高迷走神经张力，进而降低血压。

（2）低压静电场具有调节自主神经及内分泌功能的作用，可较快地消除体力劳动或脑力劳动引起的过度疲劳，提高工作效率；改善睡眠、减轻头痛、降低血压。250～300V 的静电场（负电位）作用于动物机体后其血清中钠离子、钙离子及 γ-球蛋白的含量增加，钾离子及白蛋白减少，并且对血压也有一定的调节作用，使血压处于一个正常的稳态范围内。脑循环及周围血液循环可有改善。

（二）适应证

轻中度高血压病。

（三）治疗方法

使用负电位治疗仪进行治疗，为直流负电，输出电压范围为-10V至-300V，频率（70±1）kHz。1次/天，60分钟/次，1个月为一疗程[2]。

（四）疗效评价

研究显示，采用静电疗法治疗高血压患者30例，治疗3个月后，总有效率100%，明显高于对照组[2]。

### 三、脉冲超短波疗法

（一）降压机制

关于高血压病的发病机制未完全阐明，除遗传因素外，有研究认为，外界强烈致病因素长期作用于大脑皮质，导致皮质功能紊乱，对皮质下的血管运动中枢失去了正常调节作用，使血管收缩功能异常兴奋，进而引起小动脉的痉挛和微循环障碍，最终导致循环系统阻力增加和血压升高[3]。脉冲超短波可通过神经反射机制及体液的作用，增加大脑皮质的抑制过程，达到调节皮质下血管运动中枢功能，使小动脉的张力降低、血压下降。

（二）适应证

轻中度高血压病。

（三）治疗方法

应用频率为50MHz，调制脉冲频率为1000Hz，调制脉冲宽度为10μs，脉冲通断比为1∶100，脉冲峰值为10kW，平均功率为100W的脉冲超短波，用直径4cm的电容电极，作用于颈两侧的颈动脉窦区，电极与皮肤距离1.5～2cm，时间为10min，每日1次，20次为一疗程[3]。

（四）疗效评价

研究显示，在服用硝苯地平的基础上配合脉冲超短波治疗高血压病患者71例，总有效率为95.0%，优于单纯服用硝苯地平对照组的79.2%（$P<0.05$）[3]。

## 第二节　磁　疗　法

### 一、降　压　机　制

磁场属于一种物理能量，其机制可能通过神经反射通路调节皮质下血管运动中枢的生理功能，使血管平滑肌张力降低，减低血管神经的兴奋性，缓解血管平滑肌痉挛，使血管扩张，外周阻力降低，微循环改善，进而起到降低血压的作用[4]。磁疗法简单、经济，患者易于接受，且疗效较好，无明显禁忌证，高血压病已成为其主要适应证之一。

### 二、适　应　证

轻中度高血压病。

### 三、治　疗　方　法

（一）敷磁法

应用表面磁感应强度0.08～0.15T，直径10mm左右的磁片，用胶布固定在穴位上（对胶布过敏者及局部皮肤破溃者禁用），采取连续贴敷，一般1～2个月为一疗程。常用穴位有曲池、百会、内关等。

（二）耳磁法

应用磁感应强度0.04T左右，直径1～3mm的磁片或磁珠，用胶布固定在耳穴上。常用耳穴有降压沟、肝、肾、内分泌等。

（三）磁疗表带法

将磁疗表固定在一侧腕部，磁片应对准内关穴，每天配戴时间不少于8h，磁疗表带上的磁片表面磁感应强度不低于0.08T。

（四）磁疗项链法

磁疗项链上均匀地固定9～11个小永磁体，每个小永磁体的磁感应强度0.06～0.08T，将磁疗项链配戴在颈部。

（五）磁疗保健鞋法

将磁片固定在鞋底内，足底直接接触磁片，白天连续穿鞋，使磁场连续作用于足底穴位。

### （六）磁处理水疗法

普通水经过磁场处理后成为磁处理水，磁处理水不仅有一定降压效果，而且对降低血脂也有一定作用。为了取得较好的疗效，磁处理水当天制作当天饮服，如果存放时间过长，会降低磁处理水的磁化效应。磁处理水煮沸后装入瓶中，每天内服 2000～3000ml，1～3 个月为一疗程。

### （七）旋磁法

将旋转磁疗机的机头置于穴位处，每个穴位治疗时间 15～20min，每天治疗 1 次，10～15 次为一个疗程，常用穴位有曲池、百会等。

## 四、疗 效 评 价

上述磁疗法对高血压病均有一定疗效，但效果各不相同，以旋磁效果最佳。有文献报道[4]，应用旋磁法作用于百会穴，每次 15～30min，治疗高血压病 75 例，有效 66 例，有效率 88%；另有对曲池穴进行旋磁法，治疗高血压病 50 例，有效 49 例，有效率 98%；其中显效 35 例，显效率达 70%。

## 第三节　生物反馈疗法

生物反馈疗法是 20 世纪 60 年代在实验心理学领域发展起来的一种新的生物医学工程技术。它是将人体的生物信号，如肌电、皮温、血压、心率、脑电等转变为可以被察觉到的信号，如视觉、听觉信号等。在专业治疗师的指导下，受试者通过有意识的主动参与，学会在一定范围内控制自己内脏器官的活动，纠正偏离正常范围的症状或体征的治疗和训练方法。

## 一、降 压 机 制

生物反馈疗法对人体自主神经系统具有良性调节作用，可降低交感神经兴奋性，从而达到治疗高血压病的目的。有研究表明，生物反馈疗法是治疗高血压病的一种安全有效的辅助性治疗手段。

## 二、适 应 证

适应证为对传统药物疗效不佳或心理因素是疾病的主要促发因子的轻中度高血压病。

## 三、治 疗 方 法

第一阶段：放松训练方法

**1. 舒缓流畅想象模式**　在这种方法中，不涉及任何与紧张有关的指导语，而是直接指导和搜寻着进入放松阶段。给予一种流畅的、舒缓的，且富有一些想象的情景性语言。这种训练方法的特点是耗时少，大概只需要 10～12min，是所有放松方法中最常用的一种。特别适合于那些只需要几次训练的人，他们以前可能接受过自主放松、冥想或者类似的训练，或者是其肌肉紧张水平相对较易于放松者。

**2. 紧张/放松模式**　紧张/放松模式是一种直接放松方式，在训练过程中，不需要受训者有任何的想象。这种方法对那些不知如何控制肌肉紧张度的受训者特别有效，在放松他们的肌肉时需要帮助他们"启动开始"，或者说让他们通过肌肉的收缩与松弛来了解肌肉放松的感觉。

**3. 系统放松模式**　这是一种耗时较长、内容较全面的放松训练形式，如果时间允许的话，可以采用一种十分系统的、综合性的、完整的放松技术。

**4. 简易自我放松程序**　①感觉自我：可采用咬紧牙关，绷紧颈部肌肉等方式来感觉自身的存在；②自我感知：发自内心地说："我感觉到我的身体僵硬、麻木"；③深慢呼吸，吸 4 次，呼 4 次；当第 4 次呼气时，让下颌变得松弛、下垂。

第二阶段：肌电生物反馈仪治疗。

**1. 定肌电的基础值**　电极置于额肌，医生向患者解释肌肉活动与视听反馈的联系，并做演示。然后要求患者做各种肌肉运动，如皱眉，咬紧牙关，然后记录放松时肌电反馈仪信号的变化。休息 2～3min 后每 30s 记录 1 次基础值，共 8 次，8 次的均值即肌电的基础值。

**2. 额肌放松训练法**　每次达到预定阈值给予强化或给予筹码，待积蓄到一定数量后，让患者用筹码交换其所喜欢的奖品。如患者不会放松，可以结合自体发生训练或渐进松弛训练，每次 20min。肌电基础值较低的患者可进行手的升温训练。

## 四、疗效评价

有学者应用生物反馈的放松结合冥想疗法对27 例高血压病患者进行对照研究[5]，结果显示 77%的患者收缩压和舒张压有明显下降，其中，有 50%的患者可以减少一半以上的降压药用量，继之 6 个月的跟踪结果显示，若患者每日能坚持进行完整的家庭放松训练，这一效果可长久保持。

## 第四节　运动疗法

1954 年，美国生理学家 Karpovich 首次提出"运动疗法"的概念并引起了世界范围内广泛关注。世界卫生组织在 1969 年使用了 "运动处方" 的概念，从此这一概念在国际上越来越得到认可。在美国、欧洲及日本等国家，研究高血压病的运动康复方法已经成为热点，并有大量文献报道。世界卫生组织和国际高血压学会在 1989 年首次推荐了运动疗法作为高血压病非药物降压方法之一。目前，在世界范围内，运动疗法治疗高血压病的效果已经获得心血管疾病专家的认可，并逐步得到推广和发展。

## 一、降压机制

### （一）中枢神经调节

运动训练可以调节大脑皮质及皮质下血管运动中枢，使其紧张度趋于正常，促使血压下降；且运动训练可调节植物神经功能，降低交感神经兴奋性，提高迷走神经兴奋性，缓解小动脉痉挛，降低血压。有研究发现，有氧训练可使神经中枢内啡肽的生成增多，达到降低交感神经系统兴奋性的作用。同时，据希特里克实验，运动作用于大脑皮质和皮质下血管运动中枢，可改善高血压病患者的无条件性血管反射，改变血管运动中枢的功能状态，使血压下降。

### （二）周围循环改变

运动训练可使肌内毛细血管扩张，密度、数量增加，改善血液循环和代谢，降低外周阻力；还可使血中的儿茶酚胺、洋地黄样物质含量减少；多巴胺、前列腺素 E、牛磺酸含量增加；从而扩张毛细血管，减少外周阻力，有效减少血容量，降低血液黏稠度，减轻心脏负荷。

### （三）情绪改变

运动训练可有效改善患者的情绪，使患者心身紧张解除，血压调节功能得到改善，血压下降，心脏负荷减轻。

## 二、适应证

轻中度高血压病。

## 三、治疗方法

### （一）运动强度

确定运动强度的最简单的方法是应用靶心率（THR）表示：靶心率（次/分钟）=170（180）- 年龄（岁），170 适用于年龄偏大或有明确心脏病史，体质弱且过去无任何规律运动习惯者，其他人则用180 计算。也可以首先确定最高心率，即 220- 年龄；然后计算有氧运动最佳心率范围，即有氧心率- 最高心率×（60%～80%）。一般认为，对于一期高血压病患者，运动时的心率控制在 102～125 次/分或运动后心率增加不超过运动前的50%为宜。而对于二期高血压病患者，运动后心率不应超过运动前的30%，应以缓慢运动为宜。

### （二）运动频度

一次运动治疗后的效应持续时间为 2～3d，所以运动频度应该每周至少 3 次。经常运动者可以坚持每周锻炼 5～6 次。运动效应的产生至少需要1 周的时间，达到较显著的降压效应则需 4～6 周。

### （三）运动时间

一般要求每次运动持续 45～60min，其中包括10～15min 热身活动，如伸展活动、关节活动等和5～10min 整理活动，然后逐渐回到日常平静水平。真正的锻炼时间为 20～30min，至少 20min，但也应根据身体状况灵活掌握。

### （四）运动形式

根据目前的研究，对于高血压病患者建议进行有氧训练，即等张运动，如步行、慢跑、踏车、游泳、跳舞、太极拳、降压体操、武术等。患者可以选择自己感兴趣的运动项目按照运动处方进行训练。但对于力量训练和等长运动，由于在运动过程中存有屏气动作，加重了心血管系统的负荷，所以目前仍有争议。但近年来研究表明，在一定范围内，中、小强度的抗阻运动可产生良好的降压作用，而并不引起血压明显升高。另有研究发现，对于左心功能良好的患者，力量训练和等长收缩运动是一种低危性运动方式，但对于左心功能明显下降的患者，仍应避免此类力量性运动，以免左心功能进一步下降，使病情恶化。另外，放松训练也是常用的一种训练方法，患者可以选练易于放松、入静和引气血下行的功法，如静功、放松功、站桩功等进行练习，练习时要注意调身、调息、调心三者的有机结合。

## 四、疗 效 评 价

据文献报道[6]，在药物治疗的基础上配合运动疗法治疗高血压病患者 36 例，显效 9 例，有效 18 例，总有效率 75%，且可明显降低高血压病患者的并发症。

## 第五节 温 泉 水 疗

温泉指经由地下涌出，水温在 25℃ 以上或者在每千克水中含一定量的矿物质。一般温泉水都含有碘、硫、铁、硼等化学成分及一些微量元素，同时还包含诸如二氧化碳、硫化氢和氧气等具有医疗价值的气体。依据温泉的温度、化学成分及其含量等不同，温泉的分类方法较多。根据其化学成分含量多少可分为高矿化温泉（>10g/L）、中矿化温泉（2～10g/L）、低矿化温泉（0.6～2g/L）3 种。根据所含的化学物质成分组成不同可分为氧泉、硫酸钙泉、氯化钠泉、硫化氢泉、碳酸泉、碳酸氢钠泉等；根据其温度高低不同可分为冷型温泉（<20℃）、温热型温泉（20～30℃）、热型温泉（30～40℃）和高热型温泉（>40℃）。

## 一、降 压 机 制

当机体浸入 34.5～35.0℃ 恒温水中时，通过皮肤温觉感受器的刺激，将温度变化的信息传入下丘脑，通过降低交感神经系统兴奋性，舒张皮肤和内

脏血管，减慢心率。内脏血管舒张后可引起中心血容量增加，致使心、肺和动脉压力感受器兴奋，从而反射性降低交感神经活性，降低外周阻力。当环境温度在 30～35℃ 时，人体血液循环加快，肾灌注升高，肾素-血管紧张素系统（RAS）活性降低，血压下降。

## 二、适 应 证

轻中度高血压病。

## 三、治 疗 方 法

采用浸浴水疗法，使机体浸入 34.5～35.0℃ 恒温水中，20～30 分钟/次，1～2 次/日，4 周为一疗程。

## 四、疗 效 评 价

文献报道[7]，在服用降压药物治疗基础上，配合温泉水疗和心理护理治疗原发性高血压患者 24 例，自身治疗前后对照，治疗 4 周后血压较治疗前下降了 14%。

## 第六节 传统医学物理疗法

近些年，中国传统医学物理疗法逐渐成为防治高血压病的重要辅助方法。主要包括针灸、按摩、太极拳、气功等。

## 一、针 灸 疗 法

### （一）降压机制

（1）针刺可以改善血管内皮功能，抑制肾素-血管紧张素-醛固酮系统（RAAS）、调节血液流变学异常、改善胰岛素抵抗等方面。

（2）改善自主神经功能、增加心血管系统对自主神经调节的敏感性。

（3）针刺可能与迷走神经结构和功能的完整性密切相关，与中枢内细胞膜钙离子的内流也有关系。

（4）针刺可能通过调控丝裂原活化蛋白激酶信号传导途径改善血管重塑，降低血压。

（二）适应证

轻中度高血压病（对于中医分型：肝阳上亢型高血压病的疗效更为显著）。

（三）治疗方法

首先进行中医辨证，确定证型，然后根据证型进行选穴治疗。每次留针 30min，1 次/日，10 次为一疗程，疗程间间隔 2d。

**1. 肝火亢盛证**　主穴选太冲、风池、行间、曲池，针刺采用提插捻转泻法。

**2. 阴虚阳亢证**　主穴选太溪、肾俞、肝俞、三阴交、太冲，太冲穴针刺采用提插捻转泻法，余穴采用提插捻转补法。

**3. 痰湿壅盛证**　主穴选丰隆、足三里、中脘、内关，针刺采用提插捻转泻法。

**4. 阴阳两虚证**　主穴选关元、气海、足三里、百会，针刺采用提插捻转补法，针后加灸。

（四）疗效评价

有研究显示[8]，采用针灸治疗顽固性高血压病患者 106 例，主穴选足三里、阳陵泉、百会、合谷、曲池、三阴交，痰湿壅盛加下巨虚、中脘、血海，肝火亢盛加太冲、涌泉、太溪，阴阳两虚加气海、关元、太溪、神阙。每天治疗 1 次，20d 为 1 个疗程，治疗 1 个疗程后，显效 24 例（22.6%），有效 71 例（67.0%），无效 11 例（10.4%），总有效率 89.6%。

## 二、按摩疗法

（一）降压机制

（1）按摩头皮，刺激头部经络穴位可以缓解精神紧张，调节神经系统和内分泌系统功能，促进新陈代谢，减少血液对血管壁的侧压力，具有醒脑降压等功能。

（2）根据中医"平肝熄风"的理论，对太阳、百会、风池等穴位加以按摩，可以调整微血管的舒缩作用，解除小动脉痉挛，从而疏通气血、调和阴阳，对高血压病的预防和治疗起到积极作用。

（二）适应证

轻中度高血压病。

（三）治疗方法

据文献报道，在降压药治疗的基础上，顺序按摩以下穴位：太阳穴、百会穴、风池穴、曲池穴、内关穴、足三里穴，每个穴位顺时针和逆时针各按摩 16 圈，以患者感觉局部酸胀、皮肤微红为宜，1 次/日，4 周一疗程。

（四）疗效评价

文献报道[9]，在口服降压药物基础上联合推拿疗法治疗高血压患者 30 例，治疗 15d 后，显效 9 例，有效 17 例，总有效率为 86.7%，优于单纯口服降压药的对照组（P＜0.05）

## 三、太极拳疗法

太极拳是我国历史悠久的传统健身和运动项目，有文献表明，太极拳具有良好的养身保健作用，对于降压也有较好的疗效。

（一）降压机制

（1）太极拳运动过程中，能松弛紧张的神经，提高中枢神经系统的调节功能，使交感神经兴奋性降低，使缩血管物质去甲肾上腺素、肾上腺素等物质释放减少，而血液中组胺、肌肽类等扩血管物质逐渐升高，从而使外周血管阻力降低，血压下降。

（2）太极拳运动过程中，全身肌肉放松所引起血管壁反射性地放松，使毛细血管扩张，微循环增强，从而降低血管总外周阻力，致使血压下降。

（3）太极拳运动过程中，可以修身养性，陶冶情操，令人心胸开阔，阔达乐观，排解不良情绪所导致的中枢神经系统功能紊乱引起的血压变化。

（二）适应证

轻中度高血压病。

（三）治疗方法

进行太极拳运动，30～40min，2 次/日，4 周为一疗程[10]。

# 四、气功疗法

## （一）降压机制

（1）气功锻炼时通过运用意识，使练功者处于入气功态，此时大脑皮质处于主动抑制过程，交感神经的紧张性降低，血压下降。

（2）气功调整机体内部功能的积极作用，脑电波积分分析显示练功过程中脑电 α 波积分值明显增加，一些人伴有波积分值的增加，提示练气功时大脑皮质功能活动趋向于主动性内抑制过程，皮质有序化程度提高。

（3）气功锻炼时以长呼短吸的调息方法，通过肺牵张刺激反射性地引起呼气中枢兴奋，使副交感神经系统兴奋性增高，交感神经系统兴奋性降低，表现心脏活动抑制，心率减慢，心输出量减少，血压下降。

（4）气功锻炼通过放松、入静、调息等过程，调整机体的阴阳失衡。患者通过练功，头脑清醒、一身舒适，经过一段时间的锻炼后，原有的头晕、头痛、颈项胀痛、烦躁易怒、面部潮热等症状都有不同程度的减轻或消失，血压下降。

## （二）适应证

轻中度高血压病。

## （三）治疗方法

主要包括调身、调心、调息、自我按摩和肢体活动等。调心是调控心理活动，调息是调控呼吸运动，调身是调控身体的姿势和动作。这三调是气功锻炼的基本方法，是气功学科的三大要素或称基本规范。气功的功法繁多，有以练呼吸为主的吐纳功；以练静为主的静功；以练动静结合为主的动功；以练意念导引为主的导引功、站桩功和以自我按摩为主的保健按摩等。选择适合自己的气功锻炼方法才会起到事半功倍的效果。

## （四）疗效评价

有研究表明，气功导引疗法在治疗高血压病的同时配合小剂量的降压药物治疗或者其他疗法（如物理疗法），临床总的疗效比单纯气功锻炼及单服降压药物显著，且控制临床症状疗效亦较后两者为好，且气功联合其他疗法或者单纯的气功锻炼其降低收缩压的效果比单纯的降压药物疗效更佳[11]。另外，单纯气功锻炼治疗高血压病在降低舒张压效果上优于药物治疗。

（刘朝晖　赵连友）

## 参 考 文 献

[1] 孙晓莉，夏军. 高压低频电治疗高血压病 30 例. 中国组织工程研究，2002，6（17）：2568.

[2] 刘潇，虞乐华，贾功伟. 静电疗法对高血压病的临床疗效观察. 保健医学研究与实践，2012，9（4）：31-34.

[3] 胡著音，何庭槐. 脉冲超短波治疗轻中度高血压病疗效分析. 现代康复，1999，3（6）：707.

[4] 周万松，李鸿清. 磁疗法治疗高血压病的应用与研究进展. 磁性材料及器件，1998，29（3）：38-41.

[5] 刘勇. 生物反馈技术治疗原发性高血压临床研究及展望. 生物医学工程学进展，2011，32（3）：143-146.

[6] 李晓芳，赵永新. 运动疗法治疗高血压的疗效观察. 中国康复医学杂志，2005，20（11）：823.

[7] 张丽，翟颖，常虹. 五龙背地区温泉水疗结合心理护理辅助治疗原发性高血压的研究. 中华保健医学杂志，2016，18（2）：148-149.

[8] 王树国，刘燕，杨丽珍. 针灸治疗顽固性高血压 106 例疗效观察. 中西医结合心脑血管病杂志，2013，11（6）：689-690.

[9] 陈军，李静. 推拿治疗高血压病的临床疗效及对 E-Selectin、iNOS、eNOS 的影响. 中华中医药杂志，2010，25（10）：1708-1710.

[10] 刘健. 太极拳结合健康管理治疗社区原发性高血压病人群的研究. 中医药导报，2017，23（5）：64-66.

[11] 肖微，章文春，陈晓凡. 气功治疗高血压病疗效的 Meta 分析. 江西中医药大学学报，2015，27（2）：49-55.

# 第九章

# 围手术期高血压治疗

通常将手术前、手术中及麻醉恢复期发生的高血压统称为围手术期高血压,此期间的高血压可能是一过性血压增高[1][收缩压≥140mmHg 和(或)舒张压≥90mmHg],也可能是漫长的高血压病程的急性加重[1](患者的血压升高幅度大于基础血压的 30%)。围手术期高血压病程长短不定,可能持续至麻醉恢复期的数小时,也可能持续至手术后 8 周[2]。有证据显示围手术期血压剧烈波动至高血压或低血压可能引发脑卒中、急性冠脉综合征、肾衰竭,将增加围手术期的死亡风险。然而目前并没有确切的前瞻性研究数据提示积极的围手术期高血压治疗能够降低围手术期死亡率。许多医生以收缩压 180mmHg 和(或)舒张压 110mmHg 作为切点来决定是否取消或推迟手术期。手术前的血压升高常增加手术中血压的波动,进而导致重要脏器的低灌注及缺血性损伤,而麻醉状态又削弱了生理上应存在的低灌注–血管收缩–高血液动力学反射现象[3]。Howell等荟萃了 30 项相关研究后得出:高血压患者同正常血压者相比,发生围手术期心血管事件的危险将增加 1.31 倍[4]。也有学者指出:即使是那些血压重度升高(收缩压>180mmHg,舒张压>110mmHg)的高血压患者,在围手术期极易出现血流动力学不稳定,发生心肌缺血及心律失常,但推迟手术来控制血压是否能改善心血管预后并不确定。同时也应充分考虑推迟或取消手术所带来的风险。《ACC/AHA 非心脏手术患者围术期心血管评估和管理指南》指出:未控制的高血压本身对围手术期的治疗并不构成很大的危害。但需对拟手术的高血压患者进行严格的评估。

## 第一节  围手术期高血压概述

### 一、围手术期高血压的定义

围手术期高血压是指外科手术住院期间(包括手术前、手术中和手术后,一般 3～4d)伴发的急性血压增高,收缩压、舒张压或平均动脉压超过基线 20%以上[2]。手术后高血压常开始于术后 10～20min,可能持续 4h。如果不及时治疗,患者易发生出血、脑血管意外和心肌梗死。

在围手术期的过程中出现短时间血压增高,并超过 180/110mmHg 时称为围手术期高血压危象,其发生率为 4%～35%[2]。

### 二、围手术期高血压的高危因素

围手术期高血压的相关危险因素非常多而复杂[5]。

(1)原发性高血压术前控制不理想,既往有高血压病史特别是舒张压超过 110mmHg 者易发生围手术期血压波动。

(2)原发性高血压不合理停用降压药物。抗高血压治疗应持续至术前,包括手术当天清晨,以减少术中的血压波动。术前数日宜换用长效降压药物。有证据表明,术前 β 受体阻滞剂的应用可以有效减少血压波动、心肌缺血及术后心房颤动发生,还可降低非心脏手术的死亡率[2]。反之,停用 β 受体阻滞剂和可乐定可以引起血压和心率的反跳,对于每天服用可乐定超过 1.0mg 的患者在突然停药后 18～24h 内极易出现典型的因过度交感神经兴奋而发生的反跳性高血压。

(3)继发性高血压,如嗜铬细胞瘤、肾动脉狭窄、原发性醛固酮增多症等。继发性高血压如果未被诊断并针对性的治疗，围手术期的各种刺激及波动常会导致血压增高。而针对继发性高血压病因的手术如嗜铬细胞瘤或肾上腺瘤的切除术，如果术前未做好充分的药物准备，术中可能发生非常危险的血流动力学波动。

（4）易发生高血压的手术类型：颈动脉、腹部主动脉、外周血管、腹腔和胸腔手术。严重高血压易发生在以下手术过程中：心脏手术，大血管（颈动脉内膜剥脱术、主动脉手术）手术，神经系统及头颈部手术，肾脏移植，以及大的创伤（烧伤或头部创伤）等。

（5）麻醉诱导期。

（6）麻醉深度不当或镇痛不全，术中因疼痛而引起交感神经兴奋血管收缩。

（7）麻醉恢复早期疼痛感、低体温、低通气缺氧或二氧化碳蓄积。

（8）清醒状态下进行有创操作。

（9）手术操作刺激。

（10）药物使用不当，过度输液使容量负荷过重，以及术后 24～48h 血管外间隙液体回流入血管床。

（11）气管导管、导尿管、引流管等不良刺激。

（12）颅内高压。

（13）寒战、恶心、呕吐等不良反应。

（14）紧张、焦虑、恐惧、失眠等心理应激因素。

## 第二节　围手术期高血压的病理生理机制

围手术期血压升高的病生理机制比较复杂，通常涉及多种机制。首选围手术期患者交感神经兴奋性增高，动脉顺应性降低僵硬度增加，同时外周小动脉收缩阻力增加，此时为保证足够的心排血量通常心肌收缩力增加，心率增快，血压增高。如果患者有基础心脏病，不能代偿心脏后负荷的增加，则可能诱发心脏事件。其次患者体内肾素-血管紧张素-醛固酮系统激活，血管紧张度高，外周血管阻力增加，同时醛固酮作为盐皮质激素增加导致体内容量增加，最终导致血压增高，微循环障碍。内皮功能损伤是围手术期血压升高另一个重要机制[6]，内皮损伤导致内皮依赖的血管舒张因子———一氧化

氮生成减低，内皮依赖的收缩血管因子与舒张血管因子失平衡，带来系统动脉阻力增高。

血压正常者在围手术期也易发生高血压，原因可能与术前紧张压力大所致交感神经过度激活相关，如焦虑、疼痛、麻醉不充分、低氧血症及高碳酸血症等。而高血压患者因手术压力导致交感兴奋，血压波动并增高的风险更大。长期慢性高血压患者常存在左心室肥厚及左心室舒张功能不全[7]，当血压进一步增高时，极易发生更多的心血管并发症。

尽管涵盖手术前、手术中及手术后的围手术期高血压其血压升高的机制基本相同，但这三个不同间期所面临的情况各不相同，其血压控制及关注点也各不相同。

## 第三节　围手术期高血压的术前评估

高血压患者在麻醉前后存在着一些潜在的危机：①高血压患者血流动力学不稳定，在围手术期易发生心肌缺血。一些研究显示，围手术期的心肌缺血与术后缺血性心脏事件如不稳定型心绞痛、非致死性心肌梗死、心脏性死亡之间有明显的相关性。②高血压是冠心病、充血性心力衰竭、肾血管及脑血管疾病最主要的危险因素，而这些因素均增加了围手术期心肌梗死或心性猝死的危险。③高血压患者常伴发血脂代谢异常、糖尿病及肥胖，治疗药物之间的相互作用及药物副作用也需特别关注。

一项前瞻性的、涉及 17 000 例患者的随机多中心研究显示；术前高血压与术中发生心动过缓、心动过速及高血压相关。另一项对非心脏手术患者术中并发症的多因素分析显示[8]：同血压正常者相比，术前高血压将使术后死亡的危险增加 3.8 倍。一项回顾性研究发现，去除了年龄的因素后，术前高血压者其在择期手术后 30d 内死亡的发生风险是术前血压正常者的 4 倍。

因此对于即将实施手术的高血压患者，应进行仔细的评估，加强血压、心率的控制，给予可能的心脏保护，保证重要脏器灌注，并配以有经验的麻醉医师。

（1）首先应判断患者是否为高血压患者，血压升高程度，治疗病程等。

（2）需要对高血压患者进行危险分层。靶器官

损害的存在将影响围手术期高血压的发生及危害程度。高血压左心室肥厚常导致心肌血供需不平衡，增加心肌梗死的危险。长期高血压常伴有压力感受器敏感性降低，使患者术中的血流动力学不稳定。

（3）高血压是否需要进一步控制。轻中度高血压对手术的威胁相对较小，然而即使为轻度高血压患者在麻醉气管插管时仍易发生心肌缺血。高血压患者如应用 α 受体阻滞剂联用可乐定或 β 受体阻滞剂时需要注意交感神经反射可能存在异常。重度未控制的高血压变数极大，易发生心肌缺血及心律失常。存在的靶器官损害更增加了危险性，故将血压控制在安全范围是必要的。

（4）手术前应筛查有无症状性冠心病存在。

（5）可通过心电图这一简单有效的方法判断患者是否存在左心室肥厚。而左心室肥厚的存在将增加发生心力衰竭、动脉粥样硬化性血管病变、心律失常如心房颤动和室性心律失常，以及猝死的风险，同时也使脑卒中的发生风险增加了 4 倍。

（6）高脂血症的存在常增加心血管事件发生风险，高血压、高血脂及高血糖并存者应警惕动脉粥样硬化性心脑血管疾病存在。

（7）如尿蛋白阳性，应检查 24h 尿蛋白排泄情况并评判肾功能。

（8）超声心动图是评估心脏结构和功能的无创有效方法。

（9）腹部超声可以排除肾血管狭窄（单侧小肾）、肾上腺瘤和肾脏疾病（双侧肾萎缩）。

（10）对于发作性血压中重度增高并伴有脸色苍白、心悸的患者应警惕儿茶酚胺增高相关高血压，注意筛查继发性高血压如嗜铬细胞瘤。

# 第四节　围手术期高血压的血压控制原则和药物治疗

## 一、围手术期高血压的血压控制原则

围手术期高血压血压控制的目的是为保证重要脏器灌注，降低心脏后负荷，维护心功能。

围手术期高血压血压控制目标，一般认为患者年龄≥60 岁，血压控制目标<150/90mmHg[3]；患者年龄<60 岁，血压控制目标<140/90mmHg；糖尿病和慢性肾病患者，血压控制目标<140/90mmHg[3, 9]。

术中血压波动幅度不超过基础血压的 30%。

目前尚无延期手术的高血压阈值，原则上轻、中度高血压（<180/110mmHg）不影响手术进行[9]；为抢救生命的急诊手术，不论血压多高，都应急诊手术；对严重高血压合并威胁生命的靶器官损害，应在短时间内采取措施改善生命脏器功能，如高血压合并左心衰，高血压合并不稳定型心绞痛或变异型心绞痛，合并少尿型肾衰竭，合并严重低钾血症（<2.9mmol/L）。对进入手术室后血压仍高于 180/110mmHg 的择期手术患者，建议推迟手术或者因患者有选期手术需要（如肿瘤患者伴有少量出血），在征得家属同意的情况下手术。

近年来许多研究显示，无症状的轻中度高血压患者收缩压<180mmHg 和（或）舒张压<110mmHg 不对手术构成额外的危险[4, 5]。但如果舒张压≥110mmHg 伴有临床症状，或舒张压≥120mmHg 不伴有临床症状，或收缩压≥200mmHg 都应该推迟择期手术日。不推荐在数小时内紧急降压治疗，术前紧急降压常带来重要靶器官缺血及降压药物的副作用[10, 11]。高血压的控制应在术前数周内进行。

对于许多高血压患者，突然停服长期服用的抗高血压药物也是发生围手术期高血压的原因之一。应尽量缩短停药期，在术前数天内替换为长效制剂，且在术前当天仍然给药。须注意术前 1d 清晨应停用 ACEI 类药物，因其易引起术中低血压。有证据表明，术前 β 受体阻滞剂的应用可以有效减少血压波动、心肌缺血及术后心房颤动发生，还可降低非心脏手术的死亡率。反之停用 β 受体阻滞剂和可乐定可以引起血压和心率的反跳。不能口服的患者可以使用静脉或舌下含服的 β 受体阻滞剂，也可以使用可乐定皮肤贴剂。术前单剂量的 β 受体阻滞剂可以有效降低气管插管相关的心动过速发生。

如在围手术期出现高血压急症[2]，通常需要给予静脉降压药物，即刻目标是在 30～60min 内使舒张压降至 110mmHg 左右，或降低 10%～15%，但不超过 25%。如果患者可以耐受，应在随后的 2～6h 将血压降低至 160/100mmHg。主动脉夹层患者降压速度应更快，在 24～48h 内将血压逐渐降至基线水平。应选用那些起效迅速，作用时间短的药物如拉贝洛尔、艾司洛尔、尼卡地平、硝酸甘油、硝普钠和非诺多泮。术中血压骤升应积极寻找并处理各种可能的原因如疼痛、血容量过多、低氧血症、高碳酸血症和体温过低等。

# 二、围手术期高血压的药物治疗

用于控制围手术期血压增高的药物较多、具有不同的药理机制和特性。由于在许多情况下围手术期高血压都要求快速控制血压，所以通常会选择静脉降压药。理想的控制围手术期高血压的药物应起效迅速、可控制、易滴定、安全、经济且方便应用。每种降压药都有优势及副作用，药物的选择需依据当时的不同情况而定。

**1. 围手术期高血压的静脉用药原则[4]**

（1）无哮喘史及其他：β受体阻滞剂禁忌证者艾司洛尔可作为首选用药。还可选择拉贝洛尔。①如用药后心率下降≥70次/分，可重复使用，治疗有效后应选用长效制剂长期使用；②如用药后心率下降<70次/分，选用原则（2）。

（2）如果有哮喘史及其他：β受体阻滞剂禁忌证者，计算肌酐清除率。①如肌酐清除率≥60ml/min，不存在冠心病、心功能不全等，可任意选择硝普纳、硝酸甘油、Fenoldopam、静脉用ACEI类药物及尼卡地平等；而对于存在冠心病及心功能不全者则首选硝普纳、硝酸甘油及静脉用ACEI类药物。②如肌酐清除率<60ml/min，则选用血管扩张剂如Fenoldopam。禁忌舌下含服硝苯地平，因其引起的反射性心动过速可引起相关的心肌缺血。

**2. β受体阻滞剂** 控制围手术期高血压的一线推荐用药。β受体阻滞剂在急性心肌梗死患者、心功能不全、以及老年患者的益处已经得到了充分的证实，在对非心脏手术的术中高血压控制中，β受体阻滞剂也显示出了积极有益的效果，包括那些既往有阻塞性肺疾病的患者。对于那些有活动性哮喘和气管痉挛、心动过缓、难以控制的心功能不全的患者应禁用。

（1）艾司洛尔：作用非常短，通过红细胞酯酶水解代谢，不经过肝脏或肾脏代谢，贫血状态可能延长此药的半衰期。艾司洛尔通过降低心率和心肌收缩力而减低心输出量，从而降低血压。艾司洛尔起效迅速（60s），持续10～20min。通常情况下艾司洛尔开始以500～1000μg/（kg·min）负荷剂量给药，继而以50μg/（kg·min）静脉滴注。由25μg/（kg·min）始可每10～20min加量，如需要可增加至

300μg/（kg·min）。

（2）拉贝洛尔：$\alpha_1$和非选择性β受体阻滞剂，α-与β-比为1：7。拉贝洛尔在肝脏代谢并形成无活性的葡萄糖醛酸苷化合物。由于其几乎不能通过胎盘而被用于妊娠期高血压的首选降压药物。拉贝洛尔静脉注射后2～5min起效，此时易出现低血压现象，连续注射时作用在5～15min达高峰，持续2～4h。清除半衰期大约5～8h，主要通过肝酶P450途径代谢。拉贝洛尔可以20mg为首次负荷剂量，此后每10min递增剂量至20～80mg，或以1～2mg/min滴注，直至血压下降至理想的程度。一次最大推注剂量80mg，一天所用极量300mg。反复静脉推注拉贝洛尔1～2mg/kg极易出现血压骤降，故应避免使用。拉贝洛尔降低系统血管阻力而不降低总外周血流量，脑循环、肾脏及冠状动脉血流量相对稳定。与单纯的β受体阻滞剂药理作用不同，拉贝洛尔不降低心排血量，心率可不变或有轻度减低。但在心力衰竭、严重的窦性心动过缓、一度以上房室传导阻滞及哮喘患者应慎重使用。

**3. 硝酸酯类药物** 用于围手术期高血压的血压控制已多年，此类药物通过提供或促使血管细胞释放一氧化氮（NO），作用于鸟苷酸环化酶是使细胞内cGMP增多，血管平滑肌松弛，动静脉血管扩张而达到降压的药理效果。

（1）硝普纳：为动静脉扩张剂，通过降低前后负荷而降低外周阻力，同时不增加静脉回流。硝普钠数秒内起效迅速，持续只有2min，在血容量充足时其药物量效关系稳定，极易调整剂量，尤在围手术期高血压治疗中有广泛的应用。由于其快速有效降压可能引起降压过度后低血压，继而反射性高血压，并引起发射性心动过速，建议用药中进行血压心率监测。通常起始用药浓度为0.25～10μg/（kg·min），可逐渐滴定至极量10μg/（kg·min）。

硝普纳有潜在的颅压增加、脑血管灌注压降低、引起脑血流量降低脑缺血发生的风险，故存在颅内压高者应禁用[12]。硝普纳应用过程中另一个需要关注的问题是冠状动脉盗血现象，这可能引发心肌缺血事件，或使易发生的心肌缺血、梗死面积扩大。最需要关注的硝普纳可能的副作用是氰化物毒性，硝普纳代谢过程中产生的游离氰根可能与细胞色素氧化酶结合，抑制氧化应激反应，进而导致酸中毒、脑损害、呼吸衰竭、心律失常及心血管事件发生。

（2）硝酸甘油：扩张静脉强于扩张动脉，在降压的同时可能出现心动过速；另外硝酸甘油通过降低前负荷而降低左心室舒张末压，降低心肌耗氧量；通过扩张冠状动脉而增加缺血区域的心肌供血。硝酸甘油静脉给药从 5～10μg/min 起，逐渐滴定增量，最高剂量浓度为 200～400μg/min，给药后 30～60s 起效，非常容易进行药物剂量调整，持续 3～5min 药效消失，通过肝脏代谢在 1～4min 清除。硝酸甘油并不是高血压急症的一线用药，当合并有急性冠脉综合征或急性肺水肿时可作为静脉合并用药。

**4. CCB**　因其起效迅速、强效降压及易于滴定而成为围手术期血压控制的一类重要药物。由于动脉系统血管平滑肌细胞膜上的钙通道，尤其是 L 型钙通道对于 CCB 的敏感性明显强于静脉血管的平滑肌细胞，故 CCB 扩张动脉降低心脏后负荷的作用强于扩张静脉降低心脏前负荷。所以 CCB 在降压的同时增加心排血量和脑灌注血量。围手术期静脉用 CCB 主要是尼卡地平、Clevidipine 和地尔硫䓬。

（1）地尔硫䓬[1]：合并有心律失常高血压主要选用地尔硫䓬，可 10～20mg 静注，继以 5～15μg/（kg·min）静脉连续滴注。通常 2～7min 起效，可能持续 30min 至 10h 不等。副作用可能有心动过缓、房室传导阻滞、低血压甚至心力衰竭加重，应在应用中密切监测各项指征。

（2）尼卡地平[5]：为短效二氢吡啶类 CCB，由于其能增加冠脉血流并能选择性的有效扩张冠状动脉和颈内动脉，静脉用尼卡地平可改善心脏和脑部的缺血状况，不引起冠状动脉盗血现象。尼卡地平在术中高血压的应用非常常见，起效快，剂量易于调整，但常并发心动过速及头痛。起始时以 0.5～10μg/（kg·min）静脉滴注，每 5min 递增剂量至最大剂量 15mg/h，静脉应用此药常 5～10min 起效，半衰期较短通常 40min，但如连续静脉输入则作用可持续 4～6h。可使收缩压降低 30mmHg 以上。

（3）Clevidipine：一种新型静脉注射用二氢吡啶类 CCB，因其体内清除迅速且分布容积小，导致半衰期和作用持续时间均很短，用药后 2～4min 起效，5～10min 失效。由于此药物会迅速被血浆及血管内的酯酶代谢，是肝、肾功能不全患者的良好选择。ECLIPSE 研究[12]是一系列前瞻性的随机试验，比较 Clevidipine 与其他静脉用降压药物在围手术期血压控制中的作用与安全性。研究显示，在心血管

事件如死亡、心肌梗死、脑卒中和肾功能不全发生率方面，Clevidipine 与硝普纳、硝酸甘油及尼卡地平无差异。然而 Clevidipine 可以在较短时间内将血压控制在一个合适的范围内，而硝普纳与硝酸甘油需要的时间较长。

**5. Fenoldopam**　选择性多巴胺一型受体拮抗剂，可轻度与 $\alpha_2$ 受体结合，并没有明显的 $\alpha_1$、$\beta$、及多巴胺二型受体作用。在正常人或高血压患者，Fenoldopam 可降低血压、降低外周循环阻力和肾血管阻力，并使左心室射血分数增加，同时可增加肾血流量，可使尿量增加甚至增加肌酐清除率。Fenoldopam 不能通过血脑屏障，对脑组织没有抑制作用。同其他多巴胺能样物质类似对肾上腺素没有激活作用。Fenoldopam 可迅速与肝脏结合代谢而不经过细胞色素酶 P450。推荐 Fenoldopam 用于高血压急症及围手术期高血压的血压控制，Fenoldopam 在用药后 5min 起效，15min 达高峰，作用持续时间为 30～60min。起始剂量为 0.1μg/（kg·min），静脉滴注并每 20min 以 0.05～0.1μg/（kg·min）逐渐递增剂量至最大剂量为 1.6μg/（kg·min）。由于此药通过扩张肾动脉增加肾血流进而增加肾小球滤过，有研究提示其有肾保护作用。最近的一项荟萃分析也显示了 Fenoldopam 的肾保护作用，然而还需要更多的研究来确认。

Fenoldopam 在与硝普钠合用时，由于两药均可引起心动过速，可能导致心肌缺血。Fenoldopam 可引起剂量依赖性眼压增高，对于有青光眼或颅内压高风险的患者应慎用。此药价格昂贵限制了其应用。

**6. 乌拉地尔**　$\alpha$ 受体阻滞剂，具有外周和中枢双重降压作用。外周主要阻断突触后 $\alpha_1$ 受体使血管扩张显著，降低外周阻力，同时也有较弱的突触前 $\alpha_2$ 受体阻滞作用，阻断儿茶酚胺的收缩血管作用；中枢作用主要通过激动 5-羟色胺 1A（5-$HT_1$A）受体，降低延髓心血管中枢的交感反馈调节。在降血压同时，本品一般不会引起反射性心动过速，并能改善左心室功能，增加心排血量。乌拉地尔不影响糖及脂肪代谢，也不损害肾功能。乌拉地尔适应证为重度高血压、高血压危象、围手术期高血压、充血性心力衰竭（主要用于治疗扩张性心肌病、肾性高血压或肾透析引起的急性左心衰竭或慢性心力衰竭病情加重者）。乌拉地尔静脉用药患者须取卧位，可单次和重复静脉注射及长时间静脉点滴：缓慢静

脉注射 10～50mg 乌拉地尔针剂并监测血压变化，降压效果应在 5min 内即可显示，若效果不够满意 2min 后可重复用药，总量可达 100mg，或持续静脉点滴或使用输液泵。乌拉地尔的静脉输入浓度应根据患者的血压酌情调整，静脉泵入 5～40mg/h，根据血压调整。

**7. 肼屈嗪** 为直接血管扩张剂，常作为妊娠期高血压危象时的一线用药，能迅速使血压下降，对舒张压更有效。经静脉或肌内注射给药后，在 5～15min 起效，血压可进行性明显的下降并持续 12h，10～80min 达最大效应。一些麻醉医师发现静脉推注 2～3mg 肼屈嗪可使术中血压得到很好的控制。由于其降低外周血管阻力而引起反射性心动过速，增加心肌耗氧量，故有心肌缺血风险的患者应慎用。

**8. ACEI 类静脉制剂** 这类药物已广泛应用于抗高血压治疗多年，但静脉制剂极少。推荐此药用于由于存在血管痉挛或有哮喘而不能使用 β 受体阻滞剂的患者。因其有静脉扩张作用，故患者在术前应进行充分的水化治疗以防止术中低血压。此类药物禁忌用于妊娠期高血压及先兆子痫。

临床常用静脉降压药物见表 9-9-1。

**表 9-9-1 围手术期高血压常用静脉降压药物**

| 药品 | 作用机制 | 应用剂量 | 起效时间 | 持续时间 | 注意事项 | 不良反应 |
|---|---|---|---|---|---|---|
| 硝普纳 | NO 供体，血管扩张 | 0.5μg/（kg·min），逐渐增加剂量，最大剂量 2μg/（kg·min），0.25～10μg/（kg·min），根据血压调整剂量 | 1～2min | 1～10min | 心肌缺血、脑缺血、颅内高压及肝肾功能损害者慎用 | 低血压、心动过速、头痛、氰化物和硫氰酸盐中毒、恶心、呕吐、脸红、肌肉痉挛等 |
| 硝酸甘油 | NO 供体，血管扩张 | 5μg/min，每 5～10min 逐渐滴定 5μg/min，最大剂量浓度 60μg/min | 2～5min | 5～10min | 警惕低血压发生 | 低血压、头痛、头晕、呕吐、快速耐受性、高铁血红蛋白症 |
| 艾司洛尔 | 选择性 β₁ 受体阻滞剂 | 500～1000μg/kg 负荷剂量，以 50μg/（kg·min）静脉推注，每 10～20min 递增 25μg/（kg·min），最大剂量 300μg/（kg·min） | 1～2min | 10～30min | 慢性阻塞性肺病、哮喘、心动过缓、心脏传导阻滞、急性心力衰竭、贫血等慎用 | 低血压、支气管痉挛、心力衰竭、心脏传导阻滞 |
| 拉贝洛尔 | α、β 受体阻滞剂 | 20～50mg 静注 15min 可重复，总量可达 300mg；也可静脉泵入 0.5～2mg/min，根据血压调整 | 2～5min | 0.3～23h（平均 6h） | 急性心力衰竭、心动过缓、心脏传导阻滞、哮喘、慢性阻塞性肺疾病等慎用 | 恶心、头皮发麻、支气管痉挛、头晕、心脏传导阻滞、直立性低血压 |
| 尼卡地平 | 二氢吡啶类 CCB | 起始 5mg/h，每 5min 递增 2.5mg/h，最大剂量为 15mg/h[0.5～10μg/（kg·min）] | 5～15min | 4～6h | 颅内压增高者慎用 | 心动过速、头痛、周围水肿、心绞痛、恶心、房室传导阻滞、头晕 |
| 地尔硫䓬 | 非二氢吡啶类 CCB | 5～10mg 静脉注射，或 5～15μg/（kg·min）泵入 | 2～7min | 30min 至 10h | 急性心力衰竭、心动过缓、心脏传导阻滞慎用 | 心动过缓、房室传导阻滞、低血压、心力衰竭、外周水肿、头痛、便秘、肝毒性 |
| Clevidipine | CCB | 初始 2mg/h，每 3min 剂量翻倍，直至最大剂量 132mg/h | 2～4min | 5～15min | 贫血者慎用 | 恶心、呕吐、焦虑、心动过速 |
| 乌拉地尔 | 外周选择性 α₁ 受体阻滞剂，中枢激活 5-羟色胺 1A 受体 | 25mg 静脉注射，2min 可重复，总量可达 100mg，或者静脉泵入 5～40mg/h，根据血压调整 | 0.5～3min | 40～90min | 主动脉峡部狭窄或动静脉分流的患者禁用 | 低血压、头痛、头晕 |
| Fenoldopam | 选择性多巴胺一型受体拮抗剂 | 起始 0.1μg/（kg·min），每 15min 滴定 0.05～0.1μg/（kg·min），最大剂量 1.6μg/（kg·min） | 5min 内 | 30～60min | 心肌缺血、颅内高压、青光眼慎用 | 反射性心动过速、增加眼压 |

# 第五节 围手术期高血压的管理策略

中国心胸血管麻醉学会与北京高血压防治协会在 2016 年发布了《围术期高血压管理专家共识》，就不同类手术前后及手术中高血压的管理进行了相对较具体的共识指导，现叙述如下。

## 一、围手术期高血压管理

### 1. 心脏手术围术期高血压管理

（1）充分的术前镇静。

（2）基本原则是先麻醉后再降压。

（3）体外循环期间维持适当灌注流量。若平均动脉压＞90mmHg应加深麻醉或用降压药物，如乌拉地尔、尼卡地平。

（4）术后完善镇痛，消除高血压诱因，根据心功能状况合理控制血压。

（5）主动脉瓣膜手术在体外循环转流和术后易发生高血压，可用乌拉地尔、尼卡地平、硝普钠处理；对合并心肌肥厚的患者应维持血压在较高水平。二尖瓣成形术后应控制收缩压＜120mmHg。

（6）冠状动脉旁路移植术围术期应维持较高的灌注压，平均动脉压＞70mmHg，避免降压过程中心率增快，保持平均动脉压（mmHg）/心率＞1。不建议用硝普钠控制血压，以免引起冠脉盗血。

（7）动脉导管结扎术在结扎导管时将收缩压降至70～80mmHg或血压降低不超过基础水平的40%，应注意术后高血压反跳，及时给予镇静、乌拉地尔、β受体阻滞剂或CCB等治疗。

**2. 主动脉夹层围手术期高血压管理**

（1）术前积极控制血压及降低心室收缩力，防止夹层假腔扩张、撕裂的前提下，尽可能保证组织器官灌注[13]。

（2）充分镇痛的同时，尽快将收缩压控制到100～120mmHg，心率尽量控制在50～60次/分。

（3）药物治疗的基本原则：快速、平稳、联合用药。首选β受体阻滞剂，或联合应用乌拉地尔、硝普钠等血管扩张剂。

（4）在遵循基本原则的同时，对于不同类型的主动脉夹层应注意差异化和个体化治疗：A型应更积极地将心率、血压控制在上述达标水平，并在此基础上尽快进行外科手术治疗。B型目前多主张一周后再行大血管覆膜支架术，围手术期的血压控制在保证重要脏器血流灌注的最低水平。有创动脉测压应建立在肢体动脉未受累及的那侧，以保证血压监测的真实准确。

（5）术后为保证组织器官的灌注应维持较高水平的血压。

**3. 妊娠期高血压围术期高血压管理**

（1）妊娠期高血压的管理应重视药物的使用对母体和胎儿的双重影响。因胎盘无自动调节血压功能，降压过程力求平稳，不能过快、过度，在控制血压同时应注意补充容量，以免影响胎儿血供[14, 15]。

（2）常用降压药物有拉贝洛尔、CCB，慎用硝普钠[16]。

（3）围手术期血压不宜高于治疗前水平，避免发生高血压危象，高血压脑病或脑卒中。

（4）为保证胎盘血流灌注，血压不低于130/80mmHg[16];

（5）应注意降压药物与镇静药物、解痉药（如硫酸镁）的相互作用。

**4. 颅内病变围手术期高血压管理**

（1）颅内病变引起的高血压常见原因有颅脑外伤、脑出血、颅脑肿瘤及颅内感染等，尤其以颅脑外伤及脑出血常见[17]。其共同特点多因颅内压升高引起高血压；部分垂体肿瘤可导致水钠潴留而引起高血压；脑干血管活动中枢损伤或占位也可导致高血压。

（2）关于自发性脑出血血压管理目标，我国参考AHA/ASA2015版指南，并结合中国实际情况建议：

1）收缩压在150～220mmHg和无急性降压治疗禁忌证的脑出血患者，急性期收缩压降至140mmHg是安全的（Ⅰ类，A级证据），且能有效改善功能结局（Ⅱa类，B级证据）。

2）收缩压＞220mmHg的脑出血患者，连续静脉用药强化降低血压和频繁血压监测是合理的（Ⅱb类，C级证据）。但在临床实践中应根据患者高血压病史的长短、基础血压值、颅内压情况及入院时的血压情况个体化决定降压目标。

3）为了防止过度降压导致脑灌注压不足，可在入院时高血压基础上每日降压15%～20%。

4）脑出血急性期推荐静脉给予快速降压药物，可选择乌拉地尔、拉贝洛尔、盐酸艾司洛尔、依那普利等[18, 19]。

（3）《重症动脉瘤性蛛网膜下腔出血管理专家共识（2015）》建议：

1）目前尚不明确能够降低动脉瘤再出血风险的最佳血压水平，动脉瘤处理前可将收缩压控制在140～160mmHg（中等质量证据，强推荐）。

2）处理动脉瘤后，应参考患者的基础血压，合理调整目标值，避免低血压造成的脑缺血（低质量证据，弱推荐）[20]。

（4）降低血压同时应保证脑灌注压（CPP）≥60mmHg[18]。

（5）一切有利于降低颅内压的措施，如限制液体入量、利尿、巴比妥类镇静、过度通气等均有助于降低血压。对机械通气的患者，应维持 $PaCO_2$ 在 30～35mmHg，以利于降低颅内压。

（6）避免应用可能增高颅内压的降压药物，优先选用乌拉地尔。

**5. 嗜铬细胞瘤围手术期高血压管理**

（1）术前应积极抗高血压治疗同时补充容量，最终目标为术前 24h 内未出现血压＞160/90mmHg；未发生血压＜80/45mmHg 及直立性低血压；术前 1 周心电图无 ST 段或 T 波改变；无频发性室性早搏。

（2）α 肾上腺素能受体阻滞剂为术前控制血压的主要药物，以酚苄明、酚妥拉明最为常用[21,22]。β 肾上腺素能受体阻滞剂是控制心率的常用药物，但切忌在未使用 α 受体阻滞剂时单独使用，以免出现仅阻滞 β 受体的血管扩张作用后加重肾上腺素作用于 α 受体所导致的血压剧增。

（3）术中一旦血压超过基础血压 1/3 或达到 200mmHg 时，除分析排除诱发原因外，应立即采取降压措施，同时提示外科医师暂停手术操作。常用药物为酚妥拉明、乌拉地尔、硝普钠。若同时心率＞100 次/分，可静脉注射 β 受体阻滞剂。

（4）术中应尽量避免使用刺激交感神经系统的药物（如麻黄碱、氯胺酮等）、抑制副交感神经系统的药物、引起组胺释放的药物（如吗啡、阿曲库铵、氟哌利多等）。

# 二、手术后高血压的处理原则

术后 2～3d 的高血压应考虑与停用抗高血压药物血压反跳有关。药物如单胺氧化酶抑制剂、术后应用可卡因、术后大量静脉输注盐水、拔除气管导管等均可能增加血压，同时应排除因疼痛、高容量、低通气、高碳酸血症及低体温寒战等可逆因素对血压的影响。由于30%的术后高血压是特发性的，且可在 3h 内恢复，故在去除可能的因素前暂不用抗高血压药。

当继发性因素不能解释血压升高的原因时，应该给予药物治疗如 CCB、β 受体阻滞剂，或 α、β 受体阻滞剂等，并准备给予长期的抗高血压治疗。根据患者血压升高情况及危险分层具体情况选择药物。有高血容量的患者可以采用利尿剂，对于高血压伴心动过速的患者可以采用 β 受体阻滞剂，高血压伴有心力衰竭的患者可以采用血管紧张素转化酶抑制剂，伴有焦虑的患者可以用 β 受体阻滞剂，冠心病的患者可采用硝酸甘油或 β 受体阻滞剂以减少心肌缺血，老年患者单纯收缩压高可选择用 CCB 或利尿剂，对于重度高血压患者可使用静脉硝普钠治疗。

总之，成功的手术治疗必须与完美的并发症和（或）伴发症处理相辅相成，才能使患者获益最大，围手术期血压管理的优劣也决定者手术患者的手术成功率及远期预后。应该在手术前、手术中及手术后充分评估患者的情况并给出最优判断，选择良好的治疗方案。目前还需要更多的临床研究来证实围手术期血压管理对患者远期预后的意义。

（陈源源）

## 参 考 文 献

[1] 中国心胸血管麻醉学会，北京高血压防治协会. 围术期高血压管理专家共识. 临床麻醉学杂志，2016，32（3）：295-297.

[2] 中国高血压防治指南修订委员会，中国高血压防治指南 2010. 中华高血压杂志，2011，19（8）：701-743.

[3] Wright JT Jr, Fine LJ, Lackland DT, et al. Evidence supporting a systolic blood pressure goal of less than 150mmHg in patients aged 60 years or older：the minority view. Ann Intern Medm, 2014, 160（7）：499-503.

[4] 魏丽慧. 妇产科手术精要与并发症，北京：北京大学医学出版社，2012，5-10.

[5] Lien SF, Bisognano JD. Perioperative Hypertension：defining at-risk patients and their management. Curr Hypertens Rep, 2012, 14（5）：432-441.

[6] Vallance P, Chan N. Endothelial function and nitric oxide：clinical relevance. Heart, 2001, 85（3）：342-350.

[7] Skarvan K. Perioperative hypertension：new strategies for management. Curr Opin Anaesthesiol, 1998, 11（1）：29-35.

[8] Browner WS, Li J, Mangano DT. In-hospital and long-termmortality in male veterans following noncardiac surgery. The Study of Perioperative Ischemia Research Group. JAMA, 1992, 268（2）：228-232.

[9] Weber MA, Schiffrin EL, White WB, et al. Clinical practice guidelines for the management of hypertension in the community：a statement by the American Society of Hypertension and the International Society of Hypertension. J Clin Hypertens（Greenwich），2014, 16（1）：14-26.

[10] Hanada S, Kawakami H, Goto T, et al. Hypertension and anesthesia. Curr Opin Anaesthesiol, 2006, 19（3）：315-319.

[11] Marik PE, Varon J. Perioperative hypertension：a review of current and emerging therapeutic agents. J Clin Anesth, 2009, 21（3）：220-229.

[12] Dodson GM, Bentley WE 4th, Awad A, et al. Isolated perioperative hypertension：clinical implications & contemporary treatment

Strategies，Curr Hypertens Rev，2014，10（1）：31-36.

[13] Ezzati M，Oza S，Danaei G，et al. Trends and cardiovascular mortality effects of state-level blood pressure and uncontrolled hypertension in the United States. Circulation，2008，117（7）：905-914.

[14] Kattah AG，Garovic VD. The management of hypertension in pregnancy. Adv Chronic Kidney Dis，2013，20（3）：229-239.

[15] Gillon TE，Pels A，von Dadeelszen P，et al. Hypertensive disorders of pregnancy：a systematic review of international clinical practice guidelines. PloS One，2014，9（12）：e113715.

[16] 中华医学会妇产科学分会妊娠期高血压疾病学组. 妊娠期高血压疾病诊治指南(2012版). 中华妇产科杂志，2012，47(6)：478-480.

[17] Audibert G，Steinmann G，Charpentier C，et al. Anaesthetic management of the patient with acute intracranial hypertension. Ann Fr Anesth Reanim，2005，24（5）：492-501.

[18] Hemphill JC，Greenberg SM，Anderson CS，et al，Guidelines for the Management of Spontaneous Intra-cerebral Hemorrhage：A Guideline for Healthcare Professionals From the American Heart Association/American Stroke Association. Stroke，2015，46（7）：2032-2060.

[19] 中华医学会神经外科学分会. 自发性脑出血诊断治疗中国多学科专家共识. 中华急诊医学杂志，2015，31（12）：1189-1194.

[20] 中国医师协会神经外科医师分会重症专家委员会. 重症动脉瘤性蛛网膜下腔出血管理专家共识（2015）. 中国脑血管病杂志，2015，12（4）：215-224.

[21] Brunaud L，Boutami M，Nguyen-Thi PL，et al. Both preoperative alpha and calcium channel blockade impact intraoperative hemodynamic stability similarly in the management of pheochromocytoma. Surgery，2014，156（6）：1410-1417.

[22] 罗爱伦. 肾上腺疾病患者手术的麻醉/现代麻醉学. 4版. 北京：人民卫生出版社.

# 第十章

# 刺激颈动脉压力感受器治疗顽固性高血压的价值

在改善生活方式的基础上，应用合理可耐受的足量≥3种降压药物（包括利尿剂）治疗＞1个月血压仍未达标，或服用≥4种降压药物才能有效控制血压，称顽固性高血压（RH）[1]。

关于顽固性高血压的非药物治疗，人们早期曾尝试调节交感神经活性控制血压，常用的方法为内脏神经切除术[2]。此方法最早兴起于20世纪30年代，应用于恶性高血压患者后取得了一定的效果，但会出现直立性低血压、大小便失禁等副作用，导致治疗的风险/收益比增高，因此被逐渐淘汰[3-8]。

颈动脉窦压力感受器反射激活疗法（baroreflex activation therapy，BAT）是近年针对顽固性高血压的非药物治疗方法。将刺激输出装置置于胸部皮下，经电极刺激颈动脉窦压力感受器，降低交感神经系统的输出，从而达到降低血压的目的。

## 第一节 颈动脉窦压力感受器反射激活疗法的原理与治疗机制

### 一、颈动脉窦压力感受器反射激活疗法治疗原理

#### （一）压力感受器

压力感受器是机械性感觉神经末梢，位于颈动脉窦、主动脉弓的动脉壁，主要参与血压调节[9]。机械性感受器被牵拉时，离子通道形变，细胞内因牵拉导致的化合物改变及细胞膜受牵拉引起的短暂膜电位上升可能会产生去极化[10]。当压力感受器受到牵拉时，其去极化通过钠通道及钙通道内流引起[11]，待压力感受器去极化达到一定阈值时，电压依赖的钠通道及钾通道开放，产生动作电位，传入中枢神经[12]。

#### （二）刺激颈动脉窦压力感受器的血压效应

刺激颈动脉窦压力感受器，神经冲动可经过舌咽神经传入延髓心血管神经中枢，引起交感神经输出减弱，副交感活性增强，从而使得血压下降、心率减慢。正常情况下，当血压升高时，动脉壁张力增高，颈动脉窦压力感受器因受到牵张而兴奋，产生的神经冲动经窦神经、舌咽神经传入延髓的心血管中枢，导致心交感神经活性降低，迷走神经兴奋，从而产生心率减慢、血管舒张、血压降低的效应，此为减压反射。但持续的机械性刺激并不会维持压力感受器的活性，只有在刺激初期压力感受器活性增强，此后活性逐渐减弱，此特性被称为压力感受适应性。

#### （三）压力感受器的重置性

压力感受器亦存在重置性，即急性血压升高一段时间后，激活压力感受器所需的压力阈值会升高。这可能与血管壁的扩张、受体与血管壁偶联改变以及受体性质变化等因素有关[12-16]。顽固性高血压的形成是多因素所致，包括交感神经系统及肾素–血管紧张素–醛固酮系统的激活、动脉压力感受器功能减退、体内容量负荷过高、胰岛素抵抗等[17, 18]。长期血压维持在较高水平导致血管内皮功能失调，动脉压力感受器的敏感性下降，血压调节功能减弱或消失，可能与压力感受器的重置性有关，引起压力反射功能减退，促进顽固性高血压的发生。

### 二、颈动脉窦压力感受器反射激活疗法降压机制

尽管压力感受器的具体调节机制尚不完全明

确,但 Alnima 等认为压力感受器主要通过机械性牵拉而激活,而 BAT 治疗的电刺激不是直接刺激机械感受器本身[12],可能是作用于电压门控通道以及神经纤维丰富的区域,这些区域对于电刺激更为敏感,容易产生动作电位。另外,长期 BAT 治疗并不导致适应性和重置性,这也证实了上述观点。

去除压力感受器的人群血压水平较前升高;接受 BAT 治疗的部分顽固性高血压患者,压力感受器敏感性增加[17],提示 BAT 疗法在血压调节中具有价值。研究证实,BAT 疗法可持续性地抑制中枢交感输出[19],增强副交感活性,降低血浆肾上腺素浓度,也可抑制 RAS 系统激活,抑制肾素的分泌,导致血压下降。

### (一)抑制中枢交感输出

正常情况下,当血管内压力增高时,压力感受器被激活,抑制中枢神经交感输出,从而降低血压及心率。电刺激压力感受器数分钟即可引起血压下降,同时肌肉交感神经活性也明显下降[17]。然而压力感受器会适应动脉的压力上升,这种效应并不能持续[20]。但电刺激颈动脉窦能产生长期兴奋,导致持续性中枢交感输出抑制。血压正常的犬模型在 BAT 治疗 3 周后,血压持续下降,这种效应与全身去甲肾上腺素释放抑制相关[21]。

### (二)抑制肾交感神经活性及肾素分泌

当压力反射激活时,血压下降的效应并不持续存在,因为肾脏产生代偿,肾脏交感神经活性增加,通过水钠潴留、增加血容量,血压逐渐增加至可控水平[22, 23]。动物实验证实,在高血压时激活压力反射可以持续抑制肾脏交感神经活性,促进钠的排泄[22, 24]。BAT 治疗时,可以出现中枢交感输出降低-肾脏交感神经活性降低-肾脏分泌功能改变-血压降低等一系列变化。

另一方面,肾素-血管紧张素系统的激活在维持血压方面发挥重要的作用。抑制肾素分泌可能是 BAT 治疗产生降压作用的一个重要环节。在肥胖诱导的高血压犬模型中证实,长期压力反射激活在降低血压的同时,抑制交感活性以及血浆肾素活性[25]。因此可推断,高血压患者中,尤其是神经调节导致的交感神经以及肾素-血管紧张素-醛固酮系统激活的高血压患者,BAT 的治疗效果可能更好。

## 第二节　颈动脉窦压力感受器反射激活疗法的治疗装置

### 一、Rheos 压力反射激活系统

#### (一)Rheos 压力反射激活系统简介

CVRx Rheos 压力反射激活系统是第一代 BAT 装置,形似起搏器,分为脉冲产生器和刺激电极。脉冲产生器置于右侧锁骨下前胸壁皮下,通过双电极连接到双侧颈动脉外膜表面,电极为手指样,因此电极放置时需分离双侧颈动脉周围组织,将电极包绕颈动脉周围。在术中,需要比较电极放置不同部位的效应,导致血压和心率最下降明显的位置即为电极安置的最佳部位[26]。

植入的脉冲产生器由外置的程序系统射频控制,这使得控制电流输出成为可能,由此可以设定针对不同患者的特定 BAT 治疗模式,但目前临床上仅应用了连续的电流输出模式。

#### (二)Rheos 压力反射激活系统有效性及安全性研究

一些动物实验证实了双侧颈动脉刺激在降低血压方面的有效性。利用双侧颈动脉刺激 7 天后,犬模型血压从(93±3)mmHg 下降至±4mmHg,同时循环血浆中去甲肾上腺素浓度下降可达 35%[27]。

**1. BRASS**(baroreflex activation system study)是第一个利用 Rheos 压力反射激活系统的人体研究。在 11 例血压正常、拟行择期动脉内膜切除术的患者中,使用 Rheos 压力反射激活系统,发现收缩压平均下降 18mmHg,舒张压下降 8mmHg,且血压下降呈电压依赖性[28]。

**2. DEBuT-HT**(device-based therapy in hypertension trial)是一项多中心、前瞻性、非安慰剂对照研究[29],共纳入 45 例年龄>21 岁的顽固性高血压患者,这些患者尽管应用了包括利尿剂在内的至少 3 种降压药物,但血压仍高于 160/90mmHg。

利用 CVRx Rheos 压力反射激活系统对这些患者进行治疗,研究中没有调整患者的降压药物,分别在 3 个月、1 年、2 年进行随访。平均收缩压分别下降(21±4)mmHg、(30±6)mmHg 和(33±8)mmHg;

平均舒张压分别下降（12±2）mmHg、（20±4）mmHg 和（22±6）mmHg。随访过程中，暂时关闭装置，患者血压立即恢复至基线水平，重新启动 BAT 后，降压作用重新出现。

安全性方面，45 例植入者有 8 例发生了手术及装置相关性并发症，如脑卒中、舌麻痹、感染、装置移位等，但发生率低于颈动脉外科手术；无直立性低血压、晕厥、颈动脉狭窄等其他不良事件发生。研究者认为该装置的安全性可接受，因为相关并发症是由于操作初期缺乏经验所致。

**3. Rheos Pivotal 研究** 是第一项大规模的随机双盲安慰剂对照试验[30]。纳入 265 例顽固性高血压的患者，均行 Rheos 压力反射激活系统植入，1 个月后随机分为 2 组，两组人数比例约为 2:1（A 组 181:B 组 84）。研究入选标准为顽固性高血压患者，应用包括利尿剂在内的至少 3 种降压药物，并达到最大耐受剂量，但血压仍高于 160/80mmHg，且患者动态血压监测平均收缩压大于 135mmHg。两组患者均进行 Rheos 装置的植入，将双侧电极置于双侧颈动脉。装置安置 1 个月后，A 组患者立即行颈动脉的脉冲刺激，而 B 组患者在前 6 个月关闭装置，随后开启仪器行延迟 BAT 治疗至 12 个月。研究过程中，患者一直服用降压药物，且可依情况进行剂量调整。

本研究包括：两项有效性评估（近期及远期有效性）。Rheos Pivotal 研究证实了长期 BAT 治疗可以持续降低血压，88%患者在 12 个月时血压下降至少 10mmHg，50%患者收缩压低于 140mmHg。BAT 治疗的长期有效性要好于短期。

该研究设定了三项安全性指标：①程序安全性定义为植入装置后 30d 内无程序相关的严重不良事件发生；②装置安全性为装置植入 30d 至 12 个月高血压相关或装置相关的负性事件的发生率；③BAT 治疗的安全性为装置植入 30d 至 6 个月事件发生率。该研究装置的严重不良事件的发生率为 25.2%，与颈动脉内膜切除术相似。结果表明 BAT 治疗安全性以及装置安全性均达到了预期终点[31]。此外，研究中共 7 例患者死亡，但没有因 BAT 治疗、程序或装置原因死亡的病例。

Rheos Pivotal 长期随访研究[32]在 12 个月后开展，选择治疗反应良好的患者，如收缩压小于 140mmHg（糖尿病或肾脏疾病患者小于 130mmHg）、

收缩压下降超过 20mmHg、在装置停止工作后出现收缩压上升超过 20mmHg 或出现高血压危象需住院治疗（收缩压大于 220mmHg）的患者。共 244 例患者入组，这些患者从第 12 个月开始随访，至 22~53 个月不等。随访期间患者的收缩压下降超过 30mmHg，患者用药种类在此期间也有所下降。安全性方面，随访期间新增 6 例死亡患者，但与程序、装置或 BAT 治疗本身无关。由此不难推断，BAT 治疗可提供持久的降压效果，患者不但得到长期血压控制，而且降压药物的数量也有所减少。

此后 Rheos Pivotal 研究中，部分患者继续接受了更长时间的随访[33]。共 216 例患者继续行 BAT 治疗，40 例患者接受至少长达 5 年的随访，207 例患者接受至少 3 年的随访。随访结果发现，患者平均收缩压下降超过 30mmHg，舒张压下降超过 16mmHg。在 1 年的治疗后，整体的系统以及程序相关并发症为 0.037 例/（人·年）。

**4. 其他研究** 另外一项单中心研究，利用 BAT 持续治疗顽固性高血压 4 年，显示出了良好的长期降压效果[34]。研究数据表明，BAT 治疗可以长期安全降压，并具有良好的安全性。

BAT 治疗并非对所有患者都有效，Rheos Pivotal 研究中对 BAT 治疗效果良好者为 88%，其他研究中的患者对 BAT 治疗反应不一。这可能与不同患者颈动脉窦解剖、种族、体重、伴随疾病以及手术装置植入的准确性相关，患者的基因以及在顽固性高血压的病理生理过程中的代谢相关因素也可能在治疗反应中起到一定作用[12]。

## 二、Baristim Neo 压力反射激活系统

### （一）Baristim Neo 压力反射激活系统简介

该系统是新型的第二代 BAT 治疗装置，更为小巧，拥有更长久的电池寿命；应用单侧纽扣样电极，通常置于右侧，缝合于颈动脉窦处，无需广泛分离颈动脉周围组织或暴露颈外动脉，手术切口只需 2.5~5cm，可有效提高操作程序的安全性。此外，该装置可通过无线遥控设定程序，避免了有线连接对装置进行调控。如果有右侧植入禁忌，如严重的颈动脉硬化、颈动脉分叉在下颌骨水平以上，电极将被置于左侧。

该装置的改良主要来源于原始的 Rheos 研究数

据，Rheos Pivotal 研究中虽所有纳入患者均进行了双侧电极的植入，但75%的装置只进行了单侧的刺激，与双侧刺激相比并没有降低 BAT 的有效性。Baristim Neo 压力反射激活系统可以产生与双侧刺激相同的效应，并降低外科手术风险及住院时间。

### （二）Baristim Neo 相关研究

Baristim Neo 研究[35]针对 Baristim Neo 压力反射激活系统的有效性和安全性进行了评估，该研究为一项纳入30例患者的开放标签试验。入组的患者需进行稳定的药物治疗至少4周，且血压基线取2次测量的平均值，两次测量至少间隔24h。

植入两周后开始行 BAT 治疗，并依据患者的不同情况进行参数调整。3个月及6个月时对入组患者血压进行评估，较基线分别下降（26.1±3.3）mmHg 及（26.0±4.4）mmHg（$P<0.001$），治疗6个月时收缩压<140mmHg 的患者为43%。值得注意的是，在装置植入到 BAT 开始工作的2周内，患者的血压平均已下降11mmHg。

Baristim Neo 研究的30例患者中，包括6例曾进行过肾交感神经消融术，但仍为顽固性高血压的患者。这些患者在应用 Baristim Neo 压力反射激活系统治疗后，6个月时血压下降（22.3±9.8）mmHg，可见该治疗方法对已接受肾脏去神经术而血压仍不能得到良好控制的患者也能产生较好的降压效果。

安全性方面，30d 内出现3例围手术期事件。该装置30d 安全率90%；长期不良事件仅1例，事件安全率达97%。可见，该装置提高了 BAT 治疗的安全性[35]。另外，该装置不仅提高了安全性，并且可关闭，保障了低血压或休克患者的安全，并可依据患者不同情况设置不同的参数，进行个体化治疗。

另一项 FDA 批准的多中心随机双盲研究 U. S. Barostim Hypertension Pivotal Trial 正在进行，将顽固性高血压患者随机分为药物治疗组和 BAT 治疗组，以评价 Baristim Neo 压力反射激活系统在治疗顽固性高血压中的有效性和安全性[24]。

## 三、有关 BAT 治疗的刺激方式

BAT 治疗中，刺激单侧还是刺激双侧的效果优劣的争议目前尚无定论[36-38]。

Rheos 压力反射激活系统为双侧电极。但在 Rheos Pivotal 研究中，最终大部分患者的程序设定为单侧刺激。在单独进行右侧或左侧 BAT 治疗的患者，6个月时平均收缩压下降幅度分别为（32±3）mmHg 和（31±4）mmHg，而行双侧刺激的患者，平均收缩压下降幅度（21±4）mmHg，似乎单侧刺激的效果更好。

Tafil-Klawe M 等研究证实，行单侧刺激时，右侧颈动脉窦刺激较左侧效果更显著[36]。近期一项新研究发现，单侧刺激可能较双侧刺激更为有效，且以右侧刺激效果更为明显，与 Tafil-Klawe M 等的观点一致[38]。

但也有研究显示，无论是任意一侧或者双侧同时刺激，心率、血压等指标并无明显差异[37]。

BAT 治疗的单侧优势可能与心神经分布及传入中枢神经的压力感受器突触有关。左侧和右侧的反射效应相似，而右侧在调节 R-R 间期方面（心率）则可能更加有效[39, 40]。

综上所述，BAT 治疗安全有效，有可能成为顽固性高血压患者的治疗一种选择。但其应用仍有很多困难需要克服，如 BAT 装置的检测、调整以及电池更换等问题。

（李为民　李俭强）

### 参　考　文　献

[1] 孙宁玲,霍勇,王继光,等. 难治性高血压诊断治疗中国专家共识. 中国医学前沿杂志（电子版），2013，21：321-326.

[2] Thimmig RF，Smith MB，Sullivan JM. Lumbar sympathectomy in the treatment of arteriosclerotic peripheral vascular disease. Surg Clin North Am，1958，38（4）：1081-1091.

[3] Allen TR. Current status of lumbar sympathectomy. Am Surg，1976，42（2）：89-91.

[4] ALLEN EV. Sympathectomy for essential hypertension. Circulation，1952，6（1）：131-140.

[5] Freyberg RH，Peet MM. The effect on the kidney of bilateral splanchnicectomy in patients with hypertension. J Clin Investigat，1937，16（1）：49-65.

[6] Isberg EM，Peet MM. The influence of supradiaphragmatic splanchnicectomy on the heart in hypertension. Am Heart J，1948，35（4）：567-583.

[7] Page IH，Heuer GJ. A surgical treatment of essential hypertension. J Clin Invest，1935，14（1）：22-26.

[8] Smithwick RH. Surgical treatment of hypertension. Am J Med，1948，4（5）：744-759.

[9] Kirchheim HR. Systemic arterial baroreceptor reflexes. Physiological

rev, 1976, 56（1）: 100-177.

[10] Katz B. Depolarization of sensory terminals and the initiation of impulses in the muscle spindle. J Physiol, 1950, 111（3-4）: 261-282.

[11] Chapleau MW, Li Z, Meyrelles SS, et al. Mechanisms determining sensitivity of baroreceptor afferents in health and disease. Ann NY Acard Sci, 2001, 940: 1-19.

[12] Alnima T, de Leeuw PW, Kroon AA. Baroreflex activation therapy for the treatment of drug-resistant hypertension: new developments. Cardiol Res Pract, 2012, 2012: 587194.

[13] MCCUBBIN JW, GREEN JH, PAGE IH. Baroceptor function in chronic renal hypertension. Circ Res, 1956, 4（2）: 205-210.

[14] Chapleau MW, Hajduczok G, Abboud FM. Mechanisms of resetting of arterial baroreceptors: an overview. Am J Med Sci, 1988, 295（4）: 327-334.

[15] Krieger EM. Arterial baroreceptor resetting in hypertension（the J. W. Mccubbin memorial lecture）. Clin Exp Pharmacol Physiol Suppl, 1989, 15: 3-17.

[16] Thrasher TN. Baroreceptors, baroreceptor unloading, and the long-term control of blood pressure. Am J Physiol Regul Inter Comp Physiol, 2005, 288（4）: R819-R827.

[17] Heusser K, Tank J, Engeli S, et al. Carotid baroreceptor stimulation, sympathetic activity, baroreflex function, and blood pressure in hypertensive patients. Hypertension, 2010, 55（3）: 619-626.

[18] Lohmeier TE, Iliescu R. Chronic activation of the baroreflex and the promise for hypertension therapy. Handb Clin Neurol, 2013, 117: 395-406.

[19] Simula S, Laitinen T, Vanninen E, et al. Baroreflex sensitivity in asymptomatic coronary atherosclerosis. Clin Physiol Funct Imaging, 2013, 33（1）: 70-74.

[20] Malpas SC. Sympathetic nervous system overactivity and its role in the development of cardiovascular disease. Physiol Rev, 2010, 90（2）: 513-557.

[21] Lohmeier TE, Iliescu R, Dwyer TM, et al. Sustained suppression of sympathetic activity and arterial pressure during chronic activation of the carotid baroreflex. Am j physiol. Heart Circ Physiol, 2010, 299（2）: H402-H409.

[22] Lohmeier TE, Iliescu R. Lowering of blood pressure by chronic suppression of central sympathetic outflow: Insight from prolonged baroreflex activation. J Appl Physiol（1985）, 2012, 113（10）: 1652-1658.

[23] DiBona GF, Kopp UC. Neural control of renal function. Physiological Rev, 1997, 77（1）: 75-197.

[24] Iliescu R, Tudorancea I, Lohmeier TE. Baroreflex activation: from mechanisms to therapy for cardiovascular disease. Curr Hypertens Rep, 2014, 16（8）: 453.

[25] Lohmeier TE, Iliescu R, Liu B, et al. Systemic and renal-specific sympathoinhibition in obesity hypertension. Hypertension, 2012, 59（2）: 331-338.

[26] Tordoir JH, Scheffers I, Schmidli J, et al. An implantable carotid sinus baroreflex activating system: Surgical technique and short-term outcome from a multi-center feasibility trial for the treatment of resistant hypertension. Eur J Vasc Endovasc Surg, 2007, 33（4）: 414-421.

[27] Lohmeier TE, Irwin ED, Rossing MA, et al. Prolonged activation of the baroreflex produces sustained hypotension. Hypertension, 2004, 43（2）: 306-311.

[28] Schmidli J, Savolainen H, Eckstein F, et al. Acute device-based blood pressure reduction: electrical activation of the carotid baroreflex in patients undergoing elective carotid surgery. Vascular, 2007, 15（2）: 63-69.

[29] Scheffers IJ, Kroon AA, Schmidli J, et al. Novel baroreflex activation therapy in resistant hypertension: results of a European multi-center feasibility study. J Am Coll Cardiol, 2010, 56（15）: 1254-1258.

[30] Bisognano JD, Bakris G, Nadim MK, et al. Baroreflex activation therapy lowers blood pressure in patients with resistant hypertension: results from the double-blind, randomized, placebo-controlled rheos pivotal trial. J Am Coll Cardiol, 2011, 58（7）: 765-773.

[31] Gassler JP, Bisognano JD. Baroreflex activation therapy in hypertension. J Hum Hypertens, 2014, 28（8）: 469-474.

[32] Bakris GL, Nadim MK, Haller H, et al. Baroreflex activation therapy provides durable benefit in patients with resistant hypertension: results of long-term follow-up in the Rheos Pivotal Trial. J Am Soc Hypertens, 2012, 6（2）: 152-158.

[33] Bakris G, Nadim M, Haller H, et al. Baroreflex activation therapy safely reduces blood pressure for at least five years in a large resistant hypertension cohort. Journal of the American Society of Hypertension, 2014, 8: e9.

[34] Kroon AA, Schmidli J, Scheffers I. Sustained blood pressure reduction by baroreflex activation therapy with a chronically implanted system: 4-year data of rheos debut-ht study in patients with resistant hypertension: 9d. 01. Journal of Hypertension, 2010, 28: e441.

[35] Hoppe UC, Brandt MC, Wachter R, et al. Minimally invasive system for baroreflex activation therapy chronically lowers blood pressure with pacemaker-like safety profile: results from the Barostim neo trial. J Am Soc Hypertens, 2012, 6（4）: 270-276.

[36] Tafil-Klawe M, Raschke F, Hildebrandt G. Functional asymmetry in carotid sinus cardiac reflexes in humans. Eur J Appl Physiol Occup Physiol, 1990, 60（5）: 402-405.

[37] Williamson JW, Raven PB. Unilateral carotid-cardiac baroreflex responses in humans. Am J Physiol, 1993, 265（4pt2）: H1033-H1037.

[38] de Leeuw PW, Alnima T, Lovett E, et al. Bilateral or unilateral stimulation for baroreflex activation therapy. Hypertension, 2015, 65（1）: 187-192.

[39] Williamson JW, Muzi M, Ebert TJ. Unilateral carotid sinus stimulation and muscle sympathetic nerve activity in man. Med Sci Sports Exerc, 1996, 28（7）: 815-821.

[40] Furlan R, Diedrich A, Rimoldi A, et al. Effects of unilateral and bilateral carotid baroreflex stimulation on cardiac and neural sympathetic discharge oscillatory patterns. Circulation, 2003, 108（6）: 717-723.

# 第十一章

# 中医学在高血压治疗中的应用

高血压是心脑血管疾病的主要危险因素之一，在我国的患病率呈逐年增长态势，2013年的资料表明我国高血压患者人数已突破3.3亿，每3名成人中就有1人患高血压，严重危害着人们的健康。临床高血压患者多以头晕、头痛为主诉，常伴有心悸、胸闷、面红目赤、耳鸣等症状，属于中医学的"眩晕""头痛"等范畴。临床研究表明，中医药不仅可以降低血压，缓解症状，减少西药的用量，而且在保护心、脑、肾靶器官，改善血管功能等方面具有较好的疗效。

## 第一节 高血压中医学的病名

中华人民共和国成立以来，中医学界普遍认为高血压属于"眩晕""头痛"等范畴，衷敬柏等收集公开发表的71位医家高血压诊疗经验的文献90篇，对文献中所涉及的病名进行频数统计，述及高血压的中医病名共14个[1]，包括"眩晕""头痛""中风""肝风""风眩""肝阳""肝火""头风""薄厥""脉痹""惊悸""痰湿""风头眩""脏燥"等，其中"眩晕""头痛"两个病名较为公认。王海清等从中医血脉理论入手，认为《黄帝内经》中关于"脉大坚以涩者，胀也"的论述与现代医学所认为的"高血压是一组以动脉血压持续增高为主的血管综合征"极其相似，因此提出将"脉胀"作为高血压的中医病名，并提出了一套以"血脉辨证"为特色的中医药防治高血压的治疗方案[2]。国家中医药管理局第2批24个专业105个病种中医诊疗方案中将"原发性高血压"的中医病名定为"眩晕病"[3]。依据临床医家的经验，高血压目前相对应的中医病名为"眩晕病"。

## 第二节 高血压中医学的病因

随着现代研究的逐渐深入，各医家对高血压的病因有了更深的认识。衷敬柏[1]等经文献分析认为高血压病因可分为内外两方面，且内因为本，外因为标，内因为精气衰退、禀赋阳盛阴虚，外因为情志、饮食、劳倦及房劳。陈建鸿将高血压病因归纳为四个方面，包括体质偏盛偏衰、七情内伤、心肝火盛，劳逸失度、气血失调，饮食失节、痰浊内蕴[4]。张艳认为高血压的发生与饮食不节、情志失调、劳逸过度、禀赋不足及体质偏盛偏衰等因素有关[5]。傅仁杰认为高血压是由素体、精神、饮食、劳欲等多种因素交互作用所致[6]。体质的阴阳偏盛偏衰、禀赋不足、脏腑亏损等为发病内因，过度精神紧张或强烈精神刺激是发病的常见因素。《临床中医内科学》将病因归结为情志失调、饮食失节、肾精不足三类[7]。李剑等认为高血压发展至中后期，痰、瘀为最常见的病理因素和致病因素[8]。曹新超等认为痰瘀贯穿高血压的始终，并相互转化[9]。韩学杰等认为饮食不节、情志不遂化生痰瘀，凝聚为毒，是导致原发性高血压的重要致病因素[10]。综上所述，可将病因归结为情志失调、饮食失节、过劳虚损、痰浊瘀血四个方面。

## 第三节 高血压中医学的
## 病机认识

《素问》有云："诸风掉眩，皆属于肝。"《灵枢》曰："髓海不足，则脑转耳鸣，胫酸眩冒。"《备急千金要方》亦指出："肝厥头痛，肝为厥逆，上亢头脑也。"进而认为肝是引发高血压的重要脏器。另外，《景岳全书》中有"无虚不做眩"。《丹溪心法》则提出"无痰不作眩"的观点，认为脾虚痰湿是导致本病的关键。《医宗金鉴》中有"瘀血停滞，神迷眩晕"，认为瘀血参与发病。近年来，随着研究的不断深入，特别是中医证候学的发展和现代研究方法的广泛应用，人们对高血压病机的认识进一步深化。

衷敬柏把高血压病机概括为脏腑阴阳平衡失调，主要为肝肾阴阳平衡失调，病理因素主要为风、火、痰、瘀、虚，病位以肝肾为主，涉及脾、心[1]。刘福水等认为肝阳上亢是原发性高血压的主要发病机制，痰浊、血瘀、水湿等病理产物是原发性高血压进一步发展的重要病因[11]。邓旭光认为气血阴阳失调、津液代谢障碍是高血压总的病机，并认为情志失调伤肝，饮食失节、过劳或过逸伤脾是高血压病机的起点[12]。情志失调导致肝郁气滞，继而肝郁化火致肝火上炎或肝阳上亢，进一步发展致阴虚阳亢、肝肾阴虚，最终阴损及阳致阴阳两虚，各个阶段都可导致脑窍失养，发展为眩晕；此外，气机郁滞还可致血瘀、饮停，瘀血阻络或痰浊上蒙清窍，清阳不展，均可引起眩晕。饮食劳倦引起脾虚失运致痰湿中阻，脾失健运也可引起气虚导致血瘀，瘀血与痰浊交结，阻滞脑络引起眩晕。徐浩等认为高血压基本病机为气血阴阳失调，风、火、痰、瘀为患，临证多见虚实夹杂，病证在肝、肾，涉及心、脾[13]。且发现病患体质为阴虚（阳亢）质和痰湿质，并总结了证型演变规律，由阳亢到阴虚阳亢，再到阴阳两虚，最后到阳虚，痰湿、瘀血可见于疾病的不同发展阶段。鞠大宏[14]等从络病学说角度提出高血压病理演变是由于病久不愈、正气亏虚，或外邪由气及血，终致津停血滞，蕴而化浊生毒，痰瘀、浊毒痹阻络脉而发为络病。沈绍功教授提出"痰瘀互结、毒损络脉"是高血压的主要病机[15]。王丽颖等对 1508 例高血压患者进行的中医证类分布和证素分布规律调查研究结果显示，证型分布痰瘀互结占 59.68%，证素分布血瘀、痰、阴虚、阳虚依次排在前四位[16]。"痰瘀互结，阴阳失调"是高血压的重要病因病机，原发性高血压实证以痰瘀互结为主，虚证以肾阴阳失调为主，其病位在肾和心。韩学杰等通过对原发性高血压中医证类的流行病学调查，发现痰瘀互结、毒损心络证类在高血压发病中居首位，占 44.6%[17]。张立娟等认为高血压的病变部位

在络脉，病理基础为络脉空虚，主要病理变化为络脉瘀阻，"久病入络""络病致久病"是其病程演变规律[18]。

综上所述，高血压的病机可概括如下[7]。

**1. 发病** 本病发生多缓慢，病程较长，少数发病急骤。

**2. 病位** 在肝、肾、心、脾、脑，与肝、肾关系密切。

**3. 病性** 本虚标实，肾气亏虚、肝肾阴虚是本，肝阳上亢、痰浊血瘀是标。

**4. 病势** 以升发向上为主；亦可致肝风内动，发为惊厥、昏迷，则病势凶险。

**5. 病机转化** 初期多为实证，日久可转化为虚证或虚实夹杂之证。

**6. 证类病机** 参照《眩晕病（原发性高血压）中医诊疗方案》[3]，分类如下。

（1）肾气亏虚证：劳倦或房劳太过，或年老体衰，肾气肾精不足，不能生髓，髓海空虚，发为本病。

（2）痰瘀互结证：恣食肥甘厚味，或饮酒过度，损伤脾胃，或为痰湿体质，脾失健运，痰浊内生，久而化瘀，或气滞气虚导致血瘀，痰瘀相互交结，阻于络脉，清窍蒙蔽，发为本病。

（3）肝火亢盛证：七情内伤，尤以恼怒抑郁太过，导致肝失条达，肝气郁结，郁久化火，肝火上扰清窍，发为本病。

（4）阴虚阳亢证：因久病、房事不节或年老体衰，肝肾阴虚，水不涵木，肝阳上扰清窍，发为本病。

# 第四节 高血压中医学的诊断与治疗

对于原发性高血压的诊断和治疗可谓百家争鸣，近些年出现的一些中医方面的指南具有一定的应用和参考价值。

2002 年中华人民共和国卫生部颁布的《中药新药临床研究指导原则（试行）》将原发性高血压分为肝火亢盛证、阴虚阳亢证、痰湿壅盛证、阴阳两虚证四证[19]。其主要目的是评价某一药物对某种或某些疾病的治疗或预防作用及安全性，以决定该药是否可广泛应用于临床，因此有一定

的参考价值。

2008 年由中华中医药学会组织编写的《中医内科常见病诊疗指南（西医疾病部分）》[20]中的高血压病指南，是根据教材和临床专家的经验编制而成的，但无研究证据支持，也缺乏方法学程序[21]。专家共识将证候分为七类，分别为肝火上炎、痰湿内阻、瘀血内阻、阴虚阳亢、肾精不足、气血两虚、冲任失调。所选方剂分别为龙胆泻肝汤、半夏白术天麻汤、通窍活血汤、天麻钩藤饮、左归饮、归脾汤、二仙汤。其优点是证候全面，体现了单因素证候和复合证候。在临证时可以对号入座，便于使用。不足之处包括以下两个方面：一是证候之间存在重叠交叉，范围狭窄，初学者或对中医辨证不熟悉者，容易混淆和抓不住重点；二是部分方剂、药物使用不当[22]。

同年，由中华中医药学会心病分会发布了《高血压病中医诊疗方案（初稿）》[23]，采用了当时最新科研成果，但缺少证据级别和推荐强度，且服药应注意哪些问题及中药适合的人群均未提及[22]。该诊疗方案将高血压分为 4 个证类：痰瘀互结、阴虚阳亢、肾阳亏虚、气血两虚。所用方剂分别为半夏白术天麻汤合通窍活血汤、天麻钩藤饮、二仙汤合杞菊地黄汤、归脾汤。

2011 年由中国中医科学院主编的《中医循证临床实践指南——中医内科》[24]中的高血压病指南，经文献检索及专家共识将中医证候分为六类：肝阳上亢、阴虚阳亢、肝肾阴虚、阴阳两虚、风痰上扰、瘀血阻络。所用方剂为天麻钩藤饮、镇肝熄风汤、六味地黄丸、金匮肾气丸合二仙汤、半夏白术天麻汤、血府逐瘀汤。优点是引入循证医学方法，集合专家经验达成共识，给出用药的证据级别和推荐强度。不足是证候之间仍存在交叉，如肝阳上亢、阴虚阳亢，临证时后者常见，在证候辨证时难以区分。指南未标明服药的时间及疗程，以及患者应该注意哪些问题[22]。

近年来，国家中医临床研究基地的建立及工作实施推动了高血压中医临床诊疗方案研究，在临床流行病学与循证医学等科学研究方法指导下，通过系统文献检索，集合专家经验达成共识，给出用药的证据级别和推荐强度，制定了我国第一部《眩晕病（原发性高血压）中医诊疗方案》[3]和《眩晕病（原发性高血压）中医临床路径》，对于规范临床

诊断治疗工作、提高防治水平均具有重要的指导意义[21]。将高血压分为肾气亏虚、痰瘀互结、肝火亢盛、阴虚阳亢四证。现详述于下。

（一）疾病诊断

**1. 中医诊断**　参照中华中医药学会发布的《中医内科常见病诊疗指南》[20]与《中药新药临床研究指导原则》[19]。

（1）主要症状：头晕目眩，头痛。

（2）次要症状：头如裹、面红目赤、口苦口干、耳鸣耳聋、汗出、腰膝酸软等。

**2. 西医诊断**　参照卫生部疾病预防控制局、中国高血压联盟和国家心血管病中心制定的《中国高血压防治指南》（2010 年修订版）。

（1）未应用抗高血压药物情况下，平均收缩压（SBP）≥140mmHg 和（或）平均舒张压（DBP）≥90mmHg。

（2）既往有高血压史，近 4 周内应用抗高血压药物治疗的个体。

（二）证候诊断

**1. 肾气亏虚证**　腰脊酸痛（外伤性除外）、胫酸膝软或足跟痛、耳鸣或耳聋、心悸或气短、发脱或齿摇、夜尿频、尿后有余沥或失禁、舌淡苔白、脉沉细弱。

**2. 痰瘀互结证**　头如裹、胸闷、呕吐痰涎、刺痛（痛有定处或拒按）、脉络瘀血、皮下瘀斑、肢体麻木或偏瘫、口淡、食少、舌胖苔腻脉滑，或舌质紫暗有瘀斑瘀点、脉涩。

**3. 肝火亢盛证**　眩晕、头痛、急躁易怒、面红、目赤、口干、口苦、便秘、溲赤、舌红苔黄、脉弦数。

**4. 阴虚阳亢证**　腰酸、膝软、五心烦热、心悸、失眠、耳鸣、健忘、舌红少苔、脉弦细而数。

（三）治疗方案

本方案适用于 18 岁以上原发性高血压人群，不适用于儿童高血压、妊娠期高血压、合并严重慢性肾脏疾病的高血压及继发性高血压人群。

**1. 辨证选择中药汤剂或中成药**　眩晕病（原发性高血压）的辨证论治应以整体观念为指导，标本兼治，强调长期治疗时应以治本为主。

（1）肾气亏虚证

1）治法：平补肾气，调和血脉。

2）推荐方药：补肾和脉方加减。生黄芪、黄精、桑寄生、淫羊藿、炒杜仲、女贞子、怀牛膝、泽泻、川芎、当归、地龙等。

3）中成药：杞菊地黄丸、金匮肾气丸、右归丸（肾阳虚证）等。

（2）痰瘀互结证

1）证候：头如裹、胸闷、呕吐痰涎、刺痛（痛有定处或拒按）、脉络瘀血、皮下瘀斑、肢体麻木或偏瘫、口淡、食少、舌胖苔腻脉滑，或舌质紫暗有瘀斑瘀点、脉涩。

2）治法：祛痰化浊，活血通络。

3）推荐方药：半夏白术天麻汤和通窍活血汤加减。生半夏、苍术、白术、天麻、陈皮、茯苓、薏苡仁、桃仁、红花、当归、枳壳、赤芍、川芎、地龙、郁金等。

4）中成药：脑心通胶囊、绞股蓝总苷片、血塞通片等。

（3）肝火亢盛证

1）证候：眩晕、头痛、急躁易怒、面红、目赤、口干、口苦、便秘、溲赤、舌红苔黄、脉弦数。

2）治法：清肝泻火，疏肝凉肝。

3）推荐方药：调肝降压方加减。柴胡、香附、佛手、夏枯草、炒栀子、丹皮、菊花、钩藤（后下）等。

4）中成药：牛黄降压丸、龙胆泻肝软胶囊等。

（4）阴虚阳亢证

1）证候：腰酸、膝软、五心烦热、心悸、失眠、耳鸣、健忘、舌红少苔、脉弦细而数。

2）治法：滋阴补肾，平肝潜阳。

3）推荐方药：天麻钩藤饮加减。天麻、钩藤（后下）、石决明（先煎）、炒栀子、川牛膝、益母草、桑寄生、夜交藤、茯神、牡丹皮等。

4）中成药：天麻钩藤颗粒、全天麻胶囊、清脑降压片等。

**2. 静脉滴注中药注射液**

（1）瘀血阻络证：可选择具有活血化瘀功效的中药注射液，如川芎注射液、灯盏花注射液、丹红注射液、香丹注射液、舒血宁注射液、疏血通注射液等。

（2）气虚血瘀证：可选择具有益气养阴功效的中药注射液，如黄芪注射液、参麦注射液、生脉注射液，配合应用有活血化瘀功效的中药注射液。

（3）痰浊壅盛证：可选择醒脑静注射液。

**3. 外治疗法**

（1）中药足浴

1）夏枯草 30g、钩藤 20g、桑叶 15g、菊花 20g。上药制成煎剂，用时加温至 50℃ 左右，浸泡双足，双足相互搓动，每次浴足 20～30min，每天 2 次，10～15 天为 1 个疗程。

2）钩藤 20g、吴茱萸 10g、桑寄生 30g、夏枯草 30g，水煎取药液 1500ml，加入食醋 100ml，每天足浴 30min 左右，每天 1 次，10 天为 1 个疗程。

3）钩藤 15g、野菊花 10g、豨莶草 30g、夏枯草 20g、川牛膝 20g、赤芍 20g、川芎 15g、葛根 20g、花椒 10g，浸泡 1h 后，大火煮开，小火再煮 30min，后下钩藤，连水带药倒入盆中，水温 40～45℃，赤足泡药中，浸过踝部，双足互搓，每次 30min，每天 1 次，10 次为 1 个疗程，间隔 3 天，做第 2 疗程。

（2）耳穴压豆

1）常用穴：耳背沟耳穴、肝耳穴、心耳穴、交感耳穴、肾上腺耳穴；备用穴：神门、耳尖耳穴、肾耳穴。常用穴每次取 3～4 穴，酌加备用穴，以 7mm×7mm 的胶布将王不留行籽贴于所选之穴，贴紧后并稍加压力，使患者感胀痛及耳郭发热。每隔 2 天换贴 1 次，每次一耳，双耳交替，15 次为 1 个疗程。

2）肾气亏虚证、肝火亢盛证、阴虚阳亢证选用肾耳穴、枕耳穴、皮质下耳穴；痰浊壅盛证选用脾耳穴、枕耳穴、皮质下耳穴。耳穴定位：肾耳穴，在对耳轮下脚下缘；枕耳穴，在对耳屏后上方；皮质下耳穴，在对耳屏的内侧面；脾耳穴，耳甲腔后上方，在耳轮脚消失处与轮屏切迹连线的中点。

3）操作流程：将胶布剪成 0.5cm×0.5cm 的小方块，将磁珠粒或生王不留行籽或白芥籽或六神丸贴在胶布中央；然后用 75%乙醇棉球消毒耳郭，将贴有药籽的胶布对准穴位贴压；贴压后用手指按压穴位半分钟，嘱患者每天自行按压 5 次，每次 10min，局部微热微痛为宜。每次贴一只耳朵，下次轮换对侧，症状较重者可双耳同时贴。

（3）穴位敷贴

1）肾气亏虚症：吴茱萸散（吴茱萸 1 份，清醋

1 份）涌泉、太溪、太冲穴贴敷。痰湿壅盛证：吴茱萸散内关、丰隆、解溪穴贴敷。肝火亢盛证：清肝散（吴茱萸 1 份，黄连 6 份，清醋 1 份）涌泉、太溪、太冲穴贴敷。肝阳偏亢伴有头晕者，以吴茱萸、川芎颗粒剂各 3g，混匀，白醋调成糊状，每天晚间临睡前贴敷双侧涌泉穴，2 周为 1 个疗程；肝阳偏亢伴头痛明显者，以决明子 10g 焙干研末，以绿茶水调成糊状，贴敷两侧太阳穴，干后更换。

2）生大黄 2g、生石决明 5g、牛膝 5g、冰片 0.5g，诸药为末，过 600 目筛，适量凡士林调为糊状，等分 4 份，均匀涂于自粘性无菌敷料上，贴于双侧穴位，每天 1 次，每次贴 6h，次日对时更换，15 日为 1 个疗程，可以连续 2 个疗程或以上。肝阳上亢证：曲池、风池、合谷、太冲；风痰上扰证：曲池、合谷、丰隆、太溪；肝肾阴虚证：曲池、合谷、足三里、三阴交；阴阳两虚证：曲池、足三里、气海、涌泉；气虚血瘀证：曲池、合谷、气海、丰隆。

**4. 其他疗法**

（1）养生调摄方法见表 9-11-1。

**表 9-11-1　防治眩晕（原发性高血压）的调摄法**

| 措施 | 目标 |
| --- | --- |
| 修体态 | 减重：减少热量，膳食平衡。增加运动，体重指数保持在 20～24kg/m² |
| 节饮食 | 膳食食盐：北方，首先将每人每天平均食盐量降至 8g，以后再降至 6g；南方，可控制在 6g 以下 |
| | 减少膳食脂肪：总脂肪＜总热量的 30%，饱和脂肪＜10%，增加新鲜蔬菜 400～500g/d，水果 100g，肉类 50～100g，鱼虾蛋 50g，蛋类每周 3～4 个，奶类 250g/d，少吃糖类和甜食 |
| 适劳逸 | 增加及保持适当体力活动；一般每周运动 3～5 次，每次持续 20～60min。如运动后自我感觉良好且保持理想体重，则表明运动力量和运动方式合适 |
| 畅情志 | 保持乐观心态，提高应急能力：通过宣传和咨询提高人群自我防病能力。提倡选择适合个体的体育、绘画等文化活动，增加老年人社交机会，提高生活质量 |
| 忌烟酒 | 戒烟；限酒，不提倡饮酒（特别是高度烈性酒），尽可能戒酒；如饮酒，男性每天乙醇摄入量不超过 25g，即葡萄酒＜（100～150）ml，或啤酒＜（250～500）ml，或白酒＜（25～50）ml，女性则减半，孕妇不能饮酒 |
| 常随诊 | 门诊健康教育和顾顾受试者利益；主动热情服务，最大限度保护受试者利益，及时处理可能的严重不良事件，积极向受试者及其亲属或监护人宣传高血压防治知识，随时帮助患者解决医疗有关问题，密切与受试者联系，从而提高治疗依从性 |

（2）治疗设备：根据病情需要和临床症状，可配备多功能艾灸仪和针灸器具（针灸针、艾条、刮痧板、拔火罐等），可选用腿浴治疗器、足疗仪等中药浸浴设备。

**5. 内科基础治疗**　参照《中国高血压防治指南》（2010 修订版），合理控制多重心血管危险因素。

**6. 护理**　包括基于血压波动性日节律、月节律和年节律的调神摄生、因时起居、择时服药、排痰通腑等。

（四）其他推荐治疗

**1. 针刺[23]**

（1）辨证施针：痰瘀互结证，中脘、丰隆、足三里、头维、血海、公孙。阴虚阳亢证，太冲、太溪、肝俞、三阴交、风池、内关。肾阳亏虚证，关元、百会、足三里、三阴交、神阙、大椎。气血两虚证，气海、血海、中脘、太阳、合谷、足临泣。

以上穴位隔日针刺 1 次，手法虚补实泻，虚者还可加温针灸，每次留针 30min，中间加强刺激 1～2 次，加电针效果更好。连续 14 次为 1 个疗程。

（2）主穴针法：主穴，1 组曲池、足三里；1 组风池、太冲。次穴，百会、关元、丰隆、三阴交、太溪、阳陵泉。每次取主穴 1 组，次穴 3 个，再随证配穴，头痛配太阳、印堂；心悸配内关、郄门；纳呆配中脘、内关；失眠配神门、印堂；耳鸣配合谷、翳风；腰痠配肾俞、委中。进针得气后留针 15min，中间加强刺激 1 次，隔日针刺 1 次。连续 14 次为 1 个疗程。

**2. 气功**　调心、调息和调身可起到降压和辅助治疗作用，能稳定血压、心率及呼吸频率，调节神经系统，提高生活质量[25]。气功锻炼时，通过调神使练功者处于静态，此时大脑皮层处于主动抑制过程，交感神经的紧张性降低，血压下降[26]。肖微等收集气功治疗高血压的随机对照试验进行 Meta 分析，研究表明，气功联合降压药或者物理疗法治疗高血压的临床疗效率高于单纯的药物和物理疗法，而且气功联合其他疗法或单纯气功锻炼降收缩压效果比单纯用降压药好[27]。

**3. 推拿**　经络学说认为，经络是一个通表里、络脏腑的网络系统，外与皮肤肌腠相连、内与五脏六腑相接，通过穴位推拿，可以疏通经络，通血达气，调整阴阳，使血压趋于正常[28]。多项研究从作用机制上进行探讨，认为推拿通过调节神经可以改善血液流变学和血流动力学指标，调控血管内皮细胞功能，调控钙离子转运，调节血管活性物质释放等，从而达到降低血压的目的[29]。

### （五）高血压中医学的高血压急症治疗

高血压急症发病急，进展迅猛，中医治疗可参照如下方案[30]。

**1. 热郁血涌证**

（1）临床表现：头痛头胀，面红面热，急躁易怒，气粗口干，目赤耳鸣，大便干燥，舌红苔黄，脉弦数。

（2）治法：泻热解毒、凉血散瘀。

（3）参考方药：羚角钩藤汤和犀角地黄汤加减。常用药物：水牛角、生地黄、牡丹皮、白芍、钩藤、山羊角、怀牛膝、黄芩、栀子、泽泻、生牡蛎、龙胆草、甘草等。

（4）中成药：若意识昏惯者，则可配合灌服安宫牛黄丸，或静脉滴注清开灵注射液、醒脑静注射液等。

**2. 风痰上扰证**

（1）临床表现：头晕目眩，恶心呕吐，胸脘痞满，语塞，神志不清或已清，甚者半身不遂，口舌歪斜，偏身麻木，舌质暗红或暗淡，苔白腻，脉弦滑。

（2）治法：理气化痰，熄风通络。

（3）参考方药：温胆汤加减。

（4）常用药物：陈皮、竹茹、枳实、半夏、胆星、石菖蒲、代赭石、天麻、牛膝等。各型急证均可配合针刺耳垂放血，或针刺足背的太冲、冲阳等穴位，达到紧急降压的目的。

### （六）高血压中医学的单方验方[31]

（1）桑寄生15g，每天1剂，水煎服，也可代茶饮。

（2）苦丁茶10g，夏枯草30g，野菊花15g，水煎服，每天1剂。

（3）芹菜根30g，龙葵60g，每天1剂，水煎服，也可代茶饮。

## 第五节　高血压中医学的现代研究

### （一）单味中药研究

经药理证明具有降压作用的中药中，具有血管扩张作用的有防己、黄芩、钩藤、益母草、赤芍、罗布麻叶等；具有利尿作用的有防己、杜仲、桑寄生、泽泻、茯苓、萹蓄、茵陈、龙胆草、罗布麻等；具有中枢性降压作用的有远志、酸枣仁；具有钙离子阻滞作用的有防己、川芎、当归、赤芍、红花、三棱、丹参、前胡、肉桂、五味子、藁本、白芷、羌活、独活、葶苈子、桑白皮、茵陈、海金沙、龙眼肉等；具有中枢神经节阻断作用的有全蝎、地龙、钩藤、桑寄生等；具有β受体阻滞作用的有葛根、佛手、淫羊藿等；具有影响血管紧张素Ⅱ形成作用的有山楂、何首乌、白芍、木贼、红花、板蓝根、青风藤、海风藤、牛膝、泽泻、海金沙、胆南星、法半夏、瓜蒌、降香、细辛等[31]。目前初步阐明了一些单成分如汉防己甲素、钩藤碱、萝芙木、毛冬青甲素等的降压作用机制[13]。

### （二）中成药研究

韩学杰等通过调查问卷的形式对40名心血管专家进行3轮咨询，形成供非中医医生使用的《高血压病中成药临床应用的专家共识建议》[32]。对于高血压病的治疗，超过70%的专家推荐使用下列中成药：天麻钩藤饮（90%），杞菊地黄胶囊（87.5%），金匮肾气丸（80%），银杏叶片（80%），牛黄降压丸（76.47%），半夏天麻丸（70.59%）。还有一些中成药，如强力天麻杜仲胶囊、芪参益气滴丸、心可舒片、六味地黄丸、冠心丹参滴丸、复方丹参滴丸、养血清脑颗粒、镇脑宁、松龄血脉康、龙胆泻肝丸等，均被研究证明具有一定的降压作用，可临床辨证应用[33,34]。

### （三）靶器官保护研究[21]

**1. 心脏保护作用**　有学者认为阴阳失调是高血压左心室肥厚的中医病机，平肝潜阳、活血通络是高血压左心室肥厚的基本治法。研究发现补肾和脉方、降压通脉饮、活血化瘀利水复方、活血祛痰方对于降低血压、逆转左心室肥厚均有一定的疗效。一些中成药制剂如生脉注射液、菊藤胶囊、益心降压胶囊、心可舒胶囊、丹参片等也可在一定程度上预防或改善高血压心室重构。动物试验也观察到麝香保心丸、芩丹胶囊、氧化苦参碱等多种中药及复方对高血压心肌肥厚的保护作用。

**2. 脑保护作用**　中医药对高血压引起的出血

性和缺血性脑血管疾病均具有良好的干预作用。出血性脑病治法上多以通腑泄热、益气活血、醒脑开窍为主。益气醒脑饮能缓解高血压脑出血患者的病情，安宫牛黄丸治疗痰热腑实型和风火上扰型的高血压脑出血疗效显著。抵当汤可降低高血压脑出血患者（急性期）炎性细胞因子水平，减少炎性反应的发生。养血清脑颗粒能降低血细胞比容和全血黏度，改善慢性脑供血不足患者的内皮依赖性血管舒张功能，提高急性脑梗死患者的临床疗效；在高血压脑病恢复期，补阳还五汤具有促进被损伤血管修复、改善机体体液循环的作用。临床上中成药注射制剂也被广泛使用，如苦碟子注射液、醒脑静注射液、血塞通注射液、生脉注射液等，通过对高血压脑病不同阶段的中药干预及临床动物实验研究证实，中药在改善高血压脑病患者意识、提高语言及肢体运动功能的恢复程度方面具有确切作用。

**3. 肾保护作用**　六味地黄丸、杞菊地黄丸、金匮肾气丸、补肾益心片、复方桑寄生钩藤颗粒等通过增加扩血管物质生成、调节 RAAS 系统及水钠代谢达到降压、保护肾脏的作用。自拟补肾降压方如补肾活血方、补肾化痰方、补肾温阳利水方、补肾熄风化浊汤等，具有较好的扩血管、利尿作用，通过改善血尿免疫球蛋白 G（IgG）、免疫球蛋白 M（IgM）等来保护肾脏。

# 第六节　高血压中医学存在的问题

**（一）对中医药治疗高血压机制研究不够深入**

中医药防治高血压的多数报道仍停留在对降压疗效的简单观察，观察指标和实验方法较为滞后。中药降压机制的现代药理研究不够深入，多数作用靶点不清楚，缺乏药代动力学及量效关系方面的研究，影响疗效的进一步提高。

**（二）缺乏循证医学证据**

现有研究大多是小样本研究，实验设计不合理，部分没有应用统计学上完全意义的随机、双盲、对照原则，甚至不设对照组，混杂因素多，研究缺乏长期性、缺乏大样本、多中心、随机、双盲、对照

及前瞻性研究。导致诊疗方案缺乏现代循证医学证据，未被相关西医指南肯定。

**（三）高血压的中医药应用不规范**

根据辨证遣方用药是中医的优势，但部分医生根据临床药理研究提示，把能够降血压的中药拼凑起来进行组方，脱离了辨证论证这一中医核心思想。

# 第七节　总结与展望

目前高血压的治疗仍以现代医学降压治疗为主。中医讲究整体观念，辨证论治。针对不同个体设计不同方案，平衡阴阳，调理气血。多数中药具有多效性，集降压、降脂、降糖于一身，调节代谢紊乱，防止心脑血管疾病发生与进展。并且多数中药为纯天然植物药，对肝肾功能影响小。因此中西医联合治疗高血压对于血压平稳达标、减少或延缓并发症、减少药物不良反应、提高生活质量具有显著意义。

中医药在高血压治疗中的应用，除了中药外，针刺、中药足浴、气功、推拿、耳穴压豆、穴位贴敷、穴位埋线等方法多作为辅助治疗手段协同使用，对于改善症状、降低血压均有积极作用。随着中医药现代化的推进，中医药必将在高血压治疗中发挥越来越重要的作用。

（关怀敏　朱翠玲）

**参 考 文 献**

[1] 袁敬柏. 基于医家经验的高血压病中医病名、病因病机与证候研究. 世界中西医结合杂志，2009，4（12）：843-846.

[2] 王海清，陶军，陈利国，等. 高血压中西医结合诊治方案建议. 中西医结合心脑血管病杂志，2015，13（5）：664-666.

[3] 国家中医药管理局医政司. 第 2 批 24 个专业 105 个病种中医诊疗方案（试行）. 北京，国家中医药管理局，2011：45-50.

[4] 陈建鸿，杜建. 缓进型高血压病中医病因病机及治疗原则探讨. 康复学报，2006，16（6）：54-55.

[5] 张艳. 浅谈高血压病的中医病病因病机研究. 中国中医药资讯，2012，2（36）：92.

[6] 傅仁杰. 老年高血压的辨证论治. 中国杂志，1993，（8）：495.

[7] 王永炎，张天，李迪臣，等. 临床中医内科学. 北京，北京出版社，1994.1728-1732.

[8] 李剑，史亚飞，严灿，等. 原发性高血压中医病机及其从痰瘀论治的机理探讨. 江西中医药，2003，34（5）：11-12.

[9] 曹新超，李军. 李军教授从痰瘀交结论治高血压病的经验. 现代中医药，2009，29（1）：30-32.

[10] 韩学杰，朱妍，李成卫，等. 痰瘀互结、毒损心络导致高血压病的理论探讨. 中国中医基础医学杂志，2008，14（3）：201-204.

[11] 刘福水. 高血压病的中医病因病机分析. 中国民间疗法，2011，19（8）：6-7.

[12] 邓旭光. 高血压病中医病机若干问题探讨. 中医杂志，2001，42（4）：197-199.

[13] 徐浩，陈可冀. 中西医结合防治高血压病的进展、难点与对策. 世界中医药，2007，2（1）：3-5.

[14] 鞠大宏，韩学杰，谢雁鸣，等. 高血压病从络论治探讨. 中国中医基础医学杂志，2001，7（9）：43-44.

[15] 沈绍功. 从毒损心络论治高血压病. 江苏中医药，2007，39（10）：3-4.

[16] 王丽颖，李元，李娜，等. 1508 例高血压病患者中医证候分布调查研究. 中华中医药杂志，2010，25（12）：1960-1963.

[17] 韩学杰，朱妍，陈捷，等. 原发性高血压病痰瘀互结、毒损心络中医证类的临床流行病学调查研究. 中国中医基础医学杂志，2008，14（6）：453-455.

[18] 张立娟，杨传华，王康锋. 基于络病理论的高血压病机初探. 江苏中医药，2013，45（12）：6-8.

[19] 郑筱萸. 中药新药临床研究指导原则（试行）. 北京：中国医药科技出版社，2002：73-77.

[20] 中华中医药学会. 中医内科常见病诊疗指南（西医疾病部分）. 北京：中国中医药出版社，2008：63-66.

[21] 杨传华，张蕴慧. 高血压中医药应用研究述评. 中西医结合心脑血管病杂志，2015，13（4）：422-425.

[22] 韩学杰，连智华，王丽颖，等. 高血压病中医诊疗指南编写的误区及建议. 中华中医药杂志，2012，27（10）：2634-2636.

[23] 韩学杰. 高血压病中医诊疗方案（初稿）. 中华中医药杂志，2008，23（7）：611-613.

[24] 中国中医科学院. 中医循证临床实践指南——中医内科. 北京：中国中医药出版社，2011：227-249.

[25] 张兰凤. 高血压中医诊疗指南. 中国中医药现代远程教育，2011，9（23）：108-109.

[26] 刘宏. 气功治疗 53 例高血压病人的疗效观察，中国气功，1994，（7）：28-29.

[27] 肖微，章文春，陈晓凡. 气功治疗高血压病疗效的 Meta 分析. 江西中医药大学学报，2015，27（2）：49-56.

[28] 陈莲，李贞培. 单味中药配合穴位按摩治疗原发性 I 期高血压病的临床观察. 辽宁中医杂志，2006，33（7）：834-835.

[29] 康智，范志勇，古成，等. 中医推拿治疗高血压病的作用机制研究进展. 中医外治杂志，2014，23（5）：51-52.

[30] 王海清，陶军，陈利国，等. 高血压中西医结合诊治方案建议. 中西医结合心脑血管病杂志，2015，13（5）：664-666.

[31] 黄林春. 心血管科专病中医临床诊治. 北京：人民卫生出版社，2004，150-192.

[32] 韩学杰，王丽颖，宇文亚，等. 高血压病中成药临床应用的专家共识建议. 2011年中华中医药学会心病分会学术年会暨北京中医药学会心血管病专业委员会年会论文集. 北京：2011：224-229.

[33] 施睐. 中成药治疗高血压病用药探析. 湖南中医药大学学报，2013，33（12）：25-26.

[34] 符玉荣，黄丹奇，王刚. 部分中成药治疗高血压的临床应用. 中国社区医师：医学专业，2007，9（164）：19.

# 第十二章

# 高血压抗血小板治疗与评价

高血压是心血管疾病的主要危险因素，研究显示全球约54%的脑卒中和47%的缺血性心脏病的发生都归因于高血压。2011年的一项荟萃分析显示，近50年来脑卒中及血管事件的发生率降低,这主要归因于更好的血压控制和抗血小板药物的使用增加,可见抗血小板治疗在心血管病预防中的重要性。《中国高血压防治指南 2010》明确指出，高血压是一种心血管综合征，除了降血压之外，应采用包括生活方式改变、调血脂和抗血小板治疗等综合防治策略。

## 第一节 高血压抗血小板治疗的理论依据

高血压以动脉血管壁的侧压力增高为临床特征，但其本质是血管性病变。高血压持续发展会引起全身小动脉玻璃样变、中层平滑肌细胞增殖、管壁增厚、管腔狭窄，即血管壁重构。同时，高血压可促进大动脉和中动脉的动脉粥样硬化形成和发展，造成对心、脑、肾等靶器官的损害[1]。

### 一、高血压与动脉粥样硬化

动脉粥样硬化是一种全身性疾病，是高血压患者心脑血管事件发生的病理基础。高血压时一氧化氮活性降低，内皮素A型受体介导的血管收缩性内皮素-1活性增强，导致血管张力增加，管壁增生，随后全身血管阻力增加，可导致血小板、内皮细胞、细胞外基质金属蛋白酶及其抑制剂的凝血与纤溶途径发生改变，促进血栓形成或高凝状态的起始与维持。在血压升高的状态下，血浆中过氧化氢、超氧

阴离子和羟自由基（活性氧簇）增高，内皮细胞生成一氧化氮减少，增加白细胞黏附和外周阻力，促进炎症反应。有文献报道，炎症可诱导LDL的氧化修饰。而修饰的LDL可进一步导致动脉内膜的炎症过程。氧化型低密度脂蛋白（Ox-LDL）上调内皮细胞产生单核细胞趋化蛋白，使单核巨噬细胞聚集增殖，并使巨噬细胞分化成泡沫细胞。此外还可使一些细胞成分活化，分泌化学因子、细胞因子及一些炎症因子，参与动脉粥样硬化的形成和发展[2]。

### 二、血小板与动脉粥样硬化和不稳定斑块

#### （一）血小板与动脉粥样硬化

相关研究结果表明，当各种危险因素损伤血管内皮后，血小板黏附于受损的血管内皮并释放血栓素 $A_2$（$TXA_2$）、血小板源生长因子（PDGF）、转化生长因子-β（TGF-β）和纤溶酶原激活物抑制物（PAI）等，进一步引起内皮损伤和平滑肌细胞的迁移和增殖，这对动脉粥样硬化的发生与发展起着重要的作用。

#### （二）血小板与不稳定斑块

血小板通过释放细胞趋化因子诱导单核细胞、巨噬细胞和内皮细胞分泌肿瘤坏死因子和细胞趋化因子，同时这些因子又作用于血小板表面的相应受体，促使血小板分泌更多的细胞趋化因子和炎症因子，从而参与不稳定斑块的形成，即血小板与炎症细胞间形成的恶性循环是不稳定斑块形成的重要机制之一。不稳定斑块的形成又进一步激活血小板形成白色血栓并激活凝血系统形成红色血栓进而堵塞

血管，从而导致临床上急性心脑血管事件的发生。

血小板参与了动脉粥样硬化的形成及急性心脑血管事件发生的全过程。因此，对高血压患者采取抗血小板治疗有着坚实的理论基础。

# 第二节　高血压抗血小板治疗的循证医学

高血压可引发心房颤动、充血性心力衰竭、左心室肥厚等相应的并发症，而这些并发症与血栓前状态及血栓形成相关，因此，抗血小板治疗也可能减少高血压相关并发症的发生。

## 一、单纯降压治疗的局限

收缩压降低 10～12mmHg 或舒张压降低 5～6mmHg 可使脑卒中减少 35%～40%，心肌梗死减少 20%～25%，心力衰竭减少 50%[3]。高血压患者单纯降压治疗仍残留心血管风险。一项纳入 686 例高血压患者与 6810 例非高血压患者的研究结果显示：进行治疗的高血压患者 257 例（37.4%）较非高血压患者 1992 例（29.2%）全因死亡率显著增高，死亡率 RR 为 1.6。其中高血压组主要死亡原因为心血管疾病发病率显著增加（27.6%比 14.2%）[4]。

即使将血压降至达标水平，高血压患者的冠心病发病率仍是其年龄匹配正常血压者的 2 倍，脑卒中的发病率是其年龄匹配正常血压者的 3 倍[5]。

## 二、抗血小板治疗的药物

（一）抗血小板治疗的药物分类

血小板在动脉粥样硬化血栓形成和发展中起着重要作用，目前的抗血小板药物从不同环节干扰了血小板的活化或聚集。常用抗血小板药物有以下几种[6]。

**1. 血栓素 $A_2$（$TXA_2$）抑制剂**　阿司匹林是临床上广泛应用的血栓素抑制剂，是目前抗血小板治疗的基本药物。阿司匹林通过对环加氧酶（COX）的作用直接抑制 $TXA_2$ 合成，抑制血小板黏附聚集活性。

**2. 二磷酸腺苷（ADP）$P_2Y_{12}$ 受体拮抗剂**　$P_2Y_{12}$ 受体拮抗剂分为噻吩吡啶类药物和非噻吩吡啶类药物。

（1）噻吩吡啶类药物：噻氯匹定、氯吡格雷、普拉格雷均是前体药物，需肝脏细胞酶代谢形成活性代谢物，与 $P_2Y_{12}$ 受体结合发挥抗血小板效应。噻氯匹定虽有较强的抗血小板作用，但起效慢且有皮疹、白细胞减低等不良反应，其后研发出的氯吡格雷具有强抗血栓和快速起效的特性，氯吡格雷在 ST 段抬高型心肌梗死（STEMI）、不稳定型心绞痛（UA）、非 ST 段抬高型心肌梗死（NSTEMI）及经皮冠状动脉介入（PCI）治疗的患者中广泛应用，但由于受肝脏代谢酶基因多态性影响，部分患者氯吡格雷标准剂量无法获得满意疗效。普拉格雷也是噻吩吡啶类前体药物，需在肝脏代谢转变为活性产物从而发挥抗血小板效应，普拉格雷抗血小板效应强于也快于氯吡格雷，但其出血风险高于氯吡格雷。

（2）非噻吩吡啶类药物：为新研发的 $P_2Y_{12}$ 受体拮抗剂。替格瑞洛是环戊基五氮杂茚，对 $P_2Y_{12}$ 受体的抑制作用是可逆的，由于具有独特的药效和药代动力学特性，与氯吡格雷相比，其具有更快、更强、更完全的抗血小板作用，但出血风险略有升高，还有其他不良反应，如呼吸困难、室性心律失常等。

**3. 血小板糖蛋白（GP）Ⅱb/Ⅲa 受体拮抗剂**　阿昔单抗、依替巴肽及非肽类拮抗剂药物替罗非班、拉米非班具有最强的抗血小板作用。阿昔单抗是与血小板 GPⅡb/Ⅲa 受体非特异性结合的嵌合单克隆抗体，最先用于临床。但阿昔单抗对血小板 GPⅡb/Ⅲa 受体有免疫原性、不可逆性和非特异性等不足，所以人们陆续研发出一些小分子类新型血小板 GPⅡb/Ⅲa 受体拮抗剂，包括环七肽的依替巴肽及非肽类拮抗剂药物替罗非班和拉米非班。

**4. 其他抗血小板药物**　西洛他唑可抑制磷酸二酯酶活性使血小板内环磷酸腺苷（cAMP）浓度上升，从而抑制血小板聚集。并可使血管平滑肌细胞内的 cAMP 浓度上升，使血管扩张，增加末梢动脉血流量。

（二）抗血小板治疗的药物选择

对于高血压患者心脑血管疾病一级预防，目前众多的抗血小板药物中仅阿司匹林具有获益的临床证据。近年来多项随机对照临床试验已经证实，抗血小板药物阿司匹林可以有效预防血栓性事件。

阿司匹林具有独特的抗血小板机制，它具有抗血小板、抑制血小板激活、抑制内皮炎症、活化和抗氧化应激等作用，从而可延缓和改善动脉粥样硬化，更全面地保护心血管[7]。

**1. 选择阿司匹林的基础理论依据**　阿司匹林可使 COX 丝氨酸位点乙酰化，从而阻断 COX 催化位点与底物的结合，导致 COX 永久失活。血小板的 COX 一旦失活就不能重新生成，因此阿司匹林对血小板的抑制是永久性的，直到血小板重新生成[8]。除了抑制血小板活性外，阿司匹林还可通过降低凝血酶形成及增加血凝块的通透性达到抗血栓的作用[9]。阿司匹林还可作用于血凝块的形成过程，直接导致大孔径的血凝块形成，增加血凝块渗透性，使其更易溶解[10]。

**2. 选择阿司匹林的依据**　阿司匹林在预防缺血性心血管疾病过程中具有举足轻重的地位。目前没有证据证实新型抗血小板药物预防心血管事件复发的疗效优于阿司匹林。将阿司匹林与新型抗血小板药物特鲁曲班在预防脑卒中复发方面的疗效进行对比，主要疗效终点为致命性或非致命性缺血性脑卒中、致命性或非致命性心肌梗死或其他血管性死亡（排除出血性死亡）的复合性终点，结果显示，两者间主要终点发生率差异无统计学意义，但阿司匹林的耐受性及价格更优，所以阿司匹林仍是脑卒中二级预防抗血小板治疗的金标准。

## 三、抗血小板治疗的临床相关试验研究

### （一）与高血压相关的一些研究

大型抗血栓试验协作组（antithrombotic trialists' collaboration）对 29 个临床试验共 10 600 名患者的荟萃分析[11]结果显示，在各种高危患者亚组抗血小板治疗可以使脑卒中和血管事件减少约 22%；该研究还提供了一些与舒张压相关的数据，在舒张压高于 90mmHg 的患者中应用抗血小板治疗可以使血管事件的发生率由 20.2%降低至 18.1%。说明抗血小板治疗在高血压患者的绝对获益远远高于非高血压患者。

阿司匹林抗血小板、抗脑卒中的作用已被大量临床试验证实。1997 年，中国急性脑卒中试验（CAST）和国际性脑卒中试验（IST）分别对 21 106 例和 19 435 例确诊为缺血性脑卒中的患者进行了随机临床研究，患者皆于发病后 48h 内开始服用阿司匹林，结果发现，连续服用 2~4 周后，患者的死亡率及脑卒中复发率均有不同程度的降低[12~14]。在一项一级预防的研究中，受试者（其中有 69% 患有高血压）被给予阿司匹林（100mg/d），结果发现阿司匹林可以减少总的心血管事件、心血管死亡、心肌梗死及脑卒中的发生[15]。

在血栓形成预防试验[16]中，阿司匹林治疗组主要心血管事件（冠心病及脑卒中）发生的相对危险度在收缩压低于 130mmHg 组为 0.59，在收缩压为 130~145mmHg 组为 0.68，而在收缩压高于 145mmHg 组则为 1.08（提示在该组中没有显著的获益），提示抗血小板治疗的获益大小可能与血压控制的程度有关。

阿司匹林可改善高血压患者的血管内皮功能，一项用于评估阿司匹林对高血压患者内皮功能作用的试验结果显示：18 例高血压患者服用阿司匹林（162mg/d）8 周后血流介导的舒张功能（FMD）由 6.4%提高到 10.4%[17]。

阿司匹林可显著降低高血压患者心血管事件风险，1998 年的高血压最佳治疗研究（HOT）共纳入 26 个国家的 18 790 例 50~80 岁高血压患者，一组服用阿司匹林，另一组服用安慰剂，目标舒张压分别为≤90mmHg、≤85mmHg、≤80mmHg，主要心血管事件为心肌梗死、脑卒中、心血管死亡，随访 3.8 年。结果显示，阿司匹林显著降低患者心脑血管事件，可使心肌梗死风险降低 36%，主要心血管事件风险降低 15%。血压控制良好的高血压患者应用阿司匹林安全性良好。HOT 研究不仅证实了阿司匹林的预防效果，也说明了阿司匹林使用的安全性。研究显示：与安慰剂相比，血压控制良好的高血压患者使用阿司匹林未导致致命性出血明显增加[18]。

### （二）与肾功能异常和糖尿病有关的研究

阿司匹林可显著降低高血压合并肾功能异常患者的心血管风险，2010 年的 HOT 亚组研究结果显示，阿司匹林明显降低伴慢性肾病的高血压患者的主要心血管事件发生率及死亡率，在基线肾小球滤过率<45ml/（min·1.73m$^2$）亚组作用最显著[19]。

伴高血压的糖尿病患者使用阿司匹林获益更多，2012 年发表的 JPAD 亚组研究将 JPAD 研究中参与者分为血压控制达标组和未达标组，结果显示，对于未使用阿司匹林的糖尿病患者，血压控制未达标组脑血管事件发生率明显高于血压控制达标组。

而对于使用阿司匹林的糖尿病患者，两组间事件发生率无差异。该结果在一定程度上表明，与血压控制达标者相比，阿司匹林更显著降低血压控制未达标的糖尿病患者脑血管事件发生率[20]。2005 年的妇女健康研究（WHS）显示，小剂量阿司匹林使健康女性首次缺血性脑卒中发生率下降 24%，老年女性心肌梗死和脑卒中发生率分别下降 34% 和 30%，首次证实即使对健康女性，小剂量阿司匹林一级预防也能带来获益[21]。

# 第三节　高血压抗血小板治疗的措施

## 一、心血管风险高危的高血压患者应使用阿司匹林以预防心脑血管事件

基于大量循证研究，多项国内外指南推荐心血管风险高危高血压患者使用阿司匹林以预防心脑血管事件[22]。

（一）《心血管疾病一级预防中国专家共识（2010）》[23]

建议服用阿司匹林 75～100mg/d 作为以下人群的心血管疾病一级预防措施。

（1）糖尿病患者 40 岁以上，或 30 岁以上伴有 1 项其他心血管病危险因素，如早发心血管病家族史、高血压、吸烟、血脂异常或白蛋白尿。

（2）高血压且血压控制在 150/90mmHg 以下，同时有下列情况之一者：①年龄＞50 岁；②有靶器官损害；③糖尿病。

（3）未来 10 年心脑血管事件危险＞10% 的患者。

（4）合并下述 3 项及以上危险因素的患者：①血脂异常；②吸烟；③肥胖；④＞50 岁；⑤早发心血管病家族史。

（二）《中国心血管病预防指南（2017）》[24]

建议下列人群服用阿司匹林（75～100mg/d），进行动脉粥样硬化性心血管疾病（ASCVD）的一级预防。

（1）10 年 ASCVD 风险≥10%。

（2）糖尿病患者，年龄≥50 岁，伴有以下至少一项主要危险因素：早发心血管病家族史（男性＜55 岁，女性＜65 岁发病）、高血压、吸烟、血脂异常、白蛋白尿（尿白蛋白/肌酐比值≥30mg/mmol）。

（3）高血压患者，血压控制良好（＜150/90mmHg），伴有以下 3 项危险因素中的至少 2 项：吸烟、低 HDL-C、男性≥45 岁或女性≥55 岁。

（三）2013《抗血小板治疗中国专家共识》推荐[6]

**1. 建议使用阿司匹林**　合并下述 3 项及以上危险因素者，建议服用阿司匹林 75～100mg/d：男性≥50 岁或女性绝经期后、高血压[血压控制到＜150/90mmHg]、糖尿病、高胆固醇血症、肥胖（体重指数≥28kg/m²）、早发心脑血管疾病家族史（男＜55 岁、女＜65 岁）、吸烟。另外，合并慢性肾功能不全（CKD）的高血压患者建议使用阿司匹林。

**2. 不建议使用阿司匹林**　不符合上述标准的心血管低危人群或出血高风险人群不建议使用阿司匹林；30 岁以下或 80 岁以上人群缺乏阿司匹林一级预防获益的证据。

所有患者使用阿司匹林前应权衡获益/出血风险比。对阿司匹林禁忌或不能耐受者，可以用氯吡格雷（75mg/d）口服替代。

（四）2003 年欧洲高血压协会/欧洲心脏病协会（ESH/ESC）推荐[25]

高血压无心血管疾病的患者，若肌酐中度增高、＞50 岁心脏病风险中度增高或基线血压较高，推荐使用小剂量阿司匹林[20]。

（五）美国高血压防治指南（JNC-7）推荐[26]

血压控制良好的高血压患者考虑使用阿司匹林[21]。

## 二、阿司匹林的优势

（一）阿司匹林的出血风险低于其他抗血小板药物

一项关于 40 812 例心肌梗死患者经抗栓治疗后出血风险的研究表明：联用抗凝药物和抗血小板药物的出血风险最大，单独使用阿司匹林发生出血事件的概率最低，仅为 2.6%[27]。

荟萃分析：1988～2002 年发表的 51 项临床试验（共 338 191 例患者）表明氯吡格雷出血事件发生率高于小剂量阿司匹林[28]。香港的一项前瞻性随机对照试验将有消化道溃疡出血史的冠心病患者随机分成 2 组，随访 12 个月：氯吡格雷组，161 人，氯吡格雷 75mg/d；阿司匹林+PPI（质子泵抑制剂）组，159 人，阿司匹林 80mg/d+埃索美拉唑 20mg/d，结果显示氯吡格雷组出血发生率较阿司匹林+PPI组显著升高，氯吡格雷替代阿司匹林的安全性低于阿司匹林+埃索美拉唑[29]。

## （二）使用阿司匹林具有良好的经济效益比

阿司匹林不仅具有显著的抗血小板、降低心脑血管事件风险的作用，而且具有较高的性价比。研究显示，在未来 5 年心血管事件风险为 10%的人群中，每预防 1 例事件，阿司匹林的费用显著低于氯吡格雷、降压药物和调脂药物的费用，对患者的经济负担最小，适合长期使用[30]。

2005 年，中国、比利时和德国联合进行的中国阿司匹林一级预防费用-效益研究结果显示，对于冠心病风险大于 0.98%/年的人群，应用阿司匹林即可以节约医疗费用。对于冠心病风险大于 1.5%/年的人群应用阿司匹林一级预防，每人每年可以节约 92 元的医疗费用，如果以保守的 5000 万人计算，则每年仅一级预防就至少可以节约 45 亿元卫生经费，具有巨大的社会和经济效益[31]。

## （三）阿司匹林的临床应用

**1. 剂量选择**　适当的阿司匹林治疗剂量一直是人们争论的问题。极小剂量的阿司匹林（20～40mg/d）就能抑制 78%以上 $TXA_2$ 的生成。有 7 项研究直接对比了大剂量（500～1500mg/d）与小剂量（50～325mg/d）阿司匹林的效应，结果发现血管性死亡、心肌梗死和脑卒中联合终点比值在大剂量组为 14.1%，小剂量组为 14.5%，两者之间差异无统计学意义，剂量<325mg/d 的不良反应较少，尤其是胃肠道出血少。5 项小剂量阿司匹林随机试验表明，75～160mg/d 的效果类似于 160～325mg/d 的效果。相关的研究均未发现阿司匹林明显的剂量-效应关系，而不良反应的发生与剂量增加有关，再增加剂量和服药次数表现为抗炎作用增强，但不良反应也增加，而抗栓作用没有明显增加[8, 32]。

循证医学证实阿司匹林的最佳剂量范围为 75～150mg/d。2002 年抗栓临床试验协作组（ATC）对 287 项抗栓随机对照研究进行了汇总分析，将不同剂量的阿司匹林在预防严重心脑血管事件方面的功效进行了比较，结果表明增加阿司匹林的剂量（>150mg/d）并没有显著增强其抗血小板功效，长期应用反而增加不良反应；而剂量小于 75mg 时疗效不确定。因此，长期服用小剂量（75～150mg/d）阿司匹林能获得良好的耐受性和显著的疗效[11]。

一项前瞻性、单中心、开放性临床研究评价了三种不同剂量阿司匹林（30mg、100mg、300mg）对 COX-1 活性和血小板功能的影响，结果显示，无论糖尿病患者血糖控制如何，都是 100mg 阿司匹林的抗血小板功能最佳，而 300mg 阿司匹林抗血小板作用没有进一步增强[33]。2012 年美国胸科医师协会（ACCP）发表的第 9 版《抗栓与血栓预防临床实践指南》对心血管疾病的一级和二级预防推荐：对于年龄大于或等于 50 岁的心血管疾病人群，建议使用小剂量阿司匹林（75～100mg/d）[34]。

**2. 不良反应及处理**　阿司匹林的不良反应主要有出血并发症、胃肠道刺激症状、腹泻及皮疹等。阿司匹林引起的出血主要表现为胃肠道出血。拜阿司匹林精确肠溶，不良反应率低[35]。

2012 更新版《抗血小板药物消化道损伤的预防和治疗中国专家共识》推荐：规范抗血小板治疗的适应证，对减少血栓事件的获益与出血风险进行评估，只有获益大于出血风险时才推荐使用抗血小板治疗；对消化道出血风险的评估应注意对高危因素的筛查，若符合消化道溃疡及并发症病史、消化道出血史、使用双联抗血小板治疗或联合抗凝治疗其中 1 项以上者，建议检测幽门螺杆菌（*HP*），阳性者应根治，同时预防性使用 PPI 或 $H_2RA$（$H_2$ 受体拮抗剂）；若无以上情况则继续筛查，若符合年龄≥65 岁、使用糖皮质激素、有消化不良或胃食管反流其中 2 项以上者，建议预防性使用 PPI 或 $H_2RA$。

**3. 阿司匹林使用注意事项**

（1）规避阿司匹林的禁忌证：①胃及十二指肠溃疡病患者、肝肾功能不良者、妊娠期及哺乳期妇女应慎用或禁用本品。②低凝血酶原血症、维生素 K 缺乏症和血友病、哮喘者禁用本品。③长期应用本品治疗的幼年性关节炎患儿和系统性红斑狼疮的成年患者，肝功能检验常有改变，但停药后仍可恢复。

④12 岁以下的儿童服用本品有发生瑞氏综合征的危险，儿童在水痘或流感病毒感染期间更易诱发，应予慎用。⑤乙醇可加强阿司匹林所致的出血时间延长及胃出血症状，服药期间应戒酒，不宜空腹服用或在服药前 30min 给予西咪替丁、硫糖铝、米索前列醇，以保护胃黏膜。

（2）长期应用时应监测出血：长期应用阿司匹林者均应注意出血风险，监测治疗时有无黑便，定期行便潜血、血常规检查。①对阿司匹林所致的溃疡、出血患者，不建议氯吡格雷替代治疗，建议给予阿司匹林联合 PPI 治疗，但 PPI 可升高胃内酸环境，减少阿司匹林的生物利用度。②阿司匹林并非人人皆宜，应慎用于文中所述的高危人群。③对肾功能明显障碍者应定期检查肾功能，且用药期间应注意监测异常出血情况。④与任何血小板凝集抑制剂、溶栓剂及导致低凝血酶原血症或血小板减少症的药物联用均可加重出血的危险。⑤用药期间应定期监测血常规，最初 3 个月内每 2 周监测 1 次，一旦出现白细胞或血小板计数下降应立即停药，并继续监测至恢复正常。服用期间若患者受伤且致继发性出血的危险时，应暂停服药[36]。

（3）注意阿司匹林与其他药物的联合应用

1）抗凝血药：与肝素、华法林、氯吡格雷、噻氯匹定等合用可增加出血的风险；与任何可引起低凝血酶原血症、血小板减少、血小板聚集功能降低或胃肠道溃疡出血的药物同用，均有加重凝血障碍及引起出血的危险。

2）抗痛风药：与丙磺舒、磺吡酮合用可降低促尿酸排泄的作用（竞争肾小管尿酸的消除）。

3）抗糖尿病药：与胰岛素、磺酰脲类促胰岛素分泌药合用，因高剂量阿司匹林具有降血糖作用而增强降血糖效果，且能与磺酰脲类竞争结合血浆蛋白。

4）非甾体抗炎药：布洛芬会干扰阿司匹林对血小板的不可逆抑制作用，具有心血管风险的患者使用布洛芬可使阿司匹林的心血管保护作用受限；阿司匹林与对乙酰氨基酚长期、大量合用可引起肾脏病变；高剂量阿司匹林与其他含水杨酸盐的药物合用可增加溃疡和胃肠道出血的风险。

5）地高辛：阿司匹林可减少肾清除而增加地高辛的血浆浓度。

6）利尿剂：与高剂量阿司匹林合用时减少肾前列腺素的合成，从而减少肾小球滤过。

7）糖皮质激素：使用糖皮质激素治疗会减少血液中水杨酸的浓度，且由于糖皮质激素会增加水杨酸的消除，故在停止使用糖皮质激素治疗后会增加水杨酸过量的风险。

8）血管紧张素转化酶抑制剂（ACEI）：与高剂量阿司匹林合用时，可通过抑制前列腺素而减少肾小球滤过；此外，阿司匹林可降低 ACEI 的抗高血压作用。

# 三、抗血小板药物抵抗及解决措施

抗血小板药物能有效地降低动脉粥样硬化患者发生动脉闭塞事件的风险，是治疗心脑血管疾病、预防动脉闭塞的主要手段。但是，近年来人们发现，部分接受这类药物治疗的患者仍发生血栓事件，研究者称此现象为"抗血小板药物抵抗"[37]。

临床医师认为以下两种情况为抗血小板药物抵抗：①服用抗血小板药物的心血管疾病患者仍发生急性血栓事件；②实验室检查血小板功能未受抑制[38]。

## （一）抗血小板药物抵抗发生的原因

抗血小板药物在不同的个体中引起血小板抑制程度的差异是多种因素作用的结果。这些因素主要包括药物的剂量、药物间的相互作用、基因的多态性、基础血小板的反应性、药物吸收的个体差异、患者依从性等[39]。低剂量阿司匹林对 COX-2 的抑制作用很弱，仅为对 COX-1 抑制作用的 1/170，而大剂量的阿司匹林可抑制 COX-2[40]，因此增加阿司匹林剂量被认为可能增强血小板抑制作用。在关于抗血小板治疗减少血管成形术患者心肌损害的研究中，使用 600mg 负荷剂量氯吡格雷的患者术后 30d 死亡、心肌梗死或靶血管重建等事件发生率明显低于给予 300mg 剂量的患者[41]，并且高负荷剂量的药物并不影响维持剂量下的血小板抑制效果[42]。

## （二）抗血小板药物抵抗的应对措施

抗血小板药物抵抗的研究和实验室检查方法还有待进一步完善和确立，其临床治疗也尚无确切有效的治疗方案。通过知识宣教提高患者的认识、保证患者能按时按量地服用药物、劝导戒烟限酒等可在一定程度上提高药物效应。

**1. 加大药物剂量**　虽然有大量的荟萃分析显示，除糖尿病及其他特殊情况外，低剂量的阿司匹林抗血小板效应与大剂量相同[43]。但是，对部分阿司匹林抵抗的患者加大阿司匹林剂量仍能表现出更强的血小板抑制作用。Takahashi 等[44]根据PFA-100（即时血小板功能分析仪）血小板功能检测结果将患者分为阿司匹林应答不足组和充分应答组，在阿司匹林血液浓度为 $10\mu mol/L$ 时，应答不足组可检测到血小板活化，而当阿司匹林浓度提高到 $30\mu mol/L$ 时，所有受试者均表现出血小板的最大限度抑制。值得关注的是，大剂量阿司匹林更容易导致出血事件[45]。研究者发现，经皮冠状动脉介入治疗患者给予 300mg 一般负荷剂量的氯吡格雷仍会出现治疗失败，而将负荷剂量调至 600mg 可表现出更早、更强及更持久的血小板抑制作用[42]。

**2. 联合使用抗血小板药物**　Frelinger 等[46]研究发现，部分服用阿司匹林的患者体内残余的花生四烯酸可通过一种不依赖 COX 的途径诱导血小板活化，对这些患者加大阿司匹林剂量不能增强血小板抑制作用。这种花生四烯酸诱导的血小板活化现象在氯吡格雷治疗的患者中较少见。这一研究提示，联用氯吡格雷可以加强血小板抑制作用。另外，联用阿司匹林和双嘧达莫较单用阿司匹林的成功率高[47]。

**3. 加强健康教育**　任何一种药物发挥最好的疗效都必须要达到有效的血药浓度，血药浓度达到稳定状态所需的时间随每天剂量及血药浓度的增加而增加，患者需要每天规律服用阿司匹林。不少患者尤其是老年患者，由于健忘等因素，经常忘记服药，难以使药物达到有效的血药浓度，由此可产生一种假的抵抗现象。

血栓形成是心脑血管疾病发生的共同病理生理过程，抗血小板治疗是基础治疗之一，阿司匹林能进一步有效减少高血压患者的心血管事件。综合临床指南推荐及心血管风险评分，建议对 50 岁以上合并心血管危险因素的高血压患者权衡获益与风险，在血压控制良好的情况下，可考虑给予阿司匹林以预防心脑血管疾病的发生。

（赵洛沙　李　平）

## 参 考 文 献

[1] 杨国君. 高血压患者抗血小板治疗策略. 中国实用内科杂志, 2011, 3（4）：316-318.

[2] Taylor WR. Hypertensive vascular disease and inflammation：mechanical and humoral mechanisms. Curr Hypertens Rep, 1999, 1（1）：96-101.

[3] Neal B, MacMahon S, Chapman N, et al. Effects of ACE inhibitors, calcium antagonists, and other blood-pressure-lowering drugs：results of prospectively designed overviews of randomised trials. Blood Pressure Lowering Treatment Trialists' Collaboration. Lancet, 2000, 356（9246）：1955-1964.

[4] Andersson OK, Almgren T, Persson B, et al. Survival in treated hyprtension：follow up study after two decades. BMJ, 1998, 317（7152）：167-171.

[5] Vasan RS, Beiser A, Seshadri S, et al. Residual lifetime risk for developing hypertension in middle-aged women and men：The Framingham Heart Study. JAMA, 2002, 287（8）：1003-1010.

[6] 中华医学会心血管病学分会, 中华心血管病杂志编辑委员会. 抗血小板治疗中国专家共识. 中华心血管杂志, 2013, 41（3）：183-194.

[7] Khan Q, Mehta JL. Relevance of platelet-independent effects of aspirin to its salutary effect in atherosclerosis-related events. J Atheroscler Thromb, 2005, 12（4）：185-190.

[8] 史旭波, 胡大一. 阿司匹林的作用机制及相关临床问题. 临床荟萃, 2008, 23（16）：1141-1143.

[9] Undas A, Brummel-Ziedins KE, Mann KG. Antithrombotic properties of aspirin and resistance to aspirin：beyond strictly antiplatelet actions. Blood, 2007, 109（6）：2285-2292.

[10] Ajjan RA, Standeven KF, Khanbhai M, et al. Effects of aspirin on clot structure and fibrinolysis using a novel in vitro cellular system. Arterioscler Thromb Vasc Biol, 2009, 29（5）：712-717.

[11] Antithrombotic Trialists'Collaboration. Collaborative meta-analysis of randomised trials of antiplatelet therapy for prevention of death, myocardial infarction, and stroke in high risk patients. BMJ, 2002, 324（7329）：71-86.

[12] He J, Whelton PK, Vu B, et al. Aspirin and risk of hemorrhagic：a meta analysis of randomized con trolledtrials. JAMA, 1998, 280（22）：1930-1935.

[13] 急性缺血性脑卒中临床试验（CAST）协作中心, 急性缺血性脑卒中临床试验（CAST）全国协作组. 全国 2 万例急性缺血性脑卒中早期抗血小板治疗临床对照研究结果（CAST 临床试验）. 中国循环杂志, 1999, 14（1）：34-36.

[14] 邓云, 叶松, 徐秋萍. 抗血小板药物研究概述. 江西中医学院学报, 2007, 19（4）：94-97.

[15] De Gaetano G, Collaborative Group of the Primary Prevention Project. Low-dose aspirin and vitamin E in people at cardiovascular risk：a randomised trial in gcneral practice. Collaborative Group of the Primary Prevention Project. Lancet, 2001, 357（9250）：89-95.

[16] Meade TW, Brennan PJ. Determination of who may derive most benefit from aspirin in primary prevention：subgroup results from a randomised controlled trial. BMJ, 2000, 321（7252）：13-17.

[17] Monobe H, Yamanari H, Nakamura K, et al. Effects of low-dose

aspirin on endothelial function in hypertensive patients. Clin Cardiol, 2001, 24（11）: 705-709.

[18] Hansson L, Zanchetti A, Carruthers SG, et al. Effects of intensive blood-pressure lowering and low-dose aspirin in patients with hypertension: principal results of the Hypertension Optimal Treatment（HOT）randomised trial. HOT Study Group. Lancet, 1998, 351（9118）: 1755-1762.

[19] Jardine MJ, Ninomiya T, Perkovic V, et al. Aspirin is beneficial in hypertensive patients with chronic kidney disease: a post-hoc subgroup analysis of a randomized controlled trial. J Am Coll Cardiol, 2010, 56（12）: 956-965.

[20] Soejima H, Ogawa H, Morimoto T, et al. Aspirin reduces cerebrovascular events in type 2 diabetic patients with poorly controlled blood pressure. Subanalysis from the JPAD trial. Circ J, 2012, 76（6）: 1526-1532.

[21] Ridker PM, Cook NR, Lee IM, et al. A randomized trial of low-dose aspirin in the primary prevention of cardiovascular disease in women. N Engl J Med, 2005, 352（13）: 1293-1304.

[22] 王文, 朱鼎良, 孙宁玲, 等. 重视高血压患者抗血小板治疗, 预防缺血性心脑血管疾病. 中华高血压杂志, 2013, 21（9）: 701-704.

[23] 中国医师协会心血管内科医师分会,《中华内科杂志》编辑委员会. 心血管疾病一级预防中国专家共识. 中华内科杂志, 2010, 49（2）: 174-185.

[24] 中国心血管病预防指南（2017）写作组, 中华心血管病杂志编辑委员会. 中国心血管病预防指南（2017）. 中华心血管病杂志, 2018, 46（1）: 10-25.

[25] European Society of Hypertension-European Society of Cardiology Guidelines Committee. 2003 European Society of Hypertension-European Society of Cardiology guidelines for the management of arterial hypertension. J Hypertens, 2003, 21（6）: 1011-1053.

[26] Chobanian AV, Bakris GL, Black HR, et al. The Seventh Report of the Joint National Committee on Prevention, Detection, Evaluation, and Treatment of High Blood Pressure: the JNC 7 report. JAMA, 2003, 289（19）: 2560-2572.

[27] Sørensen R, Hansen ML, Abildstrom SZ, et al. Risk of bleeding in patients with acute myocardial infarction treated with different combinations of aspirin, clopidogrel, and vitamin K antagonists in Denmark: a retrospective analysis of nationwide registry data. Lancet, 2009, 374（9706）: 1967-1974.

[28] Serebruany VL, Malinin AI, Eisert RM, et al. Risk of bleeding complications with antiplatelet agents: meta-analysis of 338, 191 patients enrolled in 50 randomized controlled trials. Am J Hematol, 2004, 75（1）: 40-47.

[29] Chan FK, Ching JY, Hung LC, et al. Clopidogrel versus aspirin and esomeprazole to prevent recurrent ulcer bleeding. N Engl J Med, 2005, 352（3）: 238-244.

[30] Marshall T. Coronary heart disease prevention: insights from modelling incremental cost effectiveness. BMJ, 2003, 327（7426）: 1264.

[31] 李小鹰. 在动脉硬化性心血管病防治中规范应用阿司匹林. 中华心血管病杂志, 2006, 34（5）: 477-480.

[32] 单迎光, 邱春光, 韩战营. 三联抗血小板治疗 ACS 患者出血风险与血压的关系. 河南医学研究, 2014, 23（4）: 9-11.

[33] Lemkes BA, Bähler L, Kamphuisen PW, et al. The influence of aspirin dose and glycemic control on platelet inhibition in patients with type 2 diabetes mellitus. J Thromb Haemost, 2012, 10（4）: 639-646.

[34] Vandvik PO, Lincoff AM, Gore JM, et al. Primary and secondary prevention of cardiovascular disease: Antithrombotic Therapy and Prevention of Thrombosis, 9th ed: American College of Chest Physicians Evidence-Based Clinical Practice Guidelines. Chest, 2012, 141（2 Suppl）: e637S-e668S.

[35] Marshall T. Coronary heart disease prevention: insights from modelling incremental cost effectiveness. BMJ, 2003, 327（7426）: 1264.

[36] 王建民, 张雪梅, 付燕霞. 阿司匹林作用机制的进展与药学监护. 中国医院用药评价与分析, 2011, 11（12）: 1150-1152.

[37] Cattaneo M. Resistance to anti-platelet agents. Thromb Res, 2011, 127Suppl 3: S61-S63.

[38] Patrono C, Coller B, Dalen JE, et al. Platelet-active drugs: the relationships among dose, effectiveness, and side effects. Chest, 2001, 119（1 Suppl）: 39S-63S.

[39] 谢媛, 马向华. 抗血小板药物抵抗的研究进展. 医学综述, 2012, 18（20）: 3364-3367.

[40] Greer DM. Aspirin and antiplatelet agent resistance: implications for prevention of secondary stroke. CNS Drugs, 2010, 24（12）: 1027-1040.

[41] Patti G, Colonna G, Pasceri V, et al. Randomized trial of high loading dose of clopidogrel for reduction of periprocedural myocardial infarction in patients undergoing coronary intervention: results from the ARMYDA-2（Antiplatelet therapy for Reduction of Myocardial Damage during Angioplasty）study. Circulation, 2005, 111（16）: 2099-2106.

[42] Sugunaraj JP, Palaniswamy C, Selvaraj DR, et al. Clopidogrel resistance. Am J Ther, 2010, 17（2）: 210-215.

[43] Patel D, Moonis M. Clinical implications of aspirin resistance. Expert Rev Cardiovasc Ther, 2007, 5（5）: 969-975.

[44] Takahashi S, Ushida M, Komine R, et al. Increased basal platelet activity, plasma adiponectin levels, and diabetes mellitus are associated with poor platelet responsiveness to in vitro effect of aspirin. Thromb Res, 2007, 119（4）: 517-524.

[45] Serebruany V, Malinin A, Ziai W, et al. Dipyridamole decreases protease-activated receptor and annexin-v binding on platelets of post stroke patients with aspirin nonresponsiveness. Cerebrovasc Dis, 2006, 21（1-2）: 98-105.

[46] Frelinger AL, Furman MI, Linden MD, et al. Residual arachidonic acid-induced platelet activation via an adenosine diphosphate-dependent but cyclooxygenase-1-and cyclooxygenase-2-independent pathway: a 700-patient study of aspirin resistance. Circulation, 2006, 113（25）: 2888-2896.

[47] Cox D, Maree AO, Dooley M, et al. Effect of enteric coating on antiplatelet activity of low-dose aspirin in healthy volunteers. Stroke, 2006, 37（8）: 2153-2158.

# 第十篇

## 高血压热点问题

# 第一章

# 脉压与脑卒中的关系

脑卒中是当今世界危害人类生命健康的最主要疾病之一，具有极高的致残率和较高的致死率，我国为脑卒中的高发国家。研究证实，收缩压和舒张压水平与脑卒中发病均密切相关[1]。人群分析显示，中国人群血压升高对脑卒中发病的影响强度比西方人群强。近年越来越多的研究和指南确认，脉压是高血压患者心血管疾病的危险因子及总体心血管危险分层的预测指标[2, 3]，但有关脉压与脑卒中关联的研究较少，且研究结果存在争议。多数研究[2, 4-7]表明，脉压是脑卒中发病的独立危险因素，并与其预后有关，脉压将可能成为脑卒中防治的一个干预靶点。

## 第一节 脉压与脑卒中的概念、分类及影响因素

### 一、脉压的概念和分类

脉压（PP）是收缩压（SBP）与舒张压（DBP）的差值。PP 是血压的重要组成部分，反映 SBP 及 DBP 的综合信息，其主要与动脉僵硬度及脉搏波传导速度有关。

#### （一）外周 PP 和中心 PP

外周 PP 来自肱动脉 PP，包括诊室 PP 和动态血压的 PP；中心 PP 是指通过动脉导管或脉搏波分析测得的主动脉或颈动脉 PP。

**1. 外周 PP 的意义** 研究显示，无论使用水银血压计的单次测量还是动态血压监测获得的 PP 均是心血管事件的独立预测因子。Verdecchia 等[8]分析了 PIUMA 研究的数据，纳入 2010 名未经治疗的高血压患者，平均随访 3.8 年，就总的心血管危险来说，动态 PP 是很强的独立预测因子，较诊室 PP 更能反映大动脉的僵硬程度。

**2. 中心 PP 的意义** 由于心脏的周期性搏动和大动脉的弹性作用，压力波在传导过程中发生压力放大（pressure augment）效应，使外周 PP 大于中心 PP。放大作用受年龄、体位、运动状态、心率和血压的影响。Wilkinson 等[9]研究发现，PP 放大现象随年龄增加而减小，年龄<50 岁的人群，压力放大率（外周 PP/中心 PP）为 1.53±0.20，对于年龄<50 岁的人群，外周 PP 不能代替中心 PP。而 50 岁以上人群放大率降低至 1.28±0.17，因此，老年人外周 PP 和中心 PP 数值比较接近，外周 PP 也是老年人心血管病的理想预测因子。

#### （二）PP 增大的诊断标准

2007 年和 2013 年的《ESH/ESC 高血压管理指南》及国内临床研究[2, 3, 10] 将 PP≥60mmHg 称为脉压增大，又称宽脉压或高脉压。PP 增大是反映动脉损伤程度的一个重要指标，PP 越大，大动脉的弹性越差，僵硬度越高。

#### （三）脉压指数

脉压指数（PPI）是脉压与收缩压之比（PPI=PP/SBP）。PPI 由非线性弹性腔理论推导而得，它不仅考虑了血管的固有顺应性，而且考虑了血管的动态顺应性。血管的顺应性并非常数而是压力函数，分为固有顺应性和与压力相关的动态顺应性，两者共同决定随血压变化而变化的 PP 值。

PPI 的变异程度明显小于 PP，可直接反映血管的固有特性，是衡量血管顺应性、评估血管硬化程

度的一项更好的临床指标[11]。PPI 是一个无量纲的值，其值介于 0～1。越接近 1，血管的顺应性越小；越接近 0，血管的顺应性越大。

# 二、脑卒中的概念和分类

脑卒中俗称中风、脑血管意外（CVA），是一种急性脑血管疾病，是由脑部血管突然破裂或血管阻塞导致血液不能流入大脑而引起脑组织损伤的一组疾病。脑卒中包括缺血性脑卒中和出血性脑卒中。缺血性脑卒中的发病率高于出血性脑卒中，但出血性脑卒中的死亡率更高。

## （一）缺血性脑卒中

缺血性脑卒中占脑卒中患者总数的 60%～70%，主要包括脑血栓形成和脑栓塞，具体包括血栓性脑梗死、栓塞性脑梗死、腔隙性脑梗死、多发性脑梗死和短暂性脑缺血发作（TIA）。常于安静状态下发病，发病急骤，多数无明显头痛、呕吐等先兆症状；有颈动脉系统和（或）椎基底动脉系统的症状和体征；脑血管造影检查显示不同部位脑动脉狭窄、闭塞或扭曲（造影摄片时应将颈部包含在内）；急性缺血性脑卒中发作 24～48h 后，头部 CT 可显示缺血病灶。磁共振检查提示动脉系统的狭窄和闭塞；局部脑血流测定可提示局部脑缺血病变。

## （二）出血性脑卒中

出血性脑卒中占脑卒中病例的 30%～40%，根据出血部位的不同可分为脑出血和蛛网膜下腔出血。脑出血俗称"脑溢血"，是指脑内动脉破裂，血液溢出到脑组织内。蛛网膜下腔出血则是脑表面或脑底部的血管破裂，血液直接进入容有脑脊液的蛛网膜下腔和脑池中。患者一般既往有高血压、动脉硬化病史；突然出现意识障碍和偏瘫；临床上出现不同程度的意识障碍和偏瘫等；CT 表现为颅内有密度影区，出血可破入脑室。

# 三、脉压的影响因素

## （一）每搏输出量

每搏输出量增加使大动脉所承受的张力增加，导致 SBP 明显升高。但每搏输出量增加并不导致舒张期末大动脉内存留的血量明显增加，所以 DBP 增幅小于收缩压的增幅，因而脉压增大。反之，当每搏输出量减少时，则主要是 SBP 降低，脉压减小。

## （二）心率

心率增快，舒张期缩短，在舒张期内通过大动脉流向外周的血液减少，舒张期末大动脉中存留的血量增多，使 DBP 升高，因而脉压减小。反之，心率减慢，脉压增大。

## （三）大动脉的顺应性

动脉顺应性又称动脉弹性，是动脉舒张功能的表现。它取决于动脉腔径的大小和管壁的僵硬度或扩张性。正常情况下，大动脉具有弹性贮器的作用，动脉血压的波动幅度明显小于心室内压力的波动幅度，因此能减小脉压。如果大动脉僵硬度增高，其弹性贮器作用丧失，心室收缩搏出的血液得不到缓冲，SBP 则明显升高，而心室舒张时动脉的弹性回缩差，使 DBP 减低，PP 增大。研究表明，大动脉顺应性减退35%可使SBP升高25%、DBP下降12%，导致脉压由此增大[10, 12]。年龄、糖尿病、高脂血症、高盐摄入、缩血管药物、身材矮小等都可以使大动脉的顺应性减低[13]。

## （四）脉搏波传导速度和反射波

脉搏波传导速度（PWV）是指脉搏波由动脉的某一特定位置沿管壁传播至另一特定位置的速度。因此，记录不同部位动脉的脉搏波出现时间的差异，就可计算出 PWV。血管僵硬度越大，PWV 值越高。因此，PWV 可以反映动脉弹性及可扩张性。

心脏射血时产生一个最初的压力波，其能沿外周动脉传播，在动脉系统的分支处形成一个返回心脏方向的反射波。当动脉弹性好、PWV 小时，反射波在舒张期到达主动脉根部。但在动脉硬化、PWV 大时，反射波落在中心动脉的收缩期，从而造成 SBP 升高，PP 增大。大动脉粥样硬化者，由粥样斑块所引起的反射波距离心脏很近，导致 SBP 升高、PP 增大[10, 12, 13]。

## （五）外周血管阻力

外周血管阻力增加时，动脉血流速度减慢，

舒张期末存留在动脉内的血量增多，使 DBP 升高幅度比 SBP 大，因而脉压减小。反之，当外周血管阻力减小时，DBP 的降低幅度比 SBP 大，故 PP 增大[10,12,13]。

### （六）年龄

Framingham 心脏研究发现 SBP 随年龄增加而逐渐上升，而 DBP 在早期上升，50～60 岁处于一个相对平台期，之后呈下降趋势。随着年龄的增加，血管壁长期受到压力的作用，动脉中层的弹力纤维逐渐减少或断裂，非弹性的胶原纤维增多，使大动脉顺应性下降、缓冲功能减退，导致脉压增大[10,13]。

### （七）血管内皮功能

血管内皮功能失调是动脉硬化形成的最初步骤，并且参与动脉粥样硬化病变进展的全过程。氮氧化物释放减弱可引起动脉壁变硬、变形和动脉斑块形成，动脉发生结构性重塑、顺应性降低。使血管反射波速率增加，反射点移近，反射波从舒张时相提前到收缩期，SBP 继续上升，而 DBP 下降，故脉压增大。脉压增大时，可进一步导致血管内皮功能受损。

在许多刺激内皮细胞分泌的因素中，最重要的生理调节是剪切应力和搏动血流，SBP 反映血流对血管壁的剪切应力，而脉压不仅反映血流对血管壁的剪切应力，同时反映了搏动血流的大小，从而参与内皮细胞分泌的调节[10,12,14]。

### （八）高半胱氨酸

已有研究显示高半胱氨酸（Hcy）可能与 SBP、DBP 或脉压相关。Davis 等发现急性高半胱氨酸血症可导致健康男性 PP 增大[15]。张仲迎等对"北京老龄化多维纵向研究"2009 年的数据进行横断面分析，其研究对象为北京部分地区≥55 岁的人群（共 1458 人），在校正了性别、年龄、居住地、吸烟、饮酒、肾功能及血糖水平等混杂因素之后，分析结果表明北京部分地区中老年人群血清 Hcy 与脉压水平独立相关，且其增加了脉压过宽的风险[16]。

## 第二节　脉压增大与脑卒中的相关性

### 一、脉压增大的病理生理和致病机制

PP 增大是动脉硬化的一种后果，但增加的 PP 反过来也给动脉和心脏带来不利的影响。PP 增大增加了动脉的牵拉，血管壁所受的压力增大，管壁弹性成分容易疲劳和断裂，易发展为动脉瘤并最终导致血管破裂，出现脑出血。另外，PP 增大使血管壁受到剪切应力、牵拉力及静水压变化，易使内膜损伤而导致动脉粥样硬化和血栓事件，出现缺血性脑卒中。高脉压时切应力的变化也可诱导动脉斑块的不稳定性，斑块破裂出血或血栓形成，导致动脉管腔狭窄或闭塞[10,12,17]。

### 二、脉压增大与脑卒中的流行病学特点

大量流行病学研究证实，在中老年正常血压者和高血压患者中，PP 是心脑血管疾病发生和死亡的独立危险因素，其预测作用甚至大于 SBP 和 DBP。随着 PP 增大，脑卒中的危险性也随之升高。Zhang 等[18]在 29 970 例年龄大于或等于 35 岁的农村人群中评价了 PP 和脉压指数与脑卒中的关系，结果显示脉压和 PP 指数均与脑卒中密切相关，PP 的预测价值优于脉压指数。高志广等[19]进行的流行病学研究显示，校正其他因素后，PP 为 60～69mmHg 者脑卒中患病率明显增加，且独立于 SBP。薛维爽等[20]应用随机抽样的方法对辽宁省彰武县 5208 人进行一般情况、血压、脑卒中患病情况的调查和分析，结果提示该人群脑卒中患病率与 PP 具有明显的相关性，而且患病危险性随 PP 增大而增加。而且不同性别间无明显差别。Framingham 心脏研究中心[21]发现，无论血压正常者还是高血压患者，SBP 升高和 PP 增大比 DBP 升高与发生心血管事件的相关性更为密切，PP 是一项比 SBP 和 DBP 更为重要的危险因子。Glynn 等[22]对 3 个社区的 9431 例 65～102 岁的老年人进行了长期随访，研究 SBP、DBP、PP 和平均动脉压（MAP）对老年人心血管疾病病死率的预测价值，在平均 10.6 年的随访期内，共死亡

4528 例，其中 2304 例死于心血管疾病，在调整了年龄、性别等因素后，发现除低 DBP 和高 SBP 能独立地预测心血管疾病病死率和总病死率外，PP 是比 SBP 更强的心血管疾病病死率和总死亡率的预测因子。一项比较血压各参数对心脑血管疾病预测价值的研究显示，当年龄<60 岁时，SBP、DBP、MAP 是心脑血管疾病的强预测因子；当年龄>60 岁时，SBP 与 PP 则是心脑血管疾病的强预测因子[23]。另一项研究发现，年龄<50 岁时，DBP 是心脑血管疾病最强的预测因子；年龄在 50～59 岁时，SBP、DBP、PP 均是心脑血管疾病的预测因子；从 60 岁开始，DBP 与心脑血管疾病事件的发生率呈负相关，PP 比 SBP 在预测心血管事件方面更有优势[24]。

## 三、脉压增大与颈动脉粥样
## 硬化和脑卒中

颈动脉内膜中层厚度（IMT）是早期动脉粥样硬化的重要指标。IMT 随着动脉粥样硬化的进展而增厚，当斑块形成并突入管腔时，由于其富含脂质，动脉壁顺应性下降，应力增大，同时受高速血流冲击，斑块可发生破裂，暴露的脂质和胶原可激活血小板，由此启动体内凝血系统而形成血栓，或发生出血、溃疡、斑块脱落等，从而造成缺血性脑卒中。Viazzi 等[25]研究了 333 例未经治疗的中年原发性高血压患者 PP 与 IMT 的关系，发现 IMT 增厚的患者 PP 增大，PP 是独立的危险因素。Lovett 等[26]进一步分析 3007 例症状性颈动脉狭窄患者的造影资料，评价动脉粥样硬化斑块溃疡与血压各参数间的关系，校正了年龄、性别、糖尿病、吸烟和血管狭窄程度等因素之后，发现 PP 是颈动脉斑块溃疡导致斑块破裂的最强预测因子，PP 增大增加脑卒中的发病危险。不稳定的颈动脉斑块与缺血性脑卒中高度相关，而 PP 是影响斑块不稳定性的重要因素，随着 PP 增大，脑卒中的危险性也随之升高[27, 28]。Montalcini 等[29]应用超声对 252 例绝经后妇女进行颈动脉检查，结果显示 IMT 与 PP 显著相关，PP 是绝经后妇女颈动脉粥样硬化的独立危险因子。Raitakari 等[30]研究了 2146 例芬兰青年人 PP 与 IMT 的关系，表明 PP 与颈动脉内膜增厚具有显著相关性，PP 每增加 10mmHg，IMT 即增加 0.008mm，提示 PP 增大会加速颈动脉粥样硬化。一项针对颈

动脉狭窄进展的病例研究观察了无症状性颈动脉病变患者 1065 例，在入组时及入组 7.5 个月时分别行颈动脉彩色超声检查，找出颈动脉狭窄进展病例，之后又随访 3.2 年，结果发现颈动脉狭窄进展的病例发生心脑血管疾病及周围血管病的危险性显著增加[31]。颈动脉的复杂斑块显著增加同侧脑梗死及 TIA 的发生率[32]。两项针对颈动脉 IMT 及斑块的大样本研究[33, 34]（随访 11.5～12 年）结果表明，IMT、复杂斑块均是发生各种心脑血管疾病、增加全因病死率及脑血管疾病病死率的独立危险因素。严重的无症状性颈动脉狭窄与每年约 2%的脑卒中危险相关[35]。

## 四、脉压增大对脑卒中发病
## 及预后的影响

### （一）脉压增大是脑卒中发病的危险因素

老年人收缩期高血压计划（SHEP）[36]临床试验研究表明，对于老年单纯收缩期高血压患者，PP 每增大 10mmHg，脑卒中的危险性增加 11%，因各种原因死亡的危险性增加 16%。Domanski 等[37]重新分析了 SHEP 研究的数据，对 PP、MAP 及其他血压参数进行单因素的 Cox 回归模型分析，结果发现 PP 与脑卒中发病风险及总死亡的相关效应独立于 MAP。Kario 等[38]对 811 名老年高血压患者进行动态血压监测，结果显示，睡眠 PP 每增加 10mmHg，脑卒中危险增加 43%，故认为睡眠 PP 为脑卒中的独立预测因子。Tsivgoulis 等[39]监测 339 例首次发作脑卒中的患者发病后 24h 的动态 PP，并对患者进行 1 年的随访，结果表明，脑卒中急性发病后 24h 动态 PP 水平是 1 年内脑卒中再发的独立影响因素；PP 每增加 10mmHg，脑卒中再发的相对危险性增加 1.323；调整其他因素后，24h 平均 PP 为脑卒中患者再发的预测因素，而且其预测价值高于 SBP、DBP 及 MAP；提示高脉压为脑卒中患者远期结局的强烈预测因素。Madhavan 等[40]报道，针对 2207 例治疗的高血压患者平均随访 4.8 年，其 PP 大于 63mmHg 的高血压患者脑卒中发生率和死亡率的相对危险性比脉压小于 46mmHg 者增加 4.3 倍。Vaccarino 等[41]在一项随机、安慰剂对照研究中，观察 4632 例单纯收缩期高血压老年患者降血压治疗后 PP 增大与脑卒中的关系，发现治疗组在控制 SBP 和其他已知危险因素后，PP 增大 10mmHg，脑卒中危险增

加 24%；在控制 DBP 与其他已知危险因素后，PP 增大 10mmHg，脑卒中危险增加 19%，结果表明在接受降血压治疗的老年单纯期高血压患者中，PP 是脑卒中的危险标志。Grabska 等[42]研究了 1677 例缺血性脑卒中患者，结果显示高脉压是缺血性脑卒中患者早期不良预后和 30 天内死亡的独立预测因子。

杨建民[43]等研究发现，随 PP 的增大，脑卒中的患病率逐渐增加；对血压以外的其他脑卒中危险因素进行校正后，PP 每增加 10mmHg，中年人和老年人脑卒中的危险分别增加 76.0% 和 44.8%。而 Dahlia[44]等对 9611 例中老年人随访 23 年，结果发现 PP 是脑卒中的预测因子。Liu 等[4]的 Meta 分析一共纳入 11 项临床随机对照试验，显示 PP 每增加 10mmHg，脑卒中危险增加的 HR 值为 1.046（95% CI：1.025～1.068；$P<0.001$），证明 PP 是脑卒中独立的危险因子。

### （二）PP 预测出血性脑卒中与缺血性脑卒中的价值有所不同

PP 预测出血性脑卒中及缺血性脑卒中的研究结果尚不完全一致。Ju 等[45]研究提示，PP 增大与脑出血呈显著相关，而与缺血性脑卒中无明显相关。而 Zheng 等[46]的研究结果显示，PP 和 MAP 均与缺血性脑卒中相关，但 PP 对缺血性脑卒中的预测需依赖于 MAP。张欢等[47]研究了缺血性脑卒中和出血性脑卒中患者入院时 PP 与住院期间死亡、残疾危险性的关系，显示入院时 PP 水平与出血性脑卒中患者住院期间残疾相关联，而与缺血性脑卒中无显著相关性。国内吴桂贤[48]等的研究显示人群缺血性脑卒中的 PP 高于出血性脑卒中。周北凡等[49]的研究则显示中年人群 PP 与脑卒中的发病呈显著正相关，但其预测价值低于 DBP。武霞等[50]采用整群随机抽样方法研究 72 350 例内蒙古准格尔旗中老年人 PP、脉压指数与脑卒中的关系，结果表明随着 PP 增大，脑卒中及其亚型的患病风险均有增高；脑梗死的患病风险在 PP 达到 51～60mmHg 时显著增高，脑出血的患病风险在 PP 达 42～50mmHg 时显著增高。总体看来，PP 可能对脑出血的影响更大。

### （三）PP 与脑卒中的预后

中国降压治疗预防脑卒中再发研究协作组[51]对 1520 例 5 年内发生过脑卒中和一过性脑缺血发作的患者进行 4～5 年的前瞻性研究发现，基线 PP 为<45mmHg、45～54mmHg、55～64mmHg、≥65mmHg 者的脑卒中再发率分别为 9.7%、12.7%、16.1% 和 16.4%，随访 4 年中 4 个级别 PP 平均水平的脑卒中再发率分别为 8.6%、14.7%、17.5% 和 27.5%，说明脑血管病患者基线 PP 或随访 4 年中平均脉压与脑卒中再发密切相关，PP 越大，脑卒中再发危险越高，提示 PP 是预测脑卒中复发的重要因素。Selvaraj 等[5]分析 REACH 国际注册登记研究的数据，纳入心血管高危人群 45 087 人，平均随访 4 年，结果表明 PP 是心血管病和脑卒中发病和死亡的重要影响因素。在一项前瞻性脑卒中注册研究[6]中，分析急性缺血性脑卒中患者就诊 24h 内 PP 与 3 个月后远期不良结局的关系，发现脉压增大是急性缺血性脑卒中患者远期不良事件发生的独立危险因子。在 Reasons for Geographic And Racial Differences in Stroke 队列研究[7]中，入选 30 239 名年龄≥45 岁的黑种人和白种人，平均随访 6.3 年，结果发现 PP 与脑卒中发病呈正相关，而与性别、种族和地域无关。相春霞等[52]探讨 1881 例缺血性脑卒中患者入院时 PP 水平与住院期间死亡的关系，发现 PP 是缺血性脑卒中患者住院期间死亡的危险因素，PP≥70mmHg 者死亡的危险性更大。

## 五、降低脉压对脑卒中的影响

关于降低 PP 对脑卒中发病和预后影响的研究鲜有报道。Thomopoulos 等[53]应用 Meta 分析的方法首次分析了 PP 下降与不同心脑血管结局降低的关系。检索 1966 年至 2013 年 12 月关于高血压患者降压治疗的随机对照研究，共纳入 68 项随机对照研究、245 885 例高血压患者，Meta 分析 7 个心脑血管主要结局，结果发现 SBP、DBP 和 PP 下降可使脑卒中（致死性和非致死性）发生率降低 36%，绝对危险度降低（每 1000 例高血压患者治疗 5 年可阻止 17 例脑卒中发生），脑卒中的对数风险比率与 SBP、DBP 和 PP 下降相关。国内高志广等[54]对辽宁省阜新市农村常住居民采用整群随机的方法，探讨药物强化治疗对 PP 的影响及降低 PP 是否会减少脑卒中的发生，共基线调查 41 242 人，随访 18 个月，结果表明降低 PP 可减少脑卒中的发生。尚需大规模前瞻性的临床随机对照试验来证实降低 PP 可降低脑卒中发病率和病死率。

# 第三节　异常增大的脉压的治疗

## 一、非药物治疗

非药物治疗降低 PP 的证据尚缺乏大规模多中心随机对照试验的结果。Kwagyan 等[55]采用动态血压监测观察 219 名肥胖非裔美国人体重指数（BMI）与 PP 的关系，发现 BMI 每增加 $5kg/m^2$，心血管危险因素增加 35%；低脂、低盐、富钾饮食及体育锻炼 3 个月后，BMI 平均降低 0.6%（$P<0.01$），同时 PP 也下降 8.8%（$P<0.01$）。Sikiru 等[56]对 245 名男性轻中度高血压患者进行临床随机对照试验，结果表明中等强度的间歇运动项目能明显降低 PP。Sugawara 等[57]发现，中等强度的有氧运动能降低中心 PP 和外周 PP。Patil 等[58]采用随机对照研究观察瑜伽对 $PP\geqslant60mmHg$ 老年人动脉功能的影响，提示瑜伽能降低 PP 并改善动脉功能。AlShafei[59]发现斋月禁食能降低高血压患者 PP、血脂和氧化应激。Gepner 等[60]对 2 型糖尿病患者的随机临床试验观察到适量饮干红葡萄酒能降低 24h 的 PP 和 SBP。

## 二、药　物　治　疗

### （一）降压药物

多种降压药物在控制血压的同时可以降低 PP。

对于不同降压药物对·PP 影响的差异，目前尚无一致的结论。Alici 等[61]进行了一项前瞻性研究，比较 7 种不同降压方案降低 PP 的效果：①10mg 赖诺普利；②10mg 赖诺普利联合 6.25mg 氢氯噻嗪；③80mg 缬沙坦；④80mg 缬沙坦联合 6.25mg 氢氯噻嗪；⑤5mg 氨氯地平；⑥1.25mg 吲达帕胺；⑦50mg 阿替洛尔。结果发现前 4 组的 PP 下降幅度明显大于后 3 组，且与年龄、性别和 BMI 无明显关联；提示 ACEI 和 ARB 的治疗对降低 PP 的效果更好，尤其是对糖尿病患者。徐名伟等[62]对老年单纯收缩期高血压随机对照的临床观察研究表明，硝苯地平控释片在有效降低血压的同时也明显降低 PP。CAFE 亚组研究[63]发现氨氯地平降低中心动脉 SBP 与 PP 的作用优于阿替洛尔。Chang 等[64]在老年高血压患者中证实，与单用 β 受体阻滞剂比较，单用利尿剂或利尿剂与 β 受体阻滞剂合用能更好地降低 PP，由此支持对老年高血压患者应用利尿剂的推荐。Carretta 等[65]在一项随机、双盲、平行分组研究中发现单用缬沙坦可降低轻中度中老年高血压患者的 PP，但合用氢氯噻嗪可进一步降低 PP，且与增加氢氯噻嗪的剂量呈量效关系。Cushman 等[66]比较了氢氯噻嗪、阿替洛尔、卡托普利、可乐定、地尔硫䓬、哌唑嗪等对 PP 的影响，发现服药 1 年后这几类降压药均可不同程度地降低 PP，但氢氯噻嗪的作用似乎更好。高志广等[52, 54]研究发现，氢氯噻嗪、尼群地平和卡托普利联合降压治疗方案可有效降低 PP；并能降低随年龄增长而出现的 PP 增大趋势。

一些研究观察了降压药物对中心动脉 PP 的影响。蒋维京等[67]观察 59 例轻中度高血压患者使用 ACEI 药物——咪达普利（5mg/d）对中心和外周动脉压的影响，结果表明 6 周治疗能显著降低中心动脉的 SBP、DBP 和 PP。Kushiro 等[68]进行的前瞻性大样本研究发现，奥美沙坦治疗能降低中老年高血压患者的 SBP、DBP 和 PP。Agnoletti 等[69]分析 X-CELLENT 临床试验研究的数据，发现氨氯地平、坎地沙坦和吲达帕胺单用或联用均能降低中心 PP 和外周 PP，但吲达帕胺可增强脉压放大。

### （二）非降压药物

**1. 硝酸酯类药**　在一项随机、双盲、安慰剂对照试验中，Starmans-kool 等[70]应用硝酸异山梨酯（ISDN）治疗单纯收缩期高血压患者，6～8 周后 ISDN 组的诊室 PP 降低 17.9%，而 SBP 及 MAP 无统计学变化，DBP 趋向升高；24h 平均 PP、白天平均 PP、夜间平均 PP 分别下降 10.7%、12.1%、7.9%；显示对脉压增大患者应用 ISDN 可降低 SBP 而不影响 DBP。丁跃有等[71]对原发性高血压患者在服用原降压药物（ACEI、钙通道阻滞剂、利尿剂）基础上，每天服 5-单硝酸异山梨酯（IS-5-MN）30mg，疗程 4 周，结果 IS-5-MN 组明显改善 $PP\geqslant60mmHg$ 组高血压病患者的大动脉弹性，减弱外周反射波，显著降低外周和中心动脉 SBP 和 PP，而且中心动脉 PP 下降幅度[（10.9±7.9）mmHg]大于肱动脉 PP 下降幅度[（6.9±7.1）mmHg]。王兴德等[72]对老年单纯收缩期高血压患者在非洛地平缓释片（5mg/d）基础上，给予单硝酸异山梨酯（ISMN）20mg，2 次/天，疗程8周,发现从第2周开始加服ISMN组的SBP、PP下降幅度大于对照组,DBP下降幅度小于对照组,结果显示加用硝酸酯类药物降低单纯收缩期高血压患者的SBP,对DBP影响不大,并使PP降低。Abad-Pérez等[73]的文献综述表明,硝酸酯类药物能降低老年收缩期高血压患者的反射波振幅和PP。Fok等[74]发现硝酸甘油能降低中心PP。

硝酸酯类药物降低PP的循证医学证据仍有待临床多中心随机对照研究的结果证实。硝酸酯类药物降低PP的机制尚未充分阐明,其可能机制为此类药物在体内巯基的作用下形成一氧化氮,直接舒张大动脉血管平滑肌,改善大动脉弹性,降低SBP而不明显降低DBP,使PP降低[10]。

**2. 他汀类药物**　有一些研究表明他汀类药物在降脂的同时兼有降低PP的作用。

Alici等[61]的研究发现,在分别给予赖诺普利、缬沙坦、氢氯噻嗪降压治疗的基础上,同时接受他汀类药物治疗的患者,PP降低更为显著。徐名伟等[62]在老年单纯收缩期高血压患者中观察到,硝苯地平控释片联合辛伐他汀的治疗降低PP的作用优于单用硝苯地平。另有报道,应用阿伐他汀治疗血脂正常的老年单纯收缩期高血压患者6个月,PP显著降低,只是降低PP的作用相对缓慢[73]。在一项随机、双盲横断面研究中,Ferrier等[75]用阿伐他汀80mg/d强化降低胆固醇治疗3个月,观察对单纯收缩期高血压患者的大动脉僵硬度的影响,治疗后总胆固醇、低密度脂蛋白胆固醇、三酰甘油分别降低36%±2%、48%±3%、23%±5%,高密度脂蛋白胆固醇升高7%±3%,同时SBP和PP降低,而DBP变化不明显。张维忠等[76]对PP≥60mmHg的高血压患者给予氟伐他汀,并以安慰剂对照,氟伐他汀40mg/d、3个月的治疗能缩小PP。Kanaki[77]等在50名轻度高血压伴高胆固醇血症患者中进行的双盲、随机安慰剂对照试验中,证实阿托伐他汀10mg/d治疗6个月能降低中心PP、SBP和PWV,而对照组中心PP和SBP升高($P<0.05$);治疗组较前下降,PWV未见下降。叶萍仙[78]等采用随机、双盲、安慰剂对照方法,将60例左心室舒张功能不全合并运动高血压患者随机分为阿托伐他汀(20mg/d)治疗组(30例)及安慰剂对照组(30例)。所有入选者入组后继续原治疗方案,疗程1年。治疗组经阿托伐他汀钙治疗1年后,总胆固醇及低密度脂蛋白

胆固醇明显降低,静息PP较治疗前明显下降。

他汀类药物降低PP的机制主要与其改善动脉弹性有关。他汀类药物能改善动脉内皮功能,包括上调内皮源性一氧化氮合酶(eNOS)表达、增加内源性NO合成和释放、减少氧自由基产生、抑制内皮素生成、减少巨噬细胞和泡沫细胞的形成、使动脉粥样硬化斑块逐渐缩小、改善血管弹性、降低管壁僵硬度及减小脉压[10, 12]。

（商黔惠）

## 参 考 文 献

[1] Lewington S, Clarke R, Qizilbash N, et al. Age-specific relevance of usual blood pressure to vascular mortality: a meta-analysis of individual data for one million adults in 61 prospective studies. Lancet, 2002, 360 (9349): 1903-1913.

[2] The Task Force for the Management of Arterial Hypertension of the European Society of Hypertension(ESH)and of the European society of Cardiology (ESC). 2007 Guidelines for the management of arterial hypertension. Eur Heart J, 2007, 28 (12): 1462-1536.

[3] Mancia G, Fagard R, Na rkiewicz K, et al. 2013 ESH/ESC guidelines for the management of arterial hypertension: the Task Force for the Management of Arterial Hypertension of the European Society of Hypertension(ESH)and of the European Society of Cardiology(ESC). Eur Heart J, 2013, 34 (28): 2159-2219.

[4] Liu FD, Shen XL, Zhao R, et al. Pulse pressure as an independent predictor of stroke: a systematic review and a meta-analysis. Clin Res Cardiol, 2016, 105 (8): 677-686.

[5] Selvaraj S, Steg PG, Elbez Y, et al. Pulse pressure and risk for cardiovascular events in patients with therothrombosis: from the REACH Registry. J Am Coll Cardiol, 2016, 67 (4): 392-403.

[6] Tien YT, Chang MH, Lee YS, et al. Pulse blood pressure correlates with late outcome in acute ischemic stroke without significant culprit artery stenosis. J Stroke Cerebrovasc Dis, 2016, 25 (5): 1229-1234.

[7] Glasser SP, Halberg DL, Sands CD, et al. Is pulse pressure an independent risk factor for incident stroke, REasons for Geographic And Racial Differences in Stroke. Am J Hypertens, 2015, 28 (8): 987-994.

[8] Verdecchia P, Schillaci G, Borgioni C, et al. Ambulatory pulse pressure: a potent predictor of total cardiovascular risk in hypertension. Hypertension, 1998, 32 (6): 983-988.

[9] Wilkinson IB, Franklin SS, Hall IR, et al. Pressure amplification explains why pulse pressure is unrelatd to risk in young subjects. Hypertension, 2001, 38 (6): 1461-1466.

[10] 包蓓, 曲毅, 方宁远. 脉压增大与老年高血压靶器官损害及治疗进展. 国外医学 (老年医学分册), 2008, 29 (5): 212-215.

[11] Peng-LinY, Yue-chun L. Pulse pressure index (pulse pressure/systolic pressure) may be better than pulse pressure for assessment of cardiovascular outcomes. Med hypotheses, 2009, 72 (6): 729-731.

[12] 张维忠, 丁跃有, 邱慧丽. 氟伐他汀改善高血压患者脉压和动脉弹

性临床研究. 高血压杂志, 2003, 11（6）: 511-514.

[13] 许敏锐, 陶源, 王伟业, 等. 连云港农村社区中老年高血压人群脉压水平及其影响因素. 中华高血压杂志, 2012, 20（7）: 639-643.

[14] 华琦, 李梅, 刘力松, 等. 高血压病患者脉压与内皮功能损害的相关性. 中华内科杂志, 2003, 42（8）: 574-575.

[15] Davis KR, Pearson H, Moat S, et al. Acute hyperhomocysteinaemia affects pulse pressure but not microvascular vasodilator function. Br J Clin Pharmacol, 2001, 52（3）: 327-332.

[16] 张仲迎, 方向华, 吉训明, 等. 中老年人血清同型半胱氨酸水平与血压的关系. 中华高血压杂志, 2015, 23（9）: 846-850.

[17] 杨晓敏, 惠汝太. 脉压与心血管疾病. 中国分子心脏病学杂志, 2007, 7（1）: 59-62.

[18] Zhang XG, Sun ZQ, Zheng LQ, et al. Relationship between pulse pressure, pulse pressure index and prevalence of stroke among rural population in China. Zhonghua Yi Xue Za Zhi, 2007, 87（7）: 468-470.

[19] 高志广, 任国成, 郑黎强, 等. 我国北方农村脉压分布特点及其与脑卒中的关系. 中国动脉硬化杂志, 2008, 16（3）: 233-235.

[20] 薛维爽, 张俊湖, 滕伟禹, 等. 辽西高血压高发地区人群脉压与脑卒中的相关性. 中国老年学杂志, 2011, 31（10）: 1730-1732.

[21] Franklin SS, Khan SA, Wong ND, et al. Is pulse pressure useful in predicting risk for coronary heart disease? The Framingham heart study. Circulation, 1999, 100（4）: 354-360.

[22] Glynn RJ, Chae CU, Guralnik JM, et al. Pulse pressure and mortality in older people. Arch Intern Med, 2000, 160（18）: 2765-2772.

[23] Sesso HD, Stampfer MJ, Rosner B, et al. Systolic and diastolic blood pressure, pulse pressure, and mean arterial pressure as predictors of cardiovascular disease risk in men. Hypertension, 2000, 36（5）: 801-807.

[24] Franklin SS, Larson MG, Khan SA, et al. Does the relation of blood pressure to coronary heart disease risk change with aging? The Framingham Heart Study. Circulation, 2001, 103（9）: 1245-1249.

[25] Viazzi F, Leoncini G, Parodi D, et al. Pulse pressure and subclinical cardiovascular damage in primary hypertension. Nephrol Dial Transplant, 2002, 17（10）: 1779-1785.

[26] Lovett JK, Howard SC, Rothwell PM, et al. Pulse pressure is independently associated with carotid plaque ulceration. J Hypertens, 2003, 21（9）: 1669-1676.

[27] Rothwell PM, Gibson R, Warlow CP, et al. Interrelation between plaque surface morphology and degree of stenosis on carotid angiograms and the risk of ischemic stroke in patients with symptomatic carotid stenosis. On behalf of the European Carotid Surgery Trialists'Collaborative Group. Stroke, 2000, 31（3）: 615-621.

[28] Eliasziw M, Streifler JY, Fox AJ, et al. Significance of plaque ulceration in symptomatic patients with high-grade carotid stenosis. North American Symptomatic Carotid Endarterectomy Trial. Stroke, 1994, 25（2）: 304-308.

[29] Montalcini T, Gorgone G, Pujia A, et al. Association between pulse pressure and subclinical carotid atherosclerosis in normotensive and hypertensive post-menopausal women. Clin Exp Hypertens, 2009, 31（1）: 64-70.

[30] Raitakari OT, Juonala M, Taittonen L, et al. Pulse pressure in youth and carotid ntima-media thickness in adulthood: the cardiovascular risk in young Finns study. Stroke, 2009, 40（4）: 1519-1521.

[31] SabetiS, Schlager O, Exner M, et al. Progression of carotid stenosis detected by duplex ultrasonography predicts adverse outcomes in cardiovascular high-risk patients. Stroke, 2007, 38（11）: 2887-2894.

[32] Spagnoli LG, Mauriello A, Sangiorgi G, et al. Extracranial thrombotically active carotid plaque as a risk factor for ischemic stroke. JAMA, 2004, 292（15）: 1845-1852.

[33] Cao JJ, Arnold AM, Manolio TA, et al. Association of carotid artery intima-media thickness, plaques, and C-reactive protein with future cardiovascular disease and all-cause mortality: the Cardiovascular Health Study. Circulation, 2007, 116（1）: 32-38.

[34] Chien KL, Su TC, Jeng JS, et al. Carotid artery intimamedia thickness, carotid plaque and coronary heart disease and stroke in Chinese. PLoS ONE, 2008, 3（10）: e3435.

[35] Chambers BR, Roberts NG. Asymptomatic carotid artery stenosis. Curr Treat Options Cardiovasc Med, 2007, 9（2）: 81-89.

[36] SHEP Cooperative Research Group. Prevention of stroke by antihypertensive drug treatment in older persons with Isolated Systolic Hypertension in the Elderly Program（SHEP）. JAMA, 1991, 265（24）: 3255-3264.

[37] Domanski MJ, Davis BR, Pfeffer MA, et al. Isolated systolic hypertension: prognostic information provided by pulse pressure. Hypertension, 1999, 34（3）: 375-380.

[38] Kario K, Ishikawa J, Eguchi K, et al. Sleep pulse pressure and awake mean pressure as independent predictors for stroke in older hypertensive patients. Am J Hyperten, 2004, 17（5pt1）: 439-445.

[39] Tsivgoulis G, Spengos K, Zakopoulos N, et al. Twenty four hour pulse pressure predicts long term recurrence in acute stroke patients. J Neurol Neurosurg Psychiatry, 2005, 76（10）: 1360-1365.

[40] Madhavan S, Ooi WL, Cohen H, et al. Relation of pulse pressure and blood pressure reduction to the incidence of myocardial infarction. Hypertension, 1994, 23（3）: 395-401.

[41] Vaccarino V, Berger AK, Abramson J, et al. Pulse pressure and risk of cardiovascular events in systolic hypertension in the elderly program. Am J Cardiol, 2001, 88（9）: 980-986.

[42] Grabska K, Niewada M, SarzyńskaDługosz I, et al. Pulse pressure-independent predictor of poor early outcome and mortality following ischemic stroke. Cerebrovasc Dis, 2009, 27（2）: 187-192.

[43] 杨建民, 路方红, 金世宽, 等. 中老年人脉压与脑卒中危险的相关性. 中华高血压杂志, 2006, 14（9）: 699-702.

[44] Weitzman D, Goldbourtu. The significance of various bood pessure indices for long-term stroke, coronary heart disease, and all-cause mortality in men: the Israeli ischemic heart disease study. Stroke, 2006, 37（2）: 358-363.

[45] Ju Z, Zhang H, Tong W, et al. Relationship between admission pulse pressure and clinical outcome during hospitalization among acute stroke patients. Acta Neurol Belg, 2009, 109（1）: 18-23.

[46] Zheng L, Sun Z, Li J, et al. Pulse pressure and mean arterial pressure in relation to ischemic stroke among patients with uncontrolled hypertension in rural areas of China. Stroke, 2008, 39（7）: 1932-1937.

[47] 张欢, 鞠忠, 王宁, 等. 急性脑卒中患者入院时脉压水平与住院期间死亡、残疾危险. 中华高血压杂志, 2008, 16（7）: 633-636.

[48] 吴桂贤, 吴兆苏, 刘静, 等. 人群脉压分布特征的研究. 中华心血管病杂志, 2001, 29（7）: 436-440.

[49] 周北凡，刘小清，武阳丰，等. 我国中年人群脉压对于心血管病事件发病的预测价值. 中华心血管病杂志，2002，30（11），687-691.

[50] 武霞，宋军平，江名芳，等. 内蒙古中老年人群脉压和脉压指数与脑卒中的关系. 中国老年学杂志，2015，35（15）：4212-4214.

[51] 中国降压治疗预防脑卒中再发研究协作组. 脑血管病患者脉压水平与脑卒中再发的关系. 中国循环杂志，2003，18（4）：284-287.

[52] 相春霞，陈云霞，谢容霞. 缺血性脑卒中患者脉压水平与住院死亡关系的研究. 中华高血压杂志，2015，23（5）：500.

[53] Thomopoulos C，Parati G，Zanchetti A，et al. Effects of blood pressure lowering on outcome incidence in hypertension. 1. Overview，meta-analyses，and meta-regression analyses of randomized trials. J Hypertens. 2014，32（12）：2285-2295.

[54] 高志广，任国成，郑黎强，等. 降压治疗对脉压的影响及其与脑卒中的关系. 中国老年学杂志，2017，37（5）：1104-1106.

[55] Kwagyan J，Tabe CE，Xu S，et al. The impact of body mass index on pulse pressure in obesity. J Hypertens，2005，23（3）：619-624.

[56] Sikiru L，Okoye GC. Effect of interval training programme on pulse pressure in the management of hypertension：a randomized controlled trial. Afr Health Sci，2013，13（3）：571-578.

[57] Sugawara J，Komine H，Miyazawa T，et al. Influence of single bout of aerobic exercise on aortic pulse pressure. Eur J Appl Physiol，2015，115（4）：739-746.

[58] Patil SG，Aithala MR，Das KK，et al. Effect of yoga on arterial stiffness in elderly subjects with increased pulse pressure：A randomized controlled study. Complement Ther Med，2015，23（4）：562-569.

[59] Al-Shafei AI. Ramadan fasting ameliorates arterial pulse pressure and lipid profile，and alleviates oxidative stress in hypertensive patients. Blood Press. 2014，23（3）：160-167.

[60] Gepner Y，Henkin Y，Schwarz fuchs D，et al. Differential effect of initiating moderate red wine consumption on 24-h blood pressure by alcohol dehydrogenase genotypes：Randomized Trial in Type 2 Diabetes. Am J Hypertens，2016，29（4）：476-483.

[61] Alici G，Aliyev F，Bellur G，et al. Effect of seven different modalities of antihypertensive therapy on pulse pressure in patients with newly diagnosed stage I hypertension. Cardiovasc Ther，2009，27（1）：4-9.

[62] 徐名伟，林宇鹏. 辛伐他汀联合硝苯地平对改善老年单纯收缩期高血压患者脉压的临床研究. 实用医学杂志，2009，25（17）：2925-2926.

[63] Williams B，Lacy PS，Thorn SM，et al. Differential impact of blood pressure-lowering drugs on central aortic pressure and clinical outcomes：principal results of the Conduit Artery Function Evaluation（CAFE）study. Circulation，2006，113（9）：1213-1225.

[64] Chang JJ，Luchsinger JA，Shea S，et al. Antihypertensive medication class and pulse pressure in the elderly：analysis based on the third National Health and Nutrition Examination Survey. Am J Med，2003，

115（7）：536-542.

[65] Carretta R，Trenkwalder P，Martinez F，et al. Pulse pressure responses in patients treated with Valsartan and hydrochlorothiazide combination therapy. J Int Med Res，2003，31（5）：370-377.

[66] Cushman WC，Materson BJ，Williams DW，et al. Pulse pressure changes with six classes of antihypertensive agents in a randomized，controlled trial. Hypertension，2001，38（4）：953-957.

[67] 蒋雄京，张宇清，王茹，等. 通过脉搏波分析比较咪达普利对中心和外周动脉压的影响. 中国循环杂志，2004，19（2）：120-122.

[68] Kushiro T，Kario K，Saito I，et al. Effectiveness of olmesartan-based treatment on home and clinic blood pressure in elderly patients with masked and white coat hypertension. Hypertens Res，2015，38（3）：178-185.

[69] Agnoletti D，Zhang Y，Borghi C，et al. Effects of antihypertensive drugs on central blood pressure in humans：a preliminary observation. Am J Hypertens，2013，26（8）：1045-1052.

[70] Starmans-kool MJ，Kleinjans HA，Lustermans FA，et al. Treatment of elderly patients with isolated systolic hypertension with isosorbide dinitrate in an asymmetric dosing schedule. J Hum Hyertens，1998，12（8）：557-561.

[71] 丁跃有，张维忠，邱慧丽，等. 5-单硝酸异山梨醇酯改善高血压患者血压以及血管弹性的临床观察. 中华高血压杂志，2003，11（6）：508-510.

[72] 王兴德，钱月贞，但苏. 硝酸酯类药物对老年单纯收缩期高血压的有益作用. 高血压杂志，2004，12（4）：294-296.

[73] Abad-Pérez D，Novella-Arribas B，Rodríguez-Salvanés FJ，et al. Effect of oral nitrates on pulse pressure and arterial elasticity in patients aged over 65 years with refractory isolated systolic hypertension：study protocol for a randomized controlled trial. Trials，2013，14：388.

[74] Fok H，Guilcher A，Li Y，et al. Augmentation pressure is influenced by ventricular contractility/relaxation dynamics：novel mechanism of reduction of pulse pressure by nitrates. Hypertension，2014，63（5）：1050-1055.

[75] Ferrier KE，Muhlmann MH，Baguet JP，et al. Intensive cholesterol reduction lowers blood pressure and large artery stiffness in isolated systolic hypertension. J Am Coll Cardiol，2002，39（6）：1020-1025.

[76] 张维忠. 药物降压作用研究的新动向. 中华心血管病杂志，2004，32（4）：289-290.

[77] Kanaki AI，Sarafidis PA，Georgianos PI，et al. Effects of low-dose atorvastatin on arterial stiffness and central aortic pressure augmentation in patients with hypertension and hypercholesterolemia. Am J Hypertens，2013，26（5）：608-616.

[78] 叶萍仙，叶萍贞，朱建华，等. 阿托伐他汀对心脏舒张功能不全合并运动高血压患者运动耐量的影响. 浙江大学学报（医学版），2014，43（3）：298-304.

# 急性脑卒中后血压水平与生存率的关系

血压水平是一个与脑卒中确切相关，且有重要预测价值的因素，血压的高低影响脑卒中的发生；同样，发生脑卒中后的血压又直接影响预后。出血性脑卒中和缺血性脑卒中的发生机制不同，所以学术界关于脑卒中发生后对血压的适应要求水平的看法也不同。

## 第一节　急性脑卒中

### 一、脑卒中的分类

脑卒中又称脑血管意外，是一种急性脑血管疾病，是由脑部血管突然破裂（出血性）或血管阻塞、闭塞导致血液不通畅、终止（缺血性）而引起急性、局灶性神经功能缺损的一组疾病。

缺血性脑卒中包括血栓性脑梗死、栓塞性脑梗死、腔隙性脑梗死等。出血性脑卒中包括脑出血和蛛网膜下腔出血。

### 二、急性脑卒中发病机制及血流动力学特点

急性缺血性脑卒中是各种原因引起的脑部血流供应障碍，可导致脑组织缺血、缺氧性坏死。缺血病灶由缺血中心区及其周围的缺血半暗带组成。缺血中心区脑组织的神经细胞膜离子泵和细胞能量代谢衰竭，呈不可逆损害。缺血半暗带的脑组织处于电衰竭与能量衰竭之间，局部脑组织存在大动脉残留血流和（或）侧支循环，故脑缺血程度轻，仅为功能缺损，具有可逆性。缺血中心区和缺血半暗带是一个动态病理生理过程，随着缺血程度的加重和时间的延长，中心坏死区逐渐扩大，缺血半暗带逐

渐缩小。因而，缺血性脑卒中早期不应过度降压，否则加重半暗带的缺血，影响预后。

出血性脑卒中的病理机制则不同。其患者的脑内动脉壁薄弱，中层肌细胞和外膜结缔组织较少，而且无外弹力层。长期高血压使脑细小动脉发生玻璃样变及纤维素样坏死，管壁弹性减弱，血压骤然升高时血管易破裂出血。在血流冲击下，血管壁病变也会导致微小动脉瘤形成，当血压剧烈波动时，微小动脉瘤破裂导致脑出血。因而，对于出血性脑卒中，降压的起始水平要求更低。

### 三、急性脑卒中与血压

#### （一）急性脑卒中与血压增高

无论患者原本是否有高血压，也无论是缺血性脑卒中还是出血性脑卒中，脑卒中急性期往往伴有血压升高。其主要机制如下：①脑卒中后颅内压升高；②急性脑缺血引起脑灌注压下降，导致脑缺氧的代偿反应；③应激时肾上腺皮质功能亢进、血中儿茶酚胺增多导致库欣现象；④特殊部位脑损害，如丘脑损害、下丘脑损害；⑤主动脉弓和颈动脉窦周围传入压力感受器、迷走和交感神经传出压力感受器与脑干和大脑高级中枢可能在血压增高过程中起重要作用；⑥脑卒中后肾上腺素能受体的过度表达。

#### （二）脑血流量与脑灌注压

脑血流量与脑灌注压成正比，而与脑血管的阻力成反比。在正常生理状态下，脑灌注压升高可引起脑血管收缩，限制过多的血液流入颅内；在脑灌注压降低时，脑血管扩张，阻力下降，以保证脑血流量不致下降过度。脑血管的这种固有生理反应在

一定程度上保证了脑血流量的稳定，称为脑血管的自动调节功能（Bayliss效应）。当平均动脉压在一定范围内波动（60～150mmHg），脑血管的自动调节功能就会发挥作用。

# 第二节　急性脑卒中血压管理的临床研究证据

急性脑卒中时是否应该使用降压药物控制血压，长期以来一直存在争议。急性脑卒中后血压过高，使正常的脑血管自动调节功能被破坏，脑灌注压过高，脑血流量过多，血脑屏障通透性增加，导致血管源性脑水肿，颅内压升高，甚至形成脑疝[1]。而血压过低则会加重脑组织缺血缺氧，不利于病情恢复。那么这时是否该降压？如何降压？降到什么水平？

不支持急性脑卒中时早期降压的理由：脑卒中患者急性期多伴有血压升高，原因主要包括病前存在高血压、疼痛、恶心呕吐、颅内压增高、意识模糊、焦虑、脑卒中后应激状态等。多数患者在脑卒中后24h内血压自发降低。血压增高为一过性，降压可能使尚存活的脑组织低灌注。

支持急性脑卒中时早期降压的理由：高血压增加出血风险，加快梗死周围水肿进展；溶栓过程中及溶栓后血压应控制；伴其他心血管合并症，如心衰等。

目前脑卒中后早期是否应该立即降压、降压目标值、脑卒中后何时开始恢复原用降压药及降压药物的选择等问题尚缺乏充分的可靠研究证据[2]。

## 一、缺血性脑卒中的急性期血压管理

### （一）支持急性缺血性脑卒中急性期降压的证据

Ishitsuka K等[3]对一组1874例24h内发生的急性缺血性脑卒中患者进行研究，入选患者血压都在130/70mmHg以上，测量记录脑卒中后48h内的血压平均值，评估出院时及脑卒中后3个月时的神经功能评分。结果显示急性缺血性脑卒中后，血压越高的患者3个月后神经功能恢复越差，致残率和死亡率越高。

血栓溶解剂登记研究（safe implementation of thrombolysis in stroke-international stroke thrombolysis register，SITS-ISTR）[4]根据溶栓治疗后7d内的降压治疗情况，将研究对象分为4组。A组：有高血压病史、接受降压治疗组（n=5366）；B组：有高血压病史、未接受降压治疗组（n=1501）；C组：无高血压病史、接受降压治疗组（n=963）；D组：无高血压病史、未接受降压治疗组（n=2493）。结果：溶栓后收缩压处于高水平与3个月时的不良预后密切相关（P<0.01），收缩压为141～150mmHg者预后良好。B组的死亡风险最高。

对脑卒中存活者紧急应用坎地沙坦评估研究（acute candesartan cilexetil evaluation in stroke surviors，ACCESS）[5]是一项安慰剂对照、随机、双盲、多中心试验，共入组500例急性缺血性脑卒中患者，其中399例患者血压>180/105mmHg，平均血压为196/103mmHg，伴轻度瘫痪。这些患者被随机分为坎地沙坦组（4～16mg）和安慰剂组，脑卒中发生平均30h后给予坎地沙坦治疗7d，血压目标为24h内血压下降10%～15%。结果发现坎地沙坦组的死亡率和心血管事件的相关风险比安慰剂组降低47.5%，差异有统计学意义（P<0.05）。致死性和非致死性脑卒中的危险性分别降低24%和28%。该研究证明急性缺血性脑卒中早期采用血管紧张素受体阻滞剂类降压药物控制血压可获益。

急性缺血性脑卒中后，过高的收缩压与较差的预后相关；溶栓后收缩压处于高水平与3个月时的不良预后密切相关；急性缺血性脑卒中早期（24h）控制血压可以获益。

### （二）不支持急性缺血性脑卒中急性期降压的证据

为评价缺血性脑卒中急性期降压治疗能否降低死亡及14d或出院时的功能恢复情况，研究者进行了一项纳入中国26家医院，共计4071例未行溶栓治疗的急性缺血性脑卒中患者的研究[6]。入选患者收缩压为140～220mmHg，治疗组：第一个24h血压下降10%～25%，脑卒中后7d血压应降到140mmHg以下（n=2038）；对照组：住院期间暂停所有降压治疗（n=2033）。研究结果显示治疗组14d和3个月后死亡率、致残率并没有降低，3个月后2组脑卒中复发率也没有显著区别。

一项关于脑卒中后继续或停止降压治疗的协作

研究（continue or stop post-stroke antihypertensives collaborative study，COSSACS）[7]比较了住院的急性缺血性脑卒中患者继续降压与停止先前降压药物的差异。患者在脑卒中发病48h内入选并分为两组，一组维持使用先前的降压药物2周，一组停用2周。结果脑卒中急性期维持降压治疗并没有减少2周死亡率或残疾率，且与6个月死亡率或主要心血管事件发生率无关。

在一组纳入22项缺血性脑卒中降压研究的荟萃分析[8]中，5672个入选对象脑卒中急性期积极降压，5416个入选对象不积极降压，随访5天到12个月，发现积极降压并没有改善缺血性脑卒中患者的短期或远期死亡率。

尼莫地平静脉注射缺血性脑卒中试验（intravenous nimodipine west european stroke trial，INWEST）[9]中观察到发病24h内，高剂量尼莫地平降低急性脑卒中患者的舒张压与神经体征恶化有关，舒张压下降≥20%或降至60mmHg以下的患者21d内发生死亡或残疾的危险性明显增高。缺血性脑卒中急性期降压治疗并没有改善后期死亡率或残疾率。

## 二、出血性脑卒中急性期血压管理

急性脑出血强化降压研究（intensive blood pressure reduction in acute cerebral hemorrhage trial，INTERACT）[10]纳入404例来自澳大利亚、中国、韩国的发病6h内的脑出血者，其中96%为中国患者，血压为150～220mmHg。将患者随机分成两组，一组静脉注射降压药物，收缩压控制在140mmHg或更低，另一组按美国心脏学会指南规定降到180mmHg。结果发现，强效降压组24h平均收缩压较指南规定组低11mmHg（$P<0.01$），颅内血肿体积扩大较对照组少22%，但没有统计学意义（$P=0.06$）。90d后临床预后在两组间无显著差异。

急性脑出血强化降压研究2（the second intensive blood pressure reduction in acute intracerebral hemorrhage trial，INTERACT2）[11]为了进一步证实INTERACT的研究结果，入选2839例收缩压在150～220mmHg的自发性脑出血患者，同样随机分为2组，目标血压分别为<140mmHg和<180mmHg。结果显示，早期强效降压组90d后死亡率和残疾率并没有更低，但是该组患者的神经功能评分明显高

于血压<180mmHg组，且90d后神经功能恢复正常或接近正常的比例也更高。

一项荟萃分析[12]纳入5个临床试验研究，包括4350例脑出血患者，其中2162例强效降压，另外2188例不积极降压。结果显示3个月后2组的死亡率、早期神经功能恶化、低灌注的情况并无显著差别，提示脑出血急性期积极降压是安全的，降压虽不减少事件发生，但能减少脑血肿扩大。

一项研究为探讨降压对脑血流的影响，纳入87例脑出血患者，包括37例血压控制小于150mmHg的患者和36例血压控制小于180mmHg的患者，2h后完善CT灌注显像，结果发现降压不增加严重低灌注交界区或血肿组织的体积。这些数据支持在脑出血早期降低血压的安全性。

总的看来，脑出血急性期强效降压不改善死亡率和残疾率，但可能减少脑血肿扩大、改善患者神经功能。适当降压（血压控制小于150mmHg）不增加严重低灌注交界区的体积。

## 三、有关脑卒中急性期血压管理的其他研究

斯堪的那维亚人的坎地沙坦急性卒中试验（Scandinavian Candesartan acute stroke trial，SCAST）研究[14]入选了2500例急性脑卒中的患者（发病时间<30h，收缩压≥140mmHg），坎地沙坦（4～16mg）治疗1周。结果发现：脑卒中急性期使用坎地沙坦降压治疗不影响脑卒中后6个月终点事件：复合心血管终点、心血管死亡、全因死亡、缺血性脑卒中、出血性脑卒中、心肌梗死、肾功能不全等。

ENOS研究[15]是一项国际多中心、随机、单盲、对照前瞻性研究，纳入5000例急性缺血性或出血性脑血管病（发病<48h）合并高血压患者（收缩压140～220mmHg），并将其分为2组，分别给予硝酸甘油透皮剂（5mg/d）或安慰剂。结果提示对于48h内脑卒中急性期高血压给予小剂量的硝酸甘油透皮贴剂进行降压治疗是安全的，但降压治疗不能改善脑卒中死亡率及神经功能评分，也没有证据支持脑卒中后7d内继续之前的降压药物治疗能有效降低事件及改善神经功能评分。

2008年国际脑卒中会议上公布的脑卒中后即刻

控制高血压和低血压研究（control of hypertension and hypotension immediately post-stroke，CHHIPS）[13]，共入选 179 例 18 岁以上的脑卒中患者（发作 36h 内，收缩压＞160mmHg），随机给予口服或舌下含服赖诺普利、拉贝洛尔或安慰剂治疗，降压目标为 145～155mmHg 或至少降低 15mmHg。结果显示，第一个 24h 与安慰剂比较，治疗组血压下降明显（－21mmHg 比－11mmHg），2 周时收缩压明显下降（－31mmHg 比－24mmHg）。2 周死亡率两组相似。到 3 个月后，治疗组死亡率明显下降，安慰剂组患者死亡率增加 2.2 倍。

总之，急性缺血性脑卒中后，过高的收缩压与较差的预后相关。急性缺血性脑卒中后控制血压是否影响死亡率，目前不同研究的结果存在矛盾。有研究表明急性缺血性脑卒中后舒张压下降过低可能使 21d 内发生死亡或残疾的危险性增高。急性出血性脑卒中适当降压（血压控制＜150mmHg）是安全的，可能减少脑血肿扩大、改善患者神经功能，但不改善死亡率和残疾率。无论缺血性脑卒中或出血性脑卒中，适当降压是安全的。

# 第三节　急性脑卒中的血压目标值

世界各国和各大学术组织间对脑卒中急性期降压标准目前仍未达成一致意见。

## 一、2010 年以前的有关指南

2003 年《欧洲卒中指南》[16]推荐：急性脑卒中患者血压在 220/120mmHg 以上时开始降压，既往有高血压病史的患者，目标血压水平控制于 180/（100～105）mmHg，既往血压正常的患者，目标血压为（160～180）/（90～105）mmHg。

美国心脏协会（AHA）和美国卒中协会（ASA）联合发布的 2007 年《成人缺血性脑卒中早期治疗指南》[17]推荐：急性缺血性脑卒中患者血压在 220/120mmHg 时应予以降压治疗，发病第 1 天应降低原来血压的 15%～25%。

2008 年欧洲脑卒中组织（ESO）的《缺血性卒中和短暂性脑缺血发作的治疗指南》的血压管理意见[18]：①大多数急性脑卒中患者的血压升高，血压可于脑卒中后 1d 内自发下降。②缺血半暗带的血流量被动地依赖于平均动脉压。③尚没有足够大规模的随机对照试验来指导脑卒中期间血压的管理。缺血性脑卒中的急性阶段，在没有任何干涉的情况下升高的血压（如升到 200mmHg 的收缩压或 110mmHg 的舒张压）可能可以耐受。如果心脏状况需要，可将血压降低，可以接受溶栓治疗的收缩压上限为 180mmHg。④避免并治疗低血压。⑤避免强力降压。

2008 欧洲指南[19]除了指明对合并急性心力衰竭、肾衰竭、急性心肌梗死、动脉夹层等其他降压治疗适应证的脑出血患者应予以降压治疗外，不推荐常规降压治疗。因考虑到高血压有慢性适应的过程，该指南将有无高血压病史的患者区别对待：若患者有高血压病史或慢性高血压的表现（心电图、视网膜），收缩压＞180mmHg 和（或）舒张压＞105mmHg 时开始治疗，目标血压为 170/100mmHg（或平均动脉压为 125mmHg）；若患者无高血压病史，收缩压＞160mmHg 和（或）舒张压＞95mmHg 时开始治疗，目标血压为 150/90mmHg（或平均动脉压为 110mmHg）。

2006 年《中国脑血管病防治指南》[20]则指出，除非存在高血压脑病及壁间动脉瘤等特殊情况，否则血压不宜降得过低、过快，应以控制舒张压为主，建议脑卒中急性期（一般为脑卒中后 2～4 周）过后开始考虑降压治疗。对急性脑卒中后血压目标水平也提出自己的观点，对于血压明显升高的脑出血患者，收缩压＞200mmHg 和（或）舒张压＞130mmHg 在 6～12h 内逐渐降压，降压幅度不超过 25%，血压不低于（140～160）/（90～100）mmHg；蛛网膜下腔出血患者收缩压控制在 130～160mmHg。对于大多数急性缺血性脑卒中患者，不急于进行降压治疗。

## 二、2010 年以后的有关指南

《中国高血压防治指南》（2010 修订版）[21]建议如下：急性缺血性脑卒中溶栓前血压应控制在＜185/110mmHg。急性缺血性脑卒中发病 24h 内血压升高的患者应谨慎处理，除非收缩压≥180mmHg 或舒张压≥100mmHg，或伴有严重心功能不全、主动脉夹层、高血压脑病者，一般不予降压，降压的合理目标是 24h 内血压降低约 15%。有高血压病史且正在服用降压药物者，如神经功能平稳，可于脑卒中后 24h 开始使用降压药物。急性脑出血患者，如果收缩压＞200mmHg 或平均动脉压＞150mmHg，要考虑持续静脉滴注积极降低血压，血压的监测频率为每 5min 1 次。如果收缩压＞180mmHg 或平均动脉压＞130mmHg，并有疑似颅内压升高的证据者，要考虑监测颅内压，用间断或持续的静脉给药降低血压；如没有疑似颅内压升高的证据，则考虑用间断或持续的静脉给药轻度降低血压（如平均动脉压为 110mmHg 或目标血压为 160/90mmHg）。

2011 版的《中国急性脑出血治疗指南》推荐意见[22]指出：脑出血急性期收缩压＞180mmHg 或舒张压＞100mmHg，应予以降压，可静脉使用短效药物，严密观察血压，每 5～15min 监测 1 次血压，目标血压宜在 160/90mmHg（Ⅲ类推荐，C 级证据）。急性脑出血者收缩压从 150～200mmHg 快速降至 140mmHg 很可能是安全的（Ⅱ类推荐，B 级证据）。

2013 年 ESO 建立的《自发性颅内出血管理指南》[23]阐述了颅内出血管理相关的 20 个问题，其中指出在急性脑出血的 6h 内进行强化降压治疗，即 1h 内达到目标收缩压＜140mmHg 是安全的，而且可能优于目标收缩压＜180mmHg。无特别推荐的降压药物（中级别、弱推荐）。建议脑出血后二级预防采用降低血压的策略（中级别、强推荐）。

《2014 AHA/ASA 卒中和短暂性脑缺血发作二级预防指南》[24]中对血压的建议：既往未接受降压治疗的缺血性脑卒中或短暂性脑缺血发作患者，若发病后数日血压持续大于 140/90mmHg，应启动降压药物治疗，若发病前患者已接受降压药物治疗，应在数日后恢复治疗。脑卒中或短暂性脑缺血发作患者的降压治疗目标值尚不明确，应根据患者具体情况确定。一般认为应将其血压控制在 140/90mmHg。近期发生腔隙性脑梗死的患者，将收缩压控制在 130mmHg 可能是合理的。

2015 年美国神经重症监护学会（NCS）《大面积脑梗死治疗指南》[25]中有对大面积脑梗死管理的建议。血压监控：①推荐临床医师根据现行缺血性脑卒中血压管理规范诊治大面积脑梗死患者，无出血者其平均动脉压水平应维持在 85mmHg 以上，收缩

压维持在 220mmHg 以下（强推荐，证据质量低）；②避免血压大幅波动，尤其是在治疗早期（弱推荐，证据质量低）。

2015 年 AHA/ASA《自发性脑出血诊疗指南》[26]提出急性脑出血患者的血压管理建议：①对于收缩压为 150～220mmHg 的住院脑出血患者，在没有急性降压禁忌证情况下快速降压至 140mmHg 可能是安全的（Ⅰ类推荐，A 级证据），并可改善患者功能预后（Ⅱa 类推荐，B 级证据）。②对于收缩压＞220mmHg 的脑出血患者，在持续性静脉滴注和密切监测血压情况下进行积极降压治疗是合理的（Ⅱb 类推荐，C 级证据）。

《2015 急性脑卒中入院治疗首个 72 小时的分类、治疗和转移建议》[27]中建议对接受再灌注治疗的患者监测血压，最初 2h 内每 15min 1 次，此后 6h 每 30min 1 次，随后的 16h 每 1h 1 次；进行持续性的血压评估，以精确调整抗高血压药物的用量，并发现那些需要进行改良脑卒中风险因素控制治疗的患者。

## 三、特殊情况下的血压目标值

合并有主动脉夹层动脉瘤、急性心力衰竭或继发肾衰竭等情况时，需立即给予降压治疗。

《中国急性缺血性脑卒中诊治指南 2014》[28]推荐意见：①准备溶栓者，血压应控制在收缩压＜180mmHg、舒张压＜100mmHg。②缺血性脑卒中后 24h 内血压升高的患者应谨慎处理。应先处理紧张焦虑、疼痛、恶心呕吐及颅内压增高等情况。对于血压持续升高，收缩压≥200mmHg 或舒张压≥110mmHg，或伴有严重心功能不全、主动脉夹层、高血压脑病的患者，可予降压治疗，并严密观察血压变化。可选用拉贝洛尔、尼卡地平等静脉药物，避免使用引起血压急剧下降的药物。③脑卒中后若病情稳定，血压持续≥140mmHg/90mmHg，无禁忌证，可于起病数天后恢复使用发病前服用的降压药物或开始启动降压治疗。④脑卒中后低血压的患者应积极寻找和处理原因（包括主动脉夹层、血容量减少及心排血量减少等），必要时可采用扩容升压措施。可静脉输注 0.9%氯化钠溶液纠正低血容量，处理可能引起心排血量减少的心脏问题。

## 四、国内有关指南关于不同情况下血压目标值的推荐

**1. 启动降压治疗的血压水平** 对急性缺血性脑卒中，先处理紧张、疼痛、恶心呕吐及颅内压增高等情况。血压持续升高，收缩压≥（180～200）mmHg或舒张压≥（100～110）mmHg，或合并主动脉夹层动脉瘤、急性心力衰竭、继发肾衰竭等情况时，可予降压治疗，并严密观察血压变化。

脑出血的起始降压水平更低，收缩压≥180mmHg或舒张压≥100mmHg时应予降压。

对于准备溶栓者，血压应控制在收缩压＜（180～185）mmHg、舒张压＜100mmHg。

**2. 关于降压目标** 推荐（140～160）/（90～100）mmHg。

## 第四节 血压目标对生存率影响的临床实践经验

## 一、脑卒中后血压目标与生存率的关系

陈立英等发现缺血性脑卒中患者住院后前 3d 平均收缩压＜140mmHg 和＞180mmHg 的患者 3 个月后残疾率和复发率高于收缩压在 140～160mmHg 和 161～179mmHg 的患者，6 个月后死亡率也更高。纳入 357 例缺血性脑卒中发生 24h 内达到急诊室的患者的一个研究发现，低急诊室血压患者（舒张压＜70mmHg，收缩压＜155mmHg）比血压在正常范围（舒张压 70～105mmHg，收缩压 155～220mmHg）的患者更可能在 90d 内死亡[29]。

一项纳入 254 例年龄＞65 岁首次缺血性脑卒中幸存者的观察性研究[30]，平均随访时间大约是脑卒中后 8 个月，研究提示脑卒中后血压过高或过低的患者死亡率高于血压适中的患者；脑卒中后血压更高的患者在随访平均 5.4 年后更容易复发脑卒中；脑卒中前血压不能预测脑卒中预后。上述研究都表明，脑卒中急性期血压水平与脑卒中患者预后密切相关。缺血性脑卒中患者急性期血压过高或过低都会影响患者预后，血压水平与死亡风险呈"U"形相关。

刘梅等[31]回顾性分析了 2003～2005 年内蒙古通辽市 6 家医院的 3938 例脑卒中患者。在出血性脑卒中患者中，调整了年龄、性别、民族、吸烟、饮酒、血脂和血糖因素后，与平均动脉压＜103mmHg者相比，平均动脉压≥133mmHg 者的死亡 OR 值为 2.12；另外，与平均动脉压＜103mmHg 者比较，平均动脉压在 103～116mmHg、117～132mmHg 和平均动脉压≥133mmHg 者的残疾 OR 值分别为 1.85、2.15、1.99（均 $P<0.01$）。提示急性出血性脑卒中患者入院时平均动脉压越高，其发生死亡和残疾的危险性越大。

总之，对于缺血性脑卒中血压应控制在适当范围[（140～180）/（90～100）mmHg]，不宜过高或过低。对于出血性脑卒中，血压降到 140/90mmHg可能是安全的。

## 二、脑卒中后血压变异性与生存率的关系

脑卒中后血压变异性（BPV）与生存率有关。一项纳入 632 例非心房颤动的缺血性脑卒中患者的前瞻性研究，通过（12±6）次门诊随访记录值计算得出血压和 BPV。在（76±18）个月的随访中，161名患者死亡（26%），35%（$n=56/161$）的死亡是由于心血管原因。其中有 16%的患者出现脑卒中复发，5%的患者发生急性冠脉综合征。

收缩压变异性升高的患者总死亡率和心血管死亡率升高，但收缩压变异性与非致死的脑卒中复发或急性冠脉综合征无明显相关。该研究提示随访测定收缩压变异性独立于其他传统的风险因素，可预测非房颤的缺血性脑卒中患者的长期预后，包括全因死亡率和心血管死亡率[32]。也有研究发现在急性缺血性脑卒中急诊患者的第一个 3h 内血压波动很大，与 90d 内死亡的风险增加有关[33]。

近期，一个纳入 132 例缺血性脑卒中患者的前瞻性研究发现，亚急性期单次诊室血压与动态监测血压平均值的差值可预测缺血性脑卒中预后。脑卒中发生后的第 7 天血压差异（BP difference，BPD）[（单次测量的血压-动态血压中的白天平均血压）/动态血压中的白天平均血压]越高的患者，3 个月后神经功能恢复及预后越差，而动态血压平均值却没有明显的预测价值[34]。

INTERACT2 纳入 2839 例脑出血患者，在第一

个 24h（超急性期）测量 5 次血压，发病后 2～7d（急性期）测量 12 次血压，结果显示超急性期的最大收缩压和急性期的收缩压标准差对预后（包括 90d 后的死亡率、残疾率和神经功能评分）有强预测价值[35]。上述研究表明，无论是缺血性脑卒中还是出血性脑卒中，BPV 越高，生存率越低。

总之，降低血压的同时应关注 BPV，减少 BPV 可以改善预后。

对于脑卒中二级预防中的血压问题，国内外指南皆推荐病情稳定后血压持续大于 140/90mmHg 的脑卒中幸存者恢复使用发病前服用的降压药物或开始启动降压治疗。另外，由于 20%的脑卒中患者同时伴有颈动脉粥样硬化，其管腔狭窄≥70%或直径≤2mm，如没有足够的侧支循环（对侧颈动脉或基底动脉病变），狭窄远端脑血流灌注会减少而引起脑缺血。因此，轻中度颈动脉狭窄（<70%）时，应将血压降到 130/80mmHg 以下。当一侧血管狭窄>70%时，理想收缩压应在 130～150mmHg。两侧狭窄>70%（重度狭窄），降压应更为谨慎，收缩压>150mmHg 较为安全，过度降压可使死亡率增加。

# 第五节　急性脑卒中降压治疗方法及药物选择

对于脑卒中后需要降压的高血压患者，降压药应从小剂量开始，并密切观察血压水平与不良反应，根据患者耐受性调整降压药及其剂量。如出现头晕等明显不良反应，应减少剂量或停用降压药。同时综合干预有关危险因素及处理并存的临床疾患，如抗血小板治疗、调脂治疗、降血糖治疗、心律失常处理等[21]。

## 一、急性缺血性脑卒中的急诊降压药物

脑梗死急性期重度高血压的处理原则：平稳控制过高的血压；防止降血压过低、过快；严密监测血压变化，在降压治疗过程中应注意靶器官的保护，尤其是心、脑、肾[1]。

如收缩压>230mmHg 或舒张压>140mmHg，可使用硝普钠[0.5μg/（kg·min）]持续静脉滴注，根据血压水平调整滴速（适合于对拉贝洛尔治疗反应不佳者）；硝酸甘油 25mg 加入 500ml 液体中以 5～50μg/min 的速度输入，根据血压水平调整滴速。

如持续性收缩压>220mmHg 或舒张压>120mmHg，需使血压缓慢下降 10%～15%。在 1～2min 静脉注射 10～20mg 拉贝洛尔，每 10min 可重复给药或加倍剂量给药。尼卡地平起始剂量为 5mg/h，然后逐渐加量（最大用量：15mg/h），直至达到目标血压。

急性期颅内压升高者应谨慎用降压药，治疗上以利尿剂为基础，静脉用拉贝洛尔在降颅压的同时可平稳降低血压。舌下含硝苯地平可能具有迅速降低血压的作用，但难以控制降压的速度与幅度，可能使血压过度降低，带来脑缺血的危险，因而不主张急性期舌下含服硝苯地平降压。钙通道阻滞剂能扩张脑血管、增加脑血流量，但可能增加颅内压，应慎重使用。钙通道阻滞剂用于急性缺血性脑卒中[36]的 28 项随机试验荟萃分析 7521 例急性缺血性脑卒中患者，症状发生后 12h 内静脉注射大剂量钙通道阻滞剂会增加不良预后的发生率。

## 二、急性出血性脑卒中的急诊降压药物

脑出血急性期患者的抗高血压治疗应当谨慎，因为血压的过度降低有引起脑血流量减少，甚至脑缺血的潜在危险。理想的急性期降压药物应是作用时间短、容易控制掌握、不增高颅内压或不引起血管扩张效应，以免导致血压过低和脑缺血。急性期尽量选择短效的非口服途径给药来控制血压。口服降压药物可以发生延迟性低血压作用，当脑出血诱发的高血压开始消退之后，停留在肠道内的药物开始发挥降压作用，临床很难预测或控制。

如果收缩压>200mmHg 或平均动脉压>150mmHg，应考虑持续静脉用药积极降压，并每 5min 监测 1 次血压；如果收缩压>180mmHg 或平均动脉压>130mmHg，且有颅内压升高的证据或怀疑颅内压升高，应考虑监测颅内压，可间断或持续静脉给药降压，维持脑灌注压>（60～80）mmHg。如果收缩压>180mmHg 或平均动脉压>130mmHg，但没有颅内压升高的证据，可间断或持续静脉给药适度降压，并每 15min 重复查体 1 次，使收缩压维持在 180mmHg 以下，平均动脉压在 130mmHg 以下。α受体阻滞剂往往出现明显的降压

作用及明显的直立性低血压，应谨慎使用。当血压严重升高时常用硝普钠静脉给药，理由是该药容易静脉控制且可迅速降压。硝普钠可以引起脑静脉扩张，使颅内压陡然增高，对伴有明显颅内压增高的脑出血患者应当避免使用。且该药除了使颅内压升高，还有反射性心动过速、冠脉缺血和抗血小板活性等不良反应[1]。

蛛网膜下腔出血患者须入住重症监护室，推荐短效、能持续静脉滴注的降压药物，如尼卡地平、拉贝洛尔和艾司洛尔，保证可靠性和安全性良好。此外，由血管痉挛而引起的缺血风险也很高，一般常规静脉滴注尼莫地平，既可达到降压目的，又可有效防止脑动脉痉挛[1]。

## 三、急性脑卒中的后续降压治疗

流行病学和临床观察性研究提示，随着血压水平的升高，脑卒中事件的发生率呈增加趋势。老年高血压试验汇总分析表明降压治疗可使脑卒中减少40%；无论是收缩期或舒张期高血压，亦或是单纯收缩期高血压，降压治疗均可降低脑血管病的发生率及死亡率；平均降低10mmHg收缩压和4mmHg舒张压，可使脑卒中的危险降低30%，死亡率降低13%；70岁以上的老年男性、脉压增大或存在心血管合并症者获益更多[21]。

对于急性脑卒中经静脉降压治疗后血压达到目标值且靶器官功能平稳的患者，应考虑逐渐过渡到口服药治疗。口服药应根据具体药物起效时间与静脉用药在一定时间内重叠使用，而不应等到静脉用药撤除后才开始应用。静脉用药停止后，可适当保持静脉通道，以防止血压反弹而需再次静脉使用降压药物。降压药物剂型改变过渡期间应严密监测各项生命体征及靶器官功能变化。各种常用的降压药在脑卒中的应用介绍如下。

### （一）钙通道阻滞剂

我国以往完成的较大样本的降压治疗临床试验多以二氢吡啶类CCB为研究用药，并证实以二氢吡啶类CCB为基础的降压治疗方案可显著降低高血压患者的脑卒中风险。我国完成的Syst-China、STONE等临床试验结果均表明CCB治疗老年人高血压可显著减少脑卒中发生风险。有研究者在系统检索了1999～2014年发表在MEDLINE上的以脑卒中为终点的抗高血压药物的随机对照试验，得出结论：CCB降低远期脑卒中发病率的作用最强[37]。我国高血压防治指南推荐病情稳定后选用长效CCB，其有两大优点：不影响脑出血后的血压应激调控系统；长效CCB的半衰期长达24h左右，口服药物6个半衰期进入稳态血药浓度，6～7d可进入稳定降压期，血压逐渐下降。长效CCB可分为化学长效剂和物理长效剂，前者如氨氯地平，后者如硝苯地平控释片或缓释片。化学长效剂可以碾粉，便于不能进食的患者鼻饲，可采用每次5mg，1次/天或2次/天；物理长效的CCB可用于清醒能进食的患者，如硝苯地平控释片30mg，1次/天或2次/天。

### （二）利尿剂

王增武等研究发现对于中国脑卒中患者，吲达帕胺（2.5mg/d）可使血压降低6.8/3.3mmHg，脑卒中再发减少31%，总的心血管病事件减少25%。而且，吲达帕胺对于不同性别、年龄、基线血压水平和脑卒中类型均有相同作用。动物和人的体内外试验已经证明，吲达帕胺的降压作用不只是促进钠排泄，还可抑制由血管加压素和肾上腺素刺激引起的血管平滑肌收缩[21]。我国独立完成的脑卒中后降压治疗研究（PATS）是国际上第一个较大规模的安慰剂对照的脑卒中后二级预防降压治疗临床实验，结果表明，吲达帕胺（2.5mg/d）治疗组与安慰剂组相比，血压降低了5/2mmHg，脑卒中的发生率降低了29%。我国还积极参加了国际合作脑卒中后降压治疗预防再发研究（PROGRESS），共入选了整个试验6105例患者中约1/4的病例，结果表明，培哚普利加吲达帕胺或单药治疗总体降低脑卒中再发危险28%，培哚普利加吲达帕胺联合降压效果优于单用培哚普利；亚组分析的结果显示，中国与日本等的亚洲研究对象脑卒中风险下降的幅度更大；事后分析的结果显示，治疗后平均血压最低降至112/72mmHg仍未见到"J"形曲线。对我国所入选的1520例患者进一步进行了随访观察，平均6年随访的数据证实，降压治疗显著降低脑卒中再发危险，总死亡及心肌梗死的危险也呈下降趋势[21]。

### （三）血管紧张素转化酶抑制剂和血管紧张素受体阻滞剂

血管紧张素转化酶抑制剂（ACEI）和血管紧张素受体阻滞剂（ARB）对高血压靶器官保护作用较好。ONTARGET 和 HOPE 等试验提示，ACEI 或 ARB 等治疗心血管高危人群（冠心病、脑卒中、周围血管病、伴靶器官损害的糖尿病）可预防心血管事件的发生。前述的 ACCESS 研究、SCAST 研究、CHHIPS 研究都肯定了 ACEI、ARB 在脑卒中患者中改善预后的作用。毛朝旭等研究发现长效 ACEI 培哚普利可使血压平稳下降，使高血压合并心房颤动患者再次脑卒中的发生率和死亡率均明显下降[38]。高血压防治指南提示 CCB 与 ACEI 联合与同他联合治疗方案相比，可更有效地预防各种心脑血管并发症。PROGRESS 研究发现，应用培哚普利（必要时加用吲达帕胺）降压治疗可使致死性或非致死性脑卒中减少 28%。利尿剂的不良反应可激活肾素-血管紧张素-醛固酮系统，从而起到一些不利于降低血压的负面作用，而与 ACEI 或 ARB 合用可抵消此不利因素。此外，由于 ACEI 和 ARB 可使血钾水平略有上升，从而能防止噻嗪类利尿剂长期应用所致的低血钾等不良反应。ARB 或 ACEI 与噻嗪类利尿剂联合治疗有协同作用，有利于改善降压效果[21]。

### （四）β受体阻滞剂

急性脑卒中小剂量 β 受体阻滞剂（BEST）研究表明，蛛网膜下腔出血或急性脑卒中患者在症状发生后 48h 内分组开始使用阿替洛尔（50mg/d）、普萘洛尔缓释片（80mg/d）、安慰剂胶囊 3 周，服用 β 受体阻滞剂的患者死亡率明显升高[39]。有荟萃分析[40]提示，心血管疾病的一级预防中，高血压患者采用 β 受体阻滞剂长期治疗与其他降压药比较，没有获得更大利益，反而增加脑卒中的风险（16%）。2014 JNC-8 指南[41]对高血压初始治疗未推荐 β 受体阻滞剂。β 受体阻滞剂的临床地位受到质疑。阿替洛尔的水溶性和肾代谢特点使其降压疗效不能维持 24h，不能减少血压变异；此药对 β 受体阻滞的选择性不高，影响糖脂代谢；在高龄老年人治疗中，传统 β 受体阻滞剂由于心率减慢导致反射的压力波提前，脉搏波传导速度增快，中心动脉压增加，中心

动脉增强指数增加，不利于脑卒中的减少。比索洛尔显著降低中心动脉压，疗效优于阿替洛尔。Lindholm 荟萃分析中 93% 的患者使用阿替洛尔，因传统 β 受体阻滞剂为主体的研究结果而否定 β 受体阻滞剂的临床地位有失公允。有研究发现 β 受体阻滞剂（普萘洛尔）可减少急性脑卒中患者血浆中儿茶酚胺及抑炎细胞因子水平，而增加促炎细胞因子水平，从而改善脑卒中诱导的免疫抑制综合征，降低脑卒中后感染的发生率，改善脑卒中预后[42]。β 受体阻滞剂通过降低交感神经张力对抗交感神经系统的过度激活，抑制肾素-血管紧张素系统的激活而发挥降压作用，同时也具有全面保护心血管的作用。β 受体阻滞剂用于高血压的治疗可以改善患者的长期临床转归，包括降低脑卒中、心肌梗死和心力衰竭的发生率、病死率，降低心血管事件对患者生活质量造成的不良影响。对脑卒中合并快速性心律失常、冠心病、心力衰竭、交感神经性增高的患者，正确选用 β 受体阻滞剂能帮助改善患者的预后[43]。

有学者认为不管从哪个方面来说，血压升高都是心血管病的危险因素，相比于随访，在急性脑卒中患者住院期间或出院时启动降压方案能提高患者长期的依从性。尽管有人担心过度降压会导致脑灌注不足，但实际上并无确切证据证明住院期间启动降压方案有害，除非是有严重动脉狭窄或闭塞的患者。相反，轻微过度地降压可能对脑出血的患者到达远期目标更有利[44]。血压控制的好坏将直接影响预防脑卒中复发的效果。血压目标一般应达到 < 140/90mmHg，常用的 CCB、ACEI、ARB、利尿剂、β 受体阻滞剂之间的总体降压效果差别较小，CCB 和利尿剂预防脑卒中的作用较强。不同的联合治疗方案可能有较大差别，如 CCB 和 ACEI 联合治疗与 ACEI 和噻嗪类利尿剂联合或 β 受体阻滞剂和噻嗪类利尿剂联合相比，可以更有效地预防各种心脑血管并发症的发生[21]。

## 四、降 低 脉 压

众所周知，脉压升高也是心脑血管事件发生的危险因素，但目前并没有只降低收缩压、不降低舒张压的降压药。由于降低收缩压的幅度更大，所以通常的降压药能降低 PP。有研究发现在六大类降压

药（ACEI/ARB、β受体阻滞剂、CCB、利尿剂、α₁受体阻滞剂及中枢性α₂受体激动剂）中，中枢性α₂受体激动剂（可乐定）和利尿剂（氢氯噻嗪）降低PP的效果最佳[45]。至于各类降压药使PP缩小幅度不同是否会影响心血管事件的发生率还不得而知。值得一提的是，对于老年高血压且伴PP大的患者，降压治疗可导致很低的舒张压（<60mmHg），过低的舒张压可能引起冠脉供血不足。因此，对于脉压大的单纯收缩期高血压患者更需谨慎降压。

## 五、降低血压变异性

在降低血压的同时，BPV也值得关注。目前对于降低BPV的药物疗效存在争议。但众所周知，酗酒、熬夜、刺激性活动皆可能引起血压的波动。除了药物治疗，良好规律的生活方式也有助于降低BPV。王东升等[46]发现心理治疗与改善睡眠能够降低高血压患者的BPV。脑卒中后部分患者出现偏瘫，生活不能自理，会出现悲观、抑郁、烦躁等情绪，应该给予这部分患者更多的关怀和耐心。这不仅利于降低血压，也有助于保持血压平稳。

## 六、其　　他

中（成）药和针刺治疗急性脑梗死的疗效尚需要更多高质量的随机对照试验进一步证实。可依据具体情况并结合患者意愿决定是否选用针刺（Ⅱ级推荐，B级证据）或中（成）药治疗（Ⅲ级推荐，C级证据）[1]。另外，还有研究表明早期给予鼻饲治疗利于管理急性脑梗死患者的血压，促进神经功能恢复，并可有效降低吸入性肺炎的发生率，改善脑卒中预后[47]。

## 第六节　总　　结

急性缺血性脑卒中后，过高的收缩压与较差的预后相关。急性缺血性脑卒中后控制血压是否影响死亡率，目前不同研究的结果存在矛盾，但急性缺血性脑卒中后舒张压下降过低可能使死亡率增高。急性出血性脑卒中适当降压是安全的，可能减少脑血肿扩大和改善患者神经功能，但不一定改善死亡率和残疾率。

由于多数患者在脑卒中后24h内血压自发降低，指南推荐甄别血压升高原因，密切监测血压。只有当血压显著升高或合并主动脉夹层动脉瘤、急性心力衰竭或继发肾衰竭等情况时，才可给予降压。

急性期降压推荐静脉用药为主。CCB和利尿剂预防脑卒中的作用较强。降低血压时，同时需要关注BPV。

目前不同研究对急性期如何降压存在较多争议，还不能科学合理地确定一个通用的血压范围。关于急性脑卒中后血压水平与生存率的关系，还需更多大规模、前瞻性临床研究来探讨。另外，临床上脑卒中患者多为伴有心脑血管危险因素的老年人，患者的预后肯定不是单由血压来"裁决"，因而临床医师不能盲目参照指南或者研究，单纯地只关注血压一个指标，个体化的综合治疗才能更好地提高生存率、改善预后。

（蔡晓琪　林志鸿　谢良地）

## 参 考 文 献

[1] 谢良地，林志鸿. 高血压与脑. 北京：科学出版社，2013.

[2] 中华医学会神经病学分会，中华医学会神经病学分会脑血管病学组. 中国急性缺血性脑卒中诊治指南2014. 中华神经科杂志，2015，48（4）：246-257.

[3] Ishitsuka K，Kamalchi M，Hata J，et al. High blood pressure after acute ischemic stroke is associated with poor clinical outcomes：Fukuoka Stroke Registry. Hypertension，2014，63（1）：54-60.

[4] Investigators Ⅰ，Ahmed，Wahlgren，et al. Implementation and outcome of thrombolysis with alteplase 3-4.5 h after an acute stroke：an updated analysis from SITS-ISTR. Lancet Neurology，2010，9（9）：866-874.

[5] Schrader J，Lüders S，Kulschewski A，et al. Access study：acute Candesartan cilexetil evaluation in stroke survivors. Stroke，2002，34（12）：237-238.

[6] He J，Zhang Y，Xu T，et al. Effects of immediate blood pressure reduction on death and major disability in patients with acute ischemic stroke：the CATIS randomized clinical trial. JAMA，2014，311（5）：479-489.

[7] Robinson TG，Potter JF，Ford GA，et al. Effects of antihypertensive treatment after acute stroke in the Continue Or Stop post-Stroke Antihypertensives Collaborative Study（COSSACS）：a prospective，randomised，open，blinded-endpoint trial. Lancet Neurology，2010，9（8）：767-775.

[8] Zhao R，Liu FD，Wang S，et al. Blood pressure reduction in the acute phase of an ischemic stroke does not improve short- or long-term dependency or mortality：A meta-analysis of current literature. Medicine，2015，94（23）：896.

[9] Wahlgren NG，Macmahon DG，De Keyser J，et al. Intravenous

Nimodipine West European Stroke Trial（INWEST）of Nimodipine in the Treatment of Acute Ischaemic Stroke. Cerebrovascular Diseases，1994，4（3）：204-210.

[10] Anderson CS，Huang Y，Wang JG，et al. Intensive blood pressure reduction in acute cerebral haemorrhage trial（INTERACT）：a randomised pilot trial. Lancet Neurol，2008，7（5）：391-399.

[11] Barber PA，Kleinig TJ. INTERACT2：a reason for optimism with spontaneous intracerebral hemorrhage？ International Journal of Stroke，2014，9（1）：59-60.

[12] Lattanzi S，Cagnetti C，Provinciali L，et al. How Should We Lower Blood Pressure after Cerebral Hemorrhage？ A Systematic Review and Meta-Analysis. Cerebrovascular Diseases，2017，43（5-6）：207-213.

[13] Potter J，Mistri A，Brodie F，et al. Controlling hypertension and hypotension immediately post stroke（CHHIPS）-a randomised controlled trial. Health Technology Assessment，2009，13（9）：1-73.

[14] Fischer U，Rothwell PM. Blood pressure management in acute stroke：does the Scandinavian Candesartan Acute Stroke Trial（SCAST）resolve all of the unanswered questions？ Stroke，2011，42（10）：2995-2998.

[15] Investigators ET，Bath P，Woodhouse L，et al. Efficacy of nitric oxide，with or without continuing antihypertensive treatment，for management of high blood pressure in acute stroke（ENOS）：a partial-factorial randomised controlled trial. Lancet，2015，385（9968）：617-628.

[16] Olsen TS，Langhorne P，Diener HC，et al. European Stroke Initiative Recommendations for Stroke Management-update 2003. Cerebrovascular Diseases Foreign Medical Sciences，2003，16（4）：311-337.

[17] 杜万良. 2007 年成人缺血性卒中早期治疗指南. 中国卒中杂志，2007，2（7）：618-625.

[18] Committee. Guidelines for management of ischaemic stroke and transient ischaemic attack 2008. Cerebrovascular Diseases，2008，25（5）：457-507.

[19] 杜万良，廖晓凌，贾茜，等. ESO2008 缺血性卒中和短暂性脑缺血发作治疗指南（摘要）. 中国卒中杂志，2008，3（6）：430-437.

[20] 饶明俐.《中国脑血管病防治指南》摘. 中风与神经疾病杂志，2006，（3）：260-263.

[21] 中国高血压防治指南修订委员会. 中国高血压防治指南 2010. 中华心血管病杂志，2011，39（7）：579-616.

[22] 曹贵方. 中国急性脑出血治疗指南推荐意见（2011 年修订版）解读. 中国全科医学：医生读者版，2012，（10）：24-26.

[23] 杜伟，魏新亭，张智峰. 解读《欧洲卒中组织 2013 年颅内动脉瘤和蛛网膜下腔出血治疗指南》. 中华神经科杂志，2014，47（1）：62-64.

[24] 倪金迪，李响，刘梅，等. 脑卒中及短暂性脑缺血发作的二级预防指南核心内容（2014 年 AHA/ASA 版）. 中国临床神经科学，2015，23（1）：65-72.

[25] 杜伟，庞长河，薛亚轲，等. 美国神经重症监护学会《大面积脑梗死治疗指南（2015）》解读. 中华神经医学杂志，2016，15（1）：2-5.

[26] 丁香园. 2015 AHA/ASA 自发性脑出血诊疗指南更新要点. 实用心脑肺血管病杂志，2015，（6）：22.

[27] Middleton S，Grimley R，Alexandrov AW. Triage，treatment，and transfer：evidence-based clinical practice recommendations and models of nursing care for the first 72 hours of admission to hospital for acute stroke. Stroke，2015，46（2）：e18-e25.

[28] 中华医学会神经病学分会，中华学会神经病学分会脑血管病学组. 中国急性缺血性脑卒中诊治指南 2014. 中华神经科杂志，2015，48（4）：246-257.

[29] Stead LG，Gilmore RM，Decker WW，et al. Initial emergency department blood pressure as predictor of survival after acute ischemic stroke. Neurology，2005，65（8）：1179-1183.

[30] Kaplan RC，Tirschwell DL，Longstreth WT Jr，et al. Blood pressure level and outcomes in adults aged 65 and older with prior ischemic stroke. J Am Geriatr Soc，2006，54（9）：1309-1316.

[31] 刘梅，鞠忠，张凤山，等. 急性脑卒中患者入院时平均动脉压与住院期间死亡、残疾危险性的关系. 中华高血压杂志，2010，（4）：339-343.

[32] Lau KK，Wong YK，Teo KC，et al. Long-term prognostic implications of visit-to-visit blood pressure variability in patients with ischemic stroke. American Journal of Hypertension，2014，27（12）：1486-1494.

[33] Stead LG，Gilmore RM，Vedula KC，et al. Impact of acute blood pressure variability on ischemic stroke outcome. Neurology，2006，66（12）：1878-1881.

[34] Gasecki D，Kwarciany M，Kowalczyk K，et al. Difference in subacute blood pressure between office and ambulatory values predicts function outcome after ischemic stroke. ResearchGate 2016，34：e32.

[35] Manning L，Hirakawa Y，Arima H，et al. Blood pressure variability and outcome after acute intracerebral haemorrhage：a post-hoc analysis of INTERACT2，a randomised controlled trial. Lancet Neurology，2014，13（4）：364-373.

[36] Horn J，Limburg M. Calcium antagonists for acute ischemic stroke. Cochrane Database of Systematic Reviews，2000，（2）：CD001928.

[37] Mukete BN，Cassidy M，Ferdinand KC，et al. Long-term anti-Hypertensive therapy and stroke prevention：A meta-analysis. American Journal of Cardiovascular Drugs，2015，15（4）：243-257.

[38] 毛朝旭，卢湘鸿，薛定荣. 培哚普利对高血压合并心房颤动患者再次脑卒中的干预. 中华高血压杂志，2003，11（2）：109-112.

[39] Barer DH，Cruickshank JM，Ebrahim SB，et al. Low dose beta blockade in acute stroke（"BEST"trial）：an evaluation. British Medical Journal，1988，296（6624）：737-741.

[40] Lindholm LH，Carlberg B，Samuelsson O. Should beta blockers remain first choice in the treatment of primary hypertension？ A meta-analysis. Lancet，2005，366（9496）：1545-1553.

[41] Farooq U，Ray SG. 2014 Guideline for the Management of High Blood Pressure（Eighth Joint National Committee）：Take-Home Messages. Medical Clinics of North America，2015，99（4）：733-738.

[42] 陈丽娜，沈定国，贾颐，等. β 受体阻滞剂对急性脑卒中后感染的影响. 中国神经免疫学和神经病学杂志，2015，22（1）：49-53.

[43] 王文. β 受体阻滞剂在高血压治疗中的地位和再评价. 中华高血压杂志，2013，（8）：715-718.

[44] Kleinig T. Antihypertensive treatment should be commenced in hospital after stroke：Pro. Int J Stroke，2017，12（2）：121-122.

[45] 邓万俊，郭之慧. 六类降压药物对脉压差影响的随机对照研究. 心血管病学进展. 2002，23（3）：190-191.

[46] 王东升，邱建国，周晋源. 心理治疗和改善睡眠降低血压变异性的临床研究. 山西医科大学学报，2012，43（4）：279-281.

[47] 刘永华. 早期鼻饲影响急性脑梗死血压管理的临床分析. 中国医药指南，2013，（19）：655-656.

# 第三章

# 夜间高血压与服药时间的关系

血压和心率是心血管系统的重要属性，其特征在于具有波动性和变异性，并呈昼夜节律变化。24h血压的昼夜变化模式与靶器官损害及心脑血管事件的发生相关。例如，清晨血压升高已被证实是脑卒中的独立危险因素。许多研究表明夜间血压下降的程度是心血管损伤和风险的决定因素。

大量的研究数据表明夜间血压下降不足（夜间高血压及非杓型状态）与靶器官损害的风险升高有关，主要表现在心脏（左心室肥大和心肌梗死）、脑（脑卒中）和肾脏（蛋白尿和进展至终末期肾衰竭）[1-4]。O'Brien 等报道，非杓型高血压患者比杓型高血压患者更容易发生脑卒中。Verdecchia 等的研究还表明，在平均随访 3.2 年后，非杓型高血压患者不良心血管事件的发生率是杓型高血压患者的近 3 倍。

此外，一些独立的前瞻性研究发现，相比于日间血压和血压昼夜变化模式，夜间血压值是较好的心血管事件的预测因子，尤其是夜间血压升高者。最近，Staessen 等[5]总结了来自 Syst-Eur 试验（睡前给予尼群地平）的结果，发现与正常杓型血压患者相比，非杓型血压的患者更容易发生脑卒中和心肌梗死。该试验的结果还表明，夜间血压是最佳的风险预测因子。根据 Syst-Eur 试验的结果，最近对 Ohasama 研究[6]的评估表明，在 10.8 年的随访后，夜间血压具有比白天血压更好的预测预后的价值。结果提示，高血压患者夜间血压下降率低于 5%，可以导致心血管死亡风险增加 31%。更重要的是，杓型高血压患者心血管死亡的相对风险（HR=2.37）与血压正常的非杓型患者（HR=2.16）相似。这些结果表明，心血管事件发生的风险可能不仅与白天血压升高有关，还受到血压昼夜变化模式及夜间血压的影响。

因此，如何根据高血压患者的血压昼夜变化模式来制订个体化的血压管理策略越来越引起人们的重视。然而，一项夜间血压自动监测研究显示，即使日间血压和清晨血压均达标，仍有 30%～50% 的高血压患者夜间血压升高。因此，我们必须关注高血压人群的夜间血压。

## 第一节　夜间高血压及时间治疗学的概念

### 一、夜间高血压的定义及临床意义

夜间高血压的诊断必须通过动态血压监测来发现，其定义为夜间平均血压≥120/70mmHg。其特点包括血压昼夜变化模式为非杓型甚至反杓型；常与清晨高血压、直立性低血压和餐后低血压等共同存在。夜间血压升高的机制有交感神经功能紊乱、容量负荷过重、夜间睡眠呼吸障碍、血压节律异常及其他（如焦虑、抑郁等）。

在以往的临床工作中，有些临床医生只关注诊室血压，忽略了诊室外血压。另外，长效降压药物问世以来，多数患者在晨间一次性服用降压药物即可，但某些药物降压作用并不能持续 24h，使得在药物作用的最后几个小时出现降压作用减弱，导致某些患者夜间血压控制不良、清晨血压升高，从而增加了靶器官损害的风险。

现有研究证实，夜间血压升高与靶器官损害的发生具有明确相关性，因此应重视对高血压患者夜间血压的管理。Cuspidi 等[7]研究发现，靶器官损害在夜间血压升高者中发生率很高，且与杓型状态无关。另外，在杓型和非杓型的夜间血压升高者中，亚临床靶器官损害的发生率相似。Tsioufis 等[8, 9]在两篇综述中指出，夜间血压绝对值可以比构型状态更好地预测心血管事件及肾脏终点。De La Sierra等[10]报告了不同血压昼夜变化模式和夜间高血压患者中心血管事件的发生率，结果显示两者均异常的患者心血管事件的发生率较高。非构型状态与肾功能下降及既往有心血管疾病史的相关性很强，而血压的绝对值与微量白蛋白尿的相关性更强。因此，研究认为非构型状态可能是疾病发展到终末期的一种表现。

2016年Anne Marie O'Flynn等[11]发表了一篇题为 *Night-time blood pressure and target organ damage: a comparative analysis of absolute blood pressure and dipping status* 的文章。文章指出，许多研究论述了血压昼夜变化模式和亚临床靶器官损害之间的关系，但几乎没有研究关注过夜间血压升高与心血管事件和亚临床靶器官损害之间的关系。Mitchelstown 队列研究观察了初级医疗中心招募的成年人群的心血管健康状况，并根据患者血压的昼夜变化模式对夜间血压进行分类。结果显示，夜间绝对血压水平（而非血压昼夜模式）可能是一种更好的早期心血管事件的预测因子。提示我们应该把夜间血压作为高血压治疗的重要靶点。

## 二、高血压的时间治疗学概念及临床意义

时间治疗学是一个较新的治疗概念，它主要根据人体的时间生物学特点，选择合适的药物制剂及合理的给药时间或通过特定的给药技术，使药物作用与疾病发生的节律相一致，从而达到优化治疗的效果，降低药物的不良反应。

认识血压的节律性变化规律及其与心脑血管事件的关系对临床上高血压的治疗具有重要的指导意义。血压调节的机制依赖昼夜节律的变化，所以抗高血压药物的药物动力学和降压作用依赖血压昼夜节律的变化是不足为奇的。

理想的降压药物除具有良好的耐受性外，应能在 24h 内平稳降压，并显著降低患者夜间及清晨血压，使高血压患者安全度过心脑血管事件高发时段，恢复患者正常的血压模式，降低血压变异性，有效保护靶器官，这就是高血压的时间治疗学[12]。

降压药物的作用受多种因素的影响，除药物自身代谢的药代动力学外，还受胃内 pH，胃肠动力，十二指肠、肾脏、肝脏等药物代谢器官的血流状况等影响，后者也呈昼夜节律的变化。根据时间治疗学的原理，理想的治疗方式应该是降压药物的浓度在 24h 内对应于每个高血压患者血压昼夜节律的变化，从而有效地控制血压并减少靶器官的损害。

高血压的时间治疗学考虑到血压昼夜模式的流行病学及抗高血压药物的药代动力学和潜在给药时间决定因素，可以作为进一步增强降压效果和（或）减轻甚至避免不良反应的手段。具体来说，这意味着需要显著减少晨起收缩压和舒张压的加速升高，同时使得已经升高的白天、夜间和 24h 血压平均值正常化，并且回归正常的构型昼夜模式。

完美的 24h 血压控制应该包括 3 个部分[13]：①血压的良好控制（包括 24h 血压及夜安血压）；②回归正常的血压昼夜变化模式；③保持适度的血压变异性（如血压晨峰<45mmHg）。前者关注的是血压控制的量，而后两者关注的是血压控制的质。

本章接下来将主要以降压治疗中不同的服药时间为出发点，探讨高血压的时间治疗学对夜间血压的影响。

## 第二节　夜间高血压与服药时间的关系

夜间高血压的主要特征为夜间血压下降不足，甚至高于白天血压，会增加心脑血管事件的风险，增加肾病患者发展为终末期肾衰竭的风险，因此，其一直被认为是优于白天血压的一个更好的心血管预后指标。有证据表明，晚上服用降压药物可以更大程度地降低夜间血压，并有可能为普通高血压患者、高血压肾病患者和高血压伴糖尿病患者带来更多的好处。

## 一、普通高血压人群

早期关于降压药物时间治疗学的研究主要是针对普通高血压人群进行的。2004 年 Kuroda T 等[14]针对 30 名高血压患者进行的"群多普利清晨服用和睡前服用对清晨血压的影响"观察结果显示，在睡前给药组中，醒前 SBP（醒前 2h SBP 值的平均值）和清晨 SBP（醒后 2h SBP 值的平均值）均较清晨

给药组显著下降（11/8.4mmHg 比 3.9/6.6mmHg，同时，夜间血压并没有过度下降。2009 年，Hermida RC 等[15]观察了 115 名未治疗过的高血压患者，让他们随机接受在清晨或睡前服用雷米普利（5mg/d）单药疗法。通过 48h 动态血压监测来观察降压疗效。结果显示，治疗 6 周后，两组在降低白天平均血压方面效果类似，然而，睡前服药可以显著降低夜间血压，同时，动态血压达标率也较清晨服药组显著增加（43% 比 65%，P=0.019）。

2015 年发表的一项针对中国人群降压药物时间治疗学的研究[16]，共入组 86 例 2～3 级原发性高血压患者，旨在观察降压药物联合治疗在不同给药时间对高血压患者降压疗效和血压变异性的影响。受试者随机分为 4 组：①晨服吲达帕胺和氯沙坦钾；②睡前 2～4h 服用吲达帕胺和氯沙坦钾；③晨服吲达帕胺，睡前服氯沙坦钾；④晨服氯沙坦钾，睡前服吲达帕胺。通过 24h 动态血压监测来评估治疗效果（12 周）及血压变异性。结果表明，与基线相比，4 组收缩压和舒张压均显著下降，夜间血压下降率和昼夜模式均无显著差异。然而，第 2 组（睡前联合治疗组）服药后清晨血压快速上升的患者数量显著减少，同时夜间低血压的发生率也没有增加，因此研究者建议睡觉前 2～4h 服用降压药物。

还有一项研究结果表明[17]，未经治疗的原发性高血压患者的非杓型比例高达 38%。最重要的是，当他们接受 48h 动态血压监测评估时，非杓型患者的比例增加到 62%。非杓型患者中接受晨起降压药物治疗的比例（91%）显著高于杓型患者（59%），提示部分患者表现为非杓型模式的治疗后高血压是由于单一晨起服用降压药物难以提供有效的 24h 降压治疗的覆盖。

Hermida RC 在 MAPEC 研究[18]中，将 2156 例高血压患者随机分配为 2 组，即晨服所有降压药组和睡前服用部分（1 种以上）降压药组。所有患者每年均接受 48h 动态血压监测评估，并佩戴腕关节活动量测量仪来控制活动对血压的影响。结果显示，睡前服药组共发生了 68 例心血管事件，而晨服药物组共发生了 187 例心血管事件，相对风险下降了 64%（P<0.001）。48h 动态血压监测显示夜间服药组收缩压较低（122.1mmHg 比 120.8mmHg，P=0.029），并且这种差异是由两组睡眠时段血压的差异（116.1mmHg 比 110.9mmHg，P<0.001）导致

的。当然，MAPEC 研究也有一些局限性，如它不是前瞻性研究，没有报告随机化的过程，以及在终点事件中包括一些不常见的心血管事件等。

截至目前，关于睡前服药与晨起服药在普通高血压人群中的研究为数不多，质量也不高（病例数较少），最新且最有力的支持睡前给药策略的研究来自于西班牙学者 Hermida RC 团队进行的 MAPEC 研究。对于高血压患者，尤其是非杓型模式的高血压患者，可调整降压药物的服药时间（睡前服药），根据 24h 甚至 48h 动态血压监测的结果对高血压患者进行个体化的治疗，可以在控制 24h 平均血压的同时兼顾夜间血压，并进一步降低心血管事件的风险，这应该是一个较好的策略。

## 二、合并靶器官损害

日本的 JMS-1 研究[19]观察了睡前服药和清晨服药这两种不同的治疗策略对于尿白蛋白/肌酐（UACR）的影响。结果显示，睡前服用多沙唑嗪可以减少 UACR，并且这种作用与血压的下降无关。另外一项 J-TOP[20]研究结果也同样显示，睡前服用坎地沙坦可以比清晨服药更有效地降低 UACR。还有一项多中心的 ACROBAT 研究[21]观察了长效替米沙坦/氨氯地平复方制剂在早晨和睡前给药对于伴有阵发性心房颤动的高血压患者血压的影响，结果显示两种治疗策略降压效果类似，然而睡前服药组可以更显著地降低 NT-proBNP 和 UACR 水平。

Hermida RC 教授等所进行的西班牙研究探讨了通过改变服药时间来减少心血管事件的可能性[22]。研究显示，慢性肾脏病（CKD）伴高血压的患者睡前服用至少一种降压药物可更好地控制血压并降低心血管事件风险。该研究共纳入 CKD 伴高血压患者 661 例，调整治疗策略 3 个月后（每位患者至少每年 1 次）接受 48h 动态血压监测评估，平均随访时间为 5.4 年。结果显示，睡前服药组动态血压达标率优于晨起服药组（56% 比 45%），且校正后总心血管事件风险约为晨起服药组的 1/3。此外，睡眠期间收缩压每降低 5mmHg，患者心血管事件风险可降低 14%。研究结果提示，降低夜间血压水平和提高动态血压达标率很可能是这类患者获益的主要原因。

但该研究入选人群大多为非杓型血压患者（占

66%），不能代表一般高血压人群。同时也有学者提出，改变服药习惯和将一天一次服药改成一天两次服药有可能降低患者的服药依从性，反而不利于血压控制。

## 三、难治性高血压

2005 年 Hermida RC 教授等进行的一项纳入700 例难治性高血压患者的研究[23]结果显示，与晨起服用降压药物相比，睡前服用降压药物可使血压控制达标人数增加 1 倍，尤其是使非杓型模式的高血压患者的控制率明显增加（43%比 18%）。为进一步研究时间治疗学在难治性高血压患者中的应用，研究者又在 2007 年对 123 例难治性高血压患者[24]（均为晨服 3 种降压药物）进行了研究，将这些患者分为 2 组，一组将 β 受体阻滞剂和钙通道阻滞剂调换，但仍为晨服，另一组仅将调换的药物改为睡前服用，治疗 3 个月后结果显示：第一组患者血压没有变化，而第二组不仅血压明显下降，并且杓型高血压患者的比例明显上升（13%比 53%）；同时第一组患者中仅有 1 例患者血压得到了控制，而睡前服药组达标率高达 40%。

还有一项横断面研究入选了 1306 例难治性高血压[25]患者，旨在评估不同时间服用降压药物对疗效的影响。结果表明，与清晨服药（所有药物均在觉醒时服用）相比，睡前服药（一种以上药物在就寝时服用）能进一步降低 24h 平均收缩压/舒张压达4.1/1.5mmHg，并且这种组间差异主要是由睡眠血压下降导致的（9.7/4.4mmHg）。同时，睡前服药还能显著降低非杓型血压发生率（40%比 83%）。此外，夜间服药还有利于改善心血管风险相关的临床标志物（如总胆固醇、血糖、尿白蛋白排泄率等）水平。

意大利的 De Rosa ML 等[26]观察了 58 例非杓型或清晨高血压的难治性高血压患者，探讨了改变降压药服药时间对血压水平的影响。研究者将患者降压药物（除利尿剂外）的服用时间由早晨改为晚上，药物及剂量保持不变。另有 28 例相同特征的患者作为平行对照组，降压药服用时间不做改变。试验组基线时日间和夜间动态血压平均值分别为（142.4±11.2）/（82.4±10.1）mmHg 和（143.4±12）/（79±7.9）mmHg。6 周后，试验组日间和夜间动态血压平均值分别为（141.3±9.8）/（81.0±8.9）mmHg 和（134.9±11.9）/（71.9±10）mmHg（收缩压 $P=0.005$，舒张压 $P=0.04$），17%的患者恢复到正常的杓型昼夜节律。而对照组血压模式无明显变化。结果提示，对于非杓型状态或清晨高血压的难治性高血压患者，降压药物改为晚上睡前服用可以改善血压控制率。

因此，对于难治性高血压患者，可以根据 24h动态血压规律来调整患者的服药时间。对于凡是服用 2 倍以上剂量或 2 种以上药物者，均鼓励其分次服用（一般日服 2 次，晨起及睡前），这种"错峰"服药的策略有助于控制"血压晨峰现象"及夜间高血压。

## 四、预防糖尿病的发生

2015 年 Hermida RC 的一项研究[27]结果表明，控制夜间血压还可降低糖尿病发生风险。该研究纳入参与 MAPEC 研究中的 2012 例高血压患者和644 例正常血压者，平均年龄为 50.6 岁，且均无糖尿病病史。随机分为两组：一组在清晨醒来后服用所有降压药物；另一组在睡前服用 1 种以上降压药物，其余的药物（若有）晨起服用。平均随访 5.9 年。研究结果显示，夜间平均收缩压是预测新发糖尿病最重要的指标，并且睡前服用降压药用以控制夜间平均血压水平可降低糖尿病的发生风险。

为了进一步明确是否睡前服用各种类型的降压药物都可以预防糖尿病的发生，研究团队还进行了后续研究[28]。结果发现，睡前服药组 2 型糖尿病新发风险下降 57%。睡前服用血管紧张素 Ⅱ 受体阻滞剂（ARB）、血管紧张素转化酶抑制剂（ACEI）和β 受体阻滞剂者新发糖尿病的风险依次降低 61%、69% 和 65%。而睡前服用钙通道阻滞剂、利尿剂和 α 受体阻滞剂等类型的降压药在降低糖尿病发生风险方面没有明显差异。

目前的研究结果提示睡前服药可降低糖尿病风险，尤其是睡前服用 ARB、ACEI 和 β 受体阻滞剂。未来我们还需要更大规模的前瞻性多中心RCT 研究，通过定期评估动态血压再次验证上述研究结果。

总之，改变服药时间的治疗策略是一种零成本的干预方法，可以在提高高血压患者血压控制率的同时改善患者的血压昼夜模式，还可以降低心血管疾病的发生风险，因此，在临床实践中应该重视并予以推广。

## 第三节　不同类别降压药物的时间疗法

国内及国际指南均建议使用长效、每天服用一次的药物，以提供24h的降压疗效，这样可以改善患者对治疗的依从性，使血压变异性最小化（更高的平滑指数）并能更好地控制血压。现有的科学证据表明，非杓型高血压患者可能受益于睡前服用降压药物的治疗策略，并使24h血压昼夜模式趋于正常，从而降低心血管事件的风险。然而，由于降压药物的作用表现为昼夜节律依赖性，所以必须确定和考虑药物特定的给药时间依赖的剂量–反应曲线，以便更有效地治疗高血压患者。这里总结的一些关于不同类型降压药物时间治疗学的研究证实，不同给药时间的治疗策略及不同类型的降压药物，其降压效果是可变的。

### （一）钙通道阻滞剂

有一些研究观察了早晚不同时间服用钙通道阻滞剂对血压的影响，包括氨氯地平、西尼地平、地尔硫䓬、硝苯地平和尼群地平等[29]。由于地尔硫䓬是持续释放制剂，因此睡前服药可以更有效地控制24h平均血压，但是这种治疗策略会导致白天/夜间血压比值降低，并导致非杓型患者比例增加。而具有不同药代动力学的二氢吡啶类衍生物似乎可以均匀地降低白天和夜间血压，而与给药时间无关。

一项关于尼群地平的研究[30]发现，晚上服用尼群地平对夜间平均血压的影响更为显著，同时还会增加白天/夜间血压比值，导致杓型患者比例增加。Syst-Eur试验的目的是调查积极治疗（与安慰剂相比）是否可以降低患有单纯收缩期高血压老年患者的心血管并发症，研究药物（尼群地平）就是在睡前服用的。Portaluppi等也报道了类似的结果[29]，他们探讨了不同时间服用伊沙地平对于非杓型慢性肾衰竭患者24h血压昼夜模式的影响。结果表明，与晨起服药相比，睡前服药可以更有效地降低24h收缩压和舒张压，并恢复正常的杓型昼夜模式。

Hermida RC教授等[31]将80名高血压患者随机分配为接受硝苯地平控释片（30mg/d）睡前给药组和晨起给药组。血压未控制的患者给予60mg/d的剂量。结果显示，用低剂量（30mg/d）治疗8周后，睡前服药组降低血压的优势不明显。然而，60mg/d组的患者睡前服药可以明显地降低夜间血压。并且，与晨起服药组相比，睡前给药使得水肿的发生率降低了91%。提示对于需要服用双倍剂量硝苯地平控释片的患者，睡前服药可以在提高降压效果的同时减轻不良反应，这是一种较好的治疗策略。

### （二）血管紧张素转化酶抑制剂

关于ACEI时间治疗学的临床研究包括对贝那普利、雷米普利、依那普利、培哚普利、群多普利及喹那普利等药物研究。与CCB类药物不同的是，对ACEI不同的研究，结果不尽相同。一部分研究提示两种不同的给药策略降低血压的幅度类似。例如，Kuroda等[32]研究了长效药物群多普利不同服药时间对高血压患者的降压作用（n=30），结果显示，睡前服药对于高血压患者而言是安全有效的控制手段，并且不会引起夜间血压的过度降低；清晨服药则无此特点，但可降低白天血压。另一方面，Kohno等[33]在对20名高血压患者的交叉研究中发现，在早晨或晚上给予10mg/d的咪达普利之后，两组白天和夜间血压的降低并没有显著差异。

而另一些研究结果提示，睡前服用ACEI类药物会导致夜间血压明显下降和血压昼夜模式的改变。例如，卡托普利和氢氯噻嗪的固定组合在睡前给药可以更有效地降低夜间血压。雷米普利在晨起给药时对血压的日间值更有效，而在夜间给药时对夜间血压更有效[34]。在HOPE研究中积极治疗组的患者在睡前接受雷米普利治疗，其动态血压亚组分析[35]的结果显示，这一部分患者伴有明显的血压降低，特别是在夜间睡眠期，从而降低了非杓型患者的比例。因此作者认为，HOPE研究中使用雷米普利对心血管发病率和死亡率的影响可能与24h内对血压模式的影响（日/夜血压比的增加）有关。最近还有研究发现，晚间服用ACEI类药物可有效减少该类药物引起咳嗽的强度和次数，提高降压药的耐受性。

## （三）α肾上腺素受体阻滞剂

α肾上腺素受体阻滞剂降低外周血管阻力的效应在清晨时段尤为明显。事实上，睡前服用α受体阻滞剂多沙唑嗪可以降低 SBP 和 DBP，但其最显著的效应发生在清晨时段。

一项观察多沙唑嗪控释制剂对于 1～2 级原发性高血压患者的给药时间依赖性作用效果的研究[36]中，患者被随机分配接受清晨醒时或睡前服用多沙唑嗪（4mg/d），治疗 3 个月。结果显示清晨醒时服药不能完全控制 24h 血压，因为其对夜间血压几乎没有作用（不能提供完全的 24h 治疗覆盖）；而睡前服用药物可以很好地控制 24h 血压。

## （四）β受体阻滞剂

关于β受体阻滞剂的时间治疗学的研究结果显示，其对于非杓型高血压患者并不能改变血压昼夜模式。一般来说，β受体阻滞剂主要降低日间血压，并不会显著地影响夜间血压值。一项观察健康受试者的交叉研究[37]结果显示，在健康受试者中，普萘洛尔降低白天血压和心率的作用要比夜间更明显。晚上服用卡维地洛可显著降低清晨血压和清晨心率，而清晨服药则无此作用，这可能与交感神经活性的昼夜节律相关。

Calvo C 等研究[38]发现，晨起服用奈必洛尔可以显著降低白天血压，而对夜间血压影响不大。随后研究者们进一步观察了在清晨或睡前不同服药时间奈必洛尔单药治疗（5mg/d）对血压的影响。结果显示，两个治疗时间窗均表现为白天血压下降的效率优于夜间，继而白天/夜间血压比降低，且与给药时间无关。但也有其他研究结果显示，如改为睡前服药，则白天和夜间血压都可有效降低，且可改善血压曲线，减少药物副作用，因此推荐晚上用药。

## （五）血管紧张素Ⅱ受体阻滞剂

一项关于缬沙坦的时间治疗学的研究[39]结果显示，在接受缬沙坦（160mg/d）治疗 3 个月后，2 种治疗策略血压下降幅度类似。然而，与晨起服药组相比，睡前服药可以使得白天/夜间血压比增高 6%，并使非杓型患者的比例相对减少 73%。研究结果表明，缬沙坦的给药时间可以根据患者的血压昼夜模式来选择，以改善血压昼夜模式。这一结果被最近两项独立的前瞻性试验[40, 41]证实，第一项试验

的研究对象是老年高血压患者（主要表现为白天/夜间血压比随着衰老逐渐降低），第二项实验的研究对象是非杓型高血压患者，结果表明，清晨服用缬沙坦对于白天/夜间血压比无影响，而睡前服用可以显著增加白天/夜间血压比，并使 75% 的患者回归到正常的杓型昼夜模式，且动态血压控制率明显提高。更为重要的是，睡前服药显著减少了患者的尿白蛋白排泄。还有一项关于替米沙坦的研究[39]结果表明，睡前服用替米沙坦可有效降低夜间血压，改善血压曲线；而晨间服药可以更有效地降低血压晨峰，因此何时服药应根据患者具体情况而定。

## （六）其他降压药物

其他类别降压药物的时间治疗学研究较少，因为它们受昼夜变化的影响较小。一项关于利尿剂的研究[42]比较了 55 名高血压患者随机接受晨起或睡前服用托拉塞米（5mg/d）作为单药治疗的疗效。结果显示，与晨起服药相比，托拉塞米的降压效果在睡前服药组尤为明显，治疗后动态血压达标的患者比例也较高（52%比 28%）。时间-反应曲线提示仅在睡前给予托拉塞米时才可以完全覆盖 24h 的降压治疗，且具有更显著的降压疗效。另一项关于氢氯噻嗪的研究结果则显示，清晨服药可使非杓型血压模式转变为杓型模式，并且对夜间血压影响不大，尤其对于超杓型模式（夜间较白天血压下降 20%以上）的患者更有利。

时间疗法的优势还可以在另一个研究[43]中体现，Hermida RC 等评估了低剂量阿司匹林（100mg/d）不同给药时间对于轻度高血压患者的潜在降压作用。该研究将 1 级原发性高血压的受试者随机分配至三组：第一组为对照组，给予非药物治疗（HDR，膳食推荐标准，包括饮食调整）；第二组的受试者在给予 HDR 的同时，晨起服用阿司匹林 100mg/d；第三组的受试者在给予 HDR 的同时，睡前服用阿司匹林 100mg/d。共治疗 3 个月，通过 48h 动态血压监测来评估不同策略的降压效果。结果显示对照组并没有显示出降压效果，第二组轻度降低了 24h 收缩压和舒张压的平均值（但无统计学意义）；第三组显著降低了 24h 收缩压和舒张压的平均值（分别下降 6.2mmHg 和 4.1mmHg，$P<0.05$）。这些研究结果表明，低剂量阿司匹林不仅是心血管疾病二级预防的重要组成部分，而且对于 HDR 治

疗反应差的轻度原发性高血压个体而言，也有助于血压控制。

## 第四节　总结与展望

目前的研究结果表明，通过改变血压的昼夜变异性（将非杓型昼夜模式转变为杓型模式）来降低潜在心血管风险的治疗策略虽然有吸引力，但尚未成熟。除了Syst-Eur试验，来自HOPE研究亚组分析的结果表明，睡前服用硝苯地平的患者表现为夜间睡眠时段血压显著降低。研究者指出，在HOPE研究中心血管发病率和死亡率的获益可能与睡前服用雷米普利导致白天/夜间血压比值的增加（8%）有关。

此外，还有研究结果表明，睡前服用缬沙坦（而非晨起服药）可以显著降低尿白蛋白排泄率。这种作用独立于治疗后24h血压的下降，但与夜间血压平均值的降低显著相关，主要是由于睡前服用缬沙坦可以增加白天/夜间血压比。未来还需要进一步开展大规模的前瞻性研究来评估降压药物的时间治疗学效果。

期待目前正在进行中的TIME研究[44]可以很好地解答这个问题。该研究的目的是为了进一步验证MAPEC研究的结果，即与传统的晨起给药相比，睡前（晚上）服用抗高血压药物可以减少心血管事件的发生。此外，还将进一步明确睡前服药的治疗策略的安全性，如利尿剂对夜尿的影响、是否出现夜间低血压等。

TIME研究采用前瞻性、随机、开放、盲终点（PROBE）的设计，通过社区广告、一级和二级保健体系及英国患者的数据库招募参与者。参与者必须是年满18岁、至少服用1种降压药。在TIME网站（http://www.timestudy.co.uk/）确认同意后，他们被随机分配接受晨起或睡前服用降压药。晨服组被要求在早上6：00～10：00服用所有药物，而睡前服药组则要在20：00～0：00服用所有降压药物。在整个研究期间没有其他干预措施。系统将在第1个月之后的每3个月通过自动发送的电子邮件参与随访。

该试验计划随机化参与者10 269例，每位参与者平均随访4年，主要终点是住院治疗的复合终点，包括非致死性心肌梗死（MI）、非致死性脑卒中或任何血管性死亡。次要终点包括主要终点、全因死亡、充血性心力衰竭的住院或死亡。

如果TIME研究结果证实睡前服用降压药物的益处（即更有效地降压，平稳降低整体血压水平，维持夜间血压适度下降，抑制清晨血压的骤升，减少终点事件的发生，同时较少的药物副作用），药物的时间治疗学将成为高血压和心血管疾病治疗领域最经济有效的预防干预措施。

（黄慧玲）

## 参 考 文 献

[1] O'Brien E，Sheridan J，O'Malley K. Dippers and non-dippers. Lancet，1998，332（8607）：397.

[2] Verdecchia P，Porcellati C，Schillaci G，et al. Ambulatory blood pressure：an independent predictor of prognosis in essential hypertension. Hypertension，1994，24（6）：793-801.

[3] Staessen JA，Thijs L，Fagard R，et al. Predicting cardiovascular risk using conventional vs ambulatory blood pressure in older patients with systolic hypertension systolic rtypertension in Europe Trial Znvestigators. JAMA，1999，282（6）：539-546.

[4] Ohkubo T，Hozawa A，Yamaguchi J，et al. Prognostic significance of the nocturnal decline in blood pressure in individuals with and without high 24-h blood pressure：the Ohasama study. J Hypertens，2002，20（11）：2183-2189.

[5] Staessen JA，ThijsL，Fagard R，et al. Predicting Cardiorascular risk using lonrentional vs ambnlatory blood pressure in older putients with systolic hypertension. JAMA，1999，282：539-546.

[6] Kanno A，Kikuya M，Asayama K，et al. Night-time blood pressure is associated with the development of chronic kidney disease in a general population：the Ohasama Study. J Hypertens，2013，31（12）：2410-2417.

[7] Cuspidi C，Sala C，Valerio C，et al. Nocturnal blood pressure in untreated essential hypertensives. Blood Press，2011，20（6）：335-341.

[8] Tsioufis C，Andrikou I，Thomopoulos C，et al. Comparative prognostic role of nighttime blood pressure and nondipping profile on renal outcomes. Am J Nephrol，2011，33（3）：277-288.

[9] Tsioufis C，Andrikou I，Thomopoulos C，Set al. Increased nighttime blood pressure or nondipping profile for prediction of cardiovascular outcomes. J Hum Hypertens，2011，25（5）：281-293.

[10] De la Sierra A，Gorostidi M，Banegas JR，et al. Nocturnal hypertension or nondipping：which is better associated with the cardiovascular risk profile？ Am J Hypertens，2014，27（5）：680-687.

[11] O'Flym AM，Dolan E，Curtin RJ，et al. Night-time blood pressure and target organ damage：a comparative analysis of absolute blood pressure and dipping status. Journal of Hypertension，2015，33（11）：2257-2264.

[12] Hermida RC，Smolensky MH. Chronotherapy of hypertension. Curr Opin Nephrol Hypertens，2004，13（5）：501-505.

[13] Kario K. Evidence and Perspectives on the 24-hour Management of Hypertension：Hemodynamic Biomarker-Initiated 'Anticipation Medicine' for Zero Cardiovascular Event. Prog Cardiovasc Dis，2016，59（3）：262-281.

[14] Kuroda T, Kario K, Hoshide S, et al. Effects of bedtime vs. morning administration of the long-acting lipophilic angiotensin-converting enzyme inhibitor trandolapril on morning blood pressure in hypertensive patients. Hypertens Res, 2004, 27（1）: 15-20.

[15] Hermida RC, Ayala DE. Chronotherapy with the angiotensin-converting enzyme inhibitor ramipril in essential hypertension: improved blood pressure control with bedtime dosing. Hypertension, 2009, 54（1）: 40-46.

[16] Huangfu W, Duan P, Xiang D, et al. Administration time-dependent effects of combination therapy on ambulatory blood pressure in hypertensive subjects. Int J Clin Exp Med, 2015, 8（10）: 19156-19161.

[17] Hermida RC, Calvo C, Ayala DE, et al. Relationship between physical activity and blood pressure in dipper and non-dipper hypertensive patients. J Hypertens, 2002, 20（6）: 1097-1104.

[18] Hermida RC. Ambulatory blood pressure monitoring in the prediction of cardiovascular events and effects of chronotherapy: rationale and design of the MAPEC study. Chronobiol Int, 2007, 24（4）: 749-750.

[19] Kario K, Matsui Y, Shibasaki S, et al. An alpha-adrenergic blocker titrated by self-measured blood pressure recordings lowered blood pressure and microalbuminuria in patients with morning hypertension: The Japan Morning Surge-1 study. J Hypertens, 2008, 26（6）: 1257-1265.

[20] Kario K, Hoshide S, Shimizu M, et al. Effect of dosing time of angiotensin Ⅱ receptor blockade titrated by self-measured blood pressure recordings on cardiorenal protection in hypertensives: The Japan Morning Surge-Target Organ Protection（J-TOP）study. J Hypertens, 2010, 28（7）: 1574-1583.

[21] Kario K, Hoshide S, Uchiyama K, et al. Dose timing of an angiotensin II receptor blocker/calcium channel blocker combination in hypertensive patients with paroxysmal atrial fibrillation. J Clin Hypertens, 2016, 18（10）: 1036-1044.

[22] Hermida RC, Ayala DE, Mojón A, et al. Bedtime dosing of antihypertensive medications reduces cardiovascular risk in CKD. J Am Soc Nephrol, 2011, 22（12）: 2313-2321.

[23] Hermida RC, Ayala DE, Calvo C. Administration-time-dependent effects of antihypertensive treatment on the circadian pattern of blood pressure. Curr Opin Nephrol Hypertens, 2005, 14（5）: 453-459.

[24] Hermida RC, Calvo C, Ayala DE, et al. Dose- and administration time-dependent effects of nifedipine gits on ambulatory blood pressure in hypertensive subjects. Chronobiol Int, 2007, 24（3）: 471-493.

[25] Hermida RC, Ayala DE, Mojón A, et al. Effects of time of antihypertensive treatment on ambulatory blood pressure and clinical characteristics of subjects with resistant hypertension. Am J Hypertens, 2010, 23（4）: 432-439.

[26] De Rosa ML, Musella F, Ilardi F, et al. Effects of antihypertensive therapy on glucose, insulin metabolism, left ventricular diastolic dysfunction and renin system in overweight and obese hypertensives. J Renin Angiotensin Aldosterone Syst, 2014, 15（2）: 196-204.

[27] Hermida RC, Moyá A, Ayala DE. Ambulatory blood pressure monitoring in diabetes for the assessment and control of vascular risk. Endocrinol Nutr, 2015, 62（8）: 400-410.

[28] Hermida RC, Ayala DE, Mojón A, et al. Erratum to: Bedtime ingestion of hypertension medications reduces the risk of new-onset type 2 diabetes: a randomised controlled trial. Diabetologia, 2016, 59（2）: 395.

[29] Hermida RC, Ayala D E, Calvo C et al. Administration-time-dependent effects of antihypertensive treatment on the circadian pattern of blood pressure. Current Opinion in Nephrology and Hypertension, 2005, 14（5）: 453-459.

[30] Umeda T, Naomi S, Iwaoka T, et al. Timing for administration of an antihypertensive drug in the treatment of essential hypertension. Hypertension, 1994, 23（1suppl）: I211-I214.

[31] Hermida RC, Ayala DE, Calvo C, et al. Administration-time-dependent effects of antihypertensive treatment on the patients of blood pressure.

[32] Portaluppi F, Vergnani L, Manfredini R, et al. Time-dependent effect of isradipine on the nocturnal hypertension in chronic renal failure. Am J Hypertens 1995, 8: 719-726.

[33] Kohno I, Ijiri H, Takusagawa M, et al. Effect of imidapril in dipper and nondipper hypertensive patients: comparison between morning and evening administration. Chronobiol Int, 2000, 17（2）: 209-219.

[34] Myburgh DP, Verho M, Botes JH, et al. 24-Hour pressure control with ramipril: comparison of once-daily morning and evening administration. Curr Ther, 1995, 56: 1298-1306.

[35] Svensson P, de Faire U, Sleight P, et al. Comparative effects of ramipril on ambulatory and office blood pressures. a HOPE substudy. Hypertension, 2001, 38（6）: e28-e32.

[36] Hermida RC, Calvo C, Ayala DE, et al. Administration-time-dependent effects of doxazosin GITS on ambulatory blood pressure of hypertensive subjects. Chronobiol Int, 2004, 21（2）: 277-296.

[37] Langner B, Lemmer B. Circadian changes in the pharmacokinetics and cardiovascular effects of oral propranolol in healthy subjects. Eur J Clin Pharmacol, 1988, 33（6）: 619-624.

[38] Calvo C, Hermida RC, Ayala DE, et al. Effects of nebivolol monotherapy on ambulatory blood pressure in patients with grade 1-2 essential hypertension. J Hypertens, 2004, （suppl 2）: S386.

[39] Hermida RC, Calvo C, Ayala DE, et al. Treatment of non-dipper hypertension with bedtime administration of valsartan. J Hypertens, 2005, 23（10）: 1913-1922.

[40] Calvo C, Hermida RC, Ayala DE, et al. Effects of morning versus evening administration of valsartan on ambulatory blood pressure in elderly hypertensive patients. J Hypertens, 2004, 22（suppl 2）: S382.

[41] Hermida RC, Calvo C, Ayala DE, et al. Administration time-dependent effects of valsartan on ambulatory blood pressure in nondipper hypertensive patients. J Hypertens, 2004, 22（suppl 2）: S243.

[42] Calvo C, Hermida RC, Ayala DE, et al. Administration time-dependent effects of torasemide on ambulatory blood pressure in patients with essential hypertension. Am J Hypertens, 2005, 18: 52A.

[43] Hermida RC, Ayala DE, Calvo C, et al. Administration-time dependent effects of aspirin on blood pressure in untreated hypertensive patients. Hypertension, 2003, 41（6）: 1259-1267.

[44] RorieDA, RogerSA, Mackenzie is, et al. Methods of a large prospective, randomised, open-label, blinded end-point study comparing morning versus evening dosing in hypertensive patients: the Treatment In Morning versus Evening（TIME）study. BMJ Open, 2016, 6（2）: e010313.

# 第四章

# 心脑血管疾病新的危险因素——高同型半胱氨酸

2002 年卫生部新闻办公布中国高血压控制率为 6.1%，之后经过近十年的努力，将其控制率提高到 10%左右，此低控制率与欧美国家比较有明显的差距。大量的文献报道指出，高血压得不到有效的控制，不仅会造成高血压患者心、脑、肾及血管等靶器官的损害，而且还会引起心脑血管相关疾病的发生和发展，并最终导致高血压相关疾病患者死亡率和自残率不断上升，严重危害人民的身心健康。为什么我国高血压控制率如此低下？总的来说，有以下三方面原因：高血压防治方面的投入有待进一步加大；高血压患者防治疾病的意识有待进一步加强；医务工作者对高血压的诊治水平有待进一步提高。特别是近年来，国内外无论在高血压基础研究还是临床研究上均取得了一些重要成果，高血压新知识、新理论、新观念不断出现，需要广大医务人员与时俱进，不断地更新知识。2017 版《中国高血压防治指南》已公布，其亮点问题很多，尤其是近年来大量循证医学表明，新的心血管危险因素的出现促使心脑血管疾病发生和发展。2010 版《中国高血压防治指南》中提出了一项新的心血管危险因素——高同型半胱氨酸血症[1]，目前已引起了学术界的高度重视。研究表明，同型半胱氨酸（Hcy）与高血压及心血管疾病关系十分密切。目前，关于 Hcy 与高血压及心脑血管疾病关系的有关问题已引起学术界高度重视，并开展了广泛的临床和基础研究。

## 第一节　心血管疾病的中国现象

据统计，中国人群高血压、高血脂、高血糖（简称"三高"）患病率分别为 18.8%、3%和 10%。在美国，三者患病率分别为 32%、31%和 24%。由此看来，我国"三高"患病率明显低于美国。但是，

我国脑卒中患病率与冠心病比率为 6∶1；而美国为 1∶1。由此可见，我国脑卒中患病率明显高于美国，而冠心病患病率明显低于美国。脑卒中是我国人口的首位死亡原因，约占总死亡疾病谱的 22.45%。还有文献报道，2002 年中国脑卒中发病率已是美国的 212%，约为美国的 2.3 倍。此外，近年来美国冠心病及脑卒中死亡率逐年下降，2005 年较 1950 年前者降低 21%，后者降低 47%；但是我国脑卒中及冠心病死亡率均呈上升趋势，2005 年较 1985 年前者上升 138%，后者上升 54%。流行病学资料显示，美国心脏病死亡率为脑卒中的 4.5 倍；中国脑卒中死亡率为冠心病的 2.6 倍[2, 3]。研究结果还表明，美国脑卒中死亡率下降的幅度大于冠心病，中国的脑卒中死亡率上升幅度大于冠心病。由此可见，美国和中国心脑血管事件发生趋势有显著性的不同。我国高血压流行病学特点之一是脑卒中为高血压的重要并发症。据文献报道，在高血压控制完全一样的情况下，中国人群脑卒中与心肌梗死比例为 6∶1，欧美国家为 1∶1。2008 年我国调查结果显示：脑卒中每年以 8.7%的速度增长[4]。众所周知，脑卒中发生与高血压关系十分密切。一般来讲，80%以上的脑卒中发生是高血压所致[5]。根据此研究结果，美国高血压患病率明显高于中国，那么美国脑卒中发病率应高于中国，但事实恰恰相反。我国高血压、高血脂和高血糖患者数量低于美国，但脑卒中患病率却明显高于美国，这就是心血管疾病的中国现象。为什么会出现心血管疾病的中国现象呢？经过高血压脑卒中流行病学研究证实：我国人群 Hcy 水平平均在 10μmol/L 以上[4, 6]，而美国人群 Hcy 水平低于 10μmol/L。我国学者研究结果显示，当高血压人群的 Hcy 水平得到控制后，心脑血管疾病特别是脑卒中患病率将下降 21%。文献报道，心血管风险度与

Hcy 水平呈正相关，Hcy 水平越高，心血管风险越大[7]。由此可见，心脑血管疾病的中国现象的出现与高同型半胱氨酸血症有关。

## 第二节　同型半胱氨酸与高血压及心血管疾病

2010 版《中国高血压防治指南》明确指出高 Hcy 是新的心血管危险因素[1]。

2006 年美国 AHA 指出，Hcy 的浓度高于 10μmol/L，称为高半胱氨酸血症[6]。与西方国家胆固醇普遍偏高不同，我国人群中 Hcy 普遍偏高。有研究指出，观察我国正常老年人，Hcy 平均水平为 11.6μmol/L；高血压患者组，其 Hcy 平均水平达到 13.7μmol/L；脑卒中患者组 Hcy 平均水平为 14.8μmol/L；冠心病患者组 Hcy 平均水平为 15.4μmol/L。由此可见，如伴有其他心血管危险因素，其 Hcy 水平会更高。这进一步提示，高 Hcy 是心血管危险因素。此外还有研究表明，高胆固醇、高 Hcy、高血糖、高尿酸和高血压这 5 种心血管危险因素的相对危险度分别为 1.8、2.2、1.7、2.0、6.8[8]。此结果提示，高 Hcy 的心脑血管危险度仅次于高血压，占第二位。我国学者对 39 165 例高血压患者和不同水平 Hcy 协同增加心脑血管事件风险进行观察研究，平均追踪观察 6.2 年。结果显示，Hcy<10μmol/L、Hcy 为 10～20μmol/L 和 Hcy>20μmol/L 者，心脑血管事件风险分别为 1、2.2 和 3.7；而脑卒中死亡风险为 1、3.9 和 5.7。这进一步说明，高半胱氨酸血症是心脑血管的危险因素。有研究结果显示，Hcy 水平与心脑血管事件风险呈正相关。心脑血管病中国现象显示，高 Hcy 可导致心脑血管疾病发生和发展，其与高血压及脑卒中关系更为密切。

有人研究了我国六大城市高血压患者 Hcy 水平的变化，结果表明，男性患者 Hcy 增高者占 91%，女性患者占 63%，平均为 75%[4]。这提示高血压患者绝大多数并发高 Hcy，也说明高血压和高 Hcy 有密切关系。近年来，有的学者提出一个全新的概念，原发性高血压伴有血浆 Hcy 增高者，定为 H 型高血压（H-type hypertension）[1]。文献报道，H 型

高血压是心脑血管疾病极高的危险因素。此型高血压可增加心脑血管风险 28 倍，明显高于伴有吸烟和高胆固醇病史的高 Hcy 患者[8]。

大量临床资料显示，Hcy 水平与冠心病患者生存率密切相关。当 Hcy<9.0μmol/L 时，其生存率为 1；Hcy=9.0～14.9μmol/L 时，其生存率为 0.9；Hcy=15.0～19.9μmol/L 时，其生存率为 0.8；Hcy>20.0μmol/L 时，其生存率为 0.65[9]。这说明 Hcy 水平对冠心病死亡率有明显的影响，高水平 Hcy 会影响冠心病患者生存率。我国学者的研究结果进一步证实了此学术观点，在研究 Hcy 水平与冠脉病变范围关系的问题时，发现冠脉正常者血浆 Hcy 为（10.5±0.4）μmol/L 时，冠脉单支病变、双支病变和三支病变者血浆 Hcy 水平分别为（15.2±1.8）μmol/L、（17.4±2.0）μmol/L、（19.5±1.9）μmol/L。由此看出，Hcy 水平影响冠心病患者病变的范围，Hcy 水平越高，冠脉病变的范围越大。此外，中国医学科学院阜外医院对 1823 例初发脑卒中患者追踪观察 4.5 年。结果显示，高 Hcy 患者心脑血管事件再发风险上升为 54%，高 Hcy 尚能显著增加初发脑卒中患者脑卒中复发风险 74%，故认为高 Hcy 是脑卒中复发的独立危险因素[6]。高半胱氨酸血症不仅导致心脏及脑血管病变发生和发展，而且目前研究还证实高半胱氨酸血症会对肾脏产生不良影响。Hoore 等研究指出，Hcy 是独立于高血压、糖尿病、肾功能障碍之外的影响蛋白排泄的因素。对蛋白尿正常的 840 人追踪观察了 6 年，结果显示 Hcy 为 19μmol/L 者比 9.1μmol/L 者微蛋白尿风险增加 5 倍。有人还对比研究了正常人和慢性肾功能障碍患者 Hcy 水平的变化，并指出慢性肾衰竭患者 Hcy 水平为 24.4μmol/L，而正常人 Hcy 水平为 7.4μmol/L。由此看出，肾功能不全与 Hcy 水平增高有密切的关系。

综上所述，不难看出高半胱氨酸血症与心血管疾病发生和发展有密切关系。高半胱氨酸血症可促使脑、心、肾和血管等靶器官的损害，导致和促进心脑血管疾病发生和发展。故国内外学者均认为高 Hcy 是心脑血管疾病的危险因素。由于大量的循证医学已证实此学术观点，故 2010 版《中国高血压防治指南》增加此项内容，确认高 Hcy 为心血管危险因素。

# 第三节　高同型半胱氨酸致心脑血管损害的机制

近年来，国内外研究结果证实，高半胱氨酸血症可损害心、脑、肾及血管，引起靶器官损害，甚至产生脑卒中、冠心病、动脉粥样硬化、肾功能不全等相关疾病，其作用机制一直是学术界关注的热点问题。近年来的国内外研究结果表明，Hcy 致心脑血管损害与氧化应激反应、血管平滑肌细胞增殖、机体凝血和纤溶之间平衡失调和动脉硬化有关[10]。研究发现，高 Hcy 可能通过不同机制导致心脑血管疾病的发生和发展（表 10-4-1）[11]。

**表 10-4-1　Hcy 升高导致动脉粥样硬化血栓形成的机制**

| 动脉粥样硬化 | 血栓形成 |
| --- | --- |
| 通过表达 TNF-α 和 iNOS 诱导血管炎症 | 诱导组织因子活性增加 |
| 氧化应激损伤 | 通过表达 MCP-1 和 IL-8 促进白细胞与内皮细胞的相互作用 |
| 干扰 DNA 与蛋白质甲基化，影响细胞分化和基因表达 | 增强内皮细胞相关因子 V 活性 |
| 促进低密度脂蛋白的氧化 | 抑制活化蛋白 C 灭活活化凝血因子 Va |
| 促进脂蛋白被巨噬细胞摄取 | 抑制抗凝血酶Ⅲ与内皮细胞的结合 |
| 通过促进氧化应激、不对称二甲基精氨酸（ADMA）集聚、炎症反应、降低 NO 的生物利用度等导致血管内皮功能障碍 | 减少组织型纤溶酶原激活内皮细胞的结合位点 |
| 通过诱导 HMG-CoA 还原酶促进脂质生成 | 增强脂蛋白（a）与纤维蛋白的结合 |
| 促进血管平滑肌细胞增殖 | 降低细胞表面血栓调节蛋白和蛋白 C 的活化 |
| 直接损伤内皮细胞 | 增加血小板聚集 |

## （一）高同型半胱氨酸致内皮功能障碍

血管内皮细胞产生若干血管活性底物，其中最重要的是一氧化氮。一氧化氮是由左旋精氨酸在一氧化氮合酶的作用下生成的一种强有力的血管舒张因子。

文献报道，机体 Hcy 水平增高可损害血管内皮细胞，导致一氧化氮水平下降，内皮素水平上升，其结果导致动脉血管壁弹性蛋白的水解增强，引起血管弹性及顺应性下降。超氧化物是一种强有力的细胞毒素反应的含氮产物，与脂蛋白或 DNA 反应可导致组织损伤。一氧化氮和超氧化物结合产生过氧硝酸盐而减少超氧化物引起的组织损伤。Hcy 引起的氧化应激使一氧化氮生成和释放减少，使超氧化物水平增高，导致内皮功能受损、血管舒张功能障碍。此外，Hcy 升高还可以通过直接作用引起内皮功能障碍[12]。

## （二）高同型半胱氨酸致氧化应激增强

Hcy 通过自身氧化可以促进过氧化氢生成，降低谷胱甘肽过氧化物酶活性，使机体处于氧化应激状态，直接导致内皮损伤和血管肥厚。同时，高半胱氨酸血症抑制内皮细胞增殖，促进氧自由基生成，加速氧化低密度脂蛋白，并可激活血小板的黏附和聚集。

## （三）高同型半胱氨酸降低动脉血管弹性，促进血管肥厚

Hcy 激活基质金属蛋白酶，导致胶原溶解，弹性蛋白与胶原比例失衡，血管弹性下降，并促进血管肥厚。同时，动物实验证实高半胱氨酸血症可以促进血管平滑肌细胞增殖，诱导血管平滑肌细胞中新 mRNA 的生成。

## （四）高同型半胱氨酸激活肾素-血管紧张素系统活性

Hcy 促进血管紧张素转化酶活性增强；与增多血管紧张素 Ⅱ 协同导致血管和内皮损伤；降低缓激肽对血管的作用[13]。

## （五）高同型半胱氨酸促使脂质代谢障碍

脂质代谢障碍可使血浆脂蛋白异常，导致血液中的脂质进入动脉管壁并沉积于内膜形成粥样斑块，引发动脉管壁病变。Hcy 通过使血管内皮细胞羟甲基戊二酸单酰辅酶 A 还原酶的 mRNA 和蛋白表达增强，导致胆固醇在血管内皮生成和沉淀增加；Hcy 升高产生的过氧化物可将 LDL 修饰成氧化型 LDL（Ox-LDL），造成内皮细胞内胆固醇的堆积；

Hcy 可以通过抑制卵磷脂–胆固醇酰基转移酶（lecithin-cholesterol acyltransferase，LCAT）的功能，导致 HDL 水平下降；Hcy 可浓度依赖性地上调血凝素样 Ox-LDL 受体 1mRNA 在血管内皮细胞上的表达，并促进血管内皮细胞对 Ox-LDL 的摄取。

（六）高半胱氨酸破坏凝血–纤溶系统功能的平衡

Hcy 通过抑制二磷酸腺苷（ADP）酶的活性增强 ADP 对血小板的黏附和聚集作用；Hcy 抑制血小板 L-精氨酸/一氧化氮途径，减少血小板一氧化氮合成，一氧化氮浓度的下降可以导致纤溶酶原激活物抑制物的表达和血小板的聚集；Hcy 还可以改变花生四烯酸代谢，使血栓烷 $A_2$ 合成增加，前列环素生成减少，并且诱导黏附分子、P-选择素等表达，从而促进血小板黏附、聚集及血栓形成。

（七）高半胱氨酸致去甲基四氢叶酸还原酶基因活性下降

研究表明，Hcy 的产生与去甲基四氢叶酸还原酶（MTHFR）活性下降有关。有研究指出，MTHFR 的 C677T 位点有三个基因型：CT 杂合型（50.4%）、CC 重合型（24.8%）和 TT 突变型。值得提出的是，TT 突变型可使 MTHFR 活性下降，导致 Hcy 转化率降低，最终引起 Hcy 的水平增高。为什么 MTHFR 活性下降会导致 Hcy 转化率降低？研究证实这与机体叶酸代谢障碍有关。研究表明，食物中的甲硫氨酸经过甲基化代谢可产生 Hcy。在正常情况下，机体过多的 Hcy 可经过再甲基化转化为甲硫氨酸，但此过程必须有充足的甲基四氢叶酸参与方能实现。此时可降低机体内过多的 Hcy，不产生高半胱氨酸血症。当机体缺乏叶酸时，影响甲基四氢叶酸生成，故降低 Hcy 再甲基化水平，使机体过多的 Hcy 不能转化为甲硫氨酸，影响 Hcy 的正常代谢，则产生高半胱氨酸血症。

# 第四节 抗高同型半胱氨酸血症的治疗对策

我国高血压控制率较低，其原因很多，特别是与心血管的危险因素没有得到有效控制有关。临床流行病学调查结果显示，我国高血压并发 Hcy 升高患者男性占 91%，女性占 63%，平均为 75%。目前已知，高 Hcy 与高血压及心脑血管病发生和发展关系十分密切。因此，学术界十分重视抗高 Hcy 的治疗。

研究结果表明[1]，我国 75% 高血压患者伴有高同型半胱氨酸血症，其原因与叶酸缺乏有关，目前已知叶酸可降低 Hcy 水平。因此，人们设想采用双重因素干预措施治疗高半胱氨酸伴原发性高血压并防治心脑血管疾病。一方面应用降压药物控制血压，另一方面应用叶酸降低高同型半胱氨酸血症。

关于叶酸防治高 Hcy 及预防心脑血管疾病的效果一直被人们关注。

（一）应用叶酸治疗高同型半胱氨酸血症的新理念

**1. 补充叶酸的理论基础**　叶酸是体内甲基的供体，当其与维生素 $B_{12}$ 缺乏时可导致 MTHFR 及 CBS（编码胱硫醚-β-合成酶的基因）活性的降低，阻碍甲硫氨酸的再生成，从而造成了 Hcy 在体内的蓄积，引起高 Hcy。因此机体摄取充足的叶酸可帮助降低 Hcy 水平。

高同型半胱氨酸血症与高血压在致心脑血管等疾病中具有协同作用，故高血压的控制需要同时考虑降低血压和血浆 Hcy 水平，服用降压药物控制血压并同时服用叶酸控制 Hcy 水平可以达到双管齐下的效果。2007 年 6 月，中美科学家在 *Lancet* 上联合发表文章指出：补充叶酸能够使 Hcy 下降超过 20%，进而使脑卒中风险显著下降 25%[14]。

**2. 叶酸降低 Hcy 的循证医学依据**　荟萃分析可以评估某种干预策略在总人群的疗效，并且探讨疗效的影响因素。

（1）总体人群：不同荟萃分析[14-16]结果表明，叶酸治疗使脑卒中风险总体下降 18%，在亚洲地区疗效更为明显；在服用叶酸超过 36 个月和 Hcy 降低超过 20% 的人群中疗效更为显著；在未强化补充叶酸地区进行的研究显示其疗效更佳。同时，补充叶酸显著降低总体人群 6% 的复合心脑血管事件，在亚洲地区其风险下降达到 20%。

（2）亚组分析及关键问题

1）单用叶酸对比复合 B 族维生素：在单用叶酸的研究中，叶酸治疗可降低 21% 的脑卒中风险；在同时使用叶酸和维生素 $B_{12}$ 和（或）维生素 $B_6$ 的研究中，叶酸治疗未见更多获益[17]，表明单独使用叶酸已可以达到较好的降低脑卒中风险的目的。

2）叶酸剂量：既往研究提示叶酸治疗可以显著降低 Hcy，在日剂量 0.4～0.8mg 的临床研究中，叶酸治疗可降低 22% 的脑卒中风险；而在日剂量＞0.8mg 的临床研究中未见明显疗效增加[17]，表明 0.8mg/d 叶酸剂量可达到降低 Hcy 进而降低脑卒中的最佳效果。

3）高血压人群获益更充分：新近荟萃分析表明，在基线合并高血压比例较高的研究（≥50%）中，叶酸可治疗降低 23% 的脑卒中风险；在相应高血压比例较低的研究中，叶酸治疗无显著影响[17]。表明叶酸治疗在高血压人群中疗效更佳。

**3. 依那普利叶酸片对降低心血管风险的评估**

（1）马来酸依那普利叶酸片可显著降低脑卒中风险：马来酸依那普利叶酸片的商品名为依叶。其为目前国内外唯一具有治疗伴有血浆 Hcy 水平升高的原发性高血压适应证的上市药物。我国《高血压合理用药指南》（第 2 版）将其列为国产创新药物代表之一。

中国脑卒中一级预防研究（China stroke primary prevention trial，CSPPT）是一项针对我国人群 H 型高血压高发特点设计的随机、双盲、对照临床试验研究（临床研究注册号 NCT00794885），目的是验证依叶片对降低中国高血压成年患者首发脑卒中风险的疗效优于单用依那普利。CSPPT 研究基线 Hcy＜10μmol/L、10～15μmol/L 及≥15μmol/L 的比例分别为 20%、52% 和 28%。

CSPPT 研究纳入了 20 702 例无脑卒中和心肌梗死病史、45～75 岁的中国高血压患者。经过 4.5 年（中位数）的治疗观察，结果表明治疗后患者平均血压由约 166.8/94mmHg 降至约 139.8/83.1mmHg；治疗期间组间血压高度可比，无明显差异；然而，以依叶片为基础的治疗方案与单用依那普利为基础的降压治疗方案相比，可明显升高血清叶酸水平，降低 Hcy 水平，进而进一步显著降低 21% 的首发脑卒中风险。次要终点的疗效分析中，复合心血管事件（心血管死亡、心肌梗死和脑卒中）和缺血性脑卒中风险在依叶组均显著下降。组间不良事件的发生率没有显著差异。

随着 Hcy 水平升高，依那普利叶酸片降低脑卒中的疗效增加，高血压患者在 Hcy＜10μmol/L 时未见显著获益，而在 Hcy=10～15μmol/L 及≥15μmol/L时，依叶片较单纯降压均可进一步显著降低脑卒中风险。

同时，依叶片较单纯降压可以降低 31% 胆固醇增高导致的脑卒中风险[18]，降低 34% 糖尿病人群脑卒中风险[19]。

CSPPT 研究结果还显示，在中国高血压人群，Hcy 下降与脑卒中风险下降呈正相关；将 Hcy 下降幅度三等分，与 Hcy 下降幅度最低等分人群比较，Hcy 下降在其余两部分人群，脑卒中显著降低 21%，心脑血管事件复合终点降低 22%。

（2）马来酸依那普利叶酸片显著降低肾脏疾病风险：2009 年 9 月至 2010 年 9 月全国性调查结果显示，我国成年人慢性肾脏病（CKD）的患病率为 10.8%，即超过 1 亿的成年人患有慢性肾病。CKD 逐渐进展至终末期肾病（end stage renal disease，ESRD），由此不仅导致高死亡率和致残率，而且肾脏替代治疗（包括血液透析、腹膜透析和肾移植）会耗费巨大的医疗资源，给社会和家庭带来沉重的经济负担。因此，延缓 CKD 进展、降低 ESRD 的发生率是肾脏病防治的关键。

Hcy 升高或叶酸缺乏是心血管疾病和死亡的重要危险因素。由于叶酸摄入不足、消耗或需求增加，低叶酸、高 Hcy 水平也是 CKD 患者最重要的临床特征之一。终末期肾衰竭或严重肾病患者（eGFR≤30ml/min）具有更高的血 Hcy 水平，可导致心脑血管事件（CVD）发生率升高。

CSPPT 肾脏终点课题[20]旨在考查与单用依那普利比较，依那普利叶酸片治疗是否可以进一步降低 CKD 进展风险。研究纳入 CSPPT 20 个临床研究中心的 15 104 例受试者，主要终点是 CKD 进展，定义为基线肾小球滤过率（eGFR）≥60ml/（min·1.73m²）的患者发生 eGFR 下降≥30% 且 eGFR 下降至＜60ml/（min·1.73m²）；基线 eGFR=30～60ml/（min·1.73m²）的患者首次发生 eGFR 下降≥50%；或发生终末期肾脏病或 eGFR＜15ml/（min·1.73m²）或开始维持性透析。次要终点包括：①主要终点和全因死亡的复合终点；②肾功能快速下降：eGFR 年下降率≥5ml/（min·1.73m²）；③eGFR 相对年下降率。

与依那普利治疗比较，依叶片治疗降低 21% 的 CKD 进展风险，并使患者 eGFR 相对年下降率延缓 10%。在基线伴有 CKD 的人群，依叶片治疗降低肾功能快速下降风险，并使患者 eGFR 相对年下降率延缓 44%。

同时，与依那普利治疗比较，依叶片治疗可使高蛋白尿导致的死亡风险降低51%；基线合并糖尿病患者新发蛋白尿风险降低52%[21]。

（3）马来酸依那普利叶酸片显著降低尿酸水平：高尿酸血症是一种代谢性疾病，随着我国人民生活水平的不断提高，高尿酸血症的患病率呈逐年上升趋势。我国高尿酸血症的患病率约为13%，估计我国高尿酸血症患者有1.7亿。除了引起痛风外，现有研究表明，即使在正常范围内尿酸水平的轻度升高也可导致肾脏疾病、心脑血管疾病、高血压及糖尿病发病风险显著增加。

目前对痛风患者高尿酸血症的治疗主要包含抑制尿酸合成和增加尿酸排泄，其代表药物分别为别嘌醇、非布司他和苯溴马隆。采用上述药物治疗除了需要支付昂贵的治疗费用，还往往伴有严重的不良反应，故不推荐用于无症状高尿酸血症患者的治疗。因而，探讨安全、经济、有效的预防尿酸升高的策略对临床和公共卫生均具有重要的价值。

黄嘌呤氧化酶（xanthine oxidase，XO）的主要功能是使次黄嘌呤转化为黄嘌呤，再使黄嘌呤转化为尿酸。有报道显示叶酸可能有抑制黄嘌呤氧化酶活性的作用。同时，高半胱氨酸血症与高尿酸血症呈显著正相关；痛风患者也常合并高半胱氨酸血症。

研究发现[22]，与依那普利比较，依叶治疗可显著降低高血压患者尿酸水平，降低11%新发高尿酸血症的发病风险，提高31%高尿酸血症的控制率，为无症状性高尿酸血症的治疗提供了新的策略和思路。

（二）降低Hcy水平的意义

研究发现，Hcy下降与脑卒中风险下降呈正相关[15]（图10-4-1），Hcy下降与叶酸治疗导致CVD风险下降呈正相关[15, 16]（图10-4-2）。

颈动脉内膜中层厚度（carotid intimamedia thickness，CIMT）是心脑血管事件危险性的独立预测指标。叶酸治疗可以显著降低CIMT进展。同时，Hcy水平下降与CIMT下降呈显著正相关（图10-4-3）[20]。Hcy下降幅度（非基线Hcy水平）可以更好地预测后续CIMT的下降。

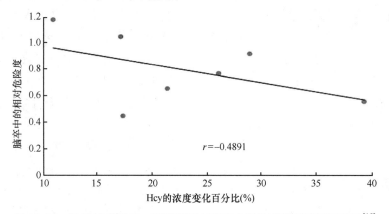

图 10-4-1　叶酸治疗后 Hcy 下降程度与脑卒中风险下降程度呈正相关[15]

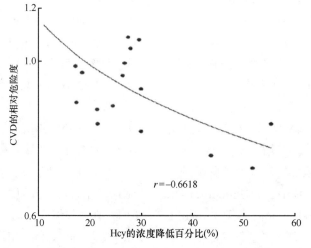

图 10-4-2　叶酸治疗后 Hcy 下降程度与 CVD 风险下降程度呈正相关[15]

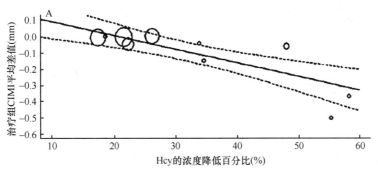

图 10-4-3　叶酸治疗后 Hcy 下降程度与 CIMT 下降程度呈正相关[20]

## （三）改善 TT 基因多态性的价值

CSPPT 研究发现 *MTHFR C677T* 基因多态性对马来酸依那普利叶酸片疗效具有修饰效应。依叶片降低 TT 基因型高血压人群 Hcy 水平的疗效显著优于 CC 基因型人群。CSPPT 研究表明，在非 TT 基因型人群，依叶片降低 18% 的脑卒中风险，而在 TT 基因型人群疗效升高至 28%[21]；在 TT 基因型且叶酸不足人群，依叶片显著降低 53% 的恶性肿瘤风险。同时，TT 基因型由于遗传特性 Hcy 升高和叶酸降低，对损伤更为敏感，在较低 Hcy 水平及相对较高叶酸水平即可观察到明显损伤，更强化的生活方式干预和更高剂量的叶酸干预预期会有更充分的获益[21]。

基于上述多项研究结果，《高血压合理用药指南》（第 2 版）推荐用依那普利叶酸片，其可显著降低高血压患者心脑血管并发症，并降低高血压患者尿酸水平，减低新发高尿酸血症发病风险，并列为 I 级推荐。

高血压是脑卒中的首要危险因素，控制高血压是防治脑卒中的最重要措施。但是单纯从传统危险因素出发并不能解释我国脑卒中高发且持续发展的严峻现况。越来越多的研究表明 Hcy 升高可以通过不同途径导致动脉粥样硬化和血栓形成，且其与冠心病、脑卒中等心脑血管疾病风险密切相关。我国高血压人群约 75% 伴有 Hcy 升高，H 型高血压高发可能是我国脑卒中高发和持续发展的重要因素之一。

高血压患者是脑卒中的高危人群，在高危人群中将 Hcy 水平≥10μmol/L 定义为 Hcy 水平升高，与将一般人群中 Hcy 水平≥15μmol/L 定义为高半胱氨酸血症，二者并非矛盾，而是代表了对如何使用 Hcy 这一危险因素鉴别高危人群、有效控制其危害的更深入的认知。如果在高血压人群中同样以 Hcy 水平≥15μmol/L 为切点，那么我国约 50%（约 1.5 亿）Hcy 水平在 10~15μmol/L 的高血压人群将得不到更有效的治疗，将丧失进一步降低 22% 脑卒中发病风险的机会，预期每年将增加约 24 万例脑卒中患者，假设将来每 1 例脑卒中发生的直接和间接经济损失是 10 万元，则将带来约每年 240 亿的直接和间接经济负担，这对我国脑卒中防治及我国高血压人群的健康管理均是巨大的损失。

综上，对 H 型高血压进行早期鉴别、早期干预，进而使患者最大程度获益，是应对我国脑卒中高发的重要策略。

（赵连友　李　萍）

## 参 考 文 献

[1] 中国高血压防治指南修订委员会. 中国高血压防治指南 2010. 中华心血管病杂志，2011，39（7）：579-616.

[2] Goldstein LB, BushnellCD, AdamsRJ, et al. Guidelines for the Primary Prevention of Stroke：A Guideline for Healthcare Professionals From the American Heart Association/American Stroke Association. Stroke，2011，42（2）：517-584.

[3] Liu L. Cardiovascular disease in China. Biochem Cell Biol，2007，85（2）：157-163.

[4] Zhao D, Liu J, Wang W, et al. Epidemiological transition of stroke in China：twenty-one-year observational study from the Sino-MONICA-Beijing Project. Stroke，2008，39（6）：1668-1674.

[5] Ravenni R, Jabre JF, Casiglia E, et al. Primary stroke prevention and hypertension treatment：which is the first-line strategy?. Neurol Int，2011，3（2）：e12.

[6] Sacco RL, Adams R, Albers G, et al. Guidelines for prevention of spoke in patients with ischemic stroke or transient ischemic attack：a statement for healthcare professionals from the American Heart Assoeiation/Amefican Stroke Association Council on Stroke：co-sponsored by the Council on Cardiovascular Radiology and Intervention：the American Academy of Neurology affirms the value of this guideline. Circulation，2006，113（10）：e409-e449.

[7] Wald DS, Law M, Morris JK. Homocyteine and cardiovascular disease: evidence on causality from a meta-analysis. BMJ, 2002, 325 (7374): 1202.

[8] Graham IM, Daly LE, Refsum HM, et al. Plasma homocysteine as a risk factor for vascular disease. The European Concerted Action. Project. JAMA, 1997, 277 (22): 1775-1781.

[9] Nygard O, Nordrehaug JE, Refsum H, et al. Plasma homocysteine levels and mortality in patients with coronary artery disease. N Engl J Med, 1997, 337 (4): 230-236.

[10] Zhang K, Shen X, Wu J, et al. Endoplasmic reticulum stress activates cleavage of CREBH to induce a systemic inflammatory response. Cell, 2006, 124 (3): 587-599.

[11] Aghamohammadi V, Gargari BP, Aliasgharzadeh A. Effect of folic acid supplementation on homocysteine, serum total antioxidant capacity, and malondialdehyde in patients with type 2 diabetes mellitus. J Am Coll Nutr, 2011, 30 (3): 210-215.

[12] Lai WK, Kan MY. Homocysteine-induced endothelial dysfunction. Ann Nutr Metab, 2015, 67 (1): 1-12.

[13] Huang A, Pinto JT, Froogh G, et al. Role of homocysteinylation of ACE in endothelial dysfunction of arteries. Am J Physiol Heart Circ Physiol, 2015, 308 (2): H92-H100.

[14] Wang X, Qin X, Demirtas H, et al. Efficacy of folic acid supplementation in stroke prevention: a meta-analysis. The Lancet, 2007, 369 (9576): 1876-1882.

[15] Li Y, Huang T, Zheng Y, et al. Folic Acid Supplementation and the Risk of Cardiovascular Diseases: A Meta-Analysis of Randomized Controlled Trials. J Am Heart Assoc, 2016, 5 (8): e003768.

[16] Zhao M, Wu G, Li Y, et al. Meta-analysis of folic acid efficacy trials in stroke prevention: Insight into effect modifiers. Neurology, 2017, 88 (19): 1830-1838.

[17] Qin X, Li J, Spence JD, et al. Folic Acid Therapy Reduces the First Stroke Risk Associated With Hypercholesterolemia Among Hypertensive Patients. Stroke, 2016, 47 (11): 2805-2812.

[18] Xu RB, Kong X, Xu BP, et al. Longitudinal association between fasting blood glucose concentrations and first stroke in hypertensive adults in China: effect of folic acid intervention. Am J Clin Nutr, 2017, 105 (3): 564-570.

[19] Xu X, Qin X, Li Y, et al. Efficacy of Folic Acid Therapy on the Progression of Chronic Kidney Disease: The Renal Substudy of the China Stroke Primary Prevention Trial. JAMA Intern Med, 2016, 176 (10): 1443-1450.

[20] Li Y, Liang M, Wang G, et al. Effects of Folic Acid Therapy on the New-onset Proteinuria in Chinese Hypertensive Patients: A Post-hoc Analysis of the Renal Substudy of (SPPC China Stroke Primary Prevention Trial). Hypertension, 2017, 70 (2): 300-306.

[21] Qin X, Li Y, He M, et al. Folic acid therapy reduces serum uric acid in hypertensive patients: a substudy of the China Stroke Primary Prevention Trial (CSPPT). Am J Clin Nutr, 2017, 105 (4): 882-889.

# 第五章

# 降压治疗与高血压患者认知功能障碍

认知是指人脑接受外界信息，经过加工处理，转换成内在心理活动，从而获取知识或应用知识的过程，是人心理活动中最主要、最活跃的一个要素。认知功能指的是包括知觉、记忆、言语、抽象思维在内的大脑高级功能，是人类在觉醒状态下始终存在的各种有意识的精神活动，包括从简单的对自己和环境的确定、感知、理解、判断到完成复杂的数学计算等。

认知功能由多个认知域组成，包括记忆、计算、时空间定向、结构能力、执行力、语言理解和表达及应用等方面。

## 第一节　认知功能障碍

### （一）认知功能障碍

认知功能障碍（cognitive impairment，CI）（简称认知障碍）是指各种原因引起的上述一项或多项认知功能受损，导致从轻度认知障碍到痴呆的各种不同程度认知功能损害。

65 岁以上老年人痴呆发病率达 5%，年龄每增加 5 岁，其发病率可增长 1 倍，85 岁以上老年人痴呆发病率可达到 20%～30%[1]。2009 年全球对痴呆诊治的花费为 4200 亿美元，与 2005 年的 3150 亿美元相比增加了 34%。2000 年全世界的痴呆人数大约为 2500 万，占全世界人口总数的 0.5%，其中＞65 岁人群占 6.1%。预测 2030 年痴呆人数将增长到 3150 万，2050 年将增长到 1.14 亿。随着我国人口老龄化进程的加速，痴呆患者数量逐年增长。2013 年底我国＞65 岁的人口已达 1.32 亿，按 7.8% 的痴呆患病率估算，我国痴呆患者约为 1000 万，其中阿尔茨海默病患者约为 600 万，这将造成巨大的医疗、社会、经济负担。

近年来，一些流行病学研究发现，高血压与认知功能呈负相关，且与痴呆发病率有关，血压越高，痴呆发病率也越高[2, 3]。

### （二）认知功能障碍的分类

由于累及的认知域不同，认知功能障碍可分为 2 类，遗忘型认知功能障碍和非遗忘型认知功能障碍，前者存在记忆损害，后者存在其他认知域损害，记忆力保留。

根据病因，认知功能障碍也可分为 2 类：①神经变性疾病引起的认知障碍，包括阿尔茨海默病（Alzheimer's disease，AD）、路易体痴呆（dementia with Lewy body）、皮克病（Pick's disease）、帕金森病等；②非神经变性疾病引起的认知障碍，包括血管病变、代谢、外伤或中毒性脑病等。

### （三）血管性认知功能障碍

血管性认知功能障碍（vascular cognitive impairment，VCI）是最常见的认知功能障碍类型，是指由各种血管性因素引起的认知功能障碍综合征。其理论基于血管性痴呆（vascular dementia，VD）的研究，但内涵较 VD 更为广泛。

血管性认知功能障碍这一概念最早由 Hachinski 等在 1993 年提出，Bowler 等又不断地对这一概念进行补充，即血管性认知功能障碍是由脑血管病危险因素（高血压、糖尿病和高脂血症等）导致的明显（脑梗死和脑出血等）或不明显（白质疏松和慢性脑缺血等）脑血管病而产生的、从轻度认知障碍到痴呆的一大类认知功能障碍综合征，包括与血管危险因素相关的不同程度的智能减退，如血管性痴呆、伴血管病变的 AD 和没有达到痴呆诊断标准的血管性认知功能损害。

研究表明，在校正了年龄、性别、教育程度等因素后，血管危险仍与抽象推理能力等多种认知功能呈负相关。患者中年期就已存在的上述血管性危险因素及相关行为因素（肥胖和缺乏运动）是诱发脑血管病和认知功能障碍的主要原因[4-6]。

30%～35%的认知障碍为血管性认知功能障碍，其发病比重仅次于 AD。血管性认知功能障碍也会加重神经变性痴呆的认知衰退。现有的 VD 和 AD 诊断标准力求将二者精确区分，但已有研究表明，这种区分不能客观地反映真实世界，因为原发神经变性和血管性脑损害往往同时存在并相互作用，血管性危险因素是 AD 和 VD 的共同危险因素[7]。

认知功能评价是客观评价痴呆的指标。人的认知功能从中年开始逐渐下降，高血压患者下降更早更快。痴呆往往发生于中年，只是未能及早识别。据荷兰国内联合研究[8]，对 3778 例平均年龄为 54（35～82）岁的无心血管疾病的对象进行严格、统一的认知能力评分，结果发现认知功能从 35～44 岁就开始下降。

# 第二节 高血压与认知功能障碍的关系及机制

一些流行病学研究的证据表明，高血压可以导致认知功能障碍，与痴呆发病有明显关联。血压越高，痴呆发病率也越高。

## 一、高血压与认知功能障碍的关系

美国 Framingham 心脏研究结果显示[9]，患者脑血管损伤程度与年龄和收缩压水平呈线性关系。中年患高血压者，老年发生 AD 的概率增加[10]。在已经确诊 AD 的人群中，患高血压者认知功能下降更快[11]。临床病理学显示中年时期血压增高程度与老年 AD 神经病理学损害呈正相关。Gintile 等[12]在主动脉弓缩窄及血管紧张素Ⅱ诱导的高血压小鼠模型中发现慢性高血压导致血脑屏障通透性受损，引起脑组织 β-淀粉样蛋白沉积。Carvenale 等在主动脉缩窄手术高血压小鼠模型中观察到术后 3 周小神经胶质细胞激活和白细胞介素-1β（IL-1β）上调，术后

4 周在大脑就可检测出脑内 β-淀粉样蛋白沉积。Duchemin 等在血管紧张素Ⅱ诱导小鼠高血压模型中发现 3 周后水迷宫试验异常，提示小鼠出现认知功能障碍。这些研究均表明血压与 AD 的病理解剖学相关，尤其是颞叶内侧[13]。

在未出现临床痴呆症状时，增高的血压就已经开始损害认知功能[14]，尤其是整体认知功能较无高血压患者明显降低。血压还与语言能力相关。一些研究发现血压增高可造成语言能力下降[15]。血压增高可降低脑内信息处理速度[16]，但与视觉知觉能力无关[17]。

近 20 年来，血压和认知功能呈负相关的报告越来越多。据 Framingham 另一项追踪研究显示，基线时血压值越高，12～14 年后认知功能越低下。Honolulu-Asia Aging 研究[10]观察了不同血压值与 ApoE 等位基因对患者认知障碍的影响，随访 26 年发现，无论是否带有认知功能障碍的易感基因（ApoE epsilon 4），降压治疗后，高血压组与正常血压组的发病风险无统计学差异。

Skoog 等对瑞典 70 岁无痴呆的高龄者随访 15 年发现，无高血压组痴呆发生率显著低于高血压组。该研究值还发现，与未发生痴呆的患者相比，发生痴呆者随访末期血压呈逐年下降趋势；在阿尔茨海默病和 CI 呈白质高度病变的病例中，该趋势更明显。痴呆发生前血压反常下降，首先可能与痴呆早期身体活动减少有关，其次可能与痴呆进展所致的自主神经功能障碍有关。

Kilander 等对 999 名 50 岁男性平均追踪 20 年，探讨 70 岁时对认知功能障碍的影响因素。结果显示 24h 血压高值、非杓型血压、胰岛素抵抗、糖尿病等因素与各种认知功能障碍有关。尤其在 50 岁时舒张压是 70mmHg 的人群，到 70 岁时认知功能最佳，而 50 岁时舒张压为 105mmHg 的人群到 70 岁时认知功能最差，提示高血压同代谢异常一样，是痴呆进展的危险因素。

最近，Glynn 等将位于美国波士顿东部地区的高龄者流行病研究集团（EPESE）和高血压追踪研究项目（HDFP）的资料作为基础，观察血压值与 3～6 年后认知功能的联系，结果显示，校正年龄、性别、教育水平后，血压值和认知功能障碍之间的联系并不强。以上追踪研究说明，高血压短期存在虽与认知功能障碍及痴呆无相关关系，但它却可能是

10～20 年后认知功能障碍和痴呆的预测因素。

## 二、高血压导致认知功能障碍的机制

血压增高导致认知功能下降的机制是多方面的。血压增高通过两方面影响中枢系统功能，一方面是诱发颅内血管病变[18]，另一方面是造成 AD 的病理学改变[19]。众所周知，AD 和血管病变常常同时存在，也就是说 60%～90%的 AD 患者同时伴有脑血管疾病[20]。

（一）高血压诱发颅内血管病变

脑血管的压力自我调节能力使脑部灌注在动脉血压波动为 60～150mmHg 时不受影响，以此保护大脑免受突发性低灌注压的损害。慢性血管腔内压力上升会刺激平滑肌细胞生长，增加血管中层厚度，引起血管肥厚性重塑，并最终引起脑部血管自我调节能力丧失。与此同时，高血压患者在血压过低时更易受到损害，从而引起脑血管损伤；高血压还会加速脑部小动脉硬化，继而引起中动脉和大动脉粥样硬化的改变。血管中层增厚及内膜增殖会引起血管内径缩小，增加血管阻力并降低灌注。

高血压导致认知功能障碍的潜在因素如图 10-5-1[21]所示。由高血压导致的微血管功能障碍及损伤可引起白质疾病、微小梗死及出血，这些改变与认知功能障碍密切相关[22, 23]。

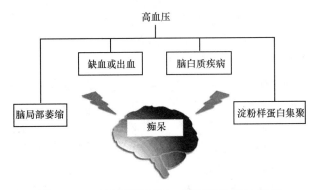

图 10-5-1　高血压导致认知功能障碍的潜在机制

高血压还可减少颅内血管储备，增加缺血损伤，导致大脑结构及功能改变，从而使脑循环调节功能受损[22, 24]。

（二）高血压造成脑部结构的病理学改变

认知功能障碍患者的脑部结构改变主要包括颞叶内外侧区、扣带回、顶叶和额叶正中区域的改变。而大脑结构的改变最早发生在海马和内嗅皮质区。前额皮质、海马、下颞皮质及顶下小叶是年龄增长和原发性高血压最易损害的区域。而且值得注意的是，辅助运动区、楔叶、下丘脑及内嗅皮质受年龄因素的影响较小，而受高血压的影响较为显著。因此，高血压不但能加重年龄因素对脑部结构的影响，还能使那些不易受到年龄因素影响的区域结构发生改变。

白质完整度减低在 CT 扫描下显示为脑白质区域密度降低，MRI 扫描显示 $T_2$ 液体衰减反转恢复序列信号强度增高，其中白质高信号可作为发生认知功能障碍的预测因子。高血压可加速白质高信号的进展。有关评估白质高信号的研究显示，血压增高或者有高血压病史都与额叶白质高信号体积的增大有关。这一结果显示，额叶可能极易受到高血压的影响而导致该区域白质退化。高血压可能不仅会造成灰质损伤，还会引起白质微结构的改变，其与年龄因素一样，是造成脑部结构损伤的重要因素。

（三）高血压与认知功能障碍的其他研究证据

睡眠呼吸暂停综合征是高血压导致的疾病之一，也是造成痴呆的危险因素之一[25]。Capone 等[26]研究探讨了作为睡眠呼吸暂停综合征典型特征之一的慢性间歇性缺氧（chronic intermittent hypoxia, CIH）对小鼠脑循环调节的影响。CIH 可增高血压，引起大脑内皮功能障碍，抑制由于神经活动诱导的脑血流量增加。脑血流量的增加反映了活跃大脑能量需求与能量供给相匹配的稳态平衡。NADPH 氧化后的自由基可激活内皮因子受体 A，从而使强有力的血管收缩因子内皮素-1 上调，最终导致脑血管功能障碍。通过这一研究确立了 CIH 导致的血压升高是否是造成脑血管功能障碍的必要或充分条件，研究结果证实了内皮素-1 介导的脑血管损伤确实在认知功能障碍病理学中起着重要作用，且是其危险因素之一。

血管紧张素 II 是一个与高血压发生相关的八肽，它也与高血压导致的脑功能紊乱及认知功能障碍密切相关[27]。Dong 等[28]使用小鼠脑灌注不足模型重现了血管性认知功能受损的特征，通过这一研究他们发现抑制血管紧张肽原酶可减少血管紧张素原生成血管紧张素 I，从而保护大脑白质免受损伤及产生认知障碍。这些研究一致认为使用肾素-血管紧张素抑制剂治疗高血压可减缓认知功能的下降[29]。

Celle 等[30]研究证实高血压选择性地导致左前额叶（辅助运动区和额上回、额中回）灰质减少，造成执行功能障碍，年龄、性别、教育程度、总脑容量等为其主要影响因素。高血压可通过调节 β-淀粉样蛋白的水平来影响认知功能，后者是与 AD 病理改变有关的一个肽类。

## 第三节　不同降压药物与高血压认知功能障碍

### 一、降压治疗改善高血压患者的认知功能障碍

一些研究证实降压治疗可以改善高血压患者的认知功能障碍。

EVA 研究（epidemiology of vascular aging study）对 1373 名收缩压 ≥160mmHg 或舒张压 ≥95mmHg 的 59～71 岁法国西部居民进行为期 4 年的随访观察，测定 2 年后及 4 年后的血压值和认知功能，并评价高血压治疗组和未治疗组的认知功能。结果显示血压升高和 4 年后的认知功能下降有相关性（OR=2.9；95% CI：1.6～5.0），其中，2 年后认知功能下降的相对风险治疗组是 1.9（95% CI：0.3～4.9），而未治疗病例可高达 4.3（95%CI：2.1～8.8）。高度认知功能障碍者在未治疗高血压组是 21.7%，在药物控制血压不良组是 12.5%，而血压控制良好组和正常血压组仅分别为 7.8%和 7.3%。

Murray 等对 1900 例无认知功能障碍的 65 岁以上非裔美籍人进行追踪，用回归模式分析其发病原因，在校正年龄、性别、教育水平、高血压、心肌梗死既往史等因素之后发现，服用降压药可使认知功能障碍的危险性降低 38%，说明了降压治疗预防认知功能障碍的有效性。这些追踪试验都显示，对高血压患者进行降压治疗可能会预防认知功能障碍和痴呆。

### 二、不同降压药物对认知障碍的预防作用

#### （一）利尿剂对认知功能障碍的预防作用

SHEP 试验是为比较高龄高血压患者用降压药治疗预防痴呆比安慰剂有效而进行的大规模试验，给药组首选利尿剂。结果显示，5 年后痴呆出现率在治疗组是 1.6%，安慰剂组是 1.9%，两组无差别。MRC 试验也是研究高龄高血压患者使用降压药治疗有效性的试验，给药组使用 β 受体阻滞剂和利尿剂，并与安慰剂组比较。对试验前和 54 个月后的精神状态进行测试，表明给药组和安慰剂组也无统计学意义的差别。然而，Kungsholmen 研究提示利尿剂可能有抑制痴呆的作用。有关利尿剂预防认知障碍的作用仍需进一步研究。

#### （二）钙通道阻滞剂对认知功能障碍的预防作用

Syst-Eur 试验比较尼群地平和安慰剂对高龄高血压患者心脑血管合并症的预防效果，并对研究对象中发生认知功能障碍和痴呆的 2418 个病例进行研讨。该试验在试验中途发现安慰剂组的脑卒中发病数多，因此试验进行 2 年即终止。在该时点安慰剂组有 21 例发生痴呆，给药组有 11 例，说明通过给药治疗可预防 50%的人群发病。因为痴呆的发病例数少，故对该结论的解释尚须慎重。值得注意的是，在痴呆的各种分型中，尼群地平对与血压关系不大的阿尔茨海默型痴呆预防效果最佳。Syst-Eur 试验虽在第 2 年中止，但其后又追踪了 4 年，这就是 Syst-Eur 追踪试验。在 2002 年国际高血压学会上发表了关于随后追踪期间的痴呆发病结果。原为安慰剂组的人群 4 年后有 43 例发生痴呆[7.1 例/（1000 人·年）]，而原给药组的人群有 21 例发生痴呆[3.3 例/（1000 人·年）]，减少了 55%的危险性（95%CI：24～73，P=0.0008）。由此可见，2 年前的钙通道阻滞剂治疗可以减少 4 年后痴呆的发病。从痴呆的类型上看，在 64 例痴呆患者中，阿尔茨海默型痴呆有 41 例（约占 2/3），血管性痴呆有 19 例。该试验提示钙通道阻滞剂对与高血压无关的阿尔茨海默型痴呆也可能有预防作用。

在预防阿尔茨海默型痴呆方面，钙通道阻滞剂除具降压作用外，还发挥以下神经保护机制。阿尔茨海默型痴呆的病理特征是出现淀粉样蛋白（Aβ）在脑内的沉积（老年斑）和阿尔茨海默神经原纤维缠结（NFT）及神经细胞坏死。早期变化是细胞外的 Aβ 沉积，这是由于其神经细胞毒性导致 NFT 的出现和神经细胞坏死。Aβ 的细胞毒性机制之一是 Ca 内环境稳定（Ca homeostasis）的障碍。在阿尔

茨海默型痴呆，导致 Ca 内环境稳定障碍的原因是复杂的，主要有以下两点：①因为细胞外的 Aβ 借助 L 型钙通道引起 $Ca^{2+}$ 内流，作为活化 $Ca^{2+}$ 激活蛋白酶的钙蛋白酶（calpain）或胱天蛋白酶（caspase）最终致细胞坏死；②内质网（ER）内 $Ca^{2+}$ 浓度下降，$Ca^{2+}$ 移行至线粒体，产生超氧自由基，导致细胞坏死。作为家族性阿尔茨海默型痴呆原因的衰老蛋白（presenilin）也参与该反应。钙通道阻滞剂通过 L 型钙通道阻断 $Ca^{2+}$ 内流。

## （三）血管紧张素转化酶抑制剂对认知功能障碍的预防作用

PROGRESS 试验入选 5 年内患过脑卒中的病例，予以 ACEI 培哚普利为基本降压药的治疗，观察预防脑卒中复发的有效性。结果显示，与安慰剂组相比，给药组痴呆发病率减少 12%，但无统计学差异。根据有无脑卒中再发分析发现，在脑卒中再发病例中，给药组痴呆危险性减少率为 34%。在非再发病例中，给药组和安慰剂组间无统计学差别。关于治疗与否对认知功能的影响，结果也相似，治疗有预防效果，尤其是在脑卒中再发病例（45%的预防作用；95%CI：21～61）。对基线有无认知功能障碍进行分组分析后发现，原有认知功能障碍者用药后未见预防痴呆的作用，而没有认知功能障碍的病例，治疗后危险性下降率为 31%。

## （四）血管紧张素Ⅱ受体阻滞剂对认知功能障碍的预防作用

SCOPE（study on cognition and prognosis in the elderly）研究旨在比较血管紧张素Ⅱ受体阻滞剂（ARB）坎地沙坦和安慰剂对高龄高血压患者合并症的预防效果。该试验以 70～89 岁的高龄老年人为对象，并将认知功能降低和痴呆发生作为终点。结果发现，MMSE 评分为 28 分以上的人在治疗组与安慰剂组间 MMSE 分值变化无差别，而在 MMSE 评分为 24～28 分的轻度认知功能障碍患者中，治疗组 MMSE 的降低程度小，说明在有轻度认知功能障碍的病例中，坎地沙坦可能预防认知功能障碍的进展。

近年来，ARB 预防认知功能障碍的效果得到了进一步认证，甚至其在老年 AD 患者中也有良好效果。Andrade 等[31]观察了 53 例有认知功能受损的老

年高血压患者，结果发现，坎地沙坦防治 AD 的作用优于赖诺普利和氢氯噻嗪。Hajjar 等[32]通过尸检观察到 ARB 降压治疗可减轻脑组织淀粉样变，减少 AD 的发生。Shindo 等[33]进行的动物实验发现，应用替米沙坦具有改善大鼠认知功能、脑的代谢及抗炎等作用。Kugerskaia 等[34]也发现，AD 的发生与肾素–血管紧张素系统密切相关，应用 ACEI 降压能够预防 AD。美国波士顿大学的研究结果证实（主要研究对象是退伍军人，男性），与 ACEI 和其他心血管药比较，ARB 降压能减轻和延缓 AD 的发生[35]。一些学者也认为 ARB 与 ACEI 合用防治 AD 的效果更好。ARB 使血浆中血管紧张素Ⅱ浓度增加，阻断血管紧张素Ⅱ1 型受体，刺激有降压和抗动脉硬化功能的血管紧张素Ⅱ2 型受体，ARB 防治 AD 的疗效是否确实与这些情况有关值得进一步研究。

（吴寿岭　吴云涛）

## 参 考 文 献

[1] Hebert R，Brayne C. Epidemiology of vascular dementia. Neuro-epidemiology，1995，14（5）：240-257.

[2] 黄文湧，杨敬源，杨星，等. 老年人高血压与认知功能得分的关系. 中华高血压杂志，2007，15（8）：656-660.

[3] 张钰聪，汤哲. 老年人高血压与认知功能. 高血压杂志，2005，13（7）：399-402.

[4] O'Donnell MJ，Xavier D，Liu L，et al. Risk factors for ischaemic and intracerebral haemorrhagic stroke in 22 countries（the INTERSTROKE study）：a case-control study. Lancet，2010，376（9735）：112-123.

[5] Kivipelto M，Ngandu T，Laatikainen T，et al. Risk score for the prediction of dementia risk in 20 years among middle aged people：a longitudinal，population-based study. Lancet Neurol，2006，5（9）：735-741.

[6] Dias EM，Giollo TJr，Martinelli DD，et al. Carotid intima-media thickness is associated with cognitive deficiency inhyperten Sive patients with elevated central systolic blood pressure. Cardiovase Ultrasound，2012，10：41.

[7] Cavalieri M，Schmidt R. New development in diagnosis of vascular cognitive impairmen t. J Neurol Sci，2010，299（1-2）：11-14.

[8] Joosten H，van Eersel ME，Gansevoort RT，et al. Cardiovascular disk profile and cognitive function in young，middle-aged，and elderly subjects. Stroke，2013，44（6）：1543-1549.

[9] Maillard P，Seshadri S，Beiser A，et al. Effects of systolic blood pressure on white-matter integrity in young adults in the Framingham hears study：a cross-sectional study. Lancet Neurol，2012，11（12）：1039-1047.

[10] Peila R，White LR，Petrovich H，et al. Joint effect of the APOE gene and midlife systolic blood pressure on late-life cognitive impairment：the Honolulu-Asia aging study. Stroke，2001，32（12）：2882-2889.

[11] Bellew KM，Pigeon JG，Stang PE，et al. Hypertension and the rate of

cognitive decline in patients with dementia of the Alzheimer type. Alzheimer Disease and Associated Disorders, 2004, 18(4): 208-213.

[12] Gentile MT, Poulet R, Di Pardo A, et al. Beta-amyloid deposition in brain is enhanced in mouse models of arterial hypertension. Neurobiology in Aging, 2009, 30(2): 222-228.

[13] Petrovitch H, White LR., Izmirilian G, et al. Midlife blood pressure and neuritic plaques, neurofibrillary tangles, and brain weight at death: The HAAS. Honolulu-Asia aging Study. Neurobiology of Aging, 2000, 21(1): 57-62.

[14] Knopman D, Boland LL, Mosley T, et al. Cardiovascular risk factors and cognitive decline in middle-aged adults. Neurology, 2001, 56(1): 42-48.

[15] Nation D, Wierenga CE, Delano-Wood L, et al. Elevated pulse pressure is associated with age-related decline in language ability. J Int Neuropsychol Soc, 2010, 16(5): 933-938.

[16] Bucur B, Madden DJ, Spaniol J, et al. Age-related slowing of memory retrieval: Contributions of perceptual speed and cerebral white matter integrity. Neurobiology of Aging, 2008, 29(7): 1070-1079.

[17] Brady CB, Spiro A, Gaziano JM. Effects of age and hypertension status on cognition: the Veterans Affairs Normative Aging Study. Neuropsychology, 2005, 19(6): 770-777.

[18] Moss MB, Jonak E. Cerebrovascular disease and dementia: a primate model of hypertension and cognition. Alzheimer's and Dementia, 2007, 3(2Suppl), S6-S15.

[19] Kitaguchi H, Tomimoto H, Ihara M, et al. Chronic cerebral hypoperfusion accelerates amyloid beta deposition in APPSwInd transgenic mice. Brain Research, 2009, 1294: 202-210.

[20] Kalaria RN. The role of cerebral ischemia in Alzheimer's disease. Neurobiology of Aging, 2000, 21(2): 321-330.

[21] Iadecola C. Best papers in hypertension: Hypertension and dementia. Hypertension, 2014, 64(1): 3-5.

[22] Faraco G, Iadecola C. Hypertension: a harbinger of stroke and dementia. Hypertension, 2013, 62(5): 810-817.

[23] Iadecola C. The pathobiology of vascular dementia. Neuron, 2013, 80(4): 844-866.

[24] Pires PW, Dams Ramos CM, Matin N, et al. The effects of hypertension on the cerebral circulation. Am J Physiol Heart Circ Physiol, 2013, 304(12): H1598-H1614.

[25] Durgan DJ, Bryan RMIr. Cerebrovascular consequences of obstructive sleep apnea. J Am Heart Assoc.2012, 1(4): e000091.

[26] Capone C, Faraco G, Coleman C, et al. Endothelin 1-dependent neurovascular dysfunction in chronic intermittent hypoxia. Hypertension, 2012, 60(1): 106-113.

[27] De Silva TM, Faraci FM. Effects of angiotensin II on the cerebral circulation: role of oxidative stress. Front Physiol, 2013, 3: 484.

[28] Dong YF, Kataoka K, Toyama K, et al. Attenuation of brain damage and cognitive impairment by direct renin inhibition in mice with chronic cerebral hypoperfusion. Hypertension, 2011, 58(4): 635-642.

[29] Tzourio C, Laurent S, Debette S. Is Hypertension associated With an Accelerated Aging of the Brain? Hypertension, 2014, 63(5): 894-903.

[30] Celle S, Annweiler C, Pichot V, et al. Association between ambulatory 24-hour blood pressure levels and brain volume reduction: a cross-sectional elderly population-based study. Hypertension, 2012, 60(5): 1324-1331.

[31] Haijar I, Mack W, LipsitzL. Do angiotensin receptor blockers really hold promise for the improvement of cognitive function?reply. Arch Intern Med, 2012, 172(15): 1191-1192.

[32] Hajjar I, Brown L, MackWJ, et al. Impact of angiotensin receptor blockers on Alzheimer disease neuropathology in a large brain autopsy series. Arch Neurol, 2012, 69(12): 1632-1638.

[33] Shindo T, Takasaki K, Onimara R, et al. Ameliorative effects of telmisartan on the inflammatory response and impaired spatial memory in a rat model of Alzheimer's disease incorporating additional cerebrovascular disease factors. Biol Pharm Bull, 2012, 35(12): 2141-2147.

[34] Kugerskaia EV. Angiotensin coverting enzyme and Alzheimer's desease. Biomed Khim, 2013, 59(1): 5-24.

[35] Li NC, Lee A, Whitmer RA, et al. Use of angiotensin receptor blockers and risk of dementia in predominantly male population: prospective cohort analysis. BMJ, 2010, 340: b5465.

# 第六章

# 高血压患者心率增快的风险与管理

心率增快本质上反映了交感神经的过度激活，其是交感神经活性的重要标识，交感神经的激活是高血压发生发展的重要因素。高血压合并慢性心率增快可增加心血管疾病风险。慢性心率增快是高血压患者发生心血管事件的独立危险因素，所以除了关注血压下降，心率应成为高血压患者管理方面的新关注点及治疗靶点。

几个世纪以来，心率一直是人类健康和疾病的标志。前瞻性研究和回顾性观察性研究在过去的几十年中累积了很多的证据，证实心率增快是心血管疾病的危险因子。1044 例急性心肌梗死患者中，心率大于 90 次/分患者较心率小于 70 次/分患者住院期间死亡率和一年后死亡率显著增加（分别为 5.2%和 15.1%）[1]。最近的研究显示心力衰竭患者的心率可作为潜在可改变的危险因素，入院患者心率增快，无论是窦性心率或者心房颤动，均与 30 天死亡率呈正相关（窦性 HR=1.30；95% CI：1.22～1.39；房颤 HR=1.23，95% CI：1.16～1.29）[2]。上述研究证实静息心率是冠心病及心力衰竭的危险因素。

但是，对于高血压患者，心率的增快是否增加高血压的发生率，是否导致高血压患者靶器官损害及心血管事件的增加，改善心率后是否改善高血压患者的预后等相关问题仍存较大争议。

## 第一节　心率影响血压的机制

心率通过对人体的影响（包括细胞信号通路、血管活性物质失衡、交感神经活性等方面）而影响血压。

## 一、血管活性物质失衡

体外研究[3]表明，脉搏频率增加（与升高心率相似的机械效应）诱导血管内皮细胞产生炎症因子，增加促凝血因子的转录和活性氧簇的形成。心率的增快导致大量血管平滑肌细胞聚集、细胞外基质蛋白（纤连蛋白、胶原蛋白）沉着、生长因子水平上调、血管氧化应激反应加速、内皮功能异常及管壁结构的改变（图 10-6-1）。这些改变提示长期心率增快可导致心肌耗氧增加，动脉粥样硬化病变加速和动脉僵硬度增加，进而影响血压水平。

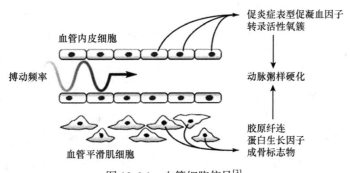

图 10-6-1　血管细胞信号[3]

## 二、心率与交感神经活性

窦房结在脑力和体力活动的作用下，通过自主神经系统和循环中的激素进行调节心率。因此，心率的增加可以反映交感神经张力增加和迷走神经张力减弱之间的不平衡。同时静息心率增快是身体健康状况不佳或体力活动较低的一个指标，与副交感神经张力的下调有关，可以通过增加体力活动而得到改善[4, 5]。

去甲肾上腺素和肾上腺素是由肾上腺髓质分泌的激素，人体和动物研究均证实其分泌主要受交感神经张力的影响[6, 7]。交感神经兴奋时，交感神经节后纤维末梢释放去甲肾上腺素，去甲肾上腺素作用于心肌细胞膜上的 $\beta_1$ 受体，激活 $\beta_1$ 受体后通过环磷酸腺苷的第二信使作用使细胞膜对不同离子的通透性发生改变，从而引起心率加快、房室传导加快、心肌收缩力加强；去甲肾上腺素还作用于血管平滑肌上的 $\alpha$ 受体及 $\beta_2$ 受体（主要作用于 $\alpha$ 受体），从而引起血管平滑肌收缩，外周阻力升高，血压升高。Mancia 等[8]认为，在若干高血压的动物模型及临床研究中，高血压的早期和晚期都有交感神经过度激活参与高血压的发生和发展。原发性高血压患者心血管自主神经系统调节失调，主要表现为交感神经张力增强，迷走神经张力减弱。因此在高血压患者中，由于交感神经的过度激活，血液中去甲肾上腺素等儿茶酚胺浓度升高，而儿茶酚胺浓度升高是心率增快的直接因素。Tochikubo 等[9]研究显示静息心率增快是交感神经过度激活的可靠指标。

# 第二节　心率与高血压的关系

## 一、心率与高血压发病率的关系

心率增快是否与高血压的发生发展有关呢？队列研究显示基线时心率增快与高血压的发生相关。在 HAEVEST 研究中，年轻的 1 级高血压患者（基线心率持续增快大于 85 次/分）与心率正常者相比，进展为持续性血压升高的风险增加 2 倍[10]。在 2000人血压正常的队列人群中随访 3 年，心率大于 71 次/分的人群较心率 59～64 次/分的人群高血压的风险增加 60%[11]。Benetos 调查[12]显示：与心率<65 次/分者

相比，心率>85 次/分者收缩压升高 12mmHg，舒张压升高 7mmHg。西班牙一项 ABPM 登记研究纳入11 4901 例高血压患者，显示难治性高血压患者更易伴发交感神经过度激活，心率较血压正常组高[13]。欧洲单纯收缩期高血压的研究[14]将 4682 名受试者（未治疗时收缩压在 160～219mmHg，舒张压<95mmHg）分为安慰剂组和高血压药物治疗组，平均随访 2 年后发现，安慰剂组 2293 名受试者中心率>79 次/分者的死亡率是心率≤79 次/分者的1.89 倍，心率与全因死亡率、心血管死亡率及非心血管死亡率密切相关。以上多项研究结果提示，静息心率快的人群高血压发生率增加，静息心率的增加也预示高血压患者预后不良，静息心率是高血压患者死亡的预测因子，并独立于传统危险因素。

## 二、心率与高血压患者靶器官损害的关系

**1. 静息心率与高血压患者血管损害的关系**内皮功能损伤被认为是高血压最早期和最重要的血管损害。内皮素-1（ET-1）在临床上常被用来反应血管内皮细胞的功能，当高血压患者血管内皮受损后，内皮产生的一氧化氮减少，内皮收缩因子 ET-1增多。内皮依赖性舒张功能减退是指在药物或生理性刺激的作用下释放血管活性物质—氧化氮（NO）、前列环素（$PGI_2$）和内皮衍生超极化因子（EDHF），从而引起血管舒张。Custodis 等[15]用伊伐布雷定降低高脂肪喂养小鼠的心率 6 周后，发现小鼠心率下降 13.4%，内皮依赖性血管舒张功能也明显改善，内皮功能改善独立于血压或血脂改变。以上研究提示，降低心率能改善内皮依赖性血管舒张功能。

心率增快影响血管结构及功能的机制较复杂，有研究认为其主要从切应力、周期性张力、内皮细胞功能几个方面来影响心血管的结构和功能。切应力是指血液流动对血管壁及内皮细胞产生的摩擦力。心率增快改变了切应力的大小、方向及频率，对内皮细胞功能产生不利影响。周期性张力是指血压随心率周期性波动产生的垂直于血管壁的压力。静息心率加快者，其血管壁承受的周期性张力时间及频率均增加，动脉粥样硬化的损伤风险更大。内皮细胞功能障碍导致一氧化氮释放减少、内皮源性收缩因子释放增多，是心血管危险因素的共同特征，在动脉粥样硬化疾病的发生、发展及临床表现中起

重要作用。心率下降可能促进一氧化氮释放，参与内皮功能改善。心率增快可通过上调炎症细胞因子导致内皮功能障碍。

人的静息心率从 60 次/分增加到 90 次/分会导致颈动脉及外周动脉的扩张性下降。在动物实验中，心率增快也会导致动脉的硬化。对于降压治疗的高血压患者，较高的心率也会加速动脉硬化的进程。动脉硬化会增加脉搏波传导速度，更会引起动脉及器官的损害。Park 等[16]观察了 641 例健康体检者，发现校正年龄后的踝臂脉搏波传导速度（baPWV）值随着静息心率的增加而增加，提示静息心率与动脉僵硬度呈显著正相关。随访 6 年的队列研究显示心率增快与脉搏波传导速度（PWV）增加相关，提示心率增快加速了动脉粥样硬化[17, 18]。

**2. 静息心率与高血压患者肾脏损害关系**　肾脏交感神经与肾功能密切相关，交感神经过度激活后，突触前神经元释放去甲肾上腺素，后者与平滑肌的 $\alpha_1$ 受体结合，使肾脏内血管收缩，肾脏血流下降，尿钠排泄减少，肾小球滤过率下降，导致并加速高血压肾病的发生和发展。对 129 例难治性高血压患者随访至少 6 个月，心率较快者（平均 72 次/分比 64 次/分），微量白蛋白尿比例明显增加（60.3%比 36.4%）[19]。ONTARGET 研究和 TRANSCEND 入组 28 757 例心血管事件高危人群，心率>80 次/分者与心率<60 次/分者相比，新发的微量白蛋白尿风险为 1.49（CI：1.29～1.71；$P$<0.0001），显示静息心率是其肾脏终点的潜在预测因子[20]。

**3. 静息心率与高血压患者心脏损害的关系**　心室肌的收缩及心肌氧耗直接与心率相关，因为心率增快，舒张期缩短，冠脉的供血也会相应减少，静息心率增快是高交感神经活性的标识。长期的全身小动脉管腔变狭窄导致周围血管阻力上升是左心室肥厚的主要原因，较严重的左心室肥厚常引起比较高的心率，而增快的心率更进一步减少冠脉舒张期储备和冠脉血流，继而增加左心室肥厚的概率，左心室肥厚是高血压患者心血管事件的危险因素。一项针对高血压患者的为期 20 年的前瞻性研究评估了动脉血浆儿茶酚胺和超声心动图测得左心室随访参数之间的关系，显示交感神经活性增加与左心室质量及左心室质量指数成正比[21]。在 LIEF 研究中，利用药物治疗的左心室肥厚高血压患者，静息

心率增加 10 次/分，心血管或者全因死亡增加 25%，而且在随访期持续心率≥84 次/分，心血管和全因死亡风险加倍[22]。

## 三、心率与高血压患者心血管事件的关系

既往流行病学调查资料显示，心率增快是导致高血压患者心血管事件增加的独立危险因素。陆续发表的一些研究亚组也显示高血压患者心率增快与终点事件是密切相关的。在 VALUE 研究中，患者基线心率每增加 10 次/分，心血管终点事件的发生随之而增加，1 年随访时即使血压控制达标，心率>80 次/分者较心率低者一级终点也增加 53%，血压未达标者（BP<140/90mmHg），一级终点增加 34%[23]。在 LIFE 研究中，与心率<84 次/分相比，持续或心率增快至 84 次/分以上的高血压患者新发心力衰竭的风险增加 1.59 倍[24]。

## 第三节　控制心率改善高血压患者预后的作用

## 一、心率干预的切入点

传统上正常心率定义为 60～100 次/分，但诸多临床研究均显示在此范围内，较高水平的心率仍然会增加高血压患者的心血管事件发生率及死亡率。美国国立卫生院（National Institutes of Health，NIH）进行的 51 936 例高血压患者静息心率与全因死亡及心血管死亡的分析报告显示：在校正了 13 项与心率相关的危险因子参数后，静息心率≥80 次/分与心率 60 次/分比较，全因死亡增加 66%，心血管死亡增加了 87%[25]。而 VALUE 亚组分析也显示：高血压患者心率≥79 次/分者与其余患者相比，每年主要终点事件发生率显著升高[24]。其原因可能在于，交感神经过度激活会造成多种靶器官损害，从而导致病情恶化和预后不良。已知冠心病和心力衰竭常常伴有肾素–血管紧张素–醛固酮系统（RAAS）及交感神经的激活，一旦激活将对心血管的预后产生不利的影响。NIH 研究提示，高血压患者心率≥80 次/分是一种风险增高的切点。"十一五"项目控制高血压的综合防治（CHIEF）研究[26]的初步结果显示，心率>80 次/分时，心血管事件和全因死亡率均有

显著增加。另一组来自难治性高血压患者随访的队列分析报告[27]发现心率与心血管事件存在 J 型曲线，心率为 60～75 次/分时致死和非致死心血管事件、全因死亡发生率最低，而心率为＞75 次/分时全因死亡及心血管死亡增加。心率＜60 次/分时心血管事件增加。INVEST 研究入组高血压合并冠心病患者，发现 HR＞75 次/分及 HR＜60 次/分均与心血管事件增加相关，提示心率与心血管事件之间也存在"J"形曲线，不同的人群，不同的年龄，合并不同的疾病，J 点可能不完全一样，干预点也将不一样。最近发表的高血压患者心率管理中国专家共识建议[28]将我国高血压患者心率干预的切点定义为静息心率＞80 次/分，24h 动态心率＞75 次/分。

## 二、高血压患者 β 受体阻滞剂减慢心率的效益

虽然高血压患者心率增快与不良预后密切相关，但迄今为止尚缺乏有效证据支持将心率作为高血压患者药物治疗的干预目标与选择降压药物的依据。Bangalore 等的荟萃分析发现，与其他降压药物或安慰剂相比，应用 β 受体阻滞剂将心率降至较低水平却可能增高全因死亡率、心血管死亡率、心肌梗死、脑卒中和心力衰竭的风险[29]。这项荟萃分析所用的数据是合并各个随机化临床试验得到的，主要为 ASCOT、INVEST 和 LIFE 三大研究。这三大研究中使用的 β 受体阻滞剂都为阿替洛尔，阿替洛尔由于其药理缺陷也导致上述结论并不能代表现在高选择性的 β 受体阻滞剂。另外，这些研究测量心率的方法都不一样，这也会使数据有异质性，从而影响荟萃分析结果，所以这并不足以说明心率增快的高血压患者应用 β 受体阻滞剂治疗有害。因此，尚需高质量随机对照试验证实心率增快的高血压患者应用 β 受体阻滞剂的疗效与安全性，以及减慢心率带来的显著临床效益。

## 第四节　高血压患者的心率管理

### 一、监 测 心 率

重视监测高血压患者心率的指标，测量方式包括诊室心率、家庭自测心率、动态心率。Hozawa 等的研究发现家庭自测心率每增加 5 次/分，死亡风险增加 17%，但这个研究没有比较诊室心率和自测心率的预测价值，虽然没有对比数据，但这个研究也提示家庭自测心率是低于诊室心率的。最近的研究[30]数据表明，就像动态血压一样，动态心率可以提供临床更多的预测价值。24h 平均心率＞75 次/分，心血管死亡和全因死亡均增加，所以除了偶测心率外，应进行 24h 动态心率监测，并关注夜间心率和清晨心率。夜间心率过快通常反映夜间交感神经活性增强，夜间（睡眠）平均心率较白天（清醒）平均心率对心血管事件风险和死亡率有更好的预测价值[31]，而清晨血压升高和心率增快可能增加心脑血管事件，且多见于老年人。对于心律失常患者，推荐通过心脏听诊计数心率。《中国高血压心率管理专家共识》还给出了如下静息心率的测量建议。

（1）测量前应避免运动、吸烟、饮酒及饮用咖啡。

（2）至少休息 5min。

（3）根据患者情况适当延长休息时间。

（4）避免噪声和交谈。

（5）室温合宜。

（6）首选坐姿，取舒适坐位，双腿不交叉。

（7）通过触摸脉搏计数心率时，时间不应短于 30s。

（8）每次测量完血压后应测量心率，至少测量 2 次心率并取平均值。

（9）通过心电图计数心率可以接受，但不推荐。

### 二、排除心率增快的继发性原因

单纯高血压伴心率增快患者，排除引起心率增快的继发性原因并给予非药物治疗。临床上常见引起心率增快的原因如下。

（1）贫血、甲状腺功能亢进、焦虑等，如存在宜首先针对原发疾病和因素进行治疗。

（2）排除心率过快的继发病因后，首要目标是改善不健康的生活方式，尤其对于静坐生活方式者，以及超重、肥胖和代谢综合征患者。推荐进行有氧运动，控制体重，提高身体素质和运动耐力，有规律的长期锻炼可降低交感神经活性，增加迷走神经张力。

（3）吸烟、饮酒及饮用大量咖啡也可促进交感

神经兴奋，促使心率增快，所以应劝戒心率增快的患者减少乙醇和咖啡的摄入。

## 三、单纯高血压伴心率增快的药物治疗

首选兼有减慢心率作用的β受体阻滞剂。β受体阻滞剂主要分为三类（详见表 10-6-1）：第一类，非选择性β（$β_1+β_2$）受体阻滞剂，代表药物有普萘洛尔，因其阻断$β_2$受体，不良反应多，且为短效药，已很少用于高血压的治疗。第二类，选择性$β_1$受体

阻滞剂，国内主要代表药物有美托洛尔、阿替洛尔及比索洛尔，既往基于阿替洛尔的临床研究证实了其心血管保护作用较弱，故高血压伴心率增快患者的治疗首先推荐有高血压相关亚组分析结果的选择性$β_1$受体阻滞剂美托洛尔和比索洛尔。第三类，同时作用于β受体和$α_1$受体的阻滞剂，主要代表药有卡维地洛、阿罗洛尔及拉贝洛尔。拉贝洛尔为短效降压药，每天需口服 2～3 次，因其对胎儿生长发育的不良影响极小，故常用于治疗妊娠期高血压。

**表 10-6-1　我国常用的兼具降压和减慢心率作用的药物[29]**

| 分类 | 代表药物 | 主要不良反应 | 禁忌证 |
| --- | --- | --- | --- |
| β受体阻滞剂 | | | |
| 非选择性β（$β_1+β_2$）受体阻滞剂 | 普萘洛尔 | 房室传导阻滞<br>窦房结功能障碍<br>肢端循环障碍 | 二度及以上房室传导阻滞<br>病态窦房结综合征<br>哮喘 |
| 选择性$β_1$受体阻滞剂 | 美托洛尔<br>阿替洛尔<br>比索洛尔 | 剂量过大时可出现房室传导阻滞、窦房结功能障碍、<br>肢端循环障碍等不良反应 | |
| β受体和$α_1$受体阻滞剂 | 卡维地洛<br>阿罗洛尔<br>拉贝洛尔 | 房室传导阻滞<br>窦房结功能障碍 | |
| 非二氢吡啶类钙通道阻滞剂 | 维拉帕米缓释片<br>地尔硫䓬缓释片 | 房室传导阻滞<br>窦房结功能障碍 | 二度及以上房室传导阻滞<br>病态窦房结综合征<br>心力衰竭 |

高血压伴心率增快的另一类常用降压药为非二氢吡啶类钙通道阻滞剂（CCB），该类药物阻断心肌细胞 L 型钙通道，使其具有负性肌力、负性传导、负性频率作用。此类药物减慢心率，但并不抑制交感神经活性，因此，心率较快、交感神经活性增强的患者应首选β受体阻滞剂，患者不能耐受β受体阻滞剂或非交感激活的快心率患者则选择缓释的非二氢吡啶类 CCB。

对于单纯高血压患者，尽管控制心室率的获益价值仍没有足够高级的证据支持，但《高血压患者心率管理中国专家共识》建议高血压治疗中应常规监测心率并给予控制（图 10-6-2）。在治疗高血压的过程中，心率应作为一个重要的监测指标。

## 四、高血压合并冠心病患者的心率管理

静息心率与高血压患者合并冠心病的发生密切相关，对于高血压合并冠心病患者，更应该加强心率的管理。Heidland 和 Strauer[32]对冠心病患者的研究发现，心率增快与冠状动脉斑块破裂显著相关。

β受体阻滞剂可减少心肌氧耗、改善心肌缺血和心绞痛症状、减轻室壁张力而减少心肌重构、延长舒张期而改善心肌灌注、减少心血管事件。因此，国内外冠心病指南均指出，β受体阻滞剂是治疗冠心病的推荐药物，尤其是对于合并心绞痛、心肌梗死和心力衰竭的患者。《2015 AHA/ACC/ASH 冠心病患者高血压治疗的科学声明》指出：β受体阻滞剂对于心绞痛患者、曾有过心肌梗死的患者和无论有无心力衰竭症状但有左心室功能不全的患者，仍然是标准治疗，除非有禁忌证。建议将急性冠状动脉综合征（心肌梗死和不稳定型心绞痛）患者的静息窦性心率维持在 50～60 次/分[33, 34]，慢性稳定性冠心病患者静息心率控制在 55～60 次/分。

## 五、高血压合并心力衰竭患者的心率管理

心率增快导致心脏负荷增加，加重心肌的损害，是慢性心力衰竭的危险因素。Nanchen 等[35]进行的 Rotterdam 研究结果表明，656 例研究对象在随访

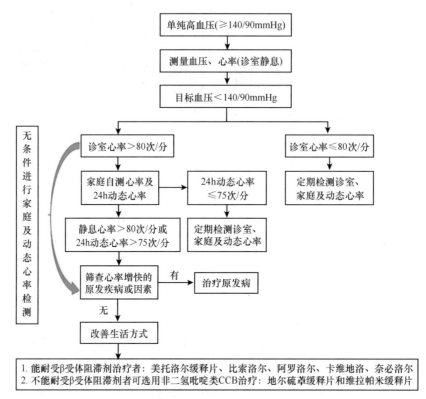

图 10-6-2　高血压患者心率管理流程图[29]

期间发展成心力衰竭，随着静息心率增快，男性心力衰竭的发生率增加。CIBIS-Ⅱ研究[36]对慢性心力衰竭患者进行随访，表明基础心率和治疗后心率的改变均与生存率显著相关。因此，高血压合并心力衰竭患者的心率更应该得到严格控制。慢性左室射血分数下降性心力衰竭（HFrEF）的患者，在血压能够耐受的情况下，建议将静息窦性心律控制于＜70 次/分，首选 β 受体阻滞剂（比索洛尔、美托洛尔缓释片、卡维地洛三选一），无法达到靶心率的患者或不能耐受 β 受体阻滞剂的患者，推荐选用伊伐布雷定[37, 38]，以期进一步降低心力衰竭住院率和心血管死亡率。高血压心脏病合并左室射血分数保留性心力衰竭（HFpEF）的部分患者存在心率储备的降低（心脏变时功能不全，运动时心率不能相应增加），β 受体阻滞剂的使用宜相对谨慎，不宜将心率降得过低。

交感神经的激活是高血压发生发展的重要因素，高血压合并慢性心率增快会增加心血管疾病风险，慢性心率增快是高血压患者发生心血管事件的独立危险因素。在高血压患者的管理方面，关注血压下降的同时，建议常规监测心率，包括诊室心率、家庭自测心率及动态心率。我国最新高血压患者干预切点定义为静息心率＞80 次/分，24h 动态心率＞75 次/分。对于单纯高血压患者，给予调整生活方式及药物治疗干预；对于合并心脑血管疾病的患者，应予以药物治疗，控制相应的靶心率。

（周　丹　冯颖青）

## 参 考 文 献

[1] Disegni E, Goldbourt U, Reicher-Reiss H, et al. The predictive value of admission heart rate on mortality in patients with acute myocardial infarction. SPRINT Study Group. Secondary Prevention Reinfarction Israeli Nifedipine Trial. J Clin Epidemiol, 1995, 48（10）: 1197-1205.

[2] Laskey WK, Alomari I, Cox M, et al. Heart rate at hospital discharge in patients with heart failure is associated with mortality and rehospitalization. J Am Heart Assoc, 2015, 4（4）: e001626.

[3] Courand Pr, Lantelme P. Significance, prognostic value and management of heart rate in hypertension. Archives of Cardiovascular Diseases, 2014, 107（1）: 48-57.

[4] Church TS, Earnest CP, Skinner JS, et al. Effects of different doses of physical activity on cardiorespiratory fitness among sedentary, overweight or obese postmenopausal women with elevated blood pressure: a randomized controlled trial. JAMA, 2007, 297（19）: 2081-2091.

[5] Curtis JM, Horton ES, Bahnson J, et al. Prevalence and predictors of abnormal cardiovascular responses to exercise testing among individuals with type 2 diabetes: the Look AHEAD（Action for Health

in Diabetes）study. Diabetes Care，2010，33（4）：901-907.

[6] Palatini P，Mos L，Santonastaso M，et al. Resting heart rate as a predictor of body weight gain in the early stage of hypertension. Obesity（Silver Spring），2011，19（3）：618-623.

[7] Shigetoh Y，Adachi H，Yamagishi S，et al. Higher heart rate may predispose to obesity and diabetes mellitus：20-year prospective study in a general population. Am J Hypertens，2009，22（2）：151-155.

[8] Mancia G，Seravalle G，Grassi G. Sympathetic nervous factors，pressure variability and organ damage in arterial hypertension. Ann Ital Med Int，1997，12（4）：217-222.

[9] Tochikubo O，Mizushima S，Watanabe J，et al. Base heart rate during sleep in hypertensive and normotensive subjects. J Hypertens，2001，19（6）：1131-1137.

[10] Lantelme P，Courand PY. Clinical value of central blood pressure. Presse Med，2011，40（7-8）：700-706.

[11] Inoue T，Iseki K，Iseki C，et al. Higher heart rate predicts the risk of developing hypertension in a normotensive  screened cohort. Circ J，2007，71（11）：1755-1760.

[12] Benetos A. Hypertension--heart rate and cardiovascular risk. Arch Mal Coeur Vaiss，2000，93（11 Suppl）：1371-1376.

[13] Sierra A D L Calhoun DA，vinyoces E，et al. Heart rate and heart rate variability in resistant versus controlled hypertension and in true versus white-coat resistance. Journal of Human Hypertension，2014，28（7）：416-420.

[14] Palatini P，Thijs L，Staessen J A，et al. Predictive value of clinic and ambulatory heart rate for mortality in elderly subjects with systolic hypertension. Arch Intern Med，2002，162（20）：2313-2321.

[15] Custodis F，Baumhakel M，Schlimmer N，et al. Heart rate reduction by ivabradine reduces oxidative stress，improves endothelial function，and prevents atherosclerosis in apolipoprotein E-deficient mice. Circulation，2008，117（18）：2377-2387.

[16] Park B J，Lee HR，Shim JY，et al. Association between resting heart rate and arterial stiffness in Korean adults. Arch Cardiovasc Dis，2010，103（4）：246-252.

[17] Saladini，Benetti，Zanatta，et al. Evolution of Parameters of Arterial Distensibility in A Cohort of Young-to-Middle-Age Hypertensive Subjects. Journal of Hypertension，2010，28：176.

[18] Tomiyama H，Hashimoto H，Tanaka H，et al. Synergistic relationship between changes in the pulse wave velocity and changes in the heart rate in middle-aged Japanese adults：a prospective study. Journal of Hypertension，2010，28（4）：687-694.

[19] Modolo R，Ruggeri Barbaro N，de Faria AP，et al. The white-coat effect is an independent predictor of myocardial ischemia in resistant hypertension. Blood Pressure，2014，23（5）：276-280.

[20] Böhm M，Schumacher H，Schmieder RE，et al. Resting heart rate is associated with renal disease outcomes in patients with vascular disease：results of the ONTARGET and TRANSCEND studies. 2015，278（1）：38-49.

[21] Strand AH，Gudmundsdottir H，Os I，et al. Arterial plasma noradrenaline predicts left ventricular mass independently of blood pressure and body build in men who develop hypertension over 20 years. Journal of Hypertension，2006，24（5）：905-913.

[22] Okin PM，Kjeldsen SE，Julius S，et al. All-cause and cardiovascular mortality in relation to changing heart rate during  treatment of hypertensive patients with electrocardiographic left ventricular hypertrophy. Eur Heart J，2010，31（18）：2271-2279.

[23] Paul L，Hastie CE，Li WS，et al. Resting heart rate pattern during follow-Up and mortality in hypertensive patients. Hypertension，2010，55（2）：567-574.

[24] Julius S，Palatini P，Kjeldsen SE，et al. Usefulness of heart rate to predict cardiac events in treated patients with high-risk systemic hypertension. American Journal of Cardiology，2012，109（5）：685-692.

[25] Saxena A，Minton D，Lee DC，et al. Protective role of resting heart rate on all-cause and cardiovascular disease mortality. Mayo Clin Proc，2013，88（12）：1420-1426.

[26] Wang W，Li-Yuan MA，Zhang YQ，et al. Rational and Design of Chinese Hypertension Intervention Efficacy Study（CHIEF）：A Multi-center，Randomized Controlled Trial of a Combination of Antihypertensive，Lipid Modification and Lifestyle Interventions in Hypertensive Patients（protocol）. Chinese Journal of Evidence-Based Medicine，2007，11：327.

[27] Salles GF，Cardoso CR，Fonseca LL，et al. Prognostic significance of baseline heart rate and its interaction with beta-blocker use in resistant hypertension：a cohort study. Am J Hypertens，2013，26（2）：218-226.

[28] 施仲伟，冯颖青，林金秀，等. 高血压患者心率管理中国专家共识. 中国医学前沿杂志（电子版），2017，9（8）：29-36.

[29] Bangalore S，Sawhney S，Messerli FH. Relation of beta-blocker-induced heart rate lowering and cardioprotection in hypertension. J Am Coll Cardiol，2008，52（18）：1482-1489.

[30] Palatini P，Reboldi G，Beilin LJ，et al. Predictive value of night-time heart rate for cardiovascular events in hypertension. The ABP-International study. Int J Cardiol，2013，168（2）：1490-1495.

[31] Johansen CD，Olsen RH，Pedersen LR，et al. Resting，night-time，and 24h heart rate as markers of cardiovascular risk in middle-aged and elderly men and women with no apparent heart disease. Eur Heart J，2013，34（23）：1732-1739.

[32] Heidland UE，Strauer BE. Left ventricular muscle mass and elevated heart rate are associated with coronary plaque disruption. Circulation，2001，104（13）：1477-1482.

[33] Amsterdam EA，Wenger NK，Brindis RG，et al. 2014 AHA/ACC Guideline for the Management of Patients with Non-ST-Elevation Acute Coronary Syndromes：a report of the American College of Cardiology/American Heart Association Task Force on Practice Guidelines. J Am Coll Cardiol，2014，64（24）：e139-e228.

[34] Bassand JP，Hamm CW，Ardissino D，et al. Guidelines for the diagnosis and treatment of non-ST-segment elevation acute coronary syndromes. Rev Port Cardiol，2008，27（9）：1063-1143.

[35] Nanchen D，Leening MJ，Locatelli I，et al. Resting heart rate and the risk of heart failure in healthy adults：the Rotterdam Study. Circ Heart Fail，2013，6（3）：403-410.

[36] The Cardiac Insufficiency Bisoprolol Study Ⅱ（CIBIS-Ⅱ）：a randomised trial. Lancet，1999，353（9146）：9-13.

[37] Ponikowski P，Voors AA，Anker SD，et al. 2016 ESC Guidelines for the Diagnosis and Treatment of Acute and Chronic Heart Failure. Rev Esp Cardiol（Engl Ed），2016，69（12）：1167.

[38] Yancy CW, Jessup M, Bozkurt B, et al. 2017 ACC/AHA/HFSA Focused Update of the 2013 ACCF/AHA Guideline for the Management of Heart Failure: A Report of the American College of Cardiology/American Heart Association Task Force on Clinical Practice Guidelines and the Heart Failure Society of America. Circulation, 2017, 136 (6): e137-e161.

# 第七章

# 高血压与性功能障碍

高血压是一种常见的心血管疾病，根据 2000 年前后的一项调查，全世界有 26.4%的人口受到高血压的影响。高血压是多种心脑血管疾病如心力衰竭、心肌梗死、脑卒中和外周血管病等的危险因素[1]。

男性性功能障碍包括勃起功能障碍（ED）、性欲减退、性高潮障碍和射精功能障碍等。其中，ED 是男性性功能障碍最常见的一种。女性性功能障碍指女性无法达到期待的性行为，在性行为中无法得到满足，分为性欲减少或缺失、性厌恶、生殖器反应障碍、性高潮缺失、非器质性性交疼痛、非器质性性交困难等[2]。

在高血压患者中，性功能障碍发生率明显增高。性功能障碍除了影响患者生活质量，还影响高血压患者的治疗依从性[3]。性功能障碍可作为预测心血管疾病的诊断指标，它是男性心血管疾病患者全因死亡率和心血管复合终点的强烈预测因素之一[3]。高血压与性功能障碍存在着密切的关系。本章将从高血压对性功能的影响、高血压影响性功能的机制、降压药对性功能的影响和性功能障碍防治措施四个方面来系统阐述二者之间的关系。

## 第一节　高血压对性功能的影响及其机制

### 一、高血压对性功能的影响

高血压与性功能障碍的患病率有显著关系。高血压患者出现性功能障碍的可能性比正常人明显增高，相对风险为正常人的 1.3～6.9 倍[4, 5]，并且性功能障碍的程度也更为严重[6]。血压增高，特别是收缩压增高是 ED 重要的危险因素之一。对男性而言，

收缩压≥140mmHg 人群的 ED 患病率是收缩压＜140mmHg 人群的2倍[7]。国内研究显示了类似结果，与正常男性相比，男性高血压患者在勃起功能方面的评分明显降低，ED 患病率明显增高，而且多因素回归分析提示收缩压升高及年龄增加是男性高血压患者性功能障碍的危险因素[8]。

关于高血压对女性性功能影响的研究较少。一项对高血压门诊就诊女性患者的研究显示该群体性功能障碍患病率远远高于健康人群（42.1%比19.4%，$P<0.001$），而良好的高血压控制可以减少性功能障碍的发生，并且血压值与国际女性性功能指数呈显著负相关[9]。中国人群研究显示，与正常女性相比，女性高血压患者性功能障碍患病率明显升高，性欲、性唤起、阴道润滑、疼痛层面的得分降低，性高潮及性满意度的得分则无显著差异[8]。在对 454 名女性高血压患者的问卷调查中发现，高血压与性兴奋维持障碍、性欲低下、低婚姻率、阴道干燥和性生活频率等显著相关[10]。

### 二、高血压影响性功能障碍的机制

目前关于高血压影响男性性功能的机制有多种解释。

**1. 第一种解释认为男性高血压患者性功能的降低可能与性激素水平的改变有关**　影响男性性功能的激素主要有睾酮、催乳素和促性腺激素[11]。男性高血压患者性激素水平与正常男性相比存在显著差异。文献报道男性高血压患者游离睾酮、总睾酮和雄烯二酮水平比正常男性明显降低，而雌二醇水平则升高[12]。未经治疗的男性高血压患者血浆睾酮水平比正常人群显著降低，睾酮水平与性活动呈正相关，与血压水平呈负相关，提示高血压可能通过

下调睾酮水平来降低男性高血压患者性功能[13]。另一项研究也发现睾酮水平与男性收缩压及舒张压呈显著负相关，但未发现雄烯二酮、雌激素、雌二醇及性激素结合球蛋白与血压的关系[14]。对中国中老年男性高血压患者的研究显示，高血压患者性功能比正常男性明显降低，同时伴随血清性激素、雌二醇及孕激素水平的明显下降[15]。高血压与睾酮水平的关联性提示了以下三种可能。

第一种可能：血清睾酮水平影响血压调节，也就是说，高血压与低睾酮含量的关系可能是由于低睾酮水平促进了高血压的发病。心血管系统中已经发现类固醇受体。在男性冠心病患者冠状动脉中注入睾酮也可以引起动脉扩张。而撤除男性雄性激素可引起中心动脉顺应性的下降[11]。睾酮直接刺激培养大鼠的心房和心室肌细胞合成和分泌心钠素（心房钠尿肽）等[16]。睾酮可以使雄性及雌性兔的主动脉及冠状动脉显著扩张[17]。这些研究都提示了睾酮等性激素对血压的调节作用。

第二种可能：血压升高引起睾酮合成减少或清除增加，即高血压可能引起睾酮的减少。

第三种可能：某些参与血压调节的基因同时也调节睾酮水平，或者调控两性状的基因可能存在连锁遗传的现象。研究显示有高血压家族史的男性睾酮水平比正常水平要低，这也从侧面证明了基因关联的可能[12]。动物研究也证明了这种可能性，钠肽受体A基因缺失的大鼠可同时出现高血压和低睾酮含量的表现[18]。

**2. 第二种解释认为男性高血压患者性功能的降低可能与一氧化氮活性下降及氧化应激造成的内皮功能失调有关** 内皮功能失调是高血压和性功能障碍的共同病理生理学基础。由于内皮功能在阴茎海绵体平滑肌舒张中具有重要作用，可促使和维持阴茎勃起，所以高血压患者阴茎海绵体和阴茎动脉一氧化氮含量减少或氧化应激增加造成的内皮功能失调有可能引起ED[11]。

**3. 第三种解释认为男性高血压患者性功能的降低可能与阴茎内血管损害有关** 动物研究显示血压升高带来的动脉粥样硬化和海绵体动脉平滑肌肥厚，使阴茎内血管狭窄，血流受阻，提示血压升高所致ED可能与阴茎血管狭窄损害有关[19]。在男性高血压患者的研究中也发现，阴茎勃起困难主要由阴茎动脉功能不全引起，而且这种动脉功能不全与

高血压及靶器官损害的严重程度有关[11]。

**4. 第四种解释认为男性高血压患者性功能的降低可能与精神心理因素有关** 许多高血压患者认识到这种疾病可能会带来一些心血管并发症并需要长期治疗，这些认识可能会带来一些心理上的担忧进而影响性功能[11]。研究指出抑郁、焦虑和强迫症等精神心理变化对性功能的影响比年龄对性功能的影响还要大[20]。

**5. 第五种解释认为男性高血压患者性功能的降低可能与体内肾素–血管紧张素–醛固酮系统的改变有关** 血管紧张素Ⅱ参与了阴茎勃起功能的调节[21]。高血压患者常常伴有血管紧张素Ⅱ过度激活，这可能促进了ED的发生。最后，由于高血压患者常服用一种以上降压药物，而不少降压药物对性功能有不利的影响，因此高血压患者性功能的降低也可能与他们服用的降压药物有关。但研究显示未经药物治疗的高血压患者性功能障碍患病率也高于正常人群[10, 13]，提示排除药物影响后，高血压本身对性功能仍有损害作用。而且部分药物具有改善性功能的作用，所以不能单纯用药物影响来解释高血压对性功能的影响。

高血压对女性性功能的影响机制与男性类似。高血压可以导致全身血管的重构及粥样硬化改变，而动脉粥样硬化能引起阴蒂海绵体慢性缺血，因而促进阴蒂海绵体纤维化及平滑肌的缺失，动脉粥样硬化还引起阴道充血的减少和阴蒂勃起的不充分。髂腹下和会阴部血管床的动脉粥样硬化和血管重构引起血流量减少，从而导致阴蒂和阴道的功能下降，并且血流量的减少会引起阴道壁和阴蒂平滑肌的纤维化，最终导致阴道干燥和性交困难[22]。内皮功能损害是性功能障碍和高血压潜在的共同特征和病理改变。高血压患者普遍存在内皮功能障碍，从而增加阴蒂胶原的含量且减少生殖器血流量，导致阴蒂和血管的功能受损。一氧化氮的减少是内皮功能损害的重要因素。一氧化氮在女性阴蒂平滑肌中存在并介导阴蒂的勃起，在女性的性唤起中起着重要的作用。原发性高血压患者由于血压长期增高，会损害一氧化氮通路,降低对一氧化氮的生物利用效率，引起内膜功能紊乱，从而导致女性性功能不全的发生[22]。此外，女性高血压患者血清睾酮及雌二醇水平较正常血压组显著降低[8]，提示性激素水平的改变可能与女性高血压患者性功能的下降有关。心理

因素和药物因素等对女性性功能也有相当大的影响，具体可参考男性部分。

# 第二节　降压药对性功能的影响及评价

目前降压药物对性功能的影响并未得到足够的重视，这是由于患者不太愿意谈论性功能这个私人问题，医生也不太会主动去谈论性功能问题，有些医生甚至直接忽略这个问题。对大部分医生来说，他们会更多地关注降压药物的治疗效果。某些降压药物对性功能有不利影响，由此人们联想到这是否是由降压药物带来的血压下降引起的。但血管紧张素转化酶抑制剂（ACEI）和血管紧张素Ⅱ受体阻滞剂（ARB）这两类药物也具有降压作用，而研究提示这两类药物对性功能并没有明显损害，甚至对性功能有改善作用；此外，有研究提示血压值的降低实际上是有助于性功能的改善的，所以这些作用不能单纯从血压角度来解释。以下将细述各类降压药对性功能的影响并分析各自可能的影响机制。

## 一、ACEI 和 ARB 对性功能的影响

**1. ACEI 对性功能的影响**　研究观点偏向于中性[23]。有研究指出服用卡托普利的高血压患者性功能明显优于服用甲基多巴和普萘洛尔的患者[20]。使用赖诺普利的患者在用药前 4 周性交频率下降，但在之后的治疗中会逐渐恢复，而且使用赖诺普利的患者性欲降低和 ED 的发生率也远远低于使用阿替洛尔的患者[24]。有研究认为 ACEI 并不会对性功能产生明显的影响[3]。目前极少有文献报道 ACEI 对性功能的损害作用。关于 ACEI 不会对性功能产生损害，可能有以下几点原因：①ACEI 通过抑制血管紧张素Ⅱ的产生而发挥降压作用，并非通过抑制交感神经系统起作用。②ACEI 可通过降低抑制血管紧张素Ⅱ的生成及延长一氧化氮的半衰期来改善内皮功能紊乱，这有助于性功能的改善[25]。

**2. ARB 对性功能的影响**　关于 ARB 对性功能影响的研究较多，且大多数研究显示 ARB 具有改善性功能的作用。一项包括 80 例男性高血压患者的病例对照研究显示，替米沙坦显著改善患者性功能

状况[26]，然而有学者对替米沙坦改善性功能的作用提出异议[3]。多项研究指出缬沙坦也具有改善性功能的作用[11, 27-29]，这种作用可能并非通过影响性激素水平来实现[28]，而且缬沙坦对性功能的影响与治疗持续时间有关，1 个月内的短期治疗使性功能轻度减退，长期治疗则会逐步改善性功能[11, 27]。此外，厄贝沙坦和氯沙坦也可以改善高血压患者性功能状况[30, 31]。对 ARB 改善性功能的机制有以下几种解释：第一种，这种改善作用是通过拮抗血管紧张素Ⅱ来实现的。动物实验表明，阴茎内注射血管紧张素Ⅱ可使阴茎平滑肌收缩并终止自发性勃起，而ARB 则可引起平滑肌舒张并勃起[32]。第二种，调节血管紧张素Ⅱ代谢物对中枢多巴胺系统进行激动，通过多巴胺系统对性功能进行调节[11]。第三种，通过改善内皮功能来实现[26]性功能的改善。第四种，应用 ARB 降压后带来临床上的获益及生活质量上的改善（如改善认知功能、身体状况和工作表现等），进而提升性功能[11]。

## 二、β 受体阻滞剂对性功能的影响

目前已有多项研究发现 β 受体阻滞剂与性功能障碍的发生有关。多数研究认为非选择性 β 受体阻滞剂普萘洛尔对性功能具有不利影响。有文献报道服用普萘洛尔的患者里有 11% 可出现 ED 表现[33]。一项针对轻中度高血压患者的大型随机单盲对照研究表明，服用普萘洛尔的患者 ED 患病率显著高于服用安慰剂的患者[34]。一项对普萘洛尔、甲基多巴和卡托普利三种药物的研究观察到普萘洛尔治疗显著降低了患者勃起功能[20]。但选择性 $\beta_1$ 受体阻滞剂对性功能的影响却存在争议。奈必洛尔可改善性功能，这种有益作用可能是通过调节一氧化氮来实现的[35, 36]。有研究认为阿替洛尔和醋丁洛尔对性功能并无不利的影响[8, 37]，但也有研究指出阿替洛尔显著增加了性功能和性欲下降的发生率[38]，也降低男性高血压患者的性活动质量[28]。关于 β 受体阻滞剂影响性功能的机制，目前还没有明确解释，推测有三种可能的原因。第一种可能是 β 受体阻滞剂对交感神经的阻断导致海绵体舒张受到影响。第二种可能是 β 受体阻滞剂（特别是亲脂性的）对中枢神经的抑制和镇定作用导致性欲下降。第三种可能是其通过对性激素的调节影响性功能[11]。使用阿替洛尔

的高血压患者血清睾酮水平显著降低[28, 39]，提示 β 受体阻滞剂对男性性功能的影响可能是通过调节性激素水平实现的。

## 三、利尿剂对性功能的影响

噻嗪类利尿剂对性功能有不利影响，可以导致性欲降低、勃起困难和射精困难[40]。正常饮食情况下，接受利尿剂氯噻酮治疗后 28%的男性患者出现勃起功能恶化，而安慰剂治疗后仅有 3%的男性患者出现勃起功能恶化，差异达到统计学意义，提示正常饮食情况下氯噻酮对男性性功能产生不利影响[37]。一项随机、双盲、对照研究也发现在使用氯噻酮治疗 24 个月后 ED 发生率比安慰剂组显著升高（17.1% 比 8.1%，P=0.025）[7]。另一项研究也发现使用利尿剂苄氟噻嗪的患者 ED 患病率高达 22%，远高于安慰剂组（10%）[34]。目前利尿剂对性功能的影响机制还未研究清楚，其有可能是通过对血管平滑肌的直接作用或者对儿茶酚胺反应性的调节作用来实现的[11]。多因素分析提示利尿剂引起的性功能障碍可能不是通过降低血钾水平或降低血压来实现的[40]。螺内酯也是常引起性功能障碍的一种利尿剂，并且还可能伴发男子乳房发育，其对性功能的影响可能是由于螺内酯的结构与性激素类似并且能阻断二氢睾酮与雄激素受体的结合，使睾酮的清除增加[11]。

## 四、钙通道阻滞剂对性功能的影响

关于钙通道阻滞剂对性功能的影响还没有统一的结论，有学者认为其对性功能的影响偏于中性[23]。由于钙通道阻滞剂是通过阻断电压依赖性 L 型钙通道引起血管舒张而降低血压的，故理论上钙通道阻滞剂不太可能会降低性功能[41]。国外随机、双盲、对照研究观察到氨氯地平治疗组 ED 发生率与安慰剂组相似[7]。一项包括 108 名中国患者的研究发现用氨氯地平治疗 12 周后，男性和女性性功能评分均有显著提升，提示该药物对性功能可能具有改善作用，研究人员认为性功能改善可能是血压下降所带来的临床获益[42]。也有研究发现硝苯地平和普萘洛尔治疗后均影响患者勃起功能指数及每周性交次数，但硝苯地平治疗组性功能障碍的发病率

与治疗前比较没有明显变化，并且明显低于普萘洛尔组，可能原因是硝苯地平不会对体内睾酮水平产生明显改变，而普萘洛尔则明显降低了睾酮水平[43]。也有研究认为钙通道阻滞剂对性功能有不利影响[44]。

## 五、α 受体阻滞剂对性功能的影响

α 受体阻滞剂可分为外周性 α 受体阻滞剂和中枢性 α 受体阻滞剂。多沙唑嗪为外周性 α 受体阻滞剂，与血管平滑肌细胞膜上的 $\alpha_1$ 受体结合并舒张血管，降低血压。与醋丁洛尔、氨氯地平、氯噻酮和依那普利相比，多沙唑嗪的受试者发生 ED 的概率是最低的[7]。而中枢 $\alpha_2$ 受体阻滞剂甲基多巴作为假性神经递质可以降低大脑交感神经冲动流出，从而舒张周围血管。由于勃起功能是通过交感神经冲动来介导实现的，该药物自然会引起 ED 或射精异常。甲基多巴的中枢作用会诱发抑郁，这也促发了性欲和勃起功能的下降。甲基多巴与性功能障碍发生率呈剂量相关，文献报道发生率为 13%～80%[41, 45-47]。可乐定的作用机制类似甲基多巴，多数研究认为可乐定对性功能影响较小[41, 47]，但也有研究提出相反的看法[45]。

## 第三节 性功能障碍防治措施

**1. 改善生活方式** 研究表明，酗酒、吸烟、肥胖和缺乏锻炼等不良生活方式均与 ED 的发生密切相关[48, 49]。通过改善生活方式，如戒烟忌酒、控制体重、适当增加锻炼等，可以降低 ED 的发生率，使阴茎勃起功能得到改善[50-52]。

**2. 性心理治疗** 主要包括性感集中训练法和相关的心理辅导，主要适用于精神心理性性功能障碍患者。由于目前对性心理治疗有效性的评价标准尚未统一，故其疗效是否确切，尚难定论[53]。

## 一、降压药物选择

对于有性功能障碍的高血压患者，尽量避免使用对性功能有不利影响的降压药物，如 β 受体阻滞剂和利尿剂。应优先使用不影响或有助于性功能的降压药物，如血管紧张素 Ⅱ 受体阻滞剂和 ACEI。特别是血管紧张素 Ⅱ 受体阻滞剂，现已被推荐为已

有 ED 患者的一线降压药物[23]。

## 二、口服磷酸二酯酶 V 型抑制剂

1998 年西地那非（sildenafil，又称"万艾可""伟哥"）在美国上市，发现其应用原理的三位科学家于 1998 年获得诺贝尔生理学或医学奖。后来新上市的磷酸二酯酶 V 型抑制剂（PDE5I）还有伐地那非（vardenafil）和他达拉非（tadalafil）等。与西地那非相比，伐地那非药效更强，而他达拉非的优点为半衰期更长，药效更持久，药物不易受到饮食干扰，也不会对视觉功能产生影响[54]。PDE5I 通过抑制磷酸二酯酶 V 型而使阴茎海绵体平滑肌内的环鸟苷酸（cGMP）降解减少，进一步降低细胞内钙浓度，有利于维持海绵体平滑肌的舒张，使阴茎勃起坚硬[55]，可用来治疗 ED。其作用原理有两点，一是使阴茎海绵体扩张、充血，二是抑制分解 cGMP 的磷酸二酯酶，使阴茎勃起，所以使用该药物并不能带来性兴奋。此外，服用这类药物能增强使用者的信心，这是一种辅助手段，只是用特殊的扩张效果来维持勃起，4～5h 后药性丧失，所以产生生理依赖的概率不大。一般建议小剂量使用，有效果时要及时停药。

多中心研究显示他达拉非对合并高血压等多种心血管疾病的 ED 患者勃起功能有显著疗效[56,57]，并且可改善高血压患者服用降压药物治疗的依从性[54]。

（1）必须注意 PDE5I 不能和硝酸酯类药物（包括硝酸甘油、硝酸异山梨酯）同时使用，否则会使血压急剧下降，引起猝死，故必须绝对禁忌。血压显著持续降低且血流量减少和血压下降会互相促进，形成恶性循环，最终使心脏血流量减少，诱发心脏病发作。因此，患心绞痛的人在进行性生活或消耗体力的活动之前，要先服用硝酸酯类药物，而不能将这两种药物混合服用。也可服用其他的药物来代替硝酸酯类药物，如某些钙通道阻滞剂或 β 受体阻滞剂。

（2）禁止同时服用 α 受体阻滞剂，对很多老年男性来说，高血压、ED、前列腺增生的发病率都相当高，经常在一个患者身上同时存在多种疾病，治疗前列腺增生需服用 α 受体阻滞剂（如特拉唑嗪、多沙唑嗪等）改善尿路症状，同时 α 受体阻滞剂有降压作用，但有直立性低血压的不良反应。如果 α

受体阻滞剂与西地那非一起服用，可能会加重血压的变化，故应慎重。

总之，口服 PDE5I 时，不能同服硝酸酯类药及 α 受体阻滞剂[54]。此外，难治性心律失常、难治性高血压、最近 6 个月内发生过脑卒中等也是服用禁忌。肝功能不良时慎用。进行合并用药时也要注意，一项在无 HIV 感染的健康受试者中进行的研究表明，利托那韦可使西地那非血药水平显著增高（AUC 增加了 11 倍）[58]。

## 三、睾酮替代治疗

未经治疗的男性高血压患者血浆睾酮水平和性活动水平显著低于正常男性[13]，提示睾酮水平降低可能与男性高血压患者的性功能障碍有关。并且，当性腺功能减退患者对 PDE5I 治疗不敏感时，添加睾酮辅助治疗可明显改善该类患者勃起功能[59]，所以可以考虑给予高血压合并性功能障碍患者睾酮替代治疗。

高血压是性功能障碍的重要危险因素，但高血压损害性功能的作用机制目前还没有明确统一的解释，相关研究指出性激素水平下调、内皮功能紊乱、动脉硬化、精神心理作用、降压药物等都可能是其影响机制。降压药物方面，目前绝大多数研究认为 ARB 对性功能具有改善作用，非选择性 β 受体阻滞剂和利尿剂对性功能具有损害作用，对于 ACEI 和钙通道阻滞剂对性功能的影响则偏向于中性。治疗方面，可以从改善生活方式、性心理治疗和药物治疗等方面进行考虑。高血压与性功能障碍的研究可以让临床医生更好地处理高血压所伴发的性功能障碍，并更有针对性地调整临床用药，这对于改善高血压患者用药依从性和生活质量具有积极意义。

（陈永跃　于汇民）

### 参 考 文 献

[1] Mancia G, Fagard R, Narkiewicz K, et al. 2013 ESH/ESC guidelines for the management of arterial hypertension: the Task force for the management of anterial Hypertension of the European society of Hypertension (ESH) and of the European society of cardiology (ESC). Eur Heart J, 2013, 34 (28): 2159-2219.

[2] Mimoun S, Wylie K. Female sexual dysfunctions: definitions and classification. Maturitas, 2009, 63 (2): 116-118.

[3] Böhm M, Baumhäkel M, Teo K, et al. Erectile dysfunction predicts

cardiovascular events in high-risk patients receiving telmisartan, ramipril, or both: The ONgoing Telmisartan Alone and in combination with Ramipril Global Endpoint Trial/Telmisartan Randomized AssessmeNt Study in ACE iNtolerant subjects with cardiovascular Disease (ONTARGET/TRANSCEND) Trials. Circulation, 2010, 121 (12): 1439-1446.

[4] Johannes CB, Araujo AB, Feldman HA, et al. Incidence of erectile dysfunction in men 40 to 69 years old: longitudinal results from the Massachusetts male aging study. J Urol, 2000, 163 (2): 460-463.

[5] Nicolosi A, Moreira ED Jr, Shirai M, et al. Epidemiology of erectile dysfunction in four countries: cross-national study of the prevalence and correlates of erectile dysfunction. Urology, 2003, 61 (1): 201-216.

[6] McKinlay JB. The worldwide prevalence and epidemiology of erectile dysfunction. Int J Impot Res, 2000, 12Suppl 4: S6-S11.

[7] GrimmRHJr, Grandits GA, Prineas RJ, et al. Long-term effects on sexual function of five antihypertensive Drugs and Nutritional Hygienic Treatment in hypertensive Men and Women. Treatment of Mild Hypertension Study (TOMHS). Hypertension, 1997, 29 (1 Pt 1): 8-14.

[8] 赵锋, 马瑞新, 林欣, 等. 高血压患者性功能状况. 中华高血压杂志, 2013, 21 (10): 938-943.

[9] Doumas M, Tsiodras S, Tsakiris A, et al. Female sexual dysfunction in essential hypertension: a common problem being uncovered. J Hypertens, 2006, 24 (12): 2387-2392.

[10] Okeahialam BN, Ogbonna C. Impact of hypertension on sexual function in women. West Afr J Med, 2010, 29 (5): 344-348.

[11] Fogari R, Zoppi A. Effects of antihypertensive therapy on sexual activity in hypertensive men. Curr Hypertens Rep, 2002, 4 (3): 202-210.

[12] Hughes GS, Mathur RS, Margolius HS. Sex steroid hormones are altered in essential hypertension. J Hypertens, 1989, 7 (3): 181-187.

[13] Fogari R, Zoppi A, Preti P, et al. Sexual activity and plasma testosterone levels in hypertensive males. Am J Hypertens, 2002, 15 (3): 217-221.

[14] Khaw KT, Barrett-Connor E. Blood pressure and endogenous testosterone in men: an inverse relationship. J Hypertens, 1988, 6 (4): 329-332.

[15] 张晶, 何胜虎, 李益民. 男性高血压患者与其性功能、性激素相关性研究. 实用临床医药杂志, 2012, 16 (22): 81.

[16] 张丽, 贺红, 赵焦琴, 等. 性激素与原发性高血压. 高血压杂志, 1997, 5 (1): 27-29.

[17] Yue P, Chatterjee K, Beale C, et al. Testosterone relaxes rabbit coronary arteries and aorta. Circulation, 1995, 91 (4): 1154-1160.

[18] Pandey KN, Oliver PM, Maeda N, et al. Hypertension associated with decreased testosterone levels in natriuretic peptide receptor-A gene-knockout and gene-duplicated mutant mouse models. Endocrinology, 1999, 140 (11): 5112-5119.

[19] Toblli JE, Stella I, Inserra F, et al. Morphological changes in cavernous tissue in spontaneously hypertensive rats. Am J Hypertens, 2000, 13 (6 Pt 1): 686-692.

[20] Croog SH, Levine S, Sudilovsky A, et al. Sexual symptoms in hypertensive patients. A clinical trial of antihypertensive medications. Arch Intern Med, 1988, 148 (4): 788-794.

[21] Becker AJ, Uckert S, Stief CG, et al. Possible role of bradykinin and angiotensin II in the regulation of penile erection and detumescence. Urology, 2001, 57 (1): 193-198.

[22] 陆林龙, 姜睿. 高血压对女性性功能的影响. 中华男科学杂志, 2011, 17 (12): 1121-1124.

[23] Doumas M, Douma S. The effect of antihypertensive drugs on erectile function: a proposed management algorithm. J Clin Hypertens (Greenwich), 2006, 8 (5): 359-364.

[24] Fogari R, Zoppi A, Corradi L, et al. Sexual function in hypertensive males treated with lisinopril or atenolol: a cross-over study. Am J Hypertens, 1998, 11 (10): 1244-1347.

[25] Mancini GB, Henry GC, Macaya C, et al. Angiotensin-converting enzyme inhibition with quinapril improves endothelial vasomotor dysfunction in patients with coronary artery disease: the TREND (trial on Reversing Endothelial Dysfunction) Study. Circulation, 1996, 94 (3): 258-265.

[26] 曾立中, 谢震华, 郭春江. 替米沙坦对男性高血压患者性功能的影响. 中国现代医生, 2013, 51 (23): 52-53.

[27] 祁法林, 鞠云枫, 祁建勤. 缬沙坦对男性高血压患者性功能影响的观察. 中国家用医刊, 2003, 30 (16): 34-35.

[28] Fogari R, Preti P, Derosa G, et al. Effect of antihypertensive treatment with valsartan or atenolol on sexual activity and plasma testosterone in hypertensive men. Eur J Clin Pharmacol, 2002, 58 (3): 177-180.

[29] Düsing R. Effect of the angiotensin II antagonist valsartan on sexual function in hypertensive men. Blood Press Suppl, 2003, 2: 29-34.

[30] 林梅瑟, 周野. 伊贝沙坦对男性轻中度高血压患者性功能的影响. 中华高血压杂志, 2006, 14 (6): 483-484.

[31] Llisterri JL, Lozano Vidal JV, Aznar Vicente J, et al. Sexual dysfunction in hypertensive patients treated with losartan. Am J Med Sci, 2001, 321 (5): 336-341.

[32] Kifor I, Williams GH, Vickers MA, et al. Tissue angiotensin II as a modulator of erectile function. I. Angiotensin peptide content, secretion and effects in the corpus cavernosum. J Urol, 1997, 157 (5): 1920-1925.

[33] Bauer GE, Baker J, Hunyor SN, et al. Side-effects of antihypertensive treatment: a placebo-controlled study. Clin Sci Mol Med, 1978, 4: 341S-344S.

[34] Anonymous. Adverse reactions to bendrofluazide and propranolol for the trecotment of mild hypertension. Report of Medical Research Council Working Party on Mild to Moderate Hypertension. Lancet, 1981, 2 (8246): 539-543.

[35] Doumas M, Tsakiris A, Douma S, et al. Beneficial effects of switching from beta-blockers to nebivolol on the erectile function of hypertensive patients. Asian J Androl, 2006, 8 (2): 177-182.

[36] Brixius K, Middeke M, Lichtenthal A, et al. Nitric oxide, erectile dysfunction and beta-blocker treatment (MR NOED study): benefit of nebivolol versus metoprolol in hypertensive men. Clin Exp Pharmacol Physiol, 2007, 34 (4): 327-331.

[37] Wassertheil-Smoller S, Blaufox MD, Oberman A, et al. Effect of antihypertensives on sexual function and quality of life: the TAIM study. Ann Intern Med, 1991, 114 (8): 613-620.

[38] Suzuki H, Tominaga T, Kumagai H, et al. Effects of first-line antihypertensive agents on sexual function and sex hormones. J

Hypertens Suppl, 1988, 6（4）: S649-S651.

[39] Andersen P, Seljeflot I, Herzog A, et al. Effects of doxazosin and atenolol on atherothrombogenic risk profile in hypertensive middle-aged men. J Cardiovasc Pharmacol, 1998, 31（5）: 677-683.

[40] Chang SW, Fine R, Siegel D, et al. The impact of diuretic therapy on reported sexual function. Arch Intern Med, 1991, 151（12）: 2402-2408.

[41] Kochar M, Mazur LI, Patel A, et al. What is cavsing your patient's Sexual dysfunction? Uncovering a connection with hypertension and antihypertensive therapy. Postgrad Med, 1999, 106（2）: 149-152, 155-157.

[42] 刘元德, 唐春艳, 肖忆, 等. 甲磺酸氨氯地平的降压疗效及对高血压病患者性功能影响研究. 医学临床研究, 2006, 23（9）: 1483-1484.

[43] 王艳梅, 刘宇宏, 赵豫凤, 等. 普萘洛尔和硝苯地平对男性高血压患者性功能影响. 中国医院药学杂志, 2012, 32（16）: 1290-1292.

[44] Steinke EE, Mosack V, Hill TJ. Change in sexual activity after a cardiac event: the role of medications, comorbidity, and psychosocial factors. Appl Nurs Res, 2015, 28（3）: 244-250.

[45] Papadopoulos C. Cardiovascular drugs and sexuality. a cardiologist's review. Arch Intern Med, 1980, 140（10）: 1341-1345.

[46] Yodfat Y, Bar-On D, Amir M, et al. Quality of life in normotensives compared to hypertensive men treated with isradipine or methyldopa as monotherapy or in combination with captopril: the LOMIR-MTC-IL study. J Hum Hypertens, 1996, 10（2）: 117-122.

[47] Bansal S. Sexual dysfunction in hypertensive men. A critical review of the literature. Hypertension, 1988, 12（1）: 1-10.

[48] Hannan JL, Maio MT, Komolova M, et al. Beneficial impact of exercise and obesity interventions on erectile function and its risk factors. J Sex Med, 2009, 6（Suppl3）: 254-261.

[49] Maio G, Saraeb S, Marchiori A. Physical activity and PDE5 inhibitors in the treatment of erectile dysfunction: results of a randomized controlled study. J Sex Med, 2010, 7（6）: 2201-2208.

[50] Esposito K, Ciotola M, Giugliano F, et al. Effects of intensive lifestyle changes on erectile dysfunction in men. J Sex Med, 2009, 6（1）: 243-250.

[51] Esposito K, Giugliano D. Lifestyle/dietary recommendations for erectile dysfunction and female sexual dysfunction. Urol Clin North Am, 2011, 38（3）: 293-301.

[52] Gupta BP, Murad MH, Clifton MM, et al. The effect of lifestyle modification and cardiovascular risk factor reduction on erectile dysfunction: a systematic review and meta—analysis. Arch Intern Med, 2011, 171（20）: 1797-1803.

[53] 郭宏波. 勃起功能障碍的治疗现状和研究进展. 临床和实验医学杂志, 2013, 12（3）: 222-224.

[54] Viigimaa M, Doumas M, Vlachopoulos C, et al. Hypertension and sexual dysfunction: time to act. J Hypertens, 2011, 29（2）: 403-407.

[55] Andersson KE. Mechanisms of penile erection and basis for pharmacological treatment of erectile dysfunction. Pharmacol Rev, 2011, 63（4）: 811-859.

[56] Carson CC, Rajfer J, Eardley I, et al. The efficacy and safety of tadalafil: an update. BJU Int, 2004, 93（9）: 1276-1281.

[57] Goldstein I, Kim E, Steers WD, et al. Efficacy and safety of tadalafil in men with erectile dysfunction with a high prevalence of comorbid conditions: results from MOMENTUS: multiple observations in men with erectile dysfunction in National Tadalafil Study in the US. J Sex Med, 2007, 4（1）: 166-175.

[58] Muirhead GJ, Wulff MB, Fielding A, et al. Pharmacokinetic interactions between sildenafil and saquinavir/ritonavir. Br J Clin Pharmacol, 2000, 50（2）: 99-107.

[59] Shabsigh R, Kaufman JM, Steidle C, et al. Randomized study of testosterone gel as adjunctive therapy to sildenafil in hypogonadal men with erectile dysfunction who do not respond to sildenafil alone. J Urol, 2008, 179（5Suppl）: S97-S102.

# 第八章

# 当前对高血压诊断标准及降压治疗目标值的争议

在所有心血管致死和致残的危险因素中，已经公认高血压所占的权重为50%~55%。随着我国社会人口老龄化进程的加速、急性心脑血管疾病救治的进步、城市人口增加、体力活动减少，以及成品或半成品食物越来越多地替代家庭制作食品而导致食盐摄入量增多，高血压所致的心血管疾病负担日益增加。

在2017年美国心脏协会（AHA）科学年会上，美国心脏病学会（ACC）和AHA联合其他9个临床医学专业学会发布了最新制订的《成人高血压预防、检测、评估和处理指南》[1, 2]。这是自2013年美国政府机构NIH宣布不再主持制订临床疾病预防和管理指南后，由美国民间权威学术团体制订的第一部美国临床高血压防治指南。该指南根据目前可获得的所有高血压相关流行病学数据、队列或病例对照研究资料，以及随机对照干预试验结果，依照美国目前心血管疾病（CVD）发病及预防管理的现状，提出了血压分级、高血压诊断及降压治疗目标等最新标准定义。

与既往和目前国际上大多数高血压防治指南相比，其中最令人瞩目的更新是高血压的诊断标准降低为血压≥130/80mmHg，血压水平在（120~129）/<80mmHg即为血压升高（elevated BP），而需要药物治疗的高血压患者血压控制目标为<130/80mmHg。2017年美国ACC/AHA高血压指南的这些更新显著下调了高血压的诊断标准，提出更加严格的血压控制目标，既出乎意料，又在情理之中。整个指南围绕及早和严格管理血压展开，以求在更大范围和更大程度上降低CVD致残率和致死率。

美国目前高血压的知晓率已达80%，而高血压患者血压达标率已经提高到55%，与此同时，心血管疾病发病率和死亡率持续降低，与30年前相比，全社会心血管死亡率降低幅度超过50%。2017ACC/AHA《成人高血压预防、检测、评估和处理指南》能更加积极地推动对全社会人群的早期血压控制以预防心血管疾病，其更加强调进行生活方式的干预，包括限盐、减轻体重、保证足够睡眠、调整工作节奏及增加运动等。

## 第一节 高血压诊断标准下调的依据

多项流行病学和队列研究资料均提示，随着血压升高，CVD发病率和致死率均显著增加，血压水平从115/75mmHg开始，每升高20/10mmHg，冠心病死亡和脑卒中死亡均呈倍数升高。国内孙英贤教授团队完成的汇总分析发现，与血压<120/80mmHg的人群相比，血压在（120~129）/（80~84）mmHg的人群，其总的CVD风险增加24%，脑卒中风险增加35%，心肌梗死风险增加43%，而血压在（130~139）/（85~89）mmHg的人群，总CVD风险增加56%，脑卒中风险增加95%，心肌梗死风险增加99%[3]。各项研究均表明，血压值超过130/80mmHg的患者，未来发生CVD事件的风险明显增加。

而新近完成的降压临床研究表明，将收缩压控制在120mmHg内，对于那些合并其他危险因素且治疗前收缩压≥140mmHg的患者而言，可带来更大的心血管获益[4]。HOPE 3研究也提示，即使CVD风险低中危患者的基线收缩压未超过140mmHg，采用降压药物治疗也不会带来不利影响[5]。因此，及早开始降压治疗的确有足够的安全保障，对于真正需要降压治疗的人群而言，会使心血管事件发生率大幅降低，获得巨大的临床益处。

# 第二节 及早启动对高血压的干预

2017 年 ACC/AHA 高血压指南[1, 2]明确指出，高血压是临床心血管综合征，对高血压的干预越早越好。首先，该指南将高血压的定义更新为≥130/80mmHg，这对于患者的早期预防获益是肯定的。其次，将血压（120～129）/<80mmHg 定义为血压升高，即提示血压不正常，需要进行生活方式的干预，包括限盐、减轻体重、保证足够睡眠、调整工作节奏及增加运动等。这对于年轻且工作忙碌的人群而言有重要意义，强烈提醒该类人群及早重视自身血压，并开始进行健康的生活方式管理，以此达到预防和延缓血压进一步升高和 CVD 进程的效果。

早在 2003 年，JNC-7 指南简化了高血压分级，将原来的 3 个级别划分简化为 2 级，并建议 2 级高血压（≥160/≥100mmHg）患者应立即启动联合降压药物治疗[6]。新指南将血压为（130～139）/（80～89）mmHg 定义为 1 级高血压，血压≥140/90mmHg 定义为 2 级高血压。此标准与 JNC-7 一脉相承，标准却更加严格。如此的标准建议可促进高血压患者和临床医生更加积极地治疗高血压，及早启动强化降压策略，如起始即采用联合降压药物或使用足量的药物以严格控制血压。

对于血压>140/90mmHg 的高血压人群而言，其血压明显增高，CVD 风险显著升高。然而，单一药物治疗并不能获得理想的血压控制，即使目前广泛应用的钙通道阻滞剂（CCB）及血管紧张素受体阻滞剂（ARB），也有约一半以上的患者血压不能达标（<140/90mmHg）。因此，及早的联合治疗对于患者的血压管理十分有利[7]，且由于其有效性明显而不良反应少，可大幅提高患者服药依从性。

# 第三节 ACC/AHA 指南对我国高血压诊断标准和血压控制目标的影响

2017 年 ACC/AHA 高血压指南是基于美国国情（包括高血压的控制达标率、高血压人口数量等），以及美国的流行病学和循证医学证据而制订的。ACC/AHA 指南高血压诊断标准的下调会使高血压患者数量明显增加，导致全社会医疗费用支出的增加。

目前，尚不明确我国是否有足够的流行病学数据、前瞻性队列研究及随机对照试验数据支持下调高血压诊断标准。我国高血压指南更新在即，新指南中是否会把我国的高血压诊断标准下调，这是人们关注的问题。

考虑到目前我国各地经济基础、卫生资源分配及医疗保险覆盖面的不均衡性，以及各地高血压的知晓率、治疗率和达标率存在较大的差异，如果我国也将高血压诊断标准下调至 130/80mmHg，利害关系如何值得深思。其会改善我国高血压的治疗和管理，还是反而导致患者、医生及卫生行政管理部门对控制高血压产生畏难恐惧、增大工作惰性不得而知。因此，或许我国高血压指南会对此采取比较谨慎的策略。

但是有一点值得指出，我国的血压控制目标水平可能需要更加严格。降压治疗的临床获益主要来自于血压降低幅度本身，个体患者治疗后的降压幅度可以预测其心血管风险降低的概率，达标率可以衡量不同人群的心血管保护程度。

在 SPRINT 研究中，更为严格降压组收缩压低于 140mmHg 者达 90%，而常规降压组为 71%；收缩压低于 130mmHg 者的占比则分别为 80% 和 34%。收缩压不能降低至 140mmHg 以下的受试者，其基线血压几乎都高于 160mmHg，故其 CVD 风险及死亡风险均显著高于基线收缩压在 140～150mmHg 的患者。对高血压患者，包括 75 岁以上的老年高血压患者，更严格的降压目标管理（收缩压降低至 120mmHg 以下）在 3 年左右的时间内，与通常的要求（收缩压降低至 140mmHg 以下）相比，全因死亡率可进一步降低 27%，寿命显著延长[8]。

把新诊断且未服药的高血压患者均纳入计算，美国全社会的血压控制（<140/90mmHg）达标率已经达到 57%。而大量流行病学资料和临床队列研究显示，当人群的血压控制达标率接近 50%，则全因死亡率、心血管死亡率、CVD 发病率均持续显著降低。

基于我国卫生服务的现状，高血压诊断标准可维持在≥140/90mmHg，这有助于把那些高危、需要积极治疗的患者及早纳入降压药物治疗。此外，若将血压有效控制的目标值定义为<130/80mmHg，

而不是<140/90mmHg，能让更多患者得到更加积极的治疗，提高血压控制的达标率。血压、血糖这样的生命基础数值本就是在病与非病之间呈现连续的平滑曲线，临床实践的执行中必然还会打折扣，血压控制标准下调至<130/80mmHg，最后真正达到<140/90mmHg 的患者必将比现行控制目标水平（<140/90mmHg）的患者更多，因为以现行控制目标治疗高血压患者，实际上相当多患者仍维持在（140~150）/（90~100）mmHg 的水平。因此，更加严格的血压管理目标（<130/80mmHg）能保护更多高血压患者。

## 第四节 高血压临床指南与临床实践

2017 年 ACC/AHA 高血压指南的更新激起了我国临床医生的思考和争论。第一，该指南是为美国公众和美国临床医生服务，并非为我国临床实践而制订，因此，我们不必过度渲染和惊慌。第二，我们要学习和借鉴国外学术团体科学、独立、严谨的指南制订方法和程序，从而在公众健康需求、科学研究证据、权威专家意见之间达成最佳平衡。第三，临床指南是为某一特殊状态的人群而制订，而在临床实践中，具有同一疾病诊断的不同患者之间依然存在合并症和临床状况的差异，因此在面对个体患者时，虽须践行循证医学原则（临床实践指南负责的是循证医学中的最佳证据部分，至多占 1/3 的权重），但也应依据临床经验和患者意愿（其权重大于指南）。

实际上，2017 年 ACC/AHA 高血压指南在其结语中也明确指出：如名所陈，这个文件是一个指南。在对高血压患者的临床处理中，临床医生为患者设身处地着想的决策才是最重要的。

## 第五节 我国高血压防控循证医学研究现状的思考

### （一）中国高血压调查研究

2018 年中国医学科学院阜外心血管病医院（阜外医院）王增武教授和高润霖教授领导的团队在国际权威心血管疾病学术期刊 *Circulation* 在线发表了反映我国高血压临床患病与治疗现状的中国高血压调查（China hypertension survey，CHS）研究成果[9]，结果显示，我国 18 岁以上成年人中，高血压患病率为 23.2%。高血压患者的知晓率、治疗率和达标率分别为 46.9%、40.7%和 15.3%。

心脑血管疾病已经成为我国人群排位第一的死亡病因。自从 2002 年全国居民膳食与健康调查以后，多项不同范围的调查研究提示，我国高血压患病率仍然呈上升趋势，且治疗控制效果不甚理想。

这些研究的结果存在相当的不一致性，分析其原因，或是研究范围较为局限，或是研究人群抽样缺陷，或是作为其他疾病调查的附属项目而获得数据，因此，CHS 是由国家"十二五"科技支撑计划重点项目资助的重大研究，旨在明确我国高血压患病和治疗现状。该研究以多阶段分层随机抽样预先确定调查对象，于 2012 年 10 月至 2015 年 12 月按照严谨设计的研究方案，采用统一的标准操作规程，细致全面地收集了来自全国 31 个省、市、自治区共计 451 755 位调查对象的高血压及心血管疾病相关数据。结果显示，将高血压定义为未接受降压药物治疗而 BP≥140/90mmHg 者，以及正在接受（2 周内）降压药物治疗者，则我国 18 岁以上成年人中，高血压患病率为 23.2%，由此估算全国高血压人口达 2.45 亿；高血压患者的知晓率、治疗率和达标率分别为 46.9%、40.7%和 15.3%；高血压前期[BP（120~139）/（80~89）mmHg]患病率为 41.3%；已经接受降压药物治疗的高血压患者中，单药治疗占 68.3%，最常用降压药物为钙通道阻滞剂（占 46.5%）。而联合降压药物治疗率为 31.7%。

### （二）CPMPP 研究

CPMPP（China PEACE Million Persons Project）为阜外医院蒋立新教授团队的研究，其结果于 2017 年 10 月发表于国际医学权威期刊 *Lancet*[10]。可以看到，CPMPP 研究对于我国高血压患病率、知晓率、治疗率和达标率研究与 CHS 研究的结果有所不同。

CPMPP 研究于 2014 年 9 月 15 日至 2017 年 6 月 20 日在超过 1 700 000 位年龄为 35~75 岁的社区居住人群中进行。研究结果显示，我国 35~75 岁成年人高血压患病率高达 44.7%。高血压患者的知晓率、治疗率和患病率分别为 44.7%、30.1%和 7.2%。若将 CHS 研究中 35~75 岁年龄段人群转换计算，则分层抽样调查的我国高血压患病率为 34.3%，高血压患者的知晓率、治疗率和达标率分别为47.8%，41.4%和15.8%（表10-8-1）。

**表 10-8-1 CHS 研究与 CPMPP 研究的比较**

| | CHS（2018 年） | CPMPP（2017 年） |
|---|---|---|
| 研究目的 | 高血压患病和治疗调查 | 心血管高危患者危险评估调查 |
| 研究设计 | 多阶段分层随机抽样横断面 | 多阶段分层社区居住人群筛查 |
| 样本量 | 451 755 | 1 738 886 |
| 数据收集时间间期 | 2012 年 10 月至 2015 年 12 月 | 2014 年 9 月 15 日至 2017 年 6 月 20 日 |
| 高血压定义 | 未治疗者，BP≥140/90mmHg，或正在接受（2 周内）降压药物治疗者 | 未治疗者，BP≥140/90mmHg，或正在接受（2 周内）降压药物治疗者 |
| 年龄（岁） | ≥18 | 35～75 |
| 性别（男/女） | 47.8%/52.2% | 40.5%/59.5% |
| 患病率 | 23.2%（35～75 岁：34.3%） | 44.7% |
| 知晓率 | 46.9%（35～75 岁：47.8%） | 44.7% |
| 治疗率 | 40.7%（35～75 岁：41.4%） | 30.1% |
| 达标率 | 15.3%（35～75 岁：15.8%） | 7.2% |
| 高血压前期患病率 | 41.3% | — |
| 降压药物 | 46.5% | 55.2% |
| CCB | | |
| ACEI | 16.8% | 28.5% |
| ARB | 10.6% | — |
| 利尿剂 | 8.3% | 9.4% |
| β 受体阻滞剂 | 2.6% | — |
| 中枢作用降压药 | 10.8% | — |
| 联合治疗 | 31.7% | 18.9% |

## （三）CHS 和 CPMPP 研究带来的思考

CHS 和 CPMPP 研究均表明，目前我国成年人高血压患者人口已经达到或超过 2.5 亿。2050 年预计我国老龄人口占全人群人口的 30%以上，高血压患者的人数还会增加，巨大的高血压人群势必进一步加重我国心血管疾病的管理负担。而且，高血压患者中超过半数未曾测量过血压（知晓率<50%），血压达标率仅为 7%～16%。相对于目前我国高达290/100 000 的年均心血管死亡率，并且在全因死亡构成中排列第一的心血管疾病死亡，这种程度的高血压达标率令人担忧。

目前临床高血压的治疗亟须理念更新和策略改进，因为 CHS 和 CPMPP 研究结果同时显示，联合降压药物使用率仅仅为 20%～30%，而多年来大量随机对照临床试验和临床实践调查已经确认，70%的高血压患者需要同时使用 2 种或更多降压药物治疗才能将血压控制到 140/90mmHg 水平以下。实际

上，美国和欧洲最近 30 年来，心血管死亡率和发病率呈持续降低，心血管死亡率降低幅度已经>50%，其中全社会高血压控制达标率提高到 50%～60%，这对降低心血管疾病致死率至关重要。来自美国的临床调查研究表明，联合降压药物[包括单片固定复方制剂的广泛临床应用（>60%）]是大幅度改善高血压患者血压控制达标率的临床策略。

按照 CHS 研究结果，若以高血压诊断标准及血压控制目标水平估算，我国高血压患病率将翻倍，达 46.2%，而达标率低至 3%。这个估算结果可能会让人担心由此加重的治疗高血压患者的社会负担。实际上，若以安全有效的非专利（仿制）降压药物联合或足量治疗，可大大提高高血压患者的血压控制达标率，而不会大幅增加降压药物的支付负担。不仅如此，当达到或接近 50%的高血压患者获得稳定而长期的达标血压控制，则可由于大幅度减少心脑血管疾病发病和死亡而大幅度节省总体疾病治疗费用。据上海王继光教授团队研究的结果测算，即

使按照 2017ACC/AHA 高血压指南的标准，中国高血压治疗的增加仅仅为 2%～5%，更多的新增高血压患者需要的是强化生活方式改变，而并非立即启动降压药物治疗[11, 12]。

据相关文献报道[13]，目前我国高血压患病和治疗最大的关键问题是知晓率和治疗率低下。只有大幅提高全社会对高血压危害的认知，提倡广泛开展自我家庭血压监测，及早发现高血压，及早确诊高血压，在积极改变生活方式的同时，对高危高血压患者及时启动有效降压药物治疗（必要时联合降压药物治疗），才能大幅度提高我国高血压患者的血压控制达标率，以期降低心血管疾病致残率和致死率。

CHS 和 CPMPP 的研究结果已经将我国心血管疾病防治这个重大而严峻的挑战明明白白地放在了全国每一位医务工作者、每一位卫生行政管理者及政策制定者面前，实际上，也是放到了每一位社会公民面前，防治高血压任重而道远。

（李　勇）

## 参 考 文 献

[1] Whelton PK，Carey RM，Aronow WS，et al. ACC/AHA/AAPA/ABC/ACPM/AGS/APhA/ASH/ASPC/NMA/PCNA Guideline for the Prevention，Detection，Evaluation，and Management of High Blood Pressure in Adults：A Report of the American College of Cardiology/American Heart Association Task Force on Clinical Practice Guidelines. J Am Coll Cardiol，2017，10：S0735-S1097.

[2] Whelton PK，Carey RM，Aronow WS，et al. 2017 ACC/AHA/AAPA/ABC/ACPM/AGS/APhA/ASH/ASPC/NMA/PCNA Guideline for the Prevention，Detection，Evaluation，and Management of High Blood Pressure in Adults：A Report of the American College of Cardiology/American Heart Association Task Force on Clinical Practice Guidelines. Hypertension，2018，7（6）：e13-e115.

[3] Guo X，Zhang X，Guo L，et al. Association between pre-hypertension and cardiovascular outcomes：a systematic review and meta-analysis of prospective studies. Curr Hypertens Rep，2013，15（6）：703-716.

[4] Wright JT Jr，Williamson JD，Whelton PK，et al. A randomized trial of intensive versus standard blood-pressure control. N Engl J Med，2015，373（22）：2103-2116.

[5] Lonn EM，Bosch J，López-Jaramillo P，et al. Blood-pressure lowering in intermediate-risk persons without cardiovascular disease. New England Journal of Medicine，2016，374（21）：2009-2020.

[6] Chobanian AV，Bakris GL，Black HR，et al. Seventh report of the Joint National Committee on Prevention，Detection，Evaluation，and Treatment of High Blood Pressure. Hypertension，2003，42（6）：1206-1252.

[7] Wald DS，Law M，Morris JK，et al. Combination therapy versus monotherapy in reducing blood pressure：meta-analysis on 11, 000 participants from 42 trials. The American journal of medicine，2009，122（3）：290-300.

[8] Williamson JD，Supiano MA，Applegate WB，et al. Intensive vs Standard Blood Pressure Control and Cardiovascular Disease Outcomes in Adults Aged≥75 Years：A Randomized Clinical Trial. JAMA，2016，315（24）：2673-2682.

[9] Wang Z，Chen Z，Zhang LF，et al. Status of Hypertension in China：Results from the China Hypertension Survey，2012-2015. Circulation，2018，137（22）：2344-2356.

[10] Lu J，Lu Y，Wang XC，et al. Prevalence，awareness，treatment，and control of hypertension in China：data from 1.7 million adults in a population-based screening study（China PEACE Million Persons Project）. The Lancet，2017，390（10112）：2549-2558.

[11] Sheng CS，Liu M，Zou J，et al. Albuminuria in relation to the single and combined effects of systolic and diastolic blood pressure in Chinese. Blood Press，2013，22（3）：158-164.

[12] Sheng CS，Liu M，Kang YY，et al. Prevalence，awareness，treatment and control of hypertension in elderly Chinese. Hypertens Res，2013，36（9）：824-828.

[13] Wang JG，Liu L. Global Impact of 2017 American College of Cardiology/American Heart Association Hypertension Guidelines：A Perspective From China. Circulation，2018，137（6）：546-548.

# 第九章

# 单药与联合用药治疗高血压的方案选择

降压药物是实现治疗高血压达标的有效且关键的措施，其应用的核心宗旨是有效地保护靶器官，降低心血管事件的发生率、致残率和致死率。越来越多的临床随机对照试验和荟萃分析证实包括噻嗪类利尿剂、ACEI、ARB、CCB 和 β 受体阻滞剂在内的五大类降压药物不仅可有效地控制血压，还能保护靶器官、减少心脑血管并发症，因而成为国内外高血压指南一致推荐的一线用药。这五大类降压药物针对高血压发病的不同机制进行干预，既各具特点又相辅相成，因而联合应用有助于高血压精准化的个体治疗。

## 第一节　单药治疗高血压的用药方案选择

高血压是一个涉及多因素、多环节的复杂发病过程，所以针对单一升压机制的单药治疗注定在降压幅度和疗效上逊色于联合用药方案。因此，国内外的高血压指南均推荐单药治疗仅适用于 1 级高血压患者。单药治疗尽管可以通过增加剂量或全剂量提高降压的达标率，但是会激发其他血压调节系统的负反馈，导致代偿性血压升高而削弱药物的降压效果，同时剂量加倍又增加了药物的不良反应。因此，单药治疗如不能达标则需考虑两种或两种以上降压药物的联合应用，应摒弃既往序贯治疗或阶梯治疗的陈旧观念，可以采用初始联合用药治疗方案。对于 2 级及以上高血压或高血压合并多重危险因素的患者，各国高血压指南都一致推荐初始采用两种或两种以上降压药物联合的治疗方案，从而实现"早达标、早受益"。

## 一、利尿剂在降压治疗中的选择

利尿剂是一组以减容降压为特征的传统降压药物，因价格低廉而被广泛应用于临床高血压的治疗。1958 年噻嗪类利尿剂被发现且迅速占据高血压治疗的一线地位，开启了利尿剂降压的新时代。但随着 ACEI、ARB 和 CCB 等新型降压药物的问世及利尿剂副作用的影响，利尿剂的应用在 20 世纪 80～90 年代陷入一个低谷。然而，越来越多的临床试验证据和荟萃分析证实利尿剂仍然是有效的降压药物，而且能够降低心血管事件、脑卒中和死亡等风险。2002 年的降压及降脂治疗预防心脏事件（ALLHAT）研究[1]入选了 31 000 余例高危高血压患者，结果证实噻嗪类利尿剂在预防心力衰竭方面优于 ACEI 及氨氯地平，在预防脑卒中及次要心血管事件方面优于 ACEI 及 α 受体阻滞剂，奠定了噻嗪类利尿剂在高血压治疗中的一线地位，成为降压、减少心脑血管事件不可或缺的治疗选择之一。

尽管如此，我们国家医生对利尿剂的认识仍然存在误区，过分担忧利尿剂的副作用，从而导致应用不足或不应用。China STATUS 研究通过对国内三甲医院门诊进行问卷式调查发现仅有 12% 的受访医生使用利尿剂进行降压治疗[2]。

（一）利尿剂的降压治疗优势和指南推荐

世界各国的指南均推荐利尿剂为高血压治疗的一线用药，认为其降压效果与 ACEI、ARB 或 CCB 等降压药物基本相同。2014 年《中国高血压基层管理指南》推荐小剂量噻嗪类利尿剂适用于轻中度高血压、老年高血压、难治性高血压、心力衰竭和脑卒中二级预防，尤其对老年低肾素型高血压和合并心力衰竭的高血压患者有益[3]。2013 年的 ESC 指南和 2014 年 JNC-8 推荐对包括合并糖尿病在内的高血压患者进行初始降压治疗的药物应该包括噻嗪类利尿剂、CCB、ACEI 或 ARB；对包括合并糖尿病在内的黑种人高血压患者进行初始降压治疗的药物应该包括噻嗪类利尿剂或 CCB[4, 5]。

（二）利尿剂降压治疗的注意事项

（1）噻嗪类利尿剂是治疗高血压中最常使用的药物，适用于高血压患者的初始治疗和维持治疗，尤其适合老年高血压、单纯收缩期高血压、低肾素型高血压、盐敏感性高血压、伴肥胖或充血性心力衰竭的高血压患者[6, 7]。噻嗪类利尿剂禁用于痛风者，且其在肾小球滤过率（GFR）<30ml/（min·1.73m²）时应用无效。尽管噻嗪类利尿剂有引起血糖升高的风险，但是小剂量联合 RAAS 抑制剂可以用于合并 2 型糖尿病的高血压患者。

（2）醛固酮受体拮抗剂是原发性醛固酮增多症患者的首选降压药物，但禁用于高钾血症。新近难治性高血压最佳治疗（PATHWAY-2）研究[8]证实螺内酯在难治性高血压的联合治疗中比其他降压药物更有效，因此，对经最大耐受剂量 ACEI 或 ARB、CCB 和噻嗪类利尿剂 3 类药物联合应用后血压仍未控制的高血压患者，首选再联合螺内酯。

（3）袢利尿剂在肾功能正常时降压效果弱且缺乏降低心血管事件的证据，因此一般被认为是利尿剂降压的第三选择。它仅适用于高血压急症及伴肾功能不全[GFR<30ml/（min·1.73m²）]、充血性心力衰竭、肾病综合征的高血压患者，禁用于低钾血症。

（4）利尿剂一般从小剂量开始逐步达到最佳的治疗剂量。尤其是在大剂量应用利尿剂时能够引起电解质紊乱，表现为低钠、低钾、低镁和高钙。利尿剂在老龄、女性、摄入液体过多、应用降低水分泌的药物和非甾体抗炎药物等情况下容易引起低钠血症。我国饮食习惯为多钠少钾，更增加了利尿剂所致低钾血症的发生率。因而在利尿剂应用过程中应监测离子的变化。目前，12.5mg 和 25mg 剂量的噻嗪类利尿剂多被口服用于长期降压治疗，低钾血症发生率分别为 5% 和 10%[9]。

（5）利尿剂能够引起代谢紊乱，表现为高血糖、高尿酸血症和高脂血症。螺内酯除了能引起高钾血症之外还能引起内分泌异常，表现为男子乳腺发育、男性性功能障碍、性欲减低、多毛症和女性月经周期紊乱。由于具有磺胺类相似结构，噻嗪类利尿剂（如氢氯噻嗪和吲达帕胺）及袢利尿剂如（呋塞米和布美他尼），都可能与其他磺胺类药物发生交叉过敏反应。

（三）利尿剂的联合治疗方案

各国指南都推荐利尿剂与 RAAS 抑制剂或 CCB 联用为理想的治疗方案，其中噻嗪类利尿剂应作为难治性高血压的基础用药[5]。2014 年《中国高血压基层管理指南》也指出小剂量噻嗪类利尿剂与 RAAS 抑制剂或 CCB 合用为优化的联合降压方案，其中在老年人和肥胖人群中采用利尿剂与 CCB 联合方案更为合理有效[3]；噻嗪类利尿剂+β 受体阻滞剂或保钾利尿剂、保钾利尿剂+二氢吡啶类 CCB 作为次选的联合降压方案；小剂量噻嗪类利尿剂+RAAS 抑制剂+CCB 为三药联合的最佳选择；若四药联合，则在三药联合的基础上可以加用 β 受体阻滞剂、螺内酯、可乐定或 α 受体阻滞剂[10]。但新近的 PATHWAY-2 研究证实四药联合时加用螺内酯较 β 受体阻滞剂或 α 受体阻滞剂更为合理[8, 11]。

# 二、血管紧张素转化酶抑制剂在降压治疗中的选择

自 20 世纪 80 年代上市以来，ACEI 类药物被认为是具有卓越疗效的一线降压药物。众多的大规模循证证据充分展示了 ACEI 类药物在有效降压达标、靶器官保护及减少心血管终点事件方面的强大作用。ACEI 类药物对贯穿整个心血管事件链中的 RAAS 系统激活的全程抑制奠定了其在抑制心血管事件链的基石地位。

（一）ACEI 的降压治疗优势和指南推荐

2003 年，JNC-7 提出了考虑优先使用 ACEI 类降压药物的六种强适应证，包括心力衰竭、心肌梗死后、高危冠心病、糖尿病、慢性肾病和预防脑卒中再发，同时指出它也是具有这六种适应证的唯一的降压药物[11]。《中国高血压防治指南 2010》推荐 ACEI 尤其适用于伴慢性心力衰竭、心肌梗死后伴

心功能不全、心房颤动预防、糖尿病肾病、非糖尿病肾病、代谢综合征、蛋白尿或微量白蛋白尿患者[12]。2013 年 ESC 指南推荐初始或联合治疗都可以选择 ACEI，对于以下情况应首选 ACEI：无症状性器官损伤（左心室肥厚、无症状性动脉硬化、肾功能损害和微量蛋白尿）、临床心血管事件（脑卒中、心肌梗死、心力衰竭、心房颤动预防、终末期肾病、蛋白尿和外周血管疾病）、其他（代谢综合征和糖尿病）等高危高血压患者[3]。

### （二）ACEI 降压治疗的注意事项

由于 ACEI 扩张肾小球出球小动脉的能力强于扩张入球小动脉，可能引起肾小球滤过压下降、肾功能减退和血钾水平升高，因此，ACEI 应用前及治疗过程中需检测血钾、血肌酐及 eGFR。初始给药应从小剂量开始，如可耐受，逐渐上调至标准剂量或最大耐受量；治疗 2~4 周后评价疗效并复查血钾、血肌酐和 eGFR，若血钾升高>5.5mmol/L、eGFR降低>30%或血肌酐增高>30%，应减小药物剂量并继续监测，必要时停药；出现低血压等不良反应时应积极处理，刺激性干咳如不能耐受需要停用或换用 ARB。

### （三）ACEI 的联合治疗方案

各国指南均推荐 ACEI 与噻嗪类利尿剂或 CCB的联合方案为优选的联合降压方案，单纯从降压角度不推荐 ACEI 与 β 受体阻滞剂联合，禁止 ACEI与 ARB 的联合应用[3, 11, 12]。

## 三、血管紧张素 II 受体阻滞剂剂在降压治疗中的选择

ARB 类药物是继 ACEI 之后问世的新一代具有良好靶器官保护作用的降压药物。众多大型随机对照研究如 LIFE 研究、VALUE 研究、SCOPE 研究等均证实了这类药物有强效降压及有效降低心血管事件的作用[13-15]，奠定了 ARB 作为抗高血压一线药物的地位。ARB 类药物降压的药效呈剂量依赖性，而不良反应却并不随剂量增加而增加，因而在临床应用过程中显示了良好的耐受性，并有着广泛的适应证。

### （一）ARB 的降压治疗优势和指南推荐

各国指南均推荐选择 ARB 类药物作为高血压患者的初始或联合治疗，尤其适用于高血压伴左心室肥厚、心力衰竭、心房颤动预防、糖尿病肾病、冠心病、代谢综合征、微量白蛋白尿或蛋白尿患者，以及不能耐受 ACEI 的患者[3, 16]。另外，ARB 与 ACEI同属 RAAS 抑制剂，英国和加拿大等国的高血压指南均对 ARB 进行了与 ACEI 相同等级的推荐。而欧洲高血压指南则认为，ARB 预防心肌梗死或全因死亡的作用可能逊于 ACEI，建议对高血压合并心力衰竭和冠心病的患者应首选 ACEI，如果有刺激性干咳等不良反应或不耐受 ACEI 时可换用 ARB。

常规剂量 ARB 对于 1、2 级高血压患者的降压效果与 ACEI、CCB、β 受体阻滞剂和利尿剂相当，但对于基础血压越高的患者，ARB 的降压幅度越大。因此，对于 1 级中青年高血压，尤其是 ARB强适应证人群，可优先选用单剂量 ARB；对 2、3级高血压患者增加剂量可提高降压效果，而且患者耐受性良好。

### （二）ARB 降压治疗的注意事项

ARB 与 ACEI 同样需在应用前及治疗过程中检测血钾、血肌酐及 eGFR；对慢性肾脏病 4 期或 5期患者，ARB 初始剂量应减半并严密监测血钾、血肌酐水平及 eGFR 的变化；血肌酐水平≥3mg/dl 者慎用 ARB；ARB 致咳嗽的发生率远低于 ACEI，但仍有极少数患者出现咳嗽。

### （三）ARB 的联合治疗方案

各国指南推荐以 ARB 为基础的联合方案包括ARB 与噻嗪类利尿剂联用或与 CCB 联用，均为优选的一线联合降压方案。单纯高血压患者 ARB 与 β受体阻滞剂的联合不作为常规推荐。禁止 ACEI 与ARB 的联合应用。

## 四、钙通道阻滞剂在降压治疗中的选择

CCB 是已应用于临床数十年的经典的抗高血压治疗药物，众多循证证据如 INSIGHT 研究[17]、VALUE 研究[14]等显示了 CCB 卓越的降压效果、良好的心脑血管保护作用和广泛的联合降压潜能，使得 CCB 在当今的抗高血压治疗、降低心脑血管疾病

发病率及病死率方面始终占有重要而且不可替代的地位。我国以往完成的较大样本的降压治疗临床试验，如 Syst-China[18]、CHIEF[19] 和 FEVER[20] 等，均证实以二氢吡啶类 CCB 为基础的降压治疗方案可明显降低高血压患者脑卒中风险。二氢吡啶类 CCB 适用于各年龄段和各种类型的高血压患者，加之其疗效的个体差异小，只有相对禁忌证，没有绝对禁忌证，因此其是毫无争议地一直被世界各国指南一致推荐和广泛应用的一线降压药物。依据中国高血压联盟的统计，目前我国半数以上的高血压患者正在应用不同类型的 CCB 治疗。

### （一）CCB 的降压治疗优势和指南推荐

CCB 类药物降压疗效强，适应证广，副作用少，几乎适用于各年龄、各种类型高血压患者的初始和维持治疗。各国权威指南推荐二氢吡啶类 CCB 为主的降压优先选用的人群主要包括两大类：一是容量性高血压，主要有老年高血压、单纯收缩期高血压、低肾素型高血压或低交感活性高血压的患者；二是合并动脉粥样硬化的高血压，如高血压合并冠状动脉粥样硬化、稳定型心绞痛、颈动脉及外周血管粥样硬化等，并确定二氢吡啶类 CCB 对合并动脉粥样硬化的高血压患者为首选降压药物。非二氢吡啶类 CCB 更适用于高血压合并心绞痛、室上性心动过速或颈动脉粥样硬化的患者。

### （二）CCB 降压治疗的注意事项

二氢吡啶类 CCB 药物可能导致血管扩张和血压迅速减低。其导致的常见不良反应包括反射性交感神经激活、心率加快、面部潮红、脚踝部水肿和牙龈增生等。非二氢吡啶类 CCB 维拉帕米与地尔硫䓬禁用于房室传导功能障碍、病态窦房结综合征和左心室收缩功能不全的患者。妊娠合并高血压的口服 CCB 的安全级别为 C 级（C 级即在动物的研究中证实对胎儿有不良反应，但在妇女中无对照组或在妇女和动物研究中无可以利用的资料，仅在权衡对胎儿的利大于弊时给予药物）。

### （三）CCB 的联合治疗方案

各国指南均推荐作为五大类一线降压药物之一的 CCB 可以和其他四类降压药物中的任一种联合。以二氢吡啶类长效 CCB 为基础的联合方案包括二氢吡啶类 CCB 与 ACEI、ARB、β 受体阻滞剂、噻嗪类利尿剂的联合，它们也是《中国高血压防治指南 2010》推荐的优选联合降压方案。不推荐二氢吡啶类 CCB 与非二氢吡啶类 CCB 的联合应用。非二氢吡啶类 CCB 与 β 受体阻滞剂联用可诱发或加重缓慢性心律失常和心功能不全。

## 五、β 受体阻滞剂在降压治疗中的选择

β 受体阻滞剂是 20 世纪 60 年代以来应用广泛的一类重要的心血管病治疗药物，其在缺血性心脏病、慢性心力衰竭、高血压和心律失常等疾病防治中发挥着不可替代的作用。1984 年首次被 JNC-3 推荐为起始降压药物，之后被众多国家的高血压指南推荐为一线降压药物，并作为五大类降压药物之一用于高血压的初始与维持治疗。然而，2005 年 Lindholm 等的荟萃分析提出以阿替洛尔为代表的第二代 β 受体阻滞剂与其他药物相比增加了脑卒中和死亡的风险[21]，致使近年来一些国家的高血压防治指南不同程度地下调了 β 受体阻滞剂在高血压临床治疗中的地位，为此引起了学术界的争议和质疑。但基于许多大规模临床试验，如 STOP-H、MAPHY、UKPDS、CAPP、STOP-2 研究等[22-26] 已经提供了充分的证据，显示 β 受体阻滞剂仍然不失为一种治疗高血压的安全而有效的药物。

### （一）β 受体阻滞剂的降压治疗优势和指南推荐

我国专家对 β 受体阻滞剂用于高血压的治疗达成以下共识，认为 β 受体阻滞剂对合并以下情况的高血压患者具有不可替代的地位，应当首选：高血压伴快速性心律失常、冠心病、慢性心力衰竭、主动脉夹层、交感神经活性增高（如高血压发病早期伴心率增快者、社会心理应激者、焦虑等精神压力增加者、围手术期高血压、高循环动力状态）及高动力状态（如甲状腺功能亢进、高原生活者等）的高血压患者。

2016 年我国发布的《α/β 受体阻滞剂在高血压治疗中应用的中国专家共识》推荐具有 α 受体阻滞作用的 β 受体阻滞剂药物可应用于高血压合并冠心病、肾功能不全、心力衰竭、脑卒中和妊娠期高血压等患者，对单纯舒张期高血压患者的疗效更为

显著[27]。

（二）β受体阻滞剂降压治疗的注意事项

（1）不同种类β受体阻滞剂在化学结构、药理学特性及血流动力学效应等方面存在显著差异。

（2）β受体阻滞剂对高血压患者脑卒中事件的影响尚存在争议，不建议老年高血压及脑卒中患者首选β受体阻滞剂降压。

（3）鉴于阿替洛尔在临床试验中所暴露的问题，除一些特殊人群（飞机驾驶员），一般不建议将其作为降压治疗的首选用药。

（4）传统β受体阻滞剂可能加重胰岛素抵抗、掩盖低血糖症状、增加血清三酰甘油、降低高密度脂蛋白胆固醇水平，因此多国指南均不推荐传统β受体阻滞剂作为高血压合并糖脂代谢异常患者的初始降压治疗。

（5）选择性β₁受体阻滞剂和兼有α受体阻滞作用的β受体阻滞剂不同于传统非选择性β受体阻滞剂，它们对糖脂代谢及外周血管的影响相对较小，可以较安全有效地应用于糖尿病合并高血压的患者；阿罗洛尔更适用于合并原发性震颤的高血压患者；拉贝洛尔是妊娠期高血压的首选药物。

（6）与降血糖药合用时可能增强降血糖作用；与非甾体抗炎药联用时可能减弱其降压作用；与洋地黄或非二氢吡啶类CCB联用可增强彼此的抑制心脏传导作用和负性肌力作用；卡维地洛与环孢素合用时可增加环孢素血药浓度。

（7）对于伴心力衰竭的患者，β受体阻滞剂均应由极小剂量起始，如患者能够耐受，每隔2～4周剂量加倍，直至达到心力衰竭治疗所需的目标剂量或最大耐受剂量；长期应用β受体阻滞剂不宜骤然停药，如需停用应在1～2周内逐渐减量。

（三）β受体阻滞剂的联合治疗方案

目前指南推荐β受体阻滞剂与长效二氢吡啶类CCB或α受体阻滞剂联合，这样不仅能获得协同降压作用，还可以抑制CCB或α受体阻滞剂引起的反射性交感神经兴奋[28]；β受体阻滞剂与噻嗪类利尿剂的联合适用于合并心力衰竭、心肌梗死的高血压患者，但在无合并心力衰竭、心肌梗死的情况，应避免大剂量β受体阻滞剂与噻嗪类利尿剂的单独联合，以减少引起糖脂代谢紊乱的可能性[29]；从靶器官保护的角度来讲，β受体阻滞剂与ACEI或ARB的联合是目前推荐用于高血压合并冠心病或心力衰竭的标准治疗，而且ACEI或ARB对糖代谢的有利作用可能抵消β受体阻滞剂对糖代谢的潜在不利影响；另外，β受体阻滞剂常作为3种或3种以上药物联合降压方案的组成部分用于难治性高血压[30]。

## 六、α受体阻滞剂在降压治疗中的选择

α受体阻滞剂是一类经典而有效的降压药物。由于ALLHAT研究[1]发现多沙唑嗪使心血管事件发生率比利尿剂增加了25%而被提前终止，自2003年的JNC-7开始，各国指南将α受体阻滞剂"开除"出一线降压用药的行列[3, 4]。虽然目前α受体阻滞剂在降压治疗中的应用逐渐减少，但它在多种降压药物联合治疗不达标时的选择中仍然占有一席之地。

（一）α受体阻滞剂的降压治疗优势和指南推荐

α受体阻滞剂的最大优点是没有明显的代谢不良反应，可用于合并糖尿病、周围血管病、哮喘及高脂血症的高血压患者。α受体阻滞剂如乌拉地尔具有抑制外周和中枢交感神经的双重作用，降压作用明显而快速，静脉用药5min内起效，30～60min的降压幅度可达25%左右，因而可作为高血压急症的理想静脉用药，并可用于高血压合并急性充血性心力衰竭的治疗。

（二）α受体阻滞剂降压治疗的注意事项

α受体阻滞剂在应用过程中可能出现直立性低血压，因而初始用药时最好于睡前服用，服药过程中需监测立位血压，预防直立性低血压的发生。

（三）α受体阻滞剂的联合治疗方案

如患者血压不能很好控制，α受体阻滞剂可与β受体阻滞剂、ACEI、ARB、CCB和利尿剂联合应用，但一般不作为首选，常在一线降压药物联合应用后血压仍然不达标时应用。

## 第二节 联合用药治疗高血压的方案选择

### 一、联合降压方案是降压达标的重要原则

联合用药能够干预高血压发病机制的多重环节，从而明显提高降压效果。研究证实两种降压药物联合治疗较单种药物治疗能够明显提高降压疗效达 30% 以上。世界卫生组织/世界高血压联盟（WHO/ISH）治疗指南指出联合用药在降低收缩压或舒张压幅度上是单一用药的 2 倍，从而使 80% 以上的患者达标，而单一药物治疗却只能使 40%～50% 的患者达标。临床研究表明血压达标一般需要 2～4 种降压药物联合应用，而在临床实际工作中，至少 75% 的高血压患者血压达标需要两种以上不同机制的药物联合应用。因此，联合降压方案是降压达标的重要原则，世界各国权威指南及我国高血压防治指南均一致推荐联合治疗是 2 级及以上高血压患者和高危高血压患者的一线降压方案。

联合降压治疗应该强调采用"量体裁衣，因人施药"的个体化原则，从而实现降压机制上相互协同、药物副作用上相互抵消，其既能提高降压达标率又能更有效地保护靶器官，故成为精准调控血压达标的必经之路。但是，2010 年公布的中国高血压控制现状调查（CHINA STATUS）结果显示，即使是在三甲医院门诊，血压平均达标率仅为 30.6%，联合降压的比例只有 49%，而起始联合治疗仅为 21%[2]。由此可见，提高我国血压达标率的重要手段就是降压药物的联合应用，这也是我国当前心血管疾病防治的首要任务。

### 二、联合降压方案选择应遵循的原则

个体化的联合降压方案是降压达标的关键，不同的降压方案由于其有效性和安全性的差异，临床地位也不相同。选择优化的个体化联合降压方案需考虑以下因素：高血压的级别，靶器官损害及并发症，伴随的危险因素，合并疾病的情况，药物改善心血管预后的循证证据，与正在使用的其他药物间的相互作用，患者的经济承受能力和依从性等。

降压药物的联合方案选择应该遵循以下基本原则。

（1）选择不同作用机制的药物联合，如 ACEI 或 ARB+利尿剂或二氢吡啶类 CCB。

（2）选择副作用相互抵消或减轻的药物联合，如二氢吡啶类 CCB+β 受体阻滞剂，二氢吡啶类 CCB+ACEI 或 ARB 等。

（3）不推荐作用机制相近或者副作用可能叠加的药物联合，如 ACEI+ARB，非二氢吡啶类 CCB+β 受体阻滞剂等。

（4）根据每个患者靶器官损害、合并疾病和危险因素的情况进行个体化优选用药，如高血压合并心力衰竭者首选 ACEI+利尿剂等。

（5）选择药物联合应用的方式，如采用起始联合治疗或应用单片复方固定制剂（single compound preparation，SPC）是高血压治疗领域的新趋势。

### 三、权威指南推荐的联合降压方案

2010 年美国高血压学会（ASH）[31]公布了两种药物联合方案的推荐级别，即优选的、可接受的和不能接受的联合降压方案，这对临床实践具有重要的指导价值。其中四种优选的联合方案包括 ACEI 或 ARB+利尿剂、ACEI 或 ARB+长效二氢吡啶类 CCB。《中国高血压防治指南 2010》除推荐上述 4 种优选方案以外，还把 CCB+利尿剂、CCB+β 受体阻滞剂列为优选方案之列；一般推荐方案包括利尿剂+β 受体阻滞剂、α 受体阻滞剂+β 受体阻滞剂、二氢吡啶类 CCB+保钾利尿剂、噻嗪类利尿剂+保钾利尿剂；不常规推荐方案包括 ACEI 或 ARB+β 受体阻滞剂、ACEI+ARB、β 受体阻滞剂+非二氢吡啶类 CCB、中枢降压药物+β 受体阻滞剂。

### 四、优选的联合降压方案

优选的联合降压方案包括 ACEI 或 ARB+利尿剂、ACEI 或 ARB+长效二氢吡啶类 CCB。这些降压方案作用机制互补协同，不良反应相互减轻或抵消，循证证据充分，临床应用广泛。

（一）低剂量噻嗪类利尿剂+ACEI 或 ARB 联合方案

**1. 药物协同互补机制** 低剂量噻嗪类利尿剂

与 ACEI 或 ARB 联合，主要为调节血压的神经内分泌和容量两种机制。噻嗪类利尿剂可以降低血管平滑肌内 $Na^+$ 浓度，通过离子交换机制使细胞内 $Ca^{2+}$ 减少，从而增强 RAAS 抑制剂的扩血管作用；但其同时又通过排钠减容反射性激活 RAAS 和交感神经系统，还可能导致低血钾、高血糖和高尿酸血症等；而 RAAS 抑制剂能够降低外周血管阻力，减少噻嗪类利尿剂所致的 RAAS 和交感神经激活和低血钾等不良反应。二者联用可实现机制互补和协同降压，还可减轻不良反应。噻嗪类利尿剂联合 RAAS 抑制剂是目前理想的联合降压治疗方案。

**2. 联合方案的适应人群和特点**　各国权威指南均推荐低剂量噻嗪类利尿剂+ACEI 或 ARB 的联合主要适宜以下人群：2 级以上的高血压患者、高于目标血压 20/10mmHg 和（或）虽伴有多种危险因素、靶器官损害或临床疾患但无严重并发症的高危人群，或单药不达标的患者。尤其适用于盐敏感性或高盐摄入性高血压、老年和高龄老年高血压、高血压合并糖尿病、高血压合并慢性肾脏疾病特别是蛋白尿、心功能不全、脑卒中或肥胖等患者，轻度水肿者为首选。

美国心脏病学会和美国脑卒中学会联合发表的脑卒中二级预防指南将利尿剂联合 ACEI 作为高血压预防脑卒中治疗的 I 类适应证。有关糖尿病诊疗指南指出高血压合并糖尿病患者在 ACEI 或 ARB 基础上联合小剂量利尿剂来控制血压是合理和有效的。

**3. 联合方案应用注意事项**

（1）治疗过程中监测血压变化，同时还应检测血糖、血脂、尿酸和肌酐，并计算 eGFR，评估器官损害。

（2）对于合并有左心室肥厚、糖脂代谢异常、肥胖或超重和 CKD[eGFR>30ml/（min·1.73m²）] 的患者，ACEI 或 ARB 剂量宜稍大，但氢氯噻嗪剂量一般应维持不超过 12.5mg/d，最多不超过 25mg/d。

（3）慎用于合并高尿酸血症但不合并痛风和全身动脉粥样硬化严重的老年人、血糖控制不稳定的糖尿病伴大血管或微血管病变者；禁用于严重肾功能不全[eGFR<30ml/（min·1.73m²）]、双侧肾动脉狭窄、妊娠及痛风患者。

**4. 联合方案的循证证据**　噻嗪类利尿剂+ACEI/

ARB 是优选联合降压方案之一。多项短期和长期的随机临床试验，包括脑卒中二级预防作用（PROGRESS 研究）[32]、降低老年高血压患者的心血管死亡和全因死亡（HYVET 试验）[33]、减少糖尿病患者心血管死亡和肾病并发症风险（ADVANCE 研究）[34]等均证实利尿剂与 RAAS 抑制剂的联合方案能够有效地控制血压，改善预后，降低心血管事件的终点。

**（二）二氢吡啶类长效 CCB+ACEI 或 ARB 联合方案**

**1. 药物协同互补机制**　长效 CCB 和 RAAS 抑制剂的联合使用提供了两条不同但却互补的降压途径。CCB 主要扩张动脉，RAAS 抑制剂则对动脉和静脉均有扩张作用；CCB 有利尿和排钠的作用，可加强 RAAS 抑制剂的降压作用；RAAS 抑制剂抑制交感神经系统的代偿性激活，减轻 CCB 导致的反射性交感神经张力增加和心率加快等不良反应，同时也减轻导致 RAAS 活化的不良影响；CCB 主要扩张肾小球的入球小动脉，RAAS 抑制剂主要扩张出球小动脉，二者联用能更好地改善肾小球内的高滤过高灌注状态，保护肾脏功能；CCB 通过抑制咳嗽中枢及降低咳嗽受体的敏感性而有效减少 ACEI 导致的咳嗽；RAAS 抑制剂可减轻 CCB 所致的常见踝部水肿。另外，CCB 是低肾素性高血压的首选，而 RAAS 抑制剂对高肾素性高血压患者更有效，二者联用的降压适应证更加宽泛。

**2. 联合方案的适应人群和特点**　长效的二氢吡啶 CCB 与 ACEI 或 ARB 联合是目前临床上应用最广泛的联合降压方案，可作为血压 ≥160/100mmHg 或高于目标血压 20/10mmHg 患者的初始或维持治疗。尤其适用于高血压伴有多种危险因素、靶器官损害或临床疾患高危人群，如冠心病、糖尿病、CKD、蛋白尿、左心室肥厚、老年高血压、脑卒中、肥胖、代谢综合征和外周血管病等。

众多循证证据显示联合使用 RAAS 抑制剂和 CCB 在实现卓越的强效降压作用的同时，可使患者获得以下额外收益：RAAS 抑制剂可减少心力衰竭发生、保护肾脏功能；长效 CCB 具有抗动脉粥样硬化、减少心肌缺血的作用，两类药物联合可提供更全面的靶器官保护作用。

**3. 联合降压治疗的循证证据**　ASCOT-BPLA

研究主要结果显示：CCB 联合 ACEI 治疗组与 β 受体阻滞剂联合利尿剂的对照组相比，心血管获益显著，具有进一步降低血压及减少心脑血管事件的优势[35]。ACCOMPLISH 研究结果显示：CCB 联合 ACEI 总体血压控制率增加到 80%，患者血压达标率增加 1 倍以上，与 ACEI 联合利尿剂治疗比较心脑血管的主要终点事件降低 20%[36]。NICE、OSCAR 和 CHIEF 等研究证实了 CCB 联合 ARB 在血压降低方面明显优于 ARB 单药增加剂量，再次证实了不同机制药物联合可提高降压疗效，在血压降低的同时使肾脏等靶器官的保护获益[19, 37, 38]。

# 五、一般推荐的联合降压方案

一般推荐的或可接受的联合方案主要有利尿剂+二氢吡啶类 CCB、利尿剂+β 受体阻滞剂、二氢吡啶类 CCB+β 受体阻滞剂、α 受体阻滞剂+β 受体阻滞剂、噻嗪类利尿剂+保钾利尿剂的联用等。它们在降压幅度、靶器官保护作用或耐受性方面存在某些不足。

## （一）二氢吡啶类 CCB+利尿剂联合方案

**1. 药物协同互补机制**　二氢吡啶类 CCB 具有舒张血管效应，可促进肾脏 $Na^+$ 排泄，与利尿剂有协同降压作用；利尿剂通过排钠减容可减轻 CCB 导致的水肿，因此，CCB 与利尿剂是较为合理的联合方案，特别适用于低肾素型高血压，如多数老年高血压患者。但是由于 CCB 和利尿剂二者均可以引起交感神经系统和 RAAS 激活，在联合机制上存在一定的缺陷，两药联合并不能克服彼此引起的不良反应。因而国外指南一般不作为优化的联合方案推荐。

**2. 联合方案的适应人群和特点**　基于我国人群的研究数据，CCB 与噻嗪类利尿剂的联合在脑卒中预防方面获益较多，而且价格低廉，因而，《中国高血压防治指南 2010》将其作为优化的联合治疗方案特别推荐用于低肾素型高血压的治疗。在 2013 年 ESC 高血压指南中其被推荐为可接受的联合降压方案。

**3. 联合降压治疗的循证证据**　VALUE 研究证实了氢氯噻嗪联合氨氯地平治疗高血压患者的有效性和安全性[14]。中国的 FEVER 研究证明了氢氯噻嗪联合非洛地平可显著降低脑卒中的发生率、心源性死亡和全因死亡率[20]。我国 CHIEF 研究显示 CCB 联合利尿剂具有更好的成本效益比和良好的耐受性[19]，因而奠定了该联合方案成为我国高血压防治中优化联合降压策略的基础。

## （二）二氢吡啶类 CCB+β 受体阻滞剂联合方案

**1. 药物协同互补机制**　CCB 能够扩张小动脉，具有排钠和减少血容量的作用，β 受体阻滞剂通过负性肌力和负性频率作用减少心排血量，二者联用时降压明显增强，并中和彼此触发的反调节机制；CCB 类药物抵消了 β 受体阻滞剂的缩血管和减慢心率作用，β 受体阻滞剂则抵消了中效或短效 CCB 降低血压同时的部分交感神经激活作用，对伴心绞痛患者更为有利。

**2. 联合方案的适应人群和特点**　二氢吡啶类 CCB 和 β 受体阻滞剂联合是《中国高血压防治指南 2010》推荐的优化联合方案，而在 2013 年 ESC 高血压指南中其被列为可以使用但未经过很好验证的联合降压治疗方案[3]。对于高血压合并快速心律失常、左心室肥厚、冠心病及动脉硬化者推荐 β 受体阻滞剂和 CCB 联用。

**3. 联合降压治疗的循证证据**　TIBET 研究证实劳力性心绞痛者联用 β 受体阻滞剂及 CCB 有助降压并减少心源性死亡、心绞痛与血运重建[39]，提示即使与短效的硝苯地平同用也可增加安全性。INSIGHT 研究显示在减少新发糖尿病及周围血管病方面，CCB 联合 β 受体阻滞剂明显优于利尿剂联合 β 受体阻滞剂[17]。

## （三）利尿剂+β 受体阻滞剂联合方案

**1. 药物协同互补机制**　β 受体阻滞剂通过降低心排血量、抑制交感神经活性和减少肾素分泌发挥降压作用，并拮抗噻嗪类利尿剂所致的交感神经系统和 RAAS 激活；而利尿剂降低血管平滑肌对缩血管物质的反应并促进钠排泄，减少 β 受体阻滞剂所致的钠水潴留和缩血管效应。二者联合应用增加了降压疗效，但可能增加新发糖尿病和血脂异常的风险。

**2. 联合方案的适应人群和特点**　《中国高血压防治指南 2010》将噻嗪类利尿剂与 β 受体阻滞剂的

联合列为次要推荐的降压方案[12]。2013 年 ESC 高血压指南将这一联合方案作为可以使用的但是有局限性的推荐治疗。2007 年 ESC 高血压指南首次将 β 受体阻滞剂与噻嗪类利尿剂的组合在药物联合的六边形中由实线连接变成了虚线连接，即不再将其作为最佳选择。

从降压机制上考量，利尿剂与 β 受体阻滞剂联合具有较好的协同降压的效应，但是由于利尿剂与 β 受体阻滞剂联合使血糖和血脂异常的风险增加，而且在降压的同时是否会预防脑卒中存在争议。因此，不建议在高血压伴血脂异常、代谢综合征、糖耐量异常和糖尿病、脑卒中及其高危的人群进行应用。

**3. 联合降压治疗的循证证据**　ASCOT-BPLA 研究[35]、INSIGHT 研究[17]等显示了噻嗪类利尿剂联合 β 受体阻滞剂的降压幅度与其他组合方案相当，但代谢相关不良反应更多见，新发糖尿病和周围血管病的发生率方面高于其他组合方案。

（四）噻嗪类利尿剂+保钾利尿剂联合方案

**1. 药物协同互补机制**　具有排钠排钾作用的噻嗪类利尿剂与保钾利尿剂联合使用能够中等程度增强降压效果，减少低钾血症、高血压和血脂异常等不良反应，降低恶性心律失常的发生风险。但当肾功能明显减退时二者合用的降压作用减弱，易导致高钾血症的发生。

**2. 联合方案的适应人群和特点**　噻嗪类利尿剂和保钾利尿剂的联合方案主要适用于高血压合并心力衰竭和水肿患者，以及顽固性高血压的多药联合治疗，慎用于高血压合并糖尿病、肾功能减退等情况。

**3. 联合降压治疗的循证证据**　纳入 399 例高血压伴肥胖的 PATHWAY-3 研究证实半剂量保钾利尿剂和排钾利尿剂联合应用对患者的血糖和血钾无明显不良影响，而且降压效应较强[40]。INSIGHT 研究 3 年随访的结果显示，在合并糖尿病的患者中，噻嗪类利尿剂与保钾利尿剂联合，二级终点事件发生率显著高于 CCB 组[17]。

（五）α 受体阻滞剂+β 受体阻滞剂联合方案

α 受体阻滞剂可抵消 β 受体阻滞剂引起的外周血管阻力增加及代谢异常，β 受体阻滞剂抵消 α 受体阻滞剂的反射性心动过速，二者合用降压作用协

同放大。但降压作用迅速，维持时间短，血压波动幅度大，易导致直立性低血压。

这一联合治疗方案主要用于急进性高血压及嗜铬细胞瘤引起的继发性高血压。用于嗜铬细胞瘤患者降压治疗时应注意用药顺序：先应用 α 受体阻滞剂，后应用 β 受体阻滞剂；停药顺序为先停用 β 受体阻滞剂，后停用 α 受体阻滞剂。

此联合方案相关的大规模循证证据尚缺乏。

# 六、不推荐的联合降压方案

不推荐作用机制相近或者副作用可能叠加的降压药物联合，如 ACEI 或 ARB 和 β 受体阻滞剂、ACEI 和 ARB 联合、非二氢吡啶类 CCB 和 β 受体阻滞剂、中枢降压药+β 受体阻滞剂联合等；这些联合方案的共同特点是所产生的附加降压效果较小，不良反应风险明显增加。

（一）ACEI 或 ARB+β 受体阻滞剂联合方案

由于 β 受体阻滞剂对 RAAS 系统也有抑制作用，所以与 ACEI 或 ARB 合用可能导致对 RAAS 系统的过度抑制，并削弱 ACEI 作用，所以一般认为二者联用理论上在降压治疗中获益不大，或较 ACEI 与其他类药物联用效果差。另有研究认识到 ACEI 对非经典途径的血管紧张素 Ⅱ 阻断不全，而 β 受体阻滞剂可减少这一途径的底物，因而二者可能具有协同作用。但从靶器官保护的角度来讲，β 受体阻滞剂与 ACEI 或 ARB 的联合是目前推荐用于高血压合并冠心病或心力衰竭的标准治疗。此外，ACEI 或 ARB 对糖代谢的有利作用可能抵消 β 受体阻滞剂潜在的对糖代谢的不利影响。

目前认为此联合方案适用于高血压合并冠心病、心力衰竭的患者，以及高肾素型高血压患者。各国指南均推荐 β 受体阻滞剂与 ACEI 或 ARB 联合应用作为治疗高血压合并冠心病及心力衰竭等疾病的标准方案。

（二）ACEI+ARB 联合方案

ACEI 与 ARB 同属于 RAAS 抑制剂，从理论上讲二者的联合可以更完全地阻滞 RAAS 系统的活性，同时又可保留缓激肽的有益作用。但是两种相似类型药物的联合未得到临床证据支持。ONTARGET

研究显示，ACEI 与 ARB 联用并不能减少心血管终点事件发生，却显著增加了不良反应的发生风险[41]。自 2013 年 ESC/ESH 高血压指南开始，各国高血压指南均禁止了二者的联合应用。

### （三）β 受体阻滞剂+非二氢吡啶类 CCB 联合方案

β受体阻滞剂和非二氢吡啶类CCB均具有负性肌力、负性传导作用，二者联合可过度抑制房室传导，导致严重心动过缓、心脏传导阻滞等。对老年人及病态窦房结综合征、传导阻滞者慎用或忌用。

### （四）中枢降压药+β 受体阻滞剂联合方案

早期两类药物的联合应用主要用于治疗严重或难治性高血压，但由于心力衰竭发生率增加及突然停药后导致血压反跳等问题，指南已经不推荐临床上使用此类药物的联合方案。

# 第三节　单片复方固定制剂在高血压治疗中的应用

多项研究证实，单片复方固定制剂（SPC）在降压疗效、依从性、耐受性、治疗简化及减少费用方面都优于两种药物的自由联合，是一种优化、强化和简化的治疗策略。作为初始联合治疗的一线选择，SPC 可以实现早达标、早受益的目的，同时更好地保护靶器官，降低心血管事件。因此，初始联合治疗并首选SPC的个体化优化联合降压方案，是全面调控血压达标的最佳策略，且其"一片药、一杯水"的简化治疗方式将被更多的高血压患者认识和接受，并逐渐成为目前和未来控制血压达标的新趋势。世界各国指南和我国指南都积极推荐在联合降压方案中首选 SPC。

目前在我国上市的 SPC 主要为传统的固定复方制剂和新型的固定复方制剂。

## 一、传统固定复方制剂

传统固定复方降压药是我国的一大特色，其应用始于 20 世纪 50 年代，主要成分为氢氯噻嗪、利血平和双肼屈嗪，其次是可乐定。尽管这些传统的固定复方制剂已不是当前抗高血压治疗的主流，但在当时它们不仅创新出联合治疗的理念，而且在很长一段时间内对高血压的治疗都起到非常重要的作用。在当今经济落后或欠发达地区，其仍不失为是一种有效的降压手段。

### （一）传统固定复方制剂的地位

尽管在传统固定复方制剂中主要降压成分均非目前推荐的常用降压药物（除噻嗪类利尿剂外），但多年的临床应用证实了这类药物有明确的降压作用，可使血压快速下降，且价格较低廉，其作为基层降压药的选择之一发挥了重要的作用，尤其是在经济不发达地区。根据《中国高血压防治指南 2010》及《中国高血压基层管理指南》的建议，这类药物仍适用于轻中度高血压患者的治疗及难治性高血压患者的合并治疗。目前常见的传统固定复方制剂见表 10-9-1。

表 10-9-1　临床常用传统固定复方制剂

| 通用名 | 主要降压成分 | 用法及用量 |
| --- | --- | --- |
| 复方利血平片 | 氢氯噻嗪，利血平，双肼屈嗪 | 1~2片，一天三次 |
| 复方利血平氨苯蝶啶片 | 氢氯噻嗪，利血平，双肼屈嗪，氨苯蝶啶 | 1片，一天一次 |
| 复方双嗪利血平片 | 氢氯噻嗪，利血平，双肼屈嗪 | 1~2片，一天三次 |
| 复方利血平氢氯噻嗪片 | 氢氯噻嗪，利血平 | 1~2片，一天三次 |
| 复方罗布麻片 | 氢氯噻嗪，双肼屈嗪，罗布麻 | 2片，一天三次 |
| 复方硫酸双肼屈嗪片 | 氢氯噻嗪，双肼屈嗪，可乐定 | 1片，一天三次 |
| 珍菊降压片 | 氢氯噻嗪，可乐定 | 1片，一天三次 |
| 复方阿米洛利片 | 氢氯噻嗪，阿米洛利 | 0.5~2片，一天一次 |
| 双肼屈嗪利血平片 | 利血平，双肼屈嗪 | 1片，一天三次 |
| 复方地舍平片 | 甲氯噻嗪，地舍平 | 1~2片，一天一次 |

（二）传统固定复方制剂应用注意事项

（1）传统固定复方制剂多采用小剂量应用，当血压不达标时不主张增加药物剂量，可考虑联合其他不同机制的降压药物，以免增加不良反应。

（2）对于中重度高血压患者，当应用 ACEI 或 ARB、CCB 类降压药物治疗血压不达标者，可试加用传统固定复方制剂，如复方利血平片、复方利血平氨苯蝶啶片、复方双嗪利血平片、珍菊降压片等，其降压作用是肯定的，并且具有明显的价格优势。

（3）传统固定复方制剂虽然降压作用较快，但持续时间很短，因而血压波动较大，不符合平稳降压的原则，在应用的过程中应严密监测血压。

（4）在用药前必须要了解复方制剂中的主要成分，从而充分掌握用药的适应证、禁忌证和不良反应。

（三）传统固定复方制剂的应用禁忌证

与新型降压药物比较，传统固定复方制剂的不良反应相对较多，含利血平的固定复方制剂禁用于消化性溃疡（消化道出血）、抑郁及有自杀倾向、窦性心动过缓的高血压患者；可乐定可影响大脑认知功能，禁用于有抑郁及有自杀倾向的高血压患者；双肼屈嗪可反射性引起心率增快并诱发心绞痛，高血压合并不稳定型心绞痛患者慎用。

总之，传统固定复方制剂在我国目前的国情下仍有应用的空间。但是，传统固定复方制剂的主要降压成分除利尿剂外均不是指南推荐的常用降压药物，不良反应相对较多，并且缺乏大规模的循证医学依据，更缺乏与新型降压药物之间的大规模对照研究[42]。

## 二、新型固定复方制剂

从 20 世纪 90 年代开始便陆续有一些新型固定复方制剂问世，这类药物多以长效降压药物为主要成分，配伍合理，用药简便，降压作用更强且效果持久平稳，相比传统固定复方制剂不良反应和副作用也较少，靶器官保护作用更优，有较多的循证医学证据显示这类药物能够有效降低心脑血管事件的发生率和死亡风险，并且明显提高患者依从性。各国指南及我国发表的《单片复方制剂降压治疗中国专家共识》都积极地推荐使用新型的 SPC。

（一）新型 SPC 的应用人群

新诊断的 2 级以上高血压患者（收缩压≥160mmHg 或舒张压≥100mmHg）、血压高于目标值的 20/10mmHg 以上者及高危高血压患者，可在起始治疗时即使用 SPC；目前正在接受降压药物治疗但尚未使用 SPC 者，可根据患者血压水平换用或加用 SPC；已接受降压治疗的高血压患者，若在治疗过程中出现不良反应也是选择 SPC 的重要依据，如患者使用 CCB 类药物出现踝部水肿应选择利尿剂组成的复方制剂，服用 ACEI 类药物出现咳嗽则应选择 ARB 复方制剂，有痛风、低血钾应尽量避免选择含有噻嗪类利尿剂的复方制剂；当使用 SPC 后血压仍不能达标时，可选择增加复方制剂的剂量，也可以加用第 3 种降压药物，多采用 RAAS 抑制剂、CCB 与噻嗪类利尿剂三种药物联合使用的方案。

（二）新型 SPC 的方案组合

近年来国内外开发上市的新型固定复方制剂主要包括 ACEI 或 ARB+噻嗪类利尿剂、ACEI 或 ARB+二氢吡啶类 CCB 为主联合的 SPC。其不仅是各国高血压防治指南优先推荐的联合治疗方案，也是目前在临床上应用较多的降压联合方案。我国市场上还有降压药与调脂药或叶酸组成的 SPC，但这些药物属于多效片类型，不属于单纯的降压药物。

**1. ARB/噻嗪类利尿剂的单片固定复方制剂** ARB/氢氯噻嗪 SPC 在国内外已经上市多年，积累了大量的临床应用证据和经验，是国内外众多高血压治疗指南推荐的优选方案之一，可以作为高血压患者的初始和维持治疗。近年来完成了一些较大规模的 ARB/氢氯噻嗪固定复方制剂降压疗效和安全性研究，如 ARCH[43]和 PALM-1[44]等，验证了该类药物在降压疗效方面比 ARB 单剂加量更占优势，且对糖脂代谢及血钾无不良影响。

2012 年我国出台了《血管紧张素受体拮抗剂/氢氯噻嗪固定复方制剂治疗高血压临床应用中国专家共识》[45]，明确了其适用人群：ARB/氢氯噻嗪 SPC 主要适用于 2 级以上的高血压患者、高于目标血压 20/10mmHg 和（或）虽伴有多种危险因素、靶器官损害或临床疾患但无严重合并症的高危人群，包括血糖控制良好的糖尿病合并高血压、高血压合并超重或肥胖的患者。特别适宜应用的人群包括健康状况良好的老年高血压患者、高血压合并左心室肥厚患者和 eGFR＞30ml/（min·1.73m²）的 CKD 患者。因此，在治疗前除应规范测量血压以外，还应检测血糖、血脂、尿酸和肌酐，并计算 eGFR，评估靶器官损害，在上述指标允许的情况下可使用 ARB/氢氯噻嗪的单片固定复方制剂作为初始和维持治疗。

**2. ACEI/噻嗪类利尿剂的单片固定复方制剂** ACEI 联合氢氯噻嗪也是在国内外应用多年的优选联合方案之一，可以作为高血压患者的初始和维持治疗。众多大规模研究，如 ADVANCE 研究[34]等证实了 ACEI/噻嗪类利尿剂的单片固定复方制剂在强化降压、减少主要心血管事件、降低肾脏事件及新发的微量白蛋白尿风险等方面的优势。

ACEI/噻嗪类利尿剂的单片固定复方制剂应用的人群主要包括 2 级以上高血压及高危高血压患者的初始和维持治疗。尤其适用于老年高血压、盐敏感性高血压、高血压合并糖尿病、高血压合并慢性肾脏疾病特别是蛋白尿、心功能不全、脑卒中或肥胖等的患者。

**3. CCB/ARB 的单片固定复方制剂** 是临床上应用广泛的优化联合降压方案之一。一项随机、对照、双盲的多中心试验（TEAMSTA severe HTN）入选了 858 例严重高血压患者，证实了替米沙坦氨氯地平单片固定复方制剂（80/10mg）均较单药治疗组降压更有效，依从性明显提高[46]。中国人群 CHINA STATUS Ⅱ 研究数据显示，缬沙坦氨氯地平 SPC 显著提高了血压达标率，增加了依从性，有效地降低了心血管事件的终点[47]。

CCB/ARB 的单片固定复方制剂适用于大多数的高血压患者，尤其适用于高血压伴有多种危险因素、靶器官损害或临床疾患高危人群：如冠心病、脑卒中、老年收缩期高血压、糖尿病、代谢综合征、蛋白尿、左心室肥厚、外周血管病等。

**4. CCB/ACEI 的单片固定复方制剂** CCB 和 ACEI 联合降压的方案也是目前临床上应用最广泛的优化联合降压方案。ACCOMPLISH 的研究结果显示了氨氯地平/贝那普利的 SPC 达到了罕见的血压控制率（80%），与贝那普利/氢氯噻嗪的 SPC 相比，有效降低心血管事件达 20%，有效降低慢性肾病进展和心血管死亡联合终点达 37%[36]。提示氨氯地平/贝那普利的 SPC 提供了一种降低高血压患者心血管风险的新选择。

2016 年的《钙拮抗剂/血管紧张素转换酶抑制剂 SPC 在高血压治疗中的应用中国专家建议》，明确指出 CCB/ACEI 的 SPC 主要适用于冠心病、糖尿病、CKD、蛋白尿、左心室肥厚、老年高血压、脑卒中、肥胖、代谢综合征和外周血管病等[48]。

2015 年 AHA/ACC/ASH 冠心病患者高血压治疗联合声明指出：合并急性冠状动脉综合征的高血压患者，当使用 ACEI 血压控制不佳时，可联合 CCB 降压治疗或换用 CCB/ACEI SPC；合并稳定型冠心病的高血压患者，可初始或维持使用 CCB/ACEI SPC；已服用 2 种降压药自由联合治疗且血压已达标的高血压患者，也可建议直接改用 CCB/ACEI SPC[49]，从而简化治疗，提高患者依从性。

**5. 氨氯地平/阿托伐他汀钙的单片固定复方制剂** 氨氯地平/阿托伐他汀钙片是临床上常用的降压调脂固定复方制剂，不仅能有效控制高血压和血脂异常这两个重要的危险因素，而且在抗氧化应激、改善 NO 释放和小动脉顺应性方面具有协同作用，从而更好地保护内皮功能，适用于高血压合并血脂异常的治疗或高血压合并多个危险因素患者心血管疾病的预防。许多大规模药物临床试验研究证实，同时控制血压和调整胆固醇异常将使患者受益更大。2013 年公布的 ASCOT LLA 研究结果证明了在降压基础上联合他汀治疗突破了单纯降压的冠心病获益瓶颈，使心血管危险下降更为显著[50]。

**6. 马来酸依那普利/叶酸片的单片固定复方制剂** 马来酸依那普利/叶酸片（依叶片）[51]是全球第一个批准用于治疗高血压伴高半胱氨酸（Hcy）升高，即 H 型高血压的有效药物，成分是马来酸依那普利 10mg 和叶酸 0.8mg。研究显示与单用依那普利组比较，依叶组 Hcy、SBP 和 DBP 均有显著性降低，并可逆转左心室肥厚、降低 H 型高血压患者心脑血管事件发生率及改善预后。如应用马来酸依那普利/叶酸片后血压仍不能达标，可联合应用 CCB 等药物。

总之，单片固定复方制剂是各国权威指南推荐的首选初始联合的优化降压方案。突出优势主要体现为协同降压疗效增强；早期降压达标率高；抵消副作用安全性好；增加依从性；靶器官保护效果好；减少药费；治疗简化。其缺点是灵活性较差，调整剂量不方便。单片固定复方制剂是高效降压达标的新理念，是治疗学发展的需求，作为我国高血压治疗的新模式，其将在高血压治疗领域发挥重要的作用，并逐渐成为高血压治疗的常规方法。

（尹新华）

## 参 考 文 献

[1] ALLHAT Officers and Coordinators for the ALLHAT Collaborative Research Group, The Antihypertensive and cipid-lowering Treatment to prevent Heart Attack Trial. Major outcomes in high-risk hypertensive patients randomized to angiotensin-converting enzyme inhibitor or calcium channel blocker vs diuretic：The Antihypertensive and cipid-lowering Tretment to prevent Heart Attack Trial（ALLHAT）. JAM A, 2002, 288（23）：2981-2997.

[2] 胡大一，刘力生，余金明，等. 中国门诊高血压患者治疗现状登记研究. 中华心血管病杂志, 2010, 38（6）：230-238.

[3] 《中国高血压基层管理指南》修订委员会. 中国高血压基层管理指南（2014年修订版）. 中华高血压杂志, 2015, 23（1）：24-44.

[4] James PA, Oparil S, Carter BL, et al. 2014 evidence-based guideline for the management of high blood pressure in adults：report from the panel members appointed to the Eighth Joint National Committee（JNC 8）. JAMA, 2014, 311（5）：507-520.

[5] Mancia G, Fagard R, Narkiewicz K, et al.2013 ESH/ESC guidelines for the management of arterial hypertension：the task Force for the Management of Arterical Hypertension of the European Society of Hypertension（ESH）and of the European Society of Cardiology（ESC）. Eur Heart J, 2013, 34（28）：2159-2219.

[6] 中华医学会心血管病学分会高血压学组. 利尿剂治疗高血压的中国专家共识. 中华高血压杂志, 2011, 19（3）：214-222.

[7] Roush GC, Kaur R, Ernst ME. Diuretics：a review and update. J Cardiovasc Pharmacol Ther, 2014, 19（1）：5-13.

[8] Williams B, MacDonald TM, Morant S, et al. Spironolactone versus placebo, bisoprolol, and doxazosin to determine the optimal treatment for drug-resistant hypertension（PATHWAY-2）：a randomised, double-blind, crossover trial. Lancet, 2015, 386（10008）：2059-2068.

[9] Ernst ME, Mann SJ. Diuretics in the treatment of hypertension. Semin Nephrol, 2011, 31（6）：495-502.

[10] Phillips B. The JNC 7 hypertension guidelines. JAMA, 2003, 290（10）：1314.

[11] Sternlicht H, Bakris GL. Spironolactone for resistant hypertension-hard to resist?. Lancet, 2015, 386（10008）：2032-2034.

[12] 中国高血压防治指南修订委员会. 中国高血压防治指南2010. 中华高血压杂志, 2011, 19（8）：701-743.

[13] Dahlöf B, Devereux RB, Kjeldsen SE, et al. Cardiovascular morbidity and mortality in the Losartan Intervention For Endpoint reduction in hypertension study（LIFE）：a randomised trial against atenolol. Lancet, 2002, 359（9311）：995-1003.

[14] Julius S, Kjeldsen SE, Weber M, et al. Outcomes in hypertensive patients at high cardiovascular risk treated with regimens based on valsartan or amlodipine：the VALUE randomised trial. Lancet, 2004,

363（9426）：2022-2031.

[15] Lithell H, Hansson L, Skoog I, et al. The Study on COgnition and Prognosis in the Elderly（SCOPE）：outcomes in patients not receiving add-on therapy after randomization. J Hypertens, 2004, 22（8）：1605-1612.

[16] Law MR, Morris JK, Wald NJ. Use of blood pressure lowering drugs in the prevention of cardiovascular disease：meta-analysis of 147 randomised trials in the context of expectations from prospective epidemiological studies. BMJ, 2009, 338：b1665.

[17] Brown M J, Castaigne A, Ruilope L M, et al. INSIGHT：international nifedipine GITS study intervention as a goal in hypertension treatment. Journal of Human Hypertension, 1996, 10（Suppl 3）：S157-S160.

[18] Liu L, Wang JG, Gong L, et al. Comparison of active treatment and placebo in older Chinese patients with isolated systolic hypertension. Systolic Hypertension in China（Syst-China）Collaborative Group. J Hypertens, 1998, 16（12pt1）：1823-1829.

[19] Wang W, Zhang YQ, Ma LY, et al. CHIEF：Study on Chinese hypertension intervention efficacy—A stage report-1 on a clinical randomized trial of combined therapeutic scheme for hypertension based on calcium antagonist in initial low dose. Chinese Journal of Evidence-Based Cardiovascular Medicine, 2008, 12：24-27.

[20] Liu L, Zhan g Y, Liu G, et al. FEVER Study Group. The Felodipine Event Reduction（FEVER）Study：a randomized long-term placebo-controlled trial in Chinese hypertensive patients. J Hypertens, 2005, 23（12）：2157-2172.

[21] Lindholm LH, Carlberg B, Samuelsson O. Should beta blockers remain first choice in the treatment of primary hypertension? A meta-analysis. Lancet, 2005, 366（9496）：1545-1553.

[22] Johannesson M, Dahiof B, LindholmLH, et al. The cost-effectiveness of treating hypertension in elderly people--an analysis of the Swedish Trial in Old Patients with Hypertension（STOP Hypertension）. J Intern Med, 1993, 234（3）：317-323.

[23] Wikstrand J. Primary prevention in patients with hypertension：comments on the clinical implications of the MAPHY Study. Metoprolol Atherosclerosis Prevention in Hypertensives Study. Am Heart J, 1988, 116（1 Pt 2）：338-347.

[24] UK Prospective Diabetes Study Group（UKPDS）. Tight blood pressure control and risk of macrovascular and microvascular complications in type 2 diabetes：UKPDS 38UK prospect ive Diabetes study Group. BMJ, 1998, 317（7160）：703-713.

[25] Hansson L, Lindholm LH, Niskanen L, et al. Effect of angiotensin-converting-enzyme inhibition compared with conventional therapy on cardiovascular morbidity and mortality in hypertension：the Captopril Prevention Project（CAPP）randomised trial. Lancet, 1999, 353（9153）：611-616.

[26] Ekbom T, Linjer E, Hedner T, et al. Cardiovascular events in elderly patients with isolated systolic hypertension. A subgroup analysis of treatment strategies in STOP-Hypertension-2. Blood Press, 2004, 13（3）：137-141.

[27] 中国医师协会高血压专业委员会. α/β受体阻滞剂在高血压治疗中应用的中国专家共识. 中华高血压杂志, 2016, 24（6）：522-527.

[28] 中国医师协会高血压专业委员会. β受体阻滞剂在高血压应用中的专家指导建议. 中华高血压杂志, 2013, 21（11）：806-815.

[29] Tsuyuki R T, Campbell N R C, Semchuk B, et al. The 2010 Canadian Hypertension Education Program（CHEP）recommendations：Guidelines for pharmacists. Canadian Pharmacists Journal, 2010, 143（6）：274-276.

[30] 孙宁玲, 霍勇, 王继光, 等. 难治性高血压诊断治疗中国专家共识. 中华高血压杂志, 2013, 21（4）：321-326.

[31] Aalbers J. Combination therapy in hypertension：new recommendations. Cardiovasc J Afr, 2010, 21（2）：120.

[32] PROGRESS Collaborative Group. Randomised trial of a perindopril-based blood-pressure lowering regimen among 6, 105 individuals with previous stroke or transient ischaemic attack. Lancet, 2001, 358（9287）：1033-1041.

[33] Beckett NS, Peters R, Fletcher AE, et al. Treatment of hypertension in patients 80 years of age or older. N Engl J Med, 2008, 358（18）：1887-1898.

[34] Patel A, Macmahon S, Chalmers J, et al. Effects of a fixed combination of perindopril and indapamide on macrovascular and microvascular outcomes in patients with Type 2 diabetes mellitus（the ADVANCE trial）：a randomised controlled trial. Lancet, 2007, 370（9590）：829-840.

[35] Dahlöf B, Sever PS, Poulter NR, et al. Prevention of cardiovascular events with an antihypertensive regimen of amlodipine adding perindopril as required versus atenolol adding bendroflumethiazide as required, in the Anglo-Scandinavian Cardiac Outcomes Trial-Blood Pressure Lowering Arm（ASCOT-BPLA）：a multicentre randomised controlled trial. Lancet, 2005, 366（9489）：895-906.

[36] Jamerson K, Weber MA, Bakris GL, et al. Benazepril plus amlodipine or hydrochlorothiazide for hypertension in high-risk patients. N Engl J Med, 2008, 359（23）：2417-2428.

[37] Hasebe N, Fujikawa K. Controlled-Release Nifedipine and Candesartan Low-Dose Combination Therapy in Patients with Essential Hypertension：The NICE-Combi（Nifedipine and Candesartan Combination）Study. Journal of hypertension, 2005, 23（2）：445-453.

[38] Osgwa H, Kim-Mitsuyama S, Matsuis K, et al. Olmeartan and Calcium Antagonists Randomized（OSCAR）Study Group. Antagonists Ⅱ Receptor Blocker-based Therapy in Japanese Elderly, High-risk, Hypertention Patients. Am J Med, 2012, 125（10）：981-990.

[39] Dargie HJ, Ford I, Fox KM. Total Ischaemic Burden European Trial（TIBET）effects of ischaemia and treatrment with atenolol. nifedipine SR and their combination on outcome in patients with chronic stabie angina. The TiBET Study Group. European Heart Journal, 1996, 17（1）：104-112.

[40] Brown MJ, Williams B, Morant SV, et al. Effect of amiloride, or amiloride plus hydrochlorothiazide, versus hydrochlorothiazide on glucose tolerance and blood pressure（PATHWAY-3）：a parallel-group, double-blind randomised phase 4 trial. Lancet Diabetes Endocrinol, 2016, 4（2）：136-147.

[41] ONTARGET Investigators, Yusufs, Teo KK, et al. Telmisartan, ramipril, or both in patients at high risk for vascular events. N Engl J Med, 2008, 358（5）：1547-1559.

[42] 国家卫生计生委合理用药专家委员会, 中国医师协会高血压专业委员会. 高血压合理用药指南. 中国医学前沿杂志, 2015, 7（6）：22-64.

[43] Maeda K, Adachi M, Kinoshita A, et al. Efficacy and safety of the losartan-hydrochlorothiazide combination tablet in patients with hypertension uncontrolled by angiotensin Ⅱ receptor antagonist therapy：the Aichi Research on Combination therapy for Hypertension（ARCH）Study. Intern Med, 2012, 51（10）：1167-1175.

[44] Kita T, Yokota N, Ichiki Y, et al. Three-year safety and effectiveness of fixed-dose losartan/hydrochlorothiazide combination therapy in Japanese patients with hypertension under clinical setting（PALM-1 Extension Study）. Clin Exp Hyperten, 2012, 34（7）：498-503.

[45] 中国医师协会心血管内科医师分会, 中国医师协会高血压专业委员会,《中华高血压杂志》编辑委员会. 血管紧张素受体拮抗剂/氢氯噻嗪固定复方制剂治疗高血压临床应用中国专家共识. 中华高血压杂志, 2012, 20：928-936.

[46] Moen MD. Telmisartan/amlodipine：single-pill combination in hypertension. Am J Cardiovasc Drugs, 2010, 10（6）：401-412.

[47] 胡大一, 刘力生, 李为民, 等. 缬沙坦氨氯地平单片复方制剂对单药治疗血压控制不良的中国高血压患者疗效及安全性研究Ⅱ：介绍和解读. 中华高血压杂志, 2015, 23（11）：1022-1024.

[48] 中国医师协会高血压专业委员会. 钙拮抗剂/血管紧张素转换酶抑制剂单片复方制剂在高血压治疗中的应用中国专家建议, 中华高血压杂志, 2016, 24（1）：19-25.

[49] Rosendorff C, Lackland DT, Allison M, et al. American Heart Association, American College of Cardiology, and American Society of Hypertension. Treatment of hypertension in patients with coronary artery disease：A scientific statement from the American Heart Association, American College of Cardiology, and American Society of Hypertension. J Am Soc Hypertens, 2015, 9：453-498.

[50] Sever PS, Dahlof B, Poulter NR, et al. Prevention of coronary and stroke events with atorvastatin in hypertensive patients who have average or lower-than-average cholesterol concentrations, in the Anglo-Scandinavian cardiac outcomes trial-lipid lowering arm（ASCOTLLA）：a multicentre randomized controlled trial. Drugs, 2004, 64（Suppl2）：43-60.

[51] 卫聪颖, 赵连友, 李雪, 等. 马来酸依那普利叶酸片治疗 H 型高血压疗效及其与同型半胱氨酸关系研究. 中国实用内科杂志, 2015, 35（7）：606-609.

# 老年性高血压降压目标的再认识

高血压是临床常见的心血管疾病之一，由于人口老龄化的进程加速，我国老年高血压患者人数十分巨大，老年高血压已成为一个不容忽视的社会问题。老年患者多伴随多器官的功能退化，特别是循环系统的功能退化，使老年高血压在发病机制、临床表现及治疗方案上独具特点。研究表明：老年人群高血压发病率高，预计有超过 50%的老年人患有高血压，而且合并症多、达标率低、依从性差、心脑血管事件风险高，这些均构成老年高血压患者有别于非老年高血压患者的特殊的临床症候群[1]。因此，如何根据老年高血压患者的病理生理特点探讨并设置适合老年高血压降压治疗的目标值，制订符合该类患者的临床治疗方案，以减少事件，提高生存质量，这其中仍有许多未知问题。

## 第一节　老年性高血压从降压治疗中获益

### 一、降压获益的循证医学证据

对近 50 年临床降压研究的荟萃分析发现，高血压患者通过降压治疗，血压每降低 10/5mmHg，可显著降低所有致命性和非致命性心血管事件发生的风险，且风险降低的程度与血压下降的水平呈正相关。在老年高血压临床研究中也已证实：老年高血压患者降压获益毋庸置疑。降压获益的重要来源是血压降低本身，而降压达标是取得临床获益的基本要求。

在有关老年高血压的临床研究中，早期的瑞典老年高血压研究（STOP）、欧洲收缩期高血压试验（Syst-Eur）和中国收缩期高血压试验（Syst-China）、老年收缩期高血压研究（SHEP）、老老年高血压研究（HYVET）等，最终都得到大致相同的结论：即收缩压＞150mmHg 时降压获益，而收缩压＜140mmHg 时无明显获益。在中国完成的非洛地平减少事件研究（FEVER）中，老年亚组分析：＞65岁的老年高血压患者与对照组收缩压（145.5mmHg）比较，经治疗收缩压降至 139.7mmHg水平时，脑卒中风险降低 44%，心血管事件降低47%、心血管死亡风险降低 49%、全因死亡风险降低 36%[2]。而在日本完成的一项关于老年高血压降压目标的研究显示，SBP 控制在 136mmHg 水平时，与对照组（SBP 在 145mmHg 水平）比较没有显著临床获益。研究者认为：老年高血压患者收缩压应该控制在 140~150mmHg，或许获益更多。类似的相关研究——缬沙坦治疗老年收缩期高血压研究（VALISH）显示：实验组（收缩压137mmHg）和对照组（收缩压 142mmHg）的研究结果在对心血管死亡、脑卒中、不良事件和复合终点事件等的比较中，两组差别无统计学意义[3]。上述研究提示老年高血压患者并非收缩压水平越低越好。综上，无论是早年、还是近年有关老年高血压降压靶标的临床研究均提示：对老年高血压患者，降压治疗控制 SBP 在 140~150mmHg 水平或许是最佳目标[4]。

### 二、国内外指南推荐意见

2013 年 JNC-8 建议将老年高血压的降压靶目标设定为＜150/90mmHg。尽管至今仍未获得全球公认，但各国指南，包括《中国高血压防治指南》也在不同程度上参照美国 JNC-8，拟定出各国老年高血压患者血压控制目标值。对于老年高血压患者降压靶目标的推荐，总体趋向于 SBP＜150mmHg 这一目标（表 10-10-1）。

表 10-10-1　各指南及学会对老年高血压控制目标的推荐

| 指南及学会 | 不同年龄的血压控制目标值 |
| --- | --- |
| 美国高血压学会/国际高血压学会（ASH/ISH）2014 | <60 岁：<140/90mmHg |
| | ≥60 岁：<150/90mmHg |
| 美国心脏协会/美国心脏病学会（AHA/ACC）2013 | <140/90mmHg，部分患者可以更低 |
| 欧洲高血压学会/欧洲心脏病学会（ESH/ESC）2013 | <80 岁：<140/90mmHg |
| | ≥80 岁：（140～150）/90mmHg |
| 美国成人高血压指南（JNC-8） | <60 岁：<140/90mmHg |
| | ≥60 岁：<150/90mmHg |
| 《日本高血压管理指南》（JSH）2014 版 | <75 岁：<140/90mmHg |
| | ≥75 岁：<150/90mmHg |
| 《中国高血压防治指南 2010》 | ≥65 岁：140/90mmHg |
| | ≥80 岁：150/90mmHg |
| 《老年高血压的诊断和治疗中国专家共识》2011 版 | <150/90mmHg，若患者能耐受，可进一步降至<140/90mmHg |

# 第二节　老年性高血压强化降压的探索与思考

## 一、热点与争论

当今，备受临床医生关注的问题如下：依照现行指南所推荐的目标值，老年高血压患者是否可从治疗中充分获益？低于指南所推荐的目标值，进一步降压治疗（强化降压）是否增加获益[5]？

近年来，随着几个重要的高血压临床研究结果陆续公布，尤其是 ACCORD、SPRINT、HOPE3、SPS3 等研究，使降压靶目标，包括老年降压靶目标之争再次成为临床讨论的热点。

探索更低降压靶目标的研究，如同 ACCORD 研究（纳入糖尿病患者）、SPS3 研究（纳入有脑卒中史的患者），它们分别将 SBP 降至 119mmHg 和 125mmHg，但其心血管事件并未显著降低，这使人们对更低降压靶目标的探索感到失望。但 2015 年年底公布的收缩压干预实验（SPRINT）研究[6]，又使这一话题再次引起争论。SPRINT 研究纳入非糖尿病、非脑卒中史的高血压患者，将 SBP 降至 121mmHg 比降至 134mmHg 的终点事件显著获益，全因死亡率降低 30%，心血管事件风险降低 25%，强化降压组能进一步获益。

## 二、SPRINT 研究结果解读

2016 年 *JAMA* 发表的题为 *Intensive vs Standard Blood Pressure Control and Cardiovascular Disease Outcomes in Adults Aged≥75 Years* 的文章公布了 SPRINT 研究中老年人群降压治疗数据[7]，旨在回答大于 75 岁、非糖尿病的老年高血压患者的降压靶目标是<120mmHg 更好还是<140mmHg 更好这一重要临床问题（图 10-10-1）。

SPRINT 研究中>75 岁的老年高血压患者共 2636 名（平均年龄 79.9 岁），其中女性患者占 37.9%。1317 名随机进入强化降压组（目标 SBP<120mmHg），1319 名随机进入一般降压组（目标 SBP<140mmHg）。平均随访 3.14 年，有 2510 名受试对象（占 95.2%）完成全程随访。研究初始，强化降压组和一般降压组的血压分别为 141.6/71.5mmHg 和 141.6/70.9mmHg。研究结束时降压治疗达到研究设计要求，两组血压分别为 123.4/62.0mmHg 和 134.8/67.2mmHg。

研究结果显示：相对于一般降压组，强化降压组一级复合终点风险下降了 34%、总死亡风险下降 33%、心力衰竭风险下降 38%、非致死性心力衰竭风险下降 38%；在其他终点事件方面（如脑卒中、心肌梗死、心血管死亡）也具有趋势性优势，而在 CKD 方面有一定劣势，但统计学无显著差异。该研究总体结论认为：针对高龄高血压患者，更低一些的血压值可进一步增加患者获益。

该研究还依据健康评分将受试者分为健康组、一般健康组和虚弱组，探索对于不同健康状况下的老年高血压患者，强化降压与一般降压何者更优。结果显示：无论健康状况如何，在各组内比较，强化降压仍然优于一般降压，且相对健康患者人群的强化降压获益更大，即健康状况越佳，强化降压获益越大。

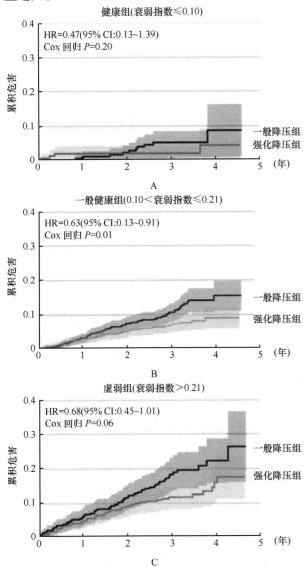

图 10-10-1　在 75 岁或 75 岁以上的参与者中，按基线衰弱状态划分，收缩压干预试验中的主要心血管疾病结果（SPRINT）K-M 曲线

### 三、SPRINT 研究的指导意义

SPRINT 研究无疑为今天临床上老年高血压靶目标的争论带来更多的思考和参考。与已有一些研究，如 ACCORD 的阴性结果不同，SPRINT 得到了阳性结果，但该研究选择的是非糖尿病、非脑卒中的老年高血压患者。这可能提示：针对老年高血压患者合并不同病情、不同阶段、不同风险分层，老年高血压患者获益的血压靶目标有所不同，相对无严重心脑血管病风险和健康状况良好的老年高血压患者，更低的降压靶目标值可能增加临床获益。遗憾的是，该研究中强化降压并没有降低脑卒中发生风险。这一结果对于中国这样一个高血压大国和脑卒中大国来讲，其指导意义尚需仔细解读，亟须观察强化血压管理是否能显著降低我国高血压患者心脑血管并发症的风险。

针对 SPRINT 的解读和争论今天仍然在进行，但无论如何，SPRINT 研究将会成为降压治疗领域，尤其是老年高血压降压靶目标探索中又一项具有里程碑意义的临床试验，并对血压管理策略的进一步完善产生深远影响。

## 第三节　老年性高血压降压治疗的获益与风险评估

### 一、老年高血压与"J"形曲线

至今为止，真正具有足够说服力的有关血压靶目标的临床研究仍然稀少。最新公布的队列研究数据[8]有希望为临床治疗提供数据。研究人员分析了22 672 例高血压合并稳定性冠心病且正在接受降压治疗的患者，研究者将心血管事件的发生率与 5 年随访期间的平均 SBP/DBP 相关联，结果发现：与SBP（120～129）mmHg 相比较，SBP＜120mmHg时心血管事件风险显著增加，并且其增加程度与SBP 水平独立相关。因此，研究提示：合并冠脉疾病的高血压患者降压治疗需谨慎。然而，仍然令人感兴趣的是："J"形曲线的拐点仅出现在 SBP＜120mmHg 和 DBP＜70mmHg 时，这些数据比目前所有高血压指南推荐的降压目标值还要低。同时，该研究的受试对象是临床上正在接受治疗的患者，从某种程度上讲这是一个真实的临床研究。因此，该研究对今天的降压临床实践将产生重要的指导意义。当然，另一方面，正如研究者所说，这只是一个观察性研究，数据不可避免地存在某些混杂因素，尽管其在很大程度上已经校正了已知的和可能的混杂因素。要准确地回答高血压合并冠心病患者最佳靶目标的问题，最终还需通过设计专门的随机对照研究。

降压获益，毋庸置疑，当SBP/DBP低于某个特定值时心血管事件风险开始增加的理论，无疑也是正确的。非老年高血压的临床降压研究已经提示：高血压合并糖尿病、脑卒中患者降压"J"形曲线的形态和拐点与合并冠心病者有明显不同。在老年高血压中是否有相同结果？目前尚缺乏临床随机研究。在老年高血压患者降压过程中，"J"形曲线与SBP/DBP水平的关系也缺乏数据的支撑。对于不同风险程度、不同靶器官损害、不同的终点事件，其"J"形曲线的形态和拐点是否相同？

2016年，Zanchetti教授团队发表的荟萃分析共纳入35项、涉及138 452名患者的降压研究，拟阐明降压对心血管结局的影响[9]。该荟萃分析将研究中达到的SBP值分为三组（140～149mmHg、130～139mmHg、<130mmHg）进行分层分析。三组不同血压水平的分析结果显示：SBP/DBP每降低10/5mmHg可显著减少主要心血管事件的相对风险，且相对风险的降低程度相似（$P>0.05$）。然而，随着SBP的降低，绝对风险的降低也逐渐减少。即使SBP<130mmHg，但仍未出现主要心血管事件风险的"J"形曲线。总之，尽管直接来自RCT的数据仍然不足，但现有的血压分层荟萃分析和观察性研究均表明：在无心血管病史的高血压患者和合并冠心病的高血压患者中，更低的血压值（SBP<130mmHg）与心血管风险的增加无关，反而可能产生一些额外获益。但是，SBP<130mmHg时的额外获益可能很小，由于获得更低的血压值需使用更多种类、更大剂量的药物，其不良反应可能会抵消降压的额外获益，因此，需仔细平衡获益和不良反应。

值得注意的是，降压治疗在降低收缩压的同时，舒张压也降低。有资料显示：>70岁的老年高血压患者伴舒张压高者仅占10%，舒张压升高（DBP>90mmHg）与心血管病风险呈正相关。更重要的是，在一定的收缩压水平，心血管事件发生风险随着舒张压水平的下降而增加，提示老年高血压患者在降压治疗过程中应预防过低的舒张压。在追求降压达标和更低靶目标的同时，如果伴随舒张压过低（甚至低于60mmHg），反而导致心血管事件增加[10]。

Franklin等完成的一项研究表明，在有心血管病史的单纯收缩期高血压患者中，与舒张压为70～89mmHg的受试者相比，舒张压<70mmHg的患者发生心血管事件的风险增高。这一研究提示，DBP水平与不良心血管事件之间存在"J"形曲线关系。Messerli等曾以INVEST研究中22 576例伴有冠心病的高血压患者为基础进行事后分析，结果发现与其他患者相比，舒张压60～70mmHg患者组的主要终点事件发生率增高了近1倍，舒张压≤60mmHg组的主要终点事件发生率增高了2倍。此前发表的Framingham研究和SHEP研究也证实了"J"形曲线的存在，提示当舒张压水平低于60mmHg时患者心脑血管事件危险性逐渐增加。

## 二、获益与风险平衡

对于已有冠心病的患者，舒张压过低可能会增加冠状动脉事件的复发风险。因此，降压治疗应遵循积极适度的原则。对于已有心血管病的患者，应避免过于激进的降压策略，特别是应避免舒张压过度降低。现行国内外高血压防治治疗指南为不同基线特征的患者推荐了相应的降压目标值，但多数指南未对血压水平的低限做出明确建议。对于非老年高血压患者，或许确定DBP低限并不重要。但对于老年单纯收缩期高血压患者，既要积极控制高的收缩压，又要避免舒张压过度降低的临床治疗有一定难度。临床医生面临的尴尬是目前的降压药物不可能只降SBP，而不降低DBP。因此，为不同基线特征（如有或无冠状动脉疾病）的患者确定适宜的血压低限具有更为重要的意义。在保证舒张压不低于某一界值的前提下，努力控制收缩压有助于更大程度地降低患者心血管风险。由于相关研究证据不足，目前尚难以确定明确的血压低限。我国现行的高血压指南和专家共识认为，如患者有闭塞性冠心病、糖尿病或年龄大于60岁，舒张压应维持在60mmHg以上。对于老年高血压且伴脉压大的患者，降压治疗可导致很低的舒张压（<60mmHg）。对于舒张压<60mmHg的患者，若收缩压<150mmHg可不用降压药物；若收缩压为150～179mmHg，可在密切观察下小剂量应用降压药；若收缩压≥180mmHg，可小剂量应用降压药。但在临床上需根据患者具体情况、特别是降压治疗中患者的反应

适时作出调整。一些老年冠心病患者，当 DBP＜70mmHg 时出现心肌缺血的相关症状，应该适度减轻降压治疗的强度。对于体质虚弱的老年患者更应避免 DBP 过度降低。

# 三、研究展望

既往已经完成的绝大多数临床研究涉及的研究对象主要是非老年人群。大型老年高血压临床研究中，研究对象也多为一般情况相对较好的老年患者，体质较弱、一般情况欠佳、合并其他慢性疾病（如肝肾功能不全、肿瘤）、合并症较多的老年患者往往并不在研究之列。因此，RCT 研究与真实临床实践的差距显而易见，故研究所得结果不能完全适用于临床，尤其是老年高血压患者。虽然医生和患者都希望从现有的临床研究和指南中获得精准的降压目标值，但直到今天，我们对老年患者 SBP/DBP 的准确目标值仍然知之甚少，老年高血压最佳降压目标值仍然备受争议。如何平衡老年高血压患者临床合并症、靶器官功能等因素在确定靶目标中的权重仍然悬而未决。

如何正确理解指南、RCT、临床实践三者间的关系，将在现今及未来很长的时间段内考验临床医生的智慧和能力。值得注意的是，老年高血压患者年龄跨度大[11]，依从性、认知功能等存在差异，使得老年高血压降压靶目标难以统一。可以肯定的是，适合所有老年高血压患者的降压靶目标是不可能存在的。临床实践需要参照指南，而不能拘泥于指南。临床研究需要 RCT，但不能过分依赖 RCT，不能"唯RCT论"。流行病学和观察性研究结果对真实临床实践的指导意义也应给予足够重视。今天，在临床实践中，医生应依据患者年龄、个人意愿、健康状况、治疗依从性、药物影响等方面综合考虑[11]，制订安全、有效、平稳、多风险综合控制、更具个性化的降压方案，这可能将是更适合老年高血压患

者的治疗方案，而不仅仅是机械地强调将血压控制在某一个具体的数值。因人而异的个体化目标将是当今和未来老年高血压降压治疗的明智决策。

（周晓芳）

## 参 考 文 献

[1] 中华医学会心血管学分会 中华老年学学会心脑血管病专业委员会. 老年高血压的诊断和治疗中的专家共识. 中华内科杂志, 2012, 51（1）: 76-82.

[2] Zhang Y, Zhang X, Liu L, et al. Is a systolic blood pressure target＜140mmHg indicated in all hypertensives? Subgroup analyses of findings from the randomized FEVER trial. Eur Heart, 2011, 32（12）: 1500-1508.

[3] Ogihara T, Saruta T, Rakugi H, et al. Target blood pressure for treatment of isolated systolic hypertension in the elderly: Valsartan in Elderly Isolated Systolic Hypertension Study. Hypertension, 2010, 56（2）: 196-202.

[4] 王文. ＞60 岁老年高血压的降压目标是＜140/90，还是＜150/90mmHg. 中华高血压杂志, 2014, 22（10）: 906-910.

[5] 冯颖青, 孙宁玲, 李小鹰, 等. 老年高血压特点与临床诊治流程专家建议. 中华高血压杂志, 2014, 22（7）: 620-628.

[6] Ambrosius WT, Sink KM, Foy CG, et al. The design and rationale of amulticenter clinical trial Comparing two strategies for control of systolic blood pressure: the Systolic Blood Pressure Intervention Trial（SPRINT）. Clin Trials, 2014, 11（5）: 532-546.

[7] Williamson JD, Supiano MA, Applegate WB, et al. Intensive vs Standard Blood Pressure Control and Cardiovascular Disease Outcomes in Adults Aged≥75 Year: A Rand omized clinical Trial. JAMA, 2016, 315（24）: 2673-2682.

[8] Vidalpetiot E, Ford I, Greenlaw N, et al. Cardiovascular event rates and mortality according to achieved systolic and mortality blood pressure in patients with stable coronary artery disease: an international cohortstuay. Lancet, 2016, 388（10056）: 2142-2452.

[9] Zanchetti A. Hypertension: Lower or higher blood-pressure targets for high-risk patients? Nat Rev Cardiol, 2016, 13（11）: 637-638.

[10] 苏镇培. 老年高血压的诊治——评 2011 中国美国欧洲老年高血压专家共识. 中华高血压杂志, 2014, 22（3）: 214-217.

[11] Franklin SS, PioJR, Wong ND, et al. Predictors of new-onset diastolic and systolic hypertension: the Framingham heart study. Circulation, 2005, 111（9）: 1121-1127.

# 血管紧张素转化酶抑制剂和血管紧张素 II 受体阻滞剂治疗高血压的价值与差异性

肾素–血管紧张素系统（RAS）是人体重要的体液调节系统，在高血压、心肌缺血、心肌肥厚、心肌梗死和心律失常等疾病的发生发展中起着重要作用。阻断 RAS 则是治疗高血压等疾病的重要手段，血管紧张素转化酶抑制剂（ACEI）和血管紧张素 II 受体阻滞剂（ARB）则是两类重要的 RAS 阻滞剂。本章将对这两类药物对高血压及其相关疾病治疗的价值和差异进行对比。

## 第一节 肾素–血管紧张素系统及其抑制剂

RAS 广泛存在于心肌、血管平滑肌、骨骼肌、脑、肾、性腺、颌下腺、胰腺及脂肪等多种器官组织中，共同参与对靶器官的调节。在生理情况下，RAS 对心血管系统的正常发育、心血管功能稳态、电解质和体液平衡的维持及血压的调节均具有重要作用。体内除循环 RAS 外，在心血管、肾脏、脑等组织中还存在局部 RAS。局部 RAS 主要是通过自分泌或旁分泌参与机体功能调节，起调节局部血流和血管紧张性的作用，并促进心肌和血管平滑肌的增殖和代谢，大多病理状态主要激活的是局部 RAS。

### 一、肾素–血管紧张素系统对心血管系统的作用

#### （一）对血管和血压的作用

血管紧张素 II（Ang II）能激活血管平滑肌 Ang II 的 I 型（AT$_1$）受体，具有很强的缩血管作用。Ang II 作用于肾上腺皮质 AT$_1$/AT$_2$ 促进醛固酮释放，作用于肾小管 AT$_1$ 受体促进 Na$^+$ 再吸收，增加水钠潴留与血容量。这些作用均可导致血压升高。AT$_2$ 受体的功能有待更深入的研究，研究观察到激活 AT$_2$ 受体可介导缓激肽——一氧化氮（NO）- cGMP 级联反应，引起血管扩张，其作用和激活 AT$_1$ 受体相反。AT$_1$ 受体和 AT$_2$ 受体相互作用对调节血压有重要作用。

#### （二）对心脏的作用

循环中的 Ang II 对心脏既有间接作用又有直接作用。Ang II 主要激活心肌 AT$_1$ 受体产生正性肌力作用。现有证据主要支持其对心脏有 3 种重要的直接影响，包括心肌收缩力、心脏变时性及心肌肥大[1]。此外，研究证明 Ang II 能增加心肌细胞的凋亡，也能促进人的静脉血管内皮细胞凋亡，同时也促进细胞的增殖、重构，其可能是造成心脏心室重构、电重构、促进动脉粥样硬化的原因。所以，ACEI 及 AT$_1$ 受体拮抗剂能在一定程度上预防和逆转 Ang II 引起的病理性改变。

#### （三）对肾脏的作用

Ang II 是 RAS 的主要效应分子，肾组织内有局部 RAS，它在管球反馈、肾小管对水钠的重吸收、系统血压的维持及肾脏发育中占有重要地位。在管球反馈中，致密斑细胞感受到小管液中 Na$^+$ 流量降低的变化后，刺激球旁细胞合成、分泌肾素，导致局部 Ang II 增加、肾小动脉收缩、肾血流量及肾小球滤过率下降。肾脏局部 Ang II 对水钠重吸收的调节作用是双相的。

### 二、血管紧张素转化酶抑制剂

ACEI 是通过竞争性地抑制血管紧张素转化酶

（ACE）而发挥作用的一类药物[2, 3]。ACEI 能竞争性地阻断 Ang I 转化为 Ang II，从而降低循环和局部的 Ang II 水平。ACEI 可增高缓激肽的水平，增加一氧化氮和有血管活性的前列腺素（前列环素和前列腺素 $E_2$）的释放。ACEI 还能阻断血管紧张素 I -7 的降解，使其水平增加，从而通过加强刺激血管紧张素 I -7 受体，进一步起到扩张血管及抗增生的作用。

各种 ACEI 制剂的作用机制相同，故在总体上可能具有类效应。ACE 分子表面有锌原子，可与 ACEI 结合。不同的 ACEI 与锌原子相结合的活性基团不同，有的是巯基（卡托普利、佐芬普利）；有的是羧基（贝那普利、西拉普利、依那普利、咪达普利、赖诺普利、培哚普利、喹那普利、雷米普利、螺普利、群多普利）；有的是膦酰基（福辛普利）。因此，ACEI 分为三类：巯基类、羧基类和膦酰基类。

## 三、血管紧张素 II 受体阻滞剂

血管紧张素 II 受体阻滞剂（ARB）是继 ACEI 之后的新一类抗高血压药物。它阻断 Ang II 与 $AT_1$ 受体结合[4, 5]，故可阻断经 $AT_1$ 受体介导的 Ang II 的病理生理作用，可更直接、更完全、更具选择性地阻断 RAS 的末端，抑制肾上腺、心脏、血管的醛固酮合成和基因表达，不引起醛固酮逃逸。同时，血浆中的肾素和 Ang II 水平增高，大量游离的 Ang II 更多地作用于 $AT_2$ 受体，可舒张血管、抑制心血管重构。此外，ARB 不抑制循环系统 ACE，不引起由缓激肽增高而诱发的干咳。

ARB 均有苯并咪唑环，但因每种药物对咪唑环的修饰各不相同，因而理化特性不同，如脂溶性、组织穿透性、对 $AT_1/AT_2$ 受体的亲和力等存在差异。ARB 分为三类：二苯四咪唑类（氯沙坦、厄贝沙坦、替米沙坦、坎地沙坦、阿利沙坦、奥美沙坦）、非二苯四咪唑类（依普沙坦、伊贝沙坦）、非杂环类（缬沙坦）。此外，非马沙坦（fimasartan）是一种新的选择性 $AT_1$ 受体阻滞剂。

## 第二节 血管紧张素转化酶抑制剂和血管紧张素 II 受体阻滞剂治疗高血压的价值

在高血压治疗历史中，先后出现过血管扩张剂、利尿剂、β 受体阻滞剂、钙通道阻滞剂、ACEI、ARB 等降压治疗药物。ACEI 和 ARB 均作用于 RAS，且治疗高血压及其他心血管疾病的疗效相似。两者以其丰富明确的降压和靶器官保护证据均被指南列为高血压一线治疗药物，且近年来在降压治疗中的地位不断提高。

## 一、ACEI 与 ARB 治疗高血压的价值

利尿剂、β 受体阻滞剂、钙通道阻滞剂、ACEI 或 ARB 在降低血压的同时均能减少心血管事件。许多临床试验显示，血压降低本身可能比选择哪一类特定药物更为重要。大量研究证实了 ACEI 与 ARB 在高血压治疗中有重要的价值。

根据高血压、心力衰竭、心肌梗死等领域的临床研究结果，高血压患者可以根据各自的临床特点来选择降压药物。在美国的高血压指南（JNC-8）中，提出了考虑优先使用某些类别降压药物的六种强适应证，包括心力衰竭、心肌梗死后、高危冠心病、糖尿病、慢性肾病和预防脑卒中再发；ACEI 是适用于全部六种强适应证的唯一的降压药物[6]。在一项评估 ACEI 药物降压疗效的 Meta 分析中纳入 92 个试验共 12 954 例高血压患者，结果显示评估的 14 种不同的 ACEI 药物降压疗效无明显的差异，在使用建议最大剂量的 1/2 剂量或更高剂量时，这类药物降低收缩压 8mmHg、舒张压 5mmHg，服用 ACEI 药物 1～12h 血压降低约 11/6mmHg[7]。

研究表明单剂 ARB 治疗轻中度高血压的疗效与 ACEI、钙通道阻滞剂、β 受体阻滞剂和利尿剂相同。在 LIFE、VALUE、SCOPE 等临床试验中证实了 ARB 降压的有效性，且其能有效降低临床终点事件的发生率、减少相关的临床并发症。研究还表明与药物有关的不良事件或严重不良事件导致的治疗中止率，沙坦类药物均低于其他种类降压药。ARB 在临床试验中确立了其作为抗高血压一线药物的地位。ARB 不仅可降低轻中度高血压患者的血压，而且具有额外的心脑血管保护作用，可有效控制和减少因高血压所致的心血管死亡、脑卒中、心肌梗死等心血管事件。

## 二、ACEI 与 ARB 治疗高血压合并其他心血管临床情况的价值

### （一）高血压合并冠心病（心肌梗死）

无论是 ST 段抬高型心肌梗死（STEMI）还是

非 STEMI（NSTEMI），多项随机临床试验均提示早期使用 ACEI 是有益的。在稳定性冠心病患者的治疗中，ACEI 是指南推荐的基本药物，尤其是在合并高血压、糖尿病、左心室功能不全或慢性肾脏病的患者中；ARB 则被推荐为 ACEI 不能耐受的替代治疗。CORONOR 研究结果显示，RAS 阻滞剂在稳定性冠心病患者中得到广泛应用，在相当一部分患者（超过 25%）中 ARB 已完全替代 ACEI。应用 ARB 的患者其心血管预后与应用 ACEI 者相当。

## （二）高血压合并收缩性心力衰竭

以往研究证实，RAS 的各个组分在病变心肌的表达均有增加，在心力衰竭的心室重构中起重要作用。ACEI 是第一类被证实能降低心力衰竭患者病死率的药物，是治疗收缩性心力衰竭的基石。1987 年发表的 CONSENSUS 试验和其后的 SAVE、AIRE、TRACE 等试验，其提供的证据表明 ACEI 能显著降低各级充血性心力衰竭的患病率和病死率。在心力衰竭危险因素的控制和预防中，2016 ESC 及 2013 ACC/AHA 心力衰竭指南均指出了 ARB 的重要作用。VAL-HeFT、CHARM、HEAAL 等研究均证实了 ARB 在改善心衰患者预后方面的有效性[8]。ELITE II 是最先观察 ARB 对充血性心力衰竭（CHF）死亡率和病残率影响的临床试验，其结果显示氯沙坦 50mg 治疗组的心血管获益并不优于 ACEI 治疗组。此后 VAL-HeFT、CHARM、HEAAL 试验采用更大剂量的 ARB 与安慰剂或小剂量 ARB 比较，确立了 ARB 在收缩性心力衰竭治疗中的地位。急性心肌梗死后合并心力衰竭的 VALIANT 试验证实了大剂量缬沙坦与卡托普利具有等效性。

## （三）脑卒中

降压治疗是预防脑卒中最有效的手段。PROGRESS 试验显示培哚普利+吲达帕胺与安慰剂相比，可使脑卒中发生风险降低 28%（95% CI：17%～38%，$P<0.0001$），总的心血管事件风险下降 26%（95% CI：16%～34%）。MOSES 研究对比了依普沙坦和尼群地平在脑卒中二级预防中的疗效，显示 ARB 能更有效地降低心脑血管事件发生率（依普沙坦比尼群地平：HR=0.75；95% CI：0.58～0.97；$P=0.03$）。大量的临床试验均显示 ACEI 与 ARB 不仅能有效预防高血压患者脑卒中的首次发病，而且能减少脑卒中再次发作，可用于脑卒中的一级预防和二级预防。

## （四）高血压合并肾脏疾病

在既往的研究中证实 ARB 与 ACEI 均具有肾脏保护作用，不论是原发性肾脏疾患还是继发性肾脏疾患（如糖尿病肾病、高血压肾病等），应用 ACEI 或 ARB 均对肾脏有保护作用。AIPRI、ESBARI 和 ROAD 研究一致证实贝那普利显著延缓肾病进展。在 ROAD 研究中对比贝那普利和氯沙坦，结果显示两者在非糖尿病肾病合并肾功能不全患者的获益是相当的。而 ARB 对高血压患者肾保护作用的证据主要来自合并糖尿病肾病的患者。

## （五）高血压合并糖尿病

RAS 阻滞剂具有改善胰岛素抵抗、预防新发糖尿病、预防糖尿病肾病发生及进展的作用。RAS 阻滞剂治疗高血压合并糖尿病肾病有良好的疗效。在抑制动脉硬化、治疗高血压糖尿病肾病和非糖尿病肾病中有良好的控制蛋白尿的作用，且独立于降压效果之外。一项纳入 10 项随机对照试验的包含 21 871 例高血压合并糖尿病患者的 Meta 分析显示，ACEI 或 ARB 可使高血压合并糖尿病患者的心血管事件降低 10%，总的死亡风险降低 17%，ACEI 与 ARB 之间无明显差异[9]。HOPE 研究中的 MICRO-HOPE 亚组研究结果显示，糖尿病患者在原有治疗的基础上加用雷米普利与安慰剂治疗相比，可以显著降低蛋白尿的发生率。RENAAL、IRMA-2、MARVEL 等研究证实了 ARB 在糖尿病肾病患者中延缓肌酐倍增及预防终末期肾病发生的作用。在纳入 22 项随机对照试验包括 143 153 例非糖尿病患者的 Meta 分析中，ACEI 和 ARB 类药物均能降低新发糖尿病的风险，且两者之间无明显差异[10]。历时 8 年的 NAVIGATOR 研究显示 ARB 药物中的缬沙坦可降低新发糖尿病风险 14%（HR=0.86；95% CI：0.80～0.92；$P<0.001$）。由此可见，ACEI 与 ARB 在高血压合并糖尿病、预防高血压患者新发糖尿病的治疗中具有重要的价值。

## （六）心血管高危人群

ONTARGET 试验（非安慰剂对照）在心血管高危人群中比较了 ACEI（雷米普利）与 ARB（替

米沙坦）预防心血管事件的疗效。该研究入选高危心血管疾病患者，约有 23 400 例患者被随机分为替米沙坦组和雷米普利治疗组，结果发现主要心血管复合终点的发生率在两组之间没有差别。该研究结果表明 ACEI 与 ARB 在改善心血管疾病高危患者的临床预后方面具有等效性。

### （七）高血压合并心房颤动的预防

目前认为心房颤动（以下简称房颤）的发生和维持主要与心房的电特性、功能和结构变化（即"心房重构"，包括电重构和解剖重构）有关。电重构表现为心房有效不应期的缩短及对不应期的频率适应性缺失；解剖重构则表现为心房纤维化和心房扩大，两者共同促使房颤的发生及维持。Ang II 则是两者的共同介导者。Val-Haft、CHARM、Life、VALUE 研究均证实了 ARB 对房颤的预防作用。包括 21 个临床试验、91 381 例高血压合并房颤患者的 Meta 分析[11]显示在房颤的一级和二级预防中（有效性的证据主要来自一级预防的临床试验），ACEI 和 ARB 治疗可分别降低房颤的发生风险 27%和 24%，证实了 ACEI 与 ARB 对于高血压合并房颤的预防作用。

## 三、ACEI 与 ARB 的不良反应

大多数患者对 ACEI 耐受良好，但可发生以下几种不良反应。

（1）咳嗽：最常见，国外临床试验中 5%～10%的患者发生干咳，国内患者咳嗽的发生率可能更高一些，但常与肺部充血或伴随的疾病如呼吸道疾病难以区别。咳嗽并非剂量依赖性，主要表现为干咳，通常发生在用药 1 周至数月之内，程度不一，夜间更为多见。咳嗽较重的患者需要停药，停药后干咳一般在 1 周内基本消失。

（2）低血压：常见，多数无症状。少数患者发生有症状的低血压，特别是在首剂给药或加量之后。低血压最常见于使用大剂量利尿剂后、低钠状态、慢性心力衰竭等高血浆肾素活性的患者。

（3）高钾血症：ACEI 抑制醛固酮分泌，可使血钾浓度升高，较常见于慢性心力衰竭、老年、肾功能受损、糖尿病、补充钾盐或合用保钾利尿剂、使用肝素或非甾体抗炎药的患者。

（4）急性肾衰竭：ACEI 用药最初 2 个月可增加血尿素氮或肌酐水平，升幅<30%为预期反应，可继续治疗；肌酐上升过高（升幅>30%～50%）为异常反应，提示肾缺血，应减量或停药，寻找缺血病因并设法排除，待肌酐至基线后再用[3]。

（5）蛋白尿：ACEI 对肾脏病伴有蛋白尿，如糖尿病肾病具有明显的肾脏保护作用，可改善肾小球内高压、高灌注和高滤过，减少蛋白尿；但 ACEI 也可引起蛋白尿。

（6）血管性水肿[12]：罕见，但有致命危险。症状不一，从轻度胃肠功能紊乱（恶心、呕吐、腹泻、肠绞痛）到发生喉头水肿而呼吸困难及死亡，多发生在治疗第 1 个月内。停用 ACEI 后几小时内消失。

（7）胎儿畸形：妊娠中晚期妇女服用 ACEI 可引起胎儿畸形，包括羊水过少、肺发育不良、宫内发育迟缓、肾脏发育障碍、新生儿无尿及新生儿死亡等。有报道提示妊娠初 3 个月内服用 ACEI 也有可能引起胎儿畸形[13]，故备孕及妊娠妇女禁用 ACEI 及 ARB。

ARB 通常耐受性良好，其副作用情况通常与 ACEI 相似（如在肾血管性高血压或有效血容量耗竭状态下高血钾和急性肾衰竭的发生率增加）[14]。ARB 和 ACEI 的某些副作用（如肾功能不全、晕厥）发生率相近；ARB 引起的咳嗽和血管性水肿的发生率比 ACEI 低；低血压症状的发生率与 ACEI 相似。

## 四、ACEI 与 ARB 联合使用的问题

以往一些小规模研究表明，联合应用 ACEI 和 ARB 对慢性肾脏疾病的疗效优于 ACEI 或单药治疗，且耐受性好。在关于心力衰竭的 Val-HeFT 随机临床试验中，缬沙坦和 ACEI 合用使死亡和病残联合终点事件的发生率降低 13%；CHARM-added 研究中坎地沙坦与 ACEI 合用使心血管病死亡或心力衰竭恶化住院率降低 15%。

但在急性心肌梗死合并心力衰竭的 VALIANT 试验中，缬沙坦与卡托普利合用的效益并不优于单用其中一种药物，且合用的不良反应显著增加。ONTARGET 研究显示两药联合应用所产生的一些有害作用（如低血压、肾功能损伤等）抵消了两者联用的获益。因此，目前各国的指南均不推荐在高血压患者中联合应用 ACEI 与 ARB。

## 第三节 血管紧张素转化酶抑制剂和血管紧张素Ⅱ受体阻滞剂治疗高血压及其相关疾病的差异性

RAS 在高血压、冠心病、心肌重构、慢性肾脏病和心力衰竭发病过程中扮演着十分重要的角色，大量循证医学证据表明 ACEI 和 ARB 均能通过抑制 RAS 改善上述疾病的预后。ACEI 和 ARB 适应证相似，虽然二者对 RAS 抑制的作用机制有所不同，但近年来的研究发现二者在心血管系统保护作用方面并没有明确的差异。而一些 Meta 分析显示，ACEI 在降低病死率和心血管终点方面相对于 ARB 的某些优势在很大程度上是建立在不对等的背景治疗基础上的。因此，非安慰剂对照、"头对头"的临床试验是客观、准确地评估这两类药物在心血管保护方面差异的最重要的依据。

### 一、ACEI 与 ARB 治疗高血压的差异性

一项纳入 46 个随机对照试验、13 451 例高血压患者的 Meta 分析[15]评价了 9 种 ARB 药物的最低降压效果及其量效关系，结果表明各种 ARB 的降压效果都比较相似。给予建议的每天最大剂量的 1/8 或 1/4 即可达到最大降压效果的 60%～70%，如果给予最大剂量的 1/2 则可达到其最大降压效果的 80%。其中最大样本量的一项试验显示，ARB 所能达到的最佳降压效果估计值为收缩压减低 8mmHg，舒张压降低 5mmHg。ARB 用药后 1～12h 血压降低约 12/7mmHg。国内核心期刊发表大量小规模 ACEI 与 ARB 疗效对比的研究，多数研究结果显示两者在降压疗效上差异不明显，在高血压合并其他心血管疾病的临床研究中，两者存在一些差别，但不足以说明两者之间具有明显的差异。

Strauss 等纳入 55 000 例高血压患者进行的 Meta 分析发现，虽然 ARB 可显著降低血压，但与对照组（安慰剂）相比心肌梗死发生率显著增加（8%，$P=0.03$），但总死亡率无显著差异（−1%，$P=0.87$）[16]。ONTARGET 是"头对头"对比 ACEI 和 ARB 的研究，虽然该研究不是降压疗效对比研究，但结果显示，替米沙坦与雷米普利对主要心血

管终点、心肌梗死和脑卒中分终点的影响并无明显差异。Li EC 等于 2014 年 *Cochrane* 在线发表的纳入 11 007 例高血压患者的 Meta 分析表明，ACEI 与 ARB 用于原发性高血压患者，两者之间的总死亡率（RR=0.98；95% CI：0.88～1.10）、总心血管事件（RR=1.07；95% CI：0.96～1.19）、心血管死亡率（RR=0.98；95% CI：0.85～1.13）均无明显的差异[17]。在高血压的降压治疗中 ACEI 与 ARB 的疗效相当，并无明显的区别，在目前各个国家和地区的高血压指南中，ACEI 和 ARB 在降压治疗中具有同等重要的地位。

降压治疗可以改善高血压患者尿白蛋白排泄率。一项入选 17 项研究、包含 17 951 名高血压患者的 Meta 分析表明，ACEI 和 ARB 均可降低高血压肾病患者尿蛋白排泄水平，尿白蛋白排泄率/24h 尿蛋白（SMD=0.09；95% CI：−0.18～0.36；$P=0.52$）、尿白蛋白肌酐比（SMD=0.15；95% CI：−1.88～2.19；$P=0.88$），效果无明显差别[18]。

由此可见，ACEI 与 ARB 对高血压的治疗差异并不明显，在患者接受 ACEI 治疗导致顽固性咳嗽或血管神经性水肿而不能耐受等问题时，可考虑换用 ARB。需指出的是，ARB 虽然不良反应较少，但仍可产生低血压、高血钾及肾功能恶化等不良反应。

### 二、ACEI 与 ARB 治疗高血压合并其他心血管临床情况的差异性

#### （一）高血压合并冠心病（心肌梗死）

OPTIMAAL 研究结果显示，与卡托普利组相比，氯沙坦组的全因死亡率与心血管死亡率均较高，心源性死亡率增加 17%（$P=0.032$），总死亡率增加 13%（$P=0.046$）。但该研究中卡托普利和氯沙坦的给药剂量分别为 150mg 和 50mg，不对等的给药剂量可能是导致差异的主要原因。而 ONTARGET 研究则发现，在心血管高危人群中，ARB 与 ACEI 对主要心血管终点发生率的影响无显著差异（RR=1.07；95% CI：0.94～1.20）。VALIANT 研究中缬沙坦 320mg/d 与卡托普利 150mg/d 相比，在急性心肌梗死患者中对心血管主要终点的影响具有相同的疗效。同时，VALIANT 研究未能显示 ARB 用于急性心肌梗死后心力衰竭或左心室功能不全者的

疗效优于 ACEI。研究还表明足量的 ARB 治疗可获得与足量 ACEI 相同的临床效果，并与其具有相似的降低死亡率和心血管事件的效果。VALVACE 研究中 ARB 与 ACEI 相比，PCI 术后 ARB 治疗组支架再狭窄率低于 ACEI 治疗组（7%比 22%）；常规剂量缬沙坦即可降低支架内再狭窄率，且缬沙坦降低支架内再狭窄的发生与其剂量呈正相关。由于在冠心病治疗方面，ARB 临床证据的数量远少于 ACEI，故目前指南仍推荐 ACEI 为冠心病治疗的一线药物，在患者不能耐受 ACEI 的情况下，可用 ARB 替代。

### （二）高血压合并心力衰竭

Val-HeFT、VALIANT、CHARM 等研究均表明，ARB 在降低收缩性心力衰竭患者总死亡及心血管死亡、减少心血管事件、改善预后等方面具有显著效果，疗效不低于 ACEI。而 ARB 耐受性较 ACEI 好，相关的不良反应如咳嗽、血管性水肿等较 ACEI 发生率低。VALIANT 研究在心肌梗死后的心力衰竭患者中证实了缬沙坦与卡托普利治疗的等效性，这是在心力衰竭治疗中唯一的 ACEI 与 ARB "头对头"的临床试验。尽管如此，由于在心力衰竭的治疗中 ACEI 的终点临床试验从数量上远多于 ARB，故目前指南仍然推荐 ACEI 作为心力衰竭治疗的首选 RAS 阻滞剂，在患者不能耐受 ACEI 的情况下，可用 ARB 替代。

### （三）高血压合并肾脏疾病

在肾病患者中缺乏 ACEI 与 ARB "头对头"比较的大规模临床试验。一项纳入 2177 例非糖尿病肾功能不全（1~3 级）患者的 Meta 分析[19]结果显示，ARB 与 ACEI 在控制血压、蛋白尿和肌酐清除率方面的作用无明显差异。Strippoli 等纳入 9 个糖尿病肾病研究进行 Meta 分析，结果显示与 ARB 相比，ACEI 可显著降低糖尿病肾病患者的病死率（−21%，P=0.04），而 ARB 并未产生此效果（−1%，P=0.95）[20]。另一项纳入 49 个研究、共 12 067 例糖尿病伴肾功能不全患者的 Meta 分析显示，ACEI 与 ARB 对全因死亡的影响并无明显差异，ACEI 与 ARB 的基线死亡率是相近的，ACEI 与 ARB 两者对糖尿病肾脏预后的疗效也无统计学意义的差别[21]。因此，ARB 与 ACEI 都具有很好的肾脏保护作用，

两者都可通过降低肾小球滤过分数、减少蛋白尿的排放、延缓肌酐倍增时间来延缓终末期肾病的发生。在目前的 KDOQI（肾脏病临床实践指南）和各种糖尿病指南中，这两类药物被等同地推荐用于糖尿病或非糖尿病肾病患者。

### （四）心血管高危人群

Savarese 等对 26 项评估 RAAS 抑制剂对心血管系统疾病高风险患者预后影响的临床试验（共纳入 108 212 名研究对象，平均随访 3.6 年）进行 Meta 分析后发现，与对照组相比，ACEI 组终点事件（包括 MI、脑卒中和心源性死亡）发生率降低 14.9%（OR=0.83；95% CI：0.744~0.927；P=0.001），而 ARB 组则仅降低 7%（OR=0.92；95% CI：0.869~0.975；P=0.005）[22]。其中 ACEI 组总死亡率、MI 发生率、脑卒中发生率降低差异均有统计学意义，只有心源性死亡率降低无统计学意义；而 ARB 组仅脑卒中发生率降低有统计学意义，总死亡率、MI 发生率及心源性死亡率降低均无统计学意义。

研究结果表明，虽然 ACEI 与 ARB 均可改善心血管系统疾病高风险患者临床预后，但 ACEI 效果优于 ARB。一些学者认为，产生此等差异的原因可能是背景用药的不同，因为 ACEI 的上市时间及进行大规模临床试验的时间比 ARB 早，故两类药物研究过程中的背景药物治疗有较大差异。而在针对心血管高危人群的 ONTARGET 试验中，"头对头"地比较了雷米普利与替米沙坦的效果，两者对心血管终点事件的影响并无显著差异。

### （五）高血压合并房颤预防

在一项包括 11 项研究、56 308 例高血压合并房颤患者的 Meta 分析中，ACEI 和 ARB 降低房颤发生风险 28%，两类药物疗效相似（ACEI：28%，P=0.01；ARB：29%，P=0.007）[23]。这说明 ACEI 和 ARB 均对高血压合并房颤患者有预防房颤发生的作用，且效果相当。

## 三、ACEI 与 ARB 治疗高血压差异性的原因

ONTARGET 研究的结果已经表明，替米沙坦对心血管高危人群的长期保护作用不弱于雷米普利

（ACEI）。同时期的 TRANSCEND 研究入选的是从 ONTARGET 研究入组时筛选出的 5926 例不能耐受 ACEI 的患者，TRANSCEND 研究虽然表明替米沙坦可进一步降低心血管死亡、心肌梗死、脑卒中的二级复合终点 13%，但其差异在有无统计学意义的边缘，经过调整与主要终点的重复对比和重叠之后，这种差异则不再具有统计学意义（P=0.068）。对照 HOPE 研究，雷米普利可降低同样终点事件发生的风险达 22%（P<0.001），似乎存在差异。但是，TRANSCEND 研究中的患者接受了更加全面的心血管保护治疗，如他汀类药物的使用增加了 50%，抗血小板药物的使用增加了 10%，口服抗凝药物的使用增加了 50%，这些均与 10 年前 HOPE 研究时的背景治疗不同。更为全面的背景治疗可能使得替米沙坦的心血管保护效应难以在临床试验中显现出来，或者需要更大规模的研究人群和更长的随访时间才能显示出药物治疗的效果。

《中国心血管病报告 2016》中显示，1991～2009 年高血压的知晓率、治疗率和控制率呈上升趋势；1996～2002 年年龄标化的吸烟率平均每年下降 0.87%，2002～2010 年年均下降幅度为 0.08%；2012 年血脂异常国际研究–中国（DYSIS-China）显示，住院患者的他汀治疗率为 88.9%，相比 10 年前男、女分别只有 21.4% 和 14.0% 的治疗率提高了很多；在心力衰竭、冠心病等心血管疾病中，治疗用药的使用率明显上升；1980 年以来，尤其是 2000 年至今，心脑血管疾病住院总费用快速增加，医疗投入也快速增长[24]。世界各国对于心血管疾病的防治力度都在不断增加，对相比 ACEI 上市更晚的 ARB 进行试验时，受试人群的危险因素得到更多的控制，所以研究时期的差异让两者在对比时产生了一定的偏差。

此外，在许多 ACEI 与 ARB 的对比研究中，使用的药物剂量存在一定程度的不对等，不均衡的剂量对比可能造成研究结果的偏倚。

## 第四节　血管紧张素转化酶抑制剂和血管紧张素Ⅱ受体阻滞剂治疗高血压的指南推荐

近几年，在我国、欧洲、美国陆续发布的高血压指南中，ACEI 及 ARB 均有重要的地位。

### （一）《中国高血压防治指南 2018》

《中国高血压防治指南 2018》建议 CCB、ACEI、ARB、利尿剂和 β 受体阻滞剂这五大类降压药物均可作为初始和维持用药，应根据患者的危险因素、亚临床靶器官损害及合并临床疾病情况合理使用药物[25]。

### （二）《2013 欧洲高血压学会/欧洲心脏病学会高血压管理指南》

《2013 欧洲高血压学会/欧洲心脏病学会（ESH/ESC）高血压管理指南》强调降压药物的获益来自于降压治疗本身，并不依赖于药物的种类[26]。CCB、ACEI、ARB、利尿剂和 β 受体阻滞剂这五大类降压药物均可作为初始和维持用药，不同种类降压药物的临床获益是相似的，或仅有很小的差异。最大的 Meta 分析并没有显示不同药物种类差异在临床上的相关性。所有种类的降压药都有其特定的适应证和禁忌证，在特殊情况下要考虑某种类型的降压药物，因为该类型的降压药物在某种情况下效果更好或对特定类型的靶器官损害有益。结合高血压合并左心室肥厚、微量白蛋白尿、肾功能不全、既往脑卒中、既往心肌梗死、心力衰竭、心房颤动的预防、ESRD/蛋白尿、代谢综合征、糖尿病的临床情况，推荐使用 ACEI 或 ARB。总体来说，该指南对 ACEI 与 ARB 在治疗中的推荐差别不大（表 10-11-1）。

### （三）2014 年美国成人高血压管理指南（JNC-8）

ACC/AHA 于 2013 年发布的 2014 年美国成人高血压管理指南（JNC-8）[6]推荐在非黑种人高血压患者（包括糖尿病患者）中，起始降压药物可选用噻嗪类利尿剂、CCB、ACEI 或 ARB。对≥18 岁伴慢性肾功能不全（CKD）的高血压患者，起始或联合降压治疗需选用 ACEI 或 ARB 以改善肾脏预后，而不论其种族或糖尿病状态如何。

综合主要国家的高血压指南，在降压治疗中对于 ACEI 和 ARB 的推荐差别不大，这两种 RAS 阻滞剂均对高血压及其相关疾病的治疗有确切益处，均被推荐为高血压治疗的一线用药，说明 ACEI

**表 10-11-1 针对不同临床情况的降压药物推荐[26]**

| 病情 | 推荐药物 |
| --- | --- |
| 无症状靶器官损害 | |
| 　左心室肥厚 | ACEI，CCB，ARB |
| 　无症状动脉粥样硬化 | CCB，ACEI |
| 　微量白蛋白尿 | ACEI，ARB |
| 　肾功能损害 | ACEI，ARB |
| 临床心血管病事件 | |
| 　既往脑卒中 | 任何有效降压药物 |
| 　既往心肌梗死 | β受体阻滞剂，ACEI，ARB |
| 　心绞痛 | β受体阻滞剂，CCB |
| 　心力衰竭 | 利尿剂，β受体阻滞剂，ACEI，ARB，盐皮质激素受体阻滞剂 |
| 　主动脉瘤 | β受体阻滞剂 |
| 　心房颤动预防 | 可考虑：ARB，ACEI，BB，盐皮质激素受体阻滞剂 |
| 　心房颤动-控制心室率 | β受体阻滞剂，非二氢吡啶类CCB |
| 终末期肾病/蛋白尿 | ACEI，ARB |
| 外周血管病 | ACEI，CCB |
| 其他情况 | |
| 　老年单纯收缩期高血压 | 利尿剂，CCB |
| 　代谢综合征 | ACEI，ARB，CCB |
| 　糖尿病 | ACEI，ARB |
| 　妊娠 | 甲基多巴，β受体阻滞剂，CCB |
| 　黑种人 | 利尿剂，CCB |

和 ARB 在高血压的治疗中有着非常重要的地位。但三大指南均不推荐 ACEI 和 ARB 的联合应用。在如今循证医学的大背景下，客观、深入地了解 ACEI 和 ARB 治疗高血压的价值和差异性，结合个体化与针对性的治疗，使高血压及其他相关疾病的治疗有更优的选择。

（严晓伟）

## 参 考 文 献

[1] Baker KM，Booz GW，Dostal DE，et al. Cardiac actions of angiotensin II：Role of an intracardiac renin-angiotensin system. Annual review of physiology，1992，54：227-241.

[2] 中华医学会心血管病学分会. 血管紧张素转换酶抑制剂在心血管病中应用中国专家共识. 中华心血管病杂志，2007，35（2）：97-106.

[3] 《血管紧张素转换酶抑制剂在肾脏病中正确应用》专家协会组. 血管紧张素转换酶抑制剂在肾脏病中正确应用的专家共识. 中华肾脏病杂志，2006，22（1）：57-58.

[4] Arumugam S，Sreedhar R，Thandavarayan RA，et al. Angiotensin receptor blockers：Focus on cardiac and renal injury. Trends in cardiovascular medicine，2016（4），26（3）：221-228.

[5] Taylor AA，Siragy H，Nesbitt S，et al. Angiotensin receptor blockers：pharmacology，efficacy，and safety. Journal of clinical hypertension（Greenwich），2011，13（9）：677-686.

[6] James PA，Oparil S，Carter BL，et al. 2014 evidence-based guideline for the management of high blood pressure in adults：report from the panel members appointed to the Eighth Joint National Committee（JNC 8）. JAMA，2014，311（5）：507-520.

[7] Heran BS，Wong MM，Heran IK，et al. Blood pressure lowering efficacy of angiotensin converting enzyme（ACE）inhibitors for primary hypertension. The Cochrane database of systematic reviews，2008（4）：Cd003823.

[8] Heran BS，Musini VM，Bassett K，et al. Angiotensin receptor blockers for heart failure. The Cochrane database of systematic reviews. 2012（4）：CD003040.

[9] Hao G，Wang Z，Guo R，et al. Effects of ACEI/ARB in hypertensive patients with type 2 diabetes mellitus：a meta-analysis of randomized controlled studies. BMC cardiovascular disorders，2014，14：148.

[10] Elliott WJ，Meyer PM. Incident diabetes in clinical trials of antihypertensive drugs：a network meta-analysis. Lancet，2007，369（9557）：201-207.

[11] Huang G，Xu JB，Liu JX，et al. Angiotensin-converting enzyme

inhibitors and angiotensin receptor blockers decrease the incidence of atrial fibrillation： a meta-analysis. European journal of clinical investigation, 2011, 41（7）： 719-733.

[12] Bezalel S，Mahlab-Guri K，Asher I，et al. Angiotensin-converting enzyme inhibitor-induced angioedema. The American journal of medicine, 2015, 128（2）： 120-125.

[13] Cooper WO，Hernandez-Diaz S，Arbogast PG，et al. Major congenital malformations after first-trimester exposure to ACE inhibitors. The NEJM, 2006, 354（23）： 2443-2451.

[14] Yusuf S，Teo KK，Pogue J，et al. Telmisartan, ramipril, or both in patients at high risk for vascular events. NEJM, 2008, 358（15）： 1547-1559.

[15] Heran BS，Wong MM，Heran IK，et al. Blood pressure lowering efficacy of angiotensin receptor blockers for primary hypertension. The Cochrane database of systematic reviews，2008：Cd003822.

[16] Strauss MH，Hall AS. Angiotensin receptor blockers may increase risk of myocardial infarction： unraveling the ARB-MI paradox. Circulation, 2006, 114（8）： 838-854.

[17] Li EC，Heran BS，Wright JM，et al. Angiotensin converting enzyme （ACE）inhibitors versus angiotensin receptor blockers for primary hypertension. The Cochrane database of systematic reviews. 2014： Cd009096.

[18] Xu R，Sun S，Huo Y，et al. Effects of ACEIs Versus ARBs on proteinuria or albuminuria in primary hypertension： a meta-analysis of randomized trials. Medicine, 2015, 94（39）： e1560.

[19] Sharma P，Blackburn RC，Parke CL，et al. Angiotensin-converting enzyme inhibitors and angiotensin receptor blockers for adults with early（stage 1 to 3）non-diabetic chronic kidney disease. The Cochrane database of systematic reviews，2011（10）： Cd007751.

[20] Strippoli GF，Craig M，Deeks JJ，et al. Effects of angiotensin converting enzyme inhibitors and angiotensin II receptor antagonists on mortality and renal outcomes in diabetic nephropathy： systematic review. BMJ, 2004, 329（7470）： 828.

[21] Strippoli GF，Bonifati C，Craig M，et al. Angiotensin converting enzyme inhibitors and angiotensin II receptor antagonists for preventing the progression of diabetic kidney disease. The Cochrane database of systematic reviews，2006（4）： Cd006257.

[22] Savarese G，Costanzo P，Cleland JG，et al. A meta-analysis reporting effects of angiotensin-converting enzyme inhibitors and angiotensin receptor blockers in patients without heart failure. J Am Coll Cardiol, 2013, 61（2）： 131-142.

[23] Healey JS，Baranchuk A，Crystal E，et al. Prevention of atrial fibrillation with angiotensin-converting enzyme inhibitors and angiotensin receptor blockers： a meta-analysis. JACC, 2005, 45（11）： 1832-1839.

[24] 陈伟伟，高润霖，刘力生，等.《中国心血管病报告 2015》概要. 中国循环杂志, 2016, 31（6）： 521-528.

[25] 中国高血压防治指南修订委员会. 中国高血压防治指南（2018 年修订版）. 中国心血管杂志, 2019, 24（1）： 1-46.

[26] Mancia G，Fagard R，Narkiewicz K，et al. 2013 ESH/ESC Guidelines for the management of arterial hypertension： the Task Force for the management of arterial hypertension of the European Society of Hypertension（ESH）and of the European Society of Cardiology（ESC）. Journal of hypertension, 2013, 31（7）： 1281-1357.

# 肾素–血管紧张素系统抑制剂治疗高血压合并肾功能不全的优势

肾脏是高血压损害的主要靶器官之一。长期高血压所致的血流动力学紊乱和氧化应激等可引起肾脏结构和功能的改变，后者又使血压进一步升高且更加难以控制，甚至发展为恶性高血压，二者互为因果，形成恶性循环。目前慢性肾病已成为全球性的公共卫生问题。它不仅包括原发性肾小球、肾小管、肾间质性疾病及遗传性肾炎等，还包括狼疮性肾炎、紫癜性肾炎、乙型肝炎病毒相关性肾炎和糖尿病等引起的肾损伤，以及随年龄增长伴发的肾功能不全。多项流行病学资料表明，高血压与慢性肾病发生率增加密切相关。高血压不仅增加肾病发病率，还影响肾病患者心血管事件发生率和远期预后。据统计，50%～70%的慢性肾脏疾病患者都合并高血压[1]，合理控制血压是慢性肾脏疾病治疗的最重要策略之一[2]。《中国高血压防治指南 2010》明确指出，"严格控制血压是延缓肾脏病变进展，预防心血管事件发生的关键"[3]。肾素–血管紧张素系统（RAS）是调节心肾功能的关键环节，是心肾共病的中间桥梁，其过分活跃可引起高血压、心血管事件及慢性肾脏疾病[4-6]，这也奠定了 RAS 系统抑制剂在高血压合并肾功能不全治疗中不可替代的优势地位。

## 第一节 高血压与肾功能不全的因果关系

高血压既是慢性肾功能不全的主要病因，也是其最严重的并发症之一，随着肾功能的逐渐下降，高血压的发生率也不断增加。一方面，原发性高血压早期仅表现为血压升高，无其他特异性临床表现。若血压长期控制不佳，则会逐渐出现肾小动脉透明样病变和动脉内膜增厚，导致小动脉顺应性下降和

管腔狭窄。肾小动脉硬化进一步使肾内血管床减少，肾血流量下降，加重肾小球和肾小管的缺血性损害。随着肾血管病变的进展，肾血管自身调节能力逐渐下降，直至出球小动脉最大限度收缩时仍无法维持肾小球灌注压，导致肾小球塌陷。患者会出现夜尿增多、蛋白尿等肾功能受损表现，形成高血压肾病，部分患者还可发展为终末期肾病。此外，与高血压密切相关且互为因果的其他心血管疾病危险因素，如糖尿病、血脂异常和高尿酸血症等，也是高血压相关肾损害的常见致病因素。美国肾脏数据系统（the United States Renal Data System, USRDS）资料表明，高血压一直是美国终末期肾病的第二位病因（28.4%），仅次于糖尿病（43.7%）。CCSD 研究共纳入我国维持血液透析和腹膜透析的患者 2388 例，结果发现，高血压是中国终末期肾病患者的主要原发病因（17%），84.3%的终末期肾病患者合并高血压[7]。另一方面，肾实质疾病（急慢性肾小球肾炎、慢性肾盂肾炎、梗阻性肾病、多囊肾、糖尿病肾病和肾脏肿瘤等）和肾血管性疾病（肾动脉狭窄等）也可引起高血压，其发病率分别占高血压患者的 2%～5%和 1%，统称为肾性高血压，是继发性高血压最常见的病因[8-14]。在肾病早期，除钠水潴留、容量负荷过重外，肾动脉狭窄引起缺血，促进肾小球旁细胞释放肾素，RAS 系统异常激活，内皮功能受损，缩血管物质分泌增加，同时血管舒张物质生成减少，导致血压升高且难以控制，甚至发展为恶性高血压。后者又进一步加重肾脏病变，使肾功能不断恶化。因此，高血压与慢性肾功能不全互为因果关系，慢性肾脏疾病可继发于高血压，高血压也可导致肾功能不断受损，二者互为因果，相互影响。

目前评估高血压伴肾功能不全疾病严重程度的

主要指标包括血压测量、尿白蛋白和尿总蛋白、血清肌酐、肌酐清除率和估算肾小球滤过率（estimated glomerular filtration rate，eGFR）等。其中，蛋白尿是肾损伤的重要标志之一，与不良肾脏预后、心血管预后和生存预后独立相关。尿白蛋白是早期肾损伤的指标，与预后不良关系密切。

## 第二节　肾素-血管紧张素系统在高血压合并肾功能不全发生发展中的作用

RAS 系统是神经内分泌系统，其过度激活与各种心血管和肾脏疾病发生发展密切相关。RAS 系统包含一系列酶联反应，由肾素、血管紧张素原、血管紧张素转化酶（ACE）、血管紧张素 I（Ang I）、血管紧张素 II（Ang II）、血管紧张素 1 型受体（AT$_1$ 受体）和血管紧张素 2 型受体（AT$_2$ 受体）等组成。RAS 系统参与血压调控和肾病进展主要依赖于两条路径：ACE-Ang II -AT$_1$ 经典轴和 ACE2/Ang（1-7）-Mas 新轴[15]（图 10-12-1）。

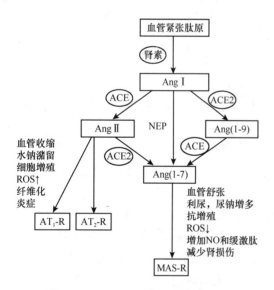

图 10-12-1　RAS 系统生化代谢过程

ACE-Ang II -AT$_1$ 经典轴在维持血压和水电解质平衡方面发挥着极其重要的作用。在心血管疾病和肾脏疾病发展过程中，肾素活性增强，刺激 Ang II 分泌增加。肾素作用于血管紧张素原生成 Ang I，后者被 ACE 分解为 Ang II。Ang II 是 RAS 系统中的主要效应分子，至少有四种受体，即 AT$_1$、AT$_2$、

AT$_3$ 和 AT$_4$。Ang II 主要通过 AT$_1$ 和 AT$_2$ 受体发挥作用，参与高血压发生发展和靶器官损伤。Ang II 的主要作用如下：①收缩全身微血管、增加外周阻力并增强心肌收缩力，也能收缩静脉、增加回心血量和心排血量，最终使血压升高。②刺激肾上腺皮质球状带细胞合成和释放醛固酮，后者可促进肾远曲小管和集合管对钠的重吸收，具有保钠保水作用，增加血容量，升高动脉血压。研究发现，醛固酮也是引起高血压肾病和血管损伤的独立危险因素，其作用不依赖于血压，而是直接作用于细胞引起肾血管重构和肾小动脉硬化。③通过交感神经末梢突触前膜的正反馈作用，促进去甲肾上腺素分泌，使交感神经的心血管作用增强。④增强交感缩血管神经活动，使外周血管阻力增加，血压升高。其中前两项作用主要通过 AT$_1$ 受体实现，导致血压升高、心肌肥厚和纤维化，同时增加肾远曲小管对钠和水的重吸收、肾脏炎症和氧化应激损伤、细胞增殖和纤维化[15]。AT$_2$ 受体作用与 AT$_1$ 相反，可引起血管舒张、抗细胞增殖等。作为 ACE 同源酶，ACE2 仅分布于心脏、肾脏、睾丸和胃肠组织，可直接降解 Ang II，生成 Ang（1-7），也可通过水解 Ang I 为 Ang（1-9）进而生成 Ang（1-7），形成 ACE2/Ang（1-7）-Mas 新轴。Ang（1-7）与其特异性膜受体 Mas 受体结合，具有舒张血管、促水钠排泄、抗氧化应激和抑制血管平滑肌细胞增殖的作用[15, 16]。ACE-Ang II -AT$_1$ 经典轴和 ACE2/Ang（1-7）-Mas 新轴相互作用，共同参与高血压合并肾功能不全的发生发展，维持机体内环境稳定。

局部组织的 RAS 系统是独立于血液循环 RAS 系统之外的组织激素系统，主要分布于血管壁、心脏、脑、肾和肾上腺等。这些器官组织既是 RAS 系统的产生者，也是 RAS 系统的靶器官，它们受血液循环和自身组织的双重 RAS 系统调节。其中血管壁的 RAS 系统不仅调节血管平滑肌正常的舒缩活动，还参与高血压的发生发展。而肾脏组织的 RAS 系统主要通过 Ang II 参与调控肾脏组织发育、肾脏血流动力学和肾脏纤维化，与慢性肾病进展密切相关。

基于上述机制，RAS 系统的各个环节成为高血压和慢性肾病防控的重要靶点，RAS 系统抑制剂也被广泛认为是高血压合并肾功能不全患者首选的降压和肾保护药物。

# 第三节　目前指南对慢性肾病患者降压治疗的推荐

有效控制血压、延缓或阻止肾脏病变进展和预防心血管事件风险是慢性肾功能不全患者降压治疗的理想目标。为此，树立合理的降压治疗靶目标、严格管理血压水平及综合考虑患者情况（年龄、并发症和生活环境等）制订个体化治疗方案是最重要的策略[17]。然而，目前这类患者降压治疗的目标值尚不十分明确，各权威高血压指南的推荐也并不完全统一。

## （一）肾功能不全患者降压治疗的靶目标

2013 年欧洲高血压学会（ESH）和欧洲心脏病学会（ESC）高血压指南建议，高血压合并肾脏疾病患者收缩压应＜140mmHg（Ⅱa 类，B 级）；伴有蛋白尿者，在监测肾小球滤过率（GFR）的情况下，收缩压应＜130mmHg[18]。2014 年发布的 JNC-8 指南指出，对收缩压＞140mmHg（或）舒张压＞90mmHg、年龄≥18 周岁的慢性肾功能不全患者应给予降压治疗，血压应降至 140/90mmHg 以下（E 级）[19]。2016 年加拿大高血压教育计划（CHEP）提出，非糖尿病肾病患者降压治疗靶目标为＜140/90mmHg（B 级）；糖尿病肾病患者降压治疗目标为收缩压＜130mmHg（C 级）和舒张压＜80mmHg（A 级）[20]。2014 年日本高血压管理指南推荐，不伴有蛋白尿且不合并糖尿病的慢性肾功能不全患者，血压应降至＜140/90mmHg；合并糖尿病或不合并糖尿病却伴有蛋白尿的慢性肾功能不全患者，血压应降至 130/80mmHg 以下。此外，日本高血压指南指出，高血压合并慢性肾功能不全患者应重视家庭自测血压，伴有蛋白尿的慢性肾功能不全患者家庭自测血压应＜125/75mmHg[17]。《中国高血压防治指南 2010》建议，高血压患者如出现肾功能损害的早期表现，如微量白蛋白尿或肌酐水平轻度升高，应积极控制血压，如能耐受，可将血压降至＜130/80mmHg；维持透析的终末期肾病患者，应密切监测血钾和肌酐水平，降压目标为＜140/90mmHg[3]。此外，大量研究证实，降压治疗并非越低越好，不良事件发生率与血压水平呈"J"形曲线关系[17,18]。

因此，目前建议肾功能不全患者血压应降至 140/90mmHg 以下，伴有糖尿病或蛋白尿者应更加严格地控制血压，降压治疗靶目标为＜130/80mmHg，但降压目标值的下限仍有待进一步大规模、设计更合理的临床研究证据证实。

## （二）肾功能不全患者降压治疗的药物选择

目前临床常用降压药物包括钙通道阻滞剂（CCB）、血管紧张素转化酶抑制剂（ACEI）、血管紧张素Ⅱ受体拮抗剂（ARB）、利尿剂和 β 受体阻滞剂五类，以及由上述药物组成的固定复方制剂。此外，α 受体阻滞剂或其他种类降压药有时也可应用于某些高血压人群。目前对于慢性肾病患者来说，除改善生活方式和饮食习惯外，选择既能平稳控制血压又可有效防治肾功能进一步恶化的药物尤为重要。

2013 年《欧洲高血压指南》提出，RAS 系统抑制剂较其他种类降压药物可更有效减少蛋白尿，建议用于伴有微量白蛋白尿或明显蛋白尿的高血压合并慢性肾病患者（Ⅰ类，A 级）；高血压伴慢性肾病者降压达标通常需要联合治疗，推荐使用 RAS 系统抑制剂联用其他种类降压药（Ⅰ类，A 级）；虽然联合应用两种 RAS 系统抑制剂可能会更有效地减少蛋白尿，但目前暂不推荐（Ⅲ类，A 级）[18]。2014 年美国 JNC-8 建议，对 18 周岁以上的高血压伴慢性肾功能不全患者（无论是否合并糖尿病），起始降压治疗首选 ACEI/ARB，以改善肾脏疾病预后（B 级）[19]。2016 年加拿大高血压教育计划指出，大部分高血压伴慢性肾病患者需多种降压药物联合治疗，血压才能达标（D 级）。伴有蛋白尿（尿蛋白＞500mg/24h 或尿白蛋白/肌酐比值＞30mg/mmol）的非糖尿病肾病患者，起始降压治疗首选 ACEI，不能耐受者可用 ARB 代替（B 级）；噻嗪类利尿剂可作为辅助降压药物（D 级），容量超负荷者，可选用袢利尿剂（D 级）；不建议 ACEI 与 ARB 联合用于无蛋白尿的慢性肾病患者的降压治疗（B 级）。糖尿病肾病（包括微量白蛋白尿）患者，起始降压治疗首选 ACEI/ARB（A 级），在此基础上联合二氢吡啶类 CCB 优于噻嗪类利尿剂[20]。2014 年《日本高血压指南》推荐，不伴蛋白尿的慢性肾病患者，降压治疗可选用 CCB、ACEI/ARB 或噻嗪类利尿剂；伴蛋白尿或糖尿病的慢性肾病患者，降压治疗首选 RAS 系统抑制剂。此外，晚期[GFR<30ml/（min·1.73m$^2$）]或高龄肾功能不全患者，建议起始治疗使用低剂量 RAS 系统抑制剂，同时监测 GFR 和血钾水平[17]。《中国高血压防治指南 2010》建议，高血压伴慢性肾病患者必要时需 2～3 种降压药物联合应用，其中应包括一种 RAS 系统抑制剂（ACEI 或 ARB）；ACEI 或 ARB 具有降压和减少蛋白尿的双重作用，对于高血压合并慢性肾脏疾病（尤其是伴有蛋白尿）患者，应作为首选；这两类药物联合对减少蛋白尿可能有益，但尚缺乏足够的循证依据；如不能达标可加用长效 CCB、利尿剂、β受体阻滞剂或 α 受体阻滞剂[3]。

## 第四节 肾素-血管紧张素系统抑制剂治疗高血压合并肾功能不全的优势

RAS 系统是心肾共病的中间桥梁，其过度激活与高血压和肾脏疾病的发生发展密切相关。因此，抑制 RAS 系统活性是控制血压和防治肾功能进一步恶化的重要靶点。目前阻滞 RAS 系统主要针对以下三个环节：①抑制肾素合成或阻止肾素与其受体结合；②抑制血管紧张素转化酶；③阻止血管紧张素Ⅱ与其受体结合。诸多研究证实，RAS 系统抑制剂不仅降压效果可靠，能够调节肾脏血流动力学状态，还具有非血压依赖性肾脏保护作用，可改善肾脏纤维化并减少蛋白尿，延缓肾功能损伤进展，在高血压合并肾功能不全治疗中具有独特的应用价值。RAS 系统抑制剂主要包括 ACEI、ARB 和肾素抑制剂，目前已成为高血压合并慢性肾病患者的首选治疗药物之一。

### 一、ACEI 和 ARB 在高血压合并肾功能不全治疗中的优势

作为 RAS 系统抑制剂的经典代表药物，ACEI 和 ARB 具有降低血压、改善肾脏局部血流动力学和非血流动力学因素等多重作用，能够降低肾血管阻力，增加肾脏血流，有效减少尿白蛋白排泄量，延缓肾脏病变的进展，是大多数高血压合并肾功能不全患者起始治疗的首选药物。目前指南推荐 ACEI/ARB 可用于慢性肾功能不全的任何阶段，但

一些老年人或 GFR<30ml/（min·1.73m$^2$）的慢性肾病患者可能出现急性肾功能恶化或高钾血症，因此，推荐高危人群起始选用低剂量 ACEI 或 ARB，并严密监测肾功能和血钾水平变化[17]。

ACE 是一种非特异性酶，可使 Ang Ⅰ 转换为强效缩血管物质——Ang Ⅱ，并催化缓激肽等肽类扩血管物质降解，导致血压升高和交感神经过度激活等一系列病理生理过程。ACEI 可通过竞争性抑制 ACE，减少 Ang Ⅱ 生成，调节 RAS 和缓激肽系统，降低肾血管阻力，增加肾血流量，促进水钠排泄。其扩张肾小球出球小动脉的作用超过扩张入球小动脉的作用，因此肾小球滤过率保持不变或轻度下降。大量循证证据表明，ACEI 对高血压患者具有良好的靶器官保护和心血管终点事件防治作用，已成为高血压治疗的基石药物之一。ACEI 在活性基团化学结构、效力、生物利用度、半衰期、代谢途径、分布和组织亲和力等方面均存在差异。目前可根据 ACEI 与 ACE 分子表面与锌原子相结合的活性基团的不同而将其分为以下三类：①巯基类，如卡托普利、芬替普利、匹伏普利、佐芬普利和阿拉普利；②膦酰基类：目前国家食品药品监督管理总局批准的只有福辛普利；③羧基类：如赖诺普利、依那普利和培哚普利等多种临床常见 ACEI 类药物。另外，ACEI 又可分为前体药物（如福辛普利等）和非前体药物（如卡托普利等），前体药物具有相对较高的亲脂性，更易进入目标组织并转换为活性成分。

ARB 与 ACEI 在心血管疾病防治方面具有许多相似作用，ARB 通过与组织 AT$_1$ 受体结合，完全阻断 Ang Ⅱ 的直接收缩血管作用，降低外周血管阻力；抑制醛固酮分泌，减少肾小管对水钠的重吸收，降低血压；抑制 Ang Ⅱ 的促血管平滑肌细胞增殖和心肌细胞肥大作用，防止血管和心肌重构；促进 Ang Ⅱ 与 AT$_2$ 受体结合，并使 Ang Ⅱ 转化为 Ang（1-7），激活 ACE2/Ang（1-7）-Mas 新轴，产生舒张血管、促水钠排泄、抗氧化应激和细胞增殖等效应。大量研究证实，ARB 具有可靠的降压效果和心血管保护作用，且无 ACEI 所致的干咳、血管神经性水肿等不良反应，治疗依从性更高[21, 22]。因此，ARB 与 ACEI 作用相似，但阻滞程度更加彻底，已成为一线降压药物，在临床中广泛应用。按结构不同，ARB 可分为以下三类：①联苯四唑类，如氯沙坦、厄贝沙坦、坎地沙坦、奥美沙坦和他索沙坦等；②非联

苯四唑类，如替米沙坦、依普罗沙坦等；③非杂环类，如缬沙坦等。

## （一）单药用于高血压合并肾功能不全的起始治疗

ACEI 是上市最久的抑制 RAS 系统活性的药物。大量研究表明，ACEI 在高血压合并肾功能不全患者的治疗中能够有效控制血压，延缓肾损害进展，改善长期预后。

BENEDICT 是一项多中心、随机、双盲、平行对照研究，入选 40 岁以上、尿白蛋白排泄率正常（＜20μg/min）且伴有高血压的 2 型糖尿病患者 1204 例，并随机分为 4 组：ACEI 单药治疗组（群多普利 2mg/d）、非二氢吡啶类 CCB 单药治疗组（维拉帕米 240mg/d）、联合治疗组（群多普利 2mg/d，维拉帕米 180mg/d）和安慰剂组。主要终点事件是发展为持续性微量白蛋白尿（尿白蛋白排泄率≥20μg/min）。中位随访时间为 3.6 年。结果显示，4 组发生主要终点事件风险分别为 6.0%、11.9%、5.7%和 10.0%；与安慰剂组相比，联合治疗组和 ACEI 单药治疗组均显著降低微量白蛋白尿的发生危险（P=0.01），单用 CCB 未能降低糖尿病患者发生微量白蛋白尿的危险（P=0.54）[23]。亚组分析发现，服用 ACEI 者较未服用 ACEI 者出现微量白蛋白尿的危险明显降低（P＜0.001），而服用 CCB 治疗者和未服用 CCB 治疗者出现微量白蛋白尿的危险无显著差异[24]。因此，ACEI 单独应用能够有效防治 2 型糖尿病患者出现微量白蛋白尿，且该作用并不完全依赖于控制血压。

RENAAL 研究是一项多中心、随机、双盲、安慰剂对照试验，评估 ARB（氯沙坦）对 2 型糖尿病和肾病患者肾脏和心血管预后的影响。该研究纳入 28 个国家 250 家医疗中心 1513 例 2 型糖尿病和肾病患者，随机分为 ARB 组（氯沙坦 50～100mg/d）和安慰剂组。两组患者均联用其他种类降压药物（CCB、利尿剂、α 受体阻滞剂、β 受体阻滞剂和中枢作用药）使血压达标。平均随访 3.4 年，主要终点事件包括血清肌酐水平加倍、发展为终末期肾病或死亡。结果显示，ARB 组主要终点事件发生率显著低于安慰剂组（43.5%比 47.1%，P=0.02）。与安慰剂相比，ARB 使血清肌酐加倍风险降低 25%（P=0.006），发展为终末期肾病的风险下降 28%

（P=0.002），尿蛋白水平下降 35%（P＜0.001），因心力衰竭再次入院率降低 32%（P=0.005），但对总死亡率无显著影响（P=0.88）[21]。一项 RENAAL 研究的事后分析根据血清肌酐水平，将患者分为轻度（＜1.6mg/dl）、中度（1.6～2.0mg/dl）和重度（＞2.0mg/dl）三组。结果发现，与安慰剂相比，ARB 在肾病各个阶段均能降低发生终末期肾病的危险，三组患者发生风险分别降低 35.3%、26.3%和 24.6%。此外，ARB 也使中度、重度两组因心力衰竭再入院的风险分别下降 45.1%和 50.2%[25]。随后一项荟萃分析评价了不同降压治疗方案对肾病患者肾损伤进展的影响。结果发现，与其他种类降压药物相比，ACEI/ARB 可显著降低肾病患者蛋白尿水平，使肌酐加倍的风险降低 29%，发展为终末期肾病的风险降低 13%，且 ACEI 和 ARB 改善蛋白尿的疗效相似，再次证实 ACEI/ARB 对伴有肾病的高血压患者肾功能有改善作用[26]。这些研究有力地奠定了 ACEI/ARB 类药物在高血压合并肾功能不全患者治疗中的核心地位。

## （二）与其他药物联合用于肾功能不全患者的降压治疗

大部分伴有肾病的高血压患者需在 ACEI/ARB 基础上联用其他多种降压药物方能使血压达标[20, 27]。其中，ACEI/ARB 联合 CCB 方案是指南推荐的优化组合，二者能够协同降压、减轻彼此的不良反应，对心肾保护作用明确，是高血压合并肾功能不全患者的首选治疗方案。上述方案降压效果欠佳时，推荐利尿剂、β 受体阻滞剂等作为辅助降压药物[3, 17, 20]。

ASCOT-BPLA 研究是一项多中心、随机、对照、前瞻性临床试验，用于评估不同联合降压方案对高危高血压患者的心血管预后影响。入选 40～79 岁伴有三项其他心血管病危险因素的高血压患者 19 257 例，随机分为 CCB 组（氨氯地平 5～10mg/d，50%患者联用培哚普利 4～8mg/d，n=9639）和 β 受体阻滞剂组（阿替洛尔 50～100mg/d，55%患者联用苄氟噻嗪 1.25～2.5mg/d）。中位随访时间为 5.5 年。结果显示，与 β 受体阻滞剂组相比，CCB 组全因死亡率减少 11%，心血管病死亡率减少 24%，主要心血管事件发生率减少 16%，新发糖尿病比例减少 30%。证实 CCB 与 ACEI 联合应用在降压和靶器官保护方面显著优于 β 受体阻滞剂联合利尿剂。进一步分析发现，CCB 与 ACEI 联用的优势普遍存在于 ASCOT-BPLA 研究预先设定的各个亚组（包括肾功能不全患者等）[28]。

ACCOMPLISH 研究入选来自五个国家伴有心血管疾病高危因素的高血压患者 11 506 例，随机分为 ACEI 和 CCB 联用组（贝那普利 20mg/d，氨氯地平 5mg/d，$n$=5744）与 ACEI 和利尿剂联用组（贝那普利 20mg/d，氢氯噻嗪 12.5mg/d，$n$=5762）。平均随访 2.9 年，因 ACEI 和 CCB 联用组的显著优势而提前终止研究。一项预设次级分析评估了两组患者慢性肾病进展事件（血清肌酐水平加倍或发展为终末期肾病）发生率的差异。结果显示，两组慢性肾病进展事件发生率分别为 2.0% 和 3.7%。与 ACEI 和利尿剂联用组相比，ACEI 和 CCB 联用组慢性肾病进展发生率减少 48%（$P$＜0.0001），肌酐加倍发生率减少 49%（$P$＜0.0001），肾病进展和心血管原因死亡联合终点发生率减少 37%（$P$＜0.0001）。此外，ACEI 和 CCB 联用组较 ACEI 和利尿剂联用组慢性肾病患者外周水肿发生率增多（33.7% vs 16.0%）；ACEI 和 CCB 联用组非慢性肾病患者头晕、低钾和低血压的发生率均低于 ACEI 和利尿剂联用组[29]。

OSCAR 研究是一个多中心、前瞻性、随机对照试验，纳入日本老年高血压患者 1164 例，比较滴定剂量 ARB 与 ARB 联合 CCB 两种降压方案的有效性和安全性。一项 OSCAR 亚组分析根据基线 eGFR 水平将患者分为慢性肾病组[eGFR＜60ml/（min·1.73m$^2$）]和非慢性肾病组。结果显示，无论是否为慢性肾病患者，联合治疗组血压均低于高剂量 ARB 组；对于慢性肾病患者，与联合治疗组相比，高剂量 ARB 组主要终点事件（心血管事件和非心血管原因死亡）数显著增高（30 比 16，RR=2.25），脑血管事件和心力衰竭事件也明显增多；对于非慢性肾病患者，两组主要终点事件发生率无显著差异[30]。因此，对于伴慢性肾病的老年高血压患者，ARB 和 CCB 联合治疗较单用高剂量 ARB 能够更加有效地防止心血管事件发生。

**（三）暂不推荐 ACEI 与 ARB 联合用于肾功能不全患者的降压治疗**

RAS 系统是由多个环节组成的级联反应，单靶点阻断的治疗效果并不十分理想，一些代偿途径仍可发挥作用。如单用 ACEI 不能阻断旁路 Ang Ⅱ生成，单用 ARB 会引起 Ang Ⅱ反馈性增多，增加剂量则会带来更多不良反应。因此，有学者提出小剂量联合应用 ACEI 和 ARB 可多环节阻滞 RAS 系统，降低代偿机制的抵抗作用，提高疗效并减轻不良反应。但目前 ACEI 和 ARB 能否联合用于伴有慢性肾病的高血压患者存在诸多争议。

ONTARGET 研究是一项多中心、大规模的临床试验，纳入 40 个国家 733 个医疗中心 31 546 例冠心病、外周血管疾病、脑血管病或糖尿病伴靶器官损害患者，并将其随机分为单用 ACEI 组（雷米普利 10mg/d，$n$=8576）、单用 ARB 组（替米沙坦 80mg/d，$n$=8542）和联合治疗组（雷米普利 10mg/d，替米沙坦 80mg/d，$n$=8502）。中位随访时间为 56 个月，主要终点事件包括心血管原因死亡、心肌梗死、脑卒中或因心力衰竭入院。结果发现，三组的主要终点事件发生率无显著差异（16.5%、16.7% 和 16.3%）。ARB 组较 ACEI 组干咳和血管神经性水肿发生率显著减低（$P$＜0.001；$P$=0.01），低血压症状增多（$P$＜0.001）；联合治疗组出现低血压、晕厥和肾功能不全的比例均明显高于 ACEI 组（$P$＜0.001；$P$=0.03；$P$＜0.001）[22]。一项 ONTARGET 研究预设肾病终点分析发现，ARB 和 ACEI 对主要终点事件（透析、肌酐加倍和死亡）的影响无显著差异（RR=1.00），但联合治疗组主要终点事件发生率显著增加（RR=1.09，$P$=0.037）[31]。因此，在心血管疾病或高危糖尿病患者中，ARB 与 ACEI 作用相似，但二者联用不提高疗效反而增加不良反应。

综上所述，ACEI/ARB 凭借独特的作用机制在高血压伴肾功能不全患者治疗中占有核心地位，且已得到普遍认可，并被许多指南推荐为治疗心血管疾病和肾脏疾病的首选。在 ACEI/ARB 基础上联合 CCB 可协同降压、减轻不良反应，具有显著的心肾保护作用，是众多指南推荐的优化组合。此外，利尿剂、β 受体阻滞剂等也可作为辅助治疗药物与上述方案联合应用。但 ACEI 和 ARB 联用的获益和适用人群尚存在诸多争议，盲目联合治疗可能加重靶器官损害，暂不建议应用于高血压伴肾功能不全患者。

## 二、肾素抑制剂在高血压合并肾功能不全治疗中的优势

肾素抑制剂以 RAS 系统激活的上游特异性限速酶——肾素为靶点，通过阻止肾素催化的活性中心，抑制机体生成 Ang Ⅰ，从而舒张血管，降低血压。早期的肾素抑制剂是一类肽类化合物，如依那克林和雷米克林等，因口服生物利用度低而陆续被淘汰。阿利吉仑是目前唯一获 FDA 批准（2007 年）的口服非肽类直接肾素抑制剂，可与肾素活性部位的不同区域结合，具有吸收快、水溶性好、生物利用度高和半衰期长等优点。2013 年《欧洲高血压指南》指出：作为直接肾素抑制剂，阿利吉仑无论单用还是与其他降压药物联合使用均能有效降低血压[18]。单用阿利吉仑可使年轻或老年患者的收缩压和舒张压均显著降低[32]。与噻嗪类利尿剂、其他 RAS 系统抑制剂或 CCB 联用，可明显增强降压效果[33, 34]；长期联合治疗还可改善无症状性器官损伤，如蛋白尿[35]和心力衰竭预后标记物（B 型钠尿肽）[36]等。

目前 ACEI/ARB 已成为高血压合并肾功能不全患者的基础治疗药物。但长期应用 ACEI/ARB 可引起反馈作用缺失，使肾素分泌增多、活性增强，加重肾脏炎症反应、纤维化和氧化应激损伤[37-39]。而新近研究发现，阿利吉仑可有效改善肾小管间质纤维化、降低氧化应激水平、缓解肾小球内压力并减轻足突细胞损伤[40, 41]。

AVOID 研究[42]是一项评价阿利吉仑对高血压合并糖尿病患者血压和肾功能影响的随机、双盲、安慰剂、对照试验。该研究入选 599 例轻中度高血压伴 2 型糖尿病和肾病患者，经 3 个月氯沙坦规律治疗后血压达 <130/80mmHg，再随机分为氯沙坦联用阿利吉仑组（150mg/d 持续 3 个月，再 300mg/d 持续 3 个月；n=301）和氯沙坦联用安慰剂组（n=298）。结果显示，阿利吉仑组（300mg/d）较安慰剂组尿微量白蛋白/肌酐比值降低 20%（P<0.001）；与基线相比，24.7%阿利吉仑组患者尿微量白蛋白/肌酐比值下降 50%以上，较安慰剂组（12.5%）明显增加（P<0.001）；整个治疗过程中，两组患者血压水平无显著差异（P>0.05）。因此，阿利吉仑可能具有独立于降压作用之外的肾脏保护作用。

另一方面，ALTITUDE 和 ASTRONAUT 两项研究结果却引起了人们的担忧[43, 44]。ALTITUDE 研究入选了 36 个国家 853 家医疗中心 8561 例已接受 ACEI/ARB 治疗的 2 型糖尿病合并肾功能不全 [eGFR<60ml/（min·1.73m$^2$）]患者，随机分为阿利吉仑组（300mg/d，n=4274，45.1%联用 ACEI，55.1%联用 ARB）和安慰剂组（n=4287，43.5%联用 ACEI，56.8%联用 ARB）。主要研究终点包括心血管原因死亡、猝死、非致死性心肌梗死或脑卒中、因心力衰竭计划外入院、终末期肾病或肾衰竭死亡及血肌酐水平加倍持续超过一个月等事件的组合。中位随访时间为 32.9 个月，研究提前终止。结果显示，除猝死外，两组主要终点事件发生率无显著差异（18.3%比 17.1%，P=0.12）；两组心血管疾病复合终点发生率分别为 13.8%和 12.6%（P=0.09）；两组肾脏疾病复合终点发生率分别为 6.0%和 5.9%（P=0.74）；两组全因死亡率分别为 8.8%和 8.4%（P=0.42）。此外，随访期间两组患者血压均有所升高，但阿利吉仑组较安慰剂组增幅小（P<0.001），且阿利吉仑组各时间段尿微量白蛋白/肌酐比值均低于安慰剂组（P<0.001）[43]。ASTRONAUT 研究[44]纳入全球 316 家医疗中心 1615 例血流动力学稳定的心力衰竭住院患者[平均左心室射血分数 28%；平均 eGFR 为 67ml/（min·1.73m$^2$）；95.9%服用利尿剂，82.5%服用 β 受体阻滞剂，84.2%服用 ACEI/ARB，57.0%服用盐皮质激素受体拮抗剂]，随机分为阿利吉仑组（300mg/d，n=808）和安慰剂组（n=807）。主要终点事件和次要终点事件分别为随机分组后 6 个月内和 12 个月内首次发生心血管原因死亡或因心力衰竭再次入院。中位随访时间为 11.3 个月。结果显示，阿利吉仑组和安慰剂组主要终点事件发生率分别为 24.9%和 26.5%（P=0.41）；次要终点事件发生率分别为 35.0%和 37.3%（P=0.36）；此外，高钾血症、低血压和肾损伤/肾衰竭的发生率阿利吉仑组均高于安慰剂组。2014 年日本高血压指南提出，直接肾素抑制剂与其他 RAS 系统抑制剂联合治疗禁用于糖尿病肾病和 eGFR<60ml/（min·1.73m$^2$）的非糖尿病肾病患者，该方案仅谨慎用于血压控制欠佳的特殊情况[17]。ALTITUDE 和 ASTRONAUT 两项研究均阻断 RAS 系统的 2～3 个环节，这种多重阻断 RAS 系统的治疗方案主要会使肾素高活性或 RAS 系统过度激活的高血压患者获益，而对于低

肾素水平者（尤其老年人）可能效果欠佳。另外，大量研究证实三重阻断 RAS 系统治疗心力衰竭不会使治疗效果叠加，反而会增加不良反应，目前已不推荐该方案用于治疗慢性心力衰竭。因此，能否根据这两项研究结果否认肾素抑制剂在高血压伴慢性肾病中的治疗价值还有待进一步探讨和证实。

肾素抑制剂能够有效抑制 RAS 系统的关键环节——肾素活性，理论上具有独特的降低血压和保护肾脏的双重作用，是高血压、高血压伴慢性肾病、糖尿病伴高血压及肾损害患者重要的治疗药物之一。但目前肾素抑制剂单独或联合其他种类降压药物用于高血压合并肾功能不全患者的有效性和安全性尚存在诸多争议，仍需大规模、设计更合理的临床研究证据证实。另外，肾素抑制剂治疗成本较高，如何降低药品成本、减轻患者用药经济负担也将成为一个新的研究方向。

# 第五节 总 结

高血压和慢性肾病互为因果，形成恶性循环。有效控制血压、延缓或阻止肾病进展和预防心血管事件风险是高血压合并慢性肾功能不全患者治疗的理想目标。选择既能降压又能有效保护肾脏的药物尤其重要。

RAS 系统是调节心肾功能的关键环节，是心肾共病的中间桥梁，其过分活跃可引起高血压、心血管事件及慢性肾脏疾病，因此，RAS 系统抑制剂在高血压合并肾功能不全治疗中具有不可替代的优势地位。目前 ACEI/ARB 是诸多指南推荐的治疗心血管疾病和肾脏疾病的首选药物，更是肾功能不全患者降压治疗的核心药物。肾素抑制剂不仅能够有效控制肾病患者血压，还具有独立于降压作用之外的肾脏保护作用。但肾素抑制剂单独或联合其他种类药物用于高血压合并肾功能不全患者治疗的有效性和安全性尚存在诸多争议，仍需大规模、设计更合理的临床研究证据证实。

目前的临床治疗提倡个体化方案，对于伴有肾病的高血压患者，根据个人具体情况制订合理降压治疗靶目标和适宜的降压治疗方案更为重要。应提倡人们树立良好的降压观念，掌握家庭自测血压方法，积极控制肾脏原发病，定期监测生化指标防治不良反应，以延缓肾损伤进展、提高生活质量并延长寿命。

（李 悦）

## 参 考 文 献

[1] Whaley-Connell AT, Sowers JR, Stevens LA, et al. CKD in the United States: Kidney Early Evaluation Program (KEEP) and National Health and Nutrition Examination Survey (NHANES) 1999-2004. Am J Kidney Dis, 2008, 51 (4 Suppl 2): S13-S20.

[2] 第八届中华肾脏病学会慢性肾脏病高血压治疗专家协作组. α/β 受体阻滞剂在慢性肾脏病高血压治疗中的实践指南. 中华医学杂志, 2013, 93 (48): 3812-3816.

[3] 中国高血压防治指南修订委员会. 中国高血压防治指南 (2010 修订版). 中华高血压杂志, 2011, 19 (8): 701-743.

[4] Ferrario CM, Strawn WB. Role of the renin-angiotensin-aldosterone system and proinflammatory mediators in cardiovascular disease. Am J Cardiol, 2006, 98 (1): 121-128.

[5] Ruster C, Wolf G. Renin-angiotensin-aldosterone system and progression of renal disease. J Am Soc Nephrol, 2006, 17 (11): 2985-2991.

[6] Abdel-Rahman EM, Abadir PM, Siragy HM. Regulation of renal 12 (S)-hydroxyeicosatetraenoic acid in diabetes by angiotensin $AT_1$ and $AT_2$ receptors. Am J Physiol Regul Integr Comp Physiol, 2008, 295 (5): R1473-R1478.

[7] Hou F, Jiang J, Chen J, et al. China collaborative study on dialysis: a multi-centers cohort study on cardiovascular diseases in patients on maintenance dialysis. BMC Nephrol, 2012, 13: 94.

[8] Sinclair AM, Isles CG, Brown I, et al. Secondary hypertension in a blood pressure clinic. Arch Intern Med, 1987, 147 (7): 1289-1293.

[9] Gifford RW. Evaluation of the hypertensive patients with emphasis on detecting curable causes. Milbank Mem Fund Q, 1969, 47 (3): 170-186.

[10] Bech K, Hilden T. The frequency of secondary hypertension. Acta Med Scand, 1975, 197 (1-6): 65-69.

[11] Ferguson RK. Cost and yield of the hypertensive evaluation. Experience of a community-based referral clinic. Ann Intern Med, 1975, 82 (6): 761-765.

[12] Berglund G, Andersson O, Wilhelmsen L. Prevalence of primary and secondary hypertension: studies in a random population sample. Br Med J, 1976, 2 (6035): 554-556.

[13] Danielson M, Dammström B. The prevalence of secondary and curable hypertension. Acta Med Scand, 1981, 209 (6): 451-455.

[14] Omae T. Pathogenesis and prognosis of hypertension. J Jpn Soc Intern Med, 1985, 74: 401-405.

[15] Mizuiri S, Ohashi Y. ACE and ACE2 in kidney disease. World J Nephrol, 2015, 4 (1): 74-82.

[16] Raizada MK, Ferreira AJ. ACE2: a new target for cardiovascular disease therapeutics. J Cardiovasc Pharmacol, 2007, 50 (2): 112-119.

[17] Shimamoto K, Ando K, Fujita T, et al. The Japanese Society of Hypertension Guidelines for the Management of Hypertension (JSH 2014). Hypertens Res, 2014, 37 (4): 253-390.

[18] Mancia G, Fagard R, Narkiewicz K, et al. 2013 ESH/ESC guidelines for the management of arterial hypertension: the Task Force for the

Management of Arterial Hypertension of the European Society of Hypertension( ESH )and of the European Society of Cardiology( ESC ). Eur Heart J, 2013, 34（28）: 2159-2219.

[19] James PA, Oparil S, Carter BL, et al. 2014 evidence-based guideline for the management of high blood pressure in adults: report from the panel members appointed to the Eighth Joint National Committee( JNC 8）. JAMA, 2014, 311（5）: 507-520.

[20] Leung AA, Nerenberg K, Daskalopoulou SS, et al. Hypertension Canada's 2016 Canadian Hypertension Education Program Guidelines for Blood Pressure Measurement, Diagnosis, Assessment of Risk, Prevention, and Treatment of Hypertension. Can J Cardiol, 2016, 32（5）: 569-588.

[21] Brenner BM, Cooper ME, De Zeeuw D, et al. Effects of losartan on renal and cardiovascular outcomes in patients with type 2 diabetes and nephropathy. N Engl J Med, 2001, 345（12）: 861-869.

[22] Yusuf S, Teo KK, Pogue J, et al. Telmisartan, ramipril, or both in patients at high risk for vascular events. N Engl J Med, 2008, 358（15）: 1547-1559.

[23] Ruggenenti P, Fassi A, Ilieva AP, et al. Preventing microalbuminuria in type 2 diabetes. N Engl J Med, 2004, 351（19）: 1941-1951.

[24] Ruggenenti P, Perna A, Ganeva M, et al. Impact of blood pressure control and angiotensin-converting enzyme inhibitor therapy on new-onset microalbuminuria in type 2 diabetes: a post hoc analysis of the BENEDICT trial. J Am Soc Nephrol, 2006, 17（12）: 3472-3481.

[25] Remuzzi G, Ruggenenti P, Perna A, et al. Continuum of renoprotection with losartan at all stages of type 2 diabetic nephropathy: a post hoc analysis of the RENAAL trial results. J Am Soc Nephrol, 2004, 15（12）: 3117-3125.

[26] Kunz R, Friedrich C, Wolbers M, et al. Meta-analysis: effect of monotherapy and combination therapy with inhibitors of the renin angiotensin system on proteinuria in renal disease. Ann Intern Med, 2008, 148（1）: 30-48.

[27] Bakris GL, Williams M, Dworkin L, et al. Preserving renal function in adults with hypertension and diabetes: a consensus approach National Kidney Foundation rlypertension and Diabetes Executive Committees working Group. Am J Kidney Dis, 2000, 36（3）: 646-661.

[28] Dahlöf B, Sever PS, Poulter NR, et al. Prevention of cardiovascular events with an antihypertensive regimen of amlodipine adding perindopril as required versus atenolol adding bendroflumethiazide as required, in the Anglo-Scandinavian Cardiac Outcomes Trial-Blood Pressure Lowering Arm（ASCOT-BPLA）: a multicentre randomised controlled trial. Lancet, 2005, 366（9489）: 895-906.

[29] Bakris GL, Sarafidis PA, Weir MR, et al. Renal outcomes with different fixed-dose combination therapies in patients with hypertension at high risk for cardiovascular events（ACCOMPLISH）: a prespecified secondary analysis of a randomised controlled trial. Lancet, 2010, 375（9721）: 1173-1181.

[30] Kim-Mitsuyama S, Ogawa H, Matsui K, et al. An angiotensin Ⅱ receptor blocker-calcium channel blocker combination prevents cardiovascularevents in elderly high-risk hypertensive patients with chronic kidney disease better than high-doseangiotensin Ⅱ receptor blockade alone. Kidney Int, 2013, 83（1）: 167-176.

[31] Mann JF, Schmieder RE, McQueen M, et al. Renal outcomes with

telmisartan, ramipril, or both, in people at high vascular risk（the ONTARGET study）: a multicentre, randomised, double-blind, controlled trial. Lancet, 2008, 372（9638）: 547-553.

[32] Gradman AH, Schmieder RE, Lins RL, et al. Aliskiren, a novel orally effective renin inhibitor, provides dose-dependent antihypertensive efficacy and placebo-like tolerability in hypertensive patients. Circulation, 2005, 111（8）: 1012-1018.

[33] O'Brien E, Barton J, Nussberger J, et al. Aliskiren reduces blood pressure and suppresses plasma renin activity in combination with a thiazide diuretic, an angiotensin-converting enzyme inhibitor, or an angiotensin receptor blocker. Hypertension, 2007, 49（2）: 276-284.

[34] CittcejohnTw3rd, Trenkwalder P, Hollanders G, et al. Long-term safety, tolerability and efficacy of combination therapy with aliskiren and amlodipine in patients with hypertension. Curr Med Res Opin, 2009, 25（4）: 951-959.

[35] Parving HH, Persson F, Lewis JB, et al. Aliskiren combined with losartan in type 2 diabetes and nephropathy. N Engl J Med, 2008, 358（23）: 2433-2466.

[36] Seed A, Gardner R, McMurray J, et al. Neurohumoral effects of the new orally active renin inhibitor, aliskiren, in chronic heart failure. Eur J Heart Fail, 2007, 9（11）: 1120-1127.

[37] Rashid HU, Mende C. The role of direct renin inhibition in clinical practice: focus on combination therapy. Am J Cardiovasc Drugs, 2011, 11（5）: 303-315.

[38] Strauss MH, Hall AS. Angiotensin receptor blockers may increase risk of myocardial infarction : unraveling the ARB-MI paradox. Circulation, 2006, 114（8）: 838-854.

[39] Schrier RW. Aldosterone 'escape' vs 'breakthrough'. Nat Rev Nephrol, 2010, 6（2）: 61.

[40] Whaley-Connell A, Nistala R, Habibi J, et al. Comparative effect of direct renin inhibition and $AT_1R$ blockade on glomerular filtration barrier injury in the transgenic Ren2 rat. Am J Physiol Renal Physiol, 2010, 298（3）: F655-F661.

[41] Vanourková Z, Kramer HJ, Husková Z, et al. Despite similar reduction of blood pressure and renal ANG Ⅱ and ET-1 levels aliskiren but not losartan normalizes albuminuria in hypertensive Ren-2 rats. Physiol Res, 2010, 59（3）: 339-345.

[42] Parving HH, Persson F, Lewis JB, et al. Aliskiren combined with losartan in type 2 diabetes and nephropathy. N Engl J Med, 2008, 358（23）: 2433-2446.

[43] Parving HH, Brenner BM, McMurray JJ, et al. Cardiorenal end points in a trial of aliskiren for type 2 diabetes. N Engl J Med, 2012, 367（23）: 2204-2213.

[44] Gheorghiade M, Böhm M, Greene SJ, et al. Effect of aliskiren on postdischarge mortality and heart failure readmissions among patients hospitalized for heart failure: the ASTRONAUT randomized trial. JAMA, 2013, 309（11）: 1125-1135.

# 肾神经射频消融术临床应用的价值再评估

据统计,有 8%～18%的高血压患者属于难治性高血压[1]。长期高血压,尤其是顽固性高血压可以导致心、脑、肾等靶器官损害,增加心血管事件的发生率,其至今仍然是内科医生的一个重大挑战。经导管去肾交感神经射频消融术(renal sympathetic denervation,RDN)作为近年来治疗顽固性高血压的新方法而备受关注。

虽然 Symplicity HTN-1[2]和 Symplicity HTN-2 研究[3]均证实了 RDN 治疗顽固性高血压的有效性及安全性。然而,一项前瞻性、单盲、随机、假手术对照研究——Symplicity HTN-3[4]却未得到同样的阳性结果。因此目前对 RDN 治疗高血压存在较多的争议。

## 第一节　对 Symplicity HTN-3 研究的思考

Symplicity HTN-3 的结果发布后,引起了众多专家学者的质疑和争论。主要观点如下所示。

底特律医学中心博士 Cindy Grines 认为该试验结果可能是由方法学的错误或是学习曲线问题造成的,即因负责操作的介入医生技术不到位所致,此研究中所应用的去肾交感神经法在技术上难以保证消融导管头端定位准确并持续紧密地与肾动脉血管壁接触,故可能造成射频能量分散到血液中而不是分散在血管壁上。

而博蒙特卫生系统的医学博士 Robert safian 认为,该研究阴性结果的部分原因可能是美敦力公司所开发设备的失败,尽管美敦力公司的消融器械疗效不佳,但采用其他设备进行 RDN 治疗顽固性高血压仍可能有效。

纽约大学医学中心医学博士 Howard Weintraub 分析认为,该研究结果的阴性可能归于几个因素。其一是对照组患者可以通过调整药物联合种类或者剂量而良好地控制血压。其二是血压升高的机制复杂,无法确定导致个体升高的具体机制及哪种因素占主导地位,且随着高血压的进展,这些导致和维持高血压的因素所占的比重也在不断变化,由于各种各样的因素而导致 RDN 疗法效果欠佳。

西达斯西奈医学中心的医学博士 Sanjay Kaul 认为,该研究带给我们的主要教训是,在非对照和非盲法试验中观察到的疗效在严格的随机对照试验中是极少能被重复的。但现在就否定 RDN 为时尚早,我们首先需要详细分析数据。如果将结果全部归功于假手术的效果,则难以乐观展望 RDN 的未来。

综合上述观点,Symplicity HTN-3 研究失败的原因归纳起来可能有以下几点[5-8]。

(1)降压药物使用不稳定:尽管 Symplicity HTN-3 研究要求稳定的降压药治疗,但是在筛选患者 2～6 周之前有 22%的患者更换了药物,并且在基线与 6 个月的随访评估过程中还有 39%的患者服用的药物发生了变化;此外,RDN 组与假手术组之间醛固酮受体拮抗剂和血管扩张剂的使用有明显的差异。

(2)消融点减少:Symplicity HTN-3 研究中射频消融点仅为 9.2±2.0,只有 84%的患者完成了 120s 消融,明显少于既往研究。

(3)消融不彻底:所有患者中仅有 6%完成了双侧四个象限的消融,20%的患者完成了单侧四个象限的消融,74%的患者未完成四个象限的消融。

(4)人种差异:26%的患者为非裔美国人,其比重明显高于既往研究。

（5）缺乏药物依从性监测：没有通过直接方法或尿液分析监测降压药服用依从性。

（6）缺少高血压专家：许多研究中心无高血压专家参与。

（7）术者缺乏经验：该研究共有 88 个研究中心的 140 名医生参与，平均每位医生参与操作 3 例，因此操作者学习曲线的影响是可能的。

（8）本研究仅限于美敦力公司 SYMPLISITY 单极消融导管和发生器，不能代表其他器材的效果。

## 第二节　肾神经射频消融术治疗高血压最新进展

目前的 RDN 治疗还处于不规范状态，重新审视这项技术，需要回归到病理生理机制研究和动物实验中去，并以此为基础开展更为规范化、科学化的临床研究来获得充分的循证医学证据是目前首要的目标。鉴于 Symplicity HTN-3 研究的局限性，学者们进行了进一步的研究。

为解决早期研究的局限性，学者们开展了大量的研究，目前已有部分研究证实了 RDN 的降压疗效。

2014 年，华盛顿 ACC 科学会议公布了大样本"全球 SYMPLICITY 注册研究"初步结果[9]，与基线相比，RDN 可以显著降低患者的诊室血压和动态血压，这与 Symplicity HTN-3 的阴性结果相反。因参与全球 SYMPLICITY 注册研究的医生大多参加过 Symplicity HTN-1 和 HTN-2 研究，经验较为丰富，而 Symplicity HTN-3 恰恰忽略了这一点，因此结果更为真实可信。

DENERHTN 研究[10]是一项在顽固性高血压患者中进行的前瞻性、开放标签的随机对照研究，其结果表明 RDN 加 SSAHT（标准化阶梯治疗）与单纯 SSAHT 相比，能更有效地降低顽固性高血压患者的血压，这有利于降低心血管不良事件的发生率。该研究中两组患者均接受了标准化阶梯治疗、避免了各种偏倚，使用了 Morisky 用药依从性问卷（MMAS-8）评估用药依从性，且 RDN 手术在经验丰富的介入医师指导下完成，在研究设计上远优于 Symplicity HTN-3 研究，具有更好的说服力。

Prague-15 研究[11]是一项前瞻性、随机、开放标签、多中心研究，目的在于比较 RDN 与强化药物治疗（包括螺内酯）对真性难治性高血压的影响。研究结果显示：RDN 组和强化药物治疗组均能显著降低血压，尽管两组之间血压降低无统计学差异，但 6 个月后强化药物治疗组降压药物使用显著增加，且不良事件发生率高于 RDN 组。

2015 年中期发表的 Symplicity FLEX 研究[4]是一前瞻性、随机、单中心研究，71 例顽固性高血压患者被随机分配到 RDN 组或者假对照组。结果显示在 6 个月时 RDN 组 24 小时收缩压的降低幅度显著大于假对照组；−8.3mmHg（95% CI：−11.7～−5.0mmHg）和 −3.5mmHg（95% CI：−6.8～−0.2mmHg；$P=0.042$）[12]。

另外，REDUCE-HTN 研究[13]纳入了未接受抗高血压治疗且诊室血压在 150~180 mmHg 的患者。患者将被随机分配到 RDN 组或假手术组，消融过程使用多极导管。近期，SPYRAL HTN-OFF MED[14]和 SPYRAL HTN-ON MED[15]研究也相继发表。SPYRAL HTN-ON MED 研究纳入采用不同种类三联疗法抗高血压治疗方案的患者，且通过血浆和尿液样本来检测服药依从性；而 HTN-OFF MED 研究在没有抗高血压药物的情况下，评估 RDN 后 3 个月的有效性和安全性（在 3～4 周的药物洗脱期后）。两项研究中，患者的基线血压、诊室收缩压≥150～180mmHg，诊室舒张压≥90mmHg，24h 动态收缩压≥140~170mmHg。受试者将被随机分配到 RDN 组或假手术组。RDN 将会在主肾动脉和分支中施行。HTN-OFF MED 研究术后 3 个月时 RDN 组 24h 平均血压下降 5.0/4.4mmHg。HTN-ON MED 研究 6 个月随访显示，RDN 组 24h 平均血压下降 7/4.3mmHg。最后，全球 Symplicity Registry 研究将纳入 5000 例 RDN 的高血压患者，随访 5 年，随访 6 个月的初步成果已经被报道[16]。最后，全球 Symplicity Registry 研究将纳入 5000 例去肾神经治疗的高血压患者，随访 5 年，随防 6 个月的初步成果已经被报道[16]。

尽管 Symplicity HTN-3 的结果令人失望，但去肾神经仍然值得调查与探讨，现有证据不足以证明它的失败，接下来的临床试验将提供关于早期肾脏去神经功效的明确答案。我们相信，在克服了目前所暴露的缺陷和不足并不断完善严谨实验设计、严格入选人群、提高操作技巧及优化治疗设备后，经导管 RDN 可能会发挥最大的效果，其仍有望成为治疗难治性高血压的一种手段。

# 第三节　临床应用再评估

在顽固性高血压领域，RDN 是一种近年来全新的治疗理念，Symplicity HTN-3 的失败带给我们的不应是 RDN 的终结，而应是一次冷静思考的机会——要认识到目前经导管 RDN 技术仍存在的不足及缺陷，并从最近的研究中得出经验教训，从基础到临床重新审视该项研究。

## 一、理论可行性评估

Thomas Willis 在 17 世纪首先发现了肾交感神经系统，19 世纪欧洲生理学家将这些神经命名为"升压神经"。肾交感神经系统包括传出神经（交感神经及副交感神经）和传入神经（内脏感觉神经）。肾的交感神经传入纤维绝大多数由肾的盆壁发出，传递来自肾内机械及化学感受器兴奋时的传入信息，起调节交感信号传出的作用。肾脏交感神经传出神经节后纤维来自同侧椎旁（$T_6 \sim L_2$）和椎前神经节，沿着肾动脉、静脉和淋巴管进入肾脏，沿着血管走向分布。肾脏的入球小动脉、出球小动脉及整个肾单位都由广泛分布的肾上腺素能神经纤维支配。肾交感传入神经及传出神经纤维均位于肾动脉外膜，这是实施 RDN 的解剖学基础[17]。

肾交感神经纤维已被证实参与高血压的形成、维持和恶化。那么，肾交感神经如何实现血压调节？首先，当肾交感神经活性增强时，其末梢释放去甲肾上腺素，进而引起近端肾小管基底外侧钠离子-钾离子-腺苷三磷酸酶的活化，促进钠水潴留、球旁器肾素的分泌和肾小动脉血管收缩，直接影响血压。其次，肾素的释放促进了血管紧张素 II 及盐皮质激素的生成，两者分别介导血管收缩及钠水潴留。最后，肾传入神经可以感受到肾的缺血或缺氧状态，刺激大脑中的交感中枢，进而激活包括肾脏在内的全身交感神经的活性，致使外周血管收缩，血压升高；并促进神经垂体释放血管加压素及催产素，通过调节体循环的阻力进而促进高血压形成[18]。Esler 等认为，神经源性高血压患者占所有高血压患者的 50%以上，其中肾交感神经活性状态起重要作用[19]。

交感神经纤维与高血压的发生发展密切相关，且经过肾动脉外膜平均地分布于动脉壁周围，主要位于内膜下 $0.5 \sim 2.5mm$ 处。基于上述理论，消融与肾动脉伴行的肾交感神经在一定程度上可抑制交感神经活性，减少肾素分泌和水钠潴留，进而达到降血压的目的，这正是 RDN 的理论基础。

现行的经导管 RDN 的策略是环肾动脉螺旋状消融，即沿肾动脉长轴方向旋转，将其分割为 6 个区域，两个消融点的间距为 5mm，从最远一点开始消融，顺序回撤并旋转导管头端至下一靶点消融[20]。参与 Symplicity HTN-3 临床试验的中心多达 88 个，其中部分中心缺乏 RDN 相关经验，74%的患者未完成一次完整的环肾动脉螺旋状消融。因此，Symplicity HTN-3 RDN组的手术质量和效果都难以保证，最终在疗效上未显示出与假手术组的显著差异也就不足为奇了。相比之下，真正按照试验方案实施双侧环肾动脉螺旋状消融的少部分患者，血压下降非常明显，且下降幅度与之前的研究结果相似。

研究发现交感神经在肾动脉的分布远没有那么简单，行肾动脉远端消融去神经化效果或许更有效。然而，Symplicity HTN-3 消融时优先选择消融肾动脉近端，而非本应消融的肾动脉远端[21]（肾脏神经在肾动脉远端更靠近血管内膜[22]）。Sakakura 发现，①交感神经纤维的分布数量从肾动脉近端至远端逐渐减少，而与内膜的平均距离越来越近；②神经纤维在动脉横截面圆周上的分布以腹侧区最多、背侧区最少；③传出纤维的密度远高于传入纤维的密度；④副肾动脉也有交感神经分布；⑤高血压者与非高血压者的神经解剖无差异[23]。因此，在一个给定的肾动脉节段，经导管 RDN 的有效性似乎取决于肾动脉横截面的方位和交感神经距内皮的深度。理解肾交感神经解剖对于优化 RDN 治疗十分重要。当前 RDN 射频消融系统的消融深度在 $2 \sim 4mm$，能否针对变异的神经分布完成有效的去神经化，需要在消融策略和器械上进一步探索。

## 二、适应证评估

原发性高血压的发病机制非常复杂，肾交感神经作为全身交感神经系统的重要组成部分，其过度激活的确会导致血压升高，但其并非是引起血压升高的唯一因素。在 Symplicity HTN-3 研究之前，RDN

治疗顽固性高血压虽然有效，但在不同试验中也存在15%～50%的患者表现为"无应答者"。鉴于此，我们不难想到，升高的交感神经系活性可能并不是"无应答"患者血压升高的主要机制，故RDN治疗并不能使该部分高血压患者获益。Symplicity HTN-3在筛选患者时，入选标准着重于甄别真正意义上的药物治疗无效的顽固性高血压，以排除继发性高血压、白大衣效应等因素，然而，该入选标准恰恰忽视了RDN治疗高血压的一个重要问题，即RDN目的在于抑制过度增强的肾交感神经活性，但研究的入选标准并不具备评估肾交感神经兴奋程度的能力。正如不同降压药物有不同的适应人群一样，对于RDN来说，肾交感神经过度激活的患者可能才是最适应的人群。因此，RDN不应笼统地纳入所有顽固性高血压患者，而是要针对性地筛选出与肾交感神经活性密切相关的高血压人群，使RDN在该目标人群中发挥其独特的治疗作用。

Symplicity HTN-3亚组分析结果显示，非黑种人和<65岁的患者对RDN治疗反应较好，说明RDN可能并不适于盐敏感性高血压的黑种人和交感神经活性偏低的老年人[24]。这是否提示存在对RDN反应的人种差异或地域差异？而要解决适应证的问题，有如下两条思路。

一方面，探寻交感神经过度激活的客观指标。目前已知基线血压和基线心率与RDN的血压应答反应有关，尤其是心率在RDN治疗后明显下降有可能成为RDN成功的标志；而肌交感神经活性或血浆去甲肾上腺素水平与血压应答反应并无关[25]。最近研究认为，肾血流量上升和电刺激肾动脉神经后血压下降是手术成功的标志[26]，但尚需大型研究进一步证实。同时，在RDN有效的基础研究中，其高血压模型的诱发条件有可能成为探寻交感活跃人群的线索。例如，Huang等[27]通过高胰岛素建立高血压大鼠模型，而RDN可使模型鼠的血压降至正常。

另一方面，从临床成功案例出发，逐步修订完善适应证。对单纯性收缩性高血压和混合性高血压的比较研究发现，RDN对单纯性收缩性高血压患者降压疗效较差，或许是由于该部分患者其动脉僵硬度增高。中心脉压升高（center pulse pressure，CPP）作为动脉硬化和血管老化的指标，可能有助于预测RDN后血压的降低[28]。Ott C等[29]根据CPP中位数将RDN患者分层，发现在较低的CPP患者中，RDN后血压减少更大，这表示该部分患者的动脉损伤较轻。交感神经系统（sympathetic nervous system，SNS）极大地影响血管张力，如果脉管系统仍然能够保持收缩和舒张的能力，降低交感神经活动就有可能降低血压，而在高CPP患者中脉管系统的反应能力下降，因此通过降低SNS活性后，血压下降效果不佳。国内研究发现高肾素水平患者及<60岁的中青年顽固性高血压患者对RDN治疗反应性较好。许多顽固性高血压患者由于不可逆的动脉损伤，对于针对交感神经系统的干预措施反应降低。由于RDN的中短期安全性已被证实，所以越来越多的共识建议在未经治疗或是轻度治疗的轻度或中度高血压患者施行RDN治疗[30-32]。年轻患者的特点是高交感神经活动[33]，血管损伤不严重，因此可能对RDN治疗反应更好。此外，纳入这类患者会减少多变的药物依从性所致的混淆效应[34]。除了这些新的潜在治疗对象外，RDN仍然值得在真正的顽固性高血压患者中进行研究，但治疗的优化和评估血压反应应该是先决条件。

现行RDN的适应证为收缩压>160mmHg的顽固性高血压患者或既往有糖尿病和心血管病史者，收缩压大于150mmHg，以上标准基于Symplicity和EnligHTN Ⅰ两项研究[25]，且出于对肾脏安全性的长远考虑，估算肾小球滤过率应≥45ml/（min·1.73m²）[35]。但在目前研究中存在诸多值得商榷的问题，其可能直接影响RDN的疗效及疗效判断。例如，在随机化之前稳定的抗高血压药物治疗的持续时间为多久？对顽固性高血压用药疗程缺乏合乎临床实践的严格限定，究竟药物治疗多久算是无效？患者是否存在期待RDN的成功而并没有规范用药，即依从性减低的现象？RDN后多久才能真正评价其疗效？对于这些问题应该做出明确规定，才能准确评估RDN的临床疗效。然而，真实世界的临床情况千变万化，往往不是随机对照试验（RCT）能够全覆盖的，尽管RCT的结果（阳性或阴性）获得高级别证据，但其也只限定于入选人群。这也是Symplicity HTN-3和全球Symplicity注册研究结果相矛盾的原因之一。因此在临床中我们应谨慎实践，通过不断积累来修正适应证，为RDN找到真正的适应人群。

## 三、安全性评估

理论上，由射频所致的血管热损伤可能引起肾动脉狭窄。采用 Symplicity 或 EnligHTN 多极导管在 16 例顽固性高血压患者中行 RDN 治疗，光学相干断层成像（optical coherence tomography，OCT）显示肾动脉收缩、局部水肿消融和血栓形成等组织损伤[36]。虽然这种病变的临床意义和预后价值仍不清楚[37]，但系统回顾显示使用四种不同消融术后，有 24 例患者发生新发的肾动脉狭窄或狭窄进展[38, 39]。较少有团队评估 RDN 后肾动脉狭窄的发生率，最近一研究（$n=76$）在使用 Symplicity RDN™ 6 个月后，MRI 检查显示只有 2 例无统计学意义的狭窄（管腔直径减少 50%～69%）[40]。然而，长期的 RDN 后肾动脉狭窄的发生率仍然是值得关注的令人担忧的问题[38]，即使其发病率可能很低（<5%）。

很多因素可能会影响到 RDN 术后的血管损害风险[39]，包括导管的设计、球囊的使用、冷却/灌溉系统的存在与否、能源的类型和操作过程本身等。是否有球囊可能会影响 RDN 血管损伤的程度。使用非球囊导管消融可致肾动脉管腔显著狭窄，而这种现象在球囊导管消融中未出现。相比之下，其在球囊导管中夹层发现的风险更高一些[41]。此外，在猪模型，经导管超声波可有效地消融肾动脉周围的神经，同时不损害动脉壁[42]。因此，Symplicity™ 单极系统所获得的安全数据不能轻易外推到其他肾消融系统。在人类使用不同的导管，其相关的风险是否不同尚不清楚。采用 CT 或 MRI 评估 RDN 后中长期发生新创肾动脉狭窄风险性的设计应纳入 II 期试验，至少在进一步部署前短期安全性（6 个月）应该被证明。此外，所有肾动脉狭窄或狭窄进展的例子应收集在一个独立的注册表中[38]。

## 四、消融效果标志物的探索

在 Symplicity 系列研究中，部分顽固性高血压患者接受 RDN 治疗后血压明显下降，而另一部分患者则不然。不同患者对同一治疗手段的差异如此之大，其中的原因是什么呢？什么样的患者对 RDN 治疗效果好呢？有无相应的指标可以预示哪类人群对 RDN 敏感呢？

2009 年 Krum 等采用肾脏去甲肾上腺素流溢率来评估消融的效果，结果发现术后肾脏去甲肾上腺素流溢率较术前平均降低 47%，而外科 RDN 在实验性高血压中则可达 90%～95%，据此不难推测 RDN 消融可能并不能达到完全去神经化。而且，肾脏去甲肾上腺素流溢率作为目前唯一评判消融效果的指标，其临床可操作性及实用价值非常有限。因此，很有必要探寻简便、快捷且实用的方法来确定消融的终点并评判消融的效果。

Esler 等[43]认为酪氨酸羟化酶会随着交感神经的消融而出现裂解，降解的片段可进入尿液，检测术后尿液中酪氨酸羟化酶的降解片段以评估肾传出神经消融的程度。此外，Esler 团队还提出了向肾动脉内注射腺苷以实时评估肾脏传入神经消融效果的方法，但此方法尚未得到完全验证，仅作为一种经验性指导。神经肽 Y（neuropeptide Y，NPY）是一种分布在中枢神经系统和外周交感神经系统的神经递质，交感神经激活时，NPY 与去甲肾上腺素同时释放，其与交感神经功能密切相关。近来，Oliver 等发现对 RDN 敏感的患者 NPY 水平明显降低，术后收缩压改变与 NPY 水平密切相关[44]。另外，Jonathan 等研究发现，脑源性神经营养因子（brain-derived neurotrophic factor，BDNF）可作为评估 RDN 即刻成功的一个标志物[45]。另有研究显示血管生成因子，如可溶性 fms 样酪氨酸激酶 1、细胞间黏附分子-1（ICAM-1）和血管细胞黏附分子-1（VCAM-1）有可能作为 RDN 后血压下降的预测标志。肾神经刺激也可作为一个潜在的 RDN 的终点标志[46]，并取得了阶段性进展，这个方法可识别出神经末梢的确切位置，因此克服与解剖变异有关的困难。

总体看来，目前报道的评价 RDN 有效反应终点的方法和客观指标尚需进一步的研究与证实，探索仍在继续。

## 五、器械有效性评估

Symplicity HTN-3 使用的消融器械是 Symplicity 系统，作为目前应用最广泛的去肾交感神经手术专用设备，其虽易于操作，但存在一些缺陷：导管只有一个电极，只能进行单点消融，而每侧肾动脉均有 4～6 个靶点需接受各 2min 的消融，消融效率较低，延长了手术时间和射线接触时间。在肾动脉迂曲时，导管头端贴壁不良，很难保证对肾动脉壁进行360°的螺旋形消融；此外，由于其射频功率（最大功率 8W）较低，穿透深度有限，故深部的交感神经纤维难以得到有效损伤。

有学者认为 Symplicity HTN-3 结果反映出的不是 RDN 治疗理念的失败，而是 Symplicity 单极导管消融系统的失败。为了更好地进行肾动脉消融，学者们对消融设备不断改进。各种新的消融设备层出不穷，给临床研究带来了新的希望。理想的去肾神经设备的特征如下所示：①能够达到完全的肾外膜交感神经消融；②每侧肾动脉消融时间尽量短；③有即刻消融成功的反馈标志；④损伤小，不适感少。

目前研究的消融电极多为单电极，需要多次螺旋放电，增加手术操作时间，增加患者的疼痛感，

因此多电极系统问世。例如，EnligHTN 导管可以 4 点同时放电；Oneshot 利用灌注球囊系统，表面有螺旋形电极，只需要 1 次治疗即可，大大减少手术时间；现有的 Symplicity 系统要求肾动脉内径 ≥4mm，目前正在试用的独特低压 OTW 球囊系统（Vessix V2），表面有双极 RFA 电极，消融时间 30s，可消融直径小于 3mm 的肾动脉。

除了现有常用的射频能量外，已有利用超声消融的设备（如 PARADISE、TIVUS 及 Kona 系统），初步结果也令人满意。另外，也考虑应用微导管注射神经毒素，如长春新碱可使神经坏死，起到阻断神经交感的作用。目前已发展特殊的以球囊为载体的微注射器系统（如 Bullfrog 微输注导管、130μm 的微针及保护性球囊系统）。常见去肾交感神经导管系统的特点见表 10-13-1。

**表 10-13-1　去肾交感神经导管系统的特点**

| 导管类型（生产厂家） | 临床试验 | 特点 |
| --- | --- | --- |
| Symplicity TM（美国美敦力公司） | SYMPLICITY HTN-1、SYMPLICITY HTN-2、SYMPLICITY HTN-3、DENERHTN28 PRAGUE 15 | 电极射频消融导管；用于大多数的去肾神经试验 |
| Vessix TM（美国波士顿科技公司） | REDUCE-HTN67 | 由一个中心腔球囊和位于其上的双极电极组成；螺旋式发射射频消融能量 |
| Symplicity Spyral TM（美国美敦力公司） | SPYRAL HTN、OFF-MED63、SPYRAL、HTN、ON-MED64 | 多极；自动扩张的螺旋导管；允许同时在四个象限的肾动脉射频消融 |
| EnligHTN TM（美国圣裘德医疗） | EnligHTN 1（REF.73） | 多极；网篮状中空设计；同时生产射频消融 |
| PARADISE®（美国医学生理记录仪） | 正在进行 | 球囊居中的能量发射探头发出超声能量；球囊中充满的液体冷却周围的血管壁组织，可以减轻血管内膜的热损伤 |

当前肾动脉去交感神经术消融方法和手术器械种类繁多，但各有优劣。部分消融器械尚不成熟，其临床试验样本量较小、随访时间短，有些还仅限于临床前期研究，因此需进行更大规模的临床试验研究以对其长期有效性和安全性进行评估。总之，随着技术不断完善，新器械的不断研发，未来肾动脉去交感神经术器械将有更好的安全性、易操作性，从而可以协助临床医师更好、更快、更安全地完成手术。

## 第四节　总　　结

一项新治疗方法的崛起需要不懈地寻找问题、发现问题、解决问题。我们不能因 Symplicity HTN-3 的阴性结果就全盘否认 RDN 的治疗价值，否定其他既往已有的 RDN 研究结果，否定这项技术。

既往研究发现 RDN 治疗顽固性高血压患者能

够显著而持久地降压、抑制肾素-血管紧张素-醛固酮系统活性、改善内皮功能[48-50]，且未见新发肾功能损害[51]。另外，有研究发现 RDN 尚可降低心肌梗死犬的心脏及下丘脑氧化应激水平，改善高血压性心脏病合并收缩性心衰患者心功能[53-54]。

目前的 RDN 治疗还处于不规范状态，在未来的研究中应当注意以下方面：①选择恰当的目标人群，寻找评估 RDN 术前肾交感神经活性的客观指标。②规范化治疗：确定经导管 RDN 术的操作技术标准，制订规范化的手术流程和准入机制，具备 RDN 治疗丰富经验的中心应担负起培训的任务。③寻求评判 RDN 消融效果的有效方法——寻找一种简便快捷且实用的方法来指导消融的终点及评判消融的效果。④消融设备的改进：进一步研发和完善 RDN 技术相关器械和设备，最大程度保证临

床研究的严谨和患者的安全。

（卢成志　王　丽）

## 参 考 文 献

[1] Judd E, Calhoun DA. Apparent and true resistant hypertension: definition, prevalence and outcomes. J Hum Hypertens, 2014, 28(8): 463-468.

[2] Krum H, Schlaich MP, Sobotka PA, et al. Percutaneous renal denervation in patients with treatment-resistant hypertension: final 3-year report of the Symplicity HTN-1 study. Lancet, 2014.383(9917): 622-629.

[3] Esler MD, Böhm M, Sievert H, et al. Catheter-based renal denervation for treatment of patients with treatment-resistant hypertension: 36 month results from the SYMPLICITY HTN-2 randomized clinical trial. Eur Heart J, 2014.35(26): 1752-1759.

[4] Bakris GL, Townsend RR, Flack JM, et al.12-month blood pressure results of catheter-based renal artery denervation for resistant hypertension: the SYMPLICITY HTN-3 trial. J Am Coll Cardiol, 2015.65(13): 1314-1321.

[5] Mahfoud F, Serruys P W. Renal denervation reloaded: where to go from here? Euro- Intervention, 2015, 10(10): 1135-1137.

[6] Mahfoud F, Böhm M, Azizi M, et al. Proceedings from the European clinical consensus conference for renal denervation: considerations on future clinical trial design. Eur Heart J, 2015, 36(33): 2219-2227.

[7] Lobo MD, de Belder MA, Cleveland T, et al. Joint UK societies' 2014 consensus statement on renal denervation for resistant hypertension. Heart, 2015, 101(1): 10-16.

[8] Bhatt DL, Kandzari DE, O'Neill WW, et al. A controlled trial of renal denervation for resistant hypertension. N Engl J Med, 2014, 370(15): 1393-1401.

[9] Pathak A, Ewen S, Fajadet J, et al. From SYMPLICITY HTN-3 to the renal denervation global registry: where do we stand and where should we go?. EuroIntervention, 2014, 10(1): 21-23.

[10] Azizi M, Sapoval M, Gosse P, et al. Optimum and stepped care standardised antihypertensive treatment with or without renal denervation for resistant hypertension(DENERHTN): a multicentre, open-label, randomised controlled trial. Lancet, 2015, 385(9981): 1957-1965.

[11] Rosa J, Widimský P, Toušek P, et al. Randomized comparison of renal denervation versus intensified pharmacotherapy including spironolactone in true-resistant hypertension: six-month results from the Prague-15 study. Hypertension, 2015, 65(2): 407-413.

[12] Desch S, OkonT, Heinema MD, et al. Randomized sham-controlled trial of renal sympathetic denervation in mild resistant hypertension. Hypertension, 2015, 65(6), 1202-1208.

[13] Sievert H, Schofer J, Ormiston J, et al. Bipolar radiofrequency renal denervation with the vessix catheter in patients with lesistant hypertension: 2-year results from the REDVCE-HTN trail. Jounal of human hypertension, 2017.31(5), 366-388.

[14] Townsend RR; Mahfoud F; Kandzari DE, et al. Catheter-based renal denervation in patients with uncontrolled hypertension in the absence of antihypertensive medications(SPYRAL HTN-OFF MED): a randomised, sham-controlled, proof-of-concept trail. Lancet. 2017, 390(10108): 2160-2170.

[15] Kandzari DE, Böhm M, Mahfoud F, et al. Effect of renal denervation on blood pressure in the presence of antihypertensive drugs: 6-month efficacy and safety results from the SPYRAL HTN-ON MED proof-of-concept randomised trail. Lancet. 2018, 391(10137): 2346-2355.

[16] Böhm M, Mahfoud F, Ukena C, et al. First report of the Global SYMPLICITY Registry on the effect of renal artery denervation in patients with uncontrolled hypertension. Hypertension, 2015, 65(4), 766-774.

[17] Smithwick RH, Thompson JE. Splanchnicectomy for essential hypertension; results in 1, 266 cases. J Am Med Assoc, 1953, 152(16): 1501-1504.

[18] Li H, Yu H, Zeng C, et al. Renal denervation using catheter-based radiofrequency ablation with temperature control: renovascular safety profile and underlying mechanisms in a hypertensive canine model. Clin Exp Hypertens, 2015, 37(3): 207-211.

[19] Esler MD, Krum H. Renal sympathetic denervation in patients with treatment-resistant hypertension(The Simplicity HTN-2 Trial): a randomised controlled trial. Lancet, 2010, 376(9756): 1903-1909.

[20] Ariyanon W, Mao H, Adybelli Z, et al. Renal denervation: intractable hypertension and beyond. Cardiorenal Med, 2014, 4(1): 22-33.

[21] Oldham J B. Denervation of the kidney. Hunterian lecture of the royal college of surgeons, England. 9th March, 1950. Ann R Coil Surg Engl, 1950, 7(3): 222-245.

[22] Sakakura K, Ladich E, Cheng Q, et al. Anatomical distribution of human renal sympathetic nerves: pathological study. J Am Coil Cardiol, 2014, 63(12): A2151-A2151.

[23] Sakakura K, Ladich E, Cheng Q, et al. Anatomic assessment of sympathetic peri-arterial renal nerves in man. J Am Coll Cardiol, 2014, 64(7): 635-643.

[24] Schmieder RE. Hypertension: How should data from SYMPLICITY HTN—3 be interpreted? Nat Rev Cardiol, 2014, 11(7): 375-376.

[25] Papademetriou V, Rashidi AA, Tsioufis C, et al. Renal nerve ablation for resistant hypertension: how did we get here, present status, and future directions. Circulation, 2014, 129(13): 1440-1451.

[26] Tsioufis C, Papademetriou V, Dimitriadis K, et al. Catheter-based renal sympathetic denervation exerts acute and chronic effects on renal hemodynamics in swine. Int J Cardiol, 2013, 168(2): 987-992.

[27] Huang WC, Fang TC, Cheng JT. Renal denervation prevents and reverses hyperinsulinemia-induced hypertension in rats. Hypertension, 1998, 32(2): 249-254.

[28] Ewen S, Cremers B, Meyer MR, et al. Blood pressure changes after catheter-based renal denervation are related to reductions in total peripheral resistance. J Hypertens, 2015, 33(12): 2519-2525.

[29] Ott C, Schmid A, Toennes SW, et al. Central pulse pressure predicts BP reduction after renal denervation in patients with treatment-resistant hypertension. EuroIntervention 2015, 11(1): 110-116.

[30] Fadl Elmula FE, Jin Y, Yang WY, et al. Meta-analysis of randomized controlled trials of renal denervation in treatment-resistant

hypertension. Blood Press, 2015, 24（5）: 263-274.

[31] Mahfoud F, Böhm M, Azizi M, et al. Proceedings from the European clinical consensus conference for renal denervation: considerations on future clinical trial design. Eur Heart J, 2015, 36（33）: 2219-2227.

[32] WhiteWB, Galis ZS, Henegar J, et al. Renal denervation therapy for hypertension: pathways for moving development forward. J Am Soc Hypertens, 2015, 9（5）: 341-350.

[33] Julius S, Majahalme S. The changing face of sympathetic overactivity in hypertension. Ann Med, 2000, 32（5）: 365-370.

[34] Florczak E, Tokarczyk B, Warchoł-Celińska E, et al. Assessment of adherence to treatment in patients with resistant hypertension using toxicological serum analysis. A subgroup evaluation of the RESIST-POL study. Pol Arch Med Wewn, 2015, 125（1–2）: 65-72.

[35] Schlaich MP, Schmieder RE, Bakris G, et al. International expert consensus statement: Percutaneous transluminal renal denervation for the treatment of resistant hypertension. J Am Coll Cardiol, 2013, 62（22）: 2031-2045.

[36] Templin C, Jaguszewski M, Ghadri JR, et al. Vascular lesions induced by renal nerve ablation as assessed by optical coherence tomography: pre-and postprocedural comparison with the Simplicity catheter system and the EnligHTN™ multi- electrode renal denervation catheter. Eur Heart J, 2013, 34（28）: 2141-2148.

[37] Steigerwald K, Titova A, Malle C, et al. Morphological assessment of renal arteries after radiofrequency catheter-based sympathetic denervation in a porcine model. J Hypertens, 2012, 30（11）: 2230-2239.

[38] Persu A, Sapoval M, Azizi M, et al. Renal artery stenosis following renal denervation: a matter of concern. J Hypertens, 2014, 32（10）: 2101-2105.

[39] Koppelstaetter C, Kerschbaum J, Lenzhofer M, et al. Distal renal artery stenosis after percutaneous renal denervation leading to renal impairment but normotension. J Clin Hypertens（Greenwich）, 2015, 17（2）: 162-164.

[40] Lambert T, Nahler A, Reiter C, et al. Frequency of renal artery stenosis after renal denervation in patients with resistant arterial hypertension. Am J Cardiol, 2015, 115（11）: 1545-1548.

[41] Karanasos A, Van Mieghem N, Bergmann MW, et al. Multimodality intra-arterial imaging assessment of the vascular trauma induced by balloon-based and nonballoon-based renal denervation systems. Circ Cardiovasc Interv, 2015, 8（7）: e002474.

[42] Pathak A, Coleman L, Roth A, et al. Renal sympathetic nerve denervation using intraluminal ultrasound within a cooling balloon preserves the arterial wall and reduces sympathetic nerve activity. EuroIntervention, 2015, 11（4）: 477-484.

[43] Esler M. Illusions of truths in the Symplicity HTN-3 trial: generic design strengths but neuroscience failings. J Am Soc Hypertens, 2014, 8（8）: 593-598.

[44] Dörr O, Ewen S, Liebetrau C, et al. Neuropeptide Y as an indicator of successful alterations sympathetic nervous activity after renal sympathetic denervation. Clin Res Cardiol, 2015, 104（12）, 1064-1071.

[45] Dörr O, Liebetrau C, Möllmann H, et al. Brain-derived neurotrophic factor as a marker for immediate assessment of the success of renal sympathetic denervation. J Am Coll Cardiol, 2015, 65（11）: 1151-1153.

[46] Gal P, de Jong MR, Smit JJ, et al. Blood pressure response to renal nerve stimulation in patients undergoing renal denervation: a feasibility study. J Hum Hypertens, 2015, 29（5）: 292-295.

[47] Epstein M, de Marchena E. Is the failure of SYMPLICITY HTN-3 trial to meet its efficacy endpoint the "end of the road" for renal denervation? J Am Soc Hypertens, 2015, 9（2）: 140-149.

[48] 王丽, 卢成志, 张欣, 等. 经皮肾脏交感神经射频消融术对顽固性高血压患者肾素血管紧张系统的影响. 中华心血管病杂志, 2013, 41（5）: 3-7.

[49] 卢成志, 刘佳, 夏大胜, 等. 经皮肾动脉射频消融术对犬高血压影响机制的探讨. 中华心血管病杂志, 2012, 40（1）: 14-17.

[50] 赵斌, 卢成志, 张欣, 等. 去肾脏交感神经术对犬高血压及内皮功能的研究. 天津医药, 2012, 40（10）: 1037-1039.

[51] 罗迪, 王丽, 夏大胜, 等. 顽固性高血压患者经皮去肾动脉交感神经支配术疗效观察. 天津医药, 2012, 41（2）: 168-170.

[52] 宋立君, 卢成志, 李超, 等. 去肾交感神经术对心肌梗死后犬心脏氧化应激和交感神经重构的影响. 天津医药, 2015, 43（8）: 864-867.

[53] 马艺杰, 卢成志, 李超, 等. 去肾交感神经术对心肌梗死犬下丘脑血管紧张素Ⅱ及氧化应激水平的影响. 天津医药, 2016, 44（3）: 327-330.

[54] 夏大胜, 卢成志, 王丽. 经导管去肾交感神经术治疗高血压性心脏病合并心衰患者的效果分析. 天津医药, 2016, 44（2）: 234-236.

# 第十一篇

## 高血压预防与控制

# 第一章

# 人群高血压预防措施

当前，全世界高血压的患病率估计约为 30%，中国成年人的高血压患病率也已经超过 20%[1]。已报道的研究显示，不良的生活习惯和行为方式能够增加发生高血压的概率[2]，包括高钠低钾膳食、超重和肥胖、过量饮酒、精神紧张、缺乏体力活动、年龄、三酰甘油和总胆固醇（TC）偏高、高密度脂蛋白（HDL-C）偏低等。随着高血压危险因素聚集及增加，高血压的患病风险增加，而针对这些危险因素的控制能有效降低高血压的发生和发展。

## 第一节 高血压的可防可控性

## 一、改善生活方式对高血压发生率的影响

绝大部分高血压是可以预防和控制的，但是难以治愈。降低相关危险因素的暴露可以减少或者延迟高血压发病。

许多严格设计和实施的研究都证明：高血压危险因素的控制和生活方式的改善可以有效降低血压，从而减少心血管事件；在无高血压人群中可以预防和延迟高血压的发生，还可加强降压药物的降压效果（表 11-1-1）。对血压正常高值者开展的三项对照研究证明，高血压危险因素的控制和生活方式的改善可以降低高血压的发生率[3]。

表 11-1-1 改善生活方式对正常高值人群高血压发生率影响的有关试验及结果

| 研究名称 | 正常高值（人数） | 观察时间（年） | 体重下降（kg） | 高血压发生率减少（%） |
| --- | --- | --- | --- | --- |
| 一级预防试验（Stamler 等，1989） | 201 | 5 | 2.7 | 54 |
| 高血压预防试验（高血压预防研究组，1990） | 252 | 3 | 1.6 | 23 |
| 高血压预防试验 I（高血压预防试验协作组，1992） | 564 | 1.5 | 3.9 | 51 |

## 二、控制高血压危险因素对血压的影响

### （一）限制盐的摄入可降低血压

在老年人非药物干预试验（TONE）中，显示限盐和减重的方法能够防治老年高血压，可使 43.6% 的 60～80 岁老年人保持正常血压。有研究表明，膳食钠盐摄入量平均每天增加 2g，收缩压（SBP）和舒张压（DBP）分别增高 2.0mmHg 和 1.2mmHg，每人每天食盐量逐步下降至 6g，收缩压下降 2～8mmHg。而 SBP 每下降 2mmHg、3mmHg、5mmHg，心血管病死亡率分别可降低 3.2%、4.8% 及 7.8%[4, 5]。

### （二）控制体重可防治高血压

超重和肥胖可增加高血压发病风险。一项前瞻性研究随访了 10 年（1992～2002 年），共收集 2115 例基线无高血压者的完整数据，结果显示 10 年高血压累积发病率为 34.8%，调整了年龄、吸烟史和体育锻炼后，10 年高血压累积发病率随基线 BMI 水平的增高而上升[6]。有研究表明，每减重 10kg，收缩压下降 5～20mmHg。减肥有益于高血压的治疗，可明显降低患者的心血管病危险[7, 8]。每减少 1kg 体重，收缩压可降低 2mmHg。对很多超重或肥胖的中老年高血压患者而言，虽然不容易达到理想体

重，但只要合理降低体重，哪怕仅是小幅度的降低，都能对高血压的防控产生益处。

### （三）限制过量饮酒可降低血压水平

过量饮酒可增加高血压发病风险。开滦研究从2006年6月开始，对32 389名男性煤矿工人进行历时4年的随访，发现每天的饮酒量为0、1～24g、25～49g、50～99g、100～149g和≥150g者高血压累计发生率分别为25.03%、28.82%、30.10%、37.07%、40.14%和42.49%。校正了年龄、体力活动、吸烟情况、工作类型、食盐摄入量、BMI、高胆固醇家族史和糖尿病等因素后，随着饮酒量的增加，高血压的发生风险逐渐增加[9]。有研究表明，对过量饮酒者，每天白酒限制在50ml以下，葡萄酒限制在100ml以下，啤酒限制在300ml以下，收缩压可下降2～4mmHg[4]。

### （四）合理膳食可使血压下降

Sacks的研究中采用DASH饮食（足量水果、蔬菜和低脂乳制品），希腊成人严格采用"地中海"饮食（低饱和脂肪、多水果蔬菜、多橄榄油、适当葡萄酒和鱼类）的研究都得到了合理膳食可致血压明显下降、心血管病死亡率下降的结果[10]。国内有研究表明，合理膳食包括控制食油量及动物性食品、多吃蔬菜、适量食用豆制品和鱼类等，可使血压下降8～14mmHg[4, 11]。

### （五）坚持运动降低血压

已有大量研究证明[12]经常参加体力活动不仅可以有效降低心血管病和其他疾病的死亡，而且有预防或延缓高血压发生的作用。芬兰的一项前瞻性研究结果显示，经常参加体力活动者与不参加者相比，男性高血压发生率下降28%，女性下降35%。国内有研究也表明适度的体育运动可使收缩压下降4～9mmHg。

### （六）心理平衡可使血压下降

精神紧张是高血压的重要危险因素，一项荟萃分析收集了截至2014年11月的13个符合要求的横断面研究，共151 389名研究对象；另有8个前瞻性研究的80 146例研究对象，分析结果均显示精神紧张者患高血压的风险分别是正常人的1.18倍

（95%CI：1.02～1.37）和1.55倍（95%CI：1.24～1.94）[11]。

## 第二节 人群高血压的预防策略

高血压在人群中的流行特征和规律决定了高血压的预防是一项涉及全社会的以人群为基础的系统工程。

### 一、预 防 对 策

高血压的预防对象应包括一般人群、伴有高血压危险因素的个体及特殊易发高血压的群体。当前高血压防治模式已由单纯的生物医学模式转化为包括社会、心理在内的综合防治模式，因此以社区为基础开展高血压防治是预防高血压的关键。

社区预防高血压的主要对策[5]如下所示。

**1. 社区参与** 以现存的卫生保健网为基础，多部门协作，动员全社区参与社区高血压预防的计划、实施及评价全过程。

**2. 政策发展与环境支持** 在提倡健康生活方式、促进高血压的早期检出方面，应发展政策并创造支持性的环境。

**3. 健康教育** 高血压的健康教育就是根据文化、经济、环境和地理的差异，针对不同目标人群采用多种形式进行信息的传播。公众教育应着重于宣传高血压的特点、原因和并发症的有关知识，高血压的可预防性和治疗性，生活方式在高血压预防和治疗中的作用。

### 二、预 防 策 略

以社区为基础的人群高血压预防主要采取全人群策略、高危人群策略和特殊群体策略。

#### （一）全人群策略

**1. 政策发展与环境支持** 提倡健康生活方式，特别强调减少食盐的摄入及控制体重，促进高血压的早期检出和治疗方面的发展政策并创造支持性环境。

**2. 健康教育** 社区基层医务人员应争取当地政府的支持和配合，对社区全人群开展多种形式的高血压防治宣传教育，如组织健康教育俱乐部，举

办健康知识讲座，利用宣传栏、文字宣传材料、微信平台等多种途径传播健康知识。

**3. 健康教育的主要内容** 倡导人人知晓自己的血压，了解什么是高血压及高血压的危害。认识高血压是不良生活方式导致的疾病，并且是可以通过健康生活方式来预防的。识别那些容易得高血压的人，督促他们定期检测血压。要注意监测血压，做到成人每年至少测一次血压。

### （二）高危人群策略

伴有高血压危险因素和正常高值血压的人群为高血压易患人群。高血压的危险因素包括男性年龄≥55岁、高血压家族史、超重和肥胖、长期高盐膳食、长期过量饮酒及长期精神过度紧张。

社区高血压易患人群的干预，主要强调早期发现和高血压危险因素的控制，以预防高血压的发生。有以上危险因素之一者，应对其进行健康指导与重点干预：①通过社区宣传相关危险因素，提高高血压易患人群识别自身危险因素的能力；②提高对高血压及危险因素的认知，改变不良行为和生活习惯；③提高对定期监测血压重要性的认识，建议每6个月至少测量血压1次，鼓励家庭自测血压；④积极干预相关危险因素；⑤利用社区卫生服务机构对高血压易患个体进行教育，给予个体化生活行为指导。

### （三）特殊人群策略

预防高血压的特殊人群包括儿童和青少年、妊娠期和更年期妇女、老年人群、高危职业人群。

**1. 儿童青少年高血压**

（1）儿童青少年高血压的预防：目前认为儿童高血压是在一定的遗传背景下，由后天环境因素和生长发育状况等多因素的综合作用所致。Londe等对135例6～16岁高血压患者的研究发现，51%的患者其父亲和（或）母亲患有高血压。同时认为成年高血压起源于儿童青少年期，儿童青少年高血压在还未出现明显靶器官损害时，已有类似成人原发性高血压时心脏血流动力学方面的改变，是成年期发生心血管疾病的一个重要危险因素，与成年后高血压及其靶器官损害密切相关。因此预防高血压应当从儿童期开始。导致儿童原发性高血压的重要危险因素是肥胖[11]，50%以上的儿童高血压伴有肥胖。肥胖儿童患高血压的风险是正常体重儿童的6倍。

而且肥胖发生的年龄越早、肥胖程度越大、发生高血压的危险性就越大。BMI可作为儿童青少年时期高血压的独立预测指标。

（2）儿童青少年高血压预防措施[13]

1）定期体检：儿童高血压通常没有不适感觉，除非定期体检，否则不易发现。可通过详细的病史、细致的体格检查来早期发现儿童高血压并诊断是原发性还是继发性高血压，从而有的放矢地进行相关的实验室检查，判断高血压的病因和靶器官受损情况。体检时必须选择合适的袖带才能准确测量儿童血压。

2）控制体重：肥胖是儿童青少年高血压的主要危险因素。通过减轻体重来控制血压的研究证实控制体重不仅可以使血压降低，而且降低了个体对盐的敏感性，改善了其他心血管危险因素，如血脂紊乱和胰岛素抵抗等。儿童青少年控制体重最好的方法就是教育培训其父母和调整生活方式。对于严重的青少年肥胖（BMI＞40kg/m²），并有严重并发症（睡眠呼吸障碍、2型糖尿病、严重脂肪瘤）；或BMI＞50kg/m²，伴随高血压或血脂紊乱及影响日常生活时应采取手术治疗。

3）鼓励体育锻炼、限制静坐时间：定期进行体育锻炼可预防高血压和肥胖及其他心血管危险因素的发生。鼓励儿童每天坚持锻炼至少30～60min，进行规律的自己喜欢的体育锻炼，禁止参加举重训练。同时限制看电视、玩电脑游戏等静坐时间，一天静坐时间不应超过2h，鼓励自我监测静坐时间。

4）调整饮食结构：限制每天膳食总热量（少吃肉、甜食、油炸食品、零食），注意减少含糖饮料的摄入，减少盐摄入（4～8岁，1.2g/d；8岁以上，1.5g/d），增加新鲜蔬菜、水果摄入的饮食结构可以降低儿童青少年的血压。建议定期向营养学家咨询，这样不仅可提供针对个体的饮食建议和计划，而且随着体重控制反馈，可以不断调整饮食控制计划。

5）保证睡眠时间和质量：儿童的自制力差，家长对儿童的健康负有主要责任，儿童时期养成的好习惯能终生受益。

6）对母亲进行妊娠期教育：母亲在妊娠期对孩子的血压有影响，母亲在妊娠后期高动物蛋白、高碳水化合物类型的饮食与其后代血压偏高有关，妊娠期吸烟的妇女，其子女成年期舒张压偏高。循证医学的研究证实，完全母乳喂养的婴儿血压比混合喂养和人工喂养的婴儿低，而且母乳喂养的时间越长，儿童和成年后血压越低。因此建议母亲在妊娠期应当戒烟，妊娠后期应减少动物蛋白的摄入量，增加碳水化合物的摄入，并提倡母乳喂养婴儿。

**2. 妇女高血压**

（1）妊娠期高血压：是指妇女妊娠期间出现的血压异常增高，包括妊娠期高血压、子痫前期、子痫、慢性高血压并发子痫前期、妊娠合并高血压。我国妊娠期高血压发病率为 9.4%，据报道国外妊娠期高血压发病率为 7%～12%。妊娠期高血压可显著增加胎儿生长受限、胎盘早剥、弥散性血管内凝血、脑水肿、急性心力衰竭及急性肾衰竭的风险，是孕产妇和围生儿死亡的主要原因[14]。

妊娠期高血压的高危因素：初产妇、孕妇年龄小于 18 岁或大于 40 岁、多胎妊娠、妊娠期高血压病史或家族史、慢性高血压、慢性肾炎、抗磷脂综合征、糖尿病、营养不良及低社会经济状况等。主要的预防措施如下所示。

1）严密监测有高危因素的妊娠妇女，在血压波动时建议进行 24h 动态血压监测及家庭自测血压。

2）密切随诊妊娠中期预测阳性的高危孕妇：妊娠 28 周时平均动脉压≥85mmHg、妊娠 28～32 周时仰卧位舒张压较左侧卧位升高＞20mmHg、尿钙/肌酐≤0.04 及体重指数（BMI）＞24kg/m$^2$。

3）按时产检，每次产前检查时需进行尿蛋白测定。

4）有报道称口服小剂量阿司匹林（50～75mg）、补钙（2g/d）、补充维生素 E 和维生素 C 可有效预防妊娠期高血压的发生[15]。

5）结合妊娠妇女的实际情况采取综合措施，包括适当的营养和休息，预防妊娠期高血压的发生。

（2）绝经后高血压：女性生理性绝经 1 年后出现的血压升高称为绝经后高血压，其特点为收缩压升高，舒张压改变较少或没有改变。女性绝经前雌激素对心血管系统有保护作用，与同年龄段的男性相比心血管风险较低，然而随着绝经后雌激素水平显著降低，女性高血压的发病率及相关的心脑血管疾病，如冠心病和脑卒中的发病率呈明显增加趋势[16]。

1）绝经后高血压发生的主要原因：①高盐饮食，女性绝经后盐敏感性增加，可能与女性性激素分泌减少影响肾脏钠和血压的调控相关。②肥胖，是绝经后女性高血压发病的相对危险因素。绝经后女性肥胖的发生率高达 40%，多伴有代谢综合征的发生。代谢综合征包括肥胖、胰岛素抵抗、糖尿病、血脂异常、高瘦素血症等，以上因素均会造成血压升高。③焦虑和抑郁，更年期女性焦虑和抑郁症的发生率显著高于男性。焦虑和抑郁症增加交感神经活动，造成血压升高，从而增加心血管疾病的发生风险。

2）绝经后高血压的预防：良好的饮食和生活方式可以预防绝经妇女高血压的发生发展。针对相关危险因素，应采取控制体重、有氧运动、限盐等良好的生活方式作为绝经女性预防高血压的首要措施。

**3. 老年高血压** 老年指年龄≥65 岁。我国老年人群高血压患病率高达 40%～60%。老年高血压是危害老年人生存和生活质量的重要因素，积极预防老年高血压可明显降低脑卒中等重要心血管事件的危险性。

（1）老年人血压变化特点[17]

1）脉压升高：老年人大动脉硬化使其顺应性降低，研究表明，大动脉顺应性降低 35%，可使收缩压升高 25mmHg，舒张压下降 12mmHg。大动脉顺应性降低，不能有效缓冲主动脉内压力升高而引起收缩压升高，同时心室舒张时又无足够弹性回缩而导致舒张压降低不变，最终造成脉压升高。脉压是老年人心血管事件最重要的预测因子。

2）血压波动范围增大：随着年龄增加，压力感受器敏感性降低，血压调节功能减退，致使老年人血压波动范围明显增大，尤以女性、收缩压为甚。这种血压变化主要表现为餐后低血压、体位变化后直立性低血压、昼夜血压波动增大（40/20mmHg～90/40mmHg）、季节性血压变化明显（夏季低、冬季高）。

3）假性高血压多见：据国内外报道，老年人假性高血压检出率为 50%，若给予药物治疗可能会带来严重的副作用。

（2）老年高血压的预防措施

1）定期体检：定期体检和定期测量血压有利于及早发现高血压并防治相关疾病。提倡家庭自测血压，尤其是在季节变换时注意监测血压的变化。发现血压增高时应鉴别假性高血压，若发现血压增高且临床上既无症状又无靶器官损害的证据，应高度怀疑假性高血压的可能，须密切观察。

2）限制钠盐摄入：老年人对钠很敏感，钠摄入量与血压呈正相关，钠摄入量每增加100mmol，血压相应升高4/2mmHg，而且钠的升压作用随增龄而增强，高钠饮食对老年人的危害性比非老年人大，而限钠饮食降低血压的效果也比非老年人更明显。建议老年人每天钠盐摄入限制在5g以下。

3）限酒：研究表明饮酒量越大血压就越高，老年人比非老年人更加突出。老年人应当限制饮酒。建议老年人每天饮酒量应小于0.05kg白酒。

4）合理膳食：适当增加蛋白质（牛奶、豆类、海鱼、海藻类）及纤维素食品的摄入。

5）控制体重：如果老年人肥胖、合并糖尿病，应限制热量摄入。膳食应减少总热量，限制碳水化合物的摄入，强调低盐低脂饮食、同时注意补钾补钙，使体重控制在合适水平。提倡必要的活动和适当的体育锻炼。

6）控制情绪波动：老年人情绪最易波动，它是影响血压的一个重要因素。应当尽量减少或消除引起血压波动的情绪因素，如焦虑、生气等。为老年人营造一个合适的生活环境和作息制度，鼓励老年人适当做一些力所能及的社会活动和体育运动，这样不但有利于防治高血压，而且也能使晚年生活更加充实，有利于延年益寿。

**4. 高危职业人群高血压的预防** 从事精神高度紧张、责任过重、矛盾较多、户外活动较少职业者，其原发性高血压的患病率较高。职业场所高血压预防应依托工会等职业场所内部组织，针对全体在职职工进行心血管病防治相关的健康教育。本着因地制宜的原则，采取可行的方法，尽量结合各职业场所原有的健康促进相关活动开展各项一级预防干预活动[18]。

（1）开展多种形式的健康教育：内容涉及控烟、限酒、运动锻炼、合理膳食、减轻精神压力等。具体措施包括定期（每季度）张贴统一的宣传画、发放健康教育资料，增设健康教育场所，组织专家开设健康讲堂（至少半年1次）等。

（2）鼓励职工增加体力活动，积极倡导健身运动：如适当增设体育设施，提倡少乘坐电梯多走步行梯，组织和倡导工间操、运动会、定期开展群体性体育项目等多种形式的体育活动。

（3）营造健康环境：如在职工食堂营造健康膳食的环境，包括饮食与健康的宣教、开设低盐/低脂菜品窗口等。

（4）在职业场所控烟：宣传戒烟理念，教授戒烟方法及技巧，发放戒烟知识宣传册，制订并推行本职业场所内的控烟政策。

（5）定期体检：通过职工体检完成对全体在职职工的筛查，发现本职业场所在职人员的主要心血管病危险因素，以便有针对性地组织开展教育活动。

（6）设立健康监测点：设立血压、体重和体脂自测点，鼓励定期测量血压和体重，及时发现心血管病危险因素。

### （四）早期发现高血压

高血压的早期发现、早期诊断、早期治疗是预防高血压的重要手段。高血压的早期发现主要有以下途径[5, 19]。

**1. 血压测量** 有计划地测量辖区全部成年人的血压（建议正常成人至少每2年测量血压1次，高血压易患人群每半年测量血压1次）；利用各种公共活动场所（老年活动站、单位医务室、居委会、血压测量站等）测量血压；家庭测量血压。

**2. 体检** 可以通过体检及时发现高血压。

**3. 建立健康档案** 通过各类从业人员体检、健康体检、建立健康档案、进行基线调查等机会发现高血压。

**4. 首诊血压测量制度** 各级医疗机构通过实施35岁以上就诊者的首诊血压测量制度发现高血压。

## 第三节 高血压人群预防的健康教育

## 一、人群健康教育的目的和方法

### （一）人群健康教育的目的

（1）提高人群高血压防治的意识：宣传高血压防治知识，提高社区人群自我保健知识，引导社会对高血压防治的关注；提高社区人群高血压及其并发症防治知识的掌握和技能，树立高血压及其并发症可以预防和控制的信念。

（2）倡导"合理膳食、适量运动、戒烟限酒、心理平衡"的健康生活方式，鼓励社区居民改变不良行为和生活方式，减少高血压危险因素的流行，预防和控制高血压及相关疾病的发生，改善社区居民生活质量，提高健康水平。

（二）人群健康教育的方法

（1）利用各种渠道如讲座、健康教育画廊、专栏、板报、广播、播放录像、张贴和发放健康教育材料等，宣传普及健康知识，提高社区人群对高血压及其危险因素的认识，提高健康意识。

（2）根据不同场所（居民社区、机关、企事业单位、学校等）人群的特点，开展健康教育活动。

（3）针对性和广泛性：对社区的不同人群提供相应的健康教育内容和行为指导。

## 二、人群健康教育的内容

人群健康教育包括多项内容，具体归纳于表 11-1-2。

**表 11-1-2　不同人群健康教育的内容[5]**

| 正常人群 | 高血压易患人群 |
| --- | --- |
| 什么是高血压 | 同左侧内容 |
| 高血压的危害 | 高血压的心血管危险因素 |
| 高血压是不良生活方式疾病 | 高血压伴心血管危险因素的危害 |
| 高血压是可以预防的 | 如何纠正不良生活方式或习惯 |
| 哪些人容易得高血压 | 如何降低心血管疾病的危险因素 |
| 什么是健康生活方式 | 要特别关注自己的血压，至少 6 个月监测 1 次血压 |
| 定期检测血压的意义 | 鼓励家庭自测血压 |
| 要注意监测自己的血压，成人每年测 1 次血压 | |

# 第四节　人群高血压的危险因素控制

## 一、控制食盐摄入

严格限盐可有效降低血压，脑卒中、冠心病的发病率也随之下降。限制钠盐摄入是成本效益较高的高血压防治措施。

**1. 食盐摄入量**　控制目标为健康成人每天钠盐摄入量不宜超过 6g，高血压患者不超过 3g[11]。

**2. 避免高盐的措施**

（1）用量具称量，每人每餐食盐量不超过 2g（即一个 2g 的标准盐勺），每人每天摄入盐不超过 6g（普通啤酒瓶盖去胶垫后一平盖相当于 6g）。

（2）尽量避免进食高盐食物和调味品，如榨菜、咸菜、腌菜、辣酱等，可以利用蔬菜本身的风味来调味，或者利用醋、柠檬汁、苹果汁、番茄汁等酸味调味汁来增添食物的味道。

（3）可用替代产品，如代用盐、食醋等。

## 二、合理饮食

合理膳食的目标为减少膳食脂肪，营养均衡，控制摄入总热量。

（一）减少膳食脂肪

**1. 控制油脂类食物摄入**　过多的油腻食物（尤其是动物性脂肪）是造成肥胖的主要因素。

**2. 减少动物油和胆固醇的摄入**　减少摄入肥肉、动物内脏、蟹黄、鱼子、蛋黄、鱿鱼等。

**3. 减少反式脂肪酸摄入**　减少摄入人造奶油食品，包括各类西式糕点、巧克力派、咖啡伴侣、速食食品等。

**4. 适量选用橄榄油**　橄榄油富含有单不饱和脂肪酸，主要是油酸，对降低血胆固醇、三酰甘油和低密度脂蛋白胆固醇有益。可适量选用橄榄油，每星期 3 次或隔天 1 次即可。橄榄油可用作凉拌菜，也可炒菜，应注意将烹调温度控制在 150℃以下。

（二）营养均衡

**1. 适量补充蛋白质**　蛋白质摄入不足，影响血管细胞的代谢，血管的老化就会加剧，同时会加速高血压和动脉硬化的形成。而适量摄取蛋白质有益于血管。富含蛋白质的食物包括牛奶、鱼类、鸡蛋清、瘦肉、豆制品等。

**2. 适量增加新鲜蔬菜和水果**　多吃蔬菜和水

果有利于控制血压，蔬菜和水果含钾高，能促进体内钠的排出；有助于减少总能量超标的风险，避免肥胖；同时增加水溶性维生素，特别是维生素 C 的摄入；并增加膳食纤维，特别是可溶性膳食纤维的摄入。主张每人每天食用 400~500g 新鲜蔬菜、100g 水果。对伴有糖尿病的高血压患者，在血糖控制平稳的前提下，可选择低糖型或中等含糖的水果，包括苹果、猕猴桃、草莓、梨、柚子等。

**3. 增加膳食钙摄入**　低钙膳食易导致血压升高。钙摄入量与年龄相关性收缩压升高幅度呈负相关，钙摄入量<500mg/d 的人群，收缩压随年龄增加而上升最为明显，钙摄入量 500~1200mg/d 者次之，而钙摄入量>1200mg/d 者最低。我国居民人均膳食钙摄入量为 390.6mg/d，远低于我国营养学会的钙推荐量（800mg/d）。补钙的有效方法是保证奶类及其制品的摄入，即 250~500ml/d 脱脂牛奶或低脂牛奶。对乳糖不耐受者，可食用酸牛奶或去乳糖奶粉。

（三）控制总热量

油脂、蛋白质和糖类是供给人体热量的三大营养素，如果这三种食物吃的过多，超出人体需要的消耗量部分即会转化成脂肪而储存，从而造成超重和肥胖。总脂肪占总热量的比例<30%，饱和脂肪<10%，每天食油<25g，每天瘦肉类 50~100g，奶类每天 250g，蛋类每周 3~4 个，鱼类每周 3 次左右，少吃糖类和甜食。

# 三、规　律　运　动

运动中的收缩压随运动强度增加而升高，中等强度运动时收缩压可比安静状态升高 30~50mmHg，舒张压有轻微变化或基本维持稳定。但是，运动后安静时的血压明显降低，一次 10min 以上、中低强度运动的降压效果可以维持 10~22h，长期坚持规律运动可以增强运动带来的降压效果[12, 20, 21]。

**1. 运动强度的把握**　可依据心率来把握运动强度，中等运动强度（运动时上限心率=170-年龄）；运动频次为每周 5~7 次，每次持续 30min 或每天累计 30min。

**2. 运动方式**　包括有氧运动、力量练习、柔韧性练习和综合功能练习。

（1）有氧运动：是最基本的健身方式，常见运动形式有快走、慢跑、骑自行车、秧歌舞、广播体操、有氧健身操、登山、爬楼梯。建议每周至少进行 3~5 次、每次 30min 以上中等强度的有氧运动，最好坚持每天都运动。中低强度运动比高强度运动在降血压方面更有效、更安全。

可选用以下方法评价运动的中等强度。

1）运动时主观感觉为心跳加快、微微出汗、自我感觉有点累。

2）客观表现为呼吸频率加快、微微喘，可以与人交谈，但是不能唱歌。

3）步行速度以每分钟 120 步左右为宜。

4）运动中的心率以 170-年龄为宜。

5）在休息后约 10min 内，锻炼所引起的呼吸频率增加应明显缓解，心率也恢复到正常或接近正常，否则应考虑运动强度过大。

（2）力量练习：可以增加肌肉量，增强肌肉力量，减缓关节疼痛，增加人体平衡能力，防止跌倒，改善血糖控制。生活中的推、拉、拽、举、压等动作都是力量练习的方式。建议每周进行 2~3 次力量练习，两次练习间隔48h 以上。可采用多种运动方式和器械设备，针对每一个主要肌群进行力量练习，每组力量练习以重复 10~15 次为宜。力量练习时应选择中低强度，练习时应保持正常呼吸状态，避免憋气。

（3）柔韧性练习：可以改善关节活动度，增加人体的协调性和平衡能力，防止摔倒。建议每周进行 2~3 次柔韧性练习。在做柔韧性练习时，每次拉伸达到拉紧或轻微不适状态时应保持 10~30s；每一个部位的拉伸可以重复 2~4 次，累计 60s。

（4）综合功能练习：可以改善人体平衡、灵敏、协调和步态等动作技能，可以改善身体功能，防止老年人跌倒。包括太极、瑜伽、太极柔力球、游泳、乒乓球、羽毛球等，可以根据自己的爱好灵活选择。

同时，可以适当做些家务、步行购物等，使每天的步行总数达到或接近 10 000 步。清晨血压常处于比较高的水平，也是心血管事件的高发时段，因此最好选择下午或傍晚进行锻炼。应注意量力而行、循序渐进。

注意，对于安静时血压未能很好控制或超过180/110mmHg 的患者，暂时禁止中度及以上的运动，以免运动中的血压明显增加。

## 四、控制体重

### （一）控制体重的常用指标

**1. 体重指数（BMI）** 目前采用体重指数（BMI）评价实际体重。计算公式：BMI=体重（kg）/身高$^2$（m$^2$）。实际体重和理想体重的差异是判定是否超重/肥胖的重要指标。

中国成人 BMI 的判定标准：18.5kg/m$^2$≤BMI＜24.0kg/m$^2$ 为正常；24.0kg/m$^2$≤BMI＜28.0kg/m$^2$ 为超重；BMI≥28.0kg/m$^2$ 为肥胖。

**2. 腰围** 诊断肥胖类型最简便和常用的指标是腰围，以及由腰围除以臀围计算出的"腰臀比"。成年男性腰围＞90cm，或腰臀比＞0.90；成年女性腰围＞85cm，或腰臀比＞0.85，为中心性肥胖。腰围测量方法：站立，用软尺在脐上腰带水平绕腹 1 周（单位：cm）；臀围测量方法：站立，用软尺在臀部最突出处绕一周（单位：cm）。

### （二）控制体重的方法

控制体重的根本原则是建立能量"负平衡"。为保证身体健康，膳食营养要均衡，采用低热量平衡膳食控制能量摄入，在保证必须热量的基础上加上适当的有氧运动来使体内脂肪燃烧分解而减肥。

减重应循序渐进，通常每周减 0.5～1.0kg，在 6 个月至 1 年内减轻原体重的 5%～10%为宜。不提倡快速减重。减慢进食速度有减少进食量的效果。对于非药物措施减重效果不理想的肥胖患者，可选择减肥药物作为控制体重的辅助措施。减肥药物因有一定的不良反应，必须在医生的指导下使用。

### （三）体脂和体型

**1. 体脂** 体脂超标将显著增加高血压发生的风险。目前主张，成年男性体脂不超过体重的 25%；女性不超过体重的 30%。凡体脂超标者，即便体重正常，也视为肥胖，应当减肥。建议定期（半年 1 次）进行体脂测定。

**2. 体型** 体型反映身体脂肪的分布。脂肪过多地聚集在上半身或腹部称为"中心型"肥胖（即腹型、苹果型或内脏脂肪型肥胖）。脂肪过多地聚集在下半身或臀部及四肢皮下称为"周围型"肥胖（即梨型肥胖或皮下脂肪型肥胖）。腹部脂肪聚集越多，发生高血压等疾病的风险越高。

## 五、限 制 饮 酒

长期过量饮酒是高血压、心血管病发生的危险因素，饮酒还可对抗降压药的作用使血压不易控制；戒酒后，除血压下降外，降压药的疗效也大为改善[22]。

**1. 限制饮酒的目标** 最好不饮酒；若饮酒则应少量：每天白酒＜50ml，或葡萄酒＜100ml，或啤酒＜250ml；女性减半，孕妇不饮酒。

**2. 限制饮酒的方法** 宣传过量饮酒的危害，过量饮酒易患高血压。不提倡饮酒，鼓励限酒或戒酒。酗酒者逐渐减量；酒瘾严重者，可借助药物戒酒。家庭成员应帮助戒酒者解除心理症结，使之感受到家庭的温暖。成立各种戒酒协会，进行自我教育及相互约束。

## 六、心 理 平 衡

中枢神经系统及 RAS 系统紊乱对高血压的发生、发展起重要的作用，而心理社会因素可激活交感神经及 RAS 系统的活性而导致高血压的发生。因此预防和缓解心理压力是高血压和心血管病防治的重要方面。

心理平衡的目标包括减轻神经压力、缓解紧张情绪、保持平衡心理。

预防和缓解心理压力的主要方法：①避免负性情绪，保持乐观和积极向上的态度。②正视现实生活，正确对待自己和别人，大度为怀。③有困难主动寻求帮助。④处理好家庭和同事间的关系。⑤寻找适合自己的心理调适方法，如音乐疗法、自律训练或气功等。⑥增强承受心理压力的抵抗力，培养应对心理压力的能力。⑦心理咨询和家庭支持是减轻精神压力的科学方法。⑧避免和干预心理危机（一种严重的病态心理，一旦发生必须及时求医）。

## 七、保 证 睡 眠

睡眠是最好的养生，良好的睡眠有助于预防高血压[23]。

**1. 睡眠时间与血压** 睡眠障碍会导致血压升

高，提高血压和心率的平均水平。平均每晚睡眠不足 6h 的人，罹患高血压的概率比睡眠充足的人高一倍多。因此，睡眠不足与高血压之间有着重要的联系。

**2. 睡眠结构与血压**　睡眠开始后即出现血压下降，睡眠的 1、2 期（浅睡眠）血压下降 9%，3、4 期（深睡眠）血压下降 14%，因此睡眠结构可以影响血压。睡眠呼吸暂停患者多见于中老年人，患病率可达 15%～20%，而且 50%～90%阻塞性睡眠呼吸暂停的患者可合并高血压，反之 30%～50%的高血压常又合并有阻塞性睡眠呼吸暂停。

**3. 睡眠质量与血压**　睡眠差者 24h 动态血压监测发现血压大多数无昼夜节律，夜间血压高于白天，使全身得不到充分休息，靶器官易受损。失眠者次日血压升高，心率增快。睡眠差者应找医生帮助调理，服用催眠药或助眠药，提高睡眠质量，预防高血压的发生。

**4. 提高睡眠质量的方法**

（1）保持平常而自然的心态：平时出现失眠不必过分担心，越是紧张，越是强行入睡，则结果适得其反。有些人对连续多天出现失眠更是紧张不安，过分焦虑对睡眠本身及其健康的危害更大。重要的是要保持一个平常、宁静、自然的心态，不急不躁，不温不火，泰然处之，有利于促进睡眠。

（2）寻求并消除失眠的原因：造成失眠的因素颇多，只要稍加留心就不难发现。原因消除，失眠自愈，对因疾病引起的失眠症状要及时求医。不能认为失眠不过是小问题，不算病而延误治疗。

（3）保持身心松弛有助于睡眠：睡前到户外散一会儿步，放松一下精神，上床前洗个热水澡或用热水泡脚，然后就寝，对顺利入眠很有帮助。

**5. 诱导进入睡眠状态的方法**

（1）闭目入静法：上床之后，先合上双眼，然后把眼睛微微张开一条缝，保持与外界有些接触。这时虽然精神活动仍在运作，但交感神经活动的张力已大大下降，可以诱导人体渐渐进入睡意朦胧的状态。

（2）鸣天鼓法：上床后仰卧闭目，左掌掩左耳，右掌掩右耳，用指头弹击后脑勺，使之听到呼呼的响声。弹击的次数到自觉微累为止。停止弹击后，头慢慢靠近睡枕，手自然安放于身之两侧，便可很快入睡。

（3）聆听平淡而有节律的音响：如火车运行声、

蟋蟀叫、滴水声及春雨淅沥声音的磁带或音乐催眠音带，这不仅有助睡眠，还可以此建立诱导睡眠的条件反射。

（4）睡前饮用加热牛奶：据研究，睡前饮一杯加糖的热牛奶能增加人体胰岛素的分泌，增加氨基酸进入脑细胞，促使人脑分泌有助于睡眠的血清素；同时牛奶中含有微量吗啡样物质，具有镇定安神作用，可促使人体安稳入睡。

（5）水果助眠：苹果、香蕉、橘、橙、梨等水果的芳香味对神经系统有镇静作用，水果中的糖分能抑制大脑皮质而使人易进入睡眠状态。如果因疲劳而难以入睡，不妨睡前食用适量的此类水果。

（6）舒适的睡姿：睡眠姿势以舒适为宜，且可因人而异。但睡眠以侧卧为佳，这种睡眠姿势有利于全身放松，且睡得安稳。

如果患者的失眠比较严重，就需要及时去医院进行治疗，切不可耽搁，以免给健康带来更大的隐患。

## 八、相关疾病的控制

各种代谢紊乱，如糖脂代谢异常、高胰岛素血症、高半胱氨酸血症、高尿酸血症等，均可通过不同的机制作用于动脉各层，引起动脉结构和功能异常，引起或促进高血压的发生和发展[24-28]。因此控制相关疾病也是预防高血压的重要措施。

### （一）糖代谢异常

糖代谢异常在临床上主要表现为糖尿病。糖代谢异常对血压的主要影响为胰岛素抵抗和糖调节受损导致的血管内皮功能损害、舒张功能下降；血管平滑肌细胞钠、钙泵活性下降，导致细胞内钠钙水平升高；促进肾小管水钠重吸收，引起水钠潴留；交感神经的兴奋性增加，使儿茶酚胺浓度上升，肾素-血管紧张素-醛固酮系统分泌增加，导致血管收缩、舒张功能障碍，使血压水平升高。

高血压在糖尿病患者中患病率非常高，2 型糖尿病患者合并高血压是同龄普通人群的 1.5～3 倍，大约 40%的糖尿病患者在 45 岁时发生高血压，60%以上患者在 75 岁前发生高血压，30%的 1 型糖尿病患者最终发生高血压。

## （二）血脂代谢异常

血脂异常对大中动脉病理生理最常见的影响为动脉粥样硬化。脂质代谢异常是动脉粥样硬化最重要的危险因素，既累及大动脉也累及小动脉和微动脉。研究显示，高脂饮食引起血浆中的游离脂肪酸增高是高血压发生的主要因素，其机制是影响 $Ca^{2+}$ 内流和离子通道功能。

流行病学研究显示，血清胆固醇水平与血压间存在相关性。血清胆固醇水平>6.2mmol/L 的高胆固醇血症患者中，46%患有高血压。无论男性或女性，血清总胆固醇水平和非高密度脂蛋白胆固醇水平均随血压的增高而显著升高。还有研究发现，具有高甘油三酯血症和低密度脂蛋白胆固醇水平的个体有显著增高的收缩压和舒张压。

## （三）高半胱氨酸代谢异常

高半胱氨酸（Hcy）代谢异常通常是指高半胱氨酸血症（空腹血浆 Hcy 浓度>15μmol/L）。近年研究提示，血浆 Hcy 浓度升高是血管疾病发病的一个独立危险因子，并可能与其他因子协同促进早期血管疾病的发生。目前认为高半胱氨酸血症患者血压升高的机制可能与内皮细胞功能失调、血管重构、肾脏结构和功能损害、胰岛素抵抗有关。

国内外许多研究均证实血 Hcy 水平与血压独立相关，Hcy 每增加 5μmol/L，相应血压在男性升高0.7/0.5mmHg，女性升高 1.2/0.7mmHg，进一步比较发现，高水平 Hcy 使女性患高血压的危险增加 3 倍、男性患高血压的危险增加 2 倍。经过降 Hcy 治疗，平均动脉血压较对照组显著下降。

## （四）尿酸代谢异常

人的尿酸水平随着年龄增长呈升高趋势，且受遗传、饮食、体重、性别、种族及生活方式等多种因素影响。高尿酸血症（血尿酸>390μmol/L）的发生主要与尿酸生成增多或尿酸排出减少有关。

研究显示，高血压人群中约 25%未经治疗的患者存在高尿酸血症。高尿酸血症对血压也有影响。大量流行病学资料证明，血尿酸水平与高血压呈正相关，高血压发病随基础尿酸水平增加而升高，血清尿酸水平每增加 59μmol/L（1mg/dl），发生高血压的危险就增加 23%，基础尿酸水平是高血压发病最强的独立预报因子。其发生机制可能与同时伴随的肾素–血管紧张素系统兴奋和一氧化氮合成酶表达下调有关。

## （五）代谢紊乱相关疾病控制要点

加强对上述疾病患者的健康教育，促进患者改善不良的生活方式，提高患者自身的高血压危险因素控制。对血脂、血糖、血高半胱氨酸、血尿酸异常增高者，采取早期强化干预治疗，努力使各项代谢异常指标达到目标值。

通过以上方法，尽可能降低代谢紊乱性疾病对血管结构和功能的损害，减少动脉粥样硬化的发生，预防高血压的发生和发展。

（唐新华　杨　丽）

## 参 考 文 献

[1] 国家心血管病中心. 2016 年中国心血管病报告. 北京，中国大百科全书出版社，2017，2：19.

[2] 国家卫生计生委疾病预防控制局，中国居民营养与慢性病状况报告（2015）. 北京，人民卫生出版社，2015，11：33-50.

[3] 吴兆苏. 高血压生活方式干预治疗. 高血压治疗学. 北京，人民卫生出版社，2009，6：8-14.

[4] 中国高血压防治指南修订委员会. 中国高血压防治指南（2010 年修订版）. 中华心血管病杂志，2010，39（7）：579-616.

[5] 中国高血压基层管理指南修订委员会. 中国高血压基层管理指南（2014 年修订版）. 中华健康管理学杂志，2015，9（1）：10-30.

[6] 孙佳艺，赵冬，王薇，等. 体重指数对 10 年累积高血压发病危险的预测作用. 中华流行病学杂志，2009，30（5）：435-438.

[7] Stevens VJ, Obarzanek E, Cook NR, et al. Long-term weight loss and changes in blood pressure：results of the trials of hypertension prevention. Phase Ⅱ. Ann Intern Med，2001，134（1）：1-11.

[8] 杨文英，杨兆军，李光伟，等. 联合测量腰臀围比值（或腰围）和血压可预测代谢综合征. 中华内分泌代谢杂志，2005，21（3）：227-229.

[9] Peng M, Wu S, Jiang X, et al. Long-term alcohol consumption is an independent risk factor of hypertension development in northern China：evidence from Kailuan study. J Hypertens，2013，31（12）：2342-2347.

[10] Mancia G, De Backer G, Dominiczak A, et al. 2007 guidelines for the management of arterial hypertension：the task force for the management of arterial hypertension of the European Society of Hypertension（ESH）and of the European Society of Cardiology（ESC）. J Hypertens，2007，25（6）：1105-1187.

[11] 吴兆苏，霍勇，王文，等. 中国高血压患者教育指南. 中国医学前沿杂志（电子版），2014，6（3）：78-110.

[12] American College of Sports Medicine. AGSM's resource manual for guidelines for exercise testing and prescription. 7th Ed. USA：Lippincott Williams & Wilkins，2013：498.

[13] 孙宁玲. 高血压治疗学. 北京，人民卫生出版社，2009，6：876-892.

[14] 王山米，王燕. 妊娠高血压的治疗. 高血压治疗学. 北京，人民卫

生出版社，2009，6：893-904.

[15] Kamel H，Navib BB，Sriram N，et al. Risk of a thromboticevent after the 6-week postpartum period. N Engl J Med，2014，370（14）：1307-1315.

[16] 赵旭，余静. 绝经后高血压的研究进展. 中国全科医学，2016，19（26）：3243-3247.

[17] 中华医学会心血管病学分会，中国老年学学会心脑血管病专业委员会. 老年高血压的诊断与治疗中国专家共识（2011 版）. 中华内科杂志，2012，51（1）：76-82.

[18] 杨丽，寿晓玲，唐新华，等. 浙江省部分高校教职工高血压患病情况及相关影响因素分析. 中华高血压杂志，2015，1（23）：52-56.

[19] 杨丽，徐小玲，严静，等. 老年高血压患者社区综合防治管理效果分析. 中华全科医师杂志，2014，13（11）：923-925.

[20] Garber CE，Blissmer B，Deschenes MR，et al. American college of sports medicine position stand. Quantity and quality of exercise for developing and maintaining cardiorespiratory，musculoskeletal，and neuromotor fitness in apparently healthy adults：guidance for prescribing exercise. Med SciExer，2011，43（7）：1334-1359.

[21] 唐新华. 干预性生活方式治疗. 高血压治疗学. 北京，人民卫生出版社，2009，6：406-412.

[22] 刘莉，叶鹏. 男性和女性饮酒与患高血压的风险：一项系统回顾和荟萃分析. 中华高血压杂志，2012，12：109.

[23] 郭潇繁，张晓宇，王军，等. 睡眠时间与高血压关系的荟萃分析. 中华高血压杂志，2013，9：848-854.

[24] 中华医学会心血管病学分会流行病学组，中国医师协会心血管内科医师分会，中国老年学学会心脏血管病专业委员会. 糖代谢异常与动脉粥样硬化性心血管疾病临床诊断和治疗指南. 中华心血管病杂志，2015，43（6）：488-506.

[25] 赵水平. 高血压与血脂代谢紊乱. 高血压杂志，2003，11（3）：191.

[26] 殷玥琪，杨立刚，孙桂菊. 高脂血症与高血压相关性及其代谢异常研究进展. 中国老年学杂志，2014，34（5）：1414-1417.

[27] 李建平，卢新政，霍勇，等. H 型高血压诊断与治疗专家共识. 中华高血压杂志.，2016，24（2）：123-127.

[28] 邹花一阳，卢新政. 高血压伴高尿酸血症的研究进展. 中华高血压杂志，2016（9）：831-835.

# 第二章

# 高血压患者自我血压管理

高血压患者经过医生诊治服药后，更重要的是对血压的自我管理，即了解自我降压目标值；正确测量家庭血压并记录；了解自己的降压药物并遵医嘱正确服药；改变高盐饮食、吸烟、过量饮酒、不运动等不良生活方式；正确对待日常生活的血压波动及低血压现象，就医时携带自我血压管理记录；认识患者自我管理小组的功能。

## 第一节　了解自身降压目标值

高血压患者的主要治疗目标是降压达标，从而最大程度地降低心血管并发症发生与死亡的总体危险。正常血压是指<140/90mmHg，但并不是所有高血压患者降压都要达到140/90mmHg以下，不同年龄、不同情况的高血压患者降压目标是不同的。如果血压过低，特别是老年人群，将会出现重要脏器灌注不足，临床上发生脑梗死、心肌梗死等，甚至危及生命。

《中国高血压防治指南 2018》推荐：老年高血压患者血压应<150/90mmHg，如能耐受可<140/90mmHg，80 岁老年人降压目标<150/90mmHg[1]。特殊人群的降压目标见表 11-2-1。

表 11-2-1　《中国高血压防治指南 2018》推荐不同人群的降压目标

| 特殊人群 | 降压目标（mmHg） |
| --- | --- |
| 老年高血压 | <150/90，如耐受，65～79 岁患者可降至<140/90 |
| 高血压伴脑卒中 | <140/90 |
| 高血压伴冠心病 | <140/80，如耐受，可降至<130/80 |
| 高血压合并心力衰竭 | <130/80 |
| 高血压伴肾脏疾病 | <130/80，无蛋白尿者<140/90，有蛋白尿者<130/80 |

续表

| 特殊人群 | 降压目标（mmHg） |
| --- | --- |
| 高血压合并糖尿病 | <130/80 |
| 妊娠高血压 | <150/100 |
| 外周血管疾病的降压治疗 | <140/90 |

2013 版 ESH/ESC 高血压指南最显著的变化——高危/极高危患者降压目标值<140/90mmHg；<80 岁的老年患者，收缩压（SBP）≥160mmHg，应降至 140～150mmHg（Ⅰ类，A 级），如能耐受可降至<140mmHg（Ⅱb 类，C 级）；≥80 岁的老年患者，SBP≥ 160mmHg，应降至 140～150mmHg（Ⅰ类，B 级）；糖尿病患者舒张压（DBP）推荐降至<85mmHg（Ⅰ类，A 级）。

## 第二节　家庭血压自我测量

降压达标的基础是知晓自己的血压，知晓自己的血压代表三层含义：第一，知晓自己的血压值；第二，知晓不同血压值代表的意义；第三，知晓自己血压值的变化趋势。要知晓自己的血压值，需要定期测量血压，并且把每一次血压测量值记录下来，以便了解自己血压值的变化趋势。知晓不同血压值代表的意义，能够在自己血压值出现异常变化时及时寻求医生的帮助。血压测量[2]是高血压诊断、评估、治疗和科学研究的重要方法；规范化、标准化操作是准确测量血压的关键。

### 一、家庭血压计选择

#### （一）上臂式全自动电子血压计

推荐经过国际标准认证合格的上臂式全自动电

子血压计，其准确性和重复性较好，临床研究证据较多，测量方法易于掌握，是家庭血压测量的优先推荐。

### （二）腕式血压计

使用腕式血压计测量血压时不需暴露上臂，在寒冷地区或脱衣服不方便者（残疾人）使用较方便，但其使用方法比较复杂，不同血压计之间差别较大，因此，如果选择使用腕式血压计，需进行更多的培训。腕式血压计在流动性较大及寒冷地区人群或肥胖人群中使用更方便，但一般情况下不推荐。

### （三）手指式血压计

手指血压测量结果与上臂血压测量结果之间有较大差别，而且变异较大，不建议使用手指式血压计。

### （四）台式水银血压计

由于台式水银血压计需要使用听诊器确定柯氏音的第1音（即开始音，收缩压）和第5音（即消失音，舒张压），因此需要专门训练才能分辨清楚。而且，水银（汞）是一种对人体有严重危害的重金属，一旦进入环境，将永远在外环境与生物体之间循环，因此，不建议使用任何形式的水银血压计进行家庭血压监测。

## 二、家庭血压测量的频率（次数）与时间（天数）

目前欧洲高血压学会家庭血压监测指南建议，应在就诊前连续测量血压至少3d，最好7d，每天早、晚各测量血压2次，间隔1~2min。美国心脏病协会家庭血压监测指南建议，应连续测量7d，每天早、晚各测量血压2~3次，间隔1min。日本高血压学会家庭血压监测指南则认为，家庭血压监测的优势主要来自长期坚持每天测压。

根据2011年《中国血压测量指南》[3]有关建议、我国有关研究结果及我国居民的生活方式，《家庭血压监测中国专家共识》建议，家庭血压监测应于每天早（起床后1h）、晚（上床睡觉前）各测量2~3次，间隔1min。初诊血压尚未达标或不稳定的患者应在就诊前连续测量7d，取后6d血压平均值作为医生诊断的参考；血压控制良好时，每周测量1d。

通常，早上的血压较高，晚上的血压较低。理想状态下，能够在早上测量到一个人一天中最高的血压，而在晚上测量到其一天中最低的血压，从而实现对血压的全面了解。因此，早上测压时，应尽可能排除那些可能导致血压降低的因素；而晚上测压时，则应尽可能排除那些可能导致血压升高的因素。通常，早上测压应在起床后及服用降压药物之前进行。进食有时会明显影响血压，因此，应尽可能在早饭前测量血压。鉴于国内医院通常测量坐位血压，故家庭血压监测也应尽可能取坐位。测压前应排空膀胱。与早上测压相比，晚上测压的条件更加难以控制，建议必要时测量晚饭后、洗浴后、服药后的就寝前血压。家庭血压≥135/85mmHg时可以确诊高血压，<130/80mmHg为正常血压[4]。

## 三、血压测量的影响因素

### （一）测量前准备

与受测者有关的诸多因素均可引起血压测量的偏差，如室内温度、运动、饮酒或吸烟、手臂位置、肌肉紧张、膀胱充盈度、讲话和环境噪声等。受测者讲话是常见的因素，因此，测压时受测者不能讲话，医护人员也不能与受测者讲话。

### （二）体位

血压测量最常采用的体位是坐位或仰卧位，但这两种体位所测血压有差别。有报道坐位测量的舒张压较仰卧位高5mmHg，收缩压相差不大。部分患者需要测量直立位血压，一般仰卧位的收缩压较直立位高5~8mmHg，舒张压较直立位高4~6mmHg。双腿交叉可使收缩压升高2~8mmHg。

### （三）手臂的位置

测量血压时袖带（气囊）位置应该与心脏（右心房）水平同高。如果上臂位置低于心脏水平，测得值偏高；如果上臂位置高于心脏水平，测得值偏低。每高于或低于心脏水平2.5cm，血压相差2mmHg。坐位时，心脏水平位于胸骨中部，第4肋水平。卧位时用小枕支托以使上臂与腋中线同高。

### （四）左右上臂血压的差别

约20%的人左右上臂血压差别>10mmHg（称为臂间血压差异），因此推荐第一次检查时应测量左右上臂血压。臂间血压差异持续＞20mmHg 时高度提示主动脉弓缩窄及上肢动脉闭塞。当左右上臂血压不一致时,采用数值较高侧上臂测量的血压值。

### （五）血压计的位置

测压过程中血压计水银柱要保持垂直,读数时必须保持视线垂直于血压计刻度面的中心。

### （六）血压计的精确性

临床上使用的所有血压计都需进行精确性检验,只有通过检测合格的血压计才能在临床上使用。目前诊室血压测量（OBPM）主要使用台式水银血压计,台式水银血压计是验证其他非台式水银血压计准确性的重要工具,同时台式水银血压计也应定期校准（一般每半年检测 1 次）。水银量过少,测出的收缩压、舒张压都偏低。水银量过多,测出的收缩压、舒张压都偏高。刻度管内的水银凸面正好在刻度“0”时水银量合适。

### （七）袖带大小

有研究比较了动脉内压力和袖带（血压）的关系,结果显示,袖带宽度为臂围的46%时误差最小。目前认为,袖带气囊至少应覆盖80%的上臂周径。如果使用的袖带相对于臂围过小,会导致血压测量值高于血管内压力。对上臂过于粗壮的肥胖者,在没有合适的袖带选用时,可将袖带置于前臂上部,听诊桡动脉搏动测压。此时应当特别注意前臂的位置要与心脏水平同高。如果左右上臂均不适合于血压测量,可以考虑测量下肢血压。将袖带绑于小腿下端,监听足背动脉血压,95%的患者可以测得踝部血压。推荐袖带大小：瘦型成人或少年,袖带尺寸 12cm×18cm（超小号）；上臂围 22～26cm,袖带尺寸 12cm×22cm（成人小号）；上臂围 27～34cm,袖带尺寸 16cm×30cm（成人标准号）；上臂围 35～44cm,袖带尺寸 16cm×36cm（成人大号）；上臂围 45～52cm,袖带尺寸 16cm×42cm（成人超大号或大腿袖带）。

### （八）袖带位置及缠绕松紧程度

袖带气囊中部放置于上臂肱动脉的上方,袖带边缘不要卷起,以免袖带起止血带的作用。袖带的下缘在肘窝的上方 2～3cm 处。一般认为能塞进 2 个指头为袖带松紧适度。

### （九）充放气速度

缓慢均匀放气,速度为每次心搏下降 2～4mmHg,放气速度过快可使测得的收缩压偏低而舒张压偏高。当心动过缓或心律失常时推荐放气速度为每次心搏下降 2mmHg。

### （十）测量次数

当对患者进行数次测量时,第 1 次往往是较高的。因此每次测量血压至少测 2 次,中间间隔 1min,取平均值作为受测者的血压。如果两次测量值相差＞5mmHg,应再进行测量,计算 3 次平均血压值。

### （十一）尾数偏好

所谓尾数偏好,是指将血压读数习惯性记录为末位为 0mmHg 或 5mmHg,此现象要尽量避免,台式水银血压计测量血压,单次记录血压值尾数应精确到 2mmHg,即尾数为 0、2、4、6、8。电子血压计以血压计显示的血压数值为准,即从 0～9 的 10 个数字均可。

### （十二）其他影响因素

（1）将听诊器胸件塞于袖带下动脉搏动处,测得的血压值低于听诊器胸件不塞于袖带下的规范操作的测得值。

（2）隔着衣服测得的血压值要比规范操作的测得值高一些,而将衣袖捋起来后测得的血压要比规范操作的测得值低一些。

（3）冬天脱上衣后立即测量,可使得血压升高 3～5mmHg。

（4）血压存在季节性差异,冬季血压高于夏季。

## 第三节　熟知自己的降压药物

许多高血压患者并不知晓自己降压药物的具体名称及药物特点,就诊时往往描述不清,这会给医生调整药物带来很大的困难,建议大家熟知自己的降压药物,尽可能了解自己降压药的特性。

**1. 利尿剂**　氢氯噻嗪、阿米洛利、吲达帕胺（寿比山）和螺内酯。

**2. β受体阻滞剂**（药名最后 2 个字为“洛尔”者,均属此类）　美托洛尔（倍他乐克）、比索洛尔（康可）、醋丁洛尔（天诺敏）、拉贝洛尔（降压乐）、纳多洛尔（心得乐）、索他洛尔（心得怡）、卡维地洛（络德、达利全）和普萘洛尔（心得安）。

**3. 钙通道阻滞剂**　二氢吡啶类钙通道阻滞剂（药名中有"地平"2个字者均属此类）：硝苯地平缓释片（伲福达）、硝苯地平控释片（拜新同）、非洛地平（波依定）、氨氯地平（络活喜、安内真）；非二氢吡啶类钙通道阻滞剂：维拉帕米（异搏定）、地尔硫草（恬尔心、合贝爽）。

**4. 血管紧张素转化酶抑制剂**（英文缩写为ACEI，药名最后2个字为"普利"者，均属此类）卡托普利（开搏通）、贝那普利（洛汀新）、依那普利（依苏）、培哚普利（雅施达）、雷米普利（瑞泰）、福辛普利（蒙诺）等。

**5. 血管紧张素Ⅱ受体拮抗剂**（英文缩写为ARB，药名最后2个字为"沙坦"者均属此类）　氯沙坦（科素亚）、缬沙坦（代文）、坎地沙坦（维尔亚）、厄贝沙坦（安搏维）、替米沙坦（美卡素）。

**6. α受体阻滞剂**　特拉唑嗪。

**7. 复方制剂**　目前存在的另一种很常见的联合用药形式是固定复方制剂的降压药。虽然不能调整其中不同组分药物的剂量，但是患者使用方便。目前常见复方降压制剂有以下几种。

（1）海捷亚：每片含氯沙坦 50mg 或 100mg/氢氯噻嗪 12.5mg 或 25mg，这两种药物可互相作为补充，后者降低血钾，升高尿酸水平，而前者则防止血钾丢失，降低尿酸水平，起到防止代谢异常的作用。

（2）安博诺：每片含厄贝沙坦 150mg/氢氯噻嗪 12.5mg。

（3）复方卡托普利片：每片含卡托普利 10mg/氢氯噻嗪 6mg。

（4）百普乐：每片含培哚普利 2mg/引哒帕胺 0.625mg。

（5）诺释：每片含比索洛尔 2.5mg/氢氯噻嗪 6.25mg。

（6）复代文：每片含缬沙坦 80mg/氢氯噻嗪 12.5mg。

（7）北京降压 0 号：每片含氢氯噻嗪 12.5mg、氨苯蝶啶 12.5mg、硫酸双肼屈嗪 12.5mg 及利血平 0.1mg。

（8）复方降压片：每片含利血平 0.032mg、氢氯噻嗪 3.1mg、维生素 B$_6$ 1.0mg、泛酸钙 1.0mg、三硅酸镁 30mg、氯化钾 30mg、双肼屈嗪 4.2mg、异丙嗪 2.1mg。

（9）复方盐酸阿米洛利片：每片含盐酸阿米洛利 2.5mg/氢氯噻嗪 25mg。

（10）珍菊降压片：每片含可乐定 0.03mg、氢氯噻嗪 5mg、芦丁 20mg。

## 第四节　坚持健康的生活方式

高血压是一种典型的"生活方式病"，想要把不良的生活方式纠正过来，真正把高血压"管"起来，一本高血压管理日记将会是一个好帮手。在日记中，记录者可以对自己每天摄入盐的量、运动量、吸烟和饮酒量等可能影响到血压的生活习惯做大致的记录。降压的基础治疗即减少食盐摄入、合理膳食[5]、适量运动、戒烟限酒、心理平衡、自我管理、按时就医。

具体详见高血压非药物治疗章节。

## 第五节　了解自身血压波动及低血压的原因

正常血压范围是收缩压 90～139mmHg，舒张压 60～89mmHg，如果服降压药物后血压忽高忽低，或者持续在正常低值，甚至出现头晕等症状，那么在记录好血压数值的同时，还需要了解自身血压波动的原因，便于就医时正确调整降压药物。

## 一、血压波动

正常人 24h 内血压有一定的波动，这是正常波动。超过正常波动，称为过度波动，血压过度波动的可能原因有以下几种。

（1）没有按时服降压药，存在漏服现象。

（2）同时服其他药物，如感冒时服解热镇痛药，常用的对乙酰氨基酚、布洛芬、吲哚美辛由于影响钠和水的排泄，可引起血压增高。抗抑郁药可改变体内多巴胺和去甲肾上腺素水平，因此也可影响血压。含咖啡因和伪麻黄碱的感冒药可引起血管收缩使血压升高。此外，避孕药、某些中草药和环孢素等免疫抑制剂等都可造成血压的波动。

（3）合并其他疾病也会使血压出现波动，如感冒、牙痛、肩周炎、胆囊炎、突发心绞痛、心肌梗死等均可使血压不稳定；焦虑失眠或者老年人合并前列腺增生夜间频繁起夜时，血压也会升高。另外女性更年期时由于体内雌激素波动变化，血压也随之波动较大。

（4）季节气候变化。1930 年 Brown 等报告了血压有季节性变化后，人们在各年龄段、各种人群中进行了大量关于季节变化对血压影响的研究，发现冬季收缩压与舒张压较夏季分别升高 6～7mmHg 和 3～4mmHg，且血压的季节性变化存在于各个年龄段人群。不同季节血压存在差异的机制目前还不很清楚，一些学者[6]认为血压的差异与外周环境温度有关，冬季老年人群因心脑血管疾病死亡率高于夏季的现象提示冬季交感神经活性增加、血尿中儿茶酚胺分泌增多、钙释放增加导致血压增高。而另外有研究发现血压差异程度与不同地区冬夏季温差有关，英国学者 Stout 等报道老年正常人群血压无季节性差异，考虑与英国冬夏两季温差较小有关[7]，而荷兰学者 Brueren 等发现，轻度高血压患者冬季白天平均收缩压高于夏季，而舒张压无季节性差异[8]。以色列学者 Charach 等报道了一项对 65～74 岁老年原发性高血压患者为期 5 年的前瞻性研究，结果显示冬季平均收缩压与舒张压均明显高于夏季 [（165±11.6）/（90±13.7）mmHg；（134±47.3）/（74±8.5）mmHg]，以色列地区属于地中海气候，夏季漫长炎热少雨，冬夏两季血压差值明显高于英国、意大利、荷兰、日本和伊拉克等国家的报道值[9]。遗憾的是，我国目前还缺乏这方面的大规模流行病学资料，因此建议高血压患者冬夏季注意监测动态血压并适量及时调整降压药物剂量，避免发生血压过度波动。

（5）服短效降压药物。由于这类药物半衰期短，降压作用消失后如果没有及时服下一顿药物，血压就会再次升高，因此要想血压稳定，最好服用长效药物。

（6）饮酒时血压会暂时下降，而次日血压会升高。大量队列研究显示：老年人、长期饮酒者、糖尿病或心脏病患者饮酒造成的降压作用明显，甚至会导致晕厥和意识丧失。特别是合并脑血管病的高血压患者，饮酒后血压下降会加重大脑灌注不足，另外心力衰竭患者饮酒后卧位血压也会下降，因此

有心脏病、糖尿病等危险因素的高血压患者若大量饮酒，低血压晕厥的风险更大。饮酒也可引起血压升高，因此饮酒诱发急性心脑血管事件的情况屡见不鲜。

# 二、降压过程中出现低血压现象

高血压患者降压过程中的低血压现象是指降压治疗过程中，血压低于 90/60mmHg、老年人血压低于 100/60mmHg 或者体位变化时血压下降 20～40mmHg，同时出现眩晕、乏力、精神不振、嗜睡，甚至面色苍白、冷汗、晕厥等临床症状。一些高血压患者使用某种药物后出现血压下降过快或下降幅度过大，同时伴低血压的临床表现，即使动脉血压并未降至 90/60mmHg，也视为低血压现象。低血压不仅可导致患者摔伤、认知功能下降，还可导致缺血性脑血管病和死亡率增加。目前除了降压药物因素本身，直立性低血压、餐后低血压、假性低血压等多种非药物因素引起越来越多的关注。

## （一）药物

包括降压药物与非降压药物两类。

**1. 降压药物**　尤其是短效降压药物，剂量过大或用法不当都可能导致血压过低。一些患者降压不理想时，为了尽快控制血压，擅自增加药物剂量，或者在长效药物没有充分发挥降压作用时过早加用短效降压药，从而导致血压过度降低，甚至意外。

由于短效降压药物起效快，故剂量过大容易出现低血压现象。引起低血压的降压药物多见于短效钙通道阻滞剂、利尿剂、β 受体阻滞剂、α 受体阻滞剂。范子航等观察到高血压急症患者舌下含服硝苯地平 10～20mg，其严重不良反应发生率为 61%，Ishibashi 等报道 93 例 65 岁以上老年高血压患者舌下含服硝苯地平 5～10mg，不良反应发生率为 75%。另外存在过度服药现象，Dalakishvili 等[10]调查了 1708 名在院患者，发现 60 岁以上老年人存在过度应用降压药、利尿剂与强心苷类药物的现象，由于过度利尿后出现脱水及静脉血栓，造成直立性低血压。一些降压药物在常规剂量下也可发生低血压，因此建议不要擅自加用、加量降压药物，推荐使用长效降压药物。

**2. 非降压药物**　国内罗玉英等[11]报道，可引起

低血压的非降压药物包括抗心律失常药、抗感染药、解热镇痛药、镇静催眠药、抗惊厥药、麻醉药、消化系统用药、抗抑郁药、抗震颤麻痹药、抗精神病药物、生化及酶类制剂、抗过敏药物。但值得注意的是，近年来随着缺血性心脑血管病一、二级预防的加强，使用抗血小板药物引起胃肠出血致低血压成为患者住院的三大原因之一。另外，某些中成药也有降压的成分，若患者同时长期服用，也可造成低血压。

### （二）直立性低血压

直立性低血压是指从卧位转为站立位后，3min内出现收缩压下降≥20mmHg和（或）舒张压下降≥10mmHg，或者在直立倾斜至少60°情况下，3min内出现上述血压改变并伴有脑灌注不足，常见于老年人和自主神经系统疾病患者。国外报道60岁以上单纯收缩性高血压（ISH）患者的直立性低血压发生率为11.0%～17.1%，住院治疗的帕金森病患者中直立性低血压患病率高达16%～58%。流行病学资料提示，高龄、低体重指数（BMI）、帕金森病、冠心病和脑卒中是直立性低血压发病的危险因素。

正常的老年人很少发生直立性低血压，而老年高血压患者的高血压可使压力感受器敏感性下降，体位改变时代偿性心率增加不足，损害自主神经系统，而且动脉粥样硬化、心室顺应性下降等因素均可导致直立性低血压。特别是服用降压药时，容易发生不同程度的直立性低血压或血压水平下降，与老年血管硬化、静脉回流功能障碍、服用药物、血容量变化等因素有关，其中药物为最主要的因素。许多药物在老年人中即使用常规剂量也可引起直立性低血压，如抗高血压药（包括中枢作用制剂和周围作用制剂）、硝酸酯类药、利尿剂、血管紧张素转化酶抑制剂（ACEI）、抗抑郁药物等。老年高血压患者首次应用α受体阻滞剂时容易引起直立性低血压甚至晕厥，另外由于心室舒张期充盈随年龄而减损，老年人依赖于足够的静脉回流来提供正常的心排血量，那些减少静脉回流的药物，尤其是硝酸酯类和利尿剂也容易引起直立性低血压。因此，对于老年高血压患者，测量立卧位血压有助于及早发现直立性低血压，避免因低血压造成晕厥等意外情况发生。

### （三）餐后低血压

餐后低血压（PPH）是指老年人进食后所引起的低血压，即餐后2h内收缩压比餐前下降20mmHg以上。国外报道老年人PPH患病率为36%～70%，比直立性低血压更常见，是一种老年人常见病。可见于健康老年人，但更常见于高血压、糖尿病、帕金森病、心血管病、自主神经功能损害、瘫痪、多系统萎缩和血液透析的老年患者。因此老年高血压患者要充分了解餐后低血压，如果对餐后低血压认识不够，极容易造成低血压休克甚至因抢救不力而死亡。

### （四）假性高血压

当高血压患者特别是高龄老年人降压过程中出现头晕等低血压症状而袖带测压正常甚至偏高时，要高度怀疑假性高血压（PHT）的存在[12]。假性高血压是指用普通的袖带测压法所测得的血压值高于经动脉穿刺而直接测得的血压值。1974年Taguchi等第一次正式提出PHT的概念，通过X线照相发现患者双侧肱动脉存在严重的门克伯格动脉硬化（Moncke berg's arteriosclerosis），钙不断沉积在动脉中层并逐渐融合成连续的钙化层，导致动脉僵硬，当袖带充气测压时血管因不能被压缩而致出现收缩压过高的假象，多见于老年、尿毒症、糖尿病、严重动脉硬化的患者。据国内外报道，60岁以上假性高血压发生率为35%～50%。其主要病理生理机制是动脉中层钙化性硬化及袖带充气后神经介导的血压反应，它是血压升高的一种假象，若不能正确认识，会出现过度治疗从而发生低血压等临床严重并发症。假性高血压的最终诊断需要有创动脉内测压、同时进行袖带测压。收缩性假性高血压的诊断标准：袖带测得收缩压值比动脉内高10mmHg；舒张性假性高血压的诊断标准：袖带测得舒张压值比动脉内高15mmHg；袖带充气高血压的诊断标准：动脉内舒张压在柯氏第5音时比袖带充气舒张压提前10mmHg。因此对于老年人群在降压过程中出现的低血压现象，要高度怀疑是否存在假性高血压。

## 第六节　了解高血压治疗的认识误区

**1. 以自我感觉来估计血压的高低**　这样做往往不准确，特别是长期患高血压者，由于其对高血压产生了"适应"性，所以即使血压明显升高，也无任何不适。如仅以自我感觉来决定是否服药，那样会贻害无穷。正确的做法是患者应主动定期测量血压，每周至少测量血压 1 次。

**2. 用药不规则** 有些患者不能坚持服药，有时服药，有时又不服，导致血压不稳定，造成心、脑、肾等重要脏器长期受损。

**3. 血压一旦正常，即停药** 这种不正确的服药方法导致血压出现升高—降低—升高的不稳定情况。这样不仅达不到治疗效果，而且由于血压出现较大幅度的起伏，将会引起心、脑、肾发生严重的并发症，如脑出血等。正确的方法是，服药后出现血压下降，可采用维持量继续服药，或者在医生的指导下对药物进行调整，可以增减药物品种或服药剂量，而不应断然停药。

**4. 盲目治疗** 有的患者长时间一味服药而不定期到医院检查，这样易产生药物副作用。不同的患者需根据其病程、年龄、个体差异、脏器功能等情况，在医生指导下选择适当的药和药量。

**5. 单纯依赖降压药，不做综合性治疗** 高血压是由多种因素造成的，治疗上也需要采取综合性的措施，否则就不可能取得理想的治疗效果。在治疗过程中，除选择适当的药物外，还要注意劳逸结合，饮食宜清淡、少盐，适当地参加文体活动，减轻体重等[13]。

**6. 认为降压药属于"顶药"，服不服药没有多大差别** 在高血压的患者中，80%以上的患者均属于原发性高血压（原因不明的高血压），必须用药物来控制血压，以减少和延缓脏器的损害，延长寿命。因此，正确的做法是，认清降低血压的意义，积极控制高血压。

**7. 盲目长期服用一种降压药，将服药作为一种"生活习惯"，不讲究实效** 任何药物长期服用都会降低疗效，出现药物副作用。此外，不同的患者需根据自身病程、年龄、个体差异、脏器功能等情况，选择适当的药物治疗，千篇一律或长期服用一类药物，不加更改，不明血压高低，实际上也是一种盲目或无效治疗，所以这种做法是不可取的。正确的做法是在医生的指导下，按病情的需要及时调整药物。

**8. 不就医，自行购药治疗** 这种做法实际上是将高血压的治疗简单化。目前，市场上治疗高血压的药物多达几十种，各有适应证和一定的副作用，患者的情况也各不相同，科学地、合理地治疗需在医生的指导下完成，自行购药服用带有一定的危险性。

**9. 自认为血压只是偏高，不值得治疗** 一般来说，成年人非同日三次测量的血压均≥140/90mmHg，即可认为患有高血压。但部分早期高血压患者的血压处在上述边缘状态，因此往往不被重视。事实说明，这种程度的高血压同样会对机体产生危害。正确的做法是密切观察病情的发展，同时应给予包括药物在内的综合性治疗。

**10. 不根据具体情况，老年人也一味追求血压达到正常水平** 老年人（指 65 岁以上者）均有不同程度的动脉硬化（主要指心、脑、肾），稍偏高一点的血压有利于脏器的血液供应，如果不顾年龄及患者的自身情况，而一味要求降压到正常水平，反而得不偿失。血压究竟降至多少宜因人而异，尤其对高龄老年人不可一味追求正常血压值。

# 第七节　参加高血压患者自我管理小组

为了更加有效地控制血压，除了做好自我管理之外，高血压患者与患者之间、患者与社区医生之间的沟通与咨询也很关键。根据国家社区卫生服务及分级诊疗要求，为了帮助高血压患者树立管理血压的信心，应教会其如何进行合理营养、戒烟戒酒、积极锻炼、控制体重、合理用药、精神放松、与人交流、血压自我监测，降低高血压患者看病和住院的次数，提高我国高血压控制率，从而组建高血压患者自我管理小组[14]。

高血压患者自我管理小组是通过建立和完善促进全民健康的社会支持系统而成立的，其主要作用有推进社区倡导、居委实施、专业医疗机构指导的健康之家，探索建立医患合作、患者互助、自我管理群防群控高血压病的工作模式，更重要的是参加该小组有机会碰到许多病友，扩大高血压患者的交际圈，使他们能互相交流、互相帮助，并且有社区医生对高血压患者小组进行集体随访和指导[15]。

## 一、小组支持系统

（1）自我管理支持的有效策略，包括评价、设立目标、制订行动计划、解决问题和随访，尤其是要让患者建立高血压及其并发症可以预防和控制的信念支持。

（2）支持系统的组织机构包括综合医院、社区卫生服务机构、疾病预防控制机构，以及居民委员会、妇联、企业等可以利用的社区资源，其作用是为患者的自我管理提供连续的支持。

（3）支持系统组成员包括医生、护士、有经验的患者、家庭成员、志愿者及其他人员。

## 二、小组作用

（1）评估患者自我管理的能力：内容包括患者对高血压防治知识、技能的了解情况，患者的知识文化背景，患者对高血压治疗的态度和信心等。

（2）强调患者自我管理的重要性及患者在自我管理过程中的中心角色作用。

（3）针对患者特点，与患者一起设立自我管理目标，制订自我管理计划，获得最佳管理效果。

（4）随访患者的自我管理状况，发现患者自我管理中存在的问题，提出解决办法。

## 三、小组基本要求

（1）基本固定的活动场所，活动场所有基本的配置（如黑板、挂图、血压计、体重秤、皮尺、电视机、投影仪、音乐光盘、健康处方、宣传资料等）。

（2）保证一定的小组活动人数，在参加者中确定组长（正、副组长各一名），每个小组确定专业指导医生一名。

（3）不定期组织有关活动，有针对性地拟定活动内容、形式：相关知识讲座、健康教育、答疑咨询、血压测量、用药指导、预防保健。

（4）活动有计划、有记录、有小结。

## 四、小组活动记录

每次小组活动均要有记录，内容包括活动日期、活动地点、参加成员姓名、活动主题、活动内容、活动图片、活动总结、下次活动计划等，具体格式参见表11-2-2。

**表 11-2-2　高血压患者自我管理小组活动记录**

| | |
|---|---|
| 活动日期： | 活动图片： |
| 组长： | 活动总结： |
| 本次小组参加成员姓名： | 下次活动计划： |
| 小组应有人数： | 活动地点： |
| 活动主题： | 记录员： |
| 活动内容： | 实际参与活动人数： |

# 第八节　认真记录/定期就诊

高血压患者在正确测量血压之后，更重要的是及时准确记录血压，建议大家准备个人血压记录本，参照表11-2-3详细记录，便于就医时准确调整降压药物。患者要定期就诊并携带血压测量记录。

**表 11-2-3　患者每天血压记录**（由患者填写）

| 日期/时间 | 血压1 | 血压2 | 心率 | 服药前/后 | 症状 | 当日药物 |
|---|---|---|---|---|---|---|
| | | | | | | |

（刘　丽　王　文）

### 参 考 文 献

[1] 中国高血压防治指南修订委员会. 中国高血压防治指南（2018修订版）. 北京：中国医药科技出版社，2018，10-11.

[2] 王文，隋辉. 规范化测量血压-《中国血压测量指南》解析. 中国实用内科杂志，2012，32（11）：846-849.

[3] 王文，张维忠，孙宁玲. 中国血压测量指南. 中华高血压杂志，2011，19（12）：1101-1115.

[4] 胡继宏，赵连成，武阳丰，等. 家庭自测血压的可靠性. 中华高血压杂志，2008，16（2）：136-139.

[5] 中国营养学会. 中国居民膳食指南（2016）. 北京：人民卫生出版社，2016.

[6] Woodhouse PR, Khaw KT, Plummer M. Seasonal variations of blood pressure and its recationship to ambient temperature in an elderly population. J Hypertens, 1993, 11（1）：1267–1274.

[7] Stout RW, Crawford V. Seasonal variations in fibrinogen concentrations among elderly people. Lancet, 1991, 338（8758）：9-13.

[8] Brueren MM, Schouten BJ, Schouten HJ, et al. No relevant seasonal influences on office and ambulatory blood pressure：data from a study in borderline hypertensive primary care patients. Am J Hypertens, 1998, 11（5）：602-605.

[9] Charach G, Rabinovich PD, Weintraub M. Seasonal Changes in Blood Pressure and Frequency of Related Complications in Elderly Israeli Patients with Essential Hypertension. Gerontology, 2004, 50（5）：

315-321.

[10] Dalakishvili S，Bakuradze N，Gugunishvili M. et al. Treatment characteristics in elderly. Georgian Med News，2010，（187）：48-51.

[11] 罗玉英，雷招宝. 药源性低血压研究进展. 临床合理用药杂志，2010，3：121.

[12] 刘丽，王文. 假性高血压研究进展. 中华高血压杂志，2006，14（9）：695-698.

[13] 王文，王增武. 高血压患者自我管理问答. 北京：人民军医出版社，2011.

[14] 缪琴，缪英，张片红，等. 自我管理小组在社区高血压管理中的效果评价. 中国预防医学杂志，2014，15（8）：712-714.

[15] 傅华，傅东波，丁永明. 健康自我管理活动指南. 上海：复旦大学出版社，2009.

# 第三章

# 高血压规范化管理模式和措施

随着社会经济发展、居民生活方式转变、人口结构老龄化及疾病谱的变化，我国高血压的患病率呈持续上升趋势，近年来更是呈"井喷"状快速增长，据估计，目前我国高血压患病人数已超过2亿，并以每年1000万的速度快速增长[1]。尽管众多有识之士早在多年前就提出了对高血压进行规范化管理的方案，也制订了很多相应的管理细则和措施，并一直在不懈地践行，然而我们的步履仍然十分艰难。由于多种原因的影响，现今我国高血压的"三高""三低"状况仍未得到根本性改变[2]。目前，我国高血压患者的知晓率为42.6%，治疗率为34.1%，控制率为9.3%，虽较2002年的30.2%、24、7%和6.1%有所提高，但与发达国家相比，仍相差悬殊[3]。积极有效地管理和控制高血压对于提高国民身体素质、减轻我国医疗卫生负担具有重要意义。

高血压患者的规范管理是社区高血压综合防治的重要内容之一。目前各地正在探索的管理模式主要有社区高血压人群管理模式、职场人群血压管理模式、高血压信息化管理模式、高血压三级管理模式等。针对以上各种不同的管理模式，复旦大学苌凤水等研究认为：经费、人力、物资配备和制度安排是影响工作质量达标和数量完成状况的关键因素，在全国各区域无显著差异性。

## 第一节 社区高血压人群管理模式

### 一、高血压人群管理模式的变化

高血压防治的社区防治概念于1996年由WHO心血管计划提出[1]。1969年中国医学科学院阜外心血管病医院在首都钢铁公司建立了我国第一个高血压人群防治模式——首钢模式，在20世纪70年代全国各地建立了一批开展社区人群高血压防治的基地，其结果都显示脑卒中发病率由1974年的137.9/10万下降至1994年的89.8/10万，病死率则由69.3/10万降至18.4/10万[2,3]。1996年由北京市房山区开展的国家"九五"攻关课题——"原发性高血压社区综合防治研究"的课题组最先提出了高血压社区综合防治模式[4]。该课题参与单位(北京医科大学公共卫生学院、上海市南市区卫生局、北京医科大学人民医院心内科及北京市房山区卫生局)的相关研究人员主要开展了3个方面的工作：①对社区人群进行健康促进活动并对高血压的高危人群进行危险因素的强化干预；②对社区高血压患者进行药物与非药物干预；③通过以社区为基础的高血压综合防治研究，提出一套适合中国国情的、群众易于接受的社区高血压综合防治方案[5]。

自2005年启动的全国高血压社区规范化管理获得了规模化的人群防治成效。在新医改方案中，高血压管理与防治已被纳入社区卫生服务范围，要求社区卫生服务机构管理高血压患者。2006年2月，国务院印发《关于发展城市社区卫生服务的指导意见》，进一步明确了发展城市社区卫生服务的指导思想、基本原则和工作目标，在完善社区卫生服务功能、加强监督管理等十二个方面提出政策措施。结果表明，高血压人群社区综合干预措施对降低人群高血压的危险因素水平及增加高血压患者的复查率、治疗率和控制率均有效果。

社区高血压人群管理模式的核心是全人群策略和高危人群策略相结合的社区综合干预。它不同于以往的仅对高血压高危人群的干预或仅对一般人群的单一健康教育。在全人群策略中，健康教育不仅针对一般人群，同样也适用于高危人群和高血压患者，而干预措施也并非全部针对高血压患者，如在社区建立免费血压测量点，也适用于一般人群。通过社区的基线调查，对高危人群的危险因素进行分析和排序，划分不同的干预对象，进行不同内容的专题讲座和针对性的干预。社区卫生服务人员还对高危对象作定期随访及行为、膳食的指导。高血压社区综合防治模式的另一特点是临床与预防相结合。以社区医院为中心，对临床经验丰富的内科医生进行培训，让他们既能对患者进行正确合理的药物干预（开药方），又可以向普通人群进行高血压危险因素的宣传，对其开展行为与膳食指导（开健康处方）。高血压综合防治模式还会充分调动并利用地方政府及其他社会部门的资源。例如，研究者以北京市房山区 23 个村为干预社区，以另外 7 个村为对照社区，开展高血压的社区综合防治。历时 3 年后，结果显示：①对于高危人群和正常人群，无论收缩压还是舒张压，结局均高于基线，而高血压患者，无论是收缩压还是舒张压，结局均低于基线；②干预人群比对照人群的高血压患病率低；③研究对象对原发性高血压的知晓率、治疗率和控制率均有所提高[6]。

## 二、高血压危险因素及社区综合干预方法

对社区人群，强调以预防为主，防止高血压危险因素的发生，通过进行健康教育和行为干预督促其改变不良生活行为。做好高血压筛查工作，及时转诊确诊，做到高血压的早发现、早诊断、早治疗。高血压的危险因素主要有肥胖、食盐摄入过多、过量饮酒、吸烟、遗传因素等[7]。健康教育是高血压社区综合防治的一项基本工作，针对三级防治的目标人群，健康教育的关键是提高社区全人群对高血压的认识水平；提高高血压患者对医务人员的信任感和依从性，从而取得好的治疗效果，降低高血压的并发症，同时提高生活质量。针对高血压的各种危险因素，采取各种不同的社会综合干预方法。

### （一）合理膳食，限制钠盐摄入

主要是通过在社区中举办以控盐为主题的健康教育讲座、咨询等告知社区居民每人每天用盐应限制在 6g 以下，同时免费发放量具：控盐勺和控油壶。在高血压患者和高危人群中提倡低盐膳食，使膳食限盐概念深入人心。在高血压患者和高危人群中提倡低盐的膳食结构，WHO 报告显示，人群每天盐摄入量减少 5g，能使舒张压下降 0.53kPa[8]，膳食钠/钾比值与血压的相关性甚至更强。我国 14 组人群研究表明，膳食中钠盐摄入量若平均每天增加 2g，则收缩压和舒张压分别增高 2.0mmHg 和 1.2mmHg[9]。

### （二）纠正超重和肥胖

《中国高血压防治指南 2010》中提出体重升高与高血压密切相关。还有研究认为体重每下降 1kg，可使血压降低 2.1/5.2mmHg[10]。因此，提倡合理饮食、控制体重对防治高血压是十分必要的。

### （三）戒烟限酒

吸烟有害健康，吸烟促进动脉硬化，是心肌梗死、冠状动脉疾病、脑卒中和外周静脉血管疾病的一个主要危险因素，将近 1/5 的心血管疾病死亡与吸烟有关。吸烟使高血压患者血压升高，还会对心、脑等器官产生损害，因此应坚决禁止吸烟。同时提倡少饮酒，控制过量饮酒[11]。

高血压的社区防治必须转变观念，以健康为主导，以人群为中心，以预防保健为重点，医师、护士、公共卫生人员等共同参与，以社区为中心，将高血压防治的政策、措施和经验变成社区实践。重点关注身心健康及环境的协调统一。2005 年以来，卫生部心血管病防治研究中心在全国开展"全国高血压社区规范化管理"项目，全面推广高血压防治指南，开展高血压社区规范化管理，推进新医改，充分体现了社会的共同参与。2007 年开始，全国 19 个省、市、自治区，共 1800 多家社区卫生服务中心参与了高血压社区规范化管理项目。2009 年国家推出新医改政策，将高血压防治纳入基本公共卫生服务体系，以社区高血压健康管理为起点，提出依据高血压防治指南逐步推广实施高血压社区规范化管理。规范管理的高血压患者 1 年时间血压控制达标率从 21.6%提高到 74.7%[12]。目前对高血压的认识及如何有效地开展高血压的社区综合防治问题远未得到解决，社区综合防治的观念未被社会和广大医务工作者接受，面对这一严峻现状，必须要更新观念、调整策略和措施，积极迎接高血压对人类的挑战。高血压的综合防治应该是药物与非药物干预并重，开展各种形式的高血压患者健康教育，提高对高血压危害的认识，提高防治知识。同时倡导患者

自我管理，改善治疗的主动性和依从性。

高血压社区综合防治的希望与困难同在，在总结经验的同时，也要结合现状，探求适合我国实际的社区高血压人群管理模式，推动我国慢性病防治的进一步开展，改变高血压的现状，努力控制"三高"，提高"三低"，从而保护人群的健康，降低疾病负担，促进社区和谐发展。开展对高血压的防治研究对降低心脑血管疾病的病死率、增进人们的健康有着极其重要的公共卫生意义。

## 第二节　职场高血压人群血压管理模式

职业人群的工作场所通常被称为"功能社区"。功能社区的高血压以中青年职业群体为主，他们是重要的劳动力群体，应加强对功能社区高血压的管理。建立健全职工体检制度，充分利用体检资料进行健康状况分析，据此开展一般人群及高危人群的一级预防干预和高血压人群的疾病管理。单位医疗机构应登记和管理高血压患者，定期随访，合理治疗。如果单位没有医疗机构，辖区社区卫生服务机构应当承担相应职责。

### 一、职场高血压人群的特点

职场高血压人群具有以下特点：①以男性为主，大约占 3/5。②以青壮年人群为主，由于我国《劳动法》规定就业年龄为 18 岁，且女职工退休年龄较早，这一人群年龄在 20～59 岁，正是高血压一级预防的黄金时期。③企业职工文化及收入水平较低。④人群规模大且较稳定。根据我国现有产业工人约 2.25 亿估算，其高血压人群总数达 6750 万，占全国高血压人群的 1/3 左右，且这部分人流动性小，工作单位固定。⑤长期处于粉尘、有毒气体、噪声、振动、微波射线、高温或寒冷的工作环境中。⑥工作时间长，压力大。⑦高血压患病率约为 30%，高于一般人群。⑧具有组织性和纪律性，易于组织、管理。

### 二、职场人群高血压发病的重要危险因素

#### （一）不可改变的危险因素

**1. 年龄和性别**　高血压患病率随年龄增长而增加，35 岁以上时，年龄每增长 10 岁，患病率增加 10%，男性高血压患病率高于女性[13]。

**2. 遗传因素**　高血压患者多有家族史，其直系亲属的血压水平比同龄非直系亲属更高。

#### （二）可改变的危险因素

**1. 高钠、低钾饮食**　是我国高血压发病的主要危险因素之一。血压水平和高血压患病率与钠盐摄入量呈正相关，而与钾盐摄入量则呈负相关。INTERSALT 研究对中国 3 组人群数据的分析表明，中国人群摄入的钠盐高且摄入钾盐不足，这可使收缩压升高的风险比一般人群高出 45%。职场高血压人群多在工作场所就餐，饭菜含盐量往往过高，且常包含某些腌制食品，造成职工每天盐摄入量增加，因此高血压患病率增加。

**2. 超重和肥胖**　已成为我国高血压患病率增长的一个重要危险因素，同时也是冠心病和脑卒中的独立危险因素。中国居民营养和健康状况调查结果显示[14]，成人超重率 22.8%，肥胖率 7.1%，比 1992 年分别增加了 39% 和 97%，估计人数分别为 2.0 亿和 6000 多万。BMI 与血压水平呈正相关，BMI$\geqslant$24kg/m$^2$ 者发生高血压的风险是体重正常者的 3～4 倍[15, 16]。

**3. 吸烟**　烟草中的尼古丁等有害物质进入血液后会使周围血管收缩，致使血压升高。长期大量吸烟可引起小动脉持续收缩，长此以往，小动脉的动脉壁平滑肌变性，损害血管内膜，使小动脉血管壁增厚，进而引起全身小动脉硬化。因此，吸烟不仅使高血压的发病率增高，而且使高血压的并发症如冠心病、脑卒中的发病率也明显上升。

**4. 饮酒**　过量饮酒是高血压发病的重要危险因素，随乙醇摄入量增加，高血压患病率增高。如以每周至少饮酒 1 次计算，我国中年男性的饮酒率为 30%～66%，女性为 2%～7%。中美心血管病流行病学合作研究表明，男性持续饮酒与不饮酒者相比，4 年内发生高血压的风险增高 40%。

**5. 精神紧张**　长期精神过度紧张是高血压发病的危险因素，研究已证实职业紧张与血压水平密切相关。如果人群长期从事精神高度紧张的工作，且工作压力大、劳累和睡眠不足、劳动-报酬不平衡、长时间工作和轮班工作[17]，可造成精神长期过度紧张，使高血压患病率增加。

（三）职场高血压人群管理的前提条件

职场高血压人群管理的前提条件是企事业单位领导同意及在组织和资金上的大力支持，并对整体管理工作进行部署和决策。这一点在国有企业可能比较容易做到。企业内部安全监督部门、人力资源部可共同参与组织协调管理工作。有可利用的内部或外部资源，历史上许多国有大中型企业均有自己的医院，分离企业单位社会职能后企业医院交给地方政府，但企业保留了为职工服务的保健站，而且一些特殊行业，如煤炭、钢铁行业目前仍保留了本系统的卫生保健系统。

（四）职场高血压人群的管理模式

在职场高血压人群的管理过程中，不同部门应承担不同职能。首先由人力资源部门确认员工身份并免费组织健康体检，医院按人力资源部提供的个人信息确认职工身份后进行资料收集，按企业要求的项目进行体检，然后移交给保健站进行管理。保健站对高血压人群开展健康教育，为高血压人群提供控制血压危险因素的知识和技能，促进高血压人群全面掌握高血压防治知识，重点监控、跟踪管理和定期给药，并进行阶段性评估。保健站应定期将高血压人群按照要求定期服药和监测血压的情况反馈给工会，由工会辅导和监督。安全监督部门组织督查小组对参与高血压管理工作的各部门进行检查考核和奖惩。

（五）职场高血压人群的管理方法

**1. 非药物治疗** 主要指生活方式干预，即去除不利于身体和心理健康的行为和习惯。它不仅可以预防或延缓高血压的发生，还可以降低血压，提高降压药物的疗效，从而降低心血管风险。

（1）减少钠盐摄入：钠盐可显著升高血压及高血压的发病风险，而钾盐则可对抗钠盐升高血压的作用。我国各地居民的钠盐摄入量均显著高于目前世界卫生组织每天应少于 6g 的推荐，而钾盐摄入则严重不足，因此，所有高血压患者均应采取各种措施，尽可能减少钠盐的摄入量，并增加食物中钾盐的摄入量。主要措施包括尽可能减少烹调用盐，建议使用可定量的盐勺；减少味精、酱油等含钠盐的调味品用量；少食或不食含钠盐量较高的各类加工食品，如咸菜、火腿、香肠及各类炒货；增加蔬菜和水果的摄入量；肾功能良好者，使用含钾的烹调用盐。

（2）控制体重：超重和肥胖是导致血压升高的重要原因之一，而以腹部脂肪堆积为典型特征的中心性肥胖还会进一步增加高血压等心血管与代谢性疾病的风险，适当降低升高的体重、减少体内脂肪含量，可显著降低血压。

衡量超重和肥胖最简便和常用的生理测量指标是体重指数[计算公式：体重（kg）/身高 $^2$（m$^2$）]和腰围。前者通常反映全身肥胖程度，后者主要反映中心型肥胖的程度。成年人正常体重指数为 18.5～23.9kg/m$^2$，在 24～27.9kg/m$^2$ 为超重，提示需要控制体重；BMI≥28kg/m$^2$ 为肥胖，应减重。成年人正常腰围<90/85cm（男/女），如腰围≥90/85cm（男/女），同样提示需控制体重，如腰围≥95/90cm（男/女），也应减重。

最有效的减重措施是控制能量摄入和增加体力活动。在饮食方面要遵循平衡膳食的原则，控制高热量食物（高脂肪食物、含糖饮料及酒类等）的摄入，适当控制主食（碳水化合物）用量。在运动方面，规律的、中等强度的有氧运动是控制体重的有效方法。减重的速度因人而异，通常以每周减重 0.5～1kg 为宜。对于非药物措施减重效果不理想的重度肥胖患者，应在医生指导下使用减肥药物控制体重。

（3）戒烟：吸烟是一种不健康行为，是心血管病和癌症的主要危险因素之一。被动吸烟也会显著增加心血管疾病危险。吸烟可导致血管内皮损害，显著增加高血压患者发生动脉粥样硬化性疾病的风险。戒烟的益处十分肯定，而且任何年龄戒烟均能获益。烟草依赖是一种慢性成瘾性疾病，不仅戒断困难，复发率也很高。因此，医生应强烈建议并督促高血压患者戒烟，鼓励患者寻求药物辅助戒烟（使用尼古丁替代品、安非他酮缓释片和伐尼克兰等），同时也应对戒烟成功者进行随访和监督，避免复吸。

（4）限制饮酒：长期大量饮酒可导致血压升高，限制饮酒量则可显著降低高血压的发病风险。我国男性长期大量饮酒者较多，在畲族等几个少数民族，女性也有饮酒的习惯。所有研究对象均应控制饮酒量。每天乙醇摄入量男性不应超过 25g；女性不应超过 15g。不提倡高血压患者饮酒，如饮酒，则应少量：白酒、葡萄酒（或米酒）与啤酒的量应分别少于 50ml、100ml、300ml。

（5）增加体育运动：一般的体力活动可增加能量消耗，对健康十分有益。而定期的体育锻炼则可产生重要的治疗作用，可降低血压、改善糖代谢等。因此，建议每天应进行适当（30min）左右的体力活动；而每周则应有1次以上的有氧体育锻炼，如步行、慢跑、骑车、游泳、做健美操、跳舞和非比赛性划船等。典型的体力活动计划包括三个阶段：①5～10min的轻度热身活动；②20～30min的耐力活动或有氧运动；③放松阶段，约5min，逐渐减少用力，使心脑血管系统的反应和身体产热功能逐渐稳定下来。运动的形式和运动量均应根据个人的兴趣、身体状况而定。

（6）减轻精神压力，保持心理平衡：心理或精神压力引起心理应激（反应），即人体对环境中心理和生理因素的刺激作出的反应。长期、过量的心理反应，尤其是负性的心理反应会显著增加心血管风险。精神压力增加的主要原因包括过度的工作和生活压力及病态心理，包括抑郁症、焦虑症、A型性格（一种以敌意、好胜和妒忌心理及时间紧迫感为特征的性格）、社会孤立和缺乏社会支持等。应采取各种措施帮助患者预防和缓解精神压力及纠正和治疗病态心理，必要时建议患者寻求专业心理辅导或治疗。

**2. 正规降压药物治疗**

（1）降压治疗的目的：对高血压患者实施降压药物治疗的目的是通过降低血压有效预防或延迟脑卒中、心肌梗死、心力衰竭、肾功能不全等心脑血管并发症发生；有效控制高血压的疾病进程，预防高血压急症、亚急症等重症高血压发生。较早进行的以舒张压（≤90mmHg）为入选标准的降压治疗试验显示，舒张压每降低5mmHg（收缩压降低10mmHg）可使脑卒中和缺血性心脏病的风险分别降低40%和14%；稍后进行的单纯收缩期高血压（收缩压≥160mmHg，舒张压<90mmHg）降压治疗试验显示，收缩压每降低10mmHg（4mmHg）可使脑卒中和缺血性心脏病的风险分别降低30%和23%。

（2）降压达标的方式：将血压降低到目标水平（140/90mmHg以下；高风险患者，130/80mmHg；老年人收缩压，150mmHg），可以显著降低心脑血管并发症的风险。但在达到上述治疗目标后，进一步降低血压是否仍能获益尚不确定。有研究显示，将老年糖尿病患者或冠心病患者的舒张压降低到60mmHg以下时，可能会增加心血管事件的风险。

应及时将血压降低到上述目标血压水平，但并非越快越好。大多数高血压患者应根据病情在数周至数月内（而非数天）将血压逐渐降至目标水平。年轻、病程较短的高血压患者，降压速度可快一点；但老年人、病程较长或已有靶器官损害或并发症的患者，降压速度则应慢一点。

（3）降压药物治疗的时机：高危、极高危或3级高血压患者应立即开始降压药物治疗。确诊的2级高血压患者应考虑开始药物治疗；1级高血压患者可在生活方式干预数周后，血压仍≥140/90mmHg时再开始降压药物治疗。

具体降压药物选择及治疗方案详见其他章节。

开滦煤矿职业人群高血压管理模式：从2009年开始，开滦集团有限责任公司对在职员工进行以高血压干预为主的综合管理。通过近5年的努力，高血压管理率、知晓率、治疗率均达100%，控制率52%。管理人群平均收缩压下降了12.29mmHg、平均舒张压下降了9.42mmHg；在岗猝死人群由2008年的37例下降到2013年的2例。

## 第三节　高血压信息化管理模式

利用计算机网络（如互联网）开展高血压信息化管理是做好社区慢性病防治工作的有利条件。在居民健康档案的基础上建立规范化高血压病历档案，利用计算机进行高血压患者的随访数据管理、工作量统计及评估指标的提取。对有关随访数据应做到及时上网录入，有利于促进规范化管理，有利于基层医生操作（如危险分层由计算机程序操作），有利于提高血压规范管理率，有利于社区、管理部门及专家随时了解工作进度和质量。对有条件的地区建议其与上级医院进行患者病历联网，更有利于双向转诊的实施。各地区可因地制宜，积极创造条件，尽早实现包括高血压在内的慢性病信息化管理。条件不具备者应至少采用档案管理，有条件的可建立血压远程自动传输平台，实现血压管理的时效性和客观性，以改善基层高血压管理的质量。

目前，我国人群的整体知识水平在逐步提高，健康知识水平也随之提高，但我国现在处于发展阶段，工作和生活节奏都很快，人们的精神压力很大，所以很多不健康的生活方式难以去除，健康教育也难以推行；同时，我国现阶段的社区医生数量不足，工作量比较大，没有足够的时间来充分开展非药物治疗。另外，目前我国社区医生的医疗技术水平比较低，在居民中没有建立很好的威信，对居民的说服力比较弱，在开展非药物治疗时也缺乏科学、灵活的工作方式，以致管理效果不佳。

高血压的信息化管理方法：高血压的信息化管理软件的设计与应用是一个重要的环节。管理软件应当易于被社区和临床医生所接受，使用方便，内容全面，能成为高血压防治的有力根据。完善软件在非药物治疗指导方面的功能设计，同时在应用时也需要加强对社区医生的培训，提高他们的执行力，从而进一步增强高血压的社区管理效果[18]。

## 第四节　高血压三级管理模式

根据基层卫生服务机构的条件和医生的情况，

为方便基层医生实际操作，建议在基层高血压患者长期随访中，根据患者血压是否达标分为一级、二级、三级进行管理。血压达标者，每 3 个月随访 1 次；血压未达标者，建议每 2～ 4 周随访 1 次。随访的主要内容是观察血压、用药情况、不良反应，指导生活方式，同时应关注心率、血脂、血糖等其他危险因素、靶器官损害和临床疾患。如已按 2009 年基层版《中国高血压防治指南》实行分层分级管理（即高危、中危、低危分别每 1 个月、2 个月、3 个月随访 1 次）的，可继续执行。分级管理可有效地利用现有资源，重点管理未达标的高血压患者，提高血压控制率。根据不同管理级别，定期进行随访和监测，基本目标是血压达标。对心血管高危患者，应积极进行综合干预，必要时增加随访次数（表 11-3-1）。

表 11-3-1　高血压分级管理内容

| 项目 | 一级管理 | 二级管理 | 三级管理 |
|---|---|---|---|
| 管理对象 | 低危患者 | 中危患者 | 高危/极高危患者 |
| 建立健康档案 | 立即 | 立即 | 立即 |
| 非药物治疗 | 立即开始 | 立即开始 | 立即开始 |
| 药物治疗（初诊者） | 可随访观察 3 个月，若仍 ≥140/90mmHg，即开始 | 可随访观察 1 个月，若仍 ≥140/90mmHg，即开始 | 立即开始药物治疗 |
| 血压未达标或不稳定，随访测血压 | 3 周 1 次 | 2 周 1 次 | 1 周 1 次 |
| 血压达标或稳定后，常规随访测血压 | 3 个月 1 次 | 2 个月 1 次 | 1 个月 1 次 |
| 测 BMI、腰围 | 2 年 1 次 | 1 年 1 次 | 6 个月 1 次 |
| 检测血脂 | 4 年 1 次 | 2 年 1 次 | 1 年 1 次 |
| 检测血糖 | 4 年 1 次 | 2 年 1 次 | 1 年 1 次 |
| 检测尿常规 | 4 年 1 次 | 2 年 1 次 | 1 年 1 次 |
| 检测肾功能 | 4 年 1 次 | 2 年 1 次 | 1 年 1 次 |
| 心电图检查 | 4 年 1 次 | 2 年 1 次 | 1 年 1 次 |
| 眼底检查 | 选做 | 选做 | 选做 |
| 超声心动图检查 | 选做 | 选做 | 选做 |
| 转诊 | 必要时 | 必要时 | 必要时 |

## 第五节　高血压社区防治的主要效果评价指标

高血压防治"三率"（知晓率、治疗率及控制率）水平是社区高血压防治考核评价指标体系最重要的指标。考核评估工作至少每年进行 1 次，各地可根据需要增加定期考核评估工作。

## 一、高血压患者管理的主要考核指标

**1. 管理率**　是指基层社区卫生服务机构管理的高血压患者人数占辖区高血压患病总人数的比例。

计算公式：管理率=已管理高血压人数/辖区高血压患病总人数×100%

辖区高血压患病总人数估算：辖区常住成年人口总数×成年人高血压患病率[通过当地居民普查、抽样调查获得或是选用本省（全国）近期高血压患病率指标]。

**2. 管理人群血压控制率** 接受管理的高血压患者中血压达标的人数占管理高血压患者人数的比例。

计算公式：管理人群血压控制率=血压达标人数/管理的高血压人数×100%

高血压的血压控制率是指收缩压<140mmHg和舒张压<90mmHg，即收缩压和舒张压同时达标。

血压达标可分为时点达标和时期达标两种评估方法。①时点达标：指高血压患者最近一次血压控制在140/90mmHg以下。②时期达标：指选定时期（一般选用1年）不同时段测量的血压值，同一患者70%以上的时间血压值控制在140/90mmHg以下。

## 二、人群高血压防治主要考核指标

（1）高血压知晓率=知道自己患有高血压的人数/辖区高血压人数×100%

（2）高血压服药率=已服降压药的高血压人数/辖区高血压人数×100%

（3）血压控制率=血压达标患者数/辖区高血压患者总数×100%。

（吴寿岭）

### 参 考 文 献

[1] Gyarfas L. Lessons from worldwide experience with hypertension control. J Hum Hypertens，1996，10（Supp L1）：S21-S25.

[2] 黄广勇，顾东风. 心血管病社区人群干预研究的现状与展望. 中国慢性病预防与控制，2000，8（1）：46-47.

[3] 吴锡桂，曹天秀，朱燕. 人群膳食结构干预对血压均值的影响. 中华心血管病杂志，1999，27（1）：22-25.

[4] 李立明，任涛. 原发性高血压社区综合防治研究干预模式的探讨. 中国慢性病预防与控制，2001，9（1）：32-34.

[5] 李立明，胡永华. 原发性高血压的社区综合防治研究. 北京大学学报（医学版），2002，34（5）：519-524.

[6] 郭艳梅，王砚英，王峥，等. 北京市房山区原发性高血压社区综合防治经验总结. 中国慢性病预防与控制，2001，9（2）：81-83.

[7] 刘国仗，张宇清. 高血压及其危险因素的综合防治. 中国循环杂志，2001，16（5）：323.

[8] 余振球，张生，赵连友，等. 实用高血压学. 北京：科学出版社，1993，908-909.

[9] 中国高血压防治指南修订委员会，中国高血压防治指南（2010修订版），中华高血压杂志，2011，19（8）：701-743.

[10] 龚辉，赵澍，安红霞，等. 社区高血压防治策略. 高血压杂志，1999，7（2）：156-158.

[11] 顾秀英，胡一河. 慢性非传染性疾病预防与控制. 北京：中国协和医科大学出版社，2003：252-254.

[12] 王增武，王馨，张林峰，等. 社区高血压控制：血压管理效果的评价. 中华流行病学杂志，2010，31（1）：1-4.

[13] 中华人民共和国卫生部，中华人民共和国科学技术部，中华人民共和国国家统计局. 中国居民营养与健康状况调查报告2002·综合报告. 北京：人民卫生出版社，2005：49-60.

[14] 李立明，饶克勤，孔灵芝，等. 2002年中国居民营养与健康状况调查. 中华流行病学杂志，2005，26（7）：478-484.

[15] Yu D，Huang J，Hu D，et al. Prevalence and risk factors of prehypertension among Chinese adults. J cardiovasc Pharmacol，2008，52（4）：363-368.

[16] Pang W，Sun Z，Zheng L，et al. Body mass index and the prevalence of prehypertension and hypertension in a Chinese rural population. Inter Med，2008，47（10）：893-897.

[17] LaMontange AD，Keegel T，Vallance D，et al. Job strain-attributable depression in a sample working Australians：assessing the contribution to health inequalities. BMC Publec Health，2008，8：181.

[18] 徐小玲，唐新华，严静，等. 网络信息化管理对提高基层医师高血压诊治水平及社区高血压防治效果评价. 中国心血管杂志，2011，16（6）：435-439.

# 第四章

# 高血压患者的保健与康复

长生不老是人类古老的梦想，延年益寿是现代医学的目标。保健、治疗与康复是通往这一目标并贯穿全周期系统工程的三个阶段。各阶段各有侧重，但目的一致，即"未病先防""欲病救萌""既病防变""愈后防复"。高血压的防治也应如此[1-3]。

## 第一节 保健策略与康复目标

### 一、保健策略——三级预防

（一）一级预防：治未病之病，不让高血压"冒头"

治未病包括"未病养生、防病于先"与"欲病救萌、防微杜渐"两个层次。未患高血压也无高血压危险因素者属于"未病"，未患高血压但已有各种危险因素者属于"欲病"。

对象：有高血压家族史者、男性、中老年人、超重和肥胖者、高盐低钾低钙饮食者、过量饮酒者、吸烟者、缺乏体力活动者、长期精神紧张者、A型性格者。以上危险因素越多，患高血压的概率越大。其中超重、高盐膳食及中度以上饮酒是目前我国人群高血压发病的三大危险因素。

内容：积极预防和控制高血压危险因素。核心内容是普及健康生活方式的"四块基石"，即合理膳食、适量运动、戒烟限酒、心理平衡。

意义：把精力投入到"上游"危险因素控制的一级预防，可达到事半功倍的效果，可使高血压的发病率下降55%，使人的平均寿命延长10年，而所需费用不足高血压医疗费用的1/10。

（二）二级预防：治已病之病，不让高血压失控

"已病早治，防其传变"。"已病"是指已患有高血压，"传变"是指高血压导致靶器官损害和心血管并发症。

对象：无靶器官损害和心血管并发症的各级高血压患者。

内容："五早"。①早发现：建议18岁以上健康成人至少每2年监测血压1次，35岁以上健康成人至少每1年监测血压1次。有高血压家族史、超重或肥胖、习惯饮食偏咸、缺乏体力活动者是高血压的易患人群，有头痛、头晕症状者应及时或更为频繁地测量血压。②早诊断：如首次测量血压数值为（120～139）/（80～89）mmHg，应当认识到这是正常高值血压；如首次测量血压≥140/90mmHg且＜180/110mmHg，可能是高血压，但还需非同日复测3次。③早治疗：对于正常高值血压者就应进行长期的非药物干预。血压≥140/90mmHg的患者，在3个月的非药物治疗后若血压仍不达标，应立即开始药物治疗。伴有尿微量白蛋白的高血压患者或者血压危险程度属于高危、极高危者，可以直接开始药物治疗。④早达标：高血压患者服药期间，建议每天进行1～2次血压测量，最好是在清晨起床之后、服药之前测量1次，在自己认为合适的时间测量第2次。无靶器官损害的患者降压目标为140/90mmHg以下，对合并糖尿病或肾病等高危患者，应酌情降至更低。⑤早保护：通过合理用药、干预危险因素，达到保护靶器官、预防并发症发生的目的。

意义：高血压发现得越早、诊断得越早、治疗得越早、血压达标得越早、靶器官保护得越早，

其并发症的危险、心血管病发病率和死亡率就降得越低。

**（三）三级预防：治瘥后之病，不让高血压为害**

"瘥后调摄，防其复发"。"瘥后之病"是指不仅已患有高血压，而且发生了高血压并发症。

对象：高血压合并心、脑、肾靶器官损害及临床疾病者，即对高血压高危患者和极高危患者应进行积极治疗。

内容：长期坚持合理应用心血管药物，重在防事件、防后果和防复发这"三防"。

# 二、保健内容——综合干预

非药物干预和药物治疗是高血压保健综合干预的两大内容[4]。

**（一）非药物干预：不良生活方式的全面干预**

对健康或高血压高危人群进行健康教育、健康指导，采用心理、饮食、运动、生活方式等非药物干预措施进行综合干预，身心兼治、食行皆疗，预防、去除和控制诱发高血压的多种危险因素。

**（二）药物治疗：高血压相关问题的全面干预**

药物治疗是高血压保健最重要的方法。任何一种非药物干预都不能代替正规的药物治疗。药物治疗要全面干预以下内容[5]。

**1. 24h内血压稳定控制**　根据24h血压波动规律，尤其是根据夜间或清晨血压波动情况来调整服药种类、剂量和时间，全面控制白天、夜间血压，实现24h血压稳定于目标范围内。

**2. 全面控制危险因素**　高血压患者中大约有80%合并血压升高以外的心血管危险因素，多种危险因素的协同叠加作用可加重心血管疾病危险，增加心血管事件的发病率和病死率。

（1）控制体重：超重和肥胖者发生高血压的风险是体重正常者的3～4倍，其至少有60%发生高血压。而以腹部脂肪堆积为典型特征的中心性肥胖

（腰围：男性≥90cm，女性≥85cm）还会进一步增加心血管与代谢性疾病的风险。推荐采取减重饮食+有氧运动联合控制体重、减肥。

（2）控制血脂：血脂异常是动脉粥样硬化性疾病的重要危险因素。低密度脂蛋白胆固醇（LDL-C）是降脂治疗的首要目标，首选他汀类药物。当 TG（三酰甘油）≥5.65mmol/L 时，首选贝特类药物。

（3）控制血糖：糖尿病是冠心病的高危症。心血管损害早在糖尿病前期，即糖耐量减低（IGT）或空腹血糖受损（IFG）阶段就已经发生。因此，对血糖的干预应该提前到糖尿病诊断之前。首先进行强化生活方式干预，包括平衡膳食、适当的体育锻炼。3～6 个月无效可口服二甲双胍或阿卡波糖，以延缓或预防糖耐量异常进展为糖尿病。

（4）控制"血同"：所谓"血同"实际上是指血液的高半胱氨酸，英文缩写为 Hcy，其为甲硫氨酸和半胱氨酸代谢过程中产生的重要中间产物。当其代谢异常导致血高半胱氨酸浓度升高，即高半胱氨酸血症（简称"高血同"）。国际现今标准建议的健康值为小于 6μmol/L，处于 6～10μmol/L 即进入风险阶段，10～15μmol/L 为轻度高半胱氨酸血症，15～30μmol/L 为中度高半胱氨酸血症，30μmol/L 以上即为重度高半胱氨酸血症。"高血同"是心血管疾病的独立危险因素，其危害仅次于高血压，高于高胆固醇、高血糖和高尿酸。伴有高半胱氨酸血症的高血压为 H 型高血压，是中国脑卒中的主要危险因素。降低"血同"能大幅度降低心血管疾病的风险[6]。

治疗建议：平时多注意饮食健康和适当运动，多摄入绿色蔬菜，肉类适量即可。补充天然的叶酸需要与维生素 $B_6$、维生素 $B_{12}$ 联合应用。推荐膳食补充剂（天然甜菜碱1000mg，叶酸0.8mg，维生素 $B_6$ 2.8mg，维生素 $B_2$ 2.8mg，维生素 $B_{12}$ 4.8μg），每天 1 袋或每 2d 1 袋。

（5）控制代谢综合征：代谢综合征患者 10 年以上心血管病危险性增加 1.85 倍，缺血性脑卒中和出血性脑卒中的危险分别增加 2.41 倍和 1.63 倍。积极治疗代谢综合征，重在早期干预，健康膳食和合理运动也很重要。

**3. 全面保护靶器官**　高血压靶器官损害包括：

①动脉粥样硬化。动脉壁增厚（颈动脉超声IMT≥0.9mm）或动脉粥样硬化性斑块的超声表现；②心室肥厚。③早期肾损害。微量尿白蛋白 30～300mg/24h；白蛋白/肌酐比：男性 ≥22mg/g（2.5mg/mmol），女性≥31mg/g（3.5mg/mmol）。④轻度肾功能受损。血清肌酐轻度升高 115～133mmol/L（男性）或107～124mmol/L（女性）。在靶器官未发生损害或者损害的超早期，既要控制血压，同时还要加强对靶器官的保护。

### 4. 全面防治合并症

（1）高血压晚期常合并以下疾病：心脏疾病、脑血管病、肾脏疾病、外周动脉疾病和视网膜病变。

（2）重点是做好"三防"：防事件、防后果、防复发。

## 三、评估指标——动态监测

在高血压患者保健过程中，应该做好随诊监测，对治疗反应和效果进行定期评估，判断是否实现了综合指标达标的康复效果[7, 8]。

### （一）血压监测

#### 1. 监测方法和指标

（1）诊所血压：对冠心病事件而言，在年轻人群中，DBP 的预测价值高于 SBP；而在 50 岁以上人群中，SBP 的预测价值开始超越 DBP；随着年龄的进一步增加，SBP 进一步升高，而 DBP 则呈下降趋势，因此，脉搏压（PP）升高便成为最强的冠心病事件预测因子。

（2）家庭血压：家庭自测血压在评估血压水平及严重程度、评价降压效应、改善治疗依从性、增强保健的主动参与性方面具有独特优点，已成为诊所血压的重要补充。推荐使用符合国际标准（BHS和 AAMI）的上臂式全自动或半自动电子血压计进行家庭血压监测。非同日多次家庭自测血压的平均值≥135/85mmHg，可考虑诊断为高血压。

（3）动态血压：动态血压监测的常用指标有24h、白天（清醒活动）和夜间（睡眠）的平均收缩压与舒张压水平，根据夜间血压下降百分率及清晨时段血压的升高幅度（晨峰）可以诊断高血压并判断血压波动类型（表 11-4-1）。

**表 11-4-1　24h 动态血压高血压诊断标准**

| | 全天 24h | | 白天（6：00～22：00） | | 夜间（22：00～6：00） | |
|---|---|---|---|---|---|---|
| | 平均血压 | 血压超标率 | 平均血压 | 血压超标率 | 平均血压 | 血压超标率 |
| 标准 | ≥130/80mmHg | ≥20% | ≥135/85mmHg | ≥50% | ≥120/70mmHg | ≥50% |

动态血压监测高血压分型：①夜间血压下降百分率（白天平均值–夜间平均值）/白天平均值，10%～20%为杓型血压；<10%为非杓型血压。②血压晨峰（起床后 2h 内的收缩压平均值–夜间睡眠时的收缩压最低值）≥35mmHg 为晨峰血压增高。

#### 2. 血压水平与监测和处理建议

（1）密切监测，即刻急诊：血压急剧升高≥180/110mmHg 者，伴有头痛、头晕、胸痛症状者，应该严密监测，每间隔 5～10min 测量 1 次血压，如血压不降或症状不缓解，应该立即转送到医院进行急诊治疗。

（2）严密监测，及时就诊：若使用了至少 3 种降压药治疗 6 个月，血压仍未达目标，应该严密监测，每 1～2h 测量 1 次。如血压持续不降，应考虑将患者及时转至高血压专科门诊或上级医院专科门诊治疗。

（3）每天监测，每两周随诊：新发现的高危及较复杂患者、心血管病高危血压控制未达标者、降压药物调整期间者，每天应监测血压数次，至少每 2 周到医院随访 1 次。

（4）隔日监测，每月随诊：经治疗后血压降低达到目标且稳定，且其他危险因素得到控制者，可以隔日监测 1 次血压，每 1 个月随访 1 次。

（5）每周监测，每 3 个月随诊：若高血压患者当前血压水平仅属正常高值或 1 级，危险分层属低危者或仅服 1 种药物治疗者，每周监测 1 次血压，可安排每 3 个月到医院随诊 1 次。

### （二）化验检查

#### 1. 检查方法、指标

（1）血常规：全血细胞计数、血红蛋白及血细胞比容。

（2）尿常规：尿液分析，包括尿蛋白、糖定性化验和尿沉渣镜检。

（3）尿蛋白：微量白蛋白尿或大量白蛋白尿。

（4）血生化：血糖（空腹为宜）、血脂[总胆固醇（TC）、低密度脂蛋白胆固醇（LDL-C）、高密度脂蛋白胆固醇（HDL-C）、三酰甘油（TG）]、尿酸、肌酐、血钾、高半胱氨酸、C反应蛋白等。

**2. 监测、随诊间隔**　以3～6个月随诊复查1次为宜。

（三）仪器检查

**1. 检查方法、指标**

（1）一般指标：体重、身高、腰围、臀围、体重指数、腰臀围比。

（2）心电图：能发现左心室肥厚、心肌缺血、心脏传导阻滞和心律失常。

（3）心脏超声：诊断左心室肥厚优于心电图和X线检查，且能发现早期改变，如早期的左心房扩大、室间隔增厚。

（4）血管超声：颈动脉和股动脉超声检查可以发现早期动脉粥样硬化，超声探测颈动脉内膜中层厚度（IMT）和斑块有预测脑卒中和心肌梗死发生的价值。

**2. 检查和随诊间隔**　体重指标可以每周监测1次，其余检查可以每6～12个月随诊复查1次。

# 四、康复目标——综合达标

参考《AHA 2011妇女心血管病预防循证指南》中"理想的心血管健康"[9]，制订高血压患者综合康复目标。

（一）健康生活

建立起健康的生活方式是高血压患者保健与康复的基础。高血压患者应该克服以下不良生活方式：吸烟者应戒烟；高盐饮食者应限盐，每人每天食盐<6g；酗酒者应限制饮酒，每天白酒不超过1两；缺乏运动者，应坚持中等强度以上运动，每周3～5次。

（二）健康血压

降压达标是高血压患者康复的关键（表11-4-2）。高血压患者的收缩压每降低10mmHg和舒张压每降低5mmHg，可使脑卒中减少2/5，冠心病减少1/6，人群总的主要心血管事件发生率减少1/3。

（三）健康体重

减重对健康十分有益。体重平均下降5～10kg，收缩压可下降5～20mmHg（表11-4-3）。高血压患者体重减少10%，可改善胰岛素抵抗、糖尿病、高脂血症和左心室肥厚，提高整体健康水平，减少包括癌症在内的许多慢性病[10]。

**表 11-4-2　不同高血压患者不同监测方法血压的康复目标**

| 方法 | 人群 | | 目标血压（mmHg） |
|---|---|---|---|
| | 心血管病危险 | 年龄或合并症 | |
| 诊所血压 | 低中危 | 青年 | <130/80 |
| | | 中年 | <140/90 |
| | | 老年 | 150/90 |
| | | 单纯收缩期高血压 | 在（140～150）/（65～70），尽可能保持在收缩压<140，舒张压（65～70） |
| | 高危 | 合并冠心病 | <130/80 |
| | | 脑卒中 | 维持在（140～150）/（80～90） |
| | | 合并糖尿病 | <130/80 |
| | | 合并肾受损　蛋白尿<1g/d | <130/80 |
| | | 　　　　　　蛋白尿>1g/d | <125/75 |
| 家庭血压 | 家庭自测血压人群 | | <135/85 |
| 动态血压 | 24h平均血压 | | <130/80 |
| | 白天平均血压 | | <135/85 |
| | 夜间平均血压 | | <120/70 |

表 11-4-3　减肥效果评估

| 3~6 个月的减肥目标等级 | | 中长期减肥效果 | |
|---|---|---|---|
| 初级 | 体重下降≥5% | 体重指数（BMI） | <24kg/m² |
| 中级 | 体重下降≥10% | 男性腰围（WC） | <90cm |
| 高级 | 体重下降≥15% | 女性腰围（WC） | <85cm |
| | | 0.5~3 年血压、血糖、血脂等及心血管危险和其他健康受益 | |

（四）健康血脂

根据心血管危险程度设定高血压合并血脂异常患者开始调脂治疗的 TC 和 LDL-C 值及其目标值（表 11-4-4）[11]。

表 11-4-4　高血压合并血脂异常患者开始调脂治疗的 TC 和 LDL-C 值及其目标值[单位：mmol/L（mg/dl）]

| 心血管危险程度 | TLC 开始 | 药物治疗开始 | 治疗目标值 |
|---|---|---|---|
| 低危：10 年危险性<5% | TC≥6.22（240） | TC≥6.99（270） | TC<6.22（240） |
| | LDL-C≥4.14（160） | LDL-C≥4.92（190） | LDL-C<4.14（160） |
| 中危：10 年危险性 5%~10% | TC≥5.18（200） | TC≥6.22（240） | TC<5.18（200） |
| | LDL-C≥3.37（130） | LDL-C≥4.14（160） | LDL-C<3.37（130） |
| 高危：CHD 或 CHD 等危症或 10 年危险性 10%~15% | TC≥4.14（160） | TC≥4.14（160） | TC<4.14（160） |
| | LDL-C≥2.59（100） | LDL-C≥2.59（100） | LDL-C<2.59（100） |
| 极高危：ACS 或 IHD 合并 DM | TC≥3.11（120） | TC≥4.14（160） | TC<3.11（160） |
| | LDL-C≥2.07（80） | LDL-C≥2.07（80） | LDL-C<2.07（80） |

注：CHD，冠心病；ACS，急性冠状动脉综合征；IHD，缺血性心脏病；DM，糖尿病。

（五）健康血糖

（1）对于中青年糖尿病患者，血糖应控制在正常水平，即空腹≤6.1mmol/L，餐后 2h≤8.10mmol/L，HbA1c≤6.5%。

（2）对于老年人，尤其是独立生活的、病程长、并发症多、自我管理能力较差的糖尿病患者，血糖控制不宜过于严格，空腹血糖≤7.0mmol/L 或 HbA1c≤7.0%，餐后血糖≤10.0mmol/L 即可[12]。

（六）健康"血同"

通过改变不良生活方式、调整膳食结构并服用膳食补充剂（含天然甜菜碱 1000mg，叶酸 0.8mg，维生素 $B_6$ 2.8mg，维生素 $B_2$ 2.8mg，维生素 $B_{12}$ 4.8μg）每天 1 袋或每 2 天 1 袋，可把高半胱氨酸降至 10μmol/L 以下甚至 6μmol/L 以下。

（七）代谢综合征

需要综合干预，使各主要异常成分控制目标如表 11-4-5 所示[13]。

表 11-4-5　代谢综合征综合干预目标

| 成分 | 指标 | 目标值 |
|---|---|---|
| 血压 | 收缩压（SBP） | <130/80mmHg |
| | 舒张压（DBP） | <130/80mmHg |
| 血糖 | 空腹血糖（FBG） | ≤6.1mmol/L |
| | 餐后 2h（PBG） | ≤8.10mmol/L |
| | 糖化血红蛋白（HbA1c） | ≤6.5% |
| 血脂 | 三酰甘油（TG） | <1.7mmol/L |
| | 高密度脂蛋白胆固醇（HDL-C） | >1.04mmol/L |
| 腰围 | 男性腰围（WC） | <90cm |
| | 女性腰围（WC） | <85cm |

# 第二节　保健处方与康复指导

生活方式干预是高血压和心血管病保健与康复的基石。医生不仅要会为高血压患者开降压药方，还要会开心理、饮食、运动和行为等的"保健处方"，并具有针对性地进行保健指导[5, 14]。

## 一、药疗保健指导

### （一）药物选择注意事项

降压药物包括利尿剂、β受体阻滞剂、钙通道阻滞剂（CCB）、血管紧张素转化酶抑制剂（ACEI）、血管紧张素Ⅱ受体阻滞剂（ARB）和α受体阻滞剂六大类。选择合适药物和剂量、掌握恰当的用药时机、把握合理的用药时间，平稳降低血压并使其达标。

### （二）服药期间注意事项

除定时服用降压药，还须注意以下四点，以防止高血压复发和血压反跳。

（1）防劳累过度：劳累过度或者房事不节常致血压升高。

（2）防饮食失常：饮食失常、烟酒无度、暴饮暴食、动物食品过量摄入可使高血压复发，故在康复阶段应当强调节制饮食，清淡饮食。

（3）防情绪波动：避免情绪激烈波动是康复期的要务。

（4）防清晨高血压：患者晨起活动和情绪激动易引起高血压。为防患于未然，起床后立即服用降压药物，起床活动、排便、洗漱时要缓慢。

### （三）走出药疗误区

#### 1. 治疗误区

（1）彻底治愈的"全胜观"：高血压能彻底治愈吗？就现阶段而言，可以控制高血压、避免靶器官损害和并发症发生，但还不能轻易彻底治愈。必须坚持长期乃至终生的综合性防治。

（2）快速降压的"速胜论"：血压降得越快越好的说法是不对的。若降压过急，超出调节范围，重要器官的供血不能保证，血压降得过快或过低会使患者感到头晕、乏力，还可诱发脑血栓形成等严重后果。除高血压急症外，一般高血压的降压治疗

不求快，但求稳。尽可能使用长效降压药，逐渐平稳降压，减少血压的波动。

（3）单靠药物的"单边行动"：单纯依赖药物降压是不对的。高血压治疗必须采取综合治疗措施。一边吃降压药，一边喝酒、抽烟、大鱼大肉饮食的做法是完全不行的。正确的方法是选择适当的药物，注意劳逸结合，饮食少盐，适当参加文体活动，避免情绪激动，保证充足的睡眠，肥胖者减轻体重，采取非药物干预和药物治疗的综合保健措施。

（4）只管降压的"片面做法"：高血压患者仅把血压降下来是不够的，尽管降低血压是高血压治疗的最重要目标，但是单靠降压并不能完全保护与逆转对靶器官的损害。必须重视患者存在的其他心血管危险因素并进行干预，保护靶器官免受损害的同时治疗相关疾病，进行高血压整体治疗，使高血压的高危状态降至中危、低危，最大限度降低心血管的危险性。

（5）没有达标的"浅尝辄止"：已无症状就不用继续降压治疗是不行的。高血压控制达到目标水平才能明显降低心血管疾病风险，血压没有控制在140/90mmHg以下说明防治效果并不理想。

#### 2. 选药误区

（1）"当家作主"自己选药：治疗高血压的药物多达几十种，每种药物的适应证和副作用都不一样，高血压患者病情的轻重缓急程度也各不相同。科学的保健、治疗和康复方案需在高血压专科医生指导下才能完成，自行购药服用有一定的盲目性。

（2）"新、特、贵"的片面宣传：降压药"新、特、贵"就一定好吗？所谓"新"，指的是新近研制开发，刚刚上市不久；所谓"特"，一般是指制作工艺、药品剂型等特殊；所谓"贵"，就是价格昂贵。降压药疗效的好坏与上市时间长短、是否进口及价格高低没有直接关系，更不要轻信所谓的"特效"。

（3）"血压不反弹"的无稽之谈：事实上根本没有停用后血压不反弹的降压神药。血压反弹是指高血压降到正常值后停止用药一段时间后血压再次升高。高血压患者服药控制血压，血压正常后突然停药，除非加用其他的治疗，否则情绪激动、气候变化、睡眠不足、吸烟酗酒、剧烈运动等不良刺激都可能使血压再次升高。

（4）"无毒副作用"的灵丹妙药：世上不存在

绝对安全的降压药。目前，尽管各类降压药物包括中草药总体上是安全有效的，但并不是绝对安全的。与其他类药物一样，大部分人服用后一切正常，而少数人服用后可能会发生副作用，甚至不良反应，"是药三分毒"就是这个道理。因此，要在医生的指导下，根据自身的身体情况选择疗效肯定、副作用小的药物，同时服药后应注意观察。

（5）"疗效神奇"的科技突破：尽管现代医学在高血压发病机制和治疗药物方面已经取得了很大的进展，但是距离攻克高血压还存在相当长远的距离。市场上销售的降压表、降压帽、降压鞋垫、磁疗被子等产品，打着"高科技降压"的旗号，充其量只是一种辅助降压治疗的保健品，绝不可以此代替正规的药物降压治疗。

**3. 用药误区**

（1）立即服药的"惊慌失措"：平时血压正常，偶测一次发现血压稍有增高，就立即服药降压，这种做法是不可取的。一次偶测血压不能代表 24h 的血压状况，更不能诊断为患有高血压病。正确的做法是，如果偶测血压偏高，要在一段时间反复测量多次。即使确诊为高血压，也应先避免情绪激动、精神紧张，采用戒烟戒酒、调整生活方式等非药物治疗方法，而不是一上来就用药物降压。还应该注意检查排除甲状腺功能亢进等某些疾病引起的继发性高血压。

（2）服药过度的"急功近利"：有些人认为降压越快越好，降压心切。常常擅自加倍服药或数药并用，短时间内血压大幅度下降。这是错误的。慢性高血压患者脑血流自动调节曲线右移，换句话说就是脑组织已经适应了偏高的血压。一旦过快地降低血压水平，脑血管调节功能失衡，反而会加重脑缺血，使患者感到头晕、乏力，还可能诱发脑梗死，从而造成严重后果。高血压合并冠心病患者，其冠状血管的扩张是有限的，当血压降至血管扩张极限时，也会有心肌缺血甚至心肌梗死的危险。因此，服用降压药并不是"多、快、好、省"，正确原则是缓慢、持久和适度。因人而异、因病而异。

（3）忘吃漏服的"健忘老人"：反正没有感觉，经常忘记吃药无所谓，这种做法是不行的。这样不但会导致病情恶化加重，还会诱发心脑血管病急性发作，因为高血压俗称"悄声杀手"。

（4）吃吃停停的"游击队员"：血压高了就吃药，血压正常了就停药，这种做法导致血压时而高、时而低，大幅波动，十分容易导致心、肾、脑发生严重的并发症，甚至会导致高血压危象。除了少数早期轻型高血压外，大多数高血压患者血压正常后都不能自行突然停药。可在医生指导下进行调整，减少用药种类和剂量或选择合适药物种类和剂量作为维持药物，长期或终身服用。"调整"不会使血压降得更低，"维持"可保持血压稳定，不出现血压反弹。

（5）一成不变的"保守分子"：严格守时按顿服用降压药，做到一成不变，这种做法也是不对的。血压随四季更替而有所变化，应该根据不同季节血压实际情况，适当增加和减少降压药物用量，防止血压控制不理想或发生低血压。

（6）频繁换药的"见异思迁"：吃一种药，血压没降，马上再换另一种，这种做法也不对。应该积极去除干扰药物疗效的因素，在专科医生指导下选择合适的药物、合适的剂量及合适的服药时间，力求达到最佳的治疗效果。现在临床推荐一个降压药物疗效不理想时，增加另一种降压药物进行联合治疗。

# 二、心理保健指导

高血压患者比健康人更容易情绪不稳、紧张焦虑等，这种精神状态常使他们采取不健康的生活方式，如酗酒、吸烟等，并降低对保健康复的依从性。高血压患者常会在激动、紧张、愤怒等情绪之后，出现心悸、乏力、头晕、耳鸣等症状，甚至诱发心血管急性事件。因此，高血压患者的保健康复要从社会环境、躯体状态和心理因素同时着手，注重对患者症状和病情给予合理的解释，为患者进行精神放松指导[15]。

## （一）心灵解压法

高血压患者一定要认识到早防、早治、早保健，即使因高血压发生了靶器官损害，也可以照样工作，并且寿命如同常人，没有必要背负沉重的"高血压心结"。客观地认识疾病规律，理性地看待检查结果，耐心地接受正规治疗，科学地进行健康管理，顺利地走过"保健—治疗—康复"高血压防治的三阶段。

## （二）精神放松法

**1. 吐纳放松法**　找一个光线柔和、安静的地方，端坐放松，排除杂念，默默聆听自己的呼吸，深呼吸，全身放松，精力集中于慢呼气和慢吸气上，呼吸柔和平缓，连续几次就能马上使心情恢复平静。

**2. 注意转移法**　参加文化、体育活动，会会老朋友，谈谈心。做一定量的运动，出大汗后洗个热水澡，再听听委婉动人的轻音乐。

**3. 避免生气法**　避免生气要依靠智慧去控制忍耐、躲避冲突、转移话题、释放情绪。忍一时风平浪静，退一步海阔天空。难辩之理宜停，难处之人宜厚，难办之事宜缓，难成之功宜智。要有肚量容忍根本不能实现的事情，要有勇气实现可能实现的事情，要有智慧分析这两种事情。

**4. 睡眠降压法**　"子午觉"是古人睡眠养生法之一，就是每天于子时、午时入睡。夜半子时为阴阳大会，称为"合阴"，是一天中阴气最重的时候，阴主静，所以夜半应长眠。因此夜晚应该在子时（23～1点）以前上床，在子时进入最佳睡眠状态，最能养阴，睡眠效果最好。午觉只需在午时（11～13点）休息 30min 到 1h 即可。

# 三、饮食保健指导

良好的饮食习惯可以使人群的血压平均值下降 2～3mmHg，可显著降低心血管的发病率。根据我国情况对改善膳食结构预防高血压提出以下建议[16, 17]。饮食原则："蛋白优，脂肪低，限制盐，钾钙齐，膳食纤维多有益"。

## （一）"蛋白优"：摄入优质蛋白

优质蛋白质对脑血管具有保护作用。高血压患者应适当补充蛋白质，保证蛋白质占总热量的 15% 左右，动物蛋白占总蛋白质的 20%。蛋白质质量由高到低依次为奶、蛋、鱼、虾、鸡肉、鸭肉，猪肉、牛肉、羊肉；植物蛋白中豆类为最好。建议每天食用肉类 50～100g，鱼虾类 50g，蛋类每周 3～4 个，奶类每天 250g。

## （二）"脂肪低"：控制脂肪摄入

减少胆固醇和饱和脂肪酸的摄入（动物内脏、脑髓、肥肉、贝类等），增加不饱和脂肪酸的摄入（元

宝枫籽油、芝麻油、橄榄油等）。膳食中总脂肪<总热量的 30%，脂肪供给量每天 40～50g，饱和脂肪酸<10%，不饱和脂肪酸与饱和脂肪酸的比值>1，胆固醇每天应限制在 300mg 以内（一个鸡蛋黄），食用油<25g。

## （三）"限制盐"：限制钠盐摄入

WHO 建议每人每天食盐量不超过 6g。在北方地区应首先将每人每天平均食盐量降至 8g，之后再降至 6g；南方地区可控制在 6g 以下。如果北方居民减少日常用盐一半，南方居民减少 1/3，则基本接近 WHO 建议。

## （四）"钾钙齐"：增加钾钙摄入

**1. 增加钾的摄入**　每人每天钾的摄取量大约为 3.5g。目前我国居民钾的日摄入量一般都低于 3g。血压与钾排泄为反比，与尿钠/钾比为正比。所以，高血压患者，尤其对盐敏感者，应每天摄入钾盐≥4.7g。衡量食物的降压作用，不仅要看其钾的含量，更要看其钾/钠比值（$K$ 因子）的大小。$K$ 因子越大的食物，其降压作用就越好，常见的有玉米、荞麦、黄豆及豆制品、赤小豆、绿豆、豌豆、蚕豆、花生、牛奶、红枣、栗子、茶叶、海带、紫菜、木耳、银耳、香菇、蘑菇、芋芳、慈姑、山药、笋、冬瓜、番茄、油菜、菠菜、苋菜、西瓜、橘子、柠檬、菠萝、香蕉、广柑、柚子及各种梨、枇杷、沙果、海棠等。肾功能良好者使用含钾的烹调用盐。

**2. 增加钙的摄入**　钙的缺乏与高血压的发病率有关。补充钙对血压的影响：一是钙补充后的利尿作用和细胞膜稳定性的作用可以减少交感神经的紧张度；二是补充钙可以提高循环中降钙素的水平，而降钙素是一种有力的血管扩张物。因此，高血压患者应每天摄入 1g 的钙。多食用含钙丰富的食物，如牛奶、鱼类、虾类、核桃、红枣、木耳、紫菜等，在降压的同时也有预防骨质疏松的作用。

## （五）"膳食纤维多有益"：增加膳食纤维素摄入

膳食纤维可抑制胆固醇的吸收，故有利于预防动脉硬化。同时还有通便的功效，对降低体重有一定帮助。研究证明素食者比肉食者有较低的血压，

其可能是基于水果、蔬菜、食物纤维和低脂肪的综合作用。人类饮食应以素食为主，适当肉量最为理想。建议高血压患者多吃粗粮、杂粮，多吃新鲜蔬菜和水果，尤其是绿叶蔬菜、白菜、空心菜、芹菜等。每天摄入蔬菜 400～500g，水果 100g，谷类 250～

400g。每天摄入膳食纤维应达到 25～30g，如果饮食中摄入不足，可补充富含膳食纤维的产品。

减重膳食：如果高血压伴有超重或肥胖，建议在适当运动的基础上，采取限能平衡膳食（CRD）或轻断食模式进行减肥[10]（表 11-4-6）。

**表 11-4-6　减重膳食**

| 模式 | 具体内容 | 疗效评价 | 建议 |
| --- | --- | --- | --- |
| 限能平衡膳食 | 限制能量摄入，同时保证基本营养需求，使宏量营养素的供能比例符合平衡膳食的要求 | 有效降低体重、脂肪组织重量、内脏脂肪及动脉粥样硬化的发生风险，对于延长寿命、延迟衰老具有明确干预作用 | 专业推荐 专业营养师帮助制订食谱 |
| 轻断食模式 | 1. 目标摄入量递减 30%～50%<br>2. 目标摄入量每天减少 500kcal<br>3. 每天供能 1000～1500kcal，间歇式断食，一类采用"5+2"模式，即 1 周中 5d 相对正常进食，其他 2d（非连续）则摄取平常能量的 1/4（约女性 500kcal/d，男性 600kcal/d） | 有效减重、降压并预防糖尿病，对超重和肥胖患者的血糖、胰岛素及血脂等均有改善<br>无任何严重副作用 | 大众推荐 |

# 四、运动保健指导

运动是良医。定期的体育锻炼和运动，尤其是有氧运动，具有如下益处：①调整大脑皮层的兴奋/抑制过程及改善机体主要系统的神经调节功能；②降低毛细血管、微动脉及小动脉的张力，调节血液循环，降低血压；③降低血液黏稠度，提高血液流变性，改善微循环，增强组织细胞物质代谢；④促进机体和血液循环的代偿功能，改善和恢复患者的一般全身状况；⑤减轻应激反应，稳定情绪，抑制紧张情绪，消除焦虑状态。

有氧运动疗法对高血压患者具有如下益处：①运动训练有降低收缩压和舒张压的作用；②运动训练不仅能减轻左心室肥厚，还能提高最大有氧能力和改善左心室的舒张功能；③运动疗法能预防和治疗因高血压引起的重要器官损害，如冠心病、脑血管病等，同时减少促发心血管病的危险因素，如肥胖和高脂血症等[18]。

## （一）简易运动指导

较适合高血压患者的体育运动种类和方法有太极拳、体操、步行、健身跑、舞蹈、游泳、球类、郊游、垂钓等。

**1. 舒展太极拳**　由于太极拳动作柔和、肌肉放松、多为大幅度活动、思绪宁静从而有助于降低血压。高血压患者练完一套简化太极拳后，收缩压可下降 10～15mmHg，长期练习太极拳的老人安静时

收缩压的平均值比同年龄组老人低 15mmHg 左右。

**2. 潇洒疾步走**　步行可按照每分钟 70～90 步开始，每小时步行 3～4km 的速度，持续 10min。主要适用于无运动习惯的高血压患者，可作为一种适应性锻炼过程。之后可逐渐加快步速或在坡地上行走。国内应用医疗步行（平地行走加上下小山坡）治疗高血压取得较好疗效，其方法举例如下。第一条：1600m 平路，用 15min 走完 800m，中途休息 3min。第二条：2000m 平路，用 18min 走完 1000m，中途休息 3～5min。第三条：2000m 路程，中有两段各长 100m，斜度 5°～10°的短坡，用 20～25min 步行 1000m，休息 3～5min，继续用 7～8min 走完 500m 平路，休息 3min，然后用 20～30min 上山，中间可适当休息；上山后休息 5～10min，然后下山。

**3. 林中漫步行**　高血压患者在平地上较长时间步行，能引起舒张压较明显下降。时间一般为 15min 至 1h，每天 1～2 次，速度中等。旅行可每周或隔周 1 次，包括步行、爬小山等活动。

**4. 水中韵律操**　适宜在天气暖和时，缓慢而放松地游泳。根据动物实验，游泳能降低血管平滑肌的敏感性，对防治高血压可能有帮助。游泳是极好的全身运动，坚持每周 1～3 次。

**5. 轻松玩游戏**　老年人适合选择运动量较小、情绪波动不太大的游戏，如投篮球、门球、台球、羽毛球等。

**6. 上班扭扭腰**　上班族久坐会引起颈项强直、胳膊酸麻、腰酸背痛等不适感，不妨每隔 2h 左右

摇动双腿或者摇头晃脑5min，可舒缓筋骨和改善循环。

（二）有氧运动指导

运动可使收缩压降低 4～10mmHg[15]，有氧运

动方案见表 11-4-7，运动效果取决于运动方式、强度、时间、频率和总量；降压效果：饮食+运动治疗＞饮食干预＞运动治疗。其原则如下。

**表 11-4-7　有氧运动方案**

| 方式 | 建议有氧运动作为降低内脏脂肪的核心运动 |
|------|------|
| | 各种有氧运动项目，如步行、游泳、骑车、打球、有氧操等 |
| | 有氧运动结合抗阻运动的降压减肥效果更好 |
| | 对于肥胖的患者建议选择不负重的运动，如游泳 |
| | 如有氧运动项目难以坚持，建议增加生活方式运动 |
| | 另外，减少静坐的时间也是另一种增加体力活动的方法 |
| 强度 | 以中等强度为宜（最大安全心率的 50%～70%） |
| 时间 | 每天 30～60min |
| 频率 | 每周的大多数天（5～7d） |
| 总量 | 每周 150min 以上 |
| | 推荐更高水平的身体活动（每周 200～300min） |
| 效果 | 维持体重下降，防止减重后的体重反弹（长期，1 年以上） |

**1. 适合自己**　在运动前最好了解一下自己的身体状况，以决定适合自己的运动种类、强度、频度和持续运动时间。

（1）"530 方案"：每周至少 5d、每天坚持 30min 以上中等强度的有氧运动，推荐每天进行累计相当于快走 10 000 步以上的身体活动。

（2）"210 方案"：每周进行至少 2 次抗阻训练（如负重训练），每种动作每次重复 10 次。

**2. 循序渐进**　运动要从小运动量开始，循序渐进。典型的体力活动全程应包括三个阶段：①5～10min 的轻度热身活动；②20～30min 的耐力活动或有氧运动；③放松阶段，约 5min，逐渐减少用力，使心脑血管系统的反应和身体产热功能逐渐稳定下来。

**3. 心率达标**　健康教育专家提出"三、五、七"的说法：每次运动不少于 30min，每周运动不少于 5 次，运动后要使每分钟心跳次数达到"170-年龄"。如 50 岁的人，运动结束时心跳达到 120 次/分刚好。如果求精确则采用最大心率的 60%～85%作为运动适宜心率：（220–年龄）×70%[正常体重，或 60%（肥胖人群）]。这样的运动是有氧运动，对身体有益。

**4. 坚持不懈**　达到有效心率范围后，在该区域必须保持 20min 以上，运动频率一般要求每周 3～5 次，每次持续 20～60min 即可。

**5. 自我评价**　运动后感觉良好，体重指数保持理想，可认为所选运动方式和运动量合适。

（三）运动注意事项

**1. 运动时的注意事项**　①勿过量运动，要采取循序渐进的方式来增加活动量，不宜太累。②注意周围环境气候，夏天运动时避免选择中午艳阳高照的时间进行；冬天运动时要注意保暖。③穿着舒适吸汗的衣服，选棉质衣料，运动鞋是必要的。④选择安全场所，如公园、学校，勿在巷道、马路边。⑤进行运动时，切勿空腹，以免发生低血糖，应在饭后 2h 进行。

**2. 运动的禁忌**　①生病或不舒服时应停止运动。②饥饿时或饭后 1h 不宜做运动。③运动中不可立即停止，要遵守运动程序的步骤。④运动中若有任何不适现象，应立即停止。

# 五、行为保健指导

行为保健工作在高血压患者的康复过程中起着重要作用，因此要尽力使高血压患者达到全面干预目标（表 11-4-8）。

（一）戒烟

尼古丁可使血压一过性升高，降低服药的依从性；可导致血管内皮损害，显著增加高血压患者发生动脉粥样硬化性疾病的风险。强烈建议并督促高血压患者戒烟，对戒烟成功者也应进行随访和监督，

避免复吸。

## （二）限酒

饮酒和血压水平与高血压患病率呈线性相关，长期大量饮酒可导致血压升高，诱发心脑血管事件发生。饮酒还可以降低降压药物的疗效。WHO 对饮酒的新建议是饮酒越少越好。每天乙醇摄入量男性不应超过 25g，女性不应超过 15g。不提倡高血压患者饮酒，如饮酒，则应少量，白酒、葡萄酒（或米酒）与啤酒的量应分别少于 50ml、100ml、300ml。

## （三）日常生活注意事项

在日常生活中，高血压患者应该注意讲究以下 9 个细节[19]。

**1. 避免"起床悲剧"** 高血压患者晨醒后，起床要遵循三个"半分钟"。

第一个"半分钟"：赖在床上躺半分钟，待心率、血压、呼吸、内分泌功能等较为平稳后，再缓慢坐起来。第二个"半分钟"：穿好衣服坐在床上再休息半分钟。第三个"半分钟"：是两条腿下垂在床沿活动半分钟。

**2. 警惕"晨峰现象"** 清晨 6 时至 9 时会出现血压的晨峰现象，此时注意不要急躁、紧张、生气、急赶车、过度运动等。

**3. 预防"饱餐事件"** 餐后 1h 血压下降，易致晕厥、心绞痛发作，俗称"饱餐事件"。要求高血压患者进餐适可而止，七八成饱，避免暴饮暴食。

**4. 保持大便通畅** 屏气排便容易出现心脑血管意外，故而应通过饮食、运动调理，保持大便通畅，避免过度用力。大便干结时适量用开塞露或饮决明子、菊花泡制的水等，润肠通便。

**5. 忌浓茶咖啡** 要忌浓茶、咖啡、可乐等兴奋神经系统的食物和饮料。

**6. 宜衣带宽松** 高领或领带容易刺激颈动脉窦，引起迷走神经兴奋而使血压和心率骤降，造成脑供血不足。尽量不系领带，若要系的话也应尽可能宽松。

**7. 讲究沐浴细节** 沐浴水温不宜过冷或过热，以 35℃左右为宜；不宜饭后立即洗浴；洗澡动作不宜过快过猛；入浴时间不宜过长；酒后或过度疲劳时不宜入浴。

**8. 运动、性生活适度** 高血压患者不要急骤弯腰低头、运动过猛。性生活时，由于情绪亢奋，心率加快，血压也明显增高，容易发生意外。疲乏、暴饮暴食和酒后不宜同房。

**9. 注意季节变换** 二十四节气中的清明、冬至等重要节气及农历每月十五前后，由于节气影响和月相运动的变化，容易引起人体血管内外的压强差变大、血压波动，甚至发生心脑血管意外。应做好保暖工作，尤其注意四肢和头面部的保暖，避免着凉。

表 11-4-8 高血压患者的全面干预目标

| 项目 | 内容及要求 |
| --- | --- |
| 盐 | 每天摄入量 6g 以下 |
| 膳 | 合理膳食，每天脂肪摄入量应小于总热量的 30%，其中饱和脂肪酸应小于 10%；摄入富含膳食纤维及维生素的食物，维持足够钾的摄入 |
| 烟 | 戒烟 |
| 酒 | 限酒，每天饮酒量应小于 50g 白酒 |
| 运动 | 增加体育运动：每周至少 3 次有氧运动，每次时间要达到 30~40min，形式是快走、慢跑、游泳、太极拳、跳舞等 |
| 体重 | 体重指数应保持在 20~24kg/m² |
| 睡眠 | 保证充足睡眠 |
| 精神状态 | 保持平和心态及良好的精神状态 |

（武 强）

## 参 考 文 献

[1] 李云, 杨鹏, 吴寿岭, 等. 高血压病的三级预防策略. 中国预防医学杂志, 2014, 15（4）：376.

[2] 周倩倩, 李应东. 从"治未病"理论看高血压的三级预防. 西部中医药, 2011, 24（3）：19-20.

[3] 刘玉霞. 孙思邈"治未病"思想在高血压病防治中的应用. 陕西中医,

2012, 33（6）：709-710.

[4] 中国高血压防治指南修订委员会. 中国高血压防治指南 2010. 中华高血压杂志, 2011, 19（8）：701-743.

[5] 武强, 郭豫涛. 专家讲解. 高血压之实用药疗. 西安：第四军医大学出版社, 2010.

[6] 何菁, 蒋利, 顾北音, 等. 高血压患者血浆同型半胱氨酸与血压变异的相关性. 中国临床医学, 2017, 24（6）：920-923.

[7] 王文，张维忠，孙宁玲，等. 中国血压测量指南. 中华高血压杂志，2011，19（12）：1101-1115.

[8] 白尧勇，龙超年. 我国高血压病流行特征及防治策略. 疾病监测与控制，2016，10（9）：722-725.

[9] 丁荣晶. 2011AHA 女性心血管疾病预防指南解读. 心电与循环，2014，33（1）：10-12.

[10] 中国超重肥胖医学营养治疗专家共识编写委员会. 中国超重/肥胖医学营养治疗专家共识（2016 年版）. 糖尿病天地（临床），2016，10（9）：25-29.

[11] 诸骏仁，高润霖，赵水平，等. 中国成人血脂异常防治指南（2016 年修订版）. 中国循环杂志，2016，31（10）：937-953.

[12] 中国医师协会心血管内科医师分会，中国医师协会高血压专业委员会. 高血压合并 2 型糖尿病患者的血压控制专家指导意见（2013 版）. 中华高血压杂志，2013，21（6）：522-525.

[13] 中华医学会糖尿病学分会. 中国 2 型糖尿病防治指南（2013 年版）. 中国糖尿病杂志，2014，22（8）：2-42.

[14] 王文，王继光，张宇清. 针对中国高血压的特点，制定中国高血压防治的策略与方案. 中华高血压杂志，2010，18（10）：904-907.

[15] 韩志庆. 论高血压病的综合康复治疗措施研究. 中国伤残医学，2010，18（3）：121.

[16] 洪忠新，丁冰杰. 平衡膳食是防治原发性高血压病的基石. 中国全科医学，2017，20（3）：283-289.

[17] 武强，李智. 专家讲解高血压之药膳食疗. 西安：第四军医大学出版社，2011.

[18] 张晓芳. 高血压病的运动康复治疗. 中国社区医师，2005，20：41.

[19] 程学添. 社区老年人高血压康复治疗的探讨. 大众健康：理论版，2012，10：331.

科学出版社 医药卫生出版分社
E-mail:med-prof@mail.sciencep.com
电话:010-64034596(投稿) 64019242(购书)

(R-8280.01)

科学出版社互联网入口

本书在线资源获取

ISBN 978-7-03-062037-8

9 787030 620378 >

定 价:398.00元